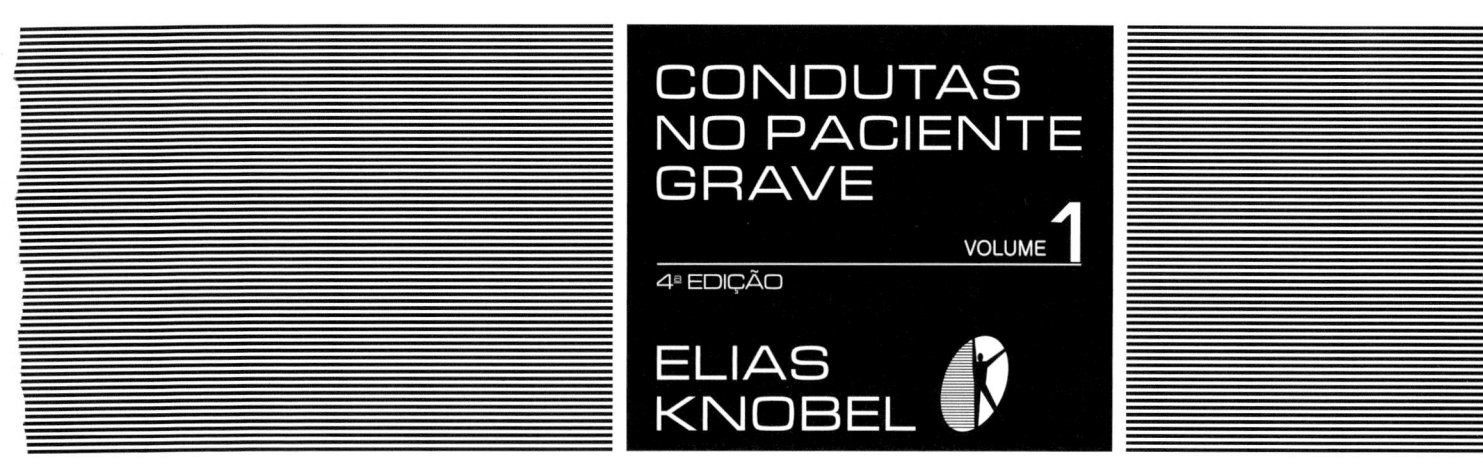

Atenção

A medicina é uma ciência que está em constante transformação. Conforme vão surgindo novos conhecimentos, baseados em resultados de pesquisas e investigações clínicas, tornam-se necessárias mudanças com relação ao tratamento e à utilização de determinados medicamentos. Os autores dos capítulos e editores desta obra extraíram informações de fontes confiáveis e não mediram esforços para prover informações completas, de acordo com o regime vigente no momento desta publicação. No entanto, em vista da possibilidade de erro humano e de mudanças no conhecimento médico, os autores, editores e todos aqueles que participaram da preparação e publicação desta obra não podem assegurar que as informações aqui contidas, em todos os aspectos, completas e precisas, e não são responsáveis por quaisquer erros, omissões ou pelos resultados obtidos pelo uso destas informações. Solicitamos aos leitores que confrontem estas informações com outras fontes confiáveis, especialmente em se tratando do uso de medicamentos, onde deve-se confirmar as doses, verificar as recomendações do laboratório fabricante e ter a certeza de que não ocorreram modificações com relação a doses recomendadas e contraindicadas para sua administração. Essa recomendação é de particular importância no caso de drogas novas ou de uso muito restrito.

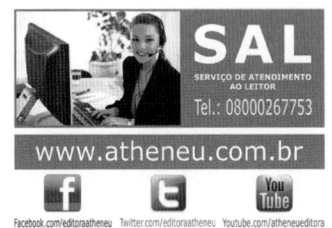

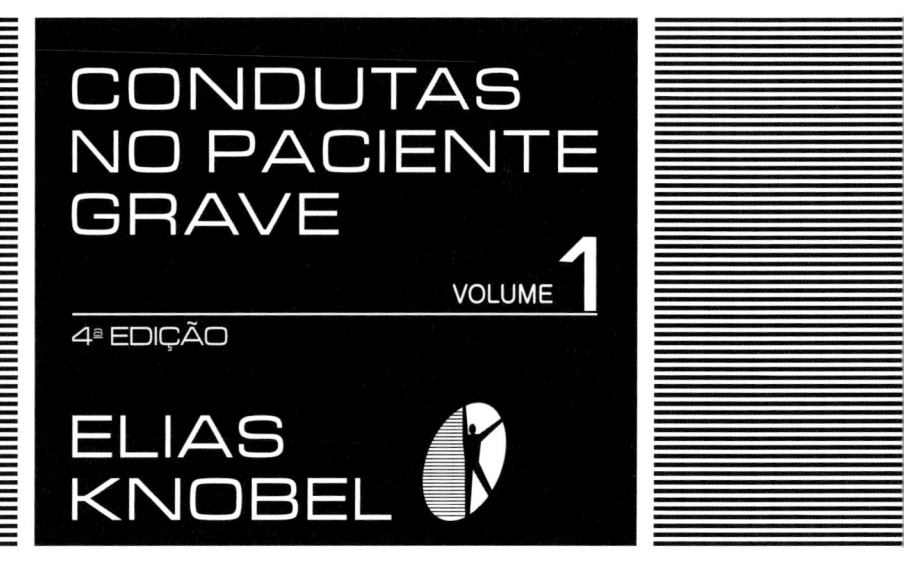

CONDUTAS NO PACIENTE GRAVE

VOLUME 1

4ª EDIÇÃO

ELIAS KNOBEL

Médico Fundador e Diretor Emérito do Centro de Terapia Intensiva do Hospital Israelita Albert Einstein.

Vice-Presidente da Mesa Diretora da Sociedade Beneficente Israelita Brasileira Albert Einstein.

Professor Adjunto do Departamento de Medicina da Escola Paulista de Medicina da Universidade Federal de São Paulo (1971-1998).

Master of the American College of Physicians

Fellow of the American Heart Association

Fellow of the American College of Critical Care Medicine

Honorary Member of the European Society of Intensive Care Medicine

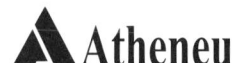

EDITORA ATHENEU

São Paulo —   Rua Jesuíno Pascoal, 30
              Tel.: (11) 2858-8750
              Fax: (11) 2858-8766
              E-mail: atheneu@atheneu.com.br

Rio de Janeiro —   Rua Bambina, 74
                   Tel.: (21)3094-1295
                   Fax: (21)3094-1284
                   E-mail: atheneu@atheneu.com.br

Belo Horizonte —   Rua Domingos Vieira, 319 — conj. 1.104

Planejamento Gráfico: Triall Composição Editorial Ltda. e Elias Knobel
Revisão de Textos: Equipe Atheneu
Produção Editorial: Mariana Mello M.R. Sgambato e Triall Composição Editorial Ltda.
Capa: Elias Knobel e Cibele Lourdes Pereira
Ilustrações: José Falcetti
Endereço do autor: Prof. Dr. Elias Knobel

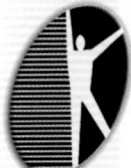

Hospital Israelita Albert Einstein
Av. Albert Einsten, 627/701 – Bloco A1 – Morumbi – São Paulo – SP – 05652-900
Centro de Medicina Ambulatorial – 2º andar – conjunto 206
Fone (FAX): 3842-1915 – (11) 3842-8243 – (11) 2151-5206
E-mail: knobel@einstein.br / elias@knobel.com.br
Site: www.knobel.com.br/www.cardiologiaknobel.com.br/www.saudedocoracao.com.br
Blog: www.blogdoknobel.com.br

Dados Internacionais de Catalogação na Publicação (CIP)
(Câmara Brasileira do Livro, SP, Brasil)

Knobel, Elias
    Condutas no paciente grave / Elias Knobel. --
4. ed. -- São Paulo : Editora Atheneu, 2016.

Vários colaboradores.
Bibliografia
ISBN 978-85-388-0694-3

    1. Medicina de urgência 2. Medicina intensiva 3. Pacientes 4. Pacientes - Cuidados 5. Unidades de terapia intensiva I. Título.

16-01553   CDD-616.028

Índice para catálogo sistemático:

1. Pacientes graves : Medicina intensiva 616.028

KNOBEL E.
Condutas no Paciente Grave – 4ª edição

© EDITORA ATHENEU
São Paulo, Rio de Janeiro, Belo Horizonte, 2016

EDITOR

PROF. DR. ELIAS KNOBEL

- Médico Fundador e Diretor Emérito do Centro de Terapia Intensiva do Hospital Israelita Albert Einstein (HIAE);
- Vice-Presidente da Mesa Diretora da Sociedade Beneficente Israelita Brasileira Albert Einstein;
- Professor Adjunto do Departamento de Medicina da Escola Paulista de Medicina da Universidade Federal de São Paulo (Unifesp – [1971-1998]).
- *Master* of the American College of Physicians.
- *Fellow* of the American Heart Association.
- *Fellow* of the American College of Critical Care Medicine.
- *Honorary member* of the European Society of Intensive Care Medicine.

EDITOR

PROF. DR. ELIAS KNOBEL

- Médico Fundador e Diretor Emérito do Centro de Terapia Intensiva do Hospital Israelita Albert Einstein (HIAE).
- Vice-Presidente da Mesa Diretora da Sociedade Beneficente Israelita Brasileira Albert Einstein.
- Professor Adjunto do Departamento de Medicina da Escola Paulista de Medicina da Universidade Federal de São Paulo (Unifesp – 1971-1998).
- Master of the American College of Physicians.
- Fellow of the American Heart Association.
- Fellow of the American College of Critical Care Medicine.
- Honorary member of the European Society of Intensive Care Medicine.

CONSELHO EDITORIAL

Ana Claudia Ferraz
Carmen Sílvia Valente
Claudia Garcia Barros
Claudio Roberto Deutsch
Eduardo Juan Troster
Elias Knobel
Eliézer Silva
Fernando Pandullo
Glauco Adrieno Westphal
Guilherme de Paula Pinto Schettino
Haggéas Silveira Fernandes

Hélio Penna Guimarães
José Mauro Kutner
José Ribas Milanez de Campos
Luis Fernando Aranha Camargo
Márcio Soares
Marcos Knobel
Milton Steinman
Murillo Santucci de Assunção
Nelson Hamerschlak
Oscar Fernando Pavão dos Santos
Thiago Zinsly Camargo

COLABORADORES INTERNACIONAIS

Allan DeCaen
Andrew Rhodes
Arjan B. Te Pas
Bernard Cholley
Cameron D. Wright
Carlos Guillermo Manterola Delgado
Carlos Romero Patiño
Charles L. Sprung
Christopher B. Granger
Daniel de Backer
Desmond Bohn
Djillali Annane
Edward Grube
Efrat Orenbuch-Harroch
Francesca Rubulotta
Glenn Hernández Poblete
Jean Louis Teboul

Jean-Louis Vincent
Joana Manuel
Joseph S. Alpert
Marcus J. Schultz
Maurizia Capuzzo
Maurizio Cecconi
Michael R. Pinsky
Michael S. Niederman
Paolo Biban
Paolo Pelosi
Paul Van Ostenberg
Paulo Azevedo Maia
Philipp Metnitz
Rui Moreno
Susana Afonso
P. Vernon Van Heerden
Yoram Klein

COLABORADORES INTERNACIONAIS

Allan DeCaen
Andrew Rhodes
Arjun B. Te Pas
Bernard Cholley
Cameron D. Wright
Carlos Guillermo Manterola Delgado
Carlos Romero Patiño
Charles J. Sprung
Christopher B. Granger
Daniel de Backer
Desmond Bohn
Dhilsh Amane
Edward Grube
Eliat Orenbach-Harroch
Francesca Rubulotta
Glenn Hernández Poblete
Jean-Louis Teboul

Jean-Louis Vincent
Ioana Manuel
Joseph S. Alpert
Marteen J. Schultz
Maurizio Capuzzo
Maurizio Cecconi
Michael R. Pinsky
Michael S. Niederman
Paolo Biban
Paolo Pelosi
Paul Van Ostenberg
Paulo Azevedo Maia
Philipp Metnitz
Rui Moreno
Susana Afonso
F. Vernon Van Heerden
Yoram Klein

COLABORADORES

ACARY SOUZA BULLE OLIVEIRA
Professor Afiliado da Disciplina de Neurologia da Escola Paulista de Medicina da Universidade Federal de São Paulo (EPM/Unifesp). Responsável pelo Setor de Investigação em Doenças Neuromusculares da EPM/Unifesp.

ADALBERTO STAPE
Médico do Centro de Terapia Intensiva Pediátrico do Hospital Israelita Albert Einstein (HIAE).

ADRIANO BIONDI M. CARNEIRO
Coordenador do Programa de Transplantes de Córnea do Hospital Israelita Albert Einstein (HIAE).

ADRIANO JOSÉ PEREIRA
Professor da Disciplina de Educação Médica Baseada em Simulação da Universidade Federal de Lavras (UFLA). Médico Assistente do Centro de Terapia Intensiva do A.C. Camargo Cancer Center. Médico Assistente do Centro de Terapia Intensiva – Adultos do Hospital Israelita Albert Einstein (HIAE).

ADRIANO MENDES CAIXETA
Cardiologista Intervencionista do Hospital Israelita Albert Einstein (HIAE). Professor de Medicina da Escola Paulista de Medicina da Universidade Federal de São Paulo (EPM/Unifesp).

AGESSANDRO ABRAHÃO
Neurologista do Hospital Israelita Albert Einstein (HIAE) e da Escola Paulista de Medicina da Universidade Federal de São Paulo (EPM/Unifesp).

AIRTON LEONARDO DE OLIVEIRA MANOEL
Médico do Centro de Terapia Intensiva – Adultos do Hospital Israelita Albert Einstein (HIAE).

ALBERTO BITRAN
Médico Assistente da Divisão de Clínica Cirúrgica III do Hospital das Clínicas da Faculdade de Medicina da Universidade de São Paulo (HC-FMUSP).

ALBERTO GOLDENBERG
Professor-associado do Departamento de Cirurgia da Escola Paulista de Medicina da Universidade Federal de São Paulo (EPM/Unifesp). Cirurgião do Hospital Israelita Albert Einstein (HIAE).

ALBERTO LIBERMAN
Professor Adjunto de Cardiologia da Faculdade de Medicina da Pontifícia Universidade Católica de Campinas (PUCCAMP).

ALEJANDRA DEL PILAR GALLARDO GARRIDO
Médica Intensivista do Centro de Terapia Intensiva – Adultos do Hospital Israelita Albert Einstein (HIAE).

ALESSANDRA FIGUEIREDO DE SOUZA
Coordenadora do Departamento de Odontologia da Sociedade Mineira de Terapia Intensiva (Somiti).

ALEXANDRE ANTÔNIO CUNHA ABIZAID
Diretor Técnico do Serviço de Cardiologia Invasiva do Instituto Dante Pazzanese de Cardiologia. Médico do Serviço de Cardiologia Intervencionista do Hospital Israelita Albert Einstein (HIAE).

ALEXANDRE BIASI CAVALCANTI
Gerente de Estudos Clínicos do Instituto de Pesquisa do Hospital do Coração (HCor). Médico da Unidade de Terapia Intensiva do HCor. Médico da Unidade de Terapia Intensiva do Departamento de Queimados do Hospital das Clínicas da Faculdade de Medicina da Universidade de São Paulo (HC-FMUSP).

ALEXANDRE DE MATOS SOEIRO
Médico Assistente e Supervisor da Unidade Clínica de Emergência do Instituto do Coração do Hospital das Clínicas da Faculdade de Medicina da Universidade de São Paulo (InCor-HC-FMUSP).

ALEXANDRE HOLTHAUSEN CAMPOS
Médico do Centro de Terapia Intensiva – Adultos do Hospital Israelita Albert Einstein (HIAE). Responsável pelo Centro de Experimentação e Treinamento em Cirurgia do Instituto Israelita de Ensino e Pesquisa Albert Einstein (IIEP).

ALEXANDRE MAURANO
Médico Radiologista do Hospital Israelita Albert Einstein (HIAE).

ALEXANDRE MEBAZAA
Professor of Anesthesiology and Critical Care Medicine at the Hôpital Lariboisière, Université Paris 7, France.

ALEXANDRE PIERI
Neurologista Vascular do Instituto Dante Pazzanese de Cardiologia. Neurologista do Hospital Israelita Albert Einstein (HIAE).

ALEXANDRE T. ROTTA
Linsalata Family Chair in Pediatric Critical Care and Emergency Medicine Chief, Division of Pediatric Critical Care UH Rainbow Babies & Children's Hospital Professor, Department of Pediatrics Case Western Reserve University School of Medicine, Cleveland, USA.

ALFREDO ELIAS GILIO
Professor Doutor do Departamento de Pediatria da Faculdade de Medicina da Universidade de São Paulo (FMUSP). Diretor da Divisão de Clínica Pediátrica do Hospital Universitário da Universidade de São Paulo (HU/USP). Coordenador da Clínica de Imunizações e Coordenador do Programa de Residência Médica de Pediatria do Hospital Israelita Albert Einstein (HIAE).

ALICE D'AGOSTINI DEUTSCH
Coordenadora Médica da Unidade Neonatal do Hospital Israelita Albert Einstein (HIAE).

ALLAN DECAEN
Clinical Professor Pediatric Critical Care Medicine Stollery Children's Hospital, University of Alberta, Edmonton, Canadá.

ÁLVARO ANTONIO GUARATINI
Diretor do Serviço de Anestesiologia na Irmandade da Irmandade da Santa Casa de Misericórdia de São Paulo (ISCMSP) de São Paulo (ISCMSP). Chefe da Equipe de Anestesiologia do Hospital Alemão Oswaldo Cruz.

ÁLVARO AVEZUM
Diretor-Técnico de Saúde II da Divisão de Pesquisa do Instituto Dante Pazzanese de Cardiologia. Professor Responsável pela Disciplina de Pesquisa e Medicina Cardiovascular: Planejamento, Execução e Avaliação do Curso de Doutorado do Programa de Pós-graduação: Medicina/Tecnologia e Intervenção em Cardiologia da Universidade de São Paulo/Instituto Dante Pazzanese de Cardiologia (USP-IDPC). Pesquisador Associado do Population Health Research Institute, McMaster University, Canadá.

ALVARO PACHECO E SILVA FILHO
Coordenador Médico do Serviço de Transplante Renal e Pâncreas-Rim do Hospital Israelita Albert Einstein (HIAE). Professor Titular da Disciplina de Nefrologia da Escola Paulista de Medicina da Universidade Federal de São Paulo (EPM/Unifesp).

AMELIA GORETE AFONSO DA COSTA REIS
Médica do Pronto-socorro do Instituto da Criança do Hospital das Clínicas da Faculdade de Medicina da Universidade de São Paulo (HC-FMUSP).

AMIT NUSSBACHER
Médico Cardiologista do Hospital Israelita Albert Einstein (HIAE).

ANA CLAUDIA FERRAZ DE ALMEIDA
Médica-assistente do Centro de Terapia Intensiva – Adultos, Supervisora da Unidade Semi-intensiva Neurológica e Neurologista do Corpo Clínico do Hospital Israelita Albert Einstein (HIAE).

ANA CLAUDIA YOSHIKUMI PRESTES
Médica Neonatologista da Escola Paulista de Medicina da Universidade Federal de São Paulo (EPM/Unifesp).

ANA CRISTINA PINOTTI PEDRO LUDOVICCE
Médica Arritmologista Não Invasiva do Centro de Arritmia do Hospital Israelita Albert Einstein (HIAE).

ANA EMÍLIA DE SOUSA MATOS
Médica Neurologista do Hospital Geral do Estado da Bahia. Médica Neurologista Preceptora do Ambulatório de Movimentos Involuntários da Fundação de Neurologia e Neurocirurgia – Instituto do Cérebro de Salvador.

ANA LUCIA MARTINS DA SILVA
Psicóloga Clínica e Hospitalar. Psicóloga Sênior do Departamento de Pacientes Graves do Hospital Israelita Albert Einstein (HIAE).

ANA MARIA BRAGA MARQUES
Fisioterapeuta Sênior Respiratório do Centro de Reabilitação do Hospital Israelita Albert Einstein (HIAE). Coordenadora do Curso de Atualização em Reabilitação Cardiopulmonar Ambulatorial e Professora dos Cursos de Pós-graduação em Fisioterapia do Hospital Israelita Albert Einstein (HIAE).

ANA PAULA DE CARVALHO PANZERI CARLOTTI
Professora-associada do Departamento de Puericultura e Pediatria da Faculdade de Medicina de Ribeirão Preto da Universidade de São Paulo (FMRP-USP). Responsável pelo Centro de Terapia Intensiva Pediátrico do Hospital das Clínicas da FMRP-USP.

ANA PAULA HITOMI YOKOYAMA
Médica Hematologista e Hemoterapeuta do Departamento de Hemoterapia e Terapia Celular do Hospital Israelita Albert Einstein (HIAE).

ANDERSON NUNES FAVA
Enfermeiro da Unidade de Terapia Intensiva do Hospital Samaritano de São Paulo.

ANDRÉ FELIX GENTIL
Médico Neurocirurgião do Corpo Clínico do Hospital Israelita Albert (HIAE).

ANDRÉ LUIZ BAPTISTON NUNES
Diretor do IMED Group. Professor da Disciplina de Clínica Médica da Faculdade de Medicina do Centro Universitário São Camilo.

ANDRÉ MARIO DOI
Médico Assistente do Laboratório Clínico do Hospital Israelita Albert Einstein (HIAE).

ANDRÉ MIGUEL JAPIASSÚ
Médico Intensivista do Instituto Nacional de Infectologia Evandro Chagas (INI) da Fundação Oswaldo Cruz (Fiocruz).

ANDREA PEIYUN CHI SAKAI
Médica Otorrinolaringologista do Departamento de Otorrinolaringologia e Cirurgia de Cabeça e Pescoço da Escola Paulista de Medicina da Universidade Federal de São Paulo (EPM/Unifesp).

ANDREA TIEMI KONDO
Médica Hematologista e Hemoterapeuta do Departamento de Hemoterapia e Terapia Celular do Hospital Israelita Albert Einstein (HIAE).

ANDREA VANNINI SANTESSO CAIUBY
Psicóloga do Hospital Israelita Albert Einstein (HIAE).

ANDRÉIA DA SILVA AZEVEDO CANCIO
Fisioterapeuta do Departamento de Pacientes Graves do Hospital Israelita Albert Einstein (HIAE).

ANDREIA PARDINI
Enfermeira do Hospital Israelita Albert Einstein (HIAE).

ANDREW RHODES
Divisional Chair Children's Women's, Diagnostics, Therapies & Critical Care St. George's University Hospitals NHS Foundation Trust.

ANDREZA ALICE FEITOSA RIBEIRO
Médica Hematologista e Membro da Equipe de Transplante de Medula Óssea do Hospital Israelita Albert Einstein (HIAE). Membro do Centro de Transplante de Medula Óssea do Instituto Nacional do Câncer (INCA).

ANGELO AMATO VINCENZO DE PAOLA
Professor Titular e Chefe da Disciplina de Cardiologia da Escola Paulista de Medicina da Universidade Federal de São Paulo (EPM/Unifesp). Chefe do Setor de Arritmias e Eletrofisiologia da EPM/Unifesp.

ANGELO PAULO FERRARI JUNIOR
Médico Endoscopista do Hospital Israelita Albert Einstein.

ANNA MARGHERITA T. BORK
Enfermeira. MBA pela Wharton School, Universidade da Pensilvânia – Filadélfia, EUA.

ANNA MARIA ANDREI
Médica Cardiologista do Corpo Clínico do Hospital Israelita Albert Einstein (HIAE).

ANTONIO AUGUSTO DE LIMA PONTES
Médico Otorrinolaringologista do Hospital Israelita Albert Einstein. Diretor Médico do Instituto da Laringe (Inlar).

ANTONIO CAPONE NETO
Gerente Médico de Segurança em Saúde do Hospital Israelita Albert Einstein. *Fellow* of Institute for Healthcare Improvement.

ANTONIO CARLOS ARNONE
Médico Assistente do Hospital Universitário da Faculdade de Medicina da Universidade de São Paulo (HU/USP).

ANTONIO CARLOS BACELAR NUNES FILHO
Supervisor de Programa de Residência Médica em Cardiologia do Hospital Israelita Albert Einstein. Coordenador da Pós-graduação *lato sensu* em Cardiologia e Médico da Unidade Coronariana do Hospital Israelita Albert Einstein (HIAE).

ANTONIO CARLOS CARVALHO
Professor Titular de Cardiologia da Escola Paulista de Medicina da Universidade Federal de São Paulo (EPM/Unifesp).

ANTONIO CARLOS PALANDRI CHAGAS
Professor Titular e Chefe da Disciplina de Cardiologia da Faculdade de Medicina do ABC (FMABC). Professor Livre-docente em Cardiologia da Faculdade de Medicina da Universidade de São Paulo (FMUSP).

ANTONIO CLÁUDIO DO AMARAL BARUZZI
Médico Coordenador da Unidade de Terapia Intensiva do Hospital TotalCor. Médico Cardiologista do Corpo Clínico do Hospital Israelita Albert Einstein (HIAE).

ANTONIO EDUARDO PEREIRA PESARO
Médico Cardiologista e Pesquisador do Hospital Israelita Albert Einstein (HIAE).

ANTONIO FERNANDES MORON
Livre-docente e Professor Titular da Disciplina de Obstetrícia do Departamento de Obstetrícia da Escola Paulista de Medicina da Universidade Federal de São Paulo (EPM/Unifesp).

ANTONIO LUIZ MACEDO
Médico Cirurgião do Aparelho Digestivo. Presidente do Núcleo de Oncologia do Aparelho Digestivo do Hospital Israelita Albert Einstein (HIAE).

ANTONIO PAULO NASSAR JUNIOR
Médico Assistente da Unidade de Terapia Intensiva da Disciplina de Emergências Clínicas da Faculdade de Medicina da Universidade de São Paulo (FMUSP). Médico Intensivista do A.C. Camargo Cancer Center.

ANTONIO SERGIO TORLONI
Assistant Professor of Laboratory Medicine & Pathology Mayo School of Medicine, Rochester, USA.

ARACI MASSAMI SAKASHITA
Coordenador Médico do Departamento de Hemoterapia e Terapia Celular do Hospital Israelita Albert Einstein (HIAE).

ARJAN B. TE PAS
Pediatrician-Neonatologist, Associate Professor Department of Pediatrics, Division of Neonatology Leiden University Medical Center, Leiden, Holanda.

ARNALDO JOSÉ GANC
Diretor Presidente do Instituto de Gastroenterologia e Endoscopia. Médico Endoscopista do Hospital Israelita Albert Einstein (HIAE).

ARNALDO LOPES COLOMBO
Professor Titular da Disciplina de Infectologia da Escola Paulista de Medicina da Universidade Federal de São Paulo (EPM/Unifesp). Pesquisador IA do Conselho Nacional de Desenvolvimento Científico e Tecnológico (CNPq) e Consultor Sênior da Leading International Fungal Education (LIFE).

ARTHUR WERNER POETSCHER
Médico Neurocirurgião do Hospital Israelita Albert Einstein (HIAE). Pesquisador do Instituto Israelita de Ensino e Pesquisa Albert Einstein (IIEP).

ARY SERPA NETO
Médico do Centro de Terapia Intensiva – Adultos do Hospital Israelita Albert Einstein (HIAE). Pesquisador do Instituto Israelita de Ensino e Pesquisa Albert Einstein (IIEP). Professor do Programa de Pós-graduação, Pesquisa e Inovação da Faculdade de Medicina do ABC (FMABC).

AUDREY RIE OGAWA SHIBATA
Médica do Centro de Terapia Intensiva Pediátrico do Hospital Israelita Albert Einstein (HIAE).

AURO DEL GIGLIO
Professor Titular de Hematologia e Oncologia da Faculdade de Medicina do ABC (FMABC). Coordenador do Setor de Oncologia Clínica do Instituto Brasileiro de Controle do Câncer (IBCC). Coordenador do Programa de Oncologia do Hospital do Coração (HCor).

BEATRIZ CAMARGO AZEVEDO
Médica Cirurgiã do Aparelho Digestivo do Hospital Israelita Albert Einstein (HIAE).

BEN-HUR FERRAZ-NETO
Honorary Consultant Surgeon, Liver and Hepatobiliary Unit, Queen Elizabeth Hospital, Inglaterra. Médico Cirurgião do Hospital Israelita Albert Einstein (HIAE).

BENITA GALASSI SOARES SCHVARTSMAN
Médica Nefrologista da Clínica de Especialidades Pediátricas do Hospital Israelita Albert Einstein (HIAE). Médica-assistente da Unidade de Nefrologia Pediátrica do Instituto da Criança do Hospital das Clínicas da Faculdade de Medicina da Universidade de São Paulo (HC-FMUSP).

BENTO FORTUNATO CARDOSO DOS SANTOS
Gerente Médico Centro de Diálise do Hospital Israelita Albert Einstein (HIAE). Coordenador do MBA Executivo em Gestão de Saúde Einstein – Insper.

BERNARD CHOLLEY
Service d'Anesthésie-Réanimation Hôpital Européen Georges Pompidou, AP-HP Université Paris Descartes, Sorbonne, Paris, Cité.

BIANCA DELLA GUARDIA
Médica Hepatologista da Equipe de Transplante de Fígado do Hospital Israelita Albert Einstein (HIAE).

BOULANGER MIOTO NETTO
Médico Assistente do Pronto-socorro de Cirurgia Vascular do Hospital das Clínicas da Faculdade de Medicina da Universidade de São Paulo (HC-FMUSP). Médico Cirurgião Vascular do Hospital Israelita Albert Einstein (HIAE).

BRENO BOUERI AFFONSO
Médico Radiologista Intervencionista do Hospital Israelita Albert Einstein (HIAE). Médico Assistente do Serviço de Radiologia Intervencionista do Hospital das Clínicas da Faculdade de Medicina da Universidade de São Paulo (HC-FMUSP).

BRUNO CALDIN DA SILVA
Médico Assistente do Serviço de Hemodiálise do Hospital das Clínicas da Faculdade de Medicina da Universidade de São Paulo (HC-FMUSP). Médico do Centro de Terapia Intensiva – Adultos do Hospital Israelita Albert Einstein (HIAE).

BRUNO FRANCO MAZZA
Gerente Médico da Unidade de Terapia Intensiva do Hospital Samaritano de São Paulo. Coordenador Médico da Unidade de Terapia Intensiva da Disciplina de Anestesiologia, Dor e Medicina Intensiva da Escola Paulista de Medicina da Universidade Federal de São Paulo (EPM/Unifesp). Presidente da Sociedade Paulista de Terapia Intensiva (SOPATI) (2016-2017).

CAMERON D. WRIGHT
Associate Chief of the Division of Thoracic Surgery and the Associate Program Director, Massachussets General Hospital, Harvard University, Boston, USA.

CAMILA MENEZES SOUZA PESSOA
Médica Intensivista do Centro de Terapia Intensiva – Adultos do Hospital Israelita Albert Einstein (HIAE).

CARLA BEHR
Farmacêutica-Bioquímica. Gerente de Qualidade, Acreditações e Sustentabilidade do Hospital Israelita Albert Einstein (HIAE).

CARLA FÁTIMA DA PAIXÃO NUNES
Enfermeira. Coordenadora de Enfermagem da Clínica Médico Cirúrgica de Gastroenterologia do Hospital Israelita Albert Einstein (HIAE).

CARLOS EDUARDO BACCIN
Médico Radiologista do Setor de Neurorradiologia Intervencionista do Hospital Israelita Albert Einstein (HIAE).

CARLOS EDUARDO FONSECA PIRES
Médico Cirurgião Geral da Unidade de Pronto-atendimento do Hospital Israelita Albert Einstein (HIAE).

CARLOS EDUARDO SALDANHA DE ALMEIDA
Médico Assistente do Centro de Terapia Intensiva – Adultos e da Telemedicina do Hospital Israelita Albert Einstein (HIAE). Médico do Centro de Experimentação e Treinamento em Cirurgia (CETEC) da Sociedade Beneficente Israelita Brasileira Albert Einstein. Médico Assistente do Centro de Terapia Intensiva do A.C. Camargo Cancer Center.

CARLOS FONTANA
Médico Supervisor do Hospital das Clínicas da Faculdade de Medicina da Universidade de São Paulo (HC-FMUSP). Médico do Corpo Clínico do Hospital Israelita Albert Einstein (HIAE).

CARLOS GUILLERMO MANTEROLA DELGADO
Profesor Titular Departamento de Cirugía y Traumatología y Director de los Programas de Magíster y Doctorado en Ciencias Médicas de la Universidad de La Frontera, Temuco, Chile.

CARLOS ROBERTO RIBEIRO DE CARVALHO
Professor Titular da Disciplina de Pneumologia da Faculdade de Medicina da Universidade de São Paulo (FMUSP). Diretor da Divisão de Pneumologia do Instituto do Coração do Hospital das Clínicas da Universidade de São Paulo (InCor-HC-FMUSP).

CARLOS ROMERO PATIÑO
Professor-associado do Departamento de Medicina – Unidad de Pacientes Críticos. Chefe da Unidade de Cuidados Intensivos y do Programa de Post-Título em Medicina Intensiva do Adulto do Hospital Clínico de la Universidad de Chile.

CARLOS SENNE
Médico Titular do Serviço de Líquido Cefalorraquidiano do Laboratório Clínico do Hospital Israelita Albert Einstein (HIAE).

CARLOS TERRA
Professor Adjunto de Medicina da Universidade do Estado do Rio de Janeiro (UERJ). Coordenador do Ambulatório de Complicações da Cirrose do Hospital Federal da Lagoa.

CARLOS VICENTE SERRANO JUNIOR
Professor-associado do Instituto do Coração do Hospital das Clínicas da Faculdade de Medicina da Universidade de São Paulo (InCor-HC-FMUSP).

CARMEN SILVA VALENTE BARBAS
Médica Pneumologista e Intensivista do Hospital Israelita Albert Einstein (HIAE). Professora Livre-docente da Disciplina de Pneumologia do Hospital das Clínicas da Faculdade de Medicina da Universidade de São Paulo (HC-FMUSP).

CAROLINA S. A. AZEVEDO DE CASTRO
Fisioterapeuta Sênior do Departamento de Pacientes Graves do Hospital Israelita Albert Einstein (HIAE).

CÁSSIO MASSASHI MANCIO
Farmacêutico Clínico do Centro de Terapia Intensiva – Adultos do Hospital Israelita Albert Einstein (HIAE).

CELSO BIANCO
Presidente da International Society of Blood Transfusion (ISBT), USA.

CELSO CUKIER
Médico Nutrólogo. Diretor do Instituto de Metabolismo e Nutrição (IMen).

CELSO DE OLIVEIRA BERNINI
Diretor do Serviço de Cirurgia de Emergência do Hospital das Clínicas da Faculdade de Medicina da Universidade de São Paulo (HC-FMUSP). Diretor Técnico do Serviço de Cirurgia de Emergência do HC-FMUSP.

CELSO EDUARDO LOURENÇO MATIELO
Médico Gastroenterologista Assistente da Equipe de Transplante de Fígado do Hospital Israelita Albert Einstein (HIAE).

CESAR HIGA NOMURA
Diretor do Serviço de Radiologia do Instituto do Coração do Hospital das Clínicas da Faculdade de Medicina da Universidade de São Paulo (InCor-HC-FMUSP). Coordenador do Serviço de Radiologia Torácica e Cardiovascular do HC-FMUSP. Médico Radiologista do Hospital Israelita Albert Einstein (HIAE).

CESAR VANDERLEI CARMONA
Médico Assistente da Disciplina de Cirurgia do Trauma da Faculdade de Ciências Médicas da Universidade Estadual de Campinas (FCM-UNICAMP). Coordenador da Unidade de Terapia Intensiva do Trauma do Hospital de Clínicas da Universidade Estadual de Campinas (HC-UNICAMP).

CHARLES L. SPRUNG
Professor of Medicine and Critical Care Medicine of Department of Anesthesiology and Critical Care Medicine of Hadassah Hebrew University Medical Center, Israel.

CHRISTOPHER B. GRANGER
Professor of Medicine in the Division of Cardiology at Duke University Medical Center. Director of the Cardiac Care Unit for the Duke University Medical Center, USA.

CILENE SAGHABI DE MEDEIROS SILVA
Fisioterapeuta Sênior do Departamento de Pacientes Graves do Hospital Israelita Albert Einstein (HIAE).

CLAUDIA FARIAS BENJAMIM
Professora Adjunta em Fisiologia do Programa de Imunologia do Instituto de Biofísica Carlos Chagas Filho (IBCCF) do Centro de Ciência e Saúde da Universidade Federal do Rio de Janeiro (CCS-UFRJ).

CLAUDIA GARCIA DE BARROS
Diretora Executiva de Prática Assistencial, Qualidade, Segurança e Meio Ambiente do Hospital Israelita Albert Einstein (HIAE).

CLAUDIA MAC DONALD BLEY DO NASCIMENTO
Médica Hematologista do Hospital Israelita Albert Einstein (HIAE).

CLAUDIA REGINA LASELVA
Gerente de Pacientes Internados e Apoio Assistencial do Hospital Israelita Albert Einstein (HIAE).

CLAUDIA VALLONE SILVA
Enfermeira Especialista em Prevenção e Controle de Infecção Hospitalar do Hospital Israelita Albert Einstein (HIAE).

CLAUDIO CIRENZA
Médico do Centro de Arritmias do Hospital Israelita Albert Einstein (HIAE).

CLÁUDIO GALVÃO DE CASTRO JUNIOR
Chefe do Serviço de Oncologia e Hematologia Pediátricas da Santa Casa de Misericórdia de Porto Alegre. Consultor Associado e Hematologista do Hospital Israelita Albert Einstein (HIAE).

CLÁUDIO HENRIQUE FISCHER
Coordenador Médico do Setor de Ecocardiografia – Medicina Diagnóstica e Preventiva do Hospital Israelita Albert Einstein (HIAE).

CLAUDIO LUIZ LOTTENBERG
Presidente do Hospital Israelita Albert Einstein (HIAE). Professor Titular de Políticas Públicas de Saúde do MBA Executivo em Gestão de Saúde Einstein – Insper. Membro do Conselho Consultivo da Fundação Faculdade de Medicina (FFM) (2014-2018).

CLÁUDIO ROBERTO CERNEA
Professor Responsável da Disciplina de Cirurgia de Cabeça e Pescoço da Faculdade de Medicina de Universidade de São Paulo (FMUSP).

CLAUDIO ROBERTO DEUTSCH
Médico Assistente do Departamento de Gastroenterologia da Disciplina de Cirurgia do Aparelho Digestivo do Hospital das Clínicas da Faculdade de Medicina da Universidade de São Paulo (HC-FMUSP). Médico Cirurgião do Hospital Israelita Albert Einstein.

CLAUDIO SCHVARTSMAN
Médico Chefe do Pronto-socorro do Instituto da Criança do Hospital das Clínicas da Faculdade de Medicina da Universidade de São Paulo (HC-FMUSP). Médico do Núcleo de Pediatria do Hospital Israelita Albert Einstein (HIAE). Vice-presidente da Sociedade Beneficente Israelita Brasileira Albert Einstein.

CLINEU DE MELLO ALMADA FILHO
Coordenador da Unidade Hospitalar da Disciplina de Geriatria e Gerontologia da Escola Paulista de Medicina da Universidade Federal de São Paulo (EPM/Unifesp). Médico do Hospital Israelita Albert Einstein (HIAE).

CONSTANTINO JOSÉ FERNANDES JR.
Médico Intensivista Aposentado do Hospital Israelita Albert Einstein (HIAE). Professor de Medicina Geral da Escola Paulista de Medicina da Universidade Federal de São Paulo (EPM/Unifesp).

CORINNE TANIGUCHI
Fisioterapeuta Sênior e Referência do Centro de Terapia Intensiva – Adultos do Hospital Israelita Albert Einstein (HIAE).

CRISTIANE DO PRADO
Coordenadora de Fisioterapia do Departamento de Pacientes Materno-Infantil e da Clínica de Especialidades Pediátricas do Hospital Israelita Albert Einstein (HIAE).

CRISTIANE FREITAS PIZARRO
Médica do Centro de Terapia Intensiva Pediátrico do Instituto de Tratamento do Câncer Infantil (ITACI) do Instituto da Criança do Hospital das Clínicas da Faculdade de Medicina da Universidade de São Paulo (HC-FMUSP). Médica do Centro de Terapia Intensiva Pediátrico do Hospital Israelita Albert Einstein (HIAE).

CRISTIANO BECK NEVIANI
Médico Assistente Rádio-oncologista do Instituto do Câncer Dr. Arnaldo Vieira de Carvalho e do Centro Paulista de Radioterapia e Oncologia (CEPRO).

CRISTINA SATOKO MIZOI

Gerente de Enfermagem do Hospital São Joaquim da Beneficência Portuguesa de São Paulo.

DALTON DE SOUZA BARROS

Médico Ecocardiografista do Hospital das Clínicas da Faculdade de Medicina da Universidade de São Paulo (HC-FMUSP), do Hospital Israelista Albert Einstein (HIAE) e do Hospital Sírio-Libanês. Médico Intensivista da Unidade de Terapia Intensiva do Pronto-socorro do HC-FMUSP e da Unidade de Terapia Intensiva Anestesiologia, Dor e Terapia Intensiva da Escola Paulista de Medicina da Universidade de São Paulo (EPM/Unifesp).

DAN LINETZKY WAITZBERG

Professor-associado do Departamento de Gastroenterologia da Faculdade de Medicina da Universidade de São Paulo (FMUSP). Coordenador do Laboratório de Metabologia e Nutrição em Cirurgia Digestiva – Metanutri da FMUSP. Coordenador da Nutrologia do Instituto do Câncer do Estado de São Paulo do Hospital das Clínicas (HC) da FMUSP. Coordenador Clínico das Equipes Multiprofissionais de Terapia Nutricional (EMTNs) do Instituto Central e do Instituto do Câncer do Estado de São Paulo do HC-FMUSP e do Hospital Santa Catarina. Diretor do GANEP Nutrição Humana.

DANIEL BORN

Médico Responsável pelo Setor de Cardiopatia e Gravidez das Disciplinas de Obstetrícia e Cardiologia da Escola Paulista de Medicina da Universidade Federal de São Paulo (EPM/Unifesp). Médico Cardiologista do Hospital Israelita Albert Einstein (HIAE).

DANIEL DE BACKER

Department of Intensive Care. Erasme University Hospital. Université Libre de Bruxelles (ULB). President of the European Society of Intensive Care Medicine.

DANIEL JOSÉ SZOR

Médico do Corpo Clínico do Hospital Israelita Albert Einstein (HIAE).

DANIELLA CRISTINA CHANES

Enfermeira. Consultora de Segurança em Saúde do Hospital Israelita Albert Einstein (HIAE).

DANIELLE MACELLARO ANDREONI

Médica Assistente do Ambulatório de Tiroide da Escola Paulista de Medicina da Universidade Federal de São Paulo (EPM/Unifesp).

DARIO BIROLINI

Professor Emérito da Faculdade de Medicina da Universidade de São Paulo.

DARIUS MIRZA

Professor of Hepatobiliary and Transplant Surgery, Quenn Elizabeth Hospital Birmingham and Birmingham Children's Hospital, Inglaterra.

DAVI WEN WEI KANG

Médico Responsável pela Retaguarda de Cirurgia Torácica do Hospital Israelita Albert Einstein (HIAE).

DAVID SALOMÃO LEWI

Professor-associado de Infectologia Departamento de Medicina da Escola Paulista de Medicina da Universidade Federal de São Paulo (EPM/Unifesp). Médico Infectologista do Hospital Israelita Albert Einstein (HIAE).

DAYSE MANRIQUE

Coordenadora Clínica de ORL da Associação de Assistência de Criança Deficiente. Médica do Corpo Clínico do Hospital Israelita Albert Einstein (HIAE).

DÉBORA DUTRA DA SILVEIRA MAZZA
Coordenadora do Pronto-socorro do Hospital e Maternidade São Cristovão de São Paulo. Médica da Unidade Terapia Intensiva da Disciplina de Cirurgia Cardiovascular da Escola Paulista de Medicina da Universidade Federal de São Paulo (EPM/Unifesp).

DÉBORA FEIJÓ VILLAS BÔAS VIEIRA
Professora da Escola de Enfermagem da Universidade Federal do Rio Grande do Sul (UFRGS). Professora Assistente do Serviço de Enfermagem em Terapia Intensiva do Hospital de Clínicas de Porto Alegre (HCPA).

DÉCIO MION JÚNIOR
Professor Livre-docente da Faculdade de Medicina da Universidade de São Paulo (FMUSP). Diretor da Escola de Educação Permanente do Hospital das Clínicas da Faculdade de Medicina Universidade de São Paulo (HC-FMUSP).

DENISE CARNIELI CAZATI
Fisioterapeuta Sênior do Departamento de Pacientes Graves do Hospital Israelita Albert Einstein (HIAE).

DENISE VARELLA KATZ
Médica do Centro de Terapia Intensiva Pediátrico do Hospital Israelita Albert Einstein (HIAE).

DESMOND BOHN
Former Chief, Department of Critical Care Medicine The Hospital for Sick Children, Toronto Professor of Paediatrics and Anaesthesia, University of Toronto, Canadá.

DIAMANTINO RIBEIRO SALGADO
Médico do Centro de Terapia Intensiva do Hospital Universitário Clementino Fraga Filho (HUCFF) da Universidade Federal do Rio de Janeiro (UFRJ). Médico do Centro de Terapia Intensiva do Hospital Central Aristarcho Pessoa (HCAP) do Corpo de Bombeiros Militar do Estado do Rio de Janeiro (CBMERJ). Médico do Centro de Terapia Intensiva do Hospital Barra D'Or.

DIANA BORGES DOCK NASCIMENTO
Nutricionista. Professora Adjunta II da Faculdade de Nutrição da Universidade Federal de Mato Grosso (UFMT). Coordenadora do Grupo DNN – Terapia Nutricional para o Paciente Crítico.

DIEGO MARCELO MAY
Gerente Médico do Setor de Anestesia do Hospital Israelita Albert Einstein (HIAE).

DIOGO BUGANO DINIZ GOMES
Médico Oncologista Clínico do Hospital Israelita Albert Einstein (HIAE).

DIOGO DE OLIVEIRA TOLEDO
Coordenador Clínico da Equipe Multiprofissional de Terapia Nutricional (EMTN) do Hospital São Luiz, Unidade Itaim Bibi, e do Hospital do Servidor Público Estadual de São Paulo (Iamspe).

DIOGO F. V. GARCIA
Médico Assistente do Grupo de Trauma do Hospital Israelita Albert Einstein (HIAE). Médico Assistente da Disciplina de Cirurgia do Trauma da Faculdade de Medicina da Universidade de São Paulo (FMUSP). Coordenador do Comitê de Educação da Sociedade Brasileira de Atendimento Integrado ao Traumatizado (SBAIT). Diretor do Centro de Trauma do Hospital Samaritano de São Paulo. Assistente do Serviço de Cirurgia do Trauma do Hospital das Clínicas da Faculdade de Medicina da Universidade de São Paulo (HC-FMUSP).

DIRCEU THIAGO PESSOA DE MELO
Médico Pós-graduando do Programa de Doutorado em Cardiologia da Faculdade de Medicina da Universidade de São Paulo (FMUSP).

DJILLALI ANNANE
Professor of Critical Care Medicine at the University of Paris Director of Intensive Care Unit at Raymond Poincaré, Assistance Publique Hôpitaux de Paris (APHP). Dean of the School of Medicine at University of Versailles – Saint Quentin en Yvelines. Past President of the French Society of Intensive Care (SRLF), Garches, França.

DOV CHARLES GOLDENBERG
Livre-docente pelo Departamento de Cirurgia da Faculdade de Medicina da Universidade de São Paulo (FMUSP). Chefe de Equipe de Cirurgia Craniomaxilofacial do Hospital Israelita Albert Einstein (HIAE). Supervisor do Programa de Residência Médica em Cirurgia Plástica do Hospital das Clínicas da Faculdade de Medicina da Universidade de São Paulo (HC-FMUSP). Médico Responsável pelo Grupo de Cirurgia Plástica Pediátrica do HC-FMUSP. Médico Responsável pelo Serviço de Cirurgia Plástica Pediátrica do Hospital Municipal Infantil Menino Jesus.

EDELA PURICELLI
Professora Titular do Departamento de Cirurgia e Ortopedia da Faculdade de Odontologia da Universidade Federal do Rio Grande do Sul (UFRGS). Coordenadora Técnica do Centro de Odontologia, Cirurgia e Reabilitação Bucomaxilofacial da Santa Casa de Misericórdia de Porto Alegre.

EDSON BOR SENG SHU
Professor Livre-docente pela Disciplina de Neurocirurgia da Faculdade de Medicina da Universidade de São Paulo (FMUSP). Responsável pelo Doppler Transcraniano do Hospital Israelita Albert Einstein (HIAE), do Hospital Sírio-Libanês e do Hospital das Clínicas da Faculdade de Medicina da Universidade de São Paulo (HC-FMUSP).

EDUARDA RIBEIRO DOS SANTOS
Enfermeira. Coordenadora dos Cursos de Pós-graduação em Enfermagem em Nefrologia e Urologia e Enfermagem em Terapia Intensiva na Faculdade Israelita de Ciências da Saúde Albert Einstein.

EDUARDO COLUCCI
Fisioterapeuta Sênior do Setor de Pacientes Graves do Hospital Israelita Albert Einstein (HIAE).

EDUARDO CORDIOLI
Gerente Médico do Departamento de Medicina Diagnóstica e Preventiva do Hospital Israelita Albert Einstein (HIAE).

EDUARDO CUKIERMAN
Médico Cirurgião Plástico do Hospital Israelita Albert Einstein (HIAE).

EDUARDO DA ROSA BORGES
Médico da Unidade de Terapia Intensiva do Hospital Sírio-Libanês. Gestor de Pacientes Críticos do Hospital dos Fornecedores de Cana de Piracicaba (HFC).

EDUARDO DE CAMPOS WEREBE
Médico Cirurgião de Tórax do Corpo Clínico do Hospital Israelita Albert Einstein (HIAE).

EDUARDO JOSÉ TONATO
Médico Intensivista e Nefrologista do Programa de Transplante Renal do Hospital Israelita Albert Einstein (HIAE).

EDUARDO JUAN TROSTER
Professor Pleno do Curso de Medicina da Faculdade Israelita de Ciências da Saúde Albert Einstein. Coordenador do Curso de Emergências Pediátricas da Pós-graduação e Coordenador do Programa de Residência Médica de Medicina Intensiva do Instituto Israelita de Ensino e Pesquisa Albert Einstein (IIEP). Médico Assistente do Instituto de Tratamento de Câncer Infantil do Hospital das Clínicas da Faculdade de Medicina da Universidade de São Paulo (HC-FMUSP).

EDUARDO LEITE VIEIRA COSTA
Médico da Disciplina de Pneumologia do Departamento de Cardiopneumologia da Faculdade de Medicina da Universidade de São Paulo (FMUSP). Médico Intensivista da Unidade de Terapia Intensiva do Hospital Sírio-Libanês.

EDUARDO RIBAS
Médico Neurocirurgião do Hospital Israelita Albert Einstein (HIAE). Médico Assistente do Hospital das Clínicas da Faculdade de Medicina da Universidade de São Paulo (HC-FMUSP).

EDUARDO URBANO DA SILVA
Médico Assistente da Disciplina de Neurocirurgia Serviço de Emergência da Irmandade da Santa Casa de Misericórdia de São Paulo (ISCMSP). Médico Neurocirurgião do Hospital das Clínicas da Faculdade de Medicina da Universidade de São Paulo (HC-FMUSP).

EDUARDO WELTMAN
Professor Doutor da Disciplina de Radioterapia da Faculdade de Medicina da Universidade de São Paulo. Coordenador Médico do Serviço de Radioterapia do Centro de Oncologia e Hematologia do Hospital Israelita Albert Einstein (HIAE).

EDWARD GRUBE
Head of the Center of Innovative Interventions in Cardiology (CIIC) University Hospital Bonn, Alemanha.

EFRAT ORENBUCH-HARROCH
Physician Medical Intensive Care Unit, Hadassah Medical Center, Jerusalem.

ELIANA MUTA YOSHIOKA
Enfermeira de Pesquisa no A.C. Camargo Cancer Center.

ELIAS KNOBEL
Médico Fundador e Diretor Emérito do Centro de Terapia Intensiva do Hospital Israelita Albert Einstein (HIAE). Vice-Presidente da Mesa Diretora da Sociedade Beneficente Israelita Brasileira do HIAE. Professor Adjunto do Departamento de Medicina da Escola Paulista de Medicina da Universidade Federal de São Paulo (EPM/Unifesp) (1971-1998). *Master* of the American College of Physicians. *Fellow* of the American Heart Association. *Fellow* of the American College of Critical Care Medicine. *Honorary Member* of the European Society of Intensive Care Medicine.

ELIÉZER SILVA
Gerente Médico do Departamento de Pacientes Graves do Hospital Israelita Albert Einstein (HIAE).

ELIOVA ZUKERMAN
Professor Adjunto e Chefe do Setor de Investigação e Tratamento das Cefaleias do Departamento de Neurologia e Neurocirurgia e Departamento de Diagnóstico por Imagem da Escola Paulista de Medicina da Universidade Federal de São Paulo. Médico Neurologista do Hospital Israelita Albert Einstein (HIAE).

ELISA ESTENSSORO
Jefe de Servicio Unidad de Terapia Intensiva Hospital Interzonal General de Agudos General José de San Martin de La Plata, Buenos Aires, Argentina.

ELISÂNGELA FARIAS-SILVA
Médica Pós-doutoranda no Instituto Israelita de Ensino e Pesquisa do Hospital Albert Einstein (IIEP).

EMILDA SOARES DA SILVA
Coordenadora de Enfermagem no Hospital Moinhos de Vento do Rio Grande do Sul, Brasil.

ENAURA HELENA BRANDÃO CHAVES
Professora da Escola de Enfermagem da Universidade Federal do Rio Grande do Sul (UFRGS). Chefe do Serviço de Enfermagem em Terapia Intensiva do Hospital de Clínicas de Porto Alegre (HCPA).

ENIO BUFFOLO
Professor Titular de Cirurgia Cardiovascular da Escola Paulista de Medicina da Universidade Federal de São Paulo (EPM/Unifesp). Médico Cirurgião Cardíaco do Hospital Israelita Albert Einstein (HIAE).

ERICA ALBANEZ GIOVANETTI
Fisioterapeuta de Pacientes Graves do Hospital Israelita Albert Einstein (HIAE).

ERIKA PEREIRA MACEDO
Médica Endoscopista do Hospital Israelita Albert Einstein (HIAE) e do Hospital Sírio-Libanês.

ERNANE JESUS PEREIRA SILVA
Farmacêutico Clínico da Unidade de Transplantes de Órgãos Sólidos do Hospital Israelita Albert Einstein (HIAE).

EVANDRO JOSÉ DE ALMEIDA FIGUEIREDO
Médico Intensivista do Hospital Israelita Albert Einstein (HIAE).

FABIANA CARNEIRO LINS
Coordenadora do Curso de Pós-graduação em Enfermagem em Nefrologia e Urologia da Faculdade Israelita de Ciências da Saúde Albert Einstein. Coordenadora de Enfermagem do Centro de Diálise do Hospital Israelita Albert Einstein.

FABIANA GOULART MARCONDES-BRAGA
Médica do Núcleo de Transplante do Instituto do Coração da Faculdade de Medicina da Universidade de São Paulo (FMUSP).

FABIANO CATALDI ENGEL
Médico do Corpo Clínico do Hospital Israelita Albert Einstein (HIAE). Médico Responsável pelo Departamento de Cirurgia de Tórax no Hospital Pérola Byington – Centro de Referência da Saúde da Mulher.

FABIO ANTONIO GAIOTTO
Médico Cirurgião Cardiovascular do Instituto do Coração do Hospital das Clínicas da Faculdade de Medicina da Universidade de São Paulo (HC-FMUSP) e do Hospital Israelita Albert Einstein (HIAE). Coordenador da Equipe de Transplante Cardíaco nos Adultos do Instituto do Coração do Hospital das Clínicas da Faculdade de Medicina da Universidade de São Paulo (InCor-HC-FMUSP).

FABIO BISCEGLI JATENE
Professor Titular de Cirurgia Cardiovascular da Faculdade de Medicina da Universidade de São Paulo (FMUSP). Diretor da Divisão de Cirurgia Cardiovascular do Instituto do Coração do Hospital das Clínicas da Faculdade de Medicina da Universidade de São Paulo (InCor-HC-FMUSP).

FÁBIO FERNANDES
Médico Assistente do Grupo de Miocardiopatias do Instituto do Coração do Hospital das Clínicas da Faculdade de Medicina da Universidade de São Paulo (InCor-HC-FMUSP). Professor Livre-docente de Cardiologia da FMUSP.

FÁBIO GUILHERME CAMPOS
Professor Livre-docente da Faculdade de Medicina da Universidade de São Paulo (FMUSP).

FÁBIO NASRI
Médico Geriatra do Corpo Clínico do Hospital Israelita Albert Einstein (HIAE).

FABIO R. KERBAUY
Professor Adjunto da Disciplina de Hematologia e Hemoterapia da Escola Paulista de Medicina da Universidade Federal de São Paulo (EPM/Unifesp). Médico do Serviço de Transplante de Medula Óssea do Hospital Israelita Albert Einstein (HIAE).

FÁBIO SÂNDOLI DE BRITO JUNIOR
Coordenador Médico de Intervenção Cardiovascular do Hospital Israelita Albert Einstein (HIAE).

FÁBIO SANTANA MACHADO
Médico Neurointensivista do Hospital Sírio-Libanês. Professor de Clínica Médica da Faculdade de Medicina do Centro Universitário São Camilo.

FÁBIO TEIXEIRA FERRACINI
Farmacêutico. Coordenador da Farmácia Clínica do Hospital Israelita Albert Einstein (HIAE).

FÁTIMA DUMAS CINTRA
Professora Livre-docente em Cardiologia da Universidade Federal de São Paulo (Unifesp). Médica Cardiologista do Corpo Clínico do Hospital Israelita Albert Einstein (HIAE).

FELIPE DAL PIZZOL
Professor de Medicina da Universidade Federal de Santa Catarina (UFSC) e da Universidade do Extremo Sul Catarinense (Unesc). Coordenador do Centro de Terapia Intensiva do Hospital São José em Criciúma, Santa Catarina.

FELIPE FAVORETTE CAMPANHARO
Médico do Departamento de Obstetrícia da Escola Paulista de Medicina da Universidade Federal de São Paulo (EPM/Unifesp).

FELIPE JORGE OBERG FERES
Médico Neurocirurgião do Hospital Israelita Albert Einstein (HIAE).

FELIPE LOURENÇO FERNANDES
Médico Cardiologista pelo Instituto do Coração do Hospital das Clínicas da Faculdade de Medicina da Universidade de São Paulo (InCor-HC-FMUSP).

FELIPE MAIA DE TOLEDO PIZA
Médico Assistente do Centro de Terapia Intensiva – Adultos do Hospital Israelita Albert Einstein (HIAE).

FELIPE NASSER
Médico Assistente do Setor de Radiologia Vascular do Hospital Israelita Albert Einstein (HIAE).

FERNANDA DOMINGUES
Fisioterapeuta Sênior do Setor de Pacientes Graves do Hospital Israelita Albert Einstein (HIAE).

FERNANDA MAGALHÃES PRATES
Enfermeira Residente da Residência Integrada Multiprofissional em Saúde do Hospital de Clínicas de Porto Alegre (HCPA).

FERNANDA PRATA MARTINS
Médica Endoscopista do Hospital Israelita Albert Einstein (HIAE) e do Hospital Sírio-Libanês.

FERNANDO BACAL
Coordenador do Programa de Transplante Cardíaco do Hospital Israelita Albert Einstein (HIAE). Diretor da Unidade Clínica de Transplante Cardíaco do Instituto do Coração do Hospital das Clínicas da Faculdade de Medicina da Universidade de São Paulo.

FERNANDO DA COSTA FERREIRA NOVO
Cirurgião do Pronto-socorro do Hospital das Clínicas da Faculdade de Medicina da Universidade de São Paulo (HC-FMUSP).

FERNANDO LUIS PANDULLO
Médico Gastroenterologista e Hepatologista da Equipe de Transplante de Fígado do Hospital Israelita Albert Einstein.

FERNANDO NOBRE
Coordenador do Serviço de Cardiologia do Hospital São Francisco de Ribeirão Preto.

FERNANDO RAMOS PAVAN
Professor Doutor em Engenharia Mecânica da Focus Training and Consulting e Coordenador das Unidades de Gestão de Processos e Gestão de Projetos e Indicadores Estratégicos.

FILIPA PAIS SILVA
Médica Assistente Unidade de Cuidados Intensivos Neurocríticos do Hospital de São José do Centro Hospitalar de Lisboa Central EPE (CHLC), Portugal.

FLÁVIA DE SOUZA NUNES
Médica Assistente da Unidade Respiratória do Hospital das Clínicas da Universidade Federal do Espírito Santo (UFES). Professora da Disciplina de Pneumologia do Departamento de Clínica Médica do Centro de Ciências da Saúde da UFES.

FLAVIA FEIJO PANICO ROSSI
Médica do Centro de Terapia Intensiva Pediátrico do Hospital Israelita Albert Einstein (HIAE).

FLÁVIO DE SOUZA BRITO
Médico Cardiologista do Núcleo de Apoio à Pesquisa Cardiológica da Unidade Coronariana e da Equipe de Transplante Cardíaco do Hospital Israelita Albert Einstein (HIAE).

FLÁVIO EDUARDO NÁCUL
Médico do Centro de Terapia Intensiva do Hospital Universitário Clementino Fraga Filho da Universidade Federal do Rio de Janeiro (HUCFF-UFRJ) e do Centro de Terapia Intensivo Cirúrgico do Hospital Pró-Cardíaco do Rio de Janeiro.

FLÁVIO TAKAOKA
Supervisor da Residência em Anestesia do Hospital Israelita Albert Einstein (HIAE).

FLÁVIO TARASOUTCHI
Vice-presidente do Hospital Israelita Albert Einstein (HIAE). Diretor da Unidade de Valvopatias do Instituto do Coração do Hospital das Clínicas da Faculdade de Medicina da Universidade de São Paulo (InCor-HC-FMUSP). Professor Livre-docente em Cardiologia pela Faculdade de Medicina da Universidade de São Paulo.

FRANCESCA RUBULOTTA
Senior Clinical Lecturer and Consultant in Anesthesia and Intensive Care Medicine of Imperial College NHS trust London, Inglaterra. Chair of the Division of Professional Development of the European Society of Intensive Care Mediicine (ESICM). Member of the Governance Board for Accreditation and Continuous Medical Education of the Union of Medical Specialists in Europe.

FRANCISCO DE ASSIS CAVALCANTE JÚNIOR
Médico Radiologista Assistente do Serviço de Ultrassonografia do Hospital Israelita Albert Einstein (HIAE).

FRANCISCO LEONARDO GALASTRI
Médico Radiologista Intervencionista do Hospital Israelita Albert Einstein (HIAE).

FRANCISCO RAFAEL MARTINS LAURINDO
Professor Livre-docente do Instituto do Coração do Hospital das Clínicas da Faculdade de Medicina da Universidade de São Paulo (InCor-HC-FMUSP) e da Sociedade Brasileira de Investigação Clínica (SBIC).

FRANZ ROBERT APODACA TORREZ
Professor Adjunto da Disciplina de Gastroenterologia Cirúrgica do Departamento de Cirurgia da Escola Paulista de Medicina da Universidade Federal de São Paulo (EPM/Unifesp).

FREDERICO POLITO LOMAR
Médico do Centro de Terapia Intensiva – Adulto do Hospital Israelita Albert Einstein (HIAE). Médico Assistente da Disciplina de Emergências Clínicas do Hospital das Clínicas da Faculdade de Medicina da Universidade de São Paulo (HC-FMUSP).

GEILA RIBEIRO NUÑEZ
Médica Oncologista doHospital São Rafael (HSR) – Monte Tabor – Salvador, Bahia.

GERALDO LORENZI-FILHO
Professor Livre-docente da Disciplina de Pneumologia do Instituto do Coração do Hospital das Clínicas Faculdade de Medicina da Universidade de São Paulo (InCor-HC-FMUSP). Diretor do Laboratório do Sono da Disciplina de Pneumologia do InCor do HC-FMUSP.

GILBERTO FRIEDMAN
Professor Titular do Departamento de Medicina Interna da Faculdade de Medicina da Universidade Federal do Rio Grande do Sul (FAMED-UFGRS). Médico do Serviço de Medicina Intensiva do Hospital de Clínicas de Porto Alegre (HCPA).

GILBERTO SZARF
Médico Radiologista do Hospital Israelita Albert Einstein (HIAE). Professor Adjunto do Departamento de Diagnóstico por Imagem da Escola Paulista de Medicina da Universidade Federal de São Paulo (EPM/Unifesp).

GISELE SAMPAIO SILVA
Gerente Médica do Programa Integrado de Neurologia do Hospital Israelita Albert Einstein (HIAE). Professora Adjunta da Disciplina de Neurologia Clínica da Universidade Federal de São Paulo (Unifesp).

GIULIANO GENEROSO
Médico da Unidade Terapia Intensiva Hospital TotalCor de São Paulo.

GLAUCO ADRIENO WESTPHAL
Coordenador da Unidade de Terapia Intensiva do Centro Hospitalar da Unimed (CHU) Joinville, Santa Catarina. Médico da Unidade de Terapia Intensiva do Hospital Municipal São José de Joinville (HMSJ), Santa Catarina. Professor da Faculdade de Medicina da Universidade da Região de Joinville (Univille) em Santa Catarina. Médico da Central de Notificação, Captação e Distribuição de Órgãos de Santa Catarina (CNCDO/SC).

GLENN HERNÁNDEZ POBLETE
Profesor Titular del Departamento de Medicina Intensiva y Jefe del de Postítulo en Medicina Intensiva del Adulto en Hospital Clínico de la Pontifícia Universidad Católica de Chile.

GRAZIELA DE ARAUJO COSTA ZANATTA
Médica da Unidade de Terapia Intensiva Pediátrica do Instituto de Tratamento do Câncer Infantil (ITACI) do Instituto da Criança do Hospital das Clínicas da Faculdade de Medicina da Universidade de São Paulo (HC-FMUSP).

GUILHERME CARVALHAL RIBAS
Professor Livre-docente do Departamento de Cirurgia da Faculdade de Medicina da Universidade de São Paulo (FMUSP). Professor Visitante de Neurocirurgia e Responsável pelo Curso Anual de Neuroanatomia do Departamento de Neurocirurgia da Universidade da Virgínia, EUA. Codiretor e Professor do Curso Anual *Cambridge Lectures in Neurosurgical Anatomy* do Departamento de Neurocirurgia da Universidade de Cambridge, Inglaterra. Neurocirurgião do Hospital Israelita Albert Einstein (HIAE).

GUILHERME DE MENEZES SUCCI
Médico Cirurgião Cardiovascular do Hospital Israelita Albert Einstein (HIAE). Coordenador do Curso de Medicina da Faculdade São Leopoldo Mandic (SLMANDIC).

GUILHERME DRUMMOND FENELON COSTA
Professor Afiliado Livre-docente de Cardiologia da Escola Paulista de Medicina da Universidade Federal de São Paulo (EPM/FMUSP). Coordenador do Centro de Arritmia do Hospital Israelita Albert Einstein (HIAE).

GUILHERME DUPRAT CENICCOLA
Preceptor da Residência em Nutrição Clínica do Hospital de Base do Distrito Federal (HBDF). Membro da Equipe Multiprofissional de Terapia Nutricional (EMTN) do HBDF.

GUILHERME LINHARES BUB
Médico Cirurgião Vascular do Corpo Clínico do Hospital Israelita Albert Einstein (HIAE).

GUILHERME SCHETTINO
Médico Pneumologista e Intensivista. Gerente do Departamento de Pacientes Graves do Hospital Israelita Albert Einstein.

GUSTAVO BRUNIERA PERES FERNANDES
Médico Patologista Clínico da Sociedade Brasileira de Patologia Clínica (SBPC). Diretor Operacional do Senne Liquor Diagnóstico.

GUSTAVO CALADO DE AGUIAR RIBEIRO
Médico Cirurgião Cardiovascular do Hospital Israelita Albert Einstein (HIAE). Chefe do Serviço de Cirurgia Cardiovascular da Pontifícia Universidade Católica de Campinas (PUCCAMP).

GUSTAVO CASERTA LEMOS
Médico Urologista do Corpo Clínico do Hospital Israelita Albert Einstein (HIAE).

GUSTAVO DAHER
Médico Endocrinologista do Programa de Diabetes do Hospital Israelita Albert Einstein (HIAE).

GUSTAVO FAISSOL JANOT DE MATOS
Médico Intensivista Centro de Terapia Intensiva – Adultos do Hospital Israelita Albert Einstein (HIAE). Coordenador do Programa de Residência em Terapia Intensiva – Adulto do HIAE.

GUSTAVO IENO JUDAS
Médico Assistente da Equipe do Professor Doutor Sérgio Almeida de Oliveira.

GUSTAVO PEREIRA
Chefe do Serviço de Gastroenterologia e Hepatologia do Hospital Federal de Bonsucesso (HFB), Rio de Janeiro.

GUSTAVO PEREIRA FRAGA
Professor-associado e Coordenador da Disciplina de Cirurgia do Trauma do Departamento de Cirurgia da Faculdade de Ciências Médicas da Universidade Estadual de Campinas. Coordenador do Internato Médico da Faculdade de Ciências Médicas da Universidade Estadual de Campinas (FCM-UNICAMP). Coordenador do Comitê de Prevenção da Sociedade Brasileira de Atendimento Integrado ao Traumatizado (SBAIT).

HAGGÉAS DA SILVEIRA FERNANDES
Médico Intensivista. Consultor do Instituto de Consultoria e Gestão do Hospital Israelita Albert Einstein (HIAE).

HALLIM FÉRES JUNIOR
Neurocirurgião do Hospital Israelita Albert Einstein (HIAE).

HEITOR AKIRA KURAMOTO
Engenheiro Eletricista. Gerente de Gestão de Contratos do Hospital Albert Einstein (HIAE).

HELIO HALPERN
Médico Anestesiologista do Hospital Israelita Albert Einstein (HIAE).

HÉLIO PENNA GUIMARÃES
Médico Gerente de Gestão do Conhecimento do Hospital do Coração (HCor). Professor Titular de Medicina de Urgência e Emergência do Centro Universitário São Camilo. Médico Assistente da Unidade de Terapia Intensiva de Clínica Médica da Escola Paulista de Medicina da Universidade Federal de São Paulo (EPM/Unifesp) e do Instituto de Infectologia Emilio Ribas (ER) do Hospital das Clínicas da Faculdade de Medicina da Universidade de São Paulo (HC-FMUSP).

HÉLIO ROMALDINI
Professor Adjunto da Disciplina de Pneumologia do Departamento de Medicina da Escola Paulista de Medicina da Universidade Federal de São Paulo (EPM/Unifesp). Médico Pneumologista do Hospital Israelita Albert Einstein (HIAE).

HELOISA VEASEY RODRIGUES
Médica Oncologista do Centro de Oncologia e Hematologia Família Dayan–Daycoval do Hospital Israelita Albert Einstein (HIAE).

HENRIQUE AFONSECA PARSONS
Assistant Professor of Palliative Medicine – University of Ottawa – USA.

HENRIQUE GRUNSPUN
Médico do Corpo Clínico do Hospital Israelita Albert Einstein (HIAE). Governador do Capítulo Brasileiro do American College of Physicians.

HENRIQUE PALOMBA
Médico Assistente do Centro de Terapia Intensiva – Adultos do Hospital Israelita Albert Einstein (HIAE).

HILTON TELLES LIBANORI
Médico Cirurgião do Aparelho Digestivo e Cirurgião Bariátrico no Hospital Israelita Albert Einstein (HIAE). Capitão Médico da Polícia Militar do Estado de São Paulo (PMESP).

HILTON WAKSMAN
Médico Cirurgião Vascular do Hospital Israelita Albert Einstein (HIAE).

HIRAN C. FERNANDO
Chief, Division of Thoracic Surgery Director, Center for Minimally Invasive Esophageal Surgery, USA.

HUGO CAIRE DE CASTRO FARIA NETO
Médico. Pesquisador Titular do Instituto Oswaldo Cruz (IOC) – Fiocruz. Vice-diretor de Pesquisa, Desenvolvimento e Inovação Tecnológica do IOC/Fiocruz.

HUMBERTO BASSIT BOGOSSIAN
Pneumologista do Corpo Clínico do Hospital Israelita Albert Einstein (HIAE). Supervisor da Unidade Semi-intensiva do Centro de Terapia Intensiva do Hospital Israelita Albert Einstein (HIAE).

ITA PFEFERMAN HEILBERG
Professora-associada da Disciplina de Nefrologia da Escola Paulista de Medicina da Universidade Federal de São Paulo (EPM/Unifesp).

JACYR PASTERNAK
Médico do Laboratório da Sessão de Microbiologia do Hospital Israelita Albert Einstein (HIAE). Presidente da Comissão de Controle da Infecção Hospitalar do HIAE.

JAIME ZALADEK GIL
Médico Gastroenterologista do Hospital Israelita Albert Einstein (HIAE). Médico da Disciplina de Gastroenterologia da Escola Paulista de Medicina da Universidade Federal de São Paulo (EPM/Unifesp).

JAIRO DO NASCIMENTO SOBRINHO
Médico do Grupo de Hematologia e Transplante de Medula Óssea do Hospital Israelita Albert Einstein (HIAE). Membro do Grupo Multidisciplinar do Ambulatório de Seguimento Pós-transplante e de Doença Enxerto Contra Hospedeiro Crônica do HIAE.

JEAN LOUIS TEBOUL
Professor of Therapeutics and Critical Care Medicine at the University Paris-South, França. Chair of the Cardio-dynamics Section of the European Society of Intensive Care Medicine (ESICM).

JEAN MICHEL AJL
Médico Cardiologista da Unidade de Pronto-atendimento do Hospital Israelita Albert Einstein (HIAE). Médico Assistente do Serviço de Emergência da Irmandade da Santa Casa de Misericórdia de São Paulo (ISCMSP).

JEAN-LOUIS VINCENT
Professor of Intensive Care Medicine, Université Libre de Bruxelles Department of Intensive Care, Erasme University Hospital. President of the World Federation of Societies of Intensive and Critical Care Medicine.

JOANA MANUEL
Médica Assistente da Unidade de Cuidados Intensivos Polivalente do Hospital de Garcia de Orta (HGO), Almada, Portugal.

JOÃO CARLOS DE CAMPOS GUERRA
Médico Responsável pelo Setor de Coagulação do Departamento de Patologia Clínica e Membro do Programa de Hematologia e Transplante de Medula Óssea do Hospital Israelita Albert Einstein (HIAE). Representante do Brasil e Vice-Presidente do Grupo Cooperativo Latino-americano de Hemostasia e Trombose – (CLAHT). Membro da Diretoria Executiva do Centro de Hematologia de São Paulo (CHSP).

JOÃO FERNANDO LOURENÇO DE ALMEIDA
Médico do Centro de Terapia Intensiva Pediátrico do Hospital Israelita Albert Einstein (HIAE). Coordenador da Unidade de Terapia Intensiva Pediátrica do Hospital Estadual Vila Alpina.

JOÃO FERNANDO MOREIRA FERREIRA
Professor-assistente da Faculdade de Medicina do ABC (FMABC).

JOÃO NELSON RODRIGUES BRANCO
Professor-associado Livre-docente da Disciplina de Cirurgia Cardiovascular da Escola Paulista de Medicina da Universidade Federal de São Paulo (EPM/Unifesp).

JOÃO ROBERTO BREDA
Professor Adjunto da Disciplina de Cirurgia Cardiovascular do Departamento de Cirurgia da Escola Paulista de Medicina Universidade Federal de São Paulo (EPM/Unifesp).

JOÃO ROBERTO DE SÁ
Professor-assistente da Disciplina de Endocrinologia da Escola Paulista de Medicina da Universidade Federal de São Paulo (EPM/Unifesp). Supervisor do Programa de Residência Médica em Endocrinologia da EPM/Unifesp.

JOÃO TONIOLO NETO
Professor Adjunto de Geriatria da Escola Paulista de Medicina da Universidade Federal de São Paulo (EPM/Unifesp). Diretor-Científico do Núcleo de Pesquisas do Envelhecimento.

JOAQUIM MAURÍCIO DA MOTTA LEAL FILHO
Médico Assistente do Serviço de Radiologia Intervencionista e Cirurgia Endovascular do Instituto do Coração (InCor) e do Instituto do Câncer do Estado de São Paulo Octávio Frias de Oliveira (Icesp) do Hospital das Clínicas da Faculdade de Medicina da Universidade de São Paulo (HC-FMUSP).

JOEL DE ANDRADE
Coordenador da Central de Transplantes de Santa Catarina. Médico Intensivista do Hospital Universitário da Universidade Federal de Santa Catarina (UFSC). Coordenador do Departamento de Coordenação em Transplantes da Associação Brasileira de Transplantes de Órgãos (ABTO).

JORDANA DANTAS DE OLIVEIRA LIRA
Médica Residente de Anestesiologia do Hospital Israelita Albert Einstein (HIAE).

JORGE IBRAIN FIGUEIRA SALLUH
Pesquisador Associado do Instituto D'Or de Pesquisa e Ensino e do Programa de Pós-graduação da Universidade Federal do Rio de Janeiro (UFRJ).

JORGE PIMENTEL
Professor Convidado da Faculdade de Medicina da Universidade de Coimbra (UC), Portugal. Diretor do Serviço de Medicina Intensiva do Centro Hospitalar Universitário de Coimbra (CHUC), Portugal.

JOSE ANTÔNIO MALUF DE CARVALHO
Coordenador da Disciplina de Gerenciamento de Doenças do MBA Executivo em Gestão de Saúde Einstein – Insper – Gestor do Departamento de Pacientes com Condições Crônicas e Idosos e do Centro de Medicina Preventiva do Hospital Israelita Albert Einstein (HIAE).

JOSE APARECIDO DE SOUSA JUNIOR
Fisioterapeuta Sênior do Departamento de Pacientes Graves do Hospital Israelita Albert Einstein (HIAE).

JOSÉ AUGUSTO MARCONDES DE SOUZA
Médico da Disciplina de Cardiologia da Escola Paulista de Medicina da Universidade Federal de São Paulo (EPM/Unifesp). Médico Cardiologista do Corpo Clínico do Hospital Israelita Albert Einstein (HIAE).

JOSÉ CARLOS DA CRUZ
Físico-Médico do Serviço de Radioterapia do Hospital Israelita Albert Einstein (HIAE).

JOSÉ CARLOS EVANGELISTA
Médico Cirurgião do Corpo Clínico do Hospital Israelita Albert Einstein (HIAE). Professor-assistente Doutor do Departamento de Cirurgia da Faculdade de Medicina da Universidade de São Paulo (FMUSP).

JOSÉ CLÁUDIO CYRINEU TERRA
Diretor de Inovação e Gestão do Conhecimento da Sociedade Beneficente Israelita Brasileira do Hospital Albert Einstein (SBIBAE).

JOSÉ EDUARDO AFONSO JÚNIOR
Médico Pneumologista do Grupo de Transplante Pulmonar e Professor Colaborador da Disciplina de Pneumologia do Instituto do Coração do Hospital das Clínicas da Faculdade de Medicina da Universidade de São Paulo (InCor-HC-FMUSP). Coordenador Clínico do Programa de Transplante Pulmonar do Hospital Israelita Albert Einstein (HIAE).

JOSÉ ERNESTO SUCCI
Professor Assistente e Chefe de Clínica da Disciplina de Tórax do Departamento de Cirurgia da Escola Paulista de Medicina da Universidade Federal de São Paulo (EPM/Unifesp).

JOSÉ HONÓRIO DE ALMEIDA PALMA DA FONSECA
Professor Livre-docente da Escola Paulista de Medicina da Universidade Federal de São Paulo (EPM/Unifesp). Professor Colaborador do Instituto do Coração do Hospital das Clínicas da Faculdade de Medicina da Universidade de São Paulo (InCor-HC-FMUSP).

JOSE LUIZ GHIOTTO
Médico Cirurgião Cardiovascular e Torácico do Corpo Clínico do Hospital Israelita Albert Einstein (HIAE).

JOSÉ LUIZ PEDROSO
Professor Afiliado do Departamento de Neurologia da Escola Paulista de Medicina da Universidade Federal de São Paulo (EPM/Unifesp). Médico Assistente do Setor de Neurologia Geral e Ataxias da EPM/Unifesp. Coordenador do Programa de Residência Médica de Neurologia do Hospital Israelita Albert Einstein (HIAE).

JOSÉ MARCONI ALMEIDA DE SOUSA
Médico Assistente do Setor de Hemodinâmica da Disciplina de Cardiologia da Escola Paulista de Medicina da Universidade Federal de São Paulo (EPM/Unifesp). Médico Preceptor Responsável pela Residência em Terapia Intensiva do Hospital do Servidor Público Estadual de São Paulo (Iamspe).

JOSÉ MAURO KUTNER
Gerente Médico do Departamento de Hemoterapia e Terapia Celular do Hospital Israelita Albert Einstein (HIAE).

JOSÉ RAIMUNDO ARAUJO DE AZEVEDO
Coordenador do Serviço de Medicina Intensiva do Hospital São Domingos (HSD), São Luís, Maranhão.

JOSE RIBAS MILANEZ DE CAMPOS
Professor Livre-docente da Disciplina de Cirurgia Torácica do Instituto do Coração do Hospital das Clínicas da Faculdade de Medicina da Universidade de São Paulo (InCor-HC-FMUSP). Médico Responsável pela Retaguarda de Cirurgia Torácica do Hospital Israelita Albert Einstein (HIAE).

JOSEPH S. ALPERT
Professor of Medicine, Department of Medicine, Sarver Heart Center, University of Arizona College of Medicine, Tucson, Arizona, USA. *Editor-in-chief* do The American Journal of Medicine.

JÚLIA CORRÊA DE ARAÚJO
Médica do Setor de Endoscopia do Hospital da Restauração, Recife. Médica do Setor de Endoscopia do Real Hospital Português de Beneficência em Pernambuco.

JULIA HAGE
Médica Endoscopista do Serviço de Endoscopia Digestiva do Hospital Israelita Albert Einstein (HIAE).

JULIANA FOLLONI FERNANDES
Médica da Unidade de Hematologia e Transplante de Células-tronco Hematopoéticas do Hospital Israelita Albert Einstein (HIAE). Médica do Serviço de Onco-hematologia e Transplante de Células-tronco Hematopoéticas do Instituto da Criança (ICr) do Hospital das Clínicas da Faculdade de Medicina da Universidade de São Paulo (HC-FMUSP).

JULIANA SOARES
Médica Cardiologista da Unidade de Pronto-atendimento do Hospital Israelita Albert Einstein (HIAE). Médica Assistente do Setor de Cardio-oncologia da Escola Paulista de Medicina da Universidade Federal de São Paulo (EPM/Unifesp).

KARINA TAVARES TIMENETSKY
Fisioterapeuta Sênior do Departamento de Pacientes Graves do Hospital Israelita Albert Einstein (HIAE).

KATIA COELHO ORTEGA
Médica Nefrologista do Hospital das Clínicas da Faculdade de Medicina da Universidade de São Paulo (HC-FMUSP).

KÁTIA REGINA DA SILVA
Professora Colaboradora do Departamento de Cardiopneumologia da Faculdade de Medicina da Universidade de São Paulo. Pesquisadora da Unidade de Estimulação Elétrica e Marca-passo da Divisão de Cirurgia do Instituto do Coração do Hospital das Clínicas da Faculdade de Medicina da Universidade de São Paulo.

KEILA NARIMATSU
Coordenadora do Programa de Residência Médica em Neurologia da Irmandade da Santa Casa de Misericórdia de São Paulo (ISCMSP). Neurologista do Corpo Clínico do Hospital Israelita Albert Einstein (HIAE).

KELSON JAMES ALMEIDA
Pesquisador do Laboratório de Neurossonologia (Doppler Transcraniano) do Hospital das Clínicas da Faculdade de Medicina da Universidade de São Paulo (HC-FMUSP).

KLAUS GÖRLINGER
Senior Consultant for Anaesthesiology, Intensive Care and Emergency Medicine, Pain Therapy, and Haemostaseology Department of Anaesthesiology and Intensive Care Medicine University Hospital Essen, University Duisburg-Essen, Alemanha.

LAERT DE OLIVEIRA ANDRADE FILHO
Médico Cirurgião Torácico do Corpo Clínico do Hospital Israelita Albert Einstein (HIAE).

LENY VIEIRA CAVALHEIRO
Fisioterapeuta Consultora do Gerenciamento de Risco do Hospital Israelita Albert Einstein (HIAE).

LEONARDO LIMA ROCHA
Médico do Centro de Terapia Intensiva – Adultos e da Telemedicina do Hospital Israelita Albert Einstein (HIAE).

LEONARDO NICOLAU GEISLER DAUD LOPES
Médico Assistente da Unidade de Terapia Intensiva Clínica do Instituto do Coração do Hospital das Clínicas da Faculdade de Medicina da Universidade de São Paulo (InCor-HC-FMUSP). Médico Assistente da Unidade Coronariana do Hospital Israelita Albert Einstein (HIAE).

LEONARDO ROLIM FERRAZ
Gerente Médico do Hospital Municipal Vila Santa Catarina Dr. Gilson de C. Marques de Carvalho da Sociedade Beneficente Israelita Brasileira Albert Einstein (SBIBAE).

LETÍCIA PEREIRA BRITO SAMPAIO
Médica do Departamento de Neurofisiologia Clínica do Hospital Israelita Albert Einstein (HIAE). Médica Assistente do Departamento de Neurologia Infantil do Instituto da Criança (ICr) do Hospital das Clínicas da Faculdade de Medicina da Universidade de São Paulo (HC-FMUSP).

LIANA CODES
Preceptora de Residência Médica de Gastroenterologia no Complexo Hospitalar Universitário Professor Edgard Santos (HUPES) da Universidade Federal da Bahia (UFBA). Médica da Unidade de Gastroenterologia e Hepatologia do Hospital Português (HP) da Bahia.

LIGIA FIDELIS IVANOVIC
Médica Assistente do Serviço de Clínica Geral e Propedêutica do Hospital das Clínicas da Faculdade de Medicina da Universidade de São Paulo (HC-FMUSP). Médica Assistente do Serviço de Clínica Médica do Instituto do Câncer do Estado de São Paulo Octávio Frias de Oliveira (Icesp) do Hospital das Clínicas da Faculdade de Medicina da Universidade de São Paulo (HC-FMUSP).

LÍLIAN AMORIM CURVELO
Médica Hepatologista do Centro de Transplante Hepático do Hospital Israelita Albert Einstein (HIAE).

LÚBIA CAUS DE MORAIS
Médica Intensivista do Centro de Terapia Intensiva – Adultos do Hospital Israelita Albert Einstein (HIAE).

LUCAS HOLLANDA OLIVEIRA
Pós-graduando em Cardiologia pela Escola Paulista de Medicina da Universidade Federal de São Paulo (EPM/Unifesp).

LUCI CORRÊA
Coordenadora Médica do Serviço de Controle de Infecção Hospitalar do Hospital Municipal Vila Santa Catarina Dr. Gilson de C. Marques de Carvalho da Sociedade Beneficente Israelita Brasileira Albert Einstein (SBIBAE). Médica da Disciplina de Infectologia da Escola Paulista de Medicina da Universidade Federal de São Paulo (EPM/Unifesp).

LUCIANA DINIZ NAGEM JANOT DE MATOS
Médica Cardiologista do Centro de Reabilitação do Hospital Israelita Albert Einstein (HIAE).

LUCIANA DOS SANTOS HENRIQUES SAKITA
Médica do Pronto-atendimento do Hospital Israelita Albert Einstein (HIAE).

LUCIANO CESAR PONTES AZEVEDO
Médico Coordenador da Unidade de Terapia Intensiva da Disciplina de Anestesiologia, Dor e Terapia Intensiva da Escola Paulista de Medicina da Universidade Federal de São Paulo (EPM/Unifesp). Pesquisador do Instituto Sírio-Libanês de Ensino e Pesquisa (IEP).

LUCIANO FERREIRA DRAGER
Professor-associado da Disciplina de Nefrologia, Área de Hipertensão Arterial do Departamento de Clínica Médica da Faculdade de Medicina da Universidade de São Paulo (FMUSP). Médico Assistente da Unidade de Hipertensão do Instituto do Coração do Hospital das Clínicas da Faculdade de Medicina da Universidade de São Paulo (InCor-HC-FMUSP).

LUCIO GIOVANNI BATTISTA ROSSINI
Médico Responsável pelo Centro Franco-Brasileiro de Ecoendoscopia (CFBEUS). Médico da Irmandade da Santa Casa de Misericórdia de São Paulo (ISCMSP). Médico Gestor do Serviço de Endoscopia do Hospital Sírio-Libanês de São Paulo. Médico Endoscopista do Hospital Samaritano de São Paulo.

LUDHMILA ABRAHÃO HAJJAR
Professora Doutora MS-3 da Disciplina de Cardiologia da Área de Cardiologia Crítica da Faculdade de Medicina da Universidade de São Paulo (FMUSP). Coordenadora da Unidade de Terapia Intensiva Cirúrgica do Instituto do Coração do Hospital das Clínicas da Faculdade de Medicina da Universidade de São Paulo (InCor-HC-FMUSP). Coordenadora da Unidade de Terapia Intensiva Cardiológica do Hospital Sírio-Libanês. Coordenadora da Unidade de Terapia Intensiva Geral do InCor-HC-FMUSP.

LUIS AUGUSTO PALMA DALLAN
Instrutor de Suporte Básico de Vida e Suporte Avançado de Vida em Cardiologia do Laboratório de Treinamento e Simulação em Emergências Cardiovasculares do Instituto do Coração do Hospital das Clínicas da Faculdade de Medicina da Universidade de São Paulo (InCor-HC-FMUSP).

LUIS CARLOS GREGORIO
Professor Adjunto do Departamento de Otorrinolaringologia e Cirurgia de Cabeça e Pescoço da Escola Paulista de Medicina da Universidade Federal de São Paulo (EPM/Unifesp).

LUÍS FELIPE LOPES PRADA
Médico do Grupo de Circulação Pulmonar do Instituto do Coração do Hospital das Clínicas da Faculdade de Medicina da Universidade de São Paulo (InCor-HC-FMUSP). Médico da Unidade de Pronto-atendimento do Hospital Israelita Albert Einstein (HIAE).

LUIS FERNANDO ARANHA CAMARGO
Médico do Centro de Pesquisa Clínica e do Grupo de Infecções em Transplantes do Hospital Israelita Albert Einstein (HIAE). Médico do Grupo de Infecções em Transplantes da Escola Paulista de Medicina da Universidade de São Paulo (EPM/Unifesp).

LUIS OTAVIO CABOCLO
Médico Neurologista e Neurofisiologista Clínico. Coordenador do Departamento de Neurofisiologia Clínica do Hospital Israelita Albert Einstein (HIAE).

LUIZ ANDRÉ MAGNO
Médico. Líder de Área Terapêutica da Janssen-Cilag do Brasil (Divisão Farmacêutica da Jonhson & Jonhson) para Diabetes, SNC e Virologia.

LUIZ ANTONIO DA COSTA SARDINHA
Médico Neurologista e Intensivista. Coordenador da Organização de Procura de Órgãos da Universidade Estadual de Campinas (UNICAMP).

LUIZ DALFIOR JUNIOR
Médico Assistente do Centro de Terapia Intensiva do Hospital Israelita Albert Einstein (HIAE). Médico da Unidade de Terapia Intensiva do Hospital Santa Marcelina.

LUIZ FERNANDO YBARRA
Médico Assistente do Serviço de Cardiologia Intervencionista do Hospital Nove de Julho e do Hospital Samaritano de São Paulo.

LUIZ GUSTAVO GUEDES DIAZ
Médico Cirurgião do Programa de Transplantes de Fígado do Hospital Israelita Albert Einstein (HIAE).

LUIZ PHILIPE MOLINA VANA
Médico Assistente da Disciplina de Cirurgia Plástica e Queimaduras do Hospital das Clínicas da Faculdade de Medicina da Universidade de São Paulo (HC-FMUSP).

LUIZ SERGIO SANTANA
Superintendente Executivo no Hospital Beneficência Portuguesa de São Paulo.

LUIZ VICENTE RIZZO
Professor Titular de Imunologia da Faculdade de Medicina da Universidade de São Paulo (FMUSP). Diretor Superintendente do Instituto Israelita de Ensino e Pesquisa Albert Einstein (IIEPAE).

LUIZA KASSAB VICENCIO
Médica Dermatologista do Hospital Israelita Albert Einstein (HIAE).

MANES ROBERTO ERLICHMAN
Médico Cardiologista do Corpo Clínico do Hospital Israelita Albert Einstein (HIAE).

MANLIO BASILIO SPERANZINI
Professor-associado do Departamento de Gastroenterologia da Faculdade de Medicina da Universidade de São Paulo (FMUSP). Professor Titular de Cirurgia do Aparelho Digestivo da Faculdade de Medicina do ABC (FMABC). Professor Emérito do Colégio Brasileiro de Cirurgiões (CBC).

MANOEL DOS PASSOS GALVÃO NETO
Professor Afiliado de Cirurgia da Faculdade de Medicina do ABC (FMABC).

MARCEL LIBERMAN
Médico Cardiologista do Centro de Terapia Intensiva – Adultos do Hospital Israelita Albert Einstein (HIAE). Pesquisador do Instituto Israelita de Ensino e Pesquisa Albert Einstein (IIEPAE).

MARCELA BALBO RUSI
Médica Cirurgiã do Programa de Transplantes de Fígado do Hospital Israelita Albert Einstein (HIAE).

MARCELE LILIANE PESAVENTO
Enfermeira Sênior do Hospital Israelita Albert Einstein (HIAE).

MARCELINO DE SOUZA DURÃO JUNIOR
Professor Afiliado da Disciplina de Nefrologia da Escola Paulista de Medicina da Universidade Federal de São Paulo (EPM/Unifesp). Médico da Unidade de Transplante Renal do Hospital Israelita Albert Einstein (HIAE).

MARCELLO DIAS BONFIM
Gerente de Engenharia Clínica do Hospital Sírio-Libanês.

MARCELO APEZZATO
Médico Urologista no Hospital Israelita Albert Einstein (HIAE).

MARCELO BRITO PASSOS AMATO
Coordenador de Pesquisa Científica do Hospital das Clínicas da Faculdade de Medicina da Universidade de São Paulo (HC-FMUSP).

MARCELO BRUNO DE REZENDE
Médico Cirurgião do Programa de Transplantes de Fígado do Hospital Israelita Albert Einstein (HIAE). Supervisor do Grupo de Cirurgia Hepato-bilio-pancreática do Hospital Santa Marcelina.

MARCELO COSTA BATISTA
Professor Adjunto Livre-docente da Disciplina de Nefrologia da Escola Paulista de Medicina da Universidade Federal de São Paulo (EPM/Unifesp). Pesquisador do Instituto Israelita de Ensino e Pesquisa Albert Einstein (IIEPAE).

MARCELO DE LIMA OLIVEIRA
Assistente do Curso de Neurossonologia do Hospital das Clínicas da Faculdade de Medicina da Universidade de São Paulo (HC-FMUSP). Médico Neurossonologista do Hospital Sírio-Libanês, do Hospital Israelita Albert Einstein (HIAE), do Hospital Samaritano de São Paulo e do Hospital do Coração (HCor).

MARCELO DO AMARAL BERALDO
Fisioterapeuta do Centro de Terapia Intensiva – Adultos do Hospital Israelita Albert Einstein (HIAE). Pesquisador do Laboratório de Pneumologia Experimental da Divisão de Pneumologia da Faculdade Medicina da Universidade de São Paulo (FMUSP).

MARCELO FRANKEN
Coordenador Médico do Programa de Cardiologia do Hospital Israelita Albert Einstein (HIAE).

MARCELO KATZ
Coordenador do Núcleo de Apoio à Pesquisa Cardiovascular do Hospital Israelita Albert Einstein (HIAE).

MARCELO LUIZ CAMPOS VIEIRA
Professor Livre-docente em Cardiologia da Faculdade de Medicina da Universidade de São Paulo (FMUSP). Médico Assistente do Setor de Ecocardiografia do Instituto do Coração do Hospital das Clínicas da Faculdade de Medicina da Universidade de São Paulo (InCor-HC-FMUSP). Médico Assistente do Setor de Ecocardiografia do Hospital Israelita Albert Einstein (HIAE).

MARCELO PASSOS TEIVELIS
Médico Cirurgião Vascular do Hospital Municipal da Vila Santa Catarina Dr. Gilson de C. Marques de Carvalho e do Hospital Israelita Albert Einstein (HIAE).

MARCELO RODRIGUES BACCI
Coordenador da Disciplina de Discussão Integrada de Casos Clínicos do Curso de Medicina e Orientador do Programa de Pós-graduação e de Iniciação Científica da Faculdade de Medicina do ABC (FMABC).

MARCELO SOUZA XAVIER
Médico Anestesiologista do Hospital Israelita Albert Einstein (HIAE) e do A.C. Camargo Cancer Center.

MARCELO WAJCHENBERG
Professor Afiliado do Departamento de Ortopedia e Traumatologia da Escola Paulista de Medicina da Universidade Federal de São Paulo (EPM/Unifesp). Médico Ortopedista Assistente do Programa de Residência Médica na Área de Ortopedia e Traumatologia do Hospital Israelita Albert Einstein (HIAE).

MARCIA JACOMELLI
Supervisora Médica do Serviço de Endoscopia Respiratória do Instituto do Coração do Hospital das Clínicas da Faculdade de Medicina da Universidade de São Paulo (InCor-HC-FMUSP). Coordenadora Médica do Centro de Endoscopia Respiratória do Hospital Israelita Albert Einstein (HIAE).

MARCIA MAKDISSE
Gerente Médica do Programa de Cardiologia do Hospital Israelita Albert Einstein (HIAE).

MÁRCIO ABRAHÃO
Professor Livre-docente e Chefe do Departamento de Otorrinolaringologia e Cirurgia de Cabeça e Pescoço da Escola Paulista de Medicina da Universidade Federal de São Paulo (EPM/Unifesp). Médico Otorrinolaringologista do Corpo Clínico do Hospital Israelita Albert Einstein (HIAE).

MARCIO CALDEIRA ALVES MOREIRA
Médico Pediatra da Unidade de Pronto-atendimento do Hospital Israelita Albert Einstein (HIAE). Médico Infectologista Pediátrico da Clínica de Especialidades Pediátricas do Hospital Israelita Albert Einstein (HIAE).

MARCIO DIAS DE ALMEIDA
Coordenador Médico da Equipe de Transplante Hepático do Hospital Israelita Albert Einstein (HIAE).

MÁRCIO SOARES
Pesquisador Associado do Departamento de Medicina Intensiva do Instituto D'Or de Pesquisa e Ensino (IDOR).

MARCO ANTONIO PERIN
Diretor do Setor de Intervenção Cardiovascular do Hospital Israelita Albert Einstein (HIAE).

MARCO ANTONIO PRAÇA OLIVEIRA
Médico Assistente da Equipe do Professor Doutor Sérgio Almeida de Oliveira. Médico Cirurgião Cardiovascular do Corpo Clínico do Hospital Israelita Albert Einstein (HIAE).

MARCO AURÉLIO SCARPINELLA BUENO
Médico Pneumologista do Corpo Clínico do Hospital Israelita Albert Einstein (HIAE).

MARCOS AUGUSTO STAVÁLE JOAQUIM
Médico Neurocirurgião do Hospital Israelita Albert Einstein (HIAE) e do Hospital Sírio-Libanês. Coordenador do Curso de Pós-graduação em Neurointensivismo do Instituto Israelita de Ensino e Pesquisa Albert Einstein (IIEPAE) e do Instituto de Ensino e Pesquisa do Hospital Sírio-Libanês (IEP).

MARCOS CHARF
Membro do Comitê de Qualidade em Anestesiologia do Hospital Israelita Albert Einstein (HIAE) e do Comitê de Saúde Ocupacional da Sociedade de Anestesiologia do Estado de São Paulo (SAESP).

MARCOS DE LIMA
Professor of Medicine Case Western Reserve University. Director, Hematologic Malignancies and Stem Cell Transplant Program, University Hospitals Case Medical Center, USA.

MARCOS KNIBEL
Coordenador do Centro de Terapia Intensiva do Hospital São Lucas, Rio de Janeiro.

MARCOS KNOBEL
Médico Cardiologista do Corpo Clínico do Hospital Israelita Albert Einstein (HIAE). Coordenador da Unidade Coronariana do HIAE (2003-2013).

MARCOS NAOYUKI SAMANO
Professor Doutor do Departamento de Cardiopneumologia da Faculdade de Medicina da Universidade de São Paulo (FMUSP). Coordenador do Grupo de Transplante Pulmonar do Instituto do Coração do Hospital das Clínicas da Faculdade de Medicina da Universidade de São Paulo (InCor-HC-FMUSP).

MARCUS FERNANDO KODAMA PERTILLE RAMOS
Médico Assistente do Hospital das Clínicas da Faculdade de Medicina da Universidade de São Paulo (HC-FMUSP). Médico do Corpo Clínico do Hospital Israelita Albert Einstein (HIAE).

MARCUS J. SCHULTZ
Department of Intensive Care – Laboratory of Experimental Intensive Care and Anesthesiology, Academic Medical Center, Amsterdam, The Netherlands, and Mahidol Oxford Research Unit (MORU), Bangkok, Thailand.

MARIA ALICE DE CHAVES FONTES
Psicóloga. Diretora da Clínica Plenamente.

MARIA CAROLINA GONÇALVES DIAS
Nutricionista Chefe da Divisão de Nutrição e Dietética do Instituto Central do Hospital das Clínicas da Faculdade de Medicina da Universidade de São Paulo (HC-FMUSP). Coordenadora Administrativa da Equipe Multiprofissional de Terapia Nutricional (EMTN) do HC-FMUSP.

MARIA CRISTINA SARTOR
Chefe do Serviço de Coloproctologia do Hospital de Clínicas da Universidade Federal do Paraná (UFPR).

MARIA DE LOURDES TEIXEIRA DA SILVA
Diretora do GANEP – Nutrição Humana. Diretora da Pro-Grastro – Clínica de Cirurgia do Aparelho Digestivo.

MARIA EMILIA GASPAR FERREIRA DEL CISTIA
Enfermeira. Coordenadora do Grupo de Atenção a Estomas e Feridas do Hospital Israelita Albert Einstein (HIAE).

MARIA IZABEL LAMOUNIER VASCONCELOS
Nutricionista. Coordenadora dos Cursos de Especialização do GANEP – Nutrição Humana.

MARIA JOSÉ CARVALHO CARMONA
Professora Associada da Disciplina de Anestesiologia da Faculdade de Medicina da Universidade de São Paulo (FMUSP). Diretora da Divisão de Anestesia do Instituto Central do Hospital das Clínicas (ICHC) da Faculdade de Medicina da Universidade de São Paulo (FMUSP).

MARIA SHEILA GUIMARÃES ROCHA
Chefe do Serviço de Neurologia do Hospital Santa Marcelina. Professora de Neurologia da Faculdade Santa Marcelina.

MARIANA F. DO ESPÍRITO SANTO
Enfermeira. Gerente de Serviços Técnicos e Treinamento da ConvaTec.

MARIANA TORRE
Enfermeira do Hospital Municipal Dr. Emilio Ferreyra, Necochea, Argentina. Diretora do Curso Superior de Enfermería Crítica y Cuidados Intensivos da Sociedad Argentina de Terapia Intensiva (SATI).

MARINA GABRIELLE EPSTEIN
Médica Cirurgiã Geral do Hospital Israelita Albert Einstein (HIAE).

MARINELLA PATRIZIA CENTEMERO
Médica Cardiologista do Serviço de Cardiologia Invasiva do Instituto Dante Pazzanese de Cardiologia.

MARINÊS DALLA VALLE MARTINO
Coordenadora Médica do Setor de Microbiologia do Laboratório Clínico do Hospital Israelita Albert Einstein (HIAE). Professora Adjunto da Disciplina de Microbiologia da Faculdade de Ciências Médicas da Irmandade da Santa Casa de Misericórdia de São Paulo (ISCMSP).

MARIO GRINBLAT
Médico Dermatologista do Hospital Israelita Albert Einstein (HIAE).

MARIO REIS ALVARES-DA-SILVA
Professor de Hepatologia da Universidade Federal do Rio Grande do Sul (UFRGS).

MARIVAN SANTIAGO ABRAHÃO
Médico Clínico-Geral e Nefrologista do Corpo Clínico do Hospital Israelita Albert Einstein (HIAE).

MARTINO MARTINELLI FILHO
Professor Livre-docente da Faculdade de Medicina da Universidade de São Paulo (FMUSP). Diretor da Unidade Clínica de Estimulação Cardíaca Artificial do Núcleo Clínico Cirúrgico de Arritmias Cardíacas do Instituto do Coração do Hospital das Clínicas (InCor-HC) da FMUSP.

MATHEUS FACHINI VANE
Médico Assistente do Grupo de Transplante Hepático do Hospital das Clínicas da Faculdade de Medicina da Universidade de São Paulo (HC-FMUSP).

MAURICIO ELIEZER NETO
Médico Oftalmologista do Corpo Clínico do Hospital Israelita Albert Einstein (HIAE).

MAURICIO FERRI
Medical Director, Privos Foundation, Princeton, USA.

MAURÍCIO GODINHO
Médico Assistente da Divisão de Cirurgia de Urgência e Trauma e Supervisor Médico da Unidade de Emergência do do Hospital das Clínicas da Faculdade de Medicina de Ribeirão Preto da Universidade de São Paulo (HC-FMRP-USP).

MAURICIO IBRAHIM SCANAVACCA
Diretor da Unidade de Arritmias Cardíacas do Instituto do Coração da Faculdade de Medicina da Universidade de São Paulo. Médico do Corpo Clínico do Hospital Israelita Albert Einstein (HIAE).

MAURICIO MAGALHÃES
Professor da Faculdade de Ciências Médicas e Chefe do Serviço de Neonatologia do Departamento de Pediatria da Irmandade da Santa Casa de Misericórdia de São Paulo (ISCMSP). Médico Neonatologista da Unidade Materno-Infantil do Hospital Israelita Albert Einstein (HIAE).

MAURICIO WAJNGARTEN
Professor Livre-docente em Cardiologia da Faculdade de Medicina da Universidade de São Paulo (FMUSP). Médico Cardiologista do Hospital Israelita Albert Einstein (HIAE).

MAURIZIA CAPUZZO
Member of the Ethics Committee of Ferrara Former Professor of Anaesthesia and Intensive Care Medicine of University of Ferrara, Section of Anaesthesia and Intensive Care, Department of Morphology, Surgery and Experimental Medicine, Sant´Anna University Hospital, Ferrara, Italy.

MAURIZIO CECCONI
Consultant and Honorary Senior Lecturer in Anaesthesia and Intensive Care Medicine at St George's Hospital and Medical School, England.

MAURO ROBERTO TUCCI
Médico Intensivista da Unidade de Terapia Intensiva do A.C. Camargo Cancer Center. Pesquisador do Laboratório de Investigação Médica – LIM-09 da Divisão de Pneumologia do Instituto do Coração do Hospital das Clínicas da Faculdade de Medicina da Universidade de São Paulo (InCor-HC-FMUSP).

MELINA GOLVEIA CASTRO
Médica Coordenadora da Equipe Multidisciplinar de Terapia Nutricional (EMTN) do Hospital Estadual Mário Covas. Médica Assistente do GANEP – Educação.

MELISSA CUARTERO GIMENES PIOVESAM
Enfermeira Sênior do Centro de Terapia Intensiva – Adultos do Hospital Israelita Albert Einstein (HIAE).

MICHAEL R. PINSKY
Professor and Vice Chair for Academic Affairs – Department of Critical Care Medicine of University of Pittsburgh of University of Pittsburgh, USA. Director of Cardiopulmonary Research Laboratory. Director of NRSA Research Training Program, Pittsburgh, USA.

MICHAEL S. NIEDERMAN
Professor of Clinical Medicine Weill Cornell Medical College Clinical Director, Pulmonary and Critical Care New York Presbyterian/ Weill Cornell Medical Center, USA.

MICHELLE DOS SANTOS LOBATO
Enfermeira e Coordenadora do Grupo de Suporte de Nutrologia do Centro de Terapia Intensiva – Adultos do Hospital Israelita Albert Einstein (HIAE).

MIGUEL ANGELO DE GÓES JUNIOR
Médico Nefrologista do Pronto-atendimento da Unidade Avançada Alphaville do Hospital Israelita Albert Einstein (HIAE).

MIGUEL JOSE FRANCISCO NETO
Coordenador do Serviço de Ultrassonografia do Hospital Israelita Albert Einstein (HIAE). Médico Assistente do Instituto de Radiologia do Hospital das Clínicas da Faculdade de Medicina da Universidade de São Paulo (HC-FMUSP).

MIGUEL L. TEDDE
Assistente Doutor da Disciplina de Cirurgia Torácica do Instituto do Coração do Hospital das Clínicas da Faculdade de Medicina da Universidade de São Paulo (InCor-HC-FMUSP).

MILTON BORRELLI JUNIOR
Médico Urologista do Serviço de Transplante Renal do Hospital Israelita Albert Einstein (HIAE).

MILTON RODRIGUES JUNIOR
Médico Pneumologista do Corpo Clínico do Hospital Israelita Albert Einstein (HIAE). Médico Assistente e Coordenador da Unidade de Terapia Intensiva da Disciplina de Pneumologia da Escola Paulista de Medicina da Universidade Federal de São Paulo (EPM/Unifesp).

MILTON STEINMAN
Supervisor do Programa de Residência de Cirurgia Geral e Cirurgião do Hospital Israelita Albert Einstein (HIAE).

MINEO KANEKO
Fisioterapeuta Sênior do Setor de Pacientes Graves do Hospital Israelita Albert Einstein (HIAE).

MOACYR SILVA JUNIOR
Médico Infectologista do Hospital Israelita Albert Einstein (HIAE) e da Escola Paulista de Medicina da Universidade Federal de São Paulo (EPM/Unifesp).

MORGANI RODRIGUES
Médica Assistente do Serviço de Hematologia e Transplante de Medula Óssea e Membro do Grupo Multidisciplinar do Ambulatório de Seguimento Pós-transplante e de Doença do Enxerto Contra o Hospedeiro Crônica do Hospital Israelita Albert Einstein (HIAE).

MURILLO SANTUCCI CESAR DE ASSUNÇÃO
Médico Intensivista e Coordenador do Grupo de Suporte em Hemodinâmica do Centro de Terapia Intensiva – Adulto do Hospital Israelita Albert Einstein (HIAE). Coordenador do Protocolo Gerenciado de Sepse do Hospital Israelita Albert Einstein (HIAE).

NÁDIA KARINA GUIMARÃES DE SOUZA
Médica Nefrologista do Corpo Clínico do Hospital Israelita Albert Einstein (HIAE).

NATÁLIA BERLESE MELLO DOURADO
Farmacêutica do Hospital Israelita Albert Einstein (HIAE).

NEIDE MARCELA LUCINIO
Coordenadora de Enfermagem da Unidade de Terapia Intensiva – Adulto do Hospital Israelita Albert Einstein (HIAE).

NEILA M. M. NEGRINI
Farmacêutica Bioquímica e Consultora de Gerenciamento de Risco e Segurança do Paciente do Hospital Israelita Albert Einstein (HIAE).

NELSON AKAMINE
Diretor de Tecnologia de Informação da Associação Paulista para Desenvolvimento da Medicina (SPDM) do Hospital São Paulo do Hospital Universitário da Universidade Federal de São Paulo (Unifesp).

NELSON HAMERSCHLAK
Coordenador Médico do Centro de Oncologia e Hematologia e da Unidade de Transplantes de Medula Óssea do Hospital Israelita Albert Einstein (HIAE). Professor Livre-docente pela Universidade de São Paulo (USP).

NELSON SASS
Professor-associado Livre-docente do Departamento de Obstetrícia da Universidade Federal de São Paulo (Unifesp). Chefe de Clínica Obstétrica do Hospital Maternidade Escola de Vila Nova Cachoeirinha (SMS-SP).

NELSON WOLOSKER
Vice-Presidente do Hospital Israelita Albert Einstein (HIAE). Professor Livre-docente da Faculdade de Medicina da Universidade de São Paulo (FMUSP).

NILSON GONÇALVES MALTA
Farmacêutico-Bioquímico. Gerente de Automação Hospitalar do Hospital Israelita Albert Einstein (HIAE).

NORMA AZZAM GRUNSPUN
Médica Oncologista do Corpo Clínico do Hospital Israelita Albert Einstein (HIAE).

ÓREN SMALETZ
Médico Oncologista Clínico do Hospital Israelita Albert Einstein (HIAE).

ORLANDO AMBROGINI JUNIOR
Responsável pelo Setor de Doenças Intestinais do Ambulatório de Gastroenterologia do Hospital São Paulo da Unifesp. Supervisor da Residência Médica em Gastroenterologia e Vice-chefe da Disciplina de Gastroenterologia da EPM/Unifesp. Unifesp.

OSCAR FERNANDO PAVÃO DOS SANTOS
Médico Nefrologista do Hospital Israelita Albert Einstein (HIAE). Professor-associado de Nefrologia da Universidade Federal de São Paulo (Unifesp).

OSMAR KENJI YAGI
Médico Assistente Doutor da Disciplina de Cirurgia do Aparelho Digestivo do Hospital das Clínicas da Faculdade de Medicina da Universidade de São Paulo (HC-FMUSP) e do Instituto do Câncer do Estado de São Paulo Octávio Frias de Oliveira (Icesp). Membro do Corpo Clínico do Hospital Israelita Albert Einstein (HIAE).

OSWALDO KEITH OKAMOTO
Biólogo. Professor-associado, Livre-docente do Departamento de Genética e Biologia Evolutiva do Instituto de Biociências da Universidade de São Paulo (IB-USP).

OTÁVIO BERWANGER DA SILVA
Médico, Diretor do Instituto de Ensino e Pesquisa do Hospital do Coração (IEP-HCor).

P. VERNON VAN HEERDEN

Associate Professor of Anesthesiology and Director, General Intensive Care Unit Department of Anesthesiology and Critical Care Medicine of Hadassah Hebrew University Medical Center) Hadassah Hebrew University Medical Center, Israel.

PABLO M. A. POMERANTZEFF

Professor-associado, Livre-docente da Disciplina de Cirurgia Torácica e Cardiovascular da Universidade de São Paulo (USP). Diretor da Unidade Cirúrgica de Cardiopatias Valvares do Instituto do Coração do Hospital das Clínicas da Faculdade de Medicina da Universidade de São Paulo (InCor-HC-FMUSP). Coordenador do Programa de Transplante Cardíaco do InCor.

PAOLA BRUNO DE ARAUJO ANDREOLI

Gerente de Segurança do Paciente e de Riscos Assistenciais da Diretoria de Prática Assistencial, Qualidade, Segurança e Meio Ambiente do Hospital Israelita Albert Einstein (HIAE).

PAOLO BIBAN

MD Director, Neonatal and Pediatric Intensive Care Unit of Azienda Ospedaliera Universitaria Integrata, Verona, Italy.

PAOLO PELOSI

MD, FERS Full Professor in Anesthesiology, Department of Surgical Sciences and Integrated Diagnostics, Chair of the Specialty School in Anesthesiology of University of Genoa, Itália. Head of Department of Anesthesia and Intensive Care, IRCCS Azienda Ospedaliera Universitaria San Martino (AOU), Istituto Nazionale per la Ricerca Sul Cancro, Genova, Itália.

PAOLO ROGERIO DE OLIVEIRA SALVALAGGIO

Médico e Pesquisador do Hospital Israelita Albert Einstein (HIAE).

PATRÍCIA FARIA SCHERER

Médica do Centro de Terapia Intensiva do Hospital Israelita Albert Einstein (HIAE). Membro do Grupo de Suporte em Nefrologia do Hospital Israelita Albert Einstein (HIAE) e do Hospital Municipal Vila Santa Catarina Dr. Gilson de C. Marques de Carvalho.

PATRICIA LEÃO TUMA

Intensivista Pediátrica do Hospital Israelita Albert Einstein (HIAE) e do Instituto da Criança (ICr) do Hospital das Clínicas da Faculdade de Medicina da Universidade de São Paulo (HC-FMUSP).

PATRÍCIA LEISNOCK SANTOS

Controller da Sociedade Beneficente Israelita Brasileira Hospital Albert Einstein (HIAE).

PATRÍCIA OLIVEIRA GUIMARÃES

Fellow em Pesquisa Clínica na Duke University School of Medicine, EUA.

PATRÍCIA PEREIRA DOS ANJOS

Enfermeira Intensivista e Estomaterapeuta no A.C. Camargo Cancer Center.

PAUL VAN OSTENBERG

Cirurgião-dentista e Administrador em Saúde. Consultor da Joint Commission International (JCI).

PAULA CUNHA ALVES

Médica da Unidade Neonatal do HIAE. Membro da Comissão Institucional de Extracorporeal Membrane Oxygenation (ECMO) do Hospital Israelita Albert Einstein (HIAE).

PAULA RODRIGUES SANCHES

Médica Intensivista da Unidade de Terapia Intensiva e Coordenadora Médica da Especialização em Terapia Intensiva de Adultos do Hospital Israelita Albert Einstein (HIAE).

PAULO AZEVEDO MAIA

Chefe de Serviço de Cuidados Intensivos. Professor-associado Convidado de Bioética e Deontologia Médica e Vice-presidente da Comissão de Ética para a Saúde do Centro Hospitalar do Porto e da Comissão de Ética do Instituto de Ciências Biomédicas Abel Salazar (ICBAS) da Universidade do Porto, Portugal.

PAULO CESAR GOBERT DAMASCENO CAMPOS

Médico Supervisor da Unidade Coronária e Pronto-socorro de Cardiologia do Hospital São Paulo – Hospital Universitário da Escola Paulista de Medicina da Universidade Federal de São Paulo (EPM/Unifesp).

PAULO CESAR RIBEIRO

Gerente Médico da Equipe Multidisciplinar de Terapia Nutricional (EMTN) do Hospital Sírio-Libanês de São Paulo.

PAULO LISBOA BITTENCOURT

Coordenador da Unidade de Gastroenterologia e Hepatologia do Hospital Português, Bahia.

PAULO MANUEL PÊGO FERNANDES

Professor Titular do Departamento de Cardiopneumologia da Faculdade de Medicina da Universidade de São Paulo (FMUSP). Diretor da Divisão de Cirurgia Torácica do Instituto do Coração do Hospital das Clínicas da Faculdade de Medicina da Universidade de São Paulo (InCor-HC-FMUSP). Cirurgião Cardiotorácico do Hospital Israelita Albert Einstein (HIAE).

PAULO ROGÉRIO SCORDAMAGLIO

Médico Intensivista Especialista pela Associação de Medicina Intensiva Brasileira/Associação Médica Brasileira (AMIB/AMB). Médico Assistente do Serviço de Endoscopia Respiratória do Hospital das Clínicas da Faculdade de Medicina da Universidade de São Paulo (HC-FMUSP). Médico Assistente do Serviço de Endoscopia Respiratória do Hospital Israelita Albert Einstein (HIAE).

PAULO ROSENBAUM

Coordenador do Grupo de Obesidade e Endocrinologista do Hospital Israelita Albert Einstein (HIAE).

PAULO SAVOIA DIAS DA SILVA

Médico Assistente do Serviço de Ultrassonografia do Hospital Israelita Albert Einstein (HIAE). Médico Assistente do Instituto de Radiologia (InRad) do Hospital das Clínicas da Faculdade de Medicina da Universidade de São Paulo (HC-FMUSP) – Serviço de Radiologia de Emergência. Especialista em Radiologia e Diagnóstico por Imagem pelo Colégio Brasileiro de Radiologia (CBR).

PEDRO ADRAGÃO

Coordenador da Unidade de Arritmologia de Intervenção do Hospital de Santa Cruz (HSC), Lisboa, Portugal.

PEDRO MARTINS PEREIRA KURTZ

Diretor Clínico e Supervisor da Unidade de Terapia Intensiva Neurológica do Instituto Estadual do Cérebro Paulo Niemeyer. Master of Science in Biostatistics and Clinical Research pela Mailman School of Public Health, Columbia University, Nova York, EUA.

PEDRO SILVIO FARSKY

Médico Assistente da Unidade Coronária Hospitalar do Instituto Dante Pazzanese de Cardiologia e do Hospital Israelita Albert Einstein (HIAE).

PEDRO VERISSIMO DA FONSECA NETO

Fisioterapeuta Sênior e Referência da Unidade Coronariana do Hospital Israelita Albert Einstein (HIAE).

PHILIPP METNITZ

Department of Anesthesiology and General Intensive Care, University Hospital of Vienna, Währinger Gürtel, Vienna, Austria.

PRISCILA LIGEIRO GONÇALVES
Médica Nefrologista e Nutróloga da Clínica Esper, São Paulo.

RAFAEL ALIOSHA KALIKS GUENDELMANN
Oncologista Clínico do Hospital Israelita Albert Einstein (HIAE).

RAFFAEL P. C. ZAMPER
Médico Anestesiologista do Programa de Transplantes do Hospital Israelita Albert Einstein (HIAE). Preceptor e Corresponsável pelo Programa de Residência Médica em Anestesiologia do HIAE.

RAQUEL AFONSO CASERTA EID
Coordenadora de Fisioterapia do Departamento de Pacientes Graves do Hospital Israelita Albert Einstein (HIAE).

RAQUEL PUSCH DE SOUZA
Psicóloga Clínica. Presidente do Departamento de Psicologia da Associação de Medicina Intensiva Brasileira (AMIB).

REINALDO SALOMÃO
Professor Titular do Departamento de Medicina, Disciplina de Infectologia da Escola Paulista de Medicina da Universidade Federal de São Paulo (EPM/Unifesp). Presidente da Coordenadoria de Ensino e Pesquisa do Hospital São Paulo (CoEP-HSP). Supervisor do Serviço de Infectologia do Hospital Santa Marcelina.

REMO SUSANNA JUNIOR
Professor Titular da Disciplina de Oftalmologia da Faculdade de Medicina da Universidade de São Paulo (FMUSP). Diretor Técnico de Saúde, Responsável pela Divisão de Clínica Oftalmológica do Hospital das Clínicas da Faculdade de Medicina da Universidade de São Paulo (HC-FMUSP). Médico do Hospital Israelita Albert Einstein (HIAE).

RENATA ANDRÉA PIETRO PEREIRA VIANA
Chefe do Serviço de Terapia Intensiva do Hospital do Servidor Público Estadual de São Paulo (Iamspe). Pesquisadora e Orientadora do Programa de Mestrado Profissional da Pós-graduação em Ciências da Saúde do Iamspe.

RENATA DE ARAUJO MONTEIRO YOSHIDA
Médica Pediatra Neonatologista do Departamento Materno-Infantil do Hospital Israelita Albert Einstein (HIAE). Médica Pediatra Neonatologista do Centro de Terapia Intensiva Neonatal 1 do Hospital das Clínicas da Faculdade de Medicina da Universidade de São Paulo (HC-FMUSP).

RENATA REGO LINS FUMIS
Psicóloga Clínica. Pesquisadora Clínica do Hospital Sírio-Libanês do Instituto de Ensino e Pesquisa (IEP) do Hospital Sírio-Libanês.

RENATO CATOJO SAMPAIO
Cirurgião do Aparelho Digestivo do Hospital Israelita Albert Einstein (HIAE).

RENATO DELASCIO LOPES
Professor Livre-docente da Divisão de Cardiologia da Escola Paulista de Medicina da Universidade Federal de São Paulo (EPM/Unifesp). Professor-associado da Divisão de Cardiologia do Duke University Medical Center, EUA. Diretor do Departamento de Validação de Eventos Clínicos do Duke Clinical Research Institute (DCRI). Fundador e Diretor Executivo do Instituto Brasileiro de Pesquisa Clínica (BCRI).

REYNALDO ANDRÉ BRANDT
Neurocirurgião do Hospital Israelita Albert Einstein (HIAE). Presidente do Conselho Deliberativo e da Mesa Diretora da Sociedade Beneficente Israelita Brasileira do HIAE.

RICARDO AUN
Professor da Faculdade de Medicina da Universidade de São Paulo (FMUSP). Médico cirurgião vascular do Hospital Israelita Albert Einstein (HIAE).

RICARDO BALADI RUFINO PEREIRA
Nefrologista. Preceptor Doutor da Disciplina de Medicina de Urgência da Escola Paulista de Medicina da Universidade Federal de São Paulo (EPM/Unifesp).

RICARDO BORGES MAGALDI
Médico Pneumologista do corpo clínico do Hospital Israelita Albert Einstein (HIAE).

RICARDO BOTTICINI PERES
Médico Endocrinologista do Hospital Israelita Albert Einstein (HIAE). Médico Assistente Doutor da Disciplina de Nefrologia da Unifesp EPM/Unifesp.

RICARDO CASALINO
Médico Cardiologista do Hospital Israelita Albert Einstein (HIAE). Coordenador da Pós-graduação em Cardiologia do Instituto Israelita de Ensino e Pesquisa – Centro de Educação em Saúde Abram Szajman do HIAE. Supervisor da Residência de Clínica Médica do Hospital Santa Marcelina. Professor de Semiologia/Propedeutica da Faculdade Santa Marcelina.

RICARDO LEITE GANC
Médico Gastrenterologista. Endoscopista do Hospital Israelita Albert Einstein (HIAE).

RICARDO LUIZ CORDIOLI
Médico Assistente do Centro de Terapia Intensiva do Hospital Israelita Albert Einstein (HIAE). Médico do Centro de Terapia Intensiva do Hospital Alemão Oswaldo Cruz.

RICARDO MINGARINI TERRA
Médico Coordenador do Serviço de Cirurgia Torácica do Instituto do Câncer do Estado de São Paulo Octávio Frias de Oliveira (Icesp). Presidente do Departamento de Cirurgia Torácica da Sociedade Paulista de Pneumologia e Tisiologia (SPPT).

RICARDO RIBEIRO DIAS
Médico Responsável pelo Núcleo Cirúrgico de Miocardiopatias e Doenças da Aorta do Instituto do Coração do Hospital das Clínicas da Faculdade de Medicina da Universidade de São Paulo (InCor-HC-FMUSP).

RICARDO SALES DOS SANTOS
Médico Cirurgião Torácico do Hospital Israelita Albert Einstein (HIAE).

ROBERTO COSTA
Professor-associado da Disciplina de Cirurgia Cardiovascular da Faculdade de Medicina da Universidade de São Paulo (FMUSP). Diretor da Unidade Cirúrgica de Estimulação Elétrica e Marcapasso do Instituto do Coração do Hospital das Clínicas da Faculdade de Medicina da Universidade de São Paulo (InCor-HC-FMUSP).

ROBERTO DISCHINGER MIRANDA
Chefe do Serviço de Cardiologia da Disciplina de Geriatria e Gerontologia da Escola Paulista de Medicina da Universidade Federal de São Paulo (EPM/Unifesp). Diretor Clínico do Instituto Longevità.

ROBERTO FERREIRA MEIRELLES JR.
Médico Cirurgião Assistente do Programa de Transplante de Fígado e Pâncreas do Hospital Israelita Albert Einstein (HIAE).

ROBERTO FRANCO MORGULIS
Médico Neurologista do Corpo Clínico do Hospital Israelita Albert Einstein (HIAE).

ROBERTO KALIL FILHO
Professor Titular da Disciplina de Cardiologia do Departamento de Cardiopneumologia da FMUSP. Presidente do Conselho Diretor do Instituto do Coração do Hospital das Clínicas da Faculdade de Medicina da Universidade de São Paulo (Incor-HC-FMUSP). Diretor da Divisão de Cardiologia Clínica e Chefe do Departamento de Cardiopneumologia da FMUSP. Diretor Geral do Centro de Cardiologia do Hospital Sírio-Libanês.

ROBERTO MORENO
Cirurgião-dentista e Bucomaxilofacial Assistente de Equipe do Setor de Cirurgia Craniofacial do Hospital Israelita Albert Einstein (HIAE).

ROBINSON POFFO
Coordenador da Cirurgia Cardíaca Institucional do Hospital Israelita Albert Einstein (HIAE).

RODRIGO BARBOSA THOMAZ
Médico Neurologista Clínico e Coordenador do Centro de Esclerose Múltipla do Programa Integrado de Neurologia do Hospital Israelita Albert Einstein (HIAE).

RODRIGO BOMENY
Médico Endocrinologista e Metabologista do Hospital Israelita Albert Einstein (HIAE).

RODRIGO GOBBO GARCIA
Gerente Médico do Centro de Intervenção do Hospital Israelita Albert Einstein (HIAE).

RODRIGO GRINBERG
Médico Cardiologista e Arritmologista do Centro de Arritmia do Hospital Israelita Albert Einstein (HIAE).

RODRIGO MEIRELLES MASSAUD
Médico Neurologista da Semi-intensiva Neurológica do Hospital Israelita Albert Einstein (HIAE). Coordenador Médico do Programa Integrado de Neurologia do HIAE.

RODRIGO VIANNA
Director or Transplant Services Chief, Liver and GI Transplantation Professor of Clinical Surgery Department of Surgery University of Miami/ Jackson Memorial Hospital Miami Transplant Institute.

ROGÉRIO CARBALLO AFONSO
Cirurgião do Grupo de Transplante de Fígado do Hospital Sírio-Libanês e do A.C. Camargo Cancer Center.

ROGÉRIO DE SOUZA
Professor Livre-docente da Disciplina de Pneumologia da Faculdade de Medicina da Universidade de São Paulo (FMUSP). Responsável pela Unidade de Circulação Pulmonar do Instituto do Coração do Hospital das Clínicas da Faculdade de Medicina de São Paulo (InCor-HC-FMUSP).

ROLF FRANCISCO BUB
Médico Cirurgião Cardiovascular do Hospital Israelita Albert Einstein (HIAE).

ROMEU SERGIO MENEGHELO
Coordenador do Setor de Métodos Gráficos do Hospital Israelita Albert Einstein (HIAE). Diretor da Divisão de Diagnóstico e Terapêutica do Instituto Dante Pazzanese de Cardiologia.

RONIE LEO PISKE
Chefe do Setor de Neurorradiologia Intervencionista do Hospital Beneficência Portuguesa de São Paulo. Neurorradiologista Intervencionista do Hospital Israelita Albert Einstein (HIAE).

RUBENS CARMO COSTA FILHO
Coordenador Médico e Fundador do Centro de Terapia Intensiva do Hospital Pró-Cardíaco do Rio de Janeiro. Diretor do Trombocore – Tromboelastografia. Presidente do Instituto Grandes Temas de Medicina e Saúde (IGT).

RUI MORENO
Professor Coordenador da Unidade de Cuidados Intensivos Neurocríticos do Hospital de São José do Centro Hospitalar de Lisboa Central, Lisboa, Portugal.

RUY GUILHERME RODRIGUES CAL
Cirurgião Cardiovascular do Hospital Israelita Albert Einstein (HIAE).

SALOMÓN SORIANO ORDINOLA ROJAS
Coordenador da Unidade de Terapia Intensiva Neurológica do Hospital São Joaquim e da Unidade de Terapia Intensiva do Hospital São José da Beneficência Portuguesa de São Paulo. Presidente do Comitê de Neurointensivismo da Associação de Medicina Intensiva Brasileira (AMIB).

SAMANTHA LONGHI SIMÕES ALMEIDA
Médica Intensivista Supervisora da Unidade de Terapia Intensiva da Ala Oeste do Hospital Samaritano de São Paulo.

SAMIRA SAADY MORHY
Professora Permanente do Programa de Pós-graduação *stricto sensu* em Ciências da Saúde da Sociedade Beneficente Brasileira Hospital Israelita Albert Einstein (HIAE). Gerente Médica do Setor de Cardiologia Diagnóstica do HIAE.

SAMUEL SCHVARTSMAN (*IN MEMORIAM*)
Professor Livre-docente Associado, Coordenador do Programa de Pós-graduação, Chefe do Pronto-socorro e Diretor da Área de Emergência no Departamento de Pediatria da Faculdade de Medicina da Universidade de São Paulo (FMUSP).

SANDRIGO MANGINI
Médico do Centro de Terapia Intensiva e do Programa de Transplantes do Hospital Israelita Albert Einstein (HIAE). Médico Assistente do Núcleo de Transplante do Instituto do Coração do Hospital das Clínicas da Faculdade de Medicina de São Paulo (InCor-HC-FMUSP).

SANDRO B. RIZOLI
Professor de Cirurgia e Terapia Intensiva da University of Toronto, Canadá. Diretor Médico do Serviço de Trauma e Acute Care Surgery do St Michael's Hospital Chair in Trauma Care, Toronto, Canadá.

SANDRO SCARPELINI
Professor-associado do Departamento de Cirurgia e Anatomia da Faculdade de Medicina de Ribeirão Preto da Universidade de São Paulo (FMRP-USP). Chefe da Divisão de Cirurgia de Urgência e Trauma Coordenador Administrativo da Unidade de Emergência do Hospital das Clínicas (HC) da FMRP-USP.

SATIRO RIBEIRO FRANÇA
Enfermeiro Sênior da Unidade Semi-intensiva do Hospital Israelita Albert Einstein (HIAE).

SEDILA CALEGARO
Fisioterapeuta do Hospital Israelita Albert Einstein (HIAE) e do Centro de Estudos da Dor e do Movimento (CEDM).

SENDER JANKIEL MISZPUTEN
Professor Adjunto da Disciplina de Gastroenterologia da Escola Paulista de Medicina da Universidade Federal de São Paulo (EPM/Unifesp). Chefe do Ambulatório de Doenças Intestinais e Doença Inflamatória da Unifesp. Médico Gastroenterologista do Hospital Israelita Albert Einstein (HIAE).

SÉRGIO ALMEIDA DE OLIVEIRA
Professor Titular Emérito da Faculdade de Medicina da Universidade de São Paulo (FMUSP). Médico Cirurgião Cardíaco do Corpo Clínico do Hospital Israelita Albert Einstein (HIAE).

SERGIO BARSANTI WEY
Médico Infectologista do Hospital Israelita Albert Einstein (HIAE). Professor Adjunto da Disciplina de Doenças Infecciosas e Parasitárias da Escola Paulista de Medicina da Universidade Federal de São Paulo (EPM/Unifesp).

SERGIO EDUARDO ALONSO ARAUJO
Professor Livre-docente do Departamento de Gastroenterologia da Faculdade de Medicina da Universidade de São Paulo (FMUSP). Médico Coordenador da Divisão de Cirurgia Oncológica do Hospital Municipal da Vila Santa Catarina Dr. Gilson de C. Marques de Carvalho.

SERGIO KUZNIEC
Cirurgião Vascular do Hospital Israelita Albert Einstein (HIAE).

SERGIO LUIS DE MIRANDA
Cirurgião-dentista. Professor de Otorrinolaringologia da Universidade de Santo Amaro (UNISA). Chefe de Equipe do Setor de Cirurgia Craniomaxilofacial do Hospital Israelita Albert Einstein (HIAE).

SÉRGIO TAKEJI MITSUDA
Médico Otorrinolaringologista, Craniomaxilofacial e Cirurgião-dentista do Hospital Israelita Albert Einstein (HIAE).

SHEILA WADIH SASSINE
Enfermeira Coordenadora da Arena Centro-oeste do Centro de Integração de Educação e Saúde (CIES-Global) da Associação Beneficente Ebenezer.

SIDNEY KLAJNER
Cirurgião do Aparelho Digestivo do Hospital Israelita Albert Einstein (HIAE). Vice-presidente da Sociedade Beneficente Israelita Brasileira Albert Einstein.

SILVANA MARIA DE ALMEIDA
Farmacêutica do Serviço de Informações e Segurança de Medicamentos (SISM) do Hospital Israelita Albert Einstein (HIAE).

SIMÃO AUGUSTO LOTTENBERG
Médico Endocrinologista do Hospital Israelita Albert Einstein (HIAE). Consultor Clínico do Laboratório de Patologia Clínica do Hospital Israelita Albert Einstein (HIAE). Professor-assistente, Doutor e Coordenador da Liga de Diabetes da Disciplina de Endocrinologia do Hospital das Clínicas da Faculdade de Medicina da Universidade de São Paulo (HC-FMUSP).

SIMONE APARECIDA F. DE OLIVEIRA
Enfermeira Pleno do Centro de Terapia Intensiva Adulto do Hospital Israelita Albert Einstein (HIAE).

SÔNIA PEREZ CENDON FILHA
Médica Clínica e Pneumologista do Corpo Clínico do Hospital Israelita Albert Einstein (HIAE).

SUSANA AFONSO
Médica Assistente da Unidade de Cuidados Intensivos Neurocríticos do Hospital de São José do Centro Hospitalar de Lisboa Central EPE (CHLC), Portugal.

SUZANA CUTIN SCHAINBERG
Médica Dermatologista do Hospital Israelita Albert Einstein (HIAE).

SUZANA M. LOBO
Professora Livre-docente da Faculdade de Medicina de São José do Rio Preto (FAMERP). Coordenadora do Serviço de Terapia Intensiva do Hospital de Base (HB) de São José do Rio Preto.

TADEU THOMÉ
Enfermeiro Coordenador da Escola de Transplantes do Hospital Sírio-Libanês. Consultor Técnico do Sistema Nacional de Transplantes do Ministério da Saúde (SNT/MS).

TATIANA DE FÁTIMA GONÇALVES GALVÃO
Médica do Centro de Terapia Intensiva Adulto do Hospital Israelita Albert Einstein (HIAE). Coordenadora do Grupo Médico Assistencial (GMA) de Cárdio-oncologia do HIAE.

TATIANA MOHOVIC
Médica Supervisora da Unidade de Terapia Intensiva – Adulto do Hospital Israelita Albert Einstein (HIAE).

TELMA ANTUNES
Médica Pneumologista do Hospital Israelita Albert Einstein (HIAE).

TERESA MARCIA NASCIMENTO DE MORAIS
Cirurgiã-dentista. Presidente do Departamento de Odontologia da Associação de Medicina Intensiva Brasileira (AMIB) 2008-2013. Coordenadora do Departamento de Odontologia da Sociedade Paulista de Terapia Intensiva (SOPATI) 2014-2015.

THAÍS GALOPPINI FELIX
Enfermeira Especialista em Gestão da Qualidade nos Serviços de Saúde. Consultora de Gerenciamento de Risco e Segurança do Paciente na Sociedade Beneficente Brasileira Hospital Israelita Albert Einstein (HIAE).

THAIS NEMOTO MATSUI
Médica Nefrologista do Centro de Diálise do Hospital Israelita Albert Einstein (HIAE).

THAISA J. ANDRÉ CASALASPRO
Fisioterapeuta do Hospital Israelita Albert Einstein (HIAE).

THALITA GONÇALVES DE SOUSA MERLUZZI
Médica Cardiologista do Hospital Israelita Albert Einstein (HIAE). Médica Intensivista do Hospital Vila Santa Catarina.

THAMARA PERERA
Constultant Transplant Surgeon, Liver and Hepatobiliary Unit of Queen Elizabeth Hospital Birmingham of University of Birmingham, Inglaterra.

THEODORA KARNAKIS
Médica Assistente da Oncogeriatria do Instituto do Câncer do Estado de São Paulo Octávio Frias de Oliveira (Icesp).

THIAGO CHAVES AMORIM
Médico Residente em Anestesiologia do Hospital Israelita Albert Einstein (HIAE).

THIAGO DOMINGOS CORRÊA
Médico Assistente da Unidade de Terapia Intensiva – Adultos do Hospital Israelita Albert Einstein (HIAE). Pesquisador Médico do Instituto Israelita de Ensino e Pesquisa Albert Einstein (IIEP).

THIAGO GIANSANTE ABUD
Médico Radiologista da Equipe de Neurorradiologia Intervencionista do Hospital Albert Einstein (HIAE).

THIAGO LISBOA
Coordenador da Rede Institucional de Pesquisa e Inovação (RIPIMI) do Complexo Hospitalar da Irmandade da Santa Casa de Misericórdia de Porto Alegre. Médico Intensivista e Executivo da Comissão de Controle de Infecção Hospitalar (CCIH) do Hospital de Clínicas de Porto Alegre (HCPA).

THIAGO ZINSLY SAMPAIO CAMARGO
Médico Infectologista. Coordenador do Grupo de Suporte em Infecção do Centro de Terapia Intensiva Adulto do Hospital Israelita Albert Einstein (HIAE).

TOMAZ CROCHEMORE
Médico Intensivista e Coordenador do Grupo de Suporte em Coagulação e Hemostasia da Unidade de Terapia Intensiva do Hospital Israelita Albert Einstein (HIAE).

VALÉRIA ABRAHÃO ROSENFELD
Médica Coordenadora Clínica da Equipe de Terapia Nutricional. Médica da Rotina do Centro de Terapia Intensiva (CTI) do Hospital Federal da Lagoa (ETERNU). Instrutora do Curso de Terapia Nutricional em UTI (TENUTI) da Associação de Medicina Intensiva Brasileira (AMIB). CINC, TNT pela Federação Latino-Americana de Nutrição Parenteral e Enteral (FELANPE). Instrutora do The Life Long Learning (LLL). The European Society for Clinical Nutrition and Metabolism (ESPEN).

VANDERSON ROCHA
Professor Titular e Chefe do Serviço de Hematologia, Hemoterapia e Terapia Celular da Faculdade de Medicina da Universidade de São Paulo (FMUSP). Coordenador da Unidade de Transplante de Medula Óssea do Hospital Sírio-Libanês. Professor Titular de Hematologia da University of Oxford, Inglaterra.

VANESSA DE CÁSSIA BRUMATTI
Farmacêutica Clínica e Coordenadora das Farmácias Satélites do Hospital Israelita Albert Einstein (HIAE).

VANESSA JONAS CARDOSO
Enfermeira da Unidade de Terapia Intensiva – Adulto do Hospital Israelita Albert Einstein (HIAE).

VENÂNCIO PEREIRA DANTAS FILHO
Médico Neurocirurgião do Hospital de Clínicas da Universidade Estadual de Campinas (HC-Unicamp). Médico Colaborador da Organização para Procura de Órgãos da Unicamp (OPO-Unicamp).

VICENTE ARROYO
Professor of Medicine at the University of Barcelona Medical School. Director of the Esther Koplowitz Biomedical Research Center and Chairman of the Chronic Liver Failure European Consortium.

VICTOR EDMOND SEID
Coordenador da Pós-graduação em Coloproctologia do Instituto Israelita de Ensino e Pesquisa Albert Einstein (IIEP).

VICTOR FARIA SEABRA
Médico Assistente do Pronto-atendimento do Hospital Israelita Albert Einstein (HIAE). Médico Assistente do Serviço de Nefrologia do Hospital das Clínicas da Faculdade de Medicina da Universidade de São Paulo (HC-FMUSP).

VICTOR NUDELMAN
Diretor Clínico do Hospital Israelita Albert Einstein (HIAE). Imunologista da Clínica de Especialidades Pediátricas do HIAE.

VINICIUS MAGALHÃES SUGURI
Médico Otorrinolaringologista do Corpo Clínico do Hospital Israelita Albert Einstein (HIAE).

VIRGÍLIO GONÇALVES PEREIRA JR.
Médico Nefrologista do Corpo Clínico do Hospital Israelita Albert Einstein (HIAE).

VIVIAN VALÉRIA FERNANDES DE OLIVEIRA
Enfermeira Sênior da Unidade de Geriatria da Clínica Médica e Cirúrgica do Hospital Israelita Albert Einstein (HIAE).

VIVIANE CORDEIRO VEIGA

Médica Coordenadora da Unidade de Terapia Intensiva Neurológica do Hospital São Joaquim e da Unidade de Terapia Intensiva do Hospital São José da Beneficência Portuguesa de São Paulo. Professora Convidada pela Fundação Getulio Vargas (FGV).

VIVIANE TIEMI HOTTA

Médica Assistente da Unidade Clínica de Miocardiopatias do Instituto do Coração do Hospital das Clínicas da Faculdade de Medicina da Universidade de São Paulo (InCor-HC-FMUSP). Médica Assessora da Cardiologia/Ecocardiografia do Laboratório Fleury Medicina e Saúde.

VLADIMIR SCHRAIBMAN

Médico Cirurgião Geral e do Aparelho Digestivo. *Proctor* em Cirurgia Robótica do Hospital Israelita Albert Einstein (HIAE).

WALACE DE SOUZA PIMENTEL

Coordenador da Unidade de Terapia Intensiva da Cirurgia Cardiovascular da Universidade Federal de São Paulo (Unifesp). Médico da Unidade de Terapia Intensiva – Adulto do Hospital Israelita Albert Einstein (HIAE).

WALTER MAURER

Specialist in Internal Medicine and Anesthesiologist in Cleveland, Ohio. Affiliated with Cleveland Clinic, Cleveland, USA.

WALTER YUKIHIKO TAKAHASHI

Professor-associado do Departamento de Oftalmologia da Faculdade de Medicina da Universidade de São Paulo (FMUSP). Médico Oftalmologista do Corpo Clínico do Hospital Israelita Albert Einstein (HIAE).

WLADMIR MENDES BORGES FILHO

Gerente de Suprimentos Hospitalares do Hospital Israelita Albert Einstein (HIAE).

YORAM KLEIN

Director, Division of Trauma, Department of Surgery of Sheba Medical Center, Tel Hashomer Ramat Gan, Israel.

AGRADECIMENTOS

A elaboração de um livro depende de um árduo trabalho, envolvimento, dedicação e muita paixão. É uma jornada que pode ter um líder, mas não depende de uma pessoa só.

Se em outras épocas gloriosas contei com o fabuloso time de ouro da UTI do Hospital Israelita Albert Einstein, agora fui obrigado a me envolver de corpo e alma, sempre perseguindo o objetivo de ampliar esta série tão consagrada e vitoriosa do *Condutas no Paciente Grave*.

Os propósitos principais que sempre nortearam minha vida foram cuidar dos pacientes e gerar conhecimento. Isso aconteceu durante muitos anos em que fui professor de Medicina Interna da Escola Paulista de Medicina (Unifesp), ministrando aulas e palestras em muitos congressos no Brasil e no exterior, mesmo depois de fundar e ocupar durante 32 anos o cargo de Médico Chefe da UTI do Hospital Israelita Albert Einstein.

Sinto-me privilegiado em continuar exercendo essa atividade, que só engrandece cada vez mais os inabaláveis princípios e valores que recebi na minha formação familiar, educacional e médica.

Neste momento tão glorioso da minha carreira profissional, e como ser humano, gostaria muito de externar alguns reconhecimentos e agradecimentos:

Aos meus queridos pais, Cyrla e Abram, de saudosa memória, meus verdadeiros e autênticos professores da vida;

À minha querida esposa, Betty, amiga, parceira e sempre solidária nos momentos de alegrias e dificuldades, e que tem se constituído, ao longo de tantos anos, no verdadeiro alicerce de toda a nossa família;

Ao meu filho, Marcos, e sua querida esposa, Lara, à minha filha, Luciana, e seu querido esposo, André, motivos de orgulho, honra e prazer, que se tornaram aqueles filhos que todos os pais gostariam de ter;

Aos queridos, amados e preciosos netos, Raphael, Karen, Carolina, Eduardo, Fernanda e Nicole, orgulho de toda a família;

Ao meu querido irmão, David, e sua esposa, Marcia, e seus estimados filhos;

À querida Mariana, parceira dedicada e envolvida na produção e elaboração desta edição, que não poupou seus melhores esforços para ultrapassar os diversos obstáculos e dificuldades encontrados em um trabalho tão árduo e prolongado;

A todos os profissionais de saúde, colegas e amigos brasileiros e estrangeiros que gentilmente aceitaram colaborar nesta edição e toleraram os meus frequentes pedidos e apelos objetivando a produção de um compêndio de elevada qualidade;

E, graças a Deus, consegui concretizar mais uma obra.

Elias Knobel
Primavera, 2016

PREFÁCIO DA 4ª EDIÇÃO

Medicine is a complicated field with many areas of specialty and subspecialty that focus on very specific and important aspects of health and disease. In general, the degree of subspecialty increases as the need for specific expertise and gravity of the disease process demands it. However, critical care medicine breaks this rule and presents an entirely different approach to the management of the most critically ill patients. Taking patient care at its most general level, otherwise healthy people are well served by out-patient clinics staffed by family practitioners and generalists. Once requiring more acute and titrated care, patients may benefit from the care of a generalist, internist or hospitalist who specializes in the rapid assessment and treatment of patients by more closely titrated care. But when the level of illness or potential for instability becomes overt, that in-hospital care passes into the domain of the intensivist. However, unlike the highly specialized areas of medicine, intensive care medicine is all medicine all the time and from a single provider. How then does one come to a level of effectiveness as an intensivist for the care of these most critically ill patients? Clearly, as with all forms of medicine, advanced training and attention to detail are essential, but here the similarities diverge. The intensivist must understand all of medicine to a high level of competence and apply that knowledge accurately and quickly in the unstable patient in order to minimize morbidity and mortality. Then they must review and reassess at a deeper level to understand the actual pathophysiologic processes as it interacts in a specific fashion with each individual patient. Importantly, intensivists will use the expertise of other acute care specialists, but only as needed for specific issues like advanced invasive procedures or diagnostic tests that themselves require specific special training and expertise. How then does one support the bedside intensivist in their role as first line of care of the most unstable of all patients? Advanced training and life-long learning form the basis of much of this support but such training and processes do not exist alone but in harmony with the rest of the acute care environment, from the emergency department, operating room and out-patient clinic to the in-patient wards. Indeed, critical care medicine forms the epicenter of care for the modern acute care center, otherwise known as a hospital.

Thus, the task of creating a scholarly critical care medicine volume practical enough to help the bedside clinician and broad enough to support all potential complications of physiology, hospital structure and psychological stress across all forms of acute illness is daunting. This volume has taken that task to heart and developed over a series of editions, not only sections of chapters covering the broad areas of critical care medicine from cardiac, respiratory renal, infectious and so on, but also from numerous perspectives, all of which merge at the bedside. And has done so with a list of authors known to be some of the key acute care clinicians anywhere.

The volume covers all aspects of acute illness diagnosis and management in a logical and through fashion. Basic biology, physiology and pharmacology form the basis of our understanding of pathophysiologic causes of acute illness and their response to time and treatment. The book proceeds to organ-specific sections, process and quality control and then leading to sections defining specific patient types as they tend to follow common patterns of presentation and response to treatment. The flow of the book is one of short chapters based on a patient-focused approach making the quick gleaning of relevant information easier. Although the book can be read as a textbook from cover to cover, its chapters and sections are essentially independent sources of information that will allow the bedside clinician to quickly find the relevant information, have it presented in an understandable yet scholarly fashion and allow its rapid application at the bedside.

Dr. Knobel has crafted this volume as an excellent text for physicians-in-training as they try to piece together the complex relations that define critical illness in their patients, as well as for more seasoned intensivists and academic scholars who need either a quick refresher on the pathophysiology or who are looking deeper into the processes they observe. As a whole, this volume is quite impressive in its scope and in the quality of the authors who wrote those chapters. With this support readily available one hopes the practice of acute care medicine will maintain its level of excellence with the ultimate goal of effective compassionate and thoughtful care of the most unstable patients admitted to acute care hospitals.

Michael R. Pinsky, MD

PREFÁCIO DA 3ª EDIÇÃO

Critical care medicine is perhaps one of the fastest growing medical specialties. Intensive care units were first developed less than 50 years ago to provide a unique place where critically ill patients could be managed together. Since those early days, critical care medicine has developed beyond recognition and continues to grow at an almost unbelievably fast pace as research and technology advance our understanding and management of disease processes. This textbook provides a new, fresh look at the complexities and current status of critical care medicine. The essentials of disease pathophysiology are discussed, but the primary focus of this 3000-page book is patient management. This clinical orientation is reinforced by the numerous high-quality illustrations, including clinical algorithms that accompany the chapters, enhancing the user--friendly, practical nature of the book. Key features are sections on cardiology, respiratory failure and shock.

Developed by a team of dedicated physicians, each personally involved in the brazilian critical care field, this in Brazil, this comprehensive textbook will provide an invaluable source of reference for all involved in intensive care medicine, from intensive care nurse to respiratory therapist, medical student to intensivist.

Jean-Louis Vincent

PREFÁCIO DA 2ª EDIÇÃO

Qual é a função de um livro-texto nesta era em que o fluxo de informações tornou-se fácil, democrático e acessível? Qual é a razão de envolver tantos especialistas em torno de um árduo trabalho de compilação de ideias, conceitos, condutas e consensos para reuni-los em um pesado volume dedicado ao tratamento do paciente grave? É, em primeiro lugar, a de reunir as informações de modo racional e útil, transmitindo a experiência desse centro de excelência que é o Centro de Terapia Intensiva do Hospital Israelita Albert Einstein. É a expressão integral da missão desse hospital: praticar a medicina e gerar conhecimento com excelência de qualidade.

O objetivo deste livro é servir de base sólida de informação e conhecimento a todos os profissionais que se dedicam ao tratamento do paciente grave, para que este receba o que se considera o melhor e mais apropriado para seu tratamento. Sua organização em mais de uma centena de capítulos visa ao encontro rápido e eficaz da informação procurada, para sua utilização objetiva. A revisão e atualização dos conceitos juntamente com a presença de inúmeros algoritmos de decisão e conduta servem igualmente ao residente médico e aos profissionais do CTI na garantia de qualidade de atendimento e tratamento dos seus pacientes. Ao mesmo tempo, a discussão de novas ideias, dúvidas e incertezas, bem como dos limites das diversas formas de tratamento, traz o estímulo necessário ao profissional experiente para continuar na busca por melhores soluções. É nesse aspecto que o livro torna-se ímpar e particularmente importante, introduzindo um novo modelo no campo dos CTIs, com base na melhoria contínua e garantia da qualidade dos seus serviços.

A prática da medicina é uma sucessão de decisões que desencadeiam uma série de processos, visando a um resultado. Uma vez que não é possível controlar diretamente os resultados, é pelo controle dos processos que os determinam que se atinge a excelência. É o controle dos processos que permite prever os resultados. Significa a necessidade de conhecer profundamente cada um dos milhares de processos que ocorrem no CTI e gerenciá-los corretamente. Para tanto, é preciso estabelecer padrões *máximos* como objetivos a serem atingidos e não padrões *mínimos* a serem obedecidos. Cada profissional deve identificar as situações em que os seus padrões não são atingidos e agir no sentido da melhoria. Para que isso aconteça é necessário ter uma atitude positiva diante do erro: considerá-lo um tesouro, uma oportunidade para aprendizado e mudança do sistema para melhor. Essa atitude é a oposta da que habitualmente se encontra, em que o erro é punido, visando eliminar o faltoso do sistema; isso leva apenas à ocultação do erro e à perda da oportunidade de melhorar o sistema.

A velocidade do progresso tecnológico leva à rápida obsolescência dos padrões e das regras de conduta médica, especialmente em CTIs. Este livro traz o que se considera um padrão de excelência dentro das práticas contemporâneas. É evidente que esses padrões estão em contínua transformação; portanto, é necessária uma atitude de crítica positiva diante dos mesmos, com a disposição de melhorá-los continuamente. Essa é a grande diferença entre conhecimento e compreensão. Esperamos que, além dos conhecimentos transmitidos por este livro, seja igualmente transmitida a compreensão da filosofia que levou à sua realização. É a filosofia do trabalho em equipe, de centenas de pessoas que se uniram em torno do Dr. Elias Knobel, com o objetivo comum de auxiliar no tratamento dos pacientes graves, melhorando-o cada vez mais. É a extensão do trabalho das equipes multiprofissionais integradas, que procuram dar de si o que têm de melhor em benefício do seu paciente.

Reynaldo A. Brandt

PREFÁCIO DA 1ª EDIÇÃO

A expressão paciente grave refere-se tanto ao acelerado processo patológico do doente como também à necessidade de uma atitude decisiva e da capacidade de julgamento do médico intensivista para prestar assistência apropriada.

No passado, a arte do diagnóstico, conduta de tratamento e prognóstico dependia das mãos mais ou menos experientes do clínico ou cirurgião. Nesse cenário sem recursos, os efeitos das intervenções terapêuticas eram avaliados em termos de alívio dos sintomas e mortalidade.

Nos últimos decênios ocorreu um impressionante crescimento na compreensão da fisiopatologia, dos processos e técnicas de diagnósticos e nas diferentes modalidades de tratamento. Ocorreram também mudanças na administração hospitalar e organização de departamentos especializados, com progresso imenso no manuseio de recursos terâpeuticos como transfusão, nutrição parenteral, diálise e ventilação mecânica.

O fruto dessa evolução foi o estabelecimento dos centros de terapia intensiva com possibilidade de agrupar especialistas em dedicação integral para o benefício dos pacientes.

O Dr. Elias Knobel, Chefe do Centro de Terapia Intensiva do Hospital Israelita Albert Einstein, reuniu um excelente grupo de profissionais, e da experiência destes nasceu este livro com 72 capítulos. Para a atual geração de estudantes, médicos e demais profissionais de saúde, este livro seguramente será de cabeceira, pois transmite o conhecimento adquirido em muitos anos de trabalho árduo, apoiado nos recursos de vanguarda do nosso hospital.

Este livro pretender ser um guia para os profissionais de saúde no atendimento do paciente grave. São descritos, de forma prática, os conceitos básicos e a aplicação de diversas técnicas e modos de tratamento.

Sinto um imenso orgulho em prefaciar este livro, que oferece aos médicos, enfermeiras, fisioterapeutas e biomédicos uma súmula da medicina de elevado padrão praticada no Hospital Israelita Albert Einstein.

Jozef Fehér

APRESENTAÇÃO

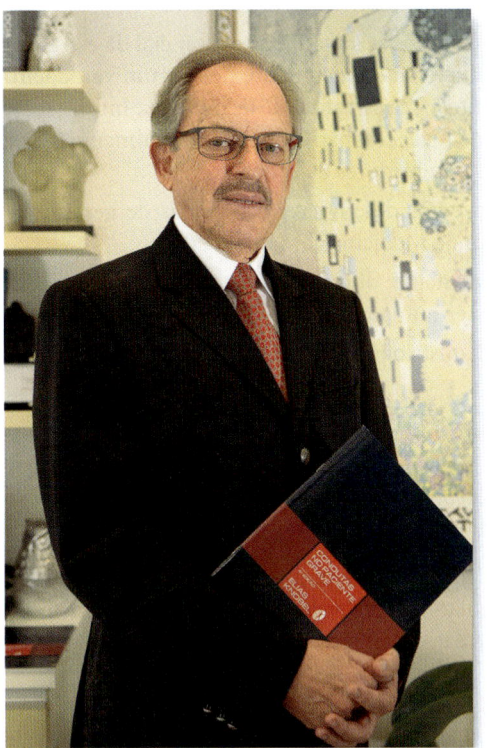

Após um árduo e prolongado planejamento, enfrentando uma série de obstáculos que nós, profissionais da saúde, temos que vivenciar cotidianamente, finalmente concretizamos o projeto da quarta edição do livro *Condutas no Paciente Grave*.

Desde a primeira edição, elaborada em 1984, outras se sucederam com o incremento significativo dos assuntos e do conteúdo, alcançando uma expressiva dimensão constituída por 323 capítulos, 27 seções e 3.600 páginas.

O sucesso obtido desde o lançamento superou todas as mais otimistas expectativas, podendo este livro, nos dias de hoje, ser considerado um dos maiores e mais completos compêndios sobre o tratamento de pacientes graves em todo o mundo.

Diferentemente dos tempos iniciais, quando foram produzidas as primeiras edições, vivemos hoje num mundo caracterizado pelo desenvolvimento científico e tecnológico, e pelas facilidades propiciadas pelos meios de comunicação. Esse fato, aliado ao conhecimento e à vivência que adquirimos durante 50 anos de exercício da profissão médica, permitiu a concretização de um antigo sonho: elaborar um livro brasileiro com abrangência internacional envolvendo profissionais de nosso e de outros países com notoriedade consagrada.

Nesta edição ampliada, assim como nas outras, procuramos incluir uma grande diversidade de assuntos atualizados e relacionados ao diagnóstico e tratamento dos pacientes graves. Apesar dos avanços observados na Medicina nos últimos anos, procuramos sempre seguir os verdadeiros e inalienáveis princípios de nossa profissão e permitir que o leitor amplie os seus conhecimentos e os aplique em sua prática diária, contribuindo dessa forma para que seja realizada uma melhor assistência ao paciente grave com qualidade e humanização.

A tecnologia e a informática tiveram um crescimento destacado nessas últimas décadas e têm sido cada vez mais empregadas nas diversas formas de tratamento, melhorando o resultado destes e favorecendo a recuperação dos pacientes internados nas UTIs. Os protocolos e guias de condutas, elaborados e progressivamente implementados em inúmeras unidades de atendimento aos doentes graves, tornaram-se ferramentas de trabalho que permitem a melhor adequação aos diagnósticos e tratamentos, assim como a sua uniformização pelas equipes multiprofissionais.

É muito importante, porém, ressaltar que esses protocolos, tais como apresentados nesta edição, devem sempre ser utilizados como ferramentas de trabalho para se obter a melhor qualidade na assistência. Quando bem desenhados e elaborados, não restringem o processo de decisão médica. Ao contrário, chamam a atenção do profissional para os aspectos mais comuns das doenças e do seu tratamento. Nunca devemos esquecer que sempre foi e sempre será fundamental a abordagem clínica clássica e tradicional do paciente, tendo como recurso tanto a moderna tecnologia como o auxílio dos protocolos. O paciente deverá sempre ser abordado de uma forma holística, recorrendo-se aos protocolos e guias toda vez que for necessário, apenas como ferramenta acessória.

A utilização irracional dos protocolos de condutas, de uma forma automática e irrestrita, tem se constituído numa prática inadequada de Medicina defensiva que, além de elevar os custos, imobiliza o raciocínio clínico e distancia-se dos verdadeiros princípios e valores tão apregoados por Osler, Levine e outros grandes profissionais e mestres da história da Medicina.

Nas últimas décadas, observou-se uma grande transformação nas instituições de saúde, que se tornaram verdadeiras empresas. A implementação dos conceitos de gestão, qualidade, segurança, ensino e pesquisa foi necessária, e estes passaram a fazer parte da atividade institucional cotidiana, ultrapassando a dimensão inicial de um sistema que visava exclusivamente à assistência à saúde do paciente. Esses aspectos tão importantes e que são implementados e aperfeiçoados nas instituições modernas de saúde ocuparam um espaço destacado, tendo sido amplamente discutidos nesta edição por diversos *experts* no assunto.

As UTIs e serviços de emergência, sendo setores essenciais de qualquer instituição hospitalar, tiveram de se adaptar e se enquadrar nessas transformações. Continua bem evidenciado, porém, que os melhores resultados no tratamento dos pacientes críticos ainda dependem fundamentalmente da participação dos profissionais que integram uma equipe interdisciplinar, atuando de forma organizada e harmônica, com qualidade e principalmente envolvimento.

Somente com a existência de um verdadeiro time multiprofissional em que todos se sintam parte essencial da estrutura e o fundamental reconhecimento e valorização por parte dos dirigentes institucionais é que poderemos ter um verdadeiro envolvimento e melhor qualidade de assistência com benefício direto ao paciente. Uma estrutura de tecnologia e informação, por mais destacada que seja, sem a presença de uma equipe de profissionais de nível compatível, se torna totalmente inerte e corre o risco de ser constituída por simples funcionários alienados e apenas cumpridores de ordens.

Numa época em que os recursos são escassos e os custos elevados, devemos desenvolver estratégias de gestão que garantam a sustentabilidade institucional, sem, porém, comprometer a prática da Medicina com qualidade.

Esse objetivo não deve ser obtido a qualquer preço, pois a prática da Medicina, diferentemente de outras atividades profissionais, visa à recuperação de nosso bem maior, ou seja, a saúde de um ser humano.

Médicos conhecidos por associar sua capacidade clínica a um espírito humanístico já se manifestaram a esse respeito. É o caso de *Sir* William Osler, em *The master word in medicine*:

> "A prática da Medicina é uma arte, não um comércio; uma vocação, não um negócio; uma vocação por meio da qual teu coração será exercitado, assim como tua cabeça. Frequentemente, a melhor parte do teu trabalho nada terá a ver com a prescrição de poções e fórmulas, mas com o exercício de uma influência do forte sobre o fraco, do justo sobre o mau, do sábio sobre o tolo."

Nesta edição, assim como nas anteriores, procuramos transmitir a experiência que adquirimos durante muitos anos de prática da Medicina. Contamos com a colaboração de muitos colegas que atuam em diversas instituições brasileiras e do exterior, detentores de uma vasta vivência e conhecimento, abordando os assuntos que compõem este livro de modo abrangente e atualizado na assistência aos pacientes graves.

O nosso maior objetivo é que *Condutas no Paciente Grave* continue gerando conhecimento aos leitores e contribuindo para a disseminação dos mais atualizados e essenciais conhecimentos da prática da Medicina nos mais longínquos recantos.

Elias Knobel
Primavera, 2016

SUMÁRIO

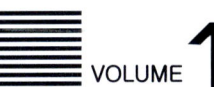

SEÇÃO 1 – CIÊNCIAS BÁSICAS APLICADAS À MEDICINA INTENSIVA 1

Coordenadores da Seção: Reinaldo Salomão e Hugo Caire de Castro Faria Neto

1. **CIÊNCIAS BÁSICAS APLICADAS À MEDICINA INTENSIVA – I BIOLOGIA MOLECULAR 3**
   Oswaldo Keith Okamoto
   Alexandre Holthausen Campos

2. **CIÊNCIAS BÁSICAS APLICADAS À MEDICINA INTENSIVA – II BIOLOGIA CELULAR 15**
   André Miguel Japiassú
   Felipe Dal Pizzol
   Hugo Caire de Castro Faria Neto

3. **CIÊNCIAS BÁSICAS APLICADAS À MEDICINA INTENSIVA – III IMUNOLOGIA 25**
   Luiz Vicente Rizzo
   Claudia Farias Benjamim
   Reinaldo Salomão

4. **DISFUNÇÃO ENDOTELIAL NO PACIENTE GRAVE 35**
   Marcelo Rodrigues Bacci
   João Fernando Moreira Ferreira
   Antonio Carlos Palandri Chagas

SEÇÃO 2 – ESTADOS DE CHOQUE E DISTÚRBIOS HEMODINÂMICOS 43

Coordenadores da Seção: Eliézer Silva e Glauco Adrieno Westphal

5. **FISIOPATOLOGIA DO CHOQUE E DA DISFUNÇÃO DE MÚLTIPLOS ÓRGÃOS 45**
   Eliézer Silva
   Nelson Akamine
   Jean-Louis Vincent

6. **DEFINIÇÃO E CLASSIFICAÇÃO DOS ESTADOS DE CHOQUE 57**
   Constantino José Fernandes Jr.
   Evandro José de Almeida Figueiredo
   Murillo Santucci Cesar de Assunção

7. **ABORDAGEM INICIAL E CARACTERÍSTICAS COMUNS DOS ESTADOS DE CHOQUE 65**
   Murillo Santucci Cesar de Assunção
   Tatiana Mohovic
   Elias Knobel

8. **MARCADORES DE PERFUSÃO TECIDUAL E METAS PARA O TRATAMENTO DO CHOQUE 71**
   Thiago Domingos Corrêa
   Murillo Santucci Cesar de Assunção
   Eliézer Silva

9. **HIPERLACTATEMIA NO CHOQUE**   83
   Alejandra Del Pilar Gallardo Garrido
   Jean-Louis Vincent

10. **MONITORIZAÇÃO INVASIVA NOS ESTADOS DE CHOQUE**   91
    Murillo Santucci Cesar de Assunção
    Adriano José Pereira
    Maurizio Cecconi

11. **MONITORIZAÇÃO HEMODINÂMICA MINIMAMENTE INVASIVA**   105
    Glauco Adriano Westphal
    Andrew Rhodes

12. **SEPSE E CHOQUE SÉPTICO**   115
    Eliézer Silva
    Murillo Santucci Cesar de Assunção
    Daniel de Backer

13. **RESSUSCITAÇÃO VOLÊMICA**   137
    Haggéas da Silveira Fernandes
    Elias Knobel
    Jean Louis Teboul

14. **DROGAS VASOATIVAS**   143
    Gilberto Friedman
    Carlos Romero Patiño
    Glenn Hernández Poblete

15. **DISFUNÇÃO CARDIOVASCULAR NA SEPSE**   155
    Constantino José Fernandes Jr.
    Murillo Santucci Cesar de Assunção
    Elias Knobel

16. **MICROCIRCULAÇÃO NO PACIENTE GRAVE**   167
    Daniel de Backer
    Diamantino Ribeiro Salgado

17. **AVALIAÇÃO LABORATORIAL NO CHOQUE**   175
    Mauricio Ferri
    Sandro B. Rizoli

18. **APLICAÇÕES DA ULTRASSONOGRAFIA NOS PACIENTES EM CHOQUE CIRCULATÓRIO PROTOCOLOS DE ATENDIMENTO E ALGORITMO DE MANEJO DOS PACIENTES**   185
    Dalton de Souza Barros
    Paulo Savoia Dias da Silva
    Miguel Jose Francisco Neto

19. **APLICAÇÕES DA ULTRASSONOGRAFIA NOS PACIENTES EM CHOQUE CIRCULATÓRIO INVESTIGAÇÃO ADICIONAL DE FOCO INFECCIOSO/HEMORRÁGICO**   195
    Francisco de Assis Cavalcante Júnior
    Dalton de Souza Barros
    Rodrigo Gobbo Garcia

20. **CUIDADOS DE ENFERMAGEM NO PACIENTE SÉPTICO**   205
    Renata Andréa Pietro Pereira Viana
    Andreia Pardini

SEÇÃO 3 – TERAPIA INTENSIVA CARDIOLÓGICA   213

Coordenadores da Seção: Elias Knobel e Marcos Knobel

A) DISTÚRBIOS CARDIOVASCULARES NO PACIENTE GRAVE   215

Coordenadores: Elias Knobel e Marcos Knobel

21. **SÍNDROME CORONARIANA AGUDA ASPECTOS FISIOPATOLÓGICOS**   217
    Marcel Liberman
    Elisângela Farias-Silva
    Francisco Rafael Martins Laurindo

22. **ABORDAGEM INICIAL DA SÍNDROME CORONARIANA AGUDA**   225
    Antonio Eduardo Pereira Pesaro
    Alexandre de Matos Soeiro
    Carlos Vicente Serrano Junior

23. **SÍNDROME CORONARIANA AGUDA SEM SUPRADESNIVELAMENTO DO SEGMENTO ST**   239
    Antonio Eduardo Pereira Pesaro
    Christopher B. Granger
    Renato Delascio Lopes

24. **DEFINIÇÃO UNIVERSAL DE INFARTO AGUDO DO MIOCÁRDIO**   247
    Joseph S. Alpert
    Marcos Knobel
    Elias Knobel

25. **ABORDAGEM CLÍNICA DO INFARTO AGUDO DO MIOCÁRDIO COM SUPRADESNIVELAMENTO DO SEGMENTO ST**   253
    Elias Knobel
    Antonio Carlos Bacelar Nunes Filho
    Joseph S. Alpert

26. **REPERFUSÃO NO INFARTO AGUDO DO MIOCÁRDIO COM SUPRADESNIVELAMENTO DO SEGMENTO ST** 265
   Paulo Cesar Gobert Damasceno Campos
   Elias Knobel

27. **COMPLICAÇÕES MECÂNICAS DO INFARTO AGUDO DO MIOCÁRDIO** 277
   José Marconi Almeida de Sousa
   Antonio Carlos Carvalho

28. **EDEMA PULMONAR NO CARDIOPATA GRAVE** 285
   Marcos Knobel
   Elias Knobel

29. **SÍNDROME AGUDA DA INSUFICIÊNCIA CARDÍACA** 295
   Flávio de Souza Brito
   Alexandre Mebazaa
   Fernando Bacal

30. **BIOMARCADORES NA DOENÇA CARDÍACA AGUDA** 305
   Fabiana Goulart Marcondes-Braga
   Sandrigo Mangini
   Alexandre Mebazaa

31. **DISFUNÇÃO DO VENTRÍCULO DIREITO NO PACIENTE GRAVE** 311
   Ludhmila Abrahão Hajjar
   Felipe Lourenço Fernandes
   Roberto Kalil Filho

32. **INTERDEPENDÊNCIA VENTRICULAR NO PACIENTE GRAVE** 323
   Manes Roberto Erlichman
   Elias Knobel
   Michael R. Pinsky

33. **CRISES HIPERTENSIVAS** 329
   Décio Mion Júnior
   Katia Coelho Ortega
   Fernando Nobre

34. **URGÊNCIAS EM VALVOPATIAS** 343
   Marcelo Katz
   Flávio Tarasoutchi
   Pablo M. A. Pomerantzeff

35. **URGÊNCIAS EM PERICARDIOPATIAS** 351
   Dirceu Thiago Pessoa de Melo
   Ricardo Ribeiro Dias
   Fábio Fernandes

36. **ABORDAGEM DO TROMBOEMBOLISMO PULMONAR** 361
   Antonio Cláudio do Amaral Baruzzi
   Elias Knobel

37. **TROMBOSE VENOSA PROFUNDA** 377
   Hilton Waksman
   Ricardo Aun

38. **ANTIPLAQUETÁRIOS E ANTITROMBÍNICOS** 389
   Flávio de Souza Brito
   Christopher B. Granger
   Renato Delascio Lopes

39. **FIBRINOLÍTICOS NAS URGÊNCIAS CARDIOVASCULARES** 407
   Antonio Cláudio do Amaral Baruzzi
   Giuliano Generoso
   João Carlos de Campos Guerra

40. **FIBRILAÇÃO ATRIAL ABORDAGEM CLÍNICA E INVASIVA** 415
   Lucas Hollanda Oliveira
   Claudio Cirenza
   Angelo Amato Vincenzo de Paola

41. **ANTICOAGULAÇÃO NA FIBRILAÇÃO ATRIAL** 435
   Patrícia Oliveira Guimarães
   Christopher B. Granger
   Renato Delascio Lopes

42. **TAQUIARRITMIAS CARDÍACAS** 449
   Guilherme Drummond Fenelon Costa
   Pedro Adragão
   Mauricio Ibrahim Scanavacca

43. **BRADIARRITMIAS CARDÍACAS** 465
   Claudio Cirenza
   Rodrigo Grinberg

44. **RESSUSCITAÇÃO CARDIORRESPIRATÓRIA E CEREBRAL** 475
   Hélio Penna Guimarães
   Christopher B. Granger
   Renato Delascio Lopes

45. **ANEURISMA E DISSECÇÃO DA AORTA** 491
   José Augusto Marcondes de Souza
   José Honório de Almeida Palma da Fonseca
   Enio Buffolo

46. **CHOQUE CARDIOGÊNICO** 501
   Elias Knobel
   Leonardo Nicolau Geisler Daud Lopes
   Andrew Rhodes

47. **SÍNCOPE NO CARDIOPATA E NÃO CARDIOPATA** 511
    Fátima Dumas Cintra
    Ana Cristina Pinotti Pedro Ludovicce

48. **CIRURGIA CARDÍACA NA DOENÇA CORONARIANA AGUDA** 517
    Marco Antonio Praça Oliveira
    Gustavo Ieno Judas
    Sérgio Almeida de Oliveira

49. **TRATAMENTO CIRÚRGICO DA INSUFICIÊNCIA CARDÍACA** 521
    Enio Buffolo
    João Nelson Rodrigues Branco

50. **ECMO – OXIGENAÇÃO POR MEMBRANA EXTRACORPÓREA** 531
    Gustavo Calado de Aguiar Ribeiro
    Guilherme de Menezes Succi

51. **ASPECTOS DA CIRURGIA CARDÍACA MINIMAMENTE INVASIVA** 539
    Robinson Poffo
    João Roberto Breda

52. **SUPORTE CIRCULATÓRIO MECÂNICO** 545
    Paulo Manuel Pêgo Fernandes
    Fabio Antonio Gaiotto

53. **DROGAS DE ADIÇÃO E O SISTEMA CARDIOCIRCULATÓRIO** 555
    Marcos Knobel
    Jean Michel Ajl

B) PROCEDIMENTOS DIAGNÓSTICOS E TERAPÊUTICOS CARDIOVASCULARES 561

Coordenadores: Elias Knobel e Marcos Knobel

54. **ECOCARDIOGRAFIA NA UTI** 563
    Cláudio Henrique Fischer
    Bernard Cholley

55. **ABORDAGEM HEMODINÂMICA POR MEIO DA ECOCARDIOGRAFIA** 571
    Marcelo Luiz Campos Vieira
    Viviane Tiemi Hotta
    Samira Saady Morhy

56. **ANGIOTOMOGRAFIA E RESSONÂNCIA MAGNÉTICA EM CARDIOLOGIA** 583
    Gilberto Szarf
    Cesar Higa Nomura

57. **INTERVENÇÃO CORONARIANA PERCUTÂNEA NO INFARTO AGUDO DO MIOCÁRDIO COM SUPRADESNIVELAMENTO DO SEGMENTO ST** 597
    Marco Antonio Perin
    Luiz Fernando Ybarra
    Luis Augusto Palma Dallan

58. **RADIOLOGIA INTERVENCIONISTA E CIRURGIA ENDOVASCULAR** 605
    Felipe Nasser
    Breno Boueri Affonso
    Joaquim Maurício da Motta Leal Filho

59. **MARCA-PASSO CARDÍACO E CARDIODESFIBRILADORES IMPLANTÁVEIS** 629
    Roberto Costa
    Kátia Regina da Silva
    Martino Martinelli Filho

60. **INTERVENÇÃO CORONÁRIA PERCUTÂNEA EM PACIENTES MULTIARTERIAIS** 647
    Marinella Patrizia Centemero
    Adriano Mendes Caixeta
    Alexandre Antônio Cunha Abizaid

61. **IMPLANTE DE BIOPRÓTESE AÓRTICA POR CATETER** 657
    Fábio Sândoli de Brito Junior
    Antonio Carlos Bacelar Nunes Filho
    Edward Grube

62. **REABILITAÇÃO CARDIOVASCULAR NA FASE AGUDA DAS CARDIOPATIAS** 663
    Luciana Diniz Nagem Janot de Matos
    Pedro Verissimo da Fonseca Neto
    Romeu Sergio Meneghelo

63. **ASSISTÊNCIA DE ENFERMAGEM CARDIOCIRCULATÓRIA** 671
    Neide Marcela Lucinio
    Emilda Soares da Silva

SEÇÃO 4 – TERAPIA INTENSIVA PNEUMOLÓGICA 681

Coordenadores da Seção: Carmen Silva Valente Barbas e Gustavo Faissol Janot de Matos

A) DISTÚRBIOS RESPIRATÓRIOS NO PACIENTE GRAVE 683

Coordenadores: Carmen Silva Valente Barbas e Gustavo Faissol Janot de Matos

64. **INSUFICIÊNCIA RESPIRATÓRIA AGUDA DIAGNÓSTICO, MONITORIZAÇÃO E TRATAMENTO** 685
    Carmen Silva Valente Barbas
    Gustavo Faissol Janot de Matos
    Marcus J. Schultz

65. **INSUFICIÊNCIA RESPIRATÓRIA E ACOMETIMENTO DO SISTEMA NERVOSO CENTRAL E PERIFÉRICO** 697
    Carmen Silva Valente Barbas
    Gisele Sampaio Silva
    Paolo Pelosi

66. **INSUFICIÊNCIA RESPIRATÓRIA AGUDA EM DPOC** 703
    Ricardo Borges Magaldi
    Humberto Bassit Bogossian

67. **HIPERTENSÃO PULMONAR** 709
    Luís Felipe Lopes Prada
    Humberto Bassit Bogossian
    Rogério de Souza

68. **INSUFICIÊNCIA RESPIRATÓRIA NAS SÍNDROMES HEMORRÁGICAS PULMONARES** 717
    Eduardo da Rosa Borges
    Telma Antunes
    Carmen Silva Valente Barbas

69. **INSUFICIÊNCIA RESPIRATÓRIA NAS SÍNDROMES INTERSTICIAIS AGUDAS** 727
    Carlos Roberto Ribeiro de Carvalho
    Carmen Silva Valente Barbas
    Humberto Bassit Bogossian

70. **INSUFICIÊNCIA RESPIRATÓRIA NA PNEUMONIA ADQUIRIDA NA COMUNIDADE** 731
    Thiago Lisboa
    Marco Aurélio Scarpinella Bueno
    Frederico Polito Lomar

71. **PNEUMONIA ASSOCIADA À VENTILAÇÃO MECÂNICA** 739
    Eduardo Rosa Borges
    Frederico Polito Lomar
    Carmen Silva Valente Barbas

72. **SÍNDROME DO DESCONFORTO RESPIRATÓRIO AGUDO** 743
    Carmen Silva Valente Barbas
    Gustavo Faissol Janot de Matos
    Elisa Estenssoro

73. **VENTILAÇÃO NÃO INVASIVA COM PRESSÃO POSITIVA** 755
    Ricardo Luiz Cordioli
    Corinne Taniguchi
    Guilherme Schettino

74. **VENTILAÇÃO MECÂNICA INVASIVA PRINCÍPIOS E MODOS CONVENCIONAIS** 767
    Marcelo Brito Passos Amato
    Ary Serpa Neto
    Carmen Silva Valente Barbas

75. **VENTILAÇÃO MECÂNICA INVASIVA NOVOS MODOS E SUAS APLICAÇÕES CLÍNICAS** 777
    Telma Antunes
    Ary Serpa Neto
    Carmen Silva Valente Barbas

76. **MANOBRAS DE RECRUTAMENTO ALVEOLAR NA SÍNDROME DO DESCONFORTO RESPIRATÓRIO AGUDO E AJUSTE DA PEEP** 783
    Gustavo Faissol Janot de Matos
    Carmen Silva Valente Barbas
    Paolo Pelosi

77. **TOMOGRAFIA POR EMISSÃO DE PÓSITRONS E TOMOGRAFIA DE IMPEDÂNCIA ELÉTRICA** 789
    Mauro Roberto Tucci
    Eduardo Leite Vieira Costa
    Marcelo Brito Passos Amato

78. **TÉCNICAS DE SUPORTE AVANÇADO CIRCULAÇÃO EXTRACORPÓREA NA SÍNDROME DO DESCONFORTO RESPIRATÓRIO AGUDO** 799
    Gustavo Faissol Janot de Matos
    Carmen Silva Valente Barbas
    Humberto Bassit Bogossian

79. **RETIRADA DO SUPORTE VENTILATÓRIO INVASIVO** 805
    Carmen Silva Valente Barbas
    Guilherme Schettino
    Gustavo Faissol Janot de Matos

B) **PROCEDIMENTOS DIAGNÓSTICOS E TERAPÊUTICOS TORÁCICOS E RESPIRATÓRIOS** 815

Coordenadores: Jose Ribas Milanez de Campos e Laert de Oliveira Andrade Filho

80. **ACESSO À VIA AÉREA DIFÍCIL** 817
    Flávio Takaoka
    Thiago Chaves Amorim
    Raffael P. C. Zamper

81. **CONDUTA NO PNEUMOTÓRAX HIPERTENSIVO** 827
    Laert de Oliveira Andrade Filho
    Eduardo de Campos Werebe
    Jose Ribas Milanez de Campos

82. **ASSISTÊNCIA FISIOTERAPÊUTICA NA VENTILAÇÃO MECÂNICA INVASIVA** 833
    Mineo Kaneko
    Erica Albanez Giovanetti
    Karina Tavares Timenetsky

83. **ASSISTÊNCIA FISIOTERAPÊUTICA NA VENTILAÇÃO MECÂNICA NÃO INVASIVA** 851
    Fernanda Domingues
    Andréia da Silva Azevedo Cancio
    Corinne Taniguchi

84. **TIPOS DE VENTILADOR MECÂNICO** 861
    Raquel Afonso Caserta Eid
    Cilene Saghabi de Medeiros Silva
    Marcelo do Amaral Beraldo

85. **BRONCOSCOPIA EM UNIDADE DE TERAPIA INTENSIVA** 869
    Marcia Jacomelli
    Paulo Rogério Scordamaglio
    Cameron D. Wright

86. **TRAQUEOSTOMIA ABERTA E PERCUTÂNEA** 879
    Miguel L. Tedde
    Rolf Francisco Bub
    Laert de Oliveira Andrade Filho

87. **TORACOCENTESE E DRENAGEM PLEURAL** 885
    Davi Wen Wei Kang
    Fabiano Cataldi Engel
    Jose Ribas Milanez de Campos

88. **PERICARDIOCENTESE E DRENAGEM PERICÁRDICA** 891
    Jose Luiz Ghiotto
    Rolf Francisco Bub

89. **TORACOSCOPIA DIAGNÓSTICA E TERAPÊUTICA** 897
    Davi Wen Wei Kang
    Fabiano Cataldi Engel

90. **BIÓPSIA DE PULMÃO NO PACIENTE GRAVE** 909
    Ricardo Sales dos Santos
    Hiran C. Fernando

91. **TROMBOENDARTERECTOMIA PULMONAR** 915
    Fabio Biscegli Jatene
    Marcos Naoyuki Samano

92. **OXIGENOTERAPIA HIPERBÁRICA** 933
    Adriano José Pereira
    Simone Aparecida F. de Oliveira

93. **REABILITAÇÃO PULMONAR** 943
    Leny Vieira Cavalheiro
    Eduardo Colucci
    Ana Maria Braga Marques

SEÇÃO 5 – DISTÚRBIOS RENAIS E HIDRELETROLÍTICOS 955
Coordenadores da Seção: Oscar Fernando Pavão dos Santos e Marcelo Costa Batista

94. **LESÃO RENAL AGUDA** 957
    Oscar Fernando Pavão dos Santos
    Thais Nemoto Matsui

95. **TRATAMENTO DIALÍTICO NA LESÃO RENAL AGUDA** 963
    Marcelino de Souza Durão Junior
    Patrícia Faria Scherer

96. **NEFROTOXICIDADE POR DROGAS** 975
    Miguel Angelo de Góes Junior
    Oscar Fernando Pavão dos Santos

97. **SÍNDROME PULMÃO-RIM** 987
    Eduardo José Tonato
    Oscar Fernando Pavão dos Santos

98. **DISTÚRBIOS ACIDOBÁSICOS** 997
    Nádia Karina Guimarães de Souza
    Oscar Fernando Pavão dos Santos

99. **DISTÚRBIOS DO SÓDIO NO PACIENTE GRAVE** 1007
    Thais Nemoto Matsui
    Bento Fortunato Cardoso dos Santos

100. **DISTÚRBIOS DO POTÁSSIO NO PACIENTE GRAVE** 1017
    Ricardo Baladi Rufino Pereira
    Eduardo José Tonato

101. **DISTÚRBIOS DO MAGNÉSIO E DO CÁLCIO NO PACIENTE GRAVE** 1029
    Priscila Ligeiro Gonçalves
    Ita Pfeferman Heilberg
    Virgílio Gonçalves Pereira Jr.

102. **ALTERAÇÕES NEFROLÓGICAS NO CHOQUE** 1037
    Eduardo José Tonato
    Oscar Fernando Pavão dos Santos

103. **ASSISTÊNCIA DE ENFERMAGEM NEFROLÓGICA** 1047
    Fabiana Carneiro Lins
    Eduarda Ribeiro dos Santos

SEÇÃO 6 – DISTÚRBIOS ENDÓCRINOS E METABÓLICOS 1057

Coordenadores da Seção: Ricardo Botticini Peres e Paulo Rosenbaum

104. **CONTROLE GLICÊMICO EM UNIDADE DE TERAPIA INTENSIVA** 1059
     Ricardo Botticini Peres
     Gustavo Daher

105. **CETOACIDOSE DIABÉTICA E CONTROLE GLICÊMICO EM UTI** 1065
     João Roberto de Sá
     Rodrigo Bomeny

106. **CRISE TIREOTÓXICA** 1073
     Simão Augusto Lottenberg
     Paulo Rosenbaum

107. **COMA MIXEDEMATOSO** 1077
     Paulo Rosenbaum
     Danielle Macellaro Andreoni

108. **CORTICOSTEROIDES NO PACIENTE GRAVE** 1083
     P. Vernon Van Heerden
     Efrat Orenbuch-Harroch
     Charles L. Sprung

109. **INSUFICIÊNCIA SUPRARRENAL RELACIONADA COM DOENÇA GRAVE** 1091
     Flávio Eduardo Nácul
     Djillali Annane

110. **ALTERAÇÕES ENDOCRINOLÓGICAS NO PACIENTE GRAVE** 1097
     João Roberto de Sá
     Paulo Rosenbaum
     Rodrigo Bomeny

SEÇÃO 7 – DISTÚRBIOS DO APARELHO DIGESTIVO NO PACIENTE GRAVE 1103

Coordenadores da Seção: Claudio Roberto Deutsch e Manlio Basilio Speranzini

A) DISTÚRBIOS GASTRINTESTINAIS 1105

Coordenadores: Vladimir Schraibman e Jaime Zaladek Gil

111. **HEMORRAGIA DIGESTIVA ALTA** 1107
     Osmar Kenji Yagi
     Marcus Fernando Kodama Pertille Ramos
     Claudio Roberto Deutsch

112. **HEMORRAGIA DIGESTIVA BAIXA TRATAMENTO NÃO CIRÚRGICO** 1113
     Fábio Guilherme Campos
     Maria Cristina Sartor
     Sergio Eduardo Alonso Araujo

113. **ABDOME AGUDO NO PACIENTE GRAVE** 1119
     José Carlos Evangelista
     Daniel José Szor

114. **INFECÇÕES INTRA-ABDOMINAIS** 1127
     Celso de Oliveira Bernini
     Claudio Roberto Deutsch

115. **URGÊNCIAS NAS DOENÇAS INFLAMATÓRIAS INTESTINAIS** 1135
     Sender Jankiel Miszputen
     Jaime Zaladek Gil
     Orlando Ambrogini Junior

116. **PANCREATITE AGUDA** 1145
     Alberto Goldenberg
     Franz Robert Apodaca Torrez
     Carlos Guillermo Manterola Delgado

117. **ISQUEMIA MESENTÉRICA** 1155
     Marcelo Passos Teivelis
     Nelson Wolosker

118. **COMPLICAÇÕES DA CIRURGIA BARIÁTRICA** 1163
     Hilton Telles Libanori
     Manoel dos Passos Galvão Neto

119. **APLICAÇÕES DA ROBÓTICA EM INTERVENÇÕES ABDOMINAIS COMPLEXAS** 1181
     Antonio Luiz Macedo
     Marina Gabrielle Epstein
     Vladimir Schraibman

120. **COLESTASE NO PACIENTE GRAVE** 1187
     Roberto Ferreira Meirelles Jr.
     Lílian Amorim Curvelo

B) PROCEDIMENTOS DIAGNÓSTICOS E TERAPÊUTICOS DO APARELHO DIGESTIVO 1193

Coordenadores: Alberto Goldenberg e Sidney Klajner

121. **SONDAS NASOGÁSTRICAS E NASOENTERAIS** 1195
     Claudia Regina Laselva
     Ruy Guilherme Rodrigues Cal

122. **ENDOSCOPIA DIGESTIVA DIAGNÓSTICA E TERAPÊUTICA** 1205
     Angelo Paulo Ferrari Junior
     Fernanda Prata Martins

123. **ECOENDOSCOPIA NO PACIENTE GRAVE** 1217
     Lucio Giovanni Battista Rossini
     Júlia Corrêa de Araújo

124. **GASTROSTOMIAS E JEJUNOSTOMIAS PERCUTÂNEAS ENDOSCÓPICAS** 1223
    Ricardo Leite Ganc
    Julia Hage
    Arnaldo José Ganc

125. **HEMORRAGIA DIGESTIVA BAIXA TRATAMENTO CIRÚRGICO** 1231
    Fábio Guilherme Campos
    Sergio Eduardo Alonso Araujo
    Maria Cristina Sartor

126. **LAPAROSCOPIA NO PACIENTE CRÍTICO** 1237
    Sidney Klajner
    Beatriz Camargo Azevedo
    Vladimir Schraibman

127. **PARACENTESE NO PACIENTE GRAVE** 1245
    Alexandre Maurano
    Paulo Savoia Dias da Silva
    Miguel Jose Francisco Neto

128. **RADIOLOGIA INTERVENCIONISTA DIAGNÓSTICA E TERAPÊUTICA** 1249
    Rodrigo Gobbo Garcia
    Felipe Nasser
    Francisco Leonardo Galastri

129. **MONITORIZAÇÃO DA PRESSÃO INTRA-ABDOMINAL** 1259
    Leonardo Rolim Ferraz
    Frederico Polito Lomar

130. **DERIVAÇÕES INTESTINAIS** 1267
    Sergio Eduardo Alonso Araujo
    Victor Edmond Seid

SEÇÃO 8 – NUTRIÇÃO 1279
Coordenadores da Seção: Luiz André Magno e Maria de Lourdes Teixeira da Silva

131. **NECESSIDADES METABÓLICAS E NUTRICIONAIS NA DOENÇA AGUDA** 1281
    José Raimundo Araujo de Azevedo
    André Luiz Baptiston Nunes

132. **AVALIAÇÃO NUTRICIONAL NO DOENTE GRAVE** 1287
    Maria Carolina Gonçalves Dias
    Maria Izabel Lamounier Vasconcelos

133. **NECESSIDADES NUTRICIONAIS ESPECIAIS DO DOENTE GRAVE** 1297
    Diogo de Oliveira Toledo
    Diana Borges Dock Nascimento
    Evandro José de Almeida Figueiredo

134. **IMUNONUTRIENTES EM UTI** 1301
    Paulo Cesar Ribeiro
    Valéria Abrahão Rosenfeld

135. **TERAPIA NUTRICIONAL NO DOENTE GRAVE** 1309
    Maria de Lourdes Teixeira da Silva
    Melina Golveia Castro

136. **PLANEJAMENTO NUTRICIONAL NA FALÊNCIA ESPECÍFICA DE ÓRGÃOS** 1321
    Luiz André Magno
    Celso Cukier

137. **CONSIDERAÇÕES NUTRICIONAIS EM SITUAÇÕES DE ESTRESSE FISIOLÓGICO** 1325
    Guilherme Duprat Ceniccola
    Diogo de Oliveira Toledo
    Luiz André Magno

138. **MANEJO NUTRICIONAL EM SITUAÇÕES ESPECIAIS** 1331
    Maria de Lourdes Teixeira da Silva
    Samantha Longhi Simões Almeida

139. **QUALIDADE EM TERAPIA NUTRICIONAL NA UTI** 1345
    Dan Linetzky Waitzberg
    Melina Golveia Castro

SEÇÃO 9 – DISTÚRBIOS HEPÁTICOS 1351
Coordenadores da Seção: Fernando Luis Pandullo e Leonardo Rolim Ferraz

140. **INSUFICIÊNCIA HEPÁTICA AGUDA FULMINANTE** 1353
    Marcio Dias de Almeida
    Paolo Rogerio de Oliveira Salvalaggio

141. **HEMORRAGIA DIGESTIVA E HIPERTENSÃO PORTAL** 1363
    Angelo Paulo Ferrari Junior
    Erika Pereira Macedo

142. **ENCEFALOPATIA HEPÁTICA** 1373
    Bianca Della Guardia
    Mario Reis Alvares-da-Silva

143. **PERITONITE BACTERIANA ESPONTÂNEA** 1381
    Liana Codes
    Paulo Lisboa Bittencourt

144. **SÍNDROME HEPATORRENAL** 1387
    Gustavo Pereira
    Carlos Terra
    Vicente Arroyo

145. **HIPERTENSÃO PORTOPULMONAR E SÍNDROME HEPATOPULMONAR** 1395
    Fernando Luis Pandullo
    Celso Eduardo Lourenço Matielo
    Lílian Amorim Curvelo

146. **SISTEMAS DE SUPORTE HEPÁTICO ARTIFICIAIS E BIOARTIFICIAIS** 1403
    Leonardo Rolim Ferraz
    Bento Fortunato Cardoso dos Santos

147. **COMPLICAÇÕES PERIOPERATÓRIAS NO PACIENTE CIRRÓTICO** 1411
    Marcelo Bruno de Rezende
    Luiz Gustavo Guedes Diaz
    Marcela Balbo Rusi

148. **DISTÚRBIOS DA COAGULAÇÃO NA DOENÇA HEPÁTICA** 1423
    Tomaz Crochemore
    Fernando Luis Pandullo
    Klaus Görlinger

SEÇÃO 10 – NEUROINTENSIVISMO 1437
Coordenadores da Seção: Ana Claudia Ferraz de Almeida e Gisele Sampaio Silva

A) TERAPIA INTENSIVA E NEUROLOGIA 1439
Coordenadores: Maria Sheila Guimarães Rocha e Ana Claudia Ferraz de Almeida

149. **COMA** 1441
    Maria Sheila Guimarães Rocha
    Ana Claudia Ferraz de Almeida

150. **DELIRIUM NA UTI** 1463
    Ana Claudia Ferraz de Almeida
    José Luiz Pedroso

151. **HIPERTENSÃO INTRACRANIANA EM UNIDADE DE TERAPIA INTENSIVA** 1475
    Reynaldo André Brandt
    Felipe Jorge Oberg Feres
    Hallim Féres Junior

152. **MONITORIZAÇÃO NEUROLÓGICA INTENSIVA** 1483
    Fábio Santana Machado
    Airton Leonardo de Oliveira Manoel

153. **ANALGESIA E SEDAÇÃO EM TERAPIA INTENSIVA** 1499
    Viviane Cordeiro Veiga
    Salomón Soriano Ordinola Rojas

154. **DISTÚRBIOS DO SÓDIO NO PACIENTE NEUROLÓGICO GRAVE** 1505
    Patrícia Faria Scherer
    Bento Fortunato Cardoso dos Santos

155. **ASPECTOS CARDIOVASCULARES E RESPIRATÓRIOS DO PACIENTE NEUROLÓGICO GRAVE** 1515
    Lúbia Caus de Morais
    Luiz Dalfior Junior

156. **ASPECTOS PERIOPERATÓRIOS EM NEUROCIRURGIA** 1523
    Marcos Augusto Staválé Joaquim
    Fábio Santana Machado
    Ana Emília de Sousa Matos

157. **ESTADO DE MAL EPILÉPTICO** 1535
    Luis Otavio Caboclo
    Paula Rodrigues Sanches

158. **FISIOPATOLOGIA E TRATAMENTO DA HIPERTENSÃO INTRACRANIANA ASSOCIADA AO INCHAÇO E AO EDEMA ENCEFÁLICOS** 1545
    Marcos Augusto Staválé Joaquim
    Eliova Zukerman

159. **HEMORRAGIA SUBARACNÓIDEA** 1569
    Gisele Sampaio Silva
    Marcos Augusto Staválé Joaquim

160. **HEMORRAGIA INTRACEREBRAL ESPONTÂNEA** 1575
    Rodrigo Meirelles Massaud
    Gisele Sampaio Silva

161. **ACIDENTE VASCULAR CEREBRAL** 1581
    Alexandre Pieri
    José Luiz Pedroso

162. **MENINGITES E MENINGOENCEFALITES** 1589
    Keila Narimatsu
    Luis Fernando Aranha Camargo
    Roberto Franco Morgulis

163. **DOENÇAS NEUROMUSCULARES NA UTI** 1605
    José Luiz Pedroso
    Agessandro Abrahão
    Acary Souza Bulle Oliveira

164. **ENCEFALOPATIA ANOXICOISQUÊMICA** 1615
    Ana Claudia Ferraz de Almeida
    Rodrigo Barbosa Thomaz

B) PROCEDIMENTOS DIAGNÓSTICOS E TERAPÊUTICOS NEUROLÓGICOS 1625

Coordenadores: Maria Sheila Guimarães Rocha e Ana Claudia Ferraz de Almeida

165. **PUNÇÃO LIQUÓRICA** 1627
    Carlos Senne
    Gustavo Bruniera Peres Fernandes

166. **MONITORIZAÇÃO DA PRESSÃO INTRACRANIANA E DRENAGEM VENTRICULAR** 1635
    Eduardo Ribas
    André Felix Gentil
    Guilherme Carvalhal Ribas

167. **DOPPLER TRANSCRANIANO EM UNIDADE DE TERAPIA INTENSIVA** 1641
    Marcelo de Lima Oliveira
    Kelson James Almeida
    Edson Bor Seng Shu

168. **NEURORRADIOLOGIA INTERVENCIONISTA I: ACIDENTE VASCULAR ISQUÊMICO E ANEURISMA CEREBRAL** 1651
    Thiago Giansante Abud
    Carlos Eduardo Baccin
    Ronie Leo Piske

169. **NEURORRADIOLOGIA INTERVENCIONISTA II: MALFORMAÇÕES VASCULARES, EPISTAXE, TRAUMA E TESTE DE OCLUSÃO CAROTÍDEA** 1673
    Thiago Giansante Abud
    Carlos Eduardo Baccin
    Ronie Leo Piske

170. **HIPOTERMIA TERAPÊUTICA** 1687
    Airton Leonardo de Oliveira Manoel
    Lúbia Caus de Morais

171. **ELETROENCEFALOGRAMA** 1695
    Luis Otavio Caboclo
    Letícia Pereira Brito Sampaio

172. **MONITORIZAÇÃO DA OXIMETRIA CEREBRAL** 1717
    Fábio Santana Machado
    Pedro Martins Pereira Kurtz

173. **ABORDAGEM FISIOTERAPÊUTICA NO PACIENTE NEUROLÓGICO EM UTI** 1729
    Carolina S. A. Azevedo de Castro
    Jose Aparecido de Sousa Junior

174. **ASSISTÊNCIA DE ENFERMAGEM NEUROLÓGICA** 1739
    Michelle dos Santos Lobato
    Marcele Liliane Pesavento

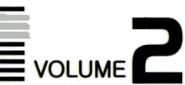

SEÇÃO 11 – DISTÚRBIOS HEMATOLÓGICOS E HEMOTERAPIA 1753

Coordenadores da Seção: José Mauro Kutner e Nelson Hamerschlak

175. **DISTÚRBIOS DA COAGULAÇÃO NO PACIENTE GRAVE** 1755
    João Carlos de Campos Guerra
    Rubens Carmo Costa Filho
    Nelson Hamerschlak

176. **UTILIZAÇÃO DE SANGUE E COMPONENTES** 1763
    Araci Massami Sakashita
    José Mauro Kutner

177. **TRANSFUSÃO MACIÇA** 1771
    Ana Paula Hitomi Yokoyama
    Celso Bianco

178. **TRALI E REAÇÕES TRANSFUSIONAIS NÃO IMUNOLÓGICAS** 1785
    Andrea Tiemi Kondo
    José Mauro Kutner
    Antonio Sergio Torloni

179. **INFECÇÃO NO PACIENTE IMUNODEPRIMIDO PÓS-TRANSPLANTE DE CÉLULAS-TRONCO HEMATOPOIÉTICAS** 1797
    Luis Fernando Aranha Camargo
    Nelson Hamerschlak

180. **TRANSPLANTE DE CÉLULAS-TRONCO HEMATOPOIÉTICAS** 1801
    Nelson Hamerschlak
    Fabio R. Kerbauy
    Marcos de Lima

181. **SÍNDROME DE LISE TUMORAL** 1807
    Andreza Alice Feitosa Ribeiro
    Cláudio Galvão de Castro Junior

182. **DOENÇA DO ENXERTO CONTRA O HOSPEDEIRO** 1811
Jairo do Nascimento Sobrinho
Morgani Rodrigues

183. **ABORDAGEM DAS IMUNODEFICIÊNCIAS PRIMÁRIAS E SUAS NECESSIDADES EM UTI** 1821
Juliana Folloni Fernandes
Vanderson Rocha
Victor Nudelman

184. **DOENÇA VENO-OCLUSIVA HEPÁTICA – DISTÚRBIOS HEMATOLÓGICOS E HEMOTERAPIA** 1829
Claudia Mac Donald Bley do Nascimento
Fabio R. Kerbauy

185. **ALTERAÇÕES HEMATOLÓGICAS NO ESTADO DE CHOQUE** 1833
Rubens Carmo Costa Filho
João Carlos de Campos Guerra
Andrea Tiemi Kondo

SEÇÃO 12 – INFECÇÕES E ANTIMICROBIANOS 1849

Coordenadores da Seção: Luis Fernando Aranha Camargo e Thiago Zinsly Sampaio Camargo

186. **MICROBIOLOGIA DAS INFECÇÕES EM UTI** 1851
Marinês Dalla Valle Martino
Jacyr Pasternak

187. **PRINCIPAIS INFECÇÕES HOSPITALARES EM UTI** 1857
Felipe Maia de Toledo Piza
Thiago Zinsly Sampaio Camargo

188. **PREVENÇÃO E CONTROLE DE INFECÇÕES HOSPITALARES EM UTI** 1867
Claudia Vallone Silva
Luci Corrêa

189. **INFECÇÕES EM PACIENTES SUBMETIDOS A TRANSPLANTES DE ÓRGÃOS SÓLIDOS** 1895
Luis Fernando Aranha Camargo
Moacyr Silva Junior

190. **INFECÇÕES POR *CANDIDA* EM UTI** 1905
André Mario Doi
Sergio Barsanti Wey
Arnaldo Lopes Colombo

191. **SÍNDROME DA IMUNODEFICIÊNCIA ADQUIRIDA EM UTI** 1917
David Salomão Lewi
Thiago Zinsly Sampaio Camargo

192. **INFECÇÕES RESPIRATÓRIAS ADQUIRIDAS NA COMUNIDADE EM UTI** 1929
Moacyr Silva Junior
Luis Fernando Aranha Camargo
Michael S. Niederman

SEÇÃO 13 – TRAUMA 1941

Coordenadores da Seção: Milton Steinman e Gustavo Pereira Fraga

193. **ESTADO DA ARTE NO ATENDIMENTO INICIAL AO TRAUMATIZADO** 1943
Cesar Vanderlei Carmona
Gustavo Pereira Fraga

194. **TRAUMA RAQUIMEDULAR** 1953
Marcelo Wajchenberg
Arthur Werner Poetscher
Hallim Féres Junior

195. **ATENDIMENTO HOSPITALAR EM CATÁSTROFES** 1961
Milton Steinman
Yoram Klein

196. **TRAUMA TORÁCICO** 1967
Celso de Oliveira Bernini
José Ernesto Succi
Laert de Oliveira Andrade Filho

197. **AMPUTAÇÕES TRAUMÁTICAS** 1975
Diogo F. V. Garcia
Antonio Carlos Arnone

198. **INFECÇÃO E SEPSE NO DOENTE TRAUMATIZADO** 1983
Maurício Godinho
Sandro Scarpelini

199. **CHOQUE NO POLITRAUMATIZADO** 1991
Alberto Bitran
Fernando da Costa Ferreira Novo

200. **LESÕES IATROGÊNICAS NO ATENDIMENTO DO TRAUMATIZADO** 1997
Milton Steinman
Carlos Eduardo Fonseca Pires
Dario Birolini

201. **EMBOLIA GORDUROSA** 2003
Leonardo Lima Rocha
Carlos Eduardo Saldanha de Almeida

202. **EMBOLIA GASOSA** 2011
Leonardo Lima Rocha
Camila Menezes Souza Pessoa
Carlos Eduardo Saldanha de Almeida

203. **TRAUMATISMO CRANIOENCEFÁLICO** 2019
Reynaldo André Brandt
Hallim Féres Junior
Eduardo Urbano da Silva

204. **TRAUMA DE FACE** 2037
Eduardo Cukierman
Sérgio Takeji Mitsuda

205. **TRAUMA OCULAR E OUTRAS AFECÇÕES** 2047
Remo Susanna Junior
Walter Yukihiko Takahashi

206. **TRAUMATISMO CRANIOMAXILOFACIAL** 2055
Dov Charles Goldenberg
Sergio Luis de Miranda
Roberto Moreno

207. **TRAUMA ABDOMINAL** 2067
Milton Steinman
Carlos Eduardo Fonseca Pires

208. **TRAUMA VASCULAR** 2075
Ricardo Aun
Hilton Waksman
Boulanger Mioto Netto

209. **SÍNDROME DO ESMAGAMENTO** 2095
Ricardo Aun
Hilton Waksman
Boulanger Mioto Netto

SEÇÃO 14 – QUEIMADURAS, LESÕES POR AGENTES FÍSICOS, CATÁSTROFES E BIOTERRORISMO 2101

Coordenadores da Seção: Thiago Domingos Corrêa e Guilherme Schettino

210. **CONDUTAS NO PACIENTE GRANDE QUEIMADO** 2103
Constantino José Fernandes Jr.
Carlos Fontana
Luiz Philipe Molina Vana

211. **ASSISTÊNCIA DE ENFERMAGEM AO PACIENTE QUEIMADO** 2117
Sheila Wadih Sassine
Vanessa Jonas Cardoso

212. **FISIOTERAPIA NO GRANDE QUEIMADO** 2121
Fernanda Domingues
Thaisa J. André Casalaspro

213. **CUIDADOS TERAPÊUTICOS EM VÍTIMA DE AFOGAMENTO** 2131
Marco Aurélio Scarpinella Bueno
Milton Rodrigues Junior

214. **LESÕES POR CHOQUE ELÉTRICO E RAIOS** 2135
Marcos Knobel
Elias Knobel

215. **RADIAÇÕES IONIZANTES** 2141
Eduardo Weltman
Cristiano Beck Neviani
José Carlos da Cruz

216. **HIPOTERMIA ACIDENTAL** 2155
Virgílio Gonçalves Pereira Jr.
Henrique Palomba

217. **BIOTERRORISMO – ARMAS QUÍMICAS E BIOLÓGICAS** 2159
Claudio Schvartsman
Jacyr Pasternak

218. **INTOXICAÇÕES AGUDAS** 2165
Claudio Schvartsman
Samuel Schvartsman *(in memoriam)*

219. **INTERFERÊNCIAS ELETROMAGNÉTICAS** 2179
Heitor Akira Kuramoto
Marcello Dias Bonfim

SEÇÃO 15 – RISCO CIRÚRGICO, CUIDADOS PERIOPERATÓRIOS E ANESTESIA NO PACIENTE GRAVE 2183

Coordenadores da Seção: Maurizio Cecconi e Diego Marcelo May

220. **AVALIAÇÃO DE RISCO CIRÚRGICO NOS PACIENTES CARDIOPATAS** 2185
Maria José Carvalho Carmona
Marcelo Souza Xavier
Matheus Fachini Vane

221. **AVALIAÇÃO DE RISCO CIRÚRGICO NOS PACIENTES PNEUMOPATAS** 2203
Sônia Perez Cendon Filha
Helio Romaldini
Ricardo Mingarini Terra

222. **AVALIAÇÃO PRÉ-ANESTÉSICA NO PACIENTE GRAVE** 2211
Flávio Takaoka
Diego Marcelo May
Raffael P. C. Zamper

223. **CUIDADOS PERIOPERATÓRIOS E LESÃO RENAL AGUDA** 2229
Bruno Caldin da Silva
Ligia Fidelis Ivanovic
Jordana Dantas de Oliveira Lira

224. **PÓS-OPERATÓRIO E COMPLICAÇÕES EM NEUROCIRURGIA** 2235
    Airton Leonardo de Oliveira Manoel
    André Felix Gentil

225. **PÓS-OPERATÓRIO DE CIRURGIA CARDÍACA E SUAS COMPLICAÇÕES** 2243
    Marcos Knobel
    Pedro Silvio Farsky
    Walace de Souza Pimentel

226. **PÓS-OPERATÓRIO E COMPLICAÇÕES NA CIRURGIA DA AORTA E DA CARÓTIDA** 2251
    Sergio Kuzniec
    Guilherme Linhares Bub

227. **PÓS-OPERATÓRIO E COMPLICAÇÕES EM CIRURGIA PULMONAR** 2261
    Jose Ribas Milanez de Campos
    Eduardo de Campos Werebe

228. **OTIMIZANDO A HEMODINÂMICA NO PERIOPERATÓRIO** 2273
    Suzana M. Lobo
    Maurizio Cecconi

229. **PÓS-OPERATÓRIO E COMPLICAÇÕES DE CIRURGIA ABDOMINAL** 2287
    Sidney Klajner
    Renato Catojo Sampaio
    Vladimir Schraibman

230 **HIPERTERMIA MALIGNA** 2297
    Helio Halpern
    Marcos Charf

231. **ASSISTÊNCIA DE ENFERMAGEM NO PÓS-OPERATÓRIO DE CIRURGIA DE GRANDE PORTE** 2307
    Renata Andréa Pietro Pereira Viana
    Mariana Torre

232. **ANESTESIA E SEDAÇÃO EM PROCEDIMENTOS TERAPÊUTICOS EM UTI** 2317
    Álvaro Antonio Guaratini
    Walter Maurer

SEÇÃO 16 – TRANSPLANTES 2327

Coordenadores da Seção: Ben-Hur Ferraz-Neto e Alvaro Pacheco e Silva Filho

233. **TRANSPLANTE CARDÍACO** 2329
    Enio Buffolo
    João Nelson Rodrigues Branco

234. **TRANSPLANTE DE PULMÃO** 2345
    Paulo Manuel Pêgo Fernandes
    José Eduardo Afonso Júnior
    Fabio Biscegli Jatene

235. **TRANSPLANTE HEPÁTICO** 2357
    Ben-Hur Ferraz-Neto
    Thamara Perera
    Rogério Carballo Afonso
    Darius Mirza

236. **TRANSPLANTE DE RIM** 2369
    Eduardo José Tonato
    Alvaro Pacheco e Silva Filho

237. **TRANSPLANTE INTESTINAL E MULTIVISCERAL** 2375
    Ben-Hur Ferraz-Neto
    Rodrigo Vianna

238. **DOAÇÃO DE ÓRGÃOS PARA TRANSPLANTES** 2379
    Joel de Andrade
    Tadeu Thomé

239. **DIAGNÓSTICO DE MORTE ENCEFÁLICA** 2393
    Luiz Antonio da Costa Sardinha
    Venâncio Pereira Dantas Filho

240. **MANUTENÇÃO DO POTENCIAL DOADOR FALECIDO PARA DOAÇÃO MÚLTIPLA DE ÓRGÃOS** 2407
    Glauco Adriano Westphal
    Leonardo Rolim Ferraz

SEÇÃO 17 – O PACIENTE PEDIÁTRICO E NEONATAL 2417

Coordenadores da Seção: Adalberto Stape e Eduardo Juan Troster

241. **PARADA CARDIORRESPIRATÓRIA E CUIDADOS PÓS-RESSUSCITAÇÃO CARDIOPULMONAR EM PEDIATRIA E NEONATOLOGIA** 2419
    Amelia Gorete Afonso da Costa Reis
    Ana Claudia Yoshikumi Prestes
    Allan DeCaen

242. **NEUROINTENSIVISMO NA CRIANÇA E NO RECÉM-NASCIDO** 2433
    João Fernando Lourenço de Almeida
    Mauricio Magalhães

243. **SEPSE GRAVE E CHOQUE SÉPTICO EM PEDIATRIA** 2451
    Cristiane Freitas Pizarro
    Denise Varella Katz

244. **INSUFICIÊNCIA RESPIRATÓRIA AGUDA EM PEDIATRIA – INSUFICIÊNCIA RESPIRATÓRIA AGUDA EM CRIANÇAS** 2461
    Patricia Leão Tuma
    Cristiane do Prado
    Arjan B. Te Pas

245. **INSUFICIÊNCIA RESPIRATÓRIA AGUDA EM RECÉM-NASCIDOS** 2471
    Arjan B. Te Pas
    Patricia Leão Tuma
    Cristiane do Prado

246. **VENTILAÇÃO MECÂNICA EM PEDIATRIA E NEONATOLOGIA** 2485
    Flavia Feijo Panico Rossi
    Renata de Araujo Monteiro Yoshida
    Alexandre T. Rotta

247. **SUPORTE NUTRICIONAL E METABÓLICO NA CRIANÇA** 2495
    Adalberto Stape
    Eduardo Juan Troster

248. **DISTÚRBIOS HIDRELETROLÍTICOS EM CRIANÇAS** 2513
    Ana Paula de Carvalho Panzeri Carlotti
    Audrey Rie Ogawa Shibata
    Desmond Bohn

249. **INFECÇÕES E ANTIMICROBIANOS – ASPECTOS PECULIARES EM PEDIATRIA** 2527
    Marcio Caldeira Alves Moreira
    Alfredo Elias Gilio

250. **TERAPIA DE SUBSTITUIÇÃO RENAL EM PEDIATRIA** 2539
    Benita Galassi Soares Schvartsman
    Luciana dos Santos Henriques Sakita

251. **TRATAMENTO INTENSIVO PARA O RECÉM-NASCIDO – UTI NEONATAL** 2547
    Alice D'Agostini Deutsch
    Paula Cunha Alves
    Paolo Biban

SEÇÃO 18 – O PACIENTE GERIÁTRICO 2561
Coordenadores da Seção: Manes Roberto Erlichman e Roberto Dischinger Miranda

252. **INTERAÇÃO ENVELHECIMENTO E DOENÇA: IMPLICAÇÕES NO PACIENTE GRAVE** 2563
    João Toniolo Neto
    Clineu de Mello Almada Filho
    Fábio Nasri

253. **ALTERAÇÕES CARDIOVASCULARES RELACIONADAS COM O ENVELHECIMENTO** 2569
    Alberto Liberman
    Marcelo Franken
    Marcel Liberman

254. **PECULIARIDADES DA CARDIOPATIA ISQUÊMICA AGUDA NO IDOSO** 2577
    Anna Maria Andrei
    Marcos Knobel

255. **INSUFICIÊNCIA CARDÍACA NO IDOSO – CARACTERÍSTICAS E TRATAMENTO** 2587
    Amit Nussbacher
    Mauricio Wajngarten

256. **ASSISTÊNCIA DE ENFERMAGEM AO IDOSO GRAVE** 2599
    Satiro Ribeiro França
    Vivian Valéria Fernandes de Oliveira

SEÇÃO 19 – O PACIENTE ONCOLÓGICO 2603
Coordenadores da Seção: Márcio Soares e Rafael Aliosha Kaliks Guendelmann

257. **AVALIAÇÃO PROGNÓSTICA E CRITÉRIOS PARA A INTERNAÇÃO EM UTI** 2605
    Márcio Soares
    Luciano Cesar Pontes Azevedo
    Jorge Ibrain Figueira Salluh

258. **INSUFICIÊNCIA RESPIRATÓRIA NO PACIENTE ONCOLÓGICO** 2613
    Carmen Silva Valente Barbas
    Ary Serpa Neto

259. **INSUFICIÊNCIA RENAL NO PACIENTE COM CÂNCER** 2619
    Óren Smaletz
    Bento Fortunato Cardoso dos Santos

260. **COMPROMETIMENTO CARDÍACO NO PACIENTE ONCOLÓGICO** 2625
    Tatiana de Fátima Gonçalves Galvão
    Juliana Soares

261. **SEPSE NO PACIENTE ONCOLÓGICO** 2631
    Cláudio Galvão de Castro Junior
    Murillo Santucci Cesar de Assunção

262. **COMPLICAÇÕES GRAVES RELACIONADAS COM O TRATAMENTO SISTÊMICO DO CÂNCER** 2639
    Heloisa Veasey Rodrigues
    Rafael Aliosha Kaliks Guendelmann

263. **URGÊNCIAS NO PACIENTE ONCOLÓGICO GRAVE** 2649
    Geila Ribeiro Nuñez
    Eduardo Weltman

264. **QUANDO CESSAR CUIDADOS INTENSIVOS EM UM PACIENTE COM CÂNCER** 2661
    Auro del Giglio
    Theodora Karnakis

265. **ASSISTÊNCIA DE ENFERMAGEM AO PACIENTE ONCOLÓGICO NA UTI** 2665
    Eliana Muta Yoshioka
    Patrícia Pereira dos Anjos

SEÇÃO 20 – A PACIENTE GESTANTE 2677
Coordenadores da Seção: Daniel Born e Antonio Fernandes Moron

266. **INSUFICIÊNCIA CARDÍACA NA GRAVIDEZ** 2679
Daniel Born
José Augusto Marcondes de Souza

267. **CHOQUE E GRAVIDEZ** 2687
Daniel Born
Adriano José Pereira

268. **HIPERTENSÃO ARTERIAL NA GRAVIDEZ** 2707
Daniel Born
Felipe Favorette Campanharo
Nelson Sass

269. **TROMBOEMBOLISMO E COAGULOPATIAS NA GRAVIDEZ** 2717
Eduardo Cordioli
João Carlos de Campos Guerra

SEÇÃO 21 – GESTÃO EM TERAPIA INTENSIVA 2727
Coordenadores da Seção: Haggéas da Silveira Fernandes e Elias Knobel

270. **ORGANIZAÇÃO E FUNCIONAMENTO DAS UNIDADES DE TERAPIA INTENSIVA NO BRASIL** 2729
Elias Knobel
Thiago Domingos Corrêa
Guilherme Schettino

271. **PLANEJAMENTO ESTRATÉGICO** 2739
Haggéas da Silveira Fernandes
Elias Knobel

272. **GESTÃO DE RECURSOS HUMANOS EM TERAPIA INTENSIVA** 2747
Raquel Afonso Caserta Eid
Raquel Pusch de Souza
Haggéas da Silveira Fernandes

273. **GESTÃO DE PROJETOS** 2753
Fernando Ramos Pavan
Haggéas da Silveira Fernandes

274. **GESTÃO DO FLUXO DE PACIENTES EM UTI** 2763
Haggéas da Silveira Fernandes
Bruno Franco Mazza
Débora Dutra da Silveira Mazza

275. **GESTÃO FINANCEIRA** 2771
Patrícia Leisnock Santos
Haggéas da Silveira Fernandes
Luiz Sergio Santana

276. **SISTEMAS DE INFORMAÇÃO EM UTI** 2779
Marivan Santiago Abrahão
Nelson Akamine
Ruy Guilherme Rodrigues Cal

277. **INOVAÇÃO EM TERAPIA INTENSIVA** 2791
Haggéas da Silveira Fernandes
Elias Knobel
José Cláudio Cyrineu Terra

SEÇÃO 22 – SEGURANÇA E QUALIDADE 2801
Coordenadores da Seção: Claudia Garcia de Barros e Anna Margherita T. Bork

278. **CONCEITOS EM QUALIDADE E SEGURANÇA DO PACIENTE** 2803
Paola Bruno de Araujo Andreoli
Carla Fátima da Paixão Nunes

279. **GESTÃO E VIGILÂNCIA DE RISCOS EM UTI** 2809
Thaís Galoppini Felix
Leny Vieira Cavalheiro
Paola Bruno de Araujo Andreoli

280. **O USO DE PROTOCOLOS CLÍNICOS EM UNIDADES DE TERAPIA INTENSIVA** 2823
Antonio Capone Neto
Claudia Garcia de Barros

281. **GESTÃO DA QUALIDADE** 2831
Haggéas da Silveira Fernandes
Marcos Knibel
Rui Moreno

282. **GESTÃO DA QUALIDADE EM UNIDADE CORONARIANA** 2841
Marcia Makdisse
Marcelo Franken

283. **ACREDITAÇÕES E CERTIFICAÇÕES** 2847
Claudia Garcia de Barros
Carla Behr
Paul Van Ostenberg

284. **EDUCAÇÃO E TREINAMENTO PARA A CULTURA DA SEGURANÇA** 2861
Cristina Satoko Mizoi
Daniella Cristina Chanes

SEÇÃO 23 – HUMANIZAÇÃO E BIOÉTICA EM UTI 2869
Coordenadores da Seção: Henrique Grunspun e Paulo Azevedo Maia

285. **HUMANIZAÇÃO DOS CUIDADOS AOS PACIENTES GRAVES** 2871
    Elias Knobel
    Guilherme Schettino
    Ana Lucia Martins da Silva

286. **FATORES DE ESTRESSE EM UTI** 2881
    Maria Alice de Chaves Fontes
    Elias Knobel

287. **COMUNICAÇÃO ENTRE DOENTE, MEMBROS DA FAMÍLIA E MÉDICOS NA UTI** 2889
    Paulo Azevedo Maia
    Jorge Pimentel

288. **AUTONOMIA EM PACIENTES CRÍTICOS** 2899
    Henrique Grunspun
    Paulo Azevedo Maia
    Norma Azzam Grunspun

289. **CUIDADOS PALIATIVOS NA UNIDADE DE TERAPIA INTENSIVA PEDIÁTRICA** 2905
    Denise Varella Katz
    Eduardo Juan Troster

290. **CUIDADOS PALIATIVOS** 2909
    Henrique Afonseca Parsons
    Jose Antônio Maluf de Carvalho

291. **ESTRESSE PÓS-TRAUMÁTICO EM PACIENTES INTERNADOS EM UNIDADE DE TERAPIA INTENSIVA** 2921
    Andrea Vannini Santesso Caiuby
    Ana Lucia Martins da Silva

SEÇÃO 24 – ÍNDICES PROGNÓSTICOS EM UTI 2929

Coordenadores da Seção: Rui Moreno e Murillo Santucci Cesar de Assunção

292. **SISTEMAS DE PONTUAÇÃO E RESULTADO DE PREDIÇÃO** 2931
    Rui Moreno
    Antonio Paulo Nassar Junior
    Susana Afonso
    Philipp Metnitz

293. **ÍNDICES PROGNÓSTICOS EM CIRURGIA CARDÍACA** 2941
    Ricardo Casalino
    Antonio Carlos Bacelar Nunes Filho

294. **ÍNDICES PROGNÓSTICOS NA LESÃO RENAL AGUDA** 2947
    Miguel Angelo de Góes Junior
    Victor Faria Seabra
    Marcelo Costa Batista

295. **AVALIAÇÃO DA QUALIDADE DE VIDA EM SOBREVIVENTES DE UNIDADE DE TERAPIA INTENSIVA** 2953
    Renata Rego Lins Fumis
    Maurizia Capuzzo

296. **DISFUNÇÃO DE MÚLTIPLOS ÓRGÃOS/ ESCORES DE FALÊNCIA ORGÂNICA** 2963
    Rui Moreno
    Jean-Louis Vincent

297. **ÍNDICES PROGNÓSTICOS EM UTI PEDIÁTRICA** 2967
    Graziela de Araujo Costa Zanatta
    Eduardo Juan Troster

298. **TAXAS DE PROGNÓSTICO NA UNIDADE DE TRATAMENTO INTENSIVO NEONATAL (UTIN)** 2979
    Alice D'Agostini Deutsch
    Paula Cunha Alves

299. **A AVALIAÇÃO DA CARGA DE TRABALHO DE ENFERMAGEM E DOS NÍVEIS DE CUIDADOS EM TERAPIA INTENSIVA** 2987
    Rui Moreno
    Filipa Pais Silva
    Joana Manuel

300. **ESTRATIFICAÇÃO DE RISCO EM SEPSE GRAVE: O PIRO É UMA SOLUÇÃO?** 2997
    Francesca Rubulotta
    Rui Moreno

SEÇÃO 25 – MEDICINA INTENSIVA BASEADA EM EVIDÊNCIAS 3009

Coordenadores da Seção: Hélio Penna Guimarães e Marcelo Katz

301. **PRINCÍPIOS DA MEDICINA BASEADA EM EVIDÊNCIAS** 3011
    Álvaro Avezum
    Hélio Penna Guimarães

302. **DELINEAMENTOS DE ESTUDOS CLÍNICOS** 3023
    Otávio Berwanger da Silva
    Alexandre Biasi Cavalcanti
    Renato Delascio Lopes

303. **AVALIAÇÃO CRÍTICA DA LITERATURA** 3031
    Álvaro Avezum
    Marcelo Katz
    Hélio Penna Guimarães

304. **CONSENSOS BASEADOS EM EVIDÊNCIAS** 3039
    Hélio Penna Guimarães
    Diogo Bugano Diniz Gomes
    Eliézer Silva

SEÇÃO 26 – ASPECTOS PECULIARES EM UTI 3047

Coordenadores da Seção: Bruno Franco Mazza e Elias Knobel

305. **ASPECTOS DERMATOLÓGICOS** 3049
    Mario Grinblat
    Luiza Kassab Vicencio
    Suzana Cutin Schainberg

306. **ÚLCERA POR PRESSÃO** 3059
    Mariana F. do Espírito Santo
    Maria Emilia Gaspar Ferreira Del Cistia

307. **CUIDADOS OFTALMOLÓGICOS NO PACIENTE GRAVE** 3071
    Claudio Luiz Lottenberg
    Adriano Biondi M. Carneiro
    Mauricio Eliezer Neto

308. **ASPECTOS OTORRINOLARINGOLÓGICOS** 3079
    Luis Carlos Gregorio
    Vinicius Magalhães Suguri
    Antonio Augusto de Lima Pontes

309. **ASPECTOS ODONTOLÓGICOS** 3093
    Teresa Marcia Nascimento de Morais
    Alessandra Figueiredo de Souza
    Edela Puricelli

310. **ASPECTOS UROLÓGICOS** 3109
    Gustavo Caserta Lemos
    Marcelo Apezzato
    Milton Borrelli Junior

311. **ABSCESSOS CERVICAIS** 3117
    Márcio Abrahão
    Cláudio Roberto Cernea

312. **SONO EM UNIDADE DE TERAPIA INTENSIVA** 3125
    Luciano Ferreira Drager
    Flávia de Souza Nunes
    Geraldo Lorenzi-Filho

313. **PROCEDIMENTOS DE ENFERMAGEM EM TERAPIA INTENSIVA** 3135
    Débora Feijó Villas Bôas Vieira
    Enaura Helena Brandão Chaves
    Fernanda Magalhães Prates

314. **CUIDADOS DE ENFERMAGEM NA MONITORIZAÇÃO DO PACIENTE GRAVE** 3153
    Anderson Nunes Fava
    Melissa Cuartero Gimenes Piovesam

315. **DISTÚRBIOS DA DEGLUTIÇÃO NO PACIENTE GRAVE** 3163
    Dayse Manrique
    Andrea Peiyun Chi Sakai

316. **MOBILIZAÇÃO PRECOCE** 3171
    Karina Tavares Timenetsky
    Denise Carnieli Cazati
    Sedila Calegaro

SEÇÃO 27 – FARMÁCIA CLÍNICA 3181

Coordenadores da Seção: Silvana Maria de Almeida e Marco Aurélio Scarpinella Bueno

317. **FARMÁCIA CLÍNICA NA UNIDADE DE TERAPIA INTENSIVA** 3183
    Cássio Massashi Mancio
    Silvana Maria de Almeida

318. **PRESCRIÇÃO ELETRÔNICA NA UTI** 3187
    Nilson Gonçalves Malta
    Wladmir Mendes Borges Filho

319. **SISTEMAS DE INFORMAÇÃO SOBRE MEDICAMENTOS** 3195
    Silvana Maria de Almeida
    Natália Berlese Mello Dourado

320. **AJUSTE DE DOSAGEM DE MEDICAMENTOS EM DISFUNÇÕES ORGÂNICAS** 3201
    Cássio Massashi Mancio
    Ernane Jesus Pereira Silva
    Thiago Zinsly Sampaio Camargo

321. **FARMACOVIGILÂNCIA** 3211
    Claudio Schvartsman
    Silvana Maria de Almeida

322. **SISTEMAS DE DISPENSAÇÃO DE MEDICAMENTOS EM UTI** 3217
    Vanessa de Cássia Brumatti
    Wladmir Mendes Borges Filho

323. **FARMÁCIA CLÍNICA E SEGURANÇA DO PACIENTE** 3225
    Fábio Teixeira Ferracini
    Claudia Regina Laselva
    Neila M. M. Negrini

APÊNDICES 3231

1 **FÓRMULAS, TABELAS, VALORES E REFERÊNCIAS USADOS EM UTI** 3233
Thalita Gonçalves de Sousa Merluzzi
André Mario Doi
Elias Knobel

2 **ÍNDICE FARMACÊUTICO** 3303
Silvana Maria de Almeida
Marco Aurélio Scarpinella Bueno

3 **ABREVIAÇÕES E SIGLAS** 3325
Thalita Gonçalves de Sousa Merluzzi
Pedro Silvio Farsky

ÍNDICE REMISSIVO I

SEÇÃO 1

CIÊNCIAS BÁSICAS APLICADAS À MEDICINA INTENSIVA

COORDENADORES

Reinaldo Salomão ▪ Hugo Caire de Castro Faria Neto

CAPÍTULO 1

CIÊNCIAS BÁSICAS APLICADAS À MEDICINA INTENSIVA
I BIOLOGIA MOLECULAR

Oswaldo Keith Okamoto
Alexandre Holthausen Campos

DESTAQUES

- Estima-se que 20% dos genes codificadores de proteína identificados no genoma humano estejam associados a doenças.
- A maioria do genoma humano não codifica proteínas, mas apresenta elementos funcionais capazes de controlar a expressão de genes e o funcionamento celular.
- O desenvolvimento de doenças humanas é impactado por polimorfismos presentes, principalmente, em elementos funcionais no genoma não codificador.
- RNA não codificadores de proteína, como os microRNA, são abundantes e relevantes à regulação de expressão gênica nos níveis pós-transcricional e traducional.
- O perfil de expressão de RNA codificadores e não codificadores de proteínas varia de célula para célula e conforme a situação biológica. Isso define características intrínsecas de uma célula (fenótipo) e suas respostas a estímulos normais e patológicos.
- Os processos que culminam na expressão de um gene são rigorosamente controlados e podem ser modificados por fármacos e processos patológicos.
- A sequência do genoma humano pode sofrer modificações ao longo do tempo (p. ex.: rearranjos, ganhos e perdas de segmentos, mutações e polimorfismos) capazes de refletir diretamente sobre a frequência, a apresentação, o prognóstico e o tratamento de diferentes doenças.
- Essas modificações podem ser analisadas individual ou globalmente. Estima-se que uma análise global permitirá a individualização do acompanhamento e tratamento de um grande número de doenças.

INTRODUÇÃO

Avanços no campo da medicina genômica são constantes, e seus impactos na prática clínica, cada vez mais evidentes. Atualizações nesse tema são imprescindíveis para o acompanhamento dos recentes avanços tecnológicos e discussão do seu emprego na prevenção de doenças e em terapias personalizadas, dentro do conceito contemporâneo de medicina translacional.

Sabe-se que grande parte do genoma humano (cerca de 97%) é composta de sequências não codificadoras de proteínas. Os dados atuais apontam que apenas 3% do genoma humano corresponde a genes codificadores de proteína. O emprego de tecnologias de sequenciamento de nova geração (*next generation sequencing* – NGS) para análise do exoma codificador cobre uma região equivalente a apenas 1,2% do genoma. Estima-se que, dos 20.687 genes codificadores de proteína identificados, cerca de 4 mil estejam associados a doenças humanas.

Contudo, estudos mais recentes do projeto ENCODE (*The Encyclopedia of DNA Elements*) atribuíram alguma possível função bioquímica associada à cromatina ou a transcritos de RNA para cerca de 80% do genoma humano. Isso significa que, ao contrário do que se pensava, os mais de 3 bilhões de bases do genoma humano constituem, em sua maioria, elementos funcionais capazes de controlar o funcionamento celular. Cerca de 500 mil regiões genômicas não codificadoras, com propriedades de regulação gênica, já foram mapeadas. Polimorfismos são frequentes em muitos desses elementos funcionais, indicando que variações no genoma não codificador apresentam efeitos funcionais, com impacto no desenvolvimento de doenças humanas.

Parte expressiva do genoma humano (cerca de 56%) produz transcritos de RNA que não codificam proteína. Atualmente, já foram identificados 8.801 transcritos pequenos de RNA e 9.640 transcritos longos de RNA não codificador (*long non-coding RNA* – lncRNA), a maioria de função ainda desconhecida. Um tipo particular de RNA não codificador, os microRNA (miRNA), é capaz de se ligar a sequências complementares de um ou mais RNA mensageiro (miRNA)-alvo, geralmente resultando em degradação do miRNA ou repressão de tradução proteica e consequente silenciamento gênico.

No genoma humano, a expressão de cerca de um terço de todos os genes codificadores de proteína pode ser regulada por miRNA. Aproximadamente 2 mil genes de miRNA foram identificados no genoma humano, e mais da metade desses miRNA está localizada em regiões genômicas associadas ao câncer ou em regiões de perda de heterozigose, amplificações ou pontos de quebra cromossômica.[1] Os miRNA estão abundantemente presentes em todas as células e desempenham papel importante no contexto fisiológico, como no desenvolvimento do sistema nervoso central, mas também estão envolvidos em doenças. Estima-se que cerca de 30% dos genes relacionados ao câncer sejam regulados por microRNA. No caso de genes associados a doenças neurológicas ou doenças metabólicas, a proporção de genes regulados por microRNA é de aproximadamente 20%.[2]

Eventos de duplicação gênica, mutações disruptivas e retrotransposição de transcritos no genoma humano deram origem a milhares de sequências genômicas com estrutura semelhante à de genes, porém não funcionais, conhecidas por pseudogenes. Surpreendentemente, estudos sobre o câncer revelaram que centenas desses pseudogenes encontram-se ativos, sendo capazes de interferir na expressão de oncogenes e genes supressores tumorais.

Esses pontos ilustram a complexidade do nosso genoma e a sua capacidade em influenciar a predisposição a doenças, sua manifestação e seu prognóstico. Ao longo deste capítulo, serão apresentados elementos atuais sobre estrutura e funcionamento do genoma humano, bem como fundamentos de biologia molecular com exemplos de implicações em processos fisiológicos e patológicos.

ESTRUTURA E METABOLISMO DO DNA

Uma das capacidades fundamentais e inerentes aos seres vivos é a de transmitir informação. Os ácidos nucleicos foram isolados por Miescher em 1870, e o termo gene foi cunhado por Mendel em 1906 para descrever os fatores hereditários. Entretanto, até 1944, acreditava-se que apenas as proteínas apresentavam diversidade suficiente para transmitir informações tão complexas. Como os cromossomos, compostos de apenas quatro bases nitrogenadas, açúcar e fosfato, eram capazes de armazenar e transmitir as características de um organismo, só começou a ser compreendido quando Watson e Crick desvendaram a estrutura do DNA em 1953.

DUPLICAÇÃO DE DNA, TRANSCRIÇÃO E TRADUÇÃO

A unidade básica da molécula de DNA é o desoxirribonucleotídeo, constituído por uma base nitrogenada, um açúcar (desoxirribose) e um grupo fosfato. Duas fitas ou moléculas de DNA se ligam por meio de suas bases, originando uma dupla hélice. A ligação entre as bases depende da sua estrutura (p. ex.: uma purina sempre se liga a uma pirimidina) e do número de pontes de hidrogênio que se formam. Guanina (G) e citosina (C) são capazes de formar três pontes de hidrogênio entre si, enquanto adenina (A) e timina (T) se ligam apenas por duas pontes de hidrogênio.

Para se duplicar, as duas fitas de DNA do cromossomo precisam se separar e cada uma das fitas é copiada pela DNA polimerase, a qual segue incorporando desoxirribonucleotídeos (dNTP) usando como molde a fita-mãe. Como o pareamento entre as bases é específico, a nova fita que se forma é complementar à fita-molde, e o resultado final da duplicação são duas moléculas idênticas de DNA. A duplicação do DNA é, portanto, semiconservativa, pois cada nova molécula de DNA é formada por uma fita-molde preexistente e uma fita nova recém-polimerizada.

Para dar origem a uma proteína, a molécula de DNA é primeiro transcrita em miRNA. O miRNA é uma molécula de fita única que difere do DNA pelo tipo de açúcar presente na sua sua estrutura (ribose) e pela substituição da timina por outra pirimidina, a uracila (U). A enzima RNA polimerase utiliza o DNA como molde e vai incorporando ribonucleotídeos com bases complementares à sequência de bases do DNA. O processo de transcrição (DNA → RNA) ocorre no núcleo de células eucariontes. A fita de miRNA é transferida para o citoplasma, no qual é traduzida no ribossomo em proteína. Cada três bases nitrogenadas do miRNA, denominadas códon, são reconhecidas pelo maquinário de síntese proteica, e um aminoácido específico é incorporado à cadeia nascente. O código genético (combinação específica de três bases que representa cada aminoácido) é dito degenerado, pois cada um dos 20 aminoácidos é codificado por mais de um códon. Por exemplo, os códons UCU, UCC, UCA e UCG codificam para o aminoácido serina. Existem códons que sinalizam o fim da síntese proteica, não havendo nenhum aminoácido correspondente (*stop codons*). A sequência de aminoácidos de uma proteína é ditada, portanto, pelas bases do RNA, que, por sua vez, foi formado tendo como molde uma das fitas de DNA.

Além de originar o miRNA, que será traduzido em proteínas, o DNA origina RNA funcionais relacionados à síntese proteica: o RNA transportador (tRNA), responsável pelo reconhecimento do códon e pelo transporte do aminoácido correspondente; e o RNA ribossômico, que faz parte da estrutura do ribossomo. Os rRNA compõem 80% a 90% do RNA presente em uma célula. Outros tipos de RNA que não codificam proteína são transcritos a partir do genoma, os quais podem regular a expressão gênica por diversos mecanismos, como visto mais adiante. Nesse tipo de transcrito, estão inclusos os pequenos RNA nucleares, responsáveis pelo *splicing* de miRNA; os pequenos RNA nucleolares responsáveis pela edição de rRNA; microRNA; RNA não codificadores longos (lncRNA); e RNA não codificadores longos intergênicos (lincRNA).

Evidentemente, a duplicação, a transcrição e a tradução não ocorrem ao acaso. Há, em cada uma dessas etapas, diferentes possibilidades de controle do processo.[3]

ESTRUTURA DO GENE

A unidade funcional do genoma é o gene. Estima-se que o genoma humano contenha cerca de 30 a 40 mil genes. Em termos moleculares, um gene é definido como a sequência total de DNA necessária para a síntese de uma proteína funcional ou de molécula de RNA não codificador. No caso clássico de genes codificadores de proteínas, sua estrutura é composta não apenas da região codificadora da sequência de aminoácidos de uma proteína, mas também de uma região regulatória. A região regulatória ou promotora contém sequência específica de nucleotídeos que recebe sinais de outras partes do genoma ou do meio ambiente, permitindo a síntese do gene na hora correta ou em fase específica do desenvolvimento do organismo.

Os sinais de ativação são, em geral, formados por uma ou mais proteínas que se ligam a regiões regulatórias dos genes, controlando sua transcrição por meio da permissão ou impedimento da ligação da RNA polimerase que produzirá o miRNA.

A estrutura generalizada de um gene em eucariontes é exemplificada na Figura 1.1. A região de leitura contém toda a informação para a estrutura da proteína resultante. Essa região é flanqueada na sua extremidade 5' por uma região regulatória, onde proteínas se associam para iniciar a transcrição e controlar os níveis de transcritos e, na sua extremidade 3', por uma região que contém sinais para o término da transcrição. Em eucariontes, a região codificadora pode ser interrompida por sequências não codificadoras chamadas íntrons. Esses íntrons são transcritos com as sequências codificadoras (éxons), originando um transcrito primário, mas são posteriormente removidos do miRNA por um mecanismo conhecido por *splicing*. Assim, o miRNA que será traduzido em proteína no ribossomo é editado.

- Região promotora, responsável pela interação com a RNA polimerase e pelo início da transcrição. Existem sequências específicas ditas canônicas que são reconhecidas pela RNA polimerase na região promotora, como a *TATA box*. Sítios de ligação com fatores de trancrição específicos também estão presentes nessa região, possibilitando controlar os níveis de transcritos.
- Sítio de início de transcrição, também conhecido como *cap sequence* por representar a região 5' do RNA modificada após a transcrição. Essa sequência varia entre genes.
- Sítio de início de tradução, marcado pelo códon inicial ATG (metionina). No caso da β-globina, está situado a 50 pb do sítio de início de transcrição. Essa distância,

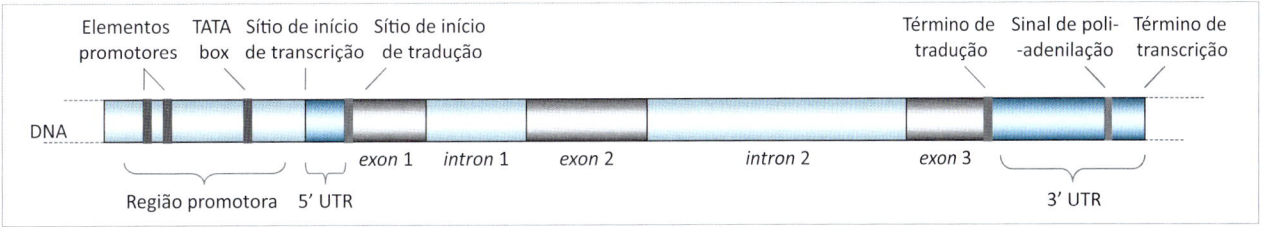

FIGURA 1.1. Representação do gene codificador da β-globina humana.

que não é constante entre os genes, representa uma região não codificadora chamada 5' UTR (*untranslated region*).
- **Open reading frame** (ORF), que pode ser traduzida como fase aberta de leitura, contém toda a informação para a estrutura da proteína resultante. É composta de sequências codificadoras (éxons) interrompidas por sequências não codificadoras (íntrons). Os íntrons são removidos durante o processamento do RNA primário.
- **Códon de término de tradução** (*stop codon*), ponto no qual o ribossomo se dissocia do RNA e a proteína é liberada do complexo. Existem pelo menos três diferentes códons de terminação: UAA, UAG e UGA (bases no RNA).
- **3' UTR**, assim como a região 5' UTR, é uma sequência transcrita em RNA, mas não é traduzida em proteína. A região 3' UTR inclui uma sequência rica em adenina, característica da extremidade 3' de RNA em células eucarióticas. Essa cauda poli-A confere estabilidade ao RNA e é importante para a sua translocação do núcleo para o citoplasma.

REGULAÇÃO DA EXPRESSÃO GÊNICA

Embora tenham genomas idênticos, os diferentes tipos celulares que compõem um ser humano sintetizam repertórios de proteínas distintos. Células altamente especializadas como miócitos, neurônios, eritrócitos e melanócitos expressam em determinados períodos apenas uma pequena fração dos seus genes (cerca de 3% a 5%). A quantidade de genes ativos no núcleo celular também varia ao longo do desenvolvimento ontológico e da diferenciação celular. O bom funcionamento desses processos depende de um minucioso controle dos genes a serem ativados, determinando o local e o momento apropriado para a sua ativação.

Genes são constantemente ativados e desativados por mecanismos variados, em resposta a sinais extra e intracelulares. Resposta inflamatória, vasodilatação, defesa contra patógenos, agregação, proliferação e diferenciação de células são exemplos de processos controlados por sinais bioquímicos que comunicam os meios extra e intracelular. Tais vias de sinalização compreendem a síntese, a liberação e o transporte de moléculas por células sinalizadoras, a detecção dessas moléculas sinalizadoras por receptores presentes em células responsivas e uma alteração do funcionamento celular em à resposta a sinalização e ao término do sinal.[4]

A molécula sinalizadora ou ligante (p. ex.: hormônio, neurotransmissor etc.) interage com um receptor específico. Receptores são classificados em três tipos principais: (1) aqueles que penetram na membrana plasmática com atividade enzimática intrínseca, como tirosina-quinases (p. ex.: receptores de insulina, PDGF e EGF), tirosina-fosfatases (p. ex.: CD45), serina/treonina-quinases (p. ex.: receptor para TGF-β) e guanilato ciclases (p. ex.: receptor de peptídeo natriurético); (2) receptores acoplados à proteína-G (p. ex.: receptores de glucagon, angiotensina, vasopressina, bradicinina e adrenalina), caracterizados pela presença de domínios transmembrânicos; e (3) receptores intracelulares, que, após ativação, migram para o núcleo celular, onde atuam como fatores de transcrição (p. ex.: receptores de estrógeno).

A interação com o ligante causa uma alteração conformacional no receptor, a qual desencadeia uma série de reações bioquímicas, incluindo a síntese de moléculas de sinalização intracelular, ou segundo mensageiros, como o AMP cíclico (cAMP). Dessa forma, o sinal é transmitido ao núcleo celular, culminando na ativação de fatores de transcrição e regulação de genes associados a respostas específicas (especificidade efetora).[5]

No entanto, respostas celulares variadas podem ocorrer mediante efeito de um mesmo ligante, ilustrando a complexidade do sistema de sinalização. Diferentes tipos de células podem ter receptores distintos para um mesmo ligante, sendo cada receptor associado a uma resposta celular característica. Um mesmo receptor pode, ainda, ser expresso em células distintas e a sua interação com o ligante disparar uma resposta diferente, dependendo da célula em questão. Esse é o caso do receptor da acetilcolina, presente em células acinares pancreáticas, células de músculo estriado e cardíaco. Mediante liberação de acetilcolina por neurônios adjacentes, as células acinares passam a secretar grânulos com enzimas digestivas. No caso das células musculares, pode haver estímulo (músculo esquelético) ou inibição (coração) de contração. Por sua vez, em determinadas células, uma mesma resposta efetora pode ser causada por mais de um tipo de interação ligante-receptor. O aumento da glicemia por degradação de glicogênio nos hepatócitos, por exemplo, pode ocorrer em resposta a glucagon ou epinefrina, mediante interação com seus respectivos receptores.

O alcance do sinal define basicamente três formas de sinalização: endócrina, parácrina e autócrina. Na sinalização endócrina, o ligante é um hormônio que atua em células-alvo situadas à distância das células responsáveis pela sua síntese. Em geral, os hormônios são transportados pela corrente sanguínea até o seu sítio de atuação. Hormônios lipofílicos, como os esteroides e os retinoicos, costumam se difundir por meio da membrana e interagem com receptores intracelulares. Porém, há hormônios dessa classe que também interagem com receptores de membrana, como no caso das prostaglandinas, importantes em doenças vasculares por modificarem a agregação de plaquetas e a adesão dessas à parede vascular. Hormônios hidrofílicos não conseguem se difundir pela membrana celular, portanto sua ação é mediada pela interação com receptores de superfície. Essa classe de hormônios inclui peptídeos (p. ex.: insulina, glucagon, fatores de crescimento em geral) e pequenas moléculas (p. ex.: epinefrina, histamina).

Na sinalização parácrina, o ligante atua apenas em células-alvo adjacentes às células responsáveis pela sua síntese. O estímulo à contração muscular pela liberação de neurotransmissores citada anteriormente é um exemplo desse tipo de sinalização. Diversos processos são regulados por sinalização parácrina durante o desenvolvimento ontológico. Na sinalização autócrina, a célula-alvo é a própria célula responsável pela liberação da molécula sinalizadora. Esse tipo de sinalização é frequente em células tumorais, as quais secretam fatores de crescimento que estimulam sua proliferação e o desenvolvimento do tumor. O mecanismo de ação de algumas moléculas, como a epinefrina e o EGF (*epidermal growth factor*), pode ocorrer via sinalização parácrina ou endócrina.

A resposta celular de mais longo prazo (minutos a horas) à sinalização externa envolve uma reprogramação na expressão do seu repertório de genes. Embora o controle da expressão gênica seja geralmente exercido em nível transcricional, a complexidade das células eucarióticas oferece outros estágios para que essa regulação ocorra.[6] De forma sucinta, a regulação da expressão gênica pode ser exercida ao longo das etapas descritas a seguir.

MODIFICAÇÕES NA CROMATINA

Seu grau de condensação afeta a disponibilidade das sequências gênicas ao maquinário transcricional. Sequências promotoras de genes inativos encontram-se frequentemente metiladas em certos resíduos de citidina. A metilcitosina ajuda a estabilizar os nucleossomos, impedindo o descondensamento do DNA na região promotora do gene e, com isso, sua interação com a RNA polimerase e fatores de transcrição.

A metilação do DNA é responsável pelo fenômeno conhecido por *imprinting* genômico: quando ambos os alelos materno e paterno estão presentes, porém apenas um deles se encontra ativo. Nucleossomos estáveis também são constituídos por histonas no estado não acetilado. Portanto, a desmetilação do DNA e a acetilação de histonas favorecem a trancrição do RNA por relaxarem a estrutura do DNA na região gênica.

INÍCIO DA TRANSCRIÇÃO

Elementos promotores e sequências *enhancers/repressors* determinam a interação com fatores de transcrição, proteínas ativadoras ou inibidoras que alteram a estabilidade entre a RNA polimerase e o promotor do gene a ser transcrito.

Durante o desenvolvimento embrionário, a expressão de genes codificadores de globina (proteína precursora da hemoglobina) é regulada em nível transcricional. Genes distintos são ativados e desativados ao longo do desenvolvimento. Nas primeiras duas semanas, a globina é expressa no saco gestacional. A partir da quinta semana, a globina passa a sê-lo em células progenitoras de hepatócitos e, após o nascimento, em progenitores hematopoiéticos da medula óssea. As cadeias alfa e beta da globina são codificadas por genes situados nos cromossomos 16 e 11, respectivamente. Uma sequência *enhancer* conhecida por LCR (*locus control region*) modula a expressão de genes alfa no cromossomo 16. Alterações na expressão de genes para globina podem causar depleção de hemoglobina e consequente diminuição da oxigenação, como no caso das talassemias.

PROCESSAMENTO DO RNA

A estabilidade do transcrito primário de RNA perante nucleases determina sua meia-vida e disponibilidade para tradução. Uma rápida degradação do miRNA também pode ser mediada por microRNA, os quais interagem com sítios específicos presentes principalmente na região 3' UTR de certos miRNA. Além disso, durante a remoção de íntrons, formas alternativas de *splicing* podem gerar diferentes proteínas a partir de um mesmo gene.

O transcrito primário do gene para fibronectina, por exemplo, sofre *splicing* alternativo, gerando duas isoformas de fibronectina com capacidades distintas de adesão a superfícies celulares. Nos fibroblastos, o miRNA para fibronectina contém dois éxons adicionais (EIIIA e EIIIB) que codificam o domínio proteico responsável pela interação com receptores de membrana. Nos hepatócitos, o processamento do transcrito primário elimina esses éxons do miRNA (Figura 1.2). Dessa maneira, a fibronectina hepática não tem a mesma capacidade de adesão que a de origem fibroblástica, sendo encontrada em maior proporção na circulação.

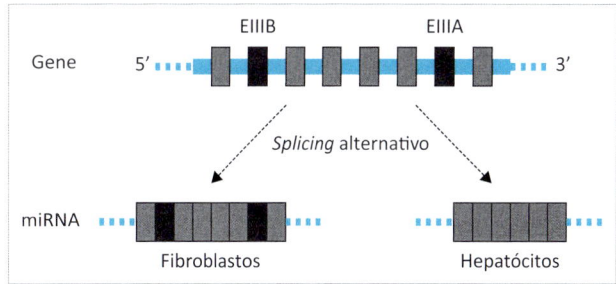

FIGURA 1.2. Síntese de isoformas de fibronectina por *splicing* alternativo. A estrutura do gene da fibronectina (cerca de 75 kb) encontra-se abreviada e fora de escala, em que éxons e íntrons são representados por quadrantes e pela linha azul, respectivamente. Em hepatócitos, os éxons EIIIA e EIIIB, codificadores do domínio proteico responsável pela interação com receptores de membrana, são removidos durante a maturação do miRNA.

INÍCIO DA TRADUÇÃO

Devido à presença de múltiplos códons para metionina, o reconhecimento do exato códon de iniciação de tradução pelos ribossomos pode afetar a expressão do produto gênico. A tradução de determinados miRNA também pode ser bloqueada pela ligação com microRNA ou com proteínas regulatórias em regiões específicas na extremidade 5' ou 3' do miRNA, impedindo sua interação com os ribossomos. Certas proteínas controladoras dos níveis plasmáticos de ferro sofrem esse tipo de regulação. É o caso do receptor de transferrina, uma proteína de membrana que se acopla à transferrina para mobilizar ferro ao meio intracelular. O miRNA do receptor de transferrina tem sequências conhecidas por IRE (*iron response elements*) na sua região 3' UTR, as quais formam estruturas secundárias que são reconhecidas por proteínas específicas, as IRBP (*iron response element binding proteins*). As IRBP têm alta afinidade com o ferro. Em baixas concentrações desse metal, a IRBP livre de ferro interage com as sequências IRE no miRNA, inibindo sua degradação. Essa interação proteína-RNA ajuda, portanto, a estabilizar o miRNA, aumentando a síntese de receptor de tranferrina para maior aporte de ferro nas células. Quando há excesso desse metal, a IRBP complexada a ferro não interage com o miRNA, o qual não é traduzido, ficando suscetível à degradação. Dessa maneira, a síntese de receptor de transferrina é inibida.

A expressão da ferritina, proteína quelante que evita concentrações tóxicas de ferro intracelular, é regulada por mecanismo semelhante. O miRNA para ferritina também tem sequências IRE na sua região 5' UTR. Em baixas concentrações de ferro, a IRBP livre interage com o miRNA; porém, esse complexo proteína-RNA não favorece a tradução do miRNA, inibindo a síntese de ferritina. Logo, quando a concentração de ferro se torna excessiva, a IRBP complexada não interage com o miRNA da ferritina, a qual passa a ser produzida, prevenindo, então, que o ferro atinja níveis tóxicos nas células.

Muitos antibióticos, como cloranfenicol, tetraciclina, estreptomicina e eritromicina, são inibidores da tradução proteica em procariontes. Da mesma maneira, certas toxinas, como puromicina, ricina e toxina diftérica, atuam como inibidores da síntese proteica em eucariontes.

PÓS-TRADUÇÃO

A atividade de proteínas pode ser modulada por modificações químicas, como fosforilação de aminoácidos, glicosilações, acetilações (p. ex.: histonas), formação de pontes dissulfeto, entre outras. O ácido acetilsalicílico pode inibir a agregação plaquetária devido a um mecanismo de ação pós-traducional. A droga causa acetilação da enzima prostaglandina H_2 sintase (ciclo-oxigenase), enzima responsável pela síntese de tromboxano A2, inibindo sua atividade.

Uma das modificações químicas mais comuns é a fosforilação de proteínas. O estado fosforilado é temporário, determinado pela adição e por posterior remoção de grupamentos fosfatos por enzimas quinases e fosfatases, respectivamente. Nas células animais, os resíduos que podem ser fosforilados são a serina, a treonina e a tirosina, em ordem decrescente de frequência. As enzimas hepáticas glicogênio sintase e glicogênio fosforilase são reguladas por serina/treonina-quinases. A fosforilação ocorre em resposta à liberação de glucagon pelo pâncreas. No estado fosforilado, a atividade da sintase é inibida, enquanto a atividade da fosforilase é aumentada, propiciando uma elevação dos níveis de glicose hepática no sangue. Embora menos comum, a fosforilação em resíduos de tirosina também é importante, como no controle da atividade de receptores de fatores de crescimento celular.

Outro tipo de modificação química relevante é a glicosilação. A membrana celular apresenta muitas glicoproteínas essenciais aos processos de comunicação celular, manutenção da estrutura celular e reconhecimento pelo sistema imunológico. Glicoproteínas séricas e glicolipídeos de membrana são os antígenos determinantes do sistema sanguíneo ABO. Outras glicoproteínas de membrana são utilizadas como portas de entrada de vírus nas células do sistema imune. Receptores do tipo quimiocinas, como o CXCR4 e o CCR5, são reconhecidos pelo vírus HIV e por vírus da família Poxviridae (vírus do sarampo, catapora etc.) graças à presença de glicoproteínas.

Defeitos no metabolismo de glicoproteínas estão associados a certos quadros clínicos, podendo acarretar defeitos neurológicos primários (p. ex.: β-manosidose) ou retardo mental progressivo e comprometimento da fala e do desenvolvimento motor (p. ex.: aspartil glicosaminúria, mucolipidose I). A degradação de glicoproteínas ocorre nos lisossomos pela ação de glicosidases. Algumas desordens hereditárias, conhecidas por doenças de armazenamento lisossomal, resultam de alterações em genes codificadores dessas enzimas, que acarretam um acúmulo de metabólitos devido à degradação incompleta de glicoproteínas (p. ex.: doença de Sandhoff-Jatzkewitz).

Além de modificações químicas, a ação biológica das proteínas depende do transporte intracelular e de sua suscetibilidade a proteases. Proteínas como as **ciclinas**, que regulam o ciclo celular, têm meia-vida extremamente curta, determinada pela sua degradação pelo sistema ubiquitina-proteassomo. Mutações que causam impedimento da degradação de ciclinas por esse sistema acarretam descontrole do ciclo celular, o que pode desencadear processos de transformação maligna.

ORGANIZAÇÃO E FUNCIONAMENTO DO GENOMA
MAPEAMENTO DO GENOMA

O tamanho total do genoma humano está estimado em 3,2 Gb (gigabases = bilhões de bases), dos quais 2,95 Gb correspondem à eucromatina. Essa grande quantidade de DNA se encontra empacotada em 23 pares de cromossomos, os quais apresentam uma densidade variada de genes. Na realidade, os genes compõem apenas uma pequena fração do genoma (3%). A maior parte do genoma humano (cerca de 97%) é constituída por sequências de DNA que não codificam proteínas, como os íntrons e as regiões intergênicas.[7] Estudos atuais, entretanto, apontam que cerca de 56% do genoma humano gera transcritos de RNA não codificadores de proteína.[8]

No genoma eucariótico, cerca de 25% a 50% dos genes codificadores de proteína estão presentes em cópia única, como o codificador de lisozima, enzima que cliva polissacarídeos da parede celular bacteriana, encontrada nas lágrimas para manter a esterilidade do olho. Esses genes, separados por regiões intergênicas, se encontram embebidos em um complexo de sequências de DNA altamente repetitivas. Essas sequências repetidas podem ser funcionais, incluindo genes presentes em mais de uma cópia e também genes de sequências muito similares, originados por duplicações de genes ancestrais. Esses genes constituem famílias multigênicas e podem estar dispersos ao longo do genoma ou agrupados em série (arranjo chamado em *tandem*). O grupo de genes codificadores de histonas é um exemplo de família gênica com esse tipo de arranjo. Os genes para as histonas H1, H2B, H2A, H4 e H3 apresentam sequências similares, sendo localizados próximos uns dos outros, em configuração repetida em série ao longo do cromossomo. Sequências repetidas funcionais também incluem aquelas que não codificam proteínas ou RNA, mas desempenham função definida, como as presentes nos telômeros. Trata-se de repetições TTAGG encontradas nas extremidades dos cromossomos que evitam o seu encurtamento ao longo das sucessivas replicações (processo associado ao envelhecimento celular).

Estimativas mais atuais indicam que parte significativa do genoma humano esteja dedicada a alguma função regulatória. Cerca de 400 mil regiões genômicas não codificadoras de proteínas apresenta características semelhantes a sequências *enhancers*, enquanto mais de 70 mil regiões apresentam características de promotores gênicos.

Grande parte da função do DNA repetitivo, categoria que inclui sequências de DNA geralmente presentes em um número maior de cópias que as famílias multigênicas, ainda é desconhecida. Algumas dessas sequências são longas e dispersas ao longo do genoma, como as de transpósons, capazes de originar cópias adicionais de si mesmos e se inserir em uma nova localização no cromossomo. Outras sequências são curtas e repetidas em *tandem* (em série). Originalmente, esses DNA repetidos em *tandem* foram isolados por centrifugação em gradiente de ClC. O DNA repetitivo possui densidade diferenciada e, portanto, migra em regiões distintas no tubo de centrífuga, separadas do DNA restante, formando bandas satélites. Por esse motivo, essas regiões repetidas em *tandem* são conhecidas por DNA satélite (Figura 1.3).

O DNA satélite representa cerca de 10% a 15% do genoma de mamíferos e é classificado em três tipos de acordo com a sua extensão em cada sítio:

- **DNA satélite regular:** 100 mil a 1 milhão pb (geralmente encontrado na heterocromatina, em regiões altamente compactas ao redor dos centrômeros);
- **DNA minissatélite:** 100 a 100 mil pb (classe especial cujo número de repetições ao longo do genoma varia de indivíduo para indivíduo). Por isso, esses minissatélites são chamados VNTR (*variable number tandem repeats*);
- **DNA microssatélite:** 10 a 100 pb (dinucleotídeos repetidos).

Esse conhecimento tem sido utilizado na prática para diferentes propósitos. Quando o DNA é fragmentado pela ação de enzimas de restrição, os diversos fragmentos de DNA podem ser separados por eletroforese (de acordo com o seu tamanho) e, posteriormente, imobilizados em um suporte, em geral uma membrana de náilon. Esses fragmentos podem ser hibridados ou ligados, de acordo com o pareamento de bases proposto por Watson & Crick, a uma sonda de DNA (fragmento curto de DNA), por exemplo, uma sequência repetida do tipo VNTR, marcada radioativamente. A autorradiografia resultante desse procedimento (chamado *Southern blot*) mostrará um padrão de bandas que representam fragmentos de DNA que se ligaram à sonda. Como o número de repetições em *tandem* do tipo VNTR varia de pessoa para pessoa, cada indivíduo terá um padrão de bandeamento específico ou DNA *fingerprint* (uma legítima

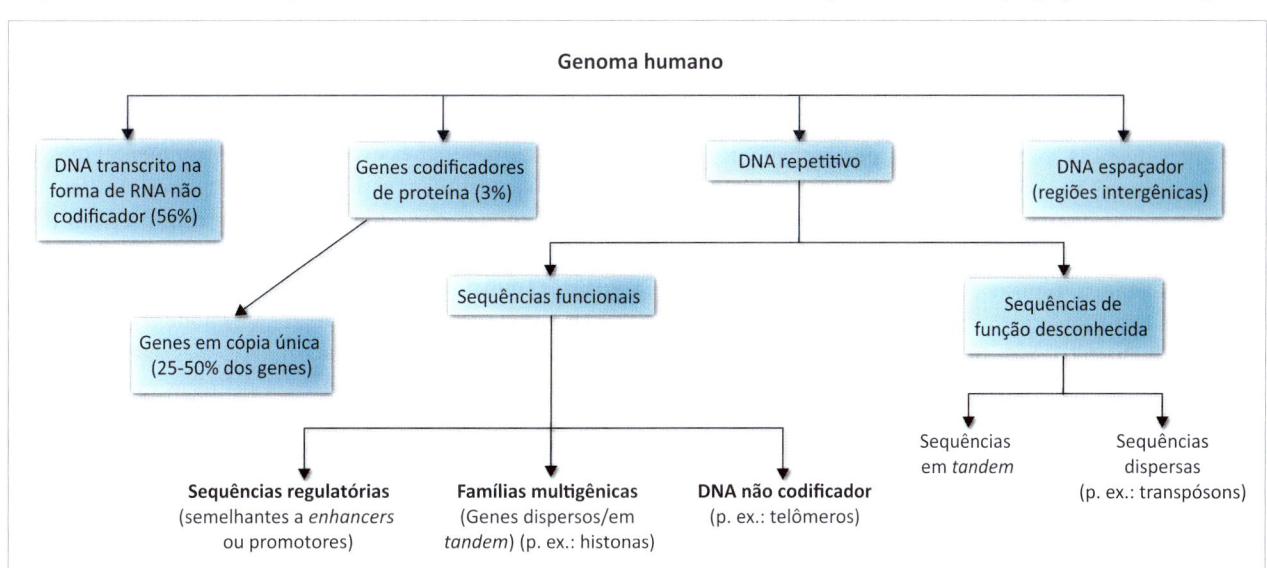

FIGURA 1.3. Composição do genoma humano.

impressão digital molecular). Esse procedimento é amplamente aplicado em medicina forense. Por exemplo, em uma investigação criminal, o DNA de uma mancha de sangue ou sêmen pode ser extraído e seu padrão de bandas comparado com o de indivíduos suspeitos. O mesmo princípio se aplica aos testes de paternidade.

O genoma também tem pseudogenes, sequências genômicas com estrutura semelhante à de genes, porém não funcionais. Até o momento, se encontram anotados 11.224 pseudogenes no genoma humano, classificados como: i) pseudogenes duplicados a partir de genes funcionais; ii) pseudogenes unitários, derivados de genes funcionais com mutações disruptivas; e iii) pseudogenes processados, oriundos da retrotransposição de transcritos de genes funcionais. A maioria dos pseudogenes humanos é do tipo processado. Surpreendentemente, estudos recentes revelaram que cerca de 876 desses pseudogenes se encontram ativos, podendo interferir na expressão de genes codificadores de proteínas.[9]

Muitas formas de atuação de pseudogenes na regulação de seus respectivos genes parentais foram descobertas em células cancerosas. Certos pseudogenes, como o *MYLKP*, produzem RNA não codificador capaz de afetar a estabilidade do RNAm do respectivo gene funcional. Outros pseudogenes também podem produzir RNA não codificador antisense. Esse é o caso do pseudogene *POU5F1B*, cuja atividade transcricional foi recém-descoberta, codificando um fator de transcrição semelhante ao fator de pluripotência OCT4 ativo em células-tronco embrionárias. O transcrito antisense de *POU5F1B* inibe a expressão de OCT4. Uma expressão aberrante de *POU5F1B* foi identificada em câncer gástrico e correlacionada com prognóstico desfavorável.[10] Pseudogenes como o *PTENP1* também podem competir com seu gene parental (nesse caso, o supressor tumoral PTEN) pela ligação com microRNA, afetando, assim, a regulação do gene funcional. O genoma humano também possui genes com atividade parcial, decorrentes de elementos genômicos em processo de ganho ou perda de função, embora pouco ainda se saiba sobre esses mecanismos.

FATORES GENÉTICOS DE RISCO

Muitas doenças comuns resultam de uma complexa interação entre múltiplos genes e fatores ambientais relacionados ao estilo de vida. Além de conferir suscetibilidade diferenciada a doenças e determinar a sua gravidade, fatores genéticos afetam a resposta do organismo a um fármaco ou terapia, os quais estão associados aos efeitos causados pela expressão diferencial de certos genes, por grandes alterações cromossômicas e por mutações ou rearranjos em genes e/ou regiões regulatórias.

TRANSCRIPTOMA E PROTEÔMICA

A população total de RNA transcritos em uma célula, em determinado tempo e sob condição específica, é chamada transcriptoma. Da mesma forma, proteoma refere-se ao conjunto total de proteínas existentes em uma célula, em tempo e condição definidos. A composição do transcriptoma, assim como a do proteoma, é transitória e variável de acordo com o tipo de célula. Embora os transcritos sejam traduzidos em proteínas, a composição do proteoma não retrata necessariamente a do trancriptoma devido a velocidades e eficiências distintas de trancrição e tradução. Como visto anteriormente, um transcrito de RNA pode ou não ser traduzido em proteína (regulação pós-transcricional), dependendo da sua estabilidade. Além disso, mediante *splicing* alternativo, um único transcrito primário de RNA pode gerar mais de um tipo de proteína. Em média, é estimado que cada lócus gênico gere seis transcritos alternativos.

Transcriptoma e proteoma refletem, portanto, a expressão do genoma de uma célula durante um estado definido. Desenvolvimentos tecnológicos recentes no campo da biologia molecular e da robótica permitem monitorar a expressão de milhares de genes humanos simultaneamente, favorecendo a descoberta de genes relevantes à etiologia, à patogênese, ao prognóstico ou a graus de gravidade de doenças, a rotas metabólicas e respostas a medicamentos. Os *chips* de DNA, disponíveis comercialmente, consistem em moléculas de cDNA ou oligonucleotídeos (fragmentos representando a sequência específica de genes distintos), arranjados ordenadamente em um suporte sólido (p. ex.: lâmina de vidro). Com esses microarranjos de DNA (*DNA microarrays*), é possível monitorar simultaneamente a expressão de milhares de genes em um único ensaio de hibridação, oferecendo a vantagem de levantar grande volume de dados em um espaço de tempo relativamente curto. Tecnologias mais modernas de sequenciamento de nova geração também permitem o sequenciamento de transcritos de RNA (RNAseq), cuja análise bioinformática complementar oferece informações de quantidade e qualidade (existência de variantes) de transcritos.

Tais ferramentas têm sido empregadas no refinamento do diagnóstico, no desenvolvimento de índices prognósticos e na descoberta de novos alvos terapêuticos em doenças complexas, como o câncer.[11] Essa abordagem permite identificar em larga escala um número significativo de marcadores tumorais (genes expressos diferencialmente) que, em conjunto, constituem assinaturas moleculares. As assinaturas moleculares permitem discriminar com precisão tipos ou subtipos de tumores, nem sempre distinguidos com as análises tradicionais. Propriedades como propensão a metástases ou sensibilidade a tratamentos podem ser reveladas com o diagnóstico do tumor primário e essas informações utilizadas como base para decisões clínicas específicas em cada caso.

As assinaturas moleculares de determinada célula ou tecido, em uma situação patológica (p. ex.: câncer), podem ser obtidas por diferentes estratégias experimentais: i) pela comparação da expressão de genes e RNA não codificadores em células tumorais e células sadias de um mesmo tecido, para esclarecer diferenças e similaridades entre ambos os fenótipos; ii) pelo acompanhamento da expressão de genes e RNA não codificadores ao longo da progressão maligna, para elucidar os eventos que marcam os diferentes estágios da doença; e iii) pela identificação de marcadores em tumores submetidos a quimioterápicos, para classificação quanto à resposta a determinada terapia.

Têm sido obtidos avanços nessa área em pesquisas com tumores frequentes, como os de mama – cerca de 170 genes marcadores de tumor de mama foram identificados por microarranjos de DNA; desses, a expressão de um grupo de 12 genes pode ser detectada por reação da transcriptase reversa-reação em cadeia da polimerase (RT-PCR) em tempo real em células tumorais disseminadas no sangue de pacientes com câncer de mama, com diagnóstico acurado em cerca de 80% dos casos. Um produto comercialmente disponível, MAMMAPRINT®, se baseia em 70 genes marcadores implicados não apenas no diagnóstico, mas também no prognóstico do câncer de mama. A alta expressão de parte desses genes no tumor está associada a um prognóstico ruim, caracterizado pelo desenvolvimento de metástases nos primeiros cinco anos após o diagnóstico inicial. A maioria desses genes associados a metástases está envolvida no controle do ciclo celular, adesão, angiogênese e transdução de sinal. A detecção da assinatura molecular associada ao prognóstico ruim em mulheres de idade inferior a 55 anos com câncer de mama linfonodo-negativo indica uma chance 30 vezes maior de desenvolvimento de metástases. A porcentagem de acerto de prognóstico utilizando esses parâmetros é de 83%.

O emprego de microarranjos de DNA e RNAseq na caracterização de assinaturas moleculares pode ser ampliado para diversos outros tipos de tumores complexos ou de difícil classificação, permitindo a identificação precisa dos diferentes tipos de câncer e a avaliação precoce do estágio de desenvolvimento da doença. O mesmo pode ser obtido com *chips* de proteínas ou outras ferramentas, como eletroforese bidimensional e espectrometria de massa, para a análise do proteoma celular e a identificação de marcadores. Na medicina moderna, a tendência é a de que, cada vez mais, esse tipo de análise molecular baseada na expressão de um grupo específico de marcadores venha a ser incorporado nos procedimentos rotineiros, propiciando uma terapia personalizada e, com isso, um tratamento mais eficaz de doenças complexas variadas.

MUTAÇÕES E POLIMORFISMOS

Embora o gene seja considerado uma unidade estável, sua sequência pode sofrer alteração envolvendo apenas uma base (mutação pontual) ou afetando regiões maiores por meio de rearranjos cromossômicos, deleções ou transferência de material genético.[6] A mutação pontual pode ocorrer em uma região não codificadora e que não interfira na regulação do gene ou não resultar na alteração do aminoácido codificado. Por exemplo, os códons UGU e UGC codifica para um mesmo aminoácido, uma cisteína, e, portanto, uma mutação na terceira base do códon (A → G no DNA) não altera a proteína. Este tipo de evento é conhecido por mutação silenciosa, pois ocorre apenas na molécula de DNA. Existe, ainda, a possibilidade de a alteração na sequência proteica não afetar a sua atividade aparente, caso em que a mutação é considerada neutra. Esse tipo de variação na população é chamado polimorfismo genético. O sequenciamento do genoma humano revelou a existência de um tipo comum de substituição, conhecido por polimorfismo de nucleotídeo único (*single nucleotide polymorphism* – SNP), que ocorre aproximadamente em intervalos de 300 nucleotídeos. Como apenas cerca de 3% do DNA genômico representa regiões codificadoras de proteínas, a probabilidade de ocorrência de SNP dentro de sequências gênicas, com alteração da função biológica dos respectivos produtos proteicos, é baixa. De fato, SNP associadas à predisposição para doenças humanas são mais frequentes em regiões não codificadoras do genoma, sendo 88% das SNP presentes em íntrons ou regiões intergênicas. Uma análise com 4.492 SNP, anotadas no catálogo de GWAS do NHGRI (National Human Genome Research Institute), demonstrou que 12% delas se encontram em regiões reconhecidas por fatores de transcrição e 34% estão presentes em outras regiões regulatórias (sítios hipersensíveis à DNase I).[8]

Assim, é possível que SNP no genoma não codificador apresente efeitos funcionais, com impacto no desenvolvimento de doenças humanas. De fato, cinco SNP associadas à doença de Crohn estão localizadas em sítios de ligação ao fator de transcrição GATA-2. Em linfócitos T (Th1 e Th2), outras oito SNP associadas a doenças inflamatórias estão presentes em sítios regulatórios na região cromossômica 5p13.1. O padrão único de SNP encontrado no material genético de cada indivíduo serve como um marcador biológico e pode ser útil para mapear os fatores genéticos possivelmente associados à predisposição para doenças.

Algumas vezes, o polimorfismo existente na população pode ser utilizado para avaliação do prognóstico de uma doença. Um bom exemplo é a diferença de suscetibilidade encontrada na população à infecção pelo HIV. Estudos envolvendo pessoas expostas múltiplas vezes a esse vírus e que não desenvolvem a doença mostraram que algumas variantes genéticas de receptores celulares que controlam a entrada do HIV na célula fazem com que esses portadores sejam naturalmente resistentes a essa infecção.

De fato, um dos grandes desafios atuais é compreender quais genes são responsáveis por uma predisposição diferenciada ao desenvolvimento de doenças, as interações e a importância relativa de cada gene envolvido e como suas funções são afetadas por eventuais mutações. Informações detalhadas e atualizadas sobre fatores genéticos associados a doenças podem ser encontradas em banco de dados como o OMIM™ (Online Mendelian Inheritance in Man™), o RefSeq

(The Reference Sequence), o dbSNP (databank for Single Nucleotide Polymorphism) e no *site* do National Center for Biolotechnology Information (http://www.ncbi.nlm.nih.gov/).

Embora o código genético seja degenerado, algumas vezes a troca da terceira base do códon resulta, de fato, no reconhecimento de um aminoácido diferente. Assim, os códons UGU e UGC codificam para cisteína, mas, se a terceira base sofrer uma mutação e o códon se alterar para UGG, o aminoácido a ser incorporado será o triptofano. Quando a mutação resulta, por um lado, em mudança do aminoácido, ela é dita *missense*. Se, por outro, a mutação resultar no códon UGA, um *stop codon*, ele será interpretado como um sinal de parada de tradução e a síntese proteica será abortada prematuramente, resultando em uma proteína truncada, menor que a original. A mutação que dá origem a um códon de parada de síntese proteica é dita *nonsense*. Tanto as mutações *missense* quanto as *nonsense* alterarão em diferentes graus a função proteica ou até mesmo resultarão em sua total inativação, dependendo da região onde ocorreu a mutação na cadeia polipeptídica.

A perda total ou parcial da função proteica também pode ocorrer quando há uma alteração na fase de leitura do miRNA (*frameshift*). A síntese proteica se inicia em um ponto específico do miRNA e o código genético traduz um triplete (três bases sequenciais) em um aminoácido. Assim, quando ocorre a deleção ou inserção de uma ou mais bases que não sejam múltiplas de três, a leitura da mensagem sai de fase (Figura 1.4) e um polipeptídeo completamente diferente passa a ser sintetizado ou, ainda, um *stop codon* pode se formar.

miRNA original	AUG	ACU	A<u>A</u>U	AAU	AGU	AGG	GCU
peptídeo	Met	Thr	Asn	Asn	Ser	Arg	Ala
miRNA mutante	AUG	ACU	AUA	AUA	GUA	GGG	CU...
peptídeo	Met	Thr	Ile	Ile	Val	Gly	.....

FIGURA 1.4. Mutação do tipo *frameshift*. A base adenina, que aparece sublinhada no miRNA original, foi deletada no mutante, alterando a fase de leitura do miRNA e originando um polipeptídeo completamente diferente a partir daquele ponto.

Entre as mutações que envolvem regiões maiores dos genes, estão os eventos de translocação, trocas recíprocas de fragmentos entre dois cromossomos responsáveis, muitas vezes, pela ativação de proto-oncogenes. Um dos casos mais bem caracterizados de translocação recíproca é o do cromossomo Filadélfia, detectado em pacientes que desenvolvem leucemia mieloide crônica.

Elementos genéticos móveis, como os retrotranspósons, estão amplamente dispersos no genoma humano, e, embora muitos desses elementos sejam defectivos, existem indicações de sua atividade recente. O L1, a família de transpósons mais abundante do genoma humano, foi descrito, por exemplo, como responsável por um caso de hemofilia A, após um evento de inserção recente. É sugerido, no entanto, que o impacto da transposição desses elementos no genoma humano seja pequeno devido à baixa taxa de amplificação observada, mas não se pode negar sua importância na determinação da estrutura e da organização do genoma humano.

A inserção de vários vírus no genoma humano também é observada e seu papel na patogênese de algumas doenças, principalmente câncer, ainda é motivo de intensa investigação. É o caso do HPV (*human papiloma virus*), responsável pela maioria dos casos de câncer cervical uterino, e do HTLV-I (*human T-cell leukemia virus I*), cuja inserção foi detectada em genes relacionados ao ciclo celular em 52% de um tipo específico de leucemia.

Nos estados patológicos resultantes de mutação genética, a terapia gênica pode ter ação importante, com muitos exemplos já descritos na literatura. Cópias corretas do gene afetado são clonadas em vetores virais, passando a ter expressão controlada pelo promotor viral. Esse material genético é introduzido *in vitro* em células somáticas do indivíduo afetado, principalmente fibroblastos, hepatócitos e linfócitos medulares, na tentativa de minimizar os efeitos de doenças como β-talassemia, hemofilia B e imunodeficiência combinada severa (SCID), cujos respectivos genes defeituosos codificam β-globina, fator IX e adenosina deaminase/nucleosídeo fosforilase. Esse procedimento, entretanto, não se aplica a doenças com transferência hereditária multifatorial como diabetes, asma e câncer, em que mutações variadas podem ocorrer em mais de um gene relevante à suscetibilidade e ao desenvolvimento da doença.

FARMACOGENÔMICA

A variação interindividual na resposta a fármacos tem um componente genético. Diferenças nas sequências de DNA que codificam ou alteram a expressão de proteínas-alvo da ação de drogas podem contribuir significativamente para essa variação. A identificação de genes envolvidos na resposta a fármacos começou nos anos 1950, pela investigação de padrões de herança e do componente étnico na resposta anormal a determinados fármacos. Esse trabalho foi consolidado por estudos bioquímicos entre os anos 1960 e 1970 e moleculares entre os anos 1980 e 1990. Isso permitiu associar polimorfismos genéticos aos padrões individuais de resposta a determinados fármacos. Um exemplo conhecido é o dos alelos do gene TPMT, que codifica a tiopurina S-metil-transferase (TPMT), uma enzima que influencia o metabolismo da mercaptopurina e da azotiopurina, fármacos usados como imunossupressores e antineoplásicos. Pacientes homozigotos para deficiência de TPMT podem ser tratados com doses muito baixas dessas drogas (cerca de 10 a 20 vezes menos do que a dose convencional), enquanto as doses usualmente empregadas podem representar risco de vida para esses indivíduos.

A detecção de SNP que causam a deficiência de TPMT foi um dos testes genéticos pioneiros de predição de transporte e metabolismo de drogas. Atualmente, o mercado oferece testes semelhantes baseados na detecção de polimorfismos em mais de 200 genes codificadores de enzimas de metabolismo de drogas ou transportadores de drogas. Além de SNP, esses ensaios se baseiam na detecção de polimorfismos de múltiplos nucleotídeos (*multinucleotide polymorphisms* – MNP), bem como inserções ou deleções de nucleotídeos (InDels).[12]

Além de polimorfismos que influenciam diretamente o metabolismo ou o transporte de fármacos no organismo, há os que modulam a reposta a determinados tratamentos ou a seus efeitos coleterais. Por exemplo, variações alélicas no gene *APOE* interferem na ação das **estatinas** no controle da aterosclerose e de eventos cardiovasculares isquêmicos.[13] A resposta de gliomas à terapia antiangiogênica está associada a SNP nos genes *VEGF* e *VEGFR2*.[14] Polimorfismos dos genes do fator V e da protrombina aumentam o risco de trombose venosa profunda e trombose venosa cerebral em mulheres que usam contraceptivos orais.[15]

No entanto, é preciso reconhecer que a maior parte da variabilidade fenotípica na resposta a fármacos não pode ser atribuída a polimorfismos em determinado gene. Uma alternativa é o estudo integrado de variações em um conjunto de genes conhecidos com ação sobre determinada via metabólica. Isso foi feito para a família do citocromo P450, importante no metabolismo de muitas drogas, revelando diferenças étnicas na frequência de alguns polimorfismos e, ao mesmo tempo, um balanceamento nos efeitos protetores e de risco que não se presta a um uso clínico rotineiro dessa informação. Cabe notar que todas essas abordagens dependem da identificação de genes/*loci* candidatos e do estudo de SNP ou outras alterações na sequência de DNA. Esse é o paradigma clássico da genética e, portanto, os estudos até aqui mencionados são da área de farmacogenética. A possibilidade de estudar alterações qualitativas e quantitativas em larga escala em resposta a um fármaco, como as presentes no transcriptoma ou no exoma, só veio com o advento e a modernização das tecnologias genômicas – esse avanço marcou a transição da farmacogenética para a farmacogenômica. Como a maioria das respostas a fármacos está sob controle poligênico (vários genes em diferentes cromossomos), a abordagem farmacogenômica logo se revelou muito promissora.

A farmacogenômica vale-se de métodos de análise global do genoma: microarranjos de DNA; sequenciamento de genoma e de exoma; e demais técnicas de análise da variabilidade genômica total e proteômica. A vantagem é a possibilidade de correlacionar variação da expressão gênica, haplótipos de SNP ou diferenças no perfil de proteínas com efeitos funcionais do fármaco. Um ponto crítico é a escolha dos tecidos que serão estudados, onde deve ocorrer a ação do fármaco e/ou seu metabolismo. Para que esses estudos produzam resultados significativos é imprescindível que os pacientes sejam uniformemente tratados e avaliados, de forma que seja possível identificar com segurança os fenótipos de respondedores e não respondedores.

Quando estudos de farmacogenômica revelam que um gene ou, mais comumente, um grupo de genes está associado a padrões de resposta a determinada droga, é preciso validar esse resultado por meio de estudos epidemiológicos moleculares de associação genótipo-fenótipo, que podem ser executados *in vivo* ou *in vitro* (cultura de tecidos), afastando, assim, associações fortuitas, derivadas do grande número de transcritos ou proteínas sob análise.

A farmacogenômica está revitalizando a descoberta e o desenvolvimento de fármacos por permitir a identificação de novos alvos terapêuticos e de fármacos específicos para subpopulações de pacientes de diferentes etnias. Os melhores exemplos nesse campo ainda estão na oncologia. As assinaturas moleculares de tumores, em que os transcriptomas do tumor e de tecido normal adjacente são comparados, bem como de tumores do mesmo tipo com graus variados de malignidade, têm identificado novos alvos terapêuticos e subpopulações de pacientes nos quais diferentes assinaturas correpondem a diferentes prognósticos. Herceptina, um anticorpo monoclonal para tratamento do câncer de mama dirigido à proteína de superfície HER2/neu, foi desenvolvido a partir da constatação de que essa proteína tem expressão aumentada em cerca de 25% dos tumores de mama, servindo para essa subpopulação de pacientes.[16] Outra aplicação relevante é o uso das assinaturas moleculares para avaliar a resposta do paciente ao fármaco ou à combinação de fármacos antitumorais.

Os estudos de polimorfismos genéticos que favorecem efeito adversos de drogas ganharam novo impulso com a farmacogenômica. Em estudos de fase III, é comum a obtenção de DNA genômico dos pacientes para excluir voluntários cujas características genotípicas os enquadrem como muito suscetíveis aos efeitos tóxicos do fármaco sob teste. Diferenças entre grupos étnicos na resposta ao efeito terapêutico de fármacos também têm sido avaliadas dessa forma, embora ainda seja difícil determinar o peso do componente genético *vis-à-vis* às diferenças de dieta e estilo de vida.

A farmacogenômica permite o desenvolvimento de uma terapia baseada em diferenças individuais e reduz o erro e o risco em medicina. Nesse contexto, é importante assegurar que o paciente esteja protegido contra o mau uso da informação genética e que o custo de terapias individualizadas seja contemplado pelo sistema de saúde. Certamente, esse custo será compensado pela redução de eventos adversos e por melhores resultados terapêuticos.

REFERÊNCIAS BIBLIOGRÁFICAS

1. Bartel DP. MicroRNAs: genomics, biogenesis, mechanism, and function. Cell. 2004;116(2):281-97.
2. Das J, Podder S, Ghosh TC. Insights into the miRNA regulations in human disease genes. BMC Genomics. 2014 Nov 21;15:1010.
3. Griffiths AJF, Miller JH, Suzuki DT, Lewontin RC, Gelbart WM. An Introduction to Modern Genetic Analysis, 7th Edition. New York: W. H. Freeman, 2000.
4. Alberts B, Johnson A, Lewis J, et al. Biologia molecular da célula. 5ed. São Paulo: ArtMed, 2010.

5. De Robertis, E.D.P. & De Robertis, E.M.F. Bases da Biologia Celular e Molecular. 3a. ed. Rio de Janeiro: Guanabara Koogan, 2001.
6. Lewin B. Genes VII. São Paulo: Artmed, 2001.
7. Lander ES, Linton LM, Birren B, Nusbaum C, Zody MC, Baldwin J, et al. Initial sequencing and analysis of the human genome. Nature. 2001;409(6822):860-921.
8. ENCODE Project Consortium. An integrated encyclopedia of DNA elements in the human genome. Nature. 2012 Sep 6;489(7414):57-74.
9. Pei B, Sisu C, Frankish A, Howald C, Habegger L, Mu XJ, et al. The GENCODE pseudogene resource. Genome Biol. 2012 Sep 26;13(9):R51.
10. Hayashi H, Arao T, Togashi Y, Kato H, Fujita Y, De Velasco MA, et al. The OCT4 pseudogene POU5F1B is amplified and promotes an aggressive phenotype in gastric cancer. Oncogene. 2015 Jan 8;34(2):199-208.
11. Omenn GS. Genetic advances will influence the practice of medicine: examples from cancer research and care of cancer patients. Genet Med. 2002;4(6 Suppl):15S-20S.
12. Zhang G, Zhang Y, Ling Y, Jia J. Web Resources for Pharmacogenomics. Genomics Proteomics Bioinformatics. 2015 Feb 19. pii: S1672-0229(15)00003-0.
13. Frikke-Schmidt R, Sing CF, Nordestgaard BG, Steffensen R, Tybjaerg-Hansen A. Subsets of SNPs define rare genotype classes that predict ischemic heart disease. Hum Genet. 2007 Feb;120(6):865-77.
14. Galanis E, Anderson SK, Lafky JM, Uhm JH, Giannini C, Kumar SK, et al. Phase II study of bevacizumab in combination with sorafenib in recurrent glioblastoma (N0776): a north central cancer treatment group trial. Clin Cancer Res. 2013 Sep 1;19(17):4816-23.
15. DeSancho MT, Dorff T, Rand JH. Thrombophilia and the risk of thromboembolic events in women on oral contraceptives and hormone replacement therapy. Blood Coagul Fibrinolysis. 2010 Sep;21(6):534-8.
16. Spano JP, Azria D, Gonçalves A. Patients' satisfaction in early breast cancer treatment: Change in treatment over time and impact of HER2-targeted therapy. Crit Rev Oncol Hematol. 2015 Jan 20. pii: S1040-8428(15)00010-4.

CAPÍTULO 2

CIÊNCIAS BÁSICAS APLICADAS À MEDICINA INTENSIVA
II BIOLOGIA CELULAR

André Miguel Japiassú
Felipe Dal Pizzol
Hugo Caire de Castro Faria Neto

DESTAQUES

- A resposta celular à injúria de diversas etiologias é um evento complexo que envolve um número crescente de moléculas, interações e alças regulatórias, além da modificação funcional de células e tecidos.
- Padrões moleculares associados ao dano tecidual ou a patógenos funcionam como alarmes para ativar a resposta celular do sistema imune inato ante a injúria tecidual.
- Receptores dos padrões moleculares de dano ou patógenos são responsáveis pelo reconhecimentos desses alarmes e pela transdução do sinal que leva à ativação da resposta. Entre esses receptores, os da família *Toll* (TLR) merecem destaque especial por sua relevância no reconhecimento de patógenos.
- Entre as diversas respostas desencadeadas pelos receptores de padrão, destaca-se a produção de citocinas, quimiocinas, defensinas e mediadores inflamatórios de origem lipídica.
- Tais mediadores são responsáveis pela orquestração da resposta e modificações fisiometabólicas que preservam os tecidos e favorecem a resolução da resposta e restauração da homeostasia.
- O ponto primordial das modificações fisiometabólicas é a disfunção das mitocôndrias, o que parece responder por alguns dos principais eventos clínicos relacionados a situações de choque em pacientes graves, como a incapacidade do tecido na utilização eficiente de oxigênio na produção de energia.
- Entre as causas que levam à disfunção mitocondrial, a inibição da atividade de enzimas mitocondriais e as alterações da biogênese mitocondrial são centrais e refletem na função celular e, consequentemente, nos tecidos em diversas partes do organismo.

INTRODUÇÃO
A BIOLOGIA CELULAR NA RESPOSTA DO ORGANISMO A AGRESSÕES

As modificações no funcionamento fisiológico das células do organismo são causas de grande parte dos eventos fisiopatológicos relacionados a diversas doenças e, em especial, à resposta do organismo a agentes agressores de natureza diversa como agentes infecciosos, traumas mecânicos, substâncias tóxicas e exposição a radiações e a estímulos térmicos. Nessa camada de complexidade, as células passam a executar programas específicos que incluem secreção de substâncias comunicadoras e moduladoras, alterações em vias metabólicas específicas e no funcionamento de organelas a elas relacionadas, sinalização para processos de fagocitose, migração celular, proliferação e morte celular programada, entre outros. Esse universo de alterações é guiado e executado por modificações ao nível molecular. A complexidade desse processo multifatorial e multifacetado tem sido um desafio para a ciência nos últimos dois séculos e ainda estamos distante de uma compreensão clara de todos os detalhes, apesar do progresso estonteante feito nos últimos 30 anos. Neste capítulo, serão abordados alguns aspectos dessa resposta do organismo a agressões relevantes para situações clínicas vistas frequentemente em pacientes críticos.

RESPOSTAS MOLECULARES AO CHOQUE

O organismo reage de maneira programada a diversos estresses, seja por um trauma grave, seja por uma infecção invasiva. A resposta imune inata consiste em um conjunto de respostas celulares e teciduais não específicas deflagradas por um insulto inicial. Entre os componentes da resposta inata, incluem-se células imunes e de barreira, mediadores inflamatórios, como citocinas e quimiocinas, sistemas da coagulação e do complemento.[1] Esses mecanismos inatos de resposta estão conservados evolutivamente e são homólogos aos de outros seres vertebrados e até de insetos e plantas, constituindo o chamado sistema imune inato.

As funções do sistema imune inato incluem ativação e instrução de respostas adaptativas, regulação da inflamação, detecção e fagocitose de microrganismos e manutenção da homeostasia (resposta imune equilibrada). Sua diferença para a resposta imune adaptativa reside no fato de ela ser estereotipada e pouco evoluir após um primeiro insulto, ao passo que a resposta adaptativa se torna refinada após o estímulo inicial. No entanto, existe um *crosstalk* entre as respostas inata e adaptativa e, na maioria dos estresses graves, elas atuam em conjunto na tentativa de manter a homeostase do organismo.

Damage-Associated Molecular Patterns (DAMP), Pathogen-Associated Molecular Pattern (PAMP) e Alarminas

As DAMP são padrões moleculares associados a dano, relacionados a produtos da ativação do sistema imune inato ou morte celular. Moléculas endógenas são chamadas alarminas e induzem sinalização quando há dano celular.[2] Moléculas microbianas que mantêm estruturas bioquímicas diferenciais em relação aos mamíferos e são reconhecidas pelo organismo durante uma invasão de patógenos são denominadas *pathogen-associated molecular patterns* (PAMP). Essas moléculas são liberadas no meio extracelular em situações de infecção ou outro fenômeno capaz de causar grande destruição celular, como um trauma grave, sendo também potentes ativadores da resposta inata.

Pathogen-Associated Molecular Patterns (PAMP) – Receptores Toll-like

A presença de agentes infecciosos no organismo é sinalizada mediante reconhecimento de patógenos ou PAMP por receptores específicos nas membranas celulares de organismos eucariotos. Entre os exemplos de mecanismos de reconhecimento, estão os receptores *Toll-like* (TLR), *nucleotide-binding oligomerization domain* (NOD) e receptores de fagocitose. Eles, em conjunto, conseguem reconhecer, pela identificação de padrões moleculares, os mais diferentes patógenos, uni ou multicelulares, intra ou extracelulares. Talvez entre os mais conhecidos e importantes desse grupo sejam os da família dos TLR. Estes formam um conjunto de moléculas na superfície celular e no citoplasma que detectam e iniciam a resposta à invasão microbiana.[3-5] Sua denominação *Toll-like* deriva da grande homologia do receptor à molécula *Toll* de moscas Drosophila, que se manteve como um sistema relativamente conservado na evolução, desde organismos invertebrados até mamíferos.

Atualmente, são conhecidos mais de 10 tipos de TLR e, à exceção do tipo 2 (TLR2), todos iniciam a sinalização pela homodimerização, ou seja, formando duas cadeias idênticas de polipeptídeos. O TLR2 forma heterodímeros com TLR1 ou TLR6.[4] A maioria dos receptores apresenta domínios de ligação extracelulares, que reconhecem os PAMP. Os domínios transmembrana e citoplasmático completam sua estrutura, sendo este último com homologia ao receptor de IL-1, chamado *Toll*/IL-1 receptor (domínio TIR) (Quadro 2.1).

As vias de sinalização dos TLR incluem a ativação de fatores de transcrição, como o fator nuclear kappa B (NF-kB) e a proteína ativadora 1 (AP-1).[6] Esses fatores transcricionais regulam inúmeros genes, que ativam ou inibem a produção de citocinas, como TNF-α, interleucinas e interferon. A sinalização ocorre pelo mediador MyD88 (myeloid differentiation primary response protein 88), diretamente (TLR 5, 7, 8 e 9) ou pelo TIRAP (TIR *domain-containing adapter protein*) (TLR 1/2/6 e 4). A exceção fica por conta do TLR3, que necessita de um adaptador de domínio TIR que induz interferon-beta (Trif), que também pode ser usado pelo TLR4. Essa diferença é notada porque o MyD88 sinaliza por meio de proteínas fosforiladas que culminam com a transcrição de AP-1 reguladora de funções celulares como ativação e proliferação celulares. O Trif se conecta a uma

QUADRO 2.1. Receptores *Toll-like*, ligantes, via de sinalização e produtos.

Receptor TLR	Ligantes	Células que expressam	Via de sinalização	Produto
TLR1+TLR2	Lipopeptídeo triacil (bactérias gram+, micobactérias), *Neisseria* e *Borrelia* sp	Monócitos/macrófagos, células dendríticas medulares	TIRAP, MyD88	Citocinas
TLR2+TLR6	Lipopeptídeo diacil	Monócitos/macrófagos, células mieloides	TIRAP, MyD88	Citocinas
TLR3	RNA – dupla fita	Linfócitos B e T, células NK	Trif	Citocinas, interferon tipo I
TLR4	Lipopolissacarídeo, vírus sincicial respiratório, proteínas de fusão, *Chlamydia* sp, matriz extracelular	Monócitos/macrófagos, células dendríticas medulares, células mieloides	TRAM, Trif ou TIRAP, MyD88	Citocinas, interferon tipo I
TLR5	Flagelina	Monócitos/macrófagos, células dendríticas medulares	MyD88	Citocinas
TLR7	RNA – fita simples, imidazoquinolinas	Monócitos/macrófagos, células dendríticas medulares e plasmocitoides, linfócitos B	MyD88	Citocinas, interferon tipo I
TLR8	RNA – fita simples, imidazoquinolinas	Monócitos/macrófagos, células dendríticas medulares, células mieloides	MyD88	Citocinas, interferon tipo I
TLR9	DNA metilado (CPG)	Monócitos/macrófagos, células dendríticas plasmocitoides, linfócitos B e T	MyD88	Citocinas, interferon tipo I
TLR10	?	Monócitos/macrófagos, linfócitos B	MyD88	?
TLR11	Profilina	?	MyD88	?

proteína específica que ativa o NF-kB, que, por sua vez, inicia a transcrição e produção de citocinas. Por fim, a via de sinalização independente de MyD88 induz a internalização de IRF3 (*interferon regulatory factor 3*) no núcleo, modulando a produção de RNA mensageiro (Figura 2.1).

Dependendo do patógeno, a resposta celular é modulada de maneira diferente. Por exemplo, *Mycobacterium tuberculosis* induz mecanismos dependentes de óxido nítrico (NO) mediante interação de componentes da parede celular com os complexos TLR 1/2 e TLR 2/6.[7] Esse mecanismo também ativa a apoptose em macrófagos.[8] Células epiteliais de trato respiratório e intestinal também expressam TLR e estimulam a produção de peptídeos antimicrobianos (defensinas).[9] Células endoteliais também podem responder à presença de microrganismos pela presença desses receptores. A ativação da via dos TLR em células dendríticas potencializa sua atividade na indução de linfócitos T; com o estímulo de TLR, há maior expressão de moléculas coestimulatórias, como CD80 e CD86, e maior produção de citocinas, como IL-12.[10] Tratamentos comuns realizados no paciente grave podem modular a resposta inflamatória. Recentemente, foi demonstrado que a administração de hidrocortisona por sete dias após trauma grave reduz a incidência de pneumonia e SDRA.[11] Em doses de estresse, hormônios corticosteroides aumentam a atividade de neutrófilos e a interação entre células dendríticas e monócitos, preserva a função de IL-12 e atenua a secreção de citocinas inflamatórias associadas à sepse.[12-14] Apesar da importância dessas vias na orquestração da resposta imune, diferentes moléculas que modulam a atividade de TLR, predominantemente TLR4, apesar de promissoras em estudos pré-clínicos, falharam em demonstrar benefícios no tratamento de pacientes com sepse.

ALARMINAS

Apresentam diversas características:

a) São liberadas no meio extracelular quando ocorre morte celular, predominantemente necrose;
b) Células do sistema imune também podem produzir e secretar alarminas, sem que haja morte celular, por meio da secreção pelo retículo endoplasmático ou aparelho de Golgi;
c) Recrutam e ativam células do sistema imune, como células dendríticas, induzindo o início da resposta imune adaptativa;
d) Podem iniciar a restauração da homeostasia, promovendo reconstituição do tecido lesado.

Entre as alarminas mais conhecidas, estão as *heat shock proteins* (HSP), *high mobility group Box-1 protein*, proteínas S100, interleucina-1-alfa, ácido úrico e o radical heme.[2]

As HSP foram descritas inicialmente como um grupo de proteínas induzidas por choque por calor, mas logo se constatou que outros estímulos também as induzem, tais como fatores de crescimento, inflamação e infecção. Encontram-se HSP no citoplasma, no núcleo celular e nas mitocôndrias; e estão envolvidas em várias funções celulares, entre elas, produção de citocinas pró-inflamatórias em monócitos e macrófagos, ativação e maturação de células dendríticas e interação com TLR 2 e 4.[15] Quando há destruição celular, como no trauma grave, essas proteínas são liberadas no meio extracelular e

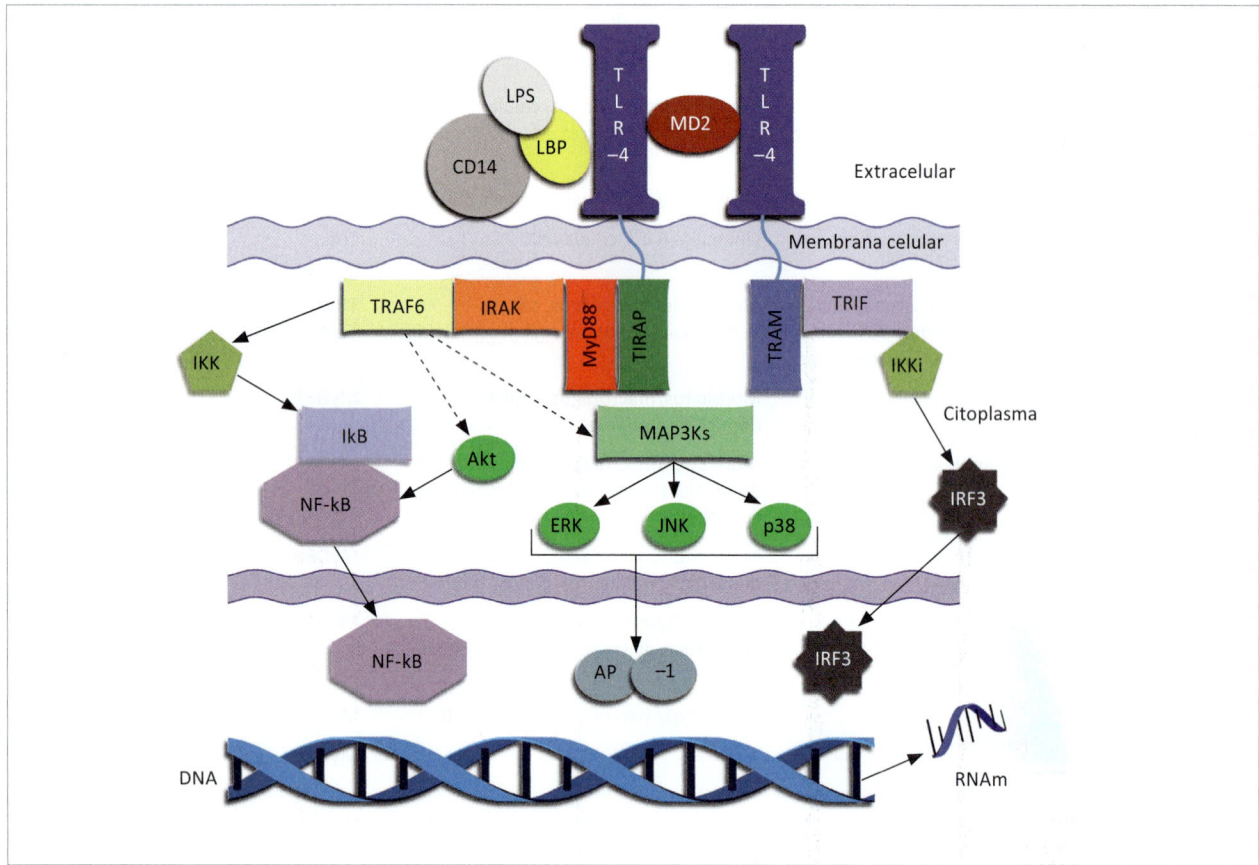

FIGURA 2.1. Via de sinalização a partir do receptor *Toll-like* 4. Duas vias podem ser ativadas: dependente ou independente de MyD88. A primeira culmina na internalização de NFkB (que ativa a transcrição de RNAm para citocinas e quimiocinas) e fatores de transcrição (ERK, JNK, p38). A via independente de MyD88 favorece a internalização de IRF3, que modula a produção de RNAm para interferon-gama e beta no núcleo.
TLR-4: *Toll-like* receptor 4; LPS: lipolissacarídeo; LBP: proteína ligadora de LPS; TIRAP: *Toll-interleucin receptor domain contaning adaptor protein*; MyD88: myeloid differentiation primary response protein 88; IRAK: *Interleukin-1 receptor-associated kinase*; TRAF6: TNF *receptor associated factor*; TRAM: TRIF-*related adaptor molecule*; TRIF: TIR-*domain-containing adapter-inducing* interferon-beta; IKK: IkB *kinase*; NF-kB: *nuclear factor kappa B*; Akt: TNF *receptor associated factor*; MAP3K: MAP *kinase kinase kinase*; ERK: *Extracellular signal-regulated kinases*; JNK: c-Jun N-*terminal kinases*; IRF3: *interferon regulatory factor 3*; DNA: ácido desoxirribonucleico; RNAm: ácido ribonucleico mensageiro; AP-1: fator de transcrição 1.

podem agir em células vizinhas, amplificando a resposta inflamatória. No entanto, HSP purificadas não exercem funções de citocinas, e sim quando estão associadas a moléculas derivadas de patógenos (p. ex.: LPS).[16-17] Na inflamação estéril (p. ex.: trauma grave), as HSP controlam mecanismos de autoimunidade por inibição de quimiotaxia e modulação da atividade de linfócitos T, por meio de TLR2. Tal ação de indução da resposta imune adaptativa leva a crer que as HSP podem ser importantes na regulação de processos patogênicos, inicialmente deflagrados de forma inespecífica pela resposta imune inata (Figura 2.2).[18] Seus efeitos podem ser potencializados por outros mediadores induzidos pelo estresse, como radicais livres de oxigênio e hipóxia.[19]

A *high mobility group Box-1 protein* (HMGB1) é uma proteína nuclear, que atua na manutenção da estrutura da cromatina, mas, quando secretada para o meio extracelular, pode apresentar atividade moduladora do sistema imune.[20] Essa alarmina é secretada por células mieloides e *natural killers*, em que estão armazenadas em lisossomos. Neurônios, músculo liso e endotélio também podem secretar HMGB1. Ela integra as vias de sinalização inflamatórias estéreis e infecciosas, já que pode ser secretada ativamente por células imunes após estímulo infeccioso ou liberada no meio extracelular após destruição tecidual com necrose. Embora células apoptóticas não secretem HMGB1, macrófagos que as fagocitam se tornam capazes de secretar essa alarmina.[21] Tal como as HSP, a HMGB1 também ativa a produção de citocinas pró-inflamatórias em monócitos e macrófagos, quando está associada a moléculas derivadas de patógenos.[22-23] A HMGB1 está envolvida em vias celulares ativadas por receptores capazes de reconhecer patógenos: TLR 2 e 4 e *Receptor for Advanced Glycation Endproducts* (RAGE); essa alarmina apresenta atividade quimiotática em monócitos, macrófagos, neutrófilos e células dendríticas e também atividade pró-angiogênese.[24-25]

As proteínas S100 apresentam como característica principal a ligação com íon cálcio e são expressas em fagócitos ativados em tecidos inflamados, além de células gliais no sistema nervoso central (SNC).[26] O aumento da permeabilidade vascular e a maior tendência à trombose são seus principais efeitos após sua ação em células endoteliais. No

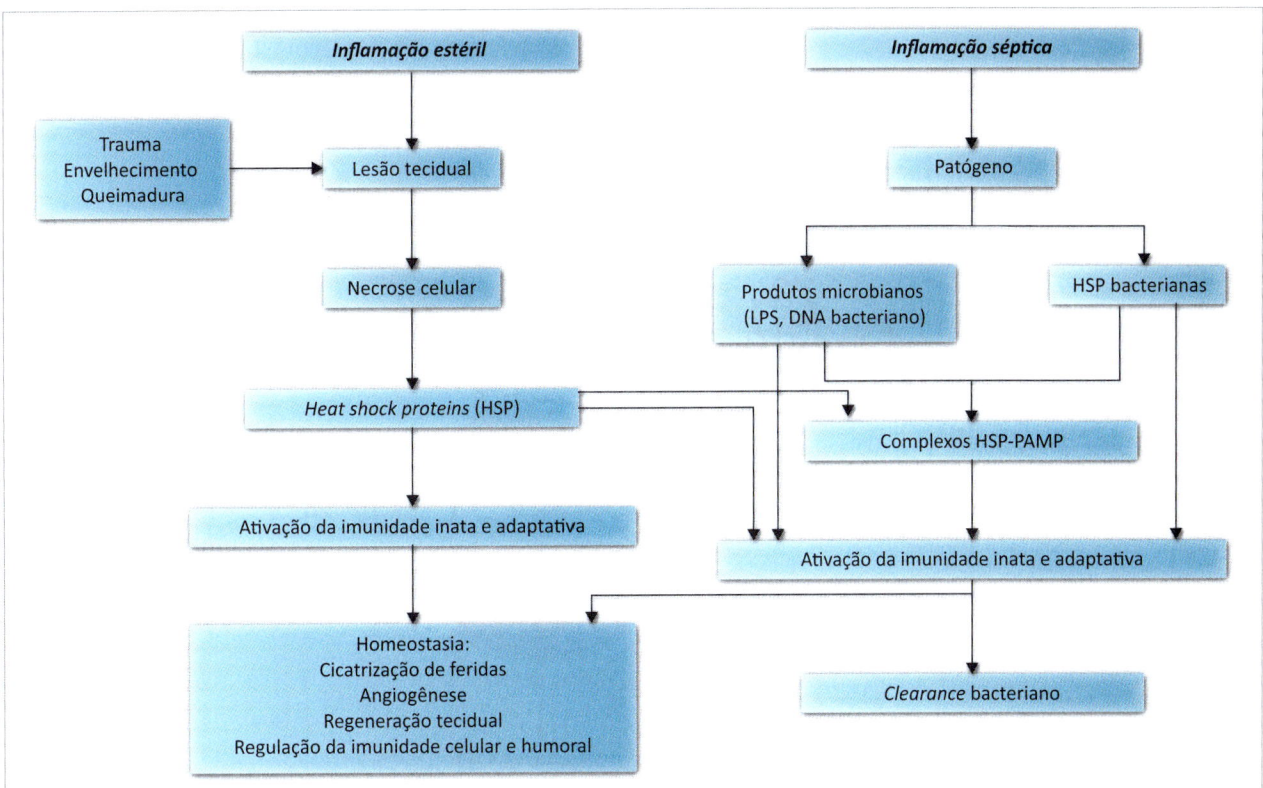

FIGURA 2.2. Papel das *heat shock proteins* (HSP) nas inflamações estéril (p. ex.: trauma, queimaduras) e séptica. As HSP são liberadas a partir de lesão tecidual (necrose) e de patógenos; elas formam complexos com PAMP e ativam a resposta imune inata e adaptativa. Seus efeitos influenciam a homeostasia e a depuração bacteriana.

cérebro, elas têm efeito neurotrófico ou pró-apoptótico, dependendo da sua concentração.[27] Em pacientes com choque séptico S100 pode ser marcador prognóstico e associado à hipoperfusão tecidual.

A interleucina-1-alfa (IL-1-α) permanece armazenada em macrófagos e internaliza no núcleo, tornando-se um fator de transcrição conjugada ao DNA; induz de maneira indireta a secreção de citocinas por macrófagos.[28]

O ácido úrico foi reconhecido também como alarmina porque se torna insolúvel quando liberado no meio extracelular, formando microcristais de urato. Essa transformação consegue estimular a maturação de células dendríticas e a resposta de linfócitos T CD8.[29]

O radical heme, oriundo, por exemplo, da hemoglobina e da mioglobina, também induz a resposta inflamatória em situações de isquemia-reperfusão e sepse. O heme livre inibe a resposta de tolerância após estímulos inflamatórios (ou seja, menor resposta inflamatória pela adaptação de células imunes a episódios repetidos de estímulos antigênicos), que é crítica para o controle da homeostasia.[37] O radical heme também induz a secreção de HMGB1 *in vitro* e *in vivo*, desencadeando um *feedback* positivo para incremento da inflamação. Os efeitos do heme podem ser mediados por sua interação com TLR4, ou indiretamente pela geração de espécies reativas de oxigênio. Foi demonstrado que a hemopexina, que se liga fortemente ao heme livre, consegue neutralizar o seu efeito citotóxico em animais de experimentação e também está associada ao grau de disfunções orgânicas e à mortalidade em pacientes sépticos (Figura 2.3).[30]

DISFUNÇÃO MITOCONDRIAL

A habilidade de adquirir energia a partir de diversas fontes e de transformar essa energia em trabalho é fundamental para a sobrevivência celular. Ao longo da evolução, os organismos desenvolveram algumas formas de armazenar e transformar energia por meio de compostos de alta energia, como ATP e fosfocreatina. A mitocôndria é a organela responsável pelo aproveitamento da maior parte da energia livre oriunda da oxidação dos nutrientes em células eucarióticas, realizado esse processo por meio do ciclo de Krebs, do fluxo de elétrons na cadeia transportadora e da fosforilação oxidativa.[31] A mitocôndria é formada por duas membranas (externa e interna); a membrana interna cria invaginações para a matriz mitocondrial, que são chamadas cristas e contêm a cadeia transportadora de elétrons, que produz a fosforilação oxidativa. Essa cadeia é composta dos seguintes complexos: complexo I (NADH-ubiquinona oxido redutase); complexo II (succinato desidrogenase); complexo III (ciclo Q); e complexo IV (citocromo C-oxidase). Todos eles criam um gradiente de prótons com fluxo para o espaço intermembranas. A síntese de ATP é realizada pela F_1F_0-ATP sintase, que internaliza os prótons do espaço intermembranas e liga moléculas de ADP a íons de fósforo. Existe normalmente o vazamento

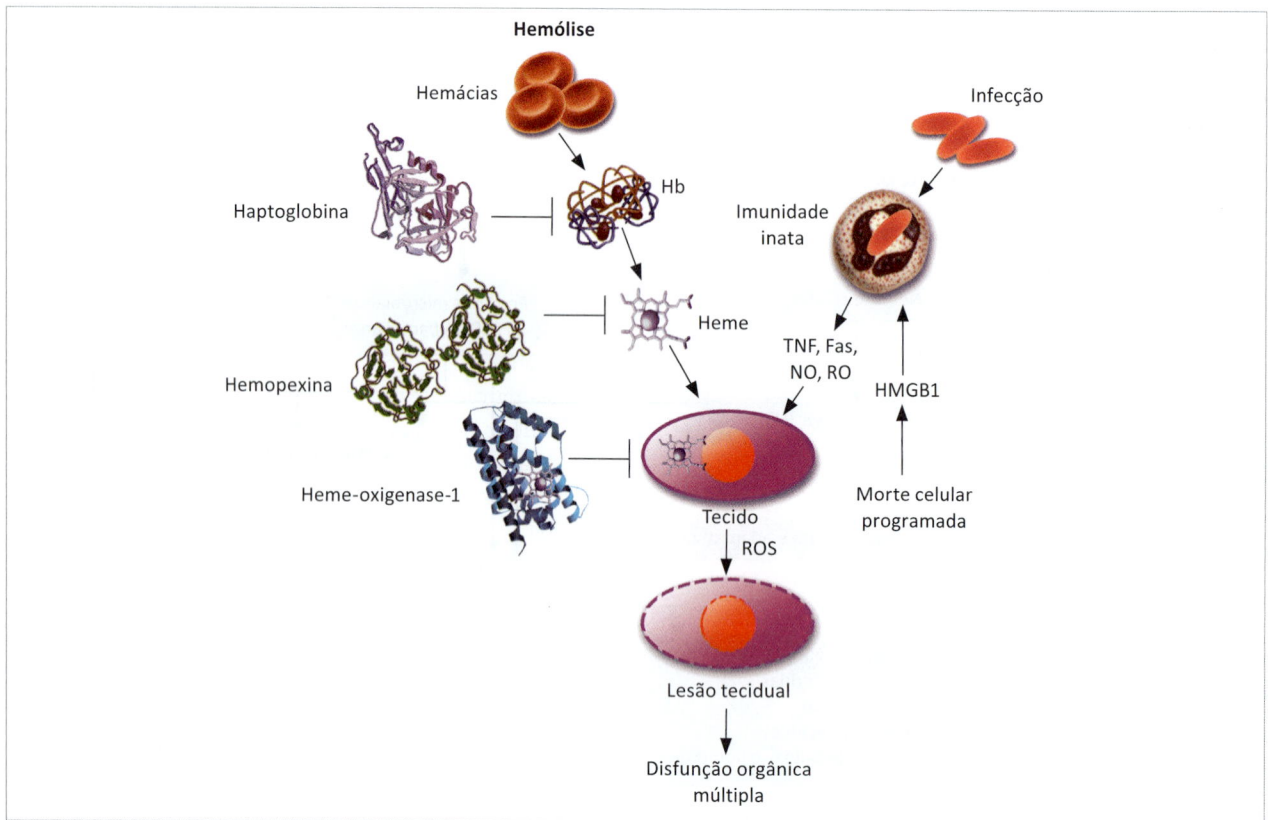

FIGURA 2.3. Papel do radical heme livre na inflamação, seja por hemólise, seja por infecção grave. O radical heme liberado de proteínas como a hemoglobina interage com citocinas, quimiocinas e outras moléculas (óxido nítrico, radicais livres de oxigênio) e é capaz de causar lesão tecidual ou apoptose, levando ao desenvolvimento de múltiplas disfunções orgânicas. Proteínas ligadoras de heme como a haptoglobina e a hemopexina, além da enzima heme-oxigenase-1, podem minimizar esses danos.
Hb: hemoglobina; ROS: radicais livres de oxigênio; NO: óxido nítrico; HMGB1: *high mobility group Box-1 protein*.
Fonte: Adaptada de Larsen e colaboradores, 2010.[30]

de prótons por poros na membrana interna, que resulta em consumo de oxigênio não associado à síntese de ATP, o que é chamado desacoplamento da fosforilação oxidativa, com dissipação de energia sob a forma de calor.[32] Esse vazamento é realizado por proteínas desacopladoras (UCP) e é importante para a geração de calor, morte celular programada e controle de geração de espécies reativas de oxigênio.

Em condições de choque inflamatório (como na sepse e no traumatismo grave), existe a disfunção da formação de energia celular (bioenergética). Apesar de, classicamente, a redução de oxigênio em tecidos ter sido considerada uma das principais causas da supressão metabólica durante os estados de choque, cada vez mais é demonstrado que esse fenômeno, em grande parte, é secundário à hipóxia citopática.[33] Esse termo define a relação entre a baixa produção de ATP e valores de pO_2 normais ou até supranormais nos tecidos. Dessa forma, mesmo na presença de níveis adequados de oxigênio nas proximidades das mitocôndrias, estas não conseguem utilizá-lo para desempenhar suas funções normais. Sabe-se que, após a reposição volêmica e o equilíbrio do choque séptico, os níveis de pO_2 teciduais são elevados, tanto quanto em voluntários saudáveis.[34] Disfunções de enzimas da cadeia respiratória, como a citocromo C-oxidase, são associadas a altos níveis teciduais de NO, que também age na fisiopatologia do choque na sepse.[35-36] A partir da produção aumentada de NO, ocorre maior formação de peroxinitrito, que, além de inativar a citocromo C-oxidase e induzir maior lesão de isquemia-reperfusão, inibe a F0F1-ATPase e a aconitase (enzima do ciclo de Krebs que catalisa a reação de citrato em isocitrato).[37] A ativação da poliADP-ribosilpolimerase (PARP), enzima reparadora de DNA e indutora de apoptose, age como NADase e depleta seus estoques, reduzindo a fosforilação oxidativa.[38] Diversos mecanismos foram propostos para explicar esse fenômeno, incluindo a diminuição da disponibilidade de substratos para o ciclo de Krebs (como o piruvato), a inibição de enzimas tanto do ciclo de Krebs quanto dos complexos da cadeia transportadora de elétrons e o colapso do gradiente de prótons resultado do desacoplamento da respiração mitocondrial.[39] Assim, acredita-se que a hipóxia citopática aconteça tanto em pacientes quanto em animais sépticos ou com endotoxemia e que os mecanismos citados estejam envolvidos na fisiopatologia dessas doenças.[40]

As primeiras associações estabelecidas entre a má distribuição de oxigênio tecidual e a mortalidade de pacientes com sinais clínicos de falência circulatória, incluindo doentes com falência cardíaca, sepse e hipovolemia, foram feitas há mais de 40 anos.[41] Esse estudo correlacionou os altos níveis de lactato sanguíneo com a mortalidade dos pacientes e concluiu que a falta de oxigênio seria a causa primária da lesão tecidual e disfunção orgânica presentes no choque séptico. Questões relacionadas à validade da medida de lactato plasmático como reflexo de hipóxia tecidual também surgiram nessa época, embora a associação entre a acidose sanguínea e a mortalidade tenha sido validada em estudos posteriores.[42-43] Outros estudos indicaram a possibilidade de os mecanismos responsáveis pela acidose e pela oxigenação tecidual serem distintos durante a sepse.[44]

O aumento da oxigenação tecidual na tentativa de evitar o dano isquêmico se mostrou ineficaz, podendo até mesmo ser prejudicial ao paciente com sepse.[45] Levando em consideração as discrepâncias observadas, concluiu-se que os não sobreviventes de quadros graves de sepse exibiam uma diminuição da capacidade de aumentar o consumo de oxigênio em resposta ao aumento da disponibilidade tecidual de oxigênio.[46] Assim, pelo fato de a mitocôndria ser a principal organela responsável pelo consumo de oxigênio, postulou-se que a função dessa organela estaria comprometida de alguma forma durante a sepse.

A disfunção mitocondrial na sepse pode ocorrer pelo desacoplamento e transição de permeabilidade mitocondrial tanto *in vitro* quanto *in vivo*. Estudos experimentais evidenciaram o desacoplamento em modelos de injeção de endotoxina e choque hemorrágico.[47] Experimentalmente, a respiração induzida pela adição de inibidor da F1Fo-ATP sintase (como a oligomicina), foi relativamente aumentada em animais com indução da resposta inflamatória, indicando desacoplamento. Essa alteração pode acontecer em tecidos musculares, hepatócitos e no cérebro.[48-49] A alteração da estrutura morfológica de mitocôndrias hepáticas pode expressar histologicamente a disfunção da organela, e ocorre por aumento da atividade de proteínas desacopladoras ou pela abertura do poro de transição de permeabilidade (PTP) mitocondrial; o tratamento com ciclosporina A, um inibidor da formação do PTP, consegue restaurar/prevenir o dano à ultraestrutura de mitocôndrias.[49] Tanto o desacoplamento quanto a formação do PTP podem dissipar o gradiente protônico entre matriz mitocondrial e espaço intermembranas, reduzindo a força motriz para a geração de ATP.

Experimentalmente, mostrou-se a redução do consumo de oxigênio em tecido hepático e muscular em modelos murinos de sepse.[50-51] A respiração associada à síntese de ATP está muito reduzida e a ultraestrutura mitocondrial se altera de maneira notável em vários tecidos após indução de sepse experimental, como nos músculos esquelético e cardíaco e no rim. Clinicamente, foi demonstrado que essas alterações estruturais ocorrem em pacientes que morrem com choque séptico, principalmente com desregulação do controle da glicemia.[52] Outro mecanismo importante é a inibição na atividade de enzimas mitocondriais. Ocorre redução dos níveis de complexos I e IV e de ATP em tecidos muscular e hepático de pacientes com sepse.[52-54] A redução do estado 3 (respiração induzida após adição de ADP) em células mononucleares de sangue periférico (PBMC) de pacientes com sepse grave e menor expressão de *human leukocyte antigen* (HLA)-DR em monócitos circulantes leva a crer que a disfunção mitocondrial também pode ser responsável pela imunoparalisia presente em condições inflamatórias graves (surgimento de infecções secundárias).[55] O fenótipo decorrente de infecções graves parece ser de inibição da atividade mitocondrial: a injeção de endotoxina em voluntários sadios leva à redução da expressão de genes codificadores de enzimas da cadeia respiratória, como complexo I e F1F0-ATP sintase.[56] A menor quantidade e função de complexos da cadeia respiratória mitocondrial pode ser efeito da ação de óxido nítrico (NO) e de espécies correlatas como o peroxinitrito (ONOO).[57] Além da hiporreatividade vasomotora observada na sepse,[36] as espécies reativas de oxigênio atuam como inibidores da atividade mitocondrial.[58] O estresse oxidativo ocasionou o acúmulo precoce de produtos de peroxidação lipídica e de carbonilação de proteínas no cérebro, o que pode ajudar a explicar o desencadeamento da encefalopatia ligada à sepse.[59] Pacientes sépticos e politraumatizados frequentemente desenvolvem sinais de disfunção orgânica múltipla ainda que os órgãos atingidos não tenham sido diretamente afetados pelo insulto original. Essa falha orgânica é tradicionalmente atribuída ao efeito dos mediadores inflamatórios circulantes que induzem modificações na circulação que resultam em hipóxia e dano celular. Paradoxalmente, os tecidos oriundos de órgãos disfuncionais demonstram um perfil histológico frequentemente normal, com baixa incidência ou ausência de células apoptóticas ou necróticas. Esses resultados sugerem que o comprometimento orgânico é mais funcional do que estrutural e, portanto, potencialmente reversível.[60] A gravidade da inflamação/sepse é acompanhada pela redução na utilização de oxigênio embora os níveis teciduais desse gás não sejam alterados, sugerindo que o problema reside na inibição do respectivo consumo, oxigênio e não na diminuição da perfusão tecidual. Entretanto cada tecido pode reagir à inflamação grave com redução da bioenergética de uma maneira peculiar. Um dos mecanismos possíveis de redução da bioenergética é a inibição da F1-Fo ATP sintase, que foi demonstrada em células mononucleares circulantes de pacientes com choque séptico.[61] A síntese de ATP está significativamente inibida na sepse, demonstrada pela redução no estado 3, ao passo que, nesse tipo celular, não parece haver desacoplamento da fosforilação oxidativa. Nos tecidos muscular e hepático, há redução nos complexos I e IV, com redução de ATP e mudança na morfologia das mitocôndrias.[52-53] A redução da síntese de ATP parece colaborar para manutenção da síndrome de disfunção orgânica múltipla e a biogênese (restauração) mitocondrial está associada à capacidade de sobrevivência à inflamação grave, como demonstrado na sepse (Figura 2.4).[62] Nesse sentido, tem sido sugerido que as

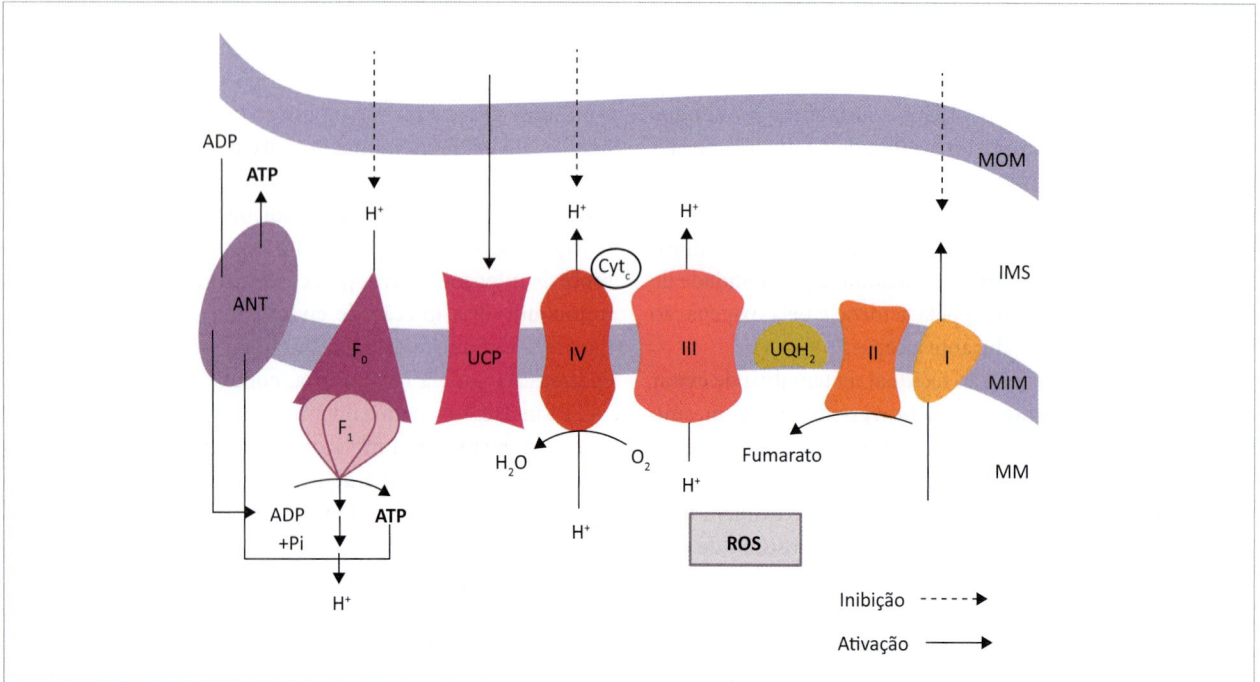

FIGURA 2.4. Esquema da cadeia transportadora de elétrons na membrana interna mitocondrial e possíveis ações da inflamação na atividade mitocondrial. A inibição do fluxo de elétrons para o espaço intermembrana, a ativação da produção de radicais livres de oxigênio e a deficiência de enzimas como a F1Fo-ATP sintase são alterações presentes na inflamação sistêmica, principalmente nas infecções graves.

ADP: adenosina difosfato; ATP: adenosina trifosfato; Pi: fosfato inorgânico; H^+: íons hidrogênio; I-IV: complexos mitocondriais; MOM: membrana externa mitocondrial; MIM: membrana interna mitocondrial; IMS: espaço intermembrana; UCP: proteína desacoplagora; UQH: ubiquinona; Cyt_c: citocromo C; ANT: trocador de nucleotídeo adenínico; F: subunidade da F1Fo-ATP sintase.

alterações mitocondriais e consequente DMOS podem ser um mecanismo adaptativo e protetor. Esse estado metabólico reduzido pode aumentar as chances de sobrevivência das células, e, assim, órgãos, em face de uma doença grave.

Além disso, mecanismos de controle da dinâmica mitocondrial podem estar envolvidos na disfunção mitocondrial que acontece durante as doenças críticas. A biogênese mitocondrial envolve a tradução de proteínas mitocondriais, tanto transcritas de genes nucleares quanto mitocondriais. Dessa forma, a biogênese tem ponto crítico no controle da eficácia da geração de energia pela mitocôndria por substituir proteínas/organelas danificadas. De forma resumida, esse processo tem como um dos principais mediadores o coativador-1-alfa de PPARgama (PGC-1α). Ele ativa a transcrição de fatores (p. ex.: NRF1 e NRF2) que regulam positivamente a expressão de proteínas mitocondriais advindas do genoma nuclear. Além disso, estimula vias que ativam a transcrição do genoma mitocondrial (p. ex.: Tfam). Diferentes mediadores dos processos fisiopatológicos dos estados de choque (p. ex.: peroxinitrito) podem reduzir a expressão de PGC-1α. Estudos experimentais demonstram que o estímulo de vias indutoras de biogênese mitocondrial melhoram desfechos, assim como pacientes sépticos têm melhores desfechos quando existe regulação positiva de proteínas associadas à biogênese mitocondrial.

As mitocôndrias também passam por mudanças morfológicas durante eventos de fusão e fissão. Elas desempenham um papel importante na divisão e proliferação celular, bem como na remoção de mitocôndrias danificadas ou excedentes, um processo conhecido como mitofagia. Alteração nas funções de proteínas envolvidas nesses fenômenos têm sido associadas com alterações do potencial de membrana mitocondrial e redução do consumo de oxigênio. Assim, os processos envolvidos no controle da dinâmica mitocondrial parecem ter um papel relevante nas disfunções metabólicas encontradas em pacientes criticamente enfermos.

CONSIDERAÇÕES FINAIS

Neste capítulo, são discutidos, sob o ponto de vista da biologia celular, diversos aspectos do sistema imune inato que reage de maneira inicial a insultos biológicos. Ele tem papel fundamental no paciente crítico que responde a insultos de grande intensidade e origem diversa, como infecções, traumas, grandes tumores e cirurgias. Esse sistema é composto desde células que compõem barreiras físicas à entrada de microrganismos invasores até mecanismos de inativação de germes por células e liberação de moléculas de sinalização e ativação da resposta inflamatória (citocinas e quimiocinas). As DAMP (alarminas e PAMP) são moléculas ou padrões moleculares reconhecidos como perigosos ao organismo humano e induzem o início da resposta imune inata. O reconhecimento desses DAMP em membranas por receptores *Toll-like* e a consequente sinalização intracelular é específica para cada tipo de patógeno e diferencia a resposta do organismo às diversas infecções. *Heat-shock proteins* e radical heme também são importantes sinalizadores e moduladores da resposta inflamatória. Além da inflamação decretada no local da infecção e à distância, a disfunção mitocondrial pode determinar a intensidade da resposta inflamatória e influenciar o desenvolvimento de disfunções orgânicas.

REFERÊNCIAS BIBLIOGRÁFICAS

1. Travis J. Origins. On the origin of the immune system. Science. 2009 May 1;324(5927):580-2.
2. Bianchi ME. DAMPs, PAMPs and alarmins: all we need to know about danger. J Leukoc Biol. 2007 Jan;81(1):1-5.
3. Beutler BA. TLRs and innate immunity. Blood. 2009 Feb 12;113(7):1399-407.
4. Takeuchi O, Akira S. Pattern recognition receptors and inflammation. Cell. 2010 Mar 19;140(6):805-20.
5. Zasloff M. Antimicrobial peptides of multicellular organisms. Nature. 2002 Jan 24;415(6870):389-95.
6. Kaisho T, Akira S. Toll-like receptor function and signaling. J Allergy Clin Immunol. 2006 May;117(5):979-87; quiz 88.
7. Thoma-Uszynski S, Stenger S, Takeuchi O, Ochoa MT, Engele M, Sieling PA, et al. Induction of direct antimicrobial activity through mammalian toll-like receptors. Science. 2001 Feb 23;291(5508):1544-7.
8. Aliprantis AO, Yang RB, Weiss DS, Godowski P, Zychlinsky A. The apoptotic signaling pathway activated by Toll-like receptor-2. EMBO J. 2000 Jul 3;19(13):3325-36.
9. Birchler T, Seibl R, Buchner K, Loeliger S, Seger R, Hossle JP, et al. Human Toll-like receptor 2 mediates induction of the antimicrobial peptide human beta-defensin 2 in response to bacterial lipoprotein. Eur J Immunol. 2001 Nov;31(11):3131-7.
10. Akira S, Takeda K, Kaisho T. Toll-like receptors: critical proteins linking innate and acquired immunity. Nat Immunol. 2001 Aug;2(8):675-80.
11. Roquilly A, Mahe PJ, Seguin P, Guitton C, Floch H, Tellier AC, et al. Hydrocortisone therapy for patients with multiple trauma: the randomized controlled HYPOLYTE study. JAMA. 2011 Mar 23;305(12):1201-9.
12. Kaufmann I, Briegel J, Schliephake F, Hoelzl A, Chouker A, Hummel T, et al. Stress doses of hydrocortisone in septic shock: beneficial effects on opsonization-dependent neutrophil functions. Intensive Care Med. 2008 Feb;34(2):344-9.
13. Keh D, Boehnke T, Weber-Cartens S, Schulz C, Ahlers O, Bercker S, et al. Immunologic and hemodynamic effects of "low-dose" hydrocortisone in septic shock: a double-blind, randomized, placebo-controlled, crossover study. Am J Respir Crit Care Med. 2003 Feb 15;167(4):512-20.
14. Muehlstedt SG, Richardson CJ, Lyte M, Rodriguez JL. Systemic and pulmonary effector cell function after injury. Crit Care Med. 2002 Jun;30(6):1322-6.
15. Tsan MF, Gao B. Heat shock proteins and immune system. J Leukoc Biol. 2009 Jun;85(6):905-10.
16. Tsan MF. Heat shock proteins and high mobility group box 1 protein lack cytokine function. J Leukoc Biol. 2011 Jun;89(6):847-53.
17. Habich C, Kempe K, van der Zee R, Rumenapf R, Akiyama H, Kolb H, et al. Heat shock protein 60: specific binding of lipopolysaccharide. J Immunol. 2005 Feb 1;174(3):1298-305.
18. van Wijk F, Prakken B. Heat shock proteins: Darwinistic immune modulation on dangerous grounds. J Leukoc Biol. 2010 Sep;88(3):431-4.
19. Iwasaki A, Medzhitov R. Regulation of adaptive immunity by the innate immune system. Science. 2010 Jan 15;327(5963):291-5.
20. Stros M. HMGB proteins: interactions with DNA and chromatin. Biochim Biophys Acta. 2010 Jan-Feb;1799(1-2):101-13.
21. Qin S, Wang H, Yuan R, Li H, Ochani M, Ochani K, et al. Role of HMGB1 in apoptosis-mediated sepsis lethality. J Exp Med. 2006 Jul 10;203(7):1637-42.
22. Sha Y, Zmijewski J, Xu Z, Abraham E. HMGB1 develops enhanced proinflammatory activity by binding to cytokines. J Immunol. 2008 Feb 15;180(4):2531-7.
23. Youn JH, Oh YJ, Kim ES, Choi JE, Shin JS. High mobility group box 1 protein binding to lipopolysaccharide facilitates transfer of lipopolysaccharide to CD14 and enhances lipopolysaccharide-mediated TNF-alpha production in human monocytes. J Immunol. 2008 Apr 1;180(7):5067-74.
24. Yang D, Chen Q, Yang H, Tracey KJ, Bustin M, Oppenheim JJ. High mobility group box-1 protein induces the migration and activation of human dendritic cells and acts as an alarmin. J Leukoc Biol. 2007 Jan;81(1):59-66.
25. Mitola S, Belleri M, Urbinati C, Coltrini D, Sparatore B, Pedrazzi M, et al. Cutting edge: extracellular high mobility group box-1 protein is a proangiogenic cytokine. J Immunol. 2006 Jan 1;176(1):12-5.
26. Foell D, Wittkowski H, Vogl T, Roth J. S100 proteins expressed in phagocytes: a novel group of damage-associated molecular pattern molecules. J Leukoc Biol. 2007 Jan;81(1):28-37.
27. Bianchi R, Adami C, Giambanco I, Donato R. S100B binding to RAGE in microglia stimulates COX-2 expression. J Leukoc Biol. 2007 Jan;81(1):108-18.
28. Werman A, Werman-Venkert R, White R, Lee JK, Werman B, Krelin Y, et al. The precursor form of IL-1alpha is an intracrine proinflammatory activator of transcription. Proc Natl Acad Sci U S A. 2004 Feb 24;101(8):2434-9.
29. Shi Y, Evans JE, Rock KL. Molecular identification of a danger signal that alerts the immune system to dying cells. Nature. 2003 Oct 2;425(6957):516-21.
30. Larsen R, Gozzelino R, Jeney V, Tokaji L, Bozza FA, Japiassu AM, et al. A central role for free heme in the pathogenesis of severe sepsis. Sci Transl Med. 2010 Sep 29;2(51):51ra71.
31. Saraste M. Oxidative phosphorylation at the fin de siecle. Science. 1999 Mar 5;283(5407):1488-93.
32. Stuart JA, Brindle KM, Harper JA, Brand MD. Mitochondrial proton leak and the uncoupling proteins. J Bioenerg Biomembr. 1999 Oct;31(5):517-25.
33. Fink MP. Cytopathic hypoxia. Mitochondrial dysfunction as mechanism contributing to organ dysfunction in sepsis. Crit Care Clin. 2001 Jan;17(1):219-37.
34. Boekstegers P, Weidenhofer S, Kapsner T, Werdan K. Skeletal muscle partial pressure of oxygen in patients with sepsis. Crit Care Med. 1994 Apr;22(4):640-50.
35. Takehara Y, Kanno T, Yoshioka T, Inoue M, Utsumi K. Oxygen-dependent regulation of mitochondrial energy metabolism by nitric oxide. Arch Biochem Biophys. 1995 Oct 20;323(1):27-32.
36. Landry DW, Oliver JA. The pathogenesis of vasodilatory shock. N Engl J Med. 2001 Aug 23;345(8):588-95.
37. Castro L, Rodriguez M, Radi R. Aconitase is readily inactivated by peroxynitrite, but not by its precursor, nitric oxide. J Biol Chem. 1994 Nov 25;269(47):29409-15.
38. Zingarelli B, O'Connor M, Wong H, Salzman AL, Szabo C. Peroxynitrite-mediated DNA strand breakage activates poly-adenosine diphosphate ribosyl synthetase and causes cellular energy depletion in macrophages stimulated with bacterial lipopolysaccharide. J Immunol. 1996 Jan 1;156(1):350-8.
39. Crouser ED, Julian MW, Blaho DV, Pfeiffer DR. Endotoxin-induced mitochondrial damage correlates with impaired respiratory activity. Crit Care Med. 2002 Feb;30(2):276-84.
40. Crouser ED. Mitochondrial dysfunction in septic shock and multiple organ dysfunction syndrome. Mitochondrion. 2004 Sep;4(5-6):729-41.
41. Broder G, Weil MH. Excess Lactate: An Index of Reversibility of Shock in Human Patients. Science. 1964 Mar 27;143(3613):1457-9.
42. Harris P, Bateman M, Gloster J. Relations between the cardio-respiratory effects of exercise and the arterial concentration of lactate and pyruvate in patients with rheumatic heart disease. Clin Sci. 1962 Dec;23:531-43.

43. Hodgin UG, Sanford JP. Gram-negative rod bacteremia. An analysis of 100 patients. Am J Med. 1965 Dec;39(6):952-60.
44. Mizock B. Septic Shock. A metabolic perspective. Arch Intern Med. 1984 Mar;144(3):579-85.
45. Gattinoni L, Brazzi L, Pelosi P, Latini R, Tognoni G, Pesenti A, et ai. A trial of goal-oriented hemodynamic therapy in critically ill patients. SvO2 Collaborative Group. N Engl J Med. 1995 Oct 19;333(16):1025-32.
46. Hayes MA, Timmins AC, Yau EH, Palazzo M, Watson D, Hinds CJ. Oxygen transport patterns in patients with sepsis syndrome or septic shock: influence of treatment and relationship to outcome. Crit Care Med. 1997 Jun;25(6):926-36.
47. Mela L, Bacalzo LV, Jr., Miller LD. Defective oxidative metabolism of rat liver mitochondria in hemorrhagic and endotoxin shock. Am J Physiol. 1971 Feb;220(2):571-7.
48. Crouser ED, Julian MW, Joshi MS, Bauer JA, Wewers MD, Hart JM, et al. Cyclosporin A ameliorates mitochondrial ultrastructural injury in the ileum during acute endotoxemia. Crit Care Med. 2002 Dec;30(12):2722-8.
49. d'Avila JC, Santiago AP, Amancio RT, Galina A, Oliveira MF, Bozza FA. Sepsis induces brain mitochondrial dysfunction. Crit Care Med. 2008 Jun;36(6):1925-32.
50. Schumer W, Erve P, Kapica SK, Moss GS. Endotoxin effect on respiration of rat liver mitochondria. J Surg Res. 1970 Dec;10(12):609-12.
51. Boveris A, Alvarez S, Navarro A. The role of mitochondrial nitric oxide synthase in inflammation and septic shock. Free Radic Biol Med. 2002 Nov 1;33(9):1186-93.
52. Vanhorebeek I, De Vos R, Mesotten D, Wouters PJ, De Wolf-Peeters C, Van den Berghe G. Protection of hepatocyte mitochondrial ultrastructure and function by strict blood glucose control with insulin in critically ill patients. Lancet. 2005 Jan 1-7;365(9453):53-9.
53. Brealey D, Brand M, Hargreaves I, Heales S, Land J, Smolenski R, et al. Association between mitochondrial dysfunction and severity and outcome of septic shock. Lancet. 2002 Jul 20;360(9328):219-23.
54. Fredriksson K, Hammarqvist F, Strigard K, Hultenby K, Ljungqvist O, Wernerman J, et al. Derangements in mitochondrial metabolism in intercostal and leg muscle of critically ill patients with sepsis-induced multiple organ failure. Am J Physiol Endocrinol Metab. 2006 Nov;291(5):E1044-50.
55. Belikova I, Lukaszewicz AC, Faivre V, Damoisel C, Singer M, Payen D. Oxygen consumption of human peripheral blood mononuclear cells in severe human sepsis. Crit Care Med. 2007 Dec;35(12):2702-8.
56. Calvano SE, Xiao W, Richards DR, Felciano RM, Baker HV, Cho RJ, et al. A network-based analysis of systemic inflammation in humans. Nature. 2005 Oct 13;437(7061):1032-7.
57. Cassina A, Radi R. Differential inhibitory action of nitric oxide and peroxynitrite on mitochondrial electron transport. Arch Biochem Biophys. 1996 Apr 15;328(2):309-16.
58. Poderoso JJ, Carreras MC, Lisdero C, Riobo N, Schopfer F, Boveris A. Nitric oxide inhibits electron transfer and increases superoxide radical production in rat heart mitochondria and submitochondrial particles. Arch Biochem Biophys. 1996 Apr 1;328(1):85-92.
59. Barichello T, Fortunato JJ, Vitali AM, Feier G, Reinke A, Moreira JC, et al. Oxidative variables in the rat brain after sepsis induced by cecal ligation and perforation. Crit Care Med. 2006 Mar;34(3):886-9.
60. Brealey D, Karyampudi S, Jacques TS, Novelli M, Stidwill R, Taylor V, et al. Mitochondrial dysfunction in a long-term rodent model of sepsis and organ failure. Am J Physiol Regul Integr Comp Physiol. 2004 Mar;286(3):R491-7.
61. Japiassu AM, Santiago AP, d'Avila JC, Garcia-Souza LF, Galina A, Castro Faria-Neto HC, et al. Bioenergetic failure of human peripheral blood monocytes in patients with septic shock is mediated by reduced F1Fo adenosine-5'-triphosphate synthase activity. Crit Care Med. 2011 May;39(5):1056-63.
62. Carre JE, Orban JC, Re L, Felsmann K, Iffert W, Bauer M, et al. Survival in critical illness is associated with early activation of mitochondrial biogenesis. Am J Respir Crit Care Med. 2010 Sep 15;182(6):745-51.

CAPÍTULO 3

CIÊNCIAS BÁSICAS APLICADAS À MEDICINA INTENSIVA
III IMUNOLOGIA

Luiz Vicente Rizzo
Claudia Farias Benjamim
Reinaldo Salomão

DESTAQUES

- A importância da resposta imune na evolução do paciente em estado crítico é grande; comumente, entretanto, é relegado ao estudo da sepse. Há importantes contribuições em outras situações críticas como o acidente vascular cerebral (AVC) e a falência cardíaca.
- Em sepse, os efeitos imediatos e os de longo prazo no sistema imune impactarão na vida e sobrevida do paciente. Assim, a imunoparalisia, resultante de alterações profundas na imunidade inata e adaptativa, é alvo da imunoterapia da sepse.
- A perda de amplitude da resposta imune em pacientes que sobrevivem ao choque séptico é determinante no seu tempo de sobrevida quanto ao aparecimento de infecções fatais, neoplasias e lesões neurológicas.
- Doenças de fundo imunológico podem levar o paciente para a unidade de terapia intensiva (UTI). Asma, rejeição de transplantes, doença do enxerto *versus* o hospedeiro e doenças autoimunes são as principais causas imunológicas de internação.
- A prioridade no cuidado dessas doenças na unidade não varia em relação a outras doenças com desfecho crítico. O que diferencia o cuidado com doenças imunológicas são os efeitos de imunocomprometimento causados pela própria internação e que podem agravar o quadro imunológico, como alterações do ritmo circadiano, medicações com efeito imunomodulador, distúrbio na absorção de microelementos essenciais para a resposta imune.

ALTERAÇÕES IMUNOLÓGICAS EM PACIENTES GRAVES

ALTERAÇÕES IMUNOLÓGICAS RELACIONADAS COM A LESÃO PULMONAR AGUDA E COM A VENTILAÇÃO MECÂNICA

A lesão pulmonar aguda (*acute lung injury* – ALI) é uma síndrome caracterizada por infiltrados pulmonares bilaterais vistos na radiografia de tórax e hipoxemia arterial. A ALI tem uma rápida progressão clínica evoluindo para insuficiência respiratória aguda e necessidade de ventilação mecânica. As causas mais comuns incluem pneumonia, aspiração do conteúdo gástrico, sepse e trauma.[1-4] Quando a hipoxemia se torna grave, evolui para o que chamamos de síndrome do desconforto respiratório agudo (SDRA). Os eventos iniciais estão relacionados à lesão epitelial e endotelial pulmonar, havendo aumento da permeabilidade alveolopulmonar e acúmulo de proteínas e células inflamatórias.[5]

Os neutrófilos são a chave para a inflamação pulmonar na ALI. São recrutados para o pulmão por sinais quimiotáticos produzidos por macrófagos alveolares e outros tipos celulares. Os macrófagos ativados desencadeiam a produção de citocinas, quimiocinas e mediadores lipídicos que atuam na disfunção da barreira capilar e endotelial levando ao aumento da permeabilidade alveolar, infiltrado e edema. Em estudos realizados em cobaias, D'Alessio e colaboradores descreveram a fase resolutiva desse processo inflamatório mediado principalmente por células T reguladoras (CD4+CD25+Treg).[6] As células Treg fazem parte da resposta imune inata e adquirida e estão implicadas na supressão de processos inflamatórios diversos, como os autoimunes.[7] As células Treg modulam a resposta imune por meio de vários mecanismos, através de seus receptores de superfície celular (CTLA-4), pela secreção de citocinas inibitórias (IL10 e TGF-β), pela competição de fatores de crescimento (IL-2) e, potencialmente, pela lise direta de células. Estudos futuros poderão determinar o papel de várias quimiocinas e citocinas relacionadas às células T na ALI.

Outro estudo avaliou a resposta imune na sepse em pacientes com pneumonia associada à ventilação mecânica (VM) comparada a outras causas de sepse. Nos pacientes em VM, o número absoluto de linfócitos T CD4+ foi significantemente menor e a apoptose de monócitos foi maior em comparação ao outro grupo. A produção de TNF-α e IL-6 por monócitos estimulados com lipopolissacarídeos (LPS) foi menor em pacientes com sepse e pneumonia associada à VM. A redução de linfócitos T CD4+ e a imunoparalisia de monócitos são alterações características na sepse por pneumonia associada à VM.[8-10]

NUTRIÇÃO E O PACIENTE GRAVE

Pacientes que permanecem em UTI por muito tempo, muitas vezes, estão impossibilitados de se alimentar pelas vias naturais, havendo necessidade das dietas enterais ou parenterais para suprir suas necessidades metabólicas e de homeostase.

Os ácidos graxos polinsaturados tipo ômega-6 favorecem a produção de ácido araquidônico, substrato para a cascata de mediadores inflamatórios. A utilização de fórmulas enterais enriquecidas com ácidos graxos ômega-3 e antioxidantes tem mostrado benefícios nos pacientes com lesão pulmonar aguda, reduzindo o processo inflamatório, o tempo sob ventilação mecânica e de internação na UTI e a incidência de falência de múltiplos órgãos.[9-14]

Os nucleotídeos da dieta são considerados fatores importantes para a manutenção da imunidade humoral. Dietas isentas de nucleotídeos levam à diminuição da hipersensibilidade tardia, supressão seletiva dos linfócitos T auxiliares, redução das enzimas necessárias à maturação dos linfócitos T e redução da barreira intestinal.[12-18]

Barreira intestinal do paciente crítico

Estudos mostram evidências convincentes de que, em curto prazo, o jejum ou a nutrição parenteral levam a alterações significativas na estrutura e função da parede intestinal. Alguns nutrientes específicos são relevantes para manutenção do trofismo e função da parede intestinal. São exemplos a glutamina e ácidos graxos de cadeia ultracurta, como o ácido butírico e valérico.[12,14-16,18]

A permeabilidade seletiva da parede intestinal está diretamente ligada à sua integridade. Nos doentes agudamente graves, alterações na permeabilidade da parede intestinal podem levar à translocação bacteriana, explicando a persistência de um quadro séptico na ausência de foco infeccioso definido.[18]

A endotoxemia induzida pela sepse está entre as causas de maior mortalidade em pacientes críticos. Quimicamente as endotoxinas são lipopolissacarídeos, componentes da membrana externa das bactérias Gram-negativas, que desencadeiam grande parte das manifestações da sepse e choque séptico. Muitos órgãos sofrem efeitos deletérios pela endotoxemia, entre eles o trato gastrintestinal (TGI). A disfunção da barreira mucosa é a maior complicação e tem um papel importante na defesa do indivíduo na sepse. A barreira da mucosa intestinal consiste nas barreiras mecânica, química, imunológica e biológica. Danos em qualquer desses componentes diminuem a proteção.

Estudos demonstraram que a endotoxemia presente durante a sepse resulta em lesão da mucosa intestinal. O número de células dendríticas, células T CD8+ e células B produtoras de IgA estavam reduzidas, ao passo que células Treg e células em apoptoses estão aumentadas. O número de células T CD4+ aumentou nos estágios iniciais e reduziu significantemente após 24 horas. Os níveis de IL-4 e IFN-γ estavam aumentados nos estágios iniciais. Logo, o aumento de número e função das células Treg, bem como a apoptose de linfócitos, resulta em imunodeficiência da barreira mucosa intestinal.[19]

A atrofia intestinal decorrente das alterações na barreira mucosa intestinal relacionadas ao estresse e infecções leva os autores a defender a alimentação enteral precoce, com o objetivo de minimizar a atrofia e suas consequências.

SONO/VIGÍLIA E RESPOSTA IMUNE

Pacientes em UTI são, geralmente, graves e suscetíveis ao ambiente desfavorável hospitalar. Um dos fatores importantes é a interrupção e privação do sono.[20-21] Podem-se citar alguns fatores que interferem no sono como intervenções terapêuticas, procedimentos diagnósticos, medicações, as próprias doenças e barulho. Os efeitos fisiológicos podem ser secundários à privação do sono e ao barulho, incluindo estimulação cardiovascular, aumento da secreção gástrica, estimulação das glândulas adrenal e hipófise, supressão do sistema imune e alterações neurológicas.[22]

Citocinas produzidas pelo sistema imune podem ter um papel importante na regulação do sono, aumentando o sono não REM e reduzindo o REM. Durante processos inflamatórios, o aumento da quantidade de citocinas pode intensificar os efeitos sobre essa regulação. Evidências recentes, em que há privação aguda e crônica do sono, mostraram níveis reduzidos de células natural killer (NK), baixos títulos de anticorpos contra o vírus da *influenza* após a imunização e reduzida produção de IL-2 e linfocinas. Possivelmente, essas alterações ocorrem pela interação com o sistema endócrino e neurológico.[20-22]

MEDICAMENTOS UTILIZADOS EM TERAPIA INTENSIVA E RESPOSTA IMUNE

Pacientes em UTI utilizam muitas medicações e as mais estudadas em relação aos seus efeitos no sistema imune são os opioides, anestésicos e analgésicos.[23]

Em geral, o uso dessas medicações está associado ao estresse e a condições de injúria tecidual que levam à supressão imune diretamente ou por ativar o eixo hipófise-hipotálamo-adrenal (HHA). As interações do sistema neuroimunendocrino, durante o estresse, estimulam, inicialmente, a produção de citocinas inflamatórias como TNF-α, IL-1 e IL-6. Por consequência, catecolaminas e corticosteroides são produzidos, direcionam a resposta de linfócitos Th2 e desencadeiam a produção de citocinas anti-inflamatórias, como IL-4 e IL-10. Essas citocinas suprimem a resposta imune mediada por células, resultando em imunossupressão.[23-24]

Outras condições como o manejo da pressão arterial, transfusão sanguínea, hiperglicemia, hipotermia e dor associadas a anestésicos foram associadas à imunossupressão em pós-operatórios, por alterar a função de neutrófilos e promover o estímulo de células Th2 e produção de IL-10 e IL-4.[24]

SEPSE E ALTERAÇÕES IMUNOLÓGICAS
O macrófago

O macrófago é extremamente importante na patogênese da sepse, pois é uma das células da imunidade inata responsável pelo reconhecimento dos padrões moleculares associados a patógenos, estruturas conservadas nos microrganismos, como o LPS, que são reconhecidos por meio dos receptores de reconhecimento de padrões, como os receptores do tipo *Toll* (53) (ao ser estimulado pelas bactérias, o macrófago libera grande quantidade de citocinas pró-inflamatórias; o TNF-α, ao entrar na circulação, atuará como um hormônio endócrino e, dessa forma, agirá diretamente no cérebro e, juntamente com a interleucina-1(IL-1), causará febre, sonolência e anorexia; pode atuar diretamente na célula endotelial levando à liberação de proteínas de fase aguda e também promovendo alterações no metabolismo (os pacientes apresentam hipoglicemia em segunda instância); pode suprimir a medula óssea diminuindo a produção das células das linhagens mieloide e linfoide.[25]

O papel das citocinas e células relacionadas com a sepse

Estudos recentes demonstram que, no indivíduo que sofre uma injúria tecidual por um microrganismo, ocorrerá uma resposta inflamatória intensa importante para o controle da infecção, mas que pode levar a disfunções celulares e orgânicas. As células endoteliais, linfócitos e macrófagos estimuladas pelos produtos microbianos farão com que haja uma resposta pró-inflamatória liberando TNF-α, IL-1, IL-6, estado inflamatório caracterizado como SIRS, havendo, assim, comprometimento cardiovascular, apoptose, síndrome de disfunção de múltiplos órgãos e falência de múltiplos órgãos.[26]

Em defesa do organismo, há uma resposta anti-inflamatória com a liberação de IL-4 e IL-10, caracterizando a síndrome da resposta anti-inflamatória compensatória (*compensatory anti-inflammatory response syndrome* – CARS) e, consequentemente, ocorre a supressão do sistema imune, que predispõe o paciente a novas infecções e pode levar ao óbito.[27] Esse efeito da resposta anti-inflamatória é ilustrado no estudo de Sfeir T. e colaboradores, que evidenciou que os monócitos de indivíduos normais, após a estimulação pela endotoxina, liberam grande quantidade de TNF-α e IL-10 e os monócitos de indivíduos sépticos após a estimulação pela endotoxina liberam essas mesmas citocinas, mas não de forma expressiva.[28] Os autores concluíram que os monócitos dos indivíduos sépticos não têm tolerância à endotoxina (o contato prévio com pequenas quantidades de endotoxina com os monócitos promoverá essa tolerância). Mas, mesmo assim, a IL-10 é liberada em uma quantidade bem maior do que o TNF-α e isso significa que a redução de TNF-α está relacionada com o aumento da IL-10 e que a IL-10 está associada ao aumento do óbito no choque séptico. O mesmo autor (Sfeir T.) demonstrou que, quando o anti-IL-10 é administrado, há uma reversão dessa resposta, ou seja, os monócitos de indivíduos sépticos liberaram de forma parcial o TNF-α. Assim, em novos estudos, o anticorpo anti-IL-10 poderia ser utilizado como uma alternativa no tratamento do choque séptico.

Fica assim claro que, durante a sepse, são ativados mecanismos de exacerbação e inibição da resposta inflamatória e imune. Embora fundamental no controle da infecção e no retorno à homeostasia, efeitos deletérios são descritos relacionados ao predomínio da resposta inflamatória, como choque, alterações da coagulação e disfunção orgânica, e ao predomínio da resposta anti-inflamatória, que leva ao comprometimento dos mecanismos de defesa e suscetibilidade a novas infecções.[29] Embora as respostas inflamatória e anti-inflamatória sejam desencadeadas desde o início da sepse, há uma visão predominante de que nas fases iniciais haveria predomínio da resposta inflamatória e, posteriormente, da resposta anti-inflamatória. Se associarmos esse padrão de resposta ao desfecho desfavorável dos pacientes sépticos, aqueles com mortalidade precoce morreriam pelos efeitos da inflamação e aqueles com mortalidade tardia morreriam pelo efeito da hiporresposta inflamatória, suscetíveis a patógenos de menor virulência.[30] Nós acreditamos que a regulação da resposta inflamatória não ocorra apenas para ser regulada positivamente ou negativamente, mas que seja modulada com o intuito de controlar a infecção e restringir a resposta inflamatória.[31] De forma diversa do comentado acima, outros autores, estudando regulação de expressão gênica, apontam para uma rápida e sustentada resposta inflamatória, que estaria relacionada com disfunção orgânica e desfecho desfavorável.[32] Sabe-se hoje que as intervenções terapêuticas na sepse são tempo-dependentes. O início precoce da reposição volêmica e da terapia antimicrobiana é fundamental para a sobrevida do paciente. Nesse sentido, diversos biomarcadores têm sido testados clinicamente para auxiliar o clínico no diagnóstico e acompanhamento do paciente com sepse grave e choque séptico. O Quadro 3.1[33] ilustra os principais biomarcadores na sepse, agrupados de acordo com o papel fisiopatológico. Níveis elevados de proteína C-reativa e de procalcitonina (duas vezes o valor normal) foram incorporados pela Surviving Sepsis Campaign como marcadores inflamatórios que auxiliam no diagnóstico de sepse.

QUADRO 3.1. Biomarcadores da sepse, de acordo com sua função biológica.

- Citocinas: TNF-α, IL-1, IL-2, IL-4, IL-8, IL-12, IL-18 e HMGB1
- Proteínas de fase aguda: PCR, PCT e pentraxina
- Sistema de coagulação: proteína C-ativada, antitrombina e trombomodulina
- Receptores: RAGE, TLR4 e sTREM
- Receptores de superfície celular: CD14, CD40, CD64 e HLA-DR
- Endotelial: E-selectina, L-selectina, VCAM, VEGF e endocan
- Marcadores de apoptose: Gas6

HMGB1: *high mobility group Box-1 protein*; PCR: proteína C-reativa; PCT: procalcitonina; RAGE: *receptor for advanced glycation end products*; sTREM: *soluble trigering receptor expressed on myeloid cells*; VCAM: *vascular cell adhesion molecule 1*; VEGF: *vascular endothelial growth factor*; Gas6: *growth arrest-specific 6*.
Fonte: Adaptado de Vincent JL e colaboradores, 2013.[33]

DOENÇAS IMUNOLÓGICAS NO PACIENTE GRAVE
ASMA

Doença inflamatória das vias aéreas associada à hiper-responsividade brônquica, que leva a episódios recorrentes de tosse, dispneia, sibilância e opressão torácica. Exacerbações são os episódios nos quais esses sintomas têm maior intensidade. A maioria das exacerbações pode ser controlada com broncodilatadores beta-agonistas de curta ação, anticolinérgicos e corticosteroides, mas alguns pacientes que chegam ao serviço de emergência com crises de asma podem acabar necessitando de cuidados de terapia intensiva. Alguns grupos de paciente são classificados como de maior risco para óbito por asma com as seguintes de algumas condições: antecedente de asma quase fatal necessitando de intubação e ventilação mecânica; internação ou ida à emergência no último ano; não uso de corticosteroide inalatório; abuso de beta-agonista; doença psiquiátrica associada; e má compreensão da asma e de seu tratamento.[34-35]

Além disso, pacientes sem esses critérios, mas que já chegam com sintomas intensos, pico de fluxo expiratório (PFE) abaixo de 60% do predito, bem como aqueles que apresentam pouca resposta clínica ao tratamento inicial devem ser monitorizados e podem necessitar de internação em unidade intensiva. São critérios para indicação de internação em UTI no paciente em crise de asma: alteração do nível de consciência; PFE abaixo de 30%; PO_2 abaixo de 60 mmHg e PCO_2 acima de 45 mmHg.

Na UTI, o tratamento deve incluir suplementação de O_2, inalação com beta-2-agonistas e anticolinérgicos e corticosteroide intravenoso. Podem ainda ser consideradas a associação de sulfato de magnésio, de teofilina e de beta-agonistas intravenosos e a intubação orotraqueal (IOT) e ventilação mecânica (VM). O uso de adrenalina fica restrito aos casos de anafilaxia e à ressuscitação cardiopulmonar.

O beta-agonista mais bem estudado é o salbutamol, mas o uso inalatório intermitente ou contínuo pode ser utilizado, havendo resultados conflitantes na literatura sobre a diferença entre os tratamentos. O fenoterol não é aprovado para uso nos Estados Unidos, mas é o mais frequentemente encontrado no Brasil e mostra eficácia no tratamento das exacerbações.[33-34]

A associação de anticolinérgico inalatório (brometo de ipratrópio) pode produzir melhor efeito broncodilatador do que o beta-2-agonista isolado.[34-35]

O uso de corticosteroides sistêmicos na exacerbação é mandatório, mas a dose ideal e a via oral (VO) ou via intravenosa (IV) parecem ser similarmente eficazes. No paciente em estado de mal asmático admitido na UTI, preconiza-se o uso IV, nas doses de 0,5 a 1 mg/kg de prednisona, ou equivalente, em adultos e 1 a 2 mg em crianças.[36]

O uso do sulfato de magnésio 2 g, IV, pode acrescentar efeito broncodilatador, mas sua eficácia ainda não foi demonstrada no paciente asmático na UTI. A via inalatória também já foi utilizada e parece ser eficaz. Entretanto, o perfil de segurança é muito satisfatório e possibilita o uso do $MgSO_4$ em associação ao tratamento-padrão, especialmente com o objetivo de evitar a IOT.[37]

As metilxantinas de uso IV, particularmente a teofilina, também podem oferecer benefício adicional. Entretanto, os estudos são escassos e há indicação formal de monitorização dos níveis séricos dessas drogas para evitar seus efeitos adversos, o que dificulta o uso na prática clínica.[37-38]

Outro recurso importante é o suporte ventilatório. Há poucos dados na literatura sobre a aplicação das técnicas de ventilação não invasiva (VNI) no mal asmático, diferentemente de outros quadros respiratórios agudos, como edema agudo pulmonar ou exacerbação de doença pulmonar obstrutiva crônica. Entretanto, já há trabalhos que mostram benefício clínico da VNI na asma, com redução da necessidade de broncodilatadores, melhora da função pulmonar, redução do tempo de internação na UTI e no hospital, embora os dados ainda sejam escassos.[38-42]

A decisão sobre a indicação de IOT é baseada em parâmetros clínicos, mas alguns dados sugerem necessidade de VM: fadiga respiratória apesar da terapia otimizada; estado mental alterado; hipoxemia refratária; hipercapnia progressiva; instabilidade hemodinâmica; coma ou apneia. Uma vez escolhida a IOT, deve-se realizar o procedimento de forma semieletiva. Preconiza-se sedação previamente à IOT para aumentar o conforto do paciente e reduzir o consumo de oxigênio e a produção de dióxido de carbono. O hipnótico propofol é o medicamento de escolha, pois tem meia-vida mais curta do que os benzodiazepínicos e propriedade broncodilatadora. Ambos podem ser associados aos opioides, como o fentanil, para otimizar a amnésia, sedação e analgesia.[42-44]

A técnica de VM escolhida deve priorizar a adequada troca gasosa e evitar hiperinsuflação, bem como barotrauma. Desse modo, pode ser aplicada hipoventilação para aumentar o tempo expiratório, reduzir os níveis de PCO_2 e corrigir o pH ácido. Entretanto, o cuidado com altas pressões deve ser prioritário, podendo-se lançar mão da hipercapnia permissiva para corrigir a hipoxemia sem risco de barotrauma. A VM não inviabiliza o uso de broncodilatadores inalatórios; eles podem ser utilizados por nebulização, mas deve-se dar preferência aos dispositivos do tipo aerocâmara e aerossol dosimetrado.[38-40]

Contudo, é preciso salientar um importante diagnóstico diferencial dos quadros de asma com exacerbação supostamente grave: a disfunção de pregas vocais (DPV). Trata-se de um quadro caracterizado pela movimentação paradoxal (adução) das cordas vocais durante a inspiração, resultando em obstrução ao fluxo aéreo. O paciente apresenta dispneia e sibilância, porém predominantemente cervical, mimetizando uma crise de asma. Entretanto, não ocorre hipoxemia associada e o quadro é autolimitado. Deve-se suspeitar de DPV especialmente em pacientes com história de múltiplas internações em UTI, que se apresentam ao serviço de emergência com suposta crise grave, associada a importante ansiedade, sibilância predominantemente cervical e saturação de O_2 adequada. Na dúvida diagnóstica, deve-se proceder ao tratamento como em uma crise de asma, condição potencialmente fatal.[41-44]

A asma é, hoje em dia, uma doença de tratamento ambulatorial bastante eficaz com o advento dos corticosteroides inalatórios. Assim sendo, o número de internações hospitalares, especialmente nas UTI, tem se reduzido bastante. Há dados que mostram que apenas 3% das admissões em UTI pediátricas são por asma. Entretanto, apesar do tratamento eficaz das crises, alguns pacientes ainda podem requerer IOT e VM e há potencial risco de óbito. No Brasil, notificam-se por volta de 2.500 óbitos por ano. Desse modo, é mandatório o conhecimento das melhores opções terapêuticas para essa doença pelos profissionais que trabalham em emergência.[44]

ANAFILAXIA

A anafilaxia pode ser caracterizada como uma reação sistêmica aguda, grave, que acomete vários órgãos e sistemas simultaneamente e é determinada pela atividade de mediadores farmacológicos liberados por mastócitos e basófilos ativados.[4] Habitualmente, é classificada como uma reação imunológica, geralmente mediada por IgE, mas também pode ocorrer por outros mecanismos. Os critérios diagnósticos estão sumarizados no Quadro 3.2.

Como há vários diagnósticos diferenciais, especialmente no doente de UTI que apresenta comprometimento respiratório ou hemodinâmico, pode-se realizar a dosagem da triptase sérica, que é liberada pelos mastócitos ativados e encontra-se elevada até seis horas após o evento.[45]

O manejo da anafilaxia envolve o tratamento do evento agudo e pós-crítico, profilaxia de novos episódios e orientação ao paciente, mas aqui será abordado apenas o tratamento do quadro agudo. A base para o sucesso no tratamento é a rapidez das ações, seguindo o ABCD primário e secundário do doente grave. A adrenalina aquosa, concentração 1/1.000, na dose de 0,2 a 0,5 mL (0,01 mg/kg em crianças, máximo de 0,3 mg) por via intramuscular (IM), preferencial, por apresentar nível sérico mais elevado e em maior rapidez que a aplicação SC, na face anterolateral da coxa a cada 5 a 10 minutos, é a primeira medicação a ser administrada ao paciente. Os anti-histamínicos (antagonistas H1 e H2) são considerados de 2ª linha e não deveriam ser utilizados isoladamente. A ação do anti-H1 está muito bem estabelecida no controle das reações cutâneas. A difenidramina (25 a 50 mg para adultos e 1 mg/kg na criança), por via IV, é a droga de escolha. A prometazina pode ser usada a partir dos 2 anos de idade na dose 0,25 mg/kg. Os corticosteroides também são drogas de 2ª linha, mas têm ação anti-inflamatória importante na prevenção dos sintomas tardios da anafilaxia.

QUADRO 3.2. Critérios clínicos para o diagnóstico de anafilaxia.

A anafilaxia é altamente provável quando qualquer um dos três critérios a seguir for preenchido:

1) Doença de início agudo (minutos a várias horas) com envolvimento da pele, tecido mucoso ou ambos (p. ex.: urticária generalizada, prurido ou rubor facial, edema de lábios, língua e úvula) e pelo menos um dos seguintes:
    a) comprometimento respiratório (p. ex.: dispneia, sibilância, broncoespasmo, estridor, redução do pico de fluxo expiratório [PFE], hipoxemia);
    b) Redução da pressão arterial ou sintomas associados de disfunção terminal de órgão (p. ex.: hipotonia [colapso], síncope, incontinência).

2) Dois ou mais dos seguintes que ocorrem rapidamente após a exposição a provável alérgeno para determinado paciente (minutos ou várias horas):
    a) envolvimento de pele-mucosa (urticária generalizada, prurido e rubor, edema de lábio-língua-úvula);
    b) comprometimento respiratório (dispneia, sibilância-broncoespasmo, estridor, redução do PFE, hipoxemia);
    c) Redução da pressão sanguínea ou sintomas associados (p. ex.: hipotonia [colapso], síncope, incontinência);
    d) Sintomas gastrintestinais persistentes (p. ex.: cólicas abdominais, vômitos).

3) Redução da pressão sanguínea após exposição a alérgeno conhecido para determinado paciente (minutos ou várias horas):
    a) Lactentes e crianças: pressão sistólica baixa (idade específica) ou maior do que 30% de queda na pressão sistólica;
    b) Adultos: pressão sistólica abaixo de 90 mmHg ou queda maior do que 30% do seu basal.

Na criança, a pressão sistólica baixa é definida como inferior a 70 mmHg para a idade de 1 mês a 1 ano; menor do que 70 mmHg + [2 × idade] para os de 1 a 10 anos; e abaixo de 90 mmHg para os entre 11 e 17 anos.

Fonte: Adaptado de Bernd LAG e colaboradores, 2006.[4]

Devem ser utilizados por via IV, em dose equivalente a 1 a 2 mg/kg de metilprednisolona a cada seis horas.[46-47]

O suporte ventilatório é primordial, devendo-se sempre priorizar as vias aéreas pérvias, bem como suplementação de O_2, guiada por oximetria de pulso. Em casos de insuficiência respiratória, deve-se instituir via aérea definitiva, se possível IOT, mas pode ser necessária cricotireostomia em casos de edema de glote grave. Nos pacientes com broncoespasmo, os agonistas β-2 adrenérgicos estão indicados. Nos casos de estridor laríngeo por edema de glote, além da adrenalina IM, pode ser utilizada adrenalina por via inalatória (5 mg por cada nebulização), uma vez que, além da ação beta-agonista (broncodilatadora), tem ação alfa-agonista (vasoconstritora).

Expansores de volume (soluções cristaloides ou coloides) são necessários nos casos de hipotensão persistente a despeito da utilização de injeções de adrenalina. Pode-se lançar mão da posição de Tredelemburg (elevação dos membros inferiores) para aumentar o retorno venoso. Em caso de choque refratário, agentes vasopressores estão indicados.[4,45-47]

Além do suporte clínico e tratamento medicamentoso da anafilaxia, o médico deve tentar encontrar o possível desencadeante ainda durante a internação, de modo a evitar a reexposição. Nos doentes internados na UTI, os principais desencadeantes são medicamentos, contrastes radiológicos e látex da borracha. É importante salientar que os fármacos são apontados como a maior causa de óbito por anafilaxia. Além disso, são fatores associados à má evolução de comorbidades cardiovasculares, asma preexistente e o atraso no uso da adrenalina IM. Assim sendo, na suspeita diagnóstica da anafilaxia, independentemente da etiologia, não se deve postergar a aplicação da epinefrina, especialmente no paciente internado em UTI por qualquer causa, pois é alta a morbimortalidade desses quadros.[45-47]

DERMATOSES GRAVES: SÍNDROME DE STEVENS-JOHNSON (SSJ) E NECRÓLISE EPIDÉRMICA TÓXICA (NET, OU SÍNDROME DE LYELL)

São reações graves idiossincrásicas, mais comumente desencadeadas por medicamentos, caracterizadas por febre e lesões mucocutâneas que culminam com a necrose e destacamento da epiderme. Parecem ser doenças de um mesmo espectro, mas distintas pela gravidade e porcentagem de superfície corpórea acometida pelo destacamento cutâneo (até 10% na SSJ; acima de 30% na NET e sobreposição, ou overlap; SSJ-NET quando entre 10% e 30%). Além do destacamento cutâneo, surgem eritrodermia, dor cutânea, lesões de aspecto purpúrico e palpável, violáceo e formação de bolhas que acabam por se romper. As mucosas oral, ocular, anal e genital estão frequentemente acometidas.[48]

Trata-se de quadros bastante graves em que a mortalidade pode chegar a 3% na SSJ e 35% na NET. Para estimar o risco de mortalidade dos pacientes com NET, foi criado um escore de pontuação (SCORTEN), sumarizado no Quadro 3.3.

QUADRO 3.3. Escore para avaliação da NET (SCORTEN).

- Idade > 40 anos
- Presença de malignidade
- Frequência cardíaca > 120 bpm
- Área de superfície corpórea envolvida > 10%
- Ureia > 28 mg/dL
- Glicose > 252 mg/dL
- Bicarbonato < 20 mEq/L
- Um ponto para cada fator de risco. Mortalidade estimada baseada no escore de pontos: 0-1 (3,2%), 2 (12,1%), 3 (35,3%), 4 (58,3%), 5-7 (90%).

Fonte: Adaptado de Bastuji-Garin S e colaboradores, 2000.[2]

O manejo deve ser multiprofissional e multidisciplinar, pois são essenciais as medidas para equilíbrio acidobásico e hidreletrolítico, suporte nutricional, cuidados oculares, controle de dor e monitoramento ou tratamento de infecções. Assim sendo, a equipe multidisciplinar deve reunir médico intensivista, cirurgião plástico, dermatologista, alergista, oftalmologista, nutricionista e até infectologista.[49-50]

É indispensável o afastamento dos possíveis desencadeantes. As principais classes de medicamentos envolvidos com essas reações são o alopurinol, anticonvulsivantes aromáticos (fenobarbital, fenitoína, carbamazepina e lamotrigina principalmente), antibióticos (sulfas, seguidos de betalactâmicos) e anti-inflamatórios não esteroidais (notadamente, piroxicam). Todo fármaco suspeito deve ser substituído por algum de outra classe e todos aqueles dispensáveis devem ser suspensos. Pela alta morbimortalidade dessas dermatoses, o tratamento deve ser instituído prontamente. Os pacientes devem ser internados em UTI, de preferência em unidade de queimados. Como há extensa lesão da epiderme, além de ocorrer perda eletrolítica, que deve ser corrigida, a barreira física fica prejudicada e predispõe ao aparecimento de infecções. Assim sendo, cremes e loções tópicas com efeito antimicrobiano podem ser aplicados, especialmente aqueles que usam a prata. Entretanto, deve-se atentar para pacientes com suspeita de reação adversa às sulfonamidas, que têm contraindicação ao uso de sulfadiazina de prata. A realização de desbridamento da pele destacada fica a critério do cirurgião plástico, uma vez que não há evidência de benefício maior com uma ou outra conduta.[51]

A nutrição é importante, pois grande quantidade de proteínas, sacarídeos e de lipídeos é perdida na necrose cutânea. Deve-se priorizar a via oral ou enteral, pois, além de mais fisiológica, a via parenteral aumenta muito o risco de infecção dos cateteres centrais. A hidratação deve ser vigorosa, pois a perda de fluidos e eletrólitos é maciça, assim como nos grandes queimados. Além disso, o intensivista deve estar atento às condições de temperatura corpórea e do ambiente, pois há risco de hipotermia.

Os cuidados oculares devem ficar a cargo do oftalmologista, mas a lubrificação ocular é mandatória, preferencialmente usando as apresentações sem conservantes.

O tratamento medicamentoso é controverso e ainda não está estabelecido. Estudos controlados existem apenas com talidomida, que mostrou malefício. Os demais medicamentos denominados adjuvantes, como CE, imunoglobulina humana intravenosa (IgIV), ciclosporina e ciclofosfamida, ainda têm seu papel indefinido.[48-51]

Os CE, que já foram a base do tratamento farmacológico, começaram a ser associados a aumento de morbimortalidade em estudos retrospectivos, por aumento do catabolismo, risco de sepse e diminuição da reepitelização. Entretanto, novos trabalhos vêm mostrando benefício, especialmente quando o tratamento é instituído precocemente, com doses elevadas e por curto período de tempo (três dias). Na SSJ, os corticosteroides parecem ser mais seguros; mas, na NET, sua segurança ainda não está determinada. Em caso da opção pela introdução de CE, preconiza-se uso de doses acima de 2 mg/kg de prednisona ou equivalente, chegando até 500 mg ao dia, por três dias, sendo iniciado até 48 horas do início do quadro.

O papel da IgIV também ainda não está esclarecido. Parece haver benefício quando administrada precocemente, em dose total acima de 2 g/kg. Um estudo retrospectivo mostrou redução de mortalidade de 75% para 26% com o uso de IgIV, mas ainda faltam trabalhos prospectivos, randomizados e controlados. Apenas um estudo não randomizado avaliou a associação entre corticosteroides e IgIV em pacientes com NET ou SSJ, e não conseguiu demonstrar benefício em comparação com corticosteroides isolados. Desse modo, essa prática também não pode ser indicada até o presente momento.

A plasmaférese também já foi aplicada a esses pacientes com o objetivo de remover toxinas, metabólitos da droga causadora da reação e mediadores citotóxicos, mas sua segurança e eficácia na NET e SSJ também ainda não são conhecidas.[48-50]

Dessa forma, como se trata de duas doenças potencialmente fatais e sem tratamento farmacológico eficaz e seguro bem determinado, as medidas de suporte e retirada do agente causador permanecem como grande opção terapêutica até o momento.

ANGIOEDEMA HEREDITÁRIO (AEH)

Doença autossômica dominante, rara, causada pela deficiência do inibidor de C1-esterase (C1-INH), proteína que tem importante papel regulador nas cascatas do complemento, coagulação, fibrinólise e cinina-calicreína. A redução dos níveis ou da atividade de C1-INH acarreta aumento dos níveis de bradicinina, principal mediador inflamatório do AEH. Os pacientes apresentam ataques recorrentes de edema subcutâneo e submucoso, que comprometem as vias aéreas, face, extremidades, genitais e trato gastrintestinal. O edema laríngeo é uma condição potencialmente fatal por obstrução das vias aéreas superiores.

Por se tratar de um quadro fisiopatologicamente distinto do angioedema por hipersensibilidade, o tratamento das crises com corticosteroide e anti-H1 não é eficaz. O tratamento dos ataques sempre foi baseado na etiologia da doença. Desse modo, a reposição do C1-INH proveniente de plasmas de doadores de sangue tornou-se a terapia-padrão. Entretanto, a técnica foi sendo aperfeiçoada de modo a reduzir o risco de infecção viral transmitida pelo hemocomponente. Já existem tanto os concentrados de C1-INH nanofiltrados como o inibidor recombinante (rC1-INH), mas nenhum deles está disponível no Brasil, onde, comumente, se utiliza a infusão de plasma fresco, na dose de 2 U, com o intuito de repor C1-INH. No entanto, não se sabe exatamente qual é a quantidade de C1-INH presente por unidade de PFC e essa terapêutica ainda não foi testada em estudos controlados.[52]

Recentemente, foram autorizados no Brasil, pela Anvisa, dois medicamentos para tratamento dos ataques de AEH: o icatibanto e o ecallantide. O primeiro é um inibidor seletivo do receptor B2 da bradicinina e mostrou eficácia clínica nos estudos recentes denominados FAST-1 e FAST-2. O ecallantide é um inibidor recombinante da calicreína plasmática e também demonstrou eficácia na melhora dos sintomas dos ataques de AEH. Entretanto, as duas medicações deverão ser comercializadas com alto custo, o que dificultará sua disseminação no mercado nacional em curto prazo.[53]

O AEH é uma condição rara, potencialmente fatal, mas para a qual, hoje, já se dispõem de boas opções terapêuticas para reduzir os sintomas, duração e gravidade. No entanto, ainda faltam estudos comparando as diferentes opções de tratamento dos ataques para definir qual é a mais eficaz e segura.[52-54]

IMUNOTERAPIA NA UTI

O uso de agentes imunobiológicos na UTI ainda é restrito, não só pela escassez de evidências da eficácia, mas principalmente quanto à segurança dessas drogas no doente grave instável. Esta edição se aterá ao uso da IgIV.

A IgIV vem sendo usada com dois objetivos terapêuticos: reposição de anticorpos e imunomodulação (doses elevadas).

Nos pacientes com imunodeficiências tanto primárias como secundárias, na qual ocorre redução dos níveis de imunoglobulinas séricas, a IgIV estará indicada quando a IgG sérica for menor do que 500 mg/dL. Em casos de redução dos níveis de IgA ou IgM, a IgIV não é indicada. Na vigência de infecção ativa, particularmente no doente de UTI, a reposição está indicada, mas deve-se atentar para o risco de efeitos adversos graves, como insuficiência renal, hipertensão arterial e anafilaxia.[55]

A IgIV vem sendo usada com sucesso por seu efeito imunomodulador em outras condições, tais como púrpura trombocitopênica idiopática (PTI), outras citopenias autoimunes, síndrome de Guillain-Barré, miastenia grave, outras doenças autoimunes como doença de Kawasaki, além da doença do enxerto *versus* hospedeiro (GVHD) e na rejeição de transplantes mediada por anticorpos. Na UTI, todas essas indicações devem ficar restritas a casos selecionados, orientados por especialista, ponderando-se riscos e benefícios da medicação.

Até o momento, não está indicada a infusão de IgIV em casos de sepse grave ou choque séptico em pacientes com níveis normais de IgG, pois há poucas evidências de benefício nas diversas faixas etárias e a dose ideal não é conhecida. Além disso, o risco de efeitos adversos é ainda maior pela instabilidade do paciente.

REFERÊNCIAS BIBLIOGRÁFICAS

1. Bahammam A. Sleep in acute care units. Sleep Breath. 2006;10: 6-15.
2. Bastuji-Garin S, Fouchard N, Bertocchi M, Roujeau JC, Revux J, Wolkenstein P. SCORTEN: a severity-of-illness score for toxic epidermal necrolysis. J Investig Dermatol. 2000;115:149-53.
3. Bateman ED, Hurd SS, Barnes PJ, Bousquet J, Drazen JM, FitzGerald M, et al. Global strategy for asthma management and prevention: GINA executive summary. Eur Respir J. 2008;38:143-78.
4. Bernd LAG, Solé D, Pastorino AC, Prado EA, Castro FFM, Rizzo MCV, et al. Anafilaxia: guia prático para o manejo. Rev bras alergia imunopatol. 2006;29:283-91
5. Bisaccioni C, Cajuela E, Câmara Agondi R, Kalil J, Giavina-Bianchi P. Vocal Cord Dysfunction in a Patient with Schizophrenia. Allergol Immunopathol (Madr). 2009;37:217-9.
6. D'Alessio FR, Tsushima K, Aggarwal NR, West EE, Willett MH, Britos MF, et al. CD4+CD25+Foxp3+ Tregs resolve experimental lung injury in mice and are present in humans with acute lung injury. J Clin Invest. 2009 Oct;119(10):2898-913
7. Genre J, Errante PR, Kokron CM, Toledo-Barros M, Câmara NO, Rizzo LV. Reduced frequency of CD4(+)CD25(HIGH)FOXP3(+) cells and diminished FOXP3 expression in patients with Common Variable Immunodeficiency: a link to autoimmunity? Clin Immunol. 2009 Aug;132(2):215-21.
8. Tao KM, Li XQ, Yang LQ, Yu WF, Lu ZJ, Sun YM, et al Glutamine supplementation for critically ill adults. Cochrane Database Syst Rev. 2014 Sep 9;9:CD010050.
9. Matsushima K, Khan M, Frankel HL. Trauma-Related Critical Care. Scand J Surg. 2014 Apr 15;103(2):138-42.
10. Tan B, Zhang F, Zhang X, Huang YL, Gao YS, Liu X, et al. Risk factors for ventilator-associated pneumonia in the neonatal intensive care unit: a meta-analysis of observational studies. Eur J Pediatr. 2014 Apr;173(4):427-34.
11. Blot S, Afonso E, Labeau S. Insights and advances in multidisciplinary critical care: a review of recent research. Am J Crit Care. 2014 Jan;23(1):70-80.
12. Cynober L, De Bandt JP. Glutamine in the intensive care unit. Curr Opin Clin Nutr Metab Care. 2014 Jan;17(1):98-104.
13. Cherry-Bukowiec JR. Optimizing nutrition therapy to enhance mobility in critically ill patients. Crit Care Nurs Q. 2013 Jan-Mar;36(1):28-36.
14. Jeejeebhoy KN. Parenteral nutrition in the intensive care unit. Nutr Rev. 2012 Nov;70(11):623-30.
15. Cohen J, Chin wD. Nutrition and sepsis. World Rev Nutr Diet. 2013;105:116-25.
16. Biolo G. Protein metabolism and requirements. World Rev Nutr Diet. 2013;105:12-20.
17. Schulzke SM, Pillow JJ. The management of evolving bronchopulmonary dysplasia. Paediatr Respir Rev. 2010 Sep;11(3):143-8.
18. Peterson S, Chen Y. Systemic approach to parenteral nutrition in the ICU. Curr Drug Saf. 2010 Jan;5(1):33-40
19. Pritts T, Hungness E, Wang Q, Robb B, Hershko D, Hasselgren PO. Mucosal and enterocyte IL-6 production during sepsis and endotoxemia--role of transcription factors and regulation by the stress response. Am J Surg. 2002 Apr;183(4):372-83.
20. Hurtado-Alvarado G, Pavón L, Castillo-García SA, Hernández ME, Domínguez-Salazar E, Velázquez-Moctezuma J, Gómez-González B.. Sleep loss as a factor to induce cellular and molecular inflammatory variations. Clin Dev Immunol. 2013;2013:801341.
21. Orzeł-Gryglewska J. Consequences of sleep deprivation. Int J Occup Med Environ Health. 2010;23(1):95-114
22. Bentivoglio M, Kristensson K. Neural-immune interactions in disorders of sleep-wakefulness organization. Trends Neurosci. 2007 Dec;30(12):645-52.
23. Lisowska B, Szymańska M, Nowacka E, Olszewska M. Anesthesiology and the cytokine network. Postepy Hig Med Dosw (Online). 2013 Aug 5;67:761-9.

24. Corrêa-Sales C, Tosta CE, Rizzo LV. The effects of anesthesia with thiopental on T lymphocyte responses to antigen and mitogens in vivo and in vitro. Int J Immunopharmacol. 1997 Feb;19(2):117-28.
25. Ka MB, Daumas A, Textoris J, Mege JL. Phenotypic diversity and emerging new tools to study macrophage activation in bacterial infectious diseases. Front Immunol. 2014 Oct 10;5:500.
26. Chaudhry H, Zhou J, Zhong Y, Ali MM, McGuire F, Nagarkatti PS, et al. Role of cytokines as a double-edged sword in sepsis. In Vivo. 2013 Nov-Dec;27(6):669-84.
27. Boomer JS, Green JM, Hotchkiss RS. The changing immune system in sepsis: is individualized immuno-modulatory therapy the answer? Virulence. 2014 Jan 1;5(1):45-56.
28. Sfeir T, Saha DC, Astiz M, Rackow EC. Role of interleukin-10 in monocyte hyporesponsiveness associated with septic shock. Crit Care Med. 2001 Jan;29(1):129-33.
29. Angus DC, van der Poll T. Severe sepsis and septic shock. N Engl J Med. 2013 Aug 29;369(9):840-51
30. Hotchkiss RS, Monneret G, Payen D. Immunosuppression in sepsis: a novel understanding of the disorder and a new therapeutic approach. Lancet Infect Dis. 2013 Mar;13(3):260-8
31. Salomao R, Brunialti MK, Rapozo MM, Baggio-Zappia GL, Galanos C, Freudenberg M. Bacterial sensing, cell signaling, and modulation of the immune response during sepsis. Shock. 2012 Aug;38(3):227-42
32. Xiao W, Mindrinos MN, Seok J, Cuschieri J, Cuenca AG, Gao H, et al. A genomic storm in critically injured humans. A genomic storm in critically injured humans. J Exp Med. 2011;208(13):2581-90.
33. Vincent JL, Beumier M. Diagnostic and prognostic markers in sepsis. Expert Rev Anti Infect Ther. 2013 Mar;11(3):265-75
34. Blitz M, Blitz S, Beasely R, Diner BM, Hughes R, Knopp JA, et al. Inhaled magnesium sulfate in the treatment of acute asthma. Cochrane Database Syst Rev. 2005;20(3):CD003898.
35. Camargo CA Jr, Spooner CH, Rowe BH. Continuous versus intermittent beta-agonists in the treatment of acute asthma. Cochrane Database Syst Rev. 2003;(4):CD001115.
36. Fulco PP, Lone AA, Pugh CB. Intravenous versus oral corticosteroids for treatment of acute asthma exacerbations. Ann Pharmacother. 2002;36:565-70.
37. Krishnan JA, Davis SQ, Naureckas ET, Gibson P, Rowe BH. An umbrella review: corticosteroid therapy for adults with acute asthma. Am J Med. 2009 Nov;122 (11):977-91.
38. Lafç G, Budak AB, Yener AÜ, Cicek OF. Use of extracorporeal membrane oxygenation in adults. Heart Lung Circ. 2014 Jan;23(1):10-23.
39. Galvin IM, Steel A, Pinto R, Ferguson ND, Davies MW. Partial liquid ventilation for preventing death and morbidity in adults with acute lung injury and acute respiratory distress syndrome. Cochrane Database Syst Rev. 2013 Jul 23;7:CD003707.
40. Jaber S, Michelet P, Chanques G. Role of non-invasive ventilation (NIV) in the perioperative period. Best Pract Res Clin Anaesthesiol. 2010 Jun;24(2):253-65.
41. Gupta D, Nath A, Agarwal R, Behera D. A prospective randomized controlled trial on the efficacy of noninvasive ventilation in severe acute asthma. Respir Care. 2010;55:536-43.
42. Hon KL, Tang WS, Leung TF, Cheung KL, Ng PC. Outcome of children with life-threatening asthma necessitating pediatric intensive care. Ital J Pediatr. 2010;36:47.
43. Lanes SF, Garrett JE, Wentworth CE, Fitzgerald JM, Karpel JP. The effect of adding ipratropium bromide to salbutamol in the treatment of acute asthma: a pooled analysis of three trials. Chest. 1998;114:365-72.
44. Lázaro SC. Emergency Treatment of Asthma. N Engl J Med. 2010;363:755-64.
45. Liew WK, Williamson E, Tang ML. Anaphylaxis fatalities and admissions in Australia. J Allergy Clin Immunol. 2009;123:434-42
46. Sampson HA, Muñoz-Furlong A, Campbell RL, Adkinson NF Jr, Bock SA, Branum A, et al. Second symposium on the definition and management of anaphylaxis: summary report - Second National Institute of Allergy and Infectious Disease/Food Allergy and Anaphylaxis Network symposium. J Allergy Clin Immunol. 2006;117:391-7.
47. Simons FE, Gu X, Johnston LM, Simons KJ. Can epinephrine inhalations be substituted for epinephrine injection in children at risk for systemic anaphylaxis? Pediatrics. 2000;106:1040-4.
48. Nirken MH, High WA. Stevens-Johnson syndrome and toxic epidermal necrolysis: Clinical manifestations; pathogenesis; and diagnosis. [Internet] [Acesso em 08 oct 2015]. Disponível em: http://www.uptodate.com/contents/stevens-johnson-syndrome-and-toxic-epidermal-necrolysis-pathogenesis-clinical-manifestations-and-diagnosis
49. Nirken MH, High WA. Stevens-Johnson syndrome and toxic epidermal necrolysis: Management, prognosis, and long-term sequelae. [Internet] [Acesso em 08 oct 2015]. Disponível em: http://www.uptodate.com/contents/stevens-johnson-syndrome-and-toxic-epidermal-necrolysis-management-prognosis-and-long-term-sequelae
50. Stella M, Clemente A, Bollero D, Risso D, Dalmasso P. Toxic epidermal necrolysis (TEN) and Stevens-Johnson syndrome (SJS): experience with high-dose intravenous immunoglobulins and topical conservative approach. A retrospective analysis. Burns. 2007;33:452-9.
51. Yang Y, Xu J, Li F, Zhu X. Combination therapy of intravenous immunoglobulin and corticosteroid in the treatment of toxic epidermal necrolysis and Stevens-Johnson syndrome: a retrospective comparative study in China. Int J Dermatol. 2009;48:1122-8.
52. Paul Morgan B. Hereditary Angioedema - Therapies Old and New. N Engl J Med. 2010;363:581-3.
53. Cicardi M, Levy RJ, McNeil DL, Li HH, Sheffer AL, Campion M, et al. Ecallantide for the Treatment of Acute Attacks in Hereditary Angioedema. N Engl J Med. 2010;363:523-31.
54. Zuraw BL, Busse PJ, White M, Jacobs J, Lumry W, Baker J, et al. Nanofiltered C1 Inhibitor Concentrate for Treatment of Hereditary Angioedema. N Engl J Med. 2010;363:513-22.
55. Negi VS, Elluru S, Sibéril S, Graff-Dubois S, Mouthon L, Kazatchkine MD, et al. Intravenous Immunoglobulin: An Update on the Clinical Use and Mechanisms of Action. J Clin Immunol. 2007;27:233-45.

CAPÍTULO 4

DISFUNÇÃO ENDOTELIAL NO PACIENTE GRAVE

Marcelo Rodrigues Bacci
João Fernando Moreira Ferreira
Antonio Carlos Palandri Chagas

DESTAQUES

- O endotélio é órgão vivo e participa ativamente com funções endócrinas e mecânicas da fisiologia corporal.
- O óxido nítrico tem íntima relação com o influxo de cálcio citosólico nas células endoteliais.
- O endotélio consegue exercer suas funções fisiológicas mesmo em regime permanente de hipoxemia.
- A sepse constitui fator de agressão endotelial pela presença de lipopolissacarídeos e aumenta a produção da óxido nítrico sintase induzível.
- Métodos diagnósticos constituem pletismografia, ultrassonografia de alta resolução e Doppler intracoronário.

INTRODUÇÃO

O conhecimento da função da célula endotelial vem aumentando nas últimas três décadas desde o primeiro relato de Furchgott e Zawadzki em 1980, que demonstraram a modulação do tônus vascular pela célula endotelial.[1] Desde essa importante descoberta, o estudo do endotélio possibilitou a compreensão dessa estrutura como um órgão com funções mecânicas e endócrinas. O importante papel do óxido nítrico (NO) como vasodilatador, o efeito vasoconstritor da endotelina e angiotensina-2, o papel das integrinas e selectinas como moléculas de ligação das células inflamatórias e sua ação na produção das citocinas permitiram a integração dos sistemas e a compreensão da evolução da fisiologia endotelial dentro do contexto do paciente crítico.

O objetivo deste capítulo é conceituar e demonstrar os efeitos que interferem na fisiologia e fisiopatologia endotelial nas principais doenças que acometem o paciente na unidade de terapia intensiva (UTI).

CONCEITO

O conceito de disfunção endotelial no paciente crítico envolve a compreensão do endotélio como órgão vivo e mutável de acordo com o ambiente que o envolve.

A célula endotelial é alongada e repleta de organelas. Sua estrutura interna é semelhante à de qualquer outra que apresenta grande atividade metabólica. Modula ativamente a coagulação e o transporte de substâncias por entre as células e delas para a corrente sanguínea.[2]

Existe uma origem comum embrionária entre as células endoteliais e os componentes do sangue, o que explica sua capacidade de adaptação ante a necessidade de cada órgão do organismo, ou seja, com o mesmo estímulo pode responder de maneira diferente. A hipóxia funciona como estímulo vasoconstritor no território pulmonar, mas vasodilatador quando na artéria renal.[2]

Há uma importante ponderação a ser feita quando se observa o peso da carga genética individual no desenvolvimento da lesão endotelial. Os fatores ambientais adquiridos ao longo da vida do indivíduo somados à sua carga genética constituem o fenótipo. A evolução e gravidade da disfunção endotelial, aguda ou crônica, têm relação direta com esse binômio.

A perda da integridade física celular endotelial expõe a musculatura lisa vascular à ação direta das substâncias vasoconstritoras produzidas pelo próprio endotélio em resposta à agressão. Além da liberação lesiva de insulina, catecolaminas e angiotensina-2, a exposição dessas células musculares contribui para doenças vasculares e potencializa a vasoconstrição, mas não modulada pelo endotélio subjacente.

A aterosclerose é a principal consequência da disfunção endotelial de origem multifatorial em portadores dos principais fatores de risco de agressão ao endotélio como diabetes, hipertensão arterial sistêmica, dislipidemia e tabagismo.[3]

FISIOPATOLOGIA

ÓXIDO NÍTRICO

Muito se poderia escrever a respeito do papel do óxido nítrico no endotélio e suas ações parácrinas e endócrinas, contudo foge ao escopo deste capítulo a abordagem fora do contexto do paciente crítico.

Em 1980, o fator relaxante derivado do endotélio foi descrito. Cerca de sete anos depois, constatou-se que sua estrutura era idêntica à do NO. É sintetizado através de seu precursor L-arginina por uma família de NO-sintases. Atua via ativação do GMP cíclico intracelular, causando vasodilatação e inibição da expressão de moléculas de adesão, inibindo também a ativação leucocitária e plaquetária.[4]

Apresenta uma gama de efeitos protetores e reguladores. Dos protetores, destaca-se sua ação antioxidante na interrupção da propagação da peroxidação lipídica enzimática e não enzimática. Como imunomodulador, por reduzir os efeitos tóxicos do fator de necrose tumoral (TNF) mediante redução da síntese dessa molécula via inibição da transcrição de seu gene. Além disso, regula o tônus da musculatura lisa vascular e sua consequente permeabilidade e regula as ações de adesão leucocitária e plaquetária.[5]

Sua síntese é dependente da existência de uma família de enzimas intituladas óxido nítrico sintases (NOS). Apresentam-se em três isoformas bem específicas: a cerebral ou neuronal; a induzível ou macrofágica; e a endotelial (e-NOS).

Poucas são as informações detalhadas a respeito dos mecanismos de estímulo na NOS neuronal e induzível. Sabe-se que esta última não guarda relação direta com a elevação da concentração intracelular de cálcio devido à sua alta afinidade com a ligação com a calmodulina. Quanto à e-NOS, a relação com a concentração citosólica de cálcio é direta e, na ausência da variação da concentração desse íon, há liberação para sua produção.

Para que tudo isso ocorra, é necessário que haja o substrato L-arginina e um importante cofator, a tetra-hidrobiopterina, derivada do ácido fólico e fundamental nas etapas de produção da NOS e, consequentemente, do óxido nítrico. Situações de depleção dessas substâncias, comuns em estados de desnutrição ou intenso processo catabólico, comprometem esse processo e intensificam a agressão endotelial pela perda da produção/regulação, de maneira efetiva, do principal fator vasodilatador e modulador do endotélio, o óxido nítrico.

HIPÓXIA

Como já mencionado, o organismo dá respostas diferentes diante do desequilíbrio entre oferta e consumo de oxigênio. O conteúdo arterial de oxigênio é definido pelo nível de hemoglobina, pela pressão parcial de oxigênio diluído no plasma e pela saturação de oxigênio conforme a seguinte equação:

$$CaO_2 = 1,34 \times Hb \times SaO_2 + 0,0031 \times PaO_2$$

As células do endotélio, em decorrência da sua localização, são as mais sujeitas e propensas a alterações do ambiente que as circunda. Assim sendo, toleram de maneira mais eficiente baixas concentrações de oxigênio. Estima-se que, após 48 horas de regime de hipoxemia, as atividades de síntese proteica e de produção de adenotonsilectomia precoce (ATP) permanecem em 70% do habitual. Isso decorre da habilidade endotelial no manejo do metabolismo da glicose em condições de anaerobiose como o aumento da expressão de receptores de captação de glicose e de maior produção de enzimas da via glicolítica, tornando mais eficiente a utilização do substrato disponível.[4]

A sinalização intracelular se faz mediante ativação de proteína G e adenil-ciclase na membrana plasmática e monofosfato cíclico de adenosina (AMP) como segundo mensageiro, permitindo que, a partir disso, a fosforilação de proteínas intracelulares possibilite as funções específicas de cada uma delas.

Um estudo experimental com coelhos avaliou o papel da hipóxia induzida como gerador de substâncias vasodilatadoras. O grupo intervenção, além da hipóxia induzida, recebeu um inibidor de prostaciclina I_2 e observou-se grande concentração de fator relaxante derivado do endotélio ou óxido nítrico. A administração posterior de um inibidor do óxido nítrico reverteu o estado vasodilatador.[6]

A disfunção endotelial ocasionada pelo estímulo isquêmico desencadeará os sinais de disfunção endotelial mais proeminentes como expressão de moléculas de adesão, redução na concentração de AMP cíclico, estado pró-inflamatório, ativação leucocitária e sinalização vasoconstritora.

ENDOTELINAS

Peptídeos com potente ação vasoconstritora. Apresentam diversos mecanismos de liberação, sendo influenciadas positivamente pela presença de LDL, insulina, vasopressina, angiotensina-2 e a própria endotelina.[7]

Têm, dessa forma, ação antagônica ao óxido nítrico, uma vez que são potentes vasoconstritoras e este é potente vasodilatador. Além disso, sua meia-vida é mais longa do que a de seu antagonista e permanecem ligadas aos receptores expressos nas células da musculatura lisa de forma irreversível.[8]

Encontram-se elevadas em pacientes hipertensos e nos estados de choque circulatório, como na sepse e choque cardiogênico. A lesão endotelial causada pela elevação da pressão arterial serve de fator de estímulo para a expressão de seus receptores nos vasos e coração, constituindo fator de retroalimentação positiva. Esse estímulo contribui para, juntamente com a hipertensão arterial, a instalação de hipertrofia ventricular esquerda.

INTEGRINAS

Constituem heterodímeros formados por uma unidade alfa e outra beta que se ligam de forma não covalente. A combinação entre as diversas unidades alfa e beta formam os diversos tipos de integrinas. Sua principal função é servirem de fator de adesão leucocitária e plaquetária, variando, por exemplo, a função de acordo com o tipo de subunidade presente, alfa ou beta.

Um dos usos terapêuticos para o bloqueio de sua ação é para inibir a glicoproteína IIb-IIIa, uma citoadesina de cadeia beta e de ação plaquetária nos casos de síndrome coronariana aguda sem supradesnivelamento do segmento ST (SCA-sST) e com indicação de angioplastia, mas sem contraindicação ao uso desse tipo de antiagregante plaquetário.[9-10]

SELECTINAS

Proteínas que se ligam a sítios comuns de carboidratos com a função de promover a migração leucocitária para tecidos e também para o endotélio. A L-selectina é expressa apenas em leucócitos. Já as E-selectina e I-selectina são encontradas no endotélio. Todas as três têm a função de regular a interação leucócito-endotélio.

IMUNOGLOBULINAS

Têm como função principal o reconhecimento das moléculas de integrinas presentes em leucócitos e plaquetas. Os integrantes de destaque são a molécula de adesão vascular-1 (VCAM-1) e a molécula de adesão intercelular 1 e 2 (ICAM-1 e ICAM-2).

Servem de ligantes para as integrinas e são moduladas pela ação de citocinas como a interleucina-1 (IL1) e o TNF-α.[10-11]

ESPÉCIES REATIVAS DE OXIGÊNIO

Termo usado para designar a presença de radicais livres relacionados ao oxigênio, como peróxido de oxigênio, superóxido e radical hidroxila.[12]

O peróxido de oxigênio, apesar de não ser um radical, participa ativamente da formação deste. Os radicais livres são caracterizados pela capacidade de geração contínua de produtos potencialmente tóxicos pela facilidade de reação, tendo em vista o elétron livre em sua última camada e também em reações em cadeia, como na peroxidação não enzimática de lipídeos, provocando a perda da integridade física da membrana celular.

A presença dessas substâncias constitui fator de agressão direta ao endotélio e reduz a disponibilidade dos fatores dilatadores dele derivados.[13]

LIPOPROTEÍNAS E ATEROSCLEROSE

Lipoproteínas são macromoléculas complexas utilizadas pelo organismo para o transporte de compostos lipídicos. São compostas de um núcleo fosfolipídico (colesterol, triglicerídeos e ésteres de colesterol) e por uma porção proteica chamada apoproteína ou apolipoproteína. Permitem intercâmbio de transporte lipídico entre os tecidos periféricos e as células hepáticas.[14]

Subdividem-se de acordo com o seu grau de densidade, sendo classificadas em cinco frações: quilomícrons; lipoproteína de muito baixa densidade (VLDL); lipoproteína de baixa densidade (HDL); lipoproteína de densidade intermediária (IDL); e lipoproteína de alta densidade (HDL).

Esta última tem particular importância pela sua função de transporte reverso de lipídeos, ou seja, dos tecidos periféricos para o leito hepático. Assim sendo, apesar de apresentar subtipos dependendo da fração proteica que o compõe, atribuem-se ao HDL propriedades imunomodulatórias e antiateroscleróticas.

Em situações de estresse oxidativo como a sepse e estados inflamatórios, ocorre uma interrupção na cadeia metabólica lipídica habitual. Reduzem-se os níveis circulantes de HDL e de fosfolipídeos e eleva-se o valor do colesterol e dos triglicerídeos. Não apenas sua redução, mas também uma remodelação em sua estrutura espacial com a perda da fração apolipoproteína A1 e menor quantidade de ésteres, tornando o HDL menos imunomodulador.[14-15]

A oxidação dos fosfolipídeos presentes na molécula de HDL reduz sua capacidade de ligação do lipopolissacarídeo livre na circulação. O fosfolipídeo oxidado atua como substância pró-inflamatória, estimulando a liberação de interleucina-8 e a expressão no endotélio do peptídeo quimiotáxico de monócitos.

Estados de hiperglicemia são frequentes no paciente crítico, secundário à sepse ou não. O controle glicêmico intensivo mediante a infusão de insulina de ação rápida endovenosa e medidas repetidas de glicemia capilar, além dos benefícios de redução de morbimortalidade, sobretudo no paciente crítico de origem cirúrgica, mostraram-se importantes como protetores da queda dos níveis de HDL vistos em estados de sepse e inflamação.

Ações farmacológicas para associar a interrupção em sua redução com benefício de redução de mortalidade têm sido objeto de estudo em diversos ensaios randomizados, porém sem obter a conclusão esperada. Uma recente metanálise avaliou 12 ensaios randomizados com as diversas alternativas farmacológicas objetivando aumentar o nível basal do HDL circulante em relação à mortalidade geral e prevenção secundária.

Observou-se que, dos 26.858 pacientes com seguimento entre 1 e 6,8 anos, não houve benefício na redução de mortalidade entre os grupos-controle e intervenção, assim como na porcentagem de elevação do HDL entre eles. Apesar de a metanálise ser conduzida para pacientes fora do ambiente de terapia intensiva, esses resultados são expressivos e podem ser extrapolados para o paciente crítico. A lesão endotelial é multifatorial e analisar todas as nuances de seus componentes e inter-relações é um desafio para os estudos.[16]

ALTERAÇÕES E MECANISMOS ESPECÍFICOS
CHOQUE CIRCULATÓRIO

A insuficiência circulatória se configura como fator de agressão ao endotélio e este tem participação ativa na fisiopatologia do próprio choque.

A resposta habitual para qualquer situação de queda de pressão arterial sob condições de insuficiência circulatória é o aumento da resistência periférica mediante vasoconstrição da microcirculação, como visto nos choques hemorrágico/hipovolêmico e cardiogênico.[17]

Na sepse, pelo contrário, em virtude da presença do estímulo agressivo inicial do lipolissacárideo bacteriano, há uma cascata de eventos que culmina na produção de substâncias pró-inflamatórias, vasodilatadoras e pró-coagulantes e na tempestade endócrina. Há um pronunciado desequilíbrio entre oferta e consumo de oxigênio chamado disóxia.[18]

Apesar da produção de vasopressina e do estímulo positivo do sistema renina-angiotensina e aldosterona, não há a mesma resposta vista nos outros tipos de choque. Nessa situação de disóxia, ocorre a abertura dos canais de potássio sensíveis à ATP na membrana plasmática da musculatura lisa endotelial, levando à sua hiperpolarização e impedindo a entrada de cálcio. Isso gera perda do tônus pela incapacidade de contração muscular mesmo diante do estímulo vasoconstrictor endócrino vigente. Situações de baixa oferta proporcional de oxigênio e academia láctica servem de estímulo para a abertura desses canais de potássio.

Há uma inter-relação entre a cascata inflamatória e a de coagulação tendo o endotélio como palco da comunicação. Os receptores protease-ativos (*protease-activated receptors* – PAR) são em número de quatro e constituem a maneira como as proteases da cascata de coagulação atuam como substâncias pró-inflamatórias. Outro importante estimulador da inflamação e perpetuador da disfunção endotelial são as próprias micropartículas derivadas do endotélio, já degradado após a perda da integridade física em decorrência de um processo patológico, como a sepse. Atuam como geradores de trombina e, positivamente, como pró-coagulantes e pró-inflamatórias.[4]

Como já descrito neste capítulo, o óxido nítrico é um potente vasodilatador, talvez o mais importante de todos, e tem sua produção pautada pela atividade de três enzimas, as óxido nítrico sintases: cerebral, endotelial e induzível.

Na sepse, mediadores como IL-6, IL-1, IL-2, TNF e interferon-gama, que se encontram elevados nessa situação, atuam como estimuladores da óxido nítrico induzível. A elevação dos níveis de óxido nítrico é fator preponderante para a perpetuação do estímulo vasodilatador na sepse e, com isso, o círculo vicioso de agressão ao endotélio.

Não podemos esquecer que a hipoperfusão tecidual ocasionada nas situações de insuficiência circulatória ocasiona perda da integridade física e funcional da membrana plasmática e disfunção mitocondrial, dois fatores que perpetuam e contribuem para a existência da disfunção endotelial.[19]

Pacientes submetidos à revascularização miocárdica e que apresentam alto consumo de oxigênio no pós-operatório estão sujeitos a maiores níveis séricos de IL-6, TNF e endotoxina. Aqueles que possuem menor consumo estão sujeitos a menor estímulo inflamatório e, consequentemente, menor agressão endotelial.[20]

LESÃO RENAL AGUDA

Apesar das variações em sua definição ao longo das últimas décadas, a lesão renal aguda apresenta fundamentalmente o conceito de alteração no valor sérico de creatinina associado ou não à redução do débito urinário.[21] Não integra o escopo deste capítulo a dissecção das nuances entre as classificações RIFLE, AKIN e KDIGO, mas sim o impacto da lesão renal aguda como fator de perpetuação da disfunção endotelial e sua íntima relação com a progressão para doença renal crônica.

O rim, por ser um órgão altamente vascularizado e atuar na regulação pressórica, sofre grande influência na quantidade de óxido nítrico circulante. A mácula densa e o aparelho justaglomerular dependem da integridade endotelial para identificar alterações na osmolaridade e pressão sanguíneas e atuar no controle hemodinâmico e eletrolítico.[22]

A angiotensina-2 gerada na circulação renal atua na produção de radicais livres, funciona como substância pró-inflamatória e estimula a fibrose mediada via ação do TGF-β, além de produzir elevação na pressão intraglomerular e contribuir para a persistência da injúria renal.[23]

Como já mencionado, em situações de inflamação, a óxido nítrico sintase induzível aumenta em quantidade e essa elevação é lesiva ao endotélio em modelos de nefropatia experimental.[24]

Além disso, pacientes com lesão renal aguda secundária à sepse e com altos níveis de óxido nítrico possuem maior chance de evoluírem para insuficiência múltipla de órgãos e sistemas.[25]

Episódios de lesão renal aguda funcionam como predisponentes para o desenvolvimento posterior de doença renal crônica e o inverso também é verdadeiro. Pacientes com doença renal crônica tem um risco 28 vezes maior de desenvolver lesão renal aguda na UTI do que aqueles sem doença renal.[21,26]

A uremia ocasionada pela existência de doença renal crônica participa como fator pró-inflamatório e estimula a carbamilação do LDL, que configura fator de agressão direta endotelial e de desenvolvimento de aterosclerose em um modelo animal de doença renal e aterosclerose. Se considerados o envelhecimento populacional no Brasil e a prevalência crescente de obesidade, diabetes e hipertensão arterial, fica simples compreender que, nas UTI, haverá cada vez mais pacientes com essas comorbidades e com doença renal crônica.

SÍNDROME DO DESCONFORTO RESPIRATÓRIO AGUDO (SDRA)

Passou por redefinição recentemente com o consenso de Berlim, que estabeleceu a necessidade de se excluírem a causa cardiogênica para o edema pulmonar e o período temporal de sete dias para considerar instalada a SDRA. A relação PaO_2/FiO_2 colhida com uma PEEP mínima de 5 abaixo de 300 configura já a presença de lesão alveolar.[27]

A principal causa de SDRA é a sepse, e a lesão endotelial e sua ativação constituem pilares da compreensão da fisiopatologia da SDRA.

A existência de células endoteliais circulantes, ou seja, produtos de degradação do próprio endotélio, ativa a cascata de inflamação e coagulação. Em pacientes com SDRA, o nível desses componentes se encontra elevado e isso se correlacionou à pior evolução clínica e maior chance de desenvolvimento de lesão renal.[17,28]

Em situações de lesão alveolar grave como na SDRA e que frequentemente se associam a quadros de sepse, há aumento na expressão de uma proteína transmembrana que se liga a produtos finais de degradação da glicose. Essa situação atua como alça de retroalimentação para manutenção do estado inflamatório e piora na disfunção endotelial.[29]

DIAGNÓSTICO

O diagnóstico da disfunção endotelial é feito ainda na UTI de terapia intensiva. Os métodos diagnósticos dividem-se em invasivos e não invasivos.

MÉTODOS INVASIVOS

Em paciente submetidos à coronariografia, é possível realizar a angiografia biplanar quantitativa de um segmento epicárdico coronariano com a utilização de um *probe* de ultrassonografia Doppler intracoronariana. O objetivo é medir o fluxo coronariano após injeção *in loco* de acetilcolina e bradicinina. Um endotélio doente responderá com menor vasodilatação e, consequentemente, menor fluxo sanguíneo.[30]

MÉTODO NÃO INVASIVOS

Em artérias sistêmicas periféricas, a vasodilatação decorrente da função endotelial pode ser avaliada pela ultrassonografia de alta resolução. O exame contrasta a mudança do diâmetro vascular após hiperemia reativa (liberação do fluxo sanguíneo pós-período de isquemia) e uso de nitrato sublingual.[31]

A pletismografia é método que consiste em avaliar as oscilações de fluxo sanguíneo de um segmento específico. No exemplo em questão, isola-se a circulação do membro superior com um manguito para o punho e outro para o braço. O braço é mantido 10 cm acima do nível do coração, um sensor é colocado 5 cm abaixo da prega cubital e mensuram-se as curvas de fluxo e pressão após interrupções do fluxo sanguíneo com a compressão do manguito do braço. Pode-se complementar a avaliação com a infusão de drogas que causam vasodilatação diretamente no segmento arterial. Novamente, um endotélio comprometido demonstra curvas de pressão inversamente proporcionais ao fluxo sanguíneo, além de não responderem de maneira satisfatória à vasodilatação. Extrapola-se o resultado obtido nesse segmento para o restante do organismo.[32]

A avaliação laboratorial demonstra a presença dos fatores que contribuem para a disfunção endotelial. É possível avaliar as concentrações e oscilações nos valores do lactato arterial como medida de hipoperfusão tecidual e de metabolismo anaeróbico, valores da proteína C-reativa e pró-calcitonina como marcadores de inflamação orgânica e concentração de células livres derivadas do endotélio como marcador direto de lesão endotelial.

TRATAMENTO

Não há tratamento específico para a disfunção endotelial no que diz respeito a uma medicação que desencadeie a regeneração endotelial. Há de se entender que o doente crítico, muitas vezes, já carrega fatores de risco que são suficientes para a persistência da disfunção endotelial como no diabetes, hipertensão arterial e aterosclerose.

O manejo adequado da sepse e o controle dos fatores hemodinâmicos contribuem, senão para a melhora da disfunção, para a interrupção do processo de retroalimentação positiva que ocorre nos estados de infecção e inflamação como apresentados neste capítulo.[19]

Alguns estudos randomizados cogitaram o controle de intermediários como a hemoglobina livre celular, um componente que participa da disfunção endotelial em situações de sepse, reduzindo a quantidade de óxido nítrico e potencializando o estímulo vasoconstritor com o uso do acetaminofen como inibidor de sua liberação e para melhorar o estresse oxidativo. O grupo intervenção apresentou melhores níveis de prostaglandinas vasodilatadoras, porém o impacto foi baixo por falhas metodológicas.[33]

Pacientes com doença renal terminal e aterosclerose foram submetidos a um regime de administração de vitamina E em dose elevada por período de dois anos de seguimento, sendo o desfecho principal morte por qualquer evento cardiovascular associado ou isolado no período de estudo. Observou-se que o grupo que recebeu suplementação teve 40% menos eventos no desfecho cardiovascular e morte do que o grupo-controle, contudo esses achados se restringem a uma população específica e em tratamento ambulatorial.[34]

CONSIDERAÇÕES FINAIS

Diante do exposto, podem-se demonstrar as complexas relações entre as diversas situações que interferem no funcionamento endotelial. O paciente crítico apresenta múltiplas condições que contribuem para a sua disfunção. Não se trata apenas de situações que ocorrem de maneira aguda, mas também das comorbidades crônicas e prévias do paciente que funcionam como fator complicador durante o tratamento. Ainda se está engatinhando quanto à disponibilidade de métodos que avaliem de maneira simples e rápida a disfunção endotelial *in situ* durante o período de internação, contudo a correta interpretação dos marcadores que contribuem para a disfunção endotelial possibilita ao intensivista ação rápida para a reversão da situação de desequilíbrio.

REFERÊNCIAS BIBLIOGRÁFICAS

1. Furchgott RF, Zawadzki JV. The obligatory role of endothelial cells in the relaxation of arterial smooth muscle by acetylcholine. Nature. 1980 Nov 27;288(5789):373-6.
2. Nascimento CA, Patriarca G, Heimann JC. Estrutura Orgânica do Endotélio Vascular. In: Luz PL, Laurindo FR, Chagas AC. Endotélio e doenças cardiovasculares. São Paulo: Ed. Atheneu, 2003. p.1-15.
3. Xavier HT, Izar MC, Faria Neto JR, Assad MH, Rocha VZ, Sposito AC, et al. Sociedade Brasileira de Cardiologia. V Diretriz Brasileira de Dislipidemias e Prevenção da Aterosclerose. Arq Bras Cardiol. 2013 Oct;101(4 Suppl 1):1-20.
4. Karimova A, Pinsky DJ. The endothelial response to oxygen deprivation: biology and clinical implications. Intensive Care Med. 2001 Jan;27(1):19-31
5. Laurindo FR, Leite PF. Mecanismos de síntese do óxido nítrico. In: Luz PL, Laurindo FR, Chagas AC .Endotélio e doenças cardiovasculares. São Paulo: Ed. Atheneu, 2003. p.43-54.
6. Vallet B. Endothelial cell dysfunction and abnormal tissue perfusion. Crit Care Med. 2002;30(5) Suppl.S229-34.
7. Yanagisawa M, Kurihara H, Kimura S, Tomobe Y, Kobayashi M, Mitsui Y, et al. A novel potent vasoconstrictor peptide produced by vascular endothelial cells. Nature. 1988 Mar 31;332(6163):411-5.
8. Giorgi DM. Endotélio na Hipertensão Arterial. In: Luz PL, Laurindo FR, Chagas AC. Endotélio e doenças cardiovasculares. São Paulo: Ed. Atheneu, 2003. p.231-47.
9. Junior CV, Fernandes JL, Luz PL. Moléculas de adesão, inflamação e endotélio. In: Luz PL, Laurindo FR, Chagas AC. Endotélio e doenças cardiovasculares. São Paulo: Ed. Atheneu, 2003. p.97-114.
10. Hynes RO. Integrins: a family of cell surface receptors. Cell. 1987 Feb 27;48(4):549-54.
11. McEver RP. Leukocyte-endothelial cell interactions. Curr Opin Cell Biol. 1992 Oct;4(5):840-9.
12. Laurindo FR. Desequilíbrio Redox, resposta vascular à lesão e aterosclerose. In: Luz PL, Laurindo FR, Chagas AC. Endotélio e doenças cardiovasculares. São Paulo: Ed. Atheneu, 2003. p.115-32.
13. Salisbury D, Bronas U. Reactive oxygen and nitrogen species: impact on endothelial dysfunction. Nurs Res. 2015 Jan-Feb;64(1):5366.doi:10.1097/NNR.0000000000000068.
14. Murch O, Collin M, Hinds CJ, Thiemermann C. Lipoproteins in inflammation and sepsis. I. Basic science. Intensive Care Med. 2007 Jan;33(1):13-24.
15. Wendel M, Paul R, Heller AR. Lipoproteins in inflammation and sepsis. II. Clinical aspects. Intensive Care Med. 2007 Jan;33(1):25-35.
16. Kaur N, Pandey A, Negi H, Shafiq N, Reddy S, Kaur H, et al. Effect of HDL-raising drugs on cardiovascular outcomes: a systematic review and meta-regression. PLoS One. 2014 Apr 11;9(4):e94585.
17. Vincent JL, De Backer D. Circulatory shock. N Engl J Med. 2014 Feb 6;370(6):583.
18. Junior JO, Cagnolati DC, Carlos RV. Endotélio na insuficiência circulatória. In: Luz PL, Laurindo FR, Chagas AC. Endotélio e doenças cardiovasculares. São Paulo: Ed. Atheneu, 2003. p.355-68.
19. Angus DC, van der Poll T. Severe sepsis and septic shock. N Engl J Med. 2013 Nov 21;369(21):2063.
20. Oudemans-van Straaten HM, Jansen PG, te Velthuis H, Beenakkers IC, Stoutenbeek CP, van Deventer SJ, et al. Increased oxygen consumption after cardiac surgery is associated with the inflammatory response to endotoxemia. Intensive Care Med. 1996 Apr;22(4):294-300.

21. Chawla LS, Eggers PW, Star RA, Kimmel PL. Acute kidney injury and chronic kidney disease as interconnected syndromes. N Engl J Med. 2014 Jul 3;371(1):58-66.
22. Lüscher TF, Bock HA. The endothelial L-arginine/nitric oxide pathway and the renal circulation. Klin Wochenschr. 1991 Sep 3;69(13):603-9.
23. Lima JJ. Rim e endotélio. In: Luz PL, Laurindo FR, Chagas AC. Endotélio e doenças cardiovasculares. São Paulo: Ed. Atheneu, 2003. p.323-38.
24. Bremer V, Tojo A, Kimura K, Hirata Y, Goto A, Nagamatsu T, et al. Role of nitric oxide in rat nephrotoxic nephritis: comparison between inducible and constitutive nitric oxide synthase. J Am Soc Nephrol. 1997 Nov;8(11):1712-21.
25. Groeneveld PH, Kwappenberg KM, Langermans JA, Nibbering PH, Curtis L. Nitric oxide (NO) production correlates with renal insufficiency and multiple organ dysfunction syndrome insevere sepsis. Intensive Care Med. 1996 Nov;22(11):1197-202.
26. Koyner JL. Assessment and diagnosis of renal dysfunction in the ICU. Chest. 2012 Jun;141(6):1584-94.
27. Barbas CS, Ísola AM, Farias AM, Cavalcanti AB, Gama AM, Duarte AC, et al. Recomendações brasileiras de ventilação mecânica 2013. Parte I. Rev Bras Ter Intensiva. 2014;26(2):89-121
28. Martínez-Caro L, Lorente JA, Marín-Corral J, Sánchez-Rodríguez C, Sánchez-Ferrer A, Nin N, et al. Role of free radicals in vascular dysfunction induced by high tidal volume ventilation.Intensive Care Med. 2009 Jun;35(6):1110-9.
29. Guo WA, Knight PR, Raghavendran K. The receptor for advanced glycation end products and acute lung injury/acute respiratory distress syndrome. Intensive Care Med. 2012 Oct;38(10):1588-98.
30. Kuo CC, Campbell LA. Chlamydial infections of the cardiovascular system. Front Biosci. 2003 Jan 1;8:e36-43.
31. Tellides G, Tereb DA, Kirkiles-Smith NC, Kim RW, Wilson JH, Schechner JS, et al. Interferon-gamma elicits arteriosclerosis in the absence of leukocytes. Nature. 2000 Jan 13;403(6766):207-11.
32. Meroni PL, Luzzana C, Ventura D. Anti-inflammatory and immunomodulating properties of statins. An additional tool for the therapeutic approach of systemic autoimmune diseases? Clin Rev Allergy Immunol. 2002 Dec;23(3):263-77.
33. Janz DR, Bastarache JA, Rice TW, Bernard GR, Warren MA, Wickersham N, et al. Randomized, placebo-controlled trial of acetaminophen for the reduction of oxidative injury in severe sepsis: the acetaminophen for the reduction of oxidative injury in severe sepsis trial. Crit Care Med. 2015 Mar;43(3):534-41.
34. Boaz M, Smetana S, Weinstein T, Matas Z, Gafter U, Iaina A, et al. Secondary prevention with antioxidants of cardiovascular disease in end stage renal disease (SPACE): randomized placebo-controlled trial. Lancet. 2000 Oct 7;356(9237):1213-8.

SEÇÃO 2

ESTADOS DE CHOQUE E DISTÚRBIOS HEMODINÂMICOS

COORDENADORES

Eliézer Silva ▪ Glauco Adrieno Westphal

CAPÍTULO 5

FISIOPATOLOGIA DO CHOQUE E DA DISFUNÇÃO DE MÚLTIPLOS ÓRGÃOS

Eliézer Silva
Nelson Akamine
Jean-Louis Vincent

DESTAQUES

- Choque é uma síndrome caracterizada pela incapacidade do sistema circulatório em fornecer quantidades de oxigênio para satisfazer as necessidades metabólicas dos tecidos.
- Os estados de choque podem ser primeiramente classificados com base nas alterações fisiopatológicas: hipovolêmico; cardiogênico; obstrutivo; e distribuitvo, sabendo-se que a maioria dos quadros de choque mostra mais de um componente durante sua evolução.
- Metabolismo celular alterado pode contribuir para perpetuar o choque.
- Sepse é o principal fator desencadeante e perpetuador da síndrome da disfunção de múltiplos órgãos (SDMO).
- O processo de lesão orgânica na SDMO envolve hipóxia celular e resposta inflamatória sistêmica.
- Quanto mais proximal, na cadeia de eventos, é a posição de um mediador, maior será o seu impacto sobre a resposta inflamatória, bem como maior as possibilidades terapêuticas.
- Qualquer medida terapêutica deve ser instituída de imediato, pois do contrário haverá piora progressiva de todas as funções orgânicas.
- Terapêutica precoce orientada por variáveis de oxigenação pode reduzir a mortalidade de alguns grupos de pacientes: cirúrgicos de alto risco, portadores de sepse ou choque séptico em fases iniciais, grandes queimados e idosos submetidos a grandes cirurgias.

INTRODUÇÃO

Uma visão retrospectiva da medicina intensiva mostra claramente como se modificaram os aspectos conceituais ligados ao choque e à síndrome da disfunção de múltiplos órgãos (SDMO). Inicialmente, o choque não tinha definição precisa. O conhecimento progressivo da fisiopatologia da microcirculação, dos mecanismos ligados à oxigenação e à integridade tecidual permitiu melhor entendimento do choque. Da mesma forma, a SDMO é um conjunto de manifestações inespecíficas que podem surgir no curso de qualquer doença grave. O melhor conhecimento da fisiopatologia e os recursos terapêuticos disponíveis permitem que doentes graves não morram de sua doença primária, mas das complicações que vão surgindo, tornando a SDMO a causa principal de mortalidade hospitalar tardia.[1]

Desde a Antiguidade, sintomas como palidez, pulso rápido e fino, seguido de redução do débito urinário e consciência prejudicada mostravam-se associados a diversas doenças graves. O choque, assim caracterizado, era uma entidade com alta taxa de mortalidade. A possibilidade de monitorar a pressão arterial mostrou que o choque estava associado à hipotensão, cuja reversão possibilitava a recuperação de alguns doentes. Posteriormente, observou-se que parte dos pacientes hipotensos recobrava-se do choque após reposição volêmica agressiva e uso de drogas vasoativas. Dessa forma, os pacientes sobreviviam aos episódios agudos de hipotensão, porém, após alguns dias, disfunções orgânicas apareciam, como a síndrome do desconforto respiratório agudo (SDRA). O uso de ventiladores e a eficiência da reposição volêmica e do suporte inotrópico por monitorização contínua associados ao uso de antibióticos novamente resultaram em uma maior sobrevida. Os pacientes desenvolveram desnutrição, associada à disfunção renal e também hepática. O suporte nutricional adequado, diversas modalidades de diálise e o tratamento guiado por parâmetros de oxigenação permitem hoje um ganho adicional na sobrevida, porém, dando margem a coagulação intravascular disseminada, encefalopatia e infecções recorrentes que podem levar, em último caso, ao óbito.

Conceitualmente, choque é uma síndrome caracterizada pela incapacidade do sistema cardiovascular em fornecer quantidades suficientes de oxigênio e nutrientes para atender às necessidades metabólicas teciduais. Um quadro cardiocirculatório aparentemente desfavorável, caracterizado por hipotensão e um baixo débito cardíaco, pode ainda ser adequado a uma condição de baixo metabolismo tecidual. Por outro lado, elevado débito cardíaco associado à pressão arterial normal e resistência vascular sistêmica baixa podem levar à uma condição de choque na presença de hipermetabolismo.

Outros aspectos são relevantes na compreensão de mecanismos fisiopatológicos. A hipoperfusão geralmente resulta em hipóxia tecidual, mas outros fatores podem contribuir, incluindo baixa oferta de nutrientes, redução da depuração de substâncias tóxicas, maior afluxo de substâncias lesivas aos tecidos, ação direta de toxinas, ativação de mecanismos agressores, redução nos mecanismos de defesa, interdependência entre órgãos e efeitos danosos da terapêutica.

Para completa compreensão e dimensionamento do choque e da SDMO, faz-se necessário bom conhecimento dos parâmetros hemodinâmicos e de oxigenação (ver Capítulo "Marcadores de Perfusão Tecidual", nesta Seção), bem como dos mecanismos envolvidos na agressão e na integridade tecidual, que também serão objeto deste capítulo.

CLASSIFICAÇÃO DOS ESTADOS DE CHOQUE

Os estados choque podem ser classificados sob diferentes critérios. O Quadro 5.1 reporta a classificação do choque pelo critério fisiopatológico.

QUADRO 5.1. Classificação dos estados de choque.

Hipovolêmico	Cardiogênico
• Hemorragia	• Insuficiência cardíaca
• Desidratação	• Infarto do miocárdio
• Sequestro de líquidos	• Miocardiopatia
Obstrutivo	• Miocardite
• Embolia pulmonar	• Defeitos mecânicos
• Tamponamento cardíaco	• Lesões valvares
• Pneumotórax hipertensivo	• Aneurisma ventricular
• Coartação aórtica	• Arritmias
Distributivo	• Distúrbios de condução
• Séptico	
• Neurogênico	
• Anafilaxia	
• Doenças endócrinas	

Os quadros hipovolêmicos são caracterizados por baixo volume intravascular relativo à sua capacitância, ou seja, hipovolemia relativa ou absoluta. Habitualmente, o choque hipovolêmico resulta de sangramentos volumosos, perda líquida excessiva nos casos de diarreia, vômitos, poliúria ou febre. Menos frequentemente, pode ser originado por sequestro líquido em tecidos inflamados (queimaduras, peritonite, colite, pleuris) ou após drenagem de grandes volumes de transudato (ascite, hidrotórax). Nos pacientes graves, encontra-se com muita frequência mais de um fator associado ao choque.

O choque obstrutivo resulta de um bloqueio mecânico ao fluxo sanguíneo na pequena circulação ou na circulação sistêmica. As embolias pulmonares maciças ou submaciças produzem bloqueio significativo da circulação mediante um mecanismo direto dos coágulos sanguíneos e indiretamente por liberação de vasoconstritores. No tamponamento cardíaco e no pneumotórax hipertensivo, existe severa restrição mecânica ao enchimento ventricular direito, resultando em acentuada redução do fluxo sanguíneo.

Os quadros distributivos são aqueles nos quais há inadequação entre demanda metabólica tecidual e a oferta local de oxigênio proporcionada pela microcirculação. Dessa forma, há tecidos com fluxo sanguíneo excessivo em relação à necessidade de oxigênio e outros com fluxo sanguíneo elevado, em termos numéricos, porém insuficientes para atender à demanda metabólica. O exemplo típico desse grupo é o choque séptico, mas outras condições clínicas podem reproduzir a mesma situação.

No choque cardiogênico, há limitação primária no desempenho cardíaco. Frequentemente, os quadros cardiogênicos são decorrentes de interferência sobre o inotropismo ou sobre o cronotropismo, resultantes de insuficiência coronariana, infecções, medicamentos e disfunções orgânicas. Em paralelo, parte dos pacientes com choque cardiogênico apresenta resposta inflamatória associada, agregando ao padrão clássico do choque cardiogênico um perfil também distributivo.

Como se pode observar, essa classificação é frágil e não suporta uma análise crítica mais rigorosa. A maioria dos quadros de choque mostra mais de um componente durante sua evolução.

CONCEITOS E CLASSIFICAÇÃO
SÍNDROME DA DISFUNÇÃO DE MÚLTIPLOS ÓRGÃOS (SDMO)

A SDMO é um processo muito complexo e intimamente ligado aos quadros de choque. Há muitas dificuldades na conceituação e no uso de uma nomenclatura aceita mundialmente. Reuniões de consenso entre entidades representativas de diversas especialidades trouxeram melhor compreensão da síndrome e de processos associados, permitindo a construção de um conjunto de conceitos mais objetivos e de uma terminologia mais racional. Esse conjunto tem sido usado como referência em publicações de textos médicos e desenhos de pesquisa clínica.[2]

O termo SDMO tem sido usado como o substituto mais adequado para os termos "falência" ou "insuficiência". A palavra "falência" é usada quando o órgão não mantém uma função que é compatível com a vida. A falência renal levaria à morte sem terapia de substituição renal, da mesma forma como a falência respiratória sem ventilação mecânica. É claro que falência não deve inferir irreversibilidade. A palavra "insuficiência" denota perda quantitativa que é menos grave, permitindo a manutenção de algumas funções orgânicas. Como exemplo, cite-se o aumento moderado da creatinina caracterizando disfunção renal.

Disfunção orgânica traduz melhor o aspecto dinâmico do quadro e pode ser classificada como primária ou secundária. A forma primária resulta de agressão direta ao órgão, como disfunção respiratória resultante de pneumonia. Já na secundária, o processo se dá a distância dos órgãos afetados. Conceitualmente, disfunções primárias não devem ser incluídas na SDMO. Ainda que de difícil reconhecimento clínico, a verdadeira SDMO seria resultante da incapacidade de utilização de oxigênio pelos tecidos e/ou processo inflamatório sistêmico incontrolado, atingindo vários órgãos por mecanismos comuns.[2] Determinada disfunção orgânica pode contribuir com o desencadeamento de outras disfunções, por exemplo, disfunção miocárdica pode produzir alterações secundárias nas funções renal, hepática ou cerebral. A importância dessas disfunções secundárias varia de acordo com o possível mecanismo que as produziu. No entanto, a disfunção de órgãos é potencialmente reversível, seja pelo restabelecimento do fluxo sanguíneo e de oxigênio, seja por resolução da resposta inflamatória sistêmica. Os mecanismos fisiopatológicos envolvidos na SDMO incluem um grupo heterogêneo de lesões orgânicas, abrangendo as de natureza isquêmica, traumática, tóxica, inflamatória e infecciosa.[3]

Na evolução da SDMO, pode-se constatar a coexistência de vários mecanismos que não são mutuamente exclusivos. Embora inflamação e aumento do catabolismo sejam identificados mais facilmente, a anti-inflamação e o anabolismo estão igualmente exacerbados. Esses fenômenos podem ser concomitantes porque são resultantes de mediadores distintos e vias metabólicas independentes, além de poder ocorrer em sítios celulares, teciduais e órgãos diferentes.[3]

Dois outros aspectos importantes merecem consideração: a caracterização e a quantificação da intensidade da disfunção. Como existe linha contínua entre os extremos da função normal e a falência completa, os limites para inclusão diagnóstica e a criação de uma escala intervalar de gravidade são muito variáveis. Na SDMO, é possível encontrar critérios baseados em medidas fisiológicas ou variável laboratorial e a necessidade de terapia de suporte. Alguns autores identificam cinco e até 12 diferentes órgãos/sistemas que podem entrar em disfunção. O Quadro 5.2 apresenta três critérios diferentes para caracterizar a disfunção orgânica, resumidos nas Tabelas 5.1 a 5.3.[4-5]

QUADRO 5.2. Definição da disfunção orgânica.

	SOFA	LODS	SDMO
Cardiovascular	PAM e vasopressores	Frequência cardíaca	(FC × PVC)/PAM
Respiratória	PaO_2/FiO_2	PaO_2/FiO_2	PaO_2/FiO_2
Renal	Creatinina e diurese	Ureia, creatinina e diurese	Creatinina
Hematológica	Plaquetas	Leucócitos e plaquetas	Plaquetas
Hepatobiliar	Bilirrubinas	Bilirrubinas e atividade de protrombina	Bilirrubinas
Neurológica	Escala de Glasgow	Escala de Glasgow	Escala de Glasgow

SOFA: *sequential organ failure assessment* (avaliação de falência sequencial de órgãos); LODS: *logistic organ dysfunction system*; SDMO: síndrome da disfunção de múltiplos órgãos; PAM: pressão arterial sistêmica média; FC: frequência cardíaca; PVC: pressão venosa central; PaO_2: pressão parcial de oxigênio arterial; FiO_2: fração inspiratória de oxigênio.

TABELA 5.1. Grau de disfunção orgânica pelo SOFA.

	1	2	3	4
Cardiovascular PAM ou vasoativos (μg/kg/min)	PAM < 70 mmHg	Dopamina ≤ 5 ou dobutamina	Dopamina > 5 ou noradrenalina < 0,1	Dopamina > 15 ou noradrenalina > 0,1
Respiratória PaO_2/FiO_2 e VM	< 400 e/ou VM	< 300 e/ou VM	< 200 e VM	< 100 e VM
Renal Creatinina e diurese (mg/dL e volume/dia)	1,2-1,9	2-3,4	3,5-4,9 ou < 500 mL	> 5 ou < 200 mL
Hematológica Plaquetas (mm^3)	< 150.000	< 100.000	< 50.000	< 20.000
Hepatobiliar Bilirrubinas (mg/dL)	1,2-1,9	2-3,4	3,5-4,9	> 5
Neurológica Escala de Glasgow	13-14	10-12	6-9	< 6

SOFA: *sequential organ failure assessment* (avaliação de falência sequencial de órgãos); PAM: pressão arterial sistêmica média; VM: ventilação mecânica.

TABELA 5.2. Grau de disfunção orgânica pelo LODS.

	0	1	3	5
Cardiovascular FC (bpm)	30-139	≥ 140	—	< 30
Respiratória PaO_2/FiO_2 e VM	Sem uso de IPAP/CPAP/MV	≥ 150	0-149	—
Renal Ureia (g/L) Creatinina (mg/L) Diurese (L/dia)	0-0,35 0-11,9 0,75-9,9	0,36-0,59 12-15,9 —	0,60-1,19 ≥ 16 0,50-0,74 ou ≥ 10	≥ 12 — 0-0,49
Hematológica Leucócitos ($10^3/mm^3$) Plaquetas (mm^3)	2,5-49,9 ≥ 50.000	1,0-2,4 ou > 50,0 0 a 49.000	0-0,9 —	— —
Hepatobiliar Bilirrubinas (mg/dL) Atividade de protrombina (%)	0 a 19 ≥ 25	≥ 20 0-24	— —	— —
Neurológica Escala de Glasgow	14-15	9-13	6-8	3-5

LODS: *logistic organ dysfunction system*; FC: frequência cardíaca; PaO_2: pressão parcial de oxigênio arterial; FiO_2: fração inspiratória de oxigênio; IPAP: pressão de ar positiva inspiratória; CPAP: pressão positiva contínua das vias aéreas; VM: ventilação mecânica.

TABELA 5.3. Grau de disfunção orgânica pelo SDMO.

	1	2	3	4
Cardiovascular (FC × PVC)/PAM	10,1-15	≥ 15,1-20	20,1-30	> 30
Respiratória PaO_2/FiO_2	226-300	151-225	76-150	≤ 75
Renal Creatinina (mg/L)	1,1-2,3	2,3-4	4-5,7	> 5,7
Hematológica Plaquetas (mm^3)	81-120	51-80	21-50	≤ 20
Hepatobiliar Bilirrubinas (mg/dL)	1,2-3,5	3,5-7	7-14	> 14
Neurológica Escala de Glasgow	13-14	10-12	7-9	≤ 6

SDMO: síndrome da disfunção de múltiplos órgãos; FC: frequência cardíaca; PVC: pressão venosa central; PAM: pressão arterial sistêmica média; PaO_2: pressão parcial de oxigênio arterial; FiO_2: fração inspiratória de oxigênio.

FISIOPATOLOGIA DA LESÃO TECIDUAL E DA DISFUNÇÃO ORGÂNICA
MECANISMOS DE AGRESSÃO TECIDUAL NO CHOQUE

Choque é a principal causa de lesão tecidual e disfunção orgânica. Os diversos mecanismos fisiopatológicos de agressão tecidual no choque podem acontecer isolada ou simultaneamente, assim como as repercussões clínicas dependem do tecido envolvido e da fase em que esse dano acontece. Os principais mecanismos envolvidos na fisiopatologia da lesão tecidual são discriminados a seguir.

ALTERAÇÕES DO FLUXO SANGUÍNEO E FORNECIMENTO DE OXIGÊNIO

Em estados de baixo fluxo sanguíneo, há progressivamente maior gradiente entre os conteúdos de oxigênio arterial e venoso. O tempo de trânsito das hemácias na microcirculação é maior nos quadros hipodinâmicos e, consequentemente, é necessário mais tempo para os órgãos extraírem oxigênio. Secundariamente à hipóxia tecidual em alguns órgãos, há aumento dos capilares perfundidos e vasodilatação arterial direta, desencadeados por mediadores locais, aumentando a capacidade de sobrevivência dos tecidos por otimizar a oxigenação tecidual. Há, em paralelo, aumento da atividade adrenérgica de forma a privilegiar o fluxo de alguns órgãos que apresentam menor leito vascular incluindo cérebro, miocárdio e adrenais, e rins, no intuito de manter o fluxo sanguíneo renal. Acentuando-se ou prolongando-se os déficits circulatórios e de oxigenação, surgem importantes alterações na função e na morfologia. A produção energética fica progressivamente comprometida e começam a surgir alterações na crista interna mitocondrial, que se torna menos rugosa e mais espessa. Evoluindo o quadro, as mitocôndrias se fragmentam e a produção energética cessa. Os processos ativos de migração iônica são os primeiros e principais atingidos. A célula perde a capacidade de manutenção do meio interno e a integridade das diversas membranas, evoluindo rapidamente para necrose.

Nos quadros hiperdinâmicos, o fluxo sanguíneo é alto, porém muito heterogêneo. Os vasos capilares de maior diâmetro apresentam fluxo muito aumentado, ao passo que os de menor calibre mostram fluxo muito reduzido ou até mesmo ausente. Como somente os de pequeno calibre têm capacidade de troca, podem coexistir áreas de isquemia semelhantes à descrita anteriormente nos quadros de baixo fluxo, com áreas de alto fluxo. Além disso, o mecanismo de acoplamento do oxigênio nas enzimas que compõem a cadeia respiratória encontra-se alterado, de tal forma que pode existir grande consumo de oxigênio sem a correspondente produção de energia (politraumatismo/síndrome do choque tóxico) ou simplesmente baixo consumo por completa incapacidade de utilização do oxigênio (sepse).

Dados de observação recente, mediante espectroscopia com polarização ortogonal (OPS), demonstram que o choque está associado à redução da perfusão de pequenos vasos capilares. Nas condições com débito cardíaco baixo, a perfusão sanguínea global está reduzida, incluindo o fluxo nos pequenos vasos capilares. Quando o débito cardíaco está alto, entretanto, o fluxo dos pequenos vasos capilares está reduzido. Apenas o fluxo sanguíneo global está aumentado as custas de um fluxo extraordinariamente elevado nos vasos de grande e médio calibres sem propiciar, no entanto, oxigenação tecidual.[6]

Toxinas

A endotoxina da parede de bactérias gram-negativas tem pouco efeito tóxico direto. Em grandes quantidades, ela é capaz de se ligar aos fosfolipídeos de alguns tecidos e produzir disfunção significativa. No miocárdio, é descrita interferência com o funcionamento de diversas membranas, resultando na redução de contratilidade. A endotoxina pode ainda acarretar dano endotelial significativo nos pulmões e no intestino, produzindo lesão direta com grande extravasamento de líquidos e ativação de mono e polimorfonucleares. O acoplamento do oxigênio à fosforilação oxidativa também pode ser prejudicado por ação direta da endotoxina.

A exotoxina de gram-positivos tem reconhecido efeito tóxico em diversos tecidos. A maioria das toxinas de bactérias gram-positivas age por acoplamento com lipoproteínas, alterando os mecanismos de transporte iônico ou modificando a estrutura e a síntese de proteínas importantes no metabolismo intermediário. Certas cepas de *Staphylococccus aureus* produzem toxina que causa intensa lesão endotelial.

Apesar dos malefícios importantes produzidos pelas toxinas, a maioria das alterações teciduais no choque não ocorre pelos seus efeitos diretos, mas pela ação de citocinas desencadeadas, inicialmente, pela ativação celular decorrente de receptores celulares que reconhecem essas toxinas [receptores de reconhecimento de padrão (RRP) que detectam padrões moleculares associados a agentes patogénicos (PMAP)].[7-8]

Citocinas

Uma descrição mais completa das citocinas encontra-se no Capítulo 12 "Sepse e choque séptico"). As bactérias e seus produtos são os principais agentes estimulantes à produção de citocinas, porém vírus, fungos e parasitas também produzem choque, intermediados pelas mesmas substâncias. Um vasto conjunto de condições, algumas não infecciosas, pode desencadear intensa estimulação de leucócitos mononucleares e ativar a produção de diversas citocinas. Essas condições têm como ponto comum intensa agressão endotelial que expõe proteínas de adesão, possibilita marginação e adesão leucocitária/plaquetária, desencadeando a sequência de eventos que resulta em hipermetabolismo, síndrome inflamatória sistêmica e choque.[8]

Espécies reativas de oxigênio (ERO)

As ERO têm pouco efeito tóxico sobre tecidos íntegros. Na presença concomitante de isquemia e lesão tecidual, há potencialização de seus efeitos. Na maior parte dos tecidos, as ERO produzem peroxidação de lipídeos, induzindo disfunção de múltiplas membranas celulares. Durante a ressuscitação, o fluxo sanguíneo é restaurado, o que normaliza várias funções, mas também produz ERO.

As ERO têm sido implicadas como importante mediador patológico de muitas doenças, inclusive as de evolução aguda. Do ponto de vista químico, chama-se ERO toda substância que contenha um elétron não pareado na sua última camada. Essa configuração dá à molécula grande reatividade e a possibilidade de produzir lesão oxidativa. Nos seres humanos, cerca de 95% do oxigênio captado nos diversos tecidos segue a cadeia do citocromo mitocondrial para formação de trifosfato de adenosina. Quase todo o restante participa de processos mediados por enzimas (oxidases/oxigenases), como a fagocitose, a produção de prostaglandinas/leucotrienos e os processos de isquemia/reperfusão. Pequena parte do oxigênio participa de reações químicas não enzimáticas com alguns compostos orgânicos ou induzidas por radiações ionizantes ou drogas. Qualquer um desses passos metabólicos pode dar origem a radicais tóxicos, sobretudo quando na presença dos metais de transição, especialmente o ferro. Os radicais tóxicos de oxigênio mais importantes são o radical superóxido, o peróxido de hidrogênio e o radical hidroxila.

A maioria desses compostos tem baixa capacidade de produzir dano tecidual quando em ação isolada e apresenta, portanto, grande capacidade de potencializar a destruição celular após agressão inicial traumática, tóxica, isquêmica ou infecciosa. Sob condições normais, um grupo de diferentes substâncias é capaz de inativar as espécies reativas de oxigênio, incluindo as enzimas superóxido dismutase e peroxidases, bem como as vitaminas C e E.

Dentro da SDMO, as ERO têm sido associadas a diversas manifestações: peroxidação de membranas celulares e organelas; dano da microcirculação; alterações estruturais de enzimas, macromoléculas, ribonucleoproteínas e de mucopolissacarídeos; e fibrose perivascular. Esses efeitos são sítio-específicos, dependentes da disponibilidade de ferro do *pool* móvel intracelular e das metaloproteínas, dificultando a ação dos mecanismos de proteção.[8]

Disfunção e interdependência orgânica

A falência isolada de um órgão, como destacado, é capaz de produzir disfunção em vários outros. O reconhecimento dessa condição é importante, pois pode haver retardo no tratamento do fator etiológico principal e é possível se estabelecer prognóstico ruim. É importante reconhecer quando a SDMO decorre de um fenômeno circulatório ou inflamatório mediado por citocinas. A insuficiência cardíaca pode produzir hipotensão, hipoxemia, icterícia, acidose, oligúria e sonolência, simplesmente por deficiência perfusional. Quando a insuficiência cardíaca é revertida, há grande potencial de reversão nessas manifestações. Da mesma forma uma resposta inflamatória sistêmica secundária pode ser revertida com o tempo.

Os fenômenos de interdependência são múltiplos e nem sempre de fácil reconhecimento. A SDMO é cada vez mais grave de acordo com o número de órgãos, no entanto os órgãos não compartilham a mesma responsabilidade.[9] Estudos, envolvendo subpopulações bem definidas, demonstraram que determinados padrões da SDMO produziam interação muito prejudicial ao organismo, resultando em mortalidade acima da esperada para o número de órgãos envolvidos. Em especial, pacientes com encefalopatia ou disfunção hepática grave têm prognóstico muito ruim, independentemente de haver ou não outros órgãos envolvidos. Os diferentes tipos e intensidades de disfunção orgânica são combinados, em cada caso, o que permite prever as condições suscetíveis à terapia de suporte ou uma evolução inexorável e fatal (Figuras 5.1 e 5.2).

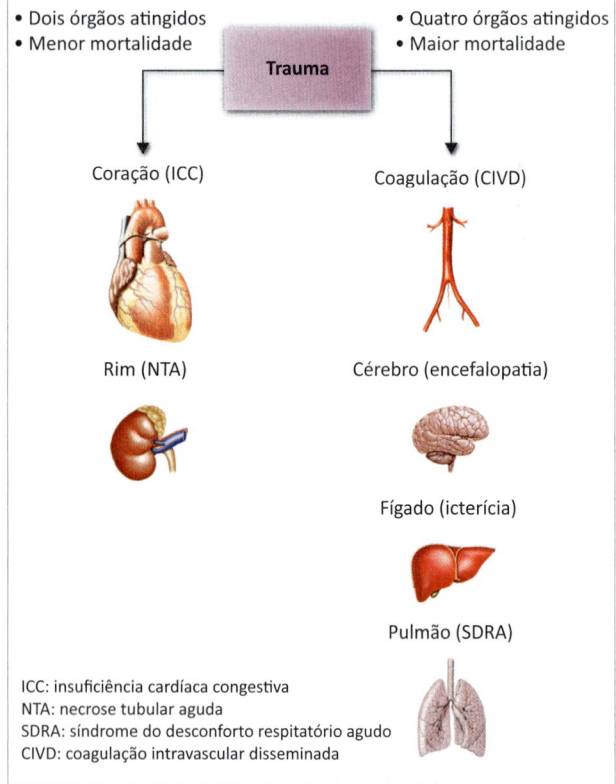

FIGURA 5.1. Modelo cumulativo da SDMO.

Obviamente, deve-se considerar que, quanto maior o número de órgãos atingidos e quanto mais grave sua intensidade, pior deve ser o prognóstico. No entanto, mesmo que o acometimento esteja restrito a um ou dois órgãos, a mortalidade já pode ser alta em decorrência da perda de importantes mecanismos de defesa ou pela falta de terapêutica de suporte adequada.

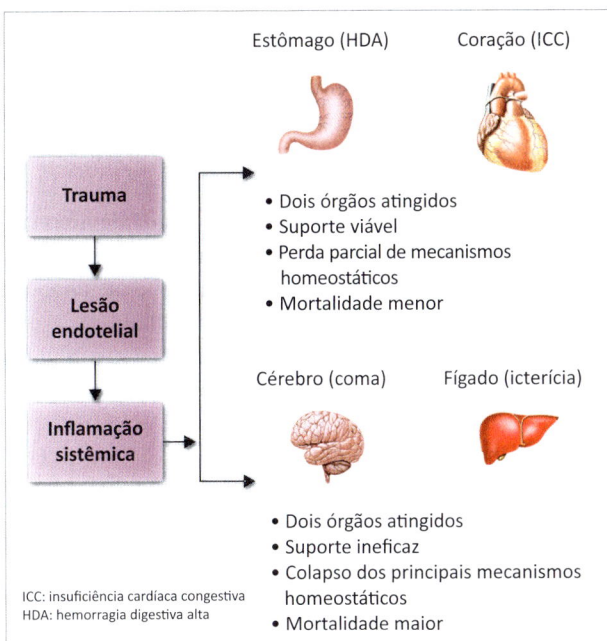

FIGURA 5.2. Modelo interativo da SDMO.

SDMO versus sepse

A SDMO constitui-se no processo fenomenológico da disfunção progressiva e cumulativa de vários sistemas orgânicos que ocorre após a ressuscitação eficaz do paciente vítima de politraumatismo, cirurgia extensa, sepse e outras doenças graves. Nesse grupo, sepse é a principal causa da SDMO por ser um evento comum em qualquer doença grave.[10] De outro lado, a SDMO diminui as defesas contra infecções e predispõe os pacientes ao aparecimento secundário da sepse. O ponto comum entre as duas condições é a resposta inflamatória sistêmica, que pode progredir e se perpetuar. Os mediadores químicos da sepse e da SDMO são, portanto, os mesmos na sua maioria.

Neste capítulo, os aspectos fisiopatológicos ligados aos mediadores de resposta inflamatória encontram-se resumidos, destacando-se apenas os aspectos mais relevantes para a SDMO. Maior detalhamento encontra-se em outras revisões.[8,11]

SEQUÊNCIA FISIOPATOLÓGICA DA SDMO

Um grupo grande de evidências mostra que o processo de instalação da SDMO tem por base a seguinte sequência: lesão endotelial volumosa; ativação de mononucleares (linfócitos, monócitos e macrófagos) com liberação de citocinas, seguindo-se de disfunção tecidual mediada principalmente pelo fator de necrose tumoral; interleucinas inflamatórias; fator ativador plaquetário; metabólitos do ácido araquidônico; e espécies reativas de oxigênio.

As diversas condições desencadeantes da SDMO têm como ponto comum a capacidade de produzir lesão endotelial maciça. Traumatismo extenso, inflamação/infecção de órgãos com rica vasculatura (pulmão/rim/peritônio), poli-transfusão, quimioterápicos e toxinas bacterianas mostram-se associados a níveis sanguíneos elevados de substâncias que atestam a lesão endotelial, como a endotelina. Como o principal modelo de SDMO é a sepse, o Capítulo 12 "Sepse e choque séptico" apresenta esta sequência fisiopatológica em detalhes.

De toda forma, o grau de comprometimento de cada sistema orgânico dependerá de diversos fatores: condição genética; doenças de base; mecanismo agressor inicial; modalidades de tratamento; e a combinação de órgãos envolvidos. Independentemente desses fatores, os diversos órgãos serão acometidos em maior ou menor grau conforme maior ou menor sensibilidade dos diferentes leitos vasculares ao estímulo inflamatório sistêmico. Dessa forma, é possível perceber que os pulmões parecem ser extremamente sensíveis ao desenvolvimento da SDRA em resposta à inflamação sistêmica. Os rins, e particularmente os intestinos, são muito suscetíveis à isquemia. O fígado e o pâncreas mostram maior capacidade homeostática e suportam longos períodos a uma agressão mais branda. A disfunção cardíaca é precoce e comum, ficando mascarada pela tendência à vasodilatação arterial que reduz a pós-carga. O cérebro mostra grande capacidade de adaptação, tanto que a manifestação mais frequente é um grande espectro de encefalopatia indo desde leve alteração do nível de consciência até quadros comatosos ou delirantes.

O gasto energético basal encontra-se aumentado na SDMO. Há aumento do consumo de oxigênio e produção de gás carbônico, mantendo relação de 0,8, que reflete a utilização de uma fonte calórica mista. As fontes de carbono derivadas de carboidrato incluem glicose, glicerol e lactato. Os aminoácidos mais comumente utilizados são os de cadeia ramificada, primariamente localizados na musculatura esquelética. As gorduras oxidadas são, sobretudo, as de cadeia média e curta, mas com grande contribuição também dos ácidos graxos de cadeia longa. A liberação hepática da glicose está aumentada por causa da gliconeogênese e da glicogenólise. Essas alterações resultam de ação hormonal múltipla, da relação glucagon-insulina elevada e também por ação direta de mediadores inflamatórios. Nessa condição, existe excesso de oferta de substratos, e a produção de ATP pode ser otimizada na dependência apenas de oferta adequada de oxigênio, proporcionada pelo débito cardíaco elevado.

Após alguns dias de evolução, a lipólise está aumentada, mantendo-se, no entanto, um nível baixo de corpos cetônicos. Na progressão da SDMO, o quociente respiratório sobe acima de 1, atestando aumento da lipogênese. A depuração de triglicerídeos cai por redução na atividade da lipase lipoproteica. Surge um perfil lipídico deficiente em ácidos graxos essenciais e rico em gorduras poli-insaturadas, à semelhança da insuficiência hepática. O catabolismo proteico se torna evidente com rápida perda de massa muscular e aumento da excreção urinária de nitrogênio, fenômeno denominado "autocanibalismo". Da mesma forma, o aminograma sanguíneo evidenciará redução dos aminoácidos ramificados e nítido aumento dos aromáticos.

Paralelamente, a síntese proteica aumentará por ação do cortisol e das citocinas. No entanto, a taxa de catabolismo pode ser muito alta, e as fontes primárias de substrato passam a escassear e sofrer bloqueio na sua utilização. Diminui a produção de albumina, fibronectina e diversas enzimas, precipitando disfunção orgânica progressiva. Essa é uma fase evolutiva crítica na SDMO. Interrompida a atividade de mediadores, restabelece-se o balanço nitrogenado e recompõem-se os diversos tecidos. Evoluindo a síndrome, mecanismos homeostáticos importantes entram em colapso e, por mais eficaz que tenha sido a terapêutica até então, o paciente evolui para a morte.

ASPECTOS CLÍNICOS

Na fase inicial de choque circulatório, a maior parte dos mecanismos fisiológicos compensatórios encontra-se suficientemente íntegra, de forma a permitir uma terapêutica eficaz. A maior parte dos mecanismos desencadeantes está associada à hipovolemia, e a simples reposição hídrica é o principal fator de sucesso terapêutico, fracassando somente quando houver demora no início do tratamento ou na presença de doença de base incapacitante. Precocemente, são liberadas substâncias que aumentam a permeabilidade vascular, obrigando a reposição hídrica acima do esperado e acompanhada de nítido aumento de peso, com ou sem edema.

Em uma segunda fase, o estado hipermetabólico é o que melhor caracteriza a SDMO. O consumo de oxigênio aumenta no foco primário pela intensa atividade de quimiotaxia e fagocitose. Nos pontos distantes da lesão inicial, a febre, o aumento do débito cardíaco, o aumento de síntese proteica, o catabolismo muscular e diversos processos ativos da membrana celular aumentam muito a demanda de oxigênio tecidual. Em condições normais, a queda da pressão tecidual de oxigênio leva a uma compensação caracterizada por diminuição do tônus pré-capilar, aumento da extração de oxigênio por aumento do número de capilares perfundidos; redução do tônus arteriolar, favorecendo o fluxo sanguíneo regional, desde que não se produza hipotensão significativa. A partir dessa fase, pode haver deterioração progressiva caso não haja tratamento eficaz, caracterizada por relação desfavorável entre oferta e consumo de oxigênio, em que a taxa de extração aumentará progressivamente até o ponto em que se inicia uma dependência patológica do consumo em relação à oferta. A partir desse ponto, terá início o metabolismo anaeróbio caracterizado, laboratorialmente, por elevação dos níveis de lactato. É importante entender que a razão entre oferta e consumo de oxigênio é distinta entre os vários tecidos. Muitos deles, durante a SDMO, mostram evidente incapacidade de autorregulação metabólica, levando mais facilmente à dependência patológica da oferta de oxigênio. Caso o fornecimento de oxigênio seja reduzido abaixo das exigências metabólicas das células, há perda da integridade das membranas, impossibilitando sua função vital.

A SDMO foi descrita, inicialmente, como falência respiratória, hepática e renal após traumatismo grave. Depois dessa definição inicial, passou a ser também relatada em seguida à perda maciça de sangue acompanhada de hipotensão, sepse e nos quadros inflamatórios prolongados, como a pancreatite. Os aspectos clínicos, fisiológicos e metabólicos são os mesmos, independentemente de sua etiologia.

Na maioria dos casos, pode-se distinguir quatro estágios evolutivos na SDMO. A síndrome inicia-se com um episódio de choque circulatório seguido da respectiva ressuscitação, com reposição volêmica e vasopressores, levando cerca de um dia para completa estabilização. Segue-se, então, um período de hipermetabolismo, relativamente estável, que persiste por 7 a 10 dias. Nesse período, são comuns o aparecimento da SDRA e a necessidade de suporte ventilatório. Geralmente, um quadro infeccioso é detectado como fator desencadeante ou como evento secundário agravando a síndrome. Surgem indícios de disfunção hepática e renal, com elevação das bilirrubinas e da creatinina. O controle do mecanismo inicial de agressão e a terapia de suporte possibilitam pequenas melhoras no quadro clínico global. Em certo ponto da evolução, rompe-se a relação entre a introdução de agentes terapêuticos e sua respectiva melhora, precipitando-se uma fase de disfunção orgânica progressiva. Aparecem, então, encefalopatia, coagulopatia, sangramentos e infecções recorrentes, que levam ao óbito.

Na SDMO, o acometimento orgânico sequencial é muito variado. Em uma fase inicial, constata-se um mesmo padrão caracterizado por significativa lesão pulmonar com elevação do lactato. Frequentemente, o aumento do lactato não está acompanhado de acidose nem diminui com a melhora da oferta de oxigênio. A partir dessa fase inicial, que dura aproximadamente sete dias, três padrões evolutivos podem ser identificados de acordo com o comportamento das bilirrubinas. Um grupo segue anictérico e dois outros mostram elevação gradual em torno do 8º e do 12º dias de evolução. Existe maior incidência de infecções por gram-positivos e fungos nos pacientes que evoluem com icterícia. Os que desenvolvem icterícia tardia, no 12º dia, são os que têm período de hospitalização mais prolongado. A análise objetiva da curva de sobrevida desses grupos ainda não foi estabelecida, e a importância desses subgrupos permanece incerta.

O CORAÇÃO NA SDMO

A sepse é um fator importante na origem e na perpetuação da SDMO. As maiores alterações na função cardíaca são observadas quando a sepse acompanha a síndrome, em virtude da participação de toxinas bacterianas, que exercem grande impacto sobre o desempenho cardiocirculatório quando associadas aos demais mediadores de resposta inflamatória.

A manutenção da pré-carga ventricular é fundamental para estabilização do quadro hiperdinâmico. Na SDMO existe, inicialmente, diminuição absoluta e/ou relativa do volume intravascular decorrente de extravasamento líquido associado a vasodilatação, anormalidades distributivas e redução do retorno venoso. Constatou-se que, na SDMO de origem séptica, existem alterações distributivas regionais, com vasodilatação e desvio de fluxo para determinadas circulações orgânicas de alta velocidade, produzindo maior retorno venoso e aumento do débito cardíaco. O emprego da pressão expiratória positiva nos ventiladores também diminui a pré-carga, pois impede o retorno venoso e facilita a saída de líquidos na microcirculação. O fenômeno da interdependência ventricular pode resultar na redução da pré-carga do ventrículo esquerdo. A infusão agressiva de líquido em veias centrais ou hipertensão pulmonar aguda pode resultar em uma deformidade geométrica do ventrículo direito que dificulta o enchimento diastólico do ventrículo esquerdo, reduzindo, assim, o débito cardíaco. Alguns trabalhos durante a fase hiperdinâmica da SDMO mostram que a reposição volêmica, levando à pressão capilar pulmonar acima de 15 mmHg, traz mínima elevação do débito cardíaco e, frequentemente, reduz a oferta de oxigênio por extravasamento de líquido pulmonar.

Durante toda a SDMO, é possível documentar depressão contrátil biventricular produzida, em geral, por ação de mediadores inflamatórios. Quando a disfunção miocárdica resulta da sepse, o dano funcional é mais evidente. Os pacientes que sobrevivem ao choque séptico apresentam aumento significativo do volume telessistólico do ventrículo esquerdo, indicando importante limitação da contratilidade. A dilatação ventricular é um fenômeno compensatório que permite compensação do aumento da pré-carga produzido pelo enchimento acima dos volumes telediastólicos normais, possibilitando maior aproveitamento da reserva de pré-carga para manter o débito cardíaco e a oferta de oxigênio global. Participam na depressão miocárdica o fator de necrose tumoral, a interleucina-1, a hiporregulação de receptores adrenérgicos e a redução na captação de cálcio pelo sarcolema (ver Capítulo 15 – Disfunção cardiocirculatória na sepse nesta Seção).

A SDMO frequentemente se manifesta com SDRA que produz episódios agudos de hipertensão pulmonar. A elevação repentina da pós-carga ventricular produz queda na fração de ejeção e aumento do volume telediastólico do ventrículo direito. Aqui também existe a participação, ainda que em menor magnitude, de relativa isquemia miocárdica. Já a pós-carga do ventrículo esquerdo encontra-se habitualmente diminuída em decorrência da ação de prostaciclinas, hiporregulação de receptores adrenérgicos e menor depuração de substâncias vasodilatadoras. Dessa forma, sua disfunção fica frequentemente mascarada, pois é possível uma ejeção facilitada, mesmo que a contratilidade esteja comprometida.[12]

O PULMÃO NA SDMO

Os pulmões apresentam um extenso leito circulatório. A superfície endotelial da pequena circulação é estimada em dezenas de metros quadrados. A elevada prevalência da SDRA, de infecções respiratórias e da necessidade de ventilação mecânica torna a produção de citocinas a partir dos pulmões um fenômeno comum e importante na SDMO. Diversos estudos em animais e humanos demonstram papel importante dos pulmões na gênese da resposta inflamatória sistêmica. Está comprovado que estratégias de ventilação mecânica, denominadas genericamente de "ventilação protetora", constituem-se em uma forma eficaz de reduzir a magnitude da resposta inflamatória sistêmica em diversas doenças graves, estando associada com menor mortalidade.[13-14]

DISTRIBUIÇÃO DO FLUXO SANGUÍNEO PARA OS DIFERENTES ÓRGÃOS

Pelo método OPS, foi observada a microcirculação sanguínea em diversos tecidos e em diferentes condições, o que atestou que os vasos sanguíneos de menor calibre encontram-se sistematicamente mal perfundidos em qualquer condição grave. Os vasos de calibre intermediário ou grande podem ter fluxo aumentado em algumas condições, como o choque séptico e a SDMO. Os métodos e as variáveis hemodinâmicas que aferem o fluxo sanguíneo global detectam apenas o resultado geral da perfusão sanguínea, sendo incapazes de mostrar a deficiente oxigenação de leitos capilares distais.[15]

O emprego do método de termodiluição no seio coronariano permite documentar que o fluxo sanguíneo no miocárdio encontra-se aumentado na SDMO. Adicionalmente, não se detecta a produção anormal de lactato por parte de células miocárdicas, a não ser em condições de extrema falência orgânica. Apesar de esse conjunto de dados discordar de isquemia miocárdica na síndrome, os achados histopatológicos em microscopia óptica, e também eletrônica, mostram evidentes alterações típicas da isquemia celular. Uma explicação plausível para esses achados é o fato de que os métodos empregados na aferição de uma perfusão sanguínea adequada são globais e demorados o suficiente para não detectar variações fugazes ou regionais cumulativamente importantes. Além disso, nem sempre se leva em conta a magnitude da hipertensão pulmonar, que pode produzir isquemia subendocárdica importante no ventrículo direito, ou mesmo a quantidade de drogas vasoconstritoras empregadas como terapia de suporte.

O aumento progressivo do débito cardíaco está associado à elevação concomitante do fluxo sanguíneo renal, desde que mantida uma volemia adequada. No entanto, essa modalidade de autorregulação do fluxo dependente da demanda de oxigênio tecidual renal encontra-se nos limites superiores, de tal forma que, na maioria dos quadros de SDMO, a perfusão sanguínea se mantém constante. Nem sempre se constata relação direta entre fluxo e integridade funcional dos rins, sugerindo que possam existir outras alterações além da isquemia na produção da disfunção renal nessa síndrome.

No fígado, é possível demonstrar grande correlação entre o débito cardíaco e os aspectos funcionais e histológicos. Apesar de o fluxo sanguíneo aumentar na SDMO, tal elevação não é proporcional ao aumento de atividade metabólica, havendo um estado permanente de isquemia relativa. O efeito da pressão expiratória positiva e as elevações da pressão atrial direita trazem grande impacto na circulação hepática, predispondo à sua disfunção.

A fase inicial de choque na SDMO, facilmente superada pela maioria dos órgãos com a reposição volêmica, mostra, frequentemente, um dano mais significativo no intestino. É no intestino que a isquemia se instala mais precocemente, mais intensamente e de forma prolongada. A relação entre o aumento de demanda e o aumento de oferta de oxigênio é extremamente desfavorável no intestino. Apesar de um grande potencial vasodilatador em condições normais, o intestino mostra uma inusitada capacidade de produzir mediadores com propriedade vasoconstritora, não se observando nele os sinais clássicos de hiperemia de reperfusão. No intestino, encontra-se um grande número de células mononucleares, o que desencadeia rápida e intensa resposta inflamatória pós-isquêmica. A perda da integridade das membranas no intestino dá passagem a diversas substâncias da luz intestinal para o sistema linfático e o espaço intravascular, fenômeno conhecido como translocação. Dependendo da magnitude da lesão, até mesmo estruturas de grande tamanho, como macromoléculas e bactérias, atingem a circulação sanguínea, instalando-se uma especial predisposição à sepse e à perpetuação do mecanismo de disfunção orgânica múltipla.

Diferentemente dos demais órgãos já citados, o pâncreas e o baço mostram-se isquêmicos na maioria dos trabalhos clínicos e modelos experimentais da sepse e da SDMO, mesmo na fase hiperdinâmica. O pâncreas tem reconhecidamente uma superfície vascular pobre, porém o baço com sua rica vasculatura só poderia ficar relativamente isquêmico por decorrência de um desvio do fluxo sanguíneo, priorizado para fígado, rins e intestino. Grande quantidade de mediadores isquêmicos pode ser recolhida da circulação pancreática e esplênica, explicando-se por esse mecanismo os distúrbios no controle da glicose e os prejuízos na capacidade de fagocitose.

PROGNÓSTICO

Nos anos de 1980, um grupo de 5.248 pacientes foi estudado em terapias intensivas na Europa e na América do Norte, estabelecendo-se uma classificação segundo uma escala de gravidade e utilizando-se uma mesma definição para a caracterização da SDMO. Os dados encontram-se resumidos na Tabela 5.4.

Os dados prognósticos básicos mostram que, quanto maior o número de disfunções e maior a sua duração, menor a possibilidade de o paciente sobreviver. Nesse trabalho, não foram feitas considerações sobre a intensidade das disfunções de cada órgão atingido. A disfunção de um único órgão por mais de três dias resulta em um risco de mortalidade de 40%. Disfunção de dois órgãos e por mais de três dias produz uma mortalidade hospitalar de 60%. O acometimento de três ou mais órgãos por mais de três dias resulta numa mortalidade muito próxima de 100%.

Uma análise isolada, órgão a órgão, mostra que o comprometimento encefálico estabelece uma mortalidade de 40%, enquanto as demais alterações se situam em torno de 30%. Progressivamente, ao longo dos anos, têm sido descritas pequenas populações, de características especiais, com prognóstico anormalmente ruim para número, tempo e intensidade de órgãos envolvidos.

A idade dos pacientes também parece influenciar o prognóstico. Dividindo os pacientes em grupos com mais e menos de 65 anos, constatou-se que a mortalidade hospitalar foi de 10% a 20% maior entre os idosos. Disfunção que atinge dois órgãos por sete dias resulta em uma mortalidade de 55% nos pacientes com menos de 65 anos em comparação aos idosos que apresentam um risco de 90%.

TABELA 5.4. Internações de pacientes (5.248) com SDMO em UTI de 40 hospitais franceses e americanos.

Número de insuficiências de sistemas orgânicos	Dias de insuficiência						
	1º	2º	3º	4º	5º	6º	7º
1	440/2.297 19% 37% 488/1.323	294/1.291 23% 41% 347/842	248/1.036 24% 46% 309/672	221/846 26% 47% 264/561	198/729 27% 48% 235/491	170/615 28% 50% 222/441	145/542 27% 51% 179/353
2	313/718 44% 64% 267/419	262/561 47% 73% 221/302	219/415 53% 71% 153/214	185/350 53% 73% 139/191	160/311 51% 72% 128/178	146/270 54% 80% 111/138	126/217 58% 83% 87/105
≥ 3	404/491 82%	302/322 94%	208/223 93%	152/159 95%	127/131 97%	103/105 98%	103/105 98%

Fonte: Knaus e colaboradores, 1985.[17]

Todos os comentários sobre o prognóstico de pacientes com SDMO são sujeitos a muitas críticas por deficiências básicas existentes nos modelos de estudo. O tempo para início do tratamento nem sempre é possível de ser estabelecido com segurança. Não existe um pareamento dos casos segundo o número e a qualidade dos diversos agentes terapêuticos. Não existe uma forma segura de se separarem as disfunções orgânicas de doenças prévias ou as que resultam de efeitos indesejáveis da terapêutica. Tudo isso faz supor que, apesar dos números extremamente negativos da SDMO, podem-se esperar pequenas variações na medida em que trabalhos bem planejados venham a ser desenvolvidos. Outro dado relevante diz respeito ao aparecimento de numerosos novos conhecimentos médicos e ao surgimento de modalidades terapêuticas mais ajustadas aos pacientes graves nos últimos 10 anos, podendo trazer um impacto positivo na sobrevida. Publicações recentes mostram que é possível sobreviver, aparentemente cada vez mais e por mais tempo, com disfunção de cinco ou mais órgãos. Esse fato tem sido cada vez mais constatado na atividade médica diária.[16-17]

TRATAMENTO

A terapêutica dos estados de choque ou das disfunções orgânicas pode determinar, *per se*, agressão orgânica direta ou indireta. Assim, tem-se que:

- O tratamento da causa (cirurgia, angioplastia coronariana etc.);
- O suporte ventilatório mecânico produz lesão pulmonar;
- Antibióticos, diuréticos e anti-inflamatórios são oto/nefrotóxicos;
- O suporte nutricional pode precipitar falência cardíaca, respiratória ou hepática;
- A monitoração invasiva predispõe à infecção;
- O uso de catecolaminas tem efeito calorigênico e induz hipermetabolismo que pode prejudicar sobretudo o miocárdio.

Frequentemente, é difícil distinguir quando uma disfunção orgânica resulta de progressão do choque ou da ação maléfica de algum agente terapêutico.

METAS TERAPÊUTICAS NO CHOQUE

Existem metas gerais que orientam a terapêutica do choque independentemente de sua etiologia. Esses objetivos estão fundamentados na correção dos mecanismos comuns e básicos a qualquer modalidade da síndrome do choque. É relacionada, a seguir, uma sequência de metas a serem atingidas sempre dentro do menor tempo possível, visto terem impacto prognóstico somente quando realizadas nas primeiras horas de instalação da síndrome:

- Instituir a reposição volêmica como primeira manobra para reverter a hipotensão arterial. A reposição volêmica deve ser sempre precoce, agressiva e repetitiva;
- Iniciar o emprego de vasopressores caso não exista resposta ao uso de fluidos ou, concomitante à reposição volêmica, quando os valores da pressão forem extremamente baixos;
- A dose de vasopressores deve ser sempre a menor possível. Atingida a pressão-alvo, verificar se a infusão adicional de fluidos é capaz de reduzir a dose de vasopressores;
- Após a recomposição da pressão, verificar os parâmetros de oxigenação. Empregar inotrópicos com a finalidade de aumentar o débito cardíaco e a oferta de oxigênio até atingir a normalização de parâmetros globais (SvO_2) e regionais (PCO_2 tecidual) de oxigenação;
- A dose de inotrópicos deve ser sempre a menor possível. Atingidos os parâmetros de oxigenação ideais, deve-se verificar sempre se a infusão adicional de fluidos é capaz de reduzir a necessidade de inotrópicos;
- O consumo de oxigênio serve como indicador de que a terapêutica está sendo benéfica ao paciente. Deve-se orientar a terapêutica, selecionando e privilegiando os processos e os medicamentos que proporcionem maior consumo de oxigênio (excluindo a possibilidade de efeito calorigênico da própria terapêutica);
- Reverter rapidamente a causa primária da disfunção orgânica;
- Instituir terapia de reposição de maneira precoce a falências orgânicas, antes de aparecer sinais evidentes de deterioração metabólica;
- Fazer a profilaxia de eventos comuns no choque: trombose venosa profunda, hemorragias digestivas e infecções recorrentes;
- Iniciar o suporte nutricional tão logo o quadro hemodinâmico se estabilize.

Os itens relacionados aqui se constituem nos passos fundamentais do tratamento do choque. As diversas modalidades e suas especificações terapêuticas estão abordadas nos capítulos respectivos.

Como é possível perceber, a complexidade da SDMO obriga a uma estratégia sólida e racional para a construção de um plano terapêutico. Não se deve esperar alguma medicação milagrosa, mas, sim, um duro trabalho à beira do leito, empregando passo a passo um extenso conjunto de recursos, monitorando cuidadosamente seus benefícios e efeitos colaterais. Todos os esforços devem ser feitos no sentido de estabelecer medidas profiláticas. Identificado algum fator desencadeante, o tratamento inicial deve ser rápido e agressivo. Quanto mais retardada a intervenção, mais os mecanismos homeostáticos serão atingidos e menores serão as chances de sobrevivência.

Um algoritmo básico do tratamento da SDMO está representado na Figura 5.3. É possível reconhecer que os recursos para tratamento da síndrome são universais para qualquer quadro grave. Os principais aspectos ligados ao tratamento da síndrome serão expostos a seguir.

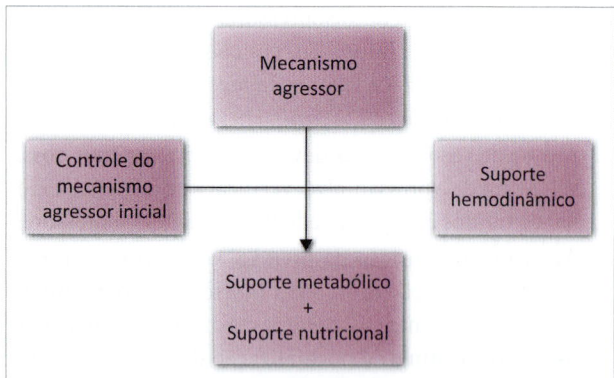

FIGURA 5.3. Algoritmo de conduta no tratamento da SDMO.

PREVENÇÃO E TRATAMENTO DE INFECÇÕES

A fixação de fraturas, a excisão de tecido desvitalizado por trauma ou queimadura e a drenagem de abscessos devem ser feitas de imediato, concomitantes à ressuscitação. Protelar um procedimento cirúrgico significa permitir que o tempo deteriore os mecanismos de compensação, produzindo pior prognóstico.

O emprego de antibióticos segue as regras de uso geral. No entanto, deve-se instituir antibioticoterapia de largo espetro o quanto antes. Lembrando que os mecanismos inespecíficos de defesa tecidual encontram-se sempre muito prejudicados desde o início da SDMO.

A utilização precoce da via digestiva para alimentação previne colonização e translocação bacteriana. Deve-se evitar a alcalinização gástrica empregando preferencialmente outros protetores da mucosa, pois o aparecimento de infecção respiratória a partir de fonte digestiva é um fator muito agravante da SDRA. O uso de descontaminação seletiva do trato digestivo (DDS) em todos os pacientes com a síndrome é controversa. Alguns subgrupos podem se beneficiar mais, incluindo pancitopenia, pacientes com doença hepática com peritonite e grandes queimaduras.

A qualquer agravamento clínico, é necessário se suspeitar de infecção secundária. A pesquisa de um possível foco não deve se restringir ao exame clínico, que pode ser muito pobre e monótono, mas deve ser complementado com toda sorte de diagnósticos por imagem e pesquisa bacteriológica. Após os primeiros dias de evolução com antibioticoterapia de largo espectro, torna-se cada vez mais possível o aparecimento de infecções por fungos e outros germes oportunistas. Dessa forma, a limitação de espectro antibiótico guiado pelos exames bacteriológicos deve ser uma política sistemática no cuidado dos pacientes com SDMO.

REFERÊNCIAS BIBLIOGRÁFICAS

1. Cerra FB. Multiple organ failure syndrome. In: Bihari DJ, Cerra FB. New Horizons: multiple organ failure. Fullerton: Society of Critical Medicine, 1989. p.1 25.
2. Marshall JC. Inflammation, coagulopathy, and the pathogenesis of multiple organ dysfunction syndrome. Crit Care Med. 2001 Jul;29(7 Suppl):S99-106.
3. Fink MP, Evans TW. Mechanisms of organ dysfunction in critical illness: report from a Round Table Conference held in Brussels. Intensive Care Med. 2002 Mar;28(3):369-75.
4. Vincent JL, de Mendonça A, Cantraine F, Moreno R, Takala J, Suter PM, et al. Use of the SOFA score to assess the incidence of organ dysfunction/failure in intensive care units: results of a multicenter, prospective study. Working group on "sepsis-related problems" of the European Society of Intensive Care Medicine. Crit Care Med. 1998 Nov;26(11):1793-800.
5. Metnitz PG, Lang T, Valentin A, Steltzer H, Krenn CG, Le Gall JR. Evaluation of the logistic organ dysfunction system for the assessment of organ dysfunction and mortality in critically ill patients. Intensive Care Med. 2001 Jun;27(6):992-8.
6. Chierego M, Verdant C, De Backer D. Microcirculatory alterations in critically ill patients. Minerva Anestesiol. 2006 Apr;72(4):199-205.
7. Beutler B. Endotoxin, tumor necrosis factor, and related mediators: new approaches to shock. New Horizons. 1993;1(1)3-12.
8. Cohen J. The immunopathogenesis of sepsis. Nature. 2002 Dec 19-26;420(6917):885-91.
9. Seely AJ, Christou NV. Multiple organ dysfunction syndrome: exploring the paradigm of complex nonlinear systems. Crit Care Med. 2000 Jul;28(7):2193-200.
10. Gustot T. Multiple organ failure in sepsis: prognosis and role of systemic inflammatory response. Curr Opin Crit Care. 2011 Apr;17(2):153-9.
11. Angus DC, van der Poll T. Severe sepsis and septic shock. N Engl J Med. 2013 Aug 29;369(9):840-51. Erratum in: N Engl J Med. 2013 Nov 21;369(21):2069.
12. Rudiger A, Singer M. The heart in sepsis: from basic mechanisms to clinical management. Curr Vasc Pharmacol. 2013 Mar 1;11(2):187-95.
13. de Montmollin E, Annane D. Year in review 2010: Critical Care--Multiple organ dysfunction and sepsis. Crit Care. 2011;15(6):236.
14. Ciesla DJ, Moore EE, Johnson JL, Burch JM, Cothren CC, Sauaia A. The role of the lung in postinjury multiple organ failure. Surgery. 2005;138(4):749-57.
15. Klijn E, Den Uil CA, Bakker J, Ince C. The heterogeneity of the microcirculation in critical illness. Clin Chest Med. 2008 Dec;29(4):643-54.
16. Gustot T. Multiple organ failure in sepsis: prognosis and role of systemic inflammatory response. Curr Opin Crit Care. 2011 Apr;17(2): 153-9.
17. Knaus WA, Draper EA, Wagner DP, Zimmerman JE. Prognosis in acute organ system failure. Ann Surg. 1985;202:685-93.

CAPÍTULO 6

DEFINIÇÃO E CLASSIFICAÇÃO DOS ESTADOS DE CHOQUE

Constantino José Fernandes Jr.
Evandro José de Almeida Figueiredo
Murillo Santucci Cesar de Assunção

DESTAQUES

- Choque é definido por uma síndrome caracterizada pela incapacidade do sistema circulatório em fornecer oxigênio e nutrientes aos tecidos, de forma a atender a suas necessidades metabólicas, sem a obrigatoriedade de ocorrer hipotensão arterial.
- A determinação do padrão de fluxo é fundamental para definir a melhor estratégia no tratamento dos estados de choque.
- Cada tipo de choque é definido por uma alteração fisiológica preliminar e pelo padrão hemodinâmico característico.
- A ecografia tem sido utilizada cada vez mais nas salas de emergência e nas unidades de terapia intensiva, como complementação do exame físico na avalição inicial de pacientes graves, bem como nas intercorrências agudas com o objetivo de identificar a etiologia e de classificar o estado choque.

INTRODUÇÃO

Choque é definido por uma síndrome caracterizada pela incapacidade do sistema circulatório em fornecer oxigênio e nutrientes aos tecidos de forma a atender a suas necessidades metabólicas, sem a obrigatoriedade de ocorrer hipotensão arterial.[1]

Essa definição de choque mostra importante relação entre hemodinâmica e metabolismo. Um quadro cardiocirculatório aparentemente desfavorável, caracterizado por hipotensão arterial, baixo débito cardíaco e grande resistência arterial sistêmica pode ser adequado a uma condição de baixo metabolismo tecidual.

Contudo, elevado débito cardíaco associado à pressão arterial e à resistência arterial sistêmica dentro dos parâmetros da normalidade, pode representar choque nos casos em que há aumento da demanda metabólica. Embora os efeitos da perfusão tecidual inadequada sejam inicialmente reversíveis, a privação prolongada do oxigênio conduz à hipóxia celular generalizada e desencadeia processos bioquímicos críticos, incluindo:

- Disfunção da bomba de íons da membrana celular;
- Edema intracelular;
- Extravasamento de substâncias do espaço intracelular para o extracelular;
- Regulação inadequada do pH intracelular.

Essas alterações provocam efeitos sistêmicos, como alterações no pH sérico, disfunção endotelial e ativação das cascatas inflamatória e anti-inflamatória.

Inicialmente as alterações podem ser reversíveis, mas tornam-se rapidamente irreversíveis e resultam sequencialmente em morte celular, disfunção orgânica, falência de múltiplos órgãos e morte. A Figura 6.1[2] ilustra a relação desses fenômenos com a curva de demanda e a oferta de oxigênio nos tecidos.

Por esse motivo, o reconhecimento dos sinais de alerta dos estados de choque é crucial. Apesar de extensas pesquisas e do tratamento agressivo nas unidades de terapia intensiva, a mortalidade do choque permanece extremamente elevada.

Nos últimos anos, vários estudos epidemiológicos, realizados em diferentes países, apontam a sepse como a principal causa de morte em unidades de terapia intensiva. Os pacientes sépticos ocupam em torno de 10% desses leitos em todo mundo, e no Brasil este número se aproxima dos 20%, com uma mortalidade nos casos que evoluem para choque séptico entre 52% e 65%, registrados pelos estudos BASES e Sepse Brasil, respectivamente.[3-4]

A American Heart Association registrou em 2003 aproximadamente 1:100.000 casos de infarto agudo do miocárdio (IAM). Estudos mostram que 6% a 7% dos casos evoluem para choque cardiogênico com taxa de mortalidade de 60% a 90%. O trauma é a principal causa de mortalidade entre adultos jovens, estimando-se que 50% dos casos vão a óbito nos primeiros minutos, devido às lesões vasculares e neurais incompatíveis com a vida.

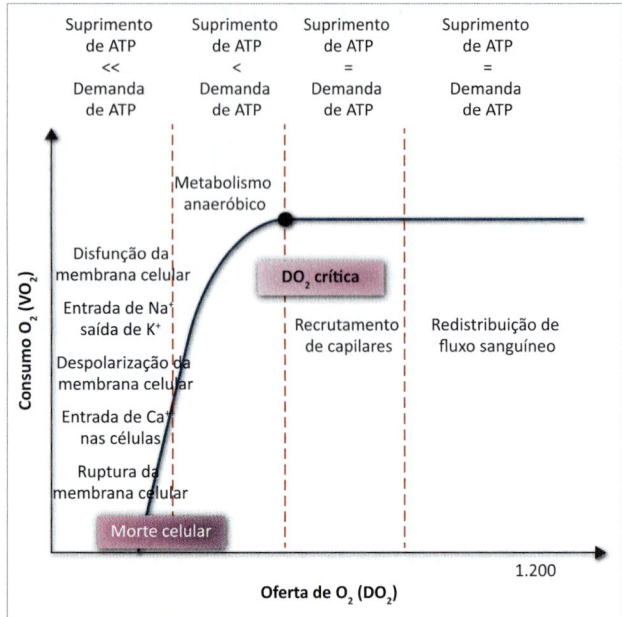

FIGURA 6.1. Relação entre a oferta e o consumo de oxigênio e as relações hipotéticas desses parâmetros com a integridade da membrana celular.

Outros 30% vão a óbito nas primeiras horas por hemorragias. Paralelamente, a mortalidade de outras causas de choque são altamente variáveis e dependem principalmente da etiologia e do tempo decorrido para o reconhecimento e o tratamento. Nas unidades de terapia intensiva, o choque distributivo relacionado à sepse é a condição de maior prevalência (62%); os choques cardiogênico e hipovolêmico apresentam cerca de 15% respectivamente, os outros tipos de choque distributivo 4% e, por fim, o choque obstrutivo apresenta 2%.[5]

Outros aspectos são relevantes na compreensão de mecanismos fisiopatológicos de conhecimento mais recente. Nem sempre hipóxia tecidual resulta de hipoperfusão sanguínea, podendo decorrer da incapacidade das células em capturar e utilizar oxigênio (processo conhecido como disóxia).

Adicionalmente, nem todos os danos teciduais no choque resultam de hipóxia, mas também de baixa oferta de nutrientes, reduzida depuração de substâncias tóxicas, maior afluxo de substâncias lesivas aos tecidos, ação direta de toxinas, ativação de mecanismos agressores, redução nos mecanismos de defesa, interdependência entre órgãos e efeitos danosos da terapêutica.

ESTÁGIOS DO CHOQUE

O choque é uma síndrome caracterizada por estágios fisiológicos subsequentes em que um evento desencadeia um distúrbio circulatório sistêmico e progride através de três estágios, culminando em disfunções irreversíveis de múltiplos órgãos e morte (Figura 6.2).

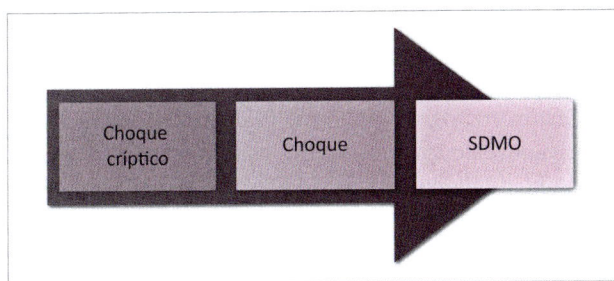

FIGURA 6.2. Estágios do choque.
SDMO: síndrome da disfunção múltipla de órgãos.

CHOQUE OCULTO (CRÍPTICO)

Também conhecido como choque morno ou choque compensado. Durante este estágio, os mecanismos homeostáticos do corpo compensam rapidamente a perfusão diminuída. Um adulto saudável poderia perder até 10% do seu volume circulante efetivo e mesmo assim se manter assintomático.

Taquicardia, vasoconstricção periférica e discreta queda da pressão arterial podem ser os únicos sinais clínicos de hipovolemia. Comparativamente, um choque distributivo com baixa pós-carga é frequentemente caracterizado por vasodilatação periférica e estado hiperdinâmico. Nesse estágio, o choque oculto tem essa nomenclatura, pois não pode ser detectado clinicamente, e necessita de exames laboratoriais para avaliar os marcadores de perfusão sistêmica, como lactato e saturação venosa de oxigênio mista ou central, para detectar a hipóxia tecidual oculta.[6-8]

CHOQUE

Durante esse estágio, os mecanismos de regulação não são mais suficientes, e sinais e sintomas de disfunção orgânica aparecem, incluindo taquicardia, taquipneia, acidose metabólica, oligúria, alteração da perfusão periférica (a pele fica fria e pegajosa) e alterações do estado de consciência. O aparecimento desses sinais e desses sintomas corresponde tipicamente a uma ou mais das seguintes situações:

- Perda de 20% a 25% do no volume circulante efetivo em choques com baixa pré-carga.
- Queda do índice cardíaco (IC) abaixo de 2,5 L/min/m².
- Ativação dos inúmeros mediadores inflamatórios da síndrome da SIRS/sepse.

A hipotensão arterial pode estar presente na maioria dos casos, e sinais e sintomas de disfunção podem ser perceptíveis ao exame clínico.

SÍNDROME DE DISFUNÇÃO DE MÚLTIPLOS ÓRGÃOS (SDMO)

Durante esse estágio, a disfunção orgânica progressiva leva à falência irreversível de órgãos e sistemas e à morte.

ESTRATIFICANDO A DISFUNÇÃO ORGÂNICA

Como existe uma linha contínua entre os extremos da função normal e a falência completa, os limites para inclusão diagnóstica e a criação de uma escala intervalar de gravidade são muito variáveis.

Nas múltiplas definições de disfunção orgânica encontradas em publicações médicas, podem-se encontrar critérios baseados na medida de algumas variáveis fisiológicas ou laboratoriais e na necessidade de terapêutica de suporte. Na Tabela 6.1 estão resumidos os critérios para determinação do grau de disfunção orgânica, segundo a classificação do SOFA escore.[9]

DETERMINANTES FISIOLÓGICOS DO CHOQUE

A perfusão global dos tecidos é determinada pela resistência vascular sistêmica (RVS) e pelo débito cardíaco (DC). Essas variáveis são determinadas conforme Figura 6.3.

A RVS é determinada pelo comprimento do vaso, pela viscosidade sanguínea e pelo inverso do diâmetro do vaso.

TABELA 6.1. Grau de disfunção orgânica pelo SOFA.

Escore	1	2	3	4
Cardiovascular: PAM e vasoativos	PAM < 70 mmHg	Dopamina ≤ 5 µg/kg/min ou dobutamina	Dopamina > 5 µg/kg/min	Dopamina > 15 µg/kg/min ou noradrenalina 0,1 µg/kg/min
Respiratória: PaO_2/FiO_2 e VM	< 400 e/ou VM	< 300 e/ou VM	< 200 e VM	< 100 e VM
Renal: Creatinina e diurese	1,2-1,9 mg/dL	2-3,4 mg/dL	3,5-4,9 mg/dL ou < 500 mL/dia	> 5 mg/dL ou < 200 mL/dia
Hematológica: Plaquetas (mm³)	< 150.000	< 100.000	< 50.000	< 20.000
Hepatobiliar: Bilirrubinas	1,2-1,9 mg/dL	2-3,4 mg/dL	3,5-4,9 mg/dL	> 5 mg/dL
Neurológica: Escala de Glasgow	13-14	10-12	6-9	< 6

SOFA: *sequential organ failure assessment* (avaliação de falência sequencial de órgãos); PAM: pressão arterial média; PaO_2: pressão parcial de oxigênio; FiO_2: fração inspirada de oxigênio; VM: ventilação mecânica.
Fonte: Modificada de Vincent JL e colaboradores, 1998.[9]

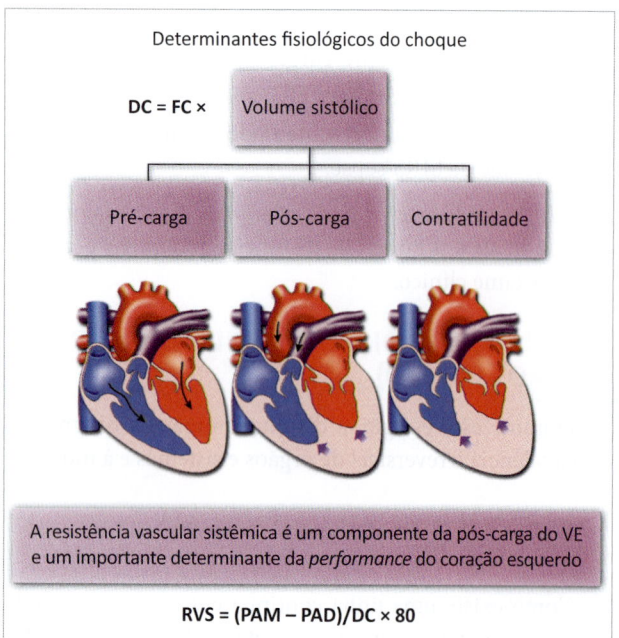

FIGURA 6.3. Determinantes fisiológicos dos estados de choque.
DC: débito cardíaco; FC: frequência cardíaca; RVS: resistência vascular sistêmica; PAM: pressão arterial média; PAD: pressão de átrio direito.

Vale lembrar que, na prática clínica, a RVS é uma medida calculada através de outros parâmetros hemodinâmicos, e o seu valor deve ser interpretado com cautela e dentro de um contexto clínico.

O DC é o produto da frequência cardíaca e do volume sistólico. Por sua vez, o volume sistólico depende de pré-carga, contratilidade miocárdica e pós-carga (impedância ao fluxo sanguíneo).

A RVS e o DC são os parâmetros clínicos que ajudam a distinguir os diferentes tipos de choque.

PADRÕES DE FLUXO NO CHOQUE

Basicamente, o choque pode se apresentar de duas maneiras diferentes em relação ao padrão de fluxo sanguíneo: síndrome de baixo fluxo ou síndrome de alto fluxo. A determinação do padrão de fluxo é fundamental para definir a melhor estratégia no tratamento dos estados de choque (Tabela 6.2).

CLASSIFICAÇÃO DOS ESTADOS DE CHOQUE

A classificação dos estados de choque pode ser feita sob diferentes critérios, e sua finalidade é puramente didática. Frequentemente, na prática clínica é possível se deparar com situações que apresentam componentes de mais de um tipo de choque, como o IAM (componente cardiogênico) associado à hipovolemia ou o choque séptico (distributivo) associado à disfunção miocárdica (componente cardiogênico).

Quatro grandes tipos de estados de choque são reconhecidos: hipovolêmico, cardiogênico, obstrutivo e distributivo. Cada tipo de choque é definido por uma alteração fisiológica preliminar e pelo padrão hemodinâmico característico.

CHOQUE HIPOVOLÊMICO

Os quadros hipovolêmicos são aqueles caracterizados por baixo volume intravascular relativo à sua capacitância, ou seja, hipovolemia relativa ou absoluta. Caracteristicamente apresenta a pré-carga diminuída. Como a pré-carga é um dos determinantes do volume sistólico, o débito cardíaco diminui quando houver redução da pré-carga. O choque hipovolêmico é dividido em duas categorias de acordo com sua etiologia:

- **Hemorrágico:** as causas de hemorragia incluem trauma, sangramento gastrintestinal alto e baixo, ruptura de aneurismas aórticos ou ventriculares, pancreatite hemorrágica e fraturas. O choque hemorrágico pode ser dividido de acordo com sua gravidade em quatro classes (Tabela 6.3):
- **Redução de líquidos:** pode ser resultado de diarreia, vômitos, poliúria, febre, reposição inadequada de perdas insensíveis, queimaduras e perda de líquido para o terceiro espaço (obstrução intestinal, pancreatite e cirrose) ou após drenagem de grandes volumes de transudato (ascite, hidrotórax). Nos pacientes graves, encontram-se, com muita frequência, fatores associados. A hipovolemia relativa frequentemente é decorrente da venodilatação, que pode ser observada nos quadros inflamatórios, por exemplo na sepse.

CHOQUE CARDIOGÊNICO

No choque cardiogênico, existe limitação primária no desempenho cardíaco, diminuição do débito cardíaco e aumento da RVS (pós-carga). O IAM é a causa mais frequente desta categoria. A elevação das pressões de enchimento das câmaras cardíacas e a redução da complacência ventricular, associada à redução da contratilidade miocárdica, são suas principais características.

Entretanto, os achados hemodinâmicos podem variar de acordo com sua etiologia, por exemplo, o infarto agudo do ventrículo direito pode apresentar pressão da artéria pulmonar normal ou até mesmo reduzida, e seu tratamento pode ser distinto de um infarto do ventrículo esquerdo.[11]

TABELA 6.2. Classificação do choque em relação ao padrão de fluxo.

Padrão de fluxo	Hipóxia tecidual	DO_2/VO_2 dependência	SvO_2	$(CaO_2 - CvO_2)$ ou $(CvCO_2 - CaCO_2)$
Síndrome de baixo fluxo	Sim	Sim	Baixa	Elevada
Síndrome de alto fluxo	Variável	Não necessariamente	Normal ou elevada	Normal ou baixa

DO_2: oferta de O_2; VO_2: consumo de O_2; SvO_2: saturação venosa mista de O_2; $(CaO_2 - CvO_2)$: diferença entre o conteúdo arterial e o venoso de O_2; $(CvCO_2 - CaCO_2)$: diferença entre o conteúdo venoso e o arterial de CO_2.

TABELA 6.3. Classificação do choque hemorrágico em relação à gravidade.

	Classe I	Classe II	Classe III	Classe IV
Perda sanguínea (mL)	até 750	750-1.500	1.500-2.000	> 2.000
Perda sanguínea (% versus)	até 15%	15-30%	30-40%	> 40%
Frequência de pulso	< 100	> 100	> 120	> 140
Pressão arterial	Normal	Normal	Diminuída	Diminuída
Pressão de pulso (mmHg)	Normal/aumentada	Diminuída	Diminuída	Diminuída
Frequência respiratória	14-20	20-30	30-40	> 35
Diurese (mL/h)	> 30	20-30	5-15	Desprezível
Estado mental/SNC	Ansiedade leve	Ansiedade moderada	Ansiedade e confusão	Confusão e letargia
Reposição volêmica	Cristaloide	Cristaloide	Cristaloide e sangue	Cristaloide e sangue

Fonte: Modificada de *Advanced Trauma Life Support – ATLS*, 2008.[10]

A fisiopatologia do choque cardiogênico está esquematizada na Figura 6.4.

As causas são diversas e podem ser divididas em três categorias:

- **Cardiomiopatias:** incluem IAM, cardiomiopatias dilatadas, estados de miocárdio "atordoado" que seguem a isquemia prolongada ou revascularização, miocardites, contusão miocárdica e depressão miocárdica da sepse. Alguns pacientes com IAM desenvolvem um estado inflamatório agudo, podendo apresentar um componente distributivo associado ao choque cardiogênico.
- **Arritmias:** atriais e ventriculares podem produzir choque cardiogênico. A perda da contração atrial coordenada que ocorre na fibrilação e no *flutter* atriais prejudicam o enchimento ventricular e reduzem o débito cardíaco significativamente. Na fibrilação ventricular, o débito está abolido. Bradiarritmias e bloqueios atrioventriculares também podem gerar choque cardiogênico.
- **Alterações mecânicas:** incluem defeitos valvares, tais como o regurgitamento mitral causado pela ruptura de músculo papilar ou corda tendínea, insuficiência aórtica aguda causada por dissecções aórticas ascendentes envolvendo o anel da válvula aórtica ou estenose aórtica crítica. Os defeitos septais ventriculares podem também conduzir a um choque cardiogênico. Uma ruptura de um aneurisma ventricular pode produzir a falência mecânica, além de hipovolemia.

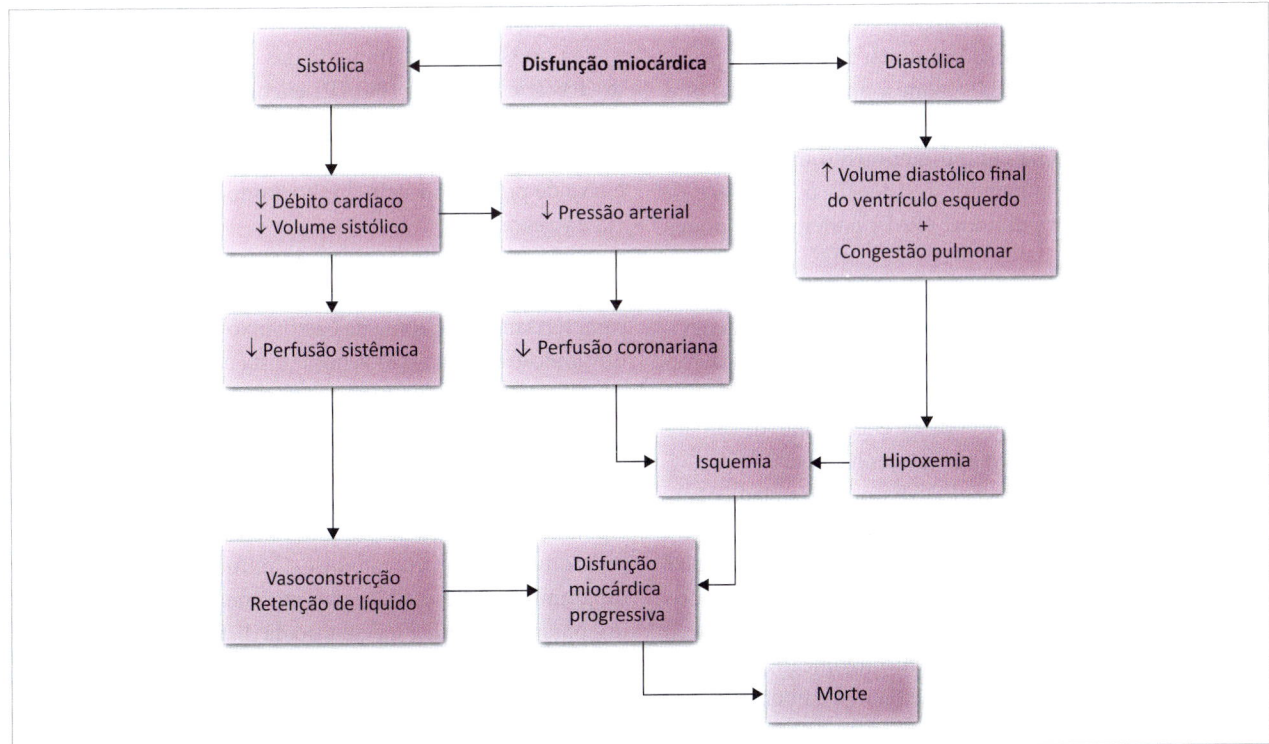

FIGURA 6.4. Fisiopatologia do choque cardiogênico.

CHOQUE OBSTRUTIVO

O choque obstrutivo resulta de bloqueio mecânico ao fluxo sanguíneo na pequena circulação ou na circulação sistêmica. As embolias pulmonares maciças ou submaciças produzem bloqueio significativo da circulação pulmonar por um mecanismo direto dos coágulos sanguíneos e, indiretamente, pela liberação de vasoconstritores.

No tamponamento cardíaco, nas pericardites constritivas e no pneumotórax hipertensivo, existe grave restrição mecânica ao enchimento ventricular direito, resultando em acentuada redução do fluxo sanguíneo. Vale ressaltar que em uma situação inicial, em que a queda da pré-carga se sobrepõe à falência ventricular, a apresentação pode ser semelhante à do choque hipovolêmico.

- **Embolia pulmonar:** as características da apresentação hemodinâmica dependerão de fatores como: tamanho do êmbolo, número de êmbolos, velocidade de instalação do quadro e condições associadas (insuficiência cardíaca, hipovolemia etc.).

O organismo adapta-se melhor a êmbolos pequenos, em pequena quantidade e com velocidade de instalação gradual, pois o ventrículo direito apresenta baixa capacidade adaptativa a aumento súbitos da pós-carga.

Por se tratar de uma câmara com músculo adelgaçado e por trabalhar habitualmente em regime de baixas pressões (circulação pulmonar), o aumento súbito da pressão em território de artéria pulmonar pode desencadear disfunção ventricular direita aguda. Pode ser visualizado por ecodopplecardiograma, o sinal de Bernheim reverso, caracterizado pelo batimento paradoxal do septo interventricular para dentro do ventrículo esquerdo.

Nos casos de embolia pulmonar não maciça, pode-se observar taquicardia – com a pressão arterial e as pressões de enchimento dentro dos valores considerados normais, não há comprometimento importante do fluxo, mesmo os valores de resistência pulmonar e de pressão da artéria pulmonar (PAP) podem estar pouco elevadas.

Entretanto, nos casos de embolia pulmonar maciça, o cenário encontrado é de maior comprometimento, evidenciando-se taquicardia importante, pressão arterial frequentemente reduzida, pressão de enchimento de câmara direita (PVC) elevada e pressão de enchimento de câmara esquerda (POAP) dentro dos valores habituais.

A elevação do valor da POAP pode raramente ocorrer nos acasos em que há disfunção ventricular esquerda importante associada. A PAP e a resistência vascular pulmonar (RVP) se encontram elevadas, mas, nos casos em que há redução significativa do débito cardíaco, a PAP pode não apresentar aumento significativo.

- **Tamponamento cardíaco:** semelhante à embolia pulmonar, no tamponamento cardíaco, o grau de comprometimento depende do estado volêmico do paciente, da velocidade em que ocorre o acumulo de líquido no saco pericárdico e também da capacidade de responder do organismo em reposta à diminuição do fluxo como ativação simpática. Algumas doenças, por exemplo insuficiência renal, tuberculose, trauma, neoplasias e insuficiência cardíaca podem contribuir para o desenvolvimento de derrame pericárdico, o qual poderá evoluir para restrição cardíaca e acarretar em tamponamento cardíaco.

A hipovolemia pode mascarar os sinais clínicos e hemodinâmicos do tamponamento cardíaco. A velocidade de acúmulo de líquido é um fator importante na apresentação clínica e na hemodinâmica do tamponamento cardíaco. O organismo pode tolerar de 1 a 2 L de líquidos, acumulados em semanas ou meses, sem aumentar as pressões intracardíacas para gerar restrição e comprometer a capacidade de manter o débito cardíaco.

No entanto, nos quadros agudos, as pressões podem aumentar rapidamente com pequenos volumes (100 mL, por exemplo), se esse volume se acumular em minutos a horas e causar repercussão clínica com instabilidade hemodinâmica. A resposta simpática às alterações desencadeadas pelo tamponamento pode ser atenuada em pacientes em uso de bloqueadores beta-adrenérgicos, vasodilatadores, entre outros, o que pode intensificar a instabilidade hemodinâmica.

Inicialmente, a pressão arterial pode estar elevada em reposta à liberação adrenérgica e, com a evolução, a pressão tenderá a diminuir (PAS ≅ 90 a 100 mmHg). O sinal clássico observado é o aparecimento do pulso paradoxal, que é definido como a queda da pressão arterial sistólica em mais de 10 mmHg durante a inspiração.[12]

As pressões de enchimento das câmaras cardíacas direita (PVC) e esquerda (POAP) encontram-se aumentadas e equalizam-se com a pressão diastólica arterial pulmonar, com variação de até 3 mmHg entre elas.[13] No traçado da curva de pressão de átrio direito, pode-se observar a ausência da descendente "y".

Devido à diminuição do enchimento das câmaras cardíacas, isso proporcionara também redução do débito cardíaco, caracterizando síndrome de baixo fluxo que se relaciona com diminuição da saturação venosa mista e hiperlactatemia.

Não é necessária a monitorização com cateter de artéria pulmonar para diagnóstico e tratamento de pneumotórax hipertensivo e tamponamento cardíaco, tampouco nos casos de choque por embolia pulmonar, a não ser que haja alguma necessidade de monitorizar a pressão da artéria pulmonar durante a trombólise. Contudo, o ecodopplercardiograma seriado é altamente recomendado, sendo muito útil para acompanhar a evolução da disfunção do ventrículo direito com muito menos risco.

É importante salientar que, quando o ecocardiograma não for disponível e for necessário se optar por realizar a monitorização com cateter de artéria pulmonar, pode-se utilizar a técnica de dissecção de veia para a introdução do cateter, ou punção guiada por ultrassonografia.

CHOQUE DISTRIBUTIVO

Os quadros distributivos são aqueles nos quais existe inadequação entre demanda metabólica tecidual e oferta local de oxigênio proporcionada pela microcirculação. Dessa forma, existem tecidos com fluxo sanguíneo excessivo em relação à necessidade de oxigênio e outros com fluxo sanguíneo elevado em termos numéricos, porém insuficientes para atender à demanda metabólica. Resultam de uma diminuição grave na RVS, associados frequentemente a um débito cardíaco aumentado.

O exemplo típico do grupo é o choque séptico, porém outras condições clínicas podem reproduzir esta mesma situação, como síndrome da resposta inflamatória sistêmica (SIRS) (pancreatite, queimaduras, múltiplas injúrias traumáticas), síndrome do choque tóxico, anafilaxia, reação às toxinas ou drogas (picada de insetos, reações transfusionais, intoxicação por metais pesados), insuficiência adrenal aguda, coma mixedematoso, choque neurogênico, pós-operatório de cirurgia cardíaca, (principalmente se utilizada circulação extracorpórea), e, como já foi citado, alguns casos de IAM podem evoluir com um quadro de resposta inflamatória sistêmica.

Na Tabela 6.4, encontram-se as variáveis hemodinâmicas e de perfusão tecidual nos estados de choque.

ECOGRAFIA NO CHOQUE

Nos últimos anos, a ecografia tem sido utilizada cada vez mais nas salas de emergência e nas unidades de terapia intensiva. É utilizada como complementação do exame físico na avaliação inicial de pacientes graves, bem como nas intercorrências agudas com o objetivo de identificar a etiologia e de classificar o estado choque.[5] Pode auxiliar na monitorização hemodinâmica e muitas vezes na terapêutica, por exemplo na pericardiocentese nos casos de tamponamento cardíaco.

No choque hipovolêmico, as câmaras cardíacas pequenas são observadas; a contratilidade pode estar normal ou aumentada; a veia cava inferior se apresenta com diâmetro diminuído e, se o paciente estiver sob ventilação com pressão positiva, é possível avaliar a distensibilidade da veia cava inferior e identificar a fluido-responsividade.[14]

No choque obstrutivo, nos casos de embolia pulmonar ou pneumotórax hipertensivo, observam-se ventrículo direito aumentado e ventrículo esquerdo pequeno. Além disso com o auxílio da ecografia, ainda se pode identificar o pneumotórax pela presença do sinal da estratosfera com ausência da mobilidade pulmonar. Na embolia pulmonar, podem-se detectar a presença de trombo na rede venosa profunda de membros inferiores e o sinal de Berheim reverso caracterizado pelo batimento paradoxal do septo interventricular para dentro do ventrículo esquerdo.

Nos casos de tamponamento cardíaco, evidencia-se a presença de derrame pericárdico, os ventrículos direito e esquerdos estão com diâmetro reduzido, e a veia cava inferior, dilatada.[14]

No choque cardiogênico, os ventrículos encontram-se aumentados associados à redução importante da contratilidade. É possível observar também congestão venosa pela dilatação da veia cava inferior. Se houver congestão pulmonar, a ecografia pulmonar pode identificar a presença de linhas B e também de derrame pleural.[14]

No choque distributivo, habitualmente o paciente apresenta as câmaras cardíacas normais, e a contratilidade pode estar comprometida nos quadros de depressão miocárdica induzida pela sepse. Importante salientar que este comprometimento pode ser difuso ou abalar isoladamente ventrículo direito ou esquerdo.[14] Assim, dessa forma, o auxílio da ecografia pode identificar e classificar o estado de choque que o paciente estiver apresentando.

A avaliação clínica do paciente em choque inicia-se com o exame físico; devem-se observar as alterações de nível de consciência, pele, temperatura, frequência cardíaca, amplitude de pulso e do padrão respiratório. Nessa fase inicial, a

TABELA 6.4. Variáveis hemodinâmicas e de perfusão tecidual nos diferentes tipos de choque.

Variável fisiológica	Pré-carga		Contratilidade			Perfusão tecidual		
Variáveis	PVC	POAP	IC	IRVS	SvO_2	TEO_2	PCO_2 GAP	Lactato
Hipovolêmico	↓	↓	↓	↑	↓	↑	↑	↑
Cardiogênico	↑	↑	↓	↑	↓	↑	↑	↑
Obstrutivo								
Tamponamento cardíaco	↑	↑	↓	↑	↓	↑	↑	↑
Pneumotórax hipertensivo	↑	↓	↓	↑	↓	↑	↑	↑
Tromboembolismo pulmonar	↑	↓	↓	↑	↓	↑	↑	↑
Distributivo	↓ ou nl	↓ ou nl	↓ ou nl ou ↑	↓	↑	↓	↓	↑

PVC: pressão venosa central; POAP: pressão de oclusão da artéria pulmonar; IC: índice cardíaco; IRVS: índice de resistência vascular sistêmica; SvO_2: saturação venosa de oxigênio mista; PCO_2 GAP: gradiente venoarterial de CO_2.

história pregressa e o exame físico auxiliarão a formular a hipótese diagnóstica sobre o possível tipo, o choque, a possível etiologia do choque, bem como em que estágio evolutivo o paciente se encontra (choque oculto, choque e SDMO).

Quando não é possível o diagnóstico da etiologia do choque, somente com base em dados clínicos, deve-se utilizar a monitorização hemodinâmica e das variáveis de oxigenação para auxiliar no diagnóstico e no tratamento. A associação da ecocardiografia é também muito importante e vem ganhando maior importância na avaliação de pacientes graves.[14]

Quando se utilizam adequadamente esses dados, consegue-se diagnosticar a etiologia da maioria dos estados de choque e também classificá-los. Em situações clínicas, nas quais o diagnóstico etiológico do choque fica difícil, mesmo utilizando as variáveis hemodinâmicas e de oxigenação, um período de observação e de medidas hemodinâmicas seriadas pode auxiliar na elucidação do diagnóstico.

REFERÊNCIAS BIBLIOGRÁFICAS

1. Antonelli M, Levy M, Andrews PJ, Chastre J, Hudson LD, Manthous C, et al. Hemodynamic monitoring in shock and implications for management. International Consensus Conference, Paris, France, 27-28 April 2006. Intensive Care Med. 2007;33(4):575-90.
2. Gutierrez G, Reines HD, Wulf-Gutierrez ME. Clinical review: hemorrhagic shock. Crit Care. 2004;8(5):373-81.
3. Silva E, Pedro MdA, Sogayar ACB, Mohovic T, Silva CLdO, Janiszewski M, et al. Brazilian Sepsis Epidemiological Study (BASES study). Crit Care. 2004;8(4):R251-60.
4. Júnior S, João Andrade L, David C, Hatum R. Sepse Brasil: estudo epidemiológico da sepse em Unidades de Terapia Intensiva brasileiras. Revista Brasileira de Terapia Intensiva. 2006;18:9-17.
5. Vincent JL, De Backer D. Circulatory shock. N Engl J Med. 2013;369(18):1726-34.
6. Rady M, Rivers EP, Nowak R. Resuscitation of the critically Ill in the ED: Responses of blood pressure, heart rate, shock index, central venous oxygen saturation, and lactate. Am J Emerg Med. 1996;14(2):218-25.
7. Ander DS, Jaggi M, Rivers EP, Rady MY, Levine TB, Levine AB, et al. Undetected cardiogenic shock in patients with congestive heart failure presenting to the emergency department. Am J Cardiol. 1998;82(7):888-91.
8. Meregalli A, Oliveira RP, Friedman GFM. Occult hypoperfusion is associated with increased mortality in hemodynamically stable, high-risk, surgical patients. Crit Care. 2004;8(2):R60.
9. Vincent J-L, de Mendonça A, Cantraine F, Moreno R, Takala J, Suter PM, et al. Use of the SOFA score to assess the incidence of organ dysfunction/failure in intensive care units: results of a multicenter, prospective study. Working group on "sepsis-related problems" of the European Society of Intensive Care Medicine. Crit Care Med. 1998;26(11):1793-800.
10. Kortbeek JB, Al Turki SA, Ali J, Antoine JA, Bouillon B, Brasel K, et al. Advanced trauma life support, 8th edition, the evidence for change. J Trauma. 2008;64(6):1638-50.
11. Pinsky MASMR. Cardiogenic Shock. In: Gabrielli AL, A. Joseph; Yu, Mihae. Civetta, Taylor, & Kirby's: Critical Care. 4th Edition ed. Philadelphia: Lippincott Williams and Wilkins, 2009. p.835-54.
12. Martin M. LeWinter MDT. Pericardial Diseases. In: Libby ROBDL-MDPZP. Braunwald's heart disease a textbook of cardiovascular medicine. 1. Ninth Edition ed. Philadelphia: Elsevier Saunders, 2012. p.1651-71.
13. Schmalfuss CM. Pericardial Disease. In: Gabrielli AL, Joseph A, Mihae YU. Civetta, Taylor, & Kirby's: Critical Care, 4th Edition. Fourth Edition ed. Philadelphia: Lippincott Williams & Wilkins, 2009. p.1875-85.
14. Perera P, Mailhot T, Riley D, Mandavia D. The RUSH exam: Rapid Ultrasound in SHock in the evaluation of the critically Ill. Emerg Med Clin North Am. 2010;28(1):29-56, vii.

CAPÍTULO 7

ABORDAGEM INICIAL E CARACTERÍSTICAS COMUNS DOS ESTADOS DE CHOQUE

Murillo Santucci Cesar de Assunção
Tatiana Mohovic
Elias Knobel

DESTAQUES

- O choque é caracterizado por redução significativa da perfusão tecidual sistêmica, resultando em diminuição da oferta de oxigênio aos tecidos em relação à demanda metabólica.
- Os distúrbios de perfusão tecidual estão associados a alterações de fluxo e de oxigenação.
- Embora não presentes em todos os estados choque, alguns sinais e sintomas são comuns incluindo taquicardia, hipotensão arterial sistêmica, taquipneia, alteração do nível de consciência (agitação ao coma), palidez cutânea, pele fria e pegajosa, diminuição do tempo de enchimento capilar, acidose metabólica e oligúria.
- O fluxo sanguíneo e a oxigenação são frequentemente avaliados e as variáveis de perfusão global como o lactato, saturação venosa de oxigênio e diferença venoarterial de PCO_2 são as mais comumente monitoradas em UTI.
- O tratamento inicial é baseado na adequação da perfusão tecidual por algoritmos de ressuscitação, que incluem a expansão com fluidos, o uso de vasopressores e terapia adicional direcionada para as múltiplas falências orgânicas, enquanto a causa de base é tratada concomitantemente.

INTRODUÇÃO

O conhecimento sobre o choque tem evoluído continuamente desde as primeiras descrições das manifestações clínicas de vítimas de traumatismos com perdas sanguíneas, até o enorme avanço na compreensão de mecanismos celulares e moleculares envolvidos na resposta inflamatória e lesão tecidual – as quais são uma via final comum dos estados de choque – descritos nesses últimos anos.

Em 1737, o francês Henri François Le Dran usou primeiramente o termo "choque" como indicativo de um "forte impacto", ao escrever um tratado sobre feridas por arma de fogo. Somente em 1815, o cirurgião inglês G.J. Guthrie utilizou pela primeira vez o termo "choque" referindo-se à instabilidade hemodinâmica, analisando vítimas de ferimentos de arma de fogo. Diversas definições para o estado de choque surgiram no fim do século XIX, como a de J.C. Warren, que o descreveu como "uma resposta a uma lesão ameaçadora à vida, uma pausa momentânea no ato de morrer, caracterizada por pele fria, úmida e pegajosa, e pulso radial fraco, rápido", enquanto S.D. Gross definiu choque como "uma desregulação completa da maquinaria da vida, uma deterioração fisiológica que começava com um insulto".

A partir de observações de vítimas de traumatismos na Primeira Guerra Mundial, a compreensão do choque apresentou grandes avanços. E.W. Archibald e W.S. McLean descreveram a pressão arterial baixa como manifestação de choque, enquanto W.B. Cannon e W.M. Bayliss demonstraram diversas alterações fisiológicas e bioquímicas em soldados feridos em estado de choque, incluindo o conceito de que a hipoperfusão comprometia o transporte de oxigênio e causava acidose metabólica. Posteriormente, esses mesmos autores realizaram diversos estudos em animais e postularam que a lesão muscular grave pós-traumática produzia uma toxina que causava perda do tônus vascular, sequestro de sangue venoso e hipotensão.

IDENTIFICAÇÃO DO PACIENTE EM ESTADO DE CHOQUE

A apresentação clínica do choque varia de acordo com o tipo e a causa. Vários sinais e sintomas são comuns a todos os tipos de choque, enquanto outros são sugestivos de algum tipo específico.

Alguns sinais e sintomas são comuns aos estados de choque, entre eles, taquicardia, hipotensão arterial sistêmica, taquipneia, alteração do nível de consciência (agitação ao coma), palidez cutânea, pele fria e pegajosa, diminuição do tempo de enchimento capilar, acidose metabólica e oligúria.

- **Hipotensão:** ocorre em pacientes em fases mais tardias do choque, quando outros mecanismos de compensação da diminuição da perfusão tecidual foram esgotados. Pode ser absoluta (PAS < 90 mmHg ou PAM < 70 mmHg), ou relativa (queda da pressão sistólica > 40 mmHg). Hipotensão mais grave pode ocorrer, com necessidade de vasopressores, enquanto são identificadas e tratadas as causas do choque. Não precisa haver necessariamente hipotensão para caracterizar um estado de choque.
- **Oligúria:** pode ocorrer por desvio de fluxo (débito cardíaco) para outros órgãos vitais (órgãos "nobres"), depleção do volume sanguíneo, ou por ambos. Nos casos de hipovolemia, a oligúria pode estar acompanhada de hipotensão ortostática.
- **Pele fria e pegajosa:** em momentos de perfusão tecidual inadequada, potentes vasoconstritores são liberados, desviando o fluxo sanguíneo da pele para órgãos como coração, cérebro e pulmão. Essa é a causa para a pele fria e pegajosa nos pacientes com choque.
- **Alteração do estado mental:** em virtude da alta dependência do cérebro de oferta de oxigênio, é comum a ocorrência de alteração de estado mental, que pode variar desde agitação até estupor e coma.
- **Acidose metabólica:** a acidose metabólica acompanha a piora do estado de choque, refletindo a diminuição no *clearance* de lactato pelo fígado, rins e músculos. A produção de lactato pode aumentar em razão do metabolismo anaeróbico que ocorre nos estados de choque.

ABORDAGEM INICIAL
RESTABELECIMENTO DO INTRAVASCULAR – INFUSÃO DE FLUIDOS

A conduta mais frequente diante de um paciente grave internado em unidade de terapia intensiva (UTI) é a prescrição da infusão de fluidos. Nos estados de choque, a infusão de fluidos é a abordagem inicial a ser feita, e isso é independente do tipo de estado de choque.[1-2] O racional é que se possa, de alguma forma pela infusão de fluidos, iniciar o restabelecimento de fluxo e, por conseguinte, corrigir a hipóxia tecidual. Nessa fase inicial, chamada fase de resgate, é fundamental que se realize a ressuscitação com fluidos.[3] De acordo com a hipótese diagnóstica da causa do estado de choque, a quantidade a ser infundida pode variar, desde uma pequena alíquota de solução cristaloide, 250 mL, em um estado de choque cardiogênico, até a infusão de 1.000 mL de solução cristaloide em estado de choque do tipo distributivo.[4-6] O importante é entender que, nessa fase inicial de ressuscitação, é medida imperativa a infusão de fluidos no manejo imediato de uma condição ameaçadora à vida associado com hipoperfusão tecidual. O início da ressuscitação não deve ser retardado e, portanto, deve ser feito em minutos, com o objetivo de reverter e corrigir o estado de choque. No geral, o cenário clínico típico que necessita da ressuscitação com fluidos precocemente está associado a pacientes com hipovolemia absoluta ou relativa, como politraumatizados ou sepse grave, respectivamente. A quantidade a ser infundida pode ser baseada nas diretrizes do atendimento pré-hospitalar, da *Survivng Sepsis Campaing* ou do atendimento ao grande queimado etc.

A infusão de fluidos tem como objetivo restabelecer o débito cardíaco, bem como auxiliar na correção da hipotensão arterial quando presente. No geral, o tipo de fluido a ser escolhido como 1ª opção são os cristaloides, soluções balanceadas ou não balanceadas e, além disso, soluções hipertônicas que podem ser interessantes em situações específicas, como choque hipovolêmico secundário a trauma abdominal fechado.

Existem quatro fases distintas para a infusão de fluidos:[3]

1. **fase de resgate**, já descrita anteriormente;
2. **fase de otimização**, na qual os paciente ainda apresentam hipoperfusão tecidual e devem ser avaliados quanto à responsividade a fluidos discutida no Capítulo 13 – Ressuscitação volêmica, deste livro. A infusão de fluidos deve ser realizada naqueles que dela se beneficiam pelo incremento do débito cardíaco;
3. **fase de estabilização**, na qual a perfusão tecidual já é restabelecida e corrigida com o fluxo adequado à demanda metabólica. Nessa fase, evita-se a infusão de fluidos e procura-se realizar um balanço hídrico com o objetivo de mantê-lo zerado; e,
4. **fase de ressuscitação** ou **balanço negativo** que tem como objetivo ajustar o balanço hídrico dos pacientes graves, visto que o balanço hídrico positivo está associado a aumento do risco de morte.[7]

A palavra mnemônica ReOpEN (Figura 7.1) lembra que, nos estados de choque, a fase final de negativação do balanço hídrico seria a abertura da "torneira" para a excreção do excesso de fluidos oferecido nas fases iniciais, resgate e otimização.

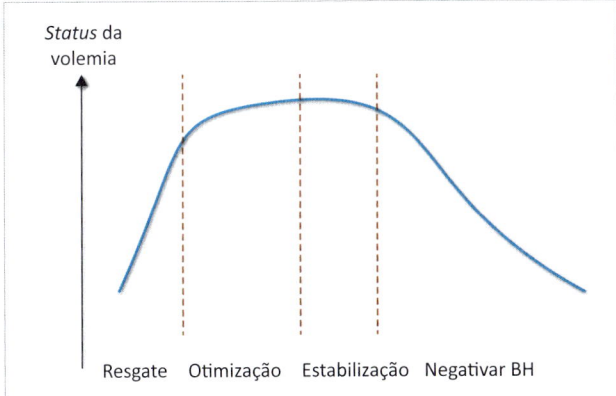

FIGURA 7.1. Fases da ressuscitação com fluidos nos estados de choque.

Ressuscitação com fluidos caracterizada pelas quatro fases:

I. Resgate;
II. Otimização;
III. Estabilização; e
IV. Negativar Balanço Hídrico (BH).

Pacientes com balanço hídrico positivo na alta da UTI apresentam maior risco de morte.[8] Essa é uma situação em que cada vez mais deve se ter o cuidado em monitorizar a oferta de fluidos para que esta não seja realizada sem um propósito, mas que tenha objetivos claros. A fase IV também pode ser denominada como de ressuscitação ativa, na qual pode ser necessário o uso de diuréticos quando o paciente não conseguir apresentar diurese para excretar o excesso de fluido ofertado nas fases iniciais.

PRESSÃO DE PERFUSÃO

Idealmente, além do fluxo adequado, é necessário manter um nível pressórico mínimo para que se possa manter a perfusão adequada aos tecidos e células.[9] Não se pode esquecer que apenas a pressão não é suficiente para manter a oxigenação tecidual, além disso, há indícios de que poderiam se individualizar os níveis pressóricos-alvos para cada situação. Importante enfatizar que, nos casos de hipotensão arterial grave ameaçadora à vida, o início do vasopressor deve ser imediato e concomitante à infusão de fluidos.[1,10]

Como no trauma de abdome fechado, que evolui com choque hipovolêmico, a fase inicial de atendimento, principalmente na fase pré-hospitalar, até que o indivíduo seja admitido no hospital e não apresente trauma craniano, pode se considerar o conceito de hipotensão permissiva. Esse conceito se refere à possibilidade de realizar expansão plasmática com alíquotas pequenas de soluções hipertônica com o objetivo de manter a pressão sistólica em torno de 75 mmHg.[5-6] Essa conduta não aumenta o risco de morte e tem como finalidade estabelecer parâmetros mínimos para que se possa resolver o problema etiológico do choque sem que o aumento dos níveis pressóricos decorrente da infusão de grandes alíquotas de soluções possa contribuir para o aumento do sangramento. Nessa situação, é notório que o paciente responda à infusão inicial com grandes alíquotas e volte a apresentar hipotensão arterial novamente, o que denota que o problema está ativo. Com o conceito da hipotensão permissiva, há a possibilidade de elevar os níveis pressóricos para valores mínimos sem que aumente o risco de incrementar o sangramento e ganhe tempo para que chegue mais rápido no ambiente hospitalar para iniciar a intervenção e estabilização do quadro.

Com relação ao choque distributivo decorrente da sepse, as evidências apontam que a pressão arterial média em torno de 65 mmHg parece ser suficiente. Entretanto, em pacientes hipertensos, níveis pressóricos maiores devem ser perseguidos para que não haja piora da função renal, apesar de poder haver maior risco em desenvolver arritmias.[11]

No choque cardiogênico, como no de origem miopático, o estabelecimento do nível pressórico deve ser feito com cautela, pois valores elevados de pressão arterial média podem comprometer e aumentar o trabalho sistólico do ventrículo esquerdo e, dessa forma, deteriorar a perfusão tecidual. Por exemplo, nos casos de pacientes com insuficiência cardíaca classe III que vivem com pressão arterial média em torno de 55 mmHg e que evoluem em choque cardiogênico, decorrente da descompensação da doença, manter pressão arterial media em 65 mmHg pode comprometer a perfusão tecidual.[12]

Entre os vasopressores para restabelecimento e correção da pressão arterial, o fármaco de 1ª escolha é a noradrenalina. Um elegante estudo capitaneado por De Backer e colaboradores, demonstrou que a noradrenalina como agente de primeira escolha, resultou em menor risco de ocorrência de eventos adversos quando comparada ao uso de dopamina, embora não se tenha observado diferenças na mortalidade. Ao avaliar subgrupos dos estados de choque, no choque cardiogênico o uso de noradrenalina diminui o risco relativo de morte (Figura 7.2).[13] Em pacientes com choque séptico, o uso de dopamina está associado ao aumento de mortalidade, sendo a noradrenalina considerada agente de 1ª escolha.[14]

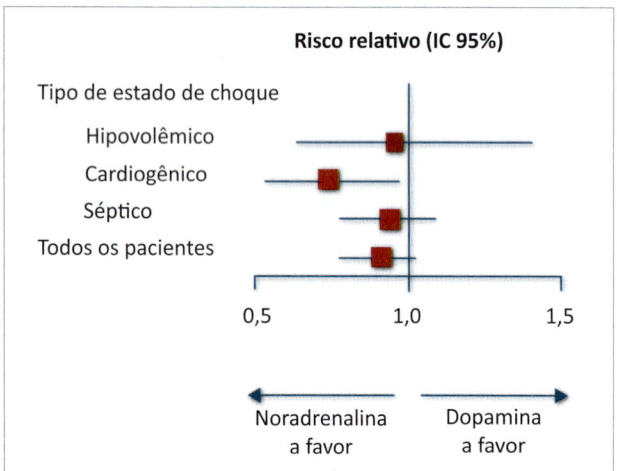

FIGURA 7.2. Risco relativo para mortalidade entre pacientes com necessidade de vasopressor, comparando noradrenalina e dopamina.
Fonte: Adaptada de De Backer e colaboradores, 2010.[13]

OXIGENAÇÃO TECIDUAL E CELULAR

O objetivo do tratamento do choque, além de tratar a causa responsável pelo problema, é a adequação da oxigenação tecidual e celular de acordo com a demanda metabólica.

O estado de choque é consequência de uma doença e, por isso, se torna mais uma síndrome do que propriamente uma doença. A reversão deve ser focada em vários detalhes referentes à causa e à reversão/prevenção de disfunções orgânicas.

A célula, para manter suas funções vitais, necessita de oxigênio para geração de energia, que é obtida pela glicólise oxidativa e consequente geração final de moléculas de adenosina trifosfato (ATP). E isso ocorre pelo consumo de oxigênio. Portanto, faz-se necessário ofertar oxigênio aos tecidos e células de forma adequada. Nas situações em que a necessidade de energia encontra-se aumentada, o organismo adapta-se ao aumentar a oferta de oxigênio (DO_2). Habitualmente, isso ocorre pelo aumento do débito cardíaco, visto que é a variável de maior impacto no ajuste à demanda metabólica. A manutenção da homeostasia celular é fundamental para prevenção do desenvolvimento da disfunção celular e, por conseguinte, da disfunção de múltiplos órgãos. Assim, o objetivo do tratamento de qualquer tipo de estado de choque é o restabelecimento da oxigenação celular de acordo com as necessidades metabólicas do organismo. Não se deve ter como objetivo a otimização da DO_2 para níveis supranormais, ou seja, para valores acima de 600 mL/min/m^2 de maneira arbitrária, sem avaliar o real nível de oferta de oxigênio. Estudos demonstraram que quando essa conduta é adotada em pacientes graves, como objetivo de tratamento, o risco de morte aumenta consideravelmente.[15-17] Por isso, é importante a avaliação de maneira sistemática a cada intervenção para detectar se a DO_2 está adequada ou em excesso. É importante que essa adequação da DO_2 seja realizada precocemente para que possa ter impacto no desfecho clínico.[18]

Uma das maneiras de avaliar a resposta do paciente ao aumento do DO_2 é mensurar o VO_2 pela variação da saturação venosa mista de oxigênio (SvO_2), desde que a saturação arterial de oxigênio seja constantemente mantida. Conclui-se que ocorre aumento do consumo de oxigênio quando, ao elevar o índice cardíaco, não há alteração na SvO_2. Quando a elevação do fluxo provocar paralelamente aumento da SvO_2, conclui-se que não houve aumento do VO_2.[19] Nessa situação, pode haver "fluxo de luxo", ou seja, fluxo ofertado em demasia. Em outras palavras, a DO_2 ofertada não será aproveitada pelas células e isso pode estar associado a aumento de mortalidade em pacientes graves.[15-17] Todas essas medidas são importantes se forem realizadas precocemente, nas primeiras horas de instalação do choque o atraso nas intervenções pode levar a aumento da mortalidade (Figura 7.3).

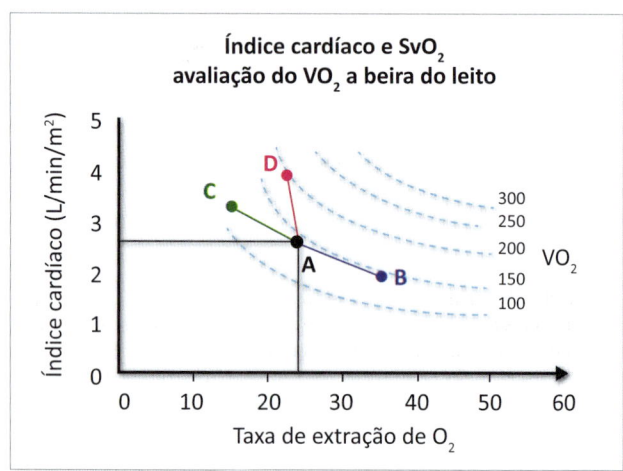

FIGURA 7.3. Relação entre o índice cardíaco e a taxa de extração de oxigênio.

A avaliação da otimização do fluxo sanguíneo para adequar a demanda metabólica pode ser realizada ao considerar o comportamento da taxa de extração de oxigênio de acordo com a variação do índice cardíaco e o aumento ou não do consumo de oxigênio. O objetivo é adequar as necessidades da demanda metabólica ao aumento do consumo e, dessa forma, evitar que o paciente receba quantidades desnecessárias de fluxo que poderiam levar à supranormalidade da oferta de oxigênio, evento deletério para o paciente. Conforme exemplificado na Figura 7.3, observamos que entre o Ponto A e o Ponto B, houve redução do fluxo concomitante ao aumento da TEO_2 sem alteração do VO_2, trata-se de uma situação em que o fluxo estava excessivo. Entre o ponto A e o ponto C, observamos que ao elevar o fluxo para avaliar A e este se encontra adequado, pode-se perceber que essa intervenção reduz a TEO_2 sem aumentar o VO_2, ou seja, está sendo oferecido fluxo em demasia, "fluxo de luxo". Por fim, entre o ponto A e o ponto D, a TEO_2 de oxigênio permaneceu praticamente a mesma após o aumento do fluxo, o que traduz em aumento do VO_2 e em benefício para o paciente.[19]

CARACTERÍSTICAS COMUNS AOS ESTADOS DE CHOQUE

Além dos sinais e sintomas comuns aos estados de choque descritos anteriormente, é importante enfatizar que, pela própria definição do estado de choque, de qualquer tipo, o déficit de oxigênio para atender à demanda metabólica corpórea é o ponto comum mais importante entre eles.[9] Independentemente do tipo ou da causa, o resultado final é a falta de substrato para a síntese de energia para a manter a homeostasia celular.

Quando se utiliza a monitoração hemodinâmica invasiva com cateter de artéria pulmonar, por exemplo, é possível perceber que, entre os quatro tipos de choque, aqueles com baixo fluxo (cardiogênico, obstrutivo e hipovolêmico) apresentam características semelhantes no tocante ao débito cardíaco, resistência vascular sistêmica, TEO_2 e SvO_2. Logo, o diagnóstico diferencial entre eles é realizado pelas pressões de enchimento das câmaras cardíacas direita e esquerda (Tabela 7.1).

TABELA 7.1. Padrão hemodinâmico dos estados de choque.

Variáveis	PVC	POAP	IC	IRVS	SvO_2	TEO_2
Hipovolêmico	↓	↓	↓	↑	↓	↑
Cardiogênico	↑	↑	↓	↑	↓	↑
Obstrutivo						
Tamponamento cardíaco	↑	↑	↓	↑	↓	↑
Pneumotórax hipertensivo	↑	↓	↓	↑	↓	↑
Tromboembolismo pulmonar	↑	↓	↓	↑	↓	↑
Distributivo	↓ ou nl	↓ ou nl	↓ ou nl ou ↑	↓	↑	↓

PVC: pressão venosa central; POAP: pressão de oclusão da artéria pulmonar; IC: índice cardíaco; IRVS: índice de resistência vascular sistêmica; SvO_2: saturação venosa mista de oxigênio; TEO_2: taxa de extração de oxigênio; nl: numericamente dentro dos parâmetros normais considerados para indivíduos saudáveis.

REFERÊNCIAS BIBLIOGRÁFICAS

1. Vincent JL, De Backer D. Circulatory shock. N Engl J Med. 2013;369(18):1726-34.
2. Lee SJ, Ramar K, Park JG, Gajic O, Li G, Kashyap R. Increased fluid administration in the first three hours of sepsis resuscitation is associated with reduced mortality: a retrospective cohort study. Chest. 2014;146(4):908-15.
3. Hoste EA, Maitland K, Brudney CS, Mehta R, Vincent JL, Yates D, et al. Four phases of intravenous fluid therapy: a conceptual model-dagger. Br J Anaesth. 2014;113(5):740-7.
4. Dellinger RP, Levy MM, Rhodes A, Annane D, Gerlach H, Opal SM, et al. Surviving sepsis campaign: international guidelines for management of severe sepsis and septic shock: 2012. Crit Care Med. 2013;41(2):580-637.
5. Bickell WH, Wall MJ Jr, Pepe PE, Martin RR, Ginger VF, Allen MK, et al. Immediate versus delayed fluid resuscitation for hypotensive patients with penetrating torso injuries. N Engl J Med. 1994;331(17):1105-9.
6. Wade CE, Grady JJ, Kramer GC. Efficacy of hypertonic saline dextran fluid resuscitation for patients with hypotension from penetrating trauma. J Trauma. 2003;54(5 Suppl):S144-8.
7. McDermid RC, Raghunathan K, Romanovsky A, Shaw AD, Bagshaw SM. Controversies in fluid therapy: Type, dose and toxicity. World J Crit Care Med. 2014;3(1):24-33.
8. Lee J, de Louw E, Niemi M, Nelson R, Mark RG, Celi LA, et al. Association between fluid balance and survival in critically ill patients. J Intern Med. 2015;277(4):468-77.
9. Cecconi M, De Backer D, Antonelli M, Beale R, Bakker J, Hofer C, et al. Consensus on circulatory shock and hemodynamic monitoring. Task force of the European Society of Intensive Care Medicine. Intensive Care Med. 2014;40(12):1795-815.
10. Waechter J, Kumar A, Lapinsky SE, Marshall J, Dodek P, Arabi Y, et al. Interaction between fluids and vasoactive agents on mortality in septic shock: a multicenter, observational study. Crit Care Med. 2014;42(10):2158-68.
11. Asfar P, Meziani F, Hamel JF, Grelon F, Megarbane B, Anguel N, et al. High versus low blood-pressure target in patients with septic shock. N Engl J Med. 2014;370(17):1583-93.
12. Shah P, Cowger JA. Cardiogenic shock. Crit Care Clin. 2014;30(3):391-412.
13. De Backer D, Biston P, Devriendt J, Madl C, Chochrad D, Aldecoa C, et al. Comparison of dopamine and norepinephrine in the treatment of shock. N Engl J Med. 2010;362(9):779-89.

14. De Backer D, Aldecoa C, Njimi H, Vincent JL. Dopamine versus norepinephrine in the treatment of septic shock: a meta-analysis. Crit Care Med. 2012;40(3):725-30.
15. Hayes MA, Timmins AC, Yau EH, Palazzo M, Hinds CJ, Watson D. Elevation of systemic oxygen delivery in the treatment of critically ill patients. N Engl J Med. 1994;330(24):1717-22.
16. Gattinoni L, Brazzi L, Pelosi P, Latini R, Tognoni G, Pesenti A, et al. A trial of goal-oriented hemodynamic therapy in critically ill patients. SvO2 Collaborative Group. N Engl J Med. 1995;333(16):1025-32.
17. Alía I, Esteban A, Gordo F, Lorente JA, Diaz C, Rodriguez JA, et al. A randomized and controlled trial of the effect of treatment aimed at maximizing oxygen delivery in patients with severe sepsis or septic shock. Chest. 1999;115(2):453-61.
18. Rivers EP, Nguyen B, Havstad S, Ressler J, Muzzin A, Knoblich B, et al. Early goal-directed therapy in the treatment of severe sepsis and septic shock. N Engl J Med. 2001;345(19):1368-77.
19. Vincent JL. Determination of oxygen delivery and consumption versus cardiac index and oxygen extraction ratio. Crit Care Clin. 1996;12(4):995-1006.

CAPÍTULO 8

MARCADORES DE PERFUSÃO TECIDUAL E METAS PARA O TRATAMENTO DO CHOQUE

Thiago Domingos Corrêa
Murillo Santucci Cesar de Assunção
Eliézer Silva

DESTAQUES

- Define-se choque como um desequilíbrio entre a oferta e o consumo de oxigênio pelas células e tecidos, sem haver necessariamente a presença de hipotensão arterial sistêmica.
- O tempo decorrido entre o diagnóstico do choque, independentemente de sua etiologia, e o início da ressuscitação tem importante impacto no desfecho dos pacientes, afetando tanto sua morbidade quanto mortalidade.
- O objetivo primordial da monitorização hemodinâmica em pacientes com choque é a detecção precoce de hipoperfusão tecidual.
- Parâmetros clínicos apresentam pobre correlação com a perfusão tecidual.
- O lactato arterial representa um dos melhores indicadores disponíveis para avaliação do metabolismo celular global em pacientes graves. Todavia, a análise de um valor isolado do lactato sérico é de pouca utilidade. Sua evolução ao longo do tempo (clareamento de lactato) tem maior utilidade clínica.
- Assim, o *clearance* de lactato pode ser utilizado como substituto à monitorização da $SvcO_2$ para otimização do fluxo sanguíneo sistêmico durante a fase inicial de ressuscitação de pacientes com sepse grave e choque séptico.

INTRODUÇÃO

A morbidade e a mortalidade atribuídas aos estados de choque são altamente variáveis e dependem, principalmente, da etiologia do choque e do tempo decorrido entre o seu reconhecimento e início da terapêutica.[1] O tratamento dos estados de choque, independentemente da etiologia, é centrado em quatro premissas: ressuscitação; adequação e estabilização dos parâmetros hemodinâmicos e de oxigenação tecidual; tratamento da causa básica do choque; e a prevenção e/ou tratamento das disfunções orgânicas secundárias.

Aproximadamente um terço dos pacientes admitidos nas unidades de terapia intensiva (UTI) apresenta choque durante sua internação.[2] Destes, aproximadamente metade evoluirá a óbito em um período de 28 dias.[3] O séptico representa o tipo de choque mais comumente encontrado nas UTI (62%), seguido pelo cardiogênico (17%), hipovolêmico (16%) e do distributivo (6%).[3] A mortalidade do choque séptico, nos estudos mais recentes, encontra-se entre 20% e 50%[4-9] enquanto a mortalidade do choque cardiogênico é de aproximadamente 40%.[10] Entre a população de pacientes adultos jovens, o trauma é a principal causa de mortalidade. Estima-se que 50% dos casos de trauma evoluam a óbito nos primeiros minutos em decorrência de lesões vasculares e neurais incompatíveis com a vida. Outros 30% evoluem a óbito nas primeiras horas resultante de hemorragias incontroláveis.

Como será discutido a seguir, o objetivo primordial da monitorização hemodinâmica em pacientes com choque é a detecção precoce de hipoperfusão tecidual.[11] A detecção precoce da hipoperfusão tecidual permite, por sua vez, que seu tratamento seja instituído precocemente, com impacto direto no desfecho dos pacientes.[1] As intervenções que corroboram para redução da morbimortalidade são aquelas instituídas precocemente, ao passo que as intervenções tardias não melhoram o desfecho, além de poderem contribuir para o aumento da mortalidade.[12-13] O fator tempo é primordial e decisivo no prognóstico do paciente grave.

DEFINIÇÃO DE CHOQUE

Quando se pensa em choque, tem-se em mente a presença de hipotensão arterial sistêmica, hipoperfusão tecidual e disfunção de órgãos. Entretanto, quando se compreende melhor a fisiopatologia dos estados de choque, percebe-se que se pode melhor conceituá-los como um desequilíbrio entre oferta e consumo de oxigênio pelas células e tecidos, sem haver necessariamente a presença de hipotensão arterial sistêmica.[14] É importante ressaltar que disfunção orgânica e falência de múltiplos órgãos ocorrem frequentemente em pacientes graves, mesmo após a aparente restauração da estabilidade macro-hemodinâmica.[11,14] Esse conceito é extremamente importante, pois a avaliação e tratamento dos pacientes em choque com base nos parâmetros hemodinâmicos clássicos como a pressão arterial média (PAM), pressão venosa central (PVC), pressão de oclusão da artéria pulmonar (POAP), índice cardíaco (IC) e diurese se mostraram pouco eficazes em identificar hipoperfusão tecidual e metabolismo anaeróbico em pacientes graves.[14] Tais parâmetros podem ser entendidos como medidas grosseiras do desempenho hemodinâmico global, não permitindo uma avaliação precoce e precisa da perfusão tecidual, pois, mesmo com a sua adequação, pode haver hipóxia oculta.[15]

No choque, a oferta inadequada ou insuficiente de fluxo sanguíneo aos tecidos resulta em hipóxia tecidual em graus variáveis.[1] O principal objetivo da ressuscitação guiada por metas utilizada no ambiente de terapia intensiva é prevenir o desenvolvimento da disfunção de órgãos e sua progressão para síndrome da disfunção de múltiplos órgãos (SDMO) e óbito.[16-17] Independentemente da etiologia do choque, as medidas de ressuscitação na fase inicial do tratamento incluirão a expansão do intravascular com infusão de fluidos, a administração de vasopressores, inotrópicos e a correção do fator desencadeante do choque, como o controle de um foco infeccioso e administração de antibióticos no choque séptico e a terapia de reperfusão química ou mecânica no infarto agudo do miocárdio (IAM).

FISIOPATOLOGIA DO CHOQUE

A fisiopatologia do choque é complexa e não completamente esclarecida. A maior parte dos óbitos em pacientes com choque pode ser atribuída ou à falência cardiovascular ou a progressão da doença para disfunção e falência de múltiplos órgãos. Os fatores determinantes da disfunção e falência de órgãos não estão completamente elucidados.[18] A perfusão tecidual inadequada, a disfunção mitocondrial, inflamação sistêmica e alterações metabólicas ao nível celular são possíveis contribuintes.[19] Além disso, diversas medidas terapêuticas administradas aos pacientes graves como a ressuscitação com fluidos, a utilização de vasopressores e de agentes inotrópicos também tem sido implicada como contribuintes e perpetuadores do desenvolvimento da disfunção orgânica e com o aumento da mortalidade.[20] Tanto a composição como o volume dos fluidos administrados podem apresentar efeitos deletérios, principalmente para os rins e pulmões.[21] Os vasopressores, frequentemente utilizados em pacientes com choque para restaurar a pressão arterial sistêmica e, dessa forma, a pressão de perfusão tecidual, podem contribuir para o desenvolvimento da disfunção mitocondrial, aumentar a morbidade e a mortalidade.[22]

Entre os diversos mecanismos fisiopatológicos implicados na perpetuação da disfunção e progressão para falência de múltiplos órgãos, o principal enfoque atualmente encontra-se na microcirculação.[23] Vasos com diâmetro inferiores a 20 micrômetros são, por definição, considerados "microvasculares". Os capilares propriamente ditos são vasos com menos de 8 a 10 micrômetros, onde a passagem de uma hemácia depende de suas capacidades reológicas de deformidade e, em geral, uma única célula endotelial recobre todo o diâmetro interno do vaso.[24]

As alterações do fluxo sanguíneo na microcirculação nos estados de choque são decorrentes da formação de microtrombos, alteração na reologia dos elementos figurados do sangue, adesão de leucócitos ao endotélio, edema intersticial e da disfunção endotelial primária.[25] O perfeito funcionamento da microcirculação é crucial para que exista oxigenação tecidual adequada. Sua principal função é transportar oxigênio e nutrientes para as células, garantindo, assim, a manutenção de suas funções. É na microcirculação que o oxigênio é liberado juntamente com a oferta de nutrientes para serem utilizado pelos tecidos e células, em que ocorrem a eliminação do CO_2 e inúmeras interações dos sistemas endócrinos, imunológicos e demais responsáveis pela manutenção da homeostasia do organismo.[26-27] É importante enfatizar que a disfunção da microcirculação, como acontece no choque séptico e em diversos outros estados de choque, contribui para a hipóxia celular mesmo quando os parâmetros de oferta de oxigênio medidos na macrocirculação parecem adequados.[28-29] O papel da microcirculação nos pacientes graves será abordado com mais detalhes no Capítulo Microcirculação no paciente grave.

METAS PARA TRATAMENTO DO CHOQUE

PRECOCIDADE

O tempo decorrido entre o diagnóstico do estado de choque, independentemente de sua etiologia, e o início da ressuscitação tem importante impacto no desfecho dos pacientes, afetando tanto sua morbidade quanto mortalidade.[30] Entende-se que início precoce não se refere somente ao início da ressuscitação com infusão de fluidos e vasopressores, mas também todas intervenções necessárias para tratamento da causa base que desencadeou a instabilidade hemodinâmica, como início dos antimicrobianos na sepse, ou a correção da obstrução coronariana no IAM.

Em um estudo de coorte histórico envolvendo 14 UTI com um total de 2.731 pacientes com choque séptico, foi demonstrado que, para cada hora de atraso na administração da primeira dose de antibiótico após o surgimento de hipotensão arterial sistêmica recorrente ou persistente, houve aumento de aproximadamente 12% no risco de morte hospitalar (*Odds Ratio* 1,119 [por hora de atraso], intervalo de confiança de 95%: 1,103 a 1,136, $p < 0,0001$).[31]

Resultados semelhantes foram publicados posteriormente por Gaieski e colaboradores em um estudo de coorte histórico envolvendo 261 pacientes com choque séptico submetidos à terapia precoce guiada por metas.[32] Os autores demonstraram que o tempo transcorrido entre a triagem dos pacientes no departamento de emergência e a administração de antibióticos adequados inferior a uma hora associou-se a 70% de redução do risco de morte hospitalar (*Odds Ratio* 0,30, intervalo de confiança de 95%: 0,11 a 0,83, $p = 0,02$).[32]

Adicionalmente, foi demonstrado em dois estudos retrospectivos que o tempo necessário para estabilização hemodinâmica com administração de vasopressores está diretamente relacionado com o desfecho dos pacientes com choque, impactando tanto na incidência de disfunções orgânicas como na mortalidade.[33-34] Em um desses estudos, foi demonstrado um aumento aproximado de 5% na mortalidade em 28 dias para cada hora de atraso no início da administração de noradrenalina durante as seis primeiras horas de ressuscitação de pacientes com choque séptico.[33] A duração da hipotensão, os níveis de lactato arterial e a mortalidade em 28 dias (29,1% *versus* 43,3%, respectivamente para início tardio e precoce) foram significativamente maiores quando a infusão de noradrenalina foi iniciada duas ou mais horas (início tardio) após o início do choque em comparação ao início em menos de duas horas (início precoce); embora o tempo para início da terapia com fluidos e antibióticos adequados não tenha sido diferente entre os grupos avaliados.[33]

NORMALIZAÇÃO DE PARÂMETROS CLÍNICOS E HEMODINÂMICOS

É sabido que os parâmetros clínicos apresentam baixa, se não nenhuma, correlação com perfusão tecidual.[15] A presença de hipoperfusão tecidual caracterizada por níveis de lactato arterial elevados ou $SvcO_2$ baixa, a despeito da normalização dos parâmetros clínicos, é denominada hipoperfusão tecidual oculta ou choque críptico.

Rady e colaboradores demonstraram que aproximadamente 90% dos pacientes graves admitidos no departamento de emergência e, posteriormente, na UTI apresentavam lactato superior a 2 mmol/L ou saturação venosa central de oxigênio ($SvcO_2$) < 65% após a estabilização da pressão arterial.[15] Esses dados demonstraram claramente que os parâmetros clínicos não devem ser utilizados isoladamente como meta terapêutica na ressuscitação de pacientes em estado de choque.

O trabalho apresentado previamente precedeu o estudo clássico de Rivers e colaboradores, o qual demonstrou que intervenções realizadas precocemente após o diagnóstico da sepse grave ou choque séptico, incluindo a infusão de fluidos, uso de vasopressores, inotrópicos e a transfusão de concentrado de hemácias, tendo como uma das metas ou alvos terapêuticos a normalização da $SvcO_2$ nas primeiras seis horas de ressuscitação, reduziram expressivamente a mortalidade dessa população de pacientes graves.[35] Sendo assim, os resultados desse estudo são considerados a maior evidência disponível de que a otimização da perfusão tecidual deve ser realizada precocemente nessa população de pacientes graves.[35]

Conforme exposto anteriormente, muitos pacientes podem apresentar alterações na perfusão tecidual sem apresentar alterações clínicas, bem como podem ter os parâmetros clínicos normalizados, porém ainda apresentar hipoperfusão detectada pela mensuração de marcadores. O restabelecimento da perfusão tecidual é crucial na ressuscitação hemodinâmica que pode ser dividida didaticamente entre macro-hemodinâmica e micro-hemodinâmica. Deve-se destacar que marcadores, como o lactato arterial e a $ScvO_2$, não traduzem ressuscitação da micro-hemodinâmica. Esses são marcadores sistêmicos e que se diluem no volume total do espaço intravascular do organismo. Podem ser encontradas variáveis alteradas que espelham a perfusão regional, como o gradiente gastro-arterial de CO_2 da mucosa gástrica, e com níveis de lactato normais. Isso significa que, localmente, pode até estar ocorrendo síntese de lactato decorrente da alteração da perfusão, entretanto, o marcador dosado reflete o volume total do organismo, sendo possível o lactato dessa região estar aumentado localmente, mas dilui-se em com o montante de todo o organismo.

A seguir, serão descritos os principais parâmetros macro-hemodinâmicos, marcadores de fluxo sanguíneo e de perfusão tecidual sistêmico disponíveis à beira do leito para guiar a ressuscitação de pacientes em estado de choque.

VARIÁVEIS MACRO-HEMODINÂMICAS
PRESSÃO VENOSA CENTRAL (PVC)

É a variável mais frequentemente utilizada para avaliar o estado volêmico de pacientes graves.[36] A pressão venosa central é a pressão registrada a partir do átrio direito ou da veia cava superior por meio da inserção de um cateter venoso central. A PVC é determinada por uma complexa interação entre a função cardíaca e o retorno venoso, e representa um indicador estático de pré-carga.[37] Assim, a PVC reflete o volume sanguíneo venoso central, ou seja o retorno venoso sistêmico, o qual gera um gradiente de pressão associado à capacidade de manipulação do volume pelo coração direito.[37] Existem muitos fatores que podem influenciar os valores da PVC, como o tônus venoso intrínseco, aumento das pressões intra-abdominal e torácica e a utilização de droga vasopressoras. Dessa forma, embora amplamente utilizada, a PVC não representa um indicador preciso de responsividade à infusão de fluidos em pacientes em choque.[36]

A avaliação da variação da pressão arterial (VPP) em decorrência das interações entre o coração e os pulmões representa um preditor dinâmico e mais acurado de responsividade à administração de fluidos, podendo ser utilizada para discriminar os pacientes que aumentarão ou não o débito cardíaco após a infusão de fluidos.[38] Para tanto, a inserção de uma de linha arterial, ausência de esforço respiratório do paciente – geralmente obtidos por sedação profunda e bloqueadores neuromusculares –, utilização de ventilação mecânica controlada a volume de corrente entre 8 e 12 mL/kg, pressão positiva no final da expiração (*positive and expiratory pressure* – PEEP) inferior a 10 cmH_2O, caixa torácica fechada e ritmo cardíaco regular são necessários para a avaliação da variação da pressão de pulso.[38]

Outros métodos disponíveis para avaliar a responsividade a volume em pacientes graves incluem a análise de distensibilidade da veia cava inferior pelo emprego da ultrassonografia, análise da variação do volume sistólico, índice de variação pletismográfica (*plethsmography variation index* – PVI) e a manobra de elevação passiva dos membros inferiores (*passive leg raising*), a qual é a única entre essas citadas que não necessita de condições ideais do paciente para ser avaliada.[39-40]

O índice de distensibilidade da veia cava inferior é calculada a partir do modo de M do ecocardiograma torácico, na janela subcostal, assim descrito: diâmetro máximo da veia cava inferior menos o diâmetro mínimo da veia cava inferior dividido pelo diâmetro máximo da veia cava inferior.[39] Um índice de distensibilidade da veia cava inferior superior a 18% é altamente sugestiva de responsividade a fluidos, ou seja, aumento de 15% no índice cardíaco após desafio hídrico.[39]

A manobra de elevação passiva dos membros inferiores consiste em elevar a 45º os membros inferiores por até 1 minuto.[40] Essa manobra induz uma translocação do volume venoso das pernas para o compartimento intratorácico, aumentando transitoriamente o retorno venoso e, por consequência, o débito cardíaco. Em um estudo prospectivo utilizando essa manobra associada ao Doppler esofágico, demonstrou-se que os pacientes que tiveram um aumento de pelo menos 10% do fluxo aórtico após 30 segundos de elevação dos membros inferiores obtiveram um aumento do débito cardíaco após a infusão de 500 mL de solução salina com uma sensibilidade de 97% e especificidade de 94%.[40] Essa manobra tem a vantagem de poder ser realizada em pacientes com respiração espontânea e na presença de arritmias cardíacas, mas há necessidade de se monitorizar continuamente o fluxo sanguíneo durante a manobra para que esta possa ser avaliada. Por fim, a avaliação do PVI segue os mesmos princípios que a da VPP. Entretanto, trata-se de um método não invasivo, que avalia a variação da curva plestimográfica gerada pelo oxímetro de pulso.[41] Alguns monitores multiparamétricos têm essa tecnologia, mas o paciente necessita estar nas mesmas condições ideais descritas para a avaliação da VPP.

PRESSÃO ARTERIAL MÉDIA (PAM)

A mensuração da pressão arterial e a determinação de alvos de pressão arterial para o tratamento do estado de choque são uma prática universal. O racional para justificar a inclusão da pressão arterial no algoritmo de ressuscitação do choque é baseado no princípio da autorregulação do fluxo sanguíneo. De acordo com esse princípio, se o débito cardíaco for mantido constante, o fluxo sanguíneo para os tecidos não se alterará até que a pressão arterial caia abaixo de determinado valor crítico. Quando esse valor crítico é atingido, qualquer redução adicional da pressão arterial comprometerá o fluxo sanguíneo para os tecidos (Figura 8.1).

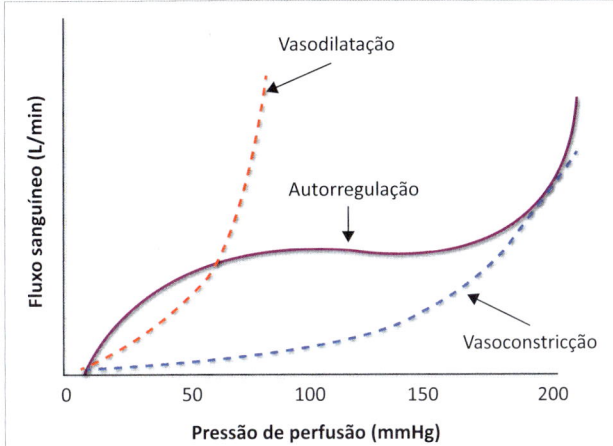

FIGURA 8.1. Mecanismo de autorregulação do fluxo sanguíneo de acordo com a pressão de perfusão. De acordo com o princípio da autorregulação do fluxo sanguíneo, se o débito cardíaco for mantido constante, o fluxo sanguíneo para os tecidos não se alterará até que a pressão arterial caia abaixo de determinado valor crítico. Quando esse valor crítico é atingido, qualquer redução adicional da pressão arterial comprometerá o fluxo sanguíneo para os tecidos.

Diferentes órgãos têm limiares críticos distintos. Portanto, não existe um valor de pressão arterial aceito universalmente como alvo a ser atingido durante a ressuscitação nos diferentes estados de choque. Acredita-se que a pressão arterial ideal a ser buscada dependa não somente do tipo de choque, mas também das características individuais do paciente.[42]

As recomendações atuais para tratamento da sepse grave e do choque séptico preconizam a manutenção da pressão arterial média ≥ 65 mmHg.[43] Todavia, essa recomendação é baseada em estudos pequenos, muitas vezes não randomizados e não controlados.[44,48] Nesses estudos, o aumento da PAM de 65 para 85 mmHg não melhorou o consumo de oxigênio sistêmico, a perfusão no território esplâncnico e a função renal e apresentou efeitos variáveis na microcirculação.[44-45] Contudo, esse aumento da PAM foi associado a maior índice de trabalho do ventrículo esquerdo e aumento da exposição a vasopressores.[44-45] Além disso, embora o aumento da PAM de 60 para 90 mmHg[46] ou de 65 para 85 mmHg[47-48] com noradrenalina tenha melhorado a oferta de oxigênio aos tecidos e a pressão parcial de oxigênio cutâneo, resultados contraditórios sobre seu impacto na microcirculação sublingual foram observados.[46,48]

O impacto de dois alvos PAM (entre 65 e 70 mmHg e entre 80 e 85 mmHg) foi avaliado em um grande estudo clínico randomizado e controlado envolvendo 776 pacientes com choque séptico.[4] Embora não se tenham detectado diferenças significativas em relação à mortalidade em 28 dias entre os dois grupos estudados, observou-se maior incidência de fibrilação atrial nos pacientes randomizados para o grupo com alvo de PAM mais elevado.[4] Considerando as evidencias disponíveis, pode-se concluir que alvos ou níveis de PAM superiores a 65 mmHg durante a ressuscitação inicial do choque séptico aumentam a exposição a fluidos e vasopressores, o que corrobora o aumento da incidência de efeitos colaterais sem impactar a redução da morbidade e mortalidade. Contudo, os níveis de PAM inferiores a 65 mmHg podem aumentar a incidência de hipoperfusão tecidual e contribuir na progressão para disfunção de múltiplos órgãos.[49]

Mais difícil ainda é estabelecer um nível ideal de pressão arterial a ser atingido em pacientes com choque hipovolêmico secundário à hemorragia. Diversos estudos experimentais com animais demonstraram aumento do sangramento com a restauração dos níveis pressóricos habituais do paciente antes do tratamento cirúrgico da lesão sangrante. Dessa forma, estudos clínicos demonstraram que na abordagem inicial de pacientes com choque hipovolêmico secundário a trauma abdominal fechado, a manutenção de níveis reduzidos de pressão arterial até que o sangramento seja controlado cirurgicamente é segura, sem aumentar o risco de morte. Essa estratégia é denominada hipotensão permissiva.[50-51]

Dessa forma, de acordo com os estudos disponíveis, pode-se concluir que o alvo de PAM a ser objetivado permanece incerto e que tanto a hipotensão como a hipertensão induzida por vasopressores devem ser evitadas. É provável que a individualização da meta pressórica para cada paciente seja a melhor estratégia a ser adotada. Todavia, essa hipótese precisa ser confirmada em estudos futuros.

DÉBITO CARDÍACO (DC)

É dependente da pré-carga, da pós-carga e da contratilidade cardíaca, sendo a variável circulatória mais importante, pois é o maior contribuinte para a oferta de oxigênio aos tecidos.[52] O padrão-ouro para monitorização do débito cardíaco é o cateter de artéria pulmonar, embora novos métodos menos invasivos estejam atualmente disponíveis.[53] A pré-carga é determinada basicamente pelo retorno venoso que, de acordo com a teoria de Frank-Starling, quanto maior o retorno venoso, maior a distensão das fibras miocárdicas e, portanto, maior a força de retração da fibra miocárdica para promover a contração cardíaca (Figura 8.2). A pós-carga relaciona-se a fatores que determinam a velocidade de encurtamento das fibras ventriculares durante a sístole. Em termos clínicos, esses fatores são aqueles que contribuem para a impedância oferecida ao fluxo sanguíneo do ventrículo esquerdo, incluindo viscosidade sanguínea, complacência ventricular, a distensibilidade dos grandes vasos e, sobretudo, o tônus arteriolar (resistência vascular sistêmica).[53] Entretanto, o ventrículo direito também pode sofrer alterações em decorrência da pós-carga aplicada à sua via de saída, como aumento da pressão intratorácica, complacência ventricular, presença de obstrução ao fluxo sanguíneo na artéria pulmonar e aumento da resistência vascular pulmonar nos quadros de hipoxemia.

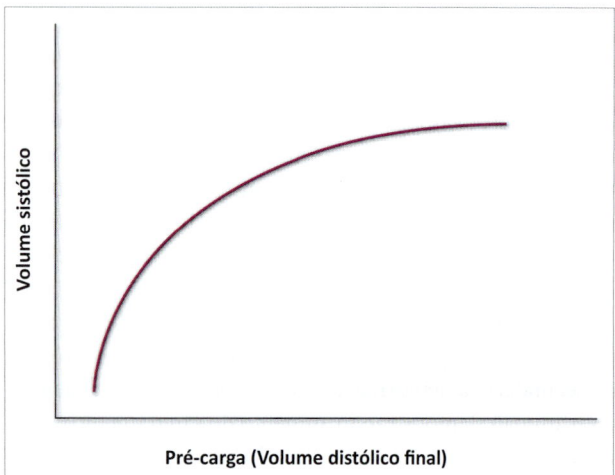

FIGURA 8.2. A curva de Frank-Starling demonstrando a relação entre a pré-carga e o volume sistólico. Quanto maior o retorno venoso (pré-carga), maiores a distensão das fibras miocárdicas e a força de contração cardíaca e, portanto, maior o volume sistólico.

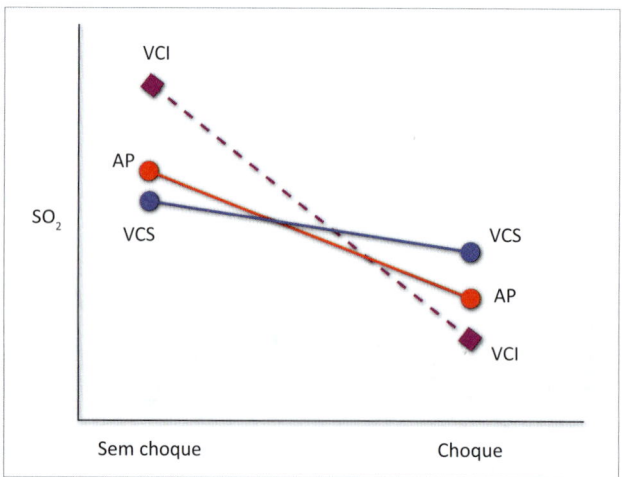

FIGURA 8.3. Relação entre saturação de oxigênio na artéria pulmonar e nas veias cava superior e inferior em condições de normalidade e nos estados de choque.
SO_2: saturação de oxigênio; VCS: veia cava superior (saturação venosa central de oxigênio; $ScvO_2$); AP: artéria pulmonar (saturação venosa mista de oxigênio; SvO_2); VCI: veia cava inferior (saturação venosa de oxigênio na veia cava inferior; $SivcO_2$).

SATURAÇÃO VENOSA MISTA (SvO_2) E CENTRAL ($SvcO_2$) DE OXIGÊNIO

A saturação venosa mista, mensurada a partir de amostra de sangue coletada na artéria pulmonar, expressa de modo indireto o consumo de oxigênio pelos tecidos de todo o corpo.[54] A SvO_2, em situações adequadas entre oferta e consumo de oxigênio, está em torno de 65% a 75%. Estudos recentes sugerem que a análise da saturação venosa obtida a partir da veia cava superior, denominada saturação venosa central ($ScvO_2$), pode substituir a análise da SvO_2, tornando-se uma alternativa atraente em ambientes fora da terapia intensiva.[55] A saturação venosa de oxigênio pode ser obtida pela análise seriada de gasometrias venosas ou de modo contínuo, com a utilização de cateteres com reflexão de infravermelho.

Embora os valores da $ScvO_2$ e SvO_2 sejam muito próximos, eles não são idênticos.[56-58] A $ScvO_2$ representa a saturação de oxigênio do sangue venoso que retorna da parte superior do corpo (cabeça e membros superiores), excluindo todos os órgãos abdominais e membros inferiores que têm sua drenagem venosa pela veia cava inferior, bem como a rede de Tebesius e o seio coronário. Em condições normais de fisiologia, a $ScvO_2$ é ligeiramente inferior à SvO_2.[54] Em situações de hipoperfusão tecidual, em que ocorre aumento da taxa de extração de oxigênio nos órgãos abdominais, como no choque séptico, a $ScvO_2$ é 3% a 5% superior à SvO_2 (Figura 8.3).[55] Nessas situações, a $ScvO_2$ sofre alterações em paralelo com a SvO_2 em aproximadamente 90% das vezes[59] (Figura 8.3). Até que novos estudos estejam disponíveis, valores de $ScvO_2$ entre 70% e 75% e SvO_2 de 65% parecem ser metas razoáveis a serem atingidas nas fases iniciais de ressuscitação dos estados de choque.

VARIÁVEIS DERIVADAS DO OXIGÊNIO

O principal objetivo do sistema cardiorrespiratório é garantir oferta de oxigênio (DO_2) adequada aos tecidos.[60] Em condições normais, esse processo é controlado pela taxa metabólica celular, sendo denominada de oferta direcionada pela demanda.[60] Desse modo, onde houver gasto energético e aumento da necessidade de substratos haverá, paralelamente, aumento do fluxo sanguíneo e da taxa de extração de oxigênio (TEO_2) local. Assim, em condições em que há redução da DO_2, o organismo é capaz de aumentar a TEO_2 na tentativa de evitar o prejuízo no consumo de oxigênio (VO_2) para atender à demanda metabólica.[61] Entretanto, em condições patológicas como nos estados de choque, o sistema cardiorrespiratório pode não conseguir satisfazer a demanda metabólica dos tecidos. Nesses casos, deve-se tentar manipular e corrigir as variáveis hemodinâmicas visando adequar às variáveis de oxigenação.[60-61]

CONTEÚDO ARTERIAL DE OXIGÊNIO (CaO_2)

Depende do oxigênio ligado à hemoglobina e dissolvido no plasma: $CaO_2 = (Hb \times SatO_2 \times 1,34) + (0,0031 \times PaO_2)$, onde PaO_2 (pressão arterial parcial de oxigênio), $1,34$ = quantidade de moles de O_2 que 1 g de hemoglobina completamente saturada é capaz de carrear e $0,0031$ = coeficiente de solubilidade do O_2 no plasma.[60-61]

OFERTA (DO_2), CONSUMO (VO_2) E TAXA DE EXTRAÇÃO DO OXIGÊNIO (TEO_2)

A DO_2 é definida como a quantidade de oxigênio que efetivamente é entregue aos tecidos, estabelecida como produto do débito cardíaco pelo conteúdo arterial de oxigênio ($DO_2 = DC \times CaO_2$).[60-61] O consumo de oxigênio (VO_2) é a variável que melhor reflete a demanda metabólica global. É determinada pelo produto do débito cardíaco pela diferença arteriovenosa do conteúdo de oxigênio ($VO_2 = C_{(a-v)}O_2 \times DC$). Em condições normais, o consumo de oxigênio não é dependente da oferta. Porém, à medida que se diminui a DO_2, o VO_2 é mantido à custa de aumento da TEO_2 ($TEO_2 = VO_2/DO_2$). Quando a oferta cai a um nível crítico (DO_2 crítico), mesmo com o aumento da TEO_2, o VO_2 começa a cair e há início do metabolismo anaeróbio com o surgimento de acidose lática (Figura 8.4).[60-61] Em condições patológicas, o mecanismo TeO_2 encontra-se danificado. O VO_2 torna-se dependente da DO_2. À medida que se aumenta a DO_2, o VO_2 também aumenta.

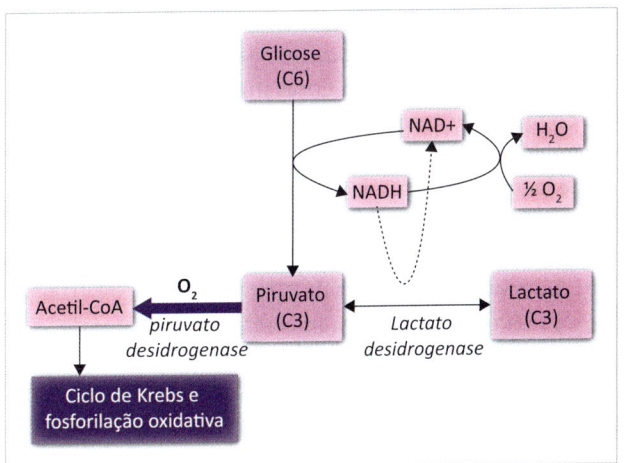

FIGURA 8.5. Metabolismo da glicose em condições aeróbicas (com produção de Acetil-CoA) e anaeróbica (com produção de lactato).

Em ambos os casos, a glicólise gasta NAD^+ e produz NADH. Como a quantidade de NADH na célula é limitada, este deve ser regenerado a NAD^+. Para tanto, na respiração aeróbica, o oxigênio recebe seus elétrons e, na anaeróbica, o lactato. NAD: nicotinamida adenina dinucleotídeo; O_2: oxigênio.

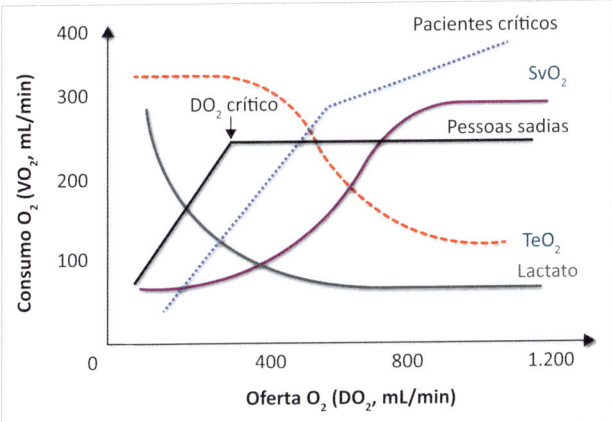

FIGURA 8.4. Relação entre oferta e consumo de oxigênio em pessoas sadias e em pacientes graves.

DO_2: oferta de oxigênio aos tecidos; VO_2: consumo de oxigênio; TEO_2: taxa de extração de O_2 ($TEO_2 = VO_2/DO_2$); SvO_2: saturação venosa mista de oxigênio. Quando a oferta cai a um nível crítico (DO_2 crítico), mesmo com o aumento da TEO_2, o consumo de oxigênio começa a cair e há início do metabolismo anaeróbio com produção de lactato. O VO_2 torna-se, então, dependente da DO_2.

AVALIAÇÃO LABORATORIAL
LACTATO ARTERIAL

A dosagem dos níveis séricos de lactato é um dos melhores indicadores disponíveis para avaliar a perfusão celular em pacientes graves.[62] O lactato arterial é um preditor prognóstico mais acurado do que as variáveis derivadas da oxigenação tecidual como a oferta e o consumo de oxigênio.[63] Dessa forma, a correta interpretação dos níveis séricos do lactato nos pacientes graves pode elucidar os mecanismos fisiopatológicos que produziram sua elevação.

O lactato é o produto final da glicólise anaeróbia, produzido de acordo com a seguinte equação: Glicose + 2 ATP + 2 H_2PO_4 $\Rightarrow$ 2 Lactato + 2 ADP + 2 H_2O (Figura 8.5). Essa reação produz lactato, um íon com carga negativa, e não o ácido láctico. Os íons hidrogênios necessários para converter lactato a ácido láctico devem ser gerados pela hidrólise do ATP. Assim, a produção de lactato não é sinônimo de produção de ácido lático. Do ponto de vista fisiopatológico, a hipóxia tecidual aumenta os níveis séricos de lactato por aumentar a glicólise anaeróbia com objetivo de manter a produção energética celular adequada para atender à demanda metabólica energética.[64]

Outras situações podem elevar os níveis de lactato, porém, independentemente do mecanismo preponderante da hiperlactatemia (hipóxia tecidual, inibição de piruvato desidrogenase e diminuição da depuração hepática), ela sinaliza atividade patológica, servindo como um guia de resolução do processo, principalmente nas fases iniciais (Quadro 8.1).

QUADRO 8.1. Principais causas de aumento de lactato de acordo com a presença ou não de hipóxia tecidual.

Tipo A Oferta de oxigênio inadequada, com hipóxia tecidual	Tipo B Sem evidência de hipóxia tecidual
▪ Choque ▪ Anemia ▪ Hipoxemia grave ▪ Intoxicação por monóxido de carbono ▪ Sepse grave ou choque séptico	▪ Exercício físico ▪ Alterações enzimáticas ▪ Déficit de tiamina ▪ Depuração deficiente (insuficiência hepática) ▪ Drogas, toxinas (biguanidas, adrenalina) ▪ Defeitos congênitos do metabolismo ▪ Feocromocitoma

Vale destacar que o valor isolado do lactato sérico é de pouca utilidade. Na verdade, a evolução dessa variável ao longo do tempo tem maior utilidade clínica. Nguyen e colaboradores demonstraram em um estudo prospectivo observacional com 111 pacientes portadores de sepse grave e choque séptico que para cada 10% de aumento da taxa de clareamento de lactato (*clearance de lactato = Lactato na admissão hora zero − Lactato após seis horas)/Lactato na admissão hora zero*), houve redução de aproximadamente 11% da chance de morrer por choque séptico.[65] Nesse mesmo estudo, uma taxa de clareamento menor que 10% em seis horas apresentou máxima sensibilidade (45%), especificidade (84%) e acurácia (68%) em predizer mortalidade hospitalar.⁶⁵ Em outro estudo, a ressuscitação guiada pelo clareamento de lactato (clareamento de lactato ≥ 20% em duas horas durante as oito horas iniciais de ressuscitação), em comparação com um grupo-controle ressuscitado sem ser guiado pelo clareamento de lactato (apenas uma medida de lactato no início da ressuscitação) em pacientes graves admitidos na UTI com lactato ≥ 3,0 mEq/L, mostrou-se eficaz em reduzir a mortalidade hospitalar (*Hazard Ratio* 0,61, intervalo de confiança de 95%: 0,43 a 0,87, *p* = 0,006) e na UTI (*Hazard Ratio* 0,66, intervalo de confiança de 95%: 0,45 a 0,98; *p* = 0,037).⁶⁶

O clareamento de lactato foi comparado à $SvcO_2$ como indicador de oferta adequada de oxigênio dos tecidos durante a ressuscitação inicial de sepse grave e choque séptico em um estudo de não inferioridade.⁶⁷ Nesse estudo, a ressuscitação guiada pelo *clearance* de lactato de pelo menos 10% teve resultados semelhantes quando comparada ao protocolo que utilizou a $ScvO_2$ como guia terapêutico.⁶⁷ A maior vantagem dessa estratégia é não exigir a inserção de um cateter venoso central, com seus riscos e custos associados. Assim, o *clearance* de lactato pode ser utilizado como substituto à monitorização da $SvcO_2$ para otimização do fluxo sanguíneo sistêmico durante a fase inicial de ressuscitação de pacientes com sepse grave e choque séptico.

Todavia, os níveis séricos de lactato não podem e não devem substituir a avaliação clínica completa e o tratamento não deve ser guiado unicamente pelos seus valores. A combinação dessa mensuração com outras (p. ex.: diferença venoarterial de dióxido de carbono) pode ser mais informativa.

DIFERENÇA VENOARTERIAL DE CO_2 (ΔPCO_2)

Conforme exposto anteriormente, a oxigenação tecidual será adequada quando a demanda tecidual por oxigênio corresponder ao seu consumo. Em situações em que a DO_2 não satisfaz a demanda tecidual de oxigênio, instala-se o metabolismo anaeróbico. Esse estado, quando não corrigido prontamente, originará disfunção e falência orgânica. Ressalte-se ainda que a correção ou "normalização" dos parâmetros macro-hemodinâmicos (PAM, PVC, SvO_2, IC etc.) e dos parâmetros derivados do oxigênio (DO_2, VO_2) não garantem que a oferta de oxigênio aos tecidos esteja adequada e que não esteja ocorrendo hipoperfusão tecidual. A diferença venoarterial de dióxido de carbono (ΔPCO_2) é a diferença entre a PCO_2 no sangue venoso misto, colhida na artéria pulmonar ($PvCO_2$), e a PCO_2 colhida no sangue arterial ($PaCO_2$). Em condições fisiológicas normais, a ΔPCO_2 varia de 2 a 5 mmHg.⁶⁸

$$\Delta PCO_2 = PvCO_2 - PaCO_2$$

A $PaCO_2$ e a $PvCO_2$ representam as pressões parciais no sangue arterial e venoso misto de CO_2, que representam apenas uma fração do conteúdo arterial ($CaCO_2$) e venoso ($CvCO_2$) de CO_2. Do ponto visto prático, analisam-se os gradientes entre as PCO_2, e não entre os conteúdos de CO_2 (CCO_2). Em geral, existe uma relação entre PCO_2 e CCO_2. No entanto, essa relação depende do hematócrito, da saturação de oxigênio da hemoglobina, da temperatura e do pH.

O CO_2 é transportado no sangue de três formas: dissolvido no plasma (7%), na forma de íon bicarbonato (70%); e em combinação com a hemoglobina (carbamino-hemoglobina) ou outras proteínas plasmáticas (23%). De acordo com a equação de Fick aplicada ao CO_2 temos:

$$VCO_2 = DC \times CvCO_2 - CaCO_2$$

Em que:

VCO_2 = produção de CO_2
DC = débito cardíaco
$CvCO_2 - CaCO_2$ = diferença venoarterial do conteúdo de dióxido de carbono

Como citado anteriormente, o conteúdo arterial ($CaCO_2$) e venoso ($CvCO_2$) podem ser substituídos pela $PaCO_2$ e $PvCO_2$, desde que corrigidos por um fator de correção (coeficiente de correlação k). Assim temos:

$$VCO_2 = DC \times K \times PvCO_2 - PaCO_2$$

Pode-se, então, reescrever a equação acima da seguinte forma:

$$\Delta PCO_2 = \frac{VCO_2}{DC} \times K$$

Portanto, considerando essa equação, o gradiente venoarterial de CO_2 (ΔPCO_2) é diretamente proporcional ao VCO_2 e inversamente proporcional ao débito cardíaco (Figura 8.6). Assim, dois mecanismos podem explicar o aumento do ΔPCO_2: o aumento da produção de CO_2 e a redução do débito cardíaco.

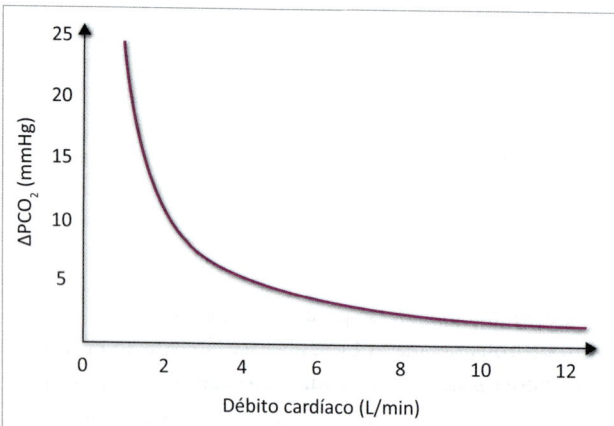

FIGURA 8.6. Relação entre débito cardíaco e o gradiente venoarterial de CO_2 (ΔPCO_2). Repare que, devido à relação curvilínea entre ΔPCO_2 e débito cardíaco, em situações de choque hiperdinâmico, maiores incrementos no débito cardíaco (p. ex.: de 8 L/min para 10 L/min) não resultarão em mudanças significativas na ΔPCO_2.

Repare que, devido à relação curvilínea entre ΔPCO_2 e débito cardíaco, em situações de choque hiperdinâmico, maiores incrementos no débito cardíaco (p. ex.: de 8 L/min para 10 L/min) não resultarão em mudanças significativas na ΔPCO_2.

Ao contrário do proposto inicialmente, durante os primeiros estudos sobre o gradiente venoarterial de CO_2, o ΔPCO_2 não deve ser utilizado como um marcador isolado de hipóxia tecidual.[69] O ΔPCO_2 tem sensibilidade muito baixa para detectar hipóxia tecidual. A ΔPCO_2 deve ser utilizada no contexto da avaliação da perfusão tecidual como um marcador de adequação do débito cardíaco às necessidades metabólicas do organismo. Assim, as implicações clínicas desse conceito são:

1. O aumento do ΔPCO_2 sugere que o débito cardíaco não se encontra adequado (está relativamente baixo) frente à condição metabólica global do paciente;
2. Em uma situação em que se suspeita de que existe hipóxia e, consequentemente, metabolismo anaeróbio (hiperlactatemia), a presença de um ΔPCO_2 aumentado pode sugerir necessidade de se tentar aumentar o débito cardíaco com a administração de fluidos ou inotrópicos;
3. Em condições de aerobiose, a presença de ΔPCO_2 elevado pode significar que o fluxo sanguíneo não está sendo suficiente, ou seja, esta condição pode estar associada à demanda aumentada por oxigênio e, dessa forma, ao aumento da produção de CO_2.

Uma das mais importantes características da ΔPCO_2 é sua precocidade em se alterar. O ΔPCO_2 se altera muito antes da pressão arterial, frequência cardíaca e do lactato, sugerindo que o débito cardíaco não está sendo suficiente para suprir as necessidades metabólicas globais (Figura 8.7). Entretanto, a análise isolada desses marcadores derivados do CO_2 ou até mesmo das alterações dos níveis séricos do lactato não consegue, em muitos casos, determinar o início do metabolismo anaeróbio em pacientes graves. Vale ainda ressaltar ainda que um ΔPCO_2 normal não significa que o fluxo sanguíneo regional encontra-se adequado.

EXCESSO DE BASES (BE)

Quando se instala um desequilíbrio entre oferta e consumo de oxigênio, instala-se paralelamente o desenvolvimento de metabolismo anaeróbio e acidose lática. A intensidade dessa acidose pode ser estimada pelo excesso de bases, obtido a partir de uma gasometria arterial.[70] O BE tem se mostrado superior ao valor do pH para a avaliação da reversão da acidose metabólica e a predição de complicações secundárias à acidose. Além disso, existe uma íntima relação entre BE, hipovolemia e mortalidade em pacientes em estado de choque.[70]

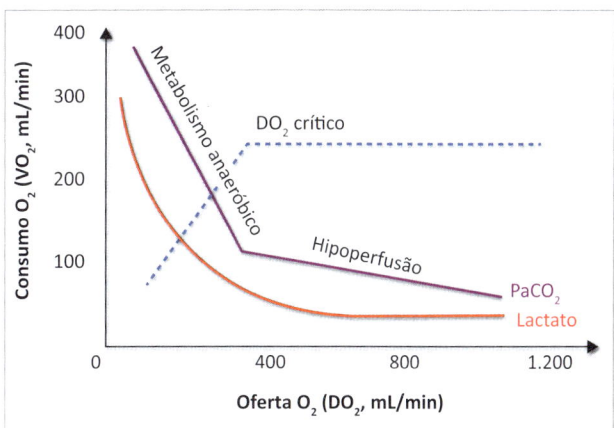

FIGURA 8.7. Relação entre oferta, consumo de oxigênio e a $PaCO_2$ (tecidual ou venoso misto). Note que a concentração, ou a pressão parcial de CO_2 aumenta antes do início do metabolismo anaeróbio com produção de lactato.

DO_2: oferta de oxigênio aos tecidos; VO_2: consumo de oxigênio; $PaCO_2$: pressão arterial parcial de CO_2. Repare a precocidade da $PaCO_2$ em se elevar em relação ao lactato.

AVALIAÇÃO DA MICROCIRCULAÇÃO

O desenvolvimento da *Orthogonal Polarization Spectral* (OPS) e de seu mais recente derivado, o *Sidestream Dark-field* (SDF), possibilitou a visualização, à beira do leito, da microcirculação em mucosa de pacientes graves (Figura 8.8).[71]

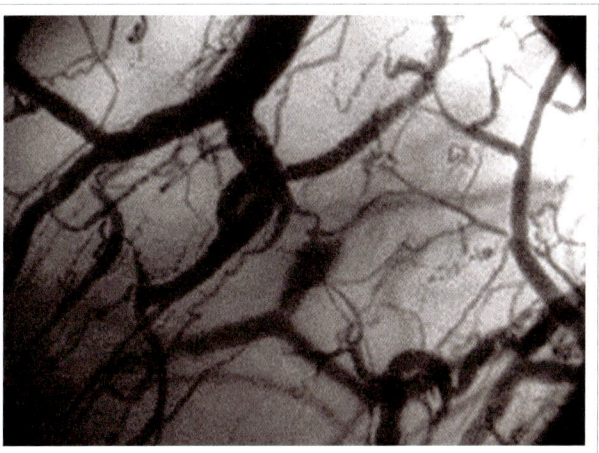

FIGURA 8.8. Imagem obtida pela técnica de OPS (*Orthogonal Polarization Spectral*) da microcirculação em mucosa oral de um paciente crítico.

No método OPS, uma luz verde polarizada é emitida por uma fonte, refletida pelos tecidos e coletada pelas lentes objetivas. Um filtro de polarização elimina a luz refletida na parte superficial da mucosa em estudo e mantém, em níveis mais profundos, a luz que foi despolarizada. O comprimento de onda usado é ideal para visualização da hemoglobina, ou seja, hemácias. Imagens de alto contraste da microcirculação são formadas em estruturas de absorção perto da superfície iluminadas pela luz despolarizada refletida por áreas mais profundas. A imagem das hemácias é vista em preto e as demais estruturas, como as paredes dos vasos e leucócitos, são vistas como imagem negativa.

O método SDF usa os mesmos princípios do OPS, mas sem o uso de luz polarizada. Diodos emissores de luz ficam isolados do centro de captação da imagem e fornecem uma iluminação indireta tipo "campo escuro". As imagens formadas são mais nítidas e o estudo de adesão leucocitária pode ser tentado. Além do diagnóstico de alteração de perfusão, o OPS pode ser utilizado para acompanhar a efetividade de terapias para a sepse grave e choque séptico com ressuscitação volêmica.[72]

Além do diagnóstico de alterações de perfusão, o OPS e o SDF podem ser utilizados para acompanhar a efetividade de terapias para a sepse grave e choque séptico como ressuscitação volêmica, uso de vasopressores, inotrópicos e transfusão de concentrado de hemácias. São também marcadores de pior prognóstico (alterações persistentes da microcirculação são associadas com mortalidade) nessa população de pacientes. Entretanto, conforme exposto anteriormente, a realização do OPS ou SDF à beira do leito é complexa e exige treinamento especializado, o que restringe essa técnica, nos dias atuais, à realização de estudos experimentais e clínicos.

CONSIDERAÇÕES FINAIS

A avaliação da perfusão tecidual é uma etapa fundamental e bastante complexa da avaliação dos pacientes graves, exigindo profundo conhecimento da fisiopatologia dos diferentes estados de choque e a realização de uma avaliação integrada da macro e da micro-hemodinâmica para que se obtenham bons resultados. Essa avaliação conjunta permite a detecção precoce da perfusão tecidual inadequada (hipóxia tecidual) e a instituição de intervenções precoces de ressuscitação e tratamento, evitando-se, assim, a instalação da disfunção de múltiplos órgãos com consequente redução da morbidade e mortalidade associadas aos estados de choque.

REFERÊNCIAS BIBLIOGRÁFICAS

1. Vincent JL, De Backer D. Circulatory Shock. N Engl J Med. 2013;369:1726-34.
2. Sakr Y, Reinhart K, Vincent JL, Sprung CL, Moreno R, Ranieri VM, et al. Does dopamine administration in shock influence outcome? Results of the Sepsis Occurrence in Acutely Ill Patients (SOAP) Study. Crit Care Med. 2006;34:589-97.
3. De Backer D, Biston P, Devriendt J, Madl C, Chochrad D, Aldecoa C, et al. Comparison of dopamine and norepinephrine in the treatment of shock. N Engl J Med. 2010;362:779-89.
4. Asfar P, Meziani F, Hamel JF, Grelon F, Megarbane B, Angul N, et al. High versus low blood-pressure target in patients with septic shock. N Engl J Med. 2014;370:1583-93.
5. Caironi P, Tognoni G, Masson S, Fumagalli R, Pesenti A, Romero M, et al. Albumin replacement in patients with severe sepsis or septic shock. N Engl J Med. 2014;370:1412-21.
6. Holst LB, Haase N, Wetterslev J, Wernerman J, Guttormsen AB, Karlsson S, et al. Lower versus higher hemoglobin threshold for transfusion in septic shock. N Engl J Med. 2014;371:1381-91.
7. Peake SL, Delaney A, Bailey M, Bellomo R, Cameron PA, Cooper DJ, et al. Goal-directed resuscitation for patients with early septic shock. N Engl J Med. 2014;371:1496-506.
8. Yealy DM, Kellum JA, Huang DT, Barnato AE, Weissfeld LA, Pike F, et al. A randomized trial of protocol-based care for early septic shock. N Engl J Med. 2014;370:1683-93.
9. Mouncey PR, Osborn TM, Power GS, Harrison DA, Sadique MZ, Grieve RD, et al. Trial of early, goal-directed resuscitation for septic shock. N Engl J Med. 2015;372:1301-11.
10. Thiele H, Zeymer U, Neumann FJ, Ferenc M, Olbrich HG, Hausleiter J, et al. Intraaortic balloon support for myocardial infarction with cardiogenic shock. N Engl J Med. 2012;367:1287-96.
11. Loiacono LA, Shapiro DS. Detection of hypoxia at the cellular level. Crit Care Clin. 2010;26:409-21.
12. Gattinoni L, Brazzi L, Pelosi P, Latini R, Tognoni G, Pesenti A, et al. A trial of goal-oriented hemodynamic therapy in critically ill patients. SvO2 Collaborative Group. N Engl J Med. 1995;333:1025-32.
13. Hayes MA, Timmins AC, Yau EH, Palazzo M, Hinds CJ, Watson D. Elevation of systemic oxygen delivery in the treatment of critically ill patients. N Engl J Med. 1994;330:1717-22.
14. Strehlow MC. Early identification of shock in critically ill patients. Emerg Med Clin North Am. 2010;28:57-66, vii.
15. Rady MY, Rivers EP, Nowak RM. Resuscitation of the critically ill in the ED: responses of blood pressure, heart rate, shock index, central venous oxygen saturation, and lactate. Am J Emerg Med. 1996;14:218-25.
16. Trzeciak S, Rivers EP. Clinical manifestations of disordered microcirculatory perfusion in severe sepsis. Crit Care. 2005;9 Suppl 4:S20-S26.
17. Pinsky MR. Hemodynamic monitoring in the intensive care unit. Clin Chest Med. 2003;24:549-60.
18. Abraham E, Singer M. Mechanisms of sepsis-induced organ dysfunction. Crit Care Med. 2007;35:2408-16.
19. Hotchkiss RS, Karl IE. The pathophysiology and treatment of sepsis. N Engl J Med. 2003;348:138-50.
20. Dunser MW, Ruokonen E, Pettilä V, Ulmer H, Torgersen C, Schmittinger CA, et al. Association of arterial blood pressure and vasopressor load with septic shock mortality: a post hoc analysis of a multicenter trial. Crit Care. 2009;13:R181.
21. Myburgh JA, Mythen MG. Resuscitation fluids. N Engl J Med. 2013;369:1243-51.
22. De Backer D, Aldecoa C, Njimi H, Vincent JL. Dopamine versus norepinephrine in the treatment of septic shock: A meta-analysis. Crit Care Med. 2012;40:725-30.
23. Vellinga NA, Boerma EC, Koopmans M, Donati A, Dubin A, Shapiro NI, et al. International study on microcirculatory shock occurrence in acutely Ill patients. Crit Care Med. 2015;43(1):48-56.
24. De Backer D, Hollenberg S, Boerma C, Goedhart P, Büchele G, Ospina-Tascon G, et al. How to evaluate the microcirculation: report of a round table conference. Crit Care. 2007;11:R101.
25. De Backer D, Donadello K, Favory R. Link between coagulation abnormalities and microcirculatory dysfunction in critically ill patients. Curr Opin Anaesthesiol. 2009;22:150-4.
26. Ellis CG, Jagger J, Sharpe M. The microcirculation as a functional system. Crit Care. 2005;9 Suppl 4:S3-S8.
27. De Backer D, Donadello K, Taccone FS, Ospina-Tascon G, Salgado D, et al. Microcirculatory alterations: potential mechanisms and implications for therapy. Ann Intensive Care. 2011;1(1):27.
28. De Backer D, Creteur J, Preiser JC, Dubois MJ, Vincent JL. Microvascular blood flow is altered in patients with sepsis. Am J Respir Crit Care Med. 2002;166:98-104.
29. De Backer D, Creteur J, Dubois MJ, Sakr Y, Vincent JL. Microvascular alterations in patients with acute severe heart failure and cardiogenic shock. Am Heart J. 2004;147:91-9.
30. Correa TD, Vuda M, Blaser AR, Takala J, Djafarzadeh S, Dünser MW, et al. Effect of treatment delay on disease severity and need for resuscitation in porcine fecal peritonitis. Crit Care Med. 2012;40:2841-9.
31. Kumar A, Roberts D, Wood KE, Light B, Parrillo JE, Sharma S, et al. Duration of hypotension before initiation of effective antimicrobial therapy is the critical determinant of survival in human septic shock. Crit Care Med. 2006;34:1589-96.
32. Gaieski DF, Mikkelsen ME, Band RA, Pines JM, Massone R, Furia FF, et al. Impact of time to antibiotics on survival in patients with seve-

re sepsis or septic shock in whom early goal-directed therapy was initiated in the emergency department. Crit Care Med. 2010;38:1045-53.
33. Bai X, Yu W, Ji W, Lin Z, Tan S, Duan K, et al. Early versus delayed administration of norepinephrine in patients with septic shock. Crit Care. 2014;18:532.
34. Subramanian S, Yilmaz M, Rehman A, Hubmayr RD, Afessa B, Gajic O. Liberal vs. conservative vasopressor use to maintain mean arterial blood pressure during resuscitation of septic shock: an observational study. Intensive Care Med. 2008;34:157-62.
35. Rivers E, Nguyen B, Havstad S, Ressler J, Muzzin A, Knoblich B, et al. Early goal-directed therapy in the treatment of severe sepsis and septic shock. N Engl J Med. 2001;345:1368-77.
36. Marik PE, Baram M, Vahid B. Does central venous pressure predict fluid responsiveness? A systematic review of the literature and the tale of seven mares. Chest. 2008;134:172-8.
37. Magder S. How to use central venous pressure measurements. Curr Opin Crit Care. 2005;11:264-70.
38. Michard F, Boussat S, Chemla D, et al. Relation between respiratory changes in arterial pulse pressure and fluid responsiveness in septic patients with acute circulatory failure. Am J Respir Crit Care Med. 2000;162:134-8.
39. Barbier C, Loubieres Y, Schmit C, Hayon J, Ricôme JL, Jardin F, et al. Respiratory changes in inferior vena cava diameter are helpful in predicting fluid responsiveness in ventilated septic patients. Intensive Care Med. 2004;30:1740-6.
40. Monnet X, Rienzo M, Osman D, Anguel N, Richard C, Pinsky MR, et al. Passive leg raising predicts fluid responsiveness in the critically ill. Crit Care Med. 2006;34:1402-7.
41. Cannesson M, Delannoy B, Morand A, Rosamel P, Attof Y, Bastien O, et al. Does the Pleth variability index indicate the respiratory-induced variation in the plethysmogram and arterial pressure waveforms? Anesth Analg. 2008;106:1189-94.
42. Dunser MW, Takala J, Brunauer A, Bakker J. Re-thinking resuscitation: leaving blood pressure cosmetics behind and moving forward to permissive hypotension and a tissue perfusion-based approach. Crit Care. 2013;17:326.
43. Dellinger RP, Levy MM, Rhodes A, Annane D, Gerlach H, Opal SM, et al. Surviving sepsis campaign: international guidelines for management of severe sepsis and septic shock: 2012. Crit Care Med. 2013;41:580-637.
44. LeDoux D, Astiz ME, Carpati CM, Rackow EC. Effects of perfusion pressure on tissue perfusion in septic shock. Crit Care Med. 2000;28:2729-32.
45. Bourgoin A, Leone M, Delmas A, Garnier F, Albanèse J, Martin C. Increasing mean arterial pressure in patients with septic shock: effects on oxygen variables and renal function. Crit Care Med. 2005;33:780-6.
46. Jhanji S, Stirling S, Patel N, Hinds CJ, Pearse RM. The effect of increasing doses of norepinephrine on tissue oxygenation and microvascular flow in patients with septic shock. Crit Care Med. 2009;37:1961-6.
47. Dubin A, Pozo MO, Casabella CA, Pálizas F Jr, Murias G, Moseinco MC, et al. Increasing arterial blood pressure with norepinephrine does not improve microcirculatory blood flow: a prospective study. Crit Care. 2009;13:R92.
48. Thooft A, Favory R, Salgado DR, Taccone FS, Donadello K, De Backer D, et al. Effects of changes in arterial pressure on organ perfusion during septic shock. Crit Care. 2011;15:R222.
49. Correa TD, Vuda M, Takala J, Djafarzadeh S, Silva E, Jakob SM. Increasing mean arterial blood pressure in sepsis: effects on fluid balance, vasopressor load and renal function. Crit Care. 2013;17:R21.
50. Bickell WH, Wall MJ Jr, Pepe PE, Martin RR, Ginger VF, Allen MK, et al. Immediate versus delayed fluid resuscitation for hypotensive patients with penetrating torso injuries. N Engl J Med. 1994;331:1105-9.
51. Dutton RP, Mackenzie CF, Scalea TM. Hypotensive resuscitation during active hemorrhage: impact on in-hospital mortality. J Trauma. 2002;52:1141-6.
52. Huang YC. Monitoring oxygen delivery in the critically ill. Chest. 2005;128:554S-60S.
53. Vincent JL. Understanding cardiac output. Crit Care. 2008;12:174.
54. Bloos F, Reinhart K. Venous oximetry. Intensive Care Med. 2005;31:911-3.
55. Reinhart K, Bloos F. The value of venous oximetry. Curr Opin Crit Care. 2005;11:259-63.
56. van Beest PA, van IJ, Boerma EC, Holman ND, Groen H, Koopmans M, et al. No agreement of mixed venous and central venous saturation in sepsis, independent of sepsis origin. Crit Care. 2010;14:R219.
57. Turnaoglu S, Tugrul M, Camci E, Cakar N, Akinci O, Ergin P. Clinical applicability of the substitution of mixed venous oxygen saturation with central venous oxygen saturation. J Cardiothorac Vasc Anesth. 2001;15:574-9.
58. Scheinman MM, Brown MA, Rapaport E. Critical assessment of use of central venous oxygen saturation as a mirror of mixed venous oxygen in severely ill cardiac patients. Circulation. 1969;40:165-72.
59. Reinhart K, Kuhn HJ, Hartog C, Bredle DL. Continuous central venous and pulmonary artery oxygen saturation monitoring in the critically ill. Intensive Care Med. 2004;30:1572-8.
60. Huang YC. Monitoring oxygen delivery in the critically ill. Chest. 2005;128:554S-60S.
61. Vincent JL, De Backer D. Oxygen transport-the oxygen delivery controversy. Intensive Care Med. 2004;30:1990-6.
62. Bakker J, Gris P, Coffernils M, Kahn RJ, Vincent JL. Serial blood lactate levels can predict the development of multiple organ failure following septic shock. Am J Surg. 1996;171:221-6.
63. Valenza F, Aletti G, Fossali T, Chevallard G, Sacconi F, Irace M, et al. Lactate as a marker of energy failure in critically ill patients: hypothesis. Crit Care. 2005;9:588-93.
64. De Backer D. Lactic acidosis. Intensive Care Med. 2003;29:699-702.
65. Nguyen HB, Rivers EP, Knoblich BP, Jacobsen G, Muzzin A, Ressler JA, et al. Early lactate clearance is associated with improved outcome in severe sepsis and septic shock. Crit Care Med. 2004;32:1637-42.
66. Jansen TC, van BJ, Schoonderbeek FJ, Sleeswijk Visser SJ, van der Klooster JM, Lima AP, et al. Early lactate-guided therapy in intensive care unit patients: a multicenter, open-label, randomized controlled trial. Am J Respir Crit Care Med. 2010;182:752-61.
67. Jones AE, Shapiro NI, Trzeciak S, Arnold RC, Claremont HA, Kline JA. Lactate clearance vs central venous oxygen saturation as goals of early sepsis therapy: a randomized clinical trial. JAMA. 2010;303:739-46.
68. Mekontso-Dessap A, Castelain V, Anguel N, Bahloul M, Schauvliege F, Richard C, et al. Combination of venoarterial PCO2 difference with arteriovenous O2 content difference to detect anaerobic metabolism in patients. Intensive Care Med. 2002;28:272-7.
69. Vallet B, Teboul JL, Cain S, Curtis S. Venoarterial CO(2) difference during regional ischemic or hypoxic hypoxia. J Appl Physiol (1985). 2000;89:1317-21.
70. Smith I, Kumar P, Molloy S, Rhodes A, Newman PJ, Grounds RM, et al. Base excess and lactate as prognostic indicators for patients admitted to intensive care. Intensive Care Med. 2001;27:74-83.
71. Lima A, Bakker J. Noninvasive monitoring of peripheral perfusion. Intensive Care Med. 2005;31:1316-26.
72. Verdant C, De Backer D. How monitoring of the microcirculation may help us at the bedside. Curr Opin Crit Care. 2005;11:240-4.

CAPÍTULO 9

HIPERLACTATEMIA NO CHOQUE

Alejandra Del Pilar Gallardo Garrido
Jean-Louis Vincent

DESTAQUES

- A fisiologia do lactato é complexa e níveis elevados de lactato representam um desequilíbrio metabólico com aumento de sua produção anaeróbica e/ou aeróbica, possivelmente combinada à redução de sua depuração.
- O aumento do lactato sérico, sobretudo quando persistente, está associado a um prognóstico desfavorável.
- O nível de lactato pode ser usado para triagem e estratificação de risco e para auxiliar a monitorizar e a orientar a resposta do paciente à terapia.
- Níveis de lactato podem ser mensurados de forma confiável por cateteres venosos centrais e periféricos.

INTRODUÇÃO

Tradicionalmente, a hiperlactatemia em pacientes graves e sobretudo naqueles em choque, era interpretada como marcador de metabolismo anaeróbico resultado da inadequada oferta de oxigênio, induzindo sofrimento tecidual. Evidências recentes indicam que esse não é sempre o caso e interpretações errôneas podem resultar em intervenções terapêuticas não justificadas.[1]

Neste capítulo, será discutido o metabolismo do lactato, mostrando as diversas vias que podem estar envolvidas na origem e na manutenção da hiperlactatemia.[1-7] Considerando essa complexidade, será discutida a razão para a mensuração do lactato sérico na prática clínica.

METABOLISMO DO LACTATO

O lactato é um subproduto da glicólise. Na produção de ATP por metabolização da glicose, são identificados dois processos diferentes. No primeiro, que ocorre no citoplasma da célula e não necessita de oxigênio, a glicose é metabolizada a piruvato e, posteriormente, convertida em lactato – via glicolítica anaeróbica (via Embden-Meyerhof); gerando apenas 2 mols de ATP por mol de glicose. Esse é o processo primário para obtenção de energia em células que funcionam em um ambiente com baixo teor de oxigênio ou em tecidos que encontram-se mal perfundidos. No segundo processo, as reações enzimáticas ocorrem na mitocôndria e necessitam de oxigênio; o piruvato após a conversão em acetilcoenzima A, entra no ciclo do ácido tricarboxílico (Krebs) e é oxidado em CO_2 e H_2O, com produção de 38 mols de ATP por mol de glicose (Figura 9.1).[8-14]

A conversão de piruvato a lactato é reservada, principalmente para o excesso de níveis de piruvato. Normalmente, a relação entre lactato e piruvato é de 10:1; mas eleva-se em condições de hipóxia tecidual e em outras condições clinicamente relevantes.[9,11-12] Quando o oxigênio molecular está novamente disponível e a função mitocondrial preservada, o excesso de lactato é rapidamente convertido a piruvato e metabolizado no ciclo de Krebs produzindo CO_2 e H_2O.[11]

A acidose láctica é definida como o aumento da concentração de lactato associado à acidose metabólica (independente do pH do sangue).[15] O metabolismo da glicose durante a hipóxia tecidual resulta na produção de lactato, ATP e água. A produção de íons H^+ se origina a partir da hidrólise de ATP para ADP. Na presença de oxigênio, os íons H^+ podem ser usados em conjunto com o lactato na fosforilação oxidativa (OxPhos), na mitocôndria, sendo menos provável o desenvolvimento da acidose.[14] Portanto, a acidose láctica requer a combinação de produção de lactato, consumo de ATP e metabolismo oxidativo limitado.

A concentração normal de lactato no sangue arterial, que varia de 0,7 a 1,3 mmol/L, reflete o equilíbrio entre produção, utilização e depuração de lactato. A produção de lactato diária é de aproximadamente 1.400 mmol (20 mmol/kg); e, embora todos os tecidos possam produzi-lo, este tem origem, principalmente, no músculo esquelético (25%), na pele (25%), no cérebro (20%), no intestino (10%) e nas hemácias (20%).[9,12] Em condições patológicas, a produção significativa de lactato ocorre em outros órgãos. Na lesão pulmonar aguda, o pulmão pode ser uma fonte produtora de lactato mesmo na ausência de hipóxia tecidual. Os leucócitos têm capacidade limitada – não relacionada com a privação de oxigênio – para a produção aeróbica (mitocondrial) de ATP e também podem produzir grandes quantidades de lactato durante a fagocitose ou quando ativados em quadros de sepse.[9,12]

O lactato é metabolizado principalmente no fígado (60%), rim (30%) e coração (10%). No fígado, pode ser transformado em oxaloacetato ou alanina mediante o piruvato ou pode ser utilizado diretamente por hepatócitos peri-

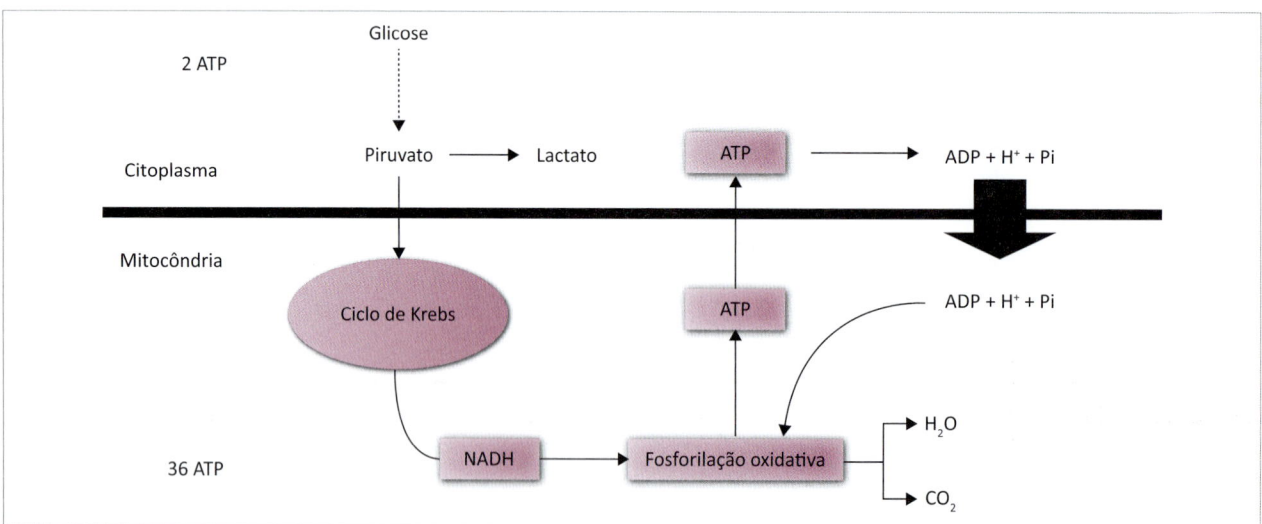

FIGURA 9.1. Metabolismo de glicose aeróbico e anaeróbico. Um mol de glicose produz 38 ATP por via aeróbica e apenas 2 ATP por via anaeróbica.

ADP: adenosina difosfato; ATP: adenosina trifosfato; H^+: íons de hidrogênio; NADH: redução de dinucleotídios nicotinamida adenina; Pi: fosfato inorgânico.
Fonte: Modificada de Vallet e colaboradores, 2000.[62]

portais para produzir glicogênio e glicose (gliconeogênese; ciclo de Cori).[9,12]

Em pacientes com doença hepática crônica (geralmente com encefalopatia de grau III ou IV), a depuração de lactato é reduzida, contribuindo também para níveis sanguíneos elevados. No entanto, se a produção de lactato não está aumentada, os níveis de lactato são habitualmente pouco elevados. A hiperlactatemia não ocorre em virtude da alteração da função hepática, a menos que haja hepatectomia quase completa. O rim também participa no metabolismo do lactato, com o córtex atuando classicamente como metabolizador por meio da neoglicogênese e da medula como produtor de lactato. No entanto, o limiar de excreção renal é de 5 a 6 mmol/L; dessa forma, em condições fisiológicas, o lactato não é excretado na urina.[12]

Na Figura 9.2, está representado o metabolismo do lactato em diferentes cenários. Em condições estáveis, a glicólise e a OxPhos metabolizam continuamente a glicose (Figura 9.2A). O piruvato é a molécula que liga esses dois processos. A velocidade da glicólise pode aumentar de 2 a 3 ordens de grandeza mais do que a OxPhos e, temporariamente, pode fornecer muito mais ATP; o piruvato rapidamente acumulado será convertido em lactato, enquanto a glicólise continua – produção aeróbica de lactato (Figura 9.2B). Sob condições anaeróbicas, a mitocôndria é incapaz de metabolizar o piruvato que, então, é reduzido a lactato – produção anaeróbica de lactato (Figura 9.2C). Com o reestabelecimento da oxigenação, o lactato é convertido a piruvato e posteriormente oxidado no ciclo de Krebs (Figura 9.2D).[14,16]

Dessa forma, quando grandes quantidades de energia são necessárias de imediato, como em condições de estresse celular, o lactato serve de tampão crítico que permite acelerar a glicólise. O lactato também atua como combustível intermediário que é facilmente trocado entre vários tecidos, facilitado por uma família de proteínas transportadoras monocarboxilato (MCT) ligadas à membrana.[14] Ao longo das últimas duas décadas, tem sido demonstrado o transporte de lactato entre astrócitos, neurônios, músculo estriado, músculo cardíaco, fígado e rins. O ciclo de Cori já pode ser considerado um dos muitos transportes de lactato e, apesar do consumo de energia para converter lactato em glicose no fígado ou nos rins, a troca de lactato entre órgãos não consome energia, e mesmo o lactato exógeno pode servir como substrato combustível adequado.[7,14,16]

FISIOPATOLOGIA DA HIPERLACTATEMIA
PRODUÇÃO ANAERÓBICA DE LACTATO

A hiperlactatemia está tipicamente presente nos estados de choque, quando o consumo de oxigênio torna-se dependente do fornecimento de oxigênio. Nesse estado, o piruvato acumulado do metabolismo anaeróbico é desviado predominantemente para formação de lactato, levando ao acúmulo citoplasmático de lactato e excreção para a corrente sanguínea. Nesse cenário, os níveis elevados de lactato sérico são reflexo da hipóxia tecidual.[11-12]

Estudos experimentais têm confirmado a relação entre hipóxia tecidual e produção de lactato mediante redução

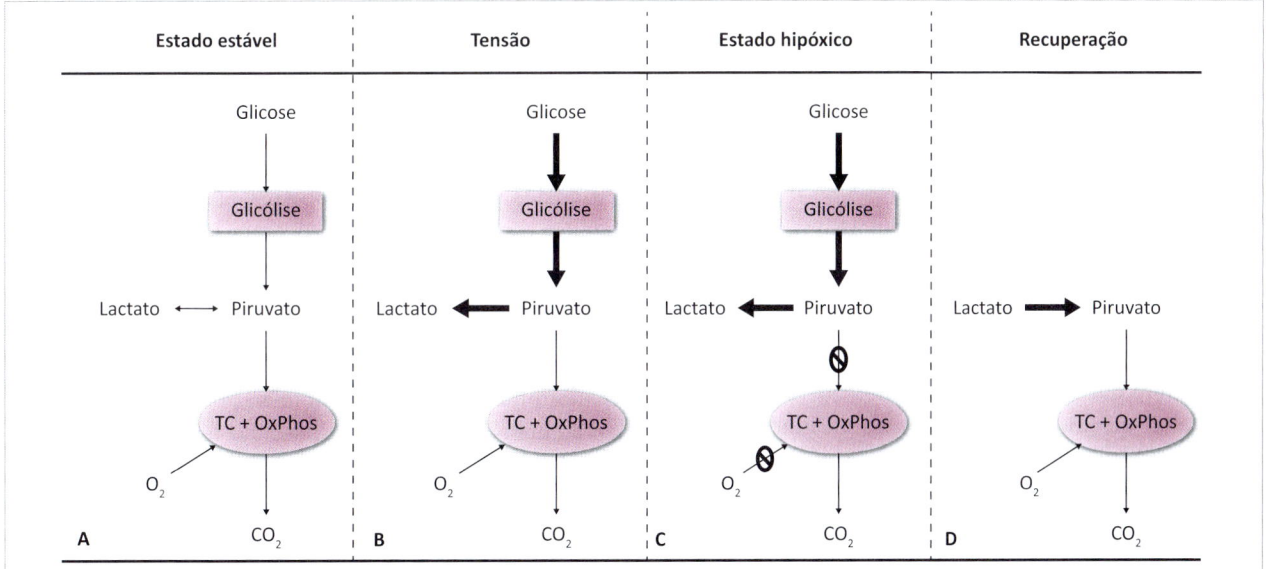

FIGURA 9.2. Metabolismo do lactato sob condições diferentes. Muitas vezes, não é uma falta de oxigênio em si, mas o metabolismo energético agudo é sempre um fator determinante dos níveis de lactato. (A) Sob condições estáveis, a glicose é convertida em piruvato e, por conseguinte, completamente oxidado, gerando CO_2 ~38 ATP. (B) Sob tensão, a glicólise pode aumentar para um fator de 100 a 1.000, dessa forma, o piruvato é convertido em lactato mesmo com função mitocondrial ótima e oxigenação, tal taxa de produção de piruvato saturará o ciclo mitocondrial tricarboxílico (TC) e a fosforilação oxidativa (OxPhos). (C) Estado hipóxico, em condição anaeróbica ou inibição enzimática, o piruvato produzido é convertido em lactato gerando 2 ATP. (D) Durante a recuperação, o lactato é convertido novamente em piruvato e totalmente oxidado.

Fonte: Modificada de Bakker J. e colaboradores, 2013.[14]

dos componentes da oferta de oxigênio sistêmica (nível de hemoglobina, saturação de oxigênio e débito cardíaco), até a demanda de oxigênio tecidual não ser mais atendida – oferta crítica de oxigênio.[17-18] Nesse nível crítico de oferta de oxigênio, o consumo de oxigênio torna-se limitado pelo fornecimento de oxigênio reduzido e isso coincide com um aumento acentuado dos níveis de lactato. Em seres humanos, Ronco e colaboradores[19] demonstraram que esse fenômeno também estava presente quando a oferta de oxigênio foi reduzida gradativamente até a parada circulatória em pacientes sob cuidados de fim de vida.[19] Adicionalmente, Friedman e colaboradores[20] demonstraram que o mesmo processo está presente na fase precoce da ressuscitação de pacientes graves, sugerindo que a ressuscitação reverte a dependência entre oferta e consumo de oxigênio e, dessa forma, a hiperlactatemia. Mais recentemente, em pacientes com sepse grave e choque séptico, os níveis elevados de lactato antes da ressuscitação coincidiram com baixa saturação venosa central de oxigênio ($ScvO_2$), em que o aumento da oferta de oxigênio com a terapia guiada por metas precoce foi associada à redução dos níveis de lactato.[21]

PRODUÇÃO AERÓBICA DE LACTATO

Como já discutido, embora os tecidos hipóxicos tenham altas taxas de glicólise anaeróbica com produção de lactato, tecidos bem oxigenados também podem gerar lactato pela glicólise aeróbica, isto é, glicólise não atribuída à privação de oxigênio.[1,7,14] E, assim, o metabolismo aeróbico da glicose pode ser a via preferencial para produzir rapidamente quantidades significativas de energia.[14]

A administração de adrenalina resulta em aumento nos níveis de lactato dose-dependente.[22] A estimulação da enzima fosfofrutoquinase pela alcalose (respiratória e metabólica) também aumenta os níveis de lactato.[23] Os glicocorticosteroides frequentemente usados na prática clínica também têm mostrado que aumentam a produção aeróbica de lactato.[24] A produção aeróbica de lactato como fonte de energia está relacionada a níveis muito altos de lactato encontrados em pacientes com linfoma, um fenômeno denominado efeito Warburg.[25] Estudos experimentais e clínicos demonstram que a atividade da bomba Na^+/K^+, a qual requer grande quantidades de ATP para a sua função, aumenta os níveis de lactato sem hipóxia tecidual.[1,26] O aumento da glicólise pode ser desencadeada pela captação de glicose citocina-mediada[27] ou pelo aumento da atividade da bomba Na-K induzido por catecolaminas.[1,28] Discussão recente, ainda não resolvida, foca na presença de disfunção mitocondrial em pacientes graves que poderia limitar o metabolismo do piruvato (e, assim, aumentar os níveis de lactato) na ausência de disponibilidade limitada de oxigênio.[29] A infusão de Ringer-lactato não altera a precisão da mensuração do lactato. Finalmente, a terapia de substituição renal depura quantidades insignificantes de lactato, mas o uso de soluções tampão contendo lactato podem induzir hiperlactatemia transitória.[14]

Outras causas podem aumentar os níveis de lactato provavelmente não relacionados à presença de hipóxia tecidual, como deficiência de tiamina, hipomagnesemia, uso de diversas drogas (beta-agonistas, biguanidas, inibidores da transcriptase reversa, análogos de nucleosídeos, propofol, lorazepam injetável, linezolida, nitroprussiato etc.) e intoxicações (propilenoglicol, etilenoglicol, cocaína etc.).[14,30]

É cada vez mais evidente que a produção aeróbica de lactato tem papel importante na gênese e na manutenção de hiperlactatemia em muitos casos. No Quadro 9.1, várias causas de hiperlactatemia são mostradas.

Produção de lactato regional

Estudos em animais têm demonstrado que o pulmão é o grande produtor de lactato na sepse. Nos pacientes com lesão pulmonar aguda, diversos grupos relataram que a produção de lactato pulmonar é marcadamente aumentada e proporcional à gravidade da lesão pulmonar. A quantidade de lactato produzido pelo pulmão na lesão pulmonar aguda pode ser substancial e até mesmo exceder a produção endógena basal de lactato do corpo.[11] De Backer e colaboradores[31] demonstraram que a produção pulmonar de lactato ocorre em indivíduos com lesão aguda pulmonar, mas não em pacientes com pulmão normal, edema pulmonar cardiogênico ou pneumonia.[31]

Outros órgãos também podem produzir lactato. Estudos experimentais sugerem que o intestino produz lactato na sepse, provavelmente por metabolismo anaeróbico já que a razão entre o lactato e o piruvato encontra-se aumentada. A investigação do fluxo de lactato esplâncnico em humanos é complicada, visto que o acesso à veia porta não é possível fora da sala de cirurgia. Uma vez que o fígado geralmente consegue depurar a quantidade de lactato produzida pelo intestino, é possível não se suspeitar de isquemia esplâncnica. De acordo com De Backer e colaboradores,[32] a produção esplâncnico de lactato é incomum em pacientes com sepse grave e não se relaciona com a concentração arterial de lactato, infecção abdominal ou sinais de disóxia intestinal ou hepática.[32] Finalmente, as células brancas do sangue também podem ser parte ativa no aumento da produção de lactato tecidual. Em condições basais, apenas 10% da produção de ATP é de origem mitocondrial; portanto, a glicólise anaeróbica fornece a maior parte dos requerimentos energéticos quando as células brancas do sangue são ativadas, produzindo grandes quantidades de lactato. Embora gerado pelo metabolismo anaeróbico, esse aumento na produção de lactato não ocorre por privação de O_2. Portanto, grandes quantidades de lactato podem ser produzidas em processos inflamatórios, mesmo na ausência de hipóxia tecidual. Provavelmente, essa é também a causa do fluxo pulmonar de lactato positivo na lesão pulmonar aguda.[11]

QUADRO 9.1. Causas de hiperlactatemia.

Choque	Agentes farmacológicos
Distributivo Cardiogênico Obstrutivo Pós-parada cardíaca	Acetaminofeno Análogos de nucleosídeos antirretrovirais – zidovudina, didanosina, lamivudina Agonistas β-adrenérgicos – epinefrina, ritodrina, terbutalina Biguanidas-fenformina, metformina Fluorouracil
Isquemia regional tecidual	Halotano
Isquemia mesentérica Isquemia de membro Síndrome de compartimento Infecções necrosantes dos tecidos moles	Ferro Isoniazida Linezolida Ácido nalidíxico Niacina
Doenças subjacentes	Propofol
Cetoacidose diabética Insuficiência hepática Vírus da imunodeficiência humana Malignidade Insuficiência renal Síndrome da resposta inflamatória sistêmica Queimaduras, trauma Deficiências de vitaminas (tiamina e biotina) Doença mitocondrial	Salicilatos Açúcares e álcoois de açúcar (frutose, sorbitol, xilitol) Sulfassalazina Nutrição parenteral total Ácido valproico
Atividade muscular	**Drogas/toxinas**
Convulsões Exercício pesado Trabalho de respiração excessivo	Álcoois – etanol, metanol, dietileno glicol, isopropanol, propileno glicol Cocaína, metanfetamina Composto cianogênico – cianeto, nitrilos alifáticos, nitroprusside Monóxido de carbono Éter Estricnina
Erros do metabolismo de inatos	**Medicamentos em veículo propilenoglicol**
Deficiência de frutose-1,6-difosfatase Deficiência de glucose-6-fosfatase (doença de von Gierke) Síndrome de Kearns-Sayre Acidose láctica e episódios semelhantes a acidente vascular cerebral (MELAS) Acidemia metilmalônica Epilepsia mioclônica com fibras rotas vermelhas (MERRF) Deficiência de PDH Síndrome de Pearson (encefalomiopatia mitocondrial) Deficiência de piruvatocarboxilase	Diazepam Esmolol Hidralazina Multivitaminas Pentobarbital Fenitoína Digoxina Etomidato Lorazepam Nitroglicerina Fenobarnital Sulfametoxazol trimetoprima

DEPURAÇÃO DE LACTATO REDUZIDA

As concentrações de lactato no sangue são o resultado do equilíbrio entre a produção e a depuração de lactato. Em condições normais e em repouso, o fígado é responsável por mais da metade da depuração de lactato, com rins e músculos responsáveis pelo remanescente. As respectivas contribuições desses órgãos podem ser influenciadas por vários fatores, incluindo exercício, disfunção hepática e disponibilidade de glicose e O_2.[11]

O corpo é capaz de depurar grandes cargas de lactato, como observado na rápida queda dos níveis de lactato após exercício ou com o retorno da circulação na parada cardíaca. Da mesma forma, o corpo é igualmente hábil na metabolização de grande carga exógena de lactato durante hemofiltração venovenosa de alto volume contínuo.[33-35]

Várias condições clínicas têm sido associadas à depuração diminuída de lactato. Em adição ao aumento do metabolismo de glicose e, assim, da produção de lactato, a sepse pode alterar a depuração de lactato pela inibição da enzima piruvato desidrogenase.[36] Embora essa enzima possa ser estimulada pelo dicloroacetato, favorecendo a oxidação mitocondrial do lactato e do piruvato, estudos clínicos não demonstram benefício com esse aumento da depuração de lactato.[37]

A disfunção hepática é frequente em pacientes graves e pode afetar as concentrações de lactato no sangue. Usando uma carga externa de lactato em pacientes sépticos hemodinamicamente estáveis, Levraut e colaboradores[38] relataram alteração da depuração de lactato em pacientes com níveis de lactato ligeiramente elevados (2 a 3 mEq/L), mas não em pacientes com concentrações normais de lactato, o que sugere que, nos pacientes hemodinamicamente estáveis com sepse, a hiperlactatemia leve resultou da alteração da depuração de lactato em vez do excesso de produção.[38]

No entanto, as concentrações de lactato no sangue estão dentro dos valores normais em pacientes com função hepática gravemente comprometida, como em pacientes cirróticos ambulatoriais. Assim, um aumento da concentração de lactato no sangue sugere que o lactato está ativa ou recentemente produzido em maiores quantidades; e/ou o comprometimento da função hepática é responsável por uma depuração tardia.

Valor prognóstico

Desde sua primeira descrição em seres humanos, qualquer que seja a origem, os níveis de lactato sanguíneo aumentados têm sido relacionados com elevada morbidade e sobrevivida reduzida. Níveis de lactato sanguíneo elevados na admissão conferem maior risco de morte em diferentes cenários clínicos e experimentais.[39-44] Curiosamente, o valor prognóstico é melhor para o lactato do que para o piruvato ou para a relação entre o lactato e o piruvato, o que sugere que o valor prognóstico não está relacionado exclusivamente à hipóxia tecidual.[45]

Em pacientes com trauma, os níveis de lactato não só predizem a sobrevida, mas também são superiores às pontuações de triagem fisiológicas tradicionais na identificação de doenças ocultas.[43]

O curso da concentração de lactato no sangue ao longo do tempo dá o melhor valor prognóstico; *lactime* ou duração de níveis de lactato elevados identificou com maior precisão à disfunção orgânica e morte do que o lactato inicial o fez, DO_2 ou VO_2.[44,46] A redução dos níveis de lactato nas primeiras 24 horas está associada a melhor prognóstico, enquanto a hiperlactatemia persistentes e/ou aumento dos níveis de lactato estão associados à pior evolução em pacientes sépticos, cirúrgicos e vítimas de trauma.[39,41,44,46-48]

Na década de 1970, os níveis de lactato foram um forte preditor de morte em pacientes graves, com morte de dois terços dos pacientes quando lactato > 3,8 mmol/L, e aproximou-se de 90% com níveis próximos a 8 mmol/L.[49] Mais recentemente, em pacientes com infecção vistos em um departamento de emergência (DE), em unidade de terapia intensiva ou mesmo em enfermarias de hospitais gerais, o nível de lactato inicial ≥ 4 mmol/L é altamente específico (89% a 99%) para predizer a fase aguda da morte.[50]

Shapiro e colaboradores estratificaram o risco de morte em pacientes com suspeita de infecção admitidos no DE com níveis iniciais de lactato baixo (< 2,5 mmol/L), intermediário (2,5-4 mmol/L) e alto (> 4 mmol/L). Eles mostraram probabilidade cada vez maior de morte (4%, 9% e 28,4%, respectivamente) para cada grupo.[40] Posteriormente, Shapiro e colaboradores[51] encontraram, em pacientes admitidos em um DE com suspeita de infecção, um *odds ratio* de morte de 2,2 e 7,1 para aqueles com níveis de lactato intermediário e alto, respectivamente. Esses valores foram independentes da presença de hipotensão. A mortalidade nos pacientes normotensos com lactato > 4 mmol/L foi semelhante à dos pacientes hipotensos com baixo nível de lactato. Esses resultados sugerem que a hipoperfusão oculta representa um risco de morte e ressalta o valor da mensuração dos níveis de lactato para triagem de pacientes em que a ressuscitação agressiva e precoce pode diminuir a mortalidade. A campanha de sobrevivência à sepse recomenda a ressuscitação agressiva precoce em pacientes com sepse, especialmente se o nível de lactato é superior a 4 mmol/L.[52]

Depuração de lactato como meta de ressuscitação

Como já descrito, a mensuração seriada de lactato melhora seu poder prognóstico. A depuração eficaz de lactato tem sido associada à redução da mortalidade em pacientes em diferentes cenários clínicos, enquanto, a falha em depurar o lactato se relaciona com pior desfecho clínico. Em pacientes com hipoperfusão tecidual, a falha em depurar o lactato deve levar à reavaliação do esforço de ressuscitação.

Em pacientes com trauma, a normalização do nível de lactato em 24 horas foi associada a 100% de sobrevida, enquanto naqueles cujos níveis de lactato foram depurados em 48 horas a sobrevida foi de 75%.[41] Em pacientes graves cirúrgicos internados na UTI, foi demonstrada a importância da monitorização do lactato, quando o risco de morte foi estratificado com base na diminuição dos níveis de lactato: 1) nas primeiras 24 horas; 2) de 24 a 48 horas; 3) em > 48 horas até a normalização; ou 4) não normalização. A mortalidade encontrada foi de 10%, 20%, 23% e 67%, respectivamente, nos quatro grupos.[53] Em pacientes com sepse e choque séptico, Nguyen e colaboradores[54] demonstraram que a lenta redução dos níveis de lactato (< 10%), dentro das primeiras seis horas, estava relacionada com taxas de mortalidade mais elevadas.[54]

Assim, a mudança nos níveis de lactato tem sido usada para orientar a terapêutica.[12,55-58] Em um estudo randomizado, controlado, a redução de pelo menos 20% no lactato sérico a cada duas horas foi estabelecida como meta nas primeiras oito horas de ressuscitação. Nesse estudo, a meta de depuração de lactato foi associada à diminuição da morbidade e da mortalidade.[55] No entanto, evidências de que em pacientes graves até mesmo níveis de lactato no limite superior aos da normalidade estão associados com desfechos clínicos ruins defendem a normalização do lactato como meta principal do tratamento.[12,59]

Jones e colaboradores[57] realizaram um estudo randomizado em pacientes com sepse grave ou choque séptico para determinar se a redução da depuração de lactato poderia servir como indicador para o uso de suporte inotrópico e/ou transfusão de sangue. Especificamente, eles compararam o algoritmo início de terapia dirigida por metas[21] com um algoritmo modificado, substituindo a saturação venosa central de oxigênio ($ScvO_2$) pela de redução de lactato por > 10% como meta. No entanto, apenas 10% dos pacientes necessitaram de uma intervenção dentro das primeiras seis horas e não resultou em mortalidade intra-hospitalar significativamente diferente. Os autores concluíram que a utilização de $ScvO_2$ ou a depuração de lactato ≥ 10% são equivalentes com metas durante a ressuscitação.[57]

A diminuição dos níveis de lactato não deve ser uma meta isolada, entretanto, a mensuração seriada dos níveis de lactato é útil como marcador da evolução na ressuscitação de pacientes em choque.[8]

Dosagem de lactato na prática clínica – Vantagens e limitações

Se os níveis de lactato no sangue são ou não elevados em função do aumento da produção de lactato anaeróbica ou aeróbica e/ou redução de sua depuração, a mensuração seriada tem seu valor comprovado como biomarcador na doença aguda, especialmente em pacientes em choque. O lactato é de fácil mensuração, tradicionalmente obtida de amostras arteriais. A boa correlação dos valores arteriais com o sangue venoso central e até mesmo com o sangue venoso periférico (na ausência de torniquetes) em diferentes cenários clínicos possibilita seu uso.[43,60]

A base para a mensuração do lactato, como indicador de gravidade em pacientes com choque circulatório, é que a hipoperfusão resulta em inadequada oferta de oxigênio com consequente hipóxia mitocondrial e glicólise anaeróbia, portanto, com a produção de lactato. Em pacientes com choque, a concentração de lactato no sangue varia na proporção do déficit de oxigenação tecidual em curso.[61] Medidas seriadas, demonstrando redução na concentração de lactato, pode indicar reestabelecimento da oferta de oxigênio com a instituição da ressuscitação efetiva.[20-21] Em situações experimentais e clínicas, os níveis de lactato têm sido associados com o grau de hipoperfusão tecidual.[17-18] Adicionalmente, níveis elevados de lactato e sua falha subsequente para normalizar durante a ressuscitação estão associados à elevada morbimortalidade, além de prover informação valiosa a respeito da adequação da ressuscitação.[39,41,44,46-48]

No entanto, é bem conhecido que as variáveis sistêmicas que incluem as concentrações de lactato no sangue podem não detectar hipoperfusão regional. Esse é o ponto de especial preocupação no choque séptico, no qual há profunda alteração na distribuição do fluxo sanguíneo sistêmico e microvascular. Adicionalmente, é importante reconhecer que outros fatores relacionados à doença grave podem afetar os níveis de lactato e devem ser considerados ao se interpretar essa variável (incluindo hiperprodução aeróbica, diminuição na remoção de lactato hepático e outras etiologias).

Apesar desses problemas, a associação entre elevados níveis de lactato e hipoperfusão tecidual em pacientes graves é consistente, sobretudo nas fases precoces da ressuscitação hemodinâmica. Portanto, o rápido reconhecimento da hiperlactatemia em pacientes graves é essencial, assim como intervenções precoces guiadas por metas podem diminuir a mortalidade. Nesse contexto, o nível de lactato pode ser usado para triagem e estratificação de risco, permitindo alocação apropriada dos pacientes e adequação de recursos. Níveis de lactato elevados ajudam a monitorizar e orientar a resposta do paciente à terapia.

Portanto, recomenda-se a inclusão da dosagem do lactato na rotina laboratorial em pacientes graves, com repetição das mensurações ao longo do tempo.

CONSIDERAÇÕES FINAIS

Níveis elevados de lactato podem ser vistos em diversos cenários clínicos. Pacientes com níveis elevados de lactato têm elevado risco morte e necessitam de rápida e agressiva ressuscitação. Apesar das limitações e complexidades, os níveis de lactato sanguíneo são facilmente medidos e podem fornecer informações úteis quando incorporados no contexto clínico apropriado.

REFERÊNCIAS BIBLIOGRÁFICAS

1. Levy B, Gibot S, Franck P, Cravoisy A, Bollaert PE. Relation between muscle Na+K+ ATPase activity and raised lactate concentrations in septic shock: a prospective study. Lancet. 2005;365(9462):871-5.
2. Suzuki K, Tanaka S, Uchida T, Nakazawa K, Makita K. Catecholamine release induces elevation in plasma lactate levels in patients undergoing adrenalectomy for pheochromocytoma. J Clin Anesth. 2014;26(8):616-22.
3. Dell'Aglio DM, Perino LJ, Kazzi Z, Abramson J, Schwartz MD, Morgan BW. Acute metformin overdose: examining serum pH, lactate level, and metformin concentrations in survivors versus nonsurvivors: a systematic review of the literature. Ann Emerg Med. 2009;54(6):818-23.
4. Claret PG, Bobbia X, Boutin C, Rougier M, de la Coussaye JE. Lactic acidosis as a complication of beta-adrenergic aerosols. Am J Emerg Med. 2012;30(7):1319 e5-6.
5. Moskowitz A, Lee J, Donnino MW, Mark R, Celi LA, Danziger J. The Association Between Admission Magnesium Concentrations and Lactic Acidosis in Critical Illness. J Intensive Care Med. 2014 Apr 14.
6. Amrein K, Ribitsch W, Otto R, Worm HC, Stauber RE. Severe lactic acidosis reversed by thiamine within 24 hours. Crit Care. 2011;15(6):457.
7. Philp A, Macdonald AL, Watt PW. Lactate--a signal coordinating cell and systemic function. J Exp Biol. 2005;208(Pt 24):4561-75.
8. Vernon C, Letourneau JL. Lactic acidosis: recognition, kinetics, and associated prognosis. Crit Care Clin. 2010;26(2):255-83.
9. Kraut JA, Madias NE. Lactic acidosis. N Engl J Med. 2014;371(24):2309-19.
10. De Backer D. Lactic acidosis. Minerva Anestesiol. 2003;69(4):281-4.
11. De Backer D. Lactic acidosis. Intensive Care Med. 2003;29(5):699-702.
12. Okorie ON, Dellinger P. Lactate: biomarker and potential therapeutic target. Crit Care Clin. 2011;27(2):299-326.
13. Kirschenbaum LA, Astiz ME, Rackow EC. Interpretation of blood lactate concentrations in patients with sepsis. Lancet. 1998;352(9132):921-2.
14. Bakker J, Nijsten MW, Jansen TC. Clinical use of lactate monitoring in critically ill patients. Ann Intensive Care. 2013;3(1):12.
15. Rachoin JS, Weisberg LS, McFadden CB. Treatment of lactic acidosis: appropriate confusion. J Hosp Med. 2010;5(4):E1-7.
16. Kjelland CB, Djogovic D. The role of serum lactate in the acute care setting. J Intensive Care Med. 2010;25(5):286-300.
17. Cain SM. Appearance of excess lactate in anesthetized dogs during anemic and hypoxic hypoxia. Am J Physiol. 1965;209(3):604-10.
18. Zhang H, Vincent JL. Oxygen extraction is altered by endotoxin during tamponade-induced stagnant hypoxia in the dog. Circ Shock. 1993;40(3):168-76.

19. Ronco JJ, Fenwick JC, Tweeddale MG, Wiggs BR, Phang PT, Cooper DJ, et al. Identification of the critical oxygen delivery for anaerobic metabolism in critically ill septic and nonseptic humans. JAMA. 1993;270(14):1724-30.
20. Friedman G, De Backer D, Shahla M, Vincent JL. Oxygen supply dependency can characterize septic shock. Intensive Care Med. 1998;24(2):118-23.
21. Rivers E, Nguyen B, Havstad S, Ressler J, Muzzin A, Knoblich B, et al. Early goal-directed therapy in the treatment of severe sepsis and septic shock. N Engl J Med. 2001;345(19):1368-77.
22. Griffith FR Jr, Omachi A, et al. The effect of intravenous adrenalin on blood flow, sugar retention, lactate output and respiratory metabolism of peripheral (leg) tissues in the anesthetized cat. Am J Physiol. 1947;149(1):64-76.
23. Zborowska-Sluis DT, Dossetor JB. Hyperlactatemia of hyperventilation. J Appl Physiol. 1967;22(4):746-55.
24. McMahon M, Gerich J, Rizza R. Effects of glucocorticoids on carbohydrate metabolism. Diabetes Metab Rev. 1988;4(1):17-30.
25. Ruiz JP, Singh AK, Hart P. Type B lactic acidosis secondary to malignancy: case report, review of published cases, insights into pathogenesis, and prospects for therapy. ScientificWorldJournal. 2011;11:1316-24.
26. Levy B, Desebbe O, Montemont C, Gibot S. Increased aerobic glycolysis through beta2 stimulation is a common mechanism involved in lactate formation during shock states. Shock. 2008;30(4):417-21.
27. Taylor DJ, Faragher EB, Evanson JM. Inflammatory cytokines stimulate glucose uptake and glycolysis but reduce glucose oxidation in human dermal fibroblasts in vitro. Circ Shock. 1992;37(2):105-10.
28. James JH, Luchette FA, McCarter FD, Fischer JE. Lactate is an unreliable indicator of tissue hypoxia in injury or sepsis. Lancet. 1999;354(9177):505-8.
29. Brealey D, Brand M, Hargreaves I, Heales S, Land J, Smolenski R, et al. Association between mitochondrial dysfunction and severity and outcome of septic shock. Lancet. 2002;360(9328):219-23.
30. Andersen LW, Mackenhauer J, Roberts JC, Berg KM, Cocchi MN, Donnino MW. Etiology and therapeutic approach to elevated lactate levels. Mayo Clin Proc. 2013;88(10):1127-40.
31. De Backer D, Creteur J, Zhang H, Norrenberg M, Vincent JL. Lactate production by the lungs in acute lung injury. Am J Respir Crit Care Med. 1997;156(4 Pt 1):1099-104.
32. De Backer D, Creteur J, Silva E, Vincent JL. The hepatosplanchnic area is not a common source of lactate in patients with severe sepsis. Crit Care Med. 2001;29(2):256-61.
33. Leverve XM. Energy metabolism in critically ill patients: lactate is a major oxidizable substrate. Curr Opin Clin Nutr Metab Care. 1999;2(2):165-9.
34. Cole L, Bellomo R, Baldwin I, Hayhoe M, Ronco C. The impact of lactate-buffered high-volume hemofiltration on acid-base balance. Intensive Care Med. 2003;29(7):1113-20.
35. Leverve XM, Boon C, Hakim T, Anwar M, Siregar E, Mustafa I. Half-molar sodium-lactate solution has a beneficial effect in patients after coronary artery bypass grafting. Intensive Care Med. 2008;34(10):1796-803.
36. Vary TC. Sepsis-induced alterations in pyruvate dehydrogenase complex activity in rat skeletal muscle: effects on plasma lactate. Shock. 1996;6(2):89-94.
37. Stacpoole PW, Wright EC, Baumgartner TG, Bersin RM, Buchalter S, Curry SH, et al. A controlled clinical trial of dichloroacetate for treatment of lactic acidosis in adults. The Dichloroacetate-Lactic Acidosis Study Group. N Engl J Med. 1992;327(22):1564-9.
38. Levraut J, Ciebiera JP, Chave S, Rabary O, Jambou P, Carles M, et al. Mild hyperlactatemia in stable septic patients is due to impaired lactate clearance rather than overproduction. Am J Respir Crit Care Med. 1998;157(4 Pt 1):1021-6.
39. Hernandez G, Castro R, Romero C, de la Hoz C, Angulo D, Aranguiz I, et al. Persistent sepsis-induced hypotension without hyperlactatemia: is it really septic shock? J Crit Care. 2011;26(4):435 e9-14.
40. Shapiro NI, Howell MD, Talmor D, Nathanson LA, Lisbon A, Wolfe RE, et al. Serum lactate as a predictor of mortality in emergency department patients with infection. Ann Emerg Med. 2005;45(5):524-8.
41. Abramson D, Scalea TM, Hitchcock R, Trooskin SZ, Henry SM, Greenspan J. Lactate clearance and survival following injury. J Trauma. 1993;35(4):584-8; discussion 8-9.
42. Claridge JA, Crabtree TD, Pelletier SJ, Butler K, Sawyer RG, Young JS. Persistent occult hypoperfusion is associated with a significant increase in infection rate and mortality in major trauma patients. J Trauma. 2000;48(1):8-14; discussion -5.
43. Lavery RF, Livingston DH, Tortella BJ, Sambol JT, Slomovitz BM, Siegel JH. The utility of venous lactate to triage injured patients in the trauma center. J Am Coll Surg. 2000;190(6):656-64.
44. Bakker J, Coffernils M, Leon M, Gris P, Vincent JL. Blood lactate levels are superior to oxygen-derived variables in predicting outcome in human septic shock. Chest. 1991;99(4):956-62.
45. Weil MH, Afifi AA. Experimental and clinical studies on lactate and pyruvate as indicators of the severity of acute circulatory failure (shock). Circulation. 1970;41(6):989-1001.
46. Bakker J, Gris P, Coffernils M, Kahn RJ, Vincent JL. Serial blood lactate levels can predict the development of multiple organ failure following septic shock. Am J Surg. 1996;171(2):221-6.
47. Arnold RC, Shapiro NI, Jones AE, Schorr C, Pope J, Casner E, et al. Multicenter study of early lactate clearance as a determinant of survival in patients with presumed sepsis. Shock. 2009;32(1):35-9.
48. McNelis J, Marini CP, Jurkiewicz A, Szomstein S, Simms HH, Ritter G, et al. Prolonged lactate clearance is associated with increased mortality in the surgical intensive care unit. Am J Surg. 2001;182(5):481-5.
49. Cady LD, Jr., Weil MH, Afifi AA, Michaels SF, Liu VY, Shubin H. Quantitation of severity of critical illness with special reference to blood lactate. Crit Care Med. 1973;1(2):75-80.
50. Trzeciak S, Dellinger RP, Chansky ME, Arnold RC, Schorr C, Milcarek B, et al. Serum lactate as a predictor of mortality in patients with infection. Intensive Care Med. 2007;33(6):970-7.
51. Howell MD, Donnino M, Clardy P, Talmor D, Shapiro NI. Occult hypoperfusion and mortality in patients with suspected infection. Intensive Care Med. 2007;33(11):1892-9.
52. Dellinger RP, Levy MM, Rhodes A, Annane D, Gerlach H, Opal SM, et al. Surviving Sepsis Campaign: international guidelines for management of severe sepsis and septic shock, 2012. Intensive Care Med. 2013;39(2):165-228.
53. Husain FA, Martin MJ, Mullenix PS, Steele SR, Elliott DC. Serum lactate and base deficit as predictors of mortality and morbidity. Am J Surg. 2003;185(5):485-91.
54. Nguyen HB, Rivers EP, Knoblich BP, Jacobsen G, Muzzin A, Ressler JA, et al. Early lactate clearance is associated with improved outcome in severe sepsis and septic shock. Crit Care Med. 2004;32(8):1637-42.
55. Jansen TC, van Bommel J, Schoonderbeek FJ, Sleeswijk Visser SJ, van der Klooster JM, Lima AP, et al. Early lactate-guided therapy in intensive care unit patients: a multicenter, open-label, randomized controlled trial. Am J Respir Crit Care Med. 2010;182(6):752-61.
56. Fuller BM, Dellinger RP. Lactate as a hemodynamic marker in the critically ill. Curr Opin Crit Care. 2012;18(3):267-72.
57. Jones AE, Shapiro NI, Trzeciak S, Arnold RC, Claremont HA, Kline JA, et al. Lactate clearance vs central venous oxygen saturation as goals of early sepsis therapy: a randomized clinical trial. JAMA. 2010;303(7):739-46.
58. Murtuza B, Wall D, Reinhardt Z, Stickley J, Stumper O, Jones TJ, et al. The importance of blood lactate clearance as a predictor of early mortality following the modified Norwood procedure. Eur J Cardiothorac Surg. 2011;40(5):1207-14.
59. van Beest PA, Brander L, Jansen SP, Rommes JH, Kuiper MA, Spronk PE. Cumulative lactate and hospital mortality in ICU patients. Ann Intensive Care. 2013;3(1):6.
60. Gallagher EJ, Rodriguez K, Touger M. Agreement between peripheral venous and arterial lactate levels. Ann Emerg Med. 1997;29(4):479-83.
61. Holley A, Lukin W, Paratz J, Hawkins T, Boots R, Lipman J. Review article: Part two: Goal-directed resuscitation--which goals? Perfusion targets. Emerg Med Australas. 2012;24(2):127-35.
62. Vallet B, Tavernier B, Lund N. Assessment of tissue oxygenation in the critically-ill. Eur J Anaesthesiol. 2000;17(4):221-9.

CAPÍTULO 10

MONITORIZAÇÃO INVASIVA NOS ESTADOS DE CHOQUE

Murillo Santucci Cesar de Assunção
Adriano José Pereira
Maurizio Cecconi

DESTAQUES

- Como em toda modalidade diagnóstica, a utilidade clínica do cateter de artéria pulmonar (CAP) depende da correta obtenção e interpretação dos dados por ele fornecidos. A incorreção enseja estratégias inadequadas e complicações.
- A solução dos problemas relacionados à obtenção e interpretação dos dados fornecidos pelo CAP passa pelo treinamento dos profissionais envolvidos com a respectiva coleta.
- A grande variabilidade interobservador na interpretação dos dados fornecidos pelo CAP exige que os estudos só validem a real efetividade do dispositivo mediante o controle da coleta e da interpretação dos dados.
- Nos estudos em que houve uma estratégia de intervenções protocoladas, guiada pelo CAP, os benefícios foram evidentes.
- Novas tecnologias menos invasivas para a monitorização do débito cardíaco e o aumento do conhecimento sobre quais pacientes poderiam se beneficiar do uso do CAP têm diminuído seu uso.
- Apesar de todas as críticas, o CAP ainda é a tecnologia referência para a estimativa do débito cardíaco e parâmetro no desenvolvimento de tecnologias menos invasivas.
- Indica-se o CAP nas situações em que o paciente se beneficiará da avaliação de dados hemodinâmicos que não podem ser obtidos por métodos menos invasivos (disfunção do ventrículo esquerdo, choque grave com alta demanda metabólica etc.).
- As limitações mais relevantes no uso do CAP relacionam-se à interpretação dos dados hemodinâmicos e de oxigenação tecidual.
- As variáveis estáticas de responsividade a fluidos oriundas do CAP relacionam-se pobremente com responsividade a fluidos em pacientes graves.

INTRODUÇÃO

O cateter da artéria pulmonar (CAP) está em sua quarta década de existência, desde sua introdução para uso à beira do leito em 1970 por Swan, Ganz, Forrester e colaboradores.[1] No auge do seu uso, década de 90, mais de dois milhões de CAP foram vendidos anualmente em todo o mundo com um custo associado acima de 2 bilhões de dólares/ano. Inicialmente limitado aos pacientes com doença cardíaca aguda, seu uso estendeu-se a uma variedade de doenças entre pacientes graves.

Médicos experientes, que trabalham em medicina intensiva, acreditam que o CAP é um dispositivo útil para guiar o tratamento de pacientes graves selecionados. A despeito do uso disseminado do dispositivo e dos avanços tecnológicos, a documentação sobre a melhora que a cateterização da artéria pulmonar provoca na evolução e no prognóstico dos pacientes sempre foi escassa e conflitante. Controvérsias a respeito de sua eficácia e segurança emergiram por vários anos, a ponto, inclusive, de ser merecedor de um editorial na revista Newsweek em 1996.[2] Como resultado, até mesmo solicitações de moratória ao uso do CAP já foram feitas no passado até que essas dúvidas fossem elucidadas.[3]

Como em qualquer outra modalidade diagnóstica, a utilidade clínica do CAP dependerá da correta obtenção e interpretação dos dados por ele fornecidos. Dados hemodinâmicos coletados e interpretados de maneira incorreta implicarão estratégias inadequadas e potenciais complicações adicionais àquelas associadas diretamente ao CAP.[4-5] É documentada, por exemplo, a grande variabilidade interobservador na interpretação dos traçados de pressão de oclusão da artéria pulmonar.[6] Assim, em virtude da alta possibilidade de que as informações oferecidas pelo CAP são subempregadas, provavelmente nenhum estudo poderia validar a real efetividade do dispositivo sem que primeiro controlasse estas "variáveis" – qualidade da coleta e interpretação dos dados.

A maioria dos estudos que avaliaram o CAP é de coortes observacionais com importantes limitações metodológicas. Quanto aos estudos randomizados, embora não tenham mostrado aumento de mortalidade, uma boa parte deles avaliou grupos de pacientes muito heterogêneos e sem estratégias protocoladas de tratamento associadas ao CAP.[7] Contudo, nos estudos em que houve uma estratégia de intervenções protocolada, guiada pelo CAP, benefícios foram mais evidentes.[8]

O primeiro estudo randomizado foi conduzido no Reino Unido, entre um grupo com terapia guiada pelo CAP e outro sem CAP, envolvendo instituições treinadas para o manejo, obtenção e interpretação de dados obtidos pelo dispositivo. Pode-se observar que não houve diferença entre os grupos no tocante à mortalidade, demonstrando que o CAP é uma ferramenta segura quando bem utilizada.[8] Outro estudo conhecido como *PAC-man study*, randomizou mais de 1.000 pacientes em dois grupos, com e sem CAP.[9] Sessenta e cinco unidades de terapia intensiva (UTI) no Reino Unido participaram do estudo. O tratamento era coordenado pelo médico assistente, não havendo um padrão de conduta em nenhum dos grupos. Nem mesmo o momento de inserção do CAP era padronizado. A taxa de mortalidade foi semelhante entre os grupos (68% *versus* 66%), bem como o tempo de permanência na UTI e o número de dias de disfunção orgânica que necessitava de suporte. Nenhum óbito foi atribuído ao uso do CAP, apesar dos autores terem observado associação de 10% das complicações ao CAP. Envolvendo população de pacientes com insuficiência cardíaca congestiva, o estudo ESCAPE foi conduzido nos Estados Unidos e contemplou mais de 400 pacientes.[10] Os pacientes foram randomizados para um grupo cuja terapêutica era baseada em dados clínicos e oriundos do CAP ou para um segundo grupo em que a terapêutica era guiada apenas por dados clínicos. A meta terapêutica era a diminuição da congestão pulmonar, atingida satisfatoriamente em ambos os grupos. O desfecho pesquisado foi dias livres de hospitalização nos seis meses seguintes à terapêutica, o qual foi semelhante nos dois grupos (133 *versus* 135 dias). A mortalidade também foi semelhante. Da mesma forma que no estudo anterior, mais complicações foram observadas no grupo CAP, mas sem relação com aumento de mortalidade. Considerando esses achados, não se pode afirmar que o aumento de mortalidade observado no estudo de Connors[11] poderia ser atribuído ao uso do CAP ou às complicações associadas a seu uso. No entanto, reforça-se a ideia de que não se conhece exatamente o grupo de pacientes que se beneficiariam do seu uso ou de estratégias orientadas por dados oriundos desse tipo de monitorização hemodinâmica. Entretanto, em pacientes cirúrgicos de alto risco, a administração pré-operatória de fluidos e inotrópicos, guiada pela monitorização invasiva com CAP, pôde reduzir significativamente a mortalidade, morbidade e tempo de internação hospitalar em alguns estudos.[12]

Quatro perguntas são fundamentais antes da decisão de se inserir o CAP:

- Os dados hemodinâmicos auxiliarão o diagnóstico ou tratamento? A conduta será mudada?
- A inserção do cateter oferece riscos ao paciente? Avaliar riscos e benefícios.
- Existe alguma técnica não invasiva ou menos invasiva que poderia oferecer as mesmas informações?
- Pode haver grande dificuldade na interpretação de qualquer dado hemodinâmico? Por exemplo: de comorbidades como insuficiência tricúspide, hipertensão pulmonar.

Com o desenvolvimento de novas tecnologias para a monitorização do débito cardíaco, ferramentas menos invasivas, o aumento do conhecimento sobre quais pacientes poderiam se beneficiar do uso do CAP, além de não se questionar que seu uso excessivo esteve relacionado ao incentivo financeiro pela indústria,[13] o emprego do CAP tem diminuído ao longo dos anos. Alguns estudos retrospectivos norte-americanos mostram uma redução do seu emprego de 15% por ano. Em grandes cidades e áreas metropolitanas, houve uma redução de 40% no mesmo período de tempo. As percentagens dessa redução seguem a mesma tendência em países europeus. A Figura 10.1 mostra a redução do uso do CAP em duas grandes e recentes coortes europeias (EPIC e SOAP).

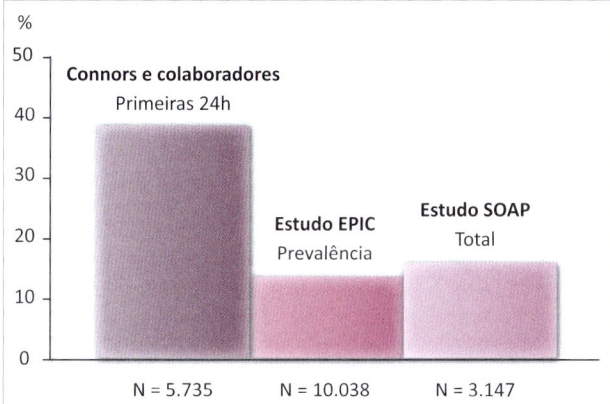

FIGURA 10.1. Redução no uso do cateter de artéria pulmonar em duas recentes coortes (EPIC e SOAP): comparação com o clássico estudo de Connors e colaboradores, no início dos anos 1990.
Fonte: Modificada de Vincent e colaboradores, 2008.[4]

O CAP corresponde a uma forma de monitorização hemodinâmica invasiva que, quando utilizada por profissionais treinados, traz dados objetivos da pré-carga ventricular direita (pressão de átrio direito – PAD), pós-carga ventricular direita (pressão da artéria pulmonar – PAP), pré-carga ventricular esquerda (pressão de oclusão de artéria pulmonar – POAP), e fluxo sanguíneo (débito cardíaco – DC). Além disso, com a evolução da tecnologia é possível avaliar variáveis volumétricas de câmara direita (volume diastólico final de ventrículo direito – VDFVD; volume sistólico final de ventrículo direito – VSFVD e fração de ejeção de ventrículo direito – FEVD). Isso permite maior entendimento da fisiopatologia do estado de choque, bem como manejo terapêutico mais bem embasado.

Apesar de todas as críticas existentes a essa ferramenta, o CAP ainda é a tecnologia de referência para a estimativa do débito cardíaco e utilizada para o desenvolvimento de tecnologias menos invasivas.[14]

DESCRIÇÃO DO CATETER DE ARTÉRIA PULMONAR

O CAP foi originalmente idealizado por Swan & Ganz. Tem 110 cm de comprimento, graduação a cada 10 cm indicada no corpo do cateter, e sua circunferência varia de 7 a 9 Fr. Habitualmente, apresenta cinco vias: distal; proximal; termistor; de enchimento do balonete; e acessória.

A via distal termina na ponta do cateter e é utilizada para mensurar a PAP quando o balonete encontra-se desinflado ou a POAP quando o dispositivo encontra-se inflado e encunhado. A via proximal termina em uma abertura situada a 26 cm da ponta do cateter e, através desse lúmen, é possível medir a PAD. O lúmen do termistor contém os filamentos que detectam a variação da temperatura sanguínea na artéria pulmonar e geram a curva de termodiluição associada ao tempo e volume de sangue utilizada para estimar o débito cardíaco. A inserção do termistor situa-se a 4 cm do cateter, na superfície deste. A via de enchimento do balonete termina em um balão de látex na ponta do cateter e, ao ser insuflado com 1,5 mL de ar (capacidade total de enchimento do balão), ocorre a migração da ponta do cateter em direção aos capilares, com oclusão do ramo da artéria pulmonar. Dessa forma, é possível realizar a medida da POAP. Podem existir variações desse cateter com outras vias, como a presença da via acessória que tem sua abertura localizada próxima àquela que mede a PAD e é usada para administração de medicamentos e fluidos. Entretanto, deve-se tomar o devido cuidado durante a mensuração da PAD, pois essa infusão pode influenciar as medidas pressóricas[15] (Figura 10.2).

A evolução da tecnologia permitiu incorporar ao a fibra óptica ao CAP, que possibilitou a mensuração contínua da SvO_2. Esse é um dos principais parâmetros na avaliação do paciente grave submetido à monitorização hemodinâmica com PAC. Juntamente com a saturação arterial de oxigênio, é possível calcular a taxa de extração de oxigênio (TEO_2) que, associada ao debito cardíaco possibilita estimar o consumo de oxigênio (VO_2), conforme será discutido a seguir.

Além da fibra óptica, o desenvolvimento de termistor de alta resposta permitiu realizar curvas de termodiluição para a estimativa da FEVD, o que caracterizou o cateter de artéria pulmonar volumétrico (CAPv). Teve essa denominação porque, com a estimativa da FEVD, pode-se calcular variações volumétricas como VDFVD e VSFVD. Entre essas três novas variáveis incorporadas ao dispositivo, a FEVD e o VDFVD são as mais importantes, pois se relacionam com a função ventricular direita e a pré-carga de ventrículo direito, respectivamente. Importante ressaltar que, entre as variáveis estáticas de fluidorresponsividade oriundas da monitorização invasiva, o VDFVD indexado à superfície corpórea é o parâmetro que melhor discrimina entre os indivíduos responsivos à infusão de fluidos avaliados pela variação do índice de volume sistólico (IVS).

No final da década de 1990, foi desenvolvido o cateter de arterial pulmonar de DC contínuo que traz como evolução a medida contínua do DC pelo método de termodiluição por aquecimento do sangue. Isso é possível pela associação de um filamento térmico de cobre com 10 cm de comprimento, que envolve o corpo do CAP e deve ser locado no interior do VD, estando de 15 a 25 cm da ponta do cateter. Ao contrário do CAP com débito cardíaco intermitente, em que um volume conhecido de solução salina com temperatura menor do que a sanguínea é injetado, nesse novo modelo, um filamento térmico emite pequenos pulsos de energia (≈ 7,5 W) de forma randomizada e aleatória e aquece o sangue em torno do cateter. Essa variação é captada pelo

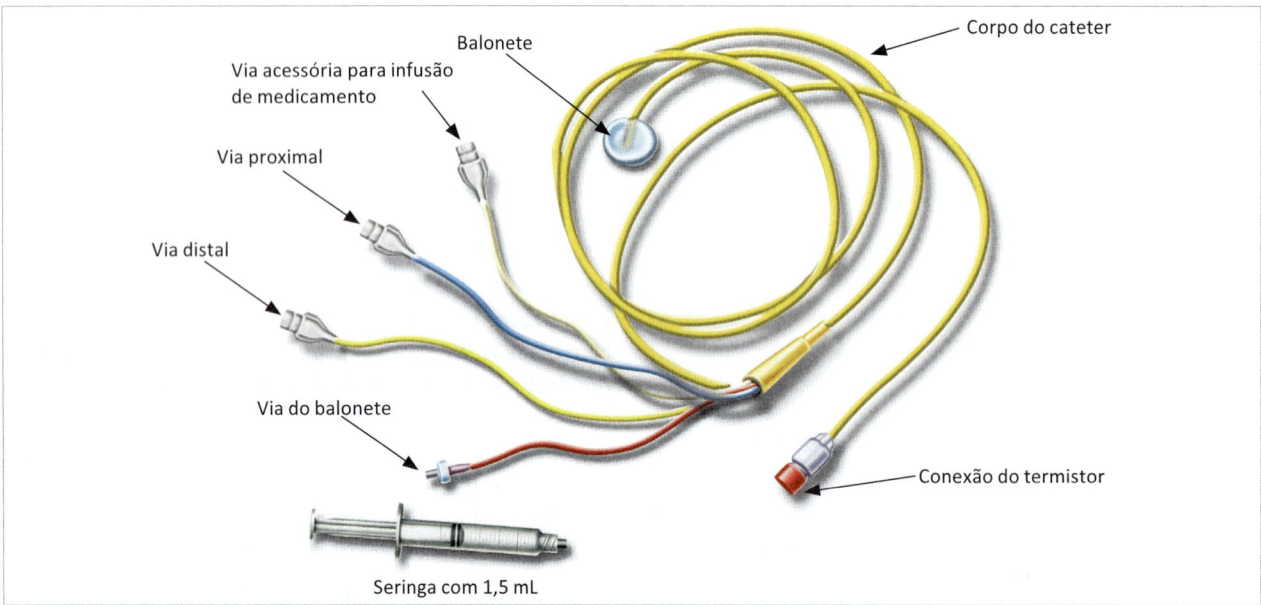

FIGURA 10.2. CAP intermitente ou padrão.

mesmo termistor e determina o fluxo sanguíneo.[15-17] Essas informações são atualizadas a cada 55 segundos com as tendências de cada 3 a 6 minutos. Sendo assim, a medida do débito cardíaco é contínua e em tempo quase real. Importante destacar que a temperatura sanguínea permanece sempre inferior a 44ºC, sendo segura tanto para o miocárdio quanto para os elementos figurados do sangue.

INSERÇÃO DO CATETER DE ARTÉRIA PULMONAR

Para realizar a inserção do CAP, deve-se ter a participação de um médico auxiliado por outro profissional, por um tempo mínimo de 30 minutos, com o devido cuidado de ter todo o material necessário conferido e disponível para o uso, como a montagem dos sistemas de transdutor de pressão antes do início do procedimento e realização do zero atmosférico e hidrostático, disponibilidade de campos e aventais estéreis, máscaras e gorros, introdutor, pinças, gazes, anestésicos locais, e o CAP que deve ser mantido lacrado em sua embalagem até que seja realizada a inserção do introdutor em veia profunda. Antes de iniciar o procedimento, e mesmo antes de se paramentar, o médico verifica se o paciente está adequadamente monitorizado com eletrocardiograma (ECG), oximetria de pulso e pressão arterial não invasiva: caso ainda não exista uma monitorização invasiva da pressão arterial. O paciente deve ser colocado na posição de Trendelenburg, o que facilita a punção pelo aumento do retorno venoso, promovendo um ingurgitamento das veias e diminuindo os riscos de embolia gasosa durante o procedimento. E também deve-se sempre checar o ECG, pois a presença de alterações como bloqueio de ramo contribui para aumentar as chances de complicações (p. ex.: bloqueio atrioventricular total). Nessa situação, o CAP deve ser inserido após a instalação de um marca-passo transcutâneo ou mesmo transvenoso. Também deve-se realizar radiografia de tórax e exames de coagulação. O auxílio da ultrassonografia como guia para punção venosa profunda diminui os riscos associados à punção venosa profunda.[18]

A técnica de punção venosa profunda para inserção do introdutor do CAP segue os princípios gerais da técnica de Seldinger. E, somente após fixar o introdutor, solicita-se a abertura do pacote em que o CAP está lacrado para que se possa inseri-lo através do introdutor. Antes de inserir o CAP, o médico deve certificar-se de que as vias proximal e distal encontram-se pérvias injetando nelas uma solução salina; colocar o invólucro de plástico para proteção do CAP antes de inserir o dispositivo; e checar a integridade do sistema de transdutores de pressão ao conectar as vias proximal e distal com o monitor multiparamétrico por esse sistema. Em seguida, o médico deve oscilar a ponta do cateter e observar o aparecimento de ondas oscilantes no monitor multiparamétrico. Por fim, deve-se verificar a integridade do balonete e sua conformação ao inflá-lo com 1,5 mL de ar; caso existam irregularidades ou o balonete esteja furado, deve-se proceder à troca do cateter e iniciar todo o procedimento de verificação do dispositivo. Com todo o sistema e cateter checado, introdutor inserido e paciente adequadamente monitorizado, inicia-se a inserção do CAP.

A introdução do cateter deve ser realizada com cuidado, observando-se o aparecimento das curvas de pressão no monitor multiparamétrico e, a partir do momento em que se identifique a curva de PAD, o balonete deverá ser inflado com 1,5 mL de ar. Com o balonete inflado, o cateter será guiado pelo fluxo de sangue, o que facilita a passagem pela válvula tricúspide, ventrículo direito até atingir a artéria pulmonar (Figura 10.3). Caso seja necessário tracioná-lo para reposicionamento, o balonete deverá ser desinflado. Assim, evita-se o risco de lesões nas válvulas cardíacas. O reconhecimento das curvas de pressão de cada topografia percorrida pelo cateter permite assegurar que o trajeto está correto.

A curva de pressão de átrio direito com o balonete desinflado é caracterizada por duas ou até três ondas positivas – onda a (maior, corresponde à contração atrial e segue a onda P do ECG registrado simultaneamente), onda v (corresponde ao enchimento venoso do átrio direito quando a valva tricúspide se fecha e está próxima do fim da onda T do ECG) e onda c (deve-se ao movimento abrupto do anel da valva tricúspide em direção ao átrio direito no início da sístole ventricular, por isso se localiza no intervalo P-R do ECG).

Em repouso, a PAD normal é de até 6 mmHg. Após a onda c e antes da v, está a inflexão x (correspondente ao relaxamento atrial) e, após a onda v, está o inflexão y (correspondente ao esvaziamento rápido do átrio direito após a abertura da valva tricúspide). A PVD apresenta amplitude bem maior. Em repouso, a pressão sistólica do ventrículo direito (PsVD) varia de 17 a 30 mmHg, enquanto a pressão diastólica do ventrículo direito (PdVD) varia de 0 a 6 mmHg

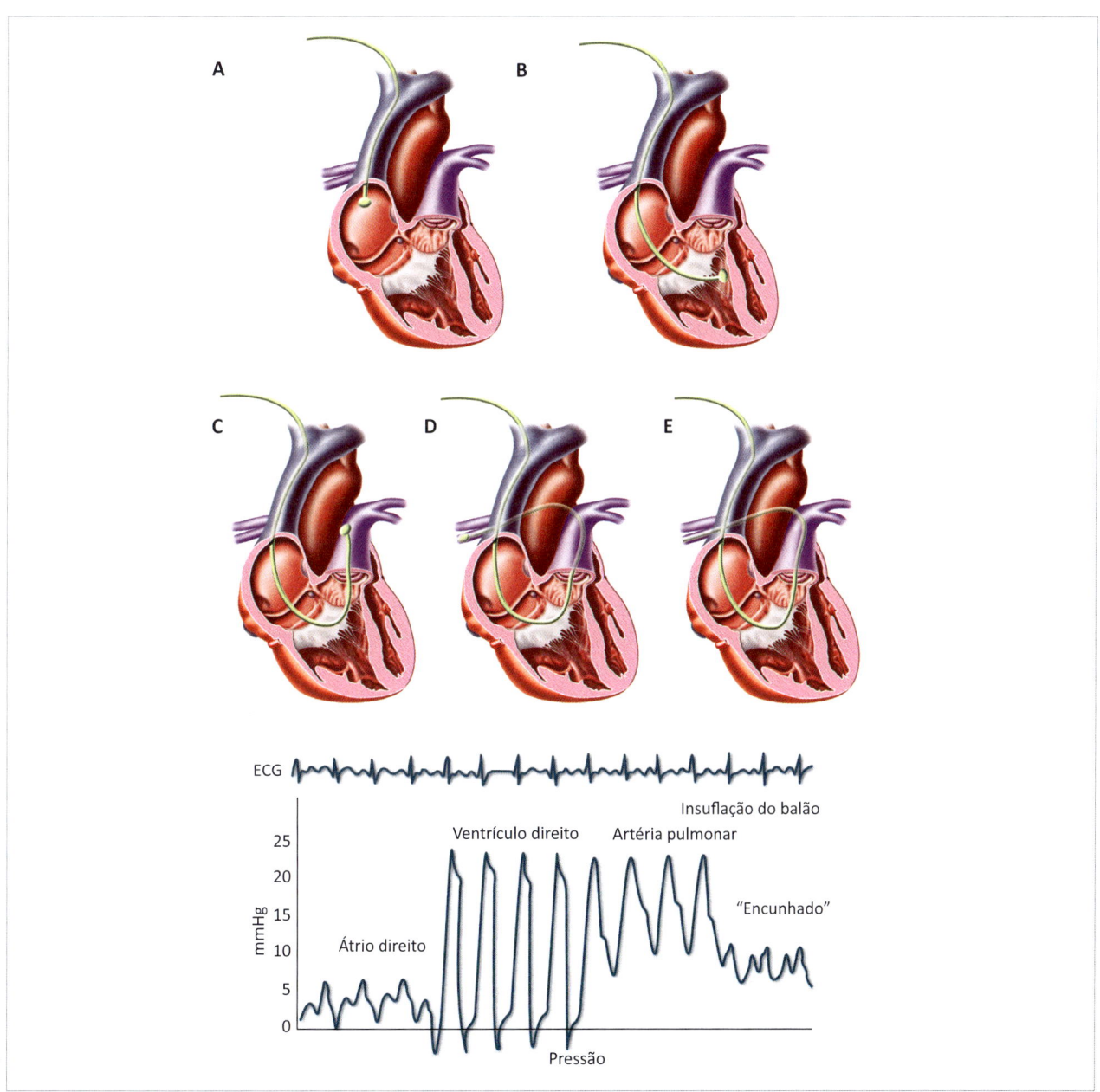

FIGURA 10.3. Correspondência entre a topografia da extremidade do CAP durante a inserção deste. (A) Extremidade do cateter em átrio direito, onde o balonete é inflado. (B) Extremidade do cateter com o balonete inflado chegando ao ventrículo direito. (C) Em seguida, atinge a artéria pulmonar. (D) E agora o balonete oclui um ramo da artéria pulmonar = balonete "encunhado". (E) O balonete desinflado é representado na curva de pressão da artéria pulmonar.

quando a extremidade do CAP atravessa a valva tricúspide. A pressão sistólica nesse ponto é igual à pressão sistólica de artéria pulmonar (PsAP), desde que não haja fator obstrutivo na via de saída do ventrículo direito. A curva de PAP apresenta-se entalhada (nó dicrótico) entre o pico sistólico e o descenso diastólico em virtude do fechamento da valva pulmonar. O pico da PsAP ocorre antes da onda T do ECG registrado de forma simultânea. Em geral, a PdAP coincide com a POAP média, podendo estar de 2 a 4 mmHg acima da POAP média.[19] Nos casos em que há hipertensão pulmonar grave, a PdAP se encontra com valores superiores a 5 mmHg em relação à POAP média.[20] A curva da POAP (correspondente à oclusão de um ramo menor da artéria pulmonar) tem morfologia semelhante à da PAD. No entanto, sua onda v é levemente maior que a onda a, e a representação simultânea do ECG demonstra algum atraso se comparada à curva da PAD em razão de os eventos mecânicos do átrio direito acontecerem pouco antes, refletindo-se sobre a artéria pulmonar pouco depois. Ao se relacionar o traçado da curva de POAP com o ECG, a onda a ocorre logo após o complexo QRS (Figura 10.4).[19]

INDICAÇÕES PARA USO DO CATETER DE ARTÉRIA PULMONAR

O uso do CAP está indicado nas situações em que o paciente se beneficiará dos dados obtidos por essa ferramenta e que não podem ser obtidos ou avaliados pela monitorização minimamente invasiva ou não invasiva. Entretanto, quando está disponível apenas essa tecnologia, não se deve deixar de usá-la visto que a monitorização hemodinâmica pode contribuir como guia terapêutico e também auxilia no diagnóstico dos respectivos tipos de choque (Tabela 10.1).

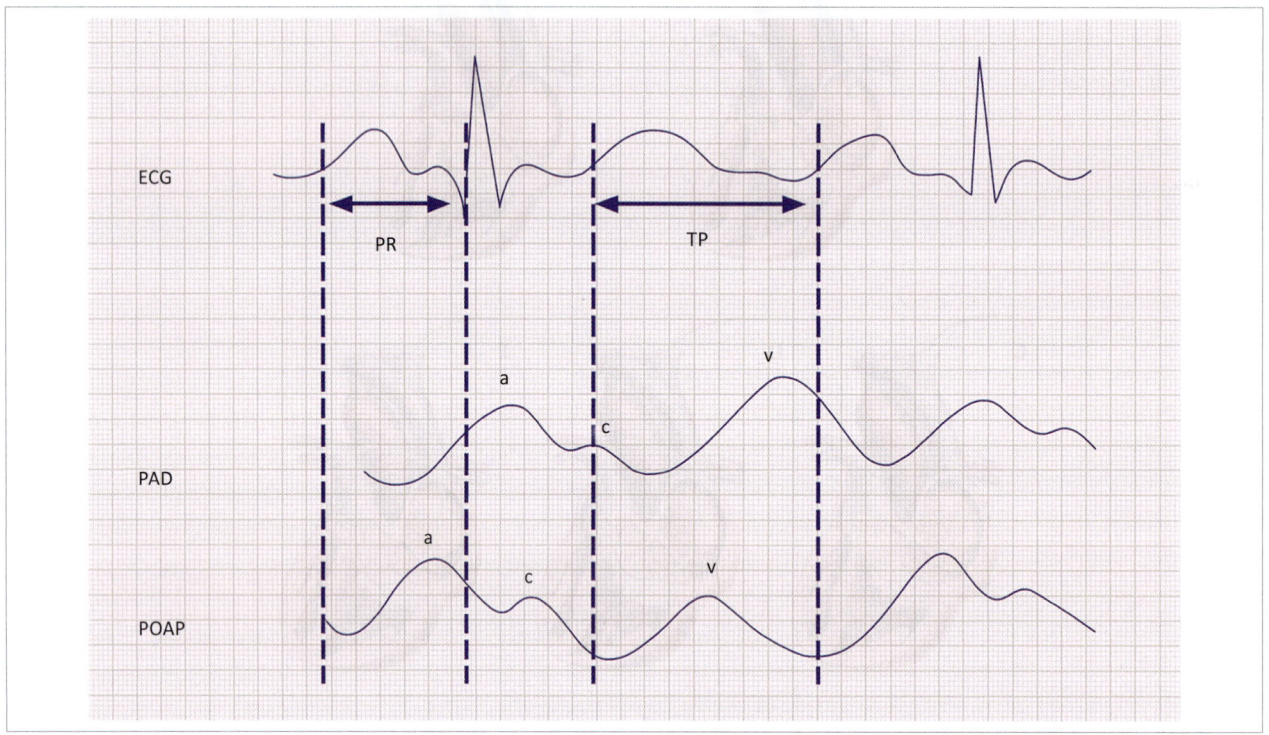

FIGURA 10.4. Relação entre as curvas de pressão de enchimento das câmaras cardíacas e o traçado ECG.

TABELA 10.1. Classificação do estado de choque de acordo com o padrão hemodinâmico invasivo.

Variáveis	PVC	POAP	Índice cardíaco	IRVS	SvO$_2$	TEO$_2$
Hipovolêmico	↓	↓	↓	↑	↓	↑
Cardiogênico	↑	↑	↓	↑	↓	↑
Obstrutivo	—	—	—	—	—	—
Tamponamento cardíaco	↑	↑	↓	↑	↓	↑
Pneumotórax hipertensivo	↑	↑	↓	↑	↓	↑
Tromboembolismo pulmonar	↑	↑	↓	↑	↓	↑
Distributivo	↓ ou nl	↓ ou nl	↓ ou nl ou ↑	↓	↑	↓

PVC: pressão venosa central; POAP: pressão de oclusão de artéria pulmonar; IRVS: índice de resistência vascular sistêmica; SvO$_2$: saturação venosa mista de oxigênio; TEO$_2$: taxa de extração de oxigênio.

Entre as condições que possam indicar o uso do CAP encontram-se:

- Disfunção de ventrículo direito;
- Estados de choque circulatório grave com alta demanda metabólica;
- Insuficiência respiratória aguda com necessidade de parâmetros elevados de ventilação mecânica;
- Insuficiência respiratória secundária a edema pulmonar, exceto nos quadros de edema pulmonar hidrostático com resposta à terapêutica; e
- Manejo complexo da volemia em situações de insuficiência renal iminente.

Não existe uma única ferramenta de monitorização hemodinâmica que atende a todos os pacientes ou que consiga fornecer todos os dados pertinentes à condução de pacientes graves. Assim, sempre que necessário, a sugestão é integrar o maior número de variáveis para avaliar e auxiliar na tomada de decisão terapêutica.[21]

LIMITAÇÕES CLÁSSICAS DO CAP

Algumas limitações e problemas relacionados à inserção do CAP e à obtenção e interpretação dos dados devem ser considerados. A Tabela 10.2 a seguir mostra os potenciais problemas (frequentes na prática clínica) e dificuldades relacionados à inserção e ao manejo do CAP.

TABELA 10.2. Dificuldades na inserção e no manejo do cateter de artéria pulmonar.

Problema	Como suspeitar/ações recomendada
Acesso venoso	
Dificuldades na localização da veia	- Reavaliar os referenciais anatômicos e o posicionamento do paciente - Considerar exame de US ou punção guiada - Escolha um sítio de punção alternativo
Dificuldades na progressão do guia	- Agulha ou ponta do cateter no espaço extravascular - Guia enrolado ou acotovelado - Guia migrado para alguma veia tributária
Dúvida sobre punção arterial	- Fluxo pulsátil (pela agulha ou cateter) - Sangue vermelho vivo - Gasometria do sítio de punção comparada com gasometria arterial - Vigilância quanto à formação de hematoma local
Arritmias (atriais ou ventriculares)	- Checar a posição do guia e tracioná-lo, se inserido além dos 20 cm
Dificuldades no posicionamento do cateter	
Curva de pressão ausente	- Monitor desligado - Sistema de torneira em três vias aberto para o ar - Presença de conexões frouxas (entre cateter e circuito, circuito e transdutor, transdutor e monitor) - Conexão cabos ao transdutor e transdutor ao monitor incorreto - Presença de bolhas de ar no circuito - Defeito no transdutor ou nos cabos - Ajuste inadequado da escala
Curva de pressão amortecida (dumping)	- Presença de bolhas de ar ou trombo no cateter, e/ou bolhas de ar no transdutor. Aspirar e lavar (flush) o cateter
Persistência de curva de ventrículo direito apesar do avanço na introdução do cateter	- Inversão dos transdutores conectados às vias proximal (pressão venosa central) e distal (pressão da artéria pulmonar) do cateter - Cateter enrolado no ventrículo direito. Tracionar e redirecionar (introduzir novamente)
Dificuldade de atingir a posição de cunha	- Tracionar de volta ao átrio e tentar introduzir novamente - Tente enrijecer a extremidade distal do cateter com bólus de 10 mL de salina gelada - Posicione o paciente de forma a aumentar o retorno venoso (inspiração profunda, Trendelemburg associado a decúbito lateral esquerdo) - Considerar cateterização guiada por fluoroscopia
Arritmia	- Passagem suave e rápida, limite o tempo de passagem pelo ventrículo direito - Em casos graves, tratar previamente com Lidocaína 1 mg/kg EV bólus (controverso)

(Continua)

TABELA 10.2. Dificuldades na inserção e no manejo do cateter de artéria pulmonar.	(Continuação)
Problema	**Como suspeitar/ações recomendada**
Uso clínico	
Traçado artéria pulmonar amortecido	• Coágulo na extremidade do cateter. *Flush* ou considere trocar o cateter (caso não resolva) • Bolhas de ar no sistema • Vazamento em alguma das conexões • Acotovelamento do cateter (confirme com fluoroscopia ou raio X. Considere a troca, se necessário)
Pressão de cunha amortecida e elevada	• Hiperinsuflação do balonete. Reinsuflar vagarosamente e considere tracionar • Extremidade distal em zonas I ou II do pulmão. Reposicionar
Pressão anormalmente baixa ou alta	• Zero incorreto ou necessidade de calibração • Nível incorreto para o zero. Zerar novamente no nível do átrio esquerdo (linha axilar média) • Defeito no transdutor
Persistência do traçado de cunha, mesmo com o balonete desinsuflado	• Migração distal (cateter muito introduzido). Nunca insufle o balonete! Tracione o cateter imediatamente
Resistência ao insuflamento do balão (sempre observe a morfologia da onda ao monitor enquanto insufla o balão)	• Migração distal (cateter muito introduzido). Tracione o cateter imediatamente • Se o cateter não pode ser trocado, use a pressão diastólica da artéria pulmonar como substituto da pressão de oclusão da artéria pulmonar
Ausência completa de resistência ou sangue na seringa de insuflar o balão	• Ruptura do balão. Troque o cateter • Como prevenção, insuflar vagarosamente apenas até obter a cunha e sempre permita que o balonete se desinsufle espontaneamente.
Sem sinal de débito cardíaco	• Cheque as conexões e pinos (se tortos ou quebrados) nos conectores do cateter para o monitor
Presença de sangue no circuito pressurizados	• Pressurizador com nível menor que 300 mmHg ou volume de solução insuficiente • Aperte ou troque qualquer partes do circuito quebradas ou frouxas • Checar orientação dos sistema de torneira em 3 vias
Arritmias (atriais ou ventriculares)	• Cateter enrolado no átrio ou ventrículo. Tracione o cateter para desfazer o *loop*. • Posição da extremidade distal do cateter ainda no ventrículo. Avance o cateter para o interior da artéria pulmonar

Limitações relacionadas à obtenção dos dados, intuitivamente, deveriam ser resolvidas com treinamento dos profissionais envolvidos (médico e enfermeira) na coleta dos dados obtidos com o uso do cateter.

Iberti e colaboradores, em um estudo multicêntrico sobre o conhecimento dos médicos a respeito do CAP, aplicaram 31 questões de múltipla escolha foram a 496 médicos (Estados Unidos e Canadá). Cerca de 47% dos participantes foram incapazes de extrair informações básicas do CAP e apenas 43% conseguiram identificar corretamente a POAP em um traçado nítido.[6] Gnaegi e colaboradores, utilizando o mesmo questionário de Iberti, identificaram resultados semelhantes na Europa.[22] Na Figura 10.5, observa-se que a experiência acumulada ao longo dos anos na medicina intensiva não se associou à melhora nas taxas de acerto.

Talvez, limitações mais relevantes sejam aquelas relacionadas à interpretação dos dados obtidos pelo CAP. Sabe-se hoje que as variáveis estáticas de responsividade a fluidos disponibilizadas pelo CAP como as pressões de enchimento de câmaras esquerda (POAP) e direita (PAD), assim como o IVDFVD, relacionam-se pobremente com responsividade a fluidos em pacientes graves (Figura 10.6).

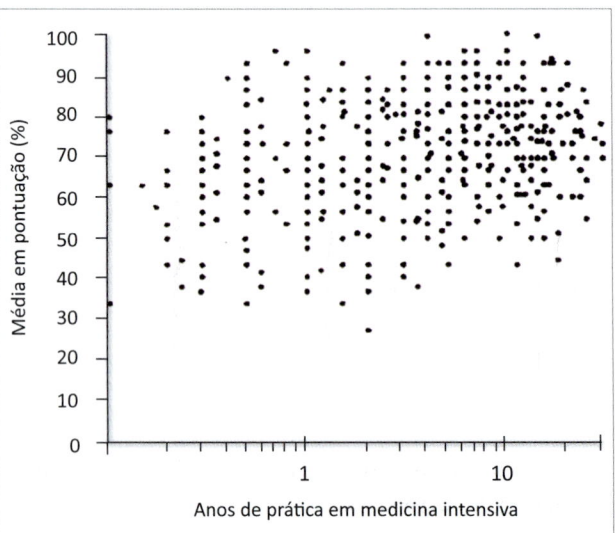

FIGURA 10.5. Percentagens de acerto em um teste de conhecimentos sobre cateter de artéria pulmonar, considerando o tempo em anos de prática em medicina intensiva.
Fonte: Modificada de Gnaegi e colaboradores, 1997.[22]

Além disso, é frequente que intensivistas deixem de analisar o formato e comportamento das curvas de pressão, as

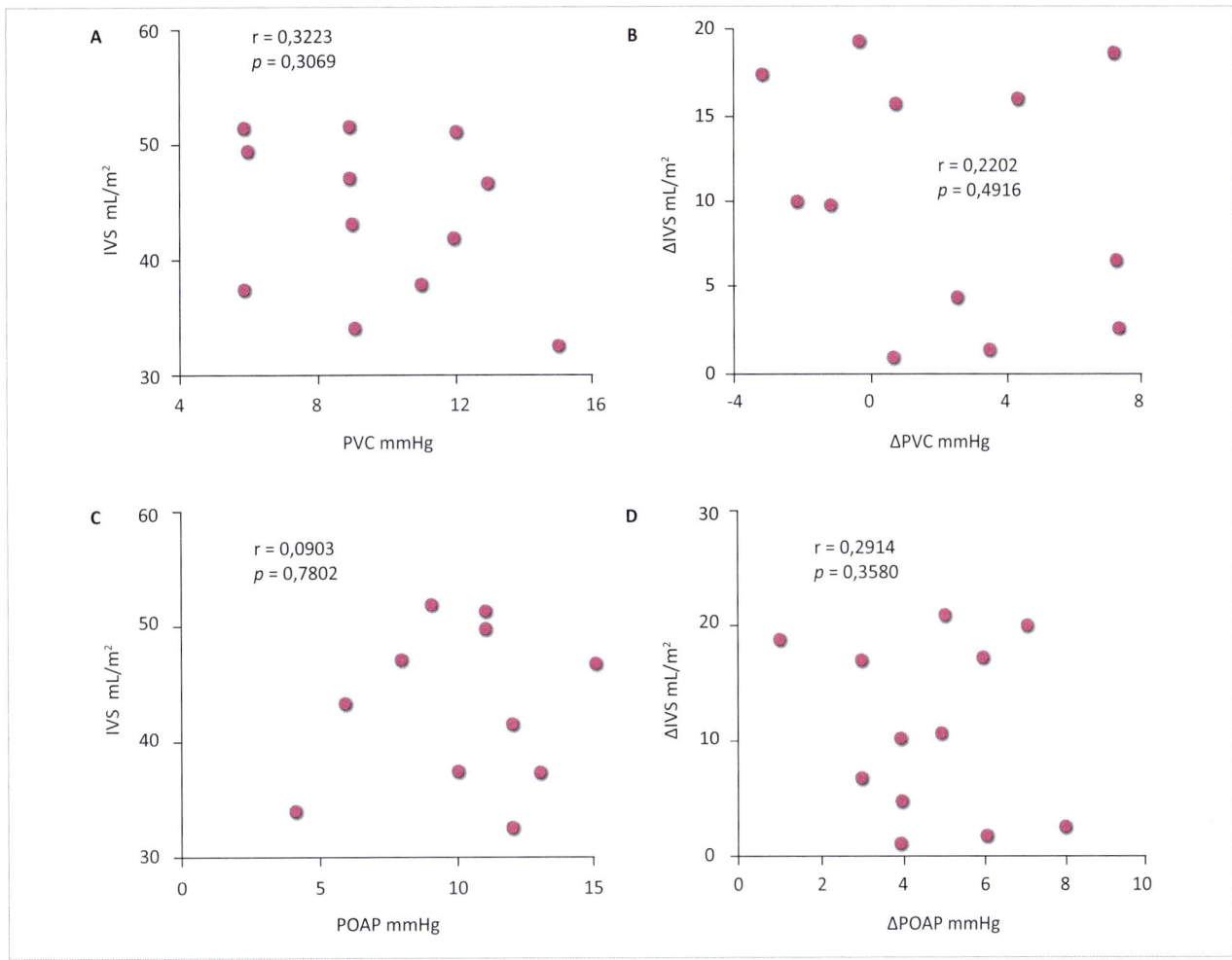

FIGURA 10.6. Variação dos parâmetros estáticos apos a infusão de solução salina em indivíduos normais. (A) Relação entre PVC inicial e o IVS. (B) Alterações sobre a PVC após a infusão de solução saline. (C) Relação inicial entre POAP e o IVS. (D) Alterações na POAP e no IVS em reposta à infusão de solução salina em indivíduos sadios. Não se evidenciou correlação significativa entre os valores iniciais tanto da PVC quanto da POAP com o IVS ou alterações nessas variáveis após a infusão de 3 L de solução salina. Modificada de Kumar e colaboradores.[23]
PVC: pressão venosa central; POAP: pressão de oclusão da artéria pulmonar; IVS: índice de volume sistólico; Δ: variações.
Fonte: Modificada de Gnaegi e colaboradores, 1997.[22]

quais fornecem informações fundamentais sobre aspectos funcionais do sistema, como:

- formato e comprimento da descendente y (permite avaliar responsividade a fluidos);
- amplitude da curva de PVC no paciente sob ventilação mecânica com pressão positiva (permite avaliar responsividade a fluidos);
- a mudança de angulação no decaimento da POAP, permitindo a estimativa visual da pressão capilar pulmonar, entre outros aspectos.

Todos esses fatores contribuem para o risco de intervenções inadequadas. Um outro exemplo comum é a falta da apreciação do conceito de pressão transmural para se aplicar tanto à PVC quanto à POAP. Tais conceitos assumem grande importância no paciente submetido a altas pressões alveolares ou abdominais.

VARIÁVEIS HEMODINÂMICAS E DE OXIGENAÇÃO

Considerando-se que ao longo dos anos as medidas estáticas de pressão e volume deixaram de auxiliar na predição da resposta à infusão de fluidos (em avaliações simplificadas), as pressões de enchimento ainda podem ser úteis ao auxiliar no diagnóstico diferencial entre os estados de choque (Tabela 10.2). Contudo, outras variáveis obtidas pelo CAP, como o índice cardíaco (IC) e a SvO_2, de modo geral, são considerados os dois parâmetros mais úteis a serem resgatados da monitorização invasiva durante a ressuscitação de pacientes graves. O objetivo de integrar esses dois parâmetros é a adequação do VO_2 a demanda metabólica principalmente entre pacientes gravemente enfermos. A associação com outras variáveis como lactato e déficit de bases, por exemplo, permite uma visão mais abrangente dentro das possibilidades de intervenção terapêutica. Para tanto, é importante ter o entendimento sobre transporte de oxigênio, DO_2, VO_2) e TEO_2.

O TO_2 se inicia pela condução do oxigênio da atmosfera aos alvéolos (ventilação pulmonar), a partir de onde se difunde para o plasma (respiração pulmonar) e ligado, nos eritrócitos, à molécula de hemoglobina. A circulação (débito cardíaco – DC) conduz oxigênio aos tecidos, de onde será transportado até as células, as quais o utilizam na oxidação como substrato energético para a síntese de adenosina trifosfato (ATP) (ciclo de Krebs e cadeia respiratória). O transporte sistêmico de oxigênio aos tecidos pode ser comprometido seja pela diminuição da oxigenação sanguínea, diminuição da taxa de hemoglobina ou pela diminuição do DC.

Assim, o TO_2 é expresso como o produto entre o DC e pelo conteúdo arterial de O_2 (CaO_2):[24]

$TO_2 = CaO_2 \times DC$, onde
DC = débito cardíaco (L/minuto)
CaO_2 = Hb (g/dL) × SaO_2 × 1,34 + 0,0031 × PaO_2 (mmHg)
Hb = hemoglobinemia
PaO_2 = pressão parcial de oxigênio no sangue arterial
SaO_2 = saturação da hemoglobina no sangue arterial
1,34 = coeficiente de solubilidade de oxigênio na hemoglobina
0,0031 = coeficiente de solubilidade do oxigênio no plasma

A perfusão tecidual pode ser caracterizada pelo produto entre o fluxo capilar e o conteúdo de oxigênio oferecidos aos tecidos. Fluxo pode ser entendido como DC e sua distribuição. Por sua vez, o conteúdo é o resultado do produto da concentração sérica de hemoglobina por sua saturação. Dada a baixa solubilidade do oxigênio no plasma, a pressão parcial de oxigênio arterial, em condições normobáricas, tem pouca expressão nesse contexto.

Em condições fisiológicas, a oferta de oxigênio às células é controlada pela taxa metabólica celular, processo denominado "oferta direcionada pela demanda". Em várias situações patológicas, o sistema cardiorrespiratório pode ser incapaz de satisfazer a demanda metabólica dos tecidos e células.

Ainda que expressa pela mesma fórmula do TO_2, a DO_2 representa o que de fato chega à célula, uma vez que a perfusão regional pode ser prejudicada por *shunts* anatômicos ou fenômenos isquêmicos localizados.

O VO_2 reflete diretamente a demanda metabólica, enquanto a taxa de TEO_2, o faz indiretamente, por meio da relação existente entre DO_2 e VO_2.[24-25]

$VO_2 = DC \times C(a-v)O_2$, onde:
$C(a-v)O_2 = CaO_2 - CvO_2$
CvO_2 = Hb (g/dL) × SvO_2 × 1,34 + 0,0031 × PvO_2 (mmHg)
SvO_2 = saturação da hemoglobina no sangue venoso misto
PvO_2 = pressão parcial de oxigênio no sangue venoso misto
TEO_2 (%) = VO_2/DO_2, ou de forma simplificada
TEO_2 (%) = ($SaO_2 - SvO_2$)/SaO_2

Assim, ao considerar a SaO_2 de Hb estável $\cong$ 100%, a
$TEO_2 = 1 - SvO_2$

1. Ou: TEO_2 = 100% − SvO_2. Relação direta com o *status* VO_2/DO_2.
2. Assim: SvO_2 60%, TEO_2 40%, SvO_2 55%, TEO_2 45%.
3. Indivíduos saudáveis apresentam no repouso, $TEO_2 \approx$ 30% a 35%.

A TEO_2 pode estar diminuída quando houver aumento do fluxo sanguíneo tecidual ou redução do metabolismo celular (VO_2 reduzido). Contudo, a TEO_2 pode elevar-se nos casos de circulação lenta (mais tempo para extração de O_2) ou no aumento do metabolismo celular (VO_2 aumentado).

Em condições normais, o VO_2 independe da DO_2 e é determinado pela demanda metabólica dos tecidos. Conforme a DO_2 diminui, a TEO_2 aumenta para manter estável o VO_2; isso ocorre até determinado ponto (DO_2 crítica), a partir do qual a diminuição da oferta acompanha-se de redução proporcional do VO_2. Isso é o que caracteriza "dependência patológica da oferta de O_2", situação acompanhada de acidose láctica (Figura 10.7). Dessa forma, entende-se que a relação entre DO_2 e VO_2 não é linear continuamente, e que para avaliar o aumento do VO_2 e excluir o acoplamento matemático que existe entre as duas variáveis, consideram-se as relações entre índice cardíaco (IC) e SvO_2.

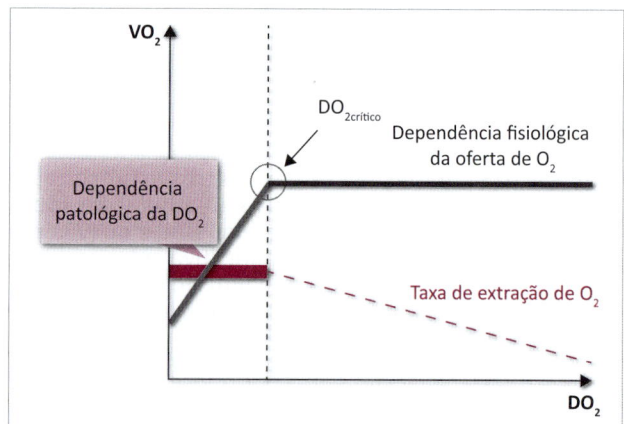

FIGURA 10.7. Relação entre oferta de oxigênio e consumo de oxigênio.
VO_2: consumo de oxigênio; DO_2: oferta de oxigênio.

No exercício, as relações entre IC e SVO_2 são descritas na Figura 10.8 a seguir, em que as linhas curvilíneas que cortam a linha tracejada de referência representam linhas de mesma potência de VO_2, chamadas de *Isopleths*.

Para uma adequada interpretação dessa relação, deve-se entender o que representa o VO_2. Define-se o VO_2 como o consumo global de oxigênio necessário à demanda de todas as reações metabólicas que a célula deve cumprir para sobreviver frente a um estresse, seja motivado pelo exercício físico ou por um estado de doença como a sepse, trauma, pancreatite, grandes queimados etc. A necessidade celular energética aumenta durante o estresse exigindo aumento da chegada de "combustível" – O_2 – a essas célu-

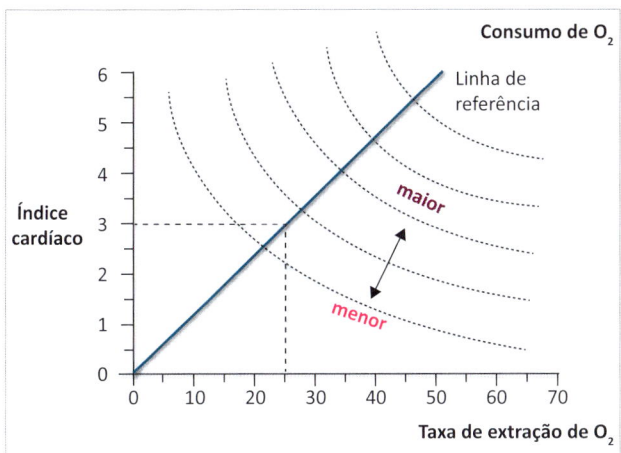

FIGURA 10.8. Avaliação do consumo de oxigênio pela relação entre índice cardíaco e taxa de extração de oxigênio.

las para a produção de energia (ATP). As duas respostas imediatamente desencadeadas são o aumento da capacidade de extração de O_2 pela célula e o aumento do IC (como no exercício físico, febre, sepse etc.), no sentido de manter a DO_2 e, assim, a satisfação metabólica – equilíbrio VO_2/DO_2. A Figura 10.8 mostra como IC e TEO_2 aumentam, acompanhando-se a linha de referência. Pacientes com sepse grave ou qualquer distúrbio inflamatório intenso não conseguem manter o equilíbrio da relação VO_2/DO_2 porque o IC é inadequado (vasodilatação, hipovolemia, miocárdio depressão) frente às altas demandas da célula. A resposta imediata das células para manter o equilíbrio ocorre pelo aumento da TEO_2 e, consequentemente, a SvO_2 diminui. Assim, a resposta universal da célula frente a qualquer tipo de estresse é aumentar a TEO_2 e, consequentemente, diminuição da SvO_2, principalmente se o IC, que deveria aumentar, não corresponder com o aumento e tornar-se inadequado. Portanto, células em desequilíbrio da relação VO_2/DO_2 não conseguirão atender à "meta" metabólica. Se VO_2 é a quantidade total de O_2 necessária à demanda metabólica da célula, em uma situação de estresse em que a maquinaria metabólica está aumentada, a VO_2 deverá subir para atender a ela. Assim, para satisfazer essa soma, o aumento da TEO_2 se mantém, o que ocorre até um nível de DO_2 mínimo, chamado DO_2 crítico (Figura 10.8). Quando os valores de DO_2 são inferiores ao DO_2 crítico, ocorre queda do consumo (VO_2) por impossibilidade de se aumentar ainda mais a extração (TEO_2). Nesse momento, instala-se uma dependência patológica do VO_2 sobre o DO_2. A DO_2 precisa aumentar para que a VO_2 aumente. Se isso não acontece, mantém-se o desequilíbrio, a célula não cumpre a meta requerida (por falta de oferta de O_2) → portanto, haverá redução na VO_2 e, do ponto de vista fisiológico, iniciar-se-á o metabolismo anaeróbio.

O objetivo central da ressuscitação do paciente em estado de choque é proporcionar aumento de VO_2 para atender à demanda metabólica. Dessa forma, ao se observarem as *isopleths* de VO_2 no gráfico IC × TEO_2 (Figura 10.8), é possível perceber que, à medida que a célula torna-se mais ávida por O_2, menor é a SvO_2, maior a TEO_2 e menor é a distância entre as curvilíneas, principalmente se o IC não aumenta. Significa que mesmo pequenos incrementos de IC resultarão em aumento do VO_2 (em direção à satisfação metabólica da célula.

Observem-se os exemplos na Figura 10.9. O que aconteceu nas três situações propostas?

- No caso 3, a intervenção que aumentou o DC foi associada praticamente à manutenção da extração e houve aumento de VO_2, caracterizando dependência VO_2/DO_2.
- Quando não for possível uma medida de débito, a interpretação deve ser a seguinte:

Ao analisar a Figura 10.9, nota-se a importância da monitorização do fluxo na fase de ressuscitação do paciente em estado de choque, momento crucial sobre a adequação do VO_2 em relação à demanda metabólica. A avaliação durante a ranimação somente com os parâmetros de perfusão sistêmica é possível, porém menos precisa e com maior chance de erro, visto que esses marcadores sistêmicos, como o lactato, representam o *pool* de todo o organismo o que não exclui alguma região que esteja em regime de hipoperfusão com produção de lactato em loco que se diluirá com o *pool* sistêmico. É importante salientar que a dosagem do lactato sérico representa a perfusão global, e não reflete a perfusão regional ou a microcirculação. De forma prática, ao restabelecer os marcadores de perfusão dentro dos limites da normalidade, faz-se o desafio de DO_2 (intervenção), geralmente pela otimização do IC, e avalia-se o comportamento da SvO_2 antes e depois da intervenção para inferir sobre a TEO_2, assim pode-se ter:

1. **SvO_2 não se altera:** significa que a TEO_2 permaneceu a mesma. Com o pressuposto de que a SaO_2 permaneceu constante, o aumento do IC foi o responsável pelo incremento no DO_2. Assim, deduz-se que a TEO_2 manteve-se constante por associar-se ao aumento do VO_2.
2. **SvO_2 aumenta:** significa que a TEO_2 diminuiu e o VO_2 permaneceu constante. Ou seja, o montante de O_2 enviado a mais pelo aumento do IC não é necessário, pois não está sendo consumindo, o que retrata um *fluxo de luxo*. Isso deve ser combatido e evitado, o que cria a necessidade da reavaliação pós-intervenção para identificar o excesso de fluxo desnecessário que pode contribuir com o desfecho clínico desfavorável.[26-28]

CONSIDERAÇÕES FINAIS

- A monitorização hemodinâmica com CAP permite estimar o débito cardíaco, avaliar fluido responsividade e determinar a SvO_2.[29]
- O CAP pode ser particularmente útil para orientar o tratamento em pacientes com choque refratário e disfunção de VD.[29]

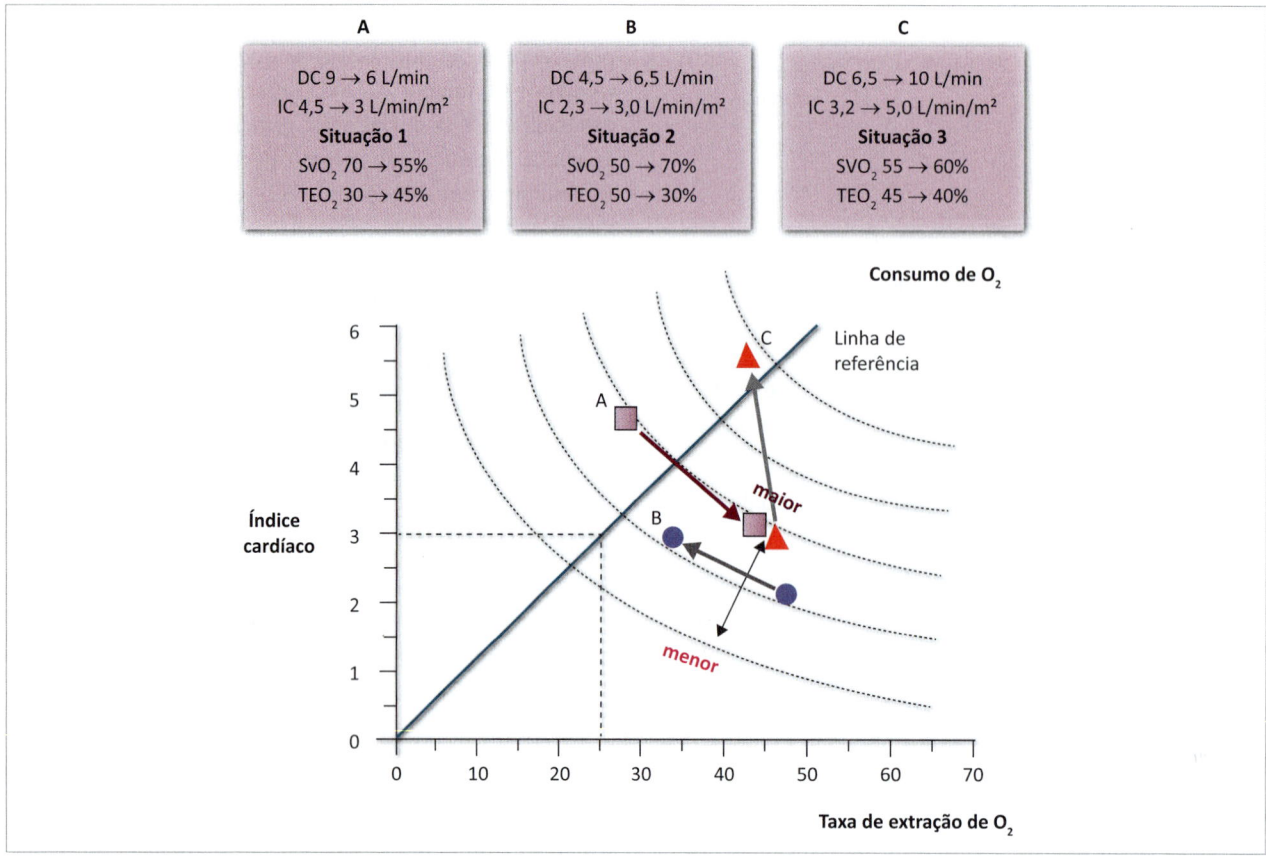

FIGURA 10.9. Exemplos de avaliação do consumo de oxigênio pela relação entre índice cardíaco e taxa de extração de oxigênio. (A) Caso 1: embora possa haver a impressão de que o paciente piorou em virtude da diminuição da SvO_2 ao diminuir o IC, o VO_2 permanece o mesmo, o que mostra que, no início do quadro, o valor maior do IC não era necessário. (B) Caso 2: apesar da elevação da SvO_2 de 50% para 70%, a intervenção realizada, que foi o incremento do IC, não apresentou nenhum impacto, pois o paciente continuou com o mesmo *status* metabólico, ou seja, o VO_2 permaneceu o mesmo. Deve-se atentar para identificar essas situações, pois, provavelmente, não houve melhora nos índices metabólicos e de perfusão. (C) Caso 3: a intervenção realizada incrementou o IC e manteve a TEO_2 proporcionalmente, o que acarretou o aumento do VO_2, isso demonstra a dependência entre DO_2 e VO_2.

- Não existe débito cardíaco normal. Ele pode ser adequado ou inadequado, de acordo com o estado do paciente e a condição fisiopatológica da doença.
- Débito cardíaco, pressões de enchimento e variáveis calculadas (resistência, trabalho etc.) não devem ser considerados metas terapêuticas em nenhuma condição clínica, mas otimizadas de acordo com a necessidade de cada paciente.
- Pressões de enchimento apresentam limitações na quantificação da pré-carga. Medidas de volume diastólico final de ventrículo direito são mais apropriadas nesse sentido.
- Pré-carga é totalmente diferente de "pré-carga recrutável" ou responsividade a fluidos.
- Quando não obtidos de forma adequada, os dados fornecidos pelo CAP podem não ser confiáveis e poderão ser mal interpretados.
- A mensuração dos dados é relativamente dependente do operador e condicionada a muitas variáveis.
- Mensuração de fluxos supera a de pressões; variáveis dinâmicas assumem grande importância na prática clínica.

- O uso do DC na realização de desafios hídricos é adequado (infunde-se, habitualmente, 250 mL de cristaloide em 10 minutos e espera-se, no mínimo, incremento correspondente de 15% no IC). A aplicação da teoria de Frank-Starling contribui para a otimização do fluxo pela infusão de fluidos em pacientes graves.
- O DC poder ser adequado ou inadequado. Da mesma forma, queda na SvO_2 pode ser sinal de melhora. A análise dessas variáveis pode ser extremamente útil na prática clínica, não isoladamente, mas pela relação (nas curvas IC × TEO_2 com as *isopleths* de mesma VO_2), à luz dos parâmetros de perfusão (lactato, BE e gradientes de CO_2). Só assim pode-se fazer inferências menos imprecisas sobre a real relação entre DO_2 e VO_2 nos diferentes contextos da doença.
- Apesar de a POAP não representar a verdadeira pressão capilar pulmonar (PCP), apesar de ser imprecisa na avaliação de pré-carga e apresentar fraca correlação com responsividade a fluidos, as demais medidas realizadas na artéria pulmonar (principalmente a PsAP) são mais precisas do que as obtidas pelo ecocardiograma e

têm utilidade clínica no manejo de intercorrências em pacientes com hipertensão pulmonar grave ou disfunção ventricular direita.

REFERÊNCIAS BIBLIOGRÁFICAS

1. Swan HJ, Ganz W, Forrester J, Marcus H, Diamond G, Chonette D. Catheterization of the heart in man with use of a flow-directed balloon-tipped catheter. N Engl J Med. 1970;283(9):447-51.
2. G C, M H. Deep in the heart: are catheters safe?. Newsweek. 1996 September 30:71. [Internet] [Acesso em 08 oct 2015]. Disponível em: http://bomed.us/tdcathet.html
3. Sprung CL, Eidelman LA. The issue of a U.S. Food and Drug Administration moratorium on the use of the pulmonary artery catheter. New Horiz. 1997;5(3):277-80.
4. Vincent J-L, Pinsky MR, Sprung CL, Levy M, Marini JJ, Payen D, et al. The pulmonary artery catheter: in medio virtus. Crit Care Med. 2008;36(11):3093-6.
5. Squara P, Bennett D, Perret C. Pulmonary artery catheter: does the problem lie in the users? Chest. 2002;121(6):2009-15.
6. Iberti TJ, Fischer EP, Leibowitz AB, Panacek EA, Silverstein JH, Albertson TE. A multicenter study of physicians' knowledge of the pulmonary artery catheter. Pulmonary Artery Catheter Study Group. JAMA. 1990;264(22):2928-32.
7. Sandham JD, Hull RD, Brant RF, Knox L, Pineo GF, Doig CJ, et al. A randomized, controlled trial of the use of pulmonary-artery catheters in high-risk surgical patients. N Engl J Med. 2003;348(1):5-14.
8. Rhodes A, Cusack R, Newman P, Grounds M, Bennett D. A randomised, controlled trial of the pulmonary artery catheter in critically ill patients. Intensive Care Med. 2002;28(3):256-64.
9. Harvey S, Harrison DA, Singer M, Ashcroft J, Jones CM, Elbourne D, et al. Assessment of the clinical effectiveness of pulmonary artery catheters in management of patients in intensive care (PAC-Man): a randomised controlled trial. Lancet. 2005;366(9484):472-7.
10. Binanay C, Califf RM, Hasselblad V, O'Connor CM, Shah MR, Sopko G, et al. Evaluation study of congestive heart failure and pulmonary artery catheterization effectiveness: the ESCAPE trial. JAMA. 2005;294(13):1625-33.
11. Connors AF, Speroff T, Dawson NV, Thomas C, Harrell FE, Wagner D, et al. The effectiveness of right heart catheterization in the initial care of critically ill patients. SUPPORT Investigators. JAMA. 1996;276(11):889-97.
12. Hamilton MA, Cecconi M, Rhodes A. A systematic review and meta-analysis on the use of preemptive hemodynamic intervention to improve postoperative outcomes in moderate and high-risk surgical patients. Anesth Analg. 2011;112(6):1392-402.
13. Vincent JL, Dhainaut JF, Perret C, Suter P. Is the pulmonary artery catheter misused? A European view. Crit Care Med. 1998;26(7):1283-7.
14. Thiele RH, Bartels K, Gan TJ. Cardiac Output Monitoring: A Contemporary Assessment and Review. Crit Care Med. 2015 Jan;43(1):177-85.
15. McGee WT, Headley JM, Frazier JA, Lichtenthal PR. Quick Guide to Cardiopulmonary Care. 2nd edition ed. Education. Irvine, Ca: Baxter: Edwards Critical-Care Division, 2010.
16. Reuter DA, Huang C, Edrich T, Shernan SK, Eltzschig HK. Cardiac Output Monitoring Using Indicator-Dilution Techniques: Basics, Limits, and Perspectives. Anesth Analg. 2010;110(3):799-811.
17. Mihm FG, Gettinger A, Hanson CW, 3rd, Gilbert HC, Stover EP, Vender JS, et al. A multicenter evaluation of a new continuous cardiac output pulmonary artery catheter system. Crit Care Med. 1998;26(8):1346-50.
18. O'Grady NP, Alexander M, Burns LA, Dellinger EP, Garland J, Heard SO, et al. Guidelines for the Prevention of Intravascular Catheter-related Infections. Clin Infect Dis. 2011 May;52(9):e162-93.
19. Daily EK. Hemodynamic waveform analysis. J Cardiovasc Nurs. 2001;15(2):6-22; quiz 87.
20. Villar J, Blazquez MA, Lubillo S, Quintana J, Manzano JL. Pulmonary hypertension in acute respiratory failure. Crit Care Med. 1989;17(6):523-6.
21. Vincent JL, Rhodes A, Perel A, Martin GS, Della Rocca G, Vallet B, et al. Clinical review: Update on hemodynamic monitoring--a consensus of 16. Crit Care. 2011;15(4):229.
22. Gnaegi A, Feihl F, Perret C. Intensive care physicians' insufficient knowledge of right-heart catheterization at the bedside: time to act? Crit Care Med. 1997;25(2):213-20.
23. Kumar A, Anel R, Bunnell E, Habet K, Zanotti S, Marshall S, et al. Pulmonary artery occlusion pressure and central venous pressure fail to predict ventricular filling volume, cardiac performance, or the response to volume infusion in normal subjects. Crit Care Med. 2004;32(3):691-9.
24. Huang Y-CT. Monitoring oxygen delivery in the critically ill. Chest. 2005;128(5 Suppl 2):554S-60S.
25. Vincent J-L. Determination of oxygen delivery and consumption versus cardiac index and oxygen extraction ratio. Crit Care Clin. 1996;12(4):995-1006.
26. Hayes MA, Timmins AC, Yau EH, Palazzo M, Hinds CJ, Watson D. Elevation of systemic oxygen delivery in the treatment of critically ill patients. N Engl J Med. 1994;330(24):1717-22.
27. Gattinoni L, Brazzi L, Pelosi P, Latini R, Tognoni G, Pesenti A, et al. A trial of goal-oriented hemodynamic therapy in critically ill patients. SvO_2 Collaborative Group. N Engl J Med. 1995;333(16):1025-32.
28. Alía I, Esteban A, Gordo F, Lorente JA, Diaz C, Rodriguez JA, et al. A randomized and controlled trial of the effect of treatment aimed at maximizing oxygen delivery in patients with severe sepsis or septic shock. Chest. 1999;115(2):453-61.
29. Cecconi M, De Backer D, Antonelli M, Beale R, Bakker J, Hofer C, et al. Consensus on circulatory shock and hemodynamic monitoring. Task force of the European Society of Intensive Care Medicine. Intensive Care Med. 2014;40(12):1795-815.

CAPÍTULO 11

MONITORIZAÇÃO HEMODINÂMICA MINIMAMENTE INVASIVA

Glauco Adrieno Westphal
Andrew Rhodes

DESTAQUES

- Embora o débito cardíaco (DC) possa ser medido, isso não é o mesmo que dizer que este deva ser realizado de forma frequente.
- Não há nenhuma evidência que demonstre que os métodos de monitorização do DC possam melhorar o resultado no tratamento de estados de choque.
- Apesar de sua importância, o DC não fornece informações sobre a microcirculação e a oxigenação tecidual.
- Em pacientes não responsivos à ressuscitação volêmica ou naqueles com choque e edema pulmonar indiferenciado, o conhecimento e a correta interpretação do DC podem ser úteis para orientar a infusão de fluidos e o uso de vasopressores ou de inotrópicos.
- A importância e o emprego do CAP (cateter de artéria pulmonar) nos estados de choque têm sido questionados, pois o método de termodiluição é invasivo e não permite o monitoramento contínuo e frequente do DC.
- Métodos minimamente invasivos de medição do DC proporcionam meios alternativos de obtenção do DC no paciente grave, evitando muitas complicações, em potencial associadas ao CAP.
- A maioria dos métodos minimamente invasivos para a determinação de DC, possibilita a avaliação da capacidade de resposta à administração de fluidos.
- A precisão da análise de contorno de pulso arterial depende de uma boa qualidade do traçado da pressão arterial.
- A precisão desses métodos é menor em situações como regurgitação aórtica, uso de balão de contrapulsação intra-aórtico e quando há amortecimento das ondas de pressão.
- A despeito da monitorização do DC, recursos clínicos mínimos como frequência cardíaca perfusão da pele e febre, diurese etc., os exames laboratoriais ($SvcO_2$, lactato, Gap CO_2, (excesso de bases – BE) podem ser úteis e também devem ser avaliados.

INTRODUÇÃO

O choque é definido como uma má distribuição generalizada da circulação sanguínea levando à disóxia tecidual, com risco de vida ao paciente. No tratamento de pacientes com choque, é fundamental considerar o débito cardíaco (DC) para orientar o manejo. Entretanto, a possibilidade de medir o DC à beira do leito não implica dizer que deva ser medido de forma rotineira, pois o uso indevido de dados do DC pode piorar os resultados em algumas configurações. A ressuscitação hemodinâmica inicial é geralmente guiada por metas do fluxo sanguíneo global obtidas a partir de exame clínico no leito (temperatura da pele, tempo de enchimento capilar, avaliação da atividade mental, medidas de pressão arterial de série, pulsação, pressão venosa central e débito urinário). Em alguns pacientes, entretanto, o choque persiste mesmo após os primeiros minutos de ressuscitação, e mesmo após a hipotensão ser corrigida, enfatizando a questão de que a pressão arterial não é um bom indicador do fluxo.

Dadas a subjetividade e a baixa sensibilidade de parâmetros clínicos usuais para identificar mudanças sutis no quadro hemodinâmico em pacientes com baixo DC, em alguns casos o monitoramento do DC é um componente-chave da avaliação de cuidados intensivos.[1-5]

Em pacientes refratários à reposição volêmica ou naqueles com choque e edema pulmonar indiferenciado, o conhecimento e a correta interpretação do DC podem ser úteis para orientar a realização de alterações precoces na infusão de fluidos ou de drogas vasoativas.[1-2,5-6] A otimização de entrega de oxigênio em ressuscitação hemodinâmica é um procedimento fundamental na prevenção da disfunção orgânica. O uso de DC ou de medições do volume sistólico (VS) nessa situação podem ser benéficos,[6] apesar de o DC não fornecer informações sobre a microcirculação e a oxigenação tecidual (o parâmetro macrocirculatório mais importante).

Inicialmente descrito por Adolph Fick em 1870, o então chamado método de Fick foi o método de referência para a determinação do DC até a introdução do cateter de artéria pulmonar (CAP) na década de 1970. Apesar de suas limitações, a medição de termodiluição intermitente do DC obtido com o CAP ainda é tida como padrão. Entretanto, o valor do uso do CAP tem sido questionado, considerando-se que o método de termodiluição é invasivo e não permite o monitoramento contínuo.[1,3,5-8]

Mais recentemente, métodos minimamente invasivos de medição de DC têm se tornado populares. Há um grande número de monitores comerciais disponíveis que o medem em uma linha de pressão intra-arterial. Outros dispositivos, como ecocardiografia e Doppler esofágico, podem oferecer medidas similares. Todos eles proveem meios alternativos de se obter um fluxo de informações sobre pacientes graves, evitando muitas complicações, em potencial oriundos do CAP.[1,3,5-6]

Entretanto, a despeito da variedade de métodos de monitorização hemodinâmica minimamente invasiva, há vantagens e desvantagens em se usar qualquer um deles. Por isso, é fundamental que se considerem alguns princípios básicos para um monitoramento hemodinâmico seguro (Quadro 11.1). O texto a seguir discutirá as variedades de métodos minimamente invasivos do monitoramento do DC, com foco em suas peculiaridades, vantagens e limitações.

QUADRO 11.1. Princípio fundamental para o monitoramento hemodinâmico.

1	Nenhuma técnica de monitoramento hemodinâmico pode melhorar o resultado isoladamente
2	Requisitos de monitoramento podem variar com o passar do tempo e dependem do treinamento da equipe
3	Não há valores hemodinâmicos que sejam aplicáveis a todos os pacientes
4	Variáveis clínicas devem ser avaliadas, combinadas e integradas
5	Débito cardíaco elevado nem sempre é o melhor
6	Recursos clínicos mínimos (perfusão tecidual e febre, diurese etc.) e parâmetros laboratoriais (SvcO$_2$, lactato, CO$_2$ Gap, BE – excesso de bases) podem ser úteis
7	Monitorizar alterações hemodinâmicas durante um curto período de tempo é importante
8	Débito cardíaco é estimado, e não medido
9	Medição contínua de variáveis hemodinâmicas é preferível
10	Não ser invasivo não é a única questão

Fonte: Adaptado de Vincent e colaboradores, 2004.[9]

ANÁLISE DE ONDA DE PRESSÃO ARTERIAL

As tecnologias de medição do DC incluem uma variedade de técnicas que permitem a obtenção tanto do VS quanto do DC derivados do traçado da pressão arterial. A técnica é minimamente invasiva, ou mesmo não invasiva, desde que haja a inserção de um cateter arterial ou a colocação de um sensor de oximetria digital a fim de calcular o volume sistólico. Os dados são contínuos e fornecidos em tempo real, permitindo que as intervenções sejam objetivas e devidamente monitorizadas. A fim de traduzir precisamente o traçado de onda de pressão em um traçado de volume (fluxo), a técnica deve levar a complacência arterial em consideração (a relação entre pressão e volume), pois essa complacência varia entre pacientes e até mesmo em um mesmo paciente ao longo do curso da doença aguda. Em diferentes níveis de pressão, há uma relação curvilínea com a pressão arterial, o que faz da complacência um item muito difícil de ser estimado. Para cada tecnologia foram desenvolvidas estratégias específicas para calibração do sinal de pressão assim como formas independentes de mensurar o DC. Essas técnicas levam em consideração a complacência arterial ou algorítmos baseados em variáveis fisiológicas e demográficas.

Utilizando essa tecnologia, é importante ter em mente que a precisão do método depende principalmente de uma boa qualidade de traçado da pressão arterial. Traços distorcidos gerados por artefatos técnicos ou alterações fisiológicas podem levar a conclusões erradas e requerem certo cuidado. A precisão desses métodos é menor em casos de regurgitação aórtica, balão de contrapulsação intra-aórtico e quando há amortecimento da onda de pressão ou na síndrome de extravasamento vascular com edema da parede do vaso.[9-10]

Há monitores calibrados (LidCO™ System – LidCO Ltd, Reino Unido; PiCCOplus™ System – Pulsion Medical Systems, Alemanha; EV1000 Clinical™ Platform – Edwards Lifesciences, EUA) e não calibrados (Vigileo/FloTrac™ System – Edwards Lifesciences, EUA) que usam essa tecnologia. Uma vantagem adicional da análise da onda de pulso é que todos os aparelhos permitem, como possibilidade adicional, a avaliação dinâmica da responsividade ao volume.

AVALIAÇÃO CALIBRADA DO CONTORNO DE PULSO

LiDCO

Esse sistema permite avaliar, além do traçado da pressão arterial, as variações do traçado que são reflexo das oscilações do VS. O **LiDCOplus** requer uma calibração independente, com uma técnica de diluição de lítio (LiDCO) para levar em conta a complacência arterial, enquanto o **LiDCOrapid** é uma forma não calibrada da mesma tecnologia. Para a calibração, uma dose subterapêutica (0,5 a 2 mL) de cloreto de lítio é injetada em uma veia central ou periférica, que é, medida por meio de um analisador de lítio conectado à linha arterial. A presença de lítio gera uma curva semelhante à curva de termodiluição de um CAP.[11-12] Considerando a baixa capacidade do eletrodo de lítio para diferenciar o íon sódio, é necessário aplicar um fator de correção para os níveis de sódio. O DC é obtido a partir da dose de lítio administrada e da área sob a curva baseada na equação de Stewart-Hamilton. Além disso, um fator de correção é aplicado por meio da contagem do hematócrito devido à distribuição de lítio no plasma. Embora o algoritmo tenha sido descrito como tolerante a alterações no estado hemodinâmico geral, a recalibração é recomendada pelos fabricantes para ser realizada pelo menos a cada oito horas, considerando que o algoritmo pode se tornar menos preciso após 8 horas da calibração inicial.[13-14]

Estudos em animais e humanos têm relatado uma boa correlação entre a diluição de lítio e a abordagem de termodiluição, e é também aplicável em pacientes com DC flutuante[15-17] e naqueles em estado hiperdinâmico.[5,18-20] Em relação ao seu uso clínico à beira do leito, Pearse e colaboradores demonstraram que o uso dessa tecnologia para orientação da terapia guiada por metas, está relacionada à diminuição significativa das complicações ($p < 0,003$) e do tempo de internação hospitalar ($p < 0,001$) em comparação ao tratamento pós-operatório convencional.[21]

O sistema LiDCO tem os seguintes benefícios:

- É fácil e rápido de configurar, em pacientes com ou sem acesso venoso central.
- Não requer cânulas arteriais especializadas ou venosas.
- Oferece uma interface amigável, que exibe os dados hemodinâmicos em uma variedade de formatos.
- Preditores de fluido responsividade, como as variações de pressão de pulso, da pressão sistólica e do VS, também são calculados.

São limitações do sistema LiDCOplus:

- Artefatos do traçado arterial e uma frequência de onda de pulso marcadamente irregular interferem na precisão dos dados informados.
- A precisão do dispositivo também estará comprometida em pacientes com doença vascular periférica grave, doença da válvula aórtica ou em uso de balão de contrapulsação intra-aórtica.
- Não é recomendado para o uso em pacientes em tratamento com lítio, já que isso interfere na calibração.
- Agentes bloqueadores neuromusculares com íons quaternários de amônio podem afetar a calibração durante um curto período de tempo após o uso de bólus. Atracúrio e rocurônio não são compatíveis com as medições do LidCOplus. Por sua vez, pancurônio, vecurônio e suxametônio podem ser utilizados após um intervalo de 15 a 30 minutos a partir da administração de bólus dessas drogas e da injeção de cloreto de lítio.
- A calibração pode também ser duvidosa em pacientes com hiponatremia grave.

PiCCOplus

Consiste em um aparelho de análise da onda de pulso que utiliza a termodiluição transpulmonar aórtica para calcular o DC (TP-TD) – um cateter com um termistor em sua extremidade distal é colocado em uma artéria central (aorta descendente, femoral, axilar, braquial ou radial). Esse método é baseado no mesmo princípio utilizado na técnica de termodiluição tradicional, poupando a necessidade de inserção do CAP. São injetados 15 mL de solução salina gelada em uma veia central, e o DC pode ser calculado a partir da alteração da temperatura medida no ramo arterial. A curva de termodiluição, semelhante à do CAP, é então obtida. Três calibrações iniciais podem ser necessárias em determinadas condições clínicas, conforme recomendado pelo fabricante.[22] A recalibração é necessária trocar a cada 8 horas de modo semelhante ao aparelho LiDCO e, talvez, mais frequentemente do que ocorre com aquele.[3,23-26]

O diferencial de temperatura detectado usando o termistor arterial é composto de uma série de curvas de decaimento exponencial, pois o produto de injeção a frio passa através dos vários compartimentos da circulação. À medida que o produto de injeção é administrado na circulação venosa central e a diferença de temperatura é medida em uma artéria proximal, a maior parte da alteração de temperatura ocorre no compartimento intratorácico. A partir desse ponto, outras variáveis volumétricas, como volume diastólico final, volume de sangue intratorácico, água extravascular pulmonar e índice de permeabilidade vascular pulmonar, podem ser estimadas. As duas últimas variáveis podem ajudar a distinguir o edema pulmonar hidrostático da condição inflamatória. Medições de resultados cardíacos contínuos são obtidos por meio da análise do contorno de onda sistólica de pulso de onda sistólica arterial.[27-28]

Limitações do sistema PiCCO se devem, principalmente, às condições que interferem no processo de calibração ou na análise do contorno do pulso:

- *Shunts* intracardíacos.
- Doença valva aórtica grave.
- Balão de contra-pulsação aórtica.

Vários estudos relataram um nível aceitável entre a termodiluição transpulmonar e o DC derivado da análise do contorno de pulso em populações mistas. Não existem estudos prospectivos aleatórios controlados com resultados publicados para apoiar o uso do sistema PiCCO como parte de uma estratégia de terapia guiada por metas (TGM) entretanto Uchino e colaboradores[29] demonstraram que a terapia guiada por PiCCO foi associada a um balanço hídrico positivo maior e a uma maior duração da ventilação mecânica, apesar da semelhança em relação à gravidade dos pacientes. Uma análise secundária revelou que o balanço hídrico positivo foi um preditor independente de mortalidade. Goepfert e colaboradores[30] realizaram um estudo prospectivo em 39 pacientes submetidos à cirurgia de revascularização do miocárdio (RM) com controles de históricos combinados. O braço intervenção foi tratado com a terapia de metas guiada pelo PiCCO. Este foi instituído a partir da indução da anestesia até 48 horas após o término da cirurgia ou, se anterior, às dispensas da unidade de terapia intensiva (UTI). A TGM teve como base as variáveis derivadas de PiCCO utilizando um algoritmo complexo para conduzir a infusão de volume, drogas vasopressoras e terapia inotrópica. A dose total de norepinefrina foi menor no grupo TGM que também recebeu maior infusão volêmica. A duração da ventilação mecânica foi menor no grupo com TGM (TGM: 12,6 ± 3,6 horas *versus* controle: 15,4 ± 4,3 horas), no entanto a duração real de permanência na UTI não foi diferente entre os dois grupos.

VolumeView/EV1000

VolumeView/EV1000 (Edwards Lifesciences, EUA) é o método calibrado de análise de onda de pulso mais recentemente desenvolvido. De forma semelhante ao que ocorre com o dispositivo PiCCOplus, essa tecnologia também precisa de um cateter venoso central e uma linha arterial. Além disso, também exibe parâmetros volumétricos, como a água extravascular pulmonar e volume diastólico final global. Comparado a outro método de termodiluição transpulmonar, o VolumeView tem se apresentado no mínimo tão confiável quanto o PiCCOplus.[10,31]

ANÁLISE NÃO CALIBRADA DO CONTORNO DE PULSO

FloTrac/Vigileo

O monitor FloTrac/Vigileo usa um transdutor específico de pressão arterial (Edward Lifesciences, Irvine, Califórnia, EUA, Edward FloTrac sensor). Para estimar o VS e o DC, a calibração externa é substituída por fatores de correção que dependem da pressão arterial média da idade, do sexo, do peso e da altura do paciente.[3,6,32-34]

Há muitos estudos envolvendo pacientes em pós-operatório de cirurgia cardíaca e pacientes de UTI mistas que comparam o sistema o DC aferido pelo FloTrac/Vigileo com as medidas intermitentes do DC realizadas com CAP. As versões anteriores do algoritmo do Vigileo apresentaram alguma imprecisão especialmente durante a instabilidade hemodinâmica.[8,35-37] Alguns desses problemas foram corrigidos nas últimas versões desse algoritmo, obtendo-se valores de DC do Flotrac/Vigileo comparáveis aos obtidos pelo CAP, com variações dentro de limites aceitáveis.

Por outro lado, alguns estudos mostraram claras discrepâncias entre as medidas do DC do FloTrac/Vigileo comparadas ao DC obtido pelo método de termodiluição intermitente em pacientes submetidos à cirurgia cardíaca. Sander e colaboradores relataram um percentual inaceitável de erros entre as duas medições, superior a 70% antes do início da circulação extracorpórea e até 36% no pós-operatório.[38-39]

Quando se avaliou a capacidade de avaliar tendências do DC ao longo do tempo, observou-se que enquanto a administração de fenilefrina resultava em elevações do DC medido pelo sistema Vigileo, havia redução do DC medido pela termodiluição transpulmonar. Quando o sistema FloTrac/Vigileo foi comparado ao PiCCO em pacientes sépticos que receberam norepinefrina, o sistema FloTrac/Vigileo subestimou o DC quando comparado à termodiluição transpulmonar. Entretanto, foram empregados cateteres arteriais femorais para medição do DC, contrariando as recomendações do fabricante do FloTrac/Vigileo, o que pode ter levado às discrepâncias nos dados.[40-43]

A fraca concordância observada entre o sistema FloTrac/Vigileo e o método da termodiluição pode ser explicada pelo fato de que, na adaptação para alterações de complacência vascular em intervalos de 10 minutos, pode-se perder alterações hemodinâmicas nessa janela de tempo e,[28] por conseguinte, provocar os resultados conflitantes. A grande melhoria na versão atual de FloTrac/Vigileo é que a janela de tempo foi reduzida para um minuto (Software versão 1.07 e superior). Estudos subsequentes comparando DC medido com o FloTrac/Vigileo de nova geração e método de termodiluição ou outros dispositivos de contorno de pulso têm mostrado melhores resultados.[28] Uma recente metanálise indica que valores de DC fornecidos pelo v.1.07 FloTrac/Vigileo mostram concordância aceitável com a técnica de termodiluição intermitente em aspectos clínicos e estatísticos. Entretanto, em alguns casos (mudanças rápidas ou extremas da hemodinâmica, extrema vasodilatação, cirrose hepática, insuficiência aórtica e balão intra-aórtico), sua utilização é questionável, embora ele ainda possa ser útil como um monitor de tendência.[44]

NEXFIN

O dispositivo Nexfin é um método não calibrado de contorno de pulso que usa fotopletismografia não invasiva para a medição contínua do DC e variações respiratórias na pressão de pulso e do VS. Enquanto alguns estudos têm demonstrado boa correlação entre o DC medido pelo Nexfin em comparação com termodiluição transpulmonar e Doppler transesofágico, publicações mais recentes têm evidenciado algumas limitações quando comparado ao CAP ou à termodiluição transpulmonar, especialmente se usado para detectar mudanças rápidas no DC após a administração de fluidos. Contudo, o Netfin é capaz de identificar de maneira confiável, mudanças do DC induzidas pela variação da pré-carga do VE, em pacientes de pós-operatório de cirurgia cardíaca em uso de doses moderadas de vasopressores e/ou inotrópicos. Combinando esses resultados com a total ausência de invasividade e a facilidade de uso e de instalação, parece ser um bom método a ser utilizado durante a abordagem inicial da instabilidade hemodinâmica ou quando as alternativas invasivas são difíceis ou indesejáveis.[9,45-46]

DOPPLER DE MONITORIZAÇÃO DO DÉBITO CARDÍACO

Foi descrito pela primeira vez por Light em 1969 a partir da visão transtorácica não invasiva da aorta descendente – ondas de ultrassom refletiam eritrócitos em movimento na aorta. Com base nesse deslocamento calcula-se o fluxo sanguíneo a partir de uma onda de velocidade de fluxo em um vaso sanguíneo de diâmetro conhecido. A primeira sonda esofágica descrita em 1971 trouxe a possibilidade da obtenção de dados contínuos e reprodutíveis para medida do fluxo sanguíneo. Mais recentemente, sondas transesofágicas para realização do Doppler tornaram-se menores, mais complacentes e, consequentemente, mais bem toleradas.[2]

A técnica do Doppler esofágico mede a velocidade do fluxo sanguíneo na aorta descendente por meio de um transdutor de Doppler (4 MHz de onda contínua, pulsada ou de onda de 5 MHz, de acordo com os fabricantes) colocado na ponta de uma sonda flexível.[3] O esôfago distal adjacente e paralelo à aorta descendente, a uma distância de cerca de 35 a 40 cm dos lábios em adultos, é facilmente acessado a partir do nariz ou da boca. A sonda é introduzida cegamente, por meio da boca ou do nariz, para o esôfago dos pacientes sedados e ventilados mecanicamente. Em seguida, a sonda é rodada de modo que o transdutor fique voltado para a aorta descendente; assim, um sinal da velocidade característica da aorta é obtido. A forma de onda resultante é altamente dependente do posicionamento correto. A familiarização com os padrões de onda ideais antes da análise e a formação operacional são, portanto, fundamentais. No entanto, a análise da curva de aprendizado apresenta um grau aceitável de sucesso após a inserção de apenas 10 a 12 sondas esofágicas para monitorização do Doppler transesofágico.[47] Uma forma de onda é gerada de modo contínuo com a análise de contorno de onda, dando origem a importantes informações circulatórias.[2] O DC é calculado com base no diâmetro da aorta (medido ou estimado), na forma como o DC é distribuído para a aorta descendente e na velocidade de fluxo medido de sangue na aorta. O médico deve ajustar a profundidade, rodar a sonda e ajustar o ganho para obter um sinal ótimo. O mau posicionamento da sonda esofágica tende a subestimar o DC real.[3]

O Doppler esofágico fornece grande parte das informações fornecidas pelo CAP, com a vantagem de evitar muitas complicações associadas à cateterização venosa central (pneumotórax, trombose venosa, infecção da linha central, arritmias e punção arterial inadvertida).[1] Além da determinação do DC, a utilização de Doppler esofágico permite a avaliação da responsividade do fluido. A elevação passiva das pernas em 45° por 4 minutos, enquanto o tronco é mantido na posição supina, aumenta o retorno venoso, a pré-carga e o DC. Quando essa manobra é seguida de incrementos no fluxo aórtico de pelo menos 10%, identifica-se indivíduos responsivos à infusão de volume.[48]

Embora seja um método minimamente invasivo, ainda há algumas contraindicações para o seu uso, como coagulopatia, varizes de esôfago e outras doenças significativas do esôfago. A interpretação dos dados deve ser cuidadosa na presença de doença valvar aórtica importante, coarctação da aorta e se um balão intra-aórtico está em funcionamento.[2]

Vários investigadores demonstraram a precisão de Doppler esofágico em comparação ao CAP e a outros sistemas de monitoramento hemodinâmico invasivos.[1,3,49] Uma revisão sistemática recente observou que a concordância clínica para medidas de DC entre CAP e Doppler esofágico é de 52%, passando a 86% para avaliações de modificações/alterações do DC ao longo do tempo ou após intervenções clínicas. Embora a correlação entre os dois métodos tenha sido apenas modesta, houve uma excelente correlação entre as mudanças no DC com intervenções terapêuticas. Deve-se considerar que as mudanças no DC em resposta a uma intervenção terapêutica são, provavelmente, mais úteis do que valores isolados do DC (ver Seção sobre a avaliação da responsividade a volume).[50-51]

ECOCARDIOGRAFIA

Método simples e não invasivo de avaliação da função cardíaca, fornece informações sobre o enchimento cardíaco esquerdo, tamanho das câmaras cardíacas, contratilidade ventricular, função de válvulas cardíacas, doenças do pericárdio e, com o auxílio de Doppler, informações sobre o fluxo. Considerando seus potenciais benefícios, esse método não invasivo e de baixo risco tem espaço importante na insuficiência cardíaca confirmada ou suspeita e/ou na persistência do choque apesar das manobras iniciais de ressuscitação. Nessas circunstâncias, a ecocardiografia pode identificar as contribuições cardíacas ao choque e permitir ajustes precoces na no tratamento.

Assim, pacientes com disóxia tecidual e ventrículo esquerdo de boa contratilidade podem se beneficiar de um agente vasopressor e/ou da administração de fluidos, enquanto aqueles com má função ventricular esquerda se beneficiarão de um agente inotrópico. Além disso, sinais de dilatação do ventrículo direito podem significar disfunção do ventrículo direito, assim como a aferição de fluxo através das valvas cardíacas permite inferir a pressão da artéria pulmonar.[3,5,52-53]

A ecocardiografia pode também ser utilizada para avaliar a responsividade do DC à expansão volêmica. Usando análise ecocardiográfica transesofágica, demonstrou-se que a ventilação mecânica induz a um colapso na veia cava superior, que está intimamente relacionado com a capacidade de resposta à infusão volêmica.[54] Da mesma forma, incrementos de VS ($\geq 12\%$), após a elevação passiva dos membros inferiores medida pela ecocardiografia transtorácica, também podem ser observados em pacientes responsivos.[55]

Com a disponibilização de máquinas de ultrassom mais novas e mais baratas, assim como o treinamento dos intensivistas cada vez mais frequente, o uso rotineiro da ecocardiografia na UTI é uma possibilidade real, seguindo o exemplo da avaliação transoperatória de função cardíaca realizada por anestesistas e do Protocolo "FAST" (*Focused Abdominal Sonography in Trauma* – Foco à Ultrassonografia Abdominal no Trauma), no contexto da sala de emergência durante a avaliação de trauma.[3,52-53]

Assim como acontece com muitos outros métodos de monitorização de DC, não há nenhuma evidência para demonstrar que a ecocardiografia pode melhorar a eficácia no tratamento de estados de choque. Apesar de suas vantagens, a ecocardiografia transtorácica ainda não quantifica precisamente o DC, a interpretação da imagem é altamente dependente do operador e requer alguma experiência (especialmente para identificação de alterações da motilidade e avaliação de função valvular) além de ser um equipamento de alto custo.[56-57]

BIOIMPEDÂNCIA E REATÂNCIA

As medidas hemodinâmicas de DC usando dispositivos de bioimpedância elétrica torácica (BET) são uma forma de pletismografia que relaciona mudanças na condutividade elétrica a alterações do volume de sangue da aorta torácica e do fluxo sanguíneo. O método tem sido proposto como uma técnica simples e facilmente reprodutível para a determinação do volume de curso, da contractilidade, do DC, da resistência vascular sistêmica e do conteúdo de fluido torácico em uma base de batimento a batimento. Não precisa de operador, é contínuo e custo-efetivo.

A BET utiliza o princípio de que a resistência à corrente eléctrica no tórax varia em relação à quantidade de sangue na aorta. Quanto maior o conteúdo de líquido, menor a impedância, pois o líquido conduz eletricidade. À medida que há mudanças de volume de sangue intratorácico durante o ciclo cardíaco, ocorre variação da condutividade elétrica torácica.[3,58-60]

Os primeiros estudos demonstraram apenas uma correlação justa entre BET e termodiluição do DC,[61-62] com a piora progressiva da precisão da BET a medida que o grau de sobrecarga hídrica aumenta. Dispositivos de geração mais recentes demonstraram menor variabilidade entre DC aferido pelo BET e o DC determinado pela técnica de termodiluição.[5] Algumas boas correlações entre BET e técnica de termodiluição[58,63-67] foram relatadas em estudos recentes.

Considerando os resultados conflitantes em diferentes estudos, não é possível extrair conclusões significativas sobre o uso clínico de BET, manejo dos estados de choque dos estados de choque. No entanto, é preciso considerar que esse método, não invasivo, é interessante e pode apoiar algumas das indicações clínicas apresentadas.

Uma técnica mais recente, mais promissora, baseada em princípios semelhantes aos da BET é o de bioreatância. Esse método utiliza a modulação de frequência em oposição à de amplitude utilizada nas técnicas de bioimpedanciometria mais tradicionais. Em teoria, isso parece diminuir "ruídos" do sinal elétrico resultando em medições mais precisas.

A nova geração de dispositivos de bioreatância parece ser melhor do que a antiga BET, também recente.

No entanto, esse novo dispositivo ainda tem limitações para medições de DC, especialmente em situações dinâmicas e em pacientes graves.[9-10]

MÉTODO DE REINALAÇÃO PARCIAL DE DIÓXIDO DE CARBONO

É uma técnica de monitoramento não invasivo do DC (NICO [*noninvasive CO monitoring*]) que se baseia nos princípios de Fick – $CO = VCO_2/(CvCO_2 - CaCO_2)$. O monitor NICO (Novametrix Medical Systems, EUA) usa um *loop* de reinalação parcial intermitente. Um sensor de dióxido de carbono (CO_2) é colocado entre o tubo endotraqueal e o ventilador e um monitor de fluxo de ar compara a pressão parcial do CO_2 expirado ($etCO_2$), à $etCO_2$ obtida durante a próxima reinalação do ar.[3,68]

Em alguns estudos clínicos e com animais, medições de DC determinadas pela NICO mostraram boa correlação com a técnica de termodiluição.[69-72] No entanto, em outros estudos, a concordância com a técnica de termodiluição foi apenas de pobre a aceitável.[73-78]

Baylor e colaboradores (2006) observaram que, embora a comparação entre o método de termodiluição e o método de Fick demonstrem uma boa correlação linear para medições de DC, essa correlação não foi observada pelo método de Bland-Altman.[79] A técnica de reinalação parcial de CO_2 tende a subestimar o DC em pacientes com diferentes graus de disfunção pulmonar (especialmente se o shunt é maior do que 35%), quando é necessário utilizar baixos volumes correntes ou volumes minutos e durante a ventilação espontânea.[80-81] Considerando as limitações e imprecisões potenciais observadas neste método de medição de DC, não se recomenda o uso rotineiro de NICO.[3]

CONSIDERAÇÕES FINAIS

Métodos minimamente invasivos para aferição do DC representam um grande avanço para a avaliação do paciente grave com instabilidade hemodinâmica havendo várias opções de dispositivos no mercado. No entanto, é essencial uma equipe treinada para sua utilização, de modo a tirar o melhor proveito das suas vantagens e, ao mesmo tempo, reconhecer suas limitações (Quadro 11.1). É igualmente importante a compreensão de que as vantagens clínicas do uso desses dispositivos não são um efeito da monitorização em si, mas da adequação terapêutica a partir da interpretação apropriada dos parâmetros monitorados.

REFERÊNCIAS BIBLIOGRÁFICAS

1. Rodriguez RM, Lum-Lung M, Dixon K, Nothmann A. A prospective study on esophageal Doppler hemodynamic assessment in the ED. Am J Emerg Med. 2006;24:658-63.
2. Usher SM, Walker DA, Mythen MG. Doppler cardiac output monitoring: a tool for all physicians. Br J Hosp Med. 2007;68(3):126-30.
3. Marik PE, Baram M. Noninvasive Hemodynamic Monitoring in the Intensive Care Unit. Crit Care Clin. 2007;23:383-400.
4. Eisenberg PR, Jaffe AS, Schuster DP. Clinical evaluation compared to pulmonary artery catheterisation in the haemodynamic assessment of the critically ill patients . Crit Care Med. 1984;12:549-53.
5. Cecconi M, De Backer D, Antonelli M, Beale R, Bakker J, Hofer C, et al. Consensus on circulatory shock and hemodynamic monitoring. Task force of the European Society of Intensive Care Medicine. Intensive Care Med. 2014 Dec;40(12):1795-815.
6. Morgan P, Al-Subale N, Rhodes A. Minimally invasive cardiac output monitoring. Curr Opin Crit Care. 2008;14:322-6.
7. Romano SM, Pistolesi M. Assessment of cardiac output from systemic arterial pressure in humans. Crit Care Med. 2002;30:1834-41
8. Button D, Weibel L, Reutebuch O, Genoni M, Zollinger A, Hofer CK. Clinical evaluation of the FloTrac/VigileoTM system and two established continuous cardiac output monitoring devices in patients undergoing cardiac surgery. Br J Anaesth. 2007;99:329-36.
9. Pearse RM, Ikram K, Barry J. Equipment review: an appraisal of the LiDCO plus method of measuring cardiac output. Crit Care. 2004;8:190-5.
10. Jonas MM, Kelly FE, Linton RA, Band DM, O'Brien TK, Linton NW. A comparison of lithium dilution cardiac output measurements made using central and antecubital venous injection of lithium chloride. J Clin Monit Comput. 1999;15:525-8.
11. Cecconi M, Fawcett J, Grounds RM, Rhodes A. A prospective study to evaluate the accuracy of pulse power analysis to monitor cardiac output in critically ill patients. BMC Anesthesiology. 2008;8:3. doi:10.1186/1471-2253-8-3.
12. Cooper ES, Muir WW. Continuous cardiac output monitoring via arterial pressure waveform analysis following severe hemorrhagic shock in dogs. Crit Care Med. 2007;35:1724–9.
13. Linton R, Band D, O'Brien T, Jonas M, Leach R. Lithium dilution cardiac output measurement: a comparison with thermodilution. Crit Care Med. 1997;25:1796-800.
14. Linton RA, Young LE, Marlin DJ, Blissitt KJ, Brearley JC, Jonas MM, et al. Cardiac output measured by lithium dilution, thermodilution, and transesophageal Doppler echocardiography in anesthetized horses. Am J Vet Res. 2000;61:731-7.
15. Linton RA, Jonas MM, Tibby SM, Murdoch IA, O'Brien TK, Linton NW, et al. Cardiac output measured by lithium dilution and transpulmonary thermodilution in patients in a paediatric intensive care unit. Intensive Care Med. 2000;26:1507-11.
16. Costa MG, Della Rocca G, Chiarandini P, Mattelig S, Pompei L, Barriga MS, et al. Continuous and intermittent cardiac output measurement in hyperdynamic conditions: pulmonary artery catheter vs. lithium dilution technique. Intensive Care Med. 2007;34:257-63.
17. Bendjelid K, Romand JA. Fluid responsiveness in mechanically ventilated patients: a review of indices used in intensive care. Intensive Care Med. 2003;29:352-60.
18. Perel A. The physiological basis of arterial pressure variation during positive-pressure ventilation. Réanimation. 2005;14:162-71.
19. Pearse R, Dawson D, Fawcett J, Rhodes A, Grounds RM, Bennett ED. Early goal-directed therapy after major surgery reduces complications and duration of hospital stay. A randomised, controlled trial ISRCTN38797445. Crit Care. 2005;9:R687-R693.
20. PULSION Medical Systems AG, Munich, Germany. PiCCO. [Internet] [Acesso em 08 oct 2015]. Disponível em: http://www.pulsion.com/
21. Hamzaoui O, Monnet X, Richard C, Osman D, Chemla D, Teboul JL. Effects of changes in vascular tone on the agreement between pulse contour and transpulmonary thermodilution cardiac output measurements within an up to 6-hour calibration-free period. Crit Care Med. 2008;36:434-40.
22. Ostergaard M, Nielsen J, Rasmussen JP, Berthelsen PG. Cardiac outputdpulse contour analysis vs. pulmonary artery thermodilution. Acta Anaesthesiol Scand. 2006;50:1044-9.
23. Halvorsen PS, Espinoza A, Lundblad R, Cvancarova M, Hol PK, Fosse E, et al. Agreement between PiCCO pulse-contour analysis, pulmonal artery thermodilution and transthoracic thermodilution during off pump coronary artery by-pass surgery. Acta Anaesthesiol Scand. 2006;50:1050-7.
24. Sakka SG, Reinhart K, Meier-Hellmann A. Comparison of pulmonary artery and arterial thermodilution cardiac output in critically ill patients. Intensive Care Med. 1999;25:843-6.
25. Salukhe T, Wyncoll D. Volumetric haemodynamic monitoring and continuous pulse contour analysis – an untapped resource for coronary and high dependency care units? Br J Cardiol (Acute Interv Cardiol). 2002;9:AIC20–AIC25.
26. Senn A, Button D, Zollinger A, Hofer CK. Assessment of cardiac output changes using a modified FloTrac/Vigileo™ algorithm in cardiac surgery patients. Critical Care. 2009;13:R32 (doi:10.1186/cc7739)
27. Uchino S, Bellomo R, Morimatsu H, Sugihara M, French C, Stephens D, et al. Pulmonary artery catheter versus pulse contour analysis: a prospective epidemiological study. Crit Care. 2006;10:R174.
28. Goepfert MS, Reuter DA, Akyol D, Lamm P, Kilger E, Goetz AE. Goal-directed fluid management reduces vasopressor and catecholamine use in cardiac surgery patients. Intensive Care Med. 2007;33:96-103.
29. Penttila J, Snapir A, Kentala E, Koskenvuo J, Posti J, Scheinin M, et al. Estimation of cardiac output in a pharmacological trial using a simple method based on arterial blood pressure signal waveform: a comparison with pulmonary thermodilution and echocardiographic methods. Eur J Clin Pharmacol. 2006;62:401-7.
30. Horswell J, Worley T. Continuous cardiac output measured by arterial pulse pressure analysis in surgical patients. Crit Care Med. 2005;33(Suppl):A67.
31. Manecke GR, Peterson M, Auger WR. Cardiac output determination using the arterial pulse wave: a comparison of a novel algorithmagainst continuous and intermittent thermodilution. Crit Care Med. 2004;32(Suppl.):A43.
32. Dhingra VK, Fenwick JC, Walley KR, Chittock DR, Ronco JJ. Lack of agreement between thermodilution and fick cardiac output in critically ill patients. Chest. 2002;122:990-7.

33. de Waal EE, Kalkman CJ, Rex S, Buhre WF. Validation of a new arterial pulse contour-based cardiac output device. Crit Care Med. 2007;35:1904-9.
34. Breukers RM, Sepehrkhouy S, Spiegelenberg SR, Groeneveld AB. Cardiac output measured by a new arterial pressure waveform analysis method without calibration compared with thermodilution after cardiac surgery. J Cardiothorac Vasc Anesth. 2007;21:632-5.
35. Opdam HI, Wan L, Bellomo R. A pilot assessment of the FloTrac(TM) cardiac output monitoring system. Intensive Care Med. 2007;33:344-9.
36. Sander M, Spies CD, Grubitzsch H, Foer A, Müller M, von Heymann C. Comparison of uncalibrated arterial waveform analysis in cardiac surgery patients with thermodilution cardiac output measurements. Crit Care. 2006;10:R164
37. Mayer J, Boldt J, Schollhorn T, Röhm KD, Mengistu AM, Suttner S. Semi-invasive monitoring of cardiac output by a new device using arterial pressure waveform analysis: a comparison with intermittent pulmonary artery thermodilution in patients undergoing cardiac surgery. Br J Anaesth. 2007;98:176-82.
38. Lorsomradee S, Lorsomradee SR, Cromheecke S, De Hert SG. Continuous cardiac output measurement: arterial pressure analysis versus thermodilution technique during cardiac surgery with cardiopulmonary bypass. Anaesthesia. 2007;62:979-83.
39. Lorsomradee S, Lorsomradee S, Cromheecke S, De Hert SG. Uncalibrated arterial pulse contour analysis versus continuous thermodilution technique: effects of alterations in arterial waveform. J Cardiothorac Vasc Anesth. 2007;21:636-43.
40. Sakka SG, Kozieras J, Thuemer O, van Hout N. Measurement of cardiac output: a comparison between transpulmonary thermodilution and uncalibrated pulse contour analysis. Br J Anaesth. 2007;99:337-42.
41. Mayer J, Boldt J, Poland R, Peterson A, Manecke GR Jr. Continuous arterial pressure waveform-based cardiac output using the FloTRac/Vigileo: A review and meta-analysis. J Cardiothorac Vasc Anesth. 2009;23(3):401-6.
42. Lefrant J-Y, Bruelle P, Aya AGM, Saïssi G, Dauzat M, de la Coussaye J-E, Eledjam J-J. Training is required to improve the reliability of esophageal Doppler to measure cardiac output in critically ill patients. Intensive Care Med. 1998 ;24(4):347-52.
43. Monnet X, Rienzo M, Osman D, Anguel N, Richard C, Pinsky MR, Teboul JL. Passive leg raising predicts fluid responsiveness in the critically ill. Crit Care Med. 2006;34:1402-7.
44. Valtier B, Cholley BP, Belot JP, de la Coussaye JE, Mateo J, Payen DM. Noninvasive monitoring of cardiac output in critically ill patients using transesophageal doppler. Am J Respir Crit Care Med. 1998;158:77-83.
45. Dark PM, Singer M. The validity of trans-esophageal Doppler ultrasonography as a measure of cardiac output in critically ill adults. Intensive Care Med. 2004;30:2060-6.
46. Roeck M, Jakob SM, Boehlen T, Brander L, Knuesel R, Takala J. Change in stroke volume in response to fluid challenge: assessment using esophageal Doppler. Intensive Care Med. 2003;29:1729-35.
47. Beaulieu Y, Marik PE. Bedside ultrasonography in the ICU, Part 1. Chest. 2005;128:881-95.
48. Beaulieu Y, Marik PE. Bedside ultrasonography in the ICU, Part 2. Chest. 2005;128:1766-81.
49. Vieillard-Baron A, Augarde R, Prin S, Page B, Beauchet A, Jardin F. Influence of superior vena caval zone condition on cyclic changes in right ventricular outflow during respiratory support. Anesthesiology. 2001;95:1083-8.
50. Lamia B, Ochagavia A, Monnet X, Chemla D, Richard C, Teboul JL. Echocardiographic prediction of volume responsiveness in critically ill patients with spontaneous breathing activity. Intensive Care Med. 2007;33(7):1125-32.
51. Joseph MX, Disney PJ, DaCosta R, Hutchison SJ. Transthoracic echocardiography to identify or exclude cardiac cause of shock. Chest. 2004;126:1592-7.
52. Duvall WL, Croft LB, Goldman ME. Can hand-carried ultrasound devices be extended for use by the noncardiology medical community? Echocardiography. 2003;20:471-6.
53. Suttner S, Schöllhorn T, Boldt J, Mayer J, Röhm KD, Lang K, Piper SN. Noninvasive assessment of cardiac output using thoracic electrical bioimpedance in hemodynamically stable and unstable patients after cardiac surgery: a comparison with pulmonary artery thermodilution. Intensive Care Med. 2006 Dec;32(12):2053-8
54. de Waal EE, Konings MK, Kalkman CJ, Buhre WF. Assessment of stroke volume index with three different bioimpedance algorithms: lack of agreement compared to thermodilution. Intensive Care Med. 2008 Apr;34(4):735-9.
55. Heringlake M, Handke U, Hanke T, Eberhardt F, Schumacher J, Gehring H, Heinze H. Lack of agreement between thermodilution and electrical velocimetry cardiac output measurements. Intensive Care Med. 2007 Dec;33(12):2168-72.
56. Raaijmakers E, Faes TJ, Scholten RJ, Goovaerts HG, Heethaar RM. A meta-analysis of three decades of validating thoracic impedance cardiography. Crit Care Med. 1999;27:1203-13.
57. Marik PE, Pendelton JE, Smith R. A comparison of hemodynamic parameters derived from transthoracic electrical bioimpedance with those parameters obtained by thermodilution and ventricular angiography. Crit Care Med. 1997;25:1545-50.
58. Van De Water JM, Miller TW, Vogel RL, Mount BE, Dalton ML. Impedance cardiography: the next vital sign technology? Chest. 2003;123:2028-33.
59. Suttner S, Schollhorn T, Boldt J, Mayer J, Röhm KD, Lang K, et al. Noninvasive assessment of cardiac output using thoracic electrical bioimpedance in hemodynamically stable and unstable patients after cardiac surgery: a comparison with pulmonary artery thermodilution. Intensive Care Med. 2006;32:2053-8.
60. Sageman WS, Riffenburgh RH, Spiess BD. Equivalence of bioimpedance and thermodilution in measuring cardiac index after cardiac surgery. J Cardiothorac Vasc Anesth. 2002;16:8-14.
61. Koobi T, Kaukinen S, Turjanmaa VM. Cardiac output can be reliably measured noninvasively after coronary artery bypass grafting operation. Crit Care Med. 1999;27:2206-11.
62. Kaukinen S, Koobi T, Bi Y, Turjanmaa VM. Cardiac output measurement after coronary artery bypass grafting using bolus thermodilution, continuous thermodilution, and whole-body impedance cardiography. J Cardiothorac Vasc Anesth. 2003;17:199-203.
63. Levy RJ, Chiavacci RM, Nicolson SC, Rome JJ, Lin RJ, Helfaer MA, Nadkarni VM. An Evaluation of a Noninvasive Cardiac Output Measurement Using Partial Carbon Dioxide Rebreathing in Children. Anesth Analg. 2004;99:1642-7.
64. Spiering W, van Es PN, de Leeuw PW. Comparison of impedance cardiography and dye dilution method for measuring cardiac output. Heart. 1998;79:437-41.
65. Su NY, Huang CJ, Tsai P, Hsu YW, Hung YC, Cheng CR. Cardiac output measurement during cardiac surgery: esophageal Doppler versus pulmonary artery catheter. Acta Anaesthesiol Sin. 2002;40:127-33.
66. Sommers MS, Woods SL, Courtade MA. Issues in methods and measurement of thermodilution cardiac output. Nurs Res. 1993;42:228-33.
67. Ceneviva G, Paschall JA, Maffei F, Carcillo JA. Hemodynamic support in fluid-refractory pediatric septic shock. Pediatrics. 1998;102(2):e19.
68. Nilsson LB, Eldrup N, Berthelsen PG. Lack of agreement between thermodilution and carbon dioxide-rebreathing cardiac output. Acta Anaesthesiol Scand. 2001;45:680-5.
69. Odenstedt H, Stenqvist O, Lundin S. Clinical evaluation of a partial CO2 rebreathing technique for cardiac output monitoring in critically ill patients. Acta Anaesthesiol Scand. 2002;46:152-9.
70. Kotake Y, Moriyama K, Innami Y, Shimizu H, Ueda T, Morisaki H, et al. Performance of noninvasive partial CO2 rebreathing cardiac output and continuous thermodilution cardiac output in patients undergoing aortic reconstruction surgery. Anesthesiology. 2003;99:283-8.
71. Binder JC, Parkin WG. Non-invasive cardiac output determination: comparison of a new partial-rebreathing technique with thermodilution. Anaesth Intensive Care. 2001;29:19-23.
72. van Heerden PV, Baker S, Lim SI, Weidman C, Bulsara M. Clinical evaluation of the non-invasive cardiac output (NICO) monitor in the intensive care unit. Anaesth Intensive Care. 2000;28:427-30.

73. Rocco M, Spadetta G, Morelli A, Dell'Utri D, Porzi P, Conti G, et al. A comparative evaluation of thermodilution and partial CO2 rebreathing techniques for cardiac output assessment in critically ill patients during assisted ventilation. Intensive Care Med. 2004;30:82-7.
74. Baylor P. Lack of agreement between thermodilution and Fick methods in the measurement of cardiac output. J Intensive Care Med. 2006;21:93-8.
75. Rocco M, Spadetta G, Morelli A, Dell'Utri D, Porzi P, Conti G, et al. A comparative evaluation of thermodilution and partial CO2 rebreathing techniques for cardiac output assessment in critically ill patients during assisted ventilation. Intensive Care Med. 2004 Jan;30(1):82-7
76. Tachibana K, Imanaka H, Takeuchi M, Takauchi Y, Miyano H, Nishimura M. Noninvasive cardiac output measurement using partial carbon dioxide rebreathing is less accurate at settings of reduced minute ventilation and when spontaneous breathing is present. Anesthesiology. 2003 Apr;98(4):830-7
77. Mora B, Ince I, Birkenberg B, Skhirtladze K, Pernicka E, Ankersmit HJ, et al. Validation of cardiac output measurement with the LiDCO™ pulse contour system in patients with impaired left ventricular function after cardiac surgery. Anaesthesia. 2011;66:675-81
78. Vincent JL, Rhodes A, Perel A, Martin GS, Della Rocca G, Vallet B, et al. Clinical review: Update on hemodynamic monitoring - a consensus of 16. Critical Care. 2011;15(4):229.
79. Chamos C, Vele L, Hamilton M, Cecconi M. Less invasive methods of advanced hemodynamic monitoring: principles, devices, and their role in the perioperative hemodynamic optimization. Perioper Med. 2013;2(1):19.
80. Bendjelid K, Marx G, Kiefer N, Simon TP, Geisen M, Hoeft A, et al. Performance of a new pulse contour method for continuous cardiac output monitoring: validation in critically ill patients. Br J Anaesth. 2013 Oct;111(4):573-9.
81. Bubenek-Turconi SI, Craciun M, Miclea I, Perel A. Noninvasive continuous cardiac output by the Nexfin before and after preload-modifying maneuvers: a comparison with intermittent thermodilution cardiac output. Anesth Analg. 2013 Aug;117(2):366-72.
82. Fischer MO1, Coucoravas J, Truong J, Zhu L, Gérard JL, Hanouz JL, et al. Assessment of changes in cardiac index and fluid responsiveness: a comparison of Nexfin and transpulmonary thermodilution. Acta Anaesthesiol Scand. 2013 Jul;57(6):704-12.

CAPÍTULO 12
SEPSE E CHOQUE SÉPTICO

Eliézer Silva
Murillo Santucci Cesar de Assunção
Daniel de Backer

DESTAQUES

- O reconhecimento precoce possibilita a precocidade das intervenções, o que contribui diretamente para o sucesso do desfecho clínico, principalmente nos estágios de maior gravidade, o choque séptico.
- A interação entre o microrganismo e o hospedeiro para desenvolver sepse é complexa nos órgãos e nos tecidos, que resulta da excessiva inflamação ou imunossupressão, das alterações da coagulação, das disfunções da microcirculação e celulares que culminarão na lesão orgânica e na morte celular quando não tratadas precocemente.
- A interação entre coagulação e inflamação pode ser dividida em três partes. A primeira está associada à expressão de moléculas de adesão após a ativação endotelial; a segunda está relacionada com as plaquetas, que, após ativação, levam à liberação de fatores com atividades pró-coagulantes e pró-inflamatórias; a terceira ocorre pelas proteinases séricas da coagulação, que, pela via de receptores específicos, como receptores de proteinase ativados (PAR), receptores endoteliais de proteína C (EPCR), receptores efetores de protease celular (EPR-1), podem ativar células do sistema de coagulação e células inflamatórias. Além disso, controlam esses processos e a ligação deles com a angiogênese e a reparação tecidual.
- A hipotensão arterial é favorecida tanto pela vasodilatação arterial como pela venodilatação, que acarreta aumento da complacência venosa e, com isso, contribui para a diminuição do retorno venoso.
- Não se deve restringir esforços para treinar os profissionais de saúde para o reconhecimento precoce da sepse e do choque séptico.

INTRODUÇÃO

O termo septicemia é usado amplamente para definir um estado infeccioso generalizado, devido à presença de microrganismos patogênicos e suas toxinas na corrente sanguínea. A observação posterior de que o quadro da sepse também ocorria sem evidência de disseminação ou de persistência de microrganismos na corrente sanguínea, com comprometimento de órgãos a distância do foco infeccioso, e a caracterização dos mediadores inflamatórios somaram-se para evidenciar o papel do hospedeiro na sepse. Destacam-se, nesse contexto, as observações de W. Osler (1849-1919) de que os pacientes pareciam morrer mais da resposta do organismo do que da própria infecção.

A sepse causou profundo impacto na história da humanidade, ao manifestar-se em diferentes endemias e epidemias. Um dos exemplos mais ilustrativos é a epidemia da peste, que, na sua forma septicêmica, dizimou um terço da população europeia no século XIV. Menos alarmante que outrora, traz hoje, todavia, um enorme ônus para a população; estima-se em aproximadamente 20 a 30 milhões de casos anuais, com mortalidade superior a 50%, nas formas graves, associada ao diagnóstico tardio, particularmente em regiões menos favorecidas com carência de leitos de terapia intensiva.

Para tentar descrever melhor a gravidade da doença e para corroborar na uniformidade de sua denominação, o que é de suma importância para o desenvolvimento de estudos, em 1992, houve consenso sobre as definições de síndrome da resposta inflamatória sistêmica (SIRS), sepse, sepse grave e choque séptico liderado por Roger Bone.[1]

Sepse pode ser definida como a resposta inflamatória sistêmica decorrente de infecção confirmada ou presumida. Devido à alta sensibilidade e à baixa especificidade no tocante a gravidade da doença, muitas críticas têm sido feitas às definições do consenso de 1992.[2]

A definição de sepse, levando em consideração a presença de SIRS, apresenta três grandes problemas, conforme discutido por Vincent e colaboradores.

Primeiro, devido à alta sensibilidade dos critérios, mais de 90% dos pacientes internados em unidades de terapia intensiva (UTI) apresentam SIRS. Uma vez que vários pacientes não apresentam processo infeccioso, a SIRS pode ser decorrente de outras causas que não seja um foco infeccioso, como cirurgias de grande porte, pancreatite, grandes queimados e trauma.

Segundo, a capacidade de resposta inflamatória pelo hospedeiro é inerente ao foco infeccioso, o que auxilia na diferenciação entre infecção e colonização. Há situações em que, na ausência de uma resposta inflamatória na vigência de infecção, pode-se até caracterizar quadro de imunodepressão. Assim, uma simples infecção viral que poderia desencadear febre, taquicardia e até um pouco de hiperventilação não seria tão ruim, devido a associar-se à resposta do hospedeiro ao quadro infeccioso.

Terceiro, decifrar o mecanismo fisiopatogênico específico do desenvolvimento de SIRS pelo processo infeccioso, diferenciando-o daqueles que causam SIRS de causa estéril, como cirurgias de grande porte, pancreatite, grandes queimados e politrauma, tem sido um desafio.[2] Devido a essas dificuldades, em 2001 a revisão de consenso não obteve sucesso no aprimoramento das definições de 1992, as quais perduram até os dias de hoje (Quadro 12.1). Por se manifestar em diferentes estádios clínicos de um mesmo processo fisiopatológico é, para o médico, um de seus maiores desafios, uma emergência associada a elevadas taxas de morbidade e de mortalidade.

QUADRO 12.1. Conceitos e definições sobre sepse.

- Sepse é definida como uma disfunção orgânica ameaçadora a vida causada pela resposta exacerbada e desregulada do hospedeiro a uma infecção.
- Disfunção orgânica pode ser identificada como uma alteração aguda no SOFA escore > 2 pontos decorrente de uma infecção.
- O SOFA escore inicial pode ser considerado igual a zero naqueles pacientes que não se tem o conhecimento de disfunção orgânica previa.
- O SOFA escore > 2 pontos reflete um aumento de risco de morte em cerca de 10% na população geral com suspeita de infecção de um hospital. Mesmo em pacientes com discreta disfunção orgânica podem complicar e deteriorar o quadro clínico posteriormente, o que demonstra o quanto grave é esta condição e se enfatiza a necessidade de intervenções precoces e apropriadas.
- Para o leigo, sepse é uma condição ameaçadora a vida e que tem o risco aumentado quando a resposta do organismo a uma infecção passa a agredir os próprios tecidos e órgãos.
- Choque séptico é uma variante da sepse na qual as anormalidades circulatórias e celulares/metabólicas são suficientes acentuadas para aumentar o risco de morte substancialmente.
- Pacientes com choque séptico podem ser identificados com quadro de sepse que apresenta hipotensão persistente com necessidade de vasopressor para manter a pressão arterial média em 65 mmHg a despeito da ressuscitação adequada com fluidos, associado a hiperlactatemia > 2 mmol/L (18 mg/dL). Com estes critérios a mortalidade hospitalar aumenta em 40%.

MAP: *mean arterial pressure*; qSOFA: quick SOFA; SOFA: *sequential [Sepsis-related] organ failure assessment* (avaliação de falência sequencial de órgãos).

O reconhecimento precoce possibilita a precocidade das intervenções, o que contribui diretamente sobre o sucesso do desfecho clínico, principalmente nos estágios de maior gravidade, como a sepse grave e o choque séptico. A sepse não é uma doença da medicina intensiva, mas sim de qualquer especialidade médica, visto que pode acometer qualquer paciente.

Por isso, a necessidade da disseminação da informação principalmente entre médicos emergencistas, pois a maior parte dos pacientes admitidos em unidade de internação com sepse grave são atendidos pelo pronto-socorro. Nesse sentido, a revisão do conceito de sepse de 2001, publicada em 2003, enfatiza os diversos sinais de resposta sistêmica, em um paciente com infecção suspeita ou confirmada, que devem chamar a atenção para sepse, os quais muitas vezes já são manifestações de disfunções orgânicas.

Nessa revisão, os autores propõem ainda o conceito PIRO, em analogia com classificações utilizadas em oncologia, para entender que a sepse depende de fatores predisponentes do hospedeiro, da resposta à infecção e do agente infeccioso, e resulta na disfunção de órgãos (Quadro 12.2).[3]

QUADRO 12.2. O conceito PIRO.

Parâmetro		Clínica	Testes
P	"Predisposição"	Condições preexistentes que influenciam a chance de infecção, sepse, morbidade e sobrevida, como: idade, gênero, hormônios, etilismo, uso de corticosteroides, imunossupressão, polimorfismos genéticos.	Monitorização imunológica, fatores genéticos.
I	"Infecção" (insulto)	Tipo de microrganismo (padrão de sensibilidade), local da infecção.	Radiografia, tomografia computadorizada, bacteriologia.
R	"Resposta"	Mal-estar, temperatura, FC, FR e outras manifestações clínicas e laboratoriais de sepse.	Leucograma, PCR, PCT e TTPa modificado.
O	"Disfunção orgânica"	Quantidade de disfunções orgânicas, quais órgãos foram acometidos, escores de disfunção.	PaO_2/FiO_2, creatinina, bilirrubina e plaquetas, SOFA.

FC: frequência cardíaca; FR: frequência respiratória; FiO_2: fração inspirada de oxigênio; PaO_2: pressão arterial parcial de oxigênio; PCR: proteína C-reativa; PCT: procalcitonina; SOFA: *Sequential Organ Failure Assessment*; TTPa: tempo tromboplastina parcial ativado.

Em 2016 a segunda revisão das definições é realizada por uma força tarefa de renomados médicos apoiados pela Society of Critical Care Medicine e pela European Society of Intensive Care Medicine além de outras sociedades ao redor do mundo, inclusive a AMIB. Esta redefinição foi idealizada de forma robusta ao analisar banco de dados de hospitais com o objetivo de assegurar a melhor definição dentro da melhor prática clínica. De um modo geral, buscou-se aproximar o que se entendia por sepse, ou seja, uma síndrome caracterizada por disfunção orgânica ameaçadora a vida desencadeada pela resposta exacerbada do hospedeiro a um processo infeccioso.[4]

Apesar de muitas críticas serem realizadas a esta nova definição, sem dúvida é a que mais se aproxima da uniformização do que se entende por sepse: uma infecção grave desencadeando disfunção orgânica ameaçadora a vida. Importante salientar que na apresentação de infecção associada a discreta disfunção, esta deve ser abordada da mesma forma que uma disfunção de maior gravidade visto que se não tratada precocemente tem alto risco de culminar em morte pela evolução clínica desfavorável.

A retirada dos critérios de SIRS não exclui a importância dos mesmos no diagnóstico de infecção, porém não contribui para com a definição de sepse, visto que um entre cada oito pacientes com sepse podem não apresentar os dois critérios de SIRS.

Como forma de *screening* de pacientes com alto risco de morte, ou seja aqueles com maior probabilidade de evoluir a óbito, foram avaliados quais parâmetros poderiam contribuir para a identificação desta população, pelo emprego de técnicas estatísticas em bancos de dados de pacientes com diagnóstico de infecção. Para tanto foi criado o quick SOFA (qSOFA), que compreende a presença de dois dos três critérios a seguir: alteração do nível de consciência (Escala de coma de Glasgow < 13), pressão arterial sistólica < 100 mmHg e frequência respiratória > 22) Deve-se enfatizar que pacientes com suspeita de infeccao e com qSOFA positivo, ou seja pelo menos com dois dos três critérios, apresentam um alto riso de morte, e devem ser abordados prontamente. Entretanto esta ferramente não define sepse, porém ajuda no reconhecimento de pacientes graves. Mesmo em situações em que o grau de disfunção orgânica é leve quando se tem como primeira suspeita ser desencadeada por uma infecção, esta condição está asociada a um aumento da mortalidade intra-hospitalar de 10%.

Sepse e choque séptico são emergências, e o sucesso das intervenções com impacto no desfecho clínico é tempo-dependente. Quanto mais precoce o reconhecimento das disfunções orgânicas e o início das terapêuticas pertinentes, com o objetivo de reverter as disfunções instaladas e de evitar a progressão de novas disfunções orgânicas, maior chance de sobrevida dessa população de pacientes.[5]

EPIDEMIOLOGIA

A sepse apresenta maior taxa de mortalidade ao redor do mundo do que câncer de próstata, câncer de mama e AIDS juntos. Pode-se notar aumento significativo de sepse, na última década, de 8% para 13%, ao se observar número maior de internações hospitalares decorrentes da sepse do que decorrentes do infarto agudo do miocárdio (IAM).[6]

Nos Estados Unidos, algumas estimativas há 25 anos relatavam a ocorrência de 300 a 500 mil casos por ano, com uma letalidade entre 30% e 50%. A tendência tem sido de aumento da incidência com o tempo, passando de 164 mil casos (82,7/100.000 habitantes), em 1979, para 660 mil casos (240,4/100.000 habitantes) em 2000. Este estudo ainda correlacionou o número de disfunções orgânicas associadas à mortalidade, estimando que pacientes com menos de três disfunções orgânicas apresentaram melhor sobrevida.[7]

A tendência de crescimento do número de casos persiste até os dias atuais. Ainda nos EUA, Angus e colaboradores estimaram a ocorrência de 751 mil casos por ano, mais da metade apresentava comorbidades subjacentes e havia 21% de pacientes cirúrgicos.[8] Como se observa em vários estudos, as faixas etárias extremas são mais suscetíveis; os recém-nascidos pela imaturidade do sistema imunológico, e os idosos pela condição de senescência.

A maior proporção de casos ocorre após a sexta década de vida, e a incidência é muito baixa em pacientes jovens, com idade inferior a 40 anos. Assim, no estudo americano, a incidência também foi maior nos extremos de idade: de 5,3/1.000 habitantes nos menores de um ano, passando por incidências de 0,2/1.000 na faixa etária entre 5 e 14 anos, para 5,3/1.000 na faixa entre 60 e 64 anos, e aumentando para 26,2/1.000 nos maiores que 85 anos. A incidência média é de 3/1.000 habitantes ou 2,26/100 saídas de internações hospitalares.

O número de casos é maior nos indivíduos acima de 65 anos (58,3%), e entre os adultos jovens o número de casos tem aumentado quando associado à AIDS. A incidência vem crescendo cerca de 1,5% ao ano nos últimos anos. A idade média dos atingidos é de 63,8 anos e 49,6% são do gênero masculino.

Excluindo os casos de AIDS, a incidência se iguala entre os gêneros: 2,87/1.000 para o gênero masculino *versus* 2,83/1.000 para o feminino. Entre as mulheres, as infecções mais frequentes são aquelas do trato geniturinário; nos homens, são as respiratórias. A mortalidade geral encontrada foi de 28,6%, correspondendo a 9,3% de todas as mortes ocorridas nos EUA em 1995.

A taxa de mortalidade para o gênero masculino é de 29,3%, um pouco mais alta que a do gênero feminino, que é de 27,9%. Nos pacientes portadores de doenças preexistentes, a letalidade é maior, assim como nos pacientes clínicos e naqueles internados em centros de terapia intensiva, certamente por serem de maior gravidade. Os extremos de idade têm maiores taxas de mortalidade: nas crianças são de 10%, enquanto nos idosos, acima de 85 anos, sobem para 38,4%.

A letalidade também aumenta nos casos com maior número de disfunções orgânicas.[8] Além disso, os indivíduos que desenvolvem sepse em algum momento da vida já apresentam sobrevida menor ao longo dos anos, quando comparados com aqueles que não a desenvolveram, mesmo entre aqueles que não têm nenhuma outra comorbidade, conforme observado por Quartin e colaboradores.[9]

Vincent e colaboradores publicaram em 1995 o conhecido estudo EPIC, envolvendo 17 países da Europa Ocidental.[10] Os autores convidaram 1.417 UTI a participar de um estudo de prevalência de coorte (apenas 1 dia foi monitorizado). O estudo foi desenhado para se obter dados referentes à infecção (não necessariamente sepse), conforme critérios do *Centers for Disease Control and Prevention* (CDC). Cada infecção foi classificada como: a) adquirida na comunidade; b) adquirida no hospital e c) adquirida na UTI.

Os pacientes não foram classificados de acordo com a reunião de consenso American College of Chest Physicians/Society of Critical Care Medicine (ACCP/SCCM).[1] Pouco mais de 10 mil pacientes foram analisados, entre estes, 4.501 (44%) tiveram um ou mais episódios de infecção.

A infecção adquirida na comunidade acometeu 1.376 pacientes, enquanto a adquirida no hospital acometeu 975 pacientes e a adquirida na UTI acometeu 2.064 pacientes. A taxa de mortalidade variou entre as UTI e esteve relacionada à taxa de prevalência de infecção.

Após 14 anos, Vincent et al publicaram o estudo EPIC II, semelhante ao primeiro estudo, uma coorte de prevalência de um só dia, que envolveu 75 países ao redor do mundo. Participaram 1.265 UTI com 14.414 pacientes, com foco para análise de dados de 13.796 adultos com idade superior a 18 anos, e novamente os pacientes não foram classificados de acordo com a reunião de consenso American College of Chest Physicians/Society of Critical Care Medicine (ACCP/SCCM).

Entre os 13.796, 51% deles (7.087) foram considerados infectados e 71% (9.084) recebiam antimicrobianos. A infecção do trato respiratório foi a mais frequente, semelhante a outros estudos epidemiológicos, 64% (4.503), e o resultado das culturas se deu da seguinte forma: positivou-se em 70% (4.947) dos pacientes considerados infectados, 62% das culturas se positivaram com germes gram-negativos, 47% eram gram-positivos e 19% eram fungos.

A mortalidade nesta coorte foi significativamente maior entre os pacientes infectados, cerca de duas vezes mais do que aqueles que não apresentavam infecção (25% [1.688/6.659] *versus* 11% [682/6.352], respectivamente; $p < 0,001$), assim como a taxa de mortalidade hospitalar (33% [2.201/6.659] *versus* 15% [942/6.352], respectivamente; $p < 0,001$) (OR ajustado para o risco de morte hospitalar, 1,51; 95% intervalo de confiança, 1,36-1,68; $p < 0,001$).[11]

Alberti e colaboradores publicaram um estudo epidemiológico englobando 28 UTI da Europa.[12] Os autores avaliaram, em um ano de acompanhamento, 14.364 pacientes admitidos nessas UTI. O principal achado desse estudo foi que a incidência de infecção foi de 21,1%, e, nos pacientes que permaneceram na UTI por mais de 24 horas, a incidência foi de 18,9%, incluindo 45% dos pacientes infectados já na admissão na UTI.

Preencheram os critérios de sepse grave 944 pacientes (6,6% do total de pacientes), enquanto 1.180 pacientes preencheram os critérios de choque séptico (8,2% do total de pacientes). A taxa de mortalidade hospitalar variou de 16,9% nos pacientes não infectados a 53,6% naqueles com infecção adquirida no hospital. A taxa de mortalidade hospitalar dos pacientes com sepse ficou entre 44,8% e 67,9% (IC 95%) e dos pacientes com choque séptico entre 47,2% e 63,8% (IC 95%).[3]

Mais recentemente, um relato do CDC apontou que a incidência de sepse dobrou entre 2001 e 2008 nos EUA, com grande impacto na população mais idosa, com incidência por volta de 13 vezes maior na população com idade superior a 65 anos do que na inferior a esta idade. Dado importante é que a mortalidade nas hospitalizações por sepse ou em pacientes que desenvolveram sepse foi de 17%, em contraste com mortalidade de apenas 2% em pacientes sem esse diagnóstico.[13]

Em outros países, os números não diferem muito. Na Colômbia, em estudo com 10 hospitais de grandes centros, a taxa de incidência de sepse observada foi de 3,61 por 100 admissões por hospital, com idade média de 55 anos (± 21 anos) com prevalência do gênero feminino (51%). Entre os sítios de infecção, quando considerada a infecção adquirida na comunidade, o foco urinário foi o mais frequente (28%), seguido do trato respiratório (23%).

Quando consideradas as infecções hospitalares, o sistema respiratório foi responsável por 27% dos casos, enquanto o trato urinário teve prevalência de 20%. A mortalidade de sepse grave e choque séptico apresentou altas taxas, de 21,9% e 45,6%, respectivamente, apesar de apresentarem escore APACHE II de 11,5 ± 7 e SOFA escore de 3,8 ± 3.[14]

No Brasil, o estudo BASES mostrou, pela primeira vez, dados epidemiológicos mais consistentes e avaliou consecutivamente 1.383 pacientes admitidos em cinco grandes UTI em duas diferentes regiões do país.[15]

A mediana de idade foi de 65 anos e a taxa de mortalidade global foi 21,8%. O tempo médio de permanência de internados em UTI era de dois dias e a mortalidade geral ao final de 28 dias de acompanhamento era de 21,8%. A densidade de incidência foi de 57,9/1.000 pacientes-dia, e a sepse correspondia a 30,5 episódios/100 admissões em UTI. A sepse grave e o choque séptico corresponderam a 17,4 e 14,7 episódios/100 admissões em UTI, respectivamente.

A densidade de incidência foi maior na casuística brasileira em comparação à norte-americana, entretanto o estudo brasileiro incluiu apenas pacientes internados em UTI. Tiveram o diagnóstico de sepse um terço dos casos, que foi feito durante a internação nas UTI. Nos pacientes que permaneceram por mais de 24 horas internados, 88,8% apresentavam SIRS, 46,9% apresentavam sepse, 27,3% apresentavam sepse grave e 23% com choque séptico. A taxa de mortalidade global foi 21,8%, sendo para SIRS, sepse, sepse grave, choque séptico foi de 24,2%, 34,7%, 47,3% e 52,2%, respectivamente. A mortalidade dos casos de SIRS não desencadeada por foco infeccioso foi de 11,3%. A mortalidade foi maior, conforme a maior morbidade evidenciada pelo escore *Sequential Organ Failure Assessment* (SOFA). A principal fonte de infecção foi o trato respiratório.

Dados do estudo Sepse Brasil, conduzido pela Associação de Medicina Intensiva Brasileira, corroboram os dados do estudo BASES. Este estudo foi bem mais abrangente, com 75 UTI em todo o Brasil, e também mostrou que 17% dos leitos de terapia intensiva são ocupados por pacientes com sepse grave.

Resultados preliminares de um grande estudo conduzido pelo Instituto Latino-Americano de Sepse (ILAS), em parceria com a Associação de Medicina Intensiva Brasileira (AMIB), avaliou a incidência em amostragem representativa das UTI do país, cerca de 189 UTI distribuídas pelas regiões Centro-sul (CS): 78,2%, Nordeste (NE): 18,4%, Amazônica (AM): 6,0%, totalizando 2.643 leitos. Neste estudo foram incluídos 744 pacientes (CS: 76,1%, NE: 16,1%, AM: 7,8%), encontrando-se a prevalência de sepse grave/choque séptico de 28,1% e a mortalidade global de 54,5%. No tocante à sepse grave, a mortalidade foi menor que a encontrada nos pacientes com choque séptico, sem diferença entre regiões.[16]

Como destacado, a sepse está associada a elevadas taxas de incidência, de morbidade, de mortalidade, e também a elevados custos, diretos e indiretos.

Por essas razões, provedores de assistência à saúde, gestores, autoridades governamentais e companhias seguradoras têm focado suas atenções para estratégias no sentido de reduzir custos e o impacto social dessa doença. Considerando o sistema de saúde, UTI consomem significante quantia de recursos e têm sido frequentemente consideradas como alvo dos esforços para reduzir gastos com saúde.

Custos diretos de pacientes com sepse pode atingir 6 vezes mais do que pacientes de terapia intensiva sem sepse. De acordo com dados americanos, cada paciente séptico consome, durante hospitalização, cerca de US$ 25 mil, o que corresponde a US$ 17 bilhões anualmente.

Em paralelo, os custos indiretos também são extremamente elevados. Esses custos, também chamados de custos sociais, resultam da perda de produtividade associada ao absenteísmo ou à morte prematura. Geralmente são duas a três vezes maiores que os custos diretos.

Alguns estudos relataram os custos do tratamento de sepse. Por exemplo, Angus e colaboradores relataram custo hospitalar total de US$ 22.100,[8] enquanto Braun e colaboradores e Moerer e colaboradores relataram valores ainda mais elevados, variando entre € 23 e 26 mil por paciente tratado.[17-18]

CUSTOS DIRETOS DO TRATAMENTO DE PACIENTES SÉPTICOS: UMA EXPERIÊNCIA BRASILEIRA

Em 2005 foi conduzido o primeiro estudo prospectivo, multicêntrico no Brasil para se avaliar os custos do tratamento de pacientes sépticos em unidades de terapia intensiva. Vinte e uma UTI e 524 pacientes foram incluídos neste estudo.

O custo total mediano do tratamento da sepse nestas UTI foi de US$ 9.632 (*interquartile range* [IQR] 4.583-18.387; 95% CI 8.657, 10.672) por paciente, enquanto o custo mediano diário foi de US$ 934 (IQR 735-1.170; 95% CI 897, 963).

Em consonância com a literatura, o custo mediano diário por paciente foi significativamente mais elevado em não sobreviventes do que em sobreviventes (US$ 1.094 *versus* US$ 826, respectivamente, e $p < 0,001$). Observou-se também um padrão crescente dos custos nos primeiros dias tanto no grupo sobrevivente quanto não sobrevivente. No entanto, após o 3º dia, este padrão se manteve apenas nos não sobreviventes, uma vez que o padrão foi decrescente nos sobreviventes, indicando utilização crescente de recursos nos pacientes mais graves, tentando evitar o desfecho desfavorável.

Esses dados corroboram que pacientes menos graves e, por fim, sobreviventes utilizam recursos menos sofisticados até sua convalescência, sugerindo que aqueles que receberem precocemente tratamento adequado não evoluirão para disfunções orgânicas e terão custos de tratamento menores. Nesse contexto, intervenções baseadas em evidências científicas sólidas tendem a gerar pacientes menos graves, aumentando a possibilidade de sobrevida com menores custos alocados.

Outra informação bastante útil desse estudo foi a comparação entre hospitais públicos e privados. As medianas do escore SOFA, que descreve as disfunções orgânicas dos pacientes e indica gravidade, foram semelhantes entre os pacientes admitidos nos dois grupos de hospitais (7,5 e 7,1, respectivamente). No entanto, a taxa de mortalidade foi significativamente mais alta nos hospitais públicos (49,1% e 36,7%, respectivamente) e os custos dos tratamentos foram semelhantes (US$ 9.773 versus US$ 9.490, respectivamente). Esses dados sugerem uma maior eficiência dos processos nos hospitais privados e reforçam a necessidade de um programa nacional no sentido de padronizar a prática e de diminuir a heterogeneidade de como esses pacientes são tratados nas instituições brasileiras.

Em síntese, o tratamento de pacientes com sepse é bastante oneroso. Além disso, impõe custos indiretos bastante elevados com grande impacto social. Estudos de custo-efetividade são cruciais quando se planeja incorporar novas tecnologias, incluindo protocolos (processos), medicamentos e equipamentos.

A experiência de implementar protocolo gerenciado de sepse demonstrou ser extremamente benéfico com redução de risco absoluto de 18%, redução de risco relativo de 31,8% e número necessário de pacientes (NNT) para tratar igual a 5, além de ter um aumento em ganhos de anos em vida de 3,2 anos.[19]

FISIOPATOGENIA

A sepse e o choque séptico são resultados de uma interação entre os microrganismos infectantes e os vários elementos do hospedeiro, o que culmina primariamente a resposta inadequada do sistema imunológico do hospedeiro a um insulto infectante.

A alteração da resposta inflamatória resulta na perda do equilíbrio entre substâncias pró-inflamatórias e anti-inflamatórias, que pode ser decorrente da presença ou aquisição de mecanismos de virulência pelos microrganismos, da quebra de barreiras ou deficiências imunes do hospedeiro presentes, isolada ou conjuntamente, como ocorre frequentemente no ambiente hospitalar.

Esse desequilíbrio resulta no desenvolvimento de lesão ou disfunção orgânica, associado ao estado imunológico do hospedeiro, que pode ser um estado pró-inflamatório, como na síndrome da resposta inflamatória sistêmica (SIRS), misto, como na síndrome da resposta antagonista mista (*mixed antagonistic response syndrome* – MARS), ou predominantemente uma resposta anti-inflamatória, como na síndrome anti-inflamatória compensatória (*compensatory anti-inflammatory syndrome* – CARS).

A interação entre o microrganismo e o hospedeiro para desenvolver sepse é complexa; nos órgãos e nos tecidos ela resulta da excessiva inflamação ou imunossupressão, de alterações da coagulação, de disfunções da microcirculação e celular que culminarão na lesão orgânica e, por fim, na morte celular.

Em relação aos patógenos (bactérias, fungos ou vírus), eles devem ter capacidade de mobilidade, adesão, invasão e replicação no hospedeiro, associada à evasão dos mecanismos de defesa. Os patógenos bacterianos e não bacterianos apresentam uma série de mecanismos específicos que lhe conferem a capacidade para evadir os mecanismos de defesa e de proliferarem nos tecidos do hospedeiro.

Após a aderência dos patógenos na superfície epitelial, mecanismos de defesa do hospedeiro são ativados com o objetivo de suprimir a proliferação e de prevenir a invasão desses microrganismos na barreira epitelial. Entre esses mecanismos, incluem-se a secreção de camadas de muco, a descamação de células epiteliais, e a secreção de enzimas, como as lisoenzimas.

As características que conferem a virulência às bactérias são mais bem compreendidas do que os patógenos não bacterianos, como a presença de fímbrias, cápsula e secreção de toxinas e de enzimas. Essas características diferem entre as espécies, as classes e as cepas de bactérias.

No tocante às toxinas, são caracterizadas três classes funcionais. Os superantígenos produzidos por S. aureus ou Streptococcus viridans, que induzem a síndrome do choque tóxico, ilustram as do tipo I, que exercem seus efeitos tóxicos sem entrar nas células; as toxinas do tipo II incluem hemolisinas e fosfolipases – causam lesão da membrana celular, facilitando a invasão bacteriana e são utilizadas por diversas bactérias; as do tipo III são de natureza binária, com um componente de ligação à membrana celular e outro componente enzimaticamente ativo.

QUORUM SENSING

Para desenvolver infecção, não basta a bactéria evadir os mecanismos de defesa do hospedeiro, mas produzir fatores de virulência para facilitar a invasão. Assim a produção de fatores de virulência por apenas uma simples bactéria terá pouco efeito em estabelecer um processo infeccioso e muito menos de causar algum dano ao tecido. Entretanto uma densidade de população de bactérias, ou seja, uma colônia de bactérias é necessária para iniciar a desenvolver algum grau de infecção.

A densidade bacteriana crítica que inicia um processo infeccioso é chamada de quorum. As bactérias desenvolveram um sistema de comunicação intercelular que faz com que avaliem sua densidade populacional e se manifestem como dentro do meio em que se encontram como uma população, o que aumenta as chances de transporem as barreiras de defesa do hospedeiro e de estabelecer a infecção. Assim, a comunicação entre as bactérias, como se fossem comunidade dentro do meio em que se encontram, é chamada de *quórum-sensing system* (QSS).

O QSS está associado a genes bacterianos que, quando inativados, acarretam na perda de virulência bacteriana, a qual é recuperada após a inserção de plasmídeos. A capacidade de regular a expressão desses genes é realizada por um sistema de controle global que previne a expressão de fatores de virulência ou de proliferação excessiva quando a densidade populacional bacteriana for baixa, o que contribuiria para a prevenção prematura da detecção do patógeno pelo organismo.

Dessa forma, o QSS está envolvido na formação de biofilmes, regulando a densidade e o crescimento da população bacteriana, por exemplo na formação de abscessos de partes moles por S. aureus, que só ativa a produção de toxinas com atividade antifagocítica quando a densidade celular ativa os neutrófilos.

UPREGULATION DE GENES DE VIRULÊNCIA E AUMENTO DA EXPRESSÃO DE FATORES DE VIRULÊNCIA

Os QSS controladores de genes codificam fatores de virulência, como toxinas e adesinas. Isso ocorre pela codificação de transpossomos ou bacteriófagos que estão localizados em blocos de genes, os quais são caracterizados como ilhas de patogenicidade. Essas ilhas de patogenicidade representam regiões instáveis de DNA que podem ter suas sequências genéticas alteradas e resultar em alterações clínicas catastróficas pela expressão de fatores de virulência.

Assim, essas informações são obtidas como um conjunto e podem ser transferidas de uma bactéria à outra. A regulação da expressão dos fatores de virulência é fundamental para o patógeno e dá-se de forma coordenada por sistemas regulatórios, denominados regulon, que constituem um grupo de genes controlados por um regulador, que responde a um estímulo comum. Os fatores de virulência são importantes ao ajudar os patógenos a transporem as barreiras extraepitelial e epitelial e invadirem o tecido hospedeiro gerando a infecção.

O reconhecimento de patógenos e a decorrente ativação celular são fundamentais para o controle da infecção. Isso ocorre inicialmente pela ativação do sistema inato após o recrutamento de células inflamatórias ser desencadeado pela expressão dos fatores de virulência, o que provoca a interação entre o patógeno e o hospedeiro e gera o início da resposta inflamatória. Paradoxalmente, a resposta inflamatória do hospedeiro constitui também o substrato das alterações fisiopatológicas da sepse.

A diferenciação do microrganismo com o organismo do hospedeiro é representada pelo conceito criado por Charles Janeway de que isso ocorre pela mediação de um conjunto de receptores, chamado de receptores de reconhecimento de padrão (*pattern recognition receptors* – PRR), que detectam substâncias produzidas pelos microrganismos chamados de padrões moleculares associados ao patógeno (*pathogen-associated molecular patterns* – PAMP).

Entre os receptores de reconhecimento padrão se encontram *Toll-like* receptors (TLR), que formam uma classe de receptores e são divididos de acordo com as especificidades de reconhecimento dos PAMP (Figura 12.1). Entre os PAMP, existem moléculas relacionas aos patógenos, como os lipopolissacarídeos (LPS) presentes na membrana externa das bactérias gram-negativas.

Na sepse, vários PRR e PAMP estão envolvidos na resposta a infecções virais, fúngicas e bacterianas, incluindo TLR presentes na superfície celular (TLR1, TLR2, TLR4, TLR5 e TLR6), onde reconhecem produtos bacterianos, como ácido lipoteicoico, lipoproteínas e flagelina, e em compartimentos intracelulares (TLR3, TLR7 e TLR9) especializados na detecção de material genético de vírus e de bactérias (Tabela 12.1).[20]

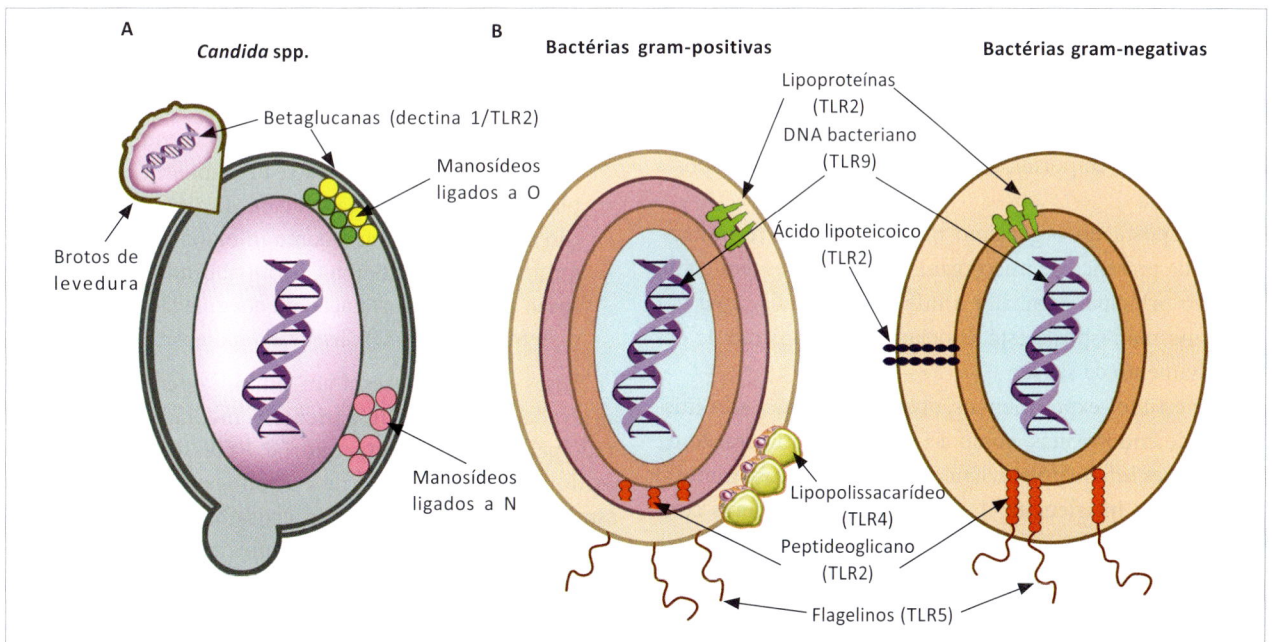

FIGURA 12.1. Reconhecimento dos patógenos pelos receptores *Toll-like*.

TABELA 12.1. PAMP e DAMP relevantes para a sepse.

	Espécies	Toll-like receptors
PAMP em bactéria		
Lipopolissacarídeos	Bactéria gram-negativa	TLR4
Ácido lipoteicoicos	Bactéria gram-positiva	TLR2
Peptideoglicanos	Maioria das bactérias	TLR2
Lipopolipeptídeos triacil	Maioria das bactérias	TLR1 ou TLR2
Lipopolipeptídeos diacil	*Mycoplasma* spp.	TLR2 ou TLR6
Porinas	Neisseria	TLR2
Flagelinas	Bactéria flagelada	TLR5
CpG DNA	Todas as bactérias	TLR9
Desconhecidos	Bactéria uropatogênica	TLR11
PAMP em leveduras		
Zymosan	*Saccharomyces cerevisiae*	TLR2 ou TLR6
Fosfolipomanana	*Candida albicans*	TLR2
Manana	*Candida albicans*	TLR4
Manosídeos ligados ao O	*Candida albicans*	TLR4
Betaglucanos	*Candida albicans*	TLR2
DAMP		
Heat shock proteins	Hospedeiro	TLR4
Fibrinogênio, fibronectina	Hospedeiro	TLR4
Hyaluronan (ácido hialurônico)	Hospedeiro	TLR4
Biglycans	Hospedeiro	TLR4
HMGB1	Hospedeiro	TLR4 TLR2

PAMP: *Pathogen-associated molecular patterns*; DAMP: damage-associated molecular patterns; HMGB1: *high mobility group* Box-1 *protein*.
Fonte: Modificada de van der Poll e colaboradores, 2011.[20]

Outros receptores que reconhecem produtos microbianos incluem os receptores ligantes de nucleotídeos e de domínio de oligomerização (*NOD-like receptors* – NLR), receptores geneinduzidos por ácido retinoico I (*RIG-I-like receptors* – RLR) e receptores de lectina do tipo C.

Os PRR podem também reconhecer produtos decorrentes da resposta inflamatória do hospedeiro, denominados padrões moleculares associados à lesão (*damage-associated molecular patterns* – DAMP), que se comportam como sinais de alarme ou de perigo, por exemplo: DAMP são as heat shock proteins e a proteína de alta mobilidade do grupo 1 (*high mobility group* Box-1 *protein* – HMGB1), que desempenham importante papel na regulação da resposta inflamatória.

A resposta do organismo mediada após o reconhecimento da presença de microrganismos invasores tem como objetivo principal combater a infecção instalada, uma vez que a mesma resposta está associada ao mecanismo de desenvolvimento da sepse.

Em estudos experimentais, observou-se que a administração de endotoxinas, como a LPS, gerava a liberação de mediadores inflamatórios, como o fator de necrose tumoral (TNF-α) e a interleucina-1 (IL-1). Esses mediadores contribuem para o desenvolvimento de disfunção orgânica, e a neutralização deles protege os animais do choque endotóxico.

Os mediadores inflamatórios atuam sobre o endotélio, o que proporciona várias alterações fisiopatológicas encontradas na sepse, e também contribuem para a ativação da cascata de coagulação. Entre as alterações:

1. Liberação de moléculas de adesão de neutrófilos nas células endoteliais, provocando acúmulo e extravasamento para o tecido;
2. Liberação de mediadores provocando vasodilatação e queda da pressão arterial;
3. Quebra de barreira e aumento da permeabilidade capilar, com edema intersticial;
4. Alterações da microcirculação que acarretam fluxo sanguíneo lento nos leitos capilares;
5. Indução de um estado pró-coagulante, com produção de fator tecidual da coagulação e de inibidor de ativador do plasminogênio, associados com diminuição da produção de anticoagulantes, como inibidor de fator tecidual, antitrombina e proteína C, contribuindo para hipoperfusão tecidual e instalação da coagulação intravascular disseminada (CIVD) observada na sepse.

Essas alterações resultam em hipoperfusão tecidual agravada pelo efeito citopático dos mediadores, caracterizado pela disfunção mitocondrial. Excesso de produção de óxido nítrico, monóxido de carbono, superóxido e outras espécies reativas de oxigênio causam lesão mitocondrial e comprometem o aproveitamento de oxigênio e a geração de energia para manutenção da homeostase celular (Figura 12.2).

Essas alterações endoteliais e subcelulares decorrentes da resposta inflamatória induzida pelo processo infeccioso

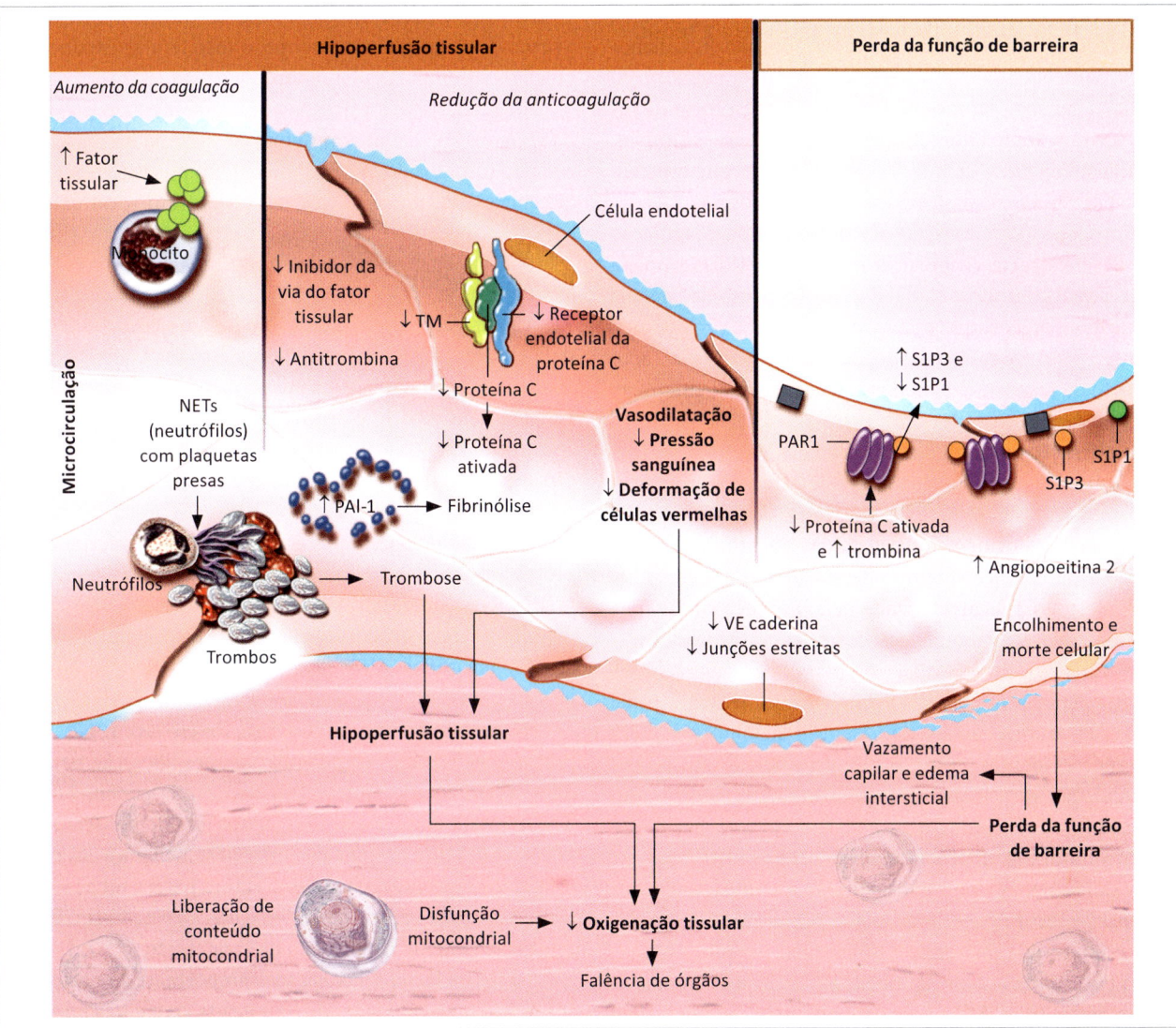

FIGURA 12.2. Mecanismos de disfunção orgânica, disfunção endotelial e da mitocôndria. A resposta inflamatória decorrente do foco infeccioso desencadeia alterações endoteliais, com liberação de mediadores inflamatórios que geram alterações de permeabilidade vascular e ativam o sistema da coagulação, o que culmina em um estado pró-coagulante (expressão de fatores pró-coagulantes e inibição de anticoagulantes). Desse modo, são formados microtrombos na microcirculação, associados às alterações vasculares, que contribuem para o comprometimento da perfusão tecidual e consequentemente da oxigenação celular. A perpetuação da hipoperfusão tecidual contribui para o desenvolvimento da disfunção mitocondrial que caracteriza a disfunção celular.

são o substrato da maioria dos fenômenos observados na sepse, como a síndrome do desconforto respiratório agudo (SDRA), coagulação intravascular disseminada (CIVD), insuficiência renal aguda (IRA) e a depressão miocárdica induzida pela sepse.

Os mecanismos de regulação da resposta inflamatória são complexos e cada vez mais bem compreendidos. Assim, a sinalização celular desencadeada pelo reconhecimento de PAMP pelos RRP tem diversos mecanismos de regulação negativa, entre eles a quinase associada ao receptor de IL-1 (IRAK) – M e a formação de homodímeros de fator nuclear – kappa B (NF-κB).

É crescente o interesse na regulação da inflamação no contexto da regulação neuroimune-endócrina. Observou-se que animais de experimentação submetidos a vagotomia apresentaram resposta inflamatória exacerbada e maior mortalidade após injeção de LPS ou indução de peritonite, enquanto a estimulação do vago foi protetora. Nessa via colinérgica anti-inflamatória, as terminações nervosas parassimpáticas liberam acetilcolina, que suprimem a produção de citocinas pelos macrófagos por meio dos receptores α7colinérgicos.

A inibição da resposta imune e inflamatória na sepse é caracterizada pela baixa produção de citocinas inflamatórias pelas células mononucleares do sangue periférico de pacientes com sepse, diminuição da expressão de HLA-DR pelos monócitos, falência de migração de neutrófilos para o foco infeccioso, aumento de apoptose e redução do número de linfócitos circulantes e no tecido.

Essas alterações podem resultar em imunossupressão e tornar o paciente suscetível a infecções por microrganismos menos patogênicos, como a *Pseudomonas aeruginosa* ou *Acinetobacter* spp., ou mesmo levar à recrudescência de infecções virais, como citomegalovírus e vírus herpes simples. A descrição de focos de infecção em pacientes que morrem com sepse seria mais uma evidência desse processo.

A progressão da ativação descontrolada da coagulação pode desenvolver a coagulação intravascular disseminada (CID), a qual contribuir com o desenvolvimento da falência de múltiplos órgãos, que está associado a pior prognóstico na sepse.[21] Esta progressão da doença está relacionada a acoplamento da resposta inflamatória, coagulação na microcirculação e disfunção endotelial.

As alterações na coagulação presentes na sepse podem ser tão discretas que só podem ser detectadas por marcadores sensíveis dos fatores de ativação da coagulação; ou podem ser mais evidentes e detectadas por diminuição da contagem de plaquetas, tempo de coagulação prolongado, ou até mesmo CID caracterizada pela presença simultânea de tromboses na microcirculação e em sangramentos profusos em vários locais.[22]

O paciente séptico com formas graves de CID pode apresentar manifestações de doenças tromboembólicas ou menos evidentes, como o depósito de fibrina na microcirculação, que se apresenta predominantemente como disfunção de múltiplos órgãos.[23-24] Devido à formação de microtrombos na microcirculação, ocorre obstrução do fluxo sanguíneo e, por conseguinte, há diminuição da oxigenação tecidual e celular, o que *per se* culmina no desenvolvimento de disfunção celular, que, perpetuando-se, evolui para síndrome de disfunção de múltiplos órgãos.

Em certas situações, o sangramento pode ser o principal sintoma, entretanto na CID frequentemente ocorre, simultaneamente, sangramento e trombose. O sangramento é decorrente do consumo e de subsequente exaustão dos fatores de coagulação e plaquetas, resultado da ativação descontrolada do sistema de coagulação.[25]

Qualquer lesão do endotélio ou sua ativação pela presença de citocinas podem ativar a cascata de coagulação e exacerbá-la. Esta cascata é constituída por várias proteases que são sequencialmente ativadas. As células têm papel importante na ativação da cascata, pois não só servem como superfície para amplificar a ativação, bem como são responsáveis pela produção de várias substâncias que estão envolvidas no processo.[26] Isto caracteriza uma ligação importante entre a resposta inflamatória e a ativação da coagulação, que se torna responsável pela perpetuação e pela manutenção do estado pró-coagulante. A persistência dessa associação gera um ciclo vicioso que pode levar a morte.

O fator tecidual (FT), a trombina, a proteína C (PC), os ativadores e inibidores da fibrinólise, e os receptores de proteases ativadas (PAR) são moléculas que têm sido demonstradas como fatores importantes na ligação entre inflamação e coagulação. Além dessas moléculas, ultimamente, com o avanço de pesquisa neste campo, o foco tem-se expandido a envolver micropartículas, apoptose e plaquetas.

No geral, há três principais vias que regulam a ativação da coagulação: via antitrombina, via sistema da proteína C, e via do inibidor do fator tecidual. Durante a ativação induzida pela sepse, todas as três vias encontram-se alteradas.

INTERAÇÃO ENTRE INFLAMAÇÃO E COAGULAÇÃO

A interação entre coagulação e inflamação pode ser dividida em três partes. A primeira está associada à expressão de moléculas de adesão após a ativação endotelial, por exemplo selectina-P, ICAM-1, VCAM-1, entre outras. A segunda está relacionada com as plaquetas, que após a ativação leva à liberação de fatores com atividades pró-coagulantes e pró-inflamatórias. A terceira ocorre pelas proteinases séricas da coagulação, que, pela via de receptores específicos, como receptores de proteinase ativados (PAR), receptores endoteliais de proteína C (EPCR), receptores efetores de protease celular (EPR-1), podem ativar tanto células do sistema de coagulação, como células inflamatórias. Além disso, controlam esses processos e a ligação deles com a angiogênese e a reparação tecidual.

Da mesma forma, as citocinas desenvolvem papel importante na ativação da coagulação após liberação pelas células inflamatórias como monócitos de interleucina-1 (IL-1), TNF e interleucina-6 (IL-6). Estudos têm demonstrado que o TNF apresenta ação na coagulação semelhante aos efeitos induzidos por endotoxinas, entretanto parece ter ação mais dirigida para os efeitos na anticoagulação e na fibrinólise do que propriamente na ativação da coagulação.[27-28]

A ação da IL-6 parece ser mais importante do que o TNF sobre a coagulação. Quando bloqueada, os efeitos induzidos pela endotoxina na ativação da coagulação são completamente eliminados em estudos experimentais.[29]

Corrobora para que a IL-6 atue diretamente no sistema de coagulação o fato de que em pacientes portadores de neoplasias que aumentam a excreção desta citocina apresentam aumento significativo de trombina.[30] A IL-1 parece ativar a coagulação na sepse, porém seus níveis séricos são somente detectados quando já houve a ativação. Isso gera dúvidas em relação ao papel da IL-1 sobre a coagulação. Em estudos experimentais, tem se demonstrado que existe aumento da expressão do FT após a infusão de IL-1. Em humanos, ao tentar bloquear a IL-1, o que se encontrou foi uma redução da síntese de trombina.[31-33]

Entre as proteinases séricas da coagulação, a trombina tem ação interessante no que diz respeito a estimular a coagulação e na modulação inflamatória. Em relação à ação na coagulação, a trombina é liberada em nanomolares pela estimulação do fator Xa – esta pequena concentração de trombina é suficiente para iniciar ativação dos PAR1 presentes nas plaquetas e também ativar os PAR-4, levar à ativação dos fatores V e VIII em suas formas ativadas e conectar-se a trombomodulina endotelial.

Com a continuidade da ativação do sistema de coagulação, a formação de trombina se dá pela conversão da protrombina mediada pela protrombinase, que é um complexo formado pelos fatores Xa e Va, Ca^{+2} e fosfolipídeos. Posteriormente a trombina atua no processo da formação e da estabilização dos polímeros de fibrina pela ativação do fibrinogênio, bem como pela ativação do inibidor da fibrinólise mediado pela trombina.[34] Dessa forma, ocorre alterações na microcirculação, com a formação de microtrombos pelo estado pró-trombótico decorrente da resposta inflamatória, o que propicia o desenvolvimento de disfunção celular secundária à disfunção da microcirculação.

Em relação à modulação inflamatória, a trombina pode levar à expressão de citocinas pró-inflamatórias pelas células endoteliais, como a IL-1, e também acentua sua ação quando liberada pela indução de endotoxinas,[35] IL-6 e IL-8.[36] Leva à clivagem ao se ligar aos PAR-1, in vitro.[37-38]

Além disso, também tem a capacidade de se ligar aos PAR-3 e 4 por apresentarem receptores. Os PAR estão presentes em vários locais, como células mononucleares, células endoteliais, plaquetas, fibroblastos e células musculares lisas.[39-40] Quando se conectam à trombina, levam à liberação de várias citocinas inflamatórias.

Ao ativar os PAR presentes nas células endoteliais, ocorre liberação de IL-6, IL-8, fator de crescimento tecidual (TGF-β), micropartículas – 1 (MCP-1), fator de crescimento derivado das plaquetas (PDGF), ICAM-1 e P-selectina. Quando ligados ao PAR-1 presente em monócitos e macrófagos, aumenta a adesividade destas células e aumenta a síntese de IL-1, TNF, IL-6, MCP-1 e IL-10, com inibição da liberação de IL-12. Em relação ao PAR-2, também presente nestas células, leva a aumento da síntese de IL-1, IL-6 e IL-8.[41-42]

Existe uma camada sobre o endotélio chamada de glicocálix, que ultimamente tem sido alvo de estudos. Essa camada é protetora e atua tanto na coagulação como na inflamação. Quando ocorre ruptura desta camada, leva ao aumento da geração de trombina e da agregação plaquetária em questão de minutos.[43]

APRESENTAÇÃO CLÍNICA

O diagnóstico de sepse e de choque séptico é clínico. Conforme o conceito apresentado no Quadro 12.1, a síndrome apresenta um quadro dinâmico. A presença de febre ou hipotermia, taquicardia, taquipneia, leucocitose ou leucopenia, e ainda a presença de células imaturas no sangue periférico, na presença de um foco infeccioso definido ou presumido, são as manifestações e os sinais da sepse.

A febre é um sinal comum na sepse, mas pode não estar presente. A hipotermia ocorre em 10% a 15% dos pacientes, sendo este um sinal de mau prognóstico. Taquicardia, taquipneia e leucocitose com desvio à esquerda também são sinais inespecíficos que podem estar presentes em choques hipovolêmicos e cardiogênicos. Importante salientar que alguns pacientes podem estar evoluindo com sepse, sem necessariamente apresentar SIRS associado. Isso é importante pois pacientes podem ter disfunção orgânica decorrente de um foco infeccioso sem acompanhar dos critérios clássicos de SIRS.

Com o passar dos anos e a disseminação da informação, nos dias de hoje, há aumento do diagnóstico de sepse.[44] A hipovolemia que se instala na sepse está associada a vários fatores, como perda da relação conteúdo: continente decorrente da venodilatação, o que leva a um estado de hipovolemia relativa; devido ao aumento da permeabilidade vascular, ocorre extravasamento para o interstício; aumento das perdas insensíveis tanto pela febre como pela taquipneia; e por fim pela diminuição da ingesta hídrica, que ocorre pelo quadro de prostração do indivíduo.

A hipotensão arterial é favorecida tanto pela vasodilatação arterial como pela venodilatação, que acarreta aumento da complacência venosa, e com isso contribui-se para a diminuição do retorno venoso. Além das alterações nos vasos decorrente da ação de mediadores inflamatórios, estes também contribuem para o desenvolvimento da disfunção miocárdica induzida pela sepse, a qual pode contribuir e intensificar a hipotensão arterial.

Muitos dos sinais clínicos e laboratoriais a serem pesquisados definem a presença de disfunções orgânicas (Quadro 12.3). Deve-se entender disfunção orgânica como um fenômeno dinâmico que depende tanto da gravidade e da evolução da doença, quanto das intervenções terapêuticas a serem adotadas com o objetivo de revertê-las e de inibir sua progressão. Dessa forma, deve-se avaliar constantemente a evolução dessas disfunções para poder perceber se o tratamento

QUADRO 12.3. Critérios para diagnóstico de disfunção orgânica na sepse.

Sistema	Variáveis
Cardiovascular	Necessidade de vasopressor, PAS ≤ 90 mmHg ou PAM ≤ 65 mmHg após ressuscitação volêmica adequada
Respiratória	Injúria pulmonar aguda levando à hipoxemia: • Foco infeccioso extrapulmonar – $PaO_2/FiO_2 < 250$ • Foco infeccioso pulmonar – $PaO_2/FiO_2 < 200$
Renal	Diurese < 0,5 mL/kg/h por pelo menos duas horas, mesmo após ressuscitação volêmica, ou creatinina > 2,0 mg/dL
Hepática	Bilirrubina total > 2,0 mg/dL. Alterações da coagulação (RNI > 1,5 ou TTPa > 60 s)
Hematológica	Plaquetas < 100.000/mm³ ou queda de 50% ou mais nas últimas 72h
Metabólica	Lactato plasmático acima dos valores da normalidade

Fonte: De acordo com Dellinger e colaboradores, 2013.[45]

está sendo eficaz ou não. Persistência e/ou agravamento das disfunções indicam falência do tratamento, o qual deve ser revisto incluindo controle adequado do foco infeccioso.

A identificação de sepse deve desencadear o início das intervenções sistematizadas pelas diretrizes da Campanha Sobrevivendo à Sepse (*Surviving Sepsis Campaign* – SSC).[45] Enfatiza-se que as diretrizes contemplam os casos de sepse e de choque séptico, mas, nas situações em que o paciente apresente apenas um quadro infeccioso ou mesmo uma resposta mais exacerbada, ou seja, apenas sepse, não se deve deixar de prescrever os antimicrobianos.

É importante também orientar os pacientes quanto a sinais e sintomas de alerta para procurarem rapidamente o serviço médico caso apresentem piora clínica. Um dos objetivos realizados pelas campanhas lideradas pela Global Sepsis Alliance no dia mundial da sepse, 13 de setembro, é a sensibilização e conscientização do público leigo.[46]

DIAGNÓSTICO
RECONHECIMENTO PRECOCE

A busca ativa de pacientes com sepse é mandatória para prover o reconhecimento precoce e por conseguinte o início da abordagem precoce desta população de pacientes com alto risco de morte. O treinamento da equipe multiprofissional no reconhecimento de pacientes com disfunção orgânica ou com grande risco de desenvolvê-las é crucial para a redução da mortalidade. Ao longo dos anos, após a implementação de estratégias de reconhecimento precoce, bem como a sistematização do atendimento da sepse, pode-se perceber que esses pacientes, no momento em que são reconhecidos, apresentam menor gravidade (Figura 12.3).[19,47-48]

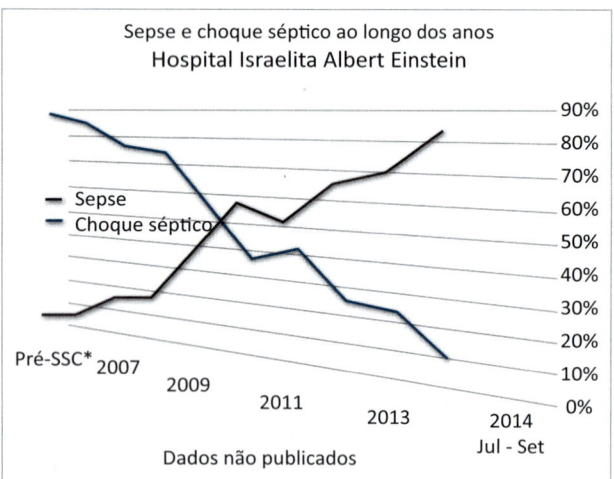

FIGURA 12.3. Incidência de choque séptico e de sepse ao longo dos anos no Hospital Israelita Albert Einstein.
* *Surviving Sepsis Campaign*.

Em 2004, a publicação das diretrizes da SSC contemplava dois pacotes, o pacote de seis horas e o pacote de 24 horas.[49-50] Após nove anos da primeira publicação, a segunda revisão foi publicada[45] e devido a vários estudos pode se definir que a fase mais importante na abordagem do paciente com sepse é o reconhecimento precoce seguido da aplicação do pacote de seis horas.

Das orientações do pacote de 24 horas, a única intervenção com impacto na sobrevida e na diminuição da mortalidade é a estratégia protetora de ventilação mecânica – uma vez que, em relação às outras três intervenções que contemplavam esta fase: a proteína C ativada foi excluída, inclusive retirada do mercado; o controle glicêmico mostrou ser importante, mas não o suficiente para ter impacto na sobrevida; e o uso de baixas doses de corticosteroide ainda tem definido seu real papel na luz dos dias de hoje.

No Brasil, o ILAS é o responsável pela campanha e por informações científicas e protocolos de implementação, que podem ser obtidos nos sites www.ilas.org ou www.sepsisnet.org.

INTERVENÇÕES TERAPÊUTICAS
PACOTE SEIS HORAS

Desde o início da campanha Sobrevivendo à Sepse, aprende-se que o tratamento da sepse apresenta seis pilares importantes, que compõe o Pacote de seis horas:

1. Reconhecimento precoce.
2. Coleta de culturas.
3. Coleta de lactato.
4. Antibioticoterapia da primeira hora.
5. Fluidoterapia.
6. Ressuscitação precoce guiada por metas.

Triagem para sepse e processo de melhoria contínuo na abordagem

Não se deve restringir esforços em treinar os profissionais de saúde para o reconhecimento precoce da sepse e do choque séptico. Protocolos de triagem e busca ativa são fundamentais para o sucesso do início precoce do tratamento, principalmente no primeiro atendimento, pois grande parte dos pacientes com sepse são admitidos pelo pronto-socorro.

Entretanto, as equipes que atuam nas unidades de internação hospitalar também devem ser treinadas para a vigilância de potenciais pacientes e para o reconhecimento de pacientes que estão apresentando sinais e sintomas de disfunção orgânica. Nas instituições em que há time de resposta rápida, os casos de suspeita devem ser acionados para avaliação do potencial paciente com o objetivo de não perder oportunidades de tratamento precoce.

Processos de melhoria contínua para manter o tônus e a motivação da equipe são fundamentais para manutenção do protocolo. Esses processos devem encorajar toda equipe a melhorar a *performance* no reconhecimento precoce e no início rápido da terapêutica para pacientes com sepse. Pode-se obter informações de como implementar as diretrizes nas instituições pelo site www.survivingsepsis.org e no Brasil na página do ILAS, que representa e faz parte do comitê na América Latina (www.sepsisnet.org ou www.ilas.org).

Coleta de lactato

O lactato é um marcador de disfunção orgânica, gravidade e prognóstico e também orienta a terapêutica a ser instituída.[51-53] A presença de hiperlactatemia, por si, já demonstra a gravidade desse paciente. Pacientes que apresentam valores intermediários, entre 2,1 e 3,9 mmol/L de lactato, podem ter risco de morte quase 2,5 vezes maior, e aqueles com valores superiores a 4 mmol/L podem ter aumento de até cinco vezes o risco de morte.[51]

Nos casos em que o paciente apresente hiperlactatemia, deve ser considerada a infusão inicial de solução cristaloide (30 mL/kg), pois, na fase aguda, a hiperlactatemia deve ser abordada como sinal de hipoperfusão até que se prove o contrário, de acordo com a monitorização e a evolução do caso.

Nessa situação, é importante lembrar do conceito de hipoperfusão tecidual oculta, em que, mesmo na ausência de alterações de parâmetros, por exemplo hipotensão arterial, a hiperlactatemia nos casos agudos é um alarmante do distúrbio de perfusão tecidual.[54] Após a infusão inicial de fluidos, nova mensuração do lactato deve ser realizada, pois aqueles que evoluírem com clareamento do lactato de pelo menos 10%, nas primeiras seis horas, apresentam um prognóstico melhor.[52,55]

É sugerido que se realize esta nova dosagem após três horas da infusão inicial de fluidos, e que se repita ao final das seis horas. A monitorização dos níveis de lactato é importante, pois auxilia na condução do caso e na necessidade de incremento de fluxo, para adequar a perfusão tecidual, e contribui para o entendimento do quadro.

Na segunda coleta, caso apresente níveis superiores à primeira, deve se tomar o cuidado de reavaliar posteriormente; considera-se a evolução clínica, visto que este nível aumentado pode sugerir uma lavagem (*washout*) do lactato, isto é, com a melhora da perfusão tecidual, há uma lavagem do lactato na periferia, e ainda não houve tempo suficiente para ser depurado. Entretanto, quando isso ocorre, é difícil assegurar que seja realmente apenas *washout*; para se ter certeza, deve ser feita uma reavaliação ao final das seis horas associada ao acompanhamento clínico.

A otimização da perfusão (fluxo e oxigenação) é fundamental para tal raciocínio, pois, se houver persistência da elevação dos níveis de lactato, mesmo após o incremento da oferta de oxigênio, provavelmente a hiperlactatemia não é decorrente de baixo fluxo e deve estar associada a alterações relacionadas a sepse, como disfunção da enzima piruvato desidrogenase, que faz a conversão de piruvato em acetil-COA para entrada no ciclo de Krebs, ou pela saturação das mitocôndrias celulares em decorrência do aumento da glicólise para manter a produção energética em detrimento da demanda metabólica.[56]

Sugere-se que a hiperlactatemia seja normalizada o mais precoce possível.[45] Com os estudos PROCESS,[57] ARISE,[58] e PROMISE[59] a indicação da terapia de ressuscitação precoce dirigida por metas nos casos de hiperlactatemia maior ou igual a 4 mmol/L, na ausência de choque séptico, não parece ter impacto no desfecho clínico.

Isso justificaria a não inserção de acesso venoso central e por consequente a otimização dirigida por metas, tendo como meta final a otimização da saturação venosa central ($SvcO_2$) em 70%. Entretanto, nos casos em que o paciente não evolui de forma satisfatória com o clareamento dos níveis de lactato, ou por outras complicações clínicas, pode-se ter como opção a inserção de acesso venoso central e realização de monitorização e otimização de forma adequada com o objetivo de adequar a oxigenação tecidual à demanda metabólica. É importante enfatizar que essas intervenções não devem ser tardias, pois, quando instituídas tardiamente, estão associadas com piora do desfecho clínico, inclusive podendo aumentar o risco de morte nesta população de pacientes graves.[60-62]

Coleta de culturas

Assim que houver a identificação do paciente com sepse grave, as hemoculturas devem ser coletadas antes do início dos antimicrobianos. É recomendado que seja coletado de dois a três pares de amostras de hemoculturas, com diferentes sítios de punção, sem a necessidade de aguardar intervalos entre a coleta das amostras ou pico febril.

Quando indicada, as outras culturas pertinentes, como urina, liquor, líquido ascítico, líquido pleural, não devem atrasar o início dos antimicrobianos. Isto significa poder aguardar até 45 minutos para realizar coleta de culturas pertinentes e não atrasar o início do uso de antibiótico da primeira hora. Por exemplo, um indivíduo apresenta suspeita de o foco infeccioso ser urinário e sepse; deve-se realizar prontamente a coleta das amostras de hemoculturas e aguardar o tempo máximo de 45 minutos para coletar a amostra de urina para realizar a cultura. Caso o indivíduo não apresente diurese, administra-se a dose dos antimicrobianos e coleta-se posteriormente a amostra de urina para realizar a cultura.

Antibióticos da primeira hora

Na sepse e no choque séptico, deve-se realizar a administração intravenosa de esquemas de antimicrobianos dentro da primeira hora após o reconhecimento. O esquema terapêutico deve ser de amplo espectro considerando-se foco infeccioso, local de aquisição da infecção e riscos relacionados ao paciente, por exemplo imunodeprimidos ou portadores de cateter de longa permanência. Assim a escolha do esquema de antimicrobianos deve ser individualizada.

Encorajam-se as instituições para que tenham protocolos e recomendações dos esquemas de antimicrobianos realizados pela comissão de controle de infecção hospitalar (CCIH) local. Isso tem como objetivo ajustar as recomendações dos antibióticos para tratar infecções associadas aos cuidados da saúde, de acordo com a prevalência da flora bacteriana em cada setor do hospital, por exemplo esquemas de antimicrobianos para infecções adquiridas dentro da UTI e em outras unidades de internação.

Os antimicrobianos devem estar prontamente disponíveis para o uso. Assim, é importante a comunicação entre os setores responsáveis que assistem os pacientes (UTI, pronto-socorro, CCIH, unidade de internação) e os responsáveis pela farmácia para alinhar a melhor estratégia para a rápida dispensação dos medicamentos.

Algumas perguntas básicas devem ser respondidas antes para auxiliar na escolha correta do esquema terapêutico. De início, é necessário saber se a infecção foi adquirida na comunidade ou dentro do hospital. Em seguida, saber se há foco identificável, pois, dependendo do sítio da infecção, haverá variação nos tipos de microrganismos envolvidos, bem como na escolha de determinados antimicrobianos, devido à penetração do mesmo no local. Nos locais onde há flora, como na pele e mucosas, é importante saber se houve, ou não, lesão local que justifique invasão bacteriana.

Depois, importam as comorbidades, os tratamentos e as manipulações realizadas. Procedimentos feitos em locais com flora normal ou hospitalar podem propiciar a invasão bacteriana por lesão local, como no caso da cistoscopia ou do cateterismo venoso. Os tratamentos imunossupressores, como a quimioterapia do câncer, que podem levar a lesões em mucosas de orofaringe e intestino, também podem propiciar a translocação bacteriana. Posteriormente, convém saber se o paciente já se encontrava em uso de algum antibiótico, pois, em caso positivo, provavelmente o microrganismo em questão será resistente a esse antibiótico. Em seguida, é necessário caracterizar se a doença de base cursa no momento da sepse com alguma falência orgânica, já instalada, que poderia influir na farmacocinética dos antimicrobianos a serem empregados, porém lembra-se que a primeira dose, ou seja, a dose total das primeiras 24 horas de terapia deve ser plena sem correção ou ajustes baseados na presença de disfunções orgânicas.

A partir dessas considerações, escolhe-se o esquema terapêutico empírico. Nessa população de pacientes graves, deve-se procurar usar dose máxima dos antibióticos, e a dose – como já citado –, nas primeiras 24 horas, deve ser plena, além de se realizar correção pela presença das disfunções orgânicas, que, frequentemente, baseiam-se na combinação de antibióticos.

O uso de combinações de antimicrobianos tem por objetivo ampliar o espectro de ação antibacteriano, o que permiti obter associações com efeitos sinérgicos ou aditivos; cobertura ampla para diversos tipos de bactérias, como bactérias gram-positivas e gram-negativas e anaeróbias; e, por fim, prevenir o aparecimento de cepas resistentes.

A utilização de antibioticoterapia empírica na sepse comprovadamente reduz a mortalidade e a morbidade.

O regime antimicrobiano deve ser reavaliado diariamente com o objetivo de descalonamento, conforme os resultados das culturas realizadas e do antibiograma. Isso visa prevenção do desenvolvimento de resistência, redução de toxicidade e redução de custos. Além disso, o antibiograma deve trazer também a concentração inibitória mínima (*minimum inhibitory concentration* – MIC), a qual é importante e deve ser avaliada para a escolha do antimicrobiano de melhor eficácia com o menor MIC.

O uso de esquema empírico de antimicrobianos não deve se estender por mais de três a cinco dias, assim, tão logo seja possível, deve-se optar pela monoterapia ao realizar o descalonamento. Caso a evolução não seja favorável após 48 a 72 horas de tratamento empírico, impõe-se a reavaliação do esquema introduzido e deve-se considerar a possibilidade da ampliação do espectro antimicrobiano.

Nas situações em que houver a suspeita de infecção fúngica, o agente antifúngico de escolha inicial pode ser qualquer um dos fármacos presentes na classe das equinocandinas (caspofungina, micafungina, anidulafungina). Essas drogas têm indicação aprovada para tratamento de casos com candidemia grave. Mas deve-se estar atento para os casos em que o foco infeccioso for urinário, pois as equinocandinas não são excretadas pela via renal, e nesses casos opta-se por fluconazol ou anfotericina.[63-64]

Vários fatores podem corroborar para o insucesso terapêutico, entre eles: o atraso no início da antibioticoterapia; diagnóstico incorreto da infecção; microrganismos resistentes; erro na interpretação do antibiograma por efeito do tamanho do inóculo; uso incorreto dos antimicrobianos (dose, via, frequência); uso de antibióticos bacteriostáticos em infecções que requerem bactericidas (meningites, endocardites, neutropênicos); antagonismo entre antibióticos; superinfecção causada por bactérias resistentes ou fungos; más condições de tratamento do local de infecção (abcessos não drenados, corpos estranhos não removidos); entre outros.

A antibioticoterapia não deve ser mantida por tempo prolongado, em geral não superior a 7 a 10 dias, mas pode ser exceção em alguns casos com resposta lenta à terapia, foco infeccioso não drenado, bacteremia por *Staphilococcus aureus*, algumas infecções fúngicas ou virais, imunodeprimidos, incluindo os neutropênicos.

Quando o paciente apresentar como foco provável de infecção da sepse ou choque séptico, acesso venoso vascular, este deve ser retirado prontamente após a inserção de novo dispositivo.

É sugerido o seguimento com biomarcador tipo procalcitonina e similares, para auxiliar na suspensão dos antimicrobianos quando apresentam níveis baixos. Nos casos de infecção viral, os níveis de procalcitonina não se elevam, o que pode contribuir para a decisão terapêutica, mas sempre se associam ao quadro clínico do paciente.

Nas situações em que houver suspeita de infecção viral, o início dos agentes antivirais deve ser tão rápido quanto os antimicrobianos, e a pesquisa deve ser realizada prontamente. Com o resultado negativo dos marcadores de infecções virais, a suspensão dos antivirais deve ser realizada.

Fluidoterapia inicial

Nos pacientes que apresentarem hipotensão, hiperlactatemia, sinais de desidratação ou hipovolemia, deve-se iniciar infusão de solução cristaloide na dose de 30 mL/kg como alíquota inicial nas primeiras três horas de atendimento. A velocidade de infusão deve ser baseada de acordo com a tolerância de cada paciente, entretanto é importante lembrar que alguns pacientes precisarão receber alíquotas maiores e também em tempo inferior a três horas de acordo com a gravidade.

O tipo de fluido considerado como primeira escolha são os cristaloides. Em relação aos cristaloides, ainda não há dados na literatura, para definir a preferência entre os balanceados e os não balanceados. Recomenda-se ter cuidado na administração de grandes alíquotas de solução cristaloide não balanceada, devido ao risco importante de desenvolvimento de acidemia hiperclorêmica,[65] além do grande tempo que pode levar para realizar toda a excreção da alíquota ofertada.[66]

No tocante aos coloides, os proteicos, como a albumina, podem ser utilizados nos casos em que já foram infundidos grandes alíquotas de fluidos, cristaloides, e o paciente ainda pode se beneficiar de outras alíquotas.[45] Os estudos demonstram que o uso de albumina não está associado ao aumento do risco de morte, bem como demonstra-se seguro o seu uso nesta população de pacientes graves.[67] O uso de coloides não proteicos, como as soluções com hidroxietilamido, não é recomendado como expansor plasmático na sepse, pois está associado ao aumento do risco de morte e de insuficiência renal.[45,68]

Ressuscitação precoce dirigida por metas

Os pacientes com indicação à submissão de ressuscitação precoce dirigida por metas são aqueles que apresentam valores de lactato maior ou igual a 4 mmol/L (36 mg/dL) ou que evoluem com choque séptico, ou seja, hipotensão refratária à infusão inicial de fluidos com necessidade de vasopressor para manutenção da pressão de perfusão tecidual.

Como discutido, os casos com hiperlactatemia superior a 4 mmol/L (36 mg/dL) sem hipotensão refratária a fluidos podem ser acompanhados pelo clareamento do lactato, sem a necessidade de inserção de acesso venoso central para otimização da $SvcO_2$.

A ressuscitação dirigida por metas utiliza parâmetros para guiar o restabelecimento do conteúdo intravascular, da pressão de perfusão e da perfusão tecidual, ao utilizar parâmetros como a pressão venosa central (PVC), pressão arterial média (PAM), débito urinário, $SvcO_2$ e clareamento de lactato, respectivamente (Figura 12.4). É necessária a in-

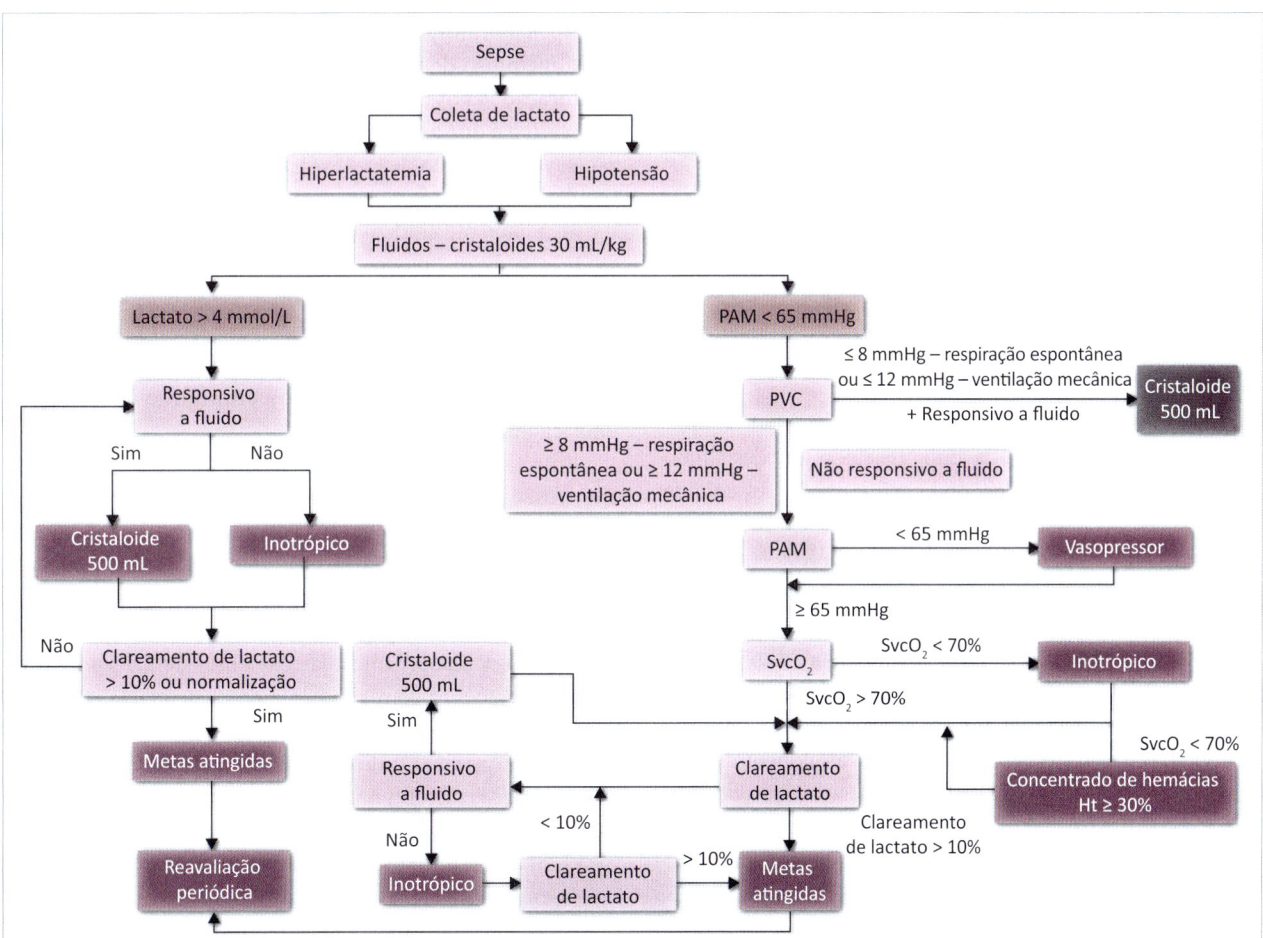

FIGURA 12.4. Algoritmo da ressuscitação dirigida por metas em pacientes com sepse.

PVC: pressão venosa central; PAM: pressão arterial média; $SvcO_2$: saturação venosa central de oxigênio.

Fonte: Modificada de Rivers e colaboradores, 2001.[53]

serção de cateter venoso central para monitorização da PVC e da $SvcO_2$; nos casos de choque séptico, há necessidade da instalação de linha arterial para monitorização contínua da pressão arterial média.

A PVC deve ser otimizada pela infusão de fluidos, com indicação inicial de soluções cristaloides, com a meta a ser atingida entre 8 e 12 mmHg (10 a 16 cmH_2O) para pacientes em respiração espontânea e entre 12 e 15 mmHg (16 a 20 cmH_2O) para pacientes sob ventilação mecânica com pressão positiva.

Sempre que possível, deve-se utilizar parâmetros dinâmicos de fluido responsividade, ou seja, parâmetros que possam prever o real benefício da infusão de fluidos caracterizado pelo incremento do débito cardíaco. Esses parâmetros são variação da pressão de pulso (ΔPP), variação do volume sistólico (VVS), distensibilidade de veia cava inferior, índice de variação pletismográfica (*plethysmographic variability index* – PVI) ou variação de PVC (ΔPVC).

Enfatiza-se que, para utilizar esses parâmetros, é necessário que o paciente esteja sob ventilação mecânica com pressão positiva, sem esforço ventilatório, com volume-corrente entre 8 e 10 mL/kg de peso predito pela estatura, com pressão positiva no final da expiração inferior (*positive end-expiratory pressure* – PEEP) a 10 cmH_2O e ausência de arritmias cardíacas.

Dessa forma, pode-se evitar a infusão de fluidos desnecessária e não expõe o paciente a riscos, visto que a infusão de fluidos sem benefício e sem objetivo acarreta no aumento de morbidade. Assim, o conceito de ressuscitação ativa, após ressuscitação inicial e estabilização do paciente, passa a ser uma estratégia a ser adotada, visto que esses pacientes precisam receber alíquotas de fluidos em quantidades elevadas na fase inicial, e o balanço hídrico positivo acumulado ao longo da internação está associado com desfecho clínico desfavorável.[69-70]

Caso o paciente ainda necessite da otimização de fluxo, seja responsivo a fluidos e já tenha recebido grandes alíquotas de soluções cristaloides, pode utilizar soluções coloides proteicas, como a solução albuminada a 5%. Esse coloide demonstrou ser seguro com os estudos clínicos em pacientes graves e em população de pacientes com choque séptico, apesar de não contribuir para diminuição da mortalidade.[67,71]

O valor de PAM a ser atingido como meta é de 65 mmHg, e, para isso, pode ser necessário o uso de vasopressores. Nos casos em que o paciente apresente hipotensão ameaçadora à vida, o início do vasopressor deve ser concomitante à infusão de fluidos. Alguns pacientes necessitarão de pressão arterial média com valores superiores ou inferiores a 65 mmHg. Por exemplo, pacientes com insuficiência cardíaca congestiva que habitualmente apresentam PAM de 55 mmHg podem sofrer efeitos deletérios ao se elevar a PAM. Nessas situações, a monitorização de fluxo, índice cardíaco, parece ser interessante para acompanhar a resposta terapêutica e utilizá-la como guia para otimização da perfusão.

Nas situações em que exista a indicação do vasopressor, pode-se iniciar em acesso venoso periférico exclusivo e calibroso e, posteriormente, assegurar o acesso venoso profundo. O vasopressor de primeira escolha é a noradrenalina, que deve ser preferida à dopamina, pois esta apresenta eventos adversos graves, como arritmias, e nos casos de choque séptico está associada com aumento de mortalidade.[45]

O uso de dopamina deve estar restrito a pacientes que apresentem bradicardia relativa ou absoluta e com baixo risco de apresentar arritmias. Os pacientes que necessitem de vasopressor têm indicação de inserção de linha arterial para monitorização contínua e invasiva da pressão arterial.[60] Nos casos em que houver refratariedade ao uso de noradrenalina, a adrenalina deve ser considerada como vasopressor adjuvante.

A associação de vasopressina parece ser benéfica com redução de mortalidade, nos casos de choque séptico "leve", ou seja, aqueles pacientes que estão necessitando de doses de noradrenalina inferior a 0,21 µg/kg/min. A análise de subgrupo de pacientes do estudo VAAST, que apresentavam choque séptico em gravidade menor, definido pela dose de noradrenalina de até 0,21 µg/kg/min, e que receberam vasopressina em baixa dose 0,03 unidades/kg/min, apresentou diminuição da mortalidade.[72]

Após a otimização da PVC, pela infusão de fluidos, e da PAM, pelo uso de vasopressor e/ou pela infusão de fluidos, a saturação venosa central de O_2 ($SvcO_2$) deve ser verificada. O objetivo é que a $SvcO_2$ atinja o valor de 70%. Caso a saturação venosa mista de O_2 (SvO_2) esteja sendo monitorizada, o objetivo será atingir o valor de 65%.

Se o paciente ainda não alcançou esses valores de $SvcO_2$/SvO_2, o próximo passo é verificar o valor do hematócrito (Ht). Se o Ht estiver com valor inferior a 30%, utiliza-se transfusão de glóbulos vermelhos para elevar o Ht até 30%. Caso, após a correção do Ht, a $SvcO_2$/SvO_2 ainda apresente valores abaixo da meta, inicia-se a otimização do fluxo pelo emprego de dobutamina.

Entretanto há questionamentos sobre a realização da transfusão antes da otimização do fluxo em indivíduos com valor de Ht acima de 21% (Hb 7,0 g/dL), devido aos eventos adversos associados a transfusão e à segurança em manter valores de Ht entre 21% e 30% em pacientes graves.[73-74]

Assim, sugere-se, primeiro, otimizar o fluxo com dobutamina, que pode ser iniciada com doses de 2,5 µg/kg/min, e titular de acordo com a resposta do paciente até 20 µg/kg/min. Ao otimizar o fluxo com inotrópico, parece ser interessante monitorizar o índice cardíaco para avaliar qual o impacto de doses maiores na resposta do paciente. Nos casos em que o emprego de inotrópico não acarrete na otimização da $SvcO_2$/SvO_2 e o paciente apresente valor de Ht inferior a 30%, considera-se então a transfusão de glóbulos de hemácias.

Nos casos em que o paciente apresente quadro de insuficiência coronária aguda, sangramento ativo ou acidente vascular cerebral hemorrágico, os níveis de hemoglobina devem ser mantidos acima de 8,0 g/dL.

Associado ao algoritmo de otimização da perfusão tecidual guiado pela $SvcO_2/SvO_2$, nos casos de choque séptico, sugere-se acompanhar o clareamento do lactato. Assim, a cada duas ou três horas após o início da ressuscitação precoce dirigida por metas, deve-se realizar nova coleta de lactato, pois, de acordo com a evolução, além de demonstrar a resposta terapêutica instituída, também tem valor prognóstico, conforme descrito anteriormente.

O clareamento do lactato, como citado, nos casos em que não houver choque séptico, pode ser considerado como parâmetro a ser guiado na ressuscitação inicial desta população de pacientes graves. Nos casos de choque séptico, o seguimento do clareamento do lactato demonstrou ser seguro e equivalente à otimização da $SvcO_2$.[75-76]

Pela expansão intravascular com fluidos e pelo restabelecimento da pressão da perfusão, espera-se que o volume urinário atinja pelo menos 0,5 mL/kg/h; caso o quadro de oligúria inicial não se reverta, confirma-se a instalação da disfunção renal associada à sepse.

Ao final das seis horas, é esperado atingir a otimização da $SvcO_2/SvO_2$ e a normalização do lactato, ou pelo menos que este tenha clareado pelo menos 10%.

TERAPIA SUPLEMENTAR

Prevenção de infecção

Campanhas para aumentar a aderência à higienização das mãos são fundamentais para a abordagem de qualquer paciente, ainda mais se tratando de sepse ou de choque séptico. É uma medida simples que diminui o risco de transmissão de infecções cruzadas, dentro das unidades de internação, bem como no primeiro atendimento do paciente no pronto-socorro.

Para prevenção de pneumonia associada à ventilação mecânica, a descontaminação da cavidade oral e do trato digestivo pode ser utilizada como estratégia, entretanto deve ser adotada apenas nas instituições onde parece ser efetiva tal medida; no tocante à diminuição de mortalidade, essa estratégia não tem demonstrado impacto.[77]

Vasopressores

Nos casos de refratariedade ao uso de noradrenalina, o fármaco de escolha para associação é a adrenalina.

A vasopressina (0,02 a 0,04 U/min) pode ser associada à noradrenalina com o objetivo de diminuir as doses ou de aumentar o nível de pressão de perfusão. Neste cenário, ressalta-se que a população do estudo VAAST foi beneficiada da associação de vasopressina no subgrupo de pacientes com choque "leve", que recebia noradrenalina até 0,21 µg/min. Não é recomendado que se utilize a vasopressina como agente vasopressor isolado nos casos de hipotensão induzida pela sepse.

Doses baixas de corticosteroide

A associação de baixas doses de hidrocortisona pode ser adotada nos casos de choque séptico que necessitem de aumento frequente de doses de vasopressor. Naqueles casos em que a hemodinâmica se estabilizou pela infusão de fluidos e/ou associação de vasopressor, não está indicado o início de corticosteroide em baixas doses. Ainda não é claro o real benefício dessa abordagem, visto que há grandes diferenças entre os dois grandes estudos que avaliaram essa estratégia.

Essas diferenças se dão em relação ao momento em que se iniciou a terapia, pois o estudo francês iniciou-a precocemente (até 8 horas *versus* até 72 horas), além disso associou fludrocortisona (CORTICUS – somente hidrocortisona), enquanto o tempo da terapia foi menor, de sete dias (CORTICUS – 11 dias), e a retirada foi abrupta (CORTICUS – progressiva).

Ainda, o estudo francês envolveu pacientes com maior gravidade: para iniciar a terapia, deveria apresentar hipotensão por mais de uma hora (CORTICUS < uma hora), a maior parte dos pacientes era clínico (CORTICUS – 36% de pacientes clínicos) e, o mais importante, ainda não havia orientação definida por diretrizes durante a realização do estudo francês.

É recomendado que o uso de hidrocortisona seja contínuo, em dose de 200 mg ao dia, sem associação de fludrocortisona, sem necessidade de avaliar a resposta à corticotropina, e a retirada seja efetuada após a suspensão do vasopressor e de forma progressiva. A opção pela infusão contínua de hidrocortisona é devido à menor incidência de hiperglicemia. Enfatiza-se que o uso de corticosteroide está indicado somente nos casos de choque séptico que se encontrem instáveis e com necessidade de doses crescentes de vasopressor. Na ausência de choque séptico, apenas os pacientes que fazem uso regular (crônico) de corticosteroide não devem deixar de recebê-lo.

Hemocomponentes

Entre as disfunções orgânicas, encontram-se as alterações relacionadas à coagulação. Nos casos de plaquetopenia inferior a 10.000 células/mm³ e que não apresentem sangramento ativo, há indicação da transfusão de plaquetas profiláticas. Deve se indicar a transfusão profilática de aférese de plaquetas ou uma unidade de plaquetas randômicas a cada 10 kg, quando a contagem de plaquetas for inferior a 50.000 células/mm³ e o paciente for submetido a procedimentos cirúrgicos ou intervencionistas, ou apresentar sangramento ativo. Quando houver aumento de risco de sangramento, é indicado que a contagem de plaquetas seja mantida acima 20.000 células/mm³.

A correção dos parâmetros laboratoriais de coagulação (atividade de protrombina, relação normatizada internacional (international normalized ratio – INR), tempo de tromboplastina parcial ativada) somente deve ser realizada na presença de sangramento ativo ou na realização de cirurgia ou de procedimentos invasivos. As alterações encontradas são decorrentes da fisiopatogenia da doença, e, na ausência de indicações, não deve ser realizada a transfusão de plasma fresco congelado de forma profilática.

Imunoglobulinas

Não é recomendado o uso de imunoglobulinas no tratamento da sepse e de choque séptico, de forma rotineira, visto que não há dados clínicos que embasem esta estratégia terapêutica. Os estudos existentes abrangem um número pequeno de indivíduos e há apenas um grande ensaio clínico randomizado controlado que não evidenciou nenhum benefício no uso rotineiro como tratamento na sepse e no choque séptico.

Assim, devido ao alto custo da medicação e à falta de evidência no benefício clínico, o paciente não deve utilizá-la rotineiramente. Há a necessidade de novos estudos para definir a população que possa se beneficiar e identificar qual o real impacto clínico nesta população de pacientes graves.

Tratamento do paciente com suporte do ventilatório

A única intervenção com impacto na redução de mortalidade na abordagem do antigo pacote de 24 horas do paciente com sepse e choque séptico é a estratégia protetora de ventilação mecânica. O objetivo de adotar essa estratégia é evitar que o mecanismo abra e feche os alvéolos, leve à lesão de pneumócitos tipo II com consequente diminuição da síntese de surfactante e também evite a hiperdistensão alveolar que pode acarretar barotrauma.

Assim, recomenda-se ventilar os pacientes com volume-corrente ajustado em 6 mL/kg de peso predito pela estatura (peso corpóreo ideal). É importante calcular o peso predito pela estatura, pois pode se imaginar que indivíduos com a mesma estatura 1,80 m e com diferentes pesos, 120 e 78 kg, por exemplo, apresentem o mesmo volume, pois o "pulmão engorda", e evita-se o volutrauma.

Além disso, limita-se a pressão de *plateau* em 30 cmH_2O, o que contribui também para evitar o barotrauma. O racional para adotar essas estratégias é que, principalmente, com o desenvolvimento da síndrome do desconforto respiratório agudo (SDRA), secundário a sepse, o paciente apresenta menor área de volume aerada decorrente do aparecimento de colapsos alveolares secundários ao processo inflamatório sistêmico, o que foi denominado de *baby lung* por Gattinoni.

O uso de PEEP é recomendado para evitar a lesão pela abertura e fechamento dos alvéolos ao evitar o colapso alveolar ao final da expiração. Pode ser necessário utilizar níveis elevados de PEEP nos casos de SDRA moderado à grave. Nas situações de hipoxemia refratária, as manobras de recrutamento alveolar podem ser utilizadas com o objetivo de abrir colapsos alveolares; nas situações em que a relação $PaO_2/FiO_2 \leq 100$, pode-se optar por colocar o paciente em posição prona, ou seja, com a parte ventral para baixo, o que resulta em uma manobra de recrutamento, abrindo áreas colapsadas nas regiões posteriores dos pulmões dependentes da ação da gravidade.

Os pacientes que necessitarem de suporte com ventilação mecânica invasiva devem ser submetidos a um teste de respiração espontânea (TRE) assim que a causa que incitou a necessidade de ventilação mecânica tenha sido resolvida. As UTI devem ter um protocolo que avalie diariamente a possibilidade da retirada da ventilação mecânica invasiva.

Caso o paciente apresente condições, deve ser submetido ao TRE baseado não somente na resolução da causa inicial, mas também em outros parâmetros, como nível de consciência, ausência de febre, quantidade de secreção pulmonar, nível de FiO_2 necessitada, nível de PEEP e uso de fármacos vasoativos.

Dessa forma, objetiva-se progredir a retirada do suporte ventilatório. Nos pacientes que se encontram em uso de inotrópicos, sugere-se que os fármacos sejam retirados progressivamente após a retirada da ventilação mecânica invasiva, pois o suporte ventilatório contribui para a diminuição do trabalho cardíaco ao diminuir o retorno venoso e facilitar a ejeção ventricular esquerda.

A monitorização de forma rotineira com cateter de artéria pulmonar (CAP) não é recomendada. Entretanto, naqueles pacientes com necessidade de valores elevados de PEEP, o uso da monitorização com CAP volumétrico pode ser vantajoso, pois oferece variáveis adicionais aos parâmetros habituais, como a fração de ejeção de ventrículo direito e o índice de volume diastólico de ventrículo direito.

A monitorização contínua pode auxiliar no impacto do aumento da pós-carga de ventrículo direito sobre o fluxo sanguíneo, decorrente do emprego de valores elevados de PEEP. A realização de ecocardiografia à beira do leito pode auxiliar na condução do paciente grave associado à monitorização invasiva nas situações em que se utiliza níveis elevados de PEEP, pois esse método pode avaliar a função ventricular direita, o que a monitorização invasiva não oferece.[78]

Pode-se encontrar dificuldades técnicas de realização da ecocardiografia decorrentes do uso de PEEP elevada, que faz com que os pulmões permaneçam inflados durante a fase expiratória, dificultando a visualização das câmaras cardíacas.

No geral, em pacientes graves, a restrição à infusão de fluidos após a correção dos distúrbios de perfusão tecidual e a estabilização hemodinâmica contribuem para a melhora do desfecho clínico; isso parece ter um grande impacto nos pacientes com SDRA decorrente da sepse.

Na ausência de indicações específicas, como broncoespasmo, o uso de β_2-agonistas inalatórios de forma rotineira não é recomendado, pois pode contribuir para o aumento do risco de morte.

Inicialmente, o suporte ventilatório não invasivo (SVNI) pode ser instituído. Entretanto, não se deve retardar a intubação orotraqueal e a adaptação em ventilação mecânica invasiva nos pacientes com hipoxemia hipoxêmica. Muitas vezes, a insistência do médico em manter o paciente em SVNI retarda a intubação, e isso aumenta o risco de morte, pois pode exacerbar as alterações na perfusão tecidual decorrente do aumento da demanda metabólica de oxigênio pelo organismo, principalmente pela musculatura respiratória.

Assim o uso de SVNI em casos de SDRA induzida pela sepse deve ser criterioso e incluir a avaliação dos riscos e dos benefícios para determinadas populações de pacientes, como os com doença pulmonar obstrutiva crônica.

A manutenção da elevação da cabeceira a 30° a 45° nos pacientes que se encontram em ventilação mecânica tem como objetivo diminuir o risco de aspiração e, por consequência, previne-se pneumonia associada à ventilação mecânica. Essa medida deve ser sempre considerada, pois não há aumento de gasto e é simples, precisando apenas de vigilância constante nos pacientes sob ventilação mecânica invasiva.

Sedação, analgesia e uso de bloqueadores neuromusculares

Os pacientes submetidos a suporte ventilatório podem necessitar de esquemas de sedação para se manterem acoplados à ventilação mecânica. É necessário que exista um protocolo, contínuo ou intermitente, visando não somente sedação mas também analgesia, visto que grande parte do desconforto e não acoplamento dos pacientes estão relacionados a dor.

O uso de opioides, como fentanil, pode ser vantajoso, pois, além da analgesia, também tem efeito hipnótico e sedativo. A titulação das doses dos fármacos deve ter como meta objetivos claros, de acordo com a necessidade do paciente, mas no geral o objetivo é manter o paciente confortável e acordado.

Escalas de analgesia/sedação e de agitação, como *Riker Sedation-Agitation Scale* (RSAS) ou *Richmond Agitation Sedation Scale* (RASS), devem ser utilizadas rotineiramente para avaliar a necessidade de aumento ou de diminuição das doses do protocolo de analgesia/sedação. Além disso, é importante realizar a triagem da presença de *delirium* sempre que for possível.

No tocante ao uso de bloqueadores neuromusculares (BNM), deve-se evitá-los sempre que possível nos pacientes sépticos sem SDRA, devido ao risco de bloqueio neuromuscular prolongado após a suspensão. Quando indicado o uso de BNM, tanto intermitente quanto em infusão contínua, deve ser realizada a monitorização da profundidade do bloqueio pelo *train-of-four*.

Nessas situações, é importante garantir que os pacientes se encontrem sedados adequadamente para que o bloqueio possa ser realizado. Nos casos em que o paciente apresente SDRA grave com relação $PaO_2/FiO_2 < 150$, sugere-se o uso de BNM por curto período não superior a 48 horas, com o objetivo de poder otimizar a estratégia protetora de ventilação mecânica.

O estudo que demonstrou algum benefício utilizou cisatracúrio como droga de escolha para realizar o BNM.[79] Assim, é difícil dizer se há alguma ação específica da medicação ou se o efeito do bloqueio foi o que levou ao benefício, pois não foram realizados estudos com outros agentes bloqueadores neuromusculares.

Controle glicêmico

No início dos anos 2000, com a publicação realizada por Van den Berghe e colaboradores sobre controle glicêmico restrito,[80] várias perguntas foram realizadas e muitas dúvidas apareceram sobre o real benefício dessa estratégia terapêutica. Entretanto, devido a essas dúvidas, desde a primeira publicação das diretrizes da Surviving Sepsis Campaign, o alvo do controle glicêmico nos pacientes sépticos foi considerado 150 mg/dL e para ausência de controle restrito o índice está entre 80 e 110 mg/dL.[49-50]

A população do primeiro estudo envolveu grande parte de pacientes cirúrgicos, e não era clara a real incidência de eventos adversos relacionados ao controle restrito, principalmente no tocante à hipoglicemia. Com as publicações subsequentes envolvendo pacientes clínicos pelo mesmo grupo e depois com outras publicações com grandes número de pacientes envolvidos, pode-se concluir que o controle glicêmico restrito não traz todos os benefícios apresentados pelo primeiro estudo em relação à redução de mortalidade e, além disso, está associado à maior incidência de evento adverso grave, a hipoglicemia.

Assim, concluiu-se que o alvo terapêutico a necessitar de intervenção é o nível glicêmico em 180 mg/dL, por duas medidas consecutivas. Além da hipoglicemia, outro efeito deletério ao paciente é a grande oscilação dos níveis glicêmicos durante as 24 horas entre hipoglicemia e hiperglicemia.

Com duas dosagens de glicemia consecutivas acima de 180 mg/dL, um protocolo de manejo glicêmico deve ser iniciado, pela infusão intravenosa de insulina, com controles a cada uma hora, até que as necessidades de insulina se estabilizem e o controle passe a ser realizado a cada duas ou quatro horas.

Os níveis terapêuticos de controle glicêmico devem abranger entre 110 e 180 mg/dL, evitando as grandes oscilações entre hipoglicemia e hiperglicemia. Os níveis glicêmicos obtidos com glicosímetros capilares devem ser interpretados com cuidado, pois podem não refletir os níveis glicêmicos obtidos de amostras de sangue arterial ou venoso, principalmente em pacientes com má perfusão periférica ou em uso de vasopressor.

Terapia de reposição renal e uso de bicarbonato de sódio

Os pacientes com sepse ou choque séptico que evoluem com disfunção renal aguda e que necessitam de terapia de reposição renal (TRR), podem se beneficiar tanto de TRR contínua quanto de convencional. Não há estudos que demonstrem que uma técnica seja superior a outra, ambas são equivalentes na população de pacientes com sepse e lesão renal aguda.

Nos casos em que houver instabilidade hemodinâmica grave, o uso de TRR contínua parece ser melhor e facilitar no manejo do balanço hídrico nesses pacientes.

É importante ressaltar que não se deve empregar soluções de bicarbonato de sódio nas situações em que a acidemia seja decorrente da hiperlactatemia decorrente de hipoperfusão e com pH > 7,14, com o objetivo de reduzir as necessidades de doses de vasopressor ou de otimizar a hemodinâmica.

Profilaxias para evitar úlcera de estresse e trombose venosa profunda

Pacientes sob o risco de desenvolver úlcera de estresse (ventilação mecânica, coagulopatia, instabilidade hemodinâmica) devem receber profilaxia com bloqueadores de receptores H_2 ou por inibidores de bomba de prótons. Isso é baseado no risco que existe entre pacientes graves internados em UTI, visto que não há estudo realizado com a população específica de pacientes com sepse, e grande parte desta população apresenta fatores de risco.

A fisiopatogenia da sepse está associada ao aumento da resposta inflamatória, que interage com a ativação da coagulação. Tanto a resposta inflamatória quanto a ativação da coagulação são mecanismos que mutuamente se estimulam, pode se dizer que, ao se deflagrar a ativação da coagulação por mediadores inflamatórios, componentes da cascata de coagulação contribuem para a exacerbação da resposta inflamatória.

A ação da resposta inflamatória sobre a coagulação acarreta disfunção endotelial, ativação da agregação plaquetária, ativação do fator tecidual, comprometimento da anticoagulação e supressão da atividade fibrinolítica. Dessa forma, os pacientes se encontram em um estado pró-trombótico, apresentando risco maior para o desenvolvimento de trombose venosa profunda quando comparados com a população geral pacientes internados em UTI.

É recomendado sempre que possível o uso de heparina não fracionada (HNF) ou heparina de baixo peso molecular (HBPM) associado a dispositivos de compressão pneumática intermitente nos membros inferiores.

Nos casos em que o *clearance* de creatinina do paciente for inferior a 30, recomenda-se dar preferência ao uso de dalteparina, ou outra forma de HBPM que tenha baixa excreção renal, ou ainda HNF. Nos casos em que exista contraindicação ao uso de heparina, como trombocitopenia grave, coagulopatia grave, sangramento ativo, não se recomenda o uso de farmacoprofilaxia e deve-se preferir os dispositivos de compressão pneumática intermitente, desde que não exista contraindicação para o uso deles. Assim que o risco diminuir, deve ser instituída a profilaxia farmacológica.

Suporte nutricional

Durante a sepse ou o choque séptico, ocorre um verdadeiro autocanibalismo do organismo. Devido à elevada demanda metabólica, o paciente necessita mobilizar suas reservas energéticas para manutenção calórica do metabolismo. Entretanto oferecer calorias em demasia não é benéfico ao paciente e pode levar a um estado de superalimentação (*overfeeding*), que acarretará em complicações metabólicas.

Assim, aceita-se o termo de hiponutrição permissiva ao se manterem apenas as mínimas necessidades do organismo, 20 a 25 kcal/dia durante a fase aguda da doença. A via de administração da dieta, preferencialmente, deve ser a oral, entretanto, em muitas situações, o paciente se encontra sem condições de ingesta oral, e a via preferencial passa a ser a enteral.

Deve-se iniciar a nutrição precocemente, dentro das primeiras 48 horas, após a estabilização da perfusão tecidual e hemodinâmica, com baixa oferta calórica, cerca de 500 kcal ao dia, e progredir a oferta calórica de acordo com a aceitação do paciente. Não há pressa para atingir a meta calórica de 20 a 25 kcal ao dia, que pode ser atingida ao logo dos primeiros sete dias.

Durante essa fase, deve se dar sempre preferência a iniciar a dieta por via oral ou enteral. Muitas vezes, o paciente apresenta disfunção do trato digestivo caracterizada por gastroparesia e ileoparalítico, o que pode dificultar o início e a progressão do suporte nutricional.

Para complementar as necessidades calóricas ou mesmo quando não se consegue iniciar o suporte nutricional, deve-se prescrever a complementação com solução glicosada. A nutrição parenteral total (NPT) deve ser evitada como prescrição isolada ou como complementação à dieta enteral. Se não houver situações de risco, como desnutrição grave, a NPT deve ser iniciada após os primeiros sete dias de tentativas de suporte nutricional enteral.

Não há evidências que suportem o uso de dietas com componentes imunomoduladores, como arginina ou glutamina, nos casos de sepse ou de choque séptico.

REFERÊNCIAS BIBLIOGRÁFICAS

1. Bone RC, Balk RA, Cerra FB, Dellinger RP, Fein AM, Knaus WA, et al. Definitions for sepsis and organ failure and guidelines for the use of innovative therapies in sepsis. The ACCP/SCCM Consensus Conference Committee. American College of Chest Physicians/Society of Critical Care Medicine. Chest. 1992;101(6):1644-55.
2. Vincent JL, Opal SM, Marshall JC, Tracey KJ. Sepsis definitions: time for change. Lancet. 2013;381(9868):774-5.
3. Levy MM, Fink MP, Marshall JC, Abraham E, Angus DC, Cook D, et al. 2001 SCCM/ESICM/ACCP/ATS/SIS International Sepsis Definitions Conference. Intensive Care Med. 2003;29(4):530-8.
4. Singer M, Deutschman CS, Seymour CW, Shankar-Hari M, Annane D, Bauer M, et al. The Third International Consensus Definitions for Sepsis and Septic Shock (Sepsis-3). JAMA. 2016;315(8):801-10.
5. Levy MM, Macias WL, Vincent JL, Russell JA, Silva E, Trzaskoma B, et al. Early changes in organ function predict eventual survival in severe sepsis. Crit Care Med. 2005;33(10):2194-201.
6. Hall MJ, Williams SN, DeFrances CJ, Golosinskiy A. Inpatient care for septicemia or sepsis: A challenge for patients and hospitals.

NCHS data brief. In: Statistics NCfH. Hyattsville (Md): National Center for Health Statistics, 2011. p.62.
7. Martin GS, Mannino DM, Eaton S, Moss M. The epidemiology of sepsis in the United States from 1979 through 2000. N Engl J Med. 2003;348(16):1546-54.
8. Angus DC, Linde-Zwirble WT, Lidicker J, Clermont G, Carcillo J, Pinsky MR. Epidemiology of severe sepsis in the United States: analysis of incidence, outcome, and associated costs of care. Crit Care Med. 2001;29(7):1303-10.
9. Quartin AA, Schein RM, Kett DH, Peduzzi PN. Magnitude and duration of the effect of sepsis on survival. Department of Veterans Affairs Systemic Sepsis Cooperative Studies Group. JAMA. 1997;277(13):1058-63.
10. Vincent JL, Bihari DJ, Suter PM, Bruining HA, White J, Nicolas-Chanoin MH, et al. The prevalence of nosocomial infection in intensive care units in Europe. Results of the European Prevalence of Infection in Intensive Care (EPIC) Study. EPIC International Advisory Committee. JAMA. 1995;274(8):639-44.
11. Vincent J-L, Rello J, Marshall J, Silva E, Anzueto A, Martin CD, et al. International Study of the Prevalence and Outcomes of Infection in Intensive Care Units. JAMA. 2009;302(21):2323-9.
12. Alberti C, Brun-Buisson C, Burchardi H, Martin C, Goodman S, Artigas A, et al. Epidemiology of sepsis and infection in ICU patients from an international multicentre cohort study. Intensive Care Med. 2002;28(2):108-21.
13. Hall MJ, Williams SN, DeFrances CJ, Golosinskiy A. Inpatient care for septicemia or sepsis: A challenge for patients and hospitals. In: Statistics NCfH Hyattsville, MD: Centers for Disease Control and Prevention, 2011.
14. Rodríguez F, Barrera L, De La Rosa G, Dennis R, Dueñas C, Granados M, et al. The epidemiology of sepsis in Colombia: A prospective multicenter cohort study in ten university hospitals. Crit Care Med. 2011;39(7):1675-82.
15. Silva E, Pedro MdA, Sogayar ACB, Mohovic T, Silva CLdO, Janiszewski M, et al. Brazilian Sepsis Epidemiological Study (BASES study). Crit Care. 2004;8(4):R251-60.
16. Machado FR, Cavalcanti AB, Carrara FSA, Bozza FA, Lubarino J, Azevedo LCP, et al. Prevalência e mortalidade por sepse grave e choque séptico em unidades de terapia intensiva brasileiras. RBTI. 2014;26(Suplemeto 1):S13.
17. Braun L, Riedel AA, Cooper LM. Severe sepsis in managed care: analysis of incidence, one-year mortality, and associated costs of care. J Manag Care Pharm. 2004;10(6):521-30.
18. Moerer O, Plock E, Mgbor U, Schmid A, Schneider H, Wischnewsky MB, et al. A German national prevalence study on the cost of intensive care: an evaluation from 51 intensive care units. Crit Care. 2007;11(3):R69.
19. Assuncao MS, Teich V, Shiramizo SC, Araujo DV, Carrera RM, Serpa Neto A, et al. The cost-effectiveness ratio of a managed protocol for severe sepsis. J Crit Care. 2014;29(4):692 e1-6.
20. van der Poll T, van Zoelen MAD, Wiersinga WJ. Regulation of Pro- and Anti-Inflammatory Host Responses. Contrib Microbiol. 2011;17:125-36.
21. Fourrier F, Chopin C, Goudemand J, Hendrycx S, Caron C, Rime A, et al. Septic shock, multiple organ failure, and disseminated intravascular coagulation. Compared patterns of antithrombin III, protein C, and protein S deficiencies. Chest. 1992;101(3):816-23.
22. Levi M, ten Cate H, van der Poll T, van Deventer SJ. Pathogenesis of disseminated intravascular coagulation in sepsis. Jama. 1993;270(8):975-9.
23. Levi M, Ten Cate H. Disseminated intravascular coagulation. N Engl J Med. 1999;341(8):586-92.
24. Colman RW, Robboy SJ, Minna JD. Disseminated intravascular coagulation: a reappraisal. Annu Rev Med. 1979;30:359-74.
25. Levi M, de Jonge E, van der Poll T, ten Cate H. Disseminated intravascular coagulation. Thromb Haemost. 1999;82(2):695-705.
26. Hoffman M, Monroe DM, 3rd. A cell-based model of hemostasis. Thromb Haemost. 2001;85(6):958-65.
27. van der Poll T, Levi M, van Deventer SJ, ten Cate H, Haagmans BL, Biemond BJ, et al. Differential effects of anti-tumor necrosis factor monoclonal antibodies on systemic inflammatory responses in experimental endotoxemia in chimpanzees. Blood. 1994;83(2):446-51.
28. van der Poll T, Coyle SM, Levi M, Jansen PM, Dentener M, Barbosa K, et al. Effect of a recombinant dimeric tumor necrosis factor receptor on inflammatory responses to intravenous endotoxin in normal humans. Blood. 1997;89(10):3727-34.
29. van der Poll T, Levi M, Hack CE, ten Cate H, van Deventer SJ, Eerenberg AJ, et al. Elimination of interleukin 6 attenuates coagulation activation in experimental endotoxemia in chimpanzees. J Exp Med. 1994;179(4):1253-9.
30. Stouthard JM, Levi M, Hack CE, Veenhof CH, Romijn HA, Sauerwein HP, et al. Interleukin-6 stimulates coagulation, not fibrinolysis, in humans. Thromb Haemost. 1996;76(5):738-42.
31. Fischer E, Marano MA, Van Zee KJ, Rock CS, Hawes AS, Thompson WA, et al. Interleukin-1 receptor blockade improves survival and hemodynamic performance in Escherichia coli septic shock, but fails to alter host responses to sublethal endotoxemia. J Clin Invest. 1992;89(5):1551-7.
32. Jansen PM, Boermeester MA, Fischer E, de Jong IW, van der Poll T, Moldawer LL, et al. Contribution of interleukin-1 to activation of coagulation and fibrinolysis, neutrophil degranulation, and the release of secretory-type phospholipase A2 in sepsis: studies in nonhuman primates after interleukin-1 alpha administration and during lethal bacteremia. Blood. 1995;86(3):1027-34.
33. Boermeester MA, van Leeuwen PA, Coyle SM, Wolbink GJ, Hack CE, Lowry SF. Interleukin-1 blockade attenuates mediator release and dysregulation of the hemostatic mechanism during human sepsis. Arch Surg. 1995;130(7):739-48.
34. Strukova SM. Role of platelets and serine proteinases in coupling of blood coagulation and inflammation. Biochemistry (Mosc). 2004;69(10):1067-81.
35. Mileno MD, Margolis NH, Clark BD, Dinarello CA, Burke JF, Gelfand JA. Coagulation of whole blood stimulates interleukin-1 beta gene expression. J Infect Dis. 1995;172(1):308-11.
36. Johnson K, Choi Y, DeGroot E, Samuels I, Creasey A, Aarden L. Potential mechanisms for a proinflammatory vascular cytokine response to coagulation activation. J Immunol. 1998;160(10):5130-5.
37. Sugama Y, Tiruppathi C, offakidevi K, Andersen TT, Fenton JW, 2nd, Malik AB. Thrombin-induced expression of endothelial P-selectin and intercellular adhesion molecule-1: a mechanism for stabilizing neutrophil adhesion. J Cell Biol. 1992;119(4):935-44.
38. Ossovskaya VS, Bunnett NW. Protease-activated receptors: contribution to physiology and disease. Physiol Rev. 2004;84(2):579-621.
39. Vu TK, Hung DT, Wheaton VI, Coughlin SR. Molecular cloning of a functional thrombin receptor reveals a novel proteolytic mechanism of receptor activation. Cell. 1991;64(6):1057-68.
40. Shrivastava S, McVey JH, Dorling A. The interface between coagulation and immunity. Am J Transplant. 2007;7(3):499-506.
41. Coughlin SR. Thrombin signalling and protease-activated receptors. Nature. 2000;407(6801):258-64.
42. Chen D, Dorling A. Critical roles for thrombin in acute and chronic inflammation. J Thromb Haemost. 2009;7 Suppl 1:122-6.
43. Nieuwdorp M, van Haeften TW, Gouverneur MC, Mooij HL, van Lieshout MH, Levi M, et al. Loss of endothelial glycocalyx during acute hyperglycemia coincides with endothelial dysfunction and coagulation activation in vivo. Diabetes. 2006;55(2):480-6.
44. Rhee C, Gohil S, Klompas M. Regulatory mandates for sepsis care--reasons for caution. N Engl J Med. 2014;370(18):1673-6.
45. Dellinger RP, Levy MM, Rhodes A, Annane D, Gerlach H, Opal SM, et al. Surviving Sepsis Campaign: international guidelines for management of severe sepsis and septic shock, 2012. Intensive Care Med. 2013;39(2):165-228.
46. Alliance GS. World Sepsis Day 2014. [Internet] [Acesso em 10 oct 2015]. Disponível em: http://www.world-sepsis-day.org/?MET=HOME
47. Levy MM, Dellinger RP, Townsend SR, Linde-Zwirble WT, Marshall JC, Bion J, et al. The Surviving Sepsis Campaign: results of an international guideline-based performance improvement program targeting severe sepsis. Intensive Care Med. 2010;36(2):222-31.

48. Westphal GA, Koenig A, Caldeira Filho M, Feijo J, de Oliveira LT, Nunes F, et al. Reduced mortality after the implementation of a protocol for the early detection of severe sepsis. J Crit Care. 2011;26(1):76-81.
49. Dellinger RP, Carlet JM, Masur H, Gerlach H, Calandra T, Cohen J, et al. Surviving Sepsis Campaign guidelines for management of severe sepsis and septic shock. Intensive Care Med. 2004;30(4):536-55.
50. Dellinger RP, Levy MM, Carlet JM, Bion J, Parker MM, Jaeschke R, et al. Surviving Sepsis Campaign: international guidelines for management of severe sepsis and septic shock: 2008. Intensive Care Med. 2008;34(1):17-60.
51. Mikkelsen ME, Miltiades AN, Gaieski DF, Goyal M, Fuchs BD, Shah CV, et al. Serum lactate is associated with mortality in severe sepsis independent of organ failure and shock. Crit Care Med. 2009;37(5):1670-7.
52. Nguyen HB, Rivers EP, Knoblich BP, Jacobsen G, Muzzin A, Ressler JA, et al. Early lactate clearance is associated with improved outcome in severe sepsis and septic shock. Crit Care Med. 2004;32(8):1637-42.
53. Rivers E, Nguyen B, Havstad S, Ressler J, Muzzin A, Knoblich B, et al. Early goal-directed therapy in the treatment of severe sepsis and septic shock. N Engl J Med. 2001;345(19):1368-77.
54. Rady M, Rivers EP, Nowak R. Resuscitation of the critically Ill in the ED: Responses of blood pressure, heart rate, shock index, central venous oxygen saturation, and lactate. Am J Emerg Med. 1996;14(2):218-25.
55. Arnold R, Shapiro N, Jones A, Schorr C, Pope J, Casner E, et al. Multicenter study of early lactate clearance as a determinant of survival in patients with presumed sepsis. Shock. 2009 Jul;32(1):35-9.
56. De Backer D. Lactic acidosis. Intensive Care Med. 2003;29(5):699-702.
57. Pro CI, Yealy DM, Kellum JA, Huang DT, Barnato AE, Weissfeld LA, et al. A randomized trial of protocol-based care for early septic shock. N Engl J Med. 2014;370(18):1683-93.
58. Investigators A, Group ACT, Peake SL, Delaney A, Bailey M, Bellomo R, et al. Goal-directed resuscitation for patients with early septic shock. N Engl J Med. 2014;371(16):1496-506.
59. Mouncey PR, Osborn TM, Power GS, Harrison DA, Sadique MZ, Grieve RD, et al. Trial of early, goal-directed resuscitation for septic shock. N Engl J Med. 2015;372(14):1301-11.
60. Hayes MA, Yau EH, Timmins AC, Hinds CJ, Watson D. Response of critically ill patients to treatment aimed at achieving supranormal oxygen delivery and consumption. Relationship to outcome. Chest. 1993;103(3):886-95.
61. Gattinoni L, Brazzi L, Pelosi P, Latini R, Tognoni G, Pesenti A, et al. A trial of goal-oriented hemodynamic therapy in critically ill patients. SvO2 Collaborative Group. N Engl J Med. 1995;333(16):1025-32.
62. Alía I, Esteban A, Gordo F, Lorente JA, Diaz C, Rodriguez JA, et al. A randomized and controlled trial of the effect of treatment aimed at maximizing oxygen delivery in patients with severe sepsis or septic shock. Chest. 1999;115(2):453-61.
63. Pappas PG, Kauffman CA, Andes D, Benjamin DK, Calandra TF, Edwards JE, et al. Clinical practice guidelines for the management of candidiasis: 2009 update by the Infectious Diseases Society of America. Clin Infect Dis. 2009;48(5):503-35.
64. Cornely OA, Bassetti M, Calandra T, Garbino J, Kullberg BJ, Lortholary O, et al. ESCMID* guideline for the diagnosis and management of Candida diseases 2012: non-neutropenic adult patients. Clin Microbiol Infect. 2012;18 Suppl 7:19-37.
65. Morgan TJ, Venkatesh B, Hall J. Crystalloid strong ion difference determines metabolic acid-base change during acute normovolaemic haemodilution. Intensive Care Med. 2004;30(7):1432-7.
66. Plank LD, Hill GL. Sequential metabolic changes following induction of systemic inflammatory response in patients with severe sepsis or major blunt trauma. World J Surg. 2000;24(6):630-8.
67. Finfer S, Bellomo R, Boyce N, French J, Myburgh J, Norton R, et al. A comparison of albumin and saline for fluid resuscitation in the intensive care unit. N Engl J Med. 2004;350(22):2247-56.
68. Serpa Neto A, Veelo DP, Peireira VG, de Assuncao MS, Manetta JA, Esposito DC, et al. Fluid resuscitation with hydroxyethyl starches in patients with sepsis is associated with an increased incidence of acute kidney injury and use of renal replacement therapy: a systematic review and meta-analysis of the literature. J Crit Care. 2014;29(1):185 e1-7.
69. McDermid RC, Raghunathan K, Romanovsky A, Shaw AD, Bagshaw SM. Controversies in fluid therapy: Type, dose and toxicity. World journal of critical care medicine. 2014;3(1):24-33.
70. Lee J, de Louw E, Niemi M, Nelson R, Mark RG, Celi LA, et al. Association between fluid balance and survival in critically ill patients. J Intern Med. 2015 Apr;277(4):468-77.
71. Caironi P, Tognoni G, Masson S, Fumagalli R, Pesenti A, Romero M, et al. Albumin replacement in patients with severe sepsis or septic shock. N Engl J Med. 2014;370(15):1412-21.
72. Russell JA, Walley KR, Singer J, Gordon AC, Hébert PC, Cooper DJ, et al. Vasopressin versus norepinephrine infusion in patients with septic shock. N Engl J Med. 2008;358(9):877-87.
73. Hébert PC, Wells G, Blajchman MA, Marshall J, Martin C, Pagliarello G, et al. A multicenter, randomized, controlled clinical trial of transfusion requirements in critical care. Transfusion Requirements in Critical Care Investigators, Canadian Critical Care Trials Group. N Engl J Med. 1999;340(6):409-17.
74. Holst LB, Haase N, Wetterslev J, Wernerman J, Guttormsen AB, Karlsson S, et al. Lower versus higher hemoglobin threshold for transfusion in septic shock. N Engl J Med. 2014;371(15):1381-91.
75. Jones AE, Shapiro NI, Trzeciak S, Arnold RC, Claremont HA, Kline JA, et al. Lactate clearance vs central venous oxygen saturation as goals of early sepsis therapy: a randomized clinical trial. JAMA. 2010;303(8):739-46.
76. Jansen TC, van Bommel J, Schoonderbeek FJ, Sleeswijk Visser SJ, van der Klooster JM, Lima AP, et al. Early lactate-guided therapy in intensive care unit patients: a multicenter, open-label, randomized controlled trial. Am J Respir Crit Care Med. 2010;182(6):752-61.
77. Oostdijk EA, Kesecioglu J, Schultz MJ, Visser CE, de Jonge E, van Essen EH, et al. Effects of decontamination of the oropharynx and intestinal tract on antibiotic resistance in ICUs: a randomized clinical trial. JAMA. 2014;312(14):1429-37.
78. Barbas CS, Isola AM, Farias AM, Cavalcanti AB, Gama AM, Duarte AC, et al. Brazilian recommendations of mechanical ventilation 2013. Part 2. Rev Bras Ter Intensiva. 2014;26(3):215-39.
79. Papazian L, Forel J-M, Gacouin A, Penot-Ragon C, Perrin G, Loundou A, et al. Neuromuscular blockers in early acute respiratory distress syndrome. N Engl J Med. 2010;363(12):1107-16.
80. Van den Berghe GH, Wouters P, Weekers F, Verwaest C, Bruyninckx F, Schetz M, et al. Intensive insulin therapy in the critically ill patients. N Engl J Med. 2001;345(19):1359-67.

CAPÍTULO 13
RESSUSCITAÇÃO VOLÊMICA

Haggéas da Silveira Fernandes
Elias Knobel
Jean Louis Teboul

DESTAQUES

- A reposição volêmica é aceita como primeira intervenção na ressuscitação de pacientes críticos.
- A administração de fluidos deve ser utilizada com a mesma cautela que qualquer outra medicação intravenosa por conta dos seus efeitos deletérios.
- A detecção precoce do paciente com hipoperfusão tecidual é fundamental para utilização adequada de fluidos.
- A sobrecarga volêmica tem relação com a disfunção de múltiplos órgãos e deve ser evitada.
- A estratégia de reposição volêmica guiada por metas na fase inicial de estados de choque deve ser equilibrada para evitar a sobrecarga volêmica e seus efeitos deletérios.

INTRODUÇÃO

A administração intravenosa de fluidos é amplamente aceita como primeiro passo na ressuscitação de pacientes críticos e trauma.

A proposta da reposição volêmica é aumentar o retorno venoso e o volume sistólico.

Quando utilizada precocemente, é associada à redução de mortalidade.[1] O atraso na ressuscitação volêmica adequada acarreta morbidades e risco de evolução desfavorável.[2]

Estudos clínicos têm demonstrado consistentemente que menos de 50% dos pacientes com instabilidade hemodinâmica é responsivo a volume (capazes de ter 10% a 15% de aumento no volume sistólico após desafio com fluidos).[3]

A reposição de grande quantidade de líquidos resulta em edema tecidual, sinais clínicos de sobrecarga volêmica, com prejuízo ao fluxo sanguíneo capilar e à difusão de oxigênio e nutrientes para células. Esse efeito é particularmente importante em órgãos encapsulados como o fígado e os rins, que têm capacidade limitada de armazenamento adicional de fluidos. Quanto a implicações pulmonares, o extravazamento capilar contribui na fisiopatologia da síndrome do desconforto respiratório agudo (SDRA).

A assertividade em escolher o momento e a quantidade ideais de fluidos torna-se o desafio diário na prática da terapia intensiva.

O objetivo deste capítulo é abordar aspectos atuais e práticos da ressuscitação volêmica.

FISIOPATOLOGIA

A água representa 60% do peso corpóreo. No indivíduo saudável, mecanismos homeostáticos definem o balanço hídrico entre os diferentes compartimentos do organismo. Da água corporal total, dois terços são alocados no compartimento intracelular e um terço se distribui entre o interstício (25%) e o compartimento intravascular (8%). A representação relativa desses compartimentos de água corporal, bem como o percentual de peso corporal que é representado por água varia dramaticamente dependendo da etiologia e da cronicidade do processo patológico. A infusão de líquidos interage de forma previsível com os compartimentos, pois a água é distribuida livremente através deles.

A restauração da homeostasia dos fluidos corpóreos requer avaliação das perdas hídricas e a estratégia de reposição deve considerar essa informação.

Os pacientes críticos classicamente apresentam expansão intersticial, que é caracterizada por edema. Apesar disso, muitos deles podem estar hipovolêmicos e precisar da administração adicional de fluidos. Nessas circunstâncias, ainda há retenção de fluidos promovida pela ação do sistema renina-angiotensina-aldosterona em pacientes que se apresentam em ventilação com pressão positiva, independentemente da doença de base.

A lei de Starling descreve o fluxo de líquidos através de uma membrana semipermeável de acordo com a seguinte equação:

$$Jv = Kf [(Pvas - Pint) - \sigma (\pi vas - \pi int)]$$, onde

Jv: fluxo sanguíneo (hídrico).
Kf: coeficiente de filtração capilar.
Pvas: pressão hidrostática vascular.
Pint: pressão hidrostática intersticial.
σ: coeficiente de reflexão.
πvas: pressão oncótica vascular.
πint: pressão oncótica intersticial.

O movimento de fluidos baseado no equilíbrio demonstrado nessa fórmula é descrito como ponto central em argumentos sobre o uso de fluidos para metas de ressuscitação. A equação de Starling reflete, de maneira simplificada, a diferença entre a pressão hidrostática e a oncótica dos compartimentos intravascular e intersticial. No pulmão normal, a pressão hidrostática vascular e a oncótica intersticial são positivas, a hidrostática intersticial é negativa e a oncótica vascular é a única força responsável pela manutenção de fluidos no espaço intravascular. Como o balanço hídrico é levemente positivo no pulmão saudável, existe um fluxo de líquidos constante para o interstício que posteriormente é drenado por linfáticos.

Em condições normais, a albumina é responsável por 60% a 80% da pressão coloidosmótica. Estudos observacionais demonstraram que pacientes com hipoalbuminemia apresentavam incidência aumentada de edema pulmonar e disfunção respiratória. A redução da pressão oncótica também contribui decisivamente para disfunção miocárdica, alteração do estado mental, redução da motilidade intestinal, insuficiência renal, síndrome de compartimento abdominal, relacionando-se com aumento de tempo de internação hospitalar e mortalidade. Entretanto, embora esteja demonstrado que a hipoalbuminemia, a redução da pressão oncótica e a diminuição do gradiente entre a pressão de oclusão da artéria pulmonar e a pressão oncótica pulmonar tenham clara relação com edema pulmonar e disfunção orgânica, ainda é controverso se a pressão oncótica intravascular diminuída funciona como o principal fator fisiopatológico do edema pulmonar e disfunção orgânica ou se é apenas um marcador de mau prognóstico. Níveis séricos de albumina extremamente baixos são comuns nos doentes críticos, sendo de valor preditivo para desenvolvimento de SDRA, sem, contudo, haver evidência de que a reposição de albumina contribua para sua prevenção.

Além do conhecimento fisiopatológico da formação de edema tecidual, a evolução metabólica dos pacientes em choque tem relação direta com estratégias atuais de reposição volêmica.

Ainda em 1942, o conceito de uma dupla fase metabólica foi introduzido.[4] A fase EBB representa o choque distributivo, caracterizado por vasodilatação e extravazamento capilar (inclusive de albumina). A disfunção microcirculatória causa hipoperfusão sistêmica e redução de oferta tecidual de oxigênio. No estágio inicial dessa fase, a reposição volêmica orientada por metas tem espaço e previne evolução para disfunção de múltiplos órgãos. A persistência do fator causal do estado de choque é diretamente proporcional à evolução progressiva da resposta inflamatória e neuroendócrina, que perpetua o extravazamento capilar e o edema e torna a ressuscitação volêmica intervenção deletéria após a hora-ouro.

A estabilização hemodinâmica subsequente e o restabelecimento da pressão oncótica do plasma iniciam a fase FLOW, com recuperação da diurese e mobilização do fluido extravascular, resultando em balanço hídrico negativo.

Ao considerar a administração de fluidos, é importante saber quando começar, quando parar e se em algum momento será necessário remover o excesso que caracteriza a sobrecarga volêmica.[4]

Há claras evidências que relacionam balanço hídrico negativo com melhor sobrevida no choque séptico e redução de hipertensão intra-abdominal e síndrome de compartimento abdominal.[5-6]

TIPOS DE SOLUÇÕES
SOLUÇÕES CRISTALOIDES

A primeira descrição do uso de soluções cristaloides ocorreu durante uma epidemia de cólera no Reino Unido, na década de 1830.

No curso da Primeira Guerra Mundial, grande parte dos feridos foi tratada com soluções salinas. Os primeiros estudos nos estados de choque surgiram com Cannon, no período entre a Primeira e Segunda Guerras Mundiais. Nesta, com a melhora da logística de suporte às vítimas, plasma e sangue eram os fluidos de escolha. A manutenção de pressões arteriais abaixo do nível recomendado na época relacionou-se a uma maior sobrevida das tropas americanas.

Posteriores ao conceito de terceiro espaço proposto por Wiggers, trabalhos de Shires estimularam a utilização de cristaloides em pacientes cirúrgicos.[7] A experiência inicial com esse tipo de fluido levou ao seu uso de rotina na Guerra do Vietnã, com redução significativa de insuficiência renal aguda. A consequência do uso de grandes quantidades de cristaloides em hospitais durante o conflito resultou em complicações respiratórias referidas como *Da Nang lung*, *wet lung syndrome*, "pulmão de choque", hoje reconhecida como a SDRA.[8] A limitação quanto à avaliação de responsividade de fluido não deixa de ser, ainda hoje, um fator que leva, algumas vezes, na prática clínica, ao uso excessivo de cristaloides, causando os efeitos deletérios citados e o aumento de mortalidade em pacientes críticos.

Soluções contendo sódio em concentrações fisiológicas terão distribuição, sobretudo, em ambiente extracelular. Se uma solução isotônica for empregada, pouco menos de 20% a 25% se restringirá ao plasma. Em modelos de avaliação de volume plasmático e efeito expansor de diferentes soluções verificou-se que a utilização de solução salina durante uma hora e meia resultou em expansão de apenas 180 mL do volume plasmático.[9]

Uma solução cristaloide é composta de solutos de baixo peso molecular e geralmente iônicos (Na^+ e Cl^-). A pressão coloidosmótica é, por definição, zero. Seu custo é inexpressivo quando comparado a produtos do sangue e coloides artificiais. Sua distribuição ocorrerá, predominantemente, de acordo com a quantidade de sódio contida na solução.

Em virtude da preocupação com a sobrecarga de sódio e cloro (associada à acidose hiperclorêmica), tem sido dada atenção ao uso de soluções cristaloides balanceadas, recomendadas como primeira linha em pacientes submetidos a procedimentos cirúrgicos, trauma e correção de cetoacidose diabética.[10-12]

SOLUÇÕES COLOIDES

São de alto peso molecular e permanecem por tempo prolongado no intravascular, após infundidas, em razão da pressão oncótica gerada. Essa propriedade se perde quando há alteração de permeabilidade de membrana, como na síndrome de extravazamento capilar que caracteriza os estados de choque.

Albumina, amido-hidroxietil, gelatinas e dextrans são os principais coloides. Algumas substâncias podem ser consideradas coloides, mas são usadas em situações específicas, como é o caso do plasma fresco congelado. O perfil geral que caracteriza uma solução coloide compreende:

- **Peso molecular:** influencia diretamente a permanência da substância no intravascular. Entretanto, os coloides artificiais são polímeros que contêm moléculas com uma variação considerável de peso molecular. Desse modo, o peso molecular médio expressa melhor essa característica. As gelatinas têm peso molecular mais baixo, enquanto as soluções de amido-hidroxietil apresentam os maiores pesos moleculares, o que influencia significativamente sua persistência no âmbito intravascular.
- **Osmolalidade e pressão oncótica:** quase todos os coloides têm osmolalidade normal. Entenda-se osmolalidade como a medida do número de partículas osmoticamente ativas por quilo de solução. O grau de pressão oncótica gerado por solução e sua capacidade de expansão são preditos pela lei de Starling. Quanto maior a pressão oncótica, maior a expansão inicial.
- **Expansão do volume plasmático:** o grau de expansão do volume plasmático é determinado principalmente pelo peso molecular, ao passo que a persistência intravascular é determinada pela eliminação do coloide. Quando comparados com cristaloides, os coloides induzem maior expansão plasmática para um mesmo volume administrado.
- **Composição acidobase:** as soluções de albumina e gelatinas têm pH fisiológico, enquanto outras soluções têm

tendência a pH acidificado. A relevância clínica dessa observação ainda não é clara.

- **Conteúdo de eletrólitos:** o conteúdo de sódio da maioria dos coloides artificiais é similar ao dos cristaloides, enquanto a quantidade de potássio é diferente. As soluções de gelatinas são as portadoras da maior quantidade de potássio como também de sódio.

TIPOS DE SOLUÇÕES COLOIDES
Albumina

Albumina humana em salina é considerada hoje a referência em solução coloide. É obtida do fracionamento do sangue total e tratada de forma a prevenir transmissão patogênica de vírus. Após a administração de 100 mL de albumina a 25%, ocorre aumento do volume intravascular em torno de 500 mL, e isso é possível graças à passagem de fluido do interstício para o plasma por conta do aumento da pressão oncótica.

O uso de albumina em pacientes críticos sempre foi questionado.[13] Após ampla discussão em literatura, o estudo SAFE[14] comparou o uso de solução de albumina *versus* o de salina na ressuscitação de pacientes críticos.

Nesse estudo, foram randomizados 6.997 pacientes, dos quais 3.497 receberam albumina e 3.500 solução salina. Os dois grupos tinham características de base semelhantes. Esse estudo mostrou que a albumina é segura e tão eficaz quanto a solução salina. Mais interessante, metanálise posteriormente publicada, envolvendo 17 estudos randomizados, comparando albumina a outras soluções, em pacientes com sepse grave/choque séptico, mostrou-se favorável à albumina quanto à redução de mortalidade (razão de chance 0,82; 95% de intervalo de confiança [IC], 0,67-1,00).[15] Com base nessa evidência, a Campanha Sobrevivendo à Sepse (*Surviving Sepsis Campaign*) propõe a utilização de soluções de albumina, com baixo nível de evidência, para pacientes com sepse grave/choque séptico, que necessitam de ressuscitação volêmica com altas doses de cristaloides.[16]

Posteriormente à publicação da Campanha Sobrevivendo à Sepse, estudo prospectivo, *open-label*, randomizou 1.818 pacientes em 100 UTI para receber albumina 20% ou cristaloides. No grupo albumina, o objetivo era atingir concentração de 30 g/L ou mais até alta da UTI ou 28 dias de randomização. O desfecho primário analisado foi óbito por qualquer causa. A reposição adicional de albumina a 20%, associada a cristaloides, não teve impacto estatístico para melhores taxas de sobrevida em 28 e 90 dias, embora a análise dos dados mostre tendência de menor mortalidade com o uso de albumina.[17] Esses dados, associados à publicação do estudo EARSS,[18] ainda não realizada, deverão trazer mais informações sobre o uso de albumina na sepse.

Ao contrário, em pacientes de trauma, com base na análise de subgrupo do estudo SAFE e outras evidências, está claro que o uso de albumina não se aplica a esse subgrupo de pacientes.

Amidos sintéticos

Soluções de amido-hidroxietil (HES): são de glicopeptinas, modificados pela substituição de moléculas naturais de amido por radicais hidroxietil, que previnem a degradação da substância pela amilase endógena. A heterogeneidade das soluções de HES dificulta a classificação dessas soluções, que se caracterizam pelas seguintes propriedades:

- **Concentração:** baixa (6%) ou alta (10%).
- **Peso molecular médio:** baixo (~70kDa), médio (~200kDa), alto (~450kDa).
- **Grau de substituição:** baixo (0,45-0,58), alto (0,62-0,70).
- **Relação C2/C6:** baixa (< 8), alta (> 8).

O grau de substituição refere-se à modificação da estrutura original da molécula pela adição de radicais hidroxietil. Quanto maior o grau de substituição, maior a resistência à degradação e, consequentemente, maior o tempo de permanência no intravascular.

A relação C2/C6 se refere ao sítio de troca na molécula inicial e, de forma similar, quanto maior a taxa C2/C6, mais longo o tempo de permanência no intravascular.

A meia-vida dessas substâncias depende do peso molecular e do acúmulo nos tecidos. A eliminação de HES ocorre, sobretudo, pelos rins, embora algumas enzimas também sejam responsáveis pela degradação endógena dessas moléculas. As HES se acumulam no sistema reticuloendotelial, inclusive no tecido subcutâneo, o que pode explicar a presença de prurido em pacientes que recebem essas substâncias, embora esse mecanismo não esteja totalmente claro.

As soluções de HES alteram a coagulação, principalmente se usadas de forma abusiva. Os mecanismos, além da diluição, envolvem redução de agregação plaquetária, ação direta na redução do fator von Willebrand, fator VIII, firmeza do coágulo, o que acarreta aumento do tempo de protrombina e do tempo de tromboplastina parcial ativado.

A função renal alterada é outra preocupação no uso dessas substâncias. O VISEP trial[19] mostrou tendência a aumento da incidência de insuficiência renal em doentes graves quando tratados com HES. Mesmo os chamados coloides de nova geração (HES 130/0,4) foram estudados e parecem ter relação com disfunção renal, embora estudos com desenho mais adequado sejam necessários para tornar definitiva essa afirmação.[20-21]

A utilização de amidos sintéticos de geração mais recente foi estudada em dois grandes *trials*. Em estudo cego, randomizado, prospectivo, realizado na Escandinávia (6S *trial*), 800 pacientes com sepse grave receberam amido-hidroxietil 130/0,42 (HES 130/0,4) ou Ringer-acetato. A utilização de amido foi associada a significativo aumento na taxa de mortalidade após 90 dias de *follow-up* (risco relativo, 1.11; 95% IC, 1,01-1,30, $p = 0,03$).[22] Em outro importante estudo prospectivo, duplo-cego, randomizado, envolvendo 7 mil pacientes adultos em UTI, o uso de HES 130/0,4, comparado com solução salina, não apresentou diferença estatisticamente significativa para taxa de mortalidade. Entretanto, o uso de HES 130/0,4 relacionou-se a aumento de 21% na necessidade de utilização de terapia de reposição renal.[23]

Pouco depois da publicação desses estudos, Zarychanski e colaboradores[24] publicaram metanálise com 10.880 pacientes, por meio de 38 estudos elegíveis. A conclusão do estudo foi a relação entre o uso de amidos sintéticos com maior mortalidade e insuficiência renal aguda.

Portanto, o uso clínico de amido 130/0,4 para ressuscitação volêmica não é garantido e ficou muito comprometido pelas atuais evidências, em virtude de questões relacionadas à segurança do paciente.

- **Soluções de gelatina:** a maioria dessas substâncias é derivada de colágeno bovino. Têm peso molecular relativamente baixo, o que leva a um baixo grau de expansão. Existem alguns relatos de influência na coagulação, porém os efeitos mais *indesejáveis das gelatinas* são as reações alérgicas, mais frequentes que o observado com outras soluções. Apesar de rara, a reação anafilática pode ocorrer em 0,35% dos pacientes.

- **Soluções de dextran:** resulta da hidroxilação de polissacarídeos de fonte bacteriana, com soluções que apresentam vários pesos moleculares, sendo os dois mais conhecidos o dextran-40 e o dextran-70. Seu efeito indesejável é a indução de distúrbios de coagulação. Essas substâncias diminuem a adesão plaquetária, diminuem o fibrinogênio, induzem fibrinólise, além de reduzir a viscosidade sanguínea. Por conta disso, fenômenos hemorrágicos são relacionados ao uso dessas substâncias, sobretudo em pacientes cirúrgicos. Também há correlação entre o uso de dextrans e a piora da função renal, especialmente em pacientes hipovolêmicos. Reações anafiláticas também são descritas e constituem risco para o uso dessas substâncias.

- **Solução salina hipertônica:** o primeiro relato de ressuscitação em choque hemorrágico com solução hipertônica salina (HTS) foi descrito nos anos 1980, por Velasco e colaboradores.[25] Por conta da capacidade de mobilização de fluidos para o compartimento intravascular, 250 mL de HTS 7,5% chegam a resultados esperados com 2 a 3 L de solução salina 0,9%. Desde então, estudos foram conduzidos, incluindo ambiente pré-hospitalar, emergência, pacientes com trauma de crânio, sepse, hemorragia subaracnóidea. A solução hipertônica promoveu pronta expansão do volume sanguíneo, de forma segura, restaurou o fluxo sanguíneo regional, promoveu o aumento do débito cardíaco, melhora da microcirculação, além de modular a resposta inflamatória desencadeada pelo trauma e pela sepse. Entretanto, os mecanismos de ação de tal substância não estão totalmente esclarecidos e *trials* clínicos falharam em demonstrar seus benefícios à beira do leito.[26] Questionamentos são frequentes quanto ao momento ideal do seu uso, bem como seu perfil de segurança, no que diz respeito a reações anafiláticas, função renal e coagulação.

Mesmo que inicialmente promissor, o uso de solução salina hipertônica ainda não tem apoio convincente de dados de literatura e não deve ser estimulado na rotina clínica em pacientes críticos.

ESTRATÉGIA ATUAL PARA REPOSIÇÃO VOLÊMICA

FASE DE RESSUSCITAÇÃO

Corresponde ao momento inicial do choque, caracterizado por alterações na perfusão tecidual, muitas vezes sem manifestação clara em parâmetros macrocirculatórios. A manifestação de hipotensão arterial é consequência de baixa resistência vascular sistêmica e/ou débito cardíaco insuficiente.

A apresentação clínica, entretanto, não é uniforme. Pacientes podem ter débito cardíaco baixo, com vasoconstrição periférica compensatória (choque frio) ou baixa resistência vascular sistêmica, com débito cardíaco elevado (choque quente). O estado anterior é uma apresentação típica do choque séptico não ressuscitado, enquanto o estado posterior é mais comumente encontrado depois que a ressuscitação volêmica foi iniciada. A disfunção miocárdica pode existir na fase inicial, às vezes desencadeada na terapia inicial ou pode desenvolver-se mais tarde.

No caso do choque quente, a introdução de drogas vasoativas é obrigatória. Uma maneira de identificar o tempo para iniciar vasopressores (essencialmente norepinefrina) é prestar atenção à pressão arterial diastólica. Quando a pressão diastólica é baixa,[27] presume-se que o tônus arteriolar, seu maior determinante é baixo. Neste caso, é urgente o uso de vasopressores para evitar hipotensão prolongada, que é fator independente de mortalidade em pacientes sépticos.[28] Nesse ponto, a Campanha Sobrevivendo à Sepse recomenda iniciar a norepinefrina como medida de urgência quando a pressão arterial diastólica é baixa, mesmo enquanto a hipovolemia não for resolvida.[16]

Altas quantidades de cristaloides são necessárias em alguns casos mais graves. De acordo com essa avaliação e o *status* hemodinâmico do paciente, a utilização de albumina pode ser alternativa.[16]

FASE DE RISCO PARA SOBRECARGA VOLÊMICA

O insulto inicial é seguido de resposta caracterizada pelo fenômeno isquemia-reperfusão. Uma vez iniciada, a resposta inflamatória contribui para o acúmulo de líquidos, um marcador da gravidade da doença. A monitorização hemodinâmica deve ser empregada para ajudar a guiar a estratégia de ressuscitação.[29] O reconhecimento clínico da sobrecarga volêmica e sinais de complicações como hipertensão intra-abdominal devem ser observados. Atenção à oferta de oxigênio tecidual e déficits de perfusão são garantidos, evitando-se a oferta de líquidos desnecessária e o manuseio adequado de drogas vasoativas para garantir adequado débito cardíaco.

FASE DE ESTABILIZAÇÃO

A fase de estabilização homeostática ocorre em sequência. Normalmente, a reposição volêmica nesse momento não é necessária. Um balanço hídrico negativo deve ser a meta.

CONSIDERAÇÕES FINAIS

Com base nos conhecimentos trazidos pelos estudos e revisões publicadas nos últimos anos, a estratégia de ressuscitação volêmica deve ser acompanhada da mesma cautela que qualquer medicamento de uso intravenoso.

A detecção precoce de estados de hipoperfusão, antes mesmo da alteração de variáveis macro-hemodinâmicas, é o momento ideal (hora-ouro) para início da reposição volêmica. Monitorizar a resposta dos doentes à reposição volêmica é essencial. Com a evolução do quadro para um estado hiperdinâmico, em que ocorrem intensificação da resposta inflamatória e consequente extravazamento capilar. Nesse momento, a adequação de oferta volêmica deve ser revista por conta dos seus efeitos deletérios nessa fase de tratamento. A utilização de protocolos deve levar em consideração a necessidade de cada paciente, individualizando as intervenções terapêuticas e a estratégia de reposição volêmica.[29]

Soluções cristaloides balanceadas são o fluido de escolha para ressuscitação volêmica inicial, porque evitam a sobrecarga de sódio e cloro. A albumina pode ser reservada para os casos mais graves, em que a quantidade de volume ofertado é extremamente elevada e o risco de complicações inerentes é alto (síndrome do desconforto respiratório agudo – SDRA).

O amido sintético não é mais recomendado, especialmente nos casos de sepse, já que seu uso tem se mostrado associado ao aumento de morbidade (falência renal, sangramento) e até mortalidade. Os efeitos colaterais, relacionados à morbidade, particularmente o impacto no risco de sangramento, também limitam o uso de gelatinas e dextrans. O uso de solução salina hipertônica não tem embasamento de literatura para a rotina da terapia intensiva.

REFERÊNCIAS BIBLIOGRÁFICAS

1. Rivers E, Nguyen B, Havstad S, Ressler J, Muzzin A, Knoblich B, et al. Early goal-directed therapy in the treatment of severe sepsis and septic shock. N Engl J Med. 2001;345:1368-77.
2. Durairaj L, Schmidt G. Fluid therapy in resuscitated sepsis: less is more. Chest. 2008;133:252-63.
3. Marik P, Monnet X, Teboul JL. Hemodynamic parameters to guide fluid therapy. Ann Intensive Care. 2011;1:1.
4. Malbrain M, Marik P, Witters I, Cordemans C, Kirkpatrick AW, Roberts DJ, et al. Fluid overload, de-resuscitation, and outcomes in critically ill or injured patients: a systematic review with suggestions for clinical practice. Anaesthesiol Intensive Ther. 2014;46:361-80.
5. Vincent JL, Sakr Y, Sprung C, Ranieri VM, Reinhart K, Gerlach H, et al. Sepsis in European intensive care units: results of SOAP study. Crit Care Med. 2006;34:344-53.
6. Bagshaw S, Bellomo R. The influence of volume management on outcome. Curr Opin Crit Care. 2007;13:541-8.
7. Shires CT, Cohn D, Carrico J. Fluid therapy in hemorrhagic shock. Arch Surg. 1964;88:688-93.
8. Hirsh EF. United States Navy Surgical Research Republic of Vietnam 1966-1970. Military Med. 1987;152:236-40.
9. Lamke LO, Liljedahl SO. Plasma volume changes after infusion of various plasma expanders. Resuscitation. 1976;5:93-102.
10. Powell-Tuck J, Gosling P, Lobo D, Carlson G, Gore M, Lewington A, et al. British consensus guidelines on intravenous fluid therapy for adult surgical patients (GIFTASUP). [Internet] [Acesso em 09 dez 2015]. Disponível em: http://www.bapen.org.uk/pdfs/bapen_pubs/giftasup.pdf
11. Myburgh J, Mythen M. Resuscitation fluids. N ENgl J Med. 2013;369:1243-51.
12. Chua H, Venkatesh B, Stachowski E, Schneider AG, Perkins K, Ladanyi S, et al. Plasma-lite 148 vc 0.9% saline for fluid resuscitation in diabetic ketoacidosis. J Crit Care. 2012;27:138-45.
13. Cochrane Injuries Group Albumin Reviewers. Human albumin administration in critically ill patients: systematic review of randomized controlled trials. BMJ. 1998;317:235-40.
14. Finfer S, Bellomo R, Boyce N, French J, Myburgh J, Norton R. A comparison of albumin and saline for fluid resuscitation in the intensive care unit. N Engl J Med. 2004;350:2247-56.
15. Delaney A, Dan A, McCaffrey J, Finfer S. The role of albumin as a resuscitation fluid for patients with sepsis: A systematic review and meta-analysis. Crit Care Med. 2011;39:386-91.
16. Dellinger P, Levy M, Rhodes A, Annane D, Gerlach H, Opal SM, et al. Surviving Sepsis Campaign: International Guidelines for management of severe sepsis and septic shock. 2012. Crit Care Med. 2013;41:580-637.
17. Caironi P, Tognoni G, Masson S, Fumagalli R, Pesenti A, Romero M, et al. Albumin replacement in patients with severe sepsis or septic shock. N Engl J Med. 2014;370:1412-21.
18. Mira J-P, Charpentier J. Early Albumin Resuscitation during Septic Shock (EARSS). [Internet] [Acesso em 09 dez 2015]. Disponível em: http://clinicaltrials.gov/ct2/show/NCT00327704
19. Brunkhorst FM, Engel C, Bloos F, Meier-Hellmann A, Ragaller M, Weiler N, et al. Intensive Insulin therapy and pentastarch resuscitation in severe sepsis. N Engl J Med. 2008;358:125-39.
20. Schortgen F, Girou E, Deye N, Brochard L. CRYCO Study Group. The risk associated with hyperoncotic colloids in patients with shock. Intensive Care Med. 2008;34:2157-68.
21. Bayer O, Reinhart K, Sakr Y, Kabisch B, Kohl M, Riedemann NC, et al. Renal effects of synthetic colloids and crystalloids in patients with severe sepsis: a prospective sequential comparison. Crit Care Med. 2011;39:1335-42.
22. Perner A, Haase N, Guttormsen A, Tenhunen J, Klemenzson G, Âneman A, et al. Hydroxyethyl starch 130/0.42 versus Ringer's Acetate in severe sepsis. N Engl J Med. 2012;367:124-34.
23. Myburgh J, Finfer S, Bellomo R, Billot L, Cass A, Gattas D, et al. Hydroxyethyl starch or saline for fluid resuscitation in intensive care. N Engl J Med. 2012;367:1901-11.
24. Zarychanski R, Abou-Setta A, Turgeon A, Houston BL, McIntyre L, Marshall JC, et al. Association of hydroxyethyl starch administration with mortality and acute kidney injury on critically ill patients requiring volume resuscitation. JAMA. 2013;309:678-88.
25. Velasco IT. Hypertonic and hyperoncotic resuscitation from severe hemorrhagic shock in dogs: a comparative study. Crit Care Med. 1989;17(3):261-26.
26. Bulger EM, Jurkovich GJ, Nathens AB, Copazz MK, Hanson S, Cooper C, et al. Hypertonic resuscitation of hypovolemic shock after blunt trauma: a randomized controlled trial. Arch Surg. 2008;143:139-48.
27. Augusto JF, Teboul JL, Radermacher T, Asfar P. Interpretation of blood pressure signal: physiological bases, clinical relevance, and objectives during shock states. Intensive Care Med. 2011;37:411-9.
28. Varpula M, Tallgren M, Saukkonen K, Voipio-Pulkki LM, Pettilä V. Hemodynamic variables related to outcomes in septic shock. Intensive Care Med. 2005;31:1066-71.
29. Cecconi M, De Backer D, Antonelli M, Beale R, Bakker J, Hofer C, et al. Consensus on circulatory shock and hemodynamic monitoring. Task force of the European Society of Intensive Care Medicine. Intensive Care Med. 2014;40:1795-815.

CAPÍTULO 14
DROGAS VASOATIVAS

Gilberto Friedman
Carlos Romero Patiño
Glenn Hernández Poblete

DESTAQUES

- As drogas vasoativas devem ser indicadas com muito critério e seus efeitos avaliados com lógica clínica para garantir o melhor resultado no manejo dos distúrbios cardiocirculatórios dos pacientes graves. O objetivo final da combinação dos usos das drogas inovasopressoras é a melhora dos parâmetros de oxigenação tecidual.

- O principal objetivo dos vasopressores é restaurar a pressão arterial média (PAM), mas sempre evitando o prejuízo do fluxo sanguíneo (débito cardíaco). A administração de vasopressores pode salvar a vida dos pacientes que permanecem hipotensos logo após a reposição de fluidos. O objetivo é uma PAM maior ou igual a 65 mmHg.

- As catecolaminas são as drogas vasoativas mais frequentemente utilizadas. Os inotrópicos positivos agem sobre os receptores beta-adrenérgicos encontrados no coração, e os vasopressores estimulam os receptores alfa-adrenérgicos e dopaminérgicos encontrados nos vasos sanguíneos.

- A noradrenalina é capaz de aumentar a PAM em pacientes que permanecem hipotensos após ressuscitação volêmica. É a droga de primeira escolha no tratamento dos estados de choque associados à redução do tônus vascular, especialmente no choque séptico, sem causar prejuízo nas funções orgânicas.

- A dopamina também é efetiva em aumentar a PAM em pacientes que continuam hipotensos após ressuscitação volêmica. O aumento da PAM ocorre em parte por aumento do débito cardíaco (DC). Pode ser mais útil em pacientes com alguma disfunção cardíaca; contudo, seus efeitos estimulantes sobre o coração podem causar taquicardia e/ou arritmias que acabam por limitar seus efeitos benéficos. O uso da dopamina em doses baixas com o intuito de preservar a função renal não tem lugar no arsenal terapêutico.

- A adrenalina em infusão contínua pode ser uma opção inicial, mas geralmente fica restrita a choque refratário à noradrenalina. A melhor indicação parece ser nas situações em que coexistem depressão miocárdica e vasoplegia importantes, como no choque séptico grave.

- O uso do hormônio vasopressina fica reservado ao controle da hipotensão por vasodilatação generalizada e refratária a vasopressores adrenérgicos. Os estudos clínicos não definem com clareza seu papel e seu uso implica risco da diminuição do DC por vasoconstrição excessiva.

- O principal objetivo dos inotrópicos é obter um fluxo sanguíneo adequado à condição do paciente. A administração de inotrópicos por disfunção miocárdica geralmente está reservada a pacientes com índice cardíaco (IC) menor do que 2,5 L/min/m^2 e evidência de hipoperfusão tecidual.

- A dobutamina é o inotrópico de eleição. O efeito inotrópico é causado principalmente pela estimulação do receptor β-1. É utilizada em insuficiência cardíaca, choque cardiogênico e disfunção miocárdica da sepse.

- Reserva-se a adrenalina para os pacientes que apresentam choque refratário, se não há alternativas de resgate. Na atualidade, algumas guias clínicas recomendam o uso de dobutamina em pacientes com IC normal ou elevado e hipoperfusão persistente, apesar de reposição de fluidos e PAM adequadas.

INTRODUÇÃO

As drogas inovasoativas são essenciais no manejo dos distúrbios circulatórios e hemodinâmicos em pacientes graves. O intensivista precisa conhecer suas ações, indicações, benefícios e malefícios. As drogas vasoativas são utilizadas em estados de choque circulatório de qualquer etiologia, seja distributiva, obstrutiva, hipovolêmica ou cardíaca. O choque pode ser definido como "um desequilíbrio entre oferta e demanda de oxigênio e nutrientes para as necessidades celulares", e o intensivista/emergencista deve entender que a manutenção da pressão arterial média (PAM) em níveis aceitáveis (60 a 65 mmHg) não trata definitivamente o choque. Qualquer parâmetro hemodinâmico deve ser corrigido sempre objetivando a melhora da oxigenação tecidual. A correção das variáveis macro-hemodinâmicas não oferece benefício em morbimortalidade se os parâmetros de oxigenação tecidual não apresentarem também sinais de melhora progressiva.[1-2]

Assim, o uso de drogas vasoativas deve ser criterioso em suas indicações e muito bem avaliado em seus resultados para garantia de um tratamento correto e atual dos distúrbios circulatórios dos pacientes graves. Assim como o infarto agudo do miocárdio (IAM), trauma grave e acidente vascular cerebral, o choque de qualquer natureza deve ser tratado adequadamente nas primeiras horas.

AGENTES VASOATIVOS

Em pacientes com instabilidade hemodinâmica, as drogas vasoativas são frequentemente utilizadas para restaurar e manter a perfusão efetiva aos órgãos vitais, minimizando o risco de disfunção de múltiplos órgãos. Elas são geralmente introduzidas após a otimização do volume intravascular, por meio da reposição volêmica adequada. Tanto a reposição volêmica insuficiente quanto a excessiva podem causar complicações. As drogas vasoativas também podem promover efeitos colaterais significativos, induzidos por sua própria ação farmacológica, como taquicardia, taquiarritmia, hipotensão ou hipertensão e vasoconstrição excessiva, com isquemia de órgãos (esplâncnicos) e extremidades.[3]

Tais drogas devem ser tituladas para restaurar a PAM sem prejudicar o fluxo sanguíneo. A hipotensão crítica em adultos é geralmente observada quando a PAM é menor do que 60 mmHg: abaixo desses níveis, a autorregulação dos leitos renal, coronariano e do sistema nervoso central pode não conseguir manter o fluxo necessário para seu funcionamento e a perfusão se torna linearmente dependente da pressão arterial. A PAM é uma variável mais adequada do que a pressão sistólica, pois reflete melhor a pressão de perfusão orgânica. Alguns grupos de pacientes podem se beneficiar de uma PAM um pouco mais elevada, particularmente os hipertensos e os mais idosos. Os hipertensos podem estar relativamente hipotensos com queda de 40 mmHg na PAM, independentemente de permanecer acima de 60 mmHg. Nesses pacientes, uma pressão de perfusão um pouco mais elevada pode ser necessária para manter fluxo sanguíneo suficiente em um dado órgão, em especial o rim.[4]

Os pacientes com choque e necessidade de vasopressores devem preferencialmente receber monitorização invasiva da pressão arterial. A medida da pressão pelo manguito nessas situações pode ser menos precisa, mas sua principal utilidade reside no fato de a PAM ser monitorizada batimento a batimento, o que permite rápidos e precisos ajustes das drogas vasopressoras. Adicionalmente, a monitorização invasiva da pressão intra-arterial permite a análise da curva de pulso que corresponde ao volume sistólico, além do estudo da variação de pressão de pulso no ciclo respiratório como uma medida de resposta cardíaca à reposição hídrica.[5]

As drogas vasoativas apresentam distintas ações em receptores adrenérgicos, como é possível observar na Tabela 14.1.

TABELA 14.1. Efeito das diferentes catecolaminas sobre os diferentes receptores.

Catecolamina	Receptor		
	α	β-1	β-2
Isoproterenol	0	++	+++
Dopamina	+	++	+
Dobutamina	+	++++	+++
Adrenalina	++	++	+++
Noradrenalina	+++	+	+
Fenilefrina	++++	0	0

0: nenhum efeito; +: intensidade do efeito.

O momento e a escolha de iniciar uma droga vasoativa ou a combinação de várias drogas para estados de choque ou de instabilidade hemodinâmica são um desafio complexo. Contudo, o uso racional das drogas vasoativas, conhecendo seus efeitos farmacológicos sobre a fisiopatologia dos estados de choque, é possível para um intensivista atualizado. Neste capítulo, serão discutidas as drogas vasoativas mais utilizadas, como inotrópicos positivos e vasopressores, em pacientes internados em unidades de terapia intensiva (UTI). A aplicação clínica destes e de outros agentes vasoativos é extensamente discutida nos diversos capítulos ao longo deste livro.

CATECOLAMINAS

Ainda são as drogas vasoativas mais frequentemente utilizadas como inotrópicos positivos e vasopressores. Agem estimulando receptores beta-adrenérgicos, alfa-adrenérgicos e dopaminérgicos.[6]

Os agentes beta-agonistas ligam-se a receptores beta-adrenérgicos, na superfície celular, que levam à ativação da subunidade alfa da proteína G_s (*membrane-bound guanine nucleotide binding protein*). A ativação dessa subunidade, por sua vez, ativa a adenilciclase, que converte a adenosina trifosfato (ATP) em adenosina-monofato-cíclico (AMPc), o segundo mensageiro da função dos receptores beta-adrenérgicos. O AMPc ativa a proteína quinase C, a qual fosforila certas proteínas-chave, incluindo canais de cálcio, fosfolambina e troponina I, o que promove aumento do influxo de cálcio e aumenta a sensibilidade do cálcio a essas proteínas reguladoras. Paradoxalmente, os agonistas beta-adrenérgicos diminuem a sensibilidade dos miofilamentos contráteis ao cálcio intracelular, auxiliando no relaxamento miocárdico.

Os receptores β-1 se localizam principalmente no miocárdio, aumentando o inotropismo e o cronotropismo cardíaco. Os receptores β-2 estão presentes, principalmente, nos vasos sanguíneos, promovendo vasodilatação, bem como na musculatura lisa brônquica, gerando broncodilatação; nos pneumócitos tipo II, aumentando a produção de surfactante; e nos mastócitos, modulando a produção de mediadores inflamatórios. Os receptores β-3-adrenérgicos também foram descritos, desempenhando papel na regulação da taxa metabólica.

Os agentes alfa-agonistas ligam-se a receptores alfa-adrenérgicos na membrana e, por meio da proteína G_s, estimulam a fosfolipase C, que promove a liberação de mensageiros intracelulares, incluindo o trifosfato de inositol (IP_3) e o diacilglicerol (DAG). O IP_3 aumenta a liberação de cálcio pelo sistema retículo sarcoplasmático e o DAG ativa a proteína quinase C, aumentando o influxo intracelular de cálcio e a sensibilidade das proteínas contráteis ao cálcio.

Os receptores alfa-adrenérgicos são divididos em dois subtipos: α-1 e α-2, e ambos promovem vasoconstrição periférica e intraórgãos ao serem estimulados por seus respectivos agonistas. A ativação dos receptores α-1-adrenérgicos vasculares pós-sinápticos promove vasoconstrição, enquanto a ativação pré-sináptica dos receptores α-2-adrenérgicos reduz a liberação do neurotransmissor por intermédio de um mecanismo de *feedback* inibitório da noradrenalina – o que também promove constrição de arteríolas e de vasos venosos de capacitância.

A dopamina tem, ainda, efeitos sobre os receptores dopaminérgicos. Os receptores dopaminérgicos são divididos em dois subtipos: DA_1 e DA_2. A ativação dos receptores DA_1 pós-sinápticos promove vasodilatação renal, mesentérica, coronariana e cerebral, além de inibir diretamente a reabsorção tubular renal de sódio, promovendo natriurese. A ativação dos receptores DA_2 pré-sinápticos inibe a liberação de prolactina e noradrenalina, resultando em vasodilatação.

DOPAMINA

Precursor imediato de noradrenalina e adrenalina, apresenta vários efeitos farmacológicos de acordo com a dose usada. Com doses menores que 5 μg/kg/min, estimula os receptores DA_1 e DA_2 nos leitos renal, mesentérico e coronariano, causando vasodilatação. Também provoca aumento da taxa de filtração glomerular, fluxo sanguíneo renal e excreção de sódio, porém seu aumento de diurese acontece por inibição da bomba sódio-potássio ATPase nos túbulos, diminuindo a reabsorção de sódio. Entretanto, esse efeito na diurese é mais efetivo em pacientes hemodinamicamente estáveis, não traz qualquer benefício em pacientes com instabilidade hemodinâmica e não melhora a depuração de creatinina. Análises de estudos randomizados e metanálises em insuficiência renal aguda na sepse mostraram que a dopamina não mudou desfechos importantes como mortalidade, instalação de insuficiência renal e necessidade de diálise.[7] A recomendação atual é contra o uso da dopamina para proteção renal.[8]

Com doses de 5 a 10 μg/kg/min, apresenta efeito em receptores β-1, causando aumento da contratilidade e da frequência cardíaca (FC). Em doses maiores que 10 μg/kg/min, apresenta efeito predominante alfa-adrenérgico, com aumento da pressão arterial. Entretanto, em pacientes graves existe uma sobreposição desses efeitos.

Contudo, os estudos clínicos têm ajudado a compreender que sua farmacocinética é muito variável em pacientes críticos e seus efeitos são bem mais complexos do que se acreditava inicialmente. Demonstrou-se que a dose de dopamina infundida não prediz sua concentração plasmática e uma mesma dose de dopamina pode ter diferenças de concentração plasmática de até 17 vezes.[9] Isso torna impossível predizer o tipo de receptor que se está estimulando somente ao se considerar a dose de infusão. O efeito cardiovascular da dopamina que se deve buscar com qualquer dose é um aumento da PAM em pacientes que permanecem hipotensos apesar de uma reposição ótima de fluidos; esse aumento se obtém principalmente por um débito cardíaco (DC) maior, já que os efeitos vasoconstritores só são produzidos com doses elevadas. Sua principal complicação cardiovascular são as arritmias (principalmente fibrilação atrial), que podem levar à suspensão da infusão em 6% dos pacientes.

Os efeitos esplâncnicos da dopamina são controversos e alguns estudos clínicos pequenos mostram efeitos variáveis sobre o fluxo hepatoesplâncnico, mas sem efeitos consistentes na tonometria gástrica.[10] O consenso atual é o de que não se pode afirmar que esse fármaco proteja o fluxo hepatoesplâncnico.

Um efeito potencialmente deletério da dopamina em baixas doses é a redução da prolactina sérica, comprometendo a imunidade celular.

ADRENALINA

Catecolamina endógena, sintetizada, armazenada e liberada pela medula adrenal em resposta à estimulação simpática. É um potente agonista alfa e beta-adrenérgico que aumenta a pressão arterial ao aumentar o DC e a resistência vascular sistêmica. Sua ação é dose-dependente, estimulando receptores β-1, β-2 e α-1-adrenérgicos. Sua potente ação alfa-adrenérgica em doses altas causa aumento da PAM em pacientes que não respondem aos agentes tradicionais, principalmente devido ao aumento do DC e do volume sistólico, com atuação menor na FC e na resistência vascular. Aumenta a entrega de oxigênio, mas também pode elevar sua demanda. Aumenta os níveis de lactato, contudo provavelmente isso ocorre por uma maior produção aeróbica de lactato mediada por receptores adrenérgicos β-2 particularmente no músculo esquelético, e não por metabolismo anaeróbico.

A maior preocupação a respeito do uso de adrenalina é a potencial diminuição dos fluxos regionais por vasoconstrição excessiva, especialmente no território esplâncnico. Os estudos de perfusão esplâncnica mostram resultados contraditórios e, provavelmente, seu efeito é variável ou igual, como acontece com outras drogas vasoativas.[11]

No contexto de choque séptico, a adrenalina em doses de 0,1 a 0,5 µg/kg/min pode aumentar o IC em 24% a 54%. Estudos que compararam adrenalina com a combinação noradrenalina-dobutamina em pacientes com choque cardiogênico e séptico não encontraram diferenças relevantes em relação a seus efeitos hemodinâmicos e mesmo aos desfechos clínicos.[12-13] Em geral, a adrenalina é considerada agente de segunda escolha em situações de choque resistente à noradrenalina, particularmente se associada a um DC insuficiente, como uma opção por vezes melhor que a dobutamina.[8] Seu uso no tratamento da parada cardíaca e do choque anafilático segue indicado.

NORADRENALINA

Os efeitos hemodinâmicos da noradrenalina são diversos. Tem um potente efeito vasoconstrictor arterial mediante estimulação de receptores adrenérgicos α-1, o que permite um rápido aumento da pressão arterial. Também pode ter um efeito inotrópico mediante estimulação adrenérgica β-1 e, em menor grau, pelos receptores α-1. Farmacologicamente, em baixas doses, predominam os efeitos β-1-adrenérgicos. Doses maiores de noradrenalina produzem efeitos mistos na ativação α-1 e β-1-adrenérgica, aumentando a resistência vascular sistêmica e a contratilidade miocárdica, com consequente elevação da pressão arterial.

A noradrenalina produz um aumento da pressão média sistêmica (que gera o retorno venoso) e a resistência ao retorno venoso com efeitos variáveis no fluxo sanguíneo. Recentes estudos sugerem que a noradrenalina pode aumentar o retorno venoso em alguns pacientes mediante um aumento da pressão média sistêmica, com o consequente incremento do DC, enquanto em outros pacientes aumentaria predominantemente a resistência ao retorno venoso, o que diminuiria seu DC.[14-15] Essa elevação da pressão arterial geralmente não é acompanhada de grande aumento da FC pelo efeito α-1-adrenérgico predominante.

Por preocupações de que poderia causar importantes efeitos vasoconstritores deletérios em vários leitos, no passado, a noradrenalina era reservada como segunda escolha. No entanto, os estudos realizados nas últimas três décadas com a noradrenalina em choque séptico mostram que a droga pode aumentar a PAM com sucesso sem causar prejuízo nas funções orgânicas. Os efeitos renais da noradrenalina dependem da presença de hipovolemia pelos seus efeitos vasoconstritores, que podem causar danos na hemodinâmica renal, com aumento da resistência vascular renal e isquemia. Em pacientes com choque séptico tratados com noradrenalina, mas com volemia adequada, ocorre um aumento da diurese e melhor função renal, se adequadamente reanimados.[16] Esse efeito se deve a uma maior vasoconstrição na arteríola eferente comparada à arteríola aferente, o que aumenta a pressão de filtração glomerular.

Os efeitos da noradrenalina no território hepatoesplâncnico são controversos. No fluxo sanguíneo esplâncnico e no consumo de oxigênio são muito variáveis. As comparações com dopamina e adrenalina não encontraram diferenças sistematicamente reproduzíveis.[17]

Por último, é importante assinalar que não está claro qual é a dose máxima de noradrenalina que se pode utilizar. Existem relatos de pacientes com ressuscitação exitosa que necessitaram de doses de até 4 µg/kg/min para obter o objetivo de PAM. O relevante é sempre assegurar uma adequada reposição de fluidos e monitorizar a perfusão tecidual.

A noradrenalina em estudos comparativos com outros vasopressores, particularmente a dopamina, não é inferior e apresenta menos efeitos colaterais. Por isso, é a droga vasopressora de escolha inicial nos estados de choque.[18-20]

FENILEFRINA

Agonista α-1-adrenérgico quase exclusivo, pois aumenta a pressão arterial por vasoconstrição. Tem um rápido início de ação, entretanto sua principal desvantagem é que pode diminuir o DC por um aumento desmedido da pós-carga. Esse fármaco não foi suficientemente estudado em estados de choque e sepse.[21] Estudos pequenos mostram efeitos hemodinâmicos similares aos da noradrenalina, mas com potencial para piorar a perfusão esplâncnica e a função renal; mostram, ainda, que a fenilefrina produz menos taquicardia que outros vasopressores. Sua segurança no manejo inicial do choque séptico não foi suficientemente demonstrada e não pode ser recomendada. A dose de fenilefrina varia entre 0,2 e 0,9 μg/kg/min e seu uso poderia ser considerado apenas no caso de a taquicardia por outro vasopressor piorar a hemodinâmica.

DOBUTAMINA

Catecolamina sintética é uma mistura racêmica de dois isômeros. Tem ação predominante β-1 e mínima β-2-adrenérgica e α-1-adrenérgica, levando a efeito positivo dose-dependente sobre o inotropismo e cronotropismo do miocárdio. Na parede vascular, o efeito sobre os receptores β-2 pode causar vasodilatação e diminuição da resistência vascular sistêmica. A dose inicial é de 2 a 3 mg/kg/min titulada para o efeito clínico desejado até uma dose máxima de 20 mg/kg/min.[6] Os pacientes pré-tratados com betabloqueadores respondem menos à dobutamina. Esse fármaco aumenta a FC, o consumo de oxigênio, a arritmogênese e pode causar até mesmo necrose miocárdica. Alguns estudos demonstraram aumento de eventos adversos e mortalidade de pacientes com insuficiência cardíaca tratados com dobutamina.

Ainda assim, a dobutamina é o inotrópico mais utilizado na insuficiência cardíaca congestiva grave e no choque cardiogênico, por promover aumento do DC, redução da resistência vascular sistêmica e das pressões de enchimento.

Alguns estudos clínicos mostraram que a dobutamina poderia melhorar a perfusão regional (hepática, mucosa gástrica)[10] e da microcirculação.[22-23] A maioria dos estudos não foi controlada e não deixa claro se a melhora da perfusão independe do aumento do DC. Hernández e colaboradores recentemente publicaram um ensaio clínico randomizado e duplo-cego que comparou dobutamina com placebo em 20 pacientes com choque séptico.[24] A dobutamina aumentou a FC e o IC, mas não foram observadas modificações nos parâmetros metabólicos, clínicos, microcirculatórios ou hepatoesplâncnicos.

As recomendações para utilizar dobutamina no choque não dispõe de boas evidências que as respaldem. Analisando criticamente a literatura científica disponível, é possível notar que a maioria dos estudos fisiológicos mostra efeitos favoráveis; entretanto, vários carecem de grupo controle ou não enfocaram em desfechos maiores. Nos estudos clínicos em pacientes sépticos, os dados são contraditórios acerca do aumento do DC: se está mediado por aumentos do volume sistólico ou da FC. A interpretação dos trabalhos relacionados aos efeitos cardíacos é complexa pela presença de hipovolemia não corrigida, a falta de grupo controle ou uso de terapias concomitantes.

ISOPROTERENOL

Catecolamina sintética agonista β-1 e β-2-adrenérgica que aumenta a FC e a contratilidade miocárdica. Porém, diminui o tempo de condução atrioventricular, podendo desencadear arritmia atrial ou ventricular. Considerando que FC e contratilidade miocárdica aumentam, o consumo miocárdico de oxigênio se eleva paralelamente. Por sua atividade sobre receptores β-2, produz vasodilatação arterial, reduzindo a resistência vascular sistêmica e a pressão arterial diastólica. O efeito resultante dessas propriedades farmacológicas é o aumento do DC em pacientes normovolêmicos. O uso do isoproterenol é restrito à falência cardíaca e tem alguma utilidade no pós-operatório de transplante cardíaco, em que o DC pode depender da FC e não existe a inervação normal do enxerto. Em pacientes com choque séptico e IC menor que 2 L/min/m², o isoproterenol aumentou o IC sem queda da PAM, mas com elevação da FC. Em situações de normovolemia, de pressão arterial regularizada (mesmo que com vasopressores) e quando o DC está baixo associado à bradicardia e à hipertensão arterial pulmonar, o isoproterenol pode ser utilizado.[25] Sua ação β-2-adrenérgica pode causar hipotensão e seu efeito cronotrópico β-1-adrenérgico precipitar isquemia miocárdica.

HORMÔNIO ANTIDIURÉTICO
VASOPRESSINA

A vasopressina ou hormônio antidiurético é um hormônio sintetizado no hipotálamo e armazenado na hipófise posterior, de onde é liberada por estímulos osmóticos (hiperosmolaridade) e não osmóticos (hipovolemia/hipotensão). A vida média de eliminação (6 minutos) e a efetiva (6 a 20 minutos) são curtas, pois o hormônio é rapidamente metabolizado. A hipotensão é o mais potente estímulo para a liberação e a síntese de vasopressina. A vasopressina provoca vasoconstrição pela interação com receptores V_1 presentes na musculatura lisa vascular e exerce seu efeito antidiurético pela ativação de receptores V_2, presentes nos dutos coletores renais, aumentando a absorção de água livre. Em baixas concentrações, ainda tem efeitos anti-inflamatórios pulmonares, aumenta a liberação de hormônio adrenocorticotrófico, estimula receptores de oxitocina e produz vasodilatação coronariana, cerebral, renal e pulmonar.

A vasopresina é um dos mais importantes hormônios liberados durante situações de estresse, especialmente em estados de choque, quando aumenta de 20 a 200 vezes. Contudo, se o choque é prolongado, produz-se uma diminuição dos níveis plasmáticos, provavelmente por depleção das reservas na neuro-hipófise. Nos últimos anos, ressurgiu o interesse pela incorporação da vasopressina no manejo hemodinâmico no choque séptico grave, principalmente pela deficiência relativa desse hormônio em alguns pacientes.[26] Nesse contexto, a suplementação de vasopressina em baixas doses parece constituir uma abordagem terapêutica racional.

A infusão de até 0,05 U/min de vasopressina permite reduzir a dose de outras drogas vasoativas e aumenta a resistência vascular sistêmica e a pressão arterial sem alterar o DC, com escassos efeitos adversos. A administração de altas doses de vasopressina se associa a excessiva vasoconstrição pulmonar, intestinal e coronariana, aparição de lesões cutâneas isquêmicas, deterioração do IC e da perfusão tecidual, eventual deterioração da função hepática e trombocitopenia. Pacientes com choque séptico são muito sensíveis à infusão de baixas doses de vasopressina, pois sua ação vasoconstritora ocorre independentemente de receptores adrenérgicos, com frequência deprimidos pela sepse. Além disso, a vasopressina aumenta a sensibilidade vascular a outros agentes vasopressores e incrementa a liberação do cortisol, cujos níveis séricos estão comprometidos por disfunção adrenal do paciente crítico.

Contudo, o estudo VASST (*Vasopressin versus Norepinephrine Infusion in Patients with Septic Shock*) não mostrou benefício da vasopressina como agente de primeira linha em comparação à noradrenalina em choque séptico.[20] A recomendação para o uso de vasopressina fica restrita à manutenção de uma PAM sempre que as necessidades de noradrenalina sejam elevadas. Por todos esses motivos, no choque vasoplégico refratário a vasopressores adrenérgicos reserva-se a associação de vasopressina (não como vasopressor único) para elevar a pressão arterial.[8]

TERLIPRESSINA

Análogo sintético da vasopressina que tem uma seletividade pelos receptores V_1, além de uma vida média de eliminação (50 minutos) e efetiva (4 a 6 horas) mais prolongadas. Estudos experimentais mostram um aumento da PAM e uma redução dos requerimentos de catecolaminas com a administração de terlipressina, mas frequentemente associada à queda do DC. Alguns autores propuseram que a queda do IC poderia ser evitada mediante a infusão contínua de terlipressina, que também se associa a menos hipotensão de rebote que a infusão de vasopressina.[27] Não há recomendação para o seu uso em choque.

INIBIDORES DA FOSFODIESTERASE III

A fosfodiesterase III é uma enzima presente nos cardiomiócitos e no músculo liso do aparato vascular, cuja inibição produz efeitos inotrópicos pelo aumento dos níveis de AMPc, produzindo efeitos no coração e em nível vascular. No coração, tem efeitos inotrópicos e lusitrópicos positivos, melhorando a contratilidade e o relaxamento, respectivamente. Seus efeitos vasculares se caracterizam por uma vasodilatação que diminui a pré-carga, a pós-carga e a resistência vascular sistêmica.

Amrinona foi o componente líder para o desenvolvimento de novos agentes cardiotônicos dessa categoria, como milrinona, enoximona, piroximona e orprinona. Neste capítulo, apenas a milrinona será abordada por ser o componente mais utilizado em UTI.

MILRINONA

Fármaco mais utilizado no grupo de inibidores da fosfodiesterase, tem uma vida média mais prolongada que outros inotrópicos (2 a 4 horas). Ao contrário dos simpaticomiméticos, sua atividade pode ser atingida mesmo com o uso concomitante de betabloqueador, mas cautela deve ser empregada em pacientes com doença coronariana, já que o uso de milrinona pode aumentar a mortalidade em médio prazo. Outros efeitos da milrinona incluem a diminuição das resistências sistêmica e pulmonar e melhora da complacência diastólica. A terapia inicial pode ser feita com um bólus 25 a 75 mg/kg seguido de uma infusão de 0,375 µg/kg/min a 0,75 µg/kg/min, ajustando para função renal.

Existem poucos estudos clínicos sobre o uso deste fármacos em choque séptico.[28] Um benefício em potencial desses agentes é sua ação independente dos receptores beta-adrenérgicos, disfuncionados durante o choque séptico. Tal ação poderia ser considerada em alguns pacientes selecionados com depressão miocárdica e que não mostram resposta favorável ao emprego de dobutamina.

SENSIBILIZADORES DOS CANAIS DE CÁLCIO

LEVOSIMENDAN

Os sensibilizadores dos canais de cálcio são agentes inotrópicos, entre os quais o mais conhecido é o levosimendan. Tem um mecanismo de ação dual: produz tanto uma sensibilização ao cálcio das proteínas contráteis (actina/miosina) quanto a abertura de canais de potássio ATP-dependentes. Esse aumento de contratilidade não é produzido por aumento de cálcio intracelular e tampouco compromete o relaxamento diastólico; o que conferiria ao levosimendan um melhor perfil que o de outros inotrópicos. A abertura dos canais de potássio provoca uma vasodilatação importante que diminui a pré e a pós-carga, além de proteger o cardiomiócito em períodos de isquemia. O levosimendan não interfere negativamente no período diastólico e, com suas propriedades vasodilatadoras, produz aumento do fluxo coronariano. Como efeitos adversos, podem ser citadas taquicardia, hipotensão e alteração da condução.

Estudos clínicos recentes demonstram que o levosimendan tem efeitos hemodinâmicos benéficos em pacientes com insuficiência cardíaca aguda, aumentando o DC e diminuindo as pressões de enchimento [pressão venosa central (PVC) e pressão de oclusão da artéria pulmonar (POAP)]. No estudo LIDO, esse medicamento foi mais eficaz que a dobutamina em melhorar o desempenho hemodinâmico de pacientes com insuficiência cardíaca por baixo débito.[29] Diferentemente da dobutamina, o efeito de levosimendan não diminui pelo uso de betabloqueadores, pelo contrário, há evidência de otimização do seu efeito com o uso desses medicamentos. O emprego do levosimendan como uma opção no choque séptico ainda não pode ser recomendado, mesmo nos pacientes sépticos que apresentam insuficiência cardíaca prévia.

Alguns dados experimentais e clínicos mostraram esta droga como promissora em melhorar a perfusão regional, especialmente em nível esplâncnico. Um estudo randomizado e duplo-cego que comparou levosimendan (0,2 µg/kg/min) e dobutamina 5 µg/kg/min em pacientes sépticos indicou que o levosimendan melhora a microcirculação em maior grau que a dobutamina.[30]

O tratamento é iniciado com uma dose de ataque de 12 µg/kg, infundida via intravenosa (IV) em 10 minutos, seguida por uma infusão contínua de 0,1 µg/kg/min até 0,2 µg/kg/min. A duração da infusão não deve ultrapassar 24 horas.

EFEITOS ADVERSOS DOS INOTRÓPICOS E VASOPRESSORES

Estão associados à extensão de suas ações farmacológicas e já foram parcialmente abordados para cada droga específica. Os principais efeitos indesejados incluem taquicardia excessiva, arritmias cardíacas, isquemia e infarto do miocárdio, taquifilaxia, hipotensão ou hipertensão e vasoconstrição exagerada, comprometendo a perfusão de órgãos e tecidos vitais.

A taquifilaxia é comum a todos os agonistas adrenérgicos e leva à perda de resposta terapêutica a esses agentes. Esse efeito pode ser iniciado em 1 ou 2 dias de exposição, relacionado à disfunção dos receptores adrenérgicos causada por estímulo adrenérgico intenso e sustentado. A perda de resposta terapêutica pode ser provocada por taquifilaxia, choque prolongado, hipovolemia, acidose metabólica grave, disfunção miocárdica de diversas etiologias e vasoplegia.[3]

Tanto a adrenalina quanto a dopamina elevam a FC e a contratilidade miocárdica, tendo como consequência aumento importante da demanda e do consumo de oxigênio pelo miocárdio. Pode ocorrer isquemia miocárdica caso os aumentos do fluxo coronariano e da oferta de oxigênio não atendam à demanda aumentada pelo miocárdio. Contudo, pode ocorrer uma redução na tensão na parede ventricular pela diminuição da pré e pós-carga, melhorando o fluxo coronariano e a oferta de oxigênio, atendendo à demanda e ao consumo de oxigênio e, enfim, resultando em melhor desempenho miocárdico.

Algumas das drogas vasoativas adrenérgicas e não adrenérgicas aqui discutidas aumentam o DC pela elevação da contratilidade miocárdica e pela redução da pós-carga. Entretanto, drogas como a dobutamina podem causar hipotensão e redução da perfusão tecidual pelos efeitos na pré-carga e pelo estímulo β-2-adrenérgico, causando vasodilatação periférica. Esses efeitos indesejáveis são mais frequentes nos pacientes hipovolêmicos e naqueles com comprometimento grave da função ventricular por choque cardiogênico ou insuficiência cardíaca congestiva grave. Os inibidores da fosfodiesterase III também podem apresentar efeito adverso semelhante na pressão arterial, limitando seu uso no choque cardiogênico por ter uma meia-vida mais prolongada que a dobutamina.

Arritmias ocorrem mais frequentemente com adrenalina e dopamina do que com dobutamina por reduzirem o período refratário ventricular. Qualquer agonista adrenérgico pode aumentar a frequência e a complexidade das arritmias cardíacas e desencadear taquicardia ou fibrilação ventricular subitamente. Por tal motivo, a monitorização contínua do ritmo é absolutamente essencial em qualquer paciente que receba drogas vasoativas.

Hipertensão arterial e vasoconstrição exagerada são complicações iatrogênicas com o uso dos vasopressores dopamina, adrenalina e noradrenalina. O aumento da pós-carga pode resultar em diminuição do DC e redução da oferta de oxigênio aos tecidos. A vasoconstrição pode comprometer a perfusão de órgãos vitais, como os do território renal e esplâncnico, precipitar e manter a síndrome da resposta inflamatória sistêmica e disfunção de múltiplos órgãos. A hipertensão arterial pode provocar hemorragia intracraniana ou ser altamente deletéria em pacientes com comprometimento da autorregulação do fluxo cerebral, como as vítimas de trauma craniano ou hemorragias intracranianas.

É importante destacar que a melhoria de variáveis sistêmicas, como o fluxo sanguíneo ou a pressão arterial, pode, paradoxalmente, ser acompanhada da diminuição da perfusão esplâncnica ou renal, pois as drogas vasoativas apresentam efeitos regionais relacionados à sua ação farmacológica em determinado sistema. A noradrenalina foi considerada deletéria no passado porque a correção da PAM era frequentemente acompanhada de piora da função renal. Contudo, a reposição volêmica agressiva era incomum e o custo de manter a PAM com vasoconstrição era a diminuição do fluxo renal. Em condições de restauração volêmica adequada, a noradrenalina é benéfica neste leito vascular e parece ser pouco deletéria no território esplâncnico (em particular nos pacientes extremamente vasoplégicos). Os efeitos das outras drogas vasoativas são variáveis sobre o fluxo renal e esplâncnico. O simples aumento da pressão arterial e do fluxo sanguíneo, mesmo nas artérias mesentéricas, não é sempre acompanhado de melhora da perfusão desses leitos vasculares. Entretanto, o significado clínico dos efeitos em estudos de desenho fisiológico de curta duração, particularmente no território esplâncnico, é de difícil interpretação. Portanto, a titulação de todas essas drogas deve ser sempre por variáveis que reflitam satisfação da perfusão tecidual sistêmica e regional (p. ex.: diurese).

METAS PARA A TITULAÇÃO DAS DROGAS VASOATIVAS

Os parâmetros usados para a ressuscitação do paciente em choque incluem os macro-hemodinâmicos (FC, pressão arterial, DC, PVC, índices de resposta a volume) e os de oxigenação ou perfusão (lactato, saturação venosa mista ou central de O_2, diurese, perfusão periférica) – Quadro 14.1. A melhora dos parâmetros hemodinâmicos do choque com reposição volêmica e o uso de drogas vasoativas devem ser necessariamente acompanhados de melhora dos parâmetros de oxigenação e perfusão tecidual para que haja benefício para o paciente. O objetivo final é restaurar a perfusão tecidual, clareando a hiperlactatemia e melhorando o metabolismo celular. O manejo do choque não guiado por variáveis de oxigenação/perfusão é limitado e pode resultar em disfunção orgânica se a ressuscitação hemodinâmica é incompleta.[1-2]

VASOPRESSORES

O objetivo a ser estabelecido é uma PAM mínima necessária para manter as funções dos órgãos do paciente. Deve-se evitar objetivos de PAM excessivamente elevados, pois a maior utilização de vasopressores e fluidos pode ser deleté-

QUADRO 14.1. Parâmetros hemodinâmicos: volemia, pressão arterial e débito cardíaco.

Volemia	▪ A reposição volêmica é essencial nos estados de choque antes mesmo do uso de vasopressores. ▪ O diagnóstico de hipovolemia por medidas estáticas baseadas em pressão (PVC, POAP) ou volume (p. ex.: volume diastólico final de VD) é limitado, mas as medidas podem ser valorizadas se muito reduzidas. ▪ A forma mais eficaz de avaliar a volemia é por meio da resposta a volume com métodos que incorporam a lei de Frank-Starling. O DC deve aumentar após reposição de volume sempre que o coração é responsivo ao desafio com fluidos.
Pressão arterial	▪ A pressão arterial é o resultado da relação entre fluxo sanguíneo e resistência vascular sistêmica. ▪ A manutenção de uma pressão arterial média em torno de 65 mmHg garante, na maioria das vezes, adequada pressão de perfusão. ▪ Em pacientes idosos e hipertensos, esse valor pode ser maior para garantir a perfusão urinária e neurológica. ▪ Para se alcançar uma pressão arterial média adequada, deve-se, sempre, restaurar a volemia e, não sendo suficiente, lançar mão de vasopressores. O uso de vasopressores está autorizado em situações de hipovolemia e PAM com risco imediato de colapso vascular (morte). ▪ Noradrenalina é a primeira escolha em quase todas as situações. A dopamina surge como alternativa na presença de bradicardia que comprometa o fluxo sanguíneo. ▪ Adrenalina é uma opção de resgate na hipotensão refratária ou necessidade de altas doses de noradrenalina, particularmente se existe um DC reduzido. ▪ A vasopressina é uma opção adicional à noradrenalina para manter a PAM, prioritariamente em pacientes muito vasoplégicos.
Débito cardíaco	▪ Deve ser otimizado para garantir oferta de oxigênio adequada aos tecidos. ▪ Valores preestabelecidos para o DC não podem ser recomendados. Deve-se avaliar se o DC está adequado para a situação clínica por meio de parâmetros de fluxo sanguíneo (SvO_2, gradiente v-a CO_2). ▪ Enquanto existirem sinais de hipoperfusão tecidual, sistêmica ou regional, a adequação do DC deve ser reavaliada. ▪ A melhor droga para aumentar o DC é a dobutamina. ▪ O aumento indiscriminado do DC, sem um racional fisiológico, pode aumentar a mortalidade dos pacientes.
Parâmetros de oxigenação tecidual e perfusão	
SvO_2	▪ Reflete a extração tecidual de oxigênio ($EO_2 = VO_2/DO_2$). ▪ Valores de SvO_2 (central ou mista) entre 65% e 75% refletem que existe equilíbrio entre a oferta e o consumo de O_2 sempre que a capacidade de extração de O_2 está preservada. ▪ Sempre que coexistirem sinais clínicos e/ou metabólicos (hiperlactatemia) de hipoperfusão com normóxia ou hiperóxia venosa, deve-se desconfiar de diminuição da capacidade de EO_2.
Lactato	▪ A hiperlactatemia sinaliza desarranjo fisiológico, seja disóxia tecidual (hipoperfusão) ou inflamação (p. ex.: sepse). ▪ A diminuição progressiva dos níveis de lactato significa, de um lado, boa oxigenação tecidual, e, de outro, diminuição da atividade metabólica e boa depuração hepática. ▪ Após a otimização da ressuscitação, o lactato pode normalizar e pode ainda haver a coexistência de disfunção orgânica.
Gradiente venoarterial de CO_2 (central ou misto)	▪ A diferença do CO_2 venoso-arterial indica que existe fluxo sanguíneo lento (estagnante) na microcirculação. ▪ O gradiente alargado (> 6 mmHg) pode significar que o DC não está otimizado. ▪ O gradiente não aumenta por produção aumentada de CO_2, que no choque está inalterado ou até diminuído.
Perfusão periférica	▪ O exame físico da perfusão periférica deve ser valorizado. Enchimento capilar lento (> 5 segundos) ou extremidades frias têm relação com a adequação do DC nas fases iniciais do choque.

PVC: pressão venosa central; POAP: pressão de oclusão da artéria pulmonar; VD: ventrículo direito; DC: débito cardíaco; PAM: pressão arterial média.

ria para o paciente. As altas doses de vasopressores causam riscos como arritmias, isquemia mesentérica e isquemia de extremidades, enquanto os altos requerimentos de fluidos se associam a falha ventilatória e edema intersticial.

Não existe um agente vasopressor ótimo e, portanto, é ainda mais difícil estabelecer uma relação de benefício na mortalidade para uma droga em particular. Os estudos fisiológicos e clínicos mostram que, para a maioria dos pacientes, não existe benefício em manter a PAM acima de 65 mmHg, mas ao mesmo tempo o número de episódios ou o tempo que um paciente passa hipotenso (PAM < 60 mmHg) está associado a maior mortalidade.

Recentemente, o estudo SEPSISPAM, um ensaio multicêntrico e randomizado que incluiu 776 pacientes com choque séptico, avaliou o impacto de dois níveis de PAM (65 a 70 mmHg versus 80 a 85 mmHg) sobre a mortalidade, em 28 dias.[4] Os autores não encontraram redução significativa da mortalidade na população global (34,0% versus 36,6%; p = 0,57) nem no grupo de enfermos com hipertensão arterial crônica, ainda que este último tivesse menor necessidade de terapia de substituição renal. Um dado preocupante é que os pacientes que foram randomizados ao objetivo elevado de PAM apresentaram incidência maior de fibrilação atrial, provavelmente devido à exposição a maiores doses de catecolaminas. Assim, não é possível recomendar um nível de PAM mais elevado durante a ressuscitação do choque séptico em geral, nem em pacientes com hipertensão arterial crônica em particular. Nesse cenário, quiçá o mais razoável seria determinar o nível ótimo de PAM em forma dinâmica e individualizada, avaliando de forma seriada o comportamento de indicadores de perfusão tecidual (estado de consciência, enchimento capilar, lactato plasmático, saturação venosa central/mista etc.).

A recomendação atual é que os vasopressores sejam titulados para manter uma PAM ≥ 65 mmHg. É preferível manter a PAM entre 65 e 75 mmHg para evitar sobredosificar os vasopressores. Em pacientes com hipertensão arterial crônica, nos quais apesar de uma adequada reposição de fluidos exista a suspeita de hipoperfusão dependente de uma baixa pressão de perfusão, é possível avaliar a resposta a um valor mais alto de PAM.

INOTRÓPICOS

Se o DC está sendo medido, a recomendação é titular os vasopressores e inotrópicos separadamente, sempre assegurando uma adequada administração de fluidos, se forem necessários. Os fármacos predominantemente vasoconstritores (como noradrenalina) devem ser ajustados segundo a meta de PAM, e não pelos valores da resistência vascular sistêmica.

A meta de índice cardíaco (IC) para os pacientes críticos é um tema controverso. A lógica de que o dano tecidual se produz por aporte inadequado de oxigênio levou alguns investigadores a testar valores "supranormais" de IC (> 4,5 L/min/m^2), com a finalidade de alcançar maior entrega de oxigênio (DO_2 > 600 mL/min/m^2) para otimizar o consumo (VO_2 > 170 mL/min/m^2) e, eventualmente, melhorar o desfecho clínico dos pacientes. Contudo, dois estudos prospectivos e randomizados em populações mistas de UTI nos anos 1990 descartaram essa hipótese.[31-32] Ao contrário, o estudo de Hayes e colaboradores não demonstrou diferenças no consumo de oxigênio entre os grupos, mas evidenciou um incremento da mortalidade intra-hospitalar no grupo tratado com dobutamina para alcançar uma meta "supranormal".[32] É necessário destacar que esses estudos não incluíram especificamente pacientes sépticos nem avaliaram as primeiras 6 horas de tratamento, mas são a evidência de melhor qualidade de que se dispõe no momento.

A recomendação atual consiste em evitar fluxo sanguíneo baixo (IC < 2,5 L/min/m^2). Não obstante, é importante enfatizar que, diante da presença de um IC baixo, o primeiro fator a descartar deve ser a presença de hipovolemia ou fatores obstrutivos (pneumotórax, tamponamento pericárdico etc.). Contudo, a melhor estratégia de otimização do DC deve sempre considerar sua adequação, e não um valor predeterminado. A adequação do DC pode ser avaliada pelo aumento da extração de oxigênio (ou saturação venosa mista/central baixa), um gradiente venoarterial de CO_2 aumentado e até mesmo sinais de perfusão periférica alterados. Sempre que um dos parâmetros sugerir inadequação e houver concomitância de hipoperfusão (p. ex.: hiperlactatemia mantida), um inotrópico pode ser indicado se o mecanismo de hipofluxo for por depressão miocárdica, e não por hipovolemia.

IMPACTO DAS DROGAS VASOATIVAS NA MORTALIDADE DOS ESTADOS DE CHOQUE

Os recentes estudos clínicos randomizados que compararam dopamina e noradrenalina não mostram uma nítida superioridade da noradrenalina em qualquer forma de choque. Em 2010, dois estudos prospectivos randomizados que compararam dopamina com noradrenalina, e que incluíram 252 e 1.679 pacientes, respectivamente, encontraram uma redução não significativa da mortalidade a favor dos pacientes tratados com noradrenalina.[18,33] Entretanto, ambos os estudos documentaram um risco significativamente maior de arritmias supraventriculares nos pacientes que receberam dopamina. Uma metanálise de 11 estudos (2.768 pacientes) concluiu que o risco de morte é maior com dopamina.[19]

Os estudos que tentam comparar a adrenalina com noradrenalina combinada ou não com dobutamina (associação do efeito vasopressor e inotrópico) não encontram diferenças significativas na mortalidade.[12-13] A hiperlactatemia resultante da infusão de adrenalina pode dificultar a interpretação da ressuscitação.

Neste capítulo, já foi comentado que um estudo randomizado que comparou vasopressina e noradrenalina fracassou em demonstrar diminuição de mortalidade em pacientes sépticos.[20] Novas drogas sintéticas e seletivas para receptores V1 estão sendo testadas. A vasopressina é raramente adicionada à noradrenalina se esta estiver sendo infundida em altas doses em choque vasoplégico sem evidência de DC inadequado.

O consenso atual é o de que a noradrenalina deve ser considerada o vasopressor de primeira escolha em pacientes com choque séptico[8] e a dopamina, somente em pacientes selecionados (com baixo risco de taquicardia e com bradicardia absoluta ou relativa). O conjunto dos estudos reforça a recomendação de que a noradrenalina seja o vasopressor inicial e que os outros vasopressores/inotrópicos sejam usados de forma adicional para melhorar o DC ou a PAM.[19]

DROGAS VASODILATADORAS: NITRATOS

As drogas vasoativas que aumentam a resistência vascular sistêmica (vasopressores) e os inotrópicos são usadas nos cenários mais variados de choque. As vasodilatadoras são usadas mais frequentemente nas síndromes cardiológicas (crise hipertensiva, edema pulmonar agudo, isquemia miocárdica, insuficiência cardíaca e dissecção de aorta). Contudo, o nitroprussiato de sódio e a nitroglicerina têm papel em algumas situações de instabilidade hemodinâmica de pacientes críticos sem doença primariamente cardiológica.[34]

As drogas vasodilatadoras promovem a dilatação arterial e/ou venosa, aumentando o DC e reduzindo as pressões de enchimento ventriculares.

Segundo o seu sítio de ação, podem ser classificadas em:

- **Arteriais:** agem nas arteríolas elevando o DC por meio de redução da pós carga e consequente aumento do volume sistólico e têm pouca ação nas pressões venosas pulmonar e sistêmica;
- **Venosas:** promovem dilatação de veias e vênulas, reduzindo as pressões venosas pulmonar e sistêmica com pouca ou nenhuma alteração do DC;
- **Padrão balanceado:** reduzem a hipertensão venosa pulmonar e sistêmica e aumentam o DC.

A utilização desses fármacos visa a aumentar o DC pela redução da pós-carga e a reduzir as pressões de enchimento ventricular pela diminuição da pré-carga.

A maioria dos pacientes com insuficiência cardíaca tratados com vasodilatadores não apresenta alterações na FC, enquanto a pressão arterial diminui pouco ou se mantém inalterada. Isso ocorre devido a um aumento proporcional do volume sistólico e, portanto, do DC em resposta à queda da resistência vascular sistêmica induzida por essas drogas. Com isso, ocorrem melhora sintomática do paciente e reversão dos sinais de baixo débito. Com a melhora da perfusão renal, há aumento da excreção de sal e água, com diminuição das pressões de enchimento.

Os vasodilatadores podem ser mais eficazes quanto pior for a função ventricular. Vários estudos mostraram uma boa correlação entre o DC basal e seu aumento induzido pelos vasodilatadores, isto é, os pacientes que apresentavam os menores valores de DC foram os que tiveram a melhor resposta à terapêutica.

A maioria dos pacientes com insuficiência cardíaca encontras-se no platô da curva de Starling, de modo que reduções na pré-carga geralmente não diminuem o desempenho ventricular. No entanto, reduções importantes na pré-carga podem provocar diminuição do volume sistólico com consequente hipotensão arterial e, por vezes, síndrome de baixo débito.

Os vasodilatadores são utilizados no tratamento da isquemia miocárdica visando:

- À diminuição da pré-carga (redução do diâmetro e da pressão intraventricular com consequente queda da demanda miocárdica de oxigênio);
- À diminuição da pressão diastólica final (pode favorecer o fluxo subendocárdico);
- Ao aumento do fluxo sanguíneo para áreas isquêmicas devido à vasodilatação da circulação colateral dessas regiões.

Vários estudos sugerem que essas drogas podem melhorar a complacência ventricular desviando a curva volume-pressão do ventrículo esquerdo à direita, de modo que aumentos maiores do volume diastólico final não elevam exageradamente a pressão ventricular a ponto de provocar edema pulmonar. O mecanismo de ação não é conhecido. Alguns autores postulam que possa ocorrer uma diminuição da isquemia miocárdica, enquanto outros sugerem um aumento intrínseco do relaxamento ventricular ou relaxamento do ventrículo direito com aumento da complacência do ventrículo esquerdo.

Outro efeito potencial dos vasodilatadores é a redistribuição do fluxo sanguíneo de áreas não essenciais para áreas vitais. Em pacientes com insuficiência cardíaca grave refratária, os mecanismos compensatórios, como liberação adrenérgica, ativação do sistema renina-angiotensina e capacidade autorreguladora do organismo, induzem à redistribuição do fluxo, de modo a manter uma boa perfusão cerebral e coronariana. A terapêutica com vasodilatadores induz a um aumento do DC e, consequentemente, dos fluxos renal e mesentérico, que podem estar diminuídos.

O papel dos vasodilatadores tem sido desafiado recentemente.[35] Não parece haver diferença significativa entre a terapia vasodilatadora e intervenções alternativas no tratamento da disfunção cardíaca aguda, no que diz respeito ao alívio dos sintomas e variáveis hemodinâmicas (diuréticos, ventilação não invasiva). Nitratos podem ser associados a uma menor incidência de efeitos adversos nas primeiras horas, em comparação com o placebo. No entanto, há uma falta de dados para tirar conclusões definitivas sobre o uso de nitratos, pois a evidência atual é baseada em poucos estudos, de baixa qualidade, e quase nenhum deles relata desfechos clínicos importantes.

NITROPRUSSIATO DE SÓDIO

É um vasodilatador de padrão balanceado arterial e venoso. Seu mecanismo de ação em nível celular consiste na decomposição de sua molécula em seu metabólito ativo, óxido nítrico (NO), que estimula a guanilato-ciclase presente no músculo liso dos vasos, aumentando os níveis de GMP cíclico (monofosfato *cíclico* de guanosina), que é vasodilatador. A venodilatação resulta em uma diminuição em vez de um aumento na pré-carga, como observado com os vasodilatadores arteriais. Com isso, ocorre queda do trabalho cardíaco com melhora dos episódios anginosos.

Nos indivíduos com função ventricular normal, o DC diminui ou se mantém inalterado. No entanto, em pacientes com insuficiência cardíaca congestiva, o nitroprussiato tem a capacidade de reduzir a pressão venosa pulmonar e sistêmica e aumentar o volume sistólico e o DC devido à diminuição da pós-carga. Nesses pacientes, pode haver discreta redução da FC e da pressão arterial.

O nitroprussiato de sódio é comercializado em ampolas de 50 mg. Dilui-se uma ampola em 250 ou 500 mL de soro glicosado a 5%, devendo-se iniciar a infusão com uma dose entre 0,25 e 2,5 µg/kg/min, e, se necessário, aumentando-se a dose até 10 µg/kg/min. Tem início de ação em 1 a 2 minutos, com duração de 3 a 5 minutos após a suspensão da droga. Deve ser administrada em bomba de infusão com controle rigoroso da pressão arterial.

É o vasodilatador de escolha em muitas situações graves devido ao seu rápido início de ação, à curta duração quando suspensa a droga, ao seu efeito específico na musculatura lisa dos vasos, ao padrão balanceado nos sistemas arterial e venoso e à ausência de taquifilaxia. O nitroprussiato de sódio é utilizado principalmente no tratamento das emergências hipertensivas, podendo ser de valor em situações que necessitem de uma queda rápida da pré-carga e/ou pós-carga, como no aneurisma dissecante de aorta – um aumento do DC em pacientes com insuficiência cardíaca grave e queda do consumo miocárdico de oxigênio após quadro de IAM.

O principal efeito colateral é a hipotensão arterial. A maioria dos pacientes com insuficiência cardíaca grave responde com aumento do DC e discreta queda na pressão arterial. No entanto, pacientes com baixas pressões de enchimento geralmente evoluem com diminuição do DC e hipotensão devido à hipovolemia. Portanto, o nitroprussiato de sódio deve ser administrado somente em pacientes com pressão sistólica superior a 90 mmHg.

O nitroprussiato é metabolizado em cianeto, rapidamente convertido em tiocianato. A intoxicação por cianeto é rara. Se a concentração de tiocianato exceder 10 mg/dL, pode haver fraqueza, hipóxia, náuseas, espasmos musculares, confusão mental e psicose. Assim, se o paciente apresenta insuficiência renal ou se o nitroprussiato for administrado em altas doses por mais de 72 horas, os níveis plasmáticos de tiocianato devem ser monitorizados. O tratamento consiste na administração de hidroxicobalamina e diálise.

NITROGLICERINA E NITRATOS

Os nitratos promovem a liberação de NO por um processo enzimático que leva ao relaxamento endotelial. Vasodilatadores predominantemente venosos, embora também ajam na circulação arterial, os nitratos aumentam a oferta e diminuem o consumo de oxigênio no miocárdio. Exercem tal ação com relaxamento da musculatura lisa vascular, dilatação das artérias coronárias e redistribuição do fluxo coronariano para áreas não isquêmicas, inibição do vasoespasmo (aumento da oferta) e, principalmente, venodilatação com diminuição do retorno venoso, redução da tensão parietal do ventrículo esquerdo e aumento da perfusão subendocárdica (diminuição do consumo). A nitroglicerina, por ter efeitos preferenciais em vasos de capacitância em oposição aos de resistência, pode não induzir o roubo coronariano, em contraste a outros vasodilatadores. A tolerância é um fenômeno comum com terapias de longo prazo e incomum no uso agudo, como em quadros de síndrome coronariana aguda (SCA).

Os nitratos diminuem a resistência vascular arterial em doses mais elevadas, mas o efeito sobre o DC é variado. Em alguns pacientes, o DC não aumenta, pois a redução concomitante da pré-carga induz a diminuição do volume sistólico. Apesar de os nitratos diminuírem a resistência arteriolar periférica, a diminuição da pressão arterial é pequena ou inexistente, exceto quando coexiste hipovolemia.

Em pacientes com angina instável, a administração da nitroglicerina por via sublingual (0,4 mg a cada 5 minutos ≤ 3 doses/15 minutos) geralmente alivia o ataque rapidamente. Nas situações agudas prolongadas, a infusão endovenosa está indicada, iniciando-se com 10 µg/min e aumentando-se para 10 µg/min a cada 5 minutos, até o controle dos sintomas ou o desenvolvimento de efeitos colaterais (hipotensão, cefaleia, náusea, tonturas, taquicardia).

Os nitratos são úteis em pacientes com insuficiência cardíaca congestiva crônica ou aguda. No edema pulmonar agudo de várias etiologias, incluindo o IAM, também são muito eficazes. No entanto, deve-se monitorizar a pressão arterial e observar o eventual desenvolvimento de taqui ou bradicardia.

Recentemente, alguns investigadores têm estudado os efeitos da nitroglicerina sobre o fluxo na microcirculação em estados de choque.[36-37] O NO apresenta um balanço complexo entre seus efeitos negativos e positivos, com destaque na sepse. Os efeitos que teoricamente seriam benéficos e diretos no fluxo microcirculatório são redução da aderência leucocitária, permeabilidade microvascular e adesão plaquetária. Outra explicação seria a redução da pressão venosa média, que facilita o fluxo mesmo sem efeitos sistêmicos sobre o DC. Contudo, a relevância clínica dessa estratégia ainda não está suficientemente estudada.

CONSIDERAÇÕES FINAIS

Os vasopressores nos estados de choque são fundamentais para garantir uma pressão arterial mínima após a correção da hipovolemia. Os inotrópicos são drogas importantes para melhorar o DC, particularmente após a estabilização da PAM. Uma droga vasoativa ou a combinação delas deve ser utilizada com clareza de objetivos hemodinâmicos e/ou perfusionais. Seus efeitos devem ser monitorizados para o melhor aproveitamento de efeitos benéficos, evitando-se, assim, os efeitos colaterais.

REFERÊNCIAS BIBLIOGRÁFICAS

1. Friedman G. In: David CM. Medicina Intensiva. Rio de Janeiro: Revinter, 2004. p.547-56.
2. Hernandez G, Bruhn A, Castro R, Regueira T. The holistic view on perfusion monitoring in septic shock. Curr Opin Crit Care. 2012;18(3):280-6.
3. Vincent JL, Friedman G, Jankowski S, Zhang H. Use of vasoactive drugs in sepsis and septic shock. In: Skarvan K. Vasoactive Drugs. London: Baillière Tindall, 1994. p.265-76.
4. Asfar P, Meziani F, Hamel JF, Grelon F, Megarbane B, Anguel N et al. High versus low blood-pressure target in patients with septic shock. N Engl J Med. 2014;370(17):1583-93.
5. Oliveira-Costa CD, Friedman G, Vieira SR, Fialkow L. Pulse pressure variation and prediction of fluid responsiveness in patients ventilated with low tidal volumes. Clinics (Sao Paulo). 2012;67(7):773-8.
6. Rob Todd S, Turner KL, Moore FA. Shock: General. In: Gabrielli A, Layon J, Yu M. Civetta, Taylor, & Kirby's: Critical Care. Philadelphia: Lippincott Williams & Wilkins, 2009. p.813-34.
7. Bellomo R, Chapman M, Finfer S, Hickling K, Myburgh J. Low-dose dopamine in patients with early renal dysfunction: a placebo-controlled randomised trial. Australian and New Zealand Intensive Care Society (ANZICS) Clinical Trials Group. Lancet. 2000;356(9248):2139-43.
8. Dellinger RP, Levy MM, Rhodes A, Annane D, Gerlach H, Opal SM, et al. Surviving sepsis campaign: international guidelines for management of severe sepsis and septic shock: 2012. Crit Care Med. 2013;41(2):580-637.
9. MacGregor DA, Smith TE, Prielipp RC, Butterworth JF, James RL, Scuderi PE. Pharmacokinetics of dopamine in healthy male subjects. Anesthesiology. 2000;92(2):338-46.
10. Silva E, Andrade J, Dias FS. Uso de drogas vasoativas no paciente séptico. In: Friedman G, Silva E. Sepse. Rio de Janeiro: Atheneu, 1999. p.345-66.
11. Levy B, Bollaert PE, Charpentier C, Nace L, Audibert G, Bauer P, et al. Comparison of norepinephrine and dobutamine to epinephrine for hemodynamics, lactate metabolism, and gastric tonometric variables in septic shock: a prospective, randomized study. Intensive Care Med. 1997;23(3):282-7.
12. Annane D, Vignon P, Renault A, Bollaert PE, Charpentier C, Martin C, et al. Norepinephrine plus dobutamine versus epinephrine alone for management of septic shock: a randomised trial. Lancet. 2007;370(9588):676-84.
13. Levy B, Perez P, Perny J, Thivilier C, Gerard A. Comparison of norepinephrine-dobutamine to epinephrine for hemodynamics, lactate metabolism, and organ function variables in cardiogenic shock. A prospective, randomized pilot study. Crit Care Med. 2011;39(3):450-5.
14. Maas JJ, Pinsky MR, de Wilde RB, de Jonge E, Jansen JR. Cardiac output response to norepinephrine in postoperative cardiac surgery patients: interpretation with venous return and cardiac function curves. Crit Care Med. 2013;41(1):143-50.
15. Persichini R, Silva S, Teboul JL, Jozwiak M, Chemla D, Richard C, et al. Effects of norepinephrine on mean systemic pressure and venous return in human septic shock. Crit Care Med. 2012;40(12):3146-53.
16. Redl-Wenzl EM, Armbruster C, Edelmann G, Fischl E, Kolacny M, Wechsler-Fordos A, et al. The effects of norepinephrine on hemodynamics and renal function in severe septic shock states. Intensive Care Med. 1993;19(3):151-4.
17. Silva E, DeBacker D, Creteur J, Vincent JL. Effects of vasoactive drugs on gastric intramucosal pH. Crit Care Med. 1998;26(10):1749-58.
18. De Backer D, Biston P, Devriendt J, Madl C, Chochrad D, Aldecoa C, et al. Comparison of dopamine and norepinephrine in the treatment of shock. N Engl J Med. 2010;362(9):779-89.
19. De Backer D, Aldecoa C, Njimi H, Vincent JL. Dopamine versus norepinephrine in the treatment of septic shock: a meta-analysis. Crit Care Med. 2012;40(3):725-30.
20. Russell JA, Walley KR, Singer J, Gordon AC, Hebert PC, Cooper DJ, et al. Vasopressin versus norepinephrine infusion in patients with septic shock. N Engl J Med. 2008;358(9):877-87.
21. Morelli A, Ertmer C, Rehberg S, Lange M, Orecchioni A, Laderchi A, et al. Phenylephrine versus norepinephrine for initial hemodynamic support of patients with septic shock: a randomized, controlled trial. Crit Care. 2008;12(6):R143.
22. De Backer D, Creteur J, Dubois MJ, Sakr Y, Koch M, Verdant C, et al. The effects of dobutamine on microcirculatory alterations in patients with septic shock are independent of its systemic effects. Crit Care Med. 2006;34(2):403-8.
23. Enrico C, Kanoore E, V, Vazquez AR, Pein MC, Perez de la Hoz RA, Ince C, et al. Systemic and microcirculatory effects of dobutamine in patients with septic shock. J Crit Care. 2012;27(6):630-8.
24. Hernandez G, Bruhn A, Luengo C, Regueira T, Kattan E, Fuentealba A, et al. Effects of dobutamine on systemic, regional and microcirculatory perfusion parameters in septic shock: a randomized, placebo-controlled, double-blind, crossover study. Intensive Care Med. 2013;39(8):1435-43.
25. Worthley LI, Tyler P, Moran JL. A comparison of dopamine, dobutamine and isoproterenol in the treatment of shock. Intensive Care Med. 1985;11(1):13-9.
26. Landry DW, Levin HR, Gallant EM, Ashton RC Jr, Seo S, D'Alessandro D et al. Vasopressin deficiency contributes to the vasodilation of septic shock. Circulation. 1997;95(5):1122-5.
27. Morelli A, Ertmer C, Rehberg S, Lange M, Orecchioni A, Cecchini V, et al. Continuous terlipressin versus vasopressin infusion in septic shock (TERLIVAP): a randomized, controlled pilot study. Crit Care. 2009;13(4):R130.
28. Heinz G, Geppert A, Delle KG, Reinelt P, Gschwandtner ME, Neunteufl T, et al. IV milrinone for cardiac output increase and maintenance: comparison in nonhyperdynamic SIRS/sepsis and congestive heart failure. Intensive Care Med. 1999;25(6):620-4.
29. Follath F, Cleland JG, Just H, Papp JG, Scholz H, Peuhkurinen K, et al. Efficacy and safety of intravenous levosimendan compared with dobutamine in severe low-output heart failure (the LIDO study): a randomised double-blind trial. Lancet. 2002;360(9328):196-202.
30. Morelli A, Donati A, Ertmer C, Rehberg S, Lange M, Orecchioni A, et al. Levosimendan for resuscitating the microcirculation in patients with septic shock: a randomized controlled study. Crit Care. 2010;14(6):R232.
31. Gattinoni L, Brazzi L, Pelosi P, Latini R, Tognoni G, Pesenti A, et al. A trial of goal-oriented hemodynamic therapy in critically ill patients. SvO2 Collaborative Group. N Engl J Med. 1995;333(16):1025-32.
32. Hayes MA, Timmins AC, Yau EH, Palazzo M, Hinds CJ, Watson D. Elevation of systemic oxygen delivery in the treatment of critically ill patients. N Engl J Med. 1994;330(24):1717-22.
33. Patel GP, Grahe JS, Sperry M, Singla S, Elpern E, Lateef O, et al. Efficacy and safety of dopamine versus norepinephrine in the management of septic shock. Shock. 2010;33(4):375-80.
34. Elkayam U, Janmohamed M, Habib M, Hatamizadeh P. Vasodilators in the management of acute heart failure. Crit Care Med. 2008;36(1 Suppl):S95-105.
35. Wakai A, McCabe A, Kidney R, Brooks SC, Seupaul RA, Diercks DB, et al. Nitrates for acute heart failure syndromes. Cochrane Database Syst Rev. 2013;8:CD005151.
36. Lima A, van Genderen ME, van Bommel J, Klijn E, Jansem T, Bakker J. Nitroglycerin reverts clinical manifestations of poor peripheral perfusion in patients with circulatory shock. Crit Care. 2014;18(3):R126.
37. Boerma EC, Koopmans M, Konijn A, Kaiferova K, Bakker AJ, van Roon EN, et al. Effects of nitroglycerin on sublingual microcirculatory blood flow in patients with severe sepsis/septic shock after a strict resuscitation protocol: a double-blind randomized placebo controlled trial. Crit Care Med. 2010;38(1):93-100.

CAPÍTULO 15

DISFUNÇÃO CARDIOVASCULAR NA SEPSE

Constantino José Fernandes Jr.
Murillo Santucci Cesar de Assunção
Elias Knobel

DESTAQUES

- A ocorrência de colapso cardiovascular aumenta em duas vezes o risco de morte na população de pacientes graves.
- O estado de choque distributivo do tipo choque séptico é o mais frequente nas unidades de terapia intensiva (UTI), atingido cerca de 62% entre os estados de choque.
- A sepse, quando se apresenta em estado de choque, é do tipo distributivo e pode evoluir com alterações compartimentalizadas em componentes hemodinâmicos específicos dos outros tipos de choque: hipovolêmico, obstrutivo e cardiogênico.
- O aumento do débito cardíaco, ou seja, o aumento do fluxo sanguíneo, está relacionado com o aumento das necessidades energéticas do organismo, fato expressado pelo aumento da necessidade de oxigênio (O_2) das células.
- A hipovolemia relativa e a absoluta estão presentes no choque séptico não tratado, reduzem o retorno venoso e, consequentemente, o enchimento das câmaras cardíacas, o que limita o débito cardíaco, prejudicando a perfusão tecidual.
- A disfunção sistólica ventricular esquerda (miocardiopatia séptica) é de difícil caracterização na fase inicial pelo acoplamento entre o ventrículo esquerdo e a rede vascular sistêmica (pós-carga).
- É difícil detectar a deterioração da função ventricular porque ela pode ser mascarada pela redução da pós-carga em decorrência da vasodilatação.

INTRODUÇÃO

A sepse é uma doença caracterizada por uma resposta inflamatória secundária a um insulto infeccioso confirmado ou presumido. Ao se desenvolver uma disfunção orgânica decorrente de um processo infeccioso, o quadro torna-se mais sério caracterizando a sepse grave; condição que apresenta alta mortalidade e morbidade. Esta pode atingir o maior grau de letalidade denominado choque séptico, caracterizado pela hipotensão induzida pela sepse refratária à infusão adequada de fluidos (30 mL/kg de cristaloide), com necessidade de se instituir vasopressor para garantir pressão de perfusão.[1] A hipotensão refratária a fluidos é a progressão da disfunção cardiovascular.

A incidência da sepse no decorrer dos anos vem aumentando e isso muito se deve à evolução da medicina, com aumento da longevidade, das novas terapêuticas que aumentam a sobrevida de pacientes portadores de neoplasias e imunossuprimidos e também das estratégias para tratamento de pacientes graves.[2-3] É verdade que o diagnóstico de sepse também tem aumentado nos últimos anos[4] com a divulgação da *Surviving Sepsis Campaign* (SSC).[5] Com a implementação de estratégias sistematizadas para abordar o paciente com sepse grave e choque séptico, a mortalidade tem diminuído em certas regiões do mundo e mesmo em alguns centros brasileiros.[6,7,9] Entretanto, a mortalidade da sepse grave e do choque séptico no Brasil continua elevada.[10-11] A implementação das estratégias sistematizadas de atendimento ao paciente com sepse grave e choque séptico foi incentivada pela SSC em uma campanha se iniciou em 2005 com o objetivo de redução de 25% da mortalidade ao longo de cinco anos após a implementação das diretrizes.[12] E, com a divulgação e disseminação de informações em todo o mundo para melhoria da assistência a essa população de pacientes graves, conseguiu-se demonstrar a efetividade, ao final dos cinco anos após o lançamento da SSC em 2010, pela redução em 25% da mortalidade.[13] Outras publicações comprovam o custo-efetividade das diretrizes sobre essa população de pacientes graves.[8,14-17] As diretrizes foram revisadas por duas vezes[5,18] e são motivos de discussão no Capítulo Hiperlactatemia no choque, desta seção.

FISIOPATOLOGIA DA DISFUNÇÃO CARDIOVASCULAR

Cerca de 50% dos pacientes admitidos em uma UTI com hipotensão em razão da sepse sobrevivem, enquanto os 50% restantes morrem com hipotensão refratária ou com síndrome de disfunção de múltiplos órgãos. A ocorrência de colapso cardiovascular aumenta em duas vezes o risco de morte desta população de pacientes graves conforme observado no estudo de Rivers e colaboradores.[19] O estado de choque distributivo do tipo choque séptico é o mais frequente nas UTI, atingido cerca de 62% entre os estados de choque (Figura 15.1).[20]

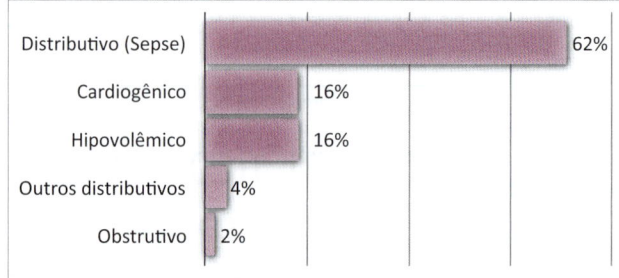

FIGURA 15.1. Frequência dos principais tipos de choque.
Fonte: Modificada de Vincent & De Backer, 2013.[20]

A disfunção cardiovascular na sepse pode apresentar vários componentes decorrentes de alterações resultantes da ação de mediadores inflamatórios liberados pela resposta inflamatória exacerbada, consequente do processo infeccioso, e pelo aumento das necessidades metabólicas das células para a manutenção da homeostasia. Entre os mediadores inflamatórios, o oxido nítrico (*nitric oxide* – NO) é o que acarreta a principal alteração no sistema cardiovascular durante a sepse, a vasodilatação, caracterizando o estado de choque distributivo. Importante relembrar que o estado de choque é definido pela incapacidade do organismo em oferecer a quantidade necessária de substrato (O_2) para produção de energia pelas células e tecidos para atender a demanda metabólica. Em outras palavras, o estado de choque é o desequilíbrio entre oferta e utilização do oxigênio tecidual e celular, o que culmina em um déficit na produção de energia (ATP – adenosina trifosfato) requerida pelo organismo, sem a obrigatoriedade da presença de hipotensão arterial. Classicamente o estado de choque é classificado em hipovolêmico, obstrutivo, cardiogênico e distributivo.[20]

A sepse quando se apresenta em estado de choque é do tipo distributivo, e pode evoluir com alterações compartimentalizadas em componentes hemodinâmicos específicos dos outros tipos de choque: hipovolêmico; obstrutivo; e cardiogênico. Esses componentes ocorrem devido à fisiopatologia da doença e de intervenções terapêuticas adotadas. Como citado, a sepse ou a sua forma mais grave – o choque séptico – são do tipo distributivo, instaurado, geralmente, após a ressuscitação inicial e caracterizado, nas fases iniciais, por alto fluxo e baixa resistência vascular sistêmica.[21] O alto fluxo (aumento do índice cardíaco) tem como objetivo uma adaptação ao estado hipermetabólico decorrente da doença. As alterações fisiopatológicas do organismo aumentam a demanda metabólica por O_2, e, por isso, o aumento do fluxo visa adequar a oferta de oxigênio às necessidades dos tecidos, mas também essas alterações podem contribuir com o comprometimento da perfusão tecidual.[21-22] A sepse pode apresentar componentes de todos os tipos de estados de choque: hipovolêmico; obstrutivo; cardiogênico; e distributivo[23] conforme será discutido a seguir.

COMPONENTE DISTRIBUTIVO DA DISFUNÇÃO CARDIOVASCULAR NA SEPSE

O quadro séptico é o modelo mais representativo de choque distributivo e também é o de maior prevalência nas UTI.[23-24] Ele é caracterizado pela diminuição da resistência vascular periférica e pelo alto débito cardíaco e não causa preocupação pela alteração absoluta de seus valores. Esta é compreendida pela fisiopatogenia da sepse e decorre de dois mecanismos:

1. Aumento da permeabilidade vascular e vasodilatação periférica em virtude da ação de mediadores inflamatórios endógenos (citocinas) e também de toxinas bacterianas, e
2. Necessidade de manter a oxigenação tecidual e celular adequada ao aumento da demanda energética do organismo em virtude da doença.[25]

As alterações na permeabilidade vascular na fase inicial, ou seja, nas primeiras 24 horas do choque séptico, estão associadas, entre outros, à ação do óxido nítrico (NO) secundário à regulação da enzima oxidonitrico-sintetase induzida (iNOS). Em estudo experimental, foi demonstrado, em ratos, que a vasodilatação induzida pela injeção de lipopolissacarídeo (LPS) pode ser revertida nas primeiras 8 horas após o insulto com a administração de inibidores de NO, mas não em fase mais tardia, após 24 horas. Efetivamente, o uso de inibidores de NO para restabelecer a pressão de perfusão, como consequência da diminuição da vasodilatação, consegue atingir o efeito desejável se administrado nas primeiras horas da sepse, nas quais apresenta o maior pico de expressão de iNOS e de produção de NO. As altas concentrações de NO também são responsáveis pela diminuição do conteúdo e da atividade da guanilato ciclase (GC). Essa ação parece ser protetora, ou seja, evita a acentuação da hipotensão. Na fase tardia da sepse, após 24 horas, com o declínio dos níveis de NO, ocorre o restabelecimento da GC, o que contribui para a vasodilatação e a hipotensão. Provavelmente, o uso de inibidores da GC, como o azul de metileno, nas fases iniciais do choque séptico, não seja eficaz, pois os níveis de GC estão reduzidos, ao passo que, na fase tardia, o azul de metileno é capaz de restabelecer os níveis pressóricos para valores prévios ao evento séptico, conforme Fernandes e colaboradores demonstraram.[26]

O padrão distributivo do choque séptico tem como origem a ação do NO na fase precoce, e a perpetuação da hipotensão parece ser secundária à ação da GC.[27]

A perda do controle do tônus vascular e a dilatação dos capilares da microcirculação diminuem a resistência ao fluxo nesses vasos. Assim, essas áreas se tornam preferenciais ao fluxo sanguíneo. Contudo, essa alteração gera perfusão heterogênea e diminuição da densidade de capilares, o que faz os outros leitos capilares serem mal perfundidos ou até não perfundidos devido ao roubo de fluxo decorrente da abertura de *shunts* virtuais que levam ao desvio do fluxo sanguíneo.[28-29] Isso tem sido observado em estudos experimentais de sepse e as alterações do fluxo na microcirculação podem ocorrer em vários órgãos, como músculo, pele, fígado, intestinos e até coração. Em humanos, também foram observadas alterações semelhantes àquelas encontradas em estudos experimentais como a diminuição da densidade capilar associada a fluxo intermitente.[30] Nessas áreas, não há fornecimento suficiente de oxigênio aos tecidos em razão da baixa perfusão, entretanto naquelas áreas nas quais aumenta o fluxo pela abertura dos *shunts*, os elementos sanguíneos passam com velocidade acima da ideal, dificultando as trocas de gases, substratos e metabólitos.

Na sepse, o estado inflamatório está diretamente associado a um estado de hipercoagulabilidade, o que propicia o aparecimento de trombose na microcirculação, com formação de *plugs*. Esses *plugs*, que na realidade são microtrombos, contribuem para a heterogeneidade da perfusão tecidual, por corroborar a diminuição da perfusão na microcirculação ao obstruir o fluxo. Essas alterações também contribuem para caracterizar a sepse como doença do fluxo heterogêneo da microcirculação.[28]

A caracterização de choque séptico é, portanto, como hiperdinâmico, após reposição volêmica, com débito cardíaco elevado secundário ao metabolismo aumentado e vasodilatação de vasos que não contribuem para a oxigenação celular; ao mesmo tempo em que a trombose na microcirculação produz hipofluxo e oxigenação deficiente em territórios heterogêneos.

O aumento do débito cardíaco, ou seja, o aumento do fluxo sanguíneo, está relacionado com o aumento das necessidades energéticas do organismo, fato expressado pelo aumento da necessidade de oxigênio (O_2) das células. O O_2 é molécula essencial para o funcionamento da cadeia respiratória, etapa primordial do metabolismo celular aeróbico para a síntese de adenosina trifosfato (ATP). O aumento do débito cardíaco é uma resposta fisiológica adaptativa e tem o objetivo de adequar a oferta de oxigênio (DO_2) aos tecidos. Situações que exigem aumento de fluxo sanguíneo para manter as necessidades de perfusão celular, como o estresse ao trauma cirúrgico ou o processo séptico, apresentam como fator prognóstico a capacidade do indivíduo em adequar o fluxo às necessidades de oxigênio, conforme observado por Clowes e Guercio.[31] Na sepse grave e no choque séptico, nos casos em que o organismo não consegue por si só adequar o fluxo sanguíneo, mas que ainda responde ao uso de inotrópicos, ou seja, há ainda uma reserva fisiológica capaz de aumentar o débito cardíaco em 20% do basal com o auxílio de inotrópicos, o prognóstico é melhor, conforme estudos de Vallet e colaboradores e de Rhodes e colaboradores.[32-33]

COMPONENTE HIPOVOLÊMICO DA DISFUNÇÃO CARDIOVASCULAR NA SEPSE

A hipovolemia é consequência das alterações secundárias à ação de mediadores inflamatórios, que ocorrem no sistema circulatório. Vasodilatação e aumento da permeabilidade vascular são características do choque distributivo, com consequente redução da resistência vascular sistêmica, o que gera um estado de hipovolemia relativa. Trata-se, portanto, o componente hipovolêmico do choque séptico que predomina nos estágios iniciais da doença, na fase pré-tratamento, antes da infusão de fluidos. É decorrente da desproporção gerada entre o calibre total dos vasos sanguíneos e o volume sanguíneo efetivo, ou seja, entre o conteúdo (intravascular) e o continente (vasos).[25]

Há aumento do continente decorrente da vasodilatação, principalmente de capilares e vênulas que, com suas grandes áreas totais de secção transversa, juntos acomodam aproximadamente metade do volume sanguíneo corpóreo. Assim, a volemia, que outrora era adequada, passa a inadequada devido ao aumento do continente, tornando-se um estado de hipovolemia relativa.

A hipovolemia relativa e absoluta, definitivamente, fazem-se presentes no choque séptico não tratado, diminuem o retorno venoso e, como consequência, o enchimento das câmaras cardíacas, o que limita o débito cardíaco, prejudicando a perfusão tecidual. Assim, é possível compreender a necessidade da infusão de fluidos em quantidade adequada e precoce como um dos pilares do tratamento do choque séptico. Essa intervenção tem como objetivo o restabelecimento do fluxo sanguíneo para adequar a perfusão dos leitos capilares e, dessa forma, garantir a oferta de oxigênio às células. A reposição de fluidos tem como objetivo principal restaurar a perfusão tecidual pelo incremento do fluxo sanguíneo. É importante salientar que a ressuscitação com fluidos deve ser realizada precoce e assertivamente para que se evite a infusão desnecessária, no momento errado, no doente inadequado. Categoricamente, pode se dividir essa etapa de infusão de fluidos em quatro fases: resgate; otimização; estabilização; e derressuscitação ativa (Figura 15.2).[34] A **fase de resgate** deve ser precoce com o objetivo de restabelecer a pressão de perfusão; quando isso não ocorrer, deve-se associar o uso de vasopressor. A **fase de otimização** está atrelada à alteração da perfusão tecidual com presença de desequilíbrio entre oferta (DO_2) e consumo de O_2 (VO_2). Os marcadores utilizados nessa fase como parâmetros para otimização da perfusão tecidual são o lactato, a $SvcO_2$ ou SvO_2, a relação entre índice cardíaco e taxa de extração. Nessa situação, a responsividade a fluidos deve ser avaliada para que alíquotas de fluidos sejam somente administradas caso o paciente se beneficie com o aumento do fluxo sanguíneo (índice cardíaco). Pois caso não seja fluido responsivo, o incremento de fluxo deve ser estabelecido pelo emprego de inotrópicos. A fase de estabilização compreende o momento em que a perfusão tecidual foi estabelecida no qual se deve buscar um balanço hídrico zerado, mesmo que o paciente ainda esteja sob uso de vasopressor, visto que essa necessidade deve estar associada à fisiopatogenia da doença em virtude da ação dos mediadores inflamatórios. Evita-se a infusão de fluidos, e a perfusão tecidual sistêmica deve continuar monitorizada por marcadores, como o lactato e a SvO_2, porém após a fase aguda, deve-se tomar todo o cuidado para a interpretação dos valores obtidos. A última fase, a derressuscitação se refere ao momento em que o organismo, no geral, começa a excretar o excesso de fluido ofertado no início da ressuscitação. Habitualmente, os pacientes apresentam poliúria nessa fase e o excesso de líquido infundido no organismo começa a ser eliminado. Em algumas situações, há a necessidade de realizar a "derressuscitação" ativa com o emprego de diuréticos, principalmente se o paciente tiver recebido grandes infusões de fluidos e apresentar balanço hídrico excessivamente positivo. É notório que os pacientes que recebem alta da UTI com BH positivo superior a 4,5 L apresentam um risco de morte aumentado significativamente (HR 1,54 (1,20 – 2,01); p = 0,001).[35]

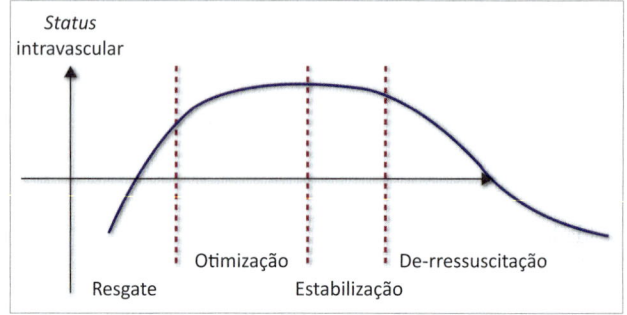

FIGURA 15.2. Fases da infusão de fluidos.
Fonte: Modificada de Hoste e colaboradores, 2014.[34]

COMPONENTE OBSTRUTIVO DA DISFUNÇÃO CARDIOVASCULAR NA SEPSE

A disfunção cardiovascular na sepse também pode ocorrer pelo aumento da pressão na artéria pulmonar que provoca aumento da pós-carga do ventrículo direito (VD). A hipertensão pulmonar observada na sepse tem origem multifatorial como edema pulmonar (modelo em cães),[36] trombose intravascular (modelo de porcos),[37] tromboembolismo (estudos *post mortem* em humanos),[38] vasoconstrição por hipóxia[39] e proliferação da musculatura lisa vascular ao longo do tempo. Essas alterações caracterizam a injúria pulmonar em razão da resposta inflamatória sistêmica exacerbada que se encontra na sepse, o que colabora para o aparecimento do colapso alveolar. Este predomina nas regiões posteriores e inferiores dos pulmões, áreas com maior densidade de capilares e que, quando comprimidos, podem levar à hipertensão pulmonar aguda (HPA).

A vasoconstrição hipóxica parece ser um elemento controverso na geração de HAP por ter um efeito tênue, visto que a vasoconstrição é parcial ou totalmente inibida por fatores locais como a liberação local de óxido nítrico ou prostaciclina. Adicionalmente, como já demonstrado por Sibbald e colaboradores,[40] o fenômeno da HPA pode persistir mesmo após a correção da hipóxia. Os mediadores inflamatórios envolvidos na sepse podem agir de formas distintas em relação ao tônus vascular da circulação pulmonar e sistêmica.[41] Pois podem gerar vasoconstrição em território pulmonar enquanto levam à vasodilatação e diminuição da resistência vascular sistêmica.

A infusão de fluidos em excesso associada à hipertensão pulmonar contribui para a dilatação e disfunção das câmaras direitas. O aumento da pressão de átrio direito colabora para a diminuição do retorno venoso ao coração direito, propiciando congestão venosa passiva em território esplâncnico. O aumento da pós-carga e a perda do mecanismo de Starling pela sobrecarga hídrica sobre o VD podem comprometer a passagem de sangue do coração direito para o esquerdo, bem como comprometer a *performance* do VE pelo efeito restritivo, caracterizando a interdependência ventricular.[42] A perfusão tecidual pode se tornar comprometida pela redução do índice cardíaco em consequência da disfunção ventricular direita; e a congestão passiva venosa pode contribuir para o desenvolvimento de disfunção renal aguda e hipertensão intra-abdominal, a qual também levará a alterações da complacência da parede abdominal e restrição ventilatória e acentuará a disfunção renal.[43-44]

Além disso, a necessidade de ventilação mecânica nessa população de pacientes é frequente. Isto torna necessários cuidados adicionais para evitar que o emprego de pressão positiva e o aumento da pressão intratorácica contribuam para o comprometimento do VD, pois o aumento da pressão intratorácica leva ao aumento da pós-carga de VD. Nessa situação o comprometimento da perfusão sistêmica se torna mais evidente e pronunciado, principalmente nos indivíduos que se encontram hipovolêmicos. O aumento da pressão intratorácica em virtude da pressão expiratória final positiva (PEEP) dificulta o retorno venoso dos segmentos extratorácicos das veias cavas, consequente à transmissão da PEEP ao átrio direito aumentando a pressão venosa central (PVC). Nesse caso, não ocorrem os fenômenos de interdependência ventricular, pois o aumento da pressão intratorácica é exercido sobre todo coração. A monitorização constante desses pacientes se faz necessária, pois a queda do fluxo pode resultar do aumento da pós-carga de VD.[42] A adequação da PEEP e da volemia contornam a situação. Nas situações em que houver necessidade de realizar manobras de recrutamento alveolar, e o nível de PEEP for ajustado entre 15 e 20 cmH$_2$O, é sugerido realizar exame ecocardiográfico após 6 horas para avaliar a função ventricular direita ou antes caso o paciente apresente instabilidade hemodinâmica.[45-46] Nas situações em que o nível de PEEP for maior ou igual a 20 cmH$_2$O, é sugerido realizar ecocardiografia seriada, iniciando-se após 6 horas do ajuste inicial e/ou monitorizar com cateter de artéria pulmonar volumétrico sempre que possível.[45-46]

COMPONENTE CARDIOGÊNICO DA DISFUNÇÃO CARDIOVASCULAR NA SEPSE

A disfunção miocárdica induzida pela sepse é marcada classicamente pelo comprometimento biventricular, que pode ocorrer precocemente nas primeiras 24 a 48 horas do início da sepse retornando à normalidade até 10 dias após a instalação da disfunção.[47-48] A disfunção cardiovascular compromete cerca de 40% dos pacientes com sepse, elevando a mortalidade de 20% a 30% quando não há comprometimento cardiovascular para 40% a 70% quando existe choque séptico. A disfunção cardiovascular resulta em 15% das mortes.[49] Essa disfunção, que ainda é motivo de grandes controvérsias, vem sendo objeto de inúmeras pesquisas experimentais e clínicas com o intuito de evoluir no diagnóstico e na terapêutica da síndrome.

De 10% a 20% dos pacientes internados em UTI com hipotensão refratária secundária a choque séptico apresentam disfunção miocárdica e valores diminuídos de DC. Entre os mecanismos relacionados ao ciclo mecânico cardíaco, pode-se encontrar disfunção ventricular direita que, ao levar ao aumento da pressão de átrio direito, pode resultar na diminuição do retorno venoso. Isso pode até gerar algum grau de proteção da circulação pulmonar, o que é uma possível explicação para o achado de pressões de enchimento de câmara cardíaca esquerda se encontrarem dentro dos parâmetros da normalidade a despeito da presença de disfunção ventricular esquerda. O que, por sua vez, pode explicar a dificuldade em reconhecer a disfunção ventricular esquerda mediante valores de débito cardíaco diminuídos associados a pressões de enchimento de câmara esquerda diminuídas.[50] Na população de pacientes com sepse, alterações do relaxamento ventricular podem ser encontradas em cerca de 40%, independentemente da presença de disfunção sistólica, o que ainda pode ser acentuado pela presença de taquicardia.[51] Entretanto, Suffredini e colaboradores, ao induzirem endotoxemia em voluntários sadios, encontraram diminuição na relação entre pressão de oclusão de artéria pulmonar (POAP) e índice de volume diastólico final (VDF) de VE. E, além disso, também demonstraram aumento em 15% do VDF de VE após expansão com fluidos concomitante a redução dos níveis de POAP quando em comparação ao grupo controle.[52]

No tocante à disfunção sistólica ventricular esquerda, também usualmente chamada de "miocardiopatia séptica" (Figura 15.3),[53] é difícil sua caracterização na fase inicial em virtude do acoplamento que entre o VE e a rede vascular sistêmica (pós-carga). Como a função ventricular está associada à pós-carga, a constatação da deterioração da função ventricular é dificultada por esta ser mascarada pela redução da pós-carga em decorrência da vasodilatação gerada pelos mediadores inflamatórios. Assim, com a evolução do quadro e a introdução de vasopressores que, por conseguinte, aumentam a pós-carga de VE, a disfunção miocárdica pode ser visualizada. Interessante que muitos pacientes podem apresentar disfunção miocárdica mesmo com saturação venosa central de oxigênio acima de 70% conforme demonstraram Bouferrache e colaboradores ao guiarem a ressuscitação de pacientes em choque séptico de acordo com a Surviving Sepsis Campaign, monitorizados pela ecocardiografia transesofágica.[54]

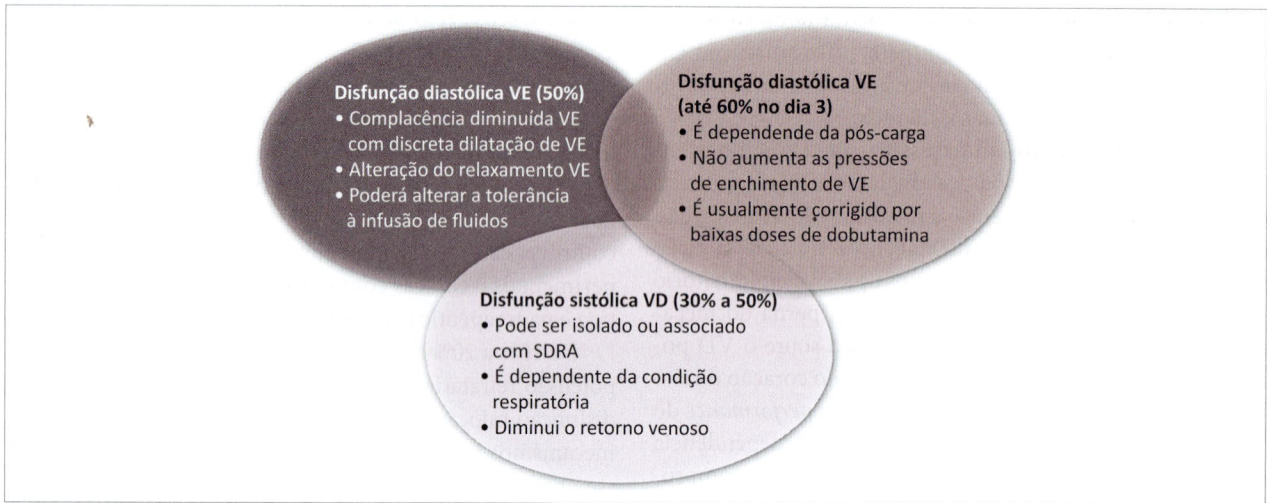

FIGURA 15.3. Mecanismos associados à disfunção miocárdica pela sepse.
Fonte: Modificada de Vieillard-Baron e colaboradores, 2014.[53]

Em estudos de necropsia de pacientes com choque séptico, constatou-se a presença de miocardite intersticial, vasculite necrosante e abcessos miocárdicos, cuja maior parte dos casos estudados não evidencia sinais clínicos de depressão miocárdica (Figura 15.4).[55]

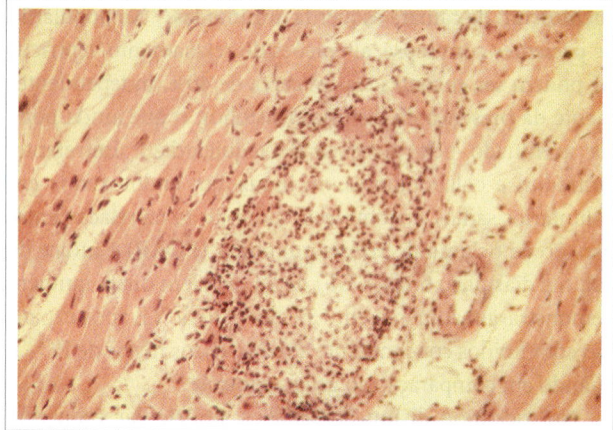

FIGURA 15.4. Tecido miocárdico de paciente séptico demonstrando infiltrado de polimorfonucleares e edema entre as células miocárdicas, por vezes formando microabscessos.

As toxinas provenientes do agente causador da infecção, bem como as citocinas liberadas na resposta inflamatória sistêmica subsequente, que causam a perda do tônus e da capacidade contrátil das fibras de musculatura lisa dos vasos sanguíneos, como já descrito, deprimem a função contrátil das fibras cardíacas, diminuindo o inotropismo cardíaco.[56]

O óxido nítrico apresenta também efeito nos cardiomiócitos, diminuindo sua contratilidade, pelo estímulo da síntese de GMP cíclico, o qual leva à redução do transporte de Ca^{+2} nos canais rápidos de Ca^{+2} favorecendo inibição do inotropismo positivo.[56]

Entre as citocinas, o fator de necrose tumoral (TNF) e a interleucina 1β (IL-1β) contribuem diretamente a depressão miocárdica.[57] São liberados por leucócitos após a ativação de *Toll-like receptors 4* (TLR4), os quais também podem contribuir pela disfunção dos cardiomiócitos.[58-59]

Supostamente, a intensidade da resposta inflamatória e o comprometimento da função miocárdica poderiam ser correlacionados. Entretanto, Landesberg e colaboradores não conseguiram encontrar a correlação entre os níveis de mediadores inflamatórios e comprometimento miocárdico, seja sistólico ou diastólico. O que se demonstrou nesse estudo foi a relação como fatores independentes de mortalidade as interleucinas 10 e 18 (*odds ratio* = 3.1 e 28.3, $p = 0,006$ e $< 0,0001$).[60]

Apesar de apresentar diminuição da pós-carga devido à vasodilatação e isso eventualmente favorecer o aumento do fluxo, o componente hipovolêmico pode reduzir o débito cardíaco por diminuição da pré-carga. A infusão de fluidos e a consequente correção do estado hipovolêmico pode levar ao aumento do débito cardíaco, o qual não necessariamente pode se adequar segundo os mecanismos de Frank-Starling, decorrentes da diminuição do inotropismo secundário à depressão do miocárdio depressão da sepse.

Como já comentado, as alterações cardíacas na sepse parecem muito prevalentes, apesar de nem sempre apresentarem manifestações clínicas. Muitas vezes são mascaradas pela queda da pós-carga (vasodilatação), pelo aumento da pré-carga e pela pós-ressuscitação volêmica, que geram alto débito cardíaco (valor numérico). Sendo assim, o DC, bem como seu índice, não é suficientemente sensível para o diagnóstico da depressão do miocárdio na sepse. A constatação do comprometimento cardíaco pode ser realizada pelo ecocardiograma, que pode revelar fração de ejeção (FE) inferior a 50% em indivíduos previamente saudáveis, o que caracteriza o envolvimento do miocárdio na sepse.

A troponina e outros marcadores cardíacos elevam-se quando há depressão cardíaca relacionada à sepse, corroboram o diagnóstico da depressão do miocárdio na sepse.[61] A alteração desses marcadores, da mesma forma que o déficit contrátil do miocárdio, não resulta de evento isquêmico, e sim das ações citotóxicas e humorais, previamente descritas.[55,62] Os níveis de troponina estão relacionados com o prognóstico e quanto maior os valores encontrados, maiores a necessidade de agentes inotrópicos e de vasopressores e o risco de morte.[63] Entretanto, os níveis de marcadores de lesão miocárdica não se associam com o grau de comprometimento da disfunção ventricular sistólica ou diastólica.[60]

A depressão miocárdica é um evento precoce e contribui de maneira importante para morbimortalidade dessa condição, provavelmente por limitar o aporte adequado de oxigênio aos tecidos.

A frequente redução da pós-carga, aliada à intensa ativação simpatomimética, contribui para mascarar uma eventual disfunção miocárdica, ocorrendo em meio a um franco estado hiperdinâmico. Além do mais, a utilização de pressões de enchimento para construção de curvas de Starling não é adequada, pois não leva em conta as frequentes alterações de complacência ventricular do paciente séptico.[64] Contudo, a determinação cintilográfica dos VDF, de forma seriada, é pouco acessível e de alto custo, mas pode ser realizada pela ecocardiografia por profissionais experientes. A melhor estratégia para a otimização e manutenção de elevados níveis de transporte de oxigênio é a avaliação da fluidorresponsividade em vez da infusão progressiva de alíquotas de fluidos, dessa forma garante-se que a infusão de fluidos seja feita criteriosamente e permite identificar se é necessário instituir suporte inotrópico para otimizar o DC e adequá-lo às necessidades do organismo.

Na fase inicial da sepse grave, a ressuscitação volêmica inicial para correção da hipovolemia relativa gera um quadro hiperdinâmico caracterizado por queda na resistência vascular sistêmica (RVS), DC com valor numérico absoluto normal ou elevado e taquicardia. O aumento da frequência cardíaca (FC) ocorre em mais de 80% dos pacientes com sepse grave e a hipotensão arterial pode estar presente em mais de 35% dos casos de sepse grave.[65] Conforme já referido, na situação em que há vasodilatação na rede vascular sistêmica, a distribuição do fluxo sanguíneo para os diversos tecidos é heterogênea, principalmente na microcirculação, o que caracteriza um choque distributivo.

Mesmo nas situações em que os pacientes apresentem DC com valor numérico normal ou elevado, esses doentes graves, com certa frequência, têm função ventricular anormal. Variações na pré e/ou na pós-carga alteram o volume sistólico e, consequentemente, o DC. Da mesma forma, este, como é produto da FC pelo volume sistólico (VS), pode estar elevado em decorrência do aumento da FC, tão comum nos pacientes sépticos como já citado. O trabalho sistólico de VE, outro parâmetro utilizado na avaliação hemodinâmica invasiva, é o produto do VS pela pressão arterial média. Assim, em decorrência da hipotensão arterial existente, o trabalho sistólico se apresenta usualmente diminuído no choque séptico.[66]

A FE, que corresponde à porcentagem do VDF ejetado em cada batimento, tem sido útil na avaliação do desempenho ventricular nos pacientes sépticos. Assim, por exemplo, em uma situação em que o VDF seja de 200 mL e o volume sistólico final (VSF) de 150 mL, o volume de sangue ejetado será de 50 mL. Esse mesmo volume (50 mL) será ejetado em uma outra situação em que, por exemplo, o VDF é de 100 mL e o VSF de 50 mL. Em ambos os casos, se a FC estiver em 100 bpm, o DC será o mesmo, ou seja, $50 \times 100 = 5.000$ mL ($DC = VS \times FC$), não diferenciando, portanto, uma situação de outra. Porém, o cálculo da FE [(VDF-VSF)/VDF] demonstra uma nítida diferença. Na primeira condição, a FE é de 25% [(200-150)/200], ao passo que na segunda é de 50% [(100-50)/100], ou seja, o dobro da primeira.[67]

Há alguns anos, foi bem documentada a liberação de macromoléculas, como a troponina I, pelos miócitos lesados. Não se trata de isquemia miocárdica, mas de uma ação citotóxica e humoral.[61] Já foi referido que valores elevados de marcadores de lesão miocárdica estão correlacionados com mau prognóstico e maior necessidade de agentes inotrópicos e vasopressores.[63] Vários estudos têm demonstrado que o peptídeo natriurético cerebral (BNP) está elevado na depressão miocárdica e se correlaciona a fator prognóstico com 60% de sensibilidade quando seus níveis estão acima de 190 pg/mL.[68] Os níveis de BNP se correlacionam inversamente com a FE ventricular. Post e colaboradores conduziram um estudo prospectivo envolvendo 93 pacientes divididos em um grupo com função ventricular normal (FEVE > 50%) e outro com disfunção ventricular (FEVE < 50%), e encontraram correlação dos níveis de BNP séricos como marcador para identificação de pacientes que desenvolveram depressão do miocárdio induzida pela sepse.[69]

Com o desenvolvimento da depressão miocárdica, a otimização de fluxo pelo incremento da pré-carga com a infusão de fluidos, comporta-se de maneira diferente entre pacientes sobreviventes e não sobreviventes, conforme se observa na Figura 15.5. Nos pacientes sobreviventes, observou-se aumento da complacência diastólica final, significando que existe um melhor acomodamento dos fluidos, diferentemente dos não sobreviventes, nos quais o ventrículo está menos complacente.[70-71]

A intensa estimulação catecolaminérgica, dando suporte a um franco estado hiperdinâmico, tende a ocultar uma função ventricular deprimida. Ao se monitorizar o paciente com sepse, habitualmente, após a reposição inicial de fluidos, são esperados valores numéricos elevados de DC, o que não significa que estejam adequados. Esses valores também podem ser obtidos com o paciente já em uso de agentes inotrópicos e vasopressores. E, nesse cenário, é importante lembrar que a noradrenalina também apresenta efeito beta-adrenérgico apesar de ser menor quando comparado ao efeito alfa-adrenérgico. Nesses casos, em que valores absolutos do DC estão

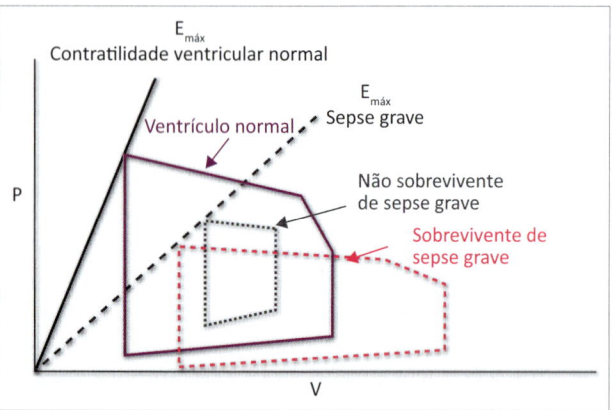

FIGURA 15.5. Curva pressão-volume no indivíduo normal e no séptico.

Curva pressão-volume (P/V) de VE em indivíduos normais, pacientes sobreviventes e não sobreviventes de sepse grave. A curva de cor azul representa curva P/V de uma contração normal. Pontos de P/V sistólico-final de diferentes condições de contratilidade levam a uma relação comum da curva P/V sistólico-final (linha roxa) com a curva = $E_{máx}$. $E_{máx}$ diminuída (linha tracejada) nos pacientes sépticos indica diminuição da contratilidade que significa que o ventrículo não é capaz de ejetar o mesmo VSF. A ejeção do mesmo volume sistólico pode ser obtida pelo aumento do VDF, permitido pela melhora da complacência diastólica ventricular na fase precoce da sepse. Em contraste, o ventrículo de não sobreviventes de sepse grave é progressivamente incapaz de manter o mesmo volume sistólico em virtude da diminuição da complacência diastólica.

elevados, deve-se questionar se o fluxo oferecido às necessidades do organismo está adequado ou não. A avaliação adequada do fluxo às necessidades metabólicas será discutida no Capítulo 8 – Marcadores de perfusão tecidual e metas para o tratamento do choque, deste livro.

Essa monitorização pode ser realizada pelo cateter de artéria pulmonar (CAP), que tem sido questionada em razão de seu baixo poder discriminatório no diagnóstico da depressão miocárdica na sepse. Com a monitorização invasiva, é possível determinar o trabalho sistólico dos ventrículos esquerdo direito, que apresenta baixa especificidade para o diagnóstico da depressão miocárdica na sepse. Entretanto, trata-se de variável que pode ser somada à avaliação do paciente grave, não somente no contexto da sepse, mas em qualquer situação, visto que apresenta a maior relação com a função miocárdica. Entretanto, não se deve esperar que o DC esteja diminuído, pois a pós-carga do VE costuma estar baixa, mascarando o diagnóstico. Além disso, a ressuscitação com fluidos e o uso de aminas vasoativas podem contribuir para valor elevado do DC, o que não significa que esteja adequado, conforme discutido. As pressões de enchimento das câmaras cardíacas costumam estar elevadas quando há adequada reposição volêmica para o estado de vasodilatação séptica, que pode ser explicada pela diminuição da complacência diastólica ventricular.

Com essas limitações perante a monitorização invasiva, o diagnóstico da depressão miocárdica à beira do leito fica baseado na determinação da FE do VE. Dessa forma, o ecocardiograma pode ser considerado padrão para o diagnóstico. A avaliação da FE é importante, principalmente nas fases iniciais do choque séptico, pois guarda relação prognóstica. A queda da FEVE para menos de 50%, com hipocinesia global dos ventrículos, caracteriza o acometimento do coração na sepse, em um paciente previamente saudável. A elevação da FE, inicialmente rebaixada, no contexto séptico, pode indicar bom prognóstico. Contudo, o achado de uma FE normal não afasta o comprometimento do coração na sepse. É importante ressaltar que o comprometimento miocárdico pode ser decorrente da disfunção sistólica e/ou diastólica do VE associada ou não à disfunção sistólica do VD (Figura 15.1).[53]

A disfunção sistólica do VE pode apenas ser percebida após a associação de noradrenalina para a correção da pressão de perfusão. Visto que a função sistólica do VE é dependente do grau de pós-carga do VE. Como a evolução da doença e as necessidades terapêuticas são dinâmicas, avaliações frequentes e seriadas após as intervenções são necessárias. A utilização de parâmetros de perfusão sistêmica, como a $SvcO_2$, para identificar a disfunção sistólica do VE não parece ser adequada, visto que há estudos que encontraram valores de $SvcO_2$ dentro dos parâmetros da normalidade na presença de disfunção sistólica do VE em pacientes com sepse grave ou choque séptico.[54,72] Em elegante estudo, Bouferrache e colaboradores estudaram a concordância entre as diretrizes de otimização hemodinâmica pela *Surviving Sepsis Campaign* e a otimização dirigida com auxílio da ecocardiografia transesofágica. Dos 14 pacientes que apresentavam disfunção sistólica do VE, apenas três apresentavam $SvcO_2$ menor que 70%.[54] Muitos pacientes podem evoluir com aumento discreto do volume de VE e diminuição da FEVE quando comparados com pacientes com FEVE preservada. Estudos apontam que essa alteração contribua com o aumento da complacência ventricular.[52] Todavia, outros trabalhos encontraram redução do relaxamento do VE em pacientes com sepse grave ou choque séptico.[51,73-74] Em relação ao VD, este pode apresentar disfunção sistólica isolada ou em associação com a presença da disfunção sistólica do VE.[75] É importante destacar que, como os ventrículos trabalham em série, uma grande parte das situações que apresentam disfunção sistólica do VD é dependente da disfunção sistólica VE. A disfunção sistólica VD tem maior impacto em pacientes sob ventilação mecânica que evoluem com síndrome do desconforto respiratório agudo (SDRA). Tanto a hipertensão pulmonar desencadeada por mediadores inflamatórios quanto o uso de valores elevados de pressão expiratória final positiva além do excesso de fluidos infundidos sem monitorização adequada põem contribuir para a falência VD.[76-78] A sobrecarga de fluidos pode acarretar no desvio sistólico do septo interventricular em direção ao VE o que diminui sua cavidade e, por conseguinte, o volume sistólico de ejeção do VE.[79] Na presença de hipertensão pulmonar, a pressão de átrio direito pode aumentar por ação retrógrada e, consequentemente, diminuir o retorno venoso, o que, por si só, contribui com a diminuição da passagem de sangue das câmaras direitas para as esquerdas. Isso resulta na diminuição da pré-carga e do VDF do VE, o que gera diminuição do fluxo sistêmico e do índice cardíaco. Nas situações em que há necessidade do emprego de níveis elevados de PEEP durante a ventilação mecânica, o débito cardíaco poderá ter maior comprometimento, em uma situação na qual manter o transporte de oxigênio adequado é necessário, ou seja, adequar o aumento de fluxo para manter a demanda de oxigênio suficiente a uma elevada demanda metabólica. Em contrapartida, o desvio do septo interventricular promovido pelo estresse mecânico decorrente do aumento da impedância da via de saída do VD e das pressões positivas impostas pela ventilação mecânica (PEEP) impõe uma sobrecarga adicional à parede livre do VD, com consequentes aumento do consumo de oxigênio e isquemia do miocárdio. Isso pode comprometer e acentuar a piora da função ventricular direita, principalmente nos casos em que a PEEP for aproximadamente 20 cmH$_2$O.[78]

Nos pacientes que apresentam elevação dos níveis de troponina, pode se correlacionar com a presença de disfunção diastólica do VE e disfunção sistólica do VD. Esse achado sugere a explicação no risco aumentado de morte nessa população de pacientes graves com elevação dos níveis séricos de troponina.[80]

Em relação ao prognóstico, ainda há dúvidas sobre a real correlação entre o desenvolvimento de disfunção sistólica ou diastólica em pacientes com sepse grave. Após a introdução da ecocardiografia como exame rotineiro dentro das UTI, pôde-se perceber que a presença da depressão do miocárdio induzida pela sepse é mais frequente e precoce do que descrita antes. Inicialmente, as avaliações eram realizadas com técnicas que utilizavam radioisótopos ou mesmo estimava-se o grau de comprometimento com a monitorização com cateter de artéria pulmonar. Em metanálise, Huang e colaboradores não conseguiram demonstrar diferença significativas no tocante à FEVE, FEVD e nas dimensões do VD entre sobreviventes e não sobreviventes.[81]

INTERVENÇÕES SOBRE A DISFUNÇÃO CARDIOVASCULAR NA SEPSE
COMPONENTE HIPOVOLÊMICO

- **Infusão de fluidos:** inicialmente cristaloides e, se necessário, coloides proteicos. Os coloides não proteicos não devem ser utilizados.

COMPONENTE DISTRIBUTIVO

- **Vasopressor após a reposição adequada de fluidos:** noradrenalina é o fármaco de 1ª escolha.

COMPONENTE OBSTRUTIVO

- Avaliação ecocardiográfica das câmaras direitas, principalmente em situações em que sejam necessários níveis de PEEP elevados.

COMPONENTE CARDIOGÊNICO

- Uso de inotrópico caso a infusão de fluidos não obtenha sucesso na adequação do índice cardíaco – a dobutamina é o agente inotrópico de 1ª escolha; mas, em situações extremas, o uso de outros fármacos como o levosimendan pode ser uma opção na abordagem da depressão miocárdica da sepse.

Os padrões de choque circulatório são complexos por estarem, muitas vezes, sobrepostos em um mesmo quadro clínico, sua classificação é meramente didática. As interpretações são especialmente complexas quando se trata do choque séptico, durante a progressão das disfunções orgânicas e conforme são instalados os suportes à vida, tais como fármacos vasoativos, ventilação mecânica e terapia dialítica. A partir dos conhecimentos da fisiologia humana e da fisiopatologia das doenças, deve-se analisar individualmente cada caso à beira do leito, para a melhor decisão a tomada.

REFERÊNCIAS BIBLIOGRÁFICAS

1. Bone RC, Balk RA, Cerra FB, Dellinger RP, Fein AM, Knaus WA, et al. Definitions for sepsis and organ failure and guidelines for the use of innovative therapies in sepsis. The ACCP/SCCM Consensus Conference Committee. American College of Chest Physicians/Society of Critical Care Medicine. Chest. 1992;101(6):1644-55.
2. Angus DC, Linde-Zwirble WT, Lidicker J, Clermont G, Carcillo J, Pinsky MR. Epidemiology of severe sepsis in the United States: analysis of incidence, outcome, and associated costs of care. Crit Care Med. 2001;29(7):1303-10.
3. Martin GS, Mannino DM, Eaton S, Moss M. The epidemiology of sepsis in the United States from 1979 through 2000. N Engl J Med. 2003;348(16):1546-54.
4. Rhee C, Gohil S, Klompas M. Regulatory mandates for sepsis care--reasons for caution. N Engl J Med. 2014;370(18):1673-6.
5. Dellinger RP, Levy MM, Rhodes A, Annane D, Gerlach H, Opal SM, et al. Surviving Sepsis Campaign: international guidelines for management of severe sepsis and septic shock, 2012. Intensive Care Med. 2013;39(2):165-228.
6. Pro CI, Yealy DM, Kellum JA, Huang DT, Barnato AE, Weissfeld LA, et al. A randomized trial of protocol-based care for early septic shock. N Engl J Med. 2014;370(18):1683-93.
7. Investigators A, Group ACT, Peake SL, Delaney A, Bailey M, Bellomo R, et al. Goal-directed resuscitation for patients with early septic shock. N Engl J Med. 2014;371(16):1496-506.
8. Assuncao MS, Teich V, Shiramizo SC, Araujo DV, Carrera RM, Serpa Neto A, et al. The cost-effectiveness ratio of a managed protocol for severe sepsis. J Crit Care. 2014;29(4):692 e1-6.
9. Westphal GA, Koenig A, Filho MC, Feijó J, de Oliveira LT, Nunes F, et al. Reduced mortality after the implementation of a protocol for the early detection of severe sepsis. J Crit Care. 2011;26(1):76-81.
10. Beale R, Reinhart K, Brunkhorst FM, Dobb G, Levy M, Martin G, et al. Promoting Global Research Excellence in Severe Sepsis (PROGRESS): Lessons from an International Sepsis Registry. Infection. 2009 Jun;37(3):222-32.
11. Machado FR, Cavalcanti AB, Carrara FSA, Bozza FA, Lubarino J, Azevedo LCP, et al. Prevalência e mortalidade por sepse grave e choque séptico em unidades de terapia intensiva brasileiras. RBTI. 2014;26(Suplemento 1):S13.
12. Dellinger RP, Carlet JM, Masur H, Gerlach H, Calandra T, Cohen J, et al. Surviving Sepsis Campaign guidelines for management of severe sepsis and septic shock. Intensive Care Med. 2004;30(4):536-55.
13. Levy MM, Dellinger RP, Townsend SR, Linde-Zwirble WT, Marshall JC, Bion J, et al. The Surviving Sepsis Campaign: results of an international guideline-based performance improvement program targeting severe sepsis. Intensive Care Med. 2010;36(2):222-31.

14. Talmor D, Greenberg D, Howell MD, Lisbon A, Novack V, Shapiro N. The costs and cost-effectiveness of an integrated sepsis treatment protocol. Crit Care Med. 2008;36(4):1168-74.
15. Suarez D, Ferrer R, Artigas A, Azkarate I, Garnacho-Montero J, Gomà G, et al. Cost-effectiveness of the Surviving Sepsis Campaign protocol for severe sepsis: a prospective nation-wide study in Spain. Intensive Care Med. 2011;37(3):444-52.
16. Noritomi DT, Ranzani OT, Monteiro MB, Ferreira EM, Santos SR, Leibel F, et al. Implementation of a multifaceted sepsis education program in an emerging country setting: clinical outcomes and cost-effectiveness in a long-term follow-up study. Intensive Care Med. 2014;40(2):182-91.
17. Levy MM, Rhodes A, Phillips GS, Townsend SR, Schorr CA, Beale R, et al. Surviving sepsis campaign: association between performance metrics and outcomes in a 7.5-year study. Crit Care Med. 2015;43(1):3-12.
18. Dellinger RP, Levy MM, Carlet JM, Bion J, Parker MM, Jaeschke R, et al. Surviving Sepsis Campaign: international guidelines for management of severe sepsis and septic shock: 2008. Crit Care Med. 2008;36(1):296-327.
19. Rivers E, Nguyen B, Havstad S, Ressler J, Muzzin A, Knoblich B, et al. Early goal-directed therapy in the treatment of severe sepsis and septic shock. N Engl J Med. 2001;345(19):1368-77.
20. Vincent JL, De Backer D. Circulatory shock. N Engl J Med. 2013;369(18):1726-34.
21. Landry DW, Oliver JA. The pathogenesis of vasodilatory shock. N Engl J Med. 2001;345(8):588-95.
22. 22.   Parrillo JE. Pathogenetic mechanisms of septic shock. N Engl J Med. 1993;328(20):1471-7.
23. Anand Kumar, Parrillo JE. Shock: Classification, Pathophysiology, and Approach to Management. In: Joseph E. Parrillo, Dellinger RP, editors. CRITICAL CARE Medicine - Principles of Diagnosis and Management in the Adult. Part II. Third Edition ed. Philadelphia: MOSBY ELSEVIER, 2007.
24. De Backer D, Biston P, Devriendt J, Madl C, Chochrad D, Aldecoa C, et al. Comparison of dopamine and norepinephrine in the treatment of shock. N Engl J Med. 2010;362(9):779-89.
25. Landry DW, Oliver JA. The pathogenesis of vasodilatory shock. N Engl J Med. 2001;345(8):588-95.
26. Fernandes D, Sordi R, Pacheco LK, Nardi GM, Heckert BT, Villela CG, et al. Late, but Not Early, Inhibition of Soluble Guanylate Cyclase Decreases Mortality in a Rat Sepsis Model. J Pharmacol Exp Ther. 2009;328(3):991-9.
27. Nardi GM, Scheschowitsch K, Ammar D, de Oliveira SK, Arruda TB, Assreuy J. Neuronal nitric oxide synthase and its interaction with soluble guanylate cyclase is a key factor for the vascular dysfunction of experimental sepsis. Crit Care Med. 2014;42(6):e391-400.
28. Ince C. The microcirculation is the motor of sepsis. Crit Care. 2005;9 Suppl 4:S13-9.
29. De Backer D, Orbegozo Cortes D, Donadello K, Vincent JL. Pathophysiology of microcirculatory dysfunction and the pathogenesis of septic shock. Virulence. 2014;5(1):73-9.
30. De Backer D, Creteur J, Preiser J-C, Dubois M-J, Vincent J-L. Microvascular blood flow is altered in patients with sepsis. Am J Respir Crit Care Med. 2002;166(1):98-104.
31. Clowes GH Jr, Del Guercio LR. Circulatory response to trauma of surgical operations. Metabolism. 1960;9:67-81.
32. Vallet B, Chopin C, Curtis SE, Dupuis BA, Fourrier F, Mehdaoui H, et al. Prognostic value of the dobutamine test in patients with sepsis syndrome and normal lactate values: a prospective, multicenter study. Crit Care Med. 1993;21(12):1868-75.
33. Rhodes A, Lamb FJ, Malagon I, Newman PJ, Grounds RM, Bennett ED. A prospective study of the use of a dobutamine stress test to identify outcome in patients with sepsis, severe sepsis, or septic shock. Crit Care Med. 1999;27(11):2361-6.
34. Hoste EA, Maitland K, Brudney CS, Mehta R, Vincent JL, Yates D, et al. Four phases of intravenous fluid therapy: a conceptual modeldagger. Br J Anaesth. 2014;113(5):740-7.
35. Lee J, de Louw E, Niemi M, Nelson R, Mark RG, Celi LA, et al. Association between fluid balance and survival in critically ill patients. J Intern Med. 2015 Apr;227(4):468-77.
36. Prewitt RM, McCarthy J, Wood LD. Treatment of acute low pressure pulmonary edema in dogs: relative effects of hydrostatic and oncotic pressure, nitroprusside, and positive end-expiratory pressure. J Clin Invest. 1981;67(2):409-18.
37. Hardaway RM, Williams CH, Marvasti M, Farias M, Tseng A, Pinon I, et al. Prevention of adult respiratory distress syndrome with plasminogen activator in pigs. Critical care medicine. 1990;18(12):1413-8.
38. Tomashefski JF Jr, Davies P, Boggis C, Greene R, Zapol WM, Reid LM. The pulmonary vascular lesions of the adult respiratory distress syndrome. Am J Pathol. 1983;112(1):112-26.
39. Benzing A, Mols G, Brieschal T, Geiger K. Hypoxic pulmonary vasoconstriction in nonventilated lung areas contributes to differences in hemodynamic and gas exchange responses to inhalation of nitric oxide. Anesthesiology. 1997;86(6):1254-61.
40. Sibbald WJ, Paterson NA, Holliday RL, Anderson RA, Lobb TR, Duff JH. Pulmonary hypertension in sepsis: measurement by the pulmonary arterial diastolic-pulmonary wedge pressure gradient and the influence of passive and active factors. Chest. 1978;73(5):583-91.
41. Druml W, Steltzer H, Waldhausl W, Lenz K, Hammerle A, Vierhapper H, et al. Endothelin-1 in adult respiratory distress syndrome. Am Rev Respir Dis. 1993;148(5):1169-73.
42. Mebazaa A, Karpati P, Renaud E, Algotsson L. Acute right ventricular failure--from pathophysiology to new treatments. Intensive Care Med. 2004;30(2):185-96.
43. McCullough PA, Kellum JA, Haase M, Muller C, Damman K, Murray PT, et al. Pathophysiology of the cardiorenal syndromes: executive summary from the eleventh consensus conference of the Acute Dialysis Quality Initiative (ADQI). Contrib Nephrol. 2013;182:82-98.
44. Regueira T, Bruhn A, Hasbun P, Aguirre M, Romero C, Llanos O, et al. Intra-abdominal hypertension: incidence and association with organ dysfunction during early septic shock. J Crit Care. 2008;23(4):461-7.
45. Barbas CS, Isola AM, Farias AM, Cavalcanti AB, Gama AM, Duarte AC, et al. Brazilian recommendations of mechanical ventilation 2013. Part 2. Rev Bras Ter Intensiva. 2014;26(3):215-39.
46. Barbas CS, Isola AM, Farias AM, Cavalcanti AB, Gama AM, Duarte AC, et al. Brazilian recommendations of mechanical ventilation 2013. Part I. Rev Bras Ter Intensiva. 2014;26(2):89-121.
47. Parker MM, McCarthy KE, Ognibene FP, Parrillo JE. Right ventricular dysfunction and dilatation, similar to left ventricular changes, characterize the cardiac depression of septic shock in humans. Chest. 1990;97(1):126-31.
48. Parker MM, Shelhamer JH, Bacharach SL, Green MV, Natanson C, Frederick TM, et al. Profound but reversible myocardial depression in patients with septic shock. Ann Intern Med. 1984;100(4):483-90.
49. Parrillo JE. The cardiovascular pathophysiology of sepsis. Annu Rev Med. 1989;40:469-85.
50. Jardin F, Valtier B, Beauchet A, Dubourg O, Bourdarias JP. Invasive monitoring combined with two-dimensional echocardiographic study in septic shock. Intensive Care Med. 1994;20(8):550-4.
51. Bouhemad B, Nicolas-Robin A, Arbelot C, Arthaud M, Feger F, Rouby JJ. Isolated and reversible impairment of ventricular relaxation in patients with septic shock. Crit Care Med. 2008;36(3):766-74.
52. Suffredini AF, Fromm RE, Parker MM, Brenner M, Kovacs JA, Wesley RA, et al. The cardiovascular response of normal humans to the administration of endotoxin. N Engl Journal Med. 1989;321(5):280-7.
53. Vieillard-Baron A, Cecconi M. Understanding cardiac failure in sepsis. Intensive Care Med. 2014.
54. Bouferrache K, Amiel JB, Chimot L, Caille V, Charron C, Vignon P, et al. Initial resuscitation guided by the Surviving Sepsis Campaign recommendations and early echocardiographic assessment of hemodynamics in intensive care unit septic patients: a pilot study. Crit Care Med. 2012;40(10):2821-7.
55. Fernandes Junior CJ, Iervolino M, Neves RA, Sampaio EL, Knobel E. Interstitial myocarditis in sepsis. Am J Cardiol. 1994;74(9):958.
56. Court O, Kumar A, Parrillo JE. Clinical review: Myocardial depression in sepsis and septic shock. Crit Care. 2002;6(6):500-8.
57. Cain B, Meldrum D, Dinarello C, Meng X. Tumor necrosis factor-alpha and interleukin-1 beta synergistically depress human myocardial function. Crit Care Med. 1999 Jul;27(7):1309-18.

58. Akira S, Uematsu S, Takeuchi O. Pathogen recognition and innate immunity. Cell. 2006;124(4):783-801.
59. Flesch M, Kilter H, Cremers B, Laufs U, Sudkamp M, Ortmann M, et al. Effects of endotoxin on human myocardial contractility involvement of nitric oxide and peroxynitrite. J Am Coll Cardiol. 1999;33(4):1062-70.
60. Landesberg G, Levin PD, Gilon D, Goodman S, Georgieva M, Weissman C, et al. Myocardial dysfunction in severe sepsis and septic shock - no correlation with inflammatory cytokines in real-life clinical setting. Chest. 2015 Jul;148(1):93-102.
61. Fernandes CJ, Jr., Akamine N, Knobel E. Cardiac troponin: a new serum marker of myocardial injury in sepsis. Intensive Care Med. 1999;25(10):1165-8.
62. Freitas FG, Salomao R, Tereran N, Mazza BF, Assuncao M, Jackiu M, et al. The impact of duration of organ dysfunction on the outcome of patients with severe sepsis and septic shock. Clinics (Sao Paulo). 2008;63(4):483-8.
63. Turner A, Tsamitros M, Bellomo R. Myocardial cell injury in septic shock. Crit Care Med. 1999;27(9):1775-80.
64. Fernandes Júnior CJ, Knobel E. Alterações cardiocirculatórias na sepse. In: Knobel E. Condutas em terapia intensiva cardiológica. São Paulo: Atheneu, 2008. p.491-7.
65. Kaukonen KM, Bailey M, Pilcher D, Cooper DJ, Bellomo R. Systemic inflammatory response syndrome criteria in defining severe sepsis. N Engl J Med. 2015;372(17):1629-38.
66. Maclean LD, Spink WW, Visscher MB, Weil MH. Studies on the circulatory changes in the dog produced by endotoxin from gram-negative microorganisms. J Clin Invest. 1956;35(11):1191-8.
67. Robotham JL, Takata M, Berman M, Harasawa Y. Ejection fraction revisited. Anesthesiology. 1991;74(1):172-83.
68. Charpentier J, Luyt CE, Fulla Y, Vinsonneau C, Cariou A, Grabar S, et al. Brain natriuretic peptide: A marker of myocardial dysfunction and prognosis during severe sepsis. Critical Care Med. 2004;32(3):660-5.
69. Post F, Weilemann LS, Messow C-M, Sinning C, Münzel T. B-type natriuretic peptide as a marker for sepsis-induced myocardial depression in intensive care patients. Crit Care Med. 2008;36(11):3030-7.
70. Dhainaut JF, Cariou A. Myocardial dysfunction in sepsis. Sepsis. 2000;4(2):89-97.
71. Tavernier B, Abi-Gerges N. Alteration of beta-adrenergic pathway in the septic heart. In: JL V. Yearbook of intensive care and emergency medicine. Berlin: Springer-Verlag, 1999. p.504-18.
72. van Beest PA, Hofstra JJ, Schultz MJ, Boerma EC, Spronk PE, Kuiper MA. The incidence of low venous oxygen saturation on admission to the intensive care unit: a multi-center observational study in The Netherlands. Crit Care. 2008;12(2):R33.
73. Landesberg G, Gilon D, Meroz Y, Georgieva M, Levin PD, Goodman S, et al. Diastolic dysfunction and mortality in severe sepsis and septic shock. Eur Heart J. 2012;33(7):895-903.
74. Brown SM, Pittman JE, Hirshberg EL, Jones JP, Lanspa MJ, Kuttler KG, et al. Diastolic dysfunction and mortality in early severe sepsis and septic shock: a prospective, observational echocardiography study. Crit Ultrasound J. 2012;4(1):8.
75. Vieillard Baron A, Schmitt JM, Beauchet A, Augarde R, Prin S, Page B, et al. Early preload adaptation in septic shock? A transesophageal echocardiographic study. Anesthesiology. 2001;94(3):400-6.
76. Poor HD, Ventetuolo CE. Pulmonary hypertension in the intensive care unit. Prog Cardiovasc Dis. 2012;55(2):187-98.
77. Simon MA. Assessment and treatment of right ventricular failure. Nat Rev Cardiol. 2013;10(4):204-18.
78. Costa Filho R, Assunção M, Fernandes H. The Importance of Evaluating Right and Left Ventricular Function in Acute Respiratory Distress Syndrome. Pulmão RJ. 2011;20(1):48-54.
79. Bouferrache K, Vieillard-Baron A. Acute respiratory distress syndrome, mechanical ventilation, and right ventricular function. Curr Opin Crit Care. 2011;17(1):30-5.
80. Landesberg G, Jaffe AS, Gilon D, Levin PD, Goodman S, Abu-Baih A, et al. Troponin elevation in severe sepsis and septic shock: the role of left ventricular diastolic dysfunction and right ventricular dilatation. Crit Care Med. 2014;42(4):790-800.
81. Huang SJ, Nalos M, McLean AS. Is early ventricular dysfunction or dilatation associated with lower mortality rate in adult severe sepsis and septic shock? A meta-analysis. Crit Care. 2013;17(3):R96.

CAPÍTULO 16

MICROCIRCULAÇÃO NO PACIENTE GRAVE

Daniel de Backer
Diamantino Ribeiro Salgado

DESTAQUES

- Além de alterações na macro-hemodinâmica, pacientes graves apresentam alterações na microcirculação.
- Distúrbios microcirculatórios acontecem em pacientes graves em diversas condições, incluindo sepse grave, insuficiência cardíaca grave e choque cardiogênico, traumas, cirurgias de grande porte, síndromes de hiperviscosidades e mesmo induzidos por terapias como anestésicos e vasopressores.
- Entre os diversos mecanismos na sua fisiopatogenia em pacientes graves, destacam-se disfunção endotelial causada pela resposta inflamatória exacerbada, aumento na atividade da cascata de coagulação e do estado pró-trombótico, alterações na composição e espessura da camada de glicocálix, desequilíbrio no balanço plasmático de agentes vasodilatares e vasoconstrictores, mudança na deformidade de hemácias e consequentes alterações na viscosidade sanguínea, aumento na adesão e rolamento de leucócitos ao endotélio.
- Além das medidas tradicionais clínicas e laboratoriais para avaliação da perfusão sistêmica global (p. ex.: diurese, tempo de enchimento capilar), há diversas técnicas para avaliação da microcirculação locoregional à beira do leito em pacientes graves (p. ex.: tensão de oxigênio e CO_2 teciduais e saturação transcutânea de hemoglobina).
- Alterações microcirculatórias são independentes das variações na hemodinâmica global, podendo persistir mesmo após correção de variáveis tradicionais como pressão arterial e débito cardíaco.
- Persistência de anormalidades em variáveis microcirculatórias está associada à piora da disfunção orgânica e aumento de mortalidade em pacientes graves.
- Diferentes estratégias têm sido propostas para modulação da microcirculação regional e sistêmica. No entanto, terapias específicas para correção da microcirculação regional ainda não beneficiaram a redução de disfunção orgânica e a melhora da sobrevida em pacientes graves.
- Protocolos específicos de ressuscitação guiados por metas microcirculatórias ainda aguardam estudos clínicos que demonstrem viabilidade prática e melhores resultados.

INTRODUÇÃO

Choque é definido como a oferta insuficiente de oxigênio (O_2) aos tecidos independente dos valores de pressão arterial, que podem até estar dentro de valores normais.[1] Uma vez que a persistência de choque está associada à evolução de disfunção orgânica, o médico deve estar alerta para identificar sinais de hipoperfusão que vão além de hipotensão arterial, em particular, perfusão capilar, temperatura cutânea, débito urinário, nível de consciência e de exames laboratoriais simples como excesso de bases (base excess – BE), saturação venosa central ou mista de O_2 ($SvcO_2$ ou SvO_2) e lactato arterial.[2]

Em pacientes graves, especificamente aqueles com choque, a presença e o grau de alterações microcirculatórias têm sido consistentemente descritos como independentes de variáveis macro-hemodinâmicas.[3-5] De modo mais relevante, essas alterações microcirculatórias se correlacionam melhor com o desenvolvimento de disfunção orgânica e com o óbito do que as variáveis tradicionais como débito cardíaco ou pressão arterial.[4-6] A microcirculação é definida como a rede de pequenos vasos menores que 100 mcm de diâmetro, incluindo toda a extensão que vai das arteríolas às vênulas.[7] Pode-se facilmente entender o valor da microcirculação quando se observa sua extensão e o papel que ela tem no controle, na oferta de nutrientes, O_2, aporte de células de defesa e remoção de metabólitos celulares em diferentes órgãos e tecidos.[8-9]

O estudo da microcirculação de pacientes graves não era possível até recentemente, quando técnicas de análises microcirculatórias de bancada experimental puderam ser adaptadas para uso à beira do leito. Diferentes estratégias estão disponíveis para acessar a microcirculação regional em pacientes graves, incluindo tonometria gástrica, capnometria sublingual, pressão transcutânea de O_2, espectroscopia quase infravermelha transcutânea, *laser* Doppler-fluxometria, imagem, imagem espectral por polarização ortogonal (*orthogonal polarization spectral imaging* – OPS) e seu derivativo SDF (*Sidestream Dark-Field imaging*). As duas últimas técnicas guardam particular interesse pela possibilidade de examinar regiões com mucosas finas transparentes e bem vascularizadas de pacientes graves sem grandes incômodos ou riscos, preferencialmente a região sublingual. Cada uma das técnicas citadas tem vantagens e limitações que devem ser reconhecidas pelo usuário para uso à beira do leito (Quadro 16.1).[7,10]

QUADRO 16.1. Técnicas de avaliação microvascular disponíveis para utilização em pacientes graves.

Técnica	O que é medido	Vantagens	Desvantagens
Clínica			
Coloração e temperatura da pele/enchimento capilar	Perfusão regional cutânea e do leito ungueal.	Fácil acesso e baixo custo.	Influência de temperatura ambiente, agentes vasoativos, falta de alvos precisos.
Débito urinário	Volume urinário/hora, reflete o nível de perfusão renal.	Fácil acesso e baixo custo.	Dependente da função renal basal; pode haver influência de toxidade renal por drogas, e não por comprometimento hemodinâmico; descartar obstrução urinária (insuficiência renal pós-renal).
Nível e conteúdo de consciência	Nível de alerta e conteúdo de consciência, orientação temporoespacial.	Fácil acesso e baixo custo.	Dependente da função cerebral de base; pode estar alterado por efeito de drogas, e não por comprometimento hemodinâmico.
Laboratorial			
SvO_2/$SvcO_2$	Balanço entre oferta e consumo global de O_2.	Fácil, pouco invasivo, amplamente disponível, alvos numéricos bem definidos.	Influência de *shunts* periféricos; valores normais podem ser equivocados.
Lactato arterial	Balanço entre oferta e consumo e necessidade global de O_2.	Fácil, pouco invasivo, amplamente disponível, alvos numéricos bem definidos.	*Clearance* demorado, valores elevados nem sempre representam hipóxia.
Laser Doppler	Velocidade das hemácias.	Fácil medida.	Custo elevado; afetado por *shunt* microvascular e drogas vasoativas, avaliação regional.
Videomicroscopia	Anatomia e fluxo da microcirculação (sublingual).	Avaliação visual da microcirculação e grau de heterogeneidade de fluxo.	Avaliação regional; custo elevado; requer colaboração ou sedação, impossibilidade de realização quando em suporte ventilatório não invasivo, requer treinamento do operador, análise dos resultados demanda muito tempo.

(Continua)

QUADRO 16.1. Técnicas de avaliação microvascular disponíveis para utilização em pacientes graves. *(Continuação)*

Técnica	O que é medido	Vantagens	Desvantagens
Laboratorial			
PCO_2 tecidual	Adequação da perfusão microvascular às necessidades metabólicas.	Presença de alvos numéricos, medidas contínuas.	Influência do efeito Haldane, não disponível amplamente, custo elevado, falta definição de melhor órgão para monitorização.
Teste de oclusão vascular	Reatividade microvascular.	Fácil, aplicável à maioria dos pacientes.	Desconforto variável; reatividade microvascular pode não refletir alterações reais no fluxo microvascular.

Fonte: Adaptado De Backer e Durant, 2014.[10]

A disfunção microcirculatória é um fator crítico na gênese da disfunção orgânica no choque. Alterações microcirculatórias têm sido descritas em diversas condições médicas além da sepse grave/choque séptico, como choque cardiogênico,[11] trauma,[12] cirurgias de grande porte[13] e atos anestésicos.[14] Embora as alterações microcirculatórias nessas outras condições sejam similares àquelas observadas na sepse, elas apresentam intensidade menor, guardando ainda correlação com disfunção orgânica e piora prognóstica.[15]

Na última década, o crescente interesse no estudo de microcirculação tem ajudado a melhorar o entendimento da fisiopatogenia dos estados de choque. Alvos macrocirculatórios de ressuscitação hemodinâmica têm se associado à melhora do prognóstico de pacientes graves,[16-17] mas se o mesmo será observado para alvos microcirculatórios ainda resta a ser demonstrado.[18]

Este capítulo objetiva descrever os principais achados microcirculatórios em pacientes graves, bem como suas implicações prognósticas e terapêuticas.

FISIOPATOGENIA DAS ANORMALIDADES MICROCIRCULATÓRIAS EM PACIENTES GRAVES

Diversos fatores podem influenciar o surgimento das anormalidades microcirculatórias na sepse, incluindo idade, sexo,[19] doenças de base que afetem a microcirculação (p. ex.: diabetes, hipertensão, obesidade etc.), grau de resposta inflamatória, bem como a natureza da própria infecção (agente, origem, duração) e estratégias terapêuticas.[8] A intensidade da resposta inflamatória e sua natureza são fatores determinantes da perfusão capilar. Níveis elevados de citocinas podem aumentar a secreção de agentes vasoativos (catecolaminas, angiotensina, endotelina, óxido nítrico [NO]), favorecendo o balanço em efeitos vasoconstrictores que agravam o *shunt* e a isquemia tecidual.[20] Redução do grau de deformabilidade das hemácias e ativação leucocitária e da coagulação podem contribuir para agravamento da viscosidade sanguínea e para a impactação e formação de microtrombos na rede capilar distal.[21-22] Disfunção de endotélio também tem papel crucial na regulação da resposta microcirculatória da sepse modulando a expressão de moléculas de adesão, composição de glicocálix, secreção de substâncias vasoativas e controle do tônus da musculatura lisa da parede de arteríolas e pré-capilares.[8,23]

MICROCIRCULAÇÃO EM DIFERENTES SITUAÇÕES CLÍNICAS
CHOQUE SÉPTICO

Alterações microcirculatórias têm sido descritas em sepse grave e choque séptico há mais de uma década por diferentes grupos.[3,24] Entre os diversos achados, a redução da densidade capilar total e da proporção de capilares perfundidos e a heterogeneidade no padrão de fluxo capilar (capilares hiperperfundidos ou com fluxo normal ao lado de capilares com estagnação ou lentificação do fluxo sanguíneo) são consideradas as anormalidades mais importantes em pacientes com choque séptico (Figura 16.1). Todas essas anormalidades ocorrem independentes de valores macro-hemodinâmicos.[25] Ainda, elas parecem ser funcionalmente reversíveis, uma vez que são corrigidas com administração de substâncias moduladoras da função endotelial, como a aplicação tópica de acetilcolina[3] ou infusão sistêmica de nitroglicerina (doador de NO).[24]

Disfunção microcirculatória ocorre cedo no curso da sepse grave e está presente de maneira mais marcante em indivíduos mais graves, o que faz supor uma relação causal entre disfunção orgânica e distúrbios microcirculatórios.[6] Evolução temporal e resposta a estratégias de ressuscitação hemodinâmica ilustram bem o papel dessas alterações microcirculatórias na sepse. Melhora da perfusão microcirculatória após estratégias de ressuscitação hemodinâmica está associada com recuperação da função orgânica, ao passo que degeneração da função orgânica é observada naqueles pacientes que não melhoram parâmetros microcirculatórios.[6,26] Em uma reanálise de 252 pacientes, a sobrevida foi progressivamente reduzindo conforme a piora do grau de disfunção microcirculatória sublingual. Perfusão microcirculatória foi uma das mais fortes variáveis prognósticas e permaneceu independentemente associada à mortalidade após análise multivariada.[27]

Todos esses dados sugerem que estratégias terapêuticas guiadas por metas microcirculatórias tenham impacto

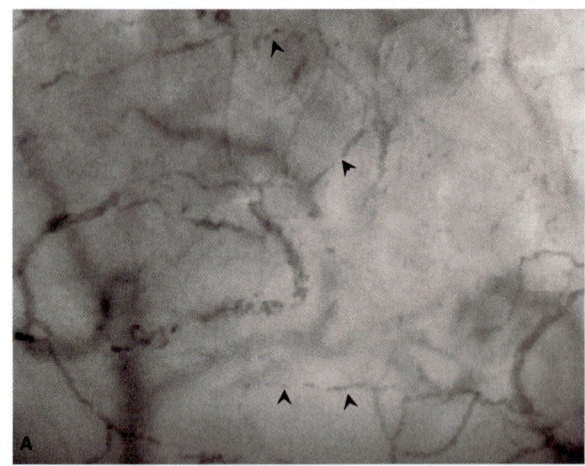 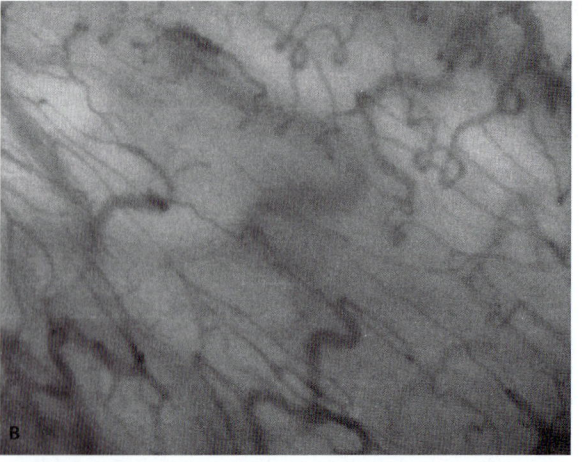

FIGURA 16.1. Imagem da microcirculação sublingual de um paciente com choque séptico (A) e voluntário são (B). Observe que no paciente séptico (A) há redução da densidade de capilares com fluxo e aumento de capilares sem fluxo ou com fluxo intermitente (cabeças de seta).

positivo no prognóstico de pacientes com choque séptico. No entanto, em um primeiro esforço de analisar o efeito da administração de nitroglicerina sistêmica em pacientes com choque séptico, Boerma e colaboradores conduziram um estudo randomizado em um hospital universitário, em pequeno grupo de pacientes ressuscitados de choque séptico.[28] A partir de alterações microcirculatórias leves (após ressuscitação), a nitroglicerina não conseguiu reduzir a mortalidade hospitalar (34,3% no grupo nitroglicerina *versus* 14,2% no grupo placebo, $p = 0,09$). Se essas alterações de perfusão são parte ativa da fisiopatogenia da disfunção orgânica ou apenas epifenômeno no curso da sepse e se o uso de estratégias de ressuscitação microcirculatórias no choque septico tem valor na redução da disfunção orgânicado e mortalidade ainda resta a ser demonstrado.

CHOQUE HEMORRÁGICO, HIPOVOLÊMICO E TRAUMA

Anormalidades microcirculatórias durante choque hemorrágico hipovolêmico tendem a ser mais leves e apresentam maior relação com variáveis macro-hemodinâmicas do que aquelas descritas no choque séptico.[29] À semelhança da sepse, essas disfunções microcirculatórias ainda guardam melhor correlação prognóstica do que variáveis de hemodinâmica global.

Hemácias podem se tornar disfuncionantes após choque hemorrágico relacionado ao trauma e isso pode agravar adicionalmente o fluxo capilar.[30] Dessa forma, a transfusão de hemácias pode agravar anormalidades preexistentes desses pacientes,[31] embora um mínimo de viscosidade sanguínea seja importante para garantir perfusão adequada e determinar, na prática clínica, o risco *versus* benefício desse balanço de viscosidade é difícil. Não há consenso sobre o melhor tipo de solução a ser utilizada, embora alguns autores postulem que o uso de soluções hipertônicas tenha melhor efeito sobre a microcirculação.[32]

INSUFICIÊNCIA CARDÍACA, CHOQUE CARDIOGÊNICO E SUPORTE MECÂNICO CARDIOCIRCULATÓRIO

Além da disfunção de bomba cardíaca e outras alterações macrocirculatórias, pacientes com insuficiência cardíaca congestiva descompensada e choque cardiogênico também apresentam anormalidades microcirculatórias que, embora menos intensas, se assemelham em muitos aspectos àquelas descritas na sepse: redução na densidade capilar e na proporção de capilares perfundidos; heterogeneidade elevada de fluxo sanguíneo regional; e resposta vasodilatatória dependente do endotélio preservada.[15,33] Ainda, alterações microvasculares mais graves cursam com maiores níveis de lactato e pior prognóstico.[34] Entre as diferentes causas que contribuem na gênese da disfunção microcirculatória em pacientes com insuficiencia cardíaca grave e choque cardiogenico, estão os elevados níveis de mediadores inflamatórios, tônus adrenérgico aumentado, redução na deformabilidade de hemácias e edema intersticial.[35] A presença de doença aterosclerotica não implica diretamente na geração de disfunção microcirculatória desses doentes.

Uso de equipamentos de suporte hemodinâmico mecânico em pacientes com choque cardiogênico pode induzir disfunção microcirculatória mediante ativação da coagulação, da função leucocitária e atividade de complemento.[36] Entretanto, em casos de descompensação hemodinâmica grave, esses dispositivos podem recuperar a macro-hemodinâmica a ponto de melhorar a perfusão global e, assim, melhorar a perfusão microcirculatória.[33,37]

PACIENTE CIRÚRGICO

Durante o ato cirúrgico e mesmo no período pós-operatório, diversos fatores podem contribuir para o surgimento de alterações microcirculatórias. Perda sanguínea significativa, politransfusão de hemoderivados e ressuscitação hemodinâmica com hemodiluição e mudança na viscosidade sanguínea, uso de agentes anestésicos, excesso de atividade inflamatória seguida ao trauma cirúrgico, ativação da cascata de coagulação e estímulo adrenérgico exagerado, todos podem contribuir com alterações na função endotelial e consequente redução do fluxo capilar tecidual. Nesses pacientes, a integridade endotelial é comprometida localmente pela cirurgia e, à distância, pela secreção aumentada de mediadores inflamatórios, provocando o aumento da permeabilidade capilar, migração de leucócitos aos tecidos e edema intersticial.[38]

Jhanji e colaboradores relataram maior risco de complicação pós-operatória em pacientes submetidos à cirurgia abdominal de grande porte que cursavam com maior grau de alterações microcirculatórias sublinguais no pré-operatório ou precocemente no pós-operatório. Curiosamente, outras técnicas de avaliação microcirculatória, perfusão sistêmica global e mesmo de hemodinâmica global não conseguiram prever complicações no pós-operatório.[39]

Por fim, o próprio ato anestésico e as diferentes drogas utilizadas podem atuar sobre a microcirculação agravando a perfusão capilar. Por exemplo, propofol utilizado em procedimentos cirúrgicos de curta duração foi associado com surgimento de alterações microcirculatórias que desapareciam após efeito final da droga.[14]

PAPEL DAS INTERVENÇÕES TERAPÊUTICAS SOBRE A MICROCIRCULAÇÃO

A resposta microcirculatória pode ser modulada por múltiplas intervenções terapêuticas. Nos últimos anos, vários estudos foram publicados descrevendo os efeitos microcirculatórios de diferentes terapias em pacientes graves, tais como reposição volêmica, transfusão de hemocomponentes, uso de agentes anestésicos e vasoativos, anticoagulantes e substâncias anti-inflamatórias.

A reposição volêmica permanece como a primeira e uma das principais terapias na sepse e em outros tipos de choque com componente de hipovolemia. A terapia de ressuscitação precoce guiada por metas melhora a microcirculação de pacientes com sepse grave, aumentando a proporção de capilares perfundidos e reduzindo o grau de heterogeneidade de fluxo tecidual.[6,40-42] Curiosamente, a melhora da microcirculação relacionada à reposição volêmica ocorre apenas nas primeiras horas (< 24 horas). Em pacientes considerados respondedores a fluido, a recuperação da disfunção orgânica está diretamente relacionada ao grau de recuperação dos distúrbios microcirculatórios.[6] Embora coloides sintéticos possam melhorar o fluxo capilar mais que cristaloides em modelos experimentais,[43-44] isso não tem se provado em estudos clínicos controlados e multicêntricos,[45-46] impedindo que soluções colóides sintéticos sejam atualmente a 1ª escolha na ressuscitação de pacientes sépticos. Soluções hipertônicas também têm sido descritas com efeitos positivos sobre a microcirculação, mas esse efeito é apenas transitório e não justifica possíveis complicações metabólicas associadas ao seu uso.[47]

Transfusão de hemácias pode produzir efeitos variados sobre a microcirculação, principalmente ligados ao tempo de estocagem das bolsas de sangue e ao grau de disfunção microcirculatória de base – melhora da perfusão capilar naqueles indivíduos com parâmetros microcirculatórios piores e agravamento da perfusão capilar naqueles com parâmetros microcirculatórios menos alterados.[48]

O fluxo sanguíneo capilar é sensível aos efeitos de diferentes agentes vasoativos.

Em doses ~5 µg/kg/min, a dobutamina melhorou anormalidades da microcirculação sublingual e reduziu níveis de lactato arterial independentes dos efeitos sobre o débito cardíaco e pressão arterial. No entanto, tais efeitos foram variados. Possivelmente, a dobutamina e outras substâncias beta-adrenérgicas possam exercer seus efeitos microcirculatórios mediante a ação sobre a musculatura lisa dos esfíncteres pré-capilares e limitando o grau de adesão de leucócitos sobre o endotélio.[49] Outros inotrópicos como levosimendan e milrinona também parecem exercer efeito benéfico sobre a microcirculação, mas ainda são pouco estudados nesse contexto.[50-51]

Os efeitos de substâncias vasopressoras são controversos. Jhanji e colaboradores demonstraram que níveis crescentes de pressão arterial à custa de maiores doses de norepinefrina em pacientes com choque séptico foram capazes de melhorar a oferta global e tecidual de O_2 sem correspondente melhora na microcirculação sublingual.[39] Ainda, esse efeito da norepinefrina sobre a microcirculação parece estar relacionado ao grau de disfunção microcirculatória de base, levando à melhora microcirculatória nos pacientes com marcadas alterações no fluxo capilar e à piora naqueles com fluxo capilar próximo do normal.[52]

A vasopressina, outro agente vasopressor habitualmente proposto como terapia adjuvante em pacientes com choque séptico, também apresenta efeitos microcirculatórios variáveis na dependência do grau de volemia do paciente, função cardíaca de base, dose utilizada e tipo de receptor de vasopressina expresso no leito capilar.[53] Alguns estudos sugerem que doses baixas de vasopressina (< 0,04 U/min) ou seu análogo, a terlipressina (1 µg/kg/min), não agravam variáveis microcirculatórias sublinguais em pacientes com choque séptico reanimados volemicamente,[54] mas estudos adicionais ainda são necessários para determinar o grau de segurança sobre a microcirculação do uso da vasopressina comparada com a droga padrão norepinefrina.

A disfunção microcirculatória relacionada à sepse tem íntima relação com marcadores inflamatórios e ativação leucocitária. Dessa forma, a utilização de substâncias anti-inflamatórias guarda um racional teórico nesse cenário. A administração de hidrocortisona como terapia adjuvante para pacientes com choque séptico foi temporalmente associada à melhora de parâmetros microcirculatórios sublinguais precocemente à administração da hidrocortisona e persistiu durante o período de observação do estudo, efeito independente daqueles obtidos sobre a pressão arterial.[55] Outras substâncias anticoagulantes e anti-inflamatórias como a proteína C-ativada foram descritas com efeito restaurador sobre a microcirculação,[56] mas, tendo retiradas do mercado por associadas complicações, não têm sido mais usadas na prática clínica.

Finalmente, o uso de substâncias com propriedades vasodilatadoras tem sido proposto por alguns grupos na terapia adjuvante de pacientes com choque séptico na tentativa de melhorar a perfusão sistêmica e reduzir áreas de *shunt*.[24] No entanto, esses efeitos não foram confirmados em um estudo randomizado conduzido pelo mesmo grupo.[28] Embora o uso de inibidores da enzima conversora de angiotensina tenha exercido pouco efeito sobre a microcirculação em um modelo experimental de sepse,[57] ele foi associado à recuperação de variáveis microcirculatórias sublinguais em pacientes com insuficiência cardíaca congestiva grave.[58] Nesse momento, estudos adicionais são necessários antes da utilização de substâncias vasodilatadoras ser liberada para uso no choque séptico.

CONSIDERAÇÕES FINAIS

Pacientes graves habitualmente apresentam alterações em variáveis macro-hemodinâmicas e são tratados para a respectiva correção. Entretanto, mesmo após a normalização dos níveis pressóricos e débito cardíaco, esses pacientes ainda podem apresentar alterações na perfusão capilar tecidual que estão intimamente relacionadas à ocorrência de disfunção orgânica e de morte. Diferentes técnicas estão disponíveis atualmente para acessar o grau de disfunção microcirculatória de pacientes à beira do leito e, dessa forma, permitir um melhor entendimento da fisiopatogenia do choque séptico, abrindo novas oportunidades de monitorização e terapêuticas. Diversas condições clínicas, cirúrgicas e mesmo terapêuticas podem influenciar os achados microcirculatórios em pacientes graves. Se estratégias de tratamento com alvo na microcirculação apresentarão melhora nos resultados prognósticos ainda está por ser definido em estudos futuros.

REFERÊNCIAS BIBLIOGRÁFICAS

1. Cecconi M, De Backer D, Antonelli M, Beale R, Bakker J, Hofer C, et al. Consensus on circulatory shock and hemodynamic monitoring. Task force of the European Society of Intensive Care Medicine. Intensive Care Med. 2014 Dec;40(12):1795-815.
2. Howell MD, Donnino M, Clardy P, Talmor D, Shapiro NI. Occult hypoperfusion and mortality in patients with suspected infection. Intensive Care Med. 2007 Nov;33(11):1892-9.
3. De Backer D, Creteur J, Preiser JC, Dubois MJ, Vicent JL. Microvascular blood flow is altered in patients with sepsis. Am J Respir Crit Care Med. 2002 Jul 1;166(1):98-104.
4. Trzeciak S, Dellinger RP, Parrillo JE, Guglielmi M, Bajaj J, Abate NL, et al. Early microcirculatory perfusion derangements in patients with severe sepsis and septic shock: relationship to hemodynamics, oxygen transport, and survival. Ann Emerg Med. 2007 Jan;49(1):88-98.
5. Sakr Y, Dubois MJ, De Backer D, Creteur J, Vincent JL. Persistent microcirculatory alterations are associated with organ failure and death in patients with septic shock. Crit Care Med. 2004 Sep;32(9):1825-31.
6. Trzeciak S, McCoy JV, Dellinger RP, Phillip Dellinger R, Arnold RC, et al. Early increases in microcirculatory perfusion during protocol-directed resuscitation are associated with reduced multi-organ failure at 24 h in patients with sepsis. Intensive Care Med. 2008 Dec;34(12):2210-7.
7. Salgado D, Favory R, De Backer D. Microcirculatory assessment in daily clinical practice – not yet ready but not too far! Einstein. 2010; 8(1 Pt 1):107-16.
8. Ince C. The microcirculation is the motor of sepsis. Critical Care. 2005;9(Suppl 4):S13-S19.
9. Pittman RN. Oxygen Gradients in the Microcirculation. Acta Physiol (Oxf). 2011 Jul;202(3):311-22.
10. De Backer D, Durand A. Monitoring the microcirculation in critically ill patients. Best Pract Res Clin Anaesthesiol. 2014 Dec;28(4):441-51.
11. den Uil CA, Lagrand WK, van der Ent M, Jewbali LS, Cheng JM, Spronk PE, et al. Impaired microcirculation predicts poor outcome of patients with acute myocardial infarction complicated by cardiogenic shock. Eur Heart J. 2010 Dec;31(24):3032-9.
12. Tachon G, Harrois A, Tanaka S, Kato H, Huet O, Pottecher J, et al. Microcirculatory alterations in traumatic hemorrhagic shock. Crit Care Med. 2014 Jun;42(6):1433-41.
13. Jhanji S, Vivian-Smith A, Lucena-Amaro S, Watson D, Hindis CJ, Pearse RM. Haemodynamic optimisation improves tissue microvascular flow and oxygenation after major surgery: a randomised controlled trial. Crit Care. 2010;14(4):R151.
14. Koch M, De Backer D, Vincent JL, Barvias L, Hennart D, Schmarts D. Effects of propofol on human microcirculation. Br J Anaesth. 2008 Oct;101(4):473-8.
15. De Backer D, Creteur J, Dubois MJ, Sakr Y, Vicent JL. Microvascular alterations in patients with acute severe heart failure and cardiogenic shock. Am Heart J. 2004 Jan;147(1):91-9.
16. Rivers E, Nguyen B, Havstad S, Ressler J, Muzzin A, Knoblich B, et al. Early goal-directed therapy in the treatment of severe sepsis and septic shock. N Engl J Med. 2001 Nov 8;345(19):1368-77.
17. Cecconi M, Corredor C, Arulkumaran N, Abuella G, Ball J, Grounds RM, et al. Clinical review: Goal-directed therapy-what is the evidence in surgical patients? The effect on different risk groups. Crit Care. 2013 Mar 5;17(2):209.
18. Saugel B, Trepte CJ, Heckel K, Wagner JY, Reuter DA. Hemodynamic management of septic shock: is it time for "individualized goal-directed hemodynamic therapy" and for specifically targeting the microcirculation? Shock. 2015 Jun;43(6):522-9.
19. Burkhardt M, Slotta JE, Garcia P, Seekamp A, Menger MD, Pohlemann T. The effect of estrogen on hepatic microcirculation after ischemia/reperfusion. Int J Colorectal Dis. 2008 Jan;23(1):113-9.
20. Andersson A, Fenhammar J, Frithiof R, Weitzberg E, Sollevi A, Hjelmgvist H. Mixed endothelin receptor antagonism with tezosentan improves intestinal microcirculation in endotoxemic shock. J Surg Res. 2008 Sep;149(1):138-47.
21. Reggiori G, Occhipinti G, De Gasperi A, Vincent JL, Piagnerelli M. Early alterations of red blood cell rheology in critically ill patients. Crit Care Med. 2009 Dec;37(12):3041-6.
22. De Backer D, Donadello K, Favory R. Link between coagulation abnormalities and microcirculatory dysfunction in critically ill patients. Curr Opin Anaesthesiol. 2009 Apr;22(2):150-4.
23. Czabanka M, Peter C, Martin E, Walther A. Microcirculatory endothelial dysfunction during endotoxemia--insights into pathophysiology, pathologic mechanisms and clinical relevance. Curr Vasc Pharmacol. 2007 Oct;5(4):266-75.
24. Spronk PE, Ince C, Gardien MJ, Mathura KR, Oudemans-van Straaten HM, Zandstra DF. Nitroglycerin in septic shock after intravascular volume resuscitation. Lancet. 2002 Nov 2;360(9343):1395-6.
25. De Backer D, Hollenberg S, Boerma C, Goedhart P, Büchele G, Ospina-Tascon G, et al. How to evaluate the microcirculation: report of a round table conference. Critical Care. 2007;11(5):R101.
26. Hernandez G, Boerma EC, Dubin A, Bruhn A, Koopmans M, Edul VK, et al. Severe abnormalities in microvascular perfused vessel density are associated to organ dysfunctions and mortality and can be predicted by hyperlactatemia and norepinephrine requirements in septic shock patients. J Crit Care. 2013 Aug;28(4):538.e9-14.

27. De Backer D, Donadello K, Sakr Y, Ospina-Tascon G, Salgado D, Scolletta S, et al. Microcirculatory alterations in patients with severe sepsis: impact of time of assessment and relationship with outcome. Crit Care Med. 2013 Mar;41(3):791-9.
28. Boerma EC, Koopmans M, Konijn A, Kaiferova K, Bakker AJ, van Roon EN, et al. Effects of nitroglycerin on sublingual microcirculatory blood flow in patients with severe sepsis/septic shock after a strict resuscitation protocol: a double-blind randomized placebo controlled trial. Crit Care Med. 2010 Jan;38(1):93-100.
29. Fang X, Tang W, Sun S, Huang L, Chang YT, Castillo C, et al. Comparison of buccal microcirculation between septic and hemorrhagic shock. Crit Care Med. 2006 Dec;34(12 Suppl):S447-53.
30. Machiedo GW, Zaets SB, Berezina TL, Xu DZ, Feketova E, Spolarics Z, et al. Trauma-hemorrhagic shock-induced red blood cell damage leads to decreased microcirculatory blood flow. Crit Care Med. 2009 Mar;37(3):1000-10.
31. Wettstein R, Tsai AG, Erni D, Lukyanov AN, Torchilin VP, Intaglietta M. Improving microcirculation is more effective than substitution of red blood cells to correct metabolic disorder in experimental hemorrhagic shock. Shock. 2004 Mar;21(3):235-40.
32. Maier S, Holz-Hölzl C, Pajk W, Ulmer H, Hengl C, Dünser M, et al. Microcirculatory parameters after isotonic and hypertonic colloidal fluid resuscitation in acute hemorrhagic shock. J Trauma. 2009 Feb;66(2):337-45.
33. den Uil CA, Maat AP, Lagrand WK, van der Ent M, Jewbali LS, van Thiel RJ, et al. Mechanical circulatory support devices improve tissue perfusion in patients with end-stage heart failure or cardiogenic shock. J Heart Lung Transplant. 2009 Sep;28(9):906-11.
34. Jung C, Ferrari M, Rödiger C, Fritzenwanger M, Goebel B, Lauten A, et al. Evaluation of the sublingual microcirculation in cardiogenic shock. Clin Hemorheol Microcirc. 2009;42(2):141-8.
35. den Uil CA, Klijn E, Lagrand WK, Brugts JJ, Ince C, Spronk PE, et al. The microcirculation in health and critical disease. Prog Cardiovasc Dis. 2008 Sep-Oct;51(2):161-70
36. Bauer A, Kofler S, Thiel M, Eifert S, Christ F. Monitoring of the sublingual microcirculation in cardiac surgery using orthogonal polarization spectral imaging: preliminary results. Anesthesiology. 2007 Dec;107(6):939-45.
37. Erol-Yilmaz A, Atasever B, Mathura K, Lindeboom J, Wilde A, Ince C, et al. Cardiac resynchronization improves microcirculation. J Card Fail. 2007 Mar;13(2):95-9.
38. Ni Choileain N, Redmond HP. Cell response to surgery. Arch Surg. 2006 Nov;141(11):1132-40.
39. Jhanji S, Lee C, Watson D, Hinds C, Pearse RM. Microvascular flow and tissue oxygenation after major abdominal surgery: association with post-operative complications. Intensive Care Med. 2009 Apr;35(4):671-7.
40. Ospina-Tascon G, Neves AP, Occhipinti G, Donadello K, Büchele G, Simion D, et al. Effects of fluids on microvascular perfusion in patients with severe sepsis. Intensive Care Med. 2010 Jun;36(6):949-55.
41. Pottecher J, Deruddre S, Teboul JL, Georger JF, Laplace C, Benhamou D, et al. Both passive leg raising and intravascular volume expansion improve sublingual microcirculatory perfusion in severe sepsis and septic shock patients. Intensive Care Med. 2010 Nov;36(11):1867-74.
42. Pranskunas A, Koopmans M, Koetsier PM, Pilvinis V, Boerma EC. Microcirculatory blood flow as a tool to select ICU patients eligible for fluid therapy. Intensive Care Med. 2013 Apr;39(4):612-9.
43. Schäper J, Ahmed R, Schäfer T, Elster A, Enigk F, Habazettl H, et al. Volume therapy with colloid solutions preserves intestinal microvascular perfusion in ndotoxaemia. Resuscitation. 2008 Jan;76(1):120-8.
44. Hoffmann JN, Vollmar B, Laschke MW, Inthorn D, Schildberg FW, Menger MD. Hydroxyethyl starch (130 kD), but not crystalloid volume support, improves microcirculation during normotensive endotoxemia. Anesthesiology. 2002 Aug;97(2):460-70.
45. Brunkhorst FM, Engel C, Bloos F, Meier-Hellmann A, Ragaller M, Weiler N, et al. Intensive insulin therapy and pentastarch resuscitation in severe sepsis. N Engl J Med. 2008 Jan 10;358(2):125-39.
46. Schabinski F, Oishi J, Tuche F, Luy A, Sakr Y, Bredle D, et al. Effects of a predominantly hydroxyethyl starch (HES)-based and a predominantly non HES-based fluid therapy on renal function in surgical ICU patients. Intensive Care Med. 2009 Sep;35(9):1539-47.
47. Poli-de-Figueiredo LF, Cruz RJ Jr, Sannomiya P, Rocah-E-Silva M. Mechanisms of action of hypertonic saline resuscitation in severe sepsis and septic shock. Endocr Metab Immune Disord Drug Targets. 2006 Jun;6(2):201-6.
48. Sakr Y, Chierego M, Piagnerelli M, Verdant C, Dubois MJ, Koch M, et al. Microvascular response to red blood cell transfusion in patients with severe sepsis. Crit Care Med. 2007 Jul;35(7):1639-44.
49. De Backer D, Creteur J, Dubois MJ, Sakr Y, Koch M, Verdant C, et al. The effects of dobutamine on microcirculatory alterations in patients with septic shock are independent of its systemic effects. Crit Care Med. 2006 Feb;34(2):403-8.
50. Morelli A, Donati A, Ertmer C, Rehberg S, Lange M, Orecchioni A, et al. Levosimendan for resuscitating the microcirculation in patients with septic shock: a randomized controlled study. Crit Care. 2010;14(6):R232.
51. Nanas S, Gerovasili V, Dimopoulos S, Pierrakos C, Kourtidou S, Kaldara E, et al. Inotropic agents improve the peripheral microcirculation of patients with end-stage chronic heart failure. J Card Fail. 2008 Jun;14(5):400-6.
52. Dubin A, Pozo MO, Casabella CA, Pálizas F Jr, Murias G, Moseinco MC, et al. Increasing arterial blood pressure with norepinephrine does not improve microcirculatory blood flow: a prospective study. Crit Care. 2009;13(3):R92.
53. Holmes CL, Walley KR. Arginine vasopressin in the treatment of vasodilatory septic shock. Best Pract Res Clin Anaesthesiol. 2008 Jun;22(2):275-86.
54. Morelli A, Donati A, Ertmer C, Rehberg S, Kampmeier T, Orecchioni A, et al. Effects of vasopressinergic receptor agonists on sublingual microcirculation in norepinephrine-dependent septic shock. Crit Care. 2011;15(5):R217.
55. Büchele GL, Silva E, Ospina-Tascón GA, Vincent JL, De Backer D. Effects of hydrocortisone on microcirculatory alterations in patients with septic shock. Crit Care Med. 2009 Apr;37(4):1341-7.
56. De Backer D, Verdant C, Chierego M, Koch M, Gullo A, Vincent JL. Effects of drotrecogin alfa activated on microcirculatory alterations in patients with severe sepsis. Crit Care Med. 2006 Jul;34(7):1918-24.
57. Salgado DR, He X, Su F, de Sousa DB, Penaccini L, Maciel LK, et al. Sublingual microcirculatory effects of enalaprilat in an ovine model of septic shock. Shock. 2011 Jun;35(6):542-9.
58. Salgado DR, Favory R, Rocco JR, Silva E, Ortiz JA, Donadello K, et al. Microcirculatory effects of angiotensin II inhibitors in patients with severe heart failure. Clin Hemorheol Microcirc. 2013 Jan 1;54(1):87-98.

CAPÍTULO 17

AVALIAÇÃO LABORATORIAL NO CHOQUE

Mauricio Ferri
Sandro B. Rizoli

DESTAQUES

- Deve-se utilizar mais de um parâmetro laboratorial na avaliação de pacientes em choque.
- Todos os tipos de choque estão relacionados ao aumento de marcadores inflamatórios, porém o seu uso clínico rotineiro não é recomendado.
- Níveis de lactato em pacientes com choque é tipicamente maior que 2 mEq/L.
- Lactato elevado tem valor diagnóstico, prognóstico e na monitorização do tratamento. Medidas seriadas provavelmente tem *performance* superior nas três etapas clínicas listadas acima.
- Não há equivalência numérica entre saturação venosa mista de oxigênio (SvO_2) e a saturação venosa central de oxigênio ($ScvO_2$), porém são semelhantes a tendência de medidas seriadas, bem como a resposta a intervenções terapêuticas.

INTRODUÇÃO

O manejo de pacientes em choque baseia-se tradicionalmente na identificação sindrômica de sua etiologia e na correção de parâmetros hemodinâmicos e de adequação da perfusão tecidual, como pressão arterial, pressão venosa central, lactato e $SvcO_2$.[1-5] As estratégias terapêuticas utilizadas para normalização desses parâmetros muitas vezes resultam em desfechos clínicos negativos a despeito de uma base científica fisiológica sólida.[1-10] Após quase uma década de discussões acadêmicas sobre a necessidade e, sobretudo, a segurança da monitorização hemodinâmica invasiva, duas iniciativas voltadas ao tratamento de pacientes em choque séptico mudaram, na prática, a abordagem inicial em todas as etiologias de choque, ajudando a estabelecer o papel atual da avaliação laboratorial no seu manejo e reacendendo o interesse dos profissionais da saúde sobre o tema.[1,3,5-7]

Pacientes com condições clínicas que levam à grande utilização de testes laboratoriais são comumente admitidos nas UTI,[11] porém é inegável que fatores relacionados à cultura organizacional, como as características da instituição e dos médicos, interferem na solicitação de exames laboratoriais.[12-13] Nessas unidades, a prática diária cristalizou a utilização de intensa avaliação laboratorial no diagnóstico, prognóstico e monitorização do tratamento (funções orgânicas) de estados de choque.[3-5] Contudo, exames laboratoriais utilizados isoladamente em qualquer contexto clínico, especialmente quando fora de um protocolo que acople seus resultados a ações diagnósticas, prognósticas ou terapêuticas comprovadamente benéficas, não terão impacto positivo na qualidade do atendimento, nos custos e nos desfechos clínicos esperados.

Os principais riscos e efeitos negativos da coleta excessiva de amostras biológicas e de exames laboratoriais desnecessários são: anemia e potenciais transfusões de sangue, infecções da corrente sanguínea causadas por cateteres mantidos somente para facilitar a prática da coleta sanguínea recorrente e diagnósticos incorretos.[14-16] Além disso, o simples aumento na utilização de recursos não melhora os resultados clínicos no tratamento dos pacientes graves.[12-13] Os fatos descritos não devem inibir o uso da avaliação laboratorial no dia a dia, mas motivar os profissionais de saúde a compreender suas limitações e vantagens. Este capítulo tem por objetivo revisar sucintamente os desafios para a utilização racional da avaliação laboratorial no atendimento a pacientes em choque.

DOSAGEM DE MARCADORES DE RESPOSTA INFLAMATÓRIA SISTÊMICA NO CHOQUE

A presença de choque está associada à elevação de marcadores inflamatórios, seja por causa primária, seja em decorrência das alterações metabólicas ocasionadas secundariamente por infecção, hemorragia, hipovolemia, lesão tecidual grave ou infarto do miocárdio.[4-5,17] A magnitude e importância prognóstica dessas elevações diferem nas diversas etiologias do choque.[18] Os marcadores inflamatórios mais estudados e utilizados na prática são a proteína C-reativa e a procalcitonina (PCT). Devido à disponibilidade, custo e experiência em outras situações clínicas, é comum o uso do volume de hemossedimentação (VHS) e do número de leucócitos, porém seu papel em doentes graves chocados não está bem esclarecido. Outros marcadores, como a interleucina-6 (IL-6), o fator de necrose tumoral (TNF), a endotoxina e a copeptina são intensamente estudados, porém ainda não chegaram à beira do leito.

Inúmeros estudos em humanos descrevem o desempenho dos marcadores na evolução da resposta inflamatória e da disfunção orgânica. A correlação dos seus valores com desfechos clínicos relevantes é clara, porém faltam dados clínicos conclusivos de como a implementação de estratégias terapêuticas baseadas na normalização dos valores desses marcadores melhora o prognóstico de doentes em choque. De forma geral, os marcadores inflamatórios têm pouca utilidade prática na avaliação de pacientes em choque devido à baixa especificidade na diferenciação etiológica do choque e flutuações na concentração sérica que, com exceção de casos selecionados, podem dificultar a sua utilização na monitorização da resposta terapêutica.[19] Por essas razões, os últimos consensos internacionais sobre manejo de pacientes em choque não recomendam a dosagem rotineira desses marcadores.[3,5,20]

PROTEÍNA C-REATIVA (PCR)

Sintetizada por hepatócitos, esta é uma das proteínas de fase aguda da inflamação e tem uma meia-vida relativamente curta, 19 horas; o estímulo primário para sua produção é da IL-6. Seu pico de concentração é tardio; em pacientes traumatizados, costuma ocorrer no terceiro dia, e o retorno aos valores normais também é lento, podendo levar alguns dias. Sua especificidade é baixa e valores absolutos não podem diferenciar inflamação, infecções bacteriana, viral ou fúngica.[21-22] O papel de medidas seriadas com valores em queda da PCR como fator prognóstico positivo em situações, como pneumonia comunitária grave, infarto do miocárdio e algumas doenças crônicas, tem suporte na literatura e seu uso está bem estabelecido na prática.[19,21-23] Contudo, esses dados nunca foram demonstrados em quadros de choque não infeccioso.

PROCALCITONINA

Peptídeo precursor do hormônio calcitonina indica, além da presença de provável infecção, a possibilidade de progressão para quadros mais graves de choque. A procalcitonina (PCT) é intensamente estudada e o seu desempenho na identificação e, principalmente, no acompanhamento de quadros infecciosos graves parece ser melhor que o de parâmetros tradicionais como a proteína C-reativa e manifestações clínicas. Estudos mais recentes utilizaram esse marcador como guia da resposta terapêutica em casos de pneumonia, endocardite e meningite, por exemplo. A procalcitonina foi liberada pela Food and Drug Administration (FDA) norte-americana, em conjunto com outros parâmetros, para prognosticar e identificar o risco de desenvolvimento de choque no primeiro dia de internação na UTI.[21,24] A resposta inicial da PCT, o pico e a queda de concentração são mais rápidos do que os observados na proteína C-reativa, o que pode melhorar sua utilidade à beira do leito. Medidas seriadas com incremento demonstram mau prognóstico com provável evolução para quadro infeccioso grave.[19,24] Os casos de falso-positivo na ausência de infecção são tipicamente encontrados após trauma ou cirurgia, porém esses valores são, em geral, moderadamente elevados e costumam cair rapidamente. A persistência de valores mais altos significa complicação infecciosa. Mesmo em situações nas quais a proteína C-reativa não apresenta bom desempenho, como em neutropênicos e portadores de insuficiência hepática, a PCT se mostrou potencialmente útil clinicamente. Assim como a proteína C-reativa, o papel da PCT na abordagem de pacientes em estados de choque de etiologia não infecciosa não está bem estabelecido.

OUTROS MARCADORES INFLAMATÓRIOS

A copeptina é um glicopeptídeo que faz parte da molécula da pré-pró-vasopressina, é estável ex-vivo e pode ser usada para avaliação indireta do sistema arginina-vasopressina em pacientes com choque.[25] Outros marcadores de resposta inflamatória também estudados podem substituir a proteína C-reativa e a PCT no futuro, como a atividade da endotoxina, a interleucina-8, a *system triggering receptor expressed on myeloid cells* (TREM-1), a *mannan-binding lectine* (MBL), a endotelina e o propeptídeo natriurético atrial (mid pro-ANP). Apesar de promissores, nenhum desses marcadores está disponível na prática clínica.

Pacientes em choque séptico (provável infecção) normalmente apresentam maiores concentrações séricas de proteína C-reativa, PCT, TNF, IL-6, endotoxina e copeptina do que pacientes com choque de outra etiologia, porém essas elevações podem ser transitórias e, mesmo nas infecções mais graves, é difícil estabelecer um valor de corte preciso que possa ser utilizado no diagnóstico de infecção, monitorização do tratamento e prognóstico de doentes em choque.[19,21-22,24]

MARCADORES DE PERFUSÃO TECIDUAL NO CHOQUE

Perfusão tecidual é definida como a resultante do fluxo capilar com o conteúdo de oxigênio e nutrientes ofertados à célula. Mais recentemente, o conceito de utilização desses nutrientes e de oxigênio pelas células foi incorporado na fisiopatologia do choque como um componente importante.[3] A avaliação da perfusão tecidual e da adequação da oferta e utilização celular de oxigênio representam um grande desafio para profissionais de saúde à beira do leito. Normalmente, essas questões são abordadas de forma conjunta e iterativa, utilizando-se a evolução de marcadores clínicos e laboratoriais, como o lactato, a saturação venosa central ou mista, a diferença venoarterial de dióxido de carbono (Delta pCO_2) no decorrer da evolução clínica do paciente.[3,20]

LACTATO

A hiperlactatemia é tradicionalmente interpretada como secundária ao metabolismo anaeróbio decorrente da oferta inadequada de oxigênio em estados de hipoperfusão tecidual e choque. Inúmeros estudos mostram que outras causas de elevação do lactato podem estar presentes em pacientes com choque,[2-3,21,26-28] e a ideia de que o lactato é meramente um subproduto metabólico vem sendo substituída pela teoria do papel de carreador energético do lactato.[26]

Em condições fisiológicas, o lactato é produzido por inúmeros órgãos e tecidos e metabolizado principalmente pelos rins e fígado.[26-28] Nos estados de choque, o valor do lactato sérico é dependente da relação entre produção e eliminação e todas as etapas desse complexo processo biológico podem ser afetadas pela doença de base ou pelas alterações inflamatórias, citopáticas, macro e microvasculares. A hiperlactatemia está, de fato, presente na maioria dos pacientes com falência circulatória.[3,20,26-28] Além da disfunção da piruvato desidrogenase, da insuficiência hepática e renal diminuindo a depuração e das elevações devidas à isquemia localizada, está bem comprovada a elevação do lactato causada pela ativação da glicólise secundária à atividade da bomba de Na^+/K^+-ATPase induzida pela epinefrina endógena na musculatura esquelética.[2,26-27]

De maneira geral, condições clínicas de baixo débito cardíaco (DC) estão relacionadas à hiperlactatemia por hipoperfusão tecidual,[27,29] assim, choque cardiogênico, hipovolêmico, hemorrágico e isquemia vascular localizada de órgãos representam bem esse modelo de hipóxia isquêmica. No choque séptico, o problema é muito mais complexo e outros fatores como a redistribuição heterogênea da microcirculação nos diversos órgãos e tecidos e disfunções no metabolismo oxidativo intracelular (hipóxia citopática) também tem papel relevante na formação e acúmulo do lactato. Casos de choque séptico observados antes da ressuscitação volêmica, como em Rivers,[1] ou mesmo refratários a drogas vasoativas (principalmente com DC baixo) podem ter o valor do lactato explicado, pelo menos em parte, pela hipoperfusão e hipóxia isquêmica.[27] Entretanto, o intensivista terá de atentar para o diagnóstico diferencial associado à hiperlactatemia, levando em consideração os mecanismos da sua dinâmica de produção e eliminação e outros achados clínico-laboratoriais do paciente, uma vez que o lactato pode estar aumentado mesmo na presença de percussão tecidual adequada.[3,27]

O valor de referência na maioria dos serviços é 2 mEq/L e pacientes em choque frequentemente têm lactato sérico acima desse valor.[3,20,27] Contudo, esse não deve ser entendido como um valor de corte rígido, já que muitos estudos utilizaram valores de corte diferentes para guiar o início ou a avaliação da evolução da terapia,[1,3-4,20,30-31] enquanto outros achados epidemiológicos podem estar relacionados ao ancoramento dos valores na própria definição de choque pelo valor numérico do lactato. O papel prognóstico do lactato sérico inicial na suspeita de choque está bem estabelecido, predizendo mortalidade independentemente da causa de choque. Além disso, sua *performance* parece ser melhor do que outros sinais típicos, como a hipotensão ou parâmetros de oferta e consumo de oxigênio.[3,28] É importante ressaltar que, no choque séptico e cardiogênico, a associação do lactato inicial com mortalidade geral é independente da existência de outros sinais de disfunção orgânica.[3,31]

Além do lactato sérico inicial, medidas repetidas do lactato sérico (p. ex.: *clearance* de lactato ou "lactime") para avaliação da efetividade das ações terapêuticas iniciais, encontra bom respaldo na literatura.[3,20,28,30-32] O lactato deve baixar na maioria dos pacientes em choque que são adequadamente tratados e a diminuição do valor em reposta ao tratamento indica progressão para normalização da relação entre produção e eliminação do lactato, com resolução, parcial ou total, dos processos de hipóxia isquêmica, citotóxica e alterações microcirculatórias que fazem parte da fisiopatologia da hiperlactatemia no choque.[3,20,30-32] Dois estudos observacionais em pacientes com choque séptico manejados pelo protocolo de Early Goal Directed Treatment mostraram que o *clearance* de lactato menor que 10% era indicador de mortalidade.[32-33] Da mesma forma, Nguyen também mostrou diminuição de 11% na probabilidade de morte a cada 10% de incremento no *clearance* de lactato nas primeiras 6 horas, e que sobreviventes tinham, em média, *clearance* de 38% enquanto não sobreviventes tinham 12%.[32] Mais recentemente, outros dois estudos clínicos randomizados multicêntricos utilizaram protocolos de intervenção baseados na diminuição do lactato em medidas seriadas para guiar a terapia de pacientes em choque séptico.[30-31] Jansen e colaboradores mostraram diminuição na mortalidade hospitalar de pacientes em choque com protocolo baseado no alvo de redução do lactato em 20% a cada 2 horas nas primeiras 8 horas de admissão.[30] Jones comparou um protocolo baseado no *clearance* de lactato com a $ScvO_2$ em pacientes sépticos após normalização da pressão arterial média e pressão venosa central, porém não encontrou diferença na mortalidade nas duas abordagens.[31]

Uma condição menos frequente em estados de choque é a presença de hipotensão arterial com lactato normal em todo decorrer do curso clínico. Este raro subgrupo de pacientes, apesar da apresentação clínica típica de choque com hipotensão, outras disfunções orgânicas e necessidade de drogas vasoativas, não desenvolve hiperlactatemia, ressaltando que lactato normal não exclui choque. Esta condição tem mortalidade menor e provavelmente disfunção endotelial e microcirculatória menos intensas. Na verdade, não está claro se esse subgrupo de pacientes representam um quadro de choque (normalmente séptico) menos intenso ou simplesmente uma entidade clínica diferente.[34]

Levando em consideração os achados da literatura, as recomendações dos últimos consensos e a experiência clínica, sugerimos a utilização do lactato para diagnóstico, monitorização do tratamento e prognóstico de pacientes adultos em choque de acordo com os itens abaixo:

1. Lactato sérico deve ser medido imediatamente na suspeita de choque de qualquer etiologia. O valor inicial tem papel prognóstico, diagnóstico e também serve com ponto inicial para guiar o início da ressuscitação. Na ausência do lactato, pode-se utilizar o déficit de base como alternativa. Nenhum parâmetro deve ser usado isoladamente.

2. O valor de 2 mEq/L deve ser utilizado com corte para hiperlactatemia.

3. Medidas seriadas devem ser utilizadas para prognóstico após 4 a 6 horas de ressuscitação. Possivelmente medidas repetidas têm melhor *performance* que uma medida isolada para se avaliar o prognóstico. Pacientes com *clearance* de lactato abaixo de 10% nas primeiras 6 horas parecem ter maior mortalidade.

4. Medidas seriadas também podem ser utilizadas como guia na terapia. Para tanto, sugerimos medidas a cada 2 horas nas primeiras 8 horas com o objetivo de diminuir o lactato em 20% a cada 2 horas. A utilização em combinação com outros parâmetros discutidos neste capítulo em combinação com um protocolo bem definido parece ser a melhor abordagem.

5. Medidas adicionais após o período inicial podem ser úteis e devem ser feitas a cada 6-12 horas de acordo com a necessidade de cada paciente.

SATURAÇÃO VENOSA DE OXIGÊNIO E DELTA PCO_2

A saturação venosa mista (SvO_2) e a saturação venosa central ($ScvO_2$) de oxigênio são utilizadas como marcadores do equilíbrio entre a oferta (DO_2) e o consumo global de oxigênio (VO_2) pelos tecidos. Em condições fisiológicas, a VO_2 é independente da DO_2, uma vez que a DO_2 é superior à demanda por O_2 dos tecidos, possibilitando a existência de um mecanismo compensatório que resulta no aumento da extração de O_2 para adequar a queda da DO_2 (anemia, hipóxia, hipovolemia, insuficiência cardíaca, choque séptico hipodinâmico) ou aumento da demanda tecidual por oxigênio. Esse mecanismo compensatório tem um limite a partir do qual a maquinaria bioenergética celular entra em colapso, por isso, para correta identificação de situações de risco e manejo do choque, a interpretação da SvO_2 à beira do leito requer integração de múltiplos parâmetros laboratoriais e clínicos.[20]

Fora do quadro de choque, a SvO_2 gira em torno de 75% enquanto a $ScvO_2$ é aproximadamente 70%, porém a presença de choque altera essa relação.[35-38] Esse fenômeno ocorre devido a diferenças nas taxas de extração de O_2 dos diferentes órgãos e tecidos do corpo no choque, sendo que, provavelmente, a contribuição de sangue desoxigenado do seio coronário torna a $ScvO_2$ (colhida na veia cava superior) aproximadamente 5 pontos percentuais maior que SvO_2 (colhida na artéria pulmonar) nas primeiras horas do choque séptico e até ressuscitação adequada em outras situações de baixo débito e hipóxia isquêmica.[35] Em consequência disso, diversos autores demonstraram não haver equivalência entre as medidas de SvO_2 e $ScvO_2$ e criticam a utilização da $ScvO_2$, em substituição à primeira. Entretanto, parece claro que as duas medidas apresentam tendências e variações que se assemelham ao longo do tempo e podem ser utilizadas na tomada de decisões clínicas e no acompanhamento e monitoramento das mesmas. A tendência atual é utilizar a medida disponível no serviço, mas esse tipo de abordagem, como vimos, tem limitações, principalmente durante o manejo de pacientes em choque.[35-38]

Tanto a SvO_2, colhida da artéria pulmonar, quanto a $ScvO_2$ aferida na veia cava superior, necessitam da inserção intravascular de um cateter para mensuração, o que envolve riscos relacionados ao procedimento.[3,5,20] A maior utilização de ecocardiografia à beira do leito e a concomitante queda no uso dos cateteres da artéria pulmonar diminuíram o acesso e a utilização da SvO_2 e aumentaram o interesse pela $ScvO_2$,[7] uma vez que ela é obtida pelo cateter central, ainda amplamente utilizado nas rotinas de terapia intensiva para outros fins. O estudo de Rivers e colaboradores, publicado em 2001, incorporou a avaliação precoce de parâmetros laboratoriais indiretos de hipoperfusão e disóxia celular (lactato e saturação venosa de oxigênio) em pacientes ainda na sala de emergência.[1] A publicação das três edições das diretrizes da *Surviving Sepsis Campaign* consolidou a abordagem de Rivers e colaboradores e ofereceu pacotes de tratamento com ferramentas claras de implementação de tais medidas.[5,8,20] Recentemente, três estudos com grande número de pacientes não comprovaram que a utilização da $ScvO_2$ diminui a mortalidade em pacientes em choque séptico e questionaram a utilização desse parâmetro bem como a indicação de passagem do cateter central em pacientes na fase inicial (primeiras 6 horas) do tratamento.[38-40] Vale ressaltar que inúmeros estudos tentaram utilizar a SvO_2 como alvo terapêutico mais tardiamente na UTI, porém sem impacto, em desfechos clínicos importantes.[9,42]

DELTA PCO_2

A diferença venoarterial de dióxido de carbono, também conhecida como delta pCO_2 ou pCO_2 gap, mede a diferença na pressão parcial de dióxido de carbono entre o sangue venoso misto ($pvCO_2$) e o sangue arterial ($paCO_2$).[43-45]

$$\Delta pCO_2 = pvCO_2 - paCO_2$$

Opcionalmente, pode-se usar a $pvCO_2$ coletada através de um cateter venoso central localizado na veia cava superior com a mesma fórmula.[45-46] Assim, é possível a obtenção rápida deste parâmetro logo após a inserção do cateter central e concomitantemente a saturação venosa de oxigênio ainda nas etapas iniciais do atendimento. Em condições fisiológicas, o ΔpCO_2 varia de 2 a 5 mmHg.[46] Valores acima de 6 mmHg sugerem DC baixo e fluxo sanguíneo insuficiente nos tecidos, mesmo com outros parâmetros hemodinâmicos normalizados. A principal razão para esse fato é o fenômeno da estagnação, quando o fluxo sanguíneo mais lento ocasiona uma maior passagem de CO_2 do tecido para o sangue venoso, levando à formação de um gradiente aumentado entre a pressão parcial venosa e arterial de CO_2.[3,43-45]

Sugestões para uso da saturação venosa e delta pCO_2 à beira do leito:

1. Pacientes não responsivos a terapia inicial provavelmente receberão um cateter central. Nesses casos, e principalmente se houver hiperlactatemia, a coleta de $SvcO_2$ e a da pCO_2 parecem razoáveis para diagnóstico da adequação do débito cardíaco às condições do paciente e para monitorizar a titulação da terapia. Nenhum parâmetro deve ser utilizado isoladamente.

2. Não há uma recomendação firme sobre valores de corte para normalidade da SvO_2 e $ScvO_2$ em pacientes em choque de causa inespecífica, principalmente se a suspeita de choque séptico for baixa. Mesmo com as publicações recentes contrapondo os achados de Rivers,[1,39-41] parece razoável manter a $SvO_2 \geq 65\%$ ou a $ScvO_2 \geq 70\%$ nas primeiras horas da ressuscitação de pacientes com choque séptico ou forte suspeita de choque séptico.

3. A $pvCO_2$ e a pCO_2 podem ser utilizadas de acordo com disponibilidade e com a mesma fórmula e interpretação.

4. Apesar das diferenças nas medidas individuais entre SvO_2 e $ScvO_2$ pode-se utilizar as tendências durante a ressuscitação hemodinâmica para acompanhar a evolução do estado de choque. Não parece ser necessária a utilização de mensuração contínua.

DOSAGEM DE MARCADORES CARDÍACOS NO CHOQUE

Aproximadamente 30% dos pacientes internados na UTI têm doença cardíaca preestabelecida; destes, metade foi admitida em razão de complicações cardíacas como infarto agudo do miocárdio (IAM), choque cardiogênico e descompensação de insuficiência cardíaca congestiva (ICC). O restante forma um emaranhado de situações clínicas que dificulta ainda mais o manejo baseado em marcadores.[47] O papel de marcadores cardíacos na terapia intensiva, em particular no manejo do choque, vem evoluindo rapidamente. Interpretar os valores de troponina e peptídeos natriuréticos em doentes graves é difícil até mesmo para o diagnóstico de isquemia miocárdica ou edema pulmonar agudo, situações nas quais esses marcadores são utilizados rotineiramente no pronto-socorro, pois fatores como gravidade da doença, disfunção de múltiplos órgãos, alterações na síntese e eliminação e qualidade do ensaio disponível modificam o seu desempenho.[48]

CREATINOQUINASE – FRAÇÃO MB (CKMB)

Enzima presente primariamente no músculo cardíaco, a CKMB é comumente utilizada na prática clínica para detecção de isquemia miocárdica. De liberação rápida, entre 4 e 6 horas após a lesão, seu pico ocorre por volta de 24 horas e retorna ao normal entre 36 e 72 horas, apresentando melhor perfil que a troponina para diagnóstico de nova lesão nas primeiras horas/dias após a lesão inicial. Deve ser mensurada sua concentração no plasma (CKMB massa) em vez da sua atividade (sensibilidade de 97% e especificidade de 90%). A principal limitação é a elevação após dano em outros tecidos não cardíacos (falso-positivos), especialmente após lesão em músculo liso e esquelético. Estudos demonstram que troponinas e CKMB massa têm sensibilidade semelhante para diagnóstico de IAM nas primeiras 24 horas, sempre ressaltando um número elevado de pacientes de terapia intensiva com troponina positiva sem infarto.[47] Não existem estudos com esse marcador em quadros de choque sem etiologia determinada, mas lesões musculares (trauma, rabdomiólise, hipoperfusão) podem elevar sua concentração tanto quanto um IAM.

TROPONINA

Troponina T (cTnT) e I (cTnI) fazem parte da unidade de contração do músculo estriado miocárdico. São os marcadores mais específicos para lesão miocárdica e não há diferença no desempenho das subunidades para diagnosticar necrose miocárdica. A concentração sérica começa a subir entre 2 e 4 horas após a lesão. A elevação inicial deve-se ao *pool* citosólico e a subsequente, ao estrutural. Essa informação é relevante uma vez que a troponina pode permanecer elevada por até duas semanas.

A troponina também pode estar elevada em pacientes sem doença coronária aguda. Sepse e tromboembolismo pulmonar (aumento da tensão da parede do ventrículo direito), comprovadamente, elevam a troponina, assim como trauma, insuficiência cardíaca congestiva (ICC), choque cardiogênico, hipertensão e doenças inflamatórias; o aumento também pode ocorrer em pacientes sem nenhuma causa aparente. Lesões subendocárdicas devidas ao aumento da tensão na parede ventricular em situações de ICC e choque cardiogênico associado à hipertrofia do ventrículo esquerdo alteram o equilíbrio oferta-demanda de O_2, assim como o aumento do consumo de O_2 (VO_2) miocárdico por vasopressores/inotrópicos e sepse. Outra causa bastante comum de aumento da troponina é a insuficiência renal. Esses fatos justificam a pior *performance* da troponina para doença coronária em doentes graves, o que dificulta sua utilização isolada para o diagnóstico de IAM nessa população.

Estudos de prevalência mostraram que elevações na concentração de troponina são comuns na UTI. Está claro que essas elevações têm papel prognóstico independente da gravidade do doente ou da presença de isquemia miocárdica. Elevações na troponina estão correlacionadas ao aumento da mortalidade hospitalar e geral (precoce e tardia). Estudos adicionais são necessários para entender melhor os mecanismos dessa elevação, assim como estratégias de tratamento baseadas nesses valores.[47-48]

PEPTÍDEO NATRIURÉTICO CEREBRAL TIPO B

O peptídeo natriurético cerebral tipo B (BNP) é produzido e secretado pelos cardiomiócitos ventriculares em reposta ao estiramento provocado por sobrecarga de volume ou pressão. Além de causar vasodilatação, reduzindo a pós-carga, o BNP provoca diurese e natriurese, diminui a reabsorção de água e sódio tubulares, aumenta a taxa de filtração glomerular e inibe a ação da angiotensina no túbulo proximal. Essas ações são importantes para homeostase e protegem contra a sobrecarga volêmica. Muitos estudos correlacionam a concentração do BNP com ICC (sensibilidade 90% e especificidade 73%), e hoje em dia a utilização desse marcador na prática diária é cada vez maior. A especificidade para ICC é baixa, pois inúmeras condições clínicas elevam o BNP. O valor preditivo negativo é alto, portanto, a principal utilização desse marcador é descartar ICC em quadros de dispneia no pronto-socorro. No entanto, o impacto dessa abordagem em desfechos clínicos com mortalidade ainda não foi estabelecido.[49] Essas características tornam muito mais complexa a utilização do BNP em quadros de choque na UTI, principalmente para valores moderadamente elevados em pacientes com quadro clínico não esclarecido. O mesmo se aplica à disfunção miocárdica da sepse, situação clínica comum na qual uma grande quantidade de fatores impede a utilização isolada dos valores de BNP para o diagnóstico. O BNP está elevado na síndrome séptica independentemente da função cardíaca, às vezes com valores superiores aos do choque cardiogênico, o que dificulta ainda mais a interpretação dessa variável.[49]

O papel do BNP no manejo de pacientes em choque na UTI não está esclarecido, porém valores de BNP abaixo de 100 pg/mL ou NT-pró-BNP abaixo de 250 pg/mL ajudam a excluir pressões de enchimento cardíaco elevadas como causa da dispneia e podem ser úteis no contexto clínico adequado.

COAGULAÇÃO, HEMATOLOGIA E BIOQUÍMICA
COAGULAÇÃO

Distúrbios da coagulação são encontrados com frequência em pacientes chocados, não somente porque inúmeras causas (sepse, trauma, sangramento maciço, complicações pós-operatórias de grandes cirurgias) evoluem com alterações da coagulação, mas também devido às consequências do baixo fluxo (macro e microcirculações) e da falência multiorgânica na cascata de coagulação.

Elevação nos testes globais de coagulação (tempo da tromboplastina parcial ativada (TTpa) e tempo da pró-trombina (TP)) ocorre em cerca de um terço dos pacientes internados na UTI. Outras alterações encontradas em até 50% dos pacientes são elevação dos produtos da degradação da fibrina e diminuição dos fatores inibidores da coagulação (antitrombina III e proteína C), refletindo o comprometimento em todas as fases da coagulação. Na maior parte dos casos, essas deficiências estão relacionadas a uma combinação de síntese diminuída, perda maciça ou consumo.

Testes globais de coagulação não foram desenhados para quantificação de fatores da coagulação em doentes chocados em estado crítico, porém seu valor como marcador prognóstico de mortalidade e a ampla disponibilidade clínica tornam seu uso rotineiro.[50]

PLAQUETAS

A plaquetopenia é comum em doentes graves, e os principais mecanismos que explicam essa correlação são: queda da produção; aumento da destruição ou consumo; diluição; e redistribuição (sequestro no baço). Infecção/sepse, coagulação intravascular disseminada, plaquetopenia induzida pela heparina, transfusão maciça e ação direta de drogas são apenas algumas das causas de trombocitopenia para diagnóstico diferencial nessa população. O principal risco associado é o sangramento, e sabe-se que pacientes plaquetopênicos (< 50.000) têm uma maior incidência de sangramento importante. Além disso, a persistência da trombocitopenia pode indicar ativação do sistema coagulação/inflamação, levando à progressão para choque e falência múltipla de órgãos. Independentemente da causa, sua gravidade está relacionada à maior mortalidade na UTI, principalmente se houver queda > 50% ou duração > 4 dias. Não parece haver uma associação direta entre choque e plaquetopenia fora do contexto da etiologia do choque, porém trata-se de um exame obrigatório no manejo de doentes graves em geral. Atenção para as disfunções plaquetárias com número total de plaquetas normal.[50]

HEMOGLOBINA E HEMATÓCRITO (HB/HT)

A dosagem desses parâmetros é praticamente universal em pacientes hospitalizados. Por sua alta frequência e possibilidade de tratamento, o sangramento é uma das primeiras causas de hipotensão ou choque a serem descartadas em qualquer população estudada. O Hb/Ht é amplamente utilizado no diagnóstico e monitorização do tratamento de anemias crônicas e sangramentos agudos de menor intensidade nos quais os achados clínicos de perda sanguínea não são evidentes nas primeiras 8 a 24 horas. A principal limitação desses dados, nos casos de sangramento agudo grave, é que os valores de Hb/Ht resultam da relação da quantidade de elementos figurados e plasma circulante. Nas primeiras horas de sangramento, ocorre perda dos dois elementos (figurados e plasma), o que não altera sua relação. Portanto, um paciente com choque hemorrágico devido a sangramento de grande monta pode apresentar-se, inicialmente, com Hb/Ht normal. No decorrer do atendimento, a alteração dos valores será consequência da reposição volêmica com cristaloides/coloides, transfusões sanguíneas e redistribuição de fluidos entre os compartimentos fisiológicos corpóreos. Ainda assim, a coleta precoce em doentes graves chocados é útil para se estimar o valor de base e, a partir daí, ajudar na monitorização da ressuscitação.

Hipovolemia grave (não hemorrágica) causando a diminuição da fase líquida do sangue leva a um aumento relativo (hemoconcentração) dos valores de Hb/Ht, uma vez que esses elementos estão praticamente limitados ao espaço intravascular. A identificação desse fenômeno pode ser difícil, já que raramente se sabe o valor basal (variações de até 35 a 40% dentro dos limites da normalidade), e outros fatores, como sangramento e transfusões, podem mascará-lo. Nesses casos, o Hb/Ht cairá após reposição volêmica, podendo levar ao falso diagnóstico de sangramento.

LEUCÓCITOS

A contagem normal de leucócitos varia de aproximadamente 4 mil a 12 mil células/mcL. A leucocitose é definida como aumento do número total de leucócitos acima de dois desvios-padrão da média (12 mil).[5,20] A determinação precoce da contagem em pacientes chocados pode ser útil na tentativa de se estabelecer o diagnóstico da causa primária do choque. A análise leucocitária diferencial e eventual identificação de desvio à esquerda ou aumento preponderante de uma das linhagens de leucócitos é pode auxiliar na identificação de um dos marcadores da síndrome da resposta inflamatória sistêmica (< 4.000 ou > 12.000).[5,20]

Entretanto, a especificidade da leucocitose para infecção é baixa e diversos fatores comprovadamente elevam o número de leucócitos (uso de medicações, tabagismo, neoplasias hematológicas, sangramento, IAM), seja por ação direta no *pool* circulante ou por indução de resposta inflamatória (choque).[51]

A contagem de granulócitos imaturos, assim como outros índices derivados da contagem de leucócitos, vem sendo estuda na identificação precoce de infecção como causa do choque em doentes graves.[52]

CÁLCIO

A avaliação do cálcio em pacientes chocados é extremamente importante, porém alguns cuidados devem ser tomados na interpretação dos resultados. O cálcio está presente no plasma sob três formas: ionizado (livre, forma fisiologicamente ativa); ligado a uma variedade de ânions (particularmente fosfato e citrato); e ligado a proteínas (albumina). Mudanças no pH tecidual alteram a constante de equilíbrio do complexo albumina-cálcio, mudando a afinidade dessa ligação até mesmo na presença de albumina normal (raro em doentes graves). Assim, em situações clínicas com mudanças bruscas no pH, é imperativa a dosagem do cálcio ionizável, uma vez que até mesmo as fórmulas de correção não serão acuradas.

O cálcio tem inúmeras funções fisiológicas, como participação no acoplamento excitação-contração dos músculos esquelético e cardíaco, permeabilidade das membranas biológicas ao Na^+ e K^+, processos da coagulação e glicogenólise induzida pela epinefrina no coração. Além disso, a hipocalcemia pode afetar diretamente a função do cardiomiócito, comprometendo o desempenho cardíaco e desencadeando insuficiência cardíaca e choque.

A gravidade da apresentação clínica depende da taxa de mudança do valor sérico; os casos mais graves estão relacionados a mudanças bruscas, como as induzidas por hemodiálise com citrato, EDTA ou transfusão de sangue com citrato. Os sintomas podem ser revertidos com a reposição do cálcio.[53-54]

POTÁSSIO

A concentração do potássio é maior no meio intracelular. Seu gradiente é mantido, entre outros mecanismos, pela bomba Na^+/K^+ ATPase, localizada na membrana celular, que retira Na^+ e capta K^+ para o meio intracelular. As catecolaminas, endógenas ou exógenas, podem afetar o equilíbrio do K^+ por meio de sua ação na bomba Na^+/K^+ ATPase, influenciando a distribuição desse íon entre os meios intra e extracelular. O principal exemplo desse efeito é a estimulação de receptores beta-2-adrenérgicos pela epinefrina (endógena ou exógena), resultando em diminuição do valor do K^+ sérico.[55] A liberação de epinefrina em situações de estresse, como no choque, pode diminuir a concentração sérica em até 0,6 mEq/L. Esse efeito pode ser explicado tanto pelos receptores beta quanto pela liberação de insulina pelo pâncreas e a estimulação direta da glicólise, levando a uma hiperinsulinemia transitória, o que facilita a entrada do K^+ na célula. Obviamente, pacientes em choque podem, também, apresentar fatores que aumentam o K^+, como ativação de receptores-alfa (própria epinefrina), uso de medicações, insuficiência renal, intoxicação exógena e acidose. A acidose eleva a concentração de potássio, em média, em 0,2 a 0,7 mEq/L para cada redução de 0,1 no pH do meio extracelular.[56] O impacto do resultado final do K^+ em pacientes chocados é imprevisível e depende de muitos fatores, entretanto, pacientes com valores nos extremos da faixa de normalidade podem ter seu distúrbios exacerbados e sofrer consequências adicionais relacionadas à concentração de K^+.

SÓDIO

Íon de maior concentração no meio extracelular. Assim como com o K^+, é impossível prever o resultado final de todos os possíveis fatores afetando a concentração do sódio no choque, porém algumas situações merecem comentário pela gravidade e existência de tratamento específico.

A primeira é a crise adrenal (insuficiência adrenal aguda), distúrbio hormonal com predomínio mineralocorticoide caracterizado pela presença de choque circulatório como sinal mais importante. Pode causar também hiponatremia e hiperpotassemia devido ao incremento na secreção de hormônio antidiurético (ADH). Esse aumento é decorrente da hipovolemia relativa e da diminuição do débito cardíaco secundárias à deficiência de cortisol e aldosterona (deficiência grave). Vale lembrar que o hipoaldosteronismo isolado (mais comum na insuficiência adrenal secundária ou terciária) raramente afeta o Na^+ sérico, pois a diminuição da secreção normalmente é pequena e outros hormônios que também atuam na reabsorção de Na+ (angiotensina II e noradrenalina) compensam o equilíbrio desse íon. A etiologia da crise pode estar relacionada à: (a) insuficiência adrenal primária sem diagnóstico prévio; (b) parada brusca dos corticosteroides em doentes já em tratamento; (c) falta da dose de estresse de corticosteroides durante doença aguda; (d) hemorragia adrenal bilateral (trauma, infecção ou trombose); (e) apoplexia de pituitária.[57]

A segunda crise que relaciona hiponatremia com choque é o coma mixedematoso, uma forma grave de hipotireoidismo que pode apresentar bradicardia, hipotensão e hiponatremia, sintomas normalmente reversíveis com a suplementação de hormônio tireoidiano.

A terceira consideração que deve ser feita é quanto à hiponatremia induzida por diuréticos, pois, caso associada a hipovolemia grave e comorbidades (insuficiência cardíaca e cirrose hepática), pode causar hipotensão.[58]

REFERÊNCIAS BIBLIOGRÁFICAS

1. Rivers E, Nguyen B, Havstad S, Ressler J, Muzzin A, Knoblich B, et al. Early goal-directed therapy in the treatment of severe sepsis and septic shock. N Engl J Med. 2001;345:1368-77.
2. Levy B, Gibot S, Franck P, Cravoisy A, Bollaert PE. Relation between muscle Na+K+ ATPase activity and raised lactate concentrations in septic shock: a prospective study. Lancet. 2005;365(9462):871-5. Erratum in: Lancet. 2006;366(9480):122.
3. Cecconi M, De Backer D, Antonelli M, Beale R, Bakker J, Hofer C, et al. Consensus on circulatory shock and hemodynamic monitoring. Intensive Care Med. 2014;40:1795-815.
4. Bilkovski RN, Rivers EP, Horst HM. Targeted resuscitation strategies after injury. Curr Opin Crit Care. 2004;10:529-38.
5. Dellinger RP, Levy MM, Carlet JM, Bion J, Parker MM, Jaeschke R, et al. Surviving Sepsis Campaign: International guidelines for management of severe sepsis and septic shock: 2008. Crit Care Med. 2008;36:296-327. Erratum in Crit Care Med. 2008;36:1394-96.
6. Connors AF Jr, Speroff T, Dawson NV, Thomas C, Harrell FE Jr, Wagner D, et al. The effectiveness of right heart catheterization in the initial care of critically ill patients. JAMA. 1996;276(11):889-97.
7. Rubenfeld GD, McNamara-Aslin E, Rubinson L. The pulmonary artery catheter, 1967-2007: rest in peace? JAMA. 2007;298(4):458-61.
8. Marx G, Reinhart K. Venous oximetry. Curr Opin Crit Care. 2006;12:263-8.
9. Hayes MA, Timmins AC, Yau EH, Palazzo M, Hinds CJ, Watson D. Elevation of systemic oxygen delivery in the treatment of critically ill patients. N Engl J Med. 1994;330(24):1717-22.

10. Maki DG, Kluger DM, Crnich CJ. The risk of bloodstream infection in adults with different intravascular devices: A systematic review of 200 published prospective studies. Mayo Clin Proc. 2006;81:1159-71.
11. Young DS, Sachais BS, Jefferies LC. Laboratory costs in the context of disease. Clin Chem. 2000;46:967-75.
12. Zimmerman JE, Seneff MG, Sun X, Wagner DP, Knaus WA. Evaluating laboratory usage in the intensive care unit: Patient and institutional characteristics that influence frequency of blood sampling. Crit Care Med. 1997;25:737-48.
13. Garland A, Shaman Z, Baron J, Connors AF Jr. Physician-attributable differences in intensive care unit costs: A single-center study. Am J Respir Crit Care Med. 2006;174:1206-10.
14. Corwin HL, Parsonnet KC, Gettinger A. RBC transfusion in the ICU. Is there a reason? Chest. 1995;108:767-71.
15. Nanji AA. Misleading biochemical laboratory test results. Can Med Assoc J. 1984;130:1435-41.
16. Ezzie ME, Aberegg SK, O'Brien JM Jr. Laboratory testing in the intensive care unit. Crit Care Clin. 2007;23:435-65.
17. Reynolds HR, Hochman JS. Cardiogenic shock: current concepts and improving outcomes. Circulation. 2008;117(5):686-97.
18. de Werra I, Jaccard C, Corradin SB, Chiolero R, Yersin B, Gallati H, et al. Cytokines, nitrite/nitrate, soluble tumor necrosis factor receptors, and procalcitonin concentrations: comparisons in patients with septic shock, cardiogenic shock, and bacterial pneumonia. Crit Care Med. 1997;25:607-13.
19. Schuetz P, Christ-Crain M, Muller B. Biomarkers to improve diagnostic and prognostic accuracy in systemic infections. Curr Opin Crit Care. 2007;13:578-85.
20. Dellinger RP, Levy MM, Rhodes A, Annane D, Gerlach H, Opal SM, et al. Surviving Sepsis Campaign: International guidelines for management of severe sepsis and septic shock: 2012. Crit Care Med. 2013;41:580-637.
21. Meisner M. Biomarkers of sepsis: clinically useful? Curr Opin Crit Care. 2005;(5):473-80.
22. Ho KM, Lipman J. An update on C-reactive protein for intensivists. Anaesth Intensive Care. 2009;37(2):234-41.
23. Khuseyinova N, Koenig W. Biomarkers of outcome from cardiovascular disease. Curr Opin Crit Care. 2006;12:412-9.
24. Becker KL, Richard Snider R, Eric S. Nylen ES. Procalcitonin assay in systemic inflammation, infection, and sepsis: Clinical utility and limitations. Crit Care Med. 2008;36:941-52.
25. Jochberger S, Morgenthaler NG, Mayr VD, Luckner G, Wenzel V, Ulmer H, et al. Copeptin and Arginine Vasopressin Concentrations in Critically Ill Patients. J Clin Endocrinol Metab. 2006;91(11):4381-6.
26. Levy B. Lactate and shock state: the metabolic view. Curr Opin Crit Care. 2006;12(4):315-21.
27. Bakker J, Nijsten MWN, Jansen TC. Clinical use of lactate monitoring in critically ill patients. Ann Intensive Care. 2013;3:12.
28. Bakker J, Gris P, Coffernils M, Kahn RJ, Vincent JL. Serial blood lactate levels can predict the development of multiple organ failure following septic shock. Am J Surg. 1996;171:221-6.
29. Ronco JJ, Fenwick JC, Tweeddale MG, Wiggs BR, Phang PT, Cooper DJ, et al. Identification of the critical oxygen delivery for anaerobic metabolism in critically ill septic and nonseptic humans. JAMA. 1993;270:1724-30.
30. Jansen TC, van Bommel J, Schoonderbeek FJ, Sleeswijk Visser SJ, van der Klooster JM, Lima AP, et al. Early lactate-guided therapy in intensive care unit patients: a multicenter, open-label, randomized controlled trial. Am J Respir Crit Care Med. 2010;182(6):752-61.
31. Jones AE, Shapiro NI, Trzeciak S, Arnold RC, Claremont HA, Kline JA. Lactate clearance vs central venous oxygen saturation as goals of early sepsis therapy: a randomized clinical trial. JAMA. 2010;303(8):739-46.
32. Nguyen HB, Rivers EP, Knoblich BP, Jacobsen G, Muzzin A, Ressler JA, et al. Early lactate clearance is associated with improved outcome in severe sepsis and septic shock. Crit Care Med. 2004;32:1637-42.
33. Arnold RC, Shapiro NI, Jones AE, Schorr C, Pope J, Casner E, et al. Multi-center study of early lactate clearance as a determinant of survival in patients with presumed sepsis. Shock. 2009;32(1):35-9.
34. Hernandez G, Bruhn A, Castro R, Pedreros C, Rovegno M, Kattan E, et al. Persistent Sepsis-Induced Hypotension without Hyperlactatemia: A Distinct Clinical and Physiological Profile within the Spectrum of Septic Shock. Crit Care Res Pract. 2012:536852. doi: 10.1155/2012/536852.
35. Chawla LS, Zia H, Gutierrez G, Katz NM, Seneff MG, Shah M. Lack of equivalence between central and mixed venous oxygen saturation. Chest. 2004;126:1891-6.
36. Varpula M, Karlson S, Ruokonen E, Petilä V. Mixed venous oxygen saturation cannot be estimated by central venous oxygen saturation in septic shock. Intensive Care Med. 2006;32:1336-43.
37. Dueck MH, Klimek M, Appenrodt S, Weigand C, Boerner U. Trends but not individual values of central venous oxygen saturation agree with mixed venous oxygen saturation during varying hemodynamic conditions. Anesthesiology. 2005;103:249-57.
38. Ho KM, Harding R, Chamberlain J, Bulsara M. A comparison of central and mixed venous oxygen saturation in circulatory failure. J Cardiothorac Vasc Anesth. 2010 Jun;24(3):434-9.
39. ProCESS Investigators. A randomized trial of protocol-based care for early septic shock. N Engl J Med. 2014;370(18):1683-93.
40. ARISE Investigators and ANZICS Clinical Trials Group. Goal-directed resuscitation for patients with early septic shock. N Engl J Med. 2014;371(16):1496-506.
41. Mouncey PR, Osborn TM, Power GS, Harrison DA, Sadique MZ, Grieve RD, et al. Trial of early, goal-directed resuscitation for septic shock. N Engl J Med. 2015 Apr 2;372(14):1301-11.
42. Gattinoni L, Brazzi L, Pelosi P, Latini R, Tognoni G, Pesenti A, Fumagalli R. A trial of goal-oriented hemodynamic therapy in critically ill patients. SvO2 Collaborative Group. N Engl J Med. 1995;333(16):1025-32.
43. Vallet B, Pinsky MR, Cecconi M. Resuscitation of patients with septic shock: please "mind the gap"! Intensive Care Med. 2013;39:1653-5.
44. Vallee F, Vallet B, Mathe O, Parraguette J, Mari A, Silva S, et al. Central venous-to-arterial carbon dioxide difference: an additional target for goal-directed therapy in septic shock? Intensive Care Med. 2008;34:2218-25.
45. Vallet B, Teboul JL, Cain S, Curtis S. Venoarterial CO(2) difference during regional ischemic or hypoxic hypoxia. J Appl Physiol. 2000 Oct;89(4):1317-21.
46. Futier E, Robin E, Jabaudon M, Guerin R, Petit A, Bazin J-E, et al. Central venous O2 saturation and venous-to-arterial CO2 difference as complementary tools for goal-directed therapy during high--risk surgery. Crit Care. 2010;14(5):R193
47. McLean AS, Huang SJ, Salter M. Bench-to-bedside review: The value of cardiac biomarkers in the intensive care patient. Crit Care. 2008;12:215.
48. Noveanu M, Mebazaa A, Mueller C. Cardiovascular biomarkers in the ICU. Curr Opin Crit Care. 2009;15:377-83.
49. Lam LL, Cameron PA, Schneider HG, Abramson MJ, Müller C, Krum H. Meta-analysis: effect of B-type natriuretic peptide testing on clinical outcomes in patients with acute dyspnea in the emergency setting. Ann Intern Med. 2010;153(11):728-35.
50. Levi M, Opal SM. Coagulation abnormalities in critically ill patients. Critical Care. 2006;10:222.
51. Lawrence YR, Raveh D, Rudensky B, Munter G. Extreme leukocytosis in the emergency department. QJM. 2007;100:217.
52. Nierhaus A, Klatte S, Linssen J, Eismann NM, Wichmann D, Hedke J, et al. Revisiting the white blood cell count: immature granulocytes count as a diagnostic marker to discriminate between SIRS and sepsis-a prospective, observational study. BMC Immunol. 2013;14:8.
53. Dickerson, RN, Alexander, KH, Minard, G, Croce MA, Brown RO. Accuracy of methods to estimate ionized and "corrected" serum calcium concentrations in critically ill multiple trauma patients receiving specialized nutrition support. J Parenter Enteral Nutr. 2004;28:133.
54. Desai TK, Carlson RW, Geheb MA. Prevalence and clinical implications of hypocalcemia in acutely ill patients in a medical intensive care setting. Am J Med. 1988;84:209.

55. Brown MJ, Brown DC, Murphy MB. Hypokalemia from beta2-receptor stimulation by circulating epinephrine. N Engl J Med. 1983;309:1414.
56. Adrogué HJ, Madias NE. Changes in plasma potassium concentration during acute acid-base disturbances. Am J Med. 1981;71:456.
57. Bouachour G, Tirot P, Varache N, Gouello JP, Harry P. Hemodynamic changes in acute adrenal insufficiency. Intensive Care Med. 1994;(20)2:138-41.
58. Adrogue HJ, Madias NE. Hyponatremia. N Engl J Med. 2000;342:1581.

CAPÍTULO 18

APLICAÇÕES DA ULTRASSONOGRAFIA NOS PACIENTES EM CHOQUE CIRCULATÓRIO
PROTOCOLOS DE ATENDIMENTO E ALGORITMO DE MANEJO DOS PACIENTES

Dalton de Souza Barros
Paulo Savoia Dias da Silva
Miguel Jose Francisco Neto

DESTAQUES

A ultrassonografia (USG) já está presente em quase todos os cenários da prática médica. Nesse sentido, o exame já não fica restrito a salas ambulatoriais, mas sua utilização acontece em vários locais avançados incluindo:

- À beira do leito – portátil e sem radiação, a ultrassonografia tem se disseminado nas diversas unidades de internação e de terapia intensiva.
- Atendimento ao choque – conforme já amplamente documentado, o manuseio do paciente em choque circulatório tem, hoje, como ferramenta fundamental a ultrassonografia, que assegura mais agilidade, versatilidade e segurança no atendimento.
- Parada cardíaca – a assistência nesta condição pode ser monitorizada de forma a assegurar visibilidade e rapidez no ambiente da parada, em que as decisões precisam de extrema velocidade e tirocínio.
- Insuficiência respiratória – por meio do "protocolo azul", o paciente submetido à ultrassonografia na sua entrada tem fluxo de trabalho otimizado quanto ao diagnóstico diferencial e à programação da terapêutica.
- No atendimento ao politraumatizado – por meio do protocolo FAST e e-FAST, a ultrassonografia é essencial no fluxo ao atendimento sistematizado, ganhando tempo e propiciando ao paciente a devida chance nos primeiros segundos do atendimento.

Assim, este capítulo apresenta aos leitores bases seguras para a aplicação do método ultrassonográfico nestas diversas situações, ressaltando que a medicina baseada em evidências tem colocado este método cada vez mais próximo da medicina internista e revolucionando o cenário de atendimento imediato.

INTRODUÇÃO

A aplicação da ultrassonografia no cenário de medicina de emergência e terapia intensiva tem se expandido notadamente no manejo do paciente em choque. Constitui-se, atualmente, em ferramenta diagnóstica de grande valia e as suas principais vantagens podem ser assim resumidas:

- Método sem radiação ionizante;
- Não invasivo;
- Rápido;
- Natureza dinâmica;
- Pode ser utilizado à beira do leito e nas salas de emergência (portabilidade), característica importante sobretudo nos pacientes com instabilidade hemodinâmica;
- Baixo custo;
- Ampla disponibilidade em nosso meio.

É possível resumir os objetivos do uso da ultrassonografia e ecocardiografia no paciente com choque circulatório nos seguintes aspectos:

1. Diagnóstico do padrão hemodinâmico do choque circulatório;
2. Investigação da etiologia do choque;
3. Monitorizar os efeitos da terapêutica;
4. Auxílio na realização de procedimentos invasivos.

Por sua complexidade, o paciente em choque sob cuidados intensivos exige do profissional assistente habilidades múltiplas, incluindo conhecimento ultrassonográfico amplo, frequentemente distinto daquele relacionado a exames ambulatoriais rotineiros.

Alguns protocolos baseados na ultrassonografia foram descritos para serem utilizados no manejo do paciente com choque circulatório: FALLS (*fluid administration limited by lung sonography*), RUSH (*rapid ultrasound in shock protocol*) e FATE (*focus assessed transthoracic echocardiographic protocol*). O protocolo FALLS utiliza diversos parâmetros ultrassonográficos contidos no protocolo BLUE que, por sua vez, foi desenvolvido para o manejo diagnóstico dos pacientes com dispneia. Outro protocolo é o FAST (*focused assessment with sonography in trauma*) que, apesar de visar à população dos pacientes vítimas de trauma, pode ajudar também no tratamento do paciente com choque circulatório.

O PROTOCOLO FATE (*FOCUS ASSESSED TRANSTHORACIC ECHOCARDIOGRAPHIC*)

Constitui-se em um método de *screening* rápido do paciente com instabilidade hemodinâmica que consiste na avaliação da função cardíaca de forma sucinta e realização da ultrassonografia pulmonar. Inicialmente, é realizado um exame ecocardiográfico buscando identificar sinais de derrame/tamponamento pericárdico, disfunção ventricular esquerda e sobrecarga de câmaras direitas. São utilizadas as incidências ecocardiográficas mais comuns (subcostal, apical 4 câmaras e paraesternal) (Figuras 18.1 e 18.2).[1-2] Posteriormente, é realizada a ultrassonografia pulmonar, buscando, principalmente, identificar sinais de derrame pleural e atelectasia pulmonar pela observação da intersecção pleurodiafragmática bilateralmente (Figuras 18.1 e 18.2).[1-3]

Uma descrição detalhada dos sinais ecocardiográficos de disfunção ventricular esquerda, tamponamento pericárdico e sobrecarga/disfunção de câmaras direitas está disponível no Capítulo 55 – Abordagem hemodinâmica por meio da ecocardiografia, neste livro.

O PROTOCOLO FALLS (*FLUID ADMINISTRATION LIMITED BY LUNG SONOGRAPHY*)

Elaborado no intuito de propor uma sequência de avaliações ultrassonográficas no paciente em choque circulatório com base na realização de um exame ecocardiográfico objetivo seguido de ultrassonografia pulmonar. O exame ecocardiográfico, assim como no protocolo FATE, propõe uma avaliação global inicial da função cardíaca (função ventricular, tamponamento pericárdico e sinais de dilatação de câmaras direitas), seguida de uma avaliação por ultrassonografia pulmonar. A USG pulmonar no protocolo FALLS é baseada nos parâmetros que serão descritos em seguida no protocolo BLUE, que permite estudo ultrassonográfico pulmonar bastante detalhado, possibilitando a identificação de achados ultrassonográficos compatíveis com derrame pleural, edema intersticial pulmonar, atelectasia, pneumotórax e consolidação.[4-7]

ULTRASSONOGRAFIA PULMONAR/ PROTOCOLO BLUE

O protocolo BLUE foi desenvolvido principalmente para o auxílio diagnóstico dos pacientes admitidos com dispneia no departamento de emergência. As imagens da ultrassonografia pulmonar são obtidas pela colocação do transdutor em disposição perpendicular às costelas nas faces anterior, lateral e posterior de cada hemitórax, na parte superior e inferior. Na imagem bidimensional no pulmão normal, podemos identificar alguns sinais (Figura 18.3):[8-9]

- **Linha pleural:** localizada logo abaixo do espaço intercostal;
- **Deslizamento pleural** (*lung sliding*)**:** deslizamento entre as pleuras visceral e parietal através da linha pleural;
- **Linhas A:** linhas horizontais paralelas e equidistantes da linha pleural.

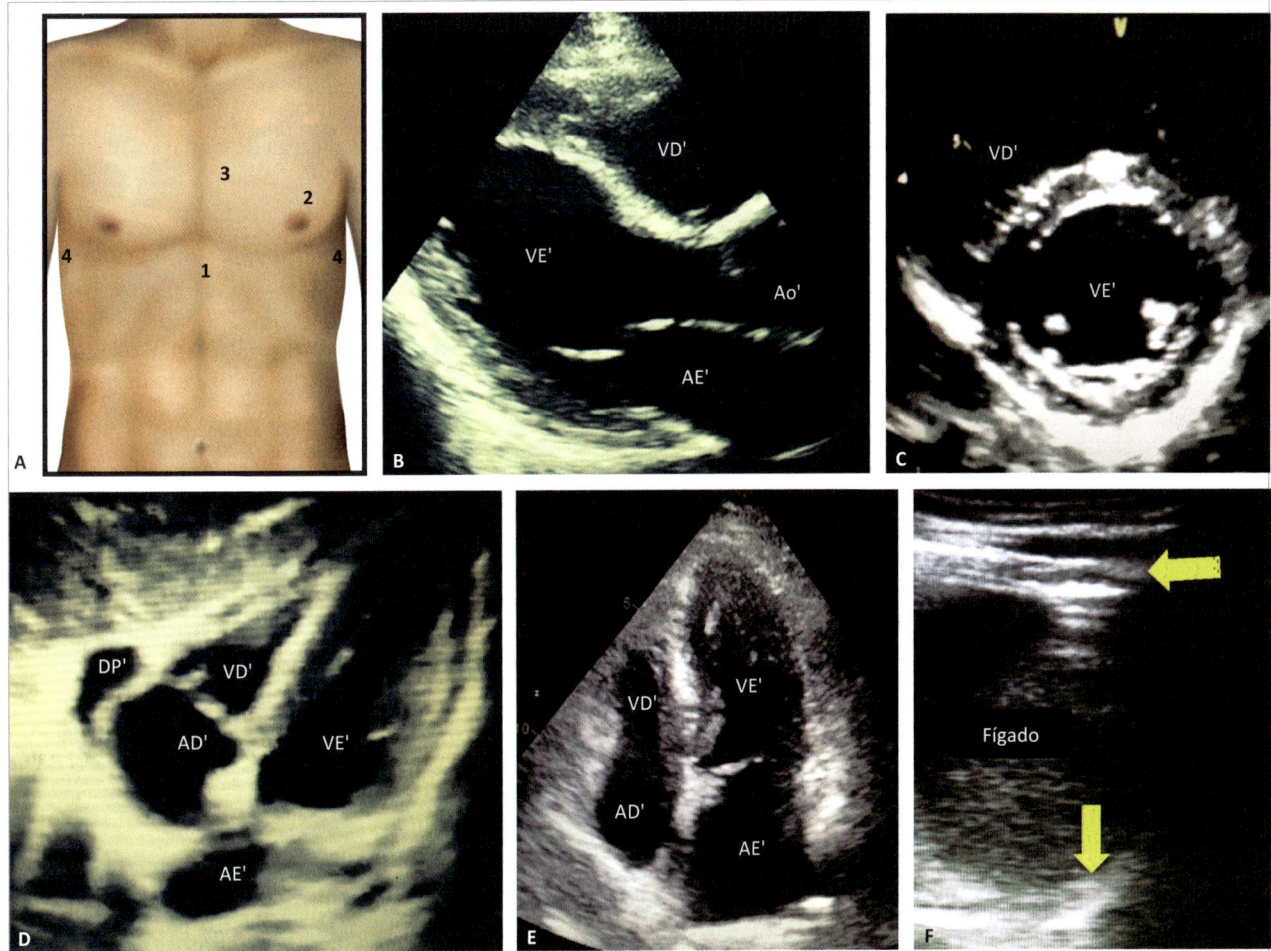

FIGURA 18.1. Referências anatômicas e imagens de ultrassonografia do protocolo FATE. (A) Referências anatômicas: 1. Subxifóidea, 2. Apical (quinto espaço intercostal ao nível da linha medi-clavicular), 3. Paraesternal (entre segundo e terceiro espaços intercostais ao nível da linha paraesternal esquerda), 4. Pleurodiafragmática (ao nível da linha axilar anterior). (B) Incidência paraesternal longitudinal normal. (C) Corte paraesternal transversal normal. (D) Projeção apical 4 câmaras normal. (E) Imagem subcostal com derrame pericárdico discreto. (F) Projeção pulmonar ao nível da seio costofrênico (transição pleurodiafragmática, em que podemos observar a linha diafragmática (seta vertical) e a linha pleural (seta horizontal).

AD: átrio direito; VD: ventrículo direito; AE: átrio esquerdo; VE: ventrículo esquerdo; Ao: aorta ascendente; DP: derrame pericárdico.

A área do pulmão localizada abaixo das costelas compreenderá uma sombra acústica (Figura 18.3), também denominada de "asas do morcego". O deslizamento pleural (*lung sliding*) pode ser pesquisado utilizando-se o modo bidimensional ou o modo M (Figura 18.4). Na região pleurodiafragmática, é possível visualizar a intersecção entre o parênquima pulmonar, diafragma e parênquima hepático (lado direito) ou baço (lado esquerdo) (Figuras 18.1 e 18.2).[8]

No indivíduo com quadro de choque circulatório, é possível pesquisar, além de derrame pleural, a presença de sinais de congestão pulmonar e pneumotórax.[9]

SINAIS ULTRASSONOGRÁFICOS DE CONGESTÃO PULMONAR (LINHAS B)

A imagem da ultrassonografia pulmonar compatível com edema intersticial pulmonar é o agrupamento de linhas B ("sinal da cauda de cometa" ou "sinal do rastro do foguete". As linhas B, diferentemente das linhas A, são dispostas perpendicularmente à linha pleural. Pode haver até duas linhas B por campo de observação no indivíduo normal. A presença de mais do que duas linhas B por campo sugere haver edema intersticial pulmonar, que pode ser inflamatório ou cardiogênico. No campo pulmonar em que há linhas B patológicas, as linhas A, em geral, não aparecem simultaneamente na imagem ultrassonográfica. As linhas B patológicas, embora possam ser identificadas no quadro de edema pulmonar inflamatório (como pneumonia ou síndrome do desconforto respiratório agudo (SDRA)), devem obrigatoriamente estar presentes no paciente com quadro de edema pulmonar cardiogênico, com alto valor preditivo negativo. Sendo assim, a ausência de linhas B descarta a possibilidade de edema pulmonar cardiogênico (Figura 18.4).[8-9]

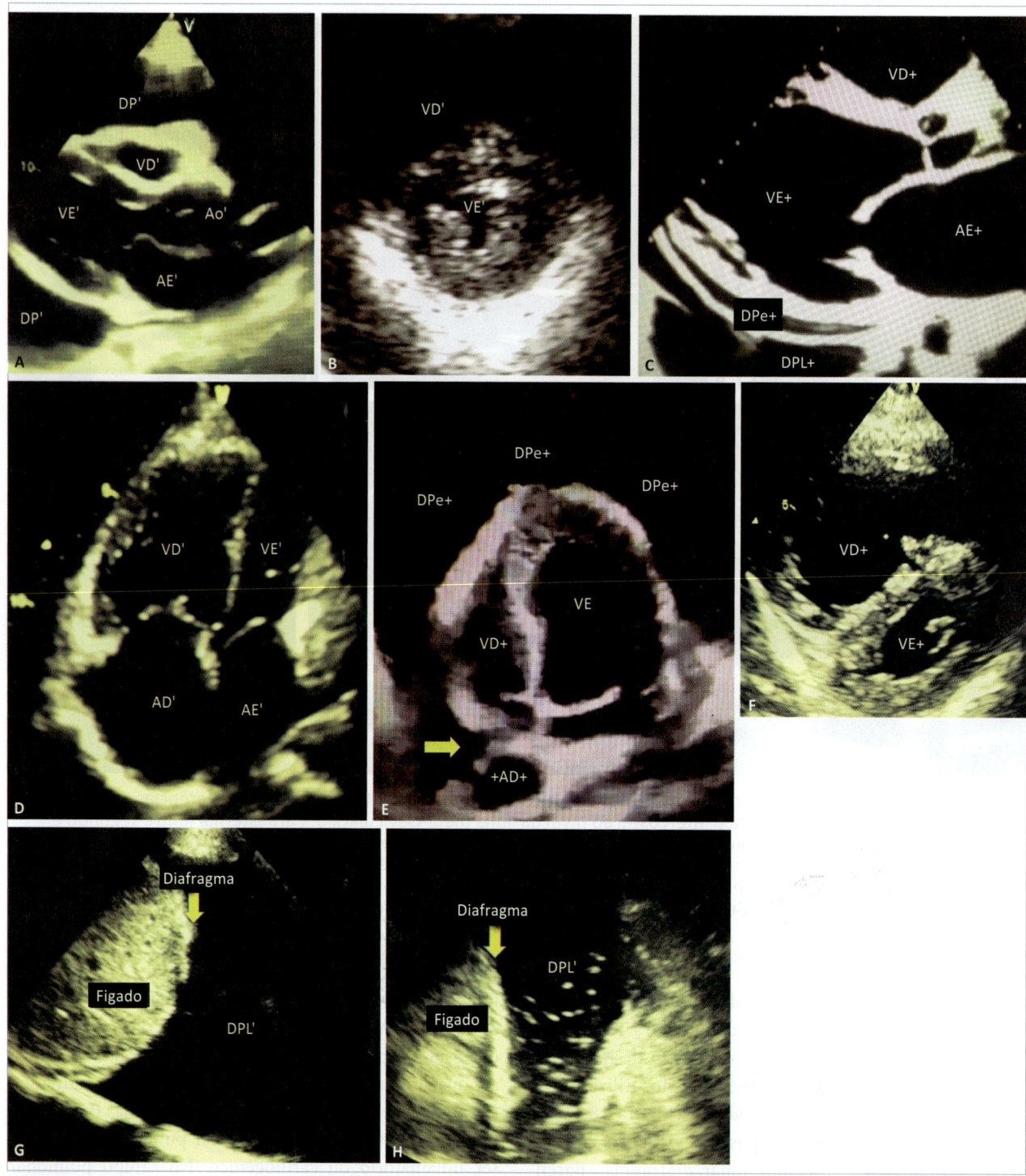

FIGURA 18.2. Imagens com alterações patológicas identificadas nas projeções básicas do protocolo FATE. (A), (B) e (C) Paraesternal longitudinal. (D) e (E) Apical 4 câmaras. (F) Paraesternal transversal. (G) e (H) Pleurodiafragmático. (A) Derrame pericárdico volumoso (DP). (B) Ventrículo esquerdo (VE) com obliteração luminal telessistólica ("sinal do beijo") sugestiva de hipercontratilidade e hipovolemia. (C) Aumento de ventrículo esquerdo associado a derrame pericárdico (DPe) ', anterior à aorta descendente (asterisco), além de derrame pleural (DPL) posterior à aorta descendente. (D) Aumento importante de ventrículo direito (VD) e átrio direito (AD). (E) Derrame pericárdico (DPe) importante com sinais de colabamento de câmaras direitas (ver seta). (F) Aumento de ventrículo direito com retificação do septo interventricular (movimento paradoxal do septo). (G) Derrame pleural volumoso de aspecto homogêneo. (H) Derrame pleural de aspecto heterogêneo com áreas de consolidação no parênquima pulmonar (à direita) e áreas de superfície irregular na transição parênquima pulmonar-derrame pleural ("sinal da colcha de retalhos").

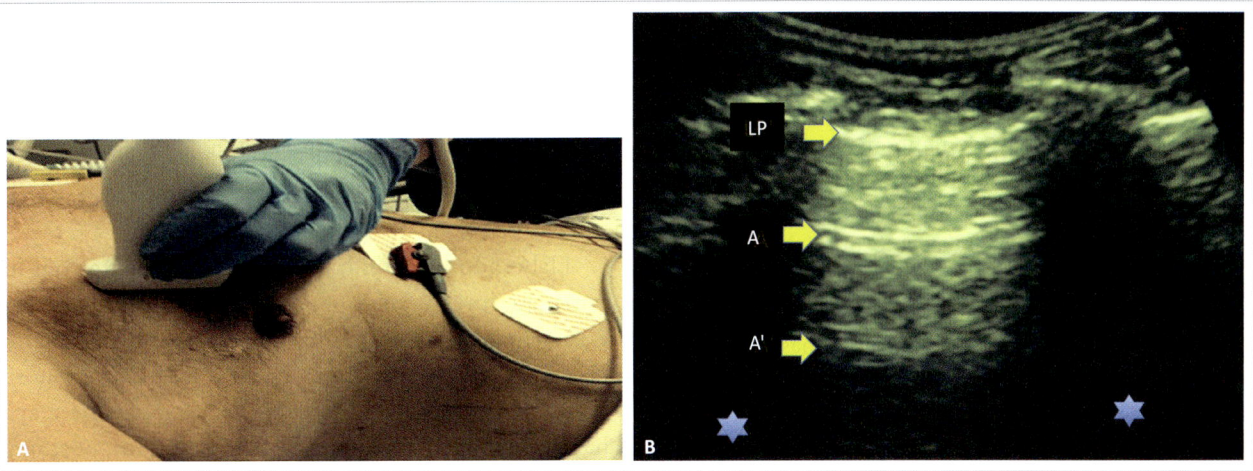

FIGURA 18.3. Ultrassonografia pulmonar normal. (A) Posicionamento do transdutor no tórax, perpendicular às costelas. (B) Exame do pulmão normal, em que se observam a linha pleural (LP), as linhas A e as sombras acústicas das costelas (asteriscos).

SINAIS ULTRASSONOGRÁFICOS DE PNEUMOTÓRAX

Existem dois sinais ultrassonográficos que podem sugerir a presença de pneumotórax (Figura 18.4):

- **Ausência de deslizamento pleural em alguns campos pulmonares:** alta sensibilidade, mas baixa especificidade. Pode estar presente em outras doenças, como pneumonia, fibrose pulmonar, doença pulmonar obstrutiva crônica (DPOC), SDRA.
- **Presença do ponto pulmonar:** alta especificidade, mas baixa sensibilidade. O ponto pulmonar é identificado pela presença de uma região com deslizamento pleural adjacente à outra região sem deslizamento pleural no mesmo campo pulmonar de observação. É o sinal patognomônico de pneumotórax na ultrassonografia pulmonar.

O deslizamento pleural (*lung sliding*) e o ponto pulmonar podem ser pesquisados tanto pelo modo bidimensional quanto pelo unidimensional (modo M). No modo M, a imagem do deslizamento pleural presente é descrita como "sinal da areia da praia", ao passo que a imagem do deslizamento pleural ausente é denominada de "sinal do código de barras" (Figura 18.4).[8]

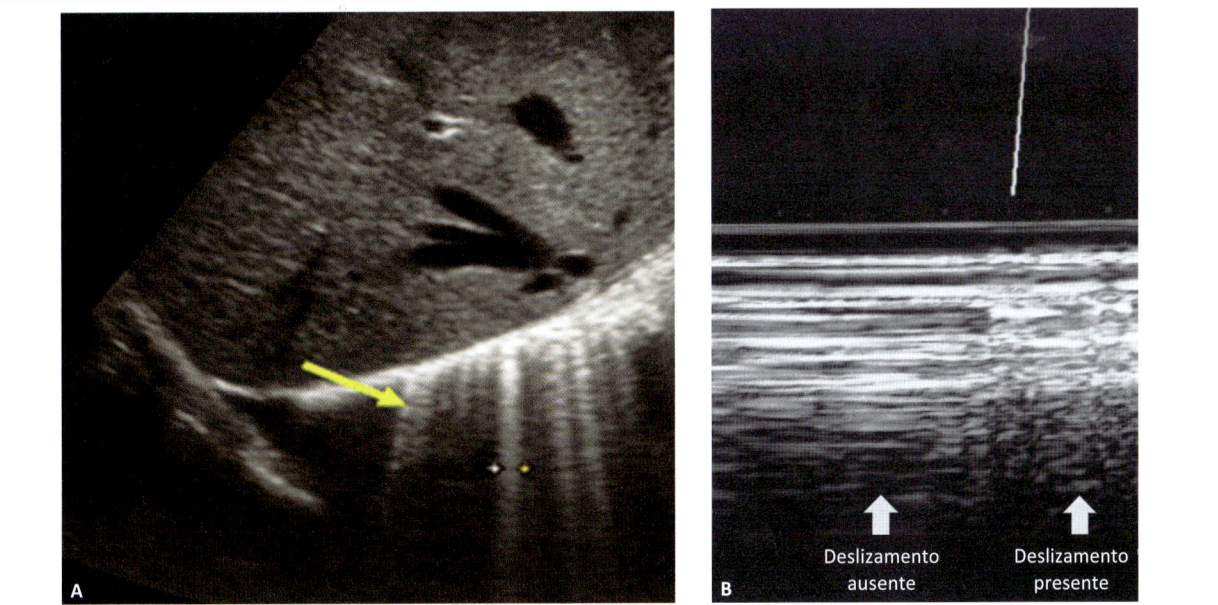

FIGURA 18.4. Imagens de ultrassonografia pulmonar patológica. (A) Visualiza-se um agrupado de linhas B na pleura diafragmática (ver setas), dispostas em sentido longitudinal e apagando as linhas A, compatíveis com edema intersticial pulmonar. (B) Imagem no modo M, em que se registra uma área de deslizamento pleural ("sinal da areia da praia") contígua a uma região sem deslizamento pleural ("sinal do código de barras"), compatível com pneumotórax.

A presença de deslizamento pleural ou linhas B em todos os campos pulmonares afasta a possibilidade de pneumotórax.

Seguindo o algoritmo do protocolo FALLS, caso não sejam encontrados sinais de tamponamento cardíaco, sobrecarga de câmaras direitas, pneumotórax e edema pulmonar, pode-se realizar expansão volêmica pela possibilidade de haver choque hipovolêmico ou séptico. Nesse sentido, é possível utilizar a ultrassonografia pulmonar ainda com o objetivo de estabelecer um limite de segurança por meio da monitorização do aparecimento de linhas B durante a ressuscitação volêmica. A vantagem da utilização da USG pulmonar, nesse cenário, é que as linhas B ultrassonográficas antecedem as manifestações clínica e radiográfica de congestão pulmonar.[8-9]

O PROTOCOLO FAST (FOCUSED ASSESSMENT WITH SONOGRAPHY IN TRAUMA)

Seu objetivo é detectar líquido livre intraperitoneal e pericárdico em um contexto de trauma. Nas aplicações estendidas do exame FAST (E-FAST), o líquido pleural e outros sinais de injúria torácica também podem ser avaliados (Figura 18.5).[10]

Apesar de a tomografia computadorizada (TC) ser considerada o padrão-ouro na avaliação de órgãos sólidos nesse contexto, algumas desvantagens devem ser ressaltadas, como a necessidade de transporte do paciente, a exposição à radiação e o custo mais alto.

O exame ultrassonográfico consegue detectar líquido livre no espaço de Morrisson (espaço hepatorrenal) a partir de cerca de 250 mL. É também um método mais barato, rápido, facilmente repetível e, além disso, segundo alguns estudos, confere maior especificidade para a laparotomia do que a lavagem peritoneal diagnóstica (LPD).[10-12]

TÉCNICA

O exame FAST é realizado com a utilização de quatro acessos (Figura 18.5):

1. Hepatorrenal ou espaço de Morrisson;
2. Esplenorrenal;
3. Pélvico ou espaço de Douglas;
4. Pericárdico ou subxifoide (subcostal).

O exame FAST foi inicialmente instituído para avaliação do trauma contuso, porém ele também pode ser utilizado no trauma penetrante, principalmente para pesquisa de hemopericárdio. Já no E-FAST, o objetivo é estendido para avaliar os ângulos costofrênicos e observar o movimento normal da pleura torácica com a respiração na linha hemiclavicular anterior.

É importante lembrar que o exame ecográfico não tem uma boa sensibilidade no diagnóstico de injúrias específicas de órgãos sólidos. A maioria dos pacientes vítimas de trauma, incluindo aqueles com suspeita de injúria intestinal ou diafragmática, necessitará de uma TC ou laparotomia exploradora para avaliação posterior, mais específica.[10-13]

O PROTOCOLO RUSH (RAPID ULTRASOUND IN SHOCK)

Elaborado no intuito de abordar o paciente com hipotensão, pressupondo que o sistema cardiovascular é semelhante a um sistema hidráulico, possuindo três componentes: a bomba injetora, os tubos e o reservatório (Quadro 18.1 e Figura 18.6). O primeiro passo é a avaliação do funcionamento da bomba (coração), buscando identificar sinais de tamponamento cardíaco, disfunção ventricular e sobrecarga de câmaras direitas, semelhante aos protocolos FATE e FALLS. O segundo item refere-se à avaliação do reservatório (volume intravascular efetivo), quanto ao seu enchimento (avaliação da variabilidade da veia cava inferior e veias jugulares internas), vazamento (protocolo FAST e pesquisa de linhas B mediante USG pulmonar) e comprometimento (pesquisa de pneumotórax pela USG pulmonar). O terceiro componente do protocolo é o sistema de tubos (vasos sanguíneos), sendo, então, investigadas a presença de dissecção de aorta torácica ou abdominal e a ocorrência de trombose venosa profunda dos membros inferiores.[14] Se um caso de tromboembolismo for suspeitado como causa do choque, a etapa seguinte deve ser uma avaliação da parte venosa dos "tubos". Uma vez que a maioria dos êmbolos pulmonares origina tromboses venosas profundas (TVP) das extremidades inferiores, o exame é direcionado para uma avaliação por compressão de determinadas áreas específicas do membro inferior, sendo mister o conhecimento anatômico venoso por parte do médico assistente. A ultrassonografia com compressão simples utiliza uma sonda linear de alta frequência para aplicar pressão direta sobre a veia, tem boa sensibilidade global para detecção de TVP. Uma veia normal entrará em completo colapso com uma simples compressão. Em contraste, a presença de um coágulo de sangue formará uma massa no interior do lúmen da veia impedindo o seu colapso, habitualmente o coágulo na fase aguda apresenta baixa ecogenicidade e não é visto, sendo a não compressibilidade da veia o sinal mais fidedigno de trombose nessa fase. O exame direcionado tem alta precisão para a avaliação de coágulo nas principais veias do membro inferior e pode ser realizado rapidamente. Devem ser avaliadas somente as veias até a poplítea. Se um trombo em extremidade superior é suspeitado clinicamente, as mesmas técnicas de compressão devem ser empregadas.[14-15]

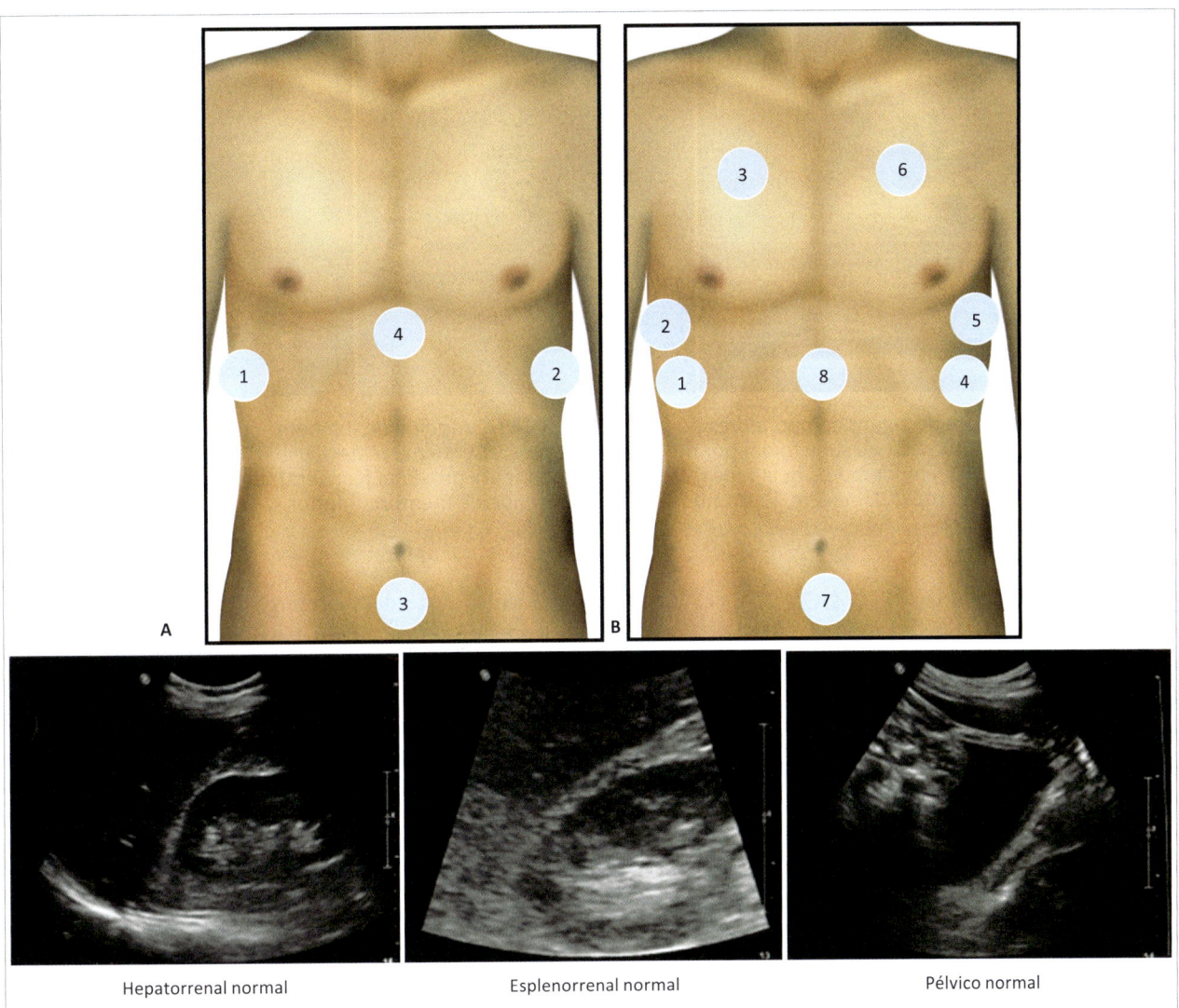

FIGURA 18.5. Imagens do protocolo FAST e E-FAST. (A) e (B) Referências anatômicas de posicionamento do transdutor. (A) 1: peri-hepático (hepatorrenal); 2: periesplênico (esplenorrenal); 3: pélvico (espaço de Douglas); 4: subxifoide (pericárdico). (B) 1: hepatorrenal; 2: transição diafragmática hepatopulmonar (linha axilar média entre 4º e 5º EICD); 3: linha hemiclavicular anterior direita (2º a 5º EICD); 4: esplenorrenal, 5: transição diafragmática esplenopulmonar (linha axilar média entre 4º e 5º EICE); 6: linha hemiclavicular anterior esquerda (2º a 5º EICE); 7: pélvico; 8: subxifoide.
EICD: espaço intercostal direito; EICE: espaço intercostal esquerdo.

QUADRO 18.1. Componentes do RUSH.

Exame RUSH	Hipovolêmico	Cardiogênico	Obstrutivo	Distributivo
Bomba	Coração hipercontrátil e pequeno	Coração hipocontrátil e aumentado	Derrame pericárdico importante, sobrecarga de AD/VD	VE hipercontrátil (fase inicial) VE hipocontrátil (fase tardia)
Tanque	VCI encolhida VJI encolhida Fluido peritoneal Fluido pleural	VCI distendida VJI distendida Linhas B Ascite, derrame pleural	VCI distendida VJI distendida Ausência de *lung slide*	VCI normal/encolhida VJI norma l/encolhida Exsudato pleural Exsudato peritoneal
Tubos	Aneurisma/dissecção de aorta	Normal	Trombose venosa profunda	Normal

Observam-se, em cada tipo de choque circulatório (colunas), as alterações detectadas em cada componente do sistema hidráulico humano (linhas).
VCI: veia cava inferior; VJI: veia jugular interna; AD: átrio direito; VD: ventrículo direito; VE: ventrículo esquerdo.

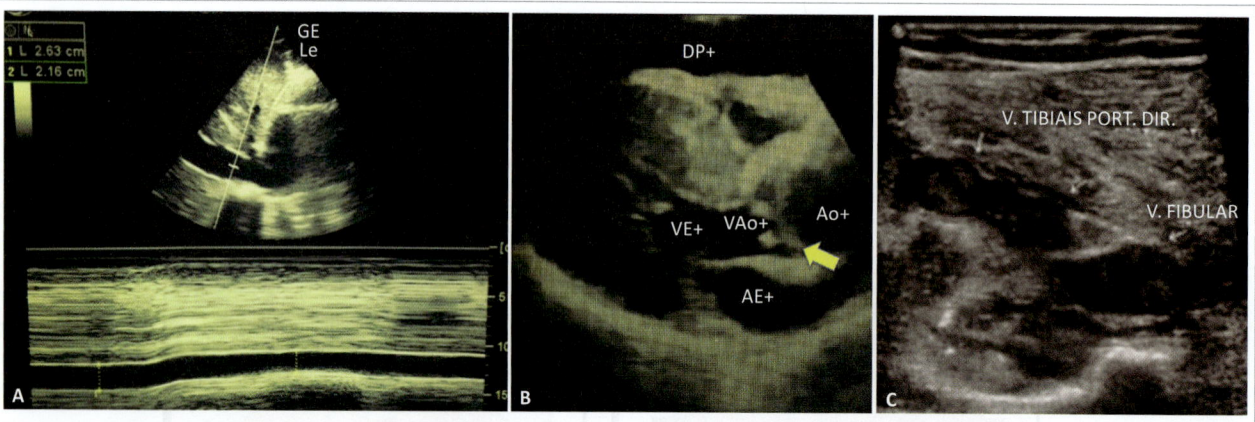

FIGURA 18.6. Imagens de alguns componentes do protocolo RUSH. (A) Medida do diâmetro máximo e mínimo da veia cava inferior (janela subcostal ou subxifoide) por meio do modo M. (B) Corte paraesternal longitudinal de paciente com derrame pericárdico (DP) moderado e delaminação da aorta ascendente proximal (ver seta) secundário à dissecção aguda de aorta ascendente. (C) Imagem de trombose venosa profunda de membro inferior.

Fonte: Imagem gentilmente cedida pelo Dr. Carlos Ventura, Hospital Israelita Albert Einstein – SP.

ALGORITMO DE MANEJO DO PACIENTE EM CHOQUE CIRCULATÓRIO GUIADO PELA ULTRASSONOGRAFIA

Diversos estudos na literatura demonstram a factibilidade da utilização do ecocardiograma/ultrassonografia por emergencistas e intensivistas para o reconhecimento de sinais que possam direcionar para a causa do choque circulatório, auxiliando no manejo diagnóstico e terapêutico.

Em um paciente com choque circulatório e sinais clínicos evidentes de hipovolemia, a conduta inicial mais apropriada, geralmente, é promover expansão volêmica inicial e avaliar a resposta. Caso haja alguma dúvida sobre a etiologia do choque ou a resposta hemodinâmica à ressuscitação volêmica inicial seja inadequada, o uso da ultrassonografia e da ecocardiografia poderá ajudar na identificação de causas potenciais de óbito, como hipovolemia, disfunção ventricular esquerda, sobrecarga de câmaras direitas, tamponamento pericárdico e pneumotórax. Uma descrição minuciosa do diagnóstico ecocardiográfico dessas alterações mencionadas está detalhada no Capítulo 55 – Abordagem hemodinâmica por meio da ecocardiografia, neste livro. A conduta seguinte poderá, então, ser traçada de acordo com o diagnóstico estabelecido, conforme o Quadro 18.2.

A ultrassonografia pode permitir ainda a investigação de sinais de infecção ou sangramento, seja pelo exame pulmonar ou abdominal.

O objetivo deste capítulo foi sumarizar as possibilidades de informações obtidas com a ultrassonografia realizada pelo emergencista e intensivista, em seus diferentes modos, no paciente com choque circulatório, baseado nas evidências científicas atuais. Importante ressaltar que tais informações devem ser utilizadas sempre fundamentadas na interpretação adequada do contexto clínico.

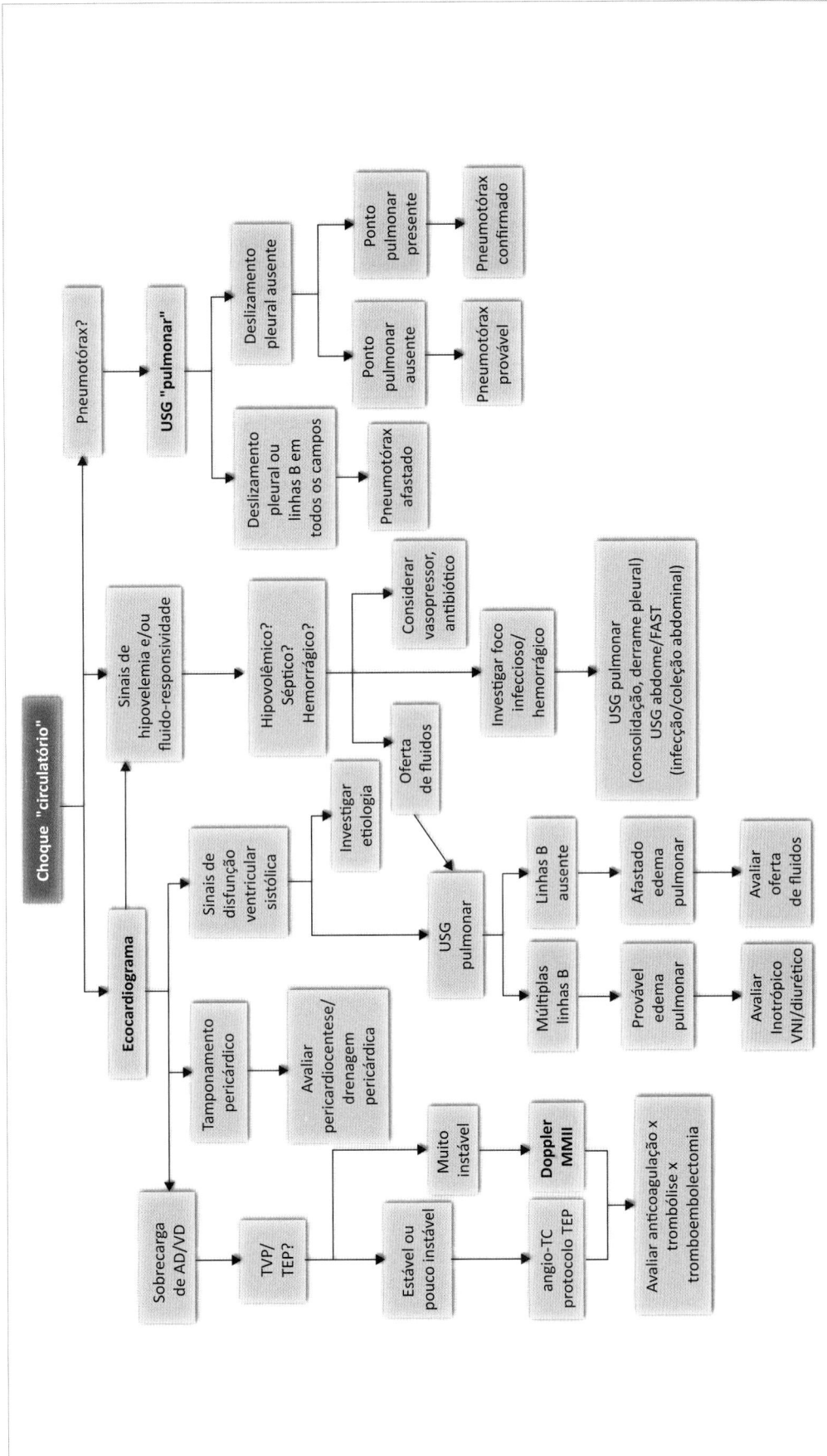

QUADRO 18.2. Algoritmo de abordagem do paciente com choque circulatório por meio da utilização da ultrassonografia (ecocardiografia, USG pulmonar, USG abdominal, Doppler de membros inferiores).

O algoritmo incorpora os protocolos FATE, RUSH, FALLS e BLUE. A avaliação ecocardiográfica busca identificar sinais sugestivos de tamponamento cardíaco, embolia pulmonar, disfunção sistólica ventricular e hipovolemia. A USG pulmonar detecta sinais de edema intersticial pulmonar, consolidação, derrame pleural e pneumotórax. A complementação da avaliação é realizada com USG de abdome/protocolo FAST.

Lung sliding: deslizamento pleural; TVP: trombose venosa profunda; TEP: tromboembolismo pulmonar.

REFERÊNCIAS BIBLIOGRÁFICAS

1. Via G, Hussain A, Wells M, Reardon R, ElBarbary M, Noble VE, et al. International Evidence-Based Recommendations for Focused Cardiac Ultrasound. J Am Soc Echocardiogr. 2014;27(7):683.e1-683.e33.
2. Labovitz AJ, Noble VE, Biering M, Goldstein SA, Jones R, Kort S, et al. Focused Cardiac Ultrasound in the Emergent Setting: A Consensus Statement of the American Society of Echocardiography and American College of Emergency Physicians. J Am Soc Echocardiogr. 2010;23:1225-30.
3. Mandavia DP, Hoffner RJ, Mahaney K, Henderson SO. Bedside echocardiography by emergency physicians. Ann Emerg Med. 2001;38:377-82.
4. Leung J, Levine E. Left ventricular end-systolic cavity obliteration as an estimate of intraoperative hypovolaemia. Anaesthesiology. 1994;81:1102-9.
5. Tsang T, Barnes M, Hayes S, Freeman WK, Dearani JA, Butler SI, et al. Clinical and echocardiographic characteristics of significant pericardial effusions following cardiothoracic surgery and outcomes of echo-guided pericardiocentesis for management: Mayo Clinic experience, 1979–1998. Chest. 1999;116:322-31.
6. Lichtenstein D, Menu Y. A bedside ultrasound sign ruling out pneumothorax in the critically ill: lung sliding. Chest. 1995;108:1345-8.
7. Rowan KR, Kirkpatrick AW, Liu D, Forkheim KE, Mayo JR, Nicolaou S. Traumatic pneumothorax detection with US: correlation with chest radiography and CT – initial experience. Radiology. 2002;225(1):210-4.
8. Lichtenstein DA, Mezière GA. Relevance of lung ultrasound in the diagnosis of acute respiratory failure: the BLUE protocol. Chest. 2008;134:117-25.
9. Lichtenstein DA. FALLS-protocol: lung ultrasound in hemodynamic assessment of shock. Heart Lung Vessel. 2013;5(3):142-7.
10. Scalea TM, Rodriguez A, Chiu WC, Brenneman FD, Fallon WF Jr, Kato K, et al. Focused Assessment with Sonography for Trauma (FAST): results from an international consensus conference. J Trauma. 1999;46(3):466-72.
11. Kirkpatrick AW, Sirois M, Laupland KB, Liu D, Rowan K, Ball CG, et al. Hand-held thoracic sonography for detecting post-traumatic pneumothoraces: The Extended Focused Assessment with Sonography for Trauma (EFAST). J Trauma. 2004;57(2):288-95.
12. Henneman PL, Marx JA, Moore EE, Cantrill SV, Ammons LA. Accuracy in predicting necessary laparotomy following blunt and penetrating trauma. J Trauma. 1990;30:1345-55.
13. Flato UAP, Guimarães HP, Lopes RD, Valiatti JL, Falto EM, Lorenzo RG. Usefulness of Extended-FAST (E-FAST-Extended Focused Assessment with Sonography for Trauma) in critical care setting. Rev Bras Ter Intensiva. 2010;22(3):291-9.
14. Perera P, Mailhot T, Riley D, Mandavia D. The RUSH exam: rapid ultrasound in SHock in the evaluation of the critically Ill. Emerg Med Clin North Am. 2010;28(1):29-56.
15. Pomero F, Dentali F, Borretta V, Bonzini M, Melchio R, Douketis JD, et al. Accuracy of emergency physician-performed ultrasonography in the diagnosis of deep-vein thrombosis: a systematic review and meta-analysis. Thromb Haemost. 2013;109(1):137-45.

CAPÍTULO 19

APLICAÇÕES DA ULTRASSONOGRAFIA NOS PACIENTES EM CHOQUE CIRCULATÓRIO
INVESTIGAÇÃO ADICIONAL DE FOCO INFECCIOSO/HEMORRÁGICO

Francisco de Assis Cavalcante Júnior
Dalton de Souza Barros
Rodrigo Gobbo Garcia

DESTAQUES

- Após uma avaliação ultrassonográfica inicial do choque, focada nos protocolos de atendimento emergenciais já discutidos no capítulo 18 deste livro, a ultrassonografia ganha um papel de importância na investigação adicional de foco infeccioso/hemorrágico nos pacientes com choque.
- O objetivo passa a ser buscar imagens compatíveis com processo inflamatório ou infeccioso em evolução, que expliquem, pelo menos em parte, o choque.
- Faz-se agora uma varredura específica, buscando sinais diretos de infecção/inflamação em si, ou seja, a causa do choque, e não mais os sinais indiretos discutidos em outro capítulo desta obra, como líquido livre, afilamento da veia cava etc.
- As principais causas de choque causadas por processos inflamatórios e/ou infecciosos detectáveis à ultrassonografia à beira do leito são discutidas adiante, com seus achados principais e mais típicos.
- Essa investigação adicional é tecnicamente mais complexa e com frequência necessita de um profissional habilitado no método, como radiologistas ou outros profissionais com experiência ultrassonográfica.

INTRODUÇÃO

A ultrassonografia pode ser utilizada também no paciente em choque circulatório com o intuito de buscar imagens compatíveis com processo inflamatório ou infeccioso em evolução, embora tal uso requeira usualmente a ajuda de um profissional com grau maior de experiência com o método.[1]

FÍGADO

As doenças hepáticas mais frequentes constituem lesões com história natural mais crônica. Entre as doenças agudas que afetam diretamente o paciente grave está o abscesso hepático.[2]

ABSCESSO PIOGÊNICO

Geralmente é um evento secundário a um processo infeccioso de fonte intestinal, como apendicite ou diverticulite. Quando múltiplo, pode ser disseminado via hematogênica, colangite ascendente ou superinfecção de tecido necrótico. Quando solitário, pode ter causa criptogênica e muitas vezes não ter causa definida. Os abscessos piogênicos podem ser classificados em microabscesso (< 2 cm), que pode coalescer e geralmente ocorrer em pacientes imunodeprimidos, ou macroabscesso (lesões maiores).[3]

ABSCESSO AMEBIANO

Causado pela *Entamoeba hystolitica*. A ultrassonografia faz o diagnóstico de abscesso hepático em 90% dos casos. Seu aspecto é muito variável, mas o abscesso se destaca no parênquima hepático normal como uma formação arredondada, hipoecogênica e heterogênea (Figura 19.1). Os macroabscessos também podem ser observados como formações que variam de hipo a hiperecoicas com septações ou diferentes graus de ecos internos e debris, nos quais podemos observar que seus movimentos são de acordo com os movimentos respiratórios. Quando o abscesso apresenta gás no interior, determina intensa sombra acústica linear ou artefatos de reverberação. Os

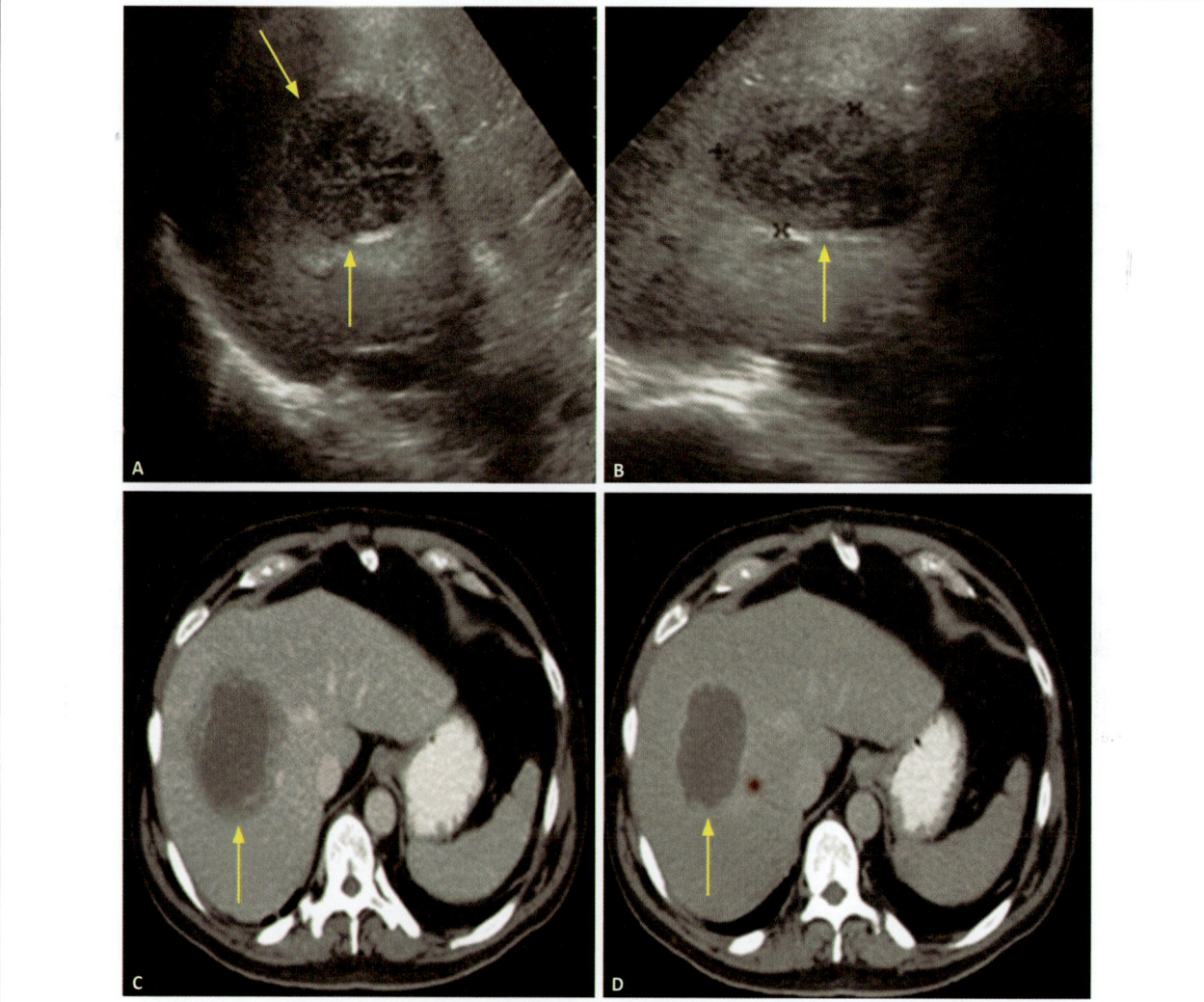

FIGURA 19.1. Abscesso hepático. Ultrassonografia em cortes transversal (A) e longitudinal (B), demonstrando lesão hipoecogênica (setas) no lobo hepático direito, em paciente de 52 anos, com febre e dor no hipocôndrio direito. Em (C) e (D), cortes tomográficos nas fases portal e tardia, evidenciando lesão hipoatenuante hepática.

principais diagnósticos diferenciais que devem ser realizados com a ultrassonografia são tumor hepático necrosado ou hemorrágico, hematomas ou cisto hemorrágico.[3-4]

VESÍCULA BILIAR

A colecistite aguda é um processo inflamatório agudo da parede da vesícula biliar. Ocorre em um terço dos pacientes com cálculo na vesícula biliar, e 90% a 95% destas ocorre por cálculo obstrutivo no ducto cístico ou no colo da vesícula biliar, mas também pode ser por lama biliar ou tumor. A ultrassonografia constitui a primeira modalidade de imagem para a avaliação do paciente com suspeita de colecistite aguda. Os achados ultrassonográficos incluem: colelitíase, distensão da vesícula biliar, espessamento de suas paredes (> 3 mm), presença de líquido no espaço pericolecístico, gás na vesícula biliar, além do sinal sonográfico de Murphy positivo, que possui valor preditivo positivo de 92% e valor preditivo negativo de 95,2%, no caso de ausência de cálculo e do sinal (Figura 19.2).

Os achados ultrassonográficos mais sensíveis são a colecistite associada à presença de cálculo e sinal de Murphy positivo. O espessamento das paredes da vesícula biliar e o líquido pericolecístico não são sensíveis nem específicos, já que ambos podem ter várias outras causas. Os diagnósticos diferenciais incluem: coledocolitíase, pancreatite, úlcera péptica, hepatite aguda, abscesso hepático, neoplasia hepática com complicação, pneumonia e doença cardíaca.

COLECISTITE AGUDA ACALCULOSA

Ocorre quando há colecistite aguda na ausência de cálculos obstruindo o ducto cístico ou o ducto biliar comum (Figura 19.3). Acredita-se que a etiologia seja a isquemia da

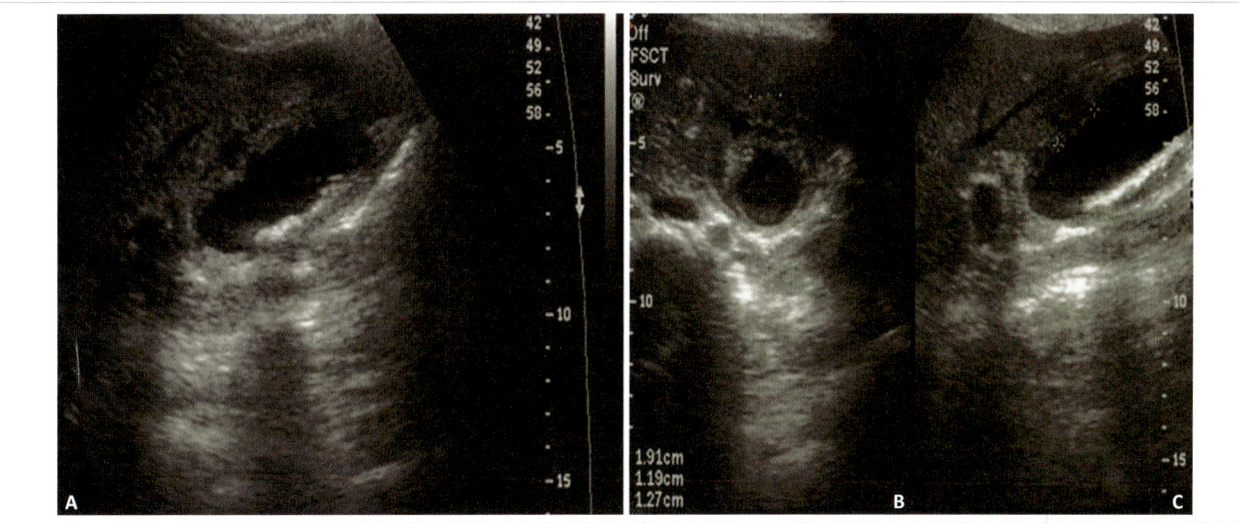

FIGURA 19.2. Colecistite aguda. Perfuração da vesícula biliar com descontinuidade da parede e coleção pericolecística. Corte longitudinal em (A) e (C); corte transversal em (B).

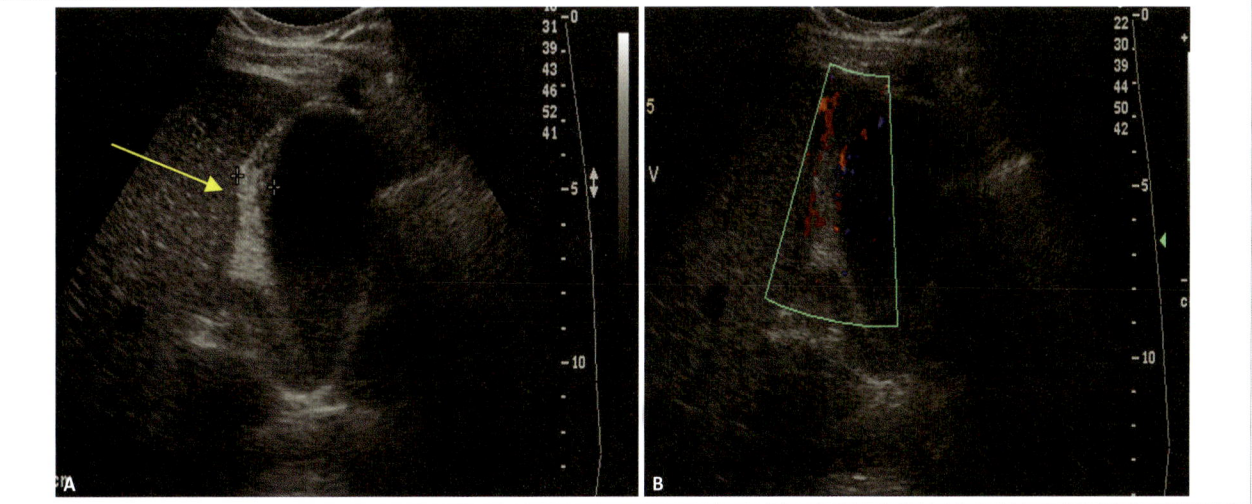

FIGURA 19.3. Colecistite alitiásica. Paciente com quadro clássico de internação prolongada, com dor em hipocôndrio direito e sinais de espessamento parietal da vesícula (A) (seta) e hiperfluxo ao estudo Doppler (B).

parede, podendo causar gangrena. As características sonográficas não são específicas e podem ser as mesmas da colecistite aguda. A cintilografia é mais sensível, mas também é propensa a resultados falso-positivos.

COMPLICAÇÕES DA COLECISTITE AGUDA

Colecistite gangrenosa

É a complicação mais frequente da colecistite aguda. Ocorre em razão do aumento da pressão intraluminal, o que determina isquemia da parede vesicular e necrose, podendo levar a abscessos parietais e perfuração (10% dos casos), se não diagnosticado e tratado cirurgicamente com urgência. O sinal sonográfico de Murphy é negativo em 66% dos casos, provavelmente por denervação da parede vesicular.

Colecistite enfisematosa

É uma forma rara de colecistite aguda, causada pela infecção da parede da vesícula biliar por bactérias produtoras de gás, obstruindo a artéria cística e determinando a isquemia. Em aproximadamente 40% dos casos, são pacientes diabéticos. A colelitíase não é vista como um fator patogênico, a gangrena é comum e a incidência de perfuração é alta (cinco vezes maior). A aparência ultrassonográfica pode ser característica, com focos hiperecogênicos com artefato em cauda de cometa e sombra suja no interior e na parede da vesícula biliar, que são fortemente sugestivos de gás. Deve-se ter o cuidado em diferenciar a imagem de gás com cálculos ou calcificações – e o paciente com colecistite enfisematosa tem grande quantidade de gás no lúmen da vesícula biliar, os quais produzem uma sombra com reverberação característica. Em muitos casos, a tomografia computadorizada é mais sensível para detectar o gás na parede ou no lúmen. A colecisitite enfisematosa é uma emergência cirúrgica.[5]

PÂNCREAS

O pâncreas, dentro da abordagem ultrassonográfica do abdome, é o órgão que exige do examinador maior habilidade e treinamento em anatomia, por causa das relações anatômicas do pâncreas com o estômago e o colo – o que aumenta sobremaneira a necessidade de o exame ser executado de forma sistematizada para reduzir os diagnósticos errôneos, principalmente os falso-negativos.

Serão abordadas, a seguir, algumas situações em que a utilização da ultrassonografia é imperiosa.

PANCREATITE AGUDA

Em geral, o exame físico e os dados laboratoriais são suficientes para o diagnóstico da pancreatite aguda. Os métodos de imagem apresentam papel de destaque na busca da etiologia (ultrassonografia) e no estadiamento (tomografia computadorizada) da doença.

Aspectos etiológicos

A ultrassonografia assume papel fundamental, uma vez que a litíase biliar responde por cerca de 50% dos casos, e o método tem reconhecida vantagem para este diagnóstico em relação ao estudo tomográfico e a outras modalidades de imagem.

A pancreatite idiopática é catalogada como a terceira condição mais frequente entre as pancreatites e tem sido associada em 65% a 75% à microlitíase biliar.[6] O exame ultrassonográfico abdominal com equipamentos de alta resolução e a ecoendoscopia têm se mostrado de grande valor na identificação da microlitíase, e a pancreatite aguda não deve ser considerada sem causa aparente antes da realização desses exames.

Estadiamento clínico

Cumpre ao médico ultrassonografista conhecimento adequado dos dados clínicos e laboratoriais desta condição para haver prévio planejamento da estratégia de exame e a busca de achados em perspectiva adequada. Quanto mais grave a forma da pancreatite, maior a importância do exame e também a dificuldade para o examinador – pelas condições locais, dor, contratura da musculatura abdominal e incapacidade de colaborar do paciente.

Os dois principais sistemas de classificação clínica da pancreatite aguda são os critérios de RANSON e o sistema APACHE II (Acute Physiology and Chronic Health Evaluation), amplamente conhecidos no meio médico.

A graduação da pancreatite vai permitir classificá-la entre as formas leve ou grave. Importante destacar que essas duas formas de apresentação clínica da pancreatite não são formas evolutivas da mesma doença, mas sim formas distintas de apresentação, sendo infrequente a evolução da forma leve para a forma grave.

Pancreatite aguda leve

Sendo essa forma autolimitada, o papel dos métodos de imagem fica restrito aos casos de diagnóstico duvidoso ou em que não houve melhora em 48 a 72 horas.

A principal aplicação da ultrassonografia nesses casos reside na identificação de fatores causais (como a litíase biliar) e também na possibilidade do estudo de alterações da glândula.

As características ultrassonográficas na pancreatite leve incluem um espectro de alterações em que podem ser destacados alguns aspectos:

- Pâncreas ecograficamente normal pode ocorrer em até 20% a 30% dos casos.
- O achado mais comum é de aumento glandular difuso com redução da ecogenicidade do parênquima pancreático, podendo ocorrer também alteração textural focal. O ducto de Wirsung pode estar dilatado, o que ocorre mais comumente associado a cálculo na papila duodenal ou em razão de papilite determinada pela passagem de cálculo (Figura 19.4).
- Podemos encontrar também casos de aumento focal ou difuso das dimensões pancreáticas, sem alteração da ecogenicidade.

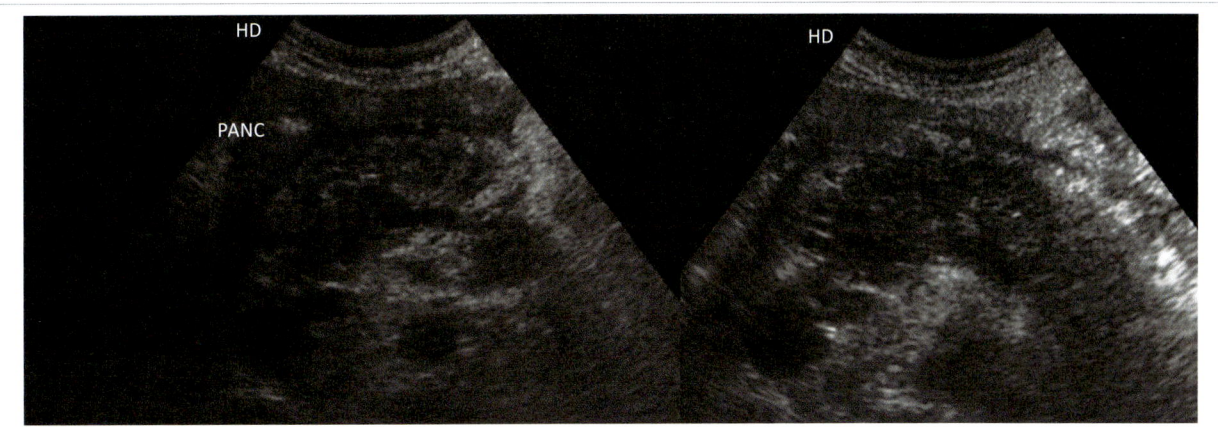

FIGURA 19.4. Imagens ultrassonográficas com transdutor convexo na altura do epigástrio mostra pâncreas com aumento difuso de suas dimensões e redução da ecogenicidade do parênquima.

- Além disso, o exame permite a identificação de pequenas coleções líquidas peripancreáticas ou na pequena cavidade dos omentos.[6]

Pancreatite aguda grave

A pancreatite aguda grave é mais frequentemente consequência do desenvolvimento de necrose pancreática. Requer procedimentos de imagem e muitas vezes condutas cirúrgicas. O exame ultrassonográfico mostra-se extremamente útil, com um amplo espectro de achados. Nesse contexto, também se destacam o uso do contraste ultrassonográfico, que poderá indicar áreas de necrose, além da radiologia intervencionista, permitindo guiar em tempo real punções diagnósticas e drenagens de coleções quando indicado.

A tomografia computadorizada constitui o método definitivo para o diagnóstico de tecido pancreático não viável, ocorrendo nessa situação ausência de realce pelo meio de contraste das áreas de necrose, além de estar indicada nesses casos para o estadiamento[7-8] (Figura 19.5).

Coleções fluidas agudas

São as complicações mais frequentes da pancreatite aguda grave, ocorrendo em 30% a 50% dos casos. Quando não se resolvem espontaneamente, representam o ponto inicial de desenvolvimento dos pseudocistos agudos e dos abscessos. Muitas vezes, essas coleções podem assumir aspectos heterogêneos, com conteúdo ecogênico, comumente relacionado à infecção ou hemorragia.

Pseudocistos agudos de origem pancreática

A maioria dos pseudocistos que ocorrem na evolução da pancreatite aguda grave não é palpável e é descoberta nos exames de diagnóstico por imagem. Podem ter localização extra ou intrapancreática e não é necessário estabelecimento de conexão com o pâncreas para seu diagnóstico, podendo ocorrer nas mais diferentes topografias.

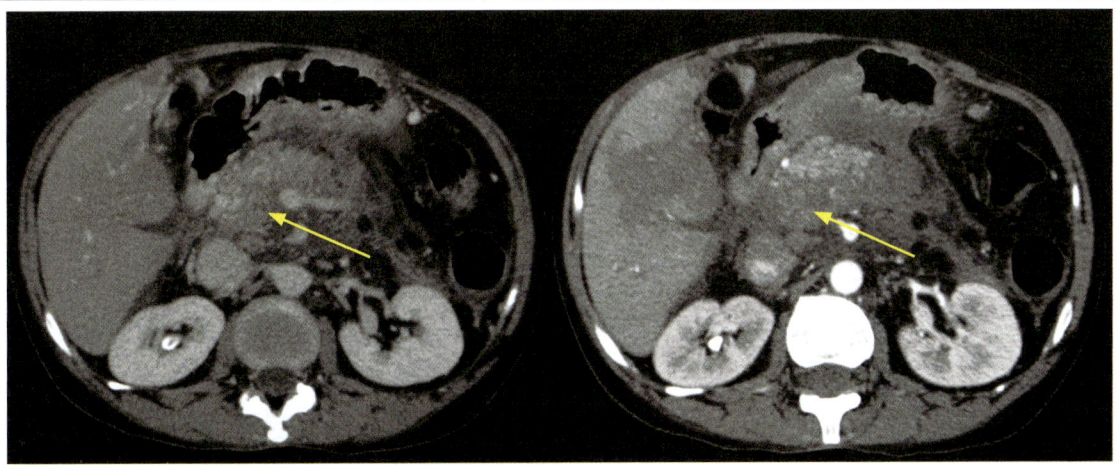

FIGURA 19.5. Imagens tomográficas no plano axial, em fases pós-contraste, mostram pâncreas com dimensões aumentadas (a cauda pancreática não é visualizada nessas imagens), parênquima difusamente heterogêneo com áreas hipocontrastantes que sugerem necrose. Notam-se ainda extensa densificação dos planos gordurosos paripancreáticos e líquido peripancreático, sem caracterizar coleções organizadas.

Abscesso pancreático

Conceitualmente o abscesso pancreático teria origem em área limitada de necrose com consequente liquefação e infecção secundária. A necrose pancreática infectada teria área de necrose proporcionalmente maior e aparecimento mais precoce.

O padrão ultrassonográfico usual é de coleção de conteúdo espesso na loja pancreática ou nos compartimentos peripancreáticos, que podem apresentar gás em seu interior. Tem importância clínica o diagnóstico diferencial com necrose infectada, pois esta última apresenta mortalidade duas vezes maior que o abscesso, exigindo frequentemente conduta cirúrgica.

Complicações vasculares

A artéria esplênica por sua contiguidade com o pâncreas é o vaso mais comumente acometido na pancreatite. Os pseudoaneurismas ocorrem em até 10% dos pacientes com pancreatite.

O exame ultrassonográfico pode muitas vezes ser o primeiro em pacientes graves e acamados com pancreatite e aumento súbito da dor abdominal. Os achados ultrassonográficos que sugerem envolvimento vascular são:

1. Rápido alargamento de formação cística pancreática;
2. Alteração súbita na ecogenicidade de formação cística pancreática;
3. Presença de massa pancreática com componente cístico;
4. Crescente ecogênico na periferia de massa cística;
5. Demonstração de turbulência dentro da formação cística ao estudo B convencional.

Nessas ocasiões, o estudo Doppler é imperativo e decisivo para demonstrar fluxo dentro da formação cística.

A trombose de tributárias peripancreáticas da veia porta é uma complicação frequente da pancreatite aguda grave. Nesse circuito, a veia esplênica é a mais acometida. A trombose venosa pode acometer a junção esplenomesentérica, veia mesentérica superior, veia porta e seus ramos. Quando ocorre envolvimento de múltiplos segmentos venosos, o diferencial com carcinoma de pâncreas deverá ser extensivamente investigado.

O estudo ultrassonográfico deverá incluir técnica Doppler e poderá ser utilizado contraste ultrassonográfico no estudo de casos duvidosos para a demonstração da trombose.[7-9]

BAÇO

Na investigação diagnóstica do paciente na urgência e na emergência, alguns achados ultrassonográficos da avaliação esplênica poderão contribuir com a formulação de uma hipótese ou algumas vezes definir um diagnóstico e conduta.

LESÕES FOCAIS

A rotura de cistos esplênicos pode ser uma causa rara de hemoperitônio maciço e levar o paciente a um quadro de choque. A maioria dos cistos esplênicos tem etiologia pós-traumática. Ao exame ultrassonográfico podem apresentar reforço acústico posterior menos evidente do que o que se costuma ver em cistos hepáticos ou renais, por exemplo, e podem apresentar calcificações parietais em até 40% dos casos.

Outra lesão focal de grande relevância nos pacientes em UTI são os abscessos. Os abscessos bacterianos podem acometer o baço através de disseminação hematogênica, por contiguidade ou ser resultado de um hematoma infectado. Apresentam alta mortalidade e o aspecto geralmente é de lesão cística de paredes mal definidas, conteúdo espesso e gás em seu interior, que pode gerar hiperecogenicidade com sombra suja. Os microabscessos acometem pacientes imunocomprometidos, apresentando-se como múltiplas lesões hipoecogênicas, menores que 2 cm, e podem ter etiologia fúngica (Cândida, *Aspergillus*, *Criptococcus*, Histoplasma), tuberculosos, por *P. Jiroveci* ou citomegalovírus. Nesse ponto, entra outra importante aplicação da ultrassonografia, uma vez que está indicada a drenagem guiada desses abscessos (Figura 19.6), impedindo que muitos pacientes necessitem de esplenectomia.

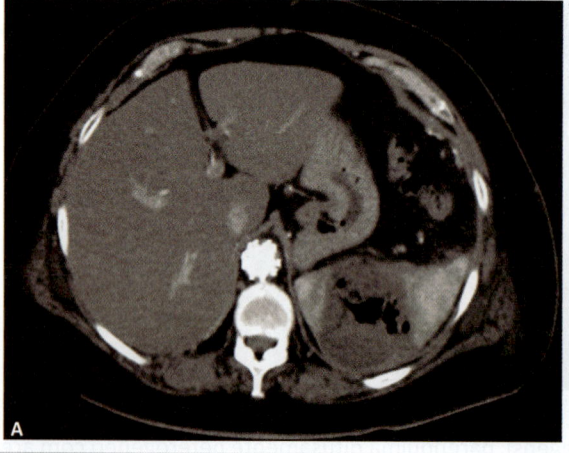
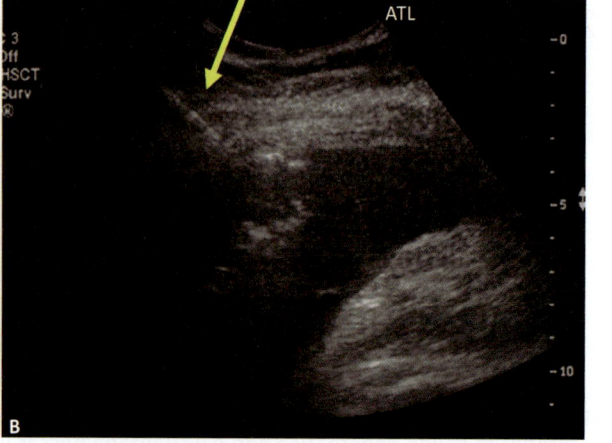

FIGURA 19.6. (A) Corte tomográfico axial mostrando coleção intraesplênica com gás em seu interior. (B) Drenagem da coleção guiada por ultrassonografia. A seta mostra a agulha visualizada em tempo real.

INFARTO ESPLÊNICO

Pode ser incluído como diagnóstico diferencial das lesões esplênicas focais. O estudo com Doppler colorido poderá mostrar a ausência de fluxo na área, porém é importante destacar que a presença de fluxo não exclui o diagnóstico, uma vez que pode já ter havido reperfusão no momento do exame. Em alguns casos, os infartos também podem apresentar-se como lesões focais nodulares. A tendência é que as áreas de infarto evoluam com fibrose, tornando-se mais ecogênicas que o parênquima adjacente.

TRAUMA

O baço é o principal órgão acometido nos traumas abdominais fechados. Se a cápsula esplênica permanece intacta, podem se formar hematomas intraparenquimatosos ou subcapsulares (Figura 19.7). A ruptura da cápsula pode ser causa de hematoma intraperitoneal, devendo-se ficar atento para a avaliação dos recessos peritoneais.

O aspecto ultrassonográfico do sangue vai variar de acordo com o tempo decorrido do sangramento. O sangue na fase aguda apresenta aspecto líquido, formando coleções hipoecogênicas em relação ao parênquima esplênico. A partir de 24 a 48 horas o sangue torna-se mais hiperecogênico, o que pode dificultar sua diferenciação em relação ao parênquima do órgão. A utilização do Doppler colorido pode ser útil ao caracterizar a ausência de fluxo na área do hematoma. Em casos mais graves podem ser caracterizadas a laceração ou ruptura do parênquima (Figura 19.8). Alguns sinais que podem auxiliar a caracterização de lacerações são a presença do coágulo sentinela e a identificação de sangramento ativo.

Em muitos casos de trauma pode não ser possível a identificação do local da lesão, seja no baço ou em outro órgão abdominal, sendo a visualização de líquido livre na cavidade abdominal evidência suficiente para se prosseguir a investigação[10] (Figura 19.8C).

RINS

A infecção do trato urinário é a doença urológica mais comum em pronto atendimento. Os exames de imagem são reservados para os pacientes que não respondem ao tratamento medicamentoso e para a avaliação das complicações, como formação de abscessos, pielonefrite aguda, pielonefrite xantogranulomatosa, pielonefrite enfisematosa, cicatriz crônica e falência renal. Os fatores de risco são principalmente os que determinam obstrução, como cálculo ou hiperplasia prostática benigna, mas também o refluxo vesicoureteral.

PIELONEFRITE AGUDA

A ultrassonografia é útil na avaliação de hidronefrose e presença de cálculos no sistema pielocalicinal em pacientes com diagnóstico de pielonefrite.

Os achados ultrassonográficos são o aumento das dimensões renais, hidronefrose, nefrolitíase, perda da diferenciação corticomedular e heterogeneidade do parênquima.

No caso de abscesso renal, é observada uma massa bem definida, com margens irregulares que pode ser anecogênica ou altamente ecogênica, e, neste caso, pode ser confundida com neoplasia renal (Figura 19.9). O uso de Doppler com harmônica associado ao contraste com microbolhas pode aumentar a sensibilidade do método.[11-12]

PIONEFROSE

Presença de pus no sistema coletor, mais frequentemente devido a uma obstrução. Em adultos jovens, a obstrução da junção ureteropélvica e cálculos são mais comuns, e em

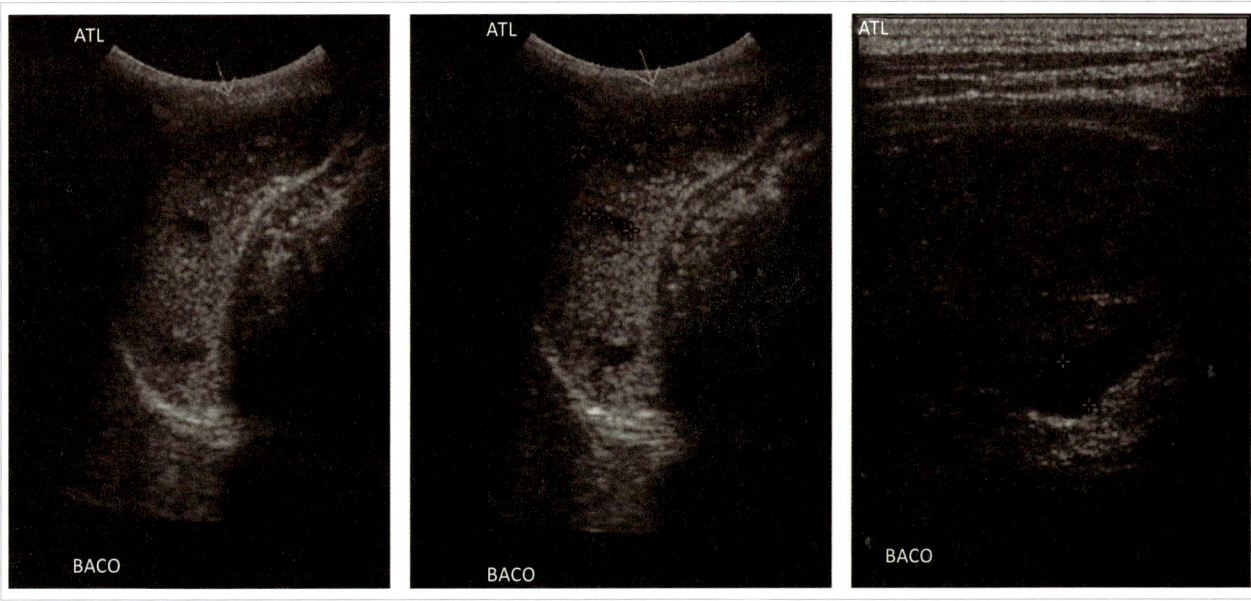

FIGURA 19.7. Paciente masculino, 8 anos, com história de trauma abdominal fechado. Notam-se múltiplas áreas hipoatenuantes compatíveis com hematomas intraparenquimatosos e coleção subcapsular.

idosos, a obstrução ureteral maligna. Constitui a principal urgência urológica em virtude da alta taxa de mortalidade (25%) e frequência de choque séptico (40%). Na ultrassonografia, observamos hidronefrose com ou sem hidroureter, gases, cálculos e conteúdo espesso no sistema coletor, com debris em suspensão e nível líquido.[12-13]

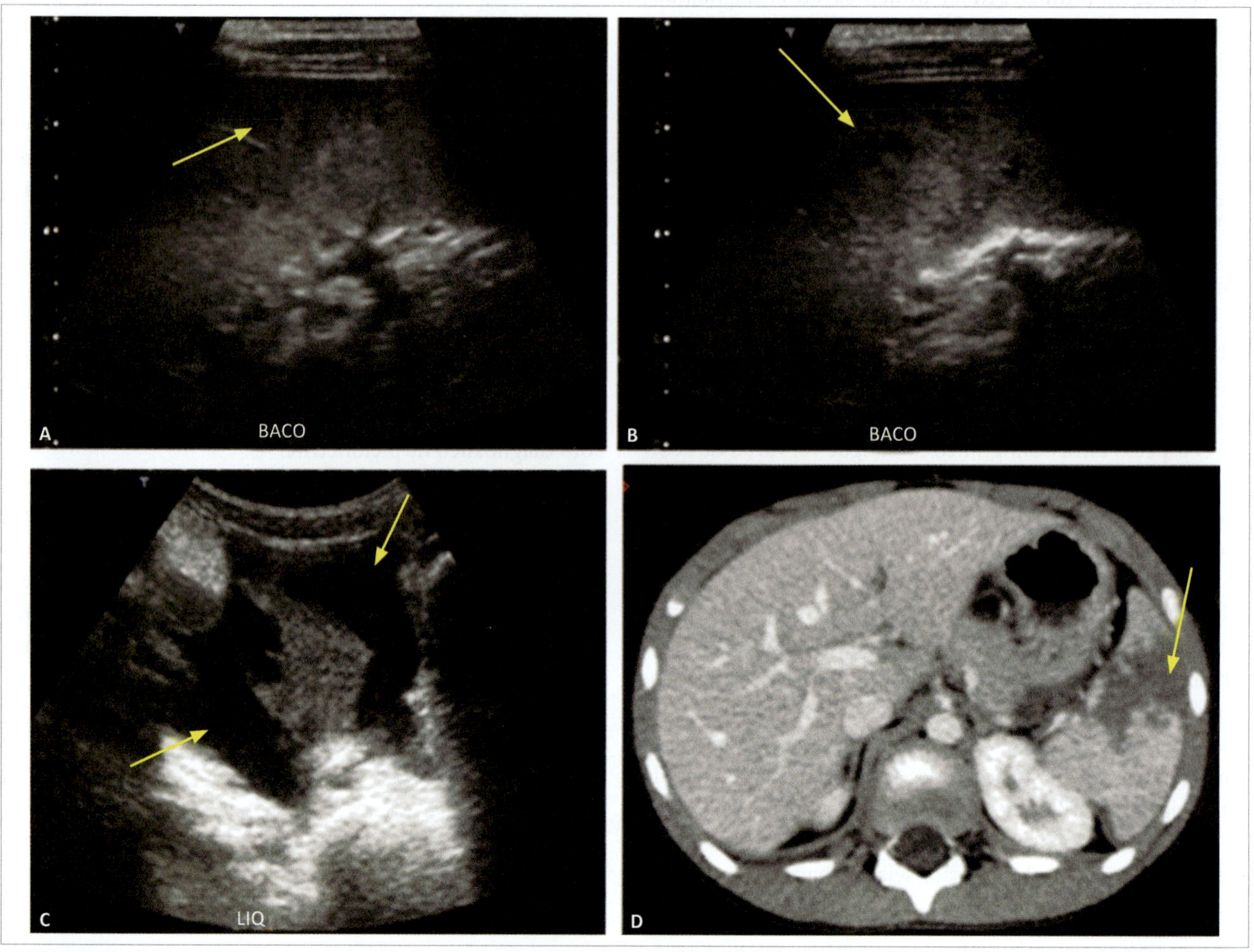

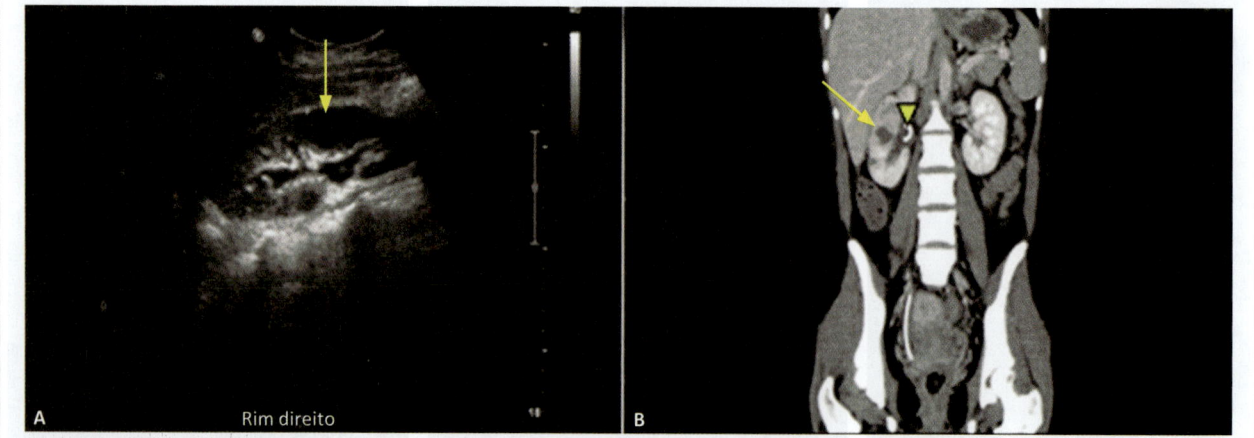

FIGURA 19.8. Paciente masculino, 20 anos, com história de trauma abdominal fechado. (A) e (B) Baço com ecotextura heterogênea, com algumas áreas hiperecogênicas e císticas na sua metade superior. (C) Grande quantidade de líquido livre na cavidade abdominal. (D) Corte tomográfico axial na fase portal confirmando o achado de múltiplas contusões e lacerações.

FIGURA 19.9. Abscesso renal à direita. Em (A), ultrassonografia evidencia coleção hipoecoica dominante no terço médio do rim direito. Em (B), corte tomográfico pós-contraste mostra a coleção (seta), destacando-se o cateter duplo J na pelve renal direita, como imagem linear hiperatenuante.

PELVE

A doença inflamatória pélvica (DIP) é a complicação mais comum das doenças sexualmente transmissíveis. Está mais comumente relacionada à gonorreia e à clamídia. Na ultrassonografia transvaginal, podemos observar aumento das dimensões e má definição dos contornos uterinos, espessamento endometrial (inespecífico), líquido livre em fundo de saco ou pus com septações.

A DIP sempre envolve as trompas (salpingite), e, se não tratada, evolui para hidrossalpinge e piossalpinge, que na ultrassonografia apresentam-se como uma estrutura tubulariforme, tortuosa, com diferentes graus de dilatação e conteúdo complexo com ecos em suspensão, nível líquido e septações.[14]

REFERÊNCIAS BIBLIOGRÁFICAS

1. Mortele KJ, Segatto E, Ros PR. The Infected Liver: Radiologic-Pathologic Correlation. Radiographics. 2004;24:937-55.
2. Hanbidge AE, Buckler PM, O'Malley ME, Wilson SR. From the RSNA refresher cousers: imaging evaluation for acute pain in the right upper quadrant. RadioGraphics. 2004;24(4):1117-35.
3. Ferreira S, et al. Abscesso hepático piogênico – casuística de 19 anos. J Port Gastroenterology. 2007;14:128-33.
4. Alkofer B, Dufay C, Parienti JJ, Lepennec V, Dargere S, Chiche L. Are pyogenic liver abscesses still a surgical concern? A Western experience. HPB Surgery. 2012:316013. doi:10.1155/2012/316013.
5. Galvão MC. Colecistite Aguda. J Bras.Gastroenterol. 2005;5(4):166-7.
6. Ardengh JC, Francisco Neto MJ, Gomes DA. Microcalculos biliares. Rev Bras Pancreas. 2000;3:26-30.
7. Balthazar EJ, Freeny PC, Van Sonnenberg E. Imaging and intervention in acute pancreatitis. Radiology. 1994;193:297-306.
8. Balthazar EJ, Robinson DL, Megibow AJ, Ranson JH. Acute pancreatitis: value of CT in establishing prognosis. Radiology. 1990;174:331-6.
9. Atwell TD, Gordman B, Larson TS, Charboneau JW, Ingalls Hanson BM, Stegall MD. Pancreas Transplants: experience with 232 percutaneous US-guided biopsy procedures in 88 patients. Radiology. 2004;231:845-9.
10. Andrews MW. Ultrasound of the spleen. World J Sug. 2000;24:183-7.
11. Catalano O, Lobianco R, Sandomenico F, Mattace Raso M, Siani A. Real-time, contrast-enhanced sonographic imaging in emergency radiology. Radiol Med. 2004 Nov-Dec;108(5-6):454-69.
12. Craig WD, Wagner BJ, Travis MD. Pyelonephritis: Radiologic-Pathologic Review. RadioGraphics. 2008;28:255-76.
13. D'Ippolito, et al. Pielonefrite aguda: classificação e diagnóstico por imagem. Rev Imagem. 2005;27(3);183-94.
14. Potter AW, Chandrasekhar CA. US and CT Evaluation of Acute Pelvic Pain of Gynecologic Origin in Nonpregnant Premenopausal Patients. Radiographics. 2008;28:1645-59.

CAPÍTULO 20

CUIDADOS DE ENFERMAGEM NO PACIENTE SÉPTICO

Renata Andréa Pietro Pereira Viana
Andreia Pardini

DESTAQUES

- A sepse é um problema de saúde mundial com altos índices de mortalidade, que afeta todas as idades, ocorre na comunidade e ambientes hospitalares e está entre as 10 maiores causas de morte no mundo, sendo a primeira nas unidades de terapia intensiva.
- A identificação precoce e a rápida intervenção são fundamentais para a redução na mortalidade associada à sepse.
- O tratamento resume-se em intervenções guiadas por metas desde a admissão do paciente, quando a participação e a adesão maciça do enfermeiro são de suma importância.
- O enfermeiro, por ser o profissional que permanece por mais tempo ao lado do doente, deve atentar para todo o processo do cuidado, principalmente na fase inicial, em que a coleta e o correto envio das amostras de hemocultura e o início precoce do antibiótico são fatores decisivos para a evolução do paciente.
- As instituições de saúde devem investir na criação de grupos de trabalho que contemplem a equipe multidisciplinar frente o diagnóstico e tratamento precoce da sepse.

INTRODUÇÃO

A palavra "sepse", de origem grega, significa "deterioração dos tecidos, condição capaz de gerar e perpetuar a doença ou o desequilíbrio orgânico". A doença começou a ser identificada no século XIX, com os estudos realizados por Semmelweis, Pasteur e Lister, ao comprovarem que os processos infecciosos eram causados por microrganismos vivos. Consequentemente, o termo "sepse" passou a ser correlacionado às infecções invasivas graves.

Em um artigo de revisão e análise histórica,[1] os autores apontam que a mortalidade das doenças infecciosas declinou de 800 casos por 100 mil habitantes/ano de 1900 para 70 por 100 mil habitantes/ano na virada do século XX. Associam o fato à introdução de medidas de saneamento básico, como o uso da água clorada e da pasteurização do leite, ou seja, importantes ações públicas, governamentais e educacionais que surgiram no decorrer do tempo. Porém, os agentes anti-infecciosos e o surgimento das primeiras unidades de terapia intensiva (UTI) também foram importantes ao longo do século XX, mas, comparativamente, de menor impacto populacional, como aponta a Figura 20.1.

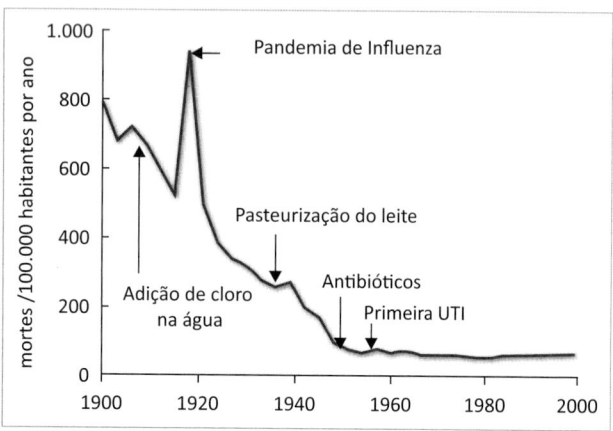

FIGURA 20.1. Evolução da mortalidade na população ao longo do tempo e as medidas aplicadas que obtiveram impacto na redução da morbimortalidade na sepse.[1]

Nos dias atuais, apesar de todas as medidas adotadas e do contínuo avanço tecnológico, a sepse ainda produz uma devastadora mortalidade, que gira em torno de 30 a 50 casos de morte para cada 100 mil habitantes/ano, afeta todas as idades, ocorre na comunidade e ambientes hospitalares e está entre as 10 maiores causas de morte no mundo sendo a primeira nas UTI.[2-4]

Febre, "batedeira" e "falta de ar" são sinais e sintomas, muitas vezes, descritos e relatados pela população leiga quando há impressão de "algo errado" com sua saúde. Segundo a sabedoria popular, a febre é sinal de alguma disfunção orgânica. Considerando-se a febre um sinal de infecção e que infecção pode levar à sepse,[5-6] a sabedoria popular está correta.

Os cuidados realizados pelos enfermeiros brasileiros não diferem daqueles aplicados por profissionais de outros países que se envolvem as proposições da Campanha Sobrevivendo à Sepse (*Surviving Sepsis Campaign* – SSC). No Brasil, existem diversos centros engajados nessa campanha, em que o enfermeiro torna-se peça fundamental por sua íntima relação na promoção dos cuidados ao doente. Nesse cenário, o tempo é fator crucial, em que a doença inicia-se com a síndrome da resposta inflamatória sistêmica (SIRS), passa pela sepse, sepse grave, choque séptico e culmina com a disfunção de múltiplos órgãos, condição muitas vezes irreversível.

Por isso, em razão de sua intimidade e proximidade no cuidar, o enfermeiro pode participar fortemente e junto com a equipe multidisciplinar, possibilitar grandes benefícios ao paciente séptico.

DEFINIÇÃO DOS CONCEITOS

A sepse tem sido vista como um problema de saúde mundial, afetando milhões de pessoas e causando elevados índices de morbidade e de mortalidade. Acredita-se que 18 milhões de casos[7] ocorram anualmente, sendo uma morte a cada quatro pessoas diagnosticadas com sepse.[8] É uma doença complexa e grave, exigindo que metade dos pacientes diagnosticados seja tratada em UTI.[6]

A identificação precoce dos sinais e sintomas e a pronta intervenção terapêutica, mostram-se fundamentais para redução da mortalidade dos pacientes sépticos.[7,9] Em 1992, o American College of Chest Physicians e a Society of Critical Care Medicine[10] publicaram, a partir de uma reunião de consenso, definições que poderiam ser aplicadas a pacientes com sepse e suas sequelas. O termo "septicemia", muito usado até então, foi abandonado em virtude da confusão que poderia ocorrer com o termo "bacteremia".[11] Dessa maneira, padronizaram-se as definições como SIRS, sepse, sepse grave e choque séptico, descritas no Quadro 20.1.

O documento de consenso foi subscrito por múltiplas organizações de profissionais de saúde, inclusive a American Association of Critical Care Nurses, na tentativa de prover aos profissionais da saúde, conceitos para nortear a identificação precoce da sepse.[11]

CONHECENDO ALGUMAS DAS EVIDÊNCIAS

Apesar da elaboração das definições de consenso e a divulgação pelas sociedades, as condutas e o manejo do tratamento na sepse e no choque séptico ainda merecem atenção especial, pois não ocorriam de modo sistemático.

Esse panorama começou a mudar em 2001, quando *Rivers*[12] publicou um estudo cujo objetivo era otimizar o tratamento dos pacientes com sepse grave e choque séptico nas primeiras 6 horas da admissão, ainda na sala de emergência. A inclusão baseava-se em pacientes admitidos com critérios de SIRS associada à condição de hipotensão arterial e lactato aumentado (> 4 mmol/L). Os pacientes eram divididos em dois grupos: o grupo-controle, que recebia as intervenções padronizadas na sala de emergência; e o grupo de tratamen-

QUADRO 20.1. Diagrama de identificação da sepse entre seus vários espectros de manifestação clínica.

Sepse	Identificando sepse e sepse grave	
Sepse grave	Infecção	Confirmada ou fortemente suspeitada (bacteriana, viral, fúngica ou parasitária)
SIRS	Síndrome da inflamatória sistêmica (SIRS)	Desregulação térmica > 38 ou ≤ 36 Aumento da frequência cardíaca > 90 Aumento da frequência respiratória > 20 Leucometria > 12.000/mcL ≤ 4.000/mcL Formas imaturas
	Disfunção orgânica múltipla (DOM)	**Cardiovascular** Pressão sistólica ≤ 90 mmHg ou PAM ≤ 70 mmHg por 1h a despeito de ressuscitação volêmica, reposição de volume ou utilização de vasopressores. **Renal** Débito urinário ≤ 0,5 mL/kg por 1h apesar de adequada ressuscitação volêmica. **respiratório** Relação PaO_2/FiO_2 ≤ 250 com outra disfunção orgânica ou ≤ 200 só o pulmão. **Hematológico** Plaquetas ≤ 80.000 μL ou queda de 50% nos 3 dias que precedem a sepse. **acidose metabólica inexplicável** pH ≤ 7,30 ou BE < 5 mmol/L associada com lactatemia > 1,5 vezes seu limite.

to, que foi submetido à monitorização da saturação venosa de oxigênio (SvO_2) Como resultado, o grupo tratamento apresentou mortalidade hospitalar significativamente menor, além de melhora consistente nos níveis de lactato e da SvO_2 nas primeiras 72 horas.

A importância desse trabalho reside na indicação de que a monitorização dos sinais e sintomas, além do manejo rápido e precoce do paciente em sepse, pode elevar a taxa de sobrevida dos enfermos.

Em outro estudo, Levy e Vincent[9] concluíram que houve melhora da sobrevida em pacientes diagnosticados e tratados nas primeiras 24 horas após o início de algum tipo de disfunção orgânica (respiratória, cardiovascular ou renal). Nessa razão, os pacientes que apresentaram melhora precoce das disfunções também apresentaram aumento na sobrevida.

A CAMPANHA SOBREVIVENDO À SEPSE (SSC)

Considerando a importância do tema, em 2002 foi formulada a declaração de Barcelona, que abriu caminho para a campanha SSC ou Campanha Sobrevivendo à Sepse. A Campanha, além de alertar os profissionais da saúde e a comunidade para a devastadora doença, também tinha como meta a redução da taxa de mortalidade da sepse em 25% para os cinco anos seguintes.[7,11,13]

Paralelamente, em 2004, foram publicadas as primeiras diretrizes da SSC,[13] baseadas nas melhores evidências para o tratamento e o manejo da sepse grave e choque séptico. A publicação enfatizava o uso de *bundles* ou pacotes de medidas que facilitariam e auxiliariam os cuidados e intervenções frente à sepse. Em 2008, uma nova diretriz foi publicada, trazendo atualizações sobre o assunto,[8] bem como os indicadores de qualidade para o cuidado na sepse. No ano de 2012, houve nova revisão que será detalhada neste capítulo.

A CAUSA PRIMÁRIA DA SEPSE

Entre todas as questões, uma de fundamental importância é a definição do foco infeccioso necessário na tentativa de identificar a causa primária da sepse.[14]

Calandra e Cohen evidenciaram que, dos seis focos mais frequentes de infecção associados à sepse, 30 a 40% eram provenientes da corrente sanguínea e 40% do trato urinário. Independentemente do foco, os enfermeiros que assistem aos pacientes críticos devem estar sempre atentos ao controle e tratamento das infecções no ambiente de terapia intensiva, em razão da complexidade dos pacientes internados e dos constantes procedimentos invasivos que requerem os cuidados intensivos.[15]

Nos últimos anos, as práticas clínicas baseadas nas melhores evidências científicas tornaram-se o elixir da excelência para o tratamento da sepse e devem fazer parte da prática assistencial do enfermeiro, pois a ausência de expertise para correlacionar os sinais de sepse com o diagnóstico definitivo permeiam a alta mortalidade e o reconhecimento tardio. Frequentemente, pacientes morrem de sepse durante o curso de diferentes doenças de base e as mortes em muitas das vezes são atribuídas a diferentes doenças, e não propriamente à sepse.

A identificação precoce é um grande desafio para a equipe de saúde e alguns estudos, cujo objetivo era otimizar os parâmetros para conter a evolução da doença e sua mortalidade, registraram a dificuldade dos profissionais em reconhecerem e diagnosticarem precocemente a doença.[16-20]

Na sequência, este capítulo abordará condutas que geralmente surtem efeito com a implementação de protocolos e a participação de todos os membros da equipe interdisciplinar.

- **Coleta de hemocultura:** antes de iniciar a ATB é de suma importância e deve ser priorizada pelo enfermeiro. Vale utilizar um protocolo ou bilhetes nas prescrições médicas e de enfermagem para que a equipe não se esqueça de realizá-las.
- **Antibioticoterapia (ATB) e coleta de culturas:** a infusão de antibióticos endovenosos de largo espectro deve ser iniciada imediatamente, de preferência na 1ª hora da identificação da presença dos sinais e sintomas. Deve ser lembrado que o antibiótico precisa sempre ser iniciado após a coleta das culturas, de acordo com o foco suspeito ou comprovado, como coleta de urocultura se há suspeita de infecção do trato urinário.
- Nos casos em que o paciente ainda se encontre no pronto atendimento, faz-se necessário o início da ATB ainda nessa unidade, e não deve ser aguardada a transferência do paciente para a UTI. Para a(s) escolha(s), o médico leva em consideração os patógenos mais comuns naquela população. Após os resultados parciais das culturas, os antibióticos devem ser revistos e reajustados, bem como acompanhada a evolução do quadro infeccioso que gerou a suspeita (melhora de secreção, febre etc.).[8,11,13-17]
- Tanto para a administração do antibiótico quanto para garantir a efetiva ressuscitação volêmica, o enfermeiro deve atentar para a necessidade de prover precocemente dois acessos venosos calibrosos. Acessos venosos centrais devem ser providenciados diante da impossibilidade da obtenção de acesso venoso periférico ou quando a monitorização da PVC e/ou coletas de amostras sanguíneas centrais são necessárias.[8]
- **Ressuscitação inicial:** é fundamental a adequada ressuscitação durante as 6 horas iniciais, quando frequentemente o paciente apresenta hipotensão arterial e lactato aumentado.

    Nessa etapa, torna-se importante a mensuração do lactato sérico, disponibilizado por meio da coleta do sangue arterial. É essencial para o diagnóstico por ser um marcador de hipoperfusão tecidual. O lactato tem como valor referencial 0,7 a 2,3 mmol/L e para, compreender sua importância, poderíamos interpretar o lactato como lágrima da célula. Ou seja, havendo sofrimento celular (p. ex.: hipoxemia tecidual), o lactato estará aumentado; sendo este um sinal de mau prognóstico e níveis progressivamente menores ou normalizados nas primeiras 24 horas estão associados a maior sobrevida. A criação de um protocolo que inclua na rotina de cuidados a coleta de lactato e a avaliação frequente de fatores que possam interferir no gasto energético e, consequentemente, no aumento do lactato devem ser otimizadas e receber atenção redobrada por parte de toda a equipe. Ainda com o intuito de avaliação inicial, faz-se necessária a preocupação com a PAM ≥ 65 mmHg, o débito urinário ≥ 0,5 mL/kg/hora.
- **Reposição volêmica:** a fluidoterapia, com solução de cristaloide, está indicada para melhorar a volemia do paciente. Habitualmente, o médico prescreve 1.000 mL de solução cristaloide ou Ringer-lactato (RL) com a intenção de manter a PVC entre 8 e 12 mmHg e melhorar a resposta hemodinâmica.[8,11,13,18-21]

    A criação de um protocolo para ressuscitação volêmica tem mostrado bons resultados quando consideradas infusões superiores a 20 mL/kg de cristaloides ou RL.
- **Pressão venosa central e saturação venosa central de O_2:** A SSC, reconhece que as medidas de PVC e $SvcO_2$ não são necessárias para todos os pacientes com choque séptico, tendo como base três ensaios realizados que demonstram que não existe benefício em relação a mortalidade dos pacientes que foram atendidos pelo protocolo de ressuscitação precoce guiada por metas em relação a terapêutica usual.[42-44]

    A terapia precoce guiada por metas fazia parte do pacote de 6 horas de atendimento ao paciente séptico e buscava valores de PVC entre 8 e 12 mmHg e $SvcO_2$ ≥ 70% para pacientes em choque séptico. Pelas novas recomendações a PVC e $SvcO_2$ deixam de ser metas a serem perseguidas e passam a ser ferramentas que podem ser utilizadas para avaliação da perfusão tecidual.
- **Vasopressores:** manter a PAM acima de 65 mmHg é uma meta que deve ser alcançada e nem sempre possível apenas com a reposição volêmica. Nesse momento, faz-se necessário o uso dos vasopressores, que têm como objetivo restaurar a perfusão tecidual e manter um fluxo sanguíneo adequado aos tecidos. A infusão de norepinefrina é a droga de 1ª escolha para corrigir a hipotensão no choque séptico. Para adequada monitorização dos valores da PAM, é recomendável um cateter arterial com pressão invasiva. Conforme for corrigido o valor da PAM, deve-se iniciar o desmame da solução.[8,11,13,18,22]
- **Inotrópicos:** a administração de dobutamina na vigência de disfunção miocárdica costuma apresentar bons resultados em pacientes com débito cardíaco baixo. A combinação com norepinefrina indica benefícios na melhora do valor da PAM. Tanto a dopamina quanto a norepinefrina são drogas de 1ª escolha para o tratamento de hipotensão resultante de sepse.[11,13,18,22]
- **Corticosteroides:** Annane[23] demonstrou que baixas doses de hidrocortisona e de fluocortisona reduzem o risco de morte em pacientes com choque séptico que desenvolveram insuficiência adrenal. Em outro estu-

do, o CORTICUS,[24] o grupo que recebeu hidrocortisona teve o choque séptico revertido mais rapidamente. Porém, na revisão de 2012, está recomendado que baixas doses de hidrocortisona sejam administradas apenas em pacientes com choque séptico cuja resposta à reposição volêmica e aos vassopressores seja pouco significativa.[8,11,23,25]

O enfermeiro tem papel fundamental na vigilância de que este agente deve ser administrado quando houver necessidade de doses altas ou crescentes de agente vasopressor, atentando que sua utilização está associada a hiperglicemia e que estes efeitos podem ser atenuados quando o corticosteroide for infundido em doses contínuas.

- **Proteína C-ativada – drotrecogina-alfa (ativada):** inicialmente, esteve indicada nos pacientes com disfunção múltipla de órgãos induzida pela sepse e com alto risco de mortalidade.[8,11,14,25-26] Em 2008, iniciou-se o estudo *PROWESS-SHOCK* que, primariamente, avaliou a mortalidade aos 28 dias e dos pacientes sépticos com grave deficiência sérica de proteína C. Diante da hipótese de que a drotrecogina-alfa (ativada), em comparação com o placebo, reduziria a mortalidade em pacientes com choque séptico, o referido estudo não demonstrou benefício do medicamento em melhorar a sobrevida desses pacientes, o que fez a indústria farmacêutica *Eli Lilly and Company* anunciar, em outubro de 2011, a retirada voluntária do mercado mundial da PCArh (Xigris®). Com isso, a única droga destinada especificamente para o tratamento da sepse não mais faz parte do pacote de medidas para os cuidados do doente séptico.
- **Hemocomponentes:** quando a taxa de hemoglobina está abaixo de 7 g/dL, a transfusão de hemáceas é necessária para elevar a taxa para valores de 7 a 9 g/dL para aumentar a oferta de oxigênio aos tecidos.[8,12,14]

Até momento, foram abordadas as condutas que devem ser adotadas nas primeiras horas do diagnóstico do paciente com sepse e sepse grave. A seguir, discutir-se-á de que maneira deve ser realizada a manutenção desse enfermo (pacote de manutenção).

- **Ventilação mecânica:** recomenda-se o uso de ventilação mecânica com 6 mL/kg de volume-corrente quando paciente está em síndrome do desconforto respiratório agudo (SDRA) e pressão de platô < 30 cmH$_2$O. A hipercarpnia é indicada por apresentar alterações benéficas que incluem a vasodilatação, aumento da frequência cardíaca, da pressão arterial e do débito cardíaco. A pressão positiva no final da expiração (PEEP) deve ser utilizada em quantidade mínima para promover a manutenção da saturação de oxigênio acima de 90%. Além disso, deve-se lembrar de manter a cabeceira do leito sempre com 30° de inclinação, o que se constitui em um indicador de qualidade nas instituições, reduzindo a incidência de pneumonia associada à ventilação mecânica (PAV).[8,11,14,27-28]
- **Sedação e analgesia:** a utilização de protocolos de controle de sedação dos pacientes submetidos à ventilação mecânica (VM) é desejável, demonstrando um ajuste melhor dos níveis de sedação e redução do tempo de sedação. A interrupção diária da sedação e a administração de sedação intermitente também são benéficas, porém os estudos que comprovaram essa teoria não estão relacionados especificamente aos cuidados com os pacientes em sepse e sepse grave, apesar de trazerem grandes benefícios aos pacientes de UTI, como a redução dos dias de VM e, consequentemente, diminuição da incidência de PAV.[8,11,14,29]

Neste contexto o enfermeiro tem o papel de auxiliar e acompanhar o despertar diário do paciente, de maneira sistematizada e baseada em protocolos com rotinas estabelecidas no que se refere a interrupção e reintrodução da sedação.

- **Controle da glicemia:** o controle dos níveis glicêmicos é importante e deve ser mantido em até 180 mg/dL. Pacientes hiperglicêmicos necessitam receber insulina endovenosa (EV) contínua, com controle dos níveis de glicemia capilar no máximo a cada 2 horas, seguindo a orientação de um protocolo de controle estabelecido pela instituição. Deve ainda ser lembrada a importância da oferta e do suporte calórico contínuo, que poderá ser realizado com soro glicosado a 10%, dieta enteral contínua ou nutrição parenteral, ficando a critério da equipe interdisciplinar essa decisão.[8,11,14,30]
- **Diálise:** tanto a hemodiálise intermitente quanto a hemodiálise contínua têm demonstrado bons resultados no controle da insuficiência renal aguda, sendo a hemodiafiltração venovenosa *contínua* (CVVHDF) a mais indicada em pacientes com instabilidade hemodinâmica.[8,29,31]
- **Profilaxia de tromboembolismo venoso (TEV):** a profilaxia com heparina não fracionada deve ser administrada 2 a 3 vezes ao dia, a não ser que haja contraindicação como hemorragias e distúrbios de coagulação. Quando houver pacientes que apresentem alguma contraindicação, deve-se utilizar a profilaxia mecânica com meias compressivas e compressão pneumática intermitente.[8,29,32]

O enfermeiro pode atuar monitorando o risco de TEV, direcionando o cuidado e o acompanhamento das profilaxias indicadas para o paciente.

- **Profilaxia de úlcera de estresse:** a profilaxia de úlcera de estresse comprovou ser eficiente em pacientes internados na UTI, porém não há estudos específicos para os doentes sépticos. Todavia, esse tipo de profilaxia produziu a redução da presença de sangramentos gastrintestinais, reduzindo a mortalidade na terapia intensiva. Como medicamento de escolha, utilizam-se os bloqueadores de H$_2$ ou inibidores da bomba de prótons.[8,29]

Sumarizada cada uma das intervenções, pode-se dizer que pacientes em sepse e em sepse grave requerem atenção por parte de toda a equipe e principalmente do enfermeiro, pois grande parte das ações é realizada por esse profissional.

O enfermeiro é o profissional que assiste ao paciente em todas as suas necessidades e, por isso, detém os conhecimentos necessários para uma avaliação crítica das condições do paciente grave, com participação efetiva e importante quanto à identificação do doente séptico.[33-35] Nesse cenário, o conhecimento dos enfermeiros sobre a temática é de fundamental importância para o tratamento adequado e direcionado dos pacientes e estudos realizados com enfermeiros sugerem a necessidade de treinamentos específicos sobre sepse.[36] Com o intuito de facilitar a assistência de enfermagem, o Quadro 20.2, exemplifica algumas das ações que devem ser implementadas pelo enfermeiro seguindo as propostas da *Surviving Sepsis Campaign*.

Como estratégia para o envolvimento da equipe multiprofissional, vale considerar a criação de grupos de trabalho para a atenção ao paciente séptico, e que estejam centrados no alcance das metas terapêuticas propostas pela Campanha Sobrevivendo à Sepse. O objetivo final deve ser a melhoria assistencial e a diminuição nas taxas de mortalidade. O indicadores devem ser divulgados aos profissionais envolvidos, em discussões de casos reais, sempre destacando as metas a serem alcançadas por toda a equipe.[37-38]

A partir das orientações da SSC, o grande desafio é a criação de modelos em que as instituições de saúde possam se organizar e atuar de maneira mais proativa.

Nesse contexto, a Federação Mundial de Enfermeiros em Terapia Intensiva desenvolveu as Diretrizes para o atendimento na sepse. São orientações fundamentadas e direcionadas que podem ser seguidas e prescritas pelos enfermeiros para os pacientes sépticos em diferentes unidades de saúde, como:

- Cumprir a prevenção de infecções por meio de iniciativas educacionais.
- Apresentar tolerância zero para infecções relacionadas à assistência saúde.
- Realizar a prevenção de infecções respiratórias com elevação de decúbito de 30 a 45°, mesmo durante o banho.
- Utilizar cânula com aspiração supraglótica.
- Proceder à higiene oral com antisséptico à base de clorexidina.
- Aplicar o uso de métodos de barreira durante a passagem de cateter venoso central.
- Fazer uso de antissépticos à base de clorexidina antes de procedimentos invasivos.
- Proceder à troca de dispositivos venosos a cada 96 horas, exceto nos casos de administração de lipídeos e hemoconcentrados, quando a troca deve ser a cada 24 horas.
- Desenvolver responsabilidades específicas dos enfermeiros na ressuscitação inicial do paciente com sepse visando monitorização das alterações clínicas, administração precoce de antibióticos, fluidos e vasopressores.[40]

A sepse deve ser considerada uma emergência e a identificação precoce e o rápido atendimento devem ser o foco do enfermeiro, que tem de iniciar o tratamento direcionado, estar preparado para atuar frente às intervenções baseadas nas principais evidências, para, finalmente, oferecer cuidados eficazes e seguros.[38] Vale ressaltar que muitas das condutas são relacionadas à prevenção de infecções para os pacientes críticos como um todo, uma vez que medidas que evitam infecções podem também prevenir a sepse.

Portanto, o enfermeiro necessita estar atento, conjuntamente com a sua equipe e, muitas vezes, é ele quem detecta a presença de sinais e sintomas sugestivos de sepse e sepse grave, vindo a comunicar a equipe médica para o início das condutas adequadas.

INDICADORES DE QUALIDADE NA CAMPANHA DE SOBREVIVENDO À SEPSE

Os indicadores de qualidade na Campanha Sobrevivendo à Sepse (*Surviving Sepsis Campaign*) devem nortear a política institucional. Eles incluem a supervisão e monitoramento cotidiano para confirmar que as atividades estejam sendo realizadas segundo as recomendações. Cada indicador deve ser acompanhado por uma meta, que fornecerá a avaliação periódica mensurando o progresso obtido.

A Campanha baseia-se em intervenções diagnósticas e terapêuticas geradoras de indicadores de qualidade assistencial que nortearão políticas institucionais de melhoria. Os indicadores da Campanha são:

1. Coleta de lactato sérico;
2. Coleta de hemocultura antes do início do antibiótico;
3. Início de antibiótico na 1ª hora após o início da primeira disfunção orgânica induzida pela sepse;
4. Manter PAM > 65 mmHg por meio de reposição volêmica e, se for o caso, de drogas vasoativas
5. Adesão completa ao pacote de 6 horas (todas as medidas citadas);
6. Controle rigoroso da glicemia;
7. Pressão de vias aéreas abaixo de 30 cmH_2O;
8. Adesão completa ao pacote de 24 horas;
9. Redução da taxa de mortalidade;
10. Adesão completa a todos os pacotes (todas as citadas).

Finalmente, para efetivação das metas gerenciais, programas de educação continuada são fundamentais e, para que tais programas possam ser realizados de forma eficiente, são necessários recursos humanos, materiais, financeiros e físicos de forma adequada, sendo imprescindível que a instituição ofereça as mínimas condições de trabalho, para que, assim, os profissionais desenvolvam suas atividades de maneira eficiente e contínua.[41]

QUADRO 20.2. Ações de enfermagem de acordo com a Surviving Sepsis Campaign e resultados esperados.

Procedimento (tratamento)	Ações de enfermagem	Resultados esperados	Justificativa
Reposição de fluidos	• Administrar 500 mL de fluidos a cada 20-30 min. • Monitorizar o nível de consciência, a FC, FR, PAM, PVC e diurese antes e após a infusão de volume.	• O volume urinário deve ser superior a 20 mL/h e a ausculta pulmonar apresentar-se "limpa".	• Administração de fluidos pode melhorar a função cardíaca, a perfusão dos tecidos, o fornecimento de oxigênio e a sobrevida do paciente. A medida da PVC pode auxiliar a avaliar a reposição volêmica.
Controle da pressão arterial	• Monitorizar a PAM. • Ajustar a dose de norepinefrina caso a PAM apresente valores inferiores a 65 mmHg após administração de fluidos.	• A PAM deverá ser mantida acima de 65 mmHg.	• O controle da PAM (> 65 mmHg) e o uso de norepinefrina podem beneficiar o tratamento.
Perfusão dos tecidos	• Monitorizar a perfusão dos tecidos por meio da avaliação do nível de consciência, da FC, FR e do volume de urina. • Monitorizar a SvO_2 em casos selecionados. • Avaliar o valor do hematócrito.	• Perfusão adequada dos tecidos verificada pelo adequado nível de consciência, FC e FR, volume urinário (> 20 mL/h), clearance de lactato e, em casos selecionados, SvO_2 (> 70%).	• Os parâmetros clínicos e laboratoriais de avaliação de perfusão tecidual pode auxiliar a avaliar a responsividade a terapêutica.
Início precoce da administração dos antibióticos	• Certificar-se de que a administração dos antibióticos ocorreu na 1ª hora após a identificação ou suspeita do foco infeccioso. • Iniciar a administração após a coleta das culturas.	• Iniciar administração dos antibióticos de amplo espectro e ajustar de acordo com os resultados das culturas.[8]	• O início precoce de administração da antibioticoterapia reduz a taxa de mortalidade em doentes com sepse.
Controle do foco infeccioso	• Procurar focos de infecção com indicação para drenagem, como abcessos ou desbridamentos. • Retirar os dispositivos intravasculares desnecessários, pois são uma fonte potencial da infecção.	• Reduzir focos de infecção.	• Na mobilização do doente, atentar para a região dorsal que, por ser uma área pouco observada, pode conter lesões ou um foco como as úlceras por pressão. • Os dispositivos podem ser uma fonte potencial da infecção.
Controle da glicemia	• Avaliar as manifestações inespecíficas da resposta metabólica ao estresse, pois podem ser um dos sinais precoces de disfunção metabólica. • Administrar alimentação entérica, segundo protocolos do serviço. • Preferir a administração de insulina de perfusão contínua monitorizando a glicemia cada 30 min e 60 min até a estabilização e, a partir daí, a cada 4h e SOS.	• Objetivo terapêutico: glicemia < 180 mg/dL.	• O controle da glicemia pode melhorar os resultados nos pacientes em estado crítico.
Ventilação pulmonar protetora	• Monitorizar e avaliar sinais que evidenciem uma disfunção pulmonar aguda. • Identificar pacientes com LPA e/ou ARDS. • Manter o doente no leito sempre com o tronco elevado a 30-45°, a menos que esteja contraindicado.[8] • Colaborar na ventilação da posição **prona** quando necessário. • Realizar protocolos de desmame.	• Pacientes submetidos à ventilação com baixos valores de volume-corrente[8] • Pressões de **platô** são inferiores a 30 cmH_2O.	• Ventilação com um reduzido volume **tidal** diminui a mortalidade em pacientes com LPA e/ou ARDS. • Favorecer a oxigenação.

FC: frequência cardíaca; FR: frequência respiratória; PAM: pressão arterial média; PVC: pressão venosa central; ALI: lesão pulmonar aguda (*acute lung injury*); SDRA: síndrome do desconforto respiratório agudo; SvO_2: saturação venosa central de oxigênio.
Fonte: Traduzida e adaptada de Picard e colaboradores, 2006.[39]

CONSIDERAÇÕES FINAIS

A sepse é uma síndrome complexa, que vem despertando interesse e motivando pesquisas em diversos profissionais da equipe multidisciplinar e, à guisa de conclusão, pode-se dizer que a doença requer atenção e cuidados específicos de cada membro da equipe.

Quanto mais precocemente ocorrer a detecção dos sinais e sintomas característicos, bem como o diagnóstico precoce, tanto mais precoces são as intervenções terapêuticas e melhores as chances de sobrevivência do paciente.

Nesse cenário, em especial o enfermeiro, profissional considerado presença constante à beira do leito, pode e deve discutir com a equipe as intervenções e condutas que possam auxiliar na redução dos altos índices de morbidade e de mortalidade dessa devastadora doença.

REFERÊNCIAS BIBLIOGRÁFICAS

1. John C. Marshall. Sepsis: current status, future prospects. Curr Opin Crit Care. 2004;10:250-64.
2. Andrew Lever, Iain Mackenzie. Sepsis: definition, epidemiology, and diagnosis Sepsis: definition, epidemiology, and diagnosis. BMJ. 2007;335:879-83.
3. Martin GS, Mannino DM, Eaton S, Moss M. The epidemiology of sepsis in the United States from 1979 through 2000. N Engl J Med. 2003;348:1546-54.
4. Angus DC, Linde-Zwirble WT, Lidicker J, Clermont G, Carcillo J, Pinsky MR. Epidemiology of severe sepsis in the United States: analysis of incidence, outcome, and associated costs of care. Crit Care Med. 2001;29(7):1303-10.
5. Russell JA. Management of Sepsis. N Engl J Med. 2006;355(16): 1699-713.
6. Esteban A, Frutos-Vivar S, Fergusson N, Peñuelas O, Lorent JÁ, Gordo F, et al. Sepsis incidence and outcome: Contrasting the intensive care unit with the hospital ward. Crit Care Med. 2007;35(5):1284-9.
7. Jaimes F. A literature review of the epidemiology of sepsis in Latin America. Rev Panam Salud Publica. 2005;18(3):163-71.
8. Dellinger RP, Levy M, Carlet JM, Bion J, Parker MM, Jaeschke R, et al. Surviving Sepsis Campaign: International guidelines for management of severe sepsis and septic shock: 2008. Crit Care Med. 2008;36(1):296-327.
9. Levy M, Macias WL, Vincent JL, Russell JA, Silva E, Trzaskoma B, et al. Early Changes in organ function predict survival in several sepsis. Crit Care Med. 2005;33(10):2194-201.
10. American College of Chest Physician/Society of Critical Care Medicine. Consensus Conference: Definitions for sepsis and organ failure and guidelines for the use of innovative therapies in sepsis. Crit Care Med. 1992;27:639-60.
11. Surviving Sepsis Campaign: International guidelines for management of severe sepsis and septic shock: Crit Care Med. 2008;36(1):296-327.
12. Rivers E, Nguyen B, Havstad S, Ressler J, Muzzin A, Knoblich B, et al. Early-Goal Therapy in the treatment of severe sepsis and septic shock. N Eng J Med. 2001;345(19):1368-77.
13. Dellinger RP, Levy M, Carlet JM, Masur H, Gerlach H, Calandra T, et al. Surviving Sepsis Campaign: International guidelines for management of severe sepsis and septic shock. Crit Care Med. 2004;32(3):858-73.
14. Calandra T, Cohen J. The International Sepsis Forum Consensus Conference on Definitions of Infection in the Intensive Care Unit. Crit Care Med. 2005;33(7):1538-48.
15. Salgado CD, O'Grady N, Farr BM. Prevention and control of antimicrobial-resistant infections in intensive care patients. Crit Care Med; 33(10):2373-82. Comment in: Crit Care Med. 2005 Oct;33(10):2446-7.
16. Ibrahim EH, Sherman G, Ward S, Fraser VJ, Kollef MH. The influence of inadequate antimicrobial treatment of bloodstream infections on patients outcomes in the ICU setting. CHEST. 2000;118:146-55.
17. Marshall JC, Maier RV, Jimenez M, Dellinger EP. Source control in the management of severe sepsis and septic shock: an evidenced based review. Crit Care Med. 2004;32(11 Suppl):S513-26.
18. Rady M, Rivers EP, Nowak RM. Resuscitation of the critically ill in the ED: responses of blood pressure, heart rate, shock index, central venous oxygen saturation, and lactate. Am J Emerg Med. 1996;14:218-25.
19. Elliot DC. An evaluation of the end points of resuscitation. J Am Coll Surg. 1977;112:471-6.
20. Gattinoni L, Brazzi L, Pelosi P, Latini R, Tognoni G, Pesenti A, et al. A trial of goal-oriented therapy in critically ill patients. N Eng J Med. 1995;333:1025-32.
21. Hayes MA, Timmins AC, Yau EHS, Palazzo M, Hinds CJ, Watson D. Elevation of systemic oxygen delivery in the treatment of critically ill patients. N Eng J Med. 1994;330:1717-22.
22. Connors AFJ, Speroff T, Dawson NV, Thomas C, Harrell FE Jr, Wagner D, et al. The effectiveness of right heart catheterization in the initial care of critically ill patients. JAMA. 1996;276:889-97.
23. Annane D, Sebille V, Charpentier C, Bollaert PE, François B, Korach JM, et al. Effect of treatment with low doses of hydrocortisone and fludrocortisone on mortality in patients with septic shock. JAMA. 2002;288(7):862-71.
24. Sprung CL, Annane D, Keh D, Moreno R, Singer M, Freivogel K, Weiss YG, et al. Hydrocortisone Therapy for patients with septic shock. N Engl J Med. 2008;358:111-24.
25. Vincent JL, Bernard GR, Beale R, Doig C, Putensen C, Dhainaut JF, et al. Drotrecogin alfa (activated) treatment in severe sepsis from the global open-label trial ENHANCE. Crit Care Med. 2005;33:226677.
26. Abraham E, Laterre PF, Garg R, Levy H, Talwar D, Trzaskoma BL, et al. PCArh alfa (activated) for adults with severe sepsis and a low risk of death. N. Engl J Med. 2005;353(13):1332-41.
27. Tablan OC, Anderson LJ, Besser R, Bridges C, Hajjeh R. Guidelines for preventing health-care--associated pneumonia, 2003: recommendations of CDC and the Healthcare Infection Control Practices Advisory Committee. MMWR Recomm Rep. 2004;53(RR-3):1-36.
28. Rivers EP, McIntyre L, Morro DC, Rivers KK. Early and innovative interventions for severe sepsis and septic shock: taking advantage of a window of opportunity. CMAJ. 2005;25:1054-65.
29. Vincent JL. Give your patient a fast hug (at least) once a day. Crit Care Med. 2005;33(6):1225-9.
30. Van den Berghe G, Wouters P, Verwaest C, Weekers F, Bruyninckx F, Schetz M, et al. Intensive insulin therapy in critically ill patients. N Eng J Med. 2001;345:1359-67.
31. Kellum JA, Angus DC, Johnson JP, Leblanc M, Griffin M, Ramakrishnan N, et al. Continuous versus intermittent renal replacement therapy: a meta analysis. Intensive Care Med. 2002;28(1):29-37.
32. Geerts WH, Pineo GF, Heit JA, Berggvist D, Lassen MR, Colwell CW, et al. Prevention of venous thromboembolism: the Seventh ACCP Conference Antithrombotic and Thrombolytic Therapy. Chest. 2004;126(3 suppl):338S-400S.
33. Oliveira JAB, Pereira RAP. A enfermagem frente ao paciente com choque séptico e sepse grave e em uso de proteína C ativada. RBTI. 2003;(Suppl1):03.
34. Kleinpel R, Graves BT, Ackerman MH. Incidence, pathogenesis, and management of sepsis an overview. AACN Adv Crit Care. 2006;17(4):385-93.
35. Viana, RAPP. Sepse para Enfermeiros: as horas de ouro: identificando e cuidando do paciente séptico. 2ª ed. São Paulo: Editora Atheneu, 2013.
36. Robson W, Beavis S, Spittle N. An audit of ward nurses' knowledge of sepsis. Nurs Crit Care. 2007;12(2):86-92.
37. Shiramizo SCPL, Assunção MCS, Pardini A, Santos AM, Capone Neto A, Silva E. Keep your eyes on sepsis. Crit Care Nurse. 2012;32(6):74-5.
38. Early identification and treatment of sepsis. [Internet] [Acesso em 10 oct 2015].Nursing Times 22.01.14 Vol 110 No 4. Disponível em: http://www.nursingtimes.net/Journals/2014/01/17/q/v/z/220114-Early-identification-and-treatment-of-sepsis.pdf
39. Picard KM, O'Donoghue SC, Young-Kershaw DA, Russell KJ. Development and implementation of a multidisciplinary sepsis protocol. Crit Care Nurse. 2006;26(3):43-54.
40. Aitken LM, Williams G, Harvey M, Blot S, Kleinpell R, Labeau S, et al. Nursing considerations to complement the Surviving Sepsis Campaign guidelines. Crit Care Med. 2011;39(7):1800-18.
41. Viana RAPP, Vargas MAO, Carmagnani MIS, et al. Perfil do Enfermeiro de Terapia Intensiva em diferentes regiões do Brasil. Texto Contexto Enferm Florianópolis. 2014 Jan-Mar;23(1):151-9.
42. Yealy DM, Kellum JA, Huang DT, Barnato AE, Weissfeld LA, Pike F, et al. A randomized trial of protocol based care for early septic shock. N England J Med. 2014;370(18):1683-93
43. The ARISE Investigators and the ANZICS Clinical Trials Group. Goal-directed resuscitation for patients with early septic shock. N Engl J Med. 2014;371:1496-506
44. Mouncey PR, Osborn TM, Power GS, Harrison DA, Sadigue MZ, Grieve RD, et al. Trial of early, goal directed resuscitation for septic shock. N England J Med. 2015:DOI:10.1056/NEJM oa 1500896

SEÇÃO 3

TERAPIA INTENSIVA CARDIOLÓGICA

COORDENADORES

Elias Knobel ▪ Marcos Knobel

DISTÚRBIOS CARDIOVASCULARES NO PACIENTE GRAVE

COORDENADORES

Elias Knobel ▪ Marcos Knobel

A

DISTÚRBIOS CARDIOVASCULARES NO PACIENTE GRAVE

COORDENADORES

Elias Knobel • Marcos Knobel

CAPÍTULO 21

SÍNDROME CORONARIANA AGUDA
ASPECTOS FISIOPATOLÓGICOS

Marcel Liberman
Elisângela Farias-Silva
Francisco Rafael Martins Laurindo

DESTAQUES

- Caracteriza a síndrome coronariana aguda (SCA) um conjunto de sintomas e sinais determinado pela diminuição do fluxo sanguíneo miocárdico em razão de doença arterial coronária, resultando em perda da função contrátil do coração.
- A aterosclerose, doença progressiva em resposta à lesão endotelial e caracterizada pelo acúmulo de placas nas artérias, é a causa mais frequente de obstrução ao fluxo coronariano.
- Mecanismos específicos: estresse oxidativo, mecanismos integrativos da placa instável, remodelamento vascular e calcificação vascular.
- Estresse oxidativo: inflamação das células da parede vascular e de células inflamatórias nela infiltrantes concomitante a um estresse oxidativo com remodelamento e calcificação vascular.
- Na placa instável prevalece inflamação ativa exacerbada cujos mecanismos integrativos (inflamação, disfunção endotelial e estresse oxidativo) levam à rotura ou ulceração, ensejando trombose mural oclusiva.
- Remodelamento vascular: adaptação morfológica ou topográfica do vaso à aterosclerose e trombose coronária, determinando o calibre vascular na aterosclerose. Envolve proliferação e desdiferenciação das células musculares lisas (VSMC); degradação de fibras elásticas; calcificação de material da matriz extracelular.
- Calcificação vascular: enrijecimento da artéria pela desdiferenciação das VSMC, com perda da complacência e elevação do risco cardiovascular. A maior interface rígida *versus* mole torna a placa instável e a coalescência da calcificação a estabiliza. O risco cardiovascular poderia ser mais acurado pela área total de depósito mineral, e não pela massa de calcificação.
- Implicações translacionais da proteína C-reativa (PCR) ultrassensível: na aterosclerose como doença inflamatória, o *screening* com a PCR (biomarcador plasmático estável de inflamações sistêmicas) detecta precocemente a progressão da doença, pois ela é preditiva em eventos cardiovasculares.

INTRODUÇÃO E CONCEITO

De maneira ampla, podemos definir síndrome coronariana como uma miríade de sinais e sintomas que se apresentam como angina estável ou angina de demanda (síndrome coronariana crônica), angina instável, infarto agudo do miocárdio (IAM) e morte súbita por arritmia fatal de etiologia isquêmica (síndrome coronariana aguda). Tais variações clínicas dependem da intensidade e da velocidade de instalação e progressão da diminuição do fluxo sanguíneo miocárdico e da presença ou ausência de artérias colaterais que possam reequilibrar o sistema. Esse processo é gerado principalmente pela doença arterial coronária que determina uma diminuição de fluxo sanguíneo tecidual para a respectiva área do miocárdio distalmente à obstrução do vaso e, por consequência, o sofrimento isquêmico e possível morte celular com perda da função tecidual. Nesse contexto, ocorre a desregulação entre a oferta e o consumo de oxigênio e de outros nutrientes necessários à geração de adenosina trifosfato (ATP) para que seja possível a contração miocárdica e, dessa forma, o coração exercer sua função de bomba contrátil. A aterosclerose e suas complicações são a causa mais frequente de obstrução ao fluxo coronariano.

FISIOPATOLOGIA
ATEROSCLEROSE

A aterosclerose é uma doença progressiva, caracterizada pelo acúmulo de elementos lipídicos e fibrosos em grandes artérias, constituindo-se no mecanismo mais importante para o desenvolvimento da doença isquêmica do coração.[1] É um processo fisiopatológico vascular que se inicia precocemente, ainda durante a vida intrauterina, acometendo principalmente a camada íntima do vaso, mas também com a participação ativa da camada média e adventícia, mediante secreção de mediadores importantes para inflamação, proliferação celular, produção/degradação de matriz extracelular (como as fibras colágenas e elásticas), além de determinar a secreção de hidroxiapatita e a calcificação vascular. Considerada uma doença inflamatória, a aterosclerose se desenvolve em resposta à lesão endotelial, possivelmente desencadeada por lipoproteínas de baixa densidade na forma oxidada (OxLDL),[2-3] em que a seguinte sucessão de eventos acontece: 1) ativação endotelial e início da inflamação; 2) deposição de lipoproteínas na íntima do vaso, com subsequente modificação e retenção por meio da formação de "células espumosas" ou macrófagos com conteúdo lipídico fagocitado; 3) progressão da complexidade da placa mediante seu crescimento, surgimento de centro necrótico, fibrose, trombose e remodelamento vascular; 4) precipitação de SCA. Esta última, usualmente, ocorre devido à instabilização da placa de aterosclerose, coincidindo com a trombose coronária aguda e a interrupção súbita do fluxo sanguíneo, manifestando-se clinicamente com a doença isquêmica do coração (angina instável, IAM e morte súbita).[4]

1. **Ativação do endotélio:** acontece em áreas mais suscetíveis, onde o fluxo é mais lento ou encontra-se alterado e turbulento (*shear stress* oscilatório), determinando a ativação endotelial parcial.[5] Uma vez que as células endoteliais são ativadas, a iniciação ocorre essencialmente da mesma maneira que os estágios precoces da resposta imune inata.[6] Assim, células endoteliais ativadas sintetizam moléculas específicas de adesão, como as selectinas E e P, molécula de adesão celular vascular-1 (VCAM-1) e quimiocina MCP-1. Os monócitos e neutrófilos, provavelmente estão entre as primeiras células inflamatórias que se ligam ao endotélio e, em seguida, passam para o espaço subendotelial. Os monócitos se diferenciam em macrófagos e são ativados na presença de: padrões moleculares associados a patógenos (PAMP); padrões moleculares associados a danos (DAMP); além de várias citocinas, incluindo fator de necrose tumoral (TNF) e interleucinas (IL-1, e IL-6). A IL-6, por sua vez, estimula a produção de grande quantidade de mediadores inflamatórios, incluindo a PCR, sintetizada principalmente no fígado, como parte da fase aguda da resposta imune.[4] No entanto, a PCR é também produzida pelas células musculares lisas das artérias ateroscleróticas,[7-8] com implicações em múltiplos aspectos da aterogênese e da vulnerabilidade da placa. Pacientes com angina instável e infarto do miocárdio apresentam concentrações elevadas de PCR e de IL-6, indicando um prognóstico ruim.[9] Adicionalmente, as células T-helper 1 também secretam outros mediadores imunológicos, como interferon-gama (IFN-γ) e outras citocinas, desencadeando exacerbação da resposta imunológica inata.[4] Além da ativação do sistema imune, nesses locais de menor fluxo ocorre, de maneira precoce, acúmulo de células musculares lisas do vaso (VSMC), causando cicatrizes na camada íntima, antes mesmo da formação das células espumosas.[10] A presença das células musculares lisas, provavelmente, resulta da ação do fator de crescimento derivado de plaqueta (PDGF), liberado pelas células endoteliais. Atribui-se também ao PDGF a desdiferenciação de VSMC com fenótipo contrátil para células de síntese, quando ocorre a migração para a camada íntima.[11] No entanto, a literatura recente tem sugerido a possibilidade de que células-tronco multipotentes arterial também se diferenciem em VSMC na presença de placa.[12]

2. **Deposição de lipoproteína na camada íntima com infiltração e modificação de monócitos e formação das células espumosas:** o desenvolvimento da placa continua com a captura e modificação de lipoproteínas por macrófagos e VSMC, levando à formação de células de espuma cuja presença é indicador de crescimento da lesão aterosclerótica. Embora a concentração e a relação entre LDL-colesterol, apolipoproteína B, HDL-colesterol ou apolipoproteína A1 sejam determinantes para o desenvolvimento da placa ate-

rosclerótica, estudos recentes indicam que mudanças na taxa de migração de monócitos para a placa também determinam alteração de seu tamanho.[13]

3. **Progressão das placas ateroscleróticas, em decorrência do crescimento, alargamento do núcleo necrótico, fibrose, trombose e remodelamento:** no decorrer do processo, tanto o acúmulo de placas ricas em lipídeos como os macrófagos (e outros infiltrados celulares) e também as células endoteliais ativadas secretam diferentes citocinas pró-inflamatórias, metaloproteinases de matriz (MMPs) e catepsinas, causando fragilidade da placa. Dentre esses mediadores inflamatórios, o IFN-γ inibe fortemente a formação de colágeno pelas VSMC, enfraquecendo ainda mais a placa, o que pode contribuir para a precipitação da SCA. Assim, a placa evolui para a formação de um núcleo lipídico necrótico e uma capa fibrosa, denominada fibroateroma de capa fina, que é consideravelmente vulnerável[14] (Figura 21.1). O resultado do processo pode ser uma trombose catastrófica e infarto do tecido adjacente. No entanto, o que ocorre com mais frequência é a trombose mural limitada, com subsequente organização do trombo, levando ao crescimento da lesão, com conteúdo fibroso relativamente elevado. Porém, antes desses episódios de trombose, pode haver o remodelamento da parede arterial para acomodação da placa aterosclerótica (Figura 21.1).

4. **Eventos cardiovasculares agudos, como IAM, angina instável ou morte coronariana súbita:** a formação de uma placa vulnerável é bem descrita, com a presença de núcleo necrótico, capa fibrosa bastante fina e infiltração de macrófagos. Centenas de placas têm sido identificadas invasivamente, mas somente cerca de 10% se rompem dentro de 3 anos.[15] Mesmo que seja possível identificar placas vulneráveis, não se pode afirmar quais delas se romperão e em que momento.[16] Além disso, a ruptura da placa não é causa exclusiva da trombose coronariana. Outros fatores incluem a erosão do endotélio, em que cristais de colesterol subjacentes e a presença de nódulos calcificados determinam uma protrusão e rotura do endotélio.[16] Os nódulos calcificados estão presentes em artérias que apresentam calcificação elevada, com a formação de placas fibrocalcificadas, alterando sua função biomecânica, determinando maior rigidez vascular e aumento das forças de tração, o que também causa maior instabilidade da placa.

MECANISMOS ESPECÍFICOS
ESTRESSE OXIDATIVO

Processos redox estão fortemente ligados à inflamação e são particularmente importantes no sistema vascular, no qual o desequilíbrio redox, associado à maior produção do radical superóxido, resulta diretamente em menor bioatividade do óxido nítrico e consequente disfunção dos mecanismos vasodilatadores, antitrombóticos e anti-inflamatórios proporcionados por essa espécie.[17] A produção de radicais livres (p. ex.: superóxido) e espécies reativas de oxigênio (p. ex.: peróxido de hidrogênio) são importantes na sinalização de processos fisiológicos normais como crescimento e reparação vascular, diferenciação e senescência. O conceito moderno de estresse oxidativo implica na ocorrência de um desequilíbrio nesses processos, muito mais do que o conceito antigo envolvendo um simples desbalanço entre a produção de oxidantes e antioxidantes. Essa distinção é importante, pois o conceito antigo seria consistente com um potencial efeito terapêutico da suplementação de antioxidantes, algo que, repetidamente, tem evidenciado insucesso.[18] Ao contrário, o conceito atual implica na necessidade de um conhecimento fisiopatológico aprofundado, em que as redes de sinalização redox envolvem sistemas

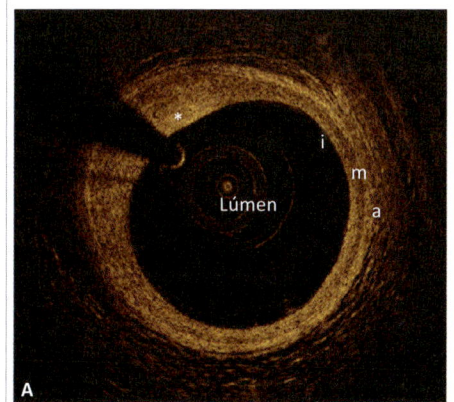 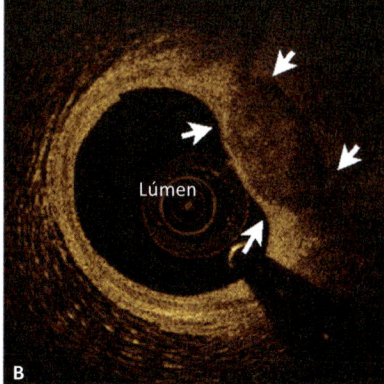 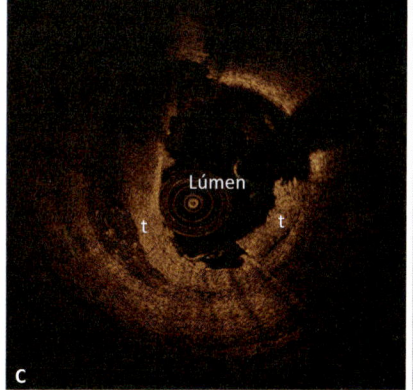

FIGURA 21.1. Imagens de artéria coronária humana mediante tomografia de coerência óptica (OCT) por cateter *in vivo*. (A) Espessamento intimal por aterosclerose (*) com remodelamento excêntrico do vaso. (B) Aterosclerose com nódulos calcificados (setas) e protrusão para o lúmen, separados por capa fibrosa fina de aproximadamente 40 μm, passível de erosão denotando maior vulnerabilidade da placa. (C) Fibroateroma de capa fina com rotura e formação de trombo recente em paciente com IAM.

I: camada íntima; m: camada média; a: camada adventícia; t: trombo.
Fonte: Imagens cedidas pelo Dr. Adriano M. Caixeta.

enzimáticos (p. ex.: mitocôndrias, nicotinamida adenina dinucleotídeo em sua forma reduzida (NADPH) e oxidases) e alvos proteicos específicos (p. ex.: quinases e fosfatases). Nas síndromes coronárias agudas, a ativação da inflamação nas células da parede vascular e de células inflamatórias nela infiltrantes é concomitante a um estresse oxidativo aumentado. O conhecimento profundo de alvos específicos e de redes de sinalização redox nesta situação é ainda incipiente e, no momento, uma promessa ainda não concretizada de novas possibilidades terapêuticas.

MECANISMOS INTEGRATIVOS DA PLACA INSTÁVEL: INFLAMAÇÃO, DISFUNÇÃO ENDOTELIAL E ESTRESSE OXIDATIVO

Os conceitos já discutidos indicam vários processos sequenciais na história natural da aterosclerose que culminam com a instabilidade da placa e sua desestruturação, levando à rotura ou ulceração e expondo sítios pró-trombogênicos que geram trombose mural parcial ou totalmente oclusiva. Entender os processos que orquestram de modo coordenado essas alterações tem sido um desafio, porém a principal visão unificadora é que a placa instável se caracteriza como aquela em que prevalece inflamação ativa e exacerbada. Em íntima correlação com esses processos, a disfunção de mecanismos protetores do endotélio vascular e o estresse oxidativo exacerbado compõem um quadro unificador. Se a fisiopatologia desses processos envolve apenas fenômenos locais ou resulta de uma ativação sistêmica de mecanismos pró-inflamatórios ou pró-trombóticos é discutível, mas há evidências de alterações sistêmicas em ambos os processos que podem revelar biomarcadores potenciais.[19] Outro protagonista integrativo emergente é o estresse do retículo endoplasmático. Essa é uma situação comum, frequentemente associada a desequilíbrios metabólicos (p. ex.: resistência à insulina, diabetes, obesidade) e inflamação.[20] O estresse do retículo endoplasmático resulta do desequilíbrio entre a carga de proteínas sintetizada por uma célula e a capacidade do retículo em processar tais proteínas até sua conformação final. Esse estresse gera uma resposta de sinalização bastante complexa, cujo intuito é induzir adaptação, mas que pode, ao mesmo tempo, determinar a morte celular.[21] Amostras de aterectomia humana atestam que placas com maior evidência de complexidade tinham ativação de marcadores de estresse do retículo endoplasmático de modo diretamente proporcional ao grau de instabilização.[22] Desse modo, tal estresse pode ser um mecanismo integrativo adicional da fisiopatologia de síndromes coronarianas agudas, conforme ilustrado na Figura 21.2.

REMODELAMENTO VASCULAR

Reflete a adaptação da parede do vaso a estímulos mecânicos e hemodinâmicos.[23] O remodelamento vascular é definido como qualquer mudança da área compreendida pela membrana elástica externa (MEE), sendo de fundamental importância para a determinação do cali-

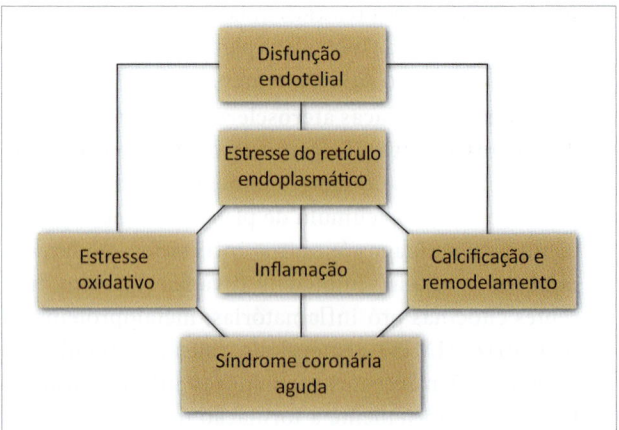

FIGURA 21.2. Mecanismos integrativos da fisiopatologia das síndromes coronarianas agudas.

bre vascular em diversas situações fisiopatológicas, como aterosclerose, reestenose pós-angioplastia, e em situações de *shear stress* aumentado, como fístulas arteriovenosas (FAV).[24] O remodelamento pode, por exemplo, potencializar a redução do lúmen do vaso pela placa neointimal (remodelamento negativo). No entanto, quando há o aumento dessa área, esse processo pode tamponar tal obstrução (remodelamento excêntrico ou positivo)[25-27] (Figura 21.3). O remodelamento vascular excêntrico é relevante para a fisiopatologia cardiovascular, como na patogênese da aterosclerose, na formação do aneurisma, em fístulas arteriovenosas, no enrijecimento vascular, modulando o fluxo sanguíneo para órgãos e sistemas, o que, por fim, tem impacto em diversas doenças cardiovasculares: doença isquêmica do coração; dissecção de aorta; isquemia cerebrovascular; doença arterial periférica; hipertensão arterial sistêmica; e insuficiência renal.[26-27]

Os mecanismos potencialmente envolvidos no remodelamento arterial incluem calcificação vascular, fibrose, hiperplasia das camadas íntima e média, mudanças do

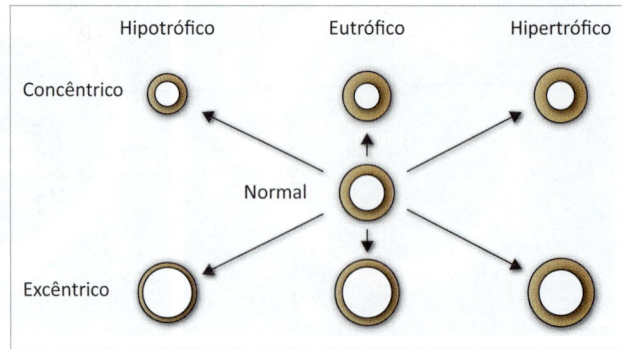

FIGURA 21.3. Remodelamento arterial – pode ser excêntrico (positivo), normal (equilibrado) ou concêntrico (negativo), além de hipertrófico (maior espessamento da parede vascular), eutrófico (espessura mantida da parede vascular) ou hipotrófico (maior afilamento da parede vascular).
Fonte: Mulvany MJ Cardiovasc Res, 1999.[27]

colágeno e da elastina do vaso e a disfunção endotelial.[26] Macroscopicamente, o remodelamento arterial pode ser classificado, de maneira didática, por meio de mudanças na forma e na topografia do vaso, podendo ser excêntrico (positivo), normal (equilibrado) ou concêntrico (negativo), além de hipertrófico (maior espessamento da parede vascular), eutrófico (espessura mantida da parede vascular) ou hipotrófico (maior afilamento da parede vascular) (Figura 21.3).[27] Os fatores a seguir são de fundamental importância para a determinação do remodelamento vascular: 1) proliferação e diferenciação das VSMC; 2) degradação de fibras elásticas; 3) calcificação e deposição de material da matriz extracelular.[25]

CALCIFICAÇÃO VASCULAR

Implica em enrijecimento da parede arterial, com perda da complacência, aumento na pressão sanguínea, alterações de fluxo sanguíneo, o que resulta em maior risco cardiovascular global.[28]

A calcificação vascular se assemelha à ossificação do esqueleto e ocorre por meio da desdiferenciação de VSMC em uma linhagem osteocondrogênica, também descrita como célula vascular calcificadora (CVC).[29] As CVC têm a capacidade de se diferenciar em outras linhagens mesenquimais além do osteoblasto, representando 20% a 30% da população total de VSMC.[30] A diferenciação osteogênica é caracterizada pela diminuição de expressão de proteínas de VSMC e aumento de marcadores osteogênicos, com consequente produção de vesículas de matriz que inicia o processo de mineralização e, por fim, secreção de hidroxiapatita.[31] As VSMC em cultura incubadas com estímulo calcificador resultam em aumento de expressão de genes e proteínas calcificadoras: RUNX2, osterix e fosfatase alcalina e em diminuição da expressão de marcadores de linhagem de VSMC (α-actina, SM22a e proteína pesada de miosina) simultaneamente (Figura 21.4).[32,33] A diferenciação osteogênica das VSMC pode ser iniciada por diversos estímulos como o aumento do estresse oxidativo[34] e da concentração de fosfato inorgânico com incremento do produto $Ca^{++} \times P$.[29,32] Além disso, a proteína morfogênica de osso 2 (BMP-2), presente na placa de aterosclerose,[35] é um potente mediador de desdiferenciação de VSMC em célula osteocondrogênica (Figura 21.4).

A calcificação da camada íntima acontece principalmente em associação à aterosclerose (Figura 21.1) como consequência à deposição de lipídeos, aumento da produção de ERO (espécies reativas de oxigênio), infiltração de macrófagos e proliferação de VSMC que, posteriormente, sinalizam para osteocondrogênese.[36-37] Enquanto isso, a calcificação da camada média do vaso pode ocorrer independentemente da aterosclerose e é associada à destruição de fibras elásticas, aparecendo inicialmente como depósitos lineares ao longo do vaso.[38] A calcificação da camada média (também denominada esclerose média ou doença de Mönckeberg)[39] é particularmente comum no diabetes melito,[40] em doenças renais crônicas, na hipertensão essencial e se correlaciona com a osteoporose.[29,40]

A calcificação vascular determina uma interface entre porções mais rígidas (placas calcificadas ou duras) e menos rígidas do vaso (placas celulares ou moles), causando maior chance de rotura da placa por aumentar o estresse circunferencial, longitudinal e radial do vaso. Isso acontece à medida que aumenta a calcificação e o número dessas intersecções do tipo rígido versus mole se multiplica (Figura 21.5).[41] Porém, quando a calcificação se concentra em um determinado local do vaso e coalesce, esta área obtém maior estabilidade e menor chance de rotura, tornando-se mais estável. Assim, o risco cardiovascular pode ser mais precisamente determinado pelo cálculo da área total de depósito mineral do vaso, e não pelo escore de cálcio ou massa de calcificação. No entanto, isso pode ser difícil de se estimar na prática clínica, pois a mensuração dessas áreas de interface rígida versus mole é pouco factível pelos métodos diagnósticos disponíveis até o momento.

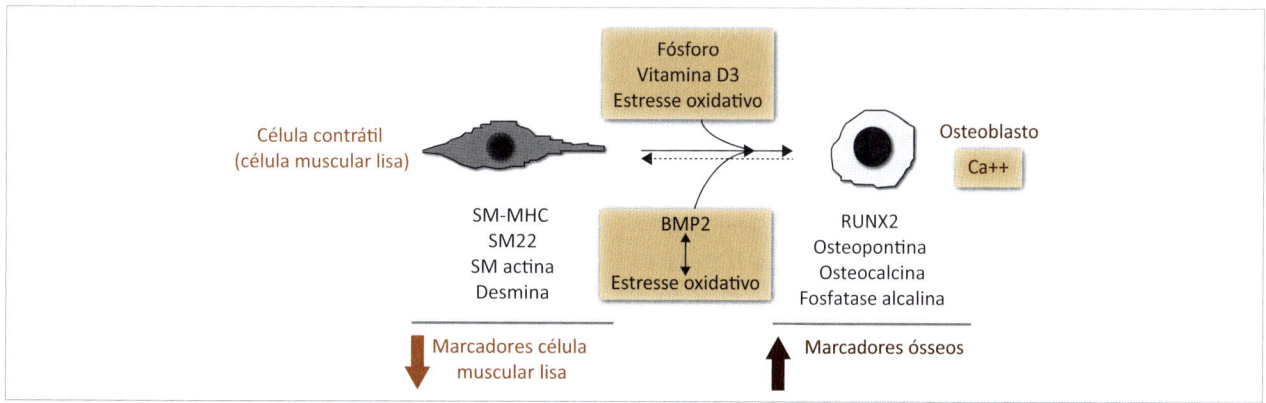

FIGURA 21.4. Desdiferenciação de VSMC em uma linhagem osteocondrogênica. A mudança de fenótipo das células musculares lisas vasculares em células osteoblásticas ocorre mediante aumento na expressão gênica de proteínas específicas envolvidas no processo de calcificação vascular após estímulos específicos.

Fonte: Adaptada de Giachelli C. Circ Research, 2005.[32]

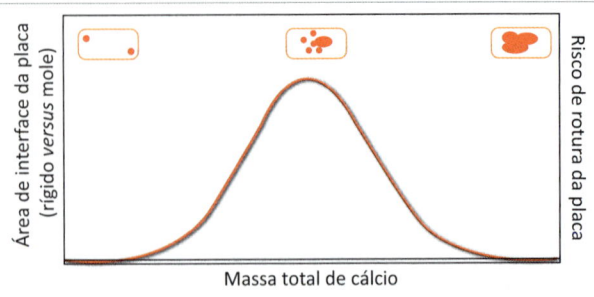

FIGURA 21.5. Risco de rotura da placa de aterosclerose de acordo com aumento da calcificação vascular e a interface entre porções mais rígidas (placas calcificadas ou duras) e menos rígidas do vaso (placas celulares ou moles). A maior interface rígida *versus* mole torna a placa instável, enquanto a coalescência da calcificação determina maior estabilidade da placa.

DIAGNÓSTICO

Aspectos translacionais da proteína C-reativa ultrassensível: aterosclerose como doença inflamatória

Considerando que a aterosclerose tenha o processo inflamatório como componente fisiopatológico relevante, o *screening* por meio de biomarcadores da inflamação pode ser importante para detectar a progressão da doença de maneira precoce e de suas complicações, principalmente em pacientes com risco aumentado, pois a proteína C reativa (PCR) tem valor preditivo positivo na incidência de eventos cardiovasculares (SCA, morte por doença isquêmica do coração).[42] A PCR tem sido muito estudada e utilizada na estratificação de risco cardiovascular e na tomada da decisão clínica.

A PCR é uma pentraxina circulante envolvida principalmente na resposta imune inata, sendo um biomarcador plasmático estável de inflamações sistêmicas.[43] Sintetizada predominantemente no fígado na fase aguda da resposta imunológica, a PCR é também expressa em células musculares lisas das artérias com aterosclerose, o que determina função relevante em múltiplos aspectos fisiopatológicos da aterogênese e da vulnerabilidade da placa.

Embora a ação direta da PCR sobre o processo aterosclerótico seja ainda bastante discutível, alguns estudos têm sugerido um papel pró-aterogênico dessa proteína.[44] Entre os mecanismos aterogênicos correlacionados ao aumento na sua concentração, estão a diminuição da expressão da enzima oxidonítrico-sintase endotelial (eNOS)[45] e o aumento na expressão da LOX-1 (lipoproteína oxidase-1), que é importante para a oxidação de LDL e a potencialização dos efeitos inflamatórios da angiotensina II.[46] Associa-se também a elevação da concentração de PCR ao aumento de apoptose das células endoteliais, bem como a diminuição da migração e a capacidade de adesão dessas células. Além disso, a PCR promove um estado pró-trombótico, via estimulação da liberação de fator tecidual pelas células musculares lisas mononucleares, com aumento da atividade do inibidor do ativador do plasminogênio tipo 1, e concomitante redução do ativador de plasminogênio tecidual. Tais alterações resultam na diminuição da fibrinólise. Também tem sido descrito um aumento na síntese de mieloperoxidase, com consequente degradação do colágeno na presença de concentração elevada da PCR. Ela também determina uma absorção mais eficiente de LDL-colesterol por macrófagos, transformando-os em células "espumosas", uma etapa crítica da aterogênese.[47]

Estudos clínicos prospectivos randomizados como o JUPITER (Justification for the Use of statin in Prevention: an Intervention Trial Evaluating Rosuvastatin)[48] demonstraram que a concentração plasmática da PCR é preditiva de eventos cardiovasculares tanto em indivíduos saudáveis, como em pacientes com doença arterial coronária estável. Ainda, sua concentração plasmática aumenta a incidência de SCA. Nesse estudo, a proteína reestratificou o risco cardiovascular em pacientes com concentração sérica de LDL colesterol < 130 mg/dL e com PCR > 2 mg/dL. Assim, o uso da rosuvastatina 20 mg/dL nessa população livre de doença cardiovascular isquêmica determinou diminuição na incidência de IAM e de eventos cerebrovasculares em 54% e 48% respectivamente, além de mortalidade total em 20%.

Corroborando a atividade anti-inflamatória das estatinas, há uma diminuição da PCR além do decréscimo de LDL colesterol plasmático, mesmo em pacientes em que o LDL colesterol esteja nos limites da normalidade de acordo com as diretrizes de dislipidemia da American Heart Association ou da Sociedade Brasileira de Cardiologia.

CONSIDERAÇÕES FINAIS

A SCA é o resultado de mecanismos complexos de adaptação do vaso à aterosclerose e à trombose coronária, determinado pela intersecção da inflamação e estresse oxidativo com remodelamento e calcificação vascular, implicando em um desfecho desfavorável em que prevalece a injúria para fomentar a rotura ou erosão da placa e a obstrução coronária.

REFERÊNCIAS BIBLIOGRÁFICAS

1. Libby P. Inflammation in atherosclerosis. Nature. 2002;420:868-74.
2. Ross R. Atherosclerosis – an inflammatory disease. N Engl J Med. 1999;340:115-26.
3. Hansson GK. Inflammation, atherosclerosis, and coronary artery disease. N Engl J Med. 2005;352:1685-95.
4. Hopkins PN. Molecular biology of atherosclerosis. Physiol Rev. 2013;93:1317-542.
5. Koskinas KC, Feldman CL, Chatzizisis YS, Coskun AU, Jonas M, Maynard C, et al. Natural history of experimental coronary atherosclerosis and vascular remodeling in relation to endothelial shear stress: a serial, in vivo intravascular ultrasound study. Circulation. 2010;121:2092-101.
6. Abbas AK, Lichtman AH, Pillai S. Cellular and Molecular Immunology. Philadelphia: Saunders/Elsevier, 2012. p.viii.
7. Lindahl B, Toss H, Siegbahn A, Venge P, Wallentin L. Markers of myocardial damage and inflammation in relation to long-term mortality in unstable coronary artery disease. N Engl J Med. 2000;343:1139-47.
8. Allahverdian S, Pannu PS, Francis GA. Contribution of monocyte-derived macrophages and smooth muscle cells to arterial foam cell formation. Cardiovasc Res. 2012;95:165-72.

9. Galkina E, Ley K. Immune and inflammatory mechanisms of atherosclerosis. Annu Rev Immunol. 2009;27:165-97.
10. Tang Z, Wang A, Yuan F, Yan Z, Liu B, Chu JS, Helms JA, Li S. Differentiation of multipotent vascular stem cells contributes to vascular diseases. Nat Commun. 2012;3:875.
11. Potteaux S, Gautier EL, Hutchison SB, van Rooijen N, Rader DJ, Thomas MJ, et al. Suppressed monocyte recruitment drives macrophage removal from atherosclerotic plaques of Apoe -/- mice during disease regression. J Clin Invest. 2011;121:2025-36.
12. Libby P. Molecular and cellular mechanisms of the thrombotic complications of atherosclerosis. J Lipid Res. 2009;50:S352-57.
13. Finn AV, Nakano M, Narula J, Kolodgie FD, Virmani R. Concept of vulnerable/unstable plaque. Arterioscl Thromb Vasc. 2010;30:1282-92.
14. Stone GW, Maehara A, Lansky AJ, de Bruyne B, Cristea E, Mintz GS, et al. A prospective natural-history study of coronary atherosclerosis. New Engl J Med. 2011;364:226-35.
15. Bentzon JF, Otsuka F, Virmani R, Falk E. Mechanisms of plaque formation and rupture. Circ Res. 2014;114:1852-66.
16. Abela GS, Aziz K, Vedre A, Pathak DR, Talbott JD, Dejong J. Effect of cholesterol crystals on plaques and intima in arteries of patients with acute coronary and cerebrovascular syndromes. Am J Cardiol. 2009;103:959-68.
17. Mangge H, Becker K, Fuchs D, Gostner JM. Antioxidants, inflammation and cardiovascular disease. World J Cardiol. 2014 Jun 26;6(6):462-77
18. Kris-Etherton PM, Lichtenstein AH, Howard BV, Steinberg D, Witztum JL. Antioxidant vitamin supplements and cardiovascular disease Circulation. 2004;110(5):637-41.
19. Thomazella MC1, Góes MF, Andrade CR, Debbas V, Barbeiro DF, Correia RL, et al. Effects of high adherence to mediterranean or low-fat diets in medicated secondary prevention patients. Am J Cardiol. 2011;108(11):1523-9.
20. Zhang K, Kaufman RJ. From endoplasmic-reticulum stress to the inflammatory response. Nature. 2008;454(7203):455-62.
21. Urra H, Dufey E, Lisbona F, Rojas-Rivera D, Hetz C. When ER stress reaches a dead end. Biochim Biophys Acta. 2013;1833(12):3507-17.
22. Myoishi M, Hao H, Minamino T, Watanabe K, Nishihira K, Hatakeyama K, et al. Increased endoplasmic reticulum stress in atherosclerotic plaques associated with acute coronary syndrome. Circulation. 2007;116(11):1226-33
23. van Varik BJ, Rennenberg RJ, Reutelingsperger CP, Kroon AA, de Leeuw PW, Schurgers LJ. Mechanisms of arterial remodeling: lessons from genetic diseases. Front Genet. 2012;3:290.
24. Ward MR, Pasterkamp G, Yeung AC, Borst C. Arterial remodeling. Mechanisms and clinical implications. Circulation. 2000;102(10):1186-91.
25. Glagov S, Weisenberg E, Zarins CK, Stankunavicius R, Kolettis GJ. Compensatory enlargement of human atherosclerotic coronary arteries. N Engl J Med. 1987;316(22):1371-5.
26. Castro MM, Rizzi E, Figueiredo-Lopes L, Fernandes K, Bendhack LM, Pitol DL, et al. Metalloproteinase inhibition ameliorates hypertension and prevents vascular dysfunction and remodeling in renovascular hypertensive rats. Atherosclerosis. 2008;198(2):320-31.
27. Mulvany MJ, Vascular remodelling of resistance vessels: can we define this? Cardiovasc Res. 1999;41:9-13.
28. Wu M, Rementer C, Giachelli CM. Vascular Calcification: An Update on Mechanisms and Challenges in Treatment. Calcif Tissue Int. 2013;93(4):365-73.
29. Shioi A, Nishizawa Y, Jono S, Koyama H, Hosoi M, Morii H. Beta--glycerophosphate accelerates calcification in cultured bovine vascular smooth muscle cells. Arterioscler Thromb Vasc Biol. 1995;15(11):2003-9.
30. Johnson RC, Leopold JA, Loscalzo J. Vascular calcification: pathobiological mechanisms and clinical implications. Circ Res. 2006;99(10):1044-59.
31. Shao JS, Cheng SL, Sadhu J, Towler DA. Inflammation and the osteogenic regulation of vascular calcification: a review and perspective. Hypertension. 2010;55(3):579-92.
32. Giachelli CM, Speer MY, Li X, Rajachar RM, Yang H. Regulation of vascular calcification: roles of phosphate and osteopontin. Circ Res. 2005;96(7):717-22.
33. Liberman M. Pesaro AEP, Carmo LS. Calcificação vascular: fisiopatologia e implicações clínicas. Einstein. 2013;11(3):376-82.
34. Demer L, Tintut Y. The roles of lipid oxidation products and receptor activator of nuclear factor-kappaB signaling in atherosclerotic calcification. Circ Res. 2011;108(12):1482-93.
35. Bostrom KI, Jumabay M, Matveyenko A, Nicholas SB, Yao Y. Activation of vascular bone morphogenetic protein signaling in diabetes mellitus. Circ Res. 2011;108(4):446-57.
36. Bostrom KI, Rajamannan NM, Towler DA. The regulation of valvular and vascular sclerosis by osteogenic morphogens. Circ Res. 2011;109(5):564-77.
37. Basalyga DM, Simionescu DT, Xiong W, Baxter BT, Starcher BC, Vyavahare NR. Elastin degradation and calcification in an abdominal aorta injury model: role of matrix metalloproteinases. Circulation. 2004;110(22):3480-7.
38. Vattikuti R, Towler DA. Osteogenic regulation of vascular calcification: an early perspective. Am J Physiol Endocrinol Metab. 2004;286(5):E686-96.
39. Janzen J, Vuong PN. Arterial calcifications: morphological aspects and their pathological implications. Z Kardiol. 2001;90(Suppl 3):6-11.
40. Schinke T, McKee MD, Kiviranta R, Karsenty G. Molecular determinants of arterial calcification. Ann Med. 1998;30(6):538-41.
41. Abedin M, Tintut Y, Demer LL. Vascular Calcification. Mechanisms and Clinical Ramifications. Arterioscler Thromb Vasc Biol. 2004;24:1161-70.
42. Tsimikas S, Willerson JT, Ridker PM. C-Reactive Protein and Other Emerging Blood Biomarkers to Optimize Risk Stratification of Vulnerable Patients. J Am Coll Cardiol. 2006;47(8):C19-C31.
43. Du Clos TW. Function of C-reactive protein. Ann Med. 2000;32:274-8.
44. Grad E, Danenberg HD. C-reactive protein and atherothrombosis: Cause or effect? Blood Rev. 2013;27(1):23-9.
45. Venugopal SK, Devaraj S, Yuhanna I, Shaul P, Jialal I. Demonstration that C-reactive protein decreases eNOS expression and bioactivity in human aortic endothelial cells. Circulation. 2002;106(12):1439-41.
46. Devaraj S, Xu DY, Jialal I. C-reactive protein increases plasminogen activator inhibitor-1 expression and activity in human aortic endothelial cells: implications for the metabolic syndrome and atherothrombosis. Circulation. 2003;107:398-404.
47. Fu T1, Borensztajn J. Macrophage uptake of low-density lipoprotein bound to aggregated C-reactive protein: possible mechanism of foam-cell formation in atherosclerotic lesions. Biochem J. 2002;366(Pt 1):195-201.
48. Ridker PM1, Danielson E, Fonseca FA, Genest J, Gotto AM Jr, Kastelein JJ, et al. Rosuvastatin to Prevent Vascular Events in Men and Women with Elevated C-Reactive Protein. N Engl J Med. 2008;359:2195-207.

CAPÍTULO 22

ABORDAGEM INICIAL DA SÍNDROME CORONARIANA AGUDA

Antonio Eduardo Pereira Pesaro
Alexandre de Matos Soeiro
Carlos Vicente Serrano Junior

DESTAQUES

- A cada 25 segundos, aproximadamente, um norte-americano sofre evento coronariano e, a cada minuto, haverá uma morte decorrente desta doença.
- O eletrocardiograma é o exame complementar mais importante na avaliação de qualquer paciente com dor torácica e deve ser realizado em até 10 minutos da chegada do paciente ao serviço de emergência e imediatamente interpretado por profissional qualificado.
- Nas síndromes coronarianas agudas sem supradesnivelamento de ST (SCA-sST) a estimativa precoce do risco de eventos (morte, infarto, reinfarto, acidente vascular cerebral (AVC), re-hospitalizações por SCA e revascularização urgente) é fundamental para selecionar o tratamento mais apropriado.
- Em pacientes de alto risco (aferido em escores/tabelas na estratificação precoce), a estratégia de estratificação invasiva precoce é a melhor escolha.
- O sangramento é a complicação não isquêmica mais comum em pacientes com SCA. Existe importante associação entre sangramento e risco de morte ou outros eventos isquêmicos. Sangramento maior está associado a risco quatro vezes maior de morte, cinco vezes maior de reinfarto e três vezes maior de AVC.
- Idealmente, todos os pacientes com SCA devem ter seu risco de sangramento avaliado na chegada ao setor de emergência com aplicação de algum escore.

ATENDIMENTO DO PACIENTE COM SÍNDROME CORONARIANA AGUDA

INTRODUÇÃO

A dor torácica é uma das queixas mais encontradas em serviços de emergência no mundo todo. Nos Estados Unidos, estima-se que anualmente mais de cinco milhões de pessoas compareçam a um hospital para avaliação de dor torácica.[1-2] No Reino Unido, a dor torácica representa 2% a 4% dos atendimentos em setores de emergência. No entanto, a prevalência de síndrome coronariana aguda (SCA) perfaz cerca de 12,8% a 14,6% desse total. Apesar disso, cerca de 30% a 60% dos pacientes com dor torácica são internados para esclarecimento diagnóstico.[3]

As doenças cardiovasculares são responsáveis pela maior causa de óbito em adultos, em todo o mundo. Dentre essas, a SCA é a mais prevalente. A queda da taxa de morte relacionada com doença arterial coronária, de 1998 a 2008, foi de 28,7%, porém aproximadamente a cada 25 segundos um norte-americano sofre um evento coronariano e, a cada minuto, haverá uma morte decorrente dessa doença.[4-5]

Nesse contexto, a avaliação correta e sistêmica de pacientes com dor torácica e SCA à chegada ao hospital deve ser primordial. O emprego adequado de conhecimento médico e da tecnologia disponível em exames subsidiários deve ser sistematizado, porém sem deixar de avaliar características individuais relacionadas a cada doente em questão, o que implica ainda hoje em enorme desafio no atendimento desses pacientes.[4-5]

AVALIAÇÃO CLÍNICA

A avaliação clínica deve fazer parte da abordagem inicial de qualquer paciente com dor torácica na emergência. Essa abordagem deve ser imediata e sistematizada, considerando dados clínicos (história, fatores de risco, antecedentes cardiovasculares e exame físico) associados à realização de eletrocardiograma (ECG) de 12 derivações em até 10 minutos da chegada do paciente.[6]

De preferência deve ser realizada em sala de emergência com paciente mantido em repouso, com acesso venoso periférico e monitorizações eletrocardiográfica e oximétrica contínuas. Em pacientes com sintomas extremos de ansiedade, pode-se administrar morfina (2 a 4 mg) no controle da dor e ansiedade do paciente. Oxigênio suplementar de 2 a 4 L/min deve ser oferecido somente se a saturação arterial de oxigênio for menor que 94%.[6]

O principal objetivo nessas situações é identificar e tratar precocemente os casos de SCA com maior risco, ou seja, aqueles de infarto agudo do miocárdio com supradesnivelamento do segmento ST (IAM-cST) e/ou com comportamento clínico instável.[6]

A anamnese de dor torácica permite caracterizar vários aspectos (Quadro 22.1). Dor torácica com características anginosas é considerada dado clínico com maior valor preditivo positivo de SCA. O detalhamento da dor torácica permite distinguir entre dor precordial de origem cardiovascular (cardíaca, aorta e pericárdio) e dor de origem não cardíaca.[7-8]

QUADRO 22.1. Características clínicas das principais etiologias de dor torácica.

Insuficiência coronária	Dor precordial, retroesternal ou epigástrica, em aperto, queimação ou mal caracterizada
	Irradiação para membros, dorso, cervical, mandíbula ou epigástrio
	Piora ao esforço, alimentação copiosa, frio ou estresse
	Melhora ao repouso ou após uso de nitrato
Dissecção de aorta	Dor súbita precordial lancinante/dilacerante, irradiada para dorso
Embolia pulmonar	Dor súbita pleurítica
	Pode estar acompanhada de hemoptise e dispneia
Pneumotórax	Dor torácica tipo pleurítica associada a dispneia
	Geralmente associado a procedimentos torácicos invasivos e/ou trauma local
Pneumonia	Dor torácica tipo pleurítica, associada a tosse, secreção e febre
	Pode apresentar dispneia associada
Pericardite	Dor precordial em opressão
	Melhora ao inclinar o tórax para a frente
	Piora ao deitar
	Pode vir acompanhada de febre
Musculoesquelética	Dor que piora à movimentação do tórax e/ou dos membros superiores
	Reprodutível à palpação

ELETROCARDIOGRAMA

O ECG é o exame complementar mais importante na avaliação de qualquer paciente com dor torácica e deve ser realizado em até 10 minutos da chegada do paciente ao serviço de emergência e imediatamente interpretado por um profissional qualificado. Alterações de ECG como inversões de onda T, bloqueio de ramo esquerdo (BRE) novo, infradesnivelamento ou supradesnivelamento do segmento ST podem caracterizar a presença de SCA e definir o tratamento a ser instituído.[9-10]

Em paciente com quadro clínico sugestivo, uma vez identificado supradesnivelamento do segmento ST de pelo menos 1 mm em duas ou mais derivações contíguas, faz-se o diagnóstico de IAM-cST (Figura 22.1). Além disso, BRE

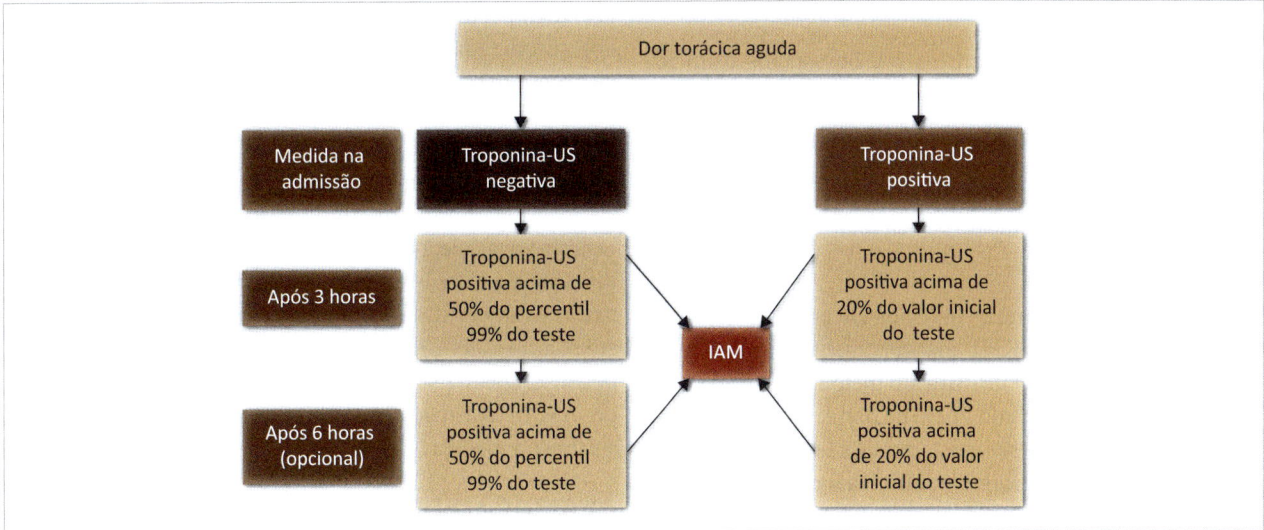

FIGURA 22.1. Interpretação de troponina-US na emergência.
US: ultrassensível; IAM: infarto agudo do miocárdio.

novo ou presumivelmente novo, ou infradesnivelamento do segmento ST em derivações V1-V4 sugestivo de imagem em espelho de supradesnivelamento da parede dorsal também se enquadram nessa definição. Se o paciente estiver nas 12 horas de evolução do quadro clínico, o uso de algum tipo de terapia de recanalização imediata é mandatório.[9-10]

Ressalte-se o fato de que em todos os casos em que houver supradesnivelamento do segmento ST em parede inferior, devem ser realizadas as derivações V7, V8, V3R e V4R. Isso porque em 90% dos casos a coronária direita é dominante e responsável pela irrigação da parede posterior do ventrículo esquerdo (representada por V7 e V8) e do ventrículo direito (mostrado em V3R e V4R). Além de poder mostrar maior área acometida, essa intervenção possui também implicações terapêuticas.[9-10]

Presença de área inativa pode refletir antecedente de aterosclerose coronariana manifesta, sendo utilizada como fator de risco na avaliação da dor torácica em questão. Quando as alterações forem inconclusivas, a comparação com ECG prévio do mesmo paciente é importante, quando estiver disponível.[9-10]

A realização de ECG completamente nos limites da normalidade não exclui a possibilidade de SCA. Episódios isquêmicos transitórios assim como isquemia em território da artéria circunflexa ou em ventrículo direito frequentemente não são detectados em ECG de 12 derivações. Recomenda-se, nesses casos, realizar as derivações V7-V8 e V3R-V4R.[3,9-10]

Idealmente, o ECG deve ser repetido no mínimo em 3, 6 e 9 horas após a chegada do paciente ou imediatamente caso haja recorrência da dor. Essa forma de avaliação contínua aumenta consideravelmente a sensibilidade para detecção de SCA.[5]

Mesmo em situações em que a dor torácica não seja de origem coronariana, o ECG pode ser útil ao auxiliar o diagnóstico. Nos casos de embolia pulmonar, a presença de taquicardia sinusal, inversão de T em parede anterior, bloqueio e/ou sobrecarga de câmaras direitas pode apontar o diagnóstico, além de mostrar a gravidade do caso relacionado.

Em até 5% dos pacientes com dissecção de aorta pode-se observar supradesnivelamento do segmento ST, principalmente em parede inferior por acometimento do óstio da artéria coronária direita. Além disso, em pacientes com pericardite pode-se observar supradesnivelamento difuso do segmento ST com infradesnivelamento do segmento PR. Ainda na suspeita de pericardite, quando ocorrer redução ampla de amplitude em todas as derivações e/ou alternância elétrica, o diagnóstico de tamponamento cardíaco deve ser prontamente descartado.[5,9]

BIOMARCADORES

Após a realização do ECG, sendo descartada a presença de IAM-cST, a dosagem de marcadores de necrose miocárdica constitui etapa crucial em qualquer protocolo de avaliação de dor torácica e SCA sem supradesnivelamento do segmento ST (SCA-sST). No entanto, para correta avaliação dos resultados, é importante que o médico solicitante saiba a cinética dos marcadores no sangue (Tabela 22.1), qual o *kit* disponível em seu serviço e suas sensibilidades e especificidades. De forma geral, para que haja maior sensibilidade, a maioria dos protocolos de dor torácica orienta coleta seriada de marcadores com 0, 3, 6 e 9 horas do início da dor.[6,9-12]

TABELA 22.1. Cinética dos principais marcadores de necrose miocárdica.

Marcador/Elevação (horas)	Início	Pico	Duração
Mioglobina	1 a 2	6 a 7	24h
CKMB	3 a 12	18 a 24	36 a 48h
Troponina	3 a 12	18 a 24	10 dias

Mioglobina

Sua elevação inicia-se entre 1 e 2 horas após o início da dor, permanecendo elevada por 24 horas. Dessa forma, trata-se do marcador mais precoce para detecção de lesão miocárdica. No entanto, é altamente inespecífica, podendo elevar-se, por exemplo, com lesões musculoesqueléticas e insuficiência renal. Possui alto valor preditivo negativo.[6,11]

CKMB

A CKMB tem sido muito utilizada em serviços em todo o Brasil. A sua fração CKMB massa aumentou tanto a sensibilidade quanto a especificidade do método. Costuma elevar-se a partir de 3 horas do início da dor e, quando seriada em 0, 3, 6 e 9 horas após seu início, tende a tornar o diagnóstico mais precoce e praticamente elimina a possibilidade de não detecção de IAM.[6,11]

Troponina

As troponinas são consideradas os principais marcadores de diagnóstico e estratificação de risco de IAM. São mais sensíveis e específicas que a mioglobina e a CKMB. A presença de troponinas positivas pode ser interpretada como marcador de formação ativa de trombos, que, na presença de dor torácica ou alterações de ECG, representa IAM.[6,9,11]

Sua elevação inicia-se após 3 a 4 horas do início da dor, podendo permanecer por até duas semanas após o evento. Não há diferença fundamental entre as troponinas T e I. O importante é que em qualquer avaliação de dor torácica a ser realizada, o *cut-off* para IAM seja definido como o percentil 99% da referência do *kit* utilizado. A orientação é de que, além da inicial, a segunda amostra seja dosada entre 6 e 12 horas.[6,9,11,13-14]

Troponinas ultrassensíveis

Recentemente as troponinas ultrassensíveis (US) T e I foram introduzidas na prática clínica com limites de detecção de lesão miocárdica de dez a cem vezes menor. Dessa forma, IAM pode ser detectado de maneira mais precoce e frequente em pacientes com dor torácica. A superioridade desses ensaios, particularmente em pacientes com dor torácica de curta duração, foi demonstrada prospectivamente. Com dor torácica de 3 horas de duração, a sensibilidade para IAM chega a 100%. O valor preditivo negativo em única aferição para IAM é de 95%, valor comparado a medidas seriadas em troponinas não US.[9,11,13]

Entretanto, apesar de um enorme ganho em sensibilidade, as troponinas US podem ser detectadas em situações não relacionadas a IAM. Valores intermediários ou positivos podem ser encontrados em pacientes com dissecção aguda de aorta ou embolia pulmonar e devem sempre ser considerados diagnóstico diferencial. Além disso, resultados falsos positivos foram encontrados em pacientes com miopatias, hipertrofia ventricular, hipertensão pulmonar e insuficiência renal crônica (principalmente quando a creatinina for maior que 2,5 mg/dL).[9,15-16]

Devido a essa dificuldade de interpretação dos resultados, recomenda-se que, pelo menos, duas medidas seriadas de troponina US sejam realizadas para a definição IAM. Deve-se realizar coleta à admissão e outra após 3 horas, o que proporciona sensibilidade de 100% para IAM.[9,15-16]

Em pacientes com alta suspeita para IAM, nos quais a elevação em 3 horas seja discreta ou não tenha ocorrido, deve-se realizar nova coleta com 6 horas. Quando a primeira medida for negativa, obtém-se o diagnóstico de IAM em segunda aferição positiva com 3 horas e com elevação de pelo menos 50% em relação à aferição inicial. Já quando a primeira medida for positiva, aguarda-se nova coleta com 3 horas, e o diagnóstico de IAM é confirmado, caso haja elevação de 20% em relação à primeira medida (Figura 22.1).[15,17-18]

AVALIAÇÃO DE RISCO ISQUÊMICO
SCA SEM SUPRADESNIVELAMENTO DO SEGMENTO ST

Pacientes com SCA-sST representam população heterogênea, com riscos de complicações em curto e longo prazos variáveis. A estimativa precoce do risco de eventos (morte, infarto, reinfarto, AVC, re-hospitalizações por SCA e revascularização urgente) é fundamental para selecionar o tratamento mais apropriado.

Uma possível razão para a alta mortalidade nas SCA é a baixa aderência de médicos às diretrizes recomendadas pelas sociedades de cardiologia.[9,19-21] Nos Estados Unidos essa questão motivou inclusive implementação de um programa denominado Crusade (*Can Rapid Risk Stratification of Unstable Angina Patients Suppress Adverse Outcomes with Early Implementation of de ACC/AHA guidelines*).

A estratificação de risco realizada de forma precoce e adequada é ferramenta essencial para direcionar o tratamento. A estratificação e a classificação em risco alto, intermediário ou baixo de desenvolver eventos cardíacos maiores deve ser realizada em todos os pacientes com SCA-sST.[9,19-21]

ESCORES DE RISCOS

São três os principais determinantes do prognóstico na SCA-sST e que vão nortear a estratificação:

- A extensão do dano miocárdico;
- A extensão da doença arterial coronária;
- O grau de instabilidade da doença.

Existem diversos tipos de estratificação de risco nas SCA-sST com eficiência demonstrada em grandes estudos. As mais comuns são a classificação de risco "pontual" (classificação de risco do *American College of Cardiology* –ACC) (Quadro 22.2), o escore de risco Timi (Figura 22.2) e o escore de risco Grace (*Global Registry of Acute Coronary Events*) (Tabela 22.2). Os escores de risco Timi e Grace, por sua vez, conferem melhor visão da extensão da doença arterial coronária, sendo úteis para avaliar risco de efeitos adversos, além de mortalidade.[22-23]

QUADRO 22.2. Estratificação "pontual" de risco de morte ou IAM em pacientes com SCA-sST.

	Alto	Moderado	Baixo
Variável prognóstica	Pelo menos uma das características seguintes deve estar presente:	Nenhuma característica de alto risco, mas com alguma das seguintes:	Nenhuma característica de risco intermediário ou alto, mas com alguma das seguintes:
História	Agravamento dos sintomas nas últimas 48h e idade > 75 anos	Idade 70-75 anos Infarto prévio, doença cerebrovascular ou periférica, diabetes melito, cirurgia de revascularização, uso prévio de ASS	
Dor precordial	Dor prolongada (> 20 min) em repouso	Angina de repouso > 20 min, resolvida, com probabilidade de DAC moderada a alta. Angina em repouso ≤ 20 min, com alívio espontâneo ou com nitrato	Novo episódio de angina classe III ou IV da CCS nas últimas duas semanas sem dor prolongada em repouso, mas com moderada ou alta probabilidade de DAC
Exame físico	Edema pulmonar, piora ou surgimento de sopro de regurgitação mitral, B3, novos estertores, hipertensão, bradicardia ou taquicardia		
Eletrocardiograma	Infradesnível do segmento ST ≥ 0,5 mm (associado ou não a angina), alteração dinâmica do ST, bloqueio completo de ramo, novo ou presumidamente novo e taquicardia ventricular sustentada	Inversão da onda T > 2 min e ondas Q patológicas	Normal ou inalterado durante o episódio de dor
Marcadores séricos de isquemia	Acentuadamente elevados (p. ex.: TnTC > 0,1 ng/mL)	Discretamente elevados (p. ex.: 0,03 < TnTc < 0,1 ng/mL)	Normais

min: minuto; TnTC: troponina T convencional; DAC: doença arterial coronária.

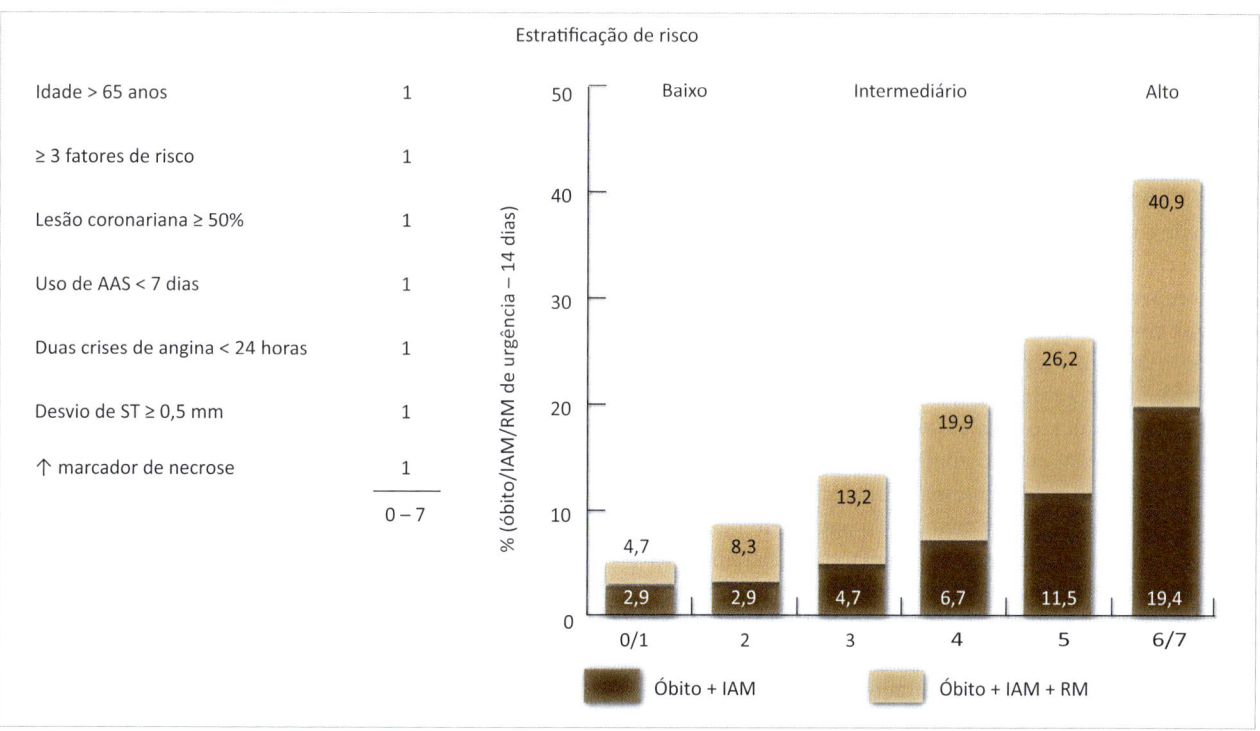

FIGURA 22.2. Escore de risco Timi.
AAS: ácido acetilsalicílico; RM: revascularização do miocárdio.

TABELA 22.2. Escore de risco Grace.		
Grace (0-258 pontos)	**Idade**	
	< 40	0
	40-49	18
	50-59	36
	60-69	55
	70-79	73
	≥ 80	91
	Frequência cardíaca (bpm)	
	< 70	0
	70-89	7
	90-109	13
	110-149	23
	150-199	36
	> 200	46
	Pressão sistólica (mmHg)	
	< 80	63
	80-89	58
	100-119	47
	120-139	37
	140-159	26
	160-199	11
	> 200	0
	Creatinina (mg/dL)	
	0-0,39	2
	0,4-0,79	5
	0,8-1,19	8
	1,2-1,59	11
	1,6-1,99	14
	2-3,99	23
	> 4	31
	Killip	
	Classe I	0
	Classe II	21
	Classe III	43
	Classe IV	64
	Parada cardíaca na admissão	43
	Elevação de marcadores	15
	Elevação/depressão ST	30

Baixo risco: < 108 pontos; Médio risco: 109-140 pontos; Alto risco: > 140 pontos.

Os três modelos são úteis para utilização no departamento de emergência (antes da realização do cateterismo), embora o escore de risco Timi seja o mais simples. Estudos com comparação dos métodos mostraram boa acurácia em predizer risco de IAM e morte em um ano, em todos os modelos. Devemos lembrar que esses modelos foram desenvolvidos com estudos populacionais e devem ser cuidadosamente avaliados em casos de pacientes específicos, devendo ser usados para complementar o julgamento clínico, e não substituí-lo. Na tomada de decisão terapêutica, deve ser levado em conta o maior risco obtido em pelo menos dois métodos. É importante salientar que a classificação vale para o momento da avaliação, e a qualquer momento pode haver nova classificação do risco na dependência de outras ocorrências.[22-23]

A classificação proposta por Braunwald (ACC) apresenta alto grau de aceitação, uma vez que considera critérios clínicos. Essa classificação evidencia diferenças no prognóstico dos pacientes conforme o subgrupo em que eles se situam.[22]

São pacientes de alto risco os que apresentam escores de risco Timi maior ou igual que 5, Grace maior que 140 e ACC de alto risco (apenas um dos fatores descritos é suficiente para determinar a classificação de alto risco). De acordo com o Grace, quando a soma dos pontos é menor que 108, o paciente é considerado de baixo risco para óbito hospitalar, cuja incidência fica abaixo de 1%; quando se situa entre 109 e 140 (risco intermediário), a mortalidade fica entre 1% e 3%; quando a soma é maior que 140 (alto risco), a mortalidade é superior a 3%.[22-23]

SCA COM SUPRADESNIVELAMENTO DO SEGMENTO ST

Em pacientes com SCA-cST, a avaliação de risco isquêmico é importante, principalmente na determinação prognóstica do paciente. De modo que, em SCA-sST, a avaliação é dinâmica e deve ser realizada em momentos diferentes durante a internação.[24]

A estratificação pode ser realizada com fatores de risco e escores como na SCA-sST. No entanto, não se deve substituir o bom senso clínico para análise individual dos casos. Além disso, não mudam a abordagem inicial dos casos que, a princípio, devem sempre ser submetidos a estratégia invasiva.[20,24]

Entre os fatores prognósticos mais validados, a área sob a curva de marcadores de necrose miocárdica e a função ventricular são os mais utilizados. Além disso, todos os pacientes devem ser classificados de acordo com características clínicas e hemodinâmicas com escores prognósticos de *Killip* e *Forrester* (Tabela 22.3).[20,24]

TABELA 22.3. Classificações clínicas de gravidade da disfunção cardíaca.		
Killip	Características	Mortalidade (7 dias) em (%)
I	Sem sinais de congestão	3
II	B3 e/ou estertores basais	12
III	Estertores em toda a extensão do pulmão	20
IV	Choque cardiogênico	60

TERAPIA MEDICAMENTOSA

CONDUTAS NOS PACIENTES DE BAIXO RISCO COM SCA-sST

Este tópico será mais bem detalhado no Capítulo 23, "Síndrome coronariana aguda sem supradesnivelamento do segmento ST". No entanto, estes pacientes serão manuseados no setor de emergência, não devendo, a princípio, ser internados. Pacientes de baixo risco coronário recebem AAS via oral e permanecem em observação até tempo hábil do último episódio de dor para coleta de troponina e CKMB (idealmente entre 9 e 12 horas).[19-20]

Caso permaneçam hemodinamicamente estáveis, com ECG não diagnóstico e marcadores negativos, sem recorrência da dor, pode-se considerar a alta hospitalar com encaminhamento para seguimento ambulatorial em até 72 horas em uso de AAS, betabloqueador e estatina.[13,19-20]

No entanto, idealmente ou em casos em que persistam dúvidas em relação ao quadro clínico/eletrocardiográfico, ou em associação com vários fatores de risco coronarianos, deve-se considerar estratificação com testes não invasivos (ergometria, cintilografia miocárdica com estresse físico ou farmacológico, ecocardiograma de estresse). Caso os exames sejam negativos, o paciente deve ter seguimento ambulatorial. Caso se demonstre a presença de isquemia ou obstrução coronária grave, o paciente deve ser internado para estratificação invasiva e o restante da terapia é administrado.[13,19-20]

CONDUTAS NOS PACIENTES COM RISCOS INTERMEDIÁRIO E ALTO COM SCA-sST

Esses pacientes devem ser internados, e sempre que possível em Unidade Coronariana. Para todos os pacientes devem ser solicitados exames gerais, como função renal, eletrólitos, coagulograma, hemograma, PCR e radiografia de tórax. Deve-se realizar na sequência curva de CKMB massa e troponina.[13,19-20]

Em pacientes com instabilidade hemodinâmica (necessidade de drogas vasoativas), o cateterismo deve ser imediato e, quando disponível, deve-se priorizar a passagem de balão intra-aórtico ainda no setor de hemodinâmica. Até que sua passagem seja realizada, a droga de escolha em pacientes em choque cardiogênico é a dobutamina.[19-20]

Ácido acetilsalicílico deve ser administrado para todos os pacientes, o mais precocemente possível, e continuado indefinidamente.

A utilização de segundo antiagregante plaquetário associado a AAS é considerada obrigatória no tratamento de qualquer SCA. Atualmente dispomos de três medicamentos (clopidogrel, prasugrel e ticagrelor), sendo sua escolha realizada de acordo com a disponibilidade do serviço e suas indicações e contraindicações específicas.[13,19-20, 25-26]

O clopidogrel ou o ticagrelor devem ser usados em todos os casos de SCA, ainda no atendimento inicial, salvo raras exceções em que se vislumbre a necessidade imediata de cirurgia de revascularização. Já o prasugrel pode ser usado em substituição ao clopidogrel ou ticagrelor, porém somente deve ser prescrito após o conhecimento da anatomia coronária.[13,19-20]

A anticoagulação com heparina não fracionada (HNF) ou com heparina de baixo peso molecular (HBPM) (no Brasil representada pela enoxaparina) deve ser administrada a todos os pacientes com SCA sem supradesnivelamento do segmento ST de riscos intermediário e alto por, no mínimo, 48 horas ou até o momento da alta hospitalar.[13,19-20]

Outra opção em SCA-sST é o fondaparinux subcutâneo. Deve ser iniciado ainda no setor de emergência e mantido por oito dias ou até a alta hospitalar ou a angioplastia.[13,19-20]

Já quanto a inibidores de glicoproteína IIB/IIIA, o uso fica a critério do hemodinamicista e/ou do clínico responsável pelo paciente, principalmente na presença de alta carga trombótica, ateromatose grave, "*no-reflow*" ou outras complicações trombóticas durante o estudo hemodinâmico, e desde que o paciente possua baixo risco hemorrágico.[13,19-20,27]

Nitratos também podem ser utilizados. Promovem vasodilatação periférica (principalmente venodilatação) e coronariana, diminuindo bastante o retorno venoso ao coração e, consequentemente, o consumo de oxigênio, principalmente na presença de disfunção ventricular esquerda.[19-20] Devem ser administrados, inicialmente, sob a forma sublingual (dinitrato de isossorbida). Depois utilizar, de rotina, a nitroglicerina endovenosa.[19-20]

Os betabloqueadores agem reduzindo a frequência cardíaca, pressão arterial e do inotropismo cardíaco, levando à redução do consumo de oxigênio pelo miocárdio. Betabloqueador via oral deve ser introduzido rotineiramente nos pacientes sem contraindicação, preferencialmente nas primeiras 24 horas. Deve-se iniciar com doses pequenas, com o paciente estável, e aumentar progressivamente com o objetivo de manter a frequência cardíaca em torno de 60 batimentos por minuto.[9,19-21,24]

Todos os pacientes devem ter o seu perfil lipídico dosado nas primeiras 24 horas do evento e receber estatina com doses de acordo com os resultados obtidos, visando à meta de LDL-colesterol < 70 a 100 mg/dL.[19]

Protetor gástrico deve ser utilizado na esmagadora maioria dos casos, de preferência ranitidina, caso o paciente use clopidogrel, sendo o bloqueador de bomba de próton utilizado nos demais casos ou quando o risco de sangramento for elevado.[19]

CONDUTAS NOS PACIENTES COM SCA-cST

Nos casos com até 12 horas do início dos sintomas que procuram atendimento em locais sem sala de hemodinâmica, a escolha é pelo uso do fibrinolítico. Sempre que existe disposição ao uso do fibrinolítico, é fundamental realizar *checklist* dos critérios de contraindicação ao medicamento.

Ao se utilizar o fibrinolítico, considera-se sucesso na reperfusão quando ocorre redução > 50% na amplitude do supradesnivelamento do segmento ST, levando-se em conta a derivação onde ele for maior, comparando-se o ECG inicial e o ECG 90 minutos após o início da infusão do medicamento. Idealmente, o *tempo porta-agulha* (entre a chegada ao hospital e o início da infusão do medicamento) não deve ultrapassar 30 minutos.[19-21,24]

Já nos casos em que ocorrer falência de reperfusão e/ou sinais de disfunção aguda do ventrículo esquerdo e/ou choque cardiogênico, ou quando existir contraindicação ao fibrinolítico, deve-se transferir o paciente a centro capacitado para realizar angioplastia primária/de resgate. Embora as diretrizes contemplem a possibilidade de transferência como alternativa ao fibrinolítico nos casos em que o tempo do primeiro contato médico (ou seja, chegada ao primeiro hospital) até a realização da angioplastia seja inferior a 120 minutos, sabe-se que dificuldades logísticas (principalmente nas grandes cidades) fazem com que essa opção raramente seja exequível em nosso meio.[24]

Em pacientes com até 12 horas de evolução (ou até 24 horas em casos específicos) que dão entrada em centro capacitado a realizar intervenção coronária percutânea (ICP), a melhor estratégia é a realização de *angioplastia primária*, devendo o *tempo porta-balão* (ou seja, entre a chegada ao hospital e o início da angioplastia da artéria culpada) ser inferior a 90 minutos. Não existe, nesse momento, evidência convincente de que a recanalização do vaso culpado deva ser feita rotineiramente nos casos de pacientes que se apresentam com mais de 24 horas de evolução.[24]

Todos os pacientes devem receber, na chegada, AAS e algum agente de dupla antiagregação plaquetária. A utilização de antitrombóticos também deve ser iniciada precocemente. Quando o paciente for à angioplastia primária, pode-se utilizar HNF ou enoxaparina. Já o fondaparinux deve ser usado apenas em casos submetidos à trombólise e é contraindicado em pacientes submetidos à angioplastia primária.[19-21,24]

Nos casos que chegam tardiamente ao hospital (acima de 24 horas), a recanalização do vaso culpado não deve ser feita de rotina, e sim em casos selecionados e individualizados como os de pacientes com instabilidade hemodinâmica, insuficiência cardíaca grave, isquemia persistente ou arritmias ventriculares recorrentes.[24]

ESTRATÉGIA INVASIVA *VERSUS* NÃO INVASIVA EM SCA-sST

Após o diagnóstico de SCA-sST, além do tratamento farmacológico, os pacientes devem ser submetidos a algum tipo de estratégia de estratificação com exames subsidiários para avaliação coronariana funcional (testes de isquemia não invasivos) ou anatômica (cineangiocoronariografia). De maneira geral, a escolha do método depende do risco do paciente, das suas características físicas e eletrocardiográficas e da disponibilidade de métodos de estratificação de cada serviço médico.[9,19-21]

ESTRATÉGIA CONSERVADORA PRECOCE

Consiste na realização de teste de isquemia não invasivo após o evento. Pacientes de baixo risco podem submeter-se a prova de isquemia após estarem 12 a 24 horas livres de sintomas isquêmicos. Pacientes de risco intermediário podem submeter-se a prova de isquemia após estarem 48 a 72 horas sob tratamento farmacológico, contanto que haja evolução estável sem qualquer indício de alto risco. Nessa estratégia, a cinecoronariografia é reservada aos pacientes que evoluírem com recorrência de isquemia ou teste não invasivo positivo, apesar da medicação.[9,19-21]

Os exames não invasivos disponíveis são teste ergométrico, cintilografia do miocárdio com fármaco (adenosina, dipiridamol, dobutamina) ou exercício, e ecocardiograma com dobutamina. Qualquer um dos métodos disponíveis tem sensibilidade para detecção de isquemia e avaliação do risco do paciente.

Opta-se pelo mais adequado de acordo com a disponibilidade do serviço médico, condições físicas do paciente (capacidade de exercitar-se), tolerância a fármacos (asmáticos e bronquíticos não devem utilizar adenosina ou dipiridamol) e eletrocardiograma de base (pacientes com bloqueios de ramo, marca-passo ou sobrecarga ventricular acentuada devem submeter-se a exames de imagem).[9,19-21]

Teste ergométrico

Conceito recente na avaliação de pacientes com SCA-sST, quando estabilizados, auxiliando na estratificação do prognóstico e na conduta terapêutica. Pacientes de baixo risco e com marcadores cardíacos normais devem ser encaminhados para o teste após 9 horas, idealmente até 12 horas (podendo ser realizado em regime ambulatorial).

Em pacientes de risco intermediário, pode ser utilizado quando a estratégia invasiva não estiver indicada, não devendo ser realizado em pacientes com alterações persistentes dos segmentos ST-T e T. Já em pacientes de alto risco, é contraindicado nas primeiras 48 horas, podendo ser realizado após esse período, ainda durante a internação, quando forem necessários a avaliação funcional ou o estabelecimento de risco antes da alta hospitalar.[9,19-21]

É procedimento seguro, devendo-se utilizar protocolos individualizados e adequados a condições clínicas e biomecânicas do paciente. A monitorização e o registro durante o teste devem ser realizados com as 12 derivações tradicionais. A positividade é caracterizada por alterações do segmento ST, no mínimo em duas derivações consecutivas, pela presença de infradesnível maior ou igual a 1,5 mm, ou supradesnível maior ou igual a 2,0 mm.

A presença de dor precordial, redução da pressão arterial sistólica e déficit cronotrópico com a progressão do exercício reforça o diagnóstico e aponta para maior gravidade. Estudos têm demonstrado sensibilidade para doença arterial coronária de 73%, especificidade de 92%, valores preditivos positivo de 61% e negativo de 95%. Observa-se acurácia diagnóstica muito boa para excluir pacientes que possam ter apresentado quadro de angina instável, estabilizada, com redução no tempo de hospitalização.[9,19-21]

Ecocardiografia de estresse (com uso de dobutamina)

Provou nos últimos anos ser método seguro, que pode ser disponibilizado para os pacientes de baixo e médio risco que se encontrem clinicamente compensados há 24/48 horas, orientando a conduta a ser seguida, de acordo com o resultado do teste. Permite a verificação das anormalidades regionais transitórias da contração, indicativas de isquemia induzida.

Pode ser utilizado como alternativa ao teste ergométrico, em pacientes com impossibilidade física para realização do teste em esteira, ou naqueles pacientes em que o teste ergométrico foi inconclusivo. Além disso, é ótimo método para avaliar complicações mecânicas do IAM (insuficiência mitral e comunicação interventricular). Entretanto, aplicam-se a esse método as mesmas precauções de cautela e contraindicações expostas ao teste ergométrico. São consideradas respostas indicativas de maior risco: incapacidade de aumentar ou diminuição da fração de ejeção maior que 5% ao esforço e defeitos regionais de contração durante o estresse.[9,19-21]

Cintilografia de perfusão miocárdica

Pode ser utilizada em pacientes com angina instável considerados de baixo risco, tanto precocemente ou após alta hospitalar, quanto com o protocolo de repouso (durante a dor) no setor de emergência e estresse no dia seguinte. Da mesma maneira que o ecocardiograma constitui alternativa a pacientes que não podem realizar o teste ergométrico.

É especialmente indicada em: pacientes nos quais há dificuldades para a interpretação adequada do ECG de esforço, presença de desnivelamentos significativos do segmento ST, durante manobras respiratórias e alterações posturais, sobrecarga ventricular esquerda, bloqueio de ramo, presença de áreas extensas eletricamente inativas, uso de fármacos que alteram a repolarização ventricular ou dificultam a interpretação eletrocardiográfica (digitálicos, betabloqueadores, antiarrítmicos, antidepressivos), moléstias cardíacas e não cardíacas associadas a alterações eletrocardiográficas basais.[9,19-21]

É possível realização precoce desse exame com ampla margem de segurança, empregando-se estresse vasodilatador com adenosina ou dipiridamol, o que mostra heterogenicidade regional de fluxo sem necessidade de induzir isquemia. Deve ainda ser destacado que é possível sincronizar-se o estudo cintilográfico tomográfico ao ECG (gated-SPECT), permitindo também medir a fração de ejeção.

Em pacientes de risco intermediário, esse exame tem excelente capacidade em identificar pacientes com coronariopatia obstrutiva grave e com risco elevado de eventos no seguimento a curto prazo, e deve ser utilizado naqueles com impossibilidade de submeter-se ao teste de esforço ou com dúvidas após sua realização, ou como primeira opção de estratégia não invasiva.

Em pacientes de alto risco, não deve ser realizado antes das primeiras 48 horas de estabilização clínica. Além disso, nesse mesmo grupo de pacientes, pode ser utilizado para: identificar a presença/extensão de isquemia em pacientes que não podem realizar cateterismo ou quando os resultados não são suficientes para estabelecer condutas; identificar a artéria relacionada ao evento após o cateterismo e/ou estratificar risco; para avaliação de viabilidade miocárdica em áreas discinérgicas.[9,19-21]

ESTRATÉGIA INVASIVA PRECOCE

Consiste na realização de cineangiocoronariografia nas primeiras 4 a 48 horas após o evento (em pacientes de alto risco idealmente em 24 horas no máximo). Sua realização de rotina em todos os pacientes com SCA-sST não provou ser melhor que a estratégia conservadora.

Em pacientes de risco moderado, por exemplo, a estratégia invasiva é opcional, já que a não invasiva é igualmente adequada. Em pacientes de alto risco (aferido em escores/tabelas, na estratificação precoce), a estratégia de estratificação invasiva precoce é, provavelmente, a melhor escolha.[9,19-21]

O benefício dessa estratégia foi comprovado em pacientes de risco intermediário a alto (escore de risco Timi maior que 3 ou alto risco na classificação da AHA/ACC), com redução significativa de desfechos combinados. Diferentes estudos mostraram esse benefício (Frisc II, Rita-3, Trucs, Timi 18). Destes, o Tactics-Timi 18 teve o maior destaque. O estudo comparou as duas estratégias em pacientes tratados com tirofiban, AAS e heparina não fracionada. Houve redução do desfecho combinado (morte, IAM não fatal, reinternação por SCA) de 19,4% para 15,9% ($p = 0,025$).[9,19-21]

Mais recentemente, no ano de 2005, o estudo Ictus randomizou 1.200 pacientes com SCA-sST de alto risco, dividindo-os no grupo de estratificação invasiva precoce e no grupo conservador. A incidência de IAM foi maior no grupo "estratégia invasiva". Porém, após um ano de seguimento, os pesquisadores não encontraram diferenças nos end-points entre os dois grupos.

De acordo com esses resultados, pacientes de alto risco podem ser manejados sob estratégia conservadora, desde que permaneçam assintomáticos e hemodinamicamente estáveis. Essa evidência é particularmente importante no manejo de pacientes de alto risco, com aspectos que desfavoreçam o cateterismo (p. ex.: insuficiência renal).

Algumas críticas referentes ao estudo Ictus devem ser destacadas e podem explicar o desacordo com os resultados do Timi 18: houve alta taxa de cross-over, com revascularização miocárdica em 47% dos pacientes incluídos no grupo de estratificação não invasiva. Além disso, a definição de IAM após angioplastia foi controversa, incluindo pacientes assintomáticos, com pequena elevação de CKMB.[9,19-21]

Metanálise recente, incluindo praticamente todos os estudos randomizados realizados com pacientes com SCA-sST (inclusive o estudo Ictus), demonstrou benefícios da estratégia invasiva precoce em relação à estratégia conservadora. De acordo com este estudo, a estratégia invasiva reduz mortalidade (RR = 0,75), IAM não fatal (RR = 0,83) e hospitalização (RR = 0,69) após dois anos de seguimento.[9,19-21]

Dessa maneira, diretrizes atuais recomendam a estratégia invasiva precoce em pacientes com isquemia recorrente, troponina elevada, infradesnivelamento do segmento ST, sinais de insuficiência cardíaca ou disfunção mitral, disfunção ventricular (fração de ejeção do ventrículo esquerdo inferior a 40%), instabilidade hemodinâmica, taquicardia ventricular sustentada, angioplastia nos seis meses prévios ou histórico de revascularização do miocárdio. Ressalta-se que em pacientes com instabilidade hemodinâmica, arritmias malignas ou angina refratária, o cateterismo deve ser feito com urgência.[9,19-21]

Cuidado especial deve ser tomado com pacientes idosos (> 75 anos) e/ou diabéticos e/ou com disfunção renal. Nessas situações deve-se, idealmente, fazer preparo do paciente de 12 a 24 horas antes e 12 a 24 horas após o procedimento, com hidratação venosa contínua (1 mL/kg/h).[19-20]

Nos pacientes de alto risco, o cateterismo deve ser realizado de emergência (imediatamente quando da chegada do paciente ao hospital), quando o paciente apresentar isquemia refratária ou instabilidade hemodinâmica/elétrica.[9,19-21]

AVALIAÇÃO DE RISCO DE SANGRAMENTO

O sangramento é a complicação não isquêmica mais comum em pacientes com SCA. A taxa de sangramento apresentada em registros nos últimos sete anos tem reduzido, mesmo com maior número de medicações antiplaquetárias e antitrombóticas disponíveis e com grande número de intervenções percutâneas coronárias. Isso sugere que os médicos têm ficado mais atentos aos riscos de sangramento e adaptado estratégias individualizadas.

Existe importante associação entre sangramento e risco de morte ou outros eventos isquêmicos. Sangramento maior está associado a risco quatro vezes maior de morte, cinco vezes maior de reinfarto e três vezes maior de AVC. A eventual necessidade de suspensão de medicações antiplaquetárias ou antitrombóticas quando o sangramento ocorre, aumenta consideravelmente o risco de novos eventos isquêmicos, principalmente a trombose de *stent*.

Outros fatores podem contribuir para o elevado risco de morte em pacientes com sangramentos, como instabilidade hemodinâmica associada, efeitos deletérios da transfusão sanguínea e estado protrombótico e proinflamatório desencadeado pelo sangramento. Doses excessivas de medicações antiplaquetárias ou antitrombóticas, não ajustadas de acordo com idade e função renal, têm grande impacto no risco de sangramento em SCA.

ESCORES DE RISCO DE SANGRAMENTO EM SCA

Idealmente todos os pacientes com SCA devem ter seu risco de sangramento avaliado na chegada ao setor de emergência com aplicação de algum escore (Crusade ou *Roxana*).[9,19]

O escore Crusade (*The Can Rapid risk stratification of Unstable angina patients Suppress ADverse outcomes with Early implementation of the ACC/AHA guidelines bleeding score*) foi publicado em 2009 e validado em coorte prospectiva de 17.857 pacientes com SCA-sST, e avalia o risco de sangramento e mortalidade associada durante a internação (Quadro 22.1).

É o escore recomendado pelas sociedades europeia (ESC) e americana (AHA) de cardiologia. Em pacientes com SCA e risco de sangramento elevado pelo escore de Crusade, a taxa de sangramentos maiores passa de 6,7 para 12,0% quando mais de duas medicações antiplaquetárias e/ou antitrombóticas são administradas em conjunto. Desfechos semelhantes são observados quando esse grupo de pacientes é submetido a intervenções percutâneas comparativamente a estratégias não invasivas de estratificação coronária. O índice de mortalidade aumenta progressivamente de acordo com a ocorrência de sangramento e risco inferido pelo escore (Tabela 22.4 e Figura 22.3).[28]

O escore de *Roxana* foi publicado em 2010, com análise retrospectiva de 13.819 pacientes com SCA, com e sem supradesnivelamento do segmento ST incluídos nos estudos Acuity e Horizons AMI. Ele avalia o risco de sangramento em trinta dias e mortalidade em um ano. Inclui variáveis como uso de bivalirudina e inibidor de glicoproteína IIB/IIIA. Pacientes classificados como de muito alto risco, apresentam risco de sangramento maior que 7,9% (Tabela 22.5).[29]

TABELA 22.4. Algoritmo utilizado pelo escore Crusade para predizer risco de sangramento intra-hospitalar.

Preditor	Pontos	Preditor	Pontos
Hematócrito (%)		**Sexo**	
< 31	9	Masculino	0
31-33,9	7	Feminino	8
34-36,9	3	**Sinais de insuficiência cardíaca**	
37-39,9	2		
≥ 40	0	Não	0
		Sim	7
Clearance de creatinina (mL/min)			
≤ 15	39	**Antecedente de doença vascular***	
15-30	35		
30-60	28	Não	0
60-90	17	Sim	6
90-120	7	**Diabetes melito**	
> 120	0		
		Não	0
		Sim	6
Frequência cardíaca (bpm)			
≤ 70	0	**Pressão arterial sistólica (mmHg)**	
71-80	1		
81-90	3	≤ 90	10
91-100	6	91-100	8
101-110	8	101-120	5
111-120	10	121-180	1
≥ 121	11	181-200	3
		≥ 201	5
Risco de sangramento maior (pontos)	≤ 20	Muito baixo	
	21-30	Baixo	
	31-40	Moderado	
	41-50	Alto	
	> 50	Muito alto	

* Insuficiência arterial periférica ou AVC.

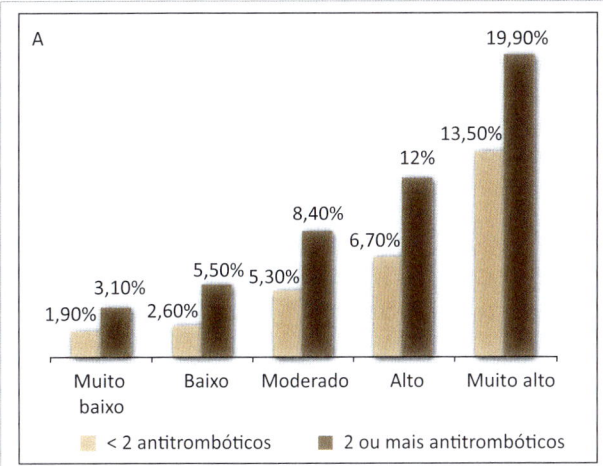
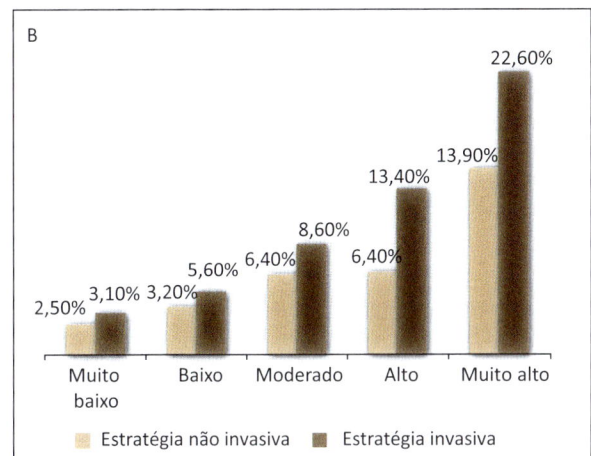
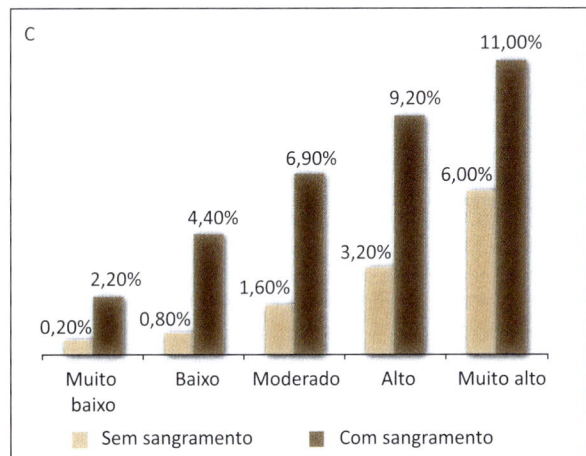

FIGURA 22.3. (A) Risco de sangramento associado ao uso de dois ou mais antitrombóticos em pacientes classificados de acordo com o escore de Crusade. (B) Risco de sangramento associado ao tipo de estratificação coronária em pacientes classificados de acordo com o escore de Crusade e em uso de dois ou mais antitrombóticos. (C) Mortalidade intra-hospitalar em pacientes que apresentam, ou não, sangramento maior de acordo com o escore de Crusade.

UTILIZAÇÃO DE MEDICAÇÕES E PROCEDIMENTOS EM PACIENTES COM SCA E ALTO RISCO DE SANGRAMENTO

Não existem estudos específicos avaliando a utilização da dupla antiagregação plaquetária ou agentes antitrombóticos em pacientes com alto risco de sangramento. Independentemente disso, a escolha da melhor terapia medicamentosa nesses pacientes deve ser realizada com base no risco isquêmico e no risco de sangramento.[9,30]

De acordo com as recomendações mais recentes, a adição de outro agente antiplaquetário à aspirina deve ser realizada assim que possível, e mantida por até 12 meses, a menos que haja alguma contraindicação, como risco elevado de sangramento. Em pacientes já em uso de dupla antiagregação plaquetária, a utilização de iGP IIB/IIIA pode ser recomendada em casos de muito alto risco isquêmico (troponina elevada ou presença de trombo intracoronário) se o risco de sangramento for baixo.[9,30]

Em SCA-sST, a utilização de fondaparinux mostrou-se mais segura e com mesma eficácia que a enoxaparina e deve ser utilizada como a primeira escolha em pacientes com alto risco de sangramento.[9,30]

A utilização de *stents* farmacológicos nesse grupo de pacientes pode ser considerada, porém devem ser avaliados risco de sangramento, características individuais associadas a comorbidades e anatomia coronária, e pesados seus riscos e benefícios. Em pacientes considerados de alto risco de sangramento, quando possível a via radial deve ser preferencialmente utilizada, em vez de a via femoral.[9,30]

TRATAMENTO DE SANGRAMENTOS EM PACIENTES COM SCA

Hemorragia digestiva alta perfaz 50% de todos os sangramentos associados a SCA. Portanto, em pacientes com SCA e risco elevado de sangramento ou antecedentes de úlcera péptica, o uso de inibidores de bomba de prótons é indicado, mesmo naqueles em uso de clopidogrel. Não há evidências concretas de que a interação entre inibidores de bombas de prótons e clopidogrel possa agravar desfechos clínicos.[9,30]

Sangramentos menores, de maneira geral, não necessitam de interrupção do tratamento para SCA.[9,30]

Em sangramentos maiores, como hemorragias digestivas altas, intracranianos, retroperitoneais ou qualquer outro com perda sanguínea elevada, a suspensão ou reversão do efeito das medicações antiplaquetárias e/ou antitrombóticas deve ser realizada quando não puder ser controlada com hemostasia rápida e adequada.[9,30]

Deve-se evitar a transfusão de hemoderivados, a menos que haja instabilidade hemodinâmica associada ao sangramento, ou em pacientes com hemoglobina menor que 7 g/dL ou hematócrito menor que 25%.[9]

TABELA 22.5. Algoritmo utilizado pelo escore *Roxana* para predizer risco de sangramento em trinta dias.							
Sexo		Masculino				Feminino	
		0				8	
Idade (anos)		< 50	50-59	60-69	70-79	≥ 80	
		0	3	6	9	12	
Creatinina (mg/dL)	< 1,0	1,0-1,19	1,2-1,39	1,4-1,59	1,6-1,79	1,8-1,99	≥ 2,0
	0	2	3	5	6	8	10
Leucócitos ($10^3/mm^3$)	< 10	10-12	12-14	14-16	16-18	18-20	≥ 20
	0	2	3	5	6	8	10
Anemia			Não		Sim		
			0		6		
Apresentação		IAM-cST		IAM-sST		Angina instável	
		6		2		0	
Medicações antitrombóticas			Heparina + i-GP IIB/IIIA		Bivalirudina		
			0		−5		
Risco de sangramento maior (pontos)		< 10				Baixo	
		10 a 14				Moderado	
		15 a 19				Alto	
		20				Muito alto	

IAM-cST: infarto agudo do miocárdio com supradesnivelamento do segmento ST; IAM-sST: infarto agudo do miocárdio sem supradesnivelamento do segmento ST; i-GP IIB/IIIA: inibidor de glicoproteína IIB/IIIA.

REFERÊNCIAS BIBLIOGRÁFICAS

1. Czarnecki A, Chong A, Lee DS, Schull MJ, Tu JV, Lau C, et al. Association between physician follow-up and outcomes of care after chet pain assessment in high-risk patient. Circulation. 2013;127:1386-94.
2. Cannon CP. Acute coronary syndromes: risk stratification and initial management. Cardiol Clin. 2005;23:401-9.
3. Herren KR, Mackway-Jones K. Emergency management of cardiac chest pain: a review. Emerg Med J. 2001;18:6-10.
4. Haasenritter J, Aerts M, Bosner S, Buntinx F, Burnand B, Herzig L, et al. Coronary heart disease in primary care: accuracy of medical history and physical findings in patients with chest pain – a study protocol for a systematic review with individual patient data. BMC Fam Pract. 2012;13:81.
5. Fernandez JB, Ezquerra EA, Genover XB, O'Callaghan AC, Gárriz II, Jimenez JJ, et al. Chest pain units. Organization and protocol for the diagnosis of acute coronary syndromes. Rev Esp Cardiol. 2002;55:143-54.
6. Pferfeman E, Forlenza LMA. Estrutura da unidade de dor torácica. In:Serrano Jr. CV, Timerman A, Stefanini E. Tratado de cardiologia SOCESP. 2° ed. Barueri: Manole, 2009. p.844-60.
7. McCarthy BD, Beshanky JR, D'Agostino RB, Selker HP. Missed diagnosis of acute myocardial infarction in the emergency department: results from a multicenter study. Ann Emerg Med. 1993;22:579-82.
8. McCaig L, Burt C. National Hospital Ambulatory Medical Care Survey: 2003 Emergency Department Summary. In: Advance Data from Vital and Health Statistics, Centers for disease control and prevention. Atlanta, GA, 2005.
9. Hamm CW, Bassand J, Agewall S, Bax J, Boersma E, Bueno H, et al. ESC Guidelines for the management of acute coronary syndromes in patients presenting without persistent ST-segment elevation. The Task Force for the management of acute coronary syndromes (ACS) in patients presenting without persistent ST-segment elevation of the European Society of Cardiology (ESC). Eur Heart J. 2011;32:2999-3054.
10. Sarko J, Pollack CV. Beyond the twelve-lead electrocardiogram: diagnostic tests in the evaluation for suspected acute myocardial infarction in the emergency department. The J Emerg Med. 1997;15:839-47.
11. Jaffe AS. Use of biomarkers in the emergency department and chest pain unit. Cardiol Clin. 2005;23:453-65.
12. Lin Steve, Yokoyama H, Rac VE, Brooks SC. Novel biomarkers in diagnosing cardiac ischemia in the emergency department: a systematic review. Ressuscitation. 2012;83:684-91.
13. Januzzi JL, Bamberg F, Lee H, Truong QA, Nichols JH, Karakas M, et al. High-sensitivity troponin T concentrations in acute chest pain patients evaluated with cardiac computed tomography. Circulation. 2010;121:1227-34.
14. Lippi G. Biomarkers of myocardial ischemia in the emergency room: cardiospecific troponin and beyond. Eur J Intern Med. 2013;24:97-9.
15. Thygesen K, Mair J, Giannitsis E, Mueller C, Lindahl B, Blankenberg S, et al. How to use high-sensitivity cardiac troponins in acute cardiac care. Eur Heart J. 2012;21:1-7.
16. Sonel A, Sasseen BM, Fineberg N, Bang N, Wilensky RL. Prospective study correlating fibrinopeptide A, troponin I, myoglobin and myosin light chain levels with early and late ischemic events in consecutive patients presenting to the emergency department with chest pain. Circulation.2000;102:1107-13.
17. Jaffe AS, Ordonez-Llanos J. High sensitivity troponin in chest pain and acute coronary syndromes. A step forward? Rev Esp Cardiol. 2010;63:763-9.
18. Wu AHB, Jaffe AS. The clinical need for high-sensitivity cardiac troponin assays for acute coronary syndromes and the role for serial testing. Am Heart J. 2008;155:208-14.
19. Nicolau JC, Timerman A, Marin-Neto JA, Piegas LS, Barbosa CJDG, Franci A, Sociedade Brasileira de Cardiologia. Diretrizes da Sociedade Brasileira de Cardiologia sobre Angina Instável e Infarto Agudo do Miocárdio sem Supradesnível do Segmento ST. Arq Bras Cardiol. 2014;102(3Supl.1):1-61.

20. Serrano Jr CV, Fenelon G, Soeiro AM, Nicolau JC, Piegas LS, Montenegro ST, et al. Sociedade Brasileira de Cardiologia. Diretrizes Brasileiras de Antiagregantes Plaquetários e Anticoagulantes em Cardiologia. Arq Bras Cardiol 2013;101(3supl.3):1-93.
21. Jneid H, Anderson JL, Wright RS, Adams CD, Bridges CR, Casey DE Jr, et al. 2012 ACCF/AHA focused update of the guideline for the management of patients with unstable angina/non–ST-elevation myocardial infarction (updating the 2007 guideline and replacing the 2011 focused update): a report ofthe American College of Cardiology Foundation/American Heart Association Task Force on Practice Guidelines. Circulation. 2012;126:875-910.
22. Braunwald E, Antman EM, Beasley JW, Califf RM, Cheitlin MD, Hochman JS, et al. American College of Cardiology; American Heart Association. Committee on the Management of Patients With Unstable Angina. ACC/AHA 2002 guideline update for the management of patients with unstable angina and non-ST-segment elevation myocardial infarction – summary article: a report of the American College of Cardiology/American Heart Association task force on practice guidelines. J Am Coll Cardiol. 2002;40:1366-74.
23. Eagle KA, Lim MJ, Dabbous OH, Pieper KS, Goldberg RJ, Van de Werf F, et al; GRACE Investigators. A validated prediction model for all forms of acute coronary syndrome: estimating the risk of 6-month postdischarge death in an international registry. JAMA. 2004;291:2727-33.
24. O′Gara PT, Kushner FG, Ascheim DD, Casey Jr. DE, Chung MK, Lemos JA, et al. 2013 ACCF/AHA Guideline for the Management of ST-Elevation Myocardial Infarction : A Report of the American College of Cardiology Foundation/American Heart Association Task Force on Practice Guidelines. Circulation. 2013;127:e362-e425.
25. Montalescot G, Wiviott SD, Braunwald E, Murphy SA, Gibson CM, McCabe CH, et al. Prasugrel compared with clopidogrel in patients undergoing percutaneous coronary intervention for ST-elevation myocardial infarction (TRITON-TIMI 38): double-blind, randomised controlled trial. Lancet. 2009;373(9665):723-31.
26. Steg PG, James S, Harrington RA, Ardissino D, Becker RC, Cannon CP, et al. Ticagrelor versus clopidogrel in patients with ST-elevation acute coronary syndromes intended for reperfusion with primary percutaneous coronary intervention: A Platelet Inhibition and Patient Outcomes (PLATO) trial subgroup analysis. Circulation. 2010;122(21):2131-41.
27. Inhibition of platelet glycoprotein IIb/IIIa with eptifibatide in patients with acute coronary syndromes. The PURSUIT Trial Investigators. Platelet Glycoprotein IIb/IIIa in Unstable Angina: Receptor Suppression Using Integrilin Therapy. N Engl J Med. 1998;339: 436-43.
28. Subherwal S, Bach RG, Chen AY, Gage BF, Rao SV, Newby LK, et al. Baseline Risk of Major Bleeding in Non-ST-Segment-Elevation Myocardial Infarction: The CRUSADE (Can Rapid risk stratification of Unstable angina patients Suppress ADverse outcomes with Early implementation of the ACC/AHA guidelines) Bleeding Score. Circulation. 2009;119:1873-82.
29. Mehran R, Pocock SJ, Nikolsky E, Clayton T, Dangas GD, Kirtane AJ, et al. A Risk Score to Predict Bleeding in Patients With Acute Coronary Syndromes. J Am Coll Cardiol. 2010;55;2556-66.
30. Soeiro AM. Avaliação de risco de sangramento em síndrome coronária aguda. In: Soeiro AM, Leal TCAT, Oliveira Jt MT, Filho RK. Manual de condutas práticas da unidade de emergência do InCor. 1ª Ed. – Barueri: Manole, 2015. p.114-21.

CAPÍTULO 23

SÍNDROME CORONARIANA AGUDA SEM SUPRADESNIVELAMENTO DO SEGMENTO ST

Antônio Eduardo Pereira Pesaro
Christopher B. Granger
Renato Delascio Lopes

DESTAQUES

- As síndromes coronarianas agudas sem supradesnivelamento do segmento ST (SCA-sST) são compostas pela angina instável (AI) e pelo infarto agudo do miocárdio sem supradesnivelamento do segmento ST (IAM-sST).
- O objetivo do tratamento antitrombótico múltiplo, rotineiramente aplicado com dois antiplaquetários (AAS + inibidor de adenosina difosfato [ADP] – ticagrelor, clopidogrel e prasugrel) e um anticoagulante (heparina não fracionada, enoxaparina, fondaparinux ou bivalirudina), tem a finalidade de reduzir o risco a curto e longo prazos de eventos adversos trombóticos pós-SCA-sST, como a trombose de *stent*, o reinfarto, o acidente vascular cerebral e a morte.
- Os novos inibidores de ADP podem ser considerados opções de primeira linha. O ticagrelor pode ser utilizado desde a admissão do paciente. Inclusive naqueles que vinham em uso de clopidogrel pode haver troca por ticagrelor. O prasugrel deve ser administrado apenas nos casos de certeza de angioplastia em pacientes que não faziam uso anterior de clopidogrel.
- Diversos anticoagulantes foram testados, mas atualmente quatro drogas estão disponíveis para uso em SCA-sST: heparina não fracionada, enoxaparina, fondaparinux e bivalirudina.
- Após o diagnóstico de SCA-sST, além do tratamento farmacológico, os pacientes devem ser submetidos a algum tipo de estratégia de estratificação com exames subsidiários para avaliação coronariana funcional (testes de isquemia não invasivos) ou anatômica (cineangiocoronariografia) Figura 23.1.

INTRODUÇÃO

As síndromes coronarianas agudas sem supradesnivelamento do segmento ST (SCA-sST) são compostas pela angina instável (AI) e pelo infarto agudo do miocárdio sem supradesnivelamento do segmento ST (IAM-sST). Com o advento das troponinas ultrassensíveis de quarta geração, a incidência de AI diminuiu e a de IAM-sST elevou-se, já que pequena isquemia/necrose é suficiente para a liberação de troponina. A fisiopatologia, a estratificação precoce de risco e o tratamento anti-isquêmico inicial das SCA-sST foram descritos em capítulos prévios. Portanto, neste capítulo, o enfoque é o tratamento antitrombótico e a estratificação invasiva/não invasiva dos pacientes com SCA-sST.

O objetivo do tratamento antitrombótico múltiplo, rotineiramente aplicado com dois antiplaquetários (AAS + inibidor de ADP – ticagrelor, clopidogrel e prasugrel) e um anticoagulante (heparina não fracionada, enoxaparina, fondaparinux ou bivalirudina), tem a finalidade de reduzir o risco a curto e longo prazos de eventos adversos trombóticos pós-SCA-sST, como a trombose de *stent*, o reinfarto, o acidente vascular cerebral e a morte. O risco inerente a esse tratamento é o hemorrágico, geralmente associado a sangramentos do sítio de punção do cateterismo, digestivo e, raramente, neurológico. A escolha dos antitrombóticos não se baseia apenas em seu sucesso em estudos clínicos de grande porte, mas também na avaliação clínica global do paciente, em suas comorbidades, no risco hemorrágico e no tipo de tratamento de revascularização (clínico, percutâneo ou cirúrgico).[1]

ANTIPLAQUETÁRIOS

Na última década, a antiagregação plaquetária múltipla foi considerada fundamental para o sucesso do tratamento das síndromes coronarianas agudas (SCA). A ativação e agregação plaquetária ocorre por vias distintas, o que demanda que a antagonização por fármacos antiplaquetários contemple todas as vias envolvidas. Desse modo, o tratamento atual antiplaquetário é feito com dois ou três fármacos combinados.[2,29-30]

ÁCIDO ACETILSALICÍLICO (AAS)

O AAS exerce sua ação através da acetilação da ciclo-oxigenase-1 (COX-1) inibindo, irreversivelmente, a enzima responsável pela conversão do ácido araquidônico em tromboxane A_2. A redução da atividade do tromboxane A_2 inibe a ativação, a degranulação e a agregação plaquetária. A ação do AAS nas SCA foi avaliada em diversos estudos randomizados clássicos. Em todos eles, o AAS foi capaz de reduzir o risco relativo de morte ou reinfarto em até 64%. Essa medicação deve ser introduzida imediatamente após o diagnóstico em todos os pacientes na dose inicial de ataque de 162 a 325 mg, seguida de dose de manutenção diária de 100 mg, mantida indefinidamente. Deve ser evitada apenas em pacientes com antecedente de alergia ao fármaco, úlcera péptica hemorrágica ou sangramento ativo. Apesar de o AAS ser uma medicação obrigatória nas SCA, altas taxas de hiperatividade plaquetária residual (até 30%) foram observadas em pacientes usuários de AAS.

TIENOPIRIDÍNICOS (CLOPIDOGREL, TICAGRELOR, PRASUGREL E CANGRELOR)

Os tienopiridínicos exercem seu efeito através da inibição do receptor do ADP na superfície plaquetária.

O estudo CURE[3,31] analisou o efeito do **clopidogrel** associado ao AAS nas SCA sem supradesnivelamento do segmento ST. Um total de 12.562 pacientes, nas primeiras 24 horas do início dos sintomas, foram randomizados para receber clopidogrel *versus* placebo, associados ao AAS, por 3 a 12 meses. A associação reduziu em cerca de 20% o risco de eventos cardiovasculares combinados (infarto agudo do miocárdio [IAM], morte cardiovascular e acidente vascular cerebral). A redução de risco relativo chegou a 30% nos pacientes submetidos a angioplastia com implante de *stents*. O benefício ocorreu em pacientes de baixo, médio e alto risco. Atual indicação de clopidogrel tem nível de evidência I-A.

Mais recentemente, inibidores de ADP com ação mais rápida e maior potência (menor hiperatividade residual plaquetária) mostraram-se superiores ao clopidogrel. O **prasugrel** foi superior ao clopidogrel no estudo TRITON,[4] avaliando pacientes pós-IAM com e sem supra de ST, com menores taxas de eventos combinados de reinfarto, trombose de *stent* e óbito (RR = 19%, NNT = 46). Entretanto, os sangramentos foram mais frequentes com incremento absoluto no grupo prasugrel nos subgrupos de pacientes com acidente vascular cerebral (AVC) prévio, acima de 75 anos ou com baixo peso (< 60 kg). O **ticagrelor** também foi superior ao clopidogrel no estudo PLATO[5] em pacientes com IAM com e sem supradesnivelamento do segmento ST, estratégia invasiva ou conservadora com redução do risco de reinfarto, trombose de *stent* e óbito (RR = 0,16%; NNT = 54), com incremento absoluto discreto do risco de sangramento. Adicionalmente, em análises do subgrupo de diabéticos nos dois estudos, os benefícios de prasugrel e ticagrelor foram consistentes. Entretanto, no subestudo do TRITON, a redução de risco de eventos combinados no grupo de diabéticos (17% *versus* 12%; *hazard ratio* [HR] 0,70; $p = 0,001$; Pinteração = 0,09) foi mais pronunciada do que no grupo de não diabéticos (10,6% *versus* 9,2%; HR 0,86; $p = 0,02$).[6] Curiosamente, nos diabéticos não houve incremento de sangramentos. Os mesmos achados não foram observados no subgrupo de diabéticos do estudo PLATO em que o diabetes não influenciou a eficácia do fármaco.[7]

Portanto, os novos inibidores de ADP podem ser considerados opções de primeira linha. O ticagrelor pode ser utilizado desde a admissão do paciente; inclusive naqueles que vinham em uso de clopidogrel pode haver troca por ticagrelor. O prasugrel deve ser administrado apenas nos casos de certeza de angioplastia em pacientes que não faziam uso anterior de clopidogrel. Quando houver somatória de diversos fatores de alto risco hemorrágico (muito idosos, mulheres, baixo peso, varfarina, insuficiência renal etc.), o clopidogrel é uma opção mais segura e viável.

Considerando os resultados dos estudos TRITON e PLATO, os inibidores da glicoproteína (GP) IIb/IIIa tornaram-se opções de segunda linha, que podem ser adicionados como terapêutica tripla, associada ao AAS e inibidor de ADP, em casos selecionados de pacientes com SCA submetidos à angioplastia (elevada carga trombótica, *no reflow*, embolização distal).

Finalmente, o **cangrelor**, fármaco endovenoso, foi testado em dois estudos (CHAMPION-PCI e CHAMPION PLATFORM) em comparação ao clopidogrel e não demonstrou superioridade. Até o momento não está em uso no Brasil, mas poderá ser uma alternativa para cenários clínicos em que um antiplaquetário endovenoso com meia-vida curta seja desejável.

ANTICOAGULANTES

Os anticoagulantes são drogas que inibem a geração de trombina e/ou sua atividade. A utilização de anticoagulantes em síndromes coronarianas agudas é área de ativa investigação. É difícil tirar conclusões definitivas sobre a melhor estratégia anticoagulante em razão dos diferentes tempos de tratamento, da incerteza sobre doses anticoagulantes equipotentes e das diferentes drogas antiagregantes utilizadas nos estudos. Diversos anticoagulantes foram testados, mas atualmente quatro drogas estão disponíveis para uso em SCA-sST: heparina não fracionada, enoxaparina, fondaparinux e bivalirudina.

HEPARINA NÃO FRACIONADA

Heparina não fracionada (HNF) é uma mistura heterogênea de polissacarídeos com peso molecular variando entre 2 mil e 30 mil dáltons. Age ligando-se à antitrombina e potencializa sua ação. Apresenta estreita faixa terapêutica e necessita de frequente monitorização através do tempo parcial de tromboplastina ativada.

A anticoagulação com HNF tem sido a pedra angular da terapia para os pacientes com AI/IAM-sST com base em vários estudos randomizados que constataram taxas menores de morte ou reinfarto com a associação de HNF e AAS, em relação ao AAS isoladamente.[19-20]

A administração de HNF deve ser iniciada com bólus endovenoso inicial de 60 UI/kg até o máximo de 5.000 UI, seguido por infusão contínua de 12 UI/kg/hora até o máximo de 1.000 UI/hora e ajustes através do tempo parcial de tromboplastina ativada, com alvo entre 50 e 70 segundos. Recomenda-se aferir diariamente hemoglobina, hematócrito e plaquetas.

ENOXAPARINA

As heparinas de baixo peso molecular (HBPM) são obtidas pela despolimerização das HNF e a seleção daquelas com menores pesos moleculares (entre 2 mil e 10 mil dáltons). Apresentam melhor absorção subcutânea, menor ligação a proteínas, menos ativação plaquetária e efeito mais previsível e reprodutível. Geralmente, não é necessário o controle da anticoagulação nem ajuste da dose. Apenas em pacientes com insuficiência renal ou eventualmente em obesos e idosos, recomenda-se o controle da ação da HBPM com mensuração do antifator Xa.

Os estudos ESSENCE[6,21] e TIMI 11B,[7,22] que compararam enoxaparina com HNF associados com dois antiplaquetários em pacientes em estratégia conservadora inicial sugeriram benefício anti-isquêmico com enoxaparina.

No estudo SYNERGY,[8,23] que envolveu 10.027 pacientes que receberam estratégia de tratamento contemporâneo, com a realização de angiografia precoce e uso de inibidor de GP IIb/IIIa, enoxaparina e HNF, obteve-se resultados anti-isquêmicos semelhantes. Houve mais sangramento com enoxaparina utilizando os critérios de TIMI (9,1% *versus* 7,6%, $p = 0,008$), mas sem diferença estatisticamente significante utilizando os critérios de GUSTO ou maior necessidade de transfusão. Aqueles que utilizaram uma formulação de heparina e, posteriormente, outro tipo de heparina antes da cineangiocoronariografia apresentaram taxas mais altas de sangramento e morte ou infarto.

Pacientes com AI/IAM-sST de alto risco submetidos a estratégia invasiva precoce, inclusive aqueles em uso de inibidores da GP IIb/IIIa, podem receber enoxaparina ou HNF. No entanto, após a escolha de uma delas, recomenda-se a manutenção da mesma medicação até o final do tratamento.

FONDAPARINUX

Fondaparinux é um pentassacarídeo sintético análogo ao sítio de ligação da antitrombina presente nas moléculas de heparina. Age neutralizando o fator Xa e, assim, previne a geração de trombina. Apresenta excelente biodisponibilidade após injeção subcutânea e meia-vida plasmática de 17 horas, o que possibilita sua administração uma vez ao dia. Droga de eliminação exclusivamente renal, não deve ser utilizada em pacientes com *clearance* menor que 20 mL/minuto. Na dose de 2,5 mg/dia (dose recomendada para SCA) não altera o tempo parcial de tromboplastina ativada (TTPa), tempo de coagulação ativado (TCA) e tempo de protrombina (TP). Nenhum caso definitivo de trombocitopenia autoimune induzido por fondaparinux foi relatado. Sua atividade não é revertida por protamina. O fator recombinante VIIa reverteu seu efeito anticoagulante em voluntários sadios, mas pode causar aumento de eventos trombóticos. Seu uso deve ser interrompido 24 horas antes de procedimentos cirúrgicos.[24]

No estudo OASIS-5,[9] 20.078 pacientes com SCA sem supradesnivelamento do segmento ST (SCA-sST) foram randomizados para receber 2,5 mg de fondaparinux subcutâneo uma vez ao dia ou enoxaparina 1 mg/kg duas vezes ao dia por oito dias ou até a alta hospitalar. O grupo que utilizou fondaparinux apresentou redução do risco de eventos isquêmicos semelhante ao grupo que fez uso de enoxaparina e ocorreu diminuição substancial das taxas de sangramento maior (2,2 versus 4,1%; $p < 0,001$) e fatal (7 versus 22%; $p = 0,005$), respectivamente. O fondaparinux esteve associado à menor mortalidade em 30 dias (2,9 versus 3,5%; $p = 0,02$) e 180 dias (5,8% versus 6,5%; $p = 0,05$). Nos pacientes que realizaram revascularização percutânea, ocorreu maior trombose relacionada ao cateter no grupo fondaparinux (0,9% versus 0,4%; $p = 0,001$), o que resultou na recomendação do uso de heparina não fracionada ou bivalirudina nos pacientes em uso de fondaparinux que são submetidos à angioplastia. Apesar desse excelente resultado com a utilização de fondaparinux, é necessário citar que no grupo enoxaparina muitos pacientes receberam dose adicional de heparina não fracionada no momento da angioplastia, prática atualmente contraindicada em virtude do aumento dos riscos de sangramento.[25]

Em suma, fondaparinux se mostrou uma opção mais segura para pacientes com SCA. Os pacientes com SCA-sST em tratamento conservador se beneficiam com menor risco de sangramento e, se indicada angioplastia, o acréscimo de heparina não fracionada durante o procedimento previne a trombose associada ao cateter, sem aparentemente incrementar o risco hemorrágico. Representa uma alternativa em estratégia invasiva (< 72 horas após a admissão). Naqueles que necessitam de procedimento invasivo de urgência/emergência (< 2 horas após a admissão), o fondaparinux não é recomendado e, provavelmente, a heparina não fracionada ou a bivalirudina são as melhores drogas nessa situação.[24]

BIVALIRUDINA

A bivalirudina pertence ao grupo dos inibidores diretos da trombina que se ligam e inativam um ou mais locais da molécula de trombina. A bivalirudina é um polipeptídeo sintético análogo à hirudina. Como não se liga às proteínas plasmáticas, seu efeito anticoagulante é mais previsível. Ao contrário das heparinas, não necessita de cofator para agir e pode inibir a trombina ligada ao coágulo. Apresenta eliminação renal e por clivagem por meio de peptidases endógenas.[22] Ocorre elevação do TTPa, TCA, TP e tempo de trombina (TT) de acordo com o aumento da dose. Durante a angioplastia, pode ser monitorado por meio do TCA e, posteriormente, do TTPa, mas seus níveis têm melhor correlação com o tempo de coagulação com adição de ecarina (ativador específico da protrombina derivado do veneno da víbora Echis carinatus) e esse parece ser o melhor método de monitorização nos pacientes em uso de inibidores diretos da trombina. A meia-vida é de aproximadamente 25 minutos em pacientes com função renal normal e os parâmetros da coagulação retornam ao normal aproximadamente 1 hora após sua interrupção.

A bivalirudina foi testada em pacientes com SCA-sST no estudo The Acute Catheterization and Urgent Intervention Triage Strategy (ACUITY).[10,26] Foram randomizados 13.819 pacientes em três grupos: heparina não fracionada ou enoxaparina associada com inibidor da GP IIb/IIIa; bivalirudina associada a inibidor da GP IIb/IIIa; ou somente bivalirudina (9,1% dos pacientes desse último grupo receberam inibidor da GP IIb/IIIa). O uso de GP IIb/IIIa no grupo bivalirudina "isolada" era permitido em pacientes com isquemia grave progressiva antes da angiografia ou durante a angioplastia, se ocorressem complicações. Os desfechos compostos de isquemia em 30 dias (morte de qualquer etiologia, infarto do miocárdio ou revascularização não planejada) foram semelhantes nos três grupos, mas ocorreu menos sangramento maior no grupo que utilizou bivalirudina "isolada" em comparação com heparinas + inibidor da GP IIb/IIIa (3% versus 5,7%; $p < 0,001$).

É possível afirmar que a bivalirudina em associação com antiagregação dupla (ou tripla em casos selecionados) tem o mesmo perfil de eficácia e menores índices de sangramento que heparina em antiagregação tripla utilizada de forma rotineira e precoce, mas não temos dados para afirmar simplesmente que a bivalirudina é superior às heparinas em SCA. Não recomendamos antiagregação tripla de forma rotineira nos pacientes com SCA-sST.

RIVAROXABANA

A rivaroxabana é um anticoagulante oral que não está dentro da primeira escolha para SCA-sST. Apesar disso, mencionamos aqui o estudo ATLAS ACS-2-TIMI 51,[11] no qual pacientes com SCA utilizaram rivaroxabana versus placebo em média iniciado na primeira semana após o evento, adicionando-o a AAS e tienopiridínico com pequena redução do risco trombótico à custa de incremento moderado do risco hemorrágico. Até o momento, a rivaroxabana não foi incorporada às diretrizes brasileiras e é um fármaco opcional de segunda linha na Europa.

ESTRATÉGIA CONSERVADORA E ESTRATÉGIA INVASIVA

Após o diagnóstico de SCA-sST, além do tratamento farmacológico, os pacientes devem ser submetidos a algum tipo de estratégia de estratificação com exames subsidiários para avaliação coronariana funcional (testes de isquemia não invasivos) ou anatômica (cineangiocoronariografia). De maneira geral, a escolha do método depende do risco do paciente, da presença de comorbidades, da expectativa de vida, do status funcional e da disponibilidade dos métodos de estratificação de cada serviço médico. Podemos optar por: cineangiocoronariografia imediata (nas próximas 2 horas), estratégia invasiva (cineangiocoronariografia dentro de 48 a 72 horas) e estratégia conservadora.[12]

Recomendamos cineangiocoronariografia imediata em SCA-sST para os seguintes grupos de pacientes instáveis que apresentam alto risco de evolução desfavorável:

- Angina recorrente ou persistente apesar de tratamento clínico intensivo;
- Instabilidade hemodinâmica;
- Disfunção ventricular grave e insuficiência cardíaca;
- Arritmia ventricular sustentada;
- Complicações mecânicas (insuficiência mitral aguda, defeito do septo ventricular).

A estratégia invasiva (cineangiocoronariografia com a intenção de revascularização dentro de 48 a 72 horas) pode limitar a extensão do infarto e melhorar o prognóstico em pacientes com SCA-sST de moderado e alto risco.[27] Sugerimos optar pela estratégia invasiva quando existirem as seguintes características, sempre considerando o risco hemorrágico e o *status* funcional dos pacientes:

- Escore de TIMI ≥ 3;
- Escore de GRACE ≥ 108;
- Elevação de troponinas;
- Infradesnível do segmento ST novo ou presumivelmente novo;
- Fração de ejeção menor que 40%;
- Angioplastia coronária nos últimos 6 meses ou cirurgia de revascularização do miocárdio prévia;
- Angina pós-infarto.

Nos pacientes de mais alto risco, como aqueles com escore de GRACE ≥ 140, a estratégia invasiva dentro das primeiras 24 horas (14 horas em média) foi superior no estudo TIMACS,[13,28] quando comparada à estratégia invasiva após 36 horas (50 horas em média).

A estratégia conservadora consiste na realização de teste de isquemia não invasivo após o evento. Teste ergométrico, cintilografia do miocárdio com fármaco (adenosina, dipiridamol, dobutamina) ou exercício e ecocardiograma com dobutamina tem sensibilidade para detecção de isquemia e avaliação do risco do paciente. Opta-se pelo mais adequado de acordo com a disponibilidade do serviço médico, as condições físicas do paciente (capacidade de exercitar-se), a tolerância a fármacos (asmáticos não devem utilizar adenosina ou dipiridamol) e o eletrocardiograma de base (pacientes com bloqueios de ramo, marca-passo ou sobrecarga ventricular acentuada devem submeter-se a exames de imagem).

Nos pacientes de baixo risco (escore de GRACE ≤ 108 ou TIMI ≤ 2) e que não apresentem nenhuma das características descritas previamente que indicam benefício com a utilização de estratégia invasiva, a opção inicialmente conservadora parece ser a mais adequada.

- Pacientes com alto risco hemorrágico: considerar AAS + clopidogrel + HNF ou fondaparinux (ver Tabela 23.1).
- Opção prasugrel: para pacientes com menos de 75 anos, sem AVC prévio e com mais de 60 kg, virgens de inibidor de ADP – maior benefício em diabéticos – que certamente receberão angioplastia.
- Na hemodinâmica: opção abciximab para pacientes com alta carga/complicações trombóticas, independente do inibidor-ADP utilizado.

QUADRO 23.1. Medicações antitrombóticas.

Fármaco	Dose	Tempo de uso	Contraindicações	Efeitos colaterais	Ajuste função renal	Observação
AAS	Oral Ataque: 200 mg Manutenção: 100 mg, 1×/dia	Permanente	Hemorragia	Anafilaxia Hemorragia Úlcera gástrica	Não	
Ticagrelor	Oral Ataque: 180 mg Manutenção: 90 mg, 2×/dia	1 ano	Síndrome nó sinusal BAV 2/3 grau Hemorragia	Pausa ventricular (6%) Dispneia (13%) Hiperuricemia (> 10%) Hemorragia	Não	Manter ataque se clopidogrel previamente
Prasugrel	Oral Ataque: 60 mg Manutenção: 10 mg, 1×/dia	1 ano	Idade > 75 anos Peso < 60 kg AVC prévio Hemorragia	Hemorragia	Não	
Abciximab	Endovenoso Ataque: 0,25 mg/kg, Manutenção: 0,125 μg/kg/min (máx.: 10 μg/min)	12h	AVC < 2 anos Cirurgia/trauma < 2 m Tu SNC Hepatopatia Diálise Trombocitopenia Hemorragia	Hemorragia		

AAS: ácido acetilsalicílico; TTPa: tempo parcial de tromboplastina ativada; BAV: bloqueio atrioventricular; AVC: acidente vascular cerebral; SNC: sistema nervoso central.

QUADRO 23.2. Tratamento anticoagulante.

Fármaco	Dose	Tempo de uso	Contraindicações	Efeitos colaterais	Ajustes	Observação
Heparina não fracionada	Ataque IV: 60 UI/kg máx. 5.000 UI Manutenção IV: 12 UI/kg/h (máx. 1.000 UI/h) Manter TTPa entre 50-70 s (relação 1,5 a 2) Na angioplastia manter TCA 200-300 s	48h ou **interromper após angioplastia**	Sangramento ativo Trombocitopenia	Trombocitopenia Sangramento Aumento de transaminases	De acordo com TTPa	Antídoto: protamina
Enoxaparina	1 mg/kg subcutâneo de 12/12h até 100 quilos Para angioplastia: se última dose entre 8-12h ou se recebeu somente uma dose de enoxaparina: 0,3 mg/kg IV	8 dias ou **interromper após angioplastia**	Sangramento ativo Trombocitopenia	Trombocitopenia Sangramento Aumento de transaminases	50% redução dose em IRA/IRC Opcional: 25% redução em muito idosos	Monitorizar anti-Xa em: Obesos Idosos IRA/IRC Antídoto: protamina (efeito parcial)
Fondaparinux	2,5 mg subcutâneo 1 x/dia	8 dias ou **interromper após angioplastia**	Sangramento ativo *Clearance* creatinina < 20 mL/min	Sangramento, anemia	Sem ajustes	Associar heparina se angioplastia
Heparina não fracionada	Ataque IV: 60 UI/kg máx. 5.000 UI Manutenção IV: 12 UI/kg/h (máx. 1.000 UI/h) Manter TTPa entre 50-70 s (relação 1,5 a 2) Na angioplastia manter TCA 200-300 s	48h ou **interromper após angioplastia**	Sangramento ativo Trombocitopenia	Trombocitopeniou Sangramento Aumento de transaminases	De acordo com TTPa	Antídoto: protamina
Enoxaparina	1 mg/kg subcutâneo de 12/12h até 100 quilos Para angioplastia: se última dose entre 8-12h ou se recebeu somente uma dose de enoxaparina: 0,3 mg/kg IV	8 dias ou **interromper após angioplastia**	Sangramento ativo Trombocitopenia	Trombocitopenia Sangramento Aumento de transaminases	50% redução dose em IRA/IRC Opcional: 25% redução em muito idosos	Monitorizar anti-Xa em: Obesos Idosos IRA/IRC Antídoto: protamina (efeito parcial)
Fondaparinux	2,5 mg subcutâneo 1×/dia	8 dias ou **interromper após angioplastia**	Sangramento ativo *Clearance* creatinina < 20 mL/min	Sangramento, anemia	Sem ajustes	Associar heparina se angioplastia

TCA: tempo de coagulação ativado; TTPa: tempo parcial de tromboplastina ativada; IRA: insuficiência renal aguda; IRC: insuficiência renal crônica.

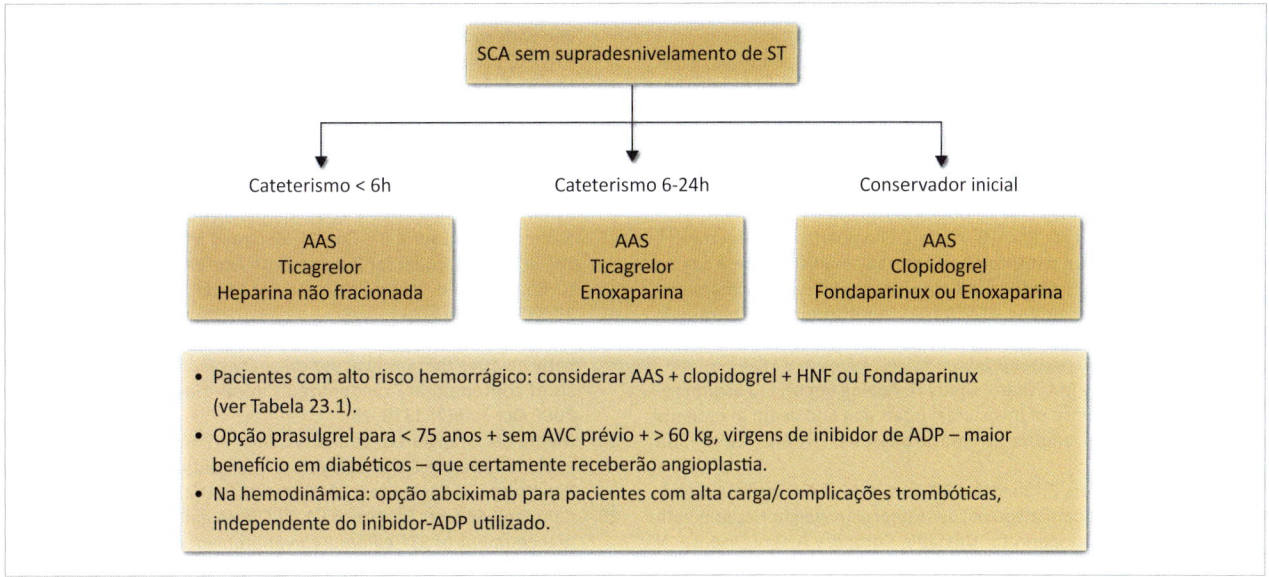

FIGURA 23.1. Fluxograma de tratamento antitrombótico conforme estratificação nas SCA-sST do Hospital Israelita Albert Einstein.

TABELA 23.1. Risco hemorrágico.

1. Idade (≥ 70 anos)
2. Sexo feminino
3. Insuficiência renal (*clearance* de creatinia < 60 mL/min)
4. História prévia de sangramento
5. Baixo peso (< 60 kg)
6. Anemia ou plaquetopenia
7. Diabetes
8. Doença vascular periférica
9. Antecedente de AVC
10. Insuficiência cardíaca/choque cardiogênico

REFERÊNCIAS BIBLIOGRÁFICAS

1. Roffi M, Patrono C, Collet JP, Mueller C, Valgimigli M, Andreotti F, et al. 2015 ESC Guidelines for the management of acute coronary syndromes in patients presenting without persistent ST-segment elevation: Task Force for the Management of Acute Coronary Syndromes in Patients Presenting without Persistent ST-Segment Elevation of theEuropean Society of Cardiology (ESC). Eur Heart J. 2016 Jan 14;37(3):267-315.
2. Amsterdam EA, Wenger NK, Brindis RG, Casey DE Jr, Ganiats TG, Holmes DR Jr, et al. 2014 AHA/ACC Guideline for the Management of Patients with Non-ST-Elevation Acute Coronary Syndromes: a report of the American College of Cardiology/American Heart Association Task Force on Practice Guidelines. J Am Coll Cardiol. 2014 Dec 23;64(24):e139-228.
3. Yusuf S, Zhao F, Mehta SR, Chrolavicius S, Tognoni G, Fox KK. Effects of Clopidogrel in Addition to Aspirin in Patients with Acute Coronary Syndromes without ST-Segment Elevation. N Engl J Med. 2001;345:494-502.
4. Wiviott SD, Braunwald E, McCabe CH, Montalescot G, Ruzyllo W, Gottlieb S, et al. Prasugrel versus clopidogrel in patients with acute coronary syndromes. N Engl J Med 2007;357:2001-15.
5. Wallentin L, Becker RC, Budaj A, Cannon CP, Emanuelsson H, Held C, et al. Ticagrelor versus clopidogrel in patients with acute coronary syndromes. N Engl J Med. 2009;361:1045-57.
6. Cohen M, Demers C, Gurfinkel EP, Turpie AG, Fromell GJ, Goodman S, et al. A comparison of low-molecular-weight heparin with unfractionated heparin for unstable coronary artery disease. Efficacy and Safety of Subcutaneous Enoxaparin in Non-Q-Wave Coronary Events Study Group. N Engl J Med. 1997;337(7):447-52.
7. Antman EM, McCabe CH, Gurfinkel EP, Turpie AG, Bernink PJ, Salein D, et al. Enoxaparin prevents death and cardiac ischemic events in unstable angina/ non-Q-wave myocardial infarction. Results of the thrombolysis in myocardial infarction (TIMI) 11B trial. Circulation. 1999;100(15):1593-601.
8. Ferguson JJ, Califf RM, Antman EM, Cohen M, Grines CL, Goodman S, et al. Enoxaparin vs unfractionated heparin in high-risk patients with non-ST-segment elevation acute coronary syndromes managed with an intended early invasive strategy: primary results of the SYNERGY randomized trial. JAMA. 2004;292(1):45-54.
9. Yusuf S, Mehta SR, Chrolavicius S, Afzal R, Pogue J, Granger CB, et al. Comparison of fondaparinux and enoxaparin in acute coronary syndromes. N Engl J Med. 2006;354(14):1464-76.
10. Stone GW, McLaurin BT, Cox DA, Bertrand ME, Lincoff AM, Moses JW, et al. Bivalirudin for patients with acute coronary syndromes. N Engl J Med. 2006;355(21):2203-16.
11. Mega JL, Braunwald E, Murphy SA, Plotnikov AN, Burton P, Kiss RG, et al. Rivaroxaban in patients stabilized after a ST-segment elevation myocardial infarction: results from the ATLAS ACS-2-TIMI-51 trial (Anti-Xa Therapy to Lower Cardiovascular Events in Addition to Standard Therapy in Subjects with Acute Coronary Syndrome-Thrombolysis In Myocardial Infarction-51). J Am Coll Cardiol. 2013 May 7;61(18):1853-9.
12. Diretrizes da Sociedade Brasileira de Cardiologia sobre Angina Instável e Infarto Agudo do Miocárdio sem Supradesnível do Segmento ST (II Edição, 2007) – Atualização 2013/2014.
13. Mehta SR, Granger CB, Boden WE, Steg PG, Bassand JP, Faxon DP, et al. Early versus delayed invasive intervention in acute coronary syndromes. N Engl J Med. 2009;360(21):2165-75.
14. Nissen SE. High-dose statins in acute coronary syndromes: not just lipid levels. JAMA. 2004 Sep 15;292(11):1365–7.
15. Cannon CP, Braunwald E, McCabe CH, Rader DJ, Rouleau JL, Belder R, et al. Intensive versus Moderate Lipid Lowering with Statins after Acute Coronary Syndromes. N Engl J Med. 2004 Apr 8;350(15):1495–504.
16. Schwartz GG, Olsson AG, Ezekowitz MD, Ganz P, Oliver MF, Waters D, et al. Effects of atorvastatin on early recurrent ischemic events in acute coronary syndromes: the MIRACL study: a randomized controlled trial. JAMA. 2001 Apr 4;285(13):1711–8.
17. Spencer FA, Allegrone J, Goldberg RJ, Gore JM, Fox KAA, Granger CB, et al. Association of statin therapy with outcomes of acute cor-

onary syndromes: the GRACE study. Ann Intern Med. 2004 Jun 1;140(11):857–66.
18. Stone NJ, Robinson J, Lichtenstein AH, Merz CNB, Blum CB, Eckel RH, et al. 2013 ACC/AHA Guideline on the Treatment of Blood Cholesterol to Reduce Atherosclerotic Cardiovascular Risk in Adults: A Report of the American College of Cardiology/American Heart Association Task Force on Practice Guidelines. Circ [Internet]. [Acesso em 16 oct 2015]. Disponível em: http://circ.ahajournals.org/content/early/2013/11/11/01.cir.0000437738.63853.7a.short
19. Cohen M, Adams PC, Parry G, Xiong J, Chamberlain D, Wieczorek I, et al. Combination antithrombotic therapy in unstable rest angina and non-Q-wave infarction in nonprior aspirin users. Primary end points analysis from the ATACS trial. Antithrombotic Therapy in Acute Coronary Syndromes Research Group. Circulation. 1994 Jan;89(1):81–8.
20. Oler A, Whooley MA, Oler J, Grady D. Adding heparin to aspirin reduces the incidence of myocardial infarction and death in patients with unstable angina. A meta-analysis. JAMA. 1996 Sep 11;276(10):811–5.
21. Cohen M, Demers C, Gurfinkel EP, Turpie AGG, Fromell GJ, Goodman S, et al. A Comparison of Low-Molecular-Weight Heparin with Unfractionated Heparin for Unstable Coronary Artery Disease. N Engl J Med. 1997 Aug 14;337(7):447–52.
22. Antman EM, McCabe CH, Gurfinkel EP, Turpie AG, Bernink PJ, Salein D, et al. Enoxaparin prevents death and cardiac ischemic events in unstable angina/non-Q-wave myocardial infarction. Results of the thrombolysis in myocardial infarction (TIMI) 11B trial. Circulation. 1999 Oct 12;100(15):1593–601.
23. Ferguson JJ, Califf RM, Antman EM, Cohen M, Grines CL, Goodman S, et al. Enoxaparin vs unfractionated heparin in high-risk patients with non-ST-segment elevation acute coronary syndromes managed with an intended early invasive strategy: primary results of the SYNERGY randomized trial. JAMA. 2004 Jul 7;292(1):45–54.
24. Morita F, Pesaro A, Makdisse M, Katz M, Vicente C. Novos Anticoagulantes em Síndrome Coronária Aguda. Educ Contin Saúde Einstein. 2012;10(1):30–5.
25. Yusuf S, Mehta SR, Chrolavicius S, Afzal R, Poque J, Granger CB, et al. Comparison of Fondaparinux and Enoxaparin in Acute Coronary Syndromes. N Engl J Med. 2006 Apr 6;354(14):1464–76.
26. Stone GW, McLaurin BT, Cox DA, Bertrand ME, Lincoff AM, Moses JW, et al. Bivalirudin for Patients with Acute Coronary Syndromes. N Engl J Med. Massachusetts Medical Society; 2006 Nov 23;355(21):2203–16.
27. Bavry AA, Kumbhani DJ, Rassi AN, Bhatt DL, Askari AT. Benefit of early invasive therapy in acute coronary syndromes: a meta-analysis of contemporary randomized clinical trials. J Am Coll Cardiol. 2006 Oct 3;48(7):1319–25.
28. Mehta SR, Granger CB, Boden WE, Steg PG, Bassand J-P, Faxon DP, et al. Early versus Delayed Invasive Intervention in Acute Coronary Syndromes. N Engl J Med. 2009 May 21;360(21):2165–75.
29. Campbell-Scherer DL, Green LA. ACC/AHA guideline update for the management of ST-segment elevation myocardial infarction. Am Fam Physician. 2009;15:1080-6.
30. [IV Guidelines of Sociedade Brasileira de Cardiologia for Treatment of Acute Myocardial Infarction with ST-segment elevation]. Arq Bras Cardiol. 2009;93:e179-264.
31. Yusuf S, Zhao F, Mehta SR, Chrolavicius S, Tognoni G, Fox KK. Effects of Clopidogrel in Addition to Aspirin in Patients with Acute Coronary Syndromes without ST-Segment Elevation. N Engl J Med. 2001;345:494-502.

CAPÍTULO 24

DEFINIÇÃO UNIVERSAL DE INFARTO AGUDO DO MIOCÁRDIO

Joseph S. Alpert
Marcos Knobel
Elias Knobel

DESTAQUES

- Imprescindível para a definição universal do infarto agudo do miocárdio (IAM), a troponina é um biomarcador altamente sensível e específico associado à necrose miocárdica, detectável em amostras seriadas de sangue de pacientes com suspeita de IAM.
- A análise de troponina identifica quantidades muito pequenas de miocárdio lesado no contexto clínico do IAM e de outras condições patológicas envolvendo a morte celular do músculo cardíaco. Porém, isoladamente, não é suficiente para o diagnóstico do IAM, exigindo outras análises, como o eletrocardiograma (ECG) e o quadro clínico.
- A definição moderna de IAM baseada em avaliação dos níveis de troponina aumentou o número de doentes identificados como acometidos por esse evento e melhorou o prognóstico.
- O infarto do miocárdio é definido patologicamente como morte celular miocárdica em razão da isquemia prolongada, de acordo com o aumento e/ou queda de biomarcadores cardíacos e outras evidências de isquemia do miocárdio.
- Em muitas doenças não isquêmicas, que causam necrose do miocárdio, os níveis de troponina no sangue são elevados. No entanto, a análise do padrão de mudança de valores desses níveis de troponina é importante para diferenciar alterações agudas das crônicas.
- A capacidade de detecção de mudanças nos níveis de troponina no sangue é muito dependente da precisão do método utilizado. Os métodos mais recentes são altamente sensíveis, e os valores de troponina se elevam com maior rapidez do que as de creatinofosfoquinase-MB (CKMB).
- Há cinco tipos de IAM: 1) relacionado à isquemia por um evento coronariano primário; 2) secundário à isquemia por aumento da demanda de oxigênio ou diminuição da oferta; 3) morte cardíaca súbita; 4a) associado com intervenção coronariana percutânea; 4b) associado à trombose de *stent*; 5) associado a cirurgia de revascularização do miocárdio.

INTRODUÇÃO

Estabelecidos há 40 anos, os biomarcadores que foram empregados inicialmente para o diagnóstico de infarto agudo do miocárdio (IAM) não eram específicos. Além disso, os métodos de detecção para esses biomarcadores não foram reprodutíveis de um laboratório para outro. Durante as décadas seguintes, muitos esforços foram feitos para desenvolver um biomarcador altamente reprodutível, sensível e específico associado com a necrose miocárdica. Há cerca de 30 anos, a Organização Mundial da Saúde (OMS) procurou padronizar a definição de IAM. O objetivo era propiciar a epidemiologistas comparar as taxas de IAM e a mortalidade de um país para outro. Os critérios usados para estabelecê-la, entretanto, muitas vezes não eram específicos, fornecendo uma orientação epidemiológica que não era útil para os clínicos. Por exemplo, desconforto clínico no peito de um paciente ou outro sintoma equivalente poderia ser interpretado de forma diversa por diferentes observadores. Além disso, a determinação de biomarcadores não era um componente importante dessa definição original da OMS para IAM.

A fim de melhorar a precisão desse diagnóstico, uma força-tarefa multinacional reuniu-se pela primeira vez em 1998 e, posteriormente, para desenvolver e também rever a definição universal clinicamente orientada para IAM que poderia ser empregada tanto na prática diária como na investigação clínica.[1-3]

Imprescindível para a nova definição universal foi a utilização de um biomarcador altamente sensível e específico, a troponina, que é determinada a partir de amostras seriadas de sangue em pacientes com suspeita de IAM em cujo diagnóstico esse marcador já alcança uso quase universal. A troponina pode ser encontrada em amostras de sangue obtidas no prazo de algumas horas após o início do IAM. A determinação dos níveis de troponina no sangue permite que médicos e pesquisadores identifiquem até mesmo quantidades muito pequenas de miocárdio necrótico no contexto clínico do IAM e em outras condições patológicas que envolvem a morte celular do miocárdio. No entanto, é importante notar que um nível de troponina arterial elevado, por si só, não é suficiente para fazer o diagnóstico do IAM. Aspectos clínicos e alterações no ECG são necessários antes que o diagnóstico de IAM seja estabelecido (veja a seguir).

A definição global de IAM em todas as três publicações da força-tarefa é baseada na análise de troponina.[1-3] Avaliações dos níveis de troponina são altamente sensíveis e podem, assim, identificar infartos muito pequenos difíceis de serem vistos a olho nu durante um exame patológico de rotina. O diagnóstico biomarcador com dosagem de troponina em pacientes com doença cardíaca isquêmica aguda é, atualmente, um componente essencial da avaliação e do tratamento de pacientes com síndromes isquêmicas agudas do coração. A presença e a magnitude da elevação dos níveis de troponina no sangue em um paciente com síndrome isquêmica aguda conferem implicações prognósticas e terapêuticas importantes que serão discutidas em outros capítulos deste livro.

Muitos investigadores têm explorado as implicações da revisão da definição de IAM em comparação com critérios diagnósticos mais antigos, mais tradicionais e menos específicos. Esses estudos demonstraram conclusivamente que a definição moderna baseada em níveis de troponina no IAM aumenta o número de doentes identificados como acometidos por esse evento. A descoberta não é surpreendente, já que a troponina é consideravelmente mais sensível do que os biomarcadores anteriores, como creatinofosfoquinase (CK) e creatinofosfoquinase-MB ou fração cardíaca (CKMB).

Uma vez que a medida de troponina no sangue pode identificar infartos muito menores comparados com a análise de CKMB, o prognóstico agudo ou de curto prazo para pacientes com troponina positiva, infartos com CKMB negativos são melhores do que para pacientes com troponina elevada e CKMB elevado. Os pacientes que apresentam níveis sanguíneos elevados de CKMB têm zonas maiores de necrose miocárdica em comparação com indivíduos que só apresentam determinações de níveis elevados de troponina, mas níveis normais de CKMB. Assim, muitos pacientes que anteriormente teriam sido classificados como portadores de angina do peito ou até mesmo uma angina instável, agora são diagnosticados como portadores de IAM. O diagnóstico de IAM acarreta prognóstico importante, com implicações psicológicas e sociais para o paciente. Na verdade, a terapia pode ser alterada e, dependendo da ocupação profissional do paciente, ele pode ser afastado do trabalho em decorrência de um diagnóstico de IAM.

O infarto do miocárdio é definido patologicamente como morte celular miocárdica em razão da isquemia prolongada. De acordo com as recomendações da definição universal de força-tarefa de IAM, as condições que devem ser cumpridas quando os seguintes critérios estão presentes são: detecção de aumento e/ou queda de biomarcadores cardíacos, com pelo menos um valor acima do percentil de 99% do limite de referência superior (LRS), em conjunto com a evidência de isquemia do miocárdio, como: sintomas clínicos de isquemia; sinais eletrocardiográficos de nova isquemia ou desenvolvimento de ondas Q patológicas; evidência de imagem mostrando nova perda de miocárdio viável; nova alteração regional da movimentação da parede do ventrículo (Quadro 24.1).[1-3]

As troponinas cardíacas (I e T) são os marcadores preferidos para o diagnóstico de lesão do miocárdio já que elas têm elevada especificidade em relação ao tecido do miocárdio, elevada sensibilidade e, como observado anteriormente, um nível elevado de troponina no sangue pode ser observado seguindo as zonas microscópicas de necrose miocárdica. Se os ensaios de troponina não estiverem disponíveis, a melhor alternativa é a fração MB da CK medida pelo ensaio

> **QUADRO 24.1.** Definição de infarto agudo do miocárdio – Revisão a partir de 2012.[3]
>
> **Infarto agudo do miocárdio agudo ou em evolução**
> Qualquer um dos seguintes critérios satisfaz o diagnóstico do IAM:
>
> 1. A detecção de valores elevados de marcadores cardíacos (de preferência troponina) acima do percentil 99% do limite de referência superior (LRS) em conjunto com a evidência de isquemia do miocárdio com, pelo menos, uma das seguintes alterações:
>   a) sintomas isquêmicos;
>   b) alterações ECG indicativas de nova isquemia (alterações de ST-T ou novo bloqueio de ramo esquerdo [BRE]);
>   c) aparecimento de ondas Q patológicas no EEG;
>   d) evidência através de imagens de nova perda de miocárdio viável ou de nova anormalidade de movimentação de parede do ventrículo.
> 2. Morte súbita cardíaca, incluindo a parada cardíaca, com sintomas sugestivos de isquemia miocárdica, acompanhada por nova elevação do segmento ST ou novo BRE, ou nova trombose definida pela cineangiocoronariografia, mas que a morte ocorre antes de as amostras de sangue serem obtidas, ou na fase de latência de biomarcadores cardíacos no sangue.
> 3. Para a intervenção coronária percutânea (ICP) em pacientes com valores basais normais, as elevações de biomarcadores cardíacos acima do percentil 99 de LRS são indicativos de necrose miocárdica periprocedimento. Por convenção, os aumentos de biomarcadores maiores que três vezes o percentil 99 de LRS foram designados e definidos como infarto do miocárdio relacionados ao ICP.
> 4. Para cirurgia de revascularização do miocárdio (CRM) em pacientes com valores basais normais, as elevações de biomarcadores cardíacos acima do percentil 99 de LRS são indicativas de necrose miocárdica periprocedimento cirúrgico. Por convenção, os aumentos de biomarcadores superiores a cinco vezes o percentil 99 de LRS associados a novas ondas Q patológicas ou novo BRE, ou quando documentada angiograficamente a obstrução do novo enxerto ou oclusão da artéria coronária nativa ou, ainda, através de evidência por meio de imagem de nova perda de miocárdio viável foram designados e definidos como infarto do miocárdio relacionado a CRM.
> 5. Achados patológicos *post-mortem* de um IAM.

LRS: limite de referência superior; BRE: bloqueio de ramo esquerdo; ICP: intervenção coronariana percutânea; CRM: cirurgia de revascularização do miocárdio; EEG: eletroencefalograma; IAM: infarto agudo do miocárdio.

de massa. No entanto, devido a sua maior sensibilidade e especificidade, a determinação dos níveis de troponina é a mais indicada para o diagnóstico de IAM.

Em muitas condições patológicas não isquêmicas em que ocorre necrose do miocárdio, por exemplo, na insuficiência cardíaca grave, de origem não isquêmica, os níveis de troponina no sangue são elevados. No entanto, a investigação clínica tem demonstrado que um padrão de mudança de valores dos níveis de troponina no sangue é a chave para distinguir eventos agudos dos mais crônicos. Em pacientes com IAM, observa-se que os níveis de troponina no sangue se elevam e diminuem após alguns dias de evolução. No exemplo dado, ou seja, a insuficiência cardíaca crônica grave não isquêmica, os níveis de troponina são, muitas vezes, elevados e permanecem elevados cronicamente. A habilidade de detectar mudanças nos níveis de troponina no sangue é muito dependente da precisão do método usado. Se utilizados os métodos mais recentes, que são altamente sensíveis, os valores de troponina se elevam com maior rapidez do que as medições de CKMB. Consequentemente, o uso de biomarcadores, como a mioglobina e outros marcadores que apresentam rápida elevação, não são mais necessários para estabelecer o diagnóstico de IAM. Além disso, a mioglobina não é específica para o diagnóstico de necrose do miocárdio, uma vez que pode ser elevada em uma variedade de outras condições, por exemplo, necrose do músculo esquelético.

Ambas as troponinas, cTnI e cTnT, são equivalentes em termos de precisão diagnóstica. A única diferença entre esses dois tipos de troponina ocorre em pacientes com insuficiência renal, em que a de cTnT tem uma maior elevação quando comparada com a cTnI. Alguns estudos sugerem que valores elevados de troponina em pacientes com insuficiência renal crônica estão associados a um pior prognóstico em comparação com os indivíduos que têm níveis normais. Assim, os pacientes com insuficiência renal que apresentam níveis elevados de cTnT precisam de outras avaliações da função cardíaca. Naqueles com insuficiência renal crônica, valores elevados de troponina não são necessariamente o resultado de doença cardíaca isquêmica aguda. Como já observado é importante lembrar que uma variedade de doenças pode afetar o miocárdio (p. ex.: trauma, miocardite, agentes quimioterapicos etc.), conduzindo, assim, a valores elevados de troponina no sangue. Essas outras entidades não são decorrentes de doença cardíaca isquêmica aguda e a avaliação clínica cuidadosa deve ser empregada para evitar que esses pacientes sejam rotulados como acometidos por IAM (Quadro 24.2).[2,4]

O IAM pode ocorrer em varias condições.[1-3] A força-tarefa definiu cinco diferentes circunstâncias nas quais pode ocorrer um IAM (Quadro 24.3).[3-5] O IAM pode ser um evento espontâneo relacionado à ruptura da placa, fissura, dissecção de uma placa aterosclerótica, e/ou ruptura de placa nodular seguida de trombose arterial coronária. Esse tipo de infarto do miocárdio é denominado de IAM tipo 1.[1-3] É representado pelo paciente típico que se apresenta na emergência do hospital queixando-se de desconforto substernal, pressão no peito associada a alterações características no ECG, como depressão ou elevação do segmento ST.

Alternativamente, o IAM pode ocorrer até mesmo em pacientes sem estenose arterial coronariana crítica, em decorrência do aumento da demanda de oxigênio do miocárdio e/ou fornecimento de oxigênio e nutrientes para o miocárdico de forma inadequada. As condições que podem levar a tal "desequilíbrio entre oferta e demanda" do IAM incluem anemia, arritmias e hipertensão ou hipotensão arterial. A vasoconstrição ou espasmo arterial, que provoca uma redução acentuada do fluxo sanguíneo ao miocárdio, também pode causar isquemia grave do miocárdio e IM. Esse segundo grupo de entidades é denominado IAM tipo 2 (Quadro 24.3).[3]

QUADRO 24.2. Elevações de troponina na ausência de doença cardíaca isquêmica evidente.[2,4]

- Contusão cardíaca, incluindo ablação, estimulação, cardioversão ou biópsia endomiocárdica.
- Insuficiência cardíaca congestiva – aguda e crônica.
- Dissecção da aorta, doença valvar aórtica ou cardiomiopatia hipertrófica.
- Taquicardia ou bradiarritmias, ou bloqueio cardíaco.
- Síndrome do balonamento apical (Tako-Tsubo).
- Rabdomiólise com lesão cardíaca.
- Embolia pulmonar, hipertensão pulmonar grave.
- Insuficiência renal.
- Doença neurológica aguda, incluindo acidente vascular cerebral (AVC) ou hemorragia subaracnóidea.
- Doenças infiltrativas, por exemplo, amiloidose, hemocromatose, sarcoidose e esclerodermia.
- Doenças inflamatórias, por exemplo, miocardite, ou extensão do miocárdio de endo/pericardite.
- Toxicidade de remédio, por exemplo, adriamicina, 5-fluorouracil, herceptina, venenos de cobra.
- Pacientes graves, especialmente com insuficiência respiratória ou sepse.
- Queimaduras, especialmente se afetarem > 30% da área de superfície corporal.

QUADRO 24.3. Classificação clínica de diferentes tipos de infarto agudo do miocárdio.[3]

- **Tipo 1:** IAM espontâneo relacionado à isquemia em razão de um evento coronariano primário, como erosão da placa e/ou ruptura, fissura, ou dissecção.
- **Tipo 2:** o IAM secundário à isquemia por qualquer aumento da demanda de oxigênio ou diminuição da oferta, por exemplo, espasmo de artéria coronária, embolia coronariana, anemia, arritmias, hipertensão ou hipotensão arterial.
- **Tipo 3:** morte cardíaca súbita inesperada, incluindo uma parada cardíaca, muitas vezes com sintomas sugestivos de isquemia miocárdica, acompanhada por presumível nova elevação do segmento ST ou novo BRE, ou evidência de trombose recente em uma artéria coronária diagnosticada por angiografia e/ou na autópsia, sendo que a morte ocorre antes de as amostras de sangue serem obtidas, ou em um momento antes do aparecimento de marcadores cardíacos no sangue.
- **Tipo 4a:** IAM associado com intervenção coronária percutânea.
- **Tipo 4b:** IAM associado à trombose de *stent*, conforme evidenciado pela angiografia ou na autópsia.
- **Tipo 5:** IAM associado com cirurgia de revascularização do miocárdio.

IAM: infarto agudo do miocárdio; BRE: bloqueio de ramo esquerdo.

Distinguir os pacientes com IAM tipo 2 daqueles com IAM tipo 1 não é frequentemente difícil. Essa distinção pode ser simples em alguns pacientes, mas difícil em outras situações. Os pacientes com IAM tipo 1, geralmente, apresentam sintomas espontâneos com ou sem alterações isquêmicas no ECG associadas e na ausência de uma causa que justifique o aumento da demanda de oxigênio pelo miocárdio, por exemplo, taquicardia com frequências cardíacas superiores a 120 batimentos por minuto ou diminuição do fluxo sanguíneo do miocárdio, como hipotensão secundária à bradicardia acentuada. Os pacientes com IAM tipo 1, geralmente, demonstram alterações no ECG, como elevação ou depressão do segmento ST. Durante a cineangiocoronariografia, o IAM tipo 1, frequentemente, apresenta nova ou presumidamente uma nova oclusão arterial coronária e/ou os critérios angiográficos para ruptura da placa, fissura, ou trombo no interior de uma artéria coronária (ver Quadro 24.1). Pacientes com IAM do tipo 2 podem até ter arteriografia coronária normal ou quase normal.

No contexto de ocorrência no período pós-operatório há uma situação clínica comum em que é importante distinguir o IAM tipo 1 do tipo 2. Existem estudos clínicos sobre a fisiopatologia do IAM após a cirurgia não cardíaca em que a grande maioria desses pacientes teve um IAM sem elevação do segmento ST, quase sempre um IAM do tipo 2.[6-8] Alguns estudos de autópsia sugerem maior prevalência do IAM do tipo 1 nesse cenário, mais que o suspeitado a partir de achados clínicos. Dados recentes sugerem que cerca de 50% desses pacientes têm anomalias coronarianas consistentes, com lesões agudas em suas artérias coronárias.[9] Tais lesões também podem ser vistas em indivíduos com doença arterial coronária estável, de modo que essa descoberta não pode ajudar na distinção entre os tipos 1 e 2 do IAM. Portanto, é provável que a maioria dos infartos perioperatórios seja realmente do tipo 2, embora aqueles com mais eventos mórbidos possam ter sido IAM do tipo 1.

Uma circunstância em que biomarcadores não são úteis no diagnóstico de IAM é quando um paciente com uma apresentação típica para isquemia miocárdica/infarto morre logo após o início do evento, antes que seja possível detectar elevações de biomarcadores de sangue ou porque as amostras de sangue para determinação de troponina não foram obtidas a tempo. Nessa situação, constata-se o IAM do tipo 3 (Quadro 24.3),[2-3] que é pouquíssimo frequente.

Os valores elevados de troponina (superior a cinco vezes o valor de LRS) na sequência de uma ICP também são designados como IAM resultante de isquemia miocárdica que ocorreu durante o procedimento (IAM tipo 4). A segunda categoria de IAM tipo 4 (4b) resulta da trombose de *stent* (Quadro 24.3). Finalmente, elevações de troponina (superiores a dez vezes o LRS) após a cirurgia de ponte de safena são definidas como um IAM de tipo 5 (Quadro 24.3).[3] Níveis anormalmente baixos de troponina no sangue ocorrem comumente após ICP e revascularização do miocárdio e estão associados com menor dano miocárdico, inevitáveis em decorrência do próprio procedimento utilizado.

Além de identificar um IAM em um paciente específico, é importante caracterizar outros fatores de prognóstico, como a extensão do infarto, a função residual do ventrículo esquerdo e a gravidade da doença da artéria coronária associada, em vez de simplesmente estabelecer um diagnóstico de IAM. Tais informações ajudam a planejar a reabilitação do paciente no pós-IAM. Por exemplo, a prescrição de exercício seria diferente para um paciente com FEVE residual baixa comparado a outro com FEVE pós-IAM que esteja em níveis normais. Os outros múltiplos fatores já mencionados deveriam ser determinados a fim de que sejam tomadas as decisões adequadas relacionadas a aspectos sociais e familiares.

REFERÊNCIAS BIBLIOGRÁFICAS

1. [No authors listed]. Myocardial infarction redefined – A consensus document of The Joint European Society of Cardiology/American College of Cardiology Committee for the Redefinition of Myocardial Infarction. Eur Heart J. 2000;21(18):1502-13; [Alpert JS, Thygesen K, Antman E, Bassand JP. J Am Coll Cardiol. 2000;36(3):959-69].
2. Thygesen K, Alpert JS, White HD. Joint ESC/ACCF/AHA/WHF Task Force for the Redefinition of Myocardial Infarction. Universal definition of myocardial infarction. Eur Heart J. 2007;28:2525-38; Circulation. 2007;116:2634-23; J Am Coll Cardiol. 2007;50:2173-95.
3. Thygesen K, Alpert JS, White HD, Jaffe AS, Katus HA, Apple FS, et al. Third universal definition of myocardial infarction. Eur Heart J. 2012;33:2551-67.
4. Agewall S1, Giannitsis E, Jernberg T, Katus H. Troponin elevation in coronary vs. non-coronary disease. Eur Heart J. 2011 Feb;32(4):404-11.
5. Paiva L, Providência R, Barra S, Dinis P, Faustino AC, Gonçalves L. Universal definition of myocardial infarction: clinical insights. Cardiology. 2015;131(1):13-21.
6. Dawood MM, Gutpa DK, Southern J, Walia A, Atkinson JB, Eagle KA. Pathology of fatal perioperative myocardial infarction: implications regarding pathophysiology and prevention. Int J Cardiol. 1996;57:37-44.
7. van Waes JA, Nathoe HM, de Graaff JC, Kemperman H, de Borst GJ, Peelen LM, van Klei WA; on behalf of the CHASE investigators. Myocardial Injury after noncardiac surgery and its association with short-term mortality. Circulation. 2013 May 10. [Epub ahead of print]
8. Cohen MC, Aretz TH. Histological analysis of coronary artery lesions in fatal post-operative myocardial infarction. Cardiovasc Pathol. 1999;8:133-9.
9. Gualandro DM, Campos CA, Calderao D, Yu PC, Marques AC, Pastana AF, et al. Coronary plaque rupture in patients with myocardial infarction after noncardiac surgery: frequent and dangerous. Atherosclerosis. 2012;222(1):191-5.

# CAPÍTULO 25

ABORDAGEM CLÍNICA DO INFARTO AGUDO DO MIOCÁRDIO COM SUPRADESNIVELAMENTO DO SEGMENTO ST

Elias Knobel
Antonio Carlos Bacelar Nunes Filho
Joseph S. Alpert

DESTAQUES

- O alívio da dor é um importante componente no tratamento do infarto agudo do miocárdio (IAM), pois ele desencadeia um estado hiperadrenérgico com potencial efeito sobre a fissura da placa, a propagação do trombo e o limiar para o desencadeamento da fibrilação ventricular.
- O ácido acetilsalicílico (AAS) produz um rápido efeito antitrombótico pela inibição da produção do tromboxano A2, sendo recomendado para todos os pacientes com IAM com supradesnivelamento do segmento ST (IAM-cST), exceto se for conhecida intolerância ao medicamento.
- No IAM-cST, a adição de clopidogrel ao AAS tem benefício comprovado tanto nos pacientes submetidos à trombólise e posterior intervenção percutânea quanto naqueles submetidos à angioplastia primária com colocação de *stent*. No entanto, deve-se dar preferência aos novos antiagregantes plaquetários (ticagrelor e prasugrel), pois apresentam início de ação mais rápida, maior inibição plaquetária e menor taxa de resistência em relação ao clopidogrel.
- No cenário da trombólise, o único antiplaquetário avaliado e liberado para uso é o clopidogrel. O prasugrel é contraindicado em pacientes com história de acidente vascular cerebral/ataque isquêmico transitório, idosos (> 75 anos) e com baixo peso (< 60 kg).
- Os betabloqueadores reduzem o tamanho do infarto, a incidência de complicações em pacientes que não estão em terapia trombolítica concomitante, bem como a frequência das arritmias ventriculares ameaçadoras à vida.
- Os inibidores da enzima de conversão de angiotensina (IECA) devem ser iniciados no primeiro dia após o infarto, logo após a terapia de reperfusão, desde que a pressão arterial esteja estável. Nos pacientes intolerantes deve-se utilizar os bloqueadores dos receptores de angiotensina.
- Os antagonistas da aldosterona devem ser utilizados em pacientes com IAM com supradesnivelamento do segmento ST com disfunção ventricular (fração de ejeção < 40%) e sinais de insuficiência cardíaca ou diabetes.
- A utilização de altas doses de estatinas potentes diminuem o risco de morte, reinfarto, acidente vascular cerebral e revascularização da lesão-alvo. Seu uso deve ser iniciado durante a internação e continuado após a alta.
- É de fundamental importância avaliar o risco hemorrágico de pacientes com IAM com supradesnivelamento do segmento ST de forma que selecione o esquema antitrombótico mais adequado e adote estratégias para redução de sangramentos.

INTRODUÇÃO

O IAM com supradesnivelamento do segmento ST (IAM-cST) configura o espectro mais grave das síndromes isquêmicas miocárdicas instáveis (com incidência variando de 29% a 47% dos casos de síndromes coronárias agudas em diferentes registros), sendo responsável por grande morbidade e mortalidade. As opções para o tratamento do IAM-cST apresentaram significativo avanço nas últimas décadas, com o desenvolvimento e a disseminação das estratégias de reperfusão farmacológica (agentes trombolíticos) e mecânica (angioplastia coronária).

Além disso, o manejo dos pacientes com IAM-cST envolve uma série de medidas clínicas de eficácia comprovada. Muitas foram descritas no início do século XX, como o repouso no leito e a monitorização, mas ainda hoje permanecem mandatórias. Outras, como o uso profilático de antiarrítmicos, foram abandonadas pelo surgimento de evidências de aumento da mortalidade. O tratamento clínico evoluiu muito com a melhor compreensão da fisiopatologia do IAM-cST. A disseminação desse conhecimento permitiu que grande número de pacientes pudesse beneficiar-se do tratamento clínico, embora ainda exista subutilização de medicamentos comprovadamente eficazes no tratamento do IAM-cST, como os betabloqueadores.

Neste capítulo descreveremos as condutas clínicas utilizadas e aceitas como eficazes no tratamento do IAM-cST. Seguiremos o modelo das diretrizes norte-americanas quanto à classe de recomendações e o nível de evidência.

CLASSE DE RECOMENDAÇÕES

- **Classe I:** condições para as quais há evidência e/ou acordo geral que um dado procedimento ou tratamento é benéfico, útil e eficaz.
- **Classe II:** condições para as quais há evidência conflitante e/ou divergência de opinião sobre a utilidade/eficácia do procedimento ou tratamento.
  - **Classe IIa:** as evidências/opiniões favorecem a utilidade/eficácia do procedimento ou tratamento.
  - **Classe IIb:** a utilidade/eficácia do procedimento ou tratamento é menos bem estabelecida por evidências/opiniões.
- **Classe III:** condições para as quais há evidência e/ou acordo geral que um dado procedimento ou tratamento não é útil/eficaz, podendo em alguns casos ser prejudicial.

NÍVEL DE EVIDÊNCIA

A: dados são derivados de múltiplos estudos clínicos randomizados ou metanálises.
B: dados são derivados de um único estudo clínico randomizado ou de estudos não randomizados.
C: opiniões de consenso de especialistas e de estudo de casos.

PRINCÍPIOS DO TRATAMENTO CLÍNICO
OXIGÊNIO

A administração de oxigênio é usual em todos os pacientes admitidos com desconforto torácico compatível com isquemia aguda do miocárdio, embora não existam evidências clínicas comprovando seu benefício. Entretanto, estudos recentes sugerem aumento de mortalidade em pacientes com uso rotineiro de oxigênio na fase aguda do infarto sem hipoxemia.

Pode ocorrer algum grau de hipoxemia no infarto, por congestão pulmonar e alteração da relação ventilação-perfusão. Em pacientes com edema agudo dos pulmões, por insuficiência cardíaca ou por complicações mecânicas do infarto, a hipoxemia pode não ser corrigida com suplementação de oxigênio por cateter nasal ou máscara, requerendo o uso de ventilação não invasiva com pressão positiva ou mesmo intubação orotraqueal e ventilação mecânica.

Entretanto, em pacientes sem complicações, a administração de oxigênio pode levar à vasoconstrição, e em pacientes com doença pulmonar obstrutiva crônica pode causar retenção de CO_2. Pelo alto custo e pela ausência de evidências de benefício no IAM não complicado, o uso de oxigênio deve ser limitado aos pacientes com hipoxemia comprovada.

As diretrizes norte-americanas recomendam o uso de oxigênio em pacientes com saturação de oxigênio menor que 90% (classe I, nível de evidência B).[1]

NITRATOS

Os nitratos vêm sendo utilizados há mais de um século, desde a descrição de Lauder Brunton, em 1867, que relatou alívio imediato da angina de peito de um paciente pelo nitrito de amilo em inalação. Os efeitos farmacológicos dos nitratos incluem a redução da pré-carga e pós-carga pela vasodilatação arterial e venosa, relaxamento das artérias coronárias epicárdicas com consequente aumento do fluxo coronariano e dilatação das artérias colaterais. A vasodilatação coronária próxima a uma placa instável pode ser particularmente benéfica no IAM. Da mesma forma, os nitratos são muito úteis nos raros casos decorrentes de vasoespasmo.

A despeito de todas as ações citadas, o real benefício dos nitratos em pacientes com IAM-cST é pequeno. Uma análise conjunta de 22 estudos envolvendo mais de 80 mil pacientes que foram tratados com nitratos por via endovenosa ou via oral não mostrou qualquer diferença estatística em relação ao grupo de pacientes que recebeu placebo.

As diretrizes norte-americanas sugerem que pacientes com desconforto torácico sugestivo de isquemia miocárdica devam receber nitroglicerina sublingual a cada 5 minutos até um total de 3 doses, após as quais deve-se avaliar a necessidade de nitroglicerina endovenosa (classe I, nível de evidência C). As indicações da nitroglicerina endovenosa no IAM-cST são alívio do desconforto isquêmico, controle de hipertensão arterial e tratamento de congestão pulmonar (classe I, nível de evidência C).[1]

Os nitratos devem ser evitados quando a pressão arterial sistólica for menor que 90 mmHg ou quando houver redução de 30 mmHg ou mais em relação ao valor basal, principalmente na vigência de bradicardia ou taquicardia. No infarto de ventrículo direito, situação em que há uma dependência da pré-carga para a manutenção do débito cardíaco, não são recomendados (classe III, nível de evidência C). Além disso, os nitratos não devem ser usados se a hipotensão arterial limitar a administração de betabloqueadores. Estão contraindicados (classe III, nível de evidência B) nas 24 a 48 horas que se seguem ao uso de sildenafil para tratamento de disfunção erétil, ou 48 horas no caso do tadalafil. Esta combinação pode levar à hipotensão arterial refratária, aumentando a chance de eventos coronarianos e cerebrovasculares.[1-2]

ANALGESIA

A analgesia constitui outro ponto essencial da terapêutica precoce do IAM. O controle da dor, no entanto, é muitas vezes menosprezado por não ter grande impacto sobre o prognóstico dos pacientes. O alívio da dor é um importante componente no tratamento do paciente com IAM, em decorrência do estado hiperadrenérgico, que contribui para o aumento do consumo de oxigênio miocárdico. Além disso, surtos de elevações dos níveis de catecolaminas têm sido implicados na fissura da placa, na propagação do trombo e na redução do limiar para o desencadeamento da fibrilação ventricular. Há uma tendência equivocada, por alguns médicos, de utilizar doses insuficientes de analgésicos, para permitir avaliação da resposta ao tratamento anti-isquêmico ou à terapia de reperfusão. Nessa situação, parâmetros como eletrocardiograma e marcadores cardíacos devem ser preferidos, e não o alívio da dor.

O controle da dor geralmente é obtido com o uso combinado de nitratos, analgésicos opioides e betabloqueadores. Uma importante consideração quanto ao uso de nitratos endovenosos é não usar doses altas a ponto de impedir o emprego de opiáceos e betabloqueadores pelo risco de hipotensão arterial.

O sulfato de morfina permanece o analgésico de escolha para o tratamento da dor no IAM-cST (classe I, nível de evidência C), exceto se o paciente tiver relato de hipersensibilidade. A dose inicial indicada é de 2 a 4 mg por via endovenosa, com doses adicionais de 2 a 4 mg repetidas a intervalos de 5 a 15 minutos.

A morfina é particularmente útil em pacientes congestos ou em edema agudo dos pulmões por promover vasodilatação arterial e venosa, reduzindo o trabalho respiratório e diminuindo a frequência cardíaca por redução do tônus simpático e aumento do tônus vagal. Um dos efeitos colaterais mais comuns da morfina é a hipotensão arterial, que pode ser minimizada colocando-se o paciente em posição de Trendelenburg. A atropina pode ser usada na dose de 0,5 a 1,5 mg por via endovenosa em caso de bradicardia ou hipotensão arterial significativas. Nos raros casos de depressão respiratória por opiáceos, deve-se usar o antagonista naloxona, na dose de 0,1 a 0,2 mg por via endovenosa, repetindo após 15 minutos, se necessário.[1-2]

ÁCIDO ACETILSALICÍLICO

O ácido acetilsalicílico (AAS) produz um rápido efeito antitrombótico pela inibição da produção do tromboxano A2, sendo recomendado a todos os pacientes com IAM-cST, exceto se conhecida intolerância ao medicamento (classe I, nível de evidência A). Deve ser administrado precocemente, até mesmo na fase pré-hospitalar, antes do diagnóstico definitivo. Ao contrário dos agentes fibrinolíticos, há pouca evidência de um efeito tempo-dependente do AAS sobre a mortalidade. A dose indicada nas primeiras 24 horas de pacientes que não estavam em uso de AAS na apresentação do IAM varia de 162 (classe I, nível de evidência A) a 325 mg (classe I, nível de evidência C).[1] A dose de manutenção varia de 75 a 162 mg e deve ser mantida indefinidamente. Na prática clínica, não dispomos dessas apresentações posológicas no Brasil, de forma que a dose administrada varia de 1 a 2 comprimidos de 100 mg ao dia.

O estudo ISIS-2 (*The Second International Study of Infarct Survival*) mostrou de forma conclusiva o benefício isolado do AAS no tratamento do IAM, com uma diferença no risco absoluto de 2,4% e no risco relativo de 23% na mortalidade em 35 dias. Quando combinada com a estreptoquinase, o risco absoluto aumentou para 5,2% e a redução do risco relativo para 42%.[3] Posteriormente, uma metanálise mostrou que o AAS reduziu a reoclusão e os eventos isquêmicos recorrentes após o tratamento fibrinolítico, tanto com estreptoquinase como com alteplase.[4]

Em relação à dose, o estudo CURRENT-OASIS 7 avaliou em um de seus braços a hipótese do uso de dose de manutenção de AAS dobrada em pacientes com síndromes coronárias agudas (SCA; 29% dos quais com IAM-cST submetidos à angioplastia primária). Tal estudo não evidenciou diferença entre a dose de manutenção habitual (75 a 100 mg por dia) em relação à dose elevada (300 a 325 mg por dia) na prevenção de eventos cardiovasculares (morte cardiovascular, infarto do miocárdio não fatal ou acidente vascular cerebral em 30 dias); além disso, não houve diferença no que tange à incidência de sangramentos maiores. No entanto, de acordo com a diretriz norte-americana, deve-se dar preferência para a dose de 81 mg por dia (100 mg por dia no Brasil).[5]

O uso do AAS deve ser contraindicado em algumas situações excepcionais: hipersensibilidade conhecida (urticária, broncoespasmo ou anafilaxia); úlcera péptica ativa; coagulopatia ou hepatopatia grave.

INIBIDORES DO ADP (INIBIDORES DO RECEPTOR P2Y$_{12}$)

Essas medicações inibem a ativação e agregação plaquetária induzidas pela adenosina difosfato (ADP). Atualmente, os inibidores do receptor P2Y$_{12}$ utilizados na prática clínica são o clopidogrel, o prasugrel e o ticagrelor (Tabela 25.1). Os dois primeiros pertencem à classe dos tienopiridínicos e o terceiro é uma ciclopentiltriazolopirimidina.

CLOPIDOGREL

Dois ensaios clínicos randomizados consagraram o uso do clopidogrel adicionado ao AAS no tratamento de pacientes com IAM-cST. O primeiro deles foi o estudo CLARITY que incluiu 3.491 pacientes com diagnóstico de IAM-cST e com idade ≤ 75 anos, submetidos à terapia trombolítica para receberem AAS ou AAS associado ao clopidogrel (dose de ataque de 300 mg e dose de manutenção de 75 mg por dia). Houve uma redução de 36% do desfecho combinado de morte, re-IAM ou revascularização do vaso no grupo clopidogrel. Não houve diferença na incidência de sangramentos.[6] O segundo, COMMIT/CCS2, randomizou 45.852 pacientes com suspeita de IAM-cST para receber AAS ou AAS associado ao clopidogrel 75 mg por dia, sem dose de ataque. Cinquenta por cento dos pacientes foram submetidos à terapia fibrinolítica e apenas 5% submetidos à angioplastia primária. O grupo que recebeu clopidogrel teve uma redução de 7% na mortalidade, sem aumento na incidência de sangramentos.[7]

Em relação à dose, o estudo CURRENT-OASIS 7 testou a hipótese de dose dobrada de ataque do clopidogrel de 600 mg, seguida por dose de 150 mg por dia durante sete dias e depois a dose habitual de manutenção de 75 mg por dia. Tal estudo não evidenciou diferença entre o regime com doses maiores na prevenção de eventos cardiovasculares. Entretanto, houve uma redução na incidência de trombose de *stent* nos pacientes submetidos à angioplastia. Por outro lado, houve um aumento nos sangramentos no grupo de maior dose de clopidogrel.[5] A dose dobrada de clopidogrel não foi avaliada em pacientes que receberam terapia trombolítica ou foram tratados sem reperfusão e não deve ser utilizada nesses pacientes. É importante ressaltar, também, que o único inibidor da ADP avaliado em pacientes submetidos à trombólise foi o clopidogrel. Portanto, o único antiplaquetário permitido para uso em pacientes com IAM-cST submetido à fibrinólise é o clopidogrel na dose de ataque de 300 mg e 75 mg por dia de manutenção (não administrar dose de ataque em pacientes acima de 75 anos).

Existe racionalidade para a utilização de dose de ataque de 600 mg nos pacientes submetidos à angioplastia primária. Trata-se de maior inibição plaquetária e início de ação mais rápido. O tempo de duração para a utilização dos inibidores do receptor P2Y$_{12}$ deve ser de um ano. Duração maior que 12 meses pode ser considerada em pacientes que receberam *stents* farmacológicos. O ideal é que o clopidogrel seja suspenso pelo menos cinco dias antes de cirurgia de revascularização do miocárdio.

PRASUGREL

É um tienopiridínico de terceira geração, com rápido início de ação, e maior geração de metabólitos ativos, resultando em menor prevalência de hiporrespondedores (resistência) e maior inibição da agregação plaquetária induzida pela ADP, em comparação ao clopidogrel.

No estudo TRITON, o prasugrel em adição ao AAS se associou à redução de 19% nos eventos cardiovasculares em comparação ao clopidogrel nos pacientes com síndrome coronariana aguda (SCA) submetidos ao tratamento intervencionista.[8] O benefício do prasugrel decorreu principalmente devido à redução de IAM. No entanto, houve aumento de sangramento no grupo tratado com prasugrel. No grupo de pacientes com IAM-cST, o prasugrel foi especialmente eficaz em pacientes com diabetes e na redução de trombose de *stent*. Deve ser utilizado na dose de ataque de 60 mg e manutenção de 10 mg por dia nos pacientes submetidos à angioplastia primária durante um ano. Seu uso é contraindicado em pacientes com história de ataque isquêmico transitório (AIT) e acidente vascular cerebral (AVC) prévios e em associação com trombolíticos. Deve ser evitado em pacientes

TABELA 25.1. Esquemas antiplaquetários.

Antiplaquetário	Dose de ataque	Dose de manutenção	Duração	Pode ser utilizado na angioplastia primária?	Pode ser utilizado na trombólise?
Ácido acetilsalicílico	200-300 mg	100 mg	Indefinidamente	Sim	Sim
Clopidogrel	300-600 mg	75 mg	12 meses	Sim	Sim
Prasugrel*	60 mg	10 mg	12 meses	Sim	Não
Ticagrelor	180 mg	90 mg 12/12h	12 meses	Sim	Não

* Contraindicado em pacientes com AVC/AIT prévio, acima de 75 anos e < 60 kg.

com mais de 75 anos e menos de 60 kg devido a maior risco de sangramento. Quando utilizada em pacientes idosos e com baixo peso, deve-se prescrever 5 mg por dia como dose de manutenção, com o intuito de reduzir as complicações hemorrágicas. Em casos de cirurgia de revascularização do miocárdio, seu uso deve ser suspenso sete dias antes do procedimento.

TICAGRELOR

Outro componente da classe dos antiplaquetários inibidores da ADP tem como características importantes ser um inibidor reversível dos receptores $P2Y_{12}$, ser uma droga que não depende de metabolização primária (logo, não se trata de uma pró-droga, assim como o clopidogrel e o prasugrel), além de obter efeito antiagregante mais intenso, rápido e consistente em relação ao clopidogrel. O estudo PLATO incluiu 18.624 pacientes com síndromes coronarianas agudas submetidos ao tratamento intervencionista ou ao tratamento clínico. O ticagrelor se associou à redução dos eventos cardiovasculares, assim como redução de mortalidade por todas as causas. No entanto, observou-se um aumento de sangramentos maiores não relacionados à cirurgia de revascularização do miocárdio.[9] Do total de pacientes, 38% apresentavam IAM-cST e foram submetidos à angioplastia primária. Nesse subgrupo, o ticagrelor associou-se à redução de 21% na mortalidade cardiovascular e de 22% na mortalidade por todas as causas sem aumentar a incidência de sangramentos maiores. No entanto, o grupo ticagrelor apresentou maior incidência de dispneia, em geral transitória, mas que levou à maior descontinuidade da medicação nesse grupo. Houve, ainda, maior incidência de bradicardia, também geralmente transitória e sem diferença entre os grupos em termos de repercussão clínica.

Deve ser utilizado na dose de ataque de 180 mg e manutenção de 90 mg, duas vezes ao dia, por um período de um ano. Seu uso está contraindicado nos pacientes que receberam fibrinolíticos. Nos casos de cirurgia, deve ser suspenso 5 dias antes do procedimento. É importante ressaltar que a dose de manutenção do AAS deve ser de 100 mg por dia, quando utilizado em combinação com o ticagrelor.

RISCO DE SANGRAMENTO

A implementação de regimes antitrombóticos mais potentes determinam significativa diminuição nas taxas de óbito, infarto e isquemia recorrente em pacientes com SCA. A redução de eventos isquêmicos é, contudo, confrontada com o risco de complicações hemorrágicas – cuja presença e gravidade são reconhecidas, atualmente, como importantes fatores prognósticos em curto (mortalidade intra-hospitalar) e longo prazos. Vários estudos observacionais demonstram a associação entre sangramentos, necessidade de transfusão e o surgimento de eventos cardíacos de natureza trombótica. Os sangramentos mais frequentes associam-se ao trato gastrintestinal e acesso femoral para cineangiocoronariografia. Tais evidências suportam a adoção de um novo paradigma no tratamento das SCA: terapias ou estratégias que preservem a eficácia anti-isquêmica e reduzam a ocorrência de sangramentos determinam redução ainda mais pronunciada de eventos cardíacos.[1-2]

Existem diversos fatores clínicos e terapêuticos associados às complicações hemorrágicas (Quadro 25.1). Sua identificação é fundamental para adotar estratégias com o intuito de evitar tais complicações.

QUADRO 25.1. Fatores de risco para sangramento.

Fatores clínicos	Fatores terapêuticos
Idade avançada (> 75 anos)	Uso de inibidores da glicoproteína IIb/IIIa
Sexo feminino	Acesso femoral
Insuficiência renal	Uso de anticoagulante oral
Baixo peso	Superdosagem de antitrombóticos
História de sangramento	
Anemia	
Instabilidade hemodinâmica	

Estratégias para reduzir o risco de sangramento:

- Doses apropriadas de antitrombóticos (considerar idade, função renal, peso);
- Tempo adequado da terapia antitrombótica;
- Uso de protetores gástricos em pacientes com alto risco;
- Sempre que possível, utilizar acesso radial durante cineangiocoronariografia e angioplastia;
- Evitar terapia antitrombótica tripla (dois antiplaquetários e anticoagulante via oral). Caso indispensável, associar pelo menor tempo possível.

BETABLOQUEADORES

A introdução dos betabloqueadores representou um dos grandes avanços no arsenal terapêutico do IAM-cST. Eles promovem redução do consumo miocárdico por redução da frequência cardíaca, da pressão arterial e da contratilidade miocárdica. Pelo prolongamento da diástole, fase preferencial do fluxo coronário, aumentam a perfusão do miocárdio. Como consequência, os betabloqueadores reduzem o tamanho do infarto, a frequência das arritmias ventriculares graves e outras complicações. O tempo de início da administração dos betabloqueadores parece ser um fator importante. Os estudos clínicos mostram também um benefício sobre a mortalidade. No estudo ISIS-1, em que foram envolvidos 16 mil pacientes dentro das primeiras 12 horas de infarto, a mortalidade em uma semana foi de 3,7% no grupo que recebeu atenolol 5 a 10 mg endovenoso imediatamente após a admissão, seguido por atenolol 100 mg via oral ao dia, tendo sido 4,3% no grupo-controle. O benefício do atenolol foi verificado já no primeiro dia.[10] No estudo TIMI-II, em que a alteplase foi utilizada em pacientes com

IAM-cST, o grupo que foi randomizado para receber metoprolol endovenoso, seguido pela administração por via oral, apresentou uma diminuição significativa na incidência de reinfarto não fatal e isquemia recorrente em relação ao grupo que recebeu metoprolol oral após o 6º dia do início do infarto.[11] Até o momento não existem estudos que avaliam o benefício dos betabloqueadores em pacientes submetidos à angioplastia primária. Entretanto, é razoável extrapolarmos os benefícios verificados nos pacientes que foram submetidos à trombólise.

Mais recentemente, um grande estudo envolvendo 45.852 pacientes (COMMIT/CCS-2) avaliou o uso do betabloqueador metoprolol comparado com placebo em pacientes com IAM-cST de menos de 24 horas de evolução, recebendo dose intravenosa (15 mg) seguida de oral (200 mg por dia). Não houve diferença no desfecho composto de morte, reinfarto ou parada cardíaca em comparação ao placebo (9,4% metoprolol versus 9,9% placebo). Houve menores taxas de IAM recorrente e fibrilação ventricular no grupo intervenção.[12] No entanto, esses benefícios foram balanceados devido à maior incidência de choque cardiogênico nos pacientes que receberam metoprolol. Os fatores de risco para desenvolvimento de choque cardiogênico foram: idade > 70 anos, pressão arterial sistólica < 120 mmHg, FC > 110 bpm ou insuficiência cardíaca (Killip > I). Assim, ficou claro que o risco de desenvolvimento de choque cardiogênico nos pacientes que utilizam betabloqueador na fase aguda do infarto do miocárdio é maior entre os pacientes que se apresentam com disfunção ventricular esquerda (Killip II a III) de moderada a grave, constituindo uma contraindicação para o seu uso.

Atualmente, prefere-se usar o betabloqueador por via oral nas primeiras 24 horas, reservando-se a via endovenosa para casos selecionados (hipertensão, taquiarritmias). Pacientes com contraindicação para o uso precoce dos betabloqueadores devem ser reavaliados como candidatos a essa terapia na prevenção secundária.

Em virtude desses resultados, os betabloqueadores orais devem ser administrados prontamente em pacientes sem contraindicações, independentemente da estratégia de reperfusão adotada (classe I, nível de evidência B). As evidências do benefício dos betabloqueadores por via endovenosa são menores, devendo ser consideradas especialmente na vigência de taquicardia, arritmias ou hipertensão arterial (classe IIa, nível de evidência B). Após a fase aguda, os pacientes devem receber betabloqueadores mesmo que não tenham recebido dentro das primeiras 24 horas, e seu uso deve ser continuado após a hospitalização (classe I, nível de evidência A).[1-2]

São contraindicações aos betabloqueadores:

- Frequência cardíaca menor que 60 bpm.
- Pressão arterial sistólica menor que 100 mmHg.
- Disfunção ventricular esquerda moderada a grave ou insuficiência cardíaca descompensada.
- Sinais de hipoperfusão ou choque.
- Intervalo PR maior que 0,24 segundo.
- Bloqueios atrioventriculares de segundo e terceiro graus.
- Asma.

Além dessas condições, os betabloqueadores não devem ser utilizados em pacientes com IAM-cST que foram desencadeados pelo uso de cocaína, pelo risco de exacerbar o vasoespasmo coronariano.

No Quadro 25.2 estão descritos os betabloqueadores disponíveis.

QUADRO 25.2. Betabloqueadores comumente utilizados no IAM-cST.

Medicamentos	Dose mínima (mg)	Dose máxima (mg)	Nº de doses/dia
Via endovenosa			
Metoprolol	5	15	1-3
Labetalol	20 (0,25 mg/kg)	300	Variável**
Via oral			
Atenolol	25	100	1-2
Bisoprolol	2,5	10	1-2
Metoprolol	50	200	1-2
Nadolol	20	80	1-2
Propranolol	40	240	2-3
Pindolol*	5	20	1-3

*Podem ser dados bólus adicionais de 40 a 80 mg a cada 10 minutos de intervalo até a dose máxima permitida. Infusões contínuas (0,5 a 2 mg por minuto) também podem ser utilizadas e ajustadas de acordo com a resposta, por monitorização rigorosa da pressão arterial.
**Com atividade simpatomimética intrínseca.

BLOQUEADORES DOS CANAIS DE CÁLCIO

Esses compostos são potentes vasodilatadores coronarianos, especialmente em vasos de resistência e da circulação colateral, aumentando o fluxo coronário, a perfusão e a oferta de oxigênio nas áreas isquêmicas. Constituem um grupo heterogêneo, por apresentarem estruturas moleculares muito variadas, sendo, assim, responsáveis pelas importantes diferenças em seus locais específicos de ligação, e consequentemente nas aplicações terapêuticas e na presença de reações adversas:

Nifedipina

Nos pacientes com IAM-cST, o uso da nifedipina de liberação rápida não reduziu a incidência de reinfarto ou mortalidade quando administrada precocemente (antes de 24 horas) ou tardiamente. Pode ser particularmente deletéria em pacientes com hipotensão arterial ou taquicardia, induzindo a redução na pressão de perfusão coronariana, dilatação desproporcional das artérias coronarianas adjacentes à área de isquemia e ativação reflexa do sistema nervoso simpático (classe III, nível de evidência B).

Diltiazem

Dados do estudo MDPIT (*Multicenter Diltiazem Postinfarction Trial*) sugeriram benefício com a formulação de liberação rápida em pacientes com IAM-cST e função ventricular preservada. Entretanto, muitos pacientes estavam em uso de betabloqueadores, e o uso de AAS foi menos frequente. O diltiazem foi testado em pacientes com IAM-cST sem disfunção ventricular submetidos à terapia fibrinolítica no INTERCEPT (*Incomplete Infarction Trial of European Research Collaborators Evaluating Prognosis post-Thrombolysis*). Não houve diferenças significativas na ocorrência dos desfechos de IAM fatal e não fatal em relação ao grupo placebo, embora tenha sido observada uma redução discreta nos eventos cardíacos não fatais, principalmente isquemia recorrente.[13]

Verapamil

Pode apresentar algum benefício quando iniciado vários dias após o IAM-cST em pacientes que não puderam receber betabloqueador, reduzindo os desfechos primários de reinfarto e óbito. Entretanto, essa droga pode ser prejudicial em pacientes com insuficiência cardíaca ou bradiarritmias durante as primeiras 24 a 48 horas após o infarto.

As diretrizes norte-americanas, sobre o uso dos bloqueadores dos canais de cálcio, indicam que o verapamil ou o diltiazem podem ser usados para alívio da isquemia ou controle da resposta ventricular de arritmias, como a fibrilação ou *flutter* atrial após o infarto, em casos de contraindicação aos betabloqueadores (classe IIa, nível de evidência C), na ausência de disfunção ventricular ou em bloqueios atrioventriculares, situações em que são classe III, nível de evidência A.[1-2]

INIBIDORES DA ENZIMA CONVERSORA DA ANGIOTENSINA (IECA)

Diversos estudos clínicos demonstraram o efeito dos IECA sobre a mortalidade no IAM-cST. No estudo ISIS-4, em que 58 mil pacientes foram randomizados para receber captopril ou placebo nas primeiras 24 horas, verificou-se uma redução relativa de 7% na mortalidade em cinco semanas no grupo que recebeu o captopril. Além disso, o maior benefício foi verificado em pacientes com infarto de parede anterior, congestão pulmonar ou disfunção ventricular (fração de ejeção inferior a 0,40).[14] Na ausência dessas condições, o benefício é menor (classe IIa, nível de evidência B). No estudo GISSI-3, que incluiu mais de 19 mil pacientes, o lisinopril foi associado a uma redução significativa da mortalidade em seis semanas.[15] Uma metanálise dos estudos clínicos mais significativos mostrou um benefício absoluto de 4,6 óbitos a menos para cada mil pacientes tratados.

Os IECA devem ser iniciados no primeiro dia após o infarto, idealmente logo após a terapia de reperfusão ter sido realizada, desde que a pressão arterial esteja estável (classe I, nível de evidência A).[1] A dose inicial deve ser baixa, aumentando-se em 24 a 48 horas até a dose máxima tolerada.

O único estudo que não mostrou benefício desta classe de medicamentos foi o CONSENSUS II (*Cooperative New Scandinavian Enalapril Survival Study*), no qual pacientes foram randomizados para receber enalaprilato endovenoso seguido de enalapril via oral *versus* placebo. Esse estudo foi interrompido pela ocorrência de hipotensão arterial, especialmente em idosos.[16] Diante disso, o enalaprilato não é recomendado no IAM-cST (classe III, nível de evidência B).

Os IECA não devem ser usados em pacientes com pressão sistólica menor que 100 mmHg ou que tenha reduzido em 30 mmHg em relação ao valor basal, bem como se houver insuficiência renal significativa, estenose renal bilateral ou conhecida intolerância.

BLOQUEADORES DOS RECEPTORES DE ANGIOTENSINA

Esta classe de medicamentos apresenta a vantagem de bloquear o sistema renina-angiotensina-aldosterona muito mais especificamente do que os IECA. Entretanto, seu emprego no IAM-cST não foi muito estudado. O estudo OPTIMAAL (*Optimal Trial in Myocardial Infarction with Angiotensin II Antagonist Losartan*) não demonstrou diferença entre os grupos que receberam losartan ou captopril no desfecho primário de mortalidade, apesar de ter havido uma tendência favorável ao captopril em pacientes com IAM-cST.[17] Outro estudo que deve ser destacado é o VALIANT (*Valsartan in Acute Myocardial Infarction Trial*), que comparou os efeitos de captopril, valsartan e de sua combinação na mortalidade de pacientes com disfunção ventricular pós-infarto. Durante o seguimento médio de dois anos, não houve diferenças significativas na mortalidade entre os três grupos. Entretanto, o grupo randomizado para a combinação captopril e valsartan apresentou mais efeitos colaterais. Hipotensão arterial e disfunção renal foram mais comuns no grupo que recebeu valsartan; tosse, *rash* cutâneo e alterações no paladar foram mais comuns nos pacientes que receberam captopril.[18]

Atualmente, os bloqueadores dos receptores da angiotensina estão indicados em pacientes com IAM-cST intolerantes a IECA, sendo tosse o motivo mais comum. Entre os medicamentos com eficácia estabelecida para o IAM-cST, destacam-se o valsartan e o candesartan (classe I, nível de evidência C).

ANTAGONISTAS DA ALDOSTERONA

A utilização de antagonistas da aldosterona (eplerenone) foi avaliada no estudo EPHESUS (*Eplerenone Post-Acute Myocardial Infarction Heart Failure Efficacy and Survival Study*). Esse estudo randomizou 6.642 pacientes após IAM com disfunção ventricular (fração de ejeção [FE] < 40%) e sinais de insuficiência cardíaca ou diabetes para receber eplerenone (não disponível no Brasil) ou placebo 3 a 14 dias após

IAM-cST. Houve redução do risco relativo de 15% na mortalidade por todas as causas, e de 13% no desfecho composto de morte e re-hospitalização no grupo eplerenone. No entanto, houve aumento de hipercalemia importante no grupo intervenção.[19] Portanto, deve-se evitar seu uso em pacientes com creatinina > 2,5 mg/dL em homens e > 2,0 mg/dL em mulheres, e potássio < 5 mEq/L. É recomendada a monitorização rotineira da função renal de potássio sérico. No Brasil, o único antagonista da aldosterona disponível é a espironolactona.

Em virtude desses resultados, deve ser prescrita espironolactona para todos os pacientes com IAM-cST que não apresentem contraindicações em associação com betabloqueadores e IECA, para pacientes com FE ≤ 40% e sinais de insuficiência cardíaca ou diabetes (classe I, nível de evidência B).

ESTATINAS

Os benefícios das estatinas na prevenção secundária já foram demonstrados de maneira inequívoca. Vários ensaios clínicos randomizados já comprovaram o efeito protetor com a administração precoce de altas doses de estatina potente comparada a estatinas menos potentes. A prescrição durante a internação aumenta de maneira importante a aderência medicamentosa. Portanto, altas doses de estatinas potentes (atorvastatina 40 a 80 mg por dia ou rosuvastatina 20 a 40 mg por dia) devem ser prescritas para todos os pacientes com IAM-cST, independente dos níveis basais de colesterol nas primeiras horas da admissão, e mantida após alta hospitalar (nível I, classe de evidência B). Existe uma controvérsia atual em relação à meta de LDL (*low density lipoprotein*). A diretriz norte-americana recomenda uma redução de 50% do LDL basal, enquanto a brasileira e a europeia recomendam um LDL < 70 mg/dL. Pode-se considerar a utilização de menores doses de estatinas em pacientes com risco aumentado para efeitos colaterais (idosos, disfunção renal ou hepática, intolerância prévia à estatina).[1]

MAGNÉSIO

Uma metanálise dos estudos realizados sugeriu significativa redução da mortalidade com o uso de magnésio no IAM-cST, sugerindo redução de risco absoluto em 4,4% em comparação ao grupo placebo.[20] Entretanto, o estudo ISIS-4, que envolveu 58.050 pacientes randomizados para receber magnésio ou placebo, não demonstrou diferença de mortalidade.[14]

Não há indicação para o uso rotineiro do magnésio em pacientes com IAM-cST. É razoável a suplementação de magnésio se houver detecção de hipomagnesemia (classe IIa, nível de evidência C). Em casos de *torsade de pointes* em associação a prolongamento do intervalo QT, o magnésio deve ser usado na dose de 1 a 2 gramas, por via endovenosa, em 5 minutos (classe IIa, nível de evidência C). Fora dessas situações, o magnésio não deve ser usado (classe III, nível de evidência A).[1]

TRATAMENTO DAS COMPLICAÇÕES DO IAM-cST (FIGURA 25.1)
CONGESTÃO PULMONAR

Após oclusão coronária aguda, pode ocorrer congestão pulmonar de rápida instalação, decorrente de disfunção isquêmica diastólica e sistólica, muitas vezes associada à insuficiência mitral.

Essa condição deve ser tratada rapidamente com administração de oxigênio (classe I, nível de evidência C), medidas para redução da pré-carga e controle de pressão arterial. Neste sentido, o uso de nitratos (classe I, nível de evidência C), sulfato de morfina (classe I, nível de evidência C), diuréticos (classe I, nível de evidência C) e inibidores da enzima de conversão de angiotensina (classe I, nível de evidência A) são recomendáveis, devendo-se evitar agentes inotrópicos negativos.

Se a congestão pulmonar não estiver associada à elevação da pressão arterial, deve-se aventar a possibilidade de um choque cardiogênico incipiente. Em presença de hipotensão arterial, medidas para choque cardiogênico devem ser instituídas o mais breve possível. A causa do edema pulmonar deve ser investigada por ecocardiograma ou cineangiocoronariografia, dependendo da situação. O edema pulmonar que ocorre dias após o infarto ou em pacientes com disfunção ventricular prévia está frequentemente associado à hipervolemia. O uso de ventilação não invasiva está recomendado.

O uso do cateter de artéria pulmonar deve ser sempre cogitado para guiar a terapêutica em pacientes hemodinamicamente instáveis.

HIPOTENSÃO ARTERIAL

A hipotensão arterial, diagnosticada pelo achado de pressão sistólica menor que 90 ou 30 mmHg abaixo da pressão sistólica prévia pode resultar de uma série de fatores, entre eles hipovolemia, arritmias, falência do ventrículo esquerdo ou direito, complicações mecânicas do infarto ou complicações superimpostas, como sepse ou embolia pulmonar. A hipovolemia é a causa mais comum e pode ser decorrente de ingestão líquida inadequada, sudorese, vômitos, diurese excessiva, uso de vasodilatadores e por reflexo inapropriado de vasodilatação periférica. A hemorragia também é uma causa frequente e está associada com procedimentos invasivos, agentes fibrinolíticos, antiagregantes plaquetários e anticoagulantes.

Dessa forma, a infusão rápida de volume está indicada em pacientes com hipotensão arterial na ausência de sinais de hipervolemia (classe I, nível de evidência C). O uso de vasopressores deve ser o próximo passo se não houver melhora após reposição de volume (classe I, nível de evidência C). Distúrbios de ritmo ou de condução precisam ser corrigidos (classe I, nível de evidência C). O balão intra-aórtico deve ser indicado em pacientes com disfunção ventricular

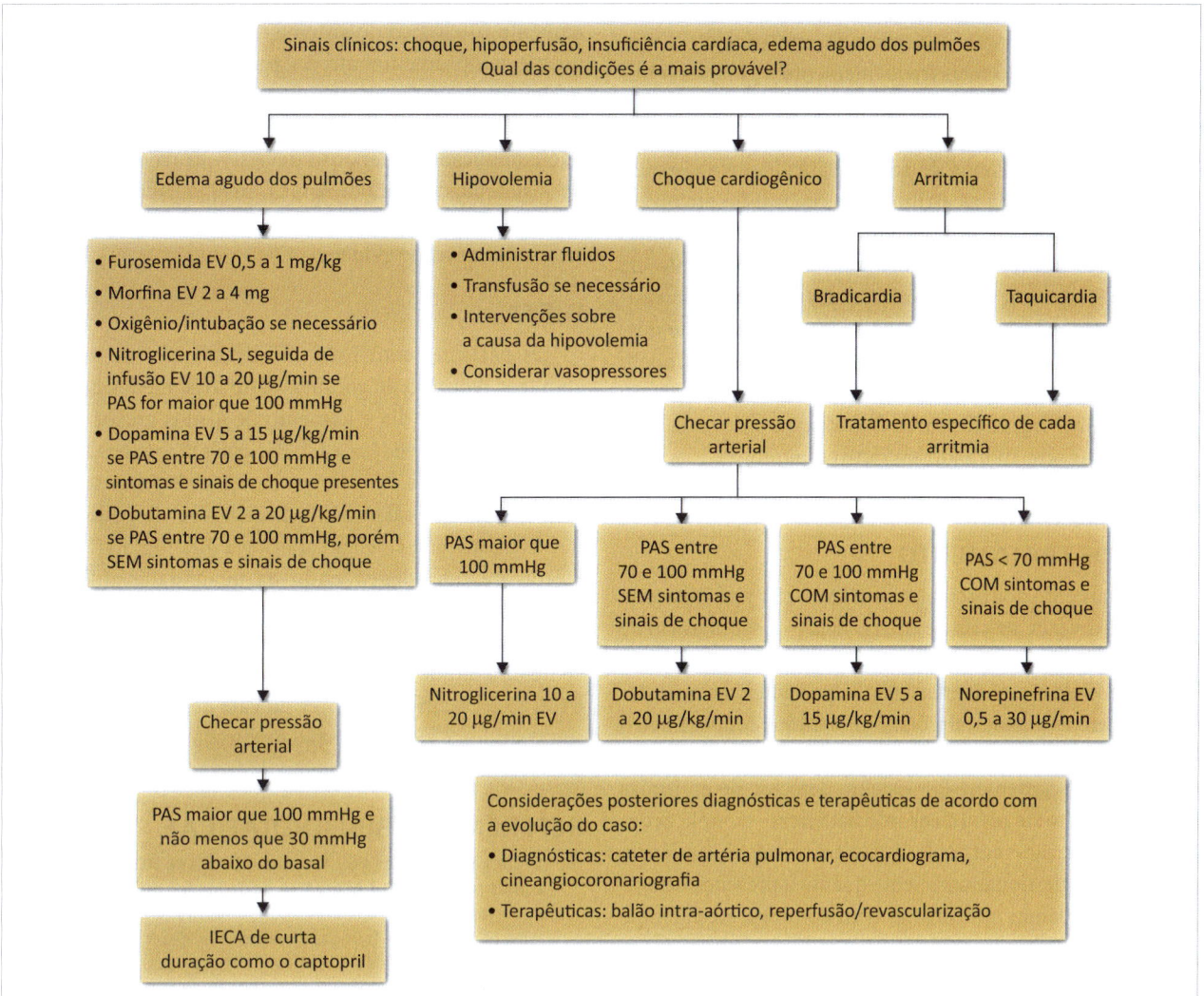

FIGURA 25.1. Algoritmo do tratamento das complicações do IAM-cST.

EV: endovenoso; PAS: pressão arterial sistólica; IECA: inibidores da enzima conversora da angiotensina.
Coronary Syndromes (Acute Myocardial Infarction). *Circulation*. 102:I-172-216, 2000.
Fonte: Adaptada de Guidelines 2000 for Cardiopulmonary Resuscitation and Emergency Cardiovascular Care Part 7: The Era of Reperfusion. Section 1: Acute

que não tenham respondido a outras intervenções, respeitadas as contraindicações (classe I, nível de evidência B). O ecocardiograma deve ser usado para avaliar possíveis complicações mecânicas (classe I, nível de evidência C).

BAIXO DÉBITO CARDÍACO

A condição de baixo débito cardíaco pode ocorrer em presença de pressão arterial sistólica dentro de limites considerados aceitáveis, porém com sinais e sintomas de hipoperfusão, como extremidades frias, cianose, oligúria, alteração do nível de consciência ou hiperlactatemia. A avaliação da função ventricular e a investigação de possíveis complicações mecânicas devem ser realizadas por ecocardiograma (classe I, nível de evidência C). A mortalidade hospitalar desses pacientes é alta, fazendo com que seja imperativo o diagnóstico e o tratamento agressivo como no choque cardiogênico.

O tratamento farmacológico inicial deve ser realizado com a administração de dobutamina (classe I, nível de evidência B). O balão intra-aórtico deve ser considerado para manter uma adequada perfusão coronariana se houver hipotensão arterial (classe I, nível de evidência C). Em casos refratários, pode-se considerar um dispositivo de assistência ventricular esquerda como ponte para recuperação do miocárdio (CentriMag®, HeartMate II®). Se os níveis pressóricos permitirem, vasodilatadores como a nitroglicerina devem ser adicionados para redução da pré-carga e pós-carga. A revascularização do miocárdio em presença de isquemia, tanto por angioplastia quanto por cirurgia, tem comprovado efeito de redução da mortalidade em pacientes com choque cardiogênico (classe I, nível de evidência B). Betabloqueadores ou bloqueadores dos canais de cálcio não devem ser administrados nesta condição (classe III, nível de evidência B).

ARRITMIAS

Arritmias cardíacas são comuns em pacientes com IAM-cST, ocorrendo mais frequentemente logo após o início dos sintomas. Os mecanismos envolvidos nas arritmias ventriculares incluem a perda do potencial transmembrana de repouso, mecanismos de reentrada e desenvolvimento de automaticidade. Já as arritmias de reperfusão envolvem o *washout* de metabólitos, lactato e potássio. As arritmias atriais apresentam causas adicionais, como aumento de atividade simpática, distensão atrial devido a falência ventricular ou insuficiência valvar, presença de pericardite pós-infarto e o próprio infarto atrial. As bradiarritmias podem ocorrer por isquemia do tecido de condução ou estimulação dos receptores vagais aferentes. O tratamento de cada uma das arritmias será abordado em outro capítulo.

MEDIDAS GERAIS
LOCAL DE TRATAMENTO

O tratamento dos pacientes com IAM-cST tem início, na maioria das vezes, na sala de emergência e no laboratório de hemodinâmica, sendo continuado na unidade coronariana ou unidade de terapia intensiva. Os pacientes deverão ser alocados em ambiente calmo, monitorizados com oxímetro de pulso e monitor cardíaco – se possível, com avaliação contínua do segmento ST e sistema detector de arritmias – com o intuito de identificar imediatamente complicações como a fibrilação ventricular (classe I, nível de evidência C). Deve-se questionar o paciente quanto à presença de sintomas de isquemia miocárdica, bem como de ansiedade e depressão. O ECG de 12 derivações deve ser realizado na admissão e repetido evolutivamente, comparando-se com registros anteriores. Os marcadores de lesão miocárdica devem ser mensurados seriadamente. As medicações devem ser revistas, atentando-se para inclusão, aumento da dose ou suspensão de drogas, de acordo com a evolução do caso (classe I, nível de evidência A).

São altamente recomendados o treinamento da equipe em Suporte Avançado de Vida (ACLS) e a especialização da equipe de enfermagem em terapia intensiva (classe I, nível de evidência C). O ideal é que toda unidade coronária tenha equipamento e pessoal treinado para monitorização hemodinâmica invasiva com pressão intra-arterial e cateter arterial pulmonar. O balão intra-aórtico deve estar disponível para tratamento do choque cardiogênico em hospitais terciários.

Deve-se ressaltar que o cuidado dos pacientes com IAM-cST na unidade coronária deve ser com base em protocolos institucionais derivados de diretrizes atualizadas (classe I, nível de evidência C).

NÍVEL DE ATIVIDADE

Com o intuito de minimizar a estimulação simpática e o consumo de oxigênio pelo miocárdio, é recomendável o repouso no leito na fase aguda do infarto. No entanto, sabe-se que a posição supina prolongada promove o descondicionamento fisiológico do sistema cardiovascular, com consequente comprometimento da regulação da pressão arterial. Assim, recomenda-se atualmente o repouso no leito por não mais do que 12 a 24 horas em pacientes com IAM-cST não complicado. O repouso deve ser prorrogado nos casos de instabilidade hemodinâmica, insuficiência cardíaca, isquemia persistente e distúrbios de condução significativos (classe IIa, nível de evidência C).

DIETA

Os pacientes com IAM-cST devem receber uma dieta com teor reduzido de gorduras saturadas, menos de 200 mg de colesterol por dia e aumento de ácidos graxos ômega-3 (classe I, nível de evidência C). Pacientes diabéticos devem ter ingestão adequada de calorias. Pacientes hipertensos devem ter o consumo de sal restrito (classe I, nível de evidência B).

A ingestão de cafeína superior a 400 mg diários (2 a 4 xícaras de café, dependendo da quantidade utilizada no preparo) pode aumentar os níveis pressóricos. No entanto, verificou-se que doses de 450 mg de cafeína não promovem aumento de arritmias ventriculares em pacientes com IAM-cST. Usuários regulares do café devem manter o consumo de 1 a 2 xícaras, já que a retirada abrupta da cafeína pode causar cefaleia e aumento da frequência cardíaca.

REFERÊNCIAS BIBLIOGRÁFICAS

1. O'Gara PT, Kushner FG, Ascheim DD, Casey DE, Chung MK, De Lemos JA, et al. 2013 ACCF/AHA guideline for the management of st-elevation myocardial infarction: A report of the American college of cardiology foundation/american heart association task force on practice guidelines. J Am Coll Cardiol. 2013;61(4).
2. Steg PG, James SK, Atar D, Badano LP, Lundqvist CB, Borger MA, et al. ESC Guidelines for the management of acute myocardial infarction in patients presenting with ST-segment elevation. Eur Heart J. 2012;33:2569-619.
3. Baigent C, Collins R, Appleby P, Parish S, Sleight P, Peto R. ISIS-2: 10 year survival among patients with suspected acute myocardial infarction in randomised comparison of intravenous streptokinase, oral aspirin, both, or neither. BMJ. 1998;316(7141):1337-43.
4. Roux S, Christeller S, Lüdin E. Effects of aspirin on coronary reocclusion and recurrent ischemia after thrombolysis: a meta-analysis. J Am Coll Cardiol. 1992;19:671-7.
5. Mehta SR, Tanguay JF, Eikelboom JW, Jolly SS, Joyner CD, Granger CB, et al. Double-dose versus standard-dose clopidogrel and high-dose versus low-dose aspirin in individuals undergoing percutaneous coronary intervention for acute coronary syndromes (CURRENT-OASIS 7): A randomised factorial trial. Lancet. 2010;376:1233-43.
6. Sabatine MS, Cannon CP, Gibson CM, López-Sendón JL, Montalescot G, Theroux P, et al. Addition of clopidogrel to aspirin and fibrinolytic therapy for myocardial infarction with ST-segment elevation. N Engl J Med. 2005;352(12):1179-89.
7. Chen Z, Jiang L. Addition of clopidogrel to aspirin in 45 852 patients with acute myocardial infarction: Randomised placebo-controlled trial. Lancet. 2005;366:1607-21.
8. Wiviott SD, Braunwald E, McCabe CH, Montalescot G, Ruzyllo W, Gottlieb S, et al. Prasugrel versus clopidogrel in patients with acute coronary syndromes. N Engl J Med. 2007;357(20):2001-15.
9. Wallentin L, Becker RC, Budaj A, Cannon CP, Emanuelsson H, Held C, et al. Ticagrelor versus clopidogrel in patients with acute coronary syndromes. N Engl J Med. 2009;361:1045-57.

10. Yusuf S, Ramsdale D, Peto R, Furse L, Bennett D, Bray C, et al. Early intravenous atenolol treatment in suspected acute myocardial infarction. Preliminary report of a randomised trial. Lancet. 1980;2:273-6.
11. Group T-IS. Comparison of invasive and conservative strategies after treatment with intravenous tissue plasminogen activator in acute myocardial infarction. Results of the thrombolysis in myocardial infarction (TIMI) phase II trial. N Engl J Med. 1989;320:618-27.
12. Chen Z, Xie J. Early intravenous then oral metoprolol in 45 852 patients with acute myocardial infarction: Randomised placebo-controlled trial. Lancet. 2005;366:1622-32.
13. Boden WE, van Gilst WH, Scheldewaert RG, Starkey IR, Carlier MF, Julian DG, et al. Diltiazem in acute myocardial infarction treated with thrombolytic agents: a randomised placebo-controlled trial. Incomplete Infarction Trial of European Research Collaborators Evaluating Prognosis post-Thrombolysis (INTERCEPT). Lancet. 2000;355(9217):1751–6.
14. ISIS-4 Collaborative Group. ISIS-4: A randomised factorial trial assessing early oral captopril, oral mononitrate, and inravenous magnesium sulphate in 58050 patients with suspected acute myocardial infarction. Lancet. 1995;345:669-85.
15. Devita C, Fazzini PF, Geraci E, Tavazzi L, Tognoni G, Vecchio C, et al. Gissi-3 – Effects of Lisinopril and Transdermal Glyceryl Trinitrate Singly and Together on 6-Week Mortality and Ventricular-Function after Acute Myocardial-Infarction. Lancet. 1994;343:1115-22.
16. Swedberg K, Held P, Kjekshus J, Rasmussen K, Rydén L, Wedel H. Effects of the early administration of enalapril on mortality in patients with acute myocardial infarction. Results of the Cooperative New Scandinavian Enalapril Survival Study II (CONSENSUS II). N Engl J Med. 1992;327(10):678–84.
17. Dickstein K, Kjekshus J. Effects of losartan and captopril on mortality and morbidity in high-risk patients after acute myocardial infarction: the OPTIMAAL randomised trial. The Lancet. 2002; 360(9335):752-60.
18. Pfeffer MA, McMurray JJ V, Velazquez EJ, Rouleau J-L, Køber L, Maggioni AP, et al. Valsartan, captopril, or both in myocardial infarction complicated by heart failure, left ventricular dysfunction, or both. N Engl J Med. 2003. p.1893-906.
19. Pitt B, Remme W, Zannad F, Neaton J, Martinez F, Roniker B, et al. Eplerenone, a selective aldosterone blocker, in patients with left ventricular dysfunction after myocardial infarction. N Engl J Med. 2003;348(14):1309-21.
20. Teo KK, Yusuf S, Collins R, Held PH, Peto R. Effects of intravenous magnesium in suspected acute myocardial infarction: overview of randomised trials. BMJ (Clinical research ed.). 1991;303(6816):1499-503.

CAPÍTULO 26

REPERFUSÃO NO INFARTO AGUDO DO MIOCÁRDIO COM SUPRADESNIVELAMENTO DO SEGMENTO ST

Paulo Cesar Gobert Damasceno Campos
Elias Knobel

DESTAQUES

- Reperfusão é terapia fundamental no tratamento do infarto agudo do miocárdio (IAM) com supradesnivelamento do segmento ST (IAM-cST), sendo *tempo-dependente*.
- Redução do tempo de início de sintomas até estabelecimento de reperfusão é o maior desafio da prática clínica cardiológica atual.
- Durante a última década, a intervenção coronária percutânea primária (ICPP) superou a trombólise como estratégia preferencial de reperfusão em pacientes com IAM-cST, desde que sob condições ideais de tempo (até 12 horas de evolução) e de logística hospitalar.
- De acordo com diretrizes recentes (2012-2013) da European Society of Cardiology (ESC) e American College of Cardiology Foundation/American Heart Association (ACC/AHA), para pacientes com IAM-cST que se apresentem diretamente a centros hospitalares com laboratório de hemodinâmica, a melhor recomendação é a de tratamento com ICPP, desde que seu tempo porta-balão (TPB) esteja em 60 a, no máximo, 90 minutos; e o tempo máximo decorrido do primeiro contato médico de pacientes com IAM-cST, em transferência inter-hospitalar para realização de ICPP e estabelecimento de reperfusão, não deva ultrapassar 120 minutos.
- A *estratégia farmacoinvasiva* está se constituindo na modalidade mais comum de tratamento de pacientes com IAM-cST que se apresentam a centros hospitalares *sem* laboratório de hemodinâmica. Consiste na administração de terapia trombolítica seguida de transferência inter-hospitalar, em que angiografia coronária (diagnóstica e/ou terapêutica) é realizada entre 3 e 24 horas do início dos sintomas.
- Protocolos institucionais (comunitários e hospitalares) que incluam a sistematização do tratamento do IAM-cST, a transferência rápida para centros especializados, a realização pré-hospitalar do eletrocardiograma (ECG), a disponibilidade de trombolítico e a capacitação de pessoal médico e paramédico para diagnóstico e tratamento constituem os principais objetivos e desafios do sistema de saúde de nosso país para esses pacientes.

INTRODUÇÃO E OBJETIVOS

O IAM-cST, devido à oclusão trombótica total de artéria coronária, é uma das maiores condições de ameaça à vida em todo o mundo. Embora esforços tenham sido realizados para grande redução de mortalidade de pacientes, ainda existem obstáculos para implementação de diretrizes em nossa prática clínica diária.[1]

Nos últimos dez anos, o ICPP substituiu a trombólise como estratégia preferencial de reperfusão em pacientes com IAM-cST.[2] Porém, a realização de ICPP nos limites de tempo estabelecidos pela evidência atual é grande desafio devido à variabilidade de condições de assistência médica em todo o mundo.[3-5]

Este capítulo apresenta o estado atual da terapia de *Reperfusão* em pacientes com IAM-cST, discute as vantagens e as desvantagens associadas a riscos e benefícios de ambas as estratégias (ICPP e trombólise), sob a luz da mais recente evidência fornecida pelas diretrizes internacionais e conclui com as necessidades atuais e futuras para melhor tratamento dos pacientes com esta moléstia.

EPIDEMIOLOGIA

O IAM-cST é a causa de morte mais frequente em homens e mulheres nos países desenvolvidos e em desenvolvimento.[3] É responsável por mais de 7 milhões de óbitos anualmente no mundo ou 12,8% de todos os óbitos relatados.[4]

Nos Estados Unidos, em 2009, foram diagnosticados cerca de 683 mil pacientes com síndrome coronariana aguda (SCA). Desse total, estima-se que cerca de 25% a 40% sejam pacientes com IAM-cST. Naquele país a mortalidade intra-hospitalar varia de 5% a 6% e a mortalidade anual atinge 7% a 18%.[5]

Apesar de melhor disponibilidade de medidas farmacológica (trombólise) e mecânica (ICPP) para tratamento do IAM-cST, infelizmente grande parte dos pacientes (30% a 40%) de estudos e registros não recebe nenhuma forma de estratégia de reperfusão, apesar de elegíveis. Isso causa desfavoráveis desfechos, sendo responsável por aproximadamente o dobro de mortalidade hospitalar (12% a 14%).[6]

Dados europeus recentes[7] (2010-2011) revelam que esta população (*que não recebe reperfusão*) varia de 23% a 30%, com agravante de poucos registros confiáveis e disponíveis em *37 países* estudados. A mortalidade intra-hospitalar variou de 6,2% a 26%, e as principais causas da baixa utilização de reperfusão foram: atrasos na admissão hospitalar, perfis clínicos de alto risco e presença de comorbidades. Uniformidade nos diagnósticos, precisão e confiabilidade de dados e registros, além de esforços para aumento do conhecimento público do início dos sintomas de IAM e de imediato contato médico são requisitos urgentes necessários para o tratamento do IAM-cST na Europa.[7]

REPERFUSÃO

Fluxo sanguíneo quando não restaurado ao miocárdio em até 20 minutos culmina em injúria permanente (necrose).[8] Evidências[9-10] demonstram que a restauração do fluxo na artéria obstruída após o início dos sintomas, no infarto agudo do miocárdio com supradesnivelamento do segmento ST, é o ponto determinante do prognóstico a curto e a longo prazos, independentemente de reperfusão química ou mecânica.

Quanto mais precoce for a reperfusão após o início dos sintomas, maior será a redução de mortalidade, sendo máxima e absoluta nos pacientes que se apresentam na primeira hora de sintoma (*the golden hour*). Este benefício de redução em mortalidade é atribuído a maior quantidade de miocárdio preservada após reperfusão[11]

O aspecto mais importante para a decisão de se indicar a reperfusão é o *fator tempo*, ou seja, a terapia deve ser instituída nas primeiras 12 horas do início dos sintomas.[12] Portanto, todos os pacientes com IAM-cST e história de dor/desconforto precordial de até 12 horas de duração, associada a elevação do segmento ST ou novo, ou presumivelmente novo, bloqueio completo de ramo esquerdo no ECG, devem ser submetidos a rápida avaliação para implementação de terapia de reperfusão, imediatamente após o primeiro contato médico. Essa medida constitui recomendação Classe I com nível de evidência A nas diretrizes americana e europeia para pacientes com IAM-cST.[4-5]

A indicação de reperfusão é mantida (Classe I, IIA) para pacientes cujos sintomas tiveram início há mais de 12 horas, mas que persistem com evidência de isquemia. Reperfusão não é indicada (Classe III A) para pacientes estáveis que sofreram IAM-cST há mais de 24 horas do início dos sintomas.[4-5]

A Figura 26.1[3] mostra proposta de fluxograma de atendimento inicial ao IAM-cST e seus pontos críticos limitados por tempo, de acordo com as atuais diretrizes.

SELEÇÃO DE ESTRATÉGIA DE REPERFUSÃO – DIRETRIZES ACC-AHA, ESC

A ICP definida como intervenção percutânea de emergência em pacientes com IAM-cST, sem uso prévio de terapia trombolítica – é a estratégia preferencial de reperfusão no IAM-cST, desde que realizada em tempo hábil (em limites preestabelecidos em diretrizes) por cardiologistas intervencionistas experientes, e independentemente da presença de laboratório de hemodinâmica na apresentação do paciente – o que exige transferência inter-hospitalar.[2,4-5]

Nos casos em que o primeiro contato médico ocorrer via serviço móvel (ambulância/resgate) ou em hospital sem hemodinâmica, a transferência inter-hospitalar para centro capacitado deve ser imediata (ver tópico a seguir). Portanto, apenas hospitais com programas de cardiologia intervencionista, disponível 24 horas por dia, sete dias da semana, devem implementar ICPP como estratégia preferencial. Taxas menores de mortalidade são verificadas em pacientes submetidos a ICPP em hospitais de grande demanda de procedimentos intervencionistas. ICPP é eficiente em garantir e manter patência coronária, além de evitar os riscos de sangramento associados à trombólise. Estudos que comparam ICPP com terapia trombolítica intra-hospitalar conferem superioridade à estratégia invasiva.[4]

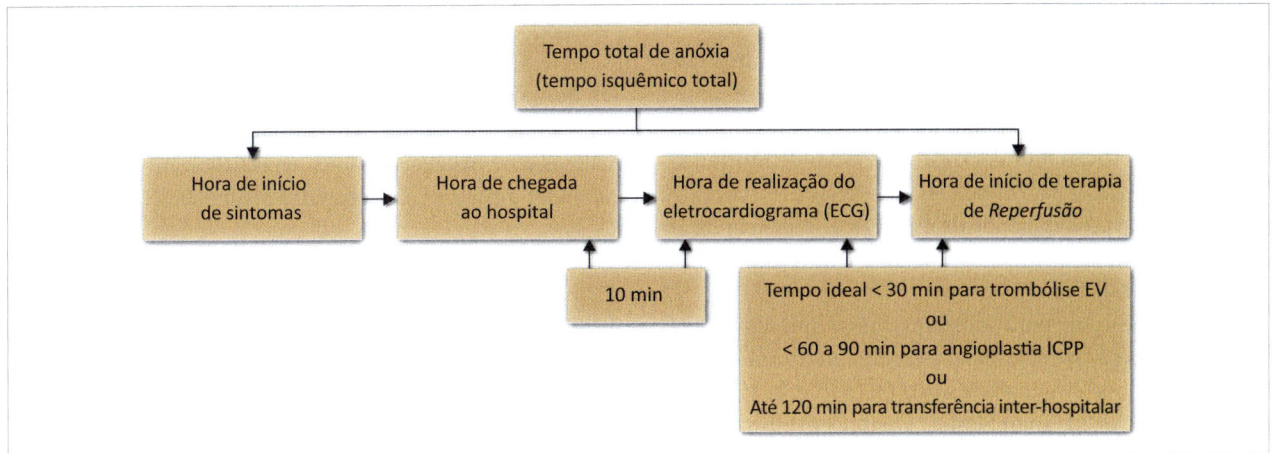

FIGURA 26.1. Fluxograma do atendimento inicial do IAM-cST.
EV: via endovenosa; ICPP: intervenção coronária percutânea primária.

Entretanto, caso a ICPP não possa ser realizada em até 120 minutos a partir do primeiro contato médico, deve-se considerar a administração de terapia trombolítica, principalmente no ambiente pré-hospitalar (ambulância), e preferencialmente em até 30 minutos após a avaliação do paciente. Após a trombólise, os pacientes deverão ser rapidamente transferidos para angioplastia de resgate ou angiografia coronária de rotina.[4-5]

A Figura 26.2 mostra proposta adaptada da diretriz europeia[4] que descreve a seleção de estratégias de reperfusão aos pacientes com IAM-cST e seus principais limites de tempo.

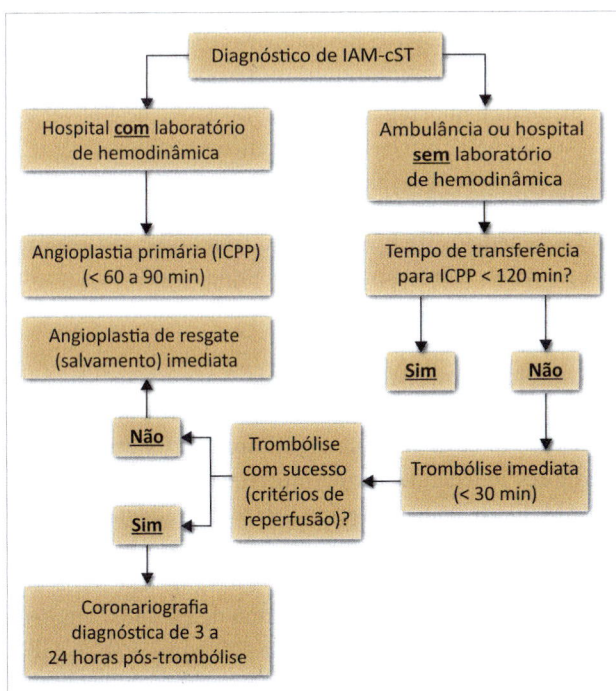

FIGURA 26.2. Atendimento pré-hospitalar e intra-hospitalar do IAM-cST e estratégias de reperfusão.
IAM-cST: infarto agudo do miocárdio com supradesnivelamento do segmento ST; ICPP: intervenção coronária percutânea primária.

FATORES PARA ESCOLHA DE ESTRATÉGIA

Devido ao fato de que os benefícios de reperfusão são *tempo-dependentes*, uma estratégia de tratamento, seja ICPP ou trombólise, deve ser escolhida e implementada o mais rápido possível. A decisão deve ser guiada por protocolos predeterminados e específicos de cada instituição hospitalar, que incluam dados de experiência dos médicos intervencionistas e as características do processo de transferência inter-hospitalar e, portanto, facilitem assistência e redução de atraso para reperfusão.[13-17]

Diversos fatores[18-20] devem ser considerados no processo de seleção da estratégia de reperfusão. Para pacientes que se apresentam a centros hospitalares com laboratório de hemodinâmica, ICPP deve ser realizada em 60 a, no máximo, 90 minutos.

Já pacientes que cheguem a centros desprovidos de hemodinâmica devem ser submetidos a rápida e objetiva avaliação que considere seis pontos principais:

1. Tempo de início de sintomas;
2. Risco de complicações relacionadas a IAM-cST;
3. Risco de sangramento com terapia trombolítica;
4. Presença de choque cardiogênico ou insuficiência cardíaca grave;
5. Estimativa de tempo necessário para transferência a centro com hemodinâmica;
6. Decisão ou não em administrar trombolítico.

Mesmo para tempos potencialmente curtos de transferência inter-hospitalar, pode haver vantagens relativas em se administrar trombolítico em pacientes que se apresentem em 1 a 2 horas de início de sintomas, sobre qualquer atraso em se realizar ICPP.[5]

Apresentação nas primeiras 3 horas

Pacientes que se apresentam com menos de 3 horas do início dos sintomas, são os que mais se beneficiam com a terapia de reperfusão. Neste momento, há grande oportunidade de preservação do miocárdio e redução de mortalidade. É nesta *janela de oportunidade* que a terapia trombolítica possui a maior probabilidade de estabelecer patência da artéria coronária relacionada ao infarto (ARI), também chamada *artéria culpada*.

Concluímos que, para pacientes que se apresentam nas primeiras 3 horas de sintomas, a escolha de trombólise ou de ICPP depende eminentemente do tempo e da viabilidade da realização da angioplastia. Quando o estimado for menor do que o intervalo de 60 a 90 minutos, em hospital com hemodinâmica, ou quando o tempo desde a chegada, incluída a transferência inter-hospitalar, for menor do que 120 minutos, a ICPP está recomendada.[4-5]

O melhor e mais recente estudo, comparando ICPP e trombólise, em pacientes com apresentação nas primeiras 3 horas de sintomas, foi o *STREAM*.[21] Cerca de 1.900 pacientes que se apresentaram com até 3 horas do início dos sintomas foram randomizados para terapia trombolítica com Tenecteplase (TNK) ou ICPP. Pacientes que pudessem ser submetidos a ICPP em 1 hora foram excluídos.

No grupo que recebeu TNK, a angiografia coronária foi realizada em caráter de urgência (resgate) ou de forma eletiva em 6 a 24 horas. Não houve diferença significativa no desfecho primário composto (morte, choque, insuficiência cardíaca ou reinfarto até 30 dias) entre os dois grupos (12,4% *versus* 14,3%, respectivamente, risco relativo 0,86 e 0,95, intervalo de confiança (IC) 0,68 e1,09). As taxas de sangramento intracerebral foram de 1,0% (grupo TNK) e 0,2% (grupo ICPP).

Limitações do estudo incluíram ajuste de dose de terapias antitrombóticas para pacientes idosos (> 75 anos) e recrutamento anterior à disponibilidade de técnicas de aspiração e trombectomia. A exclusão de pacientes que receberam ICPP na primeira hora criou um viés a favor da trombólise. Avaliação de risco de sangramento deve ser considerada conforme o tempo de demora para a angioplastia, uma vez que a taxa de sangramento intracerebral foi cinco vezes menor no grupo ICPP.[21]

Apresentação entre 3 e 12 horas

Aproximadamente 50% dos pacientes com IAM-cST apresentam-se com 3 a 4 horas de sintomas.[22] Tais pacientes possuem menor probabilidade de reperfusão no caso de receberem terapia trombolítica. Geralmente beneficiam-se mais da eficiência da ICPP e de sua inerente redução de risco de acidente vascular cerebral (AVC), apesar do tempo de atraso de transferência inter-hospitalar. Porém, atrasos persistentes para implementação de ICPP extinguem o benefício da intervenção sobre a terapia trombolítica. O tempo máximo para realização de ICPP deverá ser de 90 minutos, preferencialmente 60 minutos na maioria dos casos.[4-5]

Apresentação além de 12 horas

Para esses pacientes, o benefício de trombólise parece ser mínimo e seguramente menor do que seus riscos. A ICPP pode ser benéfica em pacientes selecionados (sintomáticos e/ou instáveis). Pacientes assintomáticos deverão se submeter a angiografia coronária diagnóstica eletiva.

Casos especiais

A estratégia invasiva é preferencial em casos de dúvida diagnóstica (quadro clínico e ECG não diagnóstico) e/ou possibilidade de pericardite aguda. A realização de ecocardiograma e de angiografia coronária e a rápida transferência para centros com hemodinâmica são indicadas.[5]

Alto risco de sangramento com terapia trombolítica

A terapia trombolítica apresenta maiores riscos de sangramento em comparação a ICPP. Hemorragia intracerebral ocorre em aproximadamente 0,7% dos pacientes tratados com trombolíticos.[18,23-24] Pacientes com contraindicações para trombólise representam grupo de alto risco de sangramento; embora não existam estudos randomizados específicos para esta população, aparentemente ela se beneficia mais de ICPP.

A transferência inter-hospitalar para realização de ICPP é recomendada pelas diretrizes europeia[4] e americana[5] para os seguintes pacientes:

- Pacientes com contraindicações absolutas para trombólise (ver tópico Terapia trombolítica: benefícios e indicações).
- Pacientes com várias contraindicações com risco estimado de hemorragia intracerebral acima de 4% (ver tópico Terapia trombolítica: benefícios e indicações).

Pacientes de alto risco

Os benefícios da ICPP sobre a trombólise são maiores nos pacientes de muito alto risco e que apresentam insuficiência cardíaca grave (edema pulmonar agudo) e/ou choque cardiogênico.[18,25-28]

Uma forma de estratificação de risco e benefício para análise de pacientes com IAM-cST que possam se beneficiar de ICPP é o TIMI *risk score* – é a soma aritmética de oito preditores independentes de mortalidade na apresentação do IAM. Existe relação contínua entre mortalidade e o escore, já validada prospectivamente.[28]

Os preditores de mortalidade do TIMI *risk score* que conferem alto risco são: idade acima de 65 anos, hipotensão (< 100 mmHg), taquicardia (> 100 bpm), Classe Killip > 2, IAM anterior ou BCRE, diabetes melito (ou história de hipertensão, ou de angina), baixo peso corporal (< 67 kg) e tempo para tratamento superior a 4 horas.[28]

Na análise de seguimento do estudo DANAMI-2, a ICPP foi associada a redução significativa de mortalidade em três anos de seguimento, quando comparada a trombólise em pacientes de alto risco com TIMI *risk score* maior ou igual a 5 pontos.[25,29]

Os estudos e registros não fornecem dados de eficácia de ICPP em todos os cenários clínicos específicos e grupos particulares de pacientes. Porém, existe evidência substancial do benefício de ICPP sobre trombólise em pacientes com IAM anterior, cirurgia de revascularização miocárdica (RM) prévia, insuficiência cardíaca e choque cardiogênico.[30-32] O papel de ICPP no choque cardiogênico foi avaliado no estudo *SHOCK Trial*[32] (ver tópico a seguir).

Apesar da falta de estudos e de melhor evidência, outros grupos que podem se beneficiar mais de ICPP incluem pacientes com oclusão aguda de enxerto de veia safena, idosos, diabéticos e mulheres.[33]

Pacientes com choque cardiogênico

Pacientes em choque cardiogênico representam população de extremo alto risco no contexto do IAM-cST.

ICPP é a estratégia preferencial neste cenário. Para os pacientes que se apresentam a centros sem hemodinâmica, existe evidência, a partir do *Shock Trial*,[32] de possível benefício com a administração de terapia trombolítica associada a inserção de balão intra-aórtico e imediata transferência para intervenção percutânea. Esse tratamento inicial não deve ser causa de atraso para a transferência. Devido ao fato da grande redução de mortalidade com ICPP sobre trombólise, nesses pacientes de alto risco, maior tolerância com atrasos de transferência são geralmente aceitos.

Portanto, a revascularização de emergência com ICPP ou cirurgia de RM em pacientes em choque cardiogênico devido à falência cardíaca, e independentemente do tempo de início de sintomas, constitui recomendação Classe I da diretriz americana.[5] Na ausência de contraindicações, a *terapia trombolítica*, também Classe I, deve ser administrada a pacientes com IAM-cST e choque, *que não sejam candidatos ou que não disponham de imediata ICPP ou cirurgia de RM.*

A inserção de balão intra-aórtico pode ser útil nesses pacientes, principalmente naqueles que não conseguem estabilização após tratamento farmacológico (trombolítico). Nesses casos, o suporte mecânico com balão intra-aórtico constitui recomendação Classe II A.[5]

ANGIOPLASTIA – INTERVENÇÃO CORONÁRIA PERCUTÂNEA PRIMÁRIA (ICPP)

A ICPP da artéria culpada constitui a estratégia preferencial de reperfusão no IAM-cST, principalmente quando o tempo porta-balão é curto e o paciente está em centro hospitalar com hemodinâmica experiente e de grande demanda de procedimentos invasivos.[4-5,34] Tais centros dispõem de equipe experiente de cardiologistas intervencionistas, além de *staff* não médico, também capacitado.

Quando comparada a terapia trombolítica, a ICPP resulta em melhores taxas de patência da artéria coronária culpada, maior frequência de fluxo TIMI 3, maior número de sangramentos de acesso vascular, porém menores taxas de isquemia recorrente, reinfarto, novos procedimentos de revascularização, sangramento intracerebral e morte.[14]

Além disso, a ICPP realizada precocemente reduz as complicações do IAM-cST que resultariam de prolongado tempo de isquemia e falência da trombólise, permitindo alta hospitalar mais rápida e reinício de atividades diárias da rotina do paciente. Também é responsável pelo maior benefício de sobrevida nos pacientes de alto risco (insuficiência cardíaca, choque cardiogênico, instabilidade elétrica).[34]

Complicações potenciais da ICPP incluem: acidentes de punção vascular no sítio de acesso, reações adversas a contraste e volume utilizados, medicações antitrombóticas adjuvantes, complicações técnicas e eventos de reperfusão. Pode ocorrer o fenômeno de "*no-reflow*" de déficit de perfusão miocárdica, apesar da restauração de fluxo epicárdico na artéria culpada. Tal fenômeno tem sido atribuído a efeitos inflamatórios, lesão endotelial, edema, ateroembolismo, vasoespasmo e lesão de reperfusão, principalmente de microcirculação coronária. Está invariavelmente associado a pior prognóstico.

Estratégias possíveis de tratamento específico para este fenômeno incluem a utilização de antiagregantes plaquetários, como os inibidores da glicoproteína (i-GP) IIB/IIIA (abciximab), além de vasodilatadores (nitroprussiato de sódio, verapamil, adenosina), inibidores metabólicos (nicorandil, pexelizumab), embora sem resultados consistentes. Novas técnicas intervencionistas, como trombectomia por aspiração de trombos na artéria culpada, têm mostrado bons resultados de restabelecimento de perfusão e redução do supradesnivelamento do segmento ST, porém com estudos ainda conflitantes.[35]

Angioplastia primária de artéria não relacionada ao infarto, em pacientes hemodinamicamente estáveis, está associada a pior evolução clínica.[36] Portanto, não está indicada, a menos que a coronariografia revele múltiplas lesões estenóticas na presença de eletrocardiograma não diagnóstico com relação à localização do IAM. Em pacientes em choque cardiogênico a intervenção em grande artéria não relacionada ao IAM pode restaurar estabilidade hemodinâmica e deve ser considerada durante o procedimento.[5]

Na maioria dos casos, angioplastia eletiva (tardia) pode ser realizada posteriormente, dependendo de evolução clínica e resultados de testes isquêmicos não invasivos.[5]

ANGIOPLASTIA CORONÁRIA *APÓS* TERAPIA TROMBOLÍTICA NO IAM-cST

A estratégia preferencial de reperfusão no IAM-cST é a ICPP. A trombólise é reservada para pacientes elegíveis que não dispõem da estratégia invasiva em tempo adequado, conforme as diretrizes atuais.[4-5] Em centros capacitados com hemodinâmica, isso raramente é problema. Porém, as dificuldades surgem para os pacientes que chegam a centros sem laboratório de hemodinâmica. Diversos estudos mostram os benefícios da transferência inter-hospitalar para realização de ICPP, mas sabemos, pela prática diária, que a terapia trombolítica ainda é a estratégia mais rapidamente disponível.

Historicamente, temos visto série de diferentes abordagens da angioplastia coronária em pacientes que necessitaram de trombólise inicial no IAM-cST, gerando nomenclatura excessiva e por vezes confusa.[37] As principais abordagens são:

- **Angioplastia de resgate ou salvamento:** para falência da trombólise.
- **Angioplastia de urgência:** para aparente reoclusão coronária e/ou instabilidade hemodinâmica.
- **Angioplastia facilitada:** trombólise e/ou i-GP IIB/IIIA, é (são) administrado(s) e seguido(s) de imediata tentativa de revascularização da artéria culpada em laboratório de hemodinâmica.
- **Angioplastia adjuvante:** a intervenção coronária ocorre horas após a trombólise.
- **Abordagem fármaco-invasiva:** refere-se a administração rotineira de agente farmacológico (trombolítico ou i-GP IIB/IIIA) para tentar abrir artéria culpada, antes de angioplastia planejada para IAM-cST (ver nova definição atual).
- **Angioplastia tardia eletiva:** refere-se à tentativa de abertura de artéria coronária (sob oclusão total).

Em 2009, as diretrizes norte-americanas (ACC/AHA)[38] para o IAM-cST decidiram simplificar tal nomenclatura, com novas recomendações baseadas simplesmente em apresentação do paciente e ocorrência em centro capacitado com hemodinâmica ou não. Diante disso, descreveremos, a seguir, as atuais modalidades de intervenção coronária pós-trombólise no IAM-cST.

ANGIOPLASTIA DE RESGATE

Falência primária da trombólise é definida, por estudos e registros, como persistência de oclusão da artéria relacionada ao infarto (fluxo TIMI 0/1) por angiografia realizada em aproximadamente 90 minutos, a qual ocorre em cerca de 40% a 50% dos pacientes.[37]

A suspeita clínica de falência primária surge por persistência de dor precordial intensa, instabilidade hemodinâmica e marcadores eletrocardiográficos de isquemia, em particular a ausência de resolução de pelo menos 50% do supradesnivelamento do segmento ST em relação ao ECG inicial, em até 60 minutos após final da trombólise. A angioplastia neste cenário é denominada como de *resgate* ou *salvamento*, melhor intervenção terapêutica para falência da trombólise.[37]

ANGIOPLASTIA DE URGÊNCIA/REOCLUSÃO CORONÁRIA

Reoclusão coronária da artéria relacionada ao infarto é caracterizada por desenvolvimento de isquemia precoce após trombólise com sucesso aparente. A reoclusão trombótica coronária pode se manifestar por novo supradesnivelamento do segmento ST, dor torácica recorrente e/ou reinfarto.

Após trombólise com sucesso aparente por critérios clínicos ou angiográficos, a recorrência precoce de isquemia ou de alterações do segmento ST tem sido observada em até 20% a 30% dos pacientes, a reoclusão trombótica em 5% a 15% e o reinfarto em 3% a 5%. A angioplastia, nesse cenário, é denominada como de *urgência*, e sua prevenção consiste na transferência imediata de todos os pacientes que receberam trombólise em centros sem hemodinâmica ou ambulância, para centros capacitados.[37]

ANGIOPLASTIA FACILITADA

O termo angioplastia facilitada refere-se a estratégia prévia de uso de dose plena ou metade de trombolítico, com ou sem administração de i-GP IIB/IIIA, seguida de transferência imediata para realização de angioplastia planejada em 90 a 120 minutos. Apesar de algum entusiasmo inicial, dois grandes estudos não demonstraram benefício clínico com essa estratégia.[39-40]

Os resultados de vários estudos e de metanálises chegaram às seguintes conclusões:

- Angioplastia facilitada com terapia trombolítica deve ser evitada na maioria dos pacientes, devido a aumento de mortalidade, taxas de reinfarto não fatal, procedimento urgente de revascularização de lesão-alvo e AVC, além de propensão a sangramento. A terapia trombolítica, nesse cenário, também está associada a aumento do risco de complicações mecânicas (ruptura de parede livre).
- Angioplastia facilitada com dose reduzida de trombolítico, associada a administração de i-GP IIB/IIIA, não melhora prognóstico, quando comparada à infusão isolada deste último no momento da angioplastia, e, portanto, não está indicada.
- Possível causa para a falta de benefício e presença de complicações observadas nesses estudos foi a realização da angioplastia *nas primeiras 2 horas* após a trombólise. Esse limite de tempo determinou nova modalidade: angioplastia adjuvante ou eletiva precoce, que se realiza nas primeiras 3 a 24 horas. Atualmente essa modalidade alternativa e não superior a ICPP constitui a denominada *estratégia farmacoinvasiva*.[3-5,41]

ESTRATÉGIA FARMACOINVASIVA

Recentemente, é utilizado para descrição de alternativa de tratamento a pacientes com IAM-cST que se apresentam a hospitais sem laboratório de hemodinâmica e que estejam mais de 2 horas distantes de um centro capacitado para ICPP. Esse cenário é comum em cidades sem hospitais terciários ou periferia de grandes centros urbanos.[3]

A angiografia é realizada o mais precocemente possível se houver falência de terapia trombolítica (*angioplastia de resgate*) ou nas primeiras 3 a 24 horas nos casos com estabilidade do paciente (*estratégia farmacoinvasiva*). O intervalo mínimo de 3 horas após a trombólise, requerido para realização da angiografia e eventual tratamento, reduz o risco de complicações isquêmicas e hemorrágicas no paciente que recebeu trombolítico.[3]

A Figura 26.3 demonstra a atual estratégia farmacoinvasiva.

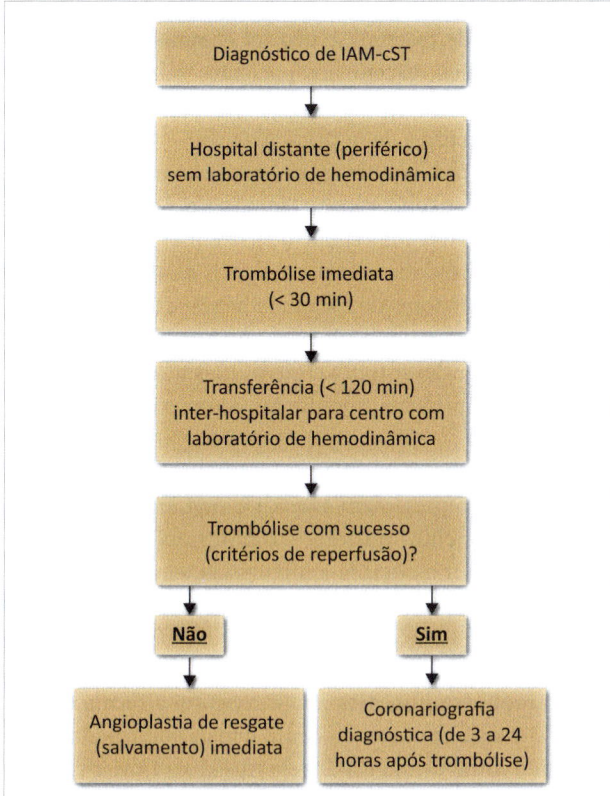

FIGURA 26.3. Estratégia farmacoinvasiva.
IAM-cST: infarto agudo do miocárdio com supradesnivelamento do segmento ST.

TERAPIA TROMBOLÍTICA: BENEFÍCIOS E INDICAÇÕES

Devido ao papel primário da trombose na gênese fisiopatológica da oclusão coronária aguda, a introdução da terapia trombolítica foi o grande avanço no tratamento do IAM-cST e ainda se constitui no tratamento mais disponível em todo o mundo.[4-5,41-43]

A principal redução de mortalidade observada em estudos e registros foi de 30% para 7% a 10% de mortalidade em curto prazo (30 dias). Os benefícios da terapia trombolítica são máximos quando ocorre imediata e adequada restauração de fluxo na artéria do infarto e subsequente reperfusão miocárdica na área infartada. Isso ocorre principalmente nas primeiras 3 a 4 horas após o início dos sintomas, particularmente nos primeiros 60 a 70 minutos, haja vista que a resistência da rede de fibrina a trombólise é *tempo-dependente*.

A partir desse momento, há declínio no benefício de aproximadamente 1,6 vidas por mil pacientes tratados por hora de atraso na administração do trombolítico. Qualquer atraso adicional reduz a quantidade potencial de miocárdio salvo e benefício funcional. A redução de mortalidade absoluta comparada a placebo em cinco semanas é de aproximadamente 3%, para pacientes que se apresentam nas primeiras 6 horas de início dos sintomas, 2% em 7 a 12 horas, e 1% (não significante) para aqueles que chegam além de 12 horas após o início do quadro.

Infelizmente, muitos pacientes apresentam-se com mais de 6 horas de evolução dos sintomas.[41-43] Portanto, em ausência de contraindicações, terapia trombolítica deve ser administrada a pacientes com IAM-cST com início dos sintomas em até 12 horas, quando há antecipação de impossibilidade de ICPP em até 120 minutos a partir do primeiro contato médico. Essa constitui recomendação Classe I, nível de evidência A, das diretrizes europeia e norte-americana de 2012-2013.[4-5] Seu benefício clínico para os pacientes que se apresentam até 12 horas é inegável, independentemente do tipo de trombolítico usado, subgrupo de pacientes, inclusive idosos, diabéticos e mulheres.[3]

Da mesma forma, na ausência de contraindicações, terapia trombolítica é aceitável em pacientes com IAM-cST na presença de evidência clínica e/ou eletrocardiográfica de isquemia em 12 a 24 horas após início de sintomas e no contexto de grande área de miocárdio sob risco ou instabilidade hemodinâmica (Classe IIA, diretriz americana de 2013). Finalmente, a terapia trombolítica não deverá ser administrada (Classe III) em pacientes com depressão do segmento ST no ECG, exceto por infarto inferoposterior verdadeiro ou quando associado a supradesnivelamento do segmento ST em derivação AVR.[5]

TROMBÓLISE PRÉ-HOSPITALAR

O tempo isquêmico total (do início dos sintomas ao estabelecimento de alguma forma de reperfusão) pode ser reduzido por administração pré-hospitalar de terapia trombolítica por uma unidade móvel (ambulância), com médico e equipe devidamente treinados ou por comunicação com médico em hospital a distância.

Estudos randomizados e controlados já demonstraram o benefício, a segurança e a viabilidade da trombólise pré-hospitalar, com redução do tempo de tratamento de 30 a 140 minutos, em comparação a trombólise intra-hospitalar. Em 2000, Morrison[44] publicou metanálise de seis estudos randomizados e controlados, que revelou redução de aproximadamente 60 minutos para início de tratamento e aumento de sobrevida em 17% nos pacientes submetidos à trombólise pré-hospitalar quando comparados a terapia intra-hospitalar (95% IC 2 a 29%).

No estudo francês CAPTIM (*Comparison of Angioplasty and Prehospital Thrombolysis in Acute Myocardial Infarction*),[45] pacientes randomizados com menos de 2 horas após o início dos sintomas isquêmicos apresentaram forte tendência de queda na mortalidade em 30 dias quando submetidos à trombólise pré-hospitalar, comparados a pacientes submetidos à angioplastia primária (2,2% versus 5,7% p = 0,058). Esse benefício parece ocorrer com recuperação de maior massa miocárdica isquêmica e consequente redução no desenvolvimento de choque cardiogênico.

Esses resultados favoráveis foram confirmados em análises subsequentes de dados combinados dos estudos CAPTIM[45] e WEST[46] (*WhichEarly ST-Elevation MI Therapy*). Dados dos registros francês USIC (*Unité de Soins Intensifs Coronaires*) e sueco (*Swedish Registry of Cardiac Intensive Care*) também sugerem que a trombólise pré-hospitalar possa resultar em menor mortalidade no IAM-cST.[4-5]

O estudo recente *STREAM*[21] demonstrou o valor da trombólise pré-hospitalar seguida de angioplastia (estratégia farmacoinvasiva) em pacientes incapazes de se submeter a ICPP em até 1 hora após contato médico e 3 horas do início dos sintomas (ver tópico Apresentação nas três primeiras horas).[21]

Porém, a trombólise pré-hospitalar não é utilizada na maioria das comunidades nos Estados Unidos. Falta de protocolos e de recursos para treinamento de profissionais e aquisição de equipamentos são as principais dificuldades. A utilização da trombólise pré-hospitalar sempre foi mais disseminada e organizada na Europa, particularmente na França e no Reino Unido. Como reflexo, a diretriz americana de 2013[5] não faz recomendações específicas a esse respeito, mas infere que essa forma de estratégia para reperfusão seja factível e deva ser iniciada o mais rápido possível. A diretriz europeia[4] faz singela recomendação de trombólise pré-hospitalar, apenas se em condições específicas de pessoal e infraestrutura.

TERAPIA TROMBOLÍTICA: CRITÉRIOS DE REPERFUSÃO

Os critérios clínicos clássicos de reperfusão – melhora da dor, redução de pelo menos 50% na amplitude do supradesnivelamento do segmento ST, arritmias de reperfusão – apresentam menor acurácia diagnóstica quando comparados a estudo angiográfico, mas são importantes na triagem de pacientes para indicação de angioplastia de resgate.

Conforme recomendações anteriores, pacientes que evoluem com instabilidade hemodinâmica ou elétrica, aqueles com persistência de dor e/ou recorrência de isquemia (dor, ECG) e aqueles que evoluem para choque cardiogênico ou necessidade de suporte inotrópico e vasopressor devem ser encaminhados imediatamente para angiografia.[4-5]

TERAPIA TROMBOLÍTICA: COMPLICAÇÕES

Embora a patência coronária, definida por fluxo anterógrado através do sítio da lesão obstrutiva, seja restaurada em até 80% a 90% dos casos, a normalização do fluxo (grau de *TIMI-flow*) ocorre em apenas 50% a 60% após a trombólise.[28]

Após trombólise com sucesso aparente, há evidência de isquemia recorrente (dor ou alterações do segmento ST-T) em 20% a 30% dos pacientes, com franca reoclusão em 5% a 15% e reinfarto em 3% a 15%; este está associado a maiores taxas de mortalidade intra-hospitalar, a curto e longo prazos.[3-5,41,43]

Aproximadamente 20% a 30% dos pacientes com IAM-cST, principalmente idosos, não são candidatos à terapia trombolítica, devido a contraindicações (ver subseção específica), como sangramento ativo, AVC recente ou hipertensão descontrolada.

A eficácia de trombólise não foi demonstrada em choque cardiogênico, exceto nos pacientes submetidos a inserção de balão intra-aórtico e/ou naqueles eventualmente tratados por cirurgia de revascularização.

Complicações hemorrágicas graves ocorrem em 2% a 3% dos pacientes submetidos a trombólise. O maior temor é sangramento intracerebral que ocorre em 1% dos pacientes em geral, em 1,4% dos idosos, e em mais de 4% de pacientes com múltiplos fatores de risco. Idade avançada, baixo peso corporal, sexo feminino, doença cerebrovascular preexistente, e hipertensão sistólica e/ou diastólica na apresentação constituem os principais preditores de risco de hemorragia intracerebral.

Sangramentos maiores (não cerebrais), que requerem transfusão ou representam ameaça à vida, ocorrem em 4% a 13% dos pacientes tratados. Administração de estreptoquinase pode ser associada a hipotensão, enquanto reações alérgicas graves são raras, exceto em sua readministração.[4-5]

TIPOS DE TROMBOLÍTICOS

A **terapia trombolítica** ainda constitui a forma de tratamento mais disponível no Brasil e mais empregada mundialmente como estratégia de reperfusão no IAM-cST.[41,43]

Os três trombolíticos disponíveis em nosso país são:

- **Estreptoquinase (SK):** agente mais antigo e de menor custo. Não necessita de anticoagulação adjuvante. É o tratamento de escolha para pacientes idosos. Deve-se evitar sua reutilização por pelo menos dois anos (anticorpos neutralizam efeito de nova infusão e aumentam possibilidade de anafilaxia). A dose intravenosa recomendada é de 1,5 milhão de unidades, infundida em 30 a 60 minutos. A taxa de patência da artéria relacionada aos 90 minutos é de cerca de 50%. Efeitos colaterais descritos são sangramento, hipotensão, bradicardia e, ocasionalmente, reações alérgicas.

- **Alteplase (t-PA):** é fibrinoespecífico utilizado em infusão acelerada, seguida de heparinização plena. Fornece fluxo TIMI III mais rápido, mas, como desvantagem, tem custo bastante superior ao da SK em nosso país e leva a risco de hemorragia intracraniana discretamente maior. Em idosos acima de 75 anos e com baixo peso, o risco de acidente vascular cerebral hemorrágico (AVCH) é muito maior (oito vezes) do que com estreptoquinase (SK). A dose recomendada habitual é de 100 mg: 15 mg, IV, em bólus, 0,75 mg/kg nos próximos 15 minutos (não excedendo 50 mg) e 0,50 mg/kg nos 60 minutos seguintes (não excedendo 35 mg). Deve ser associado a heparinização plena e não causa alergias. A patência obtida da artéria em 90 minutos é de 70% a 80%.

- **Tenecteplase (TNK):** é equivalente ao t-PA, sendo modificação recente da molécula de t-PA que permite seu uso como injeção endovenosa simples, sem infusão contínua. Facilita muito o tratamento pré-hospitalar ou a terapêutica mais precoce. Em nosso meio, seu maior problema é o custo, mas hoje é o fibrinolítico de eleição. A dosagem recomendada é de 100 UI/kg de peso, usando-se limite mínimo e máximo de 6.000 (30 mg) e 10.000 UI (50 mg), respectivamente. Também pode causar hipotensão e arritmias de reperfusão. Não causa sensibilização alérgica. Cuidados especiais devem ser observados em maiores de 75 anos e com peso inferior a 60 kg. Apresenta a maior taxa de patência coronária: acima de 85%.[3-5,41,43]

MEDICAÇÕES ADJUVANTES ANTIAGREGANTES E ANTICOAGULANTES

Pacientes tratados com terapia trombolítica ou ICPP para IAM-cST devem também receber medicações antiagregantes plaquetárias e anticoagulantes com o propósito de máximo benefício da reperfusão. As medicações antiagregantes plaquetárias incluem ácido acetilsalicílico, clopidogrel, ticagrelor ou prasugrel e i-GP IIB/IIIA, estes últimos somente em pacientes submetidos a intervenção coronária percutânea primária (ICPP).

As terapias anticoagulantes são heparina não fracionada, heparina de baixo peso molecular e fondaparinux. Doses de ataque e manutenção, associações e duração de regimes terapêuticos variam de acordo com a estratégia de reperfusão, perfil de risco de sangramento, utilização ou não de *stents* intracoronários e tipos de *stents* (farmacológico ou convencional).[3-5,41,43] Detalhes e considerações dessas medicações estão discutidas no Capítulo 25 – Abordagem Clínica do Infarto Agudo do Miocárdio com Supradesnivelamento do Segmento ST.

TERAPIA TROMBOLÍTICA: CONTRAINDICAÇÕES RELATIVAS E ABSOLUTAS

De acordo com as atuais diretrizes europeia e norte-americana, as contraindicações[3-5,41,43] para trombólise no IAM-cST são:

Absolutas

- Hemorragia intracraniana prévia (tempo-independente);
- AVC isquêmico nos últimos três meses, exceto AVCI nas últimas 4,5 horas.
- Neoplasia intracraniana maligna (primária ou metastática), ou presença de má-formação arteriovenosa.
- Trauma craniano fechado ou facial nos últimos três meses.
- Cirurgia intracerebral ou intramedular nos últimos dois meses.
- Sangramento gastrintestinal no último mês.
- Sangramento recente (excluir menstruação).
- Suspeita de dissecção de aorta.
- Hipertensão arterial descontrolada e refratária a terapia de emergência.
- Para uso de estreptoquinase, uso prévio nos últimos seis meses.
- Procedimentos em locais não compressíveis nas últimas 24 horas (biópsia hepática, punção lombar).

Relativas

- História de hipertensão arterial sistêmica (HAS) grave, crônica e não controlada.
- HAS significante na apresentação: PAS > 180 mmHg, ou PAD > 110 mmHg.
- AVCI > 3 meses, demência, ou doença intracraniana conhecida não descrita nas contraindicações absolutas.
- Parada cardiorrespiratória traumática, prolongada > 10 minutos.
- Cirurgia de grande porte < 3 semanas.
- Sangramento interno recente < 2 a 4 semanas.
- Punção vascular em sítio não compressível.
- Em caso de SK: uso prévio > 5 dias ou alergia.
- Gravidez.
- Úlcera péptica ativa.
- Uso de anticoagulantes (quanto maior RNI, maior risco de sangramento).

CIRURGIA DE REVASCULARIZAÇÃO NO IAM-cST

As principais indicações e recomendações[4-5] (Classe I, IIA) de cirurgia de revascularização miocárdica no IAM-cST são:

- Pacientes com anatomia coronária não favorável para realização de angioplastia e que evoluem com angina persistente ou refratária, choque cardiogênico, insuficiência cardíaca grave ou outros perfis de alto risco.
- Pacientes que apresentam complicações mecânicas do IAM (ruptura musculopapilar, septo interventricular, parede livre).
- A utilização de suporte circulatório mecânico é aceitável e deve ser considerada em pacientes hemodinamicamente instáveis que requerem cirurgia de revascularização.

A principal indicação da cirurgia de revascularização na fase aguda do IAM-cST ainda se restringe ao paciente em choque cardiogênico, mas pode ser indicada em casos de insucesso de angioplastia, anatomia coronária desfavorável à angioplastia, e durante a correção de complicações mecânicas.

Estudos e séries antigas enfatizavam o potencial de excesso de risco de mortalidade nesses pacientes, o qual poderia representar piora de lesão miocárdica secundária à circulação extracorpórea, tempo de clampeamento da aorta, parada cardioplégica e possível transformação hemorrágica e expansão do infarto. Porém, atualmente, com o advento de novas técnicas cirúrgicas e dispositivos de assistência ventricular, a cirurgia de revascularização pode oferecer melhor prognóstico nesta fase aguda intra-hospitalar desses pacientes.[5]

CONSIDERAÇÕES FINAIS

Independentemente da estratégia de reperfusão a ser utilizada, *avaliação crítica e objetiva de elegibilidade*, para tratamento farmacológico e/ou intervencionista, deve ser instituída *o mais rapidamente possível* a todos os pacientes que se apresentem com IAM-cST.

Enquanto ICPP fornecer melhores prognóstico e desfechos clínicos, será a estratégia preferencial. Porém, muito há de ser feito para disponibilizar a terapia de reperfusão a pacientes com IAM-cST. Protocolos institucionais (comunitários e hospitalares) que obedeçam à regionalização dos sistemas de saúde devem priorizar e padronizar o atendimento a esses pacientes.

Além disso, são fundamentais a transferência rápida para centros hospitalares capacitados com laboratório de hemodinâmica, a realização e o treinamento de execução e interpretação do eletrocardiograma, a disponibilidade de trombolítico e a capacitação de pessoal médico e paramédico.

Em meio a este cenário, a abordagem farmacoinvasiva emerge como a estratégia mais promissora e viável, nesse momento, a oferecer reperfusão à maioria dos pacientes que se apresentam com atrasos significantes para realização de ICPP.

REFERÊNCIAS BIBLIOGRÁFICAS

1. Zhang Y, Huo Y. Early reperfusion strategy for acute myocardial infarction: a need for clinical implementation. J Zhejiang Univ Sci B. 2011;12(8):629-32.
2. Gershlick AH, Banning AP, Myat A, Verheugt FW, Gersh BJ. Reperfusion Therapy for STEMI: is there still a role for thrombolysis in the era of primary percutaneous coronary intervention? Lancet. 2013 Aug 17;382(9892):624-32.
3. Carvalho AC, Gonçalves IJ. Atualização Terapêutica de Prado//Ramos//Valle. Diagnóstico e Tratamento. 25ª ed. São Paulo (SP) Artes Médicas; c2014-2015. Capítulo 162, Síndrome Coronariana Aguda. p.759-73.
4. Steg G, James SK, Atar D, Badano LP, Blömstrom-Lundgvist C, Borger MA, et al. European Society of Cardiology Guidelines for the management of acute myocardial infarction in patients presenting with ST-segment elevation. Eur Heart J. 2012 Aug 33:2569-619.
5. O'Gara PT, Kushner FG, Ascheim DD, Casey DE Jr, Chung MK, de Lemos JA, et al. American College Cardiology Foundation / American Heart Association (ACCF/AHA) Guideline for the Management of ST-Elevation Myocardial Infarction. J Am Coll Cardiol. 2013;61;4:e78-140.
6. Cohen M, Boiangiu C, Abidi M. Therapy for ST-segment Elevation Myocardial Infarction Patients who Present Late or are Ineligible for Reperfusion Therapy. J Am Coll Cardiol 2010;55(18):1895-906.
7. Kristensen SD, Laut KG, Fajadet J, Kaifoszova Z, Kala P, Di Mario C, et al. Reperfusion Therapy for ST Elevation Acute Myocardial Infarction 2010/2011. Current Status in 37 ESC Countries. Eur Heart J. 2014;35(29):1957-70.
8. Reimer KA, Lowe JE, Rasmussen MM, Jennings RB. The wavefront phenomenon of ischemic cell death.1.Myocardial infarct size vs duration of coronary occlusion in dogs. Circulation. 1977;56:786-94.
9. Antman EM, Anbe DT, Armstrong PW, Bates ER, Green LA, Hand M, et al. ACC/AHA guidelines for the management of patients with ST-elevation myocardial infarction: a report of the American College of Cardiology/ American Heart Association Task Force on Practice Guidelines (Committee to Revise the 1999 Guidelines for the Management of Patients with Acute Myocardial Infarction). Circulation. 2004;110:e82-e292.
10. DeWood MA, Spores J, Notske RN, Mouser LT, Burroughs R, Golden MS, et al. Prevalence of total coronary occlusion during the early hours of transmural myocardial infarction. N Engl J Med. 1980;303:897-902.
11. Todoran TM, Powers ER. Acute ST Elevation Myocardial Infarction in Patients Hospitalized for Non-Cardiac Conditions: The Next Challenge in Reperfusion Time. J Am Heart Assoc. 2013 April. 2:e000182.
12. Worner F, Cequier A, Bardají A, Bodí V, Bover R, Martínez-Sellés M, et al. Comments on the ESC Guidelines for the Management of Acute Myocardial Infarction in Patients Presenting With ST-Segment Elevation. Rev Esp Cardiol. 2013;66:5-11.
13. Bassard JP, Danchin N, Filippatos G, Gitt A, Hamm C, Silber S, et al. Implementation of reperfusion therapy in acute myocardial infarction. A policy statement from the European Society of Cardiology. Eur Heart J. 2005;26:2733-41.
14. Keeley EC, Boura JA, Grines CL. Primary angioplasty versus intravenous thrombolytic therapy for acute myocardial infarction: a quantitative review of 23 randomized trials. Lancet. 2003;361:13-20.
15. Boersma E. Primary Coronary Angioplasty vs Thrombolysis Group. Does time matter? A pooled analysis of randomized clinical trials comparing primary percutaneous coronary intervention and in-hospital fibrinolysis in acute myocardial infarction patients. Eur Heart J. 2006;27:779-88.
16. Stone GW. Angioplasty strategies in ST-segment-elevation myocardial infarction: part I: primary percutaneous coronary intervention. Circulation. 2008;118:538-51.
17. Henry TD, Unger BT, Sharkey SW, Lips DL, Pedersen WR, Madison JD, et al. Design of a standardized system for transfer of patients with ST-elevation myocardial infarction for percutaneous coronary intervention. Am Heart J. 2005;150:373-84.
18. Antman EM, Anbe DT, Armstrong PW, Bates ER, Green LA, Hand M, et al. ACCF/AHA guidelines for the management of patients with ST-elevation myocardial infarction—executive summary: a report of the American College of Cardiology/American Heart Association Task Frove on Practice Guidelines (Writing Committee to Revise the 1999 Guidelines for the Management of Patients With Acute Myocardial Infarction). Circulation. 2004;110:588-636.
19. Armstrong PW, Collen D, Antman E. Fibrinolysis for acute myocardial infarction: the future is here and now. Circulation. 2003;107:2533-37.
20. Gersh BJ, Antman EM. Selection of the optimal reperfusion strategy for STEMI: does time matter? Eur Heart J. 2006;27:761-63.
21. Armstrong PW, Gershlick AH, Goldstein P, Wilcox R, Danays T, Lambert Y, et al. Fibrinolysis or primary PCI in ST-segment elevation myocardial infarction: Strategic Reperfusion Early after Myocardial Infarction (STREAM) study. N Engl J Med. 2013;368:1379-87.
22. McGinn AP, Rosamond WD, Goff DC Jr, Taylor HA, Miles JS, Chambless L. Trends in prehospital delay time and use of emergency medical services for acute myocardial infarction: experience in 4 US communities from 1987-2000. Am Heart J. 2005;150:392-400.
23. Gore JM, Granger CB, Simoons ML, Sloan MA, Weaver WD, White HD, et al. Stroke after thrombolysis. Mortality and functional outcomes in the Gusto-I trial. Global Use of Strategies to Open Occluded Coronary Arteries. Circulation. 1995;92:2811-8.
24. Huynh T, Cox JL, Massel D, Davies C, Hilbe J, Warnica W, et al. Predictors of intracranial hemorrhage with fibrinolytic therapy in unselected community patients: a report from the FASTRAK II project. Am Heart J. 2004 July (1);148:86-91.
25. Thune JJ, Hoefsten DE, Lindholm MG, Mortensen LS, Andersen HR, Nielsen TT, et al. Simple risk stratification at admission to identify patients with reduced mortality from primary angioplasty. Circulation. 2005;112:2017-21.
26. Kent DM, Schmid CH, Lau J, Selker HP. Is primary angioplasty for some as good as primary angioplasty for all? J Gen Intern Med. 2002;17:887-94.

27. Van de Werf F, Ardissino D, Betriu A, Cokkinos DV, Falk E, Fox KA, et al. Management of acute myocardial infarction in patients presenting with ST-segment elevation. The Task Force on the Management of Acute Myocardial Infarction of the European Society of Cardiology. Eur Heart J. 2003;24:28-66.
28. Morrow DA, Antman EM, Charlesworth A, Cairns R, Murphy SA, de Lemos JA, et al. TIMI risk score for ST-elevation myocardial infarction: A convenient, bedside, clinical score for risk assessment at presentation. Circulation. 2000;102:2031-7.
29. Bush M, Maeng M, Rasmussen K, Kelbaek H, Thayssen P, Abildgaard U, et al. The Danish Multicenter randomized study of fibrinolytic therapy vs primary angioplasty in acute myocardial infarction (the DANAMI-2 trial): outcome after 3 years follow up. Eur Heart J. 2008;29:1259-66.
30. Grines CL, Browne KF, Marco J, Rothbaum D, Stone GW, O'Keefe J, et al. A comparison of immediate angioplasty with thrombolytic therapy for acute myocardial infarction. The Primary Angioplasty in Myocardial Infarction Study Group. N Eng J Med. 1993;328:673-9.
31. Madsen JK, Grande P, Saunamäki K, Thayssen P, Kassis E, Eriksen U, et al. Danish Multicenter Randomized Study of Invasive Versus Conservative Treatment in Patients With Inducible Ischemia After Thrombolysis in Acute Myocardial Infarction (DANAMI). Circulation. 1997;96:748-55.
32. Hochman JS, Sleeper LA, Webb JG, Sanborn TA, White HD, Talley JD, et al. Early revascularization in acute myocardial infarction complicated by cardiogenic shock. SHOCK Investigators. Should We Emergently Revascularize Occluded Coronaries for Cardiogenic Shock. N Engl J Med. 1999 Aug 26;341(9):625-34.
33. Gibson CM, Carrozza JP, Laham RJ, et al. Primary percutaneous coronary intervention versus fibrinolysis in acute ST elevation myocardial infarction: Clinical trials. 2013 Oct 21. In UpToDate [Internet]. Filadélfia (PA): Wolters Kluwer Health, 2014. [Acesso em 16 oct 2015]. Disponível em: http://www.uptodate.com/contents/primary-percutaneous-coronary-intervention-versus-fibrinolysis
34. Levine GN, Bates ER, Blankenship JC, Bailey SR, Bittl JA, Cercek B, et al. 2011 ACCF/AHA/SCAI Guideline for Percutaneous Coronary Intervention: a report of the American College of Cardiology Foundation/American Heart Association Task Force on Practice Guidelines and the Society for Cardiovascular Angiography and Interventions. Circulation. 2011 Dec 6;124(23):e574-651.
35. Stone GW, Maehara A, Witzenbichler B, Godlewski J, Parise H, Dambrink JH, et al. Intracoronary abciximab and aspiration thrombectomy in patients with large anterior myocardial infarction: the INFUSE-AMI randomized trial. JAMA. 2012 May 2;307(17):1817-26.
36. Kornowski R, Mehran R, Dangas G, Nikolsky E, Assali A, Claessen BE, et al. Prognostic impact of staged versus "one-time" multivessel percutaneous intervention in acute myocardial infarction: analysis from the HORIZONS-AMI (harmonizing outcomes with revascularization and stents in acute myocardial infarction) trial. J Am Coll Cardiol. 2011 Aug 9;58(7):704-11.
37. Cannon CP, Cutlip D, Saperia GM. Primary coronary intervention after fibrinolysis for acute ST elevation myocardial infarction: Clinical trials. 2013 Feb 21. In UpToDate [Internet]. Filadélfia (PA): Wolters Kluwer Health, 2014. [Acesso em 18 oct 2015]. Disponível em: http://www.uptodate.com/contents/primary-coronary-intervention-after-fibrinolysis
38. Kushner FG, Hand M, Smith Jr SC, King SB, 3rd, Anderson JL, Antman EM, et al. 2009 Focused Updates: ACC/AHA Guidelines for the Management of Patients With ST-Elevation Myocardial Infarction (Updating the 2004 Guideline and 2007 Focused Update) and ACC/AHA/SCAI Guidelines on Percutaneous Coronary Intervention (Updating the 2005 Guideline and 2007 Focused Update). Circulation. 2009;120:2271-306.
39. Primary versus tenecteplase-facilitated percutaneous coronary intervention in patients with ST-segment elevation acute myocardial infarction (ASSENT-4 PCI): randomized trial. Lancet. 2006;367:569-78.
40. Ellis SG, Tendera M, de Belder MA, van Boven AJ, Widimsky P, Janssens L, et al. Facilitated PCI in patients with ST-elevation myocardial infarction. N Engl J Med. 2008;358:2205-17.
41. Knobel E, Campos PCGD, Galvão TFG, et al. Infarto agudo do miocárdio om supradesnivelamento de ST – Estratégias de reperfusão. In: Knobel E. Condutas no paciente grave. São Paulo: Atheneu, 2006. p.186-98.
42. Fibrinolytic Therapy Trialists (FTT) Collaborative Group. Indications for fibrinolytic therapy in suspected acute myocardial infarction: collaborative overview of early mortality and major morbidity results from all randomized trials of more than 1,000 patients. Lancet. 1994;343:311-22.
43. Sociedade Brasileira de Cardiologia (SBC). IV Diretriz da SBC sobre Tratamento do Infarto Agudo do Miocárdio com Supradesnível do Segmento ST. Arq Bras Cardiol. 2009;93(6 Suplemento 2):e179-e264.
44. Morrison LJ, Verbeek PR, McDonald AC, Sawadsky BV, Cook DJ. Mortality and pre-hospital thrombolysis for acute myocardial infarction: a meta-analysis. JAMA. 2000;283:2686-92.
45. Bonnefoy E, Lapostolle F, Leizorovicz A, Steg G, McFadden EP, Dubien PY, et al. Primary angioplasty versus pre-hospital fibrinolysis in acute myocardial infarction: a randomized study. Lancet. 2002;360:825-9.
46. Armstrong PW, WEST Steering Committee. A comparison of pharmacologic therapy with/without timely coronary intervention vs. primary percutaneous intervention early after ST-elevation myocardial infarction: the WEST (Which Early ST-elevation myocardial infarction Therapy) study. Eur Heart J. 2006;27:1530-8.

CAPÍTULO 27

COMPLICAÇÕES MECÂNICAS DO INFARTO AGUDO DO MIOCÁRDIO

José Marconi Almeida de Sousa
Antonio Carlos Carvalho

DESTAQUES

- As complicações mecânicas do infarto agudo do miocárdio (IAM) incluem a comunicação interventricular (CIV), ruptura ou disfunção do músculo papilar, ruptura da parede livre do ventrículo esquerdo (VE), aneurisma de VE e obstrução dinâmica da via de saída do VE.
- A correção cirúrgica dessas complicações é mandatória, além do tratamento da doença coronariana.
- Na maioria dos casos, a correção cirúrgica deve ser precoce, já que o retardo está relacionado a pior prognóstico.
- Em alguns casos de exceção, o tratamento da (CIV) e o da insuficiência mitral podem ser realizados por via percutânea.
- Pacientes bem selecionados apresentam boa evolução apenas com o tratamento clínico e percutâneo da doença coronariana.

INTRODUÇÃO

As complicações mecânicas, após o IAM, são responsáveis por 15% de todos os óbitos, além de causarem 20% dos casos de choque cardiogênico. Estão associadas a demora para atendimento médico, sendo um dos fatores relacionados à sua ocorrência a atividade física após o IAM.[1,2]

O uso de corticoesteroides e/ou anti-inflamatórios não hormonais na fase aguda do IAM predispõe a essas complicações, assim como o uso de trombolítico com tempo de início dos sintomas mais prolongado (> 10 horas).

A terapia de reperfusão precoce, trombolítica ou por angioplastia, reduziu de forma acentuada a sua incidência.[3,4,5] Em experiência recente da Rede de Infarto SP, de 2010 a 2014, coordenada pela UNIFESP, em mais de mil casos de infartos com pacientes supratratados com estratégia farmacoinvasiva ou angioplastia primária, não ocorreu nenhum caso que necessitasse de correção de CIV ou de substituição valvar mitral, demonstrando, categoricamente, como o tratamento precoce do IAM diminui complicações mecânicas.[6,7]

RUPTURA DE SEPTO INTERVENTRICULAR

EPIDEMIOLOGIA

A ruptura do septo interventricular com consequente comunicação interventricular (CIV) está presente em 11% das autópsias, em 2% dos casos de IAM sem trombólise e em 0,2% na era pós-trombolítica e pós-angioplastia primária. É responsável por 5% dos casos de choque cardiogênico. Seu pico de prevalência se dava do 3º ao 5º dias após o IAM na era pré-trombolítica, entretanto, atualmente, ocorre mais precocemente, inclusive nas primeiras 24 horas. É mais frequente em pacientes idosos (> 65 anos), do sexo feminino, hipertensos e portadores de IAM de parede anterior, classe de Killip mais elevada na admissão, assim como frequência cardíaca mais alta.

A mortalidade sem tratamento cirúrgico é de 25% nas primeiras 24 horas, 50% na primeira semana e 90% em um ano.[8]

FISIOPATOLOGIA

A ruptura geralmente ocorre na presença de necrose transmural e encontra-se frequentemente em IAM de parede anterolateral. O defeito pode ser único e extenso ou múltiplo em cerca de 30% dos pacientes.

A CIV também pode ocorrer em pacientes com IAM de parede inferior. Nesse caso, a ruptura acomete a região de transição entre miocárdio saudável e tecido necrótico, em geral apical ou em septo basal posterior.

DIAGNÓSTICO

Quadro clínico

É variável, incluindo pacientes assintomáticos em fase inicial até pacientes que na evolução apresentam rápida deterioração clínica com recorrência de angina, hipotensão, dispneia, edema pulmonar e choque cardiogênico.

O exame físico pode revelar sopro holossistólico novo e rude, especialmente em borda esternal esquerda baixa, em faixa, com frêmito em até 50% dos casos. Esse sinal, em geral, indica pior perfil hemodinâmico e falência biventricular. Algumas vezes há dificuldade em diferenciar este sopro daquele decorrente da insuficiência mitral aguda.

Eletrocardiograma

Além das alterações secundárias ao próprio IAM, o eletrocardiograma pode demonstrar distúrbios de condução atrioventricular nodal ou infranodal em cerca de 30% a 40% dos pacientes.

Radiografia de tórax

Em geral, revela aumento de área cardíaca, mas principalmente congestão pulmonar.

Ecodopplercardiograma

O ecocardiograma com Doppler colorido (transtorácico e/ou transesofágico) é o exame de escolha para este diagnóstico. Ultimamente os aparelhos tipo V-scan, ultraportáteis, cabem na palma da mão, são usados nos serviços de emergência já na avaliação inicial do paciente, com grande ganho de tempo no diagnóstico e no início da terapêutica.

É capaz de definir a função biventricular (fator prognóstico), o tamanho e o grau do *shunt* esquerda-direita, além da localização da CIV. Na Figura 27.1 observa-se ecocardiograma transesofágico com coração em sístole (A) e diástole (B), demonstrando orifício em septo interventricular.

Cateter de Artéria Pulmonar (CAP)

Muitas vezes, esses pacientes serão monitorizados com o CAP, que pode revelar o "salto" oximétrico entre o átrio direito e a artéria pulmonar. Não se pode deixar de fazer esse diagnóstico quando o CAP está locado. Colhem-se gasometrias do átrio direito (via proximal) e da artéria pulmonar (via distal), tomando-se o cuidado para o cateter não estar capilarizado (muito introduzido), e mede-se a saturação de oxigênio nesses dois sítios. Uma diferença de saturação de oxigênio acima de 5% é diagnóstica de CIV (p. ex.: saturação de oxigênio, em átrio direito, de 60% e, em artéria pulmonar, de 65% ou mais é diagnóstico de CIV).

TRATAMENTO

Tratamento clínico intensivo

Consiste na inserção de balão intra-aórtico (BIA) para suporte circulatório pré-operatório, que promove redução da resistência vascular sistêmica e da fração de *shunt* e aumento de perfusão coronária, além da manutenção de pressão arterial. Após inserção do balão, administra-se nitroprussiato de sódio endovenoso na dose de 0,5 μg/kg/min a 1,0 μg/kg/min, titulado para manter pressão arterial média de aproximadamente 60 a 75 mmHg; isso se a hipotensão arterial não se acompanhar de hipoperfusão.

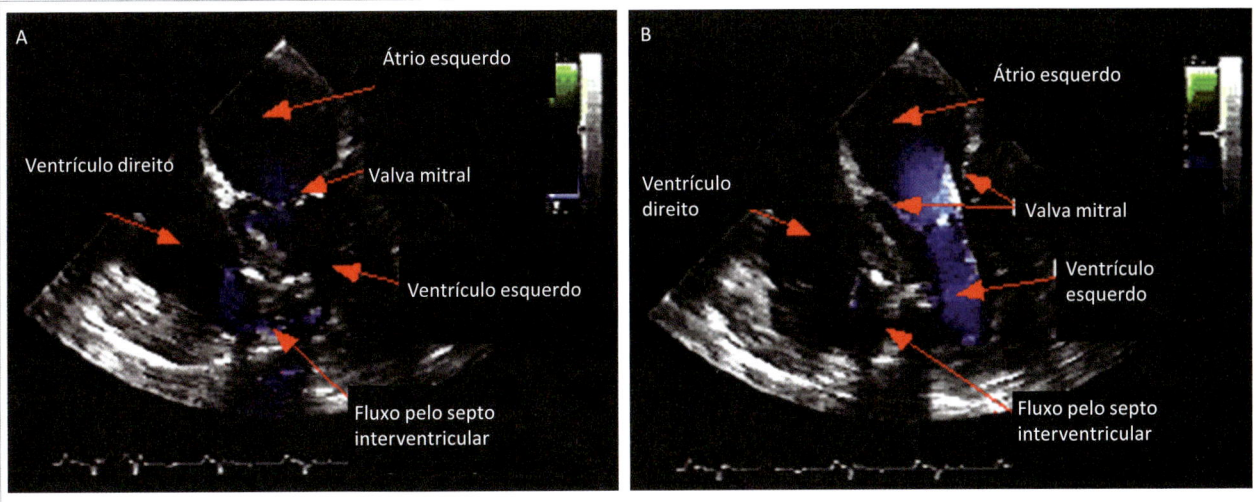

FIGURA 27.1. Ecocardiograma transesofágico em sístole (A) e diástole (B), demonstrando CIV com fluxo entre os dois ventrículos.

Pode-se tentar também dobutamina e noradrenalina, em conjunto ou separadas, de acordo com a resposta individual do paciente.

Ventilação mecânica, invasiva ou não, deve ser considerada precocemente em casos de insuficiência respiratória ou franco choque cardiogênico. Estes casos necessitam de cateterismo precoce (se ainda não tiver sido realizado) para definição da necessidade de revascularização miocárdica conjunta ou não, seja percutânea ou concomitante ao fechamento da CIV.

Tratamento cirúrgico

A correção cirúrgica do defeito mecânico é o tratamento de escolha. As taxas de mortalidade em pacientes com ruptura do septo interventricular que são tratados clinicamente chegam a 24%, em 72 horas, e a 75%, em três semanas pós-infarto. As principais causas de óbito são: choque cardiogênico refratário e falência de múltiplos órgãos.

A mortalidade é mais elevada na ruptura de septo basal em IAM de parede inferior (70%) do que em IAM de parede anterior (30%), devido a maior dificuldade técnica de correção nessa localização e possível presença de insuficiência mitral associada.

Qual o melhor momento para realizar o procedimento cirúrgico? Em uma análise de Niovi Papalexopoulou com 88 estudos, com seis que continham dados sobre essa questão, foram incluídos 3.238 pacientes submetidos a tratamento de CIV pós-IAM. As médias de idade e de fração de ejeção foram de 67 ± 8,8 anos e de 40%, respectivamente. Cirurgia precoce foi considerada quando realizada do 3º dia até quatro semanas após o IAM.[8]

A conclusão dessa análise é que a condição hemodinâmica deve nortear a intervenção. Em pacientes instáveis hemodinamicamente, a correção deve ser imediata, no entanto, em pacientes estáveis, o procedimento deve ser realizado mais tardiamente após três a quatro semanas de tratamento clínico. No entanto, mesmo em pacientes estáveis inicialmente, a CIV pode expandir e evoluir com instabilidade importante. Portanto, a recomendação atual é intervir cirurgicamente em todos os casos, independentemente de estar ou não instável hemodinamicamente.

Tratamento percutâneo

O tratamento por via percutânea, com os dispositivos especificamente desenhados para esta correção, pode ser uma possibilidade, entretanto não é a rotina nessas circunstâncias. Em estudo de coorte foram avaliados 30 pacientes com CIV pós-IAM tratados por via percutânea. A taxa de complicações maiores periprocedimento foi de 12%. O uso de mais de um dispositivo ocorreu em 18 casos, e a mortalidade em 30 dias foi de 23%, todas em pacientes com choque cardiogênico, que foi preditor independente de mortalidade.

INSUFICIÊNCIA MITRAL AGUDA (RUPTURA DE MÚSCULO PAPILAR)

A insuficiência mitral aguda (IMA) em geral é decorrente da ruptura de cordoalhas mitrais ou da disfunção de músculo papilar. Quando ocorre ruptura do músculo papilar, geralmente a manifestação clínica é de edema pulmonar agudo com morte súbita.

EPIDEMIOLOGIA

A ruptura de cordoalha e a disfunção ou ruptura do músculo papilar ocorrem em 0,5% a 5% dos casos de IAM e são responsáveis por 50% das IMA, pós-IAM. Estão presentes em 7% dos pacientes com choque cardiogênico. Seu pico de ocorrência é entre o 2º e o 7º dias pós-IAM, principalmente em pacientes que não receberam estratégia de reperfusão. Em 70% dos casos, acometem pacientes com o primeiro episódio de IAM e contribuem com 5% da mortalidade pós-IAM.

FISIOPATOLOGIA

A ruptura do músculo papilar posteromedial (75% das vezes) ocorre por infarto relacionado a artéria coronária direita ou circunflexa. No infarto anterolateral ocorre ruptura do músculo papilar anterolateral (25% das vezes), devido a acometimento de artéria descendente anterior ou circunflexa.

A IMA pode decorrer de:

- Dilatação secundária do anel mitral a aumento do VE (IMA funcional).
- Disfunção isquêmica de músculo papilar.
- Ruptura parcial ou total do músculo papilar.

Como relatado, a ruptura de músculo papilar é mais comum no IAM de parede inferior (75%). O músculo papilar posteromedial é frequentemente envolvido, devido ao suprimento sanguíneo uniarterial proveniente da artéria descendente posterior, em 80% das vezes ramo da artéria coronária direita. O músculo papilar anterolateral, por sua vez, possui duplo suprimento, proveniente da artéria descendente anterior e da circunflexa.

Em 50% dos pacientes, a extensão do IAM é relativamente pequena para desencadear o choque cardiogênico sendo este, portanto, secundário à insuficiência mitral.

DIAGNÓSTICO

Quadro clínico

As rupturas parciais e/ou disfunção isquêmica do(s) músculo(s) papilar(es) resultarão em diferentes graus de insuficiência mitral e consequentemente de congestão pulmonar e repercussão hemodinâmica. A transecção completa do músculo papilar é rara e, geralmente, resulta em edema pulmonar agudo imediato, seguido inevitavelmente de choque cardiogênico e óbito.

O exame físico pode não revelar sopro de IAM, devido a rápida equalização de pressões entre as câmaras cardíacas esquerdas. Portanto, para todo paciente em evolução de IAM que apresente sinais e sintomas de insuficiência cardíaca, moderada a grave, de instalação rápida (minutos ou horas), a suspeita de complicação mecânica deve ser pensada e afastada ou confirmada imediatamente.

Eletrocardiograma

Em geral, demonstra presença de IAM inferior e/ou posterior recente ou evidências de isquemia, como inversão de onda T ou infradesnivelamento do segmento ST transitório.

Radiografia de tórax

Mostra infiltrado pulmonar secundário a hipertensão venocapilar. A área cardíaca muitas vezes é normal, mas, em alguns casos, apresenta-se aumentada. Deve-se tomar cuidado com a incidência, pois na maioria das vezes é em região anteroposterior, o que pode falsear o aumento da área cardíaca.

Ecodopplercardiograma

É o exame diagnóstico de escolha. O ecocardiograma (transtorácico e/ou transesofágico) com Doppler e fluxo colorido é útil na distinção entre ruptura de músculo papilar e septo interventricular, além da quantificação de IMA, mecanismos envolvidos e função biventricular global e segmentar. Na Figura 27.2 observa-se ecocardiograma revelando ruptura de músculo papilar e insuficiência mitral pós-IAM.

CATETER DE ARTÉRIA PULMONAR (CAP)

O emprego de monitorização hemodinâmica com CAP pode revelar ondas V gigantes (maiores do que 50 mmHg), veja a seguir (círculo e seta brancos) na Figura 27.3. Para melhor localizar a onda V na eletrocardiografia, ela deve cair em cima da onda T ou logo depois.

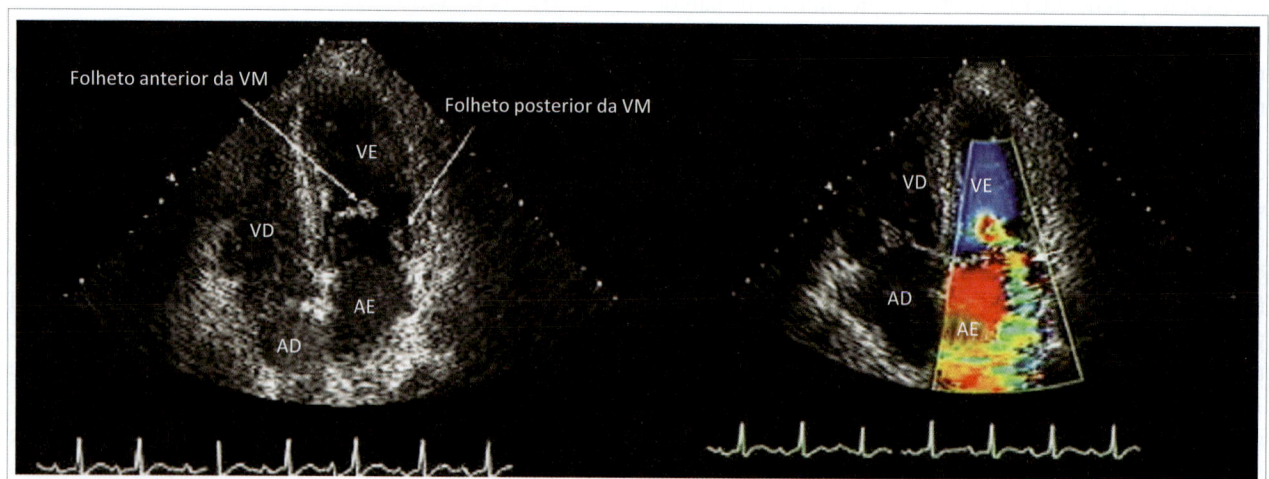

FIGURA 27.2. Ecocardiograma mostra insuficiência mitral secundária a ruptura de músculo papilar.
VE: ventrículo esquerdo; VD: ventrículo direito; AD: átrio direito; AE: átrio esquerdo.

CAPÍTULO 27 Complicações Mecânicas do Infarto Agudo do Miocárdio

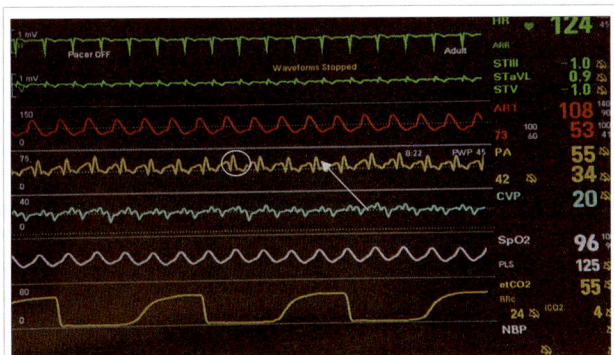

FIGURA 27.3. Monitorização com CAP mostra ondas V gigantes na curva de pressão capilar (círculo e seta), secundárias a insuficiência mitral aguda.

TRATAMENTO

Tratamento clínico intensivo

Dirigido a problema específico, dependerá da rapidez do diagnóstico e consiste na instituição imediata de terapia com vasodilatador (nitroprussiato de sódio) para redução da resistência vascular sistêmica com consequente diminuição da fração regurgitante e aumento de volume sistólico e débito cardíaco.

O emprego de BIA também é recomendado para diminuição da pós-carga, melhora de perfusão coronária e aumento de débito cardíaco. Em pacientes hipotensos, o nitroprussiato de sódio pode ser tolerado após a inserção de BIA. Pode-se tentar também dobutamina e noradrenalina, de acordo com a resposta individual do paciente, principalmente em relação aos sinais de hipoperfusão (acidose metabólica/lactato elevado), e não ao valor pressórico absoluto.

Tratamento cirúrgico

O tratamento definitivo é a cirurgia cardíaca corretiva de emergência, já que o retardo nessa indicação está relacionado a maior morbimortalidade. Angiografia coronária pré-operatória deve ser rápida e o mais objetiva possível. É importante ressaltar que o tratamento clínico intensivo e a revascularização com angioplastia podem resolver e melhorar a insuficiência mitral em alguns casos.

Recentemente, em situações de exceção, são tratados por via percutânea com o dispositivo *MitralClip*, entretanto a correção cirúrgica desses casos com reconstrução da valva ou troca é o tratamento padrão-ouro.[9]

RUPTURA DE PAREDE LIVRE DO VENTRÍCULO ESQUERDO

EPIDEMIOLOGIA

É encontrada em 3% de todos os infartos e em 2,7% dos casos de choque cardiogênico. Cerca de 50% dos casos ocorrem nos primeiros cinco dias, e 90% até 14 dias após o infarto.

A ruptura da parede livre do VE acomete apenas pacientes com IAM transmural.

Os fatores de risco clássicos são:
- Idade avançada.
- Sexo feminino.
- Primeiro infarto.
- Ausência de circulação colateral.

Responde por 15% da mortalidade hospitalar e 20% dos infartos fatais, além de ser a terceira causa de morte após IAM com choque. A mortalidade global dos pacientes com esta complicação atinge 98%.

FISIOPATOLOGIA

A ruptura da parede livre ventricular ocorre em três intervalos temporais distintos, com três característicos substratos patológicos:

Ruptura tipo I
- Alta incidência com o uso de fibrinolíticos.
- Ocorre precocemente, nas primeiras 24 horas do IAM.
- Há ruptura de toda a espessura miocárdica.

Ruptura tipo II
- Ocorre entre um e três dias após o IAM.
- Resulta da erosão do miocárdio no local da necrose.

Ruptura tipo III
- Apresenta ocorrência tardia (cinco a dez dias após o infarto).
- Está localizada na zona de transição entre o miocárdio viável e a necrose.
- O uso precoce de terapia fibrinolítica reduz sua prevalência.

DIAGNÓSTICO

Quadro clínico

Caracteriza-se por dor torácica de início súbito, após esforço, ou tosse acompanhada de agitação psicomotora. Esse último fator pode vir isoladamente como quadro clínico. Náusea e hipotensão fazem parte do quadro.

Em alguns pacientes, o curso é subagudo devido a ruptura sob contenção pericárdica, configurando-se pseudoaneurisma. Em alguns casos, o curso é rápido e agudo, com evolução para dissociação eletromecânica, choque e morte súbita.

O exame físico pode revelar estase jugular, abafamento de bulhas, sopro sistodiastólico, atrito pericárdico e até pulso paradoxal associado a hipotensão.

Eletrocardiograma

Revela ritmo juncional ou idioventricular, complexos de baixa voltagem e bradicardia transitória, momentos antes da ruptura.

Ecodopplercardiograma

Quando houver tempo para sua realização, o ecocardiograma é o exame de escolha, demonstrando presença de derrame e/ou tamponamento pericárdico ou de pseudoaneurisma, responsável pela contenção da ruptura da parede cardíaca.

É importante ressaltar que esse exame hoje está disponível à beira do leito, Figura 27.4, com intensivistas (e não apenas ecocardiografistas) treinados para realizá-lo sem demora nas situações emergenciais em que há dúvidas diagnósticas da etiologia do choque. Essa é a modalidade de escolha para ganhar tempo nessas situações extremamente críticas e emergenciais.

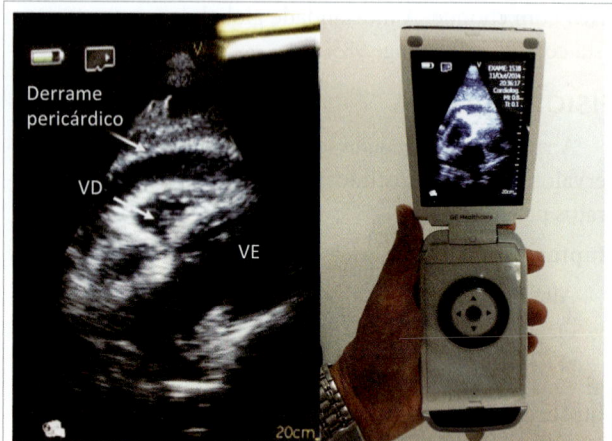

FIGURA 27.4. Ruptura de parede livre de VE com tamponamento diagnosticado à beira do leito pelo intensivista com V-scan.

VE: ventrículo esquerdo; VD: ventrículo direito.

TRATAMENTO

Tratamento clínico intensivo

A infusão de volume e o uso de vasopressores auxiliam durante o transporte para o centro cirúrgico.

Tratamento cirúrgico

O tratamento definitivo é a realização de cirurgia cardíaca corretiva de emergência. Pericardiocentese, muitas vezes, promove apenas estabilização temporária para pacientes em tamponamento. Existe risco adicional de reabertura da comunicação da câmara cardíaca rota com o saco pericárdico durante a drenagem do derrame.[10-12]

PSEUDOANEURISMA DO VENTRÍCULO ESQUERDO

EPIDEMIOLOGIA

O pseudoaneurisma se desenvolve quando ocorre ruptura da parede do VE que é contido pelo pericárdio. Tem incidência em cerca de 1% a 3%.

FISIOPATOLOGIA

Os pseudoaneurismas são causados por rupturas contidas na parede livre do VE, portanto as paredes externas são constituídas por pericárdio e trombo mural, não havendo parede ventricular. Eles se comunicam com o "corpo" do ventrículo através de um orifício de base estreita, caracterizado por diâmetro de abertura menor que 50% do diâmetro do fundo.

DIAGNÓSTICO

Quadro clínico

É variável: alguns pacientes são assintomáticos e outros apresentam taquiarritmias ventriculares recorrentes e/ou sinais e sintomas de insuficiência cardíaca. Sopros sistodiastólicos podem estar presentes. A ruptura espontânea pode ocorrer subitamente em até um terço dos casos, o que desencadeia situação de tamponamento cardíaco emergencial.[13]

Eletrocardiograma

Demonstra as alterações secundárias à evolução do IAM com presença de ondas Q ou, ainda, revela persistência de supradesnivelamento do segmento ST localizado na parede onde se encontra o pseudoaneurisma, mais frequentemente em parede anterior.

Radiografia de tórax

Muitas vezes, apresenta-se normal ou demonstra silhueta cardíaca anormal com a presença de abaulamento na borda cardíaca esquerda.

Ecodopplercardiograma

Ainda é o método de escolha para o diagnóstico de certeza, embora a ventriculografia, a tomografia computadorizada ou a ressonância magnética cardíaca também possam ser utilizadas.

TRATAMENTO

A intervenção cirúrgica é recomendada para prevenção de morte súbita em todos os pacientes, independentemente dos sintomas ou do tamanho do pseudoaneurisma.

ANEURISMA VENTRICULAR

EPIDEMIOLOGIA

Apresenta mais frequência em pacientes com IAM transmural apical, entretanto indivíduos com IAM de parede dorsal e inferior também podem desenvolver aneurismas. Os pacientes que não recebem estratégia de reperfusão são os mais propensos a esta complicação (10% a 30%).

FISIOPATOLOGIA

A expansão do IAM e a dilatação progressiva do VE estão associadas à persistência da oclusão da artéria relacionada ao infarto. O aneurisma consiste em uma região de estiramento (*stretch*) do miocárdio, composta pelas três camadas do coração e conectadas à cavidade ventricular por um orifício de base alargada, diferentemente do pseudoaneurisma, que tem base estreita e sem as três camadas do VE.

DIAGNÓSTICO

Quadro clínico

Em aneurismas agudos, a apresentação clínica é de insuficiência cardíaca congestiva e choque cardiogênico. Os aneurismas crônicos são aqueles que persistem por mais de seis semanas após o IAM. Nesses casos, os pacientes evoluem assintomáticos ou com três apresentações clínicas clássicas: sinais e sintomas de insuficiência cardíaca, arritmias ventriculares ou tromboembolismo sistêmico.

Ao exame físico, a palpação do precórdio pode ser normal ou revelar segmento discinético do VE ou desvio de ictus para a esquerda. À ausculta, muitas vezes encontramos ritmo de galope à custa de terceira bulha.

Eletrocardiograma

As alterações típicas incluem o supradesnivelamento persistente do segmento ST localizado na parede onde está o aneurisma.

Radiografia de tórax

Pode revelar abaulamento na silhueta cardíaca, conforme Figura 27.5. O aneurisma de parede inferior é mais difícil de ser observado devido ao músculo diafragma que dificulta ou impede o abaulamento do aneurisma.

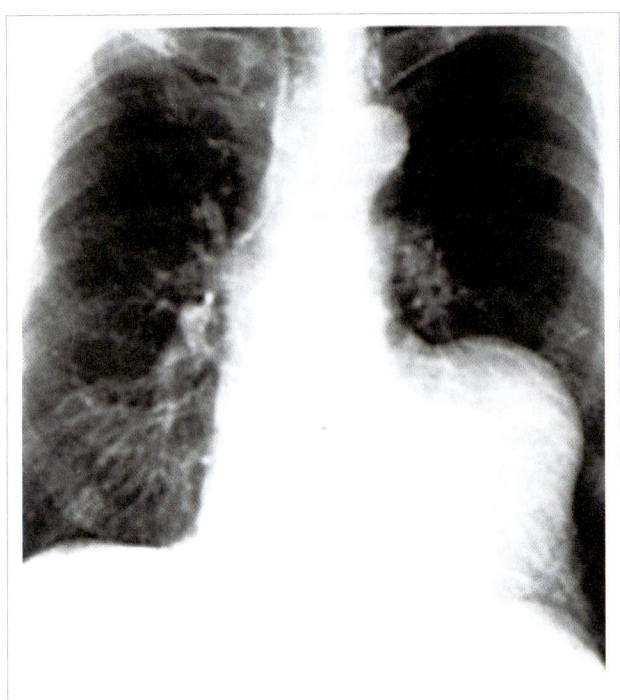

FIGURA 27.5. Raio X de tórax demonstrando abaulamento na borda cardíaca esquerda, devido a aneurisma de parede anterior de VE.

Ecodopplercardiograma e ressonância magnética

O ecocardiograma revela o segmento aneurismático com ou sem trombo mural. Permite diferenciar do pseudoaneurisma, além de propiciar a análise de outras variáveis, como a função global e segmentar do VE.

A ressonância magnética cardíaca também auxilia no diagnóstico e é capaz de delinear o aneurisma e diferenciá-lo do pseudoaneurisma. Deve ser reservada para os pacientes com alguma dificuldade em realizar o ecocardiograma, como os com janela acústica insatisfatória.

TRATAMENTO

O tratamento de pacientes com insuficiência cardíaca baseia-se no uso de agentes inibidores da enzima conversora da angiotensina (IECA) e betabloqueadores. Ambos são capazes de reduzir o remodelamento desfavorável do miocárdio após o IAM. Devem ser iniciados entre 12 e 24 horas do começo do infarto, desde que exista estabilidade clínica. Os pacientes que mais se beneficiam são aqueles com IAM de parede anterior, com disfunção ventricular, ou insuficiência cardíaca manifesta.

Anticoagulação com warfarin está indicada para pacientes com trombo mural. Anticoagulação por 6 a 12 semanas pode ser considerada para pacientes com grandes aneurismas, mas sem trombos.

Pacientes com aneurisma de VE e baixa fração de ejeção (menor do que 40%) possuem alta taxa de acidente vascular cerebral e, portanto, devem ser anticoagulados por pelo menos três meses pós-IAM. Controle ecocardiográfico periódico é recomendado.

TRATAMENTO CIRÚRGICO

As principais indicações cirúrgicas são: insuficiência cardíaca refratária, arritmias ventriculares não responsivas a tratamento medicamentoso e tromboembolismo de repetição. A ressecção pode ser seguida por sutura convencional ou técnicas de restauração geométrica do VE.

Revascularização miocárdica é benéfica em pacientes com miocárdio viável adjacente à área aneurismática.

OBSTRUÇÃO DINÂMICA DA VIA DE SAÍDA DO VENTRÍCULO ESQUERDO

É complicação rara do IAM. Ocorre devido a estado hiperdinâmico das regiões não comprometidas pelo infarto, especialmente dos segmentos basais e médio do VE em situações de oclusão da artéria descendente anterior em seu terço distal. Sexo feminino, ausência de doença multiarterial, além de idade acima de 70 anos, são fatores relacionados a esta complicação.

O ecocardiograma é o exame de escolha para este diagnóstico, e o tratamento deve se basear no uso adequado de betabloqueadores, expansão volêmica criteriosa e suporte respiratório. O uso de vasodilatadores, inotrópicos e balão intra-aórtico deve ser evitado. Vasopressores, como noradrenalina e adrenalina, devem ser usados de acordo com a gravidade do choque.

CONSIDERAÇÕES FINAIS

As complicações mecânicas do IAM mudaram sua apresentação e prevalência após a terapia de reperfusão coronária, embora resultem em situação grave que exige diagnóstico rápido e tratamento muitas vezes emergencial na tentativa de diminuir sua morbiletalidade.

A avaliação multidisciplinar com intervenção do *heart team* deve ser encorajada para implementar o melhor tratamento inicial, não só da doença coronariana como também do problema mecânico. A intervenção cirúrgica é a regra, no entanto casos específicos de insuficiência mitral podem se resolver apenas com o tratamento da lesão coronariana, melhorando a isquemia do músculo papilar e consequentemente a insuficiência mitral, evitando, portanto, a intervenção na válvula.

No futuro é provável que o desenvolvimento de técnicas menos invasivas (fechamento percutâneo da CIV e da insuficiência mitral) possa melhorar o prognóstico desses pacientes.

REFERÊNCIAS BIBLIOGRÁFICAS

1. O'Gara PT, Kushner FG, Ascheim DD, Casey DE Jr, Chung MK, de Lemos JA, et al. 2013 ACCF/AHA guideline for the management of ST-elevation myocardial infarction: a report of the American College of Cardiology Foundation/American Heart Association Task Force on Practice Guidelines J Am Coll Cardiol. 2013;61:e78-140.
2. Goldberg RJ, Spencer FA, Gore JM, Lessard D, Yarzebski J. Thirty-year trends (1975 to 2005) in the magnitude of, management of, and hospital death rates associated with cardiogenic shock in patients with acute myocardial infarction: a population-based perspective. Circulation. 2009;119:1211-9.
3. Patel MR, Meine TJ, Lindblad L, Griffin J, Granger CB, Becker RC, et al. Cardiac tamponade in the fibrinolytic era: analysis of >100,000 patients with ST-segment elevation myocardial infarction. Am Heart J. 2006;151:316-22.
4. Oliva PB, Hammill SC, Edwards WD. Cardiac rupture: A clinically predictable complication of acute myocardial infarction; report of 70 cases with clinicopathologic correlations. J Am Coll Cardiol. 1993;22:720-6.
5. Keeley EC, de Lemos JA. Free wall rupture in the elderly: deleterious effect of fibrinolytic therapy on the ageing heart. Eur Heart J. 2005;26:1693-4.
6. Bueno H, Martinez-Selles M, Perez-David E, Lópes-Palop R. Effect of thrombolytic therapy on the risk of cardiac rupture and mortality in older patients with first acute myocardial infarction. Eur Heart J. 2005;26:1705-11.
7. Aronow WS. Heart Failure Complicating Acute Myocardial Infarction. Heart Fail Clin. 2007;3:465-75.
8. Jarai R, Fellner B, Haoula D, Jordanova N, Heinz G, Karth GD, et al. Early assessment of outcome in cardiogenic shock: relevance of plasma N-terminal pro-B-type natriuretic peptide and interleukin-6 levels. Crit Care Med. 2009;37:1837-44.
9. Assenza GE, McElhinney DB, Valente AM, Pearson DD, Volpe M, Martucci G, et al. Transcatheter Closure of Post-myocardial Infarction Ventricular Septal Rupture. Circ Cardiovasc Interv. 2013;6:59-67.
10. Papalexopoulou N, Young CP, Attia RQ. What is the best timing of surgery in patients with post-infarct ventricular septal rupture? Interact Cardiovasc Thorac Surg. 2013;16:193-6.
11. Bilge M, Alemdar R, Yasar AS. Successful percutaneous mitral valve repair with the Mitralclip system of acute mitral regurgitation due to papillary muscle rupture as complication of acute myocardial infarction. Catheter Cardiovasc Interv. 2014;83:E137–E40.
12. Ferreira G, et al. ST segment elevation myocardial infarction (STEMI) network sustains low hospital mortality throughout the years in an emerging country location. Eur Heart J. 2014;35(Abstract Supplement):1173-4.
13. Falcão FJ, Alves CM, Barbosa AH, Caixera A, Sousa JM, Souza JA, et al. Predictors of in-hospital mortality in patients with ST-segment elevation myocardial infarction undergoing pharmacoinvasive treatment. Clinics (São Paulo). 2013;68:1516-20.

CAPÍTULO 28

EDEMA PULMONAR NO CARDIOPATA GRAVE

Marcos Knobel
Elias Knobel

DESTAQUES

- O edema pulmonar agudo (EAP) pode estar associado à pressão hidrostática do capilar pulmonar normal ou aumentada, caracterizando dois mecanismos determinantes da fisiopatologia, do tratamento e do prognóstico.
- O diagnóstico de EAP é clínico e suas manifestações são dependentes do volume de líquido acumulado.
- A dosagem do peptídeo natriurético cerebral tipo B é útil para o diagnóstico diferencial entre dispneia de origem cardíaca e extracardíaca.
- A primeira conduta é posicionar o paciente em decúbito elevado e administrar oxigênio.
- Na maioria das vezes, diuréticos de alça (furosemida) e vasodilatadores (nitroglicerina e nitroprussiato de sódio) controlam o quadro.
- Nos casos de crise hipertensiva e EAP não responsivos à nitroglicerina endovenosa, inicia-se o uso de nitroprussiato de sódio.
- A morfina ou outros derivados opiáceos devem ser utilizados para alívio da ansiedade e redução da pré-carga e dos reflexos pulmonares responsáveis pela dispneia.
- Quando a causa do EAP forem as taquiarritmias, está indicada a cardioversão elétrica.
- A administração de oxigênio com pressão positiva contínua das vias aéreas (CPAP) por meio de máscara facial é de grande benefício na terapêutica do EAP.

INTRODUÇÃO

O EAP é uma síndrome clínica que pode resultar de causas diversas (Quadro 28.1). No entanto, as alterações fisiopatológicas finais são semelhantes e decorrem do acúmulo de fluidos nos espaços intersticiais e alveolares dos pulmões, resultando em hipoxemia, complacência pulmonar diminuída, trabalho respiratório aumentado e relação ventilação-perfusão anormal.[1]

QUADRO 28.1. Classificação etiológica do edema pulmonar agudo.

1. Causas hemodinâmicas
- Insuficiência ventricular esquerda
- Obstrução da valva mitral (estenose mitral, mixoma de átrio esquerdo, trombose de átrio esquerdo)
- Arritmias cardíacas
- Hipervolemia

2. Permeabilidade alterada
- Endotoxemia
- Infecção (viral, bacteriana) pulmonar
- Afogamento
- Aspiração pulmonar
- Anafilaxia
- Síndrome do desconforto respiratório agudo

3. Pressão oncótica do plasma diminuída

4. Excesso de pressão intrapleural negativa
- Reexpansão de pneumotórax

5. Miscelânea
- Neurogênico após traumatismo craniano
- Edema pulmonar de altitude
- Embolia pulmonar

FISIOPATOLOGIA

As forças que governam as trocas de fluidos por membrana capilar estão demonstradas no Quadro 28.2, juntamente com a equação de Starling, e incluem as pressões hidrostáticas capilar e intersticial, e as pressões osmóticas geradas pelas proteínas, principalmente pela albumina do plasma e pelo fluido intersticial que circunda o capilar.[2-3]

QUADRO 28.2. Equação de Starling.

$$Qf = Kf(Pc - Pi) - Kp(\pi c - \pi i)$$

Qf	taxa de filtração de fluidos
Kf	coeficiente de transporte de água
Pc	pressão hidrostática capilar
Pi	pressão hidrostática intersticial
Kp	coeficiente de transporte de proteínas
πc	pressão coloidosmótica capilar
πi	pressão coloidosmótica intersticial

Para finalidades práticas, a equação de Starling fornece boa base de entendimento do defeito primário que acarreta o EAP.[4] O balanço das forças principais que atuam em nível capilar pulmonar está esquematizado na Figura 28.1. Dois mecanismos fisiopatológicos são conhecidos, sendo o principal a elevação da pressão hidrostática capilar, em decorrência do aumento da pressão diastólica final do ventrículo esquerdo, por falência ventricular esquerda. Por isso, esse tipo de edema pulmonar é chamado cardiogênico (Figura 28.2). O segundo mecanismo relaciona-se a um aumento da permeabilidade da membrana endotelial do capilar pulmonar, levando a um incremento do fluxo de proteínas do capilar para o espaço intersticial. Mais especificamente, há uma lesão no endotélio vascular impedindo que ele mantenha sua função de membrana semipermeável, acarretando diminuição no coeficiente de transporte da proteína. Como se observa na equação de Starling (Quadro 28.2), a taxa de filtração de fluidos está aumentada. Esse tipo de edema é chamado não cardiogênico.

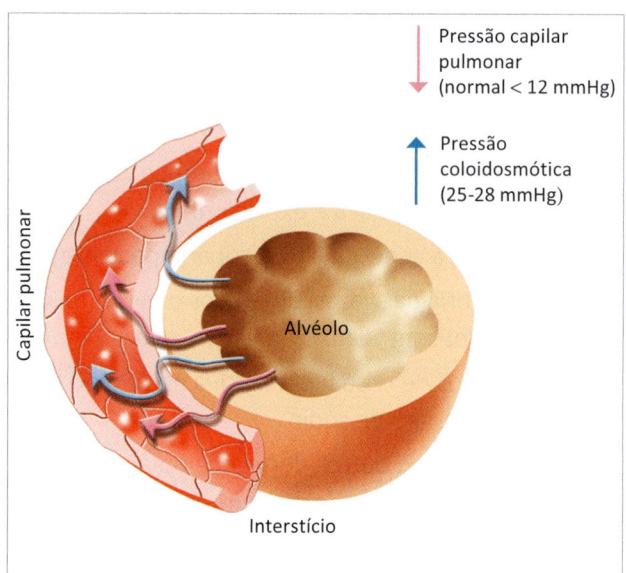

FIGURA 28.1. Forças principais que atuam em nível da membrana alvéolo-capilar.

Os vasos linfáticos desempenham papel fundamental na fisiopatologia do edema pulmonar cardiogênico, possuindo a capacidade funcional de remover o excesso de líquido que se acumula no espaço intersticial pulmonar. Com rápidas elevações da pressão capilar pulmonar, os vasos linfáticos não conseguem aumentar o ritmo de remoção de líquido, e o edema pulmonar ocorre com pressões mais baixas (< 18 mmHg). Nos pacientes com insuficiência cardíaca congestiva (ICC) já existe uma elevação crônica da pressão capilar pulmonar e, consequentemente, maior capacidade de remoção de líquidos pelos vasos linfáticos. Nesse caso, o edema pulmonar vai ocorrer apenas com maiores elevações da pressão capilar pulmonar (acima de 25 mmHg).

O diagnóstico diferencial entre edema pulmonar cardiogênico e não cardiogênico é de extrema importância prática, pois o tratamento e o prognóstico são completamente diferentes.[5-6]

CAPÍTULO 28 Edema Pulmonar no Cardiopata Grave

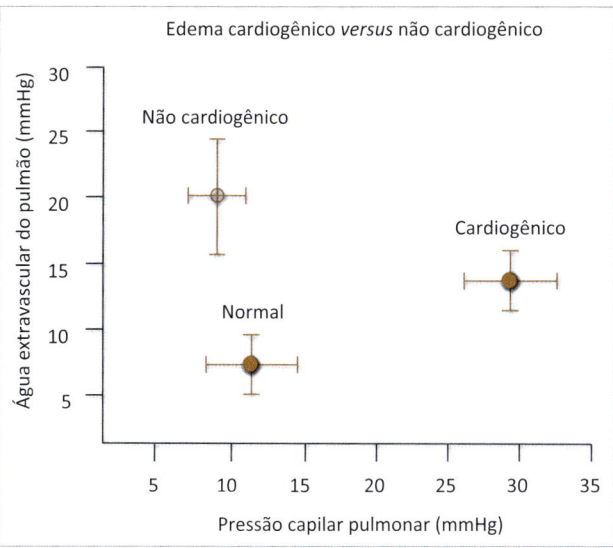

FIGURA 28.2. No EAP cardiogênico, o aumento da pressão hidrostática do capilar pulmonar está menos associado ao aumento de água do pulmão do que na variedade não cardiogênica. Esses dados definem a presença de um defeito primário na permeabilidade dos capilares pulmonares no edema pulmonar não cardiogênico.

Um terceiro mecanismo de edema pulmonar pode ocorrer com redução na pressão oncótica do plasma associada à moderada elevação da pressão hidrostática capilar (Figura 28.3).

ETIOLOGIA

O EAP está quase sempre associado à insuficiência cardíaca aguda ou crônica, podendo ela ser decorrente de diversos mecanismos etiológicos:

- **Aumento da pressão atrial esquerda:** situação que ocorre nos casos de estenose mitral, insuficiência mitral aguda ou crônica, podendo ser de causa reumática, degenerativa ou isquêmica.
- **Disfunção sistólica do ventrículo esquerdo:** nesses casos, ocorre uma variável redução na força de contração do ventrículo esquerdo, levando a um quadro de baixo débito cardíaco, com estimulação do sistema renina-angiotensina-aldosterona e do sistema nervoso simpático, promovendo retenção de água e de sódio, ocasionando o edema pulmonar. Encontram-se nessa situação as cardiomiopatias dilatadas, isquêmicas, valvares e hipertensivas.

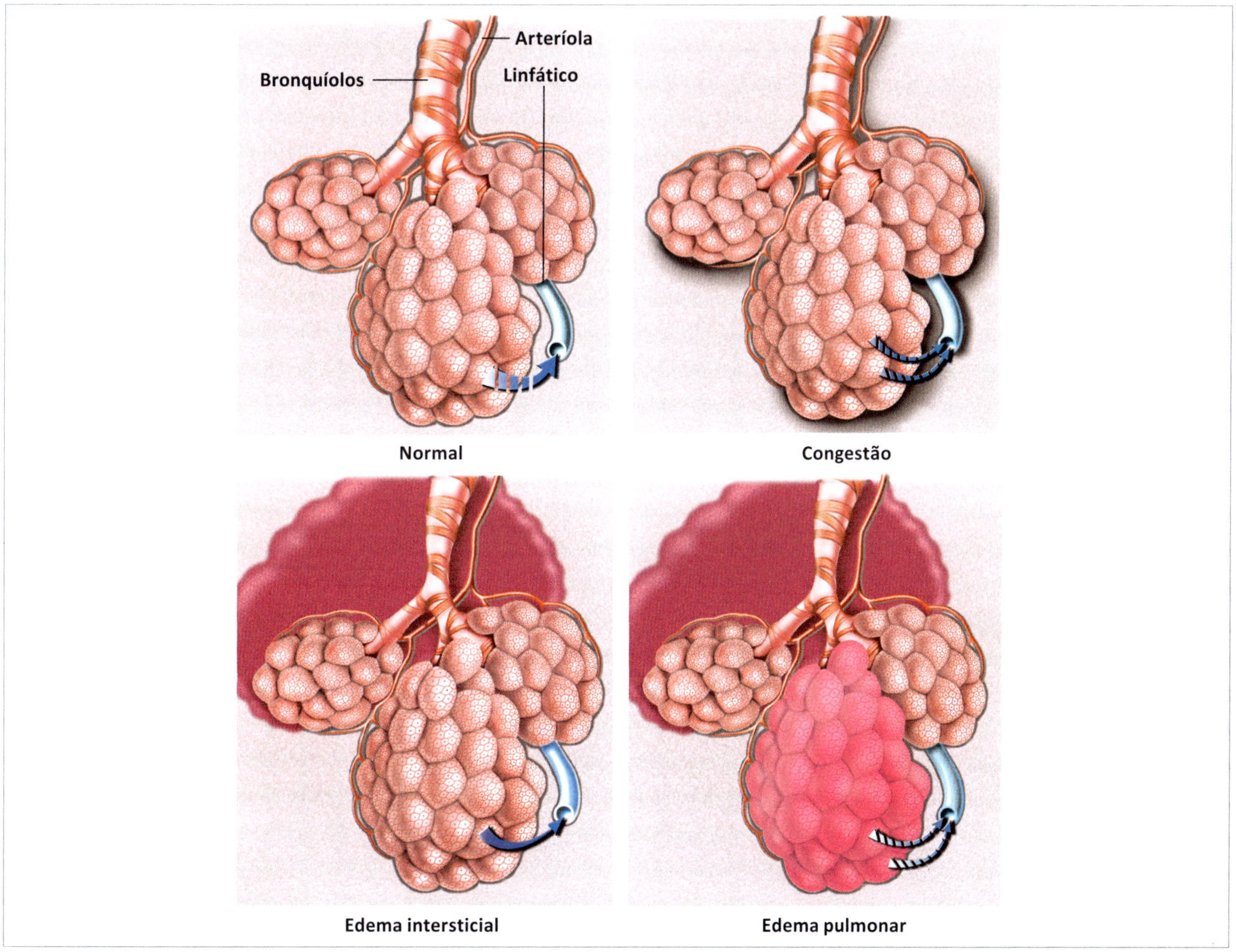

FIGURA 28.3. Três categorias em ordem crescente de acúmulo de água no pulmão, definidos como: congestão pulmonar, edema intersticial e edema pulmonar (alveolar).

- **Disfunção diastólica do ventrículo esquerdo:** por alteração dos mecanismos de relaxamento ventricular, mesmo com a função sistólica normal, a pressão capilar pulmonar pode se elevar rapidamente, levando ao edema pulmonar. Pode ser causada por problemas crônicos, como isquemia miocárdica, cardiomiopatias restritivas e crise hipertensiva.
- **Obstrução da via de saída do ventrículo esquerdo:** leva a uma disfunção diastólica do ventrículo esquerdo. Citam-se os casos de cardiomiopatia hipertrófica, estenose subaórtica e estenose aórtica.

A insuficiência cardíaca pode também ser precipitada por taquiarritmias (Figura 28.4). Raramente, pode ocorrer na ausência de cardiopatia, como o edema pulmonar neurogênico (lesões encefálicas ou hemorragias intracranianas) ou por hiperatividade alfa-adrenérgica (feocromocitoma). O denominador comum a todas essas etiologias é o aumento da pressão capilar pulmonar além de 25 mmHg, daí o termo edema agudo hemodinâmico.

QUADRO CLÍNICO

O diagnóstico de EAP é clínico e suas manifestações são dependentes do volume de líquido presente. Assim, o quadro inicia-se com taquipneia, taquicardia e estertores em bases pulmonares, podendo progredir para dispneia franca, estertoração até os ápices e tosse com expectoração rósea, mimetizando um afogamento. A história clínica é de extrema importância no diagnóstico diferencial entre o edema cardiogênico e o não cardiogênico. O edema cardiogênico geralmente está associado a eventos coronários isquêmicos ou na sequência de uma história de dispneia progressiva, enquanto o edema não cardiogênico ocorre geralmente na vigência de um quadro infeccioso.

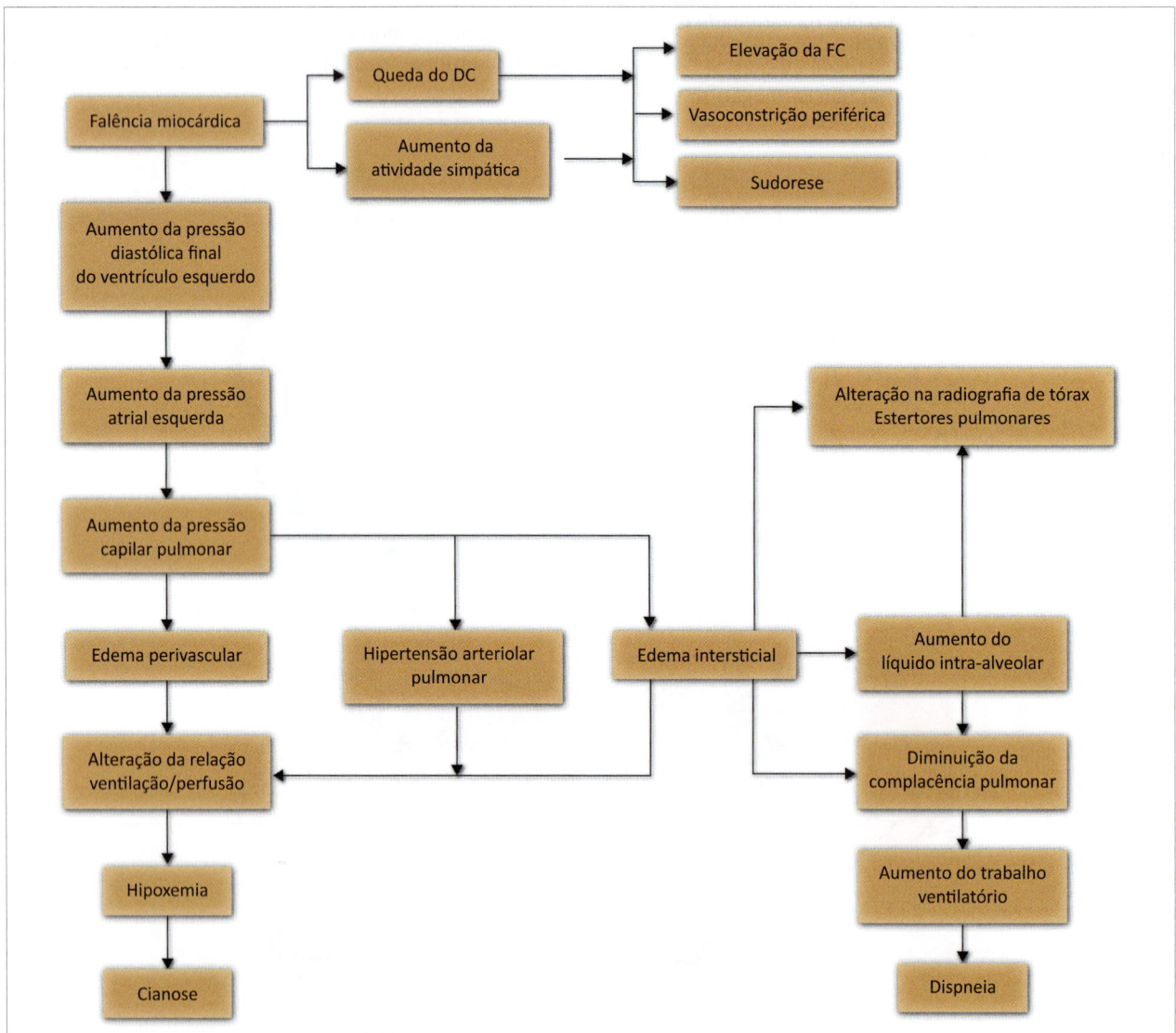

FIGURA 28.4. Sequência fisiopatológica do EAP cardiogênico.
FC: frequência cardíaca; DC: débito cardíaco.

Ao exame físico, constata-se palidez, sudorese fria, cianose de extremidades, utilização de musculatura respiratória acessória com respiração superficial e ruidosa. Pode-se constatar a presença de estase jugular no exame da região cervical. À ausculta pulmonar encontram-se sibilos, estertores crepitantes e subcrepitantes até os ápices. A ausculta cardíaca fica prejudicada pelo quadro respiratório, mas, às vezes, pode-se detectar ritmo de galope ou sopros cardíacos. A pressão arterial pode estar elevada, como em emergências hipertensivas, ou baixa, caracterizando o choque cardiogênico.

EXAMES COMPLEMENTARES
ELETROCARDIOGRAMA

O eletrocardiograma (ECG) é de grande valia no reconhecimento da etiologia do EAP, permitindo iniciar tratamento específico. Bradiarritmias e taquiarritmias podem ser diagnosticadas como fator desencadeante. O ECG pode revelar alterações isquêmicas nas síndromes coronárias agudas, como desnivelamentos do segmento ST, alterações da onda T e aparecimento de ondas Q. Em emergências hipertensivas podem-se verificar alterações crônicas da cardiopatia hipertensiva, como sobrecarga de câmaras esquerdas e alterações da repolarização ventricular. Nas cardiomiopatias, os achados podem ser bloqueios de ramo, sobrecargas de câmaras e áreas eletricamente inativas. Valvopatias podem cursar com sobrecargas atriais e ventriculares, além de fibrilação e *flutter* atrial.

RADIOGRAFIA E TOMOGRAFIA DE TÓRAX (TC DE TÓRAX)

A radiografia de tórax é de fundamental importância no diagnóstico do EAP. A presença de cardiomegalia sugere algum grau de miocardiopatia, enquanto o aumento do átrio esquerdo, do tronco da artéria pulmonar e do ventrículo direito sugerem estenose mitral.

Nos campos pulmonares, o edema intersticial geralmente precede o alveolar. Ambos são descritos a seguir.

EDEMA INTERSTICIAL

O sinal radiológico mais precoce de hipertensão venocapilar pulmonar é a redistribuição do fluxo sanguíneo para o ápice dos pulmões devido ao aumento do calibre dos vasos, a chamada cefalização da trama vascular. Com o aumento progressivo da pressão hidrostática do capilar pulmonar, ocorre transudação de líquido para o espaço intersticial, principalmente na região peri-hilar e nas bases pulmonares (Figura 28.5). Assim, ocorrem perda da nitidez do contorno dos vasos hilares e espessamento das linhas septais intersticiais. Estas aparecem na radiografia de tórax como "traves" horizontais na periferia pulmonar (linhas B de Kerley) ou verticais, estendendo-se da região peri-hilar ao ápice (linhas A de Kerley). Pode haver espessamento das paredes brônquicas devido ao edema da parede brônquica e do interstício peribrônquico. Esse achado não é específico, podendo também ser observado em indivíduos normais ou em portadores de pneumopatia. Espessamento das fissuras pleurais interlobares e derrame pleural são encontrados quando o edema intersticial está mais acentuado.[7]

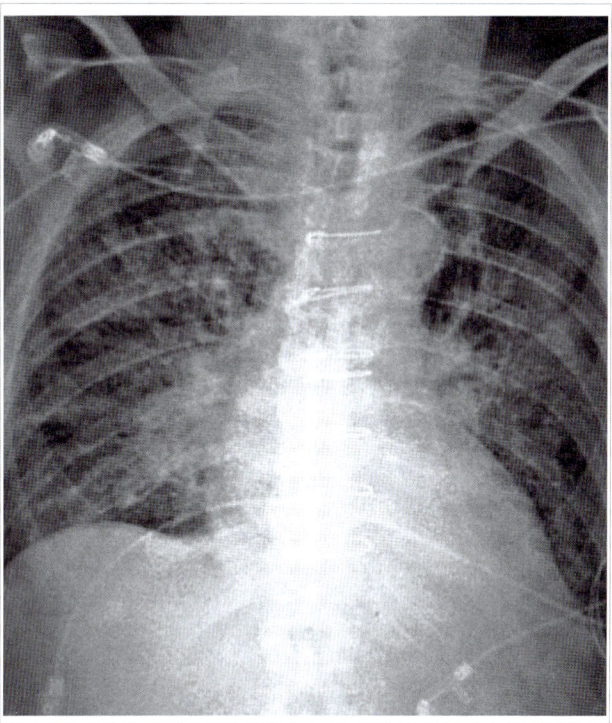

FIGURA 28.5. Radiografia de tórax em paciente com congestão hilar (sugerindo "asa de borboleta") e edema intersticial difuso.

EDEMA ALVEOLAR

Quando a pressão capilar pulmonar ultrapassa 25 mmHg, há extravasamento de líquido para o espaço alveolar, acometendo principalmente a região peri-hilar, mas podendo estender-se até a região cortical e subpleural. O padrão radiológico denominado "asa de borboleta" corresponde a edema alveolar de distribuição predominante peri-hilar. Em outras situações, o infiltrado alveolar forma opacificações de contornos regulares, que podem simular a presença de uma neoplasia pulmonar, imagem denominada "pseudotumor" e que regride com a melhora clínica do paciente (Figura 28.6). A imagem de edema agudo também pode ser unilateral. Após a regressão do EAP, o padrão radiológico pode levar de 12 a 24 horas para voltar à condição anterior.

As imagens tomográficas seguintes demonstram aspectos encontrados em edema pulmonar não cardiogênico (Figura 28.7) e cardiogênico (Figura 28.8).

ACHADOS RADIOLÓGICOS DA TC DE TÓRAX

Para a conclusão do diagnóstico de edema pulmonar cardiogênico, os achados clínicos e a radiografia de tórax

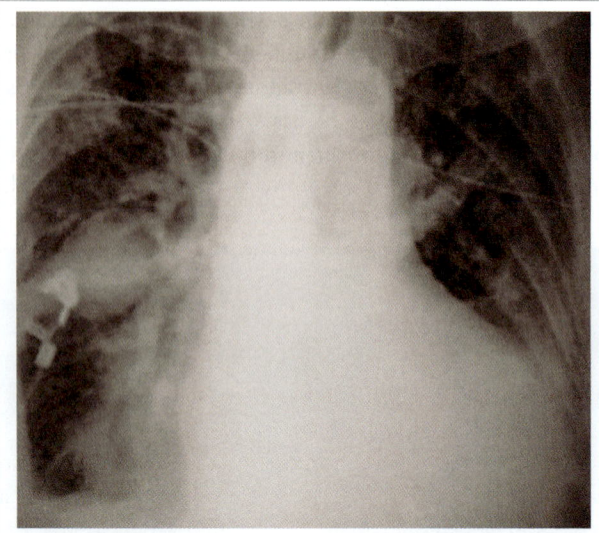

FIGURA 28.6. Radiografia de tórax em paciente (miocardiopata grave) com edema pulmonar, mostrando congestão pulmonar, derrame pleural e intercisural ("tumor fantasma").

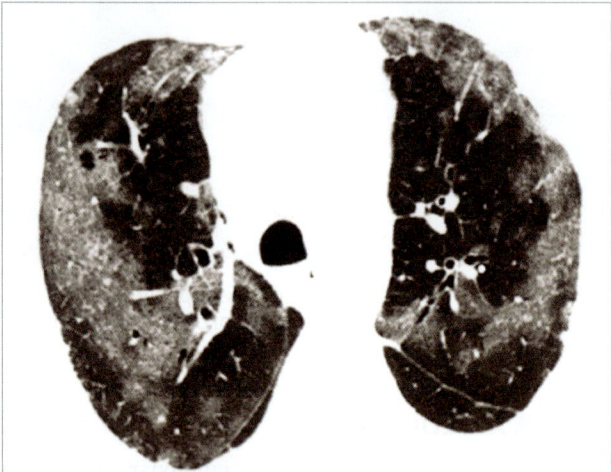

FIGURA 28.7. TC de tórax em paciente com edema pulmonar não cardiogênico: observar padrão de "vidro fosco" ou "despolido", além de áreas de congestão periféricas. Note que a distribuição não se dá no padrão gravitacional dependente, sugerindo que a etiologia mais provável não seja secundária à falência ventricular esquerda.

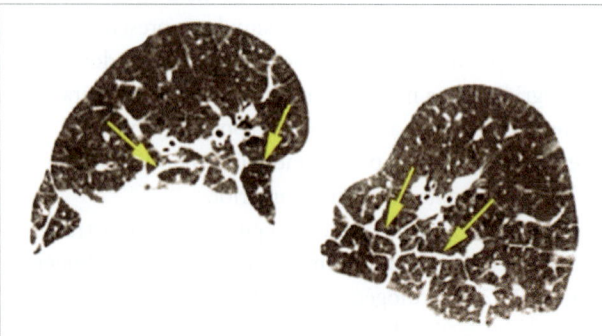

FIGURA 28.8. TC de tórax (posição prona) de paciente com disfunção ventricular esquerda. Observar espessamento do septo e espessamento do interstício com predomínio em regiões gravitacionais dependentes.

geralmente são suficientes. Contudo, o conhecimento dos achados da TC de tórax é fundamental para evitar erros em diagnósticos diferenciais.

Os achados mais comuns são:

- Opacidade em vidro fosco ou despolido (Figura 28.7). Esse achado se deve à opacidade produzida pelo acúmulo de líquido, causado pelo edema alveolar, em conjunto com a presença de ar nas regiões ao seu redor.
- Espessamento do septo interlobular (Figura 28.8), predominante nas porções gravitacionais dependentes e para-hilares.
- Espessamento do interstício peribroncovascular com predomínio para-hilar.
- Espessamento das fissuras pleurais.
- Derrame pleural.

EXAMES LABORATORIAIS

Alguns exames laboratoriais merecem destaque na avaliação desses pacientes:

- **Gasometria arterial:** o padrão gasométrico depende do estágio evolutivo em que se apresenta o EAP. Nos casos de instalação progressiva, encontra-se hipoxemia com hipocapnia devido ao aumento da frequência respiratória. Com a evolução do quadro, há acentuação da hipoxemia e elevação dos níveis de CO_2. Em casos de instalação súbita, a hipoxemia correlaciona-se com o nível de pressão capilar pulmonar e pode ocorrer hipercapnia mais precocemente. Em estágios avançados, pode-se verificar acidose mista.
- **Hemograma:** exame que ajuda na detecção de anemia ou leucocitose, auxiliando no diagnóstico de um quadro infeccioso concomitante.
- **Marcadores de necrose miocárdica:** a dosagem sequencial da fração MB da creatinofosfoquinase (CKMB) e troponina (T ou I) são de fundamental importância para a exclusão ou confirmação de um infarto agudo do miocárdio (IAM) com ou sem supradesnivelamento do segmento ST, principalmente quando o ECG não for diagnóstico. A dosagem de mioglobina é de grande importância na exclusão de um infarto, por ser sensível e com pico de elevação precoce.
- **Perfil bioquímico:** a dosagem de sódio, potássio, creatinina e ureia permite o reconhecimento de uma disfunção renal, assim como detectar uma hipocalemia que poderia ser responsável por uma taquiarritmia.
- **Peptídeo natriurético cerebral tipo B (BNP) e NT-proBNP:** constitui-se em importante instrumento para o diagnóstico diferencial entre dispneia de origem cardíaca e não cardíaca, além de auxiliar no diagnóstico, prognóstico e monitorização terapêutica dos casos de insuficiência cardíaca descompensada.[8] (Quadro 28.3).

QUADRO 28.3. Graus de recomendação e níveis de evidência para o uso de BNP na insuficiência cardíaca descompensada, segundo a European Society of Cardiology (ESC).

Condição	Grau de recomendação	Nível de evidência
Diagnóstico diferencial	II A	B
Acompanhamento terapêutico	II A	B
Avaliação prognóstica	II A	C

O valor do BNP no diagnóstico diferencial entre dispneia de origem cardíaca e não cardíaca na chegada do paciente ao departamento de emergência ou à unidade de terapia intensiva foi avaliado em um grande estudo abordando mais de 1.500 pacientes. Desses, metade apresentava sinais de insuficiência cardíaca (por análise ecocardiográfica, radiografia de tórax e exame físico) e metade não apresentava sinais de insuficiência cardíaca. O valor do BNP foi significativamente maior no grupo com sinais de insuficiência cardíaca (675 × 110 pg/mL). A acurácia do uso do BNP nesses casos se mostrou igual ou até melhor que a história clínica, o exame físico e os dados diagnósticos, como cardiomegalia ou disfunção ventricular ao ecocardiograma. O uso do BNP em pacientes já internados em UTI é questionável. Em um estudo abordando 40 pacientes, que apresentavam dispneia e estavam monitorizados com cateter de artéria pulmonar, observou-se uma pobre relação entre os níveis de BNP e os valores de pressão capilar pulmonar, principalmente naqueles com algum grau de insuficiência renal.[9-11]

- **D-dímero:** a dosagem do D-dímero tem importância no diagnóstico e principalmente na exclusão de processos trombóticos agudos, quando normal. Nesse caso, permite o diagnóstico diferencial entre EAP e tromboembolismo pulmonar.

ECOCARDIOGRAMA

É um exame de fundamental importância para a definição etiológica de certos casos. Permite a avaliação da contratilidade miocárdica global e segmentar, neste caso avaliando comprometimento isquêmico. A função sistólica do ventrículo esquerdo é quantificada pela fração de ejeção e pela porcentagem de encurtamento. A avaliação da função diastólica é importante, já que cerca de 40% dos pacientes com sinais de insuficiência cardíaca apresentam função sistólica normal. O ecocardiograma detecta e quantifica disfunções valvares primárias e secundárias à dilatação ventricular. Permite diagnosticar complicações mecânicas do IAM, como disfunção ou rotura de músculo papilar, aneurisma ventricular, comunicação interventricular e rotura da parede livre do ventrículo.

MONITORIZAÇÃO HEMODINÂMICA

A monitorização com cateter de artéria pulmonar tinha grande importância no passado, principalmente nos casos em que, pela propedêutica tradicional, o diagnóstico diferencial entre edema cardiogênico e não cardiogênico apresentava-se incerto. Hoje ela está em desuso, principalmente em casos de EAP, sendo utilizados nesses casos métodos não invasivos, como o ecocardiograma à beira do leito, buscando definir alterações hemodinâmicas e seguir o efeito do tratamento.

TRATAMENTO
MEDIDAS GERAIS

O paciente deve ser monitorizado e posicionado em decúbito elevado. Com isso, há redução do retorno venoso e consequentemente da pré-carga. O líquido tenderá a acumular-se nas bases pulmonares, melhorando a relação ventilação-perfusão. Além disso, a posição sentada facilita a movimentação diafragmática pela ação da gravidade, diminuindo o trabalho respiratório. Uma medida adotada por muitos anos e deixada de lado nos dias atuais foi o garroteamento dos membros, com o objetivo de diminuir o retorno venoso e, consequentemente, a pré-carga para o ventrículo esquerdo. A sequência de condutas no EAP está esquematizada no Quadro 28.4.

QUADRO 28.4. Conduta no edema pulmonar agudo.

- Medidas gerais: posicionamento do paciente, decúbito
- Oxigenoterapia
- Sulfato de morfina EV
- Diurético EV
- Nitroglicerina SL, TD ou EV
- Máscara facial/máscara CPAP/ventilação mecânica: hipóxia grave sem resposta rápida ao tratamento ou acidose respiratória
- Trombólise ou revascularização miocárdica (angioplastia ou cirurgia) quando IAM/isquemia miocárdica
- Droga vasoativa: instabilidade hemodinâmica (nitroprussiato, dobutamina e dopamina)
- Correção da doença de base (p. ex.: plastia ou troca valvar em insuficiência mitral aguda), quando possível

EV: via endovenosa; SL: sublingual; TD: transdérmico; CPAP = pressão positiva contínua das vias aéreas; IAM: infarto agudo do miocárdio.

OXIGENOTERAPIA E VENTILAÇÃO

Cateteres nasais não são efetivos no EAP, pois o paciente costuma respirar pela boca. O oxigênio é mais bem administrado por meio de máscara facial tipo Venturi, que oferece frações inspiradas de oxigênio de até 100%, devendo manter uma saturação de oxigênio acima de 90%. A correção da hipoxemia causa diminuição da pressão arterial pulmonar média e aumento do débito cardíaco. Caso o paciente continue a manifestar sinais de insuficiência respiratória e hipoxemia, deve-se iniciar ventilação com pressão positiva, que pode ser oferecida de modo não invasivo com máscara CPAP.[12-13] A CPAP tem diversos efeitos demonstrados.

Efeitos hemodinâmicos

- Redução da pré-carga pelo aumento da pressão intratorácica, que leva à diminuição do retorno venoso e da pressão venosa central.
- Redução da pós-carga em virtude do aumento do gradiente pressórico entre o ventrículo esquerdo e as artérias extratorácicas, contribuindo também para o aumento do débito cardíaco. A pressão positiva também diminui a dilatação das câmaras cardíacas, otimizando sua função contrátil.

Efeitos pulmonares

- Recrutamento de unidades alveolares previamente não ventiladas e compressão de capilares pulmonares. Com isso, melhoram a relação ventilação-perfusão e as trocas gasosas.
- Diminuição do trabalho respiratório pela adição de um alto fluxo ao circuito, auxiliando na inspiração, e pela redução da carga imposta à musculatura respiratória.

Inúmeros estudos demonstraram que o uso da CPAP diminuiu a necessidade de intubação orotraqueal e ventilação mecânica no EAP. Atualmente, é considerada uma medida terapêutica de eleição, especialmente em casos graves, e não apenas uma medida de suporte.

O momento de realizar intubação orotraqueal deve ser ponderado pelo médico. Muitas vezes, o desconforto respiratório intenso, acompanhado de agitação psicomotora, sudorese e cianose, pode persuadir o médico a indicar esse procedimento imediatamente. A acidose refratária, hipoxemia na vigência de CPAP e hipercapnia persistente constituem indicações para proceder à intubação orotraqueal. No entanto, a colocação de cânula traqueal requer decúbito mais baixo, interrupção momentânea da administração de oxigênio e sedação, além de ser procedimento que pode elevar a pressão arterial sistêmica e a pressão hidrostática do capilar pulmonar. Situações de grave instabilidade hemodinâmica, como choque ou arritmias graves, requerem pronta intubação, além das medidas clínicas específicas.[14-16]

SULFATO DE MORFINA

Opiáceos, como o sulfato de morfina, são extremamente úteis e bem tolerados no tratamento do EAP. Doses de 2 mg de morfina devem ser administradas em intervalos de 1 a 2 minutos até que a ansiedade provocada pelo desconforto respiratório seja aliviada. A morfina também reduz a pré-carga e os reflexos pulmonares responsáveis pela dispneia. Apesar de bem tolerada, pode provocar broncoconstrição por liberação de histamina e hipoventilação. Naloxone na dose de 0,4 mg em intervalos de 3 minutos, é antídoto específico de opiáceos.

DIURÉTICOS

Diuréticos de alça, como a furosemida, na dose de 40 a 80 mg, administrados por via endovenosa, têm efeito imediato por aumentar a capacitância venosa. Assim, esses diuréticos diminuem a pré-carga antes de induzir diurese. O pico de diurese geralmente ocorre após 30 minutos da administração da droga.

TERAPIA VASODILATADORA

O uso de nitratos sublinguais repetidos a cada 5 a 10 minutos é de grande valor na terapêutica inicial do EAP, seja de etiologia isquêmica ou não. Podem ser ministrados antes que se obtenha um acesso venoso. Podemos utilizar ainda a nitroglicerina transdérmica, que começa a agir em 30 minutos, com pico de ação em 2 horas. A seguir, caso não ocorra resposta com as medidas terapêuticas iniciais e se o paciente não estiver hipotenso, inicia-se nitroglicerina endovenosa na dose de 0,3 a 0,5 µg/kg/min. Em pacientes cuja resposta com a nitroglicerina foi insatisfatória, ou em casos de emergências hipertensivas, insuficiência aórtica ou mitral aguda, utiliza-se o nitroprussiato de sódio na dose inicial de 0,1 µg/kg/min, titulando-se a dose até a resolução do EAP ou até que a pressão sistólica atinja 90 mmHg.

DROGAS VASOATIVAS

Nos casos de deterioração ventricular, faz-se necessário o uso de inotrópicos, como a dopamina e a dobutamina, e, caso ocorra hipotensão refratária, podemos utilizar noradrenalina, procurando manter as condições hemodinâmicas. Agentes inodilatadores já em uso, como o milrinone, podem trazer efeitos benéficos imediatos nesse grupo de pacientes, porém dados referentes à mortalidade não encorajam o seu uso.

TRATAMENTO DA DOENÇA DE BASE

Associado a todas essas medidas citadas anteriormente, não podemos nos esquecer do tratamento da causa do EAP. É importante o uso da terapêutica antitrombótica e da reperfusão nos casos isquêmicos, da cardioversão nas arritmias instáveis e da estimulação elétrica artificial nos casos de bradiarritmia.

REFERÊNCIAS BIBLIOGRÁFICAS

1. Bernard GR, Bigtram R. Pulmonary edema: pathophysiologic mechanisms and new approaches to therapy. Chest. 1986;89:549.
2. Brigham KL, Snell Jr JD, Harris TR, Marshall S, Haynes J, Bowers RE, et al. Indicator dilution lung water and vascular permeability in humans. Circ Res. 1979;44:523.
3. Harris P, Heath D. Pulmonary edema. In: Harris P, Heath D. The human pulmonary circulation. 3.ed. New York: Churchill Livingstone, 1986. p.373 83.
4. Starling EH. On the absorption of fluids from the connective tissue space. J Physiol (Lond). 1986;19:312.
5. Parker JC, Parker RE, Granger DN, Granger DN, Taylor AE. Vascular permeability and transvascular fluid and protein transport in the day lung. Circ Res. 1981;48:5491.
6. Taylor AE, Barnard JW, Barman SA, et al. Fluid balance. In: Crystal RG. The lung: scientific foundations. New York: Raven Press, 1991. p.1156 8.
7. Turner AF, Lan FV, Jacobson G. A method for the estimation of pulmonary venous and arterial pressures from the routine chest roentgenogram. Am J Roentgenol Radium Ther Nucl Med. 1972;116:97.

8. Mueller C, Scholer A, Laule-Kilian K, Martina B, Schindler C, Buser P, et al. Use of B-type natriuretic peptide in the evaluation and management of acute dyspnea. N Engl J Med. 2004;350:647.
9. Januzzi Jr JL, Camargo CA, Anwaruddin S, Baggish AL, Chen AA, Krauser DG, et al. The N-terminal Pro-BNP investigation of dyspnea in the emergency department (PRIDE) study. Am J Cardiol. 2005;95:948.
10. Maisel AS, Krishnaswamy P, Nowak RM, McCord J, Hollander JE, Duc P, et al. Rapid measurement of B-type natriuretic peptide in the emergency diagnosis of heart failure. N Engl J Med. 2002;347:161.
11. Januzzi Jr JL, Camargo CA, Anwaruddin S, Baggish AL, Chen AA, Krauser DG, et al. The N-terminal Pro-BNP investigation of dyspnea in the emergency department (PRIDE) study. Am J Cardiol. 2005;95:948.
12. Masip J, Betbese AJ, Paez J, Vecilla f, Cañizares R, Padró J, et al. Non-invasive pressure support ventilation versus conventional oxygen therapy in acute cardiogenic pulmonary edema: a randomised trial. Lancet. 2000;356:2126.
13. Rasanen J, Heikkila J, Downs J, Nikki P, Väisänen I, Viitanen A. Continuous positive airway pressure by face mask in acute cardiogenic pulmonary edema. Am J Cardiol. 1985;55:296.
14. Figuesias J, Weil MH. Blood volume prior to and following treatment of acute cardiogenic pulmonary edema. Circulation. 1978;57:349.
15. Figuesias J, Weil MH. Hypovolemia and hypotension complicating management of acute cardiogenic pulmonary edema. Am J Cardiol. 1979;44:1349.
16. McMurray J, Adamopoulos S, Anker S, Auricchio A, Böhm M, Dickstein K, et al. ESC guidelines for the diagnosis and treatment of acute and chronic heart failure 2012: The Task Force for the Diagnosis and Treatment of Acute and Chronic Heart Failure 2012 of the European Society of Cardiology. Developed in collaboration with the Heart. Eur J Heart Fail. 2012;14:803-69.

CAPÍTULO 29

SÍNDROME AGUDA DA INSUFICIÊNCIA CARDÍACA

Flávio de Souza Brito
Alexandre Mebazaa
Fernando Bacal

DESTAQUES

- Insuficiência cardíaca aguda (ICA) é o termo utilizado para definir o rápido aparecimento ou a piora evidente de sinais e sintomas de insuficiência cardíaca, resultando na necessidade urgente de terapia.
- De acordo com os dados dos registros internacionais OPTIMIZE-HF (*Organized Program to Initiate Lifesaving Treatment in Hospitalized Patients with Heart Failure*) e ADHERE (*Acute Decompensated Heart Failure National Registry*), os pacientes com ICA têm, em média, entre 72 e 73 anos e apresentam história prévia de insuficiência cardíaca (IC).
- Os principais fatores responsáveis pelos sintomas agudos de IC são: sobrecarga hídrica, não aderência medicamentosa, isquemia miocárdica, arritmias, lesões mecânicas cardíacas agudas, aumento da resistência vascular periférica e alteração da pós-carga, disfunção diastólica, síndrome cardiorrenal, ativação neuro-hormonal e inflamatória, dissincronia ventricular e ativação plaquetária.
- Duas grandes categorias de pacientes com ICA foram descritas e devem ser utilizadas para facilitar o diagnóstico e guiar a terapia nesse grupo de pacientes. Pacientes com ICA podem apresentar-se com descompensação cardíaca aguda e descompensação vascular aguda.
- Para o diagnóstico de ICA na sala de emergência, o escore derivado do estudo PRIDE (*ProBNP Investigation of Dyspnea in the Emergency Department*) possui as maiores especificidade (84%) e sensibilidade (96%) entre os escores já publicados. Paciente com mais de 6 pontos no escore de PRIDE têm alta probabilidade de ICA à admissão.
- Ureia > 86 mg/dL, cretinina > 2,75 mg/dL, PAS < 115 mmHg, elevação dos níveis de troponina, elevação significativa dos níveis de BNP e Na$^+$ sérico < 136 mEq/L são marcadores de alto risco no cenário da ICA.
- O INTERMACS (*The Interagency Registry for Mechanically Assisted Circulatory Support*) é um registro norte-americano de dispositivos de assistência ventricular mecânica que é utilizado para guiar o tratamento de pacientes com insuficiência cardíaca avançada.
- A congestão sistêmica não é somente um marcador de eventos adversos, mas também o principal preditor de piora da função renal durante a internação por ICA.
- Vasodilatadores endovenosos são frequentemente utilizados no tratamento de pacientes com ICA, e apesar da ausência de evidências importantes na redução de desfechos duros como mortalidade, são importantes na redução da necessidade de ventilação mecânica.
- Dobutamina, milrinone e levosimendana são os principais inotrópicos aprovados e disponíveis para uso clínico.
- Pacientes com choque cardiogênico não responsivo ao tratamento clínico com diuréticos, vasodilatadores e inotrópicos podem ser considerados os dispositivos de assistência ventricular (DAV).

DEFINIÇÃO

ICA é o termo utilizado para definir o rápido aparecimento ou a piora evidente de sinais e sintomas de insuficiência cardíaca, resultando na necessidade urgente de terapia. Alterações estruturais ou funcionais do coração levando à incapacidade de ejetar e/ou acomodar sangue dentro de valores pressóricos fisiológicos geram esta grave condição clínica. Como doença aguda e potencialmente fatal, que requer atenção multidisciplinar imediata, geralmente ocasiona admissão hospitalar.[1]

CARACTERÍSTICAS EPIDEMIOLÓGICAS DOS PACIENTES DESCOMPENSADOS

De acordo com os dados dos registros internacionais OPTIMIZE-HF e ADHERE, os pacientes com ICA têm, em média, entre 72 e 73 anos de idade e apresentam história prévia de IC. Metade dos pacientes tem fração de ejeção preservada, 40% são diabéticos e um terço tem algum grau de insuficiência renal ou de fibrilação atrial. Cinquenta por cento dos pacientes admitidos têm pressão arterial sistólica (PAS) > 140/90 mmHg e somente 3% dos pacientes apresentam PAS < 90 mmHg.[1-2] Nos EUA, estima-se que ocorram 3 milhões de admissões hospitalares anualmente por IC, e que a cada quatro pacientes liberados um será readmitido por IC dentro dos 30 dias posteriores à alta hospitalar.[3]

No Brasil, de acordo com dados do DATASUS, referentes ao ano de 1997, IC foi responsável por 3,6% de todas as admissões e por 37% das internações decorrentes de problemas do aparelho circulatório. Os gastos despendidos exclusivamente com as internações por IC representaram 4,7% (ou aproximadamente 150 milhões de reais) do dinheiro gasto com admissões hospitalares no SUS. Já em 2007, os dados provenientes da mesma fonte, apresentaram diminuição do número de internações hospitalares por IC. Em 2012, de 1.137.572 internações por doenças do aparelho circulatório, 21,5% ocorreram por IC com mortalidade de 9,5% na internação e 70% dos casos na faixa etária acima dos 60 anos.[1,4]

Espera-se que os resultados do estudo BREATHE – o Primeiro Registro Brasileiro de Insuficiência Cardíaca – tragam detalhes fidedignos sobre as características demográficas, clínicas e prognósticas dos pacientes admitidos por insuficiência cardíaca descompensada no Brasil.[1,5]

FISIOPATOLOGIA

A fisiopatologia da ICA envolve diversos mecanismos complexos que atuam conjuntamente gerando a descompensação de um quadro clínico crônico estável ou o surgimento agudo de sintomas não presentes anteriormente. Os principais fatores responsáveis pelos sintomas agudos de IC são: sobrecarga hídrica, não aderência medicamentosa, isquemia miocárdica, arritmias, lesões mecânicas cardíacas agudas, aumento da resistência vascular periférica e alteração da pós-carga, disfunção diastólica, síndrome cardiorrenal, ativação neuro-hormonal e inflamatória, dissincronia ventricular e ativação plaquetária.[6]

Entretanto, podemos dividir o mecanismo de descompensação em dois momentos distintos. A fase inicial ou *trigger* e a fase de amplificação da descompensação. Em linhas gerais, a fase inicial é predominantemente causada por diminuição aguda da contratilidade ventricular. A não aderência medicamentosa, o acúmulo excessivo de fluidos e o aumento agudo da resistência vascular periférica (pós-carga) são os principais responsáveis pela fase inicial. Uma vez iniciado, o processo de descompensação será amplificado por isquemia e necrose miocárdica secundária (evidenciada pela liberação de troponina), falência respiratória e hipoxemia, ativação neuro-hormonal inflamatória, piora do desempenho ventricular direito (por hipoxemia e vasoconstrição pulmonar secundária à congestão), insuficiência renal aguda e taquiarritmias. Impedir a ocorrência da fase inicial e tratar as consequências da fase de amplificação são os principais desafios no manejo dos pacientes com ICA.[6]

PRINCIPAIS FATORES DE DESCOMPENSAÇÃO

Os fatores precipitantes de ICA mais comuns devem ser investigados durante a avaliação inicial e prontamente reconhecidos, pois o correto manejo da causa de descompensação é crucial para o sucesso do tratamento subsequente e para a diminuição dos índices de readmissão hospitalar. São fatores precipitantes fundamentais: não aderência medicamentosa, não aderência à restrição hidrossalina, síndromes coronarianas agudas, hipertensão arterial sistêmica e presença de pneumonia[1,7-8] (Quadro 29.1).

> **QUADRO 29.1.** Principais fatores de descompensação aguda de IC. *Checklist* durante avaliação inicial.
>
> - Má aderência terapêutica medicamentosa, restrição hidrossalina inadequada
> - Isquemia miocárdica aguda (afastar síndromes coronarianas agudas verdadeiras)
> - Hipertensão arterial não controlada
> - Fibrilação atrial e outras arritmias
> - Tromboembolismo pulmonar
> - Outras alterações cardíacas agudas (p. ex.: endocardite, miopericardites, dissecção aórtica)
> - Introdução recente de drogas inotrópicas negativas (p. ex.: diltiazem, nifedipina, betabloqueador)
> - Uso de drogas que aumentam a retenção hídrica (p. ex.: corticosteroides, anti-inflamatórios, glitazonas)
> - Intoxicação digitálica
> - Uso abusivo de álcool ou drogas ilícitas
> - Infecções ativas (p. ex.: pneumonia)
> - Anormalidades endocrinológicas (p. ex.: diabetes melito, hipo ou hipertireoidismo)
> - Outras alterações cardíacas agudas (p. ex.: endocardite, miopericardites, dissecção aórtica)
> - Gravidez
> - Anemias e carências nutricionais
> - Insuficiência renal
> - Depressão e fatores sociais agravantes

APRESENTAÇÃO CLÍNICA

Duas grandes categorias de pacientes com ICA foram descritas e devem ser utilizadas para facilitar o diagnóstico e guiar a terapia nesse grupo de pacientes. Pacientes com ICA podem apresentar-se com:

- **Descompensação cardíaca aguda:** resultado da relativamente lenta (dias a semanas) deterioração de IC crônica grave. Essa deterioração tem sido, tradicionalmente, atribuída à não aderência terapêutica (dieta, fármacos e restrição hídrica) ou à diminuição de contratilidade secundária à injúria miocárdica isquêmica.
- **Descompensação vascular aguda:** resultado da rápida e progressiva elevação da pressão arterial (PA) e consequentemente da pressão capilar pulmonar, acompanhada por dispneia aguda grave. Quadro clínico usualmente conhecido como "edema pulmonar agudo". Na maioria dos casos, o aumento da resistência vascular periférica, sobreposta à redução da contratilidade cardíaca (mesmo nos casos em que a fração de ejeção é relativamente preservada), gera hipertensão grave e aumento desproporcional da pós-carga ventricular.[7]

Pang e Gheorghiade[9] dividiram os pacientes com ICA em oito perfis clínicos mais detalhados de acordo com as características clínicas e a incidência, quais sejam:

a) **PA elevada (PAS > 160 mmHg):** responsável por 25% dos casos. Congestão pulmonar (clínica e radiográfica) com ou sem congestão sistêmica. Os pacientes têm, usualmente, a fração de ejeção preservada.

b) **PA normal ou moderadamente elevada:** cerca de 50% dos casos de ICA admitidos nas unidades de emergência têm este perfil clínico. A descompensação ocorre gradualmente e está associada com congestão sistêmica. Congestão pulmonar pode ser mínima em pacientes com IC avançada.

c) **PA baixa (< 90 mmHg):** na maioria dos casos existe a associação de baixo débito cardíaco extremo e diminuição da função renal. Apenas 8% dos pacientes apresentam-se com esse perfil clínico.

d) **Choque cardiogênico:** aparecimento súbito, usualmente complicando infarto agudo do miocárdio, miocardite fulminante e doença valvar aguda. Contribui com menos de 1% de todos os casos com ICA.

e) *Flash* **edema agudo:** início abrupto de dispneia frequentemente associado à hipertensão sistêmica grave. Cerca de 3% dos pacientes se enquadram nesse perfil clínico.

f) **Síndrome coronariana aguda e ICA:** dos pacientes admitidos na unidade de emergência devido à síndrome coronariana aguda (SCA), 25% apresentam sinais ou sintomas de IC. Usualmente, os sintomas são revertidos após o tratamento da isquemia.

g) **Falência ventricular direita isolada:** poucos dados epidemiológicos relativos a esse perfil clínico são conhecidos. É resultado do aumento abrupto (p. ex.: embolia pulmonar maciça) ou lento da pressão pulmonar (IC diastólica) ou de doenças intrínsecas do ventrículo direito.

h) **IC pós-cirurgia cardíaca:** acomete pacientes com ou sem disfunção ventricular prévia, geralmente no período pós-operatório imediato. Pode ser induzida por sobrecarga volêmica, por piora da função diastólica ou por proteção miocárdica inadequada no intraoperatório.[9]

Entretanto, para definir o perfil clínico-hemodinâmico na sala de emergência, três padrões principais de apresentação devem ser definidos após a admissão:

- **IC crônica descompensada:** pacientes com perfusão periférica adequada (quente) e congestão pulmonar/periférica (úmida).
- **Choque hemodinâmico:** pacientes com perfusão periférica inadequada (frio) com ou sem congestão pulmonar ou sistêmica (úmido ou seco). História prévia de IC com disfunção sistólica grave ou choque cardiogênico pós-infarto agudo do miocárdio são as principais causas.
- **Edema pulmonar agudo:** aumento agudo da pressão capilar pulmonar devido à emergência hipertensiva, isquemia miocárdica ou distúrbio mecânico valvar. Ocorre sequestro volêmico pulmonar com potencial hipovolemia periférica relativa.

DIAGNÓSTICO E TRATAMENTO
FASE PRÉ-HOSPITALAR

Em pacientes com dispneia aguda secundária à IC, o período pré-hospitalar é de fundamental importância para a posterior sobrevida desse grupo de pacientes. Estudo recente demonstrou que o intervalo entre o início dos sintomas de ICA aguda e a admissão em uma unidade de emergência está diretamente relacionada com o risco de morte intra-hospitalar. Pacientes com sintomas de ICA que levaram mais de 45 minutos para serem admitidos em uma unidade hospitalar apresentaram maiores taxas de mortalidade durante a internação.[11] A ultrassonografia na sala de emergência, utilizando ferramentas, como a avaliação rápida do trinômio pulmão-coração-veia cava inferior, é uma técnica promissora no cenário diagnóstico pré-hospitalar, já que a presença de linhas B pulmonares (artefatos também chamados de "cauda de cometa") são evidentes em casos de edema pulmonar), de FE < 40% associada à presença de regurgitação mitral e tricúspide e de colapsibilidade da veia cava inferior < 50% são achados extremamente acurados para o diagnóstico de dispneia aguda secundária à IC.[10] Entre aqueles pacientes que foram corretamente diagnosticados, o uso de nitroglicerina, furosemida e morfina intravenosas no período pré-hospitalar diminuiu a mortalidade por todas as causas.[12] Do mesmo modo, o uso de pressão positiva contínua das vias aéreas (CPAP) no período pré-hospitalar aumentou o nível de oxigenação e diminuiu em 50% a necessidade de intubação orotraqueal em pacientes com ICA.[13]

FASE HOSPITALAR
Avaliação clínica e PRIDE escore

Para que um diagnóstico acurado e uma estratificação de risco correta sejam realizados ainda na unidade de emergência, a história clínica, os fatores sociais e demográficos, o exame físico direcionado, os exames laboratoriais, os marcadores de injúria e de estresse miocárdico e a avaliação precoce das terapias instituídas devem ser obtidos dentro das duas primeiras horas de admissão[14] (Figura 29.1).

Presença de terceira bulha e turgência jugular são os achados de exame físico mais específicos para o diagnóstico de IC. Outros achados fundamentais, que devem ser ativamente procurados são: edema de membros inferiores, hepatomegalia, ascite, taquicardia, hipotensão arterial, alteração do nível de consciência, pulso filiforme e extremidades frias.[1]

Para o diagnóstico de ICA na sala de emergência, o escore derivado do estudo PRIDE possui maior especificidade (84%) e sensibilidade (96%) entre os escores já publicados. Paciente com mais de 6 pontos no escore de PRIDE têm alta probabilidade de ICA à admissão[15] (Quadro 29.2).

QUADRO 29.2. Escore de PRIDE para insuficiência cardíaca aguda.

Preditores	Pontos
NT-proBNP elevado (> 450 pg/mL para pacientes < 50 anos e > 900 pg/mL para pacientes > 50 anos)	4
Radiografia de tórax evidenciando edema pulmonar intersticial	2
Ortopneia	2
Ausência de febre	2
Uso atual de diurético de alça	1
Idade > 75 anos	1
Estertores crepitantes no exame pulmonar	1
Ausência de tosse	1
Pontos possíveis	14

Pacientes admitidos em unidade de emergência com mais de 6 pontos no escore apresentam sensibilidade de 94% e especificidade de 86% para o diagnóstico de ICA.

Critérios para internação hospitalar

Ureia > 86 mg/dL, creatinina > 2,75 mg/dL, PAS < 115 mmHg, elevação dos níveis de troponina, elevação significativa dos níveis de BNP e Na$^+$ sérico < 136 mEq/L são marcadores de alto risco no cenário da ICA e podem servir como parâmetros auxiliares para a decisão de manter

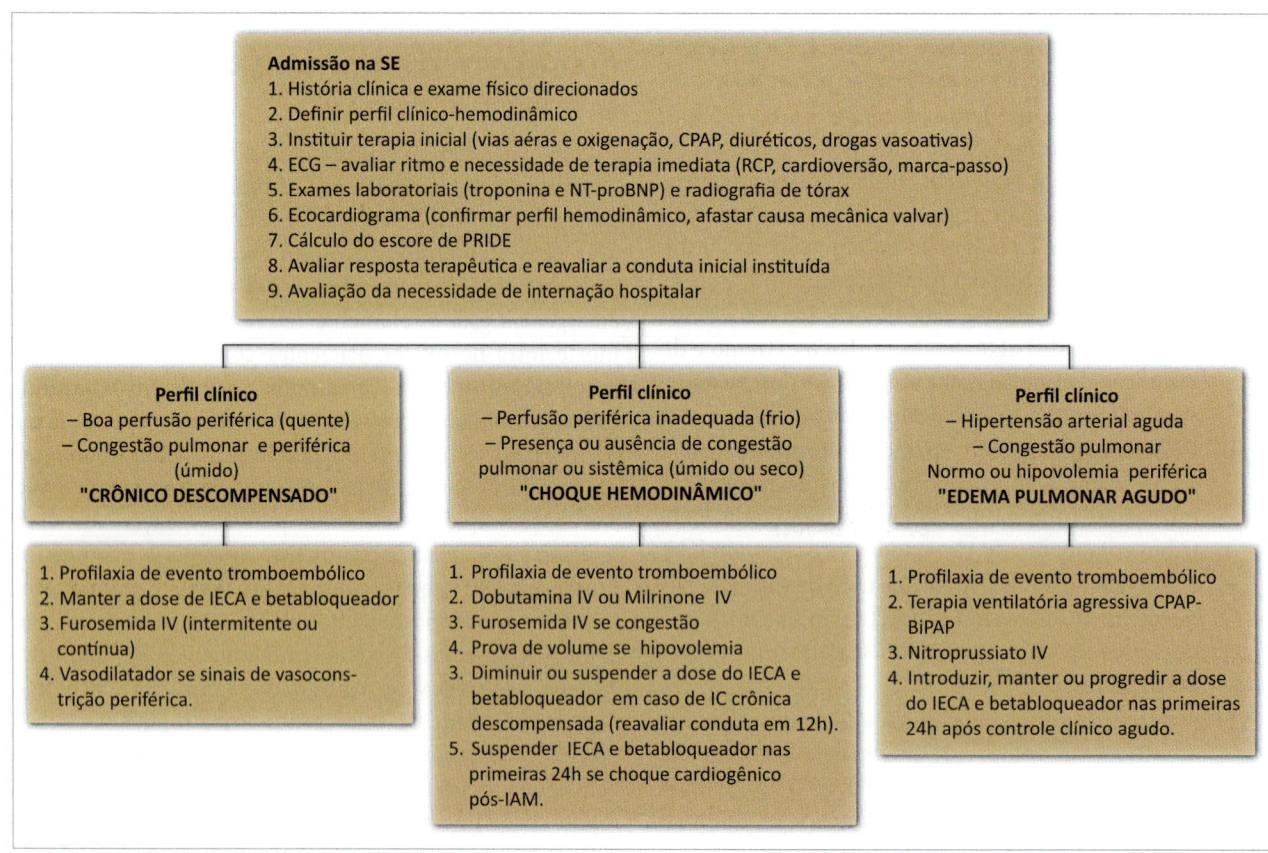

FIGURA 29.1. Manejo da ICA na sala de emergência (SE).
SE: sala de emergência; CPAP: pressão positiva contínua das vias aéreas; ECG: eletrocardiograma; RCP: ressuscitação cardiopulmonar; IECA: inibidores da enzima conversora de angiotensina; IAM: infarto agudo do miocárdio.

o paciente em ambiente hospitalar, por mais de 24 horas, para tratamento complementar.[2]

Exames complementares

De acordo com a Segunda Diretriz Brasileira de Insuficiência Cardíaca Aguda, devem-se solicitar (Classe I de recomendação) os seguintes exames complementares: hemograma, ureia e creatinina, sódio e potássio, glicose, gasometria arterial, lactato e cloro (em pacientes com baixo débito), troponina (na suspeita de SCA), BNP ou NT-proBNP (auxílio diagnóstico), ECG, radiografia do tórax e ecocardiograma.[1]

O ecocardiograma hemodinâmico admissional deve ser realizado com o intuito de fornecer informações valiosas sobre o diâmetro e o colapso inspiratório da veia cava inferior, o débito cardíaco, a pressão sistólica na artéria pulmonar, o grau da regurgitação mitral e tricúspide, e o desempenho diastólico do ventrículo esquerdo. Diversos estudos em andamento objetivam validar o uso do ecocardiograma portátil e a ecografia pulmonar (para a confirmação de edema pulmonar) na sala de emergência.[2,16]

A dosagem do NT-proBNP na sala de emergência é altamente sensível, específica e provou ser custo-efetiva no diagnóstico de ICA entre pacientes admitidos com dispneia aguda. Para pacientes com menos de 50 anos de idade o valor de corte a ser utilizado é 450 pg/mL e para pacientes com mais de 50 anos o valor de corte a ser utilizado é de 900 pg/mL.[15]

PACIENTE COM INSUFICIÊNCIA CARDÍACA AGUDA NA UNIDADE DE TERAPIA INTENSIVA

Dados recentes demonstram que até 51% dos pacientes com ICA são admitidos em unidades de terapia intensiva (UTI) na Europa e até 25% nos Estados Unidos.[17] Diepen e colaboradores, baseando-se em 1.944 pacientes com ICA admitidos em UTI, participantes do estudo ASCEND-HF (*Acute Study of Clinical Effectiveness of Nesiritide in Decompensated Heart Failure*), mostraram que a internação em UTI é um marcador prognóstico adverso (elevação do risco de morte e reinternação hospitalar). O tempo médio de permanência por ICA nas UTI da América Latina foi de três dias, e os pacientes admitidos em UTI latino-americanas são mais propensos a receber ultrafiltração ou terapia dialítica, enquanto as unidades norte-americanas indicam mais procedimentos invasivos cardíacos, como cateterismo cardíaco, terapia de ressincronização cardíaca e cardioversores desfibriladores implantáveis.[17]

CLASSIFICAÇÃO CLÍNICA COM BASE NO REGISTRO INTERMACS (*INTERAGENCY FOR MECHANICALLY ASSISTED CIRCULATORY SUPPORT*)

O INTERMACS é um registro norte-americano de dispositivos de assistência ventricular mecânica que é utilizado para guiar o tratamento de pacientes com insuficiência cardíaca avançada. Em uma era em que os pacientes com insuficiência cardíaca avançada são cada vez mais transplantados em caráter de prioridade, e o uso dos DAV tendem a se disseminar, também nos países em desenvolvimento, somente a classificação da New York Heart Association (NYHA) não fornece um guia terapêutico para os doentes hospitalizados com ICA. Os sete perfis clínicos do registro INTERMACS compreendem os pacientes NYHA classe III e IV, e dentre os perfis clínicos os pacientes com perfil 1, 2 e 3 serão aqueles encontrados no ambiente hospitalar. A classificação, a descrição e a sugestão de conduta encontram-se no Quadro 29.3.[18]

REMOÇÃO DE FLUIDO – DIURÉTICOS, SOLUÇÃO SALINA HIPERTÔNICA E ULTRAFILTRAÇÃO

A congestão sistêmica não é somente um marcador de eventos adversos, mas também o principal preditor de piora da função renal durante a internação por ICA. Mais do que o baixo débito cardíaco, a congestão venosa renal, medida

QUADRO 29.3. Perfil clínico de acordo com o registro INTERMACS.[1-3]

Perfil clínico (NYHA IV)	% de DAV implantado por perfil (2010-2011)	Descrição	Agentes modificadores de gravidade
INTERMACS 1	13%	*Crash and burn* Choque cardiogênico refratário Terapia deve ser instituída em horas	Arritmias graves Suporte circulatório temporário
INTERMACS 2	42%	*Slidingfast* a despeito do suporte inotrópico. Piora perfusional (função renal, hepática e lactatemia) com inotrópico Terapia deve ser instituída em dias	Arritmias graves Suporte circulatório temporário
INTERMACS 3	26%	Estável, porém dependente de suporte inotrópico (função renal, hepática e lactatemia sob controle) Terapia deve ser instituída em dias a semanas	Arritmias graves Internações frequentes (*frequentflyer*)

indiretamente pela pressão venosa central, é o fator predominante da piora da creatinina em pacientes com ICA.[19] Tratar a congestão sistêmica e pulmonar de forma agressiva é fundamental na condução dos pacientes com ICA, assim como tratá-la de forma segura e eficaz é o alvo de vários estudos recentes.

Uma análise retrospectiva recente do estudo ESCAPE (*The Evaluation Study of Congestive Heart Failure and Pulmonary Artery Catheterization Effectiveness*) mostrou que os pacientes que receberam altas doses de diuréticos durante o seguimento hospitalar e apresentaram uma resposta terapêutica positiva, medida pelo aumento dos níveis séricos de albumina, proteínas totais e aumento dos níveis de hematócrito (hemoconcentração), apresentaram maior risco de piora da função renal durante a hospitalização. Entretanto, também apresentaram maior sobrevida 90 dias após a alta hospitalar, quando comparados aos pacientes sem evidência de hemoconcentração.[20]

O estudo *Diuretic Optimization Strategies Evaluation* foi desenhado para testar quatro diferentes estratégias de administração de diuréticos em pacientes com ICA. Baixas doses *versus* altas doses de furosemida endovenosa, e uso intermitente (bólus) *versus* uso contínuo. Após a análise dos 308 pacientes randomizados não houve diferença significativa entre os diferentes grupos com relação à eficácia (morte, readmissão hospitalar ou visita à emergência em 60 dias) ou à segurança.[21] Entre as múltiplas interpretações possíveis, esse estudo demonstrou que altas doses de furosemida são seguras em pacientes com ICA, apesar da ausência de benefício clínico, e que não existem evidências robustas para justificar o uso da furosemida contínua, apesar de alguns pequenos estudos anteriores terem indicado um modesto benefício dessa terapia em relação à segurança e ao aumento do débito urinário.[22]

Paterna e colaboradores demonstraram, no grupo de pacientes resistentes a diurético de alça via oral, a preservação e a melhora da função renal com solução de 150 mL de NaCl na concentração de 1,4% a 4,6% (conforme o sódio sérico) seguida de alta dose de furosemida endovenosa, comparado ao grupo que recebeu apenas furosemida endovenosa.[23] Da mesma maneira, Issa e colaboradores também demonstraram preservação da função renal e aumento da diurese com o uso da solução salina hipertônica.[24] Pacientes hiponatrêmicos, com congestão sistêmica (ascite e edema periférico) e piora da função renal com o uso de diurético são os mais indicados para essa terapia.

À luz dos resultados dos estudos UNLOAD (*Ultrafiltration versus intravenous diuretics for patients hospitalized for acute decompensated heart failure*) e CARRESS-HF (*Ultrafiltration in decompensated heart failure with cardiorenal syndrome*), que testaram a ultrafiltração em pacientes com ICA, essa terapia deve ser destinada somente aos pacientes com refratariedade comprovada aos diuréticos, por ter apresentado resultados negativos relacionados à piora da função renal e aumento de eventos adversos (sangramentos e problemas associados ao cateter de diálise).[25-26] A terapia recebeu indicação IIb/B (pode ser considerada com base em dados de um único ensaio clínico randomizado) no último consenso de insuficiência cardíaca da American College of Cardiology Foundation/American Heart Association (ACCF/AHA) publicado em 2013.[7]

REDUÇÃO DA PRÉ E PÓS-CARGA – VASODILATADORES

Vasodilatadores endovenosos são frequentemente utilizados no tratamento de pacientes com ICA, e apesar da ausência de evidências importantes na redução de desfechos duros como mortalidade, são importantes na redução da necessidade de ventilação mecânica.[27]

Nitroprussiato de sódio, nitroglicerina ou dinitrato de isossorbida devem ser utilizados em pacientes com sobrecarga volêmica excessiva que não respondem à terapia diurética inicial, na ausência de hipotensão sistêmica. Recomenda-se o uso seguro dos vasodilatadores em pacientes com PAS > 110 mmHg à admissão e cauteloso em pacientes com PAS entre 90 e 110 mmHg[6-7] (Quadro 29.4).

A serelaxina (relaxina-2 recombinante humana), é um peptídeo vasoativo hormonal com diversos efeitos biológicos e hemodinâmicos. Descoberta em 1926, a relaxina é tradicionalmente reconhecida como um hormônio gestacional que age aumentando o débito cardíaco, a frequência cardíaca, o fluxo sanguíneo renal e diminuindo a pressão arterial

QUADRO 29.4. Doses preconizadas dos vasodilatadores e inotrópicos mais utilizados no atendimento inicial do paciente com insuficiência cardíaca aguda.

Medicação	Dose inicial	Dose de manutenção típica	Ajuste da dose
Dobutamina	2,5-5 µg/kg/min	2,5-20 µg/kg/min	2,5-5 µg/kg/min a cada 5-15 min
Milrinone	Dose de ataque: 50 µg/kg Infusão: 0,25 µg/kg/min	0,25-0,75 µg/kg/min	Não recomendado
Nitroglicerina	10 µg/min	5-200 µg/min	10-20 µg/min a cada 5-15 min
Nitroprussiato	0,2 µg/kg/min	0,5-5 µg/kg/min	0,25-0,5 µg/kg/min a cada 5-15 min
Nesiritide	Dose de ataque: 2 µg/kg Infusão: 0,01 µg/kg/min	0,01-0,03 µg/kg/min	0,005 µg/kg/min; bólus: 1 µg/kg a cada 3h até a dose máxima

e a resistência vascular periférica. No estudo RELAX-AHF (*The Relaxin for the Treatment of Acute Heart Failure*), a infusão do fármaco por 48 horas, em pacientes admitidos por ICA, com pressão arterial sistólica > 125 mmHg foi seguro, bem tolerado, proporcionou alívio da dispneia e, surpreendentemente, reduziu a mortalidade cardiovascular para todas as causas em 180 dias.[28] Outro estudo de fase III, o RELAX-AHF-2, está sendo conduzido para testar os promissores achados do RELAX-AHF.[29]

INOTRÓPICOS

A dobutamina é uma catecolamina sintética com propriedades inotrópicas e vasodilatadoras. Seu mecanismo de ação ocorre pelo estímulo dos receptores beta-1 e beta-2 e produz aumento do débito cardíaco e redução da pressão capilar pulmonar. A milrinona é um inibidor da enzima fosfodiesterase tipo III e possui efeitos similares aos exercidos pela dobutamina. O estudo OPTIME-CHF (*Outcomes of a Prospective Trial of Intravenous Milrinone for Exacerbations of Chronic Heart Failure*) avaliou os efeitos da milrinona por curto período em pacientes com ICA. Não houve redução significativa do tempo de hospitalização, porém a droga aumentou o número de eventos adversos, como hipotensão e arritmias atriais. Análise retrospectiva comparando dobutamina e milrinona não mostrou diferença em desfechos clínicos. A dobutamina deve ser a droga de escolha em pacientes com disfunção renal importante, e a milrinona deve ser utilizada em pacientes com hipertensão pulmonar grave e naqueles em que se pretende manter a terapia com betabloqueador oral.[30]

A levosimendana, inotrópico positivo cujo mecanismo de ação é a sensibilização do cálcio, é o agente mais estudado no cenário de ICA. Aumentando a sensibilidade de troponina C ao cálcio já disponível no citoplasma, promove melhora contrátil e hemodinâmica semelhante aos outros inotrópicos. Entretanto, as evidências acumuladas não justificam o uso rotineiro da droga nos pacientes com ICA. Dados do estudo LIDO (*Levosimendan Infusion versus Dobutamine*), SURVIVE (*Survival of patients with acute heart failure in need of intravenous inotropic support trial*), BEAT-CHF (*Beat Congestive Heart Failure*) e REVIVE I-II (*Randomized multicenter evaluation of intravenous Levosimendan Efficacy*) demonstram que a droga não foi superior à dobutamina, mesmo em pacientes em que a terapia com betabloqueadores foi mantida, e promoveu alívio sintomático à custa do aumento dos episódios de hipotensão e taquiarritmias.[31-34] O uso do fármaco na falência ventricular pós-cirurgia cardíaca e a infusão repetida da droga em pacientes com insuficiência cardíaca terminal ou em lista de espera para transplante cardíaco têm sido os novos e promissores nichos de estudo da levosimendana.[35]

O omecamtiv mecarbil (primeiro ativador seletivo da miosina cardíaca) foi testado no estudo de fase II ATOMIC-HF (*Acute Treatment with Omecamtiv Mecarbil to Increase Contractility in Acute Heart Failure*) com resultados promissores em termos de *performance* ventricular esquerda (aumento do volume ejetado e do tempo de ejeção ventricular) quando utilizado via endovenosa (volume ejetado e tempo de ejeção ventricular).[36] A formulação via oral está sendo testada no estudo de fase II, COSMIC-HF (*Chronic Oral Study of Myosin Activation to Increase Contractility in Heart Failure*).[37]

Por fim, o istaroxima intravenoso, agente com propriedades inotrópicas relacionadas à inibição da Na^+/K^+ ATPase nos miócitos (dificulta a extrusão e facilita a entrada do cálcio dentro do retículo sarcoplasmático), e lusotrópicas (por meio do aumento da frequência do sequestro intracelular de cálcio pela SERCA2a (ATPase sarcoendoplasmática cálcica do tipo 2), foi testado no estudo HORIZON-HF (*Hemodynamic, Echocardiographic and Neurohormonal Effects of Istaroxime in Acute Heart Failure Syndromes*) com efeitos promissores na queda de pressão capilar pulmonar, aumento da pressão arterial sistólica e diminuição da rigidez diastólica em pacientes com ICA.[38]

OUTRAS TERAPIAS

Após os resultados do estudo ESCAPE, a aplicação rotineira do cateter de artéria pulmonar (Swan-Ganz) em todos os pacientes com ICA não deve ser realizada. Em casos de dúvida sobre o perfil hemodinâmico de pacientes que necessitam de doses progressivas de drogas vasoativas, medidas sequenciais seguidas por condutas guiadas podem fornecer informações importantes para as equipes com experiência no manejo do cateter de Swan-Ganz.[39]

O nesiritide (peptídeo natriurético recombinante humano do tipo B) foi aprovado para alívio da dispneia e redução da pressão capilar pulmonar em pacientes com ICA aguda com base nos resultados do estudo VMAC (*Vasodilators in the Management of Acute CHF*).[40] Entretanto, o estudo ASCEND-HF não demonstrou a superioridade do nesiritide em relação ao tratamento-padrão para ICA na diminuição de dispneia, re-hospitalização e morte por todas as causas.[41] O estudo ROSE-AHF (*Renal Optimization Strategies Evaluation in Acute Heart Failure*) testou o nesiritide e a dopamina em doses baixas para otimização renal em pacientes com ICA e disfunção renal. Os desfechos primários medidos foram: volume urinário acumulado e alteração da cistatina C durante o tratamento. Não houve diferença entre as doses baixas de nesiritide, dopamina ou placebo quanto aos desfechos primários.[42]

TRATAMENTO CIRÚRGICO

Nos pacientes com ICA secundária à SCA, a cinecoronariografia é mandatória e pode guiar estratégias de revascularização (percutânea ou cirúrgica). Da mesma maneira, valvopatias agudas podem requerer o tratamento percutâneo ou cirúrgico. Pacientes com choque cardiogênico não responsivo ao tratamento clínico com diuréticos, vasodilatadores e inotrópicos podem ser considerados os DAV, que podem ser divididos como de curta ou longa duração. Os dispositivos de curta duração incluem o balão intra-aórtico, a oxigenação por membrana extracorpórea (ECMO), Impella®, Transcore®, Rota-flow® e CentriMag®. Podem ser utilizados como ponte para recuperação (choque cardiogênico nas SCA, pós-cardiotomia e miocardite), ponte para decisão (pós-parada cardiorrespiratória) e ponte para ponte (estabilização e implante de DAV de longa duração). Os dispositivos de longa duração ou ventrículos artificiais (paracorpóreos ou implantáveis) são considerados como ponte para transplante ou terapia de destino (na contraindicação ao transplante). Pacientes com IC refratária ao tratamento clínico devem ser considerados para tratamento cirúrgico, incluindo DAV e transplante cardíaco.[43]

CUIDADOS PALIATIVOS

Os principais cuidados paliativos em pacientes com ICA consistem em reconhecer o prognóstico terminal da doença, melhorar a qualidade de vida dos pacientes nos momentos finais de vida, aliviar os sintomas – principalmente a dispneia – o estresse físico e psicológico, dar suporte emocional e psicológico para o paciente e seus familiares e, acima de tudo, respeitar a vontade do paciente com doença terminal. O estudo prospectivo PAL-HF (*Palliative Care in Heart Failure*) avaliará o cuidado paliativo multidisciplinar focado em alívio dos sintomas físicos e psicológicos em pacientes com IC avançada. O desfecho primário em avaliação é a percepção do paciente em relação à qualidade de vida (por meio das escalas de Kansas e Funcional) após seis meses de intervenção.[44]

CONSIDERAÇÕES FINAIS

Nos últimos 40 anos, vários avanços foram obtidos no cenário da ICA, principalmente no que se refere à melhor caracterização epidemiológica desses pacientes, à classificação clínica sindrômica diferencial e estratificação de risco, e à descoberta de novos métodos diagnósticos. Entretanto, a única indicação classe I/A (Terapia recomendada com base em dados obtidos a partir de estudos randomizados ou metanálises de ensaios randomizados) existente para o tratamento de pacientes com ICA é a tromboprofilaxia medicamentosa para pacientes hospitalizados, com o intuito de diminuir o risco de trombose venosa profunda e tromboembolismo pulmonar.[1,7-8] Esse fato ilustra a ausência de estudos clínicos randomizados positivos nesse espectro cada vez mais fundamental dessa doença epidêmica, e a necessidade urgente de novas terapias a serem futuramente incorporadas à prática clínica. No atual estágio do tratamento da ICA, o estado da arte e a experiência clínica acumulada no manejo diário desses pacientes ainda são determinantes para o desfecho positivo.

Por fim, o diagnóstico clínico correto, a identificação dos pacientes com alto risco de eventos adversos, o tratamento rápido e eficaz guiado pelo perfil clínico-hemodinâmico inicial são os principais determinantes do tratamento dos pacientes com ICA.

REFERÊNCIAS BIBLIOGRÁFICAS

1. Montera MW, Almeida RA, Tinoco EM, Rocha RM, Moura LZ, Réa-Neto A, et al. Sociedade Brasileira de Cardiologia. II Diretriz Brasileira de Insuficiência Cardíaca Aguda. Arq Bras Cardiol. 2009;93:1-65.
2. Peacock WF, Braunwald E, Abraham W, Albert N, Burnett J, Christenson R, et al. National Heart, Lung, and Blood Institute working group on emergency department management of acute heart failure: research challenges and opportunities. J Am Coll Cardiol. 2010;56:343-51.
3. Yancy CW, Lopatin M, Stevenson LW, De Marco T, Fonarow GC. Clinical presentation, management, and in-hospital outcomes of patients admitted with acute decompensated heart failure withpreserved systolic function: a report from the Acute Decompensated Heart Failure National Registry (ADHERE) Database. J Am Coll Cardiol. 2006;47:76–84.
4. Brasil. Ministério da Saúde. Datasus: morbidade hospitalar do SUS por local de internação – Brasil [Internet]. Brasília (DF): Ministério da Saúde; c2008. [Internet] [Acesso em 16 oct 2015]. Disponível em: http://tabnet.datasus.gov.br/cgi/tabcgi.exe?sih/cnv/niuf.def
5. [Article in English, Portuguese]. Rationale and design: BREATHE registry-I Brazilian Registry of Heart Failure. Arq Bras Cardiol. 2013;100:390-4.
6. Cotter G, Felker GM, Adams KF, Milo-Cotter O, O'Connor CM. The pathophysiology of acute heartfailure: is it all about fluid accumulation? Am Heart J. 2008;155:9-18.
7. Yancy CW, Jessup M, Bozkurt B, Butler J, Casey DE Jr, Drazner MH, et al. 2013 ACCF/AHA Guideline for the Management of Heart Failure: A Report of the American College of Cardiology Foundation/ American Heart Association Task Force on Practice Guidelines. J Am Coll Cardiol. 2013;62(16):e147-239.
8. McMurray JJ, Adamopoulos S, Anker SD, Auricchio A, Böhm M, Dickstein K, et al. ESC guidelines for the diagnosis and treatment of acute and chronic heart failure 2012: The Task Force for the Diagnosis and Treatment of Acute and Chronic Heart Failure 2012 of the European Society of Cardiology. Developed in collaboration with the Heart Failure Association (HFA) of the ESC .Eur J Heart Fail. 2012;14:803-69.
9. Gheorghiade M, Pang PS. Acute heart failure syndromes. J Am Coll Cardiol. 2009;53:557-73.
10. Takahashi M, Kohsaka S, Miyata H, Yoshikawa T, Takagi A, Harada K, et al. Association between prehospital time interval and short-term outcome in acute heart failure patients. J Card Fail. 2011;17:742-7
11. Prosen G, Klemen P, Štrnad M, Grmec S. Combination of lung ultrasound (a comet-tail sign) and N-terminal pro-brain natriuretic peptide in differentiating acute heart failure from chronic obstructive pulmonary disease and asthma as cause of acute dyspnea in prehospital emergency setting. Crit Care. 2011;15:R114.
12. Bertini G, Giglioli C, Biggeri A, Margheri M, Simonetti I, Sica ML, et al. Intravenous nitrates in the prehospital management of acute pulmonary edema. Ann Emerg Med. 1997;30:493-9.
13. Dib JE, Matin SA, Luckert A. Prehospital use of continuous positive airway pressure for acute severe congestive heart failure. J Emerg Med. 2012;42:553-8.
14. Horton CF, Collins SP. The role of the emergency department in the patient with acute heart failure. Curr Cardiol Rep. 2013;15:365.
15. Januzzi JL Jr, Camargo CA, Anwaruddin S, Baggish AL, Chen AA, Krauser DG, et al. The N-terminal Pro-BNP investigation of dyspnea in the emergency department (PRIDE) study. Am J Cardiol. 2005;95:948-54.
16. Givertz MM, Teerlink JR, Albert NM, Westlake Canary CA, Collins SP, Colvin-Adams M, et al. Acute decompensated heart failure: update on new and emerging evidence and directions for future research. J Card Fail. 2013;19:371-89.
17. vanDiepen S, Podder M, Hernandez AF, Westerhout CM, Armstrong PW, McMurray JJ, et al. Acute decompensated heart failure pa-

tients admitted to critical care units: insights from ASCEND-HF. Int J Cardiol. 2014:20;177:840-6.
18. Jorde UP, Kushwaha SS, Tatooles AJ, Naka Y, Bhat G, Long JW, et al. Results of the destination therapy post-food and drug administration approval study with a continuous flow left ventricular assist device: a prospective study using the INTERMACS registry (Interagency Registry for Mechanically Assisted Circulatory Support). J Am Coll Cardiol. 2014: 6;63:1751-7.
19. Mullens W, Abrahams Z, Francis GS, Sokos G, Taylor DO, Starling RC, et al. Importance of venous congestion for worsening of renal function in advanced decompensated heart failure. J Am Coll Cardiol. 2009 17;53:589-96.
20. Testani JM, Chen J, McCauley BD, Kimmel SE, Shannon RP. Potentialeffects of aggressive decongestion during the treatment of decompensatedheart failure on renal function and survival. Circulation. 2010;122:265-272.
21. Felker MG, Lee KL, Bull DA, Redfield MM, Stevenson LW, Goldsmith SR, et al. Diuretic strategiesin patients with acute decompensated heart failure. N Engl J Med. 2011;364:797-805.
22. Salvador DR, Rey NR, Ramos GC, Punzalan FE. Continuous infusionversus bolus injection of loop diuretics in congestive heart failure. Cochrane Database Syst Rev. 2005:CD003178.
23. Parrinello G, Di Pasquale P, Torres D, Cardillo M, Schimmenti C, Lupo U, et al. Troponin I release after intravenous treatment with high furosemide doses plus hypertonic saline solution in decompensated heart failure trial (Tra-HSS-Fur). Am Heart J. 2012;164:351-7.
24. Issa VS, Andrade L, Ayub-Ferreira SM, Bacal F, de Bragança AC, Guimarães GV, et al. Hypertonic saline solution for prevention of renal dysfunction in patients with decompensated heart failure.Int J Cardiol. 2013;15;167:34-40.
25. Costanzo MR, Guglin ME, Saltzberg MT, Jessup ML, Bart BA, Teerlink JR, et al. Ultrafiltration versusintravenous diuretics for patients hospitalized foracute decompensated heart failure. J Am CollCardiol. 2007;49:675-83.
26. Bart BA, Goldsmith SR, Lee KL, Givertz MM, O'Connor CM, Bull DA, et al. Ultrafiltration in decompensated heart failure with cardiorenal syndrome. N Engl J Med. 2012;367:2296-304.
27. Coons JC, McGraw M, Murali S. Pharmacotherapy for acute heart failure syndromes. Am J Health Syst Pharm. 2011;1;68:21-35.
28. Teerlink JR, Cotter G, Davison BA, Felker GM, Filippatos G, Greenberg BH, et al. Serelaxin, recombinant human relaxin-2, for treatment of acute heart failure (RELAX-AHF): a randomised, placebo-controlled trial. Lancet. 2013;5;381:29-39.
29. Díez J. Serelaxin: a novel therapy for acute heart failure with a range of hemodynamic and non-hemodynamic actions. Am J Cardiovasc Drugs. 2014;14:275-85.
30. Cuffe MS, Califf RM, Adams KF Jr, Benza R, Bourge R, Colucci WS, et al. Outcomes ofa Prospective Trial of Intravenous Milrinone for Exacerbationsof Chronic Heart Failure (OPTIME-CHF)Investigators. Short-term intravenous milrinone foracute exacerbation of chronic heart failure: a randomizedcontrolled trial. JAMA. 2002;287(12):1541-7.
31. Follath F, Cleland JG, Just H, Papp JG, Scholz H, Peuhkurinen K, et al. Efficacy andsafety of intravenous levosimendan compared with dobutamine in severe lowoutputheart failure (the LIDO study): a randomised double-blind trial. Lancet. 2002;360:196-202.
32. Mebazaa A, Nieminen MS, Packer M, Cohen-Solal A, Kleber FX, Pocock SJ, et al. Levosimendanvsdobutamine forpatients with acute decompensated heart failure: the SURVIVE randomizedtrial. JAMA. 2007;297:1883-91.
33. Packer M, Colucci W, Fisher L, Massie BM, Teerlink JR, Young J, et al. Effect of levosimendan on theshort-term clinical course of patients with acutely decompensated heartfailure. J Am CollCardiol HF. 2013;1:103-11.
34. Omerovic E, Waagstein F, Swedberg K. Is levosimendan better than dobutamine in acute heart failure in patients on beta-blockade treatment? What is the evidence? Eur J Heart Fail. 2010;12:313-4.
35. Treskatsch S, Balzer F, Geyer T, Spies CD, Kastrup M, Grubitzsch H, et al. Early levosimendan administration is associated with decreased mortality after cardiac surgery. J Crit Care. 2015;13. pii: S0883-944100106-9.
36. Cleland JG, Teerlink JR, Senior R, Nifontov EM, Mc Murray JJ, Lang CC, et al. The effects of the cardiac myosin activator, omecamtiv-mecarbil, on cardiac function in systolic heart failure: a double--blind, placebo-controlled, crossover, dose-ranging phase 2 trial. Lancet. 2011;20;378:676-83.
37. Givertz MM, Teerlink JR, Albert NM, Westlake Canary CA, Collins SP, et al. Acute decompensated heart failure: update on new and emerging evidence and directions for future research. J Card Fail. 2013;19:371-89.
38. Shah SJ, Blair JE, Filippatos GS, Macarie C, Ruzyllo W, Korewicki J, et al. Effects of istaroxime on diastolic stiffness in acute heart failure syndromes: results from the Hemodynamic, Echocardiographic, and Neurohormonal Effects of Istaroxime, a Novel Intravenous Inotropic and Lusitropic Agent: a Randomized Controlled Trial in Patients Hospitalized with Heart Failure (HORIZON-HF) trial. Am Heart J. 2009;157:1035-41.
39. Binanay C, Califf RM, Hasselblad V, O'Connor CM, Shah MR, Sopko G, et al. Evaluation study of congestive heart failure and pulmonary artery catheterization effectiveness: the ESCAPE trial. JAMA. 2005;294:1625-33.
40. Abraham WT, Cheng ML, Smoluk G. Clinical and hemodynamic effects of nesiritide (B-type natriuretic peptide) in patients with decompensated heart failure receiving beta blockers. Congest Heart Fail. 2005;11:59-64.
41. O'Connor CM, Starling RC, Hernandez AF, Armstrong PW, Dickstein K, Hasselblad V, et al. Effect of nesiritide in patients with acute decompensatedheart failure. N Engl J Med. 2011;365:32-43.
42. Chen HH, Anstrom KJ, Givertz MM, Stevenson LW, Semigran MJ, Goldsmith SR, et al. Low-dose dopamine or low-dose nesiritide in acute heart failure with renal dysfunction: the ROSE acute heart failure randomized trial. JAMA. 2013;18;310:2533-43.
43. Mangini S, Pires PV, Braga FG, Bacal F.Decompensated heart failure. Einstein. 2013;11:383-91.
44. Mentz RJ, Tulsky JA, Granger BB, Anstrom KJ, Adams PA, Dodson GC, et al. The palliative care in heart failure trial: rationale and design. Am Heart J. 2014;168:645-51.

CAPÍTULO 30

BIOMARCADORES NA DOENÇA CARDÍACA AGUDA

Fabiana Goulart Marcondes-Braga
Sandrigo Mangini
Alexandre Mebazaa

DESTAQUES

- Biomarcadores são parâmetros biológicos que podem refletir processos biológicos normais, processos patogênicos ou respostas a intervenções terapêuticas.
- São considerados ideais quando podem ser determinados de forma rápida, acurada e com baixo custo; forneçam informações adicionais à avaliação clínica; e contribuam para a decisão terapêutica.
- Os peptídeos natriuréticos são os principais biomarcadores, tanto do diagnóstico quanto do prognóstico de insuficiência cardíaca (IC) aguda, porém ainda apresentam limitações, principalmente quanto à sua elevação em outras doenças.
- A troponina é o biomarcador padrão-ouro para diagnóstico de lesão miocárdica em diferentes situações clínicas, orientando a terapêutica, especialmente nas síndromes coronarianas agudas (SCA).
- Muitos biomarcadores têm sido estudados para IC (MR-proAdrenomedulina; copeptina; sST2; galectina 3 etc.) e doença arterial coronariana (mieloperoxidase; GDF-15; peptídeos natriuréticos etc.).

INTRODUÇÃO

Biomarcadores são parâmetros biológicos que podem ser objetivamente medidos e quantificados como indicadores de processos biológicos normais, processos patogênicos ou respostas a intervenções terapêuticas.[1] Apresentam uma variedade de funções que podem corresponder a diferentes estágios do desenvolvimento da doença e podem ser utilizados para pacientes que não apresentam doença (biomarcador de triagem diagnóstica); para pacientes com suspeita de doença (biomarcador diagnóstico); e para aqueles sabidamente portadores da doença (biomarcador prognóstico).[2] Dessa forma, biomarcadores podem ser usados tanto para determinar a suscetibilidade a determinada doença como na definição de elegibilidade para terapias específicas.

BIOMARCADORES DA INSUFICIÊNCIA CARDÍACA AGUDA

BIOMARCADORES DE DIAGNÓSTICO DE INSUFICIÊNCIA CARDÍACA

Peptídeos natriuréticos

Dispneia aguda é um sintoma comum em pacientes atendidos na sala de emergência. Tal sintoma envolve fisiopatologia complexa e pode ser causado por mais de 30 doenças diferentes, sendo as doenças inflamatórias pulmonares e a insuficiência cardíaca (IC) as causas mais frequentes.

Até o presente momento, os peptídeos natriuréticos são os mais estudados biomarcadores de diagnóstico de IC e compreendem o peptídeo natriurético cerebral do tipo B (BNP), a fração N-terminal do pró-hormônio BNP (NT-proBNP) e o peptídeo natriurético atrial (ANP).

O BNP foi descrito pela primeira vez em 1988 e chamado originalmente de peptídeo natriurético cerebral por ter sido isolado do tecido cerebral porcino. Apenas posteriormente descobriu-se que seu principal efeito estava relacionado ao estresse hemodinâmico do miócito ventricular e seu nome foi, então, modificado. O BNP é produzido a partir do pre-pro-BNP, um precursor de 134 aminoácidos liberado diante do estresse de parede do cardiomiócito. Um peptídeo sinal de 26 aminoácidos é removido do pre-pro-BNP e dá origem ao proBNP, uma sequência de 76 aminoácidos que é, então, clivada na fração N-terminal do proBNP (NT-proBNP), uma molécula biologicamente inativa e no BNP, também uma molécula biologicamente ativa de 32 aminoácidos. O ANP é um peptídeo preferencialmente sintetizado e secretado pelos átrios, estocado em grânulos e liberado na corrente sanguínea diante de estímulos específicos.[3]

Esses peptídeos são liberados na corrente sanguínea em resposta ao aumento do volume ventricular e agem suprimindo o sistema renina-angiotensina-aldosterona e o sistema nervoso simpático. Dessa forma, induzem vasodilatação, natriurese e diurese, mantendo a homeostase de sódio por estimular a excreção de sódio e água pelos rins.[3-4]

O estudo clínico que demonstrou a importância do BNP para o diagnóstico de IC aguda foi *Breathing Not Properly Study*, em que 1.586 pacientes com dispneia aguda foram avaliados, e o ponto de corte de BNP de 100 pg/mL conferiu 90% de sensibilidade e 76% de especificidade para o diagnóstico de IC em pacientes que se apresentavam à sala de emergência com dispneia aguda.[5] Mueller e colaboradores mostraram que o uso do BNP associado a variáveis clínicas pode auxiliar na avaliação diagnóstica e no tratamento dos pacientes com dispneia aguda, podendo reduzir o tempo de internação.[6]

O papel do NT-proBNP no diagnóstico de IC em pacientes com dispneia aguda também foi estudado. No estudo PRIDE, Januzzi e colaboradores mostraram que o NT-proBNP sozinho ou em associação com variáveis clínicas é superior ao uso apenas de variáveis clínicas para o diagnóstico de IC aguda, e que valores de NT-proBNP menores de 300 pg/mL são ótimos para afastar IC como causa da dispneia aguda na sala de emergência.[7]

A partir de dados desses dois grandes estudos, sabe-se que os peptídeos natriuréticos apresentam alto valor preditivo negativo para o diagnóstico de IC na sala de emergência, ou seja, valores abaixo de 100 pg/mL de BNP e abaixo de 300 pg/mL de NTproBNP praticamente afastam o diagnóstico de IC como causa da dispneia aguda. Da mesma forma, valores de BNP maiores do que 500 pg/mL e de NTproBNP maiores do que 900 pg/mL são fortemente sugestivos do diagnóstico de IC aguda. No entanto, valores intermediários correspondem à "zona cinzenta", ou seja, que não permitem definir o diagnóstico de IC, sendo necessário associar dados clínicos, radiológicos e/ou laboratoriais para o diagnóstico definitivo de IC.[8-9]

Na prática clínica, existem limitações para o uso desses peptídeos, pois podem elevar-se na presença de outras doenças ou condições clínicas, como anemia,[10] insuficiência renal crônica,[11-12] obesidade[13] e idade avançada.[14]

Em estudo reunindo 541 pacientes com IC, Hogenhuis e colaboradores mostraram que tanto os níveis séricos de hemoglobina quanto a taxa de filtração glomerular estiveram independentemente associados aos níveis de BNP e NT-proBNP.[10] Inúmeros estudos avaliaram a relação entre níveis de BNP/NT-proBNP e função renal. Os achados de Tsutamoto e colaboradores sugerem que a redução na taxa de filtração glomerular contribui para elevação de BNP, especialmente em pacientes com taxa de filtração glomerular menor do que 60 mL/min.[11] McCullough e colaboradores demonstraram, ainda, que alteração da função renal também pode influenciar o ponto de corte de BNP para o diagnóstico de IC.[12]

Os níveis de BNP sofrem influência da idade (níveis mais elevados em idosos), do gênero (níveis mais elevados nas mulheres)[14] e do índice de massa corporal (IMC) (níveis mais baixos em obesos). Em estudo realizado por Daniels e colaboradores, sugere-se alteração do ponto de corte de

BNP para 110 pg/mL para o diagnóstico de IC em pacientes obesos e 54 pg/mL em pacientes com obesidade grau 3.[13]

Recentemente, novos imunoensaios que permitem a detecção de fragmentos estáveis de pró-hormônios como reflexo da liberação de hormônios maduros têm sido desenvolvidos. Nesse contexto, a mensuração da região média do pró-hormônio do ANP (MR-proANP) pode ser realizada. Estudo recente, envolvendo 1.641 pacientes, mostrou que o ponto de corte de MR-proANP de 120 pmol/L conferiu 97% de sensibilidade e 59,9% de especificidade para o diagnóstico de IC, além de forte correlação com BNP (r = 0,919; $p < 0,001$). A MR-proANP parece ter ainda papel relevante no diagnóstico de IC em situações de maior limitação no uso do BNP, como obesidade ou quando BNP encontra-se na zona cinzenta (entre 100 e 500 pg/ml), porém não há valor adicional do uso de MR-proANP em pacientes idosos ou com insuficiência renal.[15]

Assim, apesar do relevante papel dos peptídeos natriuréticos para o diagnóstico de IC, ainda há limitações que motivam a busca por biomarcadores mais apropriados em situações específicas.

MicroRNA

MicroRNAs (miRNAs) são reguladores pós-transcripcionais únicos da expressão gênica, que inibem a translação e promovem a degradação de RNA mensageiro. Alguns miRNAs têm sido identificados no plasma de pacientes com injúria miocárdica e recentemente miRNAs circulantes foram testados como biomarcadores em pacientes com IC. Tijsen e colaboradores testaram 16 diferentes tipos de miRNAs e mostraram que seis diferentes tipos de miRNAs estão elevados em pacientes com dispneia aguda por IC, sendo que o miRNA423-5p apresentou boa acurácia para o diagnóstico de IC em pacientes na sala de emergência.[16]

Acetona exalada

Sabemos que pacientes com IC apresentam aumento de catecolaminas plasmáticas[17] e que os níveis elevados de catecolaminas estão associados a maior risco de morte. Altos níveis de norepinefrina estimulam lipólise e aumentam as concentrações de ácidos graxos livres (AGL) provavelmente devido ao maior estímulo beta-adrenérgico.[18] Na IC avançada, além das alterações descritas, as altas concentrações de AGL circulantes contribuem para o aumento de corpos cetônicos: acetoacetato, beta-hidroxibutirato e acetona.[19] Dentre essas três moléculas somente acetoacetato e beta-hidroxibutirato são metabolicamente ativos, mas a volatilidade da acetona permite a detecção de cetose pelo ar exalado.

Recentemente, estudo brasileiro mostrou que pacientes com IC apresentam níveis elevados de acetona no ar exalado quando comparados aos de indivíduos saudáveis; esses níveis são ainda mais elevados em pacientes descompensados admitidos na emergência clínica quando comparados aos de pacientes compensados. A acetona exalada aumenta de acordo com a classe funcional segundo a *New York Heart Association Classification* (NYHA) e apresenta correlação positiva com níveis de BNP em pacientes com IC.[20] Estudos prospectivos maiores ainda são necessários para confirmar seu papel nesse grupo de pacientes.

BIOMARCADORES DE PROGNÓSTICO DE INSUFICIÊNCIA CARDÍACA AGUDA

Peptídeos natriuréticos

Os peptídeos natriuréticos são também os biomarcadores de prognóstico mais amplamente estudados até o presente momento. Wang e colaboradores avaliaram 3.346 pacientes sem IC ao longo de cinco anos e observaram que níveis elevados de BNP estiveram associados a maior risco de morte e maior risco de desenvolver IC. Entre pacientes com IC admitidos na sala de emergência, níveis elevados de BNP estiveram associados à maior taxa de eventos (admissão hospitalar ou morte por quaisquer causas) em 90 dias em estudo envolvendo 464 pacientes com IC[21] e maior mortalidade cardiovascular em um ano em estudo envolvendo 91 pacientes com IC aguda.[22] O valor prognóstico do NTproBNP também já foi estudado em pacientes com dispneia aguda na sala de emergência e observou-se maior mortalidade em um ano entre os pacientes com valores mais elevados de NTproBNP (divididos em decis). Valores maiores, acima de 986 pg/mL, conferiram pior sobrevida a essa população.[23]

O uso de BNP e NT-proBNP para guiar terapêutica ainda é controverso. Troughton e colaboradores foram os primeiros a estudar a terapia guiada por BNP em 61 pacientes e seus resultados mostraram redução de eventos cardiovasculares (morte e/ou admissão hospitalar).[24] Posteriormente, estudos com maior casuística, como o *BNP-Assisted Treatment to Lessen Serial Cardiac Admissions and Death* (BATTLESCARRED) que envolveu 364 pacientes e o *Trial of Intensified versus Standard Medical Therapy* (TIME-CHF) que avaliou 499 pacientes, falharam em comprovar benefício da terapia guiada nos desfechos primários. No entanto, demonstraram redução de eventos em pacientes mais jovens (menores de 75 anos). Recentemente, duas metanálises sugeriram redução de mortalidade no grupo cujo tratamento foi guiado pelo BNP ou NT-proBNP.[25-26] No entanto, seus resultados não podem ser considerados definitivos, uma vez que se basearam apenas em dados sumarizados publicados de cada estudo, e não em dados individuais dos pacientes envolvidos nos respectivos estudos.[27] Essa questão talvez possa ser elucidada a partir dos resultados do estudo em andamento *PRIMA II*, desenhado para avaliar a terapia guiada, visando à redução de 30% do valor admissional de NTproBNP.[28]

Assim, em relação ao papel dos peptídeos natriuréticos no prognóstico em curto prazo em pacientes admitidos com IC descompensada, há forte tendência em considerá-los bons biomarcadores de prognóstico na IC aguda, porém vale ressaltar que a maioria dos estudos envolveu desfechos combinados, em geral associando-se morte e readmissão hospitalar. Quanto ao uso de terapia guiada por peptídeos natriuréticos, a literatura ainda é controversa, sendo necessárias evidências mais robustas que comprovem seu real benefício.

Diante das limitações já pontuadas e da persistente alta morbimortalidade da IC, nos últimos anos múltiplos biomarcadores do prognóstico da IC surgiram: MR-proADM (midregional-proadrenomedullin); copeptina; troponina ultrassensível; ST2 solúvel; e galectina 3.[4]

MR-proADM (mid region pro adrenomedulin)

A adrenomedulina é um peptídeo vasodilatador com potente ação hipotensora e seus níveis plasmáticos encontram-se elevados em diferentes doenças, entre elas a IC. No entanto, por apresentar curta meia-vida plasmática (22 minutos), sua quantificação é difícil. A sequência inativa do precursor da adrenomedulina, a MR-proADM, é um marcador confiável e estável da liberação de adrenomedulina. A MR-proADM foi estudada por Maisel e colaboradores em 1.641 pacientes com dispneia aguda, sendo 568 com IC aguda. Nesse estudo, a MR-proADM foi preditor independente de óbito em 90 dias e adicionou valor prognóstico às variáveis clínicas.[15]

Copeptina

Corresponde à porção C-terminal do precursor da vasopressina. A provasopressina eleva-se continuamente em situações de sepse e é preditor independente de óbito em pacientes com choque séptico ou hemorrágico.[29] Na IC, a copeptina foi avaliada em 287 pacientes IC classe funcional III ou IV da NYHA, admitidos na sala de emergência com dispneia aguda. A copeptina foi o preditor mais forte de óbito em 30 dias (HR 3,88; $p < 0,0001$) e apresentou valor incremental aos peptídeos natriuréticos na predição de risco nessa população.[30]

Troponinas

As cardíacas são marcadores bem estabelecidos de injúria miocárdica, quer seja por isquemia coronariana, desbalanço oferta/consumo, miocardite, trauma, agentes cardiotóxicos, sepse, tromboembolismo pulmonar, insuficiência renal, lesões graves no sistema nervoso central (SNC) ou doenças infiltrativas miocárdicas.[31] Apresentam alta sensibilidade e especificidade para SCA de diferentes causas, bem como gravidade de disfunção miocárdica. Na análise do registro ADHERE (*Acute Decompensated Heart Failure National Registry*) que envolveu 84.872 pacientes, aqueles com troponina cardíaca elevada apresentaram maior mortalidade intra-hospitalar independentemente de outros fatores preditores.[32]

Mais recentemente, estudos envolvendo troponina de alta sensibilidade têm sido desenvolvidos. Xue e colaboradores estudaram o desfecho combinado morte e re-hospitalização em 90 dias de 144 pacientes com IC aguda e observaram que a sobrevida livre de eventos foi significativamente maior entre os pacientes com troponina de alta sensibilidade abaixo de 23,25 ng/L.[33]

ST2 solúvel

Por fim, outro biomarcador recentemente estudado é o ST2 solúvel. O gene *ST2* codifica uma proteína que é membro da família do receptor de interleucina 1 (IL1) e consiste em uma forma transmembrana (ST2L) e outra solúvel (sST2). O gene ST2 aumenta em miócitos cardíacos e fibroblastos diante de estresse mecânico e, dessa forma, participa da regulação da resposta à sobrecarga biomecânica no cardiomiócito sob estresse. Estudo envolvendo 346 pacientes com IC aguda revelou que os níveis de ST2 elevam-se de acordo com a piora da classe funcional e que é preditor independente de morte em um ano.[34]

Galectina 3

Membro da família das galectinas, participa do processo de inflamação e fibrose miocárdica que causa disfunção cardíaca. Trata-se, portanto, de um marcador de fibrose e remodelamento miocárdico. Seu papel como biomarcador do prognóstico de IC aguda tem sido avaliado em diferentes estudos e parece ser um preditor de eventos tanto na IC de fração de ejeção reduzida quanto preservada. Recentemente, Zhang e colaboradores avaliaram o valor prognóstico da galectina 3 em estudo envolvendo 1.440 pacientes hospitalizados com IC seguidos por 582 dias. Os autores mostraram que valores mais elevados de galectina 3 estiveram associados a maior taxa de mortalidade por quaisquer causas, mortalidade cardiovascular ou morte por progressão da IC.[35] Por participar do processo de remodelamento miocárdico, a dosagem de galectina 3 pode ser útil no desenvolvimento de terapias que inibam tal processo.

Biomarcador ideal

A alta complexidade das alterações bioquímicas e neuro-hormonais envolvidas na fisiopatologia da IC sugere com clareza que dificilmente um único biomarcador isolado conseguirá refletir todas as características desta doença. No entanto, para que um biomarcador seja útil na prática clínica, algumas características são necessárias. É preciso que o biomarcador:

- Seja determinado de forma rápida e acurada, com custo razoável;
- Forneça informações adicionais à avaliação clínica;
- Forneça informações que permitam melhor entendimento da doença;
- Seja elemento relevante para a decisão terapêutica.

CONSIDERAÇÕES FINAIS

Sendo a IC aguda entidade de complexa fisiopatologia e elevada morbimortalidade, a utilização de biomarcadores, tanto de diagnóstico como de prognóstico, pode auxiliar de forma expressiva no manejo dos pacientes. Os peptídeos natriuréticos (BNP e NT-proBNP) são os biomarcadores mais estudados e utilizados, no entanto, apresentam limitações, justificando, assim, a busca por novos biomarcadores, o que vem sendo motivo de inúmeros estudos e poderão em breve ser incorporados à prática clínica.

REFERÊNCIAS BIBLIOGRÁFICAS

1. Singh V, Martinezclark P, Pascual M, Shaw ES, O'Neill WW. Cardiac biomarkers – the old and the new: a review. Coron Artery Dis. 2010 Jun;21(4):244-56.
2. Gerszten RE, Wang TJ. The search for new cardiovascular biomarkers. Nature. 2008 Feb;451(7181):949-52.
3. Daniels LB, Maisel AS. Natriuretic peptides. J Am Coll Cardiol. 2007;50:2357-68.
4. Taub PR, Gabbai-Saldate P, Maisel A. Biomarkers in Heart Failure. Congest Heart Fail. 2010;16(4)(suppl 1):S19-S24.
5. Maisel AS, Krishnaswamy P, Nowak RM, McCord J, Hollander JE, Duc P, et al. Breathing Not Properly Multinational Study Investigators. Rapid measurement of B-type natriuretic peptide in the emergency diagnosis of heart failure. N Engl J Med. 2002;347(3):161-7.
6. Mueller C, Scholer A, Laule-Kilian K, Martina B, Schindler C, Buser P, et al. Use of B-type natriuretic peptide in the evaluation and management of acute dyspnea. N Engl J Med. 2004 Feb;350(7):647-54.
7. Januzzi JL Jr, Camargo CA, Anwaruddin S, Baggish AL, Chen AA, Krauser DG, et al. The N-terminal Pro-BNP investigation of dyspnea in the emergency department (PRIDE) study. Am J Cardiol. 2005 Apr;95(8):948-54.
8. Brenden CK, Hollander JE, Guss D, McCullough PA, Nowak R, Green G, et al. Gray zone BNP levels in heart failure patients in the emergency department: results from the Rapid Emergency Department Heart Failure Outpatient Trial (REDHOT) multicenter study. Am Heart J. 2006 May;151(5):1006-11.
9. van Kimmenade RR, Pinto YM, Bayes-Genis A, Lainchbury JG, Richards AM, Januzzi JL Jr. Usefulness of intermediate amino-terminal pro-brain natriuretic peptide concentrations for diagnosis and prognosis of acute heart failure. Am J Cardiol. 2006 Aug;98(3): 386-90.
10. Hogenhuis J, Voors AA, Jaarsma T, Hoes AW, Hillege HL, Kragten JA, van Veldhuisen DJ. Anaemia and renal dysfunction are independently associated with BNP and NT-proBNP levels in patients with heart failure. Eur J Heart Fail. 2007 Aug;9(8):787-94.
11. Tsutamoto T, Wada A, Sakai H, Ishikawa C, Tanaka T, Hayashi M, et al. Relationship between renal function and plasma brain natriuretic peptide in patients with heart failure. J Am Coll Cardiol. 2006;47:582-6.
12. McCullough PA, Duc P, Omland T, McCord J, Nowak RM, Hollander JE, et al. B-type natriuretic peptide and renal function in the diagnosis of heart failure: an analysis from the Breathing Not Properly Multinational Study. Am J Kidney Dis. 2003;41:571-9.
13. Daniels LB, Clopton P, Bhalla V, Krishnaswamy P, Nowak RM, McCord J, et al. How obesity affects the cut-points for B-type natriuretic peptide in the diagnosis of acute heart failure. Results from the Breathing Not Properly Multinational Study. Am Heart J. 2006 May;151(5):999-1005.
14. Redfield MM, Rodeheffer RJ, Jacobsen SJ, Mahoney DW, Bailey KR, Burnett JC Jr. Plasma brain natriuretic peptide concentration: impact of age and gender. J Am Coll Cardiol. 2002 Sep;40(5):976-82.
15. Maisel A, Mueller C, Nowak R, Peacock WF, Landsberg JW, Ponikowski P, et al. Mid-region pro-hormone markers for diagnosis and prognosis in acute dyspnea: results from the BACH (Biomarkers in Acute Heart Failure) trial. J Am Coll Cardiol. 2010 May;55(19):2062-76.
16. Tijsen AJ, Creemers EE, Moerland PD, de Windt LJ, van der Wal AC, Kok WE, et al. MiR423-5p as a circulating biomarker for heart failure. Circ Res. 2010;106:1035-9.
17. Opie LH, Knuuti J. The adrenergic-fatty acid load in heart failure. J Am Coll Cardiol. 2009 Oct 27;54(18):1637-46.
18. Stanley WC, Recchia FA, Lopaschuk GD. Myocardial substrate metabolism in the normal and failing heart. Physiol Rev. 2005;85:1093-1129.
19. Lommi J, Kupari M, Koskinen P, Näveri H, Leinonen H, Pulkki K, et al. Blood ketone bodies in congestive Heart failure. J Am Coll Cardiol. 1996;28:665-72.
20. Marcondes-Braga FG, Gutz IGR, Batista GL, Saldiva PHN, Ayub-Ferreira SM, Issa VS, et al. Exhaled Acetone as a new biomarker of heart failure severity. Chest. 2012;142(2):457-66.
21. Maisel A, Hollander JE, Guss D, McCullough P, Nowak R, Green G, et al. Primary results of the Rapid Emergency Department Heart Failure Outpatient Trial (REDHOT). A multicenter study of B-type natriuretic peptide levels, emergency department decision making, and outcomes in patients presenting with shortness of breath. J Am Coll Cardiol. 2004;44:1328-33.
22. Yu CM, Sanderson JE. Plasma brain natriuretic peptide an independent predictor of cardiovascular mortality in acute heart failure. Eur J Heart Fail. 1999 Mar;1(1):59-65.
23. Januzzi JL Jr, Sakhuja R, O'donoghue M, Baggish AL, Anwaruddin S, Chae CU, et al. Utility of amino-terminal pro-brain natriuretic peptide testing for prediction of 1-year mortality in patients with dyspnea treated in the emergency department. Arch Intern Med. 2006 Feb13;166(3):315-20.
24. Troughton RW, Frampton CM, Yandle TG, Espiner EA, Nicholls MG, Richards AM. Treatment of heart failure guided by plasma amino-terminal brain natriuretic peptide (N-BNP) concentrations. Lancet. 2000;355:1126-30.
25. Felker GM, Hasselblad V, Hernandez AF, O'Connor CM. Biomarker-guided therapy in chronic heart failure: a meta-analysis of randomized controlled trials. Am Heart J. 2009;158:422-30.
26. Porapakkham P, Porapakkham P, Zimmet H, Billah B, Krum H. B--type natriuretic peptide-guided heart failure therapy: a metaanalysis. Arch Intern Med. 2010;170:507-14.
27. Troughton RW, Frampton CH, Nicholls G. Biomarker-Guided Treatment of Heart Failure. J Am Coll Cardiol. 2010;56(25):2101-4.
28. Stienen S, Salah K, Moons AH, Bakx AL, van Pol PE, Schoeder-Tanka JM, et al. Rationale and design of PRIMA II: A multicenter, randomized clinical trial to study the impact of in-hospital guidance for acute decompensated heart failure treatment by a predefined NT--PRoBNP target on the reduction of readmIssion and Mortality rAtes. Am Heart J. 2014 Jul;168(1):30-6.
29. Potocki M, Breidthardt T, Mueller A, Reichlin T, Socrates T, Arenja N, et al. Copeptin and risk stratification in patients with acute dyspnea. Crit Care. 2010;14:1-9.
30. Potocki M, Breidthardt T, Mueller A, Reichlin T, Socrates T, Arenja N, et al. Copeptin and risk stratification in patients with acute dyspnea. Crit Care. 2010;14(6):R213.
31. White H, Thygesen K, Alpert JS, Jaffe A. Universal MI definition update for cardiovascular disease. Curr Cardiol Rep. 2014;16:492.
32. Peacock WF IV, De Marco T, Fonarow GC, Diercks D, Wynne J, Apple FS, et al. ADHERE Investigators. Cardiac troponin and outcome in acute heart failure. N Engl J Med. 2008;358:2117-26.
33. Xue Y, Clopton P, Peacock WF, Maisel AS. Serial changes in high--sensitive troponin I predict outcome in patients with decompensated heat failure. Eur J Heart Fail. 2011;13:37-42.
34. Rehman SU, Mueller T, Januzzi JL Jr. Characteristics of the novel interleukin family biomarker ST2 in patients with acute heart failure. J Am Coll Cardiol. 2008;52:1458-65.
35. Zhang Y, Zhang R, An T, Huang Y, Guo X, Yin S, et al. The utility of galectin-3 for predicting cause-specific death in hospitalized patients with heart failure. J Cardiac Fail. 2015;21:51-9.

CAPÍTULO 31

DISFUNÇÃO DO VENTRÍCULO DIREITO NO PACIENTE GRAVE

Ludhmila Abrahão Hajjar
Felipe Lourenço Fernandes
Roberto Kalil Filho

DESTAQUES

- O principal efeito da falência de ventrículo direito (VD) é o hipofluxo nas artérias pulmonares com má perfusão do ventrículo esquerdo, hipotensão sistêmica e má perfusão periférica. Há aumento da pressão venosa central, congestão sistêmica e pulmões secos.
- O reconhecimento da etiologia da insuficiência de ventrículo direito (IVD) é importante para que o tratamento correto seja realizado rapidamente.
- As principais etiologias da falência aguda de VD são: isquemia, tromboembolismo pulmonar, falência secundária à insuficiência de ventrículo esquerdo, hipertensão pulmonar, doenças cardíacas infiltrativas, displasia arritmogênica de VD, entre outras.
- O diagnóstico de IVD confirma-se com dados clínicos, eletrocardiografia, radiografia de tórax, avaliação hemodinâmica invasiva e ecocardiograma.
- Pressão venosa elevada com índice cardíaco baixo ou normal e pressão de oclusão de artéria pulmonar baixa compõem a apresentação clássica da insuficiência isolada de VD.
- O tratamento da IVD envolve adequação da volemia, vasodilatadores pulmonares e inotrópicos. Em caso de refratariedade, o suporte extracorpóreo de vida deve ser prontamente iniciado.

INTRODUÇÃO

A insuficiência ventricular direita (IVD) é uma síndrome clínica definida pela incapacidade dessa câmara em promover débito adequado para a circulação pulmonar, mantendo a pressão venosa central (PVC) normal. O aumento da pós-carga ventricular direita e de diminuição da contratilidade do ventrículo direito levam à piora progressiva do débito cardíaco direito e, consequentemente, à má perfusão pulmonar.[1] O reconhecimento e tratamento precoce dessa afecção é o principal modo de tentar diminuir sua morbimortalidade. Avanços recentes em relação à fisiopatologia e ao tratamento da disfunção aguda do VD, juntamente com o uso de suporte de vida extracorpóreo, apresentam uma esperança para reversão desse quadro tão desastroso na maioria das vezes.

Secundariamente à insuficiência do VD, ocorrem congestão venosa sistêmica, diminuição do fluxo sanguíneo para o pulmão e ventrículo esquerdo (VE), com consequente hipoperfusão sistêmica. Assim como na falência aguda do VE, a primeira medida é o reconhecimento da etiologia da IVD e o respectivo tratamento imediato quando possível (infarto agudo do miocárdio (IAM), hipertensão pulmonar, tromboembolismo pulmonar (TEP), miocardiopatia, doenças congênitas e valvares e sepse). Além do tratamento do fator desencadeante, a utilização de vasodilatadores pulmonares, inotrópicos e manejo adequado da volemia são parte essencial da terapêutica. Em casos refratários às medidas clínicas, os dispositivos de assistência ventricular direita podem ser utilizados.[1]

De maneira prática, o manejo da insuficiência ventricular direita na unidade de terapia intensiva (UTI) consiste em identificar anormalidades da função ventricular direita ou circulação pulmonar, tentar diagnosticar a etiologia que levou à disfunção aguda do VD, otimização da pré-carga e utilização de inotrópicos. Se essas medidas iniciais falharem, o dispositivo de assistência ventricular direita tem se mostrado útil no manejo desses pacientes.[1]

Em razão da heterogeneidade das causas de IVD, o prognóstico a longo prazo pode ser muito variável, conforme será visto mais adiante neste capítulo.

EPIDEMIOLOGIA

As consequências clínicas do infarto de VD foram descritas primeiramente em 1974 por Cohn JN e colaboradores.[2] A IVD é uma condição clínica de alta morbimortalidade, independentemente da etiologia, sobretudo quando esse diagnóstico não é lembrado. Desse modo, não existe estimativa da sua real prevalência e quais dos fatores de risco estão mais associados à condição. Esses dados são ainda mais obscuros quando se leva em conta apenas a população de pacientes com quadro de IVD aguda.

Muitas das etiologias de falência de VD são diagnosticadas no paciente ambulatorial e, portanto, não serão abordadas neste capítulo. Aqui será revisada apenas a abordagem do paciente com IVD aguda descompensada.

No geral, a IVD pode ser secundária a insuficiência ventricular esquerda (IVE), miocardiopatia (displasia arritmogênica de VD, doença de Chagas), doenças infiltrativas como amiloidose e sarcoidose, cardiotoxicidade por drogas (cocaína, álcool, doxirrubicina, ciclofosfamida), doença isquêmica coronariana, doença cardíaca congênita, doença pulmonar (*cor pulmonale*), doenças valvares, falência hepática, Tako-Tsubo, entre outras.

ETIOLOGIA

Pode ser múltipla e, portanto, requer pesquisa ativa e meticulosa das principais causas. É possível dividir as causas de IVD de acordo com o principal mecanismo fisiopatológico. Dessa forma, vê-se que ela sempre decorre da combinação de disfunção ventricular direita e do aumento da pós-carga do VD (hipertensão pulmonar). No primeiro caso, as principais etiologias são doença arterial coronariana (DAC) (normalmente relacionada à coronária direita), hipertensão pulmonar crônica e aguda, síndrome da resposta inflamatória sistêmica (SIRS) ou sepse, toxicidade por drogas, cardiomiopatia do VD (displasia arritmogênica do VD). Enquanto isso, causas de falência do VD secundária preponderantemente a aumento da pós-carga ventricular direita são anormalidades na circulação pulmonar, disfunção sistólica ou diastólica ventricular esquerda, doença valvar mitral (estenose e insuficiência), defeitos do septo interventricular, vasoconstrição pulmonar por hipoxemia crônica e doença pulmonar, além de tromboembolismo venoso.[1]

O VD recebe aporte sanguíneo tanto da coronária direita como da esquerda, portanto o infarto isolado do VD é relativamente raro, mesmo quando há oclusão total de uma das artérias.[2] A disfunção ventricular direita como causa de choque cardiogênico é rara, presente em apenas 5% dos casos complicados de IAM com choque cardiogênico.[3] Aproximadamente um terço dos pacientes com infarto de parede inferior apresenta algum envolvimento do VD. Essa estimativa pode variar segundo a definição de infarto de VD e o método utilizado para o diagnóstico. O acometimento de VD pode ser definido por anatomia patológica, hemodinâmica, ecocardiografia, eletrocardiograma e ressonância magnética; métodos que expressarão resultados diferentes, fazendo, assim, a incidência da condição variar.[4]

FISIOPATOLOGIA

Quando um paciente é submetido a um esforço físico, ocorre aumento do débito cardíaco com consequente elevação da pressão arterial. Entretanto, a circulação pulmonar se comporta de maneira distinta. Por se tratar de um circuito de baixa pressão, mesmo quando o débito cardíaco aumenta, a resistência vascular pulmonar cairá.

Essa diferença se deve basicamente ao fato de a circulação pulmonar apresentar a habilidade de, conforme o débito cardíaco aumenta, recrutar vasos parcialmente colabados e à baixa capacidade de vasoconstrição da artéria pulmonar.[5]

Portanto, é importante ter em mente que os mecanismos fisiopatológicos de falência do VD são muito diferentes daqueles encontrados na falência de VE. Assim, não se deve simplesmente transferir os tratamentos consagrados para choque cardiogênico do lado esquerdo para o lado direito. A função do VD depende de baixas pressões de enchimento, pois consegue acomodar grande quantidade de sangue em sua câmara sem que isso altere a pressão intraventricular ou o respectivo débito cardíaco.

A falência de VD é quase sempre consequência da combinação de aumento da pós-carga ventricular direita e diminuição da função contrátil dessa câmara. O peso da contribuição de cada um desses fatores é o que direcionará o tratamento a ser instituído.

Em pacientes com falência de VD, a progressão da disfunção ventricular direita, independentemente da causa, é associada à hipertrofia de miócitos e dilatação ventricular em reposta ao estresse da parede do ventrículo. Isso leva a um ciclo vicioso de redução da função ventricular e aumento das pressões de enchimento.[6] A hipertrofia ventricular direita não ocorre de maneira uniforme, sendo a primeira manifestação a hipertrofia da via de saída do ventrículo direito, com a respectiva função global preservada.[7]

Anormalidades no metabolismo do óxido nítrico (NO) e metabolismo da glicose também foram descritos na insuficiência do VD, incluindo o aumento da expressão da NO-sintase e da fosfodiesterase tipo V (PDE5).[8-9]

A circulação pulmonar apresenta resistência muito baixa, de tal modo que mesmo em vigência de disfunção contrátil grave, se o paciente não apresentar aumento da pressão arterial pulmonar, ele não necessariamente apresentará quadro de IVD. Contudo, pacientes com disfunção contrátil moderada de VD, se apresentarem aumento ainda que moderado da pós-carga, podem evoluir com quadro de IVD.[10] Além disso, mesmo pacientes com função de VD previamente preservada podem apresentar IVD grave na vigência de aumento abrupto da pós-carga. Pacientes sépticos, por exemplo, têm aumento sérico de endotelina e tromboxane, potentes vasoconstritores pulmonares associados à diminuição do débito cardíaco direito.[5]

Os mecanismos compensatórios do VD conseguem manter o paciente com boa perfusão pulmonar até atingirem o seu limite. Quando isso ocorre, a PVC começa a subir, levando à congestão venosa sistêmica, uma das primeiras manifestações da falência de VD. Enquanto aumentos crônicos na pressão pulmonar são bem tolerados pelo VD, o aumento abrupto pode apresentar consequências catastróficas.[11]

A IVD pode reduzir o enchimento ventricular esquerdo, interferindo no seu funcionamento normal por meio de dois mecanismos diferentes.

Com a redução do débito cardíaco do VD, ocorre redução direta do enchimento ventricular esquerdo. O outro mecanismo é causado pelo aumento importante da pressão diastólica final do ventrículo direito, com consequente aumento do volume diastólico final do VD, causando, assim, um desvio do septo interventricular em direção ao VE, restringindo, dessa forma, o seu enchimento (interdependência ventricular). Essa alteração da geometria ventricular prejudica a função ventricular esquerda.[12] Essa interdependência entre ambos os ventrículos é decorrente do contato do VD e do VE por meio do septo interventricular e do pericárdio. A função do VD depende de 20% a 40% da contração ventricular esquerda, e isso fica mais evidente ainda na presença de disfunção do VD. Pacientes que a apresentam secundária à isquemia com acometimento do septo interventricular podem sofrer um importante comprometimento hemodinâmico, com dificuldade para o esvaziamento do VD e consequente aumento das pressões de enchimento ventricular. Esse aumento de pressão pode ser transmitido para o VE de tal modo que comprometa seu o funcionamento, levando a um quadro de hipotensão e baixo débito. Desse modo, após o desenvolvimento da insuficiência de VD, o aumento das pressões torácicas pela ventilação mecânica pode ser deletério.

A sepse também pode ensejar a disfunção de VD; o mecanismo pelo qual isso ocorre é predominantemente por depressão miocárdica e aumento da resistência vascular pulmonar. A falência de VD associada à sepse denota pior prognóstico.[13]

ALTERAÇÕES E MECANISMOS ESPECÍFICOS

A falência de VD pode apresentar sinais e sintomas clássicos de congestão sistêmica secundária a aumento da pressão venosa central. A diminuição do débito ventricular direito leva ao aumento das pressões de enchimento, resultando em edema periférico, ascite e, em alguns casos, até hepatomegalia e cirrose se persistentes de forma crônica. A pressão elevada de átrio direito diminui a drenagem linfática sistêmica, diminuindo a absorção de líquidos, o que pode resultar em edema pulmonar agudo em casos mais graves, mesmo na ausência de disfunção primária do VE. Além disso, o aumento da pressão venosa sistêmica pode causar congestão e piora da função renal, associando-se a aumento da mortalidade.[14]

Os mecanismos pelos quais a IVD se instala são o excesso de pré-carga, aumento de pós-carga e diminuição da contratilidade miocárdica. Na maioria dos casos, os pacientes já apresentam algum problema de base na vascularização pulmonar e, quando apresentam outro problema em um dos três mecanismos citados, instala-se a deterioração clínica. Por exemplo, os pacientes com *cor pulmonale* que desenvolvem pneumonia ou aqueles chagásicos que se apresentam com quadro infeccioso.[5]

DIAGNÓSTICO

A maioria dos sinais e sintomas de IVD são inespecíficos. Portanto, para que o diagnóstico da etiologia da IVD seja realizado é necessário que o médico esteja atento aos detalhes da história e do exame físico. Sintomas de dispneia, fadiga, tontura, sudorese, síncope e angina podem ser a queixa principal do doente. Assim, o diagnóstico inicial de IVD pode ser difícil, conforme descrito no Quadro 31.1.

QUADRO 31.1. Avaliação inicial do paciente com IVD.

Anamnese
- Dispneia
- Tontura
- Cansaço
- Síncope
- Angina

Exame físico
- Estase jugular
- Aumento de P2
- Presença de B3 do lado direito
- Insuficiência tricúspide e pulmonar
- Edema de membros inferiores, ascite, distensão abdominal

Radiografia de tórax
- Aumento da área cardíaca
- Artéria pulmonar proeminente

Eletrocardiograma
- Sobrecarga de VD
- Aumento do átrio direito
- Desvio do eixo cardíaco para a direita
- Bloqueio de ramo direito

IVD: insuficiência de ventrículo direito.
Fonte: Adaptado de Simon MA, 2013.[6]

Na ausência de estenose de tricúspide, a pressão diastólica final do ventrículo direito (PdFVD) é igual à PVC, de tal modo que o aumento da pressão na câmara ventricular direita é traduzida por elevação da PVC. Dessa maneira, mesmo se verificada disfunção contrátil do VD por método de imagem, se a PVC for normal, o diagnóstico de IVD não poderá ser confirmado. Portanto, o primeiro passo para avaliação dessa condição é o estabelecimento da PVC.[1]

A avaliação da PVC pode ser realizada de maneira clínica à beira do leito ou pela passagem de um cateter venoso central com a ponta locada na veia cava superior. A estimativa da pressão venosa central à beira do leito pelo exame físico pode ser realizada com a avaliação da pressão venosa jugular (PVJ). Quando a distensão jugular for maior do que 4 cm durante compressão hepática e esse aumento na PVJ perdurar por 15 segundos, pode-se inferir que o paciente apresenta PVC maior do que 8 mmHg com sensibilidade de 73% e especificidade de 87%.[15] Entretanto, a avaliação clínica isolada apresenta acurácia ruim para estimar as pressões de enchimento ventricular direito e esquerdo em relação à PVC e pressão de oclusão de artéria pulmonar (POAP) respectivamente. A PVC é estimada de maneira correta pelo exame físico em apenas 50% das vezes, e a POAP em apenas 30%.[16] É importante salientar que na ausência de PVC aumentada, outros sinais clínicos e geralmente também atribuídos à insuficiência ventricular direita, como edema periférico e ascite, devem ter outra etiologia. Contudo, o aumento de PVC também não é específico de falência de VD e pode estar presente em outras doenças, por exemplo, tamponamento cardíaco, pneumotórax, sobrecarga de volume e síndrome da veia cava superior.[1] Na ausência de congestão pulmonar, mas pressão venosa central aumentada, o diagnóstico de IVD isolado é o mais provável. Ainda em relação ao exame físico, a presença de B3 é associada a maior risco de hospitalização e óbito por falência cardíaca.[17]

Outras alterações que podem ser encontradas no exame físico do paciente com IVD são ictus de VD, aumento do componente de P2 da segunda bulha cardíaca, sopro de regurgitação tricúspide e pulmonar, além de edema, distensão abdominal e ascite.

Entretanto, apesar de a tríade hipotensão "pulmões limpos" (ausência de congestão pulmonar), pressão jugular elevada ser tradicionalmente um marcador de infarto de VD na presença de infarto de parede inferior, ela tem alta especificidade (96%), mas sensibilidade muito baixa (25%).[18]

Nesse contexto, métodos diagnósticos complementares são fundamentais para o correto diagnóstico de IVD. A avaliação clínica inicial deverá ser complementada com eletrocardiograma (ECG), radiografia de tórax e exames laboratoriais. Sempre que necessário, a avaliação deverá ser seguida de ecocardiograma transtorácico ou transesofágico (ECTT e ECTE respectivamente), tomografia computadorizada (TC), além de monitorização invasiva com passagem de cateter venoso central e cateter de artéria pulmonar em casos selecionados. Todos os métodos serão revisados a seguir.

ELETROCARDIOGRAMA (ECG)

Deverá ser realizado em todo paciente na internação hospitalar sob suspeita de IAM, TEP e sempre que houver mudança abrupta no padrão hemodinâmico.

No ECG de pacientes com falência de VD é possível encontrar sinais de sobrecarga de VD, aumento do átrio direito, desvio do eixo cardíaco para a direita e bloqueio de ramo direito.

Pelo fato de o ECG de 12 derivações ser insuficiente para o diagnóstico de acometimento de VD nas SCA, a inclusão das derivações precordiais direitas é mandatória para um exame mais completo. O diagnóstico de infarto de VD pode ser realizado pela constatação de elevação > 1 mm do segmento ST na derivação V4R (quinto espaço intercostal direito na linha hemiclavicular direita). Além de diagnóstico, a elevação do segmento ST nessa derivação carrega consigo importante valor prognóstico como um indicador de maior morbimortalidade hospitalar.[19-21]

Em pacientes com TEP, o achado clássico de S1Q3T3 (presença de onda S importante em DI, com onda Q em

DIII e T invertida em DIII), apesar de ser relativamente raro, é sugestivo de TEP na presença dessa suspeita clínica.

EXAMES LABORATORIAIS

Os exames laboratoriais na IVD deverão seguir os mesmos princípios de qualquer outro paciente grave, com coleta de hemograma, função renal, eletrólitos e gasometria venosa central e arterial com lactato. Além disso, dependendo da apresentação clínica inicial, troponina e creatinofosfoquinase-MB (CKMB) poderão ser coletadas na suspeita de síndrome coronariana aguda (SCA); D-dímero, no paciente com baixo risco de TEP na sala de emergência; e BNP, em pacientes selecionados.

O BNP é um peptídeo natriurético secretado pelos ventrículos em resposta à sobrecarga de pressão, independente da etiologia. A produção de BNP é feita por ambos os ventrículos. Desse modo, em pacientes com IVD, o BNP tem valor prognóstico, tanto na vigência de TEP como na ausência desse diagnóstico. Pacientes com diagnóstico de TEP trombolisados com sucesso apresentam diminuição dos níveis de BNP.[22]

Além da SCA, a troponina também se encontra elevada em outras situações em que há lesão de miócitos, como na sobrecarga de VD secundária a TEP submaciço ou maciço, carregando consigo um pior prognóstico.[23]

IMAGEM

Apesar de a avaliação clínica ser de suma importância, muitas vezes a confirmação do diagnóstico não pode ser estabelecida apenas com a anamnese e o exame físico. Entre os principais exames de imagem na avaliação da falência de VD, estão o ecocardiograma transtorácico (ECTT), TC de tórax e ressonância magnética (RM). Mais do que confirmar o diagnóstico de insuficiência cardíaca, os exames de imagem ajudam no diagnóstico diferencial de outras causas de aumento da PVC e esclarecimento da etiologia da IVD.

RADIOGRAFIA DE TÓRAX

As alterações radiográficas podem sugerir a etiologia da IVD. Classicamente, no acometimento isolado de VD, a congestão pulmonar não deverá ser encontrada.

Na radiografia de tórax é possível verificar artéria pulmonar proeminente e aumento da área cardíaca, principalmente do VD em incidência lateral.

Em pacientes com TEP maciço, achados clássicos como oligoemia regional (sinal de Westermark), corcova de Humpton e alargamento da artéria pulmonar (sinal de Palla) podem ocorrer mais frequentemente do que nos casos de TEP não maciço.

ECOCARDIOGRAMA

O ECTT, por ser fácil e de rápida realização à beira do leito nos pacientes instáveis, é o principal exame a ser realizado na suspeita de insuficiência cardíaca direita e esquerda.

Com o avanço dos aparelhos, é possível uma avaliação cada vez mais completa e rápida, à beira do leito, de pacientes com choque cardiogênico. Esse exame já está bem difundido nas salas de emergências e UTI, sendo realizado com boa acurácia, muitas vezes, pelo emergencista ou intensivista com treinamento em ecocardiografia.

Quando avaliados por ECO, 59% dos pacientes com infarto de parede inferior apresentam disfunção VD.[24]

Entretanto, a avaliação ecocardiográfica do VD apresenta algumas limitações. Além da dificuldade de se obter uma janela adequada em alguns pacientes, a avaliação funcional do VD pode ser tecnicamente difícil.[25] Devido ao seu formato complexo, nenhuma janela do ECTT bidimensional consegue visualizar todo o VD. De modo geral, o ECTT deve ser capaz de identificar disfunção contrátil ou dilatação ventricular direita significativa e excluir os principais diagnósticos diferenciais (tamponamento cardíaco, comunicação interventricular, insuficiência cardíaca restritiva, entre outras). Um dos métodos utilizados para avaliação do VD é o cálculo do TAPSE, que é a movimentação longitudinal do VD no plano da valva tricúspide. O TAPSE é medido pelo modo M e sua diminuição indica disfunção do VD e, em vigência de hipertensão pulmonar, insuficiência ventricular esquerda sistólica ou diastólica, está associada a pior prognóstico.[26] O valor normal do TAPSE é de 2,4 a 2,7 cm, enquanto valores abaixo de 1,8 cm tem acurácia de 87% para predizer volume sistólico indexado menor do que 29 mL/m².[27]

Em casos de dúvida diagnóstica ou janela ecocardiográfica ruim, pode-se lançar mão do ECTT. Entretanto, mesmo com janela adequada e boa qualidade de imagens, a interpretação pode ser difícil em virtude da correlação ruim entre fração de ejeção de VD e sua função contrátil. O fato de o ventrículo direito ser uma câmara condicionada a suportar grandes volumes, pode deixar dúvida se a causa primordial da IVD for a disfunção contrátil primária ou a pós-carga aumentada das câmaras direitas.

TOMOGRAFIA COMPUTADORIZADA (TC)

Seu principal papel na avaliação da IVD é a pesquisa de TEP, uma das principais causas reversíveis de choque cardiogênico por IVD. Na aquisição de imagens por esse exame, apesar da rapidez, existe o contratempo de ser necessário transportar o paciente que, muitas vezes, não apresenta condições clínicas para tanto; além da necessidade de utilização de contraste iodado, o que pode ser um empecilho para pacientes com função renal alterada. As principais vantagens da TC para avaliação do VD em relação à RM é o fato de que as imagens são mais rapidamente adquiridas, ser uma técnica mais barata e a possibilidade de uso em pacientes com marca-passo, desfibriladores internos implantáveis e dispositivos de assistência ventricular.[7]

Além do diagnóstico de TEP, pode-se avaliar se existe dilatação do VD. Uma relação entre os diâmetros dos ventrículos > 0,9 representa sinal de pior prognóstico.[28]

A TC contrastada é um excelente exame para avaliação do tamanho do VD e da posição do septo interventricular.[29]

RESSONÂNCIA MAGNÉTICA (RM)

Ganhou espaço para avaliação da IVD. Em relação ao ECTT, a RM não apresenta dificuldade na aquisição de imagens por conta da janela do paciente. A ressonância cardíaca consegue avaliar a geometria e o volume do VD de maneira fidedigna e apresenta excelente acurácia para o diagnóstico da etiologia de doenças miocárdicas infiltrativas como displasia arritmogênica do VD, amiloidose e hemocromatose, assim como malformações congênitas e vasculares.[30] Com a utilização de gadolinium, a RM tem alta acurácia para a delimitação de áreas com miocardiopatia isquêmica. De modo geral, a RM encontra acometimento de VD em 47% a 57% dos pacientes com infarto de parede inferior e 11% a 65% quando o infarto é de parede anterior.[31]

Os principais fatores limitantes para a utilização da RM é tempo para aquisição de imagens, a indisponibilidade em muitos centros de saúde no Brasil e seu custo relativamente elevado. Dessa forma, pacientes com instabilidade hemodinâmica não podem se submeter a ela.

AVALIAÇÃO HEMODINÂMICA

Conforme visto anteriormente, existe grande dificuldade em se obter um diagnóstico fidedigno de IVD apenas com anamnese, exame físico e exames complementares não invasivos. Desta forma, a avaliação hemodinâmica invasiva se torna essencial. O método mais simples e utilizado para tanto é a passagem de um cateter venoso central por um acesso profundo em veias jugulares ou subclávia com a ponta do cateter locada na junção da veia cava superior com o átrio. Assim, pode-se ter a medida direta da pressão venosa central. Essa medida, na ausência de estenose tricúspide, como foi salientado, é a própria pressão diastólica ventricular direita e está correlacionada diretamente com a função do VD. Além disso, pela passagem de um cateter de artéria pulmonar (ou cateter de Swan-Ganz) também é possível avaliar a pressão da artéria pulmonar e o débito cardíaco, e, de maneira indireta, a pressão do átrio esquerdo por meio da POAP (ou *wedge*).[32] Com essas medidas, calcula-se a resistência vascular sistêmica e pulmonar. Pacientes com resistência pulmonar aumentada podem se beneficiar de vasodilatação da artéria pulmonar. O cálculo da resistência pulmonar pode ser feito pela seguinte fórmula, com a unidade em *wood* (mmHg/L/min):

$$RVP = \frac{PMAP - POAP}{DC}$$

PMAP: pressão média da artéria pulmonar.

Multiplicando-se a unidade *wood* por 80, obter-se-á a unidade em dynas.s.cm^{-5}.[33]

Outro dado importante que pode ser obtido pela monitorização hemodinâmica com cateter de Swan-Ganz é o gradiente transpulmonar. Esse valor é obtido subtraindo-se a pressão de oclusão da artéria pulmonar da pressão diastólica da artéria pulmonar. Quando esse gradiente é superior a 5 mmHg, é possível inferir que o aumento da pressão média da artéria pulmonar não é secundário à falência ventricular esquerda.

TRATAMENTO

Deve ser direcionado para reversão da causa da IVD. Então, a IVD secundária a IAM deve ser tratada diferentemente da causada por TEP ou por crise de hipertensão pulmonar. Enquanto isso, pacientes com anomalias congênitas e doenças valvares com IVD precisarão provavelmente de intervenção cirúrgica.[6]

Juntamente com o tratamento da etiologia da IVD, a abordagem terapêutica desses pacientes contempla o manejo adequado de volume, utilização de vasodilatadores pulmonares, inotrópicos e suporte de vida extracorpórea (Figura 31.1). A infusão de volume para restauração do estado volêmico pode ser necessária, assim como reperfusão precoce nos casos de IAM e TEP, e estabilização elétrica em pacientes com arritmia e instabilidade hemodinâmica.

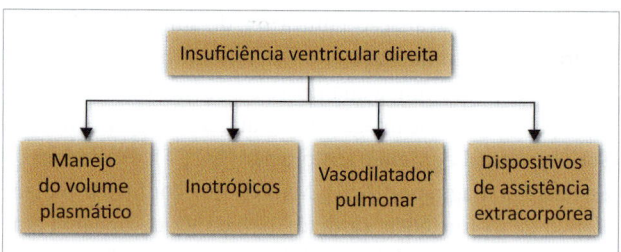

FIGURA 31.1. Manejo do paciente com insuficiência ventricular direita.

O primeiro parâmetro a ser corrigido no choque de VD é a volemia. A infusão de volume deve ser iniciada para garantir adequada pressão de enchimento ventricular direito para manter o débito cardíaco. Porém, pacientes com choque de VD geralmente apresentam a pressão diastólica final de VD muito elevada, com frequência acima de 20 mmHg e talvez não se beneficiem da infusão de cristaloide.[3] Além disso, ventilação com pressão positiva pode levar à dificuldade do retorno venoso e, consequentemente, diminuição da pré-carga. Quando a IVD ocorre com resistência vascular pulmonar normal, sem aumento da pressão de oclusão da artéria pulmonar, como no infarto de VD, a pressão diastólica final, habitualmente, precisa ficar acima do normal para manter o débito cardíaco adequado. A quantidade de infusão de solução cristaloide deverá ser monitorizada de maneira invasiva e o conceito de que o paciente com infarto de VD deve ser reanimado com grandes volumes de soro vem sendo questionado nos últimos anos. O paciente com hipotensão arterial, sem congestão pulmonar, deverá receber reposição volêmica mais agressiva desde que a pressão venosa central esteja < 15 mmHg.[34]

A expansão volêmica deverá ser realizada com solução salina até um total de 2 litros.[35] Outro parâmetro hemodinâmico que pode guiar a infusão de volume é a pressão de oclusão da artéria pulmonar. O alvo a ser alcançado é de 18 a 24 mmHg. O excesso de volume infundido pode provocar hiperdistensão do VD e abaulamento do septo interventricular, comprometendo o funcionamento do VE, com posterior queda do débito cardíaco. É importante atentar para o fato de que a falência do VD frequentemente leva a um quadro de congestão venosa sistêmica e isso representa a principal causa de disfunção renal nesses pacientes. Portanto, a infusão de volume não deve ser encorajada nesses casos; pelo contrário, a função renal deverá melhorar com a diminuição do volume corpóreo por meio de estímulos com diuréticos ou hemodiálise.[6] Ainda, por meio de um cateter venoso central, obtém-se outro parâmetro importante na monitorização desses pacientes: a saturação venosa da cava superior. Valores abaixo de 70% na vigência de saturação arterial normal são sugestivos de diminuição do débito cardíaco.[5]

Caso seja verificado aumento excessivo da pré-carga levando à IVD, a redução da PVC deverá ser alcançada com o uso de diuréticos ou diálise. A normalização da pré-carga deverá ser acompanhada de aumento do débito cardíaco e da saturação venosa central, com melhora dos parâmetros de perfusão tecidual.

Outra parte essencial no tratamento da IVD secundária à SCA é a reversão da bradicardia, que é extremamente comum nos pacientes com infarto de ventrículo direito. Sua correção é fundamental para que o débito cardíaco seja mantido, visto que o volume sistólico geralmente é fixo após um evento de SCA. Entretanto, o implante de marca-passo transvenoso provisório pode ser dificultado pela falência de sensibilidade do ventrículo direito isquêmico.

Uma das medidas mais eficazes para diminuição da pós-carga pulmonar é a utilização de oxigênio naqueles pacientes com baixa saturação arterial de oxigênio, pois a hipóxia é um dos mecanismos mais potentes de vasoconstrição pulmonar. A saturação arterial deve ser mantida preferencialmente acima de 92%. Além disso, a correção de hipercapnia e acidose são fundamentais.

Outro parâmetro a ser corrigido é o aumento da pós-carga por meio da utilização de vasodilatadores pulmonares. Entretanto, apesar de os vasodilatadores pulmonares serem, teoricamente, o tratamento de escolha da hipertensão pulmonar, em alguns casos de choque cardiogênico e instabilidade hemodinâmica grave seu uso não é possível. Pelo contrário, a utilização de um agente vasopressor talvez seja necessária.

Com relação aos vasodilatadores pulmonares, nenhuma droga até hoje foi aprovada para o tratamento de hipertensão pulmonar no paciente crítico. Os vasodilatadores pulmonares, apesar de terem ação preferencial sobre a circulação pulmonar, também podem ensejar a vasodilatação sistêmica, mesmo que discreta, comprometendo ainda mais a perfusão sistêmica em casos de choque cardiogênico. Além disso, a vasodilatação pulmonar pode alterar a relação ventilação-perfusão pulmonar, provocando o desvio do sangue para áreas sem ventilação adequada, piorando o efeito *shunt*. Entre os vasodilatadores orais, podem-se citar bosentana, bloqueador dos receptores A e B da endotelina; sildenafil, inibidor da fosfodiesterase V; e treprostinil, um derivado da prostaciclina, ainda em estudo, que pode ser utilizado de forma inalatória, intravenosa ou subcutânea.[5]

Outra substância que vem sendo cada vez mais utilizada no tratamento do choque de VD é o óxido nítrico inalatório (NO). Empregado para reduzir a resistência vascular pulmonar e melhorar o desempenho do VD em algumas condições. O NO é um gás inalatório de meia-vida e ação rápida, com potente ação vasodilatadora pulmonar, sem efeito sistêmico importante. Esse gás vem sendo utilizado em pacientes com hipertensão pulmonar, síndrome do desconforto respiratório agudo (SDRA), TEP e perioperatório de pacientes com falência de ventrículo direito. Outro efeito teórico interessante do NO é que, por ser inalatório, ele age principalmente nos alvéolos pulmonares que estiverem bem oxigenados, provocando a vasodilatação predominantemente dessas regiões, sem levar ao efeito *shunt* dos vasodilatadores pulmonares orais ou intravenosos.[36] Apesar de seus efeitos hemodinâmicos benéficos, nenhum trabalho conseguiu demonstrar aumento de sobrevida nos pacientes tratados com NO.[37]

Na suspeita de baixo débito cardíaco levando à má perfusão periférica, o uso de inotrópicos pode ser aventado. O baixo débito cardíaco é caracterizado por extremidades frias, pele úmida e pegajosa, confusão mental e ausência de resposta com o uso de diuréticos. Nesses pacientes, a inserção de um modo de monitorização invasiva é preferível. Desse modo, assim que a pressão diastólica final do VD estiver otimizada (pressão diastólica final entre 10 e 15 mmHg), caso o paciente se mantenha com sinais de baixo débito, o uso de inotrópico deverá ser iniciado. O valor de pressão diastólica final do VD entre 10 e 15 mmHg foi associado à melhora do débito cardíaco, sendo considerado este o alvo de PVC a ser atingido.[38]

O inotrópico de escolha no paciente com insuficiência de VD ainda é motivo de discussão. Os dois principais inotrópicos utilizados na insuficiência de VD são a dobutamina e o milrinone.

Estimulando os receptores beta-1 e beta-2, a dobutamina promove aumento da atividade da adenilciclase, responsável pela produção do AMP cíclico. Apesar de seu papel principal ser de inotropismo e cronotropismo por meio da ativação dos receptores beta-1, a dobutamina também pode diminuir a pressão arterial em virtude da estimulação dos receptores beta-2 e da discreta vasodilatação pulmonar. A dose normalmente utilizada é de 2 a 20 mcg/kg/min; entretanto, em pacientes que faziam uso de betabloqueador, antes do choque cardiogênico, a dose necessária para se obter o mesmo resultado talvez seja maior. Um dos efeitos adversos mais comuns com o uso da dobutamina é a taquicardia exacerbada, que pode piorar o quadro hemodinâmico do paciente. Outro cuidado que deve ser tomado com o uso prolongado de dobutamina em altas doses é a infiltração miocárdica eosinofílica, evento ainda pouco compreendido.

Já o milrinone não age diretamente nos receptores beta. Ele é um inibidor seletivo da fosfodiesterase-III que aumenta o nível de AMP cíclico, levando ao aumento da infusão de cálcio para dentro do miócito com consequente aumento na força de contração cardíaca. Além disso, o milrinone provoca vasodilatação pulmonar e sistêmica mais importante do que a dobutamina, sem aumentar significativamente a frequência cardíaca.[39] A dose de milrinone é de 0,125 a 0,75 μg/kg/min, e seu efeito demora aproximadamente 7 horas para ser atingido. Quando essa droga começou a ser utilizada, era indicada uma dose de ataque, entretanto, em razão do quadro de hipotensão grave, o uso de bolo inicial é desencorajado, principalmente em paciente com instabilidade hemodinâmica. A excreção do milrinone e seus metabólitos é feita pelo rim, portanto a dose do medicamento deve ser ajustada conforme a função glomerular do paciente.

Tanto a dobutamina como o milrinone trazem consigo aumento na frequência de arritmias atriais e ventriculares, além de hipotensão sistêmica. Existe vantagem teórica com o uso de milrinone, por seu efeito vasodilatador pulmonar, que pode ser benéfico nos casos de hipertensão pulmonar grave.

Apesar dessa vantagem teórica, na maioria das vezes, a utilização de vasopressores será necessária na vigência de IVD em virtude de hipotensão arterial sistêmica. O vasopressor ideal deverá ser aquele com efeito vasoconstritor sistêmico potente, associado a propriedades inotrópicas sem aumentar a resistência vascular pulmonar.[5] A norepinefrina age nos receptores α_1, levando à vasoconstrição sistêmica, mas seu uso eleva a resistência vascular pulmonar e seu efeito inotrópico pela estimulação de receptores beta-1 é discreto. A epinefrina age nos receptores alfa e beta, induzindo vasoconstrição e aumento do inotropismo, sem efeitos hemodinâmicos importantes na circulação pulmonar.[40] A vasopressina atua nos receptores V1 na musculatura lisa, apesar de, em baixas doses, causar vasodilatação pulmonar; em doses mais altas (> 0,03 U/min), aumenta a resposta a catecolaminas e eleva a vasoconstrição pulmonar e das coronárias.[5] Após considerar todas essas variáveis, a norepinefrina é o vasopressor de escolha na vigência de IVD e hipotensão arterial sistêmica.

Em pacientes com infarto de VD, a revascularização precoce deve ser parte fundamental do tratamento. Enquanto a oclusão arterial se mantiver, os mecanismos que levam à insuficiência ventricular persistirão. A reperfusão deverá ser alcançada com fibrinolítico, angioplastia primária ou até mesmo revascularização cirúrgica de urgência, quando necessária. Os pacientes que se apresentam com IAM de VD, mas são submetidos à reperfusão precoce, têm prognóstico bom, com baixa mortalidade a curto e longo prazos.[41] Em paciente com TEP, a recanalização da artéria deve ser realizada imediatamente nos casos de instabilidade hemodinâmica. Esse procedimento poderá se realizar por meio de fibrinolíticos, tromboaspiração e tromboendarterectomia pulmonar. Outra opção é o suporte de vida extracorpóreo associado à heparina até a completa destruição do trombo.

Métodos cirúrgicos para alívio da sobrecarga de VD foram primeiramente descritos em 1983 e a realização de uma septostomia interatrial por balão é capaz de diminuir a sobrecarga ventricular direita por meio de um *shunt* direita--esquerda. Entretanto, o método pode causar a hipoxemia sistêmica, visto que o sangue passado do átrio direito para o esquerdo não é oxigenado. Atualmente, essa técnica é reservada para casos de alívio sintomático em pacientes sob tratamento paliativo. O balão intra-aórtico, utilizado para diminuição da pós-carga sistêmica, aumento da perfusão coronariana e melhor desempenho cardíaco nos casos de falência ventricular esquerda não apresenta os mesmos benefícios no tratamento da insuficiência aguda de VD.[42] Outro método que vem ganhando espaço no tratamento do choque cardiogênico com resultados interessantes na IVD é a oxigenação por membrana extracorpórea venoarterial (ECMOVA). O circuito de ECMO é composto de uma bomba centrífuga, um aquecedor e uma membrana de oxigenação. A ECMO pode ser inserida cirurgicamente mediante esternotomia ou, mais rapidamente, por inserção percutânea, na artéria e veia femoral. Através do implante percutâneo, a cânula venosa é locada em umas das veias femorais ou veia jugular, e a cânula arterial na artéria femoral, por onde o sangue será devolvido para o corpo. Desse modo, o sangue é drenado das veias centrais e devolvido, já oxigenado, na artéria. O problema desse método é o fato de que, ao devolver o sangue na circulação arterial, a ECMO eleva a pós-carga ventricular esquerda, o que pode piorar o quadro de falência esquerda e, consequentemente, acarretar a IVD. Além disso, a ECMO é um dispositivo que deve ser implantado em situações emergenciais, enquanto se ganha tempo para que o ventrículo se recupere ou até que um dispositivo de longa permanência seja providenciado. Efeitos adversos da ECMO incluem: sangramento, isquemia de membros inferiores e infecção.[43]

O implante cirúrgico de dispositivo de assistência mecânica de VD vem ganhando espaço em pacientes com IVD. As principais opções de suporte ventricular direito são o Thoratec (Pleasanton, CA, EUA) PVAD, HeartMate II (Thoratec Corporation, Pleasanton, CA, EUA), TandemHeart (CardiacAssist, Inc., Pittsburgh, PA, EUA), HeartWare HVAD (Miami Lakes, FL, EUA) e o Anatomic placement of Impella (Abiomed Europe GmbH Corporation, Aachen, Germany). Cada um desses dispositivos apresenta peculiaridades diferentes que fogem do escopo deste capítulo.

Os dispositivos de assistência ventricular direita exclusiva têm a capacidade de propiciar o *bypass* o sangue do VD. A cânula venosa é inserida no AD ou na veia cava superior; e a cânula arterial, na artéria pulmonar.

Para estágios de doença terminal do VD, a opção de terapia de destino é o transplante cardíaco. Em casos de hipertensão pulmonar grave, o transplante duplo (cardíaco e pulmonar) é a única opção de tratamento, entretanto altas taxas de complicações e escassez de doadores ainda tornam essa opção uma conduta de exceção no mundo todo.[6]

De maneira esquemática, o manejo de pacientes com insuficiência ventricular direita pode ser visualizado no algoritmo baseado no artigo de Ventetuolo (Figura 31.2).[5]

PROGNÓSTICO

A mortalidade é marcadamente maior em pacientes com IAM que apresentam acometimento do VD (17%) quando comparada à daqueles nos quais está ausente (6,3%), mesmo na era fibrinolítica. Segundo uma metanálise, o infarto de VD promove um aumento no risco de mortalidade de 2,6% (IC 95% RR 2-3,3).[44]

O prognóstico dos pacientes com quadro de insuficiência aguda de ventrículo direito em longo prazo dependerá da etiologia da falência de VD. A recuperação da disfunção de VD secundária à SCA normalmente é lenta e, portanto, leva a alto nível de mortalidade hospitalar.[45] Contudo, após um evento isquêmico agudo, algumas características possibilitam um bom prognóstico em longo prazo ao paciente que tenha sofrido um infarto de VD e sobrevivido ao evento agudo. Em comparação à circulação sistêmica, a pulmonar tem apenas 10% do seu comprimento e a geração de um gradiente de apenas 5 mmHg é suficiente para perfusão do sistema pulmonar. Além disso, a parede fina do VD permite a respectiva perfusão durante a sístole e a diástole, diferentemente do VE, em que a perfusão miocárdica se dá principalmente na diástole. Por último, o fato de o ventrículo direito receber, com frequência, circulação colateral da circulação esquerda (artéria descendente anterior) favorece a recuperação do ventrículo direito pós-infarto do miocárdio

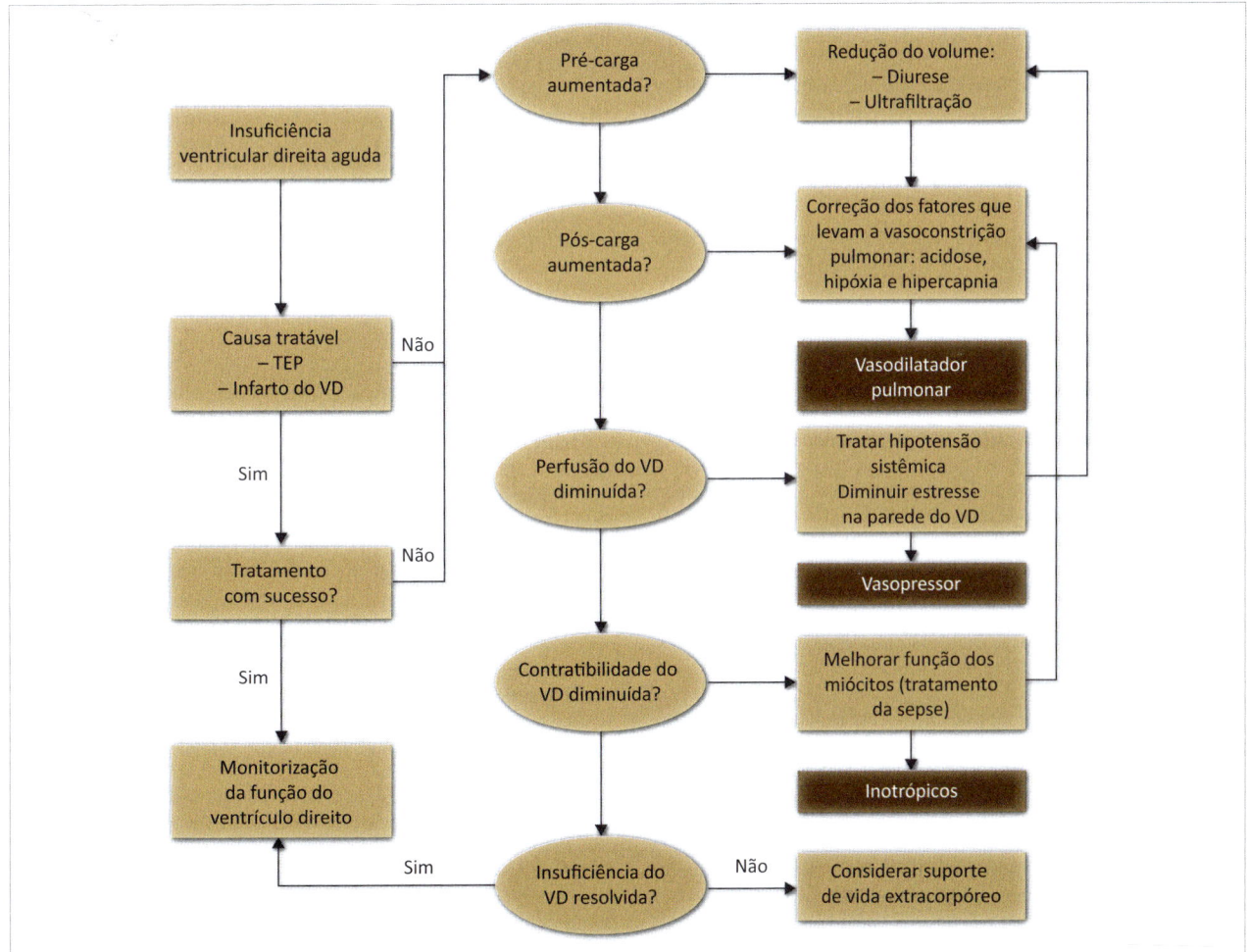

FIGURA 31.2. Manejo do paciente com insuficiência de ventrículo direito.
Fonte: Adaptada de Ventetuolo CE e Klinger JR., 2014.[5]

na maioria das vezes.⁴⁶ Desse modo, a evolução em longo prazo para insuficiência cardíaca direita isolada após infarto agudo do VD é extremamente rara.

CONSIDERAÇÕES FINAIS

A IVD é uma entidade que causa alta morbidade e mortalidade, principalmente quando não reconhecida. Existem diversas etiologias, entretanto as mais comuns na UTI são a doença isquêmica do coração, TEP e a descompensação aguda de pacientes com hipertensão portal crônica. O tratamento depende da etiologia. A mortalidade e o prognóstico estão diretamente ligados à respectiva causa. Medidas iniciais são, ajuste da volemia mediante infusão de volume em pacientes com pressão venosa central baixa e diurético naqueles com congestão sistêmica. Inotrópicos devem ser utilizados nos pacientes com indício de diminuição da contratilidade cardíaca. Para pacientes refratários ao tratamento clínico convencional, a terapia com dispositivos de suporte mecânico parece ser uma opção plausível.

REFERÊNCIAS BIBLIOGRÁFICAS

1. Grayson CR. Right heart failure in the intensive care unit. Curr Opin Crit Care. 2012;18:424-31.
2. Cohn JN, Guiha NH, Broder MI, Limas CJ. Right ventricular infarction. Clinical and hemodynamic features. Am J Cardiol. 1974;33:209-14.
3. Jacobs AK, Leopold JA, Bates E, Mendes LA, Sleeper LA, White H, et al. Cardiogenic shock caused by right ventricular infarction: a report from the SHOCK registry. J Am Coll Cardiol. 2003;41:1273-9.
4. Inohara T, Kohsaka S, Fukuda K, Menon V. The Challenge in the management of right ventricular infarction. Eur Heart J Acute Cardiovasc Care. 2013;2(3):226-34.
5. Ventetuolo CE, Klinger JR. Management of Acute Right Ventricular Failure in the Intensive Care Unit. Ann Am Thorac Soc. 2014;11(5):811-22.
6. Simon MA. Assessment and treatment of right ventricular failure. Nat Rev Cardiol. 2013;10:204-18.
7. Simon MA, Deible C, Mathier MA, et al. Phenotyping the right ventricle in patients with pulmonar hypertension. Clin Transl Sci. 2009;2:294-9.
8. Zaobornyj T, Valdez LB, Iglesias DE. Mitochondrial nitric oxide metabolismo during rat heart adaptation to high altitude: effect of sildenafil, L-NAME, and L-arginine treatments. Am J Physiol Heart Circ Physiol. 2009;296(6):1741-7.
9. Shan X, Quaile MP, Monk JK, French B, Cappola TP, Margulies KB. Differential expression. Of PDE5 in failing and nonfailing human myocardium. Circ Heart Fail. 2012;5(1):79-86.
10. Brooks H, Kirk ES, Vokonas PS, Urschel CW, Sonnenblick EH. Performanceof the right ventricle under stress: relation to coronary flow. J Clin Invest. 1971;50:2176-83.
11. Guyton AC, Lindsey AW, Gilluly JL. The Limits of the right ventricular compensation following acute increase in pulmonar circulatory resistence. Circ Res. 1954;2:326-32.
12. Brookes C, Ravn H, White P, Moeldrup U, Oldershaw P, Redington A. Acute right ventricular dilatation in response to ischemia significantly impairs left ventricular systolic performance. Circulation.1999;100:761-7.
13. Chan CM, Klinger JR. The right ventricular dysfunction in patients with septic shock. Intensive Care Med. 1988;14:488-91.
14. Damman K, van Deursen VM, Navis G, Voors AA, van Veldhuisen DJ, Hillege HL. Increased central venous pressure is associated with impaired renal function and mortality in a broad spectrum of patients with cardiovascular disease. J Am Coll Cardiol. 2009;53:582-8.
15. Connors AF, Mccaffree DR, Gray BA. Evaluation of right catheterization in the critically ill patient without acute myocardial infarction. N Engl J Med. 1983;308:263-7.
16. Eisenberg PR, Jaffe AS, Schuster DP. Clinical evaluation compared to pulmonar artery catheterization in the hemodynamic assessment of critically ill patients. Crit Care Med. 1984;12:549-53.
17. Drazner MH, Rame JE, Phil M, Stevenson LW, Dries DL. Prognostic importance of elevated jugular venous pressure and a third heart sound in patients with heart failure. N Engl J Med. 2001;345:574-81.
18. Dell'Italia LJ, Starling MR, O'Rourke RA. Physical examination for exclusion of hemodynamically important right ventricular infarction. Ann Intern Med. 1983;99:608-11.
19. Erhaldt LR, Sjogren A, Wahlberg I. Single right-sided precoridal lead in the diagnosis of the right ventricular involvement in inferior myocaridal infarction. Am Heart J. 1976;91:571-6.
20. Chou TC, Vander Bel-Kahn J, Allen J, Brockmeier L, Fowler NO. Eletrocardiographic diagnosis of right ventricular infarction. Am J Med. 1981;70:1175-80.
21. Zehender M, Kasper W, Kauder E, Schönthaler M, Geibel A, Oslchewski M, et al. Right ventricular infarction as an independent predictor of prognosis after acute inferior myocardial infarction. New Engl J Med. 1993;328:981-8.
22. Kucher N, Printzen G, Goldhaber SZ. Prognostic role of brain natriuretic peptide in acute pulmonar embolism. Circulation. 2003;107:2545-7.
23. Kostrubiec M. Signs of myocardial ischemia on electrocardiogram correlate with elevated plasma cardiac troponin and right ventricular systolic dysfunction in acute pulmonary embolism. Cardiol J. 2010;17:157-62.
24. Sharpe DN, Botvinick EH, Shames DM, Schiller NB, Massie BM, Chatterjee K, et al. The noninvasive diagnosis of right ventricular infarction. CIrculation. 1978;57:483-90.
25. Ling LF, Obuchowski NA, Rodriguez L, Popovic Z, Kwon D, Marwick TH. Accuracy and interobserver concordance of echocardiographic assesssment of right ventricular size and systolic function: a quality control exercise. J Am Soc Echocardiogr. 2012;25:709-13.
26. Damy T, Kallvikbacka-Bennett A, Goode K, Khaleva O, Lewinter C, Hobkirk J, et al. Prevalence of, associations with, and prognostic value of tricuspid anular plane systolic excursion (TAPSE) among out-patients referred for the evaluation of heart failure. J Card Fail. 2012;18:216-25.
27. Forfia PR, Fisher MR, Mathai SC, Housten-Harris T, Hemnes AR, Borlaug BA, et al. Tricuspid annular displacement predicts survival in pulmonary hypertension. Am J Respir Crit Care Med. 2006;174:1034-41.
28. Meyer G, Vicaut E, Danays T, Agnelli G, Becattini C, Beyer-Westendorf J, et al. Fibrinolysis for patients with Intermediate-risk Pulmonary Embolism. N Engl J Med. 2014;370:1402-11.
29. Boxt LM. Radiology of the Right ventricle. Radiol CLin North Am. 1999;37:379-400.
30. Woodard PK, Bluemke DA, Cascade PN, Finn JP, Stillman AE, Higgins CB, et al. ACR practice guideline for the performance and interpretation of cardiac magnetic resonance imaging (MRI). J Am Coll. 2006;3:665-76.
31. Inohara T, Kohsaka S, Fukuda K, Menon V. The challenges in the management of right ventricular infarction. Eur Heart J: Acute Cardiovascular Care. 2013;2(3):226-34.
32. Champion HC, Michelakis ED, Hassoun PM. Comprehensive invasive approach to the right ventricle-pulmonary circulation unit: state of the art and clinical and research implications. Circulation. 2009;120:992-1007.
33. Oliveira MAB, Alves FT, Silva MVP. Conceitos de física básica que todo cirurgião cardiovascular deve saber. Parte I – Mecânica dos fluídos. Rev Bras Cir Cardiovasc. 2010;25(1):1-10.
34. Goldstein JA. Right heart ischemia: pathophysiology, natural history, and clinical management. Prog Cardiovasc Dis. 1998;40:325-41.
35. Horan LG, Flowers NC. Right ventricular infarction: specific requirements of management. Am Fam Physician. 1999;60:1727-34.
36. Dembinski R, Max M, Lopex F, Kuhlen R, Sünner M, Rossaint R. Effect of inhaled nitric oxide in combination with almitrine on venti-

lation-perfusion distributions in experimental lung injury. Intensive Care Med. 2000;26:221-8.
37. Griffiths MJ, Evans TW. Inhaled nitric oxide therapy in adults. N Engl J Med. 2005;353:2683-95.
38. Berisha S, Kastrati A, Goda A, Popa Y. Optimal value of filling pressure in the right side of the heart in acute right ventricular infarction. Br Heart J. 1990;63:98-102.
39. Alousi AA, Johnson DC. Pharmacology of the bipyridines: amrinone and milrinone. Circulation. 1986;73:10-24.
40. Le Tulzo Y, Seguin P, Gacouin A, Camus C, Suprin E, Jouannic I, et al. Effects of epinephrine on right ventricular function in patients with severe septic shock and right ventricular failure: a preliminar descriptive study. Intensive Care Med. 1997;23:664-70.
41. Harjai K, Boura J, Grines L, Goldstein J, Stone GW, Brodie B, et al. Comparsion of effectiveness of primary angioplasty for proximal versus distal right coronary artery culprit lesion during acute myocardial infarction. Am J Cardiol. 2002;90:1193-7.
42. Goldstein JA, Kern MJ. Percutaneous mechanical support for the failing right heart. Cardiol Clin. 2012;30:303-10.
43. Sayer GT, Baker JN, Parks KA. Heart rescue: the role of mechanical circulatory support in the management of severe refractory cardiogenic shock. Currr Opin Crit Care. 2012 oct;18(5):409-16.
44. Hamon M, Agostini D, Le Page O, RiddellJW, Hamon M. Prognostic impact of right ventricular involvement in patients with acute myocardial infarction: meta-analysis. Crit Care Med. 2008;36:2023-33.
45. Goldstein JA. Pathophysiology and management of right heart ischemia. J Am Coll Cardiol. 2002;440:841-53.
46. Lee FA. Hemodynamics of the right ventricle in normal and disease states. Cardiol Clin. 1992;10:59-67.

CAPÍTULO 32

INTERDEPENDÊNCIA VENTRICULAR NO PACIENTE GRAVE

Manes Roberto Erlichman
Elias Knobel
Michael R. Pinsky

DESTAQUES

- Em condições normais, o septo é responsável por 40% do volume sistólico ventricular esquerdo.
- Aparentemente, o septo contribui de maneira significativa no débito cardíaco do ventrículo direito, especialmente em situações clínicas que envolvem hipertensão pulmonar.
- Na embolia pulmonar maciça há deslocamento do septo ventricular para a esquerda, levando a uma diminuição na complacência ventricular esquerda e diminuição do volume sistólico do ventrículo esquerdo (efeito Bernheim reverso).
- Com a aplicação da ecocardiografia à beira do leito, em unidades de terapia intensiva (UTI), é possível avaliar o diâmetro da veia cava superior durante o ciclo respiratório em pacientes sob ventilação mecânica e, com isso, avaliar de forma confiável o grau de retorno venoso e de pré-carga ventricular direita.
- A avaliação da variação da pressão de pulso analisa a reserva ventricular esquerda. Em pacientes sépticos, tanto a avaliação da distensibilidade venosa como a variação da pressão de pulso devem ser examinadas para predizer responsividade a volume. Há aumento na sensibilidade e na especificidade, quando combinadas na predição da responsividade a volume, sendo de 100% e 95%, respectivamente.
- A compreensão da interdependência ventricular permitiu a incorporação de novos conceitos fisiológicos que levaram a uma mudança na orientação terapêutica em pacientes críticos.

INTRODUÇÃO

Os ventrículos direito e esquerdo compartilham um saco pericárdio que limita o volume biventricular absoluto, e também compartilham um septo interventricular. Além disso, a contração ventricular esquerda contribui de forma considerável para a contração ventricular direita. Finalmente, como o volume do ventrículo direito varia muito em razão das mudanças no retorno venoso da circulação sistêmica, tanto a contenção imposta pelo pericárdio como as variações na conformação do septo intraventricular induzem mudanças imediatas no enchimento diastólico do ventrículo esquerdo.

Todos esses processos são referidos como interdependência ventricular e a compreensão desse fenômeno, tanto na sístole como na diástole, contribui para o entendimento de uma série de eventos comumente observados no tratamento de pacientes criticamente enfermos. Além disso, a interdependência ventricular pode explicar certas condições patológicas e determinadas intervenções terapêuticas específicas, além de permitir a avaliação da efetividade dessas medidas terapêuticas.

HISTÓRICO

O pulso paradoxal, cujos sinais foram descritos pela primeira vez na Grécia antiga em um paciente com tamponamento cardíaco de origem tuberculosa, indicava que a interdependência ventricular, como hoje é conhecida, explicava a ausência de pulso palpável mesmo com o coração batendo, durante a inspiração. A descrição exata deste fenômeno foi feita por Richard Lower, em 1669.[1]

A influência da respiração espontânea na exagerada mudança da pressão intratorácica como causa dos sinais clínicos observados foi percebida pela primeira vez por Floyer, em 1850. No entanto, Kussmaul deduziu corretamente os mecanismos de interdependência ventricular em um caso de pericardite constritiva e tornou o pulso paradoxal uma entidade clínica aceita.[2] Contudo, apenas recentemente a interação mecanicista de como a contração de um ventrículo afeta o outro foi descrita.[3]

Na década de 1980, Janicki e Weber,[4] e na década de 1990, Santamore e Dell'Italia,[5] demonstraram, por meio de estudos reforçando a importância do pericárdio, que a sobrecarga independente de um dos ventrículos alterava a complacência do ventrículo contralateral. Esse fenômeno foi então chamado de interdependência ventricular diastólica.

Concomitantemente, foi demonstrado por Santamore e Dell'Italia[6] que o aumento da pressão do ventrículo direito durante a sístole ventricular seria composto de dois picos, um deles coincidente com o ponto de maior pressão ventricular esquerda, e o outro, com a própria contração ventricular direita, de tal forma que mais 60% da contração ventricular direita depende da contração ventricular esquerda. Essa influência da contração ventricular esquerda na direita é conhecida como interdependência ventricular sistólica.

No ano 2000, Vieillard-Baron, Jardin[7-8] e Pinsky[9-13] contribuíram significativamente para a compreensão de alterações cardiorrespiratórias observadas em pacientes criticamente enfermos e naqueles em pós-operatório de cirurgia cardíaca quando mecanicamente ventilados. Na última década, conceitos ecocardiográficas aplicados à beira do leito agregaram informações que corroboram as hipóteses elaboradas por pesquisadores nas décadas anteriores, uma vez que possibilitaram a visualização e a mensuração de volumes e diâmetros de câmaras cardíacas e vasos intratorácicos, de forma confiável e contínua, durante o ciclo respiratório.

CONCEITO

O conceito de interdependência ventricular existe em decorrência da interação entre as fibras miocárdicas e da continuidade do pericárdio ao redor da musculatura cardíaca, limitando seu volume. Em condições normais, o septo é o responsável por 40% do volume sistólico ventricular esquerdo. Durante a sístole, essa estrutura sofre um movimento de torção e encurtamento, causando redução do volume ventricular esquerdo e uma ejeção forçada do sangue de ambas as cavidades ventriculares.[14]

No caso do ventrículo direito, o septo parece contribuir significativamente no débito cardíaco, especialmente em situações clínicas que envolvem hipertensão pulmonar.[15] Na ausência dessa função contrátil septal, como ocorre em algumas situações patológicas, a ejeção do ventrículo direito depende da contração de sua parede livre, cujas fibras musculares apresentam disposição predominantemente transversal, incapazes de gerar força contrátil suficiente para garantir um débito cardíaco adequado em situações nas quais há resistência vascular pulmonar elevada (Figura 32.1).

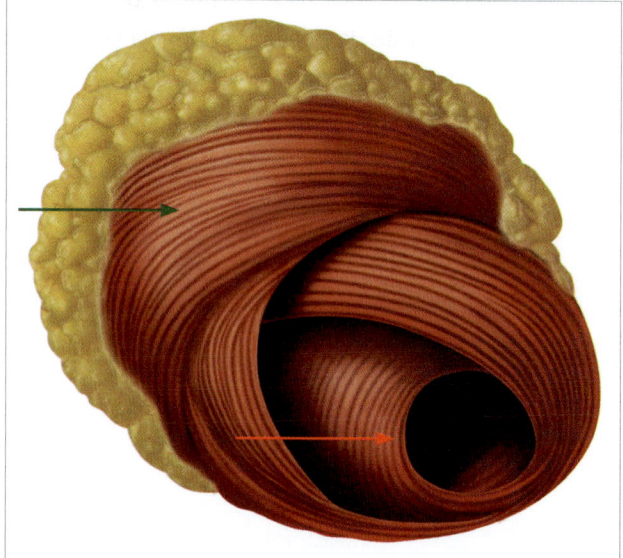

FIGURA 32.1. Orientação das fibras miocárdicas do septo (oblíquas – seta vermelha) e da parede livre do ventrículo direito (transversais – seta verde).

É natural, então, a seguinte pergunta: por que, nas situações clínicas de perda da contração septal, o ventrículo esquerdo não sofre a diminuição do débito cardíaco como o ventrículo direito?

A resposta é explicada pela conformidade das fibras musculares da parede livre do ventrículo esquerdo, que possuem disposição oblíqua e mantêm a habilidade de torção durante a contração, o que aumenta consideravelmente a capacidade de esvaziamento do ventrículo esquerdo, mesmo em condições de elevada resistência vascular sistêmica.[16] Assim, se há hipertensão arterial pulmonar, a disfunção septal ventricular aguda contribuirá sensivelmente para a redução do débito cardíaco.

Dessa forma, o septo ventricular é, atualmente, considerado o motor da contratilidade ventricular, e a consequência direta desse fato é o aforisma de que a disfunção ventricular esquerda leva à disfunção ventricular direita. Na primeira, o aumento da pressão diastólica final do ventrículo esquerdo desvia o septo para a direita, encurvando-o e alterando o estiramento de suas fibras, o que leva a uma redução da contribuição septal na contratilidade de ambos os ventrículos. Associado a isso, quando o aumento na pressão diastólica, decorrente da disfunção ventricular esquerda, leva a um aumento na pressão arterial pulmonar, clinicamente manifesta-se a disfunção ventricular direita.[17]

APLICAÇÃO CLÍNICA

Considerando o conceito exposto, de o septo ventricular ter importância fundamental na contratilidade biventricular, pode-se compreender o aparecimento de sinais clínicos evidentes de disfunção ventricular direita em situações clínicas peculiares.

Bernheim, em 1910, descreveu a compressão ventricular direita decorrente da hipertrofia ventricular esquerda,[18] e Dexter, em 1956, descreveu um **efeito Bernheim reverso** após grandes defeitos septais atriais e sobrecarga volumétrica do ventrículo direito.[19] Em ambas as situações clínicas havia o deslocamento, mudança de conformação e contração septal, que modificaria a função do ventrículo contralateral.

EMBOLIA PULMONAR

O conceito de interdependência ventricular ajuda a compreender a repercussão hemodinâmica que ocorre em pacientes com embolia pulmonar maciça. Na embolia pulmonar aguda pode haver dilatação do ventrículo direito e insuficiência ventricular direita (IVD). Em razão da interdependência ventricular, a diminuição do enchimento ventricular esquerdo, o débito cardíaco e a circulação sistêmica também podem ser comprometidos.[20] Isso acontece em decorrência do deslocamento do septo ventricular para a esquerda, levando a uma diminuição na complacência ventricular esquerda e à diminuição do volume sistólico do ventrículo esquerdo.

Em associação pode ocorrer congestão pulmonar em decorrência do processo inflamatório gerado pela isquemia do pulmão e liberação de mediadores inflamatórios, em conjunto com a baixa complacência do ventrículo esquerdo. É o clássico **efeito Bernheim reverso**. Ainda assim, a diminuição associada da pressão de perfusão coronária para o ventrículo direito, sobrecarregado agudamente, pode produzir isquemia e piora da insuficiência cardíaca direita. Esse ciclo descendente de IVD e isquemia é capaz de evoluir para infarto do ventrículo direito, parada circulatória, e óbito do paciente.

INFARTO AGUDO DO MIOCÁRDIO (IAM)

No IAM da parede inferior, decorrente de oclusão da artéria descendente posterior, ramo da artéria coronária direita, observa-se considerável dano miocárdico septal, com disfunção ventricular direita e sinais clínicos de IVD, sem associação de disfunção ventricular esquerda. Essa condição eleva significativamente a mortalidade, que chega a 40%.

É interessante notar que, em situações de IAM inferior que acometem apenas a parede livre do ventrículo direito, existe circulação colateral suficiente para o septo ventricular a partir de ramos da artéria coronária esquerda, e a evolução clínica é muito favorável, com baixa mortalidade associada.

ASSISTÊNCIA CIRCULATÓRIA AO VENTRÍCULO ESQUERDO

Com a instalação de assistência ventricular esquerda, em casos de choque cardiogênico após cirurgia cardíaca, apesar de o septo ventricular estar com sua função diminuída, o ventrículo direito consegue ser esvaziado facilmente, com funcionamento adequado apenas da parede livre, em razão da baixa resistência vascular pulmonar que se desenvolve com a drenagem do ventrículo esquerdo.

Após alguns dias de assistência ventricular, em consequência do aumento da resistência vascular pulmonar decorrente de injúria endotelial pelo dispositivo e por múltiplas transfusões de derivados sanguíneos, o ventrículo direito se dilata e desloca o septo ventricular para a esquerda, contribuindo para piora clínica, que pode ser tratada com vasodilatadores pulmonares (óxido nítrico, milrinone) ou instituindo-se assistência ventricular direita. No entanto, se a hipertensão pulmonar estiver presente, o não tratamento da disfunção ventricular esquerda vai também reduzir sua contração sistólica e pode induzir insuficiência cardíaca direita aguda.[21]

TRANSPLANTE CARDÍACO E CIRURGIA CARDÍACA

O pós-operatório de pacientes submetidos a transplante cardíaco é marcado pela disfunção ventricular direita atribuída à hipertensão pulmonar do receptor (secundária à insuficiência cardíaca prévia), que exige uma função septal intacta do coração doador para não ocorrer. Porém, durante os procedimentos de retirada e implante do coração doado, acontecem danos à função septal que impedem um ótimo desempenho do septo nas primeiras horas após o transplante cardíaco.

É possível amenizar ou superar esse problema por meio de estratégias que impeçam o dano septal relacionado à reperfusão no momento do implante e de uma adequada proteção miocárdica no decorrer do procedimento cirúrgico. Essa proteção septal impediria uma disfunção do septo e do ventrículo direito nas primeiras horas de pós-operatório, assim como diminuiria o uso de óxido nítrico inalatório e agentes inotrópicos nesse cenário clínico.[22-23]

Nos paciente submetidos à cirurgia cardíaca, principalmente quando é utilizada a circulação extracorpórea, é temerária a ocorrência de disfunção ventricular direita no pós-operatório imediato, o que eleva consideravelmente a mortalidade dos pacientes e diminui o sucesso dos procedimentos cirúrgicos propostos.[24]

É comum, após a saída da circulação extracorpórea, a ocorrência de elevação da pressão venosa central e, clinicamente, da disfunção ventricular direita, a despeito de o cirurgião observar uma adequada contração da parede livre do ventrículo direito durante a cirurgia. Isso ocorre pela disfunção septal não visualizada pelo cirurgião, mas identificada em estudos de ecocardiografia transesofágica intraoperatória. A incidência de disfunção ventricular direita é menor em pacientes submetidos à cirurgia cardíaca sem circulação extracorpórea do que naqueles que foram submetidos a esse procedimento, o que denota a importância da adequada proteção miocárdica septal durante o uso da circulação extracorpórea.

RESSINCRONIZAÇÃO CARDÍACA

O atraso de condução existente em complexo QRS largo ou bloqueio de ramo esquerdo (BRE) provoca um espessamento do septo tardio, associado à função ventricular esquerda prejudicada, pois a contração prematura da parede livre do ventrículo esquerdo desvia o septo para a direita. Se o septo estiver com sua funcionalidade intacta, essa alteração temporal na sua contração atua como se fosse uma disfunção. Sendo assim, é possível imaginar que a resposta à ressincronização cardíaca difere nos pacientes com o septo não viável (isquemia) e naqueles com o septo viável, porém não funcionante.

O papel do septo, funcionalmente acinético durante o estado elétrico, tanto nas condições de QRS largo quanto BRE, difere do processo isquêmico. Esse contraste existe porque é possível restaurar o movimento septal em pacientes com uma razão elétrica para a disfunção do septo, por meio de estimulação precoce com um dispositivo de marca-passo biventricular. Contudo, se o músculo septal estiver lesado, esse movimento não poderá ser restaurado.[25-26]

TRATAMENTO DA DISFUNÇÃO VENTRICULAR DIREITA

Com base nos conhecimentos fisiopatológicos expostos, quando se depara com uma situação de IVD na qual a disfunção septal seguramente está presente, deve-se ter alguns cuidados e prioridades em termos terapêuticos.

Inicialmente, devem ser usadas medicações que reduzem a resistência vascular pulmonar, como o óxido nítrico inalatório ou o milrinone endovenoso. O objetivo dessas medidas é compensar a disfunção septal em vencer a elevada resistência vascular pulmonar e tentar reverter o débito cardíaco do ventrículo direito. Em segundo lugar, é importante otimizar as pressões de enchimento do ventrículo direito, evitando sua distensão exagerada que, por meio do efeito Bernheim reverso, desloca o septo para a esquerda, interferindo na complacência e, consequentemente, diminuindo o débito cardíaco do ventrículo esquerdo.[27]

INTERAÇÃO CARDIOPULMONAR EM PACIENTES SOB VENTILAÇÃO MECÂNICA

Por muito tempo, o manuseio de fluidos em pacientes sob ventilação mecânica foi guiado pelas medidas de pressão venosa central (PVC) e pressão capilar pulmonar (PCP), que refletiam as pressões de enchimento do ventrículo direito e do esquerdo, respectivamente. Essas medidas permitiam a construção de curvas de Frank-Starling, e era teoricamente possível um estado de pré-carga insuficiente (que necessitava de reposição volêmica) e contratilidade diminuída (que necessitava de inotrópicos) em pacientes criticamente enfermos. O grande inconveniente desse método era a falta de mensuração dos volumes ventriculares.

Considerando-se que a complacência ventricular varia muito rapidamente em pacientes instáveis, as pressões de enchimento podem não refletir adequadamente a pré-carga ventricular. Caso a complacência de determinado ventrículo for baixa, uma pressão de enchimento elevada pode estar associada à baixa pré-carga, ao passo que, em situações de complacência elevada, uma pressão de enchimento reduzida pode ocorrer simultaneamente a uma pré-carga adequada. Essa situação é possível em pacientes com síndrome do desconforto respiratório agudo (SDRA), nos quais a elevação da pressão positiva no final da expiração (PEEP) leva a um aumento na pressão diastólica final do ventrículo esquerdo associado a uma diminuição do seu diâmetro diastólico final.

Com a aplicação da ecocardiografia à beira do leito em UTI, é possível avaliar o diâmetro da veia cava superior durante o ciclo respiratório em pacientes sob ventilação mecânica e, com isso, analisar, de forma confiável, o grau de retorno venoso e de pré-carga ventricular direita. Utiliza-se o índice de colapsabilidade da veia cava superior (diâmetro expiratório máximo subtraído do diâmetro inspiratório mínimo e dividido pelo diâmetro expiratório máximo) para decidir se há ou não necessidade de reposição volêmica, procedimento iniciado com base no valor de 18% de colapsabilidade.[28]

A distensibilidade > 18% no nível de veia jugular prediz aumento de 15% no índice cardíaco, com 80% de sensibilidade e 95% de especificidade. A distensibilidade venosa sistêmica, examinada por meio de ultrassonografia, utilizando-se a variação do diâmetro da veia cava inferior ou da veia jugular interna, avalia o retorno venoso e a reserva ventricular direita.

Considerando-se a pressão arterial durante a inspiração, em pacientes sob ventilação mecânica com sedação adequada e preferencialmente sob uso de relaxantes musculares, ocorre um aumento na amplitude de pulso, de tal forma que uma variação ≥ 13% é considerada limítrofe para o início da reposição volêmica, indicando responsividade a reposição volêmica em pacientes com choque séptico.[29] A avaliação da variação da pressão de pulso considera a reserva ventricular esquerda. Em pacientes sépticos, tanto a distensibilidade venosa como a variação da pressão de pulso devem ser avaliadas para predizer responsividade a volume. Quando combinadas, há aumento de 100% e 95% na sensibilidade e na especificidade, respectivamente, da predição de responsividade a volume.[30]

CONSIDERAÇÕES FINAIS

A compreensão da estrutura e da função do miocárdio fornece elementos suficientes para explicar uma variedade de observações clínicas que podem ser avaliadas e corrigidas racionalmente. O conceito do septo como **motor biventricular** é útil para explicar tanto a função do ventrículo direito como sua disfunção, conhecidas como interdependência ventricular.

Na prática, a compreensão desse fenômeno permitiu a incorporação de novos conceitos fisiológicos que levaram a uma mudança na orientação terapêutica em pacientes com choque cardiogênico após cirurgia cardíaca, em pacientes com SDRA sob ventilação mecânica, e em pacientes com disfunção ventricular direita aguda.

É possível que, no futuro, as alterações de contratilidade septal sejam mensuradas e adicionem informação prognóstica nessas situações clínicas, servindo, sua normalização, até mesmo como objetivo terapêutico inicial para que o paciente obtenha o sucesso esperado do tratamento.

REFERÊNCIAS BIBLIOGRÁFICAS

1. Felts JH. Richard Lower: Anatomist and Physiologist. Ann Intern Med. 2000;132(5):420-3.
2. Bilchick KC, Wise RA. Paradoxical physical findings described by Kussmaul: pulsus paradoxus and Kussmaul's sign. Lancet. 2002;359(9321):1940-2.
3. Guntheroth WG, Morgan BC, Mullins GL. Effect of respiration on venous return and stroke volume in cardiac tamponade. Mechanism of pulsus parodoxus. Circ Res. 1967;20(4):381-90.
4. Janicki JS, Weber KT. Factors influencing the diastolic pressure-volume relation of the cardiac ventricles. Fed Proc. 1980 Feb;39(2):133-40.
5. Santamore WP, Dell'Italia LJ. Ventricular interpendence: significant left ventricular contributions to right ventricular systolic function. Prog Cardiovasc Dis. 1998;40:289-308.
6. Dell'Italia LJ. The right ventricle: anatomy, physiology, and clinicalimportance. In: O'Rourke RA, editor. Current problem in cardiology. Mosby-Year Book, 1991. p.655-720.
7. Jardin F. Cyclic changes in arterial pressure during mechanical ventilation. Intensive Care Med. 2004 Jun;30(6):1047-50. Epub 2004 Mar 30.
8. Barbier C, Loubières Y, Schmit C, Hayon J, Ricôme JL, Jardin F, Vieillard-Baron A. Respiratory changes in inferior vena cava diameter are helpful in predicting fluid responsiveness in ventilated septic patients. Intensive Care Med. 2004 Sep;30(9):1740-6. Epub 2004 Mar 18.
9. Pinsky MR. Using ventilation-induced aortic pressure and flow variation to diagnose preload responsiveness. Intensive Care Med. 2004 Jun;30(6):1008-10. Epub 2004 Mar 6.
10. Pinsky MR, Teboul JL. Assessment of indices of preload and volume responsiveness. Curr Opin Crit Care. 2005 Jun;11(3):235-9.
11. Pinsky MR, Guimond JG. The effects of positive end-expiratory pressure on heart-lung interactions. J Crit Care. 1991;6:1-15.
12. Solda P, Pantaleo P, Perlini S, Calciati A, Finardi G, Pinsky MR, Bernardi L. Continuous monitoring of right ventricular volume changes using a conductance catheter in the rabbit. J Appl Physiol. 1992;73:1770-5.
13. Schertz C, Pinsky MR. Effect of the pericardium on systolic ventricular interdependence in the dog. J Crit Care. 1993;8:17-23.
14. Buckberg GD, Clemente C, Cox JL, Coghlan HC, Castella M, Torrent-Guasp F, Gharib M. The structure and function of the helical heart and its buttress wrapping. IV. Concepts of dynamic function from the normal macroscopic helical structure. Semin Thorac Cardiovasc Surg. 2001;13(4):342-57.
15. Simon MA, Pinsky MR. Right ventricular dysfunction and failure in chronic pressure overload. Cardiol Res Pract. 2011;23;2011:568095
16. Hristov N, Liakopoulos O, Trummer G, Buckberg GD. Septal structure and function relationships parallel the left ventricular free wall ascending and descending segments of the helical heart. Eur J Cardiothorac Surg. 2006;29S:S115-25.
17. Saleh Saleh, Oliver J. Liakopoulos, Gerald D. Buckberg. The septal motor of biventricular function. Eur J Cardiothorac Surg. 2006;29S:S126-S138.
18. Bernheim D. De l'asystolie veineuse dans l'hypertrophie du coeur gauche par stenose concomitante du ventricule droit. Rev Med. 1910;39:785.
19. Dexter L. Atrial septal defect. Br Heart J. 1956;18(2):209-25.
20. Lualdi JC, Goldhaber SZ. Right ventricular dysfunction after acute pulmonary embolism: pathophysiologic factors, detection, and therapeutic implications. Am Heart J. 1995 Dec;130(6):1276-82.
21. Mandarino WA, Kormos RL, Kawai A, Gasior TA, Pinsky MR, Griffith B. Dynamic biventricular response to alterations in preload in patients undergoing LV device implantation. ASAIO J. 1994;40(3):M295-8.
22. Chen EP, Bittner H, Davis RD, Van Tright P. Hemodynamic and inotropic effects of milrinone after heart transplantation in the setting of recipient pulmonary hypertension. J Heart Lung Transplant. 1998;17:669-78.
23. Chen EP, Bittner HB, Davis RD, Van Tright P. Effects of nitric oxide after cardiac transplantation in the setting of recipient pulmonary hypertension. Ann Thorac Surg. 1997;63:1546-55.
24. Barnard SP, Hasan A, Forty J, Hilton CJ, Dark JH. Mechanical ventricular assistance for the failing right ventricle after cardiac transplantation. Eur J Cardiothorac Surg. 1995;9(6):297-9.
25. Dohi K, Suffoletto MS, Schwartzman D, Ganz L, Pinsky MR, Gorcsan J 3rd. Utility of echocardiographic radial strain imaging to quantify left ventricular dyssynchrony and predict acute response to cardiac resynchronization therapy. Am J Cardiol. 2005 Jul 1;96(1):112-6.
26. Tomioka H, Liakopoulos OJ, Buckberg GD, Hristov N, Tan Z, Trummer G. The effect of ventricular sequential contraction on helical heart during pacing: high septal pacing versus biventricular pacing. Eur J Cardiothorac Surg. 2006;29S:S198-206.
27. Nordhaug D, Steensrud T, Muller S, Husnes KV, Myrmel T. Intraaorticballoon pumping improves hemodynamics and right ventricular efficiency in acute ischemic right ventricular failure. Ann Thorac Surg. 2004;78(4):1426-32.
28. Feissel M, Michard F, Faller JP, Teboul JL. The respiratory variation in inferior vena cava diameter as a guide to fluid therapy. Intensive Care Med. 2004 Sep;30(9):1834-7. Epub 2004 Mar 25.
29. Michard F, Boussat S, Chemla D, Anguel N, Mercat A, Lecarpentier Y, et al. Relation between respiratory changes in arterial pulse pressure and fluid responsiveness in septic patients with acute circulatory failure. Am J Respir Crit Care Med. 2000 Jul;162(1):134-8.
30. Guarracino F, Ferro B, Forfori F, Bertini P, Magliacane L, Pinsky MR. Jugular vein distensibility predicts fluid responsiveness in septic patients. Crit Care. 2014 Dec 5;18(6):647.

CAPÍTULO 33
CRISES HIPERTENSIVAS

Décio Mion Júnior
Katia Coelho Ortega
Fernando Nobre

DESTAQUES

- Crise hipertensiva é a entidade clínica em que há aumento súbito e sintomático da pressão arterial. Aleatoriamente definida como pressão arterial ≥ 180/110 mmHg, passível de alta taxa de morbidade e mortalidade, e classificada em emergência e urgência hipertensiva.
- Na urgência hipertensiva, o aumento crítico da pressão arterial não apresenta risco imediato de morte e nem lesão aguda em órgãos-alvo.
- A emergência hipertensiva é a situação clínica caracterizada por níveis acentuadamente elevados de pressão arterial e sinais de lesões progressivas em órgãos-alvo.
- Nas emergências hipertensivas, a pressão arterial deverá ser reduzida em alguns minutos até uma hora e, nas urgências, em tempo mais prolongado, de 2 a 24 horas, de forma progressiva.
- O tratamento deve ser iniciado estabelecendo-se metas de duração, intensidade da redução da pressão arterial e dos níveis a serem atingidos.

INTRODUÇÃO

Aproximadamente 50% dos casos de infarto agudo do miocárdio (IAM) e 60% das doenças cerebrovasculares são complicações da hipertensão arterial sistêmica, tornando-a o principal fator de risco independente para a morbidade e mortalidade cardiovascular.

Contudo, há trabalhos demonstrando que, com frequência, os pacientes atendidos em unidades de emergência são diagnosticados incorretamente com crise hipertensiva, recebendo medicamentos desnecessários, que podem levar a efeitos colaterais indesejáveis, aumentando o risco de morbidade e mortalidade.[1]

Assim, a abordagem da crise hipertensiva apresenta controvérsias relacionadas principalmente ao diagnóstico correto, à diferenciação de emergência e urgência, às dificuldades de avaliação e à escolha da terapêutica adequada. Esse fato assume maior importância quando se considera que o diagnóstico e o tratamento adequados previnem as graves lesões decorrentes dessa situação médica.

HISTÓRICO E EPIDEMIOLOGIA

Em 1914, o clínico Franz Volhard e o patologista Theodor Fahr desenvolveram um trabalho sobre hipertensão renovascular e foram os primeiros a introduzir o termo "hipertensão maligna" para elevações graves da pressão arterial (pressão arterial) e, concomitantemente, insuficiência renal, retinopatia com papiledema, necrose fibrinoide, uremia e óbito. Em 1921, Keith e Wagener identificaram pacientes semelhantes com papiledema e retinopatia grave, mas não apresentando insuficiência renal e concluíram que os sintomas de hipertensão maligna poderiam surgir independentemente. Eles introduziram o termo "hipertensão acelerada" para a definição de uma síndrome com elevação grave da pressão arterial na presença de hemorragias e exsudatos retinianos, mas sem papiledema. Em 1928, Oppenheimer e Fishberg foram os primeiros a descrever a encefalopatia hipertensiva associada a cefaleia, convulsões e déficits neurológicos. Atualmente, os termos "hipertensão maligna" e "hipertensão acelerada" foram substituídos por "crise hipertensiva", ou seja, emergência e urgência hipertensivas.[2]

A emergência e urgência hipertensivas constituem as crises hipertensivas, condições clínicas que, atualmente, apresentam baixa incidência, provavelmente devido a melhora no diagnóstico e tratamento da hipertensão arterial, acometendo menos de 1% dos adultos hipertensos.[3] No entanto, são responsáveis por aproximadamente 25% de todos os atendimentos de urgência em prontos-socorros. As emergências hipertensivas são responsáveis por um terço desses atendimentos, sendo mais comumente associadas à insuficiência cardíaca (14%) com edema pulmonar agudo (23%), (IAM) ou angina instável (12%), acidente vascular cerebral isquêmico (AVCI) (24%), encefalopatia hipertensiva (16%), hemorragia intracerebral ou subaracnóidea (5%), eclâmpsia (5%), e dissecção aguda da aorta (2%).[4]

As crises hipertensivas, assim como a hipertensão arterial, são mais prevalentes em idosos e em indivíduos negros.[5] As causas secundárias são mais frequentemente encontradas em pacientes brancos, abaixo dos 30 anos de idade, enquanto os pacientes negros são mais jovens e apresentam mais frequentemente hipertensão arterial primária. Pacientes com emergência hipertensiva apresentaram maior média de idade e de pressão arterial diastólica do que pacientes com urgência hipertensiva.[5] Foi demonstrado que 40% dos pacientes negros que apresentam emergência hipertensiva desenvolvem insuficiência renal, devido principalmente às disparidades do controle da pressão arterial, baixa adesão e *status* socioeconômico.[6]

CONCEITO E ETIOLOGIA

A crise hipertensiva é a entidade clínica em que há aumento súbito e sintomático da pressão arterial ≥ 180/110 mmHg, podendo apresentar alta taxa de morbidade e mortalidade e é classificada em emergência e urgência hipertensivas.[7]

Na urgência hipertensiva, o aumento crítico da pressão arterial não apresenta risco imediato de morte e nem lesão aguda em órgãos-alvo. Portanto, há estabilidade clínica e, nessa situação, o controle da pressão arterial poderá ser feito com medicamentos de uso oral, reduzindo-se a pressão arterial gradualmente, no prazo de até 24 horas.[7]

Contudo, a emergência hipertensiva é caracterizada por pressão arterial muito elevada e sinais de lesões progressivas nos órgãos-alvo (com quadros de encefalopatia, IAM, angina instável, edema pulmonar agudo, eclâmpsia, acidente vascular cerebral (AVC), dissecção de aorta) e risco de morte, que necessitam de internação hospitalar, preferencialmente em unidade de tratamento intensivo (UTI), e uso imediato de drogas anti-hipertensivas por via parenteral objetivando a redução da pressão arterial.[7] Pacientes com hipertensão arterial crônica cursam, geralmente, com pressão arterial diastólica acima de 120 mmHg. No entanto, em situações agudas de elevação da pressão arterial em indivíduos previamente normotensos como eclâmpsia, glomerulonefrite aguda ou uso de drogas ilícitas, a emergência hipertensiva pode surgir com pressão arterial diastólica em torno de 100 a 110 mmHg. Assim, não é a pressão arterial que determina a gravidade do quadro clínico, mas a associação entre hipertensão e evidência de lesão em órgãos-alvo.

As crises hipertensivas podem ocorrer como apresentação inicial ou complicação da hipertensão primária ou secundária. Em pacientes brancos, a hipertensão primária está presente em 20% a 30% das crises hipertensivas. Mas, nos negros, a hipertensão arterial está presente em 80% dos casos. A doença parenquimatosa renal corresponde a 80% das causas secundárias.[8]

Entretanto, a maioria dos casos que procuram pronto-atendimento não corresponde a verdadeiras emergências ou urgências, mas são indivíduos com hipertensão grave e sintomas associados, denominada pseudocrise hipertensiva, quando a elevação da pressão arterial deve-se exclusivamente a um estresse físico ou psicológico. Muitos pacientes apresentam a pressão arterial demasiadamente elevada simplesmente por não usarem as medicações prescritas ou por não terem o conhecimento prévio de serem portadores de hipertensão arterial, tratando-se, portanto, de hipertensão crônica não controlada. O tratamento sintomático, geralmente, reduz ou normaliza a pressão arterial e deve ser seguido de tratamento ambulatorial. No Quadro 33.1 estão os critérios para avaliação e diferenciação das crises hipertensivas.

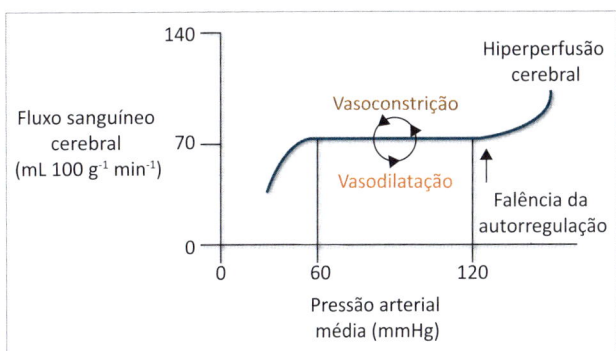

FIGURA 33.1. Autorregulação do fluxo sanguíneo cerebral.
Fonte: Adaptada de Vaughan CJ, Delanty N, 2000.[29]

FISIOPATOLOGIA

A precisa fisiopatologia da crise hipertensiva não está bem esclarecida. A autorregulação da circulação mantém a perfusão tecidual constante. Para tanto, as arteríolas reagem com vasoconstrição a elevações da pressão arterial. No entanto, frente a elevações abruptas e críticas da pressão arterial ocorre perda desse mecanismo autorregulatório, com transmissão da pressão arterial elevada aos pequenos vasos, acarretando lesão endotelial com extravasamento de constituintes plasmáticos para a parede vascular.[8] Na Figura 33.1 está esquematizada a autorregulação do fluxo sanguíneo cerebral.

As crises hipertensivas, geralmente, resultam de uma súbita elevação da resistência vascular sistêmica, com o aumento inadequado dos níveis circulantes de substâncias vasoconstritoras, como noradrenalina, angiotensina ou vasopressina. Em consequência, forças de cisalhamento desencadeiam dano endotelial, seguido por deposição de plaquetas e fibrina. Instalam-se alterações anatômicas, compatíveis com necrose fibrinoide arteriolar, que determinam perda da autorregulação circulatória e isquemia de órgão-alvo. Essas modificações morfológicas e funcionais propiciam novo aumento da liberação de substâncias vasoativas, vasoconstrição e remodelamento vascular, secundário à proliferação miointimal, instalando-se um círculo vicioso. O sistema renina-angiotensina está frequentemente ativado, levando à maior vasoconstrição e à produção de citocinas

QUADRO 33.1. Avaliação das crises hipertensivas.

	Grupo I	Grupo II	Grupo III
	Pressão arterial elevada	Urgência hipertensiva	Emergência hipertensiva
Pressão arterial (mmHg)	> 180/110	> 180/110	> 220/140 (geralmente)
Sintomas	• Cefaleia • Ansiedade • Assintomático	• Cefaleia intensa • Dispneia • Edema	• Dispneia • Dor torácica • Disartria • Noctúria • Fraqueza • Alteração do nível de consciência
Exame	• Ausência de lesão em órgão-alvo • Ausência de doença cardiovascular clínica	• Lesão de órgão-alvo • Doença cardiovascular clínica presente/estável	• Encefalopatia • Edema pulmonar agudo • Insuficiência renal • AVC • Isquemia cardíaca
Tratamento	• Observar 1 a 3h	• Observar 3 a 6h • Diminuição da pressão arterial com fármacos orais • Ajuste do tratamento vigente	• Exames laboratoriais • Acesso venoso • Monitorizar pressão arterial • Iniciar tratamento parenteral em sala de emergência
Plano	• Acompanhamento < 72h • Agendar consulta ambulatorial	• Reavaliação < 24h	• Admissão na UTI • Tratamento para meta inicial de redução da pressão arterial • Estudos diagnósticos adicionais

AVC: acidente vascular cerebral; h: hora; UTI: unidade de terapia intensiva.
Fonte: Adaptado de Vidt DG, 2001.[28]

proinflamatórias como a interleucina-6. A depleção de volume resultante da natriurese pressórica estimula ainda mais a liberação de substâncias vasoconstritoras pelo rim. O conjunto de mecanismos que culminam com a hipoperfusão, isquemia e disfunção manifesta-se como crise hipertensiva. No sistema nervoso central (SNC) a perda da autorregulação significa um grande aumento do fluxo sanguíneo nesse território, com extravasamento de líquido e material proteico dos vasos para o interstício, levando ao edema cerebral.

Nos hipertensos crônicos, esses processos ocorrem com menor intensidade devido à hipertrofia e remodelação vascular que eles apresentam, por elevarem o limiar de autorregulação do fluxo sanguíneo e permitirem a adaptação dos órgãos-alvo.

Sob condições normais, o fluxo cerebral permanece relativamente estável, apesar de grandes variações na pressão arterial. No entanto, em pacientes com hipertensão arterial prévia, a faixa de autorregulação é deslocada para a direita, de modo que pressão arterial mais alta pode ser mais bem tolerada. Cabe ressalvar que, embora isso possa representar uma proteção à hipoperfusão tecidual, pode ocorrer quando há a redução abrupta da pressão arterial, mesmo em valores considerados ainda elevados.

APRESENTAÇÃO CLÍNICA

A propedêutica do paciente com crise hipertensiva geralmente se inicia pela medida da pressão arterial, com manguito de tamanho apropriado para a circunferência do braço, com o braço ao nível do coração, em ambos os membros superiores, além da observação de outros critérios para a correta medida da pressão arterial. A pressão arterial apresenta-se geralmente acima de 180/120 mmHg, embora esse valor não seja absolutamente obrigatório e não haja estudos para defini-lo. Pacientes com menor reserva funcional de determinados órgãos podem apresentar emergência hipertensiva com níveis menores. De importância fundamental é a velocidade em que a pressão arterial se eleva. Pacientes normotensos que não tiveram tempo para estabelecer mecanismos autorregulatórios são mais sensíveis. O valor da pressão arterial isoladamente não diagnostica emergência, urgência ou pseudocrise. A diferenciação deve ser feita por meio da história, do exame físico e de exames relevantes, incluindo-se laboratoriais, radiológicos e eletrocardiograma.

Se o paciente for previamente hipertenso, é importante saber a respeito do controle prévio da pressão arterial, início, duração, lesão prévia de órgãos-alvo, gravidade da hipertensão arterial, medicamentos anti-hipertensivos em uso, doses, adesão e horário em que o último comprimido foi administrado. Deve-se perguntar sobre o uso de drogas como anfetamina, cocaína ou inibidores da monoaminoxidase, suspensão abrupta de inibidores adrenérgicos como clonidina ou betabloqueadores, associação de outras doenças ou fatores de risco como diabetes, cardiopatias, nefropatias, tabagismo e dislipidemia. A elevação súbita da pressão arterial em paciente com hipertensão não diagnosticada previamente ou em jovem abaixo de 25 anos de idade sugere causa secundária. Alguns sintomas específicos implicam na presença de lesão em órgão-alvo. Esses sintomas incluem dor torácica no IAM; dor lombar, na dissecção de aorta; dispneia, no edema pulmonar agudo ou insuficiência cardíaca; sintomas neurológicos como tonturas ou alterações de consciência na encefalopatia hipertensiva. Acometimento renovascular pode ser evidenciado por edema, oligúria de início súbito ou anúria. Os sinais e sintomas mais comuns na urgência hipertensiva são: cefaleia (22%), epistaxe (17%), agitação psicomotora (10%), dor torácica (9%) e dispneia (9%). Outros sintomas menos comuns incluem as arritmias e parestesias. Contudo, a maioria dos pacientes com emergência hipertensiva queixa-se de dor torácica (27%), dispneia (22%) e déficits neurológicos (21%).[4]

Em estudo mais recente, a incidência de crises hipertensivas em serviço de emergência foi de 47% (n = 180), 60% do gênero feminino e 40% masculino. Nesse estudo, as urgências foram mais frequentes do que as emergências (88,53% versus 16,47%, $p < 0,0001$). Os sintomas mais frequentes das urgências hipertensivas foram cefaleia (79%) e dor torácica (56%), enquanto para as emergências hipertensivas foram dor torácica (93%) e dispneia (71%).[8] As principais manifestações clínicas das emergências hipertensivas foram síndrome coronariana aguda (93%) e edema pulmonar agudo (7%).[9]

Além da medida da pressão arterial, o exame físico deve ser direcionado à pesquisa do acometimento de órgãos-alvo. Deve ser feita a avaliação neurológica completa, desde nível de consciência e orientação, até déficits motores; a apreciação da fala e da reatividade pupilar finalizam o exame físico. Achados neurológicos como alteração de estado mental, alterações de campos visuais e sinais neurológicos focais indicam possível sangramento intracraniano, AVC isquêmico ou encefalopatia hipertensiva.[10] Deve ser realizada a palpação de pulsos em todos os membros, ausculta pulmonar em busca de sinais de congestão, verificação de estase jugular, ausculta cardíaca para a pesquisa de sopros e galopes, além da pesquisa de sopros em artérias renais. O exame oftalmológico pode evidenciar retinopatia avançada com alterações arteriolares, exsudatos, hemorragias, ou papiledema auxiliando na identificação de encefalopatia hipertensiva.

Todos os pacientes com emergência hipertensiva devem realizar os seguintes exames: hemograma completo, ureia sérica, creatinina sérica, eletrólitos (sódio, potássio, magnésio), urina tipo I, para avaliação de hematúria, proteinúria microscópica, radiografia de tórax, eletrocardiograma e glicemia. Comparações dos últimos resultados com exames prévios podem auxiliar na determinação do quanto é aguda a lesão em determinado órgão-alvo.

Além desses exames gerais, outros específicos dependerão do tipo de emergência hipertensiva em questão; por exemplo:

BNP sérico e ecocardiograma no edema pulmonar agudo; marcadores de necrose miocárdica e cineangiocoronariografia na síndrome coronariana aguda (SCA); tomografia computadorizada, ecocardiograma transesofágico, angiorressonância, angiografia na dissecção aguda de aorta; tomografia computadorizada na encefalopatia hipertensiva ou no AVC.

Nas emergências hipertensivas os pacientes devem ser hospitalizados, inicialmente atendidos na emergência e, depois, transferidos para a UTI. Deverão ser monitorizados quanto ao traçado eletrocardiográfico, oximetria de pulso e pressão arterial, além de receber oxigenoterapia. Deve ser obtido acesso venoso para a administração de fármacos vasodilatadores.

ALTERAÇÕES, MECANISMOS ESPECÍFICOS E DIAGNÓSTICO

A seguir, estão descritos os quadros clínicos que caracterizam as emergências hipertensivas.

ENCEFALOPATIA HIPERTENSIVA

Síndrome caracterizada por comprometimento encefálico provocado pela elevação abrupta ou progressiva da pressão arterial, a níveis incompatíveis com o limite máximo da autorregulação do fluxo sanguíneo cerebral, com consequente hiperperfusão cerebral, levando à disfunção endotelial, quebra da barreira hematoencefálica, edema cerebral e micro-hemorragias. Isso resulta no surgimento agudo ou subagudo de sintomas como letargia, cefaleia, confusão, distúrbios visuais e convulsões. No hipertenso crônico ocorre, geralmente, com pressão arterial muito elevada. Entretanto, em indivíduos previamente normotensos, como na eclâmpsia e pré-eclâmpsia, na glomerulonefrite aguda e com o uso de drogas ilícitas pode ocorrer com pressão arterial relativamente pouco elevada, mas suficiente para romper o limite da autorregulação e provocar hiperfluxo cerebral, desencadeando uma condição de hipertensão intracraniana com congestão e edema cerebral. O quadro clínico vai desde cefaleia, tonturas e distúrbios visuais, até convulsões e coma, passando por náuseas, vômitos, confusão mental e sinais neurológicos localizatórios. O papiledema pode estar presente, mas não é obrigatório para o diagnóstico. A ressonância magnética pode evidenciar um quadro denominado "leucoencefalopatia posterior", caracterizado por edema vasogênico, que afeta a substância branca das regiões parietais e occipitais do encéfalo. Essas alterações são reversíveis com o controle adequado da pressão arterial. No diagnóstico diferencial devem ser excluídos os acidentes vasculares cerebrais hemorrágicos e isquêmicos.[2]

HIPERTENSÃO ASSOCIADA A ACIDENTE VASCULAR CEREBRAL

Nos quadros de hemorragia intracraniana e outras catástrofes cerebrais, deve-se ter em mente que elevações da pressão arterial, frequentemente, traduzem uma tentativa de manutenção do fluxo sanguíneo cerebral, mediante uma adequada pressão de perfusão cerebral dada pelo diferencial entre a pressão arterial média e a pressão intracraniana. Portanto, para obter-se uma pressão de perfusão cerebral mínima adequada (superior a 50 mmHg) em pacientes com hipertensão intracraniana, pode ser necessária uma elevação considerável da pressão arterial média.

O quadro clínico inicial pode ser semelhante ao da encefalopatia hipertensiva, com cefaleia, alteração da consciência, achados neurológicos focais e papiledema. A diferenciação com o diagnóstico de encefalopatia hipertensiva pode requerer exames como a tomografia computadorizada de crânio, liquor e arteriografia cerebral.[2]

HIPERTENSÃO ASSOCIADA A EDEMA PULMONAR

No edema pulmonar agudo associado à pressão arterial elevada ocorre aumento pronunciado da pressão diastólica final do ventrículo esquerdo, e da pressão capilar pulmonar que, quando acima de 18 mmHg, associa-se à transudação para os alvéolos com edema pulmonar, configurando quadro de insuficiência cardíaca esquerda. O quadro clínico é caracterizado pela presença de dispneia intensa, sudorese e sinais propedêuticos de congestão pulmonar.[2]

HIPERTENSÃO ASSOCIADA A INFARTO AGUDO DO MIOCÁRDIO

A hipertensão arterial em pacientes com insuficiência coronariana provoca agravamento da isquemia miocárdica pelo aumento do consumo de oxigênio do miocárdio e aumento da tensão da parede miocárdica que reduz a perfusão sanguínea. O quadro clínico caracteriza-se pela presença de dor precordial ou retroesternal associada a alterações isquêmicas no eletrocardiograma com desnivelamento do segmento ST, presença de onda Q, inversão de onda T, podendo haver ou não sinais de insuficiência cardíaca. O diagnóstico deve incluir o eletrocardiograma e enzimas cardíacas.[2]

CRISES ADRENÉRGICAS

Caracterizam-se pelo aumento súbito do tônus adrenérgico provocado pela parada no tratamento com clonidina, interação de inibidores da monoaminoxidase com alimentos ricos em tiramina, feocromocitoma e efeito simpatomimético de drogas como anfetaminas e ácido lisérgico.

O quadro clínico consiste no aparecimento de sinais de liberação adrenérgica, como hipertensão, taquicardia, sudorese.[2]

DISSECÇÃO AGUDA DA AORTA

A velocidade de aumento da pressão arterial sistólica e o nível de pressão arterial *per se* têm papel fundamental na progressão da dissecção da parede da aorta, criando ambiente favorável para a ocorrência de suas complicações como a rotura da aorta e a oclusão de ramos.

O quadro clínico se caracteriza por dor torácica, dorsal ou abdominal, de grande intensidade, de início abrupto, persistente, podendo migrar acompanhando a progressão da dissecção. Pode haver sinais de obstrução dos ramos da aorta, como assimetria de pulsos, sinais neurológicos, hemoptise, ortopneia, dispneia e sopro de insuficiência aórtica. A radiografia de tórax evidencia alargamento da aorta torácica em quase todos os casos, porém a confirmação diagnóstica exige, frequentemente, um ecocardiograma, tomografia computadorizada ou ressonância magnética e aortografia.[2]

ECLÂMPSIA

Considera-se hipertensão na gravidez quando o nível da pressão arterial for maior ou igual a 140/90 mmHg, sendo a pressão arterial diastólica identificada na fase V de Korotkoff. A presença de hipertensão grave em gestantes pode levar ao ciclo vicioso de lesão das células endoteliais da placenta, hipertrofia miointimal e perda da autorregulação de fluxo, levando à isquemia que ativa a liberação de vasoconstritores.

O quadro clínico da pré-eclâmpsia é caracterizado pela tríade pressão arterial superior a 140/90 mmHg, edema e proteinúria, ocorrendo após a 20ª semana de gestação. Quando associada à convulsão, não resultante de doença neurológica prévia, é definida como eclâmpsia. Na eclâmpsia podem ocorrer convulsões, alteração da consciência, insuficiência renal, edema pulmonar agudo e coagulopatia. O diagnóstico é realizado quase que exclusivamente pelo quadro clínico, com presença de proteinúria. Porém, é muito importante o diagnóstico diferencial com tumores, trombose venosa cerebral, intoxicação por drogas, epilepsia, trauma de crânio, AVC e alterações metabólicas.

As complicações maternas incluem lesão permanente do SNC devido ao sangramento, insuficiência renal e óbito. Para o lado fetal, podem ocorrer prematuridade, infartos placentários, retardo do crescimento uterino e hipóxia fetal.

Muitos dos casos ocorrem no terceiro trimestre da gravidez ou dentro das primeiras 48 horas após o parto. As causas da pré-eclâmpsia e eclâmpsia são desconhecidas. Existem diversas teorias genéticas, imunológicas, endocrinológicas, nutricionais e infecciosas, porém uma etiologia definitiva ainda não foi estabelecida. Afeta também, mais frequentemente, pacientes com alterações trombóticas, tais como a presença do fator V de Leiden, deficiência de proteína S e C e aumento de anticorpos antifosfolípides.[11]

A prevalência da eclâmpsia é maior em mulheres de classe econômica menos favorecida, idades extremas e primigestas.

HIPERTENSÃO MALIGNA

A maioria dos pacientes com hipertensão maligna se apresenta como urgência hipertensiva e não emergência hipertensiva, a menos que o quadro se acompanhe de sinais de encefalopatia, descompensação cardíaca ou insuficiência renal avançada. Estando o paciente assintomático e sem sinais de deterioração rápida de órgãos-alvo ou qualquer condição que caracterize risco de vida, o tratamento pode ser feito com drogas de uso oral, reduzindo-se a pressão, inicialmente, no intervalo de algumas horas, na unidade de emergência e prosseguindo o tratamento e a investigação com o paciente hospitalizado. Clinicamente, além da pressão arterial, a caracterização clínica é baseada no exame do fundo de olho, sendo considerada fase maligna a presença de papiledema, e acelerada na presença de exsudados e hemorragias. Na prática, como não há distinção do ponto de vista de morbidade ou mortalidade, são considerados sinônimos, utilizando-se os termos "hipertensão maligna" e "hipertensão acelerada".[12]

HIPERTENSÃO PÓS-OPERATÓRIA

Muitas vezes, a hipertensão pós-operatória não é considerada emergência hipertensiva, porém medicamentos intravenosos são frequentemente usados no controle destes pacientes, pois não é possível o uso da via oral. É definida como elevação aguda da pressão arterial dentro das duas primeiras horas após a cirurgia, com necessidade de tratamento nas primeiras 6 horas ou menos. Alguns tipos de cirurgias envolvendo artérias coronárias, vasos renais e carótidas são muitas vezes seguidos de hipertensão de valores variados no pós-operatório imediato, com potencial para lesar a integridade das suturas vasculares. A fisiopatologia está relacionada ao estímulo do sistema nervoso simpático e elevação de catecolaminas (pela dor ou isquemia), administração de agentes vasoconstritores, expansão de volume ou cessação temporária de anti-hipertensivos previamente ao procedimento.[13]

TRATAMENTO

Deve ser iniciado estabelecendo-se metas de duração, intensidade da redução da pressão arterial e dos valores de pressão arterial a serem atingidos.

Nas emergências hipertensivas, a pressão arterial deverá ser reduzida em alguns minutos a 1 hora; e, nas urgências, em tempo mais prolongado, de 2 a 24 horas, de forma progressiva.

Nas emergências hipertensivas são recomendados anti-hipertensivos parenterais devido à rapidez na resposta clínica e facilidade na titulação de acordo com a resposta terapêutica. A escolha do anti-hipertensivo depende da condição associada ou causadora da hipertensão arterial. A frequência das medidas da pressão arterial varia conforme a gravidade do caso. Nas emergências, devem ser feitas a intervalos mais curtos, a cada 5 a 10 minutos; e, nos casos mais graves, o monitoramento invasivo é indicado.

A monitorização do estado hemodinâmico é importante para adequar o efeito terapêutico e minimizar as complicações secundárias ao tratamento. Uma vez estabilizado o quadro emergencial e as lesões de órgãos-alvo aliviadas com o tratamento endovenoso, a terapêutica oral deverá ser iniciada enquanto ocorre o desmame progressivo dos agentes endovenosos. Consideração importante é acessar o estado volêmico do paciente porque a hipertensão crônica pode ocasionar redução do volume extracelular, além de que, em função da natriurese pressórica, os pacientes que cursam com emergências hipertensivas podem ter diminuição de volume e a restauração da volemia com soluções salinas intravenosas pode melhorar a perfusão orgânica, bem como prevenir episódios de hipotensão ao se iniciar o tratamento anti-hipertensivo. Contudo, quando há comprometimento avançado da função renal, o volume extracelular pode aumentar.

O objetivo do tratamento é interromper o ciclo vicioso resultante da vasoconstrição pela redução da resistência vascular sistêmica e da pressão arterial de forma rápida, porém gradual, aproximadamente 20% a 25% durante a primeira hora e estabilização para 160/100 mmHg a 160/110 mmHg nas próximas 2 a 6 horas.[14] Uma alternativa seria não reduzir a pressão arterial diastólica abaixo de valores de 100 a 110 mmHg ou reduzi-la em 10% a 15% dentro de 30 a 60 minutos, com a redução para os limites de normalidade em 24 a 48 horas.[15]

Essa medida visa a preservar a autorregulação cerebral, coronariana e renal, minimizando a possibilidade de hipofluxo e isquemia nos respectivos órgãos, e aplica-se principalmente a pacientes hipertensos de longa data que apresentam maior comprometimento vascular. Deve-se considerar também a idade dos pacientes, já que os idosos apresentam maior grau de doença aterosclerótica com maior risco de infarto do miocárdio e AVC, maior alteração da autorregulação de fluxo, maior sensibilidade a drogas e podem apresentar pseudo-hipertensão arterial por enrijecimento arterial.

A única exceção ocorre nos casos de dissecção de aorta, em que a pressão arterial deve ser reduzida rapidamente, em 5 a 10 minutos, com o objetivo de atingir pressão arterial sistólica < 120 mmHg e pressão arterial diastólica < 80 mmHg ou a máxima redução tolerada para permitir a estabilização do quadro e a abordagem cirúrgica precoce da dissecção.[16]

O medicamento ideal para o tratamento da urgência hipertensiva e emergência hipertensiva continua indefinido, porque faltam dados de estudos bem delineados e conduzidos comparando as possíveis intervenções quanto ao seguimento em longo prazo com benefício em desfechos relevantes como a redução de mortalidade.

De modo geral, medicamentos endovenosos são usados na emergência hipertensiva e, por via oral, em urgência hipertensiva. É importante lembrar que a nifedipina sublingual não é recomendada em todos os tipos de crise hipertensiva. Nas urgências hipertensivas, os inibidores da enzima de conversão da angiotensina são usados, principalmente o captopril, devido ao rápido início de ação, dentro de 30 a 60 minutos, embora a pressão arterial não deva ser reduzida muito rapidamente. Mas, todos os medicamentos com início de ação relativamente rápida podem ser usados, incluindo-se diuréticos de alça, betabloqueadores, agonistas adrenérgicos alfa-2 ou antagonistas de cálcio, excetuando-se a nifedipina de ação curta. Na Tabela 33.1 estão listados os medicamentos usados por via parenteral para o tratamento das emergências hipertensivas, de acordo com as VI Diretrizes Brasileiras de Hipertensão.[17]

TABELA 33.1. Medicamentos usados por via parenteral para o tratamento das emergências hipertensivas.

Medicamentos	Dose	Início	Duração	Efeitos adversos e precauções	Indicações
Nitroprussiato de sódio (vasodilatador arterial e venoso)	0,25-10 mg/kg/min EV	Imediato	1-2 min	• Náuseas, vômitos, intoxicação por cianeto • Cuidado na insuficiência renal e hepática e na pressão intracraniana alta • Hipotensão grave	• Maioria das emergências hipertensivas
Nitroglicerina (vasodilatador arterial e venoso)	5-100 mg/min EV	2-5 min	3-5 min	• Cefaleia, taquicardia reflexa, taquifilaxia, *flushing*, meta-hemoglobinemia	• Insuficiência coronariana, insuficiência ventricular esquerda
Hidralazina (vasodilatador de ação direta)	10-20 mg EV ou 10-40 mg IM 6/6h	10-30 min	3-12h	• Taquicardia, cefaleia, vômito. Piora da angina e do infarto. Cuidado com pressão intracraniana elevada	• Eclâmpsia
Metoprolol (bloqueador β-adrenérgico seletivo)	5 mg EV (repetir 10-10 min, se necessário até 20 mg)	5-10 min	3-4h	• Bradicardia, bloqueio atrioventricular avançado, insuficiência cardíaca, broncoespasmo	• Insuficiência coronariana. Dissecção aguda de aorta (em combinação com NPS)

(Continua)

TABELA 33.1. Medicamentos usados por via parenteral para o tratamento das emergências hipertensivas. (Continuação)					
Medicamentos	Dose	Início	Duração	Efeitos adversos e precauções	Indicações
Esmolol (bloqueador beta-adrenérgico seletivo de ação ultrarrápida)	Ataque: 500 μg/kg Infusão intermitente: 25-50 μg/kg/min ↑ 25 μg/kg/min cada 10-20 min Máximo: 300 μg/kg/min	1-2 min	1-20 min	Náuseas, vômitos, BAV 1º grau, espasmo brônquico, hipotensão	Dissecção aguda de aorta (em combinação com NPS) Hipertensão pós-operatória grave
Furosemida (diurético)	20-60 mg (repetir após 30 min)	2-5 min	30-60 min	Hipopotassemia	Insuficiência ventricular esquerda. Situações de hipervolemia
Fentolamina (bloqueador alfa-adrenérgico)	Infusão contínua: 1-5 mg Máximo: 15 mg	1-2 min	3-5 min	Taquicardia reflexa, flushing, tontura, náuseas, vômitos	Excesso de catecolaminas

NPS: nitroprussiato de sódio; BAV: bloqueio atrioventricular; EV: via endovenosa; IM: via intramuscular; h: hora; min: minuto(s).
Fonte: Adaptada de Sociedade Brasileira de Cardiologia; Sociedade Brasileira de Hipertensão; Sociedade Brasileira de Nefrologia, 2010.[30]

TRATAMENTO CONFORME A APRESENTAÇÃO CLÍNICA

ENCEFALOPATIA HIPERTENSIVA

O objetivo é reduzir a pressão arterial diastólica para 100 a 110 mmHg para evitar hipotensão arterial devido ao risco de lesões isquêmicas como acidente vascular cerebral isquêmico e insuficiência renal aguda. É recomendável reduzir a pressão arterial média em 25% nas primeiras 8 horas.[18] Os fármacos de escolha são labetalol, nicardipina, esmolol ou nitroprussiato de sódio. Devem ser evitados medicamentos como a clonidina e a metildopa devido ao seu efeito sedativo e risco de hipotensão prolongada.

HIPERTENSÃO ASSOCIADA A ACIDENTE VASCULAR CEREBRAL

Nos AVC hemorrágicos, o risco de novo sangramento com pressão arterial alta deve ser pesado contra o risco de isquemia se ela for reduzida. Duas situações distintas merecem abordagens diferenciadas: hemorragia intracerebral ou hemorragia subaracnóidea.

Na hemorragia intracerebral, elevações graves na pressão arterial podem provocar recidivas no sangramento, aumentando o hematoma e a área de edema, com agravamento do quadro. Recomenda-se intervir se a pressão sistólica ultrapassar 180 mmHg, mantendo-se pressão arterial sistólica entre 160 e 140 mmHg mediante rigorosa monitorização do quadro neurológico para evitar hipoperfusão cerebral, em uma situação em que a autorregulação cerebral está seriamente afetada. Medicamentos de escolha são o labetalol ou nicardipina que não interferem na circulação cerebral, mas, na falta destas, o nitroprussiato de sódio pode ser usado com segurança, desde que os níveis de pressão arterial sejam mantidos nos limites adequados, sempre orientados pelo nível de consciência.

O tratamento será fundamentado de acordo com as evidências clínicas/radiológicas de aumento da pressão intracraniana. Se houver sinais de aumento da pressão intracraniana, a pressão arterial média deverá ser mantida abaixo de 130 mmHg, ou seja, pressão arterial sistólica abaixo de 180 mmHg nas primeiras 24 horas após o início da pressão intracraniana. Em pacientes sem aumento da pressão intracraniana, a pressão arterial média deverá ser mantida abaixo de 110 mmHg, ou pressão arterial sistólica abaixo de 160 mmHg nas primeiras 24 horas após o início dos sintomas.[19] Evidências recentes demonstraram que o controle intensivo da pressão arterial é bem tolerado e pode reduzir a área de crescimento do hematoma em pacientes tratados dentro das primeiras 6 horas de início da hemorragia intracerebral. Nesses estudos, a meta da pressão arterial sistólica foi 140 mmHg, mantida durante sete dias.[20] Em contrapartida, a redução intensa da pressão arterial não apresentou redução significativa para os desfechos primários, como morte ou incapacidade grave, quando comparada à meta de redução da pressão arterial para 180 mmHg.[21]

Na hemorragia subaracnóidea o fenômeno crítico é o intenso vasoespasmo que acompanha o sangramento e que pode provocar isquemia cerebral grave, podendo, em certos casos, levar a coma irreversível e morte cerebral em poucas horas. A elevação da pressão arterial, frequentemente intensa, na maioria das vezes se deve à própria isquemia cerebral, podendo ocorrer em pacientes previamente normotensos, indicando a presença de vasoespasmo. Se o paciente está consciente, a pressão arterial não deve ser reduzida a menos que atinja níveis críticos. Se o nível de consciência se agravar com o tratamento, a medicação anti-hipertensiva deve ser reduzida imediatamente ou suspensa. Quando for necessário o uso de drogas anti-hipertensivas, o nitroprussiato de sódio deve ser usado com cautela. Os medicamentos preferenciais são a nicardipina, labetalol e esmolol, visando a meta de manutenção da pressão arterial abaixo de 160 mmHg, até que o aneurisma seja tratado ou ocorra o espasmo cerebral. A nimodipina é usada principalmente para reverter o vasoespasmo, pois tem grande afinidade pela circulação cerebral, atuando com grande eficácia e com pouca repercussão na circulação e na pressão arterial sistêmica, podendo, em muitos casos, ser a única droga utilizada.

No AVCI, considerando-se as alterações da autorregulação do fluxo sanguíneo cerebral existente agravado pela isquemia aguda, é recomendável uma observação cuidadosa de pelo menos duas horas, não só da pressão arterial, mas também do estado clínico do paciente, antes de iniciar a terapia anti-hipertensiva. Só é recomendado usar anti-hipertensivos de imediato se ocorrer pressão arterial sistólica superior a 220 mmHg ou pressão arterial diastólica acima de 120 mmHg. Níveis mais baixos só devem ser reduzidos se houver concomitância de comorbidades como insuficiência cardíaca, dissecção aórtica, IAM, hipertensão maligna ou acelerada, risco de transformação hemorrágica ou se forem usados trombolíticos. Nesses casos, a medicação anti-hipertensiva deve ser instituída se a pressão arterial sistólica ultrapassar 185 mmHg ou a pressão arterial diastólica for igual ou maior do que 110 mmHg, sempre com o cuidado de não reduzir além de 25% a pressão arterial média. A maioria dos pacientes pode ser tratada com fármacos de uso oral, como captopril ou nicardipina, em doses fracionadas. Se forem necessários medicamentos de uso parenteral, labetalol e enalapril, se disponíveis, são considerados os de melhor perfil para a circulação cerebral. Nitroprussiato de sódio é considerado a segunda escolha, pois pode interferir na circulação cerebral, aumentando a pressão intracraniana. Após o tratamento com fibrinólise, a pressão arterial deverá ser mantida abaixo de 180/105 mmHg durante 24 horas.[19]

HIPERTENSÃO ASSOCIADA A EDEMA PULMONAR

O objetivo do tratamento é a redução da pré e da pós-carga. Os medicamentos de escolha são o nitroprussiato de sódio ou nitroglicerina associados a diuréticos de alça.[22] Os betabloqueadores podem ser cogitados com cautela devido aos seus efeitos sobre o inotropismo, especialmente nos pacientes com cardiopatia isquêmica. Se houver falência renal grave associada, pode ser necessária a ultrafiltração de urgência.

HIPERTENSÃO ASSOCIADA A INFARTO AGUDO DO MIOCÁRDIO

O objetivo do tratamento é a redução da tensão das paredes ventriculares e do consumo de O_2 do miocárdio. A sedação inicial é uma etapa importante. O tratamento é indicado se pressão arterial sistólica > 160 mmHg e/ou pressão arterial diastólica > 100 mmHg, devendo manter redução de 20% a 30% do basal. Os trombolíticos são contraindicados se pressão arterial > 185/100 mmHg. O medicamento de escolha é a nitroglicerina intravenosa que, além de excelente coronariodilatador, atua principalmente no território venoso diminuindo o retorno e a pré-carga, mas também no território arteriolar diminuindo a resistência periférica e a pós-carga, e reduzindo suavemente a pressão arterial. Outra opção é o nitroprussiato de sódio que, com maior ação anti-hipertensiva, mesmo não tendo efeito direto no fluxo coronariano, pelo seu resultado vasodilatador, diminui a sobrecarga e o trabalho cardíaco e, consequentemente, melhora as condições metabólicas do miocárdio isquêmico. A meta imediata é pressão arterial diastólica em torno de 100 mmHg, avaliando-se a resposta clínica e eletrocardiográfica. Os betabloqueadores devem ser utilizados sempre que não houver contraindicação.[22] São alternativas os bloqueadores de canais de cálcio. Devem-se evitar hipotensão (redução da perfusão coronariana e da oferta de O_2) e taquicardia (aumento do consumo de O_2), estando contraindicada a hidralazina.

CRISES ADRENÉRGICAS

O tratamento busca a redução do tônus adrenérgico, sendo a droga de escolha a fentolamina, não disponível no nosso meio. Nitroprussiato de sódio é a alternativa.[22] Está formalmente contraindicado o emprego de betabloqueadores em pacientes que não foram previamente tratados com alfabloqueadores pela possibilidade de piora da hipertensão em razão do aumento relativo do tônus-alfa, provocando hipertensão. Deve-se adequar a hidratação de imediato, pois o volume extracelular tende a estar contraído devido à vasoconstrição prolongada, facilitando o aparecimento de hipotensão grave com a administração de vasodilatadores, principalmente na crise adrenérgica relacionada ao feocromocitoma.

DISSECÇÃO AGUDA DA AORTA

Apesar de o tratamento cirúrgico estar indicado, dependendo do tipo de dissecção, é fundamental o controle rápido da pressão arterial para 100 a 120 mmHg de sistólica. Os medicamentos de escolha são nitroprussiato de sódio associado ao metoprolol.[23] A hidralazina não está indicada porque taquicardia reflexa deve ser evitada.

ECLÂMPSIA

O objetivo do tratamento é o controle imediato da pressão arterial e a indução do parto o mais precocemente possível. Não há evidência de que o tratamento da hipertensão arterial possa prevenir o aparecimento da eclâmpsia. Havendo maturidade fetal, o trabalho de parto deverá ser induzido. Usualmente, drogas anti-hipertensivas são utilizadas se a pressão arterial diastólica ultrapassar 100 mmHg. Em níveis mais baixos, a redução da pressão arterial poderá determinar hipofluxo placentário com possíveis danos ao feto. Devido à menor toxicidade para o feto, a hidralazina intravenosa é o fármaco preferencial.[2,17] Em situações excepcionais, principalmente quando existe risco de edema pulmonar concomitante, admite-se o uso de nitroprussiato de sódio por período inferior a quatro horas, como última opção para controle urgente da hipertensão arterial grave e refratária. Entretanto, deve ser lembrada a toxicidade fetal de seus metabólitos. O labetalol é outra opção de escolha. O fármaco de administração oral recomendado é a metildopa. Se esta for insuficiente ou mal tolerada, o uso de bloqueadores de canais de cálcio, como a nifedipina de ação lenta, anlodipino, verapamil ou betabloqueadores como o pindolol são opções terapêuticas aceitas. No entanto, a associação de nifedipina com o sulfato de magnésio, fármaco de escolha no tratamento e, possivelmente, na prevenção da convulsão eclâmptica, pode provocar queda súbita e intensa da pressão arterial. Os diuréticos devem ser evitados porque reduzem o fluxo placentário. Os inibidores da enzima de conversão da angiotensina e os antagonistas do receptor de angiotensina II são contraindicados.

Na presença ou na iminência de convulsões, o sulfato de magnésio também deverá ser administrado, com a finalidade principal de aumentar o limiar de excitabilidade do SNC e inibir as convulsões. A dose recomendada é de 4 a 6 gramas por via venosa, lentamente (10 a 20 minutos), ou intramuscular em solução a 10%, mantendo-se a infusão de manutenção de 24 gramas em 1.000 mL de soro glicosado a 5% nas 24 horas seguintes.

HIPERTENSÃO MALIGNA

O tratamento é realizado com nitroprussiato de sódio até redução da pressão arterial em 20% em 2 horas, seguido de controle da pressão arterial gradativo em dois a três dias com medicações por via oral.[22]

HIPERTENSÃO PÓS-OPERATÓRIA

Nitroprussiato e nitroglicerina são os fármacos de escolha.[24] A meta é reduzir a pressão arterial em 20%, exceto se houver potencial para sangramento. Betabloqueadores são os fármacos de escolha em pacientes submetidos a procedimentos vasculares ou com risco alto ou intermediário de complicações cardíacas.

A seguir, as principais características de cada medicamento.[2]

PRINCIPAIS MEDICAMENTOS INDICADOS EM EMERGÊNCIAS HIPERTENSIVAS
NITROPRUSSIATO DE SÓDIO

Vasodilatador arterial e venoso, ainda é o medicamento de escolha para a maioria das situações. A vasodilatação causa diminuição da pré-carga e, na ausência de insuficiência cardíaca, o débito cardíaco diminui ou se mantém inalterado. Contudo, em pacientes com miocardiopatia ou baixo débito cardíaco, o nitroprussiato pode aumentar 20% a 30% o débito devido à redução da pós-carga. A diminuição da pré-carga pode reduzir o trabalho cardíaco com melhora das crises de angina de peito, ao contrário do que ocorre com os vasodilatadores arteriais que podem causar isquemia miocárdica. Início de ação imediato (segundos), duração de ação 1 a 2 minutos, meia-vida plasmática de 3 a 4 minutos. No entanto, tem vários limitantes: sensibilidade à luz e a necessidade de linha arterial monitorizada para evitar excesso de correção pressórica; reduz o fluxo cerebral dose-dependente; eleva pressão intracraniana, entre outros.

O nitroprussiato é degradado em cianeto e rapidamente convertido em tiocianato. A intoxicação pelo cianeto é rara. Porém, o acúmulo de tiocianato também leva ao bloqueio da cadeia respiratória com consequente metabolismo anaeróbico e acidose láctica. Isso ocorre principalmente quando há insuficiência renal ou hepática em pacientes com dieta hipossódica, em idosos, ou quando infundido por mais de 48 horas. Quando infundidos por períodos prolongados, ou em altas doses, os níveis de tiocianato devem ser monitorizados. Quando a concentração plasmática excede 10 mg/dL, podem surgir fraqueza muscular, hipóxia, confusão mental, convulsões, borramento visual e vômitos. O tratamento dessa forma de intoxicação consiste na administração de hidroxicobalamina e até a diálise.

O nitroprussiato de sódio é comercializado em ampolas de 50 mg. Diluem-se 50 a 100 mg (1 a 2 ampolas) em 500 mL de soro glicosado a 5%, obtendo-se concentração de 200 µg/mL. Inicia-se a infusão com 0,25 a 10 µg/kg/min (para um indivíduo de 70 kg, administra-se 1 µg/kg/min = 21 mL/h).

NITROGLICERINA

Venodilatador com propriedade de redução da pré-carga e débito cardíaco, age relaxando a musculatura lisa dos vasos devido à ativação do monofosfato de guanosina cíclico (GMP) das células endoteliais e consequente liberação de óxido nítrico. Vasodilatador arteriolar em altas doses, é útil nos casos de hipertensão severa, síndromes coronarianas agudas sintomáticas, edema pulmonar agudo e pós-operatório de cirurgias cardíacas. Início de ação de 2 a 5 minutos, duração de ação de 3 a 5 minutos. A nitroglicerina injetável é comercializada em frasco-ampola de 10 mg. Inicia-se a infusão com 5 µg/min e a dose de manutenção varia de 5 a 100 µg/min. Cefaleia, taquicardia, náuseas e vômitos são efeitos colaterais frequentes.[15]

HIDRALAZINA

Vasodilatador arteriolar direto com pequeno ou nenhum efeito na circulação venosa e, frequentemente, causa estímulo simpático reflexo. Contraindicada na dissecção de aorta aguda e isquemia miocárdica por desencadear hiperatividade simpática reflexa, com taquicardia e aumento de débito cardíaco. Sendo assim, seu uso deve ser cauteloso nas coronariopatias e dissecção de aorta, a menos que associado a um betabloqueador. Início de ação rápida, 10 a 30 minutos, pode haver uma redução imprevisível da pressão arterial, com duração de até 12 horas.[15]

Por sua limitada capacidade de ultrapassar a circulação uteroplacentária, tem sido droga de escolha para o tratamento de pré-eclâmpsia e eclâmpsia.

A hidralazina é comercializada em cápsulas de 25 e 50 mg e em ampolas de 1 mL com 20 mg. Dilui-se uma ampola em 200 mL de soro fisiológico ou glicosado a 5%, obtendo-se uma concentração de 100 mg/mL. Inicia-se com

10 mg e a manutenção é feita com 1 mg/h. Tem início de ação em 10 a 30 minutos, com duração do efeito de 3 a 6 horas. Por via oral, a dose varia entre 25 e 100 mg a cada 6 horas, com início de ação em 60 minutos e pico em 2 a 3 horas. Doses maiores (150 a 200 mg) podem ser necessárias em pacientes com hipertensão venosa mesentérica devido à má absorção da droga. Sua administração por tempo prolongado está associada ao desenvolvimento de síndrome *lupus-like* em 10% a 20% dos pacientes, principalmente quando são utilizadas doses superiores a 400 mg/dia.

METOPROLOL

É um betabloqueador seletivo, ou seja, bloqueia os receptores beta-1 em doses muito menores do que as necessárias para bloquear os receptores beta-2, o que significa que os efeitos cardíacos, inclusive os antiarrítmicos são mais acentuados do que os circulatórios periféricos e brônquicos. Atua na pressão arterial reduzindo o débito cardíaco e inibindo a liberação renal de renina. Reduz a frequência cardíaca e o inotropismo cardíaco, diminuindo a demanda de oxigênio com ação favorável ao miocárdio isquêmico.

O metoprolol é comercializado em ampolas de 5 mg (5 mL). É administrado em bólus de 5 mg, podendo ser repetido a cada 10 minutos até 20 mg. Pode ocasionar bradicardia, bloqueio atrioventricular avançado, insuficiência cardíaca, broncoespasmo. Seu início de ação se dá em 5 a 10 minutos e a duração da ação é de 3 a 4 horas. Na dissecção aguda de aorta deve ser associado ao nitroprussiato de sódio, uma vez que promovem redução importante da frequência cardíaca e do consumo de oxigênio pelo miocárdio.[25] É contraindicado em pacientes com insuficiência ventricular descompensada, portadores de doença pulmonar obstrutiva crônica descompensada ou asma, vasculopatia periférica grave e bloqueios atrioventriculares.

LABETALOL

Embora disponível apenas para importação, esse alfa-1 e betabloqueador adrenérgico determina vasodilatação arterial, diminuição da resistência periférica, além de inibir a liberação de renina renal dependente de betaestímulo. A dose intravenosa inicial é feita em bólus, sendo 20 a 80 mg a cada 10 minutos. Também pode ser administrada em infusão contínua. Tem início de ação em 5 a 10 minutos e duração de 2 a 6 horas. Por ser inotrópica negativa, deve ser evitada em insuficiência cardíaca grave, podendo ser útil na maioria das crises hipertensivas. Os efeitos colaterais descritos para os betabloqueadores são os mesmos para essa classe de agentes hipotensores.[2]

ESMOLOL

Betabloqueador cardiosseletivo, com início de ação quase imediata, meia-vida de aproximadamente 9 minutos e duração de ação de 10 a 30 minutos. Pode ser administrado em bólus ou infusão contínua. Em bólus, a dose recomendada é de 0,5 a 1,0 µg/kg com infusão de 50 a 200 µg/kg/min. Os principais efeitos colaterais são bradicardia e hipotensão excessiva, pelo resultado inotrópico negativo, e são revertidos rapidamente pela diminuição da velocidade de infusão. Nas emergências hipertensivas é frequentemente associado a vasodilatador para o melhor controle da pressão arterial.[26]

NIMODIPINA

Bloqueador dos canais de cálcio do grupo dos di-hidropiridínicos, que provoca acentuada vasodilatação arterial cerebral, com pouca repercussão na circulação sistêmica e na resistência vascular periférica. É a droga de escolha para reverter o vasoespasmo das hemorragias subaracnóideas, por não ocasionar um efeito hipotensor acentuado.[27]

NICARDIPINA

Bloqueador dos canais de cálcio do grupo dos di-hidropiridínicos. Produz vasodilatação coronariana e cerebral com mínimos efeitos sobre a condução atrioventricular e o inotropismo cardíaco. O início de ação ocorre em 5 a 10 minutos, com duração de 4 a 6 horas. A dose inicial é de 5 mg/h, com infusão de 2,5 mg/h a cada 5 minutos até o máximo de 15 mg/h ou até a meta de pressão arterial atingida. Os efeitos colaterais são taquicardia reflexa e cefaleia. Foi demonstrado que a nicardipina reduz a isquemia cerebral.[26]

FUROSEMIDA

A maioria dos pacientes que apresentam crise hipertensiva está depletada de volume, secundariamente à diurese pressórica. As respostas diurética e natriurética induzidas pelo uso da furosemida poderão exacerbar a hipertensão arterial, além de piorar a função renal, sendo proscrito nesses casos. É permitido apenas em casos nos quais a sobrecarga hídrica esteja clinicamente detectável, como no edema pulmonar agudo e insuficiência cardíaca congestiva ou renal. Vale lembrar que o uso de vasodilatadores pode determinar como efeito indesejável a retenção de sódio e água. A escolha do diurético dependerá da função renal.[15]

FENTOLAMINA

Bloqueador alfa-adrenérgico frequentemente usado para o tratamento da crise hipertensiva por liberação de catecolaminas (feocromocitoma) ou no preparo pré-operatório para a retirada do tumor. Pode causar taquiarritimias e angina. Não disponível no Brasil.

ENALAPRILATO

Seu uso é indicado quando há crise hipertensiva associada à insuficiência cardíaca grave, ou quando houver indicação de bloqueio do sistema renina-angiotensina-aldosterona, sem possibilidade de absorção por via oral. Nessas condições, o enalaprilato deve ser utilizado na forma intravenosa, na dose de 1,25 mg a 5 mg a cada 6 horas. Seu início de ação se dá em 15 a 60 minutos, com pico de ação em 4 horas e duração de 12 a 24 horas. Está contraindicado na gravidez e em estenose bilateral de artérias renais.

Em casos de hiperatividade do sistema renina-angiotensina-aldosterona pode causar hipotensão e piora da função renal, devendo ser usado com cuidado, pois a resposta é imprevisível. Atua de forma benéfica na circulação cerebral.[26]

CONSIDERAÇÕES FINAIS

A emergência hipertensiva é a situação clínica caracterizada por pressão arterial muito elevada, em geral ≥ 180 × 120 mmHg, e sinais de lesões progressivas nos órgãos-alvo (com quadros de encefalopatia, IAM, angina instável, edema pulmonar agudo, eclâmpsia, AVC, dissecção de aorta) e risco de vida, que necessitam de internação hospitalar, preferencialmente em UTI, e uso imediato de drogas anti-hipertensivas por via parenteral objetivando a redução da pressão arterial. A abordagem da crise hipertensiva apresenta controvérsias relacionadas principalmente ao diagnóstico correto, à diferenciação de emergência e urgência, às dificuldades de avaliação e à escolha da terapêutica adequada. Esse contexto assume maior importância quando se considera que o diagnóstico e o tratamento adequados previnem as graves lesões decorrentes desta situação médica.

Na maioria das emergências hipertensivas, o nitroprussiato de sódio é o agente empregado, embora, em alguns casos, não seja o mais indicado. Contudo, faltam dados de estudos bem delineados e conduzidos comparando as intervenções.

REFERÊNCIAS BIBLIOGRÁFICAS

1. Nobre F, Chauchar F, Viana JM, Pereira GJ, Lima NK. Evaluation of the medical care of patients with hypertension in an emergency department and in ambulatory hypertension unit. Arq Bras Cardiol. 2002 Feb;78(2):156-61. Pubmed; PMID:11887190.
2. Aggarwal M, Khan IA. Hypertensive crisis: hypertensive emergencies and urgencies. Cardiol Clin. 2006 Feb;24(1):135-46. Pubmed;PMID16326263.
3. Rodriguez MA, Kumar SK, De Caro M. Hypertensive crisis. Cardiol Rev. 2010 Mar-Apr;18(2):102-7. doi:10.1097/CRD.0b013e3181c307b7. PubMed;PMID:20160537.
4. Zampaglione B, Pascale C, Marchisio M, Cavallo-Perin P. Hypertensive urgencies and emergencies. Prevalence and clinical presentation. Hypertension. 1996 Jan;27(1):144-7. doi: 10.1161/01.HYP.27.1.144. PubMed; PMID: 8591878.
5. Martin JF, Higashiama E, Garcia E, Luizon MR, Cipullo JP. Hypertensive crisis profile. Prevalence and clinical presentation. Arq Bras Cardiol. 2004 aug;83(2):131-6; 125-30. PubMed; PMID:15322655.
6. van den Born BJ, Koopmans RP, Groeneveld JO, van Montfrans GA. Ethnic disparities in the incidence, presentation and complications of malignant hypertension. J Hypertens. 2006 Nov;24(11):2299-304. PubMed; PMID:17053554.
7. Praxedes JN, Santello JL, Amodeo C, Giorgi DMA, Machado CA, Jabur P. Encontro multicêntrico sobre crises hipertensivas: relatório e recomendações. J Bras Nefrol. 2001;23(Supl 3):1-20.
8. Varon J, Marik PE. Clinical review: the management of hypertensive crises. Crit Care. 2003 Oct;7(5):374-84. PubMed; PMID:12974970.
9. Salkic S, Batic-Mujanovic O, Ljuca F, Brkic S. Clinical presentation of hypertensive crises in emergency medical services. Mater Sociomed. 2014 Feb;26(1):12-6. doi: 10.5455/msm.2014.26.12-16. PubMed;PMID:24757394.
10. Stewart DL1, Feinstein SE, Colgan R. Hypertensive urgencies and emergencies. Prim Care. 2006 Sep;33(3):613-23. Pubmed; PMID:17088151.
11. Huppertz B. Placental origins of preeclampsia: challenging the current hypothesis. Hypertension. 2008Apr;51(4):970-5. doi: 10.1161/HYPERTENSIONAHA.107.107607. PubMed; PMID:18259009.
12. Bakker RC, Verburgh CA, van Buchem MA, Paul LC. Hypertension, cerebral oedema and fundoscopy. Nephrol Dial Transplant. 2003 Nov;18(11):2424-7. PubMed; PMID:14551378.
13. Haas CE, LeBlanc JM. Acute postoperative hypertension: a review of therapeutic options. Am J Health Syst Pharm. 2004 Aug 15;61(16):1661-73. Pub Med; PMID:15540477.
14. Chobanian AV, Bakris GL, Black HR, Cushman WC, Green LA, Izzo JL Jr, et al.. Joint National Committee on Prevention, Detection, Evaluation, and Treatment of High Blood Pressure. National Heart, Lung, and Blood Institute; National High Blood Pressure Education Program Coordinating Committee. Hypertension. 2003 Dec;42(6):1206-52.
15. Varon J. The diagnosis and treatment of hypertensive crises. Postgrad Med. 2009 Jan;121(1):5-13. doi: 10.3810/pgm.2009.01.1950. PubMed; PMID: 19179809.
16. Khan IA, Nair CK. Clinical, diagnostic, and management perspectives of aortic dissection. Chest. 2002 Jul;122(1):311-28. PubMed; PMID:12114376.
17. Sociedade Brasileira de Cardiologia; Sociedade Brasileira de Hipertensão; Sociedade Brasileira de Nefrologia. VI Brazilian Guidelines on Hypertension. Arq Bras Cardiol. 2010 Jul;95(1 Suppl):1-51. Erratum in: Arq Bras Cardiol. 2010 Oct;95(4):553. PubMed;PMID: 21085756.
18. Anderson CS, Huang Y, Wang JG, Arima H, Neal B, Peng B, et al. Intensive blood pressure reduction in acute cerebral haemorrhage trial (INTERACT): a randomised pilot trial. Lancet Neurol. 2008 May;7(5):391-9. doi: 10.1016/S1474-4422(08)70069-3. Epub 2008 Apr 7.PubMed; PMID:18396107.
19. Broderick J, Connolly S, Feldmann E, Hanley D, Kase C, Krieger D, et al. Guidelines for the management of spontaneous intracerebral hemorrhage in adults: 2007 update: a guideline from the American Heart Association/American Stroke Association Stroke Council, High Blood Pressure Research Council, and the Quality of Care and Outcomes in Research Interdisciplinary Working Group. Circulation. 2007 Oct 16;116(16):e391-413. PubMed; PMID:17938297.
20. Anderson CS, Huang Y, Arima H, Heeley E, Skulina C, Parsons MW, et al. Effects of early intensive blood pressure-lowering treatment on the growth of hematoma and perihematomal edema in acute intracerebral hemorrhage: the Intensive Blood Pressure Reduction in Acute Cerebral Haemorrhage Trial (INTERACT). Stroke. 2010 Feb;41(2):307-12. doi: 10.1161/STROKEAHA.109.561795. Epub 2009 Dec 31. PubMed; PMID: 20044534.
21. Anderson CS, Heeley E, Huang Y, Wang J, Stapf C, Delcourt C, et al. Rapid blood-pressure lowering in patients with acute intracerebral hemorrhage. N Engl J Med. 2013 Jun 20;368(25):2355-65. doi: 10.1056/NEJMoa1214609. Epub 2013 May 29. PubMed;PMID:23713578.
22. van den Born BJ, Beutler JJ, Gaillard CA, de Gooijer A, van den Meiracker AH, Kroon AA. Dutch guideline for the management of hypertensive crisis -- 2010 revision. Neth J Med. 2011 May;69(5):248-55. PubMed; PMID:21646675
23. Vaughan CJ, Delanty N. Hypertensive emergencies. Lancet. 2000 Jul 29;356(9227):411-7. Review. PubMed; PMID:10972386.
24. Rhoney D, Peacock WF. Intravenous therapy for hypertensive emergencies, part 2. Am J Health Syst Pharm. 2009 Aug 15;66(16):1448-57. doi: 10.2146/ajhp080348.p2. PubMed; PMID:19667001.
25. Erbel R, Alfonso F, Boileau C, Dirsch O, Eber B, Haverich A, et al. Task Force on Aortic Dissection, European Society of Cardiology Diagnosis and management of aortic dissection. Eur Heart J. 2001 Sep;22(18):1642-81. PubMed; PMID:11511117.
26. Haas AR, Marik PE. Current diagnosis and management of hypertensive emergency. Semin Dial. 2006 Nov-Dec;19(6):502-12. PubMed; PMID:17150051

27. Elliott WJ. Clinical features in the management of selected hypertensive emergencies. Prog Cardiovasc Dis. 2006 Mar-Apr;48(5):316-25. PubMed; PMID: 16627047.
28. Vidt DG. Emergency Room Management of Hypertensive Urgencies and Emergencies. J Clin Hypertens. 2001 May-Jun;3(3):158-64. PubMed;PMID:11416701.
29. Vaughan CJ, Delanty N. Hypertensive emergencies. Lancet. 2000 Jul 29;356(9227):411-7. Review. PubMed; PMID:10972386.
30. Sociedade Brasileira de Cardiologia; Sociedade Brasileira de Hipertensão; Sociedade Brasileira de Nefrologia. VI Brazilian Guidelines on Hypertension. Arq Bras Cardiol. 2010 Jul;95(1 Suppl):1-51. Erratum in: Arq Bras Cardiol. 2010 Oct;95(4):553. PubMed;PMID:21085756.

CAPÍTULO 34

URGÊNCIAS EM VALVOPATIAS

Marcelo Katz
Flávio Tarasoutchi
Pablo M. A. Pomerantzeff

DESTAQUES

- As doenças valvares continuam a ter grande importância epidemiológica.
- Avanços tecnológicos permitiram diagnóstico e estratificação precoces, entretanto complicações são esperadas.
- As complicações em doença valvar estão associadas à dificuldade no acesso a serviços de saúde ou à natureza aguda de algumas complicações.
- As principais complicações agudas, que se configuram como uma urgência ou emergência médica, são: endocardite infecciosa, prolapso de valva mitral, doença valvar isquêmica, complicações em prótese valvar, dissecção de aorta, evolução natural das valvopatias, comprometimento iatrogênico do aparelho valvar, e trauma.

INTRODUÇÃO

As doenças valvares continuam a ter grande importância epidemiológica.[1] Embora a incidência de doença reumática diminua com o desenvolvimento de um país, o envelhecimento populacional proporciona maior incidência de doença valvar degenerativa. O resultado é a mudança do perfil do paciente valvopata, cada vez mais idoso, com comorbidades, o que torna o tratamento mais complexo.[1-2] Além disso, há um número cada vez maior de pacientes portadores de prótese valvar, já que a técnica operatória e o material protético foram aprimorados e, portanto, a longevidade dos pacientes é um fato. O avanço tecnológico observado nos últimos anos permitiu que o diagnóstico e a estratificação de risco das valvopatias sejam feitos de maneira precoce. Mesmo assim, complicações são esperadas, seja pela dificuldade no acesso a serviços de saúde, seja pela natureza aguda de algumas complicações. As complicações agudas, que se configurem como urgência ou emergência médica, serão objeto deste capítulo. Abordaremos a endocardite infecciosa, o prolapso de valva mitral, a doença valvar isquêmica, as complicações em prótese valvar, a dissecção de aorta, a evolução natural das valvopatias e o comprometimento iatrogênico do aparelho valvar e o trauma.

ENDOCARDITE INFECCIOSA

A endocardite infecciosa (EI) é caracterizada pela infecção da superfície endotelial do coração, com acometimento das valvas cardíacas. Macroscopicamente, pode ser visualizada como vegetações em uma das faces da valva acometida. Os principais grupos de risco para a infecção são usuários de drogas endovenosas, portadores de doença valvar em valva nativa e pacientes com prótese valvar. A EI é uma doença potencialmente grave, com taxa de mortalidade elevada em torno de 20% a 40%.[3] A incidência estimada global de EI é de 1,5 a 11,6 casos para cada 100 mil pessoas.[3] Os principais agentes etiológicos da EI são o *Staphylococcus aureus*, *Streptococcus bovis*, *Streptococcus viridans*, estafilococos coagulase-negativos, *Enterococcus* spp., fungos e agentes do grupo HACEK (*Haemophilus* spp., *Aggregatibacter actinomycetemcomitans*, *Cardiobacterium hominis*, *Eikenella corrodens* e *Kingella* spp.).[4] A prevalência dos diferentes agentes etiológicos varia de acordo com as características dos pacientes. Em usuários de drogas injetáveis, o *S. aureus* é o agente mais comum, e a valva tricúspide é comumente acometida. Em pacientes com doença valvar em valva nativa, ou prótese, não usuários de drogas, outros agentes também ganham importância, como o *S. viridans*, *S. bovis* e *Enterococcus* spp.[4]

O diagnóstico da EI baseia-se nos critérios de Duke modificados (Quadros 34.1 e 34.2).[5] A evolução clínica da endocardite inicialmente é insidiosa, com febre e prostração. As complicações mais graves da EI estão relacionadas ao dano valvar local, provocado pela presença de vegetação ou, ainda, embolização sistêmica. Localmente, o processo inflamatório-infeccioso valvar pode provocar perfuração de folhetos e/ou rotura valvar. O resultado é a insuficiência valvar, mitral ou aórtica (dependendo do local da infecção). A apresentação clínica nesses casos pode configurar-se como urgência/emergência médica. A insuficiência valvar que se instala de maneira aguda provoca colapso hemodinâmico, e o paciente pode apresentar quadro de edema agudo pulmonar ou choque cardiogênico. O tratamento nessa situação é de suporte hemodinâmico, terapia antibiótica e cirurgia para correção da lesão valvar provocada pela EI. A cirurgia é de elevada morbimortalidade, mas em muitas situações é a intervenção mais efetiva.

TRATAMENTO MEDICAMENTOSO DA ENDOCARDITE INFECCIOSA

O tratamento da endocardite infecciosa inclui antibióticos em altas doses, utilizados por tempo prolongado. A escolha do antibiótico depende da etiologia e das características clínicas do paciente (idade, função renal, valva acometida, presença de prótese valvar). Em pacientes graves, com sinais sistêmicos de infecção, após coleta de dois pares de hemoculturas, inicia-se antibioticoterapia empírica[6] (Quadro 34.3). O resultado posterior das hemoculturas pode indicar ajuste de antibiótico direcionado para germe específico. O Quadro 34.4 apresenta as recomendações para terapia antibiótica de acordo com o microrganismo identificado.

QUADRO 34.1. Critérios de Duke modificados para o diagnóstico de endocardite infecciosa.[5]

Definitivo
Critério patológico
Microrganismos demonstrados por cultura ou por análise histológica de vegetação, êmbolo séptico ou abscesso cardíaco ou lesões patológicas: vegetação ou abscesso cardíaco confirmado por análise histológica demonstrando endocardite ativa.
Critério clínico
Usando definições específicas (Quadro 34.2):   • Dois critérios maiores; ou   • Um critério maior e três menores; ou   • Cinco critérios menores.
Possível
Usando definições específicas (Quadro 34.2):   • Um critério maior e um menor; ou   • Três critérios menores.
Rejeitado
• Diagnóstico alternativo sólido.   • Resolução do quadro com quatro dias ou menos de antibioticoterapia.   • Nenhuma evidência de endocardite infecciosa na cirurgia ou necrópsia com antibioticoterapia por quatro dias ou menos.   • Não preenche critérios para EI possível.

QUADRO 34.2. Definição dos critérios clínicos para diagnóstico de endocardite infecciosa de acordo com critérios de Duke modificados.[5]

Critérios maiores

a) Hemocultura positiva
- Microrganismos típicos para endocardite infecciosa (*streptococcus bovis* (*S. bovis*), *streptococcus viridans* (*S. viridans*), grupo HACEK, *staphylococcus aureus* (*S. aureus*) ou *Enterococcus* spp.) em duas amostras separadas, em ausência de foco primário ou;
- Hemocultura persistentemente positiva, definida como microrganismo compatível com endocardite, isolado a partir de duas amostras sanguíneas colhidas com intervalos de 12h ou todas de três, ou a maioria de quatro ou mais amostras, separadas com intervalos de pelo menos 1 hora entre a primeira e a última.

b) Evidência de envolvimento endocárdico
- Ecocardiograma positivo para endocardite infecciosa: massa cardíaca oscilante em valva, estruturas de suporte, trajeto de jato regurgitante, ou em material implantado (na ausência de explicação anatômica alternativa), abscesso ou nova deiscência de prótese.
- Nova regurgitação valvar (aumento ou modificação de sopro preexistente não expressivo).

Critérios menores

- Predisposição: condição cardíaca ou usuário de droga endovenosa.
- Febre: ≥ 38°C.
- Fenômeno vascular: embolia em grande artéria, infarto pulmonar séptico, aneurisma micótico, hemorragia intracraniana, hemorragia conjuntival, lesão de Janeway.
- Fenômeno imunitário: glomerulonefrite, nódulo de Osler, manchas de Roth, fator reumatoide.
- Evidência microbiológica: hemocultura positiva, mas sem preencher os critérios maiores ou evidência sorológica de infecção ativa com microrganismo compatível com endocardite infecciosa.
- Ecocardiograma compatível com endocardite infecciosa, mas sem preencher os critérios maiores.

QUADRO 34.3. Esquema proposto de tratamento empírico da EI (nos casos em que o agente etiológico não foi identificado).[6-7]

Endocardite em valva nativa

Esquema antibiótico recomendado
- Ampicilina-sulbactam por 4 a 6 semanas + gentamicina por 4 a 6 semanas.
- Vancomicina + gentamicina + ciprofloxacino por 4 a 6 semanas, quando há contraindicação à ampicilina.

Endocardite em prótese valvar

Esquema antibiótico recomendado
- Vancomicina por 6 semanas + gentamicina por 2 semanas + rifampicina por 2 semanas.

QUADRO 34.4. Esquema proposto de tratamento da EI de acordo com agente isolado.[6-7]

Endocardite em valva nativa

Agente etiológico	Esquema antibiótico recomendado
Estreptococos do grupo *viridans* e *bovis*	- Penicilina G cristalina ou ceftriaxona por 4 semanas. - Penicilina G cristalina ou ceftriaxona por 4 semanas + gentamicina por 2 semanas: esquema de escolha, exceto em idosos e/ou com alteração da função renal. - Vancomicina por 4 semanas: quando há contraindicação à penicilina ou ceftriaxona.
Estafilococos meticilinossensíveis	- Oxacilina por 6 semanas + gentamicina por 3 a 5 dias. - Vancomicina por 6 semanas: quando há contraindicação à penicilina.
Estafilococos meticilinorresistentes	- Vancomicina por 6 semanas + gentamicina por 3 a 5 dias.
Enterococos	- Penicilina G cristalina por 4 a 6 semanas + gentamicina por 4 semanas. - Vancomicina por 4 a 6 semanas + gentamicina por 4 semanas: quando há contraindicação à penicilina.
HACEK	- Ceftriaxona ou ampicilina ou ciprofloxacino por 4 semanas.

(Continua)

QUADRO 34.4. Esquema proposto de tratamento da EI de acordo com agente isolado.[6-7] *(Continuação)*

Endocardite em prótese valvar	
Agente etiológico	**Esquema antibiótico recomendado**
Estreptococos do grupo viridans e bovis	• Penicilina G cristalina ou ceftriaxona por 6 semanas + gentamicina por 2. • Vancomicina por 6 semanas: quando há contraindicação à penicilina ou ceftriaxona.
Estafilococos meticilinossensíveis	• Oxacilina por 6 semanas + rifampicina por 6 semanas + gentamicina por 2 semanas. • Vancomicina por 6 semanas: quando há contraindicação à penicilina.
Estafilococos meticilinorresistentes	• Vancomicina por 6 semanas + rifampicina por 6 semanas + gentamicina por 2 semanas.
Enterococos	• Penicilina G cristalina por 4 a 6 semanas + gentamicina 4 semanas. • Vancomicina por 4 a 6 semanas + gentamicina por 4 semanas: quando há contraindicação à penicilina.
HACEK	• Ceftriaxona ou ampicilina ou ciprofloxacino por 4 semanas

TRATAMENTO CIRÚRGICO DA ENDOCARDITE INFECCIOSA

O tratamento cirúrgico na EI está indicado quando houver insucesso da conduta clínica ou aparecimento de complicações.[7] Algumas situações representam risco para complicações: idosos, germes mais virulentos, sobretudo estafilococos, insuficiência cardíaca refratária, má resposta à antibioticoterapia, endocardite na valva aórtica e endocardite em prótese valvar.

A falha do tratamento clínico deve ser considerada em todo paciente com febre persistente, acima de 10 dias, apesar de antibioticoterapia adequada ou nos quais há evidências de toxemia, insuficiência cardíaca ou renal ou extensão da infecção para região perianular (abscesso). A extensão da infecção além do anel valvar é mais comum em portadores de prótese aórtica, sendo reconhecida pela presença de bloqueios atrioventriculares de graus variados ao eletrocardiograma ou novo sopro, sugestivo de comunicação intracardíaca. O ecocardiograma transesofágico auxilia no reconhecimento da extensão perianular, permitindo intervenção cirúrgica mais precoce.

Os episódios embólicos ocorrem em 20% a 50% dos casos de endocardite, sendo a maioria assintomática. O risco aumenta na presença de grandes vegetações (acima de 10 mm), ou aumento destas na vigência de antibioticoterapia adequada, sobretudo em pacientes portadores de endocardite por fungos, estafilococos e grupo HACEK. A grande maioria dos episódios ocorre até duas semanas do início da antibioticoterapia e em cerca de 65% das vezes atinge o sistema nervoso central (SNC), sobretudo a artéria cerebral média, embora possa acometer as coronárias, o baço, o pulmão, o intestino e as extremidades. A embolia para SNC é especialmente grave: dificulta tanto o tratamento clínico quanto a troca valvar (necessidade de heparinização do paciente durante a circulação extracorpórea, com piora significativa no prognóstico). Algumas vezes, a embolia atinge os *vasa vasorum*, com infecção local, reação inflamatória e enfraquecimento da parede do vaso, resultando em fenômeno conhecido como aneurisma micótico, de alto risco na endocardite infecciosa, sobretudo se atingir artérias do SNC e houver rotura. A terapêutica clínica adequada contribui para a regressão do aneurisma, embora a rotura possa ocorrer meses após o término do tratamento. O acompanhamento é realizado com arteriografia cerebral ou angiorressonância magnética seriada, na tentativa de identificação de casos com eminência de rotura, sendo que a opção pela correção cirúrgica do aneurisma é difícil, devendo ser tomada em conjunto com a equipe de neurocirurgia.

O baço é um órgão frequentemente atingido em eventos embólicos relacionados à EI. A diferenciação entre abscesso e infarto esplênico torna-se um desafio para o clínico. Persistência de febre, toxemia, bacteriemia recorrente indicam a investigação de novos focos de infecção incluindo o abscesso esplênico. A avaliação complementar é realizada inicialmente por ultrassonografia e tomografia computadorizada ou ressonância magnética em casos de dúvida diagnóstica. Confirmado o abscesso, o tratamento consiste em esplenectomia ou drenagem percutânea em pacientes sem condições cirúrgicas, antes de possível cirurgia cardíaca, já que aumenta o risco de infecção intraoperatória.

Diante de complicações, o tratamento cirúrgico deve ser considerado, e em alguns casos antecipado. O Quadro 34.5 sumariza as principais indicações para o tratamento cirúrgico na EI, o grau de recomendação e o tempo em que deve ser realizado a partir da identificação da complicação.[7]

PROLAPSO DE VALVA MITRAL

O prolapso (projeção) da valva mitral (PVM) em direção ao interior do átrio esquerdo, associado ou não à falha de coaptação das cúspides, relacionado à degeneração mixomatosa, é a doença degenerativa mais prevalente da valva mitral. A prevalência estimada de PVM é de 2% a 3% da população em geral.[8-9]

QUADRO 34.5. Situações em que o tratamento cirúrgico é indicado e grau de recomendação.[7]

Indicações para o tratamento cirúrgico	Tempo para o procedimento	Grau de recomendação
Insuficiência cardíaca		
EI em valva mitral ou aórtica, levando a insuficiência valvar grave ou obstrução valvar, com edema agudo pulmonar ou choque cardiogênico refratários	Emergência	I
EI em valva mitral ou aórtica, com fístula para cavidade cardíaca, com edema agudo pulmonar ou choque cardiogênico refratários	Emergência	I
EI em valva mitral ou aórtica, levando a insuficiência valvar grave ou obstrução valvar, com insuficiência cardíaca congestiva refratária	Urgência	I
EI em valva mitral ou aórtica, levando a insuficiência valvar grave, sem ICC	Eletiva	IIa
Infecção sem controle		
Infecção localmente sem controle (abscesso, fístula, falso aneurisma, vegetação com crescimento progressivo) apesar de tratamento antibiótico	Urgência	I
Febre persistente e hemocultura positiva após 7 a 10 dias de antibioticoterapia	Urgência	I
Infecção causada por fungo ou germe multirresistente	Urgência/eletiva	I
Prevenção de eventos embólicos		
EI em valva mitral ou aórtica, com vegetação > 10 mm, após evento embólico	Urgente	I
EI em valva mitral ou aórtica, com vegetação > 10 mm e preditores de pior evolução (ICC, sintomas persistentes de infecção, abscesso)	Urgente	I
EI em valva mitral ou aórtica, com vegetação de grande dimensão > 15 mm	Urgente	IIb

Ao exame físico, a ausculta cardíaca revela *click* mesossistólico, que pode ser acompanhado por sopro regurgitativo em foco mitral, na dependência do grau de insuficiência mitral. A maioria dos pacientes com PVM permanece assintomática ao longo da vida.[9] As duas principais causas de urgência/emergência associadas ao PVM são a endocardite infecciosa, já detalhada em item anterior, e a rotura parcial ou total de cordas (cordoalhas) tendíneas e músculos papilares, gerando insuficiência mitral aguda (IMi). A IMi aguda provoca aumento súbito na pressão de enchimento ventricular, com aumento de pressão de capilar pulmonar. A apresentação clínica nesse cenário é de dispneia intensa, podendo em casos extremos o paciente se apresentar com edema agudo pulmonar e choque cardiogênico.[10]

O ecocardiograma, por ser um exame não invasivo e de fácil acesso, tem papel fundamental no diagnóstico. O tratamento dos pacientes visa, em primeiro momento, à estabilização clínica, hemodinâmica e respiratória, sendo que o tratamento definitivo é a cirurgia para reconstrução do aparato valvar. O reparo valvar (plástica mitral) é a melhor opção terapêutica, nos casos em que é possível. Quando anatomicamente o reparo não é viável, resta a opção de troca valvar mitral.

DOENÇA VALVAR ISQUÊMICA

Estima-se que aproximadamente 10% dos pacientes com infarto agudo do miocárdio (IAM) apresentem IMi moderada.[11-13] A IMi isquêmica ocorre mais frequentemente no IAM inferior, com isquemia do músculo papilar posterior.[10] Está associada à oclusão da artéria coronária direita dominante ou, ocasionalmente, artéria circunflexa em pacientes com o sistema esquerdo dominante. O acometimento do músculo papilar anterior é menos frequente, pois o mesmo pode ter irrigação de ambas as artérias do sistema esquerdo (descendente anterior e circunflexa). A apresentação clínica nesse contexto dependerá do grau e do tempo de instalação da insuficiência mitral. Na IMi grave isquêmica, o curso clínico é caracterizado pela evolução rápida para edema agudo pulmonar, hipotensão arterial ou choque (normalmente 2 a 5 dias após o IAM). O paciente pode apresentar novo sopro sistólico, muitas vezes atenuado em decorrência da equalização da pressão do átrio esquerdo (AE) e do ventrículo esquerdo (VE) e, principalmente, da presença de baixo débito cardíaco, dificultando a ausculta.

O diagnóstico pode ser confirmado pelo ecocardiograma. O exame apresenta boa sensibilidade para o diagnóstico com a visualização das cordas, a quantificação do refluxo e a movimentação segmentar das câmaras cardíacas. Em particular, o ecocardiograma transesofágico permite melhor quantificação do refluxo.

O cateterismo cardíaco avalia o grau de comprometimento das coronárias, confirma o diagnóstico de IMi aguda por meio da visualização do refluxo do VE para AE, além da caracterização da onda V proeminente em capilar pulmonar, que reflete a complacência baixa das câmaras esquerdas.

O tratamento da IMi isquêmica visa ao controle da isquemia e à estabilização hemodinâmica e respiratória. A utilização de vasodilatador venoso e coronariano (nitroglicerina) é preconizada, sendo contraindicada nos casos de hipotensão ou comprometimento do ventrículo direito. A utilização de drogas inotrópicas e vasopressoras pode ser necessária. Em casos de choque cardiogênico refratário o balão intra-aórtico é uma opção como ponte para tratamento definitivo (cirurgia ou angioplastia). Nos casos de IAM com supradesnivelamento do segmento ST, com até 12 horas de evolução, deve-se priorizar o tratamento de reperfusão, dando-se preferência à angioplastia nos casos de choque cardiogênico associado.

Na persistência do quadro isquêmico e/ou evolução para choque cardiogênico refratário à terapêutica clínica, a revascularização miocárdica cirúrgica com tratamento da insuficiência da valva mitral (plástica ou prótese) deve ser considerada.[10] A mortalidade cirúrgica nesses casos é alta, entre 15% e 20%, atingindo 46% em alguns subgrupos.

Em um estudo publicado recentemente,[14] que avaliou o benefício da cirurgia combinada de revascularização miocárdica e reparo de valva mitral em relação à cirurgia de revascularização isolada, em pacientes estáveis com doença coronariana e IMi isquêmica moderada, não houve benefício em longo prazo da cirurgia combinada.

COMPLICAÇÕES EM PRÓTESE VALVAR

O envelhecimento populacional associado às melhores técnicas cirúrgicas e o desenvolvimento de materiais protéticos leva a um número crescente de pacientes portadores de prótese valvar. As principais próteses utilizadas são as denominadas biológicas (material porcino ou bovino) e as metálicas (mecânicas). Mais recentemente foram desenvolvidas próteses para implante percutâneo, sendo as mais utilizadas as próteses para implante percutâneo de válvula aórtica.

A trombose de prótese é complicação que merece destaque. É mais comum em próteses metálicas.[10,15] Normalmente está associada à falha no tratamento anticoagulante, devendo ser suspeitada em portadores de prótese que se apresentem com dispneia de início recente, ou fenômenos embólicos. Em situações extremas a trombose aguda de prótese pode gerar colapso hemodinâmico, com choque cardiogênico, podendo evoluir para óbito na dependência do grau de acometimento da prótese. O tratamento da trombose inicia-se com a estabilização clínica do paciente e com a anticoagulação. Em situações específicas a trombólise pode ser indicada.[15] As próteses biológicas, por outro lado, apresentam calcificação de sua estrutura, gerando mau funcionamento. O quadro clínico varia desde pacientes assintomáticos até situações de insuficiência cardíaca grave. O diagnóstico de disfunção é feito em consultas rotineiras, sendo que a anemia hemolítica sugere sua presença. A evolução da disfunção de prótese biológica geralmente é gradual e menos dramática que as mecânicas.

DISSECÇÃO DE AORTA

A dissecção de aorta é uma condição relativamente incomum, mas observada com certa frequência em serviços de referência em emergência cardiovascular. A incidência estimada nos Estados Unidos é de 5 mil a 10 mil novos casos por ano.[16] A mortalidade é elevada, chegando a 40% na apresentação inicial, elevando-se 1% para cada hora de atraso no tratamento. Portanto, o tratamento precoce é fundamental.[16] A dissecção de aorta proximal (aorta ascendente e arco aórtico) está associada a condições que aumentem a pressão sobre a parede do vaso e/ou que aumentem a fragilidade vascular local. Sendo assim, as principais situações relacionadas à dissecção de aorta são a hipertensão arterial sistêmica, valva aórtica bicúspide, manipulação cirúrgica da aorta, sífilis, vasculite de grandes artérias e doenças do tecido conectivo, como as síndromes de Marfan e Ehlers-Danlos.[16] A dissecção de aorta proximal pode se estender retrogradamente, provocando hemopericárdio com risco de tamponamento cardíaco, e, eventualmente, insuficiência da valva aórtica (IAo). Na insuficiência aórtica aguda ou subitamente agravada não há tempo suficiente para adaptação ventricular, e o resultado é o aumento súbito de pressão em câmaras esquerdas e hipertensão venocapilar.

O paciente apresenta dor torácica com irradiação para a região posterior descrita como "rasgadura no peito", podendo apresentar sinais de congestão pulmonar e baixo débito cardíaco, com choque cardiogênico.

O exame cardiovascular revela pulsos amplos com ascensão rápida, possibilidade de assimetria, dependendo do comprometimento da dissecção. A ausculta apresenta sopro diastólico aspirativo que muitas vezes pode estar minimizado pela taquicardia e pelo aumento da pressão diastólica final do VE, dificultando, assim, sua ausculta.

Para confirmação diagnóstica, o melhor exame é o ecocardiograma transesofágico,[16] que tem boa acurácia e dispensa a necessidade de transportar o paciente. Outros métodos de imagem são a tomografia computadorizada de tórax e a ressonância magnética.

O tratamento inicial visa ao controle da dor e ao suporte hemodinâmico. O balão intra-aórtico é contraindicado nesse contexto. No paciente hipertenso, é fundamental o controle pressórico com betabloqueadores e vasodilatadores endovenosos. A presença de IAo aguda como complicação da dissecção exige tratamento cirúrgico emergencial. No procedimento, implanta-se na aorta ascendente um tubo de Dacron valvulado (prótese mecânica) associado ao reimplante das artérias coronárias. O procedimento nessa situação é de elevado risco, entretanto ainda assim tem benefício em relação à conduta expectante.

EVOLUÇÃO NATURAL DAS VALVOPATIAS

Além das complicações descritas neste capítulo, a própria evolução natural das diversas doenças valvares pode representar risco para uma apresentação na forma de urgência/emergência médica. Discutiremos sucintamente estenose aórtica, insuficiência aórtica, estenose mitral e insuficiência mitral.

ESTENOSE AÓRTICA

Os pacientes com estenose aórtica (EAo) podem apresentar uma descompensação da doença, manifestada por piora ou aparecimento de sintomas de insuficiência cardíaca. A evolução natural da EAo determina redução progressiva da área valvar, e, eventualmente, pacientes estáveis podem descompensar por uma causa cardíaca, como arritmia (principalmente fibrilação atrial) ou IAM, ou uma causa não cardíaca, como infecção respiratória. O tratamento inicial é de suporte, com controle dos sintomas de ICC, uso de drogas vasoativas e diuréticos, e tratamento da causa da descompensação clínica. Uma estratificação da valvopatia pode indicar a necessidade de tratamento cirúrgico com substituição da valva por uma prótese metálica ou biológica. Outra possibilidade nos dias atuais, considerando o perfil do paciente e o alto risco cirúrgico, é o implante percutâneo de válvula aórtica. A valvoplastia simples, com dilatação não protegida da valva aórtica tem sido cada vez menos recomendada, pelo alto risco de complicações do procedimento, sendo reservada para casos de exceção.

INSUFICIÊNCIA AÓRTICA

A insuficiência aórtica (IAo) relacionada à incompetência da válvula aórtica incide de maneira crônica. No extremo de gravidade da IAo, o volume do jato regurgitante pode ser acentuado (IAo grave), e o paciente pode permanecer assintomático por um período variável de tempo. A descompensação clínica, com apresentação de insuficiência cardíaca, sendo em casos mais extremos representada por edema agudo dos pulmões ou choque cardiogênico, tem como principais causas aquelas destacadas no item anterior. Enfatizamos que em fases mais avançadas da IAo, em que o paciente esteja assintomático no dia a dia, um quadro infeccioso pode ser suficiente para a piora clínica, configurando-se situação de urgência médica. O tratamento é de suporte hemodinâmico, com drogas vasoativas e tratamento direcionado para a causa da descompensação. Na dependência das características anatômicas da valva aórtica e de sua repercussão hemodinâmica e clínica, o tratamento cirúrgico pode ser indicado.

ESTENOSE MITRAL

A principal etiologia da estenose mitral (EMi) é a doença reumática. A redução progressiva da área valvar mitral determina, com o passar do tempo, dilatação do átrio esquerdo. O aumento do átrio esquerdo predispõe ao aparecimento de fibrilação atrial. Em pacientes com EMi moderada a grave, a fibrilação atrial que se instala de maneira aguda pode precipitar uma piora clínica, com sintomas de ICC, e em quadro mais extremo edema agudo pulmonar. O tratamento nessa situação é controle da frequência cardíaca e diuréticos visando à estabilização inicial, para na sequência definir o tratamento mais apropriado para EMi: cirúrgico com troca valvar mitral ou eventualmente apenas a comissurotomia mitral, ou ainda tratamento percutâneo com valvoplastia com cateter balão, sendo o procedimento percutâneo reservado a casos selecionados (a anatomia valvar é favorável, não há trombos intracavitários). Além disso, ressalte-se que a fibrilação atrial é contraindicação relativa para o procedimento percutâneo, e por esse motivo a discussão do melhor tratamento da valva mitral deve ser feita de maneira individualizada.

Outra situação clínica que comumente descompensa pacientes com EMi é a gestação. A gravidez está associada a um estado de hipervolemia e, por esse motivo, mulheres grávidas com EMi moderada a grave podem apresentar sintomas de ICC, e até edema agudo pulmonar entre o segundo e o terceiro trimestre de gestação. A valvoplastia por cateter balão é um procedimento que pode ser indicado (observando indicações e contraindicações) como tratamento paliativo, para alívio de sintomas e manutenção da gravidez, preservando a segurança materna.

INSUFICIÊNCIA MITRAL

A IMi pode evoluir de maneira crônica e assintomática. O átrio e o ventrículo esquerdo passam por adaptações (dilatação) que permitem que o paciente, apesar de apresentar uma IMi grave, permaneça sem sintomas por um período variável de tempo. O aparecimento de dispneia, sintomas de insuficiência cardíaca e, em casos extremos, embolia pulmonar e até choque cardiogênico podem ser precipitados por arritmias, infecção, embolia pulmonar, sobrecarga hidrossalina, entre outros. O tratamento inicial visa à estabilização do quadro, à reversão da causa precipitante e à discussão da provável indicação de tratamento cirúrgico da valva mitral.

TRAUMA
TRAUMA FECHADO

O trauma relacionado ao acidente automobilístico pode levar ao rompimento da valva aórtica devido à desaceleração súbita. Além disso, a valva tricúspide também pode ser acometida. O diagnóstico é feito tardiamente, com sinais e sintomas de insuficiência cardíaca.

TRAUMA PENETRANTE

Geralmente está associado ao tamponamento cardíaco e impõe-se tratamento cirúrgico de imediato. Com o tratamento emergencial há alívio do tamponamento, controle da hemorragia e controle hemodinâmico do paciente. Deve-se ter cuidado especial no diagnóstico de lesão valvar, que em alguns casos pode ser subdiagnosticada.

COMPROMETIMENTO IATROGÊNICO DO APARELHO VALVAR

Com o desenvolvimento de novas terapias, como a valvoplastia mitral por cateter balão e o implante percutâneo de válvula aórtica, as complicações iatrogênicas passaram a merecer atenção na prática clínica. Embolia cálcica ou tromboembolia, rotura valvar, lesão vascular no acesso, IAM, perfuração atrial ou ventricular com tamponamento cardíaco são complicações possíveis nesse tipo de tratamento. Entretanto, o desenvolvimento da técnica e dos dispositivos tem reduzido a incidência dessas complicações, e a indicação desses procedimentos tem se tornado cada vez mais frequente.

CONSIDERAÇÕES FINAIS

As principais complicações agudas, que se configuram como uma urgência ou emergência médica, são: endocardite infecciosa, prolapso de valva mitral, doença valvar isquêmica, complicações em prótese valvar, dissecção de aorta, evolução natural das valvopatias, comprometimento iatrogênico do aparelho valvar, e trauma. Na maioria das situações, o tratamento inicial visa à estabilização do quadro, com suporte hemodinâmico, terapia voltada para tratamento da causa de descompensação clínica, e eventualmente indicação do tratamento cirúrgico da valva acometida.

REFERÊNCIAS BIBLIOGRÁFICAS

1. Iung B, Vahanian A. Epidemiology of valvular heart disease in the adult. Nature reviews Cardiology. 2011;8(3):162-72.
2. de Moraes RC, Katz M, Tarasoutchi F. Clinical and epidemiological profile of patients with valvular heart disease admitted to the emergency department. Einstein. 2014;12(2):154-8.
3. Bin Abdulhak AA, Baddour LM, Erwin PJ, Hoen B, Chu VH, Mensah GA, et al. Global and Regional Burden of Infective Endocarditis, 1990-2010: A Systematic Review of the Literature. Global heart. 2014;9(1):131-43.
4. Murdoch DR, Corey GR, Hoen B, Miro JM, Fowler VG Jr, Bayer AS, et al. Clinical presentation, etiology, and outcome of infective endocarditis in the 21st century: the International Collaboration on Endocarditis-Prospective Cohort Study. Archives of internal medicine. 2009;169(5):463-73.
5. Li JS, Sexton DJ, Mick N, Nettles R, Fowler VG Jr, Ryan T, et al. Proposed modifications to the Duke criteria for the diagnosis of infective endocarditis. Clin Infect Dis. 2000;30(4):633-8.
6. Gould FK, Denning DW, Elliott TS, Foweraker J, Perry JD, Prendergast BD, et al. Guidelines for the diagnosis and antibiotic treatment of endocarditis in adults: a report of the Working Party of the British Society for Antimicrobial Chemotherapy. J Antimicrob Chemother. 2012;67(2):269-89.
7. Habib G, Hoen B, Tornos P, Thuny F, Prendergast B, Vilacosta I, et al. Guidelines on the prevention, diagnosis, and treatment of infective endocarditis (new version 2009): the Task Force on the Prevention, Diagnosis, and Treatment of Infective Endocarditis of the European Society of Cardiology (ESC). Endorsed by the European Society of Clinical Microbiology and Infectious Diseases (ESCMID) and the International Society of Chemotherapy (ISC) for Infection and Cancer. Eur Heart J. 2009;30(19):2369-413.
8. Freed LA, Levy D, Levine RA, Larson MG, Evans JC, Fuller DL, et al. Prevalence and clinical outcome of mitral-valve prolapse. N Engl J Med. 1999;341(1):1-7.
9. Hayek E, Gring CN, Griffin BP. Mitral valve prolapse. Lancet. 2005;365(9458):507-18.
10. Vahanian A, Ducrocq G. Emergencies in valve disease. Curr Opin Crit Care. 2008;14(5):555-60.
11. Bursi F, Enriquez-Sarano M, Nkomo VT, Jacobsen SJ, Weston SA, Meverden RA, et al. Heart failure and death after myocardial infarction in the community: the emerging role of mitral regurgitation. Circulation. 2005;111(3):295-301.
12. Lamas GA, Mitchell GF, Flaker GC, Smith SC Jr, Gersh BJ, Basta L, et al. Clinical significance of mitral regurgitation after acute myocardial infarction. Survival and Ventricular Enlargement Investigators. Circulation. 1997;96(3):827-33.
13. Perez de Isla L, Zamorano J, Quezada M, Almeria C, Rodrigo JL, Serra V, et al. Functional mitral regurgitation after a first non-ST-segment elevation acute coronary syndrome: contribution to congestive heart failure. Eur Heart J. 2007;28(23):2866-72.
14. Smith PK, Puskas JD, Ascheim DD, Voisine P, Gelijns AC, Moskowitz AJ, et al. Surgical treatment of moderate ischemic mitral regurgitation. N Engl J Med. 2014;371(23):2178-88.
15. Katz M, Tarasoutchi F, Grinberg M. [Thrombolytic therapy in prosthetic valve thrombosis]. Arq Bras Cardiol. 2005;85(1):76-8.
16. Strayer RJ, Shearer PL, Hermann LK. Screening, evaluation, and early management of acute aortic dissection in the ED. Curr Cardiol Rev. 2012;8(2):152-7.

CAPÍTULO 35

URGÊNCIAS EM PERICARDIOPATIAS

Dirceu Thiago Pessoa de Melo
Ricardo Ribeiro Dias
Fábio Fernandes

DESTAQUES

- A doença pericárdica é importante causa de morbimortalidade cardiovascular com espectro etiológico amplo. As principais urgências em pericardiopatia são: pericardite aguda, derrame pericárdico com tamponamento e pericardite constritiva.
- A pericardite aguda é importante causa de dor torácica e deve ser sempre considerada no diagnóstico diferencial do infarto agudo do miocárdio (IAM).
- Os quadros virais respondem por 80% a 90% dos casos, e o tratamento se baseia no uso de anti-inflamatórios e colchicina. Em pacientes com sinais de alto risco de complicações, a internação deve ser considerada para investigação e tratamento.
- O derrame pericárdico com tamponamento é uma grave complicação das pericardites agudas que pode suceder procedimentos invasivos endovasculares e cirurgia cardíaca. A forte suspeita clínica autoriza ressuscitação volêmica e imediata drenagem do pericárdio.
- A pericardite constritiva, sequela tardia da pericardite aguda, consiste na fibrose e perda de elasticidade do pericárdio. O quadro clínico em geral é de insuficiência cardíaca grave, de predomínio à direita, e a pericardiectomia é o tratamento de escolha.

INTRODUÇÃO

O pericárdio é uma membrana composta de dois folhetos, parietal e visceral, com 1 a 2 mm de espessura e separados por uma cavidade que contém aproximadamente 50 mL de ultrafiltrado plasmático. Os folhetos do pericárdio são compostos por colágeno e fibras de elastina, o que confere propriedades elásticas à membrana, permitindo sua adaptação às variações de volume fisiológicas do coração. A função primordial do pericárdio é a proteção mecânica e sustentação do coração, assim como redução do atrito com as estruturas do mediastino.[1-2] O pericárdio não é uma estrutura essencial, já que a hemodinâmica cardíaca pode ser mantida na sua ausência, entretanto, as doenças do pericárdio são importante causa de morbimortalidade cardiovascular, representando desafio diagnóstico e terapêutico.[2]

No ambiente de terapia intensiva, as principais urgências relacionadas às doenças do pericárdio são: 1) pericardite aguda; 2) derrame pericárdico com tamponamento; 3) pericardite constritiva. O espectro etiológico é amplo e depende essencialmente do perfil epidemiológico e contexto clínico do paciente. Em tese, qualquer insulto de origem inflamatória, infecciosa ou traumática pode determinar doença pericárdica. O Quadro 35.1, a seguir, resume a classificação etiológica das principais síndromes pericárdicas.[3]

PERICARDITE AGUDA
ETIOLOGIA

A pericardite aguda é um importante diagnóstico diferencial da dor torácica e comumente confundida com o IAM. Trata-se de uma doença comum, causada pela inflamação do pericárdio, e representa 5% de todas as causas de dor torácica na sala de emergência.[4] Sua principal causa são as infecções virais que representam 85% a 90% dos casos, embora também possa ser secundária a afecções sistêmicas e infecções não virais.[5] Em pacientes imunocomprometidos, a tuberculose e as infecções fúngicas têm prevalência aumentada. Em pacientes com choque séptico, as pericardites bacterianas podem ocorrer, usualmente por contiguidade a partir de foco infeccioso pulmonar.

QUADRO CLÍNICO E DIAGNÓSTICO

O quadro clínico depende essencialmente da etiologia. Na maioria dos pacientes, constitui-se em pródromo viral com febre, mialgia e sintomas de vias aéreas superiores ou trato gastrintestinal. A seguir, surge quadro de dor torácica com característica pleurítica, início súbito, de forte intensidade, que piora com a inspiração profunda e irradia para o pescoço e para os membros superiores. A irradiação para o músculo trapézio é bastante sugestiva do diagnóstico e deve-se à íntima relação do nervo frênico – que inerva o

QUADRO 35.1. Classificação etiológica das doenças do pericárdio.

Pericardite infecciosa	Processos autoimunes
<ul><li>**Viral:** Coxsackie, Epstein-Barr, Citomegalovírus, Parvovírus B19, HIV, Herpesvírus tipo VI.</li><li>**Bacteriana:** Mycobacterium tuberculosis, Coxiella burnetii, Chlamydia pneumoniae, Mycoplasmapneumoniae, Streptococcuspneumoniae, Meningococcus, Haemophilus spp., Legionella spp.,</li><li>**Fúngica:** Candida spp., Histoplasma spp., Aspergilose, Blastomicose</li><li>**Parasitária:** Toxoplasma, Entamoeba histolytica, Echinococcus</li></ul>	<ul><li>Febre reumática</li><li>Síndrome pós-pericardiotomia</li><li>Pós-IAM (síndrome de Dressler)</li><li>Pericardite crônica autorreativa</li></ul> **Toxicidade por drogas** <ul><li>Hidralazina, quimioterápicos</li></ul> **Doenças autoimunes** <ul><li>Lúpus eritematoso</li><li>Artrite reumatoide</li><li>Espondilite anquilosante</li><li>Esclerose sistêmica, dermatomiosite, poliarterite nodosa, febre familiar do mediterrâneo, síndrome de Reiter</li></ul>
Doença pericárdica neoplásica	**Pericardite associada a doenças de órgãos adjacentes**
<ul><li>Tumores primários: mesotelioma, fibrossarcomas, linfangiomas, teratomas, hemangiomas</li><li>Metástases de tumores secundários: pulmão, mama, linfoma, TGi, sarcomas/melanoma</li></ul>	<ul><li>Pós-IAM (pericardite epistenocárdica)</li><li>Miocardite</li><li>Dissecção de aorta</li><li>Infarto pulmonar</li><li>Pneumonia</li></ul>
Trauma	**Desordens metabólicas**
<ul><li>Trauma penetrante, ruptura esofágica</li><li>Após procedimentos invasivos: passagem marca-passo, estudo eletrofisiológico, biópsia endomiocárdica, intervenções valvares e coronárias percutâneas</li></ul>	<ul><li>Insuficiência renal, hipotireoidismo/mixedema, doença de Addison, cetoacidose diabética, pericardite por colesterol</li></ul>
Gravidez	**Idiopática**

músculo trapézio – com o pericárdio. Frequentemente, a dor tem caráter postural, com piora em decúbito dorsal e melhora ao sentar. O exame físico pode revelar paciente febril, com toxemia, taquicardia e propedêutica pulmonar sugestiva de derrame pleural. O atrito pericárdico está presente em 85% dos casos e caracteriza-se por som rude, irregular, mais audível na borda esternal esquerda. Pode ter caráter intermitente, por isso é importante a realização de exame físico seriado.[2-3,5-6]

O diagnóstico é realizado quando se encontram pelo menos dois dos seguintes critérios:[6] dor torácica sugestiva; atrito pericárdico; alterações eletrocardiográficas sugestivas; e derrame pericárdico novo ou aumento do preexistente.

EXAMES COMPLEMENTARES

- **Eletrocardiograma:** as alterações típicas incluem supradesnivelamento difuso do segmento ST, com concavidade para cima, e infradesnivelamento do segmento PR (Figura 35.1).[1,7] A evolução é variável, pode ocorrer ao longo de algumas semanas normalização do traçado ou inversão da onda T, usualmente sem aparecimento de onda Q. O supra de ST, usualmente, não respeita território coronariano e não apresenta imagem em espelho com infradesnivelamento do segmento ST. Essas características são úteis para diferenciação das as lesões de origem isquêmica.[1,7]
- **Laboratório:** leucocitose, elevação de proteína C-reativa (PCR) e velocidade de hemossedimentação (VHS) são comuns, entretanto a ausência desses achados não descarta o diagnóstico. A alteração dos marcadores de necrose miocárdica (creatinoquinase-MB (CKMB) e troponina) pode ocorrer e deve sugerir duas possibilidades: 1) miopericardite, com lesão inflamatória do miocárdio; 2) IAM evoluindo com pericardite. A realização de sorologias virais e cultura para vírus tem baixa sensibilidade e não deve ser rotineira. As provas de atividade reumatológica, como FAN e FR, devem ser guiadas pela suspeita clínica de doença autoimune.[2-3,6]
- **Radiografia de tórax:** normal na maioria dos pacientes, entretanto o aumento da área cardíaca pode ocorrer na presença de derrame pericárdico > 200 mL. Nos casos de miopericardite, com insuficiência cardíaca aguda, pode revelar sinais de congestão pulmonar.[8] A presença de condensações e/ou massas pode fornecer pistas sobre a presença de tuberculose ou neoplasias.
- **Ecocardiograma:** importante para detectar a presença de derrame pericárdico, sinais de tamponamento ou alterações de contratilidade segmentar. Está indicado em todos os casos.[9-10]
- **Ressonância magnética cardíaca:** exame não invasivo, com melhor acurácia para o diagnóstico de pericardite aguda. Avalia a espessura e o grau de inflamação do pericárdio, bem como o comprometimento do miocárdio. A presença de realce tardio pelo gadolínio e edema é altamente sugestiva de processo inflamatório em atividade, apresentando boa correlação com provas de atividade inflamatória (PCR e VHS).[9,10]
- **Angiotomografia de coronárias:** pode ser útil nos casos em que há dúvida em relação ao diagnóstico diferencial com o IAM.[6]

AVALIAÇÃO E TRATAMENTO

A maioria dos casos de pericardite aguda viral ou idiopática apresenta bom prognóstico, com curso autolimitado. Nessa circunstância, a investigação etiológica não é necessária e o tratamento é baseado no controle dos sintomas em regime ambulatorial. Entretanto, é importante atentar para os sinais de alto risco de complicações e para as evidências clínicas de etiologia não viral, que apresentam evolução e tratamento específicos (Quadros 35.2 e 35.3).[2,5,11]

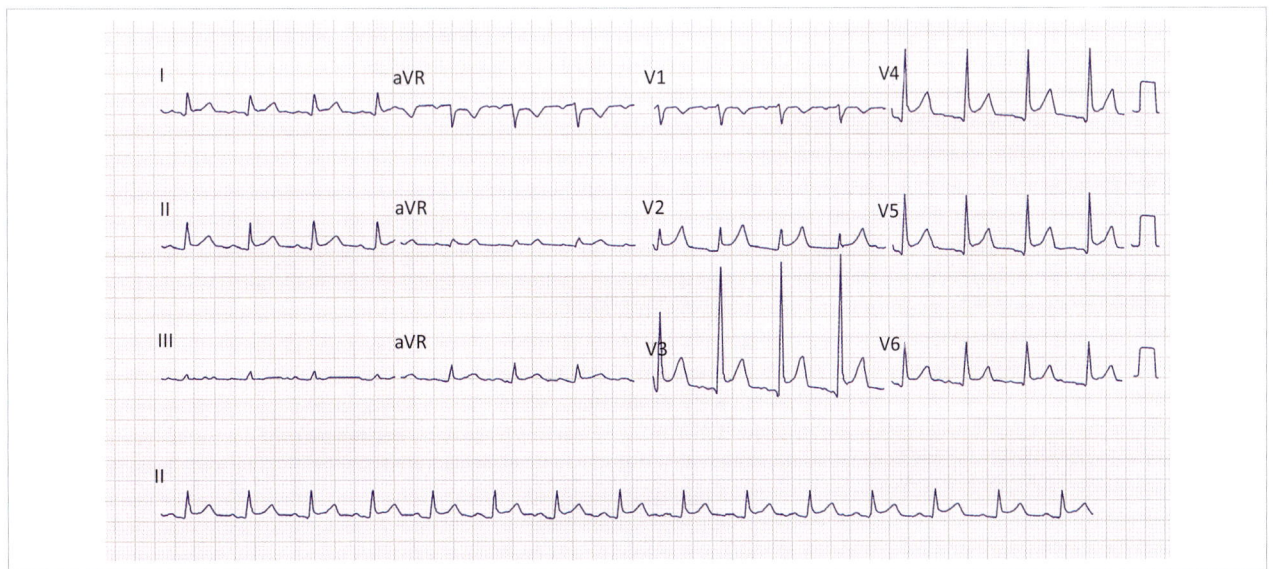

FIGURA 35.1. Achados eletrocardiográficos da pericardite aguda. Supradesnivelamento difuso, com concavidade para cima, e infradesnivelamento de PR poupando aVR.

QUADRO 35.2. Sinais de alto risco de complicações.

- Pulso paradoxal
- Sinal de Kussmaul
- Derrame pericárdico moderado a importante
- Imunossupressão
- Uso de anticoagulante oral
- Trauma torácico recente
- Pericardite recorrente
- Falha terapêutica após 7 dias de tratamento

QUADRO 35.3. Sinais sugestivos de etiologia não viral.

- Anemia
- Emagrecimento
- Sudorese noturna
- Pneumonia bacteriana em tratamento
- Imunossupressão
- IAM recente
- Neoplasia prévia
- Tuberculose prévia
- Doenças autoimunes
- Cirurgia cardíaca
- Radioterapia

O tratamento é baseado no uso de anti-inflamatórios não hormonais, colchicina e corticosteroides. Nos pacientes com sinais de alto risco de complicações ou suspeita de etiologia não viral, está indicada a internação hospitalar (Figura 35.2).

- **Anti-inflamatórios não hormonais:** têm como objetivo o alívio dos sintomas, já que não alteram a história natural da doença. O agente de escolha é o ibuprofeno na dose de 300 a 800 mg, 2 a 3 vezes ao dia, com redução gradual da dose apenas após melhora dos sintomas e normalização da proteína C-reativa.[12] Esse agente tem bom perfil de segurança com poucos efeitos colaterais e efeito favorável no fluxo coronariano. Em pacientes com doença arterial coronária, o ácido acetilsalicílico (AAS) é o agente de escolha, na dose de 500 mg, 3 a 4 vezes ao dia. Em todos os pacientes, está indicada a proteção gástrica com inibidores de bomba de prótons.
- **Colchicina:** indicada em todos os casos para reduzir o tempo de sintomas e a taxa de recidivas. Recomenda-se a dose de 0,5 mg duas vezes ao dia por 3 meses.[13-15] Deve ser utilizada uma vez ao dia em idosos e pessoas com menos

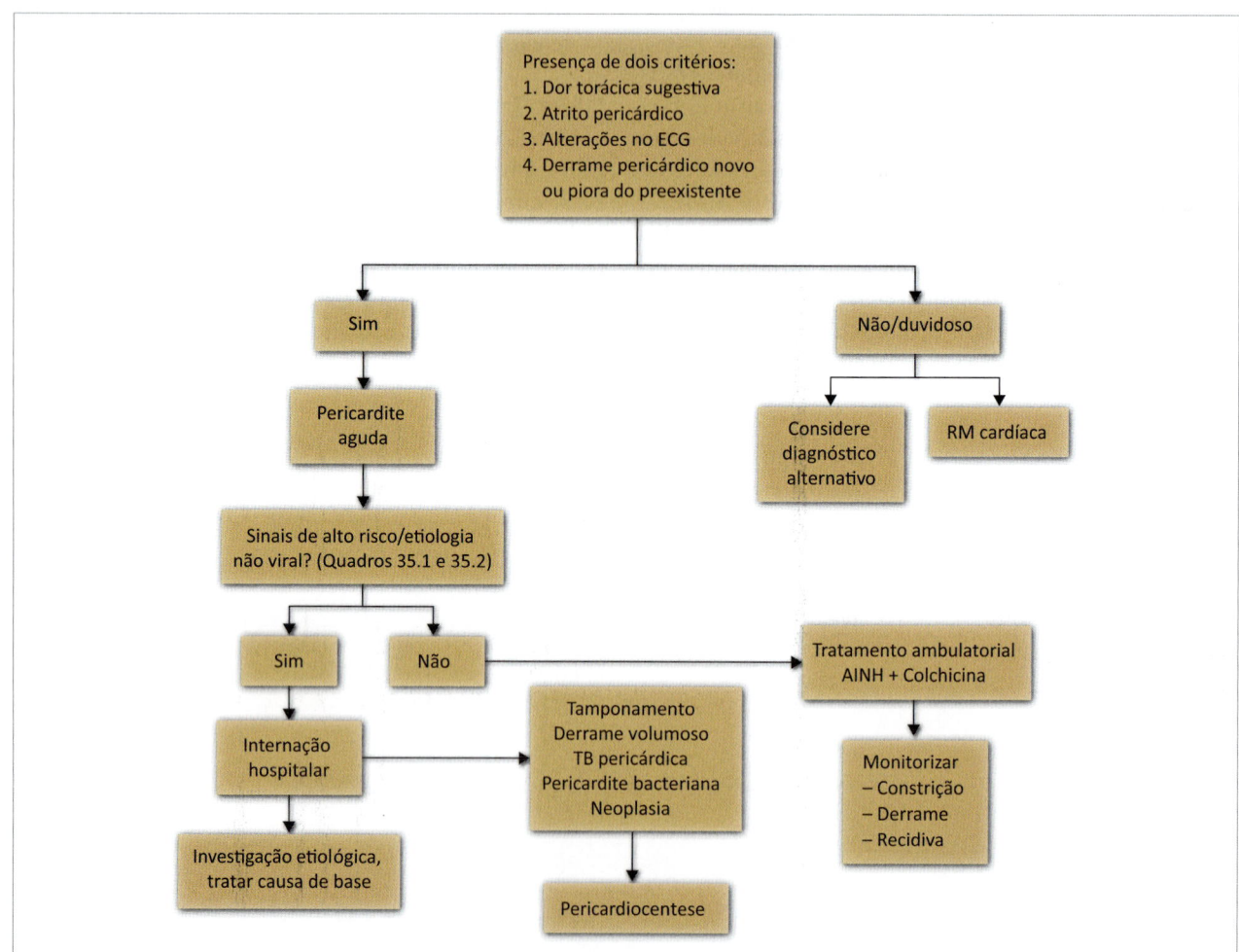

FIGURA 35.2. Diagnóstico e tratamento da pericardite aguda.
TB: tuberculose; RM: ressonância magnética; AINH: anti-inflamatório não hormonal; ECG: eletrocardiograma.
Fonte: Adaptada de Khandaker e colaboradores, 2010.[2]

de 70 quilos. A diarreia é o efeito colateral mais frequente (8% dos casos). Uso com cautela deve ser recomendado a pacientes com insuficiência renal, hepática, discrasias sanguíneas, distúrbios da motilidade gastrintestinal e uso de drogas metabolizadas pelo citocromo P450.[2,14]

- **Corticosteroides:** associados à melhora rápida dos sintomas à custa de aumento das taxas de recidiva, portanto, seu uso precoce na pericardite aguda viral/idiopática deve ser evitado. No estudo COPE Trial, o uso de prednisona aumentou em quatro vezes a chance de recidiva em relação ao grupo sem corticosteroides.[14] Estão indicados nos casos de pericardite secundária a doenças autoimunes e pericardite urêmica.[3] Podem também ser considerados nos casos de pericardite viral ou idiopática com falha terapêutica ao uso de AINH e colchicina. A droga de escolha é a prednisona na dose de 0,5 a 1 mg/kg por 4 semanas, com redução de 1 a 2 mg por semana. Na pericardite tuberculosa, seu uso é controverso. Em estudo recente, a prednisona nesse contexto não demonstrou redução de mortalidade ou de evolução para tamponamento cardíaco.[16]
- **Imunossupressores:** em pacientes com pericardite viral/idiopática incessante ou recorrente, refratária ao tratamento convencional, podem ser utilizados imunossupressores em associação a corticosteroides e colchicina. As opções disponíveis são ciclosporina e azatioprina.[6]
- **Fibrinólise intrapericárdica:** pode ser indicada em casos de pericardite bacteriana com derrame pericárdico loculado. O objetivo é reduzir a produção de fibrina e a consequente evolução para pericardite constritiva. Após a drenagem do líquido pericárdico, o esquema recomendado é estreptoquinase 500.000 UI com infusão intrapericárdica a cada 12 horas (total de três doses).[6,17]
- **Pericardiectomia:** a cirurgia de ressecção do pericárdio pode ser indicada em pacientes com sintomas refratários ao tratamento clínico ou com sinais de complicações como pericardite constritiva e tamponamento cardíaco de repetição.[1,2,6]

PROGNÓSTICO

Depende essencialmente da etiologia subjacente. Nos quadros virais, a maioria dos pacientes (70%) apresenta resolução completa e bom prognóstico.[18] Nos casos associados a neoplasia, tuberculose e infecções não virais, a morbimortalidade aumenta significativamente. As principais complicações da pericardite aguda são recidiva, derrame pericárdico e pericardite constritiva.

TAMPONAMENTO CARDÍACO

DEFINIÇÃO E ETIOLOGIA

O tamponamento cardíaco se caracteriza pela restrição ao enchimento das câmaras cardíacas, causado pelo acúmulo de líquido e aumento da pressão no espaço pericárdico.[19] Trata-se de doença grave e potencialmente fatal, razão pela qual deve sempre ser considerada no diagnóstico diferencial do choque cardiogênico. As causas mais comuns de derrame pericárdico com tamponamento são:

- Lesões traumáticas durante procedimentos invasivos (cateter venoso central, marca-passo transvenoso, cateterismo cardíaco);
- Dissecção de aorta;
- Ruptura de parede ventricular pós-IAM;
- Pericardites de etiologia neoplásica, tuberculosa e bacteriana.

FISIOPATOLOGIA

Como descrito anteriormente, os folhetos do pericárdio apresentam propriedades elásticas. Isso significa que têm a propriedade de se distender quando submetidos a tração, o que permite adaptação às variações fisiológicas de volume das câmaras cardíacas. Entretanto, nos pacientes com derrame pericárdico, uma vez atingida a distensão máxima dos folhetos, o acúmulo adicional de líquido determina elevação da pressão intrapericárdica e compressão das câmaras cardíacas. O resultado final é queda do débito cardíaco e tamponamento. Em derrames pericárdicos agudos, com rápida instalação (p. ex.: hemopericárdio secundário a trauma), pequenas variações de volume (100 a 200 mL) podem levar ao tamponamento. Contudo, nos derrames de lenta instalação (p. ex.: hipotireoidismo), mecanismos de adaptação e aumento dos folhetos pericárdicos permitem o acúmulo de grande quantidade de líquido (1 a 2 L) antes que ocorram sinais de tamponamento. A curva pressão-volume do pericárdio está ilustrada na Figura 35.3 e ajuda a compreender esses fenômenos.[1-3,6]

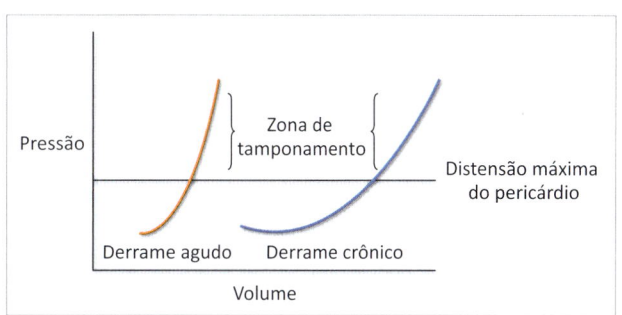

FIGURA 35.3. Curva de pressão-volume do pericárdio. Em derrames agudos, pequenas variações de volume causam rápida elevação da pressão e tamponamento em minutos a horas. Em derrames crônicos, os mecanismos de adaptação exigem maior variação de volume para atingir a zona de tamponamento.
Fonte: Adaptada de Klein, 2013.[10]

Outro fenômeno importante que ocorre no tamponamento cardíaco é o **pulso paradoxal**. Em condições normais, a inspiração determina queda da pressão intratorácica, aumento do retorno venoso e distensão do ventrículo direito. Entretanto, na vigência de tamponamento a pressão intrapericárdica elevada impede a distensão da parede livre do ventrículo direito, forçando a expansão do septo interventricular em direção ao ventrículo esquerdo. O resultado é disfunção diastólica do ventrículo esquerdo, queda do débito cardíaco e pulso paradoxal (queda da pressão arterial sistólica maior que 10 mmHg durante a inspiração).[2-3,6] Esse achado é um importante sinal de comprometimento hemodinâmico e deve ser pesquisado em todos os pacientes com derrame pericárdico moderado a importante.

QUADRO CLÍNICO E DIAGNÓSTICO

Primeiramente, é importante destacar que o diagnóstico do tamponamento pericárdico é eminentemente clínico e nenhum exame complementar deve ser empregado isoladamente para descartar o diagnóstico.[1-2,6,19] A apresentação clínica do tamponamento depende da etiologia e da velocidade de acúmulo de líquido no espaço pericárdico. De acordo com o tempo e a forma de instalação, pode ser classificado como agudo ou crônico (Figura 35.3). Nas doenças que ocasionam hemorragia aguda (dissecção, trauma, iatrogênicas, rotura miocárdica), a pressão intrapericárdica aumenta rapidamente em questão de minutos a horas, com quadro clínico de choque cardiogênico e até parada cardiorrespiratória em AESP ou assistolia. Por outro lado, em processos inflamatórios de baixa intensidade, a compressão cardíaca ocorre em questão de semanas a meses, com grande acúmulo de líquido em virtude da distensão e adaptação do pericárdio (p. ex.: hipotireoidismo). Nesses casos, sinais e sintomas de insuficiência cardíaca podem preceder o colapso hemodinâmico.[2-3]

O exame físico pode revelar taquipneia com pulmões limpos, taquicardia, hipotensão arterial, abafamento de bulhas, estase jugular e pulso paradoxal. Disfagia e rouquidão podem ocorrer por compressão local do nervo laríngeo recorrente. Em alguns casos o sinal de *Kussmaul*, caracterizado pela distensão venosa jugular durante a inspiração, pode estar presente, embora seja mais frequente em pacientes com pericardite constritiva.[2-3]

Exames complementares

- **Eletrocardiograma:** taquicardia sinusal, complexos QRS de baixa voltagem. A alternância elétrica, definida como alteração da amplitude do QRS a cada batimento em decorrência da mobilidade do coração no fluido pericárdico (*swinging heart syndrome*), é um achado muito sugestivo (Figura 35.4). Achados compatíveis com pericardite aguda (inversão de T, infradesnivelamento de PR, supradesnivelamento difuso do segmento ST) podem também estar presentes.[2-3,6]
- **Radiografia de tórax:** é normal na maioria dos pacientes com tamponamento agudo. Usualmente, 200 mL de líquido são necessários para determinar aumento da área cardíaca. Em pacientes com derrames de lenta instalação pode haver grande aumento de área cardíaca com morfologia globosa (Figura 35.5).[2]
- **Ecocardiograma:** é o exame mais importante para pacientes com suspeita de tamponamento cardíaco. Seus achados podem preceder o surgimento de hipotensão arterial e pulso paradoxal, permitindo diagnóstico e tratamento precoce. Os principais achados incluem (Figura 35.6):[2-3,6,10] colapso diastólico do átrio direito; colapso diastólico precoce do ventrículo direito; interdependência ventricular; dilatação da veia cava inferior e ausência de colapso inspiratório (< 50%); e fluxo

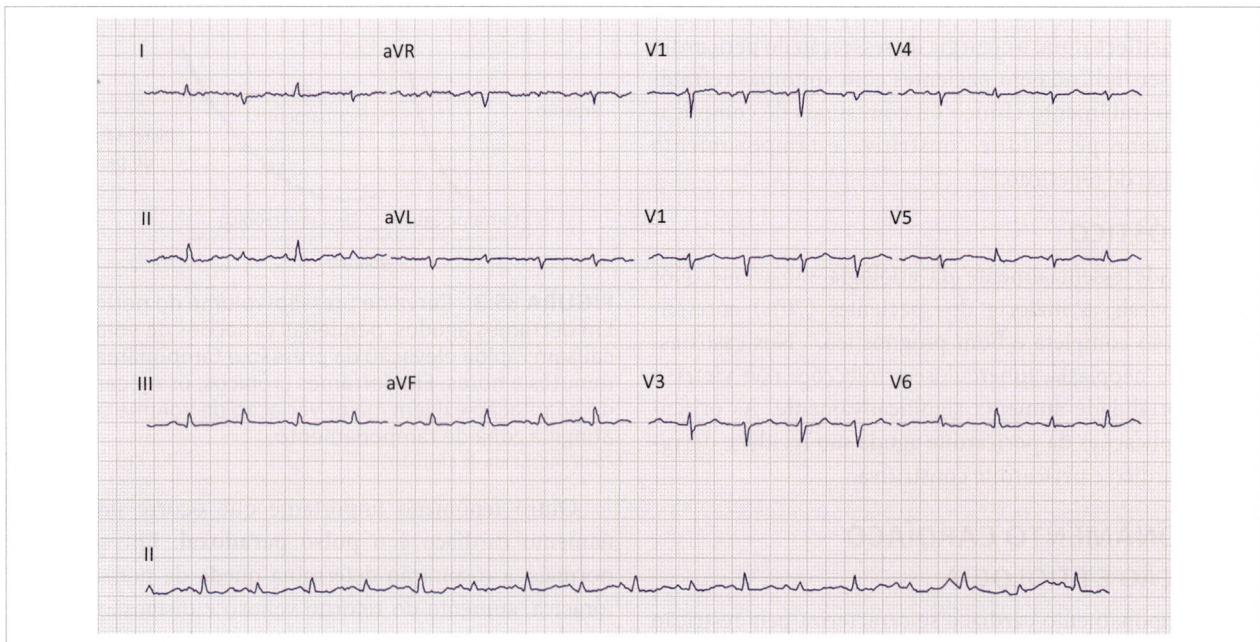

FIGURA 35.4. ECG de paciente com derrame pericárdico volumoso e tamponamento. Complexos QRS de baixa amplitude e alternância elétrica.

CAPÍTULO 35 Urgências em Pericardiopatias

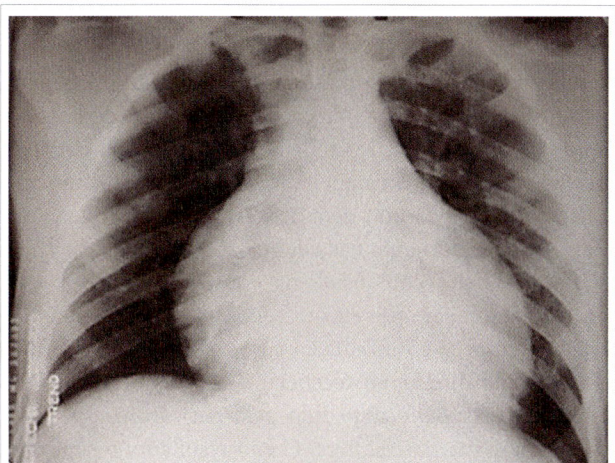

FIGURA 35.5. Radiografia de tórax de paciente com derrame pericárdico importante e tamponamento. Aumento da área cardíaca com aspecto de "coração em moringa".

diastólico reverso em veias hepáticas; redução do fluxo mitral (≥ 30%) e aumento do fluxo tricúspide com a inspiração.

O ecocardiograma tem algumas limitações decorrentes de alterações em órgãos adjacentes que podem simular afecções pericárdicas, tais como derrame pleural, atelectasias e massas mediastinais e intrapericárdicas. No pós-operatório de cirurgia cardíaca, derrames loculados ou hematomas podem ser de difícil identificação. Nesses pacientes, na presença de forte suspeita clínica de tamponamento, o ecocardiograma não deve ser usado para descartar o diagnóstico.

- **Tomografia e ressonância cardíaca:** em pacientes com janela ecocardiográfica desfavorável, podem ser úteis para detectar derrames loculados, espessamento e calcificação pericárdica, colapso de câmaras cardíacas e dilatação da veia cava inferior. Além disso, fornecem informações adicionais de estruturas mediastinais e pulmonares.[10]

TRATAMENTO

Consiste na pericardiocentese ou drenagem cirúrgica do líquido pericárdico. Em pacientes instáveis, enquanto se aguarda o procedimento, a infusão de volume IV pode aumentar a pré-carga, a pressão atrial direita e a pressão diastólica final do ventrículo direito, retardando o colapso da parede.[1-2,6,19] O uso de diuréticos e ventilação não invasiva com pressão positiva deve ser evitado, pois diminui a pré-carga, precipitando o tamponamento.[3]

Nas primeiras horas após a drenagem do pericárdio, todos os pacientes devem ser monitorados para o surgimento de sinais de baixo débito e disfunção biventricular em decorrência da síndrome de descompressão do pericárdio. Nos casos mais graves, suporte com dobutamina e balão intra-aórtico pode ser necessário.[3]

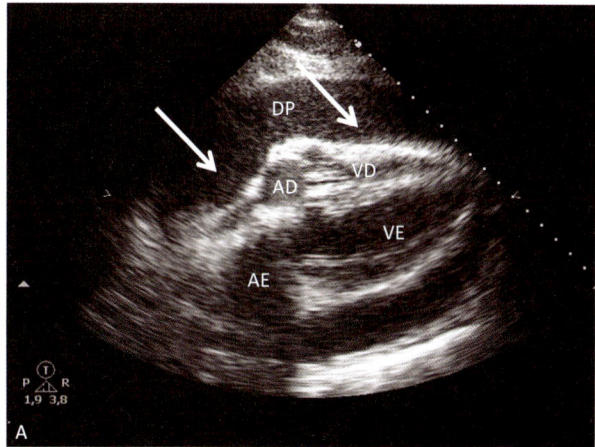
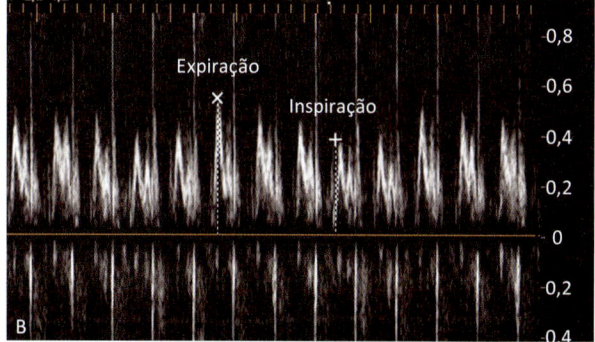
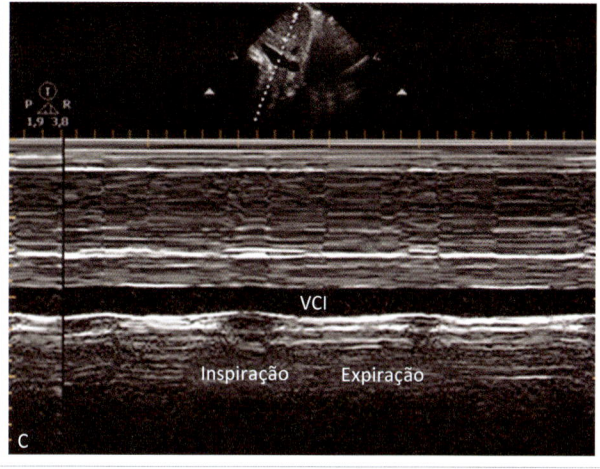

FIGURA 35.6. Imagens ecocardiográficas de paciente com tamponamento cardíaco. (A) Corte subcostal longitudinal evidenciando derrame pericárdico importante, com colapso de câmaras direitas (setas brancas). (B) Análise ao estudo Doppler do fluxo mitral com redução inspiratória de 30% da velocidade da onda E. (C) Modo M ao corte subcostal demonstrando dilatação da veia cava inferior, com ausência de colapso inspiratório (< 50%).
AD: átrio direito; AE: átrio esquerdo; VD: ventrículo direito; VE: ventrículo esquerdo; DP: derrame pericárdico; VCI: veia cava inferior.
Fonte: Cortesia de dr. Diego Pereira e dra. Viviane Hotta.

Pericardiocentese percutânea

Deve ser realizada com agulha e fio guia, pelo acesso subxifoide. A agulha deve ser direcionada para o ombro esquerdo, mantendo ângulo de 30° com a pele. Esse posicionamento é extrapleural e evita lesões de coronárias, epicárdio e de artérias mamárias. Após posicionamento da agulha, introduz-se um fio guia através do qual um cateter de pigtail pode ser inserido para drenagem. Em derrames volumosos, recomenda-se a drenagem lenta para evitar a síndrome de descompressão aguda do ventrículo direito. Idealmente, o procedimento pode ser guiado pelo ecocardiograma à beira do leito. As complicações graves têm prevalência de 1,3% a 1,6% e incluem perfuração do miocárdio, das artérias coronárias, embolia de ar, pneumotórax e perfuração de vísceras abdominais e cavidade peritoneal.[3] Em alguns grupos de pacientes, a pericardiocentese percutânea é contraindicada: pós-operatório de cirurgia cardíaca; ruptura de parede livre ventricular; dissecção de aorta; e derrames loculados.[2-3,6] Nesses casos, a formação de coágulos impossibilita a remoção de material com o uso de agulhas e a drenagem cirúrgica deve ser indicada.[3]

Drenagem cirúrgica do pericárdio

Nos casos em que a drenagem percutânea não é possível ou está contraindicada, pode ser necessária a drenagem cirúrgica, cujas alternativas são por toracoscopia, janela subxifoide ou cirurgia aberta. A escolha do melhor método depende do quadro clínico do paciente, da disponibilidade de recursos e de equipe treinada.[1-2,6]

BIÓPSIA E ANÁLISE DO LÍQUIDO PERICÁRDICO

A biópsia do pericárdio e a análise do líquido pericárdico são fundamentais, especialmente para elucidação da etiologia do derrame. No líquido pericárdico podem ser avaliados celularidade, proteínas totais, glicose, LDH, ADA (adenosino-deaminase), pesquisa de células neoplásicas, marcadores tumorais (CEA, AFP, CA19-9, CA-125), cultura para fungos, bactérias e microbactérias, além de PCR, o bacilo da tuberculose.[2-3,6]

PERICARDITE CONSTRITIVA CRÔNICA
DEFINIÇÃO E ETIOLOGIA

A pericardite constritiva crônica (PCC) é uma síndrome de insuficiência cardíaca causada pela inflamação, fibrose e perda de elasticidade do pericárdio. Trata-se de rara complicação das pericardites agudas. Em geral, apenas 0,5% dos pacientes com pericardite viral/idiopática desenvolvem PCC.[20] Nessa doença, a inflamação crônica torna o pericárdio espessado e calcificado, levando à restrição do enchimento dos ventrículos, queda do volume sistólico e baixo débito cardíaco.[2-3]

Fisiopatologia

Na pericardite constritiva, o pericárdio espessado limita a expansão dos ventrículos durante a diástole. Desse modo, no momento em que se abrem as valvas atrioventriculares, ocorre rápido enchimento dos ventrículos e aumento abrupto da pressão diastólica. Como resultado, a maior parte do enchimento ventricular ocorre no terço inicial da diástole e, a partir do momento em que o pericárdio determina a máxima expansão da cavidade, cessa o aumento de volume e de pressão em seu interior. Essas alterações determinam, no cateterismo direito, o padrão chamado de "dip" (descenso Y rápido) e "plateau", ou "sinal da raiz quadrada" na curva de pressão venosa devido à queda inicial da pressão, aumento abrupto e estabilização. Além disso, ocorre equalização das pressões de enchimento nas quatro câmaras cardíacas.[2-3]

Em pacientes com fisiologia constritiva, a inspiração determina aumento de retorno venoso para as câmaras direitas do coração e diminuição para as câmaras esquerdas. O ventrículo direito, ao receber maior volume sanguíneo durante a diástole, é impedido pelo pericárdio espessado de expandir sua parede livre. Como resultado, o septo interventricular se desvia em direção ao ventrículo esquerdo, com consequente redução do enchimento diastólico, volume e pressão sistólica. Assim, ocorre aumento das pressões de enchimento em câmaras direitas associado à redução da pré-carga em câmaras esquerdas e do débito cardíaco. Esse fenômeno é denominado interdependência ventricular, marco fisiopatológico da doença constritiva.[2-3,21-23]

DIAGNÓSTICO E QUADRO CLÍNICO

O quadro clínico habitualmente revela paciente com sinais e sintomas de insuficiência cardíaca de predomínio à direita, com dispneia, edema de membros inferiores, turgência jugular e ascite. O *knock* pericárdico é um achado sugestivo de pericardite constritiva; trata-se de som rude, protodiastólico, semelhante à terceira bulha (B3) que ocorre devido à vibração da parede ventricular na fase de enchimento rápido. O diagnóstico, em geral, é feito com base em dados clínicos associados a exames de imagem, em especial a ressonância cardíaca.

EXAMES COMPLEMENTARES

- **Eletrocardiograma:** alterações inespecíficas do segmento ST e onda T, ondas Q patológicas, complexos QRS de baixa voltagem e fibrilação atrial são os achados mais comuns.[2-3]
- **Peptídeo natriurético cerebral tipo B (BNP):** pode ser útil no diagnóstico diferencial com outras síndromes restritivas. Valores normais ou pouco elevados falam a favor de pericardite constritiva.[22]
- **Radiografia de tórax:** calcificações pericárdicas e derrame pleural podem ser observados em até um terço dos pacientes.
- **Ecocardiograma:** apresenta baixa sensibilidade para o diagnóstico de pericardite constritiva. Os principais achados incluem[2-3,10] espessamento pericárdico, movimentação anormal do septo interventricular, dilatação e ausência de colapso inspiratório da veia cava inferior, variação respiratória dos fluxos mitral (> 25%) e tricúspide (> 40%) e ondas E' com velocidade normal ou aumentada.

- **Ressonância magnética cardíaca:** exame não invasivo, padrão-ouro para o diagnóstico de pericardite constritiva indicado em todos os casos suspeitos. Pode demonstrar espessamento do pericárdio, movimentação atípica do septo interventricular e dilatação da veia cava inferior. Aproximadamente 20% dos pacientes têm espessura pericárdica normal, portanto, esse achado não descarta o diagnóstico.[10] A ressonância também pode ser útil na identificação de miocardiopatias restritivas, importante diagnóstico diferencial.

TRATAMENTO

A abordagem inicial para quadros de pericardite constritiva consiste no uso de diuréticos para alívio dos sintomas. Betabloqueadores devem ser evitados, uma vez que o débito cardíaco nesses pacientes é mantido com o aumento da frequência cardíaca.

Em pacientes com fisiologia constritiva e sinais de pericardite aguda, sem calcificação pericárdica, o tratamento etiológico pode reverter os sinais de insuficiência cardíaca. A essa condição dá-se o nome de pericardite constritiva transitória.[24]

Nos casos em que há importante espessamento/fibrose e calcificação, a cirurgia de ressecção do pericárdio (pericardiectomia) deve ser indicada. Cerca de 80% dos pacientes apresentam resolução dos sintomas nos primeiros cinco anos após o procedimento. A mortalidade perioperatória varia de 6% a 12%, e as principais complicações incluem disfunção ventricular esquerda aguda por síndrome de descompressão, sangramento e ruptura de parede ventricular.[2-3,25-26]

REFERÊNCIAS BIBLIOGRÁFICAS

1. Troughton RW, Asher CR, Klein AL. Pericarditis. Lancet. 2004;363(9410):717-27.
2. Khandaker MH, Espinosa RE, Nishimura RA, Sinak LJ, Hayes SN, Melduni RM, et al. Pericardial disease: diagnosis and management. Mayo Clin Proc. 2010; 85(6):572-93.
3. Maisch B, Seferovic PM, Ristic AD, Erbel R, Rienmüller R, Adler Y, et al. Guidelines on the diagnosis and management of pericardial diseases: The Task force on the diagnosis and management of pericardial diseases of the European Society of Cardiology. Eur Heart J. 2004;25(7):587-610.
4. Sheith S, Wang DD, Kasapis C. Current and emerging strategies for the treatment of acute pericarditis: a systematic review. J Inflamm Res. 2010;3:135-42.
5. Imazio M, Spodick DH, Brucato, Trinchero R, Adler Y. Controversial issues in the management of pericardial diseases. Circulation. 2010;121:916-28.
6. Montera MW, Mesquita ET, Colafranceschi AS, Oliveira Jr AC Jr, Rabischoffsky A, Ianni BM, et al. Sociedade Brasileira de Cardiologia. I Diretriz Brasileira de Miocardites e Pericardites. Arq Bras Cardiol. 2013;100(4 supl. 1):1-36.
7. Spodick DH. Acute pericarditis: current concepts and practice. JAMA. 2003;289(9):1150-3.
8. Zayas R, Anguita M, Torres F, Giménez D, Bergillos F, Ruiz M, et al. Incidence of specific etiology and role of methods for specific etiologic diagnosis of primary acute pericarditis. Am J Cardiol. 1995;75(5):378-82.
9. Yared K, Baggish AL, Picard MH, Hoffmann U, Hung J. Multimodality Imaging of Pericardial Diseases. JACC Cardiovasc Imaging. 2010;3(6):650-60.
10. Klein AL, Abbara S, Agler DA, Appleton CP, Asher CR, Hoit B, et al. American Society of Echocardiography clinical recommendations for multimodality cardiovascular imaging of patients with pericardial disease: endorsed by the Society for Cardiovascular Magnetic Resonance and Society of Cardiovascular Computed Tomography. J Am Soc Echocardiogr. 2013;26(9):965-1012.
11. Imazio M, Cecchi E, Demichelis B, Ierna S, Demarie D, Ghisio A, et al. Indicators of Poor Prognosis of Acute Pericarditis. Circulation. 2007;115:2739-44.
12. Imazio M, Brucato A, Maestroni S, Cumetti D, Dominelli A, Natale G, et al. Prevalence of C-reactive protein elevation and time course of normalization in acute pericarditis: implications for the diagnosis, therapy, and prognosis of pericarditis. Circulation. 2011;123: 1092-7.
13. Imazio M, Brucato A, Cemin R, Ferrua S, Maggiolini S, Begaraj F, et al. A randomized trial of colchichine for acute pericarditis. N Engl J Med. 2013;369:1522-8.
14. Imazio M, Bobbio M, Cecchi E, Demarie D, Demichelis B, Pomari F, et al. Colchicine in addition to conventional therapy for acute pericarditis: results of the COPE trial. Circulation. 2005;112(13):2012-6.
15. Imazio M, Brucato A, Cemin R, Ferrua S, Belli R, Maestroni S, et al. Colchichine for recurrent pericarditis (CORP): a randomized trial. Ann Intern Med. 2011;155(7):409-14.
16. Mayosi BM, Ntsekhe M, Bosch J, Pandie S, Jung H, Gumedze F, et al. Prednisolone and Mycobacterium indicuspranii in tuberculous pericarditis. N Engl J Med. 2014;371(12):1121-30.
17. Augustin P, Desmard M, Mordant P, Lasocki S, Maury JM, Heming N, et al. Clinical review: Intrapericardial fibrinolysis in management of purulent pericarditis. Crit Care. 2011;15(2):220.
18. Imazio, M. Contemporary management of pericardial disease. Curr Opin Cardiol. 2012;27:308-17.
19. Imazio M, Adler Y. Management of pericardial effusion. Eur Heart J. 2013;34(16):1186-97.
20. Imazio M, Brucato A, Maestroni S, Cumetti D, Belli R, Trinchero R, et al. Risk of constrictive pericarditis after acute pericarditis. Circulation. 2011;124:1270-5.
21. Osterberg L, Vagelos R, Atwood JE. Case presentation and review: constrictive pericarditis. West J Med. 1998;169:232-9.
22. Leya FS, Arab D, Joyal D, Shioura KM, Lewis BE, Steen LH, et al. The efficacy of brain natriuretic peptide levels in differentiating constrictive pericarditis from restrictive cardiomyopathy. J Am Coll Cardiol. 2005;45(11):1900-2.
23. Anand IS, Ferrari R, Kalra GS, Wahi PL, Poole-Wilson PA, Harris PC. Pathogenesis of edema in constrictive pericarditis. Studies of body water and sodium, renal function, hemodynamics, and plasma hormones before and after pericardiectomy. Circulation. 1991;83;1880-7.
24. Feng D, Glockner J, Kim K, Martinez M, Syed IS, Araoz P, et al. Cardiac Magnetic Resonance Imaging Pericardial Late Gadolinium Enhancement and Elevated Inflammatory Markers Can Predict the Reversibility of Constrictive Pericarditis After Antiinflammatory Medical Therapy. Circulation. 2011;124:1830-7.
25. Bertog SC, Thambidorai SK, Parakh K, Schoenhagen P, Ozduran V, Houghtaling PL, et al. Constrictive pericarditis: etiology and cause-specific survival after pericardiectomy. J Am Coll Cardiol. 2004;43(8):1445-52.
26. Chowdhury UK, Subramaniam GK, Kumar AS, Airan B, Singh R, Talwar S, et al. Pericardiectomy for constrictive pericarditis: a clinical, echocardiographic, and hemodynamic evaluation of two surgical techniques. Ann Thorac Surg. 2006;81(2):522-9.

CAPÍTULO 36

ABORDAGEM DO TROMBOEMBOLISMO PULMONAR

Antonio Cláudio do Amaral Baruzzi
Elias Knobel

DESTAQUES

- O tromboembolismo venoso (TEV), que contempla vários fatores entre clínicos e cirúrgicos, é a terceira causa de óbito cardiovascular em pacientes hospitalizados.
- A teoria inflamatória, a exemplo da doença aterosclerótica, explica vários casos não identificados no passado.
- Fatores mecânicos obstrutivos e neuro-humorais agravam a hipertensão pulmonar.
- A tomografia helicoidal dos pulmões é o principal exame diagnóstico.
- Falência e disfunção/dilatação do ventrículo direito são marcadores de mal prognóstico.
- A anticoagulação parenteral e/ou oral é o tratamento inicial do TEV.
- Fibrinolíticos são indicados nos casos de instabilidade clínica e/ou hemodinâmica; mas, assim como os anticoagulantes, têm nas complicações hemorrágicas os principais efeitos adversos.
- A anticoagulação oral geralmente varia de três a seis meses ou pode levar um tempo indefinido nos casos recorrentes.
- A profilaxia deverá ser oferecida aos pacientes clínicos ou cirúrgicos.

INTRODUÇÃO

A embolia pulmonar e a trombose venosa profunda são doenças de uma mesma base fisiopatogênica denominada de tromboembolismo venoso (TEV). É uma doença grave, oriunda da fragmentação e migração para os pulmões de trombos formados no sistema venoso profundo, especialmente nos membros inferiores.[1]

Nos Estados Unidos, a incidência estimada é de 500 mil casos/ano, resultando em 100 mil óbitos, sendo a terceira causa de óbito cardiovascular (seguida do infarto do miocárdio e acidente vascular cerebral isquêmico (AVCI)). A mortalidade hospitalar varia de 1% a 30%, dependendo de suas repercussões hemodinâmicas.[2]

O diagnóstico e tratamento precoces reduzem a mortalidade hospitalar decorrente da disfunção e falência do ventrículo direito (choque obstrutivo), bem como suas principais complicações tardias: hipertensão pulmonar crônica e síndrome pós-trombótica. Outras graves complicações são *a flegmasia alba dolens* e *cerúlea dolens*.[3-4]

O prognóstico poderá ser modificado adotando-se medidas preventivas, com a identificação e o tratamento precoce da doença, além de anticoagulação oral por tempo adequado.[5-6]

FATORES PREDISPONENTES

Vários fatores clínicos e/ou cirúrgicos predispõem ao TEV, principalmente quando a respectiva profilaxia (farmacológica ou não farmacológica) for inadequada (Figura 36.1).[7-9]

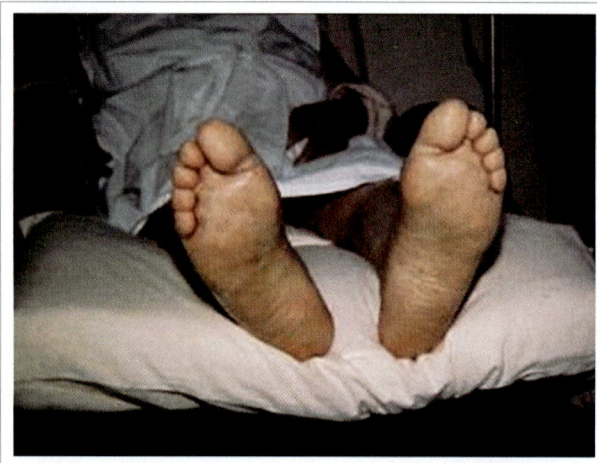

FIGURA 36.1. Restrição à mobilização dos membros inferiores é um dos principais fatores de risco para o tromboembolismo venoso.

O médico patologista dr. Rudolf Ludwig Karl Virchow (cientista polonês erradicado na Universidade de Berlim) foi o primeiro a descrever, há mais de um século, os principais mecanismos envolvidos no tromboembolismo (tríade de Virchow): estase venosa, estados de hipercoagulabilidade e lesão endotelial (Figura 36.2).

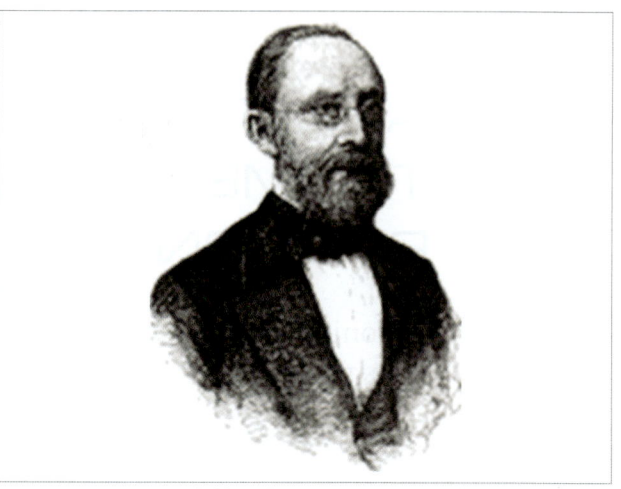

FIGURA 36.2. Rudolf Ludwig Karl Virchow (1821-1902).

Os principais fatores predisponentes para o TEV que, atuando de forma isolada ou sinérgica, determinam o risco do TEV (Quadro 36.1):

QUADRO 36.1. Fatores predisponentes para o tromboembolismo venoso.

▪ Idade > 50 anos	▪ Obesidade (IMC > 35 kg/m^2)
▪ Insuficiência cardíaca	▪ Imobilidade ou paresia ≥ 3 dias
▪ Doença pulmonar obstrutiva crônica	▪ Tabagismo
▪ Diabetes melito	▪ Trauma
▪ Hipertensão arterial	▪ Fratura do joelho ou quadril
▪ Doença infecciosa aguda	▪ Cirurgia, laparoscopia
▪ Doença reumática (artrite aguda)	▪ Artroscopia do joelho
	▪ Hemotransfusão
▪ Doença inflamatória intestinal	▪ Eritropoetina
▪ Doença aterosclerótica	▪ Gestação e pós-parto
▪ Síndrome nefrótica	▪ Fertilização *in vitro*
▪ Síndrome do anticorpo antifosfolipídeo	▪ Viagens aéreas ou rodoviárias > 4h
▪ Síndrome metabólica	▪ Poluição aérea
▪ Trombose venosa superficial	▪ Anticoncepcional ou reposição hormonal (estrógenos)
▪ Veias varicosas	
▪ História prévia ou familiar de TEV	▪ Cateteres centrais, marca-passo, desfibriladores/ressincronizadores implantáveis
▪ Malignidade	
▪ Trombofilias*	
▪ Hiper-homocisteinemia	▪ *e*-trombose (várias horas sentado diante do computador)
▪ Vírus HIV	

* Mutação homo ou heterozigótica fator V Leiden, gene da protrombina, deficiência da antitrombina III, proteínas C e S, síndrome do anticorpo antifosfolipídeo, alta concentração dos fatores VIII, IX e X.

O trombo venoso é rico em fibrina, hemácias, plaquetas e neutrófilos, motivo pelo qual vários autores consideram o TEV e a doença aterosclerótica uma síndrome cardiovascular sistêmica em que mediadores pró-inflamatórios, disfunção endotelial, baixa tensão de oxigênio e o estresse oxidativo atuam de forma conjunta na ativação da cascata da coagulação e trombose[10-12] (Figura 36.3).

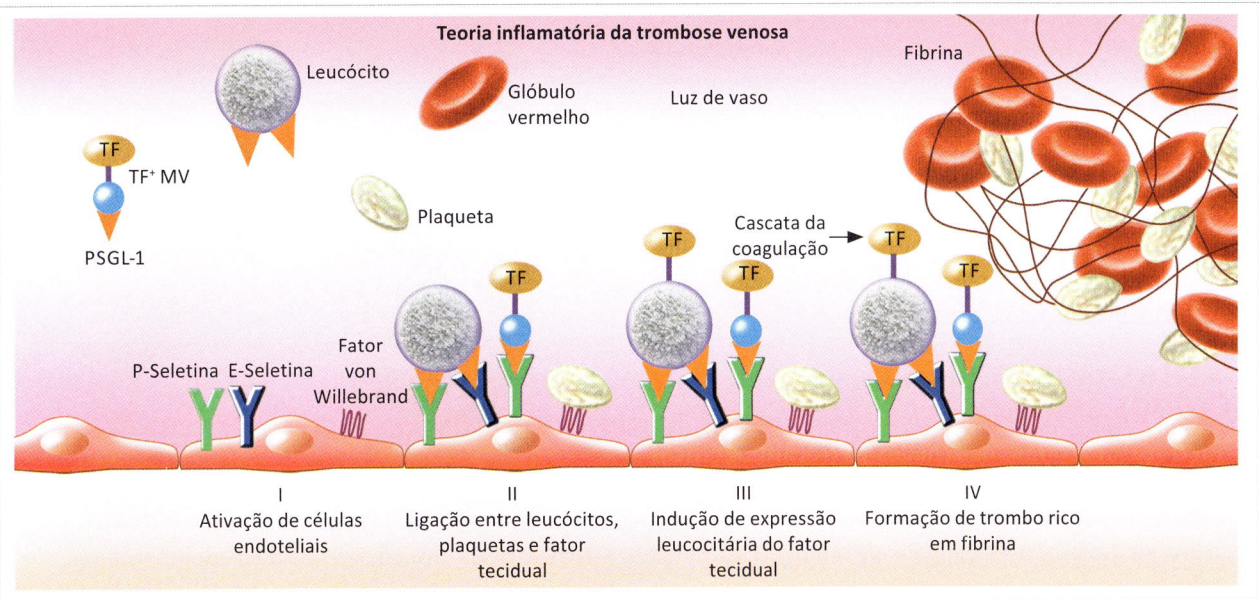

FIGURA 36.3. **I.** Hipóxia e mediadores inflamatórios ativam o endotélio e expressam moléculas de adesão (P-seletina, E-seletina). **II.** Plaquetas, leucócitos e fator tecidual ligam-se ao endotélio ativado. **III.** Expressão do fator tecidual nos leucócitos. **IV.** Ativação da cascata da coagulação e formação do trombo rico em fibrina, hemácias e plaquetas.

FISIOPATOGENIA

As repercussões hemodinâmicas decorrentes do TEV dependerão de:[13]

- Percentual da área arterial pulmonar ocluída;
- Reserva contrátil do ventrículo direito;
- Repercussão dos mediadores humorais plaquetários (vaso e broncoconstritores);
- Comorbidade cardiopulmonar prévia (Figura 36.4).

Dentre a complexa resposta cardiopulmonar do TEV, estão: piora das trocas gasosas (aumento do espaço morto alveolar); hipoxemia (hipoventilação alveolar e *shunt* direito-esquerdo); e hipercapnia e diminuição da complacência pulmonar (edema, hemorragia e perda surfactante) nos casos mais graves.[14]

MANIFESTAÇÕES CLÍNICAS

São inespecíficas e requerem diagnóstico diferencial com outras doenças. O TEV deve ser considerado quando houver dispneia súbita ou dor torácica tipo pleurítica e tosse, na vigência de fatores de risco. Os principais sinais e sintomas são:[15]

- **Sinais:** taquipneia (70%), sibilos e estertores (50%), taquicardia (30%), quarta bulha ou ritmo de galope do ventrículo direito (25%), hiperfonese da segunda bulha no foco pulmonar (20%), temperatura ≥ 37,5°C (14%), insuficiência tricúspide e estase jugular.
- **Sintomas:** dispneia (70%), dor torácica (60%), tosse (40%), dor e edema na panturrilha (25%), hemoptise (15%) e síncope (6%).

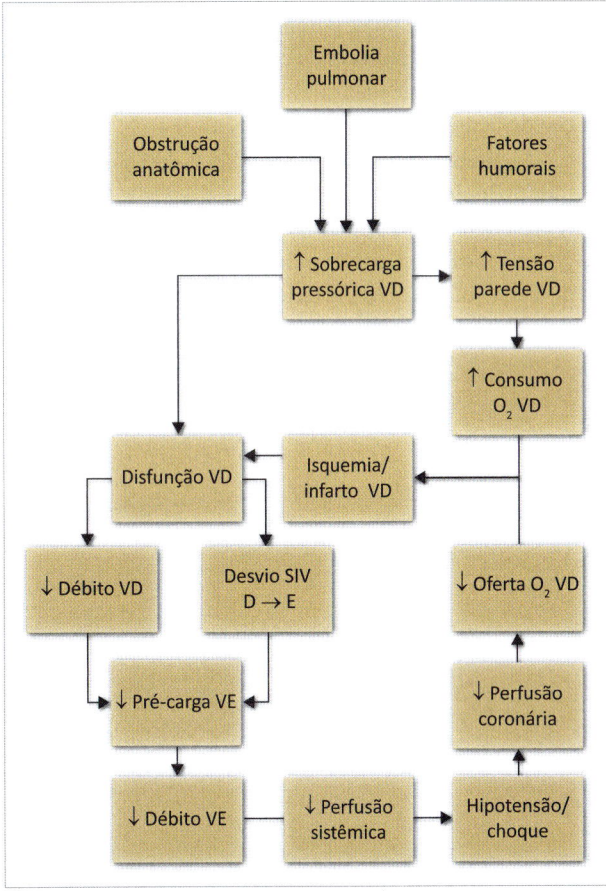

FIGURA 36.4. Fisiopatogenia da disfunção do ventrículo direito na embolia pulmonar.
VD: ventrículo direito; VE: ventrículo esquerdo; SIV: septo interventricular; D: direito, E: esquerdo.

Entre os diagnósticos diferenciais, destacam-se: pleurite, pneumonia, pneumotórax, asma brônquica, síndrome coronariana aguda, pericardite, insuficiência cardíaca, costocondrite, fratura de costela, dor musculoesquelética, neoplasia torácica, colecistite, dissecção aguda da aorta, hipertensão pulmonar idiopática, infarto esplênico, sepse e ansiedade.[16]

Ressalte-se que os clássicos achados clínicos da trombose venosa profunda (edema, empastamento da panturrilha e dor à dorsiflexão do membro inferior) nem sempre estão presentes, o que dificulta o diagnóstico.

EXAMES LABORATORIAIS E MÉTODOS GRÁFICOS

1. **Eletrocardiograma:** os achados eletrocardiográficos são inespecíficos e incluem alterações do segmento ST e onda T na parede anterior (isquemia do ventrículo direito), arritmias atriais, bloqueio de ramo direito, baixa voltagem periférica, padrão pseudoinfarto (ondas Q na derivação D_{II}, D_{III} e aV_F). O padrão clássico de *cor pulmonale* agudo (ondas $S_1Q_3T_3$, ondas P *pulmonale* ou bloqueio de ramo direito) é um achado mais raro[17] (Figura 36.5).

2. **Radiografia de tórax:** inespecífico para o diagnóstico de embolia pulmonar, porém auxilia no diagnóstico diferencial. Os achados mais comuns incluem atelectasia laminar, derrame pleural, infiltrado pulmonar e elevação de hemidiafragma.

    As alterações clássicas como sinal de Hampton (infiltrado pulmonar em cunha com base pleural, o que representa infarto pulmonar), sinal de Westermark (oligoemia focal com artéria pulmonar proeminente) e sinal de Palla (dilatação da artéria pulmonar) são sugestivas de embolia pulmonar[18] (Figura 36.6).

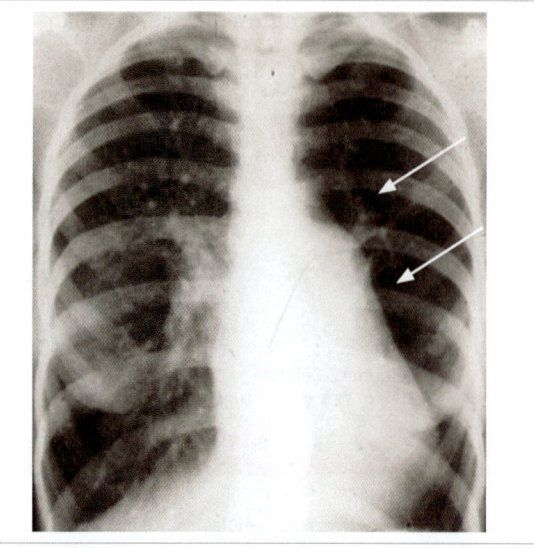

FIGURA 36.6. Tronco da artéria pulmonar proeminente (sinal de Palla), hipertransparência e ausência de sombras vasculares no campo pulmonar esquerdo (sinal de Westermark) – vide setas.

3. **Gasometria arterial:** o padrão típico é a hipoxemia ($PaO_2 \leq 90$ mmHg) decorrente do desequilíbrio da relação ventilação/perfusão e hipocapnia (hiperventilação reflexa). A hipercapnia pode ser observada nos casos de embolia pulmonar maciça. A ausência de hipoxemia não descarta o diagnóstico.

4. **D-dímero:** subproduto da degradação da fibrina. Quando > 500 ng/mL FEU (unidades equivalentes de fibrinogênio) apresenta sensibilidade de 97% para embolia pulmonar, porém baixa especificidade (42%). Eleva-se em qualquer condição em que há formação e lise da fibrina (gravidez, trauma, pós-operatório, câncer, hospitalizações, estados inflamatórios, sepse).

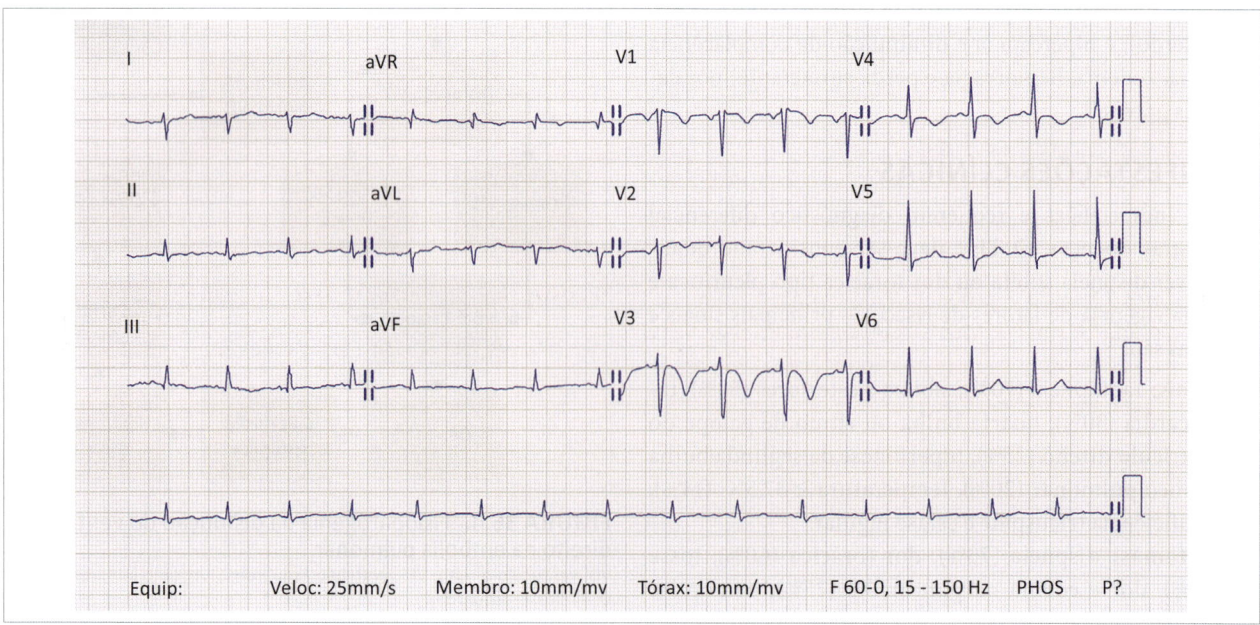

FIGURA 36.5. *Cor pulmonale* agudo – $S_1Q_3T_3$ e inversão da onda T na parede anterior.

Um teste negativo apresenta probabilidade de 95% de não haver TEV (valor preditivo negativo) atingindo 99% quando a probabilidade clínica também é baixa. O método por ensaio imunoenzimático (*enzyme-linked immunosorbent assay* – Elisa) é o de melhor acurácia.

Como nos pacientes acima de 50 anos é comum observar-se elevação natural no D-dímero, alguns autores sugerem aumento do *cut-off* multiplicando-se a *idade* × *10 ng/mL FEU*, com incremento da especificidade entre 30% e 40% e sensibilidade acima de 97%.[19-20]

5. **Troponina, BNP/pró-BNP:** elevações de troponina I ou T e do peptídeo natriurético cerebral (BNP) são biomarcadores e relacionam-se, respectivamente, com graus variados de necrose e disfunção do ventrículo direito. Níveis elevados conferem pior prognóstico.

Outros biomarcadores têm sido estudados, porém sem aplicação prática no momento (NGAL – *neutrophil gelatinase-associated lipocalin,* cistatina C, HFABP – *heart-type fatty acid-binding protein*).[21]

6. **Tomografia helicoidal do tórax:** exame rápido e disponível em vários centros hospitalares. Após infusão endovenosa de contraste (90 a 120 mL), realizam-se cortes seriados para detecção de falhas de enchimento nos diversos segmentos da luz arterial (vasos até sexta ordem). A sensibilidade e a especificidade é de 95%.

O mesmo exame pode detectar trombos no sistema venoso profundo dos membros inferiores, pélvis e veia cava inferior (Figura 36.7).

A relação dos diâmetros diastólicos dos ventrículos direito e esquerdo: $DV_D/DV_E > 0,9$ na imagem de quatro câmaras estratifica os pacientes com risco de óbito em 30 dias[22] (Figura 36.8).

7. **Cintilografia pulmonar (V/Q – ventilação/perfusão):** macroagregados de albumina marcados com tecnécio^{99m} são injetados em veia periférica, combinados com a inalação de gás xenônio^{133} ou partículas de aerossóis marcadas com tecnécio^{99m}. O diagnóstico é baseado na presença de áreas hipoperfundidas e normoventiladas, particularmente se a radiografia do tórax for normal.

A sua especificidade é de 97% e a sensibilidade de 41% naqueles com alta probabilidade clínica de embolia pulmonar. Quando a probabilidade clínica é baixa e a cintilografia normal, exclui-se embolia pulmonar. Nos casos intermediários, outros exames complementares auxiliarão no diagnóstico.[23]

8. **Angiografia:** angiografia pulmonar confirma ou exclui o diagnóstico de embolia pulmonar com acurácia praticamente plena. É o padrão-ouro para tal diagnóstico. Com os recursos atuais, tornou-se um procedimento seguro, recomendando-se cautela naqueles com hipertensão pulmonar moderada a importante, em virtude do risco de agravar a hipoxemia e causar arritmias.

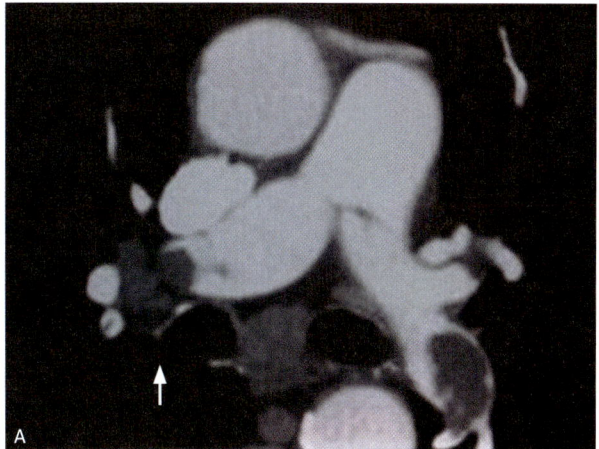
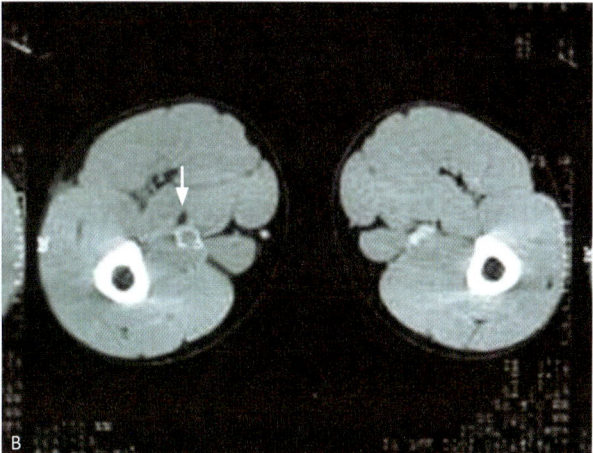
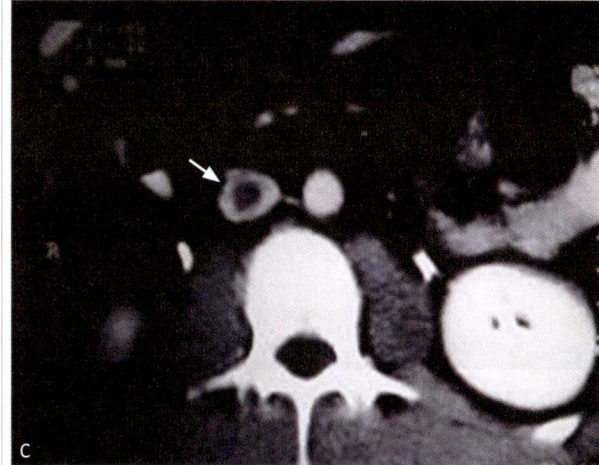

FIGURA 36.7. Tomografia helicoidal. (A) Trombos em ambas as artérias pulmonares. (B) Veia femoral esquerda. (C) Veia cava inferior (setas) detectadas no mesmo exame.

A angiografia com subtração digital utiliza menor volume de contraste e detecta falhas de enchimento em vasos periféricos de 1 a 2 mm.

É reservada quando o diagnóstico não pode ser afastado ou confirmado com exames menos invasivos ou ainda nas intervenções terapêuticas primárias[24] (Figura 36.9).

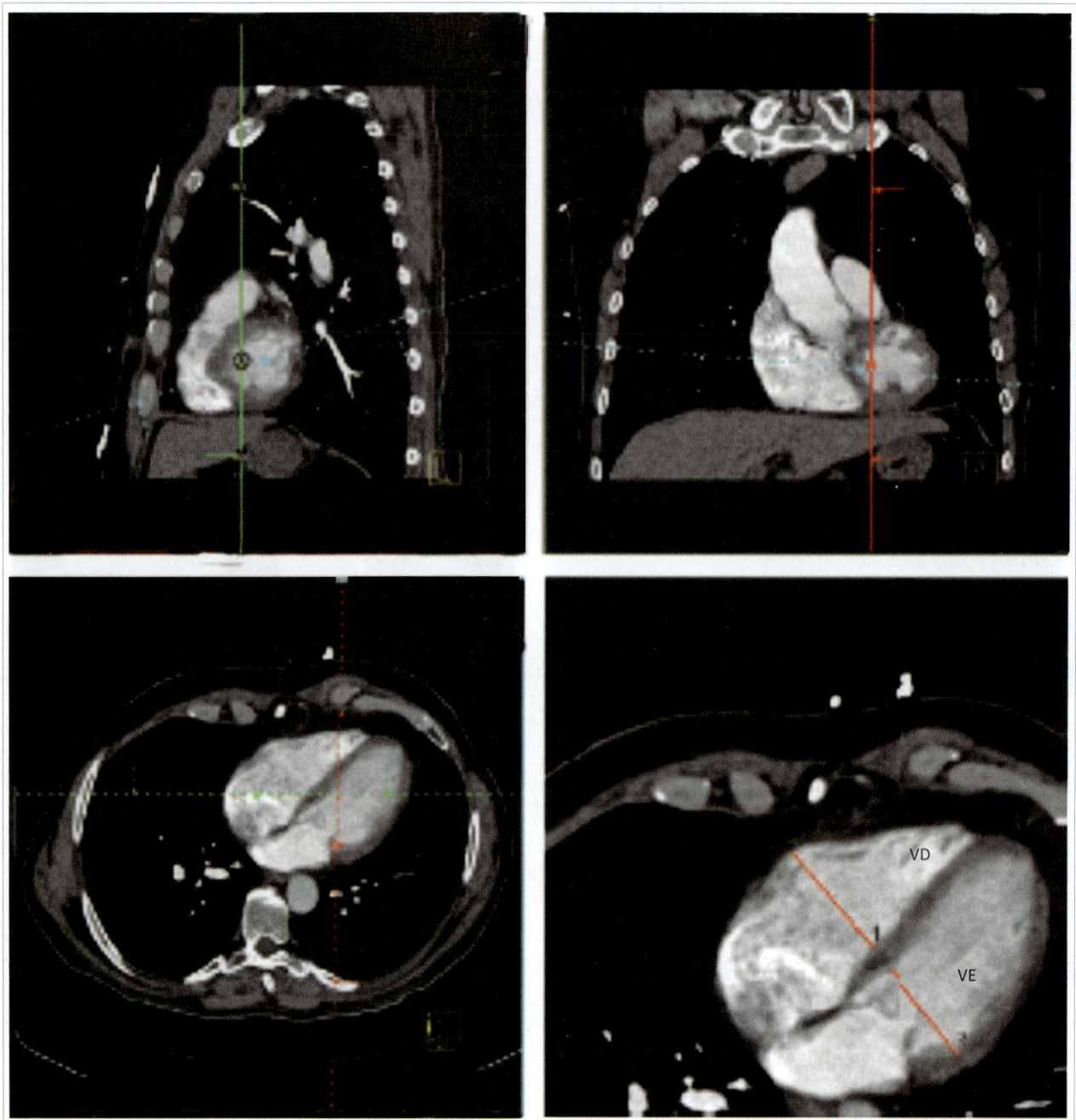

FIGURA 36.8. Tomografia helicoidal (quatro câmaras) – mensuração axial das cavidades ventriculares (plano valvar).
VD: ventrículo direito; VE: ventrículo esquerdo.

9. **Ultrassonografia com Doppler venoso dos membros:** exame não invasivo, considerado positivo na presença de trombos ou redução da compressibilidade das veias pelo transdutor. Tem sensibilidade e especificidade acima de 90% quando a trombose venosa é proximal e certa limitação para o diagnóstico de trombose venosa distal (abaixo dos joelhos) pela dificuldade anatômica[25] (Figura 36.10).

10. **Ecocardiograma com Doppler colorido:** realizado à beira do leito, capaz de aferir os níveis pressóricos da artéria pulmonar e sinais de disfunção do ventrículo direito como dilatação, alteração da contratilidade, desvio do septo interventricular da direita para a esquerda (efeito Boerheim inverso), regurgitação da valva tricúspide, dilatação da veia cava inferior e sua ausência de colapso inspiratório. Por vezes, identificam-se trombos intracavitários e nos ramos proximais da artéria pulmonar (Figura 36.11).

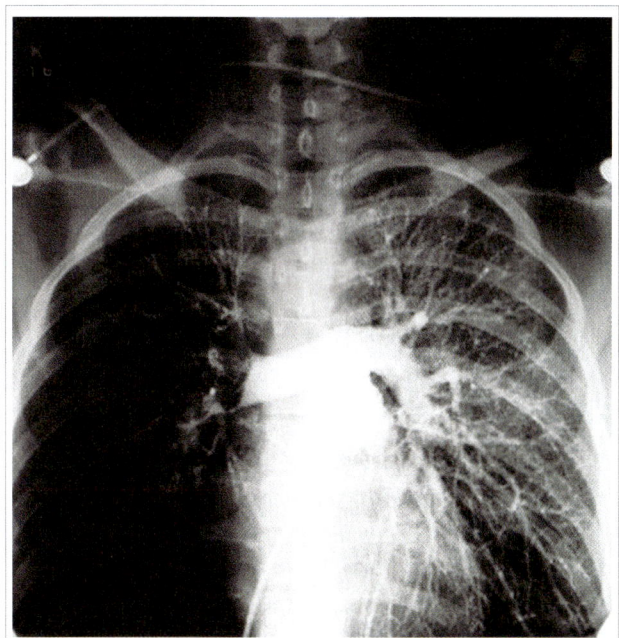

FIGURA 36.9. Extenso trombo de artéria pulmonar direita.

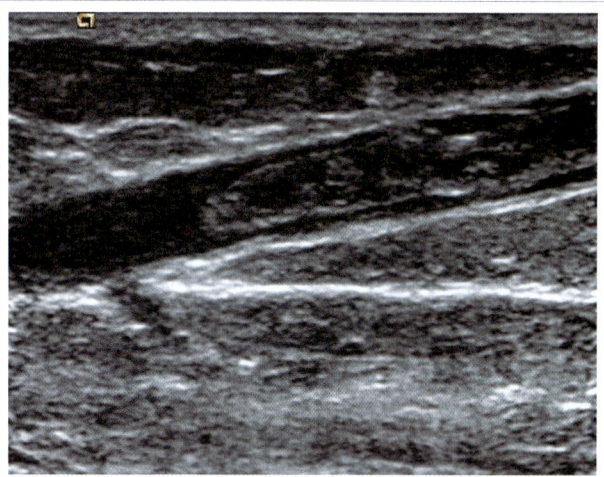

FIGURA 36.10. Trombo venoso em segmento **não compressível** ao transdutor.

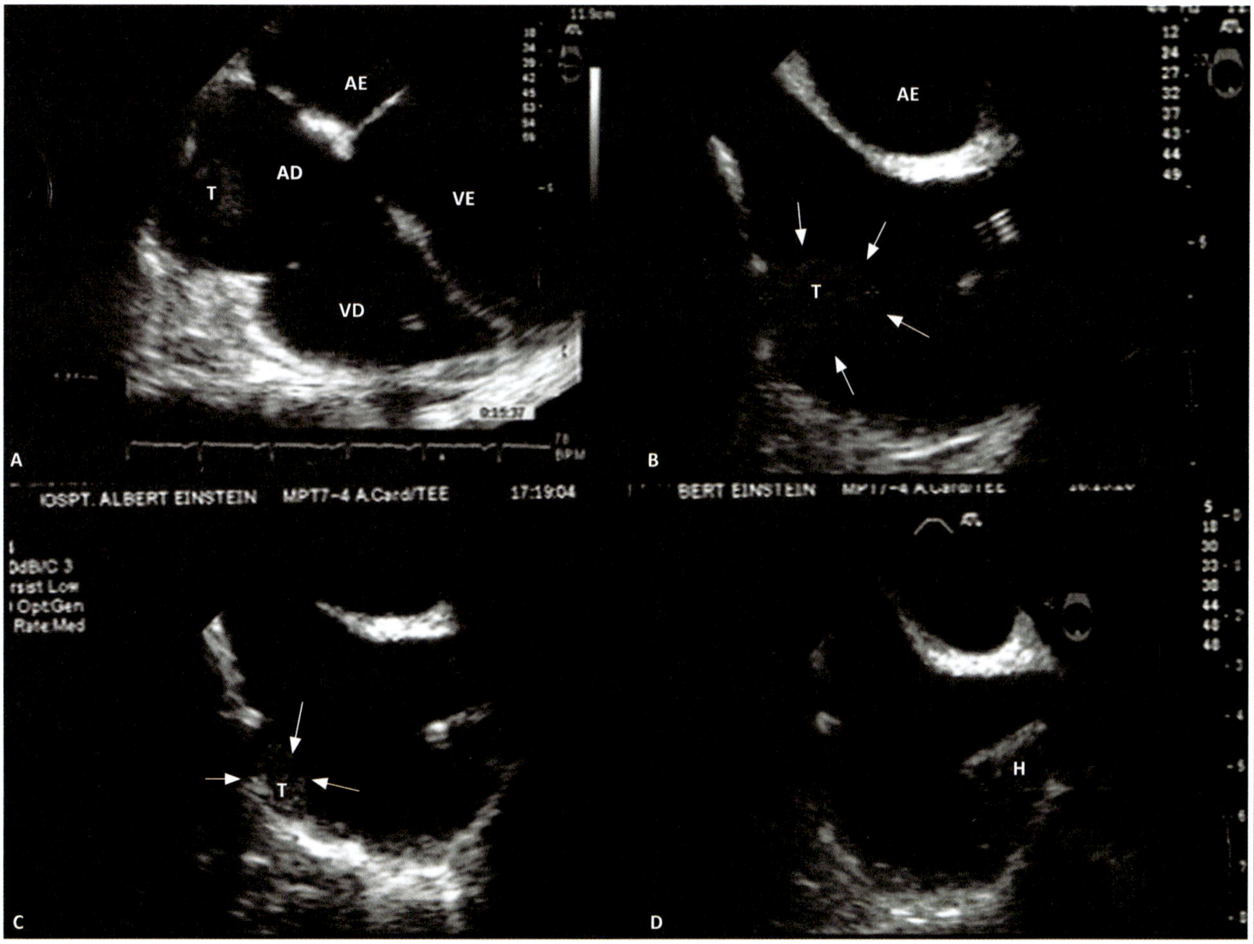

FIGURA 36.11. Ecocardiograma transesofágico em portador de cateter venoso central de longa permanência. (A e B) Trombo átrio direito. (C e D) Lise do trombo pós-trombólise.

AD: átrio direito; AE: átrio esquerdo; VD: ventrículo direito; VE: ventrículo esquerdo.

A dilatação/disfunção do ventrículo direito é caracterizada por:

- Relação dos diâmetros diastólicos dos ventrículos: $DV_D/DV_E > 0,9$ em imagem de quatro câmaras ou $> 0,6$ na imagem no maior eixo paraesternal.
- Hipocinesia e dilatação do ventrículo direito (> 30 mm).
- Hipertensão pulmonar: velocidade de regurgitação tricúspide > 2,8 m/s.
- Tempo de aceleração de ejeção do ventrículo direito < 90 ms.
- Gradiente-pico da insuficiência tricúspide (GPIT) > 30 mm.

Quando realizado a intervalos regulares (a cada 24 horas), o ecocardiograma permite monitorizar a queda dos níveis pressóricos da artéria pulmonar, especialmente quando utilizada a terapia fibrinolítica. Auxilia também no diagnóstico diferencial do infarto do miocárdio, insuficiência cardíaca, pericardite, tamponamento, valvopatias e doenças da aorta.[26-27]

ALGORITMO DIAGNÓSTICO

Uma vez que a apresentação clínica e os exames laboratoriais iniciais, como o eletrocardiograma, radiografia do tórax e a gasometria arterial, são inespecíficos para o diagnóstico de TEV, Wells e colaboradores[28] elaboraram e, posteriormente, simplificaram um rápido escore de probabilidade pré-teste a ser aplicado naqueles com suspeita desta doença.

Os pacientes com suspeita de embolia pulmonar são classificados de acordo com a pontuação aferida: probabilidade não elevada (0-1 ponto) e probabilidade elevada (≥ 2 pontos), Tabela 36.1.

TABELA 36.1. Escore de Wells simplificado.

Parâmetros	Pontos
Não há diagnóstico alternativo mais provável que TEP	1,0
Sinais e sintomas de TVP (edema, dor à palpação)	1,0
Taquicardia (FC > 100 pbm)	1,0
Imobilização > 2 dias ou cirurgia recente (< 4 semanas)	1,0
História de TEV	1,0
Hemoptise	1,0
Câncer ativo < 6 meses ou metástases	1,0

O uso combinado da história clínica, exame físico, radiografia do tórax, ECG, escore de Wells, D-dímero e tomografia helicoidal do tórax aumenta a acurácia diagnóstica[29] (Figura 36.12).

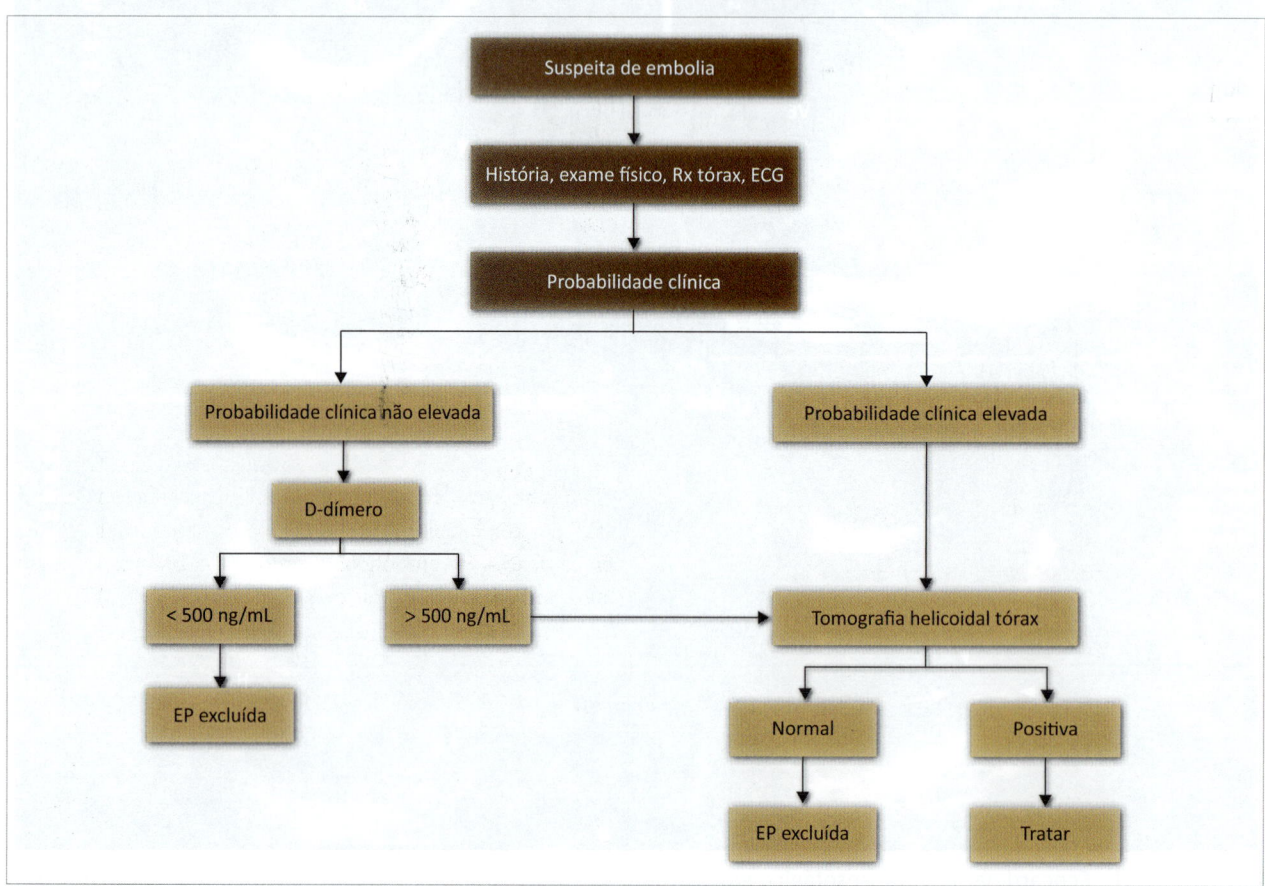

FIGURA 36.12. Algoritmo baseado no escore de Wells simplificado, D-dímero e tomografia helicoidal.
EP: embolia pulmonar.

Embora os algoritmos auxiliem no diagnóstico, não devem subestimar o raciocínio clínico. A doença apresenta elevada letalidade e a sua confirmação ou exclusão são de suma importância.

ESTRATIFICAÇÃO DE RISCO

Baseia-se em três componentes-chave: **1)** critérios clínicos; **2)** biomarcadores séricos; e **3)** função do ventrículo direito. O objetivo é identificar pacientes com elevado risco de óbito em 30 dias e instituir o tratamento mais apropriado. A estratificação é dividida em alto e baixo risco[30-31] (Figura 36.13):

1. **Alto risco:** pacientes polissintomáticos apresentam-se com hipotensão arterial e/ou choque obstrutivo, definida PAS < 90 mmHg ou sua queda > 40 mmHg em intervalo de tempo superior a 15 minutos e não relacionada a hipovolemia, sepse, arritmia ou medicamentos, sinais de disfunção/dilatação do ventrículo direito (ecocardiograma ou tomografia computadorizada) e extenso comprometimento arterial. Risco de óbito em 30 dias: 10% a 30%.
2. **Baixo risco:** pacientes oligossintomáticos, ausência, disfunção ou dilatação do ventrículo direito, embolia pulmonar segmentar ou periférica, biomarcadores (troponina e/ou BNP) positivos de forma isolada ou mesmo negativos. Risco de óbito em 30 dias: < 2%.

Pelo caráter dinâmico e recorrente do TEV, um determinado paciente poderá ser inicialmente classificado de baixo risco e evoluir para um estado de alto risco, caso em que a conduta terapêutica deve se adequar à nova condição clínica.

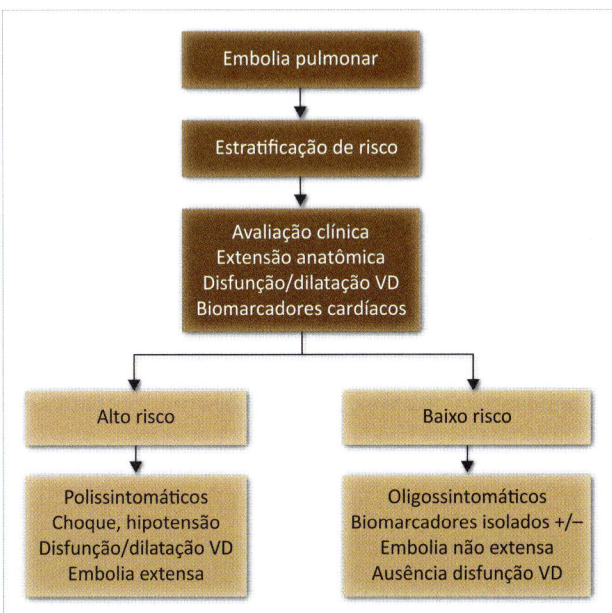

FIGURA 36.13. Estratificação de risco conforme achados clínicos, biomarcadores e imagem.
Biomarcadores: troponina; BNP: polissintomáticos – hipoxemia, taquicardia, taquipneia; VD: ventrículo direito.

TRATAMENTO

O tratamento do TEV baseia-se na anticoagulação, seja com uma das modalidades de heparina (não fracionada, baixo peso molecular ou pentassacarídeo) ou algum dos anticoagulantes orais. Entre estes, temos a varfarina (utilizada há décadas) ou a opção de um dos novos anticoagulantes orais (rivaroxabana, apixabana, edoxabana e dabigatrana).[32]

Os pacientes de alto risco são inicialmente tratados com fibrinolíticos (estreptoquinase, rt-PA ou tenecteplase). A embolectomia percutânea ou cirúrgica estão indicadas para os que não apresentam melhora clínica ao fibrinolítico ou na vigência de contraindicação (p. ex.: cirurgia recente).

Os de baixo risco são medicados com heparina e/ou anticoagulação oral. A decisão baseia-se na estratificação do risco (Figura 36.14).

Alguns pacientes necessitam de assistência ventilatória, drogas vasoativas e expansores volêmicos. O rápido restabelecimento da perfusão pulmonar deve ser prioritário.

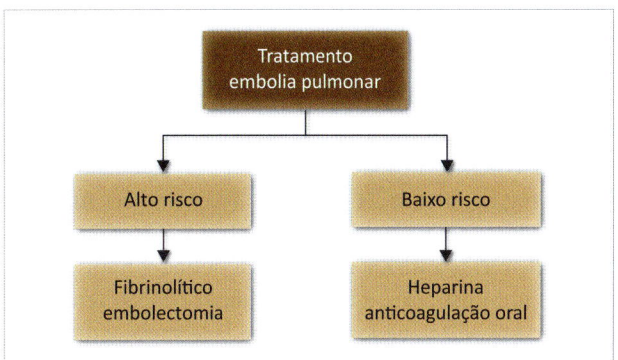

FIGURA 36.14. Tratamento da embolia pulmonar conforme estratificação de risco.

HEPARINA NÃO FRACIONADA (HNF)

A heparina é uma mistura heterogênea de cadeias de polissacarídeos com pesos moleculares variando entre 3 mil e 30 mil dáltons e extraída do intestino suíno. Ao ativar a antitrombina, inibe a ação dos fatores IIa, VIIa, IXa, Xa e XIa.

A sua infusão é endovenosa, dose ajustada mantendo-se TTPa (tempo de tromboplastina parcial ativada) entre 1,5 e 2,5 vezes o controle. Valores < 1,5 vezes aumentam recorrência de eventos embólicos. Nomograma baseado no peso do paciente auxilia no ajuste da dose[33] (Tabela 36.2).

A plaquetopenia autoimune é um de seus principais efeitos adversos.

Nos casos de sangramento grave, o antídoto a ser utilizado é a protamina EV: 1 mg neutraliza 100 UI heparina.

HEPARINA DE BAIXO PESO MOLECULAR (HBPM)

As HBPM são fragmentos da heparina não fracionada, produzida por processos enzimáticos ou despolimerização química, com peso molecular entre 4 mil e 6 mil dáltons.

TABELA 36.2. Dose da heparina ajustada ao peso.

Dose inicial	80 UI/kg (bólus), seguido de 18 UI/kg/h
• TTPa < 35 s (< 1,2 × controle)	• 80 UI/kg em bólus, aumentar infusão em 4 UI/kg/h
• TTPa 35-45 s (1,2-1,5 × controle)	• 40 UI/kg em bólus, aumentar infusão em 2 UI/kg/h
• TTPa 46-70 s (1,5-2,3 × controle)	• Não alterar
• TTPa 71-90 s (2,3-3,0 × controle)	• Diminuir infusão em 2 UI/kg/h
• TTPa > 90 s (< 3,0 × controle)	• Parar infusão por 1 hora, diminuir infusão em 3 UI/kg/h

Vantagens sobre a HNF:

- O efeito anticoagulante (atividade anti-Xa) correlaciona-se com o peso, permitindo efeito previsível após administração de dose fixa.
- Monitorização laboratorial do TTPa desnecessária.
- Baixa ligação às proteínas plasmáticas e células endoteliais.
    - > biodisponibilidade;
    - > duração do efeito, permitindo uma ou duas administrações diárias;
- Raro risco de plaquetopenia autoimune.

No Brasil, utiliza-se a enoxaparina, administrada na dose de 1 mg/kg a cada 12 horas por via subcutânea (SC) ou 1,5 mg/kg, a cada 24 horas SC. Não deve ser utilizada em pacientes com *clearance* da creatinina < 20 mL/min. A atividade sérica anti-Xa, em amostra obtida 4 horas após a última administração, auxilia na monitorização terapêutica em casos selecionados. Essa atividade varia conforme a dose: 0,6 a 1 UI/mL (1 mg/kg a cada 12 horas) e 1 a 2 UI/mL (1,5 mg/kg a cada 24 horas).[34]

Antídoto: 1 mg de protamina neutraliza 1 mg enoxaparina quando esta for aplicada < 8 horas. Se entre 8 e 12 horas, utilizar 0,5 mg para cada 1 mg de enoxaparina.

PENTASSACARÍDEO (FONDAPARINUX)

Fondaparinux é uma heparina sintética, composta por uma cadeia de pentassacarídeos, sítio ativo das heparinas. Inibe o fator Xa, apresenta meia-vida longa (17 horas) e não induz plaquetopenia. É administrada em dose única diária, conforme o peso do paciente: < 50 kg = 5 mg, 51 a 100 kg = 7,5 mg > 100 kg = 10 mg SC/dia. Não deve ser utilizada com *clearance* da creatinina < 20 mL/min e entre 20 e 50 mL/min, reduzir a dose diária de 1,5 mg SC.[35]

ANTICOAGULANTES ORAIS

O anticoagulante oral mais utilizado é a varfarina, o qual inibe a síntese hepática dos fatores de coagulação dependentes da vitamina K (II, VII, IX e X). É administrado na dose diária de 5 a 15 mg, mantendo-se o RNI (relação internacional normalizada) entre 2 e 3 durante 2 dias consecutivos antes de suspender qualquer uma das modalidades de heparina. A primeira dose deve ser concomitante com a heparina, abreviando-se o pico de seu efeito terapêutico (3 a 5 dias) e a retirada da heparina.

Alimentos ricos em vitamina K reduzem o seu efeito anticoagulante, devendo-se orientar os pacientes de tais cuidados. Quando houver risco de sangramento grave pela varfarina, a infusão de complexo protrombínico (50 UI/kg) em 30 minutos reverterá tal ação.[36]

A variabilidade da dose da varfarina, observada com certa frequência, tem sido imputada a dois genes: citocromo *CYP2C9* e epóxido redutase. Esta análise genética é reservada em casos selecionados e carece de ampla aplicação prática.[37]

NOVOS ANTICOAGULANTES ORAIS

Inibem diretamente o fator Xa (rivaroxabana, apixabana, dabigatrana) ou a trombina (dabigatrana). Quando comparados à varfarina, apresentam rápido início de ação, curta duração, não necessitam de controle laboratorial, não são inferiores quanto à eficácia e apresentam menor risco de sangramentos maiores (segurança), especialmente do sistema nervoso central (SNC). Esses novos anticoagulantes devem ser utilizados com cautela com *clearance* da creatinina < 30 mL/min e contraindicados se < 15 mL/min[38] (Tabela 36.3).

As drogas foram testadas em diferentes estudos, sendo rivaroxabana e apixabana administradas sem uso prévio ao de enoxaparina ou fondaparinux. A duração do tratamento variou de 3 a 12 meses e prolongado por mais 6 a 12 meses conforme o risco de recorrência do TEV (Figura 36.15).

Nos casos de reversão do efeito anticoagulante, preconiza-se:[39]

1. Complexo protrombínico ativado (FEIBA®) – para a reversão dabigatrana.
2. Idarucizumab – Anticorpo monoclonal para reversão aguda da dabigatrana, com elevada afinidade para a dabigatrana livre, ligada à trombina e bem como com seus metabólicos.[51]
3. Complexo protrombínico (Prothromplex®, Beriplex®) – para a reversão rivaroxabana, apixabana, edoxabana.

DURAÇÃO DO TRATAMENTO

Nos pacientes com TEV cujo fator etiológico é identificado e reversível, a duração do tratamento preconizado é de três meses. Nos casos idiopáticos ou recorrentes e nos portadores de neoplasias, o tratamento será postergado por anos ou mesmo por tempo indefinido.[40]

Alguns autores recomendam a mensuração ambulatorial seriada do D-dímero para a manutenção ou não da anticoagulação em portadores de eventos tromboembólicos de causa não identificada. A elevação de seus níveis após a suspensão do anticoagulante é forte recomendação para o seu uso continuado.[41]

Para aqueles que não toleram ou que tenham alguma contraindicação para anticoagulação oral, pode-se utilizar o ácido acetilsalicílico 100 mg por dia, com redução 30 a 40% de eventos em quatro anos.[42]

TABELA 36.3. Novos anticoagulantes orais comparados à varfarina.

	Warfarina	Rivaroxabana	Apixabana	Edoxabana	Dabigatrana
Fator inibido	Síntese hepática II, VII IX, X	Xa	Xa	Xa	IIa
Pró-droga	Não	Não	Não	Não	Sim
Biodisponibilidade	95%	80%	65%	50%	6%
Pico de ação (horas)	72-96	2-4	3	1-3	1-2
Meia-vida (horas)	40	7-11	8-15	9-11	9-13
Controle laboratorial	Sim	Não	Não	Não	Não
Administração diária	Ajustada RNI	1x	2x	1x	2x
Absorção com alimentos	Interferência alimentos ricos Vitamina K	Aumenta 40%	Não interfere	Não interfere	Não interfere
Eliminação renal	Não	35%	25%	35%	80%
Ligação proteica	90%	90%	90%	90%	5%
Dispepsia	Não	Não	Não	Não	5%-10%
Interação	Citocromo P3A Citocromo 1A 2 Citocromo 2C9	Citocromo P3A Glicoproteína	Citocromo P3A	Citocromo P3A Glicoproteína	Glicoproteína

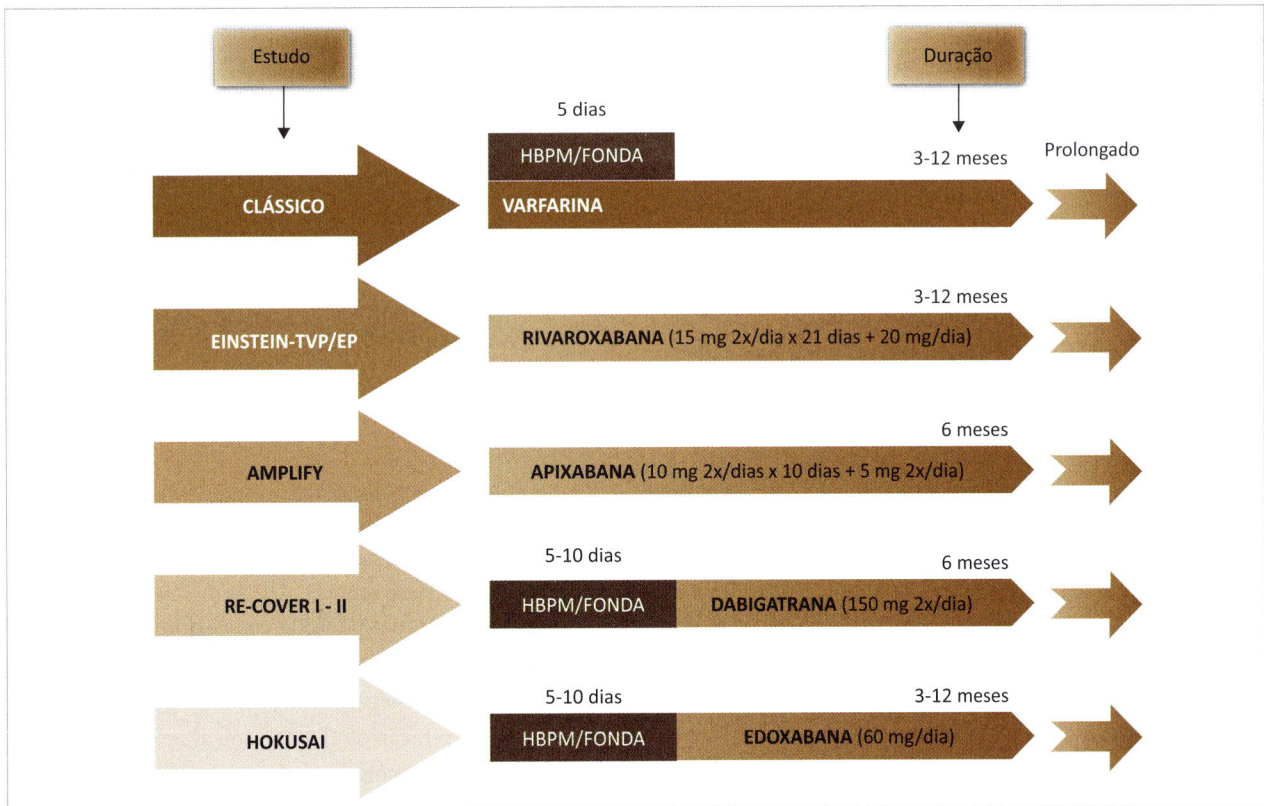

FIGURA 36.15. Esquemas terapêuticos utilizados nos diferentes estudos.
HBPM: heparina baixo peso molecular; FONDA: fondaparinux.

FIBRINOLÍTICOS

Indicado para o paciente de alto risco, o objetivo é reverter a pressão sistólica de artéria pulmonar (PsAP) para níveis < 40 mmHg, estimados a intervalos regulares de tempo pelo ecocardiograma à beira do leito.[43-44]

Quanto mais recente o evento, ou seja, trombos não organizados, maiores as chances de sua lise. Os pacientes com horas ou dias do evento poderão beneficiar-se com qualquer um dos esquemas propostos. Quando a história de TEV situa-se entre uma e quatro semanas, preconiza-se a estreptoquinase em infusão contínua por até 120 horas, promovendo a lise lenta e progressiva do trombo.

Os fibrinolíticos aumentam o risco de sangramento, inclusive os fibrinoespecíficos (rt-PA – alteplase e TNK – tenecteplase), especialmente naqueles > 75 anos. Quando utilizada tenecteplase, a dose poderá ser reduzida em 50% para essa faixa etária, conforme estudo PEITHO[45] (Tabela 36.4).

Cateterização arterial e/ou venosa e passagem de sondas desnecessárias deverão ser evitadas, minimizando-se os riscos de sangramento.

Reações alérgicas são mais comuns com a estreptoquinase (antigênica), entretanto deve-se evitar a sua suspensão em prol de sua eficácia.

TABELA 36.4. Dose dos fibrinolíticos.

Fibrinolítico	Ataque	Manutenção
Estreptoquinase (Streptase®)	250.000 UI × 30 min ou 1.500.000 UI × 2h	100.000 UI/h × 24 a 120h
rt-PA (Actylise®)	10 mg bólus	90 mg × 2h
TNK (Metalyse®)	30 a 50 mg bólus* Ajustado ao peso	—
	< 60 kg = 30 mg ≥ 60 kg < 70 mg = 35 mg ≥ 70 kg < 80 mg = 40 mg ≥ 80 kg < 90 mg = 45 mg ≥ 90 kg = 50 mg	

*Pacientes > 75 anos, reduzir a dose em 50%.

Ao término da trombólise, a anticoagulação é iniciada de forma clássica, com heparina seguida de varfarina ou com os novos anticoagulantes orais, sempre que os níveis TTPa < 1,5 × controle e o fibrinogênio > 100 mg/mL.

Embora raras, as complicações hemorrágicas graves devem ser precocemente identificadas e tratadas:

1. **Crioprecipitado** – 10 unidades por via endovenosa (EV) (rico em fibrinogênio).
2. **Plasma fresco** – 4 unidades EV (rico em fatores de coagulação).
3. **Ácido épsilon-aminocaproico** (Ipsilon®) – 4 g EV 60 minutos.
4. **Reposição de hemácias** – controle da anemia.

As contraindicações dos fibrinolíticos no TEV são as mesmas para as do infarto agudo do miocárdio:

1. **Absolutas:** AVC hemorrágico, AVC isquêmico < 6 meses, neoplasia do SNC, trauma ou cirurgia < 3 semanas, sangramento interno ativo < quatro semanas.
2. **Relativas:** hipertensão arterial não controlada (PAS > 180 mm Hg), cirurgia, biópsia ou punção de vasos não compressíveis < 10 dias, plaquetas < 100.000/mm³, alergia aos fibrinolíticos, doença hepática avançada, ressuscitação traumática, endocardite infecciosa.

FILTRO DE VEIA CAVA INFERIOR

O filtro é posicionado na veia cava inferior, abaixo das veias renais via percutânea femoral ou jugular, dificultando a migração de tromboêmbolos provenientes do sistema cava inferior[46] (Figura 36.16).

As principais indicações são:

1. Contraindicação absoluta aos anticoagulantes.
2. Embolia pulmonar recorrente, sob adequada anticoagulação.
3. Trombose do filtro e mal posicionamento são algumas complicações descritas.

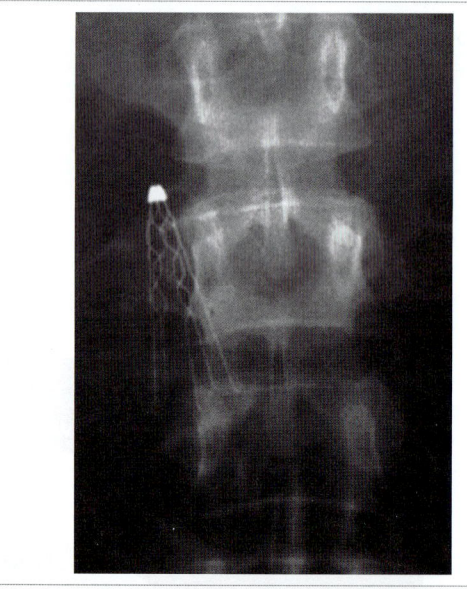

FIGURA 36.16. Filtro de Greenfield na veia cava inferior.

EMBOLECTOMIA

A embolectomia percutânea ou cirúrgica é indicada nos pacientes com embolia pulmonar de alto risco na vigência de alguma contraindicação ao fibrinolítico ou mesmo nos casos de insucesso terapêutico.[47-49]

Entre os dispositivos percutâneos disponíveis estão:

1. **Pronto®:** cateter siliconizado, em que o trombo é aspirado sob pressão negativa de uma seringa.
2. **Aspirex®:** aspiração do trombo sob alta rotação.
3. Trombólise ultrassônica e infusão de fibrinolítico.
4. **Angiojet®:** aspiração do trombo sob efeito Venturi e infusão concomitante de fibrinolítico (Figura 36.17).

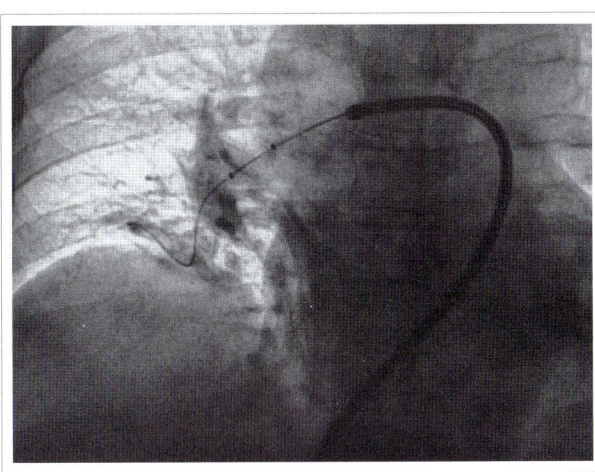 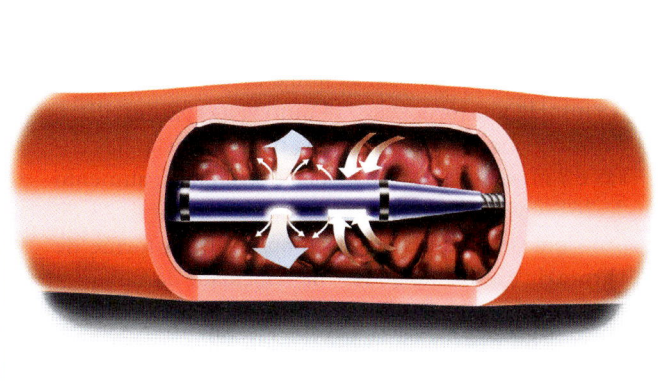

FIGURA 36.17. Angiojet®. Cateter posicionado na artéria pulmonar direita: aspiração e fibrinólise química concomitante.

Nas tromboses iliofemorais, a fibrinólise *in loco* via cateterização seletiva percutânea ou a embolectomia (Angiojet®) têm sido preconizadas.

A embolectomia cirúrgica é reservada como resgate nos casos de falha da terapia fibrinolítica ou da embolectomia percutânea. A indicação precoce com equipe cirúrgica habilitada é fator de melhor prognóstico.

PROFILAXIA

A profilaxia é recomendada para todos os pacientes de risco de TEV, mesmo após a alta hospitalar, especialmente nas cirurgias oncológicas e ortopédicas.

Nos pacientes hospitalizados, o risco estimado de TEV sem profilaxia varia conforme a sua condição: pacientes clínicos (17%); cirúrgicos (20%); com AVC isquêmico (40%); pacientes de cirurgia ortopédica (50%).

Um dos escores mais utilizados para pacientes clínicos hospitalizados é o *Padua Prediction Score*[50] (Tabela 36.5).

TABELA 36.5. Escore de Padua.

Condição clínica	Pontos
Câncer	3
Tromboembolismo venoso pregresso	3
Redução da mobilidade	3
Trombofilia	3
Cirurgia ou trauma < 1 mês	2
Idade ≥ 70 anos	1
Insuficiência pulmonar ou cardíaca	1
Infarto do miocárdio ou AVC < 1 mês	1
Infecção aguda ou doença reumatológica	1
Obesidade (IMC ≥ 30)	1
Contraceptivo, reposição hormonal	1

Baixo risco: 0-3 pontos; alto risco: ≥ 4 pontos.

Os pacientes são divididos em:

1. **Baixo risco:** 0-3 pontos (risco TEV < 0,3%) – sem necessidade de profilaxia.
2. **Alto risco:** ≥ 4 pontos (risco TEV > 11%) – indicar profilaxia.

Nos pacientes cirúrgicos, o risco de trombose venosa depende das características de cada um e do procedimento a ser realizado (Tabela 36.6):

TABELA 36.6. Incidência (%) de TEV em pacientes cirúrgicos.

	TVP distal (%)	TVP proximal (%)	TEP clínico (%)	TEP fatal (%)
Baixo risco	< 10	< 1	0,2	< 0,01
Moderado risco	10-40	2-10	1-2	0,1-0,8
Alto risco	40-80	10-30	2-10	1-5

TVP: trombose venosa profunda; TEP: tromboembolismo pulmonar.

I. **Baixo risco:** cirurgia de pequeno porte, duração < 30 minutos, pacientes com idade < 40 anos e sem fatores de risco adicional.

II. **Moderado risco:** cirurgia geral em pacientes > 40 anos, duração > 30 minutos, mulheres < 40 anos sob uso de estrógenos, presença de fatores de risco adicional.

III. **Alto risco:** cirurgia em pacientes > 40 anos ou com fatores de risco adicional (câncer, trombose venosa/embolia pulmonar prévia).
 - Artroplastia do quadril ou joelho, fratura do quadril.
 - Lesão medular aguda.

Os métodos profiláticos consistem em *não* farmacológicos e farmacológicos:

MÉTODOS NÃO FARMACOLÓGICOS

- **Movimentação dos membros:** uma das mais importantes medidas preventivas é o estímulo à deambulação precoce e a movimentação periódica ativa ou passiva do paciente enquanto ele permanecer acamado. Incrementa o retorno venoso contribuindo na prevenção da trombose venosa.

- **Meias elásticas:** as confeccionadas para uso hospitalar têm compressão gradual ao longo do membro inferior (18 mmHg nos tornozelos, 14 mmHg nas panturrilhas, 8 mmHg nos joelhos, 10 mmHg na parte distal das coxas e 8 mmHg na porção distal) e promovem aumento de 36% na velocidade de fluxo da veia femoral. As de uso doméstico apresentam compressão uniforme de 11 mmHg e aumento de 10% na velocidade do fluxo.

Estima-se redução da incidência de trombose venosa em 50% ou mais quando comparado à sua não utilização. Seu uso precoce associado à deambulação é a primeira medida profilática a ser adotada entre os pacientes hospitalizados e acamados. Desde que não dificulte o procedimento cirúrgico, usá-las na sala cirúrgica poderá contribuir para reduzir essa complicação (Figura 36.18).

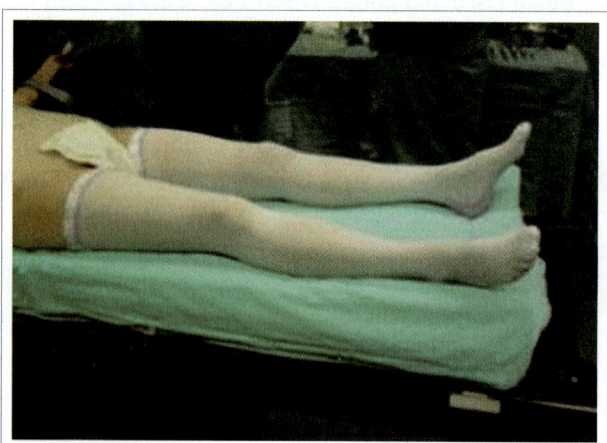

FIGURA 36.18. Meia de compressão graduada.

- **Compressão pneumática intermitente:** a compressão do membro inferior pela insuflação sequencial e intermitente com pressões de 35, 30 e 20 mmHg, respectivamente no tornozelo, joelho e coxa aumenta em 240% a velocidade do fluxo venoso femoral (Figura 36.19).

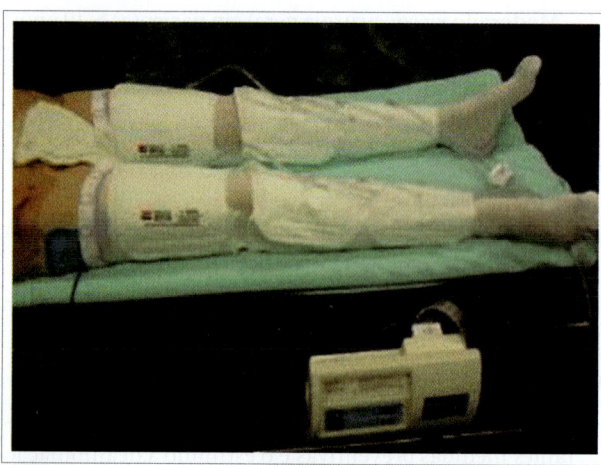

FIGURA 36.19. Meia de compressão pneumática.

MÉTODOS FARMACOLÓGICOS

Os métodos farmacológicos consistem na utilização de heparina não fracionada, heparina de baixo peso molecular, fondaparinux e novos anticoagulantes orais, conforme a condição do paciente.

1. Hospitalização por doença aguda:
   - Heparina não fracionada – 5.000 UI SC, 2 a 3 vezes ao dia.
   - Enoxaparina – 40 mg SC, 1 vez ao dia.
   - Fondaparinux 2,5 mg SC, 1 vez ao dia.
   - Meias de compressão graduada ou pneumática.
2. Cirurgia geral:
   - Heparina não fracionada – 5.000 UI SC, 2 a 3 vezes ao dia.
   - Enoxaparina – 40 mg SC, 1 vez ao dia.
   - Meias de compressão graduada ou pneumática.
3. Cirurgia ortopédica:
   - Varfarina (RNI alvo 2 a 3 vezes).
   - Enoxaparina – 40 mg SC, 1 vez ao dia.
   - Fondaparinux – 2,5 mg SC, 1 vez ao dia.
   - Rivaroxabana – 10 mg 1 vez ao dia.
   - Dabigatrana – 110 mg 2 vezes ao dia.
   - Apixabana – 2,5 mg 2 vezes ao dia.
   - Meias de compressão graduada ou pneumática.

As contraindicações para a profilaxia farmacológica dependem de seu risco hemorrágico:

1. Moderado risco hemorrágico:
   - Sangramento < 3 meses.
   - RNI ≥ 1,5.
   - Plaquetas ≤ 100.000/mm^3.
   - Idade > 80 anos.
   - *Clearance* da creatinina < 30 mL/min.
   - Punção lombar, anestesia peridural/epidural: anticoagulantes não devem ser usados 12 horas antes de uma punção lombar e nem menos de 4 horas após a punção.
2. Elevado risco hemorrágico:
   - Sangramento ativo ou recente.
   - Plaquetas < 50.000/mm^3.
   - Pós-operatório inicial de cirurgia cardíaca, craniotomia, medular.
   - Discrasia sanguínea grave;
   - Uso de varfarina com RNI > 1,8, uso vigente novos anticoagulantes orais (rivaroxabana, dabigatrana, apixabana, edoxabana).

Nesses casos, utilizar somente a profilaxia não farmacológica.

CONSIDERAÇÕES FINAIS

O TEV é a terceira causa de óbito cardiovascular em ambiente hospitalar. A correta identificação do paciente sob risco requer medidas profiláticas apropriadas, farmacológicas ou não.

Também nos eventos tromboembólicos agudos, o tratamento precoce e adequado permitirá melhor prognóstico. Os anticoagulantes parenterais ou orais e fibrinolíticos oferecem risco de hemorragias e, portanto, devem ser utilizados sob supervisão continuada.

REFERÊNCIAS BIBLIOGRÁFICAS

1. Piazza G, Golhaber SZ. Acute Pulmonary Embolism: Part I: Epidemiology and Diagnosis. Circulation. 2006;114:28-32.
2. Park B, Messina L, Dargon P, Huang W, Ciocca R, Anderson FA. Recent trends in clinical outcomes and resource utilization for pulmonary embolism in the United States: Findings from the nationwide inpatient sample. Chest. 2009;136:983-95.
3. Klok FA, Zondag W, van Kralingen KW, van Dijk AP, Tamsma JT, Heyning FH, et al. Patient outcomes after acute pulmonary embolism. A pooled survival analyses of different adverse events. Am J Respir Crit Care Med. 2010;181:501-10.
4. Piazza G, Goldhaber SZ. Chronic thromboembolic pulmonary hypertension. N Engl J Med. 2011;364:351-60.
5. Nggg AC, Chung T, Yong AS, Wong HS, Chow V, Celermajer DS, et al. Long-term cardiovascular and noncardiovascular mortality of 1023 patients with confirmed acute pulmonary embolism. Cir Cardiovsc Qual Outcomes. 2011,4:122-8.
6. Tapson V. Acute pulmonary embolism. N Engl J Med. 2008;358: 1037-52.
7. Konstandinidis SV, Torbicki A, Agnelli G, Danchin N, Fitzmaurice D, Galiè N, et al. The Task Force the Diagnosis and Management of Acute Pulmonary Embolism of the European Society of Cardiology and endorsed by European Respiratory Society. Eur Heart J. 2014;35:3033-80.
8. Goldhaber SZ. Risk factors for venous thromboembolism. J Am Coll Cardiol. 2010;56:1-3.
9. Jaff MR, McMurtry MS, Archer SL, Cushman M, Goldenberg N, Goldhaber SZ, et al. Management of massive and submassive pulmonary embolism, iliofemoral deep vein thrombosis, and chronic thromboembolic pulmonary hypertension: A Scientific Statement from the American Heart Association. Circulation. 2011;123:1788-2020.
10. Fuchs TA, Brill A, Wagner DD. Neutrophil extracellular trap (NET) impact on deep vein thrombosis. Arterioscler Thromb Vasc Biol. 2012;32:1777-882.
11. Piazza G, Goldhaber SZ. Venous thromboembolism and atherothrombosis: an integrated approach. Circulation. 2010;121:2146-50.
12. Fox EA, Kahn SR. The relationship between inflammation and venous thrombosis. A systematic review of clinical studies. Thromb Haemost. 2005;94:362-5.
13. Goldhaber SZ. Pulmonary embolism. In: Braunwald E, Zippes. Braunwald's Heart disease: A Textbook of Cardiovascular Medicine (15th edition). New York: Elsevier, 2015. p.1664-81.
14. Agnelli G, Becattini C. Current concepts: acute pulmonary embolism. N Engl J Med. 2010;15:266-74.
15. Bounameaux H, Perrier A, Righini M. Diagnosis of venous thromboembolism: an update. Vasc Med. 2010;15:399-410.
16. Goldhaber SZ, Bounameaux H. Pulmonary embolism and deep venous thrombosis. Lancet. 2012;379:1835-42.
17. Vanni S, Polidori G, Vergara R, Pepe G, Nazerian P, Moroni F, et al. Prognostic value of ECG among patients with acute pulmonary embolism and normal blood pressure. Am J Med. 2009;122:257-64.
18. Shiva S, Bennett S. Westermak's and Palla's signs in acute pulmonary embolism. Circulation. 2007;115:e211.
19. Di Nisio M, Squizzato A. Diagnosis accuracy of d–dimer test for exclusion of venous thromboembolism: a systematic review. Ann Intern Med 2004;140:589-602.
20. Penaloza A, Roy PM, Kline F, Verschuren F, LE Gal G, Quentin-Georget S, et al. Performance of age-adjusted d-dimer cut-off to rule out pulmonary embolism. J Thromb Haemost. 2012;10:1291-6.
21. Arrens ED, Fathy A. Egyp. J Chest Dis Tuberc. 2014;63:247-52.
22. Becattini C, Agnelli G, Vedovati MC, Pruszczyk P, Casazza F, Grifoni S, et al. Multidetector computed tomography for acute pulmonary embolism: diagnosis and risk stratification in a single test. Eur Heart J. 2011;32:1657-62.
23. Bajc M, Olssen B, Palmer J, Jonson B. Ventilation/perfusion SPECT for diagnostics of pulmonary embolism in clinical practice. J Intern Med. 2008;264(4):379-87.
24. van Beek EJ, Reekers JA. Feaibility, safety and clinical utility of angiography in patients with suspected pulmonary embolism. Eur Radiol. 1996;6:415-9.
25. Kearon C, Ginsberg JS, Hirsh J. The role of venous ultrasonography in the diagnosis of suspected deep venous thrombosis and pulmonary embolism. Ann Intern Med. 1998;129(12):1044-9.
26. Rudski LG, Lai WW, Afilalo J, Hua L, Handschumacher MD, Chandrasekaran K, et al. Guidelines for echocardiography assessment of the right heart in adults: a report from the American Society of Echocardiography endorsed by the European Association of Ecchocardiography, a registred branch of the European Society of Cardiology, and the Canadian Society of Echocardiography. J Am Soc Echocardiogr. 2010;23(7):685-713.
27. Campos PC, Baruzzi AC, Knobel E, Vieira ML. Successful treatment of colon cancer related right heart thromboemboli with prolonged intravenous streptoquinase during serial TOE monitoring. Heart. 2005;91:390.
28. Wells PS, Gibson NS, Sohne M, Kruip MJ, Tick LW, Gerbes VE, et al. Further validation and simplification of the Wells clinical decision rule in pulmonary embolism. Thromb Haemost. 2008;99(1):229-34.
29. van Belle A, Buller HR, Huisman MV, Huisman PM, Kaasjager K, Kamphuisen PW, et al. Effectiveness of managing suspected pulmonary embolism using an algorithm combining clinical probability, D-dimer testing, and computed tomography. JAMA. 2006; 295(2):172-9.
30. Sanchez O, Trinquart L, Caille V, Couturaud F, Pacouret G, Meneveau N, et al. Prognostic factors for pulmonary embolism: the prep study, a prospective multicenter cohort study. Am Respir Crit Care Med. 2010;181(2):168-73.
31. Jimenez D, Kopecna D, Tapson V, Briese B, Schreiber D, Lobo JL, et al. Derivation and validation of multimarker prognostication for normotensive patients with acute symtomatic pulmonary embolism. Am Respir Crit Care Med. 2010;181(6):718-26.
32. Van der Hulle T, Kooiman J, den Exter PL, Dekkers OM, Klof FA, Huisman MV. Effectiveness and safety of novel oral anticoagulants as compared with vitamin K antagonists in the treatment of acute symptomatic venous thromboembolism: a systematic review and meta-analysis. J Thromb Haemost. 2014;12(3):320-8.
33. Raschke RA, Gollihare B, Peirce JC. The effectiveness of implementing the weight-based heparin nomogram as a practice guideline. Arch Intern Med. 1996;156(15):1645-9.
34. Garcia DA, Baglin TP, Weitz JL, Samama MM. Parenteral anticoagulants: Antithrombotic therapy and prevention of thrombosis, 9th ed: American College of Chest Physicians Evidence-Based Clinical Practice. Chest. 2012;141(2 Suppl):e24S-e43S.
35. Buller HR, Davidson BL, Decousus H, Gallus A, Gent M, Piovella F, et al. Subcutaneous fondaparinux versus intravenous unfractioned heparin in the initial treatment of pulmonary embolism. N Engl J Med. 2003;349(18):1695-702.
36. Kearon C, Akl EA, Comerota AJ, Prandoni P, Bounameaux H, Goldhaber SZ, et al. Antithrombotic therapy for VTE disease: Antithrombotic therapy and prevention of thrombosis, 9th ed: American College of Chest Physicians Evidence-Based Clinical Practice. Chest. 2012;141(2 Suppl):e419S.
37. Kimmel SE, French B, Kasner SE, Johnson JA, Anderson JL, Gage BF, et al. A pharmacogenetic versus a clinical algorithm for warfarin dosing. N Engl J Med. 2013;369(24):2283-93.
38. Yeh CH, Gross PL, Weitz JI. Evolving use of new oral anticoagulants for treatment of venous thromboembolism. Blood. 2014;124(70): 1020-8.

39. Miesbach W, Seifried E. New direct oral anticoagulants – current therapeutic option and treatment recommendations for bleeding complications. Thromb Haemost. 2012;108:625-30.
40. Goldhaber SZ, Piazza G. Optimal duration of anticoagulation after venous thromboembolism. Circulation. 2011;123:664.
41. Verhovsek M, Douketis JD, Yi Q, Shrivastava S, Tait RC, Baglin T, et al. Systematic review: D-dimer to predict recurrent disease after stopping therapy for unprovoked venous thromboembolism. Ann Intern Med. 2008;149:481.
42. Simes J, Becattini C, Agnelli G, Eikelboom JW, Kirby AC, Mister R, et al. Aspirin for the prevention of recurrent venous thromboembolism. The INSPIRE Collaboration. Circulation. 2014;130:1062-71.
43. Marti C, John G, Konstantinidis S, Combescure C, Sanchez O, Lankeit M, et al. Systematic thrombolytic therapy for acute pulmonary embolism: a systematic review and mata-analysis. Eur Heart J. 2014; 35:332-45.
44. Chatterjee S, Chakraborty A, Weinberg I, Kadakia M, Wilensky RL, Sardar P, et al. Thrombolysis for pulmonary embolism and risk of all-cause mortality, major bleeding, and intracranial hemorrhage. A meta-analysis. JAMA. 2014;311(23):2414-21.
45. Meyer G, Vicaut E, Danays T, Agnelli G, Becattini C, Beyer-Westendorf J, et a. Fibrinolysis for patients with intermediate-risk pulmonary embolism. PEITHO Investigators. N Engl J Med. 2014;370(15):1402-11.
46. Stein PD, Matta F, Keyes DC, Willyerd GL. Impact of vena cava filters on in-hospital case fatality rate from pulmonary embolism. Am J Med. 2012;125:478.
47. Takahashi H, Okada K, Matsumori M, Kano H, Kitagawa A, Okita Y. Aggressive surgical treatment of acute pulmonary embolism with circulatory collapse. Ann Thorac Surg. 2012;94(3):785-91.
48. Kuo WT, Gould MK, Loule JD, Rosenberg JK, Sze DY, Hofmann LV. Catheter-directed therapy for the treatment of massive pulmonary embolism: systematic review an meta-analysis of modern techinics. J Vasc Interv Radiol. 2009;20(11):1431-40.
49. Kuchert N, Boekstegers P, Muller OJ, Kupatt C, Beyer-Westendorf J, Heitzer T, et al. Randomized, controlled trial of ultrasound-assisted catheter-directed thrombolysis for acute intermediate-risk pulmonary embolism. Circulation. 2014;129(4):479-86.
50. Barbar S, Noventa V, Rosseto V, Ferrari A, Brandolin B, Perlati M, et al. A risk assessment model for the identification of hospitalized medical patients at risk for venous thromboembolism: the Padua prediction score. J Thromb Haemost. 2010;8:2450-7.
51. Pollack CV Jr, Reilly PA, Eikelboom J, Glund S, Verhamme P, Dubiel R, et al. Idarucizumab for Dabigatran Reversal. N Engl J Med. 2015;373:511-20.

CAPÍTULO 37

TROMBOSE VENOSA PROFUNDA

Hilton Waksman
Ricardo Aun

DESTAQUES

- A doença tromboembolismo venoso (TEV) agrega a trombose venosa profunda (TVP) e sua principal complicação aguda, o tromboembolismo pulmonar (TEP).
- O TEP tem, pelo menos, 70% de sua origem em TVP dos plexos pélvicos, segmento iliofemoral e poplíteo, como demonstrado pela primeira vez por Virchow em 1856.
- Complicação crônica da TVP: insuficiência venosa crônica e a síndrome pós-flebítica.
- Séries cirúrgicas, sem profilaxia para TEV. TVP pode ocorrer em até 75% dos pacientes. Séries clínicas: TVP em até 60% dos pacientes hospitalizados.
- TVP ocorre silenciosamente em até 25% dos pacientes submetidos à cirurgia geral.
- No início do quadro, até 50% dos casos não apresentam sinais ou sintomas, sendo confirmado o diagnóstico apenas por exames complementares.
- Por outro lado, em 30% a 50% dos casos com sinais e sintomas sugestivos de TVP o diagnóstico não se confirma com exames complementares iniciais.
- Exame complementar de imagem mais empregado no diagnóstico da TVP: ultrassonografia com Doppler venoso, com 95% de sensibilidade e 97% de especificidade para o diagnóstico. Em veias mais distais da perna, sujeito a falso-negativos.
- Tratamento: anticoagulação. Também pode ser com emprego de heparina não fracionada (HNF) ou heparina de baixo peso molecular (HBPM), seguida ou não pela anticoagulação oral, de acordo com a indicação clínica. Esta, quando escolhida, pode ser realizada com dicumarínicos, iniciados dentro de 48 horas, ou imediatamente com o emprego dos novos anticoagulantes (em nosso meio, atualmente, a rivaroxabana ou a dabigratana ou a apixabana).
- Em algumas circunstâncias o uso dos novos anticoagulantes pode ser feito desde o início do tratamento, sem necessidade do uso de HNF ou HBPM.
- A partir do 2º dia de anticoagulação e repouso, início de deambulação e meias elásticas de média compressão.
- Para profilaxia de TEV e TVP, dividir os pacientes em muito baixo ou baixo, moderado e alto risco para TEV, associando análise de risco hemorrágico:
    - Risco muito baixo ou baixo para TEV: profilaxia não farmacológica;
    - Risco moderado ou alto para TEV, com alto risco hemorrágico: profilaxia não farmacológica;
    - Risco moderado ou alto para TEV, com baixo risco hemorrágico: profilaxia não farmacológica e farmacológica.
- Complicações mais comuns do tratamento na fase aguda: hemorragia e trombocitopenia induzida pela heparina tipo I (TIH) e II (autoimune).

INTRODUÇÃO

O TEV agrupa várias situações clínico-cirúrgicas em que há ocorrência de trombos ou êmbolos com comprometimento circulatório venoso. Sua variabilidade clínica depende de em quais órgãos e locais ocorrem. A manifestação de TEV mais comum e frequente é a TVP em membros inferiores seguido do tromboembolismo pulmonar (TEP), geralmente como complicação do primeiro.

A TVP é uma doença caracterizada pela formação aguda de trombos em veias profundas. Apesar de poder atingir pessoas hígidas, comumente está relacionada a outras doenças clínicas ou cirúrgicas.[1-2]

A principal complicação da TVP em sua fase aguda é o TEP. Aceita-se atualmente que pelo menos 70% das embolias pulmonares têm sua origem em trombose venosa profunda dos plexos pélvicos, segmento iliofemoral e poplíteo, como foi demonstrado pela primeira vez por Virchow em 1856. Naquela ocasião, Virchow propôs que a tríade estase venosa, lesão da íntima e hipercoagulabilidade seria a base da compreensão da TVP, bem como do TEV.[1-3]

Nos membros inferiores (MMII), local de maior incidência de trombose venosa profunda, ela é denominada de proximal quando ocorre acima da veia poplítea e distal ou de panturrilha quando ocorre abaixo. Observa-se que o risco de tromboembolismo pulmonar é cerca de duas vezes maior em pacientes com TVP proximal. No entanto, a ocorrência de embolia pulmonar decorrente de trombose venosa profunda dos membros superiores ou de tromboflebites superficiais é extremamente baixa.[2-3]

Além do já supracitado, a TVP tem como principal complicação de longo prazo a insuficiência venosa crônica e a síndrome pós-flebítica, que, por ter prevalência elevada em nosso meio (estimada em 2,5%), acarreta grandes problemas socioeconômicos.[3-4]

O diagnóstico e o tratamento da TVP são imprescindíveis para evitar suas complicações, já que o seu quadro clínico é limitado.

ASPECTOS EPIDEMIOLÓGICOS

Acredita-se que a incidência da TVP em pacientes não internados seja de cerca de 1-2/1 mil habitantes, sendo mais frequente em idosos. Habitualmente, é unilateral (mais de 90%), mas quando é bilateral, frequentemente está associada à neoplasia ou ao comprometimento da veia cava inferior.[1-4]

Raramente é vista em crianças, sendo neste caso, em geral associada à manipulação venosa ou síndrome paraneoplásica.

Em pacientes hospitalizados sem profilaxia para TEV, observamos que a incidência de TVP pode ocorrer em até 75% dos pacientes cirúrgicos (especialmente os submetidos a grandes cirurgias, cirurgias ortopédicas e geniturinárias) e de até 60% nos casos clínicos cardíacos ou neurológicos.[2-4]

Nos Estados Unidos, a TVP é responsável por cerca de 600 mil internações/ano. O TEV, mais frequentemente manifestado pela TVP e pelo TEP, é a maior causa de morbidade e mortalidade entre pacientes hospitalizados, estimando-se que a embolia pulmonar seja a responsável pela morte de 50 a 100 mil pacientes por ano, o que representa 5% a 10% das mortes hospitalares norte-americanas. Considerando-se que a maior parte dos casos de TEP tem sua origem em casos de TVP, podemos então abstrair a importância desta. Em necropsias, a TVP está presente em cerca 20% das mortes e é causa direta em aproximadamente 3%. Além disso, acredita-se que a TVP possa ocorrer de forma silenciosa em até 25% dos pacientes submetidos à cirurgia geral, sendo que destes, cerca de 10% poderiam evoluir com TEP potencialmente fatal.[4]

Considerando-se que até metade dos casos de TVP podem ser assintomáticos, inclusive os que morrem de TEP, e que dois terços de todas as embolias pulmonares fatais ocorrem em até 30 minutos após o episódio agudo, novamente destacamos a importância do diagnóstico precoce, do tratamento adequado e principalmente da necessidade de se realizar profilaxia da doença.[4]

FISIOPATOGENIA

Os trombos que ocorrem no sistema venoso habitualmente se formam em áreas de estase, sendo ricos em hemácias e fibrina, porém pobres em plaquetas. A fibrina é o monômero final da cascata de coagulação.[1]

O local da parede venosa onde geralmente o processo de coagulação se inicia é o plano valvar. A extensão do trombo ocorre na direção do fluxo sanguíneo pela deposição de sucessivas camadas, entretanto os seus segmentos flutuantes proximais, por serem mais frágeis, podem se fragmentar com risco de embolização para os pulmões.[1-2]

A lise precoce do trombo, seja por mecanismos endógenos (estimulados pelo emprego de anticoagulantes), seja por ação de agentes trombolíticos, torna o risco de complicações agudas ou crônicas bem menores.

A tríade de Virchow descrita em 1856 é aceita até os nossos dias como a base da fisiopatogenia da TVP, bem como do TEV:[1-3]

- A lesão da parede, que pode ser por agressão direta, ação de imunocomplexos e endotoxinas;
- A estase venosa, que tem como causa duas variantes: a velocidade e o volume do retorno venoso;
- A hipercoagulabilidade, resultado do efeito de fatores de risco e fatores desencadeantes, que levam a um desequilíbrio do sistema de coagulação-anticoagulação-fibrinólise, cujo resultado final é a formação de um trombo em determinado segmento venoso.

O quadro de dor e edema unilateral do membro inferior observados na TVP é decorrente da obstrução venosa, que leva à distensão da parede da veia, com inflamação desta e dos tecidos circunjacentes, seguindo-se de edema da musculatura e distensão das veias superficiais decorrentes da estase venosa.

FATORES DE RISCO

Os principais fatores de risco para TEV e TVP são:[1-2,4-7]

- **Idade:** a atividade fibrinolítica em resposta à oclusão das veias das pernas é acentuadamente mais baixa em pacientes com idade acima de 65 anos, apesar de que se observou uma incidência aumentada de TVP entre pacientes cirúrgicos já aos 40 anos, com aumento exponencial acima de 50 anos;
- **Imobilização:** em estudos de pós-operatório (PO) ou fraturas com imobilização gessada há aumento importante dos casos de TVP, em que tempo de imobilização é uma variável independente. Nas cirurgias (considerando-se tempo, tipo e tamanho do procedimento), o trauma tecidual (trauma direto sobre os vasos e ativação da coagulação) e a anestesia (risco maior na anestesia geral do que regional) são fatores de risco para TVP;
- **Neoplasia:** pacientes portadores de câncer têm risco aumentado de TVP em virtude dos fatores que levam a um estado de hipercoagulabilidade. O risco é até três vezes maior em relação ao paciente normal. Esse fato decorre da presença de fatores pró-coagulantes, diminuição da atividade fibrinolítica e compressão/infiltração tumoral de veias com diminuição do fluxo venoso;
- **Quimioterapia:** no tratamento do câncer, especialmente de mama, urológico e doenças linfoproliferativas, há aumento do risco de TVP, em razão da lesão venosa direta, por redução dos níveis de antitrombina III, de proteína C e S e aumento dos níveis do fator Von Willebrand. Esses fenômenos podem estar presentes em qualquer quimioterapia e são mais comuns com a associação de vários agentes;
- **Doença cardiovascular:** o risco se eleva em até três vezes o normal, por vários fatores, como aumento da pressão venosa central, diminuição da velocidade de circulação do sangue, imobilidade no leito e hipóxia tecidual levando à lesão endotelial;
- **Trombose venosa prévia:** o risco de TVP em pacientes operados e que tinham história prévia da doença é de até 68% contra 25% a 26% dos pacientes sem TVP prévia;
- **Veias varicosas:** veias varicosas podem indicar TVP prévia desconhecida, porém são pouco relacionadas como sua causa direta; somente em casos com alteração importante no fluxo venoso e com refluxo acentuado há maior predisposição;
- **Obesidade:** o risco torna-se maior por dificuldade de mobilização, diminuição da atividade fibrinolítica e peso da "prensa abdominal", que diminui o retorno venoso dos MMII;
- **Gestação:** gestantes têm maior probabilidade de desenvolver TVP do que a população geral pelo menor tônus venoso induzido pelos hormônios e pela maior pressão abdominal, facilitando a estase, principalmente no último trimestre da gestação. No puerpério, há diminuição da atividade fibrinolítica, liberação de tromboplastina tecidual e estase venosa em veias da pelve levando a grande aumento do risco de TVP;[8-9]
- **Uso de anticoncepcional oral (ACO):** as formulações com altas doses de estrógeno induzem a estado hormonal semelhante ao da gestação com consequente aumento do risco de TVP;[8-9]
- **Politrauma:** os dados de literatura referentes a TVP em politrauma são difíceis de interpretar em razão da natureza diversa das lesões e da inclusão de fraturas de membros inferiores. Entretanto, mesmo em pacientes com trauma primário sem comprometimento dos MMII (p. ex.: face, tórax ou abdome) verifica-se a ocorrência de TVP em até 40% destes pacientes;
- **Fatores hematológicos:** fatores de risco relacionados a alterações de coagulação congênita ou adquiridos têm sido amplamente pesquisados: anticoagulante lúpico; deficiência de proteína C e S; deficiência de antitrombina III; atividade fibrinolítica diminuída; fator V de Leyden; mutação da protrombina; hiper-homocisteinemia; grupo sanguíneo A (nas mulheres, há maior incidência de TVP nas do tipo sanguíneo A e menor nas do tipo O);
- **Doença inflamatória intestinal:** tem sido demonstrado que pacientes com doença inflamatória intestinal ativa apresentam incidência aumentada de TVP por um estado de hipercoagulabilidade;
    - Outras causas:
    - Policitemia vera por aumento da viscosidade sanguínea, com diminuição do fluxo venoso e lesão endotelial;
    - Lúpus eritematoso sistêmico (LES) por anticoagulante lúpico, lesão endotelial por glicoproteínas e imunocomplexos;
    - Hemoglobinúria paroxística noturna por lesões de imunocomplexos.

Em UTI, os fatores de risco frequentemente estão associados e apresentam efeito sinérgico com aumento de risco para TVP. Desse modo, a associação de politrauma, cirurgia de grande porte e lesão vascular, por exemplo, incrementa várias vezes o risco de TVP e evolução para EP.[1-2,4-9]

DIAGNÓSTICO

Clinicamente se apresenta como edema, dor e aumento do volume do membro com empastamento muscular. Ao exame físico deve-se procurar assimetria dos MMII e os sinais de Homans (dor à dorsiflexão do pé) e da "bandeira" (empastamento da musculatura da panturrilha). Em pacientes acamados, em PO, imobilizados ou com neoplasias que apresentem queixas quanto aos MMII, especialmente quando unilateral, deve-se sempre descartar a TVP.[1-2,6]

O exame clínico, porém, pode não ser diagnóstico, pois se sabe que no início do quadro, 50% dos casos não apresentam sinais ou sintomas, sendo confirmado o diagnóstico apenas por exames complementares.[4]

Por outro lado, em 30% a 50% dos casos com sinais e sintomas sugestivos de TVP, o diagnóstico não se confirma com exames complementares iniciais. A avaliação clínica acurada, reconhecendo-se a probabilidade clínica de TVP, é fundamental para se progredir na avaliação diagnóstica.

Ao exame clínico, são observados os seguintes sinais e sintomas:[1-2,6]

- **Dor:** é o sintoma mais comum da TVP. Causada pela distensão da própria veia, pelo processo inflamatório vascular e perivascular e pelo edema muscular que expande o volume dos músculos no interior da fáscia muscular pouco distensível, o que ocasiona pressão sobre as terminações nervosas;
- **Edema:** é causado pelo aumento da pressão venosa, piorando com o paciente sentado ou em pé por aumento da pressão hidrostática. Deve-se suspeitar de TVP quando um paciente apresentar edema em um só membro ou se já existir edema bilateral nos MMII e que se torne maior em um dos membros;
- **Febre, taquicardia, mal-estar:** causados pela liberação de cininas, prostaglandinas e enzimas proteolíticas próprias da reação inflamatória;
- **Dilatação das veias superficiais:** funciona como colaterais. Quando aparece na face anterior do pé e da perna essa dilatação é designada por alguns autores como sinal de Pratt ou veias sentinelas de Pratt;
- **Edema muscular (sinal da "bandeira"):** com a perna semifletida, há empastamento da musculatura da perna quando mobilizada manualmente;
- **Dor muscular (sinal de Homans):** dor à palpação da panturrilha e na manobra de dorsiflexão passiva do pé, com a perna estendida;
- **Cianose:** nos casos de TVP muito extensa e grave com diminuição importante do retorno venoso, pode ocorrer cianose, tensão muscular, esfriamento e dor muito importante, caracterizando o quadro de *Flegmasia Cerulea Dolens*. Nos casos mais graves, pode ocorrer comprometimento arterial, com intensa palidez cutânea, sinais de isquemia do membro e evolução para o que se caracteriza "gangrena venosa", a *Phlegmasia Alba dolens*, com elevada morbimortalidade;
- **Aumento da temperatura da pele e dor à palpação dos trajetos venosos:** por aumento da circulação superficial e estase venosa, bem como reação inflamatória local.

Entre os diagnósticos diferenciais podemos citar: erisipela, ruptura muscular, ruptura de cisto de Baker, miosites, vasculites cutâneas e linfedema. Todos esses diagnósticos podem apresentar sintomas que confundem com a TVP, porém por causa dos riscos envolvidos em um diagnóstico equivocado deve-se insistir em um diagnóstico definitivo, mesmo que com ajuda de métodos auxiliares.

MÉTODOS AUXILIARES

Nos dias atuais, o exame complementar de imagem mais empregado no diagnóstico da TVP é a ultrassonografia com Doppler venoso, que tem 95% de sensibilidade e 97% de especificidade para o diagnóstico, especialmente para tromboses proximais. Em veias da perna, mais distais, esse exame está mais sujeito a falso-negativos.[10-11]

Em casos especiais, pode-se recorrer à tomografia computadorizada ou à flebografia para confirmação diagnóstica, apesar de esta última ser cada vez menos empregada.[11]

O emprego de exames laboratoriais, particularmente os de coagulação, ajuda no diagnóstico, além de se prestarem ao acompanhamento do tratamento. A dosagem do D-dímero tem alta sensibilidade (Elisa – 99%, Látex – 90%) para TEV/TVP, porém baixa especificidade (40% e 60%). Portanto, valores > 500 mcg/L são fortemente sugestivos de fenômeno trombótico, enquanto valores inferiores excluem a possibilidade de trombose.[10-11]

A Figura 37.1 apresenta proposta para diagnóstico de TEV/TVP.

Nos casos em que não há um fator predisponente bem estabelecido para trombose, deve-se realizar a pesquisa laboratorial de doença neoplásica e de trombofilia. Dentre as trombofilias a serem investigadas, as principais são: hiper-homocisteinemia; anticoagulante lúpico; anticorpos antifosfolípides; deficiência de antitrombina III; deficiência de proteínas C e S; resistência à proteína C ativada e mutação do fator V (Leyden); mutação do gene G20210A da protrombina. Em pacientes com TEV, de etiologia não documentada, a busca de neoplasias sem manifestações clínicas parece não ser custo-efetiva e, por isso, não recomendada.[1-4,6]

TRATAMENTO

O padrão-ouro para tratamento da TVP/TEV é a anticoagulação. Essa forma de tratamento visa ao alívio dos sintomas agudos, além de evitar a ocorrência de tromboembolismo pulmonar e síndrome pós-flebítica.[1-2,5,12-13]

A anticoagulação pode ser feita com emprego de heparina por 5 a 7 dias, via endovenosa ou subcutânea, para evitar TEP e progressão do trombo até que haja sua aderência na parede da veia.[14-15]

Quando se utiliza a HNF endovenosa, deve-se iniciar com uma dose de ataque (50 a 100 µ/kg, geralmente em torno de 5.000 UI para adulto), seguida de manutenção com infusão contínua (10 a 20 µ/kg/hora, totalizando em torno de 30.000 UI por dia, em adulto de 70 kg), sendo monitorizada pelo tempo de tromboplastina parcial ativada (TTPa), mantendo sua relação com o normal entre 2 e 2,5. Em casos de TEP ou de TVP de repetição em pacientes já anticoagulados, pode-se manter um TTPa mais alargado, entre 2 e 3.[15-17]

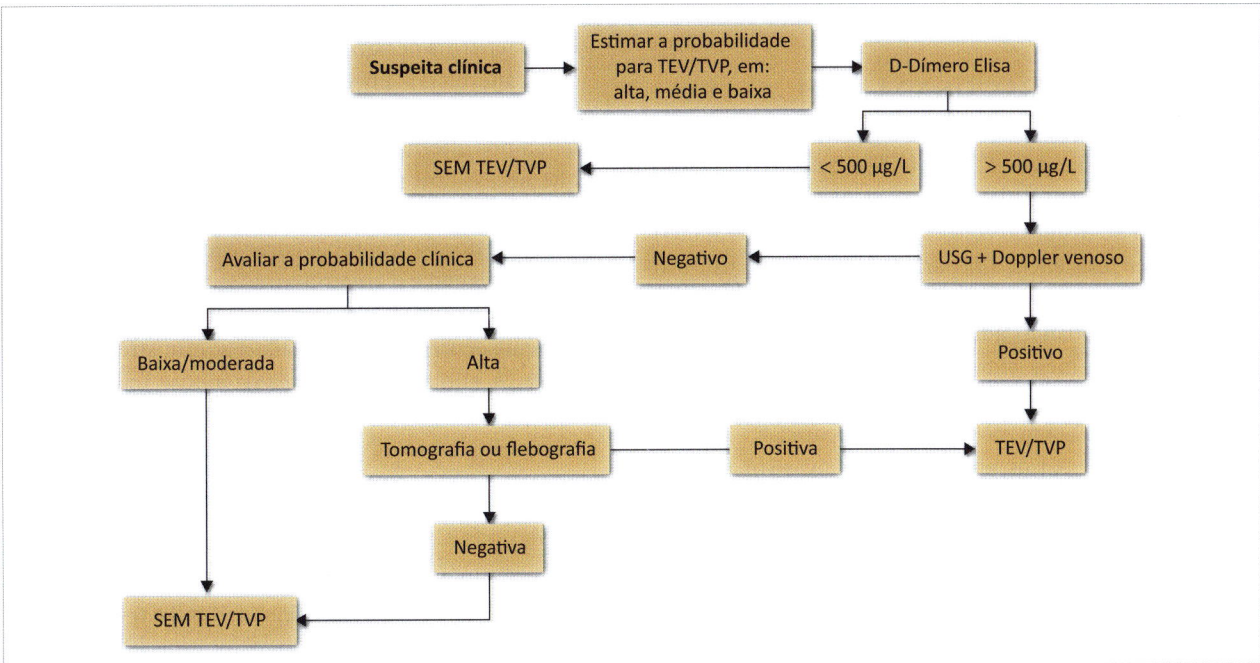

FIGURA 37.1. Diagnóstico do TEV/TVP.

O uso de HNF subcutânea obedece a critérios semelhantes quanto aos controles clínicos descritos acima para heparina endovenosa, porém administrada 2 a 3 vezes ao dia. Desde meados dos anos 1990, também de uso subcutâneo, tem sido amplamente empregado e divulgado o uso de HBPM, que por apresentarem maior biodisponibilidade no plasma permitem seu emprego uma ou duas vezes ao dia. A este fato agrega-se a conveniência da possibilidade de tratamento domiciliar, ou diminuição do tempo de hospitalização. A favor deste tipo de anticoagulante há a menor possibilidade de sangramento.[16-17]

O repouso em posição de Trendelenburg, pela diminuição da pressão hidrostática, leva à diminuição do edema, melhora da tensão nos compartimentos e consequente alívio da dor.[12-18]

A partir do 2º dia de anticoagulação e repouso, deve-se iniciar a deambulação, além do emprego de meias elásticas de média compressão, que deverão ser utilizadas em todo tratamento (hospitalar e ambulatorial).[18]

Quando a opção por anticoagulação oral com dicumarínicos for empregada, pode ser introduzida nas primeiras 48 horas do início do tratamento e assim que atingir atividade adequada (pode ocorrer em 48 a 72 horas após), deve-se iniciar a retirada da heparina, seja HNF, seja HBPM. Os anticoagulantes orais são mantidos enquanto as causas da TVP persistirem ou por pelo menos 3 a 6 meses. Quando há presença de trombofilia os anticoagulantes orais podem ser mantidos permanentemente, de acordo com a situação clínica.[1-2,13]

Mais recentemente, diversos estudos com os novos anticoagulantes orais (dabigatrana, rivaroxabana e apixabana) têm modificado essa proposta terapêutica, visto que se pode iniciar o tratamento diretamente com os novos anticoagulantes ou a substituição da heparina (qualquer tipo) por esta nova classe de drogas será mais rápida (imediata), sem necessidade do período de transição com uso simultâneo de heparina e outros anticoagulantes (p. ex.: varfarina).[19-31]

Os novos anticoagulantes têm ações na cascata de coagulação em pontos diferentes, porém maior estabilidade de ação em relação aos dicumarínicos ao longo do tempo, o que dispensa o controle rigoroso que as drogas mais antigas exigiam. Têm, também, menor interação medicamentosa além de apresentarem potencial de sangramento semelhante aos anticoagulantes mais antigos.[19-31]

Entretanto, ainda não existe uma medicação específica para sua inativação em caso de sangramento ou emergência cirúrgica e é revertido somente com emprego de plasma fresco ou complexo protrombínico.

Em casos de TVP iliacofemoral grave (*Flegmasia Cerulea Dolens* ou *Alba dolens*), pode-se indicar a trombectomia venosa via inguinal, porém é considerada conduta de exceção e não dispensa a anticoagulação posterior. Em pacientes jovens, tem sido proposto em determinadas circunstâncias clínicas o uso de fibrinolíticos localmente, seguidos de colocação de *stent* venoso, nos casos de compressão venosa (síndrome de Cockett) com resultados iniciais animadores, não dispensando, porém, posterior anticoagulação.[2,5]

Em pacientes com contraindicação para a anticoagulação ou que apresentem TEP apesar de corretamente anticoagulados, está indicada a passagem de filtro de veia cava inferior, como forma de se evitar tal complicação.[1-2,5]

PRINCIPAIS DROGAS EMPREGADAS NO TEV/TVP

HEPARINA NÃO FRACIONADA (HNF)

Não tem efeito isolado (direto). Age sobre a antitrombina III (ATIII). Quando a ATIII está diminuída (coagulação intravascular disseminada, neoplasias, trombose extensa, PO imediato ou distúrbio congênito – deficiência de ATIII) pode ocorrer resistência a heparina, sendo necessário uso de doses maiores. A meia-vida depende da dose e da via de administração. Quando administrada via endovenosa em "bólus" tem uma meia-vida de ± 60 minutos. A metabolização e a excreção da heparina ocorrem principalmente nos rins, enquanto 25% têm metabolização hepática.[16-17]

Se forem necessários procedimentos invasivos (cateter venoso central, biópsias, cirurgias), deve-se parar a infusão de heparina 6 a 8 horas antes do procedimento e deixar o TTPa em 1,5 o normal.

Entre as complicações no uso de heparina, podemos citar:[1-2,16-17]

- **Hemorragia:** a mais comum das complicações. Pode ocorrer em até 30% dos pacientes em terapia com heparina e destes, 10% têm sangramento importante. A hemorragia é tratada com suspensão imediata da heparina e emprego de sulfato de protamina na dose de 1 mg para cada 100 UI de heparina ainda circulante, controlando sempre a reversão pelo TTPa;

- **Trombocitopenia:** frequentemente ocorre dentro de 2 a 10 dias após o início do tratamento. Cerca de 10% a 20% dos pacientes que recebem heparina não fracionada apresentarão queda na contagem de plaquetas para menos que a faixa de normalidade ou 50% de queda da contagem dentro da faixa normal. A maioria dos casos acontece por um mecanismo não imune de trombocitopenia induzida pela heparina (TIH tipo I), sem nenhuma consequência clínica. Tipicamente, há menor queda na contagem plaquetária que ocorre dentro dos primeiros 2 dias do início da heparina e retorna ao normal quando ela é descontinuada. Os casos mais graves acontecem por um mecanismo imune mediado, caracterizado pela formação de anticorpos contra o fator plaquetário 4, presente nas plaquetas (TIH tipo II). A frequência é de 0,3% a 3% em pacientes expostos a heparina por mais de 4 dias, manifestando-se entre 4 e 10 dias. Uma das principais complicações da TIH é a trombose, venosa e arterial, que acontece provavelmente pela liberação de substâncias pró-coagulantes liberadas pelas plaquetas ativadas. Importante: entre os pacientes que recebem heparina por um evento trombótico, o sinal inicial de TIH é a trombocitopenia. Se tal paciente, neste cenário, desenvolve trombose recorrente, considerar fortemente trombose associada a TIH mais que pelo processo inicial. O tratamento consiste em suspensão imediata (incluindo heparina em cateteres e *flushes* em linhas venosas e arteriais heparinizadas). Heparina de baixo peso não deve ser administrada como alternativa, pois pode perpetuar a produção (cruzada) de anticorpos contra heparina. Além disso, existem ainda alternativas recomendadas para os pacientes que necessitam permanecer anticoagulados: danaparoid, um heparinoide de baixo peso molecular e inibidores diretos da trombina como a lepirudina (hirudina recombinante) e o argatroban.

- **Necrose tecidual:** ocorrência bastante rara. Quando presente ocorre mais associada à administração subcutânea. A etiologia parece ser trombose induzida pela heparina em pequenos capilares. O tratamento é a interrupção do uso de heparina.

HEPARINA DE BAIXO PESO MOLECULAR (HBPM)

É obtida através da despolimerização da heparina com produção de fragmentos de PM entre 4 mil e 6 mil dáltons, daí o baixo peso molecular. Tem maior capacidade em inibir o fator Xa e menor afinidade por proteínas plasmáticas, vasculares, células endoteliais, macrófagos e plaquetas. Isto confere maior biodisponibilidade e meia-vida plasmática com redução dos efeitos colaterais relacionados a plaquetopenia e risco de sangramento. A dose depende do peso do paciente e do tipo de conduta proposta, se profilático ou terapêutico.[16-17]

ANTICOAGULANTES ORAIS TRADICIONAIS

São os dicumarínicos ou antivitamina K. Interferem com a produção dos fatores vitamina K-dependentes, agindo como antagonistas competitivos da vitamina K. Não agem sobre os fatores já circulantes, e sim sobre aqueles que estão sendo sintetizados no fígado. Por esse motivo, o tempo para que sua ação inicie corresponde à meia-vida dos fatores de coagulação, que sofrem sua interferência, daí não agirem de imediato e apresentarem grande variabilidade de resposta ao longo do tempo. É rapidamente absorvido via oral, especialmente em meio ácido. Sua meia-vida na circulação varia de 15 a 60 horas com média de 36 horas. Doses iniciais grandes, por diminuírem muito o fator VII, apresentam elevado risco de sangramento e, além disso, podem, paradoxalmente, desencadear quadro trombótico, de modo que se deve iniciar sua administração em doses baixas e em associação com outro anticoagulante.[1-2,12-13]

No tratamento da TEV/TVP com anticoagulantes orais, emprega-se o TP/RNI para controle de anticoagulação, e este deve ser mantido com RNI entre 2 e 3 vezes o normal.

Entre as principais complicações de seu uso, podemos citar:

- **Hemorragia:** é a complicação mais frequente e importante. Acredita-se que entre 20% e 30% dos pacientes em uso de anticoagulantes orais apresentem essa complicação em forma de hematúria microscópica ou sangue oculto nas fezes e, felizmente, menos de 1% apresente hemorragias grandes. A reversão do efeito anticoagulante é feita com administração da vitamina K, e é necessário de 24 a 36 horas para a normalização da coagulação. Nos pacientes com necessidade de correção imediata, deve-se empregar o plasma fresco congelado, na dose de 10 a 15 mL/kg (repetir a cada 6 a 8 horas), até a normalização da coagulação;

- **Necrose hemorrágica de pele e tecido celular subcutâneo:** ocorre mais em mulheres em certas regiões do corpo em que há acúmulo de gordura; não se conhece o mecanismo;
- **Alergia:** bastante rara. Conhecida como síndrome dos dedos roxos.

NOVOS ANTICOAGULANTES ORAIS

Dabigatrana

A dabigatrana é um inibidor direto da trombina. Visto que a trombina possibilita a conversão de fibrinogênio em fibrina durante a cascata de coagulação, a sua inibição previne o desenvolvimento do trombo. A dabigatrana também inibe a trombina livre, trombina ligada à fibrina e a agregação de plaquetas induzida por trombina. Sua eliminação se faz em grande parte via renal. Tem apresentação de 75, 110 e 150 mg, de uso oral 2 vezes ao dia (12 em 12 horas), e de acordo com a indicação clínica, define-se a dose a ser utilizada.[22,24-27]

Rivaroxabana

A rivaroxabana é um inibidor direto do fator Xa, semelhante à ação das HBPM. Dessa forma, apresenta perfil de risco hemorrágico semelhante, com ação anticoagulante com baixo risco de sangramento. Sua eliminação se faz em grande parte via renal. Tem apresentação de 10, 15 e 20 mg, de uso oral 1 vez ao dia; porém, em algumas situações, como na fase inicial do tratamento de TEV, utiliza-se a dose de 15 mg 2 vezes ao dia por período curto, sendo depois substituído por dose diária unitária. A profilaxia pode ser feita com emprego de 10 mg ao dia.[19-21,23,30]

Apixabana

Como a droga acima, também é um potente inibidor do fator Xa, apresentando perfil de risco hemorrágico semelhante aos da HBPM. Sua metabolização e eliminação se fazem via hepática e renal, de modo que em pacientes com insuficiência hepática e/ou renal grave deve ser evitada. Tem apresentação de 2,5 e 5 mg, de uso oral 2 vezes ao dia. A profilaxia com apixabana recomendada é o uso de 2,5 mg 2 vezes ao dia. No tratamento de TEV, já aprovado na Europa, recomenda-se o uso de 10 mg 2 vezes ao dia por 7 dias, seguido por 5 mg 2 vezes ao dia a partir de então.[24-26,31]

A decisão de se utilizar novos anticoagulantes passa por uma avaliação de riscos e benefícios ao paciente em relação ao emprego das drogas mais antigas, e em pacientes já em uso de dicumarínicos com adequado controle, é recomendado que este não seja substituído.

OUTRAS DROGAS EMPREGADAS NO TRATAMENTO DE TEV/TVP

- **Fondaparinux®:** pentassacarídeo sintético altamente sulfatado, que se liga à molécula de antitrombina com afinidade muito maior que a heparina não fracionada ou a heparina de baixo peso molecular, aumentando a habilidade da antitrombina de inativar o fator Xa. Dados do estudo MATISSE, que compara fondaparinux® com enoxaparine, mostram que a droga é, no mínimo, tão efetiva e segura quanto a enoxaparine no tratamento da TEV/TVP.[24]
- **Fibrinolíticos:** emprego restrito a casos graves de TEV e/ou TVP extensa, em razão de riscos hemorrágicos, alérgicos e, eventualmente, em casos de tromboses mais antigas, fragmentação do coágulo e embolia pulmonar. É mais utilizado em tratamento de graves embolias pulmonares ou tromboses arteriais.[24]
- **Antiagregantes:** seu emprego está restrito a determinadas doenças em que há necessidade de complementar o uso de anticoagulantes ou nos casos específicos em que os anticoagulantes estão contraindicados. Sua resposta no tratamento ou na prevenção do TEV/TVP é bastante pequena quando comparada com o padrão-ouro. Não devem ser administrados de rotina como primeira escolha no tratamento do TEV/TVP. Já existem, porém, alguns trabalhos populacionais sugerindo que o uso crônico de antiagregantes, mais precisamente ácido acetilsalicílico (AAS), teria uma ação protetora quanto ao risco de TEV.[15]

PROFILAXIA DO TROMBOEMBOLISMO VENOSO E/OU TROMBOSE VENOSA PROFUNDA

Conforme exposto nos parágrafos acima, a profilaxia do TEV/TVP é extremamente importante para se evitar, na fase aguda, perda de vidas por tromboembolismo pulmonar e, cronicamente, as sequelas posteriores da TVP, como a síndrome pós-flebítica.[1-2,14-15,32]

Todo paciente internado (clínico ou cirúrgico) que apresente risco para TEV deve receber algum tipo de tratamento preventivo, seja com emprego de medidas farmacológicas, seja com emprego de mecânicas ou de forma associada. É importante analisar os fatores de riscos existentes, dar um peso diferenciado a cada fator e então determinar o real risco de cada paciente, definindo, então, qual a melhor forma de profilaxia.[1-2,6,14-15,32]

Pelos consensos internacionais para prevenção de TEV, conseguiu-se estabelecer planilhas com os diversos fatores de risco para doença trombótica venosa, agrupando esses fatores de modo que tivessem pontuação, cuja somatória permitiria dividir os pacientes em muito baixo, baixo, moderado e alto risco para TEV. A partir dessa classificação, estabeleceu-se uma padronização para profilaxia do TEV, de modo que pudesse ser aplicado em pacientes internados no hospital (clínicos ou cirúrgicos).[1-2,6,14-15,32]

Em 2010, o National Institute for Health and Clinical Excellence (NICE), no Reino Unido, acrescentou a essa proposta a avaliação de risco hemorrágico para os pacientes, tornando esta análise mais abrangente por avaliar risco de trombose venosa e de sangramento para o caso do emprego de anticoagulantes profiláticos.[33]

Nos Quadros 37.1 a 37.5 e na Figura 37.2 apresentamos o Protocolo de Profilaxia de TEV aplicado no Hospital Albert Einstein (São Paulo, Brasil) desde novembro de 2014.[34]

O Quadro 37.1 apresenta os diversos fatores de risco para TEV em pacientes cirúrgicos, bem como o peso que deve ser dado a cada um, de modo que se possa classificar cada paciente de acordo com o seu risco (Quadro 37.2).

O Quadro 37.3 apresenta os diversos fatores de risco para TEV em pacientes clínicos, bem como o peso que deve ser dado a cada um, de modo que se possa classificar cada paciente de acordo com o seu risco (Quadro 37.4).

Além da avaliação de risco para TEV, os pacientes também devem ser avaliados para risco hemorrágico, particularmente para aqueles em que há indicação de profilaxia farmacológica (Quadro 37.5).

Em função das informações obtidas dos pacientes (clínicos ou cirúrgicos) a partir dos quadros anteriores podemos estabelecer uma programação para profilaxia para TEV, em função do risco estabelecido.

Para pacientes clínicos com (Quadros 37.3 e 37.4):

- **Baixo risco para TEV:** não recomendamos o uso de profilaxia farmacológica. O emprego de profilaxia não farmacológica fica a critério da equipe assistencial.
- **Moderado a alto risco para TEV:** recomendamos o uso de profilaxia farmacológica (apenas uma droga) associados ao emprego da profilaxia não medicamentosa.

Para pacientes cirúrgicos, a profilaxia farmacológica, quando indicada, deve ser iniciada no PO imediato em função da cirurgia realizada e das condições de hemostasia observadas. No entanto, a profilaxia não medicamentosa deve ser iniciada no PO imediato.

Em função do risco de TEV estratificado, conforme Quadros 37.1 e 37.2:

- **Muito baixo ou baixo risco para TEV:** utilizar apenas profilaxia não farmacológica;
- **Risco moderado de TEV e que não apresentem alto risco hemorrágico:** de acordo com avaliação da equipe assistencial, o emprego da profilaxia medicamentosa deve ser individualizado, porém há necessidade de emprego de medidas não farmacológicas;
- **Risco alto de TEV e que não apresentem alto risco hemorrágico:** utilizar profilaxia farmacológica com HBPM ou HNF, associada a profilaxia não medicamentosa. Nos casos de ressecção de neoplasia maligna sem risco alto hemorrágico, deve-se prolongar a profilaxia farmacológica por 4 semanas.

QUADRO 37.2. Risco de TEV sem profilaxia, de acordo com a estratificação do paciente cirúrgico.

Pontuação	Risco de TEV
0 a 1 ponto	Muito baixo (< 0,5%)
2 pontos	Baixo (1,5%)
3 a 4 pontos	Moderado (3%)
+ 5 pontos	Alto (6%)

QUADRO 37.1. Estratificação de risco trombótico para pacientes cirúrgicos.

1 ponto	2 pontos	3 pontos	5 pontos
Idade 41 a 60 anos	Idade 61 a 74 anos	Idade > 75 anos	AVC (< 1 mês)
Pequena cirurgia (< 45 min)	Cirurgia aberta/laparoscópica (> 45 min)	História pessoal de TEV	—
Edema de MMII ou veias varicosas	Neoplasia maligna	Trombocitopenia induzida por heparina	—
Gravidez ou puerpério	Paciente acamado por mais de 72h	Trombofilias congênitas ou adquiridas	—
História de abortamento inexplicado	Cateter venoso central	—	—
Uso de contraceptivo ou terapia hormonal	—	—	—
Sepse, pneumonia, IAM ou ICC há menos de 1 mês	—	—	—
Doença pulmonar grave ou função pulmonar alterada	—	—	—
História de doença inflamatória intestinal	—	—	—

Fonte: Adaptado de Modelo Caprini.[34]

QUADRO 37.3. Estratificação de risco trombótico para pacientes clínicos.

Fatores de risco	Pontos
Câncer ativo	3
História pessoal de TEV (com exclusão de trombose de veias superficiais)	3
Redução de mobilidade (não deambula ou deambula pouco, maior parte do dia acamado)	3
Condições de trombofilia (hipercoagulabilidade)	3
História recente de cirurgia ou trauma há menos de 1 mês	2
Idade > 70 anos	1
Insuficiência pulmonar ou cardíaca	1
IAM ou AVC recente (menos de 1 mês)	1
Infecção aguda e/ou doença reumatológica	1
Obesidade (IMC > 30)	1
Uso de contraceptivo, terapia de reposição ou terapia hormonal	1

Fonte: Adaptado de Modelo de Padua, Kucher.[34]

QUADRO 37.4. Risco de TEV sem profilaxia, de acordo com a estratificação do paciente clínico.

Pontos	Risco de TEV
Até 3	Muito baixo (0,3%)
Acima de 4	Alto (11%)

QUADRO 37.5. Risco hemorrágico.

Moderado risco: profilaxia farmacológica recomendável COM ATENÇÃO	Alto risco: profilaxia farmacológica NÃO RECOMENDÁVEL
Sangramento maior prévio 3 meses antes da internação	Sangramento ativo/recente significativo que ofereça risco
Insuficiência hepática (RNI > 1,5)	Trombocitopenia grave (< 50 mil plaquetas)
Trombocitopenia moderada (< 100 mil plaquetas)	Pós-operatório inicial de cirurgia cardíaca e/ou craniotomia ou cirurgia de medula
Idade acima de 80 anos	Discrasia sanguínea grave
Punção lombar, anestesia peridural/epidural: anticoagulantes não devem ser usados dentro de 12h antes de uma punção e nem com menos de 4h após uma punção lombar	Pacientes em uso de warfarina com RNI > 1,8 e/ou paciente em uso vigente de outros anticoagulantes via oral (rivaroxabana, apixabana ou dabigatrana)
Insuficiência renal grave (*clearance* de creatinina < 30 mL/min)	—

Nas cirurgias cardíacas, sem complicação pós-operatória, empregar preferencialmente profilaxia não farmacológica na fase aguda do PO com compressão pneumática intermitente. Após a fase aguda do PO, deve-se considerar o emprego de profilaxia farmacológica se o paciente ainda apresentar alto risco para TEV.

Nas neurocirurgias (craniotomia/coluna/medula), utilizar somente profilaxia não farmacológica com compressão pneumática intermitente. Nos pacientes de alto risco para TEV, o emprego de profilaxia farmacológica deve ser discutido com a equipe assistencial, tão logo seja garantida uma adequada hemostasia.

Em pacientes submetidos a cirurgias ortopédicas de grande porte (> 60 minutos) em membros inferiores (artroplastia de quadril, joelho, traumas), recomendamos iniciar a profilaxia medicamentosa de 4 a 12 horas após o final do procedimento em associação a medidas não farmacológicas (com emprego de compressão pneumática intermitente). Nestes pacientes, a profilaxia farmacológica deve ser mantida por, no mínimo, 10 a 14 dias, e nos pacientes de maior risco para TEV, por até 35 dias.

Nos procedimentos ortopédicos de menor risco para TEV (artroscopias, fraturas abaixo do joelho, ruptura de tendão, lesão de cartilagem de joelho ou tornozelo e membros superiores), considerar o emprego de profilaxia em conjunto com a equipe assistencial em função da mobilidade no PO.

MÉTODOS DE PROFILAXIA PARA TEV

O método ideal de profilaxia deve ser seguro e efetivo, com mínimos efeitos colaterais ou adversos, fácil de administrar, de baixo custo, bem aceito por pacientes, pela equipe de enfermagem e médicos. A procura contínua pelo melhor método é o foco de vários estudos em todo o mundo.

Para fins de melhor orientação para profilaxia do TEV, consideramos dividir os métodos profiláticos em dois grandes grupos: os físicos (mecânicos) e os farmacológicos.

Além disto, devemos sempre lembrar os cuidados gerais ao paciente: hidratação adequada, deambulação precoce e movimentação dos membros (ativa e passiva).

MEDIDAS MECÂNICAS

- **Meias de compressão graduada (MCG):** são úteis por serem simples no uso, baratas e combinadas com outras formas de profilaxia, medicamentosa ou de compressão pneumática externa. As meias de compressão gradual (18 mmHg nos tornozelos, 14 mmHg nas panturrilhas, 8 mmHg no joelho e 10 mmHg na porção distal da coxa e 8 mmHg na proximal) produzem aumento de 36% na velocidade de fluxo da veia femoral. Nos casos cirúrgicos, devem ser colocadas antes da cirurgia e mantidas por, pelo menos, três dias, ou até que o paciente esteja deambulando bem.[18,35]
- **Compressão pneumática intermitente:** utiliza uma bomba pneumática e botas colocadas em cada panturrilha, inflando e esvaziando ritmicamente, esvaziando o sangue das panturrilhas e aumentando o fluxo na veia femoral. Seu emprego se faz em pacientes clínicos ou

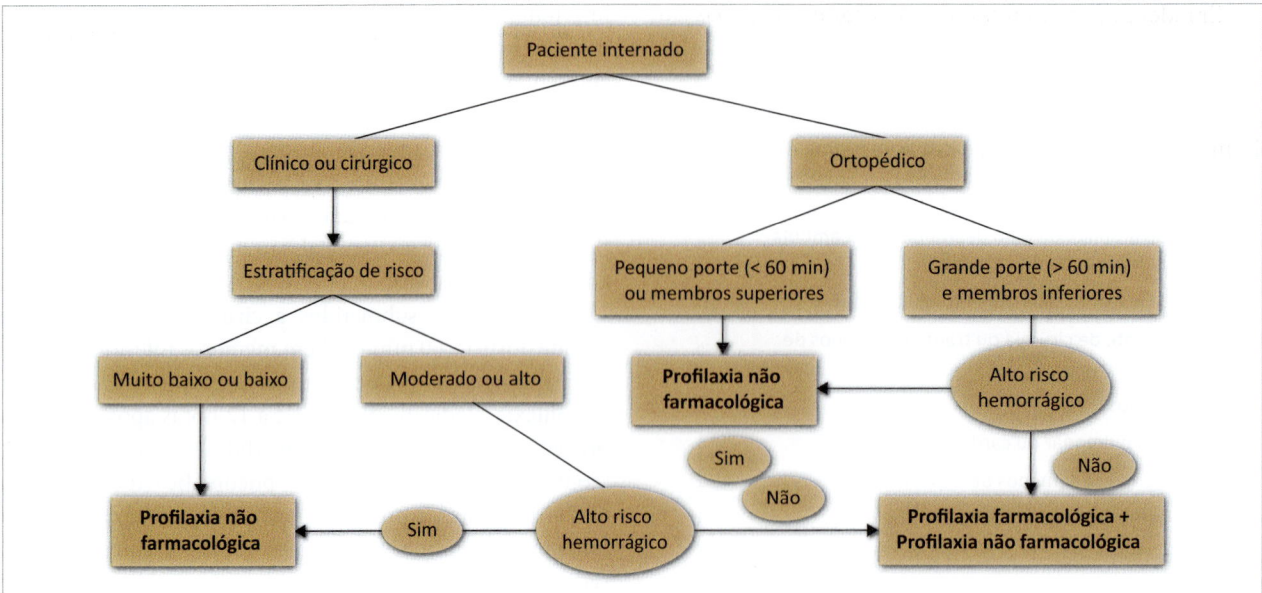

FIGURA 37.2. Profilaxia de TEV.

em PO imediato com alto risco hemorrágico e, ambos, com alto risco para TEV e no PO imediato de pacientes ortopédicos de grande porte. Nos pacientes clínicos com alto risco para TEV em uso de profilaxia farmacológica ou nos pacientes em PO imediato em moderado risco para TEV, pode ser empregado de maneira opcional dependendo das condições de mobilidade no leito. Geralmente, utiliza-se associado a MCG. É um método mais caro e que depende da existência do aparelho no hospital e de uma equipe treinada na sua aplicação.[34-35]

- **Interrupção venosa:** basicamente, por instalação de filtros de veia cava inferior. São inseridos em pacientes com alto risco para TEV, com contraindicação formal de anticoagulação, além de presença comprovada de TVP. Em alguns serviços é aceito para prevenção em pacientes politraumatizados que não podem ser anticoagulados e que apresentem trauma nos membros inferiores que impediriam a compressão pneumática externa ou o uso de MCG. Algumas de suas complicações são: migração do filtro, estase venosa crônica e TEP pelos vasos colaterais.[1-2,36]

Já existem filtros de veia cava inferior temporários, que são inseridos antes do procedimento e que podem ser retirados após período de até três semanas (dependendo do tipo de filtro). Esses filtros podem ser retirados caso não haja trombos retidos no momento de sua retirada. Caso contrário, podem ser mantidos como definitivos ou trocados pelo modelo definitivo.[36]

Os filtros de veia cava inferior (definitivos ou temporários) apresentam excelentes resultados na prevenção de episódios de TEP, porém são absolutamente inefetivos na prevenção da TVP e em evitar insuficiência venosa crônica decorrente da síndrome pós-flebítica.

MEDIDAS FARMACOLÓGICAS

- **Heparina não fracionada (HNF):** na profilaxia utilizam-se doses de 5.000 a 7.500 UI de heparinato de cálcio ou de sódio a cada 8 a 12 horas, via SC.[34]
- **Heparina de baixo peso molecular (HBPM):** para os pacientes de risco moderado recomenda-se enoxaparine 20 mg SC (2.000 UI anti-Xa) 2 horas antes da cirurgia e mantido por 7 a 10 dias (ou enquanto persistir o risco) ou nadroparina 0,3 mL SC (7.500 UI anti-Xa), nos mesmos intervalos. Para os de alto risco, enoxaparine 40 mg SC 12 horas antes da cirurgia e mantido por 7 a 10 dias ou nadroparina 0,6 mL SC, nos mesmos intervalos. Seu uso durante a gestação foi considerado seguro. A associação de bloqueio anestésico regional e HBPM também foi considerada segura.[34]

OUTROS MÉTODOS FARMACOLÓGICOS E NOVOS ANTICOAGULANTES

O uso de antiagregantes plaquetários, como o ácido acetilsalicílico, não se mostrou adequado na profilaxia, porém superior se comparado ao placebo.

- **Fondaparinux®:** foi aprovado pelo FDA para a profilaxia de TVP em pacientes submetidos a cirurgias do quadril e do joelho em dezembro de 2001.[21,30]

A partir do final da primeira década deste século, os novos anticoagulantes orais passaram a ser empregados na profilaxia do TEV, e os primeiros estudos foram dirigidos para procedimentos ortopédicos maiores (cirurgia/prótese de quadril e de joelho). A partir dos bons resultados, ocorre uma ampliação de sua indicação; a dose proposta seria de 110 a 150 mg de dabigatrana ou 10 mg de rivaroxabana ou 5 mg de apixabana, como doses profiláticas para TEV.[19-20,22-28,30-31]

Grandes estudos com essas novas drogas, e algumas ainda em fase de pesquisa clínica, devem, em um futuro próximo, aumentar e modificar a profilaxia e tratamento do TEV.

Diversos estudos demonstram a eficiência das diversas formas de profilaxia em relação à ocorrência de TVP. Podemos afirmar que a associação de métodos (farmacológicos e mecânicos) apresenta os melhores resultados, porém não devemos nos esquecer de que nos casos de excesso de prevenção podemos expor o paciente a risco inerente a cada forma de profilaxia.[3]

As contraindicações absolutas para a profilaxia farmacológica estão listadas no Quadro 37.5.[34]

RECOMENDAÇÕES ESPECIAIS

Nas grávidas com história pregressa de TVP e/ou TEP, sua recorrência em gestações subsequentes varia de 4 a 15%. A profilaxia deve ser feita com HNF ou com HBPM. As heparinas não atravessam a placenta e não têm ação teratogênica.

No trauma raquimedular, a incidência de TEV/TVP é maior nas duas primeiras semanas e mais rara após o terceiro mês. Sugerimos utilizar HNF ou HBPM (por, pelo menos, 3 meses) associada a medidas não farmacológicas.

Durante a internação, a profilaxia farmacológica deverá ser mantida enquanto persistirem os fatores de riscos. A profilaxia não farmacológica ou mecânica deverá ser mantida até o paciente deambular ou retornar às atividades normais.

Após a alta hospitalar: 1) manter a profilaxia farmacológica (3 a 4 semanas) nos pacientes de alto risco, e 2) não farmacológica ou mecânica (3 a 4 semanas) nos de baixo ou moderado risco até retornarem às atividades normais.

Nos portadores de cateteres centrais, a prevenção da trombose da veia subclávia-axilar poderá ser feita com heparina sódica subcutânea em doses baixas ou HBPM em doses baixas ou ainda com anticoagulantes orais (dicumarínicos) na dose de 1 mg/dia.

REFERÊNCIAS BIBLIOGRÁFICAS

1. Baruzzi ACA, Knobel E, Cirenza C, Andrei AM. Tromboembolismo pulmonar: Simpósio. Arq Bras Cardiol. 1996;67(3):1-30.
2. Aun R. Trombose venosa profunda dos membros Inferiores. In: Aun R, Puech-Leão P. Fundamentos da cirurgia vascular e angiologia. 1. ed. São Paulo: Lemos Editora & Gráficos, 2002. p.147-64.
3. Asbeutah AM, Riha AZ, Cameron JD, McGrath BP. Five-year outcome study of deep vein thrombosis in the lower limbs. J Vasc Surg. 2004;40(6):1184-9.
4. Wille-Jorgensen P, Jorgensen LN, Crawford M. Asymptomatic postoperative deep vein thrombosis and the development of post-thrombotic syndrome. A systematic review and meta-analysis. Thromb Haemost. 2005;93(2):236-41.
5. Dalen JE. Third ACCP Consensus conference on antithrombotic therapy. Chest. 1992;102(Suppl);3035-549S.
6. Clagett GP, Anderson Jr FA, Heit J, et al. Prevention of venous thrombosis. Fourth ACCP Concensus Conference on Antithrombotic. Guide to anticoagulant therapy. Circulation. 1994;89(3):1449-79.
7. Ginsberg JS, Hirsh J. Use of antithombotic agents during pregnancy. Fourth ACCP Concensus Conference on Antithrombotic Therapy. Chest. 1995;108(4):305S.
8. Toglia MR, Weg JG. Venous thromboembolism during pregnancy. N Engl J Med. 1996;335(2):108-14.
9. Goyal D, Choudhury A, Lip GY. Thrombotic complications and thromboprophylaxis in breast and gynaecological malignancies. Curr Opin Obstet Gynecol. 2005;17(1):13-20.
10. Prandoni P. Controversial issues in the diagnosis of venous thromboembolism. Pathophysiol Haemost Thromb. 2003/2004;33(5-6):311-3.
11. Deitelzweig S, Jaff MR. Medical management of venous thromboembolic disease. Tech Vasc Interv Radiol. 2004;7(2):63-7.
12. Geerts W, Code K, Jay RM, Chen E, Szalai JP. A prospective study of venous thromboembolism after major trauma. N Engl J Med. 1994;331(24):1601-6.
13. Davidson BL. DVT treatment in 2000: state of the art. Orthopedics. 2000;23(Suppl 6):s651-4.
14. Aronow WS. The prevention of venous thromboembolism in older adults: guidelines. J Gerontol A Biol Sci Med Sci. 2004;59(1):42-7.
15. Gutt CN, Oniu T, Wolkener F, Mehrabi A, Mistry S, Büchler MV. Prophylaxis and treatment of deep vein thrombosis in general surgery. Am J Surg. 2005;189(1):14-22.
16. Nurmohamed M. The efficacy and safety of low molecular weight heparin versus standard heparin in general and orthopaedic surgery. Lancet. 1992;340:152-6.
17. Spyropoulos AC, Hurley JS, Ciesla GN, de Lissovoy G. Management of acute proximal deep vein thrombosis: pharmacoeconomic evaluation of outpatient treatment with enoxaparin vs inpatient treatment with unfractionated heparin. Chest. 2002;122(1):108-14.
18. Brandjes DPM. Randomised trial effect of compression stockings in patients with symptomatic proximal-vein thrombosis. Lancet. 1997;349:759-62.
19. Perzborn E, Kubitza D, Misselwitz F. Rivaroxaban. A novel, oral, direct factor Xa inhibitor in clinical development for the prevention and treatment of thromboembolic disorders. Hamostaseologie. 2007;27(4):282-9.
20. Borris LC. New compounds in the management of venous thromboembolism after orthopedic surgery: focus on rivaroxaban. Vasc Health Risk Manag. 2008;4(4):855-62.
21. Duggan ST, Scott LJ, Plosker GL. Rivaroxaban: a review of its use for the prevention of venous thromboembolism after total hip or knee replacement surgery. Drugs. 2009;69(13):1829-51.
22. Brem E, Koyfman A, Foran M. Review of recently approved alternatives to anticoagulation with warfarin for emergency clinicians. J Emerg Med. 2013;45(1):143-9.
23. Burness CB, Perry CM. Rivaroxaban: a review of its use in the treatment of deep vein thrombosis or pulmonary embolism and the prevention of recurrent venous thromboembolism. Drugs. 2014;74(2):243-62.
24. Castellucci LA, Cameron C, Le Gal G, Rodger MA, Coyle D, Wells PS, et al. Clinical and safety outcomes associated with treatment of acute venous thromboembolism: a systematic review and meta-analysis. JAMA. 2014;312(11):1122-35.
25. Dobesh PP, Fanikos J. New oral anticoagulants for the treatment of venous thromboembolism: understanding differences and similarities. Drugs. 2014;74(17):2015-32.
26. Galanis T, Keiffer G, Merli G. The new oral anticoagulants for the treatment of venous thromboembolism: a new paradigm shift in antithrombotic therapy. Curr Ther Res Clin Exp. 2014;28;76:76-83.
27. Hughes PJ, Freeman MK. Dabigatran for the prevention of thromboembolic complications in the elderly: a RE-LY-able alternative to warfarin? Consult Pharm. 2012;27(6):445-52.
28. Hull RD, Gersh MH. The current landscape of treatment options for venous thromboembolism: a focus on novel oral anticoagulants. Curr Med Res Opin. 2014;30:1-14.
29. Lee YJ. Use of novel oral anticoagulants for the treatment of venous thromboembolism and its considerations in Asian patients. Ther Clin Risk Manag. 2014;10:841-50.
30. Sarich TC, Peters G, Berkowitz SD, Misselwitz F, Nessel CC, Burton P, et al. Rivaroxaban: a novel oral anticoagulant for the prevention and treatment of several thrombosis-mediated conditions. Ann N Y Acad Sci. 2013;1291:42-55.
31. Zalpour A, Oo TH. Clinical utility of apixaban in the prevention and treatment of venous thromboembolism: current evidence. Drug Des Devel Ther. 2014;8:2181-91.

32. Davidson BL. Risk assessment and prophylaxis of venous thromboembolism in acutely and/or critically ill patients. Haemostasis. 2000;30(Suppl 2):77-81.
33. National Institute for Health and Clinical Excellence. Venous thromboembolism: reducing the risk of venous thromboembolism (deep vein thrombosis and pulmonary embolismo) in patients admitted to hospital. NICE clinical guideline 92. London, National Institute for Health and Clinical Excellence. 2010.
34. Protocolo de Profilaxia para TEV do Hospital Israelita Albert Einstein, São Paulo, Brasil. [Internet] [Acesso em 15 oct 2015]. Disponível em: http://medicalsuite.einstein.br/pratica-medica/Paginas/diretrizes-assistenciais.aspx?busca=tromboembolismo&Especialidade=
35. Wells OS. Graduated compression stockings in the prevention of postoperative venous thromboembolism; a meta-analysis. Arch Intern Med. 1994;154:67-72.
36. Lam RC, Bush RL, Lin PH, Lumsden AB. Early technical and clinical results with retrievable inferior vena caval filters. Vascular. 2004;12(4):233-7.

CAPÍTULO 38

ANTIPLAQUETÁRIOS E ANTITROMBÍNICOS

Flávio de Souza Brito
Christopher B. Granger
Renato Delascio Lopes

DESTAQUES

- A hemostasia é o processo fisiológico que mantém o sistema circulatório íntegro após a ocorrência de qualquer dano vascular. Em um sistema circulatório fechado e mantido sob altas pressões, a injúria da parede do vaso e o extravasamento sanguíneo rapidamente desencadeiam mecanismos fisiopatológicos com o objetivo de reparar o dano ocorrido.
- Em processos patológicos, como a doença arterial coronariana (DAC) ou a fibrilação atrial (FA), os mecanismos regulatórios da hemostasia encontram-se exacerbados, favorecendo a trombose em regiões críticas do organismo humano.
- A formação do trombo ocorre em quatro passos principais: 1) Exposição do fator tecidual subendotelial; 2) Ativação rápida dos fatores de coagulação; 3) Adesão, ativação e agregação plaquetária; 4) Formação do trombo.
- Nos últimos dez anos a publicação de diversos estudos clínicos multicêntricos e randomizados, comprovando a eficácia de novas drogas antiagregantes plaquetárias e anticoagulantes para uso clínico, modificou, como nunca antes na história da medicina, o tratamento de pacientes com síndromes vasculotrombóticas.
- No tratamento das síndromes coronarianas agudas (SCA), os pacientes diabéticos apresentaram maior benefício com o prasugrel, com redução de até 30% na incidência do desfecho primário composto e sem aumento das taxas de sangramento.
- O estudo PLATO (*Platelet Inhibition and Patient Outcomes*) comparou o clopidogrel com o ticagrelor nas SCA. Houve redução relativa de 16% no desfecho primário composto de morte cardiovascular, infarto agudo do miocárdio (IAM) e acidente vascular cerebral (AVC) aos 12 meses a favor do ticagrelor.
- Os inibidores da glicoproteína IIb/IIIa (abciximab, tirofibana e eptifibatide) foram testados em diferentes situações como os procedimentos eletivos, na SCA com e sem supradesnivelamento do segmento ST, na redução da reestenose coronariana e, mais recentemente, como fármaco auxiliar na facilitação de angioplastias primárias.
- Os chamados NOAC (new oral anticoagulants), representados por dabigatrana, rivaroxabana, apixabana e edoxabana revolucionaram o tratamento anticoagulante dos pacientes com FA de etiologia não valvar.
- Imenso progresso tem-se obtido no desenvolvimento de novos fármacos antiagregantes plaquetários e anticoagulantes, contudo o balanço apropriado entre eficácia e segurança, a individualização dos pacientes a fim de se fornecer a máxima terapia disponível e a melhor combinação das drogas são desafios que devem ser encarados a fim de se oferecer a melhor sobrevida possível aos pacientes de risco cardiovascular elevado.

INTRODUÇÃO

A hemostasia é o processo fisiológico que mantém o sistema circulatório íntegro após a ocorrência de qualquer dano vascular. Em um sistema circulatório fechado e mantido sob altas pressões, a injúria da parede do vaso e o extravasamento sanguíneo rapidamente desencadeiam mecanismos fisiopatológicos com o objetivo de reparar o dano ocorrido. Plaquetas circulantes são recrutadas para o local da injúria onde desempenham papel fundamental na formação do trombo; os fatores de coagulação, por sua vez, inicialmente liderados pelo fator tecidual, terminam por formar a trombina e a fibrina.[1]

Entretanto, em processos patológicos, como a doença arterial coronariana (DAC) ou a fibrilação atrial (FA), os mecanismos regulatórios da hemostasia encontram-se exacerbados, favorecendo a trombose em regiões críticas do organismo humano. A trombose arterial associa-se com as síndromes coronarianas agudas (SCA) e acidente vascular cerebral (AVC), assim como a trombose venosa relaciona-se com o tromboembolismo venoso e o tromboembolismo pulmonar – todas essas, condições patológicas de alta morbidade e mortalidade.[2]

Nos últimos dez anos, a publicação de diversos estudos clínicos multicêntricos e randomizados, comprovando a eficácia de novas drogas antiagregantes plaquetárias e anticoagulantes para uso clínico, modificou, como nunca antes na história da medicina, o tratamento de pacientes com síndromes vasculotrombóticas. O Brasil, se não ainda como centro organizador principal desses estudos, contribuiu com a maioria desses *trials* por meio da inclusão de pacientes e adjudicação de eventos clínicos.[3]

Neste capítulo abordaremos, com base nas evidências científicas atuais, os principais agentes antiplaquetários e antitrombínicos atualmente disponíveis, com ênfase no tratamento das SCA e na prevenção de eventos tromboembólicos nos pacientes portadores de FA, assim como o que podemos esperar para o futuro deste crescente e vibrante campo das doenças cardiovasculares.

PRINCÍPIOS GERAIS DA AÇÃO PLAQUETÁRIA E COAGULAÇÃO SANGUÍNEA

A formação do trombo ocorre em quatro passos principais:

1. **Exposição do fator tecidual subendotelial** após dano do endotélio vascular, como ocorre na ruptura de uma placa aterosclerótica, por exemplo.
2. **Ativação rápida dos fatores de coagulação** pelo fator tecidual, culminando na geração da trombina, responsável por converter fibrinogênio em fibrina, passo essencial na formação do trombo.
3. **Adesão, ativação e agregação plaquetária** ocorre simultaneamente à geração da trombina, com as plaquetas já aderidas ao local de injúria. Durante a ativação plaquetária ocorre alteração da forma e conformação das plaquetas. As plaquetas ativadas agregam-se por ligações cruzadas que resultam na formação do trombo plaquetário. A trombina, gerada pelos fatores de coagulação e também pelas próprias plaquetas, é um potente estimulador da adesão e da ativação plaquetária e responsável pela formação da fibrina, que estabiliza o ainda frágil *plug* plaquetário primário.
4. **Formação do trombo** pelos polímeros de fibrina e agregados plaquetários combinados.[1-2,4]

As plaquetas são fragmentos citoplasmáticos anucleados produzidos a partir de megacariócitos na medula óssea. Do total das plaquetas presentes no organismo humano, 70% estão presentes na circulação e 30% no baço, permanecendo na circulação sanguínea durante uma média de 10 dias, quando são retiradas de circulação pelas células reticuloendoteliais do baço e do fígado.

A adesão plaquetária à parede do vaso danificado é a primeira etapa da hemostasia. Esse processo induz a uma rápida transdução de sinal, desencadeando uma série de eventos (ativação plaquetária, mudanças no citoesqueleto associadas à alteração na conformação, expansão de pseudópodos, contração e secreção dos conteúdos granulares e ativação de integrinas) que sustentarão a adesão e a subsequente agregação plaquetária via receptor glicoproteína IIb/IIIa (GPIIb/IIIa). Após a adesão plaquetária, seja induzida pelo colágeno, seja por outros agonistas, como trombina, fator ativador de plaquetas (PAF) e adenosina difosfato (ADP), ocorre a secreção dos grânulos e a exposição da GPIIb/IIIa. O receptor de fibrinogênio GPIIb/IIIa é particularmente importante na interação plaqueta-plaqueta. Ele viabiliza a ligação de fibrinogênio ou fator de Von Willebrand (FVW) entre as plaquetas, o que permitirá a formação do agregado plaquetário.[4-5]

A adesão e a agregação plaquetárias induzem à sinalização intracelular que medeia várias respostas, como formação e secreção de serotonina, ADP e tromboxano A2 (TX-A2), que servem como amplificadores da resposta plaquetária e agentes protrombóticos.

O fator tecidual, uma glicoproteína de superfície das células subendoteliais, forma um complexo com o fator VII tornando-o ativado. O fator VIIa, por sua vez, ativa o fator X (fator Xa), responsável por converter a protrombina em trombina. Embora a trombina seja um produto final do processo de coagulação, ela também é responsável pela ativação de um importante grupo de receptores plaquetários, os chamados PAR (receptores ativados por protease), fundamentais no processo de ativação plaquetária. A trombina também é responsável pela ativação retrógrada dos fatores V, VIII, XI e XIII. O fator XIIIa é peça-chave para a estabilização final do trombo de fibrina[1,5-6] (Figura 38.1).

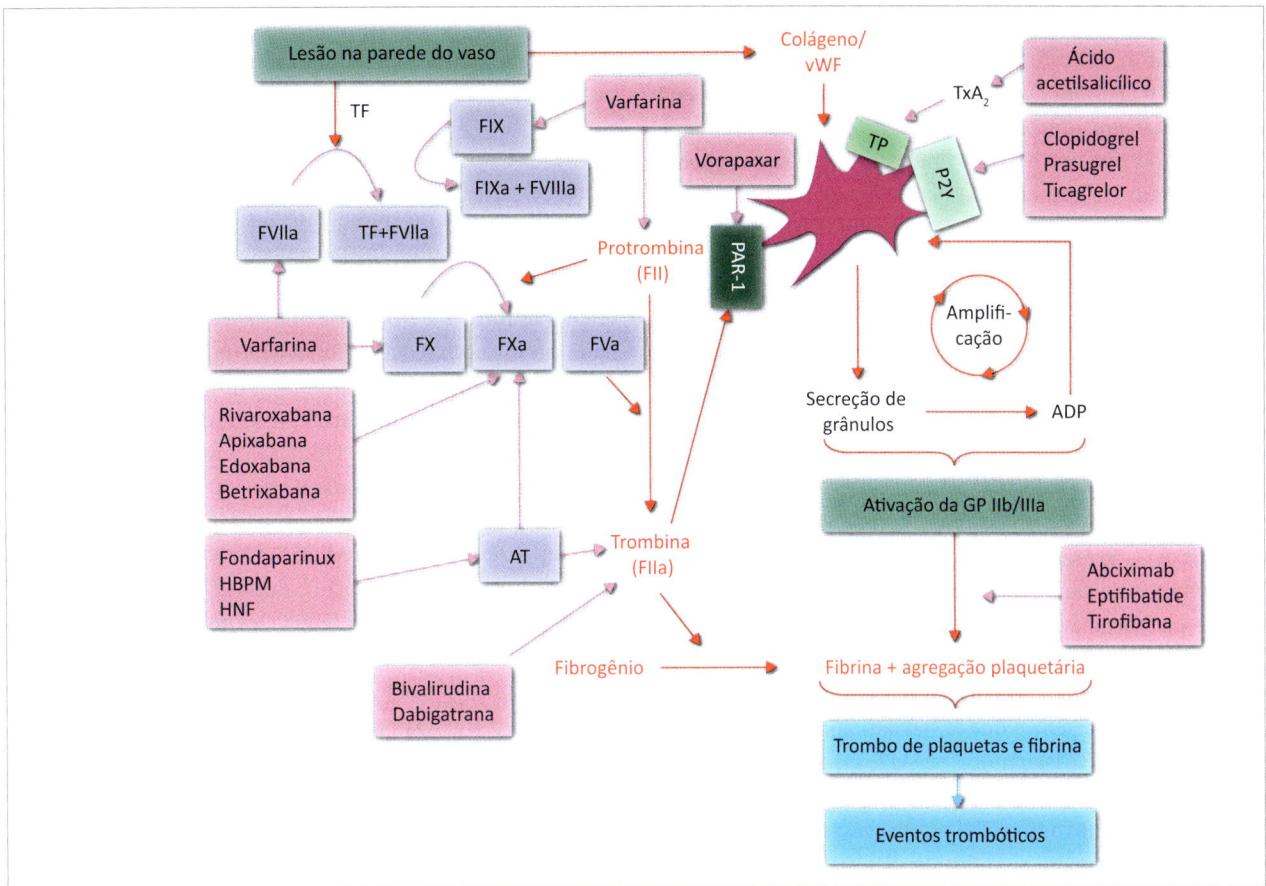

FIGURA 38.1. Mecanismo de ação da terapia antitrombótica. Terapia antiplaquetária: o ácido acetilsalicílico inibe a geração de TX-A2 e, subsequentemente, a agregação plaquetária induzida por TX-A2. Inibidores do receptor P2Y12 (clopidogrel, prasugrel, ticagrelor) coíbem a agregação plaquetária induzida por ADP (ADP é um agonista maior). Abciximab, eptifibatide e tirofibana bloqueiam a ligação do fibrinogênio à GPIIb/IIIa e impedem a via comum final da agregação plaquetária. Terapia anticoagulante: a rivaroxabana, a apixabana e outros anticoagulantes diretos orais inibem diretamente o fator Xa. O Fondaparinux, a heparina de baixo peso molecular (HBPM) e a heparina não fracionada (HNF) se ligam à antitrombina (AT) e aumentam a inibição da trombina ou do FXa em vários graus. A bivalirudina e a dabigatrana inibem diretamente a trombina. A varfarina inibe a síntese de fatores da coagulação dependentes da vitamina K.
PAR-1: receptor de plaquetas ativado por protease; P2Y12: receptor plaquetário do ADP; TP: receptor plaquetário para tromboxano.

PRINCIPAIS AGENTES ANTIPLAQUETÁRIOS – MECANISMO DE AÇÃO E EVIDÊNCIA CIENTÍFICA ATUAL

ÁCIDO ACETILSALICÍLICO (AAS)

Reduz a ativação plaquetária por meio da acetilação irreversível da cicloxigenase do tipo 1 (COX-1) e, portanto, também a produção de TX-A2 pelas plaquetas.

Evidências do uso do AAS nas SCA

O uso desse fármaco no infarto agudo do miocárdio com supradesnivelamento do segmento ST (IAM-cST) está embasado em evidências sólidas e é considerado imprescindível até o momento. O estudo fundamental que embasa essa indicação é o ISIS-2 (*Second International Study of Infarct Survival*), que avaliou o uso isolado do AAS ou da estreptoquinase (STK) ou ambas as terapias associadas. O uso isolado do AAS reduziu a mortalidade por todas as causas em 23%, enquanto a associação gerou uma redução de mortalidade por todas as causas de 42%.[7]

O AAS deve ser contraindicado em algumas situações excepcionais: hipersensibilidade conhecida (urticária, broncoespasmo ou anafilaxia), úlcera péptica ativa, discrasia sanguínea ou hepatopatia grave.

Sua importância no tratamento das síndromes coronarianas agudas sem elevação do segmento ST (SCA-sST) está embasada em estudos publicados desde a década de 1980.

Em 1988, publicou-se um estudo que comparou a utilização de AAS, heparina ou ambos para tratamento da angina instável. Dentre os grupos que receberam o primeiro fármaco, observou-se uma significativa redução na incidência de infarto agudo do miocárdio não fatal, tanto quando utilizado isoladamente quanto em associação com heparina ($p = 0,003$). O mesmo grupo, em 1993, publicou estudo comparando o uso de AAS ou de heparina na angina instável, com o objetivo de prevenir a ocorrência de infarto. O resultado do estudo, entretanto, favoreceu o uso isolado da heparina.[8]

No que se refere às doses a serem utilizadas, o AAS deve ser administrado inicialmente na dose de ataque de

150 a 300 mg, seguido por uma dose de manutenção de 75 a 100 mg por dia. O estudo CURRENT OASIS-7 (*Clopidogrel and Aspirin Optimal Dose Usage to Reduce Recurrent Events – Seventh Organization to Assess Strategies in Ischemic Symptoms*) testou em um de seus braços a hipótese do uso de dose dobrada de manutenção do medicamento em pacientes com SCA. Tal estudo não evidenciou diferença entre a dose de manutenção habitual (75 a 100 mg por dia) em relação à dose elevada (300 a 325 mg por dia) na prevenção de eventos cardiovasculares.[9]

Desse modo, o uso do AAS no cenário da SCA-sST, nas doses previamente citadas, encontra-se fortemente embasado e trata-se de medicação fundamental nesse contexto.

Acidente vascular cerebral

O uso do AAS é consagrado como prevenção secundária de AVC e Ataque Isquêmico Transitório (AIT). Uma metanálise publicada em 1999 avaliou sua eficácia na prevenção de novos eventos cerebrovasculares. Foram incluídos 11 estudos (totalizando mais de 9.500 pacientes) em que o fármaco foi comparado ao placebo na prevenção de novo AVC em pacientes que já haviam apresentado episódio prévio de AVC isquêmico ou AIT. Os resultados dessa metanálise revelaram que o AAS reduziu em torno de 15% a ocorrência de novos eventos cerebrovasculares, com diferença estatisticamente significante. Seu uso em baixas doses (100 mg) parece ser efetivo na prevenção secundária de AVC/AIT com menos efeitos adversos.[10]

A restrição ao seu uso deve ser feita apenas aos pacientes com conhecida alergia ao composto (fato raro, com prevalência estimada em menos de 0,5% da população) e em casos de sangramentos digestivos ativos, em especial relacionados a úlceras gástricas (em virtude do efeito irritativo gástrico direto do composto associado ao efeito antiplaquetário).

INIBIDORES DOS RECEPTORES P2Y12 (ADP)

Ticlopidina

Primeira droga dessa classe a ser utilizada, a ticlopidina promoveu mudanças significativas no tratamento dos pacientes submetidos ao implante de *stents*. Entretanto, nenhum estudo comparou a ticlopidina em associação ou não com o AAS em pacientes com SCA, e o único estudo a avaliar a droga em pacientes coronarianos agudos mostrou redução significativa de morte vascular/infarto do miocárdio não fatal, embora com ausência de grupo placebo. Apresenta um início de ação lento (24 a 48 horas com pico de ação entre 3 e 6 dias) e um perfil quase limitante de efeitos colaterais, entre os quais destacam-se os distúrbios grastrintestinais (náuseas, vômitos, diarreia e dispepsia) e hematológicos (neutropenia, púrpura trombocitopênica, agranulocitose e anemia aplástica). A neutropenia ocorre em torno de 0,5% a 0,8% dos pacientes tratados com ticlopidina *versus* 0,1% dos pacientes tratados com clopidogrel. Atualmente, encontra-se em desuso, sendo substituído por inibidores do receptor P2Y12 de segunda e terceira gerações.[11-12]

Clopidogrel

Após a constatação da melhor tolerabilidade do clopidogrel em relação à ticlopidina, o fármaco passou a ser a droga de escolha no tratamento dos pacientes com doença aterosclerótica, tanto em pacientes com SCA quanto após o implante de *stents*, com o intuito de evitar fenômenos isquêmicos futuros e trombose dos *stents*. Sua eficácia foi avaliada no estudo CURE (*Clopidogrel in Unstable Angina to Prevent Recurrent Events*), que avaliou pacientes admitidos nas primeiras 24 horas com SCA-sST, divididos para receberem AAS isoladamente (75 a 325 mg) ou em associação com clopidogrel (dose de ataque de 300 mg e 75 mg de manutenção). Ao final de 12 meses, o clopidogrel em associação com AAS promoveu redução relativa do risco (RRR) de até 20% do desfecho primário composto de morte por causa cardiovascular (CV), IAM e AVC, principalmente devido a baixas taxas de IAM. Os benefícios foram evidentes tanto para os pacientes tratados conservadoramente quanto para os pacientes tratados de forma invasiva (revascularização cirúrgica ou percutânea).[13]

Não houve aumento significativo nas taxas de AVC hemorrágico ou de sangramento com risco de morte, porém houve significativo aumento nas taxas de sangramento maior, menor e gastrintestinal. Nos pacientes submetidos à cirurgia de revascularização miocárdica, a análise de subgrupos dos estudos CURE e CRUSADE (*Can Rapid Stratification of Unstable Angina Suppress Adverse Outcomes with Early*) mostraram que não há aumento nas taxas de sangramento maior ou sangramento com risco de morte quando a cirurgia é realizada após cinco dias da suspensão do clopidogrel.[13-14]

O estudo CREDO (*Clopidogrel for the Reduction of Events During Observation*) também avaliou os benefícios do clopidogrel em pacientes submetidos à intervenção coronária percutânea (ICP), a maioria deles pós-IAM-cST. Nesse estudo, os pacientes receberam AAS e clopidogrel (300 mg de dose de ataque e 75 mg de manutenção) ou AAS e placebo entre 3 e 24 horas antes do procedimento. Todos os pacientes receberam clopidogrel por 28 dias para evitar trombose de *stent* e, após esse período, clopidogrel ou placebo foram administrados por 1 ano. O benefício do clopidogrel nos primeiros 28 dias foi evidenciado apenas entre os pacientes que receberam a medicação 6 horas antes da ICP, com mais benefícios para aqueles que receberam com mais de 24 horas de antecedência.[15]

Com o objetivo de avaliar a melhor dosagem de AAS e clopidogrel em pacientes com SCA, o estudo CURRENT OASIS-7 inclui pacientes tratados com estratégia invasiva precoce (definição anatômica com coronariografia precoce seguida por revascularização percutânea ou cirúrgica) e randomizados para clopidogrel 600 mg de ataque seguidos por 150 mg por 6 dias e manutenção com 75 mg diários a partir do 7º dia ou clopidogrel 300 mg de ataque com 75 mg de manutenção, sendo o intervalo médio entre a randomização e a ICP de 3 a 4 horas. Entretanto, o estudo não obteve redução no desfecho primário composto de morte CV, IAM e AVC em 30 dias. Análise de subgrupo mostrou que, nos pacientes que foram submetidos à ICP, altas doses de ataque de clopidogrel foram associadas à redução do risco relativo de 16% no desfecho primário, além de menor desfecho secundário de trombose de *stent* (independentemente do tipo de *stent* utilizado, convencional ou farmacológico). Todavia, as doses elevadas de clopidogrel foram relacionadas a taxas mais elevadas de sangramento maior, tanto pelo critério TIMI (*Thrombolysis In Myocardial Infarction*) quanto pelo critério CURRENT.[9]

Com isso, observa-se efeito antiplaquetário mais rápido (até 3 horas) com dose de ataque de 600 mg em relação a 300 mg, mas com benefícios apenas para os pacientes com SCA sem elevação do segmento ST que são selecionados para uma estratégia invasiva ultraprecoce (coronariografia e ICP em até 4 horas).

Após a fase aguda, as diretrizes recomendam manter o clopidogrel por pelo menos 12 meses, independentemente se foram implantados ou não *stents* convencionais ou farmacológicos.[16]

A observação de casos de trombose de *stent* em pacientes em uso correto de terapia antiplaquetária dupla com AAS e clopidogrel levantou a hipótese de variabilidade de resposta ao clopidogrel, variando de discreta redução até ausência completa de resposta à droga. Essa baixa responsividade ao clopidogrel foi posteriormente observada em 20% a 30% dos pacientes, sendo associada a aumento do risco de eventos cardiovasculares isquêmicos. Dos muitos fatores responsáveis pela variabilidade de resposta ao clopidogrel, os polimorfismos genéticos, principalmente os relacionados a enzimas do citocromo P450, merecem destaque. Entre outros fatores, citam-se as diferenças individuais na absorção intestinal do clopidogrel e a maior reatividade plaquetária em alguns subgrupos de pacientes, como diabéticos, idosos e renais crônicos.[17]

Entretanto, a utilização de testes genéticos de rotina não é recomendada e a tentativa de identificação dos maus respondedores ao clopidogrel a partir de testes de função plaquetária tem se mostrado controversa acerca do possível benefício clínico. Deve-se lembrar que alguns inibidores da bomba de prótons, particularmente o omeprazol, diminuem o efeito antiplaquetário induzido pelo clopidogrel, mas ainda não há estudo comprovando a associação dessas drogas e o aumento de eventos isquêmicos.[18]

Prasugrel

Considerado um tienopiridínico de terceira geração, esse inibidor do receptor P2Y12 também é uma pró-droga, necessitando de metabolização hepática para produção da substância ativa que inibe a agregação plaquetária de maneira irreversível. Apresenta início de ação mais rápido, alto grau de inibição plaquetária e supressão da atividade plaquetária em maior número de pacientes em relação ao clopidogrel. Seus efeitos antiplaquetários não são afetados de maneira significativa pelos inibidores do citocromo P450, como o omeprazol, e não há perda de função de acordo com a variabilidade genética, assim como com o clopidogrel.

No estudo TRITON TIMI-38 (*Trial to Assess Improvement in Therapeutic Outcomes by Optimizing Platelet Inhibition with Prasugrel*), incluíram-se pacientes com SCA de moderado a alto risco, randomizados para prasugrel (60 mg de dose de ataque e 10 mg diários de manutenção) e clopidogrel (300 mg de ataque e 75 mg de manutenção), além do AAS e de outras medicações a critério do investigador. O grupo prasugrel apresentou 19% menos desfechos primários compostos de eficácia (morte CV, IAM não fatal e AVC não fatal) com número necessário para tratar (NNT) de 46. A taxa de trombose de *stent* (convencionais e farmacológicos), tanto definitiva quanto provável, foi 52% mais baixa com o uso do prasugrel.

A redução de eventos isquêmicos, entretanto, ocasionou elevada taxa de sangramento. O desfecho de segurança definido como sangramento maior não relacionado à cirurgia de revascularização do miocárdio foi 32% maior no grupo prasugrel, bem como os sangramentos com alto risco de morte (52%). Análises posteriores do estudo identificaram três fatores preditores de maior sangramento: idade acima de 75 anos, relato de AVC ou AIT prévios e peso abaixo de 60 kg. Os pacientes diabéticos apresentaram maior benefício com a droga, com redução de até 30% na incidência do desfecho primário composto e sem aumento das taxas de sangramento, resultando em NNT de 21 pacientes diabéticos tratados para prevenir um evento contra 71 pacientes não diabéticos.[19-20]

Posteriormente, o estudo TRILOGY-ACS (*Targeted Platelet Inhibition to Clarify the Optimal Strategy to Medically Manage Acute Coronary Syndromes*) avaliou pacientes com angina instável ou SCA sem elevação do segmento ST submetidos à estratégia conservadora sem revascularização e mostrou que o prasugrel não reduziu a frequência de morte CV, IAM e AVC, quando comparado ao clopidogrel. Entretanto, em pacientes com menos de 75 anos, o prasugrel diminuiu o número de eventos isquêmicos combinados ($p = 0,04$). Após seguimento de 17 meses, não houve diferença estatística significativa entre os grupos também no que se refere à taxa de sangramentos sérios.[21]

Ticagrelor

Trata-se de um inibidor do receptor P2Y12 que, ao contrário de clopidogrel e prasugrel, não é uma pró-droga, além de apresentar ligação reversível com as plaquetas, pertencendo a uma nova classe de antiplaquetários. Assim como o prasugrel, o ticagrelor possui início de ação mais rápido que o clopidogrel (30 minutos, ao contrário de 2 a 4 horas), representando uma vantagem para os pacientes agudos que serão submetidos à intervenção percutânea precoce.

O estudo PLATO incluiu mais de 18 mil pacientes com SCA com moderado a alto risco (60% com SCA-sST) para AAS (dose de ataque habitual de 325 mg), ticagrelor (dose de ataque de 180 mg seguida por manutenção de 90 mg 2 vezes ao dia) ou clopidogrel (dose de ataque de 300 a 600 mg seguida por manutenção de 75 mg diários). Houve redução relativa de 16% no desfecho primário composto de morte cardiovascular, IAM e AVC aos 12 meses a favor do ticagrelor, resultando em NNT de 54 com redução de 21% nas taxas de morte cardiovascular e 16% nas taxas de IAM, não havendo diferenças nas taxas de AVC. Observou-se, também, redução nas taxas de morte por qualquer causa com o uso do ticagrelor, com NNT de 71,4. Pacientes mais graves, como aqueles com troponina positiva, tiveram mais benefícios em relação aos menos graves. Além disso, constatou-se redução nas taxas de trombose definitiva de *stent*, independentemente do tipo utilizado (farmacológico ou convencional).[22]

Não houve aumento nas taxas de sangramento maior entre os grupos, entretanto houve aumento relativo de 19% nas taxas de sangramento maior não relacionado à revascularização do miocárdio no grupo ticagrelor, de acordo com os critérios do estudo.

Em relação aos efeitos adversos, pacientes em uso de ticagrelor apresentaram alta incidência de dispneia de leve a moderada intensidade, com duração inferior a 7 dias, etiologia não definida e sem alteração nas provas de função cardíaca ou pulmonar. Entretanto, a análise do grupo de pacientes que apresentou dispneia mostrou que esse grupo de pacientes obteve melhores desfechos clínicos ao final do *trial*. Elevações assintomáticas nas taxas de ácido úrico, creatinina (apenas no primeiro mês de tratamento) e aumento de pausas ventriculares noturnas ao eletrocardiograma (ECG) também foram efeitos adversos não significativos do estudo.[23]

Cangrelor e elinogrel

Potente inibidor do receptor P2Y12 plaquetário de utilização endovenosa, o cangrelor não mostrou superioridade em relação ao clopidogrel nos estudos CHAMPION PHOENIX e CHAMPION PLATFORM, não sendo aprovado para uso clínico até o momento.[24-25]

O elinogrel é também um novo inibidor do receptor P2Y12 que teve sua dose avaliada em diferentes escalas no estudo ERASE MI (*Early Rapid Reversal of Platelet Thrombosis with Intravenous Elinogrel before Percutaneous Coronary Intervention to Optimize Reperfusion in Acute Myocardial Infarction*) (estudo de fase II). A droga ofereceu um bloqueio plaquetário mais profundo e rápido do que o clopidogrel, em pacientes submetidos à intervenção coronária percutânea eletiva, sem aumentar as taxas de sangramento. É o único agente desenvolvido que pode ser administrado por via oral ou endovenosa. Futuros resultados de estudos de fase III com o elinogrel determinarão as indicações dessa promissora droga.[26]

INIBIDORES DA GLICOPROTEÍNA IIb/IIIa (IG IIb/IIIa)

Os três fármacos representantes da classe (abciximab, tirofibana e eptifibatide) foram testados em diferentes situações como os procedimentos eletivos, na SCA com e sem supradesnivelamento do segmento ST, na redução da reestenose coronariana e, mais recentemente, como fármaco auxiliar na facilitação de angioplastias primárias.

Pode-se afirmar que o uso desses fármacos realmente se difundiu no âmbito de pacientes de moderado a alto risco cardiovascular, nas síndromes coronarianas agudas com e sem supradesnivelamento do segmento ST, em que sabiamente a intervenção precoce com farmacoterapia adjunta diminui a chance de eventos cardiovasculares maiores.

O benefício da utilização de IG IIb/IIIa nas SCA-sST foi comprovado há mais de uma década com a publicação do estudo CAPTURE (*Chimeric 7E3 Antiplatelet Therapy in Unstable Angina Refractory to Standard Treatment*). Os pacientes que receberam o abciximab apresentaram uma redução relativa do risco (RRR) para morte, IAM de 28,9% em relação ao grupo placebo no final de 30 dias.[27]

Os estudos seguintes PRISM-PLUS (*Platelet Receptor Inhibition in Ischemic Syndrome Management in Patients Limited by Unstable Signs and Symptoms*), PARAGON-B (*Platelet IIb/IIIa Antagonism for the Reduction of Acute coronary syndrome events in a Global Organization Network*) e PURSUIT (*Platelet Glycoprotein IIb/IIIa in Unstable Angina: Receptor Suppression Using Integrilin Therapy*) também incluíram pacientes com mesmo perfil clínico. Quando a ICP foi realizada sob efeito do IG IIb/IIIa, observou-se RRR de morte ou IAM em 30 dias, em 42% a 35% em relação ao tratamento conservador. Com a confirmação dessas evidências científicas, os IG IIb/IIIa conquistaram lugar de destaque na prescrição dos pacientes com SCA-sST.[28-30]

Atualmente, o uso dos IG IIb/IIIa nas SCA-sST é uma indicação classe I, nível de evidência A, na ausência do clopidogrel, pelo consenso norte-americano. Na vigência de clopidogrel, a indicação do IG IIb/IIIa passa a ser IIa, nível de evidência B. Em situações complexas, como fechamento abrupto do vaso, presença de trombo visível e fenômeno de *no/slow reflow* é uma indicação IIa, nível de evidência C, pela diretriz europeia atual. Os resultados dos estudos citados trazem uma mensagem clara: quanto maiores os riscos, maiores os benefícios do fármaco.

As SCA-cST também passaram a ter indicação IIa (nível de evidência B) pelos últimos consensos europeu e norte-americano, para uso de abciximab, com base em metanálises como a de Kandzari e colaboradores,[31] abordando os estudos pioneiros ADMIRAL (*Abciximab Before Direct Angioplasty and Stenting in Myocardial Infarction Regarding Acute and Long-term Follow-up*), RAPPORT (*Research with Patient and Public involvement: a Realist Evaluation*), ISAR II e CADILLAC, em que a variável mais marcante foi a diminuição expressiva de revascularização da lesão-alvo em 30 dias e aos 6 meses no grupo de pacientes que usou abciximab.[31]

Montalescot e colaboradores observaram em metanálise de seis estudos em SCA-cST (três estudos com abciximab e três estudos com tirofibana) o papel do uso precoce do IG IIb/IIIa (ambulância ou departamento de emergência).[32] Quando comparado ao uso no laboratório de hemodinâmica, a administração precoce resultava em maior chance de fluxo distal TIMI III (20,3% *versus* 12,2% – razão de chance 1,85; IC 95%, 1,26 a 2,71; $p < 0,001$). O uso precoce do fármaco, nessa análise, resultou em redução de 28% no risco relativo de morte em relação ao uso na sala de hemodinâmica (4,7% × 3,4%), ainda que sem significância estatística.[32]

Tais achados também foram confirmados pelo recente estudo RELax AMI. Nessa análise foram randomizados 210 pacientes em vigência de SCA-cST submetidos à ATC primária com uso precoce de abciximab (sala de emergência – média de 55 minutos prévio à ATC) ou tardio (laboratório de hemodinâmica – média de 14 minutos antes da ATC – $p < 0,001$). Os desfechos primários incluíam chance de fluxo epicárdico TIMI III, *blush* miocárdico grau 2 a 3 na angiografia inicial e recuperação da fração de ejeção do ventrículo esquerdo com 30 dias do evento. Todos os benefícios angiográficos ocorreram com maior frequência no grupo precoce, assim como maior ganho na fração ejeção (8% ± 7% *versus* 6% ± 7%; $p = 0,02$) com valores absolutos (51% ± 9% precoce *versus* 47 ± 10% tardio; $p = 0,01$) ao final de 30 dias.[33]

Srinivas e colaboradores publicaram recentemente análise observacional utilizando dados do registro de angioplastias primárias do estado de Nova York. Com mais de sete mil pacientes tratados entre os anos de 2000 e 2003, com 78,5% de uso de IG IIb/IIIa, a taxa de mortalidade hospitalar caiu de 6,2% para 3%. Na amostra avaliada, aproximadamente 30% dos pacientes usaram abciximab e 46% receberam tirofibana ou eptifibatide.[34]

ANTAGONISTAS DOS RECEPTORES DA TROMBINA

A trombina é a principal protease efetora da cascata da coagulação e a mais potente ativadora das plaquetas. A ação da trombina sobre as plaquetas é exercida por meio dos receptores de protease ativados (PRAs). Os PAR-1 são os receptores mais importantes nos seres humanos e os principais responsáveis pelo mecanismo de secreção e agregação plaquetária. Anticorpos contra este receptor são capazes de inibir a ativação plaquetária. O vorapaxar é o único antagonista não peptídeo dos receptores PAR-1 testado em estudos clínicos randomizados de fase III.

Vorapaxar

O vorapaxar é o antagonista dos receptores da trombina mais estudado até o momento. Apresenta rápida absorção oral, metabolização predominantemente hepática e eliminação fecal (predominante) e renal.

O estudo TRA 2P-TIMI 50 randomizou pacientes com doença aterosclerótica estabelecida e avaliou a droga (2,5 mg 1 vez ao dia) contra o placebo. Três grupos de pacientes foram incluídos: 1) Pacientes com IAM prévio; 2) Pacientes com AVC prévio; 3) Pacientes com história documentada de doença vascular periférica. Após um seguimento médio de 24 meses, o comitê de segurança identificou um número excessivo de hemorragias intracranianas em pacientes com história de AVC prévio e recomendou que o tratamento com vorapaxar fosse interrompido nesse grupo de pacientes. O estudo continuou para os demais grupos. O desfecho primário foi composto de morte CV, IAM e AVC. O resultado do *trial* mostrou uma redução estatisticamente significativa na redução dos desfechos primários compostos, porém à custa do aumento de sangramentos maiores.[35]

O estudo TRACER, por sua vez, randomizou pacientes com SCA-sST. O vorapaxar foi comparado ao tratamento padrão para esse tipo de SCA. Os pacientes do grupo vorapaxar receberam uma dose de ataque de 40 mg seguidos por 2,5 mg diariamente por no mínimo 1 ano. O desfecho primário foi composto de morte CV, IAM, AVC, isquemia coronariana recorrente com hospitalização e revascularização coronariana de emergência. Após seguimento médio de 502 dias, o grupo vorapaxar não atingiu superioridade nos desfechos primários quando comparado ao grupo padrão e ocasionou aumento do número de sangramentos maiores. Entretanto, houve redução de 20% do risco de IAM espontâneo (desfecho secundário) no grupo vorapaxar.[36]

Baseando-se nos dados dos estudos acima citados, em maio de 2014 o FDA (Food and Drug Administration) aprovou o uso do vorapaxar para a redução de SCA, AVC e morte CV em pacientes com eventos trombóticos prévios, exceto pacientes que tenham experimentado AVC, AIT ou hemorragia intracraniana.

PRINCIPAIS AGENTES ANTITROMBÍNICOS – CARACTERÍSTICAS E EVIDÊNCIA CIENTÍFICA ATUAL

HEPARINAS

Heparina não fracionada (HNF)

A HNF é uma mistura heterogênea de moléculas de polissacarídeos que por meio da ligação com a antitrombina estabelece sua atividade anticoagulante.

O benefício do uso da heparina não fracionada (HNF) nas SCA foi reconhecido mesmo antes da utilização do AAS e da terapia trombolítica. Em estudos como o GISSI-2 e o ISIS-3 (*Third International Study of Infarct Survival*), em que se avaliou o uso da HNF na vigência do tratamento com AAS e trombolíticos, a associação de HNF não foi relacionada a uma redução significativa de desfechos clinicamente relevantes. No entanto, nesses estudos, o regime de administração da HNF foi subcutâneo (SC) e com atrasos de 4 a 12 horas para o seu início, após a terapia trombolítica.[37-38]

O estudo GUSTO-I, publicado em 1993, avaliou a utilização de um regime endovenoso (EV) de HNF com bólus de 5.000 UI seguido por infusão contínua inicial de 1.000 UI ou 1.200 UI por hora. A dose de HNF foi ajustada com o objetivo de manter um tempo de tromboplastina parcial ativada (TTPa) entre 60 e 85 segundos em pacientes com IAM-cST em uso de AAS e submetidos a diferentes terapias trombolíticas. O grupo que recebeu o regime intravenoso de HNF associada à terapia trombolítica com o *ativador* de plasminogênio tecidual recombinante (rt-PA) teve a menor mortalidade (6,3%) em 30 dias entre os grupos avaliados.[39]

Posteriormente, o estudo ASSENT-3 (*Assessment of the Safety and Efficacy of a New Thrombolytic Regimen*) avaliou a eficácia e a segurança da tenecteplase em combinação com enoxaparina, HNF ou abciximab. Nesse estudo, utilizou-se um regime de HNF com bólus EV de 60 UI/kg, com máximo de 4.000 UI, seguido por infusão contínua de 12 UI/kg por hora e ajustes para manter um TTPa entre 50 e 70 segundos. A ocorrência de óbito, reinfarto ou isquemia recorrente em 30 dias foi maior no grupo HNF em relação ao grupo enoxaparina, porém não houve diferença na mortalidade em 30 dias.[40]

Publicado em 1994, o estudo ATACS randomizou 214 pacientes com angina instável ou SCA-sST para receberem, ou não, HNF em adição à terapia com AAS. Houve redução significativa na ocorrência de eventos isquêmicos aos 14 dias de evolução nos pacientes que receberam a associação de AAS e HNF, porém essa diferença não atingiu significância na análise após 12 semanas. Demonstrou-se, ainda, discreto aumento na incidência de sangramentos no grupo que recebeu HNF.[41]

Análise conjunta dos estudos clínicos de maior relevância que compararam os benefícios da HNF e do AAS em pacientes com angina instável e SCA-sST mostrou redução significativa no risco de IAM ou de morte nos pacientes que receberam terapia combinada de AAS e HNF em relação àqueles que receberam AAS isoladamente.

HEPARINA DE BAIXO PESO MOLECULAR (HBPM)

Compõe um grupo heterogêneo de compostos derivados da heparina, cujos pesos moleculares variam de 2.000 a 10.000 dáltons. Tal grupo tem algumas vantagens muito relevantes em relação à HNF: comodidade posológica e via de administração (uso intermitente e por via subcutânea); não haver necessidade de monitorização do efeito anticoagulante, exceto em situações especiais (como obesidade e insuficiência renal), nas quais se deve realizar a monitorização da atividade anti-Xa sempre que possível (alvo terapêutico de 0,6 a 1,0 UI/mL), absorção quase completa por via subcutânea, menor ligação a proteínas, menor ativação plaquetária e, principalmente, relação dose-efeito mais previsível.

Os dados mais robustos referentes à eficácia e à segurança da enoxaparina em pacientes com IAM-cST são provenientes do ExTRACT TIMI 25, que incluiu 20.506 pacientes com até 6 horas de início dos sintomas isquêmicos, ECG mostrando elevação do segmento ST em pelo menos duas derivações contíguas ou BRE novo e com programação de receber terapia trombolítica. Os pacientes foram randomizados para receber HNF por um mínimo de 48 horas ou enoxaparina por 8 dias ou até a alta hospitalar. Os resultados mostraram uma redução significativa de 17% no risco relativo (RR) para ocorrência de óbito ou IAM não fatal em 30 dias no grupo randomizado para receber enoxaparina, com um NNT de 48. Com relação à segurança, houve um aumento significativo de 53% no RR para ocorrência de sangramentos maiores no grupo que recebeu enoxaparina, porém sem aumento significativo na ocorrência de sangramento intracraniano.[42]

A utilização da enoxaparina em pacientes com IAM-cST submetidos à intervenção coronariana percutânea primária (ICPP) foi avaliada no estudo ATOLL, publicado em 2011. Foram randomizados 910 pacientes para receber enoxaparina ou HNF 70 a 100 UI/kg IV nos pacientes que não receberam inibidores da GPIIb/IIIa e 50 a 70 UI/kg naqueles que receberam inibidores da GPIIb/IIIa. Nesse estudo, não houve diferença significativa no desfecho composto de óbito, IAM, falha na realização do procedimento ou sangramento maior em 30 dias.[43]

Por fim, uma metanálise com seis estudos, publicada em 2007, comparou a enoxaparina com HNF em 27.131 pacientes com IAM-cST. O desfecho clínico composto de óbito, IAM não fatal ou sangramento maior não fatal em 30 dias foi reduzido significativamente em 16% nos pacientes tratados com enoxaparina.

No cenário das SCA-sST, os estudos ESSENCE/TIMI 11B (Efficacy and Safety of Subcutaneous Enoxaparin in Non-Q-Wave Coronary Events/Thrombolysis in Myocardial Infarction 11B) mostraram, pela primeira vez, a superioridade de uma HBPM em relação à HNF. Entretanto, por terem sido desenvolvidos em uma época em que a utilização de estratégia invasiva e determinados antitrombóticos (como o inibidor GPIIb/IIIa) ainda não existiam, houve a necessidade de se desenvolver um estudo contemporâneo sobre o assunto, o SYNERGY.[44-45] Esse estudo randomizou 10.027 pacientes com SCA-sST de alto risco e programados para estratégia invasiva precoce, para receberem enoxaparina ou HNF. Seu objetivo primário foi a análise do desfecho composto de morte por todas as causas ou IAM nos primeiros 30 dias após a randomização. Em relação ao desfecho primário, não houve diferença entre os grupos de HBPM ou HNF (14 *versus* 14,5%; $p = 0,4$). Resultado semelhante foi observado tanto com 48 horas quanto em 14 dias ($p = 0,10$ e 0,38, respectivamente). No que tange aos desfechos de segurança, o grupo enoxaparina apresentou maior incidência de sangramentos maiores pelo escore TIMI ($p = 0,008$), mas não houve diferença significativa quando se analisou tais eventos pelo escore GUSTO ($p = 0,08$).

A informação mais relevante desse estudo, entretanto, refere-se à troca (*crossover*) de heparinas durante o tratamento desses pacientes. Do total da população, aproximadamente 6 mil pacientes utilizaram apenas uma heparina durante a hospitalização, e nessa população com "terapia consistente", a análise secundária demonstrou diminuição significativa na incidência do desfecho principal de óbito ou IAM aos 30 dias de evolução, a favor da HBPM (12,8% *versus* 15,6%; HR 0,81; $p = 0,003$).[46]

Uma metanálise recente, que incluiu aproximadamente 22 mil pacientes com SCA-sST tratados com enoxaparina ou HNF, demonstrou: na população global, redução significativa na incidência do desfecho composto de morte e IAM em 30 dias, a favor do grupo enoxaparina; diferenças não significativas nas incidências de sangramentos maiores ou necessidade de transfusões. Na subpopulação sem uso de heparina previamente à randomização, a vantagem da enoxaparina se amplia, em relação à HNF, no que se refere a óbito ou IAM.[47]

Quanto à dose da enoxaparina a ser utilizada, recomenda-se 1 mg/kg por dose a cada 12 horas; essa dose deve ser ajustada para 1 mg/kg 1 vez ao dia em caso de insuficiência renal com Cl_{Cr} < 30 mL por minuto e para 0,75 mg a cada 12 horas em caso de idosos com mais de 75 anos. No cenário do procedimento percutâneo (angioplastia), no caso de ele ser realizado com menos de 8 horas da última dose de enoxaparina, não há necessidade de dose adicional do medicamento; em caso de angioplastia com mais de 8 horas da última dose de enoxaparina, deve-se administrar uma dose adicional de 0,3 mg/kg IV. O uso concomitante de enoxaparina e HNF durante a hospitalização deve ser evitado.

Desse modo, a HBPM está indicada em pacientes que se apresentam com SCA-sST de risco alto e intermediário, além do IAM-sST, nas doses acima descritas, até a realização da ICP ou da cirurgia de revascularização miocárdica; em caso de tratamento clínico, seu uso deve ser feito por 8 dias ou até a alta hospitalar, sendo o uso acima desse período relacionado a aumento do risco de sangramento sem redução significante de eventos isquêmicos.

INIBIDORES DO FATOR XA

Uso subcutâneo

Fondaparinux

O fondaparinux é um pentassacarídeo que age diretamente na antitrombina III, causando inibição do fator Xa e, por conseguinte, inibição da trombina, evitando a formação do trombo.

Primeiro grande estudo de fase III envolvendo o fondaparinux, o OASIS-5 (*Fifth Organization to Assess Strategies in Ischemic Symptoms*) comparou fondaparinux *versus* enoxaparina em pacientes com SCA-sST. Os pacientes foram alocados para fondaparinux (2,5 mg SC 1 vez ao dia) ou enoxaparina (1 mg/kg a cada 12 horas). O desfecho primário de eficácia foi demonstrar a não inferioridade do fondaparinux em relação à enoxaparina em prevenir a combinação de óbito, IAM e isquemia recorrente em 9 dias, e a análise primária de segurança foi sangramento maior em 9 dias. O desfecho de eficácia primária ocorreu em 5,8% do grupo fondaparinux e 5,7% no grupo enoxaparina. A análise primária de segurança mostrou menor incidência de sangramento maior no grupo fondaparinux (2,2 *versus* 4,1%; $p < 0,001$).[48]

O OASIS-6 (*Sixth Organization to Assess Strategies in Ischemic Symptoms*) foi um estudo randomizado multicêntrico, duplamente cego, que avaliou pacientes com IAM-cST com início dos sintomas em até 12 horas. O total de 12.092 pacientes foi dividido em dois grupos classificados pela indicação ou não de HNF: estrato 1 (5.658 pacientes) – sem indicação de HNF – e estrato 2 (6.434 pacientes) – com indicação de HNF (aqueles que utilizaram trombolíticos fibrinoespecíficos, os encaminhados para angioplastia primária e os que não foram submetidos à reperfusão). No estrato 1, os pacientes foram randomizados para administração de fondaparinux (2,5 mg SC) ou placebo por 8 dias. No estrato 2, a aleatorização para administração de fondaparinux (2,5 mg, por via venosa em seguida por via subcutânea) ou HNF (60 UI bólus e 12 UI/kg por hora, tempo de tromboplastina parcial ativada (TTPa) de 1,5 a 2,5). Os pacientes que foram encaminhados para angioplastia tiveram doses ajustadas pelo uso prévio de HNF e inibidor de GPIIbIIIa.[49]

O objetivo combinado primário foi o de óbito ou novo IAM em 30 dias. Trombolíticos foram usados em 45% dos pacientes, angioplastia primária em 28,9% e 23,7% ficaram sem tratamento de reperfusão. O desfecho primário ocorreu em 9,7% do grupo fondaparinux e em 11,2% do grupo controle (RR = 0,86; IC 0,77 a 0,98; $p = 0,008$); a análise de mortalidade isolada também foi menor no grupo fondaparinux (7,8% *versus* 8,9%; $p = 0,003$). Não houve diferença quanto à incidência de sangramento. Em análise de subgrupo, demonstrou-se redução de morte e/ou reinfarto em pacientes que não receberam tratamento de reperfusão, mas utilizaram fondaparinux (RR de 23%); no entanto, os pacientes que foram submetidos à angioplastia não tiveram benefícios da utilização de fondaparinux (também em análise de subgrupo). Houve maior taxa de trombos nos fios-guia para angioplastia e de complicações coronárias (dissecção, novo trombo e fechamento abrupto) no grupo fondaparinux, apesar de não haver demonstração de significância clínica.[49]

Uso oral

Rivaroxabana

O uso da rivaroxabana em pacientes com SCA (em média 4,7 dias após um evento isquêmico agudo) foi avaliado no estudo ATLAS ACS. Foram randomizados mais de 15 mil pacientes para três grupos: rivaroxabana 2,5 mg a cada 12 horas, rivaroxabana 5 mg a cada 12 horas e placebo. A dose de 2,5 mg foi a que apresentou melhores resultados, com redução relativa de 16% no desfecho primário do estudo, composto de morte CV, IAM e AVC ($p = 0,007$) ao final do seguimento de 2 anos, inclusive com redução significativa de óbito cardiovascular ($p = 0,005$) e óbito por qualquer causa ($p = 0,004$). No quesito segurança, o grupo rivaroxabana apresentou aumento significativo na incidência de sangramentos não relacionados à cirurgia (HR = 3,46; $p < 0,001$), porém sem aumento significativo na incidência de sangramentos fatais ($p = 0,45$). O uso da rivaroxabana associada ao AAS ou ao AAS e clopidogrel foi recentemente aprovado pela comunidade europeia para prevenção secundária de eventos isquêmicos coronarianos em pacientes com alto risco (elevação de troponina). O FDA, por sua vez, aguarda maiores evidências para a aprovação da droga nos EUA.[50]

Já no cenário da FA não valvar, o estudo ROCKET-AF comparou a rivaroxabana à varfarina na prevenção de tromboembolismo sistêmico em 14.264 pacientes com FA não valvar e fatores de risco para tromboembolismo. Comparou-se a dose fixa de 20 mg de rivaroxabana 1 vez ao dia (dose de 15 mg para pacientes com depuração renal entre 30 e 49 mL por minuto) com a varfarina. Ao final do estudo, a taxa de AVC foi de 1,7% ao ano para a rivaroxabana e 2,2% ao ano para a varfarina ($p < 0,001$ para não inferioridade). O acidente tromboembólico ocorreu em 2,1% ao ano no grupo que recebeu rivaroxabana, e 2,4% no grupo da varfarina ($p < 0,001$ para não inferioridade). As taxas de sangramento maior e clinicamente não maior foram similares em ambos os grupos, mas as de AVC hemorrágico foram menores com a rivaroxabana em comparação com a varfarina (0,5% *versus* 0,7%; $p = 0,02$), o mesmo acontecendo com sangramento fatal (0,2 com rivaroxabana e 0,5 com varfarina; $p = 0,003$).[51]

Apixabana

O estudo APPRAISE-2 randomizou 7.392 pacientes, em média 6 dias após o início de sintomas compatíveis com SCA, para uso de apixabana (5 mg a cada 12 horas) ou placebo. O estudo foi prematuramente interrompido por um importante aumento de sangramentos maiores pelo critério TIMI, sem benefício significativo em termos de eventos isquêmicos.[52]

No cenário da FA, a apixabana foi avaliada em dois grandes estudos. O AVERROES comparou apixabana na dose de 5 mg 2 vezes ao dia com o AAS em 5.599 pacientes com FA e com risco para AVC, mas que por alguma razão não poderiam fazer uso de varfarina. O estudo foi interrompido precocemente pela observação da clara redução de tromboembolismo sistêmico e AVC com a apixabana (1,6% *versus* 3,7% com AAS; RR = 0,45) com taxas similares de hemorragia maiores (1,4% para a apixabana e 1,2% para o AAS; RR = 1,13). A taxa de óbito foi de 3,5% no grupo apixabana e de 4,4% no grupo que recebeu AAS ($p < 0,07$).[53]

O estudo ARISTOTLE comparou apixabana, na dose de 5 mg 2 vezes ao dia, com a varfarina (relação normatizada internacional (RNI) entre 2 e 3), com critério de não inferioridade em 18.201 pacientes com FA, com pelo menos um fator de risco adicional para acidente vascular cerebral. No seguimento de 1,8 ano, a taxa de eventos primários foi de 1,27% ao ano no grupo apixabana comparado com 1,60% no grupo varfarina ($p < 0,001$ para não inferioridade e $p < 0,01$ para superioridade). A taxa de sangramento maior no grupo apixabana foi de 2,13% a 3,09% para o grupo varfarina ($p < 0,001$). A taxa de mortalidade por qualquer causa foi de 3,52% a 3,94% ao ano respectivamente para a apixabana e a varfarina (RR = 0,89 ($p = 0,047$)). A taxa de AVC hemorrágico foi de 0,24% para o grupo apixabana e 0,47% para o grupo varfarina ($p < 0,001$). A taxa de AVC isquêmico ou de causa indeterminada foi de 0,97% ao ano para o grupo apixabana e de 1,05% para o grupo varfarina ($p = 0,42$).[54]

Podemos concluir, portanto, que a apixabana se mostrou superior à varfarina na redução de AVC e tromboembolismo sistêmico, com menor risco de hemorragia e de mortalidade. Análises posteriores demonstraram que o benefício da apixabana sobre a varfarina se mantém, independente da idade dos pacientes ou do nível de eficácia do controle da anticoagulação com varfarina (Figura 38.2).

Edoxabana

É um inibidor oral, competitivo e direto do FXa, com meia-vida de 6 a 12 horas e metabolismo predominantemente hepático. Possui as mesmas características de interação farmacológica com os inibidores e/ou indutores da CYP3A4. O uso da edoxabana 1 ou 2 vezes ao dia foi verificado em estudos fase II na prevenção de AVC em pacientes com FA, comparados com a terapia padrão com varfarina durante um período de 3 meses. Maior incidência de eventos hemorrágicos clinicamente relevantes foi observada em pacientes que receberam 30 mg e 60 mg de edoxabana 2 vezes ao dia (7,8% e 10,6%) do que naqueles que receberam varfarina (3,2%). Ao se utilizar as mesmas doses de edoxabana (30 mg e 60 mg) somente 1 ao dia, a incidência de eventos hemorrágicos clinicamente relevantes (3,0% e 4,7%) foi similar ao uso de varfarina (3,2%).

O estudo ENGAGE-AF-TIMI 48, envolvendo 16.500 pacientes, comparou doses baixas e elevadas de edoxabana com varfarina durante um período de 24 meses em pacientes com FA não valvar. Os resultados do estudo mostraram que o uso da edoxabana na dose de 60 ou 30 mg diariamente não foi inferior ao da varfarina na prevenção de AVC e embolismo sistêmico, AVC hemorrágico, mortalidade CV, sangramento maior e sangramento intracraniano. No dia 8 de janeiro de 2015, com base nos resultados do estudo ENGAGE, o FDA aprovou a edoxabana para prevenção de eventos embólicos em pacientes com FA de etiologia não valvar.[55]

INIBIDORES DIRETOS DA TROMBINA
Uso intravenoso
Bivalirudina

É um inibidor direto da trombina. O estudo ACUITY randomizou pacientes com SCASEST (de moderado e alto risco) para 1 de 3 grupos: 1) HNF ou enoxaparina + inibidor GPIIb/IIIa, 2) Bivalirudina + inibidor GPIIb/IIIa e 3) Bivalirudina. O desfecho primário de eficácia combinado foi óbito, IAM e

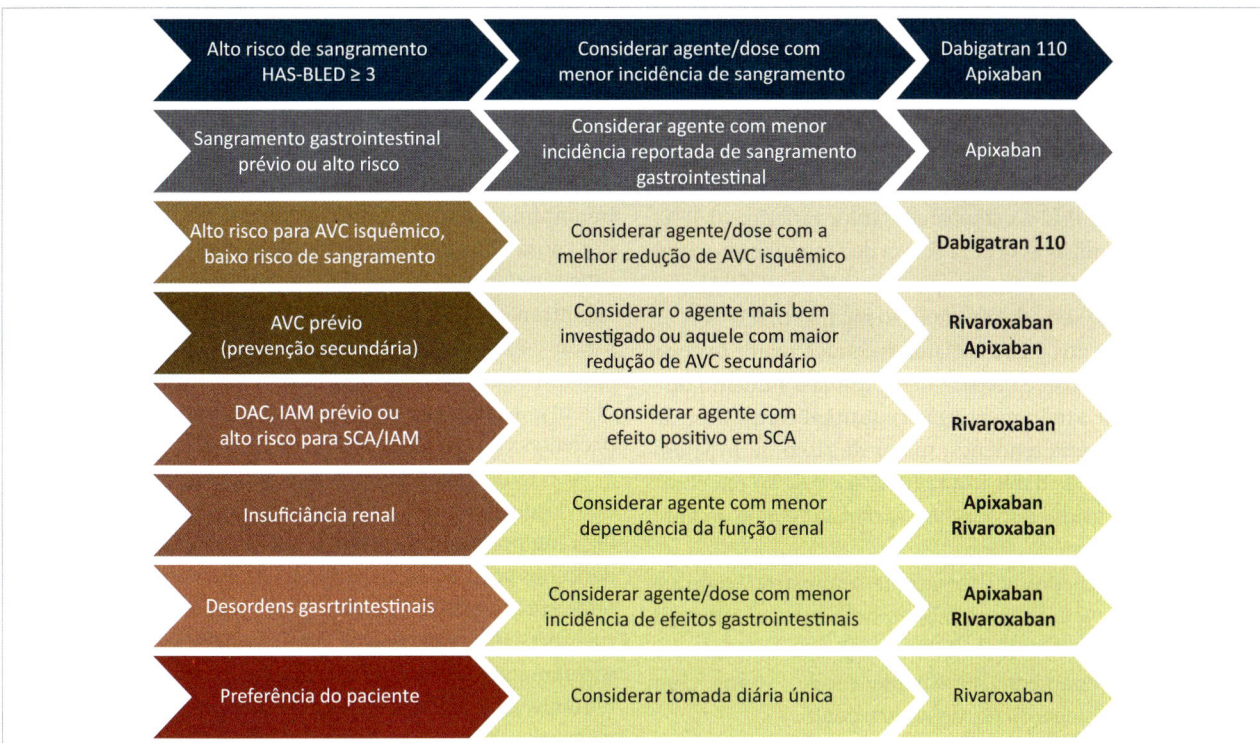

FIGURA 38.2. Indicações específicas dos novos anticoagulantes com base nas características clínicas dos pacientes e nos resultados dos principais estudos clínicos randomizados.

revascularização não planejada em 30 dias. Foram analisados os dados de 13.819 pacientes, e comparando-se os grupos bivalirudina + GPIIb/IIIa e HNF + GPIIb/IIIa, não houve diferença no desfecho composto ($p = 0,39$), mas a bivalirudina não foi inferior ao tratamento padrão. Não houve diferenças nas taxas de sangramento (5,3% versus 5,7%; $p = 0,38$) ou do desfecho combinado associado a sangramento (11,8% versus 11,7%; $p = 0,93$). Na comparação entre os grupos bivalirudina não associada e controle, não houve diferença na ocorrência do desfecho primário (7,3 versus 7,8%; $p = 0,32$), mas a bivalirudina não associada atingiu o limiar de não inferioridade. A incidência de sangramento maior foi menor no grupo bivalirudina não associada versus HNF + GPIIb/IIIa (3% versus 5,7%; $p < 0,001$). Notou-se maior número de eventos isquêmicos nos pacientes que usaram bivalirudina sem combinação com tienopiridínicos (clopidogrel) antes de angioplastia (7,1% versus 9,1%).[56]

Os autores concluíram que, em pacientes com SCA-sST e sob tratamento com estratégia invasiva, as taxas de sangramento e eventos isquêmicos foram similares entre os grupos que usaram bivalirudina ou heparinas associadas ao inibidor GPIIb/IIIa. Quando comparados bivalirudina com heparinas e inibidor GPIIb/IIIA, a incidência de eventos foi igual, mas com menor taxa de sangramento no grupo bivalirudina.

No estudo HORIZONS-AMI, publicado em 2008, 3.602 pacientes com IAM-cST, até 12 horas do início dos sintomas e encaminhados para ICPP foram randomizados para receber bivalirudina ou HNF associada aos inibidores da GPIIb/IIIa. Nesse estudo, houve redução do risco relativo de 24% na ocorrência do desfecho primário composto de morte, reinfarto, necessidade de revascularização do vaso-alvo por isquemia ou AVC em 30 dias no grupo tratado com bivalirudina, além de redução de 40% na ocorrência de sangramentos maiores. Na análise de desfechos secundários, houve redução de 38% na ocorrência de óbitos por causas CV e 36% na mortalidade por quaisquer causas. Apesar do claro benefício no tratamento de pacientes com IAM-cST que serão submetidos à ICPP, a bivalirudina ainda não está disponível para utilização no Brasil.[57]

USO ORAL

Dabigatrana

Foi avaliada após SCA em uso concomitante com dupla antiagregação plaquetária no estudo REDEEM. Nesse estudo, evidenciou-se um importante aumento na incidência de sangramentos nas diferentes doses avaliadas (50 mg, 75 mg, 110 mg e 150 mg).[58]

Em FA, no estudo RE-LY, a dabigatrana foi avaliada em um estudo comparativo com a varfarina, envolvendo pouco mais de 18 mil pacientes, para prevenção de tromboembolismo sistêmico em pacientes portadores de FA paroxística ou permanente, com idade acima de 75 anos ou com idade abaixo, porém com mais de um fator de risco associado, a saber: insuficiência cardíaca, diabetes, hipertensão arterial ou história prévia de AVC. Os pacientes foram randomizados para receber varfarina em doses ajustadas de acordo com a RNI e doses fixas de dabigatrana 110 mg e 150 mg 2 vezes ao dia. A média do escore de risco $CHADS_2$ da população avaliada foi de 2,3 e o tempo na faixa terapêutica para os pacientes que fizeram uso da varfarina foi de 64%.[59]

Nesse estudo, a taxa anual de AVC ou embolia sistêmica foi de 1,71% para a varfarina e 1,54% para a dabigatrana 110 mg e 1,11% para dose de 150 mg. A taxa de AVC hemorrágico foi mais baixa com as 2 doses da dabigatrana, 150 mg (0,10%) e 110 mg (0,12%), comparada com a varfarina (0,38%) ($p < 0,001$ para ambas as doses). A taxa de sangramento maior foi de 3,57% com a varfarina comparada a 2,8% com dabigatrana 110 mg ($p = 0,003$) e 3,22% com 150 mg ($p = 0,31$).

Com relação aos efeitos colaterais, houve maior taxa de dispepsia no grupo que recebeu dabigatrana e aumento discreto no risco de sangramento gastrintestinal com a dose de 150 mg. Houve uma tendência maior de risco de IAM em pacientes em uso de dabigatrana (0,82% e 0,81%) em comparação com o grupo que recebeu varfarina (0,64% ao ano; $p = 0,09$ e $0,12$).

Com esses achados, a dabigatrana se mostrou segura e eficaz para a prevenção de tromboembolismo sistêmico em pacientes com FA. A dose de 150 mg superior à varfarina e com taxa de sangramento semelhante, e a de 110 mg, com eficácia similar e menor taxa de sangramento.

Mais recentemente publicado, o estudo RE-ALIGN, testou o uso de dabigatrana em diferentes doses (150, 220 ou 300 mg 2 vezes ao dia) em pacientes submetidos à prótese aórtica ou mitral mecânica. Interrompido precocemente, o estudo demonstrou que o uso desse fármaco foi associado ao aumento das taxas de complicações tromboembólicas e hemorrágicas quando comparado à varfarina.[60]

ANTAGONISTA DA VITAMINA K VARFARINA

Características

Atua como um antagonista da vitamina K, diminuindo em 30% a 50% a quantidade total dos fatores II, VII, IX e X. Quando administrada por via oral, tem absorção rápida e quase completa pelo trato gastrintestinal, sofrendo redução na presença de alimentos.

A S-varfarina é transformada em metabólitos inativos pela isoenzima CYP2C9, enquanto a R-varfarina é transformada pelas CYP1A2, CYP2C19 e CYP3A4. Seus metabólitos inativos são excretados na urina e nas fezes. A meia-vida varia de 25 a 60 horas, com média de cerca de 40 horas. A duração de ação da varfarina é de 2 a 5 dias.

As complicações mais importantes e frequentes que podem ocorrer com o uso da varfarina são as hemorragias, que podem ter relação com o valor da RNI (0,4% a 12% em estudos retrospectivos). Outras reações adversas incluem reações de hipersensibilidade, icterícia colestática, hepatite, vasculites, náuseas e vômitos, diarreia, alopécia etc. Também computado como complicação é o desenvolvimento de uma nova trombose ou retrombose na vigência do tratamento, o que pode ocorrer nos casos de tromboembolismo venoso com uma frequência de 3% a 15%.

No cenário de prevenção secundária de AVC, o estudo SPIRIT (*Stroke Prevention in Reversible Ischemia Trial*) randomizou mais de 1.700 pacientes pós-AVC ou AIT para receber AAS 300 mg por dia ou varfarina (RNI-alvo entre 3,0 e 4,5). O desfecho primário avaliado foi uma composição de morte CV, AVC, IAM ou complicações hemorrágicas importantes. Esse estudo foi interrompido precocemente por causa de maior incidência de eventos no grupo que recebeu varfarina (RR = 2,3), com diferença estatisticamente significante. O que mais influenciou a ocorrência de eventos foram complicações hemorrágicas, incluindo aquelas que desencadearam óbito. Sendo assim, o uso da varfarina com objetivo de manter uma RNI entre 3,0 e 4,5 não é seguro em pacientes com AVC isquêmico ou AIT.[61]

Já o estudo WARSS envolveu mais de 2.200 pacientes pós-AVC isquêmico que foram randomizados para receber AAS (325 mg por dia) ou varfarina (RNI-alvo entre 1,4 e 2,8). Os desfechos primários avaliados foram morte por qualquer causa ou recorrência de AVC isquêmico. O grupo que recebeu varfarina apresentou um risco de eventos primários 1,13 maior que o grupo que recebeu AAS, sem diferença estatisticamente significante. O risco de sangramentos maiores foi 1,48 vez maior no grupo varfarina, também sem diferença estatística.[62]

Finalmente, o estudo ESPRIT inicialmente randomizou pacientes pós-AVC isquêmico ou AIT para receberem varfarina (RNI-alvo entre 2,0 e 3,0) ou AAS (as doses podiam variar de 30 a 325 mg por dia). O desfecho primário avaliado foi semelhante ao do estudo SPIRIT. A incidência de eventos foi de 19% no grupo da varfarina e de 18% no grupo do AAS, sem diferença estatística.[63]

Anticoagulação em portadores de prótese mecânica

Os pacientes com próteses mecânicas, independente de sua implantação mitral/aórtica e do ritmo cardíaco, necessitam da prevenção antitrombótica. Quando implantadas na posição aórtica e o ritmo cardíaco é o sinusal, sem outros fatores de risco para tromboembolismo (TE), a RNI deve ficar entre 2,0 e 3,03. As próteses mecânicas em posição aórtica são menos trombogênicas, por se tratar de local de alto fluxo e pressão, reduzindo o depósito de fibrina. Entretanto, mesmo na posição aórtica, se o paciente tiver ritmo de FA, recomenda-se manter a RNI entre 2,5 e 3,5. Como o sangramento em pacientes idosos é uma complicação relativamente comum, recomenda-se manter a RNI entre 2,0 e 2,5 e fazer o controle mais frequente.

Para pacientes com prótese mecânica implantada na posição mitral, independente do ritmo cardíaco, os cuidados profiláticos contra o tromboembolismo devem ser maiores, preconizando-se RNI média de 3,0 (2,5 a 3,5) (Quadro 38.1).

DESAFIOS FUTUROS DA ANTIAGREGAÇÃO PLAQUETÁRIA E ANTICOAGULAÇÃO NAS DOENÇAS CARDIOVASCULARES

Questões importantes ainda necessitam de respostas no campo da antiagregação/anticoagulação cardiovascular.

QUADRO 38.1. Dose dos principais fármacos antitrombóticos nas SCA e na FA.

Classe do fármaco	Dose	Comentários
AAS		
AAS	• Dose inicial: 160-325 mg, seguida de 75-325 mg diariamente para ambos, SCA-sST e IAM-cST	Indefinidamente após evento isquêmico
Inibidores de P2Y12 (ADP)		Recomendado por até 12 meses em pacientes com SCA-sST e IAM-cST, independente se ICP foi realizada
Clopidogrel	• Dose de ataque: 300-600 mg, seguida de 75 mg/dia	Pode haver uma interação de inibidores de bomba de próton com o clopidogrel; é recomendada cautela com uso concomitante das medicações
Prasugrel	• Dose de ataque: 60 mg, seguida de 10 mg/dia	Não há recomendações de tratamento com prasugrel antes do ICP e nenhuma recomendação de uso em pacientes que não se submeteram ao ICP
Ticagrelor	• Dose de ataque: 180 mg, seguida de 90 mg 2×/dia	A dose de manutenção recomendada do AAS a ser usado com o ticagrelor é de 81 mg por dia
Inibidores da glicoproteína IIb-IIIa	IAM-cST: para auxiliar a reperfusão com ICP conjuntamente com HNF ou bivalirudina em pacientes selecionados ou com SCA-sST de alto risco	
Abciximab	• Dose de ataque: 0,25 mg/kg IV bólus; em seguida 0,125 µg/kg/min (máximo 10 mcg/min)	Duração: 12h
Eptifibatide	• Dose de ataque: 180 mg/kg bólus; decorridos 10 min IV bólus de 180 mg/kg por segundo; em seguida, 2,0 mg/kg/min, começando depois do primeiro bólus	• Duração: 18-24h • Em pacientes com Cl_{Cr} < 50 mL/min, reduzir a infusão em 50% • Evitar em pacientes em hemodiálise
Tirofibana	• IAM-cST: 25 µg/kg IV bólus; em seguida, 0,15 µg/kg/min • AI/IAM-sST: antes da angiografia: 0,4 µg/kg/min IV por 30 min; em seguida, 0,1 µg/kg/min IV por 12-24h (PRISM-PLUS) • Complementar à ICP: 10 µg/kg/min IV bólus durante 3 min imediatamente antes da ICP mais 0,15 µg/kg/min IV por 18-24h (Restore/Tactics)	• Duração: 12-24h • Em pacientes com Cl_{Cr} < 30 mL/min, reduzir a infusão em 50% • Evitar em pacientes em hemodiálise
Anticoagulantes		
Heparina não fracionada (HNF)	**(SCA-sST)** • Dose de ataque: 60 UI/kg IV bólus, seguida de 12 UI/kg IV – infusão ajustada para alcançar TTPa entre 50-70 s **(IAM-cST)** • ICP com GPIIb/IIIa: 50-70 UI/kg bólus IV > bólus intermitente para alcançar o TTPa entre 200-250 s • ICP sem GPIIb/IIIa: 70-100 UI/kg IV > bólus intermitente para alcançar o TTPa-alvo entre 250-300 s • Uso com fibrinolítico: IV bólus de 60 UI/kg (máximo 4.000 UI) Acompanhado por infusão de 12 UI/kg/h (máximo 1.000 UI) inicialmente, ajustar para manter TTPa-alvo entre 50-70 s em 48h ou até revascularização	• Duração: 2-5 dias, descontinuar depois de ICP com sucesso • Descontinuar depois de ICP com sucesso • Descontinuar depois de ICP com sucesso • Duração: 48h depois da fibrinólise
Enoxaparina	• Se idade < 75 a: 30 mg IV bólus, seguida de 15 min por 1 mg/kg SC a cada 12h (máximo 100 mg para as primeiras 2 doses) • Se idade ≥ 75 a: sem bólus, 0,75 mg/kg SC a cada 12h (máximo 75 mg para as primeiras 2 doses) • Independente da idade, se Cl_{Cr} < 30 mL/min: 1 mg/kg SC a cada 24h	• Duração da hospitalização (até 8 dias); descontinuar após ICP de sucesso • Contraindicado se Cl_{Cr} < 30 mL/min
Foundaparinux	• 2,5 mg SC diariamente	• Duração da hospitalização (até 8 dias) • Contraindicado se Cl_{Cr} < 30 mL/min • Não é recomendado como anticoagulante único para ICP primária

(Continua)

QUADRO 38.1. Dose dos principais fármacos antitrombóticos nas SCA e na FA. *(Continuação)*

Classe do fármaco	Dose	Comentários
Anticoagulantes		
Bivalirudina	• Dose de ataque: 0,75 mg/kg IV bólus; em seguida, 1,75 mg/kg/h infusão com ou sem tratamento primário com HNF	• Duração: até 72h; alta após ICP de sucesso • Bólus adicional de 0,3 mg/kg pode ser dado, se necessário • Reduzir a infusão para 1 mg/kg/h com estimativa $Cl_{Cr} < 30$ mL/min • Preferência sobre UFH com GPIIb/IIIa receptor antagonista em pacientes de alto risco para sangramentos
Novos anticoagulantes na FA		
Dabigatrana	• 150 mg 2×/dia • > 80 anos, usar 110 mg 2×/dia	• Não usar se $Cl_{Cr} < 30$ mL/min • É dialisável
Rivaroxabana	• 20 mg 1×/dia • 15 mg 1×/dia (se $Cl_{Cr} < 50 > 15$ mL/min)	• $Cl_{Cr} < 50$ mL/min usar 15 mg/dia • Não usar se $Cl_{Cr} < 30$ mL/min • Não é dialisável
Apixabana	• 5 mg 2×/dia	• Não é necessário ajuste de dose se $Cl_{Cr} > 30$ mL/min
Edoxabana	• 60 mg 1×/dia (se função renal normal) • 30 mg 1×/dia (se $Cl_{Cr} < 50 > 15$ mL/min	• Não é dialisável

ICP: intervenção coronária percutânea; IAM-cST: infarto agudo do miocárdio com supradesnivelamento do segmento ST; SCA-sST: síndrome coronariana aguda sem supradesnivelamento do segmento ST; HNF: heparina não fracionada; Cl_{Cr}: *clearance* de creatinina.

PODEMOS MELHOR A EFICÁCIA DA TERAPIA ANTITROMBÓTICA NO CENÁRIO EXTRA E INTRA-HOSPITALAR?

Estudos iniciais com a bivalirudina durante o transporte para angioplastia primária em pacientes com IAM-cST mostraram redução da incidência de sangramentos maiores à custa de maiores taxas de trombose aguda de *stent* quando comparado à HBPM. O uso da rivaroxabana associada à dupla antiagregação plaquetária com AAS e clopidogrel assim como o uso dos inibidores de ADP intravenosos (cangrelor e elinogrel) são terapias que futuramente podem melhorar os desfechos intra-hospitalares dos pacientes com SCA.

O AAS PODERÁ SER OMITIDO EM TERAPIAS ANTIAGREGANTES COMBINADAS?

No estudo WOEST, interromper o uso do AAS precocemente após a angioplastia coronariana, em pacientes recebendo clopidogrel e anticoagulante concomitantemente, diminuiu a incidência de sangramentos comparados à terapia antiagregante tríplice.[64] Outros estudos clínicos estão em andamento e certamente trarão novas evidências sobre o uso do AAS à luz dos novos fármacos anticoagulantes.

A TRIPLA TERAPIA COM TRÊS AGENTES ANTIPLAQUETÁRIOS É SEGURA?

Os resultados dos estudos TRACER e TRA 2P-TIMI 50 foram suficientes para a aprovação clínica do vorapaxar, em associação com AAS e clopidogrel, na prevenção de eventos isquêmicos secundários em paciente de alto risco trombótico. O fármaco não reduziu a mortalidade por todas as causas, porém diminuiu as taxas de morte cardíaca à custa de aumento do sangramento. Maiores investigações são necessárias para definir a segurança e a eficácia da antiagregação tripla.[35-36]

QUAL O MELHOR NOAC PARA PREVENÇÃO DE EVENTOS CARDIOVASCULARES EM PACIENTES COM FA?

Com a aprovação da dabigatrana, rivaroxabana, apixabana e edoxabana para a prevenção de eventos trombóticos em pacientes com FA, a maior dificuldade para o clínico é encontrar a indicação precisa de cada fármaco para cada indivíduo em particular. Com a ausência de estudos que confrontem diretamente os quatro fármacos, as análises de subgrupos e os resultados secundários dos grandes *trials* são auxiliares para a melhor decisão clínica sobre que droga deve ser utilizada (Quadro 38.2).

Por fim, imenso progresso tem ocorrido no desenvolvimento de novos fármacos antiagregantes plaquetários e anticoagulantes, contudo o balanço apropriado entre eficácia e segurança, a individualização dos pacientes a fim de se fornecer a máxima terapia disponível e a melhor combinação das drogas são desafios que devem ser encarados a fim de se oferecer a melhor sobrevida possível aos pacientes de risco cardiovascular elevado.

QUANDO TEREMOS DISPONÍVEIS OS AGUARDADOS ANTÍDOTOS?

O idarucizumab, um fragmento de anticorpo monoclonal, mostrou-se eficaz na reversão completa da dabigatrana dentro de minutos após a administração de 5 g VE, segundo estudo re-

QUADRO 38.2. Estudos clínicos randomizados em andamentos testando terapias antitrombóticas em pacientes com SCA.		
Estudo clínico	**Descrição do estudo**	**Fase**
COMPASS	Rivaroxabana versus antiplaquetários versus rivaroxabana + antiplaquetários	III
Efficacy and Safety Study of Ticagrelor	Ticagrelor em pacientes com resistência ao clopidogrel submetidos à angioplastia	III
GLOBAL LEADERS	1 versus 12 meses DAPT com stent revestido com biolimus	III
PEGASUS	Ticagrelor em pacientes > 1 ano pós-SCA tratada com stent	III
PIONEER AF PCI	Rivaroxabana e antagonista da vitamina K em pacientes com FA com indicação de anticoagulação	III
REGULATE PCI	Pegnivacogina versus bivalirudina em SCA tratada com stent	III
ARMYDA-2	Clopidogrel – 600 mg em pacientes com IAM-cST submetidos à angioplastia	IV
ATLANTIC	Ticagrelor no pré-hospitalar versus intra-hospitalar	IV
BRAVE-4	Prasugrel/bivalirudina versus clopidogrel/HNF em angioplastia primária	IV
BRIGHT	Bivalirudina em IAM tratado com angioplastia em pacientes chineses	IV
Brilinta Da Yu	Ticagrelor – segurança e eventos CV em pacientes chineses com SCA	IV
DAPT	12 versus 30 meses de DAPT após angioplastia	IV
HOU-Yi	Ticagrelor versus prasugrel em pacientes chineses com SCA	IV
ISAR-REACT 5	Ticagrelor versus prasugrel em SCA	IV
MATRIX	Bivalirudina versus HNF, angioplastia transradial versus transfemoral	IV
The Elderly ACS trial	Dose reduzida de prasugrel versus dose padrão de clopidogrel em pacientes > 74 anos	IV

IAM: infarto agudo do miocárdio.
Fonte: Adaptado de Huber e colaboradores, 2014.[65]

centemente publicado no *New England Journal of Medicine*. É o primeiro estudo consistente publicado avaliando a eficácia de um antídoto para os NOACs.[66] O estudo ANNEXA-R (*Andexanet Alfa, a Novel Antidote to the Anticoagulant Effects off XA Inhibitors*), ainda em fase de recrutamento, intenta demonstrar a eficácia da proteína recombinante Andexante alfa na reversão completa do efeito da rivaroxabana. O mesmo antídoto vem sendo testado quando utilizado para reversão da apixabana.[67]

REFERÊNCIAS BIBLIOGRÁFICAS

1. Furie B, Furie BC. Mechanisms of thrombus formation. N Engl J Med. 2008;359:938-49.
2. Davì G, Patrono C. Platelet activation and atherothrombosis. N Engl J Med. 2007;357:2482-94.
3. Lorga Filho AM, Azmus AD, Soeiro AM, Quadros AS, Avezum A Jr, Marques AC, et al. Diretrizes brasileiras de antiagregantes plaquetários e anticoagulantes em cardiologia. Arq Bras Cardiol. 2013;101(3 Suppl 3):1-95.
4. Opie, Lionel H, Gersh Bernard J. Drugs for the heart. Philadelfia: Elsevier, 2012.
5. Geraldo RB, Sathler PC, Lourenço AL, Saito MS, Cabral LM, Rampelotto PH, et al. Platelets: still a therapeutical target for haemostatic disorders. Int J Mol Sci. 2014: 7;15:17901-19.
6. Hosokawa K, Ohnishi T, Miura N, Sameshima H, Koide T, Tanaka KA, et al. Antithrombotic effects of PAR1 and PAR4 antagonists evaluated under flow and static conditions. Thromb Res. 2014;133:66-72.
7. [No authors listed]. Intravenous streptokinase given within 0-4 hours of onset of myocardial infarction reduced mortality in ISIS-2. Lancet. 1987;1:502.
8. Théroux P, Ouimet H, McCans J, Latour JG, Joly P, Lévy G, et al. Aspirin, heparin, or both to treat acute unstable angina. N Engl J Med. 1988;319:1105-11.
9. Mehta SR, Tanguay JF, Eikelboom JW, Jolly SS, Joyner CD, Granger CB, et al. Double-dose versus standard-dose clopidogrel and high-dose versus low-dose aspirin in individuals undergoing percutaneous coronary intervention for acute coronary syndromes (CURRENT-OASIS 7): a randomised factorial trial. Lancet. 2010;376:1233-43.
10. Baigent C, Chen Z, Collins R, Peto R, Sudlow C. Immediate aspirin for suspected ischaemic stroke. Lancet. 1999;353:151-2.
11. Hall P, Nakamura S, Maiello L, Itoh A, Blengino S, Martini G, et al. A randomized comparison of combined ticlopidine and aspirin therapy versus aspirin therapy alone after successful intravascular ultrasound-guided stent implantation. Circulation. 1996;93:215-22.
12. Guerciolini R, Giordano G, Aversa F, Del Favero A. Anaemia and agranulocytosis associated with ticlopidine therapy. Acta Haematol. 1985;73:232-4.
13. Mitka M. Results of CURE trial for acute coronary syndrome. JAMA. 2001;285:1828-9.
14. Tricoci P, Roe MT, Mulgund J, Newby LK, Smith SC Jr, Pollack CV Jr, et al. Clopidogrel to treat patients with non-ST-segment elevation acute coronary syndromes after hospital discharge. Arch Intern Med. 2006;166:806-11.
15. Steinhubl SR, Berger PB, Mann JT 3rd, Fly ET, DeLago A, Wilmer C, et al. Early and sustained dual oral antiplatelet therapy following percutaneous coronary intervention: a randomized controlled trial. JAMA. 2002;288:2411-20.
16. Amsterdam EA, Wenger NK, Brindis RG, Casey DE Jr, Ganiats TG, Holmes DR Jr, et al. 2014 AHA/ACC Guideline for the Management of Patients with Non-ST-Elevation Acute Coronary Syndromes: a report of the American College of Cardiology/American Heart Association Task Force on Practice Guidelines. J Am Coll Cardiol. 2014;64:e139-228.
17. Qureshi Z, Hobson AR. Clopidogrel "resistance": where are we now? Cardiovasc Ther. 2013;31:3-11.
18. Kwok CS, Jeevanantham V, Dawn B, Loke YK. No consistent evidence of differential cardiovascular risk amongst proton-pump inhibi-

tors when used with clopidogrel: meta-analysis. Int J Cardiol. 2013;167:965-74.
19. Wiviott SD, Braunwald E, McCabe CH, Montalescot G, Ruzyllo W, Gottlieb S, et al. Prasugrel versus clopidogrel in patients with acute coronary syndromes. N Engl J Med. 2007;357:2001-15.
20. Wiviott SD, Braunwald E, Angiolillo DJ, Meisel S, Dalby AJ, Verheugt FW, et al. Greater clinical benefit of more intensive oral antiplatelet therapy with prasugrel in patients with diabetes mellitus in the trial to assess improvement in therapeutic outcomes by optimizing platelet inhibition with prasugrel-Thrombolysis in Myocardial Infarction 38. Circulation. 2008;118:1626-36.
21. Roe MT, Armstrong PW, Fox KA, White HD, Prabhakaran D, Goodman SG, et al. Prasugrel versus clopidogrel for acute coronary syndromes without revascularization. N Engl J Med. 2012;367:1297-309.
22. Wallentin L, Becker RC, Budaj A, Cannon CP, Emanuelsson H, Held C, et al. Ticagrelor versus clopidogrel in patients with acute coronary syndromes. N Engl J Med. 2009;361:1045-57.
23. Storey RF, Becker RC, Harrington RA, Husted S, James SK, Cools F, et al. Characterization of dyspnoea in PLATO study patients treated with ticagrelor or clopidogrel and its association with clinical outcomes. Eur Heart J. 2011;32:2945-53.
24. Bhatt DL, Stone GW, Mahaffey KW, Gibson CM, Steg PG, Hamm CW, et al. Effect of platelet inhibition with cangrelor during PCI on ischemic events. N Engl J Med. 2013;368:1303-13.
25. Bhatt DL, Lincoff AM, Gibson CM, Stone GW, McNulty S, Montalescot G, et al. Intravenous platelet blockade with cangrelor during PCI. N Engl J Med. 2009;361:2330-41.
26. Berger JS, Roe MT, Gibson CM, Kilaru R, Green CL, Melton L, et al. Safety and feasibility of adjunctive antiplatelet therapy with intravenous elinogrel, a direct-acting and reversible P2Y12 ADP-receptor antagonist, before primary percutaneous intervention in patients with ST-elevation myocardial infarction: the Early Rapid ReversAl of platelet thromboSis with intravenous Elinogrel before PCI to optimize reperfusion in acute Myocardial Infarction (ERASE MI) pilot trial. Am Heart J. 2009;158:998-1004.e1.
27. Lenderink T, Boersma E, Heeschen C, Vahanian A, de Boer MJ, Umans V, et al. Elevated troponin T and C-reactive protein predict impaired outcome for 4 years in patients with refractory unstable angina, and troponin T predicts benefit of treatment with abciximab in combination with PTCA. Eur Heart J. 2003;24:77-85.
28. [No authors listed]. A comparison of aspirin plus tirofiban with aspirin plus heparin for unstable angina. Platelet Receptor Inhibition in Ischemic Syndrome Management (PRISM) Study Investigators. N Engl J Med. 1998;338:1498-505.
29. Moliterno DJ. Patient-specific dosing of IIb/IIIa antagonists during acute coronary syndromes: rationale and design of the PARAGON B study. THE PARAGON B International Steering Committee. Am Heart J. 2000;139:563-6.
30. Greenbaum AB, Harrington RA, Hudson MP, MacAulay CM, Wilcox RG, Simoons ML, et al. Therapeutic value of eptifibatide at community hospitals transferring patients to tertiary referral centers early after admission for acute coronary syndromes. PURSUIT Investigators. J Am Coll Cardiol. 2001;37:492-8.
31. Tcheng JE, Kandzari DE, Grines CL, Cox DA, Effron MB, Garcia E, et al. Benefits and risks of abciximab use in primary angioplasty for acute myocardial infarction: the Controlled Abciximab and Device Investigation to Lower Late Angioplasty Complications (CADILLAC) trial. Circulation. 2003;108:1316-23.
32. Montalescot G, Barragan P, Wittenberg O, Ecollan P, Elhadad S, Villain P, et al. Platelet glycoprotein IIb/IIIa inhibition with coronary stenting for acute myocardial infarction. N Engl J Med. 2001;344:1895-903.
33. Kubica J, Koziński M, Navarese EP, Tantry US, Grzesk G, Fabiszak T, et al. Updated evidence on intracoronary abciximab in ST-elevation myocardial infarction: a systematic review and meta-analysis of randomized clinical trials. Cardiol J. 2012;19:230-42.
34. Srinivas VS, Skeif B, Negassa A, Bang JY, Shaqra H, Monrad ES. Effectiveness of glycoprotein IIb/IIIa inhibitor use during primary coronary angioplasty: results of propensity analysis using the New York State Percutaneous Coronary Intervention Reporting System. Am J Cardiol. 2007 Feb 15;99(4):482-5.
35. Morrow DA, Braunwald E, Bonaca MP, Ameriso SF, Dalby AJ, Fish MP, et al. Vorapaxar in the secondary prevention of atherothrombotic events. N Engl J Med. 2012;366:1404-13.
36. Tricoci P, Huang Z, Held C, Moliterno DJ, Armostrong PW, Van de Werf F, et al. Thrombin-receptor antagonist vorapaxar in acute coronary syndromes. N Engl J Med. 2012;366:20-33.
37. Maggioni AP, Franzosi MG, Fresco C, Turazza F, Tognoni G. GISSI trials in acute myocardial infarction. Rationale, design, and results. Chest. 1990;97:146S-150S.
38. Collins R, Peto R, Parish S, Sleight P. ISIS-3 and GISSI-2: no survival advantage with tissue plasminogen activator over streptokinase, but a significant excess of strokes with tissue plasminogen activator in both trials. Am J Cardiol. 1993 May 1;71(12):1127-30.
39. Lee KL, Woodlief LH, Topol EJ, Weaver WD, Betriu A, Col J, et al. Predictors of 30-day mortality in the era of reperfusion for acute myocardial infarction. Results from an international trial of 41,021 patients. GUSTO-I Investigators. Circulation. 1995;91:1659-68.
40. Wallentin L, Goldstein P, Armstrong PW, Granger CB, Adgey AA, Arntz HR, et al. Efficacy and safety of tenecteplase in combination with the low-molecular-weight heparin enoxaparin or unfractionated heparin in the prehospital setting: the Assessment of the Safety and Efficacy of a New Thrombolytic Regimen (ASSENT)-3 PLUS randomized trial in acute myocardial infarction. Circulation. 2003;108:135-42.
41. Cohen M, Adams PC, Parry G, Xiong J, Chamberlain D, Wieczorek I, Fox KA, et al. Combination antithrombotic therapy in unstable rest angina and non-Q-wave infarction in nonprior aspirin users. Primary end points analysis from the ATACS trial. Antithrombotic Therapy in Acute Coronary Syndromes Research Group. Circulation. 1994;89:81-8.
42. [Article in Polish]. Sosnowski C. [Commentary to the article: Antman EM, Morrow DA, McCabe CH, et al. Enoxaparin versus unfractionated heparin with fibrinolysis for ST-elevation myocardial infarction. N Engl J Med. 2006;354:1477-88.]. Kardiol Pol. 2006;64(11):1321-4; discussion 1325-6.
43. Montalescot G, Zeymer U, Silvain J, Boulanger B, Cohen M, Goldstein P, Ecollan P, et al. Intravenous enoxaparin or unfractionated heparin in primary percutaneous coronary intervention for ST-elevation myocardial infarction: the international randomised open--label ATOLL trial. Lancet. 2011;378:693-703.
44. Bijsterveld NR, Peters RJ, Murphy SA, Bernink PJ, Tjissen JG, Cohen M. Recurrent cardiac ischemic events early after discontinuation of short-term heparin treatment in acute coronary syndromes: results from the Thrombolysis in Myocardial Infarction (TIMI) 11B and Efficacy and Safety of Subcutaneous Enoxaparin in Non-Q--Wave Coronary Events (ESSENCE) studies. J Am Coll Cardiol. 2003;42:2083-9.
45. Mahaffey KW, Cohen M, Garg J, Antman E, Kleiman NS, Goodman SG, et al. High-risk patients with acute coronary syndromes treated with low-molecular-weight or unfractionated heparin: outcomes at 6 months and 1 year in the SYNERGY trial. JAMA. 2005;294:2594-600.
46. Mahaffey KW, Pieper KS, Lokhnygina Y, Califf RM, Antman EM, Kleiman NS, et al. The impact of postrandomization crossover of therapy in acute coronary syndromes care. Circ Cardiovasc Qual Outcomes. 2011;4:211-9.
47. Murphy SA, Gibson CM, Morrow DA, Van de Werf F, Menown IB, Goodman SG, et al. Efficacy and safety of the low-molecular weight heparin enoxaparin compared with unfractionated heparin across the acute coronary syndrome spectrum: a meta-analysis. Eur Heart J. 2007;28:2077-86.
48. Mehta SR, Granger CB, Eikelboom JW, Bassand JP, Wallentin L, Faxon DP, et al. Efficacy and safety of fondaparinux versus enoxaparin in patients with acute coronary syndromes undergoing percutaneous coronary intervention: results from the OASIS-5 trial. J Am Coll Cardiol. 2007;50:1742-51.
49. Yusuf S, Mehta SR, Chrolavicius S, Afzal R, Pogue J, Granger CB, et al. Effects of fondaparinux on mortality and reinfarction in patients with acute ST-segment elevation myocardial infarction: the OASIS-6 randomized trial. JAMA. 2006;295:1519-30.
50. Mega JL, Braunwald E, Mohanavelu S, Burton P, Poulter R, Misselwitz F, et al. Rivaroxaban versus placebo in patients with acute co-

ronary syndromes (ATLAS ACS-TIMI 46): a randomised, double-blind, phase II trial. Lancet. 2009;374:29-38.
51. Patel MR, Mahaffey KW, Garg J, Pan G, Singer DE, Hacke W, et al. Rivaroxaban versus warfarin in nonvalvular atrial fibrillation. N Engl J Med. 2011;365:883-91.
52. Alexander JH, Lopes RD, James S, Kilaru R, He Y, Mohan P, et al. Apixaban with antiplatelet therapy after acute coronary syndrome. N Engl J Med. 2011;365:699-708.
53. Connolly SJ, Eikelboom J, Joyner C, Diener HC, Hart R, Golitsyn S, et al. Apixaban in patients with atrial fibrillation. N Engl J Med. 2011;364:806-17.
54. Granger CB, Alexander JH, McMurray JJ, Lopes RD, Hylek EM, Hanna M, et al. Apixaban versus warfarin in patients with atrial fibrillation. N Engl J Med. 2011;365:981-92.
55. Giugliano RP, Ruff CT, Braunwald E, Murphy SA, Wiviott SD, Halperin JL, et al. Edoxaban versus warfarin in patients with atrial fibrillation. N Engl J Med. 2013;369:2093-104.
56. Stone GW, McLaurin BT, Cox DA, Bertrand ME, Lincoff AM, Moses JW, et al. Bivalirudin for patients with acute coronary syndromes. N Engl J Med. 2006;355:2203-16.
57. Stone GW, Witzenbichler B, Guagliumi G, Peruga JZ, Brodie BR, Dudek D, et al. Bivalirudin during primary PCI in acute myocardial infarction. N Engl J Med. 2008;358:2218-30.
58. Oldgren J, Budaj A, Granger CB, Khder Y, Roberts J, Siegbahn A, et al. Dabigatran vs. placebo in patients with acute coronary syndromes on dual antiplatelet therapy: a randomized, double-blind, phase II trial. Eur Heart J. 2011;32:2781-9.
59. Connolly SJ, Ezekowitz MD, Yusuf S, Eikelboom J, Oldgren J, Parekh A, et al. Dabigatran versus warfarin in patients with atrial fibrillation. N Engl J Med. 2009;361:1139-51.
60. Eikelboom JW, Connolly SJ, Brueckmann M, Granger CB, Kappetein AP, Mack MJ, et al. Dabigatran versus warfarin in patients with mechanical heart valves. N Engl J Med. 2013;369:1206-14.
61. [No authors listed]. A randomized trial of anticoagulants versus aspirin after cerebral ischemia of presumed arterial origin. The Stroke Prevention in Reversible Ischemia Trial (SPIRIT) Study Group. Ann Neurol. 1997;42:857-65.
62. Sacco RL, Prabhakaran S, Thompson JL, Murphy A, Sciacca RR, Levin B, et al. Comparison of warfarin versus aspirin for the prevention of recurrent stroke or death: subgroup analyses from the Warfarin-Aspirin Recurrent Stroke Study. Cerebrovasc Dis. 2006;22:4-12.
63. Halkes PH, van Gijn J, Kappelle LJ, Koudstaal PJ, Algra A. Medium intensity oral anticoagulants versus aspirin after cerebral ischaemia of arterial origin (ESPRIT): a randomised controlled trial. Lancet Neurol. 2007;6:115-24.
64. Dewilde WJ, Oirbans T, Verheugt FW, Kelder JC, De Smet BJ, Herman JP, et al. Use of clopidogrel with or without aspirin in patients taking oral anticoagulant therapy and undergoing percutaneous coronary intervention: an open-label, randomised, controlled trial. Lancet. 2013;381:1107-15.
65. Huber K, Bates ER, Valgimigli M, Wallentin L, Kristensen SD, Anderson JL, et al. Antiplatelet and anticoagulation agents in acute coronary syndromes: what is the current status and what does the future hold? Am Heart J. 2014 Nov;168(5):611-21.
66. Pollack CV Jr, Reilly PA, Eikelboom J, Glund S, Verhamme P, Bernstein RA, et al. Idarucizumab for Dabigatran Reversal. N Engl J Med. 2015 Aug 6;373:511-20.
67. Crowther M, Crowther MA. Antidotes for Novel Oral Anticoagulants: Current Status and Future Potential. Arterioscler Thromb Vasc Biol. 2015;35:1736-45.

CAPÍTULO 39

FIBRINOLÍTICOS NAS URGÊNCIAS CARDIOVASCULARES

Antonio Cláudio do Amaral Baruzzi
Giuliano Generoso
João Carlos de Campos Guerra

DESTAQUES

- Os fibrinolíticos constituem um grupo de medicamentos capazes de lisar a fibrina e desfazer-se do trombo.
- A estreptoquinase (1ª geração), o fator ativador do plasminogênio tecidual recombinante (rt-PA) = alteplase (2ª geração) e o tenecteplase (TNK) (3ª geração) são os fibrinolíticos disponíveis para uso clínico rotineiro.
- Dentre suas aplicações, destacam-se: infarto agudo do miocárdio (IAM), tromboembolismo venoso, acidente vascular cerebral isquêmico agudo (AVCI), trombose iliofemoral, obstruções das artérias periféricas agudas.
- Os eventos hemorrágicos são as principais complicações dos fibrinolíticos.
- Reposição de crioprecipitado, plasma fresco e ipisilon revertem as alterações da coagulação induzidas pelos fibrinolíticos.

FIBRINOLÍTICOS

Foi o médico e pesquisador inglês Dr. William Tillet quem isolou e identificou, em 1948, o fibrinolítico estreptoquinase a partir de culturas de cepas do estreptotoco beta-hemolítico (Figura 39.1).

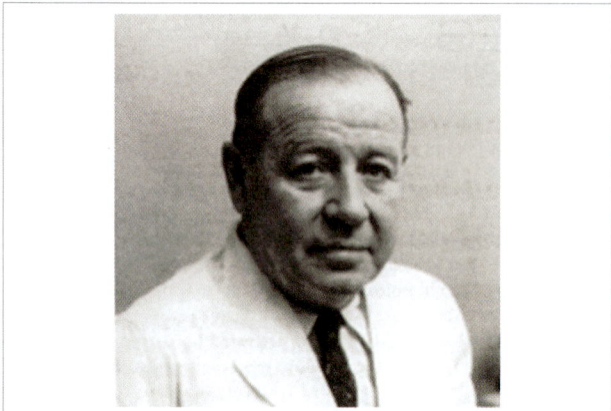

FIGURA 39.1. Dr. William Tillet.

Nos anos seguintes, o hematologista Dr. Sol Sherry iniciou sua aplicação terapêutica intrapelural em portadores de hemotórax e empiema pleural na tentativa de promover a lise da fibrina e reduzir suas sequelas (Figura 39.2).

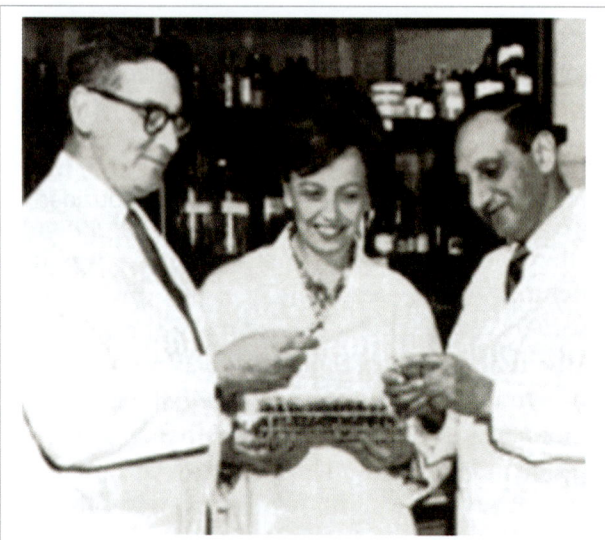

FIGURA 39.2. Dr. Sol Sherry (esquerda).

Desde essa época vários avanços ocorreram tanto no desenvolvimento de novos fibrinolíticos quanto em sua aplicação. Atualmente, são utilizados no tratamento dos quadros agudos do infarto do miocárdio, da embolia pulmonar aguda, do AVCI e das obstruções arteriais e venosas agudas.[1]

A manutenção do sangue em estado fluido deve-se ao equilíbrio de forças entre os fatores pró e anticoagulantes. A trombose é um evento dinâmico e é limitada pela ativação do sistema fibrinolítico, o qual transforma o plasminogênio em plasmina e consequente lise da fibrina em fragmentos solúveis (Figura 39.3).

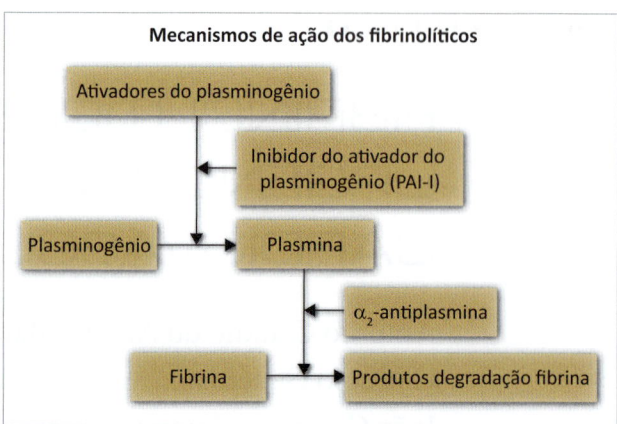

FIGURA 39.3. Mecanismos de ação dos fibrinolíticos.

A fibrinólise é autolimitada pela ação de mecanismos contrarreguladores: inibidor do ativador do plasminogênio (PAI-I) e α_2-antiplasmina.

O trombo é constituído por uma malha rica em fibrina, plaquetas e hemácias. Uma vez lisada a fibrina, as hemácias aprisionadas são liberadas e o fluxo sanguíneo restabelecido.[2]

Os principais fibrinolíticos de uso clínico são:

- **Estreptoquinase:** molécula derivada do estreptococo é antigênica, ativa o plasminogênio circulante e ligado à fibrina. Não é fibrino específica e lisa vários fatores da coagulação. Reações alérgicas e hipotensão ocorrem em 5% dos casos.
- **rt-PA – (fator ativador do plasminogênio tecidual recombinante) – alteplase:** molécula produzida por engenharia genética, é a mesma sintetizada pelo endotélio humano. É fibrinoespecífica, não é antigênica, não causa reações alérgicas ou hipotensão arterial.
- **TNK – tenecteplase:** molécula derivada do rt-PA, cujas modificações em três pontos de sua cadeia proporcionaram aumento da meia-vida, resistência ao PAI-I e alta afinidade à fibrina (Quadro 39.1).

QUADRO 39.1. Fibrinolíticos.			
	SK	**rt-PA**	**TNK**
Peso molecular (dáltons)	47.000	65.000	65.000
Ativação do plasminogênio	Indireto	Direto	Direto
Meia-vida (min)	20	5	20
% Fluxo coronário TIMI 3 (90 min)	35	60	60
Depleção do fibrinogênio	++++	+	—
Resistência ao PAI-I	Não	Não	Sim
Hipotensão arterial	Sim	Não	Não
Antigênico	Sim	Não	Não

TIMI: *trombolysis in myocardial infarction*; SK: estreptoquinase; rt-PA: fator ativador do plasminogênio tecidual recombinante; TNK: tenecteplase; PAI-I: inibidor do ativador do plasminogênio.

As doses e o tempo de infusão endovenosa variam conforme sua indicação (Quadro 39.2).

QUADRO 39.2. Indicações clínicas.

Tempo de início dos sintomas	SK	rt-PA	TNK*
IAM (até 12h)	1.500.000 UI (60 min)	15 mg (bólus) + 0,75 mg/kg (30 min) (máximo 50 mg) + 0,5 mg/kg (60 min) (máximo 35 mg) Não exceder 100 mg	0,53 mg/kg (bólus): < 60 kg = 30 mg, ≥ 60 a 70 kg = 35 mg ≥ 70 a 80 kg = 40 mg ≥ 80 a 90 kg = 45 mg ≥ 90 kg = 50 mg
TEV (até 30 dias)	100.000 UI/h (24 a 120h)	100 mg (120 min)	0,53 mg/kg (bólus): < 60 kg = 30 mg, ≥ 60 a 70 kg = 35 mg ≥ 70 a 80 kg = 40 mg ≥ 80 a 90 kg = 45 mg ≥ 90 kg = 50 mg
AVCI (até 4,5h)	Contraindicado	EV periférico: 0,9 mg/kg (60 min) (10% em bólus) Intra-arterial: 0,5 mg/kg (60 min) (10% em bólus)	Não descrito

IAM: infarto agudo do miocárdio; TEV: tromboembolismo venoso; AVCI: acidente vascular cerebral isquêmico agudo; SK: estreptoquinase; rt-PA: fator ativador do plasminogênio tecidual recombinante; TNK: tenecteplase.
* Pacientes > 75 anos, administrar 1/2 da dose.

APLICAÇÕES CLÍNICAS DOS FIBRINOLÍTICOS

INFARTO AGUDO DO MIOCÁRDIO COM SUPRADESNIVELAMENTO DO SEGMENTO ST (IAM-cST)

Os fibrinolíticos estão indicados nas primeiras 12 horas do início dos sintomas em pacientes não responsivos a nitratos e não trombolíticos (exceto na persistência dos sintomas e das alterações eletrocardiográficas agudas entre 12 e 24 horas) e elevação do segmento ST ≥ 2 mm em pelo menos duas derivações contíguas na parede anterior ou ≥ 1 mm nas demais paredes ou bloqueio do ramo esquerdo presumivelmente novo (Figura 39.4).

Quanto mais precoce for sua infusão maior será o número de vidas salvas ao término de 35 dias. Consideram-se as 2 primeiras horas, em especial a primeira, como a ideal para o melhor resultado terapêutico.

A administração deve ser realizada em até 30 minutos da chegada do paciente ao serviço de pronto-socorro (tempo porta-agulha). Nos centros com capacidade de realização de intervenção coronária percutânea (ICP), o implante do *stent* deverá ocorrer entre 60 e 90 minutos a contar da chegada do paciente ao pronto-socorro (tempo porta-balão).[3]

A ICP primária também está indicada naqueles com idade ≥ 75 anos, no choque cardiogênico e como terapia de resgate nos casos de insucesso de recanalização pelo fibrinolítico (redução do supradesnivelamento do segmento ST

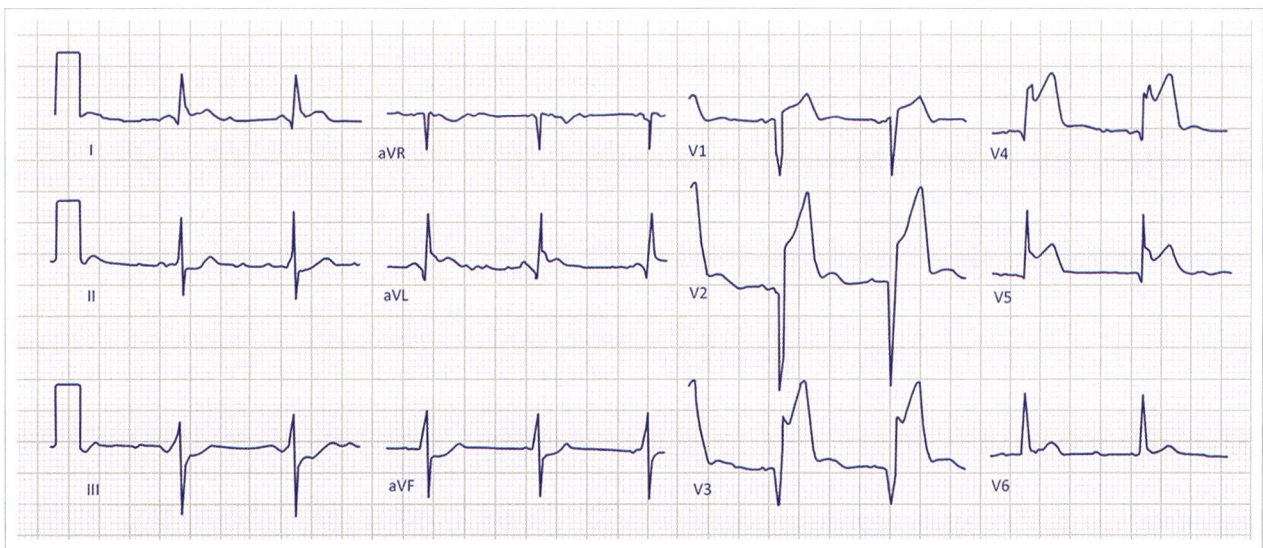

FIGURA 39.4. Supradesnivelamento do segmento ST ≥ 2 mm na parede anterior.

< 50% aos 90 minutos do início de sua infusão, persistência da dor e da sudorese e arritmias ventriculares complexas). Quando a diferença entre os tempos porta-agulha e porta-balão for ≥ 60 minutos, deve-se optar pelo tratamento fibrinolítico.

Na vigência de sinais de recanalização coronária, a cinecoronariografia está indicada dentro das primeiras 24 horas.

As contraindicações absolutas e relativas ao fibrinolíticos são (Quadro 39.3).

QUADRO 39.3. Contraindicações.

Absolutas
- Qualquer hemorragia cerebral prévia
- AVCI < 3 meses (exceto < 3h)
- Neoplasia intracraniana (primária ou metastática)
- Suspeita de dissecção da aorta
- Sangramento interno ativo (exceto menstruação) ou distúrbios da coagulação
- Trauma craniano < 3 meses
- Endocardite infecciosa

Relativas
- Hipertensão arterial sistêmica crônica grave e não controlada
- Pressão arterial sistólica > 180 mmHg ou diastólica > 110 mmHg na fase aguda da apresentação e não responsiva aos hipotensores
- Cirurgias de grande porte nas últimas 3 semanas
- Massagem cardíaca externa prolongada (> 10 min)
- Sangramento interno nas últimas 2 a 4 semanas
- Punção vascular em áreas não compressíveis
- Gravidez
- Úlcera péptica ativa
- Anticoagulantes orais (RNI > 2)
- Administração prévia de estreptoquinase nos últimos 5 dias a 2 anos (risco de reação alérgica)
- Discrasias sanguíneas, hepatopatias
- Uso de cocaína

Os eventos hemorrágicos são as principais complicações dos fibrinolíticos. Embora raras, as mais graves são as do sistema nervoso central (0,5% a 3% dos casos) e costumam ocorrer nas primeiras 24 horas de sua infusão. Os principais fatores de risco para o sangramento são: idade > 75 anos, peso corpóreo < 67 kg, hipertensão arterial não controlada, pacientes de cor negra e mulheres.

Nas complicações hemorrágicas, independente de sua indicação, deve-se infundir: crioprecptado = 10 unidades – (rico em fibrinogênio), plasma fresco (2 a 4 unidades), plaquetas (se tempo de coagulação ≥ 9 min), ipisilon (antifibrinolítico) e concentrado de hemácias quando houver anemia.

EMBOLIA PULMONAR

Quando a embolia pulmonar não é diagnosticada, sua mortalidade varia de 20% a 30% nos 3 primeiros meses.[4]

Seu tratamento convencional baseia-se na heparinização sistêmica (heparina não fracionada ou heparina de baixo peso molecular) seguida de anticoagulação oral por meses a anos. O prognóstico dependerá dos níveis da pressão sistólica de artéria pulmonar (PsAP), especialmente quando > 40 mmHg.

A terapia fibrinolítica está indicada nos pacientes de alto risco: hipotensão arterial (pressão arterial sistólica ≤ 90 mmHg), sinais de disfunção/dilatação do ventrículo direito, embolias extensas e polissintomáticos.

O objetivo é reduzir a pressão sistólica de artéria pulmonar ≤ 40 mmHg. Uma das vantagens da estreptoquinase é sua administração contínua por várias horas, promovendo a lise lenta e progressiva dos trombos.

Após a trombólise, aguardar retorno do fibrinogênio sérico ≥ 100 mg/dL e normalização do coagulograma e reiniciar a anticoagulação com heparina/varfarina ou um dos novos anticoagulantes orais.

Com o objetivo de reduzir eventos hemorrágicos, o estudo MOPETT (*Moderate Pulmonary Embolism Treated with Thrombolysis*) utilizou doses reduzidas do rt-PA, administrando-se 10% em bólus e o restante em 120 minutos, conforme o peso: ≥ 50 kg = 50 mg, < 50 kg = 0,5 mg/kg. Nesse estudo não foram observados eventos hemorrágicos.[5]

ACIDENTE VASCULAR CEREBRAL ISQUÊMICO

O AVCI é uma urgência vascular. Uma vez instalada a obstrução arterial, a necrose progride de uma área central para outras mais periféricas, isquêmicas e ainda viáveis. O uso de fibrinolítico em tempo hábil objetiva restabelecer o fluxo arterial e salvar os neurônios da área isquêmica, minimizando-se as sequelas neurológicas decorrentes de sua obstrução.[6]

As principais causas do AVCI são: **aterotrombótica** (60%), secundária à ruptura da placa e do ateroma; **embólica** (20%), que geralmente são êmbolos provenientes das câmaras cardíacas esquerdas e dos grandes vasos da base; **doença dos pequenos vasos** (20%).

O único fibrinolítico aprovado para tal uso é o rt-PA, com base em um estudo americano conduzido pelo Instituto Nacional de Doenças Neurológicas (NINDS) e supervisionado pelo Instituto Nacional de Saúde (NIH). Embora não tenha demonstrado redução de mortalidade aos 3 meses de seguimento, houve significativa redução de suas sequelas (40%). Em relação ao grupo controle, o risco de sangramento no sistema nervoso central é de 6%, porém sem aumento da mortalidade.[7]

Está indicado nas primeiras 4 1/2 horas do início dos sintomas, administrado por via endovenosa (EV) periférica ou em até 6 horas quando via intra-arterial. Essa via é reservada para os casos onde a infusão EV está contraindicada, pois a dose utilizada é menor (Figura 39.5).

A tomografia computadorizada de crânio (TCC) é obrigatória e realizada dentro de 20 minutos da chegada do paciente ao pronto-atendimento (tempo porta-tomografia ≤ 20 minutos). O laudo deve ser feito por profissional habilitado e no máximo em 10 minutos do término do exame

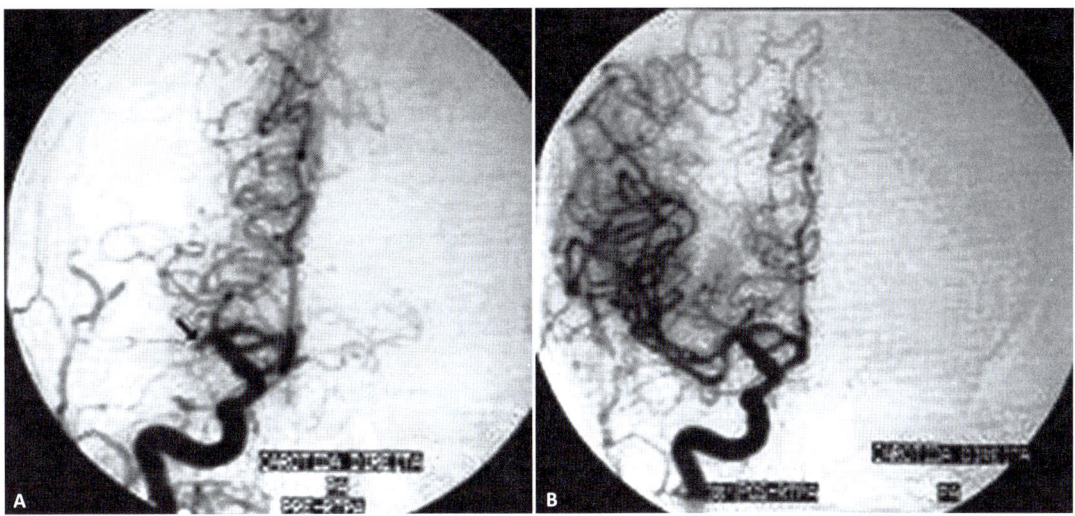

FIGURA 39.5. Acidente vascular cerebral embólico após infusão de contraste durante ventriculografia esquerda. (A) Oclusão da artéria cerebral direita. (B) Recanalização completa aos 30 minutos da infusão de rt-PA intra-arterial.

(tempo porta-laudo = 30 minutos). O tempo porta-agulha não deve exceder 60 minutos.

A ressonância magnética (técnica da difusão-perfusão) também poderá ser realizada identificando-se áreas isquêmicas ainda viáveis.

Os seguintes exames laboratoriais devem ser solicitados para todos os pacientes: glicemia, eletrólitos, hemograma completo, coagulograma, avaliação da função renal, marcadores de necrose miocárdica, eletrocardiograma e oximetria digital.

Em pacientes selecionados: provas de função hepática, perfil toxicológico, teste de gravidez, eletroencefalograma (suspeita de crise convulsiva), punção lombar (suspeita de hemorragia subaracnoide e TC de crânio negativa para presença de sangue), radiografia do tórax.

Os critérios de inclusão e os de exclusão para a terapia fibrinolítica devem ser respeitados evitando-se riscos adicionais de sangramento (Quadro 39.4).

A dose do rt-PA e os cuidados a serem observados no Centro de Terapia Intensiva estão nos Quadros 39.5 e 39.6.

As complicações hemorrágicas no sistema nervoso central costumam ocorrer nas primeiras 24 horas e deve-se suspeitar nos casos de piora neurológica. Recomenda-se realizar TC de crânio de urgência além do coagulograma.

Nos casos de tratamento cirúrgico, as raras alterações da coagulação (rt-PA é fibrinoespecífico) poderão ser corrigidas com a transfusão de crioprecipitado, plasma fresco e plaquetas.

A magnitude de déficit neurológico deverá ser pontuada conforme a escala do NIH-SS (*National Institute of Health Stroke Scale*) antes da terapia fibrinolítica e nas próximas 24 horas e aos 3 meses de evolução. Essa escala testa 11 itens que são alterações comuns na doença cerebrovascular isquêmica e foi desenvolvida para ser aplicada rapidamente, entre 6 e 8 minutos (Quadro 39.7).

QUADRO 39.4. Critérios para fibrinólise.

Inclusão
- Idade ≥ 18 anos
- Início dos sintomas ≤ 4 1/2h
- Confirmação tomográfica: ausência de sangramento, efeito de massa, edema, hipodensidade > um terço do hemisfério cerebral
- Compreensão da família quanto aos riscos/benefícios

Exclusão
- AVCI com poucos sintomas (< 4 pontos na escala NIH)
- AVCI com rápida melhora neurológica
- História de AVCI ou trauma craniano < 3 meses
- Hemorragia intracraniana pregressa
- Sintomas sugestivos de hemorragia subaracnoide
- Crise convulsiva no início dos sintomas
- Uso atual de anticoagulante oral (RNI > 1,7)
- Plaquetas < 100.000/mm^3
- Uso atual de antiagregante plaquetário (exceto AAS)
- Uso de heparina terapêutica ≤ 48h (exceto TTPa normal)
- Glicemia ≤ 50 mg/dL ou ≥ 400/dL
- Cirurgia de grande porte nos últimos 14 dias
- Suspeita de sangramento interno ativo
- Sangramento do trato urinário ou digestivo < 21 dias
- Punção arterial em sítio não compressível < 7 dias
- Suspeita de dissecção carotídea ou vertebral
- Infarto do miocárdio recente (entre 24h e 3 meses)
- PAS ≥ 185 e PAd ≥ 110 mmHg sem resposta ao hipotensor
- Escore NIH > 22 pontos

NIH: Instituto Nacional de Saúde; AVCI: acidente vascular cerebral isquêmico; PAS: pressão arterial sistólica; PAd: pressão arterial diastólica; TTPa: tempo de tromboplastina parcial ativada; AAS: ácido acetilsalicílico.

QUADRO 39.5. Doses rt-PA.

Infusão EV (nas primeiras 4 1/2h do início dos sintomas): 0,9 mg/kg (máximo 90 mg), sendo 10% em bólus (1 min) + restante em 60 min

Infusão intra-arterial – angiografia seletiva – (até 6h do início dos sintomas): 0,5 mg/kg: 10% em bólus (1 min) + restante em 60 min

QUADRO 39.6. Cuidados no CTI.

- Observação neurológica contínua
- Monitorização cardíaca e pressórica
- Evitar cateterização venosa central, punção arterial, sondagem vesical e nasogástrica
- Controle pressórico seriado nas primeiras 24h:
    - 15/15 min nas primeiras 2h
    - 30/30 min nas próximas 6h
    - 60/60 min até completar 24h
- Manter PAS < 180 mmHg e PAd < 105 mmHg
- Não administrar anticoagulantes ou antiplaquetários nas primeiras 24h da infusão do rt-PA
- Realizar TC de crânio 24h após rt-PA
- Controle glicêmico (< 140g/dL)

CTI: centro de tratamento e terapia intensiva; PAd: pressão arterial diastólica; TC: tomografia computadorizada; rt-PA: fator ativador do plasminogênio tecidual recombinante.

QUADRO 39.7. Escala do NIH-SS (*National Institute of Health Stroke Scale*).

Ia. Nível de consciência	total ⇒
Alerta	0
Sonolento, mas acorda e responde coerentemente aos estímulos	1
Torporoso, responde somente com a repetição dos estímulos, ou necessita de estímulos mais vigorosos (dor) para realizar movimento (não estereotipado)	2
Coma, responde somente com reflexos motores ou automáticos ou totalmente sem resposta, flácido e arreflexo	3
Ib. Perguntas do nível de consciência (mês e idade do paciente)	**total ⇒**
Responde a duas questões corretamente	0
Responde apenas uma corretamente	1
Não responde a nenhuma questão corretamente	2
Ic. Comandos do nível de consciência (fechar os olhos e levantar os braços)	
Realiza os dois comandos	0
Realiza um comando corretamente	1
Não realiza nenhum comando	2
II. Olhar conjugado	**total ⇒**
Normal	0
Paralisia parcial do olhar conjugado. Este escore é dado quando o olhar conjugado for anormal em um ou ambos os olhos, mas quando não houver desvio do olhar ou paralisia total do olhar conjugado	1
Desvio do olhar forçado, ou paralisia total do olhar conjugado não modificada pelas manobras oculocefálicas	2
III. Campo visual	**total ⇒**
Normal	0
Hemianopsia parcial	1
Hemianopsia completa	2
Hemianopsia bilateral (incluindo cegueira cortical)	3
IV. Paralisia facial	**total ⇒**
Movimentos normais simétricos	0
Paralisia leve (perda da prega nasolabial, assimetria)	1
Paralisia parcial (total ou quase total, paralisia inferior da face)	2
Paralisia completa de um ou ambos os lados (ausência de movimento facial superior e inferior)	3

(*Continua*)

QUADRO 39.7. Escala do NIH-SS (*National Institute of Health Stroke Scale*). (*Continuação*)

V. Resposta motora dos membros superiores	total ⇒
Sem queda, mantém o membro em 90 ou 45° por 10 s	0
Queda parcial, antes de completar 10 s	1
Queda (até a cama) antes de 10 s, dificuldade de vencer a gravidade	2
Não consegue vencer a gravidade, o membro cai na cama	3
Sem movimento	4
Se amputação/fusão articulares, explicar: 5 a – MSE, 5 b – MSD	9
VI. Resposta motora dos membros inferiores	**total ⇒**
Sem queda, segura a perna a 30° por 5 s	0
Queda, a perna cai no final de 5 s, mas não chega à cama	1
Tem esforço contra a gravidade, a perna cai na cama nos 5 s, mas vence a gravidade	2
Não consegue vencer a gravidade, o membro cai	3
Sem movimento	4
Se amputação ou problemas osteoarticulares, explicar: 5 a – MIE, 5 b – MID	9
VII. Sensibilidade	**total ⇒**
Normal	0
Leve a moderado déficit de sensibilidade, hipoestesia	1
Grave déficit de sensibilidade na face, membro superior e inferior	2
VIII. Linguagem	**total ⇒**
Normal	0
Leve a moderada afasia, perda de fluência ou facilidade na compreensão, sem significante limitação nas ideias expressas ou nas formas de expressão. Redução na fala e/ou compreensão	1
Afasia grave; toda comunicação é feita por meio de expressões fragmentadas; grande necessidade de inferir, questionar e adivinhar por parte do examinador	2
Mutismo, afasia global, sem expressão ou compreensão	3
IX. Disartria	**total ⇒**
Ausente	0
Leve a moderada, paciente pode ser compreendido com certa dificuldade	1
Grave, mutismo	2
Se entubado ou outras barreiras, explicar	9
X. Extinção ou desatenção (antiga negligência)	**total ⇒**
Normal	0
Inatenção visual, tátil, espacial ou extinção aos estímulos simultâneos bilaterais em uma das modalidades sensoriais	1
Hemi-inatenção grave ou em mais de uma modalidade	2
Assomatognosia	3
XI. Ataxia apendicular	**total ⇒**
Ausente	0
Presente em um membro (superior ou inferior)	1
Presente em dois membros (superior ou inferior)	2

Obs.: não utilizar fibrinolítico se a pontuação for ≤ **4** ou ≥ **22**

A pontuação varia de zero (sem evidência de déficit neurológico) a 42 (coma arreativo). O treinamento é oferecido *online* pelo site http://asa.trainingcampus.net.

A exemplo do IAM, têm sido desenvolvidos dispositivos de aspiração do trombo e implante de *stents* específicos, associado ou não ao rt-PA, na tentativa de melhor recanalização arterial.

TROMBOSE VENOSA PROFUNDA

Em relação às demais tromboses venosas, a do sistema iliofemoral (veia femoral comum e/ou ilíaca) apresenta maior risco de complicações: edema e ulcerações recorrentes – síndrome pós-trombose venosa (Figura 39.6).[8-9]

Por esse motivo, várias estratégias têm sido utilizadas:

1. Trombectomia mecânica percutânea;
2. Trombólise via cateter: infusão rt-PA via cateter multifenestrado intratrombo (0,1 mg/kg durante 24 a 48 horas);
3. Aspiração do trombo associado à fibrinólise (dispositivo Angiojet); e
4. Implante de *stent*.

Uma das causas de trombose do sistema iliofemoral é a síndrome de Cockett, na qual a artéria ilíaca direita exerce compressão extrínseca na veia ilíaca esquerda (Figura 39.7).

Essa síndrome pode ser tratada com estratégia combinada utilizando-se fibrinolítico intratrombo e implante de *stent* (Figura 39.8).

Sempre que utilizado algum anticoagulante, antiplaquetário e fibrinolítico, deve-se atentar ao risco de sangramento. Atenção aos sinais vitais, monitorização da hemostasia e dos níveis da hemoglobina podem auxiliar na melhor segurança do paciente.

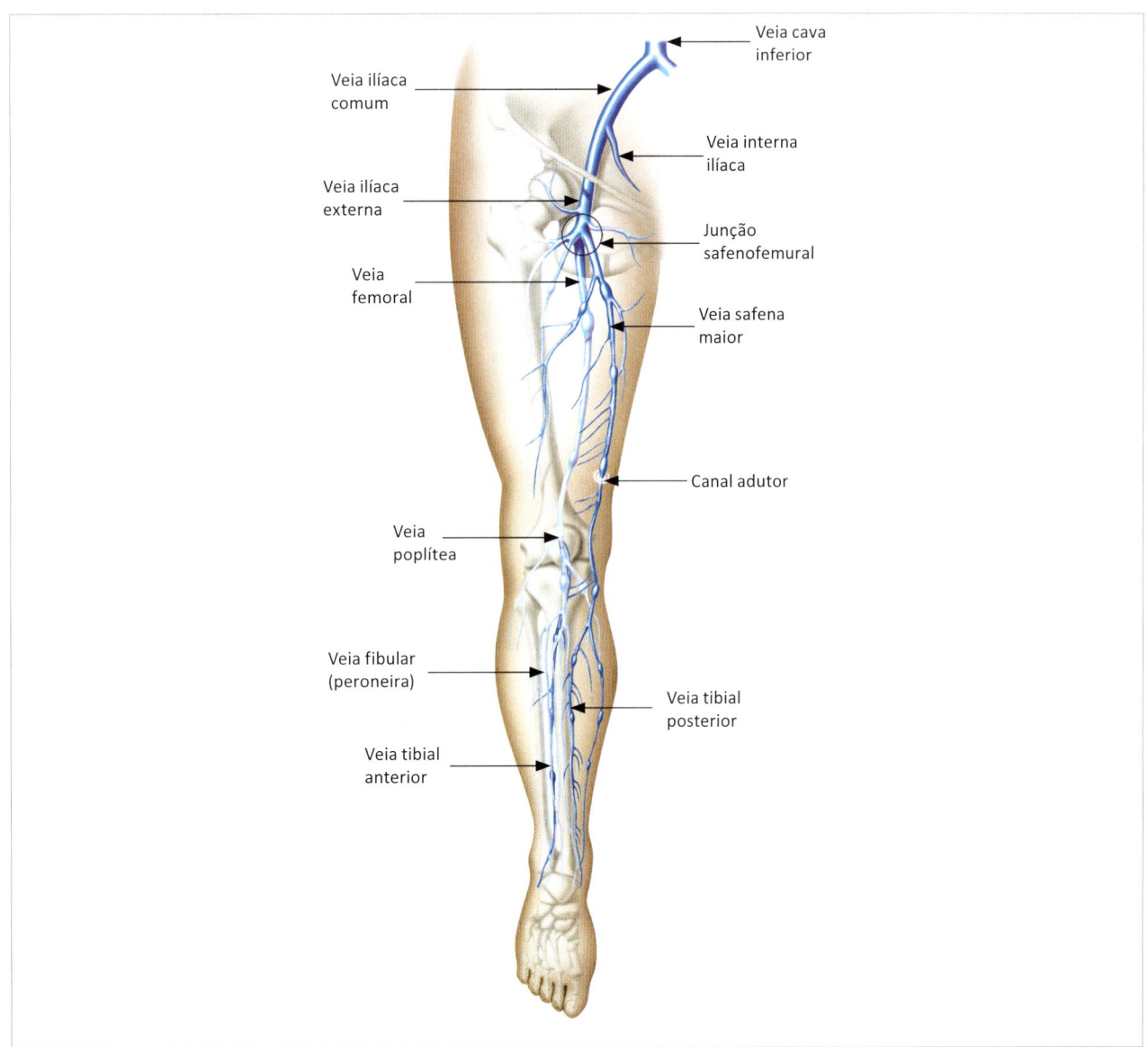

FIGURA 39.6. Drenagem venosa do membro inferior.

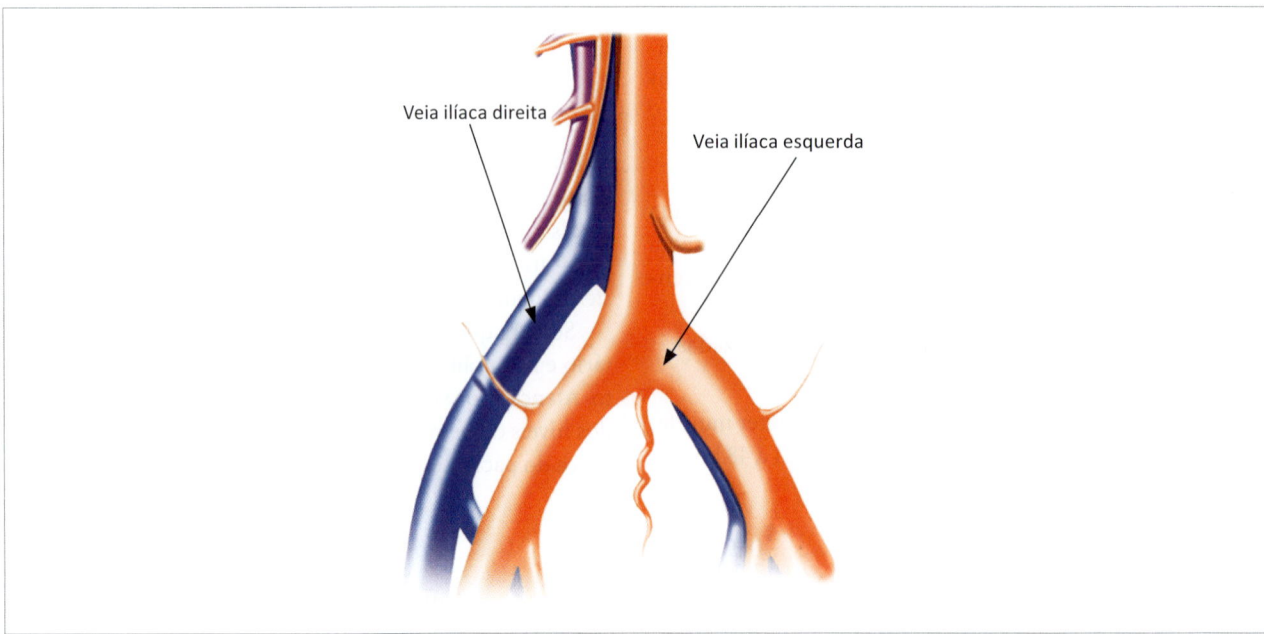

FIGURA 39.7. Síndrome de Cockett.

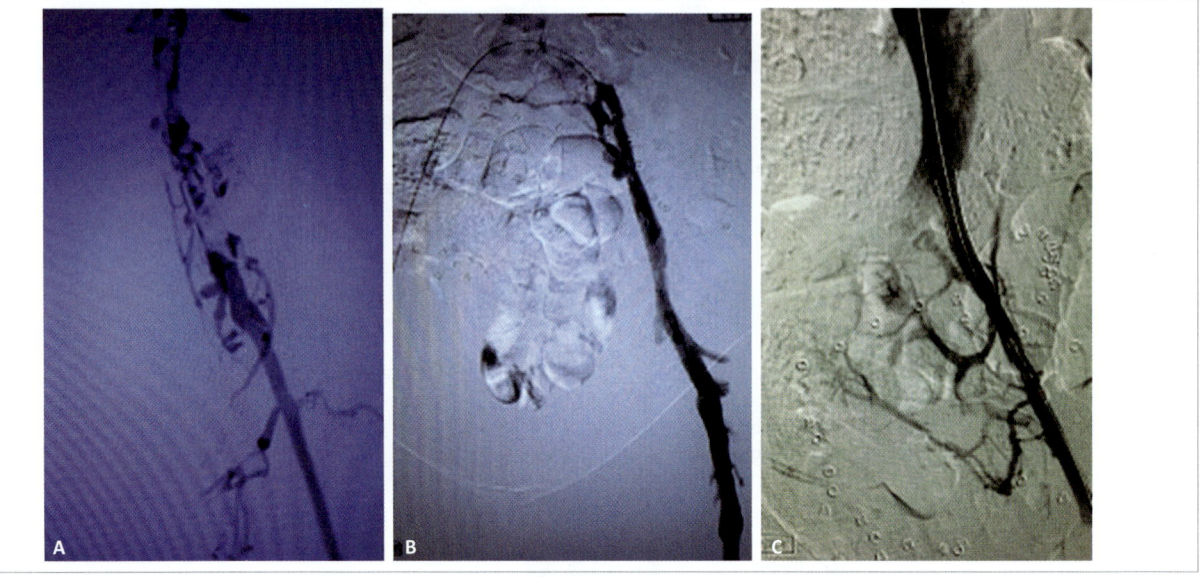

FIGURA 39.8. (A) Trombose iliofemoral. (B) Recanalização após rt-PA intratrombo. (C) Implante de *stent* na veia ilíaca.

REFERÊNCIAS BIBLIOGRÁFICAS

1. Weitz JI. Hemostasis, thrombosis, fibrinolysis, and cardiovascular disease. In: Braunwald E, editor. Heart Disease. New York: Elsevier, 2015. p.1050-140.
2. Bell WR. Evaluation of thrombolytic agents. Drugs. 1997;54:11-41.
3. Steg G, James SK, Atar D, Badano LP, Blömstrom-Lundgvist C, Borger MA, et al. 2012 ESC Guidelines for the management of acute myocardial infarction in patients presenting with ST-segment elevation. Eur Heart J. 2012;33:2569-619.
4. Konstandinidis SV, Torbicki A, Agnelli G, Danchini N, Fitzmaurice D, Galiè N, et al. 2014 ESC Guidelines on the diagnosis and management of acute pulmonary embolism. Eur Heart J. 2014;35:3033-80.
5. Shariff M, Bay C, Strocki L, Rahimi F, Mehdipour M. Moderate pulmonary embolism treated with thrombolysis (MOPPET trial). J Cardiol. 2013;111:273-77.
6. Jauch EC, Saver JL, Adams HP Jr, Bruno A, Connors JJ, Demaerschalk BM, et al. Guidelines for the early management of patients with acute ischemic stroke: a guideline for healthcare professionals from American Heart Association/American Stroke Association. Stroke. 2013;44:870-947.
7. Hacke W, Kaste M, Bluhmki E, Brozman M, Dávalos A, Guidetti D, et al. Thrombolysis with alteplase 3 to 4.5 hours after acute ischemic stroke. N Engl J Med. 2008;359:1317-29.
8. Jenkins JS. Endovascular therapies to treat iliofemoral deep venous thrombosis. Prog Cardiovasc Dis. 2011;54:70-6.
9. Chang R, Chen CC, Kan A, Mao E, Shawker TH, Horne MK 3rd. Deep vein thrombosis of lower extremity: direct intraclot injection of alteplase once daily with systemic anticoagulation. Radiology. 2008;246(2):619-29.

CAPÍTULO 40

FIBRILAÇÃO ATRIAL
ABORDAGEM CLÍNICA E INVASIVA

Lucas Hollanda Oliveira
Claudio Cirenza
Angelo Amato Vincenzo de Paola

DESTAQUES

- A fibrilação atrial (FA) é a arritmia sustentada mais frequente na prática clínica e está associada a maior risco de acidente vascular cerebral e de insuficiência cardíaca congestiva (ICC).
- Sua prevalência aumenta com a idade, acometendo aproximadamente 80% dos octagenários.
- O impacto da FA no estado hemodinâmico está relacionado a redução do débito cardíaco provocado pela perda da contração atrial, irregularidade do ritmo e elevação da frequência cardíaca.
- O tratamento da FA deve ser focado no controle da frequência cardíaca e na prevenção de eventos tromboembólicos. O controle da arritmia propriamente dito, com reversão e manutenção do ritmo sinusal, deve ser o objetivo final, quando apropriado.
- Pacientes hemodinamicamente estáveis que se encontram com a FA por mais de 48 horas devem ser anticoagulados por 3 semanas previamente a cardioversão. Se ecocardiograma transesofágico estiver disponível, este tempo pode ser abreviado. A anticoagulação deve ser mantida por pelo menos 4 semanas.
- Em pacientes críticos, internados em terapia intensiva, a amiodarona pode ser usada para controle da frequência cardíaca, já que os betabloqueadores e os bloqueadores dos canais de cálcio podem estar contraindicados e a digoxina não é útil para esta finalidade quando o tônus adrenérgico está aumentado.

INTRODUÇÃO

A FA é a arritmia sustentada mais comum na prática clínica[1] e encontra-se associada a maior risco de acidente vascular cerebral, ICC e mortalidade por todas as causas, especialmente em mulheres.[2-3] O risco de eventos tromboembólicos é cinco vezes maior que na população em geral, sendo o acidente vascular cerebral isquêmico causado por esta arritmia maior morbimortalidade que seu correlato aterotrombótico. Não obstante, portadores de FA têm uma chance duas vezes maior de sofrerem infartos cerebrais subclínicos.[4]

A prevalência da FA, verificada em estudo populacional nos Estados Unidos, foi de 1% a 2%[5] e, na Espanha, em coorte realizada na atenção primária, de 6,1%.[6] Sua prevalência tende a aumentar com a idade, principalmente após os 60 anos, e aos 80 a expectativa é que 9% da população em geral apresente essa arritmia. Projeções estimam um aumento em 2,5 vezes o número de portadores de FA nos próximos 50 anos.[5] Sua frequência é maior entre os homens (apesar de o risco de eventos tromboembólicos ser maior entre as mulheres) e entre indivíduos brancos.[5]

Diversas condições cardíacas e não cardíacas podem ser causa de FA (Quadro 40.1), apesar de sua incidência encontrar-se intimamente relacionada a alterações estruturais do coração. A despeito dessa correlação, entre 1,6% e 11,4% dos pacientes não apresentam cardiopatias estruturais, fazendo com que alguns autores cunhassem a denominação *lone atrial fibrillation* para essa situação peculiar.[7] Durante a fase aguda do infarto do miocárdio, o estiramento e a isquemia da musculatura atrial podem levar à ocorrência da arritmia em 6% a 10% dos casos. Processo inflamatório *per si*, como o observado durante a pericardite e a miocardite, também pode induzir ritmo fibrilatório nos átrios. Doenças pulmonares agudas, como a embolia pulmonar e a doença pulmonar obstrutiva crônica descompensada, também aumentam sua incidência. Abuso de álcool, hipertireoidismo, uso de drogas estimulantes (anfetaminas, cocaína), distúrbios eletrolíticos (hipomagnesemia e hipopotassemia), hipoxemia e acidose podem atuar como gatilhos.

A FA pode ocorrer no pós-operatório em até 30% das cirurgias de revascularização miocárdica e em até 40% daquelas em que se realiza troca valvular. Geralmente surge por volta do 2º ou 3º dia do pós-operatório e sua incidência é maior quando ambas as intervenções são realizadas no mesmo tempo cirúrgico, quando sua incidência pode chegar a 50%.[8]

DIAGNÓSTICO

O surgimento de sintomas relacionados a FA encontra-se na dependência da resposta ventricular, capacidade funcional, função ventricular e percepção individual de cada paciente. Cerca de 21% daqueles com diagnóstico novo de FA são assintomáticos e até 40% das queixas supostamente associadas a FA não têm correlação com essa arritmia. As manifestações clínicas mais comuns são: palpitações, angina, dispneia, fadiga e tonturas. O relato de síncope não é incomum e pode decorrer de pausas prolongadas após interrupção espontânea da arritmia em portadores de disfunção nó sinusal (redução da automaticidade), que se manifestam clinicamente por perda da consciência. A elevação da resposta ventricular em portadores de miocardiopatia hipertrófica, estenose aórtica importante ou vias acessórias com períodos refratários curtos, também pode ocasionar síncope. A primeira manifestação da arritmia, entretanto, pode ser uma complicação tromboembólica, como o acidente vascular cerebral.[9]

O impacto da FA no estado hemodinâmico está relacionado à redução do débito cardíaco secundário à perda da contração atrial, bem como à irregularidade e à elevação da frequência das contrações ventriculares. A irregularidade do ciclo, especialmente quando acompanhado de batimentos com curto intervalo de acoplamento, reduz o enchimento ventricular durante a diástole, reduzindo o volume sistólico e o débito cardíaco em aproximadamente 20%.[9] Esses fenômenos podem ser amplificados por empecilhos ao enchimento ventricular, como a disfunção diastólica, a hipertensão, a estenose mitral, a hipertrofia do ventrículo esquerdo (VE) e a cardiomiopatia restritiva. Indivíduos com frequências cardíacas cronicamente elevadas (geralmente acima de 130 bpm) podem desenvolver disfunção ventricular devido ao mecanismo de "taquicardiomiopatia".

QUADRO 40.1 Causas de fibrilação atrial.

Causas cardíacas	1. Cardiopatia hipertensiva 2. Valvulopatia reumática (especialmente mitral) 3. Isquemia miocárdica aguda 4. Cardiomiopatia dilatada 5. Cardiopatias congênitas (especialmente CIA e anomalia de Ebstein) 6. Processos inflamatórios como miocardite e pericardite 7. Pós-operatório de cirurgias cardíacas 8. Síndrome de Wolff Parkinson White

Causas não cardíacas	1. Embolia pulmonar
	2. DPOC exacerbado
	3. Crise tireotóxica
	4. Abuso de substâncias
	  • Álcool
	  • Cocaína
	5. Uso de medicações
	  • Anfetamina
	  • Levotiroxina
	  • Digital
	  • Teofilina
	6. Distúrbios eletrolíticos e ácido básicos
	  • Hipocalemia
	  • Hipomagnesemia
	  • Acidose
	  • Hipoxemia

Causa indefinida	1. *Lone atrial fibrillation*

O exame físico deve ser focado na busca por sinais de ICC, e durante as crises pode-se detectar ausência de onda "a" no pulso venoso jugular (que se encontra irregular), irregularidade do pulso arterial e variação na intensidade da primeira bulha. A dissociação observada na frequência cardíaca quantificada à ausculta (mais elevada), comparada àquela medida à palpação do pulso arterial periférico, constitui-se em achado clássico de FA.

O diagnóstico da arritmia é firmado pelo eletrocardiograma de superfície (Figura 40.1) e deve atender aos seguintes critérios:[10]

a) Ausência de ondas P;
b) Atividade atrial irregular e rápida (ondas fibrilatórias), com ciclo acima de 400 bpm (medida entre duas ondas);
c) Intervalos R-R "irregularmente irregulares", (intervalos sem nenhum padrão de repetição, em vigência de condução atrioventricular preservada).

O diagnóstico diferencial deve ser feito com extrassístoles (ventriculares e supraventriculares), taquicardia atrial multifocal, (taquicardia com três ou mais morfologias distintas de onda P), duplo passo nodal, bem como *flutter* atrial e taquicardia atrial com condução atrioventricular variá-vel.[11] Em todas essas condições, um ritmo cardíaco irregular pode ser detectado.

Ecocardiograma transtorácico, testes para avaliação das funções tireoidiana, renal e hepática, hemograma, glicemia de jejum e urina I são exames que fornecem informações importantes para o esclarecimento etiológico e para as decisões terapêuticas (Quadro 40.2). Provas funcionais para pesquisa de isquemia miocárdica devem ser realizadas apenas nos pacientes que apresentem indícios clínicos e/ou epidemiológicos de coronariopatias.

QUADRO 40.2. Investigação laboratorial da fibrilação atrial.

Investigação da causa	1. Dosagem de TSH e T_4L 2. Ecocardiograma transtorácico 3. Hemograma
Estratificação de evento tromboembólico	1. Considerar Doppler arterial de membros inferiores e de carótidas 2. Glicemia de jejum
Estratificação de sangramento	1. ALT, AST, bilirrubinas, TP, fosfatase alcalina 2. Glicemia de jejum 3. Creatinina sérica

TSH: hormônio tireoestimulante; T_4L: tiroxina livre; ALT: alanina transaminase; AST: aspartato transaminase; TP: tempo de protrombina.

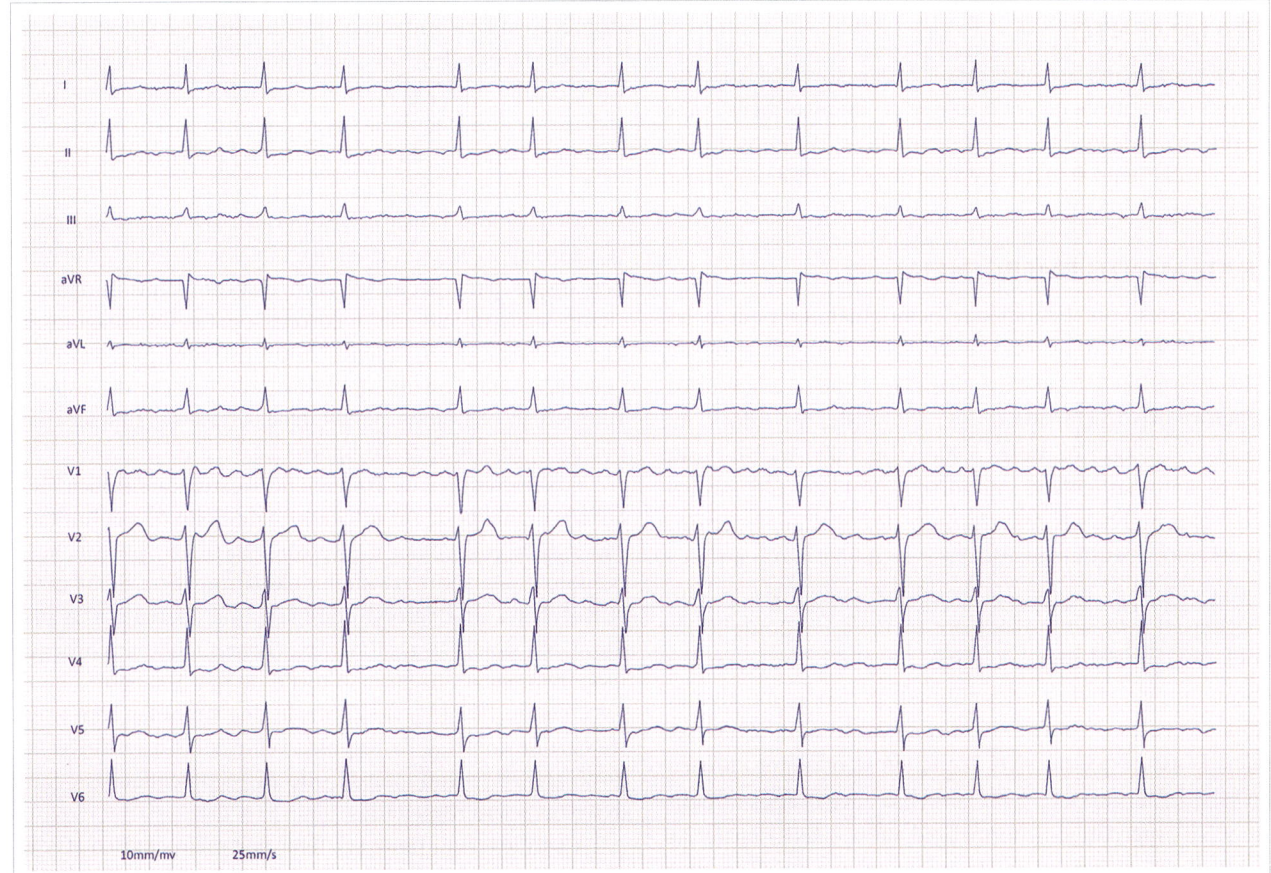

FIGURA 40.1 ECG em ritmo de FA. Atentar para as ondas fibrilatórias de pequena amplitude e elevada frequência entre os complexos QRS que se apresentam a intervalos irregulares.

CLASSIFICAÇÃO

A classificação da FA foi recentemente revista em diretrizes internacionais, sendo esta a adotada nesta obra.[10] Pacientes que manifestam o primeiro episódio da vida, independente da duração, presença ou magnitude dos sintomas têm sua arritmia classificada como "primeiro episódio de FA". A partir do segundo episódio,[12] a arritmia é denominada de recorrente e, desde que apresente duração superior a 30 segundos[13] e não apresente causa reversível,[14] ela deve ser classificada como:

- paroxística: inicia-se e encerra-se espontaneamente, ou após alguma intervenção, desde que realizada dentro de 7 dias contados a partir de seu surgimento;
- persistente: perpetua-se continuamente por mais de 7 dias;
- persistente prolongada: perpetua-se por mais de 12 meses;
- permanente: assim designada quando o paciente e seu médico desistem em reverter o ritmo para sinusal. Caso se opte, em algum momento, pela cardioversão, a FA é redefinida como persistente prolongada;
- FA "não valvular": situação em que a FA manifesta-se na ausência de estenose mitral, história de plastia mitral ou troca da válvula nativa (seja por prótese mecânica ou biológica).

TRATAMENTO

O manejo dos pacientes com fibrilação atrial deve ser focado no controle da arritmia e seus sintomas, bem como na profilaxia de eventos tromboembólicos. Para fins didáticos, o tratamento será dividido em abordagens emergencial e ambulatorial.

TRATAMENTO EMERGENCIAL

Pacientes com estabilidade hemodinâmica podem ser submetidos à cardioversão (elétrica ou química) após administração de enoxaparina (1 mg/kg a cada 12 horas) ou heparina não fracionada (HNF) (bólus de 70 UI/kg e infusão 17 UI/kg/h ou bólus 5.000 UI e 1.000 UI/h), desde que os sintomas tenham iniciado em até 48 horas da avaliação.[15] Nos indivíduos com *clearance* de creatinina inferior a 30 mL/min a recomendação é que se utilize enoxaparina 1 mg/kg em dose única diária ou HNF. A magnitude da anticoagulação deve ser avaliada por meio do tempo de tromboplastina parcial ativada (TTPa), a cada 6 horas, quando a opção for pela HNF, e a dose titulada para o tempo alvo de 1,5 a 2,0 vezes o controle. Anticoagulação oral deverá ser iniciada assim que possível e, quando se opta por cumarínicos, a heparina deverá ser suspensa apenas após atingir-se RNI (international normalized ratio – INR) entre 2,0 e 3,0. Esses pacientes, independentemente do risco para eventos tromboembólicos, devem receber anticoagulação plena pelo período mínimo de 4 semanas (Figura 40.2); em seguida, os anticoagulantes devem ser indicados conforme estratificação de risco.[15]

Pacientes com mais de 48 horas de história que se apresentam hemodinamicamente instáveis devem ser submetidos à CVE sincronizada sem demora. A administração de HNF ou enoxaparina deve anteceder às tentativas de reversão do ritmo, desde que não atrasem o procedimento. Posteriormente, o sistema de anticoagulação deve seguir os mesmos preceitos descritos para os indivíduos em FA há menos de 48 horas[15] (Quadro 40.3).

Pacientes hemodinamicamente estáveis que se encontram com a arritmia por mais de 48 horas ou quando o início da arritmia não se pode ser estabelecido pela história clínica, anticoagulação por 3 semanas antes da cardioversão é a medida mais prudente.[15] Quando o cumarínico for o anticoagulante escolhido, o RNI deve ser mantido entre 2,0 e 3,0 durante este período. Análises *post hoc* de estudos randomizados e uma metanálise recente comprovaram a segurança e a eficácia dos novos anticoagulantes orais (apixabana, rivaroxabana e dabigatrana) no cenário de anticoagulação oral antecedendo a cardioversão.[16-19] Um estudo prospectivo mostrou que o uso da rivaroxabana nas semanas que antecedem a cardioversão é tão seguro quanto o uso dos antagonistas da vitamina K.[20] Alternativamente, a cardioversão pode ser realizada até 24 horas após uma avaliação por ecocardiograma transesofágico indicando ausência de trombos em átrio esquerdo.[15,21] Caso um trombo seja detectado, o paciente deve ser anticoagulado por 3 semanas e um novo exame repetido após este período. Posteriormente, o sistema de anticoagulação deve seguir os mesmos preceitos descritos para os indivíduos em FA há menos de 48 horas.[15]

O alívio dos sintomas envolve o controle da resposta ventricular com o uso de drogas dromotrópicas negativas (Quadro 40.4), incluindo os betabloqueadores, que são uma boa opção para pacientes com elevado tônus simpático, "tempestade tireoidiana" e coronariopatia. Os antagonistas dos canais de cálcio, quando administrados por via endovenosa, proporcionam controle rápido e eficaz da resposta ventricular. Nenhuma dessas drogas deve ser utilizada em pacientes com ICC descompensada.

Nos portadores de insuficiência cardíaca sistólica (IC-Sist), o digital pode ser utilizado, a despeito de sua limitada capacidade em reduzir a resposta ventricular por sua ação predominante sobre o sistema parassimpático, e nos casos refratários a amiodarona pode ser uma alternativa. A melhora dos sintomas geralmente ocorre quando se consegue uma frequência cardíaca em torno de 80 a 100 bpm.

Quando há falha no controle dos sintomas com a estratégia de controle da resposta ventricular, a cardioversão pode ser empregada desde que as recomendações acima descritas sejam respeitadas.

A cardioversão pode ser feita por meio elétrico (CVE) ou químico e, apesar de a chance de reversão ser maior com o uso da primeira, os riscos relacionados ao uso de sedação devem ser considerados. Quando optado pelo método far-

CAPÍTULO 40 Fibrilação Atrial – Abordagem Clínica e Invasiva

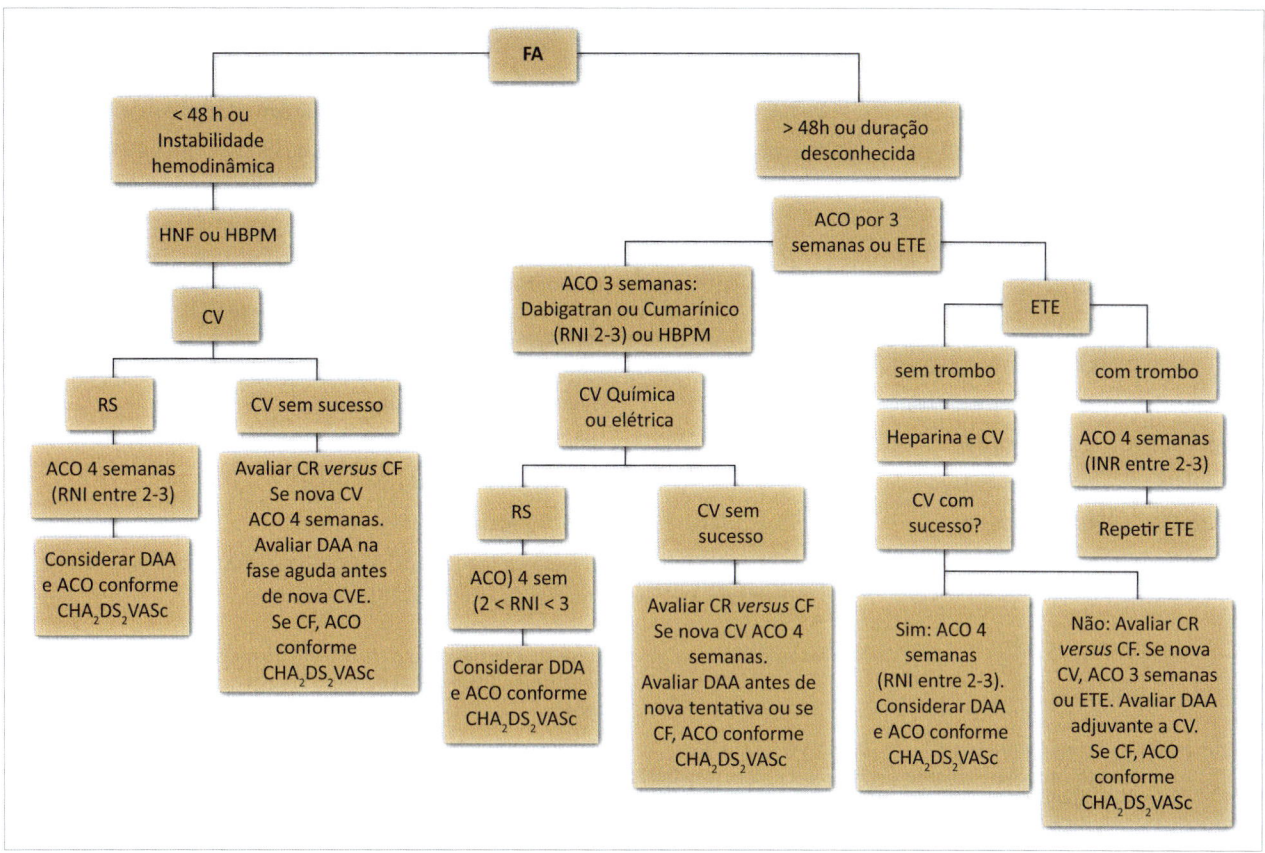

FIGURA 40.2 Manejo agudo de pacientes com fibrilação atrial.
CV: cardioversão; CR: controle de ritmo; CF: controle de frequência; DAA: drogas antiarrítmicas; ACO: anticoagulação oral; ETE: ecocardiograma transesofágico; CVE: cardioversão elétrica; HNF: heparina não fracionada; HBPM: heparina de baixo peso molecular; RNI: relação normatizada internacional.
* Pacientes que apresentam instabilidade hemodinâmica devem receber cardioversão elétrica sincronizada. Naqueles estáveis do ponto de vista hemodinâmico, a cardioversão química pode ser uma opção. Mesmo nos indivíduos que não apresentem trombo ao ETE a heparina (não fracionada ou de baixo peso) deve ser administrada antes da cardioversão.

QUADRO 40.3 Drogas utilizadas na cardioversão e na manutenção do ritmo sinusal.

Droga	Dose de ataque	Manutenção	Efeitos adversos
Amiodarona	5 mg/kg EV em 1h ou 150 mg EV em 15 min	100-400 mg/dia	Hipotensão, bradicardia, flebite. Deve ser ministrada em bomba de infusão contínua. Atentar para efeitos extracardíacos em longo prazo.
Propafenona	2 mg/kg EV em 10 min ou 600 mg VO para pacientes com mais de 70 kg ou 400 mg VO para aqueles com menos de 70 kg	450-900 mg/dia	Não deve ser administrada a portadores de cardiopatia isquêmica, disfunção ventricular, DPOC/asma avançadas, VHE importante, BAV de 2º grau ou distúrbios de condução intraventricular. Deve ser sempre associado a bloqueio farmacológico do nódulo atrioventricular para se evitar *flutter* com condução 1:1.
Flecainida	2 mg/kg EV em 10 min ou 300 mg VO para pacientes com mais de 70 kg ou 200 mg VO para aqueles com menos de 70 kg	200-300 mg/dia	Deve-se atentar para os mesmos efeitos adversos e cuidados que a propafenona.
Vernakalant	3 mg/kg EV em 10 min	Segunda infusão EV de 2 mg/kg em 10 min deve ser realizada 15 min após primeira infusão	Não deve ser utilizada em pacientes com PAS < 100 mmHg, portadores de estenose aórtica importante, ICC em CF NYHA III ou IV, Qt prolongado ou história de isquemia miocárdica nos 30 dias que antecedem sua administração.
Sotalol	Recomenda-se não utilizar esta droga para reversão do ritmo	160-320 mg/dia	Deve ser evitado em pacientes com Qt prolongado, DPOC/asma graves, isquemia miocárdica, história prévia de *torsades de pointes*, propensão a desenvolver hipocalemia ou hipomagnesemia, pacientes negros ou do sexo feminino.

DPOC: doença pulmonar obstrutiva crônica; VHE: hipertrofia ventricular esquerda; BAV = bloqueio atrioventricular; EV = via endovenosa; VO = via oral;

QUADRO 40.4. Drogas mais utilizadas para controle da resposta ventricular.

Droga	Dose de ataque	Dose manutenção	Considerações
Atenolol	Não recomendado	25-100 mg 1×/dia	Vide considerações do metoprolol
Metoprolol	2,5-5 mg EV em 2 min. Máximo de 3 doses	100-200 mg 1×/dia	Droga de boa aplicabilidade nos quadros de FA causadas por exacerbação do sistema simpático: tempestade tireoidiana (inibindo inclusive a transformação periférica do T_4 em T_3), uso de anfetaminas, episódio de isquemia miocárdica. Não administrar em pacientes com história de broncoespasmo. Apresenta funcionalidade dupla em pacientes com FA e disfunção ventricular (metoprolol, bisoprolol, carvedilol e nebivolol) ou coronariopatia por atuar no remodelamento ventricular e na redução do consumo miocárdico, respectivamente.
Esmolol	500 mcg/kg em 1 min	Não disponível	Vide considerações do metoprolol
Propranolol	0,15 mg/kg EV	10-40 mg 3×/dia	Vide considerações do metoprolol
Bisoprolol	Não recomendado	2,5-10 mg 1×/dia	Vide considerações do metoprolol
Carvedilol	Não recomendado	3,125-25 mg 2×/dia	Vide considerações do metoprolol
Amiodarona	150 mg EV em 10 min	1 mg/min EV em bomba de infusão ou 100-200 mg 1×/dia VO	Deve ser utilizada para controle da resposta ventricular nos portadores de disfunção do VE.
Deslanosídeo	0,4-0,8 mg	Não recomendável	Deve ser considerado para uso em portadores de disfunção ventricular. Deve-se ter cuidado em portadores de insuficiência renal.
Verapamil	5 mg EV em 5 min (ou alternativamente 0,075-0,15 mg/kg EV em 5 min)	40 mg VO 2×/dia a 360 mg 1×/dia (dose única de liberação prolongada)	Não deve ser administrado em pacientes com disfunção ventricular ou ICC descompensada devido ao seu efeito inotrópico negativo.
Diltiazem	0,25 mg/kg EV em 2 min. Uma segunda dose de 0,35 mg/kg EV pode ser administrada se necessário	60 mg VO 3×/dia a 360 mg 1×/dia (dose única de liberação prolongada)	Apesar de apresentar menor efeito inotrópico negativo que o verapamil, também deve ser evitado nos pacientes com ICC descompensada. Muito cuidado deve ser tomado na administração em pacientes com disfunção ventricular compensada.
Dronendarona	Não recomendada	400 mg VO 2×/dia	Deve ser evitada em pacientes com disfunção ventricular.

macológico, o critério para escolha da droga deve envolver ponderações clínicas e relacionadas a efeitos adversos:

- **Propafenona:** pode ser usada por via intravenosa na dose de 2 mg/kg em 2 minutos. Quando se opta pela via oral, deve-se administrar 600 mg a indivíduos com mais de 70 kg e 450 mg àqueles com peso inferior. A taxa de reversão é de 84% em aproximadamente 2 horas.[22] Pelo risco de organização da FA em *flutter* atrial com alta resposta ventricular, recomenda-se bloqueio farmacológico do nódulo atrioventricular.[23] A propafenona não deve ser utilizada em portadores de cardiopatia isquêmica, doença pulmonar obstrutiva crônica avançada, disfunções ventricular, renal ou hepática, hipertrofia acentuada do ventrículo esquerdo, bloqueios atrioventriculares de segundo ou terceiro graus ou intraventriculares importantes.
- **Sotalol:** pode ser administrado por via oral na dose de 80 a 160 mg a cada 12 horas. Quando optada pela administração endovenosa, a dose deve ser de 1,5 mg/kg em 5 minutos (máximo de 100 mg). A taxa de reversão para ritmo sinusal pode variar entre 14% e 24%, dependendo do tempo considerado na análise. Possui a propriedade de prolongar o intervalo Qt e pode causar *torsades de pointes* em 2 a 4% dos pacientes. Deve ser evitado em portadores de hipertrofia ventricular importante, bradicardia, intervalo Qt prolongado, indivíduos do sexo feminino ou da raça negra, portadores de doença isquêmica, disfunção renal e pacientes com propensão a desenvolverem hipocalemia ou hipomagnesemia. Sua maior utilidade reside na terapia de manutenção do ritmo.
- **Amiodarona:** pode ser administrada uma dose de ataque de 5 mg/kg em 1 hora. Outros esquemas consagrados são a administração de 150 mg em 15 minutos ou ainda 300 mg em 30 minutos por via venosa. Uma dose de manutenção de 50 mg/h pode ser considerada. Deve ser administrada em bomba de infusão contínua, atentando-se para efeitos adversos, como bradicardia, hipotensão e flebite. Trata-se da droga de escolha para uso em isquêmicos e portadores de disfunção ventricular. Não deve ser utilizada em portadores de hipertireoidismo.

TRATAMENTO AMBULATORIAL

Assim como no tratamento emergencial, o ambulatorial envolve a profilaxia de eventos tromboembólicos, o controle dos sintomas e da arritmia em si.

Diversos são os estudos mostrando não haver diferença em termos de mortalidade entre as estratégias de controle de ritmo e de frequência cardíaca.[24-26] Subanálises do estudo *Atrial Fibrillation Follow-up Investigation of Rhythm Management* (AFFIRM) sugerem que os efeitos benéficos da manutenção do ritmo sinusal com o uso de drogas antiarrítmicas são contrabalançados pelos efeitos deletérios dessas medicações na sobrevida dos pacientes. Essas análises envolveram populações de indivíduos com diversas comorbidades e média de idade superior a 65 anos.

Pacientes jovens, com átrio esquerdo de tamanho pequeno e não remodelado (tanto do ponto de vista elétrico quanto anatômico), sintomáticos quando em vigência da arritmia e com história de início recente da FA, têm uma maior tendência a serem tratados com controle do ritmo. Indivíduos mais idosos com história de cardioversões prévias, doenças valvulares e hipertensão arterial de difícil controle podem ser mais bem manejados com o controle da frequência. Exposição dos aspectos negativos e positivos de cada estratégia deve ser discutida com o paciente para que uma decisão conjunta possa ser tomada, já que a terapia antiarrítmica não é isenta de efeitos adversos (Quadro 40.5).

QUADRO 40.5. Fatores a serem considerados na decisão da estratégia de tratamento na fibrilação atrial.

Controle de ritmo	Controle de frequência
Primeiro episódio de FA Sintomas incapacitantes relacionados a FA Pacientes jovens Mau controle da resposta ventricular Taquicardiomiopatia reversível	Pacientes oligossintomáticos Certos subgrupos, como mulheres e hipertensos Pacientes idosos

FA: fibrilação atrial.
Fonte: Adaptado de Rienstra M, Gelder IC, 2008.[68]

CONTROLE DA RESPOSTA VENTRICULAR

O controle da resposta ventricular é uma estratégia inicial bastante aceitável na maioria dos casos e deve ser introduzida com o objetivo de aliviar os sintomas. Até o presente momento, não há na literatura uma definição muito clara quanto à meta de frequência cardíaca[27] a ser adotada. Diretrizes recentes sugerem que tanto uma meta de frequência cardíaca inferior a 80 bpm (recomendação IIa) quanto uma de 110 bpm (recomendação IIb) são aceitáveis, desde que o paciente se mantenha assintomático e com função ventricular esquerda preservada.[10] A vantagem de se permitir um controle mais "leniente" da resposta ventricular consiste na facilidade em se alcançar esse objetivo, aliada a menores taxas de complicações relacionadas à bradicardia.[28] Alternativamente, o ajuste das medicações com vistas à otimização da capacidade funcional dos indivíduos em estratégia de controle da frequência pode ser balizada pela variação da frequência cardíaca inferior a 10 bpm/min durante ergoespirometria.[29]

Sistematicamente, o sintoma deve ser avaliado e graduado de forma objetiva a cada consulta por meio de um escore de sintomas (Associação Europeia de Arritmias – EHRA, Quadro 40.6). Pacientes com qualidade de vida prejudicada pelos sintomas relacionados a FA (EHRA III ou IV) devem receber otimização terapêutica ou mudança da estratégia de tratamento.

QUADRO 40.6. Classificação funcional do indivíduo portador de FA quanto a influência dos sintomas em suas atividades de vida diárias.

Classificação EHRA	Caracterização
EHRA I	Ausência de sintomas relacionados a FA
EHRA II	Sintomas leves associados a FA. Atividades diárias do indivíduo não são afetadas.
EHRA III	Sintomas importantes relacionados a FA; a realização das atividades diárias são afetadas.
EHRA IV	Sintomas debilitantes atribuídos a FA. O indivíduo não consegue realizar as atividades diárias.

FA: fibrilação atrial; EHRA: European Heart Rhythm Association.
Fonte: Adaptado de Camm AJ e colaboradores, 2010.[1]

O escore HATCH (Quadro 40.7) é uma ferramenta útil em identificar os portadores de FA paroxística mais propensos a evoluírem para as formas persistente ou permanente. Cinquenta por cento dos indivíduos com HATCH escore ≥ 6 apresentam progressão da doença ao final de 1 ano, comparada a 6% dos indivíduos com escore zero.[30]

QUADRO 40.7. HACTH* escore com seus fatores de risco e respectivas pontuações.

Fatores de risco	Pontuação
Hipertensão	1 ponto
Age (idade > 75 anos)	1 ponto
Transient ischemic attack (AIT ou AVC)	2 pontos
COPD (DPOC)	1 ponto
Heart failure (insuficiência cardíaca)	2 pontos

* HATCH score (1*hypertention+1*[age>75]+2*[stroke or transient ischaemic attack]+1*[chronic obstructive pulmonary disease]+2* [heart failure]); AIT: ataque isquêmico transitório; AVC: acidente vascular cerebral; DPOC: doença pulmonar obstrutiva crônica.

Pacientes estratificados com seis ou mais pontos apresentam maior risco de progressão da FA paroxística para as formas persistente ou permanente.[43]

Como o controle do ritmo envolve a utilização de medicações com efeitos adversos importantes a longo prazo, alguns autores têm sugerido a utilização desse escore para definir a melhor estratégia de tratamento (controle do ritmo ou frequência cardíaca). Em teoria, o emprego de antiarrítmicos aos pacientes com elevada probabilidade de evoluírem para as formas persistente ou permanente não seria justificado.

CONTROLE DO RITMO

Em se optando pelo controle do ritmo, a escolha da droga antiarrítmica deve levar em consideração a existência ou não de disfunção ventricular, fatores extracardíacos e a longevidade do tratamento. Com especial importância, o intervalo Qt deve ser medido antes da prescrição e durante a utilização de drogas que prolongam a refratariedade ventricular pelo risco de *torsades de pointes* (principalmente sotalol e amiodarona). Apesar de amplamente difundida, a fórmula de Bazett ($Qt\text{-}c = Qt/\sqrt{RR}$) tende a subestimar e superestimar os valores corrigidos dos intervalos Qt durante as frequências mais baixas e altas, respectivamente. Devido a maior praticidade e acurácia, a fórmula de Hodges deve ser utilizada: $Qt\text{-}c = Qt_{medido} + 1{,}75\,(Fc - 60)$.[31]

Uma abordagem *pill in the pocket* com propafenona pode ser utilizada nos pacientes que apresentam estabilidade hemodinâmica durante as crises e boa correlação dos sintomas com a arritmia. Pelo risco de *flutter* atrial com condução atrioventricular 1:1, a primeira dose da medicação deve ser administrada sob monitorização cardíaca em associação a droga dromotrópica negativa. Pacientes com boa tolerância ao teste realizado no hospital devem ser orientados a ingerir a propafenona 5 minutos após o início das palpitações e manter repouso (posição sentada ou supina) por 4 horas ou até que os sintomas desapareçam. O paciente deverá procurar atendimento médico caso os sintomas persistam por mais 6 a 8 horas após a ingestão da droga.[22]

Em virtude dos efeitos adversos relacionados ao uso da amiodarona (Quadro 40.8), uma avaliação sistemática e periódica deve ser realizada nos pacientes que fazem uso prolongado dessa medicação (Quadro 40.9). Estudos revelam que pelo menos 15% dos pacientes apresentam efeitos adversos no primeiro ano de uso e até 50% dos usuários apresentam algum efeito colateral ao longo do tempo.[32-33]

CARDIOVERSÃO ELÉTRICA

O racional da CVE consiste em se despolarizar uma massa atrial crítica, colocando-a em período refratário e interrompendo as múltiplas frentes de onda reentrantes responsáveis pela manutenção da FA.[34] O maior determinante de seu sucesso reside na densidade da corrente utilizada que, por sua vez, depende da energia empregada, da impedância transtorácica e da corrente elétrica gerada. Como apenas 4% da energia aplicada sobre o tórax afeta o miocárdio, a utilização de baixas cargas pode permitir a manutenção de frentes de ondas reentrantes suficientes para reiniciar a taquicardia. O tamanho, a constituição e o posicionamento das pás, assim como o elemento condutor em contato com a pele (gel) e a condutividade dos tecidos subjacentes, são elementos que também influenciam o resultado da CVE.

A CVE deve ser realizada por equipe treinada em suporte avançado de vida e, sempre que possível, explicada ao paciente. Monitorização cardíaca e oximetria de pulso devem ser vigiadas durante todo momento e o local para a realização do procedimento deve dispor de desfibrilador, marca-passo transcutâneo, material para suporte de via aérea e ressuscitação cardiopulmonar. Diretrizes internacionais recomendam

QUADRO 40.8. Avaliações e cuidados sistemáticos em usuários de amiodarona.

Avaliação	Periodicidade e circunstância em que deve ser solicitado
Consulta clínica	No primeiro ano a cada 3 a 6 meses (enquanto se ajusta a dose) e em seguida semestralmente. Atentar para sinais vitais, coloração da pele; aumento do volume, nodulação ou dor à palpação da tireoide. Estertores pulmonares (especialmente "em velcro"), sinais de hipertensão pulmonar, hepatomegalia e alterações neurológicas (tremores, dificuldade na escrita ou alterações da marcha) devem ser procurados. Surgindo queixas oftalmológicas, deve-se encaminhar ao especialista para avaliação em lâmpada de fenda.
Toxicidade hepática	Dosar ALT e AST antes de iniciar amiodarona e em seguida a cada 6 meses.
Função tireoidiana	Dosar TSH, T_4L, T_3 e anti-TPO antes de iniciar amiodarona. Em seguida dosar TSH e T_4L a cada 6 meses.
Estrutura e função pulmonar	Realizar radiografia do tórax antes de administrar a droga e em seguida anualmente. Deve-se obter espirometria com prova de difusão do monóxido de carbono antes de iniciar a medicação e repeti-la quando do surgimento de tosse ou dispneia inexplicada. Essa avaliação deve ser realizada especialmente em portadores de doença pulmonar subjacente e naqueles que apresentam raio X de tórax sugestivo de fibrose pulmonar.
Suspeita de fibrose pulmonar	Deve ser investigada em usuários da medicação que se queixam de tosse e dispneia inexplicadas. Além do raio X de tórax e da espirometria com difusão do monóxido de carbono, uma tomografia de tórax de alta resolução deve ser realizada.
Avaliação oftalmológica	Realizar antes de iniciar a medicação e em seguida, conforme queixas clínicas.
Avaliação cardiológica	Realizar ECG antes do início da droga e em seguida, no mínimo, anualmente. Avaliar intervalo Qt–c preferencialmente pela fórmula de Hodges*.

* Fórmula de Hodges: $Qt\text{–}c = Qt_{medido} + 1{,}75\,(Fc - 60)$.
Fonte: Adaptado de Goldschlager N e colaboradores, 2007.[33]

QUADRO 40.9. Principais efeitos adversos relacionados com o uso da amiodarona, suas incidências e sugestão de manejo clínico.

Efeito adverso	Incidência	Sintomas	Manejo clínico
Fibrose pulmonar	2%	Tosse e/ou dispneia. Presença de opacidades na tomografia de tórax de alta resolução e redução na capacidade de difusão do monóxido de carbono.	Suspender amiodarona e avaliar administração de corticosteroide nos casos mais graves. Ocasionalmente o efeito resolve-se com a suspensão da droga. Em último caso, a amiodarona é administrada junto com corticosteroide.
Intolerância gastrintestinal	30%	Anorexia, náuseas e constipação. Em 15%-30% dos casos os níveis de ALT e AST podem se elevar mais que 2 × o normal. Em < 3% dos casos pode haver hepatite e cirrose.	Os sintomas tendem a diminuir com a redução da dose. Se houver hipótese de hepatite medicamentosa deve-se considerar a suspensão da droga e biópsia hepática.
Hipotireoidismo	4-22%	Bradipsiquismo, constipação intestinal, bradicardia, intolerância ao frio	Avaliar custo/benefício. Não se trata de contraindicação absoluta ao uso da amiodarona. Quando se opta pela continuação da droga, deve-se administrar levotiroxina.
Hipertireoidismo	2-12%	Agitação, taquicardia, intolerância ao calor, sudorese	Suspender a droga. Avaliar administração de corticosteroide, propiltiouracil, metimazol ou tireoidectomia.
Fotossensibilidade	25-75%		Evitar exposição sol; fazer uso de bloqueador solar.
Pigmentação cutânea "azulada"	< 10%		Avaliar custo/benefício, porém não se trata de contraindicação absoluta ao uso da droga. Deve-se evitar exposição solar; orientar uso de bloqueador solar.
Alterações do sistema nervoso central	3-30%	Ataxia, parestesias, polineuropatia periférica, distúrbios do sono, perda de memória, tremor	Sintomas geralmente dosedependentes, com tendência a melhorar ou desaparecer após redução da dosagem.
Ocular	Variável	A neurite óptica ocorre em menos de 1% dos casos, ao passo que a visão em halo ocorre em < 5% e a fotofobia associada a borramento visual e microdepósitos na córnea ocorrem em mais de 90% dos pacientes.	Os depósitos corneanos são comuns e não têm importância clínica. A neurite óptica deve levar à suspensão da droga.
Cardíaco	5%	Bradicardia e bloqueio AV. Em menos de 1% dos casos há efeito pró-arrítmico.	Pode demandar suspensão da droga ou estimulação cardíaca artificial. Caso efeito pró-arrítmico seja detectado, deve-se suspender a droga.
Geniturinário	< 1%	Epididimite e disfunção erétil	A dor tende a se resolver espontaneamente.

Fonte: Adaptado de Goldschlager N, 2007.[33]

a realização de pelo menos oito cardioversões sob supervisão experiente antes de um médico ser responsável por um procedimento e sugere que pelo menos quatro procedimentos/ano devam ser realizados para manutenção da habilidade.[35]

O paciente deve estar em jejum por no mínimo 6 horas, e o excesso de pelos nos locais de posicionamento das pás removido, com o objetivo de se reduzir a impedância da caixa torácica. A impedância observada durante a cardioversão com pás adesivas autocolantes é semelhante àquela obtida com pás convencionais aplicadas sobre gel condutor. Não se deve posicionar as pás sobre *patches* transdérmicos (contendo hormônios, anti-hipertensivos, nitroglicerina ou nicotina) pelo risco de se causar pequenas queimaduras, além de elevação na impedância do choque.[36]

O anteroposterior (AP) e anterolateral (AL) das pás são aceitáveis na cardioversão da FA, apesar de alguns estudos terem demonstrado maior eficácia dos choques com a primeira disposição. Especula-se que, na colocação AP, maior massa atrial receba a energia liberada no choque. Na conformação AL, a pá anterior é colocada na região infraclavicular direita, e a lateral, na região axilar esquerda, alinhando-se o eixo longitudinal das pás ao eixo longitudinal do corpo. Quando utilizado o posicionamento AP, a pá posterior é colocada à esquerda da coluna vertebral na região inferior da escápula. Pequenos estudos demonstraram pouca influência do posicionamento dos eletrodos negativo e positivo em relação às faces anterior e posterior do tórax.[37]

A administração de medicações com início de ação rápida, meia-vida curta e com propriedades sedativas, amnésticas e analgésicas deve ser empregada com o objetivo de prover conforto. O uso de propofol ou a associação de um benzodiazepínico com um opioide (midazolam e fentanil) são opções seguras.

Os choques devem ser sincronizados, sendo liberados durante a sístole elétrica (logo após o QRS), evitando-se a fibrilação ventricular que pode surgir após perturbações elétricas aplicadas ao miocárdio durante a repolarização ventricular (fenômeno R sobre T). Para tanto, o acionamento da função de sincronismo do cardioversor/desfibrilador é imprescindível e poderá ser identificado no monitor por meio do surgimento de uma marca sobre a onda R a cada complexo QRS.

A energia necessária para a CVE da FA é de 120 a 200 J de energia no desfibrilador bifásico (preferível) ou 200 J (ou mais) no monofásico. Antes de liberar o choque, o operador deve certificar-se de que o paciente ainda se encontra em FA e que todos os membros da equipe encontram-se afastados do paciente e da maca onde ele se encontra. Geralmente existe um pequeno atraso entre o acionamento do botão de choque e seu disparo pelo aparelho (alguns segundos). Quando a FA apresenta resposta ventricular muito elevada, o desfibrilador pode não ser capaz de sincronizar o choque com o QRS do paciente, impossibilitando a liberação da energia. Nessas circunstâncias, a recomendação é que se proceda com a desfibrilação (choque não sincronizado com energia elevada).[36]

O sucesso da CVE da FA varia entre 64% e 96%, sendo definido como o retorno de pelo menos 2 batimentos ao ritmo sinusal após o choque.[38] Nos casos de falência da CVE inicial, uma infusão lenta de amiodarona na dose de até 300 mg seguida por um novo choque é uma estratégia que pode incrementar as taxas de reversão. Pacientes com menor chance de cardioversão (FA com duração superior a 6 meses, átrio esquerdo com diâmetro > 50 mm) também podem ser submetidos a essa estratégia, já que a amiodarona reduz o limiar de desfibrilação do átrio.[39] A infusão endovenosa de solução contendo 2,774 mEq de potássio e 2,772 mEq de magnésio 5 a 15 minutos antes do procedimento é uma estratégia que pode elevar em aproximadamente 10% a chance de sucesso da CVE, empregando-se menor energia, mesmo após administração de amiodarona. O mecanismo envolvido nessa melhora reside na correção de hipocalemia, que eleva a hiperpolarização celular, e na estabilização da membrana celular exercida pelo magnésio.[40]

O paciente submetido a CVE com sucesso deve permanecer sob monitorização por 3 horas antes de receber alta da unidade de complexidade intermediária/alta ou do hospital. As complicações relacionadas a CVE são raras e incluem eventos tromboembólicos nos indivíduos com anticoagulação inadequada, arritmias ventriculares associadas a choques não sincronizados e potenciais desdobramentos da anestesia geral. Mais de 80% das complicações tromboembólicas após a CVE ocorrem nos primeiros 3 dias após o procedimento, sendo as demais nos 7 dias subsequentes à CVE. Pequenas queimaduras podem ser produzidas no sítio de aplicação do choque e devem ser tratadas com cremes de corticosteroide para uso tópico. Arritmias malignas, como fibrilação ventricular ou taquicardia ventricular, podem ocorrer durante a tentativa de CVE em pacientes com intoxicação digitálica ou hipocalemia.

Alterações no segmento ST após reversão do ritmo não são incomuns e na grande maioria das vezes são secundárias à "memória elétrica", não se correlacionando com isquemia miocárdica. Aproximadamente 10% dos pacientes podem apresentar elevação dos níveis de creatinofosfoquinase (CPK) e creatino quinase - fração MB (CKMB), provavelmente secundária à lesão muscular da parede torácica causada pelo choque.

ABLAÇÃO

O início da FA depende da interação de um gatilho, geralmente ectopias originadas das conexões entre as veias pulmonares e o átrio, com um substrato (átrio remodelado). Com base nesse princípio, o principal objetivo da ablação em portadores de FA consiste no isolamento elétrico das veias pulmonares, de modo que impeça o contato das ectopias com o substrato.[41]

A ablação por cateter deve ser considerada em pacientes sintomáticos, intolerantes e/ou refratários ao tratamento com pelo menos um antiarrítmico.[10] A ablação por radiofrequência na FA paroxística se mostrou superior em prolongar o intervalo de tempo até a recorrência da arritmia quando comparado a terapia antiarrítmica em estudo multicêntrico.[42] Em uma coorte retrospectiva, indivíduos com FA paroxística submetidos ao isolamento das veias pulmonares apresentaram menor progressão para a forma persistente quando comparados a controle histórico: 0,6% × 9% ao ano, respectivamente.[43-44] Nesse estudo, relato de FA por mais de 10 anos, diabetes e idade > 75 anos foram preditores de progressão para FA persistente após ablação[43] (Figura 40.3).

Por se tratar de procedimento sujeito a complicações graves ou até mesmo fatais, sua indicação deve ser feita com cautela. A ablação do nódulo atrioventricular com implante de marca-passo unicameral (programação VVI) deve ser a última estratégia nos pacientes sintomáticos a despeito de diversas tentativas de controle de frequência e/ou ritmo.

FA EM SITUAÇÕES ESPECIAIS

FA no pós-operatório de cirurgias de grande porte

A fibrilação atrial ocorre em 15% a 40% dos pós-operatórios de cirurgias de revascularização miocárdica[45] e em até 62% dos casos em que um procedimento valvular for realizado no mesmo tempo cirúrgico.[46] Acredita-se que sua fisiopatologia esteja relacionada a inflamação sistêmica, sendo usualmente observada até o 5º dia de pós-operatório com pico de incidência no 2º dia.[27] A profilaxia da FA por meio do uso de betabloqueador por indivíduos em programação de cirurgias cardíacas está consagrada na literatura e deve ser administrada na ausência de contraindicações.[27]

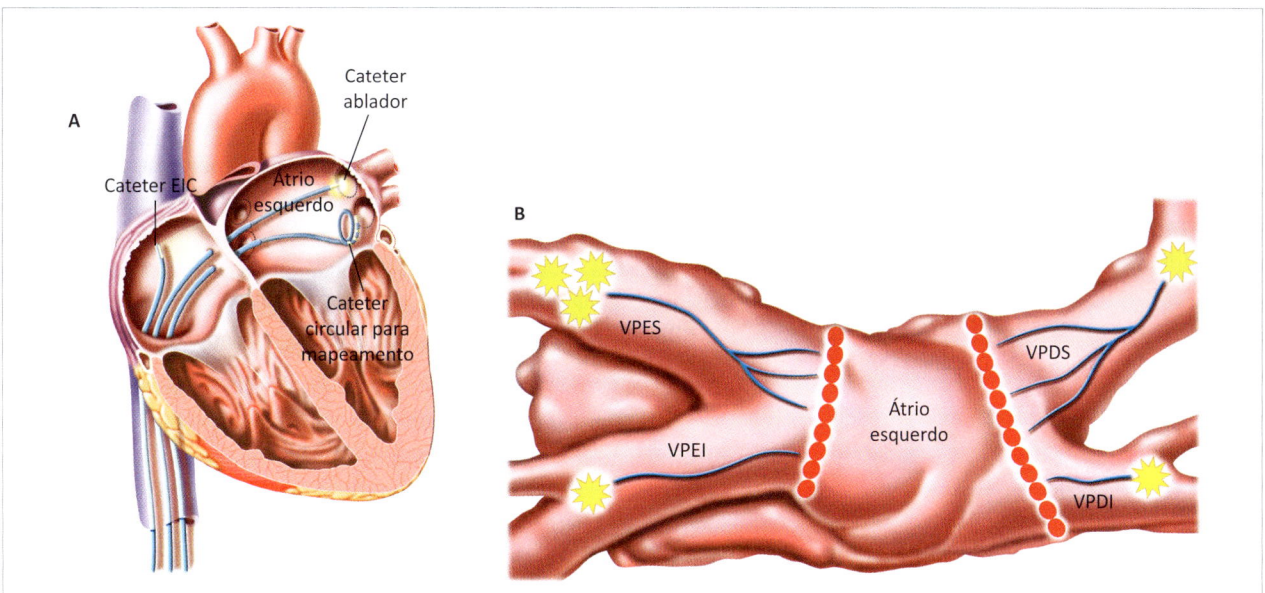

FIGURA 40.3. (A) Posicionamento dos cateteres durante isolamento das veias pulmonares. O ecocardiograma intracardíaco pode facilitar o reconhecimento das veias pulmonares e o posicionamento do cateter de 10 polos. O cateter ablador (utilizado para aplicação da radiofrequência) também é ilustrado. (B) Mapa eletroanatômico mostrando visão posterior da conexão das veias pulmonares com o átrio esquerdo. Círculos em vermelho representam aplicação de radiofrequência.
EIC: ecografia ultra-cardíaca; VPES: veia pulmonar esquerda superior; VPDS: veia pulmonar direita superior; VPEI: veia pulmonar esquerda inferior; VPDI: veia pulmonar direita inferior.
Fonte: Adaptada de Wazni O e colaboradores, 2011.[41]

Apesar do racional fisiopatológico de se utilizar anti-inflamatório não hormonal como agente profilático, o naproxeno administrado durante as 120 horas que sucederam a cirurgia cardíaca não reduziu a incidência de FA em relação ao placebo. A despeito de reduzir a duração dos episódios de FA, o naproxeno aumenta a incidência de insuficiência renal e não deve ser utilizado nesse cenário.[47]

FA e doenças não cardíacas

Apesar de um grande número de condições clínicas associadas a estado pró-inflamatório estar relacionado ao surgimento de FA, não existem evidências robustas do melhor modo de conduzir esses casos. Como recomendação geral, deve-se utilizar betabloqueadores, já que a maioria dos casos encontra-se associado a estados adrenérgicos. As recomendações para anticoagulação são menos claras e devem ser individualizadas.[10]

FA e hipertireoidismo

A fibrilação atrial é a arritmia mais comum em portadores de hipertireoidismo (prevalência entre 5% e 15%) e seu surgimento pode levar a complicações tromboembólicas e à ICC. A reversão do ritmo geralmente é observada após controle da disfunção endocrinológica, motivo pelo qual o objetivo principal do tratamento deve ser o restabelecimento do estado eutireóideo. Tentativas de cardioversão (elétrica ou química) são ineficazes nesse cenário, devendo-se priorizar o controle da resposta ventricular com betabloqueadores, preferencialmente o propranolol, por sua propriedade de inibir a conversão periférica de T_3 em T_4L. A despeito da controvérsia existente na literatura quanto à possibilidade de o estado hipertireóideo ser um fator de risco independente para eventos tromboembólicos, a anticoagulação nesses pacientes deve ser guiada pelo CHA_2DS_2VASc.[10]

FA e pré-excitação ventricular

O risco de desenvolvimento de FA em portadores de pré-excitação ventricular é de 15% ao longo de 10 anos, sendo pouco compreendido o motivo dessa correlação. Aproximadamente 25% dos portadores da síndrome de Wolff-Parkinson-White apresentam vias acessórias com períodos refratários curtos, implicando maior risco de degeneração da FA em arritmias malignas. Para esse grupo de pacientes, a ablação por radiofrequência, após controle da crise, tem se mostrado segura e eficaz na eliminação desses feixes anômalos.[10]

Fármacos com ação de bloqueio sobre o nó atrioventricular devem ser evitados pelo risco teórico de aceleração da frequência cardíaca em virtude da condução preferencial pelo feixe anômalo. As drogas de escolha para reduzir a resposta ventricular ou até mesmo reverter o ritmo, em pacientes com estabilidade hemodinâmica, são a procainamida e a ibutilida. Diltiazem, verapamil, digoxina, adenosina e amiodarona venosa são medicações proscritas nesse cenário. Apesar do risco teórico em se utilizar betabloqueadores, alguns estudos têm demonstrado certa segurança no uso dessas medicações. Sua utilidade é controversa.[10]

EVENTOS TROMBOEMBÓLICOS

A necessidade de anticoagulação oral para os portadores de FA não valvular deve ser definida por meio de escores específicos para estratificação do risco de eventos tromboembólicos. Esses critérios, portanto, baseiam-se no risco de desenvolvimento de eventos, e não no tipo de manifestação da FA. Os escores existentes apresentam baixa acurácia na identificação do grupo de pacientes com alto risco, e o escore CHA_2DS_2VASc (Quadro 40.10) apresenta a melhor relação de praticidade e acurácia.[48]

QUADRO 40.10. Escore CHA_2DS_2VASc para estratificação do risco de eventos tromboembólicos em portadores de fibrilação atrial não valvular.

Fator de risco	Pontuação
Congestive heart failure – Insuficiência cardíaca/disfunção de VE	1
Hipertensão	1
Age – Idade ≥ 75 anos	2
Diabetes melito	1
Stroke – AVCI, AIT ou qualquer evento tromboembólico prévio	2
Vascular disease – Doença vascular que inclui IAM prévio, doença arterial periférica ou placa ateromatosa em aorta.	1
Age – Idade entre 65-74 anos	1
Sexo – Indivíduos do sexo feminino	1

VE: ventrículo esquerdo; AVCI: acidente vascular cerebral isquêmico; AIT: ataque isquêmico transitório; IAM: infarto agudo do miocárdio.
Fonte: Adaptado de Lip GYH e colaboradores, 2010.[48]

Na ausência de contraindicações, pacientes estratificados como CHA_2DS_2VASc maior ou igual a 2 devem receber anticoagulação por tempo indeterminado (Quadro 40.11). As opções incluem: antagonistas da vitamina K, apixabana, dabigatrana e rivaroxabana. Em se optando pelos primeiros, a dose deve ser titulada à obtenção de RNI entre 2,0 e 3,0: idealmente em 2,5.[10,15]

Indivíduos estratificados como CHA_2DS_2VASc zero não devem receber anticoagulação, ao passo que aqueles com escore de 1, o uso de anticoagulantes orais, AAS ou omissão de tratamento são estratégias aceitáveis.[10]

QUADRO 40.11. Resumo das recomendações relacionadas a anticoagulação oral em pacientes portadores de fibrilação atrial não valvular conforme risco de eventos tromboembólicos definidos pelo escore CHA_2DS_2VASc.

CHA_2DS_2VASc	Terapia antitrombótica recomendada
≥ 2	Anticoagulação oral (cumarínicos, apixabana, dabigatrana, rivaroxabana)
1	Anticoagulação oral ou AAS ou não administrar antiagregantes plaquetários e nem anticoagulantes
0	Não administrar anticoagulantes ou antiplaquetários

Fonte: Adaptado de Camm AJ e colaboradores, 2010.[1]

Antes do início da terapia com cumarínico, deve-se estratificar o risco de sangramento através do HAS-BLED (Quadro 40.12), que permite avaliação do risco de sangramentos maiores no ano que se segue ao início da terapia com essas drogas.[49] Pacientes com escore > 3 compõem um grupo de "alto risco" e devem ser acompanhados a intervalos mais curtos. A escala não deve ser utilizada para se contraindicar anticoagulação.

QUADRO 40.12. Escore HAS-BLED para estratificação de risco para sangramentos maiores em pacientes submetidos a terapia com anticoagulantes.

Fator de risco	Pontuação
Hipertensão – Hipertensão descontrolada	1
Abnormal renal and liver function – Disfunção renal e hepática (1 ponto cada)	1 ou 2
Stroke – Acidente vascular cerebral	1
Bleeding – Sangramento maior	1
Labile INR – Labilidade do RNI	1
Eldery – Idade superior a 65 anos	1
Drugs and alcohol – drogas e álcool (1 ponto cada)	1 ou 2

Hipertensão descontrolada considerada como sistólica > 160 mmHg; são considerados portadores de disfunção renal aqueles que se encontram cronicamente em diálise, os transplantados renais, ou com creatinina sérica acima de 200 μmol/L (cerca de 2,26 mg/dL). Disfunção hepática é considerada na presença de doença hepática crônica (p. ex.: cirrose hepática) ou evidências de mau funcionamento do órgão (bilirrubinas > 2 × limite superior da normalidade associado a ALT/AST > 3 × limite superior da normalidade). O acidente vascular cerebral a ser considerado é o isquêmico (em especial os lacunares). Critérios de sangramento maior: aquele que motiva hospitalização, queda da hemoglobina em mais de 2 g/L, demanda transfusão de concentrado de hemácias ou hemorragia intracraniana. Portadores de anemia também pontuam neste item. Deve-se considerar labilidade do RNI quando o paciente se mantiver dentro da faixa terapêutica (RNI 2,0 a 3,0) < 60% do tempo. As drogas consideradas nesse escore são os antiagregantes plaquetários e os anti-inflamatórios não hormonais. Uso de álcool é definido como consumo de mais de 8 doses/semana. Cada elemento contribui com 1 ponto na avaliação do risco de sangramento.

Fonte: Adaptado de Pisters R e colaboradores, 2010.[49]

NOVOS ANTICOAGULANTES ORAIS NA FIBRILAÇÃO ATRIAL

A prevenção eficaz de eventos tromboembólicos em pacientes com FA, até recentemente, baseava-se na utilização de antagonistas da vitamina K. Apenas nos Estados Unidos, mais de 30 milhões de prescrições de varfarina sódica foram dispensadas no período de 1 ano.[50] O ajuste de sua posologia é uma tarefa desafiadora, já que a droga inibe a síntese de vários fatores da coagulação ao mesmo tempo (II, VII, IX e X) levando a efeitos significativos em resposta a pequenas alterações de doses.[51] Polimorfismos genéticos dos complexos enzimáticos citocromo P450 e epóxido redutase, ambos envolvidos no metabolismo da varfarina, levam a respostas terapêuticas imprevisíveis, demandando individualização e monitoramento das dosagens. O uso de álcool, suplementos, determinados tipos de alimentos (folhas verdes, vegetais) e mais de 250 medicações interferem em seu metabolismo, podendo acentuar ou atenuar seus efeitos. Vigilância por meio do RNI, portanto, deve ser realizada frequentemente visando a possíveis reajustes nas doses. A anticoagulação em níveis terapêuticos (RNI: 2,0 a 3,0) requer abordagem multiprofissional e foi obtida durante apenas 64 a 68% do tempo nos grandes estudos, por meio de ações protocoladas.

O receio de complicações hemorrágicas reduz a taxa de prescrição da varfarina para 30% a 60% dos pacientes com indicação de anticoagulação,[52-53] e entre os que recebem a droga o tempo com RNI dentro da faixa terapêutica varia entre 30% e 50%.[54] Apesar da inexistência de anticoagulantes com propriedades ideais[55] (Quadro 40.13), algumas drogas, como os inibidores da trombina e do fator Xa, têm apresentado melhor perfil de utilização que a varfarina (Figura 40.4).

Entre os inibidores diretos do fator Xa destacam-se a rivaroxabana, a apixabana e a edoxabana, cuja eficácia e segurança foram testadas recentemente em grandes estudos controlados. Aguardamos avaliações robustas de outras drogas da mesma família quanto à utilidade em portadores de FA (betrixabana, darexabana e eribaxabana).

QUADRO 40.13. Características do anticoagulante oral ideal.

Características do anticoagulante ideal

- Eficácia comprovada
- Baixo risco de sangramento
- Dose fixa
- Dose única diária
- Boa biodisponibilidade por administração oral
- Baixo custo
- Início rápido de ação
- Baixa interação com alimentos e outras medicações
- Disponibilidade de antídoto específico
- Monitorização laboratorial desnecessária

Fonte: Adaptado de Steffel J, Braunwald E, 2011.[55]

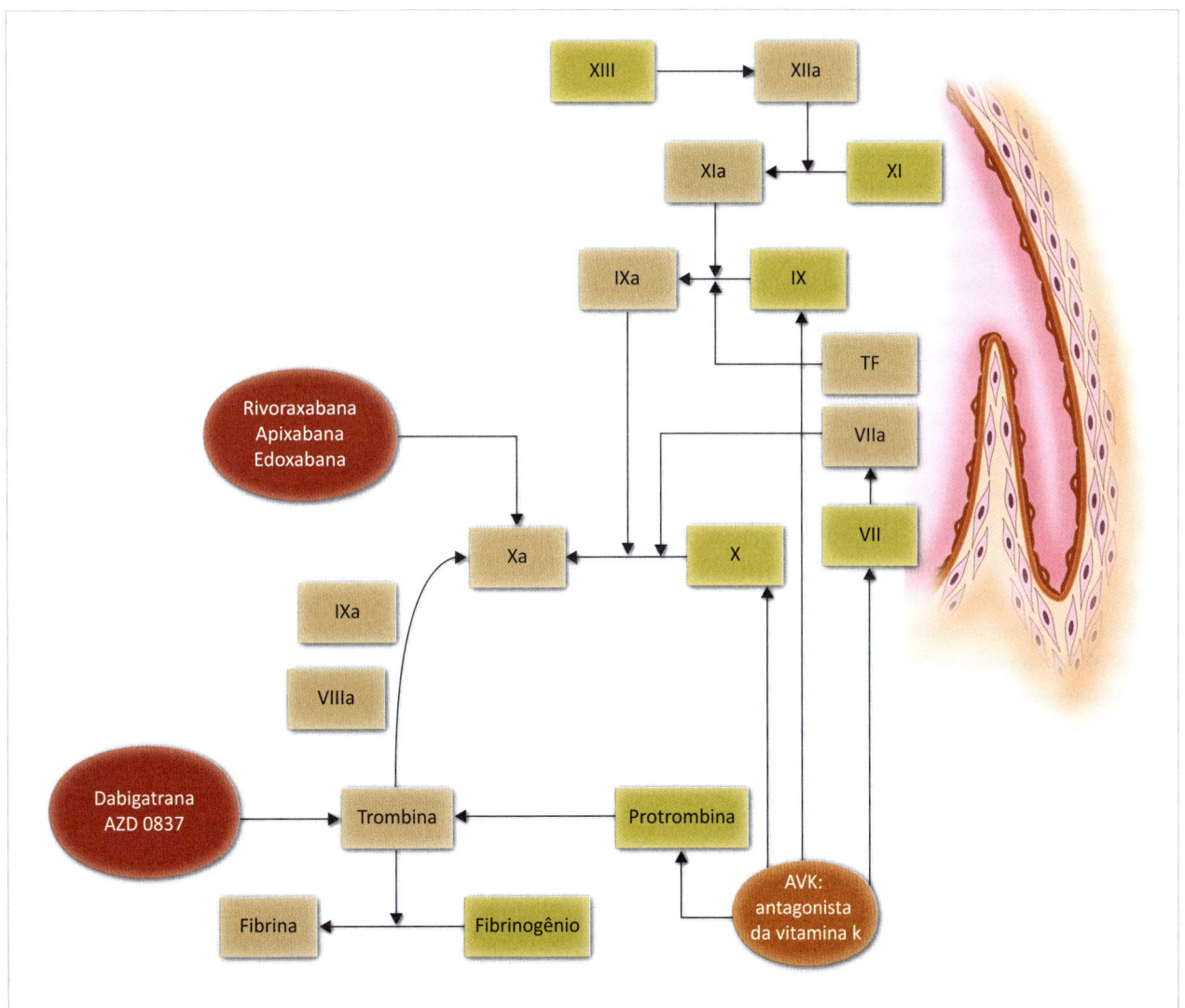

FIGURA 40.4. Novos anticoagulantes orais e seus respectivos sítios de ação. Estudos com a ximelagatrana foram suspensos devido a sua elevada toxicidade hepática.
Fonte: Adaptada de Steffel J, Braunwald E, 2011.[55]

Dabigatrana

O mesilato de etexilato de dabigatrana, após convertido na forma ativa pelas esterases séricas, inibe de forma competitiva a trombina livre, ligada ao coágulo ou relacionada a ativação plaquetária.[56] Do ponto de vista farmacodinâmico, o bloqueio da cascata de coagulação em seus estágios finais torna seus efeitos mais previsíveis, dispensando monitorização do RNI para eventuais correções de doses.[51] Sua farmacocinética independe do complexo citocromo P450, tornando seu metabolismo menos suscetível a variações genéticas individuais, reduzindo também as interações medicamentosas. Recomendações atuais colocam a dabigatrana (classe I, nível de evidência B) como uma opção à varfarina na profilaxia de eventos tromboembólicos nos portadores de FA crônica sem valvulopatias.[10]

Resultados do RE-LY apontaram que a dabigatrana, na dose de 150 mg 2 vezes ao dia, foi superior à varfarina em prevenir AVC isquêmico ou evento tromboembólico com índices similares de sangramentos maiores. Apesar de as taxas de hemorragia cerebral terem sido menores nos pacientes com essa posologia, quando comparada ao uso de varfarina, houve maior incidência de sangramento gastrintestinal no grupo dabigatrana.

A dose de 150 mg em 2 tomadas diárias foi aprovada pelo FDA (Food and Drug Administration) para indivíduos com *clearance* de creatinina (Cl_{Cr}) > 30 mL/min.[10] Apesar de indivíduos com Cl_{Cr} < 30 mL/min terem sido excluídos do RE-LY, estudos farmacocinéticos[57] dão lastro para uma recomendação teórica do uso da droga na dose de 75 mg em duas tomadas diárias para os indivíduos com Cl_{Cr} entre 15 e 30 mL/min.[10,50,55,58] A droga não é recomendada para indivíduos com Cl_{Cr} < 15 mL/min ou em diálise.[10] Não deve-se prescrevê-la a portadores de doença hepática avançada, já que 20% de sua excreção é metabolizada pelo fígado e a prescrição da droga para indivíduos com peso < 50 kg ou > 110 kg deve ser criteriosa, pois existem poucas informações quanto a sua eficácia e segurança nessa população. Apesar de se ter relatado maior incidência de infarto do miocárdio no grupo dabigatrana em relação a varfarina no estudo RE-LY, o pequeno número absoluto de eventos não permite que uma conclusão definitiva seja formulada.

O FDA não aprovou o uso da dabigatrana na posologia de 110 mg em duas tomadas por entender que pacientes em uso de varfarina com bom controle de RNI teriam mínimo benefício em trocar de terapêutica.[27,50] No estudo RE-LY, a dabigatrana nessa dosagem não foi inferior à varfarina em termos de eficácia e apresentou melhor perfil de segurança (menor incidência de sangramentos maiores).

Além de dispensar controle laboratorial por conta de anticoagulação mais previsível e de sofrer menor interferência de outras medicações, a dabigatrana mostrou-se custo-efetiva em análise farmacoeconômica do RE-LY. Apesar de se ter superestimado o valor do tratamento tanto da dabigatrana quanto da varfarina neste trabalho,[59] a custo-efetividade foi mantida considerando-se a diminuição do absenteísmo no trabalho, custos laboratoriais (controle de RNI) e transporte para realização de exames.[57] A despeito das críticas, uma suposta superioridade em reduzir eventos tromboembólicos também figura entre as vantagens da droga sobre a varfarina. São apontados como desvantagens: a elevada incidência de dispepsia, o custo, a posologia em duas tomadas, a ausência de antídoto específico para os casos de intoxicação e maiores taxas de abandono do tratamento.[57] A maior meia-vida da varfarina pode assegurar anticoagulação nos pacientes que deixam de utilizar uma dose da medicação por conta de esquecimento, propriedade não observada com o uso da dabigatrana devido a sua meia-vida mais curta.

O manejo perioperatório da droga baseia-se em sua farmacodinâmica, e informações mais precisas a respeito da anticoagulação podem ser obtidas por meio do tempo de coagulação quantificado pelo método da ecarina. A suspensão da droga para realização de procedimentos em portadores de função renal preservada deve seguir alguns preceitos gerais:

- Cirurgias menores: suspender a droga 1 dia antes do procedimento (supressão de 2 doses a 2 meias-vidas);
- Cirurgias maiores, neurocirurgias ou procedimento envolvendo anestesia peridural: suspender a droga 2 a 3 dias antes do procedimento (suspensão por 4 a 5 meias-vidas);
- Pacientes com disfunção renal: aguardar maiores intervalos de tempo.

Quando necessária, a transição para anticoagulação parenteral deve ser realizada 12 horas após a última dose de dabigatrana, em indivíduos com função renal preservada. Nos pacientes com Cl_{Cr} < 30 mL/min a janela deve ser de 24 horas. A transição da varfarina para a dabigatrana deve ser realizada apenas quando o RNI estiver abaixo de 2,0, e para os portadores de disfunção renal, o intervalo de tempo varia conforme o Cl_{Cr}:

- **Cl_{Cr} > 50 mL/min:** iniciar varfarina 3 dias antes da suspensão da dabigatrana;
- **Cl_{Cr} 30 a 50 mL/min:** iniciar varfarina 2 dias antes da suspensão da dabigatrana.

Em casos de cirurgias de urgência ou complicações hemorrágicas que demandem reversão da anticoagulação, pode-se administrar complexos protrombínicos artificiais ricos nos fatores II, VII, IX e X. Quando a cirurgia puder ser postergada em 24 horas, a hemodiálise pode ser utilizada,[58] já que 60% da droga pode ser removida em 2 a 3 horas de filtração.[57]

Rivaroxabana

O estudo ROCKET-AF[60] demonstrou que a rivaroxabana na dose de 20 mg, em tomada única diária (15 mg para indivíduos com Cl_{Cr} 30 a 45 mL/min), em análise da "intenção de tratar", não foi inferior à varfarina em portadores de FA sem valvulopatias com CHADS$_2$ ≥ 1. Em análise do tratamento realizado, entretanto, a rivaroxabana foi superior à varfarina. A população de indivíduos com CHADS$_2$ = 1 foi inferior a 10%, envolvendo, portanto, indivíduos com maior risco quando comparados aos dos estudos RE-LY e ARISTOTLE. A droga foi aprovada pelo FDA para uso na profilaxia de eventos tromboembólicos em pacientes com FA sem valvulopatias e considerada similar à varfarina. Apesar de epistaxe e sangramentos que demandassem transfusão sanguínea terem sido mais frequentes no grupo rivaroxabana, a incidência de sangramentos fatais e intracranianos foi menor nesse grupo que no da varfarina.

Recomendações atuais colocam a rivaroxabana (classe I, nível de evidência B) como uma opção à varfarina na profilaxia de eventos tromboembólicos nos portadores de FA crônica sem valvulopatias.[10]

Apixabana

Atua inibindo diretamente o fator X ativado livre ou ligado a protrombina. O estudo AVERROES[61] demonstrou superioridade da apixabana na dose de 5 mg 2 vezes ao dia sobre AAS (81 a 325 mg/dia) em prevenir AVC ou eventos tromboembólicos em pacientes com FA e pelo menos 1 fator de risco que não fossem considerados elegíveis à terapia com antagonista da vitamina K (AVK). Não houve diferença significativa entre as taxas de sangramento maior ou intracraniano.

O estudo ARISTOTLE,[61] que comparou apixabana na dose de 5 mg 2 vezes ao dia com varfarina, demonstrou que a apixabana foi superior ao antagonista da vitamina K em prevenir AVC e eventos tromboembólicos nos portadores de FA sem valvulopatias com CHADS$_2$ ≥ 1. Indivíduos portadores de 2 ou mais dos seguintes critérios devem receber dose de 2,5 mg 2 vezes ao dia:

- Idade > 80 anos;
- Peso < 60 kg;
- Creatinina sérica > 1,5 mg/dL.

Menores taxas de mortalidade e sangramentos maiores, assim como menor índice de abandono, foram observados no grupo apixabana. Os autores deste trabalho alegam que tanto a dabigatrana quanto a apixabana e a rivaroxabana (análise *on treatment*) foram superiores à varfarina, e que a apixabana apresentou melhor desempenho na questão sangramento dentre os três novos anticoagulantes. Uma comparação direta (*head to head*) entre as drogas, entretanto, ainda não foi realizada.

Edoxabana

Recentemente, o estudo ENGAGE AF TIMI 48 demonstrou que a edoxabana em tomada única diária (30 ou 60 mg) não foi inferior à varfarina no que tange à profilaxia de eventos tromboembólicos em indivíduos com FA sem valvulopatias e CHADS$_2$ ≥ 2.[62]

ANTICOAGULAÇÃO NO CENÁRIO ATUAL

Metanálise dos estudos RE-LY, ARISTOTLE e ROCKET-AF, comparando os novos anticoagulantes orais com a varfarina em portadores de FA, demonstrou que os primeiros apresentam melhor perfil de eficácia e segurança. A despeito das limitações inerentes ao método, os pacientes randomizados para os novos anticoagulantes orais apresentaram redução de 22% no risco relativo de AVC e eventos tromboembólicos. O risco de AVC subclínico (RR 0,87, IC de 95%: 0,77 a 0,99), de sangramento intracraniano (RR 0,45, IC de 95%: 0,82 a 0,95) e de mortalidade total (RR 0,88, IC de 95%: 0,82 a 0,95) também foram inferiores nos indivíduos que utilizaram um dos novos anticoagulantes orais. O risco de sangramento gastrintestinal não pode ser avaliado corretamente por conta da heterogeneidade dos resultados entre os estudos.[63]

Na ausência de estudos comparando a eficácia e a segurança direta entre os novos anticoagulantes orais, a decisão a respeito da droga a ser escolhida deve ser com base no julgamento clínico de cada caso. Indivíduos em uso de varfarina que apresentam níveis constantes de RNI dentro da faixa terapêutica, em tese, seriam os que menos se beneficiariam com a mudança para um dos novos anticoagulantes orais. Há de se pesar que ainda se desconhece os efeitos do uso prolongado dessas novas medicações, de modo que estudos *postmarketing* ajudarão a compreender melhor o perfil de segurança delas. Indivíduos pouco aderentes ou com dificuldades em realizar controles do RNI são potenciais beneficiários desse novo grupo de medicações. Por uma questão de aderência, a necessidade da utilização duas vezes ao dia pode ser um fator complicador para a correta utilização da medicação, apesar dessa desvantagem ser suplantada por um melhor perfil de segurança, especialmente entre indivíduos com maior risco de sangramento. Fatores cognitivos, sociais, clínicos, econômicos e a preferência do paciente são elementos a serem considerados na escolha do anticoagulante a ser utilizado em portadores de FA crônica sem valvulopatias.

SITUAÇÕES ESPECIAIS DE ANTICOAGULAÇÃO
ANTICOAGULAÇÃO E PROCEDIMENTOS INVASIVOS

O manejo da anticoagulação antes de procedimentos invasivos deve ser individualizada e levar em consideração os riscos de sangramento e eventos tromboembólicos. Análises do AFFIRM mostraram que a maioria dos eventos tromboembólicos ocorreeu após suspensão do anticoagulante oral.

Existe consenso de que a maioria dos procedimentos de grande porte deva ser realizada sob RNI inferior a 1,5. Uma redução progressiva da anticoagulação pode ser obtida suspendendo-se a varfarina 5 dias antes da intervenção (5 meias-vidas). Em procedimentos dentários menores, é segura a utilização de anticoagulantes orais desde que agentes hemostáticos locais e técnica cirúrgica apropriada sejam utilizados; alternativamente, a medicação pode ser suspensa 2 a 3 dias antes do procedimento. Procedimentos dermatológicos menores e cirurgias para correção de catarata podem ser realizados em vigência de anticoagulação.[64] Atualmente, existem poucas evidências dando suporte à estratégia de "ponte" com o uso de heparina de baixo peso molecular (HBPM) durante o período de suspensão do cumarínico.[10] Entretanto, nos portadores de válvulas cardíacas mecânicas ou FA com alto risco para eventos tromboembólicos, deve-se considerar a transição. Nessa estratégia, a HNF deve ser suspensa 4 a 6 horas e a HBPM 24 horas antes do procedimento. Nos indivíduos com maior risco de sangramento a HPBM ou a HNF, deve ser reiniciada apenas 48 a 72 horas após o procedimento.[64] O implante de marca-passos e de cardiodesfibriladores, bem como a realização de ablação por radiofrequência, têm se mostrado seguros quando realizados com IRN dentro da faixa terapêutica.[10,65]

ACIDENTE VASCULAR ENCEFÁLICO AGUDO

Pode ser a primeira manifestação da fibrilação atrial e, nesses casos, devido ao risco de transformação hemorrágica, o início da anticoagulação deve ser postergado em 2 semanas. Indivíduos que desenvolvem hemorragia intracraniana em vigência de anticoagulação devem ter a medicação suspensa, e nos casos de acidente isquêmico transitório (AIT) com comprovada ausência de sangramento e isquemia, a anticoagulação deve ser iniciada assim que possível.[1]

INFARTO AGUDO DO MIOCÁRDIO SEM SUPRADESNIVELAMENTO DO SEGMENTO ST (IAM-sST)

Durante a fase aguda do IAM-sST portadores de FA com $CHADS_2$ maior ou igual a 1 devem receber antagonistas da vitamina K (RNI entre 2,0 e 3,0) associados a clopidogrel por 12 meses.[15,66] Para os indivíduos com $CHADS_2$ zero, antiagregação plaquetária com AAS e clopidogrel durante 12 meses é a melhor opção.[15] Em ambos os casos, após 12 meses, apenas a anticoagulação oral deve ser mantida.

INTERVENÇÕES CORONÁRIAS PERCUTÂNEAS

Os *stents* eluídos em drogas devem ser evitados em usuários de anticoagulantes orais, posto que a terapia tripla necessária (dupla antiagregação plaquetária e anticoagulante oral) aumenta consideravelmente o risco de sangramento, sem agregar benefício. Portanto, em virtude de seu melhor perfil de segurança, os *stents* convencionais, ao demandarem menor tempo de dupla antiagregação plaquetária, devem ser os dispositivos de escolha para indivíduos com necessidade de anticoagulação.

Após angioplastia coronária, dupla antiagregação plaquetária associada a anticoagulação oral deve ser administrada por, no mínimo, 3 meses para os que receberam *stent* eluído em drogas e 1 mês para os que receberam *stent* convencional. Após este período e até que 12 meses se completem do implante do *stent*, é recomendado o uso de anticoagulação oral associada a clopidogrel. Ao fim desse período, o paciente é considerado portador de coronariopatia crônica e deverá receber apenas anticoagulação oral (Quadro 40.14).[15] Quando um dos antiagregantes plaquetários utilizados for um inibidor do receptor $P2Y_{12}$ (prasugrel, ticagrelor), a meta do RNI deve ser reduzida para a faixa entre 2,0 e 2,5 e um inibidor de bomba de prótons associado para reduzir o risco de sangramentos gastrintestinais.[66]

QUADRO 40.14. Regime de anticoagulação conforme risco de sangramento em pacientes submetidos a intervenção coronária percutânea.

Risco de sangramento	Cenário clínico	Regime de anticoagulação
Baixo a intermediário (HAS-BLED 0-2)	Implante eletivo de *stent* convencional – doença coronariana crônica	1º mês: AVK com RNI 2,0-3,0 + dupla antiagregação plaquetária Após 1º mês: AVK (RNI 2,0-3,0)
Baixo a intermediário (HAS-BLED 0-2)	Síndrome coronariana aguda (angioplastia primária)	Primeiros 6 meses: AVK com RNI 2,0-3,0 + dupla antiagregação plaquetária Do 7º ao 12º mês: AVK com RNI 2,0-3,0 + clopidogrel 75 mg/dia Após 12º mês: AVK RNI 2,0-3,0
Alto (HAS-BLED > 3)	Implante eletivo de *stent* convencional – doença coronariana crônica	2 a 4 semanas: AVK com RNI 2,0-3,0 + dupla antiagregação plaquetária Após 4ª semana: AVK (RNI 2,0-3,0)
Alto (HAS-BLED > 3)	Síndrome coronariana aguda (angioplastia primária)	4 semanas: AVK com RNI 2,0-3,0 + dupla antiagregação plaquetária 4ª semana ao 12º mês: AVK com RNI 2,0-3,0 + clopidogrel 75 mg/dia Após 12º mês: AVK com RNI 2,0-3,0

Os *stents* eluídos em drogas devem ser evitados ao máximo e utilizados apenas nos pacientes com doença coronariana crônica e estável. Os *stents* convencionais (*bare metal stent*) são os de escolha nos cenários de síndromes coronarianas agudas.

Fonte: Adaptado de Camm AJ e colaboradores 2010.[1]

PORTADORES DE FA E ESTENOSE MITRAL

Portadores de FA e estenose mitral devem receber anticoagulação oral com antagonista da vitamina K (AVK) objetivando-se RNI-alvo entre 2,0 e 3,0.[15] A utilização de dabigatrana, rivaroxabana e apixabana nessa população de indivíduos ainda não foi validada, não devendo, portanto, ser recomendada.

MANEJO CLÍNICO DA ANTICOAGULAÇÃO COM ANTAGONISTAS DA VITAMINA K

A varfarina pode ser iniciada na dose de 10 mg/dia nas primeiras 48 horas em indivíduos virgens de tratamento com o objetivo de alcançar de forma mais precoce a meta de anticoagulação. Subsequentemente, as doses devem ser tituladas de acordo com o RNI até a estabilização da anticoagulação, a partir de quando elas poderão ser repetidas sistematicamente em períodos de até 12 semanas.[64] O RNI deve ser mantido entre 2,0 e 3,0 (alvo 2,5) durante mais de 60% a 65% do tempo, já que as evidências têm apontado ausência de benefício quando períodos inferiores de anticoagulação dentro da meta são alcançados. A dose inicial de varfarina para indivíduos que fazem uso de medicações que prolongam a meia-vida da droga (p. ex.: amiodarona), pacientes idosos, desnutridos, portadores de disfunção hepática, ICC ou com história recente de cirurgia de grande porte deve ser ≤ 5 mg/dia.

No início, a titulação da dose deve ser com base no resultado do RNI coletado a cada 3 dias, e, de modo geral, a faixa terapêutica é alcançada no 4º ou no 5º dia. O aumento da dose deve ser evitado antes de 2 a 3 dias de tratamento, devido ao maior risco de anticoagulação excessiva e sangramento. O Quadro 40.15 e o Quadro 40.16 mostram protocolos que podem ser seguidos para a anticoagulação. A automonitorização do RNI por meio de dispositivos portáteis semelhantes a glucosímetros que utilizam uma gota de sangue pode ser uma alternativa.

QUADRO 40.15. Modelo de protocolo para ajuste da dose do cumarínico visando-se ao RNI entre 2,0 e 3,0.

	RNI < 1,5	RNI 1,5-1,9	RNI 2,0-3,0	RNI 3,1-3,9	RNI 4,0-4,9	RNI > 5,0
Ajuste	Aumentar a dose em 10% a 20%; considerar dose extra	Aumentar a dose em 5-10%[†]	Manter dose	Diminuir dose em 5-10%[†]	Suspender dose do dia atual e/ou do dia seguinte e então reduzir a dose em 10%	Estratégia preventiva de sangramento
Próximo RNI	4-8 dias	7-14 dias	1-4 semanas[§]	7-14 dias	4-8 semanas	Vide tratamento específico

[†] Alternativamente, em valores de RNI entre 1,8-1,9 e 3,1-3,2 pode-se considerar manutenção da dose, repetindo-se o RNI em 7 dias.
[§] Pacientes que apresentam vários valores prévios de RNI dentro da faixa devem ser reavaliados em 12 semanas.
Fonte: Adaptado de Ebell MH, 2005.[69]

QUADRO 40.16. Sugestão do número de comprimidos de varfarina de 5 mg ao longo da semana para uma dosagem semanal predeterminada.

Dose semanal (mg)	Comprimidos segunda	Comprimidos terça	Comprimidos quarta	Comprimidos quinta	Comprimidos sexta	Comprimidos sábado	Comprimidos domingo
2,5	1/2	0	0	0	0	0	0
5,0	1/2	0	0	0	1/2	0	0
7,5	1/2	0	1/2	0	1/2	0	0
10,0	1/2	0	1/2	0	1/2	0	1/2
12,5	1/2	0	1/2	0	1/2	1/2	1/2
15,0	1/2	0	1/2	1/2	1/2	1/2	1/2
17,5	1/2	1/2	1/2	1/2	1/2	1/2	1/2
20,0	1	1/2	1/2	1/2	1/2	1/2	1/2
22,5	1	1/2	1/2	1/2	1	1/2	1/2
25,0	1	1/2	1	1/2	1	1/2	1/2
27,5	1/2	1	1/2	1	1/2	1	1
30,0	1/2	1	1	1	1/2	1	1
32,5	1/2	1	1	1	1	1	1
35,0	1	1	1	1	1	1	1
37,5	1 + 1/2	1	1	1	1	1	1
40,0	1 + 1/2	1	1	1	1 + 1/2	1	1
42,5	1 + 1/2	1	1 + 1/2	1	1 + 1/2	1	1

(Continua)

QUADRO 40.16. Sugestão do número de comprimidos de varfarina de 5 mg ao longo da semana para uma dosagem semanal predeterminada. *(Continuação)*

Dose semanal (mg)	Comprimidos segunda	Comprimidos terça	Comprimidos quarta	Comprimidos quinta	Comprimidos sexta	Comprimidos sábado	Comprimidos domingo
45,0	1	1 + 1/2	1	1 + 1/2	1	1 + 1/2	1 + 1/2
47,5	1	1 + 1/2	1 + 1/2	1 + 1/2	1	1 + 1/2	1 + 1/2
50,0	1	1 + 1/2	1 + 1/2	1 + 1/2	1 + 1/2	1 + 1/2	1 + 1/2
52,5	1 + 1/2	1 + 1/2	1 + 1/2	1 + 1/2	1 + 1/2	1 + 1/2	1 + 1/2
55,0	2	1 + 1/2	1 + 1/2	1 + 1/2	1 + 1/2	1 + 1/2	1 + 1/2
57,5	2	1 + 1/2	1 + 1/2	1 + 1/2	2	1 + 1/2	1 + 1/2
60,0	2	1 + 1/2	2	1 + 1/2	2	1 + 1/2	1 + 1/2
62,5	1 + 1/2	2	1 + 1/2	2	1 + 1/2	2	2
65,0	1 + 1/2	2	2	2	1 + 1/2	2	2
67,5	1 + 1/2	2	2	2	2	2	2
70,0	2	2	2	2	2	2	2

Fonte: Adaptado de Ebell MH, 2005.[69]

O uso concomitante de antiagregantes plaquetários e anticoagulantes deve ser evitado nos pacientes que apresentam doenças carotídea, periférica ou coronariana crônicas. Essa associação não se encontra vinculada a redução no risco de acidente vascular cerebral ou de eventos vasculares (incluindo IAM) e relaciona-se com aumento na incidência de sangramentos. Antagonista da vitamina K (AVK) são tão eficazes na profilaxia secundária de eventos coronarianos quanto o AAS.[1]

Essas drogas devem ser manejadas de forma sistematizada, e uma avaliação sociocognitiva para prever adesão ao tratamento reveste-se de grande importância, já que o uso incorreto da medicação pode ocasionar sangramentos maiores que podem culminar em óbito.[67] O paciente deve ter entendimento dos riscos e dos benefícios do tratamento, e os familiares devem oferecer o adequado suporte para a monitorização e a utilização da droga.

Deve-se orientar familiares e pacientes da necessidade em se consumir de forma constante alimentos ricos em vitamina K (vegetais, especialmente folhas verdes, brócolis, couve, alface, alho, espinafre e couve-de-bruxelas) com o propósito de não se interferir com o grau de anticoagulação. Quanto maior a ingestão desses alimentos, maior deverá ser a dose de cumarínico necessária para se alcançar o alvo terapêutico. Não se deve proibir o consumo, mas apenas orientar a ingeri-los de forma moderada e constante.

Todo paciente em uso de cumarínicos encontra-se sob o risco de anticoagulação excessiva, devendo a conduta ser individualizada (Quadro 40.17).

QUADRO 40.17. Intoxicação cumarínica e condutas. AVK: antagonista da vitamina K (varfarina).

Cenário	Intervenção
RNI ≥ 5,0 e < 9,0 sem sangramento significativo	Suspender 1 ou 2 doses do AVK, monitorizar RNI com maior frequência. Reintroduzir AVK com dose ajustada após retorno do RNI para a faixa terapêutica (2,0-3,0). Caso o paciente se encontre em risco elevado de sangramento, omitir dose subsequente do AVK e administrar 1-2,5 mg de vitamina K VO. Havendo necessidade de normalização mais rápida (p. ex.: programação cirúrgica), pode-se administrar até 5 mg de vitamina K VO na expectativa de redução dos valores do RNI na próximas 24h. Se ainda assim o RNI se mantiver alto, uma dose adicional de vitamina K (1-2,5 mg VO) pode ser administrada.
RNI ≥ 9,0 sem sangramento significativo	Suspender AVK e administrar de 2,5-5 mg de vitamina K VO com a expectativa de redução significativa dos valores do RNI nas próximas 24-48h. Monitorizar o RNI a intervalos de tempo mais curtos e administrar doses adicionais de vitamina K conforme necessidade. Reiniciar AVK com dose reajustada quando o RNI encontrar-se na faixa terapêutica (2,0-3,0).
Sangramento importante com qualquer valor de RNI	Suspender AVK e administrar vitamina K 10 mg EV lentamente. Conforme a necessidade, pode-se administrar plasma fresco congelado, complexo protrombínico (500 UI) ou fator VIIa recombinante†. A vitamina K (10 mg em infusão EV lenta) pode ser repetida a cada 12h.
Sangramento ameaçador a vida	Suspender AVK e administrar plasma fresco congelado, complexo protrombínico (500 UI) ou fator VIIa recombinante† associado a vitamina K 10 mg EV lenta. A terapêutica pode ser repetida conforme necessidade.
Administração da vitamina K	Em pacientes com elevação leve a moderada dos valores de RNI, a administração da vitamina K deve ser realizada VO.

† A dose do fator VIIa recombinante não é bem estabelecida na literatura para essa finalidade até o momento, porém estudos pequenos mostram que a dose pode variar de 10 μg/kg até dose cumulativa máxima de 400 μg/kg. Outros estudos mostram que, na maioria das vezes, uma dose de 16 μg/kg é suficiente para normalizar os valores do RNI. O fator VIIa recombinante possui meia-vida curta, de modo que a administração de vitamina K se faz necessária sempre que for utilizada. O emprego desse fator bem como do concentrado protrombínico estão associados a maior risco de eventos tromboembólicos. A administração de vitamina K por via endovenosa pode ocasionar anafilaxia.
RNI: relação normatizada internacional; VO: via oral; EV: via endovenosa.
Fonte: Adaptado de Ansell J e colaboradores, 2008.[67]

REFERÊNCIAS BIBLIOGRÁFICAS

1. Camm AJ, Kirchhof P, Lip GYH, Schotten U, Savelieva I, Ernst S, et al. Guidelines for the management of atrial fibrillation: the Task Force for the Management of Atrial Fibrillation of the European Society of Cardiology (ESC). Eur Heart J. 2010;31:2369-429.
2. Atrial Fibrillation Investigators. Risk factors for stroke and efficacy of antithrombotic therapy in atrial fibrillation. Analysis of pooled data from five randomized controlled trials. Arch Intern Med. 1994;154:1449-57.
3. Stewart S, Hart CL, Hole DJ, McMurray JJ V. A population-based study of the long-term risks associated with atrial fibrillation: 20-Year follow-up of the Renfrew/Paisley study. Am J Med. 2002;113:359-64.
4. Magnani JW, Rienstra M, Lin H, Sinner MF, Lubitz SA, Mcmanus DD, et al. Atrial fibrillation: Current knowledge and future directions in epidemiology and genomics. Circulation. 2011;124:1982-93.
5. Go AS, Hylek EM, Phillips KA, Chang Y, Henault LE, Selby J V, et al. Prevalence of diagnosed atrial fibrillation in adults: national implications for rhythm management and stroke prevention: the AnTicoagulation and Risk Factors in Atrial Fibrillation (ATRIA) Study. JAMA. 2001;285:2370-5.
6. Barrios V, Calderón A, Escobar C, de la Figuera M. Patients with atrial fibrillation in a primary care setting: Val-FAAP study. Rev Esp Cardiol (Engl Ed). 2012;65:47-53.
7. Kozlowski D, Budrejko S, Lip GYH, Rysz J, Mikhailidis DP, Raczak G, et al. Lone atrial fibrillation: what do we know? Heart. 2010;96:498-503.
8. Maisel WH, Rawn JD, Stevenson WG. Atrial fibrillation after cardiac surgery. Ann Intern Med. 2001;135:1061-73.
9. Khoo CW, Lip GYH. Acute management of atrial fibrillation. Chest. 2009;135:849-59.
10. January CT, Wann LS, Alpert JS, Calkins H, Cleveland JC, Cigarroa JE, et al. 2014 AHA/ACC/HRS guideline for the management of patients with atrial fibrillation: A report of the American college of cardiology/American heart association task force on practice guidelines and the heart rhythm society. Circulation. 2014;130(23):2071-104.
11. Blomstrom-Lundqvist C, Scheinman MM, Aliot EM, Alpert JS, Calkins H, Camm AJ, et al. ACC/AHA/ESC guidelines for the management of patients with supraventricular arrhythmias—executive summary A Report of the American College of Cardiology/American HeartAssociation Task Force on Practice Guidelines and the European Society of Cardiology Committee for practice guidelines (writing committee to develop guidelines for the management of patients with supraventricular arrhythmias) developed in collaboration with NASPE-Heart Rhythm Society. J Am Coll Cardiol. 2003;42(8):1493-531.
12. Fuster V, Rydén LE, Cannom DS, Crijns HJ, Curtis AB, Ellenbogen KA, et al. ACC/AHA/ESC 2006 Guidelines for the Management of Patients With Atrial Fibrillation--Executive Summary. Circulation. 2006;114(7):e257-354.
13. Estes N a. M, Halperin JL, Calkins H, Ezekowitz MD, Gitman P, Go AS, et al. ACC/AHA/Physician Consortium 2008 Clinical Performance Measures for Adults With Nonvalvular Atrial Fibrillation or Atrial Flutter. J Am Coll Cardiol. 2008;51(8):865-84.
14. Calkins H, Kuck K, Cappato R, Brugada J, Camm AJ, Chen SA, et al. 2012 HRS/EHRA/ECAS expert consensus statement on catheter and surgical ablation of atrial fibrillation: recommendations for patient selection, procedural techniques, patient management and follow-up, definitions, endpoints, and research trial design: a report of the Heart Rhythm Society (HRS) Task Force on Catheter and Surgical Ablation of Atrial Fibrillation. Developed in partnership with the European Heart Rhythm Association (EHRA), a registered branch of the European Society of Cardiology (ESC) and the European Cardiac Arrhythmia Society (ECAS); and in collaboration with the American College of Cardiology (ACC), American Heart Association (AHA), the Asia Pacific Heart Rhythm Society (APHRS), and the Society of Thoracic Surgeons (STS). Endorsed by the governing bodies of the American College of Cardiology Foudation, the American Heart Association, the Society of Thoracic Surgeons, the Asia Pacific Heart Rhythm Society, and the Heart Rhythm Society.. Heart Rhythm. 2012;9(4):632-96.e21.
15. You JJ, Singer DE, Howard PA, Lane DA, Eckman MH, Fang MC, et al. Antithrombotic therapy for atrial fibrillation: Antithrombotic therapy and prevention of thrombosis, 9th ed: American college of chest physicians evidence-based clinical practice guidelines. Chest. 2012;141(2 Suppl):e531S-75S.
16. Briasoulis A, Kottam A, Khan M, Afonso L. Novel oral anticoagulants in patients undergoing cardioversion for atrial fibrillation. J Thromb Thrombolysis. 2015;40(2):139-43.
17. Nagarakanti R, Ezekowitz MD, Oldgren J, Yang S, Chernick M, Aikens TH, et al. Dabigatran versus warfarin in patients with atrial fibrillation: An analysis of patients undergoing cardioversion. Circulation. 2011;123:131-6.
18. Piccini JP, Stevens SR, Lokhnygina Y, Patel MR, Halperin JL, Singer DE, et al. Outcomes Following Cardioversion and Atrial Fibrillation Ablation in Patients Treated with Rivaroxaban and Warfarin in the ROCKET AF Trial. J Am Coll Cardiol. 2013;61(19):1998-2006.
19. Flaker G, Lopes RD, Al-Khatib SM, Hermosillo AG, Hohnloser SH, Tinga B, et al. Efficacy and safety of apixaban in patients after cardioversion for atrial fibrillation: Insights from the ARISTOTLE trial (Apixaban for Reduction in Stroke and Other Thromboembolic Events in Atrial Fibrillation). J Am Coll Cardiol. 2014;63(11):1082-7.
20. Cappato R, Ezekowitz MD, Klein AL, Camm AJ, Ma C-S, Heuzey J Le, et al. Rivaroxaban vs. vitamin K antagonists for cardioversion in atrial fibrillation. Eur Heart J. 2014;3346-55.
21. Klein AL, Grimm RA, Murray RD, Apperson-Hansen C, Asinger RW, Black IW, et al. Use of transesophageal echocardiography to guide cardioversion in patients with atrial fibrillation. N Engl J Med. 2001;344(19):1411-20.
22. Alboni P, Botto GL, Baldi N, Luzi M, Russo V, Gianfranchi L, et al. Outpatient treatment of recent-onset atrial fibrillation with the "pill-in-the-pocket" approach. N Engl J Med. 2004;351(23):2384-91.
23. Camm AJ. Safety considerations in the pharmacological management of atrial fibrillation. Int J Cardiol. 2008;21(3):299-306.
24. Wyse DG, Waldo AL, DiMarco JP, Domanski MJ, Rosenberg Y, Schron EB, et al. A comparison of rate control and rhythm control in patients with atrial fibrillation. N Engl J Med. 2002;347(23):1825-33.
25. Van Gelder IC, Hagens VE, Bosker HA, Kingma JH, Kamp O, Kingma T, et al. A comparison of rate control and rhythm control in patients with recurrent persistent atrial fibrillation. N Engl J Med. 2002;347:1834-40.
26. Roy D, Talajic M, Nattel S, Wyse DG, Dorian P, Lee KL, et al. Rhythm control versus rate control for atrial fibrillation and heart failure. N Engl J Med. 2008;358:2667-77.
27. Wann LS, Curtis AB, January CT, Ellenbogen KA, Lowe JE, Estes NA 3rd, et al. 2011 ACCF/AHA/HRS focused update on the management of patients with atrial fibrillation (updating the 2006 guideline): A report of the american college of cardiology foundation/American heart association task force on practice guidelines. J Am Coll Cardiol. 2011;57(2):223-42.
28. Van Gelder IC, Groenveld HF, Crijns HJ, Tuininga YS, Tijssen JG, Alings AM, et al. Lenient versus strict rate control in patients with atrial fibrillation. N Engl J Med. 2010;362:1363–73.
29. Jaber J, Cirenza C, Amaral A, Jaber J, Oliveira Filho JA, De Paola AA V. Correlation between heart rate control during exercise and exercise capacity in patients with chronic atrial fibrillation. Clin Cardiol. 2011;34:533-6.
30. De Vos CB, Pisters R, Nieuwlaat R, Prins MH, Tieleman RG, Coelen RJS, et al. Progression From Paroxysmal to Persistent Atrial Fibrillation. Clinical Correlates and Prognosis. J Am Coll Cardiol. 2010;55:725-31.
31. Chiladakis J, Kalogeropoulos A, Arvanitis P, Koutsogiannis N, Zagli F, Alexopoulos D. Heart rate-dependence of QTc intervals assessed by different correction methods in patients with normal or prolonged repolarization. Pacing Clin Electrophysiol. 2010;33:553-60.
32. Vassallo P, Trohman RG. Prescribing amiodarone: An evidence-based review of clinical indications. J Am Med Assoc. 2007;298:1312–22.
33. Goldschlager N, Epstein AE, Naccarelli GV, Olshansky B, Singh B, Collard HR, et al. A Practical Guide for Clinicians Who Treat Patients with Amiodarone: 2007. Heart Rhythm. 2007;4:1250-9.
34. Gall NP, Murgatroyd FD. Electrical cardioversion for AF-the state of the art. Pacing Clin Electrophysiol. 2007;30(April):554-67.

35. Tracy CM, Akhtar M, DiMarco JP, Packer DL, Weitz HH, Creager MA, et al. American College of Cardiology/American Heart Association 2006 Update of the Clinical Competence Statement on Invasive Electrophysiology Studies, Catheter Ablation, and Cardioversion. A Report of the American College of Cardiology/American Heart Associati. J Am Coll Cardiol. 2006;48(7):1503-17.
36. Link M, Atkins D, Passman R, Halperin H, Samson R, White R, et al. Part 6: Electrical therapies: Automated external defibrillators, defibrillation, cardioversion, and pacing: 2010 American Heart Association guidelines for cardiopulmonary resuscitation and emergency cardiovascular care. Circ J Am Hear Assoc. 2010;122:S706-19.
37. Kirchhof P, Eckardt L, Loh P, Weber K, Fischer RJ, Seidl KH, et al. Anterior-posterior versus anterior-lateral electrode positions for external cardioversion of atrial fibrillation: A randomised trial. Lancet. 2002;360:1275-9.
38. Ricard P, Imianitoff M, Saoudi N. Cardioversion in atrial fibrillation. Rev Prat. 2002;52:1313-6.
39. Sung RJ. Facilitating electrical cardioversion of persistant atrial fibrillation by antiarrhythmic drugs: Update on clinical trial results. Card Electrophysiol Rev. 2003;7:300-3.
40. Sultan A, Steven D, Rostock T, Hoffmann B, MÜllerleile K, Servatius H, et al. Intravenous administration of magnesium and potassium solution lowers energy levels and increases success rates electrically cardioverting atrial fibrillation. J Cardiovasc Electrophysiol. 2012;23:54-9.
41. Wazni O, Wilkoff B, Saliba W. Catheter ablation for atrial fibrillation. N Engl J Med. 2011;365:2296-304.
42. Wilber DJ, Pappone C, Neuzil P, De Paola A, Marchlinski F, Natale A, et al. Comparison of antiarrhythmic drug therapy and radiofrequency catheter ablation in patients with paroxysmal atrial fibrillation: a randomized controlled trial. JAMA. 2010;303:333-40.
43. Jongnarangsin K, Suwanagool A, Chugh A, Crawford T, Good E, Pelosi F, et al. Effect of catheter ablation on progression of paroxysmal atrial fibrillation. J Cardiovasc Electrophysiol. 2012;23:9-14.
44. Wu RC, Joglar JA. Prevention through intervention: Catheter ablation to reduce the rate of progression of paroxysmal to persistent atrial fibrillation. J Cardiovasc Electrophysiol. 2012;23(1):15-7.
45. Crystal E, Connolly SJ, Sleik K, Ginger TJ, Yusuf S. Interventions on prevention of postoperative atrial fibrillation in patients undergoing heart surgery: A meta-analysis. Circulation. 2002;106:75-80.
46. Villareal RP, Hariharan R, Liu BC, Kar B, Lee VV, Elayda M, et al. Postoperative atrial fibrillation and mortality after coronary artery bypass surgery. J Am Coll Cardiol. 2004;43:742-8.
47. Horbach SJ, Lopes RD, Guaragna JCVDC, Martini F, Mehta RH, Petracco JB, et al. Naproxen as prophylaxis against atrial fibrillation after cardiac surgery: The NAFARM randomized trial. Am J Med. 2011;124:1036-42.
48. Lip GYH, Nieuwlaat R, Pisters R, Lane DA, Crijns HJGM. Refining Clinical Risk Stratification for Predicting Stroke and Thromboembolism in Atrial Fibrillation Using a Novel Risk Factor-Based Approach. Chest. 2010;137:263–72.
49. Pisters R, Lane D a, Nieuwlaat R, de Vos CB, Crijns HJGM, Lip GYH. A novel user-friendly score (HAS-BLED) to assess one-year risk of major bleeding in atrial fibrillation patients: The Euro Heart Survey. Chest. 2010;1093–100.
50. Wysowski DK, Nourjah P, Swartz L. Bleeding complications with warfarin use: a prevalent adverse effect resulting in regulatory action. Arch Intern Med. 2007;167:1414-9.
51. Acharjee S, Cannon CP. Dabigatran: a new option for anticoagulation in atrial fibrillation and venous thromboembolism. Crit Pathw Cardiol. 2011;10:84–6.
52. Birman-Deych E, Radford MJ, Nilasena DS, Gage BF. Use and effectiveness of warfarin in medicare beneficiaries with atrial fibrillation. Stroke. 2006;37:1070-4.
53. Connolly SJ, Eikelboom J, O'Donnell M, Pogue J, Yusuf S. Challenges of establishing new antithrombotic therapies in atrial fibrillation. Circulation. 2007;116:449-55.
54. Van Walraven C, Jennings A, Oake N, Fergusson D, Forster AJ. Effect of study setting on anticoagulation control: A systematic review and metaregression. Chest. 2006;129(5):1155-66.
55. Steffel J, Braunwald E. Novel oral anticoagulants: Focus on stroke prevention and treatment of venous thrombo-embolism. Eur Heart J. 2011;32(16):1968-76.
56. Connolly SJ, Ezekowitz MD, Yusuf S, Eikelboom J, Oldgren J, Parekh A, et al. Dabigatran versus warfarin in patients with atrial fibrillation. N Engl J Med. 2009;361:1139-51.
57. Reddy P, Atay JK, Selbovitz LG, Connors JM, Piazza G, Block CC, et al. Dabigatran: a review of clinical and pharmacoeconomic evidence. Crit Pathw Cardiol. 2011;10:117–27.
58. Viles-Gonzalez JF, Fuster V, Halperin JL. New anticoagulants for prevention of stroke in patients with atrial fibrillation. J Cardiovasc Electrophysiol. 2011;22(8):948-55.
59. Freeman J V., Zhu RP, Owens DK, Garber AM, Hutton DW, Go AS, et al. Cost-effectiveness of dabigatran compared with warfarin for stroke prevention in atrial fibrillation. Ann Intern Med. 2011;154:1-11.
60. Patel MR, Mahaffey KW, Garg J, Pan G, Singer DE, Hacke W, et al. Rivaroxaban versus warfarin in nonvalvular atrial fibrillation (ROCKET AF trial). N Engl J Med. 2011;365:883-91.
61. Granger CB, Alexander JH, McMurray JJ V, Lopes RD, Hylek EM, Hanna M, et al. Apixaban versus warfarin in patients with atrial fibrillation. N Engl J Med. 2011;365:981-92.
62. Giugliano RP, Ruff CT, Braunwald E, Murphy SA, Wiviott SD, Halperin JL, et al. Edoxaban versus warfarin in patients with atrial fibrillation. N Engl J Med. 2013;369:2093-104.
63. Miller CS, Grandi SM, Shimony A, Filion KB, Eisenberg MJ. Meta-Analysis of Efficacy and Safety of New Oral Anticoagulants (Dabigatran, Rivaroxaban, Apixaban) Versus Warfarin in Patients With Atrial Fibrillation. Am J Cardiol. 2012;110(3):453-60.
64. Guyatt GH, Akl EA, Crowther M, Gutterman DD, Schuunemann HJ. Executive Summary: Antithrombotic Therapy and Prevention of Thrombosis, 9th ed: American College of Chest Physicians Evidence-Based Clinical Practice Guidelines. Chest. 2012;141:7S-47S.
65. Birnie DH, Healey JS, Wells G a, Verma A, Tang AS, Krahn AD, et al. Pacemaker or defibrillator surgery without interruption of anticoagulation. N Engl J Med. 2013;368:2084-93.
66. Amsterdam E a., Wenger NK, Brindis RG, Casey DE, Ganiats TG, Holmes DR, et al. 2014 AHA/ACC Guideline for the Management of Patients With Non–ST-Elevation Acute Coronary Syndromes. J Am Coll Cardiol. 2014;64(24):e139-228.
67. Ansell J, Hirsh J, Hylek E, Jacobson A, Crowther M, Palareti G. Pharmacology and management of the vitamin K antagonists: American College of Chest Physicians Evidence-Based Clinical Practice Guidelines (8th Edition). Chest. 2008;133(6 Suppl):160S-198S.
68. Rienstra M, Gelder IC. Who, when and how to rate control for atrial fibrillation. Curr Opin Cardiol. 2008:23-7.
69. Ebell MH. Evidence – Based Adjustment of Warfarin (coumadin) Doses. Am Fam Physician. 2005;71(10):1979-82.

CAPÍTULO 41
ANTICOAGULAÇÃO NA FIBRILAÇÃO ATRIAL

Patrícia Oliveira Guimarães
Christopher B. Granger
Renato Delascio Lopes

DESTAQUES

- A fibrilação atrial (FA) é uma doença de alta prevalência associada a risco elevado de fenômenos tromboembólicos.
- A terapia anticoagulante tem fundamental importância na prevenção desses fenômenos e, apesar do risco intrínseco de sangramento associado com a terapia antitrombótica, deve ser a terapia de escolha para pacientes com FA e com fatores de risco para eventos isquêmicos.
- Os escores de risco $CHADS_2$ e CHA_2DS_2VASc são de fácil utilização clínica e ajudam a definir o risco de acidente vascular cerebral (AVC) dos pacientes.
- A avaliação do risco de sangramento através do escore HAS-BLED pode ser realizada principalmente para identificar e abordar os fatores de risco modificáveis apresentados pelo paciente antes e durante a terapia anticoagulante, mas nunca deve ser usado isoladamente para contraindicar a anticoagulação em pacientes com FA.
- A varfarina vem sendo utilizada há muitos anos como anticoagulante de escolha para condições tromboembólicas; no entanto, o risco de sangramento (principalmente intracraniano) associado a essa medicação juntamente com a necessidade de monitorização de seu efeito com exames laboratoriais e interações medicamentosas com outras drogas dificultam e limitam seu uso.
- Nos últimos anos, com a aprovação dos anticoagulantes alvo-específicos pelas agências regulatórias, a dabigatrana, a rivaroxabana, a apixabana e a edoxabana vêm sendo prescritas cada vez com mais frequência por oferecerem vantagens importantes no perfil de eficácia e de segurança dessas medicações em relação à varfarina.
- Em casos de sangramento, estabilização hemodinâmica, verificação da função renal do paciente e do tempo desde a última dose de anticoagulante devem ser medidas prioritárias ao tratar pacientes em uso dos novos anticoagulantes.

INTRODUÇÃO

A importância da anticoagulação no cenário da FA deve-se à grande prevalência dessa doença, especialmente na população idosa, e ao alto risco desses pacientes apresentarem acidente vascular cerebral (AVC) e embolia sistêmica, acarretando aumento na morbimortalidade e piora em sua qualidade de vida. Nos últimos anos, tem sido demonstrado que esse risco pode ser reduzido significativamente com o uso de drogas de efeito anticoagulante, com formas de atuação diversas, como inibindo a síntese dos fatores de coagulação dependentes de vitamina K (varfarina), inibindo diretamente a trombina (dabigatrana) ou o fator Xa (rivaroxabana, apixabana e edoxabana).[1]

Ao indicar a terapia anticoagulante, deve-se considerar a estimativa de risco de o paciente apresentar AVC ou embolia sistêmica e, concomitantemente, avaliar seu risco de sangramento, devendo o benefício dessa terapia prevalecer sobre o risco de eventos indesejáveis. Como diferentes drogas estão disponíveis para esse fim, é importante conversar com o paciente, verificar sua preferência e escolher a medicação e a dose adequadas para o indivíduo de acordo com suas características pessoais. Deve-se ter bastante cautela ao prescrever anticoagulantes para pacientes com alto risco de quedas, para os que não têm acompanhamento médico regular e para os que demonstram baixa aderência a outras medicações e/ou com comprometimento cognitivo.

ESCORES DE RISCO

Os anticoagulantes têm um papel essencial na prevenção de eventos tromboembólicos em pacientes com FA; no entanto, esse tratamento pode promover consequências graves, como o aumento na incidência de sangramento. A população portadora de FA é bastante heterogênea, especialmente no que diz respeito à idade dos pacientes e à presença de comorbidades. Por esse motivo, é importante classificar os pacientes quanto ao seu risco de desenvolver AVC e embolia sistêmica e selecionar aqueles nos quais a terapia anticoagulante é essencial para a prevenção desses eventos, já que reconhecer pacientes de alto risco e tratá-los da maneira mais adequada possível pode promover aumento da sobrevida e melhora em sua qualidade de vida. A identificação de pacientes de baixo risco também é relevante para que o uso de anticoagulantes seja evitado nessa população, sabendo que essa terapia pode aumentar os riscos de sangramento, sem grandes benefícios clínicos.

O escore de $CHADS_2$ é simples, de fácil aplicação na prática clínica, e mostrou ser uma boa ferramenta para determinação do risco de AVC em pacientes com FA de origem não reumática.[2] Os indivíduos recebem pontos de acordo com as seguintes características: insuficiência cardíaca congestiva (1 ponto), hipertensão (1 ponto), idade maior que 75 anos (1 ponto), diabetes melito (1 ponto) e AVC ou ataque isquêmico transitório prévios (2 pontos). No estudo que originou o escore, publicado em 2001, verificou-se que a cada ponto a mais que o indivíduo obtinha, a taxa de AVC por 100 pacientes-ano aumentava na ordem de 1,5 ($p < 0,001$). Os pacientes com escore $CHADS_2$ de zero ponto apresentaram uma taxa de AVC de 1,9 por 100 pacientes-ano, enquanto os pacientes com escore de 6 pontos apresentaram uma taxa de AVC de 18,2 por 100 pacientes-ano. Dessa forma, constatou-se que o escore $CHADS_2$ apresentava uma boa acurácia para determinação de risco de pacientes com FA de origem não reumática. Após esses resultados, as diretrizes iniciaram a recomendação do uso de anticoagulantes para pacientes com alto risco (2 fatores de risco ou mais no escore $CHADS_2$), assim como a opção entre o uso de anticoagulantes ou AAS para pacientes com risco moderado (apenas 1 fator de risco no escore). O AAS poderia ser usado como monoterapia para pacientes de baixo risco (nenhum fator de risco no escore), já que o risco de sangramento desses pacientes com uso de anticoagulantes seria superior ao benefício clínico em redução das taxas de AVC.

A necessidade de aprimorar o escore $CHADS_2$ surgiu em virtude de algumas preocupações. Uma delas seria classificar um paciente de baixo risco como risco intermediário e indicar anticoagulação para o mesmo, aumentando seu risco de sangramento, sem tanto benefício clínico comprovado. A outra seria a classificação, através do escore $CHADS_2$, da maioria dos pacientes como risco intermediário. Com a recomendação de poder escolher entre a varfarina ou AAS para essa população, muitos médicos optariam pelo AAS já que seu uso não demanda monitorização de efeito com exames laboratoriais. Dessa forma, pacientes que deveriam ser anticoagulados estariam recebendo tratamento inadequado.

Em 2009, uma nova ferramenta de classificação denominada CHA_2DS_2VASc (Tabela 41.1) foi publicada adicionando outros fatores de risco ao escore $CHADS_2$.[3] Pacientes com idade maior que 75 anos receberam 2 pontos e pacientes com idade entre 65 e 74 anos receberam 1 ponto, assim como pacientes com doença vascular e do sexo feminino (novos critérios de risco adicionados) também receberam 1 ponto. Esse novo método de estimar risco aprimorou as recomendações de tratamento vigentes na época, já que houve melhora na identificação de indivíduos que, de fato, eram de baixo risco, os quais não necessitariam de terapia anticoagulante (escore de zero ponto). A escolha entre uso de anticoagulantes e de AAS poderia ser feita em casos de pacientes classificados como escore de 1 ponto (risco moderado), e caso o indivíduo apresentasse 2 pontos ou mais, a anticoagulação se tornaria a terapia de escolha, já que estes configuraram a categoria de alto risco, composta da maioria dos pacientes. Ambos os métodos de classificação de risco foram validados em diversos estudos e são usados na prática clínica com facilidade e baixo custo, em razão da simples coleta de dados dos pacientes.[4-5] Embora os escores relatados sejam muito bons para predizer o risco de eventos tromboembólicos em pacientes com FA, estes apresentam limitações na definição do tratamento ideal para cada paciente, sendo essencial a avaliação clínica pesando o risco-benefício da terapia anticoagulante nessa tomada de decisão.

TABELA 41.1. Variáveis do escore de risco CHA_2DS_2VASc.

CHA_2DS_2VASc	Pontos
C = *Chronic heart failure* (insuficiência cardíaca)	1
H = *Hypertension* (hipertensão)	1
A = *Age* (idade maior que 75 anos)	2
D = *Diabetes* (diabetes)	1
S = *Stroke* (AVC ou AIT prévio)	2
V = *Vascular disease* (doença vascular)	1
A = *Age* (idade entre 65 e 74 anos)	1
Sc = *Sex category* (sexo feminino)	1

AVC: acidente vascular cerebral; AIT: ataque isquêmico transitório.
Se o paciente não apresentar nenhum fator de risco, então o mesmo é classificado como de baixo risco. Caso apresente 1 ponto, é classificado como de risco moderado. Dois pontos ou mais classifica o indivíduo como de alto risco.

AVALIAÇÃO DO RISCO DE SANGRAMENTO

A FA é uma doença que acomete indivíduos de diversas faixas etárias e portadores de diversas comorbidades. Após a estratificação de risco do paciente, a anticoagulação pode ser indicada para prevenção de eventos tromboembólicos, que acarretam prejuízo na qualidade de vida do indivíduo, além de aumentar a mortalidade. Como mencionado anteriormente, o uso de drogas anticoagulantes está indicado em pacientes de moderado e alto riscos (escores de $CHADS_2$ ou CHA_2DS_2VASc maiores ou iguais a 1). No entanto, os pacientes que apresentam maior risco de AVC e que necessitam ser anticoagulados também são aqueles sob maior risco de sangramento, já que geralmente são mais idosos e consequentemente apresentam outras doenças e disfunções orgânicas associadas. Dessa forma, os pacientes mais graves e que mais precisam do tratamento anticoagulante são os que menos o utilizam, promovendo o chamado "paradoxo de tratamento".

Para auxiliar os médicos na predição de eventos hemorrágicos em pacientes em uso de anticoagulantes, o escore HAS-BLED foi publicado em 2010 (Tabela 41.2), após a identificação de características associadas a um maior risco de sangramento (hipertensão, função renal ou hepática alteradas, AVC prévio, sangramento prévio, RNI lábil, idade maior que 65 anos e uso de outras drogas ou álcool).[6] Um escore maior ou igual a 3 pontos define o paciente como de alto risco de sangramento e, caso mesmo assim se opte pela anticoagulação, a monitorização de RNI deve ser realizada com frequência e o paciente deve ser cuidadosamente acompanhado para detecção precoce de episódios de sangramento com a suspensão da medicação, se necessário. Esse escore não deve ser utilizado isoladamente para contraindicar a anticoagulação em pacientes com FA e risco de AVC, mas sim para ajudar a identificar fatores de riscos modificáveis que possam diminuir o risco de sangramentos. A anticoagulação desses pacientes sob alto risco deve ser sempre a regra, e não a exceção. Embora a Sociedade Europeia de Cardiologia recomende o uso desse escore para estimar o risco de sangramento nos pacientes com FA,[7] a Sociedade Americana de Cardiologia não o considera de utilidade clínica suficiente para gerar recomendações.[1]

TABELA 41.2. Variáveis do escore de sangramento HAS-BLED.

HAS-BLED	Pontos
H = *Hypertension* (hipertensão)	1
A = *Abnormal renal or liver function* (função renal ou hepática alterada)	1 ou 2
S = *Stroke* (AVC prévio)	2
B = *Bleeding* (sangramento prévio)	1
L = *Labile INR* (RNI lábil)	2
E = *Elderly* (idade maior que 65 anos)	1
D = *Drugs or alcohol* (uso de medicações ou álcool)	1 ou 2

AVC: acidente vascular cerebral; RNI: relação normatizada internacional.
Caso o paciente apresente um escore maior ou igual a 3 pontos, o mesmo é classificado como alto risco de sangramento.

A importância do escore HAS-BLED deve-se à identificação dos fatores de risco de sangramento para que seja possível abordar esses fatores modificáveis antes de iniciar o uso dos anticoagulantes, por exemplo, mantendo um adequado controle pressórico, monitorizando a função renal e hepática do paciente e evitando o uso concomitante de outras drogas que possam aumentar esse risco, como anti-inflamatórios não esteroidais. É importante observar que os escores HAS-BLED e CHA_2DS_2VASc compartilham alguns critérios de risco, tornando ainda mais relevante a avaliação individual de cada paciente antes de indicar a terapia anticoagulante, pesando o risco-benefício do tratamento, especialmente nos indivíduos considerados de alto risco pelos dois escores.

VARFARINA

Em 1954, a varfarina foi aprovada para uso como anticoagulante após alguns anos de utilização dessa droga como pesticida para ratos. Seu mecanismo de ação consiste na inibição da síntese dos fatores de coagulação dependentes de vitamina K (II, VII, IX, X). Ao iniciar o tratamento com varfarina, um estado de hipercoagulabilidade é gerado em função da queda nos níveis das proteínas C e S, fatores anticoagulantes e, portanto, pode ser necessário o uso concomitante de heparina para evitar trombose nesses primeiros dias. Após ingestão oral, a varfarina é rapidamente absorvida e sua ação se inicia em aproximadamente 24 horas, com pico entre 72 e 96 horas, e mesmo com a suspensão da droga seu efeito mantém-se por 48 horas ou mais. A varfarina circula ligada a proteínas plasmáticas e é metabolizada pelo fígado, sendo eliminada na urina e na bile.

Há muitos anos, a varfarina vem sendo utilizada para tratamento anticoagulante de diversas condições, como trombose venosa profunda e embolia pulmonar, além de prevenção de eventos tromboembólicos em pacientes com próteses valvares mecânicas e FA. Seu uso tem a inconveniência da necessidade de monitorização de seu efeito pelo exame laboratorial de RNI, que deve ser mantido na faixa terapêutica (entre 2 e 3 ou 2,5 e 3,5, dependendo de cada caso), já que níveis muito elevados de RNI sinalizam alto risco de sangramento e níveis muito baixos mostram que os pacientes estão subtratados. É sabido que diversas medicações podem potencializar o efeito da varfarina, como amiodarona, amitriptilina, alguns antibióticos e anti-inflamatórios, da mesma forma que outras reduzem seu efeito ao induzir atividade enzimática no fígado, como carbamazepina, rifampicina e anticoncepcionais orais (Quadro 41.1). Dessa maneira, os pacientes em uso de varfarina devem ser cuidadosamente orientados a evitar o uso concomitante de tais medicações. Além disso, o efeito anticoagulante da varfarina pode ser reduzido com a ingestão de alimentos ricos em vitamina K, como folhas verdes, sendo indicado não haver variações de seu consumo pelos pacientes ao longo do tempo.

QUADRO 41.1. Exemplos de interações medicamentosas da varfarina.

Potencializam o efeito da varfarina	Reduzem o efeito da varfarina
AAS	Azatioprina
AINEs	Carbamazepina
Amiodarona	Contraceptivos orais
Antidepressivos tricíclicos	Fenobarbital
Antifúngicos	Quinidina
Quinolonas	Rifampicina

AAS: ácido acetilsalicílico; AINEs: anti-inflamatórios não esteroides.

O estudo ACTIVE-W (*Atrial Fibrillation Clopidogrel Trial with Irbesartan for Prevention of Vascular Events*) comparou o uso de varfarina com a associação de AAS e clopidogrel em pacientes portadores de FA e pelo menos 1 fator de risco e foi interrompido precocemente em função da superioridade da anticoagulação oral na prevenção de eventos tromboembólicos.[8] Uma metanálise publicada em 2007 mostrou que o uso de varfarina reduziu o risco de AVC em 64% comparado ao uso de placebo ou nenhum tratamento e 39% em comparação com uso de terapia antiplaquetária.[9] Em relação aos idosos, o estudo *The Birmingham Atrial Fibrillation Treatment of the Aged* avaliou 973 pacientes com idade média de 81,5 anos com FA, randomizados para receberem varfarina ou aspirina, e demonstrou uma redução no risco de AVC, hemorragia intracraniana e embolia arterial clinicamente significativa no grupo da anticoagulação, com taxas de sangramento semelhantes.[10]

Sendo assim, o uso de varfarina além de ser recomendado para anticoagulação de pacientes com próteses valvares mecânicas, é uma opção para prevenção de AVC em pacientes com FA e CHA_2DS_2VASc maior que 1 ponto (RNI deve ser mantido entre 2 e 3). Caso o paciente apresente FA, CHA_2DS_2VASc maior ou igual a 2 e insuficiência renal avançada ou se encontre em hemodiálise, a anticoagulação com varfarina também é preferida aos novos anticoagulantes.[1] Para os pacientes com classificação de risco CHA_2DS_2VASc igual a 1 ponto, existe a opção de se prescrever anticoagulação ou AAS, sendo este último só usado quando o paciente recusa a terapia anticoagulante ou há alguma contraindicação a esta. Recomenda-se que durante o início da terapia com varfarina o RNI seja mensurado semanalmente, e, depois de estabilizado na faixa terapêutica, mensalmente.

A varfarina é contraindicada em pacientes com hepatopatia grave, coagulopatias e sangramento ativo. Em relação à gestação, o uso da droga deve ser evitado principalmente no 1º trimestre, pois atravessa a barreira placentária e pode causar hemorragia no feto, assim como anomalias congênitas.

ANTICOAGULANTES ALVO-ESPECÍFICOS

As dificuldades de aderência ao uso da varfarina devem-se principalmente à necessidade de idas frequentes aos serviços de saúde para coleta de sangue, à recomendação do controle da ingestão de alimentos ricos em vitamina K e às interações da varfarina com outras medicações. Uma metanálise realizada com 22.237 pacientes tratados com varfarina nos Estados Unidos mostrou que os mesmos encontravam-se na faixa terapêutica de RNI em apenas 55% do tempo, o que sinaliza aos médicos a realidade de que os pacientes que usam varfarina estão subtratados.[11] Dessa forma, por causa da preocupação em manter os pacientes de maior risco adequadamente anticoagulados, o estudo de novas drogas veio se intensificando nos últimos anos, com o surgimento e a aprovação de anticoagulantes orais que não necessitam de monitorização de seu efeito por exames de laboratório e que, portanto, facilitam a aderência medicamentosa.

AÇÃO ANTITROMBINA
Dabigatrana

Foi a primeira de uma série de drogas estudadas para a prevenção de eventos tromboembólicos em pacientes com FA crônica que não requer monitorização de efeito por exames laboratoriais, uma vez que esta é sua grande vantagem em relação à varfarina. Por meio de sua ação como inibidora direta da trombina, a conversão de fibrinogênio em fibrina é impedida, prevenindo a formação do trombo (Figura 41.1). A prodroga, após ingestão oral, é convertida na droga ativa no plasma e no fígado por uma reação enzimática. A meia-vida da dabigatrana é de aproximadamente 14 a 17 horas, mas aumenta em casos de insuficiência renal, já que 80% de sua excreção é feita pelos rins (Tabela 41.3).

O estudo RE-LY (*Randomized Evaluation of Long-Term Anticoagulation Therapy*), publicado em 2009, comparou o uso de 2 doses de dabigatrana (110 mg 2 vezes ao dia e 150 mg 2 vezes ao dia) com o uso de varfarina, considerada

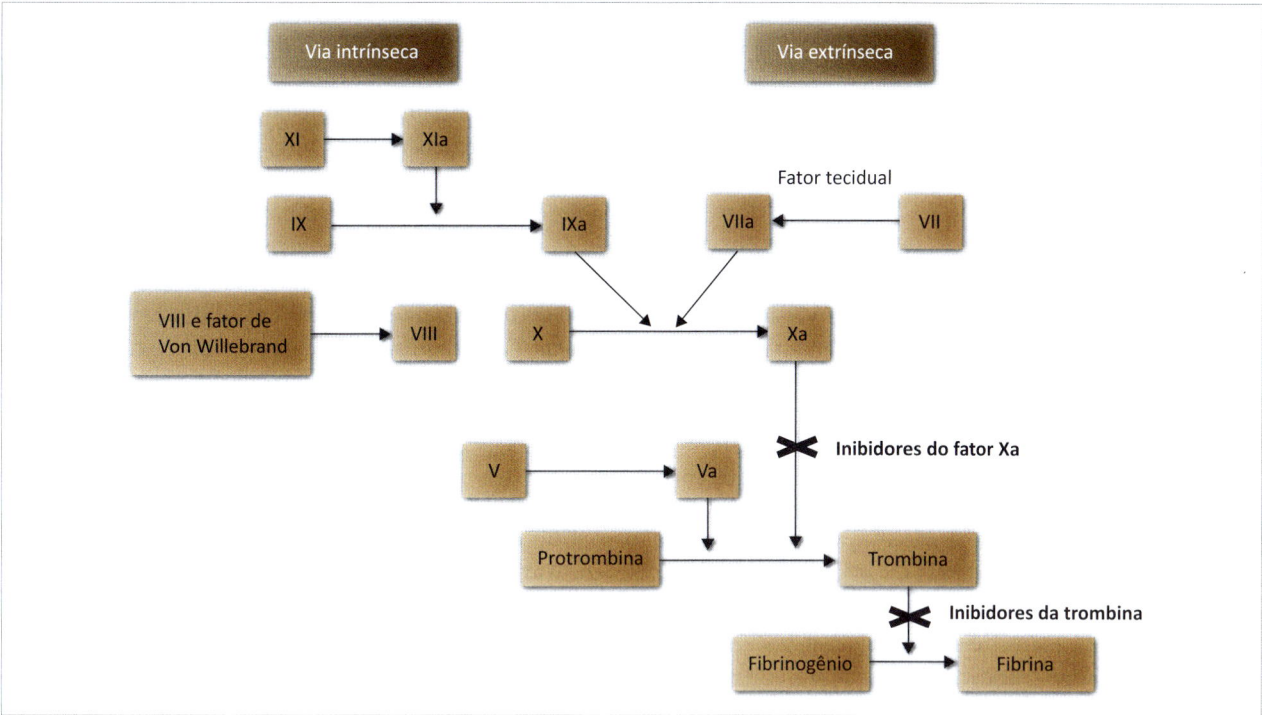

FIGURA 41.1. Mecanismo de ação dos anticoagulantes alvo-específicos.

TABELA 41.3. Principais características dos anticoagulantes alvo-específicos.			
Características	Dabigatrana	Rivaroxabana	Apixabana
Prodroga	Sim	Não	Não
Modo de ação	Inibição da trombina	Inibição do fator Xa	Inibição do fator Xa
Pico de ação	1,5 a 2h	2 a 3h	3h
Meia-vida	14 a 17h	7 a 11h	8 a 14h
Excreção	Renal > 80%	Renal: 66% Fecal: 33%	Renal: 25% a 30% Fecal: 56%
Ligação a proteínas plasmáticas	35%	95%	87%

terapia-padrão para prevenção de eventos tromboembólicos em pacientes com FA na época.[12] Os pacientes incluídos apresentavam FA e ao menos uma das seguintes características de risco: AVC ou ataque isquêmico transitório (AIT) prévios, fração de ejeção de ventrículo esquerdo menor que 40%, classe funcional de insuficiência cardíaca congestiva (ICC) maior ou igual a II, sintomas de ICC, idade maior que 75 anos ou idade entre 65 e 74 anos associada a hipertensão, diabetes ou doença arterial coronariana. Dentre os critérios de exclusão, destacaram-se a insuficiência renal grave (depuração de creatinina menor que 30 mL/min) e a presença de doença valvar grave. Foram randomizados 18.113 pacientes para receberem um dos três tratamentos citados. Os participantes foram seguidos por aproximadamente 2 anos, a fim de avaliar a incidência de AVC ou embolia sistêmica, além da incidência de sangramento maior, desfecho de segurança.

O estudo mostrou que ambas as doses de dabigatrana foram não inferiores ao tratamento com varfarina ($p < 0,001$). Além disso, a dose de 150 mg se mostrou superior à varfarina (RR 0,66; IC 95% 0,53 a 0,82; $p < 0,001$). A incidência de AVC hemorrágico também foi significativamente menor tanto no grupo dabigatrana 110 mg (RR 0,31; IC 95% 0,17 a 0,56; $p < 0,001$) quanto no grupo 150 mg (RR 0,26; IC 95% 0,14 a 0,49; $< 0,001$), em comparação com a varfarina. Em relação ao desfecho de segurança, foi observada uma redução na taxa de sangramento maior nos pacientes do grupo tratado com 110 mg de dabigatrana quando comparados com os pacientes do grupo varfarina (RR 0,80; IC 95% 0,69 a 0,93; $p = 0,003$). Não houve diferença nas taxas de sangramento maior entre os grupos dabigatrana 150 mg e varfarina. Estamos nos referindo à diferença entre os grupos. Essa dose de dabigatrana foi associada a uma incidência maior de sangramento gastrintestinal. Ao comparar as doses de dabigatrana entre si, foi demonstrado que o grupo 150 mg apresentou um menor risco de AVC e embolia sistêmica ($p = 0,005$) que o grupo 110 mg.

Os resultados do estudo RELY motivaram aprovação da dabigatrana pelo FDA (*Food and drug administration*) em 2010 e posteriormente pela Anvisa em 2011. A dose recomendada para uso no Brasil é de 150 mg 2 vezes ao dia e em casos de pacientes com mais de 80 anos ou com características de alto risco de sangramento (disfunção renal, uso concomitante de antiplaquetários ou sangramento gastrintestinal prévio) a dose de 110 mg 2 vezes ao dia deve ser considerada. Não é necessário ajustar a dose da dabigatrana pelo peso do paciente. A dabigatrana é contraindicada em pacientes com insuficiência renal grave (depuração de creatinina menor que 30 mL/min), visto que esses pacientes foram excluídos do estudo e, portanto, não houve dados de segurança em relação a essa população. Caso o paciente já esteja em uso de varfarina e se opte pela mudança de tratamento, a dabigatrana pode ser iniciada assim que o RNI estiver menor que 2. Dentre os principais efeitos colaterais do uso da dabigatrana, destaca-se a dispepsia, que pode ser manejada com o uso de inibidores de bomba de prótons.

AÇÃO ANTIFATOR XA
Rivaroxabana

É um inibidor direto seletivo do fator Xa de uso oral e, assim como a dabigatrana, não necessita de monitorização de seu efeito. O uso em uma única dose diária facilita a aderência à droga, em relação à dabigatrana. A conversão de protrombina em trombina é mediada pelo fator Xa e essa reação tem como consequência final a formação da fibrina (Figura 41.1). Sendo assim, ao inibir essa conversão, a rivaroxabana previne a formação do trombo. Aproximadamente um terço da droga é excretado diretamente pelos rins, enquanto dois terços sofrem degradação metabólica e, destes, metade é eliminada de forma renal e a outra metade via fecal (Tabela 41.3).

O uso de rivaroxabana para pacientes com FA foi testado pelo estudo ROCKET-AF (*Rivaroxaban Once-daily oral Direct Factor Xa Inhibition Compared with Vitamin K Antagonism for Prevention of Stroke and Embolism Trial in Atrial Fibrillation*), publicado em 2011, no qual pacientes com FA e escore de CHADS$_2$ maior ou igual a 2 pontos foram randomizados para receberem rivaroxabana 20 mg 1 vez ao dia ou varfarina.[13] Caso apresentassem depuração de creatinina entre 30 e 45 mL/min, a dose de rivaroxabana era ajustada para 15 mg 1 vez ao dia. Foram recrutados 14.264 pacientes, com acompanhamento por cerca de 2 anos. O desfecho primário de AVC ou embolia sistêmica ocorreu em 188 pacientes do grupo rivaroxabana e 241 pacientes do grupo varfarina (HR 0,79; IC 95% 0,66 a 0,96; $p < 0,001$ para não inferioridade). Em relação ao desfecho de segurança, não houve diferença estatisticamente significativa nas taxas de sangramento maior e sangramento menor clinicamente relevante entre os grupos (14,9% ao ano no grupo rivaroxabana e 14,5% ao ano no grupo varfarina); entretanto a taxa de sangramento intracraniano foi menor nos pacientes que receberam rivaroxabana ($p = 0,02$). A incidência de sangramento gastrintestinal foi maior no grupo rivaroxabana ($p < 0,001$).

A rivaroxabana foi aprovada para uso no Brasil em 2011, na dose de 20 mg 1 vez ao dia e 15 mg 1 vez ao dia em casos de insuficiência renal moderada e grave (depuração de creatinina entre 15 e 50 mL/min), não sendo recomendado o uso da droga para pacientes com depuração de creatinina menor que 15 mL/min, já que esses pacientes não foram estudados. Não é necessário ajuste da dose pelo peso do paciente. O uso de varfarina pode ser substituído pelo uso de rivaroxabana, caso o RNI esteja inferior a 3,0.

Apixabana

Outra droga da mesma classe liberada recentemente pela Anvisa para redução do risco de AVC em pacientes com FA é a apixabana, uma inibidora direta do fator Xa de uso oral, que atua de forma semelhante à rivaroxabana para prevenir a formação da trombina (Figura 41.1). A apixabana tem meia-vida de 12 horas e sua metabolização é predominantemente hepática (Tabela 41.3).

Levando em consideração que muitos pacientes com indicação de anticoagulação recusam o uso de varfarina em virtude da necessidade de monitorização frequente de seu nível terapêutico com exames laboratoriais, além das mudanças na dieta recomendadas e a dificuldade na manutenção do RNI na faixa entre 2 e 3, o estudo AVERROES propôs-se a investigar a eficácia e a segurança do uso de apixabana 5 mg 2 vezes ao dia comparado ao da aspirina 81 a 324 mg ao dia nesse grupo de pacientes, para os quais a terapia com varfarina era considerada inapropriada.[14] Em razão da importante redução no risco de AVC e de evento embólico sistêmico (desfecho primário) sem acarretar aumento nas taxas de sangramento, o estudo foi interrompido precocemente. Além disso, houve uma redução significativa na taxa de hospitalização por causas cardíacas no grupo que usou apixabana, comparado ao grupo que usou a aspirina.

No estudo ARISTOTLE (*Apixaban for Reduction in Stroke and Other Thromboembolic Events in Atrial Fibrillation*), publicado em 2011, o uso de apixabana foi comparado ao da varfarina para pacientes com FA ou *flutter* atrial e ao menos um fator de risco para AVC: idade > 75 anos, AVC ou AIT prévios, embolismo sistêmico prévio, fração de ejeção menor que 40%, sintomas de ICC nos últimos 3 meses, diabetes e hipertensão.[15] Dentre os critérios de exclusão destacaram-se estenose mitral moderada e grave, prótese valvar mecânica e depuração de creatinina menor que 25 mL/min. Foram randomizados 18.201 pacientes para receberem apixabana 5 mg 2 vezes ao dia ou varfarina; e caso o paciente apresentasse 2 das 3 características, como idade maior que 80 anos, peso menor que 60 kg e creatinina sérica maior que 1,5 mg/dL, a dose de 2,5 mg 2 vezes ao dia era utilizada.

Em relação ao desfecho primário, o tratamento com apixabana reduziu em 21% o risco de AVC e embolia sistêmica quando comparado ao tratamento com varfarina (IC 95% 0,66 a 0,95; $p < 0,001$ para não inferioridade e $p = 0,01$ para superioridade). A taxa de AVC hemorrágico foi 49% menor no grupo apixabana, assim como a incidência de morte por todas as causas foi 11% menor (HR 0,89; IC 95% 0,80 a 0,99; $p = 0,047$). Além disso, a taxa de sangramento maior, considerada o desfecho de segurança do estudo, foi significativamente menor no grupo apixabana quando comparado ao grupo varfarina (HR 0,69; IC 95% 0,60 a 0,80; $p < 0,001$).

Em 2013, a Anvisa aprovou o uso de apixabana para prevenção de AVC e embolia sistêmica em pacientes com FA na dose de 5 mg 2 vezes ao dia; e 2,5 mg 2 vezes ao dia em casos que apresentem 2 das 3 características: idade maior que 80 anos, peso menor que 60 kg e creatinina sérica maior que 1,5 mg/dL. Não é recomendado o uso de apixabana em pacientes com depuração de creatinina menor que 15 mL/min. Caso o paciente esteja em uso de varfarina e se opte pela troca da medicação pela apixabana, esta pode ser feita quando o RNI estiver menor que 2.

Edoxabana

É uma droga que age inibindo o fator Xa, assim como a rivaroxabana e a apixabana, com excreção renal de 50%.

O estudo ENGAGE AF-TIMI 48 (*The Effective Anticoagulation with Factor Xa Next Generation in Atrial Fibrillation-Thrombolysis in Myocardial Infarction 48*), publicado em 2013, comparou duas doses de apixabana com varfarina em pacientes portadores de FA, escore de $CHADS_2$ maior ou igual a 2 pontos e anticoagulação planejada.[16] Dentre os critérios de exclusão, destacam-se pacientes com insuficiência mitral moderada e grave e depuração de creatinina menor que 30 mL/min. Foram randomizados 21.105 pacientes para receberem edoxabana em dose alta (60 mg ao dia), dose baixa (30 mg ao dia) ou varfarina. Caso o paciente apresentasse alguma das características, como depuração de creatinina entre 30 e 50 mL/min, peso menor ou igual a 60 kg ou uso concomitante de verapamil ou quinidina, metade da dose estabelecida era administrada, o que ocorreu em 25,3% dos pacientes.

No período de tratamento, AVC ou embolia sistêmica ocorreram na taxa de 1,5% ao ano no grupo varfarina, 1,18% ao ano no grupo edoxabana alta dose e 0,79% ao ano no grupo baixa dose, demonstrando que ambas as doses de edoxabana foram não inferiores à varfarina e na análise intenção-de-tratar mostrou-se uma tendência favorecendo a alta dose de edoxabana em relação à varfarina. As taxas de AVC hemorrágico foram significativamente menores nos grupos edoxabana (0,26% no grupo alta dose e 0,16% no grupo baixa dose), quando comparadas às taxas do grupo varfarina (0,47%). Além disso, demonstrou-se redução nas taxas de sangramento maior, desfecho de segurança, em ambos os grupos edoxabana. Ao comparar as duas doses de edoxabana entre si, o desfecho primário ocorreu com menos frequência em pacientes do grupo alta dose, e essa diferença foi significativa ($p < 0,001$), à custa de menos AVC isquêmico nesse grupo. Entretanto, o grupo baixa dose de edoxabana apresentou menos eventos hemorrágicos.

A edoxabana foi recentemente aprovada pelo FDA, no entanto não deve ser prescrita caso o paciente apresente depuração de creatinina maior que 95 mL/min. Nesses casos, deve-se preferir outro anticoagulante.

CONSIDERAÇÕES ACERCA DO USO DOS ANTICOAGULANTES ALVO-ESPECÍFICOS

Como mencionado anteriormente, a monitorização de RNI com frequência, as interações medicamentosas e as variações da ação da varfarina com a dieta são fatores que dificultam a aderência medicamentosa dos pacientes. Além disso, nos principais estudos que testaram os novos anticoagulantes, os pacientes que usaram varfarina tiveram RNI na faixa terapêutica em média 55% a 65% do tempo.[12-13,15] Dessa forma, após a aprovação dos anticoagulantes alvo-específicos para prevenção de eventos tromboembólicos em pacientes com FA, a decisão acerca de qual droga deve ser indicada deve ser tomada em conjunto com o paciente e a opção pelos novos anticoagulantes deve ser oferecida, levando em consideração seu custo mais elevado.

O fato de não haver necessidade de monitorização laboratorial facilita a indicação de anticoagulantes alvo-específicos para pacientes que não conseguem manter seu RNI na faixa terapêutica por diferentes motivos. Além disso, quando existe uma cirurgia programada, pode-se suspender os novos anticoagulantes poucos dias antes do procedimento (como será explicado na seção seguinte). Não há necessidade de terapia ponte com heparina com os novos anticoagulantes, já que eles apresentam término de ação rápido, diferentemente da varfarina, que usualmente tem de ser interrompida ao menos 5 dias antes da cirurgia.

É de fundamental importância a avaliação periódica da função renal dos pacientes em uso de anticoagulantes inibidores de trombina e de fator Xa, já que a dose de tais medicações pode variar de acordo com a depuração de creatinina. O uso dessas drogas não é aconselhado para pacientes com função renal gravemente comprometida, com depuração de creatinina menor que 15 mL/min ou em hemodiálise, pois essa população foi excluída de todos os estudos. A única exceção é a apixabana, que foi aprovada para pacientes em hemodiálise na dose de 5 mg 2 vezes ao dia, a despeito de não ter sido estudada nessa população em estudos clínicos. Portanto, de maneira geral, a varfarina ainda é a droga de escolha para esses casos.

CONDUTA EM CASO DE CIRURGIA

Ocasionalmente os pacientes que estão em uso de anticoagulantes serão submetidos a cirurgias e a medicação será suspensa em razão do risco de sangramento no período perioperatório. No entanto, eventos tromboembólicos podem ocorrer nesse período, sendo necessária uma cuidadosa avaliação das características individuais do paciente e do tipo de cirurgia à qual será submetido para determinar por quanto tempo essas drogas deverão estar suspensas. No caso da varfarina, é recomendado suspender a droga e aguardar a normalização do RNI antes de procedimentos em pacientes com baixo risco de eventos tromboembólicos. Entretanto, quando o risco é elevado, é comum a prescrição de anticoagulantes parenterais, como a enoxaparina e a heparina não fracionada, antes de procedimentos como terapia ponte, apesar de evidências terem mostrado maior incidência de sangramentos com essa conduta.[17] Uma estratégia atual está em manter o uso de varfarina em pacientes que serão submetidos a implante de marca-passo e ablação por cateter.[1] O estudo BRIDGE (*Effectiveness of Bridging Anticoagulation for Surgery*) foi conduzido pela Universidade de Duke com o objetivo de comparar o uso de ponte com heparina de baixo peso molecular antes de cirurgias em pacientes com FA, ao uso de placebo. O tratamento com placebo foi não inferior ao uso de ponte com heparina na prevenção de embolia arterial. Além disso, a incidência de sangramento foi maior no grupo que usou ponte com heparina ao se comparar com placebo (1,3% *versus* 3,2%, respectivamente).[18]

No caso dos anticoagulantes alvo-específicos, o tempo de interrupção depende de dois fatores: a função renal do paciente e o risco de sangramento inerente à cirurgia. Como regra prática, é necessário esperar 2,5 meias-vidas das drogas para seguramente poder submeter os pacientes a um procedimento invasivo. De maneira geral, devem-se suspender essas drogas 24 horas antes dos procedimentos eletivos em pacientes com função renal normal (Tabela 41.4). Se a cirurgia for de alto risco de sangramento, a descontinuação da droga por aproximadamente 48 horas é necessária. Caso o paciente apresente disfunção renal, deve-se suspender o anticoagulante por aproximadamente 2 dias em cirurgias eletivas e ao menos 4 dias em cirurgias de alto risco de sangramento. Ainda não há evidências definitivas que recomendem o uso de ponte com heparina nesses casos.

O período adequado para reiniciar o uso dos anticoagulantes após um procedimento cirúrgico depende do risco pós-operatório de sangramento. Em situações em que esse risco é elevado, para uso de dabigatrana, rivaroxabana e apixabana recomenda-se aguardar 24 a 48 horas em casos de procedimentos menores, e 48 a 72 horas em casos de grandes cirurgias. Ao recomeçar o uso de dabigatrana, a dose prescrita deve ser de 75 mg, e depois pode-se retornar com a dose de manutenção. O mesmo se aplica para rivaroxabana, já que é recomendado reiniciar o tratamento com apenas 10 mg. Para edoxabana, recomenda-se reiniciar o uso do anticoagulante quando a hemostasia for adequadamente atingida, tendo em vista o rápido início de ação da droga. Alguns cuidados são importantes em se tratando de cirurgias abdominais e urológicas. Deve-se ficar atento para apenas reiniciar anticoagulação quando não houver mais sinais de sangramento pelos drenos e, caso o paciente apresente ileometabólico, terapia ponte com anticoagulação parenteral pode ser necessária.

DOENÇA CORONARIANA

Pacientes portadores de FA em uso de anticoagulantes podem apresentar síndrome coronariana aguda (SCA) e necessitar de terapia antiplaquetária concomitante, especialmente em casos de pacientes submetidos à intervenção coronária percutânea (ICP). Nesses casos, a necessidade de usar a terapia tripla com o intuito de evitar eventos trombóticos e aumentar a sobrevida desses pacientes também tem como consequência o aumento no risco de sangramento. O estudo WOEST (*What is the Optimal antiplatElet & Anticoagulant Therapy in Patients With Oral Anticoagulation and Coronary StenTing*) mostrou que, em pacientes que usavam anticoagulantes a longo prazo e foram submetidos à angioplastia, o uso de clopidogrel sem a aspirina foi associado a menor taxa de sangramentos em 1 ano, sem aumentar a incidência de eventos trombóticos, em comparação ao uso de terapia tripla.[19] Esse estudo foi importante para fundamentar as diretrizes acerca desse tópico tão controverso.

TABELA 41.4. Tempo de suspensão recomendado dos anticoagulantes alvo-específicos antes de cirurgias. Exemplos de cirurgias de baixo risco de sangramento: cateterismo cardíaco, laparoscopia não complicada, procedimento de ablação, colonoscopia sem remoção de pólipos. Exemplos de cirurgias de alto risco de sangramento: cirurgias cardíacas, oncológicas, vasculares, urológicas, implante de marca-passo e neurocirurgia.

Anticoagulante	Depuração de creatinina (mL/min)	Cirurgia de baixo risco de sangramento	Cirurgia de alto risco de sangramento
Dabigatrana	> 50 31-50 ≤ 30	24h 2 dias 4 dias	2 dias 4 dias 6 dias
Rivaroxabana	> 50 31-50 ≤ 30	24h 2 dias 4 dias	2 dias 4 dias 6 dias
Apixabana	—	24h	2 dias

Os resultados do estudo ISAR-TRIPLE (*Duration of Triple Therapy in Patients Requiring Oral Anticoagulation After Drug-Eluting Stent Implantation*) foram apresentados em 2014 e este incluiu pacientes que foram submetidos à angioplastia com *stents* farmacológicos e, concomitantemente, tinham indicação de anticoagulação (aproximadamente 80% apresentavam FA).[20] Os participantes foram randomizados para receberem clopidogrel por 6 semanas (terapia de curta duração) ou por 6 meses (longa duração), além de serem tratados com aspirina e um antagonista de vitamina K. Após 9 meses de seguimento, não houve diferença significativa entre os grupos em relação ao desfecho primário, composto de morte, infarto do miocárdio, trombose de *stent*, AVC ou sangramento maior pelos critérios de TIMI (HR 1,14, IC 95% 0,68 a 1,91; $p = 0,63$). Entretanto, uma análise *post-hoc* demonstrou que a taxa de sangramento pelos critérios de BARC (*Bleeding Academic Research Consortium*) após 6 semanas de uso de clopidogrel (após um dos grupos ter finalizado o tratamento) foi significativamente maior no grupo de terapia de longa duração, quando comparada à taxa de sangramento do grupo de curta duração (HR 0,68, IC 95% 0,47 a 0,98; $p = 0,04$). Dessa forma, foi demonstrado que reduzir o tempo de terapia tripla não foi associado a pior desfecho cardiovascular, podendo oferecer vantagens em relação à ocorrência de sangramento.

Em pacientes com SCA e com baixo risco de sangramento (HAS-BLED menor ou igual a 2 pontos), recomenda-se o uso de terapia tripla por 6 meses, seguida de terapia dupla com clopidogrel e um anticoagulante até 1 ano da angioplastia.[21] Em casos de alto risco de sangramento (HAS-BLED maior ou igual a 3 pontos), deve-se restringir o tempo de uso de um anticoagulante associado à dupla antiagregação plaquetária por apenas 4 semanas após o procedimento de angioplastia. Depois desse período, recomenda-se manter a anticoagulação associada a clopidogrel por 1 ano e depois manter o paciente em uso apenas de anticoagulante (Quadro 41.2). Recomenda-se evitar *stents* farmacológicos nesses casos, já que estes demandam uso de um inibidor de P2Y12 por longo prazo, priorizando-se o uso de *stents* convencionais. O uso de prasugrel ou ticagrelor não é recomendado como parte da terapia tripla, exceto em circunstâncias especiais, como trombose de *stent* em uso de clopidogrel.

Na doença coronariana estável concomitante com FA, nos casos em que os pacientes serão submetidos à angioplastia e são classificados como de baixo risco de sangramento, recomenda-se o uso de terapia antiplaquetária tripla por 4 semanas no mínimo, podendo-se estender esse período por até 6 meses. Em seguida, terapia dupla com clopidogrel e um anticoagulante deve ser usada até completar 1 ano do procedimento. A anticoagulação deve ser mantida posteriormente. Em pacientes classificados como de alto risco de sangramento, recomenda-se limitar o tempo de terapia tripla a 4 semanas após angioplastia ou manter o paciente com terapia dupla antiplaquetária (clopidogrel associado a um anticoagulante) por 1 ano (Quadro 41.2).

É importante ressaltar que não há dados robustos sobre a eficácia e a segurança do uso dos novos anticoagulantes (comparados com a varfarina) em conjunto com a aspirina e o clopidogrel (terapia tripla), tampouco sobre os novos anticoagulantes juntamente com aspirina e novos antiagregantes plaquetários, como prasugrel e ticagrelor. Portanto, em pacientes com FA e doença arterial coronária que neces-

QUADRO 41.2. Conduta recomendada em casos de doença coronariana concomitante com FA com indicação de anticoagulação. O paciente é considerado de alto risco de sangramento quando o escore HAS-BLED é maior ou igual a 3 pontos. A varfarina deve ser usada com o objetivo de manter o RNI na faixa entre 2,0 e 3,0. Quando um antiagregante plaquetário é interrompido, a varfarina pode ser substituída por um dos novos anticoagulantes orais (novel oral anticoagulants – NOAC). Quando os dois antiagregantes plaquetários são interrompidos, a varfarina pode ser substituída por um dos NOAC, indefinidamente.

Risco hemorrágico	Cenário clínico	Tipo de *stent*	Recomendações
Baixo ou intermediário	Eletivo	Convencional	4 semanas terapia tripla (varfarina + AAS 100 mg + clopidogrel 75 mg) Depois: apenas varfarina por tempo indefinido
	Eletivo	Farmacológico	3 a 6 meses: terapia tripla (varfarina + AAS + clopidogrel (ou AAS) Depois: apenas varfarina por tempo indefinido
	Síndrome coronariana aguda	Convencional/farmacológico	6 meses: terapia tripla (varfarina + AAS 100 mg + clopidogrel (75 mg)) Até 12 meses: varfarina + clopidogrel (ou AAS) Depois: apenas varfarina por tempo indefinido
Alto	Eletivo	Convencional	2 a 4 semanas: terapia tripla (varfarina + AAS 100 mg + clopidogrel 75 mg) Depois: apenas varfarina por tempo indefinido
	Síndrome coronariana aguda	Convencional	4 semanas: terapia tripla (varfarina + AAS 100 mg + clopidogrel (75 mg)) Até 12 meses: varfarina + clopidogrel (ou AAS) Depois: apenas varfarina por tempo indefinido

Fonte: Adaptado de Lip e colaboradores, 2014.[21]

sitam de terapia tripla, os novos anticoagulantes não estão indicados conjuntamente com terapia antiagregante plaquetária dupla. A varfarina ainda é o anticoagulante de escolha para esses pacientes. Estudos com os novos anticoagulantes utilizados em terapia tripla para tais situações estão no momento em andamento.

PACIENTES PORTADORES DE DOENÇA VALVAR

Os pacientes portadores de FA geralmente são mais idosos e comumente apresentam lesões valvares, por exemplo, a estenose aórtica. Os principais estudos que testaram os novos anticoagulantes excluíram doentes com estenose mitral moderada e grave de origem reumática, assim como portadores de prótese mecânica.[12-13,15] Entretanto, entre 14% e 26% dos pacientes incluídos nos estudos apresentaram outras lesões valvares.[22] A valvulopatia mais presente foi a insuficiência mitral, seguida por insuficiência e estenose aórticas. Sendo assim, essa população foi bem representada e os benefícios do uso dos anticoagulantes alvo-específicos se mantiveram nesse grupo de pacientes. Portanto, os novos anticoagulantes podem e devem ser usados em pacientes com doença valvar, exceto em casos de estenose mitral moderada e grave e portadores de próteses mecânicas, já que estes não foram incluídos nos estudos e, por isso, não há evidências científicas que apoiem essa recomendação.

Em relação à dabigatrana para pacientes com prótese valvar mecânica, o estudo RE-ALIGN (*Dabigatran Etexilate in Patients With Mechanical Heart Valves*) foi interrompido precocemente após identificar maior risco de AVC, infarto agudo do miocárdio (IAM) e trombose de prótese em pacientes em uso de dabigatrana comparados aos pacientes em uso de varfarina, o que promove sua contraindicação nesse contexto.[23] Os estudos ROCKET-AF e ARISTOTLE também excluíram essa população de pacientes e, sendo assim, a anticoagulação com varfarina é recomendada (Figura 41.2) e a faixa terapêutica de RNI deve ser entre 2,5 e 3,5 para pacientes com FA e prótese mecânica mitral e/ou aórtica.

PACIENTES EM PROGRAMAÇÃO DE CARDIOVERSÃO

A cardioversão, tanto elétrica como química, tem como objetivo reestabelecer o ritmo sinusal, visando à melhora do trabalho cardíaco pelo retorno da contração atrial como contribuinte para o débito cardíaco. Além disso, a restauração do ritmo sinusal evita a ocorrência de episódios de taquicardia devido a fibrilação atrial de alta resposta ventricular, que evita, dessa forma, a instalação da condição denominada taquicardiomiopatia, causada pelo remodelamento ventricular após exposição a períodos de frequência cardíaca elevada.

Como a presença de fibrilação atrial por determinado tempo proporciona a formação de trombos nos átrios, o reestabelecimento do ritmo sinusal e a contração atrial após o procedimento de cardioversão podem promover embolia

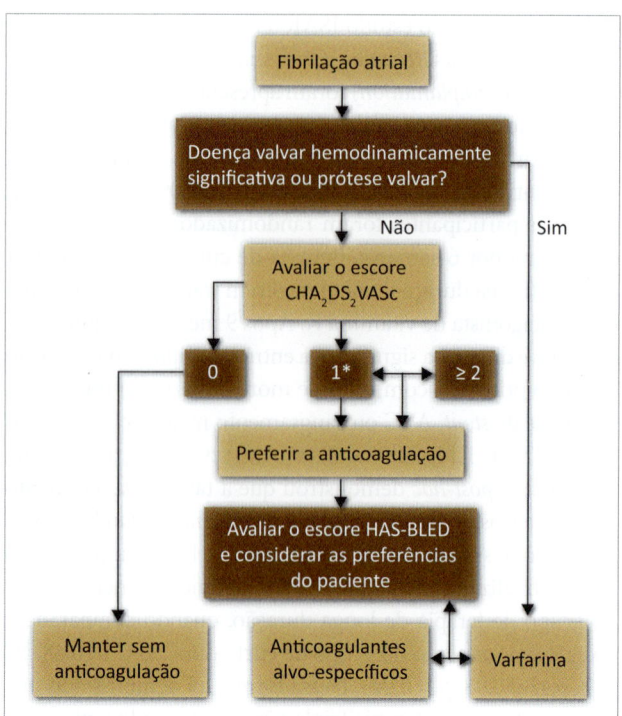

FIGURA 41.2. Conduta recomendada para anticoagulação na fibrilação atrial.
*Caso a única variável presente do critério CHA_2DS_2VASc seja sexo feminino, a anticoagulação não é indicada.

sistêmica e, por consequência, a ocorrência de AVC.[24] Em razão dessa preocupação, é recomendada a anticoagulação por 3 semanas antes da cardioversão em pacientes que se apresentam em ritmo de FA por mais de 48 horas ou de duração desconhecida, e após o procedimento é essencial a manutenção da anticoagulação por 4 semanas, já que a contração atrial ainda não está completamente normalizada nesse período (Figura 41.3). Outra estratégia possível é a realização de um ecocardiograma transesofágico e, caso não seja documentada a presença de trombo no átrio, a cardioversão pode ser realizada. No entanto, a anticoagulação deve ser iniciada antes da cardioversão também nesses casos e pode-se optar por heparina de baixo peso molecular ou por um anticoagulante alvo-específico, por possuírem início de ação mais rápido. Caso seja identificada a presença de trombo atrial no exame, a cardioversão deve ser adiada e a anticoagulação realizada por, pelo menos, 3 semanas e, se possível, um novo ecocardiograma transesofágico deve ser realizado para verificar o desaparecimento do trombo antes do procedimento.

Em casos de instabilidade hemodinâmica e necessidade de rápida cardioversão elétrica, recomenda-se realizar o procedimento e concomitantemente administrar heparina ou um dos anticoagulantes alvo-específicos, em virtude de seu início de ação ser mais rápido que o da varfarina.[1] É importante manter a anticoagulação por 4 semanas após o procedimento nessa situação, porém a decisão acerca de manter ou não a anticoagulação a longo prazo deve ser to-

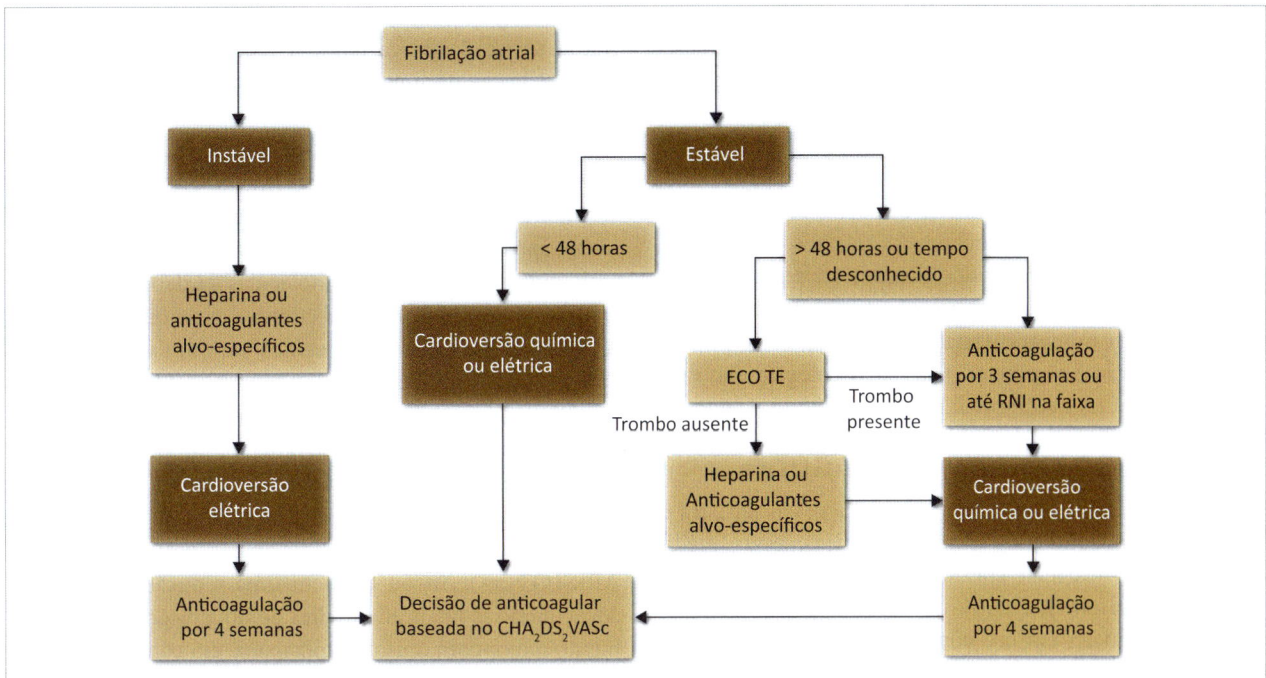

FIGURA 41.3. Conduta recomendada em casos de cardioversão.
ECO TE: ecocardiograma transesofágico.

mada de acordo com o escore CHA_2DS_2VASc. Em pacientes que se apresentam em FA por menos de 48 horas, pode-se proceder com a cardioversão, sem a necessidade de anticoagulação, tampouco a realização de ecocardiograma transesofágico, e a avaliação do risco tromboembólico do paciente deve guiar a indicação de anticoagulação posteriormente.

A varfarina vem sendo utilizada há anos nesse contexto, mas as dificuldades já relatadas em relação a seu uso e a demora em estabelecer um RNI na faixa terapêutica antes da cardioversão (muitas vezes são necessárias mais do que 3 semanas para atingir essa meta) ratificaram a necessidade do estudo dos anticoagulantes alvo-específicos para pacientes com programação de cardioversão. Uma subanálise do estudo RELY, com 1.983 cardioversões, mostrou que a incidência de AVC e de eventos embólicos em 30 dias foi rara, tanto nos pacientes em uso de dabigatrana (0,77% e 0,30% para as doses de 110 mg e 150 mg, respectivamente) quanto nos pacientes em uso de varfarina (0,6%), sugerindo que as duas drogas são efetivas para pacientes que serão cardiovertidos.[25] No entanto, em virtude da baixa incidência de eventos, o estudo não pode avaliar estatisticamente essa diferença entre os grupos.

Em relação à rivaroxabana, X-VeRT (*Explore the Efficacy and Safety of Once-daily Oral Rivaroxaban for the Prevention of Cardiovascular Events in Subjects With Nonvalvular Atrial Fibrillation Scheduled for Cardioversion*), publicado em 2014, foi o primeiro estudo prospectivo e randomizado a comparar o uso de um anticoagulante alvo-específico com a varfarina em pacientes que se apresentavam em FA por mais de 48 horas ou de duração desconhecida.[26] Foram randomizados 1.504 pacientes de maneira 2:1 para receberem rivaroxabana 20 mg 1 vez ao dia (ou 15 mg de depuração de creatinina estivesse entre 30 e 49 mL/min) ou varfarina com o objetivo de manter um RNI entre 2 e 3. Um grupo de pacientes foi submetido ao ecocardiograma transesofágico para excluir a presença de trombo e outro submetido à anticoagulação por 3 semanas antes do procedimento. Pacientes com estenose mitral hemodinamicamente significativa, prótese valvar e trombo atrial foram excluídos. O desfecho composto de AVC, AIT, embolia periférica, IAM e morte por causa cardiovascular ocorreu em 5 dos 978 pacientes que receberam rivaroxabana e 5 dos 492 pacientes que receberam varfarina (RR 0,5; IC 95% 0,15 a 1,73). O estudo concluiu que os riscos de eventos embólicos e de sangramento foram baixos e semelhantes entre os grupos, dessa forma o uso de rivaroxabana aparentemente é tão efetivo e seguro quanto o de varfarina no contexto da cardioversão. No entanto, em função da baixa incidência de eventos, o estudo não teve poder estatístico suficiente para afirmar esses resultados. Uma importante observação relatada no estudo foi a de que, para uma grande parte dos pacientes, foi necessário mais do que 3 semanas para atingir a meta de RNI na faixa terapêutica, o que demonstra que o uso da rivaroxabana pode ser uma alternativa mais prática.

Uma subanálise do estudo ARISTOTLE em 540 pacientes submetidos à cardioversão mostrou que nenhum evento de AVC ou embolia sistêmica ocorreu tanto no grupo que recebeu apixabana quanto no grupo que recebeu varfarina nos 30 dias seguintes ao procedimento, sugerindo que o tratamento com apixabana antes da cardioversão parece ser efetivo.[27] É importante ressaltar que nesse estudo os pacientes que foram submetidos à cardioversão já estavam sendo tratados com apixabana há meses. Portanto, ainda não está estabelecido o período seguro de pré-tratamento com anticoagulante antes do procedimento.

Embora esses estudos apresentem importantes limitações, como o número pequeno da amostra e o baixo poder estatístico, é importante considerar que o uso da varfarina no contexto da cardioversão também foi iniciado mesmo sem grandes estudos para avaliar sua eficácia e sua segurança. Recomenda-se que a decisão de escolha de um anticoagulante no contexto da cardioversão seja tomada junto com o paciente, após avaliação das características farmacológicas das drogas, das evidências científicas atuais e do perfil do indivíduo.

MANEJO DE SANGRAMENTO AGUDO

Embora o uso de anticoagulantes seja essencial para o tratamento de condições tromboembólicas, essas medicações podem acarretar episódios de sangramento agudo principalmente em pacientes que apresentam disfunções orgânicas e aqueles em uso concomitante de agentes antiplaquetários. Recomenda-se que o risco de sangramento seja estimado pelo escore HAS-BLED e que os fatores de risco modificáveis apresentados pelo paciente sejam controlados antes do início de uma medicação anticoagulante, como já explicado anteriormente.

Há muitos anos, a varfarina vem sendo utilizada como anticoagulante de escolha para fibrilação atrial, e costuma-se tratar casos de sangramento com reposição de vitamina K e administração de plasma fresco congelado, apesar desses agentes não serem antídotos específicos para a droga. Em casos de sangramentos menores, recomenda-se a suspensão da varfarina e a administração de 2,5 a 5 mg de vitamina K via oral, o que deve reduzir o RNI em cerca de 24 a 48 horas. A monitorização diária do RNI é importante para determinar a necessidade de repetir a dose de vitamina K. Após o controle do sangramento e a redução do RNI, deve-se retornar o uso do anticoagulante em uma dose mais baixa. Se um sangramento grave ocorrer com o uso da varfarina, a droga deve ser imediatamente suspensa e 10 mg de vitamina K deve ser administrada via intravenosa; pode-se optar também pelo uso de plasma fresco congelado ou complexo protrombínico para uma reversão mais rápida de seu efeito. Tais medidas demonstram eficácia para normalização do RNI, mas não há dados que mostrem benefícios em desfechos clínicos após essas intervenções em pacientes que apresentam sangramentos graves em uso de varfarina.

Com o uso crescente dos anticoagulantes alvo-específicos, tornou-se necessário explorar as opções disponíveis para manejar casos de sangramento agudo. É importante ressaltar que, apesar de antídotos específicos para as novas drogas ainda não estarem disponíveis no mercado, os novos anticoagulantes apresentam vantagem em relação à varfarina em virtude de uma meia-vida mais curta. Portanto, a não ser que o paciente apresente insuficiência renal ou esteja em uso concomitante de drogas que prolonguem a meia-vida do anticoagulante por inibir sua metabolização, a concentração sérica da droga tende a reduzir significativamente após 12 horas da ingestão da última dose. Recentemente, um estudo demonstrou que o uso intravenoso do agente idarucizumab reverteu os efeitos anticoagulantes da dabigatrana em pacientes com sangramento grave ou que iriam ser submetidos a procedimentos de urgência. Essa reversão se deu após poucos minutos da administração do idarucizumab, que age ao se ligar as moléculas da dabigatrana, neutralizando seu efeito. A expectativa é a de que esse agente seja o primeiro antídoto específico para um anticoagulante alvo-específico aprovado pelas agências regulatórias.[28]

Além disso, já se demonstrou previamente que a incidência de sangramento intracraniano, importante complicação da terapia anticoagulante, foi reduzida em pacientes que usaram as novas drogas, em comparação com a de paciente em uso de varfarina. Uma análise *post hoc* do estudo ARISTOTLE mostrou também uma redução de 50% nas consequências fatais em 30 dias de um episódio de sangramento maior com o uso de apixabana, em comparação com o uso da varfarina.[29]

Apesar de exames laboratoriais não indicarem corretamente a concentração da droga, algumas medidas podem ser úteis na determinação da presença dos novos anticoagulantes no organismo. O tempo de tromboplastina parcial ativada (TTPa) é alterado com o emprego da dabigatrana, porém esse exame não apresenta acurácia para determinar a presença da droga e, portanto, não deve ser usado para esse fim. O tempo de trombina (TT) é prolongado com uso da dabigatrana e, quando normal, pode-se supor que a concentração sérica da droga não é alta. A ausência de prolongamento do tempo de protrombina (TP) pode sugerir que a função hemostática não está sendo alterada pela rivaroxabana, já que uma correlação foi observada entre o TP e a concentração sérica dessa droga. A medida do antifator Xa pode ser útil para pacientes em uso de anticoagulantes que atuam por essa via, como a rivaroxabana e a apixabana.[30]

Em casos de sangramento em vigência do uso de um dos novos anticoagulantes, medidas iniciais de estabilização do paciente e controle da fonte hemorrágica são prioritárias e devem ser realizadas de maneira imediata (Figura 41.4). O tempo decorrido desde a última dose da medicação deve ser acessado, assim como o uso de outras drogas que interfiram na meia-vida dos anticoagulantes. A verificação da função renal do paciente é de extrema importância para se estimar o tempo de efeito da droga, especialmente no caso da dabigatrana, que tem excreção predominantemente renal. Medidas hemostáticas locais são recomendadas para sangramentos considerados de pequena monta e pode-se optar pela suspensão temporária do anticoagulante, a depender da estimativa de risco tromboembólico do paciente. O mesmo deve ser feito em casos de sangramentos moderados, e, se o risco de eventos tromboembólicos for elevado, a prescrição de um anticoagulante parenteral pode ser uma opção. Algumas medidas de suporte devem ser priorizadas, como transfusão de concentrado de hemácias em casos de anemia, plasma fresco congelado se coagulopatia e reposição de plaquetas se o paciente estiver em uso de agentes antiplaquetários.

Sangramentos graves que podem pôr em risco a vida do paciente devem ser prontamente abordados com a suspensão do anticoagulante, internação em unidade de terapia intensiva e avaliação da necessidade de cirurgia para controlar a fonte hemorrágica. As mesmas medidas de suporte para sangramentos moderados devem ser utilizadas em casos de sangramentos graves. Se o paciente estiver em uso de dabigatrana, 80 UI por quilo de complexo protrombínico ativado pode ser utilizado, mesmo não havendo evidências científicas definitivas para essa recomendação.[31] A hemodiálise também pode ser uma opção, já que foi demonstrada previamente a remoção de 68% da droga após 4 horas do procedimento. Em casos de rivaroxabana ou apixabana, têm-se preferência por 50 UI por quilo de complexo protrombínico.

A real necessidade de um antídoto específico para essas novas drogas ainda é uma questão em constante discussão. O uso de vitamina K não reverte imediatamente o efeito da varfarina, demorando aproximadamente 24 horas para que o RNI seja reduzido. O plasma fresco congelado contém fatores de coagulação e, por isso, deve ser usado em pacientes com sangramentos graves em função do uso da varfarina. No entanto, alguns riscos estão associados a sua utilização, como reação alérgica, hipervolemia e, mais raramente, lesão pulmonar associada à transfusão. Como a meia-vida dos anticoagulantes alvo-específicos é curta, aguardar o término do efeito dessas drogas pode ser a melhor estratégia. Sendo assim, o melhor antídoto para os novos anticoagulantes se torna algo simples, disponível em todos os lugares e para todos e sem custo: o tempo.

CONSIDERAÇÕES FINAIS

A FA é uma doença de alta prevalência, associada à incidência de eventos tromboembólicos. É essencial estimar o risco desses eventos pelo escore CHA_2DS_2VASc, assim como avaliar o risco de sangramento pelo HAS-BLED para que se identifique os fatores de risco modificáveis e, assim, diminua o risco de sangramento associado à terapia anticoagulante. A varfarina vem sendo usada há muito tempo como anticoagulante de escolha nesses casos, porém nos últimos anos os anticoagulantes alvo-específicos foram aprovados no mercado, com uma série de vantagens em relação à varfarina, especialmente em função de não ser necessária a monitorização de efeito por exames laboratoriais. Além disso, é importante ressaltar que as taxas de sangramento intracraniano e a complicação do tratamento anticoagulante são substancialmente menores com as novas drogas em comparação com a varfarina, e tal achado, comum a todos os novos anticoagulantes, é talvez o motivo principal pelo qual devem-se utilizar os novos anticoagulantes como 1ª linha de tratamento em pacientes com FA e risco de AVC, desde que seu custo permita. Novos estudos estão sendo realizados com o intuito de investigar novas medicações com ação em diferentes etapas da cascata de coagulação e, assim, ampliando ainda mais as opções de escolha. A decisão a respeito da anticoagulação e da droga mais adequada deve ser tomada em conjunto com o paciente, para que se avalie suas preferências bibliográficas e caracte-

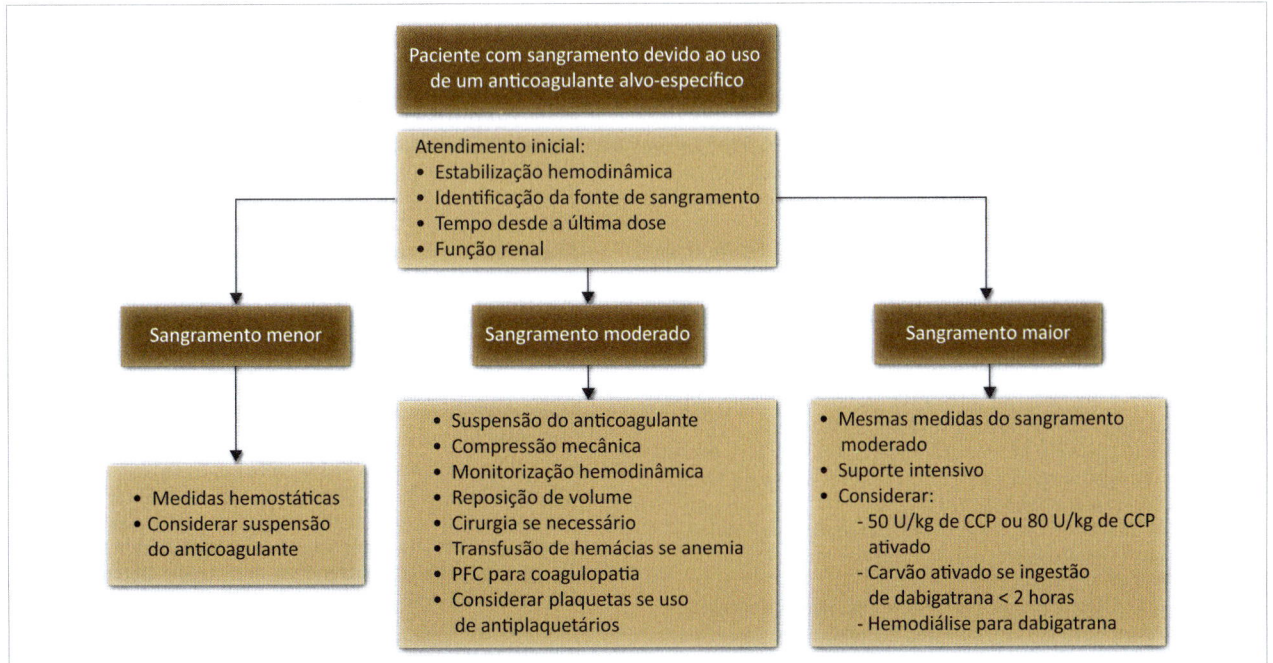

FIGURA 41.4. Conduta recomendada em casos de sangramento agudo com uso dos anticoagulantes alvo-específicos.
PFC: plasma fresco congelado; CCP: concentrado de complexo protrombínico.
Fonte: Adaptada de Siegal e colaboradores, 2012.[17]

rísticas individuais. Finalmente, espera-se que, com o surgimento dos novos anticoagulantes, o medo de sangramento seja vencido pelas evidências científicas e que os pacientes com FA possam usufruir dos benefícios clínicos dessa terapia tão importante para a prevenção de AVC nessa população, com o menor risco possível de sangramento.

REFERÊNCIAS BIBLIOGRÁFICAS

1. January CT, Wann LS, Alpert JS, Calkins H, Cigarroa JE, Cleveland JC Jr, et al. 2014 AHA/ACC/HRS guideline for the management of patients with atrial fibrillation: a report of the American College of Cardiology/American Heart Association Task Force on Practice Guidelines and the Heart Rhythm Society. J Am Coll Cardiol. 2014;64(21):e1-76.
2. Gage BF, Waterman AD, Shannon W, Boechler M, Rich MW, Radford MJ. Validation of clinical classification schemes for predicting stroke: results from the National Registry of Atrial Fibrillation. JAMA. 2001;285(22):2864-70.
3. Lip GY, Nieuwlaat R, Pisters R, Lane DA, Crijns HJ. Refining clinical risk stratification for predicting stroke and thromboembolism in atrial fibrillation using a novel risk factor-based approach: the euro heart survey on atrial fibrillation. Chest. 2010;137(2):263-72.
4. Gage BF, van Walraven C, Pearce L, Hart RG, Koudstaal PJ, Boode BS, et al. Selecting patients with atrial fibrillation for anticoagulation: stroke risk stratification in patients taking aspirin. Circulation. 2004;110(16):2287-92.
5. Olesen JB, Lip GY, Hansen ML, Hansen PR, Tolstrup JS, Lindhardsen J, et al. Validation of risk stratification schemes for predicting stroke and thromboembolism in patients with atrial fibrillation: nationwide cohort study. BMJ. 2011;342:d124.
6. Pisters R, Lane DA, Nieuwlaat R, de Vos CB, Crijns HJ, Lip GY. A novel user-friendly score (HAS-BLED) to assess 1-year risk of major bleeding in patients with atrial fibrillation: the Euro Heart Survey. Chest. 2010;138(5):1093-100.
7. Camm AJ, Lip GY, De Caterina R, Savelieva I, Atar D, Hohnloser SH, et al. 2012 focused update of the ESC Guidelines for the management of atrial fibrillation: an update of the 2010 ESC Guidelines for the management of atrial fibrillation. Developed with the special contribution of the European Heart Rhythm Association. Eur Heart J. 2012;33(21):2719-47.
8. Connolly S, Pogue J, Hart R, Pfeffer M, Hohnloser S, Chrolavicius S, et al. Clopidogrel plus aspirin versus oral anticoagulation for atrial fibrillation in the Atrial fibrillation Clopidogrel Trial with Irbesartan for prevention of Vascular Events (ACTIVE W): a randomised controlled trial. Lancet. 2006;367(9526):1903-12.
9. Hart RG, Pearce LA, Aguilar MI. Meta-analysis: antithrombotic therapy to prevent stroke in patients who have nonvalvular atrial fibrillation. Ann Intern Med. 2007;146(12):857-67.
10. Mant J, Hobbs FD, Fletcher K, Roalfe A, Fitzmaurice D, Lip GY, et al. Warfarin versus aspirin for stroke prevention in an elderly community population with atrial fibrillation (the Birmingham Atrial Fibrillation Treatment of the Aged Study, BAFTA): a randomised controlled trial. Lancet. 2007;370(9586):493-503.
11. Baker WL, Cios DA, Sander SD, Coleman CI. Meta-analysis to assess the quality of warfarin control in atrial fibrillation patients in the United States. J Manag Care Pharm. 2009;15(3):244-52.
12. Connolly SJ, Ezekowitz MD, Yusuf S, Eikelboom J, Oldgren J, Parekh A, et al. Dabigatran versus warfarin in patients with atrial fibrillation. N Engl J Med. 2009;361(12):1139-51.
13. Patel MR, Mahaffey KW, Garg J, Pan G, Singer DE, Hacke W, et al. Rivaroxaban versus warfarin in nonvalvular atrial fibrillation. N Engl J Med. 2011;365(10):883-91.
14. Connolly SJ, Eikelboom J, Joyner C, Diener HC, Hart R, Golitsyn S, et al. Apixaban in patients with atrial fibrillation. N Engl J Med. 2011;364(9):806-17.
15. Granger CB, Alexander JH, McMurray JJ, Lopes RD, Hylek EM, Hanna M, et al. Apixaban versus warfarin in patients with atrial fibrillation. N Engl J Med. 2011;365(11):981-92.
16. Giugliano RP, Ruff CT, Braunwald E, Murphy SA, Wiviott SD, Halperin JL, et al. Edoxaban versus warfarin in patients with atrial fibrillation. N Engl J Med. 2013;369(22):2093-104.
17. Siegal D, Yudin J, Kaatz S, Douketis JD, Lim W, Spyropoulos AC. Periprocedural heparin bridging in patients receiving vitamin K antagonists: systematic review and meta-analysis of bleeding and thromboembolic rates. Circulation. 2012;126(13):1630-9.
18. Investigators BS. Bridging anticoagulation: is it needed when warfarin is interrupted around the time of a surgery or procedure? Circulation. 2012;125(12):e496-8.
19. Dewilde WJ, Oirbans T, Verheugt FW, Kelder JC, De Smet BJ, Herrman JP, et al. Use of clopidogrel with or without aspirin in patients taking oral anticoagulant therapy and undergoing percutaneous coronary intervention: an open-label, randomised, controlled trial. Lancet. 2013;381(9872):1107-15.
20. Fiedler KA, Byrne RA, Schulz S, Sibbing D, Mehilli J, Ibrahim T, et al. Rationale and design of The Intracoronary Stenting and Antithrombotic Regimen-Testing of a six-week versus a six-month clopidogrel treatment Regimen In Patients with concomitant aspirin and oraL anticoagulant therapy following drug-Eluting stenting (ISAR-TRIPLE) study. Am Heart J. 2014;167(4):459-65.e1.
21. Lip GY, Windecker S, Huber K, Kirchhof P, Marin F, Ten Berg JM, et al. Management of antithrombotic therapy in atrial fibrillation patients presenting with acute coronary syndrome and/or undergoing percutaneous coronary or valve interventions: a joint consensus document of the European Society of Cardiology Working Group on Thrombosis, European Heart Rhythm Association (EHRA), European Association of Percutaneous Cardiovascular Interventions (EAPCI) and European Association of Acute Cardiac Care (ACCA) endorsed by the Heart Rhythm Society (HRS) and Asia-Pacific Heart Rhythm Society (APHRS). Eur Heart J. 2014;35(45):3155-79.
22. Hohnloser SH, Lopes RD. Atrial fibrillation, valvular heart disease, and use of target-specific oral anticoagulants for stroke prevention. Eur Heart J. 2014;35(47):3323-5.
23. Eikelboom JW, Connolly SJ, Brueckmann M, Granger CB, Kappetein AP, Mack MJ, et al. Dabigatran versus warfarin in patients with mechanical heart valves. N Engl J Med. 2013;369(13):1206-14.
24. Law EH, Gordon W. Target-specific oral anticoagulants in patients undergoing cardioversion. Am J Health Syst Pharm. 2014;71(14):1171-6.
25. Nagarakanti R, Ezekowitz MD, Oldgren J, Yang S, Chernick M, Aikens TH, et al. Dabigatran versus warfarin in patients with atrial fibrillation: an analysis of patients undergoing cardioversion. Circulation. 2011;123(2):131-6.
26. Cappato R, Ezekowitz MD, Klein AL, Camm AJ, Ma CS, Le Heuzey JY, et al. Rivaroxaban vs. vitamin K antagonists for cardioversion in atrial fibrillation. Eur Heart J. 2014;35(47):3346-55.
27. Flaker G, Lopes RD, Al-Khatib SM, Hermosillo AG, Hohnloser SH, Tinga B, et al. Efficacy and safety of apixaban in patients after cardioversion for atrial fibrillation: insights from the ARISTOTLE Trial (Apixaban for Reduction in Stroke and Other Thromboembolic Events in Atrial Fibrillation). J Am Coll Cardiol. 2014;63(11):1082-7.
28. CV Pollack Jr. Idarucizumab for Dabigatran Reversal — NEJM. Original Article from The N Engl J Med —Idarucizumab for Dabigatran Reversal, 22 de jun. de 2015. [Internet] [Acesso em 11 oct 2015]. Disponível em: www.nejm.org/doi/full/10.1056/NEJMoa1502000.
29. Hylek EM, Held C, Alexander JH, Lopes RD, De Caterina R, Wojdyla DM, et al. Major bleeding in patients with atrial fibrillation receiving apixaban or warfarin: The ARISTOTLE Trial (Apixaban for Reduction in Stroke and Other Thromboembolic Events in Atrial Fibrillation): Predictors, Characteristics, and Clinical Outcomes. J Am Coll Cardiol. 2014;63(20):2141-7.
30. Fawole A, Daw HA, Crowther MA. Practical management of bleeding due to the anticoagulants dabigatran, rivaroxaban, and apixaban. Cleve Clin J Med. 2013;80(7):443-51.
31. Siegal DM, Crowther MA. Acute management of bleeding in patients on novel oral anticoagulants. Eur Heart J. 2013;34(7):489-98b.

CAPÍTULO 42

TAQUIARRITMIAS CARDÍACAS

Guilherme Drummond Fenelon Costa
Pedro Adragão
Mauricio Ibrahim Scanavacca

DESTAQUES

- Vários fatores relacionados com o ambiente da terapia intensiva favorecem o desencadeamento de taquiarritmias supraventriculares e ventriculares (isquemia, hipóxia, drogas vasoativas, distúrbios eletrolíticos, estresse cirúrgico etc.).
- Em pacientes com taquiarritmias apresentando comprometimento hemodinâmico (alteração do nível de consciência, síncope, choque cardiogênico, angina ou edema pulmonar agudo), cardioversão elétrica sincronizada deve ser realizada imediatamente.
- As taquicardias com complexos QRS estreitos (< 120 ms) são supraventriculares. As de QRS largo (> 120 ms) podem ser supraventriculares conduzindo com aberrância ou com taquicardias ventriculares. Na abordagem inicial, toda taquicardia de complexo QRS largo deve ser tratada como tendo origem ventricular.
- O eletrocardiograma de 12 derivações deve ser obtido sempre que possível, pois esse registro é muito importante para o manejo agudo da crise e também para a determinação do prognóstico e do tratamento crônico da taquicardia.
- A reversão das taquicardias paroxísticas supraventriculares (TPSV) deve ser feita com manobras vagais e adenosina endovenosa. O tratamento definitivo é por ablação por cateter.
- A cardioversão elétrica é o método preferencial para reversão do *flutter* atrial. A ablação é indicada para prevenção das crises no *flutter* típico.
- A amiodarona endovenosa é o fármaco de eleição nos casos de arritmias ventriculares recorrentes e refratárias à cardioversão elétrica.
- As taquicardias ventriculares polimórficas do tipo *torsades de pointes* podem ser tratadas com sulfato de magnésio endovenoso ou com marca-passo ventricular temporário.
- Nas tempestades elétricas e taquicardias ventriculares incessantes refratárias a fármacos, a ablação por cateter com energia de radiofrequência pode ser salvadora.

INTRODUÇÃO

Arritmias são alterações do ritmo cardíaco, classificadas em bradiarritmias (ritmos lentos) e taquiarritmias (ritmos acelerados), definidas quando a frequência cardíaca mostra-se acima de 100 batimentos por minuto (bpm). As taquiarritmias se originam nos átrios (supraventriculares) ou nos ventrículos (ventriculares), podendo afetar pacientes de todas as faixas etárias (do feto ao idoso) com e sem cardiopatia estrutural.[1] Embora muitas taquiarritmias sejam benignas, como as taquicardias paroxísticas supraventriculares, algumas podem resultar em morte súbita, a exemplo das taquicardias ventriculares rápidas e da fibrilação ventricular. Nos pacientes graves, é de vital importância que essas arritmias sejam rapidamente reconhecidas e adequadamente tratadas, principalmente quando houver instabilidade hemodinâmica (sinais de baixo débito). Mesmo em pacientes estáveis hemodinamicamente, o manejo correto das taquiarritmias é decisivo, uma vez que a adoção de condutas equivocadas pode acarretar complicações potencialmente fatais. Neste capítulo, revisaremos a abordagem diagnóstica e a terapêutica das taquiarritmias cardíacas, com ênfase nas situações de emergência e terapia intensiva.

TAQUIARRITMIAS SUPRAVENTRICULARES

As taquiarritmias supraventriculares se originam nos átrios ou no nódulo atrioventricular (AV) e caracteristicamente se manifestam com complexos QRS estreitos (< 120 ms). Contudo, por vezes essas arritmias apresentam complexos QRS alargados (> 120 ms) devido a bloqueio de ramo prévio, condução aberrante (bloqueio de ramo funcional) ou pré-excitação ventricular (condução anterógrada por via acessória atrioventricular). Nessas circunstâncias, é necessário realizar o diagnóstico diferencial com as taquicardias ventriculares, que tipicamente possuem QRS alargado.[1-4] Na maioria dos casos, as taquicardias supraventriculares são benignas e bem toleradas hemodinamicamente, porém em pacientes com cardiopatia estrutural significativa ou quando a arritmia é muito rápida (> 180 bpm) pode haver comprometimento hemodinâmico. O espectro clínico das taquiarritmias supraventriculares é bastante amplo, incluindo pacientes de todas as idades com ou sem doença cardíaca estrutural. A análise dessas características clínicas contribui para a identificação do mecanismo mais provável da arritmia. Por exemplo, pacientes com insuficiência cardíaca e átrios dilatados têm maior propensão a apresentar fibrilação ou *flutter* atrial, enquanto jovens com coração normal mais comumente possuem taquicardias mediadas por vias acessórias atrioventriculares ou reentrada nodal atrioventricular. Digno de nota, vários fatores relacionados ao ambiente da terapia intensiva favorecem o desencadeamento de taquiarritmias supraventriculares, principalmente aqueles relacionados a aumento do tônus adrenérgico, como drogas vasoativas, trauma, estresse cirúrgico etc.[1] As formas mais prevalentes de taquiarritmia supraventricular são apresentadas a seguir.

TAQUICARDIAS PAROXÍSTICAS SUPRAVENTRICULARES

As TPSVs afetam predominantemente indivíduos jovens com coração normal, porém também acometem pacientes com cardiopatia estrutural. As formas mais frequentes são, respectivamente, a taquicardia por reentrada nodal atrioventricular, as taquicardias por reentrada atrioventricular mediadas por vias acessórias e a taquicardia atrial.[3-4]

Mecanismos eletrofisiológicos

A reentrada nodal e a taquicardia atrioventricular são arritmias causadas por circuitos de reentrada que utilizam o nódulo atrioventricular para sua perpetuação.[2-4] A reentrada nodal baseia-se em duas vias de condução localizadas no próprio nódulo atrioventricular, chamadas de via rápida e via lenta, nas quais a reentrada acontece. Na forma mais frequente, denominada comum ou típica, o estímulo ativa os ventrículos pela via lenta e retorna aos átrios pela via rápida (Figura 42.1). Na forma atípica ou incomum, a reentrada se processa no sentido inverso.

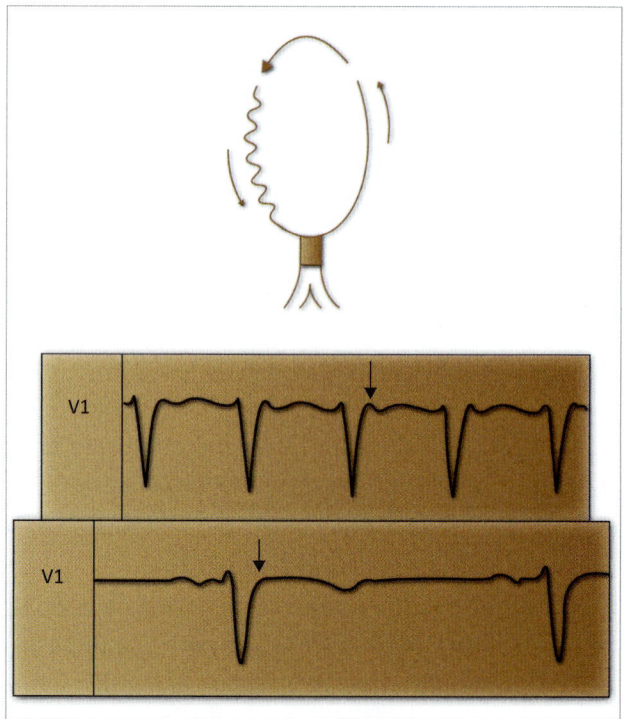

FIGURA 42.1. Desenho esquemático da taquicardia por reentrada nodal comum, onde o estímulo desce pela via lenta e sobe pela via rápida, gerando o padrão característico "pseudo-R" em V1 durante taquicardia (traçado superior), mas ausente em ritmo sinusal (traçado inferior).

A taquicardia por reentrada atrioventricular é mediada por vias acessórias atrioventriculares, que são feixes musculares congênitos conectando eletricamente os átrios aos ventrículos, possibilitando condução elétrica além do sistema normal de condução (nódulo atrioventricular e sistema His-Purkinje). As vias acessórias se localizam ao redor dos ânulos valvares mitral e tricúspide, podendo ser ocultas (conduzem os impulsos elétricos exclusivamente do ventrículo para o átrio) ou manifestas (também conduzem impulsos do átrio para o ventrículo), tal como observado na síndrome de Wolff-Parkinson-White. As vias ocultas não podem ser identificadas no eletrocardiograma em ritmo sinusal, manifestando-se apenas durante a taquicardia. Já as vias aparentes podem ser visualizadas em ritmo sinusal pela presença de intervalo PR curto (< 120 ms) e onda delta (empastamento inicial do QRS), achados que tipificam pré-excitação ventricular. A taquicardia atrioventricular é o exemplo clássico de circuito reentrante anatomicamente determinado, envolvendo o nódulo atrioventricular e o feixe anômalo. Na forma mais comum de reentrada, dita ortodrômica, o impulso passa pelos átrios, pelo nódulo atrioventricular, pelos ventrículos, pela via acessória e novamente pelos átrios. Mais raramente, a reentrada ocorre no sentido inverso, quando é chamada de antidrômica. Nessa situação, a taquicardia apresenta QRS alargado, refletindo pré-excitação ventricular máxima (Figura 42.2).

QUADRO 42.1. Mecanismos das arritmias e suas manifestações clínicas.

Mecanismo	Arritmia clínica
Alteração na formação do impulso	
Automatismo: ▪ Automatismo normal exacerbado ▪ Automatismo anormal	▪ Ritmos ectópicos pós-cocaína, catecolaminas ▪ Taquicardia sinusal inapropriada ▪ Taquicardia juncional ectópica
Atividade deflagrada: ▪ Pós-potenciais precoces ▪ Pós-potenciais tardios	▪ *Torsades de pointes* ▪ Arritmias da intoxicação digitálica ▪ Taquicardia atrial ectópica ▪ Taquicardia ventricular polimórfica catecolaminérgica
Alteração na condução do impulso	
Reentrada: ▪ Anatômica ▪ Funcional	▪ Reentrada nodal e por vias acessórias, *flutter* atrial, taquicardia ventricular pós-infarto e doença de Chagas ▪ Fibrilação atrial e ventricular, taquicardia ventricular polimórfica na isquemia aguda

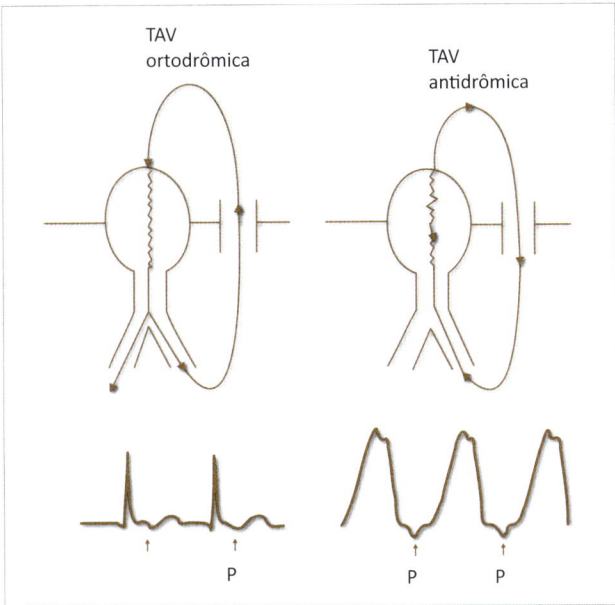

FIGURA 42.2. Taquicardia atrioventricular (TAV) utilizando via acessória. Na taquicardia ortodrômica, o QRS é estreito e a onda P retrógrada é visível no segmento ST. Na antidrômica, o estímulo desce pela via acessória produzindo pré-excitação ventricular máxima.

As taquicardias atriais paroxísticas em sua maioria são secundárias a mecanismos focais, como automatismo anormal e atividade deflagrada, principalmente quando acometem indivíduos com coração normal.[2] Já em pacientes com cardiopatia estrutural, a reentrada também pode contribuir (Quadro 42.1). As taquicardias atriais focais são geralmente favorecidas pela estimulação adrenérgica, situação comum no cenário de terapia intensiva, seja por fármacos, seja por situações de estresse. Os focos de taquicardia atrial comumente se localizam em sítios anatômicos específicos, como a *crista terminalis* no átrio direito, o anel mitral e as veias pulmonares no átrio esquerdo.[3-4]

Apresentação clínica

As taquicardias por reentrada nodal, mediadas por vias acessórias, e as atriais ectópicas geralmente apresentam início súbito e imprevisível. Em casos mais graves, a arritmia pode ser recorrente e até mesmo incessante. As crises são em geral benignas, com os pacientes referindo palpitações taquicárdicas de início súbito na região precordial. A presença de palpitação no pescoço sugere taquicardia por reentrada nodal. Mais raramente, podem ocorrer sintomas de maior gravidade, como tonturas, dispneia, precordialgia e sudorese fria. Síncopes em pacientes com coração normal são raras, mas podem ocorrer em indivíduos com disfunção ventricular importante. A imensa maioria das taquicardias paroxísticas supraventriculares tem bom prognóstico, com a ressalva de que a fibrilação atrial é potencialmente perigosa nos pacientes com pré-excitação ventricular. Isso porque nos pacientes cujo período refratário da via é curto (< 270 ms) pode ocorrer resposta ventricular muito rápida, eventualmente desencadeando fibrilação ventricular e morte súbita.[1-4]

Diagnóstico

A taquicardia paroxística supraventricular geralmente se apresenta no eletrocardiograma com complexos QRS estreitos (< 120 ms) e frequências elevadas (170 a 250 bpm), tal como ilustrado na Figura 42.3.

Taquicardias mais lentas podem ocorrer em pacientes usuários de fármacos antiarrítmicos. Os achados eletrocardiográficos são muito úteis para o diagnóstico das taquicar-

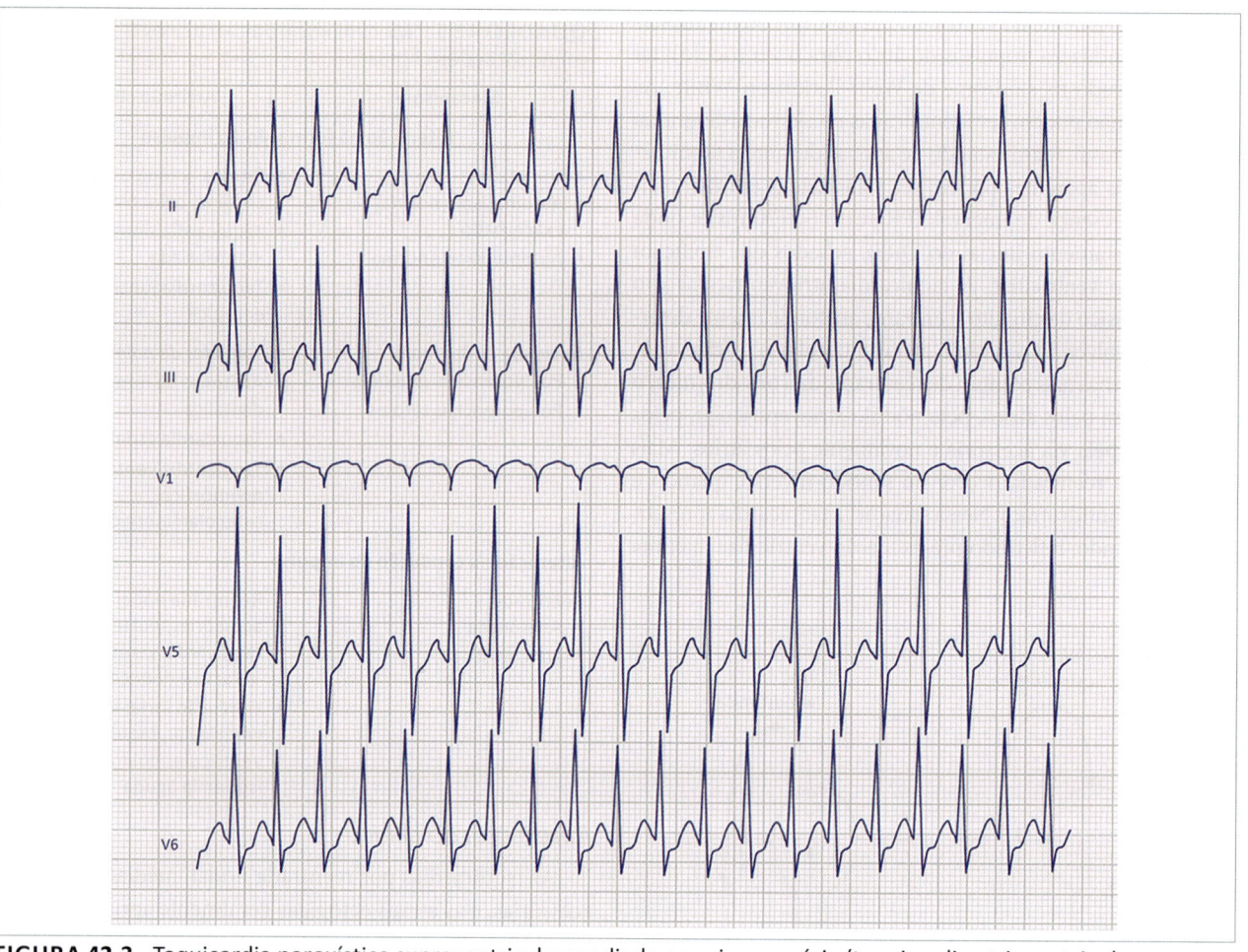

FIGURA 42.3. Taquicardia paroxística supraventricular mediada por via acessória (taquicardia atrioventricular ortodrômica). Note os complexos QRS estreitos (< 120 ms) e regulares.

dias paroxísticas supraventriculares. Na reentrada nodal, como ocorre ativação atrial e ventricular simultânea durante a taquicardia, a onda P pode não ser visualizada ou se manifestar como "pseudo-R" ou "pseudo-S" nas derivações inferiores (D2, D3, aVF) e V1 (Figura 42.1). Já na taquicardia atrioventricular ortodrômica, a onda P retrógrada pode ser visível no segmento ST (Figura 42.2), geralmente acima de 80 ms após o início do QRS (RP' > 80 ms). Na presença de vias acessórias de condução lenta (taquicardia de Coumel), reentradas nodais atípicas e taquicardias atriais focais, o intervalo RP' é longo, fazendo com que a relação RP'/P'R seja igual ou maior do que 1,0. Ocasionalmente, a taquicardia atrial ectópica pode apresentar graus variáveis de bloqueio atrioventricular (Figura 42.4).

A morfologia da P anterógrada (nas taquicardias atriais) ou retrógrada (vias acessórias) é valiosa para definir a localização do foco atrial e do feixe anômalo. Por exemplo, ondas P negativas em D1 indicam taquicardias atriais ou feixes anômalos esquerdos. Morfologias variáveis da onda P apontam para a taquicardia atrial multifocal. A despeito desses sinais eletrocardiográficos, nem sempre o diagnóstico diferencial das taquicardias paroxísticas supraventriculares de QRS estreito é evidente. Contudo, é preciso lembrar que a determinação precisa dos mecanismos (via acessória, reentrada nodal ou taquicardia atrial) dessas arritmias não é necessária para seu tratamento agudo.[1,3-4] O diagnóstico diferencial é ainda mais desafiador quando as taquicardias paroxísticas supraventriculares apresentam QRS largo (> 120 ms), seja por bloqueio de ramo (funcional ou prévio), seja por taquicardia antidrômica (pré-excitação ventricular), mostrada na Figura 42.5.

A aplicação de algoritmos específicos pode auxiliar nesses casos.[5-6] Na fibrilação atrial conduzindo por feixe anômalo (pré-excitada), os complexos QRS apresentam morfologia variável (refletindo graus variáveis de pré-excitação ventricular) e ciclos notadamente irregulares (Figura 42.6).

Tratamento das crises

O paciente deve ser monitorizado e o eletrocardiograma de 12 derivações obtido sempre que possível, posto que esse registro é muito importante para o manejo agudo da crise e também para a determinação do prognóstico e do tratamento crônico da taquicardia.[1,3]

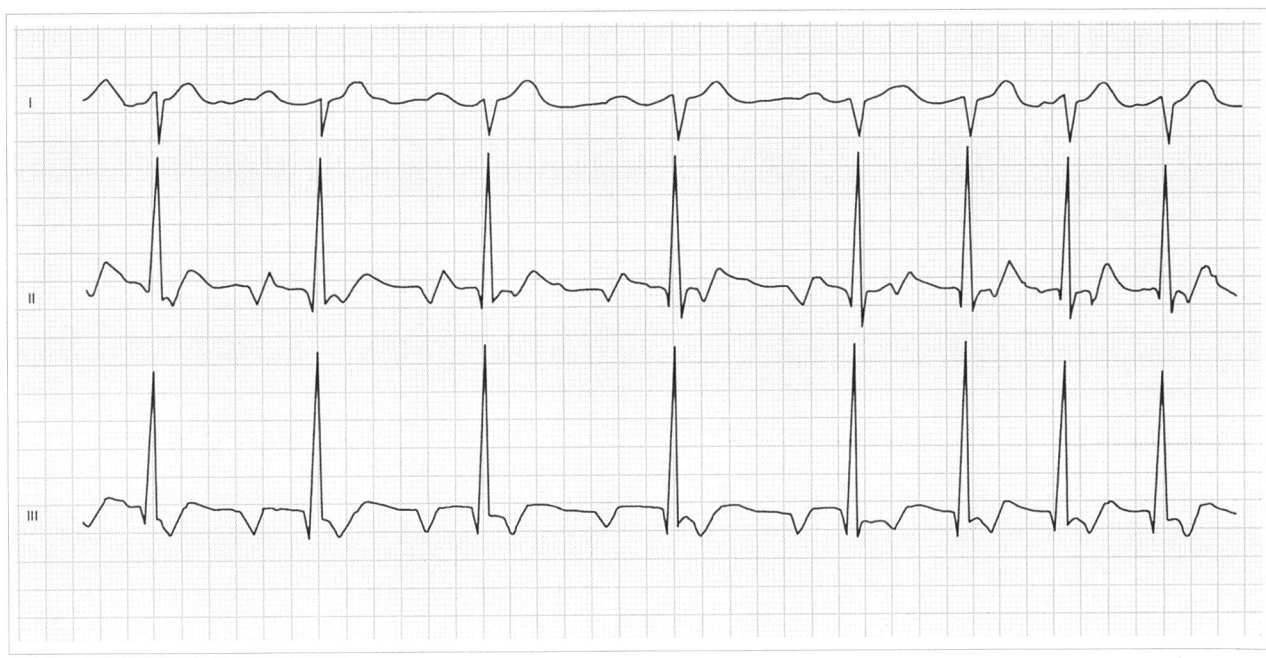

FIGURA 42.4. Taquicardia atrial ectópica com bloqueio atrioventricular variável. As ondas P são bem visualizadas durante a condução atrioventricular 2:1 (início do traçado).

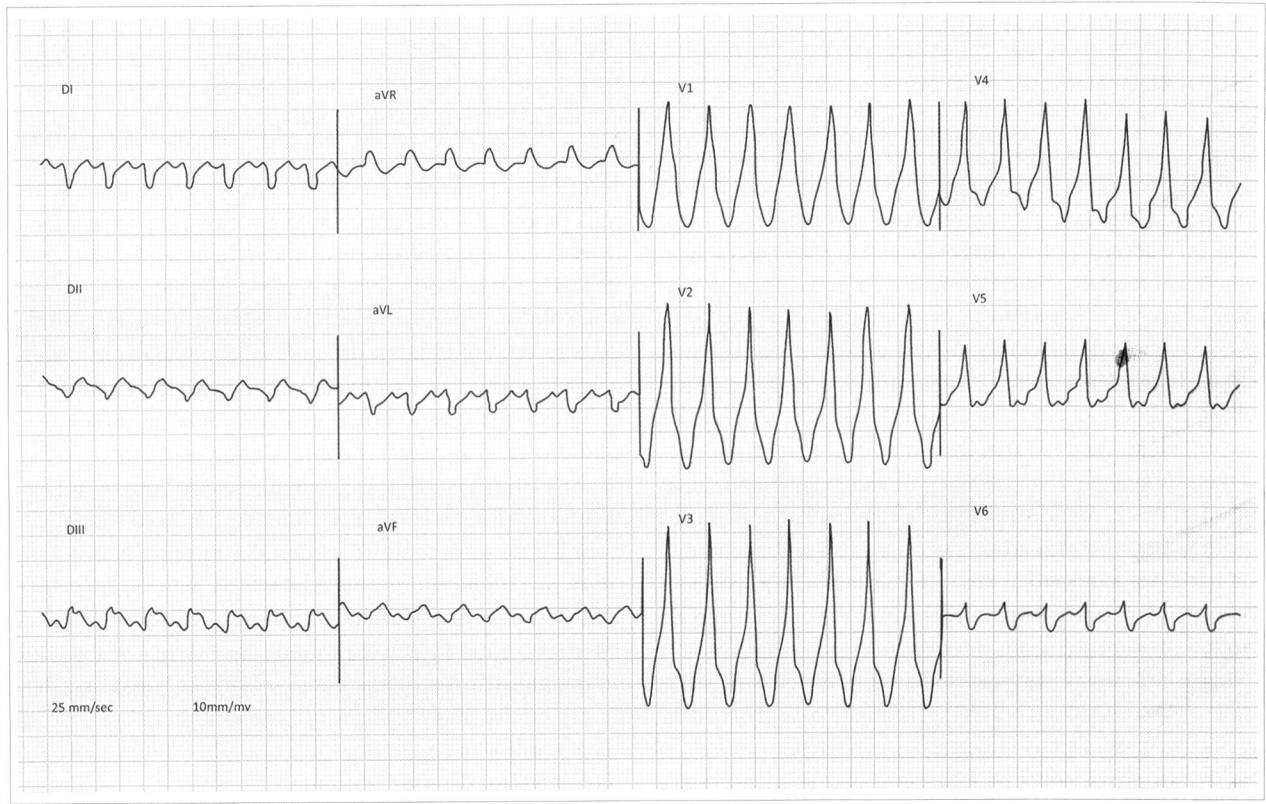

FIGURA 42.5. Taquicardia por reentrada atrioventricular antidrômica (taquicardia com pré-excitação ventricular). Note os QRS alargados (> 120 ms), sendo difícil o diagnóstico diferencial com taquicardia ventricular.

Se o paciente apresentar comprometimento hemodinâmico, evidenciado por alteração do nível de consciência, síncope, choque cardiogênico, angina ou edema pulmonar agudo, cardioversão elétrica sincronizada (100 J monofásico, 50 J bifásico) deve ser realizada imediatamente.

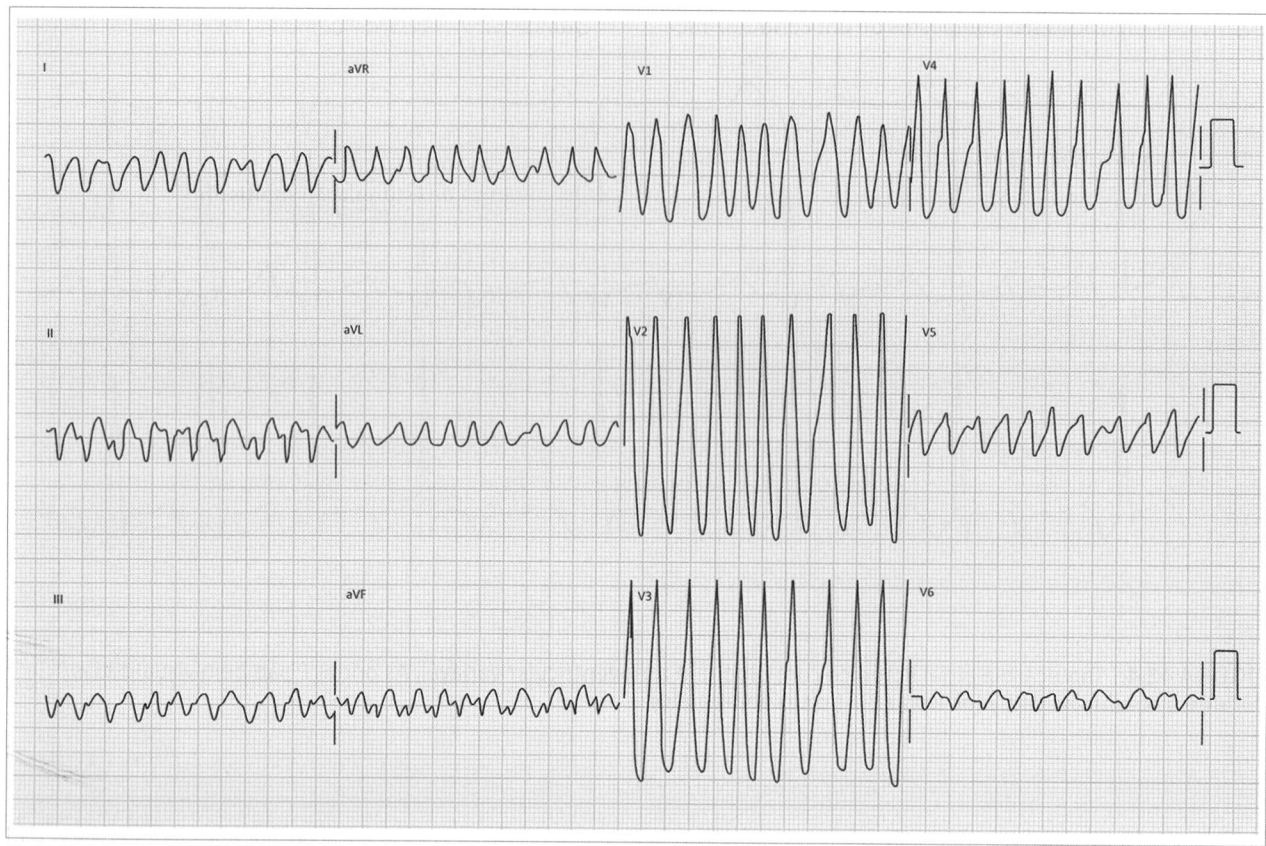

FIGURA 42.6. Fibrilação atrial pré-excitada gerando frequência cardíaca muito alta. Os intervalos RR são curtos e irregulares e os complexos QRS alargados (> 120 ms) apresentam graus variáveis de pré-excitação.

As taquicardias com complexos QRS estreitos (< 120 ms) têm origem supraventricular (exceções podem ocorrer em crianças) e devem ser tratadas como tal. Em pacientes estáveis hemodinamicamente, inicialmente devem ser realizadas manobras vagais (manobra de Valsalva, massagem dos seios carotídeos e indução de reflexo do vômito). Caso não haja resposta, a droga de primeira escolha é a adenosina na dose de 6 a 12 mg por via endovenosa em bólus "rápido", podendo ser repetida até a dose máxima de 30 mg. Essas medidas atuam bloqueando transitoriamente a condução pelo nódulo atrioventricular, que é um dos componentes essenciais da manutenção da taquicardia por reentrada atrioventricular e da reentrada nodal. Boa parte das taquicardias atriais focais também responde à adenosina. Embora as taquicardias atriais por mecanismo de reentrada raramente sejam interrompidas pela adenosina, o bloqueio atrioventricular transitório induzido pelo fármaco facilita a visualização das ondas P, permitindo o diagnóstico da taquicardia atrial. Se tais intervenções não tiverem sucesso, a cardioversão elétrica deve ser feita, desde que o paciente esteja em jejum adequado. Se as arritmias forem recorrentes, fármacos antiarrítmicos podem ajudar a estabilizar o quadro.

Como previamente aludido, as taquicardias supraventriculares podem se manifestar com QRS largo (> 120 ms) devido a aberrância de condução, bloqueio de ramo prévio ou pré-excitação ventricular (Figura 42.5). Nessa situação, o diagnóstico diferencial com as taquicardias de origem ventricular pode ser difícil, mesmo empregando algoritmos específicos.[5-6] É importante reforçar que o tratamento inadequado dessas arritmias pode ter consequências sérias, inclusive fatais. Dessa forma, com vistas à garantia de segurança do paciente, na abordagem inicial, toda taquicardia de complexo QRS largo deve ser considerada como tendo origem ventricular.[1-4] Com efeito, a maioria das taquicardias de QRS largo é ventricular, especialmente na presença de cardiopatia. Nos cenários clínicos onde existe forte suspeita clínica (jovens, coração normal) e eletrocardiográfica de taquicardia supraventricular com aberrância, o tratamento é similar ao das taquicardias de QRS estreito. Nos demais casos, a conduta é a mesma adotada na taquicardia ventricular, ou seja, amiodarona endovenosa em dose única de 300 mg ou 5 mg/kg em 30 minutos. Esse fármaco atua tanto no nódulo atrioventricular como sobre vias acessórias, além de ser efetivo nas taquicardias ventriculares. Em caso de falha, cardioversão elétrica sincronizada (200 monofásico, 100 J bifásico) deve ser realizada.

Na fibrilação atrial pré-excitada (Figura 42.6), o tratamento mais adequado é a cardioversão elétrica (200 J monofásico, 100 J bifásico), mesmo nos pacientes com estabilidade hemodinâmica.[1,3] Na impossibilidade dessa abordagem, a amiodarona endovenosa é o fármaco de escolha, pois não apenas diminui a resposta ventricular pela via acessória, mas também tem o potencial de reverter a fibrilação atrial. Outra opção pouco disponível em nosso meio é a propafenona endovenosa (2 mg/kg em 10 minutos), porém esse fármaco é contraindicado em pacientes com cardiopatia (Quadro 42.2).

Prevenção das recorrências

Indiscutivelmente, o tratamento de primeira escolha para controlar as crises de taquicardia paroxística supraventricular é a ablação por cateter com energia de radiofrequência (lesão por calor), especialmente na reentrada nodal, nas mediadas por vias acessórias e nas atriais ectópicas.[3-4,7] Essa intervenção apresenta índices de cura superiores a 95% com baixas taxas (1%) de complicações. A ablação com crioenergia (lesão a frio), ou seja, crioablação, é mais segura que a radiofrequência nas vias acessórias e taquicardias atriais com localização muito próxima ao sistema de condução normal (com risco de induzir bloqueio atrioventricular), sendo uma boa alternativa nesses casos.[8] Os fármacos usualmente são reservados aos pacientes que aguardam ablação ou então a aqueles sem condições clínicas para se submeter ao procedimento, por exemplo, pacientes críticos, com infecções ativas, gestantes etc. As taquicardias atriais reentrantes e as multifocais também são inicialmente tratadas com drogas. A escolha dos fármacos dependerá do eletrocardiograma: nos pacientes sem pré-excitação ventricular, os betabloqueadores, bloqueadores de canais de cálcio não di-hidropiridínicos (diltiazem e verapamil) e a propafenona são as melhores opções.[1] Na presença de pré-excitação ventricular devem ser usados a propafenona ou o sotalol. É importante frisar que os betabloqueadores, os bloqueadores de canais de cálcio e a digital são contraindicados nos pacientes com pré-excitação ventricular por facilitarem a condução pelo feixe anômalo durante a fibrilação atrial.[1,3] Em razão de seus efeitos adversos, a amiodarona não é droga preferencial em pacientes com taquicardias paroxísticas supraventriculares, podendo, contudo, ser usada nos pacientes refratários (principalmente taquicardias atriais reentrantes e multifocais em cardiopatas), intolerantes ou com contraindicações aos fármacos de primeira escolha.

FLUTTER ATRIAL

O *flutter* atrial é uma taquicardia supraventricular sustentada muito frequente, perdendo apenas da fibrilação atrial.[9-10] Digno de nota, a associação dessas duas arritmias é observada com bastante frequência, podendo,

QUADRO 42.2. Tratamento das taquicardias supraventriculares.

Arritmia	Tratamento da crise	Prevenção da recorrência
TPSV instável	CV (100 J monofásico, 50 J bifásico)	1º) Ablação 2º) Betabloqueadores*, propafenona, sotalol 3º) Amiodarona
TPSV estável		
QRS estreito (< 120 ms)	1º) Manobras vagais 2º) Adenosina (6 a 12 mg EV) 3º) CV (100 J monofásico, 50 J bifásico)	1º) Ablação 2º) Betabloqueadores*, diltiazem*, verapamil*, propafenona, sotalol 3º) Amiodarona
QRS largo (> 120 ms)		
Taqui supra com aberrância	Tratar como QRS estreito	Tratar como QRS estreito
Diagnóstico indefinido	Tratar como TV 1º) Amiodarona (300 mg EV) 2º) CV (200 J monofásico, 100 J bifásico)	1º) Ablação 2º) Betabloqueadores*, diltiazem*, verapamil*, propafenona, sotalol 3º) Amiodarona
FA pré-excitada	1º) CV (200 J monofásico, 100 J bifásico) 2º) Amiodarona (300 mg EV) ou propafenona (2 mg/kg EV) na ausência de cardiopatia	1º) Ablação 2º) Propafenona e sotalol 3º) Amiodarona
Flutter atrial	1º) CV (100 J monofásico, 50 J bifásico) 2º) Amiodarona (300 mg EV)	1º) Ablação 2º) Amiodarona
Taquicardia sinusal inapropriada	Betabloqueadores Diltiazem, verapamil Digoxina Ivabradina	Associação de fármacos Ablação
Taquicardia juncional ectópica	Amiodarona EV Betabloqueadores	Amiodarona Propafenona Betabloqueadores Hipotermia Ablação em casos graves

TPSV: taquicardia paroxística supraventricular; CV: cardioversão elétrica; EV: endovenosa; FA: fibrilação atrial; Taqui supra: taquicardia supraventricular; TV: taquicardia ventricular; *: contraindicado em pacientes com pré-excitação ventricular.

inclusive, haver a transformação espontânea ou promovida por drogas antiarrítmicas (propafenona, amiodarona) de uma arritmia em outra. Tipicamente, o *flutter* exibe ao eletrocardiograma ondas "f" em forma de "dente de serra" com frequência atrial em torno de 300 bpm e resposta ventricular 2:1, gerando frequência cardíaca de 150 bpm. Entretanto, respostas ventriculares variáveis podem ocorrer, especialmente na vigência de medicamentos que diminuem a condução pelo nódulo atrioventricular (betabloqueadores, digoxina). O *flutter* atrial mais comumente acomete pacientes idosos com diversas formas de cardiopatia estrutural, como insuficiência cardíaca, valvopatias e cirurgias cardíacas prévias, porém pode também afetar indivíduos com coração normal.

Mecanismos eletrofisiológicos

O *flutter* atrial é uma arritmia com base em circuitos de macrorreentrada localizados em ambos os átrios.[2,9] A presença de zonas de condução lenta formadas por barreiras anatômicas e funcionais é determinante para a formação desses circuitos (Quadro. 42.1). A forma mais frequente da arritmia é o chamado *flutter* típico ou comum, cujo circuito se localiza no átrio direito ao redor do anel tricúspide e que tem como região crítica o istmo cavo-tricuspídeo. Dependendo do sentido de rotação ao redor do anel tricúspide, o *flutter* é classificado em anti-horário ou horário (Figura 42.7). O *flutter* atrial é dito atípico quando não possui essas características, ou seja, quando a parte crítica do circuito não é o istmo cavo-tricuspídeo. As formas atípicas de *flutter*

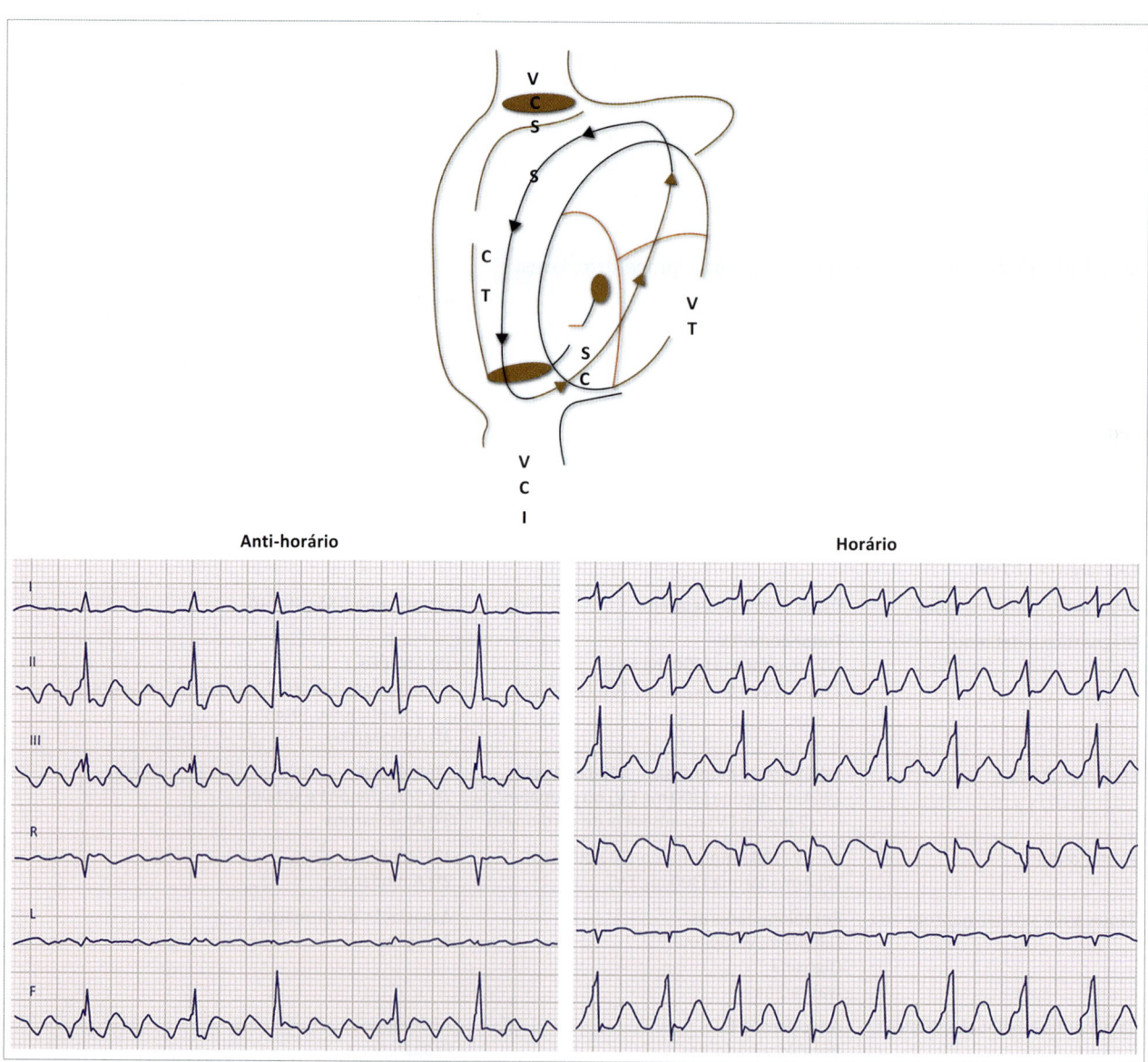

FIGURA 42.7. Desenho esquemático ilustrando o circuito do *flutter* atrial típico anti-horário que gira no átrio direito passando pelo istmo cavo-tricuspídeo, delimitado pela VCI (veia cava inferior), seio coronário (SC) e anel tricúspide, subindo pelo septo atrioventricular e descendo pela parede lateral fechando o circuito. VCS (veia cava superior); CT (*crista terminalis*); VT (válvula tricúspide). Eletrocardiogramas mostrando *flutter* atrial típico anti-horário e horário, apresentando padrão em "dente de serra" na parede inferior (II, III e F), com ondas "f" negativas no *flutter* anti-horário e positivas *flutter* horário.

podem ocorrer tanto no átrio direito, relacionadas a cicatrizes atriais cirúrgicas (*patches*, atriotomias), como no átrio esquerdo, principalmente nas valvopatias mitrais e em cicatrizes pós-ablação por radiofrequência de fibrilação atrial (isolamento elétrico das veias pulmonares).[9]

Apresentação clínica

O *flutter* atrial pode se apresentar de forma paroxística (início e término espontâneos) ou persistente (requerem cardioversão para seu término). Os sintomas mais comuns são palpitações, dispneia aos esforços, cansaço e precordialgia, contudo boa parte dos pacientes não apresenta nenhum sintoma. Nesse aspecto, a primeira manifestação do *flutter* pode ser uma de suas complicações, especialmente a insuficiência cardíaca (taquicardiomiopatia) e os fenômenos tromboembólicos.[10] Raramente o *flutter* leva à instabilidade hemodinâmica, tontura e síncope.

Diagnóstico

O *flutter* atrial se manifesta mais comumente como uma taquicardia de QRS estreito com frequência ventricular de 150 bpm, achado que, *per se*, deve levantar a suspeita da arritmia. Contudo, a exemplo das taquicardias paroxísticas supraventriculares, complexos QRS alargados por aberrância de condução podem ser observados, notadamente em pacientes usando fármacos antiarrítmicos (propafenona). O diagnóstico eletrocardiográfico pode ser confirmado pela presença de atividade elétrica contínua (ausência de linhas isoelétricas) entre as ondas "f", característica que, aliada a frequências atriais elevadas (> 240 bpm), diferencia o *flutter* das taquicardias atriais. Quando as ondas "f" estão mascaradas pela repolarização ventricular, a indução de bloqueio atrioventricular transitório com manobras vagais ou com adenosina endovenosa pode auxiliar na visualização da atividade elétrica atrial (Figura 42.7). No *flutter* típico anti-horário (mais comum), as ondas em "dentes de serra" são negativas na parede inferior (D2, D3 e aVF) e positivas em V1, enquanto o inverso (D2, D3 e aVF positivos e V1 negativo) ocorre no *flutter* típico horário. A ausência desses padrões caracteriza o *flutter* atípico, que pode se exteriorizar eletrocardiograficamente de múltiplas formas.[9]

Tratamento das crises

O manejo clínico do *flutter* é semelhante ao da fibrilação atrial e pode ser visto em detalhe no Capítulo 33 – Crises Hipertensivas.[3,10] Em essência, na abordagem inicial devem ser realizados exames laboratoriais (hemograma, função tireoidiana, eletrólitos e marcadores de necrose miocárdica) e de imagem (raio X de tórax, ecocardiograma) para identificar causas secundárias da arritmia.

Na presença de instabilidade hemodinâmica (choque cardiogênico, alteração do nível de consciência, síncope, angina ou edema pulmonar agudo), cardioversão elétrica sincronizada (100 J monofásico, 50 J bifásico) deve ser prontamente realizada. Nos pacientes estáveis que apresentam resposta ventricular elevada, o controle da frequência cardíaca com fármacos ajuda a aliviar os sintomas. As drogas de eleição são os betabloqueadores e os antagonistas dos canais de cálcio não di-hidropiridínicos (diltiazem e verapamil). A digital e a amiodarona são opções em pacientes com disfunção ventricular ou com contraindicações aos fármacos de primeira escolha. É importante destacar que os antiarrítmicos (amiodarona, propafenona) têm baixa eficácia na reversão do *flutter*, logo a abordagem preferencial para restaurar o ritmo sinusal é a cardioversão elétrica sincronizada (100 J monofásico, 50 J bifásico). Da mesma forma que na fibrilação atrial, o risco de fenômenos tromboembólicos deve ser considerado na definição da conduta. Se a duração do *flutter* for inferior a 48 horas, a cardioversão (química ou elétrica) pode ser prontamente realizada, precedida de bólus de heparina venosa (60 a 70 UI/kg). Quando a arritmia estiver presente há mais de 48 horas ou por período indeterminado, o ecocardiograma transesofágico deve ser realizado para afastar trombos intracavitários. A ausência de trombos autoriza a cardioversão. Se o exame não for disponível, os pacientes devem ser anticoagulados plenamente por 3 semanas antes da cardioversão com varfarina (RNI 2,0 a 3,0), dabigatrana, rivaroxabana ou apixabana. Após a cardioversão, é obrigatório manter 4 semanas de anticoagulação em todos os pacientes com *flutter* atrial com duração maior que 48 horas ou duração indeterminada.[10] A necessidade de estender a anticoagulação após esse período dependerá do risco embólico do paciente, aferido pelo escore CHA_2DS_2VASc (ver Capítulo 40, Fibrilação Atrial – Abordagem Clínica e Invasiva).

Prevenção das recorrências

As drogas utilizadas para prevenir as crises de *flutter* atrial são as mesmas utilizadas na fibrilação atrial (propafenona, sotalol, amiodarona).[3,10] A propafenona deve ser utilizada em conjunto com fármacos que bloqueiam o nódulo atrioventricular (betabloqueador, bloqueador de canais de cálcio), pois pode alentecer o circuito do *flutter*, resultando em condução atrioventricular 1:1. No *flutter* típico, o tratamento de escolha para controlar as crises é a ablação por radiofrequência do istmo cavo-tricuspídeo, intervenção com sucesso superior a 90% e baixo risco de complicações e recorrências (Quadro 42.2).[9] Em casos selecionados, a ablação pode ser indicada como terapia inicial para restaurar o ritmo sinusal (em substituição à cardioversão). Já no *flutter* atípico, a terapia inicial é geralmente com fármacos, ficando a ablação reservada para casos refratários. Dada a complexidade dos circuitos envolvidos no *flutter* atípico, sistemas de mapeamento eletroanatômico tridimensional são frequentemente empregados na ablação dessas arritmias.

TAQUICARDIAS POR AUTOMATISMO ANORMAL

Convém destacar nessa categoria a taquicardia sinusal inapropriada e a juncional ectópica (Quadro 42.1).[11-12]

Taquicardia sinusal inapropriada

A taquicardia sinusal é bastante comum no ambiente de terapia intensiva, sendo consequência de vários estímulos adrenérgicos, como choque, aminas vasoativas, infecções, hipertireoidismo, anemia e insuficiência cardíaca. Outras vezes é secundária ao uso de drogas lícitas (aminofilina, atropina, catecolaminas, cafeína, energéticos) e ilícitas (anfetaminas, cocaína). Nessas situações, o nódulo sinusal se comporta fisiologicamente e a normalização da frequência cardíaca é obtida com o controle da causa básica. Já na taquicardia sinusal inapropriada, o automatismo do nódulo sinusal é anormal devido a alterações intrínsecas e/ou secundárias às disautonomias com favorecimento do tônus simpático.[11] Não há causas aparentes para a taquicardia. Essa arritmia não é grave do ponto de vista hemodinâmico, contudo é geralmente muito sintomática e de difícil controle clínico. Os fármacos mais usados, isoladamente ou em combinação, são os betabloqueadores, bloqueadores de canais de cálcio não di-hidropiridínicos (diltiazem e verapamil) e a digital. Mais recentemente, a ivabradina tem sido empregada com bons resultados. Casos rebeldes podem ser submetidos à ablação por radiofrequência, embora com resultados limitados (Quadro 42.2).

Taquicardia juncional ectópica

Essa arritmia é provocada pelo automatismo anormal no nódulo atrioventricular ou na porção proximal do feixe de His. A forma mais comum ocorre no pós-operatório de cirurgia cardíaca pediátrica.[12] A taquicardia é mais rara em adultos, sendo desencadeada por miocardite, isquemia miocárdica e intoxicação digitálica. Há também uma forma congênita, presente desde o nascimento. O eletrocardiograma típico mostra taquicardia de QRS estreito com dissociação atrioventricular (frequência atrial menor que a ventricular) tal como na Figura 42.8.

As formas adquiridas geralmente são autolimitadas, porém, quando incessantes, podem resultar em insuficiência cardíaca severa e óbito. O tratamento consiste no controle dos fatores desencadeantes (febre, hipovolemia, distúrbios eletrolíticos, isquemia), redução de inotrópicos, sedação adequada e fármacos, especialmente a amiodarona endovenosa. Os betabloqueadores e a propafenona também podem ser usados (Quadro 42.2). A hipotermia tem sido utilizada em casos graves refratários à medicação, assim como a ablação por cateter, preferencialmente com a crioenergia (crioablação).

TAQUIARRITMIAS VENTRICULARES

As taquiarritmias ventriculares são as que se originam abaixo da bifurcação do feixe de His e, via de regra, são mais graves que as supraventriculares.[1] Tipicamente se apresentam como taquicardias de QRS largo (> 120 ms). Essas taquicardias são caracterizadas pela sequência de três ou mais batimentos consecutivos com frequência cardíaca

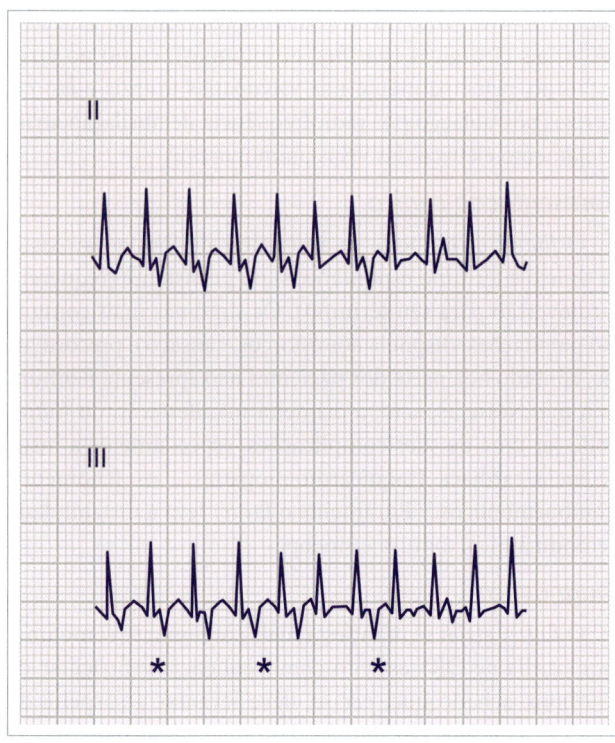

FIGURA 42.8. Eletrocardiograma nas derivações II e III mostrando taquicardia juncional ectópica em criança. Note a frequência cardíaca rápida dos complexos QRS estreitos (< 120 ms) com ondas P dissociadas (asteriscos), caracterizando dissociação atrioventricular.

maior que 100 bpm. É importante diferenciar as taquicardias ventriculares dos chamados ritmos idioventriculares acelerados, nos quais a frequência dos complexos ventriculares é inferior a 100 bpm, posto que tais arritmias são geralmente benignas e não requerem tratamento específico. As taquiarritmias ventriculares são consideradas não sustentadas quando apresentam duração inferior a 30 segundos e sustentadas se ultrapassam esse limite. A análise da morfologia das taquiarritmias ventriculares é bastante relevante porque guarda relação com os mecanismos da arritmia. Nesse aspecto, sempre que possível, deve ser registrado o eletrocardiograma de 12 derivações, que possibilita com razoável precisão identificar o tipo da taquicardia e seu local de origem. A taquicardia ventricular é dita monomórfica quando apresenta complexos QRS semelhantes (Figura 42.9) e polimórfica quando são observadas duas ou mais morfologias (Figura 42.10). A taquicardia monomórfica sustentada muito rápida (> 250 bpm) e com aspecto sinusoidal é chamada de *flutter* ventricular. Já a fibrilação ventricular pode ser identificada pelo ritmo irregular e rápido, com variação caótica na ativação ventricular, não sendo possível identificar complexos QRS. Por fim, uma forma peculiar de taquicardia ventricular polimórfica é a *torsades de pointes* (Figura 42.11) identificada pelo padrão característico de rotação dos complexos QRS em torno da linha de base (torção das pontas).

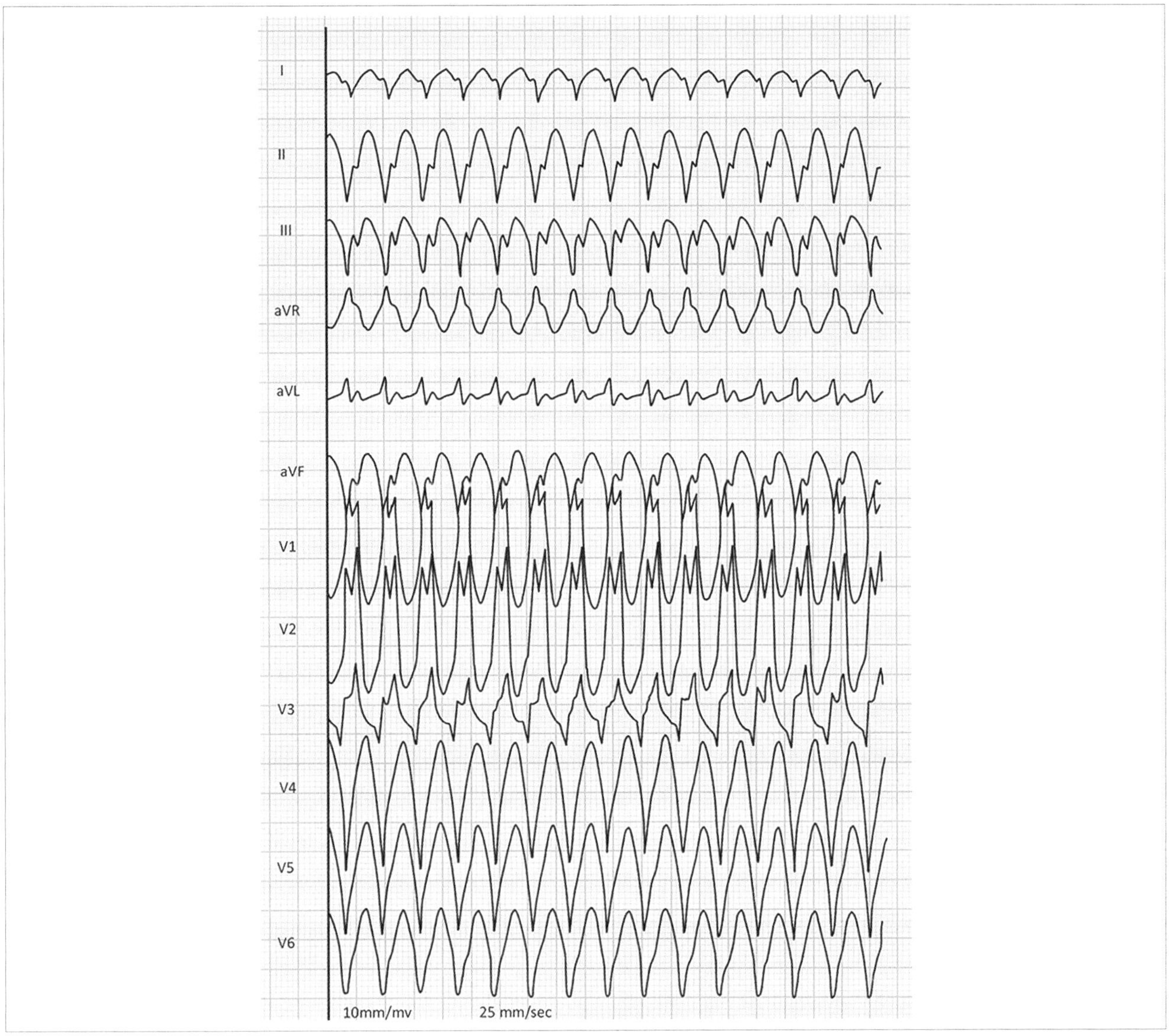

CAPÍTULO 42 Taquiarritmias Cardíacas

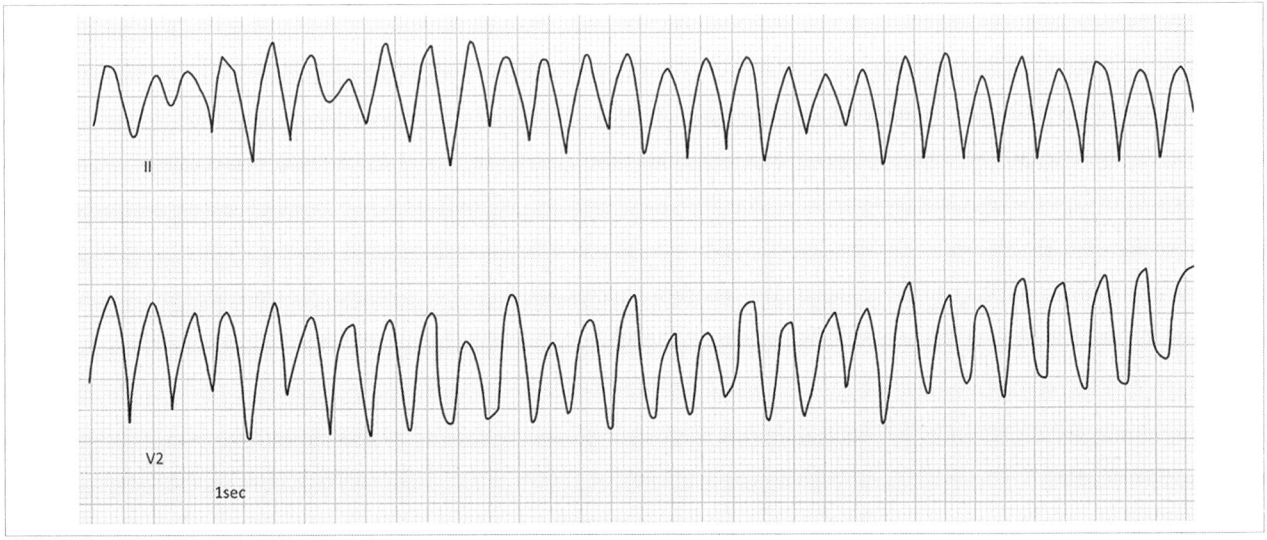

FIGURA 42.9. Taquicardia ventricular monomórfica em paciente com cardiopatia estrutural. Note os complexos QRS alargados (> 120 ms) e com morfologia constante.

FIGURA 42.10. Eletrocardiograma nas derivações II e V_2 mostrando taquicardia ventricular polimórfica em paciente com infarto agudo do miocárdio. Note as morfologias variáveis dos complexos QRS.

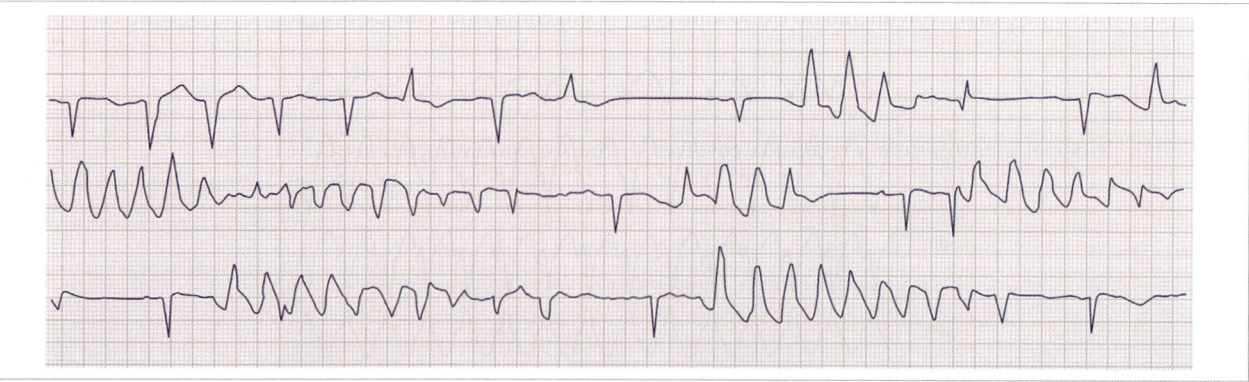

FIGURA 42.11. *Torsades de pointes* em paciente com QT longo adquirido por uso de fármaco antiarrítmico. Note o padrão característico de torção das pontas e os intervalos QT prolongados.

O espectro clínico das taquiarritmias ventriculares é amplo, acometendo pacientes com e sem cardiopatia estrutural (Quadro 42.3).[1,13] Na ausência de cardiopatia detectável, são chamadas de idiopáticas e geralmente têm evolução benigna. Contudo, na maioria dos casos as taquiarritmias potencialmente malignas estão relacionadas à doença cardíaca estrutural (cicatrizes miocárdicas) ou a mutações genéticas gerando disfunções nos canais iônicos (canalopatias) dos miócitos. Eventos agudos, como isquemia miocárdica, distúrbios eletrolíticos e efeitos colaterais de fármacos, igualmente podem desencadear arritmias graves e morte súbita, mesmo em indivíduos aparentemente normais.[13]

MECANISMOS ELETROFISIOLÓGICOS

As taquiarritmias ventriculares estão relacionadas a alterações na geração do impulso elétrico (automatismo anormal; atividade deflagrada) ou em sua condução (reentrada), como ilustrado no Quadro 42.1.[2,13]

Taquiarritmias monomórficas

As taquicardias ventriculares idiopáticas (coração normal) da via de saída ventricular (direita ou esquerda) têm seu mecanismo relacionado à atividade deflagrada devido a pós-potenciais ou a automatismo anormal, situações favorecidas pelo aumento no cálcio intracelular. O automatismo anormal

QUADRO 42.3. Etiologia das taquicardias ventriculares.

Etiologia das taquicardias ventriculares		
Etiologia	**Mecanismo**	**Classificação**
Coração normal – Idiopáticas	Fascicular – Idiopática do VE – Verapamil sensível	Reentrada utilizando os fascículos do ramo esquerdo
	Via de saída do VD – Adenosina sensível	Atividade deflagrada
Secundárias		
Isquemia miocárdica (Isquemia aguda)		TV polimórfica
Hipocalemia	Atividade deflagrada	TV polimórfica
Infarto do miocárdio (cicatriz preexistente)	Reentrada relacionada à cicatriz de infarto antigo	TV sustentada monomórfica
Miocardiopatia chagásica	Reentrada relacionada à cicatriz de doença de Chagas	TV sustentada monomórfica
Displasia arritmogênica do VD	Reentrada relacionada à cicatriz no VD	TV sustentada monomórfica
Cicatriz cirúrgica prévia (p. ex.: pós-operatório da correção de Fallot)	Reentrada em área de cicatriz cirúrgica prévia	TV sustentada monomórfica
QT longo	Atividade deflagrada	*Torsade de pointes*
Síndrome de Brugada	Reentrada (?)	TV polimórfica
TV catecolaminérgica	Automatismo por acúmulo de cálcio intracelular	TV bidirecional ou TV polimórfica

TV: taquicardia ventricular; VD: ventrículo direito; VE: ventrículo esquerdo.

também contribui para o desenvolvimento do ritmo idioventricular acelerado. Algumas taquicardias idiopáticas do ventrículo esquerdo (fasciculares) são provocadas por reentrada.[2]

Nas taquicardias ventriculares associadas à cardiopatia estrutural, o principal mecanismo é a reentrada envolvendo cicatrizes (fibrose) miocárdicas (Figura 42.12). O substrato anatômico dessas arritmias é caraterizado por tecido cicatricial entremeado a fibras miocárdicas viáveis.[2,13-14] Esse desarranjo estrutural cria condições para o desenvolvimento de circuitos reentrantes (condução lenta e não uniforme, bloqueios unidirecionais anatômicos e funcionais). A localização das cicatrizes pode variar de acordo com a doença subjacente: predominantemente no subendocárdio na cardiopatia isquêmica (causa mais comum) ou no subepicárdio e na região intramiocárdica nas cardiopatias não isquêmicas, como doença de Chagas, miocardiopatia dilatada idiopática, displasia arritmogênica do ventrículo direito, miocardite viral prévia, sarcoidose, miocardiopatia hipertrófica, cirurgia para correção de cardiopatia congênita (especialmente tetralogia de Fallot) ou cirurgia valvar.[13-14]

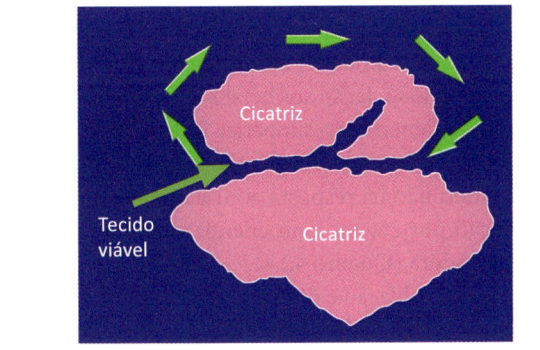

FIGURA 42.12. Desenho esquemático do substrato anatômico das taquicardias ventriculares monomórficas associadas a cicatrizes miocárdicas. No interior da cicatriz existem áreas com tecido viável favorecendo a formação de circuitos de reentrada. Essas áreas são alvos da ablação de substrato.

Taquiarritmias polimórficas

A maior parte das taquicardias polimórficas é secundária a reentradas funcionais. Em contraste com os circuitos anatômicos das taquicardias monomórficas, na reentrada funcional o circuito não é estável, variando batimento a batimento, consequentemente gerando taquicardias irregulares e polimórficas. Entretanto, esses dois tipos de reentrada (anatômica e funcional) podem coexistir. A reentrada funcional com base em rotores (impulsos que se propagam em espiral) tem sido implicada no desenvolvimento da fibrilação ventricular. A reentrada funcional também pode ser facilitada por diferenças regionais na repolarização ventricular (p. ex.: endocárdio e epicárdio) resultando em gradientes de voltagem entre elas. Essa forma de reentrada parece contribuir para a *torsades de pointes*.[2,15]

As taquicardias ventriculares polimórficas e a fibrilação ventricular observadas nas canalopatias (p. ex.: QT longo congênito, síndrome de Brugada) e na isquemia miocárdica aguda são secundárias a reentradas funcionais.[2,15] Condições transitórias que alteram as propriedades eletrofisiológicas do miocárdio, como distúrbios eletrolíticos (p. ex.: baixas concentrações séricas de potássio, cálcio e magnésio), fármacos que prolongam a repolarização ventricular (p. ex.: sotalol e amiodarona), bradicardia, hipóxia e acidose também são fatores predisponentes ao desenvolvimento de reentradas funcionais. É importante mencionar que a presença de intervalo QT prolongado (congênito ou secundário a fármacos) indica maior propensão a *torsades de pointes* (Figura 42.11).

APRESENTAÇÃO CLÍNICA

As manifestações clínicas das taquiarritmias ventriculares dependem da presença e da extensão da disfunção ventricular e da frequência da taquicardia.[1,13] Pacientes hemodinamicamente estáveis geralmente referem palpitações ou a percepção do pulso acelerado, porém alguns podem ser oligossintomáticos, especialmente se a taquicardia for lenta (FC < 120 bpm). Nesses casos, é comum o paciente procurar atendimento médico devido a dispneia e insuficiência cardíaca. As taquiarritmias ventriculares rápidas geralmente se manifestam de maneira mais severa, com os pacientes apresentando pré-síncope, síncope, parada cardíaca e morte súbita, que pode ser a primeira manifestação da arritmia.

Avaliação inicial

O mais importante na avaliação inicial de pacientes com suspeita de taquiarritmias ventriculares é determinar a repercussão hemodinâmica da arritmia.[1,13] Sinais de baixo débito cardíaco, como rebaixamento do nível de consciência, hipotensão, ausência de pulso central, edema pulmonar agudo e dor precordial, indicam a necessidade de cardioversão elétrica imediata. Após a reversão e estabilização do quadro clínico, deve-se conduzir anamnese minuciosa, inclusive com familiares do paciente, buscando identificar possíveis causas para o desenvolvimento da taquiarritmia, com destaque para a presença de cardiopatia de base, isquemia miocárdica aguda, circunstâncias associadas a distúrbios eletrolíticos e metabólicos, uso de drogas lícitas e ilícitas e outras condições clínicas associadas (doenças renais, pulmonares etc.), incluindo o histórico de morte súbita familiar. O exame físico deve priorizar a detecção de cardiopatia estrutural, embora o exame físico normal não afaste a presença de cardiopatias estruturais.

Diagnóstico

O eletrocardiograma de 12 derivações é extremamente importante não apenas para o tratamento agudo da taquicardia, mas também para o manejo do paciente em longo prazo. Logo, esse exame deve ser realizado sempre que possível, já que sem a documentação eletrocardiográfica o paciente muitas vezes necessitará de exames adicionais para esclarecimento diagnóstico, inclusive o estudo eletrofisiológico.[1,13] Como previamente aludido, as taquicardias ventriculares apresentam complexos QRS alargados (Figura 42.9), contudo nem toda taquicardia de QRS largo (> 120 ms) é de origem ventricular. As taquicardias supraventriculares com condução aberrante (bloqueio de ramo prévio ou funcional, pré-excitação ventricular) também mostram QRS largo (Figura 42.5). A despeito dos vários algoritmos com sensibilidade e especificidade bastante elevadas para o diagnóstico diferencial das taquicardias de QRS alargado, como o de Brugada e de Vereckei,[5-6] esse diagnóstico muitas vezes é difícil até para o especialista. Dessa forma, na emergência e unidades de terapia intensiva, as taquicardias sustentadas de QRS largo devem ser abordadas como taquicardias ventriculares, posto que se essas arritmias forem tratadas incorretamente podem apresentar desfecho fatal.[1,13]

ABORDAGEM DAS ARRITMIAS VENTRICULARES SUSTENTADAS

Os principais alvos do tratamento de pacientes com taquiarritmias ventriculares sustentadas são controlar as crises e prevenir a morte súbita. As principais ferramentas disponíveis atualmente para esse fim são os fármacos antiarrítmicos, a ablação por cateter com energia de radiofrequência e os cardioversores desfibriladores implantáveis (CDI).[13]

Controle das crises e prevenção das recorrências

As taquiarritmias ventriculares com repercussão hemodinâmica significativa (sinais de baixo débito cardíaco) devem ser cardiovertidas eletricamente de imediato (100 a 200 J para choques bifásicos e 200 a 360 J para choques monofásicos). A amiodarona endovenosa em dose única de 300 mg ou 5 mg/kg é o fármaco de eleição nos casos de arritmias ventriculares recorrentes e refratárias à cardioversão elétrica. A lidocaína endovenosa (1 mg/kg em bólus) pode ser usada como alternativa na parada cardíaca quando a taquicardia/fibrilação ventricular é refratária à amiodarona. As taquicardias ventriculares polimórficas do tipo *torsades de pointes* associadas à síndrome do QT longo congênito ou adquirido podem ser tratadas com sulfato de magnésio endovenoso na dose de 1 a 2 g e com aceleração da frequência cardíaca pela infusão endovenosa de isoproterenol ou com marca-passo ventricular temporário.[1,13] O isoproterenol também é valioso nas tempestades elétricas que ocorrem na síndrome de Brugada.[15] Nos demais tipos de taquicardia ventricular polimórfica, *flutter* ventricular e na fibrilação ventricular recorrentes, especialmente relacionados a eventos isquêmicos agudos, o metoprolol endovenoso pode auxiliar na estabilização do quadro. É igualmente importante corrigir distúrbios metabólicos e eletrolíticos, se presentes. A ocorrência de isquemia aguda deve ser pesquisada e controlada com revascularização miocárdica, se necessário.

Já nas taquicardias ventriculares sustentadas com estabilidade hemodinâmica, após registro do eletrocardiograma de 12 derivações, a amiodarona endovenosa deve ser utilizada se a opção for pela reversão farmacológica.[13] Todavia, como os pacientes com disfunção ventricular esquerda podem rapidamente apresentar deterioração hemodinâmica, a cardioversão elétrica pode ser a escolha inicial nesses casos, desde que o paciente esteja em jejum adequado. Em pacientes com cardiopatia estrutural, a droga mais efetiva e usada para prevenir recorrências é a amiodarona nas doses de 1.200 a 1.800 mg por dia por via oral até atingir 10 g, com manutenção de 400 mg por dia. A ablação por cateter também é uma opção a ser considerada em pacientes selecionados.[16]

Algumas situações especialmente graves merecem destaque. As tempestades arrítmicas são definidas pela ocorrência de três ou mais episódios de taquiarritmia ventricular que necessitam cardioversão elétrica, seja transtorácica ou pelo CDI em um período de 24 horas.[13] Se a taquicardia for bem tolerada, caracteriza-se como incessante. Essas arritmias constituem emergências médicas e estão associadas a várias cardiopatias estruturais e canalopatias (Brugada, QT longo, polimórfica catecolaminérgica), embora as etiologias isquêmica e chagásica sejam as mais frequentes em nosso meio.[13,15] É crítico afastar isquemia aguda nos pacientes com fatores de risco. Nos pacientes com cardiopatia estrutural, a estabilização elétrica pode ser alcançada com a amiodarona, muitas vezes em associação aos betabloqueadores. Em casos selecionados, a denervação simpática torácica por anestesia epidural ou por bloqueio do gânglio estrelado podem ser úteis.[13] Quando não há resposta ao tratamento com fármacos, a ablação por cateter com energia de radiofrequência pode ser salvadora (Quadro 42.4).[17]

O objetivo da ablação é destruir o tecido miocárdico viável na cicatriz eliminando os circuitos de reentrada (Figura 42.12). O melhor cenário para a ablação da taquicardia é quando ela é reprodutível e bem tolerada, permitindo, assim, sua localização e interrupção com a aplicação da radiofrequência.[16-17] Contudo, como a maior parte dos pacientes apresenta taquicardias múltiplas e mal toleradas, a abordagem preferencial nesses casos é a ablação do substrato com auxílio de sistemas de mapeamento eletroanatômico tridimensional (Figura 42.13). Essa tecnologia possibilita a identificação das cicatrizes miocárdicas geradoras das taquicardias, assim como a visualização em tempo real do posicionamento dos cateteres nas cavidades cardíacas e a marcação dos locais de aplicação da radiofrequência. Dessa forma, é possível tratar essas arritmias em ritmo sinusal pela criação de lesões nas regiões arritmogênicas das cicatrizes. Essa técnica é aplicada tanto a cicatrizes endocárdicas como epicárdicas, que são particularmente relevantes nas miocardiopatias não isquêmicas, notadamente na doença de Chagas. Vale lembrar que a ablação de substrato é um procedimento complexo envolvendo pacientes com cardiopatias em estágio avançado. Em pacientes com grave instabilidade hemodinâmica, pode ser necessária a utilização de drogas vasoativas e até mesmo de dispositivos de assistência circulatória para possibilitar a realização da intervenção.[18] A identificação do substrato arrítmi-

QUADRO 42.4. Tratamento das TV na emergência.

Arritmia	Tratamento da crise	Observações
Fibrilação ventricular ou TV instável (monomórfica ou polimórfica)	CV (200-360 J monofásico, 100-200 J bifásico) Manobras de ressuscitação	Corrigir isquemia, hipóxia e eletrólitos Amiodarona EV e betabloqueadores nas arritmias recorrentes
TV monomórfica estável	1º) Amiodarona (300 mg EV) 2º) CV (200 J monofásico, 100 J bifásico)	Registrar ECG de 12 derivações
Torsades de pointes	1º) Sulfato de magnésio (1-2 g EV) 2º) Marca-passo ventricular temporário	Corrigir eletrólitos Remover fármacos que prolongam o QT (www.QTdrugs.org)
TV incessante monomórfica ou tempestade elétrica	Amiodarona EV associada a betabloqueadores Ablação por cateter	Afastar causas reversíveis (isquemia, eletrólitos)

CV: cardioversão elétrica; ECG: eletrocardiograma; EV: endovenosa; TV: taquicardia ventricular.

co por métodos de imagem, como aneurismas ventriculares pelo ecocardiograma e cicatrizes endocárdicas e/ou epicárdicas evidenciadas pela presença de realce tardio na ressonância magnética,[19] facilita o planejamento da ablação e deve ser realizada sempre que possível.

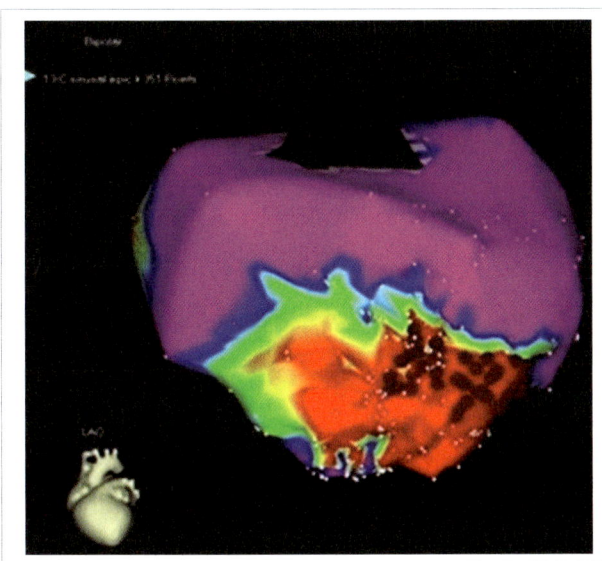

FIGURA 42.13. Mapeamento eletroanatômico (projeção oblíqua anterior esquerda) ilustrando ablação de substrato no ventrículo esquerdo. Áreas de tecido normal aparecem em roxo, de cicatriz em vermelho e de transição em amarelo. Os pontos vermelhos indicam os locais de ablação na cicatriz.

Prevenção da morte súbita

Os sobreviventes de taquiarritmias ventriculares sustentadas associadas à cardiopatia estrutural devem ser criteriosamente avaliados quanto ao risco de recorrência da arritmia e morte súbita. Os betabloqueadores são importantes na prevenção da morte súbita em pacientes com insuficiência cardíaca, devendo ser usados nesses grupos sempre que possível.[1,13] A amiodarona pode ser utilizada nos pacientes que tenham indicação para tratamento antiarrítmico, embora não existam evidências sólidas de que reduza mortalidade total. O CDI é a terapia de eleição para profilaxia secundária da morte súbita em pacientes com arritmias ventriculares potencialmente letais (fibrilação ventricular e taquicardia ventricular sustentada), e os pacientes que mais se beneficiam do dispositivo são os com disfunção ventricular significativa (FEVE ≤ 35%). As principais indicações de CDI para profilaxia secundária segundo as diretrizes brasileiras podem ser encontradas no Quadro 42.5.[20] É importante realçar que as arritmias que ocorrem nas primeiras 48 horas de eventos isquêmicos agudos não possuem significado prognóstico, logo não têm indicação de CDI.[14]

QUADRO 42.5. Indicações de CDI para profilaxia secundária.[7]

Indicação	Recomendação/ Nível de evidência
Parada cardíaca por TV/FV de causa não reversível, com FE ≤ 35%	I/A
TVS espontânea com comprometimento hemodinâmico ou síncope, de causa não reversível, com FE ≤ 35%	I/A
Sobreviventes de parada cardíaca por TV/FV de causa não reversível, com FE ≥ 35%	IIa/B
Pacientes com TVS espontânea, de causa não reversível, com FE ≥ 35%, refratária a outras terapêuticas	IIa/B
Pacientes com síncope de origem indeterminada com indução de TVS hemodinamicamente instável	IIa/B

CDI: cardioversores desfibriladores implantáveis; TVS: taquicardia ventricular sustentada; FEVE: fração de ejeção do ventrículo esquerdo; FV: fibrilação ventricular.

REFERÊNCIAS BIBLIOGRÁFICAS

1. Scanavacca MI, de Brito FS, Maia I, Hachul D, Gizzi J, Lorga A, et al. Diretrizes para Avaliação e Tratamento de Pacientes com Arritmias Cardíacas. Arq Bras Cardiol. 2002;79:1-50.
2. Gaztanaga L, Marchlinski FE, Betensky BP. Mechanisms of Cardiac Arrhythmias. Rev Esp Cardiol. 2012;65:174-85.
3. Blomström-Lundqvist C, Scheinman MM, Aliot EM, Alpert JS, Calkins H, Camm AJ, et al. ACC/AHA/ESC guidelines for the management of patients with supraventricular arrhythmias--executive summary. a report of the American college of cardiology/American

heart association task force on practice guidelines and the European society of cardiology committee for practice guidelines (writing committee to develop guidelines for the management of patients with supraventricular arrhythmias) developed in collaboration with NASPE-Heart Rhythm Society. J Am Coll Cardiol. 2003;42:1493-531.
4. Link MS. Clinical practice. Evaluation and initial treatment of supraventricular tachycardia. N Engl J Med. 2012;367:1438-48.
5. Brugada P, Brugada J, Mont L, Smeets J, Andries EW. A new approach to the differential diagnosis of a regular tachycardia with a wide QRS complex. Circulation. 1991;83:1649-59.
6. Vereckei A, Duray G, Szénási G, Altemose GT, Miller JM. New algorithm using only lead aVR for differential diagnosis of wide QRS complex tachycardia. Heart Rhythm. 2008;5:89-98.
7. Lee G, Sanders P, Kalman JM. Catheter ablation of atrial arrhythmias: state of the art. Lancet. 2012;380:1509-19.
8. Bastani H, Insulander P, Schwieler J, Tabrizi F, Braunschweig F, Kennebäck G, et al. Cryoablation of superoparaseptal and septal accessory pathways: a single centre experience. Europace. 2010;12:972-7.
9. Cosío FG, Pastor A, Nuñez A, Magalhaes AP, Awamleh P. Atrial flutter: an update. Rev Esp Cardiol. 2006;59:816-31.
10. Zimerman LI, Fenelon G, Martinelli Filho M, Grupi C, Atié J, Lorga Filho A, et al. Sociedade Brasileira de Cardiologia. Diretrizes Brasileiras de Fibrilação Atrial. Arq Bras Cardiol. 2009;92:1-39.
11. Olshansky B, Sullivan RM. Inappropriate Sinus Tachycardia. J Am Coll Cardiol. 2013;61:793-801.
12. Batra A, Mohari N. Junctional ectopic tachycardia: Current strategies for diagnosis and management. Progress in Pediatric Cardiology. 2013;35:49-54.
13. ACC/AHA/ESC 2006 Guidelines for Management of Patients With Ventricular Arrhythmias and the Prevention of Sudden Cardiac Death: a report of the American College of Cardiology/American Heart Association Task Force and the European Society of Cardiology Committee for Practice Guidelines. Circulation. 2006;114: e385-484.
14. Mehta D, Curwin J, Gomes A, Fuster V. Sudden Death in Coronary Artery Disease - Acute ischemia Versus Myocardial Substrate. Circulation. 1997;96:3215-23.
15. Webster G, Berul CI. An Update on Channelopathies From Mechanisms to Management. Circulation. 2013;127:126-40
16. Stevenson WG. Current treatment of ventricular arrhythmias: State of the art. Heart Rhythm. 2013;10:1919-26.
17. Carbucicchio C, Santamaria M, Trevisi N, Maccabelli G, Giraldi F, Fassini G, et al. Catheter ablation for the treatment of electrical storm in patients with implantable cardioverter-defibrillators: Short- and long-term outcomes in a prospective single-center study. Circulation. 2008;117:462-9.
18. Bunch TJ, Darby A, May HT, Ragosta M, Lim DS, Taylor AM, et al. Efficacy and safety of ventricular tachycardia ablation with mechanical circulatory support compared with substrate-based ablation techniques. Europace. 2012;14:709-14.
19. Klem I, Weinsaft JW, Bahnson TD, Hegland D, Kim HW, Hayes B, et al. Assessment of myocardial scarring improves risk stratification in patients evaluated for cardiac defibrillator implantation. J Am Coll Cardiol. 2012;60:408-20.
20. Martinelli Filho M, Zimerman LI, Lorga AM, Vasconcelos JTM, Rassi A Jr. Diretrizes Brasileiras de Dispositivos Cardíacos Eletrônicos Implantáveis (DCEI). Arq Bras Cardiol. 2007;89:e210-e238.

CAPÍTULO 43

BRADIARRITMIAS CARDÍACAS

Claudio Cirenza
Rodrigo Grinberg

DESTAQUES

- Em terapia intensiva, é fundamental entender o potencial de instabilização hemodinâmica das arritmias sobre o paciente e diz-se, em uma análise inicial, arritmias estáveis ou instáveis, quando não há ou há prejuízo para a perfusão tecidual.
- Enquanto nas arritmias estáveis, as condutas farmacológicas ou de suporte elétrico são empregadas sem urgência; nas instáveis, devem ser imediatas para o reestabelecimento do equilíbrio circulatório, o que pode salvar a vida do paciente.
- Em uma segunda análise, classificam-se as arritmias pela resposta cronotrópica: taquiarritmias (alta resposta); bradiarritmias (baixa resposta). Contudo, os níveis de frequência cardíaca oscilam, exigindo monitorização hemodinâmica caso a caso.
- Os mecanismos responsáveis pela gênese das bradiarritmias e taquiarritmias são as desordens da formação do impulso; desordem da condução do impulso; ou uma combinação dos anteriores.
- As bradiarritmias podem ser sinual (anormalidades do nó sinusal), a forma mais comum; bloqueios atrioventriculares (BAV) que podem ser de 1º, 2º ou 3º (BAV total) graus, em uma classificação crescente de gravidade.
- O tratamento dos BAV pode ser clínico concomitantemente ou não com o uso do marca-passo, para o qual o conhecimento de instalação e operação dos modelos disponíveis é fundamental para a escolha do mais adequado para o paciente.

INTRODUÇÃO

As arritmias cardíacas são condições clínicas com diversas apresentações e que podem, didaticamente, sofrer várias classificações com fins à facilitação do estudo e de sua interpretação.

Em terapia intensiva, faz mister o entendimento das arritmias no seu potencial de instabilização da hemodinâmica do paciente e, com esse fim, utilizam-se, como primeira análise das arritmias, os seguintes termos (1) **arritmias estáveis**, para aqueles casos em que a perfusão tecidual não sofreu prejuízo, ou (2) **arritmias instáveis**, para aqueles em que houve prejuízo perfusional. No primeiro caso, condutas farmacológicas ou de suporte elétrico poderiam ser empregadas sem urgência; contudo, no segundo caso, as mesmas medidas deveriam ocorrer o mais rápido possível visando o pronto reestabelecimento do equilíbrio circulatório, o que, em última análise, será a medida salvadora da vida do paciente.[1]

Como segunda análise, objetiva-se classificar as arritmias conforme sua resposta cronotrópica. Dessa forma, elas podem ser:

1. **Taquiarritmias** ou aquelas com **alta resposta ventricular**, cuja frequência cardíaca (FC) é maior do que 100 batimentos por minuto (bpm);
2. **Bradiarritmias** ou aquelas com **baixa resposta ventricular**, que, por sua vez, têm FC menor do que 60 bpm; e
3. Arritmias com FC dentro da faixa conhecida como **normalidade** ou de **adequada resposta ventricular**, ou seja, entre 60 e 100 bpm.

Obviamente, esse é um modelo de classificação que nada tem de estático, podendo o paciente alternar entre esses níveis de FC de forma bastante dinâmica ao longo do tempo, o que justifica a adequada monitorização hemodinâmica individualizada caso a caso.

Este capítulo dedica-se ao estudo das **bradiarritmias** e seu potencial de instabilização do paciente, sendo as demais arritmias abordadas em outros capítulos desta obra. Objetiva-se realizar uma revisão completa, agradável e objetiva sobre o tema, buscando trazer ao dia a dia do intensivista uma visão agregada de como conduzir de forma clínica e, eventualmente intervencionista, esses importantes e desafiadores transtornos do ritmo cardíaco.

ELETROFISIOLOGIA CARDÍACA NORMAL

Fisiologicamente, o sistema excito-condutor é o responsável pela gênese e pela condução do estímulo cardíaco. O nó sinusal gera seus estímulos de forma automática e, dele, até a junção atrioventricular (nó atrioventricular), dentro do átrio direito, o estímulo trafega em estruturas ditas feixes intermodais (anterior, médio e posterior); ganhará o átrio esquerdo através de um trato direito-esquerdo conhecido como feixe de Bachman. Uma vez que os estímulos passam por esses feixes, ganham, por contiguidade, o miocárdio atrial e, como sincício, o despolariza, gerando a sístole atrial, que promove o esvaziamento final do sangue dos átrios em direção aos ventrículos. Uma vez que o estímulo elétrico chega ao nó atrioventricular (nó AV), deverá alcançar os ventrículos através do feixe de His, que se bifurca em ramo direito (RD) e ramo esquerdo (RE). O primeiro não sofre outras divisões e o segundo se divide em dois fascículos, anterossuperior (AS), posteroinferior, conforme opinião de alguns autores; ou ainda em três fascículos, anterossuperior (AS), posteroinferior e anteromedial (AM), conforme opinião de outros.[2] A Figura 43.1, é o desenho esquemático que reflete a segunda opinião, que também retrata a opinião particular dos autores deste capítulo.

O estímulo que chega às extremidades distais do ramo direito e dos fascículos do ramo esquerdo ganha as fibras de Purkinje e estas são as responsáveis por descarregá-los no miocárdio ventricular.

Do ponto de vista eletrofisiológico, o débito cardíaco é o resultado da adequada despolarização das células miocárdicas, de forma sincicial, gerando a sístole mecânica. Na intimidade da célula, a chegada daquele estímulo elétrico à unidade contrátil, a miofibrila, aliada à biodisponibilidade de cálcio dentro do citoplasma, é responsável pelo encurtamento da fibra, gerando atividade mecânica. O processo contrário seria responsável pela diástole cardíaca e pela preparação de todo o sistema para o ciclo subsequente.[3]

FISIOPATOGÊNESE DOS DISTÚRBIOS BRADICÁRDICOS

Os mecanismos responsáveis pela gênese das arritmias cardíacas, tanto bradi quanto taquicárdicas, são tradicionalmente divididos em:

1. Desordens da formação do impulso (por mecanismo de automatismo anormal ou ainda, por atividade deflagrada anormal);
2. Desordem da condução do impulso; ou
3. Distúrbios simultâneos da formação e da condução do estímulo, ou seja, uma combinação dos anteriores.[4]

Segundo esse raciocínio, a bradicardia sinusal, por exemplo, ocorrerá pelo automatismo diminuído, enquanto a parada sinusal (pausa sinusal) ocorrerá pela falha completa do automatismo em determinada fração de tempo. Em raciocínio análogo, um paciente com bloqueio atrioventricular total (BAVT), que mantenha o ritmo sinusal normocárdico e frequência ventricular em 30 bpm, terá distúrbio de condução do impulso pelo nó AV. Contudo, uma bradicardia sinusal grave, em paciente com BAVT e escape ventricular também bradicárdico, com bloqueio de ramo esquerdo, terá um distúrbio simultâneo de formação e de condução do estímulo. Será no mecanismo mais provável, bem como em seu sítio de origem, que se embasará todo o suporte teórico para o adequado emprego das medidas terapêuticas cabíveis em cada caso.

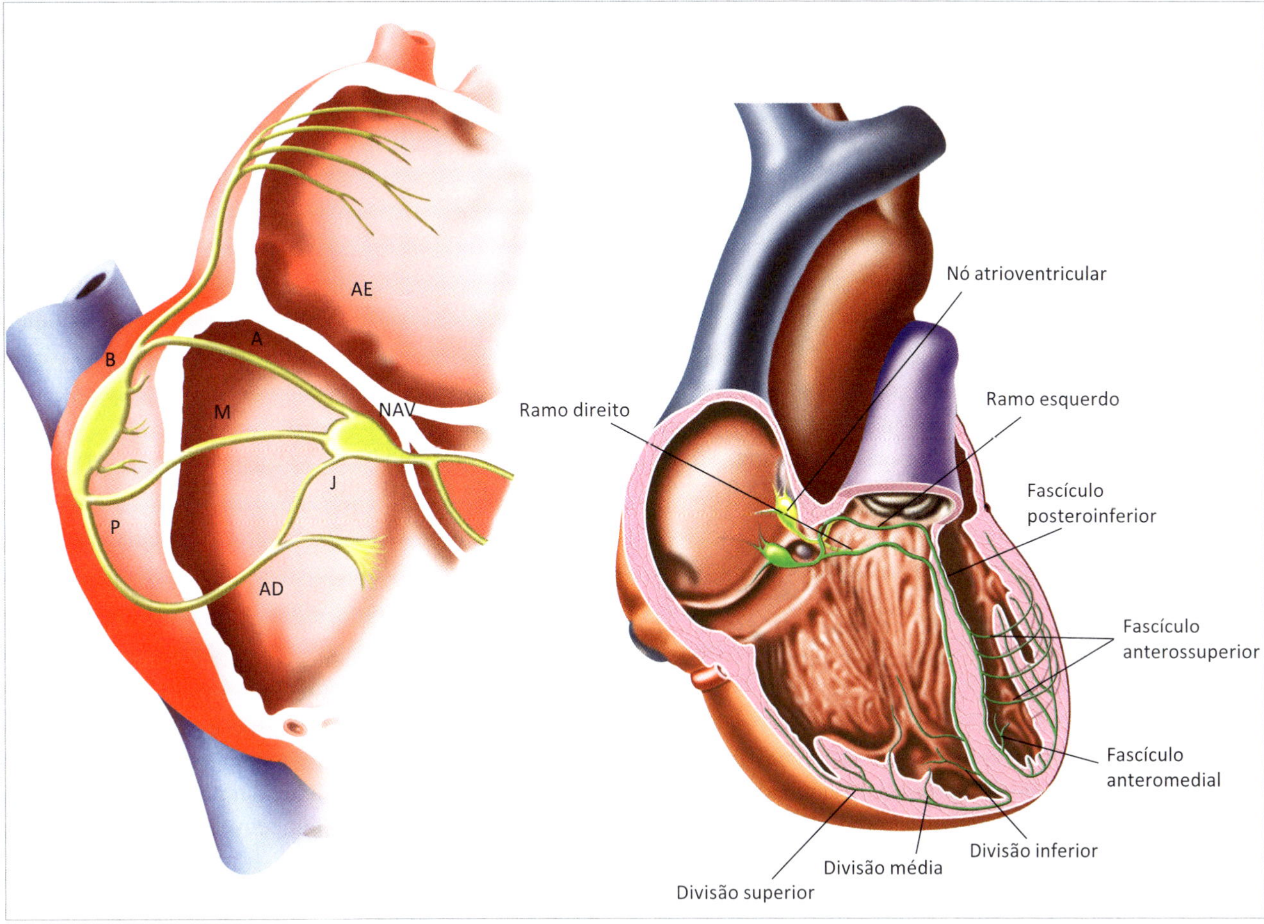

CAPÍTULO 43   Bradiarritmias Cardíacas

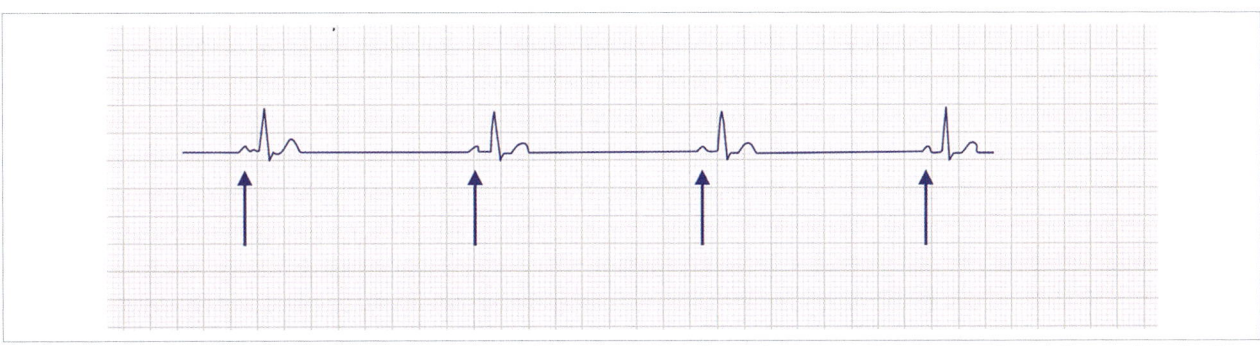

FIGURA 43.1. Representação esquemática do sistema excito-condutor do coração, segundo Moffa e Sanches.
Fonte: Adaptada de Sanches e colaboradores, 2001.[2]

CLASSIFICAÇÃO DAS BRADIARRITMIAS
ANORMALIDADES DO NÓ SINUSAL

A **bradicardia sinusal** é uma das formas mais comuns de bradicardia (Figura 43.2). Frequentemente, é fisiológica, como em pacientes jovens ou atletas. No entanto, distúrbios hidreletrolíticos, bem como isquemia miocárdica ou influências vagais, poderiam determinar bradicardia sintomática ou não. A doença progressiva do sistema de condução ou sua expressão degenerativa, a doença do nó sinusal, em alguma fase de sua evolução, pode se apresentar também como bradicardia sinusal.

As **pausas sinusais** também são comuns, principalmente em atletas e em vagotônicos (Figura 43.3); quando menores que 3 segundos, não causam suspeita de doença arrítmica, no entanto, quando maiores, devem levantar dúvida clínica e suscitar investigação diagnóstica. Um diagnóstico diferencial cabível nas manifestações eletrocardiográficas de pausas sinusais é o chamado **bloqueio de saída sinoatrial**, cujo manejo terapêutico é indistinto da pausa sinusal, prin-

FIGURA 43.2. Bradicardia sinusal. Observe frequência de onda P baixa (aproximadamente 35 bpm), havendo relação de uma P para cada QRS, com intervalo PR normal.
Fonte: Adaptada de http://www.cardiogram.ru.

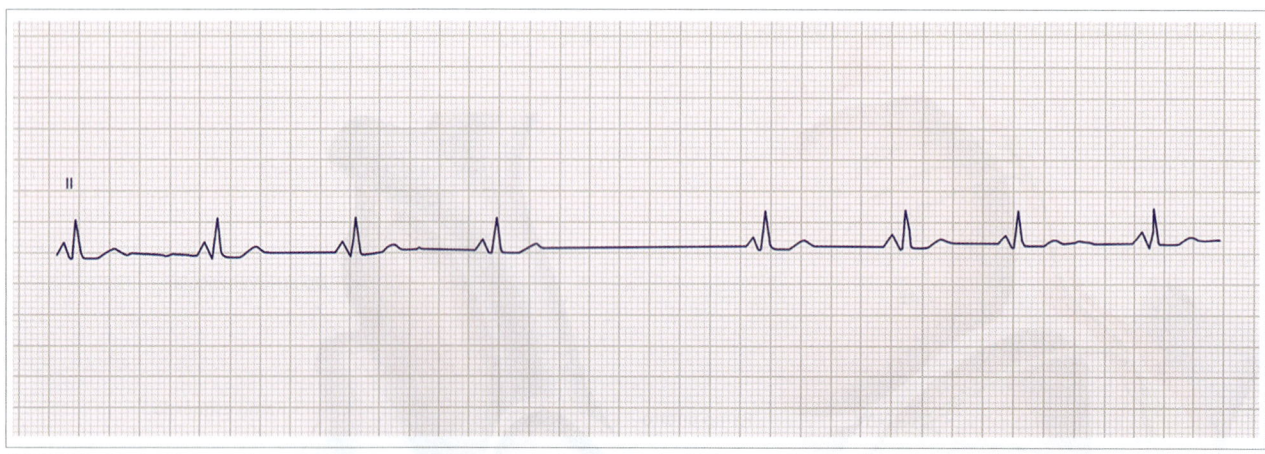

FIGURA 43.3. Pausa sinusal. Observe-se uma onda P para cada QRS, com intervalo PR normal, porém com intervalos RR diferentes, e o compreendido entre o quarto e o quinto batimento da tira corresponde à pausa sinusal.
Fonte: Adaptada de Friedmann AA e colaboradores, 2011.[11]

cipalmente em se falando do cenário agudo. Esse é o motivo pelo qual aspectos diagnósticos diferenciais entre esses dois fenômenos não serão abordados neste capítulo, por irem além dos objetivos do mesmo.

Não são infrequentes, na prática diária, casos em que frequências cardíacas elevadas alternam-se com frequências mais baixas. Esse pode ser o caso da chamada braditaquiarritmia (Figura 43.4) e que pode trazer dificuldade de manejo, sendo necessária, muitas vezes, associação de tratamentos antibradi com antitaquiarritmias (antiarrítmicos associados ao implante de marca-passo).

ANORMALIDADES DO NÓ AV

Muitas são as condições clínicas que poderiam promover anormalidades do nó AV. O Quadro 43.1 seguinte aponta, de forma resumida, as principais causas dessas anormalidades; uma breve anamnese, com tais causas em mente, focando principalmente as causas reversíveis, deve fazer parte da abordagem inicial do paciente, o que norteará melhor o tratamento e a solicitação de exames complementares.

Didaticamente, dividem-se as anormalidades de condução do nó atrioventricular em três graus dos chamados bloqueios atrioventriculares, ou simplesmente, BAV, a saber: 1º grau; 2º grau (estes se dividem em Mobitz 1 e Mobitz 2); e 3º grau, este último também conhecido como BAV total (BAVT).

BAV DE 1º GRAU

Ocorre na presença de ritmo supraventricular e os intervalos PR excedem 0,20 s, em indivíduos adultos, com frequência cardíaca dentro dos limites normais, e todos os impulsos atriais conseguem ativar os ventrículos (em uma relação AV 1:1), mesmo quando o PR tem valores bastante alargados, como 0,40 s ou mais[5] (Figura 43.5).

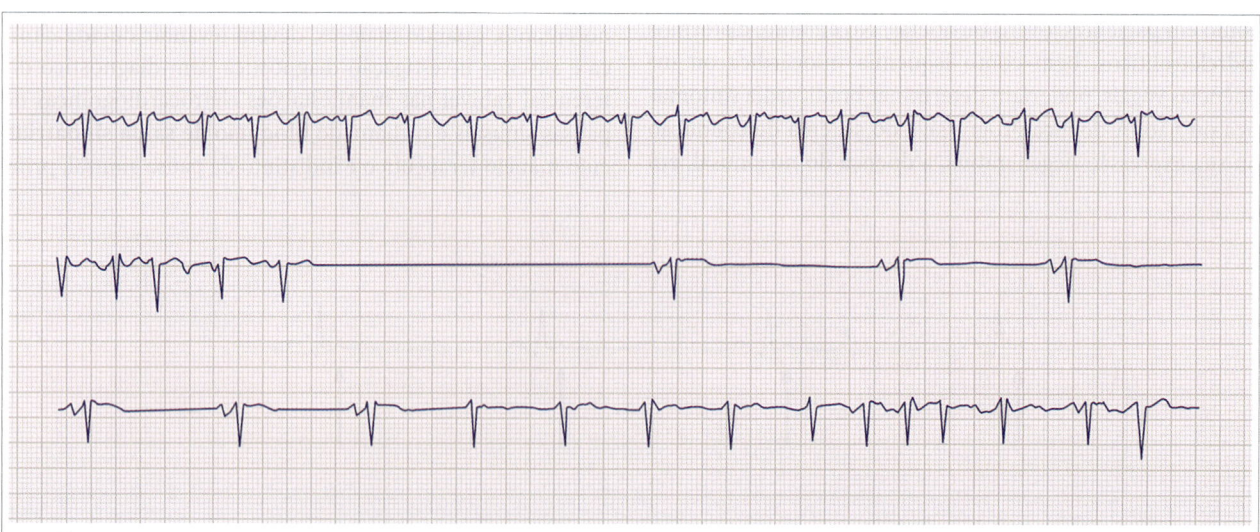

FIGURA 43.4. Braditaquiarritmia. Note-se a presença de FC elevada, em ritmo de fibrilação atrial, seguida por pausa e por período de bradicardia que culmina em um segundo período de elevação de FC.
Fonte: Adaptada de Friedmann AA e colaboradores, 2011.[11]

QUADRO 43.1. Principais causas de distúrbios da condução atrioventricular.
Drogas
▪ Digoxina ▪ Betabloqueadores ▪ Bloqueadores de canais de cálcio centrais (verapamil, diltiazem) ▪ Antiarrítmicos (amiodarona, sotalol, propafenona)
Doenças cardíacas
▪ Isquemia miocárdica ▪ Doença progressiva do sistema de condução ▪ Miocardiopatia dilatada ▪ Valvopatias (endocardite mitral)
Distúrbios hidreletrolíticos
▪ Hipercalemia ▪ Hipermagnesemia
Trauma
▪ *Commotio cordis*

Fonte: Modificado de Knight J, Sarko J., 2011.[3]

BLOQUEIO ATRIOVENTRICULAR (BAV) DE 2º GRAU

O BAV de 2º grau é aquele em que alguns estímulos sinusais ou atriais atingem os ventrículos, porém outros não o fazem; traduz-se, no eletrocardiograma (ECG), por uma ou mais ondas P bloqueadas. As Figuras 43.6 e 43.7 ilustram os dois subtipos de BAV de 2º grau: Mobitz tipo 1 e tipo 2.[5]

BAV DE 3º GRAU (BAV TOTAL OU BAVT)

É aquele em que não há condução atrioventricular, não havendo relação entre a despolarização atrial e ventricular, caracterizando a dissociação atrioventricular (Figura 43.8). Os estímulos provenientes dos átrios são totalmente bloqueados, ficando o ritmo cardíaco determinado por escape abaixo da região do bloqueio, constituindo, então, um ritmo de suplência ventricular, dependente do automatismo das células localizadas distalmente ao bloqueio.[5-6]

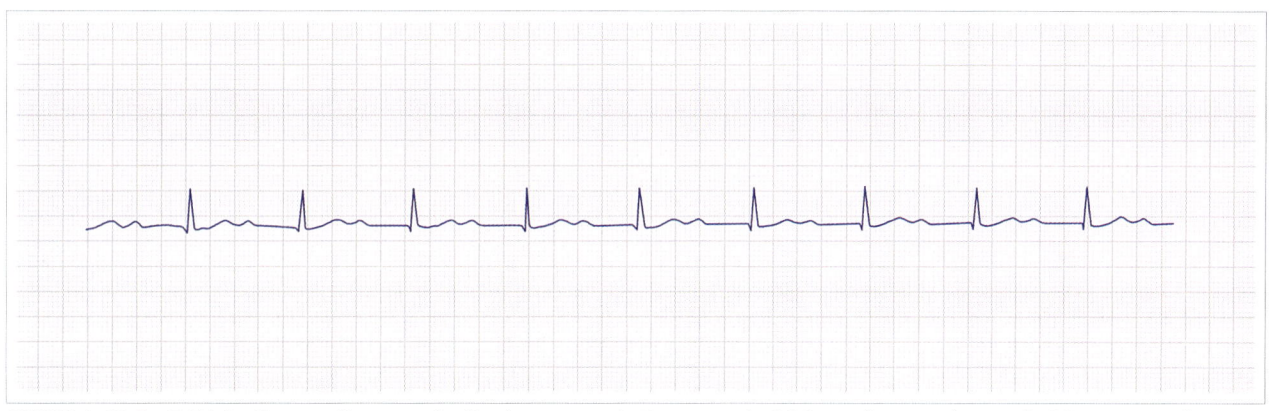

FIGURA 43.5. BAV de 1º grau. Note a relação de uma onda P para cada QRS, porém com intervalo PR aumentado, maior que 200 ms (nesse caso, aproximadamente, 400 ms).
BAV: bloqueio atrioventricular.
Fonte: Adaptada de Friedmann AA e colaboradores, 2011.[12]

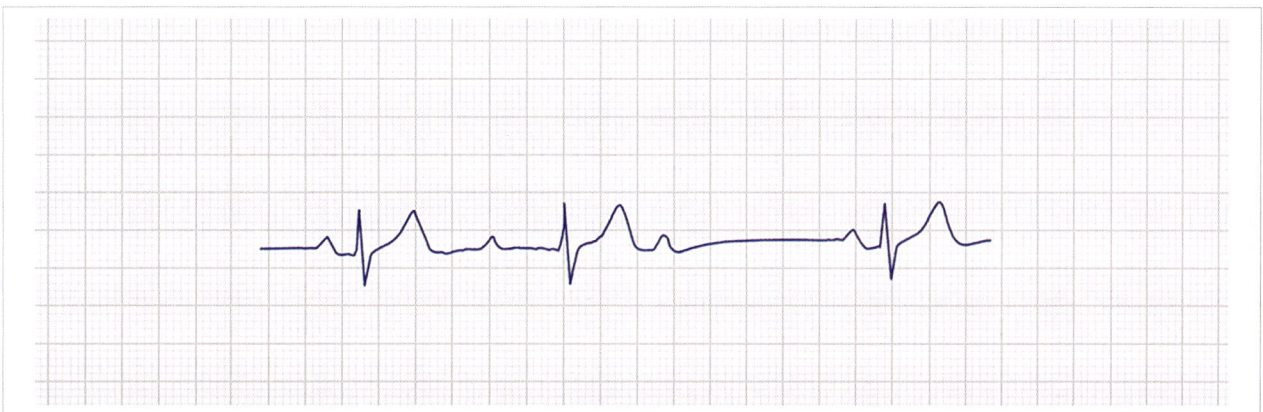

FIGURA 43.6. BAV de 2º grau Mobitz tipo 1. Notem-se três batimentos sucessivos de onda P, o primeiro com PR normal; o segundo, com PR prolongado; e o terceiro, que não conduziu para os ventrículos, gerando bradicardia no nível ventricular. O batimento após o bloqueio retoma as características iniciais do ciclo.
BAV: bloqueio atrioventricular.
Fonte: Adaptada de Friedmann AA e colaboradores, 2011.[11]

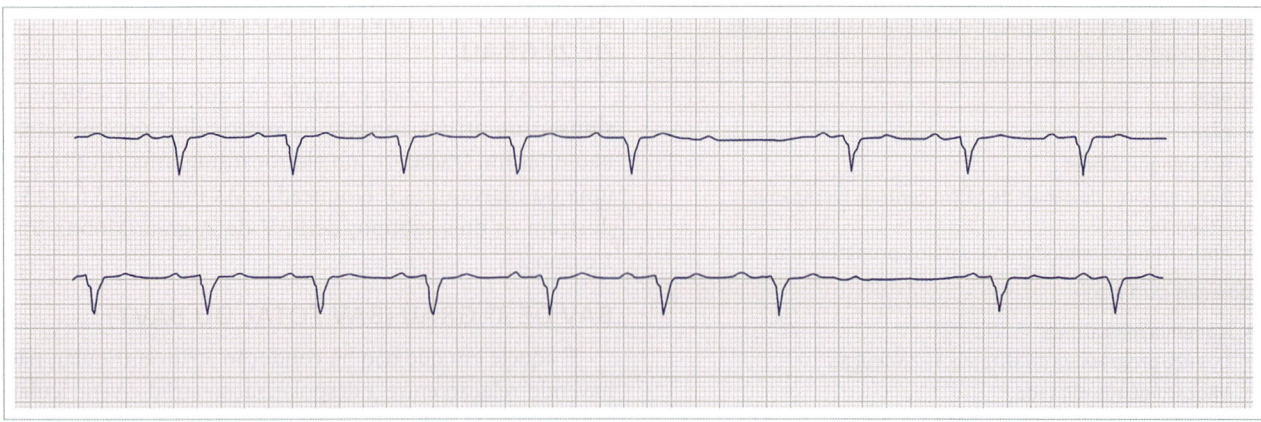

FIGURA 43.7. BAV de 2º grau Mobitz tipo 2. Note-se a presença de uma onda P para cada QRS, com PR limítrofe em 200 ms, até que uma onda P não conduz para o ventrículo, gerando bradicardia no nível ventricular. O batimento após o bloqueio retoma as características pré-bloqueio.
BAV: bloqueio atrioventricular.
Fonte: Adaptada de Friedmann AA e colaboradores, 2011.[11]

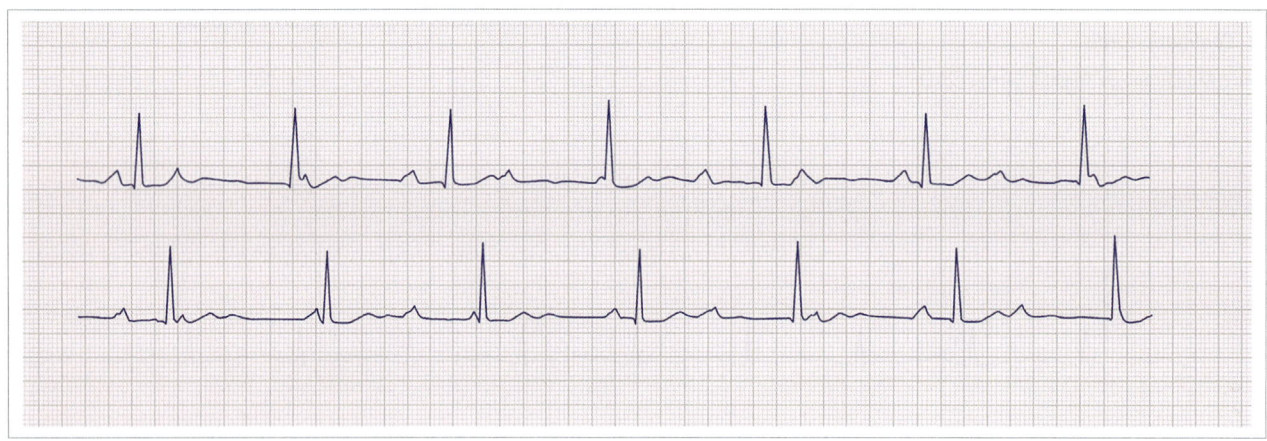

FIGURA 43.8. BAV de 3º grau ou BAVT. Note-se que não há relação identificável entre P e QRS, de tal forma que se podem observar ondas P dentro do QRS, sobre ondas T, entre QRS e onda T, entre outras composições possíveis.
BAV: bloqueio atrioventricular; BAVT: bloqueio atrioventricular total.
Fonte: Adaptada de Friedmann AA e colaboradores, 2011.[13]

TRATAMENTO

O tratamento dos distúrbios de condução atrioventriculares pode ser clínico, com a identificação e reversão das causas secundárias, como distúrbios hidreletrolíticos ou isquemia miocárdica. No caso das bradiarritmias secundárias à intoxicação digitálica, o emprego de anticorpos antidigoxina tem seu papel, levando à possibilidade de reversão, mesmo que parcialmente, dos efeitos tóxicos cardíacos, auxiliando no tratamento da bradicardia.

De forma complementar e, muitas vezes, concomitante, o emprego de drogas como a atropina, principalmente em casos de BAV em que não haja significativos distúrbios de condução intraventriculares, pode ser útil, promovendo melhora da frequência cardíaca, com positivo impacto hemodinâmico. A utilização de dopamina, isoproterenol ou adrenalina também é possível,[1] guardando as medidas de estimulação cardíaca artificial para um segundo momento.

Quando há falha nas medidas clínicas, ou mesmo concomitante a elas, o emprego do marca-passo será a opção terapêutica de escolha e o conhecimento de sua instalação e operação é fundamental para o atendimento desses cenários clínicos. Serão tratados, no presente texto, somente de alguns dos tópicos desse tema, porém, o leitor encontrará, em outro capítulo desta obra, informações que certamente complementarão seu estudo.[7-10]

ESTIMULAÇÃO CARDÍACA ARTIFICIAL

Muitos avanços foram obtidos no campo da estimulação cardíaca artificial (ECA) desde a construção do primeiro marca-passo, em 1932, por Albert Hyman, nos Estados Unidos; os sistemas de estimulação foram se tornando cada vez mais seguros, menores e duradouros.

O gerador de pulsos de um marca-passo é constituído pela bateria, que representa 25% do volume total do gerador e é feita de lítio-iodo, e pelo circuito híbrido, com seu microprocessador, resistores e vários outros componentes. Todos esses componentes são envolvidos por uma carcaça feita de titânio, hermeticamente selada.

Os cabos-eletrodos são compostos de um condutor metálico, geralmente feito de ligas de platina, prata ou irídio, e do revestimento isolante (silicone ou poliuretano). Podem ter fixação ativa, por um parafuso retrátil na ponta (mais utilizado atualmente), ou passiva, por meio de "barbatanas" que se "enroscam" nas trabéculas miocárdicas.

CONCEITOS BÁSICOS NA ECA

- **Amplitude de estimulação ou amplitude de pulso:** intensidade de energia ofertada pelo gerador para estimular o miocárdio. É, geralmente, medida em volts (V) ou miliamperes (mA).
- **Limiar de estimulação:** mínima intensidade de energia capaz de despolarizar o miocárdio, medida em volts (V) ou miliamperes (mA). Sofre influência de fibrose ou inflamação miocárdica, distúrbios eletrolíticos, isquemia e drogas – notavelmente os antiarríticos.
- **Largura de pulso:** duração do estímulo liberado pelo gerador, geralmente medida em milissegundos (ms).
- **Impedância:** soma das forças que oferecem resistência à passagem da corrente elétrica pelo cabo-eletrodo, medida em Ohms. Sua medida é importante na análise da integridade do eletrodo.
- **Sensibilidade:** limite de voltagem no qual um sinal cardíaco espontâneo é reconhecido como tal. É expressa em milivolts (mV). Deve-se lembrar que menores valores numéricos correspondem a uma maior sensibilidade, e vice-versa.

MODOS DE ESTIMULAÇÃO

A classificação atual dos modos de ECA segue um código de letras, onde:

Primeira letra: representa a câmara estimulada

A = átrio
V = ventrículo
D = átrio e ventrículo
O = nenhuma (marca-passo não estimula o miocárdio)

Segunda letra: representa a câmara sentida

A = átrio
V = ventrículo
D = átrio e ventrículo
O = nenhuma (o marca-passo opera em modo assíncrono, não reconhecendo sinais cardíacos espontâneos)

Terceira letra: representa a resposta do marca-passo a um sinal cardíaco intrínseco

I = inibição
T = deflagração (geralmente não é usado em estimulação de câmara única)
D = deflagração e inibição
O = nenhuma resposta

Quarta letra: modulação de frequência cardíaca

O = inativo
R = ativo

Quinta letra = restrita aos sistemas com estimulação multissítio, onde

A = átrio
V = ventrículo
D = átrio e ventrículo
O = ausência de estimulação multissítio

ESCOLHA DO MODO DE ESTIMULAÇÃO CARDÍACA

Em linhas gerais, a escolha se baseia em dois parâmetros principais: presença de fibrilação atrial ou não; e o distúrbio predominante do sistema de condução – doença do nó sinusal ou bloqueio atrioventricular. Em pacientes com fibrilação atrial permanente, nos quais não se planeja a sua reversão (e, portanto, não haverá sincronia AV), está indicado o modo VVI. Nos demais pacientes, é desejável a manutenção da sincronia AV ao mesmo tempo que se dá preferência à condução AV intrínseca, minimizando a estimulação ventricular direita e os efeitos deletérios desta em longo prazo (dissincronia interventricular e piora da insuficiência cardíaca). Os marca-passos mais modernos dispõem de vários algoritmos para essa finalidade, que não serão abordados neste capítulo.

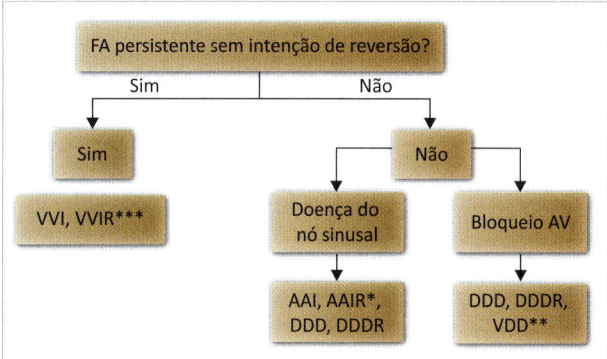

* Não indica se houver bloqueio AV associado ou risco de progressão para BAV após implante.
** Não indicado se houver doença do nó sinusal associado, pois nesta situação o átrio não é estimulado e o VDD passa a se comportar como VVI, negando os benefícios da sincronia AV.
*** Em pacientes acamados, ou com expectativa de vida reduzida, pode ser considerada a estimulação da câmara única (VVI), mesmo que não tenham FA persistente.

FIGURA 43.9. Fluxograma prático para a escolha do modo de estimulação cardíaca artificial em algumas das arritmias comuns no cenário da Terapia Intensiva.

MARCA-PASSO PROVISÓRIO TRANSCUTÂNEO

Em bradicardias sintomáticas, quando não há tempo hábil para a passagem de um marca-passo provisório transvenoso, este modo de estimulação é extremamente valioso por sua rapidez e facilidade de instalação. Tem, no entanto, a desvantagem de exigir maiores energias de estimulação e a de ser, às vezes, doloroso para o paciente, requerendo analgesia e sedação.

Sua instalação deve ser realizada da seguinte forma:

1. Limpar e secar a região onde serão posicionados os eletrodos; o catodo (polo negativo) deverá ser colocado no

ápice cardíaco e o anodo (polo positivo) deverá ser colocado na porção posterior do tórax, ou, alternativamente, na região infraclavicular direita. Pode ser necessária tricotomia para obter em limiares de comando excessivamente elevados ou mesmo inatingíveis.

2. Conectar os eletrodos aos respectivos cabos condutores.
3. Programar uma frequência cardíaca ligeiramente maior do que a do paciente e aumentar progressivamente a amplitude de estimulação até obter captura (determinação do limiar); programar a amplitude de estimulação em 10% acima do limiar de comando e ajustar a FC para manter um débito cardíaco adequado (geralmente em 70 a 80 bpm).
4. Sempre que possível, programá-lo em demanda para evitar a competição com o ritmo base.
5. Quando não se consegue estimular o miocárdio, ou este é estimulado com limiares excessivamente altos, as hipóteses para isso podem ser mau posicionamento dos eletrodos, pneumotórax, derrame pericárdico, excesso de pelos entre o corpo e os eletrodos, falta de gel nos eletrodos e aumento do limiar de comando por isquemia miocárdica, drogas e distúrbios metabólicos.

MARCA-PASSO PROVISÓRIO TRANSVENOSO

Assim como o marca-passo provisório transcutâneo, o transvenoso tem indicação precisa nas bradicardias sintomáticas. Tem a vantagem de ser mais confortável para o paciente, podendo permanecer por períodos mais prolongados e oferecer mais opções de programação requerendo, no entanto, a passagem de um acesso venoso central, com suas potenciais complicações (sangramento, pneumotórax, infecções etc.). Os passos para a passagem de um MP provisório transvenoso são os seguintes:

1. Proceder à adequada antissepsia da pele, uso de instrumental estéril e anestesia local, para obtenção de acesso venoso central. A técnica de Seldinger é a mais comumente empregada. É desejável o uso de uma "camisinha" protetora para o cabo-eletrodo. Dá-se preferência à veia jugular interna direita, pela maior facilidade de passagem e posicionamento. Alternativamente, podem ser puncionadas as veias subclávias; a via de acesso femoral envolve maior potencial de contaminação e dificuldade para o posicionamento do eletrodo (quase sempre é necessária radioscopia), devendo ser reservada para os casos de impossibilidade de punção jugular ou subclávia.

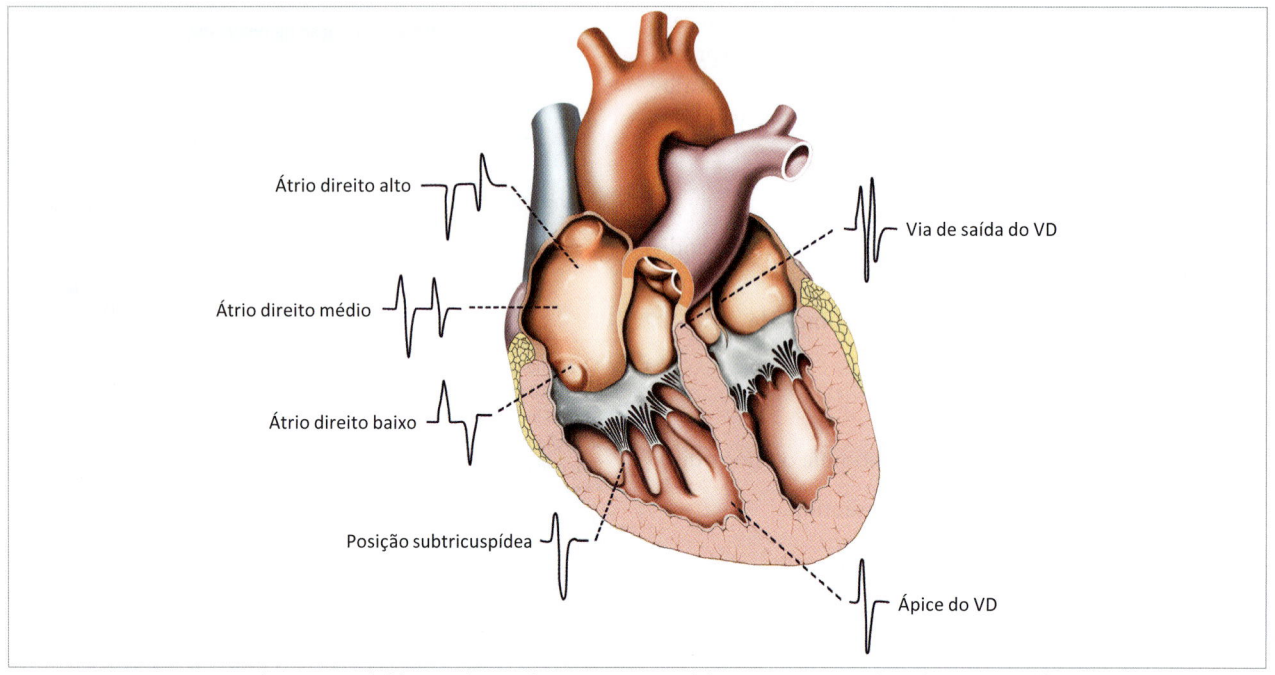

FIGURA 43.10. Características morfológicas das ondas P e QRS nos diferentes pontos das câmaras cardíacas direitas (eletrocardiograma intracavitário). O marca-passo transvenoso deve ser inserido conforme as técnicas habituais (vide texto) e o eletrodo deverá ser conectado a um monitor ou eletrocardiógrafo. Com o gerador de pulsos desligado, a progressão do fio de marcapasso deverá ser acompanhada com a inscrição eletrocardiográfica das ondas intracardíacas conforme a figura. A morfologia da onda P é ampla e totalmente negativa no ápice do átrio direito (emergência da veia cava superior). Conforme se progride o eletrodo ao centro do átrio direito, a onda P ganha morfologia ainda ampla, porém bifásica. Mantendo a progressão, já próximo ao assoalho do átrio direito (valva tricúspide), a onda P também é ampla e tem inscrição toda positiva. Deste ponto, ao se progredir o eletrodo, adentra-se ao ventrículo direito e a onda P diminui sua amplitude, inscrevendo-se um QRS amplo (com repolarização habitual) como os de posição subtricúspídea ou apical representadas nesta figura. Estando em alguma dessas posições, buscar-se-à a impactação do eletrodo que ocorrerá quando o QRS em questão sofrer modificação morfológica de sua repolarização habitual para uma repolarização com corrente de lesão, à semelhança do que se observa nos infartos com supradesnível de segmento ST. O marca-passo encontrar-se-ia, então, devidamente impactado e o gerador de impulsos pode ser ligado com segurança. Não se deve realizar o procedimento de impactação com o gerador ligado pois haveria o risco de fenômeno R sobre T e indução de arritmias ventriculares graves.

VD: ventrículo direito.

2. Colocar a "camisinha" por sobre o cabo-eletrodo e posicionar o eletrodo em posição subtricuspídea ou no ápice do ventrículo direito, guiado por radioscopia, quando possível.
3. Ter ao alcance um desfibrilador na eventualidade de indução de taquiarritmias instáveis pela manipulação do eletrodo no interior das cavidades cardíacas.
4. Posicionar o eletrodo por meio de monitorização eletrocardiográfica quando a radioscopia não está prontamente disponível. Conectar o eletrodo distal (polo negativo) à derivação V1 do monitor e o eletrodo proximal (polo positivo), ao gerador de pulsos.

Conforme a posição do eletrodo, são observadas as seguintes morfologias de complexos QRS:

5. Desconectar o polo distal do monitor assim que o eletrodo estiver na posição desejada e conectá-lo ao gerador de pulsos.
6. Determinar o limiar de comando: programar a FC ligeiramente acima da do paciente e aumentar progressivamente a amplitude de estimulação até obter a captura. Manter a amplitude de estimulação em 2 a 3 vezes o limiar de comando.
7. Determinar o limiar de sensibilidade: programar a FC abaixo da do paciente quando seu estado clínico o permitir; diminuir progressivamente a sensibilidade (isto é, valores numéricos progressivamente mais altos), até que haja competição de ritmo. Manter valores iguais ao dobro da sensibilidade (a metade do valor numérico encontrado).
8. Manter uma FC adequada para manutenção do débito cardíaco, geralmente entre 70 e 80 bpm.
9. A falha de estimulação com espícula ausente pode ser causada por esgotamento total da bateria, fratura total do cabo-eletrodo, desconexão entre o cabo e o gerador, inibição inapropriada por sensibilidade muito alta e curto-circuito entre os fios. Já a falha de estimulação com espícula presente tem como causas o aumento de limiar de comando, desgaste da bateria, fratura parcial do cabo, baixa amplitude de estimulação e deslocamento do cabo.

REFERÊNCIAS BIBLIOGRÁFICAS

1. Aehlert B. Reconhecimento do ritmo. In: ACLS, suporte avançado de vida em cardiologia: emergência em cardiologia. 4 ed. Rio de Janeiro: Elsevier, 2013. p.106.
2. Sanches PCR, Moffa PJ. Atividade elétrica normal do coração. In: Ramires JAF, Oliveira SA. Eletrocardiograma normal e patológico. 7 ed. São Paulo: Roca, 2001. p.34-40.
3. Knight J, Sarko J. Conduction disturbances and cardiac pacemakers. In: Vicent JL, Abraham E, Moore FA, Kochanek PM, Fink MP. Textbook of critical care. 6 ed. Philadelphia: Elsevier, 2011. p.587-92.
4. Grinberg R, Fenelon G. Mecanismos eletrofisiológicos das arritmias cardíacas. In: Luiz FDC, editora. Paola AAV de, Makdisse M. Arritmias cardíacas: rotinas do Centro de Arritmia do Hospital Israelita Albert Einstein: programa de cardiologia. Barueri: Manole, 2015. p.3-13.
5. Moffa PJ. O eletrocardiograma nas disritmias mais frequentes. In: Ramires JAF e Oliveira SA de, editores. Eletrocardiograma normal e patológico. 7 ed. São Paulo: Roca, 2001. p.251-6.
6. Saldo R, De Paola AAV, Pimenta J. Valor do eletrocardiograma convencional na localização dos distúrbios de condução atrioventricular, Arq Bras Cardiol. 1987;49:317.
7. Vardas PE, Auricchio A, Blanc JJ, Dambert JC, Drexter H, Ector H, et al. Guidelines for cardiac pacing and cardiac resynchonization therapy. The Task Force Cardiac Pacing and Cardiac Resynchronization Therapy at the Europeuan Society of Cardiology. Eur Heart J. 2007;28;2256.
8. Martinelli Filho M, Zimerman LC, Lorga AM, Vasconcelos JTM, Rassi A, Jr. Diretrizes brasileiras de dispositivos cardíacos eletrônicos implantáveis (DCEI) Arq Bras Cardiol. 2007;89:210.
9. Mangrum JM, Di Marco JP. The evaluation and management of bradycardia. N Engl J Med 2000;342:703.
10. Epstein AE, DiMarco JP, Ellenbogen KA, et al. ACC / AHA / HRS 2008 Guidelines for Device-Based Therapy of Cardiac Rhythm Abnormalities: a report of the American College of Cardiology / American Heart Association Task Force on Practice Guidelines (Writing Committee to Revise the ACC / AHA / NASPE 2002 Guideline Update for Implantation of Cardiac Pacemakers and Antiarrhythmia Devices): developed in collaboration with the American Association for Thoracic Surgery and Society of Thoracic Surgeons. Circulation. 2008;117:e350.
11. Friedmann AA, Grindler J, Oliveira CAR de. Pausas no ritmo cardíaco. In: Friedmann AA, Grindler J, Oliveira ACR de, Fonseca AJ da. Diagnóstico diferencial no eletrocardiograma. 2 ed. Barueri: Manole, 2011. p.240.
12. Friedmann AA, Grindler J, Oliveira CAR de. Variações do intervalo PR. In: Friedmann AA, Grindler J, Oliveira ACR de, Fonseca AJ da. Diagnóstico diferencial no eletrocardiograma. 2 ed. Barueri: Manole, 2011. p.25.
13. Friedmann AA, Grindler J, Oliveira CAR de. Dissociação atrioventricular. In: Friedmann AA, Grindler J, Oliveira ACR de, Fonseca AJ da. Diagnóstico diferencial no eletrocardiograma. 2 ed. Barueri: Manole, 2011. p.252.

CAPÍTULO 44

RESSUSCITAÇÃO CARDIORRESPIRATÓRIA E CEREBRAL

Hélio Penna Guimarães
Christopher B. Granger
Renato Delascio Lopes

DESTAQUES

- A parada cardiorrespiratória (PCR) é a cessação súbita e inesperada das atividades ventricular útil e ventilatória, passível de reversão, em indivíduo não portador de doença intratável ou em fase terminal.
- A ressuscitação cardiorrespiratória e cerebral (RCPC) é o conjunto de manobras realizadas com o objetivo de manter, artificialmente, o fluxo arterial ao cérebro e a outros órgãos vitais, até que ocorra a recuperação da circulação espontânea (RCE).
- As causas mais comuns associadas a PCR são descritas em regra mnemônica dos "5H e 5T", extensamente utilizada à beira do leito, para uma abordagem rápida e sistematizada ao evento.
- O suporte básico de vida ou *Basic Life Support* (BLS) consiste em procedimentos básicos de emergência, que tem como objetivo o atendimento inicial do paciente vítima de PCR. Atualmente, sua prática segue a sequência CABD.
- O fator determinante mais relevante para que se obtenha a RCE é a **pressão de perfusão coronariana (PPC)**, resultante da diferença entre a pressão diastólica da aorta e a pressão de átrio direito.
- Comprimir o tórax de forma rápida e forte a uma frequência de 100 à 120 compressões por minuto e aplicar uma pressão suficiente para deprimir o esterno em, no mínimo, 5 cm porém não mais que 6 cm, permitindo sempre que o tórax relaxe completamente, retornando a posição normal entre as compressões.
- As compressões torácicas devem ser de 100 à 120 por minuto no adulto, com 30 compressões para duas ventilações, enquanto o paciente estiver sendo ventilado com bolsa-valva-máscara (com ventilações rápidas e efetivas a cada 6 segundos).
- Para os pacientes com via aérea avançada estabelecida se deve executar o método assincrônico de RCP, em que as compressões torácicas devem ser contínuas (mínimo de 100 à 120 por minuto), associadas a 8 a 10 ventilações por minuto.
- A fibrilação ventricular (FV) é a modalidade mais comum de PCR fora do ambiente hospitalar, com estimativa de 85% dentre as PCR extra-hospitalares não traumáticas. Em registros brasileiros de PCR intra-hospitalar, a assistolia é a mais frequente em até 45% dos casos.
- Para confirmação do diagnóstico de assistolia, é fundamental a realização do "protocolo da linha reta", em que são confirmadas as posições das conexões (cabos), o que levou ao aumento do ganho (amplitude) do traçado eletrocardiográfico e tornou modificadas as derivações.

- A capnografia quantitativa contínua com forma de onda é recomendada para pacientes intubados durante todo o período peri-PCR.
- Os fármacos empregados com maior frequência durante a RCPC são epinefrina, amiodarona, lidocaína, sulfato de magnésio.
- A maioria das mortes após a ressuscitação ocorre nas primeiras horas pós-RCE. Por isso, especial atenção deve ser dispensada à monitorização e ao tratamento desses pacientes. Os cuidados pós-PCR devem ser iniciados o mais precoce possível, logo após a RCE, ainda que esta possa ter ocorrido fora do ambiente hospitalar.
- O termo síndrome pós-PCR se refere a um processo fisiopatológico complexo de lesão tecidual secundária associada à isquemia, com disfunção adicional de síndrome de reperfusão.
- O controle direcionado da temperatura, evitando-se a febre e mantendo-se a temperatura entre 32-36 graus se demonstrou capaz de melhorar a condição neurológica e ser considerada nos pacientes que não apresentem resposta significativa a comandos verbais após o retorno da circulação espontânea, pós-PCR em FV, fora do ambiente hospitalar.
- Não existem sinais ou sintomas neurológicos objetivos que possam prever efetivamente o pior prognóstico neurológico nas primeiras 24 horas após a PCR.

INTRODUÇÃO E EPIDEMIOLOGIA

O atendimento correto a uma vítima de PCR deve ser de conhecimento e prática obrigatórios a toda a equipe de saúde, particularmente no ambiente de cuidados intensivos, onde a necessidade de atendimentos rápidos e precisos impõe domínio absoluto das técnicas e dos procedimentos com base nas melhores evidências e diretrizes de ressuscitação cardiorrespiratória e cerebral.[1-5]

A PCR resulta em mais de 300 mil mortes por ano somente na América do Norte; aproximadamente 400 mil pessoas nos Estados Unidos e 700 mil na Europa sofrem PCR a cada ano. A etiologia mais comum é a doença cardiovascular isquêmica. Aproximadamente 56% a 74% dos ritmos de PCR, no âmbito pré-hospitalar, ocorrem em FV.[2-5] O sucesso da ressuscitação estará intrinsecamente relacionado, nesses casos, à desfibrilação precoce, ideal dentro dos primeiros 3 a 5 minutos após o colapso. A cada minuto transcorrido do início do evento arrítmico súbito sem desfibrilação, as chances de sobrevivência diminuem em 7% a 10%.[2-5]

A despeito de as manobras de ressuscitação serem executadas em dois terços dos casos, infelizmente aproximadamente 70% dos casos acontece fora do ambiente hospitalar, habitualmente no domicílio, com taxas de sobrevivência inferiores a 5%.[2-4] O cenário intra-hospitalar também não tem sido muito favorável, com baixas taxas de RCE e sobrevivência em longo prazo; adicionalmente, esse quadro é influenciado pela irrestrita e, nem sempre criteriosa, prática de RCPC para todos os pacientes em PCR, muitas vezes sem a adequada avaliação de sua real indicação, como frequentemente ocorre no Brasil, dada a ausência de normatizações e legislações mais claras sobre terminalidade e *do not resuscitate* (DNR).[6-7]

O conhecimento e a aplicação das técnicas disponíveis para a execução, com sucesso, de RCPC tem sido otimizados a cada 5 anos com a publicação de diretrizes mundiais do International Liaison Committee on Resuscitation (ILCOR), e da American Heart Association (AHA) sendo a última publicação datada de outubro de 2015;[2-5] trata-se de diretrizes baseadas em processo internacional sistemático de busca e avaliação das melhores evidências disponíveis, servindo como apoio também para os cursos de treinamento baseados em simulação, envolvendo as sociedades de urgência e emergência, cardiologia e medicina intensiva em todo o mundo. As alterações contidas nessas diretrizes têm focado, em suas últimas versões, na otimização da qualidade das compressões torácicas externas (CTE) e nas recomendações para melhoria da morbimortalidade de indivíduos com RCE, por meio de ênfase nos cuidados pós-RCPC.[2-5]

DEFINIÇÕES

A PCR é a cessação súbita e inesperada das atividades ventricular útil e ventilatória, passível de reversão, em indivíduo não portador de doença intratável ou em fase terminal. Nesse contexto, define-se a RCPC como o conjunto de manobras realizadas com o objetivo de manter, artificialmente, o fluxo arterial ao cérebro e a outros órgãos vitais, até que ocorra a RCE. As manobras de RCP, aliadas à desfibrilação quando indicada, constituem-se, então, na oferta da melhor chance de restauração da função cardiopulmonar e cerebral de PCR.[1-7]

CAUSAS DE PCR[1-7]

As causas de PCR são variadas. Convém citar que a associação entre uma modalidade de PCR e uma causa específica não é absoluta, como por muito tempo se condicionou a ocorrência de FV à isquemia miocárdica.

As causas mais comuns associadas a PCR são descritas em regra mnemônica dos "5H e 5T", extensamente utilizada à beira do leito durante as manobras de RCPC, para uma abordagem rápida e sistematizada ao evento. O Quadro 44.1 resume as principais causas de RCP de acordo com os H e T.

O Quadro 44.1 resume as principais causas de PCR de acordo com as diretrizes mundiais de RCP.

QUADRO 44.1. Causas mais frequentes de PCR.

5H	5T
Hipovolemia	Trombose coronariana
Hipóxia	Tromboembolismo pulmonar (TEP)
Hiper/Hipocalemia	Tóxicos e toxinas (intoxicação exógena)
H⁺ (acidose)	Tamponamento cardíaco
Hipotermia	Tensão no tórax (pneumotórax hipertensivo)

Fonte: Adaptado de ILCOR/AHA 2015.

DIAGNÓSTICO, TRATAMENTO E SEGUIMENTO: CONHECENDO A CADEIA DA SOBREVIVÊNCIA

A presença de inconsciência, ausência de respiração efetiva e ausência de pulso central (carotídeo ou femoral) confirma uma situação de PCR. A sequência sistematizada de abordagem dos eventos é fundamental para o diagnóstico, o tratamento e o acompanhamento das vítimas de PCR e será detalhada nas etapas conhecidas como suporte básico de vida e suporte avançado de vida.[1-7]

Nos pacientes intubados, sedados e sob ventilação mecânica, o diagnóstico de PCR deve ser estabelecido pela ausência de pulso central, uma vez que há dificuldade em se determinar os critérios de avaliação do nível de consciência e de respiração espontânea. Dessa forma, o pulso central deve ser obrigatoriamente palpado nos pacientes que se encontram nessas condições e apresentam alterações súbitas e inexplicáveis em seu quadro clínico, como impossibilidade em se detectar a saturação periférica, a pressão arterial ou as variações do ritmo ao cardioscópio; relaciona-se esses achados clínicos àqueles observados na monitorização.[3-5]

CADEIA DA SOBREVIVÊNCIA

Em 1991, a AHA introduziu a simbologia da "cadeia de sobrevivência" como uma metáfora para representar a sequência de eventos que devem, de forma ideal, ocorrer para otimizar as taxas de sucesso da RCPC em adultos e crianças. Os elos da cadeia, em adultos, incluem o acesso precoce (reconhecimento do problema e solicitação do serviço médico de emergência), ressuscitação cardiorrespiratória e cerebral imediata, desfibrilação precoce – nos pacientes que necessitam – e acesso precoce ao sistema de suporte avançado de vida cardiovascular (SAVC).[2-5]

A partir da diretriz mundial de RCPC, publicada em 2010, foi também incorporado um 5º elo, o de cuidados pós-ressuscitação integrados, que envolve conjunto de medidas adotadas para a estabilização clínica do paciente, a redução da mortalidade precoce pós-RCE e a preservação da função neurológica.[2-7] Nas diretrizes atuais publicadas em 2015, há a modificação da cadeia de sobrevivência para condições de ocorrência da PCR intra-hospitalar, com a modificação do primeiro para um elo que simboliza a prevenção ou detecção precoce do risco de ocorrência da PCR com elo que ressalta o valor de times de resposta rápida (TRR) que identifiquem precocemente sinais e sintomas de gravidade (código amarelo) e executem intervenções que possam evitar a ocorrencia da PCR (código azul).

As novas diretrizes de RCP 2015 ressaltam fortemente a implementação de TRR intrahospitalares.

A Figura 44.1 ilustra a cadeia intrahospitalar de sobrevivência da AHA com foco no atendimento da PCR em adultos.

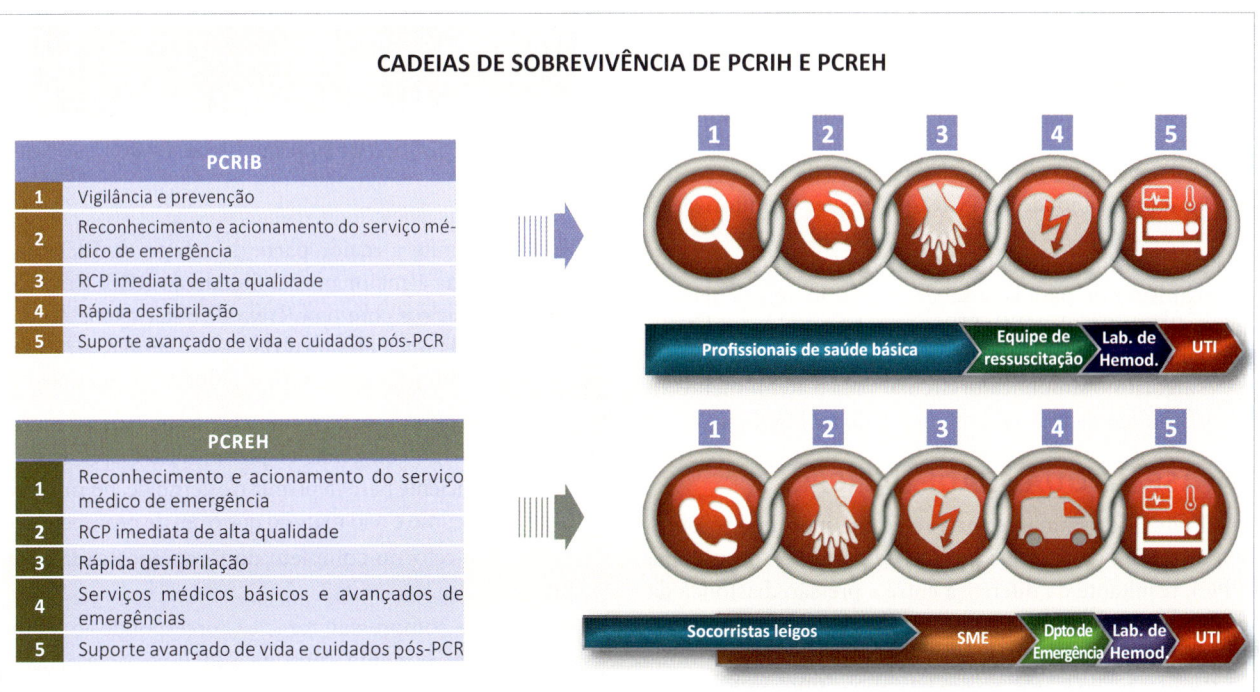

FIGURA 44.1. Cadeia de sobrevivência para adulto (AHA).
Fonte: Adaptada da American Heart Association Guidelines for Cardiopulmonary Resuscitation and Emergency Cardiovascular Care, 2015.[2-5]

SUPORTE BÁSICO DE VIDA (SBV)

O suporte básico de vida ou BLS consiste em procedimentos básicos de emergência, que têm como objetivo o atendimento inicial do paciente vítima de PCR. Tratava-se do ponto primordial do atendimento à PCR e sua sistematização, anteriormente abordado como sequência de atendimento ABCD, que sofreu modificações relevantes de acordo com as últimas diretrizes mundiais (2010) estabelecidas, passando para a sequência CABD.[2-5]

APLICANDO A SEQUÊNCIA: CABD[2-7]

A abordagem inicial nas novas diretrizes de RCP permite a simultaneidade de ações, o que acelera o diagnóstico da potencial PCR e encurta o tempo para o início das compressões torácicas em até quase 10 segundos.

Ao se avaliar a vítima, inicia-se tocando vigorosamente os ombros e chamando em voz alta; a ausência de resposta já demanda a solicitação de ajuda; a verificação da presença de pulso e respiração ser em conjunto e não exceder mais que 10 segundos. A presença de gasping ou respiração agônica não deve ser considerada como respiração efetiva.

Caso o paciente não responda aos estímulos, deve-se solicitar imediata ajuda, por meio do acionamento do "time de resposta rápida ou código azul" ou equipe capacitada a atender PCR, que trará consigo o material adequado (carro de parada e desfibrilador) em caso de PCR no ambiente hospitalar. Para os casos de PCR fora do ambiente hospitalar, no acionamento do serviço médico de emergência (SAMU 192) deve-se solicitar um desfibrilador externo automático (DEA), caso esteja disponível um programa de acesso público à desfibrilação no local de ocorrência do evento.

Na sequência, deve-se verificar a presença de pulso e respiração de forma simultânea, também em até 10 segundos, palpando-se o pulso carotídeo ou o femoral. Na ausência de pulso, deve-se iniciar imediatamente as manobras de RCPC, começando pelas CTE. Após 30 compressões, procede-se à elevação da mandíbula e à inclinação da cabeça, com duas ventilações, no tempo mais breve possível, idealmente entre 2 e 4 segundos.[2-5]

A etapa final, na sequência diagnóstica da RCPC, é a definição da modalidade de PCR, que requer monitorização do ritmo cardíaco. Esse é o momento crucial para definir o algoritmo do tratamento a ser efetuado, de acordo com o mecanismo de parada, a saber: fibrilação ventricular/taquicardia ventricular (FV/TV) sem pulso, atividade elétrica sem pulso (AESP) ou assistolia.[2-5]

O algoritmo simplificado circular para o atendimento ao suporte básico de vida está representado na Figura 44.2.

ÊNFASE NA QUALIDADE DA RCPC

O fator determinante mais relevante para que se obtenha o retorno da RCE é a pressão de perfusão coronariana (PPC), resultante da diferença entre a pressão diastólica da aorta e a pressão de átrio direito e responsável pela irrigação do miocárdio (Figura 44.3).[2-4]

Estima-se que seja necessária uma PPC mínima de 15 mmHg para que ocorra a RCE e que pressões maiores de

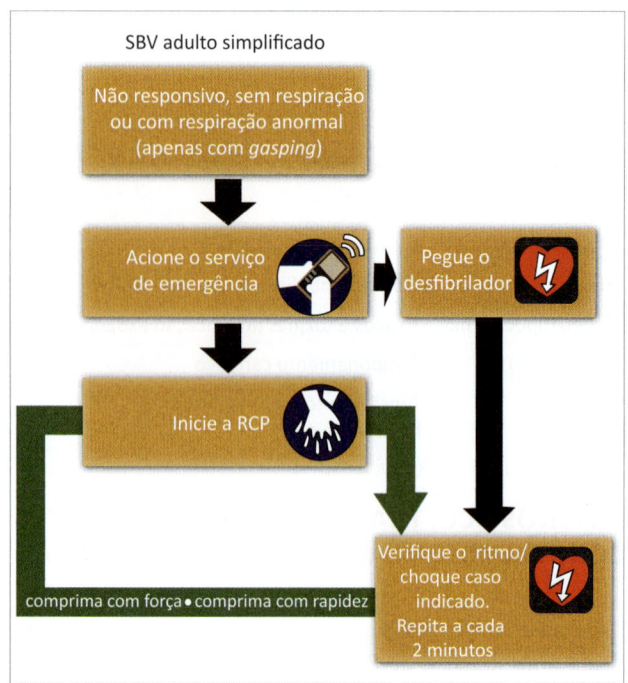

FIGURA 44.2. Algoritmo circular para suporte básico de vida.
Fonte: Adaptada de ILCOR/AHA. International Consensus on Cardiopulmonary Resuscitation and Emergency Cardiovascular Care Science with Treatment Recommendations, 2015.

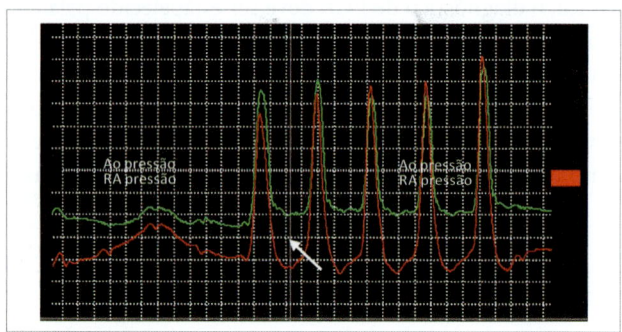

FIGURA 44.3. Gráfico de pressão de perfusão coronariana.

25 mmHg durante a maior parte do tempo da RCPC estejam associadas a maior probabilidade de RCE. Considerando esse cenário e com o objetivo de obter os melhores e contínuos níveis mais elevados de PPC, algumas ações são fundamentais durante as manobras de RCPC,[2-5] a saber:

- Comprimir o tórax de forma rápida e forte, a uma frequência de, 100-120 compressões por minuto e aplicar uma pressão suficiente para deprimir o esterno de, no mínimo, 5 cm no mínimo e não mais do que 6 cm de profundidade;
- Permitir o retorno completo do tórax após cada compressão;
- A fração de compressão torácica corresponde ao tempo em que, efetivamente, durante a RCP os socorristas se mantém executando as compressões torácicas. Esta fração idealmente deve estar próximo a 80% e não menos

que 60%. Para seu cálculo, obtêm-se o tempo em segundos em que as compressões torácicas foram executadas durante toda PCR e divide-se pelo tempo total da RCP.[7]
- Minimizar as interrupções nas compressões torácicas para, no máximo, 10 segundos é suficiente para executar a desfibrilação, avaliar o ritmo cardíaco, palpar pulso central, realizar duas ventilações com bolsa-valva-máscara ou proceder a qualquer outro ato que seja estritamente necessário;[2-5]
- Não "hiperventilar" o paciente, ou seja, realizar mais de 8 a 10 ventilações por minuto durante a RCPC promove diminuição da pressão de perfusão coronariana, ainda que se mantenham compressões torácicas externas contínuas associadas à instalação.[2-5] As ventilações devem ser realizadas a cada 6 segundos.

O correto posicionamento das mãos é, também, um procedimento importante para que se minimize o risco de complicações, como fraturas de arcos costais e perfuração de vísceras. Devemos posicionar a região hipotenar de uma das mãos sobre uma linha imaginária intermamilar, no centro do tórax, na metade inferior do esterno, e posicionar a outra mão sobre a primeira, com os dedos entrelaçados. Os braços do socorrista devem permanecer estendidos, formando um ângulo de 90° em relação ao plano do tórax, para que se transmita ao esterno do paciente a pressão exercida pelo peso de ombros e tronco (peso corporal), e reduzindo assim a fadiga[1-7] (Figura 44.4).

As compressões torácicas devem ser de, 100 a 120 por minuto no adulto, com 30 compressões para duas ventilações, enquanto o paciente estiver sendo ventilado com bolsa-valva-máscara (método sincrônico).

Para os pacientes com via aérea avançada estabelecida (tubo orotraqueal, máscara laríngea, tubo laríngeo ou tubo esôfago laríngeo/combitube®), deve-se executar o método assincrônico de RCP, em que as compressões torácicas devem ser contínuas (mínimo 100 a 120 por minuto), associadas a 8 a 10 ventilações por minuto.[2-5] É fundamental permitir o retorno do tórax a posição normal a cada final da compressão; a profundidade das compressões também não deve exceder 6 cm, considerando que estudos clinicos tem demonstrado que profundidades de compressão superiores a 6 cm, além de associadas ao maior risco de lesões, promovem inadequada *performance* de débito cardíaco por interferência no enchimento ventricular.

Pode ser difícil avaliar a profundidade de compressão sem o uso de dispositivos de *feedback*, mas é importante que os socorristas saibam que a profundidade das compressões torácicas é geralmente mais superficial do que profunda demais.

Após cinco ciclos de compressão e de ventilação (ou 2 minutos de RCP contínua), deve-se reavaliar o ritmo no monitor (no caso de FV/TV sem pulso e/ou assistolia) ou palpar pulso central (no caso de AESP).

Nota: em ambiente hospitalar e de terapia intensiva, por vezes se faz necessário o posicionamento da "tábua" para RCPC sob o tórax do paciente, para oferecer uma superfície rígida para melhor compressão torácica, além de utilizar uma pequena escada para se posicionar corretamente à beira do leito e executar eficazmente as compressões torácicas.[1-4]

A massagem cardíaca interna (MCI) é superior à CTE padrão, pois apresenta maior débito cardíaco. Maior pressão de perfusão coronariana, aumento de perfusão cerebral, maior fluxo sanguíneo cerebral, maior taxa de ressuscitação e maior sobrevida. Entretanto, existem poucos estudos em humanos que comparam as duas técnicas. Muitos trabalhos referem-se aos bons resultados da MCI após trauma fechado ou aberto e na sobrevida, com apresentação de pequenos déficits neurológicos. Não há evidência suficiente para indicar essa técnica como. Contudo, pode ser utilizada durante a cirurgia com tórax ou abdome abertos e indicada em situações de atendimento pré-hospitalar de ferimento por trauma perfurante e com tempo de transporte elevado até o hospital.[7]

A solicitação para uma vítima ainda consciente tossir vigorosamente também pode produzir pressões intratorácicas e sistêmicas superiores àquelas produzidas pela RCP padrão, o que permite que o paciente fique consciente por breves períodos. Essa técnica é frequentemente utilizada em laboratórios de hemodinâmica.[7]

DIAGNÓSTICO DO RITMO E DESFIBRILAÇÃO

Compreende a última etapa da sequência de atendimento do Suporte Básico de Vida, na qual se determinam as modalidades de PCR pela monitorização do ritmo cardíaco e pela desfibrilação imediata nos casos de ritmos "chocáveis", como a FV e a taquicardia ventricular sem pulso.[4-5]

Modalidades de PCR[1-5]

- **Fibrilação ventricular/taquicardia ventricular sem pulso:** FV caracteriza-se pela ausência de atividade elétrica organizada, com distribuição caótica de complexos de várias amplitudes. Esse quadro gera contração

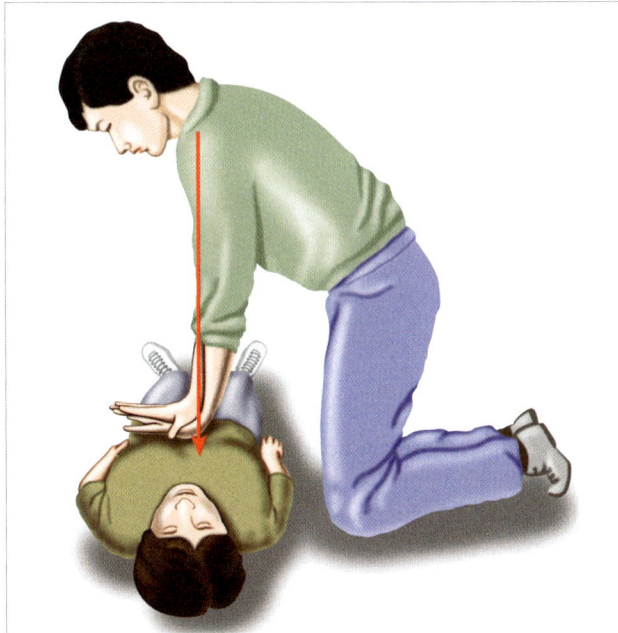

FIGURA 44.4. Compressões torácicas: detalhe da posição dos braços do socorrista, formando um ângulo de 90° com o plano do tórax do paciente.

incoordenada do miocárdio e de pequena amplitude, o que resulta na ineficiência total do coração em manter a fração de ejeção sanguínea adequada.

O eletrocardiograma (ECG) apresenta-se com ondas irregulares de amplitude e duração variáveis, em cenário de desorganização elétrica (Figura 44.5).

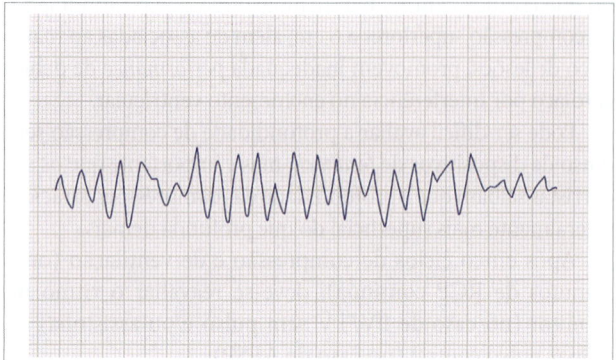

FIGURA 44.5. Fibrilação ventricular.

Quanto ao aspecto fisiopatológico pode-se dividir a evolução temporal da FV em três fases distintas: elétrica, hemodinâmica e metabólica[1-5] (Figura 44.6).

1. **Primeira fase – elétrica:** corresponde aos primeiros 5 minutos da situação de PCR em FV. É a fase mais suscetível à desfibrilação e correlaciona-se com o melhor prognóstico ao paciente, quando a desfibrilação é executada nesse período.[5]
2. **Segunda fase – hemodinâmica:** etapa crucial para a perfusão cerebral e coronariana, quando as compressões torácicas são fundamentais para otimizar a pressão de perfusão coronariana e aumentar o sucesso da desfibrilação e do retorno à circulação espontânea. Engloba o período correspondente entre os 5 e 10 minutos após o início do quadro.
3. **Terceira fase – metabólica:** caracterizada pelo desencadeamento de citocinas inflamatórias, radicais livres e lesão celular, ocasionando alterações miocárdicas muitas

vezes irreversíveis (*stone heart*) e disfunção neurológica; geralmente ocorre após 10 minutos do início da PCR.[5]

A FV é a modalidade mais comum de PCR fora do ambiente hospitalar, com estimativa de 85% dentre as PCR extra-hospitalares não traumáticas.

Em registros brasileiros de PCR intra-hospitalar, a FV é a terceira modalidade de PCR mais frequente.[6]

A taquicardia ventricular TV sem pulso é a sequência rápida de batimentos ectópicos ventriculares (superior a 100 por minuto), chegando à ausência de pulso arterial palpável por deterioração hemodinâmica. Segundo registros brasileiros, a TV sem pulso corresponde a 5% das PCR em UTI.[6]

O ECG apresenta-se com repetição de complexos QRS alargados (maiores que 0,12 segundos) não precedidos de ondas P (Figura 44.7).

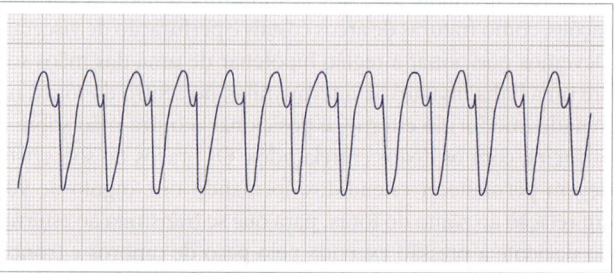

FIGURA 44.7. TV sem pulso.

- **Assistolia:** é a ausência de qualquer atividade ventricular elétrica em pelo menos duas derivações eletrocardiográficas (Figura 44.8). Trata-se da modalidade mais presente nas PCR intra-hospitalares. O registro de hospitais brasileiros que utilizam o protocolo Utstein modificado demonstrou sua prevalência em torno de 45%.[6]

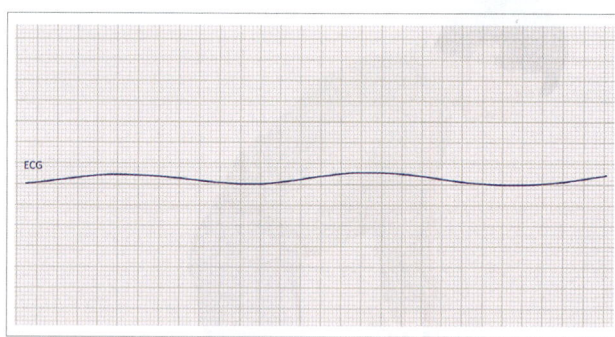

FIGURA 44.8. Assistolia.

Para a confirmação do diagnóstico de assistolia, é fundamental a realização do "protocolo da linha reta", em que são confirmadas as posições das conexões (cabos), o que levou ao aumento do ganho (amplitude) do traçado eletrocardiográfico e tornou modificadas as derivações pelo cardioscópio ou pelo posicionamento invertido de pás do desfibrilador, em orientação contrária à posição padrão (passa-se

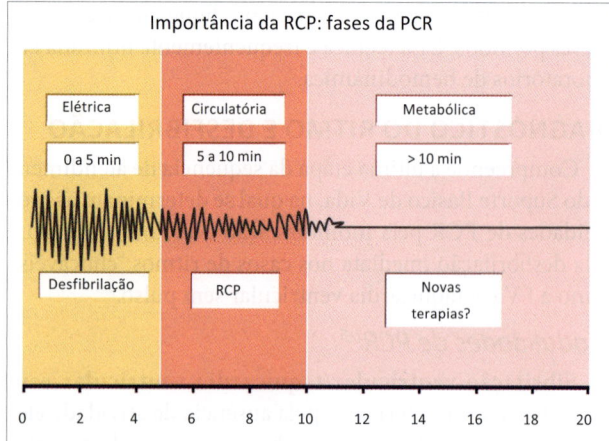

FIGURA 44.6. Fases da fibrilação ventricular.
Fonte: arquivo dos autores.

a adotar a posição infraclavicular e paraesternal esquerda para pá esternal, e região hipocôndrio direito para pá de ápice).[1-3]

A assistolia é também considerada como o ritmo final de todos os mecanismos de PCR e, frequentemente, mais associada ao pior prognóstico.

- **Atividade elétrica sem pulso:** também chamada de AESP, é caracterizada pela ausência de pulso na presença de atividade elétrica organizada, o que impõe um alto grau de suspeição por parte do socorrista para confirmar o diagnóstico. Nesse cenário, o ECG pode apresentar uma ampla variedade de ritmos, desde ritmo normal até ritmo idioventricular com frequência baixa e ritmos taquicárdicos morfologicamente distintos da TV (Figura 44.9 e Figura 44.10).

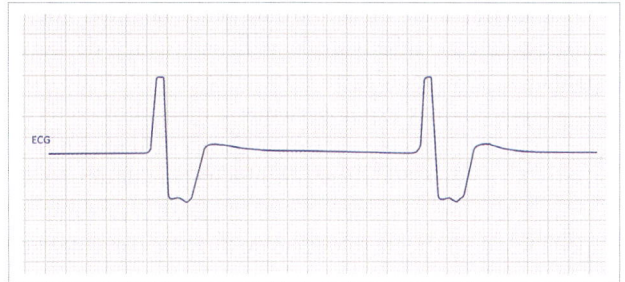

FIGURA 44.9. Exemplo de AESP: ritmos organizados ao monitor, mas que podem estar associados à ausência de pulso central.

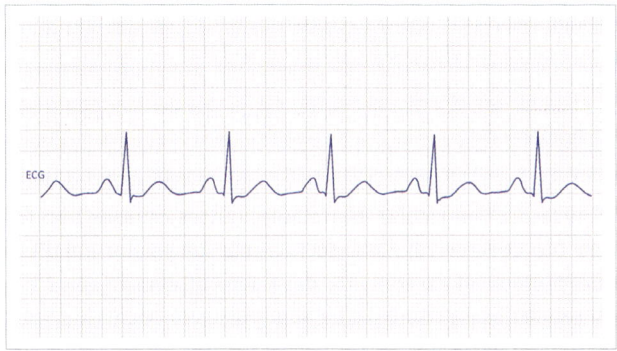

FIGURA 44.10. Exemplo de AESP: ritmos sinusais organizados ao monitor, mas que podem estar associados à ausência de pulso central.

DESFIBRILAÇÃO[5]

O acesso a um desfibrilador condiciona imediata monitorização e potencial aplicação do choque na presença de FV e TV sem pulso. As pás do desfibrilador devem ser posicionadas corretamente, de modo que proporcione que maior corrente elétrica possível liberada no choque possa atravessar o miocárdio em seu maior eixo de orientação elétrica e massa muscular. Isso é obtido colocando-se a pá esternal à direita, em região infraclavicular e paraesternal, e a outra pá à esquerda, no ápice cardíaco na linha axilar média, evitando-se o mamilo (Figura 44.11). Nos portadores de marca-passos implantados em região infraclavicular direita, a alternativa é posicionar uma pá no precórdio e a outra na região dorsal infraescapular esquerda, denominada posição anteroposterior.

A recomendação das cargas varia de acordo com o tipo de desfibrilador. Há os monofásicos (360 J) e os bifásicos (120 a 200 J), dependendo das especificações do fabricante. Caso não se tenha acesso a informação do formato de onda do desfibrilador bifásico (retilínea ou truncada exponencial), deve-se utilizar a carga máxima e dar preferência aos bifásicos por resultarem em maior taxa de RCE, com menor dano miocárdico.[5,7]

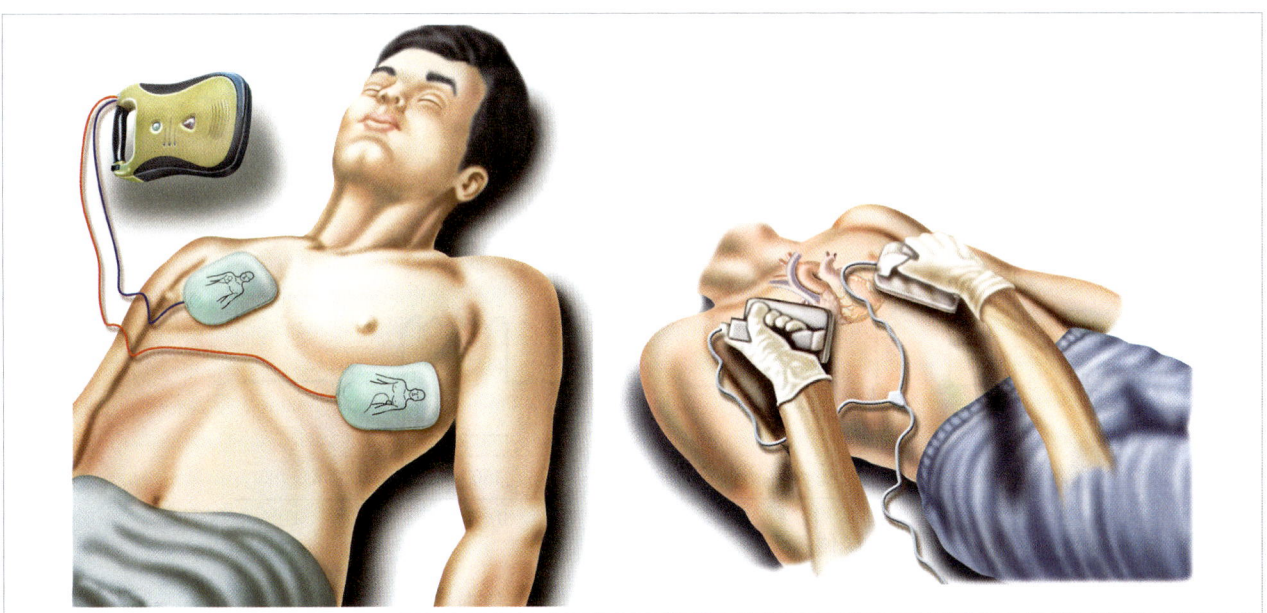

FIGURA 44.11. Posição dos eletrodos na desfibrilação.

A forma de onda bifásica truncada exponencial (BET) foi originalmente desenvolvida para aplicações de baixa impedância. Essa abordagem caracteriza-se por ser de mais fácil adaptação, mas expõe pacientes a mais altos picos de corrente potencialmente nocivos. A forma de onda bifásica retilínea foi desenvolvida especificamente para desfibrilação externa e leva em consideração níveis altos e variados de impedância do paciente (bloqueio do fluxo de corrente causado por torácicos, tamanho e extensão do tórax e mau contato do eletrodo transtorácico). A Figura 44.12 demonstra graficamente as distinções nos padrões de onda descritos.[2-5]

Convém citar ainda que os desfibriladores com análise de impedância torácica permitem quantificar se a efetividade de carga do choque foi liberada ao tórax e adotam, ainda que bifásicos, protocolos de desfibrilação com progressão de cargas, iniciando o primeiro choque com 200 J, na sequência, 300 J e, por fim, 360 J.

Existem relatos de que o soco precordial pode reverter taquicardia ventricular. Entretanto, outros estudos não foram tão conclusivos. Essa técnica não tem valor em PCR não presenciada e somente deve ser empregada em PCR presenciada, em ritmo de TV sem pulso em paciente monitorizado e na ausência de um desfibrilador.

SUPORTE AVANÇADO DE VIDA (SAV)[2-5]

O SAV engloba recursos adicionais, como monitorização cardíaca, uso de fármacos, desfibrilação, equipamentos especiais para ventilação, marca-passo e cuidados pós-PCR depois da recuperação da circulação espontânea.

Considerando a correta execução do suporte básico de vida até este momento do atendimento em que o paciente apresenta ventilação e circulação artificial pela compressão torácica cardíaca externa, deve-se seguir, a partir disso, o algoritmo circular de atendimento do SAV de acordo com a modalidade de PCR (Figura 44.13).

TRATAMENTO DAS MODALIDADES DE PCR NO SAV

FV/TV sem pulso[1-5]

São tratadas com desfibrilação elétrica, com aplicação de um choque de 200 J bifásico (caso se desconheça o tipo de onda bifásica a ser liberada) ou de 360 J monofásico. O não retorno do ritmo cardíaco normal caracteriza a refratariedade da FV à desfibrilação, e as manobras de RCP (compressão torácica e ventilação) sequenciadas devem ser mantidas por 2 minutos ou 5 ciclos de 30:2 após cada tentativa de desfibrilação, ocasião em que o ritmo deve ser checado.[2-5]

O insucesso do primeiro choque pode recomendar a execução da intubação orotraqueal (IOT) para garantir a qualidade da ventilação, caso esta não esteja adequada com bolsa-valva-máscara. Convém reforçar que a IOT não deve justificar a interrupção das compressões torácicas, a despeito de sua dificuldade de realização. A IOT pode ser instituída mais precocemente, ainda que a ventilação bolsa-valva-máscara esteja efetiva, se houver a disponibilidade de capnografia quantitativa em forma de onda, que será detalhada mais adiante.

A implantação de acesso via intravenoso (IV) ou intraósseo (IO) para administração de fármacos, além da monitorização contínua do ritmo cardíaco, são também efetuadas nesse momento.

Essa sequência de procedimentos é expressa pela regra mnemônica MOVE (monitor, oxigênio, veia e ECG), que define os procedimentos a serem feitos, se houver insucesso do 1º choque; o tempo, em geral, demandado para esse episódio está em torno 2 minutos ou mais, o que faz com que o intervalo para um novo choque seja atingido, antes mesmo de se proceder à infusão de um fármaco. É fundamental observar que esse é um período em que vários procedimentos são realizados de forma simultânea e que demandam adequado en-

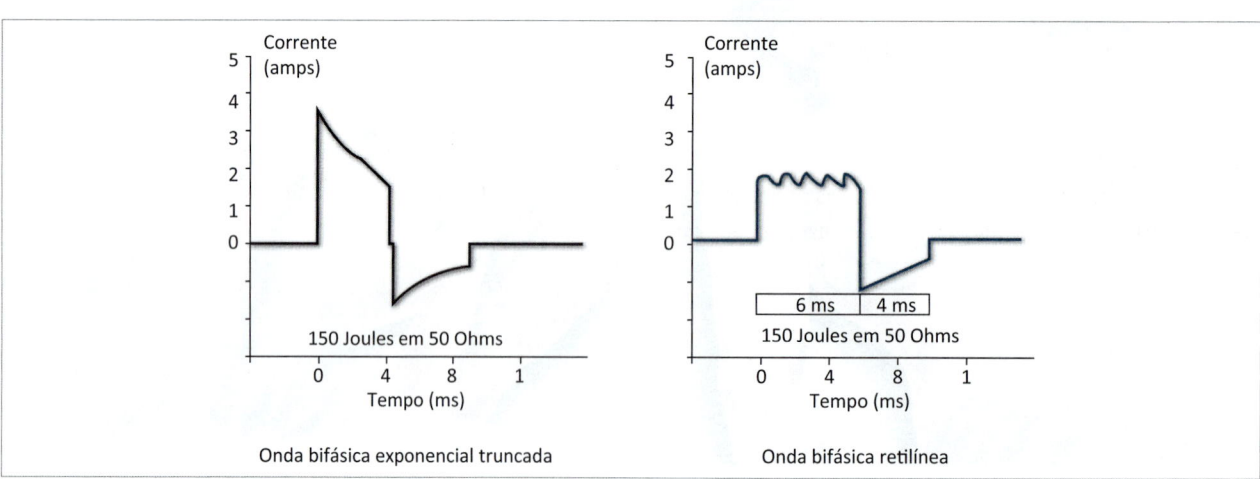

FIGURA 44.12. Comparação entre formas de onda bifásica para a desfibrilação.[4]

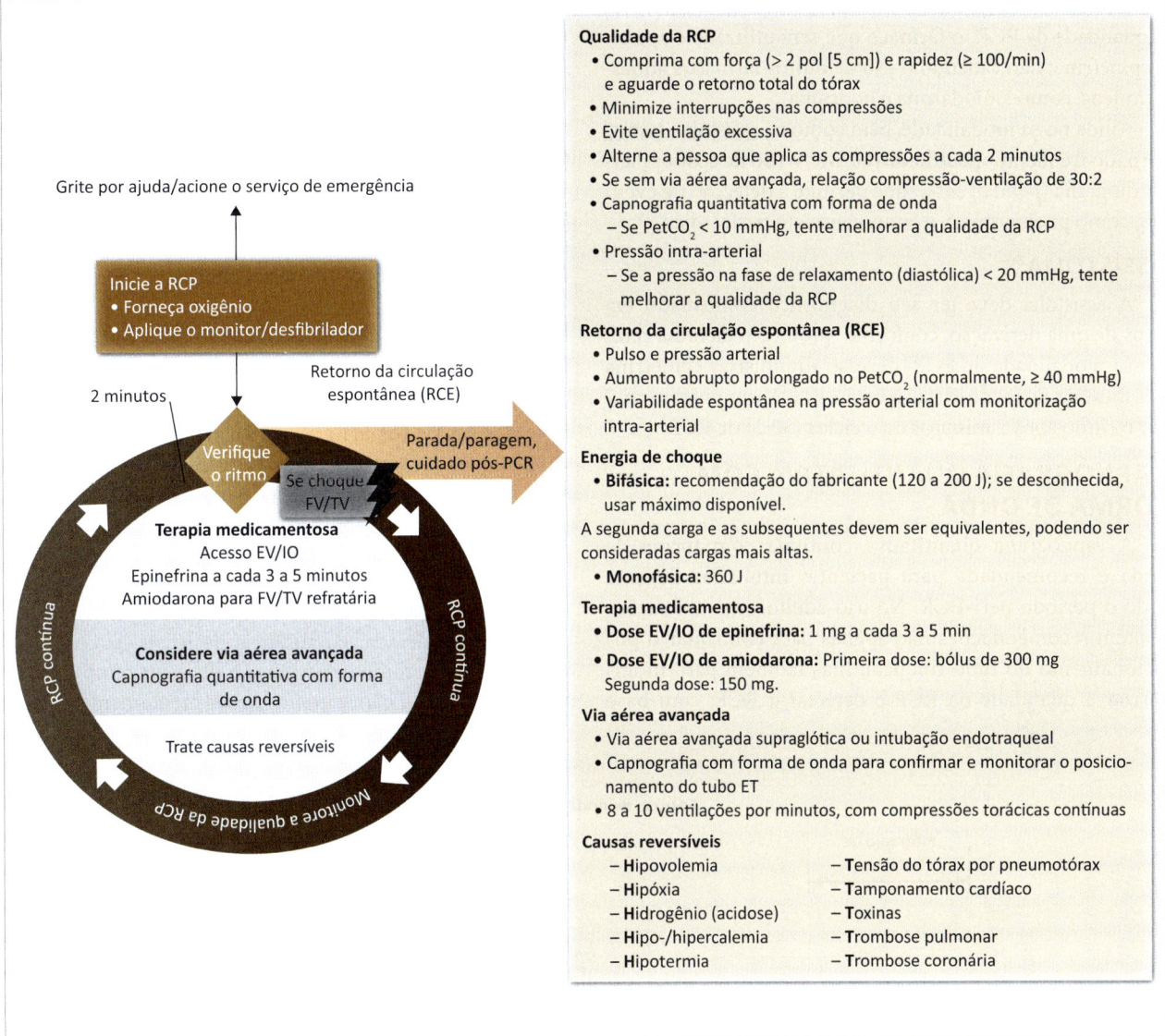

FIGURA 44.13. Algoritmo de circular de SAVC.
Fonte: Adaptada da American Heart Association Guidelines for Cardiopulmonary Resuscitation and Emergency Cardiovascular Care, 2015.[2-4]

volvimento da equipe multiprofissional, com atenção especial à manutenção da compressão torácica adequada.[1-5]

Com relação aos fármacos a serem adotados para atendimento da FV/TV sem pulso, o fármaco inicial de escolha é a epinefrina/adrenalina, na dose de 1 mg IV/IO a cada 3 a 5 minutos. A vasopressina, para facilitar o aprendizado da sequência de atendimento, foi retirada das novas diretrizes de RCP 2015, considerando evidências insuficientes que a considerem melhor que a utilização da epinefrina.[1-5]

Em caso de não abolição da FV/TV sem pulso após as medidas inicialmente descritas anteriormente como sequência de fármacos, choque e CTE, deve-se administrar 300 mg IV/IO de amiodarona, podendo ser repetida após 5 a 10 minutos na dose de 150 mg IV/IO.

A lidocaína também pode ser utilizada na dose de 1 a 1,5 mg/kg IV/IO em bólus, e pode ser repetida de 3 a 5 minutos na dose de 0,5 a 0,75 mg/kg (dose cumulativa máxima de 3 mg/kg), seguida de desfibrilação, mas apenas como alternativa, caso haja impossibilidade do uso da amiodarona.[1-5]

Nos casos de TV polimórfica tipo *torsades de pointes* e/ou suspeita de hipomagnesemia, pode-se utilizar sulfato de magnésio na dose de 1 a 2 g IV em bólus diluídos em 10 mL de solução de glicose (SG) 5%, seguido de desfibrilação.[2-5]

AESP

A sequência do atendimento da AESP assemelha-se à realizada na assistolia e, como as demais, também deve manter especial atenção à potencial causa do evento, relembrando a regra mnemônica dos 5H e 5T. Nessa abordagem secundária, devem-se realizar avaliações e tratamentos específicos.[2-5]

Diferentemente da FV/TV sem pulso e da assistolia, o pulso deve ser avaliado após 2 minutos ou 5 ciclos (30:2) de RCP, considerando que há um rimo elétrico organizado que pode não se modificar com a ocorrência da RCE. Nessa modalidade de PCR, o fármaco que será utilizado é apenas a epinefrina, não cabendo o uso de outros fármacos antiarrítimicos, como amiodarona e lidocaína.

Ainda nessa modalidade, bem como na assistolia, tem se tornado frequente, quando disponível, o uso de ecodopplercardiografia (*point of care*), que permite a detecção de eventos, como pneumotórax e tamponamento pericárdico.[2-5]

ASSISTOLIA[2-5]

A assistolia deve ter seu diagnóstico confirmado em mais de uma derivação, conforme "protocolo da linha reta". Nessa modalidade de PCR, deve-se administrar epinefrina nas mesmas doses descritas para a FV/TV sem pulso, e checar o ritmo após 2 minutos ou 5 ciclos (30:2) de RCP.

CAPNOGRAFIA QUANTITATIVA COM FORMA DE ONDA

A capnografia quantitativa contínua com forma de onda é recomendada para pacientes intubados durante todo o período peri-PCR. No uso adulto, suas aplicações contêm recomendações não apenas para confirmar o posicionamento do tubo traqueal, mas também para monitorizar a qualidade da RCP e detectar a RCE, com base em valores do dióxido de carbono no final da expiração (PetCO$_2$)[2-5] (Figura 44.14). A incapacidade de obter um ETCO$_2$ igual a 10 mmHg por capnografia com forma de onda após 20 minutos de ressuscitação foi associada a pouquíssima chance de RCE e sobrevivência. No entanto, os estudos realizados até a presente data são limitados, por apresentarem possíveis fatores de confusão e incluírem um número relativamente pequeno de pacientes. Por isso, não é aconselhável confiar unicamente no ETCO$_2$ para determinar cessar os esforços de ressuscitação.

IDENTIFICAÇÃO E TRATAMENTO DAS CAUSAS DE PCR[2-5]

Essa etapa visa à identificação e à remoção e/ou ao controle das causas (os 5H e 5T, já ilustrados anteriormente), em qualquer das três modalidades de PCR. Dessas 10 causas mais frequentes, a hipovolemia e a hipóxia costumam estar presentes em mais de 80% dos casos como causa imediata ou como mecanismos "mantenedores" da PCR. Logo, em qualquer situação de PCR, a reposição volêmica com infusões escalonadas de 250 a 500 mL de solução fisiológica deve ser considerada, na ausência de sinais de congestão pulmonar, bem como a oxigenação deve ser otimizada, de forma invasiva ou não, e monitorizada atentamente.

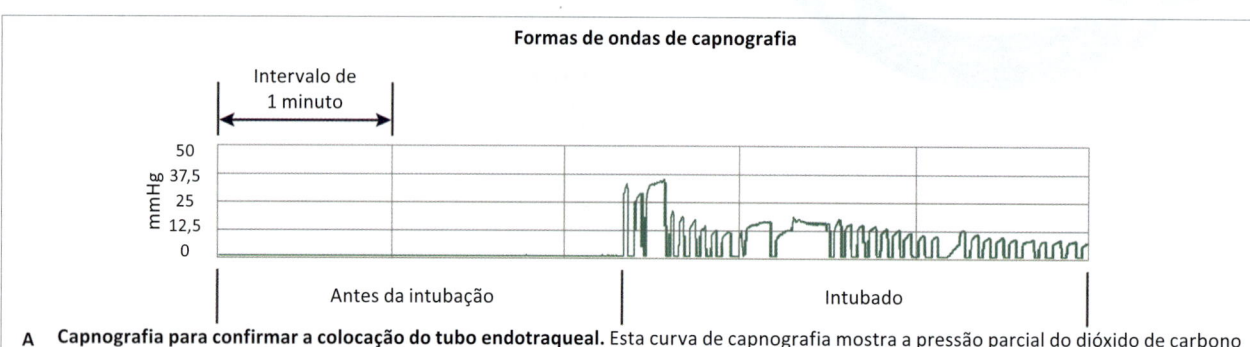

A **Capnografia para confirmar a colocação do tubo endotraqueal.** Esta curva de capnografia mostra a pressão parcial do dióxido de carbono exalado (PetCO$_2$), em mmHg, no eixo vertical, em função do tempo, quando é feita uma intubação. Uma vez que o paciente esteja intubado, detecta-se o dióxido de carbono exalado, confirmando a colocação do tubo traqueal. O PetCO$_2$ varia durante o ciclo respiratório, com valores mais altos na expiração final.

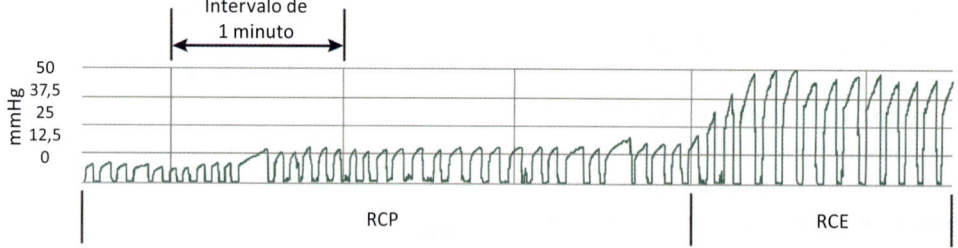

B **Capnografia para monitorizar a eficácia dos esforços de ressuscitação.** Esta segunda curva de capnografia mostra o PetCO$_2$ em mmHg, no eixo vertical, em função do tempo. Este paciente está intubado e recebendo RCP. Observe que a frequência de ventilação é de aproximadamente 8 a 10 respirações por minuto. As compressões torácicas são aplicadas continuamente a uma frequência ligeiramente maior que 100 por minuto, mas não são visíveis nesta curva. O PetCO$_2$ inicial é menor que 12,5 mmHg durante o 1º minuto, indicando um fluxo sanguíneo bastante baixo. O PetCO$_2$ aumenta para um valor entre 12,5 e 25 mmHg durante o 2º e o 3º minutos, compatível com o aumento do fluxo sanguíneo com a ressuscitação em andamento. A RCE ocorre durante o 4º minuto. A RCE é reconhecida pelo aumento abrupto do PetCO$_2$ (visível logo após a 4ª linha vertical) para mais de 40 mmHg, compatível com uma melhora substancial no fluxo sanguíneo.

FIGURA 44.14. Capnografia quantitativa com formato de onda.
Fonte: Adaptada da American Heart Association Guidelines for Cardiopulmonary Resuscitation and Emergency Cardiovascular Care, 2010.[2-5]

CUIDADOS PÓS-RESSUSCITAÇÃO[7-16]

A maioria das mortes após a ressuscitação ocorre nas primeiras horas pós-RCE. Por isso, especial atenção deve ser dispensada à monitorização e ao tratamento desses pacientes.

Cuidados organizados devem ser considerados para melhorar a sobrevivência das vítimas de PCR após a RCE, em um sistema abrangente, estruturado, integrado e multidisciplinar de cuidados pós-PCR, e devem ser implementados de maneira consistente. O tratamento inclui suporte cardiopulmonar, neurológico, hipotermia terapêutica e intervenções coronárias percutâneas (ICP), quando indicados.

Os cuidados pós-PCR devem iniciar-se o mais precoce possível, caso seja viável, já no local de atendimento inicial da PCR, logo após a RCE, ainda que esta possa ter ocorrido fora do ambiente hospitalar.[7-16] O impacto maior no aumento da sobrevivência e na redução de sequelas tardias está na implementação dessas manobras nas primeiras etapas da fase pós-PCR até 72 horas, conforme as fases do período de RCE[18] descritas na Figura 44.15.

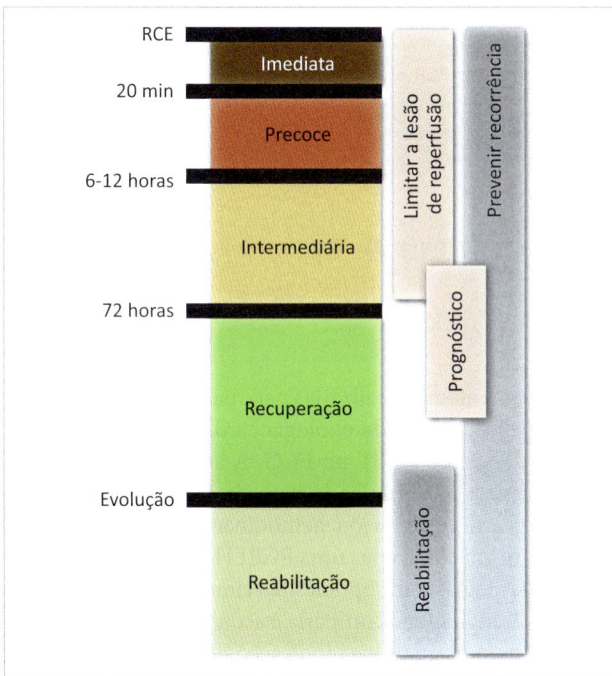

FIGURA 44.15. Fases do período de recuperação da circulação espontânea.
Fonte: Adaptada de Neumar RW, 2008.[17]

O termo síndrome pós-PCR se refere a um processo fisiopatológico complexo de lesão tecidual secundária associada à isquemia, com disfunção adicional de síndrome de reperfusão. Os pacientes vítimas de PCR que obtêm a RCE podem evoluir com quadro de disfunção de múltiplos órgãos e sistemas em gravidade distinta de acordo com antecedentes mórbidos pessoais, com doença precipitante da PCR e tempo para a ressuscitação; estes achados parecem mais claros ao se avaliar cenários como o tempo envolvido no atendimento da PCR, o que permite notar a redução de 14% na probabilidade de adequada evolução neurológica para cada 1,5 minuto de atraso no retorno à circulação espontânea.[17,7]

Nessa síndrome, estão presentes quatro componentes principais: injúria cerebral, disfunção miocárdica, isquemia de reperfusão e intervenção na doença precipitante, apresentados com mais detalhes no Quadro 44.2.[7,18]

Logo após a RCE, é fundamental, portanto, que se iniciem os cuidados pós-PCR: o paciente deverá ser monitorizado por métodos não invasivos e invasivos específicos, incluindo a monitorização do sistema nervoso central, quando possível. Ao considerar a oferta de oxigênio, a recomendação é que, já na 1ª hora, a fração inspirada de oxigênio (FiO_2) seja ajustada para uma saturação arterial entre 94% e 96%, para que dessa forma se evite a hiperoxia, que facilita aumento no estresse oxidativo e está associada a pior prognóstico neurológico.[7]

O emprego de reposição volêmica ou mesmo de fármacos vasoativos está indicado para a adequação do débito cardíaco e deve ser administrado, preferencialmente, por meio de acesso venoso central.

Atenção especial às convulsões deve ser considerada; estas são comuns após a PCR e a realização do eletroencefalograma (EEG), com pronta e breve interpretação, particularmente nos pacientes que se mantêm arresponsivos ou comatosos nas primeiras 72 horas pós-PCR;[7-17] não são infrequentes os achados de "*status* epiléptico" nesses pacientes.

Um perfil de exames laboratoriais, que inclui eletrólitos e marcadores de necrose miocárdica, deve ser solicitado, bem como o eletrocardiograma deve ser realizado o mais breve possível, preferencialmente nos primeiros 10 minutos após a RCE.[7]

A garantia de manutenção da perfusão tecidual adequada deve ser considerada mantendo-se a pressão sistólica mínima de 90 mmHg ou a pressão arterial média mínima de 65 mmHg; essa demanda pressórica pode ser considerada com reposição volêmica adequada ou com fármacos vasopressores. Quando da necessidade de fármacos vasopressores, a norepinefrina tem melhor evidência, caso a hipotensão esteja associada a disfunção miocárdica/choque cardiogênico.[1-5]

Embora não exista nenhuma evidência científica robusta de benefício do rígido controle glicêmico no período pós-PCR, evidências extrapoladas de outras situações clínicas, como sepse grave e choque séptico, sugerem benefícios desse controle, com o objetivo de atingir valores glicêmicos entre 144 e 180 mg/dL.[1-5]

A atenção especial à etapa pós-RCE fez com que o IL-COR e a AHA propusessem a definição de um algoritmo de cuidados pós-PCR a ser implementado o mais breve possível após a RCE (Figura 44.16).[1-5]

CONTROLE DIRECIONADO DA TEMPERATURA[9-15]

Todos os pacientes adultos comatosos (ou seja, sem resposta sensata a comandos verbais) com RCE após a PCR devem ser submetidos ao CDT (controle direcionado de temperatura), tendo como temperatura-alvo entre 32°C e 36°C, mantida constantemente durante pelo menos 24 horas. Segundo as diretrizes de 2010, para pacientes adultos comatosos (isto é, sem resposta adequada a comandos verbais) com RCE após PCR por FV extra-hospitalar devem ser resfriados

QUADRO 44.2. Síndrome pós-PCR.

	Fisiopatologia	Manifestação clínica	Tratamento
Lesão cerebral	Perda da autorregulação cerebral Edema cerebral Neurodegeneração pós-isquêmica	Coma Convulsão Mioclonias Perda cognitiva Estado vegetativo persistente Parkinson secundário Choque medular Morte cerebral	Hipotermia terapêutica Estabilidade hemodinâmica Proteção da via aérea Ventilação mecânica Controlar convulsão Adequar oxigenação (SaO_2 94% a 96%) Cuidados intensivos
Lesão miocárdica	Disfunção ventricular global – "miocárdio atordoado" SCA	Redução do débito cardíaco Hipotensão Arritmias Falência cardíaca	Revascularização precoce do miocárdio Adequação hemodinâmica Expansão volêmica Inotrópicos Uso de BIA Dispositivos de assistência circulatória ECMO
Isquemia de reperfusão	Síndrome da resposta inflamatória sistêmica Perda da vasorregulação Distúrbios de coagulação Supressão adrenal Queda da oferta de oxigênio aos tecidos Queda da imunidade	Isquemia tecidual Hipotensão Falência cardiovascular Febre Hiperglicemia Falência de múltiplos órgãos Infecção	Adequação hemodinâmica Expansão volêmica Uso de vasopressores Hemofiltração Controle rigoroso da temperatura Controle rigoroso da glicemia Uso racional de antimicrobianos
Doença precipitante	Doenças cardiovasculares: IAM, SCA, cardiomiopatias. Doença pulmonares: DPOC, asma. Eventos tromboembólicos: embolia pulmonar Intoxicação exógena Infecção Hipovolemia: desidratação, hemorragia.	Manifestação clínica de acordo com a doença precipitante, associada à síndrome pós-PCR	Intervenção específica de acordo com a doença precipitante, associada à síndrome pós-PCR

SCA: síndrome coronariana aguda; BIA: balão intra-aórtico; ECMO: oxigenação por membrana extracorpórea; IAM: infarto agudo do miocárdio; DPOC: doença pulmonar obstrutiva crônica.
Fonte: Adaptado de Neumar RW, 2008.[18]

até 32°C a 34°C durante 12 a 24 horas. Podia também considerar a hipotermia induzida em pacientes adultos comatosos com RCE após uma PCRIH, com qualquer ritmo inicial, ou após uma PCREH com ritmo inicial de atividade elétrica sem pulso ou assístole. Os Estudos preliminares sobre o CDT examinaram o resfriamento a temperaturas entre 32°C e 34°C, em comparação com a ausência de um CDT bem definido.

Constatou-se melhora no desfecho neurológico nos pacientes em que a hipotermia foi induzida. Um recente estudo de alta qualidade comparou o controle da temperatura a 36°C e a 33°C, obtendo-se desfechos semelhantes em ambos. Analisados em conjunto, os estudos iniciais sugerem que o CDT é benéfico. Portanto, continua valendo a recomendação de selecionar uma única temperatura-alvo e aplicar o CDT. Tendo em vista que 33°C não é melhor que 36°C, os clínicos podem escolher entre uma ampla faixa de temperaturas-alvo. A temperatura escolhida pode ser determinada com base na preferência do médico ou em fatores clínicos.[7]

ANGIOGRAFIA CORONÁRIA

A angiografia coronária deve ser realizada em caráter de emergência (em vez de ao final do período de internação ou de simplesmente não realizá-la) para pacientes com PCREH com suspeita de PCR de etiologia cardíaca e supradesnivelamento do segmento ST no ECG. A angiografia coronária de emergência é aconselhada para determinados pacientes adultos (p. ex.: elétrica ou hemodinamicamente instáveis) que estejam em coma após uma PCREH com suspeita de origem cardíaca, mas sem supradesnivelamento do segmento ST no ECG. A angiografia coronária é aconselhada em pacientes pós-PCR para os quais haja indicação desse tipo de procedimento, independentemente de o paciente estar em coma ou acordado. Vários estudos observacionais constataram associações positivas entre a revascularização coronária de emergência e a sobrevivência e desfechos funcionais favoráveis. Na ausência de PCR, as diretrizes já recomendam o tratamento de emergência do IAMST e da SCA sem supradesnivelamento do segmento ST com instabilidade hemodinâmica ou elétrica. Por ser possível melhorar o desfecho do coma com a correção da instabilidade cardíaca, e como o prognóstico do coma não pode ser determinado de forma confiável nas primeiras horas após a PCR, o tratamento de emergência de pacientes pós-PCR deve seguir diretrizes idênticas.

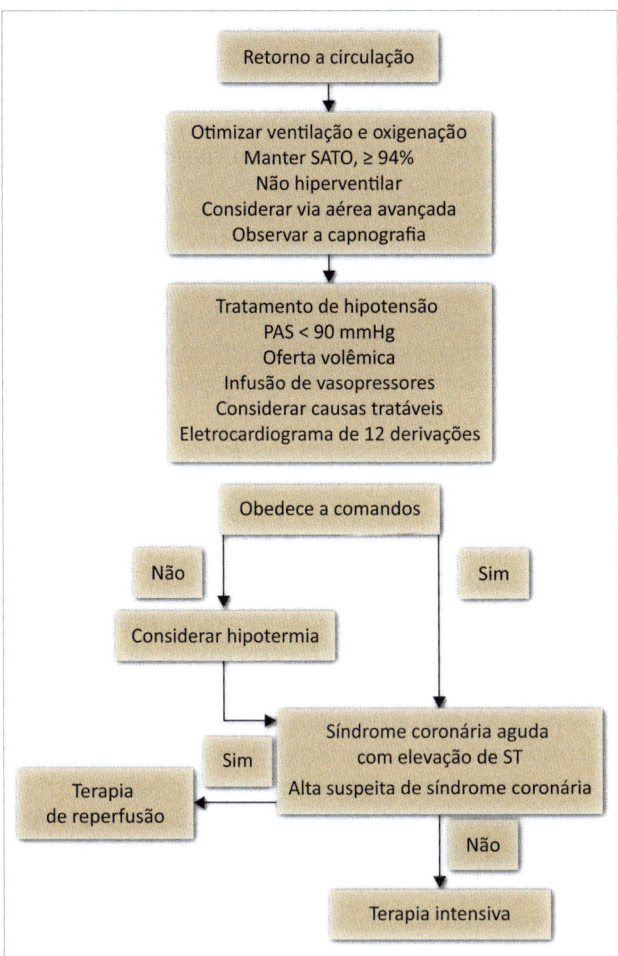

FIGURA 44.16. Algoritmo de cuidados pós-ressuscitação.[2-5]

Fonte: Adaptada de ILCOR/AHA. International Consensus on Cardiopulmonary Resuscitation and Emergency Cardiovascular Care Science With Treatment Recommendations, 2010.

PRINCIPAIS FÁRMACOS UTILIZADOS NO TRATAMENTO DA PCR[2-5,18-20]

ADRENALINA/EPINEFRINA

Seu efeito estimulante alfa-adrenérgico provoca intensa vasoconstrição periférica (arterial e venosa), aumento da pressão aórtica e da perfusão coronariana e, por consequência, melhora do automatismo do nó sinusal, cronotropismo e inotropismo cardíaco.[2-5] Existe também a possibilidade de a epinefrina transformar a FV de menor amplitude em maior amplitude, o que a torna mais sensível à desfibrilação. A epinefrina tem sido questionado quanto ao seu real efeito sobre os desfechos maiores, como mortalidade e mesmo RCE em recentes publicações, particularmente, em cenário de PCR pré-hospitalar.[18-20] O impacto benéfico tem se definido como associado ao tempo mais precoce para a 1ª dose do fármaco que será administrada; particularmente se aplicada nos primeiros 3 a 5 minutos de PCR, a epinefrina associa-se a maior probabilidade de RCE.[18-20] Em acordo com as novas diretrizes de RCP 2015 fica portanto a recomendação para o uso da epinefrina o mais precoce possível nas modalidades de PCR não chocáveis (assistolia e AESP) e também precoce na FV/TV sem pulso, desde que isto não impacte em retardo da desfibrilação. A administração de epinefrina no período de 1 a 3 minutos comparada a 3 intervalos posteriores (4 a 6, 7 a 9 e superior a 9 minutos). demonstrou que a adminsitração precoce de epinefrina e o aumento da sobrevivência com RCE, alta hospitalar e prognóstico neurologicamente intacto. A despeito desses novos paradigmas, ainda não se pode definitivamente confirmar ou rechaçar o uso desse fármaco sem evidência definitiva de ensaios.[18-20]

Dose e administração: 1 mg EV a cada 3 a 5 minutos.

TRATAMENTO MEDICAMENTOSO PÓS-PCR: β-BLOQUEADORES

Não há evidências adequadas que respaldem o uso rotineiro de β-bloqueadores após a PCR. No entanto, pode-se considerar o início ou a continuação de um β-bloqueador oral ou EV imediatamente após a hospitalização causada por uma PCR devida a FV/TVSP. Estudos observacionais com pacientes que tiveram RCE após uma PCR por FV/TVSP, a administração de um β-bloqueador foi associada à maior probabilidade de sobrevivência.[2-5]

Dose e administração: 40 UI IV, dose única.

AMIODARONA

Teve sua eficácia comprovada quando comparada ao placebo (Estudo ARREST - *Amiodarone for resuscitation after out-of-hospital cardiac arrest due to ventricular fibrillation trial*) e à lidocaína (Estudo ALIVE - *Amiodarone versus Lidocaine in Prehospital Ventricular Fibrillation Evaluation (ALIVE) trial*) em PCR por FV/TV sem pulso, extra-hospitalares. Indicada nos casos de FV/TV sem pulso.[2-5,7]

Dose e administração: 300 mg em bólus; pode ser repetida (uma dose adicional) de 150 mg após 5 a 10 minutos, caso manutenção da FV/TV sem pulso.

BICARBONATO DE SÓDIO[2-5,7]

O melhor tratamento da acidose na PCR é a otimização do fluxo pela compressão torácica externa adequada. Além disso, há algum benefício ou ganho com a ventilação. O uso de bicarbonato pode ter alguns efeitos deletérios, como aumento na geração de CO_2, com exacerbação da acidose intracelular, efeito inotrópico negativo no miocárdio isquêmico, aumento da osmolaridade sérica, desvio da curva de dissociação da hemoglobina para a esquerda, entre outros. Maior número de estudos relata que não existem benefícios com a administração rotineira de bicarbonato de sódio durante a PCR. Em situações especiais, como acidose metabólica prévia, hipercalcemia e intoxicação por antidepressivos tricíclicos, a administração de bicarbonato pode ser benéfica. O bicarbonato de sódio é indicado na acidose metabólica grave (bicarbonato abaixo de 12 mEq/L ou pH abaixo de 7,1) precedendo a PCR e a hiperpotassemia. Nessas circunstâncias, a dose de bicarbonato pode ser empiricamente administrada na dose de 1 mEq/kg.

Indicações:
- Hipercalemia preexistente;
- Acidose metabólica preexistente.

Dose e administração: 1 mEq/kg: reposição empírica, IV.

CÁLCIO[2,5]

O cálcio é fundamental para a contratilidade miocárdica. Entretanto, pode suprimir a atividade sinusal, aumentar o vasoespasmo coronariano e afetar adversamente arritmias induzidas por digital.

Indicações:
- Intoxicação por bloqueadores de canais de cálcio;
- Hipocalcemia preexistente;
- Hiperpotassemia.

Dose e administração: 10 a 20 mL de gluconato de cálcio a 10%.

LIDOCAÍNA[1-5,7]

A lidocaína diminui o automatismo (retardo da fase 4 ou despolarização espontânea), aumenta o limiar de fibrilação e inibe a reentrada. Pelas últimas diretrizes de ressuscitação, ainda é passível de uso, porém sem o mesmo suporte de evidência da literatura; podendo ser considerada nos casos de FV/TV refratária como fármaco alternativo, quando da impossibilidade de uso da amiodarona.

Indicações:
- Parada cardiorrespiratória (FV/TV sem pulso).

Dose e administração: FV/TV refratárias: 0,75 a 1,5 mg/kg cada 3 a 5 minutos até total de 3 mg/kg.

SULFATO DE MAGNÉSIO[2-5,7]

Indicações:
- Parada cardiorrespiratória relacionada a *torsades de pointes*;
- FV/TV sem pulso refratária à desfibrilação e amiodarona.

Dose e administração: 1 a 2 g EV em bólus diluídos em 10 mL SG 5%.

CIRCULAÇÃO EXTRACORPÓREA[7]

A oxigenação por membrana extracorpórea (ECMO) pode ser empregada em situações específicas em que esteja disponível rapidamente e exige pessoal altamente treinado para sua aplicação e manutenção. A maioria dos estudos revela poucos casos, não existindo estudos randomizados comparativos com RCP padrão. Entretanto, o uso da ECMO pode melhorar a sobrevida em indivíduos < 75 anos com condições pré-PCR corrigíveis. Não há evidência para indicar seu uso rotineiro. Embora nenhum estudo de alta qualidade tenha comparado a ECPR com a RCP convencional, vários estudos de menor qualidade sugerem melhora da sobrevivência, com bons desfechos neurológicos para determinadas populações de pacientes. Como a ECPR requer muitos recursos e é cara, considere-a apenas quando o paciente tiver uma probabilidade razoavelmente alta de benefícios – em casos em que o paciente tiver uma doença potencialmente reversível ou como apoio a pacientes que esperam por um transplante cardíaco.

PROGNÓSTICO PÓS-PCR[7-8,13-14,16-17]

Não existem sinais ou sintomas neurológicos objetivos que possam prever efetivamente o pior prognóstico neurológico nas primeiras 24 horas após a PCR.

Nos pacientes adultos comatosos, após RCE, e que não foram submetidos a protocolos de hipotermia ou sedação profunda ou apresentam grave estado de hipoperfusão/choque, os achados de ausência do reflexo fotomotor e corneopalpebral até 72 horas após a RCE podem sugerir mau prognóstico neurológico.[8,13-14,16-17]

Os achados frequentes, como mioclonias, distinto do habitualmente considerado na prática clínica, não têm evidências para predizer, de forma isolada, o pior prognóstico neurológico. Recomenda-se que 24 horas após a RCE, na ausência de fatores que possam interferir na avaliação neurológica (sedativos, hipotensão, hipotermia, bloqueadores neuromusculares, hipoxemia), realize-se o EEG para auxiliar na predição de prognóstico neurológico e descartar estado epiléptico.[8,13-14,16-17]

Para os pacientes submetidos a protocolo de hipotermia, a observação por tempo superior a 72 horas é recomendada antes da avaliação do prognóstico neurológico definitivo.[8,13-14,16-17]

Determinar se o paciente durante o período pós-PCR tem potencial de recuperação neurológica é uma hipótese que ainda demanda melhores evidências. É fundamental ter parcimônia e critérios nas considerações de limitar o cuidado ou suspender a terapia de suporte de vida, especialmente logo após à RCE. A investigação e a documentação adequada do prognóstico neurológico, bem como adequada interação com familiares, são fundamentais no seguimento e na manutenção desses pacientes, seja na crença de sua reabilitação, seja em sua potencial inclusão como doador em programa de transplante de órgãos.[8-7]

REFERÊNCIAS BIBLIOGRÁFICAS

1. Guimarães HP, Lane JC, Flato UA, et al. Ressuscitação cardiopulmonar. In: Guimarães HP, Tallo FS, Truffa AAM, Lopes RD, Lopes AC. Manual de Bolso de UTI. 3a Ed. São Paulo: Editora Atheneu, 2012. p.96-102.
2. Neumar RW, Shuster M, Callaway CW, Gent LM, Atkins DL, Bhanji F, et al. Part 1: Executive Summary: 2015 American Heart Association Guidelines Update for Cardiopulmonary Resuscitation and Emergency Cardiovascular Care. Circulation. 2015;132(18 Suppl 2):S315-67.
3. American Heart Association. Destaques das diretrizes da American Heart Association 2010 para RCP e ACE. Currents in Emergency Cardiovascular Care. Oct 2015. [Internet] [Acesso em 10 fev 2016]. Disponível em: https://eccguidelines.heart.org/wp-content/uploads/2015/10/2015-AHA-Guidelines-Highlights-Portuguese.pdf
4. Hazinski MF, Nolan JP, Aickin R, Bhanji F, Billi JE, Callaway CW, et al. Part 1: Executive Summary: 2015 Internaational Consensus on Cardiopulmonary Resuscitation and Emergency Cardiovascular Care Science With Treatment Recommendations. Circulation. 2015;132(16 Suppl 1):S2-39.
5. Jacobs I, Sunde K, Deakin CD, Hazinski MF, Kerber RE, Koster RW, et al. Part 6: Defibrillation: 2010 International Consensus on Cardiopulmonary Resuscitation and Emergency Cardiovascular Care Science with Treatment Recommendations. Circulation. 2010;122(16 Suppl 2):S325-37.

6. Guimarães HP, Avezum A, Carballo MT, et al. Cardiac arrest Outcomes Data Evaluation CODE registry: Brazilian registry of in-hospital cardiopulmonary resuscitation. In: Ressuscitation (Scientific Symposium of the European Resuscitation Council), 2011, Valleta-Malta. Resuscitation. Amsterdam: Elsevier, 2011. p.S2-AS05S2.
7. Gonzalez MM, Timerman S, Gianotto-Oliveira R, Polastri TF, Canesin MF, Schimidt A, et al. Sociedade Brasileira de Cardiologia. I Diretriz de Ressuscitação Cardiopulmonar e Cuidados Cardiovasculares de Emergência da Sociedade Brasileira de Cardiologia. Arq Bras Cardiol. 2013;101(2Supl.3):1-221
8. Gaieski DF, Abella BS, Goyal M. CPR and Postarrest Care: Overview, Documentation, and Databases. Chest. 2012;141(4):1082-9.
9. Wolff B, Machill K, Schumacher D, Schulzki I, Werner D. Early achievement of mild therapeutic hypothermia and the neurologic outcome after cardiac arrest. Int J Cardiol. 2009;133(2):223-8.
10. Hypothermia After Cardiac Arrest Study Group. Mild therapeutic hypothermia to improve the neurologic outcome after cardiac arrest. N Engl J Med. 2002;346(8):549-56.
11. Bernard SA, Gray TW, Buist MD, Jones BM, Silvester W, Gutteridge G, et al. Treatment of comatose survivors of out-of-hospital cardiac arrest with induced hypothermia. N Engl J Med. 2002;346(8):557-63.
12. Nielsen N, Wetterslev J, Cronberg T, Erlinge D, Gsche Y, Hassager C, et al. TTM Trial Investigators Targeted temperature management at 33°C versus 36°C after cardiac arrest. N Engl J Med. 2013 Dec 5;369(23):2197-206.
13. Sasson C, Rogers MA, Dahl J, Kellermnn AL. Predictors of survival from out- of-hospital cardiac arrest: a systematic review and meta-analysis. Circ Cardiovasc Qual Outcomes. 2010;3(1):63-81.
14. Peberdy MA, Callaway CW, Neumar RW, Geocadin RG, Zimmerman JL, Donnino M, et al. Part 9: post– cardiac arrest care: 2010 American Heart Association Guidelines for Cardiopulmonary Resuscitation and Emergency Cardiovascular Care. Circulation. 2010;122(suppl 3):S768-S786.
15. Feitosa Filho GS, Lopes RD. Hipotermia Terapêutica na Ressuscitação Cardiopulmonar-Cerebral. In: Helio Penna Guimarães, Renato Delascio Lopes, Antonio Carlos Lopes. Parada Cardiorrespiratória. São Paulo: Editora Atheneu, 2005.
16. Rittenberger JC, Callaway CW. Post-cardiac arrest management in adults. Up To Date. [Internet] [Acesso em 06 may 2016]. Disponível em: http://www.uptodate.com/contents/post-cardiac-arrest-management-in-adults
17. Neumar RW, Nola JP, Adrie C, Aibiki M, Berg RA, Böttiger BW, et al. Post-cardiac arrest syndrome: epidemiology, pathophysiology, treatment, and prognostication. A consensus statement from the International Liaison Committee on Resuscitation (American Heart Association, Australian and New Zealand Council on Resuscitation, European Resuscitation Council, Heart and Stroke Foundation of Canada, InterAmerican Heart Foundation, Resuscitation Council of Asia, and the Resuscitation Council of Southern Africa); the American Heart Association Emergency Cardiovascular Care Committee; the Council on Cardiovascular Surgery and Anesthesia; the Council on Cardiopulmonary, Perioperative, and Critical Care; the Council on Clinical Cardiology; and the Stroke Council. Circulation. 2008 Dec 2;118(23):2452-83
18. Donnino MW, Cocchi MN, Giberson B, Salciccioli JD, Howell MD, Berg K, et al. Time to administration of epinephrine and outcome after in-hospital cardiac arrest with non-shockable rhythms: retrospective analysis of large in-hospital data registry. BMJ. 2014;348:3-9.
19. Goto Y, Maeda T, Goto YN. Effects of prehospital epinephrine during out-of-hospital cardiac arrest with initial nonshockable rhythm: an observational cohort study. Critical Care. 2013;17:R188
20. Reardon PM, Magee K. Epinephrine in out-of-hospital cardiac arrest: A critical review. World J Emerg Med. 2013;4(2):85-91.

CAPÍTULO 45

ANEURISMA E DISSECÇÃO DA AORTA

José Augusto Marcondes de Souza
José Honório de Almeida Palma da Fonseca
Enio Buffolo

DESTAQUES

- A dissecção da aorta ocorre devido à delaminação de suas paredes, produzida pela infiltração de uma coluna de sangue que percorre um espaço virtual (luz falsa) entre a adventícia e a íntima. Apresenta mortalidade altíssima da ordem de 1% por hora nas primeiras 48 horas e 75% ao final da 2ª semana.
- A classificação mais utilizada é a de Stanford em tipos A e B, quando a dissecção atinge a aorta torácica ascendente e descendente, respectivamente.
- O diagnóstico baseia-se no quadro clínico e na utilização dos seguintes exames subsidiários: ecocardiograma transtorácico ou transesofágico; tomografia com contraste convencional ou helicoidal; ressonância magnética nuclear e aortografia.
- O tratamento clínico ou cirúrgico é determinado pelo tipo da dissecção e pela presença de complicações. A dissecção tipo A é sempre cirúrgica, e para o tipo B esse tratamento é indicado na presença de dissecções complicadas em que temos expansão da falsa luz, hemotórax, insuficiência renal, isquemia visceral ou de membros inferiores.

INTRODUÇÃO

Define-se dissecção da aorta como a delaminação de suas paredes, produzida pela infiltração de uma coluna de sangue que percorre um espaço virtual (luz falsa) entre a adventícia e a íntima. Preferimos a utilização do termo dissecção aórtica em vez de aneurisma dissecante, pois na maioria das vezes, especialmente em casos agudos, não existe dilatação da aorta, mas tão somente a separação de sua parede com aumento por vezes discreto de seu diâmetro.

Trata-se de uma afecção mais frequente do que habitualmente é diagnosticada, estimando-se a incidência anual em 15 casos por 1 milhão de habitantes/ano de acordo com dados da literatura internacional. Dessa forma, deveríamos ter diagnosticado e tratado em todo o território nacional cerca de 2.100 casos anuais, o que não tem ocorrido, quase certamente em decorrência da falta de reconhecimento diagnóstico.[1]

Essa afecção apresenta alta mortalidade, com 1% por hora nas primeiras 48 horas e 75% ao final da 2ª semana. Para a reversão desse quadro, é imperioso o diagnóstico precoce e a correta instituição do tratamento adequado. O diagnóstico diferencial com o infarto agudo do miocárdio (IAM) é fundamental, uma vez que a administração de agentes fibrinolíticos para um paciente com dissecção aórtica aguda poderia ter consequências devastadoras.

Algumas doenças predispõem ao aparecimento da dissecção como: hipertensão arterial, estenose da valva aórtica, coarctação da aorta, síndrome de Marfan, síndrome de Turner, síndrome de Ehlers-Danlos, policondrite recorrente e pacientes portadores de próteses valvares em posição aórtica com ectasia da aorta ascendente. A gravidez é um fator predisponente de dissecção aórtica pela infiltração edematosa de sua parede, além de alteração na composição de mucopolissacarídeos. Podemos ainda ter dissecção aórtica iatrogênica como decorrência de cateterismos cardíacos, passagem de balão intraórtico ou laceração da aorta após cirurgia cardíaca; por fim, trauma torácico pode também desencadear dissecção.

A partir da década de 1980, com o crescente desenvolvimento tecnológico no campo da aquisição de imagens, marcado pelo surgimento principalmente da tomografia computadorizada e da ressonância magnética nuclear, avançamos no conhecimento das dissecções aórticas e suas variantes: úlcera de aorta e hematoma intramural (Figura 45.1).

ANATOMIA PATOLÓGICA E FISIOPATOLÓGICA

O mecanismo desencadeante da dissecção aórtica é uma lesão intimal por onde o sangue infiltra-se na parede aórtica, preferencialmente em sentido anterógrado, podendo, todavia, ocorrer dissecção retrógrada. O hematoma que se forma na parede do vaso funciona como um aríete movido pela onda de pulso na aorta.

Ao longo do trajeto da dissecção podemos ter compressão da saída de vasos determinando isquemia nos territórios correspondentes, reentradas para a luz verdadeira, erroneamente chamada cura espontânea ou, ainda, rotura externa determinando hemorragias fatais e/ou tamponamento cardíaco.

Em poucos casos o hematoma parietal estabiliza-se, levando à trombose da luz falsa, o que permite a sobrevida do paciente por períodos variáveis de tempo. Uma situação especial é a do hematoma parietal sem laceração de entrada, entidade rara e às vezes questionada, mas de muito interesse pela dificuldade diagnóstica por meio de angiografia e mais ainda pela polêmica quanto à necessidade ou não de tratamento cirúrgico.

Quanto ao local da laceração da íntima, ele ocorre preferencialmente nos pontos em que o sangue flui com maior energia cinética, sendo mais frequente na convexidade da aorta ascendente logo acima das comissuras da valva aórtica e na aorta descendente após a origem da artéria subclávia esquerda. Todavia, a dissecção pode ter início na croça da aorta, na aorta torácica descendente distal ou ainda na aorta abdominal.

As úlceras penetrantes de aorta foram inicialmente descritas em 1934, por Shennan; no entanto, só em 1986 Stanson e colaboradores as definiram como lesões compostas de placas ateroscleróticas que se ulceram e desorganizam a lâmina elástica interna da parede aórtica, com capacidade de penetrar profundamente até sua camada média ou até a adventícia.[3] Hoje, sabe-se que o acometimento em profundidade da parede aórtica está associado ao grau de adesão entre suas camadas na região periplaca, o qual está diretamente relacionado à intensidade do processo inflamatório local.[4]

Os hematomas intramurais de aorta, contrariamente às dissecções e às úlceras, são doenças em que não se observa lesão intimal. Nesses casos, acredita-se que a lesão principal é a rotura do *vasa vasorum* da parede aórtica. Isso pode ocorrer espontaneamente em doentes hipertensos, após trauma torá-

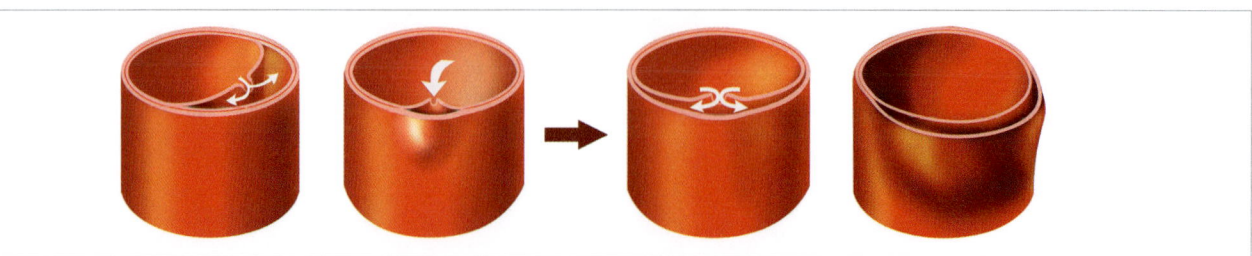

FIGURA 45.1. Ilustrações dos mecanismos etiológicos da dissecção aórtica e variantes.

cico ou sobre a região aterosclerótica. Uma vez lesado o *vasa vasorum* da parede aórtica, ocorre o extravasamento de sangue para o espaço perivascular, com a formação de uma coleção sanguínea que se organiza em orientação circunferencial. Essa lesão foi inicialmente descrita em 1920, como uma "dissecção sem rotura da íntima" (Figura 45.2).

CLASSIFICAÇÃO

Considerando a apresentação clínica, as potenciais complicações e a história natural, a classificação das dissecções aórticas tem como base o local onde se inicia a dissecção e se há ou não envolvimento da aorta ascendente.

Assim, na classificação de DeBakey, bastante difundida entre cirurgiões e cardiologistas, temos três tipos básicos:

TIPO I

O início da dissecção é na aorta ascendente e a delaminação se estende distalmente em trajetos variáveis. É o tipo mais comum de dissecção, podendo atingir até as ilíacas.

TIPO II

É na realidade um subtipo do tipo I, sendo a dissecção limitada à aorta ascendente até a reflexão pericárdica.

TIPO III

A dissecção se inicia na aorta descendente e progride anterogradamente em extensões variáveis. É a segunda em frequência.[6]

Uma das classificações mais utilizadas para as DAA é a de Stanford,[5] que engloba dois tipos: tipo A (envolve a aorta ascendente com extensão ou não para a aorta descendente) e tipo B (envolve somente a aorta descendente). Essa classificação tem sido usada preferencialmente por encerrar aspectos de prognósticos e conduta de uma maneira muito objetiva (Figura 45.3).[7]

Cumpre ressaltar, todavia, que essas classificações não enquadram todas as dissecções, mas particularmente aquelas que se originam em locais não habituais ou ainda as dissecções retrógradas. São, no entanto, importantes, pois

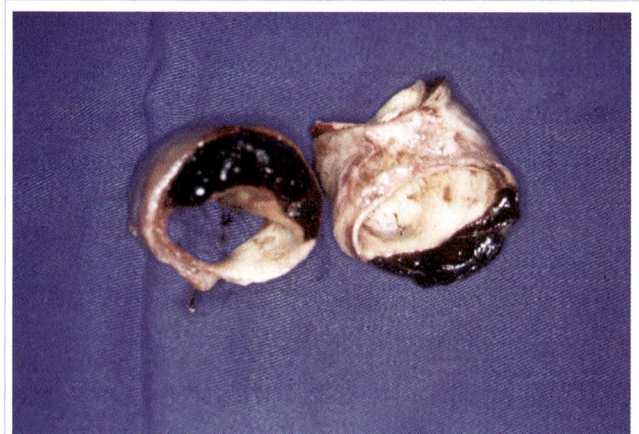
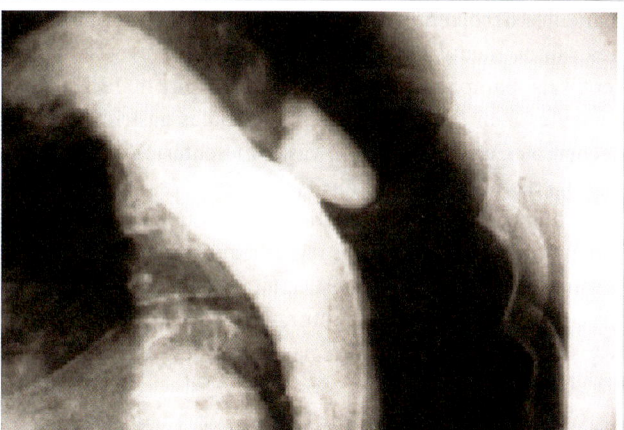

FIGURA 45.2. Peça cirúrgica de aorta exibindo hematoma intramural e aortografia com úlcera penetrante.

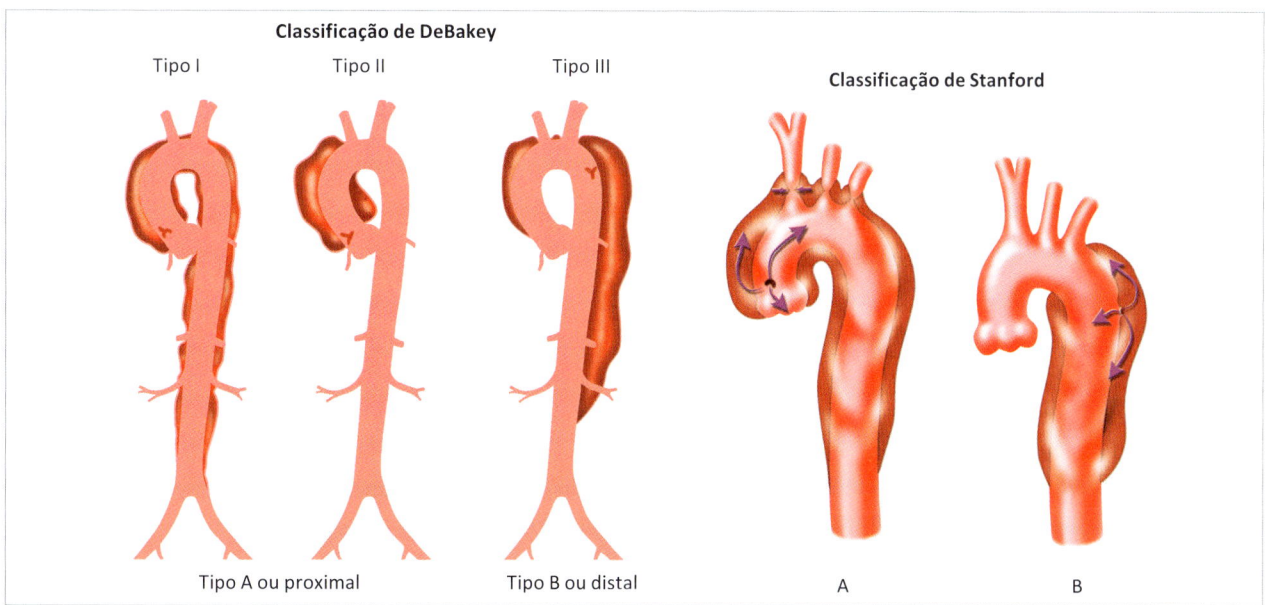

FIGURA 45.3. Desenhos esquemáticos das classificações de DeBakey e da Universidade de Stanford.

permitem uniformidade na descrição, no tratamento dos pacientes e no entendimento dos trabalhos científicos.

QUADRO CLÍNICO

A manifestação principal da dissecção aórtica e de suas variantes é a dor torácica, habitualmente de forte intensidade e acompanhada de sintomas neurovegetativos. A dor tem localização variada com tendência a migrar para as costas e para o abdome, não melhorando com decúbito, uso de vasodilatadores e analgésicos habituais. Frequentemente, na fase de instalação a dor se confunde com a do infarto do miocárdio, porém na evolução pode haver sintomas decorrentes dos ramos da aorta dissecados acometidos pelo processo de delaminação.

A dor se inicia de forma abrupta em 84,8% dos pacientes, acompanhada de hipertensão arterial em 70,1% dos que apresentam delaminação, iniciando-se na aorta descendente, sendo a hipotensão vista em 1 em 4 dos acometidos na porção ascendente.

Pode-se ter sintomas neurológicos discretos ou permanentes decorrentes da compressão de vasos da base ou dos ramos medulares, determinando acidentes vasculares cerebrais, paraparesia, paraplegia e síncope em 12,7% dos pacientes com dissecção tipo A.[8] Sintomas gastrintestinais decorrentes de obstrução de vasos mesentéricos e ainda isquemia de membros inferiores.

A oligúria ou a anúria é rara, pois pressupõe comprometimento de ambas as artérias renais e quando ocorre é devido ao estado hemodinâmico. O choque cardiogênico súbito deve levantar a suspeita de rotura intrapericárdica da aorta (causa mais comum de morte nas dissecções) ou insuficiência aórtica maciça.

O exame físico bem conduzido e orientado para essa possibilidade diagnóstica pode ser exuberante, com detecção de assimetria de pulsos periféricos, sinais de tamponamento cardíaco, sopro de insuficiência aórtica, atrito pericárdico e alterações neurológicas centrais e periféricas.

DIAGNÓSTICO

A suspeita clínica é a chave do diagnóstico e fundamental para a implementação das medidas terapêuticas. Além da suspeita clínica, o diagnóstico deve ser confirmado por exames de imagem. Nesses exames, são informações fundamentais:

- Presença da dupla luz;
- Envolvimento da aorta ascendente;
- Presença de derrame pericárdico.

A presença da dupla luz confirma o diagnóstico de dissecção aórtica, enquanto o envolvimento da aorta ascendente ou a presença de derrame pericárdico determina o tratamento cirúrgico de emergência pelo alto risco de rotura aórtica desses pacientes.

São informações importantes e fundamentais:

- Localização da fenda(s) intimal(is);
- Presença de insuficiência aórtica;
- Permeabilidade da falsa luz;
- Comprometimento de ramos arteriais da aorta.

Para obter essas informações, são quatro os exames subsidiários empregados para o diagnóstico e para a orientação terapêutica das dissecções aórticas: ecocardiograma transtorácico ou transesofágico; tomografia com contraste convencional ou helicoidal; ressonância magnética nuclear e aortografia.

A radiografia de tórax inicial demonstra ausência de alargamento de mediastino e de alterações do contorno da aorta em até 21,3% de todos os pacientes de acordo com o IRAD.[8]

Esses exames devem ser utilizados em associação, uma vez que as informações que oferecem são distintas e complementares, e mais do que tudo temos de levar em consideração que a especificidade não é absoluta em nenhum deles.

ECOCARDIOGRAMA TRANSTORÁCICO/ TRANSESOFÁGICO

O ecocardiograma transtorácico é de grande importância na dissecção aórtica por ser um método disponível na maioria dos hospitais, barato e não invasivo. Sua principal vantagem é poder ser realizado à beira do leito e repetido várias vezes. É muito mais sensível e específico nas dissecções do tipo A, sendo pouco informativo nas dissecções envolvendo o arco distal e o início da aorta descendente. Nessas situações, o ecocardiograma transesofágico é muito superior, devendo sempre ser associado ao transtorácico, quando este não for diagnóstico. Vale ressaltar que a região do istmo da aorta pode não ser visualizada por ambos os métodos.

A ecocardiografia fornece ainda informações a respeito da função ventricular, presença ou não de insuficiência aórtica e derrame pericárdico e fluxos anterógrado e retrógrado na luz falsa, dados que em outros exames apresentam falhas diagnósticas. É capaz de determinar a localização das lesões intimais e de ser muito útil no diagnóstico de úlcera penetrante e do hematoma intramural da aorta.

É o exame de escolha para pacientes clinicamente instáveis (Figura 45.4).

TOMOGRAFIA COMPUTADORIZADA

Também é um exame não invasivo de extraordinário valor que permite imagens em dois planos que dão uma ideia muito fidedigna do envolvimento da aorta em toda a sua extensão, assim como o comprometimento de seus ramos (Figura 45.5). Tem alta sensibilidade e especificidade, sendo comparável em eficiência à aortografia e à ecocardiografia. Permite, ainda, a detecção de derrame pericárdico ou pleural. No entanto, dificilmente detecta o local da lesão da íntima, informação de interesse fundamental para o planejamento do ato cirúrgico ou endovascular.

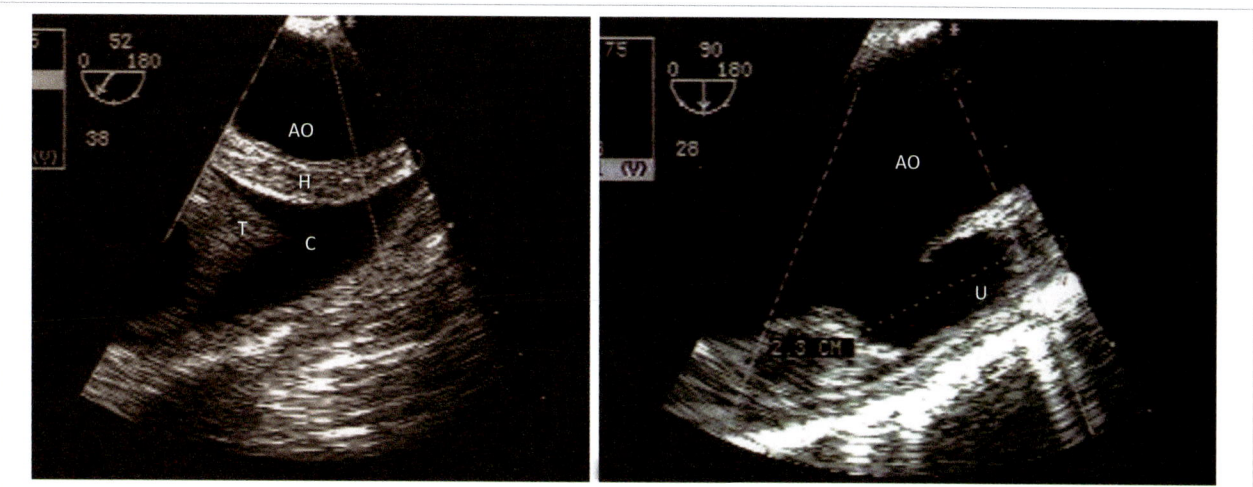

FIGURA 45.4. Cortes ecocardiográficos transesofágicos demonstrando hematoma intramural e úlcera penetrante da aorta.

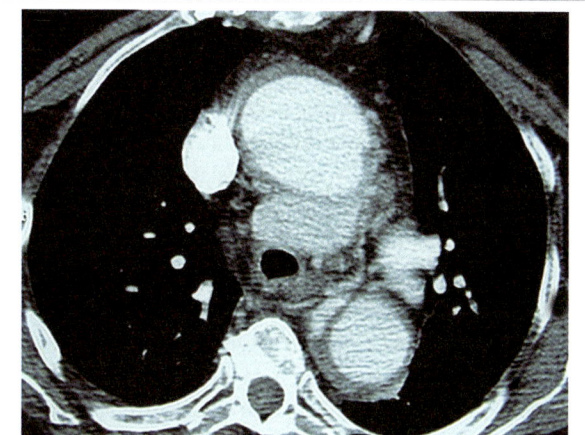

FIGURA 45.5. Corte tomográfico exibindo presença de dupla luz na aorta torácica descendente e dilatação da aorta ascendente.

A tomografia helicoidal compõe tridimensionalmente e reconstrói com excelente qualidade de imagem a aorta torácica e abdominal, fornecendo informações de grande utilidade (Figura 45.6) e de fácil interpretação.

RESSONÂNCIA MAGNÉTICA

Oferece a visualização de toda a aorta torácica e abdominal em cortes sagitais e transversais, permitindo o diagnóstico com alta sensibilidade e especificidade. Identifica com muita precisão o *flat* da íntima, a extensão proximal e distal da dissecção, assim como em alguns casos o local da lesão da íntima, e permite também visualizar o fluxo sanguíneo na falsa luz sem utilização de contraste.

Apesar de ser não invasiva, não tem sido usada como rotina no diagnóstico em virtude de não estar disponível

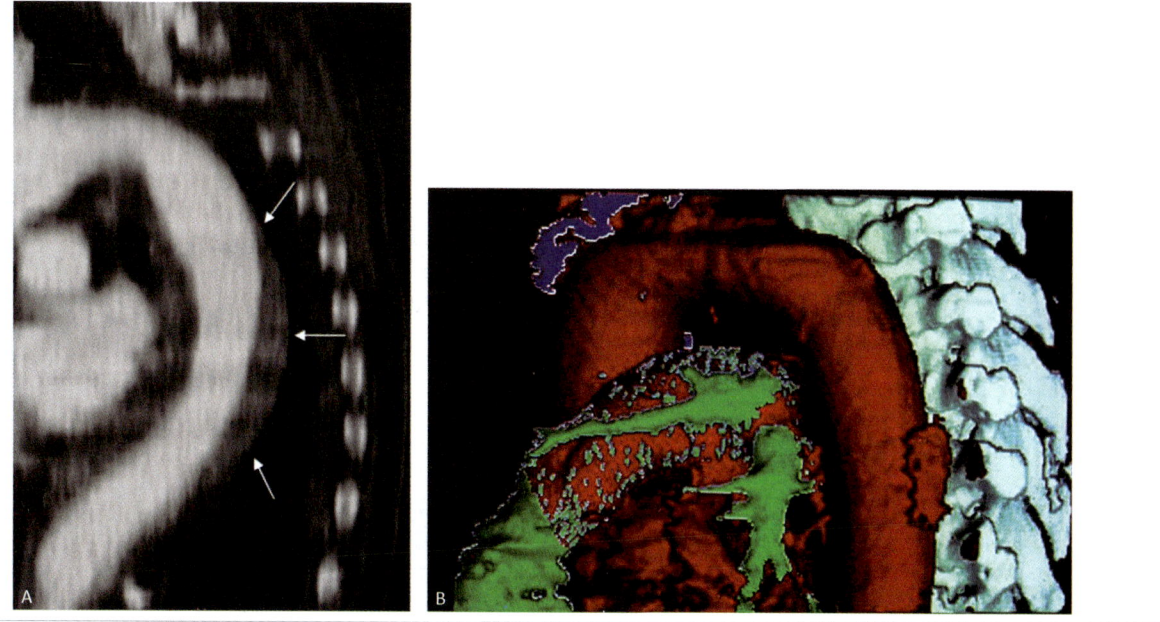

FIGURA 45.6. (A) Tomografia helicoidal, evidenciando extensa dissecção em aorta torácica (setas). (B) Tomografia helicoidal com reconstrução tridimensional da aorta torácica, revelando a presença de úlcera penetrante (setas).

na maioria dos locais de atendimento e também pelo fato de exigir imobilidade do paciente por períodos de tempo maiores do que seria aceitável. É um exame inadequado para pacientes instáveis do ponto de vista clínico.

Tem sido de inestimável valor para os casos crônicos e para as avaliações ambulatoriais sequenciais de pacientes operados, sendo considerada de padrão-ouro nessas situações.

AORTOGRAFIA

É o exame mais antigo e, por esse motivo, confiável pela experiência adquirida na interpretação das imagens obtidas; também já foi considerado padrão-ouro no diagnóstico da dissecção da aorta. Permite localizar as lesões da íntima, o *flapping*, a luz verdadeira e a luz falsa. Atualmente, utiliza-se pouco contraste, uma vez que o exame é orientado pela ecocardiografia prévia permitindo, na maioria das vezes, suprimir a ventriculografia esquerda. Demonstra ainda com propriedade quais ramos da aorta estão acometidos pela dissecção e permite visualizar os orifícios de reentrada distais na porção descendente e abdominal, frequentes nas dissecções crônicas (Figura 45.7). O cateterismo cardíaco permite ainda a realização de coronariografia, sendo insubstituível para essa finalidade.

Atualmente, com a ecocardiografia transtorácica associada à tomografia com contraste, temos alta confiabilidade no diagnóstico, podendo ser planejada a conduta apenas com esses dois exames não invasivos. Em situações de urgência, em face de instabilidade do quadro, temos dispensado a coronariografia, uma vez que, curiosamente, a associação de coronariopatia à dissecção aórtica é inferior a 5%.

Em contrapartida, nas dissecções crônicas da aorta achamos indispensável a aortografia torácica e abdominal, pois nessas situações são comuns as reentradas, as compressões vasculares e as saídas de artérias viscerais da falsa luz.[9]

TRATAMENTO

Por ser uma doença com alta mortalidade, todo paciente com suspeita clínica deve ser admitido em uma unidade de tratamento intensivo, e os exames de imagem devem ser solicitados em caráter de emergência para definição diagnóstica. O tratamento clínico deve iniciar imediatamente e visa, basicamente, ao controle da dor e da pressão arterial.

TRATAMENTO MEDICAMENTOSO

Analgesia

A sedação e a analgesia são medidas fundamentais, pois a dor, pelo aumento do tônus adrenérgico, leva a um aumento na frequência cardíaca e na pressão arterial, podendo contribuir com a progressão da dissecção. O sulfato de morfina é uma boa opção terapêutica.

Controle da pressão arterial

O tratamento clínico tem por objetivo um rigoroso controle da pressão arterial, o que é frequentemente conseguido pela associação de um agente betabloqueador com um vasodilatador, habitualmente o nitroprussiato de sódio.

Os betabloqueadores são agentes inotrópicos e cronotrópicos negativos que apresentam benefício pela redução da pressão arterial, da frequência cardíaca e da relação dP/dt.[7,10] A dose a ser administrada é aquela que permite uma pressão arterial mínima, porém com perfusão tecidual satisfatória, e o parâmetro clínico da eficácia desse agente é a manutenção de uma frequência cardíaca entre 55 e 65 batimentos por minuto (bpm). Devem ser administrados endovenosamente, e no nosso meio os agentes disponíveis são o metoprolol ou o propranolol.

Mesmo nos pacientes normotensos, a administração de betabloqueadores é recomendada devido ao seu efeito ino-

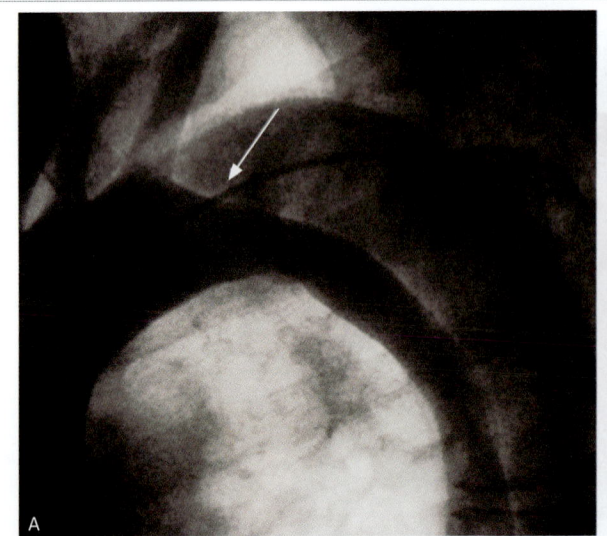
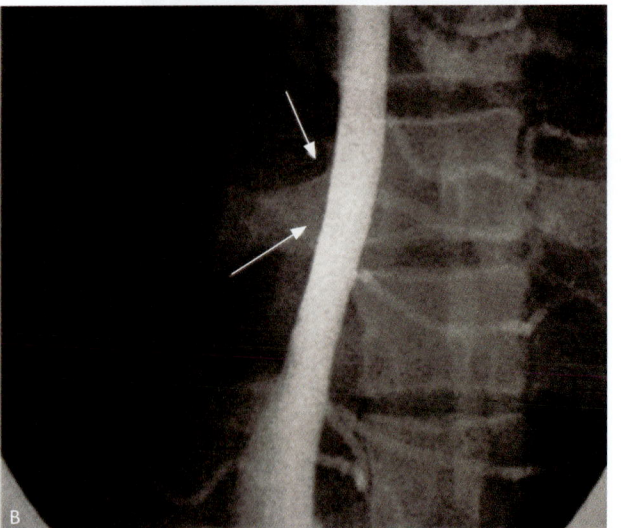

FIGURA 45.7 (A) Aortografia revelando orifício de entrada de dissecção do tipo B (seta). (B) Aortografia revelando dissecção aórtica se estendendo até a aorta abdominal. Note a ausência de circulação paravertebral à direita (setas).

trópico negativo (redução da dP/dt). Por esse motivo, deve anteceder a administração do agente vasodilatador.

Nas situações em que há contraindicação ao uso dos betabloqueadores (bloqueios atrioventriculares, insuficiência cardíaca congestiva, broncoespasmo), a utilização de agentes bloqueadores dos canais de cálcio, com atividade inotrópica negativa, como verapamil ou diltiazem, é alternativa.

O nitroprussiato de sódio é o agente vasodilatador de escolha no tratamento dos pacientes com suspeita de dissecção aórtica e hipertensão arterial, pelo fato de produzir seu efeito de forma rápida e com dose que pode ser titulável. No entanto, deve ser administrado em veia central, e a pressão arterial deve ser rigorosamente controlada, de preferência por meio de linha de pressão intra-arterial obtida invasivamente.

A infusão de nitroprussiato de sódio deve ter como objetivo uma pressão arterial sistólica sistêmica em torno de 110 mmHg.

Manuseio do paciente com hipotensão arterial

Para os pacientes com suspeita de dissecção aórtica que se apresentam com hipotensão, deve-se suspeitar de rotura aórtica ou tamponamento cardíaco. A expansão volêmica com cristaloide ou derivados de sangue deve ser feita rapidamente. Para os pacientes que persistem com hipotensão, a administração de agente vasopressor, como a noradrenalina, deve ser iniciada. Em ambas as situações a cirurgia cardíaca de urgência deve ser desencadeada.

Para os pacientes com tamponamento cardíaco existe na literatura controvérsia quanto à utilidade da punção pericárdica de urgência. Os pacientes hipotensos, porém "estáveis", devem ser encaminhados para sala operatória de emergência. A punção pericárdica deve ser reservada para pacientes em choque grave ou dissociação eletromecânica, com retirada de volume suficiente para permitir perfusão cerebral.

Cuidado deve ser tomado com o quadro de "pseudo-hipotensão", no qual o controle da pressão arterial é obtido a partir de um membro que tem a perfusão intermitentemente comprometida pelo *flapping* intimal, ainda que a isquemia de membros superiores seja muito raramente vista decorrente da delaminação da aorta. O não reconhecimento dessa situação e seu tratamento com expansão volêmica e/ou agentes vasopressores pode, ao elevar a pressão aórtica, propagar a dissecção.

TRATAMENTO MÉDICO DA FASE CRÔNICA

Todos os pacientes com diagnóstico de dissecção aórtica, tratados ou não cirurgicamente na fase aguda ou crônica, devem ser mantidos sob rigoroso controle dos níveis de pressão arterial e ser submetidos periodicamente a exames de imagem da aorta. Esse tratamento tem por objetivo limitar a propagação da dissecção, como na fase aguda, e, principalmente, diminuir o risco de dilatação da luz aórtica.

Os betabloqueadores, administrados endovenosamente na fase aguda, continuam como agentes de escolha e devem ser convertidos para uma formulação que seja administrada por via oral tão logo seja possível. Existem dados sólidos dos benefícios desses agentes com relação à hipertensão arterial e à doença coronariana aterosclerótica. Existe também um potencial benefício do metoprolol sobre as fibras de colágeno na aorta de pacientes com dissecção crônica.

A dose deve ser aquela que mantenha a frequência cardíaca entre 55 e 65 bpm, mas pode sofrer ajustes na dependência de aparecimento de efeito colaterais, como bloqueio atrioventricular e claudicação intermitente.

Frequentemente é necessária a associação de agente vasodilatador para controle da pressão arterial desses pacientes, como já ocorrera na fase aguda. Na fase crônica, o agente a ser selecionado depende da presença de comorbidades e da adaptação do paciente ao agente escolhido. Por exemplo, os inibidores da enzima de conversão da renina-angiotensina-aldosterona são uma boa opção para pacientes diabéticos, mas têm de ser descontinuados em 20% dos pacientes pelo desenvolvimento de efeitos colaterais, como tosse ou piora da função renal nos pacientes com obstrução da artéria renal. Devem ser considerados como alternativa os bloqueadores dos canais de cálcio ou os inibidores dos receptores de angiotensina. Outros agentes com propriedades hipotensoras (diuréticos, bloqueadores simpáticos de ação central etc.) podem ser administrados, sempre procurando a melhor adaptação ao perfil dos pacientes e de suas intercorrências clínicas.

Exames de imagem da aorta devem ser periodicamente realizados, 1 a 2 vezes por ano, com objetivo de detecção precoce de complicações que necessitem tratamento cirúrgico. A maior segurança nas operações da aorta e a possibilidade do tratamento percutâneo com endopróteses podem fazer com que indicações eletivas sejam antecipadas.

TRATAMENTO CIRÚRGICO

Dissecções do tipo A

A evolução natural com o tratamento clínico é muito desfavorável, ocorrendo o óbito precoce por rotura intrapericárdica da aorta, rotura distal, insuficiência aórtica ou oclusão de óstios das coronárias.[11]

Todos os casos de dissecção aórtica do tipo A devem ser considerados para a cirurgia de urgência independente da presença de complicações, pois poucos casos sobrevivem à fase aguda.[10-12] Nessa situação, apresentam-se para o tratamento cirúrgico mais tardiamente em decorrência de expansão da falsa luz ou de insuficiência aórtica.

O ato cirúrgico é realizado com circulação extracorpórea associada à hipotermia profunda com parada circulatória total a 17ºC,[13] dispondo-se de um período de tempo bastante satisfatório para a inspeção da croça aórtica e da sutura distal, das camadas aórticas ao tubo de *Dacron* ou de pericárdio bovino. Atualmente existe uma tendência para a correção mais extensão tanto do arco quanto da aorta descendente, utilizando por vezes a técnica descrita por Borst e colaboradores.[14-15] Em seguida, restabelece-se a circulação extracorpórea, realiza-se a sutura das camadas dissecadas apoiando com feltro de teflon e, a seguir, procede-se à sutura desse coto proximal reconstituído ao tubo de *Dacron*.

A insuficiência da valva aórtica, na maioria das vezes, dispensa a substituição valvar, pois o mecanismo da insuficiência é a perda de apoio das comissuras na íntima dissecada, sendo salva a valva aórtica normal. Com a reconstrução da parede aórtica dissecada, a suspensão das comissuras corrige o refluxo.

Em raros casos existe a laceração do óstio da coronária direita e pode ser necessária uma ponte de safena para a restauração do fluxo comprometido. É excepcional a desinserção do óstio da coronária esquerda, uma vez que a face medial da aorta ascendente quase sempre é poupada pela dissecção.

O risco operatório dessa intervenção é atualmente baixo para os pacientes não complicados, aumentando consideravelmente em até 30% em função de complicações instaladas antes do procedimento cirúrgico como: parada cardíaca prévia, tamponamento com choque cardiogênico, insuficiência renal e isquemias viscerais e de membros inferiores.[11,16]

Após a alta hospitalar, os pacientes devem ser acompanhados com avaliações semestrais por meio de tomografia, de ecocardiografia ou de ressonância magnética nuclear, à procura de dissecções residuais, reentradas ou expansão de falsa luz.

Existem alguns relatos na literatura de tratamento endovascular dos pacientes principalmente considerados inoperáveis e que apresentam condições anatômicas de oclusão da lesão da íntima primária ou localizada no terço médio da aorta ascendente ou no início da descendente (tipo B com envolvimento retrógrado). Essa possibilidade pode vir a reduzir a mortalidade e morbidade do tratamento cirúrgico clássico.[17-18]

DISSECÇÕES DO TIPO B

Se para as dissecções agudas do tipo A há um consenso a respeito da necessidade de tratamento cirúrgico precoce, nas dissecções do tipo B a maioria dos autores preconiza o tratamento clínico inicial, reservando-se a terapêutica intervencionista para as dissecções complicadas em que temos expansão da falsa luz, hemotórax, insuficiência renal, isquemia visceral ou de membros inferiores.

Essa conduta conservadora deve-se ao fato de a história natural dessas dissecções ser melhor do que a do tipo A e, fundamentalmente, pelo fato de o tratamento cirúrgico por meio da abordagem direta por toracotomia esquerda ser um procedimento trabalhoso e de alto risco, sendo particularmente temida a paraplegia. Por outro lado, operando-se somente pacientes complicados, como foi uma conduta difundida no passado, o risco do tratamento cirúrgico é ainda maior.

Esses fatos fazem com que se adote inicialmente o tratamento clínico para todos esses casos. Todavia, a observação dos resultados ao final do primeiro ano demonstra alta incidência de complicações tardias, a maioria delas decorrente da expansão da falsa luz ou isquemia de diferentes territórios com expectativa de vida de apenas 35% ao final de 5 anos. Dessa forma, incluímo-nos entre os autores que têm indicado a reparação intervencionista na fase inicial mesmo para os casos não complicados, parecendo não ter lógica a indicação cirúrgica apenas para pacientes de alto risco quando complicados.

Cumpre ressaltar ainda que, na evolução natural das dissecções tipo B, instala-se uma doença adquirida catastrófica de expansão da falsa luz no território toracoabdominal, presença de reentradas, oclusão de ramos viscerais, que transformam uma doença simples de uma fenda íntima da aorta na fase aguda em complexas lesões vasculares, exigindo por vezes a troca de toda a aorta torácica e abdominal por toracofrenolaparotomia.

Nos últimos anos, a correção dos aneurismas e dissecções da aorta descendente tem sido efetuada pela introdução percutânea de uma prótese intraluminar. Esse procedimento foi originalmente proposto e realizado por Parodi e colaboradores[19] no tratamento, com sucesso, dos aneurismas da aorta abdominal, utilizando próteses expandidas por balão. Em 1994, o grupo da Universidade de Stanford publicou sua experiência inicial com a correção dos aneurismas da aorta torácica descendente em 13 pacientes, utilizando o mesmo conceito, porém com próteses autoexpandidas.[20]

Em nosso meio, quase simultaneamente, Palma e colaboradores[21] implantaram stents recobertos com *Dacron* em pacientes com dissecção aguda da aorta descendente, introduzidos pela artéria femoral, na sala de hemodinâmica (Figura 45.8).

A utilização dessa técnica tem revolucionado o tratamento das doenças da aorta descendente e apresentado as seguintes vantagens: diminuição da morbimortalidade cirúrgica e redução importante dos custos hospitalares. Seu aperfeiçoamento propiciou a colocação de *stents* por introdutores e cateteres cada vez menores e mais adequados, tornando esse procedimento mais efetivo.

Essa técnica diminui também as complicações inerentes à manipulação cirúrgica convencional, como insuficiência respiratória e renal, coagulopatias, dor pós-operatória, paraplegia, hematoma ao redor da prótese e pseudoaneurismas nas zonas de sutura e infecção. Nos últimos anos é consenso o tratamento endovascular para as dissecções da aorta descendente complicadas com dor, expansão da falsa luz e ruptura.[22-23]

As dissecções da aorta descendente não complicadas têm sido muito estudadas, e de acordo com os resultados recentes, a terapêutica endovascular determina melhores resultados quando comparada com a intervenção medicamentosa isolada, necessitando ainda de um número maior de pacientes e da continuação dos trabalhos com um acompanhamento a longo prazo.[22,24-27]

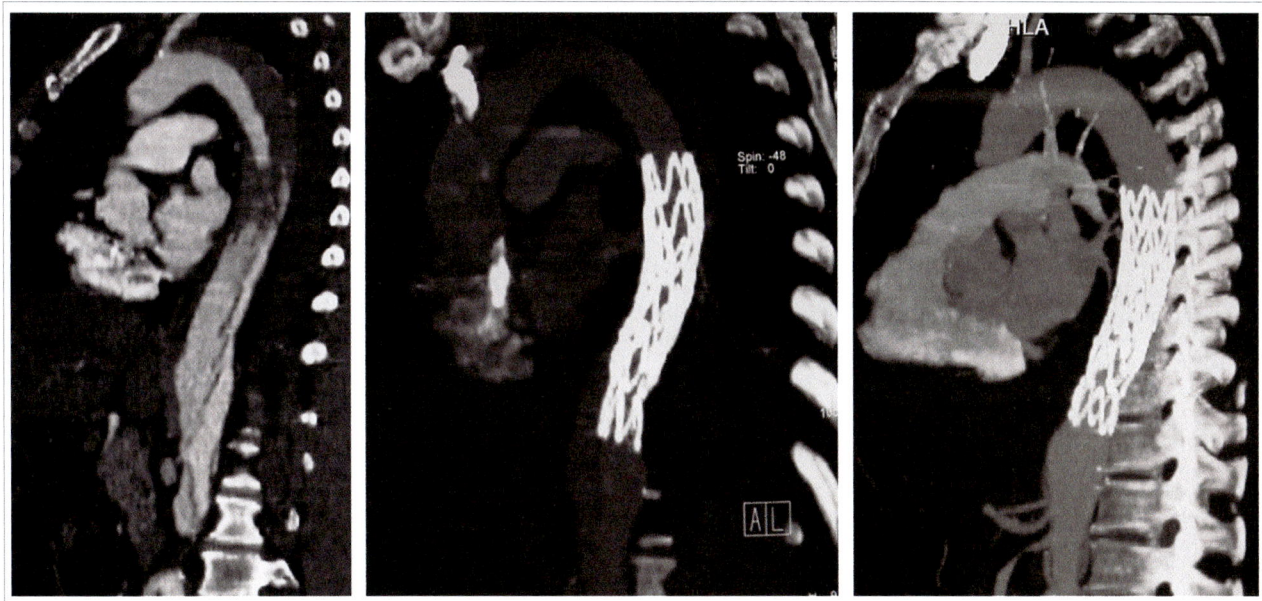

FIGURA 45.8. Reconstruções tomográficas de dissecção de aorta tipo B tratada pela técnica endovascular.

TRATAMENTO DAS VARIANTES DA DISSECÇÃO AÓRTICA

Diferentemente do conceito tradicional, reconhece-se hoje a gravidade das úlceras penetrantes como fonte de hemorragia maciça em potencial ou mesmo dor crônica rebelde. Na atualidade, indica-se o tratamento intervencionista por meio da operação clássica de ressecção da área afetada e interposição de enxerto de *Dacron* ou, mais recentemente, a colocação de endopróteses por via femoral, nos casos de acometimento da aorta torácica descendente. Esses casos constituem indicação ideal para esse tipo de procedimento, sempre que possuírem bons cotos proximal e distal. Por pertencerem a um avançado grupo etário, apresentam alto risco operatório pelas comorbidades associadas.

Para os hematomas intramurais, a conduta apresenta controvérsias. De maneira geral, aceita-se que o hematoma da aorta ascendente deve ser manipulado cirurgicamente com ressecção da aorta ascendente e interposição de enxerto de *Dacron*.[28]

Nesses casos, deve-se ter cuidado em diferenciá-los da dissecção aórtica tipo B com envolvimento retrógrado da croça da aorta, pois pode ser necessário tratar simultaneamente a rotura da aorta descendente com endoprótese autoexpansível.

Para hematomas intramurais da aorta descendente, cremos que a conduta é a observação clínica com tomografia semestral para surpreendermos eventuais expansões.

Há referências, na literatura, de documentação discutível acerca da possibilidade de reabsorção desse "hematoma", devendo essa possibilidade ser levada em consideração na decisão sobre a conduta.[29]

REFERÊNCIAS BIBLIOGRÁFICAS

1. Mészáros IN, Mórocz J, Szlávi J, Schmidt J, Tornóci L, Nagy L, et al. Epidemiology and clinicopathology of aortic dissection*: A population-based longitudinal study over 27 years. Chest. 2000;117;(5):1271-8.
2. Stanson AW, Kasmier FJ, Hollier LH. Penetrating atherosclerotic ulcers of the thoracic aorta: natural history and clinicopathologic correlations. Ann Vasc Surg. 1986;1:15-23.
3. Coady MA, Rizzo JA, Hammond GL, Pierce JG, Kopf GS, Elefteriades JA. Penetrating ulcer of the thoracic aorta: What is it? How do we recognize it? How do we manage it? J Vasc Surg. 1998;27(6):1006-16.
4. Lansman SL, Sauders PC, Malekan R, Spielvogel D. Acute aortic syndrome. J Thorac Cardiovasc Surg. 2010;140(6 Supplement):S92-S97.
5. Khan IA, Nair CK. Clinical, diagnostic, and management perspectives of aortic dissection. Chest. 2002;122(1):311-28.
6. Dalen JE, Howe JP III. Dissection of the aorta: Current diagnostic and therapeutic approaches. JAMA. 1979;242(14):1530-2.
7. Wheat JR MW. Treatment of dissecting aneurysms of the aorta: Current status. Progress in Cardiovascular Diseases. 1973;16(1):87-101.
8. Hagan PG, Nienaber CA, Isselbacher EM, Bruckman D, Karavite DJ, Russman PL, et al. The international registry of acute aortic dissection (irad): New insights into an old disease. JAMA. 2000;283(7):897-903.
9. Goldstein SA, Evangelista A, Abbara S, Arai A, Asch FM, Badano LP, et al. Multimodality Imaging of Diseases of the Thoracic Aorta in Adults: From the American Society of Echocardiography and the European Association of Cardiovascular Imaging: Endorsed by the Society of Cardiovascular Computed Tomography and Society for Cardiovascular Magnetic Resonance. J Am Soc Echocardiogr. 2015;28(2):119-82
10. Wheat JR MW, Palmer RF. Dissecting aneurysms of the aorta: Present status of drug versus surgical therapy. Prog Cardiovasc Dis. 1968;11(3):198-210.
11. Nazerian P, Giachino F, Vanni S, Veglio MG, Castelli M, Lison D, et al. Diagnostic performance of the aortic dissection detection risk score in patients with suspected acute aortic dissection. European Heart Journal: Acute Cardiovascular Care. [Internet] [Acesso em 22 nov 2015]. Disponível em: http://acc.sagepub.com/content/early/2014/03/05/2048872614527010.abstract
12. Erbel R, Oelert H, Meyer J, Puth M, Mohr-Katoly S, Hausmann D, et al. Effect of medical and surgical therapy on aortic dissection evaluated by transesophageal echocardiography. Implications for prognosis and therapy. The European Cooperative Study Group on Echocardiography. Circulation. 1993;87(5):1604-15.

13. Ueda Y, Miki S, Kusuhara K, Okita Y, Tahata T, Yamanaka K. Deep hypothermic systemic circulatory arrest and continuous retrograde cerebral perfusion for surgery of aortic arch aneurysm. Eur J Cardiothorac Surg. 1992;6(1):36-41.
14. Borst HG, Walterbusch G, Schaps D. Extensive Aortic Replacement using "Elephant Trunk" Prosthesis. Thorac Cardiovasc Surg. 2008;31(1):37-40.
15. Pichlmaier MA, Teebken OE, Khaladj N, Weidemann J, Galanski M, Haverich A. Distal aortic surgery following arch replacement with a frozen elephant trunk. Eur J Cardiothoracic Surg. 2008;34(3):600-4.
16. Crawford ES, Coselli JS, Svensson LG, Safi HJ, Hess KR. Diffuse aneurysmal disease (chronic aortic dissection, Marfan, and mega aorta syndromes) and multiple aneurysm. Treatment by subtotal and total aortic replacement emphasizing the elephant trunk operation. Ann Surg. 1990;211(5):521-37.
17. Di Eusanio M, Castrovinci S, Tian DH, Folesani G, Cefarelli M, Pantaleo A, et al. Antegrade stenting of the descending thoracic aorta during DeBakey type 1 acute aortic dissection repair. Eur J Cardiothorac Surg. 2014;45(6):967-75.
18. Roselli EE, Brozzi N, Albacker T, Lytle BW. Transapical Endovascular Ascending Repair for Inoperable Acute Type A Dissection. JACC Cardiovasc Interv. 2013;6(4):425-6.
19. Parodi JC, Palmaz JC, Barone HD. Transfemoral Intraluminal Graft Implantation for Abdominal Aortic Aneurysms. Ann Vasc Surg. 1991;5(6):491-9.
20. Dake MD, Kato N, Mitchell RS, Semba CP, Razavi MK, Shimono T, et al. Endovascular Stent–Graft Placement for the Treatment of Acute Aortic Dissection. N Engl J Med. 1999;340(20):1546-52
21. Palma JH, Almeida DR, Carvalho AC, Andrade JC, Buffolo E. Surgical Treatment of Acute Type B Aortic Dissection Using an Endoprosthesis (Elephant Trunk). Ann Thorac Surg. 1997;63(4):1081-4.
22. Lombardi JV, Cambria RP, Nienaber CA, Chiesa R, Teebken O, Lee A, et al. Prospective multicenter clinical trial (STABLE) on the endovascular treatment of complicated type B aortic dissection using a composite device design. J Vasc Surg. 2012;55(3):629-40.
23. Erbel R, et al. 2014 ESC Guidelines on the diagnosis and treatment of aortic diseases. 2014. [Internet] [Acesso em 22 nov 2015]. Disponível em: http://eurheartj.oxfordjournals.org/ehj/early/2014/08/28/eurheartj.ehu281.full.pdf
24. Nienaber CA. Influence and Critique of the INSTEAD Trial (TEVAR Versus Medical Treatment for Uncomplicated Type B Aortic Dissection). Semin Vasc Surg. 2011;24(3):167-71.
25. Nienaber CA, Kische S, Akin I, Rousseau H, Eggebrecht H, Fattori R, et al. Strategies for subacute/chronic type B aortic dissection: The Investigation of Stent Grafts in Patients with Type B Aortic Dissection (INSTEAD) trial 1-year outcome. J Thorac Cardiovasc Surg. 2010;140(6 Supplement):S101-S108.
26. Tang DG, Dake MD. TEVAR for Acute Uncomplicated Aortic Dissection: Immediate Repair Versus Medical Therapy. Semin Vasc Surg. 2009;22(3):145-51.
27. Brunkwall J, Lammer J, Verhoeven E, Taylor P. ADSORB: A Study on the Efficacy of Endovascular Grafting in Uncomplicated Acute Dissection of the Descending Aorta. Eur J Vasc Endovasc Surg. 2012;44(1):31-6.
28. Uchida K, Imoto K, Takahashi M, Suzuki S, Isoda S, Sugiyama M, et al. Pathologic Characteristics and Surgical Indications of Superacute Type A Intramural Hematoma. Ann Thorac Surg. 2005;79(5):1518-21.
29. Goldberg JB, Kim JB, Sundt TM. Current Understandings and Approach to the Management of Aortic Intramural Hematomas. Semin Thorac Cardiovasc Surg. 2014;26(2):123-31.

CAPÍTULO 46
CHOQUE CARDIOGÊNICO

Elias Knobel
Leonardo Nicolau Geisler Daud Lopes
Andrew Rhodes

DESTAQUES

- Choque cardiogênico é definido como estado crítico de hipoperfusão tecidual causado pelo baixo débito cardíaco (DC), na ausência de hipovolemia.
- A principal causa de choque cardiogênico é a perda de músculo cardíaco após infarto agudo do miocárdio (IAM).
- É a causa mais comum de morte em pacientes com IAM.
- A utilização de técnicas de reperfusão coronariana, como angioplastia e revascularização miocárdica cirúrgica, causou redução da mortalidade deste tipo de choque, mas sua incidência não diminuiu significativamente.
- O suporte inclui fluidos, drogas vasoativas, revascularização precoce e dispositivos de assistência ventricular.

INTRODUÇÃO

Choque cardiogênico é uma condição clínica caracterizada por inadequada perfusão tecidual em decorrência de grave disfunção cardíaca.[1] O coração torna-se incapaz de atender as demandas metabólicas dos tecidos periféricos por conta de uma diminuição do DC, com evidência de hipóxia tecidual na presença de volume intravascular adequado.[1,2] A avaliação clínica inicial revela hipotensão e evidência de má perfusão tecidual: oligúria; cianose; extremidades frias; e alterações do sensório.

A incidência de choque cardiogênico mundialmente está caindo desde meados de 1970. Em um estudo na região metropolitana dos Estados Unidos (Worcester, Massachusetts), a incidência foi cerca de 7% entre 1975 e 1990 e, desde então, está em torno de 5,5% a 6%.[3]

A taxa de mortalidade histórica para choque cardiogênico pós-IAM era de 80% a 90%.[4] Atualmente, vários estudos mostram valores menores na mortalidade em pacientes hospitalizados de 48% a 74%[5-6] e, na mortalidade a curto prazo, de 42% a 48%.[2,6]

DEFINIÇÃO

É determinada pela combinação de parâmetros clínicos e hemodinâmicos cujos valores apresentam variabilidade na literatura médica:[1-2]

- Pressão arterial sistólica (PAS) < 80 a 90 mmHg ou queda de pelo menos 30 mmHg da pressão arterial média (PAM) em relação à pressão basal por 30 a 60 minutos, quando não responder à reposição volêmica e for secundária à disfunção cardíaca;
- Índice cardíaco (IC) < 2 a 2,2 L/min/m² (ou 1,8 L/min/m² sem suporte terapêutico);
- Pressão de oclusão da artéria pulmonar (POAP) > 18 mmHg ou pressão diastólica final do ventrículo direito > 10 a 15 mmHg;
- Diferença arteriovenosa de oxigênio (CAV) > 5,5 mL/DL;
- Resistência vascular sistêmica (RVS) > 2000 dinas/s/cm⁵/m².

ETIOLOGIA

A causa mais comum de choque cardiogênico é o IAM. Essa grave complicação surge em cerca de 7% dos pacientes com infarto.[4-5,7] Mais frequentemente, o choque cardiogênico está relacionado com uma perda de massa ventricular esquerda maior do que 40% secundária ao infarto. Porém, em pacientes com disfunção miocárdica prévia, um pequeno infarto pode ser suficiente para desencadear o choque. O estudo SHOCK[8] identificou que pacientes idosos, diabéticos ou aqueles que tinham disfunção ventricular prévia eram mais propensos a desenvolver choque cardiogênico após infarto com ou sem elevação do segmento ST. Além da perda de grande quantidade de massa muscular miocárdica, o choque cardiogênico pode ocorrer quando houver complicações mecânicas, como a insuficiência mitral aguda, ruptura do septo interventricular ou da parede livre do ventrículo esquerdo secundárias ao IAM e também em casos de infarto do ventrículo direito.

Outras causas de choque cardiogênico incluem dissecção aórtica complicada por insuficiência aórtica aguda, valvopatias agudas secundárias à endocardite infecciosa, tromboembolismo pulmonar, pericardiopatias com tamponamento cardíaco, miocardite aguda e cardiomiopatia de estresse.

FISIOPATOLOGIA

O choque cardiogênico é uma situação clínica na qual há deterioração progressiva da função cardíaca juntamente com má perfusão sistêmica e insuficiência funcional de órgãos. Trata-se de uma entidade que envolve todo o sistema circulatório, na qual complexos mecanismos neuro-humorais participam da gênese dos sintomas. Apesar de a fisiopatologia descrever classicamente uma condição de isquemia miocárdica como ponto inicial, a sequência de eventos é a mesma para todas as causas de disfunção ventricular aguda.

Uma vez instalada a disfunção ventricular, ocorre diminuição da perfusão no próprio tecido miocárdico, causando uma perda funcional adicional com piora progressiva da perfusão sistêmica. Isso constitui um círculo vicioso, com queda do DC e hipotensão progressiva. Desencadeiam-se mecanismos compensatórios no sentido de aumentar as pré e pós-cargas, com aumento da volemia e da resistência vascular, respectivamente. Durante a evolução do quadro, os mecanismos compensatórios passam a ser inapropriados e levam a piora progressiva da condição hemodinâmica e da perfusão sistêmica. Má perfusão tecidual e, consequentemente, hipóxia celular geram a ativação da glicólise anaeróbia ao aumento da produção e acúmulo de ácido láctico, com acidose intracelular e morte celular (Figura 46.1).

Existem evidências demonstrando que, paralelamente à resposta hemodinâmica, ocorre, no choque cardiogênico, um aumento da resposta inflamatória sistêmica com a ativação do sistema do complemento, com liberação de citocinas inflamatórias, aumento da produção de óxido nítrico gerando consequente vasodilatação periférica inadequada que compromete ainda mais a perfusão sistêmica e coronariana.[8] Nesses casos a resistência vascular sistêmica que habitualmente é elevada pode estar baixa, mesmo na vigência de administração de drogas vasoconstritoras (Figura 46.1).

Em pacientes portadores de IC crônica, episódios de descompensação aguda podem levar ao choque cardiogênico. Cada novo episódio de descompensação poderá piorar a função ventricular, comprometendo o prognóstico e o retorno às condições clínicas basais do paciente.

O IAM exclusivo do ventrículo direito é pouco frequente. No estudo SHOCK,[8] apenas 5,3% dos quadros de choque cardiogênico decorreram do comprometimento desse ventrículo. Os pacientes eram mais jovens, com alta prevalência de doença coronária uniarterial e principalmente com mortalidade semelhante ao choque por disfunção do ventrículo esquerdo. Ambos apresentaram o mesmo benefício da revascularização precoce.

O uso de vasodilatadores, assim como o de diuréticos, pode reduzir a pré-carga do ventrículo direito (VD), promovendo queda do DC. Por outro lado, a administração de volume excessiva pode aumentar a pré-carga do VD e, por meios dos fenômenos de interdependência ventricular, interferir no desempenho do ventrículo esquerdo efeito Berheim reverso) (Figura 46.2).

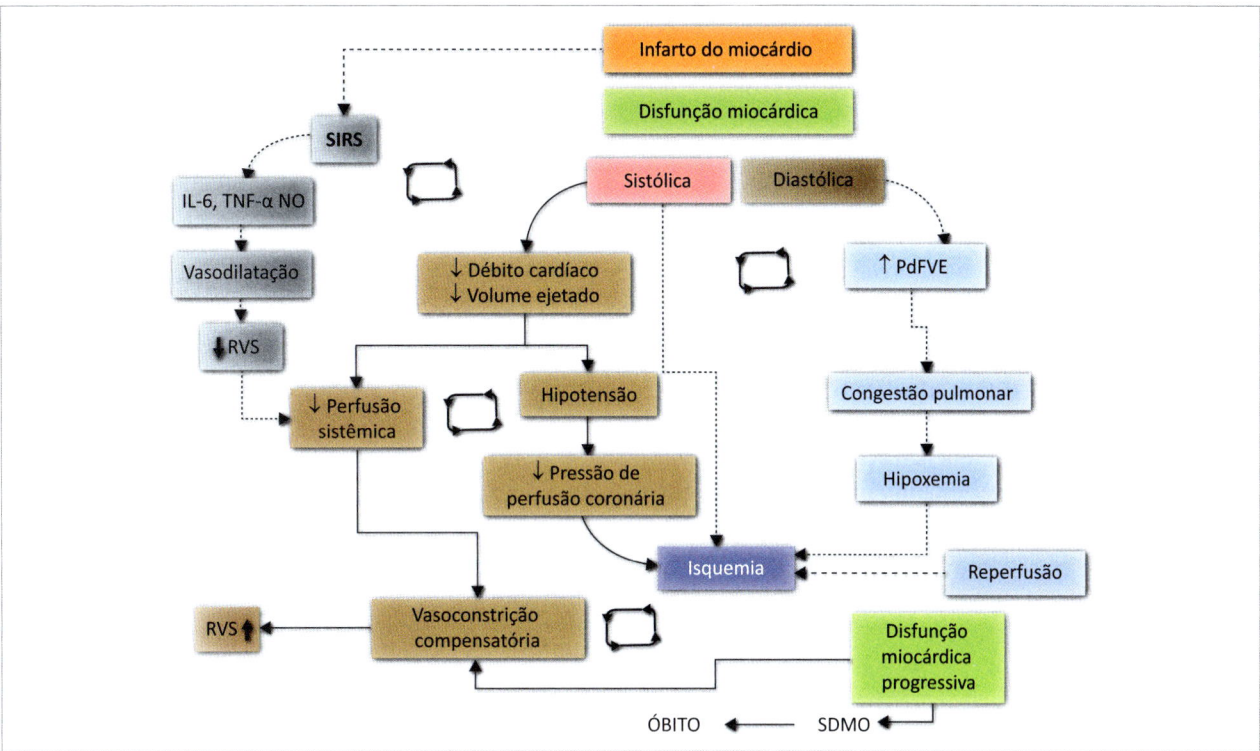

FIGURA 46.1. Choque cardiogênico: fisiopatologia.
RVS: resistência vascular sistêmica; SDMO: síndrome da disfunção de múltiplos órgãos; PdFVE: pressão diastólica final do ventrículo esquerdo; SIRS: síndrome da resposta inflamatória sistêmica.

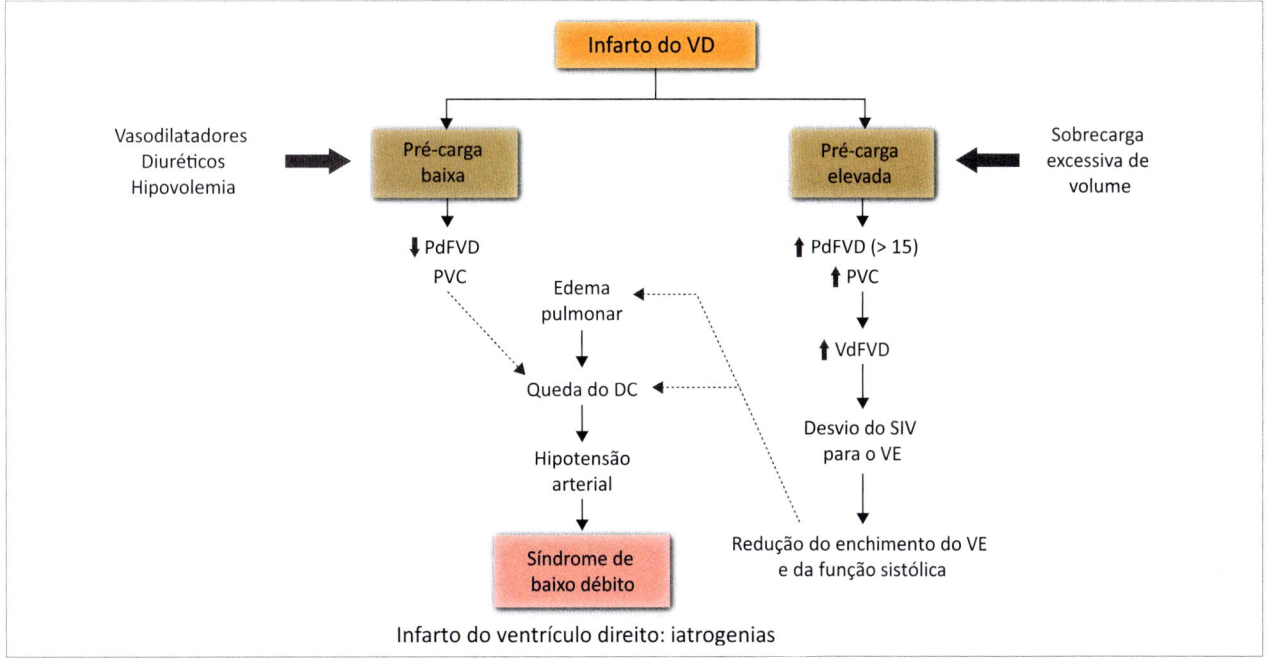

FIGURA 46.2. Fisiologia do infarto do ventrículo direito.
PdFVE: pressão diastólica final do ventrículo esquerdo; VD: ventrículo direito; VE: ventrículo esquerdo; PVC: pressão venosa central; DC: débito cardíaco; SIV: septo interventricular.

Deve-se observar que a abordagem do IAM do VD pode estar associada a uma série de iatrogenias que, por sua vez, podem agravar o quadro clínico do paciente:

- **Redução da pré-carga:** pode ser decorrente de hipovolemia, uso de vasodilatadores e diuréticos e acarretar queda do DC.
- **Aumento da pré-carga:** pode decorrer pela sobrecarga excessiva de volume e reduzir o enchimento do VE. Consequentemente, também pode ocorrer queda do DC (Figura 46.2).

Desde a abordagem inicial, o paciente com IAM pode evoluir e sofrer uma série de intervenções que agravam o seu quadro hemodinâmico, facilitando, assim, o desenvolvimento do choque.

Muitas vezes, o paciente se apresenta com quadro doloroso, sudorese, sob tratamento com morfina, diuréticos, vasodilatadores e inibidores da enzima conversora de angiotensina (IECA), além de betabloqueadores. Podem ocorrer redução do volume intravascular e vasodilatação concomitante que agravam a perfusão tecidual, contribuindo ou precipitando o quadro de choque. Outras vezes, pacientes que se mantêm aparentemente equilibrados à custa de taquicardia compensatória, ao receberem betabloqueadores, desenvolvem quadro de choque (Figura 46.3).

FATORES PREDITORES

São preditores de mortalidade no choque cardiogênico após IAM: idade; IAM prévio; oligúria; e perfil frio e úmido na avaliação hemodinâmica. No estudo GUSTO I,[9] os principais fatores preditores de choque cardiogênico foram: idade; frequência cardíaca; pressão arterial sistólica; e classe funcional de Killip (Tabela 46.1).

TABELA 46.1. Subgrupos clínicos e hemodinâmicos no infarto agudo do miocárdio.

Subgrupo Killip	Características clínicas	Mortalidade hospitalar
I	Sem sinais de congestão	< 6%
II	B3, estertores basais	< 17%
III	Edema pulmonar agudo	38%
IV	Choque cardiogênico	81%
Subgrupo Forrester	Características hemodinâmicas	Mortalidade hospitalar
I	PCP < 18 mmHg, IC > 2,2	3%
II	PCP > 18 mmHg, IC > 2,2	9%
III	PCP < 18 mmHg, IC < 2,2	23%
IV	PCP > 18 mmHg, IC < 2,2	51%

PCP: pressão capilar pulmonar; IC: índice cardíaco (L/min/m²).

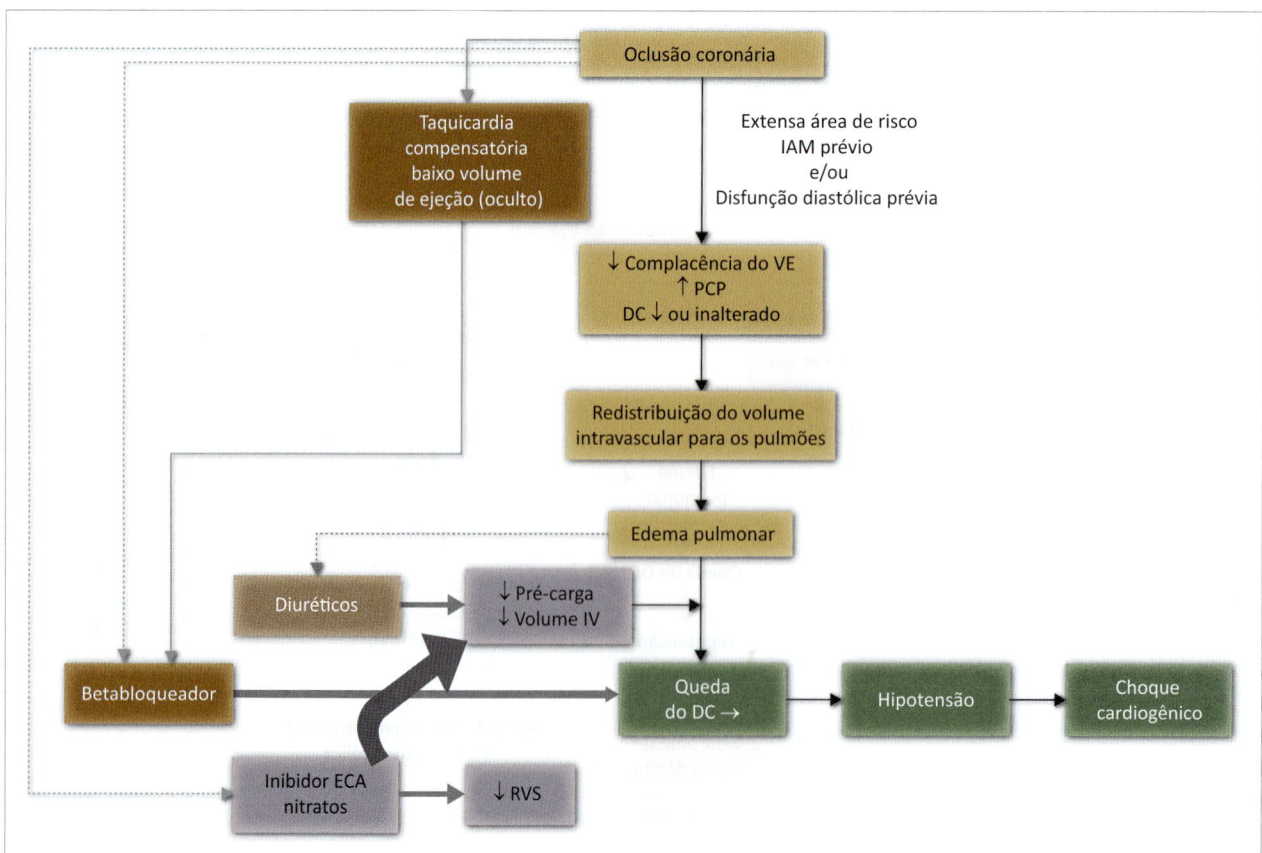

FIGURA 46.3 Choque cardiogênico: iatrogenias.
PCP: pressão capilar pulmonar; DC: débito cardíaco; RVS: resistência vascular sistêmica.

Com relação ao tempo como fator de ocorrência de choque, vale ressaltar que apenas 20% dos casos se apresentavam com esse quadro. Por isso, durante a internação, deve-se manter contínua observação do paciente, visando o reconhecimento precoce de sinais clínicos e laboratoriais indicadores de choque.[8]

Nos estudos SHOCK,[8] o tempo médio após infarto para ocorrência de choque cardiogênico foi de 5 horas. Já nos casos de angina instável/infarto sem supradesnivelamento do segmento ST, houve um aumento significativo desse tempo, demonstrado nos estudos PURSUIT[10] e GUSTO IIb,[11] sendo 94 e 76 horas, respectivamente.

Estudo publicado em 2010 mostra que o BNP elevado, acima de 1.482, também foi um marcador preditivo de evolução para choque cardiogênico.[12]

ASPECTOS CLÍNICOS

O diagnóstico do choque cardiogênico é essencialmente clínico. Exames complementares podem oferecer indícios da existência de cardiopatia de base e da presença de isquemia miocárdica, além de fornecerem informações prognósticas.

O quadro clínico é de insuficiência cardíaca congestiva (ICC) associada à hipotensão arterial, na ausência de hipovolemia.

Na avaliação clínica do choque cardiogênico, algumas características, apesar de não específicas, podem ser de grande valia:[13]

- Presença de distensão venosa jugular importante sugere aumento da pré-carga cardíaca e elevação de pressões de enchimento.
- Pacientes com ICC crônica podem apresentar pulmões sem estertores crepitantes, mesmo em situações de congestão e elevadas pressões de enchimento. Este fenômeno é explicado por mecanismos compensatórios do sistema linfático pulmonar.
- Cianose de extremidades pode refletir baixo DC e aumento importante da resistência vascular periférica.
- Redução da pressão de pulso (PAS-PAD) pode refletir estados de baixo DC.
- Pressão percentual de pulso (pressão de pulso dividida pela PAS × 100) < 25% sugere (IC) < 2,2 L/min/m^2.

A hipotensão arterial sistêmica é um dos aspectos mais importantes na caracterização da síndrome do choque cardiogênico. Os valores de corte mais comumente utilizados para definição de hipotensão, nesse contexto, são a PAS < 90 mmHg ou 80 mmHg, conforme alguns autores. A gravidade do choque abrange um amplo espectro e os valores numéricos são meramente arbitrários. A grande variedade e repercussão dos níveis pressóricos são decorrentes da condição cardíaca de base do indivíduo e até do método de mensuração da pressão arterial, tendo em vista que, em pacientes criticamente enfermos, a pressão não invasiva pode subestimar os valores em até 40 mmHg.

Existe um grupo de indivíduos com disfunção ventricular grave e choque que não preenchem o critério de hipotensão, isto é, apresentam PAS > 90 mmHg (sem o uso de vasopressor) mas com sinais de hipoperfusão decorrente da disfunção miocárdica, sendo, então, caracterizados como portadores de choque cardiogênico oculto. Essa situação ocorre frequentemente em infartos extensos de parede anterior e conferem uma elevada mortalidade intra-hospitalar, porém menor do que a do choque cardiogênico clássico.

MONITORIZAÇÃO HEMODINÂMICA E METABÓLICA

Associada à anamnese e ao exame físico detalhado, os parâmetros hemodinâmicos e metabólicos são de grande utilidade para avaliação do choque de origem cardíaca. A monitorização hemodinâmica deve incluir a mensuração invasiva da PAS, medida de pressão venosa central (PVC), medidas do cateter de artéria pulmonar. O conjunto de dados obtidos da monitorização hemodinâmica e laboratorial pode ser agrupado em parâmetros de macro-hemodinâmica e micro-hemodinâmica global, esta última refletindo o estado perfusional e metabólico do paciente.

Parâmetros de macro-hemodinâmica:

- Pressão arterial média;
- Perfusão periférica/tempo de enchimento capilar;
- Diurese;
- Pressão venosa central;
- Débito cardíaco;
- Pressão de oclusão de artéria pulmonar.

Parâmetros de micro-hemodinâmica global:

- Saturação venosa central;
- Lactato arterial;
- Excesso de bases;
- Diferença venoarterial de CO_2.

MACRO-HEMODINÂMICA

Apesar da decrescente utilização, a monitorização invasiva com cateter de artéria pulmonar (Swan-Ganz), ajuda no diagnóstico diferencial de causas de baixo débito, auxiliando no manejo dos pacientes, além de fornecer informações quanto ao prognóstico.[14]

Os parâmetros com maior impacto prognóstico são o DC e os fatores derivados, além da POAP. Muitos estudos clínicos utilizam parâmetros obtidos pelo cateter de Swan-Ganz para definição e diagnóstico de choque cardiogênico, com valores muitas vezes discordantes. Podem-se considerar como valores discriminatórios de choque cardiogênico o IC ≤ 2,2 L/min/m^2 para os pacientes com algum suporte circulatório (inotrópico, vasopressor ou dispositivo circulatório) e o IC ≤ 1,8 L/min/m^2 para aqueles sem suporte.[1]

Vale lembrar que, no estudo SHOCK,[8] cerca de 20% dos pacientes com choque cardiogênico pós-IAM apresentavam características de inflamação sistêmica. A baixa resistência vascular sistêmica é uma ocorrência precoce em relação ao diagnóstico de sepse, e não decorrente de infecção nosocomial.

O uso do cateter de artéria pulmonar no manejo do choque cardiogênico não tem indicação rotineira, mas pode auxiliar no tratamento de alguns casos: pacientes refratários ao tratamento farmacológico, aqueles com hipotensão persistente; quando as pressões de enchimento do ventrículo esquerdo são incertas; e também no diagnóstico de complicações mecânicas associadas às síndromes coronarianas agudas (SCA).

Um estudo clínico randomizado, multicêntrico – Escape Trial[14] – avaliou 433 pacientes com ICC grave e comparou um grupo com estratégia guiada pela cateterização da artéria pulmonar e outro guiado apenas pelos dados clínicos. Foi observado que a mortalidade ao final de 30 dias e após 6 meses não foi diferente entre os dois grupos. Assim, o uso do cateter pulmonar foi tão seguro quanto o tratamento baseado apenas em dados clínicos, porém não melhorou os resultados finais.

Em pacientes com choque cardiogênico, estudos observacionais não têm demonstrado benefício de redução de mortalidade com o uso do cateter de artéria pulmonar.

As principais etapas envolvidas na avaliação do choque de origem cardíaca são:

1. Estabelecer se o coração realmente é responsável pelo choque.
2. Avaliar quais componentes do coração são responsáveis pelo colapso circulatório.
3. Mensurar o comprometimento global da disfunção cardíaca.

Métodos de imagem como o ecocardiograma com Doppler cumprem bem a função de identificar se o comprometimento cardíaco é responsável pelo choque e avaliar componentes cardíacos com mau funcionamento, além de pesquisar complicações mecânicas das SCA (ruptura de parede livre, ruptura de músculo papilar, defeito agudo de septo interventricular).[15]

Alguns achados no ecocardiograma com Doppler, podem auxiliar, de forma não invasiva, na estimativa da POAP, como a rápida desaceleração de fluxo transmitral (< 140 ms) tem alto valor preditivo positivo (80%) de POAP ≥ 20 mmHg. Além disso, esse método de imagem fornece informações indiretas e qualitativas a respeito da repercussão global da disfunção cardíaca, tornando as medidas hemodinâmicas invasivas úteis para avaliação prognóstica e dos parâmetros quantitativos de resposta terapêutica

MICRO-HEMODINÂMICA

A saturação venosa de oxigênio (SvO_2) reflete de forma indireta, o somatório do consumo global de oxigênio. Quando o consumo estiver aumentado e o conteúdo arterial de oxigênio for normal, uma saturação venosa de oxigênio baixa expressa uma maior taxa de extração de oxigênio do leito arterial para suprir a demanda aumentada e manter a homeostase celular.[16]

A saturação venosa de oxigênio diminui quando a oferta de oxigênio (DO_2) está reduzida ou a demanda sistêmica se eleva, excedendo a oferta, sendo um marcador indireto de fluxo, e não um marcador de disóxia. Ela pode ser obtida da veia cava superior ($ScvO_2$) ou da artéria pulmonar (SvO_2) com valores de normalidade de 65% a 70%, respectivamente. Nos cardiopatas crônicos, esses valores de normalidade podem variar entre 50% e 60% em virtude do aumento da taxa de extração pelos tecidos, sem representar hipoperfusão tecidual. Portanto, para uma adequada interpretação da SvO_2, é necessária a complementação da análise metabólica com o lactato sérico e déficit de bases. Dessa forma, a medida de SvO_2 não é validada para uso na monitorização ou como base para intervenções no paciente com ICC, mas quanto menor seu valor, maior a probabilidade de hiperlactatemia.[16]

Em estados de choque persistente, a hipoperfusão miocárdica e dos tecidos periféricos desencadeia um desequilíbrio entre a oferta e o consumo de oxigênio, o que favorece o metabolismo anaeróbico e resulta em acidose lática. O lactato sérico é produzido a partir do metabolismo celular intermediário da glicose e é um marcador de estresse metabólico. Níveis de lactato séricos elevados (acima de 2 a 4 mmol/L) são indicadores de pior prognóstico e refletem a cascata final do desacoplamento entre oferta e demanda de oxigênio.[16]

O excesso de bases padrão (base excess standard – BE) obtidos a partir de gasometrias, fornece infor0mações do equilíbrio ácido básico. Na vigência de função renal normal e excluídos fatores perturbadores desse equilíbrio, a ocorrência de negativação progressiva do excesso de bases é decorrente da hipoperfusão tecidual e consequente metabolismo anaeróbico, acumulando ânions fortes e ácidos. Nesse cenário, o valor < –4 está relacionado com maior mortalidade.[16]

TRATAMENTO

Sendo o choque cardiogênico uma situação clínica de alto risco, uma vez estabelecido seu diagnóstico, medidas terapêuticas devem ser iniciadas imediatamente. Didaticamente, o tratamento do choque cardiogênico pode ser dividido em etapas. Porém, na prática, todas as medidas são tomadas de modo simultâneo no sentido de restabelecer-se, o mais rápido possível, a perfusão dos diversos tecidos, visando interromper o círculo vicioso de piora progressiva e morte.

Inicialmente, deve-se proceder como em qualquer choque: realizar reposição volêmica – desde que não esteja presente congestão pulmonar clínica e radiológica – para correção da hipovolemia e da hipotensão (PAM < 65 a 70 mmHg e/ou a PAS < 80 a 90 mmHg); oferecer oxigenoterapia e ventilação adequadas; e corrigir possíveis distúrbios eletrolíticos e/ou metabólicos e também arritmias potencialmente comprometedoras do DC.[17] O controle glicêmico em pacientes com choque cardiogênico ainda carece de estudos mais conclusivos. O que se preconiza atualmente é a manutenção da glicemia < 150 a 180 mg/dL.

Após essa abordagem inicial, reavalia-se a pressão arterial e a perfusão periférica do paciente. Se ele persistir com lactato alto, BE menor –4, gap de PCO_2 alto, SvO_2 muito baixa, baixa pressão de pulso e redução da diurese, deve-se inicia suporte inotrópico.

O uso de inotrópicos no choque cardiogênico deve ser iniciado nos pacientes com inadequada perfusão tecidual e volemia adequada. A droga mais utilizada é a dobutamina, que tem ação inotrópica positiva pelo efeito beta-adrenérgico predominante e a dose a ser empregada pode alcançar até 20 mcg/kg/min. Nos pacientes muito hipotensos, usa-se, inicialmente, um agente vasopressor (dopamina ou noradrenalina) porque a ação de vasodilatação periférica da dobutamina pode piorar a perfusão coronariana. De maneira geral, os inotrópicos promovem melhora hemodinâmica em curto prazo, porém à custa de aceleração da progressão da doença de base.

No caso de hipotensão arterial grave (PAS < 70 mmHg), o agente a ser empregado é a noradrenalina, pois sua ação beta-adrenérgica promove aumento da contratilidade miocárdica, do cronotropismo e, em razão do efeito alfa-agonista preponderante, há um incremento significativo da resistência arterial sistêmica, elevando o consumo de oxigênio e aumentando o trabalho cardíaco.[18] De acordo com as últimas diretrizes europeias, um vasopressor (dopamina ou noradrenalina) pode ser considerado em pacientes que persistem em choque cardiogênico, apesar do tratamento com inotrópicos, para aumentar a pressão arterial e melhorar a perfusão de órgãos vitais.[17]

Estudo recente comparou a eficácia entre dopamina e noradrenalina em diversos tipos de choque. No subgrupo choque cardiogênico, houve melhores desfechos com o uso da noradrenalina, sendo ainda necessários estudos adicionais para esta validação.[18]

Os vasodilatadores atuam de forma positiva na fisiopatologia do choque cardiogênico pela dilatação do leito arterial, com consequente diminuição da pós-carga, aumentando, assim, o DC. Com a introdução dessas medicações, pode não haver queda significativa da pressão arterial sistêmica, podendo, paradoxalmente, até ocorrer uma elevação desta pela melhora do DC.

Se a pressão estiver estabilizada (PAS > 85 a 90 mmHg), porém, a perfusão ainda permanecer débil, deve-se considerar o uso de vasodilatadores sistêmicos, principalmente os de ação arterial e venosa, como o nitroprussiato de sódio. Eles são a principal estratégia terapêutica no paciente com volemia otimizada. Nos casos de síndromes isquêmicas agudas, dá-se preferência ao uso de nitroglicerina.

As drogas inotrópicas e vasodilatadoras arteriolares, também denominadas de inodilatadores, e os inibidores da fosfodiesterase promovem aumento do volume sistólico e do DC e diminuição da POAP e da resistência vascular sistêmica. Por apresentarem efeito vasodilatador mais precoce, sua utilização exige níveis adequados de volemia e PAS superior a 90 mmHg. As doses preconizadas para o uso intravenoso da milrinona são 50 µg/kg em 15 a 30 minutos, seguidas da manutenção contínua de 0,35 a 0,75 µg/kg/min. A dose deverá ser corrigida na presença de insuficiência renal e, em geral, a dose de ataque não é mais feita atualmente.[17]

Os sensibilizadores do cálcio são um grupo de drogas que aumentam a contratilidade miocárdica sem aumentar a liberação intracitoplasmática de cálcio. O mecanismo de ação consiste em aumentar a sensibilidade do miofilamento ao cálcio por ligar-se à troponina C, em uma reação cálcio-dependente. Isso estabelece uma mudança na conformação da troponina C, mudando a cinética de ligação entre os filamentos de actina e miosina, com consequente efeito inotrópico positivo. Além disso, a droga apresenta ação vasodilatadora periférica atribuída à ativação de canais de potássio dependentes de energia. O levosimendan é o representante dessa classe de drogas disponível para uso intravenoso. A dose de ataque não é feita geralmente, e a dose terapêutica é de 0,05 a 0,2 µg/kg/min por 24 horas. Saliente-se que seu uso está indicado em pacientes com ICC descompensada, e não na vigência da fase aguda do choque cardiogênico.[17]

A utilização de drogas vasodilatadoras é desejável nos casos de instabilidade hemodinâmica decorrente de falência ventricular desde que a hipotensão não esteja presente. Essas drogas, por atuarem reduzindo a pré e a pós-carga, diminuem as pressões de enchimento ventricular, facilitam a ejeção ventricular, reduzem a resistência vascular sistêmica e o consumo miocárdico de oxigênio. Entretanto, são contraindicadas nos casos de hipotensão importante, com PAS inferior a 80 a 90 mmHg, pelo risco de precipitar piora da perfusão sistêmica e coronária. As drogas mais utilizadas são nitroprussiato de sódio, nas doses de 0,1 a 10 µg/kg/min, e nitroglicerina, nas doses de 10 a 200 µg/min.[17]

Na evidência de edema pulmonar com a perfusão adequada, associar diuréticos, sempre lembrando que diurese excessiva pode resultar em depleção intravascular grave mantendo hipotensão, hipoperfusão, extensão do infarto, isquemia e acrescentando disfunção ao já comprometido ventrículo esquerdo. Altas doses de furosemida podem ser utilizadas, sem vantagens do uso contínuo sobre a administração em bólus.

Quando a terapia farmacológica é insuficiente para restabelecer a perfusão sistêmica de forma satisfatória, pode-se lançar mão da assistência circulatória mecânica. Durante as últimas duas décadas, o suporte circulatório mecânico temporário tem sido uma opção para os pacientes com ICC intratável, em particular aqueles aguardando transplante cardíaco. Com base na experiência adquirida na utilização como ponte para transplante, os sistemas de assistência ventricular esquerda estão entrando em uma nova fase de desenvolvimento que objetiva a independência do paciente e uma vida com mais qualidade e prolongada. O incremento na função cardíaca observado em pacientes recebendo suporte mecânico prolongado tem importante implicação para o tratamento moderno da ICC terminal.

O balão intra-aórtico (BIA) é o dispositivo de assistência mecânica mais utilizado na pratica médica, atuando na diminuição da pós-carga, aumento da pressão de perfusão diastólica, aumentando o DC e melhorando o fluxo sanguíneo coronariano. Ao contrário dos agentes inotrópicos e dos vasopressores, o benefício da terapia com BIA ocorre sem aumento do consumo de oxigênio miocárdico.

É indicado para pacientes com volemia ajustada, em uso de doses plenas de inotrópicos (muitas vezes, com associação de inotrópicos), e que persistem com sinais de má perfusão tecidual ou hipotensão. Pode ser usado como suporte até a realização de terapia definitiva (revascularização ou transplante cardíaco, por exemplo), ou como suporte até a resolução dos fatores precipitantes.[19]

O uso do BIA não reduziu significativamente a mortalidade em 30 dias de pacientes com choque cardiogênico secundário ao IAM e naqueles com programação de revascularização precoce.[20-21]

Nos pacientes que persistem com quadro de hipoperfusão tecidual importante apesar do uso de inotrópicos, vasodilatadores, BIA e de procedimento de revascularização miocárdica, há a opção de se instalar outro dispositivo de assistência ventricular (*ventricular assist device* – VAD), considerado ponte para transplante cardíaco ou suporte terapêutico, até que a função cardíaca se reestabeleça e o dispositivo possa ser retirado, ou ainda, servir como terapia visando a alta hospitalar (*destination therapy*) (Figura 46.4).

Os dispositivos percutâneos de assistência ventricular esquerda são usados em pacientes que não respondem ao tratamento habitual, que inclui: uso de catecolaminas; reposição de fluidos e balão intra-aórtico.[24]

Atualmente, o uso desses dispositivos está aumentando e há vários tipos disponíveis, mas os estudos randomizados sobre efetividade, segurança, indicação e o melhor momento para instalação de cada tipo são limitados.[24]

Mesmo havendo o risco de complicações inerentes ao uso de um dispositivo invasivo (p. ex.: mau funcionamento do aparelho, isquemia de membro, hemólise, infecção), o benefício potencial de sua instalação precoce é a prevenção de síndrome da disfunção de múltiplos órgãos (SDMO), apesar de 60% dos pacientes sem suporte de assistência ventricular mecânica sobreviverem, segundo estudo IABP-SHOCK II.[20] Por isso, deve-se ter bom senso na seleção do paciente que terá maiores benefícios e na determinação do momento ideal para instalação do dispositivo. Não está estabelecido na literatura o melhor dispositivo a ser implantado, assim, os dispositivos com menor taxa de complicação devem ser empregados nos pacientes com estágio inicial do choque cardiogênico, enquanto os mais agressivos devem ser utilizados nos casos mais graves.[24] (Figura 46.5).

Apesar dessas incertezas, as Diretrizes Europeia[25-26] e Americana[27] recomendam considerar o uso de assistência de suporte circulatório ventricular esquerdo em choque cardiogênico refratário sem preferência por qualquer tipo de dispositivo (recomendação IIa/C).

TRATAMENTO ESPECÍFICO

Adotadas as medidas terapêuticas no choque cardiogênico, o objetivo passa a ser a identificação da causa básica da doença e, sempre que possível, o tratamento específico. Nesse sentido, muitas vezes o tratamento intervencionista está indicado como a correção cirúrgica de complicações mecâ-

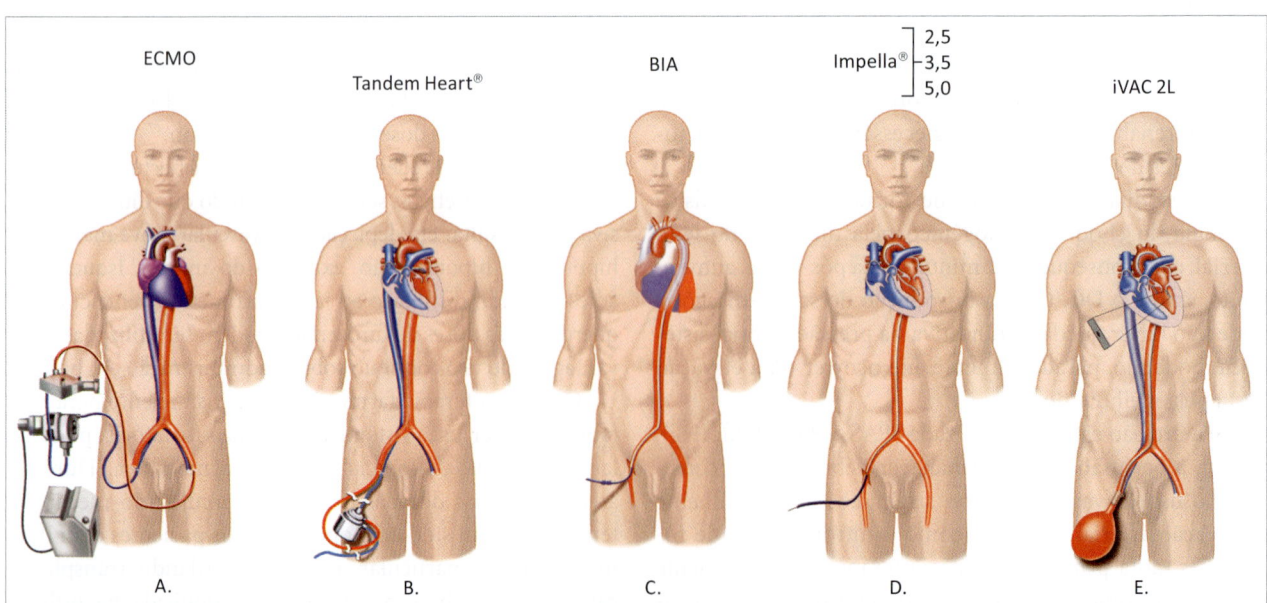

FIGURA 46.4. Dispositivos mecânicos de suporte de circulação por implantação percutânea. (A) ECMO. (B) Tandem Heart™. (C) Balão intra-aórtico (BIA). (D) Impella. (E) iVAC 2L.
ECMO: *extracorporeal membrane oxygenation.*
Fonte: Adaptada de Thiele H e colaboradores, 2015.[24]

nicas do IAM, revascularização do miocárdio cirúrgica ou percutânea, tratamento cirúrgico de valvopatias, correção de cardiopatias estruturais ou transplante cardíaco. Essas medidas mudam a evolução natural do choque cardiogênico e alteram a sobrevida desses pacientes.[8,22-23]

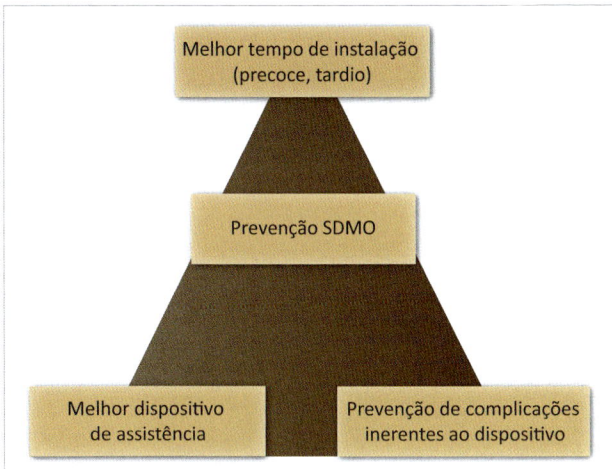

FIGURA 46.5. Racional para indicação de dispositivos mecânicos de suporte circulatório.

REFERÊNCIAS BIBLIOGRÁFICAS

1. Reynolds HR, Hochman JS. Cardiogenic shock: current concepts and improving outcomes. Circulation. 2008;117:686.
2. Califf RM, Bengtson JR. Cardiogenic shock. N Engl J Med. 1994;330:1724.
3. Goldberg RJ, Spencer FA, Gore JM, Lessard D, Yarzebski J. Thirty-year trends (1975 to 2005) in the magnitude of, management of, and hospital death rates associated with cardiogenic shock in patients with acute myocardial infarction: a population-based perspective. Circulation. 2009;119:1211.
4. Goldberg RJ, Gore JM, Alpert JS, Osganian V, de Groot J, Bade J, et al. Cardiogenic shock after acute myocardial infarction. Incidence and mortality from a community-wide perspective, 1975 to 1988. N Engl J Med. 1991;325:1117.
5. Hochman JS, Boland J, Sleeper LA, Porway M, Brinker J, Col J, et al. Current spectrum of cardiogenic shock and effect of early revascularization on mortality. Results of an International Registry. SHOCK Registry Investigators. Circulation. 1995;91:873.
6. Babaev A, Frederick PD, Pasta DJ, Every N, Sichrovsky T, Hochman JS. Trends in management and outcomes of patients with acute myocardial infarction complicated by cardiogenic shock. JAMA. 2005;294:448.
7. Goldberg RJ, Gore JM, Thompson CA, Gurwitz JH. Recent magnitude of and temporal trends (1994-1997) in the incidence and hospital death rates of cardiogenic shock complicating acute myocardial infarction: the second national registry of myocardial infarction. Am Heart J. 2001;141:65.
8. Hochman JS, Sleeper LA, Webb JG, Sanborn TA, White HD, Talley JD, et al. Early revascularization in acute myocardial Infarction complicated by cardiogenic shock. SHOCK Investigators. Should We Emergently Revascularize Occluded Coronaries for Cardiogenic Shock. N Engl J Med. 1999;341:625-34.
9. Holmes DR Jr, Bates ER, Kleiman NS, Sadowski Z, Horgan JH, Morris DC, et al. Contemporary reperfusion therapy for cardiogenic shock: the GUSTO-I trial experience. The GUSTO-I Investigators. Global Utilization of Streptokinase and Tissue Plasminogen Activator for Occluded Coronary Arteries. J Am Coll Cardiol. 1995;26:668.
10. Inhibition of platelet glycoprotein IIb/IIIa with eptifibatide in patients with acute coronary syndromes. The PURSUIT Trial Investigators. Platelet Glycoprotein IIb/IIIa in unstable angina: receptor suppression using intergrilin therapy. N Engl J Med. 1998;339:436-43.
11. Cohen MG, Kelly RV, Kong DF, Menon V, Shah M, Ferreira J, et al. Pulmonary artery catheterization in acute coronary syndromes: insights from the GUSTO IIb and GUSTO III trials. Am J Med. 2005;118:482-8.
12. Jarai R, Huber K, Bogaerts K, Sinnaeve PR, Ezekowitz J, Ross AM, et al. Prediction of cardiogenic shock using plasma B-type natriuretic peptide and N-terminal fragment of its pro-hormone concentrations in ST elevation myocardial infaction: An analysis from the ASSENT – 4 Percutaneous Coronary Intervention Trial. Crit Care Med. 2010;38(9):1793-801.
13. Nicolau JC, Tarasoutchi F, Rosa LV, Machado FP. Condutas práticas em cardiologia. 1a Edição. Barueri, 2010. p.447-58.
14. Shah MR, O'Connor CM, Sopko G, Hasselblad V, Califf RM, Stevenson LW. Evaluation Study of Congestive Heart Failure and Pulmonary Arthery Catheterization Effectiveness (ESCAPE): design and rationale. Heart J. 2001;141:528-35.
15. Picard MH, Davidoff R, Sleeper LA, Mendes LA, Thompson CR, Dzavik V, et al. Echocardiographic predictors of survival and response to early revascularization in cardiogenic shock. Circulation. 2003;107:279.
16. Amaral ACK, Park M. Monitorização do Balanço entre Oferta e Consumo de Oxigênio na Síndrome do Choque. Uma Revisão sobre o Significado Fisiopatológico e Clínico da Saturação Venosa Central (ScvO2) e da Saturação Venosa Mista de Oxigênio (SvO2). Rev Bras Ter Intens. 2004;16(4):271-5.
17. ESC Guidelines for the diagnostic and treatment of acute and chronic heart failure 2012. Eur Heart J. 2012;33:1787-847.
18. De Backer D, Creteur J, Silva E, Vincent JL, Annane D, Vignon P, et al. Comparison of dopamine and norepinephrine in the treatment of shock. N Engl J Med. 2010;362:779-89.
19. Sjauw KD, Engström AE, Vis MM, van der Schaaf RJ, Baan J Jr, Koch KT, et al. A systematic review and meta-analysis of intra-aortic balloon pump therapy in ST-elevation myocardial infarction: should we change the guidelines? Eur Heart J. 2009;30:459.
20. Thiele H, Zeymer U, Neumann FJ, Ferenc M, Olbrich HG, Hausleiter J, et al. Intraaortic balloon support for myocardial infarction with cardiogenic shock. N Engl J Med. 2012;367:1287.
21. Thiele H, Zeymer U, Neumann FJ, Ferenc M, Olbrich HG, Hausleiter J, et al. Intra-aortic balloon counterpulsation in acute myocardial infarction complicated by cardiogenic shock (IABP-SHOCK II): final 12 month results of a randomised, open-label trial. Lancet. 2013;382:1638.
22. Sanborn TA, Sleeper LA, Webb JG, French JK, Bergman G, Parikh M, et al. Correlates of one-year survival inpatients with cardiogenic shock complicating acute myocardial infarction: angiographic findings from the SHOCK trial. J Am Coll Cardiol. 2003;42:1373.
23. Hochman JS, Sleeper LA, Webb JG, Dzavik V, Buller CE, Aylward P, et al. Early revascularization and long-term survival in cardiogenic shock complicating acute myocardial infarction. JAMA. 2006;295:2511.
24. Thiele H, Ohman M, Desch S, Eitel I, de Waha S. Management of cardiogenic shock. Eur Heart J. 2015;36:1223.
25. Windecker S, Kolh P, Alfonso F, Collet JP, Cremer J, Falk V, et al. Task Force m. 2014 ESC/EACTS Guidelines on myocardial revascularization: The Task Force on Myocardial Revascularization of the European Society of Cardiology (ESC) and the European Association for Cardio-Thoracic Surgery (EACTS) Developed with the special contribution of the European Association of Percutaneous Cardiovascular Interventions (EAPCI). Eur Heart J. 2014;35:2541-619.
26. Steg PG, James SK, Atar D,Badano LP, Blömstrom-Lundgvist C, Borger MA, et al. ESC guidelines for the management of acute myocardial infarction in patients presenting with ST-segment elevation. Eur Heart J. 2012;33:2569-619.
27. O'Gara PT, Kushner FG, Ascheim DD, Casey DE Jr, Chung MK, de Lemos JA, et al. 2013 ACCF/AHAGuideline for the management of ST-elevation myocardial infarction: A report of the American College of Cardiology Foundation/American Heart Association Task Force on Practice Guidelines. Circulation. 2013;127:e362–e425.

CAPÍTULO 47

SÍNCOPE NO CARDIOPATA E NÃO CARDIOPATA

Fátima Dumas Cintra
Ana Cristina Pinotti Pedro Ludovicce

DESTAQUES

- Síncope é definida como perda transitória da consciência (incluindo o mecanismo de hipoperfusão cerebral) secundária à hipoperfusão cerebral difusa e caracteriza-se por início súbito, curta duração e recuperação espontânea.
- Comum na prática clínica, sua incidência aumenta com a idade, sendo o dobro após os 70 anos e o triplo em octogenários. Depois do primeiro episódio de síncope, a probabilidade de recidiva é aproximadamente de 30% (5 a 7).
- A taxa de mortalidade é variável e está diretamente relacionada à idade e causa subjacente. As curvas de sobrevida de pacientes portadores de sincope neurocardiogênica são similares às da população normal.
- A classificação etiológica proposta pela Sociedade Europeia de Cardiologia divide a síncope em três grandes grupos: síncope cardíaca; síncope neuromediada; e síncope secundária à hipotensão ortostática.
- Em geral, a síncope neuromediada e a secundária à hipotensão ortostática não se associam à doença cardíaca estrutural, ao passo que as cardíacas têm relação com anormalidades cardiovasculares frequentemente.
- Sempre é necessário atentar a peculiaridades e à história clínica detalhada, incluindo as circunstâncias em que ocorreu a síncope, história familiar de morte cardíaca súbita, análise criteriosa do eletrocardiograma de 12 derivações e proceder a exame físico detalhado.
- Na síncope neuromediada, ocorre queda da pressão arterial carotídea média abaixo de 70 mmHg, por um período de tempo igual ou superior a 10 segundos, ocasionando perda da consciência e do tônus postural.
- O fator comum das síncopes neuromediadas é o mecanismo arcorreflexo desencadeado, envolvendo três componentes básicos: via aferente; conexão no sistema nervoso central (SNC); e a via eferente.
- A síncope cardíaca engloba as perdas de consciência secundárias a arritmias cardíacas (bradi ou taquiarritmia) e a doenças cardíacas estruturais e está relacionada à redução da sobrevida. É o mecanismo de síncope que se relaciona ao paciente cardiopata.
- Os exames subsidiários devem ser solicitados de acordo com a suspeita diagnóstica: o ecocardiograma transtorácico; monitorização eletrocardiográfica ambulatorial; o monitor de eventos e o teste de esforço. Persistindo dúvidas, a investigação invasiva pode auxiliar.
- O tratamento objetiva principalmente evitar recorrências, injúrias físicas e aumentar a sobrevida. A terapêutica dependerá da causa subjacente e pode contemplar estimulação cardíaca artificial, desfibrilador implantável, ablação por cateter.

IMPORTÂNCIA EPIDEMIOLÓGICA DA SÍNCOPE

Síncope, palavra de origem grega, significa "com interrupção" (*syn* = com; *koptein* = cortar, interromper), pode estar associada às mais variadas etiologias e sua complexidade fisiopatológica ainda desperta o interesse de muitos pesquisadores. É definida como perda transitória da consciência secundária à hipoperfusão cerebral difusa e caracteriza-se por ter início súbito, curta duração e recuperação espontânea.[1] Essa definição foi recentemente revista e teve incorporado o mecanismo de "hipoperfusão cerebral" na caracterização da perda da consciência para que outras condições, que mimetizam um quadro de síncope, fossem excluídas. Essas condições são frequentes na prática clínica e incluem epilepsia, intoxicações, isquemia vertebrobasilar transitória.

É um sintoma comum na prática clínica, responsável por 1% a 3% das internações hospitalares e de 3% a 5% dos casos admitidos em sala de emergência.[2] Destes, aproximadamente 25% são internados para avaliação médica mais detalhada, ocasionando grandes gastos em saúde. A incidência aumenta com a idade, sendo o dobro após os 70 anos e o triplo em octogenários.[2] Em estudo de prevalência de sintomas em idosos, a ocorrência de síncope nas mulheres, aumentou de 3% entre 65 e 69 anos para 13,6% após os 85 anos e de 0,8% para 13,4%, respectivamente, entre os homens.[3] Um estudo epidemiológico realizado no estado de Utah, Estados Unidos, mostra uma distribuição bimodal da síncope com pico de ocorrência entre 10 e 30 anos e acima de 65 anos com prevalência anual de desmaios resultando em atendimento médico de 9,5/1.000 de habitantes, com 1 hospitalização para cada 10 casos.[4]

Uma vez constatado um episódio de síncope, a probabilidade de recidiva é aproximadamente de 30%.[5-7] A taxa de mortalidade é variável e está diretamente relacionada à idade e causa subjacente, sendo observadas as maiores incidências em pacientes com mais de 60 anos e síncope secundária à doença cardíaca. Indivíduos saudáveis, jovens, sem doença cardíaca estrutural e eletrocardiograma (ECG) normal, apresentam taxa de mortalidade baixa[8] em 1 ano (próxima de zero),[9] em estudos com o uso do teste de inclinação para a confirmação diagnóstica dessa síncope. Além disso, as curvas de sobrevida de pacientes portadores de síncope neurocardiogênica são similares às da população normal,[10] como observado na Figura 47.1.

CLASSIFICAÇÃO

A classificação etiológica proposta pela Sociedade Europeia de Cardiologia é a mais utilizada na prática clínica, segundo a qual a síncope é dividida em três grandes grupos: síncope cardíaca; síncope neuromediada; e síncope secundária à hipotensão ortostática (Quadro 47.1).

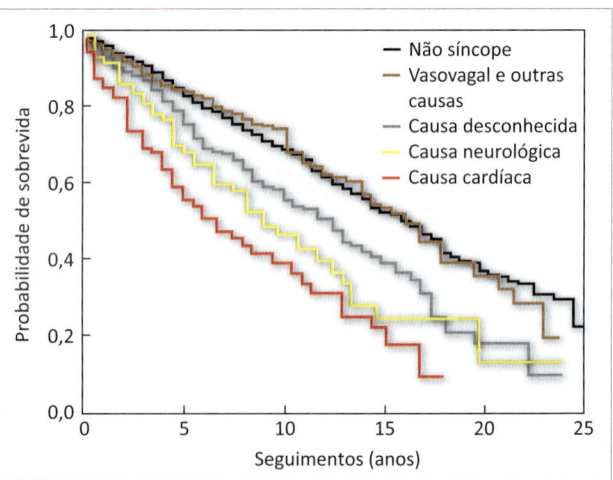

FIGURA 47.1. Sobrevida total dos pacientes com síncope de acordo com a causa e participantes sem síncope. Comparação entre os participantes com e sem síncope, $p < 0,001$.
Fonte: Adaptada de Soteriades e colaboradores, 2002.[10]

QUADRO 47.1. Classificação etiológica da síncope.

Síncope neuromediada (reflexa)
- Síncope vasovagal clássica
- Síncope do seio carotídeo
- Síncope situacional
- Formas atípicas

Hipotensão ortostática
- Falência autonômica primária
- Falência autonômica secundária
- Hipotensão ortostática induzida por droga
- Depleção de volume

Síncope cardíaca
- Arritmias cardíacas
  - Bradiarritmias
  - Taquiarritmias
- Doença cardíaca estrutural

Fonte: Adaptado de Guidelines on Management (Diagnosis and Treatment) of Syncope (version 2009), 2009.[1]

SÍNCOPE NO PACIENTE CARDIOPATA E NÃO CARDIOPATA

De modo geral, a síncope neuromediada e a síncope secundária à hipotensão ortostática não se associam à doença cardíaca estrutural. Contudo, as síncopes cardíacas apresentam fortes relações com a presença de anormalidades cardiovasculares. Deve-se, entretanto, atentar para algumas situações em que essa premissa não é verdadeira. Pacientes com insuficiência cardíaca congestiva (ICC) em uso de vasodilatadores e diuréticos podem apresentar síncope secundária à hipotensão ortostática. Da mesma forma, pacientes com coração estruturalmente normal podem perder a consciência em razão de taquicardia ventricular polimórfica como observado nas doenças dos canais iônicos.

Sendo assim, é necessário estar muito atento a essas peculiaridades e à história clínica detalhada, incluindo as circunstâncias em que ocorreu a síncope, história familiar de morte cardíaca súbita, análise criteriosa do eletrocardiograma de 12 derivações e o exame físico detalhado é mandatório em todos os pacientes com síncope.

SÍNCOPE NEUROMEDIADA

A manutenção do fluxo sanguíneo cerebral adequado está sob a proteção de mecanismos autorreguladores cerebrais intrínsecos e mecanismos compensatórios vasculares periféricos e cardíacos.[11] A síncope ocorre quando os fatores desencadeantes (diminuição do débito cardíaco, vasodilatação arterial, desidratação grave) sobrepõem-se aos protetores. Nessas circunstâncias, pode ocorrer queda da pressão arterial carotídea média abaixo de 70 mmHg, por um período igual ou superior a 10 segundos, ocasionando perda da consciência e do tônus postural.[12-13]

O fator comum das síncopes neuromediadas é o mecanismo arcorreflexo desencadeado, envolvendo três componentes básicos: via aferente; conexão no sistema nervoso central (SNC); e a via eferente.

Em um contexto clínico amplo, são inúmeros os receptores responsáveis pelo acionamento da via aferente. Por exemplo, no caso da síncope vasovagal clássica, os receptores cardiopulmonares (mecanorreceptores) localizados predominantemente na região do miocárdio ventricular são as vias implicadas,[14-15] ao passo que os barorreceptores carotídeos participam no desencadeamento da síncope carotídea. Entretanto, uma vez iniciado o processo, a via eferente (resposta central ao estímulo), parece ser semelhante nesses casos, podendo diferir qualitativa e quantitativamente e na relação temporal da bradicardia e da hipotensão.[16-17] Em algumas situações, foi observada elevação dos níveis de catecolaminas[18] circulantes nessa fase do processo, que termina paradoxalmente, por ação do SNC, em bradicardia e hipotensão. A Figura 47.2 ilustra o modelo do mecanismo proposto da síncope neurocardiogênica secundária ao estresse postural.

HIPOTENSÃO ORTOSTÁTICA

Define-se hipotensão ortostática como a redução na pressão arterial sistólica maior que 20 mmHg ou na pressão arterial diastólica maior que 10 mmHg nos primeiros 3 minutos após assumida a posição ortostática.[19] O termo intolerância ortostática refere-se à incapacidade de tolerar a posição ortostática associada a sinais e sintomas como náusea, turvação visual, fadiga, sudorese e dor abdominal. A síncope propriamente dita nem sempre ocorre. Esse é o caso dos pacientes com a síndrome da taquicardia postural ortostática (STPO), uma forma peculiar de disfunção autonômica, caracterizada por incremento em 30 bpm ou mais na posição ortostática sem queda significativa da pressão arterial. A intolerância ortostática desses pacientes é tipicamente associada a sintomas de hipoperfusão cerebral, entretanto a perda da consciência é rara.[20] Apenas um terço

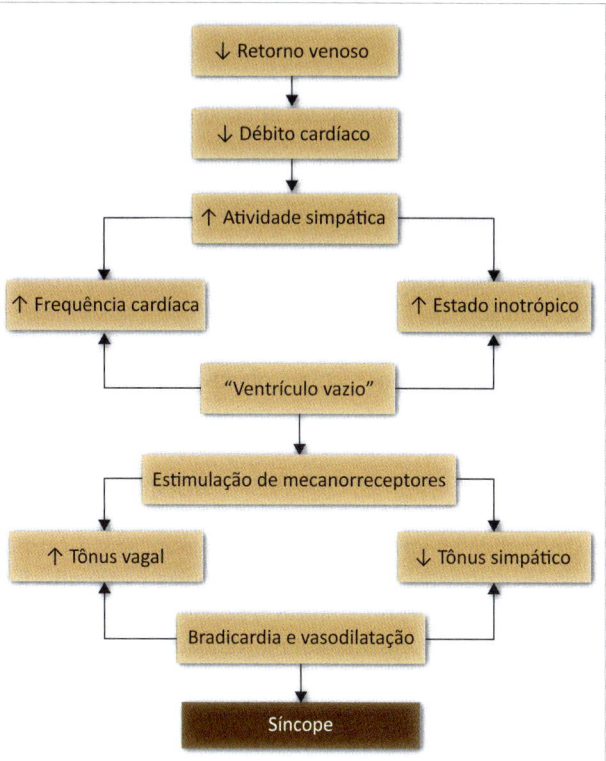

FIGURA 47.2. Aspectos fisiopatológicos da síncope neurocardiogênica (vasovagal).

dos pacientes com STPO apresenta síncope, entretanto a pré-síncope é muito frequente.[21]

Em contraste com a síncope reflexa cujo colapso hemodinâmico é intermitente, nessa forma de síncope a função autonômica está persistentemente comprometida. Pode ocorrer como resultado de uma falência autonômica primária (doença de Parkinson, falência autonômica pura, atrofia sistêmica múltipla, entre outros) ou secundária a doenças sistêmicas (diabetes, amiloidose, neoplasias, doenças autoimunes, uremia etc.). Além disso, a hipotensão postural pode ser secundária ao uso de drogas (vasodilatadores, diuréticos e antidepressivos), álcool e depleção de volume (hemorragias, diarreia, vômitos), desnutrição, anemia.

SÍNCOPE CARDÍACA

Engloba as perdas de consciência secundárias a arritmias cardíacas (bradi ou taquiarritmia) e a doenças cardíacas estruturais e está relacionada à redução da sobrevida. É o mecanismo de síncope que se relaciona ao paciente cardiopata. A arritmia cardíaca pode provocar uma redução súbita no débito cardíaco com subsequente hipoperfusão cerebral e síncope. Deve-se lembrar que medicamentos em geral, incluindo as drogas antiarrítmicas, podem ter efeitos pró-arrítmicos, desencadeando bradi ou taquiarritmias e prolongamento do intervalo QT.[22]

As arritmias cardíacas são as causas mais comuns de síncope cardíaca, tanto bradi como taquiarritmias são implicadas como causadoras de perda da consciência. A taquicardia ventricular, doença do nó sinusal e bloqueios atrioventriculares devem ser pesquisados. A síncope secundária à *torsade de pointes* é mais rara e pode estar associada ao uso de medicamentos que interferem no intervalo QT ou às doenças dos canais iônicos.

A doença cardíaca também pode ocasionar síncope, merecendo destaque os quadros de síndrome coronariana aguda (SCA), doenças valvares, hipertrofia miocárdica, mixoma atrial, doenças do pericárdio, embolia pulmonar e dissecção aórtica.

Vários algoritmos de estratificação de risco foram publicados, nos últimos anos, com o objetivo de avaliar a possibilidade de síncope cardíaca no primeiro atendimento. Um estudo multicêntrico envolvendo unidades de emergência desenvolveu um escore simples e de fácil aplicabilidade para pacientes com síncope.[23] Foram preditores independentes de mortalidade em 12 meses; a idade avançada; a cardiopatia preexistente; a ausência de sintomas premonitórios; e alterações eletrocardiográficas. Pacientes com quatro dos critérios citados apresentaram mortalidade em 12 meses de 57,1%, ao passo que a ausência de qualquer desses critérios correspondeu à não ocorrência de morte.

AVALIAÇÃO CLÍNICA

É mandatória uma história clínica detalhada incluindo os fatores desencadeantes, duração da síncope, posição, frequência e história familiar. A síncope desencadeada no pico do esforço sugere síncopes cardíacas e síncopes com ocorrência após estresse postural são sugestivas de síncope vasovagal. A ocorrência de palpitação imediatamente antes da perda da consciência é preditor de arritmia cardíaca. Além disso, a síncope relacionada à movimentação cervical pode estar relacionada à síncope do seio carotídeo. O exame físico de incluir a aferição da pressão arterial na posição supina e ortostática para avaliação de hipotensão postural. A avaliação do sistema cardiovascular visa afastar doença cardíaca. A história clínica associada ao exame físico e eletrocardiograma de 12 derivações apresenta alta acurácia diagnóstica mesmo sem a solicitação de exames complementares.[24]

Os exames subsidiários devem ser solicitados de acordo com a suspeita diagnóstica. Dessa forma, o ecocardiograma transtorácico, a monitorização eletrocardiográfica ambulatorial, o monitor de eventos e o teste de esforço podem ser utilizados na avaliação complementar. Persistindo dúvidas sobre a participação cardíaca, ou o mecanismo da síncope, a investigação invasiva pode auxiliar. O estudo eletrofisiológico é indicado quando a avaliação inicial sugere que a síncope pode ser atribuída a um evento arrítmico, por exemplo, no caso de pacientes com doença cardíaca estrutural, eletrocardiograma alterado, síncope sem sintomas premonitórios ou precedida de palpitação.[25]

O teste de inclinação é uma ferramenta importante nos casos em que a gravidade foi afastada e suspeita-se de origem autonômica. A ausência de um padrão-ouro dificulta a determinação de sensibilidade e especificidade do teste no diagnóstico da síncope vasovagal. No entanto, algumas observações sugerem respostas clínicas e hemodinâmicas comparáveis entre os episódios de síncope espontâneos e aqueles induzidos pelo TI.[26] A reprodutibilidade dos sintomas e da resposta hemodinâmica, durante o TI, varia na literatura entre 40% e 70%, conforme o protocolo utilizado e o uso de manobras provocativas, como a infusão de isoproterenol.[27-28] Essas manobras tendem a aumentar a sensibilidade e reduzir a especificidade do exame. Contudo, a especificidade do teste foi estimada pela observação da resposta ao TI em indivíduos sem história de síncope, obtendo-se resultados falso-positivos entre 5% e 15%.[28-29]

Mencione-se a importância crescente dos monitores de eventos na avaliação da síncope. O monitor de eventos externo apresenta uma memória em alça que grava continuamente o eletrocardiograma, entretanto apenas os dados pré-selecionados são armazenados na memória. Muitos apresentam a possibilidade de transmissão por internet. Um estudo demonstrou que a documentação da síncope ocorreu em até 25% dos casos.[30] O poder diagnóstico do método relaciona-se ao tempo de monitorização, dessa forma, é superior ao Holter de 24 horas na documentação do evento,[31] mas possivelmente inferior ao monitor de eventos implantável com capacidade de monitorização por até 5 anos.

O primeiro estudo que avaliou a capacidade do monitor de eventos implantável na investigação diagnóstica da síncope randomizou 60 pacientes para avaliação convencional *versus* monitor de eventos, demonstrando capacidade diagnóstica em 20% e 52%, respectivamente, $p = 0,02$.[32] Subsequentemente, vários estudos replicaram esse resultado, incluindo o estudo ISSUE que fundamentou o uso do monitor de eventos na investigação da síncope.[33] O ritmo predominante documentado foi assistolia, ocorrendo em 46% dos pacientes com teste de inclinação negativo e 62% no grupo com o teste positivo. A Figura 47.3 demonstra um exemplo de traçado de monitor de eventos de um paciente com síncope de etiologia indeterminada após a investigação convencional, incluindo a resposta negativa ao teste de inclinação.

TRATAMENTO

Os principais objetivos do tratamento são evitar recorrências, injúrias físicas e aumentar a sobrevida. A terapêutica dependerá da causa subjacente, por exemplo, a síncope do seio carotídeo com resposta cardioinibitória deve ser tratada com estimulação cardíaca artificial, na síncope secundária à arritmia ventricular grave em paciente com disfunção ventricular deve-se avaliar a necessidade de desfibrilador implantável, as taquicardias supraventriculares podem ser abordadas por ablação por cateter. Dessa forma, devem-se utilizar as diretrizes vigentes para a etiologia responsável pela perda da consciência.

O tratamento da síncope neuromediada e da síncope secundária à hipotensão ortostática inclui como 1ª linha a modificação da qualidade de vida e medidas não farmaco-

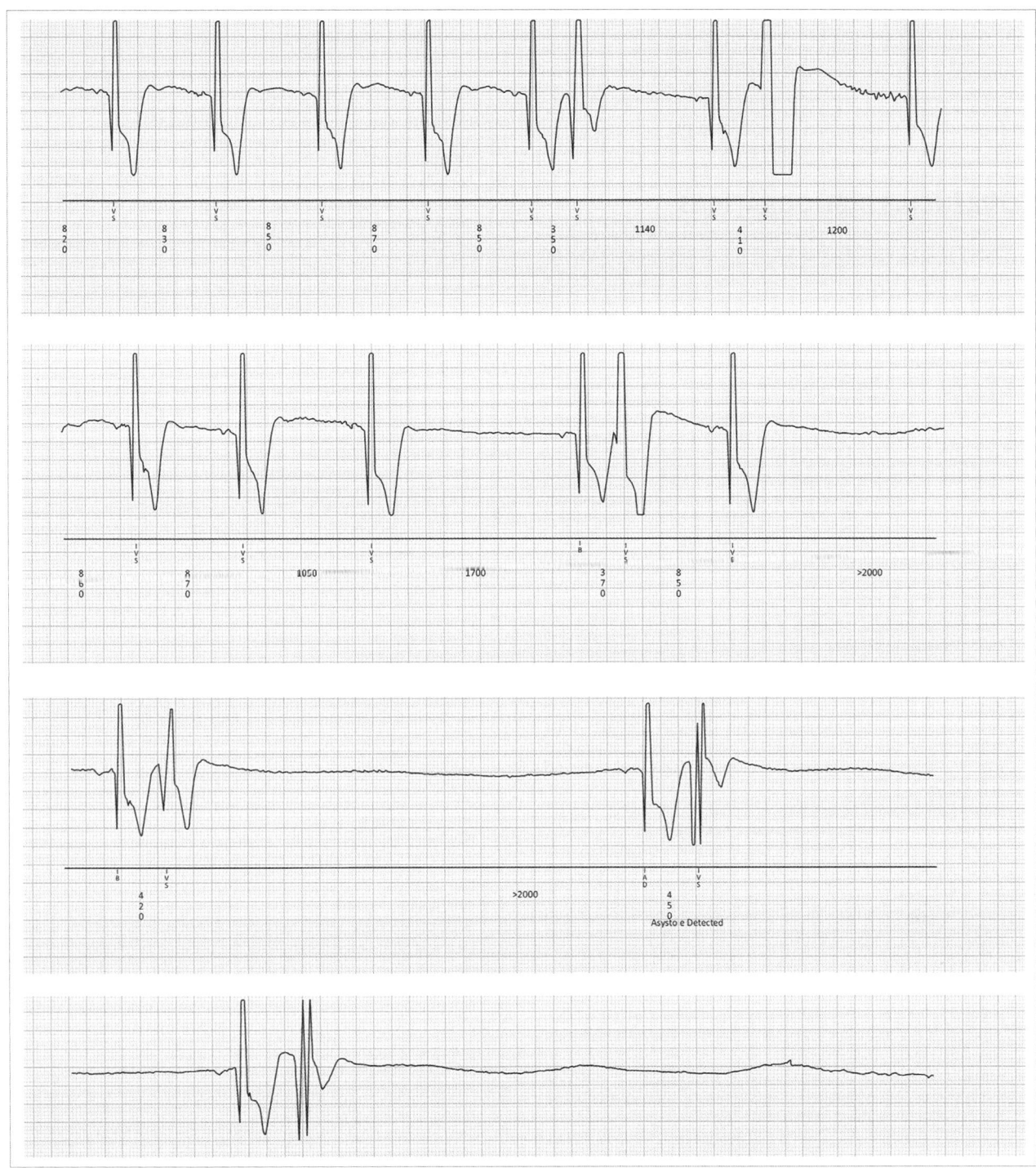

FIGURA 47.3. Traçado de monitor de eventos durante episódio de síncope em paciente masculino com exames complementares não conclusivos.

lógicas. Orientações sobre as situações desencadeantes e o apoio psicológico do paciente e seus familiares é fundamental para o sucesso da abordagem. A hidratação oral e incremento na ingestão de sal são medidas eficazes.[34] A prescrição de períodos progressivamente mais longos de exposição ortostática (*tilt-training* ou treinamento postural passivo),[35] as contramanobras isométricas[36] e os exercícios físicos[37] são importantes no manejo clínico desses pacientes. Em casos se-

lecionados, podem-se utilizar algumas drogas como coadjuvantes ao tratamento não medicamentoso. O midodrine é um alfa-agonista que aumenta a resistência vascular periférica e, dessa forma, aumenta a pressão arterial. Apresentou resultados promissores em alguns estudos randomizados,[38] mas não está disponível no Brasil. Apesar de não ter seu uso embasado em forte evidência científica de superioridade em relação ao placebo, a fludrocortisona[39] e os inibidores da recaptação da serotonina[40] também podem ser utilizados no tratamento desses pacientes. A estimulação cardíaca artificial é proposta atualmente para pacientes com resposta cardioinibitória com pausas superiores a 3 segundos associadas à síncope ou pausas superiores a 6 segundos associadas à pré-síncope documentada pelo monitor de eventos.[41]

REFERÊNCIAS BIBLIOGRÁFICAS

1. Guidelines for the diagnosis and management of syncope (version 2009): the Task Force for the Diagnosis and Management of Syncope of the European Society of Cardiology (ESC). Eur Heart J. 2009;30(21):2631-71.
2. Silverstein MD, Singer DE, Mulley AG, Thibault GE, Barnett GO. Patients with syncope admitted to medical intensive care units. JAMA. 1982;248:1185-9.
3. Hale WE, Perkins LL, May FE, Marks RG, Stewart RB. Symptom prevalence in the elderly: An evaluation of age, sex, disease, and medication use. J Am Geriatr Soc. 1986;34:333-40.
4. Malasana G, Brignole M, Daccarett M, Sherwood R, Hamdan MH. The prevalence and cost of the faint and fall problem in the state of Utah. Pacing Clin Electrophysiol. 2011;34(3):278-83.
5. Lipisitz LA, Pluchino FC, Wei TY, Rowe JW. Syncope in institutionalized elderly: The impact of multiple pathological conditions and situational stress. J Chronic Dis. 1986;39:619-30.
6. Dermkasian G, Lamb LE. Syncope in a population of healthy young adults. JAMA. 1958;168:1200-7.
7. Kapoor WN, Karpf M, Wieand S, Peterson JR, Levey GS. A prospective evaluation and followup of patients with syncope. N Engl J Med. 1983;309:197-204.
8. Martin TP, Hanusa BH, Kapoor WN. Risk stratification of patients with syncope. Ann Emerg Med. 1997;29:459-66.
9. Kapoor WN, Smith M, Miller NL. Upright tilt testing in evaluating syncope: a comprehensive literature review. Am J Med. 1994;97:78-88.
10. Soteriades ES, Evans JC, Larson MG, Chen MH, Chen L, Benjamin EJ, et al. Incidence and prognosis of syncope. N Engl J Med. 2002;347(12):878-85.
11. Wood E. Hydrostatic homeostatic effects during changing force environments. Aviat Space Envior Med. 1990;61:366-73.
12. Benditt DG, Sakaguchi S, Schultz JJ, et al. Syncope: Diagnostic considerations and the role of tilt table testing. Cardiol Rev. 1993;1:146-56.
13. Grubb BP, Gerard G, Roush K. Differentiation of convulsive syncope and epilepsy with head up tilt testing. Ann Intern Med. 1991;117:871-76.
14. Abboud FM; Thames MD. Interaction of cardiovascular reflexes in circulatory control. In: Shepherd JT, Abboud FM. Handbook of physiology. Bethesda: American Physiological Society, 1983. p.675-753.
15. Abboud FM. Ventricular syncope. Is the heart a sensory organ? New Engl J med. 1989;320:390-2.
16. Almquist A, Gornick CC, Benson DW Jr, Dunnigan A, Benditt DG. Carotid sinus hypersensitivity: evaluation of the vasodepressor component. Circulation. 1985;67:927-36.
17. Chen M-Y, Goldenberg IF, Milstein S, Buetikofer J, Almguist A, Lesser J, et al. Cardiac electrophysiologic and hemodynamic correlates of neurally mediated syncope. Am J Cardiol. 1989;63:66-72.
18. Sra J, Jazayeri M, Murthy V, et al. Sequential catecholamine changes during upright tilt: Possible hormonal mechanisms responsible for pathogenesis of neurocardiogenic syncope. J Am Coll Cardiol. 1991;17:216A.
19. Consensus statement on the definition of orthostatic hypotension, pure autonomic failure and multiple system atrophy. Clin Autonom Res. 1996;6:125-6.
20. Nwose EU, Richards RS, Cann NG, Butkowski E. Cardiovascular risk assessment in prediabetes: A hypothesis. Med Hypotheses. 2009;72:271-5.
21. Nwazue VC, Raj SR. Confounders of vasovagal syncope: postural tachycardia syndrome. Cardiol Clin. 2013;31:101-9.
22. Keivanidou A, Arnaoutoglou C, Krommydas A, Papanikolaou G, Tsiptses K, Chrisopoulos C, et al. Ciprofloxacin induced acquired long QT syndrome in a patient under class III antiarrhythmic therapy. Cardiol J. 2009;16(2):172-4.
23. Colivicchi F, Amirati F, Melina D, Guido V, Imperoli G, Santini M. Development and prospective validation of a risk stratification system for patients with syncope in the emergency department: the OESIL risk score. Eur Heart Journal. 2004(24):811-9.
24. Kapoor WN. Diagnostic evaluation of syncope. Am J Med. 1991;90:91-106.
25. Sociedade Brasileira de Cardiologia. Guidelines for the evaluation and treatment of patients with heart arrhythmia. Arq Bras Cardiol. 2002;79 Suppl 5:7-50.
26. Benditt DG, Lurie KG, Adler SW, et al. Rationale and methodology of headup tilt table testing for evaluation of neurally mediated syncope. In: Zipes DP, Jalife J editors. Cardiac Electrophysiology: From cell to bedside. Philadelphia: WB Saunders, 1995. p.1115-28.
27. Fitzpatrick A, Sutton R. Tilting towards a diagnosis in recurrent unexplained syncope. Lancet. 1989;I:658-60.
28. Abi-Samra F, Maloney JD, Fouad-Tarazi FM, Castle LW. The usefulness of head up tilt testing and hemodynamic investigations in the workup of syncope of unknow origin. Pacing Clin Electropysiol. 1988;11:1202-14.
29. Petersen ME, Willians TR, Gordon C, Chamberlain-Webber R, Sutton R. The normal response to prolonged passive head up tilt testing. Heart. 2000;84(5):509-14.
30. Linzer M, Pritchett EL, Pontinen M, McCarthy E, Divine GW. Incremental diagnostic yield of loop electrocardiographic recorders in unexplained syncope. Am J Cardiol. 1990;66:214-9.
31. Rockx MA, Hoch JS, Klein GJ, Yee R, Skanes AC, Gula LJ, Krahn AD. Is ambulatory monitoring for 'community-acquired' syncope economically attractive? A cost-effectiveness analysis of a randomized trial of external loop recorders versus Holter monitoring. Am Heart J. 2005;150:1065.
32. Krahn AD, Klein GJ, Yee R, Skanes AC. Randomized assessment of syncope trial: conventional diagnostic testing versus a prolonged monitoring strategy. Circulation. 2001;104:46-51.
33. Menozzi C, Brignole M, Garcia-Civera R, Moya A, Botto G, Tercedor L, et al. International Study on Syncope of Uncertain Etiology (ISSUE) Investigators. Mechanism of syncope in patients with heart disease and negative electrophysiologic test. Circulation. 2002;105:2741-5.
34. Deguchi K, Ikeda K, Sasaki I, Shimamura M, Urai Y, Tsukaguchi M, et al. Effects of daily water drinking on orthostatic and postprandial hypotension in patients with multiple system atrophy. J Neurol. 2007;254(6):735-40.
35. Di Girolamo E, Di Iorio C, Leonzio L, Sabatini P, Barsotti A. Usefulness of a tilt training program for the prevention of refractory neurocardiogenic syncope in adolescents: A controlled study. Circulation. 1999;100(17):1798-801.
36. Van Dijk N, Quartieri F, Blanc JJ, Garcia-Civera R, Brignole M, Moya A, et al. Effectiveness of physical counterpressure maneuvers in preventing vasovagal syncope: the Physical Counterpressure Manoeuvres Trial (PC-Trial). J Am Coll Cardiol. 2006;48(8):1652-7.
37. Coffin ST, Raj SR. Non-invasive management of vasovagal syncope. Auton Neurosci. 2014;184:27-32.
38. Perez-Lugones A, Schweikert R, Pavia S, Sra J, Akhtar M, Jaeger F, et al. Usefulness of midodrine in patients with severely symptomatic neurocardiogenic syncope: a randomized control study. J Cardiovasc Electrophysiol. 2001;12:935-8.
39. Salim MA, Di Sessa TG. Effectiveness of fludrocortisone and salt in preventing syncope recurrence in children: a double blind, placebo-controlled, randomized trial. J Am Coll Cardiol. 2005;45;484-8.
40. Di Girolamo E, Di Iorio C, Sabatini P, Leonzio L, Barbone C, Barsotti A. Effects of paroxetine hydrochloride, a selective serotonin reuptake inhibitor, on refractory vasovagal syncope: a randomized, double-blind, placebo-controlled study. J Am Coll Cardiol. 1999;33:1227-30.
41. Sutton R, Ungar A, Sgobino P, Russo V, Massa R, Melissano D, et al. Cardiac pacing in patients with neurally mediated syncope and documented asystole: effectiveness analysis from the Third International Study on Syncope of Uncertain Etiology (ISSUE-3) Registry. Europace. 2014;16(4):595-9.

CAPÍTULO 48

CIRURGIA CARDÍACA NA DOENÇA CORONARIANA AGUDA

Marco Antonio Praça Oliveira
Gustavo Ieno Judas
Sérgio Almeida de Oliveira

DESTAQUES

- Não devemos retardar a indicação cirúrgica do paciente idoso admitido na UTI quando houver persistência da descompensação cardíaca ou da lesão base que provocou a internação.
- A cirurgia de revascularização miocárdica continua como procedimento preferencial para os pacientes com doença coronariana de maior complexidade.
- A associação do SYNTAX Score com os escores de risco cirúrgico do paciente poderá ajudar na tomada de decisão entre o tratamento clínico, uma intervenção percutânea ou da cirurgia de revascularização miocárdica.
- Para pacientes com lesões obstrutivas do tronco da artéria coronária esquerda, lesões multiarteriais e lesão proximal da artéria descendente anterior, há crescente consenso de que as indicações para o tratamento intervencionista (*stent* ou cirurgia) sejam resultantes de uma avaliação multidisciplinar, o *Heart team*, formado pelo cardiologista clínico, o intervencionista e o cirurgião.
- A cirurgia deve ser indicada de emergência nas complicações mecânicas, como a ruptura do septo interventricular, a insuficiência mitral aguda por necrose e a ruptura do músculo papilar, e na ruptura da parede livre do ventrículo esquerdo.

CIRURGIA CARDÍACA NA DOENÇA CORONARIANA AGUDA

INTRODUÇÃO

A cirurgia cardíaca teve rápido progresso nas últimas décadas, tornando-se um procedimento seguro e eficiente, expandindo sua aplicabilidade desde os recém-nascidos até os muito idosos. Ela deve ser precedida de preparação adequada do paciente, evitando, sempre que possível, realizá-la em caráter de urgência. Entretanto, neste capítulo será focalizada a cirurgia de urgência em pacientes que se apresentam com síndromes coronarianas agudas (SCA). Esta condição especial, em que um problema agudo cardiovascular motiva a internação do paciente, exige da equipe médica cuidados especiais para se alcançar o sucesso esperado.

O banco de dados da Society of Thoracic Surgeons registra regularmente, há muitos anos, a grande maioria das cirurgias cardíacas em adultos realizadas nos Estados Unidos da América e também em alguns selecionados centros ao redor do mundo, como no Brasil.[1] Análises cuidadosas dos dados desse banco, iniciadas há mais de duas décadas, mostram que o risco operatório na cirurgia cardíaca tem diminuído consistentemente, ano após ano, mesmo considerando-se a expansão das indicações para pacientes mais idosos, mais graves e em reoperações. Como fatores independentes de risco estão a classe funcional (NYHA), a idade avançada, a presença de doenças associadas, as reintervenções e, sobretudo, a condição de urgência, emergência e salvamento.[2] A utilização dos perfis de risco cirúrgico do paciente, EuroSCORE ou do STS escore, é muito útil como auxiliar na tomada de decisões para a indicação cirúrgica, confrontando esses dados com a probabilidade de sobrevida na evolução natural da doença.[1]

Uma condição com a qual nos confrontamos frequentemente é a do paciente idoso, admitido na UTI com descompensação cardíaca grave e com melhora após o tratamento correto e intensivo. Persistindo a doença ou lesão base que provocou a internação, esse é o momento ideal para que se proceda à cirurgia; porém, com receio dos riscos cirúrgicos, ela é descartada pela família. Entretanto, ocorre nova crise de descompensação, com retorno das complicações pulmonares, renais ou infecciosas, comuns nessas circunstâncias. Com a nova ameaça de um desfecho fatal, a cirurgia agora é solicitada com a maior prioridade. Esse retardo na realização da operação acarreta riscos adicionais, que poderiam ter sido evitados.

DOENÇA ARTERIAL CORONARIANA

As SCA estendem-se em um grande espectro desde o infarto agudo do miocárdio com elevação do segmento ST (IAM-cST) até as formas variantes, devido a um vasoespasmo, na ausência de lesão obstrutiva das artérias coronárias. O melhor conhecimento da fisiopatologia da doença arterial coronariana, os avanços dos métodos diagnósticos e o progresso nos recursos terapêuticos permitem que os pacientes, apresentando alguma dessas condições, possam ser rápida e eficientemente tratados nas UTIs. Em várias condições, o tratamento inicial conservador poderá controlar o quadro isquêmico com medidas não invasivas para, em seguida, sem pressa, decidir sobre a melhor conduta a ser tomada. A importância dessa atitude advém do conhecimento, já bem sedimentado, mostrando que o risco do procedimento cirúrgico eleva-se nas operações realizadas em caráter de urgência/emergência e, sobretudo, como procedimento de salvamento. A seguir serão discutidas as indicações para a cirurgia no IAM-cST, do IAM sem elevação do segmento ST (IAM-sST), na angina instável e na angina pós-infarto.

Com o avanço na tecnologia dos *stents*, as indicações para as intervenções percutâneas tiveram grande expansão.[3] A cirurgia de revascularização miocárdica continua, entretanto, como procedimento preferencial para os pacientes com doença coronariana de maior complexidade.[4] O estudo SYNTAX introduziu o escore para avaliação da complexidade das lesões coronárias classificando-as em: baixa complexidade das lesões com escore ≤ 22, de moderada complexidade de 23 a 32 e alta complexidade ≥ 33.[5-6,7,8,9] A associação desses marcadores com o escore do perfil de risco cirúrgico do paciente poderá ajudar na tomada de decisão entre o tratamento clínico, uma intervenção percutânea ou a cirurgia de revascularização miocárdica.[7-10]

ANGINA INSTÁVEL E IAM-sST

As SCA englobam ainda outro grande grupo composto dos IAM-sST e das anginas instáveis que serão analisadas globalmente. Para esses pacientes com lesões obstrutivas do tronco da artéria coronária esquerda, lesões multiarteriais e lesão proximal da artéria descendente anterior há crescente consenso de que as indicações para o tratamento intervencionista (*stent* ou cirurgia) sejam resultantes de uma avaliação multidisciplinar, formada pelo cardiologista clínico, o intervencionista e o cirurgião, levando-se em consideração os riscos e os benefícios de cada procedimento e o fato de que o paciente seja informado sobre as opiniões. Para essa avaliação poderá ser útil utilizar-se dos escores de perfis de risco cirúrgico, STS ou EuroSCORE, assim como do SYNTAX Score, o qual avalia a complexidade das lesões obstrutivas coronarianas.

A cirurgia de revascularização continua como o procedimento preferencial no tratamento da doença coronariana, principalmente nos pacientes de alto risco e com lesões multiarteriais.[11] Muitos ensaios clínicos prospectivos e randomizados evidenciam que a cirurgia de revascularização do miocárdio prolonga a sobrevida e diminui o risco de IAM, sobretudo em pacientes com lesões triarteriais, lesões de tronco de coronária esquerda e pacientes diabéticos.

IAM-cST

No IAM-cST, a prioridade é o restabelecimento da perfusão miocárdica pela desobstrução da artéria culpada, fundamental para minimizar o dano miocárdico.[12] A trombólise farmacológica é, sem dúvida, o procedimento que poderá ser mais precocemente aplicado, tão logo seja feito o diagnóstico. A trombólise é, portanto, a primeira opção para o paciente que se encontra fora do ambiente hospitalar ou hospitalizado em serviço que não possua laboratório de hemodinâmica disponível 24 horas por dia.[12] A intervenção percutânea para a recanalização da artéria ocluída e correção da lesão com colocação de *stent* é um procedimento mais eficiente que a trombólise farmacológica e deverá ser realizado sempre que o hospital disponha das facilidades para tanto.[12] A cirurgia de revascularização miocárdica de emergência é recomendada para paciente com IAM; quando a anatomia for adequada para revascularização do miocárdio, a intervenção percutânea não obtém sucesso ou não pode ser realizada, havendo persistência de isquemia em grande área do miocárdio ou ainda grande instabilidade hemodinâmica refratária ao tratamento clínico.[4]

COMPLICAÇÕES MECÂNICAS AGUDAS NO IAM-cST

A cirurgia deve ser indicada de emergência nas complicações mecânicas, como a ruptura do septo interventricular, a insuficiência mitral aguda por necrose e a ruptura do músculo papilar, e na ruptura da parede livre do ventrículo esquerdo.[13-14,15] Nesta última condição, a parede livre infartada, mesmo antes de se romper, poderá permitir a passagem de sangue, por transudação, pela área necrosada, podendo levar ao tamponamento cardíaco. Felizmente a incidência dessas graves complicações diminuiu nos últimos anos, provavelmente como consequência do tratamento mais eficiente e precoce do IAM. Esse benefício levou também à redução da incidência e extensão dos aneurismas do ventrículo esquerdo.[13-15]

A ruptura do septo interventricular é uma grave complicação do IAM. Poucos pacientes sobrevivem à fase aguda, sem intervenção cirúrgica. O choque cardiogênico se instala logo que a comunicação se torna hemodinamicamente expressiva. A resposta ao tratamento farmacológico, mesmo com o emprego de contrapulsação pelo balão intra-aórtico (BIA), é insuficiente. A permanência do estado de choque por longos períodos > 12 ou 24 horas leva frequentemente, sobretudo no idoso, à falência de múltiplos órgãos e consequentemente ao óbito.[13] A indicação cirúrgica deverá ser feita com a maior precocidade, isto é, como emergência. Aproximadamente 50% dos pacientes com essa complicação são portadores de lesões uniarteriais. Havendo isquemia residual, a artéria culpada deverá ser revascularizada, mas o mais importante nessa operação é o fechamento da comunicação intraventricular. Estabelecida a circulação extracorpórea, com hipotermia sistêmica moderada, a proteção miocárdica com solução cardioplégica deve ser realizada. Alguns detalhes da técnica operatória para o fechamento da comunicação interventricular devem ser observados. O ventrículo esquerdo será acessado pela área infartada, evitando-se danos adicionais ao miocárdio preservado. Na fase inicial, as bordas da comunicação ainda não são nítidas, havendo inúmeras passagens pelo músculo em necrose. Um retalho de pericárdio bovino, ou de material sintético (*Dacron*), é usado para revestir o septo na zona infartada, pelo lado do ventrículo esquerdo. Esse amplo retalho será suturado com fio monofilamentar 5-0, passando a linha de sutura longe das bordas da perfuração. A sutura contínua termina na borda da ventriculotomia. A maior pressão do lado esquerdo ajudará no fechamento da comunicação. A rafia da ventriculotomia se fará com fio monofilamentar 4-0 em dois planos, sem a necessidade de se apertar muito os pontos, porque o tecido é muito friável. O bom resultado dependerá muito da precocidade da cirurgia, evidentemente com a ajuda da boa técnica.[16]

A ruptura da parede livre do ventrículo esquerdo é complicação grave, podendo provocar morte por hemopericárdio e tamponamento cardíaco. Poderá ocorrer reação inflamatória aguda, a pericardite de Dressler, levando a aderências do pericárdio sobre a zona de necrose miocárdica, protegendo-a da ruptura na cavidade pericárdica. Em uma fase inicial, como ocorre também nas rupturas do septo interventricular, há passagem do sangue pela parede necrosada, mas ainda não plenamente rota, provocando derrame pericárdico, que poderá ser diagnosticado pelo ecocardiograma ou por outro método de imagem, como a ressonância magnética. Esse achado, durante os primeiros dias após IAM, é forte indicação para a cirurgia. A correção se faz com circulação extracorpórea. Parado o coração, a zona de necrose é identificada. Um retalho de pericárdio bovino é colado ao ventrículo sob a zona de necrose, com cola biológica, além de suturado pelas bordas. Havendo lesões obstrutivas coronárias, estas serão revascularizadas.

A insuficiência mitral aguda como complicação do IAM é muito grave, quando provocada pela necrose e, sobretudo, quando houver ruptura total do músculo papilar. O tratamento farmacológico, com vasodilatadores diminuindo a pós-carga do ventrículo esquerdo, reduz a repercussão hemodinâmica da regurgitação mitral. A assistência ventricular com contrapulsação pelo emprego do BIA é benéfica. A correção da isquemia miocárdica e a redução da pós-carga do ventrículo esquerdo ajudam na compensação cardíaca. Entretanto, quando ocorre a ruptura total do músculo papilar, o choque cardiogênico instala-se rapidamente e é refratário ao tratamento clínico. A correção cirúrgica deverá ser realizada em caráter de emergência. A substituição da valva mitral nesta fase é o tratamento indicado, com a implantação de uma bioprótese, preferencialmente. Já na insuficiência mitral sem ruptura do músculo papilar, o procedimento conservador poderá ser aplicado, com algum tipo de anuloplastia em associação à cirurgia de revascularização do miocárdio ou pela duplicação da valva mitral por meio da técnica de Alfieri. Havendo boa resposta ao tratamento clínico, a cirurgia sobre a valva poderá ser postergada, sendo realizada juntamente com a revascularização do miocárdio.

Na presença de arritmias ventriculares presumidamente de origem isquêmica, não controladas farmacologicamente, havendo lesões obstrutivas triarteriais e/ou lesão de tronco de coronária esquerda, o tratamento cirúrgico pode ser indicado. Havendo recorrência de angina nos primeiros dias após o infarto, em pacientes com lesões multiarteriais, a cirurgia de revascularização poderá ser realizada precocemente, em vez de adiá-la.

REFERÊNCIAS BIBLIOGRÁFICAS

1. Elbardissi AW, Aranki SF, Sheng S, O'Brien SM, Greenberg OC, Gammie JS. Trends in isolated coronary artery by-pass grafiting: Ananalysis of the Society of Thoracic Surgeons adult cardiac database. J Thorac Cardiovasc Surg. 2012;143:273-81.
2. Hills LD, Smith PK, Andreson JL, Bittl JA, Bridges CR, Byrne JG, et al. 2011 ACCF/AHA guideline for coronary artery by-pass graft surgery: Executive summary: A reporto of the American Collge of Cardiology Foudation/American Heart Association Task Force on Practice Guidelines. J Thorac Cardiovasc Surg. 2012;143:4-34.
3. Mehta RH, Lopes RD, Ballota A, Frigiola A, Sketch MH Jr, Bossone E, et al. Percutaneous coronary intervention or coronary artery by-pass surgery for cardiogenic shock and multivessel coronary artery disease? Am Heart J. 2010;159(1):141-7.
4. Perrier S, Kindo M, Gerelli S, Mazzucotelli JP. Coronary artery by-pass grafting or percutaneous revascularization in acute myocardial infarction? Interact Cardiovasc Thorac Surg. 2013;17:1015-9.
5. Kappentein AP, Feldman TE, Mack MJ, Morice MC, Holmes DR, Stahle E, et al. Comparison of coronary by-pass surgery with drug-eluting stenting for the treatment of left main and/or three-vessel disease: 3 year follow-up of the SYNTAX trial. Eur Heart J. 2011;32(17):2125-34.
6. Rastn AJ, Mohr FW. Three years after SYNTAX trial change in practice? Eur J Cardiothorac Surg. 2011;40(6):1279-81
7. Serryus PW, Morice MC, Kappetein AP, Colombo A, Holes DR, Mack MJ, et al. Percutaneous coronary intervention versus coronary artery by-pass grafting for severe coronary disease. N Engl J Med. 2009;360:961-72.
8. Windecker S, Kolh P, Alfonso F, Collet JP, Cremer J, Falk V, et al. 2014 ESC/EACTS Guidelines on Myocardial Revascularization. Heart J. 2014 Oct 1;35(37):2541-619.
9. Mohr FW, Rastan AJ, Serruys PW, Kappetein AP, Holmes DR, Pomar JL, et al. Complex coronary anatomy in coronary artery by-pass graft surgery: impact of complex coronary anatomy in modern by--pass surgery? Lessons learned from the SYNTAX trial after two years. J Thorac Cardiovasc Surg. 2011;141(1):130-40.
10. Capodanno D, Caggegi A, Miano M, Cincotta G, Dipasgua F, Giacchi G, et al. Global risk classification and clinical SYNTAX(synergy between percutaneous coronary intervention with TAXUS and cardiac surgery) score in patients undergoing percutaneous intervention or surgical left main revascilarization. JACC Cardiovasc Interv. 2011;4:287-97.
11. Mohr FW, Rastan AJ, Serruys PW, Kappetein AP, Holmes DR, Pomar JL, et al. Complex coronary anatomy in coronary artery bypass graft surgery: Impact of complex coronary anatomy in modern bypass surgery? Lessons learned from the SYNTAX trial after two years. J Thorac Cardiovasc Surg. 2011;141:130-40.
12. Conceição LL, Pereira M, Araújo C, Laszczýnska O, Lunet N, Azevedo A. The use of reperfusion and revascularization procedures in acute coronary syndrome in Portugal. A systematic review. Rev Port Cardial. 2014; 33(11):707-15.
13. Hochman JS, Sleeper LA, Webb JG, Sanborn TA, White HD, Talley JD, et al. Early revascularization in acute myocardial infarction complicated by cardiogenic shock. Early revascularization in acute myorcardial infarction complicated by cardiogenic shock. N Engl J Med. 1999;341(9):625-34.
14. Russo A, Suri RM, Grigioni F, Roger VL, Oh JK, Mahoney DW, et al. Clinical outcome after surgical correction of mitral regurgitation due to papilary muscle rupture. Circulation. 2008;118(15):1528-34.
15. Enriquez-Sarano M, Sundt TM III. Early surgery is recommended for mitral regurgitation. Circulation 2010;121:804-11.
16. Farkoch M, Domaniski M, Sleeper LA, Siami FS, Dangas G, Mack M, et al. Strategies for Multivessel Revascularization in Patients with Diabetes. N Engl J Med. 2012;367:2375-84.

CAPÍTULO 49

TRATAMENTO CIRÚRGICO DA INSUFICIÊNCIA CARDÍACA

Enio Buffolo
João Nelson Rodrigues Branco

DESTAQUES

- Na insuficiência cardíaca congestiva (ICC) refratária, o transplante cardíaco permanece como tratamento cirúrgico definitivo, apesar de limitações (pouca disponibilidade de doadores, comorbidade dos receptores e complicações pós-transplante).
- Assistência ventricular esquerda, se disponível, seria estratégia primária em ICC nos pacientes com contraindicações a transplante.
- Revascularização miocárdica (RM) pode trazer benefícios em casos com mau desempenho ventricular em que se demonstra viabilidade miocárdica (miocárdio hibernante) com leitos coronarianos distais abordáveis. Tratamento cirúrgico contrasta significativamente com manejo clínico isolado.
- Reconstrução ventricular em casos de grandes aneurismas pode melhorar estrutura e função do ventrículo esquerdo (VE). No entanto, no estudo STICH (existem controvérsias), se comparada a RM isolada, não se estabeleceu que esses procedimentos associados a RM mostravam diferença em mortalidade e número de hospitalizações por causa cardíaca. É sempre recomendado bom senso e estudo caso a caso.
- Reparo de insuficiência mitral funcional pode ajudar na otimização de tratamento clínico e melhorar a qualidade de vida, porém ainda não se demonstrou evidente diminuição de mortalidade. Em casos indicados, pode haver também benefício com marca-passos ressincronizadores.
- Terapia de ressincronização ventricular (TRC), em casos indicados, pode reduzir a mortalidade, diminuir sintomas e hospitalizações para compensação da ICC.
- Cardiomioplastia dinâmica e ventriculectomia parcial esquerda (cirurgia de Batista) foram abandonadas, devido à falta de evidências de benefícios clínicos.

INTRODUÇÃO

Diferentes doenças podem levar a comprometimento do músculo cardíaco (miocardiopatia), que, por diferentes mecanismos fisiopatológicos, leva a síndrome clínica chamada insuficiência cardíaca congestiva (ICC), que, por sua vez, pode evoluir para graus de crescente complexidade. Essa síndrome é, até o momento, a principal causa de morte da população adulta.

A ICC é conceituada como refratária quando, apesar do tratamento clinicomedicamentoso otimizado e da utilização de procedimentos intervencionistas e cirúrgicos clássicos, o paciente ainda encontra-se com péssima qualidade de vida (TF III – IV) e expectativa de sobrevivência curta (geralmente menor que um ano).

Transplante cardíaco constitui terapêutica que oferece melhores resultados na ICC refratária, porém, em função da carência de doadores de órgãos e de contraindicações, devido a comorbidades dos receptores ou previsão de complicações específicas pós-transplante, este procedimento não atendeu às necessidades populacionais.

Surgiram proposições cirúrgicas, em sua maior parte paliativas, com a finalidade de amenizar o sofrimento e prolongar a vida desses pacientes. Contudo, mesmo indicado em determinado momento, muitos desses procedimentos podem não evitar futuro transplante.

CONSIDERAÇÕES SOBRE A ETIOPATOGENIA DA ICC

As miocardiopatias avançadas ou terminais têm diferentes etiologias: isquêmica, idiopática, valvular, chagásica, periparto etc. Lesão ventricular, falha compensatória de ativação neuro-humoral (sistema simpático, sistema renina/angiotensina/aldosterona) e atividade pró-inflamatória levam à remodelação ventricular, com dilatação cardíaca progressiva e descompensação clínica.

Dinâmica ventricular, vista por novos conceitos do mecanismo de contração helicoidal, mostra que o coração, em particular o ventrículo esquerdo, que originalmente tem forma aproximada de elipse, na ICC com a dilatação progressiva, evolui para forma esférica com reconhecido efeito deletério.

A forma esférica pode ser consequência de deficiência intrínseca dos cardiomiócitos em cardiopatias não isquêmicas, ou distensão da musculatura miocárdica após isquemia/infarto do miocárdio, podendo haver dilatação do anel valvar mitral (insuficiência secundária).

É importante conhecimento da estrutura normal do coração e do reconhecimento das modificações provocadas pela doença. Princípio fundamental dos procedimentos cirúrgicos é correção de estruturas comprometidas (visão mecanicista) para assim melhorar a função cardíaca.

ASPECTOS CLÍNICOS E TRATAMENTO MEDICAMENTOSO

ASPECTOS CLÍNICOS

Mais detalhes e as classificações da ICC (sistólica, diastólica, direita, esquerda, tipos funcionais e estágios) serão analisados em capítulos sobre insuficiência cardíaca. Resumidamente, aqui, para fins práticos, o quadro clínico da ICC estará relacionado a baixo débito cardíaco e/ou sobrecarga de volume (congestão).

Assim, relacionados a baixo débito teremos hipotensão, confusão mental, isquemia visceral, insuficiência renal e sintomas de má perfusão tecidual; a sobrecarga de volume, edema pulmonar, dispneia paroxística noturna, ortopneia, congestão hepática, ascite e edema periféricos.

No tratamento clínico desse pacientes, além das medicações, é importantíssimo orientar sobre restrição hídrica e dieta hipossódica.

O tratamento medicamentoso, com uso de cinco ou mais princípios ativos (polifarmacia), objetiva neutralizar etapas distintas da cascata de estimulação adrenérgica. Deve ser otimizado em todos os casos de ICC refratária. Evoluiu bastante com o tempo, surgindo inúmeras contribuições ao arsenal terapêutico, vistas resumidamente abaixo.

TRATAMENTO MEDICAMENTOSO

Tratamento clínico, em especial o medicamentoso de ICC, evoluiu muito na última década. Deve sempre ser disponibilizado a todos os pacientes, antecipadamente à indicação de qualquer outro procedimento invasivo. Os medicamentos devem sempre ser administrados e titulados até nível máximo adequado e/ou tolerado (ver Capítulo 29 - Síndrome Aguda da Insuficiência Cardíaca).

Sinteticamente, relacionamos o arsenal terapêutico disponível para a maioria dos casos de ICC.[1]

- Diuréticos (se houver congestão).
- Inibidores de aldosterona (epironolactona).
- Betabloqueadores (bisoprolol, carvedilol, metoprolol) para CF II e III.
- Digoxina (quando há sintomas não tolerados e hospitalização frequente).
- Inibidores de enzima conversora da angiotensina (IECA) (captopril, enalapril etc. – em doses máximas toleradas).
- Bloqueadores dos receptores da angiotensina II (BRA II: losartana, valsartana, condesartana), quando houver intolerância a IECA e em idosos.
- Hidralazina/Isossorbita (se houver intolerância a IECA).
- Amiodarona (arritmia sintomática e taquicardia ventricular sustentada).
- Anticoagulantes (fibrilações atriais, trombos ventriculares e embolias).
- Inotrópicos IV (hospitalizado).

Em pacientes hospitalizados por deterioração clínica, são frequentemente usadas drogas intravenosas inotrópicas e/ou vasodilatadoras, além de diuréticos também intravenosos. Agentes inotrópicos e vasodilatadores melhorarão a hemodinâmica e os sintomas, e os mais conhecidos são dobutamina, milrinone, amrinone, nitroprussiato, nitroglicerina e nesiride.

Outra opção em pacientes hospitalizados, com sobrecarga de volume e pouco responsivos a diuréticos de alça, é *ultrafiltração extracorpórea*. Consiste em remoção de fluidos do compartimento intersticial e em adição, paralelamente; acredita-se que possa haver diminuição dos níveis de citosinas pró-inflamatórias.[2]

PROCEDIMENTOS CIRÚRGICOS PALIATIVOS

Para a maioria dos pacientes com ICC refratária, transplante cardíaco (tratamento absoluto) seguramente não será a melhor opção.

Identificação do mecanismo causal e sua remoção ou neutralização pode ser fundamental no tratamento, e diferentes abordagens intervencionistas serão propostas individualmente. Contudo, embora tenha havido importante progresso nesse campo na última década, ainda não existem grandes trabalhos randomizados sobre o assunto. Dependendo de cada caso e, principalmente do diagnóstico etiológico da ICC, as estratégias propostas (paliativas) até o momento incluem:

- Revascularização miocárdica (recuperação do miocárdio hibernado).
- Reconstrução ventricular.
- Ressincronização ventricular.
- Correção de insuficiência valvar mitral.
- Transplante celular (células-tronco) e terapia gênica.
- Dispositivos de assistência circulatória.

Procedimentos já abandonados (foram importantes para estabelecer conceitos): miocardioplastia dinâmica e ventriculectomia parcial esquerda (ou cirurgia de Batista).

REVASCULARIZAÇÃO CORONARIANA (RECUPERAÇÃO DO MIOCÁRDIO HIBERNADO)

Pela frequência com que as doenças isquêmicas do coração são causa de insuficiência cárdica, os pacientes com diagnóstico recente dessa síndrome e sem etiologia esclarecida devem sempre ser submetidos a investigação da doença arterial.

Coronariopatia pode causar disfunção ventricular esquerda irreversível, ou por vezes reversível. Nos casos reversíveis, isquemia aguda transitória pode levar ao chamado "miocárdio atordoado", porém, em isquemias crônicas, a denominação usada é de "miocárdio hibernante" que pode ser recuperável com cirurgia.[3-4]

Devemos sempre considerar que o próprio sintoma de angina já é sugestivo de que há miocárdio viável, porém é importante destacar os exames que podem ser utilizados em avaliações mais objetivas de isquemia: cintilografia, ecocardiograma com estresse, ressonância magnética e tomografia por emissão de pósitron (*pet-scan*). Os resultados desses exames podem ser altamente confiáveis, porém afirmação categórica de ausência de isquemia, mesmo incluindo o *pet-scan* (destacado como o "padrão-ouro"), representa risco de erro de cerca de 20%.[5]

Desse modo, quando há viabilidade miocárdica e existem leitos coronarianos distais abordáveis, há indicação de revascularização, mesmo em paciente com mau desempenho ventricular.[6]

Tratamento cirúrgico, contrastando significativamente com o manejo clínico isolado, pode reverter disfunção isquêmica do miocárdio, conforme demonstrado em megaestudos clássicos, como EPHESUS (*Eplerenone Post-Acute Myocardial Infarction Heart Failure Efficacy and Survival Study*) e VALIANT (*Valsartan in Acute Myocardial Infarction Trial*), com valores de corte da fração de ejeção entre 35% e 40%.[7-8] Outros estudos clínicos também já comprovaram as vantagens da revascularização cirúrgica sobre o manejo clínico em médio e longo prazos.[9]

Cumpre ressaltar que existem questionamentos em casos de volumes ventriculares muito aumentados. Nesses casos, os resultados não são tão satisfatórios quanto em casos de revascularizações feitas em pacientes com ventrículo esquerdo não dilatado.[10]

Quando esse volume não ultrapassa 60 mm de diástole, espera-se boa recuperação de fração de ejeção; em grandes diâmetros diastólicos (mais de 80 mm), não se pode antever o mesmo resultado com a revascularização isolada.[11]

Essas observações constituem base para proposta de associação da revascularização do miocárdio e de algum tipo de reconstrução ventricular.

RECONSTRUÇÃO VENTRICULAR

Na ICC refratária, para manter o volume de ejeção, a cavidade ventricular dilata-se e sua geometria fica alterada (torna-se menos elipsoide e mais esférica). Aumento da cavidade ventricular (sem hipertrofia compensatória) resulta em aumento da tensão (estresse) na parede, governada pela Lei de *Laplace* (estresse = [pressão × raio]/{2 × espessura da parede}). Assim alterações em tamanho e geometria levam a progressiva disfunção ventricular e piora da ICC.

Procedimentos que pudessem reduzir as dimensões do ventrículo esquerdo (VE) e restaurar a sua geometria melhorariam, então, teoricamente, o trabalho cardíaco. Entretanto, dados sobre melhoramento clínico são limitados, e benefícios quanto a mortalidade não foram comprovados.

Aneurisma do ventrículo esquerdo, na verdade, é expansão de áreas infartadas com prejuízo da função do miocárdio remanescente. A aneurismectomia do VE, classicamente, era indicada em ICC com *angina pectoris*, embolizações sistêmicas c/ou taquiarritmias ventriculares malignas.

A extensão de indicações do tratamento cirúrgico a aneurismas de ventrículo pós-infarto (endoaneurismorrafia) visava a ressecção do aneurisma e restauração da geometria ventricular, porém, talvez por falta de sistematização, frequentemente obtinha-se ventrículo esquerdo com anormalidades morfológicas e muitas vezes sem *performance* ventricular de impacto.

Após série de proposições para melhoramento técnico,[12-13] o procedimento de Dor[14] impôs-se como sistematização de novo conceito de aneurismectomia seguida de reconstrução ventricular. Essa técnica consiste em sutura em bolsa em transição endoventricular do aneurisma para reajuste anatômico. Defeito residual é, em seguida, fechado com *patch* circular de *Dacron* ou pericárdio bovino, com reforço de tecidos autógenos remanescentes do aneurisma.

A proposição, em suma, é a reconstrução mais adequada à geometria ventricular. Isso coaduna com o atual conceito de "coração helicoidal", originalmente descrito por Torrent-Guasp. Essa concepção deixa claro que perda elíptica do ventrículo esquerdo em dilatações dessa câmara faz com que a orientação de fibras oblíquas torne-se horizontal com perda de eficiência contrátil. Em estudos experimentais, demonstrou-se que a fração de ejeção cai de 60% para 30% se fibras contráteis perdem orientação anisotrópica. Esse conceito é base para se entender como realizar reconstrução ventricular com maior eficiência, restituindo sua forma elíptica.[15]

Modificação do procedimento de Dor, o procedimento de SAVER (*Surgical Anterior Ventricular Endocardial Restoration*)[16] e estudos posteriores, como o RESTORE (*Randomized Efficacy Study of Tirofiban for Outcomes and Restenosis*),[17] que consiste em um grupo de estudos regulares,[18-20] apontaram para a necessidade de se realizar ressecção de áreas fibróticas, mesmo aquelas acinéticas.

Isso justificou estudo mais amplo: o STICH (*Surgical Treatment of Ischemic Heart Failure*),[21] primeira e única experiência randomizada para restauração cirúrgica do VE, que, no entanto, suscitou controvérsia para o mundo real, por tratar de subgrupo clínico com fatores de exclusão comprometedores e com seguimento menor que 4 anos.

No estudo STICH, em mil pacientes com indicação de revascularização, fração de ejeção (FE) média de 28% e acinesia/discinesia da parede anterior, houve randomização para procedimentos cirúrgicos em dois grupos: um grupo submetido a revascularização isolada, e outro a revascularização mais restauração ventricular associada (técnica de SAVER).

Acompanhamento desses pacientes teve média de 48 meses. Apesar da significativa diminuição do índice de volume diastólico final (19% para 6%), o resultado com relação a desfechos primários de morte por qualquer causa ou hospitalização por causas cardíacas não demonstrou diferença entre os dois grupos (58% e 59%, respectivamente).[22] Em outras palavras, por essa avaliação, revascularização miocárdica com reconstrução do VE no tratamento da ICC seria incerta.

Análise mais específica, posteriormente publicada (estudo observacional),[23] analisou subgrupo do STICH que entrara nos critérios de exclusão. Esse subgrupo era de pacientes em Classe IV da ICC com necessidade de inotrópicos intravenosos e/ou balão intra-aórtico, infarto no último mês e casos com lesão ventricular de parede posterior associada.

Observaram-se mortalidade hospitalar de 3,4%, diminuição de volume do VE e melhora da FE no primeiro mês e no primeiro ano. Em 101 pacientes, observou-se aumento da FE de 26 para 44% em 1 ano; em 10 pacientes, de 41 para 54% no ano.[24] Esse estudo, apesar das limitações, sugeriu que subgrupos de pacientes podem ser beneficiados pela restauração ventricular, apesar de, muitas vezes, sem muito impacto no desfecho clínico.

Assim, deve-se sempre ter atitude crítica na análise de cada caso.[25] Serão necessários novos trabalhos, bem desenhados e randomizados.

RESSINCRONIZAÇÃO VENTRICULAR

Bloqueios elétricos cardíacos podem ocorrer em níveis atrial, atrioventricular e ventricular. Independentemente de seu efeito na frequência cardíaca, os marca-passos contemporâneos têm recursos para corrigir bloqueios nesses três níveis, contribuindo no tratamento de ICC.

O mais relevante dos distúrbios é a perda de sincronia de contração ventricular cardíaca, que pode comprometer a função de bomba desses ventrículos. A proposição de terapia de ressincronização cardíaca (TRC) implica redução de dissincronia usando marca-passo específico (ressincronizador), que vai estimular o átrio e ambos os ventrículos (multissítio).[26]

Embora, aproximadamente, de 8% a 15% dos pacientes com ICC avançada já tenham implante de marca-passos tradicionais por indicação de bradicardia sintomática, ressincronização, com dispositivos específicos, em pacientes com ICC associada a dessincronização ventricular, pode melhorar fração de ejeção, reduzir regurgitação mitral e reverter processo de remodelamento ventricular deletério.

Essa alternativa terapêutica também possibilita ao paciente tolerar doses mais otimizadas de medicação para ICC[27] e, em casos indicados, incorporar, no mesmo dispositivo, a combinação com cardioversores desfibriladores implantáveis (CDI), em casos indicados de prevenção secundária de morte súbita.[28]

Especificamente em ICC avançada, recomendações mais aceitas para TRC, segundo diferentes diretrizes,[29] são:

- ICC com sintomas importantes (classe III ou IV da New York Heart Association (NYHA) apesar da terapêutica otimizada.
- Fração de ejeção de ventrículo esquerdo < 35% (diâmetro diastólico final > 55 mm).
- Ritmo sinusal, bloqueio de ramo esquerdo com duração do QRS > 150 ms.

- Muitos pacientes que satisfazem esses critérios são candidatos a CDI e deverão, então, receber dispositivo combinado.
- Cabe ressaltar que, em casos de fibrilação atrial crônica, cabe discussão separada dos benefícios dessa terapia.[30]

Diversos estudos controlados e randomizados foram realizados, tentando avaliar TRC e redução de mortalidade, diminuição de sintomas e diminuição de hospitalização para compensação da ICC.[31] Esse efeito ficou evidente no estudo MIRACLE,[32] que mostrou redução em hospitalização em 70%.

Outro importante estudo, o COMPANION,[33] incluiu cerca de 1.500 pacientes em três grupos: somente medicação otimizada, medicação otimizada com TRC, e medicação otimizada com TRC mais CDI. Os dois grupos com TRC apresentaram diminuição de 20% em qualquer causa de morte e hospitalização, e o grupo com CDI apresentou redução mais significativa na mortalidade global. Apesar de esse estudo apresentar alguns vieses, foi importante para a consolidação do método.

O estudo CARE HF, com cerca de 800 pacientes e seguimento médio de 29 meses, comparando TRC com tratamento farmacológico, evidenciou diminuição de 46% no risco de morte súbita.[34]

CORREÇÃO DE INSUFICIÊNCIA VALVAR MITRAL

Diferentes graus de regurgitação mitral podem muitas vezes estar presentes no paciente com importante disfunção ventricular, independentemente da etiologia da miocardiopatia. Isso pode ocorrer mesmo quando os folhetos valvulares forem normais e ser consequente a dilatação do anel mitral, alterações na geometria subvalvar (afastamento dos papilares) ou dessincronia eletromecânica. A insuficiência mitral "secundária" pode se apresentar até nas fases iniciais da ICC e é fator que piora consideravelmente o prognóstico.[35]

A proposta de correção dessa regurgitação, por meio de plástica mitral, foi feita inicialmente por Chen e colaboradores,[36] e amplamente divulgada por Bolling e colaboradores.[37]

Técnicas de correção da regurgitação têm como princípio corrigir sobrecarga adicional ao ventrículo esquerdo, aumentando o volume sistólico, mesmo não melhorando os valores absolutos da medida fração de ejeção (aqui, é importante o volume ejetado para a aorta, considerando o refluxo mitral no esvaziamento do ventrículo).

A seleção de pacientes para esse tipo de procedimento merece consideração especial. Assim, a etiologia da miocardiopatia não é fator relevante para indicação do procedimento; no entanto, é fundamental a caracterização de insuficiência mitral moderada ou grave por algum meio, por exemplo, ecocardiograma transesofágico. Cumpre ressaltar que detecção de insuficiência nessas situações é frequentemente subestimada se feita, apenas, por exame clínico, radiológico ou mesmo ventriculografia.

Como dilatação progressiva e tendência a esfericidade do ventrículo esquerdo levam a tensão da parede, com aumento de perda adicional da função contrátil e maior gasto energético, Buffolo e colaboradores propuseram técnica mais abrangente, que, por meio de implante de prótese em posição A-V, corrige insuficiência mitral, remodela o anel mitral e restitui paralelismo dos músculos papilares.[38] Essa técnica foi modificada,[39-41] e pode melhorar a qualidade de vida, protelar ou viabilizar transplante cardíaco e, em poucos casos, funcionar como ponte para recuperação de miocardiopatias reversíveis.

É importante considerar que, em diferentes momentos da evolução clínica, é possível haver variações nos graus de insuficiência mitral, dependendo do estado de compensação do paciente. Em casos de insuficiência mitral não muito grave, em que ocorra dessincronização ventricular, o uso de marca-passo ressincronizador pode muitas vezes substituir a intervenção valvar.

TRANSPLANTE CELULAR (CÉLULAS-TRONCO)

O músculo cardíaco não possui células satélites (mioblastos) capazes de reparar fibras danificadas e de regenerar funcionalmente o miocárdio. Em miocardiopatias avançadas, cardiomiócitos são progressivamente substituídos por deposição de tecido fibroso, com consequente comprometimento de função ventricular. O cardiomiócito adulto perde capacidade de se multiplicar logo após os primeiros anos de vida. A terapia celular tem como objetivo recompor perda de célula cardíaca adulta, recolonizando a região de fibrose com novas células contráteis e/ou promovendo angiogênese.

As células-tronco, por sua origem, podem ser divididas em embrionárias e em adultas (somáticas). As primeiras (derivadas de embriões, na fase de blastócitos) são menos estudadas, por barreiras éticas que limitam estudos e aplicabilidade clínica até o momento.

Entre as células-tronco adultas, as mais estudadas são as derivadas da medula óssea e os mioblastos esqueléticos; outras células progenitoras, menos estudadas, seriam as derivadas de tecido gorduroso, polpa dentária e as células "residentes" da musculatura cardíaca.

As células da medula óssea são as que possuem o maior potencial de transdiferenciação em multilinhagem e acoplamento funcional em outros tecidos.[42]

Em campo experimental, alguns pesquisadores acreditam que a terapia genética representará esperança nova para tratamento de miocardiopatia avançada, especialmente de origem isquêmica. Atualmente as células implantadas são autólogas, eliminando o inconveniente da imunossupressão ou da rejeição.

No entanto, persistem controvérsias na literatura. Alguns estudos, utilizando células de medula óssea, já demonstraram indução de proliferação de vasos (neoangiogênese), com recuperação de miocárdio viável, sem, contudo, confirmar transdiferenciação em cardiomiócitos;[43] outros procuram demonstrar que células-tronco mioblásticas esqueléticas, isoladas ou associadas a células hematopoiéticas, diferenciar-se-iam em cardiomiócitos (miogênese) e provocariam também proliferação vascular.[44-45]

Acredita-se que esses processos são complexos e envolvem interação entre células inflamatórias, citocinas e matriz proteica extracelular.[46] Nesse sentido, pesquisas procuram associar o transplante direto de células (cardiomioplastia celular) e a administração de fatores sintéticos transformadores (cardiomioplastia molecular).

A melhora do desempenho cardíaco promovido por células-tronco pode, no entanto, segundo várias hipóteses, decorrer de três mecanismos não mutuamente exclusivos:

- Neoangiogênese com resgate de miocárdio hibernante.
- Desenvolvimento *de novos* miócitos e estruturas vasculares – vasculogênese.
- Ativação e crescimento de células progenitoras resistentes no tecido cardíaco, por efeito parácrino (intermediado pelas células da medula óssea implantadas).

O método de administração de células-tronco é importante e, atualmente, é intracoronariano, intramiocárdico ou intravenoso periférico. O intracoronariano se dá por óstios ou seio coronário; o intramiocárdico, por via epicárdica, trasendocárdica ou por cateter venoso transcoronariano. Apesar de maior invasibilidade (cirurgia clássica), a via transepicárdica apresenta maior eficiência de transferência celular (colonização do miocárdio), além de maior reprodutividade, sem limitação anatômica de infusão celular.[47-48]

Até o momento, pesquisas experimentais (modelos animais) e poucos estudos clínicos parecem mostrar que a terapia com células-tronco é promissora. O grande desafio consiste em incluir os resultados experimentais e clínicos iniciais em procedimentos médicos padronizados. Ainda permanecem sérias dúvidas técnicas para aplicabilidade clínica mais ampla (tipo ideal de célula, número ideal de células, modo de aplicação e fatores acessórios envolvidos), e os resultados concretos ainda são inconsistentes nos mais diferentes centros.

DISPOSITIVOS DE ASSISTÊNCIA CIRCULATÓRIA

Dispositivos mecânicos para suporte circulatório foram inicialmente elaborados para assistência de pacientes em falência hemodinâmica. Atualmente o uso desses dispositivos foi ampliado para diferentes condições clínicas, incluindo a ICC refratária (ver capítulo 29 – Seção 3).

Basicamente existem três tipos de dispositivos: de contrapulsão (balão intra-aórtico), de assistência cardiorrespiratória e de assistência circulatória.

BALÃO INTRA-AÓRTICO (BIA)

Embora mais simples e com alguma limitação na ajuda de casos mais complexos, o BIA é mais comumente usado, pois de fácil e rápido implante, menos oneroso de todos os dispositivos e com conhecidos bons resultados. Não necessita de suporte de pessoal técnico ou monitorização especial, porém seu uso é indicado para curta permanência, quando o objetivo é a melhora das condições críticas em curto prazo.

DISPOSITIVOS DE ASSISTÊNCIA CARDIOPULMONAR

São mais usados em salas de hemodinâmica, além de Unidades de Terapia Intensiva (UTI); visam suporte circulatório e oxigenação de sangue venoso, particularmente em casos mais agudos de muita congestão pulmonar, quando existe a necessidade de providências imediatas.

DISPOSITIVOS DE ASSISTÊNCIA VENTRICULAR ESQUERDA

Dispositivos de assistência ventricular de média a longa permanência são mais usados como suporte temporário, isto é, "ponte" para transplante cardíaco ou implantação de dispositivos de longa duração ou ditos "permanentes".

Dispositivos de longa permanência são empregados em pacientes selecionados, com mau prognóstico em longo prazo e que não são candidatos a transplante cardíaco (terapia de "destino"). Assim podem ser empregado em pacientes com idade avançada, doença renal crônica em estágio final ou doença pulmonar obstrutivo crônica.

Deve-se ressaltar que esses dispositivos devem ser implantados antes das lesões avançadas e irreversíveis dos diferentes órgãos do organismo.

Já ficou demonstrado que, em pacientes com cardiopatia avançada, necessitando de inotrópicos intravenosos, não candidatos a transplante, o implante de dispositivos de assistência circulatória de longa permanência pode aumentar sobrevida se comparado com aqueles apenas com medicação otimizada.

PROCEDIMENTOS ABANDONADOS (MIOCARDIOPLASTIA DINÂMICA E VENTRICULECTOMIA PARCIAL ESQUERDA OU CIRURGIA DE BATISTA)

Miocardioplastia dinâmica

Miocardioplastia dinâmica ou simplesmente miocardioplastia é procedimento cirúrgico em que o músculo grande dorsal é dissecado, rodado anteriormente e, através de uma "janela", no segundo espaço intercostal, envolverá o coração. Com marca-passo especial e programa de estimulações progressivas, esse músculo vai ser condicionado para tornar-se resistente à fadiga.

O mesmo marca-passo promoverá sincronização entre a contração do músculo grande dorsal e a contração sistólica do coração. Constatou-se, em evolução pós-operatória de alguns pacientes, que a dilatação progressiva do VE era retardada pela contenção diastólica causada por envolvimento muscular.[49] Essa observação inspirou o desenvolvimento dos dispositivos *Acorn CorCap* e *HeartNet*.[50]

Os estudos iniciais foram promissores, pela melhora na capacidade funcional e remodelação ventricular, porém os resultados, em longo prazo, foram desalentadores.[51] Grande estudo clínico randomizado sobre miocardiopatia em pacientes em Classe III (NYHA) foi interrompido, prematuramente, por haver poucos sobreviventes e benefícios clínico modestos. Esse trabalho sugeriu que os sobreviventes a operação talvez não necessitassem dela, ou, ainda, os que supostamente necessitaram do procedimento não sobreviveram a ele.[52] Por esses resultados, miocardioplastia não tem sido mais proposta para o tratamento da ICC.

Ventriculectomia parcial esquerda ou procedimento de Batista

Indicada em miocardiopatias dilatadas, propunha a ressecção de "fatia" da parede livre ventricular esquerda, entre os dois músculos papilares, entendendo-se do ápex ao anel mitral. Com este procedimento, embasado na *Lei de La Place* (relatada anteriormente), ICC e FE melhorariam como resultado de redução do diâmetro ventricular esquerdo e da tensão em sua parede, e assim possibilitariam melhor padrão de contração e relaxamento do VE.[53]

Diversos estudos iniciais demonstraram, em sobreviventes de curto e médio prazos, haver como previsível: redução do tamanho cardíaco, aumento da fração de ejeção do VE e melhora do estado clínico funcional.[54-55] Na realidade, porém, verificou-se que a maioria dos pacientes não apresentou alterações no estado clínico ou até piorou (apenas um terço deles teve melhora).[56] Houve ainda altas taxas de mortalidade precoce e altas taxas de recorrência de sintoma importantes da IC, além de arritmias fatais. As arritmias fatais tardias, não raras, induziram ao uso de cardioversores desfibriladores implantáveis (CDI).[57]

TRANSPLANTE CARDÍACO

É reconhecido como tratamento cirúrgico definitivo e constitui terapêutica que oferece melhores resultados em miocardiopatias terminais de diferentes etiologias (isquêmica, idiopática, valvular, chagásica, periparto etc.). É procedimento que melhora sobrevida e qualidade de vida em grupo selecionado de pacientes com ICC refratária.

Como todos os procedimentos, o transplante também apresenta suas limitações, como: pouca disponibilidade de doadores, comorbidade dos receptores e complicações pós-operatórias. Em função dessas limitações, é importante criteriosa seleção daqueles pacientes que mais possam se beneficiar com sua indicação sem esquecermos de diversas contraindicações (previsão das complicações muito graves e limitantes).

O melhor momento para indicação de transplante em ICC refratária permanece assunto difícil (ver Capítulo 233 - Transplante Cardíaco). Em pacientes com ICC refratária, a maioria dos programas de transplantes usa como principal critério, objetivo e preditor de sobrevida, o pico de consumo de oxigênio. Também amplamente disponíveis em literatura médica, temos orientações gerais das diretrizes de fácil acesso.[58] Resumidamente, seguem as principais recomendações para pacientes com ICC refratária que devem entrar na lista como candidatos a transplante:

- Antecedente de repetidas internações para compensação de ICC.
- Evolução com terapia medicamentosa em aumento progressivo de doses e/ou associações de drogas sem resultado consistente.
- Indicação relativa em pacientes com pico do consumo de oxigênio (VO_{2max}) menor que 14 mL/kg/min (o normal seria maior que 20 mL/kg/min).

Ainda como indicações para transplante cardíaco há:

- Choque cardiogênico refratário.
- Paciente internado para compensação, com dependência contínua de inotrópicos e diurética e ainda inadequada perfusão dos diferentes órgãos.
- Sintomas intensos de isquemia miocárdica (angina intratável), que limitam as atividades rotineiras (sem condições de intervenções invasivas de revascularização e angioplastia).
- Arritmias ventriculares malignas e refratárias a todas as terapias disponíveis.
- Apesar de não poder contemplar a maioria dos pacientes com ICC refratária, o transplante cardíaco atinge seus objetivos no tratamento dos beneficiados pelo método, melhorando relevantemente a qualidade de vida e prolongando a sobrevida desses pacientes. Assim, dados mais recentes da *International Society of Heart and Lung Transplantation* (ISHLT) mostram que sobrevidas em 1 e 3 anos pós-transplante são de 85% e 79%, respectivamente, e, para pacientes que sobreviveram mais de 5 anos, a sobrevida, ao longo de 13 anos, chegará a 50%, modificando assim a história natural da doença.[59]

Mais detalhes sobre o assunto encontram-se no Capítulo 233 - Transplante Cardíaco.

CONSIDERAÇÕES FINAIS

ICC refratária deve sempre ter seu tratamento medicamentoso otimizado, e transplante cardíaco permanece como tratamento cirúrgico definitivo. Porém em função da carência de doadores e de comorbidades que limitam sua indicação, o transplante fica restrito a poucos beneficiados.

Assim, através dos anos, desenvolveram-se alternativas cirúrgicas e paliativas para melhorar qualidade de vida e prolongar sobrevida de pacientes. É sempre importante o diagnóstico etiológico da ICC, para indicarmos os diferentes procedimentos alternativos: assistência ventricular esquerda, revascularização miocárdica, reconstrução ventricular, reparo de insuficiência mitral funcional e terapia de ressincronização ventricular. É possível a associação dessas técnicas em importante contingente de pacientes.

Estão em desuso operações como cardiomioplastia dinâmica e ventriculectomia parcial esquerda (cirurgia de Batista). Novos procedimentos propostos são transplante celular e implante de inibidores mecânicos de dilatação ventricular (*Arcorn CorCap* e *HeartNet*).

REFERÊNCIAS BIBLIOGRÁFICAS

1. Yancy CW, Jessup M, Bozkurt B, Butler J, Casey DE Jr, Drazner MH, et al. 2013 ACCF/AHA guideline for the management of heart failure: executive summary: a report of the American College of Cardiology Foundation/American Heart Association Task Force on practice guidelines. Circulation. 2013;128:1810.
2. Libetta C, Sepe V, Zucchi M, Pisacco P, Cosmai L, Meloni F, et al. Intermittent haemodiafiltration in refractory congestive heart failure: BNP and balance of inflammatory cytokines. Nephrol Dial Transplant. 2007;22:2013.
3. Rahimtoola SH. From coronary artery disease to heart failure: role of the hibernating myocardium. Am J Cardiol. 1995;75:16E.
4. Kloner RA, Przyklenk K. Hibernation and stunning of the myocardium. N Engl J Med. 1991;325:1877.
5. Yamaguchi A, Ino T, Adachi H, Murata S, Kamio H, Okada M, et al. Left ventricular volume predicts postoperative course in patients with ischemic cardiomyopathy. Ann Thorac Surg. 1998;65:434-8.
6. Allman KC, Slaw LJ, Hachamoviteh R, Udelson JE. Myocardial viability testing an impact of revascularization on prognosis in patients with coronary artery disease and left ventricular dysfunction: a meta-analysis. J Am Coll Cardiol. 2002;39:1151-8.
7. Vanoverschelde JL, Depre C, Gerber BL, Borges M, Wijns W, Robert A, et al. Time course of functional recovery after coronary artery bypass graft surgery in patients with chronic left ventricular ischemic dysfunction. Am J Cardiol. 2000;85:1432-9.
8. Luciani GB, Montalbano G, Casali G, Mazzucco A. A prediction long-term functional results after myocardial revascularization in ischemic cardiomyopathy. J Thorac Cardiovasc Surg. 2000;120:478-89.
9. Felker GM, Thompson RE, Hare JM, Hruban RH, Clemetson DE, Howard DL, et al. Underlying causes and long-term survival in patients with initially unexplained cardiomyopathy. N Engl J Med. 2000;342:1077.
10. Hillis LD, Smith PK, Anderson JL, Bitti JA, Bridges CR, Byrne JG, et al. 2011 ACCF/AHA Guideline for Coronary Artery Bypass Graft Surgery: executive summary: a report of the American College of Cardiology Foundation/American Heart Association Task Force on Practice Guidelines. Circulation. 2011;124:2610.
11. McMurray JJ, Adamopoulos S, Anker SD, Auricchio A, Böhm M, Disckstein K, et al. ESC Guidelines for the diagnosis and treatment of acute and chronic heart failure 2012: The Task Force for the Diagnosis and Treatment of Acute and Chronic Heart Failure 2012 of the European Society of Cardiology. Developed in collaboration with the Heart Failure Association (HFA) of the ESC. Eur Heart J. 2012;33:1787.
12. Jatene AD. Left ventricular aneurysmectomy: resection or reconstruction. J Thorac Cardiovasc Surg. 1985;89:321-31.
13. Branco JN, Buffolo EJ, Andrade JC, Succi Je, Leão LE, Bicegli JF, et al. Aneurysmectomy of the left ventricle. Geométric reconstruction using a semi-rigid teflon prosthesis. Arq Bras Cardiol. 1982;4(39):241-5.
14. Dor V, Sabatier M, Di Donato M, Maioli M, Toso A, Montiglio F. Late hemodynamic results after left ventricular patch repair associated with coronary grafting in patients with post infarction akynetic or dyskinetic aneurysm of the left ventricle. J Thorac Cardiovasc Surg. 1995;110:1291-301.
15. Buckberg G, Coghlan HC, Torrent Guasp F. The structure and function of the helical heart and its buttress wrapping. Geometric concepts of heart failure and use for structural correction. Semin Thorac Cardiovasc Surg. 2001;13:386-401.
16. Athanasuleas CL, Stanley AWH, Buckberg GD, Dor V, DiDonato M, Blackstone EH. Surgical anterior ventricular endocardial restoration – saver – in the dilated remodeled ventricle following anterior myocardardial infarction. J Am Coll Cardiol. 2000;37:1199-209.
17. US National Library of MedicineNational Institutes of Health. The RESTORE Investigators. The effects of platelet glycoprotein IIb/IIIa blockade with tirofiban on adverse cardiac events in patients with unstable angina or acute myocardial infarction undergoing coronary angioplasty. Circulation 1997 Sep 2;96(5):1445-53.
18. Dor V, Di Donato M, Labatur M. The RESTORE group. Left ventricular reconstruction by endoventricular circular patch repair: a 17 years experience. Semin Thorac Cardiovasc Surg. 2001;13:435-7.
19. Cox JL, Buckberg GD, Torrent-Guasp F, Clemente C, Gharib M. The structure and function of the helical heart and its buttress wrapping. I. The normal macroscopic structure of the heartSemin Thorac Cardiovasc Surg. 2001;13:301-19.
20. Buckberg GD, Restore Group. Tenth Restore Group meeting overview. Eur J Cardiothorac Surg. 2006;29:213-5.
21. Jones RH, White H, Velazquez EJ, Shaw LK, Pietrobon R, Panza JA, et al. STICH (Surgical Treatment for Ischemic Heart Failure) trial enrollment. J Am Coll Cardiol. 2010 Aug 3;56(6):490-8. doi: 10.1016/j.jacc.2009.11.102.
22. Jones RH, Velazquez EJ, Michler RE, Sopko G, Oh JK, O'Connor CM, et al. Coronary bypass surgery with or without surgical ventricular reconstruction. N Engl J Med. 2009;360:1705.
23. Dor V, Civaia F, Alexandrescu C, Sabatier M, Montiglio F. Favorable effects of left ventricular reconstruction in patients excluded from the Surgical Treatments for Ischemic Heart Failure (STICH) trial. J Thorac Cardiovasc Surg. 2011;141:905.
24. Menincate L, Di Donato M. Surgical left ventricle reconstruction, pathophysiologic insight, results and expectation from the stich trial. Europ J Cardiothorac Surg. 2004;26:42-7.
25. Buffolo EB, Stein AJ. Editorial: Estudio SYNTAX de La evidencia a La desobediência. Cir Cardiovas. 2013;20(2):49-51
26. Burkhardt JD, Wilkoff BL. Interventional electrophysiology and cardiac resynchronization therapy: delivering electrical therapies for heart failure. Circulation. 2007;115:2208.
27. Yancy CW, Jessup M, Bozkurt B, Butler J, Casey DE Jr, Drazner MH, et al. 2013 ACCF/AHA guideline for the management of heart failure: executive summary: a report of the American College of Cardiology Foundation/American Heart Association Task Force on practice guidelines. Circulation. 2013;128:1810.
28. Bristow MR, Saxon LA, Boehmer J, Krueger S, Kass DA, De Marco T, et al. Cardiac-resynchronization therapy with or without an implantable defibrillator in advanced chronic heart failure. N Engl J Med. 2004;350:2140.
29. Yancy CW, Jessup M, Bozkurt B, Butler J, Casey DE Jr, Drazner MH, et al. 2013 ACCF/AHA guideline for the management of heart failure: a report of the American College of Cardiology Foundation/American Heart Association Task Force on practice guidelines. Circulation. 2013;128:e240.
30. Linde C, Leclercq C, Rex S, Garrigue S, Lavergne T, Cazeau S, et al. Long-term benefits of biventricular pacing in congestive heart failure: results from the MUltisite STimulation in cardiomyopathy (MUSTIC) study. J Am Coll Cardiol. 2002;40:111.
31. HFSA 2006 Comprehensive Heart Failure Practice Guideline. J Card Fail. 2006;12:e1.
32. Young JB, Abraham WT, Smith AL, Leon AR, Lieberman R, Wilkoff B, et al. Combined cardiac resynchronization and implantable cardioversion defibrillation in advanced chronic heart failure: the MIRACLE ICD Trial. JAMA. 2003;289:2685.
33. Saxon LA, Bristow MR, Boehmer J, Krueger S, Kass DA, De Marco T, et al. Predictors of sudden cardiac death and appropriate shock in the Comparison of Medical Therapy, Pacing, and Defibrillation in Heart Failure (COMPANION) Trial. Circulation. 2006;114:2766.
34. Cleland JG, Daubert JC, Erdmann E, Freemantle N, Gras D, Kappenberger L, et al. Longer-term effects of cardiac resynchronization therapy on mortality in heart failure [the CArdiac REsynchronization-Heart Failure (CARE-HF) trial extension phase]. Eur Heart J. 2006;27:1928.
35. Romeo F, Pellicia F, Ciafrocca C, Gallo P, Barilla F, Cristofani R. Determinants of end-stage idiopathic dilated cardiomyopathy: a multi variate analysis of 104 patients. Clin Cardiol. 1989;12(7):387-92.
36. Chen FY, Adams DH, Cohn LH. Mitral valve repair in cardiomyopathy. Circulation. 1998;98:124-7.

37. Bolling SF, Pagani FD, Deev GM. Intermediate term outcome of mitral reconstruction in cardiomyopathy. J Thorac Cardiovasc Surg. 1998;115:381-8.
38. Buffolo E, De Paula IAM, Palma H, Branco JN. Nova abordagem cirúrgica para o tratamento de pacientes em insuficiência cardíaca refratária com miocardiopatia dilatada e insuficiência mitral secundária. Arq Bras Cardiol. 2000;74(2):129-34.
39. Puig LB, Gaiotto FA, Oliveira JL, Pardi MM, Bacal F, Mady C, et al. Mitral valve replacement and remodeling of the left ventricle in dilated cardiomyopathy with regurgitation. Initial results. Arq Bras Cardiol. 2002;78:224-9.
40. Calafiore AM, Gallina S, Contini M, Iaco A, Barsotti A, Gaeta F, et al. Surgical treatment of dilated cardiomyopathy with conventional techniques. Eur J Cardiothorac Surg. 1999;16(Suppl 1):73-8.
41. Buffolo E, Branco JNR, Catani R, RESTORE Group. End-stage cardiomyopathy and secondary mitral insufficiency – Surgical alternative with prostheses implant and left ventricular restoration. Eur J Cardiothorac Surg. 2006;29:S266-S271.
42. Forbes SJ, Vig P, Poulsom R, Wright NA, Alison MR. Adult stem cell plasticity: new pathways of tissue regeneration become visible. Clin Sci. 2002;103:355-69.
43. Murry CE, Soonpaa MH, Reinecke H, Nakajima H, Nakajima HO, Rubart M, et al. Haematopoietic stem cells do not transdifferentiate into cardiac myocytes in myocardial infarcts. Nature. 2004;428:664-8.
44. Menaché P, Vilquim JT, Hagège AA, Vilquin JT, Desnos M, Abergel E, et al. Autologous skeletal myoblast transplantation for severe postinfarction left ventricular dysfunction. J Am Coll Cardiol. 2003;41(7):1078-83.
45. Guarita Souza LC, Carvalho K, Rebelatto C, Senegaglia A, Woitowicz V, Hansen P, et al. Simultaneous transplantation of cocultural mesenchymal stem cells and skeletal myoblasts improve ventricular function in a murine model of mChagas disease. Circulation. 2006;114:120-4.
46. Carmeliet P. Angiogenesis in health and disease. Nat Med. 2003;9:653-60.
47. Abdel-Latif A, Bolli R, Tieyjeh IM, Montori VM, Perin EC, Hornung CA, et al. Adult boné marrow-derived cells for cardiac repair. A systematic review and meta-analysis. Arch Intern Med. 2007;167:989-97.
48. Murry CE, Wiserman RW, Schwartz SM, Hauschka SD. Skeletal myoblast transplantation for repair of myocardial necrosis. J Clin Invest. 1996;98:2512-23.
49. Kass DA, Baughman KL, Pak PH, Cho PW, Levin HR, Gardner TJ, et al. Reverse remodeling from cardiomyoplasty in human heart failure. External constraint versus active assist. Circulation. 1995;91:2314.
50. Mann DL, Kubo SH, Sabbah HN, Starling RC, Jessup M, Oh JK, et al. Beneficial effects of the CorCap cardiac support device: five-year results from the Acorn Trial. J Thorac Cardiovasc Surg. 2012;143:1036.
51. Acker MA. Dynamic cardiomyoplasty: at the crossroads. Ann Thorac Surg. 1999;68:750.
52. Leier CV. Cardiomyoplasty: is it time to wrap it up? J Am Coll Cardiol. 1996;28:1181.
53. Batista RJ, Verde J, Nery P, Bocchino L, Takeshita N, Bhayana JN, et al. Partial left ventriculectomy to treat end-stage heart disease. Ann Thorac Surg. 1997;64:634.
54. Etoch SW, Koenig SC, Laureano MA, Cerrito P, Gray LA, Dowling RD. Results after partial left ventriculectomy versus heart transplantation for idiopathic cardiomyopathy. J Thorac Cardiovasc Surg. 1999;117:952.
55. Stolf NA, Moreira LF, Bocchi EA, Higuchi ML, Bacal F, Bellotti G, et al. Determinants of midterm outcome of partial left ventriculectomy in dilated cardiomyopathy. Ann Thorac Surg. 1998;66:1585.
56. Starling RC, McCarthy PM, Buda T, Wong J, Goormastic M, Smedira NG, et al. Results of partial left ventriculectomy for dilated cardiomyopathy: hemodynamic, clinical and echocardiographic observations. J Am Coll Cardiol. 2000;36:2098.
57. Franco-Cereceda A, McCarthy PM, Blackstone EH, Hoercher KJ, White JA, Young IR, et al. Partial left ventriculectomy for dilated cardiomyopathy: is this an alternative to transplantation? J Thorac Cardiovasc Surg. 2001;121:879.
58. Hunt SA, Abraham WT, Chin MH, Feldman AM, Francis GS, Ganiats TG, et al. 2009 focused update incorporated into the ACC/AHA 2005 Guidelines for the Diagnosis and Management of Heart Failure in Adults: a report of the American College of Cardiology Foundation/American Heart Association Task Force on Practice Guidelines: developed in collaboration with the International Society for Heart and Lung Transplantation. Circulation. 2009;119:e391.
59. Taylor DO, Edwards LB, Boucek MM, Trulock EP, Aurora P, Christie J, et al. Registry of the International Society for Heart and Lung Transplantation: twenty-fourth official adult heart transplant report--2007. J Heart Lung Transplant. 2007;26:769.

CAPÍTULO 50

ECMO – OXIGENAÇÃO POR MEMBRANA EXTRACORPÓREA

Gustavo Calado de Aguiar Ribeiro
Guilherme de Menezes Succi

DESTAQUES

- A *Extracorporeal Membrane Oxygenation* (ECMO), útil apenas em casos graves com alto risco de mortalidade, é metodologia invasiva de suporte cardiopulmonar para pacientes com insuficiência cardíaca e/ou respiratória que não respondem à terapêutica convencional.
- Sua finalidade não é tratar o paciente, mas reduzir efeitos colaterais de suportes convencionais, substituindo total ou parcialmente a função pulmonar e/ou cardíaca com alívio suficiente para a recuperação do sistema cardiopulmonar.
- Exigindo equipe multidisciplinar e treinada, a ECMO bombeia e drena o sangue venoso por uma membrana em que é adicionado oxigênio e retirado o gás carbônico. Em seguida, o sangue oxigenado é devolvido ao paciente pela circulação venosa (ECMO venovenosa) ou arterial (ECMO venoarterial).
- Os componentes do circuito são uma bomba mecânica de sangue, um dispositivo de troca gasosa (oxigenador de membrana), ligados por um circuito de tubos entre a cânula venosa de drenagem e a cânula de infusão artéria (VA) ou venosa (VV).
- A ECMO pode ser venovenosa, venoarterial ou arteriovenosa, a depender de parâmetros do circuito e do paciente. Os poucos critérios de indicação e contraindicação são gerais e cada equipe deve estabelecer os próprios critérios de seleção dos pacientes.
- Resultados: a evolução do nível de lactato nas primeiras 72 horas tem bom prognóstico; necessidade de múltiplas transfusões de sangue, longa duração do suporte da ECMO, baixo pH e insuficiência renal aguda sugerem pior resultado.

INTRODUÇÃO

ECMO (*Extracorporeal Membrane Oxygenation*) ou mais recentemente ECLS (*Extracorporeal Life Support*) consiste de uma adaptação modificada de circulação extracorpórea (CEC) convencional, idealizada para fornecer aporte cardiopulmonar adequado a pacientes com insuficiência cardíaca e/ou respiratória que não respondem às intervenções terapêuticas convencionais. As modificações propostas tanto nos equipamentos como na técnica empregada permitem que esta modalidade de suporte seja utilizada por dias ou semanas, quando comparada ao tempo restrito de apenas algumas horas no caso da CEC convencional.

O mecanismo fundamental de funcionamento da ECMO envolve a drenagem de sangue venoso e seu bombeamento através de uma membrana em que é adicionado oxigênio e retirado gás carbônico. Após esse processo, o sangue oxigenado é devolvido ao paciente através de sua circulação venosa (ECMO venovenosa) ou arterial (ECMO venoarterial). O conceito principal dessa terapia é que se trata de método de suporte para a disfunção cardíaca e/ou respiratória, não sendo, portanto, um tratamento definitivo em nenhuma situação. Dessa forma, um paciente deve ser indicado para receber ECMO com o intuito de se oferecer a ele uma ponte para recuperação ou uma ponte para transição para outro tipo de suporte mais prolongado. A finalidade da ECMO é permitir a redução dos efeitos colaterais deletérios de suportes convencionais (altos parâmetros ventilatórios ou alta dosagem de fármacos vasoativos e inotrópicos), substituindo total ou parcialmente a função pulmonar e/ou cardíaca e, durante esse período de suporte artificial da ECMO, fornecer um alívio ("descanso") suficiente para a recuperação do sistema cardiopulmonar.

A ECMO é um modelo invasivo que envolve uma equipe multiprofissional e treinada, e é uma modalidade de tratamento aceito para pacientes neonatais, pediátricos e adultos com afecções respiratórias e/ou cardíacas reversíveis.

HISTÓRICO

O primeiro caso de sucesso de uso de suporte cardiopulmonar extracorpóreo fora de ambiente de centro cirúrgico foi descrito por Hill e colaboradores,[1] de São Francisco (Califórnia, EUA) em 1971. O artigo descreveu o uso de canulação periférica e suporte venoarterial em rapaz de 24 anos de idade vítima de trauma fechado (ruptura traumática aorta). A indicação para a instalação do suporte, cuja duração teve 72 horas, foi falência respiratória.

Nos anos seguintes, muitos resultados negativos foram obtidos, a sobrevida global não era superior às das estratégias de ventilação mecânica e o interesse arrefeceu ainda mais em 1979, com a publicação do artigo de Zapol e colaboradores,[2] que apresentou os resultados de estudo prospectivo e randomizado com a participação de nove centros, incluindo o total de 90 pacientes com insuficiência respiratória aguda. Os pacientes foram randomizados em dois grupos com estratégias diferentes de manejo: ventilação mecânica convencional isolada (48 pacientes) ou ventilação mecânica associada a ECMO venoarterial (42 pacientes). Apenas quatro pacientes sobreviveram em cada grupo. Os autores concluíram que o uso de ECMO não aumentou a sobrevida em pacientes adultos com insuficiência respiratória, afastando temporariamente os demais grupos dessa técnica.

O uso da ECMO em recém-nascidos com insuficiência respiratória, no entanto, persistiu com grandes esperanças. Em 1976, Bartlett e colaboradores[3] publicaram estudo com uso de ECMO em 13 crianças, sendo nove neonatos. Houve sobrevida de quatro crianças, todas neonatos. A estratégia utilizada foi de suporte venoarterial em todos os casos. Mais tarde, os mesmos autores[1] publicaram estudo com 45 neonatos submetidos à ECMO por insuficiência respiratória. Houve 25 sobreviventes. Os autores concluíram que o caráter reversível da insuficiência respiratória do neonato foi fundamental para o sucesso da terapia e sugeriram que essa estratégia deveria ser usada para pacientes mais velhos que tivessem também doenças pulmonares com chances de recuperação. Outros autores passaram, então, a publicar também excelentes resultados de ECMO em neonatos, com sobrevida de 70% a 100%.[4-6]

Com a difusão da ECMO como tratamento de insuficiência respiratória em neonatos e crianças e a adesão de vários grupos em diferentes países a essa modalidade de terapia, foi criada em 1989 a *Extracorporeal Life Support Organization* (ELSO), que se dispôs a organizar o registro mundial de centros que realizavam ECMO, a realizar treinamentos para a difusão do método e a estimular a pesquisa multi-institucional.[7]

O sucesso do emprego da terapia entre neonatos impulsionou o desenvolvimento tecnológico dos equipamentos utilizados e encorajou novas tentativas de emprego de ECMO entre pacientes adultos. Vários centros passaram a ter experiências mais animadoras em pequenas séries de casos, até que em 2009 houve a publicação de estudo CESAR, multicêntrico e randomizado, apresentando os resultados de ECMO em 90 pacientes adultos.[8] Esse estudo multicêntrico realizado no Reino Unido analisou dados de 766 pacientes adultos com insuficiência respiratória aguda (IRpA) provenientes de 148 centros e randomizou, em escala 1:1 aqueles que atingiram critérios de tratabilidade entre terapia com ventilação mecânica otimizada e terapia com ventilação mecânica com parâmetros mínimos associada à ECMO. Entre os designados inicialmente para ECMO, e que foram transferidos para o centro de referência, aqueles que não apresentaram melhora após 12 horas de otimização de ventilação mecânica, 68 pacientes, realmente foram tratados com suporte venovenoso. A diferença de sobrevida entre os dois grupos em 6 meses foi de 63% para o grupo ECMO em comparação a 47% para o grupo com tratamento convencional.

Os resultados apresentados pelos grupos que implantaram ECMO como terapia em crianças e adultos, corroborados pelos resultados de mais de 60 mil pacientes catalogados no registro da ELSO, praticamente forçaram todos os centros de excelência no mundo a oferecê-la aos seus pacientes.

COMPONENTES DO CIRCUITO DE ECMO

Um circuito ECMO considerado padrão consiste de uma bomba mecânica de sangue, um dispositivo de troca gasosa (oxigenador de membrana). Todos ligados em conjunto por um circuito de tubos entre a cânula venosa de drenagem e a cânula de infusão artéria (VA) ou venosa (VV) (Figura 50.1). Os circuitos podem variar de conformações simples até muito complexas, com diversos acessos para monitorizar fluxo e pressões sanguíneas ou até mesmo gasometrias em tempo real. O sangue é exposto à extensa superfície não endotelial, o que exige anticoagulação e um dispositivo de trocador de calor.

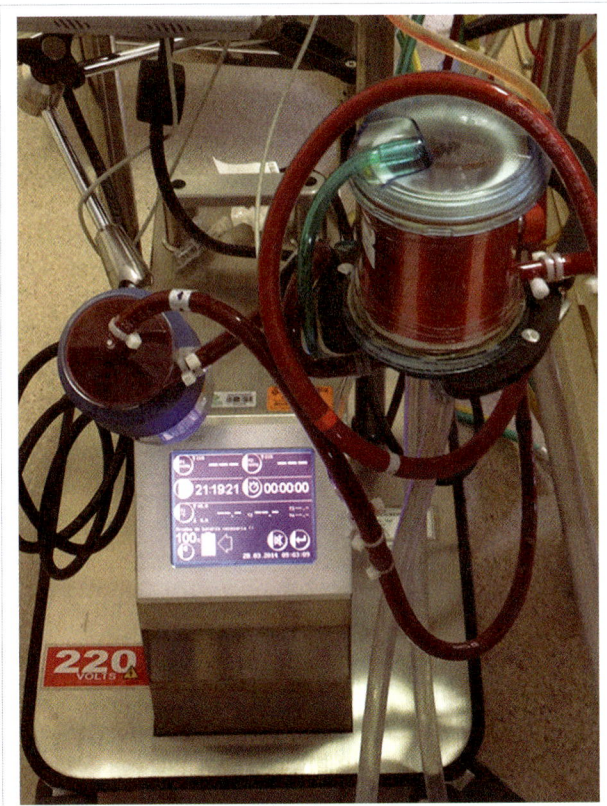

FIGURA 50.1. Exemplo de circuito de ECMO.

BOMBAS

As tradicionais bombas de rolete que realizam a impulsão do sangue através da oclusão parcial e compressão do sistema de tubos foram substituídas por bombas centrífugas. Estas apresentam um rotor giratório que gera fluxo e pressão, podendo ser utilizadas por longo período com excelente durabilidade. A pressão de perfusão é limitada pela quantidade de rotações por minuto (rpm), de modo que a pressão da linha de infusão é baixa e a ruptura do circuito é extremamente rara.[9]

Modelos de bombas de ECMO são oferecidos por vários fornecedores comerciais, incluindo Maquet (Hirrlingen, Alemanha), Medos (Stolberg, Alemanha), Sorin (Mirandola, Módena, Itália) e Thoratec (Pleasanton, CA). São seguras, portáteis, compactas e com sistemas integrados facilitando o transporte dos pacientes.

OXIGENADORES

São estruturas responsáveis pela adição de O_2 e remoção de CO_2 do sangue do paciente. Podem conter múltiplos diferentes materiais como silicone, fibra de polipropileno, polimetilpenteno (PMP), poliuretano, entre outros. O fluxo nominal, definido como a quantidade de sangue desoxigenado (Sat < 75%) que pode ser oxigenado (Sat > 95%) por minuto, depende do material utilizado, bem como do modelo de construção do oxigenador e da superfície de contato oferecida. Os modelos de silicone, utilizados por mais de 50 anos[10] foram substituídos por oxigenadores de PMP que são extremamente eficientes nas trocas gasosas e apresentam baixo risco de vazamento. Seu desenho com fibras com oxigênio internamente, circundadas por sangue na camada mais externa, além de melhor padrão do fluxo de sangue, permitiu o desenvolvimento de modelos com menor área de contato e, consequentemente, menor risco de ativação de fatores inflamatórios e formação de trombos.[11]

Há um grande número de oxigenadores de membrana com fibras de PMP disponíveis comercialmente, incluindo Quadrox – ID (Maquet, Hirrlingen, Alemanha), Hilite LT (Medos, Stolberg, Alemanha), Lilliput 2 (Sorin, Mirandola, Módena, Itália) e Biocube (Nipro, Osaka, Japão). Muitos desses dispositivos são comercializados em tamanhos neonatais, pediátricos e adultos.

CÂNULAS VASCULARES

As cânulas vasculares também apresentaram grande avanço nos últimos anos, proporcionando melhora no fluxo sanguíneo e maior facilidade de acesso percutâneo. Existem inúmeros tamanhos e conformações variadas. As diferentes modalidades incluem revestimento externo com estrutura aramada para evitar acotovelamento, pontas anguladas e multiperfuradas para otimizar o fluxo de drenagem ou infusão. Pode haver também superfície interna pré-preparada com substâncias anticoagulantes como heparina para possibilitar redução da dose de anticoagulação sistêmica, reduzindo complicações hemorrágicas.

Diferentemente das cânulas tradicionais de lúmen único, que exigem punções e acessos distintos para drenagem e infusão do sistema de ECMO, já estão disponíveis no mercado cânulas com lúmen duplo, utilizadas exclusivamente em situações de ECMO venovenosa.

Através de acesso venoso único, geralmente na veia jugular, implanta-se a cânula que tem sua ponta posicionada no átrio direito. O sangue venoso é drenado por um lúmen e o sangue arterializado é infundido por outro lúmen menos calibroso.

Esse modelo de cânula é importante particularmente na população pediátrica por evitar a ligadura da artéria carótida direita e, no paciente adulto, por permitir mobilização mais fácil e segura.

Orifícios de drenagem do sangue e de retorno são espacialmente separados para diminuir a recirculação de sangue dentro do circuito de ECMO, o que reduz a eficiência global de trocas gasosas.[12]

Atualmente, existem três modelos de cânulas duplo-lúmen disponíveis comercialmente no mercado internacional. A cânula Orígenes (Austin, TX), fabricada com poliuretano, está disponível em calibres 12F, 15F, 18F capazes de proporcionar a troca gasosa extracorpórea para pacientes até 12 kg.

A cânula de ECMO Covidien (Mansfield, MA) também é fabricada a partir de poliuretano reforçado. Só está disponível no diâmetro 14F, limitando seu uso a pacientes neonatais com insuficiência respiratória.

A cânula Avalon (Rancho Dominguez, CA) é fabricada a partir de um polímero de poliuretano de silicone reforçada com arame que resiste à deformação estrutural. Uma característica única da cânula de Avalon é que, quando corretamente inserida, a ponta distal é colocada na veia cava inferior. Dessa forma, há o orifício de drenagem na cava superior e inferior e o orifício de infusão de retorno de sangue no átrio direito, reduzindo o risco de *shunt* intracardíaco. Seu posicionamento deve ser confirmado com imagens de ecocardiografia ou fluoroscopia. A cânula Avalon está disponível em tamanhos que variam de 13F a 31F, que permitem que ela seja utilizada desde recém-nascidos até em adultos.

FISIOLOGIA E FUNDAMENTOS

O suporte ECMO só é útil para os casos de falência cardíaca ou pulmonar grave, aguda e reversível, com alto risco de mortalidade, apesar de otimização da terapia convencional. Ele é considerado se há risco de morte de 50% e é indicado, na maioria das circunstâncias, se há risco de morte de 80%.

O objetivo final do suporte cardiorrespiratório é promover oferta adequada de O_2 e remover CO_2, melhorar a entrega de oxigênio aos tecidos, permitir taxa metabólica fisiológica normal em nível tecidual e, além disso, oferecer outros benefícios, como: reduzir o uso de vasopressores e inotrópicos; diminuir os riscos da ventilação mecânica (barotrauma, volumetrauma e toxicidade de oxigênio); controlar a temperatura; prevenir acidose; e permitir a descompressão das cavidades cardíacas. Destaca-se como vantagem do uso da ECMO, também, a possibilidade de diagnóstico de lesões residuais e seu possível tratamento (no caso de pacientes em pós-operatório de cirurgia cardíaca).

A ECMO pode ser considerada uma modificação da circulação extracorpórea. Entretanto, o Quadro 50.1 apresenta diferenças importantes que devem ser conhecidas.

QUADRO 50.1. Diferenças entre ECMO e CEC.

	CEC	ECMO
Local	Centro cirúrgico	Centro cirúrgico, UTI, laboratório de hemodinâmica, PS
Assistência cardiopulmonar	Total	Parcial/total
Coagulação	TCA > 400 s	TCA 120-220 s
Hematócrito	Baixo	Normal
Desmame	Rápido	Lento
Parâmetro para desmame	Coração	Outros órgãos
Tempo	Minutos/horas	Dias/semanas
Reservatório cardiotomia	Sim	Não
Profissional	Perfusionista/cirurgião	Perfusionista/intensivista/cirurgião/enfermeiro

TCA: tempo de coagulação ativada; UTI: unidade de terapia intensiva; PS: pronto-socorro.

TIPOS DE ECMO

Em relação ao tipo de assistência cardiorrespiratória, a ECMO pode ser classificada em venovenosa, venoarterial ou arteriovenosa.

O suporte promovido pela ECMO depende de parâmetros do circuito e do paciente, como tamanho das cânulas de drenagem e infusão, a resistência do circuito, volemia e resistência periférica do paciente, pressão intratorácica.

VENOARTERIAL

Promove o suporte cardíaco e respiratório e corresponde a 75% das assistências temporárias utilizadas atualmente.[13] O sangue venoso é drenado por uma veia de grande calibre (veia jugular direita e veias femorais) para a bomba centrífuga que o impulsiona para o oxigenador. Após esse processo, o sangue é devolvido ao sistema arterial por uma artéria de grande calibre do paciente oxigenado. A ECMO venoarterial pode ser central (via toracotomia) ou periférica (artérias femorais, axilares e carótida direita).

Indicada para pacientes com baixo débito cardíaco com inadequada perfusão tecidual a despeito de adequada volemia intravascular e correto uso de inotrópicos e vasoconstritores de diversas etiologias. Tem como principais indicações:

a) Ponte para recuperação: pós-cardiotomia:
- Infarto agudo do miocárdio (IAM);
- Pós-parada cardíaca;
- Descompensação aguda de cardiomiopatias;

- Miocardites;
- Choque séptico;
- Arritmias refratárias;
- Embolia pulmonar maciça;
- Falência aguda de enxerto pós-transplante; transplante cardíaco;
- Grave depressão miocárdica por fármacos.

b) Ponte para transplante.
c) Ponte para diagnóstico.
d) Ponte para dispositivo de assistência mecânica prolongada.

Utilizada como suporte cardiopulmonar total ou parcial, depende do fluxo de sangue drenado para o circuito e da otimização da oxigenação para promover uma perfusão e oxigenação tecidual adequadas. Assim, os parâmetros fisiológicos da paciente, como volemia e hematócrito, devem ser observados.

Sua desvantagem são a necessidade da ligadura da artéria carótida direita nos neonatos e lactentes, a possibilidade de embolia aérea, trombos e o aumento da pós-carga ocasionado pelo fluxo retrógrado da cânula arterial contra a valva aórtica. Durante ECMO venoarterial periférica, nos casos em que a função pulmonar está muito comprometida, há risco de baixa oferta de oxigênio para o miocárdio e cérebro, pois o sangue ejetado pela circulação nativa (pulmão-coração do paciente) será predominante nessa região.

VENOVENOSA

Utilizada nos casos de falência respiratória aguda e reversível, depende da função miocárdica adequada para a perfusão pulmonar e cardíaca. O sangue venoso é drenado por uma veia calibrosa e, após ser oxigenado, reinfundido também por acesso venoso, para as cavidades cardíacas direitas. No grupo neonatal e pediátrico, comumente, utiliza-se a canulação dos vasos cervicais por serem mais calibrosos nessa faixa etária. A cânula de drenagem atinge o átrio direito (AD) através da veia jugular interna, e, após a oxigenação, o sangue é devolvido através da veia femoral. Esta, nos adultos, é mais utilizada para introdução da cânula de drenagem e a veia jugular interna, para infusão.

Existe ainda, como já apresentado, a possibilidade da canulação única, utilizando-se uma cânula de duplo-lúmen, com um orifício proximal e outro distal, inserida no AD através da veia jugular interna.

Nos casos de ECMO venovenosa, parte do sangue oxigenado infundido pode retornar ao circuito pela cânula de drenagem, evento conhecido como recirculação, e pode ser minimizada pelo posicionamento adequado das cânulas, que não devem estar muito próximas, e pelo cuidado no ajuste do fluxo do circuito. O aumento do fluxo, na tentativa de aumentar a oxigenação, pode piorar a recirculação.

A saturação de O_2 esperada na ECMO venovenosa é de 80% a 85%, diferentemente da venoarterial. Isso ocorre porque o sangue oxigenado é infundido ainda do lado direito do coração, misturando-se ao retorno venoso natural do paciente, antes de ganhar a circulação pulmonar.

ARTERIOVENOSA

Método utilizado para a remoção de CO_2 sem recorrer à bomba, empregando apenas os gradientes de pressão do próprio paciente.

INDICAÇÕES

A dificuldade existente para a elegibilidade de um paciente para ECMO se apoia no fato de existirem poucos

QUADRO 50.2. Diferenças entre ECMO venoarterial e venovenosa.

	ECMO VA	ECMO VV
Local de canulação	**Cânula venosa:** Veia jugular interna; veia femoral; veias cavas ou átrio direito. **Cânula arterial:** Carótida; axilar; femoral ou aorta.	**Cânula venosa:** Veia jugular; veia femoral; veia safena ou átrio direito. **Cânula arterial:** Veia femoral; veia safena ou átrio direito. cateter duplo-lúmen em veia jugular interna.
PO_2 arterial	60 a 150 mmHg	45 a 80 mmHg
Indicadores de deficiência	SvO_2	SaO_2 (SvO_2 indica a TR)
Efeitos cardíacos	↓ Pré-carga ↑ Pós-carga ↓ Pressão de pulso	↓Pós-carga VD e VE (efeitos indiretos)
Capacidade de distribuição de O_2	Elevada	Moderada
Suporte circulatório	Parcial ou completo	Sem suporte circulatório
Perfusão sistêmica	Fluxo do circuito + débito cardíaco nativo.	Débito cardíaco nativo
Pressão arterial	Achatamento ou desaparecimento da curva de pulso.	Não afeta a curva de pulso.
Remoção de CO_2	Depende do fluxo de gás da membrana.	Depende do fluxo de gás da membrana.

critérios de indicações e de contraindicações absolutas. É importante que cada equipe estabeleça os próprios critérios de seleção dos pacientes.

FALÊNCIA RESPIRATÓRIA

Crianças com quadro de falência respiratória aguda com evolução desfavorável podem necessitar de parâmetros ventilatórios elevados e altas concentrações de oxigênio que, se mantidos por períodos prolongados, podem causar lesão pulmonar grave irreversível.

NEONATOS COM INSUFICIÊNCIA RESPIRATÓRIA

Representam a maior parte dos casos de indicação de ECMO. Hipertensão pulmonar persistente idiopática ou secundária, aspiração de mecônio, doença da membrana hialina, pneumonia, síndrome do desconforto respiratório agudo (SDRA), sepse e hérnia diafragmática são as indicações mais comuns.

Critérios de inclusão:

a) Idade gestacional > 34 semanas;
b) Peso > 2 kg;
c) Ventilação mecânica < 14 dias;
d) Lesão pulmonar reversível;
e) Índice de oxigenação > 40 ou 35 por 4 horas;
f) Ausência de lesão cerebral irreversível;
g) Ausência de malformações letais;
h) Ausência de disfunção de múltiplos órgãos.

CRIANÇAS COM INSUFICIÊNCIA RESPIRATÓRIA

As causas mais comuns são: pneumonia viral, pneumonia bacteriana, pneumonia aspirativa, SDRA (pós-trauma, pós-operatório).

Critérios de inclusão:

- Insuficiência respiratória de etiologia reversível;
- Índice de oxigenação > 40;
- Hipercapnia e pH < 7,1;
  Pressão média de via aérea (PMVA) > 30 mmHg;
- Índice de oxigenação (IO) > 40;
- IO = PMVA × FiO_2;
- PaO_2;
- (IO = pressão média da via área × FiO_2 × 100/PaO_2);
- Relação PaO_2/FiO_2 < 100.
- Ventilação mecânica < 14 dias;
- Ausência de lesão cerebral irreversível;

QUADRO 50.3. Criterios de Berlin para SDRA.

PaO_2/FiO_2	
> 300	Normalidade
200-300	Lesão pulmonar aguda (*acute lung injury* – ALI)
< 200	Grave lesão pulmonar (SDRA)

- Ausência de disfunção de múltiplos órgãos – > três órgãos, incluindo falência pulmonar e cardíaca.

No Quadro 50.4, estão os critérios para indicação de ECMO por insuficiência respiratória de forma geral.

QUADRO 50.4. Indicação para ECMO com índices preditores de mortalidade > 80%.

Índice de oxigenação (IO)	IO > 40 ou > 35 por 4h IO = (pressão media da via aérea × FiO_2 × 100/PAO_2)
Índice de ventilação (IV)	IV > 90 por 4h IV = frequência respiratória × pressão de pico inspiratório – PEEP/100
PAO_2	PaO_2 < 50 mmHg por 2-12h (FiO_2 – 100%)
pH	pH < 7,25 por 2h
Descompensação aguda	PaO_2 < 30-40 mmHg (FiO_2 de 100%)
Diferença alveolar-arterial de oxigênio	(A-a) DO_2 > 600-624 mmHg

PEEP: pressão positiva no final da expiração.

CHOQUE CARDIOGÊNICO

Nesta condição, o uso da ECMO corresponde a 20% do total de casos registrados e tem uma sobrevida que varia de 40% a 70%, de acordo com a indicação,[14] cujos melhores resultados são nos casos de micardites[15] (Tabela 50.1).

TABELA 50.1. Mortalidade de acordo com a indicação para ECMO em choque cardiogênico.

	Sobrevida
Cardiopatia congênita	42%
Parada cardiorrespiratória	37%
Choque cardiogênico	45%
Cardiomiopatias	60%
Miocardites	67%
Outros	50%

Fonte: ELSO Registry Report January, 2013.

É a forma mais frequentemente utilizada na população pediátrica devido ao menor número de dispositivos de assistência circulatória disponíveis para a faixa etária e pelo fato de a ocorrência de falência isolada do ventrículo esquerdo em crianças ser mais rara.

A indicação mais frequente é por falência cardíaca transitória pós-cardiotomia de correção da cardiopatia congênita, seguida das cardiomiopatias e miocardites.[16-17]

Casos de choque cardiogênico com instabilidade hemodinâmica grave no período pré ou pós-operatório, necessitando de altas doses de drogas vasoativas (0,2 a 0,4 epi mcg/kg/min), com acidose metabólica persistente (lactato > 0,75 mmol/L/h), baixo débito urinário, podem se beneficiar da utilização de suporte circulatório durante período de recuperação ou para permitir identificação da causa da descompensação.[18]

Alguns estudos mostram uma melhor sobrevida quando a assistência circulatória mecânica é instalada precocemente, nas primeiras 72 horas de pós-operatório,[19] e sugerem que se não houver sinais de recuperação após 7 dias de assistência, as chances de recuperação tornam-se mínimas e deve-se pensar em listar o paciente para transplante e/ou instalar um dispositivo de assistência ventricular de longa duração.[20]

Quando indicar:

a) Síndrome de baixo débito cardíaco (SBDC) refratária ao tratamento medicamentoso otimizado e à adequada volemia intravascular;
b) Deterioração clínica progressiva;
c) Utilização de doses crescentes de drogas vasoativas sem sinais de melhora clínica e laboratorial no período pré ou pós-operatório;
d) Lactato elevado e acidose metabólica persistente;
e) Ecocardiograma com disfunção e/ou lesão residual;
f) Parada cardíaca por qualquer causa, sem reversão após 20 minutos do início das manobras de ressuscitação;
g) Na estabilização clínica para estudo hemodinâmico diagnóstico ou terapêutico;
h) Hipertensão pulmonar aguda refratária;
i) Arritmias refratárias ao tratamento clínico habitual com grave instabilidade hemodinâmica;
j) Miocardite e miocardiopatias como ponte para recuperação;
k) Ponte para transplante cardíaco em casos de cardiomiopatias de diferentes etiologias na vigência de choque cardiogênico refratário;
l) Ponte para utilização de dispositivos de assistência ventricular mecânica.

CONTRAINDICAÇÕES

Podem ser absolutas ou relativas e deverão ser individualizadas e discutidas pela equipe multiprofissional.

Contraindicacações absolutas para qualquer tipo de ECMO:

a) Idade muito avançada; doença cardíaca/respiratória irreversível;
b) Doença neurológica irreversível;
c) Grave hipertensão pulmonar crônica;
d) Avançada doença hepática;
e) Peso corpóreo > 140 kg;
f) Parada cardiorrespiratória maior que 60 minutos (não assistida);
g) AIDS com doença maligna secundária ou necessidade de resgate com terapia antirretroviral;
h) Recente sangramento do sistema nervoso central (SNC) ou medula espinhal;
i) Contraindicação absoluta de anticoagulação;
j) Doença hematológica maligna;
k) Câncer metastático incurável.

Contraindicações absolutas para ECMO venovenosa:

a) Parada cardíaca, disfunção ventricular direita ou esquerda (fração de ejeção < 25%);
b) Grave hipertensão pulmonar crônica.

Contraindicações absolutas para ECMO venoarterial:

a) Regurgitação aórtica importante;
b) Dissecção de aorta.

Contraindicações relativas para qualquer tipo de ECMO:

a) Pós-transplante de medula óssea, transplante hepático;
b) Trauma com múltiplos sítios de sangramento;
c) Ventilação mecânica por período > 7 dias.

RESULTADOS

Os resultados mostrados no registro ELSO estão na Tabela 50.2. O número de centros que realizam ECMO tem aumentado a cada ano, assim também como maior número de profissionais especialistas.

TABELA 50.2. Resultados do registro ELSO.

	Total pacientes	Desmame com sucesso	Alta hospitalar ou transferência
Neonatal			
Respiratório	27.007	84%	74%
Cardíaco	5.425	62%	41%
PCR	980	64%	40%
Pediátrico			
Respiratório	6.149	66%	57%
Cardíaco	6.784	65%	50%
PCR	2.071	54%	41%
Adulto			
Respiratório	5.146	64%	56%
Cardíaco	4.042	56%	40%
PCR	1.238	38%	29%
Geral	58.842	72%	60%

PCR: parada cardiorrespiratória.

PREDITORES DE MORTALIDADE

Um parâmetro simples e extremamente útil é o nível de lactato sérico. Evolução do nível de lactato nas primeiras 72 horas tem boa predição para desfecho em 30 dias.

A necessidade de múltiplas transfusões de sangue, principalmente relacionada à alta taxa de sangramento, também aumenta a mortalidade. A longa duração do suporte da ECMO, baixo pH e insuficiência renal aguda são fatores de pior resultado.

Pacientes com alta taxa de transfusão de sangue, longo período de suporte e sepse têm risco aumentado de morte mesmo após desmame com sucesso.

MORBIDADE

Mesmo duas ou mais semanas após desmame, o paciente pode apresentar um quadro de doença obstrutiva crônica grave com retenção de CO_2 e imagem de aparência de favo de mel na radiografia de tórax. Isso é devido ao desequilíbrio ventilação/perfusão (V/Q), o qual, eventualmente, se resolve de forma espontânea em algumas semanas.

Existe o risco de trombose venosa profunda, especialmente na veia femoral canulada. Uma vez fora ECMO, há a tendência de sobrecarga volêmica, anemia, hipoproteinemia, sedação excessiva e desnutrição. A atenção e a prevenção desse cenário são algumas das prioridades no desmame da ECMO para garantir melhores chances de sobrevivência aos pacientes.

Para ECMO, o desenvolvimento conjunto na tecnologia de biomateriais e conhecimento médico consistente são necessários para replicar, nesse sistema e o mais fidedignamente possível, o sistema fisiológico natural.

REFERÊNCIAS BIBLIOGRÁFICAS

1. Hill JD, O'Brien TG, Murray JJ, Dontigny L, Bramson ML, Osborn JJ, et al. Prolonged extracorporeal oxygenation for acute post-traumatic respiratory failure (shock-lung syndrome). Use of the Bramson membrane lung. N Engl J Med. 1972 Mar 23;286(12):629-34.
2. Zapol WM, Snider MT, Hill JD, Fallat RJ, Bartlett RH, Edmunds LH, et al. Extracorporeal membrane oxygenation in severe acute respiratory failure. A randomized prospective study. JAMA. 1979 Nov 16;242(20):2193-6.
3. Bartlett RH, Gazzaniga AB, Jefferies MR, Huxtable RF, Haiduc NJ, Fong SW. Extracorporeal membrane oxygenation (ECMO) cardiopulmonary support in infancy. Trans Am Soc Artif Intern Organs. 1976;22:80-93.
4. Kirkpatrick BV, Krummel TM, Mueller DG, Ormazabal MA, Greenfield LJ, Salzberg AM. Use of extracorporeal membrane oxygenation for respiratory failure in term infants. Pediatrics. 1983 Dec;72(6):872-6.
5. Andrews AF, Klein MD, Toomasian JM, Roloff DW, Bartlett RH. Venovenous extracorporeal membrane oxygenation in neonates with respiratory failure. J Pediatr Surg. 1983 Aug;18(4):339-46.
6. Krummel TM, Greenfield LJ, Kirkpatrick BV, Mueller DG, Ormazabal M, Salzberg AM. Clinical use of an extracorporeal membrane oxygenator in neonatal pulmonary failure. J Pediatr Surg. 1982 Oct;17(5):525-31.
7. Toomasian JM, Snedecor SM, Cornell RG, Cilley RE, Bartlett RH. National experience with extracorporeal membrane oxygenation for newborn respiratory failure. Data from 715 cases. ASAIO Trans. 1988 Apr-June;34(2):140-7.
8. Peek GJ, Mugford M, Tiruvoipati R, Wilson A, Allen E, Thalanany MM, et al. Efficacy and economic assessment of conventional ventilatory support versus extracorporeal membrane oxygenation for severe adult respiratory failure (CESAR): a multicentre randomised controlled trial. Lancet. 2009 Oct 17;374(9698):1351-63.
9. Horton A, Butt W. Pump-induced hemolysis: is the constrained vortex pump better or worse than the roller pump? Perfusion. 1992;7:103-8.
10. Kolobow T, Bowman RL. Construction and evaluation of an alveolar membrane artificial heart-lung. Trans Am Soc Artif Intern Organs. 1963;9:238-43.
11. Khoshbin E, Westrope C, Pooboni S, Machin D, Killer H, Peek GJ, et al. Performance of polymethyl pentene oxygenators for neonatal extracorporeal membrane oxygenation: a comparison with silicone membrane oxygenators. Perfusion. 2005;20(3):129-34.
12. Rais-Bahrami K, Walton DM, Sell JE, Rivera O, Mikesell GT, Short BL. Improved oxygenation with reduced recirculation during venovenous ECMO: comparison of two catheters. Perfusion. 2002 Nov;17(6):415-9.
13. Paden ML, Conrad SA, Rycus PT, Thiagarajan RR, ELSO Registry. Extracorporeal Life Support Organization Registry Report 2012. ASAIO J. 2013 May-June;59(3):202-10.
14. Lequier L. Extracorporeal life support in pediatric and neonatal critical care: a review. J Intens Care Med. 2004;19(5):243-58.
15. Lequier L, Joffe AR, Robertson CM, Dinu IA, Wongswadiwat Y, Anton NR, et al. Two-year survival, mental, and motor outcomes after cardiac extracorporeal life support at less than five years of age. J Thorac Cardiovasc Surg. 2008 Oct;136(4):976-983.e3.
16. Kolovos NS, Bratton SL, Moler FW, Bove EL, Ohye RG, Bartlett RH, et al. Outcome of pediatric patients treated with extracorporeal life support after cardiac surgery. Ann Thorac Surg. 2003 Nov;76(5):1435-41.
17. Atik FA, Castro RS, Succi FM, Barros MR, Afiune C, Succi Gde M, et al. Use of centrifugal pump and extracorporeal membrane oxygenation as cardiopulmonary support in pediatric cardiovascular surgery. Arq Bras Cardiol. 2008;90(4):216-20.
18. Charpie JR, Dekeon MK, Goldberg CS, Mosca RS, Bove EL, Kulik TJ. Serial blood lactate measurements predict early outcome after neonatal repair or palliation for complex congenital heart disease. J Thorac Cardiovasc Surg. 2000;120(1):73-80.
19. Shah SA, Shankar V, Churchwell KB, Taylor MB, Scott BP, Bartilson R, et al. Clinical outcomes of 84 children with congenital heart disease managed with extracorporeal membrane oxygenation after cardiac surgery. ASAIO J. 2005 Sept-Oct;51(5):504-7.
20. Duncan BW. Use of rapid deployment ECMO for the resuscitation of children with cardiac disease after cardiac arrest. In: Duncan BW, ed. Mechanical Support for Cardiac and Respiratory Failure in Pediatric Patients. New York: Marcel Dekker; 2001. p.69-82.

CAPÍTULO 51

ASPECTOS DA CIRURGIA CARDÍACA MINIMAMENTE INVASIVA

Robinson Poffo
João Roberto Breda

DESTAQUES

- Os avanços tecnológicos e as mudanças na técnica cirúrgica permitem que o coração seja operado com o uso de técnicas minimamente invasivas.
- As incisões menores levam a menor trauma operatório, culminando na melhor recuperação do paciente, sem comprometer o resultado cirúrgico.
- A adoção de protocolos de *fast track* para alta precoce do paciente é importante.
- Várias são as doenças que podem ser abordadas com o uso da técnica de cirurgia cardíaca menos invasiva: doenças valvares, insuficiência coronariana, cardiopatias congênitas, tumores intracardíacos e fibrilação atrial (FA).
- Um dos maiores avanços tecnológicos na área cirúrgica foi a introdução do sistema robótico DaVinci®, o qual permite uma melhora importante da visibilização do campo operatório, o que agrega mais precisão ao procedimento e possibilita realizar cirurgias cardíacas por incisões ainda menores.

INTRODUÇÃO

Os recentes avanços da cirurgia cardiovascular têm sido acompanhados por inovações técnicas e tecnológicas com o principal objetivo de tornar os procedimentos cirúrgicos cada vez mais seguros e menos invasivos. A introdução da cirurgia cardíaca minimamente invasiva tornou possível a abordagem cirúrgica de diversas doenças cardíacas por incisões cada vez menores, o que diminuiu a agressão ao organismo. Isto se reflete em menor trauma operatório, culminando com melhor evolução do paciente, sem comprometer o resultado cirúrgico.[1-3]

Basicamente, o conceito de cirurgia cardíaca minimamente invasiva (Quadro 51.1) envolve a redução do tamanho das incisões (sempre que possível, com a substituição da clássica esternotomia mediana por outra via de acesso), assim como melhor manejo do paciente pela incorporação de protocolo de *fast track*, definido como um conjunto de ações peri e pós-operatórias, dentre elas, o uso de drogas anestésicas de curta duração, extubação precoce, manutenção da temperatura normotérmica do paciente, controle da dor e deambulação precoce, com o objetivo de alta hospitalar em poucos dias.[4-5]

QUADRO 51.1. Critérios para cirurgia cardíaca minimamente invasiva.

Itens cirúrgicos
Exposição cirúrgica adequada
Não comprometer a qualidade do procedimento
Não acrescentar risco cirúrgico (morbimortalidade)
Vantagens para o paciente
Diminuição do trauma e da dor pós-operatórios
Diminuição da permanência hospitalar
Redução de custos
Retorno precoce às atividades habituais
Melhor resultado cosmético

Em meados da década de 1990, surgiram na literatura médica mundial vários relatos a respeito de técnicas de cirurgia cardíaca menos invasivas.[6-8] Os objetivos são a melhor recuperação do paciente, com menos dor e complicações pós-operatórias, diminuição da permanência hospitalar e consequente redução de custos. Outro ponto é o aspecto estético e a satisfação do paciente, decorrente da redução do trauma cirúrgico. Além disso, o advento da videotoracoscopia trouxe a possibilidade de incisões cada vez menores ou até a ausência delas.[9]

Vários são os fatores que fazem com que essa técnica ainda seja pouco usual em nosso meio. O primeiro deles é a necessidade da adaptação do cirurgião e do ambiente cirúrgico, pois ocorre uma mudança na forma com que se está habituado a trabalhar com o coração. O acesso às cavidades cardíacas é restrito pelo comprimento limitado da incisão, o qual é compensado pelo uso da videotoracoscopia. O manuseio de instrumentos longos e a visibilização indireta do campo operatório são algumas das dificuldades acrescentadas ao método. Entretanto, com o aumento da experiência e o domínio da técnica, não há impedimentos para sua aplicação.[10]

O objetivo deste capítulo é apresentar, de forma geral, as aplicações e os aspectos da cirurgia cardíaca minimamente invasiva em situações habituais na cardiologia e na cirurgia cardíaca, ou seja, sua indicação nas operações de revascularização miocárdica, na correção das valvopatias, nos defeitos congênitos e nas arritmias cardíacas.

REVASCULARIZAÇÃO MIOCÁRDICA MINIMAMENTE INVASIVA

A revascularização miocárdica minimamente invasiva pode ser definida, de maneira geral, como a possibilidade de realização dessa operação mesmo com o coração batendo, o que permite completa revascularização dos segmentos miocárdicos pela confecção de vários enxertos, em que as anastomoses entre o enxerto escolhido e a artéria coronária envolvida podem ser feitas sob visão direta por uma minitoracotomia anterolateral.

O enxerto considerado obrigatório nessas operações é representado pela artéria torácica interna esquerda, que pode ser obtida por visão direta, com ou sem o auxílio da videotoracoscopia ou, ainda, com o uso da tecnologia robótica.[11-13]

Os potenciais benefícios agregados são o aumento da satisfação dos pacientes, a possibilidade de revascularização completa dos segmentos miocárdicos pela minitoracotomia, menor tempo de internação hospitalar, retorno precoce ao trabalho, melhor resultado cosmético e redução no risco de infecção em virtude da não realização de esternotomia. Além disso, para as instituições que realizam esse procedimento, representa uma diferenciação competitiva no mercado e uma oportunidade de redução de custos, sobretudo se comparado à tecnologia robótica.[13-14]

Seu sucesso está intimamente relacionado à seleção dos casos sempre com rigorosa observância aos critérios de inclusão. Inicialmente, deve ser realizado um rigoroso estudo da anatomia coronária levando-se em conta os casos passíveis dessa técnica, por exemplo, lesão de tronco de coronária esquerda com artéria coronária direita normal, doença coronariana triarterial com grande artéria descendente posterior, lesões proximais complexas da artéria descendente anterior, com ou sem acometimento dos ramos diagonais, e insucesso de terapia percutânea prévia. Outras situações em que esse tipo de abordagem pode estar plenamente indicada estão relacionadas aos pacientes de alto risco para abordagem convencional em razão da presença de múltiplas comorbidades (uso crônico de esteroides, doença pulmonar obstrutiva crônica, idade avançada, problemas ortopédicos ou articulares, entre outros).[15-17] Um fator muito interessante a ser considerado nesse tipo de operação é o desejo do paciente ativo e sem comorbidades, mas que está buscando uma opção menos invasiva.

Consideram-se como possíveis contraindicações as operações de emergência, a presença de instabilidade hemodinâmica, as reoperações, a obesidade mórbida, a fração de ejeção abaixo de 20%, a doença vascular periférica e a insuficiência aórtica presente.

Alguns aspectos técnicos podem ser ressaltados; inicialmente, existem particularidades anestésicas, como a necessidade de ventilação monopulmonar, a utilização de placas de desfibriladores externos, o controle rigoroso das condições hemodinâmicas e, principalmente, da pressão arterial, especialmente importante durante a confecção das anastomoses na aorta.

A incisão para o acesso ao coração normalmente envolve uma minitoracotomia anterolateral (nos homens, realizada no quarto espaço intercostal; nas mulheres, na região inframamária). Essa incisão é chamada de "janela", pois por ela serão realizadas todas as anastomoses necessárias para a completa revascularização do miocárdio. Uma série de afastadores e estabilizadores mecânicos foram desenvolvidos e estão comercialmente disponíveis para uso nessas operações, o que permite a dissecção da artéria torácica interna e a realização das anastomoses com confiabilidade e segurança para o paciente e o cirurgião.[18]

CORREÇÃO MINIMAMENTE INVASIVA DAS VALVOPATIAS

Vários trabalhos têm demonstrado a utilização da minitoracotomia associada à videotoracoscopia como método seguro e eficaz para a abordagem da valva mitral. Mais uma vez, os objetivos são a melhor recuperação do paciente, com menos dor e complicações pós-operatórias, a diminuição da permanência hospitalar e a consequente redução de custos.[19-20] O acesso restrito à valva mitral, pelo comprimento limitado da incisão, é compensado pelo uso da toracoscopia. As contraindicações à utilização dessa técnica são com os pacientes obesos ou com mamas grandes, pois o acesso ao quarto espaço intercostal é mais difícil, ou portadores de insuficiência aórtica, pois a cardioplegia é administrada de forma anterógrada, o que pode comprometer a proteção miocárdica.[21]

A complicação mais temida é a dissecção retrógrada da aorta, visto que a canulação é feita na artéria femoral. Pacientes com doença vascular periférica ou aorta com importante ateromatose devem ser amplamente estudados por meio da angiotomografia da aorta em toda a sua extensão. Outro ponto importante é quanto aos cuidados preventivos à embolização aérea. Em virtude do acesso restrito, que impossibilita a manipulação direta do coração, a utilização de insuflação constante de gás carbônico no campo operatório e o uso de ecocardiograma transesofágico auxiliam na retirada de ar das câmaras esquerdas.[10]

Em uma fase mais avançada, idealizou-se um acesso inédito para cirurgia cardíaca minimamente invasiva videoassistida, combinando a efetividade desse método a um acesso em que a manipulação das estruturas cardíacas fosse facilitada: o acesso periareolar (Figura 51.1). Normalmente,

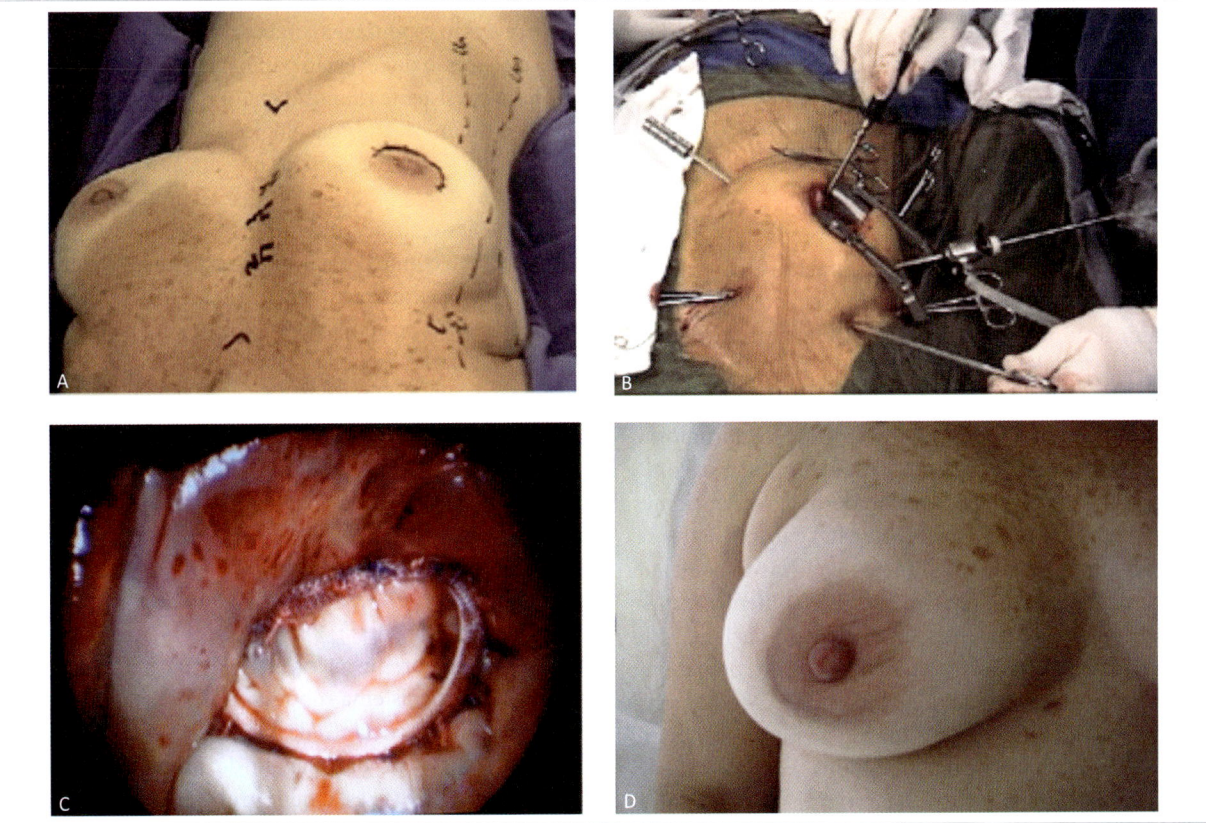

FIGURA 51.1. Plastia valvar mitral minimamente invasiva videoassistida: (A) marcação do campo operatório; (B) aspecto externo do campo operatório; (C) plastia valvar mitral; (D) aspecto cicatricial no pós-operatório tardio.

o mamilo está exatamente sobre o quarto espaço intercostal direito, o que dispensa uma grande incisão para chegar nessa região. Esse acesso é utilizado há décadas na cirurgia plástica e demonstra baixos índices de complicações e um excelente resultado estético. Atualmente, é o nosso acesso de escolha, principalmente para pacientes do sexo feminino, portadores de valvopatia mitral, comunicação interatrial e correção de FA.[22]

Para a valva aórtica, os acessos minimamente invasivos de escolha são a minitoracotomia anterior direita no segundo ou no terceiro espaço intercostal e a esternotomia parcial do terço superior do esterno (incisão de 6 a 8 cm). Os dados encontrados permitem afirmar que esse é um acesso seguro, com ótimos resultados e bem tolerado por pacientes idosos.[23] Recentemente, o implante da válvula aórtica percutânea tem despertado o interesse da comunidade médica. Essa técnica promissora tem sido utilizada em casos selecionados de grave estenose aórtica que possuam contraindicação de cirurgia de troca valvar ou elevado risco cirúrgico. A prótese pode ser introduzida pela via femoral, o acesso de escolha na maioria dos casos (75%), ou transapical, nos pacientes com arteriopatia periférica grave. Segundo o estudo apresentado por Himbert e colaboradores,[24] a sobrevida de seu grupo de pacientes (n = 160) foi de 78 ± 6% em 1 ano.

Alguns pontos ainda devem ser mais bem estudados, como a durabilidade da prótese e seu desempenho, a insuficiência aórtica residual, a indisponibilidade de vários tamanhos da prótese e a forma como esse procedimento afetará a sobrevida desses pacientes. Esses são alguns dos desafios que deverão ser superados para que seja possível estender a utilização dessa técnica na rotina médica; por enquanto, a cirurgia de troca valvar continua sendo o padrão-ouro para esses pacientes.

CARDIOPATIAS CONGÊNITAS

Por mais de quatro décadas o fechamento cirúrgico tem sido o principal método utilizado em pacientes portadores de comunicação interatrial (CIA). Esse método é associado a um baixo índice de morbimortalidade e permite um resultado sólido. Apesar de a toracotomia lateral direita ter sido muito utilizada em uma fase inicial, a esternotomia mediana tornou-se a abordagem padrão. Entretanto, com o passar dos anos, houve mudança no perfil desses pacientes. O fechamento percutâneo foi introduzido para pacientes selecionados e a abordagem minimamente invasiva associada à canulação femoral foi aperfeiçoada. Atualmente, indica-se o fechamento minimamente invasivo em pacientes que não se enquadram no protocolo de fechamento percutâneo da CIA, ou seja, nos de maiores dimensões. O fechamento minimamente invasivo da CIA tornou-se um procedimento padrão com resultados bem definidos. Por causa da excelente exposição obtida pelo método minimamente invasivo ao átrio direito, considerado um procedimento seguro e eficaz com baixa taxa de conversão, também é possível a abordagem da valva tricúspide e a ablação endocárdica para correção da fibrilação atrial.[25]

ARRITMIAS CARDÍACAS

Apesar dos avanços no tratamento medicamentoso da FA, os medicamentos antiarrítmicos são efetivos na restauração do ritmo sinusal em menos da metade dos pacientes portadores dessa taquiarritmia; no entanto, a FA permanece como a principal causa de acidente vascular cerebral (AVC) e representa fator de risco independente de mortalidade. Vários trabalhos foram publicados na tentativa de elucidar as causas de FA, tendo como objetivo principalmente os possíveis locais intracardíacos que funcionam como focos geradores da arritmia. Trabalhos produzidos com auxílio de estudo eletrofisiológico identificaram a importância das veias pulmonares e do plexo epicárdico gangliônico como locais de importância capazes de desencadear FA.[26-27]

O tratamento operatório clássico da FA (chamado de Cox-Maze) apresenta resultados satisfatórios na obtenção de ritmo sinusal, porém, em função de sua complexidade operatória (envolvendo esternotomia mediana e instalação de circulação extracorpórea), não foi amplamente adotado, com baixa aplicabilidade, sobretudo, nos casos de FA isolada.

Em razão da possibilidade de realização por punções periféricas na sala de hemodinâmica, a ablação por cateter da FA tornou-se uma alternativa menos invasiva para tratamento da arritmia. Os resultados desse procedimento são aceitáveis nos casos de FA paroxística (duração menor do que sete dias e reversão espontânea), mas não se observam as mesmas taxas de sucesso de reversão para ritmo sinusal nos portadores de FA persistente (duração maior do que sete dias e reversão após tratamento farmacológico ou cardioversão elétrica) ou permanente (duração maior que um ano).[28-29]

O desenvolvimento de novas tecnologias permitiu a criação de lesões epicárdicas transmurais por pequenas incisões mesmo com o coração batendo. Assim, a combinação dos dois procedimentos (ablação por cateter e minimamente invasiva) poderia representar uma alternativa para o tratamento da FA isolada, principalmente nas formas persistente e permanente.

Mais uma vez, a segurança e a eficácia desse método menos invasivo estão diretamente relacionadas à incorporação de novos equipamentos e tecnologias à prática cirúrgica diária, além de um adequado treinamento de todos os profissionais envolvidos no cuidado desses pacientes.

ROBÓTICA EM CARDIOLOGIA

Um dos maiores avanços tecnológicos na área cirúrgica foi a introdução sistema robótico DaVinci®, o qual permite uma melhora importante da visibilização do campo operatório pela captura da imagem de forma tridimensional, aumentada em 10 vezes, o que agrega mais precisão ao procedimento e torna possível cirurgias cardíacas por incisões ainda menores (Figura 51.2).[30]

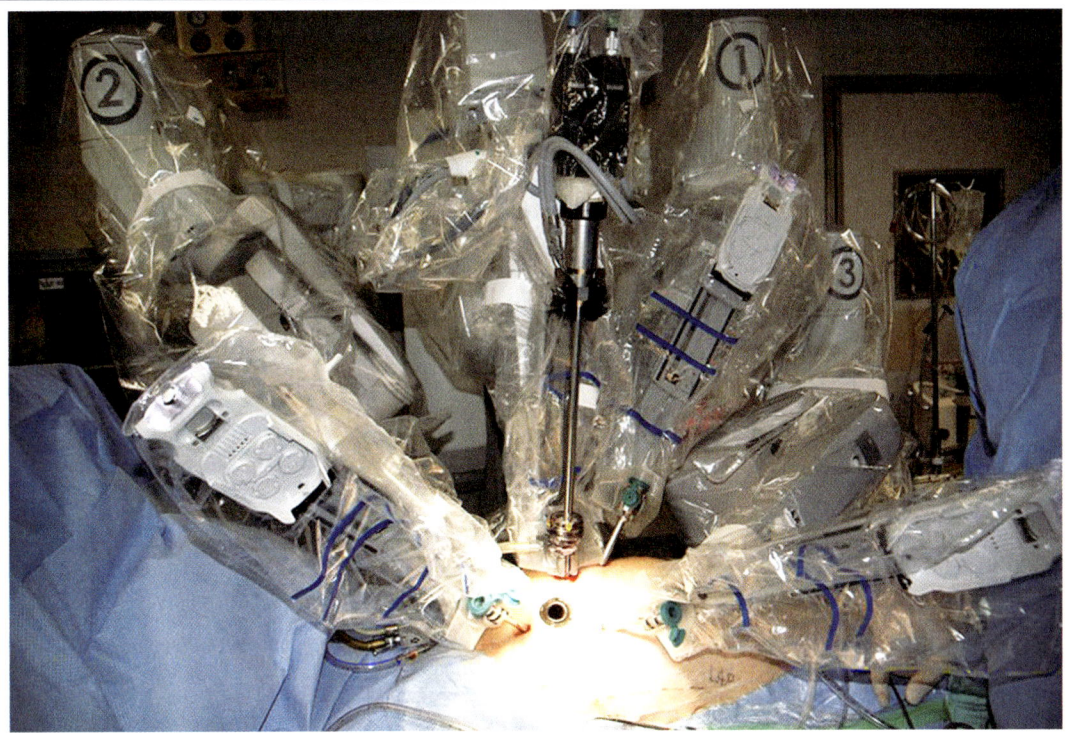

FIGURA 51.2. Aspecto externo do campo operatório: sistema robótico DaVinci®.

A cirurgia minimamente invasiva assistida por robô, com um campo visual 3D de alta definição e uma sofisticada solução em micros instrumentais articulados, influenciou de modo marcante o contexto da cirurgia minimamente invasiva. Diversos estudos têm demonstrado sua eficácia e segurança nas mais diversas especialidades.[31-32]

A ampliação de movimentos em diferentes ângulos e direções, além de permitir movimentos refinados, possibilita também se trabalhar em um pequeno espaço, por exemplo, a cavidade atrial.

Desde que a primeira cirurgia da valva mitral assistida por robô foi realizada em 1998 de forma independente por Carpentier, na França, e Mohr, na Alemanha, esse tipo de procedimento vem ganhando popularidade e é hoje a cirurgia cardíaca robótica mais comumente realizada.

A cirurgia robótica mitral já oferece completa correção anatômica de todas as categorias de prolapso. Cada vez mais a ideia de que a plastia mitral assistida por robô limita a habilidade de executar uma correção anatômica completa ou que possa estar associada a um risco maior a eventos adversos graves não coincide com os resultados vistos na prática e, sobretudo, com os atuais resultados relatados na literatura médica.[33]

Outra possibilidade é a utilização da robótica para a correção da CIA. Por causa da ausência da esternotomia, além do ganho funcional e de retorno precoce às atividades habituais, há um ganho estético secundário, principalmente nas mulheres. Atualmente, essa é a nossa abordagem de escolha na correção dessa cardiopatia. Com o uso desse mesmo acesso, outras doenças, como tumores intracardíacos, pericardites e fibrilação atrial, podem ser abordados.

Existe, ainda, outra modalidade cirúrgica de revascularização do miocárdio, conhecida como TECAB (*Totally Endoscopic Coronary Artery Revascularization*). A exemplo da revascularização convencional, a seleção de pacientes é fundamental para o sucesso da TECAB. Além disso, a estratégia de escolha dos enxertos nunca deve comprometer a revascularização completa. Outras considerações também são relevantes. Pacientes com doença pulmonar ou com disfunção ventricular devem ser criteriosamente selecionados, porque a insuflação de CO_2 acaba diminuindo o retorno venoso pelo aumento da pressão intratorácica, o que pode piorar o desempenho hemodinâmico. A localização, a qualidade e a trajetória da artéria-alvo são mais importantes na TECAB do que na cirurgia convencional, pois em algumas ocasiões pode ser difícil encontrá-la, sobretudo se ela estiver na gordura epimiocárdica ou mesmo intramiocárdica.[34]

A princípio, a TECAB parecer ser extremamente seletiva, mas de grande utilidade. Por exemplo, em nossa casuística, dois pacientes já haviam sido submetidos à angioplastia com *stent* no ramo interventricular anterior e um deles já havia apresentado reestenose intra-*stent* no ramo interventricular anterior por duas vezes. As revascularizações foram realizadas com enxerto da artéria torácica interna esquerda e transcorreram sem complicações.

No entanto, a TECAB ainda apresenta algumas limitações, sobretudo nos casos multiarteriais. A abordagem da aorta para os enxertos venosos ainda é um problema. Para isso, o grande desenvolvimento na TECAB é o uso de múltiplos enxertos arteriais, sobretudo os enxertos compostos em "y artificial" e anastomoses sequenciais. Outro importante aspecto na evolução da TECAB é o desenvolvimento dos procedimentos híbridos nos casos multiarteriais.

CONSIDERAÇÕES FINAIS

A cirurgia cardíaca minimamente invasiva vem crescendo de forma exponencial nos últimos anos, principalmente nos Estados Unidos e na Europa, regiões em que é realizada de forma rotineira e corresponde a uma grande parcela dos procedimentos cardíacos. Estamos vivendo um período muito fértil de inovação e desenvolvimento que revolucionará a maneira com que estamos acostumados a abordar o coração. Essa mudança tem acontecido rapidamente; prova disso é a cirurgia robótica, já incorporada à cirurgia cardíaca e uma realidade em nosso meio. Para sua adoção, não basta apenas tecnologia; há a necessidade de grandes investimentos profissionais na formatação e na gestão dessa equipe, a qual desempenhará suas funções tendo sempre em mente nosso maior objetivo: a melhor recuperação dos pacientes.

REFERÊNCIAS BIBLIOGRÁFICAS

1. Mohr FW, Onnasch JF, Falk V, Walther T, Diegeler A, Krakor R, et al. The evolution of minimally invasive valve surgery: 2 year experience. Eur J Cardiothorac Surg. 1999;15(3):233-8
2. Poffo R, Bonin M, Selbach RA, Pilatti M. Troca valvar mitral minimamente invasiva videoassistida. Rev Bras Cir Cardiovasc. 2007;22(4):491-4.
3. Modi P, Hassan A, Chitwood WR Jr. Minimally invasive mitral valve surgery: a systematic review and meta-analysis. Eur J Cardiothorac Surg. 2008;34(5):943-52.
4. Poffo R. Cirurgia cardíaca minimamente invasiva. Einstein: Educ Contin Saúde. 2009 (4pt2):2006-10.
5. Pande RU, Nader ND, Donias HW, D'Ancona G, Karamanoukian HL. Review: Fast-Tracking cardiac surgery. Heart Surg Forum. 2003;6(4):244-8.
6. Carpentier A, Loulmet D, Carpentier A, Le Bret E, HaugadesB, Dassier P, et al. Chirurgie à coeur ouvert par vidéo-chirurgieet mini-thoracotomie: premier cas (valvuloplastie mitrale) opere avec succès. CR Acad Sci III. 1996;319(3):219-23.
7. Chitwood WR Jr, Wixon CL, Elbeery JR, Moran JF, ChapmanWH, Lust RM. Video-assisted minimally invasive mitral valve surgery. J Thorac Cardiovasc Surg. 1997;114(5):773-80
8. Mohr FW, Falk V, Diegeler A, Walther T, van Son JA, Autschbach R. Minimally invasive port-access mitral valve surgery. J Thorac Cardiovasc Surg. 1998;115(3):567-74.
9. Chitwood WR Jr. Current status of endoscopic and robotic mitral valve surgery. Ann Thorac Surg. 2005;79(6):S2248-53.
10. Poffo R, Pope RB, Selbach RA, Mokross CA, Cidral I, et al. Cirurgia cardíaca videoassistida: resultados de um projeto pioneiro no Brasil. Rev Bras Cir Cardiovasc. 2009;24(3):318-26
11. Poston RS, Tran R, Collins M, Reynolds M, Connerney I, Reicher B, et al. Comparison of economic and patient outcomes with minimally invasive vs. traditional off-pump CABG techniques. Ann Surg. 2008;248:638-46
12. Subramanian VA, Patel NU, Patel NC. Robotic assisted multivessel minimally invasive direct coronary artery bypass with port-access stabilization and cardiac positioning: paving the way for outpatient coronary surgery? Ann Thorac Surg. 2005;79:1590-6
13. Srivastava S, Gadasalli S, Agusala M, Kolluru R, Naidu J, Shroff M, et al. Use of bilateral internal thoracic arteries in CABG through lateral thoracotomy with robotic assistance in 150 patients. Ann Thorac Surg. 2006;81:800-6.
14. Society of Thoracic Surgeons (STS) [Internet] Accountable health care: letting patients lead the way: transforming Medicare for the 21st century. 1998. [Internet] [Acesso em 20 oct 2015]. Disponível em: www.sts.org/doc/2809.
15. Brown P, Kugelmass A, Cohen D, Reynolds MR, Culler SD, Dee AD, et al. The frequency and cost of complications associated with coronary artery bypass grafting surgery: results from the United States Medicare program. Ann Thorac Surg. 2008;85:1980-6.
16. Hollenbeak CS, Murphy DM, Koenig S, Woodward RS, Dunagan WC, Fraser VJ. The clinical and economic impact of deep chest surgical site infections following coronary artery bypass graft surgery. Chest. 2000;118:397-402.
17. Kon Z, Reicher B, Brown E, et al. Simultaneous hybrid coronary revascularization reduces postoperative morbidity compared to procedures utilizing only coronary artery bypass grafting. J Thorac Cardiovasc Surg. 2008;135:367-375.
18. McGinn JT Jr, Usman S, Lapierre H, Pothula VR, Mesana TG, Ruel M. Minimally invasive coronary artery bypass grafting (Dual-center experience in 450 consecutive patients). Circulation. 2009;120:S78--S84.
19. Grossi EA, Galloway AC, LaPietra A, Ribakove GH, Ursomanno P, Delianides J, et al. Minimally invasive mitral valve surgery: a 6-year experience with 714 patients. Ann Thorac Surg. 2002;74(3):660-3.
20. Aybek T, Dogan S, Risteski PS, Zierer A, Wittlinger T, Wimmer-Greinecker G, et al. Two hundred forty minimally invasive mitral operations through right minithoracotomy. Ann Thorac Surg. 2006;81(5):1618-24.
21. Schroeyers P, Wellens F, De Geest R, Degrieck I, Van Praet F, Vermeulen Y, et al. Minimally invasive video-assisted mitral valve surgery: our lessons after a 4-year experience. Ann Thorac Surg. 2001;72(3):S1050-4.
22. Poffo R, Pope RB, Toschi AP, Mokross CA. Plastia valvar mitral minimamente invasiva videoassistida: abordagem periareolar. Rev Bras Cir Cardiovasc. 2009;24(3):425-7.
23. Tabata M, Umaknthan R, Cohn LW, Bolmann III RM, Shekar PS, Chen FY, et al. Early and late outcomes of 1000 minimally invasive aortic valve operations. Eur J Cardiothoracic Surg. 2008;33(4):537-41.
24. Himbert D, Descoutures F, Al-Attar N, Iung B, Ducrocq G, Détaint D, et al. Results of transfemoral or transapical aortic valve implantation following a uniform assessment in high-risk patients with aortic stenosis. JACC. 2009;54(4):303-11.
25. Doll N, Walther T, Falk V, Binner C, Bucerius J, Borger MA, et al. Secundum ASD closure using a right lateral minithoracotomy: five--year experience in 122 patients. Ann Thorac Surg. 2003;75(5):1527-30; discussion 1530-1.
26. Beyer E, Lee R, Lam BK. Point: Minimally invasive bipolar radiofrequency ablation of lone atrial fibrillation: Early multicenter results. J Thorac Cardiovasc Surg. 2009;137:521-6.
27. Barnett SD, Ad N. Surgical ablation as treatment for the elimination of atrial fibrillation: A meta-analysis. J Thorac Cardiovas Surg. 2006;131:1029-35.
28. Cox JL, Schuessler RB, D¿Agostino Jr HJ, Stone CM, Chang BC, Cain ME, et al. The surgical treatment of atrial fibrillation: development of a definitive surgical procedure. J Thorac Cardiovasc Surg. 1991;101:569-83.
29. Breda JR, Breda ASCR, Meneghini A, Freitas ACO, Pires AC. Ablação operatória da fibrilação atrial por radiofrequência. Rev Bras Cir Cardiovasc. 2008;23(1):118-22.
30. Chitwood WR Jr, Rodriguez E, Chu MW, Hassan A, Ferguson TB, Vos PW, et al. Robotic mitral valve repairs in 300 patients: a single-center experience. J Thorac Cardiovasc Surg. 2008;136(2):436-41.
31. Suri RM, Antiel RM, Burkhart HM, Huebner M, Li Z, Eton DT, et al. Quality of life after early mitral valve repair using conventional and robotic approaches. Ann Thorac Surg. 2012;93(3):761-9.
32. Chitwood WR Jr. Robotic cardiac surgery by 2031.Tex Heart Inst J. 2011;38(6):691-3.
33. Poffo R, Toschi AP, Pope RB, Toschi AP. Cirurgia robótica em cardiologia: um procedimento seguro e efetivo. Rev Bras Cir Cardiovasc. 2013;11(3):296-302.
34. Lee JD, Srivastava M, Bonatti J. History and current status of robotic totally endoscopic coronary artery bypass. Circ J. 2012;76(9):2058-65.

CAPÍTULO 52

SUPORTE CIRCULATÓRIO MECÂNICO

Paulo Manuel Pêgo Fernandes
Fabio Antonio Gaiotto

DESTAQUES

- A assistência circulatória mecânica é alvo de pesquisas e desenvolvimento tecnológico constantes e a partir do início da década passada apresentou-se com resultados promissores.
- Os métodos de assistência circulatória mecânica de curta permanência podem ser manuseados à beira do leito por intensivistas e são boa opção para quadros de choque cardiogênico refratário.
- As indicações bem definidas para o implante dos dispositivos são regidas por três situações distintas: ponte para recuperação, ponte para o transplante cardíaco e terapia de destino.
- A classificação de Intermacs é habitualmente utilizada como ferramenta de auxílio para decidir o momento da indicação do dispositivo.
- Os dispositivos habitualmente empregados nos últimos três anos e que apresentam melhores resultados são os de fluxo axial.
- O implante dos dispositivos, bem como a indicação, deve seguir critérios de abordagem multidisciplinar, com perfeita interação entre todos os membros das diversas especialidades (*Heart Team*).
- Em países desenvolvidos, a terapia de destino com bombas de longa permanência já compete em algumas indicações com o transplante cardíaco.
- A assistência circulatória mecânica de longa permanência é realidade no mundo e novas tecnologias são incorporadas rapidamente.

INTRODUÇÃO

O tratamento clínico da insuficiência cardíaca congestiva melhorou sobremaneira nos últimos 10 anos e é motivo de pesquisa clínica constante. Nota-se aumento expressivo de sobrevida com novas modalidades terapêuticas e com a abordagem multidisciplinar da insuficiência cardíaca; entretanto, a insuficiência cardíaca refratária ainda é responsável por 300 mil mortes anuais nos Estados Unidos.[1]

O transplante cardíaco persiste como tratamento de escolha para pacientes com insuficiência cardíaca refratária, porém a escassez de doadores, complicações relacionadas a imunossupressão e doença vascular do enxerto ainda são barreiras importantes a serem transpostas.[2]

Na última década, nota-se marcante avanço da qualidade dos dispositivos de assistência circulatória mecânica, e esses equipamentos são opção, atualmente, para muitos pacientes com insuficiência cardíaca refratária. A escolha dessa terapia, tanto para curtos períodos, visando à recuperação ou ponte para decisão, como para longa permanência, e até destino, tem aumentado expressivamente em todo o mundo, especialmente em países desenvolvidos.[3]

O REMATCH,[4] primeiro estudo randomizado multicêntrico comparando tratamento clínico e dispositivos de assistência circulatória mecânica, publicado em 2001, impulsionou e disseminou os dispositivos como alternativa a transplante cardíaco e terapia de destino.

Essa pesquisa comparou o melhor tratamento clínico à época e os dispositivos disponíveis, em pacientes com insuficiência cardíaca avançada e refratária que não eram candidatos a transplante cardíaco. Houve curva de sobrevida favorável aos dispositivos e melhora dos sintomas. Os dados foram fundamentais para a aprovação legal nos Estados Unidos, que aconteceu em 2002 e 2003. A partir de então, o desenvolvimento tecnológico foi incrementado, com melhora progressiva dos resultados e aumento de indicações e no número de implantes.

A primeira geração de dispositivos de assistência circulatória mecânica é composta por dispositivos pulsáteis e com deslocamento volumétrico pneumático ou eletromecânico. Podem ser colocados em posição paracorporal ou totalmente implantáveis. Apesar de ter obtido bons resultados como ponte para transplante cardíaco, grande número de complicações, como infecção, tromboembolismo e problemas mecânicos, declinou sua utilização em favor das bombas de fluxo axial.[3] A Figura 52.1 mostra dispositivo de primeira geração pneumático paracorpóreo Thoratec®.

Os dispositivos de segunda geração são os primeiros aparelhos com fluxo axial. Essas bombas são melhores por possuírem poucas partes móveis (apenas o rotor), tamanho e peso reduzidos, operação silenciosa, baixo consumo de energia, linhas exteriores pequenas, pouco tromboembólicas, além de serem fáceis de carregar, permitindo boa mobilidade e ausência de válvulas. O dispositivo de segunda geração mais utilizado no mundo é o HeartMate II, com

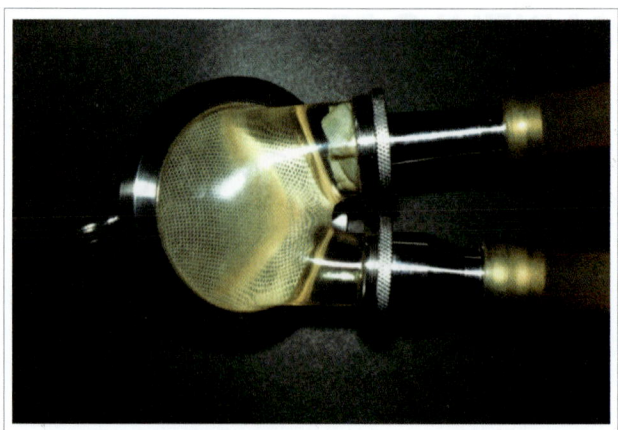

FIGURA 52.1. Thoratec®.

mais de 2.500 implantes[3] (Thoratec Corporation, Pleasanton, CA, EUA). Com a aprovação para uso clínico, em 2008, nos Estados Unidos, foi liberado pela Agência Nacional de Vigilância Sanitária (Anvisa) somente em 2014, para uso no Brasil. A Figura 52.2 mostra o HeartMate II®.

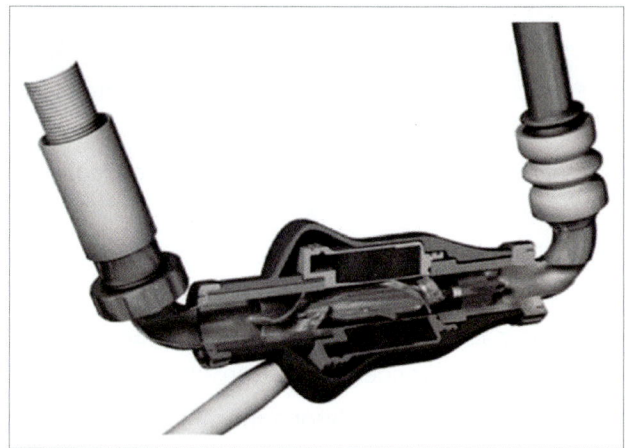

FIGURA 52.2. HeartMate II®.

Os dispositivos de terceira geração ampliam ainda mais as vantagens citadas e caracterizam-se por funcionarem com levitação hidrodinâmica ou magnética.[3,5] No Brasil, o Berlin Heart Incor (Berlin Heart AG, Berlim, Alemanha) tem autorização da Anvisa desde 2006. O HeartWare HVAD e o HeartMate III (Thoratec Corporation, Pleasanton, CA, EUA) são os dispositivos de maior utilização, atualmente, nos Estados Unidos. A Figura 52.3 esquematiza o Berlin Heart Incor®.

MÉTODOS DE ASSISTÊNCIA CIRCULATÓRIA DE CURTA PERMANÊNCIA

BALÃO INTRA-AÓRTICO (BIA)

A utilização de contrapulsação como assistência circulatória de curta permanência foi proposta inicialmente por Kantrovitz, em 1968.[6] Por meio da inserção de cateter-balão por via femoral, localizada na aorta descendente, notou-se que durante sua insuflação, na diástole, havia aumento

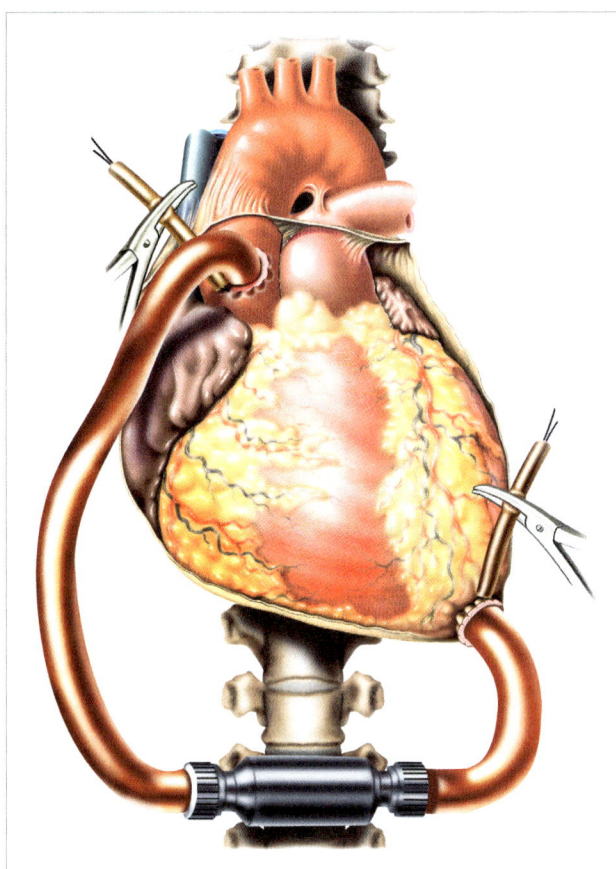

FIGURA 52.3. Berlin Heart Incor®.

da perfusão coronariana, em torno de 30%, e no momento de sua desinsuflação, programada para acontecer na sístole cardíaca, redução da pós-carga em 30% também. Assim, há melhora de perfusão miocárdica e diminuição do trabalho cardíaco, favorecendo pacientes com insuficiência cardíaca.

A inserção pode ser à beira do leito e com anestesia tópica. A punção da artéria femoral pode ser realizada diretamente sob palpação ou, então, guiada por ultrassonografia. Após passagem do fio-guia, a dilatação progressiva do trajeto é realizada e o balão é posicionado na aorta descendente, logo após a emergência da artéria subclávia esquerda. A radiografia de tórax mostrará com exatidão a posição do cateter-balão. A Figura 52.4 ilustra o posicionamento o funcionamento do BIA.

A técnica descrita é de domínio de todo intensivista, tornando o implante do dispositivo simples, rápido e de fácil reprodutibilidade. O BIA é principalmente indicado nos pacientes com insuficiência cardíaca de etiologia coronariana, que não possuam intensa ateromatose aórtica ou dos vasos femorais. Portadores de insuficiência aórtica e aneurisma de aorta recebem contraindicação absoluta para o emprego da contrapulsação.

O BIA pode permanecer por 1 a 3 semanas, sempre se considerando a perfusão do membro inferior ipsilateral, que deve ser avaliada continuamente com Doppler dos segmentos distais. Sua remoção deve ser feita em condições sistêmicas ideais de coagulação e compressão local vigorosa, a fim de se evitarem complicações vasculares.

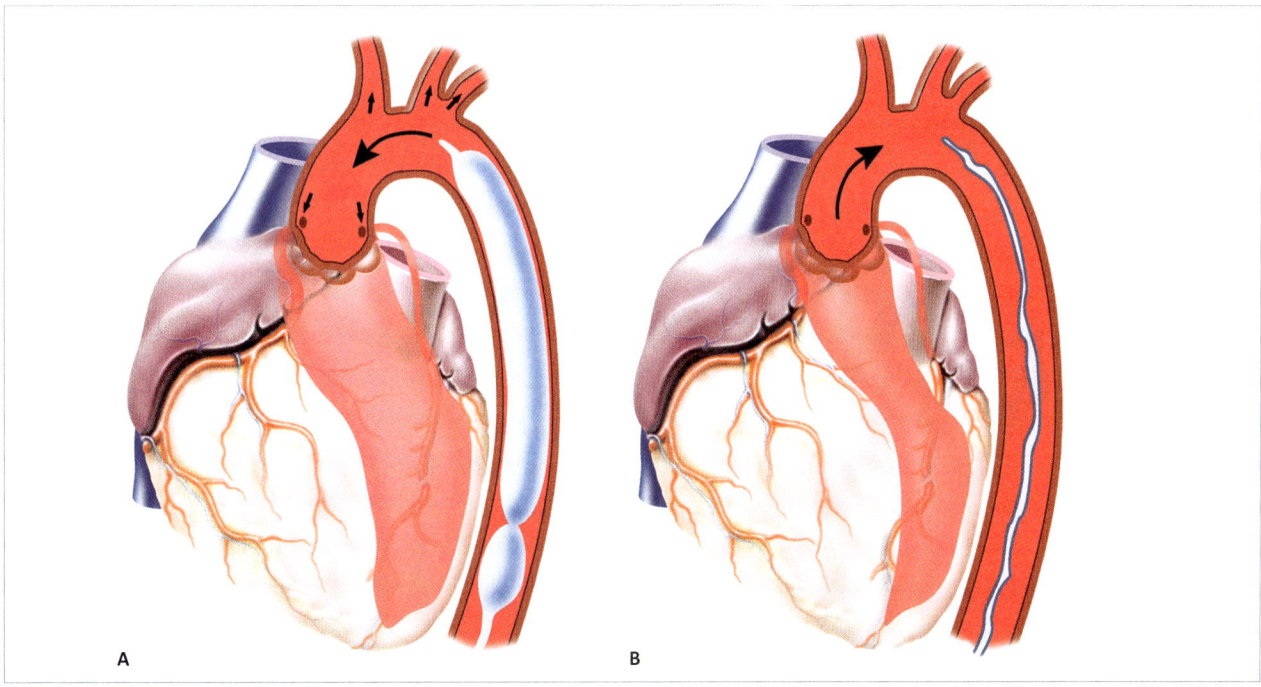

FIGURA 52.4. BIA na aorta descendente. (A) Aumento da perfusão coronariana quando da sua insuflação; (B) redução da pós-carga quando esvaziada.

IMPELLA

Também conhecido como implante via femoral, o Impella Recover (ABIOMED Inc, Danvers, MA, EUA), de fluxo axial, descomprime o ventrículo esquerdo impulsionando o sangue através da valva aórtica. Sua exata posição só pode ser alcançada na hemodinâmica e com auxílio da ecocardiografia transesofágica. A proximidade com o septo interventricular e com as cordas e as cúspides da valva mitral podem interferir no funcionamento. A Figura 52.5 ilustra a bomba dentro do ventrículo esquerdo, através da valva aórtica.

Períodos de 5 a 7 dias são aceitáveis para esse dispositivo. Se não houver recuperação da força contrátil, deve-se pensar em alternativas. Pacientes portadores de infarto agudo do miocárdio (IAM) e suporte para angioplastia de alto risco são os candidatos mais adequados.[7]

A remoção é realizada em ambiente cirúrgico, uma vez que há necessidade de reparo dos vasos femorais. Atenção especial também deve ser dispensada ao membro inferior ipsilateral, pois pode acontecer uma isquemia acentuada, indicando a necessidade de remoção imediata do dispositivo.

OUTROS DISPOSITIVOS

A oxigenação por membrana extracorpórea (ECMO) será motivo de discussão no capítulo 50 – Seção 3. Assim como o BIA e o Impella, pode ser utilizado como dispositivo de assistência circulatória de curta permanência.

As bombas centrífugas (Centrimag® e Rotaflow®), inicialmente utilizadas para assistência em pós-operatório de cirurgia cardíaca,[8-9] são boas opções para casos refratários que necessitem de assistência de maior débito e por tempo mais prolongado. Para o implante, há necessidade de procedimento cirúrgico e utilização de circulação extracorpórea. São eficientes como ponte para transplante cardíaco e podem manter o paciente em suporte uni ou biventricular por até 2 meses, quando então há necessidade de migração para dispositivo de longa permanência ou realização do transplante cardíaco. A Figura 52.6 mostra uma bomba modelo Rotaflow®.

A perfeita descompressão do ventrículo esquerdo depende do adequado posicionamento na cânula de drenagem. Necessariamente, deve estar alocada no ventrículo esquerdo, quer por via transatrial esquerda (localização no ventrículo esquerdo transmitral com ecocardiograma transesofágico) ou transapical. A infusão é na aorta ascendente. Na assistência direita, a drenagem dá-se no átrio direito, e a infusão, na artéria pulmonar. As bombas centrífugas podem ser utilizadas em associação com o BIA.[10]

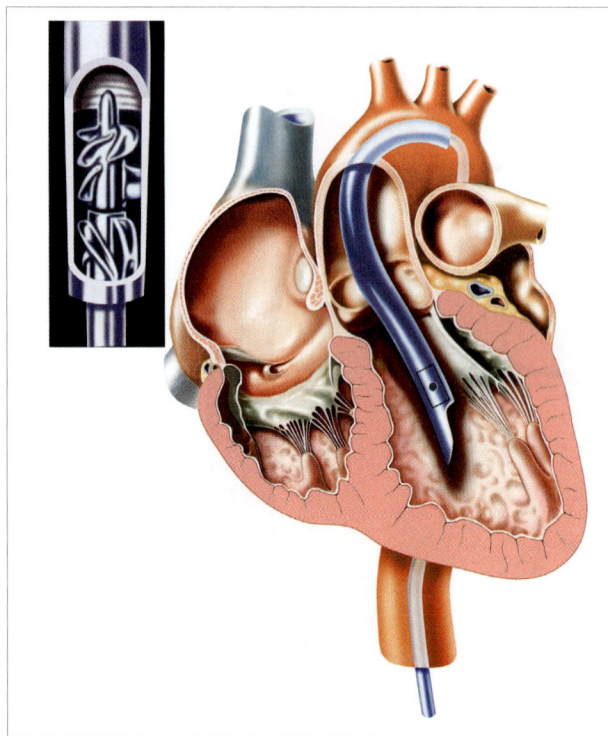

FIGURA 52.5. Impella®.

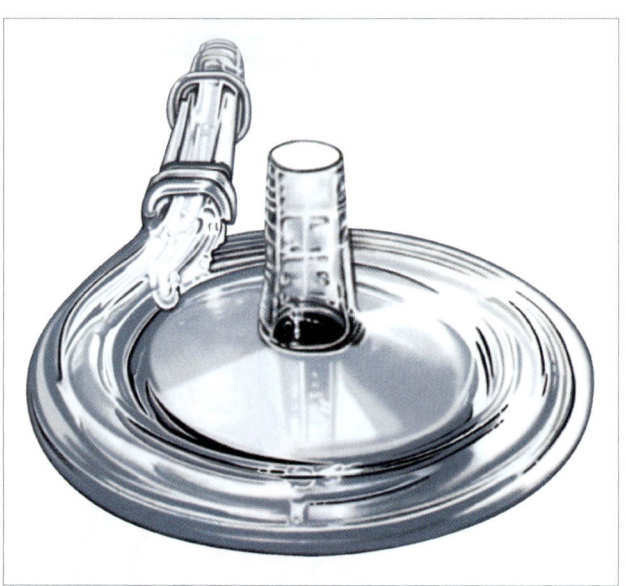

FIGURA 52.6. Rotaflow®.

ASSISTÊNCIA CIRCULATÓRIA DE LONGA PERMANÊNCIA
PONTE PARA TRANSPLANTE CARDÍACO

A demanda para realização de transplante cardíaco cresce continuamente e, como há carência de órgãos, a fila de espera aumenta dia após dia. Pacientes listados ou potenciais candidatos a entrar na fila de espera, que apresentem deterioração progressiva da perfusão tecidual, a despeito das medidas clínicas, podem ser candidatos à assistência circulatória mecânica como ponte para transplante cardíaco. Na América do Norte, há relatos de hospitais com 40%

dos seus transplantes cardíacos realizados em pacientes com dispositivos.[11]

Pacientes portadores de hipertensão pulmonar beneficiam-se sobremaneira dessa terapia. Em muitos casos, quando há contraindicação para a realização do transplante por resistência vascular pulmonar elevada, o implante de dispositivo de longa permanência pode reverter o quadro de hipertensão pulmonar, e o paciente torna-se elegível para o transplante.[12]

PONTE PARA RECUPERAÇÃO

A recuperação do coração, ao menos parcialmente, é mais frequente nos casos agudos, especialmente aqueles que receberam BIA ou Impella; entretanto, raros pacientes portadores de miocardiopatia dilatada idiopática podem apresentar remodelamento reverso positivo e recuperação da função cardíaca, permitindo remoção do dispositivo de assistência ventricular de longa permanência. Não há como predizer quais pacientes são potenciais para o processo; o tema é alvo de estudos.[13]

PONTE PARA A DECISÃO

Dispositivos de assistência circulatória mecânica de longa permanência não são boas opções para os pacientes que apresentam disfunções orgânicas avançadas e com potencial de recuperação questionável, especialmente o sistema nervoso central. Para esses pacientes de alto risco, dispositivos de média ou curta duração são os indicados, especialmente o Impella, e a oxigenação por membrana extracorpórea (ECMO), abordado em seção anterior.[13]

TERAPIA DE DESTINO

O estudo REMATCH mostrou que assistência de longa permanência oferece melhora expressiva de sobrevida e qualidade de vida para pacientes com insuficiência cardíaca avançada e que não sejam elegíveis para transplante cardíaco: terapia de destino. Observa-se número crescente de pacientes que apresentam contraindicação para o transplante cardíaco; com a melhora tecnológica e incrementação dos resultados, a terapia de destino vem ganhando espaço.

Sabendo-se que o transplante não é isento de complicações em virtude da imunossupressão e de doença vascular do enxerto,[14] atualmente, em alguns países, há pacientes que preferem o dispositivo. Indubitavelmente, os dispositivos de assistência de longa permanência com indicação de terapia de destino vieram para assumir posição, ao lado do transplante cardíaco, como boa e segura opção para o tratamento da falência cardíaca refratária.[15]

Evidentemente, há contraindicações: as relativas são doença valvar aórtica, neoplasia maligna com prognóstico desconhecido e obesidade mórbida e as absolutas, falência múltipla de órgãos, sequela neurológica, coagulopatia, sepse, estado psicossocial desfavorável e dependências químicas.[13]

ESTRATIFICAÇÃO DE RISCO E MOMENTO DE INDICAÇÃO

A quantificação do risco operatório é extremamente importante para qualquer procedimento de grande porte, especialmente em cirurgia cardíaca. Quantificar o grau de influência de todas as variáveis é difícil, porém de extrema importância para a adequada seleção dos candidatos e para atender a demandas de expectativas dos familiares quanto ao procedimento e prognóstico, especialmente nos casos em que terapia de destino está indicada.

O *Interagency Registry for Mechanical Assisted Circulatory Support* (INTERMACS)[16] oferece dados acerca dos dispositivos implantados nos Estados Unidos e auxílio quanto ao momento adequado da indicação da assistência circulatória mecânica. É uma importante ferramenta de tomada de decisões à beira do leito, que deve ser muito bem conhecida por aqueles que trabalham com insuficiência cardíaca. Os pacientes são estratificados em sete perfis, com características específicas e sugestão para o momento ideal do implante do dispositivo. A saber:

- **INTERMACS 1:** *crashing and burning* – paciente em choque cardiogênico e que necessita do dispositivo em horas; são indicados dispositivos de curta ou média permanência.
- **INTERMACS 2:** *progressive decline* – extremamente dependente de inotrópicos e em lenta e progressiva deterioração; necessita do dispositivo em poucos dias e também são indicados dispositivos de curta ou média permanência, podendo-se, em situações especiais, considerar dispositivos de longa permanência.
- **INTERMACS 3:** *stable but inotrope dependent* – está com moderadas doses de inotrópicos e estáveis, incluindo-se pacientes portadores de assistência circulatória de curta ou média permanência e que estejam com pouca ou nenhuma dose de inotrópicos intravenosos; estes devem receber o dispositivo em poucas semanas e dá-se preferência a aparelhos de longa permanência.
- **INTERMACS 4:** *recurrent advanced heart failure* – apresenta recorrência dos quadros de insuficiência cardíaca e que melhora com pulsos de tratamento; o dispositivo deve ser considerado em semanas a meses e opta-se pelos de longa permanência.
- **INTERMACS 5:** *exertion intolerant* – sente-se confortável somente no repouso; o dispositivo deve ser considerado.
- **INTERMACS 6:** *exertion limited* – apto para atividade moderada apenas; na classificação 5, o dispositivo pode ser considerado.
- **INTERMACS 7:** *advanced NYHA III* – não apresenta história prévia de descompensação e está confortável com atividade física leve; esse paciente não é candidato ao dispositivo de assistência circulatória mecânica, e a hipótese não deve ser considerada.

CARACTERÍSTICAS E PECULIARIDADES DO FLUXO AXIAL

Dispositivos de fluxo axial de longa permanência e de sucção ventricular esquerda com infusão na aorta conferem situação não fisiológica ao paciente: ciclos cardíacos com o coração "vazio". Consequentemente, há ausência de pulsos, e os efeitos dessa situação nos diversos órgãos, em particular cérebro, rins, trato gastrintestinal, coração e sistema endócrino, permanecem parcialmente obscuros.[17] Dados de seguimento em longo prazo, oriundos das publicações nos últimos cinco anos, sugerem que os órgãos adaptam-se favoravelmente a essa condição.

Recomenda-se que, no paciente em assistência com esses dispositivos, mantenha-se rotação que permita ao trabalho ventricular esquerdo gerar uma pequena onda de pulso, variando de 5 a 25 mmHg de amplitude.[18] Nos raros casos em que ocorre melhora da função ventricular, a onda de pulso pode aumentar. Essa pequena variação pulsátil é importante em especial para a função renal, uma vez que o fluxo contínuo total pode induzir periarterite renal e alteração de todo o seu circuito inflamatório.

A persistência do fluxo contínuo absoluto também causa alterações arteriais. Há diminuição da espessura das artérias e redução na proporção de células musculares lisas. O fluxo contínuo pode promover áreas de estase sanguínea e favorecer fenômenos trombóticos, mesmo em anticoagulação plena.

Alguns equipamentos possuem modos de funcionamento que permitem o enchimento ventricular esquerdo por alguns segundos, de forma cíclica. Durante a queda de rotação momentânea, a pressão diastólica final do ventrículo esquerdo aumenta, e há o surgimento de onda de pulso, com abertura e "lavagem" da valva aórtica e trato de saída do ventrículo esquerdo, diminuindo, assim, fenômenos trombóticos por estase nesta região.[19]

O cérebro, aparentemente, não apresenta alterações em longo prazo decorrentes do fluxo contínuo.[19] A hemólise não é observada nesses dispositivos, exceto quando há trombose da bomba, especialmente quando a anticoagulação está inadequada.

O trato gastrintestinal é alvo de episódios de sangramento, especialmente em regiões comprometidas por malformações arteriovenosas. O fluxo contínuo e a presença da bomba, com alto fluxo e novas áreas de *shear stress*, favorecem o surgimento e a exacerbação dessas malformações, ainda por mecanismos desconhecidos.[20] A doença de von Willebrand em pacientes portadores de dispositivos com fluxo contínuo é frequente. Tanto os episódios de sangramento gastrintestinal quanto a doença de von Willebrand melhoram ou desaparecem quando do explante do dispositivo, quer por recuperação ou por transplante cardíaco.[21]

CONSIDERAÇÕES CIRÚRGICAS E AVALIAÇÃO ECOCARDIOGRÁFICA

A seleção do paciente é de extrema importância e a classificação Intermacs, comentada anteriormente, é importante ferramenta à beira do leito ou de consultório para tomada de decisões. À classificação Intermacs somam-se considerações acerca de estado nutricional, infecção, função ventricular direita, suporte ventilatório prévio, coagulação, alterações hematológicas e funções de órgãos vitais.[5]

Os pacientes portadores de caquexia cardíaca apresentam alta mortalidade, especialmente relacionada à infecção. O suporte nutricional intensivo é indispensável. A infecção, isoladamente, já é fator de aumento acentuado de mortalidade e contraindicação para o procedimento, especialmente quando associada à caquexia cardíaca.

A determinação da função ventricular direita é fundamental. Portadores de disfunção ventricular direita acentuada não são bons candidatos à assistência esquerda isolada. O implante do dispositivo esquerdo aumenta o retorno venoso e pode haver piora da função ventricular direita, ainda mais se já for comprometida previamente.

Deve-se considerar que a deformação do septo interventricular, em virtude da insuficiência cardíaca avançada, pode comprometer o ventrículo direito e a valva tricúspide e que essas alterações são reversíveis com a descompressão do ventrículo esquerdo. Quando há falência do ventrículo direito pós-implante, o suporte ventricular direito transitório deve ser empregado quando as medidas inotrópicas e o óxido nítrico não surtirem efeito. Insuficiência da valva tricúspide deve ser corrigida no momento do implante, por plastia tricuspídea.[22]

Pacientes em ventilação mecânica apresentam maior mortalidade para o implante e devem ser considerados em casos excepcionais, conforme orientação da Intermacs discutida previamente. No momento do implante, todas as anormalidades de coagulação devem estar corrigidas, bem como discrasias sanguíneas, como plaquetopenia e anemia. Disfunções orgânicas associadas (insuficiências renal, hepática e pulmonar) são associadas ao aumento expressivo da mortalidade.

Aspectos técnicos devem ser considerados quando da seleção dos pacientes, em especial, uma análise detalhada da aorta e do ventrículo esquerdo. A cânula de infusão será anastomosada na aorta ascendente, e a presença de ateromatose ou aneurismas nessa porção contraindicam o procedimento. Trombos intracavitários no ventrículo esquerdo, aneurisma de ventrículo esquerdo com calcificação, cirurgia de aneurismectomia prévia e intensa hipertrofia ventricular esquerda com redução da cavidade também contraindicam o procedimento.

O implante do dispositivo de longa permanência é realizado via esternotomia mediana e em circulação extracorpórea. A ventriculotomia esquerda é feita no ápice do ventrículo esquerdo, com pequena migração para a parede lateral. Aberturas muito próximas ao septo interventricular impossibilitam o implante e aberturas lateralizadas podem comprometer o aparato subvalvar mitral.

O implante da cânula de sucção deve ser efetuado com hemostasia e rigidez confiáveis, uma vez que a sua reabordagem é extremamente dificultosa. Para tanto, suturas ancoradas em almofadas de teflon ou dacron e cola biológica são empregados (Figura 52.7). Para a anastomose da aorta, também se emprega cola biológica, porém a hemostasia é mais simples.

A tuneilização do cabo de energia é de fundamental importância. Infecção no seu trajeto é evento frequente e que compromete o resultado tardio. Aconselha-se a demarcação da pele no pré-operatório com o paciente em pé e vestido com suas roupas habituais, objetivando eficiência do uso do equipamento e conforto do paciente. Orientações quanto ao curativo são importantes para o resultado em longo prazo.

O período de pós-operatório imediato pode ser marcado por acentuada vasoplegia, em virtude do uso prévio e crônico de medicações para o controle da insuficiência cardíaca associado à circulação extracorpórea. O controle da coagulação no período de pós-operatório imediato deve ser cauteloso, objetivando boa hemostasia de campo operatório e evitar fenômenos trombóticos, associados especialmente às altas doses de fator VII.

A pressão arterial média deve estar localizada entre 70 e 80 mmHg, ressaltando-se que pressões médias acima de 90 mmHg podem reduzir o débito da bomba por conta do aumento da pós-carga. A volemia deve ser adequada de acordo com as pressões de enchimento e para manutenção de onda de pulso de 10 a 20 mmHg, com abertura da valva aórtica de maneira intermitente. Isto previne, além de trombose na via de saída do ventrículo esquerdo, fusão das válvulas da valva aórtica.

É necessário sincronia, no momento entre o término do procedimento e a saída de circulação extracorpórea, entre cirurgião, anestesista, ecocardiografista, perfusionista e operador da bomba. As condições ideais de assistência serão atingidas e a circulação extracorpórea será interrompida. Essas condições devem ser mantidas da maneira mais estável possível nos próximos dias para adequada adaptação do ventrículo direito.

A ecocardiografia é fundamental para o sucesso do implante de dispositivo de assistência ventricular. Ela fornece dados em tempo real que norteiam condutas de pré, intra e pós-operatório. A insuficiência tricúspide não é bem tolerada em longo prazo e seu reparo é importante no momento do implante. A insuficiência mitral habitualmente não deve ser corrigida, uma vez que a descompressão do ventrículo esquerdo será suficiente para tratá-la. A insuficiência aórtica deve ser corrigida por troca valvar ou plastia.[5]

No intraoperatório, avaliação da presença de comunicações intracavitárias, função ventricular direita, ajuste volêmico, auxílio nas manobras de aeração intracavitárias, verificação da presença de trombos, estudo da aorta ascendente, posicionamento da cânula de sucção em relação ao septo interventricular e à valva mitral, e alinhamento do septo interventricular são algumas observações fornecidas pelo método ao cirurgião.

Além dos dados citados, a ecocardiografia, agora tanto transesofágica quanto transtorácica, orienta a avaliação da rotação ideal do dispositivo. Diminuindo-se a rotação da bomba, avalia-se o menor ponto de assistência, notando-se na ecodopplercardiografia a abertura da valva aórtica em todos os ciclos e dilatação do ventrículo esquerdo com queda do débito cardíaco.

Para a determinação do limite superior de rotação, nota-se o fechamento da valva aórtica e a diminuição da cavidade ventricular esquerda, com desalinhamento do septo interventricular e queda da onda de pulso, para 10 a 15 mmHg. O ponto ideal de funcionamento está entre esses dois valores.[5]

RESULTADOS E COMPLICAÇÕES TARDIAS

Após a publicação do estudo REMATCH,[4] os resultados melhoraram progressivamente, em consonância com implementos tecnológicos e avanços clínicos. O dispositivo de segunda geração Heartmate II (Thoratec Corporation, Pleasanton, CA, EUA), aprovado para uso clínico nos Estados Unidos, em 2008, e no Brasil, em 2014, é o aparelho que possui o maior número de implantes no mundo, e os resultados são animadores.[23]

A avaliação de 133 candidatos ao transplante cardíaco que receberam o dispositivo em estudo multicêntrico norte-americano revelou sobrevida de 75% em 6 meses e 68% em 1 ano. A classe funcional e a tolerância ao exercício melhoraram sobremaneira até o terceiro mês; sangramentos foram complicações mais frequentes; infecções relacionadas ao dispositivo estiveram presentes em 14% e foram restritas ao cabo de alimentação transcutâneo de energia; acidente vascular cerebral, tanto hemorrágico quanto embólico, aconteceu em 8% dos pacientes; a hemólise foi rara, presente em 3% dos implantes; e a taxa de substituição dos aparelhos foi de 4%.[24]

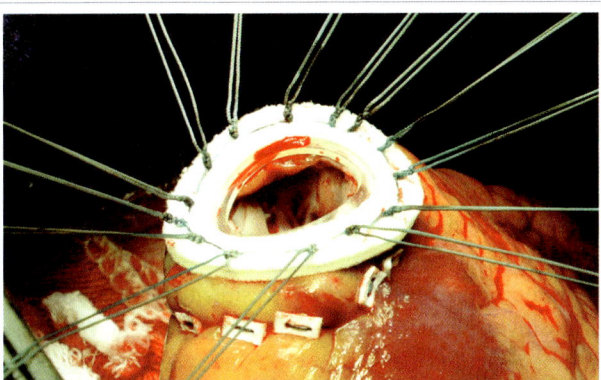

FIGURA 52.7. Preparo do ápice do ventrículo esquerdo para a colocação de cânula de sucção, com suturas ancoradas e hemostáticas resistentes a altas pressões.

Kirklin e colaboradores avaliaram 127 pacientes que receberam dispositivos pulsáteis e 1.160 pacientes que receberam fluxo axial, e concluíram que os dispositivos de fluxo contínuo oferecem melhores resultados e a terapia de destino deve ser reservada àqueles que apresentam boa função ventricular direita. Como terapia de destino, há relatos de pacientes com 6 anos de utilização do aparelho, e a sobrevida em 2 anos é comparável ao transplante cardíaco.[25]

As complicações relacionadas ao emprego dos dispositivos de longa permanência são diversas e acometem vários órgãos e sistemas:

- Complicações hemorrágicas frequentemente associadas ao regime de anticoagulação, indispensável para a permanência do dispositivo. Comumente, no período imediato, a anticoagulação é iniciada com heparina e transacionada para varfarina assim que possível, habitualmente a partir do terceiro ou quarto dia de pós-operatório, com alvo de RNI 2,5.

    Em adição, associa-se AAS a partir do início da dieta. Deve-se seguir rigorosamente o protocolo de anticoagulação específico para cada modelo de dispositivo de assistência. Como mencionado, o sangramento gastrintestinal deve ser sempre lembrado nos portadores de dispositivos de assistência ventricular esquerda de fluxo axial.

- Infecção é muito frequente nos dispositivos de primeira geração, e ainda está presente nos de segunda e de terceira, especialmente relacionada ao cabo de alimentação transcutâneo. Menos frequente, a endocardite é relacionada ao dispositivo e à infecção da loja.

    Os cuidados com o cabo transcutâneo são extremamente importantes, pois é porta de entrada permanente. Os novos desenhos dos aparelhos de terceira geração, com implante totalmente intrapericárdicos e cabos transcutâneos em posições alternativas, como couro cabeludo, podem minimizar essa grave complicação.

- Formação de trombos na bomba é responsável por graves complicações tromboembólicas, em especial acidente vascular cerebral. Apesar da rigidez dos protocolos de anticoagulação, é uma complicação grave e catastrófica. Percebe-se a formação de trombos na bomba por variações no gasto de energia pelo mecanismo propulsor e por abruptas alterações de fluxo, que ficam documentadas na memória de funcionamento. A presença de hemólise sinaliza a formação de trombos.

- Sucção excessiva e fluxo retrógrado acontecem quando há queda da pressão de enchimento do ventrículo esquerdo (hipovolemia, falência ventricular direita e tamponamento), podendo haver diminuição do fluxo pela bomba e formação de pressão negativa excessiva no ventrículo esquerdo. A bomba automaticamente diminui a velocidade de rotação, a fim de evitar danos miocárdicos. Por ser sistema sem válvulas, se a rotação da bomba for insuficiente para vencer a resistência sistêmica, pode ocorrer fluxo retrógrado (da aorta para o ventrículo esquerdo).[5]

ASSISTÊNCIA CIRCULATÓRIA MECÂNICA E TRANSPLANTE CARDÍACO

O transplante cardíaco permanece como a melhor opção cirúrgica para o tratamento da insuficiência cardíaca refratária. Além dos resultados ainda serem superiores nos países com limitações econômicas, a terapia de assistência circulatória mecânica pode ser inviável para a maioria dos pacientes.

A disponibilidade de órgãos não atende a demanda dos receptores inclusos nas filas de espera e há elevado número de mortes. No mundo, o número de transplantes está estacionado em torno de 4 mil[11] e, por isso, os dispositivos de assistência ganham importância, pois podem prolongar a vida de quem está aguardando coração novo ou, então, atuar como terapia de destino em substituição ao transplante cardíaco.

Importante ressaltar que nenhuma das duas opções fornece a cura definitiva e a liberdade de seguimento. Tanto o transplante cardíaco quanto os dispositivos mecânicos merecem intenso acompanhamento tardio. No paciente transplantado, troca-se doença fatal (insuficiência cardíaca refratária) por doença controlável (rejeição). Aquele que recebe o dispositivo deve ser perfeitamente anticoagulado e ter seu equipamento muito bem preservado.

A literatura ainda carece de estudos prospectivos e randomizados comparando o transplante cardíaco com os dispositivos de longa permanência, especialmente com seguimento de longo prazo.

CONSIDERAÇÕES FINAIS

A evolução dos aparelhos de assistência circulatória mecânica, a partir das grandes bombas pulsáteis (para ou intracorpóreas) para as bombas pequenas de fluxo axial ou centrífugo de terceira geração, alterou a evolução e ofereceu mais opções para os pacientes portadores de insuficiência cardíaca avançada.

A maior durabilidade e o baixo índice de complicações melhoraram a qualidade e aumentaram a vida. Em pacientes bem selecionados, há comparação com o transplante cardíaco no curto prazo. Atualmente, um terço das indicações está na modalidade terapia de destino e dois terços, ponte para transplante.

O número de transplantes cardíacos está estacionado no mundo e há espaço para o crescimento da utilização dos dispositivos mecânicos. O coração artificial total é realidade e as primeiras publicações de séries com resultados razoáveis começam a ser vistas. Indubitavelmente, o avanço tecnológico reserva boas novidades para os próximos anos, como o coração artificial total (Figura 52.8).[27-29]

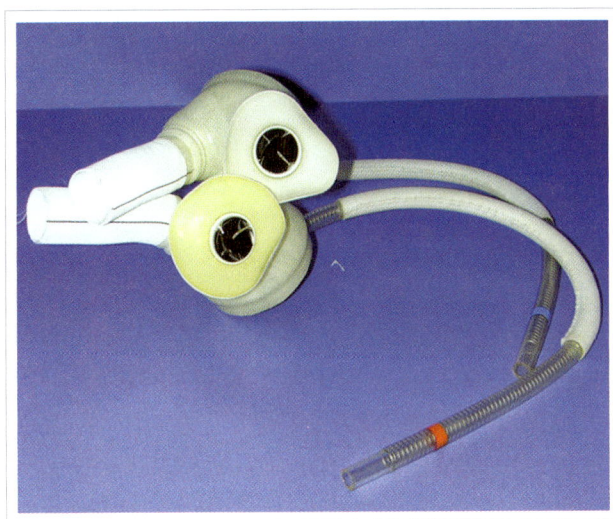

FIGURA 52.8. Coração artificial total modelo Syncardia®.

REFERÊNCIAS BIBLIOGRÁFICAS

1. Stehlik J, Edwards LB, Kucheryavaya AY, Aurora P, Christie JD, Kirk R, et al. The Registry of the International Society for Heart and Lung Transplantation: twenty-seventh official adult heart transplant report – 2010. J Heart Lung Transplant. 2010;29:1089-103.
2. Francis GS, Greenberg BH, Hsu DT, Jaski BE, Jessup M, LeWinter MM, et al. ACCF/AHA/ACP/HFSA/ISHLT 2010 Clinical competence statement on management of patients with advanced heart failure and cardiac transplant. J Am Coll Cardiol. 2010;56:424-53.
3. Kirklin JK, Naftel DC, Kormos RL, Stevenson LW, Pagani FD, Miller MA, et al. Third INTERMACS annual report: the evolution of destination terapy in the United States. J Heart Lung Transplant. 2011;30:115-23.
4. Rose EA, Gelijns AC, Moskovitz AJ, Heitjan DF, Stevenson LW, Dembitsky W, et al. Randomized Evaluation of Mechanical Assistance for the Treatment of Congestive Heart Failure (REMATCH) Study Group. Long-term use of a left ventricular assist device for end-stage heart failure. N Engl J Med. 2001;345(20):1435-43.
5. Capdeville M, Smedira NG. Advances and future directions for mechanical circulatory support. Anesthesioloy Clin. 2013;31:321-53.
6. Kantrovitz A, Tjonneland S, Freed PS, Phillips SJ, Butner AN, Sherman JL Jr. Initial clinical experience with intraaortic balloon pumping in cardiogenic shock. J Am Med Assoc. 1968;203:113-8.
7. Griffith BP, Anderson MB, Samuels LE, Naka WEPY, Frazier OH. The RECOVER I: A multicenter prospective study of Impella 5.0 l/m for postcardiotomy circulatory support. J Thorac Cardiovasc Surg. 2013;145:548-54.
8. Pego-Fernandes PM, Moreira LFP, Jatene FB, Auler Júnior JOC, Moraes AV, Jatene AD. Circulação assistida com bomba centrífuga no choque cardiogênico após cirurgia com extracorpórea. Arq Bras Cardiol. 1991;56(4):313-6.
9. Pego-Fernandes PM, Moreira LFP, Dallan LA, Auler Júnior JOC, Stolf NAG, Oliveira SA, et al. Uso de bomba centrífuga no pós-operatório de cirurgia cardíaca. Rev Bras Cir Cardiovasc. 1992;7(4):263-8.
10. Pego-Fernandes PM, Moreira LFP, Fabri H, Leirner A, Oliveira SA, Jatene AD. Influence of biopump with and without intraaortic ballon on the coronary and carotid flow. Ann Thorac Surg. 2000;69(2):536-40.
11. Yusen RD, Edwards LB, Kucheryavaya AY, Benden C, Dipchand AI, Dobbels F, et al. The registry of the International Society for Heart and Lung Transplantation: thirty-first adult lung and heart-lung transplant report--2014; focus theme: retransplantation. J Heart Lung Transplant. 2014;33(10):1009-24.
12. Beyersdorf F, Schlensak C, Berchtold-Herz M, Trummer G. Regression of "fixed" pulmonary vascular resistance in heart transplant candidates after unloading with ventricular assist devices. J Thorac Cardiovasc Surg. 2010;140(4):747-9.
13. Feldman D, Pamboukiam SV, Teuteberg JJ, Birks E, Lietz K, Moore AS, et al. International Spciety for Heart and Lung Transplantation. The 2013 International Spciety for Heart and Lung Transplantation Guidelines for mechanical circulatory support: executive summary. J Heart Ling Transplant. 2013;32(2):157-87.
14. Bacal F, Souza-Neto JD, Fiorelli AI, Mejia J, Marcondes-Braga FG, Mangini S, et al. II Diretriz brasileira de transplante cardíaco. Arq Bras Cardiol. 2009;14(1):e16-73.
15. Stehlik J, Feldman DS. 2011-20: Decade of the ventricular assist device. Curr Opin Cardiol 2011;26(3):230-1.
16. Alba AC, Rao V, Ivanov J, Ross HJ, Delgado DH. Usefulness of the INTERMACS scale to predict outcomes after mechanical assist device implantation. J Heart Lung Transplant. 2009;28:827-33.
17. Potapov EV, Loebe M, Nasseri BA, Sinawski H, Koster Aa, Kuppe H, et al. Pulsatile flow in patients with a novel nonpulsatile implantable ventricular assist device. Circulation. 2000;102(19 suppl 3):III183-7.
18. Thalmann M, Schima H, Wiesenthaler G,Wolner E. Physiology of continuous blood flow in recipients of rotary cardiac assist devices. J Heart Lung Transplant. 2005;24:237-45.
19. Tominaga R, Smith WA, Massiello A, Harasaki H, Golding LA. Chronic non-pulsatile blood flow. I. Cerebral autoregulation in chronic nonpulsatile biventricular bypass: carotid blood flow response to hypercapnia. J Thorac Cardiovasc Surg. 1994;108:907-12.
20. Letsou GV, Shah N, Gregoric ID, Myers TJ, Delgado R, Frazier OH. Gastrointestinal bleeding from arteriovenous malformations in patients supported by the Jarvik 2000 axial flow left ventricular assist device. J Heart Lung Transplant. 2005;24:105-9.
21. Geisen U, Heilmann C, Beyersdorf F, Benk C, Berchtold-Herz M, Schlensak C, et al. Nonsurgical bleeding in patients with ventricular assist devices could be explained by acquired von Willebrand disease. Eur J Cardiothorac Surg. 2008;33:679-84.
22. Maltais S, Topilsky Y, Tchantchaleishvili V, McKellar SH, Durham LA, Joyce LD, et al. Surgical treatment of tricuspid valve insufficiency promotes early reverse remodeling in patients with axial-flow left ventricular assist devices. J Thorac Cardiovasc Surg. 2012;143:1370-76.e1
23. Slaughter MS, Rogers JG, Milano CA, Russell SD, Conte JV, Feldman D, et al. Advanced heart failure treated with continuous-flow left ventricular assist device. N Engl J Med. 2009;361:2241-51.
24. Miller LW, Pagani FD, Russel SD, John R, Boyle AJ, Aaronson KD, et al. Use of continuous-flow device in patients awaiting heart transplantation. N Engl J Med. 2007;28:885-96.
25. Kirklin JK, Naftel DC, Pagani FD, Kormos RL, Stwvwnson L, Miller M, et al. Long-term mechanical circulatory support (destination therapy): On track to compete with heart transplantation? J Thorac Cardiovasc Surg. 2012;144:584-603.
26. Garbade J, Barten MJ, Bittner HB, Mohr FW. Heart transplantation and left ventricular assist device therapy: two comparable options in end-stage heart failure? Clin Cardiol. 2013;36(7):378-82.
27. Kirsch ME, Nguyen A, Mastroianni C, Pozzi M, Léger P, Nicolescu M, et al. SynCardia Temporary Total Artificial Heart as Bridge to Transplantation: Current Results at La Pitié Hospital. Ann Thorac Cardiovasc Surg. 2013;95(5):1640-6.
28. Copeland JG, Copeland H, Gustafson M, Mineburg N, Covington D, Smith RG, et al. Experience with more than 100 total artificial heart implants. J Thorac Cardiovasc Surg. 2012;143(3):727-34.
29. Cohn WE, Winkler JA, Parnis S, Costas GG, Beathard S, Conger J, Frazier OH. Ninety day survival of a calf implanted with a continuous-flow total artificial heart. ASAIO J. 2014;60(1):15-8.

CAPÍTULO 53

DROGAS DE ADIÇÃO E O SISTEMA CARDIOCIRCULATÓRIO

Marcos Knobel
Jean Michel Ajl

DESTAQUES

- A cocaína é a segunda droga ilícita mais utilizada nos Estados Unidos e representa 31% de todas as admissões em unidades de emergência devido ao abuso de drogas.
- A trombose coronária é responsável por 50% dos casos de infarto do miocárdio em usuários de cocaína.
- O uso de betabloqueadores é controverso em pacientes com infarto agudo do miocárdio (IAM) relacionado ao uso de cocaína.
- A maconha é a droga de adição mais usada nos Estados Unidos.

COCAÍNA

INTRODUÇÃO

A cocaína é uma substância extraída da *Erythoxylon coca*, planta encontrada na América do Sul e usada pela primeira vez na medicina em 1884, como anestésico local para cirurgias oftalmológica e dentária.

É bem absorvida por toda a superfície mucosa do organismo, podendo ser administrada via vaginal, endovenosa e através da mucosa respiratória, quer seja por inalação ou por fumo.

O uso por via endovenosa tem efeito mais prolongado do que as demais, porém não existe comprovação de relação entre as complicações de seu uso com o nível sérico. Pesquisas realizadas nos Estados Unidos revelam que um em dez americanos já usaram pelo menos uma vez essa droga.[1]

MECANISMO DE AÇÃO

A cocaína age bloqueando a recaptação dos neurotransmissores (norepinefrina e dopamina) pela fenda pré-sináptica, produzindo consequentemente aumento destes nos receptores pós-sinápticos. Normalmente, esses receptores adrenérgicos possuem mecanismo de *feedback* de acordo com o nível de neurotransmissores na fenda pós-sináptica. Assim, em situações em que o nível de neurotransmissores está alto, haverá diminuição da sensibilidade dos receptores (*down regulation*); se o nível dos neurotransmissores diminuir, os receptores pós-sinápticos mostrar-se-ão hipersensíveis (*up-regulation*).

Paradoxalmente a essa teoria, estudos experimentais mostraram que ocorre aumento do número dos receptores adrenérgicos pós-sinápticos após administração de cocaína. Uma das possíveis explicações para este efeito seria denervação generalizada nas sinapses resultante da ação direta da cocaína. Além de sua ação na fenda sináptica, a cocaína age bloqueando os canais de sódio dos neurônios inibitórios do sistema nervoso central, resultando, então, no estado de euforia observado nos usuários.

EFEITOS NO SISTEMA CARDIOVASCULAR

Os efeitos cardiovasculares da cocaína dependem da ação direta da droga no coração e das consequências de sua ação no sistema nervoso simpático (SNS) (Quadro 53.1). A estimulação simpática aguda ocorre até 120 minutos após o uso.

QUADRO 53.1. Efeitos cardiovasculares da cocaína no SNS.

	Ação direta da droga	Ação no SNS
Frequência cardíaca	↓ (com baixas doses)	↑ (com altas doses)
Arritmias	+	+
Pressão arterial	↑	↑

SNS: sistema nervoso simpático.

MANIFESTAÇÕES CARDIOVASCULARES

Já foram relatados vários tipos de cardiopatias relacionadas ao uso de cocaína, entre elas:

- Síndromes isquêmicas agudas;
- Arritmias;
- Insuficiência cardíaca;
- Lesões de aorta;

SÍNDROMES ISQUÊMICAS AGUDAS – IAM

A forma pela qual a cocaína induz o IAM ainda não está totalmente definida, porém, postulam-se quatro possíveis mecanismos. A trombose é responsável por 50% dos casos, enquanto o espasmo e as lesões ateroscleróticas são responsáveis por 25% dos casos cada.[2-3]

EFEITO TROMBOGÊNICO

A cocaína aumenta a agregação e a ativação plaquetárias, bem como a produção de tromboxane, e diminui a produção de prostaciclina pelo endotélio, predispondo assim a oclusão aguda do vaso por trombo constituído principalmente por plaquetas.

VASOESPASMO CORONÁRIO

O efeito adrenérgico promovido pela norepinefrina (quando está aumentada na fenda sináptica) leva à vasoconstricção arterial e isquemia, provocando injúria endotelial com proliferação da camada íntima, favorecendo novos fenômenos trombóticos.

LESÃO ENDOTELIAL

Além do vasoespasmo, a injúria crônica pelo uso de cocaína lesa progressivamente o endotélio, favorecendo agregação plaquetária e liberação do PDGE pelas plaquetas, induzindo proliferação da íntima com posterior formação aterosclerótica.

AUMENTO DA DEMANDA DE OXIGÊNIO PELO MIOCÁRDIO

A elevação de frequência cardíaca, pressão arterial e tônus simpático acarreta aumento de consumo de oxigênio pelo miocárdio.

Em relação aos infartos relacionados à cocaína, a incidência é de até 6% nos usuário presentes na emergência com dor torácica, sem relação com dose ou frequência de uso da droga. Metade dos pacientes com IAM relacionado à cocaína apresentou dor torácica em algum outro momento. A faixa etária dos pacientes infartados é mais jovem quando comparado a não usuários (média de 44 × 61 anos). Em geral, são mais pacientes com infartos mais complicados, pois apresentam maior nível de troponinas e menor fração de ejeção, levando a maior mortalidade intra-hospitalar. É frequente o achado de aneurismas de coronárias em até 30% dos casos submetidos a cineangiocoronariografia.[4]

ARRITMIAS CARDÍACAS E MORTE SÚBITA

As arritmias ventriculares, resultantes do excesso de catecolaminas, são consideradas as principais causas de morte súbita nesses pacientes. Na fase aguda da intoxicação por cocaína, a terapia se dá com bicarbonato de sódio e lidocaína (por efeito nos canais de sódio do miocárdio). As arritmias tardias são mais relacionadas a eventos isquêmicos.[1]

INSUFICIÊNCIA CARDÍACA – MIOCARDITE

Em 20% dos óbitos de usuários de cocaína, encontram-se sinais de miocardite. Este foco, geralmente é pequeno e composto de linfócitos e/ou eosinófilos, além da necrose local.

A etiologia da miocardite permanece obscura, porém alguns autores reforçam a teoria da indução de necrose miocárdica pela norepinefrina e também da ativação das células *natural killer* pela cocaína.

LESÕES DE AORTA

Tanto a ruptura como a dissecção aórtica são explicadas pela ativação do SNS com liberação excessiva de catecolaminas, levando a picos hipertensivos que podem ser responsáveis por graves danos na aorta e nos grandes vasos.

Diagnóstico

A propedêutica diagnóstica das manifestações cardiovasculares relacionadas ao uso de cocaína em nada difere da prática clínica habitual, porém algumas particularidades do quadro clínico devem ser relatadas:

Quadro clínico

- Ocorre em qualquer uma das vias de uso: inalação, injeção endovenosa e fumo (forma alcaloide: *crack*).
- Podem ocorrer hipertensão arterial aguda em normotensos, ou exacerbação e refratariedade ao tratamento anti-hipertensivo em hipertensos crônicos. Às vezes, pacientes hipertensos associam insuficiência renal e rabdomiólise.[12]
- Sinais de intoxicação aguda (às vezes, confunde-se com feocromocitoma): hipertermia e convulsões.
- Palpitação, rubor facial, sudorese e hiperventilação.
- Dor precordial anginosa, até morte súbita.
- Cefaleias vasculares, podendo culminar em infarto cerebral, hemorragia subaracnóidea e intracerebral.
- Acidente vascular cerebral pode ocorrer em até 27% dos usuários que dão entrada em hospital com intoxicação aguda.

Tratamento

Como a meia-vida da cocaína é curta (cerca de uma hora), por vezes, apenas observação clínica e medidas conservadoras são necessárias em casos mais brandos. Nos casos graves, deve ser instituído o tratamento farmacológico.

O tratamento da fase aguda não difere em relação ao tratamento das síndromes coronarianas agudas (SCA), apenas com exceção ao uso de betabloqueadores, como será descrito a seguir. O Quadro 53.2 expõe as evidências científicas no tratamento das síndromes isquêmicas relacionadas à cocaína.[4]

QUADRO 53.2. Recomendações para o tratamento das síndromes isquêmicas relacionadas com o uso de cocaína.

Terapia	Nível de evidência
Benzodiazepínicos	I/B
Ácido acetilsalicílico	I/C
Nitroglicerina	I/B
Bloqueadores de canais de cálcio	IIB/C
Fentolanima	IIB/C
Betabloqueadores	III/C
Labetalol	III/C

Medidas gerais

O uso endovenoso de benzodiazepínicos promove alívio nos sintomas dependentes da descarga adrenérgica.

Nitroglicerina

- Para tratar a vasoconstrição e a elevação da pressão arterial.
- Outras drogas descritas para este fim são: alfabloqueadores, fentolamina e antagonistas dos canais de cálcio.

Betabloqueadores

- Devem ser evitados na fase aguda deste grupo de pacientes, pois induzem mais vasoconstrição coronariana (pela liberação dos receptores alfa-adrenérgicos) e aumento paradoxal da pressão arterial. São utilizados após eliminação total da droga no organismo e preferencialmente se houver disfunção ventricular esquerda ou arritmias ventriculares. A possibilidade de reincidência do uso de cocaína pelo usuário alerta para a contraindicação do betabloqueador após a alta.[4-5]
- O Labetalol (alfa e betabloqueador), usado para reduções abruptas da pressão arterial, diminui a frequência cardíaca e a resistência vascular periférica, sem reduzir o fluxo sanguíneo periférico.[6]

Clonidina

Pode ser usada na dose de 0,2 mg (ataque) seguida de doses de 0,1 mg/hora (efeito sedativo pode mascarar complicações neurológicas).

Nitroprussiato de sódio

Eficaz na redução da pressão arterial, mas pode causar taquicardia reflexa.

Reperfusão coronariana

Os pacientes com infartos com elevação do segmento ST (IAM-cST) associados ao uso de cocaína devem receber tratamento igual ao realizado na prática geral. A persistência de supradesnível após uso de nitratos e benzodiazepínicos torna mandatários o estudo cineangiográfico e a realização de angioplastia primária ou trombólise química.

Algumas considerações devem ser feitas: por serem pacientes mais jovens, não é raro o eletrocardiograma de repouso mostrar padrão de repolarização precoce, que não representa supradesnível de origem isquêmica real. Devem ser selecionados os casos submetidos à trombólise para que esta não seja realizada de forma inadvertida.

A associação de uso de cocaína com dissecção aórtica aguda em pacientes com dor torácica também torna bastante temeroso o uso da trombólise. Portanto, na vigência de supradesnível do segmento ST, é mandatório exame dos pulsos periféricos antes de se iniciar medicação, sob risco de ocasionar sangramentos fatais. Da mesma forma, há incidência maior de hemorragia intracraniana em pacientes usuários de cocaína submetidos à trombólise.[4]

Assim, dá-se preferência à cineangiocoronariografia e realização de angioplastia primária. Também aqui, o uso da cocaína interfere na decisão do tratamento: por conta do maior risco de trombose ocasionado pela droga, a angioplastia sem uso de *stents* com tratamento clínico otimizado deve ser considerada. Além disso, os *stents* convencionais devem ser preferidos aos farmacológicos, cuja necessidade destes de dupla terapia antiplaquetária tem duração maior. A reincidência do uso da droga e o risco de má aderência ao tratamento podem estar associados a maiores taxas de trombose de *stent*, desfavorecendo os farmacológicos. Cada caso, entretanto, deve ser individualizado.

ECSTASY
INTRODUÇÃO

A 3-4 metilenodioximetanfetamina (MDMA), ou *ecstasy*, é uma droga psicotrópica ilegal, produzida em laboratórios clandestinos. Amplamente difundida nos EUA e na Europa, nesta também é conhecida como *ecstasy, Adam* (em referência a Adão, à inocência no paraíso antes do aparecimento da culpa e da vergonha), *XTC* ou *E*. Tem sido muito usada também no Brasil.

Sintetizada em 1912, a droga foi patenteada na Alemanha, em 1914, e testada inicialmente como moderador de apetite. Entretanto, seu uso foi abandonado, devido aos seus efeitos colaterais, e, em 1978, Shulguin e Nichols publicaram trabalho científico em que propunham o uso do MDMA como auxiliar psicoterapêutico.[7]

De 1977 a 1984, foi a "época de ouro" da pesquisa terapêutica com o MDMA, mas, desde então, seu uso passou a ter conotação recreativa, difundindo-se amplamente entre os universitários americanos. O advento das *raves* na Europa auxiliaram a popularizá-la, ao mesmo tempo que chamaram a atenção das autoridades, que lhe imputaram o caráter de droga ilegal.

CLASSIFICAÇÃO

O MDMA é uma droga com dupla classificação: situa-se entre estimulante do SNC e alucinógena, às vezes classificada como anfetamina alucinógena, definida por alguns como droga de desenho, por ser análoga a anfetaminas e metanfetaminas.[7-8]

O termo *entactogen* classifica a droga pelo seu efeito de aumentar a introspecção do usuário. Induz ao estado positivo do humor e de sentimentos de tranquilidade e intimidade.

FARMACOLOGIA

Pode ser comercializado em comprimidos ou cápsulas. Vias de administração:

- Oral (mais comum);
- Retal;
- Macerada para aspiração. Não requer preparo para o consumo, o que facilita seu uso e sua popularização.

Seus efeitos iniciam-se após 20 minutos da ingestão do comprimido e permanecem por 4 a 8 horas.

EFEITOS AGUDOS

- Descritos como prazeirosos, existem, porém, efeitos físicos desagradáveis.
- Após 24 horas da ingestão, podem ocorrer efeitos negativos, físicos e psicológicos.
- Embora seja tida como droga segura, há relatos de morte com uso do *ecstasy*.
- O perigo do MDMA está na composição do comprimido, que nem sempre contém 100% de MDMA e é misturado frequentemente com álcool e outras drogas.[8]

TOXICIDADE

- Depende da dose, da frequência de uso, da vulnerabilidade individual e das condições externas ambientais.
- A complicação clínica mais frequente do uso é a hipertermia, pelo aumento da liberação de serotonina.
- A ação em curto prazo é a liberação de serotonina (5-HT) e seu metabólito, o ácido 5-hidroxi-indolacético (5-HIAA), – sendo um agonista serotoninérgico.
- A liberação da serotonina pode ser bloqueada por inibidores da recaptação de serotonina, como a fluoxetina.

MANIFESTAÇÕES CARDIOVASCULARES

Os efeitos do *ecstasy* se devem pela interação com o receptor alfa-2 adrenérgico:

- Taquicardia.
- Arritmias.
- Hipotensão arterial.
- Hipertensão arterial (associação com insuficiência renal aguda), com relatos de até 40% de mortalidade, mesmo em ambiente de terapia intensiva.

- Não há relatos sobre efeitos cardiovasculares em longo prazo.
- O uso do MDMA por gestantes parece estar relacionado a anomalias congênitas, principalmente as cardíacas.

TRATAMENTO

Para minimizar os efeitos do *ecstasy* em seus usuários, as principais ações são:

1. Hidratação frequente.
2. Líquidos de reposição de eletrólitos e glicose.
3. Intervalos de pelo menos 6 horas entre cada comprimido consumido.
4. Consumir a droga em locais ventilados minimizando riscos de hipertermia.
5. Evitar uso concomitante de álcool e outras drogas, principalmente cocaína e *crack*, solventes e anfetaminas.

A clorpromazina é o antídoto para hipertermia e para hipertensão causada por MDMA e por anfetaminas.

MACONHA
INTRODUÇÃO

É a droga de adição mais usada nos Estados Unidos (mais de 30% dos americanos acima de 12 anos já experimentaram ao menos uma vez).[9] Produzida com folhas de *Cannabis sativa* (ingrediente ativo: delta-9-tetraidrocanabinol ou THC), encontra-se sob as seguintes formas:

- *Maconha* (1% a 5% THC): fumo preparado de folhas secas.
- *Hashish* (10% THC): resina seca fumada com cachimbo ou ingerida na comida.

A absorção via pulmonar é rápida, enquanto a pela via gastrintestinal é mais lenta. Os efeitos ocorrem logo após a absorção e persistem por 4 a 8 horas, sendo a meia-vida plasmática de 20 a 30 horas. Os efeitos são dose-dependentes.

MANIFESTAÇÕES CARDIOVASCULARES
Doses moderadas

- Aumento da atividade simpática.
- Redução da atividade parassimpática (taquicardia sinusal em 20% a 50%).
- Aumento do débito cardíaco (30%).
- Aumento do trabalho cardíaco e demanda de oxigênio (afeta o *turnover* de acetilcolina no hipocampo), podendo piorar condições cardiovasculares prévias.

Doses elevadas

- Inibição da atividade simpática e aumento da atividade parassimpática (bradicardia e hipotensão).
- Vasodilatação periférica e mudanças variáveis na pressão arterial (efeito sobre os receptores CB1).
- Alterações reversíveis de onda P, T e segmento ST.
- Aumento de atividade ectópica supraventricular e ventricular.
- Síncope vasovagal ou ortostática.
- Aumento de sintomas anginosos em coronariopatas, em baixas cargas de exercício.
- Risco aumentado de IAM dentro de 1 hora após o uso.

TRATAMENTO

- Medidas gerais para SCA.
- Nos usuários crônicos, tratamento para dependência química.

ÁCIDO LISÉRGICO (LSD)/PSILOCIBINA
INTRODUÇÃO

O ácido lisérgico é sintetizado quimicamente, enquanto a psilocibina é derivada de uma espécie de cogumelo, sendo seu composto denominado popularmente como "chá-de-cogumelo" (*Psilocybe cubensis* e *Psilocybe semilanceate*).

A intoxicação ocorre pela ingesta oral; o LSD é 100 vezes mais potente que a psilocibina,[10] e sua estrutura é semelhante à serotonina, sendo seus efeitos: psicoestimulação, anorexia, pânico, alucinações, euforia, paranoia e distúrbios obsessivo-convulsivos.

MANIFESTAÇÕES CARDIOVASCULARES

- Estimulação simpática (taquicardia e hipertensão).
- Vasoconstrição coronariana.
- Hiperagregação plaquetária e oclusão de pequenas artérias.
- Complicações cardiovasculares graves como IAM, taquicardia supraventricular e emergências hipertensivas são raras.
- A duração dos efeitos é de 2 a 4 horas, sendo o LSD detectável na urina por 2 a 3 dias.

TRATAMENTO

- Sedação com benzodiazepínicos.[11]
- Adenosina ou bloqueadores de canais de cálcio para taquicardia supraventricular.
- Evitar neurolépticos.

INALANTES
INTRODUÇÃO

Os inalantes são substâncias voláteis em temperatura ambiente. Não são definidos como classe farmacológica distinta.[13] Como substâncias ilícitas, são usados para alterar o nível de consciência, com grande penetração entre adolescentes. Entretanto, a incidência do uso diminui com a idade.

MODOS DE UTILIZAÇÃO

- **Inalação (*sniffing*):** embeber algodão e encostá-lo à boca e ao nariz para aspirar seus vapores (*huffing*). Outra possibilidade é colocar a substância em sacos de plástico ou papel para aumentar a concentração dos vapores (*bagging*).

Podem ser divididos em três grupos:

1. **Solventes voláteis (tolueno, n-hexano, cloro-hidrocarbonos, benzeno):**
   - Absorção via circulação pulmonar, com alta lipossolubilidade.
   - A reinalação do ar exalado (bolsas de saco plástico) pode causar hipercapnia e hipóxia.

   Alterações cardiovasculares:
   - Inibem o reflexo vagal (arritmias e morte súbita).
   - Compostos alifáticos e halogenados sensibilizam o miocárdio a catecolaminas.
   - Arritmias secundárias à hipóxia.
   - Efeito direto sobre o miocárdio: bradicardia sinusal, miocardite e fibrose miocárdica.

2. **Nitritos (amil-nitrito, butil-nitrito, isobutil-nitrito):**
   - Odorizadores de ambiente.
   - Induzem euforia e melhoram as experiências sexuais.
   - Efeitos aparecem em 10 segundos, desaparecendo em 5 minutos.
   - Vasodilatação e relaxamento da musculatura lisa.
   - Queda leve da pressão arterial e taquicardia.
   - Alterações transitórias do ECG: onda T invertida e depressão do segmento ST.
   - Síncope, tontura, palpitações e vasodilatação coronariana.

3. **Óxido nitroso (gás hilariante):**
   - Anestésico com ligação a receptores opiáceos.
   - Efeito deletério por meio de hipóxia.

REFERÊNCIAS BIBLIOGRÁFICAS

1. Kerns W 2nd, Garvey L, Owens J. Cocaine-induced wide complex dysrhythmia. J Emerg Med. 1997;15:321-9.
2. Weber JE, Chudnofsky CR, Boczar M, Boyer EW, Wilkerson MD, Hollander JE. Cocaine-associated chest pain: how common is myocardial infarction? Acad Emerg Med. 2000;7:873-7.
3. Feldman JA, Fish SS, Beshansky JR, Griffith JL, Woolard RH, Selker HP. Acute cardiac ischemia in patients with cocaine-associated complaints: results of a multicenter trial. Ann Emerg Med. 2000;36:469-76.
4. McCord J, Jneid H, Hollander JE, de Lemos JA, Cercek B, Hsue P, et al. Management of cocaine-associated chest pain and myocardial infarction: a scientific statement from the American Heart Association Acute Cardiac Care Committee of the Council on Clinical Cardiology. Circulation. 2008;117:1897-907.
5. Dattilo PB, Hailpern SM, Fearon K, Sohal D, Nordin C. Beta-blockers are associated with reduced risk of myocardial infarction after cocaine use. Ann Emerg Med. 2008 Feb;51(2):117-25.
6. Rangel C, Shu RG, Lazar LD, Vittinghoff E, Hsue PY, Marcus GM. Beta-blockers for chest pain associated with recent cocaine use. Arch Intern Med. 2010 May 24;170(10):874-9.
7. McNamara R, Maginn M, Harkin A. Caffeine induces a profound and persistent tachycardia in response to MDMA ("Ecstasy") administration. Eur J Pharmacol. 2007 Jan 26;555(2-3):194-8.
8. Almeida, Stella Pereira/Silva, Maria Teresa-Histórico, efeitos e mecanismos de ação do êxtase (3-4 metilenodioximetanfetamina): revisão da literatura. Revista Panamericana de Salud Publica/Pan American Journal of Public Health 8(6), 2000.
9. Jones RT. Cardiovascular system effects of marijuana. J Clin Pharmacol. 2002 Nov; 42(11 Suppl):58S-63S.
10. Hasler F, Grimberg U, Benz MA, Huber T, Vollenweider FX. Acute psychological and physiological effects of psilocybin in healthy humans: a double-blind, placebo-controlled dose-effect study. Psychopharmacology (Berl). 2004 Mar;172(2):145-56.
11. Starcevic B, Sicaja M. Dual Intoxication with diazepam and amphetamine: this drug interaction probably potentiates myocardial ischemia. Med Hypotheses. 2007;69(2):377-80.
12. Plavnik FL. Hipertensão arterial induzida por drogas: como detectar e tratar. Rev Bras Hipert. 2002;9:185-91.
13. Anderson CE, Loomis GA. Recognition and prevention of inhalant abuse. Am Fam Physician. 2003 Sep 1;68(5):869-74.

PROCEDIMENTOS DIAGNÓSTICOS E TERAPÊUTICOS CARDIOVASCULARES

COORDENADORES

Elias Knobel ▪ Marcos Knobel

8

CAPÍTULO 54

ECOCARDIOGRAFIA NA UTI

Cláudio Henrique Fischer
Bernard Cholley

DESTAQUES

- O ecocardiograma (ECO) tem sido utilizado em várias circunstâncias na unidade de terapia intensiva (UTI).
- Avaliação dos estados de choque:
    - Nas situações com comprometimento miocárdico: infarto, miocardite séptica, trauma, embolia pulmonar, miocardiopatias diversas;
    - No derrame pericárdico e no tamponamento;
    - No choque de origem extracardíaca.
- Avaliação da volemia e da responsividade a volume.
- Avaliação da contratilidade e do débito cardíaco.
- Pesquisa de *shunt* em hipoxemia inexplicável.
- Repercussão cardíaca direita durante a assistência ventilatória.
- Pesquisa de endocardite.
- Importância das competências e do conteúdo da formação em ecocardiografia.

INTRODUÇÃO

O ECO representa uma ferramenta de utilidade múltipla e crescente em ambiente de terapia intensiva. Estudos antigos mostram que mesmo os médicos mais experientes erram mais quando interpretam o estado hemodinâmico de um paciente instável com base apenas em seu exame clínico.[1-2]

Desde os estudos iniciais de François Jardin e seu grupo,[3] o ECO vem demonstrando progressivamente seu poder em influenciar a conduta em pacientes em estado crítico[4-6] e possibilitar, em vista de sua capacidade de definir o diagnóstico etiológico, um tratamento mais precoce e correto.[7]

Com a presença cada vez mais constante de equipamentos de ECO em seus diferentes formatos e modalidades – do portátil de bolso ao transesofágico – nas salas de emergência e de terapia intensiva, os emergencistas e os intensivistas passaram a se apropriar dele em quase todas as situações de sua prática diária.[8]

A seguir estão expostas as principais situações em que o ECO demonstra ampla utilidade diagnóstica e influência terapêutica. Antes, porém, alguns conceitos básicos que devem ficar bem fixados.

PONTOS ESSENCIAIS

- O ECO é uma ferramenta diagnóstica de 1ª linha quando se tem um paciente em estado de choque.
- O ECO possibilita o diagnóstico etiológico ao reconhecer um comprometimento miocárdico (direito e/ou esquerdo, global ou segmentar), pericárdico, valvar ou extracardíaco.
- Ao permitir um diagnóstico rápido, o ECO auxilia na escolha do tratamento mais adequado a um paciente em estado de choque, com redução da hipoperfusão tecidual e melhora do prognóstico.
- A consequência destas afirmações é que o médico intensivista deve ter ao menos conhecimento de nível básico em ecocardiografia para tratar um paciente em estado crítico.
- As competências esperadas do médico intensivista em ecocardiografia incluem: 1) os princípios físicos elementares de ultrassom, 2) a regulagem básica dos equipamentos de ecocardiografia, 3) a aquisição dos principais cortes, e 4) a anatomia ecocardiográfica elementar e a interpretação das imagens anormais.
- No nível de competência **básico** em ecocardiografia, o intensivista deve ser capaz de reconhecer um ventrículo esquerdo claramente disfuncionante ou hipercinético, uma disfunção ventricular direita e um derrame pericárdico abundante, e saber medir a veia cava inferior.
- O nível de competência **avançado** em ecocardiografia é uma opção possível, mas não indispensável à formação do intensivista.
- A formação em técnicas ultrassonográficas em nível básico deve ser incorporada à formação inicial de intensivistas e de emergencistas.

SITUAÇÕES CLÍNICAS
ESTADO DE CHOQUE

Como mencionado, o ECO é uma ferramenta de 1ª linha diante de um paciente em estado de choque. Não somente é uma técnica não invasiva e realizada à beira do leito, como também sua contribuição diagnóstica é considerável e influencia amplamente o manejo do paciente.[4-6]

Ao ECO é possível identificar os choques relacionados com lesões do miocárdio, das valvas e do pericárdio, ou nas situações nas quais o coração não está envolvido.

LESÕES MIOCÁRDICAS
Infarto do miocárdio

O infarto do miocárdio é a principal causa de choque cardiogênico e o ECO é um método valioso para seu diagnóstico, antes de qualquer exploração adicional. A isquemia é responsável por falta de espessamento do miocárdio e por perda de movimento do miocárdio no território da artéria coronária que já não é perfundida. A natureza segmentar da anormalidade na movimentação contrátil, relacionada a um território vascular, é altamente sugestiva de doença coronariana. O ECO pode especificar a localização e a extensão da área isquêmica do miocárdio (área hiperecoica e acinética) (Figura 54.1). É também a melhor técnica para reconhecer as complicações mecânicas do infarto (rotura do músculo papilar, rotura do septo ventricular ou da parede livre), que são muitas vezes responsáveis pelo choque.

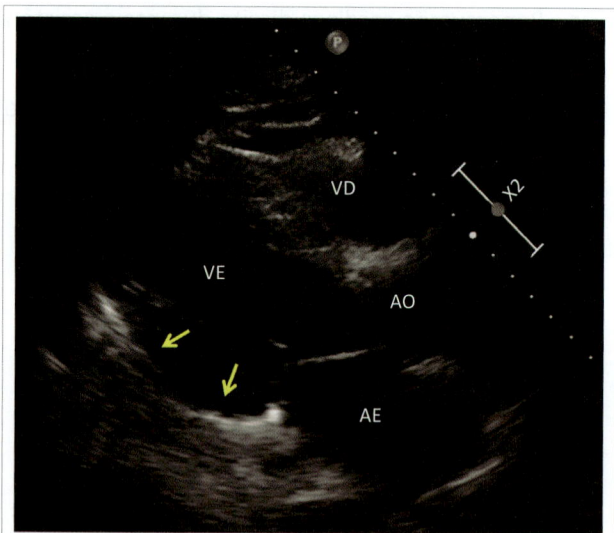

FIGURA 54.1. Corte paraesternal longitudinal com sinais de fibrose (ecogenicidade aumentada e redução da espessura) na parede inferolateral (seta).

CHOQUE SÉPTICO

O choque séptico é uma das causas mais comuns de insuficiência circulatória aguda em terapia intensiva. Na maioria das vezes, é a insuficiência vascular periférica que domina o quadro, caracterizado por hipotensão arterial com débito cardíaco elevado. A lesão miocárdica, embora habitual, muitas vezes não é aparente porque a pós-carga extremamente reduzida por causa da vasodilatação periférica garante o alto débito, apesar da diminuição da contratilidade do ventrículo esquerdo. No entanto, em uma fração de pacientes sépticos, o declínio da contratilidade está na vanguarda do quadro clínico. Essa hipocinesia, muitas vezes biventricular, é facilmente reconhecida pelo ECO, que orienta o início da terapia inotrópica, essencial para a recuperação da contratilidade e do débito cardíaco (Figura 54.2).

TRAUMA FECHADO OU PENETRANTE

O ECO é um método essencial para a avaliação diagnóstica inicial de pacientes traumatizados ou vítimas de ferimentos penetrantes. Em ambas as situações, o envolvimento cardíaco é possível. O trauma não penetrante pode ser complicado por contusão miocárdica, identificada como uma área hipo ou acinética segmentar, comumente relacionada a um território coronariano, vista com mais frequência na parede livre do ventrículo direito (em virtude do impacto no esterno) e no ápice do coração. A pressão elevada de um trauma contuso, por vezes, leva a lesões valvares (rotura de válvula ou de corda tendínea, mitral ou tricúspide). Em caso de trauma penetrante envolvendo a região cardíaca, deve-se procurar por derrame pericárdico, testemunha de um ferimento cardíaco (Figura 54.3). A eventualidade de um exame inicial normal não exclui o diagnóstico de trauma cardíaco, visto que a formação do derrame e o tamponamento podem ser retardados em caso de ferimento pequeno. Portanto, devem-se manter esses pacientes em terapia intensiva por pelo menos 24 horas e repetir o ECO em caso de dúvida.

EMBOLIA PULMONAR

A embolia pulmonar grave, responsável por estado de choque, é quase sempre associada a um quadro de *cor pulmonale* agudo (dilatação do ventrículo direito e septo

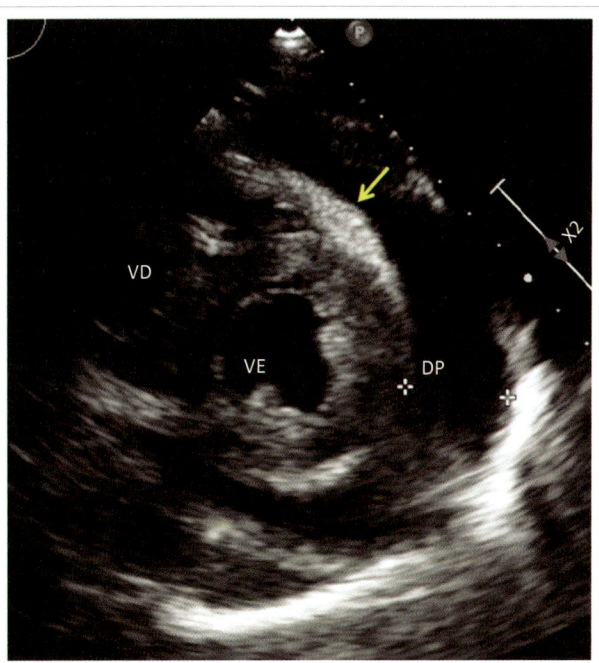

FIGURA 54.3. Derrame pericárdico importante com espessamento no sulco interventricular anterior (seta).

ventricular paradoxal telessistólico – Figura 54.4), reflexo indireto da gravidade da obstrução arterial pulmonar. Na ausência de doença pulmonar conhecida, uma combinação de choque e *cor pulmonale* agudo ao ECO é sinônimo de embolia pulmonar grave e autoriza o início de tratamento específico, sem necessidade de esperar pela confirmação com outros exames de imagem, que necessitariam de mobilização e só aumentariam o risco do paciente nessa fase.[9]

MIOCARDIOPATIAS DIVERSAS

Muitas outras doenças miocárdicas, primárias ou secundárias, podem cursar com estado de choque e levar o paciente

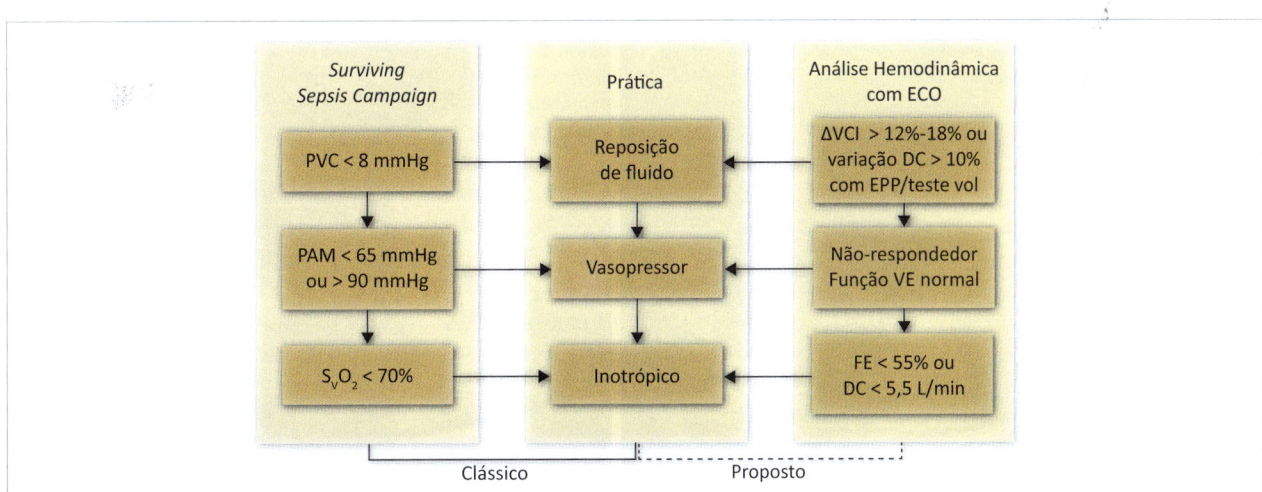

FIGURA 54.2. Algoritmo de tratamento do choque séptico com a orientação da *Surviving Sepsis Campaign* e a alternativa proposta com o uso do ECO.
DC: débito cardíaco; FE: fração de ejeção; PAM: pressão arterial média; PVC: pressão venosa central; ΔVCI: variação percentual do calibre da veia cava inferior.

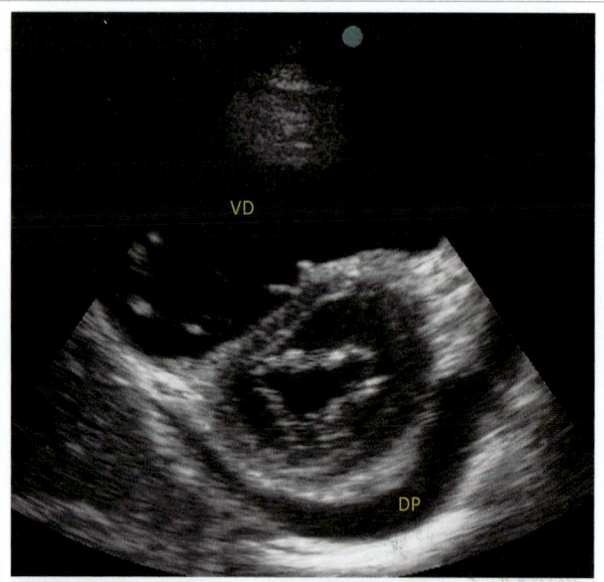

FIGURA 54.4. Aumento do ventrículo direito (VD) e retificação do septo interventricular, compatível com sobrecarga de pressão ventricular direita. Discreto derrame pericárdico (DP) associado.

à terapia intensiva. Entre elas, estão as descompensações de cardiomiopatias primárias, a intoxicação por medicamentos estabilizadores de membranas ou cardiodepressores, as alterações metabólicas severas (hipofosfatemia, hipocalcemia, beri béri) e as disfunções ventriculares esquerdas transitórias (Tako-Tsubo, miocárdio atordoado pós-ressuscitação), comuns em grande número de situações no ambiente de medicina intensiva e de emergência.[10] A topografia da lesão ao ECO é por vezes típica, como no Tako-Tsubo (acinesia apical e colar basal hipercontrátil – Figura 54.5), mas muitas vezes global, em outros casos. O ECO tanto confirma a causa miocárdica da insuficiência circulatória aguda como, muitas vezes, permite descartar uma etiologia isquêmica, quando o envolvimento miocárdico não tem caráter segmentar relacionado a um território coronariano. A informação obtida pelo ECO reforça uma escolha terapêutica que vise à melhora da contratilidade miocárdica, a fim de restaurar o mais rapidamente a perfusão tecidual comprometida.

DERRAME PERICÁRDICO E TAMPONAMENTO

O tamponamento cardíaco é um diagnóstico para o qual o ECO é essencial e insubstituível.[11] O caráter restritivo de um derrame nem sempre é fácil de definir, e o diagnóstico é eminentemente clínico. No entanto, diante de um quadro clínico de choque com sinais de comprometimento cardíaco direito, a descoberta de um derrame pericárdico corrobora, sem hesitação, o envio do paciente à sala de cirurgia para drenagem (Figura 54.6). Em caso de emergência com risco de vida imediato, o ECO pode ser usado para guiar uma paracentese à beira do leito, conduta de risco e ao mesmo tempo potencialmente salvadora. Em pós-operatório de cirurgia cardíaca, o tamponamento cardíaco é o resultado mais frequentemente de um trombo posterior ao átrio do que de uma grande efusão.[12] O ECO transesofágico pode ser fundamental nessa situação, na qual a via transtorácica é muitas vezes ineficiente.

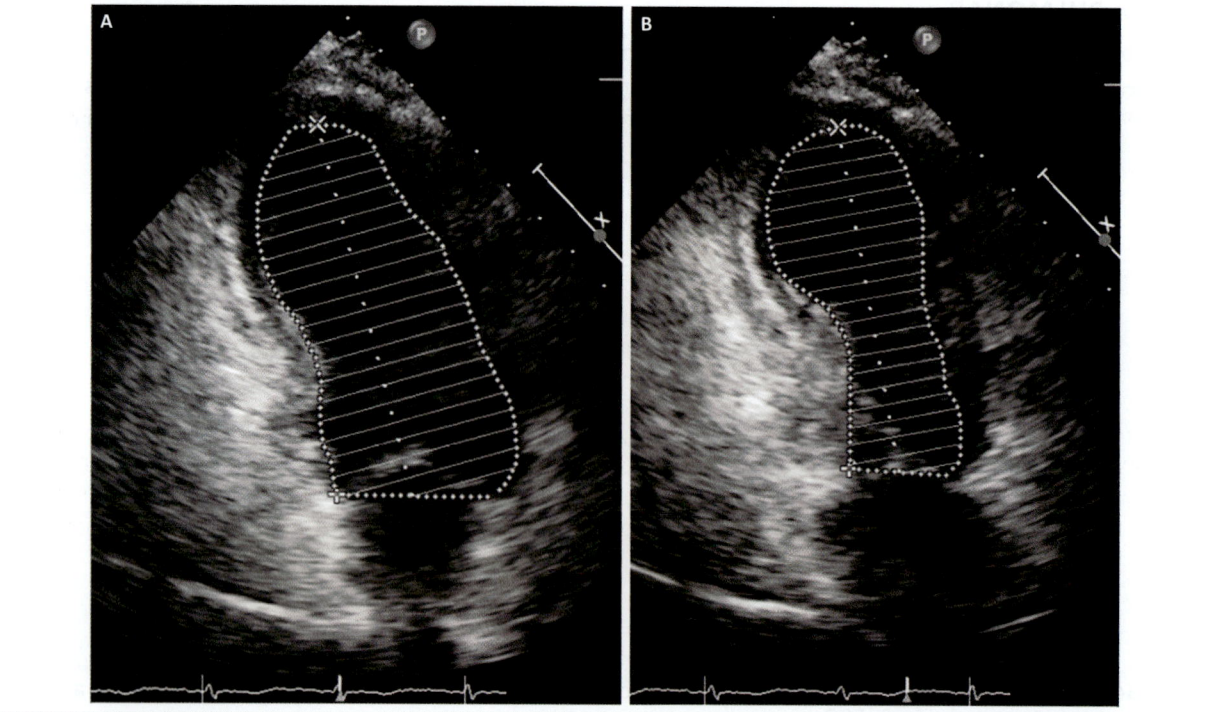

FIGURA 54.5. Disfunção contrátil segmentar do ventrículo esquerdo restrita aos segmentos medioapicais, com contratilidade basal preservada, em diástole (A) e em sístole (B), em quadro compatível com Tako-Tsubo.

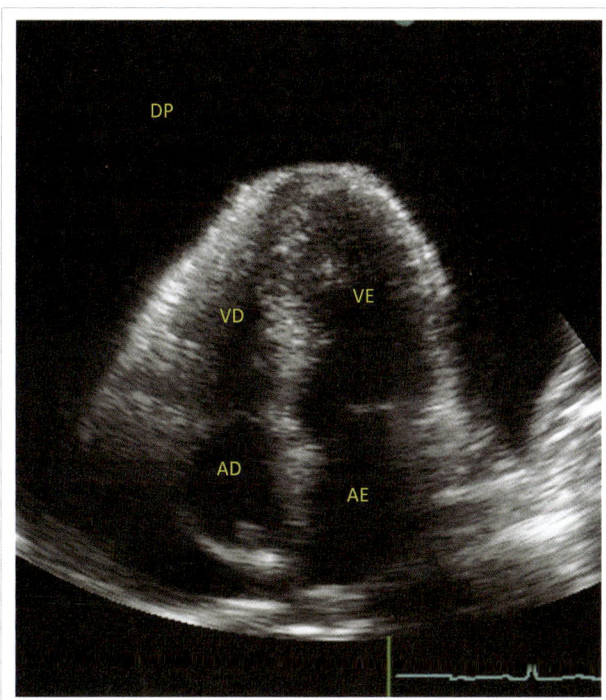

FIGURA 54.6. Extenso derrame pericárdico com restrição ao enchimento ventricular direito e movimentação excessiva do coração (*swinging heart*).

CHOQUE DE ORIGEM EXTRACARDÍACA

Durante o curso de um estado de hipovolemia, verdadeira ou relativa por vasoplegia, a hipoperfusão não é consequência de uma alteração relacionada com a bomba cardíaca. Nesse caso, o ECO fornece informações vitais ao reconhecer um coração hipercinético, cujas cavidades têm preenchimento insuficiente na diástole e quase virtual na telessístole, associado a sinais de baixa pressão de enchimento (Figura 54.7). No contexto de choque, tal constatação é indicação formal de reposição volêmica. Não é incomum que seja o ECO quem faça o diagnóstico de hipovolemia grave, pois o contexto clínico muitas vezes é enganoso. Uma terapêutica errada nesse contexto (p. ex.: medicamentos inotrópicos) pode ser consideravelmente deletéria.

VOLEMIA E RESPONSIVIDADE A VOLUME

A administração de fluidos é medida importante no suporte hemodinâmico ao paciente em estado de choque. Visa ao aumento do volume sistólico ejetivo e, consequentemente, do débito cardíaco e à melhora da oferta de oxigênio aos tecidos, sobretudo em situações em que a volemia, de forma absoluta ou relativa, está depletada.[13] Por outro lado, a reposição volêmica em excesso, além de inútil, pode ser deletéria, com aumento do edema tissular e pulmonar, da disfunção ventricular direita e da pressão intra-abdominal.[14]

O ECO tem demonstrado papel importante tanto na avaliação estática da volemia – por meio da medida da veia cava inferior ou dos volumes diastólicos ventriculares – como em medidas dinâmicas – como do débito cardíaco e sua variação como resposta à reposição volêmica, ou simplesmente pela variação do calibre da veia cava inferior com o ciclo respiratório. Medidas estáticas apresentam, em geral, baixa capacidade em predizer a resposta à reposição hídrica,[15] ao contrário das dinâmicas.[16] Em pacientes sob ventilação mecânica e sem esforço inspiratório, a distensibilidade da veia cava inferior superior a 18% indica responsividade a volume com alta acurácia.[17] De modo alternativo, aumento acima de 12% na velocidade do fluxo aórtico pelo Doppler

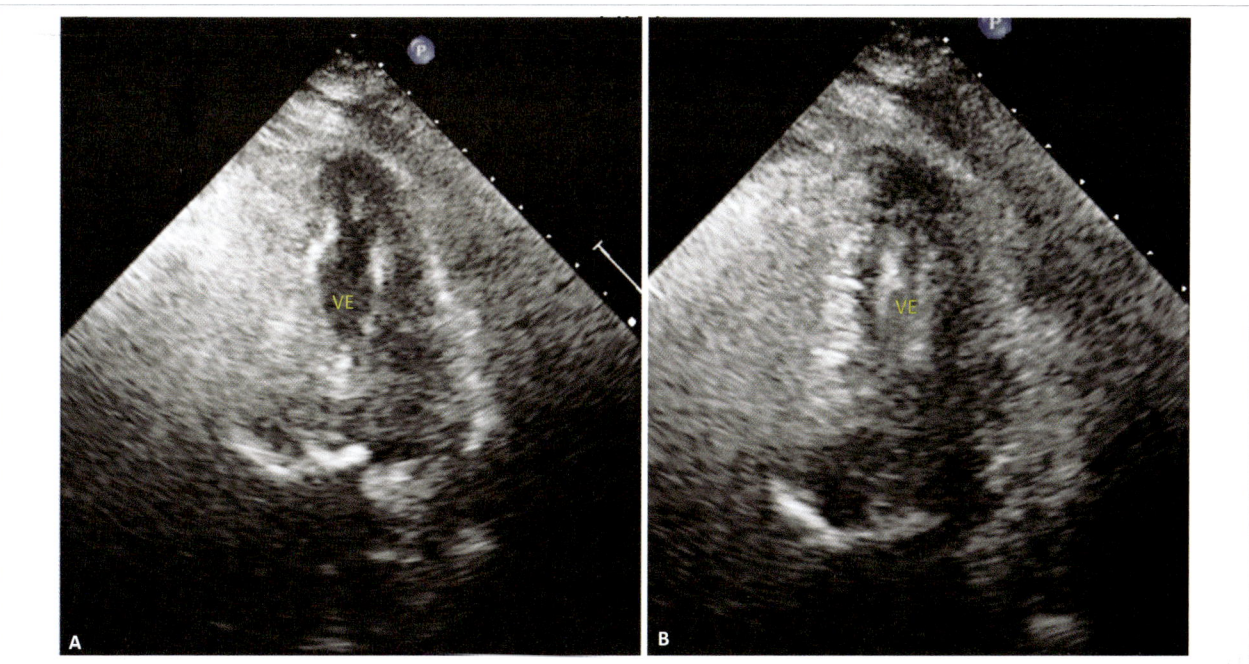

FIGURA 54.7. Cavidade do ventrículo esquerdo (VE) reduzida na diástole (A) e colabada (*kissing heart*) na sístole (B).

também se mostrou como preditor de resposta à reposição volêmica.[18] Sob ventilação espontânea ou quando há esforço inspiratório, a variação no volume-corrente e a interrupção nas alterações cíclicas induzidas pela pressão positiva comprometem a acurácia dos métodos.[19]

FUNÇÃO VENTRICULAR (SISTÓLICA E DIASTÓLICA) E DÉBITO CARDÍACO

A ressuscitação cardiovascular é facilitada se a reserva da função de bomba do coração é conhecida. Uma função sistólica ruim, refletida por uma fração de ejeção reduzida, é uma informação útil na avaliação do prognóstico e pode orientar as escolhas terapêuticas. A observação de disfunção diastólica isolada também terá impacto sobre a decisão terapêutica, incluindo a gestão do aporte líquido, pois esses pacientes também apresentam intolerância a um excesso de reposição volêmica. Finalmente, a chave para a quantificação de qualquer terapêutica cardiovascular é medir o volume de ejeção sistólico (VS) em conjunto com a medida da pressão arterial média (PAM). Como o objetivo dessas terapias é melhorar a perfusão dos órgãos, o VS e a PAM são os dois determinantes hemodinâmicos essenciais que deverão ser monitorizados (Figura 54.8).

PESQUISA DE *SHUNT* EM HIPOXEMIA INEXPLICÁVEL

Em situações de ressuscitação, não é incomum deparar-se com um paciente hipoxêmico, sob assistência ventilatória, sem causa pulmonar evidente. Isso justifica a busca de um *shunt* intracardíaco, um forame oval patente na maioria dos casos, mas também de outras comunicações interatriais, ou um *shunt* intrapulmonar. Esse tipo de anomalia também contribui para agravar a hipoxemia em um paciente com SDRA e deve ser pesquisado, pois levará a modificações nos ajustes do ventilador para a redução ao máximo da pressão intratorácica.[20] Um teste de contraste com injeção intravenosa de microbolhas salinas (normalmente produzidas por mistura de 0,5 mL de ar e 9,5 mL de soro fisiológico) é usado para detectar a anormalidade existente na passagem das câmaras direitas para as esquerdas e afirmar a existência do *shunt* (Figura 54.9). Se o aparecimento das microbolhas no átrio esquerdo é preco-

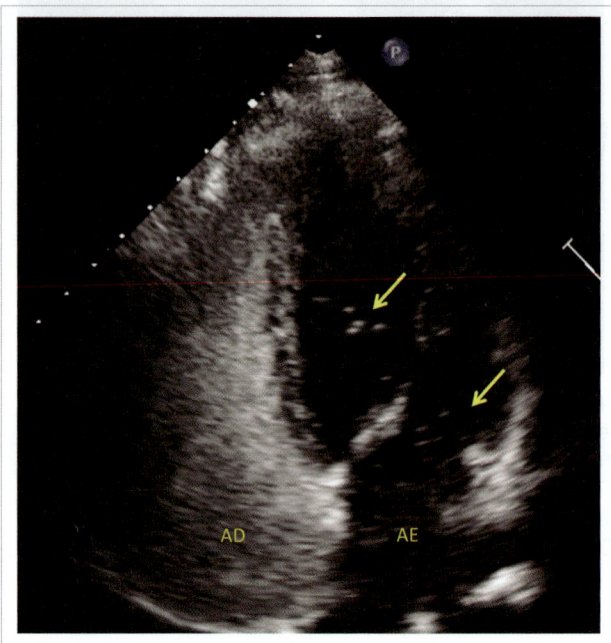

FIGURA 54.9 Teste de contraste salino ao ECO transtorácico evidenciando passagem de microbolhas (setas) para as câmaras esquerdas através da fossa oval, após manobra de Valsalva.

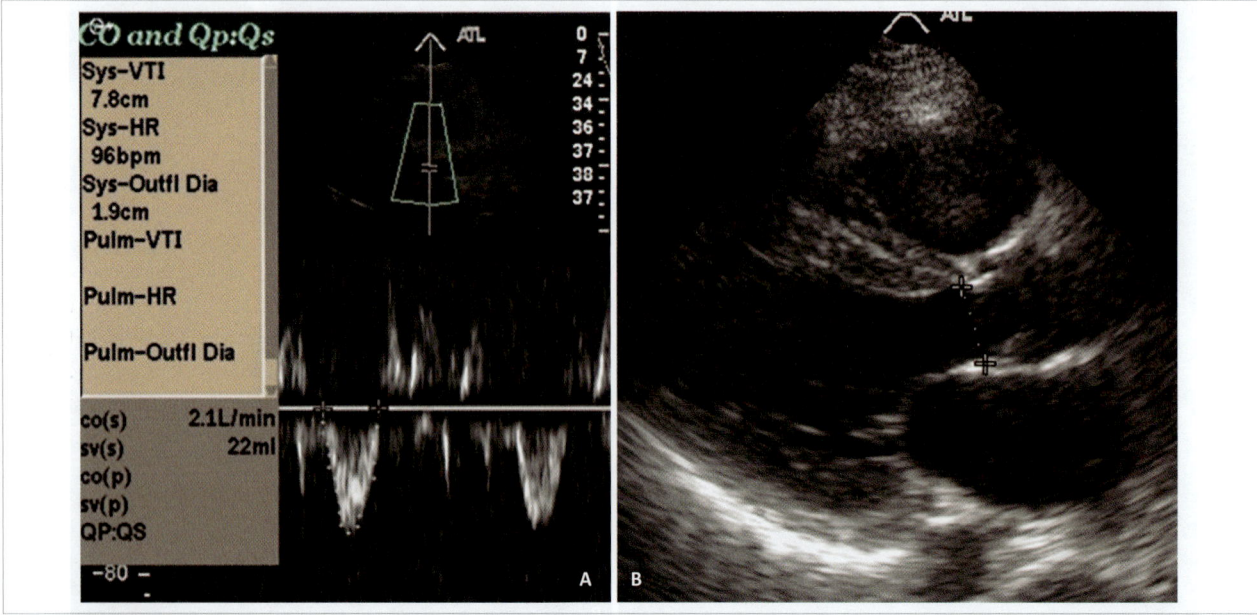

FIGURA 54.8 Aferição do diâmetro da via de saída do ventrículo esquerdo (A) e da integral da velocidade pelo tempo (B) no mesmo local, para estimativa do volume sistólico ejetivo (VS) e do débito cardíaco (DC).

ce (antes do 3º ciclo após a chegada das microbolhas nas cavidades direitas), o *shunt* certamente é intracardíaco. Se isso ocorre tardiamente (após seis ciclos), o *shunt* pode ser intrapulmonar.

REPERCUSSÃO CARDÍACA DIREITA DURANTE ASSISTÊNCIA VENTILATÓRIA

Um paciente cujo pulmão é severamente comprometido (p. ex.: na SDRA) é, muitas vezes, ventilado com pressões de platô elevadas, que aumentam a impedância à ejeção do ventrículo direito, colabando os capilares perialveolares durante a insuflação. Esse aumento da pós-carga, por vezes, pode causar (ou piorar) um quadro de *cor pulmonale* agudo.[21] Na ausência de uma estratégia de ventilação que reduza a pressão de platô, essa situação pode levar à insuficiência cardíaca direita e ao colapso cardiovascular. Portanto, é fundamental monitorizar por meio do ECO pacientes com insuficiência respiratória aguda submetidos à suporte ventilatório, para que se detecte qualquer dilatação ou disfunção do ventrículo direito, reflexo de uma pós-carga muito elevada.

PESQUISA DE ENDOCARDITE

Febre e hemocultura positiva em um paciente de terapia intensiva muitas vezes levam a querer eliminar o diagnóstico de endocardite, quando nenhuma das causas mais habituais foi encontrada. O ECO transtorácico é capaz de identificar tanto a vegetação como a repercussão hemodinâmica da lesão valvar; no entanto, em algumas situações (janela limitada ou presença de prótese valvar, discrepância clinicoecocardiográfica, suspeita, de complicações) é necessária a abordagem transesofágica para a confirmação diagnóstica. Diante dessa suspeita é essencial a avaliação de um especialista, pois o diagnóstico pode ser difícil, mesmo para um ecocardiografista experiente.

COMPETÊNCIAS E CONTEÚDO DA FORMAÇÃO

É fundamental o conhecimento dos pontos fortes e das limitações do ECO direcionado, realizado por intensivistas e emergencistas. Há limitações secundárias à natureza do exame e ao treinamento por parte do indivíduo que está realizando o estudo. Quando for encontrada alguma alteração que impacte no tratamento, ou no caso de anormalidades cardíacas do tipo valvopatia, aortopatia, disfunção diastólica e alteração da contração segmentar, o diagnóstico deverá ser confirmado, sempre que possível, por um ECO completo realizado por especialista e com o melhor equipamento e método aplicável. Por outro lado, o ECO direcionado pode identificar rapidamente processos patológicos que conduzam para procedimentos de urgência ou intervenções de ressuscitação que salvam vidas.[22]

A lista de habilidades específicas em técnicas de ecocardiografia que o médico intensivista deve adquirir foi criada por um grupo de especialistas em 2009.[23] É necessária a formação em:

1. Princípios básicos da física do ultrassom;
2. Configurações básicas do equipamento de ECO;
3. Aquisição dos principais cortes ecocardiográficos;
4. Anatomia ecocardiográfica elementar e interpretação de imagens anormais.

Foram definidos dois níveis de habilidade para o ECO direcionado feito pelo intensivista: básico e avançado. O objetivo do nível básico é o reconhecimento de alterações típicas, correspondentes às situações críticas agudas.[24] Espera-se que o operador seja capaz de reconhecer uma disfunção ventricular esquerda importante (hipo ou acinesia), uma disfunção ventricular direita importante (aparência de *cor pulmonale* agudo), um derrame pericárdico significativo e a medida da veia cava inferior. Parece que uma formação teórica mínima de algumas horas, associada a um pouco de prática, seja suficiente para alcançar esses objetivos, porém insuficiente para garantir um nível básico de treinamento de um especialista em ecocardiografia.[25]

O conteúdo recomendado para atingir cada nível foi proposto em outra conferência.[26] Uma das mensagens mais importantes dessa conferência é que o aprendizado das técnicas de ecocardiografia em nível básico deve tornar-se parte da formação de todos os médicos intensivistas, o que envolve mudanças no currículo que define sua formação. No entanto, o nível avançado é um componente opcional da formação, mas é desejável que alguns médicos em cada unidade cheguem a esse nível para poderem orientar outros intensivistas.[27-28]

CONSIDERAÇÕES FINAIS

Como outros sistemas de monitorização não invasiva, o ECO fornece estimativa do débito cardíaco e da volemia nos pacientes em estado crítico. Entretanto, ao contrário destes, permite avaliação estrutural cardíaca concomitante, muitas vezes definindo a etiologia do processo de instabilização hemodinâmica.

Contudo, seu aproveitamento é dependente da *expertise* de quem o utiliza, além de ser fundamental o respeito a critérios de uso estabelecidos pelas sociedades de cardiologia e de terapia intensiva.[22,26-29] Em termos gerais, sempre que seu uso for além da monitorização hemodinâmica e da constatação de sinais cardíacos básicos, como o de disfunção contrátil significativa ou de derrame pericárdico expressivo, a avaliação deverá ser escalonada para especialistas da área, procurando a melhor interpretação e o correto diagnóstico.[22] Instituições que acolheram essa estratégia de forma eficaz, associada à intensa e efetiva comunicação entre as áreas, tem usufruído mais adequadamente do real valor do método.

REFERÊNCIAS BIBLIOGRÁFICAS

1. Connors AF Jr, McCaffree DR, Gray BA. Evaluation of right-heart catheterization in the critically ill patient without acute myocardial infarction. N Engl J Med 1983;*308*:263-267.
2. Eisenberg PR, Jaffe AS, Schuster DP. Clinical evaluation compared to pulmonary artery catheterization in the hemodynamic assessment of critically ill patients. Crit Care Med 1984;*12*:549-553.

3. Ozier Y, Gueret P, Jardin F, Farcot JC, Bourdarias JP, Margairaz A. Two-dimensional echocardiographic demonstration of acute myocardial depression in septic shock. Crit Care Med 1984;12:596-599.
4. Alam M. Transesophageal echocardiography in critical care units: Henry Ford Hospital experience and review of the literature. Prog Cardiovasc Dis 1996;38:315-328.
5. Heidenreich PA, Stainback RF, Redberg RF, Schiller NB, Cohen NH, Foster E. Transesophageal echocardiography predicts mortality in critically ill patients with unexplained hypotension. J Am Coll Cardiol 1995;26:152-158.
6. Sohn DW, Shin GJ, Oh JK, Tajik AJ, Click RL, Miller FA, Seward JB. Role of transesophageal echocardiography in hemodynamically unstable patients. Mayo ClinProc 1995;70:925-931.
7. Kaul S, Stratienko AA, Pollock SG, Marieb MA, Keller MW, Sabia PJ. Value of two-dimensional echocardiography for determining the basis of hemodynamic compromise in critically ill patients: a prospective study. J Am Soc Echocardiogr 1994;7:598-606.
8. Noritomi DT, Vieira ML, Mohovic T, Bastos JF, Cordioli RL, Akamine N, Fischer CH. Echocardiography for hemodynamic evaluation in the intensive care unit. Shock 2010;34(Suppl 1):59-62.
9. Kasper W, Konstantinides S, Geibel A, Olschewski M, Heinrich F, Grosser KD, Rauber K, Iversen S, Redecker M, Kienast J. Management strategies and determinants of outcome in acute major pulmonary embolism: results of a multicenter registry. J Am Coll Cardiol 1997;30:1165-1171.
10. Vergez M, Pirracchio R, Mateo J, Payen D, Cholley B. Tako Tsubo cardiomyopathy in a patient with multiple trauma. Resuscitation 2009;80:1074-1077.
11. Fowler NO. Cardiac tamponade. A clinical or an echocardiographic diagnosis? Circulation 1993;:87:1738-1741.
12. Schoebrechts B, Herregods MC, Van de Werf F, De Geest H. Usefulness of transesophageal echocardiography in patients with hemodynamic deterioration late after cardiac surgery. Chest 1993;104:1631-1632.
13. Vincent J, De Backer D. Circulatory shock. N Engl J Med 2003;369:1726-1734.
14. Nahouraii R, Rowell S. Static measures of preload assessment. Crit Care Med 2010;26:295-305.
15. Michard F, Teboul J. Predicting fluid responsiveness in ICU patients: a critical analysis of the evidence. Chest 2002;121:2000-2008.
16. Cavallaro F, Sandroni C, Antonelli M. Functional Hemodynamic monitoring and dynamics índices of fluid responsiveness. Minerva Anestesiol 2008;74:123-135.
17. Barbier C, Loubieres Y, Schmit C, Hayon J, Ricome JL, Jardin F, Vieillard-Baron A. Respiratory changes in inferior vena cava diameter are helpful in predicting fluid responsiveness in ventilated septic patients. Intensive Care Med 2004;30:1740-1746.
18. Feissel M, Michard F, Mangin I, Ruyer O, Faller JP, Teboul JL. Respiratory changes in aortic blood velocity as an indicator of fluid responsiveness in ventilated patients with septic shock. Chest 2001;119:867-873.
19. Heenen S, De Backer D, Vicent JL. How can the response to volume expansion in patients with spontaneous respiratory movements be predicted? Crit Care 2006;10:R102
20. Mekontso Dessap A, Boissier F, Leon R, Carreira S, Campo FR, Lemaire F, Brochard L. Prevalence and prognosis of shunting across patent foramen ovale during acute respiratory distress syndrome. Crit Care Med 2010;38:1786-1792.
21. Vieillard-Baron A, Schmitt JM, Augarde R, Fellahi JL, Prin S, Page B, Beauchet A, Jardin, F. Acute cor pulmonale in acute respiratory distress syndrome submitted to protective ventilation: incidence, clinical implications, and prognosis. Crit Care Med 2001;29:1551-1555.
22. Labovitz AJ, Noble VE, Bierig M, Goldstein SA, Jones R, Kort S, Porter TR, Spencer KT, Tayal VS, Wei K. Focused Cardiac Ultrasound in the Emergent Setting: A Consensus Statement of the American Society of Echocardiography and American College of Emergency Physicians. J Am Soc Echocardiogr 2010;23:1225-30.
23. Mayo PH, Beaulieu Y, Doelken P, Feller-Kopman D, Harrod C, Kaplan A, Oropello J, Vieillard-Baron A, Axler O., Lichtenstein, D, et al. . American College of Chest Physicians/La Société de Réanimation de Langue Francaise statement on competence in critical care ultrasonography. Chest 2009;135:1050-1060.
24. Cholley BP, Vieillard-Baron A, Mebazaa A. Echocardiography in the ICU: time for widespread use! IntensiveCare Med 2006;32:9-10.
25. Vignon P, Mucke F, Bellec F, Marin B, Croce J, Brouqui T, Palobart C, Senges P, Truffy C, Wachmann A, et al. Basic critical care echocardiography: validation of a curriculum dedicated to noncardiologist residents. Crit Care Med 2011;39:636-642.
26. Expert Round Table on Ultrasound in ICU. International expert statement on training standards for critical care ultrasonography. Intensive Care Med 2011; 37:1077-1083.
27. Narasimhan M, Koening SJ, Mayo PH. Advanced echocardiography for the critical care physician: part 1. Chest 2014;145:129-134.
28. Narasimhan M, Koening SJ, Mayo PH. Advanced echocardiography for the critical care physician: part 2. Chest 2014;145:135-142.
29. Neskovic AN, Hagendorff A, Lancellotti P, Guarracino F, Varga A, Cosyns B, Flachskampf FA, Popescu BA, Gargani L, Zamorano JL, Badano LP. Emergency echocardiography: the European Association of Cardiovascular Imaging recommendations. Eur Heart J Cardiovasc Imaging 2013;14:1-11.

CAPÍTULO 55

ABORDAGEM HEMODINÂMICA POR MEIO DA ECOCARDIOGRAFIA

Marcelo Luiz Campos Vieira
Viviane Tiemi Hotta
Samira Saady Morhy

DESTAQUES

- Vantagens da ecocardiografia: não invasiva, sem radiação ionizante, realizável à beira do leito, repetições sem contraindicações, ótima relação custo-benefício. Sua acurácia diagnóstica inclui anamnese, exame clínico, drogas vasoativas e de ventilação mecânica.

- A análise ecocardiográfica, cujo uso se ampliou na unidade de terapia intensiva (UTI) para diagnósticos precoces e monitorização da resposta terapêutica e da reposição volêmica, contempla avaliações anatômica e funcional cardíacas e hemodinâmicas via Doppler.

- A ecocardiografia determina a terapêutica para choque séptico, tamponamento cardíaco, monitorização de pericardiocentese, complicações após infarto do miocárdico; *cor pulmonale* agudo; e síndrome do desconforto respiratório agudo (SDRA).

- O exame orienta o implante de marca-passos atriobiventriculares e o ecocardiograma transtorácico averigua as pressões intracardíacas e os gradientes do fluxo sanguíneo nas valvas cardíacas, fundamentais na avaliação hemodinâmica.

- O desenvolvimento tecnológico recente ampliou a disponibilidade de aparelhos simplificados para uso em cenários clínicos críticos; a ultrassonografia cardíaca direcionada pode integrar esse arsenal em curto prazo.

INTRODUÇÃO

Na última década, houve ampliação das indicações da avaliação ecocardiográfica na unidade de terapia intensiva (UTI), tanto para o diagnóstico precoce de condições que possam ser tratadas por procedimentos terapêuticos, bem como para a monitorização de resposta a um tratamento, como a reposição volêmica.[1-5]

Por se tratar de exame não invasivo, desprovido de radiação ionizante, realizável à beira do leito, podendo ser repetido sem contraindicações e que apresenta ótima relação custo-benefício, a ecocardiografia tornou-se ferramenta fundamental para o manejo do paciente crítico em ambiente de emergência ou de terapia intensiva. No entanto, para maior acurácia diagnóstica, é fundamental a interpretação das informações obtidas pela ecocardiografia no contexto clínico, integrando dados da anamnese, exame clínico, utilização de drogas vasoativas e de ventilação mecânica.

De forma geral, o estudo ecocardiográfico deve abranger as avaliações anatômica e funcional cardíacas, além de incluir informações hemodinâmicas derivadas do estudo com a técnica Doppler (Quadro 55.1).

QUADRO 55.1. Avaliação ecocardiográfica cardíaca.

Avaliação anatômica e funcional	Avaliação hemodinâmica
Análise da anatomia cardíaca	Estimativa das pressões de enchimento do ventrículo esquerdo
Diâmetros e volumes das cavidades cardíacas	Estimativa das pressões pulmonares e dos gradientes transvalvares
Função sistólica biventricular	Estudo da diástole cardíaca
Avaliação de shunts	Determinação da relação entre o fluxo sanguíneo sistêmico e pulmonar para a avaliação da gravidade das cardiopatias congênitas

Em algumas situações clínicas em terapia intensiva, o emprego do ecocardiograma pode modificar de forma significativa a conduta terapêutica, como a seguir:

- Diagnóstico da causa do choque (p. ex.: choque séptico, diagnóstico de tamponamento cardíaco e monitorização de pericardiocentese, complicações mecânicas após infarto do miocárdio);
- Determinação da responsividade à infusão volêmica;
- *Cor pulmonale* agudo;
- SDRA.

DIAGNÓSTICO DA CAUSA DO CHOQUE

A ecocardiografia permite a avaliação etiológica e rápida da causa do choque, incluindo informações a respeito da função ventricular, presença de derrame pericárdico, avaliação das valvopatias e da ocorrência de sinais sugestivos de hipovolemia, orientando, assim, a estratégia terapêutica (Quadro 55.2).

CHOQUE SÉPTICO

O tratamento rápido e apropriado nas horas iniciais da evolução do choque séptico modifica a evolução prognóstica, assim como em pacientes vítimas de politrauma e IAM.

De acordo com Diretrizes Internacionais recentes para o tratamento do choque séptico (*Surviving Sepsis Campaign*), as recomendações incluem a realização de exames de imagem para confirmar uma potencial fonte de infecção (p. ex.: identificação de imagens de vegetações, abscessos valvares ou insuficiência periprotética em pacientes com suspeita de endocardite infecciosa), para avaliação da responsividade à infusão volêmica (ver a seguir), para análise da *performance* sistólica ventricular esquerda e da falência do VD.[6-7]

Com relação à função sistólica, a disfunção miocárdica secundária à sepse deve ser suspeitada na elevação das pressões de enchimento do VD associada à diminuição do débito cardíaco, ou na presença de sinais de hipoperfusão a despeito de pressão arterial e volume intravascular adequados. No entanto, as implicações prognósticas e a taxa de mortalidade em 30 dias associadas à disfunção miocárdica secundária à sepse permanecem controversas e a utilidade da avaliação da função cardíaca nesses pacientes, além de guiar a estratégia terapêutica, permanece incerta.[8]

QUADRO 55.2. Achados ecocardiográficos em diferentes situações clínicas frequentes.

Choque cardiogênico	Choque distributivo (sepse)	*Cor pulmonale* agudo	Tamponamento cardíaco
- Anormalidades da contratilidade segmentar miocárdica. - Complicações mecânicas de IAM (ruptura de parede livre e de músculo papilar, comunicação interventricular, insuficiência mitral isquêmica, infarto de VD).	- Nos pacientes hipotensos e hipovolêmicos recebendo dose excessiva de diuréticos e inotrópicos, pode ser observado VD hiperdinâmico com gradiente intracavitário e movimento anterior sistólico da valva mitral. - Pode ser observada disfunção miocárdica secundária ao choque séptico.	- Dilatação do VD. - Disfunção sistólica do VD. - Movimentação paradoxal do septo ventricular. - Aumento da PsAP.	- Derrame pericárdico. - Colabamento sistólico do AD. - Colabamento diastólico do VD. - Variação respiratória ao Doppler mitral > 25%.

VE: ventrículo esquerdo; AD: átrio direito; VD: ventrículo direito; PsAP: pressão sistólica de artéria pulmonar; IAM: infarto agudo do miocárdio.

Dessa forma, a presença de disfunção miocárdica definida como fração de ejeção ventricular esquerda reduzida não é um preditor sensível ou específico de mortalidade na sepse, de acordo com dados atuais da literatura. O emprego da ecocardiografia na ocorrência de choque séptico pode ser evidenciado na Figura 55.1.

- **FAC (*fractional area change*):** variação fracional da área – área diastólica final VD – área sistólica final VD – área diastólica final VD (corte apical quatro câmaras).
- **DT:** Doppler tecidual.
- **TAPSE:** excursão sistólica do plano do anel valvar tricúspide.
- **VCI:** veia cava inferior.
- **SDRA:** síndrome do desconforto respiratório agudo.

TAMPONAMENTO CARDÍACO

O emprego da ecocardiografia permite a abordagem rápida e acurada das consequências circulatórias do acúmulo de líquido dentro do espaço pericárdico.[9-11] Além do diagnóstico, a ecocardiografia permite a orientação da punção pericárdica e também a avaliação do efeito da pericardiocentese em pacientes com tamponamento cardíaco.

A repercussão hemodinâmica da presença do derrame pericárdico depende tanto da quantidade de líquido pericárdico acumulado quanto da velocidade em que ocorreu o acúmulo do derrame. Durante o tamponamento cardíaco, há elevação súbita da pressão intrapericárdica, ocasionando a compressão protodiastólica atrial, reversão do fluxo em veias cavas, colabamento diastólico expiratório ventricular direito e diminuição dos volumes ventriculares esquerdos durante a inspiração. O tamponamento pode ser consequente ao acúmulo crônico de líquido no espaço pericárdico (p. ex.: insuficiência renal crônica, hepatopatias, hipotireoidismo, derrames paraneoplásicos) ou em decorrência de derrame pericárdico abrupto (p. ex.: período pós-operatório de cirurgias cardíacas, trauma, dissecção de aorta). As alterações Doppler-ecocardiográficas podem não ser tão evidentes em situações de hipovolemia e de hipertrofia ventricular direita (hipertensão pulmonar). O emprego da ecocardiografia na ocorrência de tamponamento cardíaco pode ser observado na Figura 55.2.

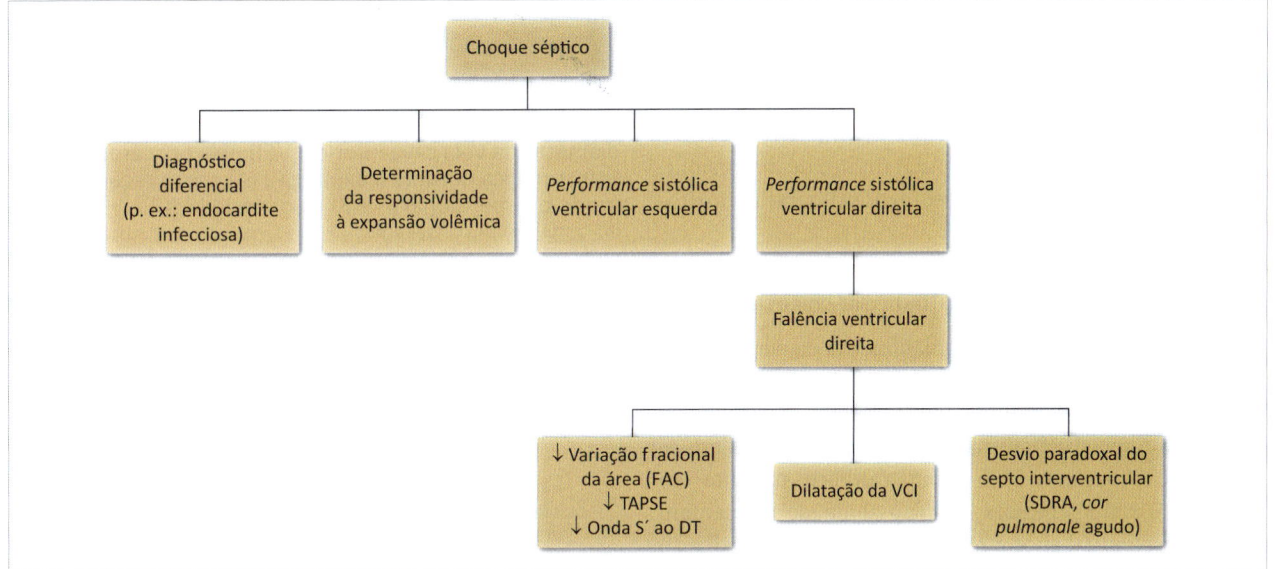

FIGURA 55.1. Aplicabilidades da ecodopplercardiografia no choque séptico.
FAC (*fractional area change*): variação fracional da área: Área diastólica final VD - Área sistólica final VD/Área diastólica final VD (corte apical quatro câmaras); DT: Doppler tecidual. TAPSE: excursão sistólica do plano do anel valvar tricúspide; VCI: veia cava inferior; SDRA: síndrome do desconforto respiratório agudo.

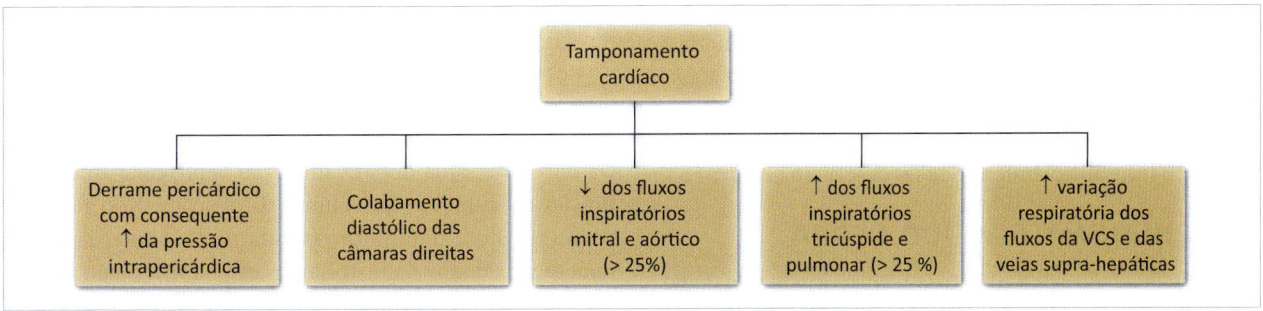

FIGURA 55.2. Achados da ecodopplercardiografia no tamponamento cardíaco.
VCS: veia cava superior.

ANÁLISE DA RESPONSIVIDADE À EXPANSÃO VOLÊMICA

A reposição volêmica constitui estratégia terapêutica fundamental na fase inicial do choque séptico. Entretanto, a infusão volêmica excessiva e inapropriada pode apresentar efeitos deletérios ao coração, como a elevação das pressões de enchimento do VE, resultando em congestão venosa, com consequente edema pulmonar, prolongamento do tempo de ventilação mecânica e de internação em UTI. A ecocardiografia realizada à beira do leito pode ser utilizada para a identificação de pacientes pré-carga dependentes, orientando a estratégia de oferta volêmica. O emprego da manobra de elevação passiva das pernas pode predizer, de forma acurada, a resposta positiva à reposição volêmica mediante observação do aumento da integral da velocidade e do tempo (VTI) do fluxo transvalvar aórtico.

Durante a fase responsiva, pequenas infusões de fluidos resultam em grande aumento do volume sistólico, ao passo que, em um segundo momento da curva de Frank Starling, a infusão volêmica não é acompanhada de aumento no volume sistólico.

A ecocardiografia permite avaliar a responsividade à expansão volêmica observando-se a:

- Variação percentual da integral da velocidade e do tempo (VTI) da valva aórtica avaliada ao estudo Doppler (ecotranstorácico);[1-5]
- Variação respiratória percentual (índice de distensibilidade) do diâmetro da VCI pela ecocardiografia transtorácica (Figura 55.3);
- Variação do diâmetro da VCS com o emprego do ecocardiograma transesofágico (índice de colapsabilidade).

A VTI aórtica é obtida pela planimetria da curva espectral ao Doppler contínuo, de preferência nas projeções apicais, e é diretamente proporcional ao débito cardíaco, pois reflete o volume sistólico transvalvar aórtico. Considera-se responsivo o paciente cujo débito cardíaco aumenta em 10% a 15% e cujos índices de colapsabilidade apresentam redução percentual após a reposição volêmica. A avaliação hemodinâmica pela ecocardiografia permite identificar os pacientes não responsivos, evitando os possíveis efeitos deletérios da oferta hídrica inadequada. O índice de distensibilidade da VCI tem sido analisado em estudos prévios em pacientes sob ventilação mecânica controlada.

Entre os parâmetros citados, o índice de colapsabilidade da VCS parece ser o mais confiável para a avaliação após a terapia de expansão volêmica.

O emprego da ecocardiografia para a análise da responsividade à infusão volêmica pode ser descrito na Figura 55.4.

COR PULMONALE AGUDO E SDRA

Cor pulmonale agudo ocorre em situações em que o ventrículo direito é submetido à elevação súbita e excessiva de pós-carga, como no tromboembolismo acentuado e na SDRA.

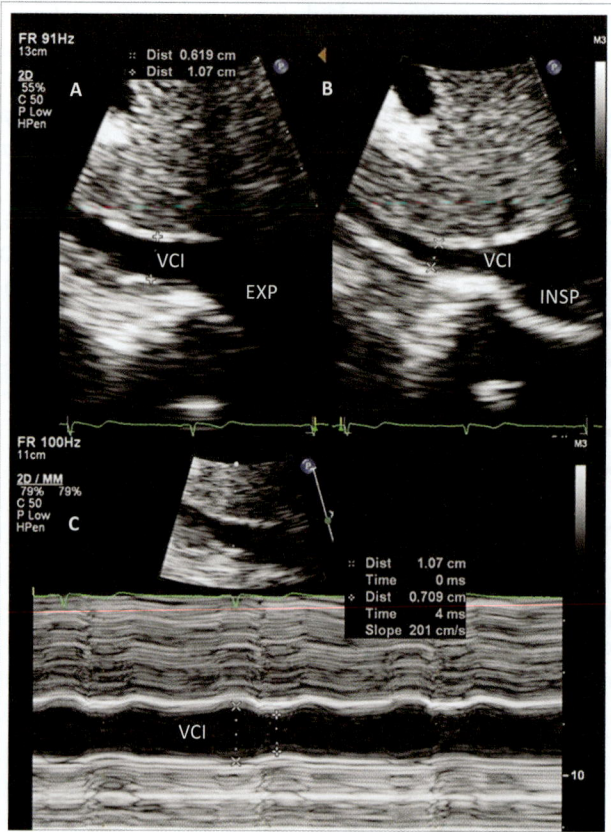

FIGURA 55.3. Variação respiratória fisiológica do diâmetro da veia cava inferior (VCI) pela ecocardiografia transtorácica durante a expiração (A) e inspiração (B) ao modo bidimensional (A e B) e ao modo M (C).
INSP: inspiração; EXP: expiração.

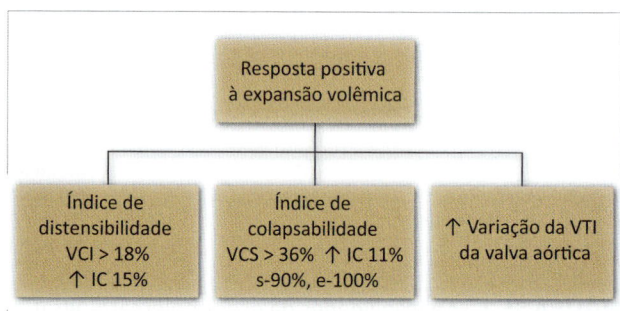

FIGURA 55.4. Achados da ecodopplercardiografia com a expansão volêmica.
Índice de colapsabilidade da VCS: diâmetro máximo expiratório – diâmetro mínimo inspiratório/diâmetro máximo expiratório; índice de distensibilidade da VCI: diâmetro máximo expiratório – diâmetro mínimo inspiratório/diâmetro mínimo inspiratório. s: sensibilidade; e: especificidade; IC: índice cardíaco.

Nessas situações, observa-se elevação súbita da impedância da via de saída do VD, dilatação ventricular direita em função do aumento do volume sistólico final do respectivo ventrículo e diminuição de sua *performance*. Frequentemente, os dados da história e o exame físico não bastam para o diagnóstico diferencial das causas de insuficiência respiratória aguda (IRpA) secundária à etiologia cardíaca, pulmonar ou combinada. A análise ecocardiográfica do VE, do tronco da artéria pulmonar, de seus ramos principais e do septo interatrial pode fornecer informações anatômicas importantes para a análise da etiologia do evento (presença de trombos) e de suas consequências (hipertrofia do VD e a presença de forâmen oval patente pela súbita elevação de pressão ventricular direita).[12-13]

As alterações observadas na SDRA são mais graduais do que no tromboembolismo maciço. Duas situações podem também estar implicadas na elevação da impedância da via de saída do VD na SDRA:

a) Doença pulmonar primária;
b) Presença de ventilação pulmonar assistida (ocorrência de micro-obstruções alveolares intermitentes ou permanentes, ocasionando elevação das pressões transpulmonares). O recrutamento alveolar como terapêutica para tratamento da SDRA pode ser monitorizado com a ecocardiografia pela análise da *performance* sistólica ventricular direita (Figura 55.6) e pela diminuição dos volumes do VD. O emprego da ecocardiografia para a análise diagnóstica do *cor pulmonale* agudo pode ser visto na Figura 55.5.

Segundo recomendações da Sociedade Americana de Ecocardiografia (ASE), a avaliação da função sistólica ventricular direita deve ser realizada, sempre que possível, de forma quantitativa.[14] As medidas quantitativas da função sistólica do VD incluem (Figura 55.6):

- FAC;
- TAPSE;
- Doppler tecidual (onda S' da parede livre do VD).

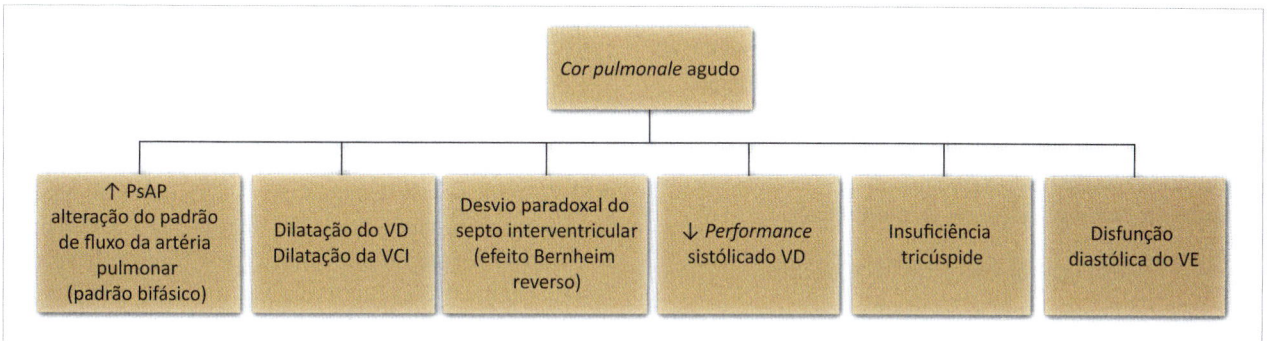

FIGURA 55.5. Achados da ecodopplercardiografia na disfunção aguda de VD.
PsAP: pressão sistólica de artéria pulmonar; VD: ventrículo direito; VCI: veia cava inferior; VE: ventrículo esquerdo.

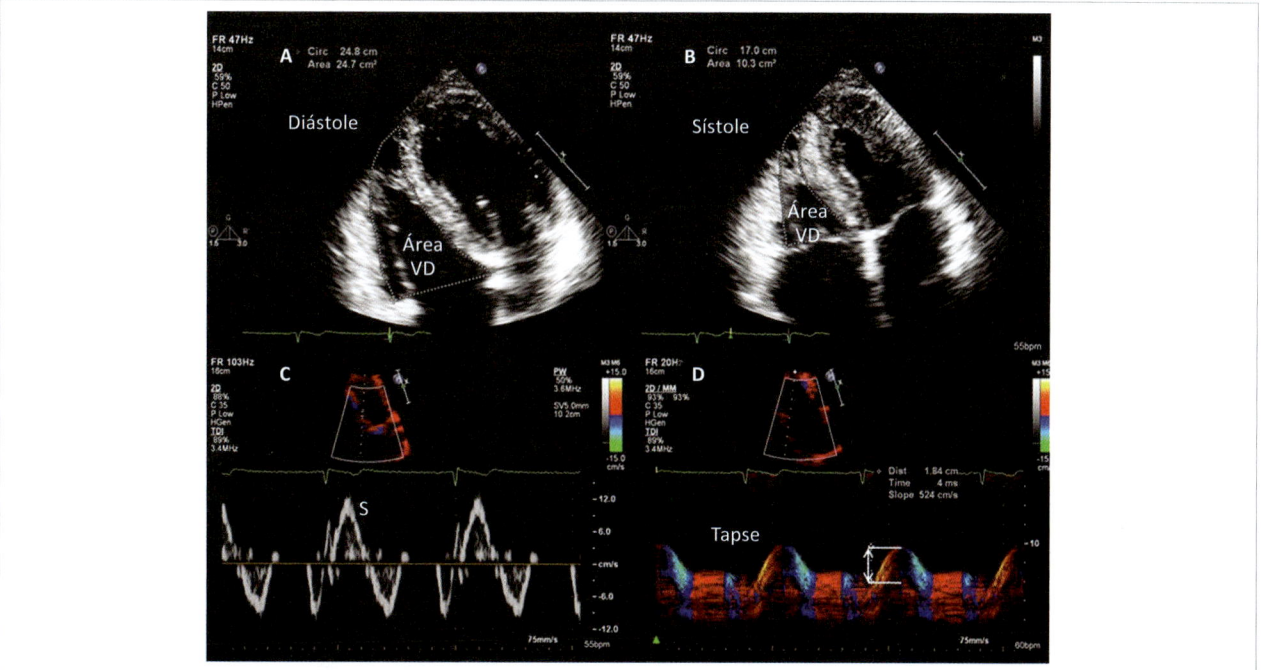

FIGURA 55.6. Medidas para avaliação quantitativa da função sistólica do ventrículo direito. Em A e B, foram obtidas a área diastólica (A) e sistólica (B) do VD no corte apical 4-câmaras para o cálculo da FAC. Em (C), estimava da função longitudinal do VD ao Doppler tecidual (onda S' da parede livre do VD). Em (D), medida da TAPSE obtida pelo modo M (ou unidimensional).

ANÁLISE DA *PERFORMANCE* CARDÍACA

A análise ecocardiográfica da *performance* cardíaca fornece informações relativas à contratilidade (sístole), ao relaxamento e à distensibilidade ventricular (diástole). A distinção entre disfunção sistólica e diastólica (p. ex.: cardiomiocardiopatia hipertrófica e restritiva) é fundamental para a decisão terapêutica.

A avaliação da função sistólica é, frequentemente, realizada pelo cálculo da fração de ejeção ventricular esquerda (FEVE). Sempre que possível, a avaliação da FEVE deve ser realizada por métodos bidimensionais, preferencialmente o de Simpson. Em pacientes sem alterações da contração segmentar, a FEVE será calculada pelo método de Teichholz (unidimensional). Porém, é muito frequente a limitação da janela acústica em pacientes sob ventilação mecânica, uso de cateteres, drenos, monitorização cardíaca invasiva ou não, dispositivos de assistência circulatória e com edema de parede significativo. Nessas situações, pode ser realizada a avaliação qualitativa (estimativa visual) da FEVE por examinadores experientes e com formação adequada em ecocardiografia.

Ainda com relação à avaliação hemodinâmica, o débito cardíaco (DC) pode ser calculado a partir da equação de continuidade ou derivado a partir da análise combinada dos métodos ecocardiográficos, conforme a seguir:

$$\text{Fluxo (cm}^3\text{/s)} = \text{AST (cm}^2\text{)} \times \text{VTI (cm)}$$

AST: área seccional transversa; VTI: integral da velocidade pelo tempo.

A medida mais utilizada para o cálculo do DC é a da via de saída do ventrículo esquerdo (VSVE), obtida na projeção paraesternal longitudinal (Figura 55.7). O VTI é obtido pela planimetria da curva de fluxo com base no estudo Doppler pulsátil da VSVE no corte apical 5-câmaras. A partir dessas medidas, é obtido o volume sistólico (VS) ejetado pelo ventrículo esquerdo. O DC é dado pela seguinte equação:

$$\text{DC (cm}^3\text{/s ou mL/min)} = \text{VS} \times \text{FC}$$

DC: débito cardíaco; VS: volume sistólico; FC: frequência cardíaca.

O VS também pode ser calculado a partir da análise com o Eco 3D. Nesse caso, multiplica-se o VS obtido ao Eco 3D pela frequência cardíaca, o que minimiza eventuais erros decorrentes da medida da VSVE (Figura 55.7) quando da avaliação bidimensional. O DC pode ser ainda calculado pelo Eco 3D pela medida da VSVE ao Eco 3D, que apresenta maior acurácia, em comparação com a análise bidimensional.

Mais recentemente, novas tecnologias têm sido empregadas para a avaliação da FEVE. A ecocardiografia tridimensional, por exemplo, apresenta maior acurácia na avaliação dos volumes ventriculares e da FEVE, sendo, porém, limitada em pacientes com janela acústica inadequada. A FEVE pode ser aferida com novos algoritmos de quantificação de forma semiautomática (Figura 55.8). A avaliação do *strain* (deformação miocárdica) pela técnica de *Speckle Tracking* (Figura 55.9), por sua vez, permite a identificação de pacientes com disfunção miocárdica incipiente não

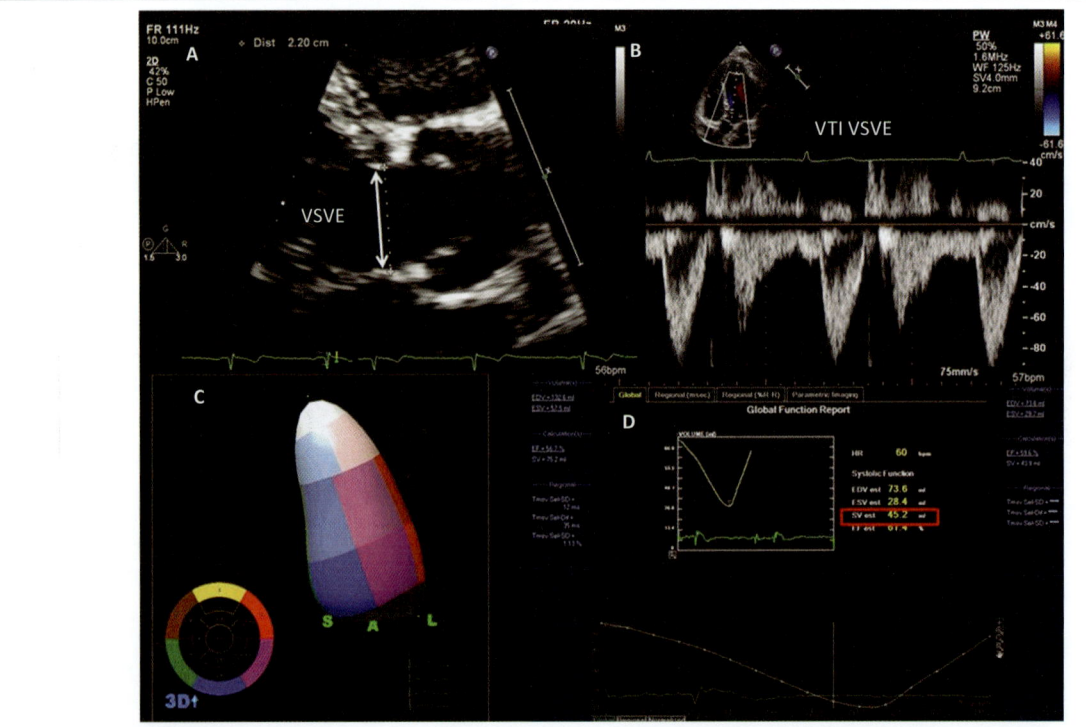

FIGURA 55.7. Medida da via de saída do ventrículo esquerdo (VSVE), obtida no corte paraesternal longitudinal (A). O VTI é obtido pela planimetria da curva de fluxo a partir do estudo Doppler pulsátil da VSVE no corte apical 5-câmaras (B). Medida do volume sistólico pela análise com o Eco 3D (C e D) (VS = 45,2 mL).

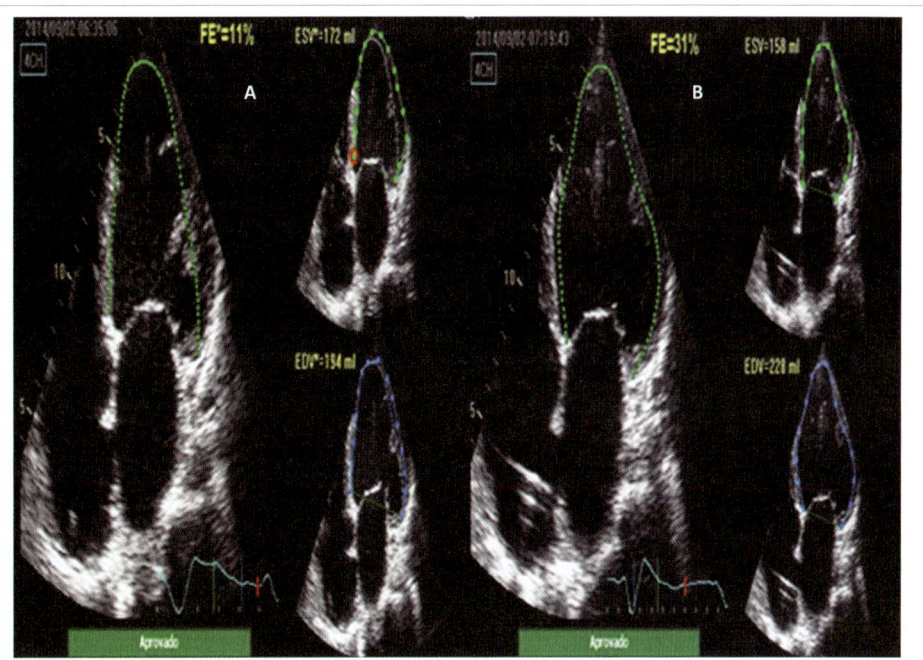

FIGURA 55.8. Avaliação semiautomática da FEVE com emprego da ecocardiografia transtorácica em paciente portador de insuficiência cardíaca avançada aguardando transplante cardíaco, pré-implante de circulação extracorpórea assistida (ECMO, imagem A, com FEVE: 11%) e após implante da ECMO (imagem B, FEVE: 31%). O paciente foi submetido ao transplante cardíaco com sucesso 48h após o implante da ECMO.

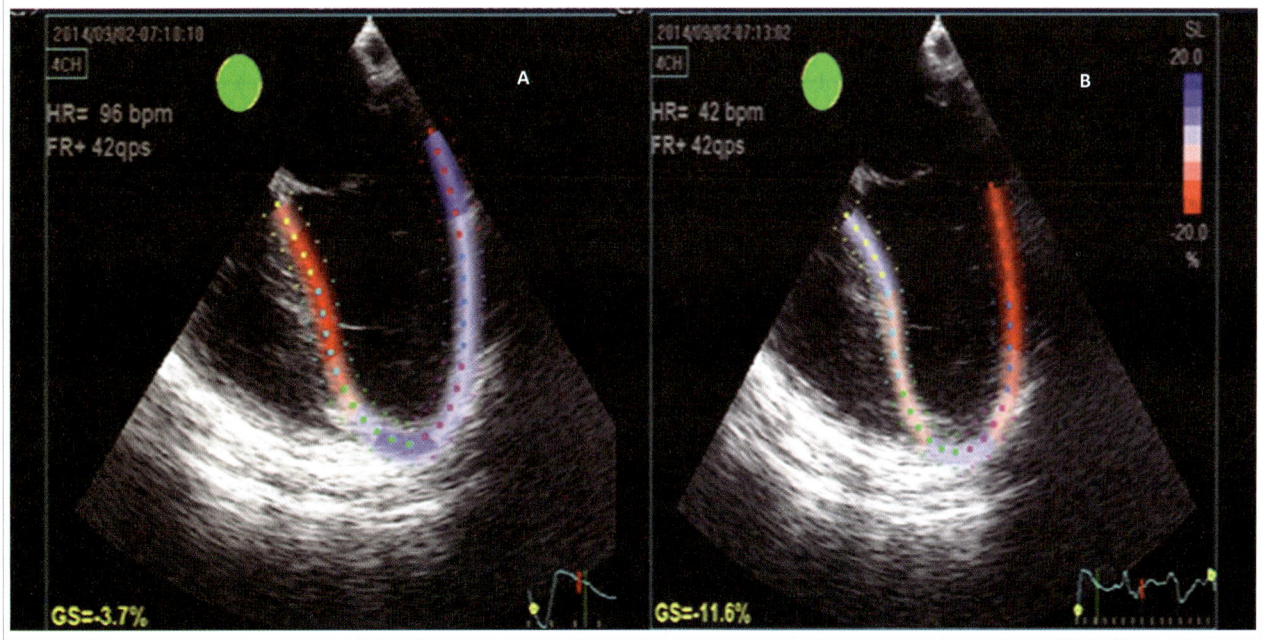

FIGURA 55.9. Avaliação da deformação longitudinal global (*global sstrain – GS*) com emprego da ecocardiografia transesofágica em paciente portador de insuficiência cardíaca avançada aguardando transplante cardíaco, pré-implante de circulação extracorpórea assistida (ECMO, imagem A, com GS: –3,7% (VN < –18%) e após implante da ECMO (imagem B, com GS: –11,6%). O paciente foi submetido ao transplante cardíaco com sucesso 48h após o implante da ECMO.

detectada pela análise da FEVE pelos métodos convencionais ou pelo 3D.

Nos pacientes com SDRA e falha do desmame de ventilação mecânica, a insuficiência cardíaca com função sistólica preservada deve ser sempre considerada o diagnóstico diferencial. Nesses casos, é fundamental a análise cuidadosa da função diastólica. São empregadas as seguintes metodologias na avaliação da função diastólica (Figura 55.10):

- Estudo Doppler da valva mitral;
- Velocidade de propagação ao modo M colorido (Vp);

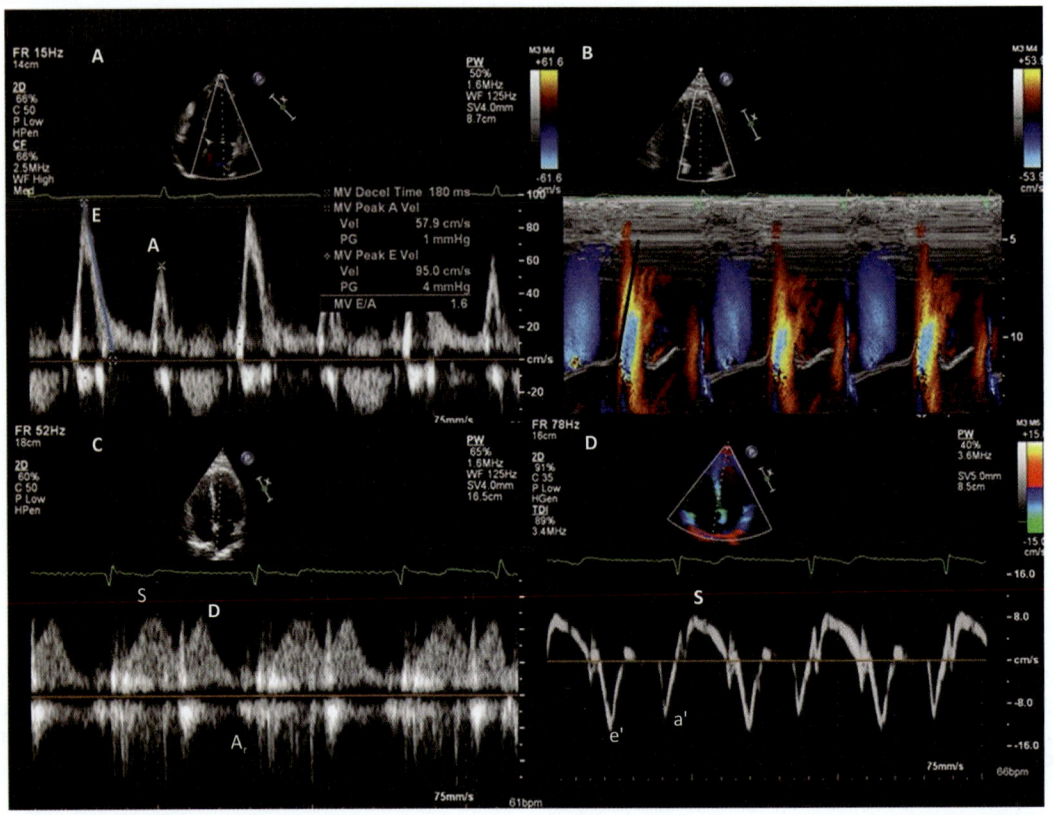

FIGURA 55.10. Métodos para avaliação da função diastólica. (A) Estudo Doppler da valva mitral evidenciando as ondas E e A e o tempo de desaceleração (linha azul). (B) Medida da velocidade de propagação (Vp) ao modo M colorido (rampa de desaceleração indicada pela linha preta). (C) Fluxo das veias pulmonares demonstrando os componentes sistólico (S), diastólico (D) e onda A reversa (A_r) ao Doppler pulsátil. (D) Doppler tecidual do anel mitral septal evidenciando as ondas e', a' e S'.

- Fluxo das veias pulmonares;
- Doppler tecidual do anel mitral;

De acordo com os parâmetros obtidos nas metodologias empregadas, a disfunção diastólica pode ser dividida em quatro estágios:

- Estágio I – diminuição do relaxamento ventricular;
- Estágio II – padrão pseudonormal;
- Estágio III – fluxo restritivo reversível;
- Estágio IV – fluxo restritivo irreversível.

De maneira esquemática, a distinção entre insuficiência cardíaca sistólica e diastólica pode ser evidenciada na Figura 55.11.

FEVE = VDFVE − VSFVE/VDFVE

VDFVE: volume diastólico final do VE; VSFVE: volume sistólico final do VE.

Volume ejetado = AST × VTI

AST: área da secção transversa valvar (p. ex.: valva aórtica); VTI: integral da velocidade pelo tempo do fluxo valvar (p. ex.: valva aórtica).

AST − $(D/2)^2 × \pi$

D: diâmetro da via de saída do VE.

ANÁLISE DAS PRESSÕES CARDÍACAS E DOS GRADIENTES CARDÍACOS

As pressões intracardíacas e os gradientes máximo e médio obtidos pela passagem do fluxo sanguíneo através das valvas cardíacas podem ser determinados de forma acurada com o emprego do ecocardiograma transtorácico. O conhecimento desses parâmetros é capital para o entendimento do estado hemodinâmico do paciente no seu contexto anatômico e patológico.

Os cálculos hemodinâmicos a partir da ecocardiografia baseiam-se principalmente na equação de Bernouille, dada a seguir:

$$\Delta P = 4 v^2$$

ΔP: gradiente pressórico transvalvar; v: velocidade de pico avaliada ao Doppler contínuo.

Por essa equação, é possível o cálculo das pressões de artérias pulmonar (Figura 55.12), além da classificação da gravidade das lesões valvares.

A análise das pressões cardíacas, dos gradientes transvalvares e dos fluxos cardíacos pode ser efetivada com a ecocardiografia na Figura 55.13.

CAPÍTULO 55 Abordagem Hemodinâmica por meio da Ecocardiografia

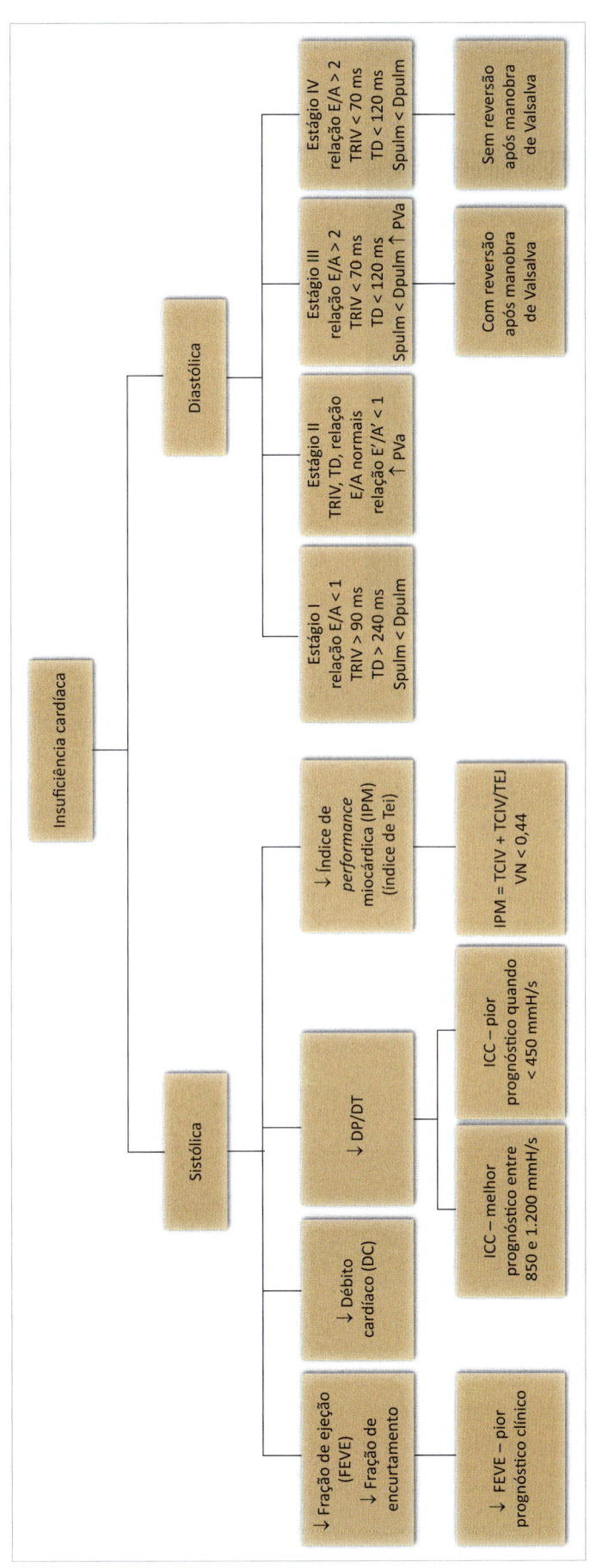

FIGURA 55.11. Achados Ecodopplercardigraficos na ICC.

DC: Volume ejetado × frequência cardíaca; DP/DT: derivada da curva de pressão-tempo (taxa de mudança no gradiente de pressão sistólica entre o VD e AE, observada pela análise com o Doppler contínuo no refluxo mitral); valor normal: > 1.200 mmHg/s; Relação E/A: relação entre o fluxo proto e telediastólico; Relação E'/A': relação entre o fluxo proto e telediastólico (Doppler tecidual). TRIV: tempo de relaxamento isovolumétrico; TD: tempo de desaceleração relaxamento; TCIV: tempo de contração isovolumétrica; TEj: Tempo de ejeção; Spulm: componente sistólico do fluxo pulmonar; Dpulm: componente sistólico do fluxo pulmonar; Pva: componente atrial do fluxo pulmonar; FEVE: fração de ejeção do ventrículo esquerdo; IPM: índice de *performance* miocárdica; DC: débito cardíaco; ICC: insuficiência cardíaca congestiva; VN: valor normal.

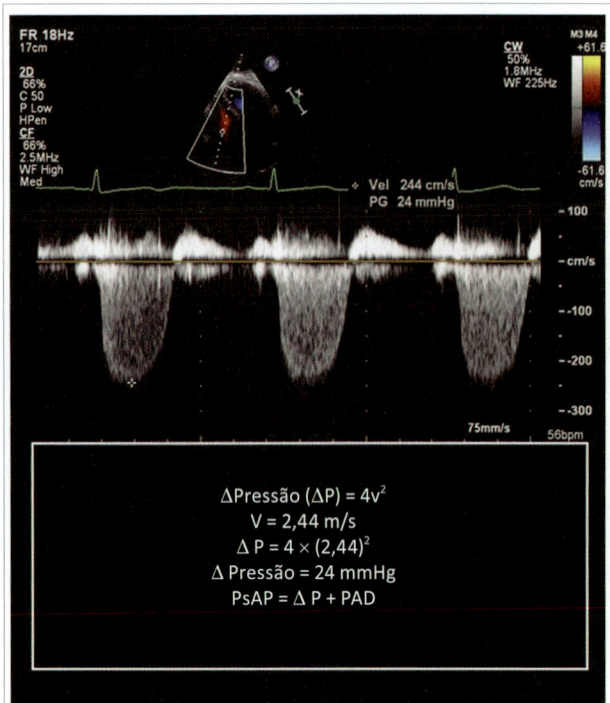

FIGURA 55.12. Cálculo da pressão sistólica de artéria pulmonar (PsAP) baseado na equação de Bernouille.
ΔP: gradiente pressórico transvalvar; v: velocidade de pico do jato de insuficiência tricúspide avaliada ao Doppler contínuo.

ANÁLISE DA SINCRONIA CARDÍACA PARA A TERAPIA DE RESSINCRONIZAÇÃO CARDÍACA (TRC)

A análise ecocardiográfica da sincronia cardíaca (acoplamento eletromecânico) para implante de marca-passo atriobiventricular é considerada um aspecto importante para a modificação hemodinâmica e manuseio terapêutico dos pacientes com insuficiência cardíaca avançada refratários à terapêutica farmacológica. Segundo diretrizes recentes, a TRC está indicada (Indicação Classe I, nível de evidência A) em pacientes com bloqueio de ramo esquerdo e duração > 150 ms ao eletrocardiograma, FEVE ≤ 0,35 em classe funcional II, III ou IV a despeito de terapêutica medicamentosa otimizada.[15]

Assim, apesar da importância da dissincronia cardíaca para o sucesso da TRC, a avaliação ecocardiográfica da dissincronia não está recomendada de maneira rotineira, tendo em vista a grande variabilidade na avaliação da sincronia cardíaca pelos métodos de imagem, além da baixa reprodutibilidade. Sobretudo em pacientes em sala de emergência ou terapia intensiva, ocorre grande variação das condições de carga e volemia, frequência cardíaca e uso de drogas vasoativas, situações nas quais a avaliação da sincronia cardíaca encontra-se muito limitada e cujo real valor preditivo e prognóstico não é conhecido.

PERSPECTIVAS

Com o desenvolvimento tecnológico recente, houve a miniaturização dos equipamentos e a maior disponibilidade de aparelhos simplificados para a obtenção de informação essencial em cenários clínicos críticos, como a presença ou não de disfunção ventricular, derrame pericárdico e definição da causa do choque. Publicação recente da ASE enfatiza a aplicação da ultrassonografia cardíaca direcionada, que tem apresentado rápida expansão, principalmente na emergência e UTI.[16] Esse tipo de exame pode ser realizado por médicos, cardiologistas ou não, com treinamento específico para a obtenção de informações críticas para a decisão terapêutica. A perspectiva é de que, em um futuro próximo, a

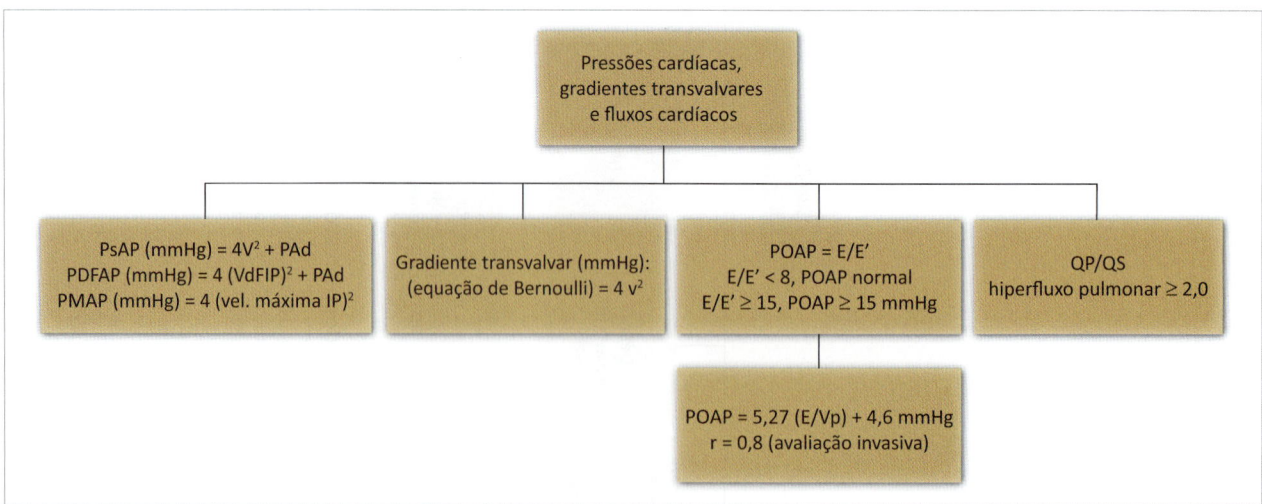

FIGURA 55.13. Pressões, gradientes e fluxos transvalvares pela ecodopplercardiografia.
PsAP: pressão sistólica de artéria pulmonar; PAd: pressão arterial diastólica; PdFAP: pressão diastólica final da artéria pulmonar; VDFIP: velocidade diastólica final do jato de insuficiência pulmonar; PMAP: pressão média da artéria pulmonar; IP: insuficiência pulmonar; POAP: pressão de oclusão da artéria pulmonar (capilar pulmonar); E: velocidade protodiastólica (Doppler convencional); E': velocidade protodiastólica (Doppler tecidual medido no anel mitral lateral); Qp/Qs: relação entre o fluxo sanguíneo pulmonar (Qp) e sistêmico (Qs); Vp: velocidade de propagação do fluxo mitral (modo M colorido); V: velocidade local do fluxo sanguíneo; r: índice de correlação (Pearson).

ultrassonografia cardíaca direcionada seja incorporada rotineiramente na avaliação do paciente crítico desde que sejam sanadas as questões relacionadas às recomendações de uso, treinamento e habilitação para seu emprego.[16]

REFERÊNCIAS BIBLIOGRÁFICAS

1. Vignon P. Hemodynamic assessment of critically ill patients using echocardiography Doppler. Curr Opin Crit Care. 2005;11:227-34.
2. Charron C, Caille Vincent V, Jardin F, Vieillard-Baron A. Echocardiographic measurement of fluid responsiveness. Curr Opin Crit Care. 2006;12:249-54.
3. Feissel M, Michard F, Faller JP, Teboul JL. The respiratory variation in inferior vena cava diameter as a guide to fluid therapy. Intensive Care Med. 2004;30:1834-7.
4. Tousignant CP, Walsh F, Mazer CD. The use of transesophageal echocardiography for preloading assessment in critically ill patients. Anesth Analg. 2000;90:351-5.
5. Pinsky MR. Use of ventilation-induced aortic pressure and flow variation to diagnose prealod responsiveness. Intensive Care Med. 2004;30:1008-10.
6. Vieillard –Baron A, Prin S, Chergui K, Dubourg O, Jardin F. Hemodynamic instability in sepsis: bedside assessment by Doppler echocardiography. Am J Resp Crit Care Med. 2003;168:1270-6.
7. Vieillard –Baron A, Schmidt JM, Beauchet A, Augarde R, Page B, Jardin F. Early preload adaptation in septic shock? A transesophageal echocardiographic study. Anesthesiology. 2001;94:400-6.
8. Dellinger RP, Levy MM, Rhodes A, Annane D, Gerlach H, Opal SM, et al. Surviving Sepsis Campaign Guidelines Committee including The Pediatric Subgroup. Surviving Sepsis Campaign: international guidelines for management of severe sepsis and septic shock, 2012. Intensive Care Med. 2013;39(2):165-228.
9. Appleton C, Hatle L, Popp R. Cardiac tamponade and pericardial effusion: variation in transvalvular flow velocities studied by Doppler. L Am Coll Cardiol. 1988;11:1020-30.
10. Boltwood C. Ventricular performance related to transmural filling pressure in cardiac tamponade. Circulation. 1987;75:941-55.
11. Cohen M. Experimental cardiac tamponade: correlation of pressure, flow velocities and echocardiographic changes. J Appl Physiol. 1990;69:924-931.
12. Jardin F, Dubourg O, Bourdarias JP. Echocardiographic pattern of acute cor pulmonale. Chest. 1997;111:209-17.
13. Vieillard-Baron A, Schmidt JM, Augard R, Fellahi JL, Prin S, Page B, Beauchet F. Acute cor pulmonale in ARDS submitted to protective ventilation: incidence, implications and prognosis. Crit Care Med. 2001;29:1551-5.
14. Rudski LG, Lai WW, Afilalo J, Hua L, Handschumacher MD, Chandrasekaran K, et al. Guidelines for the echocardiographic assessment of the right heart in adults: a report from the American Societyof Echocardiography endorsed by the European Association of Echocardiography, a registered branch of the European Society of Cardiology, and the Canadian Society of Echocardiography. J Am Soc Echocardiogr. 2010;23(7):685-713.
15. Brignole M, Auricchio A, Baron-Esquivias G, Bordachar P, Boriani G, Breithardt OA, et al. 2013 ESC Guidelines on cardiac pacing and cardiac resynchronization therapy: the task force on cardiac pacing and resynchronization therapy of the European Society of Cardiology (ESC). Developed in collaboration with the European Heart Rhythm Association (EHRA). Europace. 2013;15(8):1070-118.
16. Sevilla Berrios RA, O'Horo JC, Velagapudi V, Pulido JN. Correlation of left ventricular systolic dysfunction determined by low ejection fraction and 30-day mortality in patients with severe sepsis and septic shock: a systematic review and meta-analysis. J Crit Care. 2014;29(4):495-9.

CAPÍTULO 56

ANGIOTOMOGRAFIA E RESSONÂNCIA MAGNÉTICA EM CARDIOLOGIA

Gilberto Szarf
Cesar Higa Nomura

DESTAQUES

- A ressonância magnética (RM) cardíaca não utiliza radiação ionizante nem meio de contraste nefrotóxico. No entanto, não deve ser utilizado o contraste endovenoso à base de gadolínio em indivíduos com insuficiência renal devido ao risco de fibrose sistêmica nefrogênica.
- Contraindicações à RM são relacionadas a materiais implantados e que possam apresentar deslocamento ou mau funcionamento durante e/ou após o estudo, colocando em risco o paciente.
- As principais indicações da RM cardíaca são avaliação anatômica, avaliação da função contrátil, avaliação da perfusão do miocárdio (que pode ser feita sob estresse farmacológico) e avaliação da viabilidade miocárdica.
- RM de perfusão sob estresse normal está associada a uma taxa livre de eventos (morte cardíaca ou infarto não fatal) acima de 95% em 1 a 3 anos.
- Nas doenças isquêmicas, a avaliação da extensão transmural das regiões de necrose e/ou fibrose do miocárdio permite predizer com excelente acurácia a probabilidade de recuperação da função regional após a revascularização, seja cirúrgica ou percutânea.
- Nas doenças não isquêmicas, a presença de realce tardio miocárdico, em geral, também está associada a pior prognóstico.
- O escore de cálcio (EC) pela tomografia computadorizada não utiliza contraste e tem seu melhor uso em pacientes assintomáticos e de risco intermediário.
- O EC funciona como preditor de mortalidade e de eventos cardiovasculares de maneira independente e aditiva aos fatores de risco tradicionais. Quanto maiores forem a quantidade e a extensão da calcificação coronariana (CAC), pior será o prognóstico. Por outro lado, a ausência de CAC está associada a um risco muito baixo de morte.
- A angio-TC utiliza contraste iodado endovenoso. Ela é bastante confiável quando seu resultado descarta a presença de doença coronariana que promova estenose significativa.
- Fatores que limitam a acurácia da angio-TC são cálcio depositado nas artérias coronárias, revascularização percutânea prévia, tortuosidade vascular, luz arterial de pequeno calibre e conspicuidade venosa justa-arterial.

INTRODUÇÃO

A RM e a tomografia computadorizada (TC) são métodos diagnósticos que ao longo dos últimos anos vêm adquirindo importância crescente na avaliação das diversas cardiopatias.

A RM tem como vantagens o fato de não utilizar radiação ionizante nem meio de contraste nefrotóxico. Com ela, é possível a avaliação da anatomia cardíaca e vascular, da função ventricular, da perfusão miocárdica e a caracterização tecidual. Dessa forma, tem como aplicações a avaliação de uma enorme gama de cardiopatias adquiridas ou congênitas, além das doenças da aorta, vasos pulmonares e outros leitos vasculares. Ainda oferece a técnica do realce tardio, que possibilita a detecção do infarto e da fibrose, importante ferramenta na avaliação da viabilidade miocárdica, bastante útil também para a avaliação diagnóstica e prognóstica das cardiomiopatias não isquêmicas.[1]

Por outro lado, a TC cardíaca oferece duas principais modalidades de exame que empregam técnicas diferentes e fornecem informações distintas. A primeira é a quantificação da CAC pelo escore de cálcio (EC – Figura 56.1). Vários trabalhos com grande número de pacientes demonstraram que o EC tem forte correlação com risco de eventos cardiovasculares futuros de maneira independente dos fatores de risco tradicionais e da presença de isquemia miocárdica.[2,3] Portanto, o EC é atualmente uma importante ferramenta para estratificação de risco cardiovascular por meio da detecção de aterosclerose subclínica.

A segunda modalidade é a angiotomografia computadorizada das artérias coronárias (angio-TC – Figura 56.2), que permite a avaliação da luz das artérias coronárias de forma rápida, segura e não invasiva, com alta acurácia diagnóstica quando comparada ao cateterismo cardíaco (o padrão-ouro). A angio-TC de coronárias fornece importantes informações prognósticas em pacientes sintomáticos com suspeita de doença coronariana crônica,[4,5] assim como em pacientes com dor torácica aguda nas unidades de emergência.[6,7] Aplicações ainda em estudo, porém bastante promissoras, são a avaliação da perfusão[8,9] e da fibrose miocárdica por tomografia,[10] além da análise da composição das placas ateroscleróticas.[11]

RESSONÂNCIA MAGNÉTICA CARDÍACA

Os núcleos dos átomos são partículas que apresentam carga e estão em constante movimento giratório. Dessa forma, acabam por se comportar como diminutos magnetos, gerando pequenos campos magnéticos orientados ao acaso. Quando esses núcleos são submetidos a um campo magnético externo de maior intensidade, seus vetores de magnetização se alinham a ele. A aplicação de pulsos de radiofrequência (RF) na frequência de um dado núcleo faz com que ele absorva a energia e desvie seu vetor de magnetização. Quando o pulso de RF é interrompido, a energia absorvida por esse núcleo é liberada na forma de radiofrequência. Essa energia liberada na forma de onda de RF pode ser captada por antenas ou bobinas e decodificada, por meio de um processo matemático, que gera as imagens que obtemos na prática clínica. Em virtude de suas características físicas eletromagnéticas e de sua abundância, o núcleo do hidrogênio é o mais explorado para a geração da imagem de RM. Os pulsos de RF podem ser organizados e repetidos de diversas formas, permitindo a

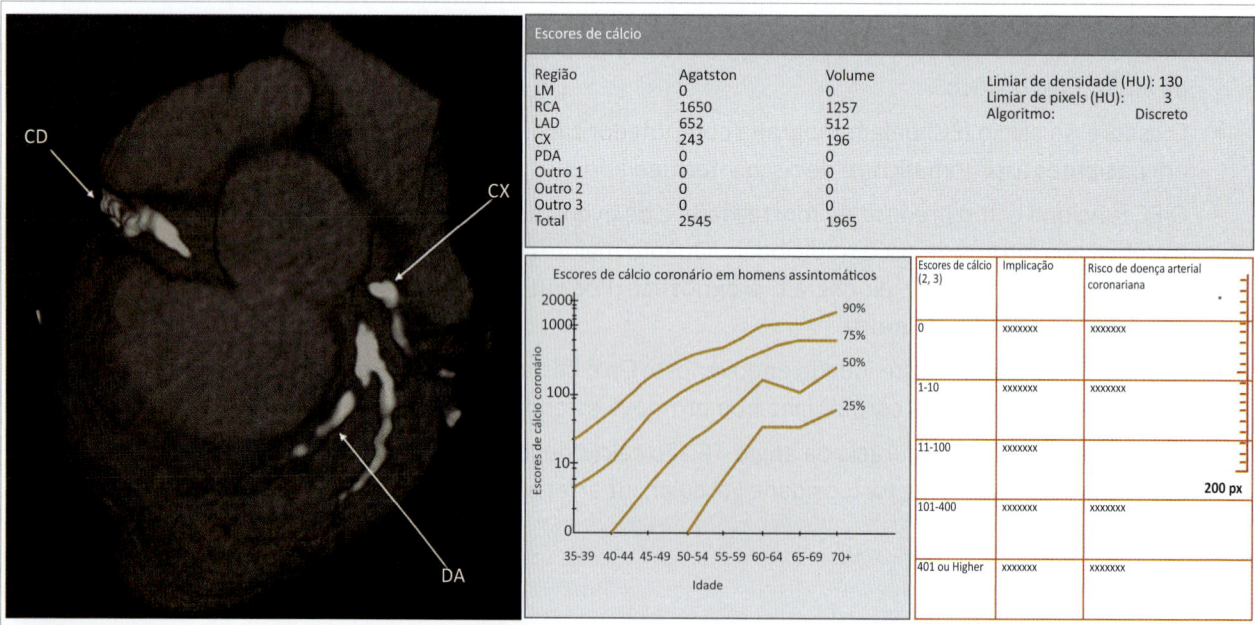

FIGURA 56.1. Exemplo de escore de cálcio em um paciente com múltiplas placas calcificadas (escore de Agatston de 2545 e acima do percentil 90 para o sexo e a faixa etária), representando maior chance de evento coronariano.

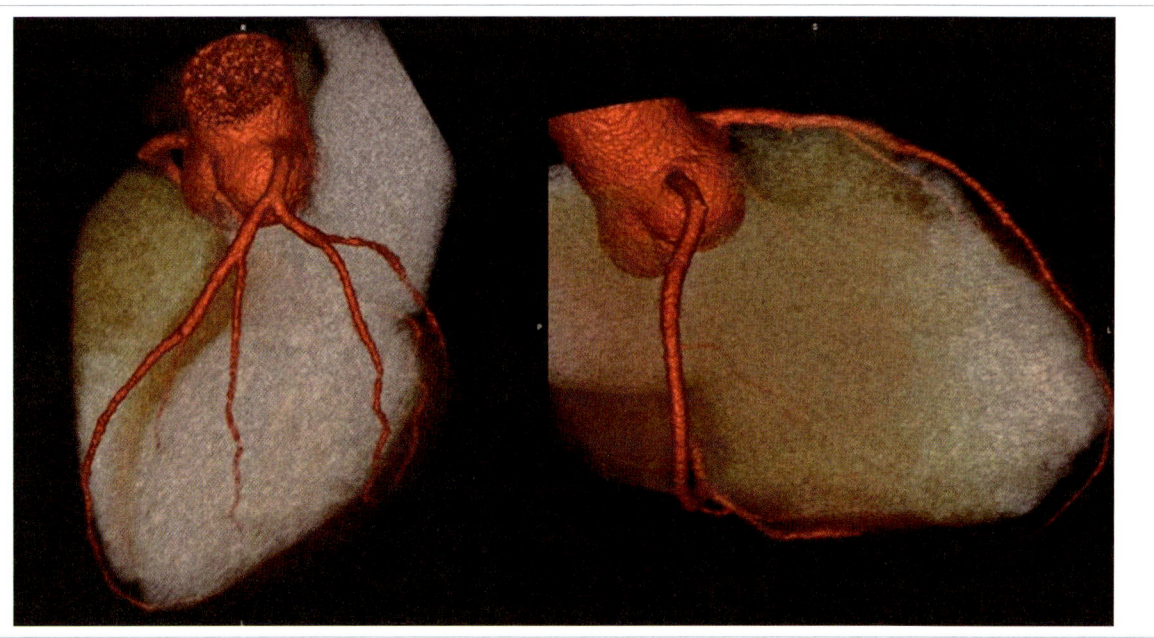

FIGURA 56.2. Reconstruções em 3D de angiotomografia de coronárias realizada em aparelho de 320 detectores.

obtenção de imagens com diferentes tipos de contraste entre as estruturas, o que torna viável a caracterização dos tecidos biológicos.

A aquisição das imagens é realizada em múltiplas apneias expiratórias ou, na impossibilidade destas, com sequências rápidas de aquisição de imagem, em geral com menor resolução espacial, porém ainda assim adequadas para o diagnóstico.

As principais contraindicações ao estudo por RM são relacionadas a materiais que possam ter sido implantados no corpo do paciente e possam apresentar deslocamento ou mau funcionamento durante e/ou após o estudo, incluindo-se aí os marca-passos cardíacos e os cardiodesfibriladores implantáveis (CDI). A claustrofobia pode ser um problema para alguns pacientes, mas usualmente pode ser contornada com medidas como a utilização de ansiolíticos.

Em relação ao uso do meio de contraste paramagnético à base de gadolínio, devemos ter em mente a fibrose sistêmica nefrogênica (FSN), que se caracteriza por fibrose cutânea com importante comprometimento da mobilidade articular, podendo acometer os tecidos conectivos do corpo de forma sistêmica e fulminante. Reconhecida inicialmente em 1997 em pacientes com doença renal avançada, no início da década de 2000 estabeleceu-se uma forte associação entre a FSN e a utilização do contraste com base em gadolínio, sendo hoje esta uma condição necessária para o desenvolvimento da doença. A FSN apresenta como grupo de risco principal pacientes com depuração de creatinina abaixo de 30 mL por minuto ou dialíticos. Pacientes com insuficiência renal aguda (IRA) no momento da administração do contraste exibiram incidência elevada (8,4%) da doença, bem como pacientes recém-transplantados renais e os com síndrome hepatorrenal. Em praticamente todos os casos relatados, o volume infundido foi maior do que as doses padrões para o método (até 0,1 mmol/kg) e a depuração de creatinina foi muito mais próximo a 15 do que 30 mL por minuto.[12-15] Infusões repetidas de contraste também foram associadas a riscos maiores de FSN, da ordem de 1% a 7% dos casos em um registro e de risco 5 a 10 vezes maior quando comparado a exposição única.[16,17] Na maior parte dos casos registrados, o início dos sintomas ocorreu no intervalo de dias a semanas, havendo relatos de intervalos de meses a anos após a última exposição. O tempo médio de aparecimento dos sintomas foi de 11,5 dias.[18]

A relação com o tipo de meio de contraste com base em gadolínio e a ocorrência de FSN é variável, sendo que a gadodiamida (70%), o gadopentato dimeglumina (15%) e a gadoversetamida detém a maior parte dos registros.[19] Além da IRA, alguns outros fatores apresentam associação com a doença, como acidose metabólica ou outras condições que levem a acidose, níveis elevados de ferro, cálcio e fosfatos séricos, terapia com eritropoetina em altas doses, imunossupressão, vasculopatias, infecção e eventos pró-inflamatórios agudos.[20]

A prevenção da FSN deve levar em conta a criteriosa utilização de compostos de gadolínio em pacientes dialíticos de qualquer modalidade, os com doença renal em estágio avançado (depuração de creatinina menor que 30 mL por minuto), os com doença renal em estágio intermediário (depuração entre 30 a 40 mL por minuto, em função do risco de potencial flutuação das taxas) e os com IRA confirmada ou suspeita. Exames repetidos devem ser fortemente evitados.[19]

PRINCIPAIS APLICAÇÕES DA RESSONÂNCIA MAGNÉTICA DO CORAÇÃO

Avaliação anatômica e caracterização tecidual

Com a ressonância magnética podemos obter imagens com grande resolução espacial, o que permite avaliar a anatomia cardíaca e dos grandes vasos. Para tanto, em geral, a sequência de pulso mais utilizada é a de *spin-echo* rápido (*fast spin-echo*). Nessas imagens, o sangue aparece escuro (sem sinal), por isso também é conhecido por *black blood* (Figura 56.3). As imagens são adquiridas de forma sincronizada ao traçado eletrocardiográfico, eliminando artefatos de movimento, em apneia expiratória final (uma imagem por apneia com duração de cerca de 10 segundos). É possível caracterizar a composição dos tecidos adquirindo-se imagens ponderadas de diferentes formas, com o intuito de explorar propriedades diferentes de relaxamento dos prótons de hidrogênio que compõem os mesmos. Em geral, com as imagens ponderadas em T1, avaliamos a anatomia dos diversos órgãos, a presença de gordura no interior das lesões (utilizando-se técnicas de saturação da gordura) e o padrão de vascularização após a injeção endovenosa do meio de contraste paramagnético endovenoso. Com imagens ponderadas em T2, usualmente procuramos aumento na quantidade de água nos tecidos, o que ocorre em grande parte das lesões.[21]

AVALIAÇÃO DA FUNÇÃO VENTRICULAR

Podemos também obter múltiplas imagens de um mesmo plano de corte do coração ao longo do ciclo cardíaco que, quando expostas de modo contínuo, permitem a visualização do coração de forma dinâmica e em movimento durante todo o seu ciclo. Isso é realizado com ótima resolução temporal, nítido delineamento das bordas endocárdicas e epicárdicas e com imagens em que o sangue aparece branco (*bright blood*), adquiridas em qualquer plano geométrico (Figura 56.4). Mais usualmente, utilizamos os planos cardíacos conhecidos como eixo curto e eixos longos do ventrículo esquerdo (VE) – quatro câmaras, duas câmaras e via de saída do VE, que avaliam as quatro câmaras cardíacas, as valvas atrioventriculares e a valva aórtica. Em geral, são obtidos cerca de dez cortes no eixo curto do VE, da base ao ápice, permitindo uma "varredura" completa desta câmara.[22]

Devido à sua alta acurácia e reprodutibilidade para a avaliação da massa e dos volumes ventriculares, a ressonância magnética cardíaca é particularmente interessante no acompanhamento do remodelamento ventricular ao longo do tempo, tanto em pacientes na rotina clínica quanto em ensaios clínicos que utilizam desfechos com base em medidas geométricas do coração.[23,24] Na avaliação de pacientes com aneurismas ventriculares, a ressonância magnética cardíaca pode fornecer dados mais precisos dos volumes e da geometria das câmaras cardíacas (além da área infartada), sendo importante na avaliação da anatomia ventricular e da melhora da função cardíaca após procedimentos de revascularização miocárdica.[25] Para análise da contratilidade regional, a ressonância também se mostrou eficaz em comparação com outros métodos.[26] Portanto, esse método é apropriado para a avaliação da contratilidade e da função ventricular global e segmentar, sendo considerado por muitos como o método padrão-ouro para essa finalidade.

AVALIAÇÃO DA PERFUSÃO DO MIOCÁRDIO

A visualização da perfusão miocárdica pela ressonância magnética cardíaca é realizada pela primeira passagem do contraste (gadolínio) pelas cavidades ventriculares e, em seguida, pelo miocárdio. Uma das técnicas mais utilizadas consiste na obtenção de imagens em múltiplos cortes a cada um ou dois batimentos cardíacos e repetidas múltiplas vezes ao longo do tempo, durante aproximadamente 60 segundos, acompanhando-se, assim, a passagem do contraste (Figura 56.5). A perfusão miocárdica pode ser realizada em repouso e sob estresse farmacológico, de forma similar à cintilografia, com dipiridamol ou adenosina, e considerada um método robusto para detecção de isquemia miocárdica. Nos equipamentos mais modernos, houve evolução na velocidade de aquisição de dados, permitindo imagens de perfusão com resolução espacial e temporal elevadas e métodos de correção de movimento, que também favorecem a qualidade dos dados obtidos.

A acurácia diagnóstica da ressonância magnética cardíaca de perfusão foi validada extensivamente diante dos outros métodos de imagem já consagrados na avaliação de doença arterial coronariana (DAC). Em 2008, foi publicado o estudo multicêntrico (18 centros) MR-IMPACT, que demonstrou alta acurácia da análise da perfusão pela ressonância magnética cardíaca de estresse para detecção de isquemia, além de não inferioridade em relação ao SPECT (área sob a curva ROC 0,67; $p = 0{,}013$).[27]

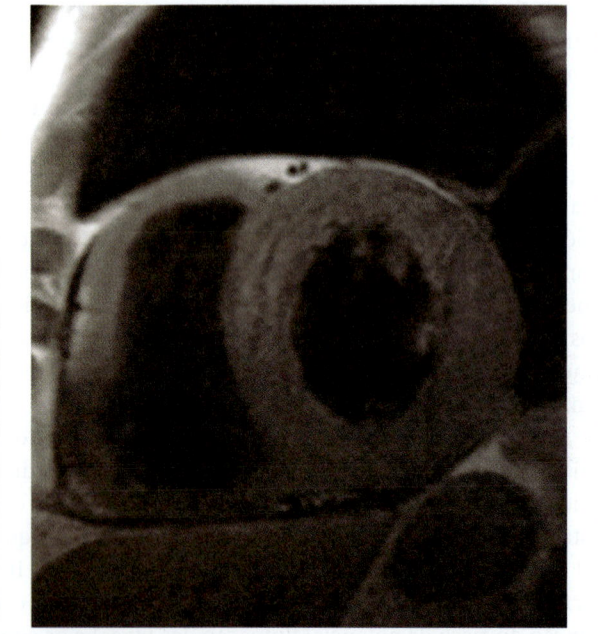

FIGURA 56.3. Imagem obtida com a sequência FSE (*black blood* ou sangue negro) no eixo curto para avaliação anatômica.

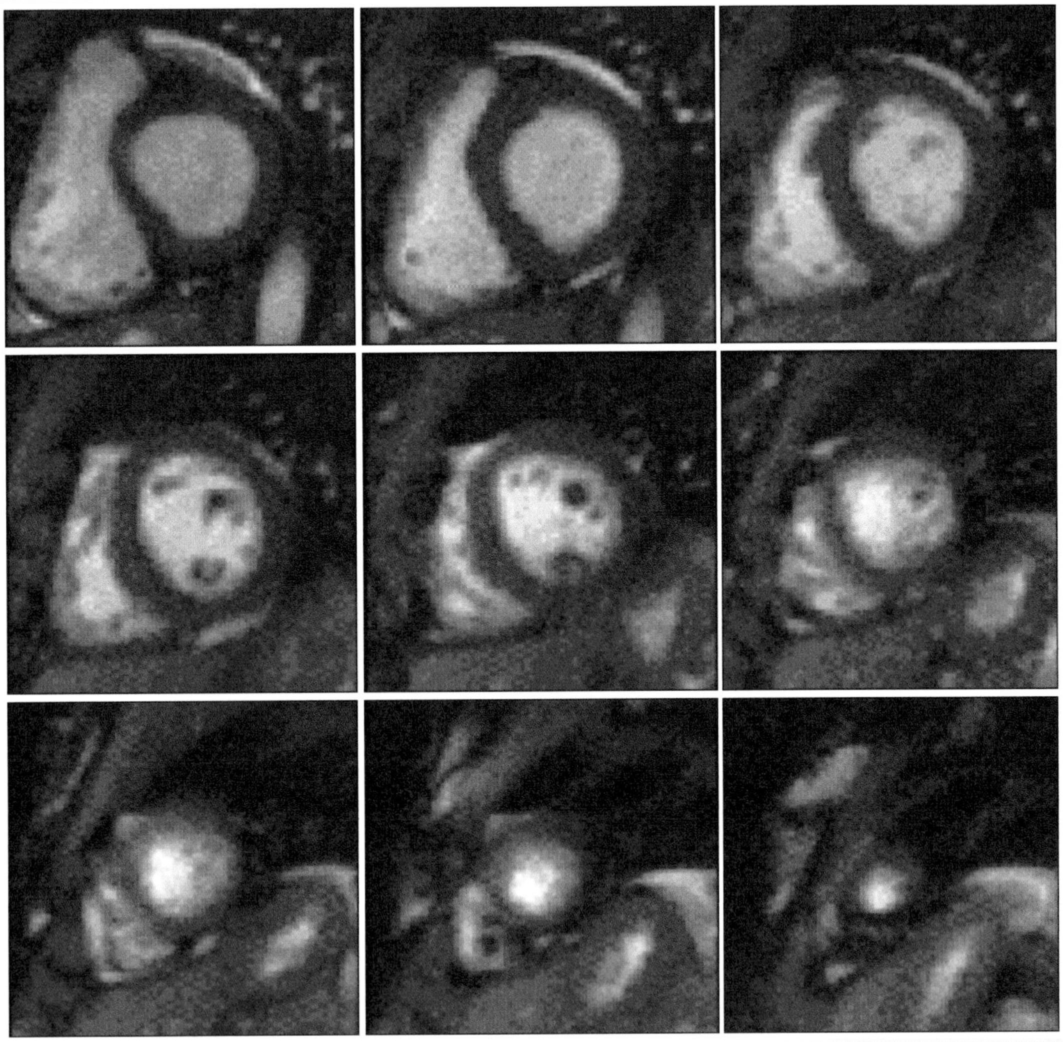

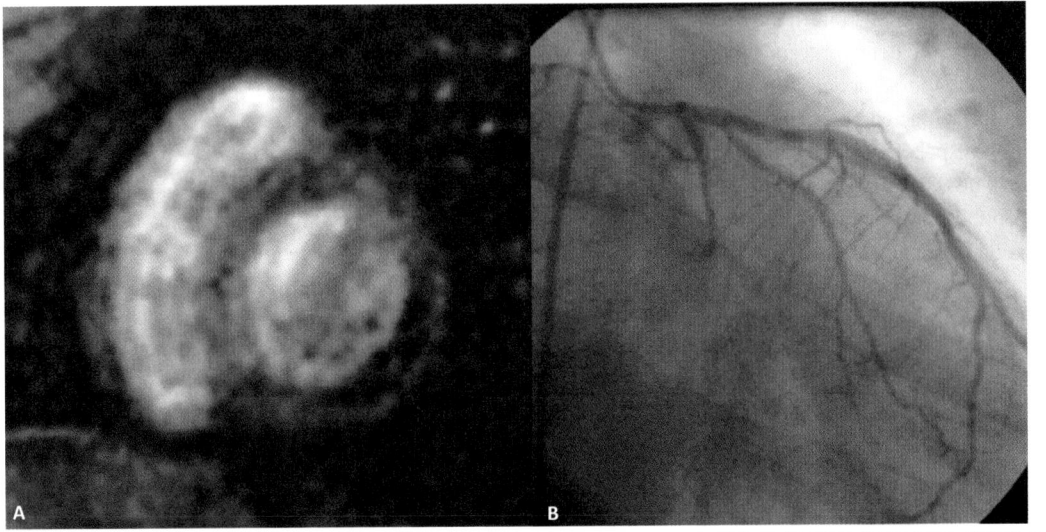

FIGURA 56.4. Imagens obtidas com sequência SSFP, nas quais o sangue aparece branco (*bright blood*) no eixo curto para avaliação de função cardíaca.

FIGURA 56.5. (A) Sequência de perfusão miocárdica em repouso demonstrando defeito perfusional na parede inferolateral do ventrículo esquerdo. (B) Cateterismo coronariano demonstrando oclusão distal da artéria circunflexa.

Duas metanálises foram publicadas avaliando a acurácia da ressonância magnética cardíaca com perfusão. Em 2007, Nandalur e colaboradores[20] publicaram análise de 1.183 pacientes com prevalência de DAC de 57,4%. A sensibilidade e especificidade médias da ressonância magnética cardíaca de perfusão foram 91% e 81%, respectivamente.[28] Já em 2010, Hamon e colaboradores (n = 2.125) demonstraram alta sensibilidade (89%), porém moderada especificidade (80%) da ressonância magnética cardíaca com perfusão na identificação de estenoses coronárias (≥ 70%).[29] Também é interessante ressaltar que a ausência de isquemia na ressonância magnética cardíaca apresenta valor preditivo negativo (VPN) extremamente alto, especialmente em pacientes de baixo risco.[30,31]

Em um estudo prospectivo, envolvendo uma população de risco intermediário, para avaliar a acurácia da ressonância magnética para o diagnóstico de estenose coronária significativa detectada pelo cateterismo cardíaco e sua comparação com o SPECT, verificou-se maior acurácia diagnóstica da ressonância magnética cardíaca em relação ao SPECT para detecção de estenose ≥ 70% pelo cateterismo, com área sob a curva ROC e, *receiver operator characteristic curve*) de 0,89 (IC 95%: 0,86 a 0,91) *versus* 0,74 (IC 95%: 0,70 a 0,78), $p < 0,001$. Resultado semelhante foi obtido para o diagnóstico de estenoses ≥ 50%: AUC (*area under the curve*) de 0,84 (IC 95%: 0,81 a 0,87) para a ressonância *versus* 0,65 (IC 95%: 0,65 a 0,73) para o SPECT, $p < 0,001$. Tal diferença na acurácia se deveu especialmente à maior sensibilidade da ressonância (86,5% para a RM *versus* 66,5% para o SPECT), muito em virtude de sua maior resolução espacial.[32]

Também é interessante mencionar a capacidade prognóstica da avaliação de isquemia miocárdica pela técnica de perfusão em ressonância magnética. Jahnke e colaboradores acompanharam uma coorte de pacientes por aproximadamente 3 anos e demonstraram que uma ressonância magnética cardíaca de perfusão normal define uma taxa livre de eventos (morte cardíaca ou infarto não fatal) de 97,7% nesse período.[33] Steel e colaboradores demonstraram a importância da combinação do realce tardio e defeito reversível no prognóstico dos pacientes, incrementando o poder de avaliação prognóstica do exame. Nesse estudo, pacientes sem alterações perfusionais ou presença de fibrose pela técnica do realce tardio tiveram taxa livre de eventos de 98,1% em 3 anos.[31] Estudo prospectivo e multicêntrico publicado por Bodi e colaboradores[26] ressaltou a importância da ressonância magnética cardíaca de perfusão com dipiridamol na avaliação prognóstica de pacientes com suspeita de angina. Tanto a avaliação de perfusão quanto a indução de disfunção segmentar durante infusão de dipiridamol foram fatores independentes na determinação de eventos adversos cardíacos ao longo de 308 dias. Pacientes com disfunção segmentar induzida por dipiridamol apresentam alto risco para eventos adversos maiores e parecem ter maior benefício ao serem revascularizados.[34] Husser e colaboradores avaliaram o papel da perfusão por ressonância magnética cardíaca nas síndromes isquêmicas miocárdicas agudas, situação na qual a presença de alterações na perfusão miocárdica foi capaz de predizer queda na fração de ejeção ou eventos cardíacos combinados no seguimento de 6 meses.[35]

Avaliação do realce tardio miocárdico

A técnica do realce tardio miocárdico baseia-se no fato do contraste à base de gadolínio não penetrar membranas celulares íntegras e, por isso, apresentar distribuição extracelular. Nas regiões de infarto agudo (IAM) ocorre ruptura das membranas dos miócitos necróticos e, portanto, o gadolínio pode se distribuir livremente (maior volume de distribuição).[36,37] Além disso, a necrose dos miócitos também causa alteração da cinética de distribuição do contraste, de modo que a saída do gadolínio das áreas de infarto ocorra mais lentamente (*delayed washout*).[38] Assim, a ruptura das membranas e a necrose fazem com que a concentração do contraste, cerca de 10 a 20 minutos após a injeção, seja muito maior nas regiões necróticas do que no tecido miocárdico normal, tornando as áreas de infarto brancas (sinal intenso) nas imagens de realce tardio (Figura 56.6).[39] No caso dos infartos antigos, a fibrose, e não a necrose, é o fenômeno patológico subjacente. Nesses casos, o maior espaço extracelular verificado no tecido fibrótico, quando comparado ao miocárdio normal, é a causa do maior volume de distribuição e da alteração da cinética do gadolínio.[39]

Em virtude de sua excelente resolução espacial, a ressonância magnética cardíaca permite a caracterização detalhada não apenas dos grandes infartos transmurais, mas também dos pequenos infartos subendocárdicos. Em um estudo publicado por Wagner e colaboradores, a ressonância magnética cardíaca foi capaz de detectar 92% dos segmentos com infarto subendocárdico, enquanto a cintilografia miocárdica detectou apenas 28% dos segmentos.[40] Isso é extremamente importante, pois a correta identificação dos infartos, assim como a demonstração da área infartada (expressa como um percentual da massa do ventrículo esquerdo), tem importante valor prognóstico.[41] Kelle e colaboradores[33] demonstraram que o tamanho da área de infarto pela ressonância (acometendo ao menos seis segmentos do VE) foi um preditor de eventos mais forte do que a própria fração de ejeção do VE em pacientes com miocardiopatia isquêmica.[42]

Com a ressonância magnética também é possível identificar regiões de obstrução microvascular (fenômeno de *no-reflow*), um marcador de lesão miocárdica grave que também está associado a pior prognóstico pós-IAM (Figura 56.7).[43]

Com a técnica do realce tardio também é possível a visualização não só da área de infarto crônico, mas também da área não infartada, sendo a relação entre a extensão dessas duas áreas na parede ventricular fundamental para se determinar uma possível recuperação funcional ou não do miocárdio.[44] A avaliação da extensão transmural ("transmuralidade") das regiões de necrose e/ou fibrose do miocárdio permite predizer com excelente acurácia a probabilidade de recuperação da função regional após a revascularização, seja ela cirúrgica, seja percutânea. Kim e colaboradores demonstraram que segmentos disfuncionais que apresentassem área de realce tardio com extensão < 50% do mesmo segmento apresentavam grande probabilidade de recuperação funcional após a revascularização e, portanto, foram considerados viáveis. Por outro lado, apenas uma pequena proporção dos segmentos com realce tardio com ≥ 50% (considerado como acometimento transmural) apresentavam recuperação funcional após o procedimento de revascularização e, portanto, foram considerados não viáveis.[45] Graças a esta capacidade única de permitir a visualização da extensão de ambos os tecidos infartados e normais, a ressonância magnética cardíaca tem alta sensibilidade e especificidade, com acurácia de 72% a 77% e valores preditivos positivos e negativos de 66% a 85% e 82% a 92%, respectivamente, para determinação da recuperação funcional de segmentos do miocárdio pós-revascularização.[46,47]

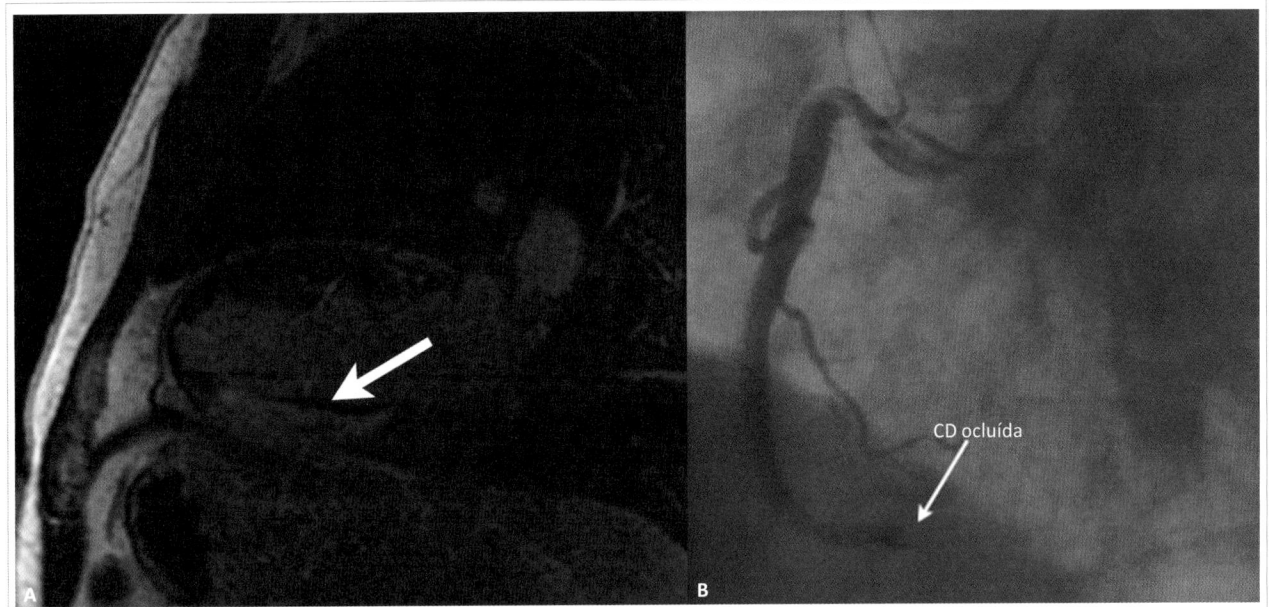

FIGURA 56.6. (A) Sequência de realce tardio no eixo longo (duas câmaras) do ventrículo esquerdo mostrando extensa área de realce tardio transmural miocárdico na parede inferior, compatível com fibrose com perda de viabilidade (seta branca). (B) Cateterismo cardíaco demonstrando oclusão distal da coronária direita.

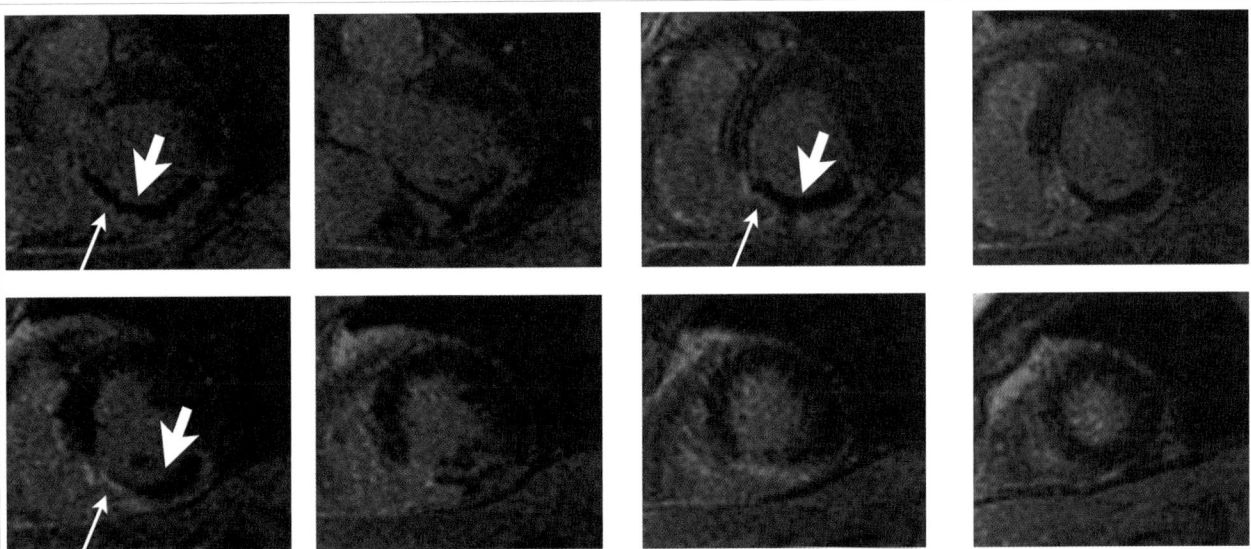

FIGURA 56.7. Sequência de realce tardio miocárdico no eixo curto do ventrículo esquerdo demonstrando realce tardio transmural em toda a parede inferior (seta branca fina), compatível com infarto miocárdico. Área de menor sinal na região subendocárdica (seta larga), compatível com região de obstrução microvascular (*no reflow*).

Estudos recentes demonstraram ainda que a caracterização das regiões de borda, na interface entre o miocárdio íntegro e o tecido infartado (área cinzenta), permite a estratificação do risco de arritmia ventricular pós-infarto e proporciona informações prognósticas importantes em pacientes com infarto prévio.[48] Também foi demonstrado que, em pacientes com cardiopatias isquêmicas, a presença de tecido viável, porém com alteração contrátil e sem revascularização, é um preditor independente de pior prognóstico (mortalidade).[49]

Posteriormente, foi observado que essa mesma técnica também pode ser aplicada para a detecção de fibrose miocárdica de origem não isquêmica (cardiomiopatias, miocardites, valvopatias etc.).[50-52]

Nos casos de miocardiopatia hipertrófica, analogamente à miocardiopatia isquêmica, vários indícios apontam que o mecanismo arritmogênico que levaria à morte súbita nos portadores de cardiomiopatia hipertrófica (CMH) esteja diretamente ligado à fibrose miocárdica, como sugerido por estudos demonstrando direta correlação entre a presença de fibrose miocárdica visibilizada na ressonância magnética cardíaca e de taquicardia ventricular não sustentada (TVNS) registradas no Holter de 24 horas.[53,54] Seguindo essa linha, alguns outros estudos em pacientes com CMH avaliados pela ressonância demonstraram pior prognóstico para os pacientes que apresentavam fibrose miocárdica.[55-57]

Já nas miocardites, a ressonância magnética cardíaca permite identificar edema miocárdico (sequências ponderadas em T2), o realce miocárdico global precoce e o realce tardio, facilitando o diagnóstico de miocardite aguda.[58] As informações fornecidas pela ressonância magnética cardíaca nas miocardites também apresentam importância na determinação do prognóstico desses pacientes. Grun e colaboradores[44] avaliaram com ressonância 222 pacientes com diagnóstico de miocardite confirmado por biópsia endomiocárdica (seguimento médio de 4,7 anos). A acurácia da ressonância magnética cardíaca para o diagnóstico de miocardite foi de 84%. A presença de fibrose miocárdica demonstrada pela técnica do realce tardio foi o principal preditor independente de morte (*hazard ratio* = 8,4) e de morte cardíaca (HR = 12,8), superando a fração de ejeção do VE e a classe funcional da insuficiência cardíaca pela New York Heart Association.[59]

TOMOGRAFIA COMPUTADORIZADA DO CORAÇÃO

TOMOGRAFIA DAS ARTÉRIAS CORONÁRIAS PARA AVALIAÇÃO DO ESCORE CORONARIANO DE CÁLCIO

A calcificação na parede vascular é um fenômeno bastante específico do processo de aterosclerose e guarda relação com fatores inflamatórios presentes na parede arterial.[60,61] Além disso, a quantidade de calcificação coronariana se relaciona com a carga de placa aterosclerótica total do indivíduo.[62]

A tomografia das artérias coronárias para avaliação do escore coronariano de cálcio corresponde a um estudo tomográfico sem a utilização de contraste endovenoso, com aquisição das imagens sincronizada ao traçado eletrocardiográfico, com o intuito de se detectar a presença de placas ateromatosas coronarianas e quantificá-las.

Múltiplos estudos, tanto retrospectivos quanto prospectivos, validaram o EC na predição de mortalidade e de eventos cardiovasculares de maneira independente e aditiva aos fatores de risco tradicionais.[2,63-66]

Arad e colaboradores avaliaram o EC em 4.613 pacientes assintomáticos com idade entre 50 e 70 anos em um seguimento de 4,3 anos. Nesse período, ocorreram 119 eventos cardiovasculares. Os autores demonstraram que a calcificação das artérias coronárias foi preditora de risco independente dos fatores de risco tradicionais e foi melhor que o escore de Framingham na predição de eventos (área sob a curva ROC de 0,79 *versus* 0,69; $p = 0,0006$).[67]

Em uma metanálise com 27.622 pacientes sem manifestação prévia de doença cardiovascular, a presença de qualquer calcificação ateromatosa coronariana indicou risco relativo de 4,3 de eventos coronários maiores (IC 95%: 3,5 a 5,2). Por outro lado, aqueles com EC zero tiveram risco de morte ou infarto de 0,4% em um seguimento de 3 a 5 anos (49 eventos/11.815 indivíduos). Para EC de 400 a 1.000 e > 1.000, os riscos absolutos de morte coronária e de IAM foram de 4,6% e 7,1%, respectivamente, o que significou risco relativo de 7,2 (IC 95%: 5,2 a 9,9; $p < 0,0001$) e 10,8 (IC 95%: 4,2 a 27,7; $p < 0,0001$) quando comparado a um EC de zero. Indivíduos considerados como de risco intermediário pela presença de dois ou mais fatores de risco ou com escore de risco de Framingham > 10% em 10 anos, mas com EC > 400, apresentaram risco anual de morte por DAC ou IAM de 2,4%, ou seja, passaram para a categoria de alto risco.[68]

Budoff e colaboradores, em uma grande coorte de 25.253 pacientes seguida por aproximadamente 12 anos, também demonstraram que, quanto maior a quantidade e a extensão da calcificação coronariana, pior o prognóstico. Por outro lado, a ausência de calcificação coronariana esteve associada a um risco muito baixo de morte durante o período de seguimento.[3]

O estudo multiétnico em aterosclerose (MESA) avaliou o impacto da determinação da presença de calcificações ateromatosas coronarianas na predição dos eventos coronários em 6.722 homens e mulheres de diversas etnias nos Estados Unidos, seguidos por cerca de 4 anos. Em comparação àqueles pacientes sem calcificação coronariana, o risco de morte ou IAM, ajustado para os demais fatores de risco de doença coronariana, aumentou em 7,7 vezes para os indivíduos com CAC entre 101 e 300 e 9,7 vezes para EC > 300 ($p < 0,001$ para ambas as comparações). Apesar da diferença na prevalência da calcificação coronariana entre os diferentes grupos étnicos, o EC acrescentou capacidade prognóstica aos fatores de risco tradicionais de maneira similar entre esses grupos.[2]

O EC também permite melhor reclassificação, especialmente nos pacientes de risco intermediário, quando comparado com a avaliação clínica, conforme demonstrado em uma subanálise do estudo MESA e pelo estudo prospectivo alemão Heinz Nixdorf Recall.[69,70]

Devemos lembrar que em indivíduos classificados como baixo risco, a presença de EC alto (> 300) não é frequente e, além disso, esse grupo permanece com taxa de eventos < 10% ao ano – exceção feita aos indivíduos com história familiar positiva para DAC precoce, cuja presença de EC alto (> 80%) identificou um grupo de maior risco e que potencialmente se beneficiaria de intensificação da terapia hipolipemiante.[71] Por outro lado, na categoria de alto risco, o EC baixo não reclassifica adequadamente os indivíduos em um risco mais baixo, tampouco permite a redução da terapêutica voltada para esses pacientes.[69-70]

Dessa forma, a principal utilização do EC é como ferramenta para estratificação de risco cardiovascular pela detecção de aterosclerose subclínica, especialmente em pacientes assintomáticos e de risco intermediário.[68]

ANGIOTOMOGRAFIA COMPUTADORIZADA DAS ARTÉRIAS CORONÁRIAS

Estudos de metanálise demonstram que ao se utilizar equipamentos com 64 colunas de detectores (Figuras 56.8 e 56.9) para localização de lesões estenosantes coronarianas maiores que 50%, a sensibilidade é de pelo menos 90% e a especificidade encontra-se em torno de 96%. O valor preditivo positivo (VPP) encontra-se acima de 70% e o valor preditivo negativo encontra-se em torno de 99%.[72] Em consequência, considera-se que a angio-TC das artérias coronárias é um método diagnóstico bastante confiável para a exclusão de lesões estenosantes coronarianas que determinem redução luminal maior que 50%.[73]

Merecem atenção alguns estudos multicêntricos para avaliação do desempenho da angio-TC para detecção de lesões estenosantes. Um deles, realizado em três hospitais universitários holandeses, cada um utilizando um tomógrafo de marca e modelo diferente dos demais, incluiu 360 pacientes (68% destes eram homens) com idades variando entre 50 e 70 anos. Os pacientes tinham indicação de angiografia coronariana, porém sem antecedente de revascularização miocárdica prévia. A prevalência de DAC obstrutiva nessa amostra foi de 68%. A sensibilidade da angiotomografia de coronárias foi de 99% com especificidade de 64%, lembrando-se que nesse estudo nenhum paciente ou segmento coronário foi excluído da análise.[74]

Outro estudo, realizado em nove centros internacionais, incluiu 291 pacientes sintomáticos com idade ≥ 40 anos (74% dos participantes eram homens, com idade média de 59 anos), com DAC suspeita ou conhecida e EC < 600. Todos os centros utilizaram tomógrafos de 64 canais de uma mesma marca e do mesmo modelo, com protocolos de aquisição e interpretação padronizados. Laboratórios centrais independentes e cegos fizeram a análise dos dados, tanto qualitativa quanto quantitativamente. A prevalência de DAC obstrutiva (redução luminal coronária ≥ 50%) no estudo foi de 56%. Mais de 99% dos 3.782 segmentos coronários foram considerados adequados para a avaliação quantitativa pela angiotomografia. Na análise por paciente, a sensibilidade da angio-TC para a detecção de uma estenose ≥ 50% foi de 85%, com especificidade de 90%. Os VPP e VPN foram de 91% e 83%, respectivamente. A angio-TC foi semelhante à angiografia invasiva na capacidade de identificar, com base na presença de uma estenose ≥ 50%, os pacientes que foram subsequentemente referidos para revascularização miocárdica.[75]

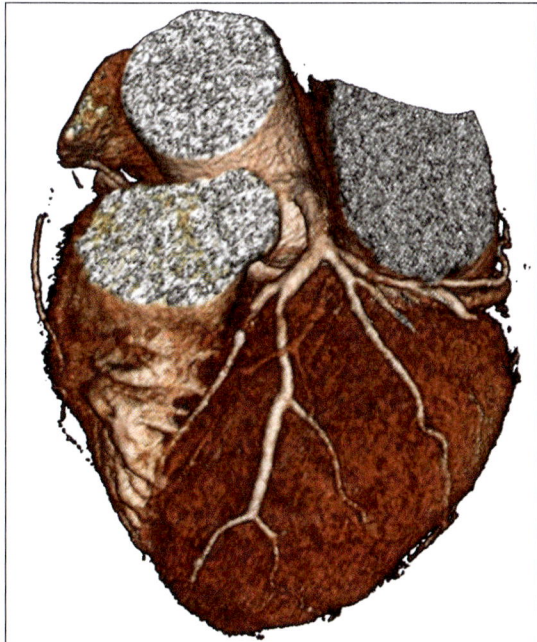 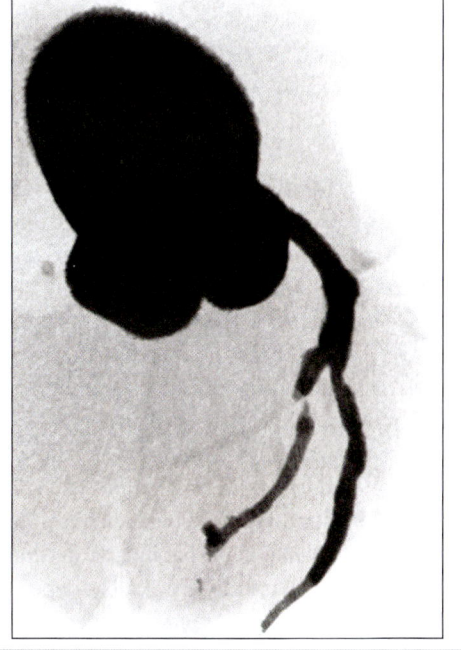

FIGURA 56.8. Reconstruções 3D de lesão acentuada na artéria descendente anterior após a emergência de ramo diagonal calibroso.

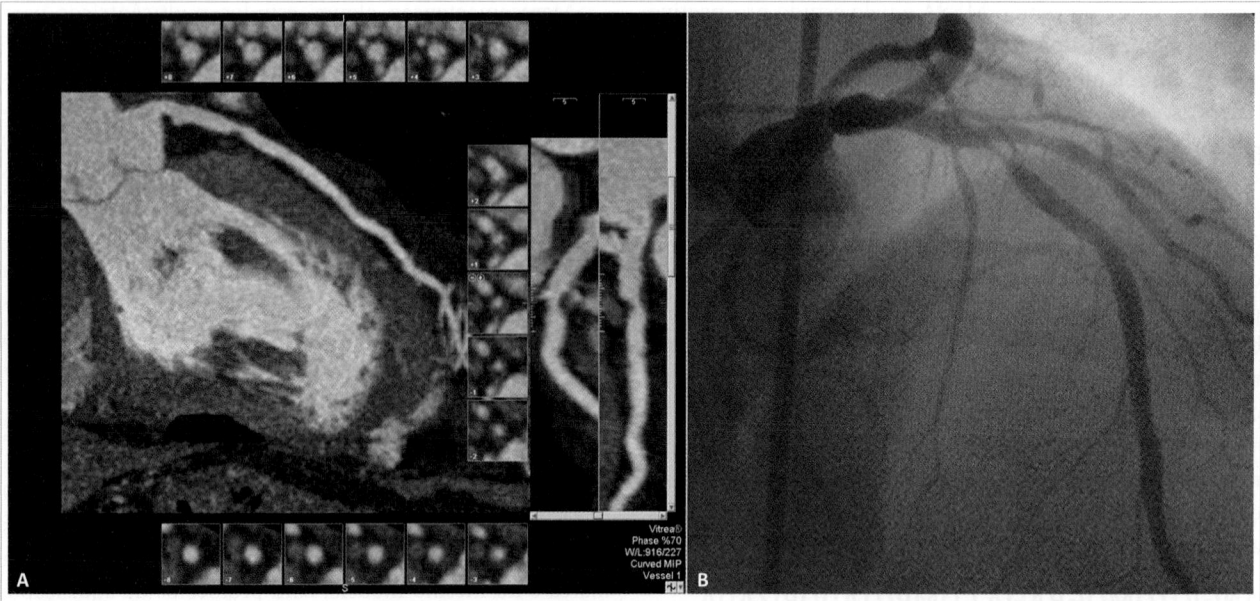

FIGURA 56.9. (A) Angiotomografia de coronárias realizada em paciente de baixo risco do pronto-socorro com dor torácica atípica, demonstrando uma placa não calcificada na descendente anterior determinando acentuada redução luminal. (B) Angiografia convencional realizada 4 horas depois, demonstrando evolução do grau de redução luminal.

Por fim, um terceiro estudo incluiu 230 pacientes sintomáticos (59% eram homens, com idade média de 57 anos), que foram encaminhados para angiografia invasiva em 16 centros (predominantemente não acadêmicos) dos Estados Unidos. Todas as angiotomografias foram realizadas em tomógrafos de 64 canais da mesma marca e do mesmo modelo. Nenhum segmento coronário foi excluído da análise por qualidade técnica limitada. Pacientes com DAC já conhecida foram excluídos. A prevalência de DAC obstrutiva foi de 25% para qualquer estenose ≥ 50% e de 14% para qualquer estenose ≥ 70%. Na análise por paciente, a sensibilidade da angio-TC variou de 94% a 95%, e a especificidade foi de 82%. O VPP variou de 48% (com a prevalência de DAC obstrutiva de 14%) a 64% (com a prevalência de DAC obstrutiva de 25%), enquanto o VPN foi de 99% para ambas as prevalências.[76]

Chama a atenção a variação dos VPP e VPN observada nesses estudos multicêntricos, que está relacionada à diferenças de prevalência de doença ateromatosa coronariana nas amostras estudadas. No entanto, devido aos altos VPN em diversos estudos, permanece a percepção de que a angio-TC é bastante confiável quando seu resultado descarta a presença de doença coronariana que promova estenose significativa.

Deve ser lembrado que o desempenho da angio-TC com equipamentos de 64 fileiras de detectores varia com a probabilidade pré-teste da doença. Em um grupo de pacientes sintomáticos foi demonstrado que a especificidade é menor naqueles que apresentam maior probabilidade de doença, possivelmente pela maior quantidade de cálcio depositado nas artérias coronárias, fator que tende a superestimar o grau de estenose. Já nos pacientes com probabilidade pré-teste baixa ou intermediária, uma angio-TC sem lesões apresentou alto VPN para a exclusão de lesões coronarianas significativas (> 50% de estenose), reduzindo a probabilidade pós-teste a zero. Por outro lado, a angio-TC apresentou um número significativo de casos falso-positivos em pacientes com risco pré-teste baixo ou intermediário, fazendo com que um estudo positivo se tornasse não confiável para a decisão de conduta. Já os pacientes com alta probabilidade pré-teste, quando apresentaram angio-TC negativa, tiveram uma redução da probabilidade pós-teste em 17% e aqueles com angio-TC positiva tiveram aumento da probabilidade pós-teste em valores tão altos quanto 96%. Em ambas as situações, na prática clínica, mesmo com angio-TC negativa, esses pacientes acabam sendo encaminhados para o cineangiocoronariografia (CATE), pois seu risco ainda é maior que 10%. Tais achados são demonstrados de forma gráfica na Figura 56.1, anteriormente apresentada.[77]

Em uma subanálise do estudo CORE-64, em que quase todos os pacientes tinham risco intermediário ou alto, observou-se que a detecção de estenose coronariana > 50% era menos efetiva nos pacientes com grande quantidade de placas ateromatosas coronarianas (aqueles com escore de cálcio maior que 600) quando comparada com a dos pacientes com menor quantidade de placas ateromatosas calcificadas.[78]

Além da presença de cálcio depositado nas artérias coronárias, alguns outros fatores, como revascularização percutânea prévia, tortuosidade vascular, luz arterial de pequeno calibre e conspicuidade venosa justa-arterial, aumentam a chance de erro ao se estimar, pela angio-TC, o grau de estenose causada por uma determinada lesão.[79]

CONSIDERAÇÕES FINAIS

Os métodos de imagem podem ser bastante úteis na avaliação de pacientes graves. A ressonância magnética cardíaca deve ser considerada quando o objetivo do estudo for avaliação da morfologia e função do coração. Também apresenta grande valor na caracterização do miocárdio, tanto nas doenças isquêmicas como nas não isquêmicas, especialmente pelo uso da técnica do realce tardio, que permite a avaliação de fibrose/necrose do miocárdio. Já a TC pode ser utilizada para avaliação de trajeto e patência das artérias coronárias, pela angiotomografia das artérias coronárias, assim como quando o interesse for a estratificação de risco, recorre-se ao escore de cálcio coronariano.

REFERÊNCIAS BIBLIOGRÁFICAS

1. Hundley WG, Bluemke DA, Finn JP, Flamm SD, Fogel MA, Friedrich MG, et al. Accf/acr/aha/nasci/scmr 2010 expert consensus document on cardiovascular magnetic resonance: A report of the american college of cardiology foundation task force on expert consensus documents. Circulation. 2010;121:2462-508.
2. Detrano R, Guerci AD, Carr JJ, Bild DE, Burke G, Folsom AR, et al. Coronary calcium as a predictor of coronary events in four racial or ethnic groups. N Engl J Med. 2008;358:1336-45.
3. Budoff MJ, Shaw LJ, Liu ST, Weinstein SR, Mosler TP, Tseng PH, et al. Long-term prognosis associated with coronary calcification: Observations from a registry of 25,253 patients. J Am Coll Cardiol. 2007;49:1860-70.
4. Min JK, Shaw LJ, Devereux RB, Okin PM, Weinsaft JW, Russo DJ, et al. Prognostic value of multidetector coronary computed tomographic angiography for prediction of all-cause mortality. J Am Coll Cardiol. 2007;50:1161-70.
5. Chow BJ, Small G, Yam Y, Chen L, Achenbach S, Al-Mallah M, et al. Incremental prognostic value of cardiac computed tomography in coronary artery disease using confirm: Coronary computed tomography angiography evaluation for clinical outcomes: An international multicenter registry. Circ Cardiovasc Imaging. 2011;4:463-72.
6. Litt HI, Gatsonis C, Snyder B, Singh H, Miller CD, Entrikin DW, et al. Ct angiography for safe discharge of patients with possible acute coronary syndromes. N Engl J Med. 2012;366:1393-403.
7. Hoffmann U, Truong QA, Schoenfeld DA, Chou ET, Woodard PK, Nagurney JT, et al. Coronary ct angiography versus standard evaluation in acute chest pain. N Engl J Med. 2012;367:299-308.
8. George RT, Arbab-Zadeh A, Cerci RJ, Vavere AL, Kitagawa K, Dewey M, et al. Diagnostic performance of combined noninvasive coronary angiography and myocardial perfusion imaging using 320-mdct: The ct angiography and perfusion methods of the core320 multicenter multinational diagnostic study. AJR Am J Roentgenol. 2011;197:829-37.
9. Rochitte CE, George RT, Chen MY, Arbab-Zadeh A, Dewey M, Miller JM, et al. Computed tomography angiography and perfusion to assess coronary artery stenosis causing perfusion defects by single photon emission computed tomography: The core320 study. Eur Heart J. 2014;35:1120-30.
10. Sato A, Nozato T, Hikita H, Akiyama D, Nishina H, Hoshi T, et al. Prognostic value of myocardial contrast delayed enhancement with 64-slice multidetector computed tomography after acute myocardial infarction. J Am Coll Cardiol. 2012;59:730-8.
11. Springer I, Dewey M. Comparison of multislice computed tomography with intravascular ultrasound for detection and characterization of coronary artery plaques: A systematic review. Eur J Radiol. 2009;71:275-82.
12. Sadowski EA, Bennett LK, Chan MR, Wentland AL, Garrett AL, Garrett RW, et al. Nephrogenic systemic fibrosis: Risk factors and incidence estimation. Radiology. 2007;243:148-57.
13. Grobner T. Gadolinium--a specific trigger for the development of nephrogenic fibrosing dermopathy and nephrogenic systemic fibrosis? Nephrol Dial Transplant. 2006;21:1104-8.
14. Deo A, Fogel M, Cowper SE. Nephrogenic systemic fibrosis: A population study examining the relationship of disease development to gadolinium exposure. Clin J Am Soc Nephrol. 2007;2:264-7.
15. Prince MR, Zhang H, Morris M, MacGregor JL, Grossman ME, Silberzweig J, et al. Incidence of nephrogenic systemic fibrosis at two large medical centers. Radiology. 2008;248:807-16.
16. Collidge TA, Thomson PC, Mark PB, Traynor JP, Jardine AG, Morris ST, et al. Gadolinium-enhanced mr imaging and nephrogenic systemic fibrosis: Retrospective study of a renal replacement therapy cohort. Radiology. 2007;245:168-75.
17. Swaminathan S, Shah SV. New insights into nephrogenic systemic fibrosis. J Am Soc Nephrol. 2007;18:2636-43.
18. Shabana WM, Cohan RH, Ellis JH, Hussain HK, Francis IR, Su LD, et al. Nephrogenic systemic fibrosis: A report of 29 cases. AJR Am J Roentgenol. 2008;190:736-41.
19. American College of Radiology Committee on Drugs and Contrast Media. Acr manual on contrast media, version 9. 2013. p.85-93.
20. Agarwal R, Brunelli SM, Williams K, Mitchell MD, Feldman HI, Umscheid CA. Gadolinium-based contrast agents and nephrogenic systemic fibrosis: A systematic review and meta-analysis. Nephrol Dial Transplant. 2009;24:856-63.
21. Biglands JD, Radjenovic A, Ridgway JP. Cardiovascular magnetic resonance physics for clinicians: Part ii. J Cardiovasc Magn Reson. 2012;14:66.
22. Ichikawa Y, Sakuma H, Kitagawa K, Ishida N, Takeda K, Uemura S, et al. Evaluation of left ventricular volumes and ejection fraction using fast steady-state cine mr imaging: Comparison with left ventricular angiography. J Cardiovasc Magn Reson. 2003;5:333-42.
23. Bellenger NG, Davies LC, Francis JM, Coats AJ, Pennell DJ. Reduction in sample size for studies of remodeling in heart failure by the use of cardiovascular magnetic resonance. J Cardiovasc Magn Reson. 2000;2:271-8.
24. Mogelvang J, Lindvig K, Sondergaard L, Saunamaki K, Henriksen O. Reproducibility of cardiac volume measurements including left ventricular mass determined by mri. Clin Physiol. 1993;13:587-97.
25. Versteegh MI, Lamb HJ, Bax JJ, Curiel FB, van der Wall EE, de Roos A, et al. Mri evaluation of left ventricular function in anterior lv aneurysms before and after surgical resection. Eur J Cardiothorac Surg. 2003;23:609-13.
26. Peshock RM, Rokey R, Malloy GM, McNamee P, Buja LM, Parkey RW, et al. Assessment of myocardial systolic wall thickening using nuclear magnetic resonance imaging. J Am Coll Cardiol. 1989;14:653-9.
27. Schwitter J, Wacker CM, van Rossum AC, Lombardi M, Al-Saadi N, Ahlstrom H, et al. Mr-impact: Comparison of perfusion-cardiac magnetic resonance with single-photon emission computed tomography for the detection of coronary artery disease in a multicentre, multivendor, randomized trial. Eur Heart J. 2008;29:480-9.
28. Nandalur KR, Dwamena BA, Choudhri AF, Nandalur MR, Carlos RC. Diagnostic performance of stress cardiac magnetic resonance imaging in the detection of coronary artery disease: A meta-analysis. J Am Coll Cardiol. 2007;50:1343-53.
29. Hamon M, Fau G, Nee G, Ehtisham J, Morello R. Meta-analysis of the diagnostic performance of stress perfusion cardiovascular magnetic resonance for detection of coronary artery disease. J Cardiovasc Magn Reson. 2010;12:29.
30. Lerakis S, McLean DS, Anadiotis AV, Janik M, Oshinski JN, Alexopoulos N, et al. Prognostic value of adenosine stress cardiovascular magnetic resonance in patients with low-risk chest pain. J Cardiovasc Magn Reson. 2009;11:37.
31. Steel K, Broderick R, Gandla V, Larose E, Resnic F, Jerosch-Herold M, et al. Complementary prognostic values of stress myocardial perfusion and late gadolinium enhancement imaging by cardiac magnetic resonance in patients with known or suspected coronary artery disease. Circulation. 2009;120:1390-400.
32. Greenwood JP, Maredia N, Younger JF, Brown JM, Nixon J, Everett CC, et al. Cardiovascular magnetic resonance and single-photon emission computed tomography for diagnosis of coronary heart disease (ce-marc): A prospective trial. Lancet. 2012;379:453-60.
33. Jahnke C, Nagel E, Gebker R, Kokocinski T, Kelle S, Manka R, et al.

Prognostic value of cardiac magnetic resonance stress tests: Adenosine stress perfusion and dobutamine stress wall motion imaging. Circulation. 2007;115:1769-76.
34. Bodi V, Husser O, Sanchis J, Nunez J, Monmeneu JV, Lopez-Lereu MP, et al. Prognostic implications of dipyridamole cardiac mr imaging: A prospective multicenter registry. Radiology. 2012;262:91-100.
35. Husser O, Bodi V, Sanchis J, Nunez J, Mainar L, Rumiz E, et al. Release of necrosis markers and cardiovascular magnetic resonance-derived microvascular perfusion in reperfused st-elevation myocardial infarction. Thromb Res. 2009;124:592-600.
36. Saeed M, Wendland MF, Masui T, Higgins CB. Reperfused myocardial infarctions on t1- and susceptibility-enhanced mri: Evidence for loss of compartmentalization of contrast media. Magn Reson Med. 1994;31:31-9.
37. Diesbourg LD, Prato FS, Wisenberg G, Drost DJ, Marshall TP, Carroll SE, et al. Quantification of myocardial blood flow and extracellular volumes using a bolus injection of gd-dtpa: Kinetic modeling in canine ischemic disease. Magn Reson Med. 1992;23:239-53.
38. Kim RJ, Chen EL, Lima JA, Judd RM. Myocardial gd-dtpa kinetics determine mri contrast enhancement and reflect the extent and severity of myocardial injury after acute reperfused infarction. Circulation. 1996;94:3318-26.
39. Rehwald WG, Fieno DS, Chen EL, Kim RJ, Judd RM. Myocardial magnetic resonance imaging contrast agent concentrations after reversible and irreversible ischemic injury. Circulation. 2002;105:224-9.
40. Wagner A, Mahrholdt H, Holly TA, Elliott MD, Regenfus M, Parker M, et al. Contrast-enhanced mri and routine single photon emission computed tomography (spect) perfusion imaging for detection of subendocardial myocardial infarcts: An imaging study. Lancet. 2003;361:374-9.
41. Kwong RY, Sattar H, Wu H, Vorobiof G, Gandla V, Steel K, et al. Incidence and prognostic implication of unrecognized myocardial scar characterized by cardiac magnetic resonance in diabetic patients without clinical evidence of myocardial infarction. Circulation. 2008;118:1011-20.
42. Kelle S, Roes SD, Klein C, Kokocinski T, de Roos A, Fleck E, et al. Prognostic value of myocardial infarct size and contractile reserve using magnetic resonance imaging. J Am Coll Cardiol. 2009;54:1770-7.
43. Wu KC, Zerhouni EA, Judd RM, Lugo-Olivieri CH, Barouch LA, Schulman SP, et al. Prognostic significance of microvascular obstruction by magnetic resonance imaging in patients with acute myocardial infarction. Circulation. 1998;97:765-72.
44. Kim RJ, Shah DJ. Fundamental concepts in myocardial viability assessment revisited: When knowing how much is "alive" is not enough. Heart. 2004;90:137-40.
45. Kim RJ, Wu E, Rafael A, Chen EL, Parker MA, Simonetti O, et al. The use of contrast-enhanced magnetic resonance imaging to identify reversible myocardial dysfunction. N Engl J Med. 2000;343:1445-53.
46. Knuesel PR, Nanz D, Wyss C, Buechi M, Kaufmann PA, von Schulthess GK, et al. Characterization of dysfunctional myocardium by positron emission tomography and magnetic resonance: Relation to functional outcome after revascularization. Circulation. 2003;108:1095-100.
47. Bodi V, Sanchis J, Lopez-Lereu MP, Losada A, Nunez J, Pellicer M, et al. Usefulness of a comprehensive cardiovascular magnetic resonance imaging assessment for predicting recovery of left ventricular wall motion in the setting of myocardial stunning. J Am Coll Cardiol. 2005;46:1747-52.
48. Schmidt A, Azevedo CF, Cheng A, Gupta SN, Bluemke DA, Foo TK, et al. Infarct tissue heterogeneity by magnetic resonance imaging identifies enhanced cardiac arrhythmia susceptibility in patients with left ventricular dysfunction. Circulation. 2007;115:2006-14.
49. Gerber BL, Rousseau MF, Ahn SA, le Polain de Waroux JB, Pouleur AC, Phlips T, et al. Prognostic value of myocardial viability by delayed-enhanced magnetic resonance in patients with coronary artery disease and low ejection fraction: Impact of revascularization therapy. J Am Coll Cardiol. 2012;59:825-35.

50. Moon JC, Reed E, Sheppard MN, Elkington AG, Ho SY, Burke M, et al. The histologic basis of late gadolinium enhancement cardiovascular magnetic resonance in hypertrophic cardiomyopathy. J Am Coll Cardiol. 2004;43:2260-4.
51. Mahrholdt H, Wagner A, Deluigi CC, Kispert E, Hager S, Meinhardt G, et al. Presentation, patterns of myocardial damage, and clinical course of viral myocarditis. Circulation. 2006;114:1581-90.
52. Azevedo CF, Nigri M, Higuchi ML, Pomerantzeff PM, Spina GS, Sampaio RO, et al. Prognostic significance of myocardial fibrosis quantification by histopathology and magnetic resonance imaging in patients with severe aortic valve disease. J Am Coll Cardiol. 2010;56:278-87.
53. Adabag AS, Maron BJ, Appelbaum E, Harrigan CJ, Buros JL, Gibson CM, et al. Occurrence and frequency of arrhythmias in hypertrophic cardiomyopathy in relation to delayed enhancement on cardiovascular magnetic resonance. J Am Coll Cardiol. 2008;51:1369-74.
54. Dimitrow PP, Klimeczek P, Vliegenthart R, Pasowicz M, Oudkerk M, Podolec P, et al. Late hyperenhancement in gadolinium-enhanced magnetic resonance imaging: Comparison of hypertrophic cardiomyopathy patients with and without nonsustained ventricular tachycardia. Int J Cardiovasc Imaging. 2008;24:77-83; discussion 85-77.
55. Bruder O, Wagner A, Jensen CJ, Schneider S, Ong P, Kispert EM, et al. Myocardial scar visualized by cardiovascular magnetic resonance imaging predicts major adverse events in patients with hypertrophic cardiomyopathy. J Am Coll Cardiol. 2010;56:875-87.
56. O'Hanlon R, Grasso A, Roughton M, Moon JC, Clark S, Wage R, et al. Prognostic significance of myocardial fibrosis in hypertrophic cardiomyopathy. J Am Coll Cardiol. 2010;56:867-74.
57. Rubinshtein R, Glockner JF, Ommen SR, Araoz PA, Ackerman MJ, Sorajja P, et al. Characteristics and clinical significance of late gadolinium enhancement by contrast-enhanced magnetic resonance imaging in patients with hypertrophic cardiomyopathy. Circ Heart Fail. 2010;3:51-8.
58. Friedrich MG, Sechtem U, Schulz-Menger J, Holmvang G, Alakija P, Cooper LT, et al. Cardiovascular magnetic resonance in myocarditis: A jacc white paper. J Am Coll Cardiol. 2009;53:1475-87.
59. Grun S, Schumm J, Greulich S, Wagner A, Schneider S, Bruder O, et al. Long-term follow-up of biopsy-proven viral myocarditis: Predictors of mortality and incomplete recovery. J Am Coll Cardiol. 2012;59:1604-15.
60. Demer LL, Tintut Y. Vascular calcification: Pathobiology of a multifaceted disease. Circulation. 2008;117:2938-48.
61. Stary HC, Chandler AB, Dinsmore RE, Fuster V, Glagov S, Insull W Jr, et al. A definition of advanced types of atherosclerotic lesions and a histological classification of atherosclerosis. A report from the committee on vascular lesions of the council on arteriosclerosis, american heart association. Circulation. 1995;92:1355-74.
62. Wexler L, Brundage B, Crouse J, Detrano R, Fuster V, Maddahi J, et al. Coronary artery calcification: Pathophysiology, epidemiology, imaging methods, and clinical implications. A statement for health professionals from the american heart association. Writing group. Circulation. 1996;94:1175-92.
63. Greenland P, LaBree L, Azen SP, Doherty TM, Detrano RC. Coronary artery calcium score combined with framingham score for risk prediction in asymptomatic individuals. JAMA. 2004;291:210-5.
64. Kondos GT, Hoff JA, Sevrukov A, Daviglus ML, Garside DB, Devries SS, et al. Electron-beam tomography coronary artery calcium and cardiac events: A 37-month follow-up of 5635 initially asymptomatic low- to intermediate-risk adults. Circulation. 2003;107:2571-6.
65. Taylor AJ, Bindeman J, Feuerstein I, Cao F, Brazaitis M, O'Malley PG. Coronary calcium independently predicts incident premature coronary heart disease over measured cardiovascular risk factors: Mean three-year outcomes in the prospective army coronary calcium (pacc) project. J Am Coll Cardiol. 2005;46:807-14.
66. Pletcher MJ, Tice JA, Pignone M, Browner WS. Using the coronary artery calcium score to predict coronary heart disease events: A systematic review and meta-analysis. Arch Intern Med. 2004;164:1285-92.

67. Arad Y, Goodman KJ, Roth M, Newstein D, Guerci AD. Coronary calcification, coronary disease risk factors, c-reactive protein, and atherosclerotic cardiovascular disease events: The st. Francis heart study. J Am Coll Cardiol. 2005;46:158-65.
68. Greenland P, Bonow RO, Brundage BH, Budoff MJ, Eisenberg MJ, Grundy SM, et al. Accf/aha 2007 clinical expert consensus document on coronary artery calcium scoring by computed tomography in global cardiovascular risk assessment and in evaluation of patients with chest pain: A report of the american college of cardiology foundation clinical expert consensus task force (accf/aha writing committee to update the 2000 expert consensus document on electron beam computed tomography). Circulation. 2007;115:402-26.
69. Polonsky TS, McClelland RL, Jorgensen NW, Bild DE, Burke GL, Guerci AD, et al. Coronary artery calcium score and risk classification for coronary heart disease prediction. JAMA. 2010;303:1610-6.
70. Erbel R, Mohlenkamp S, Moebus S, Schmermund A, Lehmann N, Stang A, et al. Coronary risk stratification, discrimination, and reclassification improvement based on quantification of subclinical coronary atherosclerosis: The heinz nixdorf recall study. J Am Coll Cardiol. 2010;56:1397-406.
71. Mulders TA, Sivapalaratnam S, Stroes ES, Kastelein JJ, Guerci AD, Pinto-Sietsma SJ. Asymptomatic individuals with a positive family history for premature coronary artery disease and elevated coronary calcium scores benefit from statin treatment: A post hoc analysis from the st. Francis heart study. JACC Cardiovasc Imaging. 2012;5:252-60.
72. Vanhoenacker PK, Heijenbrok-Kal MH, Van Heste R, Decramer I, Van Hoe LR, Wijns W, et al. Diagnostic performance of multidetector ct angiography for assessment of coronary artery disease: Meta-analysis. Radiology. 2007;244:419-28.
73. Stein PD, Yaekoub AY, Matta F, Sostman HD. 64-slice ct for diagnosis of coronary artery disease: A systematic review. Am J Med. 2008;121:715-25.
74. Meijboom WB, Meijs MF, Schuijf JD, Cramer MJ, Mollet NR, van Mieghem CA, et al. Diagnostic accuracy of 64-slice computed tomography coronary angiography: A prospective, multicenter, multivendor study. J Am Coll Cardiol. 2008;52:2135-44.
75. Miller JM, Rochitte CE, Dewey M, Arbab-Zadeh A, Niinuma H, Gottlieb I, et al. Diagnostic performance of coronary angiography by 64-row ct. N Engl J Med. 2008;359:2324-36.
76. Budoff MJ, Dowe D, Jollis JG, Gitter M, Sutherland J, Halamert E, et al. Diagnostic performance of 64-multidetector row coronary computed tomographic angiography for evaluation of coronary artery stenosis in individuals without known coronary artery disease: Results from the prospective multicenter accuracy (assessment by coronary computed tomographic angiography of individuals undergoing invasive coronary angiography) trial. J Am Coll Cardiol. 2008;52:1724-32.
77. Meijboom WB, van Mieghem CA, Mollet NR, Pugliese F, Weustink AC, van Pelt N, et al. 64-slice computed tomography coronary angiography in patients with high, intermediate, or low pretest probability of significant coronary artery disease. J Am Coll Cardiol. 2007;50:1469-75.
78. Arbab-Zadeh A, Miller JM, Rochitte CE, Dewey M, Niinuma H, Gottlieb I, et al. Diagnostic accuracy of computed tomography coronary angiography according to pre-test probability of coronary artery disease and severity of coronary arterial calcification. The core-64 (coronary artery evaluation using 64-row multidetector computed tomography angiography) international multicenter study. J Am Coll Cardiol. 2012;59:379-87.
79. Yan RT, Miller JM, Rochitte CE, Dewey M, Niinuma H, Clouse ME, et al. Predictors of inaccurate coronary arterial stenosis assessment by ct angiography. JACC Cardiovasc Imaging. 2013;6:963-72.

CAPÍTULO 57

INTERVENÇÃO CORONARIANA PERCUTÂNEA NO INFARTO AGUDO DO MIOCÁRDIO COM SUPRADESNIVELAMENTO DO SEGMENTO ST

Marco Antonio Perin
Luiz Fernando Ybarra
Luis Augusto Palma Dallan

DESTAQUES

- A intervenção coronária percutânea primária (ICPP) é a terapia de reperfusão de escolha no infarto agudo do miocárdio com supradesnivelamento do segmento ST (IAM-cST).
- A ICPP deve ser realizada dentro de 90 minutos desde a chegada ao hospital (tempo porta-balão) ou em até 120 minutos caso o paciente tenha de ser transportado de um hospital para outro. Estratégias e processos devem ser implementados para minimizar o tempo porta-balão.
- A ICPP proporciona ainda importantes benefícios, quando comparada à fibrinólise, nos pacientes de alto risco (aqueles com choque cardiogênico, insuficiência cardíaca congestiva [ICC] grave, escores de risco elevados ou instabilidade elétrica ou hemodinâmica). Nesses casos, a transferência hospitalar para realização da ICPP é preferível, mesmo que resulte em atraso.
- Pacientes de alto risco que se apresentam tardiamente (> 12 horas do início dos sintomas) devem ser considerados para ICPP.
- Os *stents* farmacológicos de 2ª geração são preferíveis àqueles convencionais no contexto do IAM-cST, a menos que haja contraindicações.
- O tratamento de todas as lesões significativas, além daquela culpada pelo evento, ainda na mesma internação, é uma estratégia que deve ser considerada, pois parece reduzir eventos clínicos maiores.
- O uso rotineiro do inibidor da glicoproteína IIb/IIIa não é recomendado. Sua administração deve ser feita em casos específicos, como em pacientes que não receberam um bloqueador do receptor $P2Y_{12}$ antes da ICPP ou que apresentem grande carga trombótica intracoronária à cinecoronarioangiografia.
- Betabloqueadores devem ser administrados por via endovenosa em pacientes hemodinamicamente estáveis antes da ICPP.
- Reperfusão subótima ocorre em 4% a 7% dos pacientes submetidos a ICPP e é preditor de piores desfechos. Seu tratamento deve focar na correção da desordem causadora.
- Pacientes de baixo risco submetidos à ICPP apresentam mortalidade de 0,1% em 2 dias, podendo ser considerada a alta precoce (em 3 dias) para este subgrupo.

INTRODUÇÃO

A reperfusão coronária proporciona melhora nos desfechos dos pacientes com IAM-cST. Os pacientes com sintomas e evidências eletrocardiográficas sugestivas de IAM-cST são candidatos à terapia de reperfusão com intervenção coronária percutânea primária (ICPP) ou ao fibrinolítico.

ESCOLHA DA TERAPIA DE REPERFUSÃO

Se realizada de forma oportuna, a ICPP é a terapia de reperfusão de escolha, pois atinge maior taxa (mais de 90%) de fluxo TIMI 3 (*Thrombolysis in Myocardial Infarction*), conforme apresenta Quadro 57.1; tem menor risco de hemorragia intracraniana; e está associada a melhores resultados quando comparada à fibrinólise.[1]

QUADRO 57.1. Fluxo coronário de acordo com a classificação do estudo TIMI.

- **TIMI 0:** oclusão total (oclusão total crônica foi diferenciada pela presença de oclusão afilada com colaterais múltiplas, pequenas e finas).
- **TIMI I:** contrastação lenta e incompleta do vaso.
- **TIMI II:** contrastação lenta, porém completa do vaso.
- **TIMI III:** contrastação completa do vaso, com fluxo normal.

Além disso, a ICPP é preferível também para alguns pacientes que não tenham condições de realizar o procedimento em tempo hábil, como naqueles em que o diagnóstico é duvidoso, que apresentam alto risco de sangramento e que tenham alto risco de óbito (p. ex.: choque cardiogênico).[2]

Se a ICPP puder ser realizada dentro de 120 minutos do primeiro contato médico, esta é preferível à fibrinólise na maioria dos pacientes com IAM-cST. Idealmente, a ICPP deve ser realizada dentro de 90 minutos do primeiro contato médico.[3]

A recomendação pela ICPP sobre a fibrinólise baseia-se em resultados de diversos ensaios clínicos randomizados, grandes estudos observacionais e metanálises. Em uma metanálise de 23 estudos, o risco de morte de curto prazo foi menor com a ICPP (7% *versus* 9%; $p = 0,0002$), assim como o risco de acidente vascular cerebral (AVC) e o de infarto agudo miocárdio (IAM) não fatal.[4]

PACIENTES DE ALTO RISCO

Os benefícios da ICPP sobre a fibrinólise são ainda maiores em pacientes de muito alto risco de óbito, incluindo aqueles em choque cardiogênico. Como resultado disso, a transferência para realização de ICPP, mesmo com atraso, é preferível em pacientes com ICC grave e/ou edema pulmonar e naqueles considerados de alto risco, com base em modelos como o escore de risco TIMI.[5-8]

APRESENTAÇÃO TARDIA (> 12 HORAS)

Ao contrário da fibrinólise, a ICPP pode ser benéfica em 9% a 31% dos pacientes com IAM-cST que se apresentam com mais de 12 horas após o início dos sintomas.[2,9]

Os ensaios clínicos randomizados que avaliaram a intervenção coronária percutânea (ICP) tardia de rotina incluíram pacientes em diferentes períodos de tempo após o início dos sintomas, que variaram de mais de 12 horas para até 28 dias. Alguns demonstraram melhora na função ventricular esquerda com a intervenção, mas nenhum demonstrou benefício significativo sobre os desfechos clínicos maiores.

As diretrizes de 2004, atualizadas em 2009, do American College of Cardiology/American Heart Association (ACC/AHA) concluíram que é razoável realizar ICPP em pacientes com início dos sintomas dentro de 12 a 24 horas e que apresentam um ou mais dos seguintes:

a) ICC grave;
b) Instabilidade hemodinâmica ou elétrica;
c) Sintomas isquêmicos persistentes.

As mesmas diretrizes não recomendam ICPP em pacientes estáveis e assintomáticos, apresentando-se com mais de 12 horas após o início dos sintomas.[10-11]

TEMPO PORTA-BALÃO

Ao contrário da relação incerta entre a mortalidade e o tempo do início dos sintomas para a insuflação do balão (que pode ser explicada pelo fato de os pacientes serem mal-informantes a respeito do início dos sintomas, do uso de terapias antitrombóticas mais agressivas na era dos *stents* e dos pacientes com apresentação tardia serem menos doentes), o tempo de chegada ao hospital até a insuflação do balão (tempo porta-balão [TPB]) tem sido relativamente bem estudado e é preditivo de mortalidade intra-hospitalar.[12-13]

Em uma análise de 4.548 pacientes incluídos nos estudos CADILLAC e HORIZONS-AMI D2B, menores TPB ($\leq$ 90 minutos) foram associados com uma taxa de mortalidade significativamente menor em 1 ano em comparação aos tempos mais longos (3,1% *versus* 4,3%; razão de risco (RR) 0,72; intervalo de confiança de 95% 0,52-0,99). Observou-se ainda que pacientes que se apresentam precocemente após o início dos sintomas, especialmente aqueles de alto risco, beneficiam-se ainda mais de menores TPB.[12]

Como o TPB envolve a interação de diversos setores dentro de um hospital, é fundamental que cada serviço hospitalar desenvolva estratégias para reduzir o TPB e, com isso, melhorar os resultados dos pacientes com IAM-cST tratados com ICPP. A meta é um TPB menor que 120 minutos.

NECESSIDADES DE UM CENTRO PARA INTERVENÇÃO CORONÁRIA PERCUTÂNEA PRIMÁRIA

Não é surpresa que os resultados após a ICPP variem de acordo com diferentes centros e operadores.

A ICPP é associada a menor mortalidade comparada à fibrinólise em hospitais de grande ($\geq$ 49 procedimentos) e intermediário (17 a 48 procedimentos) volumes. Por outro lado, não há benefício de mortalidade da ICPP sobre a fibrinólise em centros de baixo volume (≤ 16 procedimentos), apesar de reduzir significantemente a taxa de AVC.[14-16]

As diretrizes do ACC/AHA e da Society for Cardiovascular Angiography and Interventions (SCAI) recomendam que a ICPP seja realizada por operadores experientes (> 75 ICP eletivas por ano, sendo ao menos 11 ICPP) em centros de grande volume (> 400 ICP por ano, sendo ao menos 36 ICPP).[16]

As mesmas diretrizes acham razoável a realização de ICPP em instituições sem presença de cirurgia cardíaca, desde que uma retaguarda cirúrgica esteja disponível e que as necessidades das instalações e da equipe sejam atendidas. Apesar da presença de uma equipe cirúrgica no local ser interessante, existem cada vez mais evidências sugerindo que a realização de ICPP em locais sem cirurgia cardíaca produz melhores resultados do que a fibrinólise, assim como não mostram aumento de mortalidade intra-hospitalar quando comparada à ICPP realizada em hospitais com cirurgia cardíaca.[16]

ASPECTOS TÉCNICOS DA INTERVENÇÃO CORONÁRIA PERCUTÂNEA PRIMÁRIA

VIAS DE ACESSO

Radial versus *femoral*

O acesso radial é preferível ao femoral quando realizado por operador experiente na técnica radial e se o impacto antevisto no TPB for desprezível.

O sangramento é uma possível complicação em pacientes com IAM-cST e prediz um pior prognóstico.[17] Muitos dos sangramentos maiores ocorrem no sítio de punção, especialmente quando o acesso femoral é utilizado. Dois grandes estudos (RIVAL e RIFLE-STEACS) mostraram que o uso do acesso radial comparado ao femoral diminuiu a mortalidade cardíaca, o sangramento (principalmente no local de acesso), as transfusões e o desfecho composto de morte, o infarto do miocárdio, o AVC ou o sangramento não relacionado à cirurgia cardíaca.[18-20]

IMPLANTE DE STENT DIRETO

As vantagens do implante direto do *stent*, ou seja, sem pré-dilatação da oclusão/lesão, incluem menor exposição à radiação e uso de contraste, assim como menor tempo de procedimento.

Em pacientes com IAM-cST, o implante direto de *stent* também pode reduzir a embolização de fragmentos da placa aterosclerótica, diminuindo a incidência do fenômeno de *no-reflow* e, com isso, aumentando a perfusão e o salvamento miocárdico e a normalização do segmento ST, conforme demonstrado em ensaios clínicos randomizados.[21-24]

Estudos não randomizados e observacionais também mostraram menor taxa de óbito total em 1 ano e maior chance de atingir o grau máximo de perfusão miocárdica.[22,24-25]

As contraindicações ao implante direto do *stent* incluem lesão com calcificação importante e má visualização do segmento distal.

TROMBOASPIRAÇÃO

Trombo intracoronário é observado na maioria dos pacientes com IAM-cST. Apesar da redução da carga trombótica pela tromboaspiração ter uma explicação fisiopatologicamente razoável, as evidências não demonstraram um benefício significativo de seu uso rotineiro. Com isso, seu uso é limitado a casos selecionados, como naqueles com grande carga trombótica (Figura 57.1 e Quadro 57.3).[26-28]

SELEÇÃO DO TIPO DE STENT

Comparados aos *stents* convencionais (SC), os *stents* farmacológicos (SF) de 2ª geração, eluídos com everolimus, mostraram em 1 ano:[29]

- menor risco de morte cardíaca ou IAM;
- menor risco de revascularização do vaso-alvo;
- menor risco de trombose intra-*stent* definitiva.

Os SF eluídos com biolimus apresentaram menor frequência do desfecho composto de óbito cardíaco, reinfarto relacionado ao vaso-alvo e revascularização da lesão-alvo guiada por isquemia, principalmente por reduzir o risco dos dois últimos.[30]

Os SF eluídos com zotarolimus parecem não apresentar benefícios adicionais comparados aos SC no cenário do IAM-cST.[29]

A possibilidade do uso de SC associado ao balão farmacológico (Quadro 57.2) foi avaliada em um estudo randomizado e mostrou que a associação não foi diferente do SC na perda luminal tardia intra-*stent*. Por outro lado, induziu maior quantidade de hastes dos *stents* malapostas e descobertas que os SC.[31]

QUADRO 57.2. Principais recomendações dos *stents* farmacológicos em relação aos não farmacológicos e seus respectivos níveis de evidência.

Fator	Recomendação	Nível de evidência
Diabetes	I	A
IAM	IIa	A
Vasos pequenos (< 2,5 mm)	I	A
Vasos entre 2,5 mm e < 3,75 mm	I	A
Vasos com diâmetro > 3,75 mm	IIb	B
Comprimento entre 10 e 20 mm	I	A
Comprimento entre 20 e 40 mm	I	B
Bifurcação coronária	I	B
Estenose ostial	IIa	C
Enxertos de veia safena	IIb	B
Oclusão crônica	I	B
Reestenose intra-*stent* convencional	I	A
Reestenose intra-*stent* farmacológico	IIb	C
ICP multiarterial	IIa	B

IAM: infarto agudo do miocárdio; ICP: intervenção coronária percutânea.

INTERVENÇÃO CORONÁRIA PERCUTÂNEA DE VASOS NÃO CULPADOS

Aproximadamente 30% a 50% dos pacientes com IAM-cST apresentam outras lesões significativas (≥ 50% a 70%), além daquela culpada pelo IAM-cST. As opções de tratamento destas lesões não culpadas incluem:

- ICP multiarterial no momento da ICPP (abordagem preventiva);
- ICP adiada (abordagem programada e estadiada);
- ICP em um momento posterior (sintomas ou teste isquêmico positivo).

O momento ótimo de revascularização das lesões não culpadas ainda não está bem definido na literatura. Os estudos randomizados PRAMI e CULPRIT (recém-apresentado no Congresso Europeu) mostraram benefícios da abordagem preventiva. Contudo, metanálises mostraram dados conflitantes.[32-35]

Em geral, evita-se o tratamento das lesões não culpadas pelo IAM-cST nos seguintes pacientes:

- Nos que receberam grande quantidade de contraste ou que tenham insuficiência renal crônica;
- Nos que tiveram fluxo TIMI < 3 no vaso culpado após a ICPP;
- Apresentam lesões não culpadas complexas (p. ex.: bifurcação verdadeira ou oclusão total crônica);
- Nos que apresentam comorbidades graves;
- Nos que se antecipa a necessidade de cirurgia de revascularização miocárdica ou cirurgia valvar;
- Nos que se observa cansaço ou fadiga do paciente, do operador ou da equipe de saúde.

Por outro lado, sugere-se realizar a ICP das lesões não culpadas se a lesão for crítica e:

- Apresentar evidências de ruptura de placa;
- Apresentar *slow flow* (fluxo TIMI < 3), sugestivo de possível trombo;

QUADRO 57.3. Classificação da trombose após implante de *stents* coronários.

Trombose	Definição
Aguda	0 a 24h
Subaguda	1 a 30 dias
Tardia	30 dias a 1 ano
Muito tardia	> 1 ano
Tipos	**Definição**
Definitiva	Comprovação angiográfica ou por meio de anatomia patológica.
Provável	Morte não explicada com retardo < 30 dias; IAM documentado no segmento do ECG relacionado ao vaso previamente tratado.
Possível	Morte não explicada com retardo > 30 dias.

- Colocar em risco grande quantidade de miocárdio;
- O paciente apresentar isquemia persistente ou choque cardiogênico que não melhoram significativamente após ICPP do vaso culpado.

Balão intra-aórtico

O uso do balão intra-aórtico (BIA) pré ou pós-ICPP, profilático ou terapêutico, apresenta resultados conflitantes na literatura.[36-37]

Nos pacientes que recebem terapia antitrombótica agressiva ou que não se apresentam com choque cardiogênico, insuficiência mitral aguda ou comunicação septal interventricular aguda, o BIA não costuma ser utilizado.

Pós-condicionamento isquêmico

Refere-se à habilidade de uma série de breves oclusões da artéria coronária ou de outra circulação arterial remota após um grande evento isquêmico em proteger da lesão isquêmica de reperfusão.

Apesar de resultados promissores em termos de redução de tamanho do infarto e aumento da perfusão miocárdica, estudos com maior nível de evidência são necessários para

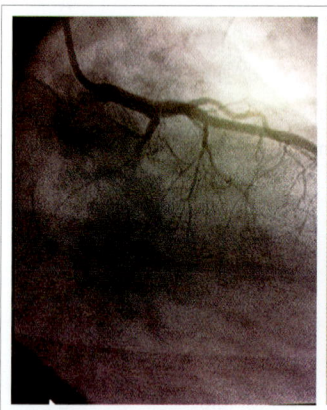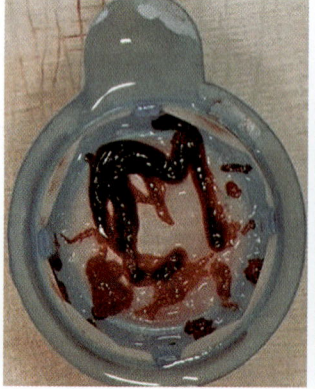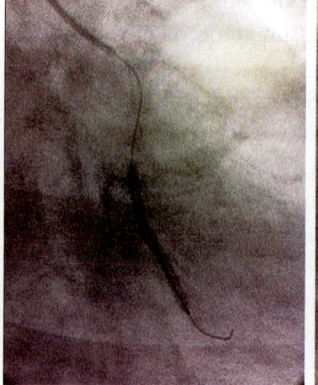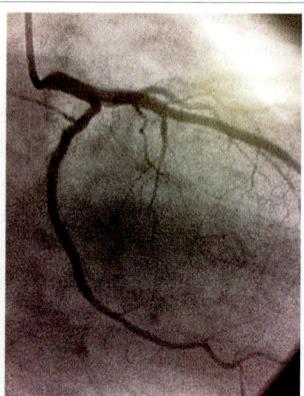

FIGURA 57.1. Cinecoronariografia mostrando oclusão da artéria circunflexa. Realizada tromboaspiração com saída de grande quantidade de trombo, seguido de implante direto de stents farmacológicos (SF) de 2ª geração. A cinecoronariografia de controle evidencia o ótimo resultado final após a ICPP.

determinar o protocolo ideal e os desfechos de longo prazo antes de recomendarmos a utilização dessa técnica.

FARMACOTERAPIA ADJUNTA

O tratamento com AAS (dose: 162 a 325 mg) e clopidogrel (600 mg)/prasugrel (60 mg)/ticagrelor (180 mg) deve ser administrado assim que possível.

INIBIDOR DA GLICOPROTEÍNA IIb/IIIa

A administração de iGPIIb/IIIa antes da ICPP mostrou benefícios significativos ao reduzir mortalidade e reinfarto. Contudo, a administração precoce de tienopiridínicos parece diminuir esse benefício. Com isso, o uso rotineiro do iGPIIb/IIIa não é recomendado.[38-39]

Nos pacientes que não receberam um bloqueador do receptor $P2Y_{12}$ (clopidogrel/prasugrel/ticagrelor) antes da ICPP, é recomendada a administração do iGPIIb/IIIa.

A duração do tratamento depende da droga utilizada, sendo 12 horas para o abciximab e 18 a 24 horas para a tirofibana.

As doses de ataque e manutenção são as seguintes:

- **Abciximab:** bólus de 0,25 mg/kg, seguido de infusão contínua de 0,125 µg/kg por minuto (máximo: 10 µg por minuto).
- **Tirofibana:** bólus de 25 µg/kg em 3 minutos, seguido de infusão contínua de 0,15 µg/kg por minuto.

ANTICOAGULAÇÃO

Pacientes encaminhados para ICPP devem receber heparina não fracionada (HNF) intravenosa durante o procedimento para prevenir a oclusão aguda do vaso devido à trombose.

O monitoramento do efeito da heparina é feito por meio do tempo de coagulação ativado (TCA), que deve ser mantido entre 250 e 350 segundos. Caso o iGPIIb/IIIa seja utilizado, a meta deve ser menos agressiva (200 a 250 segundos).

A administração de heparina após o procedimento não é recomendada.[40]

A retirada do introdutor, em especial o do acesso femoral, deve ser realizada quando o TCA for menor que 150 a 180 segundos, a fim de reduzir a incidência de complicações no sítio de punção.

Poucos e limitados estudos e metanálises compararam o uso da HNF com a enoxaparina e obtiveram resultados inconclusivos.[41-44]

A bivalirudina é outra opção para a anticoagulação. Contudo, com base em estudos recentes, a heparina (sem o uso de iGPIIb/IIIa e associada ao ticagrelor ou prasugrel) é preferível à bivalirudina por apresentar desfechos compostos primários similares ou melhores e taxas de sangramento comparáveis à bivalirudina. Já para aqueles que recebem clopidogrel, em vez de ticagrelor ou prasugrel, o uso de bivalirudina é preferível.[45-46]

O fondaparinux apresentou uma tendência a piores desfechos quando comparado à heparina em pacientes submetidos à ICPP e, por isso, não é recomendado no cenário do IAM-cST.[47]

BETABLOQUEADOR

Os betabloqueadores reduzem a mortalidade em pacientes submetidos à ICPP e devem ser administrados por via endovenosa em pacientes hemodinamicamente estáveis antes da ICP, assim como por via oral após o procedimento.[48]

Pacientes pré-tratados com essa medicação apresentaram menores taxas de eventos cardíacos maiores em 2 anos e de mortalidade em 30 dias (limitados àqueles que não faziam uso de betabloqueador antes da admissão).[49-50]

REPERFUSÃO SUBÓTIMA NA INTERVENÇÃO CORONÁRIA PERCUTÂNEA PRIMÁRIA

Cerca de 4% a 7% dos pacientes submetidos à ICPP apresentam fluxo epicárdico TIMI < 3, apesar de ausência de obstrução no vaso culpado. Esse fenômeno é chamado de *no-reflow* e é um preditor de piores desfechos.[51-52]

Causas de reperfusão subótima:

- Estenose ou trombo persistente;
- Dissecção coronária;
- Hematoma intramural;
- Oclusão de sub-ramo;
- Espasmo coronário;
- Macroembolia distal;
- Trombose aguda do *stent*;
- Fenômeno de *no-reflow*;
- Lesão de reperfusão;
- Edema e inchaço dos miócitos.

Fatores de risco para fluxo TIMI ≤ 2 após ICPP incluem:

- Idade ≥ 70 anos;
- Diabetes;
- Tempo prolongado para reperfusão;
- Fluxo TIMI inicial ≤ 1;
- Fração de ejeção do ventrículo esquerdo < 50%.

Resolução incompleta da elevação do segmento ST foi um preditor independente de mortalidade, ocorrendo com maior frequência em IAM anterior, classe funcional Killip 3 a 4 e fluxo TIMI < 2 pré-ICP e < 3 pós-ICP.[53-54]

FENÔMENO DE *NO-REFLOW*

É definido como um fluxo TIMI ≤ 2 na ausência de obstrução macrovascular, sendo uma causa pouco comum de reperfusão subótima.[55-57]

Possíveis mecanismos de sua causa incluem: embolização distal de placa e/ou trombo, dano microvascular, necrose e atordoamento miocárdico, lesão de reperfusão resultante da produção de radicais livres de oxigênio, liberação de fator tecidual ativo pela placa dissecada e vasoconstrição mediada pelo sistema alfa-adrenérgico.[55,58]

O implante de stent direto deve sempre ser considerado, pois diminui a probabilidade de desenvolvimento de no-reflow, como discutido anteriormente.

A tromboaspiração não deve ser feita de forma rotineira, pois não demonstrou redução na incidência de no-reflow, e deve ser reservada para casos com grande quantidade de trombo.[26-28]

Os dispositivos de proteção embólica também não foram capazes de evitar o no-reflow na artéria nativa. Entretanto, são ferramentas efetivas na angioplastia de enxertos de veia safena.[59-60]

O tratamento do paciente com fluxo TIMI ≤ 2 deve focar na correção da desordem causadora (se esta for reversível). Todavia, o manejo do no-reflow ainda é incerto. A infusão intracoronária de verapamil e de nitroprussiato (50 a 200 μg) parecem mostrar resultados promissores, ao passo que o benefício do iGPIIb/IIIa ou da infusão intracoronária de adenosina é incerto.[61-64]

ALTA PRECOCE PARA PACIENTES DE BAIXO RISCO

Aproximadamente 30% dos pacientes submetidos à ICPP são de baixo risco (≤ 3 pelo Zwolle risk index). Essa população apresenta mortalidade de 0,1% em 2 dias e 0,2% entre 2 e 10 dias pós-IAM.[65]

Um estudo que avaliou a alta precoce em 3 dias para pacientes de baixo risco (≤ 70 anos, ausência de arritmia maligna, artéria nativa como vaso culpado, uni ou biarterial e com fração de ejeção > 45%) submetidos à ICPP mostrou não haver diferença significativa entre essa abordagem e a tradicional (alta em cerca de sete dias) em termos de mortalidade, angina instável, reinfarto, AVC, ICC ou a combinação da ocorrência destes.[66]

REFERÊNCIAS BIBLIOGRÁFICAS

1. An international randomized trial comparing four thrombolytic strategies for acute myocardial infarction. The GUSTO investigators. N Engl J Med. 1993;329(10):673-82.
2. Grzybowski M, Clements EA, Parsons L, Welch R, Tintinalli AT, Ross MA, et al. Mortality benefit of immediate revascularization of acute ST-segment elevation myocardial infarction in patients with contraindications to thrombolytic therapy: a propensity analysis. JAMA. 2003;290(14):1891-8.
3. O'Gara PT, Kushner FG, Ascheim DD, Casey DE Jr, Chung MK, de Lemos JA, et al. 2013 ACCF/AHA guideline for the management of ST-elevation myocardial infarction: executive summary: a report of the American College of Cardiology Foundation/American Heart Association Task Force on Practice Guidelines. Circulation. 2013;127(4):529-55.
4. Keeley EC, Boura JA, Grines CL. Primary angioplasty versus intravenous thrombolytic therapy for acute myocardial infarction: a quantitative review of 23 randomised trials. Lancet. 2003;361(9351):13-20.
5. Thune JJ, Hoefsten DE, Lindholm MG, Mortensen LS, Andersen HR, Nielsen TT, et al. Simple risk stratification at admission to identify patients with reduced mortality from primary angioplasty. Circulation. 2005;112(13):2017-21.
6. Kent DM, Schmid CH, Lau J, Selker HP. Is primary angioplasty for some as good as primary angioplasty for all? J Gen Intern Med. 2002;17(12):887-94.
7. Morrow DA, Antman EM, Charlesworth A, Cairns R, Murphy SA, de Lemos JA, et al. TIMI risk score for ST-elevation myocardial infarction: A convenient, bedside, clinical score for risk assessment at presentation: An intravenous nPA for treatment of infarcting myocardium early II trial substudy. Circulation. 2000;102(17):2031-7.
8. Tarantini G, Razzolini R, Napodano M, Bilato C, Ramondo A, Iliceto S. Acceptable reperfusion delay to prefer primary angioplasty over fibrin-specific thrombolytic therapy is affected (mainly) by the patient's mortality risk: 1 h does not fit all. Eur Heart J. 2010;31(6):676-83.
9. Eagle KA, Goodman SG, Avezum A, Budaj A, Sullivan CM, Lopez-Sendon J, et al. Practice variation and missed opportunities for reperfusion in ST-segment-elevation myocardial infarction: findings from the Global Registry of Acute Coronary Events (GRACE). Lancet. 2002;359(9304):373-7.
10. Kushner FG, Hand M, Smith SC Jr, King SB 3rd, Anderson JL, Antman EM, et al. 2009 focused updates: ACC/AHA guidelines for the management of patients with ST-elevation myocardial infarction (updating the 2004 guideline and 2007 focused update) and ACC/AHA/SCAI guidelines on percutaneous coronary intervention (updating the 2005 guideline and 2007 focused update) a report of the American College of Cardiology Foundation/American Heart Association Task Force on Practice Guidelines. J Am Coll Cardiol. 2009;54(23):2205-41.
11. Antman EM, Anbe DT, Armstrong PW, Bates ER, Green LA, Hand M, et al. ACC/AHA guidelines for the management of patients with ST-elevation myocardial infarction: a report of the American College of Cardiology/American Heart Association Task Force on Practice Guidelines (Committee to Revise the 1999 Guidelines for the Management of Patients with Acute Myocardial Infarction). Circulation. 2004;110(9):e82-292.
12. Brodie BR, Gersh BJ, Stuckey T, Witzenbichler B, Guagliumi G, Peruga JZ, et al. When is door-to-balloon time critical? Analysis from the HORIZONS-AMI (Harmonizing Outcomes with Revascularization and Stents in Acute Myocardial Infarction) and CADILLAC (Controlled Abciximab and Device Investigation to Lower Late Angioplasty Complications) trials. J Am Coll Cardiol. 2010;56(5):407-13.
13. Lambert L, Brown K, Segal E, Brophy J, Rodes-Cabau J, Bogaty P. Association between timeliness of reperfusion therapy and clinical outcomes in ST-elevation myocardial infarction. JAMA. 2010;303(21):2148-55.
14. Magid DJ, Calonge BN, Rumsfeld JS, Canto JG, Frederick PD, Every NR, et al. Relation between hospital primary angioplasty volume and mortality for patients with acute MI treated with primary angioplasty vs thrombolytic therapy. JAMA. 2000;284(24):3131-8.
15. Canto JG, Every NR, Magid DJ, Rogers WJ, Malmgren JA, Frederick PD, et al. The volume of primary angioplasty procedures and survival after acute myocardial infarction. National Registry of Myocardial Infarction 2 Investigators. N Engl J Med. 2000;342(21):1573-80.
16. Levine GN, Bates ER, Blankenship JC, Bailey SR, Bittl JA, Cercek B, et al. 2011 ACCF/AHA/SCAI Guideline for Percutaneous Coronary Intervention: executive summary: a report of the American College of Cardiology Foundation/American Heart Association Task Force on Practice Guidelines and the Society for Cardiovascular Angiography and Interventions. Circulation. 2011;124(23):2574-609.
17. Manoukian SV, Feit F, Mehran R, Voeltz MD, Ebrahimi R, Hamon M, et al. Impact of major bleeding on 30-day mortality and clinical outcomes in patients with acute coronary syndromes: an analysis from the ACUITY Trial. J Am Coll Cardiol. 2007;49(12):1362-8.
18. Jolly SS, Yusuf S, Cairns J, Niemela K, Xavier D, Widimsky P, et al. Radial versus femoral access for coronary angiography and intervention in patients with acute coronary syndromes (RIVAL): a randomised, parallel group, multicentre trial. Lancet. 2011;377(9775):1409-20.
19. Mehta SR, Jolly SS, Cairns J, Niemela K, Rao SV, Cheema AN, et al. Effects of radial versus femoral artery access in patients with acute coronary syndromes with or without ST-segment elevation. J Am Coll Cardiol. 2012;60(24):2490-9.

20. Romagnoli E, Biondi-Zoccai G, Sciahbasi A, Politi L, Rigattieri S, Pendenza G, et al. Radial versus femoral randomized investigation in ST-segment elevation acute coronary syndrome: the RIFLE-STEACS (Radial Versus Femoral Randomized Investigation in ST-Elevation Acute Coronary Syndrome) study. J Am Coll Cardiol. 2012;60(24): 2481-9.
21. Loubeyre C, Morice MC, Lefevre T, Piechaud JF, Louvard Y, Dumas P. A randomized comparison of direct stenting with conventional stent implantation in selected patients with acute myocardial infarction. J Am Coll Cardiol. 2002;39(1):15-21.
22. Ly HQ, Kirtane AJ, Buros J, Giugliano RP, Popma JJ, Antman EM, et al. Angiographic and clinical outcomes associated with direct versus conventional stenting among patients treated with fibrinolytic therapy for ST-elevation acute myocardial infarction. Am J Cardiol. 2005;95(3):383-6.
23. Antoniucci D, Valenti R, Migliorini A, Moschi G, Bolognese L, Cerisano G, et al. Direct infarct artery stenting without predilation and no-reflow in patients with acute myocardial infarction. Am Heart J. 2001;142(4):684-90.
24. Dziewierz A, Siudak Z, Rakowski T, Kleczynski P, Zasada W, Dubiel JS, et al. Impact of direct stenting on outcome of patients with ST-elevation myocardial infarction transferred for primary percutaneous coronary intervention (from the EUROTRANSFER registry). Catheter Cardiovasc Interv. 2014;84(6):925-31.
25. Mockel M, Vollert J, Lansky AJ, Witzenbichler B, Guagliumi G, Peruga JZ, et al. Comparison of direct stenting with conventional stent implantation in acute myocardial infarction. Am J Cardiol. 2011;108(12):1697-703.
26. Frobert O, Lagerqvist B, Olivecrona GK, Omerovic E, Gudnason T, Maeng M, et al. Thrombus aspiration during ST-segment elevation myocardial infarction. N Engl J Med. 2013;369(17):1587-97.
27. Lagerqvist B, Frobert O, Olivecrona GK, Gudnason T, Maeng M, Alstrom P, et al. Outcomes 1 year after thrombus aspiration for myocardial infarction. N Engl J Med. 2014;371(12):1111-20.
28. Kumbhani DJ, Bavry AA, Desai MY, Bangalore S, Bhatt DL. Role of aspiration and mechanical thrombectomy in patients with acute myocardial infarction undergoing primary angioplasty: an updated meta-analysis of randomized trials. J Am Coll Cardiol. 2013;62(16):1409-18.
29. Palmerini T, Biondi-Zoccai G, Della Riva D, Mariani A, Sabate M, Valgimigli M, et al. Clinical outcomes with drug-eluting and bare-metal stents in patients with ST-segment elevation myocardial infarction: evidence from a comprehensive network meta-analysis. J Am Coll Cardiol. 2013;62(6):496-504.
30. Raber L, Kelbaek H, Ostojic M, Baumbach A, Heg D, Tuller D, et al. Effect of biolimus-eluting stents with biodegradable polymer vs bare-metal stents on cardiovascular events among patients with acute myocardial infarction: the COMFORTABLE AMI randomized trial. JAMA. 2012;308(8):777-87.
31. Belkacemi A, Agostoni P, Nathoe HM, Voskuil M, Shao C, Van Belle E, et al. First results of the DEB-AMI (drug eluting balloon in acute ST-segment elevation myocardial infarction) trial: a multicenter randomized comparison of drug-eluting balloon plus bare-metal stent versus bare-metal stent versus drug-eluting stent in primary percutaneous coronary intervention with 6-month angiographic, intravascular, functional, and clinical outcomes. J Am Coll Cardiol. 2012;59(25):2327-37.
32. Bainey KR, Mehta SR, Lai T, Welsh RC. Complete vs culprit-only revascularization for patients with multivessel disease undergoing primary percutaneous coronary intervention for ST-segment elevation myocardial infarction: a systematic review and meta-analysis. Am Heart J. 2014;167(1):1-14 e2.
33. Sekercioglu N, Spencer FA, Cruz Lopes L, Guyatt GH. Culprit Vessel Only vs Immediate Complete Revascularization in Patients With Acute ST-Segment Elevation Myocardial Infarction: Systematic Review and Meta-Analysis. Clin Cardiol. 2014;37(12):765-72.
34. Wald DS, Morris JK, Wald NJ, Chase AJ, Edwards RJ, Hughes LO, et al. Randomized trial of preventive angioplasty in myocardial infarction. N Engl J Med. 2013;369(12):1115-23.
35. Gershlick A. Complete versus Lesion only PRimary-PCI Trial (CvLPRIT): treat the infarct-related artery only or all lesions? European Society of Cardiology Congress; September 1, 2014; Barcelona, Spain2014.
36. Brodie BR, Stuckey TD, Hansen C, Muncy D. Intra-aortic balloon counterpulsation before primary percutaneous transluminal coronary angioplasty reduces catheterization laboratory events in high-risk patients with acute myocardial infarction. Am J Cardiol. 1999;84(1):18-23.
37. Patel MR, Smalling RW, Thiele H, Barnhart HX, Zhou Y, Chandra P, et al. Intra-aortic balloon counterpulsation and infarct size in patients with acute anterior myocardial infarction without shock: the CRISP AMI randomized trial. JAMA. 2011;306(12):1329-37.
38. Keeley EC, Boura JA, Grines CL. Comparison of primary and facilitated percutaneous coronary interventions for ST-elevation myocardial infarction: quantitative review of randomised trials. Lancet. 2006;367(9510):579-88.
39. Ellis SG, Tendera M, de Belder MA, van Boven AJ, Widimsky P, Janssens L, et al. Facilitated PCI in patients with ST-elevation myocardial infarction. N Engl J Med. 2008;358(21):2205-17.
40. Goodman SG, Menon V, Cannon CP, Steg G, Ohman EM, Harrington RA, et al. Acute ST-segment elevation myocardial infarction: American College of Chest Physicians Evidence-Based Clinical Practice Guidelines (8th Edition). Chest. 2008;133(6 Suppl):708S-75S.
41. Montalescot G, Zeymer U, Silvain J, Boulanger B, Cohen M, Goldstein P, et al. Intravenous enoxaparin or unfractionated heparin in primary percutaneous coronary intervention for ST-elevation myocardial infarction: the international randomised open-label ATOLL trial. Lancet. 2011;378(9792):693-703.
42. Stone GW, Ohman EM. Antithrombin alternatives in STEMI. Lancet. 2011;378(9792):643-5.
43. Navarese EP, De Luca G, Castriota F, Kozinski M, Gurbel PA, Gibson CM, et al. Low-molecular-weight heparins vs. unfractionated heparin in the setting of percutaneous coronary intervention for ST-elevation myocardial infarction: a meta-analysis. J Thromb Haemost. 2011;9(10):1902-15.
44. Silvain J, Beygui F, Barthelemy O, Pollack C, Jr., Cohen M, Zeymer U, et al. Efficacy and safety of enoxaparin versus unfractionated heparin during percutaneous coronary intervention: systematic review and meta-analysis. Bmj. 2012;344:e553.
45. Steg PG, van 't Hof A, Hamm CW, Clemmensen P, Lapostolle F, Coste P, et al. Bivalirudin started during emergency transport for primary PCI. N Engl J Med. 2013;369(23):2207-17.
46. Shahzad A, Kemp I, Mars C, Wilson K, Roome C, Cooper R, et al. Unfractionated heparin versus bivalirudin in primary percutaneous coronary intervention (HEAT-PPCI): an open-label, single centre, randomised controlled trial. Lancet. 2014;384(9957):1849-58.
47. Yusuf S, Mehta SR, Chrolavicius S, Afzal R, Pogue J, Granger CB, et al. Effects of fondaparinux on mortality and reinfarction in patients with acute ST-segment elevation myocardial infarction: the OASIS-6 randomized trial. JAMA. 2006;295(13):1519-30.
48. Faxon DP. Beta-blocker therapy and primary angioplasty: what is the controversy? J Am Coll Cardiol. 2004;43(10):1788-90.
49. Pizarro G, Fernandez-Friera L, Fuster V, Fernandez-Jimenez R, Garcia-Ruiz JM, Garcia-Alvarez A, et al. Long-term benefit of early pre-reperfusion metoprolol administration in patients with acute myocardial infarction: results from the METOCARD-CNIC trial (Effect of Metoprolol in Cardioprotection During an Acute Myocardial Infarction). J Am Coll Cardiol. 2014;63(22):2356-62.
50. Halkin A, Grines CL, Cox DA, Garcia E, Mehran R, Tcheng JE, et al. Impact of intravenous beta-blockade before primary angioplasty on survival in patients undergoing mechanical reperfusion therapy for acute myocardial infarction. J Am Coll Cardiol. 2004;43(10):1780-7.
51. Mehta RH, Harjai KJ, Cox D, Stone GW, Brodie B, Boura J, et al. Clinical and angiographic correlates and outcomes of suboptimal coronary flow inpatients with acute myocardial infarction undergoing primary percutaneous coronary intervention. J Am Coll Cardiol. 2003;42(10):1739-46.
52. Stone GW, Grines CL, Cox DA, Garcia E, Tcheng JE, Griffin JJ, et al. Comparison of angioplasty with stenting, with or without abciximab, in acute myocardial infarction. N Engl J Med. 2002;346(13): 957-66.

53. De Luca G, van 't Hof AW, de Boer MJ, Hoorntje JC, Gosselink AT, Dambrink JH, et al. Impaired myocardial perfusion is a major explanation of the poor outcome observed in patients undergoing primary angioplasty for ST-segment-elevation myocardial infarction and signs of heart failure. Circulation. 2004;109(8):958-61.
54. Brodie BR, Stuckey TD, Hansen C, VerSteeg DS, Muncy DB, Moore S, et al. Relation between electrocardiographic ST-segment resolution and early and late outcomes after primary percutaneous coronary intervention for acute myocardial infarction. Am J Cardiol. 2005;95(3):343-8.
55. Rezkalla SH, Kloner RA. Coronary No-reflow Phenomenon. Curr Treat Options Cardiovasc Med. 2005;7(1):75-80.
56. Eeckhout E, Kern MJ. The coronary no-reflow phenomenon: a review of mechanisms and therapies. Eur Heart J. 2001;22(9):729-39.
57. Henriques JP, Zijlstra F, Ottervanger JP, de Boer MJ, van 't Hof AW, Hoorntje JC, et al. Incidence and clinical significance of distal embolization during primary angioplasty for acute myocardial infarction. Eur Heart J. 2002;23(14):1112-7.
58. Rezkalla SH, Kloner RA. No-reflow phenomenon. Circulation. 2002;105(5):656-62.
59. Gick M, Jander N, Bestehorn HP, Kienzle RP, Ferenc M, Werner K, et al. Randomized evaluation of the effects of filter-based distal protection on myocardial perfusion and infarct size after primary percutaneous catheter intervention in myocardial infarction with and without ST-segment elevation. Circulation. 2005;112(10):1462-9.
60. Kelbaek H, Terkelsen CJ, Helqvist S, Lassen JF, Clemmensen P, Klovgaard L, et al. Randomized comparison of distal protection versus conventional treatment in primary percutaneous coronary intervention: the drug elution and distal protection in ST-elevation myocardial infarction (DEDICATION) trial. J Am Coll Cardiol. 2008;51(9): 899-905.
61. Costantini CO, Stone GW, Mehran R, Aymong E, Grines CL, Cox DA, et al. Frequency, correlates, and clinical implications of myocardial perfusion after primary angioplasty and stenting, with and without glycoprotein IIb/IIIa inhibition, in acute myocardial infarction. J Am Coll Cardiol. 2004;44(2):305-12.
62. Aung Naing K, Li L, Su Q, Wu T. Adenosine and verapamil for no-reflow during primary percutaneous coronary intervention in people with acute myocardial infarction. Cochrane Database Syst Rev. 2013;6:CD009503.
63. Wang HJ, Lo PH, Lin JJ, Lee H, Hung JS. Treatment of slow/no-reflow phenomenon with intracoronary nitroprusside injection in primary coronary intervention for acute myocardial infarction. Catheter Cardiovasc Interv. 2004;63(2):171-6.
64. Barcin C, Denktas AE, Lennon RJ, Hammes L, Higano ST, Holmes DR Jr, et al. Comparison of combination therapy of adenosine and nitroprusside with adenosine alone in the treatment of angiographic no-reflow phenomenon. Catheter Cardiovasc Interv. 2004;61(4):484-91.
65. De Luca G, Suryapranata H, van 't Hof AW, de Boer MJ, Hoorntje JC, Dambrink JH, et al. Prognostic assessment of patients with acute myocardial infarction treated with primary angioplasty: implications for early discharge. Circulation. 2004;109(22):2737-43.
66. Grines CL, Marsalese DL, Brodie B, Griffin J, Donohue B, Costantini CR, et al. Safety and cost-effectiveness of early discharge after primary angioplasty in low risk patients with acute myocardial infarction. PAMI-II Investigators. Primary Angioplasty in Myocardial Infarction. J Am Coll Cardiol. 1998;31(5):967-72.

CAPÍTULO 58

RADIOLOGIA INTERVENCIONISTA E CIRURGIA ENDOVASCULAR

Felipe Nasser
Breno Boueri Affonso
Joaquim Maurício da Motta Leal Filho

DESTAQUES

- A utilização da radiologia intervencionista nos casos de traumatismos vasculares foi descrita há mais de 50 anos. Tornou-se a opção terapêutica definitiva para os casos de sangramentos associados a fraturas pélvicas e tem sido aceita como método de tratamento de outras lesões traumáticas vasculares e, ainda, para pacientes em condições clínicas críticas para suportarem algum tipo de tratamento cirúrgico.
- O tromboembolismo pulmonar (TEP) é a terceira enfermidade cardiovascular mais frequente nos Estados Unidos. Os maiores fatores de risco são: intervenções cirúrgicas, traumas, imobilizações prolongadas, insuficiência cardíaca congestiva (ICC), tumores, gravidez, uso de anticoncepcionais, obesidade e idade avançada.
- A hemoptise maciça é uma condição clínica de urgência que requer tratamento imediato devido a sua alta mortalidade. Na atualidade, está bem aceita a embolização das artérias brônquicas como forma de tratamento primário da hemoptise maciça ou recorrente.
- A taxa de sucesso das embolizações arteriais na hemorragia digestiva alta é próxima de 85%, com baixa incidência de complicações.
- A possibilidade de realização de *shunts* portossistêmicos (TIPS) seletivos calibrados com instalação de uma prótese intra-hepática, comunicando um ramo portal diretamente à veia hepática, abriu nova perspectiva de tratamento de pacientes com hipertensão portal enquanto aguardam o transplante hepático como solução definitiva.
- Os procedimentos percutâneos realizados nas vias biliares podem ser diagnósticos ou terapêuticos. As intervenções biliares têm aplicações abrangentes, como no tratamento de tumores periampulares irressecáveis, nas complicações dos transplantes hepáticos e nas estenoses biliodigestivas.

INTRODUÇÃO

A radiologia intervencionista e cirurgia endovascular é uma especialidade médica existente há mais de 50 anos que, em seu início, era responsável quase exclusivamente por realizar apenas procedimentos diagnósticos angiográficos da área da Radiologia Vascular. A partir dos anos 1990, com o desenvolvimento e o aperfeiçoamento dos diferentes métodos de imagem, associados ao grande avanço na área da Bioengenharia – que proporcionou uma melhoria significativa das ferramentas (cateteres, fios-guia, *stents* e próteses) utilizadas pela especialidade – houve um redirecionamento e maior enfoque da especialidade a fim de tratar o paciente, e não só mais ajudá-lo em seu diagnóstico. Assim, o que começou como uma especialidade estritamente diagnóstica, passou a não só diagnosticar, mas também tratar diferentes enfermidades nas mais diversas áreas vasculares e não vasculares da medicina. Neste capítulo, veremos, resumidamente, como o radiologista intervencionista interage e auxilia no diagnóstico e no tratamento de muitas enfermidades que acometem pacientes graves, sobretudo os que se encontram internados na unidade de terapia intensiva (UTI).

TRATAMENTO ENDOVASCULAR DA AORTA TORÁCICA E ABDOMINAL

As doenças que envolvem a aorta torácica e abdominal, em situações de urgência, apresentam-se como entidades desafiadoras em virtude da alta morbimortalidade da clássica terapêutica cirúrgica. A abordagem endovascular, com emprego de endopróteses nesse território, tem se mostrado uma alternativa atraente em virtude de sua menor agressividade e de resultados satisfatórios em diversas séries, envolvendo tanto os aneurismas quanto as dissecções torácicas e abdominais.

As endopróteses são componentes constituídos por três elementos principais: os anéis metálicos (nitinol ou aço inoxidável), o tecido para enxerto (*Dacron* ou e-PTFE) e o sistema de introdução e liberação. Na aorta torácica, utilizam-se endopróteses tubulares, e na aorta abdominal, as bifurcadas. O conhecimento das características das endopróteses é de extrema importância para o sucesso da terapêutica endovascular.

ANEURISMA DA AORTA TORÁCICA

A história natural dos aneurismas de aorta torácica (AAT) é de crescimento progressivo e rotura, com mais de 70% de óbitos ao longo de cinco anos nos pacientes sem tratamento.[1] O objetivo primordial do tratamento endovascular visa à exclusão do AAT mediante o implante da endoprótese. Devem-se, sempre, usar imagens recentes para projetar a endoprótese torácica por angiotomografia, por angiorressonância ou por angiografia digital.

Os critérios de tratamento são: o sintoma (dor) ou saco aneurismático com medida de diâmetro máximo > 5,5 cm ou mais que duas vezes o diâmetro de um segmento não aneurismático adjacente à aorta torácica.

Ehrlich e colaboradores[2] relataram, em 1998, a primeira experiência endovascular como alternativa para a cirurgia aberta dos AAT, em pacientes de baixo risco. Os resultados informados no grupo endovascular eram superiores aos do grupo cirúrgico, inclusive mortalidade de 30 dias (10% *versus* 31%), duração do procedimento (150 minutos *versus* 320 minutos), lesão da espinha dorsal com paraplegia (0% *versus* 12%) e permanência em UTI (4 dias *versus* 13 dias). Oitenta por cento dos pacientes desenvolveram trombose completa do AAT, considerando-se que 20% necessitaram reintervenção e *restenting* para tratamento de um vazamento (*endoleak*).

Recentemente, Fattori e colaboradores[3] relataram seus resultados em 70 pacientes que apresentavam lesões torácicas. A exclusão completa do aneurisma foi alcançada em 97% dos casos. Não houve morte no período de internação hospitalar e paraplegia não foi observada. *Endoleaks* tardios aconteceram em 7% dos pacientes, sendo a causa mais frequente a dilatação progressiva do colo aórtico. Mortalidade relacionada à doença aórtica ou conversão para cirurgia ocorreu em 9% dos pacientes.

O tratamento cirúrgico ou endovascular é recomendado quando o diâmetro da aorta ascendente é maior que 50 mm e quando o calibre do arco aórtico e aorta descendente é maior que 45 mm. Cambria e colaboradores[4] reportaram taxas de sobrevida de 52% em dois anos e 17% em cinco anos em pacientes não tratados. Em pacientes portadores de síndrome de Marfan, o tratamento estaria indicado quando o diâmetro exceder 43 mm. Degeneração cística idiopática medial, aterosclerose, síndrome de Marfan, síndrome de Ehlers-Danlos, trauma, infecção da parede aórtica e arterite de Takayasu são as principais doenças da aorta associadas ao aneurisma.[5-6]

DISSECÇÃO AGUDA DA AORTA TORÁCICA (DAT)

É uma condição grave, principalmente em situações de instabilidade. Em consenso, DAT do tipo B, segundo a classificação de Stanford, é tratada clinicamente na ausência de imperativos para intervenção, como dor grave contínua, expansão aneurismática aguda da falsa luz, hemotórax, rotura, oclusão de ramo visceral ou isquemia de membro inferior. A compressão acentuada da luz verdadeira pela falsa, evidenciada pela tomografia computadorizada, pode ser um fator indicativo de futuras complicações isquêmicas e de necessidade de intervenção. Em grupos com experiência em técnicas endovasculares e com logísticas apropriadas, o conceito terapêutico de reconstrução endoluminal parece mais favorável que a cirurgia ou o tratamento clínico. As principais complicações associadas ao tratamento cirúrgico convencional, como insuficiência renal e paraplegia, estão possivelmente ausentes nas intervenções endoluminais[7] (Figura 58.1).

A segurança e a eficácia da endoprótese para tratar por via endovascular a DAT do tipo B foram, prospectivamente, avaliadas por Nienaber e colaboradores,[8] em 1999. O tra-

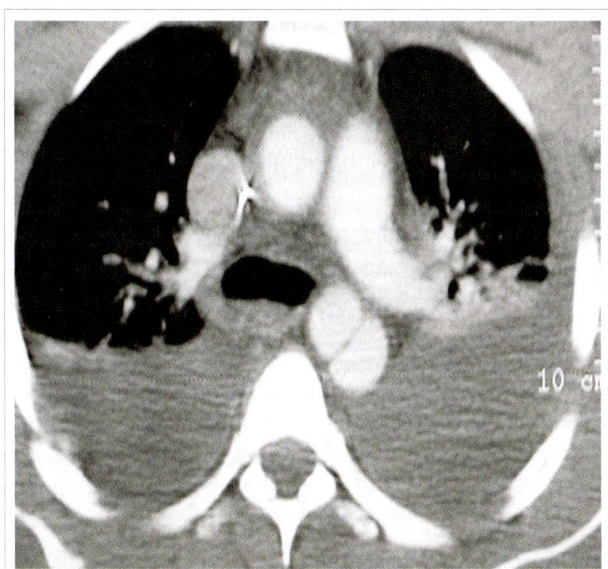

FIGURA 58.1. Dissecção traumática de aorta com rotura para o mediastino e espaços pleurais. Observa-se grande hematoma periaórtico tamponado.

tamento endovascular nesta série de pacientes resultou em morbidade ou mortalidade ausentes, considerando-se que o tratamento cirúrgico está associado a 33% de mortalidade e 42% de morbidade.[8] A inserção da endoprótese teve êxito em todos os pacientes, não sendo observado nenhum caso de paraplegia.

O implante da endoprótese é a nova fronteira para o tratamento da dissecção tipo B. O racional da terapia endovascular é a exclusão do falso lúmen e a restauração da anatomia da aorta, com o objetivo de evitar a formação do aneurisma. As principais indicações são: dissecção do tipo B instável em pacientes nos quais o tratamento clínico não consegue controlar a pressão arterial e dissecção do tipo B, com comprometimento de ramos viscerais ou artérias dos membros inferiores, com potencial de isquemia e dissecção do tipo B crônica, com formação de aneurisma e progressivo risco de ruptura.[9]

TRAUMA AÓRTICO

As roturas traumáticas da aorta são geralmente provocadas por acidentes automobilísticos. Aproximadamente 90% das vítimas de trauma torácico com rotura da aorta torácica morrem no local do acidente. Os que sobrevivem ao período inicial geralmente evoluem com formação de grande hematoma periaórtico, tamponado pela pleura mediastinal e pelo pulmão. As lesões ocorrem por mecanismos de desaceleração súbita, sendo o istmo aórtico a região da aorta mais frequentemente acometida, localizado logo após a emergência da artéria subclávia esquerda.[10]

Desde as primeiras publicações do tratamento endovascular na rotura da aorta torácica por Semba e colaboradores,[11] em 1997, essa opção terapêutica tem se mostrado de grande valia, com resultados encorajadores quando comparada ao tratamento convencional.

Os novos avanços no tratamento da ruptura da aorta torácica estão fundamentados no tratamento endoluminal. Baseia-se na introdução transfemoral de uma endoprótese, implantada no sítio da lesão. O método tem algumas vantagens, como a não necessidade de toracotomia e pinçamento da aorta – características associadas com alta mortalidade e morbidade durante o ato cirúrgico. Outra vantagem é a utilização da baixa dose de heparina, reduzindo o risco de sangramento.

Com base na literatura, é possível concluir que pacientes com laceração traumática da aorta que receberam tratamento endovascular tenham alta chance de sobrevivência. A durabilidade do método ainda tem de ser avaliada em estudos maiores, pois a maioria dos pacientes acometidos por essa condição são jovens e tem uma vida inteira pela frente.[10]

ANEURISMA DA AORTA ABDOMINAL (P/A) (AAA)

Em 1990, Juan Carlos Parodi introduziu uma nova técnica para o reparo do aneurisma da aorta abdominal (P/A). A ideia inicial foi adaptar à prótese cirúrgica *stents* metálicos em suas extremidades. O tratamento endovascular nesse setor necessita de alguns prerrequisitos.[12] Devido às limitações das endopróteses disponíveis, há a necessidade de acurada avaliação das características anatômicas da aorta. São medidos o diâmetro e a extensão do colo infrarrenal do aneurisma, angulação, diâmetro e extensão das artérias ilíacas e permeabilidade dos ramos colaterais, como ramos lombares, artéria mesentérica inferior e artérias ilíacas internas. Essa avaliação é feita principalmente pela angiotomografia com reconstrução helicoidal; no entanto, outros métodos como a angiografia por subtração digital, angiorressonância magnética e ultrassonografia intravascular podem auxiliar.[13]

Pacientes que no passado apresentavam condições clínicas desfavoráveis para o tratamento cirúrgico convencional, hoje podem se beneficiar dessa técnica. A terapêutica endovascular tem apresentado resultados encorajadores tanto no tratamento eletivo do AAA, quanto em situações de rotura. O tratamento endovascular do AAA tem permitido ampliar as indicações. O desenvolvimento constante dos novos dispositivos associado às técnicas endovasculares, provavelmente, levará à substituição do tratamento cirúrgico convencional. Em centros especializados, apenas uma minoria de pacientes é submetida ao tratamento cirúrgico convencional.[14]

As principais complicações relacionadas são os *endoleaks*, caracterizados por um vazamento entre a endoprótese e a parede da aorta, acarretando fluxo sanguíneo no saco aneurismático (Figura 58.2). A incidência dessa complicação varia entre 10% e 50%.[14]

Apesar das baixas morbidade e mortalidade do tratamento endovascular, observa-se uma alta incidência de complicações tardias necessitando reintervenção em até 9% dos pacientes tratados.[14]

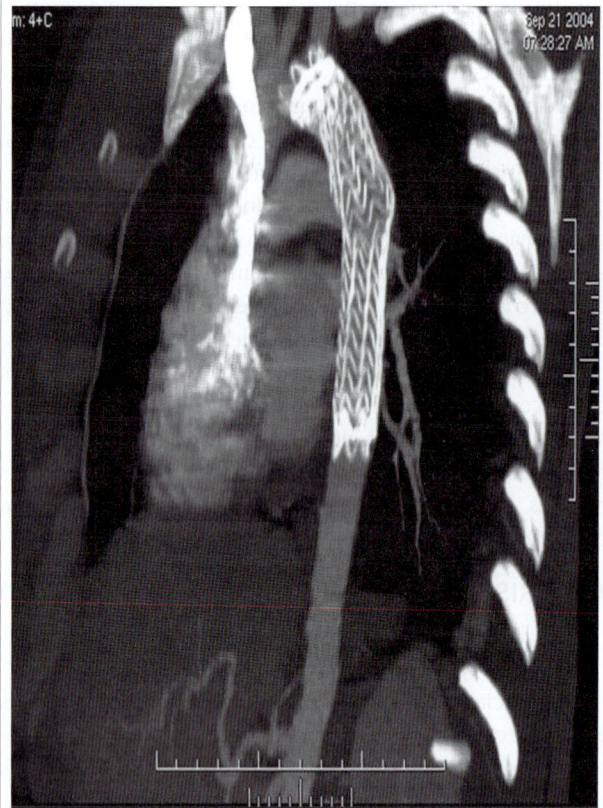

FIGURA 58.2. Tratamento endovascular de dissecção seguida de rotura na aorta torácica com o uso de endoprótese revestida.

O desenvolvimento técnico também tem facilitado o acesso para o implante das endopróteses. Esse desenvolvimento baseia-se no implante percutâneo das endopróteses, sem a necessidade de incisões cirúrgicas e também com a diminuição do perfil das endopróteses.[15]

DISSECÇÃO DA AORTA ABDOMINAL

A dissecção espontânea da aorta abdominal é rara, apresentando acometimento das artérias ilíacas ou femorais em 50% dos casos. A dor abdominal aguda é o principal sintoma, embora significativo número de pacientes seja assintomático. A ultrassonografia e a tomografia computadorizada são suficientes para o estabelecimento do diagnóstico e do planejamento terapêutico. O tratamento endovascular apresenta-se como alternativa ao tratamento cirúrgico convencional. O implante de *stents* convencionais ou de endopróteses deve ser cauteloso, devido à fragilidade da parede arterial do vaso acometido.[7]

TÉCNICA DE IMPLANTE DAS ENDOPRÓTESES

Os procedimentos são realizados em salas de intervenção, equipadas com fluoroscopia de alta resolução, sistema digital para aquisição de imagens e dispositivo para aquisição tomográfica durante o procedimento. Os procedimentos normalmente são realizados sob anestesia geral.

ANTICOAGULAÇÃO E ANTIAGREGANTES

Durante o procedimento, realiza-se a anticoagulação dos pacientes com 100 UI/kg de heparina, para obter um tempo de coagulação de 250 a 300 segundos, repetindo metade da dose a cada duas horas. A antiagregação plaquetária é utilizada desde o período pré-operatório e após o procedimento, indefinidamente, a não ser que o paciente apresente alguma contraindicação.

FIBRINÓLISE INTRAVASCULAR PERCUTÂNEA

A partir do início da década de 1960, Charles Dotter introduziu o conceito da fibrinólise intravascular regional como forma de minimizar os efeitos colaterais sistêmicos, incrementando a ação local da droga. Alguns trabalhos experimentais e estudos clínicos comparativos em humanos têm demonstrado a superioridade da infusão regional em relação à infusão venosa sistêmica. Com essa técnica, é possível liberar o agente fibrinolítico diretamente no interior do trombo, em alta concentração, reduzindo-se a dose total. Associada à terapia fibrinolítica, realizam-se estudos angiográficos e medidas pressóricas para acompanhamento preciso do processo trombolítico, evitando-se doses adicionais desnecessárias da droga após o objetivo ter sido atingido. Além disso, podem ser empregadas outras técnicas endovasculares, como a trombectomia mecânica e/ou o tratamento de lesões associadas, com o intuito de potencializar a trombólise. Contudo, esse tipo de abordagem necessita de estrutura adequada, com equipamento de angiografia digital, pessoal médico e de enfermagem treinados e habilitados, além de retaguarda cirúrgica e apoio de unidade de terapia intensiva (UTI).

Os agentes fibrinolíticos mais utilizados são a uroquinase, a estreptoquinase e o alteplase (rt-PA), sendo apenas os dois últimos disponíveis no Brasil. Apesar de possuírem diferentes mecanismos moleculares, o resultado final de todas as drogas consiste na conversão do plasminogênio em plasmina, responsável pela lise da fibrina. A dose usual é de 0,5 a 5 mg por hora, diluída em água destilada por um cateter multiperfurado, podendo ser injetada sob pressão.

Apesar da diversidade de técnicas e protocolos, a fibrinólise intravascular deve respeitar alguns princípios básicos. Inicialmente deve ser feita a avaliação laboratorial do paciente, que servirá como base a ser confrontada com as avaliações periódicas realizadas durante o procedimento. A avaliação inicial compreende um hemograma, coagulograma com dosagem do fibrinogênio, ionograma, dosagem da glicose, ureia e creatinina séricas. A cada seis horas são monitorizados os seguintes parâmetros: hematócrito, hemoglobina, plaquetas, tempo de trombina, tempo parcial de tromboplastina (TTPA) e fibrinogênio. A queda do hematócrito e da hemoglobina podem denunciar um sangramento, clinicamente silencioso. Se o nível sérico do fibrinogênio cair abaixo de 100 mg/dL, deve-se suspender o procedimento. A heparinização simultânea é mandatória para evitar efeito rebote. O TTPA deve ser mantido com o dobro do valor basal. Antes e durante o procedimento devem ser evitadas punções venosas centrais ou injeções intramusculares. O acesso vascular dependerá do local da oclusão vascular. Sempre que possível, é dada preferência à punção percutânea retrógrada de uma das artérias femorais comuns. A punção axilar é um acesso de exceção, pelo risco de formação de hematoma com compressão do plexo braquial. Existem duas maneiras de se introduzir a droga trombolítica. A forma clássica, e mais difundida, consiste na infusão contínua do agente fibrinolítico durante um período de 12 a 72 horas, mantendo-se o paciente em observação. Existem diferentes protocolos para cada tipo de droga. As doses utilizadas variam de 2.500 a 10.000 UI por hora para a estreptoquinase, 5.000 a 250.000 UI por hora para a uroquinase e 0,5 a 5 mg por hora para o rt-PA. Pode-se reposicionar o cateter, quando necessário, até que se obtenha dissolução do trombo. O procedimento é encerrado quando se atinge a lise completa do coágulo ou quando surgem complicações hemorrágicas.

Como alternativa à infusão contínua, existe a técnica de *pulse-spray* ou trombólise farmacomecânica, proposta por Bookstein e Valji. Consiste na injeção forçada do agente fibrinolítico no interior do trombo, em doses concentradas, distribuídas em pulsos curtos, repetidos em pequenos intervalos. Nessa técnica é usado um fio-guia especial, que oclui a extremidade distal do cateter, fazendo com que a solução do trombolítico seja expelida em jatos, exclusivamente pelos furos laterais do cateter. Dessa forma, haveria uma fragmentação mecânica do coágulo, com aumento da superfície exposta ao agente fibrinolítico e consequente redução do tempo de fibrinólise.

A fibrinólise intravascular transcateter pode ser usada nas oclusões agudas ou subagudas, em diversos pontos da árvore arterial ou mesmo do sistema venoso. Cada região envolvida apresenta peculiaridades próprias, com fatores limitantes específicos, o que afeta diretamente os critérios de indicação da terapia. De um modo geral, as melhores respostas ao tratamento fibrinolítico relacionam-se a oclusões recentes, em vasos calibrosos e com alto fluxo, notadamente na presença de um bom leito vascular proximal e distal à lesão[16] (Quadro 58.1).

Atualmente uma nova tecnologia, ainda não disponível no Brasil, tem melhorado os resultados. Trata-se de um dispositivo conectado a um cateter com ultrassom. Esse feixe ultrassonográfico aumentaria a superfície de contato do trombo com o agente fibrinolítico, facilitando a dissolução do trombo.

ISQUEMIA DOS MEMBROS INFERIORES

A oclusão arterial aguda dos membros inferiores representa a indicação mais comum da terapia fibrinolítica intravascular. Basicamente, ela ocorre nas seguintes situações: a) trombose aguda de uma artéria nativa devido à doença arteriosclerótica subjacente; b) oclusão aguda de um enxerto cirúrgico protético ou venoso; c) trombose aguda de uma artéria nativa normal por oclusão embólica; d) trombose aguda em sítio de intervenção prévia.

Três estudos significativos (*Rochester Study*, *STILE Study* e *Thrombolysis and Peripheral Arterial Study*) analisaram o papel da fibrinólise na oclusão aguda e subaguda, em artérias nativas e enxertos dos membros inferiores, comparativamente à cirurgia. Foi observada uma redução de 40% a 60% na quantidade e na magnitude de procedimentos cirúrgicos, quando da administração inicial de tratamento fibrinolítico. A fibrinólise também aumentou a taxa anual de salvamento de membro, com menor número de isquemia recorrente. Os estudos Rochester e STILE mostraram ainda redução da morbimortalidade cardiovascular em 30 dias e um ano, nos pacientes submetidos à terapia fibrinolítica. A fibrinólise intravascular recanaliza efetivamente 70% a 90% dos casos de oclusão arterial aguda ou subaguda dos membros inferiores. O sucesso técnico na recanalização dos enxertos é de 80% a 90%, com permeabilidade primária de 20% a 60% em um ano (Figura 58.3).

ISQUEMIA ARTERIAL MESENTÉRICA

A fibrinólise é uma opção terapêutica quando não há evidência de peritonite ou isquemia intestinal irreversível. A infusão do agente lítico é feita no interior do trombo, com posterior correção das lesões associadas. A literatura sobre o assunto é escassa, estimando-se que aproximadamente 60% dos pacientes têm evolução favorável, sem necessidade de intervenções cirúrgicas.[16]

QUADRO 58.1. Principais contraindicações da fibrinólise intravascular.

Absolutas
- Hemorragia interna ativa ou recente (menos de 10 dias)
- Isquemia irreversível do órgão ou membro
- AVCI recente (menos de seis meses)
- Neoplasia intracraniana
- Craniotomia há menos de dois meses
- Trombo intracardíaco flutuante

Relativas
- História de hemorragia gastrintestinal recente
- Cirurgia recente
- Trauma recente
- Ressuscitação cardiopulmonar recente
- Hipertensão arterial grave e incontrolável
- Êmbolos de origem cardíaca
- Endocardite bacteriana subaguda
- Coagulopatia
- Gravidez e pós-parto imediato
- Doença cerebrovascular grave
- Retinopatia diabética hemorrágica
- Paciente não cooperativo ou demenciado

AVCI: acidente vascular cerebral isquêmico.

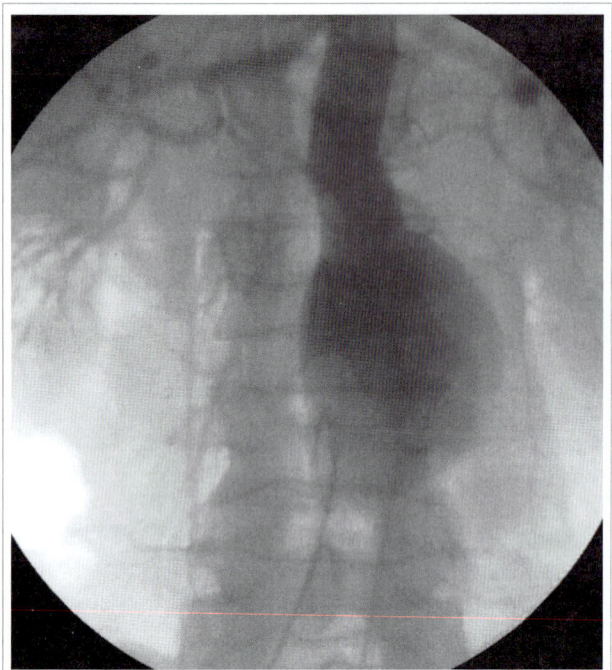

FIGURA 58.3. Aortografia abdominal demonstrando a presença de lesão aneurismática infrarrenal.

ISQUEMIA RENAL

Normalmente, o diagnóstico de trombose da artéria renal é tardio e com lesão isquêmica irreversível. A irrigação renal é pobre em circulação colateral, havendo necrose parenquimatosa após 90 minutos de oclusão da artéria renal principal. Devido à sensibilidade do parênquima renal, o fibrinolítico deve ser injetado em doses elevadas em curto espaço de tempo. Se a oclusão é parcial ou segmentar, pode-se estender a janela terapêutica além dos 90 minutos, avaliando-se seus riscos.

OCLUSÃO AGUDA DE FÍSTULA ARTERIOVENOSA (FAV) DE HEMODIÁLISE

As possibilidades de acesso para hemodiálise são limitadas, justificando-se todos os esforços destinados a prolongar a permeabilidade e o funcionamento de uma fístula arteriovenosa. Tanto as fístulas protéticas quanto as nativas podem ser submetidas à terapia endovascular, respeitando-se as contraindicações gerais. A presença de infecção na FAV contraindica o procedimento fibrinolítico, pois a liberação de êmbolos infectados para a circulação sanguínea pode levar a choque séptico.

COMPLICAÇÕES

As complicações podem ser secundárias às técnicas de cateterismo e ao uso de contraste iodado, ou consequentes ao uso do agente fibrinolítico. A incidência de reações alérgicas é maior com o uso de estreptoquinase, sendo incomum com o rt-PA e a uroquinase. A maioria das complicações do tratamento trombolítico está relacionada à hemorragia, notadamente no local de acesso, e a probabilidade de uma complicação significativa aumenta drasticamente com a duração da trombólise. O risco de hemorragia intracraniana é de 0,5% a 2% e parece persistir por 12 a 24 horas após o término da terapia. Embolização distal de fragmentos de trombos acontece em até 20% dos procedimentos arteriais periféricos, com o restabelecimento do fluxo, reduzindo no decorrer da infusão do fibrinolítico.[16]

A fibrinólise intravascular percutânea tem se mostrado uma técnica efetiva e segura no tratamento dos fenômenos tromboembólicos em diversos locais e situações. É necessário o conhecimento dos vários agentes trombolíticos, do comportamento do membro ou órgão-alvo e da resposta deste ao tratamento fibrinolítico. As complicações devem ser rapidamente identificadas e corrigidas, evitando-se consequências catastróficas. O responsável pelo procedimento deve ter experiência e habilitação nas técnicas endovasculares para indicar e conduzir a terapia fibrinolítica com a maior segurança possível.

RETIRADA PERCUTÂNEA DE CORPO ESTRANHO INTRAVASCULAR

Desde a década de 1950, quando o cateter venoso central (o dispositivo intravenoso profundo mais rudimentar) passou a ser largamente utilizados pelos médicos, há relatos de embolização de fragmentos de cateter. Um dos primeiros registros que se tem notícia a respeito da embolização intravascular de um cateter data de 1954 e foi publicado no *New England Journal of Medicine*. Os autores descrevem uma embolização fatal de um cateter que se alojou no átrio direito do paciente.[17] Data de 1964 a primeira retirada percutânea de corpo estranho intravascular (RPCEI) por método minimamente invasivo. Um fio-guia foi capturado e retirado com uma pinça de biópsia brônquica inserida por veia safena.[18] Entretanto, foi em 1967 que Edelstein utilizou um *basket*, primeiro dispositivo criado que remove corpos estranhos intravasculares, para retirada de um cateter alojado na veia cava superior.[19] Desde então, a RPCEI vem sendo utilizada por radiologistas intervencionistas, cirurgiões endovasculares e hemodinamicistas como o tratamento de primeira linha em razão dos elevados índices de sucesso (acima de 95%) e baixa morbidade.[20-21]

Os cateteres venosos centrais de curta ou longa permanência são os corpos estranhos intravasculares (CEI) mais frequentemente encontrados perdidos na circulação. Apesar de rara, a migração do cateter ou de um fragmento deste é estimada em até 1% nos pacientes que o utilizam. Dentre as causas que contribuem para esse fenômeno podem-se destacar: uso prolongado dos cateteres, em especial dos dispositivos de longa permanência por sofrerem ação do tempo, o que contribui para a fadiga do cateter e fratura; fratura *in situ* com posterior embolização, neste caso, na maioria das vezes, ligada a *pinch-off syndrome* – a causa dessa fratura deve-se à compressão crônica (pinçamento) do cateter (localizado na veia subclávia) pela clavícula e a primeira costela, e pode ser prevenida optando-se pelo acesso jugular ou ainda pelo implante do cateter na porção mais lateral da veia subclávia; e manipulação inadvertida causando a migração (iatrogênica) que ocorre, sobretudo, nas trocas de cateteres.[21] Além dos cateteres e seus fragmentos, há relatos na literatura, ainda que em número reduzido, de RPCEI de diversos outros dispositivos utilizados na prática da radiologia intervencionista e da cirurgia endovascular como: *stents*, filtros de veia cava, plugues vasculares, molas, entre outros.

O caminho percorrido pelo CEI durante a migração, bem como sua posição final intravascular, depende de uma série de fatores, como tamanho, formato, comprimento, espessura, componente do material e, sobretudo, da hemodinâmica da circulação local, arterial ou venosa. Geralmente, o posicionamento final dos CEI venosos acontece nos vasos mais calibrosos, como a veia inominada, a veia cava, superior e inferior, e as artérias pulmonares, ou em câmaras cardíacas, como átrio direito e ventrículo direito. Isso ocorre devido ao sentido do fluxo sanguíneo venoso (de periférico para central) e porque, nesse sentido, os calibres dos vasos vão aumentando progressivamente (de menor para maior). Nesse sentido, espera-se que os CEI venosos possam percorrer longas distâncias, enquanto que os CEI arteriais tendam a percorrer curtas distâncias.

Os sintomas clínicos referidos pelo paciente dependeram diretamente da localização final do CEI e do território, arterial ou venoso, em que ele se encontra. Para os CEI venosos, aproximadamente 95% dos pacientes são assintomáticos. Portanto, nos pacientes portadores de cateteres de longa permanência, a suspeita diagnóstica se dará durante a tentativa de utilização, pois não será possível a infusão da medicação pelo dispositivo, ou ainda, o paciente poderá referir dor local durante a tentativa de infusão. Além disso, no exame físico, poderá não ser possível palpar o cateter ao longo do túnel. Alguns pacientes poderão referir "palpitações", "coração acelerado" ou ansiedade, sintomas que poderão estar relacionados com extrassístoles ou arritmias cardíacas provocadas pelo contato do CEI na parede cardíaca, atrial ou ventricular. O diagnóstico, normalmente, é realizado por raio X simples do local onde o CEI está alojado. Tomografia computadorizada e ecocardiograma também podem ajudar.[21]

Na maioria das vezes, por ser pouco sintomático, o tempo de permanência do CEI é bastante variável, não sendo infrequente sua retirada após alguns dias, havendo relato na literatura de retirada com sucesso após 11 anos. Apesar da baixa incidência, a migração desses CEI pela circulação sanguínea poderá causar complicações graves e potencialmente fatais, como tromboembolia pulmonar, endocardite bacteriana, sepse, lesões miocárdicas (perfuração miocárdica ou valvar com tamponamento cardíaco) e arritmias cardíacas. Com taxa de mortalidade podendo variar de 24% a 60%, a retirada desses corpos estranhos, quando possível, é sempre recomendável.[21-22]

Muitos sistemas de retirada de corpo estranho foram desenvolvidos e vêm sendo utilizados ao longo dos anos, como pinças, fórceps e cestas de Dotter ou de Dormia ou *basket* (Cook). No entanto, a grande inovação técnica nesse procedimento veio com o surgimento do cateter Amplatz nitinol *GooseNeck Snare* (Covidien), também conhecido como *snare* ou laço, cuja amplitude varia de 5 a 35 mm, sendo este, hoje em dia, o material de escolha devido à sua versatilidade. A evolução tecnológica a partir do cateter Amplatz nitinol *GooseNeck* permitiu criar o *Atrieve Vascular Snare* (Angiotech), cateter com três laços (*multilooped*) não entrelaçados que permite a completa cobertura do vaso onde está localizado o CEI (Figura 58.4).

O acesso vascular de escolha geralmente utilizado é a veia femoral comum; entretanto, outros acessos são possíveis, como jugular e subclávio, entre outros. A técnica consiste em aproximar-se com o cateter-guia na extremidade livre do CEI e posteriormente laçá-lo com o sistema de retirada, sendo a extremidade proximal a preferida. Após a captura do CEI, procede-se com a retirada deste juntamente com o cateter-guia pelo acesso vascular escolhido (Figura 58.5). Objetos mais largos como *stent* e filtro de veia cava requerem técnica mais complexa devido aos seus tamanhos/volumes. Eventualmente, há a necessidade de compactação do CEI para a diminuição de seu tamanho e da superfície de contato, a fim de evitar lesões de outras estruturas, como as válvulas pulmonar e tricúspide. Em alguns casos, para finalizar a retirada do CEI, quando o volume é muito grande, torna-se necessário removê-lo por pequena incisão cirúrgica na veia ilíaca externa ou na veia femoral comum.

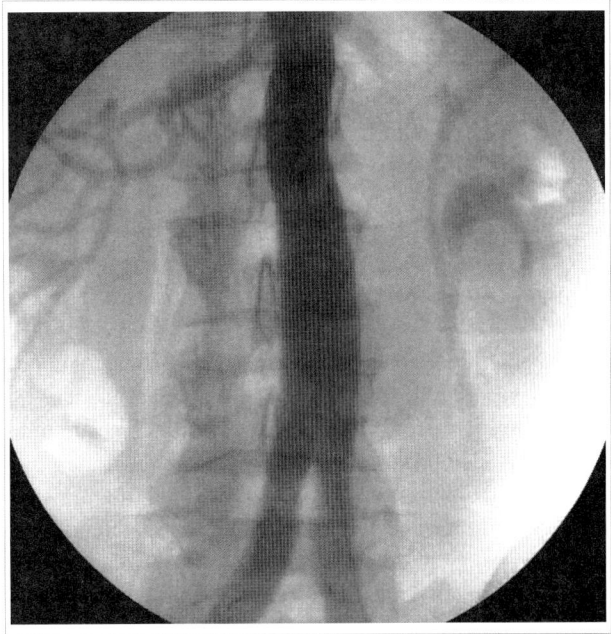

FIGURA 58.4. Lesão aneurismática de aorta abdominal tratada mediante exclusão com endoprótese de aorta.

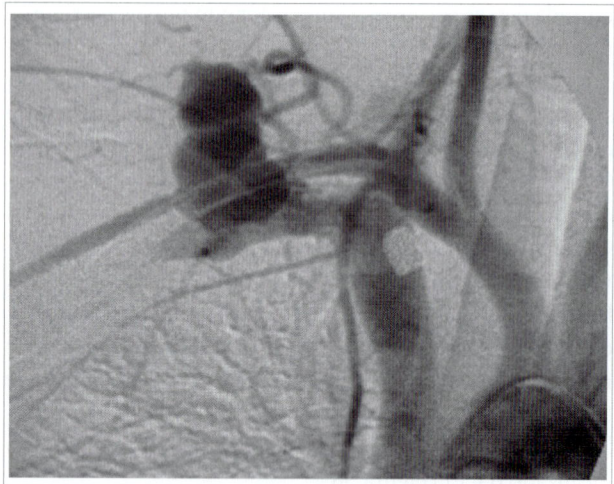

FIGURA 58.5. Lesão traumática de artéria subclávia direita por projétil de arma de fogo.

Quando realizada com técnicas apropriadas de radiologia intervencionista, a RPCEI tem sucesso técnico próximo de 100% e com baixíssimas taxas de complicações, inferiores a 5%.[22]

TRATAMENTO ENDOVASCULAR DAS LESÕES VASCULARES TRAUMÁTICAS

A utilização da radiologia intervencionista nos casos de traumatismos vasculares foi descrita há mais de 30 anos. Inicialmente apresentada para o tratamento de lesões vasculares renais, tornou-se a opção terapêutica definitiva para os casos de sangramentos associados a fraturas pélvicas e tem sido aceita como método alternativo no tratamento de outras lesões vasculares. Com o desenvolvimento dos *stents* revestidos, houve expansão ainda maior no papel dos procedimentos endovasculares.[23]

AVALIAÇÃO DIAGNÓSTICA

Durante a avaliação clínica inicial, os sinais de lesão arterial podem ser divididos em sinais concretos (ausência de pulso, palidez, frialdade, dor, parestesia, poiquilotermia, sangramento ativo, hematoma pulsátil ou em expansão, frêmito ou sopro audível) ou sinais duvidosos (história de sangramento ativo no local do trauma, proximidade entre a ferida penetrante ou contusa e a artéria principal, hematoma não pulsátil e déficit neurológico). Os sinais concretos, quando presentes, tornam necessária uma intervenção imediata, seja operatória, seja investigação arteriográfica formal, quando a extremidade é viável e não há sangramento ativo. Quando for necessária a intervenção operatória imediata, a arteriografia pode ser utilizada no intraoperatório, ajudando no planejamento da abordagem. A maioria das lesões vasculares traumáticas das extremidades não apresenta sinais concretos. Portanto, a ausência de déficit de pulso ou achados de isquemia não excluem a presença de lesão significativa. A natureza oculta da maioria das lesões faz com que seja necessária a investigação adicional dessas lesões.

ESTUDO ANGIOGRÁFICO

Quando se determina a necessidade de estudo angiográfico, deve-se observar as condições clínicas e hemodinâmicas do paciente e o tempo necessário para a realização do exame por serem fatores decisivos. É preciso lembrar que os estudos de imagem vascular têm maior valor na detecção e no tratamento de lesões ocultas ou lesões em localizações de difícil acesso cirúrgico.

Os achados angiográficos gerais, no trauma, incluem extravasamento de contraste, pseudoaneurisma, estreitamento da coluna de contraste (etiologia intimal, mural ou extrínseca), dilatação do lúmen do vaso (rotura intimal com preservação da média e adventícia ou nas fístulas arteriovenosas crônicas), defeitos de enchimento intraluminal (*flap* intimal, hematoma mural, êmbolo, trombo ou corpo estranho), fístulas arteriovenosas agudas e oclusão vascular. As principais contraindicações para a realização de arteriografia são a indicação imediata de exploração operatória e a necessidade de tratamento de lesões outras, de maior prioridade, nos pacientes vítimas de trauma multissistêmico. Outras contraindicações de menor relevância seriam história de alergia a contraste iodado, asma, distúrbios da coagulação ou disfunção renal.[23]

TRATAMENTO ENDOVASCULAR

Os tipos de intervenções endovasculares no trauma são diversos e incluem: hemostasia temporária como método adjunto ao tratamento cirúrgico (balões intravasculares) e embolização transcateter (oclusão do conduto ou oclusão do parênquima) com agentes embolizantes temporários ou permanentes. Entre os temporários pode ser utilizado coágulo autólogo, Gelfoam e Lipiodol (óleo radiopaco) e os permanentes, como partículas de polivinil álcool (PVA), partículas hidrofílicas, espiras metálicas fibradas ou não fibradas, balões destacáveis, cola biológica do tipo cianoacrilato, polímero chamado ônix, além do uso de *stents* revestidos (endopróteses), para selar roturas vasculares.[23]

LESÕES CERVICAIS

As embolizações transcateter, o uso de endoprótese e a oclusão vascular temporária são técnicas endovasculares empregadas nas lesões do território carotídeo. Em geral, essas técnicas têm sido mais utilizadas de modo liberal em lesões de difícil acesso cirúrgico (p. ex.: lesões da artéria carótida interna acima do segundo corpo vertebral, acima do ângulo da mandíbula ou de sua porção petrosa). Lesões da carótida externa ou de seus ramos facial, lingual, maxilar, occipital ou auricular podem manifestar-se por sangramentos abundantes, e a ligadura cirúrgica da carótida externa pode ser ineficiente devido à grande quantidade de colaterais desses vasos. Nesses casos, a embolização superseletiva da carótida interna, que resultantes de hiperextensão cervical, fraturas de base de crânio ou de trauma penetrante, são lesões de alto risco e morbidade, em decorrência da possibilidade de embolização ou de trombose. Endopróteses ou *stents* divisores de fluxo têm sido utilizados nesses casos. Entretanto, resultados em longo prazo, sobretudo no que diz respeito à permeabilidade desses *stents* no território carotídeo e em cenários de trauma ainda estão por ser obtidos, antes de se indicar seu uso liberal nessas situações. Na presença de lesões transmurais com sangramento ativo da artéria vertebral, a embolização transcateter é o tratamento de escolha. Devido à dupla irrigação da artéria basilar, o sacrifício de uma das artérias vertebrais, em geral, não resulta em repercussões clínicas desfavoráveis. Espiras metálicas são os agentes embolizantes de escolha, sendo o uso de partículas contraindicado. A embolização proximal apenas pode ser insuficiente devido ao fluxo proveniente da junção vertebrobasilar contralateral, devendo, sempre que possível, realizar-se a embolização dos segmentos proximal e distal à lesão.

Em relação às lesões não oclusivas e sem sangramento ativo dessa artéria, o papel da embolização ainda não está bem estabelecido. Em geral, o teste de oclusão ajuda a definir a conduta, optando-se pela embolização ou pela observação e antiagregação plaquetária, a depender do resultado do teste.

LESÕES TORÁCICAS

A lesão traumática da aorta torácica é uma das principais causas de morbimortalidade em pacientes politraumatizados nos Estados Unidos. Apesar de todos os avanços de técnica cirúrgica e de cuidados pós-operatórios, a mortalidade permanece praticamente inalterada em comparação aos dados do final da década de 1950, com mortalidade de cerca de 85% no local do acidente e com cerca de 25% de sobreviventes em dois semanas após o trauma. O uso de endopróteses nas lesões vasculares torácicas tem expandido o papel da radiologia intervencionista no trauma[10] (Figura 58.6).

O advento das endopróteses, inicialmente para o tratamento do aneurisma da aorta abdominal (P/A), expandiu o uso desse material para o tratamento das oclusões arteriais crônicas, dos aneurismas periféricos e das lesões vasculares traumáticas. Em relação às lesões vasculares traumáticas, sobretudo da aorta torácica e de seus ramos principais, o papel da terapêutica endovascular é mais facilmente defensável. A presença de anatomia distorcida pelo hematoma, presença de falso aneurisma ou hipertensão venosa em decorrência de fístulas arteriovenosas são apenas alguns dos problemas a serem encarados durante a abordagem cirúrgica. A técnica endovascular nesses tipos de lesões é bem indicada, uma vez que a abordagem se faz a partir de um sítio longe da lesão, sem necessidade de abordagem direta, reduzindo, assim, os índices de morbimortalidade que acompanham o reparo aberto. Além disso, na maioria dos casos de lesões vasculares traumáticas, os segmentos arteriais proximais e distais à lesão são saudáveis, fornecendo áreas favoráveis de liberação e fixação das endopróteses. E, finalmente, o reparo endovascular das lesões da aorta torácica e de seus ramos principais parece ser menos agressivo, sobretudo nas situações de pacientes extremamente críticos.

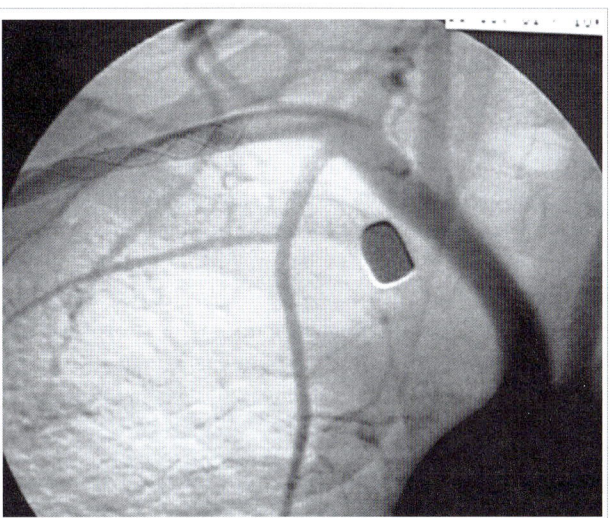

FIGURA 58.6. Arteriografia subclávia de controle demonstrando o tratamento endovascular com implantação de *stent* revestido após trauma por projétil de arma de fogo.

LESÕES ABDOMINAIS

As aplicações de técnicas terapêuticas endovasculares são cada vez mais empregadas em pacientes portadores de lesão da aorta abdominal e das artérias ilíacas. Em geral, esses pacientes são vítimas de lesões penetrantes, cujas condições clínica e hemodinâmica abrevia a necessidade do uso de métodos de imagem. Lesões da aorta abdominal raramente passam despercebidas, sendo identificadas posteriormente durante estudos de imagem. Nesses casos, pode-se aventar a possibilidade do uso de endopróteses. Atualmente, com a ampliação e a disseminação do uso de técnicas endovasculares, são utilizadas em complicações de intervenções eletivas. Traumas abdominais fechados por desaceleração podem ser responsáveis por lesões de artérias renais, de tronco celíaco, hepática, esplênica e até de ramos das artérias mesentéricas. Entre essas, a lesão da artéria renal é a mais comum.[24]

O espectro de lesões desses pedículos vasculares varia de rotura, dissecções e até oclusão. Em geral, a suspeita dessas lesões é feita mediante achados de infartos viscerais ou de hematomas em exames de TC, em pacientes portadores de traumatismo abdominal fechado. Várias técnicas endovasculares podem ser empregadas nessas situações, incluindo a angioplastia com ou sem *stent* nas lesões intimais, uso de endopróteses nas lesões transmurais com sangramento ativo. A recanalização nas oclusões arteriais agudas e embolização de sangramentos intraparenquimatosos ativos.

LESÕES DE EXTREMIDADES

Extremidades superiores

A artéria braquial é o vaso mais comumente acometido nas lesões traumáticas de membros superiores. Em geral, o diagnóstico da lesão da artéria braquial é evidente e raramente necessita de confirmação angiográfica. A exceção ocorre em situações nas quais o espasmo arterial pode estar presente, sem necessariamente haver lesão direta do vaso, tal como na presença de fraturas ou contusão arterial, em que a arteriografia pode claramente diferenciar um espasmo de oclusão traumática do vaso. Nesse território, devido ao fácil acesso e à baixa morbidade do tratamento cirúrgico, além, é claro, dos bons resultados em curto e longo prazos, a revascularização cirúrgica é sempre preferencial em relação à embolização, tendo as técnicas endovasculares papel limitado. Em geral, pode-se realizar a infusão de drogas vasodilatadoras ou a embolização de ramos terminais nutridores (p. ex.: artéria toracoacromial ou circunflexa umeral).

A abordagem para as lesões vasculares do antebraço difere consideravelmente em relação à artéria braquial. A presença de três condutos arteriais principais e a riqueza de colaterais ao nível do punho permitem a embolização desses ramos em diversas circunstâncias, sem colocar em risco a viabilidade da extremidade.

Com relação às lesões das artérias subclávias, o tratamento endovascular tem ocupado papel importante. Alguns fatores que elevaram a importância da radiologia intervencionista nesse território são o difícil acesso cirúrgico a essas lesões, os índices de morbimortalidade associados ao tratamento de lesões dessas artérias e o desenvolvimento de materiais, sobretudo as endopróteses, que tornaram possível a correção dessas lesões às custas de baixa morbimortalidade (Figura 58.7).

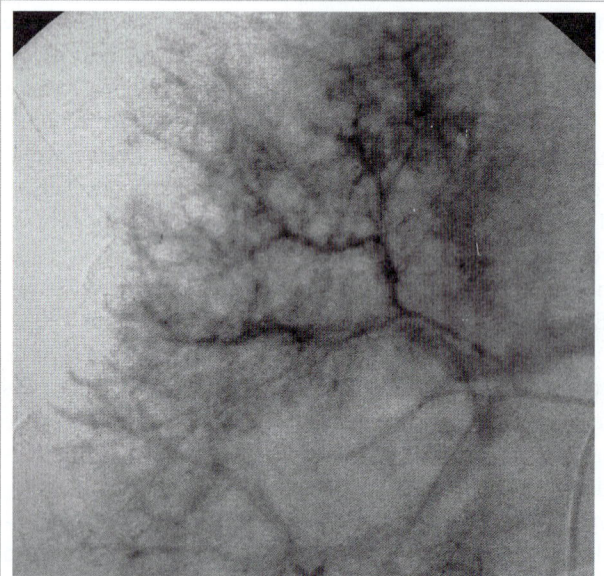

FIGURA 58.7. Angiografia hepática comum seletiva demonstrando extravasamento de contraste com *blush* após trauma hepático contuso.

Extremidades inferiores

Em relação às lesões das artérias femorais comum e superficial, técnicas endovasculares podem ser empregadas na ausência de sinais clínicos óbvios de lesão. A embolização transcateter pode ser utilizada na presença de sangramento de ramos musculares, enquanto a oclusão temporária com balão pode ser empregada como método adjunto antes da abordagem cirúrgica direta das lesões de artérias principais. Além disso, técnicas de compressão podem ser utilizadas no tratamento de pseudoaneurisma iatrogênico pós-punção vascular, como também podem ser empregadas as endopróteses, sobretudo nas lesões transmurais da artéria femoral superficial. Entretanto, até o momento, a abordagem cirúrgica das lesões transmurais das artérias femorais comum e superficial é o tratamento de escolha.

Com relação à artéria femoral profunda (AFP), sua manutenção é desejável, uma vez que ela funciona como circuito colateral extremamente importante na doença obstrutiva crônica do território ilíacofemoral.

Entretanto, a embolização da AFP pode ser realizada de forma segura, como método alternativo, especialmente nos casos de FAV crônica, na presença de feridas grosseiramente contaminadas da região inguinal e em pacientes com condições clínicas ruins, para as quais o procedimento de correção cirúrgica convencional seja de alto risco. Em geral, espiras metálicas fibradas são o material de preferência para a embolização da AFP, devendo ser posicionadas em situação proximal e distal à lesão. Deve-se considerar também a medida dessas molas, sobretudo evitando-se a liberação inadvertida nas artérias femorais comum e/ou superficial.

As lesões traumáticas da artéria poplítea raramente podem ser tratadas por técnicas endovasculares, sendo a arteriografia, como método diagnóstico, de extrema importância quando factível (ausência de isquemia crítica do membro), sobretudo para o planejamento operatório. Apenas seus ramos geniculares e surais podem ser sacrificados quando acometidas isoladamente, sem lesão da artéria poplítea. A microcateterização e a embolização desses ramos com espiras metálicas ou gelfoam são possíveis.

As artérias tibiais – anterior e posterior – e fibular, bem como seus ramos, podem ser sacrificadas. Na maioria dos pacientes jovens vítimas de trauma, uma única artéria de perna pérvia é usualmente o suficiente para manter a viabilidade da panturrilha e do pé. Certamente, a oclusão de um único vaso é bem tolerada pela maioria dos pacientes. Além disso, a restauração cirúrgica desses vasos é tecnicamente desafiadora e bastante trabalhosa. O uso de técnicas endovasculares nas lesões dos vasos da perna é bem estabelecido como opção terapêutica. Em geral, quando se suspeita de lesão vascular, pode-se utilizar a punção da artéria femoral do membro contralateral ou punção anterógrada da artéria femoral comum ou superficial do membro acometido, realizando cateterismo seletivo anterógrado desses vasos, o que permite posicionamento preciso do cateter e método mais direto de liberação dos agentes embolizantes ou de *stents*, visto que no método contralateral muitas vezes a distância da punção até o local da lesão distal dificulta o procedimento devido ao tamanho dos cateteres e sistema de entrega dos *stents*. O tratamento requer, na maioria das vezes, a oclusão/isolamento do terço proximal da artéria acometida. Em geral, o agente embolizante de preferência são as espiras metálicas, podendo também ser utilizado o Gelfoam, a cola ou o ônix (Figura 58.8).

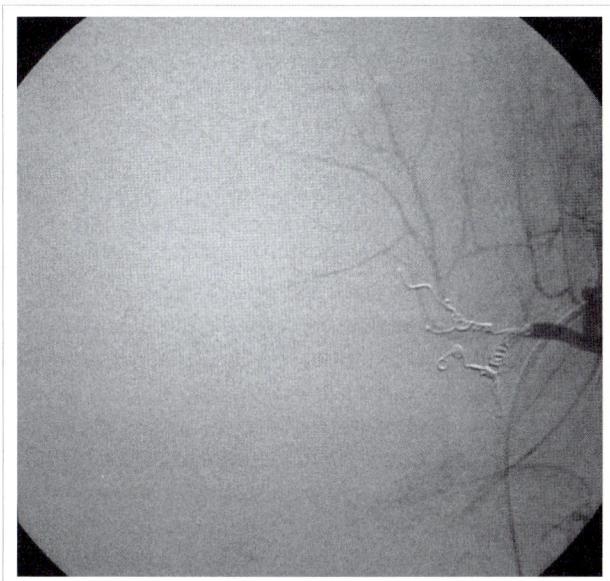

FIGURA 58.8. Aspecto radiográfico pós-embolização da artéria hepática comum com molas de Gianturco.

TRATAMENTO ENDOVASCULAR DAS LESÕES TRAUMÁTICAS NÃO VASCULARES
TRAUMA ABDOMINAL

O trauma de vísceras abdominais está presente em 13% a 15% de todos os casos de acidentes fatais, além de contribuir de forma significativa com as taxas de mortalidade tardia por sepse. Os traumatismos abdominais decorrem de diversos mecanismos e são divididos em dois grupos: traumatismos penetrantes e traumatismos fechados ou contusos. O reconhecimento desses grupos é de extrema importância, pois têm implicações relacionadas aos procedimentos diagnósticos, ao tratamento e à evolução.[23]

As lesões abdominais penetrantes significativas ocorrem em 80% das vezes após ferimentos por projétil de arma de fogo.

A maioria dos autores concorda que os ferimentos penetrantes, principalmente aqueles causados por projétil de arma de fogo, devem ser tratados cirurgicamente, em função das altas taxas de lesões intraperitoneais. A incidência do traumatismo abdominal fechado tem aumentado bastante, sendo que o acidente automobilístico é responsável por 60% de todos os traumatismos abdominais fechados. As vísceras parenquimatosas são mais acometidas no traumatismo abdominal fechado devido à súbita transferência de energia após o impacto, determinando lacerações e roturas parenquimatosas.

Técnica

A técnica utilizada é basicamente semelhante em todas as intervenções viscerais e consiste no cateterismo troncular do órgão a ser estudado e tratado. Após injeção de contraste e visualização da lesão, procedem-se com o cateterismo superseletivo dos ramos responsáveis pelo sangramento e com a embolização desses ramos com agentes embolizantes do tipo Gelfoam, espiras metálicas, cianoacrilato, partículas ou ônix.

TRAUMATISMO HEPÁTICO

A mortalidade dos pacientes com trauma hepático é de cerca de 10%, alcançando 25% nos casos de lesões graves associadas. Até pouco tempo, o tratamento das lesões hepáticas era quase exclusivamente cirúrgico.[23] Em 1983, Karp apresentou 17 casos de trauma hepático em crianças tratadas com sucesso sem intervenção cirúrgica; posteriormente, outras séries comprovaram a eficácia dessa modalidade terapêutica.[25] Além disso, o avanço dos métodos de diagnóstico por imagem e a disseminação do uso de técnicas terapêuticas percutâneas, sobretudo a embolização arterial, associados a dados que demonstram incidência de 20% a 50% de laparotomias não terapêuticas, uma vez que muitas das lesões hepáticas apresentam sangramento autolimitado e não necessitam de reparo cirúrgico durante a laparotomia, permitiram o estabelecimento de critérios para seleção de grupo de pacientes com trauma hepático que poderiam ser tratados de forma não operatória.[26] Tais critérios baseiam-se na presença de estabilidade hemodinâmica, no exame físico abdominal dentro de parâmetros de normalidade, na integridade neurológica, na ausência de lesões intra-abdominais concomitantes, na mínima necessidade de hemotransfusão (até duas unidades de concentrado de hemácias), na evolução com sinais de estabilização e na melhora e no grau da lesão pela avaliação com tomografia computadorizada de abdome. Além disso, a embolização justifica-se pela presença de dupla circulação do órgão, uma vez que a importância deste inviabiliza sua ressecção, em virtude de a maioria das vezes o sangramento ser originário de vasos periféricos, dificultando a identificação cirúrgica, e também em razão do caráter pouco agressivo da técnica (Figura 58.9). Como princípio básico, toda embolização arterial deve ser feita o mais seletivamente possível, lembrando que a revascularização por colaterais pode perpetuar o sangramento.

Respeitando-se as indicações, e em mãos experientes, o êxito do procedimento é elevado e apenas um pequeno número desses pacientes necessita de posterior tratamento cirúrgico. A evolução é realizada mediante controle tomográfico periódico, sendo necessário estudo angiográfico adicional apenas nos casos em que há suspeita de ressangramento.

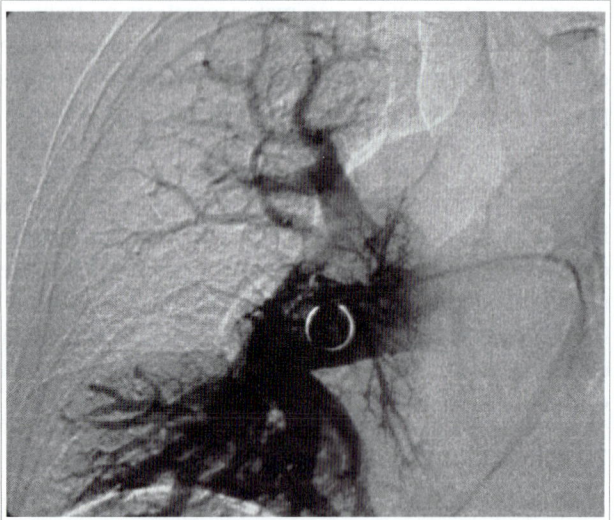

FIGURA 58.9. Aspecto arteriográfico pulmonar durante a realização da trombólise mecânica com *pigtail* rotatório, seguida da infusão de trombolíticos.

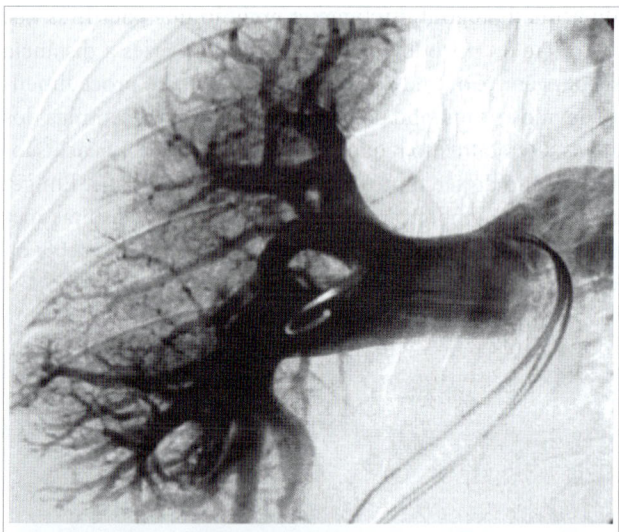

FIGURA 58.10. Aspecto arteriográfico pulmonar após a realização da trombólise mecânica com *pigtail* rotatório, seguida da infusão de trombolíticos (controle de 48 horas).

TRAUMATISMO ESPLÊNICO

A esplenectomia era o tratamento mais realizado para as lesões traumáticas até os primeiros anos da década 1960.[27] Posteriormente, a esplenorrafia e o tratamento conservador passaram a ser adotados com maior frequência, principalmente após descrições de casos de traumatismo esplênico tratados com sucesso por meio de medidas não operatórias, inicialmente em pacientes pediátricos e posteriormente com séries em pacientes adultos, comprovando a eficiência do método. Os critérios para seleção de pacientes para o tratamento não operatório são bastante semelhantes aos critérios utilizados no trauma hepático.

O tratamento percutâneo por meio de embolização arterial é factível em cerca de 15% a 20% dos pacientes adultos, seguindo-se de forma adequada os critérios de seleção.[28] Na maioria das vezes, a lesão presente é um pseudoaneurisma, o qual pode ser embolizado. Alguns grupos ocluem o tronco arterial esplênico principal, diminuindo a pressão de perfusão e controlando o sangramento. A oclusão esplênica troncular não implica isquemia ou necrose do baço, porém tem a desvantagem da impossibilidade de uma reembolização na falha da primeira tentativa. Em casos de exceção, em pacientes em condições clínicas críticas para tratamento operatório, pode-se realizar a embolização arterial, com o objetivo de controle do sangramento e de estabilização hemodinâmica, para posterior reavaliação diagnóstica e terapêutica de acordo com a evolução após a embolização. O método é seguro, de baixo custo, com baixa morbimortalidade e com taxas de sucesso de cerca de 90% em pacientes criteriosamente selecionados[29-30] (Figura 58.10).

TRAUMATISMO RENAL

Localizado no retroperitônio e protegido pela musculatura paravertebral, coluna, vísceras abdominais e gradeado costal, o rim é lesado em cerca de 10% dos pacientes com traumatismo abdominal. A maioria dessas lesões (80%) deve-se a traumatismos fechados, sendo que cerca de 90% dessas lesões são classificadas como lesões menores (a maioria dessas podendo ser controlada sem cirurgia) e apenas 10% a 20% dessas lesões consistem em danos maiores, acometendo a medula renal, pedículo vascular ou sistema coletor, resultando em extravasamento de urina ou maiores perdas volêmicas.[31] Os objetivos do controle dos traumatismos renais incluem uma rápida e adequada avaliação radiológica, preservação máxima do rim e da função renal, com um mínimo de complicações. A apresentação clínica é bastante variável e existem alguns sinais que devem ser considerados: fratura dos últimos arcos costais, hematoma de flanco, contratura da musculatura abdominal e hematúria. A hematúria está presente em mais de 90% dos casos e, embora não haja correlação entre sua intensidade e a gravidade da lesão, é o principal fator na indicação de investigação diagnóstica. A investigação diagnóstica além do quadro clínico baseia-se na angiotomografia computadorizada. A arteriografia tem suas principais indicações especialmente quando se decide intervir. Sangramento pós-traumático, pelo potencial terapêutico de embolização do vaso sangrante, nas fístulas arteriovenosas e nos traumatismos com lesão em rim único, quando a embolização seletiva é um recurso terapêutico importante, visando à preservação do rim.[32] Além disso, a arteriografia também está indicada nos casos de ausência de contrastação ("exclusão") de um dos rins na urografia excretora ou na TC, quando se suspeita, pelo mecanismo, de trombose da artéria renal. O tratamento não operatório pode ser utilizado em cerca de 95% dos traumatismos fechados, em cerca de 50% dos traumatismos penetrantes por arma branca e em cerca de 15% das lesões por projétil de arma de fogo. Entretanto, à exceção dos pacientes que têm indicação de exploração cirúrgica imediata, quando ocorre falha do tratamento não operatório, a eleição do método terapêutico invasivo (cirurgia ou embolização percutânea) deve ser feita após criteriosa avaliação e discussão multidisciplinar, incluindo o radiologista, cirurgião do trauma, urologista e radiologista intervencionista[31] (Figura 58.11).

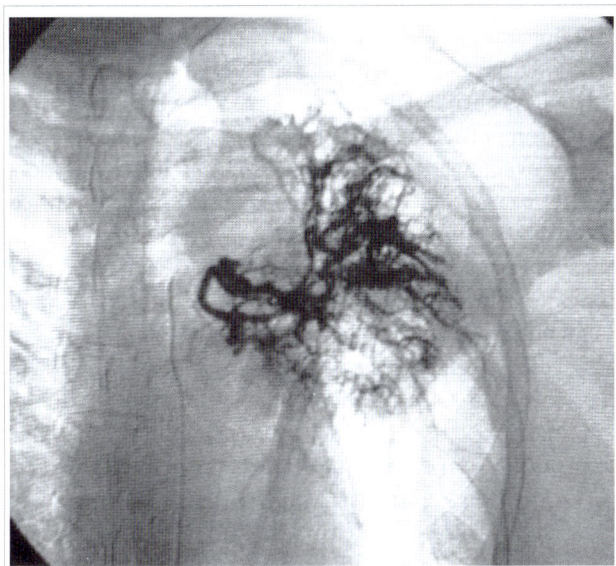

FIGURA 58.11. Angiografia brônquica esquerda seletiva demonstrando área de *blush*, compatível com desarranjo vascular inflamatório, foco da hemorragia (hemoptise).

TRAUMATISMO PÉLVICO

As lesões musculoesqueléticas que resultam nas mais altas taxas de incapacidade são as lesões pélvicas e das extremidades inferiores. Os impactos de alta energia causados por traumatismos contusos, como aqueles que resultam de acidentes automobilísticos e quedas de grandes alturas, com frequência produzem fraturas pélvicas instáveis e deslocadas com hemorragia maciça.[33] Se essas lesões não forem identificadas ou medidas de controle forem retardadas, maiores serão os índices de morbimortalidade, sobretudo em função das grandes perdas volêmicas e de suas consequências.[34] A pelve é mais resistente a forças aplicadas lateralmente, que podem deformar o anel pélvico e/ou resultar em fraturas do acetábulo. É menos provável que essas forças possam resultar em instabilidade do anel pélvico e hemorragia maciça. Já os mecanismos de lesão que causam rotação externa ou translação vertical de uma ou de ambas hemipelves resultam em maior dano de vísceras, tecidos moles, lesões vasculares e sangramento, bem como de lesões ligamentares, instabilidade pélvica, lesões ureterais, vesicais e comprometimento do plexo lombossacro. A fonte de sangramento nos traumatismos pélvicos é de origem venosa em 85% a 90% dos casos, e as artérias são responsáveis pelo sangramento em 10% a 15% dos casos. A melhor oportunidade de parar o sangramento venoso ocorre precocemente, pelo reconhecimento imediato e pela redução mecânica e estabilização da pelve.[34]

O diagnóstico precoce deve se basear em combinação de exame físico e radiografias. A redução precoce da fratura pélvica (manual, fixadores externos, internos ou pinça de Ganz) diminui drasticamente as perdas volêmicas. A incapacidade de restaurar a estabilidade hemodinâmica em um curto período de tempo, após descartadas lesões em outros sítios, constitui uma indicação precoce de sangramento arterial relacionado à fratura pélvica, o qual pode ser controlado por angiografia seletiva e embolização. As lesões vasculares associadas a fraturas pélvicas, em geral, são de pequenos ramos das artérias ilíacas internas, e as artérias glútea superior e a pudenda interna e sacral lateral, as mais acometidas. As indicações para embolização pélvica baseiam-se nas condições hemodinâmicas do paciente e no grau de sangramento pélvico, devendo ser sempre realizada quando se detecta extravasamento de contraste durante estudo angiográfico. Em geral, pacientes com fraturas pélvicas, instáveis do ponto de vista hemodinâmico, que respondem transitoriamente ou não respondem às manobras de ressuscitação volêmica, após estabilização da(s) fratura(s) e descartadas outras fontes de sangramento, são os principais candidatos a estudo angiográfico para identificação e possível tratamento de sangramentos pélvicos.[35]

A técnica inclui estudo panorâmico do território ilíaco, por injeção de contraste em cateter tipo *pigtail* posicionado na aorta terminal, seguido de estudo seletivo da(s) artéria(s) ilíaca(s) interna(s). Em geral, a embolização deve ser a mais seletiva possível, e o material de primeira escolha é a utilização de Gelfoam, tamanho que permite a manutenção do fluxo nos ramos colaterais, ao mesmo tempo em que cessa o fluxo no vaso-alvo. Materiais de menor tamanho não são recomendados por causa dos riscos de isquemia e infarto pélvico.[35] Pode-se ainda utilizar espiras metálicas como agente embolizante ou combinação de ambos, além de cola ou ônix.

Não é possível diminuir o fluxo venoso pélvico pela embolização arterial, não sendo, portanto, recomendado a "embolização empírica" na ausência de sinais de sangramento, devendo-se considerar outras possíveis fontes de sangramento. As complicações associadas a essa técnica incluem isquemia, infarto, infecção e disfunção erétil em pacientes do sexo masculino. Entretanto, essas complicações são pouco frequentes quando se realizam embolizações seletivas, lembrando ainda que a embolização bilateral das artérias ilíacas internas é bem tolerada pela maioria dos pacientes. Em mãos habilitadas, o procedimento é realizado com elevados índices de sucesso e às custas de baixa incidência de complicações[35] (Figura 58.12).

Importante salientar que o tratamento multidisciplinar é o mais indicado para qualquer tipo de lesão.

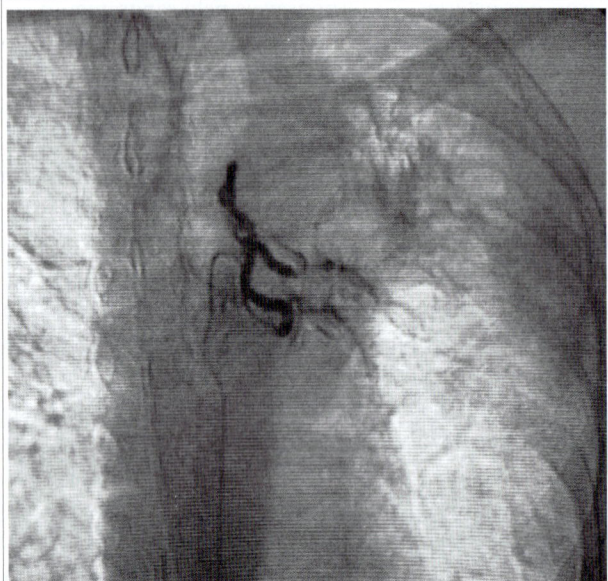

FIGURA 58.12. Angiografia brônquica esquerda seletiva de controle após a embolização com micropartículas demonstrando a área desvascularizada.

TERAPÊUTICA ENDOVASCULAR NO TROMBOEMBOLISMO PULMONAR

O tromboembolismo pulmonar (TEP) é a terceira enfermidade cardiovascular mais frequente nos Estados Unidos. Sua incidência é calculada em 600 mil casos/ano. Os fatores de risco mais importantes associados são: intervenções cirúrgicas, sobretudo cirurgias ortopédicas do quadril e do joelho; traumas; imobilizações e restrições ao leito prolongadas; ICC; neoplasias; gravidez; uso de anticoncepcionais; obesidade; e idade avançada. A taxa de mortalidade após TEP maciço – comprometimento do(s) tronco(s) principal(is) da(s) artéria(s) pulmonar(es) ou duas artérias lobares + choque cardiogênico – pode chegar a 60% nas primeiras 3 horas do evento se nenhum tratamento for instituído. Para pacientes com TEP submaciço – hemodinamicamente estáveis com evidência de insuficiência de ventrículo direito ao ecocardiograma ou alterações de enzimas cardíacas, a mortalidade varia de 15% a 20% nos primeiros 30 dias após o evento.[36] O TEP maciço determina rápido aumento da pressão arterial pulmonar em razão da restrição do fluxo sanguíneo e das alterações hemodinâmicas que ocasionam vasoconstrição, bem como hipertensão pulmonar, falência cardíaca direita, broncoespasmo, aumento do espaço morto e diminuição do surfactante pulmonar. Quando está associado com a doença cardíaca descompensada, costuma requerer tratamento agressivo, em virtude das altas taxas de mortalidade (Quadro 58.2).

Pacientes com diagnóstico confirmado de TEP e sem contraindicação para anticoagulação devem receber heparinização, dose plena, com heparina de baixo peso molecular ou heparina sódica não fracionada (classe I, nível A de evidência).[36-37]

QUADRO 58.2. Indicações para tratamento invasivo frente ao TEP.

- Hipotensão arterial (pressão arterial sistólica < 90 mmHg)
- Choque cardiogênico associado à hipertensão pulmonar
- Ecocardiograma evidenciando sobrecarga ventricular direita ou hipertensão pulmonar
- Hipertensão arterial pré-capilar
- Gradiente arterioalveolar maior que 50 mmHg

Se houver contraindicação à heparinização, nos casos de trombocitopenia induzida por heparina, outras drogas podem ser utilizadas, como danaparoide, lepirudina, argatrobana ou bivalirudina.

A trombólise ou a fibrinólise sistêmica é uma terapêutica aprovada pelo FDA (Food and Drugs Administration) para utilização em casos de TEP, sobretudo TEP maciço, desde que não haja contraindicação para seu uso (classe IIa, nível B de evidência). No entanto, a decisão de utilizá-la (em conjunto com a heparina ou isoladamente) deve ser tomada de maneira individualizada, ou seja, caso a caso, pesando-se os riscos e os benefícios da utilização. Os benefícios potenciais da trombólise sistêmica incluem rápida resolução dos sintomas (p. ex.: dispneia, dor torácica e estresse psicológico), estabilização das funções cardíacas e respiratórias sem necessidade de suporte ventilatório e drogas vasopressoras, redução do dano ao ventrículo direito, prevenção de novo episódio de TEP e aumento da probabilidade de sobrevida. Quanto aos riscos potenciais, incluem-se hemorragia fatal, hemorragia intracerebral – acidente vascular cerebral hemorrágico e suas consequências –, hemorragias menores que resultam em prolongamento do tempo de internação e necessidade de transfusão de sangue. A dose de alteplase recomendada pelo FDA é de 100 mg (ou 0,6 mg/kg) intravenoso, infundida em 2 horas.[36,38]

INTERVENÇÃO POR CATETER

Existem pelo menos quatro tipos possíveis de intervenções por cateter, a saber: trombectomia mecânica (fragmentação do trombo), trombectomia aspirativa, trombectomia reolítica e fibrinólise local, ou a combinação dessas técnicas.

As trombectomias mecânica, aspirativa e reolítica estão indicadas, sobretudo, como procedimento potencialmente salvadores de vidas, em pacientes selecionados com diagnóstico de TEP maciço ou submaciço, como uma alternativa à fibrinólise sistêmica (classe IIa, nível C de evidência) (Quadro 58.3). Seus potenciais benefícios são a diminuição rápida da pressão pulmonar, a sobrecarga do ventrículo direito e a resistência vascular pulmonar, o aumento da perfusão sistêmica e a propriedade de facilitar a recuperação do ventrículo direito.[36]

A trombectomia mecânica por cateter deve ficar restrita aos trombos localizados nos troncos arteriais principais das artérias pulmonares e às artérias lobares. Quando o calibre da artéria tratada for menor do que 6 mm, há um risco aumentado de perfuração e sangramento.

QUADRO 58.3. Indicações para trombectomia por cateter frente ao TEP maciço.

- Contraindicação à fibrinólise
- Contraindicação ou indisponibilidade da trombectomia cirúrgica
- Falha da fibrinólise sistêmica
- Tratamento combinado de trombectomia mecânica com fibrinólise local
- TEP submaciço com prognóstico reservado

Para a fragmentação do trombo podem ser utilizados balões de angioplastia de diversos calibres e cateteres, como o *pigtail* rotacional cateter (Cook) – cateter com furo lateral por onde passa um fio-guia hidrofílico sobre o qual se realizam movimentos rotatórios para fragmentar o trombo – e o cateter Amplatz (ATD, Microvena, White Bear Lake) – cateter de poliuretano reforçado 8 F, introduzido por um cateter-guia 10 F; possui extremidade metálica com hélice, cujo movimento espiral promove um efeito aspirativo sobre os coágulos, principalmente os recentes, desobstruindo o vaso.[36]

Para a aspiração do trombo podem ser utilizados os dispositivos *Greenfield suction* (Boston Scientific, Natick) – cateter-guia 10 F, acoplado a uma ventosa de 5 a 7 mm –, Prontos (Vascular Solutions, Minneapolis, EUA) e Aspirex® (Straub Medical).

Para a dissolução do trombo (trombectomia reolítica) podem ser utilizados os dispositivos AngioJet® (Possis, Minneapolis) – cateteres de 4 a 6 F –, Hydrolyser (Cordis, Warren) – cateter 7 F com dupla luz – e o Oasis (*Shredding embolectomy thrombectomy* – SET – Boston Scientific, Natick), que utilizam um jato de solução salina com alta velocidade provocando um efeito Venturi.

As trombectomias mecânica, aspirativa e reolítica associadas ou não à fibrinólise local devem ser continuadas até que haja melhora dos parâmetros hemodinâmicos, independente do aspecto angiográfico. Na literatura, as taxas de sucesso clínico encontradas de tratamento do TEP maciço por meio desses dispositivos são, em média, de 81% (trombectomia mecânica/fragmentação – 82%; trombectomia aspirativa – 81%; reolítica – 75%). Contudo, quando a fibrinólise local é associada à trombectomia mecânica por cateter, a taxa de sucesso sobe, em média, para 95% (trombectomia aspirativa + fibrinólise local – 100%; trombectomia reolítica + fibrinólise local – 91%; trombectomia mecânica/fragmentação + fibrinólise local – 90%).[36]

A fibrinólise local transcateter tem sido descrita na literatura vigente por diferentes autores como Vujic e colaboradores[37] e Molina e colaboradores[38]. Consiste na administração de drogas fibrinolíticas por um cateter posicionado de forma seletiva nos sítios onde estão localizados os trombos, com o intuito de promover, de forma mais eficaz, sua lise. Os acessos vasculares utilizados podem ser as veias femorais ou jugulares. Há diversos protocolos para uso das diferentes drogas existentes (Quadro 58.4).

Durante a fibrinólise, a heparina sistêmica pode ser mantida, com infusão de 16 UI/kg por hora, mantendo-se um tempo de coagulação ativado > 250 segundos, com o objetivo de evitar o fenômeno de rebote pós-fibrinólise. No entanto, a utilização dessas drogas associadas pode aumentar o risco de sangramento. Os níveis de fibrinogênio devem ser monitorizados a cada 1 a 2 horas (deve-se suspender o fibrinolítico caso o fibrinogênio caia abaixo de 100 mg/dL ou se houver evidência de sangramento), assim como também os níveis de PDF (produtos de degradação do fibrinogênio) e antígenos contra rt-PA. A dose recomendada de rt-PA para fibrinólise local é de 0,6 mg/kg até 50 mg, por 15 minutos.[36-38]

QUADRO 58.4. Protocolos para fibrinólise local transcateter frente ao TEP maciço.

Drogas	Dose inicial	Dose de manutenção
Uroquinase	250.000 UI/h + Heparina 2.000 UI em 2h	100.00 UI em 12 a 24h
rt-PA	10 mg em bólus ou 100 mg em 7h ou 20 mg em bólus + fragmentação mecânica	20 mg/h em 2h até 80 mg em 2h

Hipoteticamente, a associação de métodos (fragmentação mecânica, fibrinólise local, *stent* e angioplastia com balão) costuma produzir os melhores resultados por permitirem melhor ação da droga e por aumento da superfície de sua ação sobre os trombos. Durante a fragmentação mecânica observa-se a migração dos coágulos para a periferia do pulmão, o que, por sua vez, permite a redução da pressão e aumenta o fluxo arterial pulmonar (Figura 58.13). A eficácia

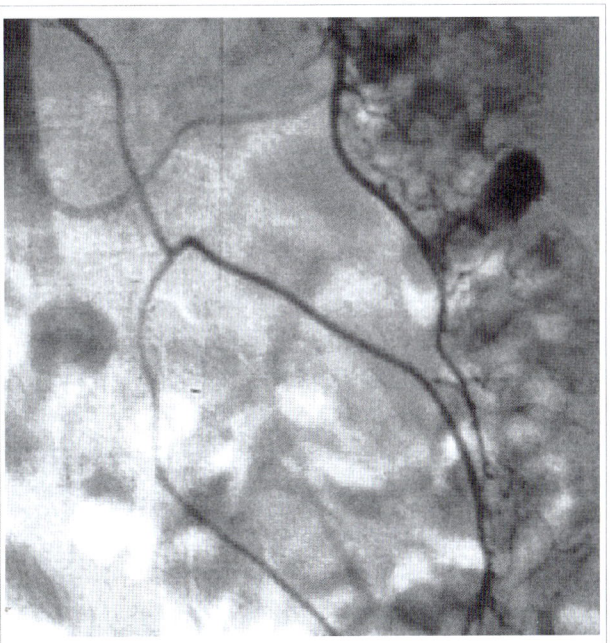

FIGURA 58.13. Extravasamento de contraste observado em ramo colônico esquerdo (área diverticular) durante a pesquisa arteriográfica de sangramento digestivo no território mesentérico inferior.

dessas condutas exibe um êxito de 90% em algumas séries, mas sem haver melhora na sobrevida. O sangramento potencial é descrito como menor quando se compara a técnica local com a sistêmica. No entanto, estudos randomizados e controlados são necessários para que se comprovem essas informações.

Tão importante quanto a terapêutica é a profilaxia do TEP. Além do tratamento tradicional com anticoagulação, pode-se lançar mão do uso de filtro de veia cava (FVC) em casos com indicações específicas, como paciente com diagnóstico de TEP e contraindicação para anticoagulação ou em vigência de sangramento ativo (classe I, nível B de evidência), retomada da anticoagulação em pacientes com FVC, caso as contraindicações à anticoagulação e/ou ao sangramento tenham sido resolvidas (classe I, nível B de evidência), em pacientes que receberam FVC temporário e que devem ser avaliados periodicamente, a fim de ser retirado assim que possível (classe I, nível C de evidência), em pacientes com TEP agudo recorrente, apesar de estar em uso de anticoagulação (classe IIa, nível C de evidência). Os FVC são elementos metálicos, removíveis ou definitivos, introduzidos e liberados no interior da veia cava inferior ou superior por acesso venoso jugular ou femoral, cuja finalidade principal é captar trombos provenientes dos segmentos venosos distais a estes, geralmente maiores que 2 a 3 mm, e, dessa forma, prevenir a embolia pulmonar e suas consequências. São fabricados em aço inoxidável, nitinol, tântalo ou titânio e possuem diversas configurações. Os filtros de uso definitivo vêm sofrendo modificações em seu desenho e forma para permitir sua recuperabilidade (filtros temporários) até determinado período durante o tratamento. Isso tem permitido a ampliação das indicações do uso dos filtros, uma vez que, podendo ser recuperado, exclui-se o risco de trombose tardia de veia cava.[36]

TRATAMENTO ENDOVASCULAR DA HEMOPTISE

O tratamento da hemoptise depende da gravidade clínica. A hemoptise maciça e a submaciça constituem-se em urgências que requerem tratamento imediato em função de sua alta mortalidade. Não há consenso na definição de hemoptise maciça. Pode ser tida como a que supera 300 mL em 24 horas. Nessas situações, o simples tratamento conservador cursa com taxas de mortalidade de 50% a 75%. A maior causa é a obstrução aguda das vias aéreas pelo sangue e o choque hipovolêmico. A hemoptise pode ser oriunda das artérias sistêmicas, em 95% dos casos, ou dos vasos pulmonares. As causas mais comuns são a bronquiectasia, lesões malignas e tuberculose, em 70% dos casos. Em pequeno número, a causa não é descoberta. Basicamente, o sangramento está relacionado a distúrbios da crase sanguínea, modificação da permeabilidade vascular e rotura ou destruição vascular, sendo estas duas últimas as mais implicadas.[39]

O conhecimento anatômico das artérias brônquicas é de fundamental importância para a correta abordagem diagnóstica e terapêutica, porém sua extrema variabilidade torna o procedimento por vezes muito difícil.[40] Entre 8,3% e 16,7% das artérias brônquicas têm origem aberrante da artéria subclávia, seus ramos, arco aórtico, aorta abdominal ou artérias diafragmáticas. Segundo De Gregório, 90% das artérias brônquicas nascem da aorta torácica descendente entre T5 e T6; 8% podem ter origem aberrante nas artérias subclávias, intercostais, mamária interna, tronco tireocervical, aorta etc.; e os 2% restantes da face anterior do cajado aórtico ou de outras porções da aorta descendente.[39] Com relação à sua distribuição anatômica na aorta torácica, em 1948, baseando-se em dissecções, Cauldwell descreveu quatro padrões anatômicos que englobavam 90% dos casos, sendo mais frequentes duas artérias brônquicas à esquerda e uma à direita; Botenga, em 1970, baseando-se em angiografias, encontrou sete padrões que se repetiam em 93% dos estudos; Uflaker, em 1985, obteve até dez modelos diferentes, em que seis englobavam até 90% das artérias brônquicas.[39-43]

Alguns exames fazem parte importante da pesquisa etiológica da hemoptise, como a radiografia simples de tórax; apesar de 50% dos casos de hemoptise apresentarem exame normal, a endoscopia digestiva alta, a tomografia computadorizada helicoidal e a broncoscopia, que detecta o foco de sangramento entre 50% e 60%. A broncoscopia avalia a quantidade e a gravidade da hemorragia, realiza a aspiração de coágulos e secreções, podendo estabelecer a etiologia da hemoptise.

O tratamento clínico básico da hemoptise visa interromper o sangramento, prevenir a obstrução brônquica e manter as funções vitais. Na maioria das vezes, o sangramento é de pequena monta e cede com o tratamento clínico, como repouso, uso de antitussígenos e ansiolíticos. Se o sangramento caracteriza uma hemoptise maciça ou submaciça, constitui-se em uma urgência médico-cirúrgica e requer diagnóstico e conduta precisos e rápidos por sua alta mortalidade. Medidas conservadoras implicam mortalidade de 50% a 75%. As primeiras séries publicadas demonstraram que o tratamento cirúrgico oferecia melhores resultados e menor mortalidade que o tratamento conservador, porém a cirurgia durante o episódio agudo envolve alta morbimortalidade e, às vezes, pode estar contraindicada.[39]

Atualmente, a embolização é o tratamento de escolha para a hemoptise. Desde os estudos de Bookstein e colaboradores[40] e de Remy e colaboradores,[41] com o advento dos equipamentos de angiografia por subtração digital e sistemas coaxiais permitindo cateterismo superseletivo dos ramos brônquicos, o tratamento pela técnica de embolização tem se mostrado fácil e seguro. Nos últimos anos, o sucesso técnico tem se apresentado superior a 80% e as taxas de falha ao redor de 18%. O estudo angiográfico pode se apresentar normal em 10% dos casos[44] (Figura 58.14).

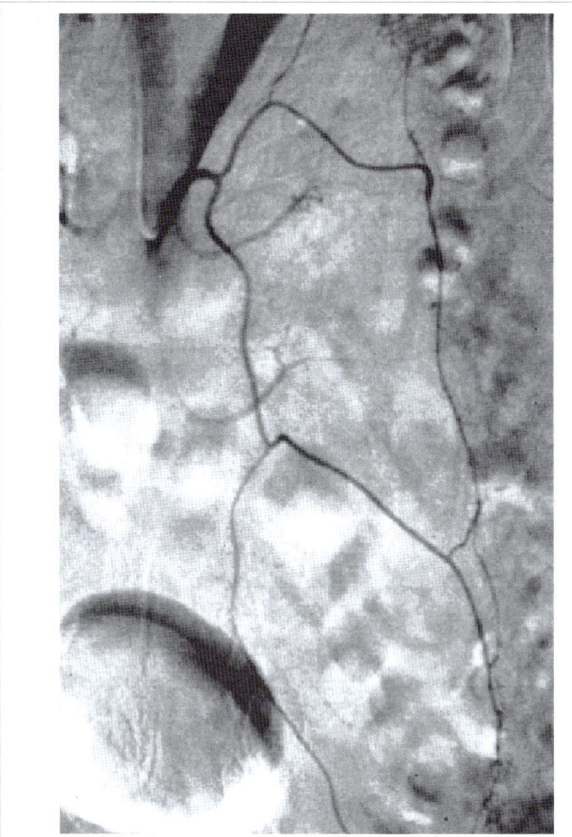

FIGURA 58.14. Angiografia mesentérica inferior após a embolização superseletiva da área diverticular hemorrágica.

A técnica da embolização envolve o cateterismo superseletivo dos vasos, observando-se os aspectos angiográficos diretos ou indiretos que sugiram a presença do sangramento. Dentre as raras complicações do método, observa-se a embolização acidental de artéria medular (Adamkiewicz) seguida de mielite ou paralisia, que ocorre mais frequentemente com a embolização à esquerda, dor torácica em função da embolização de ramos intercostais e/ou mamária, disfagia em virtude da embolização de ramos esofágicos e, raramente, fístula broncoesofágica.

Dentre as causas de recorrência do sangramento, observam-se embolização incompleta, recanalização dos vasos embolizados, hipertrofia de pequenas artérias colaterais e progressão da doença de base.

Pode-se concluir que a embolização é o tratamento eficaz e seguro para a hemoptise de causa sistêmica. É o tratamento de escolha na hemoptise de urgência, permitindo que a cirurgia se realize de forma eletiva. A recidiva quase sempre se deve à revascularização, situação na qual a embolização sempre pode ser novamente indicada.

TRATAMENTO ENDOVASCULAR PERCUTÂNEO DA HEMORRAGIA DIGESTIVA

O sangramento digestivo agudo apresenta-se como uma urgência que exige abordagem multidisciplinar e possui mortalidade estimada em 4% a 10%. O tratamento inicial envolve, necessariamente, a reposição volêmica e/ou de hemoderivados para estabilidade hemodinâmica, bem como investigação voltada para identificação do foco de sangramento e terapia específica para o devido controle do sangramento. A incidência anual de sangramento digestivo agudo varia de 40 a 150 casos/100.000 pessoas para os casos de hemorragia digestiva alta (HDA) e de 20 a 27 casos/100.000 pessoas para os casos de hemorragia digestiva baixa (HDB). Recentemente, e principalmente utilizado por endoscopistas, os sangramentos do trato digestivo passaram a ser classificados em altos, médios e baixos.[45-48]

HEMORRAGIA DIGESTIVA ALTA

A HDA é definida como qualquer sangramento significativo que ocorra no trato gastrintestinal, dos lábios até a flexura duodenojejunal, também conhecida como ligamento de Treitz. As causas de HDA são diversas e podem ser verificadas no Quadro 58.5. A doença ulcerosa péptica, principal causa de HDA, ocupa lugar importante dentre as etiologias e é responsável por 27% a 46% de todos os casos.

QUADRO 58.5. Principais etiologias do sangramento digestivo.

Hemorragia digestiva alta
- Úlcera péptica
- Gastrite erosiva
- Varizes esofágicas
- Gastropatia hipertensiva portal
- Esofagite
- Síndrome de Mallory-Weiss
- Neoplasias
- Doença de Dieulafoy
- Angiodisplasias e ectasias vasculares
- Origem hepatopancreaticobiliar
- Pós-operatório
- Fístula arterioentérica

TRATAMENTO PERCUTÂNEO

Antes do advento das técnicas de intervenção endoscópica, 35% a 55% dos pacientes com hemorragia digestiva alta, necessitavam de tratamento cirúrgico de urgência. Naquela época, a embolização intra-arterial para o tratamento da HDA era considerada uma técnica alternativa ao tratamento cirúrgico e estava reservada, principalmente, para pacientes com alto risco cirúrgico. Após a disseminação das técnicas endoscópicas de diagnóstico e tratamento, a embolização intra-arterial passou a ser considerada uma técnica de resgate, por ser minimamente invasiva, nos casos de falha dos métodos endoscópicos. Atualmente, a indicação de cirurgia de urgência para HDA somente é realizada em menos de 5% dos casos.

A arteriografia por cateter procura sinais diretos ou indiretos de sangramento e possui sensibilidade relatada de 63% a 90% para HDA. Sua sensibilidade pode ser aumentada quando se utiliza teste provocativo. Entretanto, se o sangramento for intermitente ou de etiologia venosa, a sensibilidade do método reduz bastante. A arteriografia é capaz de detectar volumes de sangramento de, aproximadamente, 0,5 mL por minuto. O sinal direto clássico de sangramento é o extravasamento ativo do contraste injetado (Figura 58.15); no entanto, sinais indiretos de sangramento, como pseudoaneurismas, irregularidades parietais e emaranhados vasculares com drenagem venosa precoce (característico das angiodisplasias) podem indicar o local exato do sangramento. Além do diagnóstico, a angiografia por cateter permite também o tratamento do sangramento por meio da embolização.[47]

A terapia transcateter ou embolização inicia-se necessariamente com um diagnóstico angiográfico adequado, devendo ser indicado nos casos em que a abordagem endoscópica falha, ou não localiza o foco de sangramento, ou não é possível visualizá-lo na endoscopia por causa do grande volume do sangramento, ou, ainda, o sangramento apresenta-se refratário ao tratamento clínico e/ou endoscópico. Nessas situações, há indicação da abordagem endovascular pela realização da angiografia seletiva transcateter.[49-53]

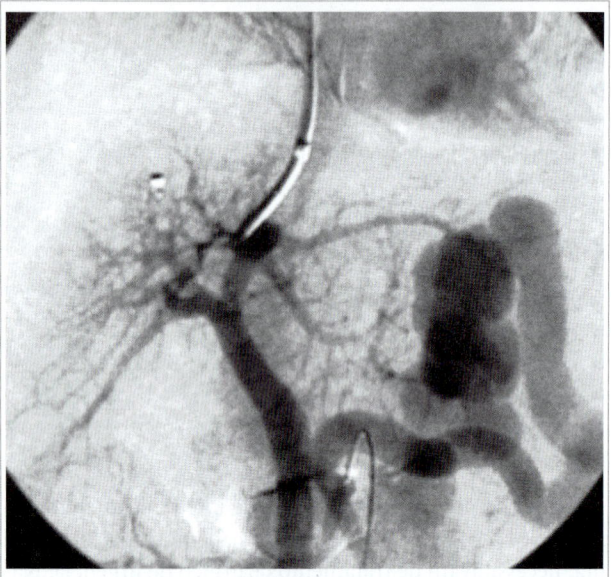

FIGURA 58.15. Portografia direta (durante a realização de TIPS) demonstrando a presença de volumosas varizes do território gástrico esquerdo.

TÉCNICA E RESULTADOS

A princípio, os pacientes com HDA e indicação de estudo arteriográfico devem ter estudos bioquímicos e coagulograma realizados previamente, uma vez que é necessária uma atividade de protrombina superior a 50% e contagem de plaquetas acima de 50.000/mm³, para realização do procedimento com maior segurança. Além disso, a localização da região do sangramento vista pela endoscopia, pela angiotomografia ou pela cintilografia facilita a indicação do território a ser embolizado, mesmo na ausência de sinais diretos de sangramento durante o estudo arteriográfico.

A abordagem endovascular percutânea inicia-se por meio da punção da artéria femoral comum direita ou esquerda. Inicialmente, o estudo arteriográfico é realizado por cateterismo seletivo do tronco celíaco com cateteres de curvaturas apropriadas, seguido de injeções de contraste iodado não iônico, com volume e pressão padronizados. A maioria (70%) dos sangramentos gástricos tem sua origem na artéria gástrica esquerda, enquanto os sangramentos duodenais têm sua origem, na maioria das vezes, nos ramos ou na própria artéria gastroduodenal. A seguir, estuda-se a artéria mesentérica superior. Em todas as etapas do exame, há necessidade de estudo nas fases arterial, capilar, parenquimatosa e de retorno venoso, na tentativa de ampliar a sensibilidade do método. Nos casos em que se realiza um exame diagnóstico e não será realizado nenhum tipo de terapêutica percutânea, pode-se lançar mão da utilização de marcadores da área de sangramento, como o azul de metileno ou marcadores radiopacos para facilitar a identificação cirúrgica da região a ser ressecada. Já nos casos em que se detecta o extravasamento de contraste, as opções de tratamento percutâneo são a embolização do vaso ou a infusão de fármacos vasoconstritores (vasopressina), este último usado em ocasiões bem restritas, por exemplo, o sangramento mucoso difuso.

A embolização arterial acima do ângulo de Treitz é considerada muito segura em razão da extensa rede de colaterais que suprem o estômago e o duodeno. Entretanto, os riscos de isquemia são conhecidos e não devem ser menosprezados. Assim, nos casos em que se opta pela embolização, esta deve ser realizada o mais seletivamente possível, a fim de evitar complicações isquêmicas. Nos casos em que a arteriografia não revela o local do sangramento, a embolização "às cegas" com base na localização endoscópica da lesão pode ser realizada. Em geral, essa embolização "às cegas" é realizada na artéria gástrica esquerda ou gastroduodenal, sendo ainda tema de bastante controvérsia na literatura.

Ao longo dos últimos anos, diversos agentes embolizantes têm sido utilizados na embolização dos sangramentos digestivos, entre os quais podem ser citados o agente líquido definitivo, como cola (n-butil cianoacrilato) misturado com Lipiodol, os agentes particulados definitivos, como as micropartículas (regulares ou irregulares) de poli(vinil álcool) (PVA) e microesferas (PVA e Tris-acryl gelatina). Esses agentes embolizantes podem ser utilizados de forma individual ou em combinação com outros agentes sólidos, como molas fibradas (*coils*).[52-53]

A taxa de sucesso das embolizações arteriais na HDA oscila em torno de 85%, com baixa incidência de complicações. As complicações maiores, relacionadas à embolização dos sangramentos digestivos, ocorrem em torno de 2% dos casos e é principalmente de natureza isquêmica, levando à necrose de alça intestinal ou embolização de órgão não alvo.[52-53] Diferente da necrose, os eventos isquêmicos geralmente são autolimitados e mais frequentemente relacionados à utilização de agentes particulados ou líquidos. De acordo com nossa experiência, a embolização arterial nos pacientes com hemorragia digestiva alta, sobretudo em pacientes bem selecionados, representa um método efetivo, pouco agressivo e com escasso número de complicações.

HEMORRAGIA DIGESTIVA MÉDIA

Hemorragia digestiva média (HDM) é definida como qualquer sangramento significativo que ocorra no trato intestinal, da flexura duodenojejunal (ligamento de Treitz) até a válvula ileocecal. As causas de HDM são diversas e podem ser verificadas no Quadro 58.6. Dentre as causas, destaca-se a angiodisplasia, principal etiologia de sangramento.

O tratamento endovascular percutâneo da HDM será tratado na mesma seção da HDB.

QUADRO 58.6. Principais etiologias do sangramento digestivo.

Hemorragia digestiva média

- Angiodisplasias
- Neoplasias
- Doença de Crohn
- Jejunoilete
- Úlceras jejunais e ileais (AINES)
- Divertículo de Meckel
- Fístula aortoentérica

HEMORRAGIA DIGESTIVA BAIXA

A enterorragia ou a passagem de sangue vermelho vivo ou a presença de sangue vivo ou coágulos nas fezes caracteriza a HDB. É definida como qualquer sangramento significativo que ocorra no trato intestinal, da válvula ileocecal até o ânus. Eventualmente, em menos de 10% dos casos, a HDA pode exteriorizar-se como enterorragia, resultando de um trânsito rápido de sangue vindo acima do ângulo de Treitz e passando pelo intestino – ocorre devido ao efeito catártico do sangue no trato digestivo. Em geral, esse quadro é acompanhado de significativa instabilidade hemodinâmica. As principais causas de HDB estão listadas no Quadro 58.7.

QUADRO 58.7. Principais etiologias do sangramento digestivo.

Hemorragia digestiva baixa

- Doença diverticular
- Angiodisplasia
- Neoplasias
- Doença inflamatória intestinal
- Doenças orificiais
- Colites
- Iatrogenia/pós-operatório

TRATAMENTO PERCUTÂNEO

A arteriografia por cateter procura sinais diretos ou indiretos de sangramento e possui sensibilidade relatada de 40% a 86% para HDB.

Infelizmente, as primeiras séries descritas em relação ao tratamento endovascular percutâneo transcateter da HDB demonstraram taxas elevadas (maiores que 10% a 15%) de isquemia de colo, muito provavelmente em decorrência dos calibres dos cateteres e dos agentes embolizantes utilizados e disponíveis na época. Em consequência desses resultados, o método foi esquecido desde a década de 1970.[54] Contudo, a evolução tecnológica dos materiais na década de 1990 permitiram o desenvolvimento de microcateteres e de agentes embolizantes mais seguros (partículas de PVA e partículas estéricas) trazendo a técnica de volta ao rol de procedimentos para o tratamento da HDB[55] (Figura 58.16).

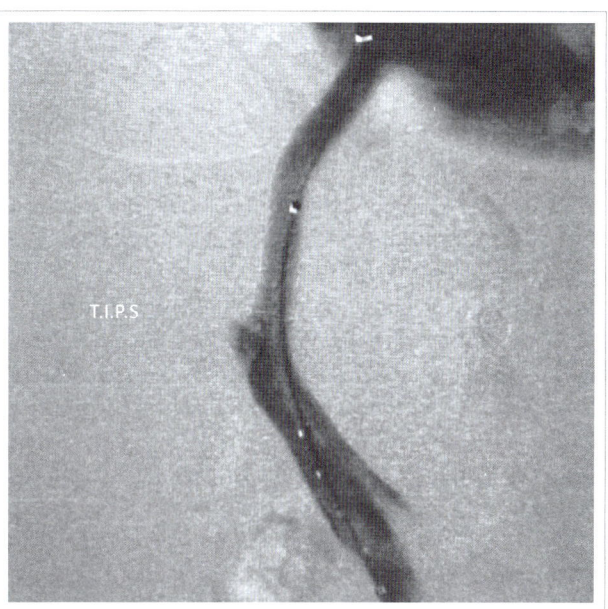

FIGURA 58.16. Venografia portal, *stent* e hepática direita demonstrando a permeablidade do *shunt* intra-hepático portossistêmico (TIPS).

TÉCNICA E RESULTADOS

Em relação ao acesso e ao material para realização do estudo nos pacientes com HDB, os mesmos cuidados previamente descritos para os pacientes com HDA devem ser tomados. Havendo localização prévia do sítio de sangramento por colonoscopia, angiotomografia ou cintilografia, o estudo pode ser iniciado com o cateterismo seletivo do vaso apropriado. Na ausência de localização do sangramento pré-angiográfico, o cateterismo seletivo da artéria mesentérica inferior deve ser realizado. Se não há detecção de sangramento nessa fase, procede-se ao estudo da artéria mesentérica superior e, se necessário, também do tronco celíaco. Em algumas situações, o estudo das artérias ilíacas internas deve ser realizado no intuito de localizar sangramentos nas porções média e distal do reto. Localizando-se o sangramento, pode-se apenas demarcar a área de sangramento para facilitar ressecções cirúrgicas posteriores, necessário em algumas etiologias de sangramento.

Apesar da embolização arterial nos casos de HDA ser amplamente aceita, na HDB alguns especialistas a consideram menos segura, devido ao risco de isquemia do colo – menor rede de anastomoses arteriais entre os territórios. A embolização nesses casos deve ser realizada apenas quando se consegue o cateterismo superseletivo do vaso responsável pelo sangramento, mediante técnicas de cateterismo coaxial com microcateteres. Quando o cateterismo superseletivo não for possível, devido ao pequeno calibre do vaso, tortuosidade ou por qualquer outro motivo, a embolização não deve ser realizada. Os casos de exceção são os pacientes com sangramento maciço, em condições hemodinâmicas críticas, com risco iminente de óbito e de alto risco cirúrgico, em que a embolização tem como objetivo o controle do sangramento e a melhora das condições clínicas, mesmo que seja necessária posterior intervenção cirúrgica para tratamento de eventual complicação isquêmica após a embolização. A infusão de drogas vasopressoras também pode ser utilizada para estancar o sangramento em casos selecionados. A vasopressina é a droga de escolha, por ser uma droga vasoconstritora potente. Uma infusão de 0,2 unidade/minuto é iniciada, podendo-se aumentar o volume de infusão com segurança até 0,4 unidade/minuto. A cessação do sangramento deve ser documentada 15 a 30 minutos após o início da infusão da droga. Se efetiva, deve ser mantida por 24 a 48 horas. Entretanto, essa técnica possui o inconveniente da permanência de um cateter em posição intra-arterial por tempo prolongado, além da alta taxa de recidiva do sangramento após a interrupção de sua infusão e dos elevados índices de complicações cardiovasculares.[48] Por esses motivos, dá-se preferência para a embolização. Os agentes embolizantes são os mesmos utilizados nos casos de pacientes com HDA.[55-57]

As taxas de sucesso da embolização transcateter variam de 70% a 95%, com baixa taxa de ressangramento e incidência de complicações isquêmicas em torno de 4,5% – sendo a maioria dessas complicações menores tratadas conservadoramente.[47,55-57] No entanto, frequentemente, durante o exame de arteriografia dos pacientes com HDB não se consegue definir claramente o local do sangramento, provavelmente em razão de seu caráter intermitente. Entretanto, em nossa experiência, o método quando realizado em pacientes bem selecionados, ou seja, aqueles com sangramento ativo, com estudos de imagem prévios positivos localizando o sítio de sangramento e por equipe de radiologia intervencionista experiente, mostra-se um procedimento efetivo e com baixas taxas de complicações.

Algoritmo para manejo do paciente com sangramento digestivo agudo[47,58] (Figura 58.17).

TRANSJUGULAR INTRAHEPATIC PORTOSYSTEMIC SHUNT (TIPS)

O controle das complicações da hipertensão portal é o ponto central no tratamento dos pacientes com hepatopatia crônica de origem cirrótica. Ascite refratária, hidrotórax

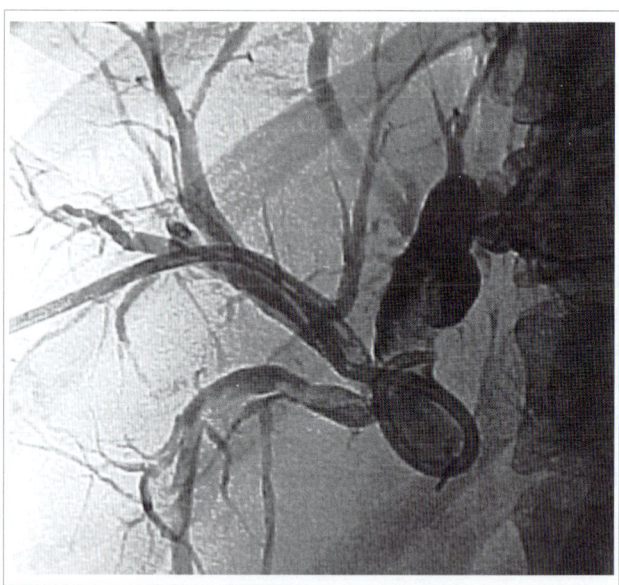

FIGURA 58.17. Colangiografia demonstrando uma drenagem biliar do tipo externa.

cirrótico e sangramentos digestivos (varizes esofágicas e gástricas) são os principais fatores determinantes de morbidade e mortalidade nesse grupo de pacientes, mesmo nas fases em que a função hepática encontra-se preservada. Quando ocorre insucesso nos tratamentos clínico e endoscópico, restam as alternativas cirúrgicas, como a desconexão ázigo-portal e a derivação portossistêmica calibrada ou não – procedimentos de grande porte e com risco elevado de óbito. O transplante hepático é a melhor alternativa de tratamento definitivo para quem sofre de hepatopatia crônica de origem cirrótica. Infelizmente, somente um terço dos pacientes nessas condições conseguem receber o transplante hepático e os demais morrem na fila do transplante enquanto aguardam o órgão. A possibilidade de realização de *shunts* portossistêmicos regrados, com instalação de uma prótese intra-hepática transjugular, comunicando um ramo portal diretamente à veia hepática – evitando a agressão cirúrgica e permitindo a redução imediata da hipertensão portal – abriu nova perspectiva de tratamento para esse grupo de pacientes enquanto aguardam, na fila de espera, pelo transplante hepático[59] (Quadro 58.8).

O procedimento, normalmente, é realizado por punção da veia jugular interna direita e introdução de um *kit* de acesso e punção hepática específica (*kit* RUPS 100). O introdutor é fixado, preferencialmente, dentro da veia hepática direita, e a agulha é disparada transfixando o parênquima hepático, com o objetivo de atingir o ramo portal intra-hepático. Realiza-se, assim, a comunicação entre o sistema porta e o sistêmico. A seguir, o trajeto parenquimatoso intra-hepático, entre esses dois vasos, é dilatado com balão de angioplastia e, posteriormente, realizado o implante de *stent* metálico (revestido ou não) comunicando o sistema porta e o sistema cava, confeccionando-se um *shunt* entre os dois

QUADRO 58.8. Indicações para realização de TIPS.
Eficácia comprovada
▪ Sangramento varicoso agudo
▪ Ascite cirrótica refratária ao tratamento clínico
Provável eficácia
▪ Ressangramento varicoso
▪ Gastropatia hipertensiva portal
▪ Sangramento de varizes gástricas
▪ Sangramento de varizes ectópicas intestinais ou periestomais
▪ Hidrotórax cirrótico refratário ao tratamento clínico
▪ Síndrome de Budd-Chiari
Eficácia não determinada
▪ Síndrome hepatopulmonar
▪ Síndrome hepatorrenal
▪ Doença veno-oclusiva
Ineficaz
▪ Ectasia vascular do antro gástrico

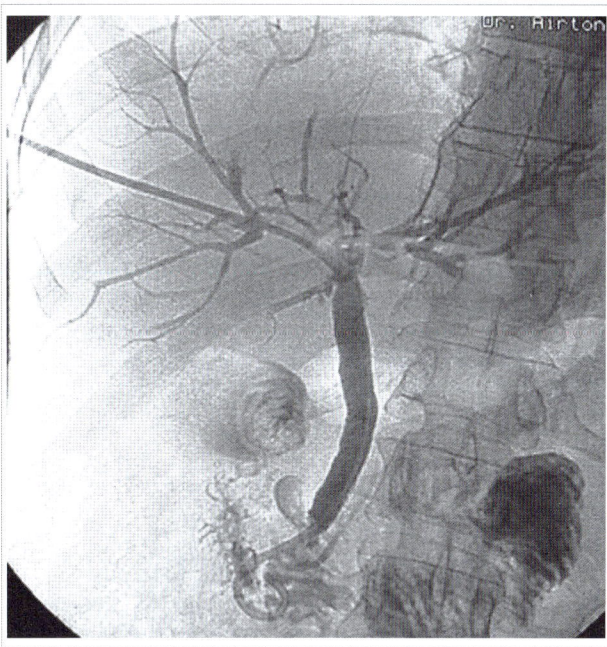

FIGURA 58.18. Colangiografia demonstrando uma drenagem biliar do tipo externa-interna.

sistemas venosos. Cria-se, assim, uma derivação portossistêmica diminuindo a hipertensão portal e suas consequências. O gradiente portossistêmico ideal após o TIPS deve ser menor que 12 mmHg. Considera-se que, acima desse valor, haverá o risco de complicações da hipertensão portal. No mesmo procedimento, pode-se associar a embolização das varizes gastresofágicas como terapêutica complementar, principalmente nos casos de sangramentos de varizes esofágicas em atividade. Existem dois tipos principais de *stents* com indicação para a confecção do trajeto parenquimatoso do TIPS: os metálicos não revestidos e os revestidos de e-PTFE (Viatorr-Gore).

Apesar de apresentar resultado satisfatório com o *stent* não revestido, os resultados mostram maior perviedade do *stent* nos pacientes tratados com *stents* revestidos, atingindo taxas de 80% de perviedade primária e de 100% de perviedade secundária em um ano. Esses seguimentos devem ser realizados rotineiramente até o momento do transplante hepático com Doppler (Figura 58.18). A eficácia do TIPS para sangramentos varicosos gastresofágicos emergenciais é superior a 90%. A complicação clínica mais frequente após o TIPS é a encefalopatia e pode ocorrer em até 44% dos pacientes. No entanto, os casos mais graves de encefalopatia ocorrem em até 5% dos pacientes. A mortalidade nos primeiros 30 dias após o TIPS é de 11%, em média. No longo prazo, a sobrevida dos pacientes que apresentaram hemorragia de origem varicosa tem sido reportada entre 64% e 87% em um ano; 56% a 71% em dois anos; 49% em três anos; e 43% em quatro anos.[60-62]

OCLUSÃO TRANSVENOSA RETRÓGRADA COM BALÃO (BRTO)

Ainda no campo das complicações de hipertensão portal dos pacientes com hepatopatia crônica de origem cirrótica, o BRTO é um procedimento radiológico intervencionista minimamente invasivo, que visa ao tratamento de varizes gástricas em pacientes com *shunt* portossistêmico pela veia cava inferior e suas tributárias[63] (Quadro 58.9).

QUADRO 58.9. Indicações para realização de BRTO.
HDA recorrente proveniente de varizes de fundo gástrico
▪ Em pacientes com *shunt* gastrorrenal
▪ Em pacientes com *shunt* gastrocaval
HDA recorrente + encefalopatia hepática
▪ Paciente com contraindicação ao TIPS

Por fluoroscopia, um cateter-balão é inserido na saída do *shunt* gastrorrenal ou gastrocaval por meio de uma bainha localizada na veia femoral direita. Venografia é realizada por e após a insuflação do balão, com injeção de 10 a 15 ml de contraste para avaliação das varizes gástricas e perigástricas. Em seguida, injeta-se o agente esclerosante lentamente e de forma intermitente até que as varizes estejam completamente preenchidas. De 30 a 50 minutos após a injeção, a maior quantidade de agente esclerosante é aspirada para evitar o refluxo e, por conseguinte, a absorção sistêmica. Ao término do procedimento, todos os materiais são removidos. Complicações relacionadas ao agente esclerosante e ao oleato de etamolina são descritas como insuficiência renal aguda, choque cardiogênico, edema pulmonar, coagulação intravascular disseminada e reação anafilática.

A taxa de sucesso do BRTO para o tratamento das varizes gástricas varia de 87% a 100% na literatura, com taxa de recorrência do sangramento de até 10%.[64]

TRATAMENTO PERCUTÂNEO DAS LESÕES BILIARES

Os procedimentos realizados sobre as vias biliares podem ter cunho diagnóstico ou terapêutico. O uso da colangiografia transparieto-hepática diagnóstica tem sido progressivamente abandonado em função do desenvolvimento e da melhora tecnológica de exames não invasivos, como a ultrassonografia, a tomografia e a ressonância magnética. Atualmente, seu uso está reservado aos casos não esclarecidos pela colangiorressonância para planejamento pré-operatório e no intervencionismo biliar[65] (Quadro 58.10).

QUADRO 58.10. Indicações da drenagem biliar transparieto-hepática.

- Tratamento paliativo dos tumores malignos periampulares
- Descompressão biliar urgente à colangite aguda
- Drenagem pré-operatória (controverso)
- Impossibilidade da drenagem biliar endoscópica
- Coleta de material das vias biliares para biópsia por escovado
- Radioterapia intraductal em tumores das vias biliares
- Inserção de cateteres para alimentação enteral

No preparo e na programação terapêutica desses pacientes, é de fundamental importância que alguns aspectos sejam sempre observados, como a história e o exame físico detalhado, a revisão dos exames complementares a fim de avaliar o grau de dilatação das vias biliares, zonas de atrofia, causa da obstrução, presença de lesões no trajeto da punção, uso de antibioticoterapia prévia e a monitorização dos parâmetros vitais.[66]

A técnica clássica da punção biliar direita descreve uma punção intercostal direita, mais ou menos ao nível do 10º espaço intercostal entre as linhas axilar média e anterior, abaixo do seio costofrênico, respeitando o trajeto do feixe vasculonervoso (borda superior da costela inferior). Após a anestesia local, realiza-se a punção de um ramo biliar intra-hepático periférico com agulha de Chiba (22 Gauge). A via biliar esquerda normalmente é acessada pelo espaço subxifoídeo, à esquerda, considerando pontos de referência anatômica, como as 11ª e 12ª vértebras torácicas. Com a agulha posicionada dentro do ramo biliar, são feitas pequenas injeções de contraste para identificar e opacificar a árvore biliar. O sucesso dessa técnica depende basicamente do maior grau de dilatação das vias biliares.

Na presença de vias biliares dilatadas, o êxito da punção é normalmente de 100%, enquanto o sucesso decresce para 85% quando não há dilatação. Uma vez identificada a via biliar, são realizadas manobras de cateterização, lançando mão de sistemas triaxiais que servirão de base para sua instrumentalização. Procedimentos como a drenagem biliar descompressiva, a ordenha ou a retirada de cálculos e a colangioplastia podem ser realizados por esse acesso.[65]

A falha ou a impossibilidade de drenagem endoscópica ocorre principalmente em função de fatores como papila intradiverticular, divertículos periampulares, anastomoses biliodigestivas, cirurgias gástricas ou de transplante hepático com reconstrução em Y de Roux, entre outras. A falha endoscópica, após tentativa de drenagem biliar, exige mudança rápida de estratégia, uma vez que a injeção de contraste e, consequentemente, bactérias nessas vias com estase leva à piora aguda do doente, situação na qual a opção pela drenagem percutânea se faz mandatória.

Após a abordagem percutânea da via biliar, realiza-se a implantação de um dreno multiperfurado. Nessa situação, pode-se optar pela drenagem externa (DBE) ou externa-interna (DBEI). Na primeira, a extremidade distal do dreno ficará posicionada no interior da via biliar, promovendo a saída de bile em direção ao exterior do corpo (bolsa coletora). Na segunda, os orifícios do dreno estarão posicionados no interior da via biliar intra ou extra-hepática e a extremidade distal no interior da alça intestinal (drenagem em bolsa coletora e passagem para a alça intestinal em virtude da presença do dreno). Na DBE, observa-se a depleção de íons, sais e bicarbonato. O refluxo potencial de parte do conteúdo duodenal em direção à árvore biliar, observado na técnica DBEI, pode ser um fator predisponente para colangites (Figura 58.18).

As taxas de morbidade e mortalidade observadas com a drenagem biliar percutânea variam de 8% a 33% e de 5% a 17%, respectivamente, em várias séries, e deve-se principalmente à condição clínica grave do paciente. A taxa de complicações está em torno de 15% e inclui hemorragia (hemobilia), sepse, pancreatite, hemoperitônio, pneumotórax, derrames pleurais e colangites via cateter externo. Contudo, se realizada por equipe experiente de radiologia intervencionista, as taxas de complicações, a morbidade e a mortalidade são comparáveis às da drenagem biliar endoscópica.[65]

Trata-se de procedimento bastante utilizado nos centros oncológicos, sobretudo nos especializados em cirurgia hepatobiliopancreática, e também nos centros especializados em transplante hepático.

REFERÊNCIAS BIBLIOGRÁFICAS

1. Griepp RB, Ergin MA, Lansman SL, Galla JD, Pogo G. The natural history of thoracic aortic aneurysms. Semin Thor Cardiovasc Surg. 1991;3:258-65.
2. Ehrlich M, Gragenwoeger M, Cartes-Zumelzu F, Grimm M, Petzl D, Lammer J, et al. Endovascular stent graft repair for aneurysms on the descending thoracic aorta. Ann Thorac Surg. 1998;66:19-24.
3. Fattori R, Nazpoli G, Lovato L, Grazia C, Piva T, Rocchi G, et al. Descending thoracic aortic diseases: stent-graft repair. Radiology. 2003;229:176-83.
4. Finkbohner R, Johnston D, Crawford ES, Coselli J, Milewicz DM. Marfan syndrome: long-term survival and complications after aortic aneurysm repair. Circulation. 1995;91:728-33.
6. Criado FJ, Abul-Khoudoud OR, Domer GS, McKendrick C, Zuzga M, Clark NS, et al. Endovascular repair of the thoracic aorta: lessons learned. Ann Thorac Surg. 2005;80:857-63.
7. Karthikesalingam A, Holt PJ, Hinchliffe RJ, Nordon IM, Loftus IM, Thompson MM. Risk of reintervention after endovascular aortic aneurysm repair. Br J Surg. 2010;97:657-63.
8. Svensson LG, Crawford ES, Hess KR, Coselli JS, Safi HJ. Dissection of the aorta and dissecting aortic aneurysms: improving early and long-term surgical results. Circulation. 1990;82(Suppl 5):IV24-IV38.

9. Nienaber CA, Fattori R, Lund G, Dieckmann C, Wolf W, von Kodolitsch Y, et al. Nonsurgical reconstruction of thoracic aortic dissection by stent-graft replacement. N Engl J Med. 1999;340:1539-45.
10. Miller DC. The continuing dilemma concerning me¬dical versus surgical management of patients with acute type B dissections. Semin Thorac Cardiovasc Surg. 1993;5:33-46.
11. Riesenman PJ, Farber MA, Rich PB, Sheridan BC, Mendes RR, Marston WA, et al. Outcomes of surgical and endovascular treatment of acute traumatic thoracic aortic injury. J Vasc Surg. 2007;46:934-40.
12. Hill BB, Zarins CK, Fogarty TJ. Endovascular Repair of thoracic aortic aneurysms. In: White R, Fogarty T, eds. Peripheral endovascular Interventions. New York: Springer-Verlag Inc., 1999. p.383-9.
13. Espinosa G, Marchiori E, Silva LF, de Araújo AP, Riquetti C, Baguero RA. Initial results of endovascular repair of abdominal aortic aneurism with a self-expanding stent-graft. J Vasc Interv Radiol. 2002;3:1115-23.
14. Black SA, Carrell TW, Bell RE, Waltham M, Reidy J, Taylor PR. Long-term surveillance with computed tomography after endovascular aneurysm repair may not be justified. Br J Surg. 2009;96:1280-3.
15. Liaw JV, Clark M, Gibbs R, Jenkins M, Cheshire N, Hamady M. Update: complications and management of infra-renal EVAR. Eur J Radiol. 2009;71(3):541-51.
16. Nasser F, Silva ROP, Ingrund JC, Burihan MC, Carnevale FC, Tonial TP, et al. Total percutaneous access for aortic endograft placement. J Vasc Bras. 2009;8(2):182-5.
17. Motta-Leal-Filho JM, Santos AC, Carnevale FC, de Oliveira Sousa W Jr, Grillo LS Jr, Cerri GG. Infusion of recombinant human t18 issue plasminogen activator through the superior mesenteric artery in the treatment of acute mesenteric venous thrombosis. Ann Vasc Surg. 2011;25(6):840.e1-4.
19. Turner DD, Sommers SC. Accidental passage of a polyethylene catheter from cubital vein to right atrium; report of a fatal case. N Eng J Med. 1954;251:744-5.
20. Thomas J, Sinclair-Smith B, Bloomfield D, Davachi A. Non-surgical retrieval of a broken segment of steel spring guide from right atrium and inferior vena cava. Circulation. 1964;30:106-8.
21. Edelstein J. Atraumatic removal of a polyethylene catheter from the superior vena cava. Chest. 1970;57(4):381-3.
22. Kadir S, Athanasoulis CA. Percutaneous retrieval of intravascular foreign bodies. In: Athanasoulis CA, Pfister RC. Interventional Radiology. Philadelphia: WB Saunders, 1982. p.379-97.
23. Motta-Leal-Filho JM, Carnevale FC, Nasser F, Santos ACB, Sousa Junior WO, Zurstrassen CE, et al. Endovascular techniques and procedures, methods for removal of intravascular foreign bodies. Rev Bras Cir Cardiovasc. 2010;25(2):202-8.
24. Schechter MA, O'Brien PJ, Cox MW. Retrieval of iatrogenic intravascular foreign bodies. J Vasc Surg. 2013;57(1):276-81.
25. Kister C, Funovics M. Endovascular interventions for multiple trauma. Radiologe. 2014;54(9):893-9.
26. Vo NJ, Althoen M, Hippe DS, Prabhu SJ, Valji K, Padia SA. Pediatric and abdominal pelvic trauma: safety and efficacy of arterial embolization. J Vasc Interv Radiol. 2014;25(2):215-20.
27. Karp MP, Cooney DR, Pros GA, Newman BM, Jewett TC Jr. The non-operative management of pediatric hepatic trauma. J Pediatr Surg. 1983;18:512-8.
28. Hagiwara A, Yukioka T, Ohta S, Tokunaga T, Ohta S, Matsuda H, et al. Nonsurgical management of patients with blunt hepatic injury: efficacy of transcatheter embolization. AJR Am J Roentgenol. 1997;169(4):1151-6.
29. Shackford SR, Molin M. Management of splenic injuries. Surg Clin North Am. 1990;70:595-620.
30. Pahter HL, Spencer FC, Hofstetter SR, Liang HG, Hoballah J, Coppa GF. Experience with selective operative and non-operative treatment of splenic injuries in 193 patients. Ann Surg. 1990;211:583-91.
31. Atluri S, Richard III HM, Shanmuganathan K. Optimizing multidetector CT for visualization of splenic vascular injury. Validation by splenic arteriography in blunt abdominal trauma patients. Emerg Radiol. 2011;18:307-12.
32. Miller PR, Chang MC, Hoth JJ, Mowery NT, Hildreth AN, Martin RS, et al. Prospective trial of angiography and embolization for all grade III to V blunt splenic injuries: non-operative management success rate is significantly improved. J Am Coll Surg. 2014;218(4):644-8.
33. McCombie SP, Thyer I, Corcoran NM, Rowling C, Dyer J, Le Roux A, et al. The Conservative management of renal trauma: a literature review and practical clinical guideline from Australia and New Zealand. BJU Int. 2014;114;Suppl.1:13-21.
34. Resnick S, Chiang A. Transcatheter embolization of a high-flow renal arteriovenous fistula with use of a constrained wallstent to prevent coil migration. J Vasc Interv Radiol. 2006;17(2 Pt l):363-7.
35. Kam J, Jackson H, Ben-Menchem Y. Vascular injury in blunt pelvic trauma. Radiol Clin North Am. 1981;19:171-86.
36. Mucha P, Farnell MB. Analysis of pelvic fracture mana¬gement. J Trauma. 1984,24.379-86.
37. Fang JF, Shih LY, Wong YC, Lin BC, Hsu YP. Angioembolization and laparotomy for patients with concomitant pelvic arterial hemorrhage and blunt abdominal trauma. Langenbecks Arch Surg. 2011;396:243-50.
38. Jaff MR, McMurtry MS, Archer SL, Cushman M, Goldenberg N, Goldhaber SZ, et al. Management of massive and submassive pulmonary embolism, iliofemoral deep vein thrombosis, and chronic thromboembolic pulmonary hypertension: a scientific statement from the American Heart Association. Circulation. 2011;123(16):1788-830.
39. Vujic I, Young JWR, Gobien RP, Dawson WT, Liebscher L, Sshelley BE Jr. Massive pulmonary embolism treated with full heparinization and topical low-dose streptokinase. Radiology. 1983;148:671-5.
40. Molina HE, Hunter DW, Yedlick JW, Cerra FB. Trombolytic therapy for post-operative pulmonary embolism. Am J Surg. 1992;163:375-81.
41. De Gregório MA. La radiologia intervencionista en neumología. Estado actual. Arch de Bronconeumol. 1995;31:235-45.
42. Bookstein JJ, Moser KM, Kalafer ME, Higgins CB, Davis GB, James WS. The role of bronchial arteriography and therapeutic embolization in hemoptysis. Chest. 1977;72(5):658-61.
43. Remy J, Arnaud A, Fardou H, Giraud R, Voisin C. Treatment of hemoptysis by embolization of bronchial arteries. Radiology. 1977;122(1):33-7.
44. Cauldwell EW, Siekert RG, Lininger RE, Anson BJ. The bronchial arteries: an anatomic study of 150 human cadavers. Surg Gynecol Obstet. 1948;86:395-412.
45. Uflacker R, Kaemmerer A, Picon PD, Rizzon CF, Neves CM, Oliveira ES, et al. Bronchial artery embolization in the management of hemoptysis: technical aspects and long-term results. Radiology. 1985;157:637-44.
46. Cremaschi P, Nacimbene, Vitulo P, Catanese, Rota L, Brazzoni GC, et al. Therapeutic embolization of bronchial artery: a successfull treatment in 209 cases of relapse hemoptysis. Angiology. 1993;44:295-9.
47. Athanasoulis CA. Angiography in the management of patients with gastrointestinal bleeding. Adv Surg. 1983;16:1-23.
48. Bookstein JJ, Chlosta EM, Foley D, Walter JF. Transcatheter hemostasis of gastrointestinal bleeding using modified autogenous clot. Radiology. 1974;113:277-85.
49. Valek V, Husty J. Quality improvement guidelines for transcatheter embolization for acute gastrointestinal non-variceal hemorrhage. Cardiovasc Intervent Radiol. 2013;36:608-12.
50. Conn HO, Rambsy GR, Storer EH, Mutchnick MG, Joshi PH, Phillips MM, et al. Intra-arterial vasopressin in the treatment of upper gastrointes¬tinal hemorrhage: a prospective, controlled clinical trial. Gastroenterology. 1975;68:211-21.
51. Ramaswamy RS, Choi HW, Mouser HC, Narsinh KH, McCammack KC, Treesit T, Kinney TB. Role of interventional radiology management acute gastrointestinal bleeding. World J Radiol. 2014;28;6(4):82-92.
52. Larson G, Schimidt T, Gott J, Bond S, O'Connor CA, Richardson JD. Upper gastrointestinal bleeding: predictors of outcome. Surgery. 1986;100:765-73.
53. Steffes C, Fromm D. The current diagnosis and management of upper gastrointestinal bleeding. Adv Surg. 1992;25:331-61.

54. Loffroy R, Guiu B, Cercueil JP, Lepage C, Latournerie M, Hillon P, et al. Refractory bleeding from gastroduodenal ulcers: arterial embolization in high-operative-risk patients. J Clin Gastroenterol. 2008;42:361-7.
55. Loffroy R, Guiu B, D'Athis P, Mezzetta L, Gagnaire A, Jouve JL, et al. Arterial embolotherapy for endoscopically unmanageable acute gastroduodenal hemorrhage: predictors of early rebleeding. Clin Gastroenterol Hepatol. 2009;7:515-23.
56. Chuang VP, Wallace S, Zornoza J, Davis LJ. Transcatheter arterial occlusion in the management of reto-sigmoidal bleeding. Radiology. 1979;133:605-9.
57. Bandi R, Shetty PC, Sharma RP, Burke TH, Burke MW, Kastan D. Superselective arterial embolization for the treatment of lower gastrointestinal hemorrhage. J Vasc Interv Radiol. 2001;12:1399-405.
58. d'Othee BJ, Surapaneni P, Rabkin D, Nasser I, Clouse M. Microcoil embolization for acute lower gastrointestinal ble¬eding. Cardiovasc Intervent Radiol. 2006;29(1):49-58.
59. Kickuth R, Rattunde H, Gschossmann J, Inderbitzin D, Ludwig K, Triller J. Acute lower gastrointestinal hemorrhage: minimally invasive management with microcatheter embolization. J Vasc Interv Radiol. 2008;19(9):1289-96.
60. Kim CY, Suhocki PV, Miller MJ Jr, Khan M, Gemini Janus RT, Smith TP. Provocative mesenteric angiography for lower gastrointestinal hemorrhage: results from a single-institution study. J Vasc Interv Radiol. 2010;21(4):477-83.
61. Garcia-Villarreal L, Martínez-Lagares F, Sierra A, Guevara C, Marrero JM, Jiménez E, et al. Transjugular intrahepatic portosystemic shunt versus endoscopic scleroterapy for the prevention of variceal rebleeding after recent variceal hemorrhage. Hepatology. 1999;29(1):27-32.
62. Smith FO, Johnson MS, Emanuel D. Transjugular intrahepatic portosystemic shunting (TIPS) for treatment of severe hepatic veno-occlusive disease. Bone-Marrow Transplant. 1996;18(3):643-46.
63. Boyer TD, Haskal ZJ. The role of transjugular intrahepatic portosystemic shunt in the management of portal hypertension. Hepatology. 2005;41:386-400.
64. García-Pagán JC, Caca K, Bureau C, Laleman W, Appenrodt B, Luca A, et al. Early use of TIPS in patients with cirrhosis and variceal bleeding. N Engl J Med. 2010;362(25):2370-9.
65. Santos ACB, Zurstrassen CE, Moreira AM, Motta Leal Filho JM, Machado AT, Carnevale FC. Papel da Radiologia Intervencionista na Hemorragia Digestiva por Hipertensão Portal. In: Zilberstein B, Carrilho FJ, Cecconello I, D'Albuquerque LAC. Atualização em Hemorragia Digestiva: Novos Conceitos na sua Fisiopatologia, Diagnóstico e Tratamento. 1 ed. São Paulo: Editora Atheneu, 2014. p.291-300.
66. Cho SK, Shin SW, Lee IH, Do YS, Choo SW, Park KB, et al. Balloon-occluded retrograde transvenous obliteration of gastric varices: outcomes and complications in 49 patients. AJR. 2007;189(6):w365-w372.
67. Lee MJ. Biliary intervention. In: Kaufman J, Lee MJ. Vascular and interventional radiology – The requisites. Saint Loius: Mosby, 2004. p.558-87.
68. Sherlock S, Doodley J. Propedêutica de imagem das vias biliares: radiologia e endoscopia intervencionistas. In: Sherlock, S, Doodley J. Doenças do fígado e do sistema biliar. Rio de Janeiro: Guanabara Koogan, 2004.

CAPÍTULO 59

MARCA-PASSO CARDÍACO E CARDIODESFIBRILADORES IMPLANTÁVEIS

Roberto Costa
Kátia Regina da Silva
Martino Martinelli Filho

DESTAQUES

- Dispositivos cardíacos eletrônicos implantáveis (DCEI) é um nome genérico atribuído aos marca-passos, cardioversores-desfibriladores implantáveis (CDI) e ressincronizadores cardíacos. Estes dispositivos, além de estimular artificialmente o coração, monitoram continuamente o ritmo cardíaco e também podem ter a capacidade de reverter taquiarritmias malignas.

- Os distúrbios da formação ou da condução do ritmo cardíaco podem provocar episódios de bradiarritmias, permanentes ou reversíveis, conforme a etiologia do processo. Nessas situações, o tratamento mais eficiente é o implante de marca-passo convencional, podendo-se utilizar, nos distúrbios reversíveis ou emergências, a estimulação cardíaca artificial temporária.

- O cardioversor-desfibrilador implantável (CDI) tem sido considerado a terapêutica mais efetiva para a prevenção da morte súbita cardíaca em pacientes que apresentam taquiarritmias ventriculares. Além das funções antibradicardia e antitaquicardia, todos os CDIs têm a capacidade de identificar, classificar e armazenar os fenômenos elétricos captados nas câmaras cardíacas onde os cabos-eletrodos estão implantados. Os fenômenos identificados como taquicardia ventricular ou fibrilação ventricular também são armazenados na forma de eletrogramas, para posterior interpretação.

- Aproximadamente 25% a 50% dos pacientes com insuficiência cardíaca avançada apresentam complexo QRS com duração prolongada (> 120 ms), sendo que a maioria tem morfologia de bloqueio de ramo esquerdo (BRE), ocasionando alterações da sequência de ativação do ventrículo esquerdo (VE), atraso na contração da parede lateral em relação ao septo interventricular e consequentemente dissincronia eletromecânica destes segmentos. A terapia de ressincronização cardíaca, através da estimulação simultânea dos ventrículos direito e esquerdo (biventricular), surgiu como eficiente terapêutica na redução da dissincronia, promovendo contração ventricular mais uniforme.

- A comprovação diagnóstica da causa de síncopes, a documentação de episódios de arritmias paroxísticas ou mesmo a identificação do início de um quadro de piora hemodinâmica pode estar registrada na memória do DCEI. Assim, a interrogação dos contadores diagnósticos e a avaliação dos eletrogramas registrados devem ser realizadas sempre que alguma hipótese relevante não tenha sido esclarecida. Essa atitude rápida e simples pode elucidar eventos raros e fugazes, evitar exames desnecessários e abreviar tanto o início do tratamento quanto o tempo de internação.

A comprovação diagnóstica da causa de síncopes, a documentação de episódios de arritmias paroxísticas ou mesmo a identificação do início de um quadro de piora hemodinâmica podem estar registradas na memória do DCEI. Dessa forma, a interrogação dos contadores diagnósticos e a avaliação dos eletrogramas registrados devem ser realizadas sempre que alguma hipótese relevante não tenha sido esclarecida. Essa atitude rápida e simples pode elucidar eventos raros e fugazes, evitar exames desnecessários e abreviar tanto o início do tratamento quanto o tempo de internação.

INTRODUÇÃO

Dispositivo cardíaco eletrônico implantável (DCEI) é um nome genérico atribuído aos MP, aos cardioversores desfibriladores implantáveis (CDI) e aos ressincronizadores cardíacos. Esses dispositivos, além de estimular artificialmente o coração, monitorizam de forma contínua o ritmo cardíaco e também podem ter a capacidade de reverter taquiarritmias malignas.[1]

Pelo fato de seus cabos-eletrodos estarem conectados diretamente no coração, os DCEI recebem sinais eletrocardiográficos com grande definição. Esses sinais elétricos são utilizados pelos MP e pelos desfibriladores implantáveis para permitir sua interação com o ritmo próprio do paciente. Cada batimento cardíaco, próprio ou estimulado artificialmente, fica armazenado na memória do DCEI na forma de histogramas ou de eletrogramas e podem ser recuperados e analisados no futuro. A interpretação desses eventos armazenados pode ser de grande utilidade para o esclarecimento diagnóstico de eventos clínicos de origem incerta. Muitos aparelhos implantados atualmente têm, também, a capacidade de transmitir informações por telefonia e sua memória pode ser acessada a distância.

Por serem construídos com materiais biocompatíveis, os DCEI são bem tolerados pelo corpo humano, e são raros os casos de reações inflamatórias não infecciosas. Como ocorre com qualquer outro corpo estranho, quando contaminados por microrganismos, forma-se um biofilme proteico na superfície dos geradores e dos cabos-eletrodos. Essa barreira proteica isola os agentes infecciosos da circulação sanguínea e impede a ação dos antibióticos. Dessa forma, o tratamento definitivo de infecções relacionadas aos DCEI depende, quase sempre, da remoção completa do sistema.

Outra característica importante dos DCEI é a possibilidade de sofrer interferência de equipamentos elétricos conectados aos pacientes. A consequência mais comum de uma interferência eletromagnética em um DCEI é a alteração temporária das funções de estimulação artificial. Dependendo da fonte de emissão e do tipo de sinal elétrico que causa a interferência, além do mau funcionamento transitório, que persiste exclusivamente enquanto a interferência estiver presente, também pode ocorrer dano irreversível ao dispositivo implantado ou ao miocárdio adjacente ao eletrodo implantado.

O envelhecimento da população tem aumentado o número de casos de arritmias passíveis de tratamento pela estimulação cardíaca artificial. Tem sido observado, portanto, o crescimento constante do número de pacientes que recebem indicação para estimulação cardíaca artificial durante seu atendimento em unidades de emergência e de terapia intensiva. No mesmo sentido, observa-se o aumento crescente do número de internações de pacientes que já são portadores de DCEI para a realização do pós-operatório, uma vez que muitos deles apresentam disfunção ventricular grave, ou para o tratamento de complicações, relacionadas ou não ao dispositivo cardíaco implantado.

Neste capítulo serão abordadas tanto as situações que envolvem a indicação e o implante de dispositivo, temporário ou definitivo, como o atendimento de pacientes que já são portadores de DCEI, durante sua permanência em unidade de cuidados intensivos.

DISPOSITIVOS CARDÍACOS ELETRÔNICOS IMPLANTÁVEIS

Ao serem admitidos em unidade de tratamento crítico, os pacientes que apresentam arritmias passíveis de correção por estimulação elétrica artificial, mas que ainda não são portadores de um DCEI, podem necessitar do uso de estimulação cardíaca temporária até que a causa de sua arritmia seja definida e a necessidade do uso de estimulação permanente seja confirmada.

As indicações de DCEI vêm crescendo substancialmente nas últimas décadas. O estabelecimento de critérios ou de normas consensuais, por meio da publicação e da revisão periódica de diretrizes a respeito da estimulação cardíaca artificial, visa à uniformização das indicações de implante dos DCEI, o que contribui para a melhora da relação custo-benefício desses procedimentos.[2-3]

O primeiro consenso com as indicações para implante de MP definitivo foi publicado pelo American College of Cardiology (ACC) e pela American Heart Association (AHA) em 1984. Desde então, várias revisões foram publicadas nos EUA, sendo a última em 2012.[2] No Brasil, a Sociedade Brasileira de Arritmias Cardíacas (SOBRAC), vinculada à Sociedade Brasileira de Cardiologia, publicou em 2007 as últimas Diretrizes Brasileiras de Dispositivos Cardíacos Eletrônicos Implantáveis, documento que é referência para as discussões nesse tópico.[3]

De maneira didática e embasada neste documento, as principais indicações de DCEI podem ser agrupadas em: (1) correções de bradiarritmias, (2) prevenção ou reversão de taquiarritmias ventriculares, e (3) tratamento da ICC secundária à dissincronia ventricular.

TRATAMENTO DAS BRADIARRITMIAS

Os distúrbios da formação ou da condução do ritmo cardíaco podem provocar episódios de bradiarritmias, permanentes ou reversíveis, conforme a etiologia do processo.

Dependendo da região anatômica do coração em que ocorreu a disfunção do sistema de condução, podem-se verificar episódios de bradicardia associados a sintomas de baixo fluxo cerebral, como síncopes, pré-síncopes ou tonturas, ICC ou até mesmo a morte súbita do paciente. Nessas situações, o tratamento mais eficiente é o implante de MP convencional, com a utilização, nos distúrbios reversíveis ou em emergências, da estimulação cardíaca artificial temporária, que será abordada em tópico distinto, ou do implante de MP definitivo nos transtornos irreversíveis.[1-4]

Indicações de MP definitivo

Atualmente, as indicações consideradas clássicas ou convencionais para o implante de MP definitivo são a doença do nó sinusal, os bloqueios atrioventriculares, os bloqueios fasciculares e a hipersensibilidade do seio carotídeo.[2-3]

Doença do nó sinusal

A disfunção do nó sinusal é caracterizada pelo espectro de distúrbios eletrocardiográficos e eletrofisiológicos que envolvem o nódulo sinoatrial e suas conexões. A associação de sintomas clínicos a esses distúrbios é denominada doença do nó sinusal (DNS).[2-3]

Se houver predisposição hereditária, essa enfermidade é mais frequente em mulheres de 60 a 69 anos, mas pode ocorrer em indivíduos jovens e também em crianças. A etiologia da DNS é primária ou idiopática na maioria dos casos, e as cardiopatias chagásica e isquêmica são as principais responsáveis pela forma secundária. O diagnóstico é essencialmente eletrocardiográfico e a monitorização contínua prolongada, como a utilizada pelo sistema Holter de 24 horas, permite correlacionar a arritmia com a sintomas clínicos. As manifestações eletrocardiográficas mais frequentes da DNS são a bradicardia sinusal, as pausas sinusais, os bloqueios sinoatriais e a síndrome bradicardia-taquicardia (síndrome bradi-taqui), definida pela presença de episódios paroxísticos de taquicardia supraventricular seguidos por pausas prolongadas, assunto já abordado no Capítulo 43 - Bradiarritmias Cardíacas

A taxa de sobrevivência dos portadores de DNS é de 85% a 92% em 1 ano, de 73% a 79% em 3 anos, de 62% a 65% em 5 anos e 52% em 7 anos. A abordagem farmacológica para o tratamento da DNS é pouco efetiva. Embora não aumente a sobrevida, o implante de MP definitivo é a terapêutica de escolha na DNS espontânea, irreversível ou induzida por fármacos insubstituíveis e com sintomatologia documentada relacionada à bradiarritmia. O modo recomendado de estimulação cardíaca baseia-se na estimulação atrial (AAI ou DDD), já que a condução atrioventricular normalmente é preservada, e pode-se optar pela ativação do sensor (R) de resposta em frequência cardíaca, com a correção da incompetência cronotrópica frequentemente presente na DNS. Quando os sintomas clínicos não são claramente relacionados à bradiarritmia, o nível de evidência científica para indicação do marca-passo definitivo é menor, o que, em muitos casos, leva à dificuldade em documentar a correlação entre sintomas e achados eletrocardiográficos. Nos casos em que os pacientes são assintomáticos ou os sintomas são comprovadamente independentes da bradiarritmia, o MP está contraindicado.[2-3]

Bloqueios atrioventriculares

Conforme apresentado no Capítulo 43 - Bradiarritmias Cardíacas, os bloqueios atrioventriculares são definidos como distúrbios na condução do impulso elétrico, que ocorrem entre a despolarização atrial e ventricular, e devem ser distinguidos do fenômeno de refratariedade fisiológica (propriedade intrínseca das células do sistema de condução). O bloqueio atrioventricular (BAV) é considerado a principal causa de implantes de MP definitivo, tanto pela gravidade das repercussões clínicas, quanto por sua elevada incidência.[2-3]

A abordagem terapêutica para indicação e implante de MP definitivo difere substancialmente entre as diversas manifestações eletrocardiográficas dos bloqueios atrioventriculares e depende da presença de sintomas relacionados à bradiarritmia e à reversibilidade do distúrbio do ritmo em questão. Nesse contexto, as indicações para o implante do MP definitivo podem ser classificadas em recomendáveis, aceitáveis e inaceitáveis, de acordo com as evidências científicas disponíveis (Quadro 59.1).[2-3]

Bloqueios fasciculares

Os bloqueios fasciculares referem-se às alterações eletrocardiográficas que ocorrem em consequência da condução anormal do impulso cardíaco abaixo do nódulo atrioventricular (AV) e acometem o ramo direito e/ou um ou ambos os fascículos do ramo esquerdo do feixe de His. Na presença de cardiopatia ou de sintomas de baixo fluxo cerebral, a presença de bloqueios fasciculares está associada a maior incidência de BAV total e à morte súbita cardíaca.[2-3]

Atualmente, são consideradas indicações de MP:

- Bloqueio de ramo bilateral alternante documentado e com sintomas;
- Bloqueio bifascicular, associado ou não a BAV de 1º grau, com episódios sincopais sem documentação de BAV total paroxístico e afastadas outras causas dos sintomas;
- Intervalo HV > 70 ms ou com bloqueio intra ou infra-His induzido por estimulação atrial e/ou teste farmacológico em pacientes com síncopes, pré-síncopes ou tonturas sem causa determinada;
- Pacientes assintomáticos com intervalo HV > 100 ms.

HIPERSENSIBILIDADE DO SEIO CAROTÍDEO

A síndrome de hipersensibilidade do seio carotídeo é definida por síncopes ou pré-síncopes resultantes de resposta autonômica exagerada ao reflexo induzido pela estimulação do seio carotídeo.[2-3] A hipersensibilidade do seio carotídeo acome-

QUADRO 59.1. Principais indicações e graus de recomendação para o implante de MP definitivo nos bloqueios atrioventriculares.

Critérios de indicação no BAV de 3º grau

Classe I
- Permanente ou intermitente, irreversível, de qualquer etiologia ou local, com sintomas de hipofluxo cerebral ou ICC consequentes à bradicardia.
- Assintomático, consequente a IAM, persistente > 15 dias.
- Assintomático, com QRS largo após cirurgia cardíaca, persistente > 15 dias.
- Assintomático, irreversível, com QRS largo ou intra/infra-His, ou ritmo de escape infra-His.
- Assintomático, irreversível, QRS estreito, com indicação de antiarrítmicos depressores do ritmo de escape.
- Adquirido, irreversível, assintomático, com FC média < 40 bpm na vigília, com pausas > 3 segundos e sem resposta adequada ao exercício.
- Irreversível, assintomático, com assistolia > 3 segundos na vigília.
- Irreversível, assintomático, com cardiomegalia progressiva.
- Congênito, assintomático, com ritmo de escape de QRS largo, com cardiomegalia progressiva ou com FC inadequada para a idade.
- Adquirido, assintomático, de etiologia chagásica ou degenerativa.
- Irreversível, permanente ou intermitente, consequente à ablação da junção do nó AV.

Classe IIa
- Consequente à cirurgia cardíaca, assintomático, persistente > 15 dias, com QRS estreito ou ritmo de escape nodal e boa resposta cronotrópica.
- Consequente à cirurgia cardíaca sem perspectiva de reversão < 15 dias.
- Congênito assintomático, com QRS estreito, má resposta cronotrópica, sem cardiomegalia, com arritmia ventricular expressiva ou QT longo.

Classe IIb
- Congênito, com QRS estreito, boa resposta cronotrópica, sem cardiomegalia, com arritmia ventricular expressiva ou QT longo.

Critérios de indicação no BAV de 2º grau

Classe I
- Permanente ou intermitente, irreversível ou causado por uso de fármacos necessários e insubstituíveis, independente do tipo e da localização, com sintomas definidos de baixo fluxo cerebral ou ICC consequentes à bradicardia.
- Tipo II, com QRS largo ou infra-His, assintomático, permanente ou intermitente e irreversível.
- Com *flutter* atrial ou fibrilação atrial, com períodos de resposta ventricular baixa, em pacientes com sintomas definidos de baixo fluxo cerebral ou ICC consequentes à bradicardia.

Classe IIa
- Tipo avançado, assintomático, permanente ou intermitente e irreversível ou persistente após 15 dias de cirurgia cardíaca ou IAM.
- Tipo II, QRS estreito, assintomático, permanente ou intermitente e irreversível.
- Com *flutter* atrial ou fibrilação atrial, assintomático, com frequência ventricular média abaixo de 40 bpm em vigília, irreversível ou por uso de fármaco necessário e insubstituível.

Classe IIb
- Tipo avançado, assintomático, permanente ou intermitente e irreversível não relacionado à cirurgia cardíaca ou ao IAM.
- Tipo 2:1, assintomático, permanente ou intermitente e irreversível associado a arritmias ventriculares que necessitam de tratamento medicamentoso com fármacos insubstituíveis.

ICC: insuficiência cardíaca congestiva; IAM: infarto agudo do miocárdio; FC: frequência cardíaca; AV: atrioventricular; BAV: bloqueio atrioventricular.

te mais frequentemente pessoas idosas que apresentam comprometimento esclerodegenerativo do sistema cardiovascular. O paciente idoso que tem síncopes relacionadas à movimentação do pescoço constitui o exemplo mais típico desse grupo.[1-3]

O diagnóstico pode ser estabelecido facilmente pela manobra de massagem do seio carotídeo. A indução de pausas > 3 segundos, seja por BAV, seja por parada sinusal, na ausência de fármacos que deprimam a função sinusal ou a condução atrioventricular, é considerada diagnóstica (Figura 59.1). Além dessa apresentação (cardioinibitória), a doença pode se manifestar pelo componente vasodepressor (vasodilatação) ou ainda de forma mista (associação de assistolia com vasodilatação). A despeito da facilidade de se documentar pausas durante a manobra de massagem do seio carotídeo, é fundamental que seja confirmada a relação entre a bradicardia e os sintomas, pois pausas ou bradicardia sem significado clínico podem ser facilmente induzidas em pacientes idosos ou que estão em uso de digital, betabloqueadores e outros fármacos depressores do estímulo cardíaco. O implante de MP definitivo é tratamento eficaz para eliminar os sintomas da hipersensibilidade do seio carotídeo, nos casos em que existe componente cardioinibidor e associação com sintomas clínicos.[2-3]

A massagem do seio carotídeo junto à bifurcação da artéria carótida comum pode produzir pausa sinusal prolongada e até mesmo BAV. O traçado da Figura 59.1 demonstra pausa sinusal de 4,7 segundos.

Modos de estimulação cardíaca artificial

A grande variedade dos dispositivos cardíacos eletrônicos implantáveis tornou necessária a criação de um código para definir o modo de estimulação que está sendo empregado em determinado momento. O código atual foi proposto pela North American Society of Pacing and Electrophysiology (NASPE) e pelo British Pacing and Electrophysiology Group (BPEG) e é constituído por cinco letras[4] (Quadro 59.2).

Normalmente, os dispositivos são identificados pelas três primeiras letras. Os modos de estimulação mais frequentemente utilizados encontram-se nas Figuras 59.2, 59.3 e 59.4.

Os MP convencionais mais utilizados atualmente são os do tipo atrioventricular com resposta de frequência por sensor, usados para todos os pacientes que não tenham fibrilação atrial permanente considerada irreversível, independente de serem portadores de DNS, de bloqueio da condução intra ou atrioventricular ou de síndrome neuromediadas. Com raras exceções, como é o caso da estimulação pediátrica, apenas pacientes com fibrilação ou *flutter* atrial persistente são candidatos à estimulação ventricular exclusiva.

PREVENÇÃO DA MORTE SÚBITA ARRÍTMICA PELOS CARDIOVERSORES DESFIBRILADORES IMPLANTÁVEIS

A morte súbita cardíaca pode ser definida como a morte natural e inesperada, caracterizada pela perda repentina da consciência no período de até 1 hora após o início dos sintomas. Embora seja mais frequente em indivíduos que já tenham sofrido infarto agudo do miocárdio (IAM) ou que apresentem sintomas de ICC, outras causas, inclusive não cardíacas, podem ser responsáveis pela morte súbita. O grande número de pessoas acometidas por esse problema aumenta a importância de sua prevenção. Estima-se que mais da metade das mortes por doenças cardiovasculares sejam súbitas, e que no Brasil ocorram mais de 250 mil casos por ano, 75% deles fora de hospitais, e dentro desse número de casos, 90% a 95% dessas vítimas morrem antes de chegar a um pronto-socorro.[1-3,5-8]

O CDI tem sido considerado a terapêutica mais efetiva para a prevenção da morte súbita cardíaca em pacientes que apresentam taquiarritmias ventriculares. A superioridade do CDI em relação à terapêutica medicamentosa, em pacientes selecionados, foi comprovada em diversos estudos clínicos, que demonstraram redução da mortalidade súbita e total com o uso desses aparelhos em comparação com o uso dos fármacos antiarrítmicos.[1-3,5-8]

O CDI é um dispositivo semelhante a um MP cardíaco com recursos para detecção e interrupção automática de ta-

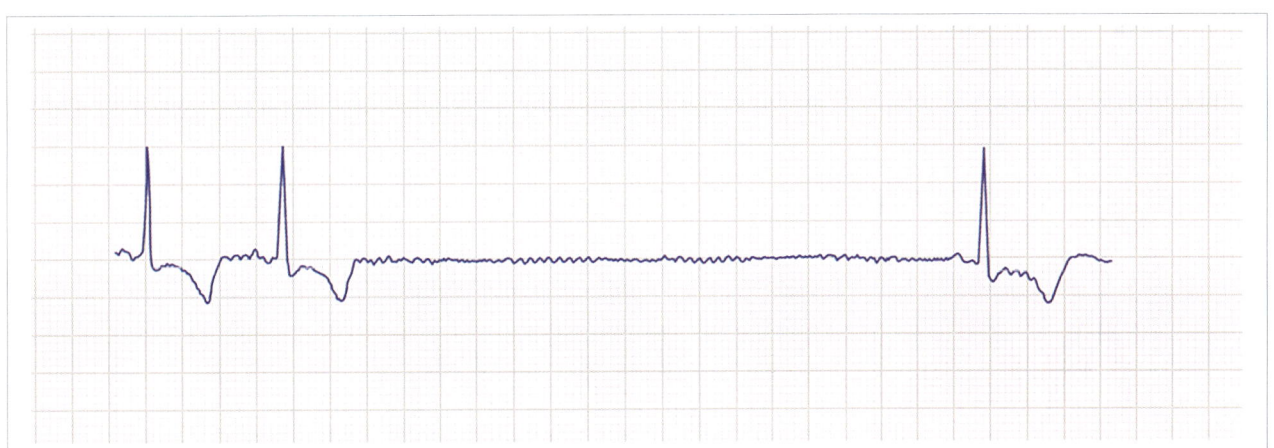

FIGURA 59.1. Hipersensibilidade do seio carotídeo.

QUADRO 59.2. Código internacional para a descrição dos dispositivos antibradicardia.

I	II	III	IV	V
Câmara estimulada	Câmara sentida	Resposta à sensibilidade aos eventos	Resposta de frequência	Marca-passo multissítio
O = nenhum	O = nenhum	O = nenhum	O = nenhum	O = nenhum
A = átrio	A = átrio	T = deflagrada	R = resposta de frequência	A = átrio
V = ventrículo	V = ventrículo	I = inibida		V = ventrículo
D = duplo (A + V)	D = duplo	D = duplo (T + I)		D = duplo

O: nenhum – indica que a função está desativada; A: átrio – indica que a função está ativada para a câmara atrial; V: ventrículo – indica que a função está ativada para a câmara ventricular; D: duplo – pode indicar que a função está ativada para as duas câmaras (A e V) ou que as duas formas de resposta à sensibilidade (T e I) estão ativadas; T: deflagrada – quando a função resposta à sensibilidade está ativada no modo sincronizado, o gerador emitirá um pulso elétrico ao reconhecer uma atividade espontânea (p. ex.:, sincronizar a estimulação ventricular à sensibilidade atrial); I: inibida – indica que o MP inibirá a emissão do pulso elétrico ao reconhecer uma atividade espontânea; R: resposta de frequência – indica que o gerador dispõe de biosensor capaz de proporcionar ajuste automático de frequência de estimulação.

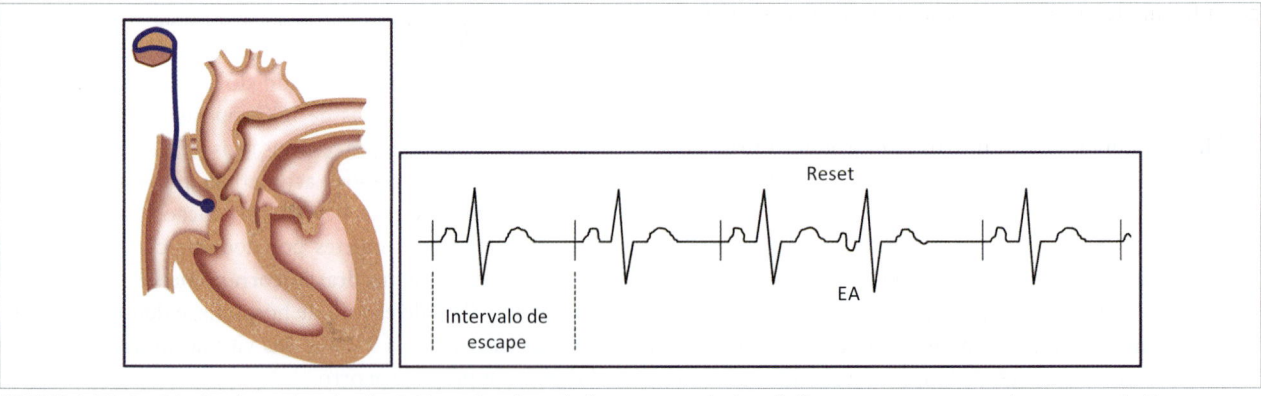

FIGURA 59.2. Modo de estimulação AAI: estimula o átrio, sente o átrio e inibe-se na presença de uma onda P espontânea.

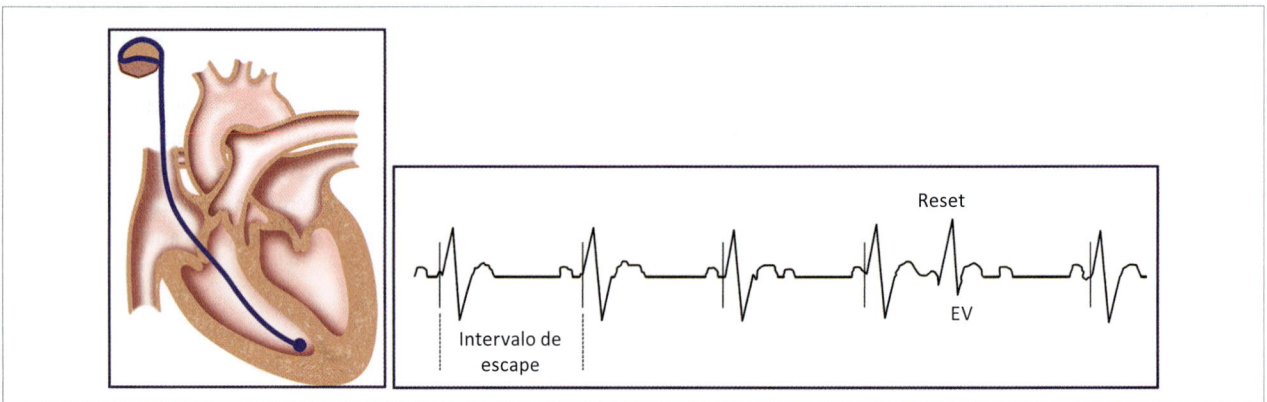

FIGURA 59.3. Modo de estimulação VVI: estimula o ventrículo, sente o ventrículo e inibe-se na presença de uma onda R espontânea.

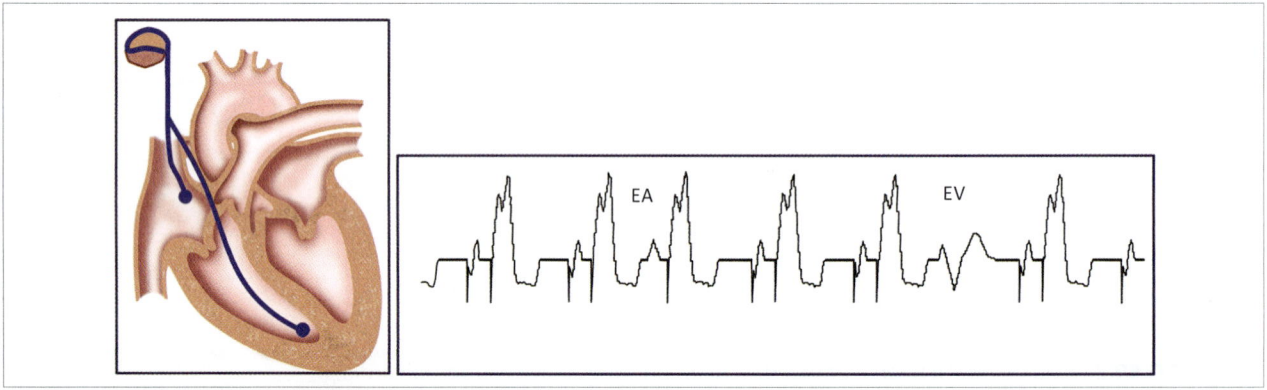

FIGURA 59.4. Modo de estimulação DDD: estimula o *átrio e* o ventrículo, sente os átrios e os ventrículos, deflagra em ventrículo quando sente os átrios e inibe o estímulo nas duas câmaras quando sente o ventrículo, sendo também chamado de MP fisiológico.

quiarritmias ventriculares letais e apresenta taxa de sucesso de aproximadamente 100%.[1-3,5-8] Essa efetividade deve-se, principalmente, ao fato de o aparelho proporcionar a desfibrilação e/ou cardioversão eficaz e imediata, tão logo uma taquiarritmia ventricular seja detectada.

Além das funções antibradicardia e antitaquicardia, todos os CDI têm a capacidade de identificar, classificar e armazenar os fenômenos elétricos captados nas câmaras cardíacas onde os cabos-eletrodos estão implantados. Os fenômenos identificados como taquicardia ventricular ou fibrilação ventricular também são armazenados na forma de eletrogramas, para posterior interpretação.

Uma vez identificada uma taquicardia, o sistema eletrônico do CDI utiliza algoritmos para análise dessa arritmia, que deverá ser classificada como supraventricular ou ventricular. Quando essa arritmia é identificada como ventricular, ela poderá ou não desencadear uma terapia antitaquicardia, dependendo da faixa de frequência cardíaca em que ela se apresentar. Cada fabricante de dispositivo incorpora, além do critério de frequência cardíaca, outros critérios associados à forma de início da arritmia, sua ritmicidade e morfologia do complexo QRS captado, para discriminar arritmias ventriculares de ritmos fisiológicos ou de arritmias atriais Figura 59.5.

Habitualmente, o médico que programa o dispositivo pode se utilizar de até quatro zonas de monitoramento do ritmo cardíaco. Cada uma dessas zonas de detecção pode ser classificada como ritmo sinusal, taquicardia ventricular lenta, taquicardia ventricular rápida ou fibrilação ventricular. Os limites de frequência cardíaca de cada uma dessas zonas de detecção podem ser customizados para cada paciente em função da idade, função ventricular, classe funcional ou qualquer outro parâmetro que a equipe médica julgar importante. Para cada zona de detecção podem ser programadas terapias de estimulação antibradicardia, de estimulação antitaquicardia, de choques de cardioversão sincronizados ao QRS ou de choques para desfibrilação ventricular. Pode-se ainda optar por manter a terapia desligada em uma ou mais zonas, mantendo-se apenas o monitoramento das arritmias (Figuras 59.6 e 59.7). Em função dos avanços tecnológicos incorporados e da possibilidade de implante pela técnica transvenosa, os resultados atualmente obtidos permitem baixa mortalidade ao implante, boa longevidade do aparelho e bom resultado estético, o que justifica o aumento dos implantes de CDI em todo o mundo.

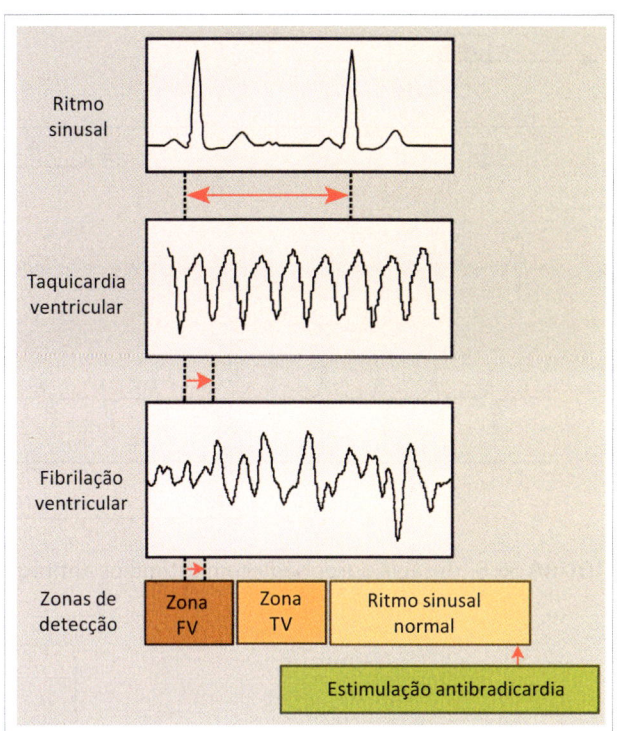

FIGURA 59.5. Diagrama mostrando as zonas terapêuticas do CDI.

Indicações de cardiodesfibriladores implantáveis

Na prática clínica, as indicações de implante de CDI podem ser didaticamente classificadas em duas categorias: (1) profilaxia primária da morte súbita cardíaca e (2) profilaxia secundária da morte súbita cardíaca. O termo "profilaxia primária" descreve um grupo específico de indivíduos que apresenta alto risco de morte súbita cardíaca em virtude da presença de doença cardiovascular preexistente, mas que não apresenta história prévia de arritmias ventriculares espontâneas potencialmente fatais. Já o termo "profilaxia secundária" refere-se a indivíduos que apresentaram episódios prévios de arritmias ventriculares sustentadas ou parada cardíaca recuperada.

Vários ensaios clínicos avaliaram a utilidade do CDI na prevenção primária ou secundária da morte súbita cardíaca e evidenciaram a redução da mortalidade total dos pacientes estudados quando essa terapia foi comparada ao uso de fármacos antiarrítmicos.[9-17]

Os estudos de prevenção primária incluem pacientes sem eventos arrítmicos prévios, como a fibrilação ventricular ou taquicardia ventricular sustentada (FV/TVS), mas com alto risco de morte súbita cardíaca, determinado por vários métodos de estratificação, como presença de disfunção ventricular esquerda ao ecocardiograma, redução da variabilidade do intervalo R-R e taquicardia ventricular não sustentada (TVNS) ao Holter de 24 horas, detecção anormal do potencial elétrico tardio ao eletrocardiograma de alta resolução (ECG-AR), presença de microalternância de onda T e indução de arritmias ventriculares no estudo eletrofisiológico.[9-14] Algumas situações clínicas especiais, como cardiomiopatia hipertrófica, displasia arritmogênica de ventrículo direito, taquicardia ventricular catecolaminérgica e algumas canalopatias (síndrome do QT longo, QT curto e síndrome de Brugada) são consideradas fatores de alto risco para morte súbita e, na dependência da associação com outros critérios específicos (morte súbita familiar precoce, síncope, intervalo QT > 500 ms, subtipos SQTL 1 ou 2, septo interventricular > 30 mm de espessura), podem determinar a indicação do CDI.[2-3]

Em contrapartida, os estudos de prevenção secundária da morte súbita cardíaca incluíram pacientes com evento prévio documentado de taquiarritmia ventricular potencialmente fatal (TV/FV sem pulso – recuperados de parada cardíaca) e aqueles com TV sustentada associada à instabilidade hemodinâmica ou síncope. A eficácia do CDI nesse contexto foi avaliada em três grandes ensaios clínicos: o *Antiarrhythmics Versus Implantable Defibrillators*[15], o CASH[16] (*Cardiac Arrest Study Hamburg*) e o CIDS[17] (*Canadian Implantable Defibrillator Study*).

As diretrizes da Sociedade Brasileira de Arritmias Cardíacas (SOBRAC) para implante de dispositivos cardíacos eletrônicos, que se baseiam nas recomendações internacionais, foram publicadas em 2007 e até o momento ainda não foram atualizadas.[3] Desse modo, optamos por apresentar um sumário das diretrizes internacionais que foram recentemente publicadas (Quadros 59.3 e 59.4).[2]

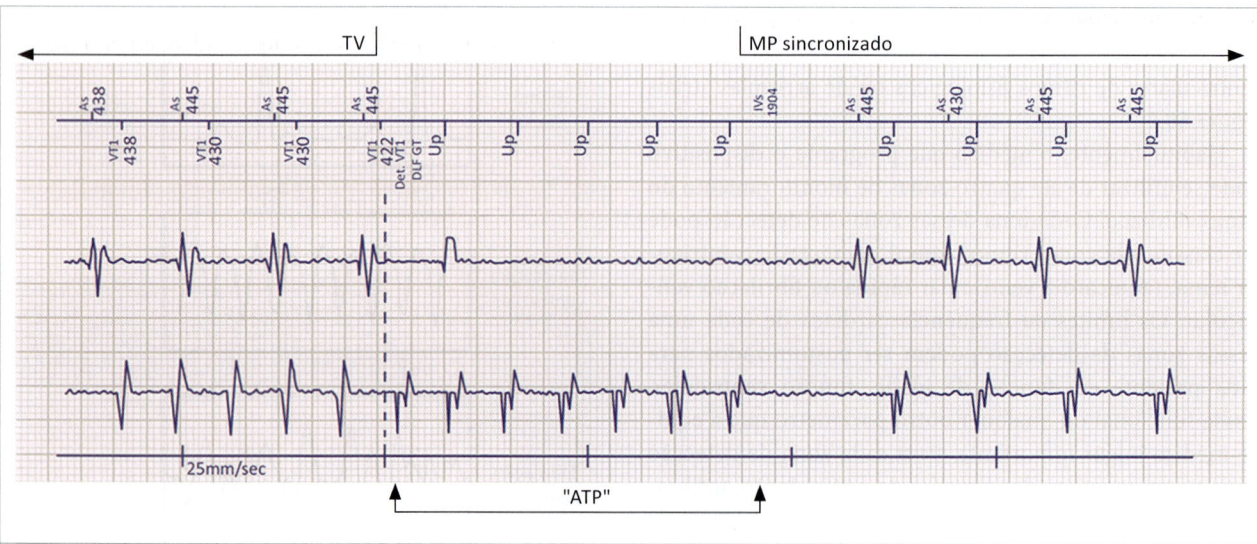

FIGURA 59.6. Terapia apropriada com estímulos antitaquicardia (ATP) para interrupção de taquicardia ventricular.

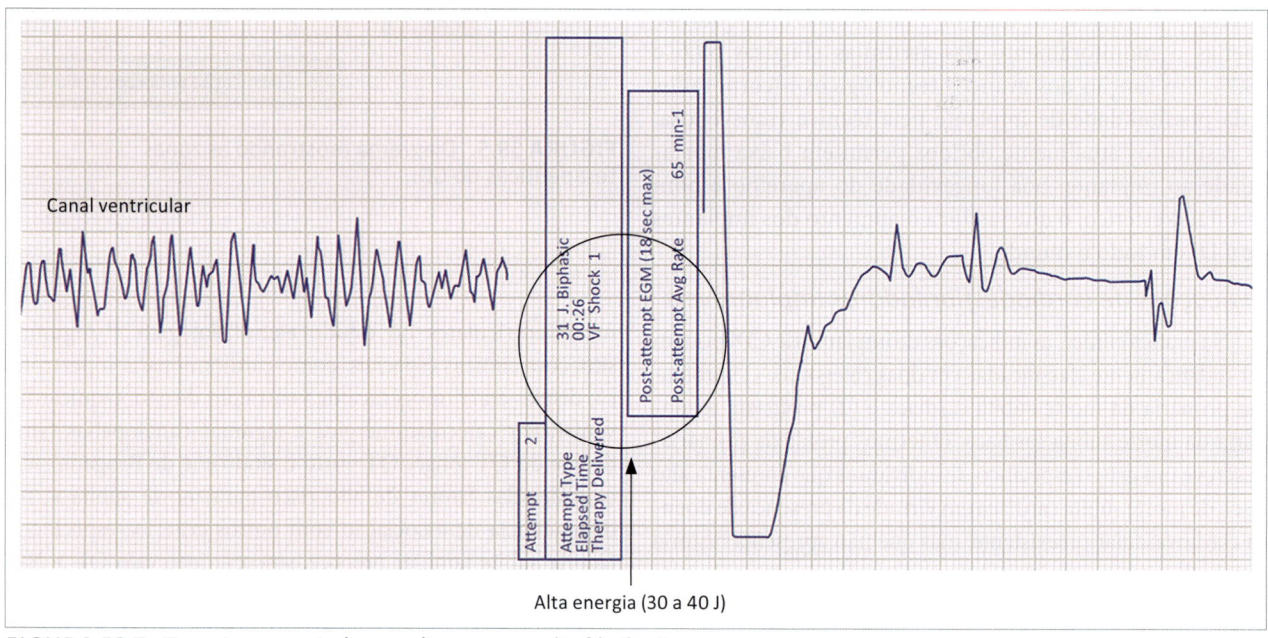

FIGURA 59.7. Terapia apropriada por choque para desfibrilação.

TRATAMENTO DA ICC AVANÇADA PELA RESSINCRONIZAÇÃO

A síndrome de ICC representa importante problema de saúde pública, acarretando elevada morbimortalidade a despeito da terapia medicamentosa utilizada.[18-19] Os distúrbios de condução intraventricular são manifestações frequentes em portadores de cardiomiopatia dilatada. Aproximadamente 25% a 50% dos pacientes com ICC avançada apresentam complexo QRS com duração prolongada (> 120 ms), sendo que a maioria tem morfologia de BRE.[20-21] O registro italiano de 5.517 pacientes com ICC demonstrou que a presença do BRE é um marcador prognóstico desfavorável nos desfechos de mortalidade total e súbita. Outros estudos têm demonstrado que duração do QRS > 120 ms em pacientes com cardiomiopatia e ICC sintomática é um preditor de mortalidade e que a presença de bloqueio de ramo direito (BRD) isolado nesses pacientes apresentou tendência à associação com o aumento da mortalidade.[22-23]

Os distúrbios de condução ventricular, e mais precisamente o BRE, determinam alterações da sequência de ativação do ventrículo esquerdo (VE), o que ocasiona atraso na contração da parede lateral em relação ao septo interventricular e, consequentemente, dissincronia eletromecânica desses segmentos.[21-24] A dissincronia promove alterações contráteis pelo retardo da ativação de algumas regiões do VE.[25-26]

A distribuição heterogênea do estresse miocárdico, desencadeada pelo assincronismo ventricular, promove adelgaçamento das regiões precocemente ativadas em oposição às tardiamente ativadas, que se tornam mais espessas. Mecanismos adicionais, como alterações neuroendócrinas, alterações nos canais de cálcio do tipo L e nas proteínas de expressão, o desarranjo miofibrilar, a fibrose, a deposição de tecido gorduroso, os defeitos de perfusão tecidual e um variado grau de regurgitação mitral contribuem diretamente para o comprometimento miocárdico. Em última análise, a associação desses mecanismos desencadeia e perpetua um ciclo fisiopatológico que promove remodelamento ventricular e alterações contráteis e hemodinâmicas e pode, por fim, reduzir a eficiência funcional do coração.[27]

QUADRO 59.3. Recomendações para implante de CDI de acordo com as diretrizes internacionais.

Recomendações	Nível de evidência
Classe I	
1. Parada cardíaca em virtude de TV/FV ou de TVS espontânea com comprometimento hemodinâmico ou síncope, na ausência de causas completamente reversíveis.	A
2. Doença cardíaca estrutural e TVS espontânea, com ou sem comprometimento hemodinâmico.	B
3. Síncope de origem indeterminada e clinicamente relevante, TVS ou FV induzidas pelo EEF.	B
4. IAM há pelo menos 40 dias com FEVE ≤ 35% e classe funcional (NYHA) II ou III.	A
5. FEVE ≤ 30% de origem não isquêmica e classe funcional (NYHA) II ou III.	B
6. IAM há pelo menos 40 dias com FEVE ≤ 30% e classe funcional (NYHA) I.	A
7. TVNS espontânea, IAM prévio, FEVE ≤ 40% e TV/FV induzidas pelo EEF.	B
Classe IIa	
1. Síncope de origem indeterminada e disfunção ventricular esquerda significativa relacionada a uma causa não isquêmica.	C
2. TVS e função ventricular esquerda normal ou quase normal.	C
3. Cardiomiopatia hipertrófica com um ou mais fatores de risco para morte súbita.	C
4. Cardiomiopatia arritmogênica do ventrículo direito com um ou mais fatores de risco para morte súbita.	C
5. Síndrome do QT longo com síncope e/ou TV durante tratamento com betabloqueadores.	B
6. Pacientes não internados aguardando transplante.	C
7. Síndrome de Brugada com síncope.	C
8. Síndrome de Brugada com TV documentada.	C
9. TV polimórfica catecolaminérgica com síncope e/ou TVS documentada durante tratamento com betabloqueadores.	C
10. Sarcoidose cardíaca, miocardite de células gigantes ou doença de Chagas.	C
Classe IIb	
1. FEVE ≤ 0,35 de causa não isquêmica e classe funcional (NYHA) I.	C
2. Síndrome do QT longo com um ou mais fatores de risco para morte súbita.	B
3. Doença cardíaca estrutural avançada e síncope de causa desconhecida apesar de investigação invasiva e não invasivas.	C
4. Cardiomiopatia familiar associada com morte súbita.	C
5. Não compactação isolada do ventrículo esquerdo.	C

IAM: infarto agudo do miocárdio; NYHA: New York Heart Association; FEVE: fração de ejeção ventricular esquerda; TVNS: taquicardia ventricular não sustentada; TVS: taquicardia ventricular sustentada; EEF: estudo eletrofisiológico; TV: taquicardia ventricular; FV: fibrilação ventricular.

QUADRO 59.4. Situações em que o implante de CDI não deve ser indicado, de acordo com as diretrizes internacionais.

Recomendações	Nível de evidência
Classe III	
1. Expectativa de sobrevivência inferior a 1 ano, mesmo quando houver critérios de indicação de implante do CDI e/ou classe funcional (NYHA) I ou II.	C
2. TV ou FV incessante.	C
3. Doenças psiquiátricas importantes que podem ser agravadas pelo implante de CDI ou que podem impedir um acompanhamento sistemático do dispositivo.	C
4. ICC refratária ao tratamento medicamentoso, classe funcional (NYHA) IV, sem indicação de transplante cardíaco ou TRC.	C
5. Síncope de origem indeterminada, sem TV induzida e sem doença cardíaca estrutural.	C
6. FV/TV passível de ablação cirúrgica ou por cateter (p. ex.: síndrome de Wolff-Parkinson-White, TV da via de saída, TV idiopática ou TV fascicular sem doença cardíaca estrutural).	C
7. FV/TV causada por um distúrbio completamente reversível na ausência de doença cardíaca estrutural (p. ex.: desequilíbrio eletrolítico, drogas, trauma torácico).	B

ICC: insuficiência cardíaca congestiva; NYHA: New York Heart Association; TV: taquicardia ventricular; FV: fibrilação ventricular.

A terapia de ressincronização cardíaca, pela estimulação simultânea dos ventrículos direito e esquerdo (biventricular), surgiu como eficiente terapêutica na redução da dissincronia, promovendo contração ventricular mais uniforme (Figura 59.8).[19]

Nos últimos anos, vários estudos prospectivos randomizados têm embasado de maneira consistente as indicações da estimulação biventricular nos pacientes com ICC grave e cardiomiopatia dilatada. Resumidamente, os resultados desses estudos evidenciaram melhora na qualidade de vida e da capacidade funcional, aumento da fração de ejeção ventricular redução dos diâmetros intracavitários e da regurgitação mitral, diminuição das internações por ICC e redução da mortalidade total.[28-31]

Em 2007, a Sociedade Brasileira de Cardiologia, baseando-se nas recomendações internacionais, estabeleceu os seguintes critérios para indicação classe I (nível de evidência A) da terapia de ressincronização cardíaca:[3]

1. Pacientes com FE ≤ 35%, ritmo sinusal, ICC com CF III ou IV, apesar de tratamento farmacológico otimizado e com QRS > 150 ms;
2. Pacientes com FE ≤ 35%, ritmo sinusal, ICC com CF III ou IV, apesar de tratamento farmacológico otimizado, com QRS de 120 a 150 ms e comprovação de dissincronia por método de imagem.

A recomendação da terapia de ressincronização também tem sido referendada em pacientes com fibrilação atrial ou na presença de estimulação cardíaca artificial ventricular direita prévia, embora ainda não haja consenso (classe IIa).

ABORDAGEM TERAPÊUTICA DE URGÊNCIA EM PACIENTES COM DISTÚRBIOS DO RITMO

Os distúrbios do ritmo cardíaco podem acarretar situações clínicas de urgência e que necessitam de rápida intervenção médica com o objetivo de restabelecer a frequência cardíaca e garantir suporte hemodinâmico suficiente às necessidades fisiológicas do paciente mesmo em repouso. Dependendo da etiologia e da região anatômica do coração em que ocorreu a disfunção do sistema de condução, podem estar presentes sintomas de baixo fluxo cerebral, como síncopes, pré-síncopes, ICC congestiva e até mesmo morte súbita. Nesse cenário, a estimulação cardíaca artificial temporária é utilizada de maneira frequente como abordagem terapêutica inicial, principalmente nos bloqueios atrioventriculares associados a síncopes recorrentes, instabilidade hemodinâmica (que não responde de forma adequada às medidas farmacológicas pelo uso de atropina e/ou de aminas vasoativas) ou arritmia ventricular secundária à bradicardia. A abordagem inicial ainda deve contemplar a exclusão de causas secundárias, pois o tratamento direcionado aos fatores extrínsecos pode ser suficiente para resolução dos eventos arrítmicos.[1-3,32-33]

No que tange à abordagem terapêutica de urgência dos distúrbios do ritmo, não existem grandes estudos que embasem as indicações de estimulação cardíaca temporária. As indicações das sociedades de cardiologia nacionais e internacionais são derivadas da experiência clínica e pautadas, sobretudo, nas diretrizes da AHA e da ACC para o atendi-

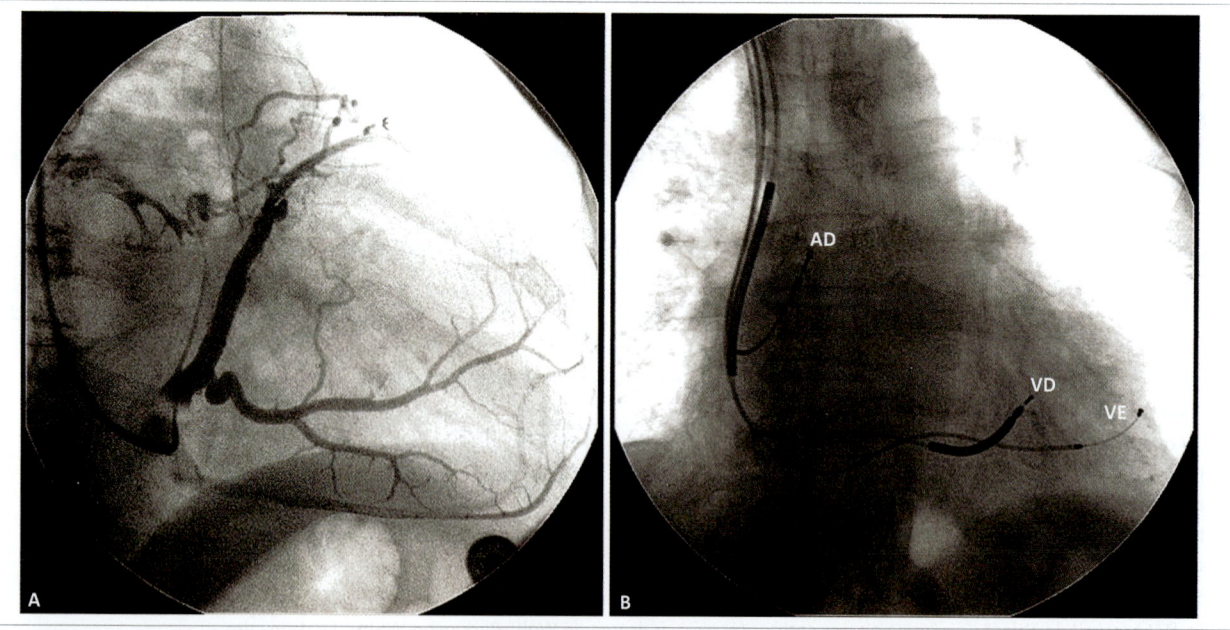

FIGURA 59.8. Flebografia do seio coronário para implante de cabo-eletrodo ventricular esquerdo em projeção posteroanterior. (A) Nota-se veia coronária calibrosa que drena a região posteroinferior do VE. (B) Aspecto radiológico (projeção posteroanterior) de cardiodesfibrilador/ressincronizador atriobiventricular. Notam-se os cabos-eletrodos em aurícula direita, parede septal do VD e parede posterolateral do VE.
AD: átrio direito; VD: ventrículo direito; VE: ventrículo esquerdo.

mento às emergências cardiológicas (Figura 59.9).[32] As situações clínicas mais comumente relacionadas ao uso de estimulação temporária são as complicações secundárias ao IAM, as intoxicações medicamentosas, os distúrbio hidreletrolíticos, as lesões secundárias ao tratamento cirúrgico ou percutâneo das valvas ou dos septos cardíacos e as situações de emergência em portadores de bradiarritmias irreversíveis.

O tempo de permanência da estimulação cardíaca temporária deve ser individualizado para cada paciente e, na presença de alterações consideradas irreversíveis, o MP definitivo deve ser indicado.

Os principais tipos de estimulação cardíaca temporária são: a transcutânea, a transvenosa (endocárdica) e a transtorácica (epimiocárdica).

ESTIMULAÇÃO TRANSCUTÂNEA OU CUTANEOTORÁCICA

Essa técnica consiste na aplicação de estímulos elétricos diretamente na parede torácica, propagando-se por condução muscular para as células miocárdicas. Deve ser utilizada como medida inicial nos casos de emergência para estabilização clínica e hemodinâmica dos pacientes até que seja estabelecida a terapia com MP transvenoso (temporário ou definitivo).[33-34]

Os aparelhos para estimulação transcutânea são dotados de monitor cardíaco com função de registro eletrocardiográfico, estimulação cardíaca e desfibrilação externa (Figura 59.10). A estimulação cardíaca é realizada pelo uso de duas placas adesivas de grande superfície (tipo *patch*) colocadas na parede torácica nas regiões anteroposterior, esternoapical ou laterolateral (Figura 59.11).

A estimulação cardíaca transcutânea é um método terapêutico rápido, não invasivo, de fácil execução e pode ser usado por toda a equipe médica. No entanto, para que haja estimulação cardíaca adequada por meio da parede torácica, é necessária a utilização de corrente elétrica elevada, o que provoca, frequentemente, a estimulação da musculatura esquelética (principalmente dos músculos peitorais) e exige, muitas vezes, sedação e analgesia em alguns pacientes.[33-34]

A maioria dos MP transcutâneos permite a estimulação com ajuste de frequência entre 30 e 180 pulsos por minuto (ppm), energia programável (corrente) entre 0 e 200 mA e duração de intervalo de pulsos que varia de 20 a 40 ms. Além disso, há o modo de estimulação transcutâneo, que pode ser de demanda, no qual o estímulo elétrico é disparado apenas quando a frequência cardíaca do paciente estiver abaixo da frequência do MP, e o modo fixo (assíncrono),

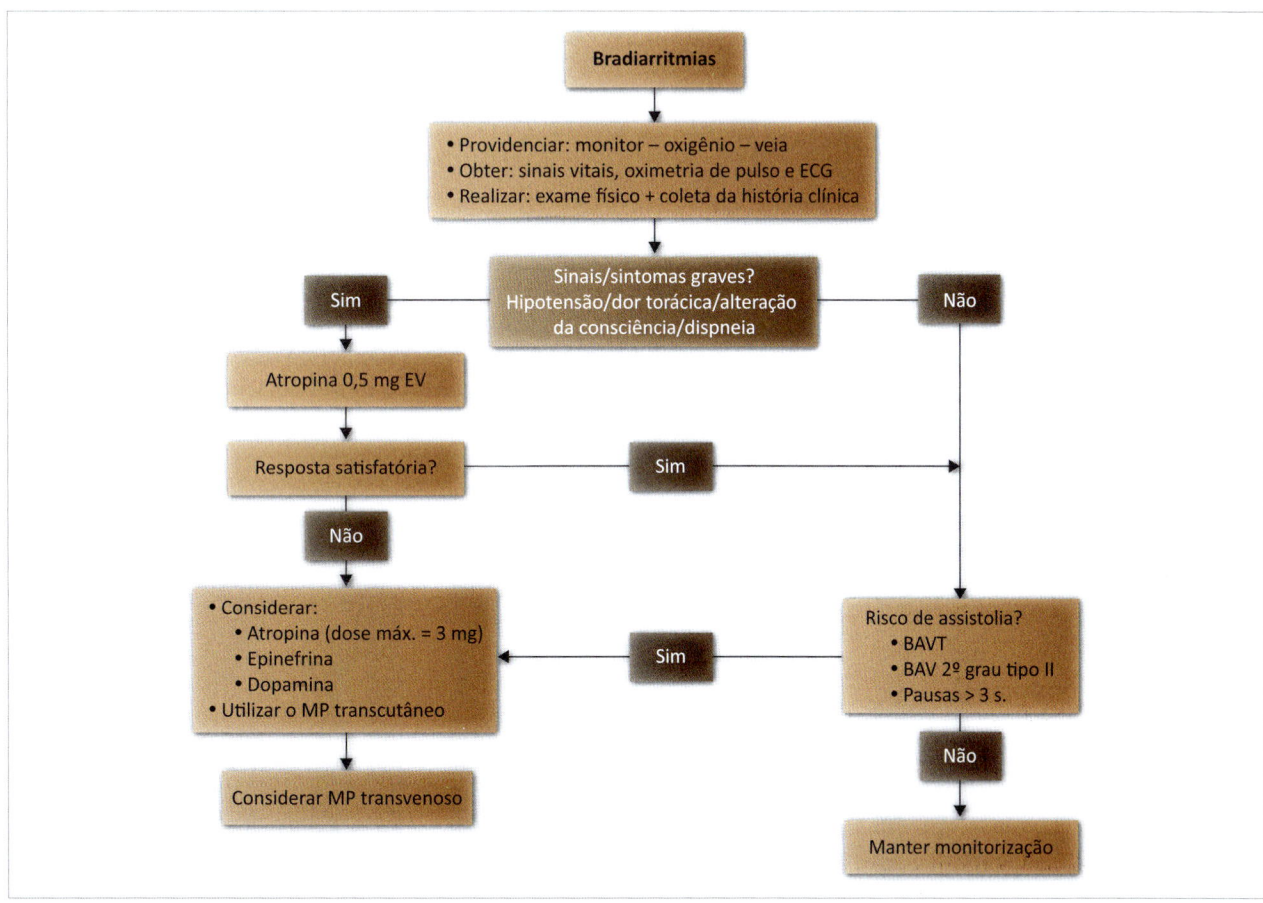

FIGURA 59.9. Abordagem das bradiarritmias em situações de emergência.

quando o estímulo elétrico é disparado independente da frequência cardíaca do paciente.[33-34]

A comprovação da eficácia da estimulação transcutânea deve ser avaliada pela captura elétrica e mecânica. A captura elétrica é determinada pela presença de um complexo QRS alargado, precedido pela espícula de estimulação (Figura 59.12), e a contração mecânica deve ser avaliada pela palpação do pulso periférico em grandes artérias em sincronia com a emissão do impulso elétrico (espícula).

ESTIMULAÇÃO TRANSVENOSA OU ENDOCÁRDICA

Nos transtornos reversíveis, como intoxicações medicamentosas, IAM ou distúrbios hidreletrolíticos, a melhor opção para a estimulação temporária é o uso de cabos-eletrodos bipolares transvenosos, ligados a um gerador de pulsos externo (Figuras 59.13 e 59.14). O fato de ser absolutamente indolor, uma vez que utiliza para a estimulação cardíaca dois polos (positivo e negativo) no interior do coração, traduz-se em importante benefício ao paciente.[35-39]

O implante do MP temporário transvenoso pode ser caracterizado por duas etapas distintas: obtenção de acesso venoso central e introdução e posicionamento do cabo-eletrodo no ventrículo direito (Figura 59.15).

Habitualmente, o acesso venoso central é obtido por punção de veia subclávia, jugular interna ou femoral. O uso da ultrassonografia venosa pode facilitar essa tarefa. A dissecção da veia braquial também pode ser utilizada como acesso alternativo. Após obtenção do acesso venoso os cabos-eletrodos são inseridos e guiados até o coração por introdutores venosos, que, usualmente, medem 5 ou 6 Fr de diâmetro (1 a 2 mm).[35-39]

O direcionamento e o posicionamento do cabo-eletrodo podem ser feitos por orientação eletrocardiográfica (registro intracavitário), estudo ecocardiográfico ou, de preferência, por visão direta com a utilização de fluoroscopia. A região da ponta do ventrículo direito é o local mais comum de implante, tomando-se o cuidado de dirigir a extremidade distal do cabo-eletrodo pelas trabéculas musculares do coração para que se obtenha boa estabilidade de fixação. Atualmente, são comercializados cabos-eletrodos para estimulação temporária com balão insuflável semelhante ao de cateteres do tipo Swan-Ganz, que facilita a progressão do cateter pelas veias e, principalmente, pela valva tricúspide.

Ao final, fixa-se o cabo-eletrodo à pele e conecta-se ao gerador de pulsos externo. Considera-se que o limiar de estimulação ventricular é adequado quando menor que 1 V (2 mA por convenção).

Esse tipo de procedimento deve ser sempre realizado por profissionais capacitados e sob condições ideais, de preferência em ambiente cirúrgico dotado de radioscopia. Não deve ser considerado uma terapia de emergência diante das complicações que podem advir de sua realização intempestiva e, em seu lugar, nesses casos, pode ser utilizada a estimulação transcutânea por um curto período até que se obtenham condições ideais para a realização do procedimento transvenoso.

As complicações mais comumente observadas são: pneumotórax, hemotórax, deslocamento do cabo-eletrodo e perfuração miocárdica, com ou sem tamponamento cardíaco. Processos infecciosos cutâneos estão frequentemen-

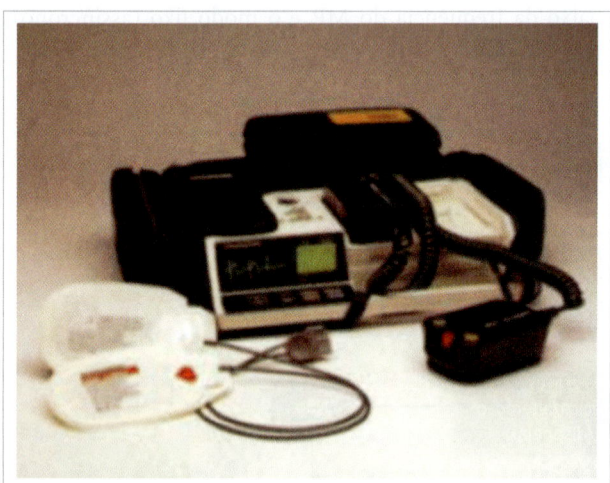

FIGURA 59.10. Desfibrilador externo manual com dispositivo para estimulação temporária transcutânea.

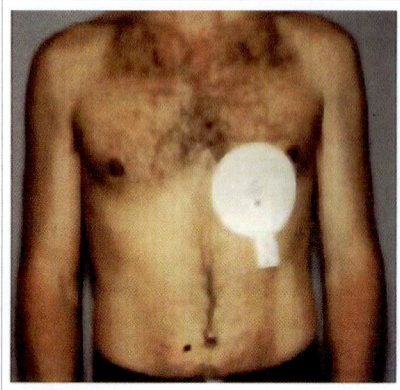 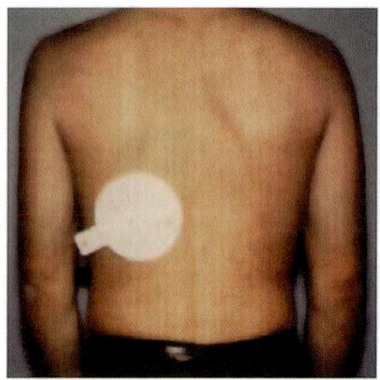 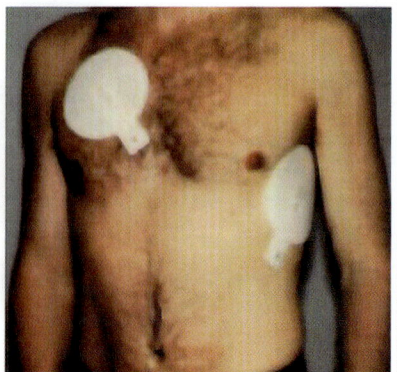

FIGURA 59.11. Diferentes maneiras de posicionar os eletrodos para estimulação transcutânea.

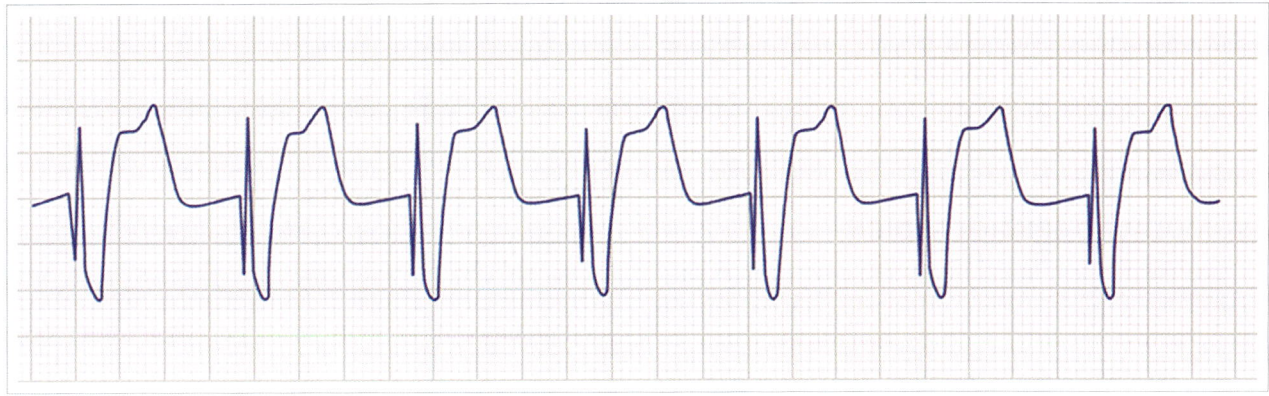

FIGURA 59.12. Aspecto morfológico do complexo QRS durante a estimulação temporária.

te associados ao mau cuidado do dispositivo. As infecções sistêmicas e a endocardite bacteriana podem ocorrer, geralmente relacionadas à contaminação no ato do implante. Quando os cuidados com esse dispositivo são adequados e o implante é realizado em condições ideais, esse tipo de estimulação pode ser mantido por período superior a um mês.

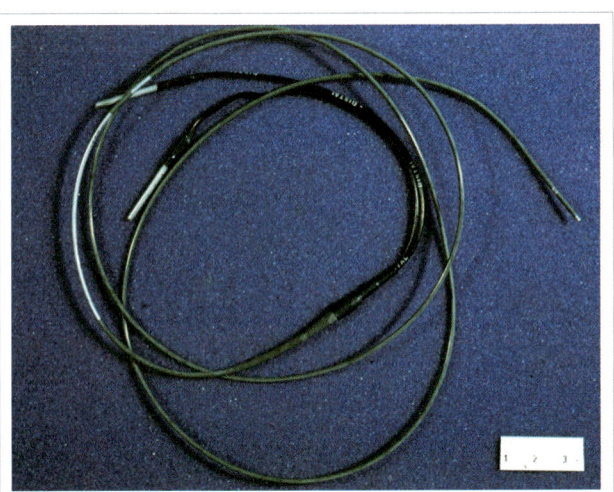

FIGURA 59.13. Cabo-eletrodo para estimulação temporária transvenosa.

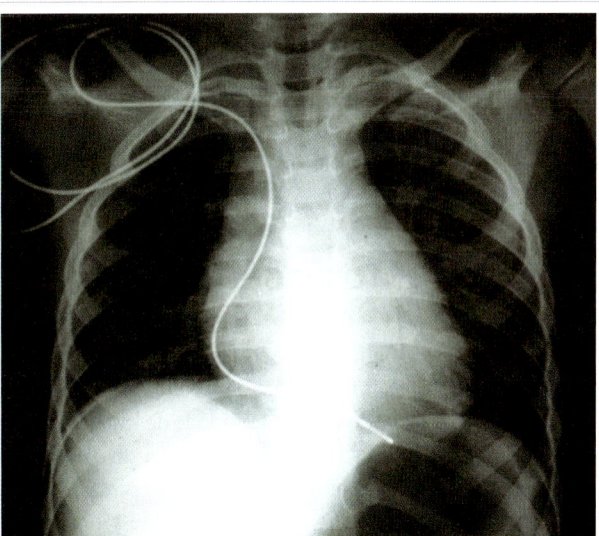

FIGURA 59.15. Aspecto radiológico de cabo-eletrodo temporário implantado por punção transcutânea da veia subclávia e posicionado na ponta do ventrículo direito.

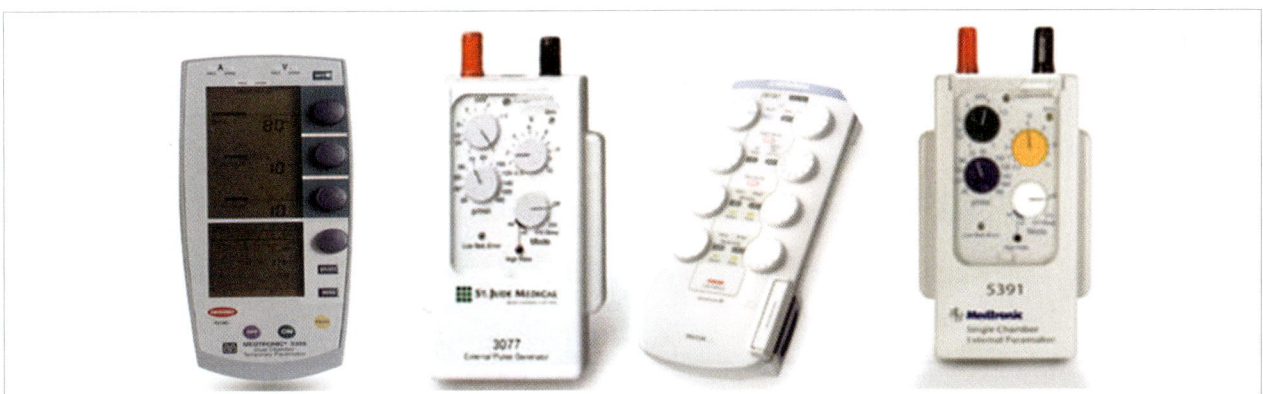

FIGURA 59.14. Modelos de geradores de pulsos externos para estimulação temporária.

Assim como na estimulação temporária transcutânea, o modo de estimulação programado mais comum na estimulação transvenosa é o de demanda (VVI), ou seja, ocorre inibição da espícula do MP quando há contração espontânea ou quando a frequência do paciente for superior à programada no MP.

ESTIMULAÇÃO EPIMIOCÁRDICA

Esse método tem utilização restrita aos pacientes submetidos à cirurgia cardíaca, principalmente no período pós-operatório imediato, podendo ser utilizado como suporte terapêutico para bradiarritmias ocasionadas por lesão direta do sistema de condução ou processos inflamatórios que ocorrem pelo manuseio das regiões circunvizinhas ao sistema de condução.[36]

Na estimulação epimiocárdica temporária são utilizados fios condutores específicos de pequeno diâmetro, que têm uma de suas extremidades implantada diretamente no miocárdio e a outra exteriorizada pela pele para que, no período pós-operatório, em caso de necessidade, possa ser conectada ao gerador MP externo para permitir a estimulação cardíaca (Figura 59.16). Posteriormente, esses fios podem ser removidos por tração simples. Ávila Neto e colaboradores[40] demonstraram a eficácia da sobrestimulação atrial pela utilização da estimulação atrial epimiocárdica temporária, na prevenção de taquiarritmias atriais no pós-operatório de cirurgias cardíacas.

ESCLARECIMENTO DIAGNÓSTICO COM RECURSOS DISPONÍVEIS NOS DCEI

Portadores de DCEI podem conter, na memória de seu aparelho, importantes informações a respeito do motivo pelo qual está sendo internado em uma unidade de tratamento intensivo. A comprovação diagnóstica da causa de síncopes, a documentação de episódios de arritmias paroxísticas ou mesmo a identificação do início de um quadro de piora hemodinâmica pode estar registrada na memória do dispositivo. Dessa forma, a interrogação dos contadores diagnósticos e a avaliação dos eletrogramas registrados devem ser realizadas sempre que alguma hipótese relevante não tenha sido esclarecida. Essa atitude rápida e simples pode elucidar eventos raros e fugazes, evitar exames desnecessários e abreviar tanto o início do tratamento quanto o tempo de internação.

CONTADORES DIAGNÓSTICOS

Todos os DCEI são capazes de, automaticamente, verificar as condições de sua bateria e dos cabos-eletrodos, além de armazenar e apresentar de forma gráfica a evolução temporal do limiar de estimulação, da impedância dos cabos-eletrodos e da captação dos sinais intracardíacos atriais e ventriculares (Figura 59.17).

Da mesma forma, o DCEI interpreta e armazena os sinais intracavitários próprios do paciente e sua relação com os batimentos artificialmente estimulados. Esses dados, que na maioria dos DCEI são apresentados na forma de tabelas e de histogramas, mostram em números absolutos e em porcentagens quantos batimentos cardíacos foram estimulados artificialmente e quantos foram espontâneos. Também podem ser avaliados episódios de fibrilação ou de *flutter* atrial e batimentos ectópicos atriais ou ventriculares, e se estes foram detectados de forma isolada, repetida ou na forma de taquicardia, sustentada ou não sustentada.

ELETROGRAMAS INTRACAVITÁRIOS

O registro automático de eletrogramas intracavitários deve ser ativado pelo médico que realiza o acompanhamento do portador de DCEI. Podem ser registrados eletrogramas atriais ou ventriculares de acordo com os limites de frequência cardíaca estabelecidos pela própria equipe médica, individualizados de acordo com as condições clínicas de cada paciente.

Esses registros, acompanhados da documentação da duração da arritmia e do momento em que aconteceram, podem ser resgatados e exportados na forma impressa ou de arquivos no formato PDF.

A análise desses eletrogramas é fundamental para o esclarecimento de episódios de arritmias sintomáticas ou para a interpretação do motivo da aplicação de terapias por cho-

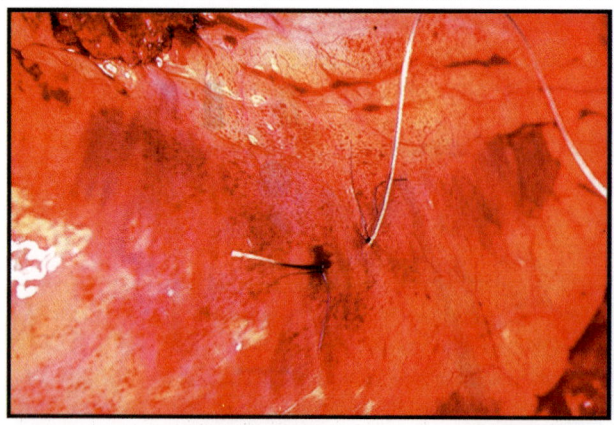 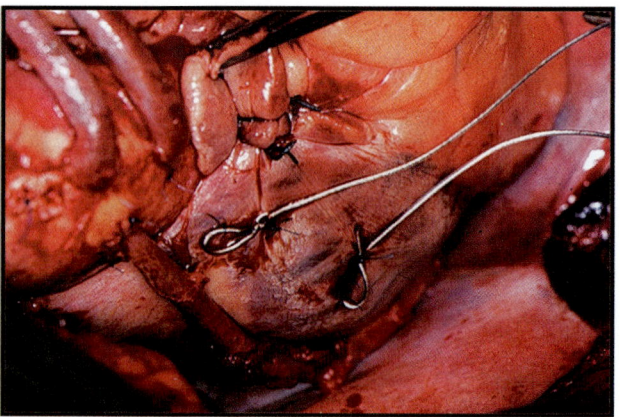

FIGURA 59.16. Demonstração dos fios condutores utilizados para a estimulação epimiocárdica temporária em pacientes submetidos à cirurgia cardíaca.

ques automáticos de desfibriladores implantáveis. Mesmo em pacientes com MP convencionais, esses traçados podem determinar a causa de episódios de síncopes, que, muitas vezes, não se conseguiria esclarecer em um paciente que não fosse portador de DCEI.

MONITORAMENTO DE PACIENTES COM ICC

Alguns dispositivos têm a capacidade de registrar a impedância torácica, uma variável com excelente correlação com o volume minuto ventilatório e com a quantidade de líquido no interstício pulmonar (Figura 59.18).

A variação da impedância pulmonar tem se demonstrado um excelente parâmetro para controlar a volemia e os quadros de congestão pulmonar. Suas variações são percebidas pelo paciente pela emissão de sinais sonoros que, ao serem ouvidos, traduzem ao paciente a necessidade de procurar a equipe que acompanha o dispositivo. Habitualmente, essas variações precedem, em até quatro dias, episódios de edema agudo do pulmão ou manifestação clínica de quadros menos graves de ICC descompensada.

CUIDADOS COM O PORTADOR DE DCEI EM UNIDADES DE TRATAMENTO INTENSIVO

O risco de contaminação ou de dano, temporário ou permanente, de DCEI em procedimentos realizados durante a internação de pacientes em unidades de emergência ou de terapia intensiva fazem com que determinados cuidados devam ser sempre observados nesses pacientes. Por outro lado, a presença do DCEI pode dificultar a realização ou a interpretação de exames fundamentais para o diagnóstico do problema do paciente.

DESFIBRILAÇÃO EM PORTADOR DE DCEI

Embora os DCEI atuais sejam projetados para suportar descargas elétricas externas de até 400 J, a aplicação de cardioversão elétrica ou de desfibrilação externa pode acarretar danos irreversíveis ao dispositivo. Para minimizar o risco dessa complicação, recomenda-se que a aplicação de choques mono ou bifásicos seja realizada com a colocação das pás em posição perpendicular ao eixo constituído pela ponta dos cabos-eletrodos e o gerador de pulsos. Em virtude do caráter de urgência de se aplicar o choque externo, nem sempre esse cuidado é possível; recomenda-se, desse modo, que o DCEI seja avaliado sempre que um choque externo seja aplicado.[41]

DESABILITAR CHOQUES DE CDI EM TAQUICARDIA VENTRICULAR INCESSANTE OU RECORRENTE

Sempre que um paciente apresentar episódios de taquiarritmias graves e recorrentes em ambiente de terapia intensiva, recomenda-se que as arritmias sejam tratadas com o uso de fármacos, pela recomposição do equilíbrio hidreletrolítico e, se necessário, pela aplicação de choques externos sob sedação. Nessas situações, o recomendável é desabilitar as terapias de choque por reprogramação ou com o uso de um ímã sobre o gerador do cardiodesfibrilador para minimizar o sofrimento do paciente.

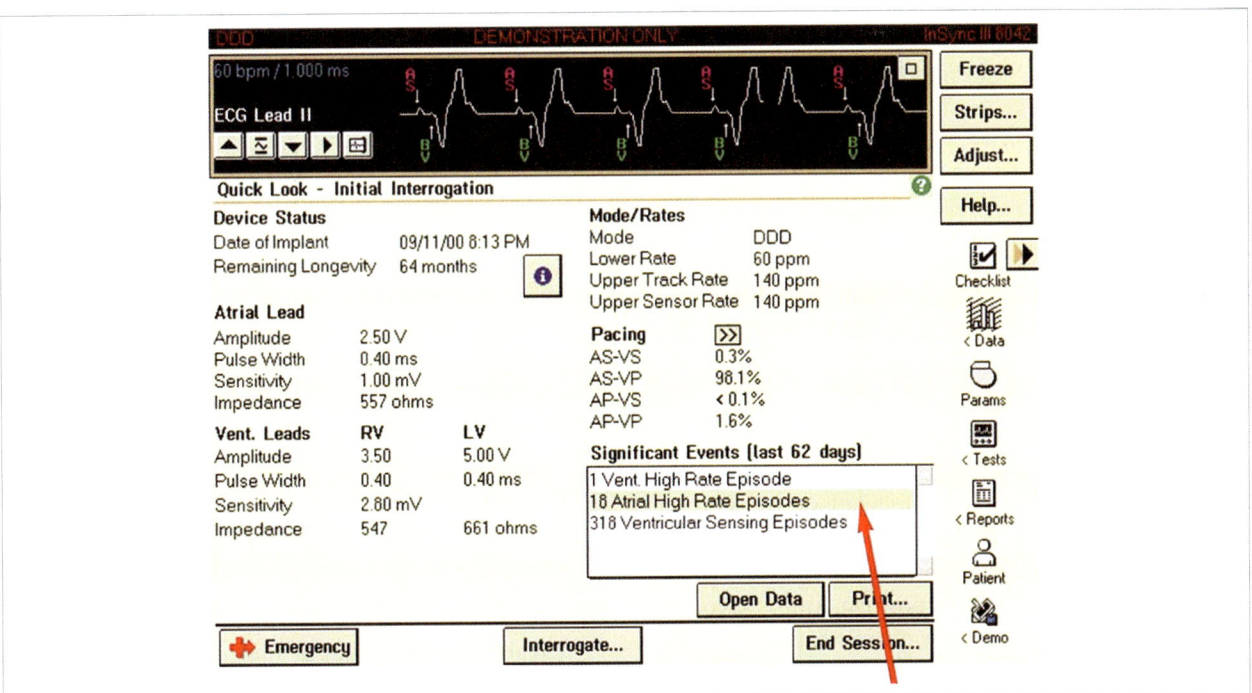

FIGURA 59.17. Parâmetros derivados da avaliação eletrônica de um DCEI.

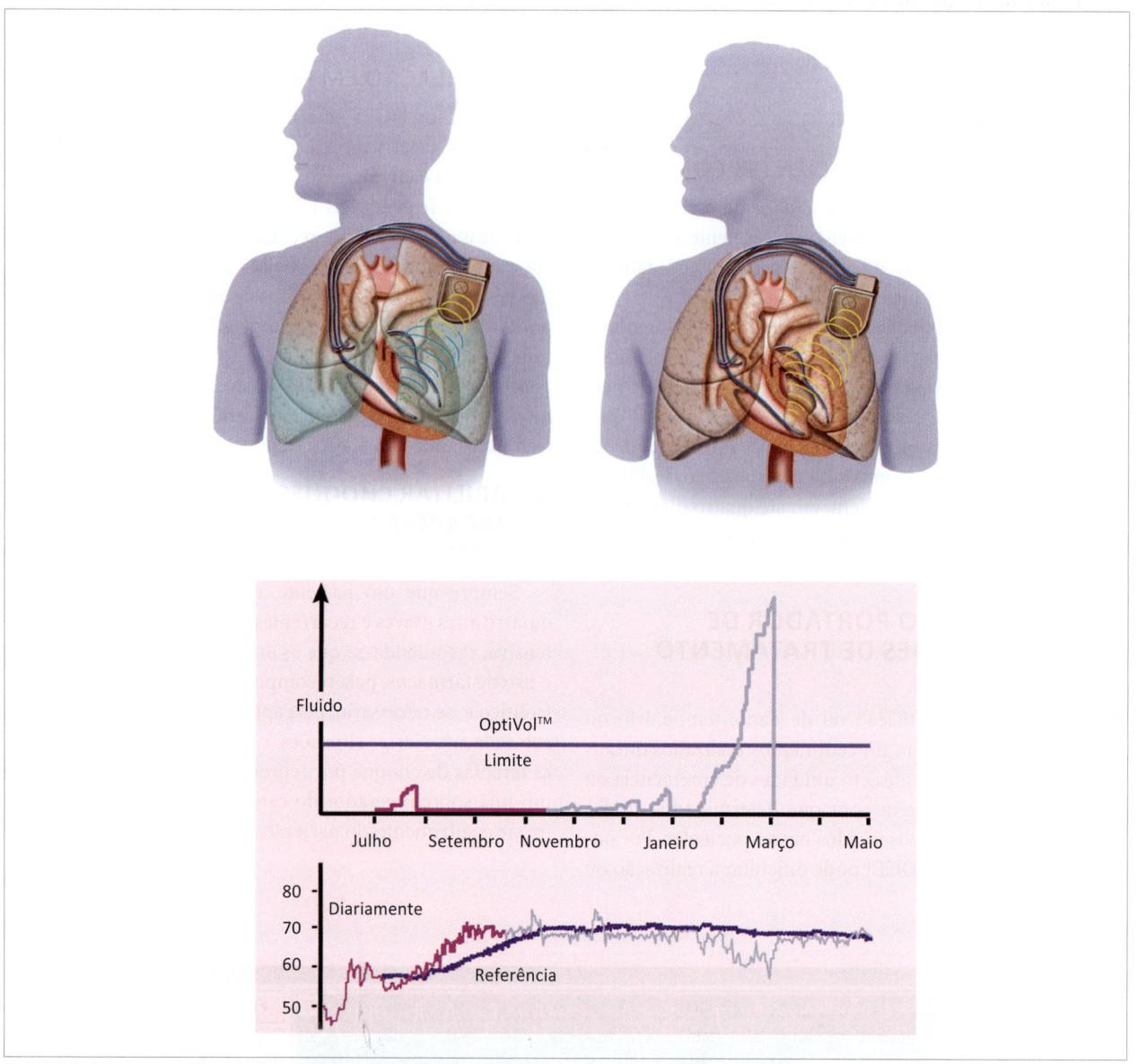

FIGURA 59.18. Análise da impedância torácica realizada por ressincronizador cardíaco, ferramenta de grande utilidade para o monitoramento de pacientes com ICC.

IMPLANTE DE CATETERES PARA INFUSÃO, HEMODIÁLISE E ESTIMULAÇÃO TEMPORÁRIA

Pacientes internados em unidades de terapia intensiva são submetidos, frequentemente, à introdução de cateteres para infusão de líquidos, para hemodiálise ou para outros procedimentos que utilizam acesso venoso central. Punções venosas transcutâneas podem lesar os cabos-eletrodos dos DCEI quando realizadas do lado ipsilateral ao dispositivo implantado. Por continuidade, também podem provocar a contaminação do dispositivo. Ambas as complicações são de difícil resolução e quase sempre demandam a reabordagem cirúrgica para a troca de cabo-eletrodo ou para a remoção completa do dispositivo no caso de infecção. A superpopulação de cateteres e a infusão de soluções hipertônicas também podem provocar lesões endoteliais e, com certa frequência, a oclusão da veia cava superior ou de suas tributárias.

Recomendamos, portanto, que sempre que um acesso venoso central seja necessário, a posição do gerador de pulsos e dos cabos-eletrodos seja observada na radiografia do tórax e que a punção venosa seja realizada no hemitórax contralateral ao qual o DCEI está implantado.

Realização de exames de imagem

A realização de exames de diagnóstico por imagem é permitida em portadores de DCEI, exceto a ressonância magnética. A exposição de um paciente portador de DCEI ao campo magnético e de radiofrequência, aplicados nesse tipo de exame, pode levar ao mau funcionamento temporário ou definitivo, e mesmo ao risco de assistolia em portadores de MP ou de indução de terapias inapropriadas, nos de cardiodesfibriladores. Atualmente, já estão sendo implantados DCEI condicionados à exposição ao campo da ressonância magnética. Independente de ter ou não um DCEI condicionado, todo portador de MP ou de CDI, ao ser submetido a um exame de ressonância magnética, deve ser acompanhado por especialista em estimulação cardíaca artificial durante o exame. Deve, também, ser seguido um rígido protocolo estabelecido pelas sociedades de radiologia e de cardiologia para a realização desse tipo de exame.[42]

Por outro lado, os componentes metálicos dos dispositivos implantados podem produzir artefatos nas imagens registradas pela ressonância magnética e dificultar a interpretação das imagens, principalmente quando utilizados para avaliar o coração ou outras estruturas torácicas.

Procedimentos cirúrgicos em portadores de DCEI

O uso de eletrocautério em portadores de DCEI, pela grande potência do sinal elétrico aplicado por esse tipo de aparelho, pode causar o mau funcionamento temporário ou definitivo do DCEI e também pode induzir assistolia ou terapias inapropriadas de cardiodesfibriladores.[41]

Diferentemente do que ocorria no passado, a aplicação de ímã sobre o gerador de pulsos não garante a reversão de MP para o modo de frequência fixa, embora desabilite choques em CDI. A recomendação atual é a realização, após a indução da anestesia, da reprogramação do gerador de pulsos e de sua reversão ao modo assíncrono, principalmente quando o paciente é dependente de estimulação cardíaca artificial. Cardioversores-desfibriladores devem ter suas terapias desabilitadas por reprogramação durante procedimentos cirúrgicos que usem o bisturi elétrico para evitar choques inapropriados. Para garantir a segurança dos pacientes, deve-se observar cuidados de boa monitorização eletrocardiográfica, assim como usar oximetria de pulso e placas multifuncionais para estimulação e desfibrilação transcutânea durante o procedimento cirúrgico.[41]

Prevenção e tratamento de infecção em portadores de DCEI

Como já foi mencionado neste capítulo, a contaminação de um DCEI é uma complicação extremamente grave e que demanda a remoção de todo o sistema para a cura da infecção. Dessa forma, pacientes internados com quadros infecciosos graves devem ser tratados com antibióticos específicos e, sempre que a infecção persistir após o tratamento antibiótico, deve-se aventar a possibilidade de infecção relacionada ao dispositivo.

Por outro lado, pacientes portadores de DCEI com portas de entrada de infecção, como cateteres venosos percutâneos, com lesões cutâneas em evolução, submetidos a cirurgias em vísceras ocas ou com infecções em outros sistemas, devem ser tratados com atenção especial com relação à contaminação do dispositivo.

REFERÊNCIAS BIBLIOGRÁFICAS

1. Ellenbogen KA, Kay GN, Lau CP, Wilkoff BL. Clinical cardiac pacing, defibrillation, and resynchronization therapy. 4th ed. Philadelphia: Saunders Elsevier, 2011.
2. Epstein AE, DiMarco JP, Ellenbogen KA, Estes NA 3rd, Freedman RA, Gettes LS, et al. 2012 ACCF/AHA/HRS Focused Update Incorporated Into the ACCF/AHA/HRS 2008 Guidelines for Device-Based Therapy of Cardiac Rhythm Abnormalities: A Report of the American College of Cardiology Foundation/American Heart Association Task Force on Practice Guidelines and the Heart Rhythm Society. Circulation. 2013;127:e283-e352.
3. Diretrizes Brasileiras de Dispositivos Cardíacos Eletrônicos Implantáveis (DCEI). Arq Bras Cardiol. 2007;89(6):210-37.
4. Bernstein AD, Daubert JC, Fletcher R, Hayes DL, Lüderitz B, Reynolds DW, et al. The Revised NASPE/BPEG Generic Code for Antibradycardia, Adaptive-Rate, and Multisite Pacing. Pacing Clin Electrophysiol. 2002;25:260-4.
5. Santangeli P, Di Biase L, Dello Russo A, Casella M, Bartoletti S, Santarelli P, et al. Meta-analysis: age and effectiveness of prophylactic implantable cardioverter-defibrillators. Ann Intern Med. 2010;153(9):592-9.
6. Grimm W. Clinical Trials of Prophylactic Implantable Defibrillator Therapy in Patients with Nonischemic Cardiomyopathy: What have we learned and what can we expect from future trials? Cardiac Electrophysiol Rev. 2003;7:463-7.
7. Theuns DA, Smith T, Hunink MG, Bardy GH, Jordaens L. Effectiveness of prophylactic implantation of cardioverter-defibrillators without cardiac resynchronization therapy in patients with ischaemic or non-ischaemic heart disease: a systematic review and meta-analysis. Europace. 2010;12(11):1564-70.
8. Lam SK, Owen A. Combined resynchronisation and implantable defibrillator therapy in left ventricular dysfunction: Bayesian network meta-analysis of randomised controlled trials. BMJ. 2007;335(7626):925.
9. Moss AJ, Zareba W, Hall WJ, Klein H, Wilber DJ, Cannom DS, et al. Prophylactic implantation of a defibrillator in patients with myocardial infarction and reduced ejection fraction. N Engl J Med. 2002;346:877-83.
10. Strickberger SA, Hummel JD, Bartlett TG, Frumin HI, Schuger CD, Beau SL, et al. Amiodarone versus Implantable Cardioverter-Defibrillator Trial: randomized trial in patients with nonischemic dilated cardiomyopathy and asymptomatic nonsustained ventricular tachycardia. AMIOVIRT. J Am Coll Cardiol. 2003;41:1707-12.
11. Bansch D, Antz M, Boczor S, Volkmer M, Tebbenjohanns J, Seidl K, et al. Primary prevention of sudden cardiac death in idiopathic dilated cardiomyopathy: the Cardiomyopathy Trial (CAT). Circulation. 2002;105:1453-8.
12. Bristow MR, Saxon LA, Boehmer J, Krueger S, Kass DA, De Marco T, et al. Cardiac-resynchronization therapy with or without an implantable defibrillator in advanced chronic heart failure. N Engl J Med. 2004;350:2140-50.
13. Bardy GH, Lee KL, Mark DB, Poole JE, Packer DL, Boineau Rr, et al. Amiodarone or an implantable cardioverter-defibrillator for congestive heart failure. N Engl J Med. 2005;352:225-37.
14. Kadish A, Dyer A, Daubert JP, Quigg R, Estes NA, Anderson KP, et al. Prophylactic defibrillator implantation in patients with nonischemic dilated cardiomyopathy. N Engl J Med. 2004;350:2151-8.
15. AVID Investigators: A comparison of antiarrhythmic-drug therapy with implantable defibrillators in patients resuscitated from near-fatal ventricular arrhythmias. The Antiarrhythmics versus Implantable Defibrillators (AVID) Investigators. N Engl J Med. 1997;337:1576-83.
16. Kuck KH, Cappato R, Siebels J, Ruppel R. Randomized comparison of antiarrhythmic drug therapy with implantable defibrillators in patients resuscitated from cardiac arrest: the Cardiac Arrest Study Hamburg (CASH). Circulation. 2000;102:748-54.

17. Connolly SJ, Gent M, Roberts RS, Dorian P, Roy D, Sheldon RS, et al. Canadian Implantable Defibrillator Study (CIDS): a randomized trial of the implantable cardioverter defibrillator against amiodarone. Circulation 2000;101:1297-1302.
18. McAlister FA, Ezekowitz J, Hooton N, Vvandermeer B, Spooner C, Dryden DM, et al. Cardiac Resynchronization Therapy for Patients with Left Ventricular Systolic Dysfunction – A Systematic Review. JAMA. 2007;297:2502-14.
19. Leclerq C, Hare JM. Ventricular Resynchronization – Current State of the Art. Circulation. 2004;109:296-9.
20. Vernooy K, Verbeek XAAM, Peschar M, Prinzen FW. Relation between Abnormal Impulse Conduction and Heart Failure. J Interv Cardiol. 2003;16(6):557-62.
21. Baldasseroni S, Opasich C, Gorini M, Lucci D, Marchionni N, Marini M, et al. Italian Network on Congestive Heart Failure Investigators: Left Bundle-Branch Block is Associated with Incresead 1-year Sudden and Total Mortality Rate in 5517 Outpatients with Congestive Heart Failure: A report from the Italian Network on Congestive Heart Failure. Am Heart J. 2002;143:398-405.
22. Juliano S, Fisher SG, Karasik PE, Fletcher RD, Singh SN. QRS duration and mortality in patents with congestive heart failure. Am Heart J. 2002;143(6):1085-91.
23. Vassalo AJ, Cassidy DM, Miller JM, Buxton AE, Marchlinski FE, Josephson ME. Left Ventricular Endocardial Activation during Right Ventricular Pacing: Effect of Underlying Heart Disease. J Am Coll Cardiol. 1986;7(6):1228-33.
24. Grines LC, Bashore TM, Boudoulas H, Olson S, Shafer P, Wooley CF. Functional abnormalities in isolated left bundle branch block: the effect of interventricular asynchrony. Circulation. 1989;79:845-53.
25. Xiao HB, Gibson DG. Effects of intermittent left bundle branch block on left ventricular diastolic function: A case report. Int J Cardiol. 1994;46:85-8.
26. Rosenqvist M, Isaaz K, Botvinick EH, Dae MW, Cockrell J, Abbott JA, et al. Relative importance of activation sequence compared to atrioventricular synchrony in left ventricular function. Am J Cardiol. 1991;67:148-56.
27. Dilaveris P, Pantazis A, Giannopoulos G, Synetos A, Gialafos J, Stefanadis C. Upgrade to Biventricular pacing in patients with pacing-induced heart failure: can resynchronization do the trick? Europace. 2006;8:352-7.
28. Cazeau S, Leclercq C, Lavergne T, Walker S, Varma C, Linde C, et al. Effects of multisite biventricular pacing in patients with heart failure and intraventricular conduction delay. N Engl J Med. 2001;344:873-80.
29. Abraham WT, Fisher WG, Smith AL, Delurgio DB, Leon AR, Lloh E, et al. Cardiac resynchronization in chronic heart failure. N Engl J Med. 2002;346:1845-53.
30. Bristow M, Saxon LA, Boehmer J, Krueger S, Kass DA, De Marco T, et al. for the Comparison of Medical Therapy, Pacing, and Defibrillation Heart Failure (COMPANION) Investigators: Cardiac Resynchronization Therapy with or without an Implatable Defibrillator in Advanced Chronic Heart Failure. N Eng J Med. 2004;350:2140-50.
31. Cleland JGF, Daubert JC, Erdmann E, Freemantle N, Gras D, Kappenberger L, et al. for the Cardiac Resynchronization — Heart Failure (CARE-HF) Study Investigators. The Effect of Cardiac Resynchronization on Morbidity and Mortality in Heart Failure. N Engl J Med. 2005;352:1539-49.
32. Link MS, Atkins DL, Passman RS, Halperin HR, Samson RA, White RD, et al. Electrical Therapies: Automated External Defibrillators, Defibrillation, Cardioversion, and Pacing. 2010 American Heart Association Guidelines for Cardiopulmonary Resuscitation and Emergency Cardiovascular Care. Circulation. 2010;122;S706-S719.
33. Overbay D, Criddle L. Mastering temporary invasive cardiac pacing. Crit Care Nurse. 2004;24(3):25-32.
34. Sherbino J, Verbeek PR, MacDonald RD, Sawadsky BV, McDonald AC, Morrison LJ. Prehospital transcutaneous cardiac pacing for symptomatic bradycardia or bradyasystolic cardiac arrest: a systematic review. Resuscitation. 2006;70(2):193-200.
35. McCann P. A review of temporary cardiac pacing wires. Indian Pacing Electrophysiol J. 2007;7(1):40-9.
36. Andrade JCS, Andrade VS, Benedetti H, Júnior Hossne NA. Aspectos práticos, indicações e técnicas de implante de marca-passo provisório. Rev Soc Cardiol Estado de São Paulo. 2004;2:213-24.
37. Overbay D, Criddle L. Mastering Temporary Invasive Cardiac Pacing. Critical Care Nurse. 2004;24(3):25-32.
38. Gammage MD. Temporary cardiac pacing. Heart. 2000;83:715-20.
39. Aguilera PA, Durham BA, Riley DA. Emergency transvenous cardiac pacing placement using ultrasound guidance. Ann Emerg Med. 2000;36(3):224-7.
40. Avila Neto V, Costa R, Silva KR, Martins ALM, Moreira LFP, Santos LB, et al. Efeitos da estimulação temporária atrial direita na prevenção da fibrilação atrial no pós-operatório de revascularização do miocárdio com circulação extracorpórea. Rev Bras Cir Cardiovasc. 2007;22(3):332-40.
41. Crossley GH, Poole JE, Rozner MA, Asirvatham SJ, Cheng A, Chung MK, et al. The Heart Rhythm Society (HRS)/American Society of Anesthesiologists (ASA) Expert Consensus Statement on the perioperative management of patients with implantable defibrillators, pacemakers and arrhythmia monitors: facilities and patient management this document was developed as a joint project with the American Society of Anesthesiologists (ASA), and in collaboration with the American Heart Association (AHA), and the Society of Thoracic Surgeons (STS). Heart Rhythm. 2011;8(7):1114-54.
42. Levine GN, Gomes AS, Arai AE, Bluemke DA, Flamm SD, Kanal E, et al. Safety of magnetic resonance imaging in patients with cardiovascular devices: an American Heart Association scientific statement from the Committee on Diagnostic and Interventional Cardiac Catheterization, Council on Clinical Cardiology, and the Council on Cardiovascular Radiology and Intervention: endorsed by the American College of Cardiology Foundation, the North American Society for Cardiac Imaging, and the Society for Cardiovascular Magnetic Resonance. Circulation. 2007;116(24):2878-91.
43. Rosamond W, Flegal K, Friday G, Furie K, Go A, Greenlund K, Haase N, et al. Heart Disease and Stroke Statistics – 2007 Update: A Report from the American Heart Association Statistics Committee and Stroke Statistics Subcommittee. Circulation. 2007;115:e69-e171.

CAPÍTULO 60

INTERVENÇÃO CORONÁRIA PERCUTÂNEA EM PACIENTES MULTIARTERIAIS

Marinella Patrizia Centemero
Adriano Mendes Caixeta
Alexandre Antônio Cunha Abizaid

DESTAQUES

- A extensão e a localização do dano aterosclerótico e a disfunção ventricular esquerda norteiam o tratamento e o prognóstico da doença arterial coronária (DAC) multiarterial: intervenção coronária percutânea (ICP) ou cirurgia de revascularização miocárdica (CRM).

- Na DAC multiarterial (aquelas com lesões obstrutivas ≥ 70% em dois ou mais vasos epicárdicos principais), quanto mais proximal e grave a lesão, maior a área de miocárdio com risco isquêmico e menor a sobrevivência sem eventos em longo prazo.

- Cardiologistas intervencionistas experientes e o uso dos *stents* farmacológicos e de antiagregantes plaquetários mais potentes têm obtido êxito na ICP, tornando-a tão frequente quanto a tradicional CRM.

- A cinecoronariografia, exame padrão-ouro na avaliação da DAC multiarterial, complementada por outros exames, ajuda a identificar a necessidade de revascularização e a melhor forma: ICP + *stents* farmacológicos ou CRM.

- Muitos estudos compararam as duas técnicas, constatando nichos para uma e outra. A equipe multidisciplinar – *heart team*, contribuição do estudo SYNTAX –, reunindo o cirurgião, o intervencionista e o cardiologista clínico, deve tomar a decisão para cada paciente, incluindo a preferência deste e de seus familiares.

- As diretrizes americanas e europeias postulam dois critérios para a revascularização, independentemente da estratégia escolhida: a adequação do procedimento para a melhora da qualidade de vida e a mudança de prognóstico com redução de eventos cardiovasculares maiores.

INTRODUÇÃO

A revascularização do miocárdio em pacientes com doença coronária multiarterial pode ser alcançada mediante intervenção coronária percutânea (ICP) ou cirurgia de revascularização miocárdica. Um dos aspectos mais importantes relacionados ao prognóstico da doença arterial coronária (DAC) diz respeito à extensão do acometimento aterosclerótico e à presença de disfunção ventricular esquerda. Esses dois fatores têm impacto prognóstico indiscutível, que se torna ainda mais relevante quanto pior a disfunção ventricular e maior o número de vasos acometidos. Esse princípio, inicialmente demonstrado pelo Registro CASS em 1994, até hoje norteia a opção de tratamento dos pacientes portadores de DAC (tratamento farmacológico otimizado, intervenção coronária percutânea ou cirurgia de revascularização miocárdica).[1] Além disso, a localização da lesão na circulação coronária (proximal ou distal) e a sua gravidade também afetam diretamente o prognóstico e a decisão do tratamento. Assim, quanto mais proximal e grave a lesão, maior a área de miocárdio com risco de isquemia, e, consequentemente, menor a sobrevivência livre de eventos em longo prazo. Isso é particularmente verdadeiro em casos de acometimento de tronco de coronária esquerda, ou seu equivalente, e lesões proximais envolvendo a artéria descendente anterior.[2]

Há décadas, a cirurgia de revascularização miocárdica (CRM) tem sido indicada como tratamento preferencial na DAC complexa, ou seja, aquela com acometimento multiarterial e/ou lesão de tronco de coronária esquerda.[3] Entretanto, a intervenção coronária percutânea, devido a seu exponencial progresso ao longo dos últimos 35 anos, expandiu-se grandemente nas suas indicações e rivaliza com a CRM no tratamento desses pacientes.[4] Atualmente, lesões mais complexas e pacientes mais graves têm sido encaminhados à ICP de múltiplos vasos, com altas taxas de sucesso e baixas complicações. Isso se deve à maior experiência dos operadores aliada aos avanços tecnológicos, como a introdução dos *stents* farmacológicos, e ao uso de antiagregantes plaquetários mais potentes. Como resultado, a frequência no número de ICP em pacientes multiarteriais deve aumentar nos próximos anos.

DEFINIÇÃO DE DAC MULTIARTERIAL

É a presença de lesões obstrutivas ≥ 70% em dois ou mais vasos epicárdicos principais demonstrada pela cinecoronariografia – exame padrão-ouro para a detecção da gravidade e extensão da aterosclerose coronária, fornecendo também informações sobre a função ventricular esquerda.[5] No entanto, a decisão sobre a forma de tratamento não deve se basear exclusivamente na avaliação anatômica das obstruções, pois sabe-se que a cinecoronariografia não é um indicador absolutamente confiável da significância funcional das lesões.[6] De fato, ela é um luminograma bidimensional da luz vascular e, como tal, apresenta algumas limitações:

a) incapacidade de determinar o real significado clínico das estenoses coronárias, particularmente aquelas consideradas "moderadas" ou intermediárias (40% a 70%);
b) a complexidade da aterosclerose, com placas heterogeneamente distribuídas ao longo do vaso, dificulta a avaliação do impacto fisiológico das lesões na circulação coronária;
c) a angiografia também está sujeita à grande variabilidade intra e interobservador na estimativa do grau de lesão.

Dessa maneira, as informações anatômicas oferecidas pela cinecoronariografia devem associar-se a exames que demonstrem sua repercussão fisiológica, ou seja, a presença e a gravidade da isquemia induzida.

Finalmente, provas funcionais não invasivas como a cintilografia miocárdica ou a ecocardiografia de *stress*, assim como avaliações invasivas que fornecem outras informações anatômicas mais detalhadas sobre a placa de ateroma (ultrassom coronário ou tomografia de coerência óptica) ou realizam a pesquisa funcional das lesões (reserva de fluxo fracionada), podem auxiliar na decisão sobre a necessidade de revascularização e também a melhor forma de fazê-lo, seja por abordagem cirúrgica ou percutânea.[7]

AVALIAÇÃO FUNCIONAL PRÉ-PROCEDIMENTO

Desde o estudo pioneiro de Hachamovitch e colaboradores, publicado em 1998, sabe-se que a presença de isquemia relaciona-se à ocorrência de eventos cardíacos, de modo que quanto maior a carga isquêmica, pior o prognóstico. Nesse estudo, pacientes com isquemia moderada (> 5%) e severa (> 10%) apresentaram taxas anuais de morte e infarto agudo do miocárdio (IAM) significativamente maiores (respectivamente, 2,3%/2,9% e 2,9%/4,2%) se comparados àqueles com isquemia leve ou ausente (respectivamente, 0,8%/2,7% e 0,3%/0,5%).[8] Em seguida, o estudo COURAGE, que comparou o tratamento farmacológico otimizado *versus* a ICP no tratamento de pacientes portadores de DAC estável e anatomia coronária de baixo risco, demonstrou que aqueles com redução ≥ 5% no grau de isquemia apresentaram ocorrência significativamente menor de morte e IAM em relação aos não obtiveram tal redução (16,2% *versus* 32,4%, p = 0,001). Vale ressaltar que o maior percentual de redução da carga isquêmica foi obtido pelo tratamento percutâneo relativamente ao tratamento farmacológico otimizado (respectivamente, 78% *versus* 52%, p = 0,007).[9] Consequentemente, torna-se claro que a melhor opção na abordagem do tratamento da DAC apresenta relação direta com a presença e a magnitude da isquemia. Esse princípio deve nortear a necessidade e os potenciais benefícios obtidos pelos procedimentos de revascularização, pois é baseado em conceitos bem estabelecidos e em resultados de vários registros da literatura.[10-11] Todavia, ainda são escassos os estudos randomizados que incorporem a presença objetiva de isquemia como requisito para a comparação entre os vários tipos de tratamento disponíveis (tratamento farmacológico otimizado *versus* ICP *versus* CRM).

REVASCULARIZAÇÃO ANATÔMICA *VERSUS* FUNCIONAL (GUIADA POR ISQUEMIA MIOCÁRDICA)

A indicação de procedimentos de revascularização percutânea ou cirúrgica deve ser guiada pelos sintomas e pela presença e magnitude da isquemia. Porém, a decisão de quais vasos e lesões devem ser tratados pode ser difícil nos pacientes com doença multiarterial. Isso é particularmente verdadeiro para a ICP, visto que a abordagem é específica para cada lesão, ou seja, o intervencionista decide se o *stent* deve ou não ser implantado em uma ou mais obstruções. Para o cirurgião, diferentemente, o foco do tratamento é o vaso e seu leito distal.

Recentemente, uma nova tecnologia tem auxiliado sobremaneira na decisão de revascularização percutânea: a reserva de fluxo fracionada (RFF). Tal metodologia surgiu em 1995, é realizada de forma invasiva e permite a avaliação da gravidade funcional, individualizada para cada lesão coronária. Utilizando-se um guia de pressão, a RFF é calculada dividindo-se a pressão média da artéria coronária distal à lesão pela pressão média da aorta durante hiperemia máxima obtida com a administração de adenosina por via endovenosa. De acordo com o trabalho pioneiro de Pijls, valores de RFF < 0,75 são anormais ou isquêmicos, com sensibilidade de 88%, especificidade de 100% e acurácia diagnóstica de 93% em relação às diversas provas funcionais não invasivas (cintilografia miocárdica, ecocardiografia de *stress* e teste ergométrico).[12] Valores > 0,80 estão associados à ausência de isquemia com acurácia de 95%.[13] A partir desses resultados tão encorajadores, a RFF foi testada em subgrupos específicos e de grande importância clínica, como os portadores de DAC multiarteriais. A aplicação clínica da RFF foi testada no estudo FAME, envolvendo 20 centros na Europa e Estados Unidos e 1.005 pacientes, para investigar a hipótese de que a ICP fisiologicamente guiada pela RFF seria superior à ICP convencional (com base apenas na angiografia).[14] Na ICP guiada pela angiografia, operadores experientes selecionaram lesões > 50% para tratamento com implante de *stents* farmacológicos e, no grupo guiado pela RFF, todas as lesões com valores < 0,80 foram tratadas também com *stents* farmacológicos. Os objetivos primários do estudo incluíram a ocorrência de morte, IAM e nova revascularização ao final de um ano. Seus resultados revelaram que, no grupo ICP + RFF, foi utilizada menor quantidade de *stents* (2,7 ± 1,2 × 1,9 ± 1,3; $p < 0,001$), de contraste (272 mL *versus* 302 mL; $p < 0,001$), e a hospitalização foi mais curta (3,4 dias *versus* 3,7 dias; $p = 0,05$), com redução do custo do procedimento (US$ 5.332 *versus* US$ 6.007; $p < 0,001$). Além disso, ao final de um ano, o grupo guiado pela RFF apresentou menor taxa de eventos maiores (13,2% *versus* 18,4%; $p = 0,02$) e menor número de morte ou IAM (7,3% *versus* 11%; $p = 0,04$). No seguimento clínico mais tardio, verificou-se menor mortalidade ao final de dois anos nos pacientes submetidos à RFF (8,4% *versus* 12,9%, $p = 0,02$) e que, naqueles cujas lesões não foram tratadas porque a RFF era > 0,80, a taxa de IAM foi de apenas 0,2% e a de revascularização foi de 3,2% em dois anos.[15]

A análise de custo-efetividade do estudo FAME revela que o custo total médio ao final de um ano foi significativamente menor nos pacientes cuja intervenção percutânea guiou-se pela RFF (US$ 14.315 *versus* US$ 16.700, $p < 0,001$). Os autores concluem que a ICP em pacientes multiarteriais guiada pela RFF é uma das raras situações em que a tecnologia não só melhora o prognóstico, como também economiza recursos.[16]

Esses resultados alentadores despertaram a atenção dos pesquisadores e devem influir significativamente no desenho de futuros estudos randomizados que comparem as duas estratégias de revascularização, cirúrgica ou percutânea, em portadores de DAC complexa, permitindo a detecção das lesões funcionalmente significativas, indo além dos aspectos puramente anatômicos.

Essa nova tecnologia pode ser aplicada principalmente em pacientes diabéticos portadores de DAC multiarterial. Sabe-se que, neles, a doença apresenta algumas particularidades, como a presença de vasos de menor calibre, lesões longas, acometimento arterial mais extenso e difuso em porções mais distais das artérias. Tais características desafiam os métodos de revascularização, particularmente o percutâneo, devido à complexidade das lesões, maior risco de IAM periprocedimento e taxas elevadas de reestenose coronária mesmo com a utilização de *stents* farmacológicos. Contudo, não existem estudos na literatura sobre a aplicação da RFF especificamente em diabéticos para guiar procedimentos de revascularização.

COMPARAÇÃO ENTRE ICP E CRM NO TRATAMENTO DE PACIENTES COM DAC MULTIATERIAL

As razões pelas quais a ICP tem inegável apelo junto aos pacientes e aos cardiologistas relacionam-se a algumas características bem conhecidas, como menor invasividade, menor risco, tempo reduzido de hospitalização, rápido retorno às atividades habituais, controle dos sintomas com melhora inegável da qualidade de vida e a possibilidade de ser realizada várias vezes, ao contrário da cirurgia cardíaca (Quadro 60.1).

Todavia, o método também apresenta desvantagens, sendo as duas principais: a) a reestenose coronária, que implica a recorrência de sintomas e necessidade de novos procedimentos de revascularização, e b) a trombose tardia

QUADRO 60.1. Comparação entre ICP e CRM no tratamento da DAC multiarterial.

Estratégia de revascularização	Intervenção percutânea	Cirurgia de revascularização
Vantagens	<ul><li>Menor invasividade</li><li>Menor risco</li><li>Hospitalização curta</li><li>Melhora dos sintomas</li><li>Pode ser repetida</li><li>Menor custo inicial</li></ul>	<ul><li>Melhora dos sintomas</li><li>Altamente efetiva em subgrupos de alto risco (DAC multiarterial complexa/diabéticos)</li></ul>
Desvantagens	<ul><li>Reestenose coronária</li><li>Revascularização incompleta</li><li>Trombose do *stent*</li></ul>	<ul><li>Maior invasividade</li><li>Maior risco (maior morbimortalidade)</li><li>Maior custo inicial</li></ul>

(< 1 ano) e muito tardia (> 1 ano), fenômeno raro e nitidamente relacionado ao implante de *stents* farmacológicos. Uma terceira desvantagem diz respeito à revascularização incompleta, particularmente associada à presença de oclusões crônicas.

Desde a década de 1990, inúmeros estudos randomizados compararam a ICP e a CRM em pacientes multiarteriais. A despeito das diferenças em relação ao desenho, metodologia, população incluída, técnica empregada (balão, *stents* convencionais e farmacológicos), controle dos fatores de risco, farmacologia adjunta e tempo de acompanhamento clínico, seus resultados gerais são consistentes e revelam um painel das vantagens e desvantagens da aplicação das duas técnicas de revascularização. De modo geral, os pacientes incluídos nesses estudos eram de baixo risco, pois apresentavam DAC de dois vasos, função ventricular esquerda preservada e, em alguns estudos, havia a exigência de revascularização equivalente por ambas as técnicas, o que levava à exclusão de metade a dois terços dos casos por razões angiográficas. Nesses casos, a ICP e a CRM mostraram-se equivalentes em relação à sobrevivência (mortalidade semelhante) e à melhora de sintomas, porém, o menor número de novas revascularizações favoreceu o grupo tratado pela cirurgia.[17]

Com a progressiva incorporação dos *stents* em substituição aos balões, novos estudos foram realizados (ARTS/SOS/ERACI II/MASS II) e observou-se que a diferença entre a duas técnicas reduziu-se, pois os *stents* permitiram a abordagem de lesões mais complexas com melhores resultados e as taxas de reestenose foram reduzidas[18] (Tabela 60.1). Na atualidade, o ápice do desenvolvimento da ICP foi obtido com a introdução dos *stents* farmacológicos, que reduziram as taxas de reestenose para níveis inferiores a 10%, associados a uma farmacoterapia antiplaquetária potente (composta por aspirina + clopidogrel e, mais recentemente, os novos antiagregantes como prasugrel e ticagrelor), o que permitiu a efetiva e real expansão da revascularização percutânea para o tratamento de pacientes de alto risco como diabéticos, os portadores de doença de tronco de coronária esquerda (TCE), DAC complexa com acometimento triarterial e disfunção ventricular esquerda.

TABELA 60.1. Comparação entre ICP e CRM em pacientes multiarteriais: metanálise dos estudos ARTS, SOS, ERACI-2 e MASS 2.

Estratégia de revascularização	ICP + *stent* não farmacológico	CRM
Revascularização completa*	54%	82%
Morte, IAM não fatal, AVC – 1 ano	8,7%	9,1%
Morte, todas as causas	3,0%	2,8%
Morte, IAM não fatal, AVC e nova revascularização*	24%	13%
Nova revascularização*	18%	4,4%
Sem angina*	77%	82%

*Diferença significativa a favor da CRM;
AVC: acidente vascular cerebral; IAM: infarto agudo do miocárdio; ICP: intervenção coronária percutânea; CRM: cirurgia de revascularização miocárdica.

ESTUDO SYNTAX E SUAS IMPLICAÇÕES NA TOMADA DE DECISÃO

O SYNTAX é um estudo randomizado, multicêntrico, que estabeleceu novos parâmetros e conceitos para a eterna comparação entre as duas técnicas de revascularização (ICP + *stents* farmacológicos (SF) × CRM), dentre os quais destacam-se:[19]

a) a criação de um time multidisciplinar (*heart team*) envolvendo o cirurgião, o intervencionista e o cardiologista clínico com o objetivo de avaliar a factibilidade e a equivalência da revascularização obtidas pela ICP e CRM de forma individualizada para cada paciente;

b) o desenvolvimento do SYNTAX Score, ferramenta original, que combina diversas variáveis anatômicas, com o propósito de orientar o *heart team* a escolher a estratégia mais adequada de revascularização para portadores de DAC complexa (com ou sem envolvimento de TCE), e já incorporadas as diretrizes europeia e americana;

c) a inclusão de portadores de DAC de alto risco (incorporando os pacientes do mundo real ao estudo randomizado): acometimento triarterial em mais de dois terços dos casos, presença de lesões de TCE (foi o estudo com o maior número de pacientes com esse tipo de lesão randomizados para os dois tratamentos), diabéticos em 25% e várias comorbidades associadas, como doença pulmonar obstrutiva crônica (DPOC), IRC e doença arterial periférica, entre outras.

O objetivo primário do estudo foi a não inferioridade da ICP frente à CRM em relação aos eventos cardíacos e cerebrovasculares maiores (ECCVM: morte por qualquer causa, AVC, IAM e nova revascularização). Ao final de um ano, eles ocorreram em percentual significativamente maior nos pacientes tratados por ICP+SF (17,8% *versus* 12,4% para CRM, *p* = 0,002), à custa de maior número de novas revascularizações no grupo percutâneo (13,5% *versus* 5,9% para CRM, *p* < 0,001). Entretanto, as taxas de morte e IAM foram similares, e o AVC foi significantemente superior no grupo CRM (2,2% × 0,6% para ICP, *p* = 0,003).[19]

Na análise dos subgrupos estratificados pelo SYNTAX Score, ou seja, considerando a complexidade anatômica das lesões, observou-se, ao final de um ano, que não havia diferenças significativas entre as duas técnicas nos pacientes com escore baixo (0-22) e intermediário (23-32). Entretanto, naqueles com escore alto (≥ 33), a diferença na ocorrência de ECCVM foi significante a favor da CRM.[19]

Ao analisar os portadores de lesões em TCE, na subanálise prevista pelo estudo, emergiram resultados interessantes, sugerindo que a ICP+SF poderia ser realizada com segurança semelhante à da CRM, embora nova revascularização também fosse mais frequente nesses pacientes. Esses resultados mantiveram-se ao longo do acompanhamento clínico tardio.[19] (Tabela 60.2).

TABELA 60.2. Estudo SYNTAX: eventos maiores ao final de cinco anos em portadores de lesão TCE.

Lesões em tronco de coronária esquerda	ICP + *stent* farmacológico	CRM
Morte global	12,8%	14,6%
Morte cardíaca	8,6%	7,2%
IAM	8,2%	4,8%
AVE*	1,5%	4,3%
Morte global, IAM, AVC	19%	20,8%
Nova revascularização**	26,7%	15,5%
Morte global, IAM, AVC, nova revascularização	36,9%	31%
Trombose *stent*/enxerto	5,1%	4,4%

* Diferença a favor da ICP; ** Diferença a favor da CRM.
ICP: intervenção coronária percutânea; CRM: cirurgia de revascularização miocárdica; IAM: infarto agudo do miocárdio; AVC: acidente vascular cerebral.

Contudo, o subgrupo com doença triarterial apresentou comportamento oposto, consagrando ao longo do tempo a superioridade da CRM em relação a ICP+SF, constatada já no primeiro ano, com diferenças indiscutíveis a favor da revascularização cirúrgica nos pacientes com SYNTAX Score intermediário e alto.[19]

Por fim, os resultados de cinco anos do estudo SYNTAX, publicados em 2013, confirmaram os achados anteriores e acenderam o debate sobre os nichos de aplicação da ICP com *stents* farmacológicos na DAC complexa.[20]

Sumarizando seus resultados, as curvas de sobrevivência livre de ECCVM, assim como as taxas de IAM e nova revascularização, foram significativamente favoráveis à CRM. Mortalidade por todas as causas e AVC não diferiram entre ICP+SF e CRM.

A análise dos subgrupos em relação à ocorrência de ECCVM revela:

1. Pacientes com *baixo* SYNTAX Score apresentaram resultados semelhantes para ambas as formas de revascularização;
2. Pacientes com *lesões de TCE* também evoluíram de forma similar com os dois tipos de tratamento, exceto naqueles com SYNTAX Score alto (≥ 33);
3. Pacientes *multiarteriais com DAC complexa*, ou seja, SYNTAX Score intermediário ou alto, apresentaram resultados superiores com a CRM.

Os autores concluem que a CRM é o tratamento padrão para portadores de DAC complexa (SYNTAX Score intermediário/alto) e que a ICP+SF é uma excelente alternativa naqueles com lesões menos complexas (baixo SYNTAX Score) e nos portadores de lesões de TCE com SYNTAX Score baixo ou intermediário.

Portanto, baseados nos resultados globais ao final de cinco anos de evolução clínica, sugere-se que a CRM ainda é o melhor tratamento de revascularização para cerca de metade a dois terços dos pacientes com DAC complexa.

LIMITAÇÕES DO ESTUDO

Apesar da metodologia excepcional do SYNTAX, alguns pontos devem ser considerados:

a) O estudo não tem poder estatístico para permitir comparações entre os vários subgrupos (p. ex.: lesões de TCE) ou entre os componentes individuais dos eventos cardíacos e cardiovasculares maiores;
b) Para esses subgrupos, os resultados são geradores de hipóteses a serem testadas em outros estudos randomizados com adequado poder estatístico (p. ex.: tratamento de lesões de TCE, que serão testadas no estudo EXCEL);
c) Os eventos adversos maiores (cardíacos e cardiovasculares) foram agrupados, desconsiderando que existem diferenças muito grandes relativas ao efeito clínico de cada um dos seus componentes. Por exemplo, a morte é um evento com implicações totalmente diferentes quando comparado à necessidade de uma nova revascularização;
d) Aproximadamente 29% dos pacientes foram excluídos do estudo por se recusarem a participar ou porque não preenchiam seus critérios de inclusão;

e) A possibilidade de os resultados do estudo serem diferentes com a incorporação da nova geração de *stents* farmacológicos (foram utilizados apenas aqueles de 1ª geração), associada a taxas muito baixas de reestenose (e, portanto, menor necessidade de novas revascularizações) e trombose (em torno de 0,5%), redundando em menos ECCVM;

f) A incorporação de novas tecnologias, entre as quais destacam-se a RFF, para determinar o significado funcional das lesões que deveriam ser efetivamente tratadas, e também os novos antiplaquetários (prasugrel e ticagrelor) com maior poder antitrombótico, poderia, eventualmente, reduzir os eventos adversos no grupo percutâneo;

g) Finalmente, o SYNTAX Score sofre críticas por não incorporar variáveis clínicas que certamente influem no prognóstico tardio para ambas as formas de revascularização. Para sanar essa limitação, foi desenvolvido recentemente o SYNTAX Score II, que incorporou oito variáveis ao novo modelo: SYNTAX Score anatômico, sexo feminino, idade, *clearance* de creatinina, fração de ejeção, presença de lesão de TCE, doença vascular periférica e DPOC.[21]

ESTUDO FREEDOM E SUAS IMPLICAÇÕES NA TOMADA DE DECISÃO

Foi o único estudo especificamente desenhado para comparar técnicas contemporâneas de ICP e de CRM em pacientes diabéticos e com doença multiarterial. A maioria dos pacientes (83%) tinha acometimento triarterial e dois terços apresentavam complexidade anatômica intermediária ou alta (SYNTAX Score > 22). *Stents* farmacológicos de 1ª geração (Cypher ou TAXUS) foram utilizados no grupo ICP. Nele, o número médio de lesões tratadas por paciente foi de 3,5. No grupo CRM, os enxertos de artéria torácica interna esquerda foram utilizados em 94,4% dos pacientes, e o número médio de enxertos foi de 2,9. O desfecho primário em cinco anos (morte de qualquer causa, IAM não fatal ou AVC) ocorreu com maior frequência no grupo ICP (26,6% *versus* 18,7%, $p = 0,005$). O benefício da CRM foi impulsionado por diferenças nas taxas de AIM (13,9% *versus* 6%, $p < 0,001$) e por morte por qualquer causa (16,3% *versus* 10,9%, $p = 0,049$). O AVC foi mais frequente no grupo CRM (2,4% *versus* 5,2%, $p = 0,003$), e o maior número desses eventos ocorreu nos primeiros 30 dias. A necessidade de nova revascularização em um ano foi maior no grupo ICP (12,6% *versus* 4,8%; HR, 2,74; CI 95%, 1,91 a 3,89; $p = 0,001$). Em pacientes diabéticos e multiarteriais, as taxas de eventos cardiovasculares maiores naqueles insulinodependentes são mais altas do que naqueles não tratados com insulina.[22-23]

RECOMENDAÇÕES DAS DIRETRIZES

As diretrizes mais recentes, americana (2011)[24] e europeia (2010),[25] sobre revascularização percutânea e cirúrgica são anteriores à publicação dos estudos FREEDOM (especificamente dirigidos aos diabéticos) e dos resultados de cinco anos do SYNTAX. Entretanto, suas recomendações ainda são de grande valor por incorporarem as melhores evidências disponíveis em época recente.

A diretriz europeia postula que dois critérios devem ser considerados para a revascularização do paciente, independente da estratégia escolhida:

- a adequação do procedimento, ou seja, quando a indicação do tratamento é amplamente justificada, para alívio de sintomas limitantes e persistentes apesar do tratamento farmacológico otimizado;
- mudança de prognóstico: na DAC complexa envolvendo grandes territórios e presença de isquemia severa e extensa, a CRM parece ser mais adequada na medida em que aumenta a sobrevivência e reduz significativamente a necessidade de nova revascularização, apesar do maior risco de AVC.

Os autores reconhecem que é inexequível estabelecer regras para todos os potenciais quadros clínicos e anatômicos existentes e, portanto, recomendar particularmente uma ou outra forma de revascularização em todos os cenários possíveis.

Portanto, o *heart team* deve atuar de forma criteriosa, aplicando as recomendações baseadas na melhor evidência disponível e sempre considerando as características clínicas (que podem eventualmente contraindicar procedimentos mais agressivos, como idade muito avançada e graves comorbidades associadas), angiográficas e as preferências dos pacientes e seus familiares.

ESTUDO DE CASO

Paciente de 64 anos, feminino, portadora de HAS, dislipidemia e diabetes tipo 2. Apresentou há 3 meses quadro compatível com síndrome coronária aguda, com manuseio conservador. Desde então evolui com sintomas de angina estável grau 2. Atualmente utiliza os seguintes medicamentos: Losartana (100 mg/dia), Atenolol (50 mg/dia), Sinvastatina (40 mg/dia), AAS (100 mg/dia), Clopidogrel (75 mg/dia) e Metformina (850 mg/dia).

Exame físico: Peso: 85 kg   Alt: 166 cm   IMC: 30,8
FC: 70 bpm   PA: 150×100 mmHg
Restante sem alterações significativas. ECG abaixo: sem alterações significativas

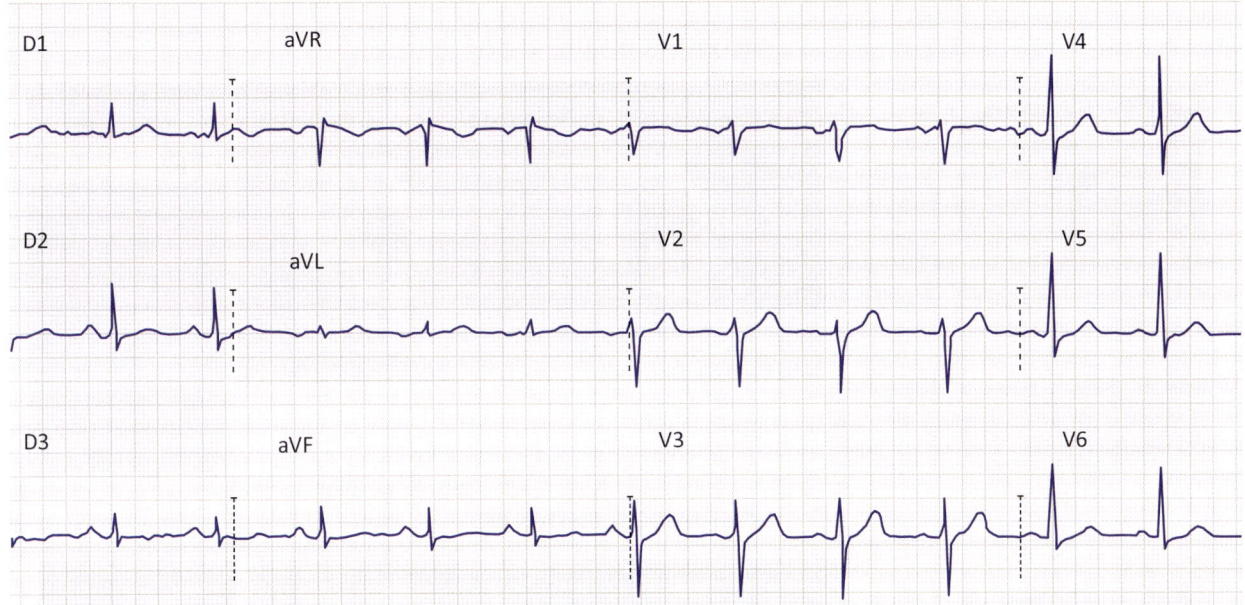

Ecocardiograma

- Hipocinesia moderada do seguimento médio basal inferior do VE;
- Função sistólica global normal (FE = 62%);
- Alteração discreta no relaxamento diastólico do VE;
- Sem alterações valvares ou no pericárdio;
- Raiz da Ao e Ao ascendente sem alterações significativas;
- Provas funcionais detectoras de isquemia ausentes.

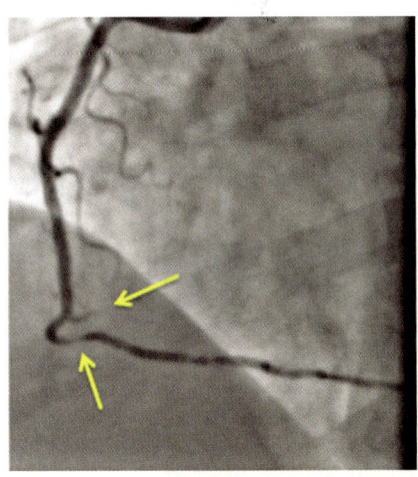

Coronária direita dominante com lesão moderada no terço médio

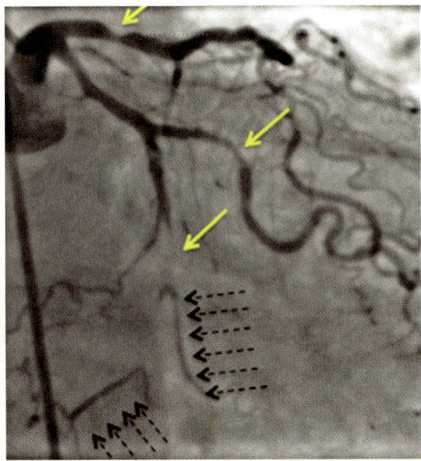

Circunflexa ocluída distal / Marginal 1 com lesão moderada / Circulação colateral para CD

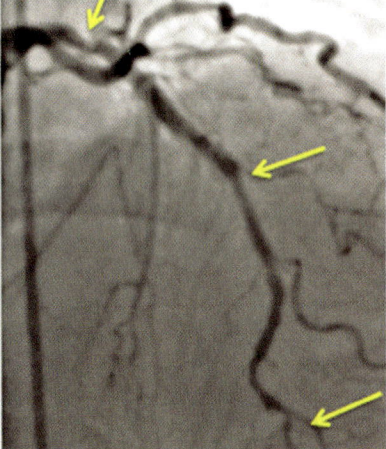

Artéria descendente anterior com lesões moderadas nos terços proximal, médio e distal

SYNTAX Score: 27

ANATOMIA (ULTRASSOM CORONÁRIO) *VERSUS* FISIOLOGIA (RESERVA DE FLUXO FRACIONADA)

ARTÉRIA CIRCUNFLEXA

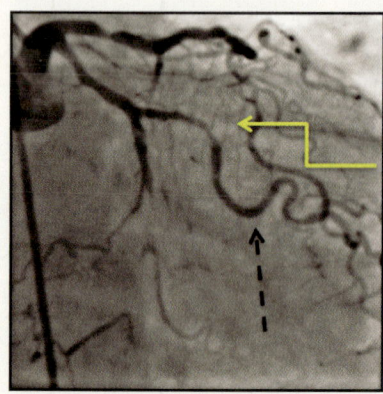
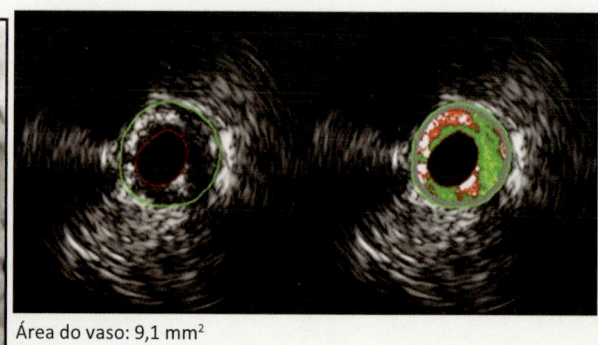
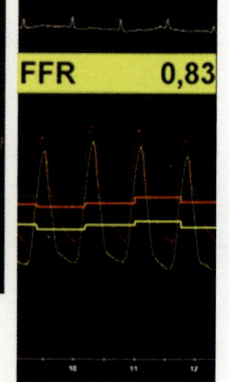

Área do vaso: 9,1 mm²
Área da luz: 2,1 mm²
Carga de placa: 76,9%

ARTÉRIA DESCENDENTE

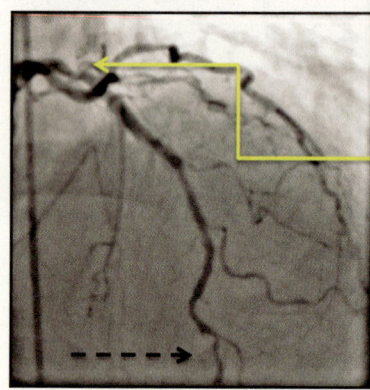
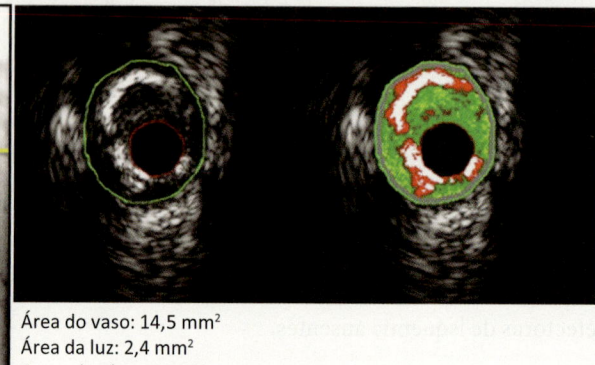
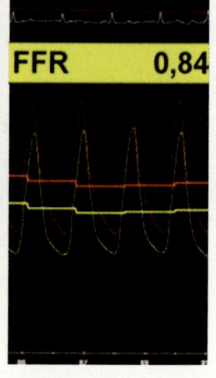

Área do vaso: 14,5 mm²
Área da luz: 2,4 mm²
Carga de placa: 83,2%

CORONARIA DIREITA

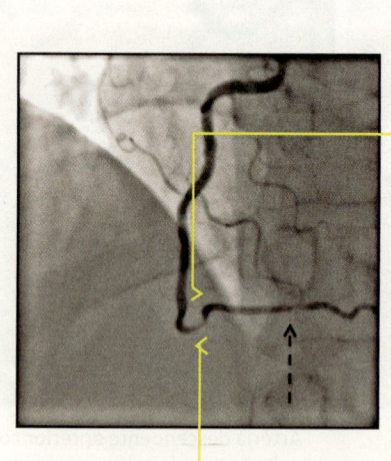
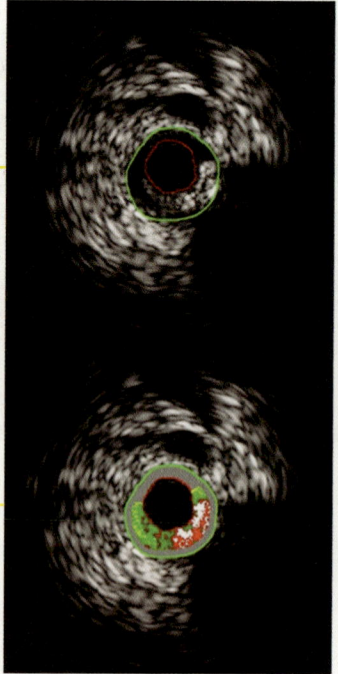
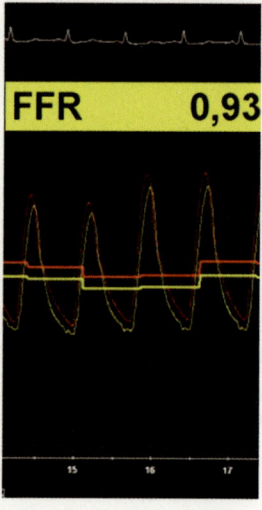

Área do vaso: 6,2 mm²
Área da luz: 1,7 mm²
Carga de placa: 7,5%

SYNTAX SCORE APÓS AVALIAÇÃO FISIOLÓGICA COM O EMPREGO DA RESERVA DE FLUXO FRACIONADA = 5
Tratamento com ICP + SF da porção distal da artéria circunflexa

| Pre-Dil
Apex 2,0 × 15 mm | Após balão | Biomatrix Flex
2,5 × 36 mm | Pós-Dil
Quantum 2,5 × 20 mm |

RESULTADO FINAL APÓS ICP CX

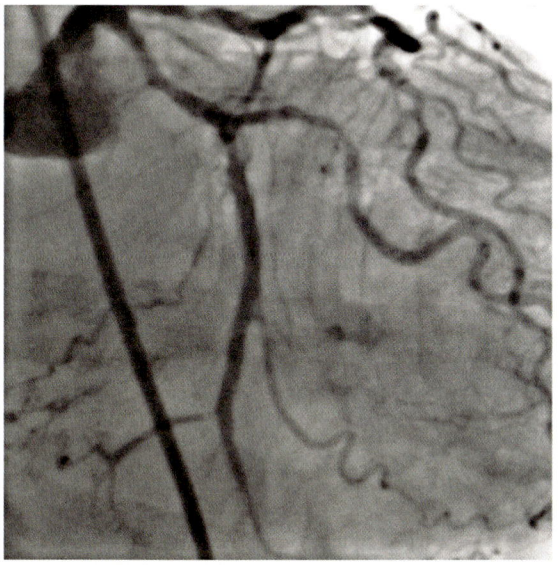
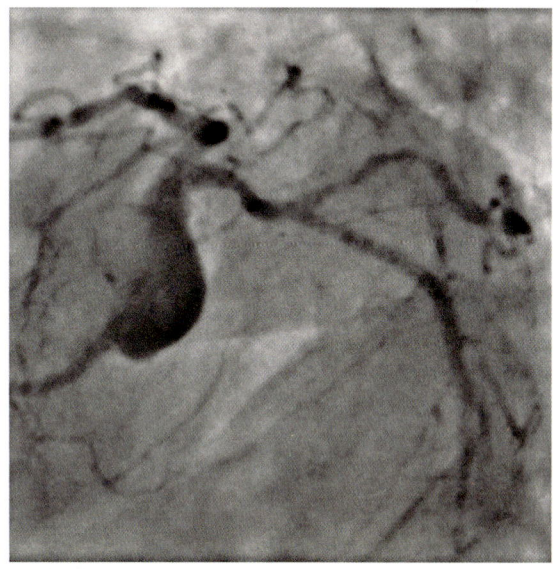

REFERÊNCIAS BIBLIOGRÁFICAS

1. Emond M, Mock MB, Davis KB, Fisher LD, Holmes DR Jr, Chaitman BR, Kaiser GC, Alderman E, Killip T 3rd. Long-term survival of medically treated patients in the Coronary Artery Surgery Study (CASS) Registry. Circulation. 1994 Dec;90(6):2645-57.
2. Califf RM, Armstrong PW, Carver JR, D'Agostino RB, Strauss WE. 27th Bethesda Conference: matching the intensity of risk factor management with the hazard for coronary disease events. Task Force 5. Stratification of patients into high, medium and low risk subgroups for purposes of risk factor management. J Am Coll Cardiol. 1996 Apr;27(5):1007-19.
3. Patel MR, Dehmer GJ, Hirshfeld JW, Smith PK, Spertus JA. ACCF/SCAI/STS/AATS/AHA/ASNC 2009 appropriateness criteria for coronary revascularization. J Am Coll Cardiol 2009;53:530–53.
4. Garg S, Sarno G, Gutierrez-Chico JL, Garcia-Garcia HM, Gomez-Lara J, Serruys PW. Five-year outcomes of percutaneouscoronary intervention compared to bypass surgery in patients withmultivessel disease involving the proximal left anterior descending artery: an ARTS-II sub-study. EuroIntervention 2011; 6: 1060–67.
5. Sones FM, Shirey EK: Cine coronary arteriography.Mod Conc Cardiovasc Dis 31: 735,1962.
6. Topol EJ, Nissen SE. Our preoccupation with coronary luminology. The dissociation between clinical and angiographic findings in ischemic heart disease. Circulation 1995;92:2333–42.

7. Meijboom WB, Van Mieghem CAG, van Pelt N, et al. Comprehensive assessment of coronary artery stenoses: computed tomography coronary angiography versus conventional coronary angiography and correlation with fractional flow reserve in patients with stable angina.J Am Coll Cardiol 2008;52:636–43.
8. Hachamovitch R, Berman DS, Shaw LJ, Kiat H, Cohen I, Cabico JA, Friedman J, Diamond GA.Incremental prognostic value of myocardial perfusion single photon emission computed tomography for the prediction of cardiac death: differential stratification for risk of cardiac death and myocardial infarction. Circulation. 1998 Feb 17;97(6):535-43.
9. Shaw LJ, Berman DS, Maron DJ, Mancini GB, Hayes SW, Hartigan PM, Weintraub WS, O'Rourke RA, Dada M, Spertus JA, Chaitman BR, Friedman J, Slomka P, Heller GV, Germano G, Gosselin G, Berger P, Kostuk WJ, Schwartz RG, Knudtson M, Veledar E, Bates ER, McCallister B, Teo KK, Boden WE; COURAGE Investigators.Optimal medical therapy with or without percutaneous coronary intervention to reduce ischemic burden: results from the Clinical Outcomes Utilizing Revascularization and Aggressive Drug Evaluation (COURAGE) trial nuclear substudy. Circulation. 2008 Mar 11;117(10):1283-91.
10. Hachamovitch R, Hayes SW, Friedman JD, Cohen I, Berman DS. Comparison of the short-term survival benefit associated with revascularization compared with medical therapy in patients with no prior coronary artery disease undergoing stress myocardial perfusion single photon emission computed tomography.Circulation. 2003 Jun 17;107(23):2900-7.
11. Hachamovitch R. Assessing the prognostic value of cardiovascular imaging: a statistical exercise or a guide to clinical value and application? Circulation. 2009 Oct 6;120(14):1342-4.
12. Pijls NHJ,Van Gelder B,Van der Voort P, et al. Fractional flow reserve: a useful index to evaluate the influence of an epicardial coronary stenosis on myocardial blood flow. Circulation 1995;92:318-9.
13. Pijls NHJ,DeBruyne B,Peels K et al. Measurement of fractional flow reserve to assess the functional severity of coronary artery stenosis. N Engl J Med 1996;334:1703-8.
14. Tonino PAL, DeBruyne B,Pijls NHJ et al. Fractional flow reserve versus angiography for guiding pecutaneous coronary intervention. N Engl J Med 2009;360(3):213-24.
15. Piljs NHJ, Fearon WF, Tonino PAL, Siebert U, Ikeno F,Bornschein B et al. Fractional flow reserve versus angiography for guiding percutaneous coronary intervention in patients with multivessel coronary artery disease.2-year follow-up of the FAME (Fractional Flow Reserve Versus Angiography for Multivessel Evaluation) Study. J Am Coll Cardiol 2010;56:177-84.
16. Fearon WF, Bornschein B, Tonino PAL, Gothe RM, De Bruyne B, Pijls NHJ, Siebert U for the Fractional Flow Reserve Versus Angiography for Multivessel Evaluation (FAME) Study Investigators Economic Evaluation of Fractional Flow Reserve–Guided Percutaneous Coronary Intervention in Patients With Multivessel Disease Circulation, 14 December 2010; 122: 2545 - 2550.
17. Gibbons RJ, Abrams J, Chatterjee K, Daley J, Deedwania PC, Douglas JS, Ferguson TB Jr, Fihn SD, Fraker TD Jr, Gardin JM, O'Rourke RA, Pasternak RC, Williams SV; American College of Cardiology; American Heart Association Task Force on practice guidelines (Committee on the Management of Patients With Chronic Stable Angina). JACC/AHA 2002 guideline update for the management of patients with chronic stable angina--summary article: a report of the American College of Cardiology/American Heart Association Task Force on practice guidelines (Committee on the Management of Patients With Chronic Stable Angina). J Am Coll Cardiol. 2003 Jan 1;41(1):159-68.
18. Daemen J, Boersma E, Flather M, Booth J, Stables R, Rodriguez A, Rodriguez-Granillo G, Hueb WA, Lemos PA, Serruys PW. Long-term safety and efficacy of percutaneous coronary intervention with stenting and coronary artery bypass surgery for multivessel coronary artery disease: a meta-analysis with 5-year patient-level data from the ARTS, ERACI-II, MASS-II, and SoS trials.Circulation. 2008 Sep 9;118(11):1146-54.
19. Serruys PW, Morice MC, Kappetein AP, Colombo A, Holmes DR, Mack MJ, Ståhle E, Feldman TE, van den Brand M, Bass EJ, Van Dyck N, Leadley K, Dawkins KD, Mohr FW; SYNTAX Investigators. Percutaneous coronary intervention versus coronary-artery bypass grafting for severe coronary artery disease. N Engl J Med. 2009 Mar 5;360(10):961-72.
20. Mohr FW, Morice MC, Kappetein AP, Feldman TE, Ståhle E, Colombo A, Mack MJ, Holmes DR Jr, Morel MA, Van Dyck N, Houle VM, Dawkins KD, Serruys PW. Coronary artery bypass graft surgery versus percutaneous coronary intervention in patients with three-vessel disease and left main coronary disease: 5-year follow-up of the randomised, clinical SYNTAX trial.Lancet. 2013 Feb 23;381(9867):629-38.
21. Farooq V, van Klaveren D, Steyerberg EW, Meliga E, Vergouwe Y, Chieffo A, Kappetein AP, Colombo A, Holmes DR Jr, Mack M, Feldman T, Morice MC, Ståhle E, Onuma Y, Morel MA, Garcia-Garcia HM, van Es GA, Dawkins KD, Mohr FW, Serruys PW. Anatomical and clinical characteristics to guide decision making between coronary artery bypass surgery and percutaneous coronary intervention for individual patients: development and validation of SYNTAX score II. Lancet. 2013 Feb 23;381(9867):639-50.
22. Farkouh ME1, Domanski M, Sleeper LA, Siami FS, Dangas G, Mack M, Yang M, Cohen DJ, Rosenberg Y, Solomon SD, Desai AS, Gersh BJ, Magnuson EA, Lansky A, Boineau R, Weinberger J, Ramanathan K, Sousa JE, Rankin J, Bhargava B, Buse J, Hueb W, Smith CR, Muratov V, Bansilal S, King S 3rd, Bertrand M, Fuster V; FREEDOM Trial Investigators. Strategies for multivessel revascularization in patients with diabetes. N Engl J Med. 2012 Dec 20;367(25):2375-84.
23. Dangas GD1, Farkouh ME2, Sleeper LA3, Yang M3, Schoos MM2, Macaya C4, Abizaid A5, Buller CE6, Devlin G7, Rodriguez AE8, Lansky AJ9, Siami FS3, Domanski M2, Fuster V2; FREEDOM Investigators. Long-Term Outcome of PCI Versus CABG in Insulin and Non-Insulin-Treated Diabetic Patients: Results From the FREEDOM Trial. J Am Coll Cardiol. 2014 Sep 23;64(12):1189-97
24. 2011 ACCF/AHA/SCAI Guideline for Percutaneous Coronary Intervention: A Report of the American College of Cardiology Foundation/American Heart Association Task Force.Levine, Steven M. Hollenberg, Umesh N. Khot, Richard A. Lange, Laura Mauri, Roxana Mehran, Issam Bailey, John A. Bittl, Bojan Cercek, Charles E. Chambers, Stephen G. Ellis, Robert A. Guyton,Writing Committee Members, Glenn N. Levine, Eric R. Bates, James C. Blankenship, Steven R. Circulation. 2011;124:e574-e651; originally published online November 7, 2011.
25. Wijns W, Kolh P, Danchin N, Di Mario C, Falk V, Folliguet T et al.Guidelines on myocardial revascularization: the Task Force on Myocardial Revascularization of the European Society of Cardiology (ESC) and the European Association for Cardio-Thoracic Surgery (EACTS). Eur Heart J 2010;31:2501–2555.

CAPÍTULO 61

IMPLANTE DE BIOPRÓTESE AÓRTICA POR CATETER

Fábio Sândoli de Brito Junior
Antonio Carlos Bacelar Nunes Filho
Edward Grube

DESTAQUES

- A estenose aórtica é a doença valvar cardíaca mais comum. Sua prevalência aumenta com a idade, afetando aproximadamente 3% da população com idade superior a 75 anos.
- A substituição cirúrgica da valva aórtica é o tratamento de eleição para pacientes com estenose aórtica sintomática.
- O risco cirúrgico aumenta com o avançar da idade e com a associação de comorbidades, o que faz com que mais de um terço dos idosos com estenose aórtica sintomática seja recusado para a cirurgia.
- Em 2002, Alain Cribier realizou, pioneiramente, o primeiro implante percutâneo de uma bioprótese valvar aórtica em seres humanos, o que deu início a uma nova era da cardiologia intervencionista.
- As evidências clínicas, com o emprego das próteses expansível por balão Sapien (Edwards Lifesciences) e autoexpansível CoreValve (Medtronic), indicam tratar-se de um procedimento seguro e altamente eficaz em pacientes selecionados, considerados inoperáveis ou de alto risco cirúrgico.
- Diversas novas bioproteses para implante por cateter encontram-se em fase inicial de avaliação clínica.
- Estima-se que, em futuro próximo, o implante de bioprótese aórtica por cateter deva se tornar a 1ª opção no tratamento de pacientes com estenose valvar aórtica importante sintomática.

INTRODUÇÃO

A estenose aórtica é a doença valvar cardíaca mais comum. Sua prevalência aumenta com a idade, afetando aproximadamente 3% da população com idade superior a 75 anos. No Brasil, há pouco mais de 5 milhões de pessoas nessa faixa etária e, consequentemente, por volta de 150 mil pacientes com estenose valvar aórtica degenerativa. Com o aumento da expectativa de vida, estima-se que teremos 11 milhões de brasileiros com idade superior a 75 anos em 2030 e, portanto, mais de 300 mil pacientes idosos com estenose aórtica.[1]

Há décadas, a substituição cirúrgica da valva aórtica é o tratamento de eleição para pacientes com estenose aórtica sintomática, que propicia alívio dos sintomas e aumento da sobrevida.[2-3] Anualmente, aproximadamente 200 mil cirurgias para substituição valvar aórtica são realizadas no mundo. Entretanto, o risco cirúrgico aumenta com o avançar da idade e com a associação de comorbidades, o que faz com que mais de um terço dos idosos com estenose aórtica sintomática seja recusado para a cirurgia.[2-3] Nesses pacientes, para os quais o tratamento cirúrgico não pode ser oferecido, as opções terapêuticas, até recentemente, limitavam-se ao tratamento clínico medicamentoso e à valvoplastia aórtica com cateter balão, ambos ineficazes em reduzir a mortalidade. O tratamento medicamentoso para pacientes com estenose aórtica sintomática apresenta sobrevida de um a cinco anos de apenas 60% e 32%, respectivamente. A valvoplastia por balão, por sua vez, determina melhora dos sintomas e do gradiente de pressão transvalvar, mas esses benefícios são meramente temporários, em razão da alta incidência de reestenose. Portanto, a valvoplastia por balão é, atualmente, excepcionalmente indicada como medida paliativa ou como ponte para o tratamento cirúrgico.[2-3] Esses resultados insatisfatórios dos tratamentos alternativos à cirurgia estimularam o desenvolvimento de dispositivos para a substituição da valva aórtica por cateter. Em 2002, Alain Cribier realizou, pioneiramente, o primeiro implante percutâneo de uma bioprótese valvar aórtica em seres humanos, o que deu início a uma nova era da cardiologia intervencionista.[4] As evidências clínicas, com o emprego das próteses expansível por balão Sapien (Edwards Lifesciences) e autoexpansível CoreValve (Medtronic), indicam tratar-se de um procedimento seguro e altamente eficaz em pacientes selecionados, considerados inoperáveis ou de alto risco cirúrgico.[5-16]

SELEÇÃO DOS PACIENTES

O processo de seleção de pacientes para o implante de prótese valvar aórtica por cateter é fundamental para o sucesso do procedimento. Recomenda-se que a seleção dos candidatos seja realizada por um grupo multidisciplinar (*Heart Team*), formado por cardiologistas intervencionistas, cardiologistas clínicos, cirurgiões cardíacos e especialistas em imagens cardiovasculares.[2]

Atualmente, a indicação do implante de bioproteses aórticas por cateter restringe-se a um seleto grupo de pacientes que, pela idade avançada ou por apresentarem comorbidades, possuem contraindicação ou elevado risco de morbimortalidade ao tratamento cirúrgico convencional.[2-3]

Outra indicação para o procedimento é a disfunção de bioprótese valvar cirúrgica, situação na qual se faz o implante de uma nova prótese dentro da primeira (*valve-in-valve*).[17] Nesse caso, o implante por cateter pode ser atrativo pelo alto risco da reoperação em pacientes com idade avançada e com comorbidades.

O implante de bioprótese aórtica por cateter deve, então, ser oferecido apenas aos pacientes com potencial de melhora funcional e não é recomendado para os que, por preferência pessoal, recusam-se a realizar o tratamento cirúrgico. Esse procedimento é raramente indicado para pacientes com idade inferior a 70 anos, mas a idade, *per se*, não deve ser considerada uma contraindicação. Adicionalmente, existe consenso de que pacientes com expectativa de vida inferior a um ano ou com grau avançado de demência devem ser mantidos em tratamento conservador. O Quadro 61.1 ilustra as principais indicações e contraindicações ao procedimento.

QUADRO 61.1. Indicações e contraindicações para o implante valvar aórtico por cateter.

Indicações
- Estenose valvar aórtica grave sintomática (área valvar < 1 cm² ou < 0,6 cm²/m² e gradiente transvalvar médio > 40 mmHg)
- Contraindicação ou alto risco cirúrgico
- Condição anatômica (via de acesso e aparelho valvar) que garanta a exequibilidade de procedimento. Anel valvar aórtico ≥ 18 e ≤ 29 mm

Contraindicações
- Expectativa de vida < 1 ano
- Demência em grau avançado
- Endocardite ativa
- Trombo no interior do ventrículo esquerdo
- Insuficiência mitral importante

TIPOS DE PRÓTESES PARA IMPLANTE POR CATETER

Atualmente, três bioproteses estão disponíveis para uso clínico no Brasil. A autoexpansível CoreValve (Medtronic) e as expansíveis por balão Sapien XT (Edwards Lifesciences) e Inovare (Braile Biomédica), esta última de fabricação nacional. As próteses podem ser visualizadas na Figura 61.1.

RESULTADOS DO IMPLANTE POR CATETER DE BIOPRÓTESES AÓRTICAS

Estudos clínicos recentes têm demonstrado, consistentemente, a exequibilidade, a segurança e a eficácia do implante de bioprótese valvar aórtica por cateter, com resultados, ainda que de curto e médio prazos, bastante animadores.[5-16] Os achados atuais, com as próteses Sapien (Edwards Lifesciences),

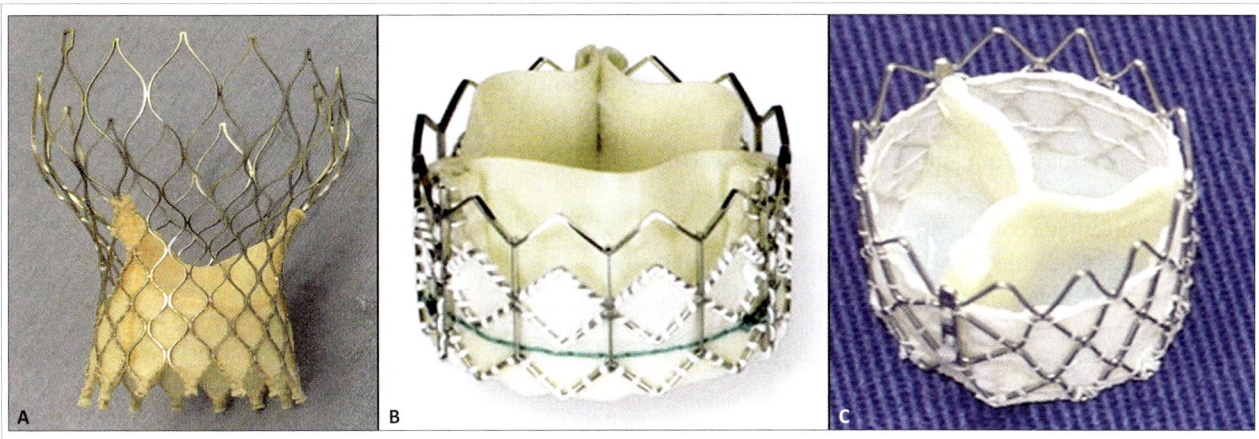

FIGURA 61.1. (A) Bioproteses CoreValve. (B) Sapien XT. (C) Inovare.

CoreValve (Medtronic) e Inovare (Braile Biomédica), encontram-se sumarizados a seguir.

RESULTADOS COM A PRÓTESE SAPIEN

Os primeiros estudos com as bioproteses Cribier-Edwards e Edwards-Sapien foram conduzidos na Europa. No registro SOURCE (*Sapien Aortic Bioprosthesis European Outcomes*), o sucesso dos implantes realizados em 1.038 pacientes em 32 centros europeus foi de 93,8%. A sobrevida aos trinta dias e um ano atingiu, respectivamente, 93,7% e 81,1% nos implantes por via transfemoral e 89,7% e 72,1% nos transapicais.[14] Mais recentemente, divulgaram-se os resultados preliminares do registro SOURCE XT, com 2.706 pacientes de alto risco tratados em 94 centros com a prótese de última geração Sapien XT (Edwards Lifesciences), em sua maioria por acesso transfemoral (62,6%). A mortalidade de trinta dias dos pacientes tratados por acesso transfemoral e transapical foram, respectivamente, de 4,3% e 9,9%, e os que foram selecionados para acesso femoral apresentavam menor risco estimado pelo EuroSCORE logístico (20% *versus* 22%; $p = 0,0004$).

Além dos registros descritos, a prótese Edwards-Sapien (Edwards Lifesciences) foi a empregada no estudo PARTNER (*Placement of Aortic Transcatheter Valves*), o primeiro ensaio randomizado que avalia o implante de bioprótese aórtica por cateter. Em sua coorte B, foram randomizados 358 pacientes para o implante transfemoral da prótese Edwards-Sapien ou para o manuseio conservador, incluindo a possibilidade de realizar valvoplastia aórtica por balão. De forma inédita, demonstrou-se redução de 20% de mortalidade absoluta com essa nova modalidade de tratamento (30,7% *versus* 50,8% após um ano, $p < 0,001$ e 43,3% *versus* 68,0% aos 2 anos, $p < 0,001$).[7,15] Adicionalmente, houve significativa melhora dos sintomas de insuficiência cardíaca congestiva (ICC). Após um ano, o percentual de sobreviventes em classe funcional III ou IV foi menor nos tratados com o implante valvar aórtico por cateter (25,2% *versus* 58%; $p < 0,001$).[7] Como ponto negativo, observou-se maior incidência de acidente vascular cerebral (AVC) (6,7% *versus* 1,7%; $p = 0,03$) e complicações vasculares maiores (16,2% *versus* 1,1%; $p < 0,001$) aos trinta dias no grupo tratado invasivamente.[7]

Na coorte A do estudo PARTNER, participaram 699 pacientes idosos (média de idade: 84,1 anos) com estenose aórtica importante, que foram randomizados em 26 centros nos Estados Unidos, três no Canadá e um na Alemanha para implante da prótese Edwards-Sapien por cateter (transfemoral: 244 pacientes; transapical: 104 pacientes) ou para o tratamento cirúrgico convencional (351 pacientes).[9] Aos 30 dias, a mortalidade foi, numericamente, inferior no grupo de implante valvar por cateter (3,4% *versus* 6,5%), sem, no entanto, atingir significância estatística. Após um e dois anos, a mortalidade nos dois grupos de tratamento foi semelhante (um ano: 24,2% *versus* 26,8%; 2% anos: 33,9% *versus* 35%), o que demonstra a não inferioridade do novo tratamento em relação à abordagem cirúrgica.[9,16] Em relação aos demais eventos adversos, a incidência de AVC (incluindo acidente isquêmico transitório) aos trinta dias, um e dois anos foi maior nos pacientes tratados com o implante valvar aórtico por cateter (trinta dias: 5,5% *versus* 2,4%; $p = 0,04$; um ano: 8,3% *versus* 4,3%; $p = 0,04$ e dois anos: 11,2% *versus* 6,5%; $p = 0,05$).[9,16] Além disso, as complicações vasculares foram mais frequentes com a nova técnica (11% *versus* 3,2%; $p < 0,001$).[9] Por outro lado, as complicações hemorrágicas (9,3% *versus* 19,5%; $p < 0,001$) e a ocorrência de fibrilação atrial (8,6% *versus* 16%; $p < 0,001$) foram mais frequentes com a cirurgia de troca valvar aórtica.[9] Não houve diferença entre o tratamento cirúrgico e o por cateter em relação à necessidade de implante de marca-passo permanente.[9] A melhora dos sintomas clínicos de ICC foi mais rápida nos que receberam o implante valvar por cateter, mas, após um ano do tratamento, ambos os grupos apresentaram melhora clínica equivalente.[9] Dessa forma, com base nos resultados da coorte A do estudo PARTNER, concluiu-se que o implante valvar aórtico por cateter deve ser considerado como uma alternativa menos invasiva ao tratamento cirúrgico, com mortalidade e benefícios clínicos semelhantes.

RESULTADOS COM A PRÓTESE COREVALVE

Desde o primeiro implante da prótese CoreValve em 2004, grande número de pacientes tem sido tratado com esse dispositivo. A eficácia e a segurança dessa prótese foi inicialmente avaliada em um estudo multicêntrico prospectivo que incluiu 25 pacientes com estenose aórtica.[13] A bioprótese foi implantada com sucesso em 22 (88%) pacientes, com redução do gradiente transvalvar de 44,2 ± 10,8 mmHg para 12,4 ± 3 mmHg. Todos os pacientes apresentaram melhora da classe funcional de insuficiência cardíaca. Em 2008, Grube e colaboradores[6] publicaram os resultados de uma série prospectiva, não randomizada, com 136 pacientes (EuroSCORE: 23,1%) e avaliaram os resultados do implante das três gerações da prótese CoreValve. Demonstrou-se melhor taxa de sucesso dos implantes (70%, 70,8% e 91,2%; $p = 0,003$) e menor mortalidade aos 30 dias (40%, 8,3% e 10,8%) com sua geração mais nova, em parte em virtude da importante redução do calibre do dispositivo, de 24 F para 18 F. Com as três gerações do dispositivo, observou-se melhora dos sintomas de ICC e redução do gradiente transvalvar aórtico de pressão, benefícios que se mantiveram após um ano dos implantes.[6] Ainda em 2008, Piazza e colaboradores[10] divulgaram os resultados de um registro multicêntrico que envolveu 646 pacientes em 51 centros, utilizando apenas a 3ª geração da prótese CoreValve. Nessa população de pacientes com média de idade de 81 anos e EuroSCORE logístico de 23,1 com 85% em classe funcional III ou IV de ICC, o sucesso do procedimento foi elevado e atingiu 97,2%. A mortalidade aos trinta dias foi de 8% e os eventos combinados de morte, infarto e AVC atingiram 9,3%.[10] Em relação aos resultados mais tardios, Buellesfeld e colaboradores[5] reportaram os resultados de dois anos de 126 pacientes submetidos ao implante da prótese CoreValve por cateter. A mortalidade aos 30 dias e dois anos atingiu 15,2% e 38,1%, respectivamente. Os resultados hemodinâmicos mantiveram-se inalterados durantes os dois anos de acompanhamento (gradiente médio: 8,5 ± 2,5 mmHg aos trinta dias e 9,0 ± 3,5 mmHg após dois anos), sem que se detectasse qualquer problema estrutural ou deterioração das bioproteses.[5] Mais recentemente, foram divulgados os resultados do registro multicêntrico ADVANCE, até o presente momento o maior estudo prospectivo com a prótese CoreValve, com 1.015 pacientes tratados (EuroSCORE logístico médio: 19,2 ± 12,4%) em 12 países europeus, em 44 centros com experiência prévia superior a quarenta implantes.[8] Nesse estudo, a taxa de sucesso dos implantes foi de 97,8%. A mortalidade e a incidência de AVC aos trinta dias atingiu 4,5% e 2,9%, respectivamente, sendo que 26,3% dos pacientes necessitaram do implante de marca-passo permanente, por distúrbios avançados da condução atrioventricular. Após 12 meses, a mortalidade foi de 17,9%, sendo que mais de 80% dos pacientes apresentavam-se em classe funcional I e II de insuficiência cardíaca.[8]

Recentemente, foram publicados dois estudos, realizados nos Estados Unidos, a respeito da CoreValve; ambos tinham por objetivo a aprovação do dispositivo pelo Food and Drugs Administration (FDA). O primeiro estudo, não randomizado, incluiu 506 pacientes com estenose aórtica importante sintomática com risco cirúrgico proibitivo.[11] Do total, 489 pacientes foram submetidos ao implante valvar por cateter. A mortalidade por qualquer causa e AVC com sequelas em 1 ano de acompanhamento (desfecho primário) foi de 26% (a meta era de 43% com base em estudos prévios, $p < 0,0001$). A mortalidade por qualquer causa aos trinta dias e um ano, foram, respectivamente, de 8,4% e 24,3%, e a incidência de AVC foram de 2,3% e 4,3%, respectivamente. Após trinta dias, a incidência de sangramento com risco de morte ou maior foi de 12,7%, complicações vasculares de 8,2% e 21,6% dos pacientes necessitaram de implante de marca-passo permanente.[12]

O segundo estudo, o *US CoreValve pivotal trial*, incluiu 795 pacientes com estenose aórtica importante sintomática com alto risco cirúrgico (mortalidade > 15% em trinta dias, estimada por um *Heart Team* composto de dois cirurgiões cardíacos e um cardiologista intervencionista, utilizando o escore STS e outras variáveis de risco consideradas importantes e não incluídas no escore, como síndrome da fragilidade do idoso).[12] Os pacientes foram randomizados em dois grupos na razão 1:1 para implante valvar por cateter ou cirurgia de troca valvar. A meta primária do estudo foi mortalidade por todas as causas em um ano. Foram realizadas análises de não inferioridade e superioridade, assim como análise por intenção de tratamento (*intention to treat*) e de acordo com a terapia efetivamente recebida (*as treated*). A média etária da população foi de, aproximadamente, 83 anos, com 53% pertencentes ao sexo masculino. O STS e EuroSCORE médio foram de 7,5% e 18%, respectivamente. Ao final de um ano de seguimento, a mortalidade por todas as causas foi significativamente menor no grupo implante valvar por cateter comparado ao grupo cirurgia (14,2% *versus* 19,1%; $p < 0,001$ para não inferioridade e $p = 0,04$ para superioridade, respectivamente). As taxas de complicações cardiovasculares maiores em 1 ano também foram significativamente menores no grupo implante valvar por cateter (20,4% *versus* 27,3%, $p = 0,03$). A incidência de AVC em trinta dias foi de 4,9% no grupo implante valvar por cateter *versus* 6,2% no grupo cirurgia ($p = 0,46$) e de 8,8% no grupo implante valvar por cateter (TAVI) *versus* 12,6% no grupo cirurgia ($p = 0,10$) após 1 ano.[11]

RESULTADOS COM A PRÓTESE INOVARE

A experiência acumulada com a prótese Inovare é relativamente modesta se comparada à experiência com as bioproteses CoreValve e Sapien. Em 2011, publicaram-se os resultados de um experimento em um único centro brasileiro, com 33 pacientes sintomáticos de alto risco cirúrgico (STS: 30,3% e EuroSCORE logístico: 39,3%), tratados entre junho de 2008 e janeiro de 2011.[18] Dentre os pacientes, 25 eram portadores de estenose valvar aórtica e oito apresentavam dupla disfunção de bioprótese cirúrgica previamente implantada. Todos os procedimentos foram realizados por acesso transapical e obteve-se sucesso do implante em 90,9% dos casos. A mortalidade aos trinta dias foi de 18,2% e a mortalidade hospitalar atingiu 36,4%. A sobrevida de um ano foi de 61,5% e que houve melhora clínica significativa, com todos os sobreviventes em classe funcional I ou II de ICC.[18]

REGISTRO BRASILEIRO DE IMPLANTE DE BIOPRÓTESE AÓRTICA POR CATETER

No Brasil, a experiência com o implante valvar aórtico por cateter iniciou-se em janeiro de 2008, com a aprovação e disponibilidade do sistema CoreValve.[19-20] A Sociedade Brasileira de Hemodinâmica e Cardiologia Intervencionista criou o Registro Brasileiro de Implante de Bioprótese Valvar Aórtica por Cateter para conhecimento dos resultados dessa nova modalidade de tratamento em nosso meio.

No total, em cinco anos, foram incluídos no Registro Brasileiro de Implante por Cateter de Bioprótese Valvar Aórtica 418 pacientes, dentre os quais 405 (96,9%) apresentavam estenose valvar aórtica e 13 (3,1%), disfunção da bioprótese cirúrgica. A média de idade dos pacientes foi de 81,5 ± 7,7 anos (53 a 103 anos), 47,8% eram do sexo masculino e 82,7% apresentavam-se em classe funcional III ou IV de ICC. O EuroSCORE logístico médio foi de 20,1 ± 14% (1,6% a 84,3%) e o escore de risco STS médio foi de 14,9 ± 13,4% (1,3% a 85,6%). A presença de comorbidades foi frequente na população estudada. A média de tempo de acompanhamento foi de 301,5 dias (intervalo interquartil: 48 a 684,8) e obteve-se seguimento completo de 416 pacientes (99,5%).

No registro brasileiro, o implante por cateter de bioprótese valvar aórtica foi realizado, em sua maioria, com anestesia geral e com monitorização por ecocardiografia transesofágica. O acesso transfemoral foi a via de acesso mais comumente empregada (96,2% dos casos). Vias transarteriais alternativas foram empregadas nos demais pacientes, por apresentarem doença vascular periférica. Implantou-se a prótese CoreValve em 86,1% dos casos e a Sapien XT em 13,9%.

A mortalidade por qualquer causa (desfecho primário) e a mortalidade por causas cardiovasculares, estimadas por Kaplan-Meier, foram, respectivamente, de 9,1% e 7% aos trinta dias e de 21,5% e 13,9% em um ano. Após dois anos, a estimativa de mortalidade global foi de 29,3% e a de mortalidade cardiovascular atingiu 16,5%. O tempo médio de sobrevida dos pacientes após o procedimento estimado por Kaplan-Meier foi de 3,47 anos (IC 95%: 3,2 a 3,75).

A probabilidade de ocorrência de AVC no procedimento foi de 2,4%, e aos trinta dias e em um ano foram de quatro e 7,6%, respectivamente. As complicações vasculares (9,2%), hemorrágicas (19,6%) e insuficiência renal (18,5%) ocorreram, em sua maioria, nos primeiros trinta dias.

PERSPECTIVAS DO IMPLANTE BIOPRÓTESE AÓRTICA POR CATETER

Diversas novas bioproteses para implante por cateter encontram-se em fase inicial de avaliação clínica. Em geral, esses novos dispositivos têm características que possibilitam a redução do perfil de seus cateteres, facilitam seu posicionamento no ânulo valvar e permitem recolher e reposicionar a prótese no caso de mau posicionamento durante o implante. A maioria das novas prótese é autoexpansível, como a Centera (Edwards Lifesciences), a Lotus (Boston Scientific) e a Direct Flow (Direct Flow Medical).[21] A Acurate (Symetis) e a Portico (St. Jude Medical) estendem-se do ânulo valvar até à aorta ascendente, o que auxilia no alinhamento e fixação da prótese, de maneira similar à CoreValve.[21] A Engager (Medtronic), JenaClip (JenaValve) e Acurate (Symetis) apresentam características que facilitam o posicionamento e a orientação anatômica do dispositivo em relação às comissuras e aos óstios coronarianos. Algumas dessas próteses incorporam também estruturas externas desenhadas especificamente para reduzir a intensidade da regurgitação periprotética, como a bioprótese balão expansível Sapien 3 (Edwards Lifesciences), compatível com introdutor arterial 14 F.[21]

Apesar de todas essas características inovadoras e potencialmente vantajosas, há a necessidade de estudos que comprovem a segurança e a eficácia dessas novas bioproteses antes de seu emprego amplo na prática clínica. A força radial, a durabilidade dos folhetos, a resistência das hastes a fraturas e as complicações decorrentes dos mecanismos de reposicionamento, como lesões da aorta e ateroembolismo, podem ser fatores limitantes para sua incorporação. Entretanto, ao que tudo indica, em futuro próximo, diversas opções estarão disponíveis aos pacientes.

Estima-se que, com o refinamento técnico, o aprimoramento das próteses e a incorporação de dispositivos de proteção cerebral, os resultados do procedimento e a segurança dos pacientes melhorarão significativamente, justificando sua aplicação em pacientes de menor risco. Para que isso se concretize, entretanto, serão necessários estudos em longo prazo a respeito da durabilidade das próteses e da equivalência clínica ao tratamento cirúrgico em uma população mais jovem e com menos comorbidades. O primeiro passo já foi dado, com o início dos estudos randomizados PARTNER II e *Surgical Replacement and Transcatheter Aortic Valve Implantation* (SURTAVI), que avaliam o tratamento de pacientes de risco intermediário. Finalmente, a indicação atual do implante por cateter de bioprótese valvar aórtica deve se restringir a pacientes selecionados e de alto risco cirúrgico. Vislumbra-se, porém, que, em futuro próximo, o implante valvar por cateter deva se tornar a primeira opção no tratamento de pacientes com estenose valvar aórtica importante sintomática.

REFERÊNCIAS BIBLIOGRÁFICAS

1. Grinberg M, Accorsi TA. Aortic stenosis in the elderly: A brazilian perspective. Arq Bras Cardiol. 2009;92:e9-12, e36-19.
2. Vahanian A, Alfieri O, Andreotti F, Antunes MJ, Baron-Esquivias G, Baumgartner H, et al. Guidelines on the management of valvular heart disease (version 2012). Eur Heart J. 2012;33:2451-96.
3. Bacelar AC, Lopes AS, Fernandes JR, Pires LJ, de Moraes RC, Accorsi TA, et al. Brazilian Guidelines for Valve Disease - SBC 2011/ Guideline Inter-American Valve Disease - 2011 SIAC. Arq Bras Cardiol. 2011;97:1-67.
4. Cribier A, Eltchaninoff H, Bash A, Borenstein N, Tron C, Bauer F, et al. Percutaneous transcatheter implantation of an aortic valve prosthesis for calcific aortic stenosis: First human case description. Circulation. 2002;106:3006-8
5. Buellesfeld L, Gerckens U, Schuler G, Bonan R, Kovac J, Serruys PW, et al. 2-year follow-up of patients undergoing transcatheter aortic valve implantation using a self-expanding valve prosthesis. J Am Coll Cardiol. 2011;57:1650-7.
6. Grube E, Schuler G, Buellesfeld L, Gerckens U, Linke A, Wenaweser P, et al. Percutaneous aortic valve replacement for severe aortic stenosis in high-risk patients using the second- and current third-generation self-expanding corevalve prosthesis: Device success and 30-day clinical outcome. J Am Coll Cardiol. 2007;50:69-76.
7. Leon MB, Smith CR, Mack M, Miller DC, Moses JW, Svensson LG, et al. Transcatheter aortic-valve implantation for aortic stenosis in patients who cannot undergo surgery. N Engl J Med. 2010;363:1597-607.
8. Linke A, Wenaweser P, Gerckens U, Tamburino C, Bosmans J, Bleiziffer S, et al. Treatment of aortic stenosis with a self-expanding transcatheter valve: the International Multi-centre ADVANCE Study. Eur Heart J. 2014 Mar 28. [Epub ahead of print].
9. Smith CR, Leon MB, Mack MJ, Miller DC, Moses JW, Svensson LG, et al. Transcatheter versus surgical aortic-valve replacement in high-risk patients. N Engl J Med. 2011;364:2187-98.
10. Piazza N, Grube E, Gerckens U, den Heijer P, Linke A, Luha O, et al. Procedural and 30-day outcomes following transcatheter aortic valve implantation using the third generation (18 fr) corevalve revalving system: Results from the multicentre, expanded evaluation registry 1-year following ce mark approval. EuroIntervention. 2008;4:242-9.
11. Popma JJ, Adams DH, Reardon MJ, Yakubov SJ, Kleiman NS, Heimansohn D, et al. Transcatheter Aortic Valve Replacement Using a Self-Expanding Bioprosthesis in Patients With Severe Aortic Stenosis at Extreme Risk for Surgery. J Am Coll Cardiol. 2014; 63(19): 1972-81.
12. Adams DH, Popma JJ, Reardon MJ, Yakubov SJ, Coselli JS, Deeb GM, et al. U.S. CoreValve Clinical Investigators. Transcatheter aortic-valve replacement with a self-expanding prosthesis. N Eng J Med. 2014; 370(19):1790-8.
13. Grube E, Laborde JC, Gerckens U, Felderhoff T, Sauren B, Buellesfeld L, et al. Percutaneous implantation of the corevalve self-expanding valve prosthesis in high-risk patients with aortic valve disease: The siegburg first-in-man study. Circulation. 2006;114:1616-24.
14. Thomas M, Schymik G, Walther T, Himbert D, Lefevre T, Treede H, et al. Thirty-day results of the sapien aortic bioprosthesis european outcome (source) registry: A european registry of transcatheter aortic valve implantation using the edwards sapien valve. Circulation. 2010;122:62-9.
15. Makkar RR, Fontana GP, Jilaihawi H, Kapadia S, Pichard AD, Douglas PS, et al. Transcatheter aortic-valve replacement for inoperable severe aortic stenosis. N Engl J Med. 2012;366:1696-704.
16. Kodali SK, Williams MR, Smith CR, Svensson LG, Webb JG, Makkar RR, et al. Two-year outcomes after transcatheter or surgical aortic-valve replacement. N Engl J Med. 2012;366:1686-95.
17. Dvir D, Webb J, Brecker S, Bleiziffer S, Hildick-Smith D, Colombo A, et al. Transcatheter aortic valve replacement for degenerative bioprosthetic surgical valves: Results from the global valve-in-valve registry. Circulation. 2012;126:2335-44.
18. Gaia DF, Palma JH, Ferreira CB, Souza JA, Gimenes MV, Macedo MT, et al. Transcatheter aortic valve implantation: Results of the current development and implantation of a new brazilian prosthesis. Rev Bras Cir Cardiovasc. 2011;26:338-47.
19. Perin MA, Brito FS Jr, Almeida BO, Pereira MA, Abizaid A, Tarasoutchi F, et al. Percutaneous aortic valve replacement for the treatment of aortic stenosis: Early experience in brazil. Arq Bras Cardiol. 2009;93:299-306.
20. Brito Junior FS, Abizaid A, Almeida BO, Caixeta A, Tarasoutchi F, Grube E, et al. Transcatheter bioprosthesis implantation for the treatment of aortic stenosis: Three-year experience. Arq Bras Cardiol. 2012;99:697-705.
21. Rodés-Cabau J. Transcatheter aortic valve implantation: current and future approaches. Nat Rev Cardiol. 2011;9:15-29.

CAPÍTULO 62

REABILITAÇÃO CARDIOVASCULAR NA FASE AGUDA DAS CARDIOPATIAS

Luciana Diniz Nagem Janot de Matos
Pedro Verissimo da Fonseca Neto
Romeu Sergio Meneghelo

DESTAQUES

- A fase 1 de reabilitação cardiovascular representa a etapa em que se tem a oportunidade de se introduzir o conhecimento e a importância da reabilitação aos pacientes com cardiopatias.
- O conceito de reabilitação cardiovascular como uma intervenção multidisciplinar deve ser aplicada desde a fase intra-hospitalar.
- A reabilitação cardiovascular na fase aguda da doença deve ser individualizada e respeitar o quadro clínico diário do paciente e os princípios de treinamento físico em relação à intensidade, duração e frequência aplicadas para que os objetivos traçados sejam alcançados.
- O treinamento muscular respiratório e a eletroestimulação neuromuscular têm ganho importância no contexto da reabilitação cardiovascular e devem ser utilizados na prática clínica quando houver indicação.

INTRODUÇÃO

A reabilitação cardiovascular é estrutural e didaticamente dividida em quatro fases com base na condição clínica do paciente. A fase 1 compreende a reabilitação do paciente internado, ou seja, logo após o evento cardíaco ou intervenção. A fase 2 inicia-se logo após a alta hospitalar, sob supervisão médica, habitualmente com monitorização eletrocardiográfica e duração de três meses. A fase 3 é definida como continuidade da fase 2, ainda sob supervisão médica, com duração de 6 a 12 meses, porém sem a necessidade de monitorização eletrocardiográfica de rotina. A fase 4 é a parte do programa sem supervisão médica, habitualmente realizada fora do ambiente hospitalar, de duração indefinida.[1-2]

Neste capítulo, o enfoque principal será direcionado à fase 1 de reabilitação, que com o avanço terapêutico disponível nos dias atuais e a necessidade de redução do tempo de internação como meta tem se tornado cada vez mais curta. Apesar disso, no decorrer deste capítulo, será possível verificar que a fase 1 de reabilitação cardiovascular não se tornou menos importante e representa a etapa em que se tem a oportunidade de se introduzir o conhecimento e a importância da reabilitação cardiovascular aos pacientes, com enfoque na continuidade da execução do programa após a alta hospitalar, principalmente por fazer parte dessa fase não apenas pacientes que tiveram síndromes coronarianas agudas (SCA) ou passaram por revascularização, mas também portadores de doença cardiovascular crônica, como a insuficiência cardíaca congestiva (ICC). Serão abordadas técnicas de reabilitação utilizadas de acordo com o perfil clínico do paciente e os objetivos específicos a serem alcançados na fase intra-hospitalar, que compreendem, principalmente, a manutenção e, se possível, ganho da capacidade pulmonar e força muscular.[3]

HISTÓRICO

Data de 1768 o primeiro relato de caso destacando a melhora da angina do peito relacionada à realização de meia hora de esforços físicos diários.[3-4] Apesar disso, o repouso prolongado no leito ainda permaneceu como conduta durante muitos anos para os pacientes com eventos coronarianos agudos. Em 1930, pacientes com essas condições eram aconselhados a permanecer em repouso no leito por seis semanas após o evento.[5] Nessa ocasião, se acreditava que o esforço poderia estar relacionado com a piora da evolução do infarto. O sentar como terapia foi introduzido em 1940[6] e no início de 1950, uma curta caminhada de 3 a 5 minutos de duração passa a ser permitida após quatro semanas do evento. Apesar das diversas evidências favoráveis ao exercício físico, foi apenas após 1968, com o estudo de Saltin e colaboradores,[7] ressaltando de forma mais contundente a importância do exercício e os malefícios do repouso prolongado no leito, que o desenvolvimento de programas de reabilitação cardiovascular começou a ganhar maior destaque.

Nos dias atuais, com todo o conhecimento do imobilismo como importante causa de rápida perda de massa muscular e capacidade funcional, além de sua relação direta com complicações, como infecções respiratórias e tromboses, as quais desencadeiam aumento de morbidade e mortalidade, a busca por protocolos que permitam a mobilização precoce tornaram-se realidade, mesmo em pacientes com condições clínicas mais complexas.

CONCEITO

O conceito de reabilitação cardiovascular engloba a multidisciplinaridade e a busca pela capacidade funcional ideal do indivíduo não apenas do ponto de vista clínico e físico, mas também psicológico e laboral.[8] Apesar de parecer precoce discorrer sobre esse assunto na fase aguda da doença, o processo de reabilitação visto dessa forma, desde suas fases iniciais, é imprescindível para o melhor alcance dos objetivos em longo prazo.

Pela grande heterogeneidade clínica dos pacientes em fase aguda, com modificações no quadro clínico e da terapêutica medicamentosa que podem ser diárias, a fase 1 de reabilitação requer maior individualização de sua prescrição. Apesar dessa necessidade de individualização, existem limites de prescrição predeterminados para essa fase que são bastante aceitos como seguros e amplamente utilizados na prática clínica, embora possam ser considerados muito subjetivos e generalizados.[3]

Nesse contexto, a prescrição de intensidade mais aceita e advogada pelas diretrizes internacional e nacional[9-10] é o limite de frequência cardíaca (FC) de 20 batimentos acima da FC de repouso após o evento agudo isquêmico e 30 batimentos acima da FC de repouso após a revascularização, associado à sensação subjetiva de esforço referida pelo paciente, a qual deve ficar abaixo de 13 na escala de percepção de esforço de Borg, que classifica a intensidade do esforço entre 6 e 20. Em relação aos princípios de treinamento relacionados à duração e à frequência às sugestões expostas no Quadro 62.1 também são as mais difundidas.

Na fase 1 de reabilitação é fundamental que o fisioterapeuta avalie, ao início de cada terapia, o estado clínico e hemodinâmico do paciente, o que inclui o estado de consciência e a presença de dor, não apenas relacionada à dor isquêmica, mas também algias relacionadas aos procedimentos cirúrgicos e hemodinâmicos, titulação de drogas vasoativas e balanço hídrico. Para a fase aguda da reabilitação é importante o conhecimento dos limites nas alterações dos marcadores de necrose miocárdica. Em intervenções coronarianas percutâneas e em cirurgias cardíacas convencionais, elevações na troponina I superiores a cinco a dez vezes dos seus valores iniciais (pré-procedimento), respectivamente, podem caracterizar infarto agudo do miocárdio (IAM) pós-procedimento.[11] Todos esses fatores relacionam-se com o sucesso das terapias e reconhecê-los é fundamental para minimizar os riscos durante essas terapias. Algumas contraindicações para o início destas são bem estabelecidas e devem ser respeitadas, conforme o Quadro 62.2.[12]

QUADRO 62.1. Recomendações do American College of Sports Medicine para prescrição do exercício na fase 1 de reabilitação cardiovascular.

Intensidade
- Escala de Borg abaixo de 13 (6 a 20)
- Após IAM: FC abaixo de 120 bpm ou FC de repouso + 20 bpm
- Após revascularização: FC de repouso + 30 bpm
- Até a tolerância, se assintomático

Duração

Sessões de exercícios intermitentes com durações de 3 a 5 min

Períodos de repouso entre as séries, os quais devem ser:
- De acordo com a vontade do paciente
- Pelo menos de 1 a 2 min
- Mais curtas do que a duração da execução do exercício

Duração total de 20 min

Frequência

Mobilização precoce: 3 a 4 vezes por dia (do 1º ao 3º dia)

Mobilização subsequente: 2 vezes por dia (a partir do 4º dia)

Progressão

Aumentar inicialmente a duração até 10 a 15 min no tempo de exercício e, após, aumentar a intensidade

IAM: infarto agudo do miocárdio; FC: frequência cardíaca.

QUADRO 62.2. Contraindicações absolutas para início de reabilitação cardiovascular.

- Angina instável
- PAS em repouso > 200 mmHg ou PAd > 110 mmHg devem ser avaliadas caso a caso
- Queda da pressão arterial > 20 mmHg com sintomas
- Estenose aórtica importante (gradiente pico sistólico > 50 mmHg com orifício valvar < 0,75 cm² em adultos)
- Doença sistêmica aguda ou febre
- Arritmia atrial ou ventricular não controlada
- Taquicardia sinusal não controlada (FC > 120 bpm)
- Insuficiência cardíaca descompensada
- Bloqueio atrioventricular completo sem suporte de marca-passo
- Pericardite ou miocardite ativa
- Embolia recente
- Tromboflebite
- Alteração de segmento ST > 2 mm
- Diabetes não controlado, com glicemia de jejum > 400 mg/dL
- Condições ortopédicas impeditivas para realização de exercícios
- Condições metabólicas não compensadas, como tireoidites, hipocalemia ou hipercalemia e hipovolemia

PAS: pressão arterial sistólica; PAd: pressão arterial diastólica.

A seguir discorreremos a respeito dos protocolos de exercícios de acordo com as principais etiologias de doença cardiovascular – SCA e ICC –, dos cuidados com suas aplicações, da utilização da ventilação não invasiva (VNI), além da utilização de técnicas mais recentemente utilizadas em reabilitação cardiovascular, como o treinamento muscular respiratório (TMR) e a eletroestimulação neuromuscular (EENM).

MODELO DE REABILITAÇÃO FASE HOSPITALAR PARA SÍNDROME CORONARIANA AGUDA (IAM COM E SEM SUPRADESNIVELAMENTO DO SEGMENTO ST)

- Iniciar reabilitação se quadro clínico está estável há 24 horas, sem novos sintomas isquêmicos, novas alterações eletrocardiográficas ou novas elevações de marcadores de necrose miocárdica.
- Iniciar com atividades de leve a moderada intensidade (< 6 METs), tanto para atividades de cuidados diários como para atividades físicas oferecidas por fisioterapeutas. Alguns exemplos podem ser verificados no Quadro 62.3.
- As sessões devem iniciar no leito, com evolução para atividades no quarto (24 a 48 horas) e depois no corredor (> 48 horas), desde que devidamente monitorizadas. As atividades devem ser aumentadas em duração e, posteriormente, em intensidade.
- Utilizar telemetria nas primeiras 48 horas: para monitorização da FC, do ritmo e do traçado eletrocardiográfico durante as atividades.
- Respeitar princípios de prescrição expostos no Quadro 62.1.
- Utilizar oximetria de pulso: para controle da SpO_2 durante a atividade. A terapia com oxigênio deve ser administrada apenas aos pacientes que apresentam hipoxemia. Para pacientes com IAM, o uso está recomendado para os que apresentarem SpO_2 menor que 90% e não mais para todos. A hiperóxia tem demonstrado efeitos deletérios, como diminuição do fluxo coronariano e aumento do consumo miocárdico de oxigênio nessa população.[13-14]

QUADRO 62.3. Exemplos de atividades e seu gasto energético.

Atividade	METs
Vestir-se	2-3
Alimentar-se	1-2
Higiene sentado	1-2
Higiene em pé	2-3
Banho	3
Caminhada	
1,5 km/h	1-2
3,0 km/h	2-3
Subindo escada	4-7
Atividade sexual	3-5

METs: equivalentes metabólicos da tarefa.

MODELO DE PROTOCOLO DE REABILITAÇÃO HOSPITALAR PARA PACIENTES COM INSUFICIÊNCIA CARDÍACA CONGESTIVA (ICC)

Durante a descompensação da ICC, quando o paciente ainda tem dispneia importante (classes funcionais III e IV da NYHA), deve-se priorizar o tratamento dos sintomas respiratórios com o uso rotineiro da VNI. Entretanto, após a diminuição desses sintomas e a estabilização hemodinâmica, inicia-se gradativamente um programa de exercícios, que devem ser direcionados conforme o cenário clínico da ICC.

O protocolo descrito abaixo baseia-se em uma classificação didática de apresentação clínica da ICC descompensada. Todos os cenários expostos à fisioterapia se darão de forma progressiva com a melhora sintomática como meta inicial, mas, como meta principal, a manutenção da massa muscular e o fornecimento da progressão no equilíbrio e da força para o momento da alta hospitalar. Dessa forma, é possível realizar a reabilitação priorizando as demandas e as particularidades de cada cenário e respeitando os cuidados exigidos a cada um deles.

CENÁRIO 1 – ICC HIPERTENSIVA
Forma de apresentação habitual

- Dispneia e/ou congestão;
- PAS > 140 mmHg;
- Sintomas de início abrupto;
- Dispneia súbita – edema pulmonar predominante;
- Ausência ou mínimo edema sistêmico;
- Fração de ejeção preservada;
- Esse cenário é o que apresenta maior indicação para o uso da VNI. A utilização da pressão positiva no final da expiração (*positive end expiratory pressure* – PEEP) de 10 cmH$_2$O apresenta maior benefício respiratório/hemodinâmico.

Cuidados do cenário 1 – ICC hipertensiva

- Verificar PA antes da terapia, antes e após a deambulação ou treino de escada.
- Não realizar o protocolo com PAS > 180 mmHg e PAD > 105 mmHg.

CENÁRIO 2 – ICC PAS NORMAL
Forma de apresentação habitual

- Dispneia e/ou congestão;
- 100 < PAS < 140 mmHg;
- Sintomas se desenvolvem gradualmente;
- Congestão gradual pulmonar e sistêmica;
- Aumento gradual do peso corporal;
- Disfunção orgânica (pode apresentar disfunção renal, hepática, hipoalbuminemia, anemia etc.);
- Elevação crônica de pressão venosa e arterial sistêmica;
- Pode ter acidose metabólica;
- Recomendado o uso da VNI.

Cuidados do cenário 2 – ICC PAS normal

Atentar para o risco de hipotensão postural (queda da PAS ≥ 20 mmHg e PAD ≥ 10 mmHg) após tratamento com diuréticos ou quando o paciente assumir ortostatismo associado a sintomas.

CENÁRIO 3 – ICC HIPOTENSÃO, HIPOVOLEMIA *VERSUS* CHOQUE CARDIOGÊNICO
Forma de apresentação habitual

- Dispneia e/ou congestão;
- PAS < 100 mmHg;
- Sintomas de início rápido ou gradual;
- Sinais predominantes de hipoperfusão;
- Elevação crônica de pressões de enchimento;
- Pode ter acidose metabólica;
- ICC avançada;
- Não apresenta edema pulmonar importante;
- Necessidade de VNI deve ser avaliada individualmente.

Cuidados do cenário 3 – ICC hipotensão, hipovolemia versus choque cardiogênico

- Verificar PA antes da terapia, antes e após a deambulação, a qual deverá iniciar-se apenas no quarto.
- Após a evolução clínica satisfatória e a liberação médica, deambular maiores distâncias, mas sempre com telemetria.
- Não realizar terapias quando houver hipotensão postural (queda da PAS ≥ 20 mmHg e PAD ≥ 10 mmHg).
- Atentar aos níveis de pressão utilizada na VNI: se necessário, utilizar PEEP até 10 cmH$_2$O.
- Ficar atento ao risco de piora da hipotensão no paciente hipovolêmico em uso da VNI; monitorizar a PA após instalação da VNI.

CENÁRIO 4 – ICC COM SCA
Forma de apresentação habitual

- Dispneia e/ou congestão com SCA;
- Sinais e sintomas de ICC com diagnóstico clínico de SCA;
- O quadro pode ser o mesmo dos cenários anteriores, mas necessita de terapia específica para SCA;
- Recomendação para uso da VNI.

Cuidados do cenário 4 – ICC com SCA

- Atentar para a FC, respeitando os limites apresentados no Quadro 62.1. Não aplicar o protocolo em vigência de angina instável.
- Lembrar-se de avaliar a utilização de betabloqueadores e marca-passos, pois nesses casos a resposta de FC diante do esforço poderá estar prejudicada.

- Atentar para queixas de dor torácica, náuseas e sudorese profusa (sinais/sintomas de isquemia).
- Não aplicar o protocolo em vigência de taquicardia.

CENÁRIO 5 – ICC FALÊNCIA DE VD
Forma de apresentação habitual
- Disfunção de VD isolada;
- Início dos sintomas rápido ou gradual;
- Hipertensão pulmonar (HP) e insuficiência tricúspide;
- Ausência de edema pulmonar;
- Congestão venosa sistêmica importante com ascite, hepatomegalia, esplenomegalia e edema de membros inferiores.

Cuidados do cenário 5 – ICC falência de VD
- Não há indicação primária para VNI; se necessário utilizar PEEP até 5 a 8 cmH$_2$O, pois há risco de piora da função de VD.
- Atentar para o risco de piora da dispneia, hipotensão e taquicardia após instalação da VNI.
- Algumas recomendações gerais para redução do gasto energético e da sobrecarga hemodinâmica, durante a execução dos exercícios físicos em fase 1 de reabilitação, devem ser enfatizadas.
- Realizar os exercícios usando pequenos grupos musculares (exercícios uniarticulares).
- Não realizar os exercícios simultaneamente, mas consecutivamente (1 membro por vez).
- Ênfase em alguns grupos musculares de MMSS (bíceps, tríceps e deltoides) e MMII (quadríceps, panturrilha, abdutores e adutores); além de deambulação e treino de escada (degraus), respeitando os limites de intensidade abordados no Quadro 62.1.
- Educar o paciente quanto ao controle respiratório durante a execução do exercício, expirando na fase concêntrica do exercício e inspirando na fase excêntrica para evitar manobra de Valsalva;
- Manter SpO$_2$ ≥ 95% e utilizar de uma a três séries de oito a dez repetições.

VENTILAÇÃO NÃO INVASIVA

A VNI é uma alternativa de ventilação amplamente utilizada em unidades cardiológicas. Há benefícios comprovados de seu uso em situações de edema pulmonar agudo (EAP) tanto no modo pressão positiva contínua das vias respiratórias (*continuous positive airway pressure* – CPAP) quanto ventilação não invasiva com dois níveis de pressão (bilevel positive airway pressure – BiPAP), sem superioridade demonstrada entre esses modos no que se refere à necessidade de intubação orotraqueal (IOT), incidência de IAM, tempo de internação e mortalidade hospitalar.[15] Já quando comparada à terapia convencional, a VNI é superior em evitar IOT e sem aumentar a incidência de IAM.

Outra possibilidade que merece ser comentada é o uso da VNI durante o exercício. Para pacientes internados pode ser útil o uso da VNI durante a fisioterapia motora e a deambulação, já que a VNI minimiza a dispneia. Em recente revisão sistemática, foi demonstrado que o uso da VNI em pacientes com insuficiência cardíaca pode aumentar a distância percorrida no TC6min, porém não há estudos suficientes ainda para sustentar esses dados.[16] Uma hipótese plausível para essa melhora seria a teoria do "roubo de fluxo", em que a diminuição do trabalho respiratório pelo uso da VNI redistribuiria o fluxo sanguíneo para a periferia do corpo melhorando, assim, a tolerância ao esforço.

O suporte ventilatório com VNI deve ser aventado quando a frequência respiratória estiver aumentada (FR > 25) e houver dispneia em repouso ou aos mínimos esforços. Os critérios para indicação do tipo de VNI podem ser observados no Quadro 62.4.

QUADRO 62.4. Tipos de VNI e critérios para sua indicação.

- CPAP: dispneia, hipoxemia, sinais radiológicos de congestão pulmonar e/ou EAP.
- BiPAP: dispneia, hipoxemia, sinais radiológicos de congestão pulmonar e/ou EAP associada à hipercapnia (PaCO$_2$ > 45 mmHg) e pH < 7,35, fraqueza muscular respiratória, como antecedente e sinais de fadiga muscular respiratória.

CPAP: pressão positiva contínua das vias respiratórias; BiPAP: ventilação não invasiva com dois níveis de pressão (bilevel positive airway pressure); EAP: edema pulmonar agudo.

TREINAMENTO MUSCULAR RESPIRATÓRIO (TMR)

O TMR tem se mostrado uma alternativa eficaz de treinamento com vários benefícios para o paciente cardiopata. A mais comum e frequente forma de avaliação da musculatura é pela manovacuometria com a mensuração da pressão inspiratória máxima (PI$_{máx}$) e pressão expiratória máxima (PE$_{máx}$). A PI$_{máx}$ tem correlação prognóstica em pacientes com ICC,[17] que representa a população mais estudada atualmente e também com maior benefício demonstrado com essa terapia. Dentre esses benefícios tem sido observado o impacto positivo do TMR na força e na *endurance* muscular inspiratória, na capacidade de exercício máxima e submáxima, na dispneia, na função pulmonar e na qualidade de vida, e nos marcadores inflamatórios.[18] Outros aspectos importantes são que o TMR melhora a aptidão cardiorrespiratória em níveis próximos aos exercícios aeróbicos e resistidos e, mais importante ainda, permite que pacientes mais descondicionados fisicamente façam a transição para o exercício convencional.[19] Dessa forma, para os pacientes internados que têm baixa aptidão física ou estão desautorizados a realizar exercícios convencionais, o TMR também pode ser útil em sua recuperação. Na população de pacientes com paralisia diafragmática pós-cirurgia cardíaca, houve um estudo randomizado que mostrou melhora na força muscular inspiratória e na mobilidade diafragmática após um ano de TMR quando comparadas com a força muscular inspiratória e a mobilidade diafragmática no grupo controle.[20]

Vale a pena salientar que algumas importantes alterações que ocorrem durante a descompensação da ICC, como o aumento da resposta dos metaborreflexos musculares e dos quimiorreflexos periféricos, assim como a disfunção do sistema nervoso autônomo, têm sido correlacionadas com fraqueza muscular inspiratória, e há algumas evidências de que o TMR pode minimizar essas alterações.[21-23]

Para pacientes internados, há um estudo que mostra a alta prevalência de fraqueza muscular inspiratória na população de ICC descompensada e que essa prevalência não se altera após a estabilização clínica, o que sugere que a baixa *performance* da musculatura inspiratória pode não ser devida à fase de descompensação.

Os critérios para mensuração da $PI_{máx}$ são a ausência de dispneia em repouso, a estabilidade hemodinâmica e a ausência de alterações de marcadores de necrose miocárdica e do eletrocardiograma (ECG) recentes.

As medidas rotineiras de $PE_{máx}$ devem ser evitadas durante a descompensação clínica, já que ela é uma medida máxima realizada com manobra de Valsalva.

O treinamento muscular respiratório pode ser realizado conforme descrito no Quadro 62.5.

QUADRO 62.5. Treinamento muscular respiratório (TMR).

Medir $PI_{máx}$	Tipo de treinamento	Carga	Repetições
Treinamento para pacientes com $PI_{máx}$ < 70% do previsto	Força muscular	30%-50% da $PI_{máx}$; Usar Borg até 13	5 séries de 10 repetições 1 vez ao dia

ELETROESTIMULAÇÃO NEUROMUSCULAR (EENM)

A EENM pode ser uma alternativa de tratamento que comprovadamente mostra benefícios no que tange à melhora da força muscular e da capacidade de exercício (VO_2 pico e TC6min), além da melhora na qualidade de vida em pacientes cardiopatas bem selecionados.[24] Até o momento, o grupo de pacientes que mais se beneficia é o com maior limitação funcional e menor capacidade de exercício, sem conseguir realizá-los ativamente. Nos casos dos pacientes internados, essa incapacidade de realizar exercícios pode ser tanto por piora da CF (NYHA), que normalmente é de III a IV, como por instabilidade hemodinâmica; sendo assim, a EENM pode ser uma alternativa segura. Para esses pacientes, já há alguns estudos que mostram benefício na melhora do TC6min[25] e na atividade nervosa autônoma. É importante considerar a contraindicação relativa da EENM para portadores de marca-passos e cardiodesfibriladores implantáveis (CDI), nos quais a utilização destes requer liberação médica e avaliação dos dispositivos.

CONSIDERAÇÕES FINAIS

A reabilitação cardiovascular na fase aguda deve ter como meta a alta hospitalar, com a menor perda de capacidade funcional possível. Além disso, também representa a etapa em que dá a oportunidade ao cardiopata de conhecê-la. Na fase de reabilitação também se inicia um cuidado multidisciplinar que deverá ser mantido fora do ambiente hospitalar, visando ao controle dos fatores de risco cardiovascular por meio de medidas não farmacológicas. A importância do treinamento físico em portadores de doenças cardiovasculares não tem mais espaço para questionamentos e a mobilização precoce deve fazer parte dos protocolos de cuidados desses pacientes.

REFERÊNCIAS BIBLIOGRÁFICAS

1. Thompson PD. Exercise-based, comprehensive cardiac rehabilitation. In: Libby P; Bonow RO; Mann DL; Zipes DP, editors. Braunwald's heart disease: a textbook of cardiovascular medicine. Eight ed. Philadelphia: Saunders Elsevier, 2008. p.1149-55.
2. Diretriz de Reabilitação Cardiopulmonar e metabólica:Aspectos práticos e responsabilidades. Arq Bras Cardiol. 2006;86(1):74-82.
3. de Macedo RM, Faria-Neto JR, Costantini CO, Casali D, Muller AP, Costantini CR, et al. Phase I of cardiac rehabilitation: A new challenge for evidence based physiotherapy. World J Cardiol. 2011;3(7): 248-55.
4. White PD. Heart Disease. 4th ed. New York: The Macmillan Company, 1951.
5. Mampuya WM. Cardiac rehabilitation past, present and future: an overview. Cardiovascular diagnosis and therapy. 2012;2(1):38-49.
6. Levine SA, Lown B. The "chair" treatment of acute thrombosis. Trans Assoc Am Physicians. 1951;64:316-27.
7. Saltin B, Blomqvist G, Mitchell JH, Johnson RL Jr, Wildenthal K, Chapman CB. Response to exercise after bed rest and after training. Circulation. 1968;38(5 Suppl):VII7-78. Epub 1968/11/01.
8. Brown RA. Rehabilitation of Patients with Cardiovascular Diseases. Report of a Who Expert Committee. World Health Organ Tech Rep Ser. 1964;270:3-46.
9. Exercise Prescrption for Cardiac Patients - Inpatient Programs. In: Franklin BA, editor. ACSN's Guidelines for Exercise Testing and Prescription. Sixth ed. Philadelphia: Lippincott Williams & Wilkins, 2000. p.165-93.
10. II Diretriz da SBC para tratamento do IAM. Arquivos Brasileiros de Cardiologia. 2000;74(suplemento 2):7-18.
11. Thygesen K, Alpert JS, Jaffe AS, Simoons ML, Chaitman BR, White HD, et al. Third universal definition of myocardial infarction. J Am Coll Cardiol. 2012;60(16):1581-98.
12. Balady GJ, Ades PA, Bittner VA, Franklin BA, Gordon NF, Thomas RJ, et al. Referral, enrollment, and delivery of cardiac rehabilitation/secondary prevention programs at clinical centers and beyond: a presidential advisory from the American Heart Association. Circulation. 2011;124(25):2951-60.
13. Farquhar H, Weatherall M, Wijesinghe M, Perrin K, Ranchord A, Simmonds M, et al. Systematic review of studies of the effect of hyperoxia on coronary blood flow. Am Heart J. 2009;158(3):371-7.
14. Cabello JB, Burls A, Emparanza JI, Bayliss S, Quinn T. Oxygen therapy for acute myocardial infarction. Cochrane Database Syst Rev. 2013;8:CD007160.
15. Li H, Hu C, Xia J, Li X, Wei H, Zeng X, et al. A comparison of bilevel and continuous positive airway pressure noninvasive ventilation in acute cardiogenic pulmonary edema. Am J Emerg Med. 2013;31(9):1322-7.
16. Bundchen DC, Gonzales AI, Noronha MD, Bruggemann AK, Sties SW, Carvalho TD. Noninvasive ventilation and exercise tolerance in

heart failure: A systematic review and meta-analysis. Braz J Phys Ther. 2014;18(5):385-94.
17. Meyer FJ, Borst MM, Zugck C, Kirschke A, Schellberg D, Kubler W, et al. Respiratory muscle dysfunction in congestive heart failure: clinical correlation and prognostic significance. Circulation. 2001;103(17):2153-8.
18. Montemezzo D, Fregonezi GA, Pereira DA, Britto RR, Reid WD. Influence of inspiratory muscle weakness on inspiratory muscle training responses in chronic heart failure patients: a systematic review and meta-analysis. Arch Phy Med Rehabil. 2014;95(7):1398-407.
19. Smart NA, Giallauria F, Dieberg G. Efficacy of inspiratory muscle training in chronic heart failure patients: a systematic review and meta-analysis. Int J Cardiol. 2013;167(4):1502-7.
20. Kodric M, Trevisan R, Torregiani C, Cifaldi R, Longo C, Cantarutti F, et al. Inspiratory muscle training for diaphragm dysfunction after cardiac surgery. J Thorac Cardiovasc Surg. 2013;145(3):819-23.
21. Callegaro CC, Martinez D, Ribeiro PA, Brod M, Ribeiro JP. Augmented peripheral chemoreflex in patients with heart failure and inspiratory muscle weakness. Respir Physiol Neurobiol. 2010;171(1):31-5.
22. Callegaro CC, Ribeiro JP, Tan CO, Taylor JA. Attenuated inspiratory muscle metaboreflex in endurance-trained individuals. Respir Physiol Neurobiol. 2011;177(1):24-9.
23. Ribeiro JP, Chiappa GR, Callegaro CC. The contribution of inspiratory muscles function to exercise limitation in heart failure: pathophysiological mechanisms. Rev Bras Fisioter. 2012;16(4):261-7.
24. Smart NA, Dieberg G, Giallauria F. Functional electrical stimulation for chronic heart failure: a meta-analysis. Int J Cardiol. 2013;167(1):80-6.
25. de Araujo CJ, Goncalves FS, Bittencourt HS, dos Santos NG, Mecca Junior SV, Neves JL, et al. Effects of neuromuscular electrostimulation in patients with heart failure admitted to ward. J Cardiothorac Surg. 2012;7:124.

CAPÍTULO 63

ASSISTÊNCIA DE ENFERMAGEM CARDIOCIRCULATÓRIA

Neide Marcela Lucinio
Emilda Soares da Silva

DESTAQUES

- Os acometimentos cardiovasculares requerem um olhar de prioridades na assistência de enfermagem, selecionando cuidados específicos que direcionam e planejam a equipe para um melhor prognóstico do paciente.
- Muitos são os distúrbios cardiovasculares que representam grande número de internações em terapia intensiva.
- Entre as doenças cardiovasculares mais comuns encontradas, citem-se síndrome coronariana aguda (SCA), infarto agudo do miocárdio (IAM), insuficiência cardíaca congestiva (ICC), arritmias cardíacas e tromboembolismo pulmonar (TEP).
- Tendo em vista a gravidade e a alta mortalidade provocadas por essas alterações, são inúmeras as intervenções relacionadas à terapia desses pacientes.
- Quando avaliam-se a complexidade do cuidado, a quantidade e intensidade dos recursos, torna-se possível adequar a assistência de enfermagem às necessidades do paciente com distúrbios cardiovasculares, assim como no auxílio às intervenções realizadas.

INTRODUÇÃO

Tendo em vista a complexidade na assistência aos pacientes com problemas cardíacos em uma unidade de terapia intensiva (UTI) associada ao impacto epidemiológico dessas doenças, cada vez mais são necessários movimentos de utilização de tratamentos efetivos que resultem em menor custo e maior sobrevida. Nesse contexto, a enfermagem desempenha um papel importante no processo da doença cardiovascular, com a adoção de uma metodologia de assistência capaz de direcionar e organizar os cuidados, antecipando e planejando intervenções, de acordo com as necessidades.

São vários os distúrbios cardiovasculares descritos, assim como suas condutas terapêuticas. Neste capítulo serão discutidas a assistência de enfermagem das doenças cardíacas e intervenções mais comuns em um ambiente de terapia intensiva, tendo como objetivo principal o direcionamento das melhores práticas com foco na segurança do paciente.

DISTÚRBIOS CARDIOVASCULARES

A doença cardiovascular mantém-se como a principal causa de morte em todo o mundo, apresentando também um importante impacto na morbidade e custos associados à suas intervenções. Esses distúrbios representam causa importante de internação hospitalar, podendo destacar a ICC.[1]

Com base nesses dados, seguem-se os acometimentos cardiovasculares mais comuns e as intervenções de enfermagem associadas.

SÍNDROME CORONARIANA AGUDA (SCA)

Definida como o conjunto de manifestações clínicas da doença arterial coronariana, cujo principal mecanismo é a obstrução arterial causada por placa aterosclerótica, que se apresenta de diferentes formas clínicas, incluindo a angina e o IAM.[2-3]

"Angina" é o termo utilizado para descrever a dor causada pela isquemia miocárdica, podendo ser estável (dor previsível, induzida pelo esforço e estresse, paroxística, que melhora com o repouso) ou instável (geralmente mais intensa, sem melhora com nitratos, sendo indicador de instabilidade da placa aterosclerótica).[3]

O IAM é causado pela isquemia persistente, levando a um desequilíbrio entre a oferta e o consumo de oxigênio, com comprometimento irreversível por necrose miocárdica. Pode ser classificada em dois grupos: com elevação de segmento ST (cST); e sem elevação de segmento ST (sST).[2,4]

Assistência de enfermagem nas SCA

- Orientar o paciente quanto aos procedimentos a serem realizados;
- Iniciar monitorização cardíaca e verificação de sinais vitais;
- Realizar eletrocardiograma de 12 derivações e DII longo;
- Atentar para a presença de arritmias;
- Administrar oxigênio suplementar conforme prescrição médica, por meio de cateter nasal e monitorizar saturação de O_2 por oximetria de pulso;
- Avaliar e classificar a dor (Quadro 63.1);
- Puncionar dois acessos venosos periféricos, para a possibilidade de tratamento de reperfusão química;
- Promover terapia para aliviar a dor conforme prescrição médica;
- Garantir ambiente tranquilo e repouso do paciente no leito;
- Acompanhar a evolução da queixa de dor;
- Colher exames séricos para creatinoquinase (CK), CK com fração MB (CKMB), mioglobina, troponina, hemograma, coagulograma e bioquímica;
- Atentar para possíveis efeitos colaterais das drogas administradas (hipotensão, cefaleia, depressão respiratória, náuseas);
- Controlar sinais vitais a cada 2 horas ou pressão arterial de horário se necessário o uso de drogas vasoativas;

QUADRO 63.1. Classificação inicial da dor torácica.

Localização
- Subesternal
- Tórax superior
- Epigástrica
- Ombro esquerdo
- Infraescapular

Forma
- Compressão
- Aperto
- Queimação
- Sensação de mal-estar

Irradiação
- Cervical
- Ombro
- Braço direito
- Mandíbula
- Tórax posterior

Duração
- Menos de 5 min
- Superior a 30 min (associado a IAM-cST)

Intensidade
- Escala numérica de dor (1 a 10, onde 10 é a pior dor já sentida)

Fatores precipitantes
- Esforço físico
- Posição
- Inspiração profunda
- Frio
- Emoção
- Estresse
- Relações sexuais

- Observar sinais de alterações de consciência e respiratórias;
- Vigiar para possíveis sinais de sangramento;
- Seguir orientação de restrição hídrica quando necessário;
- Notificar o médico sobre qualquer alteração do quadro;
- Iniciar orientações para redução de fatores de risco (dieta, obesidade, sedentarismo, controle da pressão arterial, cessação de tabagismo, controle do diabetes).

INSUFICIÊNCIA CARDÍACA CONGESTIVA (ICC)

Trata-se de uma síndrome clínica na qual o coração é incapaz de bombear o sangue adequadamente para suprir as necessidades orgânicas. Qualquer cardiopatia pode ser um deflagrador da ICC, sendo mais comum a falência miocárdica, com redução da função sistólica. Vários mecanismos adaptativos são ativados após a instalação da disfunção cardíaca (sistema nervoso simpático, sistema renina-angiotensina-aldosterona, mecanismo neuro-hormonal antidiurético e vasodilatadores, e remodelamento ventricular), fazendo com que a maioria dos pacientes permaneça assintomática por períodos variáveis.[5-6]

As intervenções de enfermagem têm como foco o restabelecimento da função cardíaca, com a manutenção do débito cardíaco (DC) adequado; acompanhamento da eficácia farmacológica; manutenção da oxigenação adequada; monitoramento hemodinâmico; equilíbrio hidreletrolítico; e prevenção das complicações.[5,7]

Assistência de enfermagem na ICC

- Manter monitorização cardíaca contínua, com registros de pressão arterial a cada 2 horas ou de horário se uso de drogas vasoativas;
- Atentar para a presença de arritmias;
- Acompanhar condição hemodinâmica e prestar cuidados se monitorização invasiva (aferição de medidas hemodinâmicas a cada 6 horas ou em mudanças do quadro clínico);
- Observar rigorosamente sinais clínicos de hipoperfusão tecidual ou choque cardiogênico (alteração do estado mental, palidez cutânea e de mucosas, enchimento capilar demorado, redução da pressão arterial e oligúria);
- Manter decúbito elevado;
- Administrar drogas conforme conduta terapêutica médica e observar possíveis efeitos colaterais;
- Evitar condições que possam alterar condição clínica, como esforço e estresse;
- Observar padrão respiratório, atentando para sinais de congestão pulmonar (tosse, agitação, ansiedade extrema, respiração ruidosa, cianose, sudorese, estase jugular, taquicardia, dor precordial, secreção pulmonar rosada);
- Oferecer oxigenoterapia prescrita por meio de dispositivos adequados à necessidade;
- Considerar necessidade de intubação traqueal e ventilação mecânica se piora do quadro respiratório;
- Realizar peso diário e balanço hídrico parcial a cada 6 horas e balanço final a cada 24 horas;
- Controlar infusão de drogas contínuas por meio de bombas de infusão;
- Seguir restrição hídrica se necessário;
- Observar sinais de edema periférico;
- Garantir oferta calórica necessária para adequada nutrição;
- Controlar rigorosamente débito urinário (cateter vesical a cada 2 horas, a cada micção controlada ou peso da fralda se inviabilidade de controle de micção espontânea);
- Colher e monitorizar exames laboratoriais diários e se ocorrerem alterações clínicas;
- Garantir terapias de profilaxias (úlcera gástrica, trombose venosa profunda, úlcera por pressão);
- Informar o médico sobre qualquer alteração do estado atual;
- Fornecer informações ao paciente e/ou familiares quanto às terapias empregadas.

ARRITMIAS CARDÍACAS

Define-se como arritmia cardíaca, qualquer distúrbio do ritmo normal do coração. Nas UTIs, essas arritmias são comumente evidenciadas e podem levar a alterações no quadro clínico do paciente.[8]

As arritmias cardíacas podem ser apresentadas em taquiarritmias e bradiarritmias, que são classificadas em três categorias: distúrbios da formação do impulso; distúrbios da condução do impulso; e distúrbios que associam as duas anormalidades.[9-10]

As taquiarritmias são caracterizadas por frequências ventriculares maiores que 100 bpm, podendo ser classificadas conforme o complexo QRS: complexos estreitos (QRS < 120 ms), com origem frequentemente supraventriculares e complexos alargados (QRS > 120 ms), de origem, muitas vezes, ventriculares.[9] As bradiarritmias são caracterizadas pela diminuição da frequência cardíaca menor que 60 bpm.[11]

Assistência de enfermagem ao paciente com arritmia cardíaca

- Manter sistema de monitorização cardíaca contínua, preferencialmente de cinco eletrodos, garantindo eletrodo "torácico" (precordial);
- Aplicar corretamente os eletrodos no tórax do paciente (selecionar sítio estável, sem protuberância óssea e/ou pregas cutâneas, retirar excesso de pelos no local, garantir pele seca, localização correta e trocar os eletrodos a cada dois ou três dias ou se danificado);
- Realizar registro eletrocardiográfico em papel, com 12 derivações para documentar e analisar arritmia (velocidade, amplitude dos impulsos elétricos);
- Selecionar a derivação adequada para monitorização à beira do leito;

- Observar sinais de baixo DC (alteração do estado mental, palidez cutânea e de mucosas, enchimento capilar demorado, redução da pressão arterial e oligúria);
- Determinar valores de alarmes de frequência cardíaca máximo e mínimo, reconhecendo parâmetros aceitáveis;
- Avaliar sempre as condições clínicas do paciente quando o alarme soar, para descartar possíveis artefatos, mau funcionamento do monitor ou desconexão de eletrodos;
- Iniciar imediatamente terapia médica adotada para a arritmia;
- Orientar o paciente quanto às condutas estabelecidas;
- Analisar possíveis causas da arritmia.

TROMBOEMBOLISMO PULMONAR (TEP)

É a obstrução da artéria pulmonar por um trombo (coágulo) originário do sistema venoso profundo (trombose venosa profunda – TVP), que interrompe o fluxo nessa região do pulmão. A maioria desses trombos se forma nas veias profundas das pernas, sendo as mais comuns nas ilíacas e femorais.[12] A oclusão da artéria pulmonar pode causar efeitos pulmonares e hemodinâmicos. O comprometimento pulmonar é a alteração da relação entre a ventilação e a perfusão alveolar, em que o pulmão mantém-se bem ventilado, porém mal perfundido e a maior consequência hemodinâmica é a hipertensão pulmonar, que acarreta maior carga de trabalho ao ventrículo direito, podendo levar ao choque.[13]

Assistência de enfermagem ao paciente com TEP

- Otimizar oxigenação e ventilação, promovendo repouso, evitando esforços e oferecendo oxigenação adequada;
- Manter decúbito elevado a 30°;
- Monitorizar rigorosamente saturação de oxigênio (SpO$_2$), por meio de oxímetro de pulso e padrão respiratório;
- Considerar necessidade de intubação traqueal e ventilação mecânica se o quadro respiratório piorar;
- Observar sinais de hipoperfusão tecidual ou choque obstrutivo;
- Administrar drogas conforme conduta terapêutica médica e observar possíveis efeitos colaterais;
- Iniciar com terapia de dissolução de coágulo conforme prescrição médica;
- Controlar rigorosamente a frequência cardíaca e a pressão arterial;
- Colher e monitorizar exames laboratoriais diários e se ocorrerem alterações clínicas;
- Atentar para sinais de sangramento em razão de terapia com anticoagulante ou tromboembólica;
- Acompanhar condição hemodinâmica e prestar cuidados se monitorização invasiva (aferição de medidas hemodinâmicas a cada 6 horas ou em mudanças do quadro clínico);
- Providenciar conforto e orientação ao paciente.

Assistência de enfermagem na prevenção de tromboembolismo venoso (TEV)

- Avaliar fatores de riscos específicos para o paciente;
- Identificar paciente com riscos para TEV;
- Garantir inclusão de profilaxias mecânica (compressão pneumática e meias elásticas) e/ou medicamentosa (anticoagulação) de acordo com indicação médica (Figura 63.1);

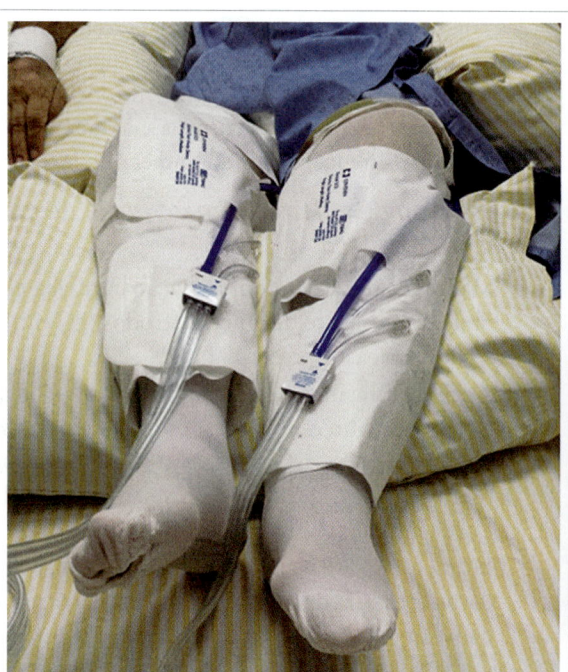
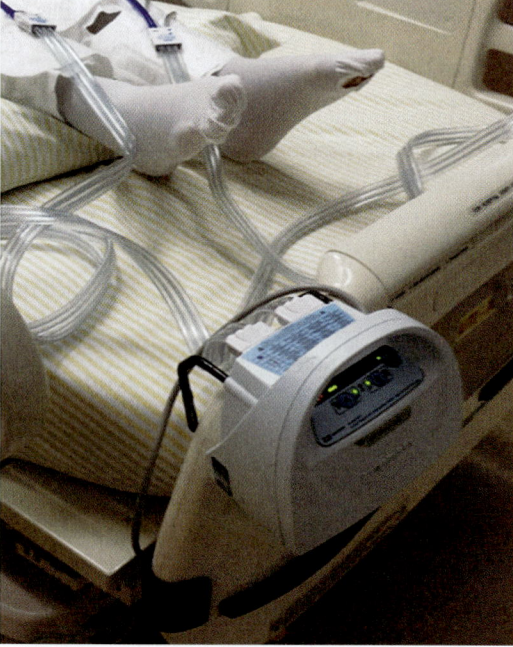

FIGURA 63.1. Profilaxia mecânica para TVP (meias elásticas e compressão pneumática).

- Reavaliar riscos sempre que houver alteração clínica do paciente;
- Prevenir surgimento de lesões cutâneas por compressão de meias elásticas;
- Atentar para sinais de sangramentos;
- Realizar medidas indicativas do fabricante das meias elásticas, para a adoção do tamanho correto para a perna do paciente.

CONDUTAS TERAPÊUTICAS

Tendo em vista as inúmeras intervenções terapêuticas, a gravidade do paciente com doença cardiovascular e principalmente sua instabilidade clínica, é imprescindível que o enfermeiro tenha segurança no manejo da terapia instituída, determinando uma assistência que possa garantir cuidados direcionados, segurança no processo e melhora na possibilidade de prognóstico desse paciente.

INTERVENÇÕES CORONARIANAS PERCUTÂNEAS (ICP)

Trata-se de procedimentos que utilizam cateteres para a desobstrução das artérias coronarianas. Incluem a angioplastia transluminal coronária e o implante de *stents*. Com o avanço tecnológico desses dispositivos, associados à anticoagulação e à antiagregação plaquetária eficientes, foi evidenciada redução nas taxas de complicações, com melhores resultados.[14]

Angioplastia transluminal coronária (ATC)

Denominada pela introdução de um cateter com balão, utilizado para dilatar áreas com estenose, alargando o lúmen do vaso, melhorando, assim, o fluxo sanguíneo. Um bom resultado é caracterizado quando a redução da estenose é de pelo menos 50% do diâmetro do lúmen do vaso.[15]

Pode ser realizado por punção arterial (artéria radial, braquial, femoral ou axilar), sendo a via femoral a mais utilizada em função da acessibilidade, praticidade e baixo índice de complicações comparadas às outras.[16]

Stents *coronarianos*

São endopróteses, de estrutura metálica, que introduzidas na coronária se expandem com o auxílio de um balão na parede do vaso, mantendo sua perviedade. Os *stents* são a forma prevalente de ICP e são usados em 90% dos procedimentos intervencionistas.[17] Existem dois tipos de *stents*, o convencional e o farmacológico. Os farmacológicos são impregnados de medicamentos que são liberados lentamente no endotélio, para inibir a proliferação celular. São mais caros, de implantação mais difícil e requerem extensão de terapia antitrombótica.[18]

Assistência de enfermagem após a ICP

- Observar recorrência de angina, em razão de vasoespasmo coronário transitório;
- Detectar precocemente alterações como arritmias;
- Realizar controle rigoroso da pressão arterial;
- Manter repouso no leito por 4 a 6 horas após intervenção, de acordo com protocolo institucional;
- Orientar o paciente a manter estendida a perna em que foi realizada a introdução do cateter, utilizando restrição mecânica, se necessário;
- Elevar a cabeceira do leito no máximo a 30°;
- Avaliar local do curativo para detectar sangramento e/ou hematomas;
- Monitorizar o membro quanto a: coloração, temperatura, pulsos e parestesia (a cada 15 minutos nas primeiras 2 horas);
- Observar nível de consciência ou alterações neurológicas por risco de AVC*;
- Atentar para queixas de dor local ou dorsal, que pode indicar sangramento retroperitoneal;
- Manter hidratação adequada, conforme prescrição médica, por risco de nefrotoxicidade provocada pelo alto volume de contraste;
- Aplicar compressão local se evidenciado sangramento.

DISPOSITIVOS DE ASSISTÊNCIA CIRCULATÓRIA MECÂNICA

Os dispositivos de assistência circulatória mecânica têm a função de restabelecer o DC, garantindo a perfusão sistêmica e evitando a disfunção de múltiplos órgãos. Entre os benefícios estão o aumento do fluxo sanguíneo periférico, aumento da pressão arterial, melhora do fluxo coronariano, diminuição do consumo de oxigênio do miocárdio, diminuição do trabalho do ventrículo esquerdo e pressão de átrio esquerdo.[19]

Balão intra-aórtico (BIA)

Dispositivo de assistência mecânica temporário, com base no princípio da contrapulsação (Figura 63.2), utilizado como suporte ao ventrículo esquerdo. Seus efeitos terapêuticos são direcionados ao aumento do fluxo coronariano, diminuição do trabalho ventricular com diminuição da pós-carga e otimização do DC.[20]

Assistência de enfermagem no uso do BIA (Figura 63.3)

- Orientar o paciente quanto ao procedimento, quando possível;
- Avaliar pulso e perfusão dos membros antes da inserção do cateter;
- Preparar material para o procedimento antecipadamente e manter carro de emergência próximo ao leito;
- Garantir coleta de exames laboratoriais antes do início do procedimento;
- Checar cilindro de gás hélio (pressão);
- Programar alarmes de pressão (sistólica, diastólica, média e aumentada) e frequência cardíaca;

---

* AVC: acidente vascular cerebral.

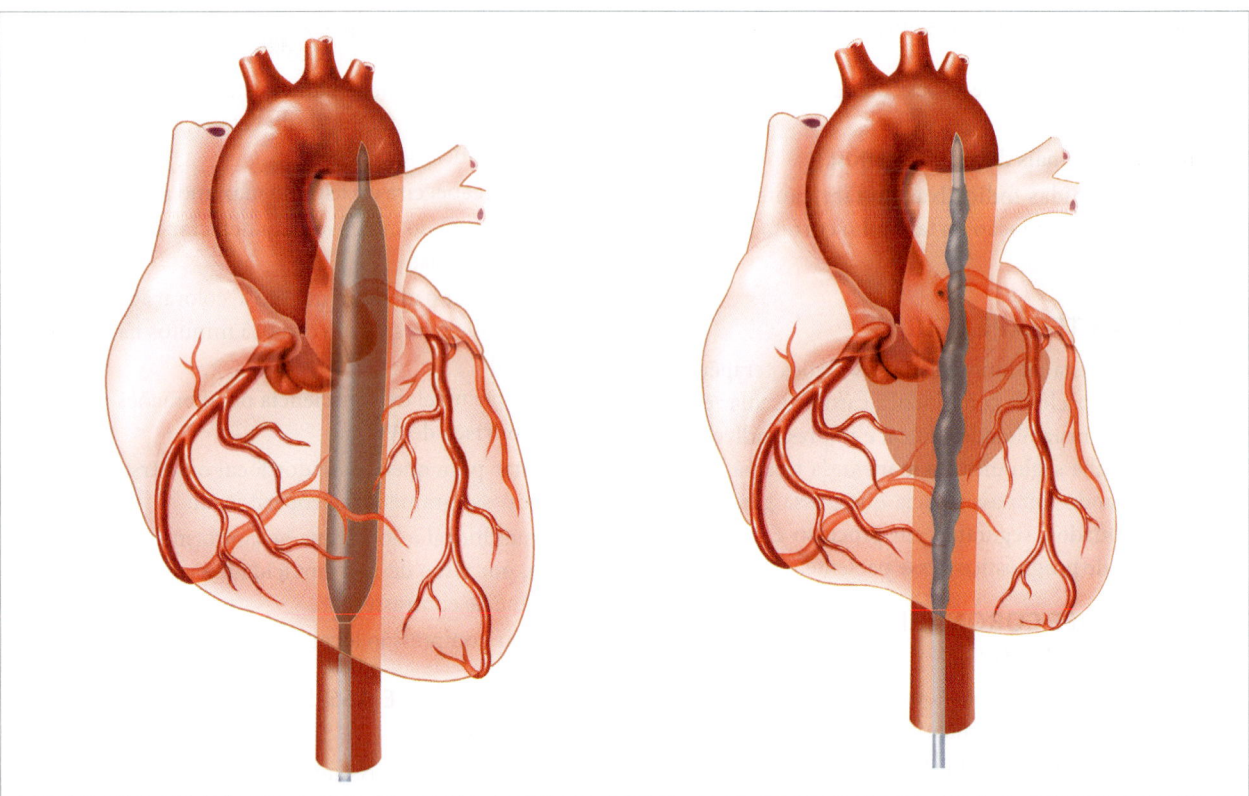

FIGURA 63.2. Esquema ilustrativo de contrapulsação (insuflação – diástole/desinsuflação – sístole).

- Garantir bom sinal da curva de pressão e ausência de artefatos eletrocardiográficos;
- Observar ritmo cardíaco e informar se persistência de arritmias;
- Manter anticoagulação conforme prescrição médica;
- Realizar controle hemodinâmico de horário;
- Manter cabeceira no máximo a 30° e perna em extensão (utilizar restrição mecânica se necessário);
- Realizar nivelamento e zeragem do sistema de monitorização de pressão na altura da linha axilar média;
- Observar sincronismo de ciclagem, garantindo insuflação na diástole e desinsuflação na sístole;
- Verificar conexões do sistema do balão para evitar dobras ou vazamentos;
- Avaliar perfusão, pulso, tempo de enchimento capilar, temperatura a cada 2 horas e comparar com características do membro contralateral;
- Manter sistema de pressurização a 300 mmHg, com solução heparinizada;
- Evitar flexão do membro cateterizado;
- Realizar curativo de inserção do cateter conforme protocolo institucional;
- Avaliar local de inserção quanto à presença de hiperemia, secreção e hematoma;
- Observar nível de consciência e alterações neurológicas que possam estar associadas ao deslocamento do balão ou embolia cerebral;
- Controlar débito urinário a cada 2 horas, informando diminuição do débito que possa estar associado à obstrução da artéria renal ou baixo fluxo;
- Auxiliar na realização de exercícios passivos (flexão e extensão de tornozelo) para prevenir trombose venosa profunda;
- Garantir suspensão de anticoagulação de 4 a 6 horas antes da retirada do cateter;
- Orientar paciente a não fletir membro da inserção por 24 horas após a retirada do cateter.

OXIGENAÇÃO POR MEMBRANA EXTRACORPÓREA

ECMO (*extracorporeal membrane oxigenation*) é um suporte de vida extracorpóreo que, por meio de uma circulação artificial, fornece auxílio temporário para o funcionamento pulmonar e/ou cardíaco, utilizando um dispositivo trocador de gás (oxigenador) que faz o enriquecimento de oxigênio e remoção de gás carbônico (Figura 63.4).[21]

Assistência de enfermagem na ECMO

- Garantir acesso vascular central e arterial antes do início da terapia;
- Checar se a linha de oxigênio está conectada ao oxigenador;
- Manter FiO_2 a 100% pelo menos de 5 a 6 minutos;
- Preparar o circuito com checagem das linhas de infusão e drenagem;

CAPÍTULO 63 Assistência de Enfermagem Cardiocirculatória

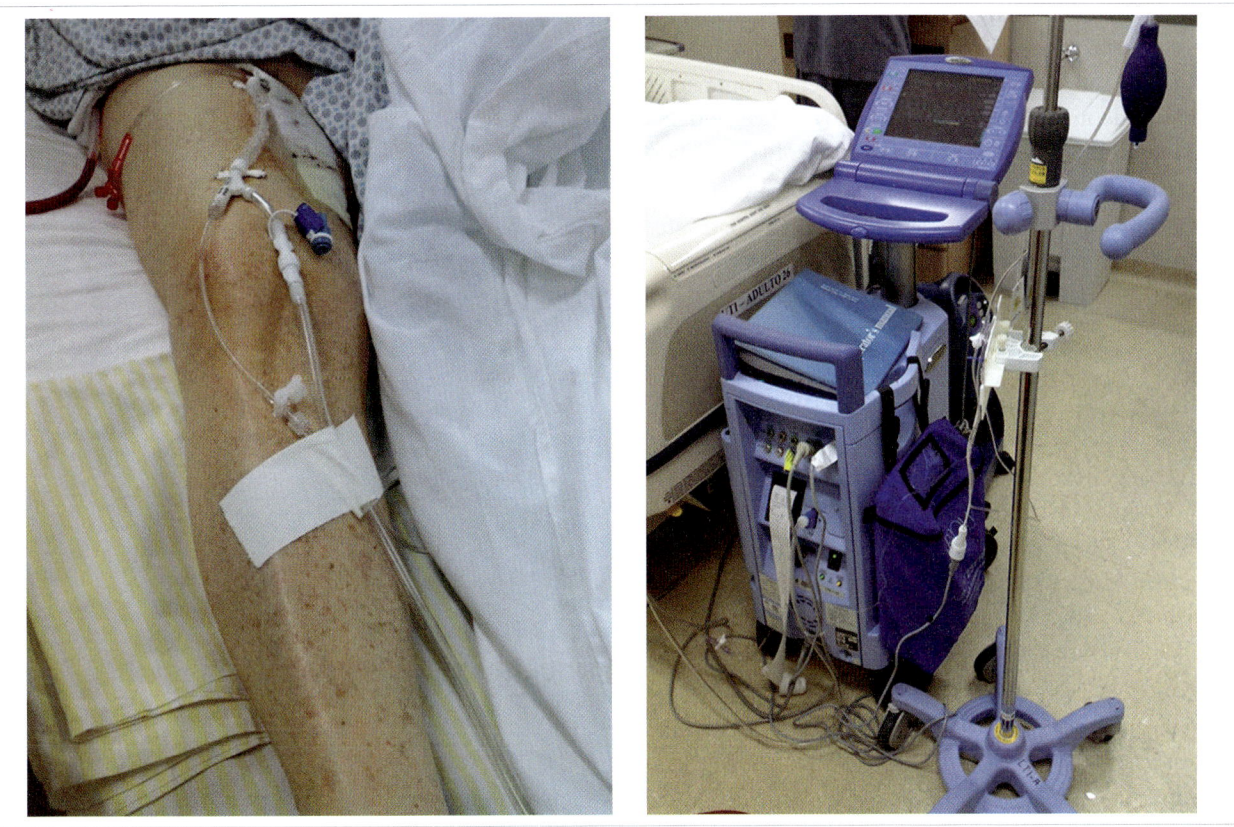

FIGURA 63.3. Fixação do cateter e console do balão intra-aórtico.

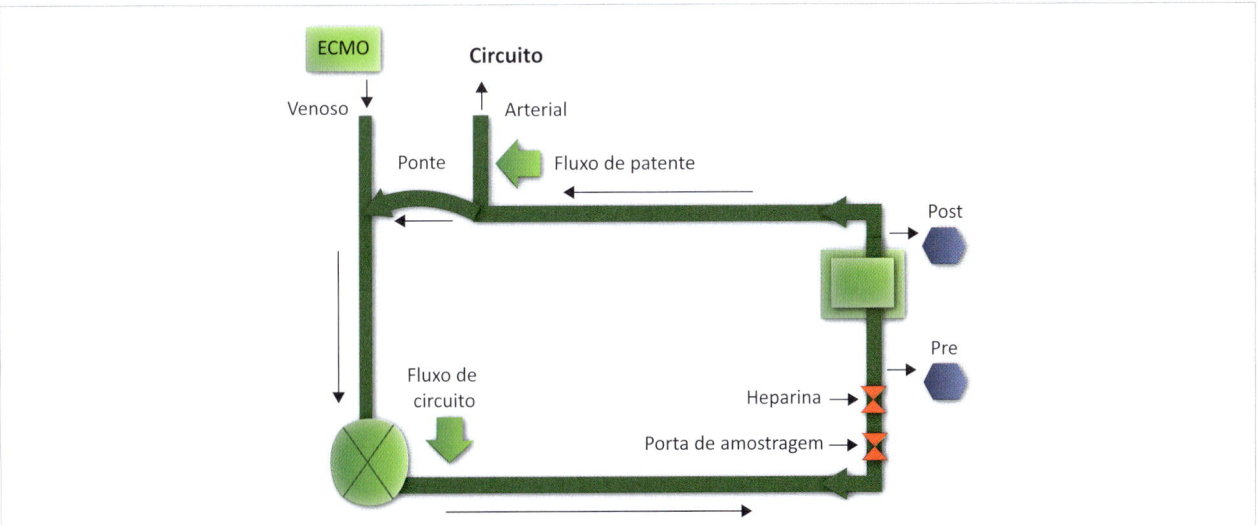

FIGURA 63.4. Esquematização do sistema ECMO.

- Realizar avaliação de possíveis bolhas no circuito;
- Iniciar gradualmente para evitar hipotensão grave e descompensação cardíaca;
- Reduzir oferta de oxigênio (FiO_2);
- Estabelecer anticoagulação com heparina em infusão contínua após 1 hora de ECMO;
- Verificar tempo de coagulação ativado (TCA) de horário, mantendo uma faixa alva 160 a 180 segundos;
- Ajustar infusão de heparina de acordo com valores de TCA;
- Evitar bólus de heparina por risco de sangramento;
- Monitorizar fatores de coagulação a cada 6 horas (plaquetas, RNI**, fibrinogênio), assim como hemograma;

_____
** RNI: relação normatizada internacional.

- Avaliar circuito e oxigenador quanto à presença de coágulos, utilizando uma lanterna;
- Adequar sedação e analgesia, promovendo conforto, diminuindo metabolismo, otimizando oferta e demanda, evitando alteração de fluxo e deslocamento das cânulas;
- Realizar avaliação neurológica com frequência;
- Administrar fluidos endovenosos na via do paciente, e não no circuito, por risco de entrada de ar;
- Controlar rigorosamente o balanço hídrico;
- Garantir início de proteção gástrica, para prevenção de úlceras;
- Manter a área de inserção visível, para detecção precoce de sangramento local;
- Checar conexões do circuito periodicamente, sobretudo após manipulações e reposicionamento do paciente;
- Posicionar o paciente de modo a permitir um fluxo de sangue adequado e minimizar pressão de acesso negativa no circuito;
- Fixar as cânulas com peso próximo ao local de inserção;
- Manter cabeceira a 30° e coxins para posicionamento;
- Planejar procedimentos para evitar manipulações excessivas;
- Não remover coágulos, pois podem conduzir a novos sangramentos;
- Trocar curativos conforme rotina da instituição;
- Manter temperatura corpórea por meio de manta térmica;
- Garantir registros de parâmetros.

Ventrículo artificial

O ventrículo artificial é um dispositivo de propulsão pulsátil, que serve para auxiliar o coração como suporte ventricular esquerdo, direito e biventricular[19] (Figura 63.5). Tem como objetivo diminuir o trabalho cardíaco, mantendo perfusão coronariana, cerebral e tecidual.[22] Pode ser utilizado em casos de falência ventricular direita ou esquerda, como ponte para transplante ou ponte para recuperação do miocárdio.

Assistência de enfermagem ao paciente com ventrículo artificial

- Checar qual panorama hemodinâmico é esperado para o paciente (parâmetros normais, alterações, condutas e respostas);
- Realizar controles e sinais de horário nas primeiras 24 horas ou enquanto permanecer com drogas vasoativas;
- Controlar drenagens a cada hora no pós-operatório imediato e a cada 2 horas após estabilização;
- Observar possíveis sangramentos em virtude de anti-coagulação contínua;
- Controlar TCA de horário para ajuste de anticoagulação rigoroso;

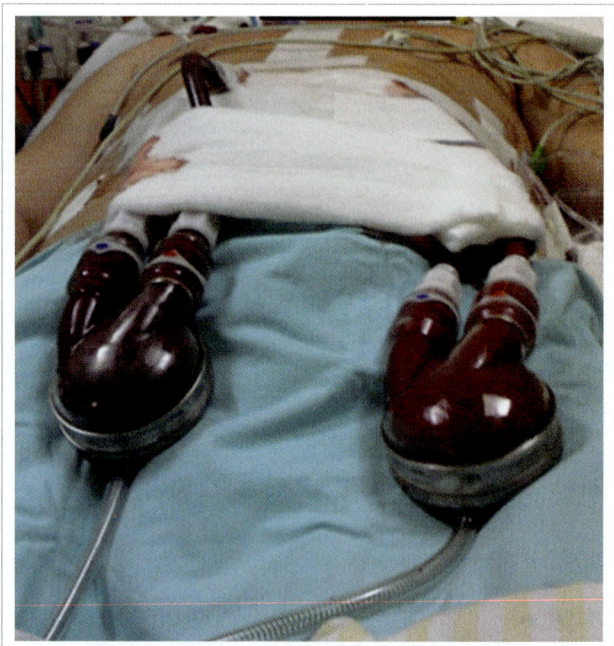

FIGURA 63.5. Ventrículo artificial de assistência biventricular.

- Observar a manutenção do fluxo determinado e informar alterações;
- Garantir terapia de anticoagulação instituída;
- Realizar coleta de exames seriados, seguindo meta terapêutica;
- Proceder cuidados específicos com o sistema (inspeção visual de curvas, avaliação de fluxo e presença de coágulos a cada 4 e a cada 6 horas após estabilização de anticoagulação e verificação de integridade do circuito a cada 4 horas e posteriormente 1×/plantão);
- Cuidados com monitorizações (pressões e hemodinâmica);
- Estabelecer cuidados para prevenção de infecção;
- Fazer curativos conforme indicação institucional e proteção da pele para evitar lesões pelos tubos de conexão de fluxo;
- Promover conforto em virtude de dificuldade de mobilização;
- Atentar para exames de imagem permitidos e contraindicados (ressonância magnética contraindicação absoluta e outros; avaliação de prioridade);
- Realizar fixações extras de extensões;
- Acompanhar as metas terapêuticas de seguimento;
- Promover garantias em resultados de exames;
- Avaliar complicações cirúrgicas e efeitos colaterais das drogas (sangramentos, mau funcionamento do aparelho, arritmias, instabilidade hemodinâmica, reações transfusionais, tromboembolismo, infecções e hemólise);
- Checar frequentemente os conectores.

MARCA-PASSO CARDÍACO

São dispositivos utilizados para estimulação cardíaca em situações que resultam na insuficiência do coração em iniciar ou conduzir um impulso elétrico. Podem ser usados temporária ou definitivamente.[23] Os marca-passos temporários são usados como medidas de suporte ou profilaticamente até a resolução do distúrbio de condução.[24] Os tipos de marca-passos temporários são o transcutâneo, o transvenoso e o epicárdico. O transcutâneo é, geralmente, usado em situações de emergência, no tratamento de bradiarritmias, com sinais de baixo débito, por meio de dois eletrodos que são aderidos à pele. O transvenoso consiste na implantação de um eletrodo bipolar através de uma veia até o átrio ou ventrículo direito. O epicárdico é utilizado comumente nas cirurgias cardíacas, em que o eletrodo é suturado diretamente no epicárdico antes de o tórax ser fechado.[25]

Assistência de enfermagem ao paciente com marca-passo transvenoso

- Orientar o paciente quanto ao procedimento;
- Preparar o material para a passagem do cateter (eletrodo);
- Checar condições do gerador elétrico e da bateria;
- Posicionar o paciente para garantir a segurança do procedimento;
- Auxiliar o médico na passagem do eletrodo;
- Conectar a extremidade ao gerador (distal ao polo negativo e proximal ao positivo);
- Realizar o curativo da inserção imediatamente após a passagem;
- Fixar o eletrodo à pele com "meso" por risco de saída acidental;
- Confirmar a presença de espícula no eletrocardiograma;
- Garantir a fixação do gerador do marca-passo no leito do paciente, prevenindo a tensão no eletrodo (Figura 63.6);
- Inspecionar frequentemente as conexões entre o eletrodo e o gerador;
- atentar para o sinal de intensidade da bateria;
- identificar data de troca da bateria, preferencialmente;
- realizar troca do curativo conforme rotina institucional;
- inspecionar diariamente sinais de infecção no local de inserção do eletrodo;
- orientar o paciente quanto à mobilização no leito e aos riscos de tracionamento do eletrodo.

PÓS-OPERATÓRIO DE CIRURGIA CARDÍACA

O objetivo principal do manejo do pós-operatório de cirurgia cardíaca é a restauração da homeostase. São vários os tipos de cirurgias cardiovasculares que fazem o pós-operatório no ambiente de terapia intensiva. Os cuidados imediatos envolvem monitorização hemodinâmica, prevenção e atenção às complicações e vigilância rigorosa do quadro clínico. Com isso, a assistência de enfermagem se torna um trabalho complexo e exigente.[25] As cirurgias cardiovasculares mais comuns são revascularização do miocárdio, cirurgias valvares, correções de aneurisma de aorta e transplante cardíaco. Apesar de suas especificidades, cuidados básicos e comuns devem ser realizados.

Assistência de enfermagem no pós-operatório de cirurgias cardíacas

- Garantir a passagem de plantão do centro cirúrgico, com informações pertinentes à evolução do quadro (tipos de cirurgia, tempo de cirurgia, utilização de ECMO, intercorrências, drenos e cateteres, monitorizações, equipamentos e condição atual);
- Preparar o leito antecipadamente com materiais e equipamentos necessários, para garantir a segurança do paciente em sua chegada;
- Realizar avaliação inicial do paciente (neurológica, respiratória, cardiovascular, metabólica, riscos, renal, dor, drenagens e monitorizações), para prevenir possíveis instabilidades durante o transporte do paciente (Figura 63.7);
- Colher exames laboratoriais para avaliação de condições metabólicas e de adequação da oxigenação e perfusão;
- Avaliar possíveis sinais de complicações (neurológicas; pulmonares; distúrbios acidobásicos e eletrolíticos; em-

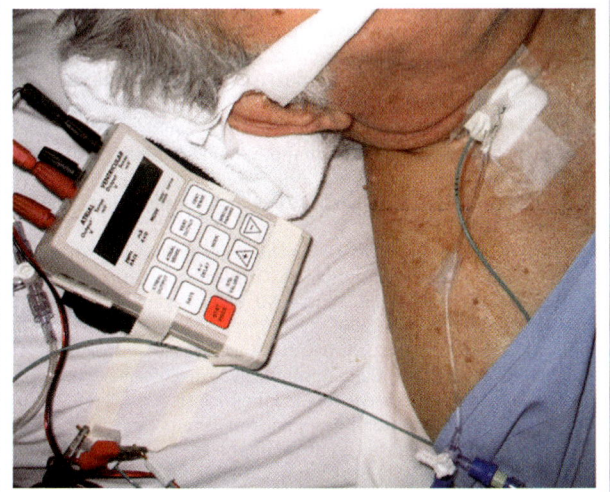

FIGURA 63.6. Marca-passo transvenoso – fixação do gerador no leito.

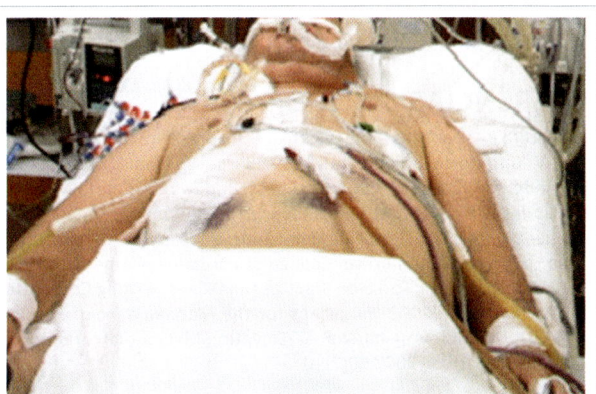

FIGURA 63.7. Paciente em pós-operatório de cirurgia cardíaca na UTI.

bolia; sangramento; baixo débito; síndrome pós-cardiotomia e pós-perfusão);

- Checar nível de consciência (complicações associadas a hipotermia, fluxo inadequado durante a circulação extracorpórea (CEC), tempo de parada cardíaca, embolia, edema cerebral por retenção hídrica, distúrbios metabólicos);
- Avaliar queixa de dor ou sinais sugestivos (piora consumo de oxigênio);
- Restabelecer normotermia (hipotermia pode estar presente como efeito colateral da CEC);
- Manter decúbito a 30°, para prevenção de pneumonia associada à ventilação mecânica;
- Observar padrão respiratório e saturação de oxigênio, para avaliar possíveis complicações (atelectasia, paralisia diafragmática pela hipotermia);
- Manter cuidados com tubo endotraqueal (fixação adequada, proteção da fixação, necessidade de aspiração traqueal);
- Atentar para sinais de hipo e hiperglicemia;
- Realizar avaliação hemodinâmica rigorosa nas primeiras 24 horas;
- Atentar para arritmias;
- Fornecer cuidados com drenos, cateteres e sondas;
- Realizar balanço hídrico e controle de diurese rigorosos;
- Atentar para complicações (tamponamento cardíaco, TEP***, sangramentos);
- Realizar curativo de incisão cirúrgica conforme rotina institucional.

CONSIDERAÇÕES FINAIS

As primeiras UTIs cardiológicas foram criadas para o cuidado de pacientes com IAM. Desde então, muitas mudanças ocorreram e, com elas, os avanços nas terapias empregadas. Para acompanhar essas mudanças foi necessário o aprimoramento na assistência de enfermagem, assim como a discussão das especificidades nas intervenções. Neste capítulo, foram discutidos cuidados específicos associados às doenças cardiovasculares mais comuns encontradas em UTI e suas intervenções terapêuticas.

REFERÊNCIAS BIBLIOGRÁFICAS

1. Lotufo PA. Doenças Cardiovasculares no Brasil. In: Nobre F, Serrano CV. Tratado de Cardiologia SOCESP. Barueri: Manole, 2005. p.7-21.
2. Anderson JL, Adams CD, Antman EM, Bridgws CR, Califf RM, Casey DE Jr, et al. ACC/AHA2007guidelines for the management of patients with unstable angina/non-ST-elevation myocardial infaction: a report of the American College of Cardiology/ American Heart Association Task Force on Practice Guidelines (writing Committee to Revise the 2002 Guidelines for the Management of Patients With Unstable Angina/Non-ST-Elevation Myocardial Infaction). J Am Coll Cardiol. 2007;50(7):e1.

*** TEP: tromboembolismo pulmonar; CEC: circulação extracorpórea.

3. Fraker TD Jr, Fihn SD, Gibbons RJ, Abrams J, Chatterjee K, Daley J, et al. 2007 Chronic angina focused update of the ACC/AHA 2002 guidelines for the management of patients with chronic stable angina: a report of the American College of Cardiology/American Heart Association Task Force on Practice Guidelines Writing Group to develop the focused update of the 2002 guidelines for the management of patients With chronic stable angina, J Am Coll Cardiol. 2007;50(23):2264.
4. Morton PG. Infarto Agudo do Miocárdio. In: Morton PG. Cuidados Críticos de Enfermagem: Uma Abordagem Holística. Rio de Janeiro: Guanabara Koogan, 2007. p.429-55.
5. Mazócoli E. Insuficiência Cardíaca Congestiva. In: Padilha KG, Vattimo FF, Silva SC, Kimura M. Enfermagem em UTI: cuidando do paciente crítico. Barueri: Manole, 2010. p.113-52.
6. Bocchi EA, Ferreira SMA. Fisiopatologia da Insuficiência Cardíaca. In: Nobre F, Serrano CV. Tratado de Cardiologia SOCESP. Barueri: Manole, 2005. p.743-813.
7. Scruth E, Haynes A. Doenças Cardiovasculares. In: Urden LDU, Stacy KM, Lough ME. Cuidados Intensivos. Rio de Janeiro: Elsevier, 2013. p.180-220.
8. Vattimo ACA, Vattimo MFF. Arritmias no Paciente Grave. In: Padilha KG, Vattimo FF, Silva SC, Kimura M. Enfermagem em UTI: cuidando do paciente crítico. Barueri: Manole, 2010. p.216-7.
9. Hernades V.Mecanismos de Arritmias Cardíacas. In: Quilici AP, Bento AM, Ferreira FG, Cardsoso LF, Bagnatori RS, Moreira RSL, et al. Enfermagem em Cardiologia. Edição Revista e Atualizada. São Paulo: Editora Atheneu, 2009. p.445-56.
10. Fenelon G, Paola AAV. Mecanismos Eletrofisiológicos das Arritmias Cardíacas: Uma Visão para o Clínico. In: Nobre C, Serrano CV.Tratado de Cardiologia SOCESP. Barueri: Manole, 2005. p.1147-56.
11. Costa R. Estimulação Cardíaca Artificial. In: Moraes IN. Tratado de clínica cirúrgica. 1 ed. São Paulo: Roca, 2005. p.1077-85.
12. Piazza G, Goldhaber SZ. Acute pulmonary embolism: part I: epidemiology and diagnosis. Circulation. 2006;114(2):e28.
13. Dweeik RA, Arroliga AC. Pulmonary vascular disease. In: Wilkins RL, Stoller JK, Kacmarek R. Egan'sfundamentals of respiratory care, ed 9. St Louis: Mosby, 2008.
14. Sharma SK, Chen V. Coronary interventional devices: balloom, artherectomy, trombectomy and distal protection devices. Cardiol Clin. 2006;24(2):201.
15. King SB 3rd, Aversano T, Ballard WL, Beekman RH 3rd, Cowley MJ, Ellis SG, et al. ACCF/AHA/SCAI 2007 update of the clinical competence statement on cardiac interventional procedures. Circulation. 2007;116(1):98.
16. Davidson CJ, Bonow RO. Cardiac Catheterization. In: Zypes DP. Braunwald's Heart Disease a Textbook of Cardiovascular Medicine. 7.ed. Philadelphia: Elsevier Saunders, 2005. p.395-422.
17. Lloyd-Jones D, Adams RJ, Brown TM, Carnethon M, Dai S, De Simone G, et al. Heart disease and stroke statistics- 2010 update: a report from the American Heart Association Statistics Committee and Stroke Statistics Subcommittee. Circulation. 2010;121(7):e46.
18. Flávio PGC. Assistência aos Pacientes Submetidos a cineangiocoronariografia/Angioplastia Coronária. In: Padilha KG, Vattimo FF, Silva SC, Kimura M. Enfermagem em UTI: cuidando do paciente crítico. Barueri: Manole, 2010. p.374-418.
19. Fiorelli AI, Oliveira JL, Coelho GHB, Rocha DC. Assistência Circulatória Mecânica: porque e quando. Revista Med (São Paulo). 2008;87(1):1-15.
20. Trost JC, Hillis LD. Intra-aortic balloon courterpulsation. Am J Cardiol. 2006;97(9):1391.
21. Short BL, Williams L. ECMO Specialist Training Manual. Extracorporeal Life Support Organization, ELSO. Michigan, 2010.
22. Woods SL, Froelicher ESS, Motzer SU. Enfermagem em Cardiologia. 4.ed. Barueri: Manole, 2005.
23. Dirks J. Condutas da Terapêutica Cardiovascular. In: Urden LD, Stacy KM, Lough ME. Cuidados Intensivos de Enfermagem; (Tradução de Maria Inês Corrêa). Rio de Janeiro: Elsevier, 2013. p.221-61.
24. Schoenfeld MH. Contemporary pacemaker and ddesfibrillator device therapy: challenges confronting the general cardiologist. Circulation. 2007;115(5):638.
25. Reade MC. Temporary epicardial pacing after cardiac surgery: a practical review. Part I. General considerations in the management of epicardial pacing. Anesthesia. 2007;62(3):264.

SEÇÃO 4

TERAPIA INTENSIVA PNEUMOLÓGICA

COORDENADORES

Carmen Silva Valente Barbas ▪ Gustavo Faissol Janot de Matos

SEÇÃO 4

TERAPIA INTENSIVA PNEUMOLÓGICA

COORDENADORES

Carmen Silvia Valente Barbas · Gustavo Faissol Janot de Matos

DISTÚRBIOS RESPIRATÓRIOS NO PACIENTE GRAVE

COORDENADORES

Carmen Silva Valente Barbas ■ Gustavo Faissol Janot de Matos

A

DISTÚRBIOS RESPIRATÓRIOS NO PACIENTE GRAVE

COORDENADORES

Carmen Silva Valente Barbas ■ Gustavo Faissol Janot de Matos

CAPÍTULO 64

INSUFICIÊNCIA RESPIRATÓRIA AGUDA
DIAGNÓSTICO, MONITORIZAÇÃO E TRATAMENTO

Carmen Silva Valente Barbas
Gustavo Faissol Janot de Matos
Marcus J. Schultz

DESTAQUES

- A insuficiência respiratória aguda é definida como a incapacidade do sistema respiratório em manter a ventilação e/ou a oxigenação do organismo humano.
- A ventilação caracteriza-se pela entrada e saída de ar dos pulmões, podendo ser espontânea, assistida e/ou controlada, e sua eficiência pode ser avaliada pela ventilação-minuto e pelos níveis de gás carbônico arterial ($PaCO_2$).
- A oxigenação caracteriza-se pela manutenção de níveis previstos de oxigênio no sangue arterial e sua eficiência pode ser avaliada pela relação entre os níveis de oxigenação no sangue arterial (PaO_2) e a fração inspirada de oxigênio (FiO_2): PaO_2/FiO_2.
- A insuficiência respiratória pode ser classificada por sua incapacidade de manter a ventilação (insuficiência respiratória ventilatória) e/ou por sua incapacidade de manter a oxigenação (insuficiência respiratória hipoxêmica).
- Entre as causas de insuficiência respiratória ventilatória deverão ser investigadas as disfunções de *drive* respiratório, disfunção neuromuscular, disfunções da caixa torácica e disfunções das vias aéreas.
- Entre as causas de insuficiência respiratória hipoxêmica deverão ser investigadas as disfunções do parênquima pulmonar, disfunções cardíacas e disfunções da vasculatura pulmonar.
- O diagnóstico preciso da causa da insuficiência respiratória é de fundamental importância para o planejamento terapêutico adequado e o aumento da probabilidade de sua reversão.
- A monitorização dos pacientes em insuficiência respiratória deve ser feita de acordo com o acometimento do sistema respiratório: monitorização do *drive* neural, medidas de pressão inspiratória máxima, medidas de resistência das vias aéreas, pico de fluxo expiratório e auto-PEEP (ou PEEP-oculto ou PEEP-intrínseco), entre outras.
- O tratamento da insuficiência respiratória deverá ser feito de acordo com o diagnóstico estabelecido: medicamentoso, oxigenoterapia, suporte ventilatório não invasivo e invasivo.
- As equipes multidisciplinares das terapias intensivas deverão agir concomitantemente no diagnóstico, na monitorização e no tratamento dos pacientes em insuficiência respiratória aguda, atuando sobretudo na atenuação do desconforto causado pelo quadro de insuficiência respiratória aguda e para revertê-lo.

INTRODUÇÃO

A insuficiência respiratória aguda é definida como a perda aguda da capacidade do sistema respiratório em manter a ventilação e/ou a oxigenação do organismo humano. A ventilação caracteriza-se pela entrada e saída de ar dos pulmões podendo ser espontânea, assistida e/ou controlada e sua eficiência pode ser avaliada pelos níveis de gás carbônico arterial ($PaCO_2$). Já a oxigenação caracteriza-se pela manutenção de níveis previstos de oxigênio no sangue arterial e sua eficiência pode ser avaliada pela relação entre os níveis de oxigenação no sangue arterial (PaO_2) e a fração inspirada de oxigênio (FiO_2). A insuficiência respiratória pode ser classificada em insuficiência respiratória pela incapacidade do sistema respiratório em manter a ventilação (insuficiência respiratória ventilatória) e/ou a incapacidade do sistema respiratório em manter a oxigenação (insuficiência respiratória hipoxêmica). O diagnóstico preciso da causa da insuficiência respiratória é de fundamental importância para o planejamento terapêutico adequado e o aumento da probabilidade de sua reversão.[1-2]

Clinicamente, o paciente portador de insuficiência respiratória aguda vai se apresentar com desconforto respiratório (dispneia), aumento da frequência respiratória (taquipneia), dessaturação da hemoglobina enquanto respira em ar ambiente (SpO_2 < 90% com FiO_2 de 21%), cianose e ou alteração do estado de consciência (confusão mental e ou rebaixamento do nível de consciência). Nesse momento, deve ser iniciado suporte com oxigenoterapia e coletada gasometria arterial para verificação dos níveis da $PaCO_2$ e PaO_2. Se os níveis de $PaCO_2$ estiverem aumentados (> 45 mmHg) e o pH arterial diminuído (< 7,35), caracteriza-se quadro de insuficiência respiratória ventilatória devendo ser iniciado suporte ventilatório não invasivo e/ou até intubação orotraqueal e suporte ventilatório invasivo e investigadas as causas conforme a Figura 64.1.

- **Insuficiência respiratória ventilatória ($PaCO_2$ > 45 mmHg e pH < 7,35):** disfunções do *drive* neural (drogas anestésicas, acidente vascular cerebral (AVC)), disfunções de vias aéreas (crise de asma grave, doença pulmonar obstrutiva crônica (DPOC) agudizada, aspiração de conteúdo gástrico e/ou corpo estranho), doenças neuromusculares (*miastenia gravis*, polirradiculoneurite)[3-4] e da caixa torácica (cifoescoliose grave).

> Ventilação alveolar = (volume-corrente − espaço morto)
> ×
> frequência respiratória

Se os níveis de $PaCO_2$ estiverem adequados < 45 mmHg e a oxigenação estiver comprometida PaO_2 < 60 mmHg em ar ambiente (FiO_2 de 21%) e/ou relação PaO_2/FiO_2 < 300, deverá ser iniciada oxigenoterapia com

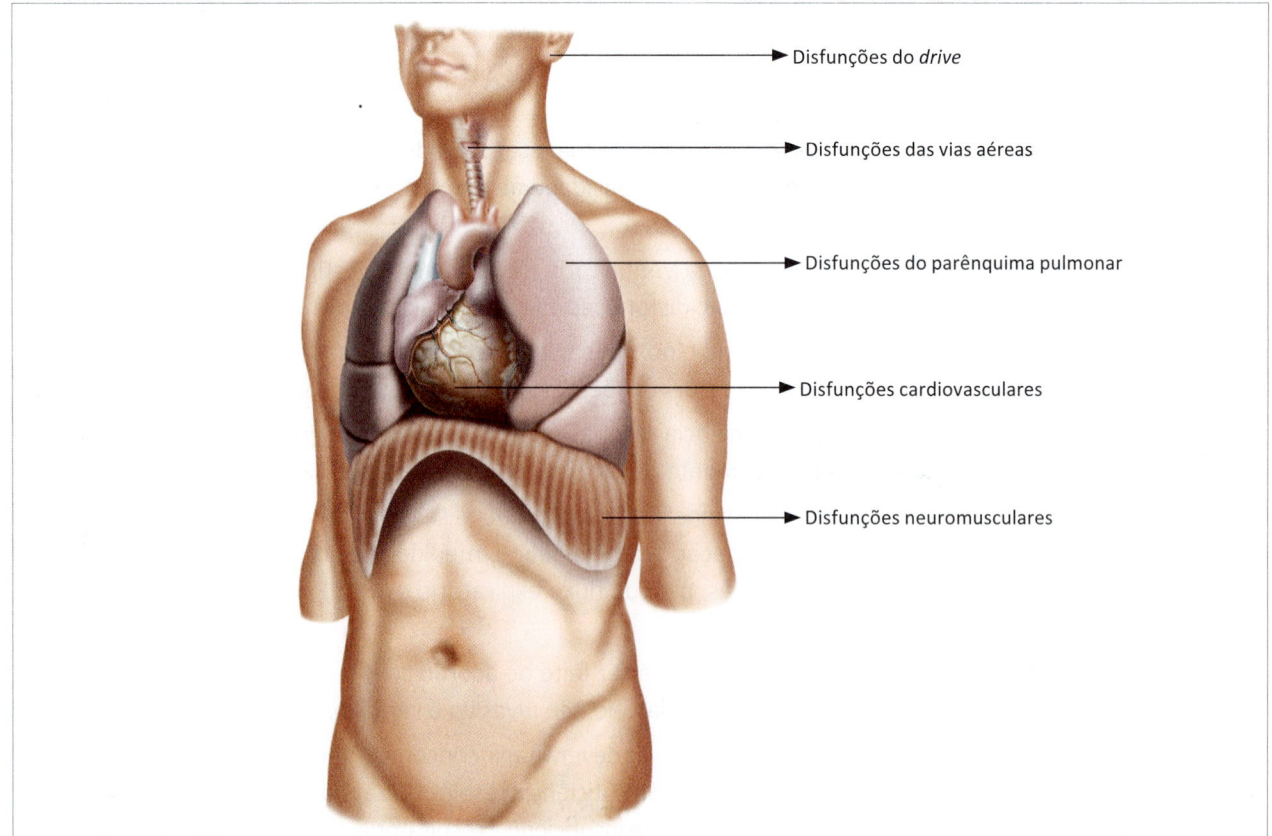

FIGURA 64.1 Possíveis causas de insuficiência respiratória aguda.

cateter nasal, máscara Venturi (para FiO_2 até 50%), máscara de oxigênio com reservatório para FiO_2 até de 100%, oxigênio de alto fluxo e/ou suporte ventilatório não invasivo e/ou até intubação orotraqueal e suporte ventilatório invasivo (Figura 64.2) e investigadas as seguintes causas:

- **Insuficiência respiratória hipoxêmica:** disfunções do parênquima pulmonar (pneumonia, atelectasia, síndrome do desconforto respiratório agudo (SDRA),[5] disfunções cardíacas esquerdas (insuficiência cardíaca sistólica e diastólica, arritmias, valvopatias) e disfunções da vasculatura pulmonar (tromboembolismo pulmonar[6] e hipertensão pulmonar).

1. **Insuficiência respiratória ventilatória:** caracterizada pelo aumento da $PaCO_2$ ($PaCO_2 > 45$ mmHg e pH $< 7,35$ por hipoventilação/aumento do espaço morto).[7]
2. **Insuficiência respiratória hipoxêmica:** caracterizada pela diminuição da PaO_2 ($PaO_2/FiO_2 < 300$ por distúrbio da relação ventilação/perfusão e ou aumento do *shunt* pulmonar).[5]

Entre as causas de insuficiência respiratória ventilatória, devem-se diagnosticar e monitorizar:

DISFUNÇÕES DO *DRIVE* RESPIRATÓRIO

Caracteriza-se por hipoventilação e/ou hiperventilação exagerada, independentemente da mecânica respiratória. Na terapia intensiva, é possível a medida da função do *drive* respiratório por meio da mensuração da P0.1, que é a medida da pressão de oclusão da boca nos 100 primeiros milissegundos da respiração. Normalmente, o ser humano respira baseado no ritmo respiratório da respiração precedente. Se ocluída a boca do paciente nos 100 primeiros milissegundos da respiração, ele não terá tempo consciente de reagir à oclusão. Assim, a medida de pressão obtida será a medida do *drive* automático da respiração. Seu valor normal é de 2 a 4 cmH_2O. As causas normalmente encontradas de diminuição de *drive* automático, isto é, P0.1 < 2 cmH_2O, incluem uso de doses excessivas de barbitúricos e opiáceos, alcalose metabólica, lesão estrutural do centro respiratório. Já as causas mais comuns de aumento do *drive* respiratório são acidose metabólica, ansiedade, lesões estruturais do centro respiratório. A medida mais adequada do *drive* respiratório (P0.1) no paciente de UTI, à beira do leito, é por meio da inserção de um transdutor de pressão no terço distal do esôfago (Figura 64.3) ou também pode ser obtida pela monitorização da pressão de oclusão aos 100 milissegundo da respiração nas vias aéreas (P0.1 traqueal).[8]

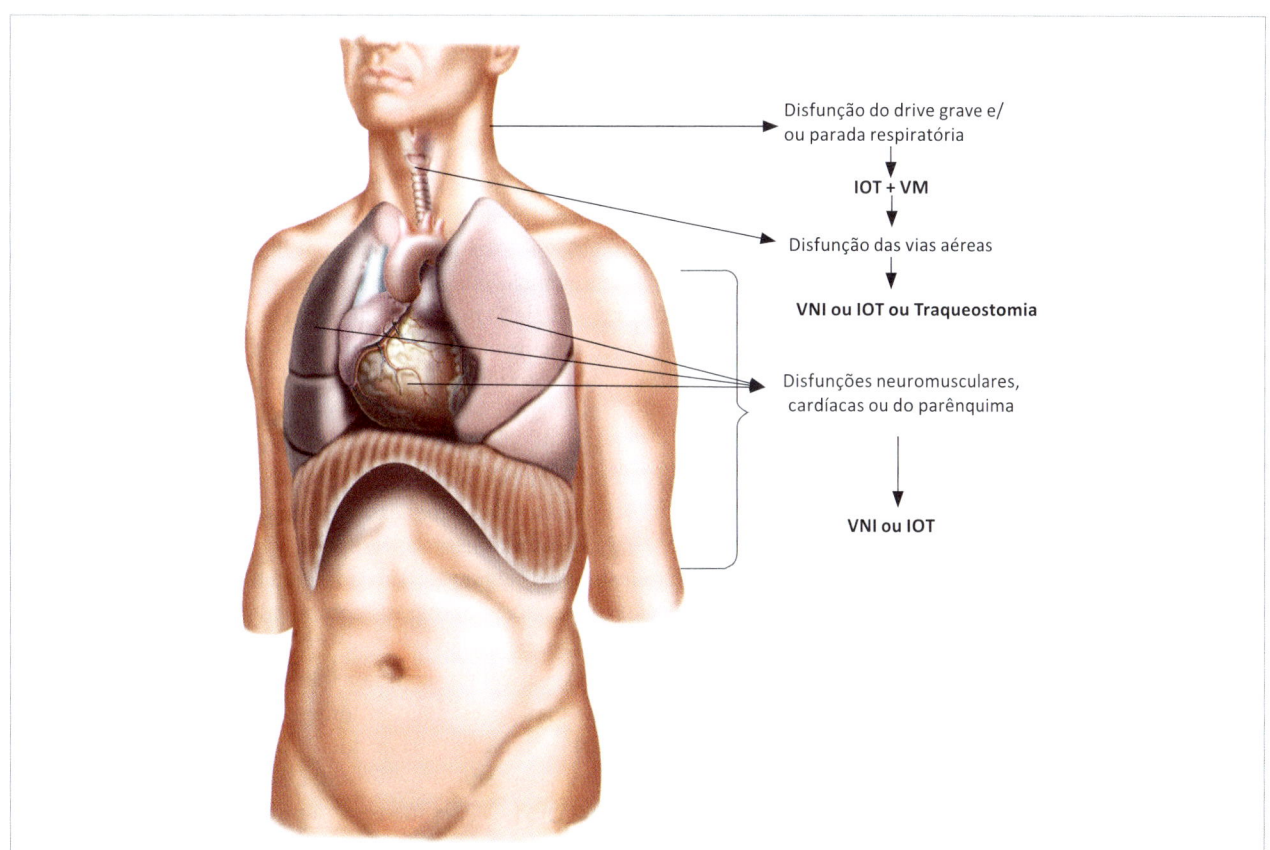

FIGURA 64.2. Conduta ventilatória de acordo com a causa da insuficiência respiratória aguda.
VNI: ventilação não invasiva; VM: ventilação mecânica; IOT: intubação orotraqueal.

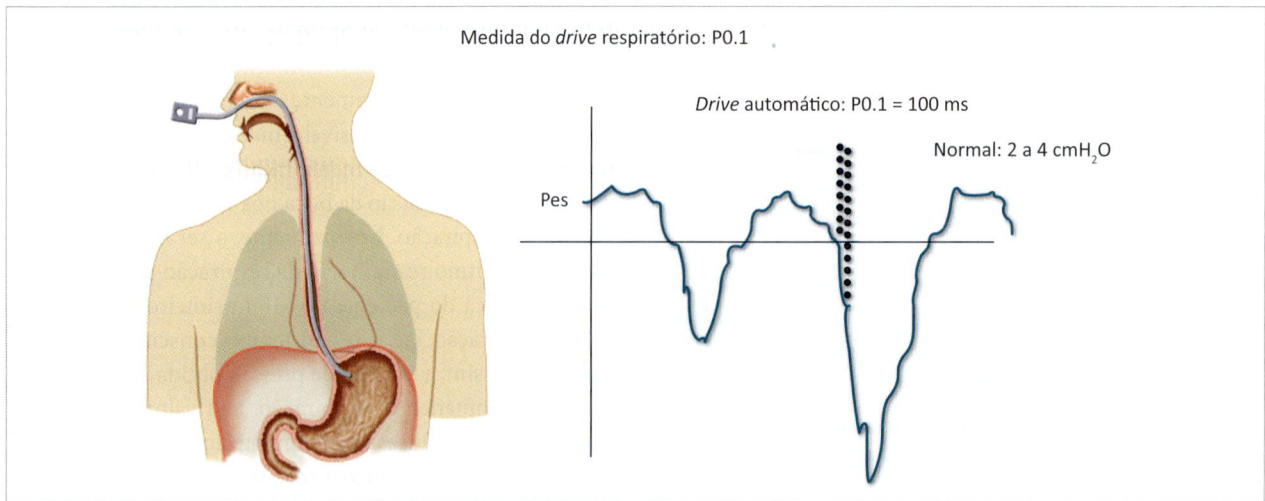

FIGURA 64.3. Determinação da P0.1 por meio da monitorização da pressão esofágica.

Nos pacientes com disfunção do *drive* respiratório grave, normalmente se fazem necessárias a intubação orotraqueal e a ventilação mecânica. Nos casos de depressão do *drive*, devem-se verificar e retirar os possíveis causadores da depressão do *drive* como uso de drogas sedativas e alcalose metabólica. Já nos casos de hiperestimulação do *drive*, devem ser corrigidos os distúrbios de acidose e ansiedade e, se necessário, utilizar drogas depressoras do *drive* neural como anestésicos.

Mais recentemente, tornou-se possível monitorizar o estímulo elétrico diafragmático (Edi) por meio da inserção de tubo nasogástrico contendo múltiplos sensores que detectam a ativação elétrica diafragmática (necessários múltiplos sensores em virtude da movimentação diafragmática durante os movimentos respiratórios) e, após a obtenção de sua média, esse registro poderá ser monitorizado na tela de um ventilador mecânico (SERVO I-Maquet®). A medida do *drive* neural diafragmático poderá ser utilizada para iniciar o modo ventilatório NAVA (ventilação ajustada pelo *drive* neural) que visa a melhorar a sincronia inspiratória e expiratória nos pacientes em ventilação mecânica assistida.[9]

DISFUNÇÕES NEUROMUSCULARES

Aquelas que podem levar o paciente a um quadro de insuficiência respiratória aguda podem ser classificadas de acordo com a topografia da lesão que acometeu o sistema neuromuscular:

1. **Medula espinhal:** mielite transversa, trauma raquimedular, compressão da medula por tumores e/ou hérnias discais.
2. **Lesões do neurônio motor:** poliomielite, esclerose lateral amiotrófica.
3. **Lesões dos neurônios periféricos:** polirradiculoneurite, polineuropatia do doente crítico.
4. **Lesões da junção neuromuscular:** miastenia grave, botulismo, intoxicação por organofosforados.
5. **Lesões musculares:** distrofias musculares, miopatias e miosites.

A avaliação adequada desses pacientes é essencial tanto para a realização de um diagnóstico como para o planejamento terapêutico adequado.

Entre os exames necessários, devem ser sempre realizadas coleta de liquor (verificar dissociação proteico-celular nos casos de polirradiculoneurite) e eletroneuromiografia para feitura do diagnóstico da doença que acometeu o sistema neuromuscular. No estudo eletroneuromiográfico pode ser feito o estímulo do nervo frênico com radiofrequência em nível cervical, para diferenciar lesão frênica de lesão muscular. Nos casos de suspeita de trauma raquimedular (especialmente nos de trauma e/ou ferimento por arma de fogo), deve-se realizar tomografia computadorizada e/ou ressonância magnética de coluna.[10] Na terapia intensiva à beira do leito pode ser efetuada a avaliação funcional do sistema neuromuscular verificando-se o delta de pressão esofágica e do trabalho muscular respiratório que, nesses casos, estará baixo, assim como a análise da ultrassonografia diafragmática durante a inspiração/expiração com a avaliação de sua mobilidade.[11]

No caso das doenças neuromusculares, a radiografia de tórax normalmente apresenta diminuição dos volumes pulmonares (Figura 64.4) o que poderá ser confirmado com a realização de tomografia computadorizada de tórax em inspiração/expiração.

Os pacientes com acometimento do sistema neuromuscular apresentam volume-corrente e capacidade vital baixos, frequência respiratória alta e pressão inspiratória máxima baixa < −30 cmH_2O (normal entre −80 e −120 cmH_2O). Na mensuração da pressão esofágica, deve-se encontrar um delta pressão esofágica baixo < −2 cmH_2O (nL: −2 a −5 cmH_2O) e um trabalho mecânico respiratório

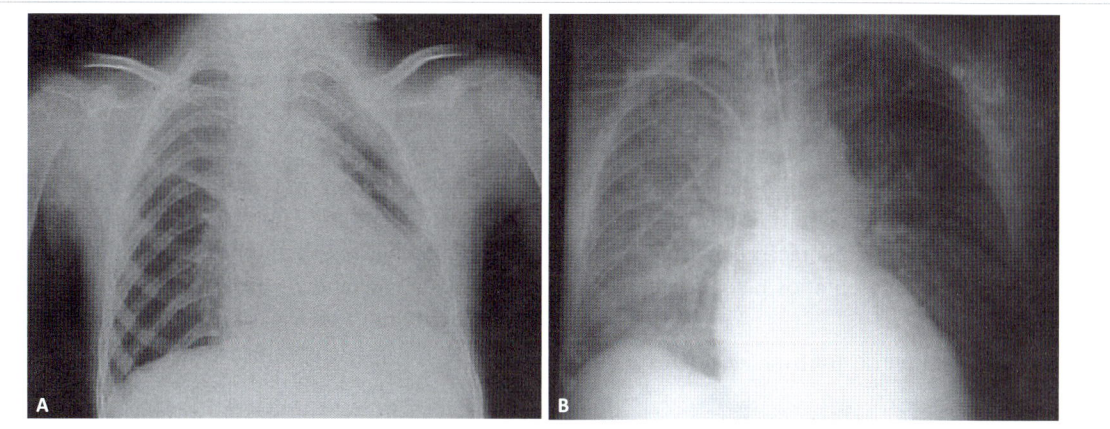

FIGURA 64.4. (A) Radiografia de tórax de paciente portador de disfunção neuromuscular. (B) Radiografia de tórax de paciente portador de síndrome do desconforto respiratório agudo.

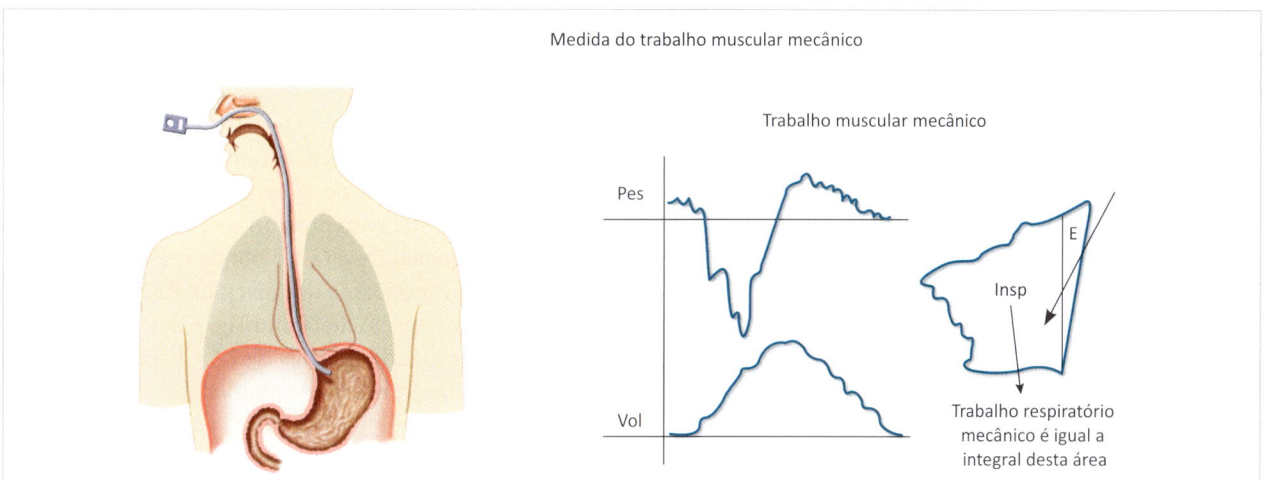

FIGURA 64.5. Medida do trabalho muscular mecânico medida em Joules por litro (1 joule por litro é igual a 10 cmH_2O por litro).
Pes: pressão esofágica; Vol: volume; Insp: inspiração; E: expiração.

baixo < 0,5 J/L (normal de 0,4 a 1,4 J/L) (Figura 64.5).[12-13] Se encontrados valores altos de trabalho respiratório (> 1,4 J/l), deve-se pensar em fadiga muscular respiratória e pesquisar as causas para esse trabalho aumentado, como elevação da resistência e da complacência do sistema respiratório.[14] Nesses casos, o repouso muscular está indicado, elevando-se os níveis do suporte ventilatório e/ou mediante sedação e/ou curarização para descanso da musculatura diafragmática.

Os pacientes portadores de doenças neuromusculares devem ser tratados de acordo com a etiologia da doença e observada a evolução da função neuromuscular por meio de monitorização respiratória. Os pacientes com disfunção neuromuscular devem ser monitorados por meio da mensuração da $Pi_{máx}$ (pressão inspiratória máxima a partir do volume residual), $Pe_{máx}$ (pressão expiratória máxima a partir da capacidade pulmonar total) e capacidade vital forçada (CVF). Pacientes que apresentem $Pi_{máx}$ < −30 cmH_2O, $PE_{máx}$ < 40 cmH_2O, CVF < 20 mL/kg ou uma redução da CVF > 30% devem ser intubados eletivamente para ventilação mecânica invasiva para evitar intubação orotraqueal de urgência e suas complicações, e iniciado o tratamento para a doença neuromuscular de base.[12-13] Nos casos de boa evolução, esses pacientes podem ser extubados e utilizada a ventilação não invasiva como auxiliar no período pós-extubação. Nos casos de cronificação da fraqueza neuromuscular, devem ser realizadas traqueostomia e ventilação mecânica hospitalar e/ou domiciliar prolongada e, muitas vezes, permanente.

DISFUNÇÕES DA CAIXA TORÁCICA

Nos casos de disfunções da caixa torácica, como cifoescoliose grave, deve ser realizada ventilação mecânica não invasiva/invasiva de acordo com a gravidade do caso e iniciado treinamento muscular respiratório para que, com o aumento da força muscular, o paciente consiga manter a ventilação necessária sem entrar em fadiga respiratória. A oferta de nutrição com conteúdo maior de lipídeos e menor de carboidratos, em virtude de menor produção de gás carbônico, ajudará esses pacientes a conseguir manter uma menor ventilação-minuto sem fadiga respiratória.[12-13]

DISFUNÇÕES DAS VIAS AÉREAS

Destaque, entre elas, o quadro de anafilaxia por exigir um tratamento distinto e pelo potencial risco de vida.[15]

A anafilaxia é causada pela liberação de mediadores dos mastócitos pela IgE. Quando ocorre exposição antigênica, há produção de IgE específica. Com a ocorrência de uma nova exposição, haverá a ligação da IgE aos mastócitos e liberação de mediadores da inflamação com consequente anafilaxia. Os sintomas apresentados pelos pacientes poderão ser:

- **Sintomas leves:** fraqueza, tontura, desmaios e gosto metálico na boca.
- **Sintomas graves:** prurido ocular, lacrimejamento, eritema, *flushing*, urticária, angioedema, estridor laríngeo, broncoespasmo, edema, confusão mental, diarreia e vômitos, síncope, taquicardia, hipotensão, arritmia, colapso cardiovascular e óbito.

Na constatação de possível reação anafilática, o tratamento deve ser imediatamente iniciado com epinefrina (1:1.000): adultos: 0,3 a 0,5 mL via subcutânea (SC); crianças: 0,01 mL/kg até 0,3 mL via SC. Os pacientes devem ser orientados para uso de adrenalina subcutânea (caneta de adrenalina), se necessário, pelo risco de vida que essas situações oferecem.

Caso o paciente esteja em uso de betabloqueador, deve ser utilizado glucagon 5 a 15 μg/min, por via endovenosa (EV). Deve-se utilizar também anti-histamínicos, corticosteroides e beta-2-adrenérgicos. As vias aéreas devem ser mantidas permeáveis com ventilação não invasiva, intubação orotraqueal e, nos casos mais graves, poderá ser necessária realização de traqueostomia de urgência.

- **Obstrução mecânica das vias aéreas:** nos casos de disfunção de vias aéreas agudas (quadros obstrutivos), devem ser investigadas possível obstrução mecânica (aspiração de corpos estranhos e/ou conteúdo gástrico) e, ainda, disfunções de laringe e cordas vocais. Deve ser solicitada broncoscopia dinâmica com visualização da laringe, cordas vocais, traqueia e brônquios durante a inspiração e expiração para feitura do diagnóstico de possível obstrução mecânica e também para avaliação de traqueobroncomalacia.[16]
- **Exacerbação aguda da asma e da DPOC:** a asma aguda grave pode levar a um quadro de obstrução das vias aéreas importante e, consequentemente, de insuficiência respiratória. Deve ser realizado o diagnóstico prontamente e iniciada a inalação de agentes broncodilatadores beta-2-agonistas e corticosteroides sistêmicos. Nos casos de crise de asma aguda, pode ser tentado o uso de ventilação não invasiva com dois níveis de pressão (BiPAP®) concomitantemente à inalação de broncodilatadores. Nos casos graves, serão necessárias intubação e ventilação mecânica. Deverá ser utilizada a hipoventilação controlada, isto é, volume-corrente baixo, frequências respiratórias baixas e fluxos inspiratórios altos, mantendo-se os níveis de auto-PEEP abaixo de 15 cmH_2O, pois essa técnica ventilatória diminuiu a mortalidade do mal asmático a níveis menores de 4% comparada aos 20% anteriormente descritos com as técnicas ventilatórias tradicionais.[17]

Já os pacientes portadores de DPOC agudizada deverão fazer uso de BiPAP®, por sua associação com a diminuição da necessidade de intubação e ventilação mecânica e a redução da mortalidade intra-hospitalar, especialmente nos pacientes retentores de gás carbônico. Nos casos de necessidade de ventilação mecânica invasiva, os pacientes portadores de DPOC também deverão ser ventilados com a técnica de hipoventilação controlada, à semelhança dos pacientes asmáticos. A monitorização das propriedades mecânicas se faz necessária, especialmente da resistência das vias aéreas e da ocorrência de auto-PEEP para diagnóstico da gravidade da obstrução, verificação da resposta ao broncodilatador e seguimento terapêutico.

Os pacientes portadores de insuficiência respiratória ventilatória deverão ser monitorados verificando-se, por meio das medidas de frequência respiratória (manter entre 12 e 20 rpm) e dos níveis do volume de ar corrente (manter acima de 5 mL/kg de peso predito), se está ocorrendo uma ventilação adequada. Deverá ser obtida coleta de gasometria arterial para verificação dos níveis de $PaCO_2$, que deverão ser mantidos abaixo de 50 mmHg; e dos níveis de pH, que deverão ser mantidos acima de 7,35. Para esse objetivo poderá ser utilizado o suporte ventilatório mecânico não invasivo e, na falha deste, o suporte ventilatório mecânico invasivo.[17]

MONITORIZAÇÃO DO CO_2 EXALADO

A medida do CO_2 exalado pode ser obtida pela monitorização de alíquotas de CO_2 do gás exalado pelo paciente crítico por intermédio de tecnologias Microstream, Sidestream ou, ainda, Main-Stream. Para pacientes em ventilação espontânea, a monitorização do $ETCO_2$ (*end-tidal* CO_2) poderá ser obtida pela colocação de cateter nasal e obtenção de microamostras de CO_2 aspiradas e analisadas em monitor especial. Nos pacientes normais, o $ETCO_2$ tem valores aproximados e mais baixos do que a $PaCO_2$, de 2 a 5 mmH_2O. Assim, em pacientes normais, o $ETCO_2$ tem boa correlação com a $PaCO_2$, podendo ser utilizado para monitorização da adequada ventilação. Já em pacientes com doenças pulmonares, há um gradiente entre a $PaCO_2$ e o $ETCO_2$ que se intensifica com a gravidade da doença. Dessa forma, o $ETCO_2$ não pode ser utilizado como substituto da $PaCO_2$ em pacientes com distúrbio pulmonar. Nos pacientes com insuficiência respiratória, a contribuição para o gás expirado de unidades com alto V/Q e de espaço morto reduz a concentração de CO_2 no gás expirado e no $ETCO_2$. O gradiente P(a-ET) CO_2 aumenta progressivamente com uma boa correlação entre P(a-ET) CO_2 e a razão espaço morto/volume-corrente. Assim, o gradiente P(a-ET)CO_2 poderá ser utilizado para seguimento dos pacientes portadores de insuficiência respiratória.

A fração mista de CO_2 expirado ou pressão parcial de CO_2 ($PECO_2$) pode ser obtida por meio da coleta do CO_2 expirado por vários minutos e, assim, calculado o espaço morto utilizando-se a equação modificada de Bohr: $VD/VT = PaCO_2 - PECO_2/PaCO_2$. O $ETCO_2$ ainda poderá ser utilizado para verificação do adequado posicionamento do tubo orotraqueal após intubação traqueal e para detecção da adequada ressuscitação cardiorrespiratória após parada cardiorrespiratória (pelo aumento do $ETCO_2$) e/ou, ainda, na detecção precoce da parada cardíaca em pacientes em ventilação mecânica (queda progressiva do $ETCO_2$ com os parâmetros mantidos da ventilação mecânica).

Para medida de produção de CO_2 (VCO_2), consumo de oxigênio (VO_2) e gasto energético (kcal/dia), poderá ser utilizado um calorímetro que, por meio das medidas dos gases inspirados e expirados pelo paciente crítico, fornecerá as medidas de VCO_2 e VO_2 continuamente (calorimetria indireta). O paciente deverá estar utilizando FiO_2 abaixo de 100% e as medidas poderão ser obtidas em pacientes em ventilação espontânea e/ou em ventilação mecânica invasiva. O gasto energético do paciente crítico também poderá ser obtido por meio da calorimetria indireta.[12-13,16]

MONITORIZAÇÃO DE MECÂNICA RESPIRATÓRIA E DO TRABALHO RESPIRATÓRIO

A monitorização da mecânica respiratória nos pacientes críticos inclui parâmetros mensurados diretamente e outros derivados dos parâmetros medidos. Dentre os primeiros, há a frequência respiratória, os volumes de ar corrente inspirado e expirado, capacidade vital e as pressões de oclusão de vias aéreas, pressão de vias aéreas, pressões esofágicas e intravesicais. Entre os parâmetros derivados dos parâmetros monitorados estão a complacência e a resistência do sistema respiratório e trabalho respiratório. Para os pacientes portadores de insuficiência respiratória ventilatória, os seguintes parâmetros são importantes:

- **Volume-corrente:** poderá ser mensurado nos pacientes em ventilação espontânea por meio dos ventilômetros de alta precisão tipo Wright. Já nos pacientes intubados e em ventilação mecânica, o volume-corrente expirado poderá ser mensurado mais comumente por meio de pneumotacógrafo e/ou fluxômetros ultrassônicos pelo somatório do fluxo expiratório obtido. A pletismografia de indutância poderá fornecer medida de volume-corrente de modo não invasivo. A medida do volume-corrente expirado é utilizada para garantia de ventilação adequada, principalmente nos modos ventilatórios limitados à pressão e para verificação de possíveis vazamentos no tubo orotraqueal e no circuito do ventilador. A medida do volume-corrente ainda é importante nos pacientes neuromusculares e para verificação da possibilidade de início de desmame dos pacientes em ventilação mecânica.[12-13]

- **Frequência respiratória:** poderá ser mensurada pela contagem dos movimentos respiratórios durante o minuto. Os valores normais estão situados entre 12 e 24, considerando hipoventilação nos casos de frequências respiratórias menores que 10 e hiperventilação nos casos de frequências respiratórias maiores que 28 a 30.

MEDIDA DE PRESSÃO NAS VIAS AÉREAS

Por meio de um manovacuômetro poderão ser realizadas as medidas de pressões inspiratória e expiratória máximas para detecção de adequada força muscular inspiratória (-80 a -120 cmH_2O) e/ou caracterizar um quadro de fraqueza muscular ($Pi_{Máx}$ menor que -80 cmH_2O) e/ou, ainda, necessidade de ventilação mecânica por fraqueza muscular (menor que -20 cmH_2O). A verificação de pressão expiratória máxima adequada ($+80$ a $+120$ cmH_2O) garantirá a capacidade de tosse do paciente em insuficiência respiratória.

A mensuração da pressão traqueal continuamente nos pacientes em ventilação mecânica permitirá a monitorização constante desses pacientes para verificação de adequação da ventilação com pressão positiva e, ainda, detectar possíveis vazamentos, mau funcionamento do ventilador mecânico e ainda assincronias entre o paciente e o ventilador mecânico. A mensuração do pico de pressão traqueal permitirá a medida de complacência dinâmica e de resistência das vias aéreas. A medida da pressão de oclusão da pressão da boca nos primeiros 100 milissegundos da respiração permitirá a mensuração do *drive* automático da respiração, possibilitando o acesso a situações de hipoventilação e/ou hiperestimulação central da respiração.

A mensuração dos fluxos inspiratórios e expiratórios será importante para detecção de processos obstrutivos de vias aéreas e da presença de auto-PEEP, principalmente nos pacientes obstruídos. O auto-PEEP será detectado na curva de fluxo expiratório. O fluxo expiratório nos pacientes obstruídos é lento e não consegue atingir o valor zero-fluxo, pois a exalação do paciente é interrompida pelo início do fluxo inspiratório do ciclo respiratório seguinte, antes de o fluxo atingir o valor zero. A mensuração do auto-PEEP também poderá ser obtida pela realização de uma pausa expiratória e interrupção do ciclo respiratório seguinte do paciente. Se houver pressão alveolar maior do que a pressão das vias aéreas ao final da expiração, esta será detectada na curva de pressão do ventilador mecânico após a realização da pausa.

Para medida do trabalho respiratório será necessária a medida da pressão no terço médio do esôfago, que representará as medidas de pressão pleural e poderá ser utilizada para medida do trabalho muscular respiratório isométrico (índice pressão-tempo) e/ou do trabalho mecânico respiratório (pressão esofágica *versus* volume de ar corrente deslocado). A mensuração da pressão esofágica em pacientes sedados e curarizados poderá ser utilizada para mensuração da complacência e resistência da caixa torácica. Para a medida da resistência de vias aéreas será utilizada a seguinte fórmula:

$$\frac{\text{Pico de pressão inspiratória} - \text{pressão de platô}}{\text{fluxo inspiratório precedente (L/s)}}$$

Entre as principais causas de insuficiência respiratória hipoxêmica devem-se diagnosticar e monitorizar:

DISFUNÇÕES DO PARÊNQUIMA PULMONAR

As disfunções do parênquima pulmonar, em geral, manifestarão quadros de insuficiência respiratória do tipo hipoxêmica. Os pacientes normalmente estarão dispneicos, com frequência respiratória elevada e, muitas vezes, cianóticos. As causas mais frequentemente associadas à insuficiência respiratória hipoxêmica são pneumonia, atelectasias, SDRA e pneumonias intersticiais agudas. A realização do diagnóstico correto é imprescindível, nesses casos, para o estabelecimento da terapêutica correta. A análise adequada da radiografia de tórax (Figura 64.5), associada mais atualmente à tomografia computadorizada de tórax, tem fornecido dados importantes para a realização de um diagnóstico correto e início da terapêutica adequada (Figura 64.6).[5]

O diagnóstico da hipoxemia poderá ser realizado pela análise da oximetria de pulso e/ou da gasometria arterial.

OXIMETRIA DE PULSO

Permite o acesso não invasivo à saturação arterial de oxigênio obtida por meio da detecção das mudanças na absorção das luzes vermelha e infravermelha durante o pulso arterial por aparelhos denominados oxímetros de pulso. Normalmente, sua acurácia é considerada boa em condições de normoxia e hipoxemia leves. Para níveis de SpO_2 abaixo de 75%, as diferenças entre a oximetria de pulso e a saturação arterial obtida na gasometria arterial variam de 5% a 12%. Os fatores que interferem na adequada leitura da oximetria de pulso são hipotensão e hipoperfusão, pacientes com pele escurecida, mau posicionamento do sensor e/ou ainda a presença da carboxi-hemoglobina. A oximetria de pulso é de utilidade na monitorização da saturometria arterial durante ventilações mecânicas não invasiva e invasiva, durante procedimentos anestésicos e exames invasivos, como endoscopias e broncoscopias, cardioversão elétrica, ecocardiograma transesofágico, hemodiálise e durante o desmame da ventilação mecânica. Deve-se verificar a qualidade da onda de pulso no monitor antes de se proceder à leitura numérica da saturometria. Em casos de dúvida, deverá ser aumentada a oferta de oxigênio, assim como a avaliação da pressão arterial, e checados os valores da PaO_2 e da SaO_2 na gasometria arterial.[12-13,16-17]

GASOMETRIA ARTERIAL

Uma amostra de sangue arterial para análise dos gases arteriais deve ser sempre obtida do paciente crítico em insuficiência respiratória para verificação e tentativa de diagnóstico da causa da insuficiência respiratória, verificação da gravidade da insuficiência respiratória, assim como das condições metabólicas e de pH do paciente crítico. A análise da gasometria arterial fornece a pressão arterial parcial de oxigênio (PaO_2) que deverá ser interpretada sempre de acordo com a FiO_2 na qual esta foi coletada. A partir da sua obtenção, poderá ser calculada a relação PaO_2/FiO_2 que atualmente é utilizada para classificação das insuficiências respiratórias hipoxêmicas como leves: $PaO_2/FiO_2 \leq 300$ e > 200, moderada: $PaO_2/FiO_2 \leq 200$ e > 100 e grave: $PaO_2/FiO_2 \leq 100$.[5,17]

MEDIDAS DE MECÂNICA RESPIRATÓRIA NOS PACIENTES COM INSUFICIÊNCIA RESPIRATÓRIA HIPOXÊMICA

Nos pacientes com insuficiência respiratória hipoxêmica é importante mensurar a complacência do sistema respiratório pela fórmula:

$$\text{Complacência do sistema respiratório} = \frac{\text{volume-corrente exalado}}{\text{pressão de platô} - \text{PEEP}}$$

A complacência normal do sistema respiratório é de 50 a 100 mL/cmH_2O, estando, normalmente, reduzida nos casos de insuficiência respiratória hipoxêmica e, quanto mais reduzida, mais grave apresenta-se o quadro pulmonar da insuficiência respiratória.

Atualmente, tem-se dado bastante importância ao conceito de pressão de distensão pulmonar ou *driving pressure* nos casos de insuficiência respiratória hipoxêmica que seria

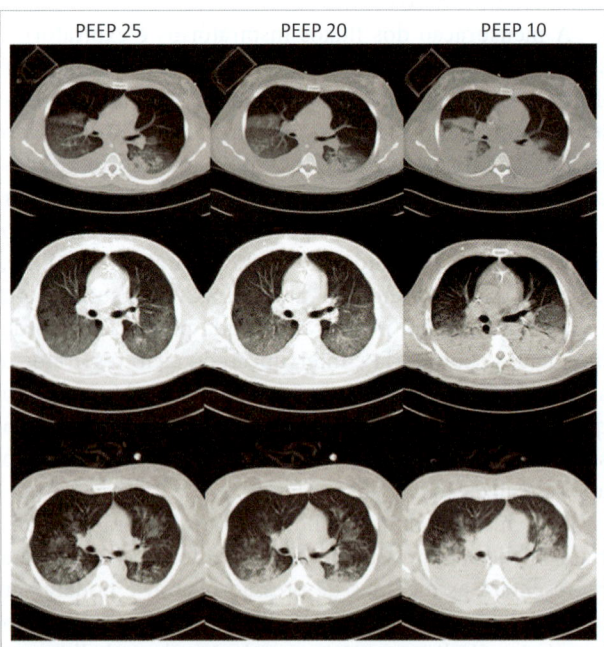

FIGURA 64.6. Tomografias de pacientes portadores de síndrome do desconforto respiratório agudo em diferentes níveis de PEEP para ajuste da ventilação mecânica.

a medida de pressão de platô do sistema respiratório menos a PEEP.

PRESSÃO DE DISTENSÃO OU *DRIVING PRESSURE*: PPLATÔ-PEEP

A *driving pressure* indica as pressões alcançadas durante a entrada do volume-corrente acima da capacidade residual funcional do sistema respiratório ou ainda a *driving pressure* pode ser representada pela variação do volume-corrente/complacência do sistema respiratório, a qual mostra o estresse que o sistema respiratório está sofrendo durante a entrada e saída do volume-corrente e que se relaciona diretamente ao desenvolvimento da lesão induzida pela ventilação mecânica ou VILI. Atualmente, a recomendação é manter a pressão de distensão em níveis menores de 15 cmH_2O para evitar o desenvolvimento de VILI. O ideal mesmo seria saber as pressões transpulmonares (Figura 64.7) a que o parênquima pulmonar estaria submetido durante os quadros de insuficiência respiratória para manter esses níveis baixos e o parênquima pulmonar protegido de pressões de distensão excessivas. Para a medida dessas pressões, é necessária a passagem de um cateter esofágico para o conhecimento das pressões esofágicas inspiratórias e expiratórias. Conhecendo-se as pressões esofágicas, é possível calcular as pressões transpulmonares inspiratórias (a verdadeira pressão de distensão pulmonar e mantê-las abaixo de 15 cmH_2O) e as pressões transpulmonares expiratórias para mantê-las acima de zero e evitar a ocorrência de colapso pulmonar.[5,16-17]

Nos pacientes críticos de terapia intensiva, ainda pode-se mensurar a pressão intravesical, a qual é de grande utilidade para detecção de aumento de pressão intra-abdominal e diagnóstico de hipertensão intra-abdominal e síndrome compartimental abdominal, responsáveis por diminuição da complacência da caixa torácica em pacientes em ventilação mecânica.

Por fim, medidas de ventilação regional com o auxílio da bioimpedância elétrica poderão ser utilizadas para ajustes da ventilação mecânica em pacientes portadores de SDRA e outras doenças caracterizadas por ventilação pulmonar heterogênea.[17]

MÉTODOS DE IMAGEM

Todo paciente internado na UTI deve ter pelo menos uma radiografia de tórax para avaliação dos campos pulmonares e da área cardíaca. Nos pacientes com insuficiência respiratória, a radiografia de tórax é imprescindível para auxiliar no diagnóstico e no grau de gravidade da insuficiência respiratória. Outros exames de imagem têm sido de muito auxílio no diagnóstico da insuficiência respiratória, como a utilização da angiotomografia de tórax para detecção de tromboembolismo pulmonar e alterações do parênquima pulmonar, como processos intersticiais agudos, pneumonias e, ainda, SDRA, além de quadros de sangramento pulmonar. A tomografia computadorizada de tórax poderá ser utilizada para ajuste dos parâmetros respiratórios durante a ventilação mecânica na SDRA. O ecocardiograma também poderá ser utilizado para diagnóstico dos quadros de insuficiência cardíaca esquerda e/ou direita e, ainda, para mensuração das pressões em território arterial pulmonar e seguimento pós-terapêutica trombolítica e anticoagulação.[11]

Nos casos de insuficiência respiratória hipoxêmica por disfunção do parênquima pulmonar, faz-se necessária a administração de frações de oxigênio progressivamente elevadas até que se atinjam saturações da hemoglobina acima de

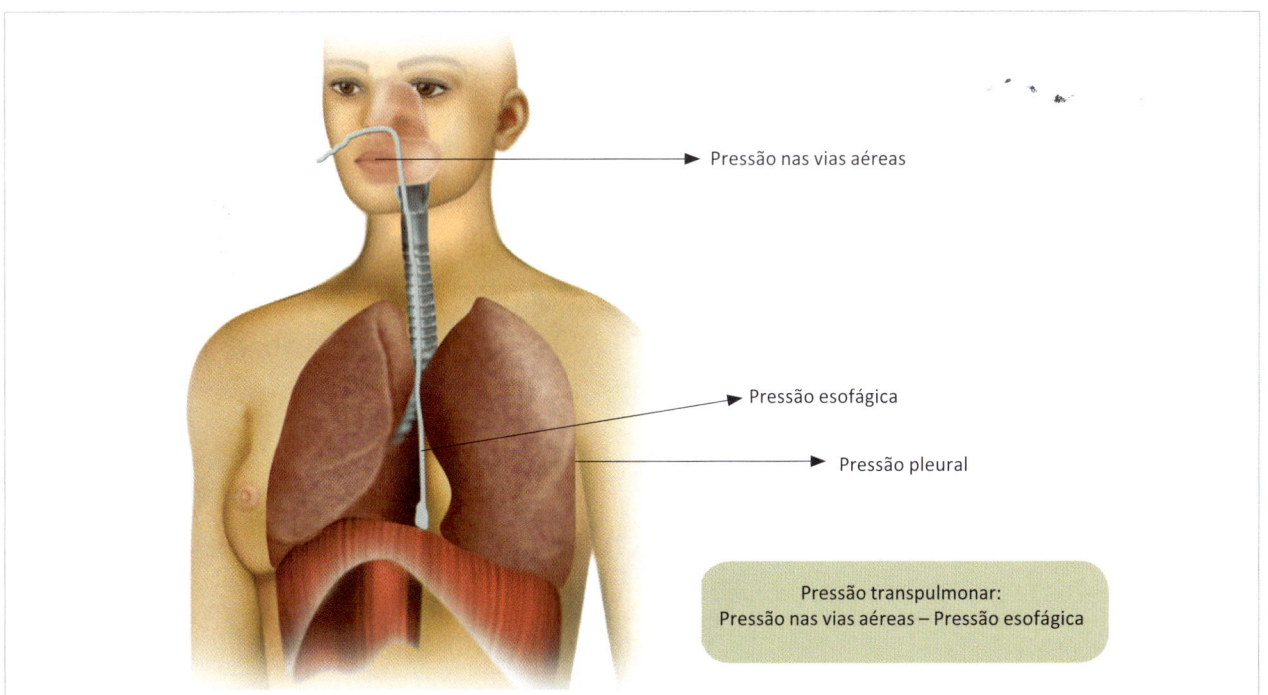

FIGURA 64.7. Medida da pressão esofágica e das pressões transpulmonares.

90%. Nesses casos, muitas vezes é necessário o uso de altos fluxos de oxigênio,[18] níveis de pressão expiratória positiva elevados (EPAP, CPAP e PEEP nos casos de pacientes intubados e ventilados mecanicamente)[19] para adequada oxigenação ou, ainda, realização de manobras de recrutamento alveolar e/ou posicionamento do paciente em decúbito prono para obtenção de oxigenação adequada (Figura 64.8).[5]

Nos casos de infecção respiratória associada à insuficiência respiratória grave, deverão ser realizados os exames pertinentes para avaliação da etiologia da infecção: coleta de *swab* nasal para detecção de vírus respiratórios, lavado broncoalveolar, e hemoculturas e o paciente deverá receber antivirais e os antibióticos adequados para resolução de seu quadro. Nos casos de pneumonias intersticiais agudas, deverá ser realizado lavado broncoalveolar e biópsia do tecido pulmonar para realização apropriada do diagnóstico. Nos casos de SDRA deverá ser realizado o suporte ventilatório com ventilação protetora, manobras de recrutamento alveolar e titulação adequada dos níveis de PEEP, e mais recentemente, a utilização precoce da posição prona por pelo menos 16 horas nos pacientes com $PaO_2/FiO_2 < 150$ com PEEP de 5 cmH_2O.[5,17]

DISFUNÇÕES CARDÍACAS

Os casos de disfunção do ventrículo esquerdo aguda (sistólicas e diastólicas) ocasionarão o aumento da pressão capilar pulmonar com consequente encharcamento dos espaços intersticiais e, nos casos mais graves, do parênquima pulmonar, levando a um quadro de insuficiência respiratória hipoxêmica. Nesses casos, a realização precisa do diagnóstico é imperiosa no sentido da reversão do quadro de insuficiência respiratória do paciente e melhora do prognóstico cardíaco. Assim, deve-se efetuar o diagnóstico diferencial da insuficiência cardíaca esquerda em insuficiência cardíaca isquêmica, insuficiência cardíaca consequente a distúrbios do ritmo cardíaco, insuficiência cardíaca consequente à miocardite, pericardite e insuficiência cardíaca consequente à disfunção valvar e aos distúrbios de pré e pós-carga do ventrículo esquerdo para realização de tratamento adequado.

A intervenção terapêutica dependerá da causa da disfunção cardíaca e o suporte ventilatório se fará necessário para manutenção da oxigenação e diminuição da pressão transmural do ventrículo esquerdo enquanto ocorre a recuperação cardíaca. Assim, o uso de ventilação não invasiva por meio de CPAP ou BiPAP®, com níveis de pressão inspiratória necessários para diminuir o trabalho respiratório inspiratório desses pacientes e pressões expiratórias positivas para diminuição do retorno venoso e melhora da *performance* do ventrículo esquerdo, além da melhora da complacência e de oxigenação dos pulmões, é a melhor opção nos casos leves e moderados e, nos casos mais graves, pode-se fazer necessária a utilização da intubação orotraqueal e ventilação mecânica com o uso de PEEP.[17]

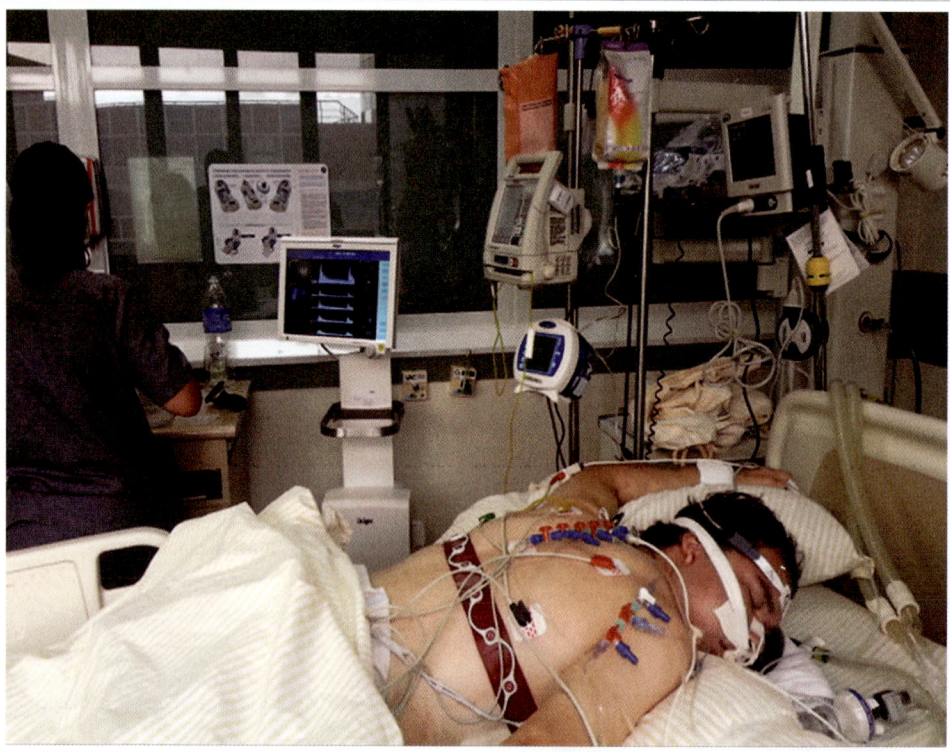

FIGURA 64.8. Paciente com síndrome do desconforto respiratório agudo em decúbito prono, monitorizado com a impedância elétrica para avaliação de ventilação regional.

DISFUNÇÕES VASCULARES E DE VENTRÍCULO DIREITO

Entre as disfunções vasculares pulmonares que podem levar a um quadro de insuficiência respiratória aguda, a mais importante, sem dúvida, é a ocorrência do tromboembolismo pulmonar. Quanto mais obstruída encontrar-se a árvore vascular pulmonar e, principalmente, se o paciente já for portador de insuficiências cardíaca e/ou pulmonar prévias, ocorrerão casos graves de insuficiência respiratória hipoxêmica acompanhada ou não de choque cardiogênico decorrente da disfunção do ventrículo direito. O diagnóstico do tromboembolismo pulmonar é de importância fundamental para ser providenciada a desobstrução da árvore pulmonar o mais rápido possível, com auxílio de agentes trombolíticos e/ou anticoagulantes. Atualmente a utilização de tomografia de tórax computadorizada especialmente a tomografia *Multislice*, com injeção de contraste e com cortes seriados das artérias pulmonares (angiotomografia torácica protocolo TEP) permite a realização do diagnóstico de tromboembolismo pulmonar e trombose venosa em mais de 90% dos casos estudados de doentes críticos.[20]

Nos casos de insuficiência respiratória aguda, deverão ser oferecidas aos pacientes frações de oxigênio progressivamente maiores até alcançar saturações de hemoglobina acima de 90% e iniciada a reposição volêmica. Deve-se pressurizar as vias aéreas o mínimo possível, nos casos de disfunção do ventrículo direito, para não piorar o grau de disfunção. Nos casos de choque cardiogênico consequentes ao tromboembolismo pulmonar, deve-se administrar agentes trombolíticos (se não houver contraindicações absolutas para seu uso) associados a vasodilatadores pulmonares (prostaciclinas e/ou óxido nítrico). Deve-se administrar volume até obtenção de uma pré-carga adequada e, se necessário, administração de norepinefrina para manutenção da pressão arterial acima das pressões arteriais pulmonares para obtenção de perfusão adequada da coronária direita. Se necessárias a intubação e ventilação mecânicas deverão ser realizadas com baixos níveis de PEEP e de volume-corrente e com FiO_2 alta para a manutenção de oxigenação adequada sem aumento da resistência vascular pulmonar.[17]

O diagnóstico preciso da causa da insuficiência respiratória é de fundamental importância para planejamento terapêutico adequado e aumento da probabilidade de reversão do quadro. O tratamento da insuficiência respiratória deverá ser feito de acordo com o diagnóstico estabelecido: medicamentoso, oxigenoterapia, e suporte ventilatório não invasivo e/ou invasivo. As equipes multidisciplinares das unidades de terapia intensiva deverão agir concomitantemente para auxiliar no diagnóstico, na monitorização e no tratamento adequado dos pacientes em insuficiência respiratória aguda, atuando, sobretudo, na atenuação do desconforto causado pelo quadro de insuficiência respiratória aguda, buscando sempre sua reversão.

REFERÊNCIAS BIBLIOGRÁFICAS

1. Thomas P. I can't breathe – Assessment and emergency management of acute dyspnoea. Aust Fam Physician. 2005;34(7):523-9.
2. Barbas CSV, Lopes GC, Vieira DF, Couto LP, Kawano-Dourado L, Caser EB. Respiratory evaluation of patients requiring ventilator support due to acute respiratory failure. Open J Nursing. 2012;2:336-40.
3. Lee SJ, Hur J, Lee TW, Ju S, Lee SH, Park KJ, et al. Myasthenia gravis presenting initially as acute respiratory failure. Respir Care. 2014 sep 2.
4. Van den Berg B, Walgaard C, Drenthen J, Fokke C, Jacobs BC, van Doorn PA. Guillain-Barré syndrome: pathogenesis, diagnosis, treatment and prognosis. Nat Rev Neurol. 2014;10(8):469-82.
5. Barbas CSV, Isola AM, Caser EB. What is the future of acute respiratory distress syndrome after the Berlin definition? Curr Opin Crit Care. 2014;20:10-6
6. Konstantinides SV, Torbicki A, Agnelli G, Danchin N, Fitzmaurice D, Galiè N, et al. 2014 ESC Guidelines on the diagnosis and management of acute pulmonary embolism: The Task Force for the Diagnosis and Management of Acute Pulmonary Embolism of the European Society of Cardiology (ESC) Endorsed by the European Respiratory Society (ERS). Eur Heart J. 2014 Nov 14;35(43):3033-73
7. Robertson HT. Dead Space: the physiology of wasted ventilation. Eur Respir J. 2014 nov 13.
8. Arunabh FSH, Feinsilver SH. Respiratory monitoring. Respir Care Clin N Am. 2000;6(4):523-43.
9. Verbrugghe W, Jorens PG. Neurally adjusted ventilatory assist: a ventilation tool or a ventilation toy? Respir Care. 2011 Mar;56(3):327-35.
10. Huang YH, Ou CY. Magnetic resonance imaging predictors for respiratory failure after cervical spinal cord injury. Clin Neurol Neurosurg. 2014 Aug 27;126C:30-4.
11. Bataille B, Riu B, Ferre F, Moussot PE, Mari A, Brunel E, et al. Integrated use of bedside lung ultrasound and echocardiography in acute respiratory failure: a prospective observational study in ICU. Chest. 2014 Aug 21.
12. Jubran A. Advances in respiratory monitoring during mechanical ventilation. Chest. 1999;116(5):1416-25.
13. Ault ML, Stock MC. Respiratory monitoring. Int Anesthesiol Clin. 2014;42(1):97-112.
14. Barbas CSV, Amato MBP, Carvalho CRR. Medida do trabalho respiratório. In: Monitorização respiratória em UTI. Terzi GGR. 1998;5:167-78.
15. O'Brien WT Sr, Lattin GE Jr. My airway is closing. J Fam Pract. 2005;54(5):423-5.
16. Kohli-Seth R, Oropello JM. The future of bedside monitoring. Crit Care Clin. 2000;16(4):557-78.
17. Barbas CS, Ísola AM, Farias AM, Cavalcanti AB, Gama AM, Duarte AC, et al. Brazilian recommendations for mechanical ventilation 2013. Part I. Rev Bras Ter Intensiva. 2014;26(2):89-121
18. Messika J, Ahmed KB, Gaudry S, Miguel-Montanes R, Rafat C, Sztrymf B, et al. Use of High-Flow Nasal Cannula Oxygen Therapy in Subjects With ARDS: A 1-Year Observational Study. Respir Care. 2014 nov 4.
19. Mas A, Masip J. Noninvasive ventilation in acute respiratory failure. Int J Chron Obstruct Pulmon Dis. 2014 Aug 11;9:837-52
20. Jardin F, Vieillard-Baron A. Monitoring of right-sided heart function. Curr Opin Crit Care. 2005;11(3):271-9.

CAPÍTULO 65

INSUFICIÊNCIA RESPIRATÓRIA E ACOMETIMENTO DO SISTEMA NERVOSO CENTRAL E PERIFÉRICO

Carmen Silva Valente Barbas
Gisele Sampaio Silva
Paolo Pelosi

DESTAQUES

- Pacientes com trauma cranioencefálico grave podem apresentar insuficiência respiratória e rebaixamento do nível de consciência, necessitando de intubação e ventilação mecânica invasiva (VMI).
- Nessa população, a manutenção de $PaCO_2$ entre 30 e 39 mmHg está relacionada a um melhor prognóstico. Deve-se manter a SpO_2 entre 93% e 97% para evitar hipoxemia e hiperóxia.
- Em casos de acidente vascular cerebral isquêmico que necessitem de intubação e VMI, os níveis de $PaCO_2$ deverão ser mantidos entre 35 e 39 mmHg para evitar isquemia nas áreas de penumbra peri-isquemia.
- Em casos de acidente vascular cerebral hemorrágico, os níveis de $PaCO_2$ deverão ser mantidos entre 30 e 35 mmHg para diminuir as áreas de edema cerebral peri-hemorragia. Deve-se manter a SpO_2 entre 93% e 97% evitando-se hipoxemia e hiperóxia.
- Pacientes com doenças neuromusculares devem ser monitorados com medidas de capacidade vital forçada, PI_{max}, Pe_{max} e gasometria arterial que indicarão necessidade de ventilação não invasiva e ventilação invasiva.
- Pacientes com doença neuromuscular sem acometimento bulbar grave se beneficiarão do uso de ventilação não invasiva e de técnicas de assistência à tosse e de recrutamento pulmonar.

INTRODUÇÃO

Os pacientes com acometimento de sistema nervoso central (SNC) e insuficiência respiratória devem ser divididos entre portadores de trauma cranioencefálico grave, portadores de acidente vascular cerebral (AVC) isquêmico grave e portadores de AVC hemorrágico grave. Existem evidências de que os pacientes com trauma cranioencefálico grave e insuficiência respiratória devem ser intubados e ventilados mecanicamente se apresentarem coma com escala de Glasgow menor ou igual a 8 e reflexo de tosse abolidos. Esses pacientes devem receber ventilação mecânica controlada e, de preferência, no modo volume controlado para manutenção de ventilação-minuto constante, evitando-se oscilações na $PaCO_2$ e desequilíbrios na circulação cerebral. Eles deverão permanecer com a $PaCO_2$ entre 30 e 39 mmHg, pois o ajuste ventilatório nesses níveis está relacionado com melhora da sobrevida em pacientes portadores de trauma cranioencefálico grave.[1-4] Essa população não deve ser ventilada profilaticamente, pois a hiperventilação piora o prognóstico neurológico a longo prazo. Os pacientes só deverão ser hiperventilados como terapia de resgate quando apresentarem sinais de hipertensão intracraniana aguda refratária e sinais de herniação cerebral como preparação para a craniectomia descompressiva.[5-6] Nesses doentes, é essencial se evitar hipoxemia e eles devem receber FIO_2 necessárias para manutenção de PaO_2 acima de 80 mmHg e ou SpO_2 acima de 93% a 95%. Deve-se evitar hiperóxia (PaO_2 acima de 120 mmHg e ou SpO_2 acima de 97%) porque pode resultar em vasoconstrição cerebral e piora do prognóstico, especialmente nas encefalopatias isquêmicas e anóxicas.[1-6]

Os pacientes com AVC isquêmico grave (acometimento de mais de dois terços da artéria cerebral média) e com rebaixamento do nível de consciência (escala de Glasgow abaixo de 8), e/ou incapazes de proteger vias aéreas, e/ou com reflexo de tosse abolido deverão ser intubados e ventilados mecanicamente. Deverão ser ventilados em modo volume controlado e os níveis de $PaCO_2$ permanecer entre 35 e 39 mmHg para se evitar isquemia nas áreas de penumbra cerebral, geralmente presente ao redor do território isquêmico. Já os pacientes com AVC hemorrágico com rebaixamento do nível de consciência e sem proteção de vias aéreas também deverão ser intubados e ventilados mecanicamente no modo volume controlado e os níveis de $PaCO_2$ poderão ser mantidos entre 30 e 35 mmHg para diminuição do edema cerebral ao redor das áreas de hemorragia. A hipoxemia deverá ser evitada nos pacientes de AVC com oferta de fração inspirada de oxigênio suficientes para SpO_2 maior que 93% e 95%, evitando-se, no entanto, a hiperóxia ou SpO_2 acima de 97%. Nos pacientes com insuficiência respiratória grave, deverão ser seguidos os princípios da ventilação protetora pulmonar com volumes correntes de 6 mL/kg de peso predito e de pressão positiva no final da expiração (*positive end expiratory pressure* – PEEP) suficientes para manutenção das áreas nas regiões dependentes de gravidade abertas. Nos casos de suspeita de hipertensão intracraniana, as PEEPs até de 12 cmH_2O poderão ser utilizadas com segurança e, diante da necessidade de níveis de PEEP mais elevados, deverão ser efetuadas concomitantemente à monitorização da pressão intracraniana e do CO_2 expirado (Figura 65.1).[7]

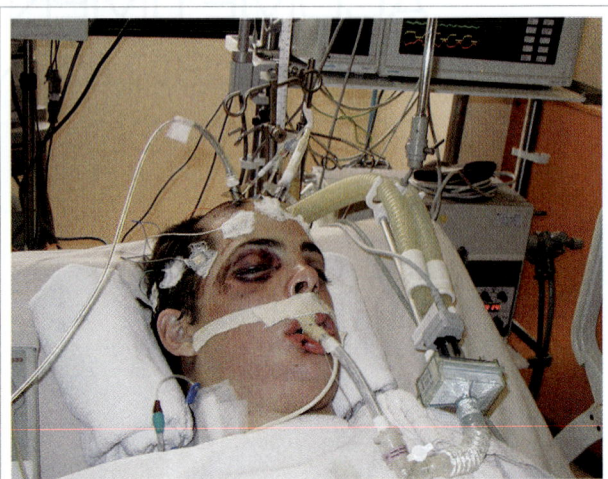

FIGURA 65.1. Paciente com trauma encefálico em ventilação mecânica protetora e monitorização de pressão intracraniana.

PACIENTES PORTADORES DE DOENÇAS NEUROMUSCULARES E INSUFICIÊNCIA RESPIRATÓRIA

A insuficiência respiratória pode ser uma complicação de doenças neuromusculares agudas e crônicas. A topografia das lesões das doenças neuromusculares pode variar de lesões medulares até o envolvimento muscular direto.[8] As indicações de assistência ventilatória podem variar de acordo com a doença neuromuscular.[7-20] A seguir, serão abordadas as evidências existentes para manejo da insuficiência respiratória em duas doenças neuromusculares agudas (polirradiculoneurite aguda e miastenia grave)[7-14] e duas crônicas (esclerose lateral amiotrófica e distrofia muscular de Duchenne).[15-20] Para as demais doenças neuromusculares, as evidências quanto ao manejo respiratório são escassas, portanto recomenda-se bom senso quando da extrapolação dos dados existentes para as quatro condições aqui discutidas.

POLIRRADICULONEURITE AGUDA (SÍNDROME DE GUILLAIN-BARRÉ)

Um terço dos pacientes com polirradiculoneurite aguda (síndrome de Guillain-Barré) requerem ventilação mecânica durante o curso da doença. Fraqueza generalizada, progressão rápida e envolvimento bulbar estão associados à necessidade de ventilação mecânica nesses pacientes. Capacidade vital < 20 mL/kg, pressão inspiratória máxima (PI_{max}) menos negativa que – 30 cmH_2O, pressão expiratória máxima (Pe_{max}) menor de 40 cmH_2O e uma redução da capacidade vital em mais de 30% da medida basal são preditivos da necessidade de ventilação mecânica em pacientes com Guillain-Barré, assim como naqueles com disfunção bulbar. Na Figura 65.2 observamos fisioterapeuta respiratória realizando as medidas de PI_{max}, Pe_{max} e capacidade vital. O uso da ventilação não invasiva não foi adequadamente avaliado em pacientes com polirradiculoneurite aguda.

Em pacientes com síndrome de Guillain-Barré, que necessitaram de intubação orotraqueal, um estudo usou medidas de capacidade vital e pressões expiratórias para calcular um escore de função pulmonar. Os autores compararam o escore do dia da intubação com o do dia 12 após intubação e verificaram que pacientes com escore < 1 muito raramente foram retirados da ventilação mecânica dentro de três semanas, devendo, portanto, ser submetidos à traqueostomia. Assim, pacientes com polirradiculoneurite aguda devem ser avaliados periodicamente com medidas de PI_{max}, Pemax e capacidade vital. Os pacientes que apresentem capacidade vital < 20 mL/kg, PI_{max} menos negativa que – 30 cmH_2O, Pe_{max} menor de 40 cmH_2O ou uma redução da capacidade vital em mais de 30% devem ser intubados eletivamente para evitar intubação orotraqueal de urgência. Os autores deste capítulo alertam que o uso da ventilação não invasiva não foi adequadamente avaliado em pacientes com polirradiculoneurite aguda, portanto, a intubação orotraqueal, assim como a VMI, devem ser retardadas quando indicadas. A decisão de traqueostomizar pacientes com Guillain-Barré pode ser adiada por duas semanas. Se após esse período as provas de função pulmonar não melhorarem significativamente, a traqueostomia deve ser realizada. Se as provas de função pulmonar estiverem melhorando, a traqueostomia pode ser adiada até que o desmame seja realizado.[7-12]

MIASTENIA GRAVIS

A *miastenia gravis* é uma doença caracterizada pelo acometimento da junção neuromuscular, a qual encontra-se com depleção de receptores de acetilcolina, levando à diminuição da contração da musculatura respiratória. Na *Miastenia Gravis* cerca de 80% a 90% dos pacientes possuem autoanticorpos antirreceptores de acetilcolina. Durante o curso da *Miastenia Gravis* pode ocorrer a crise miastênica que se caracteriza por uma fraqueza muscular aguda durante a qual o paciente pode perder sua capacidade de gerar força muscular respiratória para manter sua ventilação-minuto e necessitar de intubação orotraqueal de urgência e ventilação mecânica invasiva para manutenção da vida. A fraqueza bulbar grave, geralmente, acompanha a fraqueza da musculatura respiratória, podendo também ser a característica mais proeminente. Provas de força e função respiratória podem ajudar a identificar o paciente com insuficiência respiratória iminente, permitindo intubação eletiva e não de urgência. Assim como na polirradiculoneurite aguda, a capacidade vital < 20 mL/kg, PI_{max} menos negativa que – 30 cmH_2O, Pemax menor que 40 cmH_2O e uma redução da capacidade vital em mais de 30% são parâmetros que podem ser utilizados para indicação de intubação eletiva em pacientes com crise miastênica. Ao contrário da polirradiculoneurite aguda, em pacientes com crise miastênica o papel da ventilação não invasiva foi avaliado e pode ser considerado uma alternativa. Em uma série de casos da *Mayo Clinic* (Estados Unidos da América), o uso de ventilação não invasiva com dois níveis de pressão (BiPAP) impediu intubação orotraqueal em 7 de 11 casos de pacientes com crise miastênica. Dentre os 11 pacientes, 7 apresenta-

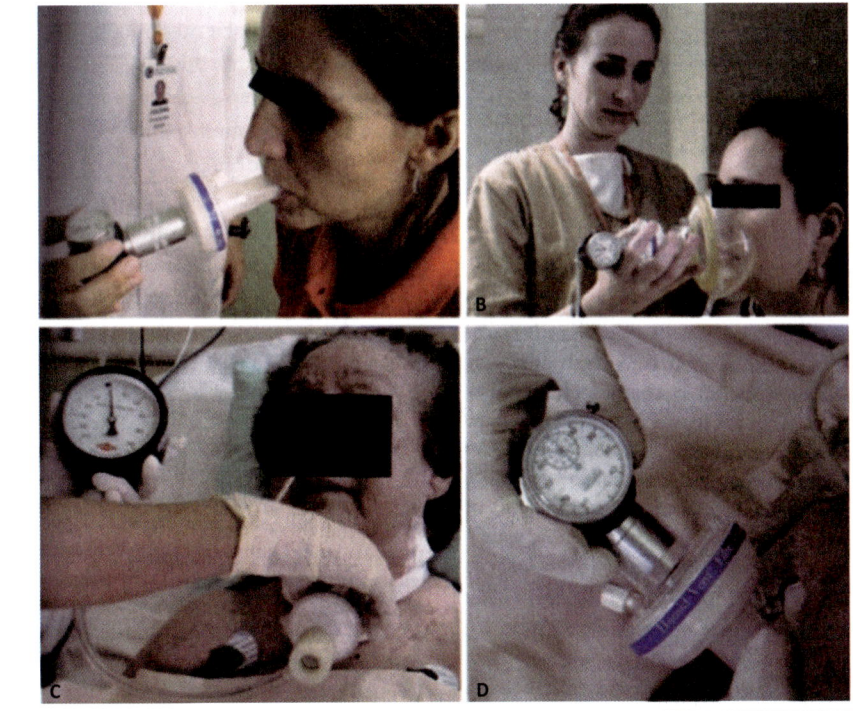

FIGURA 65.2. Fisioterapeuta respiratória realizando medidas de PI_{max}, Pe_{max} e capacidade vital.

vam fraqueza bulbar, 4 dos quais tiveram sucesso com o uso do BiPAP. Nessa série, o BiPAP foi bem tolerado e a secreção excessiva não foi causa de descontinuação em nenhum paciente. A hipercapnia ($PaCO_2$ > 50 mmHg) no início da ventilação não invasiva foi fator preditor de necessidade de intubação. As desvantagens da ventilação não invasiva em pacientes miastênicos incluem a dificuldade de proteção de vias aéreas com possibilidade de obstrução e retardo da intubação orotraqueal nas formas não responsivas ao modo ventilatório não invasivo com dois níveis de pressão (BiPAP). Essas desvantagens devem ser pesadas contra o risco de ventilação mecânica prolongada em pacientes intubados e o risco de pneumonia associada à ventilação mecânica. O tratamento específico para crise miastênica com imunoglobulina ou plasmaférese deve ser instituído precocemente.[13-14]

Um estudo retrospectivo em 18 pacientes com crise miastênica sugeriu o impacto de um programa respiratório intensivo incluindo suspiros, uso de PEEP, aspiração frequente da árvore brônquica, fisioterapia respiratória, mudança de decúbito e administração de antibioticoterapia em casos de infecção documentada. Os pacientes submetidos ao programa intensivo apresentaram um tempo menor de ventilação mecânica e de internação em UTI. O uso de BiPAP se mostrou efetivo naqueles com miastenia grave com fraqueza persistente ou recorrente após extubação. O uso de BiPAP pode ser considerado em pacientes com crise miastênica na tentativa de evitar intubação orotraqueal. Para pacientes com hipercapnia ($PaCO_2$ > 50 mmHg), a ventilação não invasiva não deve ser considerada. O uso da ventilação não invasiva com BiPAP também pode ser considerado em pacientes com miastenia grave com fraqueza persistente ou recorrente após extubação. Pacientes com crise miastênica devem ser avaliados periodicamente, com medidas de PI_{max}, Pe_{max} e capacidade vital. Pacientes que apresentem capacidade vital < 20 mL/kg, PI_{max} menos negativa que – 30 cmH_2O, Pe_{max} menor de 40 cmH_2O podem ser submetidos a uma tentativa de tratamento com ventilação não invasiva (BiPAP) e, caso falhem, devem ser intubados eletivamente para evitar intubação orotraqueal de urgência. Um programa respiratório intensivo incluindo suspiros, uso de PEEP, aspiração frequente da árvore brônquica, fisioterapia respiratória, mudança de decúbito e administração de antibioticoterapia em casos de infecção documentada deve ser considerado em pacientes em ventilação mecânica por crise miastênica.[13-14]

DISTROFIA MUSCULAR DE DUCHENNE (DMD)

A distrofia muscular de Duchenne é uma doença genética, de caráter recessivo, ligada ao cromossomo X, que ocorre em 1:3.000 nascimentos masculinos. Assim como outras doenças neuromusculares, causa perda progressiva da força muscular com eventual consequência para a função da musculatura respiratória e para a musculatura cardíaca. Em pacientes com DMD, a capacidade vital se reduz progressivamente até a instalação de insuficiência respiratória, em geral entre os 18 e 20 anos de idade, com consequente necessidade de suporte ventilatório. Dessaturações noturnas (queda da SpO_2 abaixo de 90% em ar ambiente) começam a acontecer na adolescência. Cerca de 90% dos pacientes com DMD morrem de complicações respiratórias entre os 16 e os 19 anos de idade na ausência de suporte ventilatório. A medida da capacidade vital forçada menor que 1 litro é preditor de mau prognóstico. Não obstante a falta de estudos randomizados e controlados, estudos observacionais e de revisão têm demonstrado que o emprego de ventilação não invasiva é benéfico, considerando-se os desfechos de sobrevida e a qualidade de vida. A decisão de quando instituir o suporte ventilatório para estes pacientes é de fundamental importância. A observação de ocorrência de hipoventilação noturna, demonstrada pela hipoxemia persistente nesse período, é, para alguns autores, indicação de início da assistência ventilatória. O uso preventivo ou eletivo de ventilação não invasiva (VNI), em portadores de DMD assintomáticos e sem evidência de hipoventilação, não tem respaldo de acordo com um estudo randomizado e controlado. A VNI deverá ser o modo de assistência ventilatória inicial em pacientes com DMD. A ventilação invasiva, via traqueostomia, é indicada para aqueles pacientes que não toleram a VNI.[7,15-20]

ESCLEROSE LATERAL AMIOTRÓFICA (ELA)

A esclerose lateral amiotrófica é uma doença do neurônio motor, de caráter degenerativo, cuja progressão traz falência da musculatura diafragmática e da caixa torácica e abdome, com eventual desenvolvimento de insuficiência respiratória. A aspiração crônica por disfunção da musculatura bulbar e tosse ineficaz são complicações adicionais. A maioria dos pacientes morre de complicações respiratórias com curso variável. A assistência ventilatória desses pacientes é motivo de muitos estudos observacionais e de revisão. Uma metanálise da Cochrane Database identificou dois estudos randomizados controlados abrangendo 54 participantes com ELA, nos quais a melhora da hipoventilação noturna e o prolongamento de sobrevida ocorreram como consequência do uso de VNI. Desde então, houve grande aumento do uso de VNI em ELA. Uma atualização dessa metanálise identificou um estudo randomizado e controlado envolvendo 41 participantes que receberam VNI em comparação ao tratamento-padrão (VMI via traqueostomia). No grupo de VNI, houve aumento significante de sobrevida e qualidade de vida. Em análise de subgrupo, esse benefício não se mantém nos pacientes com disfunção bulbar grave. Assim, o uso de VNI é benéfico em pacientes com ELA, excluindo o subgrupo de pacientes com disfunção bulbar grave. O uso de VMI via traqueostomia é indicado em pacientes com dificuldade de proteção de vias aéreas e disfunção bulbar grave após discussão ampla com o paciente e a sua família quanto a complicações e implicações sociais e logísticas.

PARÂMETROS PARA INÍCIO DO SUPORTE VENTILATÓRIO

Os parâmetros a seguir são os correntemente aceitos na literatura para início da assistência ventilatória de acordo com estudos observacionais e revisões: capacidade vital: < 50% do previsto ou entre 1.200 a 1.500 L, PI_{max} < 30 cmH_2O ou < 60% do previsto, pico de fluxo expiratório < 270 L/minuto e ou $PaCO_2$ > 45 mmHg ou constatação de hipercapnia noturna.

MODO VENTILATÓRIO

A ventilação não invasiva poderá ser feita com máscara oral ou nasal, com os cuidados referentes à adaptação confortável do dispositivo com foco na customização. Assim, tenta-se minimizar trauma facial e rejeição ao método. A tendência da literatura é usar o BiPAP. A ventilação VMI, via traqueostomia, será feita com modo ventilatório de acordo com o tipo de demanda, caso haja doença pulmonar associada. Os pacientes com doença neuromuscular devem ser ventilados com ventilação protetora (volumes correntes de 6 mL/kg de peso predito e/ou pressões de distensão pulmonares menores que 15 cmH_2O) e PEEPs baixos. Os pacientes devem ser constantemente monitorados para a ocorrência de atelectasias, acúmulo de secreção e ocorrência de pneumonias que podem contribuir para aumentar sua morbimortalidade, tanto em VNI quanto em VMI.[7,15-20]

REFERÊNCIAS BIBLIOGRÁFICAS

1. Stochetti N, Furlan A, Volta F. Hypoxemia and arterial hypotension at the accident scene in head injury. J Trauma. 1996;40(5):764-7.
2. Chesnut RM, Marshall LF, Klauber MR, Blunt BA, Baldwin N, et al. The role of secondary brain injury in determining outcome from severe head injury. J Trauma. 1993;34(2):216-22.
3. Bellomo R, Bailey M, Eastwood GM, Nichol A, Pilcher D, Hart GK, et al. Arterial hyperoxia and in-hospital mortality after resuscitation from cardiac arrest. Crit Care. 2011;15(2):R90.
4. Curley G, Kavanagh BP, Laffey JG. Hypocapnia and the injured brain: more harm than benefit. Crit Care Med. 2010;38(5):1348-59.
5. Muizelaar JP, Marmarou A, Ward JD, Kontos HA, Choi SC, Becker DP, et al. Adverse effects of prolonged hyperventilation in patients with severe head injury: a randomized clinical trial. J Neurosurg. 1991;75(5):731-9.
6. Marion DW, Puccio A, Wisniewski SR, Kochanek P, Dixon CE, Bullian L, et al. Effect of hyperventilation on extracellular concentrations of glutamate, lactate, pyruvate, and local cerebral blood flow in patients with severe traumatic brain injury. Crit Care Med. 2002;30(12):2619-25.
7. Barbas CS, Ísola AM, Farias AM, Cavalcanti AB, Gama AM, Duarte AC, et al. Brazilian recommendations of mechanical ventilation 2013. Part 2. Rev Bras Ter Intensiva. 2014 Jul-Sep;26(3):215-39.
8. Vianello A, Bevilacqua M, Arcaro G, Gallan F, Serra E. Non-invasive ventilatory approach to treatment of acute respiratory failure in neuromuscular disorders. A comparison with endotracheal intubation. Intensive Care Med. 2000;26:384.
9. Mehta S. Neuromuscular disease causing acute respiratory failure. Respir Care. 2006;51:1016.
10. Lawn ND, Fletcher DD, Henderson RD, Wolter TD, Wijdicks EF. Anticipating mechanical ventilation in Guillain-Barre syndrome. Arch Neurol. 2001;58(6):893-8.
11. Lawn ND, Wijdicks EF. Post-intubation pulmonary function test in Guillain-Barré syndrome. Muscle Nerve. 2000;23(4):613-6.
12. Rabinstein AA. Update on respiratory management of critically ill neurologic patients. Curr Neurol Neurosci Rep. 2005 Nov;5(6):476-82.
13. Varelas PN, Chua HC, Natterman J, Barmadia L, Zimmerman P, Yahia A, et al. Ventilatory care in myasthenia gravis crisis: assessing the baseline adverse event rate. Crit Care Med. 2002;30:2663-8.
14. Rabinstein A, Wijdicks EF. BiPAP in acute respiratory failure due to myasthenic crisis may prevent intubation. Neurology. 2002;59:1647.
15. Abrosino N. Carpene N. Gherardi M. Chronic respiratory care for neuromuscular disease in adults. Eu Respir J. 2009;34:444-51.
16. Hess D. Non invasive Ventilation in Neuromuscular Disease: Equipment and Application. Respiratory Care. 2006;51(8):896-912.
17. Eng D. Management guidelines for motor neurone disease patients on non- Invasive ventilation at home. Paliative Med. 2006;20:68-74,
18. Radunovic A, Annane D, Rafic MK, Mustfa N. Mechanical ventilation for amyotrophic lateral sclerosis/motor neuron dsease. Cochrane Database Syst Rev. 2013 Mar 28;3:CD004427.
19. ATS Consensus Statement. Respiratory Care of the patient with Duchenne Muscular Dystrofy. Am J Respir Crit Care Med. 2004;170:456-65.
20. Pascoal IA, Villalba WO, Pereira MC. Insuficiência respiratória crônica nas doenças neuromusculares: diagnostico e tratamento. J Bras Pneumologia. 2007;33(1):81-92.

CAPÍTULO 66

INSUFICIÊNCIA RESPIRATÓRIA AGUDA EM DPOC

Ricardo Borges Magaldi
Humberto Bassit Bogossian

DESTAQUES

- A doença pulmonar obstrutiva crônica (DPOC) é prevenível, mas sua incidência é crescente. A evolução e a maior disponibilidade dos tratamentos favorecem o alívio dos sintomas e a melhora da qualidade de vida dos pacientes.
- Caracteriza-se pela limitação persistente do fluxo aéreo, é habitualmente progressiva e associada à resposta inflamatória crônica dos pulmões e das vias aéreas a gases ou partículas nocivas.
- Os sintomas respiratórios são dispneia, tosse e expectoração crônicas. Exacerbações, concomitância frequente de outras doenças e alguns efeitos extrapulmonares significantes também integram o quadro clínico e agravam-no.
- O diagnóstico clínico deve ser considerado em todos os pacientes com dispneia, tosse ou expectoração crônica e história de exposição aos fatores de risco; complementado pela avaliação funcional da limitação do fluxo aéreo com o exame de espirometria.
- A inalação de agentes nocivos lesiona o epitélio das vias aéreas, desencadeando nestas uma inflamação e alterações estruturais pulmonares. Também são importantes o aumento do estresse oxidativo e o desbalanço do sistema protease-antiprotease.
- O processo inflamatório crônico resulta em sintomas respiratórios e, com a progressão da doença, na possibilidade de insuficiência respiratória.
- O tratamento pode ser domiciliar ou hospitalar e, na presença de insuficiência respiratória ou alteração da consciência, é necessária internação no ambiente de terapia intensiva.
- A abordagem farmacológica inclui broncodilatadores β2-agonistas, metilxantina, corticosteroides e antibióticos.
- A ventilação mecânica não invasiva (VNI) tem sido frequente nas situações de exacerbação, reduzindo a mortalidade e a necessidade de ventilação invasiva. Exige acompanhamento e monitorização adequada do paciente para avaliação da resposta ao tratamento.

INTRODUÇÃO

A doença pulmonar obstrutiva crônica (DPOC) pode ser prevenida e a evolução e maior disponibilidade dos tratamentos podem contribuir efetivamente para o alívio dos sintomas e a melhora da qualidade de vida dos pacientes.

Segundo dados da Organização Mundial da Saúde (OMS), a incidência de DPOC vem aumentando e estima-se que em 2030 será a terceira maior causa de óbito no mundo. Em 2005, o estudo Platino, que avaliou a prevalência de DPOC por questionários e realização de espirometria em cinco grandes capitais da América Latina, mostrou que, na cidade de São Paulo, 25% da população acima de 60 anos é portadora de DPOC. A maioria dos avaliados não havia sido previamente diagnosticada como portadora da doença, concluindo que esta permanece uma condição clínica subdiagnosticada e, consequentemente, subtratada.

DEFINIÇÃO DE DPOC

De acordo com a Global Initiative for Chronic Obstructive Lung Disease,[1] a DPOC é definida como uma doença frequente, caracterizada pela limitação persistente do fluxo aéreo, habitualmente progressiva e associada à resposta inflamatória crônica dos pulmões e das vias aéreas a gases ou partículas nocivas.

Os sintomas respiratórios da DPOC são dispneia, tosse e expectoração crônicas. É importante lembrar que a possibilidade de ocorrer exacerbações, concomitância frequente de outras doenças e alguns efeitos extrapulmonares significantes também fazem parte do quadro clínico e contribuem para a gravidade de cada caso.

As principais causas do desenvolvimento de DPOC estão relacionadas a fatores agressores pulmonares com os quais se entra em contato por via inalatória. O cigarro é o principal envolvido no mundo todo, além da poluição ambiental e, em muitos países da América Latina, a exposição à fumaça da queima de lenha em locais mal ventilados também podem levar à evolução de DPOC.

Desse modo, o diagnóstico clínico de DPOC deve ser considerado em todos os pacientes que apresentarem dispneia, tosse ou expectoração crônica e história de exposição aos fatores de risco. O diagnóstico é complementado pela avaliação funcional da limitação do fluxo aéreo com o exame de espirometria mostrando a relação entre o volume expirado no primeiro segundo (VEF1) e a capacidade vital forçada (CVF) após o uso de broncodilatador < 0,7.

VISÃO GERAL DA FISIOPATOLOGIA DA DPOC

Por meio da inalação de agentes potencialmente nocivos, ocorre lesão do epitélio das vias aéreas, o que leva ao desencadeamento dos processos que provocam a inflamação das vias aéreas e alterações estruturais pulmonares. Um processo reparatório inadequado parece desempenhar papel importante para o desenvolvimento de obstrução das vias aéreas em alguns fumantes. Em muitos pacientes, as alterações inflamatórias podem continuar mesmo após a cessação do tabagismo. Essa falta de resolução do processo inflamatório pode contribuir para as alterações sistêmicas das vias aéreas e da matriz pulmonar. Além da inflamação persistente das vias aéreas, outro fenômeno importante envolvido no início e progressão da doença inclui o aumento do estresse oxidativo e desbalanço do sistema protease-antiprotease. Vários estudos mostraram que a obstrução das vias aéreas na DPOC resulta de alterações acometendo pequenas vias aéreas e parênquima pulmonar. O declínio do VEF1 é principalmente relacionado ao espessamento das pequenas vias aéreas e obstrução destas por exsudato mucoso.[2]

A consequência patológica desse processo inflamatório crônico é a ruptura dos septos alveolares, evoluindo para formação de cistos e bolhas; perda da ligação entre os septos alveolares e vias aéreas levando à perda da tração radial sobre as pequenas vias aéreas, que é um mecanismo importante para abertura das pequenas vias aéreas durante a inspiração; hipertrofia da musculatura lisa dos brônquios; metaplasia das células caliciais; oclusão das vias aéreas por hipersecreção de muco espesso; fibrose de pequenas vias aéreas e comprometimento do recolhimento elástico do pulmão em virtude da destruição das fibras elásticas. Essas alterações anatomopatológicas estão relacionadas ao desenvolvimento de enfisema pulmonar e bronquiolite obstrutiva crônica.

A consequência clínica é o desenvolvimento de sintomas respiratórios, como dispneia, limitação ao exercício, tosse seca ou produtiva, sibilos e, com a progressão da doença, a possibilidade de evolução para insuficiência respiratória.

PAPEL DAS EXACERBAÇÕES AGUDAS

Na evolução dos pacientes com DPOC existe o risco de períodos de exacerbações agudas. A exacerbação[1] é definida como um evento agudo, caracterizado por piora dos sintomas respiratórios diários, levando à alteração do seu tratamento habitual. Esses eventos são importantes porque estão relacionados a aumento da mortalidade, especialmente nas situações associadas à ocorrência de insuficiência respiratória.[3]

As exacerbações agudas se tornam mais frequentes e mais graves conforme aumenta a gravidade do quadro da doença pulmonar basal e o determinante mais importante para evolução com exacerbações frequentes é a história pregressa de exacerbações do paciente.[4]

As exacerbações agudas (Quadro 66.1), na maioria das vezes, são relacionadas a infecções bacterianas, o que seria esperado em virtude da diminuição das defesas locais e a frequente colonização bacteriana das vias aéreas. A presença de bactérias no sistema respiratório aumenta a secreção de muco, altera a atividade ciliar normal e causa lesão do epitélio respiratório, contribuindo para a redução do *clearance* mucociliar e perpetuação do processo inflamatório e infeccioso característicos da DPOC.[5] Infecções virais (especialmente *influenza*, rinovírus, vírus sincicial respiratório) e bactérias atípicas (*Mycoplasma*, *Chlamydophila*) também podem desencadear quadros agudos. Pacientes com exacerbações infecciosas, geralmente, necessitam de período de hospitalização mais prolongado e apresentam maior deterioração da função pulmonar em comparação com exacerbações não infecciosas.[6]

A poluição ambiental é outro fator implicado em exacerbações agudas. Estudos epidemiológicos correlacionaram aumento dos sintomas respiratórios, internações por exacerbação e maior mortalidade nos períodos de maior concentração de poluentes atmosféricos.

Exacerbações com insuficiência respiratória podem ser secundárias a problemas cardiovasculares, como insuficiência cardíaca congestiva (ICC), infarto agudo do miocárdio (IAM), tromboembolismo pulmonar (TEP) e arritmias cardíacas. As situações que evoluem com comprometimento do débito cardíaco promovem redução da oferta de oxigênio para a musculatura respiratória, contribuindo para evolução de insuficiência respiratória.

Outras situações como pneumotórax, aspiração de conteúdo gástrico, cirurgias abdominais e torácicas e uso excessivo de sedativos podem também ser desencadeantes de insuficiência respiratória.

QUADRO 66.1. Principais fatores envolvidos na exacerbação de DPOC.

Infecções bacterianas e virais
Poluição ambiental
Insuficiência cardíaca congestiva
Infarto agudo do miocárdio
Tromboembolismo pulmonar
Arritmias cardíacas
Pneumotórax
Aspiração de conteúdo gástrico
Cirurgias abdominais e torácicas
Uso de sedativos

DPOC E INSUFICIÊNCIA RESPIRATÓRIA

Insuficiência respiratória é definida como a incapacidade de manutenção da oxigenação e/ou ventilação pelo sistema respiratório.

Em DPOC, a insuficiência respiratória pode ocorrer de maneira aguda, crônica ou como agudização da insuficiência respiratória crônica.[3]

A presença de enfisema pulmonar e bronquiolite obstrutiva crônica contribui para limitação do fluxo aéreo e consequente hiperinsuflação pulmonar e alterações na relação ventilação/perfusão (V/Q). Com a evolução da doença ocorre horizontalização dos arcos costais e o diafragma tende a perder seu posicionamento habitual, assumindo conformação rebaixada e retificada, o que diminui sua eficiência e aumenta o consumo de energia.

Na situação de exacerbação, aumenta a carga sobre a musculatura respiratória e a disfunção da musculatura respiratória subsequente contribui para a redução do fluxo expiratório. Para tentar melhorar o fluxo expiratório, ocorre a ativação da musculatura expiratória, podendo promover colapso das vias aéreas e participar também da redução do fluxo aéreo.

Desse modo, a desvantagem mecânica preexistente é imposta a sobrecarga de esvaziamento incompleto dos pulmões, levando a represamento aéreo e formação de pressão positiva expiratória final intrínseca auto-PEEP e/ou PEEP intrínseca). Essa situação agrava a disfunção da musculatura respiratória, aumenta o trabalho respiratório e colabora para o desequilíbrio da relação V/Q, evoluindo para insuficiência respiratória.[3]

AVALIAÇÃO CLÍNICA

A intensificação dos sintomas, principalmente da dispneia, é a principal característica da exacerbação, podendo estar acompanhada de tosse, aumento do volume da expectoração e modificação do aspecto da secreção. Essas manifestações clínicas podem variar de uma condição autolimitada à insuficiência respiratória progressiva.[6]

Sinais de insuficiência ventricular direita podem evoluir durante episódios de exacerbação, incluindo estase jugular, congestão hepática e edema dos membros inferiores, especialmente em pacientes com DPOC avançada e hipoxemia crônica. É comum a ocorrência de piora da relação entre ventilação e perfusão (V/Q) durante exacerbações e consequente hipoxemia, contribuindo para hipertensão pulmonar e cor pulmonale.[6]

Alterações do nível de consciência, desde irritabilidade a confusão mental e sonolência, podem indicar hipoxemia e/ou hipercapnia e, habitualmente, são relacionadas a quadros graves. No paciente idoso com hipercapnia, as alterações do nível de consciência podem ser os únicos sintomas de exacerbação.[6]

É importante obter informações quanto ao tratamento atual utilizado, gravidade da DPOC, duração da piora ou duração dos novos sintomas, número de episódios de exacerbações prévios, presença de comorbidades, necessidade de internações hospitalares e uso prévio de ventilação mecânica.[1]

Sinais de gravidade da crise incluem uso de musculatura acessória, movimento paradoxal do tórax, acentuação da cianose ou cianose central, desenvolvimento de edema periférico, instabilidade hemodinâmica e alteração do nível de consciência.[1] A insuficiência respiratória pode se instalar rapidamente em virtude da inabilidade de manter as trocas gasosas, de secreção abundante e também de hiperinsuflação dinâmica, dificultando, dessa forma, suportar o aumento do trabalho respiratório, além da possibilidade de associação de outras doenças como insuficiência cardíaca, coronariopatia ou tromboembolismo pulmonar.

A oximetria de pulso é um instrumento de utilização rápida para auxiliar no ajuste da oxigenoterapia. A coleta de gasometria arterial é importante para avaliar a gravidade da crise e quantificar o grau de hipoxemia e hipercapnia. PO_2 < 60 mmHg em ar ambiente, com ou sem PCO_2 > 50 mmHg, caracteriza insuficiência respiratória. Elevação da PCO_2 em situação de exacerbação aguda leva à acidose respiratória (pH arterial < 7,35); enquanto em pacientes com hipercapnia crônica, o pH é normal compensado pelo aumento de bicarbonato. A avaliação do equilíbrio acidobásico é necessária antes de iniciar ventilação mecânica.

A radiografia do tórax auxilia no diagnóstico de causas associadas a exacerbação ou diagnóstico diferencial, como pneumonia, pneumotórax, derrame pleural, sinais de congestão pulmonar. A angiotomografia computadorizada tem se mostrado um instrumento importante para o diagnóstico de TEP.

A avaliação cardíaca com eletrocardiograma e ecocardiograma colaboram para o diagnóstico de arritmias cardíacas, isquemia miocárdica, sobrecargas e disfunção de câmaras cardíacas.

A espirometria não é recomendada na fase de exacerbação em razão de sua dificuldade de realização, uma vez que necessita de esforço e colaboração do paciente. A avaliação de um exame prévio auxilia na quantificação da limitação do fluxo aéreo do paciente.

A avaliação laboratorial como determinação do hematócrito, que pode mostrar policitemia (Ht > 55%) sugerindo hipoxemia crônica, e testes bioquímicos para checagem dos eletrólitos e cultura da secreção respiratória ajudam nas condutas terapêuticas.

TRATAMENTO

Muitas vezes, o paciente em exacerbação pode ser tratado domiciliarmente, porém alguns fatores podem indicar a necessidade de hospitalização (Quadro 66.2). Quando se apresentam sinais de insuficiência respiratória ou alteração da consciência, é necessária internação no ambiente de terapia intensiva.

QUADRO 66.2. Indicações para considerar hospitalização.

Idade avançada
DPOC grave ou já em oxigenoterapia domiciliar
Dispneia intensa ou de início súbito
Cianose ou acentuação de edema periférico
Diminuição do nível de consciência ou confusão mental
Dificuldade de acesso a tratamento ambulatorial adequado
Comorbidades graves (arritmia recente, insuficiência cardíaca)
Falência do tratamento inicial
Saturação de oxigênio < 90%

O tratamento da exacerbação de DPOC compreende a correção da hipoxemia, melhora da ventilação e tratamento dos fatores desencadeantes. Atenção também deve ser dada a medidas de suporte geral como hidratação, suporte nutricional e correção de distúrbios hidreletrolíticos.

Para correção da hipoxemia, oxigênio deve ser suplementado através de cânula nasal ou máscara de Venturi, com a meta de obter e manter a saturação entre 92% a 95%. A gasometria arterial deve ser realizada após 30 a 60 minutos de iniciada a oxigenoterapia para verificar se houve correção adequada da hipoxemia sem retenção de gás carbônico ou acidose.[1]

Os broncodilatadores β2-agonistas de curta duração, associados ou não a anticolinérgico de curta duração, são o tratamento de escolha para início do tratamento farmacológico. De maneira geral, não existe diferença de eficácia entre a utilização dos medicamentos na forma de *spray* ou nebulizador, apesar de a utilização de nebulização poder ser mais prática para pacientes mais graves.[1] O uso de metilxantina pode ser considerado se não houver melhora com os medicamentos inalatórios de curta duração, e seu nível sérico deve ser monitorizado em virtude do risco de toxicidade.

Em relação à utilização de terapia anti-inflamatória na exacerbação, muitos estudos nos últimos anos demonstraram o papel benéfico dos corticosteroides na promoção do alívio dos sintomas, aceleração da recuperação da função pulmonar, prevenção de evolução para insuficiência respiratória e prevenção de recidivas. Alguns estudos utilizaram doses elevadas de corticosteroide sistêmico, com redução progressiva da dose, e outros utilizaram dose fixa em curta duração de tratamento, sem período de redução da dose. Existe sempre a preocupação com o aparecimento de efeitos adversos do medicamento, como hiperglicemia, ganho de peso, fraqueza muscular, insônia, osteoporose, fraturas, supressão suprarrenal, complicações oculares, e a recomendação tem sido de não utilizar o tratamento com corticosteroide sistêmico por mais de 10 a 14 dias, com dose aproximada de 40 mg/dia.[7] Recentemente, estudo controlado mostrou que o tratamento durante cinco dias com prednisona 40 mg/dia não foi inferior ao tratamento prolongado de 14 dias em relação ao risco de reexacerbação em seis meses, possibilitando reduzir a dose cumulativa de corticosteroide que esses pacientes recebem em situações de exacerbações repetidas ao longo da evolução da sua doença.[8] A budesonida é um corticosteroide inalatório que tem sido utilizado no tratamento das exacerbações como alternativa aos corticosteroides sistêmicos, porém ainda faltam estudos para estabelecer sua dose adequada.[9]

O uso de antibioticoterapia tem sido debatido em situações de exacerbação. Os antibióticos são benéficos no tratamento de pacientes com exacerbações moderadas e graves, especialmente quando apresentam sinais clínicos de infecção bacteriana, como mudança no aspecto da secreção respiratória, tomando aspecto mais purulento.[5] Vários estudos demonstraram que a utilização rotineira de antibioticoterapia teve impacto positivo na redução da gravidade e/

ou duração de um episódio de exacerbação.[6] A escolha da antibioticoterapia deve ser baseada nos padrões de resistência local. A introdução empírica de antibióticos pode incluir penicilina semissintética associada ou não ao ácido clavulânico, macrolídeos ou tetraciclinas, e mais recentemente as quinolonas respiratórias. Nos pacientes com exacerbações frequentes, limitação grave do fluxo aéreo ou necessitando de ventilação mecânica, deve-se obter culturas da secreção respiratória pela possibilidade da presença de bactérias gram-negativas ou de agentes infecciosos resistentes aos antibióticos iniciais.[1]

VENTILAÇÃO MECÂNICA

O estreitamento agudo e consequente aumento na resistência das vias aéreas levarão o paciente à insuficiência respiratória, relacionada a alterações importantes da mecânica respiratória. A necessidade de aumento da pressão para obtenção de fluxo aéreo pode sobrecarregar os músculos respiratórios, produzindo ventilação-minuto espontânea inadequada para trocas gasosas (insuficiência respiratória hipercápnica). Ao mesmo tempo, as vias aéreas estreitadas criam regiões pulmonares que não conseguem se esvaziar adequadamente, portanto não retornando ao seu volume normal de repouso. Isso é denominado aprisionamento aéreo e produz uma pressão positiva no final da expiração (PEEP intrínseca (PPEPi) ou auto-PEEP). Essas regiões de hiperinsuflação colocam a musculatura inspiratória em situação mecânica desvantajosa, o que piora ainda mais a função da musculatura respiratória. Regiões hiperinsufladas podem comprimir áreas mais saudáveis do pulmão, piorando a relação V/Q. A pressão intratorácica elevada pode prejudicar o enchimento cardíaco e contribuir para o risco de lesões pulmonares por hiperdistensão. Durante esforços espontâneos, regiões de represamento aéreo e PEEPi podem funcionar como uma carga adicional para dificultar ventilações assistidas, o que pode, por fim, sobrecarregar ainda mais a musculatura ventilatória.[6]

A ventilação mecânica não invasiva (VNI) com máscara nasal ou oronasal tem sido utilizada com muita frequência nas situações de exacerbação, com sucesso em torno de 80% a 85%, com o objetivo de reduzir a carga sobre o sistema respiratório, permitindo tempo para avaliação da resposta ao tratamento medicamentoso instituído. Com a utilização de VNI, pode-se obter melhora da acidose respiratória aguda, redução da frequência respiratória e do trabalho respiratório, e redução do tempo de internação hospitalar. Com esses resultados, a VNI mostrou redução da mortalidade e da necessidade de ventilação invasiva.[1]

As indicações para instituição de VNI são acidose respiratória (pH arterial ≤ 7,35 e/ou PCO_2 arterial ≥ 45 mmHg), dispneia intensa com sinais de fadiga respiratória e aumento do trabalho respiratório (uso de musculatura acessória, movimentação paradoxal do abdome).

Uma vez iniciada a VNI, é fundamental manter acompanhamento e monitorização adequada do paciente para avaliação da resposta ao tratamento. Para que a VNI seja considerada bem-sucedida, devem ser observados: diminuição da frequência respiratória, aumento do volume-corrente, melhora do nível de consciência, diminuição ou cessação de uso de musculatura acessória, aumento da PaO_2 e/ou da SpO_2 e diminuição da $PaCO_2$ sem distensão abdominal significativa.[10]

A avaliação de alguns fatores pode auxiliar na predição de falência do uso da VNI, como manutenção de pH < 7,25, frequência respiratória > 30 /min, escala de coma de Glasgow ≤ 10, APACHE-II escore > 25, presença de comorbidades significativas, pneumonia, vazamento significativo da máscara, dissincronia paciente-ventilador, disparo inefetivo do ventilador, agitação, encefalopatia, incapacidade de eliminar secreções respiratórias.[3]

Em não havendo sucesso, recomenda-se imediata intubação orotraqueal e ventilação invasiva. Nessa situação, deve-se levar em consideração a necessidade de minimizar a hiperdistensão regional e ter atenção com a PEEPi.

O modo ventilatório a ser utilizado pode ser volume-controlado ou pressão controlada, de acordo com a familiaridade da equipe e mantendo-se uma monitorização adequada. A fração inspirada de oxigênio (FiO_2) deve ser ajustada com o intuito de manter a PaO_2 entre 65 e 80 mmHg e SpO_2 entre 92% a 95%, e o volume-corrente baixo (6 mL/kg de peso predito) a fim de evitar o risco de lesão pulmonar induzida pelo ventilador. A frequência respiratória inicial deve ser programada entre 10 e 15/minuto.[10] O volume minuto consequentemente será baixo, tolerando-se redução do pH arterial entre 7,10 e 7,20.[3]

Para lidar com a PEEPi devemos nos lembrar de que ela é uma função de três variáveis: ventilação-minuto; relação tempo inspiratório/tempo expiratório (I/E); e a constante de tempo expiratório (resistência versus complacência). Portanto, um aumento em qualquer um desses componentes aumenta o risco de PEEPi. Desse modo, a utilização da baixa ventilação-minuto (hipercapnia permissiva) e relação I/E curta, permitindo tempo expiratório mais longo, contribuirão para redução da hiperinsuflação, além da utilização de medicamentos para redução da resistência das vias aéreas.[6]

A aplicação de PEEP externa para contrabalançar a PEEPi pode equilibrar as pressões expiratórias e auxiliar na desinsuflação pulmonar. Em situação de ventilação no modo volume-controlado, a desinsuflação induzida pela PEEP externa pode ser detectada pela manutenção ou queda na pressão de platô (PPlat). Se houver aumento dessa pressão, a aplicação de PEEP externa pode estar colaborando para hiperinsuflação. No modo pressão controlada, se com a adição de PEEP externa houver aumento do volume-corrente exalado, estará contribuindo para desinsuflação pulmonar e deverá ser mantida.[10]

Em situação de ventilação assistida, a presença de PEEPi pode colaborar para dissincronia entre paciente e ventilador. A aplicação de PEEP externa no valor de até 85% da PEEPi pode facilitar que o paciente atinja o limiar de disparo do aparelho de ventilação.[10]

Recentemente, a utilização de uma nova ferramenta de ventilação mecânica que permite o disparo do ventilador baseado no *drive* neural, medido pela atividade elétrica do diafragma (*Neurally Adjusted Ventilatory Assist* – NAVA), tem se mostrado útil para aqueles pacientes que apresentam maior dissincronia com o respirador.[11] O modo NAVA, por iniciar o ciclo respiratório pelo *drive* neural, é especialmente adequado para pacientes obstruídos portadores de auto-PEEP.

O desmame da ventilação mecânica pode não ser muito fácil, e o paciente deve passar para um modo assistido, passar por períodos de teste de respiração espontânea, e pode ser instituída VNI precocemente após extubação, enquanto prossegue o tratamento de suporte clínico.

REFERÊNCIAS BIBLIOGRÁFICAS

1. GOLDCOPD 2014. [Internet] [Acesso em 29 jan 2016]. Disponível em: http://www.goldcopd.it/materiale/2015/GOLD_Pocket_2015.pdf
2. Bourdin A, Burgel PR, Garcia PC, Perez T, Roche N. Recent Advances in COPD: pathophysiology, respiratory physiology and clinical aspects, including comorbidities. Eur Respir Rev. 2009;18:114, 198-212.
3. Budweiser S, Jörres RA, Pfeiffer M. Treatment of Respiratory failure in COPD. Int J Chron Obstruct Pulmon Dis. 2008;3(4):605-18.
4. Hurst JR, Vestbo J, Anzueto A, Locantore N, Müllerova H, Tal-Singer R, et al. Susceptibility to Exacerbation in Chronic Obstructive Pulmonary Disease. N Engl J Med. 2010;363:1128-38.
5. Sethi S, Murphy TF. Infection in the Pathogenesis and Course of Chronic Obstructive Pulmonary Disease. N Engl J Med. 2008;359:2355-65.
6. MacIntyre N, Huang YC. Acute Exacerbations and Respiratory Failure in Chronic Obstructive Pulmonary Disease. Proc Am Thorac Soc. 2008;5(4):530-5.
7. Sin DD, Park HY. Steroids for treatment of COPD Exacerbations – Less is Clearly More. JAMA. 2013;309(21):2272-3.
8. Leuppi JD, Schuetz P, Bingisser R, Bodmer M, Briel M, Drescher T, et al. Short-term vs conventional glucocorticoid therapy in acute exacerbations of chronic obstructive pulmonary disease: the REDUCE randomized clinical trial. JAMA. 2013 Jun 5;309(21):2223-31.
9. Gunen H, Mirici A, Meral M, Akgün M. Steroids in acute exacerbations of chronic obstructive pulmonary disease: are nebulized and systemic forms comparable? Curr Opin Pulmon Med. 2009 Mar;15(2):133-7.
10. Barbas CSV, Ísola AM, Farias AM. Diretrizes Brasileiras de Ventilação Mecânica 2013 versão eletrônica. Associação de Medicina Intensiva Brasileira (Comitê de Ventilação Mecânica) e Sociedade Brasileira de Pneumologia e Tisiologia (Comitê de Terapia Intensiva).
11. Verbrugghe W, Jorens PG. Neurally Adjusted Ventilatory Assist: A Ventilation Tool or a Ventilation Toy? Respir Care. 2011;56(3):327-35.

CAPÍTULO 67

HIPERTENSÃO PULMONAR

Luís Felipe Lopes Prada
Humberto Bassit Bogossian
Rogério de Souza

DESTAQUES

- Hipertensão pulmonar é uma situação clínica decorrente de múltiplas causas e tem se tornado mais frequente no ambiente de terapia intensiva.
- Antes que qualquer intervenção específica seja iniciada, é fundamental o tratamento das condições clínicas de base que podem estar associadas ao desenvolvimento de hipertensão pulmonar.

  De forma geral, o tratamento da hipertensão pulmonar na unidade de terapia intensiva deve visar:
  - Diminuição do volume diastólico final do VD.
  - Diminuição da pós-carga do VD.
  - Aumento da contratilidade do VD.
  - Reversão da hipotensão sistêmica.
- Para casos refratários, o uso de circulação extracorpórea veno-arterial com oxigenação por membrana (ECMO) tem se tornado uma alternativa cada vez mais utilizada.

INTRODUÇÃO

A hipertensão pulmonar (HP) se desenvolve em situações clínicas que alteram as características da vasculatura pulmonar normal, caracterizada por ser um sistema de alta complacência e baixa resistência. Essas alterações geram um aumento na resistência vascular pulmonar, com elevação dos níveis pressóricos, que em última análise levam à sobrecarga das câmaras cardíacas direitas e sua consequente remodelação para se adaptar à nova situação pressórica.[1]

São diversas as situações clínicas associadas ao desenvolvimento de HP, com distintas abordagens diagnósticas e terapêuticas. Ao longo das últimas décadas, houve avanços significativos no arsenal terapêutico para algumas formas de HP que, apesar de ser considerada uma entidade clínica ainda rara no ambiente ambulatorial, tem se tornado mais frequente nas unidades de terapia intensiva (UTI).

DEFINIÇÃO

Atualmente a hipertensão pulmonar (HP) é definida pela medida da pressão média de artéria pulmonar (PAPm) ≥ 25 mmHg em repouso, durante a cateterização das câmaras cardíacas direitas.[2] Já a hipertensão arterial pulmonar (HAP) é definida com a medida da PAPm ≥ 25 mmHg, associada a valores de pressão de oclusão de artéria pulmonar (POAP) ≤ 15 mmHg.[2]

CLASSIFICAÇÃO

A classificação da hipertensão pulmonar visa a agrupar as diferentes formas de HP, de acordo com suas semelhanças em termos de fisiopatologia/achados histopatológicos, apresentação clínica e resposta ao tratamento específico. Ao longo do tempo, com o avanço dos conhecimentos científicos, a classificação da HP foi se modificando, tendo a classificação mais recente sido proposta no 5º Simpósio Mundial de Hipertensão Pulmonar, em 2013 (Quadro 67.1).[3]

FISIOPATOLOGIA

A ocorrência de hipertensão pulmonar (HP) pode ser explicada pelo remodelamento da vasculatura pulmonar, que leva ao estreitamento e à obstrução dos vasos pulmonares e que causa, em última análise, aumento da pressão média de artéria pulmonar e da resistência vascular pulmonar, gerando disfunção cardíaca direita.[4] Soma-se a isso a disfunção endotelial, que promove diminuição da produção de substâncias vasodilatadoras e aumento das vasoconstritoras ocasionando vasoconstrição preferencialmente das artérias e arteríolas pulmonares.[5,6] Três principais vias fisiopatológicas são classicamente descritas na hipertensão pulmonar: a via das prostaciclinas; a via das endotelinas; e a via do óxido nítrico (nitric oxide – NO). Resumidamente, existe diminuição na produção de prostaciclinas, aumento da produção de endotelinas e diminuição da biodisponibilidade tecidual do NO. Esse conjunto de alterações culmina no aumento do tônus vascular pulmonar, assim como estimula a proliferação de células musculares lisas e endoteliais, levando à remodelação vascular pulmonar.

DIAGNÓSTICO

Os sintomas clínicos da HP (dispneia aos esforços, palpitação, pré-síncope ou síncope e dor torácica) são bem pouco específicos, o que dificulta e atrasa o diagnóstico da doença.

Ao exame físico, os achados mais frequentes são hiperfonese da segunda bulha, sopro sistólico característico da

QUADRO 67.1. Classificação de hipertensão pulmonar.

1. Hipertensão Arterial Pulmonar (HAP)
  1.1 HAP idiopática
  1.2 HAP hereditária
    1.2.1 BMPR2
    1.2.2 ALK-1, ENG, SMAD9, CAV1, KCNK3
  1.3 HAP induzida por drogas e toxinas
  1.4 HAP associada
    1.4.1 Doenças do tecido conectivo
    1.4.2 Infecção por HIV
    1.4.3 Hipertensão portal
    1.4.4 Doença cardíaca congênita
    1.4.5 Esquistossomose

1'. Doença pulmonar veno-oclusiva e hemangiomatose capilar pulmonar
1". Hipertensão pulmonar persistente do recém-nascido

2. Hipertensão pulmonar causada por doenças do coração esquerdo
  2.1 Disfunção sistólica
  2.2 Disfunção diastólica
  2.3 Doença valvar
  2.4 Outras doenças congênitas que levam à disfunção cardíaca primária

3. Hipertensão pulmonar causada por doença pulmonar e/ou hipóxia
  3.1 Doença pulmonar obstrutiva crônica (DPOC)
  3.2 Doença intersticial pulmonar
  3.3 Outras doenças de padrão misto (restritivo e obstrutivo)
  3.4 Distúrbios respiratórios do sono
  3.5 Doenças que cursam com hipoventilação alveolar
  3.6 Exposição crônica a grandes altitudes
  3.7 Doenças do desenvolvimento pulmonar

4. Hipertensão pulmonar tromboembólica crônica

5. Hipertensão pulmonar com mecanismos multifatoriais ou não esclarecidos
  5.1 Alterações hematológicas: anemias hemolíticas crônicas, doenças mieloproliferativas, esplenectomia
  5.2 Doenças sistêmicas: sarcoidose, histiocitose pulmonar, linfangioleiomiomatose
  5.3 Distúrbios metabólicos: tireoidopatias, doenças de depósito
  5.4 Outros: embolização tumoral, mediastinite fibrosante, insuficiência renal crônica e hipertensão pulmonar segmentar.

Fonte: Atualizada de acordo com o 5º Simpósio Mundial, Nice, 2013.

presença de insuficiência tricúspide, além de edema periférico, turgência jugular e hepatomegalia dolorosa, demonstrando a presença de insuficiência cardíaca direita.

Uma vez estabelecida a suspeita de HP, deve-se realizar o ecocardiogrma transtorácico como triagem para prosseguir com a investigação. Se o ecocardiograma evidencia alterações sugestivas de HP (elevação da pressão sistólica de artéria pulmonar estimada ou alterações ventriculares direita ou esquerda), a investigação prossegue, passando por todas as possíveis causas conhecidas de hipertensão pulmonar (Figura 67.1). Deve-se iniciar a investigação pelas causas mais comuns que são as doenças do coração esquerdo e as doenças pulmonares.[7]

O exame que confirma o diagnóstico de HP é o cateterismo de câmaras direitas, com o qual é possível aferir as pressões de artéria pulmonar, capilar pulmonar, enchimento de átrio direito, além de medir o débito cardíaco e estimar a resistência vascular pulmonar. Durante o procedimento, pode-se realizar intervenções para avaliar o comportamento dessas medidas com o exercício, vasorreatividade pulmonar ao NO inalatório, bem como sua resposta ao estresse volêmico.[2]

TRATAMENTO AMBULATORIAL

Algumas medidas gerais são aplicáveis a todos os pacientes com HP, como orientações a respeito da intensidade de atividade física e vacinação (anti-influenza e antipneumocócica. As mulheres devem ser orientadas quanto ao uso de contraceptivos, pois a gestação em pacientes com HP aumenta muito a morbimortalidade materno-fetal. Os pacientes com PaO_2 < 60 mmHg devem ser orientados a utilizar suplementação de oxigênio por cateter nasal visando a uma saturação arterial acima de 90%. Pacientes com sinais de hipervolemia devem ser orientados a fazer restrição hídrica e se necessário, fazer uso de diuréticos para conseguir negativar o balanço hídrico.[7]

A anticoagulação oral é assunto controverso, sendo aplicável apenas aos pacientes com hipertensão arterial pulmonar idiopática (HAPi) e com tromboembolismo pulmonar crônico (TEPC). O uso de anticoagulante nesse primeiro grupo (HAPi) está indicado devido aos pacientes apresentarem disfunção endotelial, facilitando a trombose *in situ*. No TEPC, a anticoagulação está indicada para evitar novos episódios de trombose que podem agravar o quadro clínico

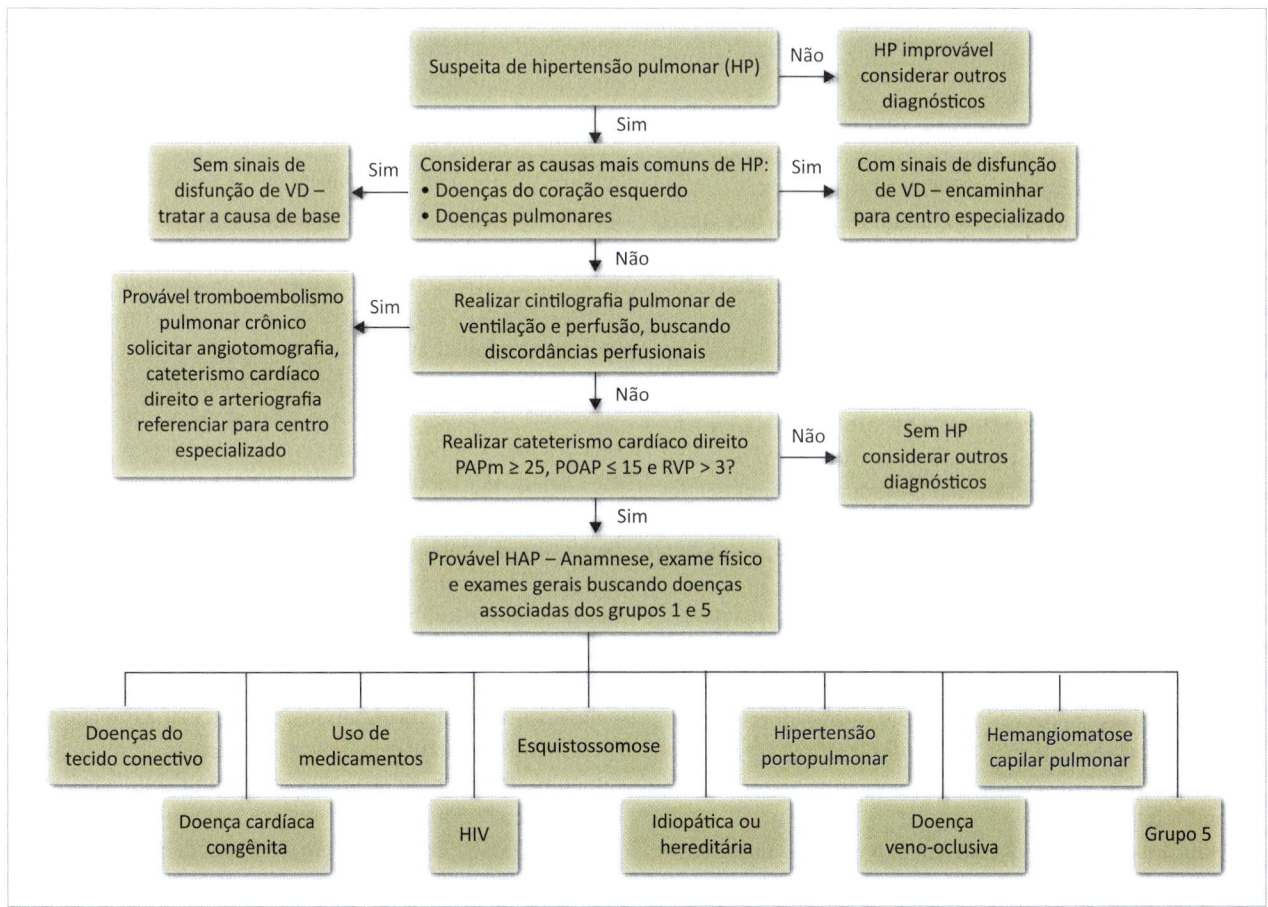

FIGURA 67.1. Possíveis causas de hipertensão pulmonar.
Fonte: Adaptada do 5º Simpósio Internacional de Hipertensão Pulmonar.[2]

e o prognóstico destes pacientes. Em outros pacientes, como aqueles com HAP associada a doenças do tecido conectivo, a anticoagulação elevou a morbimortalidade.[8]

O uso do bloqueador de canal de cálcio é reservado a uma pequena parcela dos pacientes com HAPi. Quando da realização do cateterismo de câmaras direitas, normalmente se realiza o teste de vasorreatividade com NO inalatório. Os pacientes respondedores (PAPm com queda de pelo menos 10 mmHg ou quedas de PAPm para valores abaixo de 40 mmHg, sem queda do débito cardíaco) têm excelentes resultados com o uso de bloqueador de canal de cálcio, com sobrevida significativamente superior em relação aos não respondedores.[9] Entretanto, o uso de altas doses de bloqueadores de canal de cálcio em pacientes sem resposta aguda durante o teste de vasorreatividade está associado a reações adversas graves como hipotensão, pré-síncope e morte súbita.

Antes de se discutir as intervenções medicamentosas específicas para pacientes com hipertensão arterial pulmonar (grupo 1), vale ressaltar a abordagem terapêutica preconizada para pacientes portadores de HP associada ao TEPC (grupo 4). Para esses pacientes o tratamento de escolha é a abordagem cirúrgica com a realização de tromboendarterectomia, sendo esta terapêutica curativa para esse subgrupo de pacientes. Na presença de contraindicações ao procedimento cirúrgico, outras abordagens podem ser consideradas, como a realização de angioplastia de artéria pulmonar ou, ainda, o tratamento clínico com estimuladores da guanilato ciclase solúvel.[10-11]

O tratamento medicamentoso dito específico se aplica aos pacientes com HP do grupo 1. Diferentes classes de medicamentos são direcionadas às vias fisiopatológicas conhecidas: análogos da prostaciclina, antagonistas dos receptores de endotelina-1, inibidores da fosfodiesterase do tipo 5 e estimuladores da guanilato ciclase solúvel (ambos agindo em pontos distintos da via do NO).[7,12]

- **Análogos da prostaciclina:** promovem a vasodilatação por relaxarem a musculatura lisa do endotélio através do aumento da concentração de AMPc intracelular. Essa foi a primeira classe de medicamentos com êxito no tratamento da hipertensão arterial pulmonar. Exemplos: epoprostenol (administrado por via endovenosa contínua), beraprost (via oral), treprostinil (subcutâneo ou oral) e iloprost (inalatório).
- **Antagonistas dos receptores de endotelina:** inibem a ação da endotelina-1 que, ao se ligar aos seus receptores (ETA e/ou ETB), gera vasoconstrição e proliferação celular de musculatura lisa. Existem os inibidores não seletivos, que bloqueiam os receptores A e B, bosentan e macitentan, e o que bloqueia somente o receptor A, ambrisentan.
- **Inibidores da fosfodiesterase 5:** a inibição desta enzima diminui a degradação de guanosina monofosfato cíclico (GMPc), com consequente aumento de seus níveis séricos, promovendo vasodilatação. Exemplos: sildenafil e tadalafil.
- **Estimulador da guanilato ciclase solúvel:** potente vasodilatador pulmonar que age também na via do NO, entretanto de forma independente à presença deste, pois estimula diretamente a produção de GMPc. Exemplo: riociguat.

HIPERTENSÃO PULMONAR E TERAPIA INTENSIVA

A insuficiência ventricular direita é uma complicação comum dos pacientes com hipertensão pulmonar. Apesar de continuar a ser uma das principais causas de óbito para pacientes com HP, houve uma clara mudança no padrão de sua apresentação devido às novas alternativas terapêuticas para as diversas formas da doença.[13-15]

Nos casos de insuficiência ventricular direita observa-se uma redução do débito cardíaco associada a elevações das pressões de enchimento do ventrículo direito. Apesar de qualquer HP poder evoluir dessa forma, comumente encontramos esse quadro nos pacientes dos grupos 1 e 4. Os outros grupos normalmente cursam com redução do débito do ventrículo direito (VD) em fases bem mais avançadas da doença.[16]

FISIOPATOLOGIA DA INSUFICIÊNCIA DE VD

O VD é formado por uma parede em comum com o ventrículo esquerdo (VE) denominada septo interventricular e outra parede livre, com dois níveis musculares (um superficial de arranjo transversal e outro profundo de arranjo longitudinal, que vai do ápice cardíaco à parede atrioventricular). O segundo nível muscular é o responsável pela sístole do VD, que é facilitada pelas características normais da vasculatura pulmonar (alta capacitância e baixa resistência), sendo que, mesmo durante a diástole, há fluxo de sangue na direção dos pulmões.[1] Essa característica faz com que o VD consiga se adaptar ao aumento no retorno venoso, elevando o débito cardíaco, porém tenha dificuldade em lidar com elevações da pós-carga. Caso esse aumento de pós-carga seja gradual, o VD responde tentando se adaptar (dilatação da câmara ventricular direita e consequente hipertrofia), apesar de haver uma redução do débito cardíaco.[17] Quando há elevações agudas ou rapidamente progressivas, a dilatação do VD ultrapassa o acoplamento das fibras musculares (lei de Frank-Starling), o que torna ainda menos eficiente sua contração. Com uma contração menos efetiva, a pressão de enchimento do VD aumenta, o que a depender do valor, pode levar a desvio do septo interventricular, com comprometimento da interdependência ventricular, diminuindo o tamanho do VE e consequente queda do débito cardíaco e da perfusão tecidual.[1,16-17]

Outro ponto importante em situações de insuficiência de VD diz respeito a sua perfusão. A perfusão coronariana do VD em situações normais acontece tanto na sístole como na diástole devido às pressões normais do VD serem inferiores às pressões sistêmicas, o que gera uma diferença de pressão transmural e, por consequência, perfusão em todo o ciclo cardíaco. Com a elevação da pressão do VD, quando se atingem valores suprassistêmicos, a perfusão coronariana cai, podendo haver isquemia de VD, além da própria diminuição da perfusão periférica consequente à queda do débito cardíaco global.[16-17]

Em resumo, a perda da força contrátil do VD se deve basicamente a três mecanismos: hiperdistensão da parede livre, colocando as células contráteis em uma posição desfavorável; desarranjo metabólico dos miócitos e comprometimento da oferta de oxigênio devido à queda da perfusão coronariana.[1]

FATORES DETERMINANTES DA INSUFICIÊNCIA DE VD

A insuficiência ventricular direita é frequentemente observada na progressão da HP, a despeito da contínua evolução de sua terapia medicamentosa.[16] Infecções também podem agravar a insuficiência ventricular, com importante taxa de mortalidade em pacientes com hipertensão pulmonar e infecções diagnosticadas na UTI.[18] Arritmias cardíacas, principalmente as taquiarritmias supraventriculares, como *flutter* e fibrilação atrial, são importantes desencadeantes de insuficiência de VD[19] (Quadro 67.2).

QUADRO 67.2. Principais desencadeantes de insuficiência ventricular direita.[15-16]

- Má aderência medicamentosa (medicações específicas e/ou diuréticos)
- Infecções (com ou sem sepse)
- Arritmias cardíacas (especialmente as supraventriculares)
- Tromboembolismo pulmonar agudo
- Hipertireoidismo
- Gestação
- Cirurgias em geral
- Anemia

MONITORIZAÇÃO EM UTI

Avaliação das funções renal, hepática e neurológica é importante para estimar a função cardíaca e a perfusão tecidual. Nível de consciência, débito urinário e creatinina sérica, enzimas hepáticas, canaliculares e bilirrubinas ajudam a nortear o manejo da insuficiência cardíaca direita. Níveis séricos do peptídeo natriurético cerebral (BNP) e troponina são muito úteis, bem como os parâmetros diretos de perfusão tecidual, como lactato e saturação venosa central de oxigênio.[16]

O ecocardiograma pode fornecer importantes informações a respeito da descompensação, já que pode avaliar o pericárdio, as câmaras cardíacas diretamente, suas funções e suas inter-relações. Índices como o TAPSE (*Tricuspid Annular Plane Systolic Excursion*) podem servir para monitorização da evolução do tratamento, por serem reprodutíveis e terem boa correlação com a fração de ejeção do VD. Suas medidas também podem auxiliar na elucidação da causa da descompensação da HP. Apesar de ser um método não invasivo, não é tão prática a realização seriada desse exame em pacientes instáveis.[1,16]

Em ambiente de UTI, esses pacientes podem ser mais bem monitorizados com a colocação de um cateter na artéria pulmonar (cateter de Swan-Ganz,) que permite aferição das pressões de átrio direito e artéria pulmonar, além da medida do débito cardíaco, as quais podem ser repetidas a cada intervenção realizada, permitindo a avaliação de seus resultados.[16]

MANEJO DO PACIENTE COM INSUFICIÊNCIA DE VD

Primeiro, deve-se tentar identificar as causas que levaram a descompensação do VD para agir nas potencialmente reversíveis. O manejo desse paciente no ambiente da terapia intensiva é particularmente desafiador. Sendo assim, alguns princípios são importantes: otimizar a volemia do paciente, diminuir a resistência vascular pulmonar, melhorar o débito cardíaco e manter a resistência vascular sistêmica normal.[16,20]

O manejo volêmico adequado é essencial para o cuidado com o paciente com insuficiência de VD. Habitualmente, esse paciente se encontra hipervolêmico, e uma estratégia baseada em uso de diuréticos ou diálise visando ao balanço hídrico negativo é essencial. Porém, é preciso atenção, pois a hipovolemia também compromete a função sistólica do VD e seu débito cardíaco. O cateter de Swan-Ganz pode auxiliar nessa otimização volêmica nas fases iniciais do manejo desses pacientes.[1,16,20]

A tentativa de diminuição da resistência vascular pulmonar se baseia em estudos que demonstraram o rápido retorno à normalidade da função do VD em pacientes submetidos a transplante pulmonar e tromboendarterectomia.[21-22] O NO é uma medicação inalatória e de meia-vida curta, frequentemente usada em pacientes sob ventilação mecânica. Age como vasodilatador dos vasos pulmonares, pois gera aumento da produção de GMPc. É importante ressaltar que o uso prolongado de NO induz à formação de meta-hemoglobina, a qual deve ser monitorizada após 24 horas de seu uso. Especial atenção na retirada do NO inalatório, pois pode ocorrer HP rebote. Assim, o NO deve ser retirado progressivamente, com a monitorização contínua dos níveis da pressão da artéria pulmonar. Como alternativa ao NO, são utilizadas, também, medicações inalatórias análogas à prostaciclina. O epoprostenol é o medicamento de escolha por ser potente vasodilatador e também apresentar meia-vida curta. Outra alternativa, com pouco efeito de vasodilatação sistêmica, é o iloprost: também potente vasodilatador e de meia-vida curta. As medicações de preparação oral não são as mais indicadas nessa situação em virtude da dificuldade de manejo de dose (tempo de ação e meia-vida) no paciente crítico.[16-17,20]

Os agentes inotrópicos e vasopressores podem ser necessários para o manejo desses pacientes, visando a otimizar o débito cardíaco, bem como a perfusão tecidual e coronariana. Dobutamina (β1-agonista) habitualmente é a medicação de escolha, por otimizar a contratilidade miocárdica e diminuir a pós-carga do VD e do VE. Vale ressaltar que a dobutamina não aumenta o tônus da vasculatura pulmonar e sistêmica. Seu uso, se limitado pela indução de taquicardia, o que pode ser deletério em muitos pacientes, pois leva ao aumento do consumo miocárdico de oxigênio, em uma situação clínica já de risco de isquemia de VD. Outra opção é o uso do milrinone (inibidor de fosfodiesterase 3), inotrópico direto; todavia, tal medicação é potente vasodilatador sistêmico, e a hipotensão deve ser evitada a todo custo, considerando o ambiente de baixa perfusão coronariana.[1,16-17] A dopamina também pode ser utilizada como inotrópico, respeitando-se a dose de até 16 µg/kg/min, uma vez que age otimizando a contratilidade do VD, sem comprometer a resistência vascular pulmonar.[1] O vasopressor ideal é aquele que aumenta a resistência vascular sistêmica mais do que a pulmonar. A vasopressina tem tal propriedade, com o benefício de agir como vasodilatador na circulação pulmonar, porém tal droga não foi testada em pacientes com hipertensão pulmonar. Sendo assim, o vasopressor de escolha é a noradrenalina que, apesar de gerar vasoconstrição pulmonar, apresenta ação mais intensa na vasculatura sistêmica.[16-17,23] Levosimedan é uma droga sensibilizadora dos miofilamentos ao cálcio, otimizando a contratilidade miocárdica, além de agir inibindo seletivamente a fosfodiesterase 3, que auxilia na contratilidade, mas também promove vasodilatação da vasculatura pulmonar.[20]

De forma geral, o tratamento da insuficiência de VD é baseado nos seguintes aspectos fisiopatológicos: diminuição do volume diastólico final do VD, a fim de diminuir a compressão do VE pelo VD (diuréticos); diminuição da pós-carga do VD (vasodilatadores arteriais pulmonares: NO e prostanoides); aumento da contratilidade de VD (dobutamina); e tratamento da hipotensão sistêmica (dopamina e noradrenalina) (Figura 67.2). No Quadro 67.3 encontram-se os medicamentos inotrópicos e vasopressores comumente utilizados para o tratamento da disfunção de VD em ambiente de terapia intensiva.

OXIGENOTERAPIA E SUPORTE VENTILATÓRIO E INSUFICIÊNCIA DE VD

Oxigenoterapia e suporte ventilatório

Suplementação de oxigênio deve ser fornecida a todos os pacientes, independentemente da insuficiência do VD, a fim de manter saturação arterial acima de 90%, minimizando a vasoconstrição hipóxica. A ventilação não invasiva é uma boa opção de suporte ventilatório, inclusive para evitar a intubação do paciente.[16-17,23] A intubação traqueal associada a ventilação mecânica com pressão positiva pode aumentar a resistência vascular pulmonar e a pós-carga do VD e ser fator de risco para maior mortalidade de pacientes com HAP.[24]

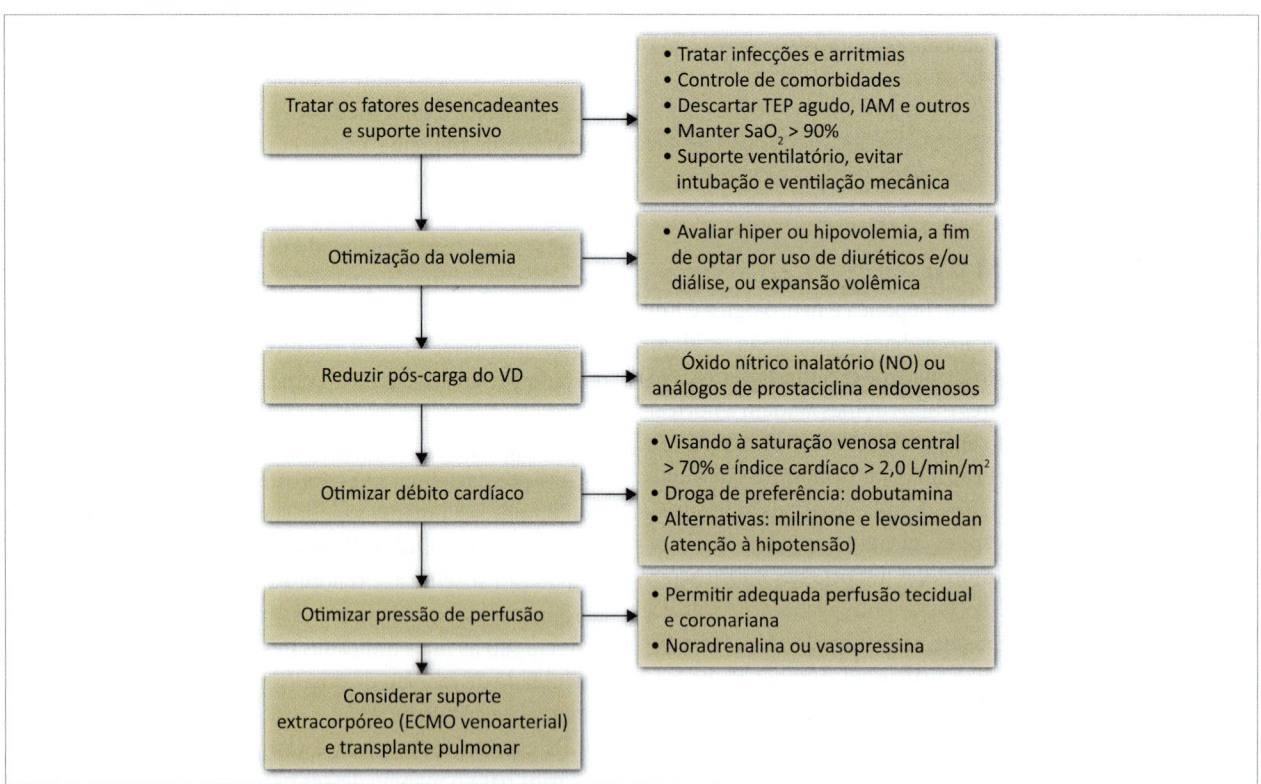

FIGURA 67.2. Resumo das ações a serem realizadas em pacientes com insuficiência ventricular direita no ambiente da terapia intensiva.[16]

VD: ventrículo direito; TEP: tromboembolismo pulmonar; IAM: infarto agudo do miocárdio; SaO_2: saturação arterial de oxigênio; ECMO: circulação extracorpórea com oxigenação por membrana.

QUADRO 67.3. Medicações inotrópicas e vasopressoras e suas ações no débito cardíaco, resistência vascular pulmonar e sistêmica.

Medicação	Débito cardíaco	Resistência vascular pulmonar	Resistência vascular sistêmica
Dobutamina	++	–	–
Milrinone	++	–	–
Dopamina (a depender da dose)	+	0	0
Levosimedan	+	–	–
Noradrenalina	+	+	++
Vasopressina	0	–	++

+: indica elevação; –: indica diminuição; 0: indica ação pouco significativa.

Em caso de necessidade de intubação:

- Realizar pré-oxigenação visando à hiperóxia;
- Avaliar a hemodinâmica do paciente, caso o paciente já se mostre hipotenso antes da intubação, otimizar a volemia e iniciar precocemente vasopressores e inotrópicos, antes mesmo da indução anestésica;
- Procurar utilizar medicação sedativa com pouco efeito na resistência vascular sistêmica, como o etomidato ou quetamina. O bloqueador muscular pode ser usado para aumentar a chance de sucesso na primeira tentativa de intubação;
- Durante a ventilação mecânica corrigir a hipoxemia e a hipercapnia que pioram a vasoconstrição pulmonar;
- Evitar altos volumes correntes, evitar altos valores de pressão positiva no final da expiração (PEEP) e altos valores de pressão das vias aéreas pois podem comprometer o retorno venoso, além de aumentarem a resistência vascular pulmonar. A PEEP deve ser suficiente (5 a 8 cmH$_2$O) para não permitir colapso alveolar, que leva ao aumento da resistência vascular pulmonar e para evitar a hiperinsuflação pulmonar dinâmica em pacientes portadores de doenças de pequenas vias aéreas.[23]

Suporte extracorpóreo

Apesar de todas essas medidas, a insuficiência ventricular direita pode ser refratária. Nesse caso, suporte extracorpóreo deve ser considerado em casos com hipotensão refratária e/ou sinais de progressiva disfunção de órgãos. A modalidade de escolha é a circulação extra-corpórea e oxigenação por membrana (*extracorporeal membrane oxygenation* – ECMO) do tipo venoarterial, por permitir oxigenação e suporte biventricular. Essa modalidade visa a manter o paciente bem oxigenado, ventilado, e com suporte hemodinâmico até a correção do fator desencadeante da descompensação ou até o transplante pulmonar, em países com critérios de priorização de alocação de órgãos.[16-17,23]

REFERÊNCIAS BIBLIOGRÁFICAS

1. Ventetuolo CE, Klinger JR. Management of acute right ventricular failure in the intensive care unit. Annals of the American Thoracic Society. 2014 Jun;11(5):811-22.
2. Hoeper MM, Bogaard HJ, Condliffe R, Frantz R, Khanna D, Kurzyna M, et al. Definitions and diagnosis of pulmonary hypertension. Journal of the American College of Cardiology. 2013 Dec 24;62(25 Suppl):D42-50.
3. Simonneau G, Gatzoulis MA, Adatia I, Celermajer D, Denton C, Ghofrani A, et al. Updated clinical classification of pulmonary hypertension. Journal of the American College of Cardiology. 2013 Dec 24;62(25 Suppl):D34-41.
4. Maarman G, Lecour S, Butrous G, Thienemann F, Sliwa K. A comprehensive review: the evolution of animal models in pulmonary hypertension research; are we there yet? Pulm Circ. 2013 Dec;3(4):739-56.
5. Dorfmuller P. Pathology of Pulmonary Arterial Hypertension. In: Humbert M SR, Simonneau G. Pulmonary Vascular Disorders, 2012. p.14-22.
6. Tuder RM, Archer SL, Dorfmuller P, Erzurum SC, Guignabert C, Michelakis E, et al. Relevant issues in the pathology and pathobiology of pulmonary hypertension. Journal of the American College of Cardiology. 2013 Dec 24;62(25 Suppl):D4-12.
7. Hoette S, Jardim C, Souza R. Diagnosis and treatment of pulmonary hypertension: an update. J Bras Pneumol. 2010 Nov-Dec;36(6):795-811.
8. Olsson KM, Delcroix M, Ghofrani HA, Tiede H, Huscher D, Speich R, et al. Anticoagulation and survival in pulmonary arterial hypertension: results from the Comparative, Prospective Registry of Newly Initiated Therapies for Pulmonary Hypertension (COMPERA). Circulation. 2014 Jan 7;129(1):57-65.
9. Galie N, Corris PA, Frost A, Girgis RE, Granton J, Jing ZC, et al. Updated treatment algorithm of pulmonary arterial hypertension. Journal of the American College of Cardiology. 2013 Dec 24;62(25 Suppl):D60-72.
10. Kim NH, Delcroix M, Jenkins DP, Channick R, Dartevelle P, Jansa P, et al. Chronic thromboembolic pulmonary hypertension. Journal of the American College of Cardiology. 2013 Dec 24;62(25 Suppl):D92-9.
11. Ghofrani HA, D'Armini AM, Grimminger F, Hoeper MM, Jansa P, Kim NH, et al. Riociguat for the treatment of chronic thromboembolic pulmonary hypertension. The New England journal of medicine. 2013 Jul 25;369(4):319-29.
12. Ghofrani HA, Simonneau G, Rubin LJ. Riociguat for pulmonary hypertension. The New England journal of medicine. 2013 Dec 5;369(23):2268.
13. D'Alonzo GE, Barst RJ, Ayres SM, Bergofsky EH, Brundage BH, Detre KM, et al. Survival in patients with primary pulmonary hypertension. Results from a national prospective registry. Annals of internal medicine. 1991 Sep 1;115(5):343-9.
14. Humbert M, Sitbon O, Chaouat A, Bertocchi M, Habib G, Gressin V, et al. Pulmonary Arterial Hypertension in France: Results from a

National Registry. American journal of respiratory and critical care medicine. 2006;173:1023-30.
15. Delcroix M, Naeije R. Optimising the management of pulmonary arterial hypertension patients: emergency treatments. European respiratory review: an official journal of the European Respiratory Society. 2010 Sep;19(117):204-11.
16. Hoeper MM, Granton J. Intensive care unit management of patients with severe pulmonary hypertension and right heart failure. American journal of respiratory and critical care medicine. 2011 Nov 15;184(10):1114-24.
17. Green EM, Givertz MM. Management of acute right ventricular failure in the intensive care unit. Current heart failure reports. 2012 Sep;9(3):228-35.
18. Sztrymf B, Souza R, Bertoletti L, Jais X, Sitbon O, Price LC, et al. Prognostic factors of acute heart failure in patients with pulmonary arterial hypertension. The European respiratory journal. 2010 Jun;35(6):1286-93.
19. Tongers J, Schwerdtfeger B, Klein G, Kempf T, Schaefer A, Knapp JM, et al. Incidence and clinical relevance of supraventricular tachyarrhythmias in pulmonary hypertension. American heart journal. 2007 Jan;153(1):127-32.
20. Price LC, Wort SJ, Finney SJ, Marino PS, Brett SJ. Pulmonary vascular and right ventricular dysfunction in adult critical care: current and emerging options for management: a systematic literature review. Critical care. 2010;14(5):R169.
21. D'Armini AM, Zanotti G, Ghio S, Magrini G, Pozzi M, Scelsi L, et al. Reverse right ventricular remodeling after pulmonary endarterectomy. The Journal of thoracic and cardiovascular surgery. 2007 Jan;133(1):162-8.
22. Kramer MR, Valantine HA, Marshall SE, Starnes VA, Theodore J. Recovery of the right ventricle after single-lung transplantation in pulmonary hypertension. The American journal of cardiology. 1994 Mar 1;73(7):494-500.
23. Dalabih M, Rischard F, Mosier JM. What's new: the management of acute right ventricular decompensation of chronic pulmonary hypertension. Intensive care medicine. 2014 Sep 3.
24. Campo A, Mathai SC, Le Pavec J, Zaiman AL, Hummers LK, Boyce D, et al. Outcomes of hospitalisation for right heart failure in pulmonary arterial hypertension. The European respiratory journal. 2011 Aug;38(2):359-67.

CAPÍTULO 68

INSUFICIÊNCIA RESPIRATÓRIA NAS SÍNDROMES HEMORRÁGICAS PULMONARES

Eduardo da Rosa Borges
Telma Antunes
Carmen Silva Valente Barbas

DESTAQUES

- Hemorragia alveolar (HAlv) é uma síndrome caracterizada pelo sangramento proveniente da microvasculatura pulmonar.
- A hemorragia alveolar (HAlv) pode ser a manifestação de um espectro variado de doenças, incluindo a insuficiência cardíaca congestiva (ICC), infecções e vasculites.
- Clinicamente, apresenta-se, na maioria das vezes, com tosse, dispneia, hipoxemia e anemia.
- Alterações radiológicas, em 80% a 100% dos casos, geralmente mostram infiltrado interstício-alveolar difuso.
- Diagnóstico sindrômico é feito com base no quadro clínico, na anemia ou na queda da hemoglobina (Hb) comprovada. Broncoscopia com lavado broncoalveolar e achado de macrófagos com hemossiderina e aumento da difusão de CO (DLCO) na prova de função pulmonar auxiliam no diagnóstico.
- Diagnóstico etiológico inclui a investigação de cardiopatias, infecções, tromboembolismo pulmonar (TEP), vasculites, coagulopatias e doenças reumatológicas.
- O tratamento pode incluir, além do tratamento da doença de base, a pulsoterapia com corticosteroides, o uso de imunossupressores, imunoglobulina endovenosa e plasmaférese.

INTRODUÇÃO

A hemorragia alveolar (HAlv) pode ser a manifestação de uma gama variada de doenças, e o processo comum a todas elas é um sangramento difuso nos ácinos pulmonares. A heterogeneidade de doenças capazes de cursar com HAlv faz com que essa síndrome seja estudada por diversas especialidades médicas, sendo especialmente importante seu conhecimento pelo intensivista, pois inúmeras vezes a gravidade do sangramento requer cuidados em UTI, não sendo rara a evolução fatal, principalmente se retardados o diagnóstico, o suporte clínico e respiratório, e tratamento adequados.

DEFINIÇÃO E EPIDEMIOLOGIA

HAlv é o termo atualmente utilizado para designar o sangramento proveniente da microvasculatura pulmonar (arteríolas, capilares e vênulas), muitas vezes decorrente de lesão envolvendo a membrana alvéolo-capilar. A HAlv deve ser diferenciada de outro tipo de sangramento pulmonar, geralmente proveniente das vias aéreas mais altas, causas mais comuns de hemoptise. Esses sangramentos são originados da circulação brônquica e, em sua maioria, apresentam-se como hemoptise maciça (600 mL por 24 horas).[1]

Sendo uma síndrome comum a várias doenças, não existem, na literatura, dados sobre sua incidência global. Há, no entanto, relatos de incidência em doenças específicas. Assim, até 5% de todos os pacientes pós-transplante de medula óssea e 32% daqueles com síndrome da imunodeficiência adquirida (AIDS) com manifestações pulmonares apresentam HAlv.

Nos pacientes com lúpus eritematoso sistêmico, a HAlv estará presente em 2% a 5,4% dos casos (22% dos pacientes com manifestação pulmonar), sendo responsável pela internação do paciente em 1,5% a 3,7% dos casos. Algumas séries mostram que até 7% dos pacientes com granulomatose com poliangeíte (p. ex.: granulomatose de Wegner) apresentam sangramento pulmonar.[1-2]

ETIOLOGIA E FISIOPATOLOGIA

Histologicamente, a HAlv pode se apresentar em três padrões diferentes: capilarite, dano alveolar difuso e hemorragia leve, correspondentes ao tipo de doença de base responsável pelo sangramento.

A capilarite pulmonar pode ocorrer isoladamente ou em associação com inflamação de arteríolas, vênulas e vasos de grande e médio calibres. Esse tipo de alteração é mais comum em casos de HAlv secundários a vasculites, a doenças reumatológicas e a infecções. Apesar de sua fisiopatogenia não estar totalmente elucidada, apresenta-se, histopatologicamente, como um infiltrado intersticial neutrofílico, com boa parte desses neutrófilos em apoptose, resultando em um espessamento do espaço intersticial composto de células íntegras e fragmentadas, edema e fibrina. Esse processo geralmente leva a uma necrose fibrinoide, lesando também a membrana basal dos capilares alveolares e permitindo o extravasamento de fibrina, neutrófilos e hemácias para a luz alveolar.

A análise de estudos que indicavam a dependência da gravidade da lesão pulmonar não somente ao número de imunocomplexos a que o paciente está exposto, mas também ao número de neutrófilos circulantes disponíveis, levou Cohen[3] a postular que essas células, presentes na circulação pulmonar, seriam as responsáveis por filtrar os imunocomplexos e carregá-los até os capilares alveolares, sendo, então, diretamente relacionados ao sangramento. Os neutrófilos levariam os imunocomplexos em sua superfície ou já fagocitados e, durante o transporte, a liberação de algumas enzimas, mediadas ou não pela ação de anticorpos contra os imunocomplexos ou contra os neutrófilos que os apresentam, acarretaria a destruição neutrofílica com liberação de substâncias quimiotáticas e pró-inflamatórias com perpetuação do processo.

Dessa maneira, ainda segundo o referido autor, os neutrófilos pulmonares teriam a função de retirar da circulação sistêmica vírus, bactérias, parasitas ou qualquer outro tipo de imunocomplexo, correndo o risco, no entanto, de esses imunocomplexos desencadearem as reações descritas, resultando na HAlv. Cohen defende, ainda, que o fato de haver extravasamento de hemácias, fibrina e principalmente neutrófilos para a luz alveolar retiraria uma parte do estímulo inflamatório, justificando, de certa maneira, a cessação espontânea do sangramento em alguns episódios.[3-5]

Qual estímulo iniciaria essas reações e por que algumas pessoas estão sujeitas a elas e outras não ainda são perguntas a serem respondidas. Em alguns casos, já existem explicações parciais, como na síndrome de Goodpasture (na qual esse tipo de lesão se associa à hemorragia branda descrita a seguir), em que uma mutação no cromossomo que determina a formação da cadeia α-3 de colágeno tipo IV, presente principalmente na membrana basal de pulmões e rins, alteraria a estrutura dessa cadeia, ocasionando a formação de anticorpos contra essa membrana basal alterada. O fator desencadeante e responsável pela ocorrência dessa sequência de eventos em outras vasculites (vasculites ANCA associadas ou não), nas infecções e nas reações a drogas ainda necessita de elucidação.[3-6]

A segunda forma de apresentação histopatológica é o dano alveolar difuso (DAD), geralmente presente na síndrome do desconforto respiratório agudo (SDRA), em infecções, após lesões inalatórias, nas pneumonias intersticiais agudas (AIP), entre outras. Histologicamente, apresenta-se como edema intersticial e alveolar difuso, com acúmulo subsequente de material proteináceo e formação de membrana hialina, resultando em um desarranjo estrutural difuso, com lesão da membrana alvéolo-capilar e consequente extravasamento de hemácias.[1-2,7]

A terceira forma de apresentação, geralmente chamada de hemorragia branda ou leve, tem como principal característica um sangramento geralmente discreto e com relativa preservação da arquitetura alveolar, podendo ser, inclusive, secundária a aumento da pressão hidrostática no interior do capilar pulmonar. Esse tipo de lesão é encontrado em cardiopatias, coagulopatias e estado hipervolêmico, entre outros.[1]

DIAGNÓSTICO CLÍNICO

O quadro clínico da HAlv pode ser de instalação abrupta, insidiosa ou recorrente, dependendo da doença de base causadora do sangramento. A tríade de sinais e sintomas principais é: dispneia (25% a 100% dos casos); hipoxemia; e anemia (75% a 100%). No entanto, também é comum a ocorrência de febre (25% a 100%), dor torácica (20% a 30%), tosse e aumento do gradiente alvéolo-arterial de oxigênio.[3-5]

A hemoptise pode estar presente em 25% a 100% dos casos, porém não é obrigatória. Sua presença, se bem caracterizada e descartadas outras fontes de sangramento, como hematêmese e epistaxe, deve chamar a atenção para a possibilidade de sangramento de vias aéreas mais altas, provenientes da circulação brônquica, principalmente no caso de hemoptise maciça.

Além do quadro clínico da HAlv, podem estar presentes sinais e sintomas das doenças sistêmicas predispostas a ela, como as doenças do tecido conectivo, as cardiopatias (principalmente valvopatias com hipertensão venosa crônica) e as vasculites. Por esse motivo, uma história clínica detalhada, com antecedentes de doenças reumatológicas, exposição a fatores de risco, coagulopatias prévias ou uso de medicamentos, associada a um exame físico minucioso, com pesquisa de artralgias, artrites, petéquias, hematomas, lesões cutâneas sugestivas de vasculite, sinusopatia de repetição, nariz em sela, e alterações oculares são de extrema importância para o diagnóstico.[4]

Antecedentes de coagulopatia ou uso de drogas que possam estar associados a ocorrência de HAlv (Quadro 68.1), devem ser investigados.[3,8,9]

DIAGNÓSTICO POR IMAGEM E EXAMES COMPLEMENTARES

Radiograficamente, os achados são bastante inespecíficos, sendo a tomografia de tórax superior à radiografia simples apenas na caracterização da imagem e na sugestão de HAlv. Quando usados na tentativa de estabelecimento de um diagnóstico etiológico, ambos os exames têm valores bastante semelhantes, e baixos, com exceção da detecção do tromboembolismo pulmonar (TEP), em que a tomografia computadorizada de tórax helicoidal com contraste (protocolo para TEP) é diagnóstica.

O achado radiológico mais comum na HAlv é um infiltrado alveolar bilateral, difuso, predominantemente peri-hilar e em ápices, poupando os seios costofrênicos. Esse achado é bastante semelhante ao de congestão pulmonar e infecção, tornando difícil sua diferenciação somente por exames radiológicos.

Os achados da tomografia de tórax são também dependentes do momento da realização do exame e bastante sensíveis para detecção dos quadros de HAlv mais leves. O achado de vidro despolido central e basal é o mais frequente, com ou sem espessamento septal, sendo que os quadros de HAlv crônica e recorrente podem evoluir para fibrose.

O ecocardiograma pode ser útil na avaliação da função do ventrículo esquerdo e exclusão do diagnóstico de edema pulmonar cardiogênico. Na evolução radiológica, desde que não haja novo sangramento, a imagem de HAlv tende a desaparecer de maneira mais rápida que a de infecção, porém mais lentamente que a de edema pulmonar. Além do infiltrado difuso, a HAlv ainda pode se manifestar como imagem localizada, às vezes mimetizando uma pneumonia lobar, e até mesmo com derrame pleural associado.[2,7,9]

Uma vez realizada a suspeita diagnóstica de HAlv por meio dos dados clínicos e radiológicos, deve-se lançar mão de alguns exames complementares para a confirmação diagnóstica. São eles: a medida de difusão de monóxido de carbono (DLCO) e a broncoscopia com lavado broncoalveolar (LBA).

QUADRO 68.1. Drogas relacionadas com a hemorragia alveolar.

Reação de hipersensibilidade	Toxicidade direta	Alterações de coagulação
Propiltiouracil	Amiodarona	Agentes trombolíticos
Penicilina	Nitrofurantoína	Antiagregantes plaquetários
Difenil-hidantoína	Agentes quimioterápicos	Inibidores da glicoproteína IIb IIIa
Ácido transretinoico	Crack/cocaína	Anticoagulantes
Mitomicina	—	Trombocitopenia droga-induzida
Hidralazina	—	Dextran 70
Sulfassalazina	—	—
Carbimazol	—	—
Antagonistas de leucotrieno	—	—
Agentes quimioterápicos	—	—

A realização da DLCO se baseia na alta afinidade da hemoglobina com o CO, o que ocasiona aumento na difusão de monóxido de carbono. Incrementos maiores que 30% do valor basal ou uma medida única com 130% ou mais do valor predito são altamente sugestivos do diagnóstico. A pouca disponibilidade desse teste em nosso meio, as condições clínicas desfavoráveis dos pacientes com HAlv, que geralmente não estão estáveis o suficiente para a realização do exame, e a perda de sensibilidade do teste caso o exame não seja realizado em até 48 horas após o episódio de sangramento são limitações importantes desse método.

A broncoscopia com LBA é importante não somente para confirmar o diagnóstico de HAlv, mas também para excluir causas infecciosas ou sangramentos provenientes das vias aéreas. Caracteristicamente, o LBA da HAlv apresenta quantidade progressivamente maior de sangue à medida que o soro é instilado, e o broncoscopista pode observar sangramento proveniente de vários segmentos pulmonares. Na ausência de sangramento ativo, a pesquisa, no líquido do LBA, de macrófagos contendo hemossiderina, auxilia no diagnóstico.

A biópsia pulmonar, quando indicada, não deve, na maioria das vezes, ser feita por via broncoscópica e tem como objetivo principal o diagnóstico etiológico, sendo raramente necessária para a confirmação diagnóstica da HAlv.

Arquitetura pulmonar preservada e ausência de células inflamatórias no interstício pulmonar são o achado histopatológico típico de HAlv secundária a distúrbios de coagulação, inalação de substâncias tóxicas, estenose mitral e hemossiderose pulmonar idiopática. Já o encontro de capilarite é característico da poliangeíte microscópica, da granulomatose com poliangeite lúpus eritematoso sistêmico (LES) e outras doenças do colágeno, como a polimiosite, a doença mista do tecido conjuntivo, a síndrome antifosfolípide e a artrite reumatoide (Figura 68.1). A capilarite também é encontrada na HAlv associada a drogas.

Se for observada, na biópsia pulmonar a céu aberto, a presença de dano alveolar difuso, os diagnósticos de SDRA, LES, inalação de crack (Figuras 68.2 e 68.3) e HAlv associada a transplante de medula e pós-radiação devem ser considerados.[10-11,12,13]

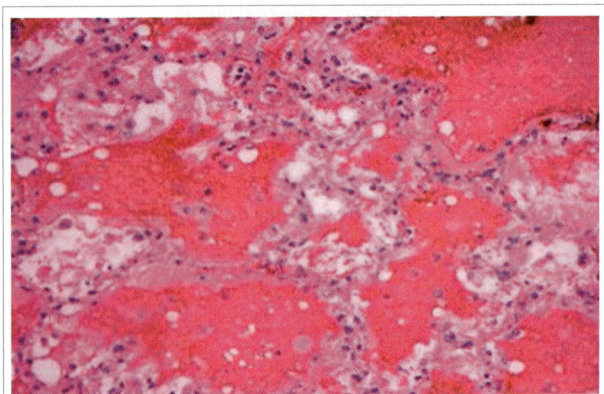

FIGURA 68.1. Capilarite e hemorragia alveolar.

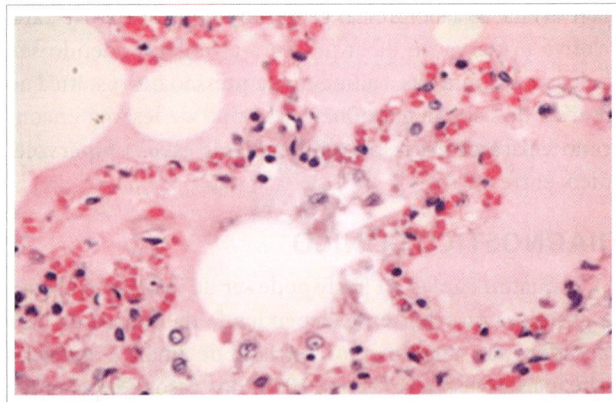

FIGURA 68.2. Hemorragia predominante no interstício e edema pulmonar associado.

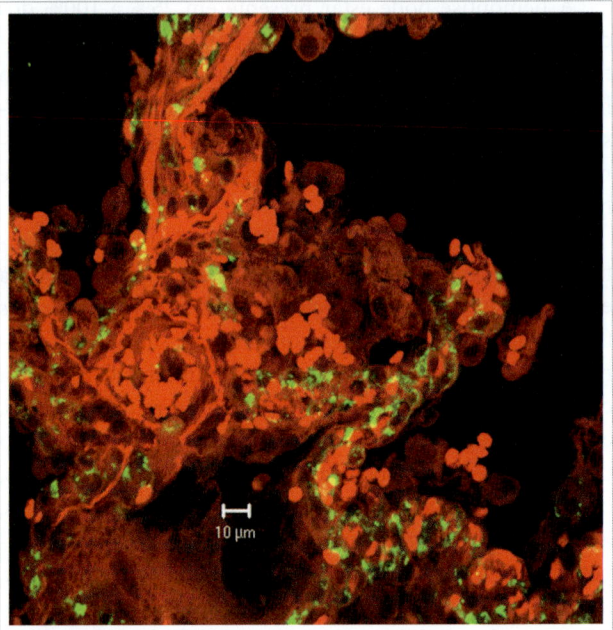

FIGURA 68.3. Hemorragia intersticial e alveolar associada a SDRA visualizada no microscópio a *laser* confocal.

DIAGNÓSTICO LABORATORIAL

A avaliação laboratorial tem como objetivos confirmar ou excluir o diagnóstico de HAlv, estimar a gravidade do sangramento, diagnosticar distúrbios associados e, principalmente, colaborar para a confirmação do diagnóstico etiológico, que terá importância fundamental no tratamento.

Na confirmação diagnóstica da HAlv, a presença de anemia é quase obrigatória, sendo hemoglobina < 9 g/dL ou queda no Hb > 1 g/dL, quando associadas a quadro clínico e radiológico compatíveis, bastante sugestivas. A gravidade do sangramento pode ser avaliada pelo nível de hemoglobina aliado às condições hemodinâmicas do paciente. Naqueles com episódios recorrentes de sangramento, a anemia tem características de anemia ferropriva na maior parte das vezes.

A avaliação laboratorial geral deve conter: Hb/Ht para avaliar o grau de anemia e a evolução do paciente (estabilidade ou nova queda de Hb); leucograma (infeccioso, eosinofilia (Churg-Strauss, estrongiloidíase); função renal e urina I, para detecção de acometimento renal simultâneo e uremia; plaquetas; TP; TT; e TTPa, pois, apesar de o pulmão, quando íntegro, mesmo na presença de coagulopatias, raramente apresentar sangramento espontâneo, alguns trabalhos mostram que na presença de fatores de risco para sangramento como congestão pulmonar, estenose mitral e vasculites, a incidência de hemorragia é maior nos pacientes com distúrbios de coagulação, principalmente plaquetopenia menor que 60 mil. Além disso, qualquer coagulopatia deve ser corrigida na presença de sangramento ativo.

Fibrinogênio, D-dímero e outros produtos de degradação de fibrina devem ser solicitados com o intuito de diferenciar distúrbios primários de coagulação intravascular disseminada (CIVD) secundária ao processo já instalado. Provas de atividade inflamatória têm mais papel evolutivo que diagnóstico. O *status* imunológico do paciente deve ser pesquisado com sorologia para HIV, história de neoplasia ou uso de imunossupressores.

A gravidade da hipoxemia na gasometria arterial está relacionada à gravidade do caso. A dosagem de peptídeo natriurético cerebral (BNP) pode ser útil na confirmação de edema pulmonar de origem cardiogênica.

Mesmo nos pacientes com vasculites sistêmicas e doenças do tecido conectivo previamente conhecidas, a exclusão de causas infecciosas para o sangramento é fundamental, visto que a instituição de tratamento imunossupressor na vigência de quadro infeccioso sem tratamento pode trazer consequências catastróficas. Para tanto, devem ser solicitadas hemocultura e cultura de urina.

No LBA, deve ser feita pesquisa direta e cultura para bactérias, fungos e microbactérias, além de reação em cadeia da polimerase para *P. carinii* e vírus (principalmente CMV, VSR, herpes simples e parvovírus B19), sobretudo em pacientes sabidamente imunossuprimidos. Antigenemia para citomegalovírus (CMV) pode ser útil, porém a biópsia pulmonar mostrando inclusão viral é o padrão-ouro para o diagnóstico de HAlv secundária a infecção por esse vírus.

Atualmente, tem sido descrita, em algumas regiões brasileiras, a ocorrência de sangramento pulmonar por dengue hemorrágica e hantavirose, portanto a pesquisa para essas doenças é indicada em alguns casos. A presença de *Strongyloides stercoralis* no líquido do LBA é diagnóstica, sendo o protoparasitológico de fezes, isoladamente, apenas sugestivo de infecção pulmonar por esse parasita. No entanto, nas duas situações, faz-se imperativo o tratamento da infecção parasitária antes da terapia imunossupressora.[4] Em pacientes com epidemiologia positiva para leptospirose, culturas de urina, do líquido do LBA e hemoculturas devem ser realizadas também em meios especiais (Fletcher, Stuart e Tween 80), assim como deve ser solicitada sorologia específica.

Além da pesquisa direta e da cultura para fungos no LBA, a investigação pode prosseguir com sorologia para criptococo, histoplasma, *P. brasiliensis* e *Aspergillus*. Porém, novamente, a biópsia é necessária para o diagnóstico de certeza, principalmente em caso suspeito de aspergilose pulmonar invasiva. Nos pacientes que estiveram em áreas endêmicas de malária, a pesquisa de plasmódios é obrigatória.[3,14,13]

A HAlv geralmente ocorre nos pacientes já diagnosticados como portadores de vasculites ou doenças do colágeno, porém ela também pode ser a manifestação inicial de uma dessas doenças em um paciente sem diagnóstico prévio. Nos primeiros, a exclusão de causas infecciosas e a comprovação de atividade sistêmica ou em outros órgãos-alvo da doença de base confirmam a causa da HAlv. Já nos pacientes previamente hígidos, a investigação dessas enfermidades se impõe. A seguir, são apresentadas as principais características das doenças mais importantes desse grupo e os exames essenciais para a realização do diagnóstico.

GRANULOMATOSE COM POLIANGEÍTE (P. EX.: GRANULOMATOSE DE WEGENER – GW)

Vasculite de pequenas e médias artérias, que se caracteriza por uma inflamação granulomatosa necrosante dos tratos respiratórios superior e inferior, e glomerulonefrite necrosante focal ou segmentar.

Clinicamente, há envolvimento pulmonar e de vias aéreas superiores em 70% a 95% dos casos, com história de infecções de repetição e a presença de nariz em sela, praticamente diagnóstica. O acometimento renal ocorre em 50% a 85% das vezes no decorrer da doença, não estando necessariamente presente na abertura do quadro, mas sendo mais frequente e geralmente de evolução mais grave quando na presença de HAlv.

Pode haver, ainda acometimento cutâneo (40% a 60%), musculoesquelético (30% a 70%) e ocular (25% a 55%). Lesões de sistema nervoso central (SNC) e cardíacas são mais raras. Laboratorialmente, a análise do sedimento urinário mostrando hematúria e cilindros hemáticos alerta para a possibilidade de lesão renal associada.

Na vigência de atividade da doença, o ANCA-C (ANCA citoplasmático) tem sensibilidade de 90% a 95% e especificidade de 90%, e é possível que o ANCA-P (ANCA periférico) esteja presente em 20% dos casos. Fator reumatoide pode ser positivo em até 60% dos casos e as provas de atividade inflamatória devem estar elevadas. Quando ANCA-C for negativo e houver dúvida diagnóstica, deve-se abrir mão de biópsia tecidual.

Apesar da menor sensibilidade, biópsias de lesões cutâneas e de via aérea superior devem preceder a pulmonar por serem menos invasivas. Nos casos com acometimento renal, a biópsia desse órgão evidencia uma glomerulonefrite focal necrosante pauci-imune e é útil principalmente como diferencial de síndrome de Goodpasture, púrpura de

Henoch-Scholein, nefropatia por IgA e outras lesões não glomerulonefrite. A tomografia de tórax, em geral, revela nódulos com massas em 40% a 70% dos pacientes, com escavação em cerca de metade destes, e presença de halo em vidro fosco. A HAlv é uma complicação em cerca de 25% dos pacientes portadores de granulomatose com poliangeíte. A biópsia pulmonar, se necessária e na vigência de HAlv, deve ser realizada a céu aberto ou por videotoracoscopia, devendo-se evitar a via transbrônquica, como ressaltado anteriormente. A HAlv associada à capilarite é o achado mais comum nesses casos e esses pacientes podem se beneficiar de plasmaférese como terapêutica associada.[11]

POLIANGEÍTE MICROSCÓPICA

Vasculite necrosante não granulomatosa de pequenos vasos, que apresenta HAlv em 10% a 50% dos casos. O rim é afetado em quase 100% das vezes, podendo haver também artralgias e mialgias (50% a 65%), envolvimento cutâneo (50% a 65%), mononeurite multiplex (15% a 50%) e envolvimento do trato gastrintestinal (30% a 45%).

Laboratorialmente, caracteriza-se por insuficiência renal, sedimento urinário com proteinúria e hematúria; ANCA-p é positivo em 50% a 75% e ANCA-c, em 10% a 15%. A tomografia computadorizada de tórax revela vidro despolido com espessamento septal. Pode evoluir para bronquiolite após a resolução da hemorragia. Biópsia renal com glomerulonefrite focal pauci-imune, raramente diagnóstica, sendo a biópsia pulmonar, na vigência de HAlv, o padrão-ouro, com evidência de capilarite.[11]

SÍNDROME DE GOODPASTURE

Constitui-se por HAlv associada a insuficiência renal aguda, em que é possível demonstrar a presença de anticorpos antimembrana basal circulantes, geralmente da classe IgG. Esses anticorpos são direcionados contra a cadeia α-3 do colágeno tipo IV, presente na membrana basal principalmente de rins e pulmões. A detecção desses anticorpos em pacientes com quadro clínico sugestivo é diagnóstica, e o tratamento deve ser prontamente instituído com o objetivo de preservar a função renal do paciente.

Aproximadamente 10% a 20% dos pacientes terão função renal normal no diagnóstico, mas, mesmo nesses, hematúria, proteinúria e hipertensão são achados quase obrigatórios. Biópsia renal mostra deposição linear de IgG, sendo a demonstração de crescentes epiteliais em mais de 50% dos glomérulos amostrados considerada fator de mau prognóstico renal, assim como creatinina > 7 g/dL ao diagnóstico. Complemento sérico geralmente é normal. Pode haver associação com doenças ANCA-relacionadas e, nesses casos, geralmente há outras manifestações de vasculites.

O tabagismo, assim como outros fatores desencadeantes, parece estar ligado ao sangramento pulmonar, visto que a ocorrência de HAlv em pacientes não fumantes é rara. A biópsia pulmonar mostra, à imunofluorescência, depósito linear de anticorpos antimembrana basal na parede alveolar. Em casos crônicos de HAlv, pode evoluir para fibrose pulmonar.[11]

LÚPUS ERITEMATOSO SISTÊMICO (LES)

A HAlv pode ser a primeira manifestação da doença em até 30% dos casos de LES e, apesar de ser uma manifestação pouco frequente (2% a 5,4% dos doentes), responde por 22% das complicações pulmonares e apresenta taxa de mortalidade bastante alta na maioria das séries (23% a 92%), com apenas uma série, até hoje, com sobrevida de 100%.

A manifestação extrapulmonar mais associada à HAlv é a nefrite lúpica. Laboratorialmente, apresenta complemento baixo, proteínas de atividade inflamatória elevadas, anticorpo antinúcleo (ANA) e anti-dsDNA em altos títulos. Amostra de tecido pulmonar com presença de depósito de IgG, de maneira granular, na membrana basal, ajuda a diferenciar LES de GPA, poliangeíte microscópica e síndrome de Goodpasture.[3,12]

HEMOSSIDEROSE PULMONAR

Diagnóstico de exclusão, pois não há marcadores específicos. Clinicamente, apresenta HAlv recorrente sem acometimento renal ou sistêmico. Mais comum em crianças, mas pode afetar também adultos jovens.

Biópsia pulmonar mostra HAlv leve sem capilarite, com acúmulo de macrófagos com hemossiderina e, ao longo do tempo, pode evoluir com fibrose.[1,11]

PÚRPURA DE HENOCH-SCHONLEIN (PHS)

Síndrome caracterizada por púrpura palpável, artrite ou artralgias, dor abdominal, sangramento gastrintestinal e acometimento renal e pulmonar esporádico. Geralmente acomete crianças.

Complicações pulmonares ocorrem em até 6% dos casos e incluem capilarite, arterite, HAlv e infarto pulmonar. Histologicamente, caracteriza-se pela deposição granular de IgA ao longo do septo alveolar. A nefropatia por IgA, em raríssimos casos, também é capaz de acometer o pulmão e pode ser considerada uma forma leve de PHS.[1,11]

DOENÇA DE BEHÇET

Caracterizada por estomatite, úlceras genitais e iridociclite, mas tem diversas manifestações sistêmicas e acomete o pulmão em 5% a 10% dos casos. Pode causar hemoptise por capilarite difusa, arterite ou ruptura de aneurisma de artéria pulmonar.

Biópsia de pulmão ou rim apresenta deposição granular de IgG, C3 e C4.

SÍNDROME ANTICORPO ANTIFOSFOLÍPIDE

Manifestações clínicas incluem trombose arterial e/ou venosa recorrentes, trombocitopenia e perda fetal recorrente. O acometimento pulmonar é raro e o diagnóstico é feito pelo achado de anticorpo anticardiolipina e/ou anticoagulante lúpico positivo, e descartadas todas as outras causas.[15]

Outras causas incluem a síndrome pulmão-rim, provavelmente um grupo heterogêneo de doenças com acometimento desses dois órgãos e que, até o momento, não foram classificadas em nenhuma síndrome específica; a crioglobulinemia (geralmente associada à infecção pelo vírus HCV), a síndrome de Churg-Strauss e a poliarterite nodosa, entre outras.

PÓS-TRANSPLANTE DE MEDULA ÓSSEA

Complicação rara (5%) e precoce (ao redor dos primeiros trinta dias após o transplante), de fisiopatologia desconhecida. Hemoptise pode estar ausente.

LBA auxilia no diagnóstico, com hemácias e macrófagos com hemossiderina.

Além das doenças sistêmicas mencionadas anteriormente, é necessário lembrar que a HAlv também pode ser causada por uma grande quantidade de medicamentos e drogas ilícitas, apresentados no Quadro 68.1, que também estabelece a correlação com o mecanismo envolvido no sangramento. Para o diagnóstico, nesses casos, a história clínica e a ausência de outra explicação para a hemorragia são fundamentais.[2,10]

DIAGNÓSTICO DIFERENCIAL

Também deve ser dividido em sindrômico ou etiológico.

O diagnóstico diferencial sindrômico deve incluir as doenças que possam se apresentar com uma ou mais das seguintes características: insuficiência respiratória de início agudo, hipoxemia, hemoptise, anemia e infiltrado radiológico difuso. As doenças mais importantes a serem descartadas são: congestão pulmonar/edema pulmonar agudo cardiogênico, SDRA, TEP, pneumonia intersticial aguda, infecções pulmonares, hipervolemia, sangramento de vias aéreas altas com aspiração secundária, pneumonite medicamentosa (p. ex.: por amiodarona), pneumonia de hipersensibilidade, entre outras (Quadro 68.2).

É importante notar que várias vezes essas doenças podem cursar com ou estar associadas a HAlv, o que torna o diferencial praticamente impossível.

Em relação ao diagnóstico diferencial etiológico, a maioria das doenças já foi citada na sessão anterior (diagnóstico laboratorial) e estão resumidas no Quadro 68.3.

Os exames mais importantes para o diagnóstico diferencial estão expostos no Quadro 68.4.

QUADRO 68.2. Principais causas relacionadas com a hemorragia alveolar.

▪ Síndrome de Goodpasture	▪ Transplante de medula óssea
▪ GPA	▪ Dano alveolar difuso/SDRA
▪ Poliangeíte microscópica	▪ Coagulopatias
▪ LES	▪ CIVD
▪ Reação a drogas	▪ Lesões inalatórias
▪ Infecções bacterianas, virais, fúngicas ou parasitárias	▪ Estenose mitral
▪ Nefropatia por IgA	▪ TEP
▪ Síndrome pulmão-rim	▪ Angiossarcoma pulmonar
▪ Síndrome de Behçet	▪ Doença pulmonar venoclusiva
▪ Crioglobulinemia	▪ Esclerose tuberosa
▪ Hemossiderose pulmonar	▪ PHS
▪ Síndrome antifosfolípide	▪ Leptospirose
▪ Amiloidose cardíaca	▪ Malária
▪ Linfangioleiomiomatose	▪ Doença reumatoide

GPA: granulomatose com poliangeíte; SDRA: síndrome do desconforto respiratório agudo; CIVD: coagulação intravascular disseminada; LES: lúpus eritematoso sistêmico; TEP: tromboembolismo pulmonar; PHS: Púrpura de Henoch-Schonlein.

QUADRO 68.3. Exames laboratoriais úteis para diagnóstico da hemorragia alveolar.

▪ Hemograma completo	▪ TP
▪ Função renal	▪ TTPa
▪ VHS	▪ TT
▪ Proteína C reativa	▪ D-dímero
▪ BNP	▪ Fibrinogênio

TP: tempo de protrombina; TTPa: tempo de tromboplastina parcial ativada; VHS: velocidade de hemossedimentação; TT: tempo de trombina; BNP: peptídeo natriurético cerebral.

QUADRO 68.4. Exames laboratoriais úteis para diagnóstico etiológico da hemorragia alveolar.	
▪ ANCA	▪ FAN
▪ Fator reumatoide	▪ Anticorpo antimembrana basal
▪ Complemento total e frações	▪ Urina tipo I
▪ DLCO	▪ Broncoscopia e LBA
▪ Biópsia renal ou de pele	▪ Biópsia pulmonar

ANCA: anticorpo anticitoplasma de neutrófilos; FAN: fator antinúcleo; DLCO: difusão de monóxido de carbono; LBA: lavado broncoalveolar.

TRATAMENTO
MEDIDAS GERAIS

Após o diagnóstico da HAlv e a avaliação da sua gravidade, deve-se priorizar a estabilização hemodinâmica, com o uso de fluidos endovenosos e drogas vasoativas conforme necessário, e a estabilização da função respiratória.

A hipoxemia deve ser imediatamente corrigida por meio da administração de oxigênio por cateter nasal ou por dispositivos de CPAP (ventilação não invasiva com pressão positiva contínua das vias aéreas) e/ou BiPAP (ventilação não invasiva com dois níveis de pressão), pois a administração de pressão positiva nas vias aéreas, além de melhorar a oxigenação, mantém as unidades alveolares pressurizadas, tendendo a estabilizar o sangramento alveolar.

O uso da ventilação não invasiva (VNI) está ainda mais indicado quando a HAlv for secundária ou associada a edema pulmonar cardiogênico, pós-transplante de medula óssea, pneumocistose e doença pulmonar obstrutiva crônica (DPOC). Nas hipoxemias não corrigidas com a administração de oxigenoterapia e ventilação não invasiva, ou nas contraindicações ao uso desta última, deve-se proceder à intubação orotraqueal e à ventilação mecânica invasiva com estratégia ventilatória com pressões de distensão alveolar baixas.

Alguns trabalhos já demonstraram, e é opinião dos autores deste capítulo, que o uso de altos níveis de pressão positiva no final da expiração (PEEP) se impõe, propiciando a estabilização do sangramento, a melhora da oxigenação, do quadro radiológico e da mortalidade desses pacientes, que devem ser mantidos com suporte ventilatório e hemodinâmico, assim como monitorização de Hb/Ht, até a estabilização do quadro, quando deve ser iniciado o desmame ventilatório.

Durante o desmame, a redução da PEEP deve ser feita de maneira cuidadosa e, após a extubação, o uso de pressão positiva por VNI aparentemente reduz a chance de ressangramento.[16,17]

Distúrbios de coagulação devem ser investigados e corrigidos e a hemoglobina, reposta, se estiver em nível inferior a 7 g/dL, na vigência de sangramento ativo e/ou instabilidade hemodinâmica. Medicamentos capazes de induzir a HAlv ou alterar a coagulação ou a agregação plaquetária devem ter seu uso suspenso. Alguns relatos de casos foram publicados com o uso de fator VIIa recombinante, via pulmonar ou endovenosa, com sucesso na remissão do sangramento em casos de refratariedade ao tratamento convencional. O uso de ácido aminocaproico foi relatado por alguns autores em casos de hemorragia pós-transplante de medula óssea, mas sua eficácia ainda não foi comprovada.[8,9]

TRATAMENTO ESPECÍFICO

Uma vez realizado o diagnóstico de HAlv, o diagnóstico etiológico e o tratamento específico imediato são de suma importância, em razão da alta morbimortalidade dessa síndrome.

Após a estabilização dos quadros hemodinâmico e respiratório desses pacientes, um LBA deve ser coletado e encaminhado para pesquisa de bactérias, vírus e parasitas. Na suspeita e/ou confirmação de infecção, deve ser iniciada terapêutica antiviral, antibacteriana e/ou antiparasitária específica, sendo que alguns autores sugerem a introdução de antibioticoterapia empírica até o resultado final dos exames coletados para avaliar a presença de infecção ou, em casos nos quais houve necessidade de intubação orotraqueal, até que o doente seja extubado.

Nos casos das doenças autoimunes ou quando a biópsia pulmonar revelar capilarite e já tenham sido descartadas/tratadas possíveis infecções, deve ser imediatamente iniciada a pulsoterapia com metilprednisolona, 500 mg a 1 g, via endovenosa, por 3 dias, com pelo menos um trabalho em LES sugerindo que 500 mg têm a mesma eficácia que 1 g com menor risco de infecção. Após a pulsoterapia deve-se introduzir 1 mg/kg/dia de prednisona, que deve ser reduzida gradualmente e, dependendo da estabilidade clínica, ambulatorialmente. Antes da realização da pulsoterapia, sugere-se a profilaxia para parasitose disseminada, principalmente estrongiloidíase.[18]

Após a confirmação de doença autoimune (ANCA ou FAN positivos e/ou confirmação histológica), deve ser iniciada a terapêutica imunossupressora com ciclofosfamida (3 a 5 mg/kg/dia ou 0,75 a 1 g/m²/mês) endovenosa. Nos casos refratários, pode ser necessária a realização de plasmaférese ou a administração de imunoglobulina endovenosa, com trabalhos mostrando benefícios claros em LES e granulomatose com poliangeíte.

Os melhores resultados da plasmaférese parecem ocorrer em síndrome de Goodpasture e vasculites ANCA-associadas que já se apresentam com acometimento renal. A terapêutica imunossupressora para os pacientes portadores de doenças autoimunes deve ser mantida pelo período de um ano após a remissão da doença, com monitorização dos efeitos colaterais das drogas utilizadas, principalmente linfopenia e cistite hemorrágica, no caso da ciclofosfamida (alguns estudos sugerem que a administração mensal está relacionada a menores efeitos colaterais quando comparada com a administração diária).

Atualmente, alguns trabalhos sugerem que a ciclofosfamida pode ser substituída por azatioprina, metotrexato ou micofenolato mofetil, mas apenas na fase de manutenção. Recentemente, o uso de rituximab vem ganhando espaço na remissão de formas graves de vasculite, incluindo HAlv (RAVE *trial*, 2010). O acompanhamento com dosagem quantitativa de anticorpos específicos, ferritina e proteínas de fase inflamatória pode auxiliar na prevenção de novos episódios, já que esses parâmetros tendem a aumentar antes de uma recorrência. Nos casos de granulomatose com poliangeíte há evidências de que o uso de sulfametoxazol-trimetoprim reduz o risco de reativação da doença.[1,18,19]

PROGNÓSTICO

Assim como a incidência, o prognóstico dessa síndrome está mais relacionado ao diagnóstico etiológico do que à síndrome propriamente dita. Porém, a HAlv representa, na maior parte das vezes, a mais grave manifestação das doenças citadas no texto, sendo responsável por uma alta morbimortalidade.

Uma revisão de HAlv em pacientes lúpicos, por exemplo, mostra sobrevida média de 40%, variando entre 8% e 100%, nos trabalhos levantados. Nos pacientes com HAlv pós-transplante de medula óssea, a mortalidade pode chegar a 70%, dado semelhante a alguns levantamentos realizados com HAlv e granulomatose de Wegener (mortalidade 60%).[1-2,11]

REFERÊNCIAS BIBLIOGRÁFICAS

1. Borges ER, Ab'Saber AM, Barbas CSV. Síndromes Hemorrágicas Pulmonares. J Bras Pneumol. 2005;31(Supl 1):36-43.
2. Green RJ, Ruoss SJ, Kraft SA, Berry GJ, Raffin TA. Pulmonary Capillaritis and Alveolar Hemorrhage: Update on Diagnosis and Management. Chest. 1996;110(5):1305-16.
3. Cohen S. Diffuse Pulmonary Hemorrhage: Evolutionary "Flaw" or Consequence of Evolutionary Progress?. Am J Med Sci. 2002;323(3):130-9.
4. Santos-Ocampo AS, Mandell BF, Fessler BJ. Alveolar Hemorrhage in Systemic Lupus Erythematosus. Chest. 2000;118(4):1083-90.
5. Schwarz MI, Brown KK. Small Vessel Vasculitis of the Lung. Thorax. 2000;55(6):502-10.
6. Vincent B, Flahault A, Antoine M, Wislez M, Parrot A, Mayaud C, Cadranel J. AIDS-Related Alveolar Hemorrhage: A Prospective Study of 273 BAL Proacedures. Chest. 2001;120(4):1078-84.
7. Rodriguez W, Hanania N, Guy E, Guntupalli J. Pulmonary-Renal Syndromes in the Intensive Care Unit. Crit Care Clin. 2002;18(4):881-95.
8. Schwarz MI, Fontenot AP. Drug-induced diffuse alveolar hemorrhage syndrome and vasculitis. Clin Chest Med. 2004;25:133-40.
9. Uysal E, Çevik E, Solak S, Acar YA, Yalimol M. A life-threatening complication of warfarin therapy in ED: diffuse alveolar hemorrhage. Am J Emerg Med. 2014;32:690.e3–690.e4.
10. Langford CA. Vasculitis. J Allergy Clin Immunol. 2003;111(2, part 3):S602-S612.
11. Ulrich S. Diffuse alveolar hemorrhage syndromes. Curr Opin Rheumatol. 2001;13:12-7.
12. Capdevila AA, Irrazábal LC, et al. Respiratory Failure Due to Lupus Pneumonitis: Case Report and Review of the Literature. Clin Pulm Med. 2003;10(3):136-42.
13. Lichtenberger III JP, Digumarthy SR, Abbott GF, Shepard JA, Sharma A. Diffuse Pulmonary Hemorrhage: Clues to the Diagnosis. Curr Probl Diagn Radiol. 2014;43:128-39.
14. Carvalho CRR, Bethlem EP. Pulmonary Complications of Leptospirosis. Clin Chest Med. 2002;23(2):468-79.
15. Espinosa G, Cervera R, Font J, Asherson RA. The Lung in the Antiphospholipid Syndrome. Ann Rheum Dis. 2002;61:195-8.
16. Amato MBP, Barbas CSV, Medeiros DM, Magaldi RB, Schettino GPP, Lorenzi Filho G, et al. Effect of a Protective-Ventilation Strategy on Mortality in the Acute Respiratory Distress Syndrome. N Engl J Med. 1998;338:347-54.
17. Amato MBP, Brower RG, Meade MO, Slutsky AS, Brochard L, Costa EL, et al. Driving Pressure and Survival in the Acute Respiratory Distress Syndrome. N Engl J Med. 2015;372:747-55.
18. Humeira B, Edwards CJ. Intravenous Pulses of Methylprednisolone for Systemic Lupus Erythomatosus. Semin Arthritis Rheum. 2003;32:370-7.
19. Stone JH, Specks U, Merkel PA, Spiera R, Seo P, Langford CA, et al. Rituximab versus cyclophosphamide for ANCA associated vasculitis. N Engl J Med. 2010;jul 15;363(3):221-32.

CAPÍTULO 69

INSUFICIÊNCIA RESPIRATÓRIA NAS SÍNDROMES INTERSTICIAIS AGUDAS

Carlos Roberto Ribeiro de Carvalho
Carmen Silva Valente Barbas
Humberto Bassit Bogossian

DESTAQUES

- A insuficiência respiratória pode ser causada por doença intersticial aguda, pneumonia de hipersensibilidade aguda, pneumonias virais e/ou ditas atípicas, pneumonia eosinofílica aguda ou por exacerbações agudas em portadores de doenças intersticiais crônicas (pneumonia intersticial não específica e/ou fibrose pulmonar idiopática) e devem ser abordadas distintamente.

- O diagnóstico da insuficiência respiratória aguda (IRpA) deve ser realizado para possibilitar a terapêutica mais adequada a cada paciente, investigando-se especialmente os quadros virais agudos e as exposições ambientais.

- O diagnóstico diferencial da IRpA nas exacerbações da doença intersticial crônica deve ser realizado, especialmente nos quadros cardíacos agudos, como insuficiência cardíaca esquerda e direita agudas, toxicidade pulmonar por drogas e infecções oportunistas nos pacientes em uso crônico de drogas imunossupressoras, para iniciar a estratégia terapêutica mais adequada possível a cada paciente.

- Nos doentes com pneumonia intersticial aguda e insuficiência respiratória deve ser investigada a causa e iniciado suporte ventilatório, invasivo e/ou não invasivo, com ventilação protetora e concomitante tratamento da doença de base.

- Nos pacientes com exacerbação de doenças intersticiais crônicas, o diagnóstico diferencial da exacerbação deve ser realizado e os estados clínico e funcional, antes da exacerbação, verificados, para que seja iniciada a melhor estratégia terapêutica para cada caso.

- Nos doentes cujo diagnóstico seja a progressão da doença intersticial de base, especialmente nos casos de fibrose pulmonar idiopática, após conversa com o paciente e seus familiares, pode-se optar por cuidados paliativos e uso de ventilação não invasiva para conforto do paciente.

INTRODUÇÃO

As doenças intersticiais pulmonares compreendem um grupo heterogêneo de afecções que acometem o interstício pulmonar apresentando graus variáveis de inflamação e fibrose pulmonares e que normalmente apresentam como alterações funcionais níveis variáveis de hipoxemia e de difusão pulmonar, assim como diminuição dos volumes pulmonares caracterizando uma doença restritiva.[1-2]

Os portadores de doença intersticial pulmonar podem apresentar insuficiência respiratória e necessidade de suporte ventilatório não invasivo e invasivo em razão de uma série de fatores, como: a necessidade de intubação para anestesia geral antes de procedimentos cirúrgicos, incluindo biópsia pulmonar a céu aberto para elucidação diagnóstica do quadro intersticial pulmonar; a IRpA pós-infecção pulmonar e a própria agudização da doença intersticial (pneumonia intersticial aguda e/ou mesmo uma doença intersticial crônica agudizada).[3-8]

A insuficiência respiratória nos pacientes com doença intersticial pulmonar pode ser dividida nas duas apresentações a seguir.

INSUFICIÊNCIA RESPIRATÓRIA AGUDA POR DOENÇA INTERSTICIAL AGUDA

As doenças intersticiais agudas podem levar a quadros de IRpA de gravidades variáveis, necessitando de oxigenoterapia, ventilação não invasiva e, nos quadros mais graves, intubação e ventilação mecânica invasiva.

Entre as pneumonias intersticiais agudas (AIP), encontram-se a pneumonia eosinofílica aguda, a pneumonia de hipersensibilidade aguda, as pneumonias agudas intersticiais virais, capazes de levar a quadros de insuficiência respiratória grave (Figura 69.1), principalmente as secundárias aos vírus da influenza, adenovírus, citomegalovírus, e herpes-vírus em pacientes imunossuprimidos. As pneumonias causadas por *Mycoplasma pneumoniae*, *Chlamydia pneumoniae* e até mesmo por *Legionella pneumophyla* podem se apresentar como pneumonias intersticiais.

Pneumonia intersticial aguda acontece em pacientes previamente hígidos, que apresentam um infiltrado intersticial agudo diagnosticado pelo quadro clínico usualmente de tosse e dispneia, acompanhado ou não de febre, no qual a avaliação radiológica mostra infiltrado intersticial agudo com espessamento dos septos interalveolares e/ou, mais caracteristicamente, o infiltrado em "vidro fosco" visualizado na radiografia e mais bem caracterizado na tomografia computadorizada de tórax com cortes de alta resolução.

O quadro clínico pode se apresentar depois de uma infecção viral aguda ou de uma exposição ambiental a mofo, fungos e/ou antígenos orgânicos, como penas de pássaros. O diagnóstico etiológico final é realizado com base no aumento do número de eosinófilos no sangue periférico e/ou no lavado broncoalveolar, na reação em cadeia da polimerase positiva do *swab* nasal e/ou de orofaringe para painel de vírus respiratório e/ou na biópsia transbrônquica e/ou até mesmo na biópsia a céu aberto. O paciente poderá necessitar de suporte ventilatório não invasivo e/ou invasivo, conforme a gravidade do quadro de insuficiência respiratória, sendo necessário o afastamento de possível exposição ambiental, o tratamento de infecções virais e/ou de agentes atípicos (*Mycoplasma pneumoniae*, *Chlamydia pneumoniae* e/ou *Legionella pneumophyla*) e o uso de corticosteroide nos casos de pneumonia eosinofílica aguda e pneumonia de hipersensibilidade aguda.

A instituição da ventilação mecânica invasiva deve seguir os preceitos da ventilação mecânica protetora, com o uso de volumes correntes iguais ou menores que 6 mL/kg de peso predito e níveis depressão positiva no final da expiração (PEEP) ao redor de 10 cmH_2O até a melhora do quadro respiratório.

Em casos com evolução para síndrome do desconforto respiratório agudo (SDRA), pode ser utilizado decúbito prono, nos pacientes com PaO_2/FiO_2 menor que 150 com PEEP de 5 cmH_2O, de maneira precoce e por períodos de, no mínimo, 16 horas, para melhora do prognóstico. Nos pa-

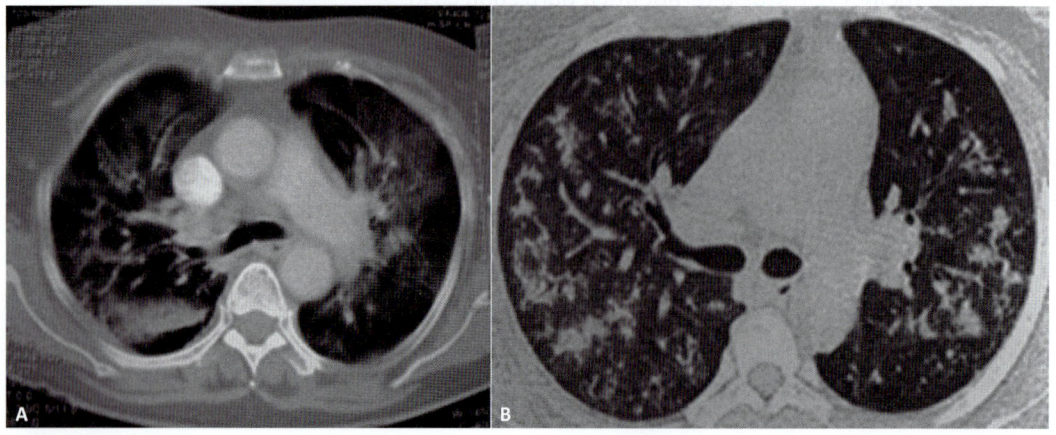

FIGURA 69.1 Pneumonias intersticiais agudas capazes de causar insuficiência respiratória com necessidade de suporte ventilatório. (A) Pneumonia intersticial aguda (AIP). (B) Pneumonia de hipersensibilidade aguda.

cientes graves, manobras de recrutamento alveolar e ajuste de PEEP ideal podem ser realizadas. Nos casos muito graves com relação PaO_2/FiO_2 menor que 100 e sem resposta a manobras de recrutamento alveolar, ajuste da PEEP e posição prona e que acometam pacientes jovens e com prognóstico (infecções virais agudas) pode ser indicado o uso de circulação extracorpórea venovenosa (ECMO-VV) para tentativa de reversão do quadro.

DOENÇA INTERSTICIAL CRÔNICA AGUDIZADA

Quadros de IRpA podem se desenvolver em pacientes com doenças intersticiais crônicas, especialmente pneumonias intersticiais não específicas e fibroses pulmonares intersticiais idiopáticas, apresentando-se como uma exacerbação do quadro pulmonar de base.

A manifestação da exacerbação aguda pode ser uma piora da tosse e da dispneia de base com deterioração da troca gasosa e alterações radiológicas e tomográficas novas adicionadas às preexistentes, usualmente na forma de infiltrado intersticial em "vidro fosco". As exacerbações ocorrem em cerca de 5% a 10% dos pacientes com fibrose pulmonar idiopática (Figura 69.2), e a mortalidade pode chegar a 100% naqueles que necessitam de intubação e suporte ventilatório invasivo.

Entre os diagnósticos diferenciais da exacerbação da doença intersticial crônica, deve-se investigar as infecções virais agudas, especialmente por citomegalovírus e herpes-vírus, nos pacientes em uso de corticosteroides e imunossupressores, e também infecção pulmonar pelo *Pneumocystis jiroveci*, naqueles em uso crônico de corticosteroides. A investigação para a exclusão dos vírus citados e do *Pneumocystis jiroveci* é feita por reação em cadeia da polimerase em *swab* nasal e/ou no lavado broncoalveolar.

Tromboembolismo pulmonar (TEP) agudo também deve ser investigado nos pacientes com doenças intersticiais crônicas, especialmente naqueles com piora inexplicada da hipoxemia, nos pacientes com quadro de síncope e naqueles com hipertensão pulmonar ou sinais de disfunção aguda do ventrículo direito. Infarto agudo do miocárdio (IAM), arritmias e quadro de edema cardiogênico hipertensivo também fazem parte dos diagnósticos diferenciais nas agudizações das doenças pulmonares intersticiais crônicas, devendo ser investigados.

É sempre necessária a investigação da toxicidade pulmonar das drogas imunossupressoras utilizadas, assim como a investigação do uso de outras drogas que podem ocasionar pneumonias intersticiais como a amiodarona, uso crônico de macrodantina para prevenção de infecção urinária, os betabloqueadores, entre outros. Na suspeita de toxicidade de medicações utilizadas pelo paciente, estas devem ser suspensas ou trocadas por outras com efeito semelhante e deve-se iniciar o uso dos corticosteroides.[4-8]

O estado pregresso do paciente com exacerbação aguda da doença intersticial crônica deve ser investigado, inclusive com informações de avaliação completa da função pulmonar, tomografias computadorizadas torácicas prévias e investigação da qualidade de vida (se fazia uso crônico de oxigênio e quantos litros por minuto) e do sono do paciente.

Se a causa da exacerbação não for claramente uma progressão da doença pulmonar intersticial de base, a ventilação mecânica invasiva é indicada imediatamente. Se ficar claro que a piora apresentada corresponde a uma evolução progressiva da doença de base, é necessário conversar com o paciente e seus familiares para, se possível, optar pelo uso de ventilação mecânica não invasiva e/ou oxigenoterapia com altos fluxos, para conforto do paciente, evitando-se assim a intubação e a ventilação mecânica desnecessárias, em virtude da altíssima taxa de mortalidade e dos custos adicionais associados a esses procedimentos.

VENTILAÇÃO NÃO INVASIVA (VNI)

Deve ser utilizada como medida de suporte ventilatório inicial nos pacientes com exacerbação aguda da doença intersticial pulmonar crônica e até mesmo como parte dos cuidados paliativos e de conforto para o paciente, especialmente naqueles que manifestaram o desejo de não ser intu-

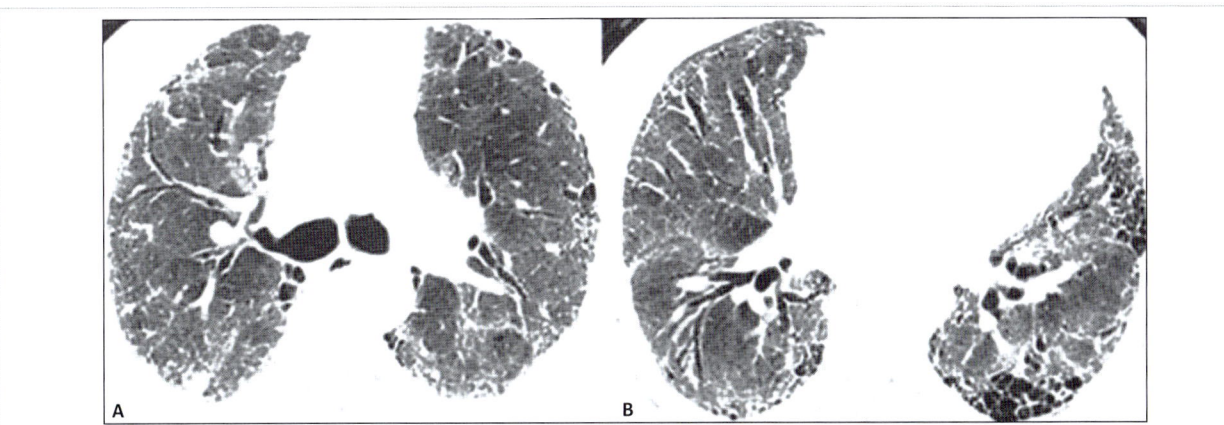

FIGURA 69.2. Exacerbação de caso de fibrose pulmonar idiopática: corte de tomografia computadorizada de tórax de alta resolução no nível da carina (A) e no nível das bases pulmonares (B).

bados e ventilados mecanicamente após o esclarecimento a respeito do prognóstico associado à doença de base.[8-10]

Ventilação não invasiva com dois níveis de pressão (BiPAP) deve ser iniciada: a pressão inspiratória, para ventilar e aliviar o excesso de trabalho muscular associado à insuficiência respiratória; e a pressão expiratória, para manutenção de uma oxigenação adequada. Os níveis de FiO_2 devem ser ajustados para uma SpO_2 acima de 92% a 93% e para uma PaO_2, acima de 60 mmHg, para evitar piora de hipertensão pulmonar e/ou disfunção do ventrículo direito, que podem estar associadas à doença.

O uso da VNI deve ser monitorizado à beira do leito por médicos especializados e/ou fisioterapeutas respiratórios até a certificação de que o paciente esteja confortável e com níveis de troca gasosa adequados, além da verificação de que a permeabilidade das vias aéreas esteja assegurada e não ocorra distensão excessiva do trato gastrintestinal por deglutição de ar em excesso durante o uso da VNI.

Para que a ventilação não invasiva seja considerada um sucesso, deve ocorrer o aumento do volume-corrente do paciente, a diminuição de sua frequência respiratória, a melhora da oxigenação arterial e/ou de sua SpO_2, e a diminuição de seu $PaCO_2$, com melhora do nível de consciência do paciente, sem ocasionar distensão abdominal e risco de aspiração de saliva e/ou de conteúdo gástrico.

Nos casos em que não houve sucesso da VNI e que se opte por intubação orotraqueal e ventilação mecânica invasiva, esse procedimento deve ser iniciado imediatamente. O sucesso da ventilação mecânica pode acontecer em cerca de 50% dos casos em algumas séries de exacerbações de doenças intersticiais não fibrogênicas.[8]

Como o achado histológico das exacerbações agudas das doenças intersticiais crônicas geralmente corresponde a um dano alveolar difuso semelhante à SDRA, ventilação mecânica protetora, semelhante à utilizada para essa doença, deve ser iniciada.[11-13]

REFERÊNCIAS BIBLIOGRÁFICAS

1. American Thoracic Society; European Respiratory Society. American Thoracic Society/European Respiratory Society International Multidisciplinary Consensus Classification of the Idiopathic Interstitial Pneumonias. This joint statement of the American Thoracic Society (ATS), and the European Respiratory Society (ERS) was adopted by the ATS board of directors, June 2001 and by the ERS Executive Committee, June 2001. Am J Respir Crit Care Med. 2002;165(2):277-304. Erratum in Am J Respir Crit Care Med. 2002;166(3):426.
2. Baldi BG, Pereira CA. Diretrizes de Doenças Pulmonares Intersticiais da Sociedade Brasileira de Pneumologia e Tisiologia. J Bras Pneumol. 2012;38(Supl 2):S1-S133.
3. Mollica C, Paone G, Conti V, Ceccarelli D, Schmid G, Mattia P, et al. Mechanical ventilation in patients with end-stage idiopathic pulmonary fibrosis. Respiration. 2010;79(3):209-15.
4. Fernández-Pérez ER, Yilmaz M, Jenad H, Daniels CE, Ryu JH, Hubmayr RD, et al. Ventilator settings and outcome of respiratory failure in chronic interstitial lung disease. Chest. 2008;133(5):1113-9.
5. Collard HR, Moore BB, Flaherty KR, Brown KK, Kaner RJ, King TE Jr, et al. Idiopathic Pulmonary Fibrosis Clinical Research Network Investigators. Acute exacerbations of idiopathic pulmonary fibrosis. Am J Respir Crit Care Med. 2007;176(7):636-43.
6. Hyzy R, Huang S, Myers J, Flaherty K, Martinez F. Acute exacerbation of idiopathic pulmonary fibrosis. Chest. 2007;132(5):1652-8.
7. Suh GY, Kang EH, Chung MP, Lee KS, Han J, Kitaichi M, et al. Early intervention can improve clinical outcome of acute interstitial pneumonia. Chest. 2006;129(3):753-61.
8. Park IN, Kim DS, Shim TS, Lim CM, Lee SD, Koh Y, et al. Acute exacerbation of interstitial pneumonia other than idiopathic pulmonary fibrosis. Chest. 2007;132(1):214-20.
9. Yokoyama T, Kondoh Y, Taniguchi H, Kataoka K, Kato K, Nishiyama O, et al. Noninvasive ventilation in acute exacerbation of idiopathic pulmonary fibrosis. Intern Med. 2010;49(15):1509-14.
10. Yokoyama T, Tsushima K, Yamamoto H, Koizumi T, Kubo K. Potential benefits of early continuous positive pressure ventilation in patients with rapidly progressive interstitial pneumonia. Respirology. 2012;17(2):315-21.
11. Al-Hameed FM, Sharma S. Outcome of patients admitted to the intensive care unit for acute exacerbation of idiopathic pulmonary fibrosis. Can Respir J. 2004;11(2):117-22.
12. Mallick S. Outcome of patients with idiopathic pulmonary fibrosis (IPF) ventilated in intensive care unit. Respir Med. 2008;102(10):1355-9.
13. Barbas CS, Ísola AM, Farias AM, Cavalcanti AB, Gama AM, Duarte AC, et al. Recomendações Brasileiras de Ventilação mecânica 2013. Parte 2. Rev Bras Ter Intensiva. 2014 Jul-Sep;26(3):215-39.

CAPÍTULO 70

INSUFICIÊNCIA RESPIRATÓRIA NA PNEUMONIA ADQUIRIDA NA COMUNIDADE

Thiago Lisboa
Marco Aurélio Scarpinella Bueno
Frederico Polito Lomar

DESTAQUES

- A pneumonia comunitária grave é uma doença progressiva, com evolução local e sistêmica.
- A estratificação de risco com a ferramenta correta permite um manejo individualizado e adequado.
- O tratamento antimicrobiano empírico com base em uma terapia combinada de um betalactâmico com um macrolídeo, preferencialmente, parece a melhor opção nos pacientes criticamente enfermos.

INTRODUÇÃO E EPIDEMIOLOGIA

A pneumonia adquirida na comunidade (SCAP) e sua forma mais grave de apresentação (SCAP grave) constituem-se na principal causa de morte secundária a infecção no nosso meio. Estima-se que 10% a 20% dos episódios de SCAP necessitarão de cuidado intensivo, dos quais metade evoluirá com choque circulatório e quase 4/5 necessitarão de suporte ventilatório por insuficiência respiratória.

A mortalidade, a despeito da disponibilidade de antimicrobianos, permanece inaceitavelmente elevada, podendo chegar a mais de 50% em algumas séries.[1] Além disso, o envelhecimento da população favorece o surgimento da doença, principalmente a partir do 65 anos de idade, com maior morbimortalidade associada. Existe uma variação sazonal, que, no Brasil, concentra-se, sobretudo, nos estados das regiões Sul e Sudeste, com aumento dos casos no período do inverno. A presença de comorbidades, além do envelhecimento da população, contribui para um maior impacto desta doença em nosso meio.

CONCEITO E PATOGÊNESE

A pneumonia comunitária, em sua forma de apresentação mais grave (SCAP grave), não possui definição clara e amplamente aceita na literatura. Em alguns trabalhos, verificamos que a designação "grave" é destinada a todos os pacientes que necessitem de hospitalização, independentemente do nível de complexidade. Para nosso entendimento, neste capítulo, adotaremos o conceito de SCAP grave como aquela que evolui com a necessidade de suporte orgânico ou monitorização em ambiente de alta complexidade (UTI).

Isso pode ocorrer de distintas maneiras. Por vezes, o inóculo apresenta algum fator de virulência que gera uma resposta exacerbada tanto local, com rápida disseminação pulmonar e resposta sistêmica, quanto em virtude de fatores predisponentes do hospedeiro que geram uma resposta exacerbada sistêmica, com dano pulmonar secundário.

Este reconhecimento é fundamental para que se compreenda a SCAP grave como uma doença sistêmica progressiva (SCAP – Figura 70.1) com algumas fases distintas de evolução, confundindo-se com a evolução da síndrome séptica, porém com suas particularidades em relação à disfunção respiratória, que, se reconhecidas, permitem a antecipação terapêutica e o suporte precoce.[1]

FISIOPATOLOGIA

O principal mecanismo fisiopatológico no desenvolvimento da SCAP grave é a microaspiração. Embora exista um equilíbrio mantido entre os diversos mecanismos de defesa do trato respiratório e a microaspiração de materiais contaminados, qualquer desequilíbrio, seja por comprometimento dos mecanismos de defesa do hospedeiro, seja por maior agressividade (qualitativa ou quantitativa) do inóculo bacteriano aspirado, levará ao desenvolvimento de um quadro de pneumonia.

Uma série de condições clínicas, listadas no Quadro 70.1, está associada com o aumento do risco de desenvolver SCAP grave.[2]

QUADRO 70.1. Fatores de risco para desenvolvimento de SCAP.

- Alteração do nível de consciência.
- Alcoolismo.
- Tabagismo.
- Hipoxemia.
- Acidose.
- Insuficiência renal.
- Imunossupressão.
- Desnutrição.
- Doença pulmonar estrutural.
- Idade avançada.
- Infecção viral concomitante ou precedente.
- Neoplasia.
- Uso de bloqueador H_2 ou inibidores de bomba de prótons.
- Corticosteroides.

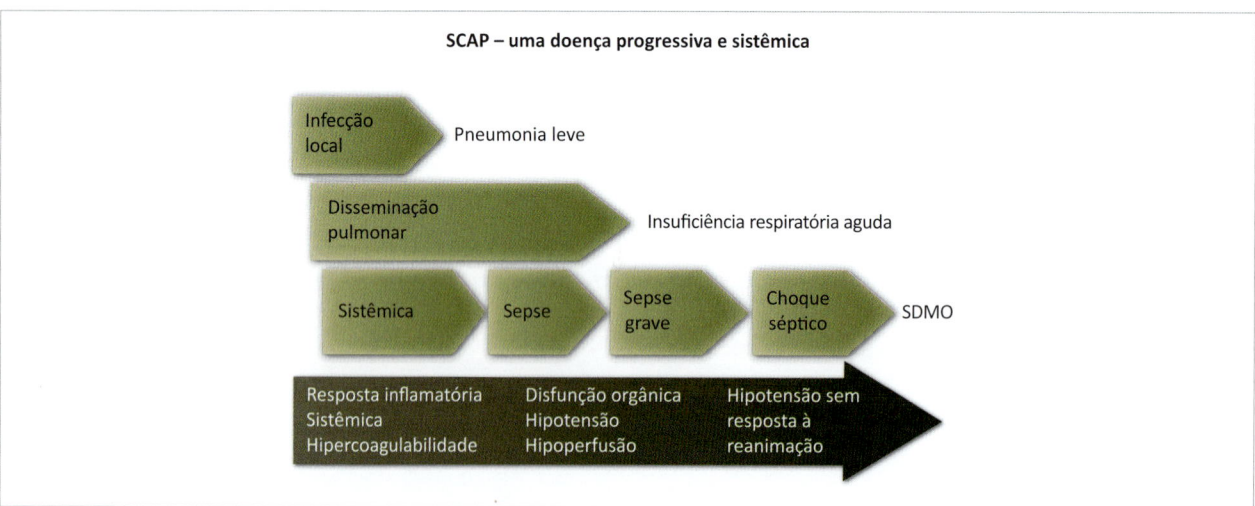

FIGURA 70.1. SCAP: pneumonia grave adquirida na comunidade com progressão sistêmica.
Fonte: Adaptada de Rello J, 2008.[1]
SDMO: síndrome de disfunção de múltiplos órgãos.

ESTRATIFICAÇÃO DE RISCO

Diversas ferramentas estão descritas na literatura com a finalidade de oferecer melhor cuidado a subgrupos específicos de pacientes. A primeira tentativa de organizar o cuidado aos pacientes com SCAP foi o PSI (*pneumonia severity index*).[3] Através desta ferramenta os pacientes foram estratificados em cinco grupos de gravidade em função de diferentes variáveis clínicas e laboratoriais na admissão ao hospital (Figura 70.2).

A classificação nos estratos de menor risco sugeria tratamento ambulatorial, ao passo que as classes IV e V indicavam cuidado intra-hospitalar. Na evolução desse conceito, uma nova forma de classificação, com base em cinco variáveis simples, foi descrita.

A classificação fundamentada no CURB-65 (Figura 70.3) classificava os pacientes em função da presença ou ausência de variáveis clínicas facilmente aferíveis e extremamente objetivas,[4] a saber: o nível de consciência; os valores de ureia; a frequência respiratória; os valores de pressão arterial; e a idade acima de 65 anos.

Uma abordagem com base na presença dessas cinco variáveis permite classificar os pacientes em grupos de risco, sugerindo que aqueles no subgrupo com mais de três variáveis presentes devem ser tratados em um ambiente de cuidados intensivos.

As sociedades americanas American Thoracic Society/Infectious Diseases Society of America (ATS/IDSA) definem critérios de gravidade maiores e menores na avaliação de risco (Figura 70.4).[5]

A presença de critérios maiores é indicação inequívoca de cuidados intensivos, ao passo que, entre os critérios menores, a presença de três ou mais indica monitorização em ambiente de alta complexidade.

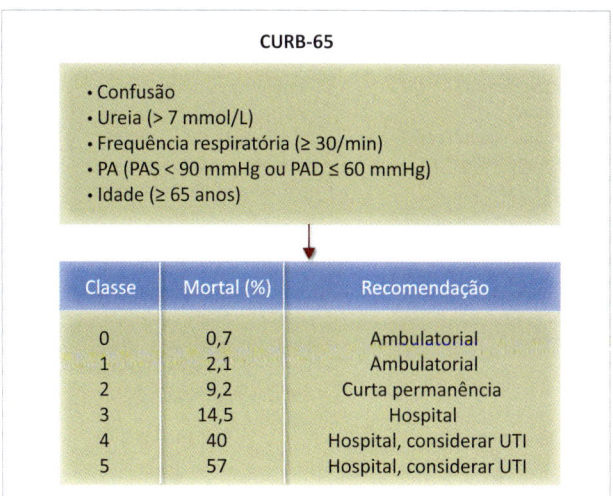

FIGURA 70.3. Índice de gravidade de pneumonia CURB-65.
PA: pressão arterial; PAS: pressão arterial sistólica; PAd: pressão arterial diastólica.

Uma abordagem recente e promissora baseia-se em um escore chamado SMART-COP, cujo objetivo é predizer o risco de necessidade de suporte hemodinâmico ou ventilatório. Em suma, esse escore utiliza os critérios maiores da IDSA/ATS e as causas mais frequentes de admissão na UTI, avaliando algumas variáveis clínicas simples (pressão arterial sistólica, opacidades multilobares, albumina, frequência respiratória, taquicardia, confusão, hipoxemia e pH).[6]

Também foi proposta uma abordagem sistemática para estratificar a gravidade em doentes com sepse, trata-se do acrônimo PIRO, com base em quatro domínios: predisposição, insulto, resposta e disfunção orgânica (Figura 70.5).[7]

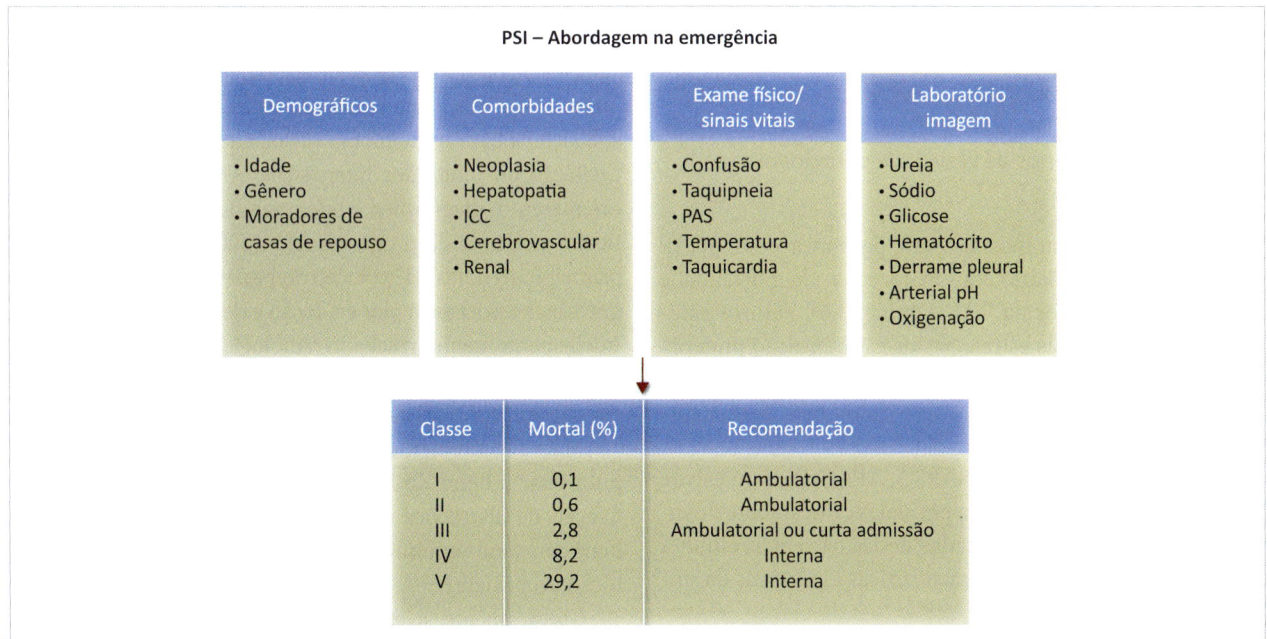

FIGURA 70.2. PSI: *pneumonia severity index* (índice de gravidade de pneumonia).
ICC: insuficiência cardíaca congestiva; PAS: pressão arterial sistêmica.

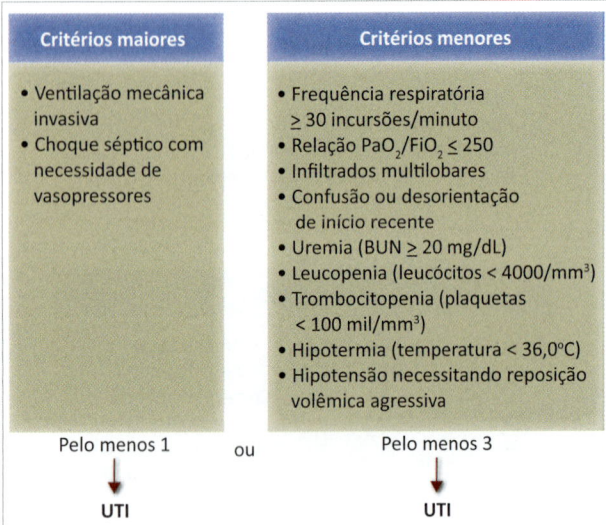

FIGURA 70.4. Critérios de gravidade da sociedade torácica americana (ATS).
Fonte: Mandell e colaboradores, 2007.[5]

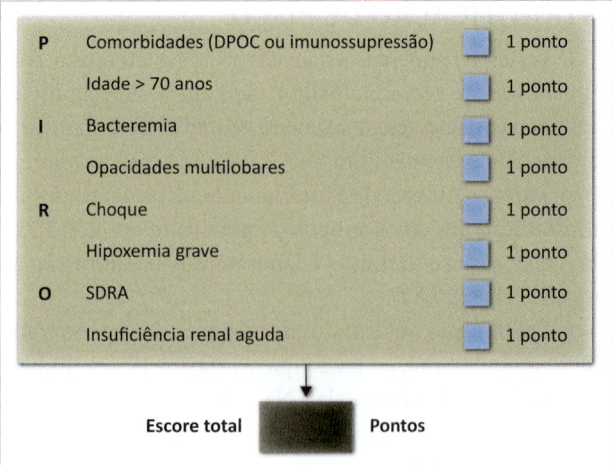

FIGURA 70.6. Estratificação de risco segundo a abordagem PIRO.

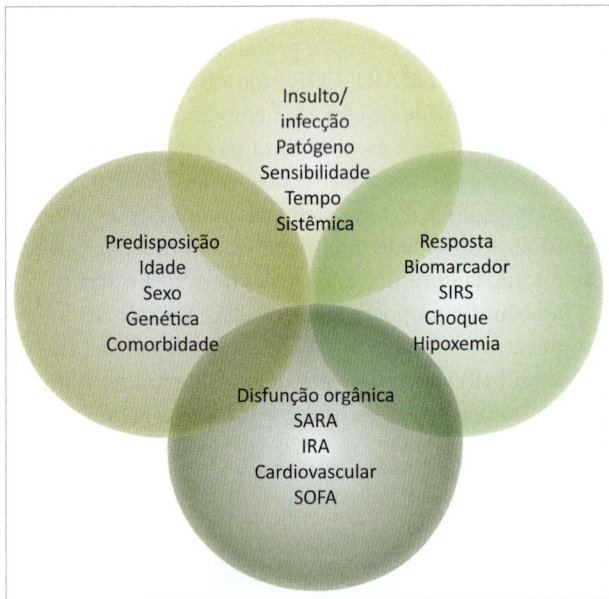

FIGURA 70.5. Critérios de gravidade para doentes com Sepse.

Uma versão customizada para pacientes com SCAP grave mostrou associação com maior risco de mortalidade em doentes admitidos na UTI (Figura 70.6). Futuros estudos que utilizem essas estratégias de estratificação poderão identificar potenciais subgrupos de pacientes com benefício para intervenções específicas, como imunomodulação, corticosteroides ou novas drogas.[8]

Outras estratégias, como SAPS 3, APACHE II ou escore SOFA, escores específicos para pacientes criticamente doentes, também podem ser utilizadas nestes pacientes, embora negligenciem uma série de características específicas da síndrome clínica.

O uso de biomarcadores, como proteína C-reativa e procalcitonina, para avaliar a evolução dos pacientes, parece interessante. Porém, apesar de serem aparentemente promissoras para o diagnóstico de infecção, especificamente de infecção bacteriana, estudos mais recentes sugerem que estas ferramentas carecem de suficiente especificidade para serem utilizadas, de forma isolada, na prática clínica. Entretanto, quando empregadas na tentativa de reduzir o tempo de tratamento antimicrobiano, parece haver um benefício, se as medianas estiverem mais próximas de 7, e com o uso de uma ferramenta auxiliar para assegurar ao médico uma evolução favorável.[9]

DIAGNÓSTICO E ETIOLOGIA

A presença de opacidades pulmonares em um paciente com sinais sistêmicos de infecção, como febre, leucocitose, sinais e sintomas respiratórios (tosse, dispneia, dor pleurítica e expectoração purulenta) são o padrão diagnóstico no paciente com SCAP grave.

Os achados radiológicos direcionarão a suspeita de foco do quadro infeccioso para o pulmão. Entre eles, incluem-se consolidação lobar ou multilobar (associadas a maior gravidade), cavitação ou infiltrados intersticiais. Além de esses achados orientarem o diagnóstico, podem também ter valor prognóstico; a presença de progressão de infiltrado radiológico nas primeiras 48 horas de evolução do paciente crítico com SCAP grave está associada a pior evolução e desfechos desfavoráveis. Infelizmente, nenhum achado radiológico específico permitirá o diagnóstico etiológico ou mesmo a confirmação sindrômica em pacientes críticos com suspeita clínica de SCAP grave.

Mais recentemente, o uso de TC e de ultrassonografia pulmonar à beira do leito parecem promissores na identificação de alterações não percebidas na radiografia usual, bem como no seguimento destas alterações durante a evolução do paciente.[10]

Classicamente, a etiologia dos episódios de SCAP grave era dividida em típicos e atípicos. Os episódios típicos seriam causados por organismos como *S. pneumoniae*, *S.*

aureus, *Haemophilus influenzae* ou enterobactérias, enquanto os episódios atípicos seriam causados por agentes como *Legionella* spp., *Mycoplasma* e *Chlamydophila* (Quadro 70.2).[11]

> **QUADRO 70.2.** Agentes etiológicos mais frequentes na SCAP grave.
>
> - *Streptococcus pneumoniae*
> - *Haemophilus influenzae*
> - *Moraxella catarrhalis*
> - *Staphylococcus aureus*
> - *Legionella* spp.
> - Enterobacteriaceae (p. ex.: *Escherichia coli*, *Klebsiella* e *Enterobacter* spp.)
> - *Pseudomonas aeruginosa*
> - Vírus (influenza, parainfluenza, RSV, coronavírus, HMPV, adenovírus)
> - Fungos (*Aspergillus*)

No entanto, a despeito de classicamente se referir que os agentes atípicos teriam apresentação mais inespecífica, como infiltrados pulmonares basais e menos exuberância nos achados inflamatórios, hoje se considera que não há quaisquer sinais ou sintomas específicos que possibilitem a diferenciação entre um episódio típico de um atípico. A importância dessa distinção será discutida na seção de tratamento.

O agente mais frequente é o pneumococo. Alguns fatores de risco estão associados a agentes específicos, como *P. aeruginosa*, em pacientes com doença pulmonar obstrutiva crônica (DPOC) e doença pulmonar estrutural, ou *S. aureus*, em pacientes que tiveram infecção por *influenza*. Mais recentemente, têm aumentado os achados de enterobactérias gram-negativas, inclusive com perfis de sensibilidade desfavoráveis. Tal fenômeno, principalmente em idosos, com múltiplas comorbidades, costuma estar associado a pacientes com íntimo contato com o sistema de saúde, configurando uma nova entidade, conhecida como pneumonia associada a cuidados de saúde, embora o diagnóstico diferencial para SCAP, às vezes, seja difícil na abordagem inicial.

Em algumas regiões, as altas taxas de resistência à penicilina descritas em cepas de *S. pneumoniae* trazem um desafio na escolha da droga para tratar empiricamente os episódios de SCAP grave. Recentemente, entretanto, uma alteração dos *breakpoints* para penicilina diminuiu o impacto dessa situação.[12] Além disso, o crescimento da resistência a macrolídeos e fluoroquinolonas também pode representar um problema na escolha do antimicrobiano empírico.

Cada vez mais importante, nos últimos anos, tem sido o impacto da vacinação na seleção de sorotipos de pneumococo. Alguns estudos sugerem que diferentes apresentações e complicações possam estar associadas à presença de determinados sorotipos, e poderiam estabelecer diferenças secundárias ao uso de vacinas 13-valentes ou 23-valentes, principalmente em idosos, crianças, imunossuprimidos ou subgrupos de risco específico.[13]

Nos últimos anos, o surgimento de cepas específicas de *S. aureus* resistentes à meticilina na comunidade tem trazido alguma dificuldade terapêutica em razão da gravidade de apresentação, com quadro de pneumonia necrosante rapidamente progressiva, exigindo uma alta suspeição clínica para um tratamento precoce.[14]

A abordagem diagnóstica da etiologia inclui a realização de culturas de amostra respiratória (escarro, aspirado traqueal ou lavado broncoalveolar) e hemoculturas, bem como culturas de líquido pleural, quando presente. A obtenção de hemoculturas, embora com taxas de positividade em torno de 15% a 20%, pode ter valor prognóstico, pois episódios de SCAP grave bacteriêmicos podem estar associados a pior prognóstico, especialmente em pacientes com pneumonia pneumocócica. Infelizmente, a identificação de etiologia definida só é obtida em cerca de metade dos casos.[15]

Novas técnicas diagnósticas com base na identificação dos antígenos de alguns patógenos, como o antígeno urinário para pneumococo e *Legionella*, têm se demonstrado úteis, permitindo o diagnóstico etiológico mais precoce e a antecipação do tratamento adequado, com alta sensibilidade e especificidade.

Nos últimos anos, tem crescido o interesse na utilização de técnicas de PCR em tempo real para o diagnóstico etiológico precoce em pacientes com sepse e pneumonia. Essa técnica tem potencial de detectar o DNA de um patógeno precocemente, podendo facilitar e agilizar o diagnóstico. No entanto, como o trato respiratório não constitui um espaço estéril, a detecção de DNA bacteriano em secreções dessa via é de difícil interpretação na prática clínica e na definição etiológica, restando as amostras de sangue como alternativas de maior potencial, apesar de limitada sensibilidade. Um aspecto interessante do uso das técnicas de PCR em tempo real é a obtenção de informação relevante sobre desfechos clínicos como desenvolvimento de choque séptico, disfunção orgânica e mortalidade, com base na carga bacteriana encontrada em amostras sanguíneas de pacientes com SCAP grave.[16]

TRATAMENTO

Dada a baixa taxa de identificação microbiológica, o tratamento dos episódios de SCAP grave costuma ser empírico. É importante que haja conhecimento da flora microbiológica local para que as recomendações internacionais possam ser adaptadas à realidade local. As ATS/IDSA recomendam para o tratamento empírico o uso de terapia combinada com base em um betalactâmico associado a fluoroquinolona ou macrolídeo (Quadro 70.3).[5]

Deve-se considerar cobertura de *Pseudomonas aeruginosa* em pacientes com DPOC ou doença pulmonar estrutural. Em portadores de HIV/aids, a cobertura empírica com sulfametoxazol/trimetoprim permanece importante, dada a alta prevalência de *P. jiroveccii* nessa população. Em pacientes com suspeita de CA-MRSA, a cobertura com clindamicina ou linezolida parece interessante pelo efeito antitoxina de Panton-Valentine (PVL), que parece estar associada a maior virulência e patogenicidade das cepas.[17] Além disso, em pacientes vindos da comunidade, porém com infecção associada a cuidados de saúde, a cobertura de gram-negativos com altas taxas de resistência bacteriana deve ser uma preocupação.

> **QUADRO 70.3.** Antibioticoterapia recomendada pelas ATS/IDSA para SCAP grave.
>
> - Betalactâmico (cefotaxime, ceftriaxona ou ampicilina/sulbactam) + azitromicina ou uma fluoroquinolona respiratória.
>   - Se alergia a penicilina: fluoroquinolona respiratória + aztreonam.
>   - Se *Pseudomonas* for uma preocupação: agente antipseudomônico (piperacilina/tazobactam, cefepime, imipenem ou meropenem) + ciprofloxacina ou levofloxacina (750 mg).
> - OU
> - Betalactâmico + aminoglicosídeo e azitromicina.
> - OU
> - Betalactâmico + aminoglicosídeo e fluoroquinolona.
>   - Se CA-MRSA for considerado, adicionar vancomicina ou linezolida/clindamicina (efeito antitoxina).

CA-MRSA: *S. aureus* meticilinorresistente adquirido na comunidade.

Embora a terapia combinada tenha sido primariamente desenvolvida para uma ampla cobertura que incluísse patógenos atípicos como *Legionella*, *Chlamidophyla* e *Mycoplasma*, com agentes como macrolídeos e fluoroquinolonas, o real impacto destas etiologias e de sua cobertura permanecem incertos. Entretanto, parece ser na pneumonia pneumocócica que a combinação tem feito diferença, especialmente nas formas mais graves de apresentação da doença. O uso de terapia combinada está associado com melhores desfechos, especialmente em pacientes com pneumonia pneumocócica bacteriêmica. Nas análises em estudos observacionais, em geral, quando a totalidade de pacientes com SCAP era avaliada, nenhum benefício claro era percebido. No entanto, quando se estratifica a análise para o subgrupo de pacientes com apresentação mais grave (p. ex.: apenas episódios bacteriêmicos, apenas pacientes críticos, apenas pacientes com choque ou apenas pacientes em ventilação mecânica – VM), o benefício se torna claro.[18-20] E tal benefício está associado não apenas à terapia combinada, mas à combinação específica com macrolídeos.

Estudos observacionais sugerem que combinações de betalactâmicos com macrolídeos, em pacientes críticos, estão associadas com melhores desfechos clínicos, se comparadas à monoterapia ou à terapia combinada de betalactâmicos com fluoroquinolonas.[20] Aparentemente, o benefício dos macrolídeos pode estar associado com seu efeito imunomodulador, que suprime a expressão de interleucinas pró-inflamatórias, a produção de fatores de transcrição, como NF-kB, e a ação na resposta inflamatória, com uso em diversas condições não infecciosas como fibrose cística e doença estrutural pulmonar. Além disso, na pneumonia pneumocócica, o uso de macrolídeos está associado com a redução da expressão de pneumolisina pelo *S. pneumoniae*, com resultante diminuição dos danos citotóxicos associados, como lesão pulmonar aguda. O benefício dessa classe também se mantém mesmo quando cepas resistentes são isoladas, sugerindo um efeito além do antimicrobiano usual esperado.[21-22]

Recentemente, foi publicado um ensaio clínico randomizado, realizado na Holanda (CAP-START),[23] que comparou o tratamento empírico de SCAP em pacientes hospitalizados (que não evoluíram com forma grave) com monoterapia com betalactâmico *versus* terapia combinada betalactâmico + macrolídeo *versus* monoterapia com fluoroquinolona. O risco de óbito aos 90 dias foi 1,9% maior na estratégia betalactâmico + macrolídeo e 0,6% menor com o uso isolado de fluoroquinolona, se comparado com o betalactâmico isoladamente; o que sugere, ao menos, a não inferioridade desta opção terapêutica. Ressaltam-se, neste ensaio, que o tempo médio de hospitalização foi similar em todos os braços estudados e que apenas 2% dos pacientes internados apresentaram infecção por *M. pneumoniae*, germe atípico não coberto pelos betalactâmicos.

O uso de corticosteroides permanece promissor nesses pacientes, especialmente com o intuito de reduzir a resposta inflamatória, que certamente contribui para a morbimortalidade deles. Porém, apesar de tudo, os resultados ainda são conflitantes.

Um estudo de Confalonieri e colaboradores mostrou redução muito importante na mortalidade em pacientes que utilizaram hidrocortisona contínua na fase inicial do choque séptico secundário à SCAP grave[24] e alguns subgrupos, como pacientes com aids e com pneumonia por *P. jiroveccii*, parecem beneficiar-se de seu uso. Contudo, outros dados da literatura não parecem tão animadores, com resultados positivos apenas para desfechos menos relevantes, como tempo de resolução clínica, em pacientes de menor gravidade.[25-26]

Há um estudo espanhol que incluiu 120 pacientes com SCAP grave e biomarcadores elevados, cujo braço tratado com metilprednisolona (0,5 mg/kg, duas vezes ao dia, por cinco dias) mostrou menor falência terapêutica, mas sem impacto na mortalidade hospitalar.[27]

Estudos com melhor desenho que consigam identificar subgrupos de maior risco e, consequentemente, maior potencial para beneficiarem-se dessas estratégias adjuvantes com corticosteroides ou outras drogas devem ser o foco da investigação nessa área nos próximos anos.

CONSIDERAÇÕES FINAIS

A SCAP grave é uma condição clínica de alta complexidade e gravidade no ambiente de cuidados intensivos. A despeito das melhoras no cuidado, a morbimortalidade associada a essa condição permanece inaceitavelmente elevada. O adequado reconhecimento, com estratificação de risco correta, permite organizar o cuidado. O reconhecimento do provável agente etiológico pode permitir uma abordagem terapêutica mais direcionada, principalmente em situações específicas. O manejo com terapia combinada baseada em betalactâmico com macrolídeo parece a melhor opção para esses pacientes.

REFERÊNCIAS BIBLIOGRÁFICAS

1. Rello J. Demographics, guidelines, and clinical experience in severe community-acquired pneumonia. Crit Care. 2008;12 Suppl 6:S2
2. Musher D, Thorner A. Community-acquired pneumonia. N Engl J Med. 2014;371:1619-28.
3. Fine MJ, Auble TE, Yealy DM, Hanusa BH, Weissfeld LA, Singer DE, et al. A prediction rule to identify low-risk patients with community acquired pneumonia. N Engl J Med. 1997;336:243-50
4. Lim WS, Van der Eerden MM, Laing R, Boersma WG, Karalus N, Town GI, et al. Defining community acquired pneumonia severity on presentation to hospital: an International derivation and validation study. Thorax. 2003;58(5):377-82
5. Mandell L, Wunderink R, Anzueto A, Bartlett JG, Campbell GD, Dean NC, et al. Infectious Diseases Society of America/American Thoracic Society Consensus Guidelines on the Management of Community-Acquired Pneumonia in Adults. IDSA/ATS Guidelines for CAP in Adults. Clin Infect Dis. 2007;44(Suppl 2):S27-S72.
6. Charles PG, Wolfe R, Whitby M, Fine MJ, Fuller AJ, Stirling R, et al. SMART-COP: a Tools for predicting the need for intensive respiratory or vasopressor support in community-acquired pneumonia. Clin Infect Dis. 2008;47(3):375-84
7. Levy MM, Fink MP, Marshall JC, Abraham E, Angus D, Cook D, et al. 2001 SCCM/ESICM/ACCP/ATS/SIS International Sepsis Definitions Conference. Intensive Care Med. 2003 Apr;29(4):530-8.
8. Rello J, Rodriguez A, Lisboa T, Gallego M, Lujan M, Wunderink R. Assessment of severity in ICU patients with community-acquired pneumonia using PIRO score. Crit Care Med. 2009;37:456-62.
9. Mira JP, Max A, Burgel PR. The role of biomarkers in community-acquired pneumonia: predicting mortality and response to adjunctive therapy. Crit Care. 2008;12 Suppl 6:S5.
10. Wunderink RG, Waterer GW. Community-acquired pneumonia. N Engl J Med. 2014;370:543-51.
11. Remington LT, Sligl WI. Community-acquired pneumonia. Curr Opin Pulm Med. 2014;20:215-24.
12. Weinstein MP, Klugman KP, Jones RN. Rationale for revised penicillin susceptibility breakpoints versus Streptococcus pneumoniae: coping with antimicrobial susceptibility in an era of resistance. Clin Infect Dis. 2009 Jun 1;48(11):1596-600.
13. Lujan M, Gallego M, Belmont Y, Fontanals D, Vallès J, Lisboa T, et al. Influence of pneumococcal serotype group on outcome in adults with bacteraemic pneumonia. Eur Respir J. 2010 Nov;36(5):1073-9
14. Wunderink RG. How important is methicillin-resistant Staphylococcus aureus as a cause of community-acquired pneumonia and what is best antimicrobial therapy? Infect Dis Clin North Am. 2013 Mar;27(1):177-88.
15. Lisboa T, Blot S, Waterer GW, Canalis E, de Mendoza D, Rodriguez A, et al. Radiological progression of pulmonary infiltrates predicts a worse prognosis in severe Community-Acquired Pneumonia than bacteremia. Chest. 2009;135:165-72.
16. Rello J, Lisboa T, Lujan M, Gallego M, Kee C, Kay I, et al. Severity of Pneumococcal Pneumonia Associated with Genomic Bacterial Load. Chest 2009;136(3):832-40.
17. Hamilton SM, Bryant AE, Carroll KC, Lockary V, Ma Y, McIndoo E, et al. In vitro production of panton-valentine leukocidin among strains of methicillin-resistant Staphylococcus aureus causing diverse infections. Clin Infect Dis. 2007 Dec 15;45(12):1550-8.
18. Baddour LM, Yu VL, Klugman KP, Feldman C, Ortqvist A, Rello J, et al. Combinations antibiotic therapy lowers mortality among severely ill patients with pneumoccocal bacteriemia. Am J Respir Crit Care Med. 2004;170:440-4
19. Rodriguez A, Mendia A, Sirvent JM, Barcenilla F, de la Torre-Prados MV, Solé-Violán J, et al. Combination therapy in patients with severe community-acquired pneumonia and shock. Crit Care Med. 2007;35:1493-8.
20. Martin-Loeches I, Lisboa T, Rodriguez A, Putensen C, Annane D, Garnacho-Montero J, et al. Combination antibiotic therapy with macrolides improves survival in intubated patients with community-acquired pneumonia. Intensive Care Med. 2010 Apr;36(4):612-20.
21. Restrepo MI, Mortensen EM, Waterer GW, Wunderink RG, Coalson JJ, Anzueto A. Impact of macrolide therapy on mortality for patients with severe sepsis due to pneumonia. Eur Respir J. 2009;33:153-9.
22. Fukuda Y, Yanagihara K, Higashiyama Y, Miyazaki Y, Hirakata Y, Mukae H, et al. Effects of macrolides on pneumolysin of macrolide-resistant Streptococcus pneumoniae. Eur Respir J 2006;27:1020e5.
23. POstman DF, van Werkhoven CH, van Eleden LJ, Thijsen SF, Hoepelman AI, Kluytmans JA, et al. Antibiotico treatment strategy for community=acquired pneumonia in adults. N Engl J Med. 2015;372(14):1312.
24. Confalonieri M, Urbino R, Potena A, Piattella M, Parigi P, Puccio G, et al. Hydrocortisone infusion for severe community-acquired pneumonia: a preliminary randomized study. Am J Respir Crit Care Med. 2005;171:242-8.
25. Salluh JL, Bozza FA, Soares M, Verdeal JC, Castro-Faria-Neto HC, Lapa E Silva JR, et al. Adrenal response in severe community-acquired pneumonia: Impact on outcomes and disease severity. Chest. 2008;134:947-54.
26. Blum CA, Nigro N, Briel M, Schuetz P, Ullmer E, Suter-Widmer I, et al. Adjunct prednisone therapy for patients with community-acquired pneumonia: a multicentre, double-blind, randomised, placebo-controlled trial. Lancet. 2015;385(9977):1511-8.
27. Torres A, Sibila O, Ferrer M, Polverino E, Menendez R, Mensa J, et al. Effect of corticosteroids on treatment failure among hospitalized patients with severe community-acquired pneumonia and high inflammatory response: a randomized clinical trial. JAMA. 2015;313(7):677-86.

CAPÍTULO 71

PNEUMONIA ASSOCIADA À VENTILAÇÃO MECÂNICA

Eduardo Rosa Borges
Frederico Polito Lomar
Carmen Silva Valente Barbas

DESTAQUES

- Pneumonia associada à ventilação mecânica (PAV) é uma pneumonia nosocomial, que ocorre em pacientes intubados e ventilados mecanicamente.
- A incidência da PAV varia de 13,6 a 51 por mil dias de ventilação mecânica.
- Os fatores de risco do hospedeiro para PAV são trauma, pós-operatório, queimaduras, síndrome do desconforto respiratório agudo (SDRA), doença pulmonar obstrutiva crônica (DPOC), sinusite e dieta via enteral.
- Os fatores associados à ocorrência de PAV são: mais dias de ventilação mecânica invasiva; troca de circuito frequente; não utilização de umidificadores e trocadores de calor; uso de drogas sedativas e paralisantes; uso de bloqueadores H_2; realização de procedimentos e exames fora da UTI; e reintubação.
- O diagnóstico de PAV deve ser feito associando-se suspeita e quadro clínico com o achado de consolidação alveolar na radiografia e/ou tomografia de tórax e a diminuição da relação PaO_2/FiO_2 e/ou CPIS maior que seis pontos.
- A PAV deve ser tratada com antibioticoterapia apropriada por, no mínimo, sete dias, mas o tratamento pode se estender para 14 a 21 dias se o agente etiológico for um gram-negativo não fermentador e/ou *Staphylococcus aureus* resistente e/ou se o paciente apresentar sinais de gravidade.

INTRODUÇÃO

A pneumonia associada à ventilação mecânica é uma pneumonia nosocomial que acontece em pacientes intubados e ventilados mecanicamente há mais de 48 horas.[1-3] De acordo com o comitê internacional de controle de infecção nosocomial, a prevalência da PAV é de 13,6 por mil dias de ventilação mecânica.[1] Sua incidência, no entanto, varia conforme o hospital e as populações analisadas, portanto, pode variar de 13,6 a 51 por mil dias de ventilação mecânica.

A suspeição diagnóstica, o diagnóstico precoce e adequado e o correto tratamento farão com que a ocorrência da doença diminua, assim como o aparecimento de microrganismos multirresistentes. O conhecimento dos seus fatores de risco, sua patogenia, os métodos para seu diagnóstico, as opções terapêuticas e a criação de um comitê de controle de infecção intra-hospitalar proporcionarão a diminuição da incidência e da mortalidade associadas à Pav. A duração média de um episódio de PAV é de cinco dias e sua mortalidade varia de 24% a 76%. Além disso, sua ocorrência aumenta o tempo de internação do paciente na unidade de terapia intensiva (UTI) e os custos inerentes a seu tratamento.[1-3]

Normalmente, o paciente intubado e/ou traqueostomizado conectado ao ventilador mecânico tem seus mecanismos de defesa diminuídos contra agentes microbianos que podem invadir o trato respiratório. O sistema de defesa constituído pelo aparelho mucociliar e pela tosse encontra-se diminuído nos doentes invasivamente ventilados. Já as chances de invasão de microrganismos habitantes da orofaringe, assim como aqueles provenientes dos tubos, circuitos, nebulizadores e do trato gastrintestinal e até mesmo os microrganismos circulantes encontram-se aumentados, o que leva à infecção do parênquima pulmonar.[4]

ETIOLOGIA

Entre os microrganismos causadores da PAV estão os aeróbios gram-negativos: *Klebsiella pneumoniae* e *Escherichia coli*, que podem ser produtores de betalactamase e, portanto, resistentes a penicilinas e cefalosporinas. Ainda entre as bactérias gram-negativas é encontrada *Pseudomonas aeruginosa* (gram-negativo não fermentador) que costuma acometer pacientes portadores de doenças pulmonares crônicas (como bronquiectasias), portadores de doença pulmonar obstrutiva crônica e, ainda, pacientes que necessitam de suporte ventilatório mecânico prolongado, e *Acinetobacter*, que costuma ser multirresistente e, muitas vezes, sensível apenas às polimixinas.

Essas bactérias, habitualmente, contaminam pacientes de uma mesma UTI, pois sobrevivem nos objetos e nas mãos dos profissionais de saúde e estão associadas a fatores de risco como broncoaspiração, SDRA e pacientes submetidos a neurocirurgias. Entre os organismos gram-positivos os *Staphylococcus aureus*, especialmente os oxacilina resistentes, desempenham papel de destaque. Já os *Streptococcus pneumoniae* podem ocasionar PAV nos primeiros dias de intubação e ventilação mecânica, a chamada PAV precoce.[1-5]

Bactérias anaeróbias, *Legionella* e vírus respiratórios como influenza, parainfluenza, herpes simples, citomegalovírus, adenovírus, vírus sincicial respiratório, rinovírus e metapneumovírus também podem causar PAV, portanto devem ser investigados nos casos em que não forem isoladas bactérias e nos imunossuprimidos. Aspergilose invasiva e cândida só podem ser causa de PAV nos imunossuprimidos, especialmente pacientes com DPOC, tomadores crônicos de corticosteroides.[1-5]

DIAGNÓSTICO

Leva em consideração a história, o exame clínico, as imagens radiológicas (radiografia (Figura 71.1) e tomografia computadorizada de tórax (Figura 71.2) e os exames laboratoriais. Entre os sintomas, a febre, a secreção traqueal purulenta, a taquicardia, a taquipneia e a queda do estado geral sugerem o diagnóstico de PAV no paciente intubado e ventilado mecanicamente há mais de 48 horas. Nesses casos, hemograma, PCR e procalcitonina podem ajudar no diagnóstico.

Leucocitose e/ou leucopenia, PCR aumentada e procalcitonina aumentada sugerem infecção bacteriana que, associada ao quadro clínico compatível e ao encontro, na radiografia e/ou na tomografia de tórax, de consolidação alveolar com broncograma aéreo são critérios diagnósticos de PAV.[1-6]

Pugin e colaboradores[5] introduziram o escore de infecção pulmonar (CPIS) para auxiliar o diagnóstico de PAV no paciente intubado e ventilado mecanicamente. O CPIS analisa:

1. Temperatura;
2. Número de leucócitos no sangue;

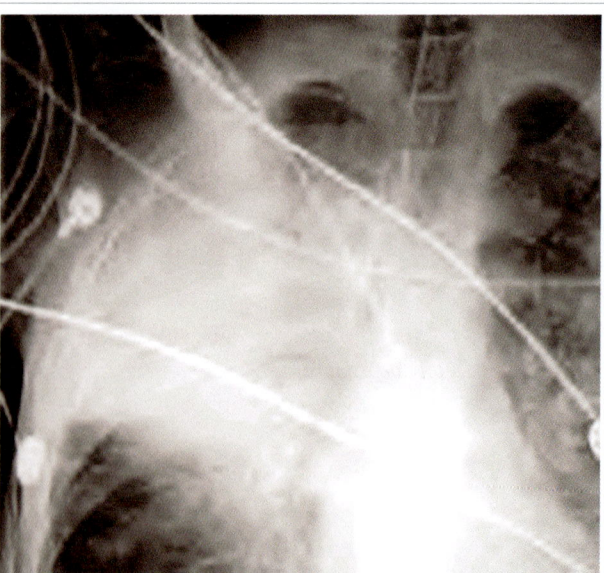

FIGURA 71.1. Radiografia de tórax mostrando consolidação de lobo pulmonar superior direito, em paciente intubado e ventilado mecanicamente há 72 horas, por insuficiência respiratória aguda.

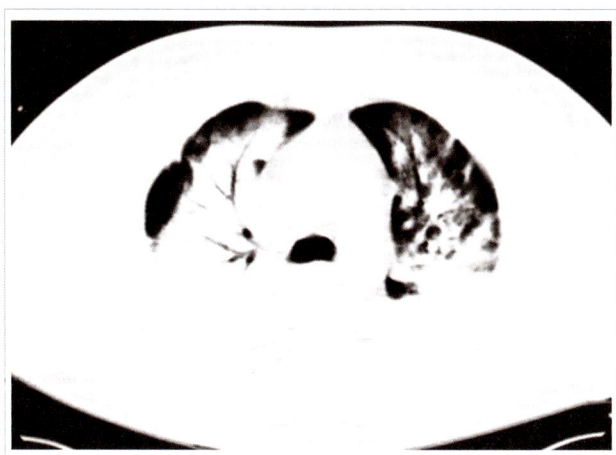

FIGURA 71.2. Tomografia computadorizada de paciente intubado há 96 horas, mostrando nova consolidação, com broncograma aéreo bilateral, com predomínio em lobo pulmonar superior direito compatível com PAV.

3. Volume e purulência da secreção traqueal;
4. Oxigenação;
5. Achados radiológicos; e
6. Gram e cultura semiquantitativa da secreção traqueal.

Sua pontuação vai de 0 a 12, resultados acima de 6 sugerem diagnóstico de PAV. Papazian[6] conduziu estudo e verificou que CPIS acima de 6 tiveram sensibilidade de 72% a 85% e especificidade de 85% a 91% para diagnóstico de PAV.

A dosagem do TREM-1 (receptor expresso em células mieloides) mostrou ser um marcador imunológico acurado para diagnóstico de PAV, com sensibilidade de 98% e especificidade de 90%.[7] Já a procalcitonina tem se apresentado acurada para diagnóstico de sepse de origem bacteriana.[1]

TRATAMENTO MEDICAMENTOSO

Estudos clínicos em pacientes portadores de PAV mostram que a antibioticoterapia introduzida de maneira correta e com espectro adequado melhora a sobrevida de pacientes com PAV; assim como a mudança rápida de antibióticos, no caso de um novo episódio de PAV, em pacientes que já recebiam antibioticoterapia.[8-9]

Estudos recentes mostram que a resistência aos antibióticos frequentemente utilizados tem aumentado de maneira progressiva: *Staphylococcus aureus* resistentes à oxacilina devem receber vancomicina ou teicoplamina ou linezolida, sendo a última de ótima penetração e com resultados promissores em infecções pulmonares. Novas opções terapêuticas incluem a daptomicina e a combinação quinupristin/dalfopristin. Já para os gram-negativos, a melhor opção é mesmo imipenem/meropenem, a não ser que exista suspeita de resistência aos carbapenêmicos, quando a polimixina torna-se uma opção interessante, principalmente nas infecções por *Pseudomonas* multirresistente e por *Acinetobacter*.

O tempo ideal para o tratamento clínico é de sete dias, podendo o antibiótico ser descalonado na melhora clínica importante do paciente de baixo risco ou na queda significativa dos níveis séricos de procalcitonina. Tratamentos mais prolongados, de 14 a 21 dias, podem ser necessários nos pacientes mais graves, com infecções por bacilos gram-negativos não fermentadores e *Staphylococcus aureus*. Antibióticos administrados por via inalatória, como os aminoglicosídeos e a polimixina podem ser úteis nas infecções por *Pseudomonas* resistentes.[1,8-9]

VENTILAÇÃO MECÂNICA DURANTE O EPISÓDIO DE PAV

Os pacientes com PAV devem ser ventilados com estratégia ventilatória protetora (VC = ou < 6 mL/kg de peso predito), visando a manter a $PaCO_2$ entre 35 e 45 mmHg e pressão positiva no final da expiração (PEEP) suficiente para garantir uma adequada troca gasosa, com modo ventilatório volume controlado (VCV) ou ventilação com pressão controlada (PCV). Assim que possível, devem passar a modos assistidos ou espontâneos visando a adiantar a retirada da ventilação mecânica.

Em pacientes com hipoxemia importante (PaO_2/FiO_2 menor que 200), principalmente aqueles que apresentem colapso das bases pulmonares associado à SDRA, manobras de recrutamento alveolar poderão ser realizadas com PEEP progressivos associados a ventilação com pressão controlada com pressões de distensão abaixo de 15 cmH_2O para melhorar a troca gasosa e diminuir as áreas de colapso alveolar, mantendo os alvéolos abertos e uma ventilação mais homogênea.

A ventilação em decúbito prono, nos pacientes com PaO_2/FiO_2 abaixo de 150, já em uso de PEEP de 5 cmH_2O, também poderá ser utilizada precocemente e por períodos acima de 16 horas na tentativa de melhorar o prognóstico. Já em pacientes com pneumonia unilateral e hipoxemia grave, pode-se praticar a mudança para decúbitos laterais. No entanto, em virtude dos resultados imprevisíveis, é necessária vigilância intensa, porque há risco de piora da oxigenação e de contaminação do pulmão contralateral. Estão em estudo novas propostas de posicionamento visando a prevenção da PAV, como decúbitos lateralizados em Trendelemburg, com o objetivo de diminuir aspiração de secreção suprabalonete.[10]

MEDIDAS PARA A PREVENÇÃO DA PAV

As seguintes estratégias gerais são recomendadas para redução da PAV:

- Lavagem e/ou desinfecção das mãos com base de álcool a 70%;
- Uso de vigilância microbiológica;
- Monitoramento e remoção precoce de dispositivos invasivos;
- Programação para uso racional de antibióticos;
- Troca de circuitos do ventilador apenas quando sujos ou danificados, sem necessidade de troca programada;

- Troca de umidificadores a cada sete dias ou quando necessário;
- Aspiração de secreções subglóticas quando o paciente for permanecer por mais de 72 horas em ventilação mecânica;
- Sugestão: quando disponível, usar cânulas com balonetes especialmente desenvolvidos para evitar microaspiração nos pacientes com previsão de ventilação mecânica por pelo menos 24 horas;
- Colocar e monitorizar a pressão do balonete do tubo endotraqueal em pelo menos 25 cmH$_2$O;
- Cabeceira elevada de 30 a 45°;
- Higiene oral diária com clorexidina 2%;
- Sugestão: interrupção diária da sedação;
- Sugestão: descontaminação seletiva do trato digestivo.[1,10-16]

REFERÊNCIAS BIBLIOGRÁFICAS

1. Charles MP, Kali A, Easow JM, Joseph NM, Ravishankar M, Srinivasan S, Kumar S, Umadevi S. Ventilator-associated pneumonia. Australas Med J. 2014 Aug 31;7(8):334-44.
2. Chastre J, Fagon JY. Ventilator-associated pneumonia. Am J Respir Crit Care Med 2002;165:867-903.
3. Bekaert M, Timsit JF, Vansteelandt S, Depuydt P, V´esin A, GarrousteOrgeas M, Decruyenaere J, Clec'h C, Azoulay E, Benoit D; Outcomerea Study Group. Attributable mortality of ventilator associated pneumonia: a reappraisal using causal analysis. Am J Respir Crit Care Med 2011;184:1133-1139.
4. Nseir S, Zerimech F, Jaillette E, Artru F, Balduyck M. Microaspiration in intubated critically ill patients: diagnosis and prevention. Infect Disord Drug Targets 2011;11:413–423.
5. Pugin J. Clinical signs and scores for the diagnosis of ventilator –associated pneumonia. Minerva Anestesiol 2002; 68:261-5.
6. Papazian L, Tomas P, Garbe L, Guignon I, Thirion X, Charrel J, Bollet C, Fuentes P, Gouin F, Bronchoscopic or blind sampling tecnniques for the diagnosis of ventilator associated pneumonia. Am J Respir Crit Care Med 1995; 152: 1982-91.
7. Gibot S, Vavoisy A, Levy B, Bene MC, Faure G, Bollaert PE. Soluble Triggering receptor expressed on myeloid cells and the diagnosis of pneumonia. N Engl J Med 2004; 350: 451-8.
8. Iregui M, Ward S, Sherman G, Fraser VJ, Kollef MH. Clinical importance of delays in the initiation of appropriate antibiotic treatment for ventilator associated pneumonia. Chest 2002; 122: 262-8.
9. American Thoracic Society Guidelines for the management of adults with hospital acquired, ventilator associated, and health-care-associated pneumonia. Am J Respir Crit Care Med 2005; 171: 388-416.
10. Li Bassi G, Fernandez-Barat L, Saucedo L, Giunta V, Marti JD, Tavares Ranzani O, Aguilera Xiol E, Rigol M, Roca I, Muñoz L, Luque N, Esperatti M, Saco MA, Ramirez J, Vila J, Ferrer M, Torres A. Endotracheal tube biofilm translocation in the lateralTrendelenburg position. Crit Care. 2015 Dec;19(1):785.
11. Yokoe DS, Anderson DJ, Berenholtz SM, Calfee DP, Dubberke ER, Ellingson KD, Gerding DN, Haas JP, Kaye KS, Klompas M, et al. A compendium of strategies to prevent healthcare-associated infections in acute care hospitals: 2014 updates. Infect Control Hosp Epidemiol 2014;35:S21-S31.
12. Haas CF, Eakin RM, Konkle MA, Blank R. Endotracheal tubes: old and new. Respir Care 2014; 59:933–952, discussion 952-955.
13. Vall´es J, Artigas A, Rello J, Bonsoms N, Fontanals D, Blanch L, Fern´andez R, Baigorri F, Mestre J. Continuous aspiration of subglottic 607 secretions in preventing ventilator-associated pneumonia. Ann Intern Med 1995;122:179-186.
14. Kollef MH, Afessa B, Anzueto A, Veremakis C, Kerr KM, Margolis BD, Craven DE, Roberts PR, Arroliga AC, Hubmayr RD, et al.; NASCENT Investigation Group. Silver-coated endotracheal tubes and incidence of ventilator-associated pneumonia: the NASCENT randomized trial. JAMA 2008;300:805-813.
15. Philippart F, Gaudry S, Quinquis L, Lau N, Ouanes I, Touati S, Nguyen JC, Branger C, Faibis F, Mastouri M, et al.; TOP-Cuff Study Group. Randomized intubation with polyurethane or conical cuffs to prevent pneumonia in ventilated patients. Am J Respir Crit Care Med 2015; 191:637-645.
16. Mietto C, Pinciroli R, Patel N, Berra L. Ventilator associated pneumonia: evolving definitions and preventive strategies. Respir Care 2013;58: 990-1007.

CAPÍTULO 72

SÍNDROME DO DESCONFORTO RESPIRATÓRIO AGUDO

Carmen Silva Valente Barbas
Gustavo Faissol Janot de Matos
Elisa Estenssoro

DESTAQUES

- A síndrome do desconforto respiratório agudo (SDRA) consiste em uma insuficiência respiratória aguda e grave, produzida por um edema pulmonar inflamatório, com um grande aumento da permeabilidade da membrana alvéolo-capilar pulmonar. Aparece dentro de uma semana de exposição a um fator de risco.
- As principais características da SDRA são infiltrados bilaterais na radiografia de tórax, complacência diminuída e hipoxemia refratária a altas FiO_2, sendo *shunt* intrapulmonar (alvéolos perfundidos, mas não ventilados) sua principal causa.
- Os fatores de risco mais comuns para a SDRA são: pneumonia, sepse, choque, aspiração de conteúdo gástrico e trauma.
- A mortalidade é alta, entre 15% e 60%; a causa mais frequente é a disfunção ou falência de múltiplos órgãos. Apenas 15% dos pacientes morrem de hipoxemia refratária. Os sobreviventes, frequentemente, passam um tempo prolongado em unidade de terapia intensiva (UTI), com sequelas importantes em longo prazo.
- A SDRA é uma doença pulmonar heterogênea, podendo ser mais bem visualizada na tomografia computadorizada de tórax onde se observa massa de atelectasia compressiva nas regiões dorsais dos pulmões ou regiões dependentes da gravidade com o restante do parênquima pulmonar mais preservado.
- Recentemente, as metas de ventilação e oxigenação foram reavaliadas, indicando que deve ser feita ventilação protetora com volumes correntes menores que 6 mL/kg de peso predito, garantindo uma pressão de distensão (Pplat-PEEP, 15 cmH_2O), podendo ocorrer hipercapnia permissiva e a PaO_2 deve estar acima de 60 mmHg e ou SaO_2 acima de 92% a 93%. Essa ventilação protetora proporcionou diminuição da mortalidade comparada com a ventilação convencional.
- Enquanto pressão positiva no final da expiração (PEEP), melhora a capacidade residual funcional (CRF) e é a medida-chave para reverter a hipoxemia e melhorar mortalidade se titulada pelo ponto de inflexão da curva pressão-volume do sistema respiratório. PEEPs mais altos (acima de 15 cmH_2O) sugerem diminuir mortalidade nos pacientes com SDRA moderada e grave em metanálises recentes.
- A ventilação em posição prona deve ser utilizada nos pacientes com PaO_2/FiO_2 menor que 150 já com PEEP igual ou maior a 5 cmH_2O, por 16 horas consecutivas e de forma precoce pois diminuiu mortalidade destes pacientes comparada ao grupo-controle em recente estudo prospectivo, randomizado e controlado.
- A ventilação de alta frequência não deve ser utilizada em pacientes com SDRA, pois pode aumentar sua mortalidade

DEFINIÇÕES, EPIDEMIOLOGIA E FATORES DE RISCO

A síndrome do desconforto respiratório agudo (SDRA) foi descrita por Petty e Ashbaugh em 1967[1] e consiste em um tipo de insuficiência respiratória aguda, secundária a um edema pulmonar inflamatório, provocado por um grande aumento da permeabilidade da membrana alvéolo-capilar pulmonar, o que leva ao encharcamento e desenvolvimento de *shunt* intrapulmonar. Suas principais características clínicas são: hipoxemia, caracteristicamente refratária à alta fração inspirada de oxigênio (FiO_2), infiltrado pulmonar bilateral no raio X de tórax (Figura 72.1), e diminuição de complacência pulmonar. Os achados frequentemente encontrados em biópsias pulmonares e necropsias de pacientes com SDRA são: dano alveolar difuso, expresso por membranas hialinas, edema e necrose alveolar e de células endoteliais; e, em estados avançados, fibrose organizada e proliferação importante das células de tipo II.[2]

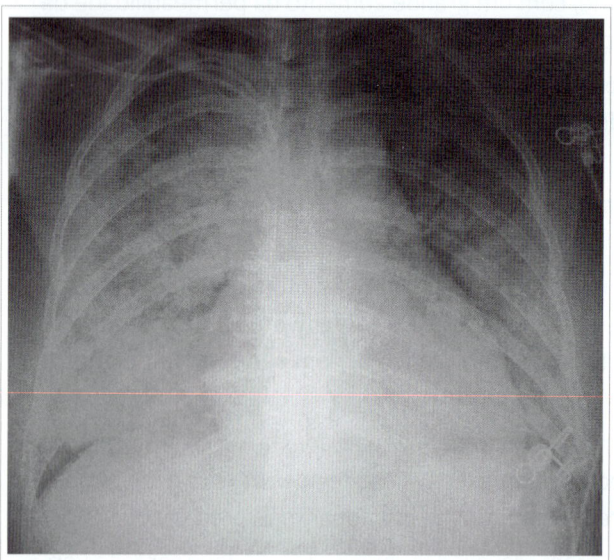

FIGURA 72.1. Radiografia de tórax típico de SDRA; observe os infiltrados bilaterais difusos.

Desde a descrição inicial de Petty e Ashbaugh, muitas definições de SDRA foram utilizadas: o escore de lesão pulmonar (ELP) idealizado por Murray.[3] Esse escore considera quatro componentes para diagnóstico e classificação de SDRA: PaO_2/FiO_2, extensão de infiltrados pulmonares ao raio X de tórax, complacência toracopulmonar e nível de pressão positiva no final da expiração (*positive end-expiratory pressure* – PEEP). Cada um é avaliado de 1 a 4 pontos, de acordo com o aumento da gravidade; então, o valor médio é calculado. Um ELP > 2,5 pontos estabelece o diagnóstico de SDRA. Uma clara vantagem do ELP consiste na consideração de variáveis que geralmente se balanceiam mutuamente quando for aplicado um tratamento: a diminuição da oxigenação e complacência e a extensão do infiltrado no pulmão ao raio X de tórax *versus* o nível de PEEP.

Não obstante as várias tentativas de caracterizar a síndrome, muitas abordagens de diagnóstico continuaram a ser publicadas, tornando difícil a comparação entre os estudos. Para alcançar uma perspectiva comum, em 1992 estudiosos reuniram-se na Conferência de Consenso Americano-Europeu (*American-European Consensus Conference* – AECC) e uma nova definição da SDRA foi lançada.[4] O conceito estabelecido nessa conferência considerou SDRA como uma insuficiência respiratória que começa de forma aguda, com $PaO_2/FiO_2 \leq 200$, infiltrados bilaterais no CXR, na ausência de hipertensão atrial esquerda, o que poderia ser descartado clinicamente, por meio de ecocardiografia ou por monitorização hemodinâmica. Outra entidade também foi descrita: a lesão pulmonar aguda (acute lung injury – ALI), que incluía todos os casos $PaO_2/FiO_2 \leq 300$.

A definição da AECC foi universalmente adotada, porém, algumas dificuldades na sua aplicação foram encontradas ao longo dos anos com sua utilização na prática clínica: a grande variação da PaO_2/FiO_2 com os diversos ajustes possíveis da ventilação, especialmente a mudanças de PEEP;[5] a baixa concordância intra e entre observadores na avaliação do raio X de tórax e as dificuldades em diferenciar SDRA de edema hidrostático e/ou cardiogênico.

Essas imprecisões levaram à realização de uma nova Conferência de Consenso em 2011, para a tentativa de melhor definir a SDRA e padronizar seu conceito mundialmente. Desse modo, a definição de Berlim foi publicada em 2012.[5] Essa nova definição estabelece um tempo determinado de uma semana para o início da síndrome a partir do insulto inicial ou fator de risco ou desencadeante da SDRA. Estabelece que deve-se investigar fatores de risco para edema pulmonar hidrostático ou cardiogênico na ausência de fatores de risco para SDRA e descreve mais detalhadamente as possibilidades de diagnóstico diferencial dos infiltrados pulmonares ao raio X de tórax. A nova definição estabelece três categorias de hipoxemia, de acordo com a gravidade da SDRA, mutuamente exclusivas, que exigem um nível mínimo de PEEP: SDRA leve, moderada e grave, em referência à PaO_2/FiO_2 e com PEEP ≥ 5 cmH_2O. Os pontos de corte de 200 e 300 para PaO_2/FiO_2 da definição da AECC foram preservados, para permitir comparações com estudos anteriores (Tabela 72.1).

As definições da AECC e de Berlim foram, empírica e simultaneamente aplicadas a 4.467 pacientes que haviam sido incluídos nos diferentes estudos. Ambas as definições apresentam validade preditiva – categorias mais graves estão associadas a mortalidade mais altas –, embora a definição de Berlim seja ligeiramente superior, porém significativamente melhor para prever mortalidade. De maneira interessante, intuitivamente variáveis identificadas como componentes de SDRA graves, como a presença de infiltrados pulmonares em três e quatro quadrantes no CXR, uma PEEP > 10 cmH_2O, uma complacência toracopulmonar < 40 mL/cmH_2O, ou uma ventilação-minuto corrigida para o espaço-morto –

TABELA 72.1. A definição de Berlim da síndrome do desconforto respiratório agudo (SDRA).[6]

Tempo	Dentro de uma semana de um insulto clínico identificado, ou novo, agravamento dos sintomas respiratórios
Raio X de tórax ou TC	Infiltrados bilaterais, não totalmente explicados por derrames pleurais, infiltrado lobar ou atelectasias pulmonares, ou nódulos
Origem do edema	Insuficiência respiratória não explicada pela insuficiência cardíaca ou sobrecarga hídrica. Uma avaliação objetiva para excluir o edema hidrostático é necessária (p. ex.: ecocardiografia) somente se os fatores de risco não são identificados
Alteração de oxigenação	Leve
Se altitude é > 1.000 m, corrigir com a fórmula. [$PaO_2FiO_2 \times$ (Pressão barométrica/760)]	$200 < PaO_2FiO_2 \leq 300$ com PEEP ou CPAP ≥ 5 cmH$_2$O (neste grupo pode ser considerado paciente em VNI)
	Moderada $100 < PaO_2FiO_2 \leq 200$ com PEEP ≥ 5 cmH$_2$O
	Grave $PaO_2FiO_2 \leq 100$ com PEEP ≥ 5 cmH$_2$O

TC: tomografia computadorizada; PEEP: pressão positiva no final da expiração; CPAP: pressão positiva contínua das vias aéreas; VNI: ventilação não invasiva.

> 10 L/min ($VE_{corr} = VE_{pac} \times PCO_{2pat}/40$), não aumentaram o desempenho do modelo preditivo de mortalidade, de modo que não foram incluídos na categoria de "SDRA grave" pela nova definição. De qualquer forma, a definição de Berlim supera os anteriores, no sentido de que não é apenas o resultado de opiniões de especialistas, mas sim resultado do teste de seus componentes objetivos em grandes estudos epidemiológicos disponíveis.

Quanto à previsão da incidência de SDRA na população, está estimada entre 33,8 e 58,7 casos para 100 mil habitantes/ano nos EUA,[7-8] e entre 4,9 e 7,2 casos para 100 mil habitantes/ano na Europa.[9] Essas diferenças podem indicar um número menor de estudos norte-americanos, em referência a toda a população dos EUA, ou refletir uma maior utilização de serviços de cuidados críticos no país.[9] Quanto à incidência da SDRA em referência a pacientes internados na Unidade de Terapia Intensiva (UTI) e em pacientes sob ventilação mecânica (VM) na Argentina, os números são 8% e 18%, respectivamente,[10] semelhantes aos relatados na Pesquisa Multinacional Europeia ALIVE.[11] Já no Brasil a incidência nos pacientes internados em nossas terapias intensivas, intubados e ventilados mecanicamente foi de 1,8%.[12]

Os fatores de risco para o desenvolvimento de SDRA são geralmente considerados como:

- **Pulmonar (ou direto):** pneumonia (de todas as causas), aspiração de conteúdo gástrico, trauma torácico, lesão inalatória e quase afogamento; também a pressão alta, lesão de alto volume eventualmente produzido pela ventilação mecânica.[12]
- **Extrapulmonar (ou indireto):** mais frequentes são choque, sepse extrapulmonar, trauma grave, lesão cerebral aguda (traumatismo craniano, hemorragia subaracnoide, insulto isquêmico cerebral), transfusões (TRALI: lesão pulmonar aguda relacionada transfusão), pancreatite aguda, e outros.[10,12]

Há um consenso geral de que hoje em dia pneumonia e choque são os fatores de risco mais frequentes para o desenvolvimento da SDRA. Outras doenças, que também podem agir como fatores de risco, como o alcoolismo crônico, geralmente coexistem; e, claro, há outros fatores menos evidentes, como características genéticas, que codificam uma resposta inflamatória mais intensa.[13]

FISIOPATOLOGIA
MECANISMOS DE LESÃO E REPARAÇÃO

Estudos experimentais têm demonstrado que a lesão pulmonar endotelial aparece rapidamente, após alguns minutos ou horas da indução de SDRA, provocando um alargamento nos espaços intercelulares do endotélio pulmonar, com consequente aumento da permeabilidade e, em seguida, intersticial e edema alveolar. O dano também afeta a função e a integridade da barreira epitelial, facilitando o trânsito de líquido rico em proteínas e também de outras macromoléculas para o espaço alveolar, onde precipitam e inativam o agente tensioativo (surfactante), formando as membranas hialinas típicas visíveis ao microscópio óptico.

O mecanismo inicial ativa o fator nuclear ubíquo *KB* (NF-KB), responsáveis pela transcrição de mais de 100 genes que codificam os mediadores inflamatórios fator de necrose tumoral alfa (TNF-α), interleucina-1-β (IL-1β) e interleucina-6 (IL-6), e outros. Citocinas e quimiocinas ativam os neutrófilos circulantes, que são capturados pelo endotélio pela adesão a selectinas e integrinas; depois disso, eles transmigram para o interstício e, finalmente, para os espaços alveolares, onde eles secretam enzimas proteolíticas e radicais livres, aumentando a resposta inicial da inflamação. A infiltração pulmonar por citocinas é controlada por uma rede complexa de quimiocinas alveolares segregadas (IL-8, peptídeos relacionados à regulação do crescimento de oncogene e proteína epitelial de ativação de neutrófilos), por citocinas secretadas por células imunológicas estimuladas pelos danos coexistentes sistêmicos (lipopolissacarídeos [LPS]; TNF, IL-1, IL-6; fator ativador de plaquetas [PAF], eicosanoides, em sepse ou traumas não pulmonares) e por seções do epitélio do pulmão que desenvolvem a apoptose no começo da doença. Estes compostos aparecem no fluido de lavado broncoalveolar (LBA) de pacientes com SDRA, junto com os autoanticorpos que estimulam a produção (p. ex.: anti-interleucinas com funções anti-inflamatórias).[14-15]

O epitélio pulmonar é constituído por 90% das células simples do Tipo 1, que são muito vulneráveis a lesões, e o resto são células do tipo II cuboides, mais resistentes à lesão, e exibindo muitas funções, como diferenciar as células do tipo I, produzir surfactante e intervir no transporte de íons. A quebra de integridade da barreira alvéolo-capilar altera o íon e o transporte de fluidos, perpetuando o edema; o surfactante não é mais sintetizado e os seus restos são inativados por proteínas do plasma, potenciando a tendência para o colapso alveolar e facilitando a translocação bacteriana, o que pode produzir o choque séptico em pacientes com pneumonia. Finalmente, se o dano foi suficientemente grave, a reparação é lenta ou interrompida, o que pode levar à ativação de mecanismos pró-fibróticos agudos.

Depois de quatro a sete dias de duração da fase exsudativa, os mecanismos de resolução são ativados. O edema resolve por meio de transporte de sódio ativo e saída de *água* por canais transcelulares. As proteínas solúveis são removidas por difusão, e as insolúveis, que constituem as membranas hialinas, são eliminadas por meio de endocitose e transcitose por células alveolares, com posterior fagocitose por macrófagos. Esse é um processo especialmente relevante, dado que os restos de proteína podem constituir uma armação para o crescimento do tecido fibrótico. Além disso, os fatores antiapoptóticos foram detectados no lavado broncoalveolar.

Esses processos geralmente coexistem com outros mecanismos de lesão, também mediados pelas citocinas, que podem ser adicionados para o prejuízo inicial:

- Lesão associada à VM (lesão pulmonar induzida pelo ventilador – VILI) em virtude da hiperdistensão produzida pelos altos volumes correntes ou pressões no final da inspiração, o que pode afetar o epitélio e endotélio pulmonares. Nesta *última* situação, refere-se como a tensão de ruptura capilar, com o subsequente aumento da permeabilidade. Outra possibilidade de produzir VILI ocorre no final da expiração, quando o colapso cíclico poderia ocorrer quando há PEEP insuficiente ou na falta de PEEP. Outro nome desse mecanismo é de-recrutamento cíclico ou atelectrauma. A via comum final desses mecanismos de lesão parece ser a secreção de citocinas em resposta ao dano celular; esse processo é conhecido como biotrauma. Esses mediadores poderiam deixar o pulmão e provocar a falência orgânica distante.

- Lesão associada a novas infecções que podem gerar danos adicionais, pela secreção de citocinas que perpetuam aquela induzida pela lesão inicial e/ou VILI. Pneumonia associada à ventilação mecânica é a mais comum, mas existem outras infecções remotas, como infecções relacionadas ao cateter ou trato urinário.

Esse estágio temporal da SDRA, quando os mecanismos de reparação coexistem com novas lesões, conhecido como SDRA tardia. O saldo final entre dano e reparação indica o prognóstico de uma evolução relativamente livre de eventos a uma fibrose pulmonar aguda ou subaguda em 10% dos pacientes, com a morte causada por hipoxemia refratária.

HETEROGENEIDADE PULMONAR NA SDRA MAIS BEM COMPREENDIDA PELOS EXAMES DE IMAGEM

Os processos inflamatórios mencionados são certamente difusos e, até o final da década de 1980, também se acreditava que as mudanças na mecânica pulmonar em SDRA também eram homogêneas. No entanto, quando o grupo de Gattinoni usou pela primeira vez a tomografia computadorizada para avaliação de pacientes com SDRA[16] tornou-se evidente que as opacidades pulmonares aparentemente homogêneas vistas ao raio X de tórax mostraram ser bastante heterogêneas quando mais bem avaliadas pela tomografia computadorizada de tórax (Figura 72.2). Nas regiões dorsais predominam áreas de atelectasias compressivas que coexistem com infiltrados difusos de localizações diferentes e com setores normalmente aerados ou mesmo hiperaerados, geralmente de localização ventral.[17] O colapso de regiões pulmonares dorsais é produzido por forças mecânicas: o gradiente gravitacional gerado pelo peso do próprio pulmão,[15] junto com a compressão produzida por duas estruturas rígidas, a coluna vertebral e o coração,[18] habitualmente aumentam edema em pacientes com SDRA.[16] Hubmayr[19] insiste que o colapso alveolar induzido pela expulsão de gás

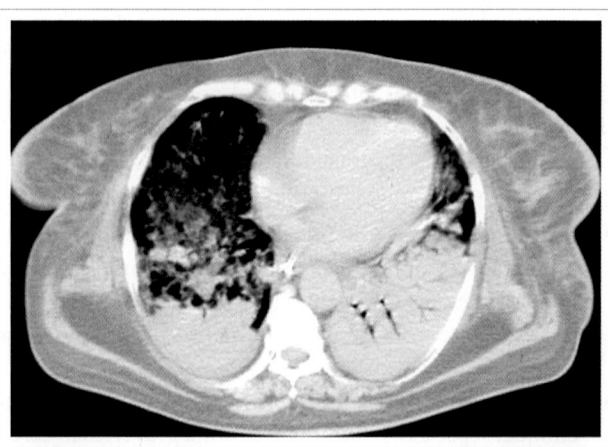

FIGURA 72.2. Imagem de TC torácica de um paciente com início de SDRA na posição supina. Observe os infiltrados bilaterais com distribuição heterogênea, com posicionamento gravitacional evidente para as regiões dorsais.

causada pelas forças físicas mencionadas não é o *único* fenômeno; inundação alveolar por um líquido rico em proteínas, com diferentes graus de aeração, também contribui para o quadro geral.

Em fisiologia respiratória, o estresse é a pressão desenvolvida dentro da estrutura do pulmão em que as forças de distensão são aplicadas: sua expressão clínica é a pressão transpulmonar inspiratória final, que se reflete pela diferença entre a pressão de platô (PPlat) e a PEEP. O conceito de tensão está relacionado com a alteração de volume durante a respiração, a partir do volume de repouso, e está homologado para o volume-corrente (Vt, calculado por peso corporal ideal [PCI]).[20] Estresse e tensão podem variar de acordo com alterações da complacência da parede torácica e da capacidade funcional residual e atingir valores prejudiciais apenas quando eles estão perto da capacidade pulmonar total – que raramente ocorre na maioria das situações clínicas.[21] Na SDRA, porém, a lesão pulmonar tem sido descrita com estresse e tensão no *âmbito* desses limites, o que implica a existência de zonas que se comportam como multiplicadores de estresse e geram um dano importante. Exemplos disso são a grande tensão aplicada ao parênquima proximal para regiões atelectáticas e as grandes forças longitudinais que são necessárias para abrir as vias aéreas terminais colapsadas. Em SDRA grave, estimou-se que o recrutamento alveolar em *áreas* dorsais requer um estresse substancialmente maior do que a pressão transpulmonar habitual; em algumas ocasiões, valores tão elevados quanto 100 cmH$_2$O para abrir pressões possam ser necessários, e são incompatíveis com a integridade de pulmão.[19] Para piorar a situação, essas regiões dorsais recebem a maior parte da perfusão do pulmão em virtude da distribuição anatômica peculiar da circulação pulmonar, que é preferencial para lóbulos dorsais; dessa forma, grandes *áreas* importantes de *shunt* intrapulmonar são gerados.

Nessas condições, o Vt aplicado vai para as regiões que oferecem menor resistência, geralmente as *áreas* ventrais, com uma grande chance de gerar hiperdistensão (lesão de final de inspiração).

Em estágios mais avançados da SDRA, imagens de TC mudam: infiltrados com uma distribuição gravitacional desaparecem e há uma visualização crescente de septos, refletindo os depósitos de procolágeno tipo III e colágeno tipo I e III; opacidades em vidro com infiltrados reticulares e difusas; bolhas subpleurais também podem aparecer, juntamente com outros sinais indiretos de barotrauma. Essas são as consequências das altas pressões transpulmonares normalmente necessárias para ventilar estes pacientes nessa fase.

MECANISMOS DE HIPOXEMIA

O principal mecanismo de hipoxemia na SDRA é a presença de *shunt* intrapulmonar (alvéolos perfundidos, mas não ventilados, com relação V/Q igual a 0) cuja característica é a refratariedade à alta FiO$_2$. Não obstante, dada a grande heterogeneidade dos danos nos pulmões, outros mecanismos de hipoxemia costumam coexistir. Com a aplicação da técnica de gás inerte, que identifica populações alveolares com diferentes relações V/Q, populações alveolares que são minimamente ventiladas e baixas, mas perfundidas com baixos V/Q, que respondem ao aumento da FiO$_2$, também foram descritos na SDRA. Outras descobertas foram as populações alveolares com relação normal de V/Q próximo a 1 e também grupos alveolares que são ventilados, mas não perfundidos (relação V/Q = ∞: espaço morto).[22]

Outro mecanismo relevante de hipoxemia existente em casos de SDRA é causado pelo impacto da pressão venosa mista de O$_2$ (PvO$_2$). Normalmente, débito cardíaco e PvO$_2$ não afetam PaO$_2$; ele depende essencialmente da relação V/Q de cada alvéolo. Se uma população importante de alvéolos com uma relação V/Q = 0 (*shunt*) segue, sua PvO$_2$ vai misturar-se com o sangue proveniente de outros alvéolos que foram oxigenados, resultando em uma diminuição da PaO$_2$ que estará relacionada com a extensão do *shunt* presente.[22]

E se, adicionalmente, PvO$_2$ é diminuída, o que poderia ocorrer em razão de uma maior extração de O$_2$ periférica, o impacto desses fatores não pulmonares em PaO$_2$ poderia ser maior. Hipoxemia causada pela baixa PvO$_2$ deveria ser sempre considerada em pacientes com SDRA, geralmente no cenário de baixo débito cardíaco.

SDRA HEMODINÂMICA

O aumento da pressão arterial pulmonar é a regra, o que resulta em resistência vascular pulmonar aumentada. Os fatores que contribuem são a liberação local de mediadores vasoconstritores (tromboxanos e leucotrienos), a vasoconstrição hipóxica, geralmente heterogênea, e as pressões transpulmonares elevadas durante VM que podem ser transmitidas para os alvéolos, gerando o estresse de ruptura capilar, com subsequente formação de edema. Este mecanismo de VILI é aumentado com altas pressões capilares, variações cíclicas alveolares e altas FiO$_2$.[23] Com o tempo, as lesões histológicas poderiam aparecer: aumento da espessura da bainha arteriolar e amputação de leitos vasculares por trombos. Pressão de oclusão da artéria pulmonar é frequentemente normal, mas pode ser aumentada por causa da sobrecarga de líquidos ou diminuição da complacência do ventrículo esquerdo.

PROGNÓSTICO, MORTALIDADE E SEQUELAS

Há uma controvérsia sobre se o prognóstico de SDRA melhorou ou não. Em uma revisão sistemática recente, que incluiu 89 estudos,[24] observou-se que a mortalidade pela SDRA manteve-se estável em torno de 44% em estudos observacionais e em aproximadamente 36% em estudos randomizados controlados (ECR), desde que a definição da AECC a respeito da síndrome foi lançada em 1994. A menor mortalidade em ECR é esperada, já que nesse tipo de estudo os pacientes incluídos são cuidadosamente selecionados, e aqueles com mau prognóstico não são incluídos.

No que diz respeito às causas de morte em SDRA, de 1985 em diante é bem sabido que dois terços dos pacientes morrem de síndrome de disfunção de múltiplos *órgãos* (SDMO), na maioria dos casos coexistindo com sepse. Morte em consequência de hipoxemia refratária às terapias habituais ocorre apenas em 15% dos pacientes.[10,25] Existem diferentes definições de hipoxemia refratária: de acordo com Esan e colaboradores, consiste na presença de uma $PaO_2/FiO_2 < 100$, ou uma incapacidade de manter uma pressão de platô < 30 cmH_2O com um Vt de 4 mL/kg de peso corporal ideal, ou na presença de barotrauma, ou um *índice* de oxigenação (IO) > 30. O IO é calculado como $FiO_2 \times$ pressão média das vias aéreas $\times 100/ PaO_2$; seu valor desejado é < 19.[26]

Por outro lado, a morte por causa de hipoxemia refratária foi extremamente frequente[27] durante a pandemia de influenza A (H1N1) em 2009. Quase 60% dos pacientes morreram dessa causa, o que levou a uma reavaliação das terapias de reanimação.

Muitos estudos têm identificado preditores independentes de mortalidade: em geral, a gravidade da doença na admissão (de acordo com APACHE II e SAPS II); doenças preexistentes, como imunossupressão, neoplasia, doença hepática terminal, insuficiência renal crônica, transplante ou como um todo, avaliada com o escore McCabe; falências orgânicas na admissão ou em desenvolvimento na UTI;[28] e outras variáveis fisiológicas, como fração de espaço morto (Vd/Vt) ou fração de tecido pulmonar recrutável. No que diz respeito à hipoxemia como preditor de pior evolução, os resultados são controversos.[5]

É importante salientar que SDRA também pode ser um fator de risco para outras situações clínicas, como a evolução para doença grave crônica[29] e VM prolongada.[30]

Além disso, os pacientes com SDRA têm uma diminuição da sobrevida em seis meses em comparação com outros grupos de pacientes com doenças crônicas.[31] Herridge e colaboradores[32] seguiram uma coorte de pacientes com SDRA com bom estado de saúde antes da internação na UTI e descreveram vários problemas que foram corrigidos lentamente ao longo de dois anos. Suas principais conclusões foram diminuição do peso corpóreo na alta de 18% (70% dos pacientes recuperam seu peso anterior após um ano); e, fundamentalmente, profunda fraqueza muscular e fadiga, com perda de massa muscular. Os autores atribuíram esses problemas à polineuropatia e miopatia de pacientes críticos. Outros sintomas relatados foram: alopecia, resolvida depois de seis meses; dor persistente, após um ano da alta hospitalar (12%); preocupação com a cicatriz da traqueostomia (7%); neuropatias (6%); ossificação heterotópica (5%); ombro congelado ou contratura de dedos por causa da imobilização prolongada (4%). Os pacientes perceberam uma importante diminuição da qualidade da vida e metade deles voltou a trabalhar somente depois de um ano após a alta hospitalar.

Setenta por cento dos pacientes com disfunção neurocognitiva foram relatados nos sobreviventes de SDRA (alteração da velocidade do processo mental, memória, linguagem e capacidades visuais-espaciais),[33] que persistiu após 1 ano em 45% dos pacientes estudados. As causas parecem ser múltiplas: hipoxemia, sedativos, analgésicos, hipotensão, delírio e hiperglicemia.

TRATAMENTO

Um tratamento de SDRA consiste principalmente em suporte respiratório e hemodinâmico, orientado para tratar a condição predisposta que originou a síndrome, e para evitar complicações.

VENTILAÇÃO MECÂNICA EM SDRA

Historicamente, o objetivo da VM na SDRA tem sido a restauração da troca gasosa normal, em direção a normoxia e normocapnia. Entretanto, nos últimos vinte anos, esse objetivo passou por uma mudança fundamental, com base no conhecimento experimental e clínico adquirido durante aqueles anos, que demonstrou que a VM por si só é capaz de produzir lesão pulmonar – VILI, lesão pulmonar induzida pelo ventilador.

VILI gera edema pulmonar inflamatório, indistinguível do produzido na SDRA, em virtude das altas pressões/volumes durante o final de inspiração, que induzem danos mecânicos, evidenciados pelo alongamento, e, finalmente, ruptura do epitélio pulmonar e das membranas endoteliais, com trânsito subsequente de fluidos, proteínas do plasma, mediadores inflamatórios, em direção aos espaços alveolares, e o início de um processo inflamatório.[34-36]

Foi também demonstrado que a PEEP diminui o edema produzido por diferentes tipos de danos mecânicos,[37] possivelmente impedindo o colapso do final da expiração (também referido como de-recrutamento cíclico ou atelectrauma). Durante este último processo, as forças longitudinais intensas assim geradas poderia induzir a ruptura da célula broncoalveolar, com – novamente – consequente ativação de mecanismos inflamatórios e expulsão de moléculas surfactantes durante a expiração, o que levaria a um novo colapso.[38]

O conhecimento desses mecanismos progressivamente modificou o gerenciamento de ventilação de pacientes com SDRA: hoje, o objetivo da VM é restaurar a troca gasosa, evitando as complicações por meio do uso de baixos volumes correntes, pressões de distensão alveolar e baixas FiO_2, que poderiam minimizar o risco de VILI. Para esse fim, foi adotada uma série de estratégias ventilatórias e algumas farmacológicas. Uma abordagem para o tratamento da SDRA está desenvolvida na Tabela 72.2.

ESTRATÉGIAS PROTETORAS PULMONARES: USO DE BAIXO VT

Em 1993, a Conferência de Consenso sobre VM recomendou os ajustes de ventilação que poderiam manter uma

CAPÍTULO 72 Síndrome do Desconforto Respiratório Agudo

TABELA 72.2. As abordagens terapêuticas para a gestão de SDRA.

Manobras	Metas
Ventilação mecânica	
Limitação Vt	Para diminuir lesão cíclica inspiratória final (também denominadas "volutrauma" ou lesão de hiperdistensão alveolar).
Limitação de Vt com PEEP alta, ou PEEP titulada de acordo com a curva de complacência	Limitação do volume inspiratório final cíclico e lesão de fim da expiração (também denominados de-recrutamento cíclico ou "atelectrauma").
Uso de pressão de distensão pulmonar (PPlat - PEEP menores que 15 cmH_2O)	Diminuição de mortalidade com o uso de pressões de distensão mais baixas.
Adjuvantes da ventilação mecânica	Propostos para tratar casos de hipoxemia graves/refratárias.
Manobras de recrutamento	Reversão do colapso alveolar e melhora da oxigenação.
Posição prona	Melhora da oxigenação e, eventualmente, de eliminação de CO_2 e da mortalidade em pacientes com PaO_2/FiO_2 menores que 150 e PEEP iguais ou maiores que 5 cmH_2O aplicada precocemente e por 16 horas seguidas.
Óxido nítrico inalado (NO)	Melhora da oxigenação, sem melhora da mortalidade e podendo piorar lesão renal.
Insuflação de gás traqueal	Melhora da eliminação de CO_2 em casos com $PaCO_2$ acima de 80 mmHg e pH < 7,2.
Técnicas de oxigenação extracorporal (ECMO; $ECCO_2$)	Para casos de hipoxemia refratária com possível diminuição da mortalidade e possibilidade de aplicação de ventilação superprotetora.
VOAF	Utiliza Vt inferior fisiológica na intenção de diminuir a lesão de hiperdistensão. Aumenta a pressão média das vias aéreas e evita lesão de desrecrutamento. Recentemente, foi associada ao aumento da mortalidade *não devendo ser utilizada*.
Perfusão: limitação de pressão microvascular	Impede o estresse de falência capilar.
Tratamentos anti-inflamatórios	
Glicocorticosteroides	Evita a progressão da fibrose na SDRA tardia.
Uso de cisatracúrio nas primeiras 48 horas de ventilação mecânica em casos de SDRA grave	Diminui assincronia paciente-ventilador? Diminui a liberação de mediadores inflamatórios, a via final comum para VILI?

Vt: volume-corrente; PEEP: pressão positiva no final da expiração; PPlat: pressão de platô; ECMO: oxigenação por membrana extracorpórea; VOAF: ventilação oscilatória de alta frequência; SDRA: síndrome do desconforto respiratório agudo; VILI: lesão pulmonar induzida pelo ventilador.

pressão alveolar ao final da inspiração (PPlat, um substituto da pressão alveolar ao final da inspiração) < 35 cmH_2O.[39] Em 1998, um ECR conduzido por Amato e colaboradores[40] foi publicado. Nele continha uma estratégia convencional de ventilação (Vt 12 mL/kg, PEEP titulada por aumentos sequenciais, modos ventilatórios volume controlado (VCV), frequência respiratória ajustada para manter normocapnia) que foi comparada a uma estratégia protetora pulmonar, projetada para ser uma estratégia protetora e "manter os pulmões abertos" (Vt < 6 mL/kg, *driving pressure* ou pressão de distensão [DP, definido como PPlat-PEEP]) < 20 cmH_2O, PPlat < 40 cmH_2O, PEEP nível 2 cmH_2O sobre o ponto de inflexão inferior (Pflexi) da curva de pressão-volume; uso de modos de pressão-controlada; tolerância à hipercapnia; manobras de recrutamento após eventos que podem gerar perda de aeração, por exemplo; desconexão dos circuitos do ventilador; e infusão de bicarbonato quando pH arterial for < 7,2. Nesse estudo, a mortalidade de 28 dias foi significantemente menor no grupo que usou a estratégia protetora (38% *versus* 71%, $p = 0,001$), embora a mortalidade hospitalar tenha sido similar. Apesar desses resultados, 3 ECR publicados no mesmo período em que os Vt diferentes foram comparados não apresentaram diferenças na mortalidade entre os grupos.[41-43] Esses foram os estudos de Stewart e colaboradores[41] (Vt de 7,2 *versus* 10,8 mL/kg; mortalidade de 50% *versus* 47%, respectivamente), Brochard e colaboradores[42] (Vt de 7,1 *versus* 10,3 mL/kg; mortalidade 46,6% *versus* 37,9%) e Brower e colaboradores[43] (8 mL/kg *versus* 10 a 12 mL/kg; mortalidade 50% *versus* 46%).

Finalmente, em 2000, NIH-Network, uma colaboração de UTI americanas patrocinada pelo *National Institute of Health* (NIH), publicou um ECR[44] conhecido como o estudo ARMA, que envolveu 861 pacientes com LPA/SDRA. Efeitos sobre a mortalidade hospitalar de Vt de 6 mL/kg *versus* 12 mL/kg do peso predito foram comparados e demonstrou uma diminuição significativa de mortalidade no grupo de baixo Vt: 31% *versus* 39,8% para o grupo de alto volume ($p = 0,007$).

Qual foi a razão para a obtenção desses resultados diferentes em relação à mortalidade nesses diferentes estudos? Diferenças na PPlat poderiam explicar um efeito de tratamento. A mortalidade em grupos de baixo Vt foi significativamente menor apenas quando os pacientes incluídos em grupos de ventilação convencionais tiveram uma PPlat > 32 cmH$_2$O, isto é, quando se ultrapassou o limite superior de proteção máxima contra VILI. Os resultados negativos de três dos estudos podem ser explicados por uma diferença muito pequena entre os grupos de PPlat "convencional" *versus* "baixo Vt".

Na análise desses quatro estudos, os seguintes aspectos devem ser considerados:

- **Diferentes metas de tempo para análise de mortalidade utilizadas:** 28 dias, hospitalar e mortalidade de 60 dias.
- **O cálculo de Vt foi diferente:** somente os estudos de Stewart, Brower e ARMA usaram o PCI para esta estimativa. Tamanho pulmonar se associa com a altura do paciente, uma variável usada para o cálculo do peso corporal ideal. A utilização de peso corporal real produz Vt mais altas, dado que este pode ser 20% maior do que o ideal.[44]
- **As estratégias de ventilação adjuvantes utilizadas foram diferentes entre os estudos:** PEEP foi titulada de acordo com a curva P-V[40] para melhor PaO$_2$/FiO$_2$,[9-10] ou seguindo combinações fixas PEEP/FiO$_2$ (ARMA),[44] que variaram em alcançar metas gasométricas predeterminadas. Vale ressaltar que as metas de oxigenação do estudo ARMA foram ligeiramente mais baixas do que o habitual: PaO$_2$ 55 a 80 mmHg, ou saturação de oxigênio arterial de 88% a 95%. As FiO$_2$ predeterminadas usadas foram maiores do que aquelas tradicionalmente consideradas seguras, em referência às combinações fixas PEEP/FiO$_2$ adotadas.
- **Em todos os estudos, a hipercapnia foi tolerada, mas o tratamento da acidose respiratória variou:** aumento da frequência respiratória para 35 por minuto e, em seguida, usou-se NaCO$_3$H;[44] NaCO$_3$H se o pH fosse < 7, e na persistência da hipercapnia, aumentos no Vt que permitiram aumentar o pico de pressão em 2 cmH$_2$O;[41] infusões contínuas de NaCO$_3$H com pH < 7, não permitindo que a frequência respiratória fosse superior a 30 por minuto.[40]
- Todos os estudos tiveram critérios de exclusão, variável importante quando se analisa mortalidade. Em geral, a mortalidade nesses ensaios foi inferior à habitual de SDRA de 40% a 60%. Foram excluídas doenças de alta mortalidade intrínseca: doenças terminais ou pacientes com expectativa de vida inferior a seis meses; falências orgânicas agudas ou crônicas, cardiopatias e lesão cerebral aguda, em que a hipercapnia formalmente contraindicada e que constitui um grupo de doenças com um prognóstico ruim na UTI.
- No estudo ARMA, há a possibilidade de que uma PEEP total maior foi aplicada dado que PEEP intrínseca (PEEPi) poderia ter sido gerada pelas altas frequências respiratórias utilizadas para reverter hipercapnia. Isto pode ter funcionado como um mecanismo de proteção, anti-VILI minimizando o de-recrutamento alveolar cíclico que ocorre nos alvéolos instáveis dentro de cada ciclo respiratório.

Mais recentemente, Villar e colaboradores[45] realizaram um ECR em pacientes com SDRA, que não melhoraram após o tratamento de 24 horas, para os quais foi aplicada uma estratégia convencional (grupo de controle: Vt 9 a 11 mL/kg, com PEEP > 5 cmH$_2$O *versus* um grupo de intervenção), que usou uma abordagem de estratégia ventilatória similar ao estudo de Amato e colaboradores (Vt de 5 a 8 mL/kg e PEEP maior que 2 cmH$_2$O do ponto de inflexão inferior da curva P/V do sistema respiratório). A mortalidade hospitalar da intervenção foi significativamente menor (34% *versus* 55,5%, $p = 0,041$).

Assim, quais são as conclusões derivadas desta evidência experimental e clínica abundante? Além das críticas a esses estudos,[46] há um consenso geral de que Vt[47] deve ser reduzido para que uma pressão de distensão (ou *driving pressure*) seja inferior a 15 cmH$_2$O para a ventilação de pacientes com SDRA. Acima desse limite, haveria um risco maior de mortalidade, possivelmente por causa da VILI. Terragni e colaboradores[48] descreveram um grupo de pacientes com SDRA com maior colapso no final de expiração e maior hiperdistensão no final de inspiração, de acordo com as densidades de TC que volumes correntes de 6 mL/kg de peso predito não foram protetores.

Na prática clínica, uma PPlat < 30 cmH$_2$O é geralmente alcançada com um Vt de 5 a 6 mL/kg na maioria dos pacientes com SDRA. Não há nenhuma evidência clara ainda de que PPlat inferiores poderiam ter um benefício adicional; o baixo Vt necessário produziria a hipercapnia e a hipoxemia mesmo se extremamente reduzidos. O tratamento de pacientes com SDRA implica em uma série de inter-relações que significam que a melhoria de uma variável (PPlat, PEEP, PaO$_2$, PaCO$_2$, pH, hemodinâmica) pode ocasionar a deterioração das outras.

Até o presente momento, alguns estudos têm sido publicados, explorando a viabilidade do uso *mínimo* do Vt: Retamal e colaboradores aplicaram 4 mL/kg com o objetivo de reduzir o recrutamento-de-recrutamento cíclicos e a hiperinflação, medida pela TC. Eles demonstraram que ambos foram efetivamente diminuídos, e a acidose respiratória grave pode ser impedida apenas por diminuir o espaço morto instrumental e aumentar a frequência respiratória.[49] Em um pequeno ECR, Bein e colaboradores usaram um Vt de ≈3 mL/kg com uma eliminação extracorpórea de CO$_2$, em comparação com uma estratégia ARDSNet (≈6 mL/kg).[50] Não foram encontradas diferenças na mortalidade.

Recentemente, Needham e colaboradores,[51] em um estudo prospectivo de coorte, descreveram um benefício adicional de ventilação com baixo Vt: pacientes que aderiram 100% *à* ventilação protetora (definida como Vt ≤ 6,5 mL/kg

PCI *mais* PPlat < 30 cmH$_2$O, em dois ou mais controles/dia) tiveram uma redução de risco absoluto de 7,8% na mortalidade em dois anos, em comparação com aqueles que não aderiram. As razões para esse efeito persistente ainda não são claras. É interessante notar que 37% dos pacientes nunca receberam ventilação protetora; assim, todos os esforços devem ser feitos para insistir sobre essa questão. Para concluir, o estudo ARMA tornou-se o padrão de cuidado na VM de SDRA, e sua estratégia de ventilação é usada no grupo-controle para avaliação de novos estudos de ventilação na SDRA.

Por fim, uma pergunta importante. *É apropriado usar ventilação protetora em pacientes em VM sem SDRA?* A maioria dos estudos sobre VILI foi realizada em pulmões saudáveis, os quais foram ventilados com Vt muito alto ou pressões, além dos valores fisiológicos. Lesão de hiperdistensão foi assim gerada, com a liberação de mediadores inflamatórios e edema de permeabilidade pulmonar indistinguível da SDRA.[34-35] Esses Vt elevados não são utilizados na prática clínica, mas nos estudos internacionais de VM.[52] Os pacientes que receberam Vt > 700 mL tiveram um risco 2,67 maior de desenvolver SDRA. Em recente metanálise de pacientes em VM sem SDRA,[53] pacientes sob ventilação protetora apresentaram um risco significativamente menor de desenvolvimento de lesão pulmonar e mortalidade. A recomendação de especialistas sugere que a ventilação de pulmões saudáveis sem fatores de risco para SDRA deveria ser realizada com Vt < 7 mL/kg PCI, mantendo PPlat < 15 a 20 cmH$_2$O, e sempre aplicando um nível de PEEP ≥ 5 cmH$_2$O.

O USO DE PEEP

A PEEP produz a abertura ou o recrutamento dos alvéolos inundados com edema e dos atelectáticos, com aumento da capacidade residual funcional (CRF) e da complacência pulmonar, revertendo, assim, a hipoxemia causada por *shunt*. Ao aumentar o CRF, a PEEP "desloca" o Vt entregue pelo respirador para uma seção mais *íngreme* da curva de pressão-volume (curva de complacência), o que implica que pequenas mudanças na pressão aplicada poderiam produzir grandes alterações significativas no volume pulmonar.[54]

Entretanto, PEEP tem efeitos colaterais importantes: enquanto recruta alvéolos colapsados, também poderia distender os normais, aumentar a pressão inspiratória final (PPlat) e o espaço morto alveolar e provocar barotrauma. PEEP também tem efeitos extrapulmonares adversos, dos quais o mais proeminente é a diminuição do débito cardíaco, que ocorre após diminuição do retorno venoso, como consequência do aumento da pressão atrial direita, e aumento da pós-carga do ventrículo direito.[55] Em raras ocasiões, a queda do débito cardíaco pode diminuir o *shunt* e causar um benefício adicional na oxigenação. Além disso, a PEEP pode exibir um efeito favorável na insuficiência cardíaca esquerda, uma vez que o aumento de pressão transtorácica produzida pela PEEP diminui a pós-carga ventricular esquerda (diminui a pressão transmural). Outros efeitos extrapulmonares são a diminuição da perfusão esplâncnica e da perfusão renal, e, em alguns casos, um aumento na pressão intracraniana (PIC).

Foi também suposto que PEEP pode ter efeitos pulmonares de proteção "anti-VILI":

- PEEP promove a estabilização alveolar, diminuindo colapso cíclico alveolar e reabertura. Essa estabilidade diminui a saída de moléculas de surfactante para fora dos alvéolos com posterior destruição, o que poderia causar o colapso adicional.[38]
- Vários estudos experimentais[35] e clínicos[44,56] em SDRA têm demonstrado que padrões ventilatórios que podem ocasionar lesão, com altos Vt e ZEEP (0 PEEP) ou PEEP baixo, induzem a liberação de citocinas locais e/ou sistêmicas e podem promover translocação bacteriana a partir do pulmão para *órgãos* periféricos,[57] ou mesmo a apoptose em *órgãos* distantes.[58]
- Quando a PEEP aumenta CRF e reverte hipoxemia, permite a diminuição das altas FiO$_2$, frequentemente usada em SDRA, que não só exibe uma toxicidade intrínseca, mas também favorece a atelectasia, especialmente se Vt baixo for usado.

Embora o uso de PEEP tenha sido intenso ao longo das décadas, não há consenso sobre qual é seu nível ideal. A PEEP ideal tem sido identificada como o nível mais baixo compatível com o transporte de oxigênio máximo,[59] utilizada para manter os pulmões totalmente abertos ao final da expiração.[60] O método ideal para titulação da PEEP e o nível ideal de PEEP ainda são controversos e objeto de grande discussão.

Como titular PEEP? Muitas estratégias têm sido propostas. Primeiro – e provavelmente o que tem sido feito com mais frequência – a PEEP pode ser aumentada por sucessivos incrementos, com uma PaO$_2$ > 55 mmHg ou uma SaO$_2$ > 90% como uma meta, que é a forma como a PEEP foi titulado no estudo ARMA,[44] em que foram usadas combinações fixas de PEEP/FiO$_2$. Outra abordagem possível para titulação da PEEP é de acordo com o seu efeito sobre o transporte de O$_2$, dado que PEEP tem efeitos opostos sobre a SaO$_2$ e o débito cardíaco.[59] A desvantagem desse método é que ele exige a inserção de um cateter de artéria pulmonar, mas ainda não houve demonstração de que essa abordagem melhora o resultado dos pacientes.

Em 1975, Suter e colaboradores recomendaram a titulação de PEEP de acordo com as propriedades mecânicas do pulmão; na verdade, eles identificaram a melhor PEEP como aquela que produz a maior complacência.[59] Uma derivação desse conceito é a titulação da PEEP por meio da construção de uma curva de pressão-volume (P-V), também conhecida como curva de complacência. Em comparação com o pulmão normal, a curva P-V na SDRA apresenta uma altura total inferior e é deslocada para a direita, o que implica em uma capacidade pulmonar total mais baixa e exigência de maiores pressões para gerar volumes iguais. Frequentemente, um Pflexi é evidente e indica o momento em que as pressões superam pressões alveolares fechadas, e, portanto, alvéolos abertos geram um rápido aumento na complacência. Nessa curva também aparece um ponto de inflexão superior (Pflexs); além dela, as elevações de pressão não aumentam mais os volumes pulmonares, o que significa que o pulmão atingiu seu alongamento máximo. Tem sido sugerido que a PEEP deveria permanecer de 1 a 2 cmH_2O acima o Pflexi[40,45] e que chegar a Pflexs deve ser evitado, em razão do risco de VILI e de barotrauma.

Recentemente, a análise das curvas P-V e a tomografia computadorizada ajudaram muito na compreensão dos efeitos do recrutamento alveolar e também para ajustar os níveis de PEEP suficientes para manter o recrutamento.[61] É também bem conhecido que o recrutamento não é um fenômeno "tudo ou nada", mas que ocorre ao longo da curva de P-V. Mais recentemente, a tomografia por impedância elétrica (TIE) provou ser uma excelente ferramenta para distinguir entre recrutamento ou hiperdistensão induzidos pela PEEP, mas seu uso clínico ainda é pouco frequente. O método é não invasivo, de cabeceira, e claramente promissor.

E quanto aos níveis de PEEP a serem utilizados em pacientes com SDRA existem dois estudos prospectivos, controlados e randomizados que mostram diminuição de mortalidade com PEEP titulada pelo Pflexi da curva pressão volume do sistema respiratório.[40,45] Após estes estudos, três ECR (*ALVEOLI of the ARDS Network, LOV, e Express*)[62-64] compararam níveis altos para intermediários de PEEP, mas em nenhum a mortalidade diminuiu. Isso poderia ser relacionado com a forma como PEEP foi titulada, não fisiologicamente, mas com tabelas fixas de PEEP/FiO_2;[62-63] ou comparando uma estratégia convencional com uma "estratégia incrementada de recrutamento", aumentando a PEEP até atingir a PPlat de 28 a 30 cmH_2O.[64] Uma nova e interessante abordagem foi realizada por Talmor e colaboradores,[65] que titularam a PEEP de acordo com a realização de uma pressão predeterminada expiratória final transpulmonar (pressão das vias aéreas – pressão pleural, ambos medidos no final da expiração), estimando a pressão pleural a partir da pressão esofágica, medida por meio de um balão esofágico. Essa estratégia foi comparada com a do estudo ARMA. O estudo de Talmor não foi desenhado para a mortalidade, mas eles demonstraram melhor oxigenação no grupo de VM guiada pela pressão esofágica. E uma tendência à diminuição da mortalidade. Por último, em uma metanálise publicada em 2010,[66] incluindo todos os estudos mencionados, demonstrou-se que a PEEP alta foi associada com uma diminuição da mortalidade apenas em pacientes com SDRA moderada e grave (34,1% *versus* 39,1%, $p = 0,049$).

A ideia final seria que PEEP deveria apresentar vantagens quando "adaptada" para as propriedades mecânicas do pulmão de um paciente individual. Desse modo, alguns investigadores propuseram recentemente selecionar a PEEP ideal como aquela que gera a melhor complacência ou a melhor oxigenação, após a realização de uma manobra de recrutamento e diminuição progressiva da PEEP para detecção da pressão de fechamento dos alvéolos.[67-68] Talvez esses estudos, quando concluídos, tragam uma luz sobre essa controvérsia prolongada.

Outras abordagens (isto é, tabelas de PEEP/FiO_2) não têm um suporte fisiológico. Mesmo assim, o padrão de tratamento continua a ser o estudo ARMA.[44] Os efeitos das manobras de recrutamento e titulação da PEEP com o auxílio da tomografia de tórax serão abordados em capítulo específico deste livro.

FRAÇÃO INSPIRADA DE O_2

Tradicionalmente, a PEEP era utilizada para evitar FiO_2 > 60%. O aumento das concentrações de O_2 produz alterações morfológicas e hiperplasia de células alveolares, destruição de células endoteliais, edema pulmonar e alterações mitocondriais.[69] A maioria dos danos parece ser atribuível a espécies reativas de oxigênio. Também induz vasoconstrição importante. Toxicidade de O_2 depende da inter-relação entre a duração da exposição e o seu nível de concentração no gás inspirado e apresenta grande variação inter e intraespécies.

Deve-se evitar FiO_2 elevada, a menos que os pacientes em suporte ventilatório máximo ainda continuem com SaO_2 < 89% a 90%. O estudo ARMA utiliza FiO_2 liberal de alguma forma, como pode ser observado na tabela PEEP/FiO_2;[44] e tem sido sugerido que o alvo em SDRA deveria estar em níveis de normoxia (PaO_2 85 a 110 mmHg), o que pode prevenir a disfunção neurocognitiva em sobreviventes.[70] De qualquer maneira, existe uma preocupação crescente com a utilização de FiO_2 alta, uma vez que tem sido associada com o aumento da mortalidade em pacientes com SDRA.[71]

POSIÇÃO PRONA

Estudo recente, prospectivo, controlado e randomizado PROSEVA demonstrou claramente que pacientes com PaO_2/FiO_2 menores que 150 cm e PEEPs iguais e/ou superiores a 5 cmH_2O que utilizaram ventilação em decúbito prono precoce e por 16 horas consecutivas apresentaram mortalidade hospitalar e em 90 dias significativamente menores que pacientes com as mesmas condições que foram ventilados em decúbito supino. Assim, os pacientes com SDRA e PaO_2/FiO_2 menores que 150 já com PEEP de 5 cmH_2O ou maiores deverão ser ventilados precocemente e por 16 horas consecutivas para diminuição de sua mortalidade hospitalar.[72]

REFERÊNCIAS BIBLIOGRÁFICAS

1. Ashbaugh DG, Bigelow DB, Petty TL, Levine BE. Acute respiratory distress in adults. Lancet. 1967;2:319-23.
2. Katzenstein AL, Bloor CM, Leibow AA. Diffuse alveolar damage-the role of oxygen, shock, and related factors. A review. Am J Pathol. 1976;85:209-28.
3. Murray JF, Matthay MA, Luce JM, Flick MR. An expanded definition of the adult respiratory distress syndrome. Am Rev Respir Dis. 1988;138:720–3.

4. Bernard GR, Artigas A, Brigham KL, Carlet J, Falke K, Hudson L, et al. The American-European Consensus Conference on ARDS: Definitions, mechanisms, relevant outcomes, and clinical trial coordination. Am J Respir Crit Care Med. 1994;149:818-24.
5. Estenssoro E, Dubin A, Laffaire E, Canales HS, Sáenz G, Moseinco M, et al. Impact of positive end-expiratory pressure on the definition of acute respiratory distress syndrome. Intensive Care Med. 2003;29:1936-42.
6. The ARDS Definition Task Force. Acute respiratory distress syndrome: the Berlin definition. JAMA. 2012;307:2526-33.
7. Rubenfeld GD, Caldwell E, Peabody E, Weaver J, Martin DP, Neff M, et al. Incidence and outcomes of acute lung injury N Engl J Med. 2005;353:1685-93.
8. Li G, Malinchoc M, Cartin-Ceba R, Venkata CV, Kor DJ, Peters SG, et al. Eight year trend of acute respiratory distress ssyndrome. Am J Respir Crit Care Med. 2011;183:59-66.
9. Villar J, Blanco J, Añón J, Santos-Bouza A, Blanch L, Ambrós A, et al. The ALIEN study: incidence and outcome of acute respiratory distress syndrome in the era of lung protective ventilation. Intensive Care Med. 2011;37:1932-41.
10. Estenssoro E, Dubin A, Laffaire E, Canales H, Sáenz G, Moseinco M, et al. Incidence, clinical course, and outcome in 217 patients with acute respiratory distress syndrome. Incidence, clinical course, and outcome in 217 patients with acute respiratory distress syndrome. Crit Care Med. 2002;30:2450-6.
11. Brun-Buisson C, Minelli C, Bertolini, Brazzi L, Pimentel J, Lewandowski K, et al. Epidemiology and outcome of acute lung injury in European intensive care units. Results from the ALIVE study. Intensive Care Med. 2004;30(1):51-61.
12. Caser EB[1], Zandonade E, Pereira E, Gama AM, Barbas CS. Impact of distinct definitions of acute lung injury on its incidence and outcomes in Brazilian ICUs: prospective evaluation of 7,133 patients. Crit Care Med. 2014 Mar;42(3):574-82.
13. Gajic O, Dabbagh O, Park PK, Adesanya A, Chang SY, Hou P, et al. Early identification of patients at risk of acute lung injury: evaluation of lung injury prediction score in a multicenter cohort study. Am J Respir Crit Care Med. 2011;183:462-70.
14. Grommes J, Soehnlein O. Contribution of Neutrophils to Acute Lung Injury. Mol Med. 2011;17:293-07.
15. Moldoveanu B, Otmishi P, Jani P, Walker J, Sarmiento X, Guardiola J, et al. Inflammatory mechanisms in the lung. J Inflamm Res. 2009;2:1-11.
16. Gattinoni L, Presenti A, Torresin A, Baglioni S, Rivolta M, Rossi F, et al. Adult respiratory distress syndrome profiles by computed tomography. J Thorac Imaging. 1986:25-30.
17. Gattinoni L, Pelosi P, Crotti S, Valenza F. Effects of positive end-expiratory pressure on regional distribution of tidal volume and recruitment in adult respiratory distress syndrome. Am J Respir Crit Care Med. 1995;151:1807-14.
18. Malbouisson LM, Busch CJ, Puybasset L, Lu Q, Cluzel P, Rouby JJ. Role of the heart in the loss of aeration characterizing lower lobes in acute respiratory distress syndrome. CT Scan ARDS Study Group. Am J Respir Crit Care Med. 2000;161:2005-12.
19. Perspective on lung injury and recruitment: a skeptical look at the opening and collapse story. Am J Respir Crit Care Med. 2002;165:1647-53.
20. Richard JC, Marini JJ. Transpulmonary y pressure as a surrogate of plateau pressure for lung protective strategy: not perfect but more physiologic. Intensive Care Med. 2012;38:339-41.
21. Gattinoni L, Carlesso E, Caironi P. Stress and strain within the lung. Curr Opin Crit Care. 2012;18:42-7
22. Dantzker DR, Brook CJ, Dehart P, Lynch JP, Weg JG. Ventilation-perfusion distributions in the adult respiratory distress syndrome. Am Rev Respir Dis. 1979;120:1039-52.
23. Broccard AF, Hotchkiss JR, Suzuki S, Olson D, Marini JJ. Effects of mean airway pressure and tidal excursion on lung injury induced by mechanical ventilation in an isolated perfused rabbit lung model. Crit Care Med. 1999;27:1533-41.
24. Phua J, Badia JR, Adhikari NK, Friedrich JO, Fowler RA, Singh JM, Scales DC, et al. Has mortality from acute respiratory distress syndrome decreased over time?: A systematic review. Am J Respir Crit Care Med. 2009;179:220-7.
25. Montgomery AB, Stager MA, Carrico CJ, Hudson LD. Causes of mortality in patients with the adult respiratory distress syndrome. Am Rev Respir Dis. 1985;132:485-9.
26. Estenssoro E, Ríos FG, Apezteguía C, Reina R, Neira J, Ceraso DH, et al. Pandemic 2009 influenza A in Argentina: a study of 337 patients on mechanical ventilation. Registry of the Argentinian Society of Intensive Care SATI. Am J Respir Crit Care Med. 2010;182:41-8.
27. Esan A, Hess DR, Raoof S, George L, Sessler CN. Severe hypoxemic respiratory failure: part 1--ventilatory strategies. Chest. 2010;137:1203-16.
28. Ware L. Prognostic determinants of ARDS in adults: Impact on clinical trial design. Crit Care Med. 2005;33(3 Suppl):S217-22.
29. Estenssoro E, Reina R, Canales HS, Saenz MG, Gonzalez FE, Aprea MM, et al. The distinct clinical profile of chronically critically ill patients: a cohort study. Crit Care. 2006;10:R89.
30. Gajic O, Afessa B, Thompson BT, Frutos-Vivar F, Malinnchoc M, Rubenfeld GD, et al. Prediction of death and prolonged mechanical ventilation in acute lung injury. Crit Care. 2007;11:R53.
31. Angus DC, Musthafa AA, Clermont G, Griffin MF, Linde-Zwirble WT, Dremsizov TT, et al. Quality-adjusted survival in the first year after the acute respiratory distress syndrome. Am J Respir Crit Care Med. 2001;163:13891394.
32. Herridge MS, Cheung AM, Tansey CM, Matte-Martyn A, Diaz-Granados N, Al-Saidi F, et al. One-year outcomes in survivors of the acute respiratory distress syndrome. N Engl J Med. 2003;348:683-93.
33. Hopkins RO. Jackson JC. Long-term Neurocognitive Function After Critical Illness. Chest 2006;130:869-78.
34. Dreyfuss D, Soler P, Basset G, Saumon G. High inflation pressure pulmonary y edema. Respective effects of high airway pressure, high tidal volume, and positive end-expiratory pressure. Am Rev Respir Dis. 1988;137:1159-64.
35. Tremblay L, Valenza F, Ribeiro SP, Li J, Slutsky AS. Injurious ventilatory strategies increase cytokines and c-fos m-RNA expression in an isolated rat lung model. J Clin Invest. 1997;99(5):944-52.
36. 3Maron MB, Fu Z, Mathieu-Costello O, West JB. Effect of high transcapillary pressures on capillary ultrastructure and permeability coefficients in dog lung. J Appl Physiol. 2001;90:638-48.
37. Webb HH, Tierney DF. Experimental pulmonary y edema due to intermittent positive pressure ventilation with high inflation pressures. Protection by positive end-expiratory pressure. Am Rev Respir Dis. 1974;110:556-65.
38. Muscedere, J, Mullen J, Gan, K, Slutsky AS. Tidal ventilation at low lung volumes augments lung injury. Am J Respir Crit Care Med. 1994;149:1327-34.
39. 3International Consensus Conferences in Intensive Care Medicine: Ventilator-associated Lung Injury in ARDS. Am J Respir Crit Care Med. 1999;160:2118-24.
40. Amato M, Barbas C, Medeiros DM, Magaldi RB, Schettino GP, Lorenzi-Filho G, et al. Effect of a protective-ventilation strategy on mortality in the acute respiratory distress syndrome. N Engl J Med. 1998;338:347-54.
41. Stewart TE, Meade MO, Cook DJ, Granton JT, Hooder RV, Lapinsky SE, et al. Evaluation of a ventilation strategy to prevent barotrauma in patients at high-risk for acute respiratory distress syndrome. N Engl J Med. 1998;338:355-61.
42. Brochard L, Roudot-Thoraval E, Roupie E, Delclaux C, Chastre J, Fernandez-Mondéjar E, et al. Tidal volume reduction for prevention of ventilator-induced lung injury in acute respiratory distress syndrome. The Multicenter Trail Group on Tidal Volume reduction in ARDS. Am J Respir Crit Care Med. 1998;158:1831-8.
43. Brower R, Shanholtz C, Fessler H, Shade DM, White P Jr, Wiener CM, et al. Prospective, randomized, controlled clinical trial comparing traditional versus reduced tidal volume ventilation in acute respiratory distress syndrome in patients. Crit Care Med. 1999;27:1492-8.
44. The Acute Respiratory Distress Syndrome Network. Ventilation with Lower Tidal Volumes as Compared with Traditional Tidal Volumes for Acute Lung Injury and the Acute Respiratory Distress Syndrome. N Engl J Med. 2000;342:1363-8.
45. Villar J, Kacmarek RM, Pérez-Méndez L, Aguirre-Jaime A. A high positive end-expiratory pressure, low tidal volume ventilatory

strategy improves outcome in persistent acute respiratory distress syndrome: a randomized, controlled trial. Crit Care Med. 2006;34:1311-8.
46. Eichacker PQ, Gesrtenberger EP, Banks SM, Cui X, Natanson C. Meta-analysis of Acute Lung Injury and Acute Respiratory Distress Syndrome Trials Testing Low Tidal Volumes Am J Respir Crit Care Med. 2002;166:1510-4.
47. Tobin M. Culmination of an era in research on the Acute Respiratory Distress Syndrome N Engl J Med. 2000;342:1360-1.
48. Terragni PP, Rosboch G, Tealdi A, Corno E, Menaldo E, Davini O, et al. Tidal hyperinflation during low tidal volume ventilation in acute respiratory distress syndrome. Am J Respir Crit Care Med. 2007;175:160-6.
49. Retamal J, Libuy J, Jiménez M, Delgado M, Besa C, Bugedo G, et al. Preliminary study of ventilation with 4 ml/kg tidal volume in acute respiratory distress syndrome: feasibility and effects on cyclic recruitment – derecruitment and hyperinflation. Crit Care. 2013;28;17:R16.
50. Bein T, Weber-Carstens S, Goldmann A, Müller T, Staudinger T, Brederlau J, et al. Lower tidal volume strategy (≈3 ml/kg) combined with extracorporeal CO2 removal versus 'conventional' protective ventilation (6 ml/kg) in severe ARDS: the prospective randomized Xtravent-study. Intensive Care Med. 2013;39:847-56.
51. Needham DM, Colantuoni E, Mendez-Tellez PA, Dinglas VD, Sevransky JE, Dennison Himmelfarb CR, et al. Lung protective mechanical ventilation and two year survival in patients with acute lung injury: prospective cohort study. BMJ. 2012;344:e2124.
52. Gajic O, Frutos-Vivar F, Esteban A, Hubmayr RD, Anzueto A. Ventilator settings as a risk factor for acute respiratory distress syndrome in mechanically ventilated patients. Intensive Care Med. 2005;31:922-6.
53. Serpa Neto A, Cardoso SO, Manetta JA, Pereira VG, Espósito DC, Pasgualucci Mde O, et al. Association between use of lung-protective ventilation with lower tidal volumes and clinical outcomes among patients without ARDS: a meta-analysis. JAMA. 2012;308:1651-6.
54. Milic-Emili JR. Advances in clinical assessment of control of breathing. Lung. 1982;160:1-17.
55. Osman D, Chemla D, Monnet X, Richard C, Teboul JL, Foúgères E. Hemodynamic impact of a positive end-expiratory pressure setting in acute respiratory distress syndrome: importance of the volume status. Crit Care Med. 2010;38:802-7.
56. Ranieri M, Suter PM, Tortorella C, De Tullio R, Dayer JM, Brienza A, et al. Effect of Mechanical Ventilation of Inflammatory mediators in Patients with Acute respiratory Distress Syndrome. A Randomized Controlled Trial. JAMA. 1999;282:54-61.
57. Verbrugge SJ, Sorm V, van 't Veen A, Mouton JW, Gommers D, Lachmann B. Lung overinflation without positive end-expiratory pressure promotes bacteremia after experimental Klebsiella pneumoniae inoculation. Intensive Care Med. 1998;24:172-7.
58. Imai Y, Parodo J, Kajikawa O, de Perrot M, Fischer S, Edwards V, et al. Injurious Mechanical Ventilation and End-Organ Epithelial Cell Apoptosis and Organ Dysfuction in an Experimental Model of ARDS. JAMA. 2003;289:2104-12.
59. Suter P, Fairley B, Isenberg MD. Optimum end-expiratory airway pressure in patients with acute pulmonary y failure. N Eng J Med. 1975;292:284-829.
60. Lachmann B. Open up the lung and keep the lung open. Intensive Care Med. 2000;18:319-21.
61. Rouby JJ, Lu Q and Goldstein I. Selecting the right level of Positive End-expiratory Pressure in Patients with Acute Respiratory Distress Syndrome. Am J Respir Crit Care Med. 2002;165:1182-6.
62. Brower RG, Lanken PN, MacIntyre N. Mechanical ventilation with higher versus lower positive end-expiratory pressures in patients with acute lung injury and the acute respiratory distress syndrome. N Engl J Med. 2004;351:327-36.
63. Meade MO, Cook DJ, Guyatt GH, Slutsky AS, Arabi YM, Cooper DJ, et al. Lung Open Ventilation Study Investigators. Ventilation strategy using low tidal volumes, recruitment maneuvers, and high positive end-expiratory pressure for acute lung injury and acute respiratory distress syndrome: a randomized controlled trial. JAMA. 2008;299:637-45.
64. Mercat A, Richard JC, Vielle B, Jaber S, Osman D, Diehl JL, et al. Expiratory Pressure (Express) Study Group. Positive end-expiratory pressure setting in adults with acute lung injury and acute respiratory distress syndrome: a randomized controlled trial. JAMA. 2008;299:646-55.
65. Talmor D, Sarge T, Malh Other A, O'Donnell CR, Ritz R, Lisbon A, et al. Mechanical Ventilation Guided by Esophageal Pressure in Acute Lung Injury. N Engl J Med. 2008;359:2095-104.
66. Briel M, Meade M, Mercat A, Brower RG, Talmor D, Walter SD, et al. Higher vs lower positive end-expiratory pressure in patients with acute lung injury and acute respiratory distress syndrome: systematic review and meta-analysis. JAMA. 2010;303:865-77.
67. Hodgson CL; Tuxen DV, Davies AR. A randomised controlled trial of an open lung strategy with staircase recruitment, titrated PEEP and targeted low airway pressures in patients with acute respiratory distress syndrome. Crit Care. 2011;15(3):R133.
68. Rationale, Study Design and Analysis Plan of the Alveolar Recruitment for ARDS Trial (ART): Study Protocol for a Randomized Controlled Trial. Trials. 2012;13:153.
69. Jenkinson SG. Oxygen toxicity. New Horiz. 1993;1:504-11.
70. Mikkelsen ME, Anderson B, Christie JD, Hopkins RO, Lanken PN. Can we optimize long-term outcomes in ARDS by targeting normoxemia? ANN Am Thorac Soc. 2014;11:613-8.
71. de Jonge E, Peelen L, Keijzers PJ, Joore H, de Lange D, van der Voort PH, et al. Association between administered oxygen, arterial partial oxygen pressure and mortality in mechanically ventilated intensive care unit patients. Crit Care. 2008;12(6):R156.
72. Guérin C, Reignier J, Richard JC, Beuret P, Gacouin A, Boulain T, et al. Prone positioning in severe acute respiratory distress syndrome. N Engl J Med. 2013 Jun 6;368(23):2159-68.

CAPÍTULO 73

VENTILAÇÃO NÃO INVASIVA COM PRESSÃO POSITIVA

Ricardo Luiz Cordioli
Corinne Taniguchi
Guilherme Schettino

DESTAQUES

- Ventilação não invasiva é uma técnica de suporte ventilatório que quando bem indicada diminui a necessidade de intubação, a morbimortalidade e os custos do tratamento do paciente em insuficiência respiratória aguda.
- Pacientes com doença pulmonar obstrutiva crônica agudizada e edema pulmonar cardiogênico são os que mais se beneficiam da ventilação não invasiva.
- Insuficiência respiratória hipoxêmica ou no pós-operatório, desmame da ventilação mecânica (VM), suporte ventilatório para pacientes não intubados, ventilação paliativa e VM durante broncoscopia são outras indicações para a ventilação não invasiva.
- Ventilação não invasiva é uma forma de suporte ventilatório parcial, e para o seu uso seguro o paciente deve estar consciente, colaborativo, ter ritmo respiratório próprio e ser capaz de garantir a permeabilidade das vias aéreas.
- Alteração da consciência (sonolência e/ou agitação), distensão abdominal, náuseas e/ou vômitos, hipoxemia grave e instabilidade hemodinâmica são as principais contraindicações relativas para o uso da ventilação não invasiva.
- Os princípios que orientam a VM valem para o seu uso de forma não invasiva. Vigilância pela equipe multiprofissional e a monitorização dos sinais vitais (incluindo SpO_2) são obrigatórias durante o uso da ventilação não invasiva no ambiente hospitalar.
- O início precoce da ventilação não invasiva parece estar associado a maior chance de sucesso.
- Deve-se atentar para os sinais de falha da ventilação não invasiva. Na dúvida, recomenda-se interromper a ventilação não invasiva e intubar o paciente para início da ventilação mecânica invasiva (VMI).

INTRODUÇÃO

O desenvolvimento da ventilação mecânica (VM) é exemplo clássico de que a necessidade é o motor da inovação. Em meados do século passado, uma epidemia de poliomielite assolou a Europa e, posteriormente, a América do Norte. Pacientes, jovens e previamente saudáveis, desenvolveram insuficiência respiratória por falência da musculatura respiratória. A única possibilidade de mantê-los vivos era oferecer algum tipo de suporte mecânico para garantir a ventilação alveolar e, por consequência, as trocas gasosas.

Inicialmente, os pacientes foram ventilados com máscaras e bolsas pneumáticas manuais, mas o crescente número dos que chegavam aos hospitais e o tempo muito prolongado de suporte ventilatório para cada um deles inviabilizaram essa estratégia tanto para os pacientes quanto para os profissionais de saúde. A solução foi, então, colocar os pacientes, ou pelo menos seu tórax, dentro de caixas (pulmão de aço) que gerassem, mediante um sistema pneumático mecanizado, uma pressão negativa ao redor do tórax com consequente expansão da parede torácica, garantindo, assim, um volume-corrente e ventilação alveolar mínimos. Essa técnica de ventilação mecânica não invasiva (VNI) possibilitou o tratamento e a sobrevivência de milhares de pacientes mundo afora.[1]

Entretanto, o pulmão de aço representava um aparato complicado e com eficácia limitada no tratamento de insuficiências respiratórias cuja etiologia se encontrava principalmente em doenças do parênquima pulmonar. Consequentemente, houve o aprimoramento das técnicas de canulação traqueal, tanto com cânulas de traqueostomia quanto com tubos orotraqueais e, concomitantemente, o desenvolvimento dos ventiladores mecânicos de pressão positiva, tornando a técnica de VM invasiva mais prática, eficiente e popular, particularmente para os pacientes com insuficiência respiratória aguda (IRpA) hipoxêmica ou para aqueles com necessidade de proteção de via aérea.

Todavia, logo ficou evidente que a presença do tubo endotraqueal não estava isenta de riscos, podendo levar à parada cardiorrespiratória durante a sua inserção ou mesmo estar associada a complicações apenas em razão da presença do tubo, como mecânicas (p. ex.: estenose de traqueia, traqueomalácia) e infecciosas (p. ex.: pneumonia associada à ventilação mecânica), além da necessidade de analgesia e sedação para abrandar a dor e o desconforto.[2]

Todas essas questões impulsionaram, no final do último século, o resgate do suporte ventilatório com pressão positiva por meio de máscaras, em vez de tubos traqueais, para pacientes selecionados com IRpA ou crônica agudizada.[3] Assim, em pacientes com IRpA, o objetivo principal da VNI tem sido, e ainda é, a prestação de assistência ventilatória, enquanto diminuem os riscos de eventos adversos, amainando a necessidade de VM invasiva e outros procedimentos invasivos que acabam ocorrendo paralelamente à intubação endotraqueal, como cateteres e sondas, o que aumenta o risco de infecções nosocomiais. Os resultados iniciais foram animadores, particularmente para os pacientes com agudização de doença pulmonar obstrutiva crônica (DPOC)[4-6] e edema pulmonar agudo (EAP) de origem cardiogênica,[7-8] com diminuição da necessidade de intubação, em comparação ao suporte clínico-medicamentoso habitual e também diminuição de morbimortalidade e custos, além de menores taxas de infecção.[9]

Foi a volta em grande estilo da VNI e, desde então, essa técnica de suporte ventilatório vem se desenvolvendo e reconquistando o seu espaço, com progressiva expansão de sua utilização nos pacientes agudos, graves e com insuficiência respiratória,[10] e também a VNI vem sendo progressivamente utilizada no âmbito do tratamento de pacientes em cuidados paliativos.[11]

Serão discutidos, neste capítulo, aspectos práticos e atuais do uso de VNI com pressão positiva no ambiente hospitalar para pacientes com IRpA ou crônica agudizada.

EPIDEMIOLOGIA E SELEÇÃO DOS PACIENTES

A Figura 73.1 ilustra as situações mais frequentes do uso da VNI no ambiente hospitalar. Conceitualmente, pode-se utilizar a VNI, com o objetivo de diminuir a dispneia e o trabalho respiratório, melhorar as trocas gasosas e evitar e/ou abreviar o tempo de VM invasiva em todos os pacientes que apresentem sinais clínicos ou laboratoriais de insuficiência respiratória.

Estudos epidemiológicos internacionais e nacionais mostram que o uso da VNI nos hospitais vem crescendo ano a ano.[10] Em dados nacionais recentes, estima-se que cerca de 20% dos pacientes em VM para o tratamento de insuficiência respiratória o fazem de forma não invasiva.[12]

Três estudos multicêntricos e observacionais, abrangendo a prática ventilatória em diversas unidades de terapia intensiva (UTI) pelo mundo, foram realizados em 1998, 2004 e 2010 por Esteban e colaboradores, em que foram avaliados 5.183, 4.968 e 8.151 pacientes consecutivos que receberam VM durante um período de um ou dois meses, respectivamente.[13-15] As pesquisas mostraram que o uso de VNI aumentou progressivamente de menos de 5% para cerca de 15% de todos os pacientes internados na UTI, com uma taxa de sucesso constante e, portanto, evitando a necessidade de intubação em um maior número de pacientes.

Estudos observacionais similares realizados na França em 1997, 2002 e 2011 respectivamente, mostraram um aumento importante do uso da VNI como suporte ventilatório de primeira escolha para todos os pacientes internados na UTI e que necessitaram de suporte ventilatório mecânico (16%, 24% e 31%, $p < 0,0001$).[11,16-17]

Embora esses resultados não possam ser extrapolados para todas as UTI em todo o mundo, eles indicam uma forte tendência para o aumento da utilização de VNI em pacientes agudamente críticos e com uma variedade de condições,

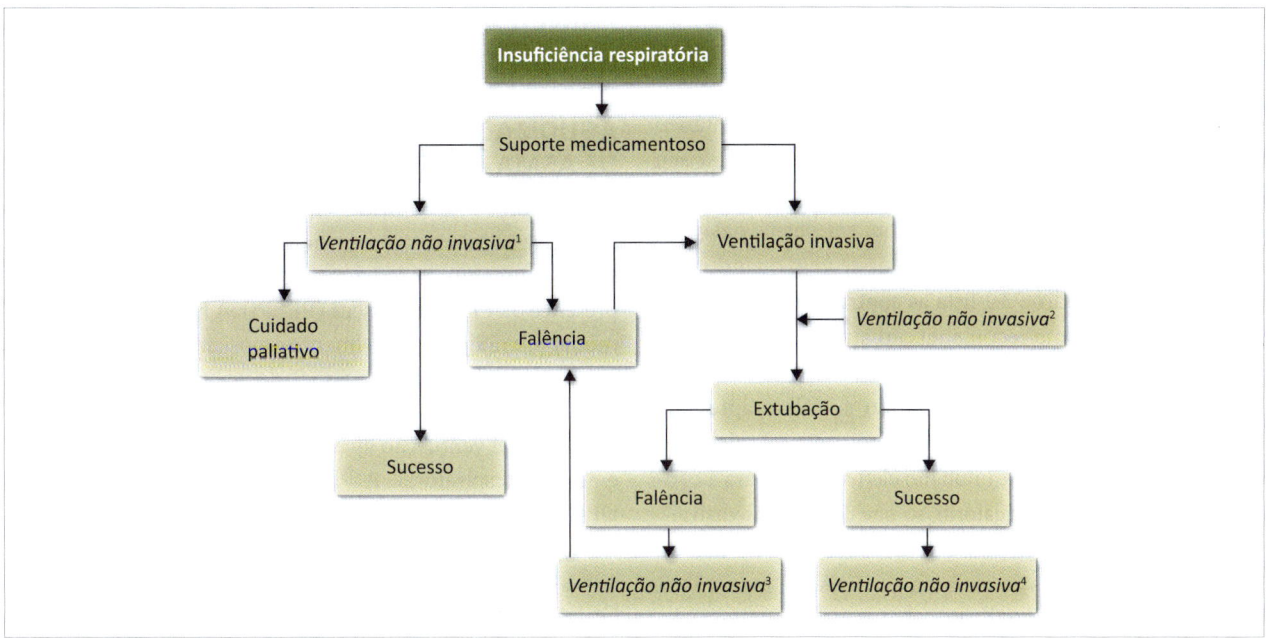

FIGURA 73.1. Usos rotineiros da ventilação não invasiva em ambiente hospitalar.
(1) Tratamento da IRpA ou crônica agudizada. Nessa situação, a VNI é utilizada para o suporte ventilatório de pacientes com insuficiência respiratória que serão intubados caso a ventilação não invasiva falhe ou para os pacientes que optaram por não serem intubados (uso paliativo). (2) Abreviar o tempo de VMI. A VNI é empregada para permitir a extubação de pacientes que falharam em um teste de ventilação espontânea e, portanto, ainda precisam de suporte ventilatório pós-extubação. (3) Não deverá ser utilizada para tratamento de um novo episódio de insuficiência respiratória que ocorre após a extubação à exceção de pacientes cirúrgicos. (4) Prevenção da insuficiência respiratória pós-extubação.

refletindo também a tendência atual de invadir o menos possível o paciente durante seu tratamento na UTI.

O interesse progressivo sobre o uso de VNI em pacientes críticos pode ser evidenciado pelo número de artigos publicados na literatura médica em que tal suporte ventilatório foi alvo de estudo. A Figura 73.2 ilustra o número de referências à VNI e doença aguda publicadas no National Center for Biotechnology Information's PubMed entre 1988 a 2014, usando como palavras-chave para a busca: "*noninvasive mechanical ventilation*" ou "*noninvasive positive pressure ventilation*" e "*acute respiratory failure*".

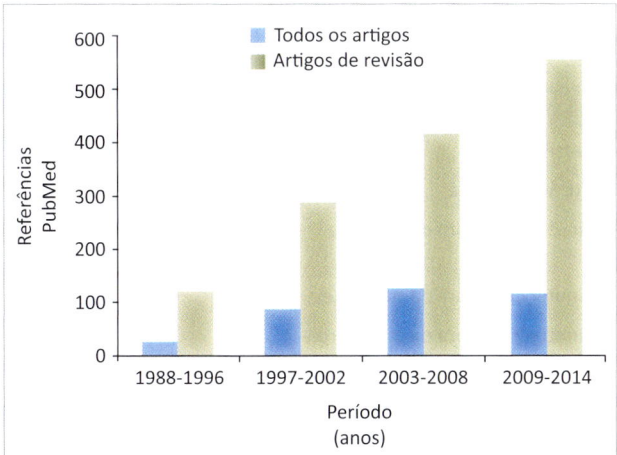

FIGURA 73.2. Evolução do número de referências publicadas no PubMed em relação à ventilação mecânica não invasiva associada à insuficiência respiratória aguda ao longo do tempo.

A taxa de sucesso da VNI para evitar a intubação traqueal na população geral de pacientes internados em UTI é por volta de 50% a 85%, dependendo da etiologia da insuficiência respiratória.[18]

Apesar do crescente interesse sobre o uso da VNI em situações críticas agudas, deve-se ter muito cuidado na escolha adequada dos pacientes, procurando selecionar aqueles que realmente se beneficiarão da VNI, especialmente aqueles com exacerbações agudas de DPOC e aqueles com EAP de origem cardiogênica,[19] e, consequentemente, evitando o uso da VNI para os doentes com risco de complicações ou grande chance de falha. É fundamental a identificação rápida e imediata dos pacientes que necessitam de intubação orotraqueal, uma vez que atrasar esse procedimento pode reduzir as chances de recuperação, principalmente, no subgrupo de pacientes com IRpA de etiologia nova (livre de DPOC, sofrendo de pneumonia adquirida na comunidade, aspiração de conteúdo gástrico, atelectasia e síndrome do desconforto respiratório agudo (SDRA) de intensidade leve. Nesse grupo específico de pacientes foi demonstrado, em um estudo observacional, que a falha da VNI esteve associada, de forma independente, à ocorrência de óbito.[20]

Evidentemente, não há dúvidas de que a mortalidade deva ser maior nos pacientes com falha da VNI quando comparada aos casos de sucesso, entretanto, é difícil concluir que o aumento da mortalidade é causado pelo insucesso da VNI em si, e não somente que a falha da VNI seja mais um marcador de gravidade. Idade avançada, presença de comorbidades, agitação ou sonolência, hipotensão, taquipneia, hipoxemia e hipoalbuminemia estão associadas a maior risco de falha da VNI.[16,21]

A VNI é uma técnica de suporte ventilatório espontâneo e parcial, isto é, o paciente tem de ser capaz de manter seu próprio ritmo respiratório e tolerar períodos, mesmo que curtos, fora do suporte ventilatório ou, em outras palavras, o paciente precisa ser capaz de manter-se vivo quando fora da máscara. O Quadro 73.1 lista as contraindicações para o uso da VNI conforme recomendação atual das Sociedades Brasileiras de Pneumologia e Medicina Intensiva.[22]

Quando o paciente está utilizando a VNI e apresenta qualquer um dos critérios de contraindicação, ela deve ser descontinuada e o paciente intubado eletivamente para a continuidade do suporte ventilatório, só que de forma invasiva.

Geralmente, os pacientes que se beneficiam do uso da VNI apresentam sinais de melhora da IRpA tão logo a VNI é iniciada. Aqueles que não apresentam melhora clínica ou laboratorial nas primeiras horas do uso desse suporte têm risco aumentado de falência e, por isso, devem ser tratados em locais com facilidades de monitorização e intubação. A necessidade de aumento progressivo da pressão inspiratória, da pressão positiva no final da expiração (PEEP) ou da fração inspirada de oxigênio (FiO_2) são condições indicativas de risco para falha da VNI. O sinal de alerta se dá mediante a necessidade de uso de $FiO_2 > 60\%$ e PEEP > 8 cmH_2O para manter a saturação arterial de oxigênio (SaO_2) > 90%, ou a necessidade de ajuste de pressão inspiratória > 20 cmH_2O para alcançar volume-corrente (VC) > 4 mL/kg e para manter a frequência respiratória < 30/minuto, ou também quando ocorre queda rápida da oxigenação poucos minutos após a desconexão da máscara. Sonolência, agitação, sudorese, taquipneia, piora da hipoxemia ou da acidose respiratória, taquicardia, hipotensão, arritmia e dor precordial são os principais sinais clínicos de falha da VNI, conforme descritos no Quadro 73.1.

PRINCIPAIS INDICAÇÕES
GRANDE EVIDÊNCIA PARA USO EM DOENÇA PULMONAR OBSTRUTIVA CRÔNICA AGUDIZADA E MENOR EVIDÊNCIA NA CRISE DE ASMA AGUDA

O esforço inspiratório está aumentado nos pacientes com DPOC agudizada, tanto pelo aumento do componente resistivo (aumento da resistência das vias aéreas) quanto pela presença da PEEP intrínseca (PEEPi). A hiperinsuflação pulmonar altera desfavoravelmente o posicionamento e desempenho do diafragma que, associado ao aumento do trabalho respiratório, leva ao desenvolvimento de fadiga muscular, diminuição da ventilação alveolar e, finalmente, à hipercapnia e acidose respiratória. A PEEPi medida em pacientes com DPOC agudizada (medida dinâmica com o uso do balão esofágico) pode apresentar valores de até 14 cmH_2O e até 40% do trabalho respiratório pode ser gerado pela PEEPi. O uso de CPAP (ou PEEP), mesmo por meio de máscara, ajustada em valores próximos a 80% da PEEPi, pode diminuir o esforço inspiratório sem aumentar a hiperinsuflação pulmonar ou prejudicar a hemodinâmica.[4,23]

A pressão inspiratória (pressão de suporte ou pressão controlada) deve ser ajustada para gerar um VT de 6 mL/kg de peso predito e a frequência respiratória < 30 ciclos/minuto. Deve ser lembrado que altos volumes minutos, gerados tanto pelo aumento do volume-corrente quanto da frequência respiratória e/ou a diminuição do tempo expiratório, podem piorar a hiperinsuflação dinâmica (aumento da PEEPi), independentemente do modo ventilatório utilizado.

A reversão do desconforto respiratório e da dispneia e diminuição da frequência respiratória associadas a uma $SaO_2 \geq 92\%$ graduais, mesmo que lentas, e a correção da hipercapnia e da acidose respiratória são os principais preditores de sucesso da VNI para pacientes com DPOC agudizada.

Uma conferência de consenso internacional publicada em 2001 recomendou que a VNI deveria ser considerada o

QUADRO 73.1. Contraindicações para uso e critérios de falha da ventilação não invasiva.

Ventilação não invasiva	
Contraindicações	Critérios de falha
Cirurgia de face, trauma de face, neurocirurgia, anastomose e/ou sutura de esôfago	Manutenção/piora da dispneia
Parada cardiorrespiratória	Manutenção/piora da taquipneia
Choque, instabilidade hemodinâmica, arritmias complexas	Manutenção/piora da taquicardia
Rebaixamento do nível de consciência, agitação	Manutenção/piora da hipoxemia
Secreção abundante, incapacidade de proteção da via aérea, obstrução de via aérea superior	Manutenção/piora da hipercapnia ou da acidose respiratória
Alto risco de broncoaspiração	Necessidade de altas pressões inspiratórias, altos PEEP ou FiO_2 para manter trocas gasosas
Vômito ou sangramento digestivo agudo	Intolerância à máscara

tratamento de primeira escolha em pacientes com exacerbações da DPOC[24] e, mais recentemente, diversas diretrizes nacionais defenderam essa prática.[22]

Revisão da Cochrane demonstrou que, nesses pacientes, o uso de VNI foi associado com diminuição da mortalidade, redução da necessidade de intubação, menor taxa de falha do tratamento, melhora dos sintomas clínicos e uma redução das complicações do tratamento e do tempo de internação hospitalar.[25] A Iniciativa Global para a Doença Pulmonar Obstrutiva Crônica (GOLD), em 2013, reforçou a importância da VNI durante tratamento dos pacientes com exacerbações da DPOC, com alto grau de evidência (Evidência A) e baseado na elevada taxa de sucesso (80% a 85%).[26]

Tais evidências dos benefícios da VNI para pacientes com agudização da DPOC, particularmente naqueles com hipercapnia e acidose respiratória, provêm de diversos ensaios clínicos, de diferentes grupos, publicados na década de 1990.[5-6,27]

Uma recente publicação analisou o banco de dados de 7.511.267 internações por exacerbações agudas de DPOC nos Estados Unidos, entre 1998 e 2008, das quais 612.650 (8,1%) necessitaram de suporte respiratório. Os autores mostraram um aumento no uso de VNI (de 1,0 para 4,5% entre todas as admissões) e um declínio de 42% na VM invasiva ao longo dos anos (de 6% para 3,5% de todas as internações). Intubação e mortalidade intra-hospitalar diminuíram durante esse período. Também, em 2008, a VNI foi utilizada com maior frequência do que a VM invasiva como a terapia de primeira escolha para exacerbações agudas de DPOC.[28]

A necessidade de MV invasiva após insucesso da VNI nos pacientes com exacerbações agudas de DPOC representa um contexto desafiador e esse subgrupo de pacientes tem uma taxa de mortalidade relativamente elevada e maior tempo de internação hospitalar, como mostrado em um grande estudo observacional. Pacientes que necessitam de VM invasiva após falha de VNI tiveram 61% mais possibilidades de morte em comparação com os pacientes diretamente colocados na VM invasiva (IC 95%, 24% a 109%) e 677% mais chances de morte em comparação com um paciente tratado com sucesso por VNI sem transição para VM invasiva (IC 95%, 475% a 948%).[28]

O uso de VNI provavelmente continuará a aumentar progressivamente dentro dos hospitais e mesmo fora das UTIs nos próximos anos. Por isso, há hospitais que já disponibilizam unidades especiais com equipe multiprofissional treinada para realização de VNI fora do ambiente de UTI.[29]

A VNI é uma modalidade de suporte ventilatório com grande evidência do seu benefício em relação à VM invasiva no tratamento de pacientes com exacerbações agudas do DPOC, inclusive representando uma redução dos custos no tratamento dessa população.[30]

A VNI pode também ser utilizada em pacientes com asma grave e acidose respiratória para diminuir o trabalho respiratório, prevenir a fadiga da musculatura inspiratória, aumentar a ventilação alveolar e minimizar a hipercapnia. Os princípios dos ajustes do ventilador mecânico, já discutidos para pacientes com DOPC, podem ser aplicados também aos asmáticos. Deve ser lembrado que os broncodilatadores inalatórios podem ser administrados durante o uso da VNI,[31] tanto com dosificadores pressurizados (spray ou "bombinha") quanto com nebulizadores.

Um relatório recente americano trazendo vasto banco de dados demonstrou aumento importante no uso de VM durante crises graves de asma nos últimos anos, acompanhado por uma mudança de VM invasiva para VNI.[32]

Entretanto, apenas alguns pequenos estudos randomizados avaliaram de forma rigorosa os benefícios da VNI no tratamento de exacerbações agudas de asma. Dois estudos de coorte encontraram efeitos benéficos de curto prazo no uso da VNI em pacientes asmáticos cuja condição estava se deteriorando, apesar de terapia medicamentosa.[33-34]

A mistura hélio-oxigênio (Heliox) na proporção $He:O_2$ de 70:30% ou 80:20% pode ser utilizada durante a VNI, levando à grande diminuição do trabalho inspiratório e da hiperinsuflação pulmonar, além de ser um bom veículo para os broncodilatadores inalatórios. Pequenos estudos iniciais demonstraram resultados animadores no uso de Heliox para exacerbações agudas de DPOC.[35] Entretanto, estudos mais recentes não conseguiram demonstrar um benefício clínico significativo quando a mistura de Heliox foi comparada com mistura de gás convencional durante o uso da VNI.[36-37]

EDEMA PULMONAR CARDIOGÊNICO

O aumento da pressão hidrostática no capilar pulmonar que ocorre nos pacientes com insuficiência cardíaca congestiva (ICC) esquerda leva ao edema pulmonar com alterações na mecânica respiratória e trocas gasosas como diminuição da complacência pulmonar, diminuição da difusão, desequilíbrio da relação ventilação-perfusão e, nos casos mais graves, aumento do shunt pulmonar, com consequente aumento do trabalho respiratório e hipoxemia. O aumento da impedância do sistema respiratório causado principalmente pela diminuição da complacência pulmonar, mas também pelo aumento da resistência das vias aéreas, determina o aumento do trabalho respiratório e uma maior variação das pressões intratorácicas durante a inspiração, o que provoca o aumento do retorno venoso, desvio do septo interventricular em direção à cavidade ventricular esquerda com diminuição de sua complacência, além de um aumento da pressão transmural do ventrículo esquerdo e da pós-carga do ventrículo direito.[38]

Essas alterações da mecânica respiratória, das trocas gasosas e da hemodinâmica, iniciadas pelo edema pulmonar agudo (EAP), precipitam um ciclo maléfico para os pacientes com EAP cardiogênico que se não interrompido causa fadiga da musculatura inspiratória e hipoxemia grave. A VNI, associada ao oxigênio, diuréticos, inotrópicos, vasodilatadores é tratamento de escolha para esse grupo de pacientes.

O uso de CPAP leva à melhora da congestão pulmonar, diminuição do retorno venoso e da pós-carga do ventrículo esquerdo, corrigindo, assim, a hipoxemia e diminuindo o trabalho respiratório. O uso da pressão positiva inspiratória (p. ex.: ventilação com pressão de suporte (PSV)/PEEP) pode diminuir ainda mais o trabalho respiratório e aumentar a ventilação alveolar, sendo útil para pacientes com EAP cardiogênico com sinais de aumento do esforço respiratório ou hipercapnia.[39] Pressão expiratória positiva de 10 cmH_2O, independentemente do modo ventilatório empregado (CPAP, PSV/PEEP), parece ser um bom nível para o tratamento inicial desses pacientes, sendo bem tolerada e garantindo os benefícios hemodinâmicos.[7]

A VNI é comprovadamente útil para diminuição do tempo de resolução do edema pulmonar, permitindo uma correção da hipoxemia mais rapidamente, e amenizando a necessidade de intubação para os pacientes com EAP cardiogênico. Parece haver tendência para diminuição também da mortalidade entre os pacientes que recebem suporte ventilatório não invasivo quando comparados com aqueles tratados somente com oxigênio e medicamentos, conforme demonstrado em diversos estudos[8,40-42] e sugerido em revisão recente.[43]

Instabilidade hemodinâmica, arritmias complexas, vômitos, presença de pneumotórax e durante a fase aguda do infarto do miocárdio constituem contraindicações para o uso da VNI, dando-se, então, preferência, nessas situações, para a intubação traqueal.

Diretrizes europeias[44] e nacionais[22] publicadas recentemente recomendam a utilização de VNI em pacientes com EAP de origem cardiogênica. No entanto, em orientações europeias ainda mais recentes[44] o nível de evidência (nível de classe B IIa) para uso de VNI durante EAP cardiogênica foi menor do que anteriormente recomendado.[45]

Essa diminuição do nível de recomendação foi devida, principalmente, à publicação do estudo 3CPO.[46] Esse estudo multicêntrico e controlado realizado em departamento de emergência, com grande número de pacientes incluídos, avaliou os possíveis benefícios da VNI no tratamento de EAP de origem cardiogênica. O trabalho incluiu 1.069 pacientes e mostrou que a VNI foi associada com maior redução da dispneia, da frequência cardíaca, e resolução mais rápida da acidemia e hipercapnia do que a terapia-padrão com oxigênio. Entretanto, as taxas de intubação (2,8% contra 2,9%) e de mortalidade em 7 e 30 dias, 9,8% contra 9,5%, e 16,4% contra 15,2%, respectivamente) foram semelhantes nos grupo-controle e no grupo que utilizou VNI, respectivamente. Deve ser salientado que, no grupo-controle (oxigenoterapia), houve uma alta taxa de troca de terapia (15%) para o uso da VNI como terapia de resgate e, consequentemente, sem essa possibilidade, uma taxa muito maior de intubação poderia ter sido observada no grupo randomizado para oxigenoterapia. Esse estudo tem outras importantes limitações. Pacientes graves, que necessitaram de «salvamento ou intervenção de emergência» foram excluídos e poderiam ter se beneficiado de VNI; os pacientes randomizados apresentavam hipoxemia leve, e também houve uma taxa de intubação muito baixa (3%) nesse estudo.

No estudo 3CPO,[46] ambos os modos de VNI (CPAP ou PSV mais PEEP) tiveram resultados clínicos semelhantes. Outro estudo clínico comparativo entre os dois modos de VNI demonstrou resultados semelhantes no tratamento de pacientes com EAP de origem cardiogênica.[47]

Em resumo, o uso de VNI durante EAP cardiogênica parece ser uma abordagem eficaz, que pode reduzir a mortalidade, especialmente no subgrupo que se apresenta com hipercapnia. O tratamento medicamentoso convencional continua a ser a pedra angular, e a VNI, quer seja executada com CPAP ou PSV mais PEEP, deve ser combinada com a terapia medicamentosa o mais rápido possível.

INSUFICIÊNCIA RESPIRATÓRIA HIPOXÊMICA

A VNI tem sido empregada para o tratamento de diferentes causas de insuficiência respiratória hipoxêmica, como pneumonia, derrame pleural, atelectasia, hemorragia alveolar, trauma torácico, pós-operatório e mesmo na SDRA. O racional para o seu uso é a diminuição do trabalho respiratório, alívio da sensação de dispneia e correção da hipoxemia, e a prática do dia a dia mostra que esses objetivos podem ser alcançados em pacientes selecionados.

A utilização de PEEP na abertura das vias aéreas e de alvéolos previamente colapsados mostrou-se benéfica em aumentar a capacidade residual funcional e melhorar a mecânica respiratória e as trocas gasosas em pacientes com IRpA hipoxêmica.[48]

O uso nas fases iniciais da SDRA, enquanto a hipoxemia é leve, parece estar associado a melhores resultados,[49] assim como o seu uso em pacientes imunossuprimidos,[50-52] pneumonia adquirida na comunidade,[53] pós-operatório imediato de cirurgias abdominais de grande porte,[54] cirurgias torácicas,[55] cardíacas,[56] ou vítimas de trauma.[57]

Em pacientes com hipoxemia mais grave, como aqueles com SDRA e relação $PaO_2/FiO_2 < 140$ e escores de gravidade clínica altos como SAPS II > 35, a taxa de insucesso da VNI se torna alta e, nesses casos em que ocorre falha da VNI, a taxa de mortalidade é muito alta, ensejando a recomendação de intubação mais precoce nesse grupo de pacientes.[58] Assim como em pacientes com pneumonia e intensa hipoxemia, recomenda-se não postergar a intubação endotraqueal.[53]

A VNI deve ser administrada por meio de máscara facial (oronasal ou facial total) para permitir o uso de maiores pressões inspiratórias e PEEP. Recomenda-se o ajuste da pressão inspiratória para gerar um VT = 6 mL/kg de peso predito e PEEP inicial por volta de 8 a 10 cmH_2O, evitando, assim, grandes volumes correntes que podem ser lesivos para o pulmão.[59] Como na ventilação invasiva, a manobra de recrutamento alveolar associada à VNI (p. ex.: CPAP de 20 cmH_2O por 2 minutos) pode melhorar a hipoxemia.[60]

A necessidade de FiO_2 > 60% para alcançar uma SaO_2 > 92% é sinal de gravidade da IRpA hipoxêmica e alto risco de falência da VNI. Aproximadamente metade dos pacientes que utilizam VNI para o tratamento de IRpA hipoxêmica recupera-se satisfatoriamente, o que é um bom resultado e justifica o seu uso nesse grupo de pacientes. Contudo, como a VNI falha na outra metade dos pacientes, essa técnica de suporte ventilatório tem de ser utilizada obrigatoriamente em ambiente de terapia intensiva, com todas as facilidades de vigilância, monitorização e pessoal treinado para intubação traqueal.

DESMAME DA VENTILAÇÃO MECÂNICA

A ventilação não invasiva pode ser utilizada no desmame da ventilação invasiva em três situações distintas como descritas a seguir:

1. O uso da VNI para abreviar o tempo de VM invasiva está indicada para alguns pacientes DPOC selecionados que, apesar de atingirem critérios para progressão do desmame e sem contraindicações para o uso de VNI, falham no teste de ventilação espontânea. A presença de PEEPi e congestão pulmonar, respectivamente, para pacientes com DPOC e ICC são as causas mais frequentes de falha de desmame nesses pacientes. A VNI, como uma forma de suporte ventilatório parcial e intermitente, pode ser tentada antes da indicação de uma traqueostomia e os principais benefícios estão relacionados a menor tempo de VM invasiva, menor probabilidade de pneumonia associada à VM, menor tempo de internação na UTI e redução de mortalidade dependendo do grupo de pacientes selecionados, conforme demonstrado em diversos trabalhos[61-62] e em revisão recente agrupando os principais ensaios clínicos publicados nesta área.[63]

2. O risco de reintubação nas primeiras 48 horas pós-extubação é por volta de 15%, mesmo para aqueles pacientes que preenchem os critérios clássicos para uma extubação segura.[64] Esse risco é maior para pacientes que permaneceram em VM invasiva por tempo prolongado e naqueles com DPOC e ICC. Alguns autores defendem o uso de VNI imediatamente após a extubação em pacientes selecionados com maior risco para desenvolver insuficiência respiratória pós-extubação com o objetivo de tentar evitar essa situação e consequente necessidade de reintubação. É, então, o uso profilático da VNI e os desafios são identificar adequadamente os pacientes de risco para insuficiência respiratória pós-extubação, tais como idosos, pacientes com ICC, pneumopatas crônicos, ou aqueles que desenvolvem hipercapnia durante o processo de desmame da VM,[65-66] evitando, assim, o uso indiscriminado de recursos, conforme demonstrado em estudo recente em que o uso da VNI logo após extubação, aplicado de forma indiscriminada e sem seleção de grupos de pacientes, não trouxe benefícios em redução na taxa de reintubação ou diminuição de mortalidade.[67]

3. A VNI não deve ser utilizada para tratar a insuficiência respiratória que surge nas primeiras 48 e 72 horas após a extubação, definida como insuficiência respiratória pós-extubação. Os resultados não são animadores, com alguns estudos mostrando aumento da morbimortalidade em comparação ao emprego da ventilação invasiva. Nesses casos, o atraso na reintubação pode estar associado a um pior desfecho.[68]

PACIENTES TERMINAIS - CUIDADOS PALIATIVOS

Pacientes com doenças crônicas avançadas, como DPOC e ICC, doenças neuromusculares, degenerativas ou câncer terminal, com frequência, apresentam insuficiência respiratória como causa de morte.[69]

O uso da VNI pode ser uma alternativa interessante para esses pacientes quando a causa da insuficiência respiratória for potencialmente tratável, e não um evento terminal e irreversível, como nos casos de pneumonia, atelectasia ou derrames pleurais. Nesse subgrupo de pacientes, a VNI é utilizada como suporte ventilatório enquanto o desencadeante da insuficiência respiratória, ou de sua piora, é tratado independentemente da opção do paciente de ser intubado ou não caso a VNI falhe. A VNI pode também ser utilizada especificamente para o alívio da dispneia em pacientes terminais, que optaram por não serem intubados, associada ao uso de analgésicos e sedativos.[69-70]

PERIPROCEDIMENTOS

O uso da VNI demonstrou ser benéfico, aumentando a segurança de procedimentos[71] como broncoscopia em pacientes hipoxêmicos,[72] antes da intubação endotraqueal em pacientes de risco e hipoxêmicos,[73] e há ainda relatos de casos durante a realização de ecocardiograma transesofágico.[74]

COMPLICAÇÕES DA VENTILAÇÃO NÃO INVASIVA

As complicações mais frequentes da ventilação não invasiva são o desconforto e a lesão da pele do rosto causados pela máscara.[21,24,75] As novas máscaras, com materiais mais elásticos e maior superfície de contato entre elas e a pele, diminuíram essas complicações. As máscaras mais modernas também propiciam menor vazamento entre esse dispositivo e a face, mesmo com baixas pressões de fixação da máscara. A proteção da pele com placas de material hidrocoloide é útil para prevenir lesão local causada pela máscara, assim como alternar o tipo e formato da interface, quando possível, evitar a pressão constante no mesmo ponto de contato entre a pele e a máscara.

Vazamento de ar diretamente nos olhos pode causar irritação e ressecamento dos olhos, inclusive com lesão de córnea. Além de pneumotórax e pneumomediastino, barotrauma, acometendo os olhos, ouvidos, seios da face e mesmo pneumoencéfalo foram descritos com o uso de ventilação não invasiva.[75]

Distensão gástrica é complicação frequente da VNI, particularmente com o uso de altas pressões inspiratórias (Figura 73.3). Desaconselha-se o uso de sonda gástrica para aliviar distensão gástrica gasosa durante o suporte de VNI; se essa situação se apresentar, é mais seguro interromper a VNI, principalmente quando associada a náuseas ou vômitos.[18] Broncoaspiração de conteúdo gástrico é uma complicação grave e, infelizmente, não rara da VNI. Pacientes em uso de ventilação não invasiva podem receber alimentação por via oral ou enteral, de preferência em porções fracionadas e com a sonda enteral em posição pós-pilórica.

É importante salientar que a intubação em condições de urgência ou na iminência de uma parada cardiorrespiratória para um paciente em VNI deve ser considerada má prática e está associada com aumento da morbimortalidade.[30]

ASPECTOS TÉCNICOS PARA USO DA VNI

O que define a VNI é a presença de uma máscara em vez de uma prótese traqueal (tubo orotraqueal, nasotraqueal ou cânula de traqueostomia) como interface entre o sistema respiratório do paciente e o ventilador mecânico, isto é, sem a "invasão" do sistema respiratório por uma prótese ou tubo. Os princípios do suporte ventilatório, assim como funcionamento básico dos ventiladores mecânicos, já discutidos em outros capítulos deste livro, podem, em sua maioria, ser aplicados também à VNI.

INTERFACES

Várias interfaces são empregadas para a ventilação não invasiva, desde pequenos dispositivos nasais até grandes capacetes, cada qual com suas indicações, vantagens e limitações. O Quadro 73.2 ilustra as principais características das interfaces mais comumente empregadas para a VNI em ambiente hospitalar.

QUADRO 73.2. Tipos de máscaras comumente empregadas para ventilação não invasiva em ambiente hospitalar.

	Nasal	Facial (oronasal)	Facial total	Capacete
Conforto	++++	++	+++	++
Vazamento	+++	++	+	–
Espaço morto	+	++	+++	++++
Custo	+	++	+++	++++

Além do conforto do paciente, outros fatores devem ser levados em conta no momento de escolher a melhor máscara: o volume do vazamento ao redor da máscara e o volume interno de ar da máscara (espaço morto). Esses aspectos interferem não só na adaptação do paciente, mas também no funcionamento do modo ventilatório e na quantidade do CO_2 reinalado. Quanto maior a superfície de contato entre a máscara e a face do paciente, menor precisa ser a pressão aplicada pela máscara contra a face para controlar o vazamento ao seu redor. Grandes fluxos de vazamento podem causar autociclagem do ventilador e assincronia entre paciente e ventilador,[76] particularmente no modo pressão de suporte caso o ventilador mecânico utilizado não tenha ajuste para compensação de vazamento (módulo VNI).

Em um estudo experimental utilizando um modelo mecânico do sistema respiratório e uma máscara com coxim pneumático, os autores do presente capítulo mostraram que uma pressão de oclusão da máscara de 2 cmH$_2$O (P_{MA}) = pressão de fixação da máscara (P_{FIX}) – pressão na via aérea (P_{VA}) era

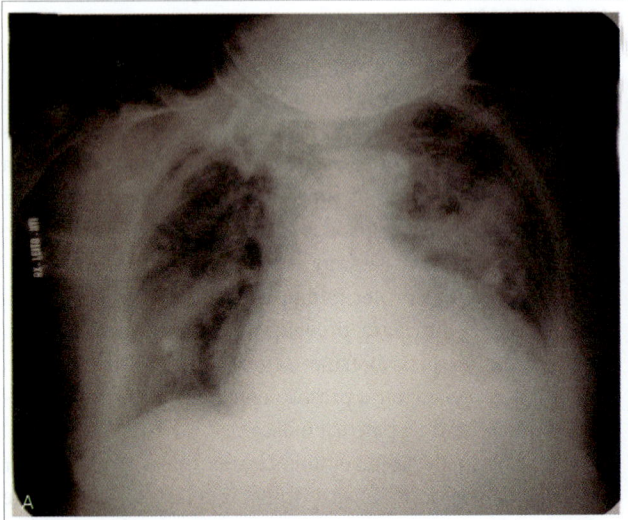
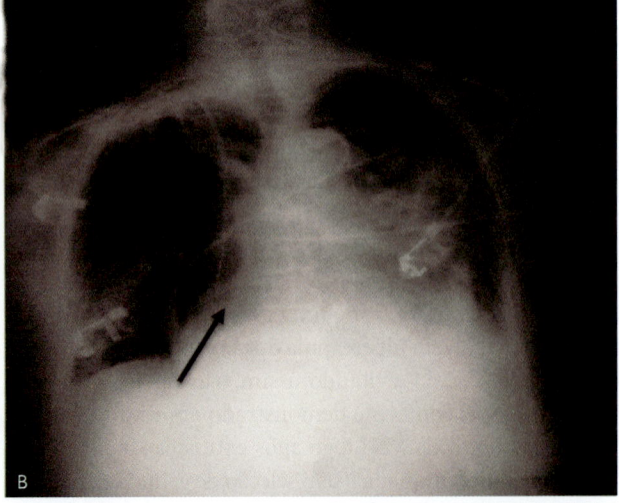

FIGURA 73.3. Paciente com insuficiência respiratória aguda por edema pulmonar cardiogênico antes (A) e logo após (B) início da VNI (PSV/PEEP = 15/10 cmH$_2$O). Melhora importante da hipoxemia, porém o paciente queixou-se de dor torácica e náuseas. Radiografia de tórax evidenciou grande hérnia de hiato com distensão gástrica (seta).

o suficiente para evitar vazamento excessivo com prejuízo do funcionamento do modo pressão de suporte (Figura 73.4).[76]

Máscaras maiores, como a facial total, têm a vantagem de uma maior superfície de contato com a pele, permitindo um bom controle do vazamento de ar mesmo com o uso de baixas P_{FIX}. Outra vantagem das máscaras faciais totais é evitar que o fluxo de vazamento de ar seja direcionado aos olhos, protegendo as córneas de ressecamento. Por outro lado, o preço a ser pago pelo uso de máscaras com maior volume interno é o aumento do espaço morto e consequente reinalação de gás carbônico (CO_2). Estudos experimentais em modelos mecânicos do sistema respiratório mostram que o volume de reinalação de CO_2 é geralmente pequeno e o impacto disso na prática clínica parece ser discreto.[77]

O volume de ar compressível dentro do capacete associado à sua parede complacente diminui a eficiência do suporte pressórico para reduzir o trabalho respiratório e aumenta a ventilação alveolar.[78] Essa limitação pode ser facilmente corrigida com o uso de valores de pressão inspiratória discretamente maiores do que aquelas empregadas com o uso das máscaras faciais. Os capacetes eliminam o risco de lesão de pele na face, porém o volume de espaço morto dessas interfaces é muito grande e, nesse caso, a reinalação de CO_2 pode ser realmente um problema, sobretudo para aqueles pacientes com insuficiência respiratória hipercápnica. O capacete tem sido utilizado com maior frequência na Europa, particularmente para uso da VNI no cuidado pré-hospitalar e nos casos de insuficiência respiratória no período pós-operatório já que permite o seu uso concomitante à presença de sonda nasogástrica.

A adaptação às máscaras é muito individual e, por essa razão, os hospitais devem dispor de diferentes modelos e tamanhos, possibilitando, assim, encontrar a melhor máscara para cada paciente. Barba, bigode ou ausência de dentes são fatores que podem dificultar a adaptação às máscaras de VNI. Os *prongs* nasais e as peças bucais são pouco utilizados na UTI e podem ser opção interessante, principalmente para pacientes com insuficiência respiratória devido a doenças neuromusculares.

Analgésicos e sedativos, sobretudo a morfina e a dexmedetomidina, podem ser utilizados durante a VNI para diminuição da dispneia e aumento da tolerância da máscara.[79] Como a VNI é uma forma de suporte ventilatório espontâneo, parcial e que não garante a permeabilidade da via aérea, recomenda-se que o uso de analgésico e/ou sedativos seja feito com muito cuidado e nunca para tratar a agitação decorrente da hipoxemia ou hipercapnia.

MODOS VENTILATÓRIOS E VENTILADORES MECÂNICOS

Vários modos ventilatórios podem ser utilizados de forma não invasiva conforme detalhado no Quadro 73.3.

A escolha do modo ventilatório e seus respectivos ajustes deve ser baseada nas necessidades específicas de cada paciente, possibilitando a diminuição do trabalho respiratório, aumento da ventilação alveolar ou melhora das trocas gasosas com a melhor sincronia paciente-ventilador possível.[22]

A quantificação do trabalho respiratório é difícil durante a VNI e, por isso, não é feita no dia a dia; o que se faz é utilizar sinais clínicos para estimar que o trabalho respiratório esteja em níveis seguros. Frequência respiratória > 30/minuto, ventilação superficial (VT < 4 mL/kg), uso da musculatura acessória, sudorese e taquicardia são sinais de trabalho respiratório aumentado e de risco para fadiga muscular. O ajuste da CPAP ou PEEP externa para valores discretamente inferiores aos da PEEPi ou auto-PEEP diminuiu o trabalho respiratório gerado pela presença da PEEPi.

A equação do movimento do sistema respiratório mostra a relação entre o esforço inspiratório (Pmus), pressão inspiratória do ventilador, componente resistivo, elástico e PEEPi.

$$Pmus + Pinsp = (VT \times E) + (V \times R) + PEEPi$$

Onde

Pmus: pressão inspiratória do paciente; Pinsp: pressão inspiratória do ventilador mecânico; VT: volume-corrente inspiratório; E: elastância do sistema respiratório; V: fluxo inspiratório; R: resistência do sistema respiratório; PEEPi: PEEP intrínseco. Note-se que, para as mesmas condições de impedância do sistema respiratório (E e R) e mantidos o volume-corrente e fluxo inspiratório, o aumento da pressão inspiratória oferecida pelo ventilador mecânico deve levar a uma diminuição igual à da pressão inspiratória do paciente. O uso de PEEP diminui o componente do esforço inspiratório gerado pela presença da PEEPi.

O ajuste da pressão inspiratória do ventilador mecânico capaz de manter um VT = 6 mL/kg de peso predito e frequência respiratória < 30 ciclos/minuto é geralmente

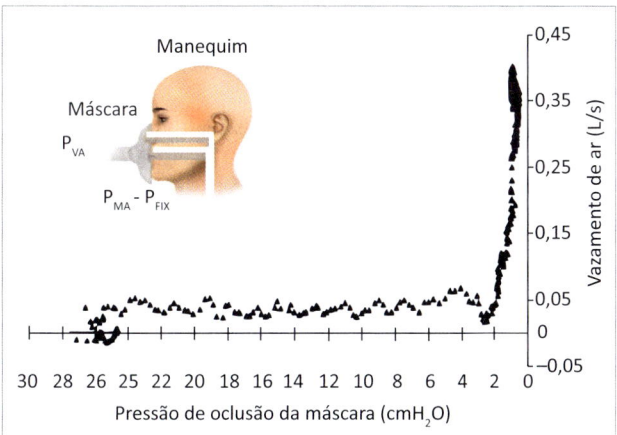

FIGURA 73.4. Dinâmica do vazamento de ar ao redor da máscara facial. O gráfico mostra que o vazamento de ar aumenta substancialmente quando a pressão de oclusão da máscara (pressão de oclusão da máscara = pressão de fixação da máscara – pressão da via aérea) cai para valores abaixo de 2 cmH$_2$O.

P_{VA}: pressão em via aérea; P_{MA}: pressão de oclusão da máscara; P_{FIX}: pressão de fixação.

Fonte: Adaptada de Schettino, 2011.[76]

QUADRO 73.3. Características dos modos ventilatórios quando utilizados de forma não invasiva.

	CPAP	Va/C	PS**	PC	PAV	NAVA
Garantia de frequência respiratória		X		X		
Garantia de VT inspiratório		X				
Diminuição do trabalho respiratório	X	XX	XXX	XXX	XXX	XXX
Aumento da ventilação alveolar		XXX	XXX	XXX	XX	XX
Recrutamento alveolar	XX	XX*	XX*	XX*	XX*	XX*
Sincronia paciente-ventilador	X	X	XX	XX	XXX	XXX
Disponibilidade para uso	XXX	XXX	XXX	XXX	X	X

CPAP: ventilação com pressão positiva contínua da vias áreas; Va/c: ventilação com volume assistido/controlado; PS: pressão de suporte; PC: pressão controlada; PAV: ventilação assistida proporcional; NAVA: ventilação assistida pelo *drive* neural. O modo PS + PEEP é denominado em alguns ventiladores de não invasiva como BiPAP** quando associado ao uso de PEEP.

suficiente para a ventilação alveolar e para evitar a fadiga muscular na maioria dos pacientes em VNI, independentemente da causa da IRpA.[22] Deve ser lembrado que o uso de altas pressões inspiratórias, particularmente valores superiores a 20 cmH$_2$O, pode ser desconfortável para o paciente e aumenta a taxa de vazamento de ar ao redor da máscara, comprometendo a sincronia paciente-ventilador e, portanto, deve ser evitado durante a VNI.

Assim como na ventilação invasiva, a FiO$_2$ deve ser ajustada para manter uma SaO$_2$ > 90%. O uso de CPAP/PEEP é também útil para correção da oxigenação naqueles pacientes com insuficiência respiratória hipoxêmica e aumento do *shunt* pulmonar por colapso alveolar. A necessidade de FiO$_2$ > 60% e/ou PEEP > 10 cmH$_2$O para garantir uma SaO$_2$ > 90-92% é marcador da gravidade da insuficiência respiratória e deve servir de alerta para risco de falha.

A ventilação alveolar minuto (VMalv = VTalv × FR; onde VMalv: volume minuto alveolar; VTalv: volume-corrente alveolar e FR: frequência respiratória) deve ser a necessária para a correção lenta e progressiva da acidose respiratória. O pH > 7,30 com PaCO$_2$ < 60 mmHg é geralmente bem tolerado por pacientes com DPOC agudizada nas primeiras horas de VNI.[22] O uso de alto volume-minuto, pelo aumento tanto do volume-corrente quanto pelo aumento da frequência respiratória pode piorar a hiperinsuflação dinâmica com aumento da PEEPi em pacientes com limitação ao fluxo aéreo (p. ex.: DPOC e asma).

Tanto os ventiladores de UTI microprocessados (com o *software* específico para VNI) quanto aqueles específicos para ventilação não invasiva podem ser utilizados para o suporte ventilatório no ambiente hospitalar. O importante é a capacidade do ventilador e o modo selecionado funcionar adequadamente, mesmo na presença de vazamento de ar ao redor da máscara. Facilidade dos ajustes, possibilidade de monitorização da mecânica respiratória, segurança dos alarmes, sincronia paciente-ventilador e custo devem orientar a escolha do ventilador mecânico a ser utilizado durante a VNI.[80]

REFERÊNCIAS BIBLIOGRÁFICAS

1. Drinker PA, McKhann CF. Landmark perspective: The iron lung. First practical means of respiratory support. JAMA. 1986;255(11):1476-80.
2. Stauffer JL, Olson DE, Petty TL. Complications and consequences of endotracheal intubation and tracheotomy. A prospective study of 150 critically ill adult patients. Am J Med. 1981;70(1):65-76.
3. Meduri GU, Conoscenti CC, Menashe P, Nair S. Noninvasive face mask ventilation in patients with acute respiratory failure. Chest. 1989;95(4):865-70.
4. Brochard L, Isabey D, Piquet J, Amaro P, Mancebo J, Messadi AA, et al. Reversal of acute exacerbations of chronic obstructive lung disease by inspiratory assistance with a face mask. N Engl J Med. 1990;323(22):1523-30.
5. Bott J, Carroll MP, Conway JH, Keilty SE, Ward EM, Brown AM, et al. Randomised controlled trial of nasal ventilation in acute ventilatory failure due to chronic obstructive airways disease. Lancet. 1993;341(8860):1555-7.
6. Brochard L, Mancebo J, Wysocki M, Lofaso F, Conti G, Rauss A, et al. Noninvasive ventilation for acute exacerbations of chronic obstructive pulmonary disease. N Engl J Med. 1995;333(13):817-22.
7. Räsänen J, Heikkilä J, Downs J, Nikki P, Väisänen I, Viitanen A. Continuous positive airway pressure by face mask in acute cardiogenic pulmonary edema. Am J Cardiol. 1985;55(4):296-300.
8. Bersten AD, Holt AW, Vedig AE, Skowronski GA, Baggoley CJ. Treatment of severe cardiogenic pulmonary edema with continuous positive airway pressure delivered by face mask. N Engl J Med. 1991;325(26):1825-30.
9. Girou E, Schortgen F, Delclaux C, Brun-Buisson C, Blot F, Lefort Y, et al. Association of noninvasive ventilation with nosocomial infections and survival in critically ill patients. JAMA. 2000;284(18):2361-7.
10. Ozsancak Ugurlu A, Sidhom SS, Khodabandeh A, Ieong M, Mohr C, Lin DY, et al. Use and outcomes of noninvasive positive pressure ventilation in acute care hospitals in Massachusetts. Chest. 2014;145(5):964-71.
11. Azoulay E, Kouatchet A, Jaber S, Lambert J, Meziani F, Schmidt M, et al. Noninvasive mechanical ventilation in patients having declined tracheal intubation. Intensive Care Med. 2013;39(2):292-301.
12. Azevedo LC, Park M, Salluh JI, Rea-Neto A, Souza-Dantas VC, Varaschin P, et al. Clinical outcomes of patients requiring ventilatory support in Brazilian intensive care units: a multicenter, prospective, cohort study. Crit Care. 2013;17(2):R63.
13. Esteban A, Anzueto A, Frutos F, Alía I, Brochard L, Stewart TE, et al. Characteristics and outcomes in adult patients receiving mechanical ventilation: a 28-day international study. JAMA. 2002;287(3):345-55.
14. Esteban A, Ferguson ND, Meade MO, Frutos-Vivar F, Apezteguia C, Brochard L, et al. Evolution of mechanical ventilation in response to clinical research. Am J Respir Crit Care Med. 2008;177(2):170-7.
15. Esteban A, Frutos-Vivar F, Muriel A, Ferguson ND, Peñuelas O, Abraira V, et al. Evolution of mortality over time in patients receiving mechanical ventilation. Am J Respir Crit Care Med. 2013;188(2):220-30.

16. Carlucci A, Richard JC, Wysocki M, Lepage E, Brochard L, Ventilation SCGoM. Noninvasive versus conventional mechanical ventilation. An epidemiologic survey. Am J Respir Crit Care Med. 2001;163(4):874-80.
17. Demoule A, Girou E, Richard JC, Taillé S, Brochard L. Increased use of noninvasive ventilation in French intensive care units. Intensive Care Med. 2006;32(11):1747-55.
18. Schettino GP, Reis MA, Galas F, Park M, Franca S, Okamoto V. [Mechanical ventilation noninvasive with positive pressure]. J Bras Pneumol. 2007;33 Suppl 2S:S92-105.
19. Ferrer M, Torres A. Noninvasive ventilation for acute respiratory failure. Curr Opin Crit Care. 2015;21(1):1-6.
20. Demoule A, Girou E, Richard JC, Taille S, Brochard L. Benefits and risks of success or failure of noninvasive ventilation. Intensive Care Med. 2006;32(11):1756 65.
21. Schettino G, Altobelli N, Kacmarek RM. Noninvasive positive-pressure ventilation in acute respiratory failure outside clinical trials: experience at the Massachusetts General Hospital. Crit Care Med. 2008;36(2):441-7.
22. Association MVCotBICM, Society CoITotBT. Brazilian recommendations of mechanical ventilation 2013. Part I. J Bras Pneumol. 2014;40(4):327-63.
23. Appendini L, Patessio A, Zanaboni S, Carone M, Gukov B, Donner CF, et al. Physiologic effects of positive end-expiratory pressure and mask pressure support during exacerbations of chronic obstructive pulmonary disease. Am J Respir Crit Care Med. 1994;149(5):1069-76.
24. Evans TW. International Consensus Conferences in Intensive Care Medicine: non-invasive positive pressure ventilation in acute respiratory failure. Organised jointly by the American Thoracic Society, the European Respiratory Society, the European Society of Intensive Care Medicine, and the Société de Réanimation de Langue Française, and approved by the ATS Board of Directors, December 2000. Intensive Care Med. 2001;27(1):166-78.
25. Ram FS, Wellington S, Rowe B, Wedzicha JA. Non-invasive positive pressure ventilation for treatment of respiratory failure due to severe acute exacerbations of asthma. Cochrane Database Syst Rev. 2005(3):CD004360.
26. Vestbo J, Hurd SS, Agustí AG, Jones PW, Vogelmeier C, Anzueto A, et al. Global strategy for the diagnosis, management, and prevention of chronic obstructive pulmonary disease: GOLD executive summary. Am J Respir Crit Care Med. 2013;187(4):347-65.
27. Kramer N, Meyer TJ, Meharg J, Cece RD, Hill NS. Randomized, prospective trial of noninvasive positive pressure ventilation in acute respiratory failure. Am J Respir Crit Care Med. 1995;151(6):1799-806.
28. Chandra D, Stamm JA, Taylor B, Ramos RM, Satterwhite L, Krishnan JA, et al. Outcomes of noninvasive ventilation for acute exacerbations of chronic obstructive pulmonary disease in the United States, 1998-2008. Am J Respir Crit Care Med. 2012;185(2):152-9.
29. Georges M, Vignaux L, Janssens JP. [Non invasive ventilation outside of the intensive care: principles and modalities]. Rev Med Suisse. 2010;6(272):2244, 6-51.
30. Keenan SP, Gregor J, Sibbald WJ, Cook D, Gafni A. Noninvasive positive pressure ventilation in the setting of severe, acute exacerbations of chronic obstructive pulmonary disease: more effective and less expensive. Crit Care Med. 2000;28(6):2094-102.
31. Galindo-Filho VC, Brandão DC, Ferreira ReC, Menezes MJ, Almeida-Filho P, Parreira VF, et al. Noninvasive ventilation coupled with nebulization during asthma crises: a randomized controlled trial. Respir Care. 2013;58(2):241-9.
32. Nanchal R, Kumar G, Majumdar T, Taneja A, Patel J, Dagar G, et al. Utilization of mechanical ventilation for asthma exacerbations: analysis of a national database. Respir Care. 2014;59(5):644-53.
33. Meduri GU, Cook TR, Turner RE, Cohen M, Leeper KV. Noninvasive positive pressure ventilation in status asthmaticus. Chest. 1996;110(3):767-74.
34. Fernández MM, Villagrá A, Blanch L, Fernández R. Non-invasive mechanical ventilation in status asthmaticus. Intensive Care Med. 2001;27(3):486-92.
35. Jaber S, Fodil R, Carlucci A, Boussarsar M, Pigeot J, Lemaire F, et al. Noninvasive ventilation with helium-oxygen in acute exacerbations of chronic obstructive pulmonary disease. Am J Respir Crit Care Med. 2000;161(4 Pt 1):1191-200.
36. Jolliet P, Tassaux D, Roeseler J, Burdet L, Broccard A, D'Hoore W, et al. Helium-oxygen versus air-oxygen noninvasive pressure support in decompensated chronic obstructive disease: A prospective, multicenter study. Crit Care Med. 2003;31(3):878-84.
37. Maggiore SM, Richard JC, Abroug F, Diehl JL, Antonelli M, Sauder P, et al. A multicenter, randomized trial of noninvasive ventilation with helium-oxygen mixture in exacerbations of chronic obstructive lung disease. Crit Care Med. 2010;38(1):145-51.
38. Lenique F, Habis M, Lofaso F, Dubois-Randé JL, Harf A, Brochard L. Ventilatory and hemodynamic effects of continuous positive airway pressure in left heart failure. Am J Respir Crit Care Med. 1997;155(2):500-5.
39. Nouira S, Boukef R, Bouida W, Kerkeni W, Beltaief K, Boubaker H, et al. Non-invasive pressure support ventilation and CPAP in cardiogenic pulmonary edema: a multicenter randomized study in the emergency department. Intensive Care Med. 2011;37(2):249-56.
40. L'Her E, Duquesne F, Girou E, de Rosiere XD, Le Conte P, Renault S, et al. Noninvasive continuous positive airway pressure in elderly cardiogenic pulmonary edema patients. Intensive Care Med. 2004;30(5):882-8.
41. Masip J, Betbesé AJ, Páez J, Vecilla F, Cañizares R, Padró J, et al. Non-invasive pressure support ventilation versus conventional oxygen therapy in acute cardiogenic pulmonary oedema: a randomised trial. Lancet. 2000;356(9248):2126-32.
42. Park M, Sangean MC, Volpe MeS, Feltrim MI, Nozawa E, Leite PF, et al. Randomized, prospective trial of oxygen, continuous positive airway pressure, and bilevel positive airway pressure by face mask in acute cardiogenic pulmonary edema. Crit Care Med. 2004;32(12):2407-15.
43. Vital FM, Ladeira MT, Atallah AN. Non-invasive positive pressure ventilation (CPAP or bilevel NPPV) for cardiogenic pulmonary oedema. Cochrane Database Syst Rev. 2013;5:CD005351.
44. McMurray JJ, Adamopoulos S, Anker SD, Auricchio A, Böhm M, Dickstein K, et al. ESC guidelines for the diagnosis and treatment of acute and chronic heart failure 2012: The Task Force for the Diagnosis and Treatment of Acute and Chronic Heart Failure 2012 of the European Society of Cardiology. Developed in collaboration with the Heart Failure Association (HFA) of the ESC. Eur J Heart Fail. 2012;14(8):803-69.
45. Dickstein K, Cohen-Solal A, Filippatos G, McMurray JJ, Ponikowski P, Poole-Wilson PA, et al. ESC guidelines for the diagnosis and treatment of acute and chronic heart failure 2008: the Task Force for the diagnosis and treatment of acute and chronic heart failure 2008 of the European Society of Cardiology. Developed in collaboration with the Heart Failure Association of the ESC (HFA) and endorsed by the European Society of Intensive Care Medicine (ESICM). Eur J Heart Fail. 2008;10(10):933-89.
46. Gray A, Goodacre S, Newby DE, Masson M, Sampson F, Nicholl J, et al. Noninvasive ventilation in acute cardiogenic pulmonary edema. N Engl J Med. 2008;359(2):142-51.
47. Ferrari G, Olliveri F, De Filippi G, Milan A, Aprà F, Boccuzzi A, et al. Noninvasive positive airway pressure and risk of myocardial infarction in acute cardiogenic pulmonary edema: continuous positive airway pressure vs noninvasive positive pressure ventilation. Chest. 2007;132(6):1804-9.
48. Katz JA, Marks JD. Inspiratory work with and without continuous positive airway pressure in patients with acute respiratory failure. Anesthesiology. 1985;63(6):598-607.
49. Zhan Q, Sun B, Liang L, Yan X, Zhang L, Yang J, et al. Early use of noninvasive positive pressure ventilation for acute lung injury: a multicenter randomized controlled trial. Crit Care Med. 2012;40(2):455-60.
50. Antonelli M, Conti G, Bufi M, Costa MG, Lappa A, Rocco M, et al. Noninvasive ventilation for treatment of acute respiratory failure in patients undergoing solid organ transplantation: a randomized trial. JAMA. 2000;283(2):235-41.
51. Hilbert G, Gruson D, Vargas F, Valentino R, Gbikpi-Benissan G, Dupon M, et al. Noninvasive ventilation in immunosuppressed patients with pulmonary infiltrates, fever, and acute respiratory failure. N Engl J Med. 2001;344(7):481-7.

52. Anjos CF, Schettino GP, Park M, Souza VS, Scalabrini Neto A. A randomized trial of noninvasive positive end expiratory pressure in patients with acquired immune deficiency syndrome and hypoxemic respiratory failure. Respir Care. 2012;57(2):211-20.
53. Domenighetti G, Gayer R, Gentilini R. Noninvasive pressure support ventilation in non-COPD patients with acute cardiogenic pulmonary edema and severe community-acquired pneumonia: acute effects and outcome. Intensive Care Med. 2002;28(9):1226-32.
54. Jaber S, Delay JM, Chanques G, Sebbane M, Jacquet E, Souche B, et al. Outcomes of patients with acute respiratory failure after abdominal surgery treated with noninvasive positive pressure ventilation. Chest. 2005;128(4):2688-95.
55. Auriant I, Jallot A, Hervé P, Cerrina J, Le Roy Ladurie F, Fournier JL, et al. Noninvasive ventilation reduces mortality in acute respiratory failure following lung resection. Am J Respir Crit Care Med. 2001;164(7):1231-5.
56. Zarbock A, Mueller E, Netzer S, Gabriel A, Feindt P, Kindgen-Milles D. Prophylactic nasal continuous positive airway pressure following cardiac surgery protects from postoperative pulmonary complications: a prospective, randomized, controlled trial in 500 patients. Chest. 2009;135(5):1252-9.
57. Hernandez G, Fernandez R, Lopez-Reina P, Cuena R, Pedrosa A, Ortiz R, et al. Noninvasive ventilation reduces intubation in chest trauma-related hypoxemia: a randomized clinical trial. Chest. 2010;137(1):74-80.
58. Agarwal R, Aggarwal AN, Gupta D. Role of noninvasive ventilation in acute lung injury/acute respiratory distress syndrome: a proportion meta-analysis. Respir Care. 2010;55(12):1653-60.
59. Nardelli LM, Garcia CS, Pássaro CP, Rocco PR. [Understanding the mechanisms of ventilator-induced lung injury]. Rev Bras Ter Intensiva. 2007;19(4):469-74.
60. Celebi S, Köner O, Menda F, Omay O, Günay I, Suzer K, et al. Pulmonary effects of noninvasive ventilation combined with the recruitment maneuver after cardiac surgery. Anesth Analg. 2008;107(2):614-9.
61. Girault C, Daudenthun I, Chevron V, Tamion F, Leroy J, Bonmarchand G. Noninvasive ventilation as a systematic extubation and weaning technique in acute-on-chronic respiratory failure: a prospective, randomized controlled study. Am J Respir Crit Care Med. 1999;160(1):86-92.
62. Ferrer M, Esquinas A, Arancibia F, Bauer TT, Gonzalez G, Carrillo A, et al. Noninvasive ventilation during persistent weaning failure: a randomized controlled trial. Am J Respir Crit Care Med. 2003;168(1):70-6.
63. Burns KE, Meade MO, Premji A, Adhikari NK. Noninvasive ventilation as a weaning strategy for mechanical ventilation in adults with respiratory failure: a Cochrane systematic review. CMAJ. 2014;186(3):E112-22.
64. Thille AW, Harrois A, Schortgen F, Brun-Buisson C, Brochard L. Outcomes of extubation failure in medical intensive care unit patients. Crit Care Med. 2011;39(12):2612-8.
65. Ferrer M, Valencia M, Nicolas JM, Bernadich O, Badia JR, Torres A. Early noninvasive ventilation averts extubation failure in patients at risk: a randomized trial. Am J Respir Crit Care Med. 2006;173(2):164-70.
66. Nava S, Gregoretti C, Fanfulla F, Squadrone E, Grassi M, Carlucci A, et al. Noninvasive ventilation to prevent respiratory failure after extubation in high-risk patients. Crit Care Med. 2005;33(11):2465-70.
67. Su CL, Chiang LL, Yang SH, Lin HI, Cheng KC, Huang YC, et al. Preventive use of noninvasive ventilation after extubation: a prospective, multicenter randomized controlled trial. Respir Care. 2012;57(2):204-10.
68. Esteban A, Frutos-Vivar F, Ferguson ND, Arabi Y, Apezteguía C, González M, et al. Noninvasive positive-pressure ventilation for respiratory failure after extubation. N Engl J Med. 2004;350(24):2452-60.
69. Schettino G, Altobelli N, Kacmarek RM. Noninvasive positive pressure ventilation reverses acute respiratory failure in select "do-not-intubate" patients. Crit Care Med. 2005;33(9):1976-82.
70. Azoulay E, Demoule A, Jaber S, Kouatchet A, Meert AP, Papazian L, et al. Palliative noninvasive ventilation in patients with acute respiratory failure. Intensive Care Med. 2011;37(8):1250-7.
71. Cabrini L, Nobile L, Cama E, Borghi G, Pieri M, Bocchino S, et al. Non-invasive ventilation during upper endoscopies in adult patients. A systematic review. Minerva Anestesiol. 2013;79(6):683-94.
72. Maitre B, Jaber S, Maggiore SM, Bergot E, Richard JC, Bakthiari H, et al. Continuous positive airway pressure during fiberoptic bronchoscopy in hypoxemic patients. A randomized double-blind study using a new device. Am J Respir Crit Care Med. 2000;162(3 Pt 1):1063-7.
73. Baillard C, Fosse JP, Sebbane M, Chanques G, Vincent F, Courouble P, et al. Noninvasive ventilation improves preoxygenation before intubation of hypoxic patients. Am J Respir Crit Care Med. 2006;174(2):171-7.
74. Guarracino F, Cabrini L, Baldassarri R, Cariello C, Covello RD, Landoni G, et al. Non-invasive ventilation-aided transoesophageal echocardiography in high-risk patients: a pilot study. Eur J Echocardiogr. 2010;11(6):554-6.
75. Hess DR. Noninvasive ventilation for acute respiratory failure. Respir Care. 2013;58(6):950-72.
76. Schettino GP, Tucci MR, Sousa R, Valente Barbas CS, Passos Amato MB, Carvalho CR. Mask mechanics and leak dynamics during noninvasive pressure support ventilation: a bench study. Intensive Care Med. 2001;27(12):1887-91.
77. Schettino GP, Chatmongkolchart S, Hess DR, Kacmarek RM. Position of exhalation port and mask design affect CO2 rebreathing during noninvasive positive pressure ventilation. Crit Care Med. 2003;31(8):2178-82.
78. Olivieri C, Costa R, Spinazzola G, Ferrone G, Longhini F, Cammarota G, et al. Bench comparative evaluation of a new generation and standard helmet for delivering non-invasive ventilation. Intensive Care Med. 2013;39(4):734-8.
79. Nava S, Ferrer M, Esquinas A, Scala R, Groff P, Cosentini R, et al. Palliative use of non-invasive ventilation in end-of-life patients with solid tumours: a randomised feasibility trial. Lancet Oncol. 2013;14(3):219-27.
80. Carteaux G, Lyazidi A, Cordoba-Izquierdo A, Vignaux L, Jolliet P, Thille AW, et al. Patient-ventilator asynchrony during noninvasive ventilation: a bench and clinical study. Chest. 2012;142(/2):367-76.

CAPÍTULO 74

VENTILAÇÃO MECÂNICA INVASIVA
PRINCÍPIOS E MODOS CONVENCIONAIS

Marcelo Brito Passos Amato
Ary Serpa Neto
Carmen Silva Valente Barbas

DESTAQUES

A abordagem do suporte ventilatório tem como objetivo, entre outros aspectos:

- Manutenção da melhor interface entre paciente e ventilador mecânico.
- Manutenção das vias aéreas, mantendo-as permeáveis e com proteção adequada.
- Manutenção da ventilação e da oxigenação do paciente em níveis adequados, de acordo com o exigido pela fisiopatologia da doença.
- Proporcionar repouso muscular por 24 a 48 horas nos casos de fadiga muscular respiratória e instabilidade hemodinâmica.
- Nos casos em que o repouso muscular não é necessário, iniciar o mais rápido possível um modo assistido de ventilação.
- Melhorar as trocas gasosas, utilizando com o máximo de eficiência e segurança os modos de ventilação disponíveis, a pressão positiva no final da expiração (PEEP), as possíveis mudanças nas relações tempo inspiratório/expiratório, as técnicas de suporte ventilatório e a possibilidade de mudanças de decúbito especialmente do decúbito prono.
- Desmamar o paciente do ventilador mecânico progressivamente, utilizando técnica adequada, que evite a sobrecarga ou a fadiga da musculatura respiratória.
- Avaliar, nos pacientes com dificuldade de desmame, a necessidade de monitorização das condições de *drive* neural (P_{01}), trabalho muscular respiratório, PEEP intrínseca e medida da capacidade ventilatória, de modo a otimizar as condições de desmame.

INTRODUÇÃO

O suporte ventilatório mecânico, tanto não invasivo como invasivo, deve ser realizado de forma adequada e segura para evitar a lesão induzida pela ventilação mecânica (VM).

Com o advento de ventiladores cada vez mais sofisticados e a possibilidade de ajuste fino de sensibilidade e de diversos mecanismos de disparo, de diferentes velocidades e aceleração de fluxo inspiratório, vários mecanismos de término de tempo inspiratório e diversas opções de monitorização, ocorre a possibilidade de ajuste de sincronia do paciente com o ventilador mecânico e a VM de acordo com a doença respiratória apresentada pelos pacientes, destacando-se o suporte ventilatório direcionado para as doenças restritivas diferentemente das obstrutivas.[1]

As inovações introduzidas nos ventiladores mecânicos e os conhecimentos de fisiopatologia incorporados à prática clínica caracterizam a abordagem ventilatória moderna. A seguir, é detalhada a ventilação mecânica invasiva (VMI), dita convencional, e suas principais modalidades.

VENTILAÇÃO MECÂNICA INVASIVA

Caracteriza-se pela administração de pressão positiva intermitente ao sistema respiratório, por meio de uma prótese traqueal (tubo oro ou nasotraqueal ou traqueostomia).

A VM substitui total ou parcialmente a ventilação espontânea e está indicada na insuficiência respiratória aguda (IRpA) ou crônica agudizada; sua utilização propicia melhora das trocas gasosas e diminuição do trabalho respiratório.[1]

A ventilação com pressão positiva nas vias aéreas pode ser dividida em quatro fases, a saber:

- **Início da fase inspiratória (disparo):** ocorrerá mediante a detecção do esforço respiratório do paciente por sensor de pressão e/ou fluxo (ventilação assistida) ou por meio do disparo do ventilador por controle de tempo predeterminado (ventilação controlada).
- **Fase inspiratória:** o ventilador mecânico deverá insuflar os pulmões e a caixa torácica do paciente, vencendo as propriedades resistivas e elásticas do sistema respiratório. Ao final da insuflação do sistema respiratório, uma pausa inspiratória optativa poderá ser aplicada, prolongando a fase inspiratória e podendo propiciar melhor troca gasosa.
- **Mudança da fase inspiratória para a fase expiratória (ciclagem):** o ventilador deverá interromper a fase inspiratória e permitir o início da fase expiratória, caracterizando o modo de ciclagem do respirador (pressão, fluxo, volume e tempo) e, consequentemente, caracterizando o modo ventilatório.
- **Fase expiratória:** o ventilador deverá permitir o esvaziamento do sistema respiratório normalmente, de forma passiva, para o ar ambiente ou para a pressão atmosférica e/ou para a PEEP.

Assim, de acordo com as características das quatro fases do ciclo respiratório com pressão positiva, será possível definir todas as modalidades ventilatórias disponíveis nos respiradores artificiais para administração de VMI e realizar os ajustes necessários para otimização da sincronia paciente-ventilador mecânico.

MODOS VENTILATÓRIOS CONVENCIONAIS
VENTILAÇÃO COM VOLUME ASSISTIDO OU CONTROLADO

A ventilação com volume assistido inicia-se após um esforço inspiratório do paciente, acionando o mecanismo de sensibilidade do ventilador, que poderá ser a pressão ou o fluxo. Em seguida, um fluxo inspiratório constante, pré-ajustado, será administrado ao paciente até que o volume-corrente programado seja atingido e o ventilador inicie a ciclagem (Figura 74.1).[2]

Já na ventilação com volume controlado, ocorrerá o início do ciclo respiratório de acordo com uma frequência respiratória (ciclos por minuto) predeterminada, geralmente

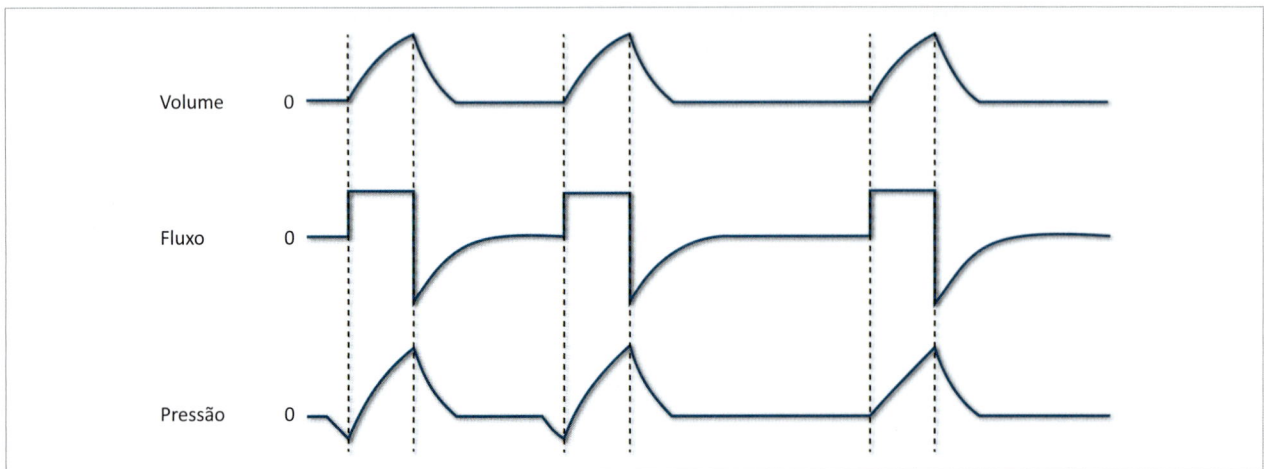

FIGURA 74.1. Modo volume assistido em transição para o modo volume controlado.

de 10 a 24 ciclos por minuto. O fluxo inspiratório será constante e preestabelecido e o ciclo respiratório terminará após ser atingido o volume-corrente predeterminado, caracterizando o ciclo respiratório ciclado a volume (Figura 74.2).[2]

Dessa forma, devem ser utilizados modos assisto-controlados a volume quando o objetivo for manter volume-minuto (volume-corrente × frequência respiratória) mais estável. Ainda, em resumo, esse modo pode ser disparado a tempo (controlado), pressão e fluxo (assistido), e é ciclado ao se atingir o volume-corrente inspirado predeterminado.

A pressão nas vias aéreas é variável e consequente à mecânica ventilatória do paciente (especial atenção à monitorização da pressão de pico e de platô nesse modo, com adequada regulagem de alarme de pressão máxima em vias aéreas). O modo assisto-controlado é utilizado para medida da pressão de pico e da pressão de platô (PPlat), visando a calcular complacência e resistência do sistema respiratório sob fluxo inspiratório constante e quadrado e pausa inspiratória adequada de pelo menos dois segundos.[1]

VENTILAÇÃO COM PRESSÃO ASSISTIDA OU CONTROLADA

A ventilação com pressão assistida também inicia-se após um esforço inspiratório do paciente, acionando o mecanismo de sensibilidade do ventilador, que poderá ser a pressão ou a fluxo. Em seguida, um fluxo inspiratório livre será administrado ao paciente até que o tempo inspiratório programado seja atingido e o ventilador inicie a ciclagem (Figura 74.3).[2]

Já na pressão controlada, o ciclo respiratório inicia-se obedecendo a uma frequência respiratória predeterminada, caracterizando o ciclo controlado. O fluxo inspiratório será livre e decorrente de um gradiente de pressão. A pressão predeterminada será atingida e limitada, durante todo o ciclo inspiratório, até que seja atingido o tempo inspiratório preestabelecido, quando, então, ocorrerá a ciclagem do respirador, caracterizando o modo de pressão controlada (Figura 74.4).[2]

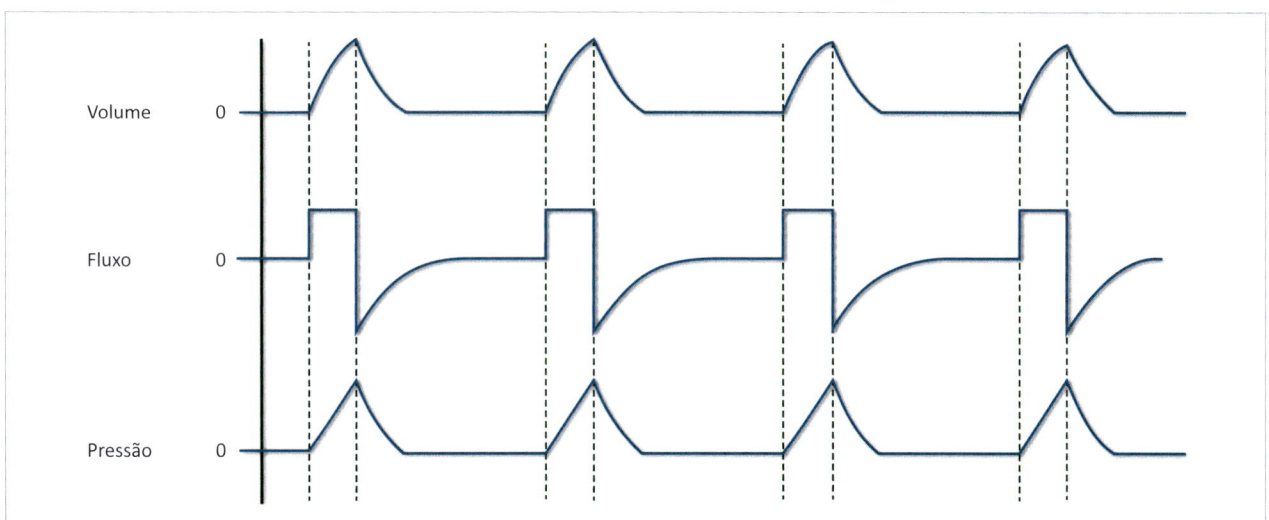

FIGURA 74.2. Modo volume controlado.

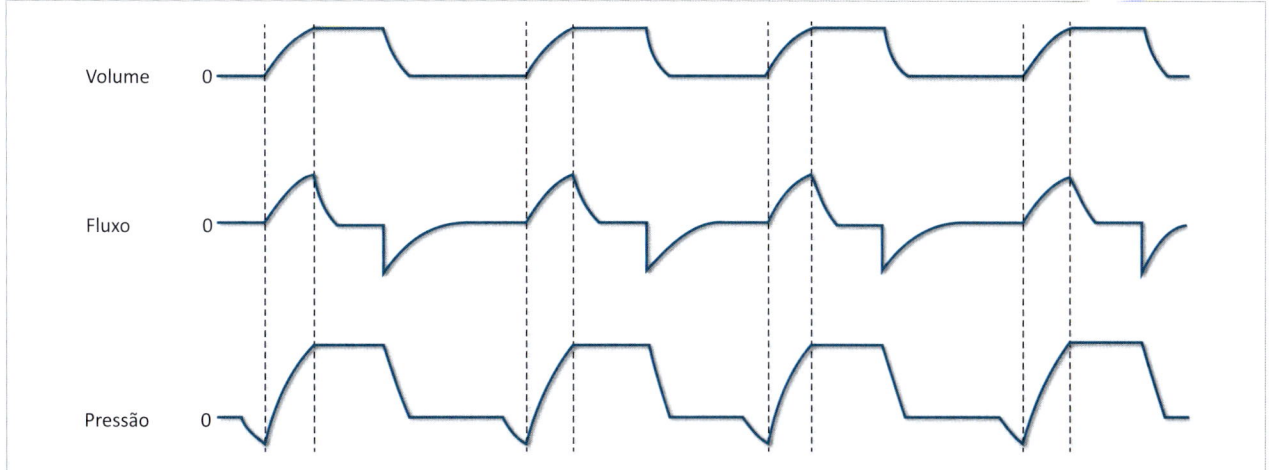

FIGURA 74.3. Modo de pressão assistida.

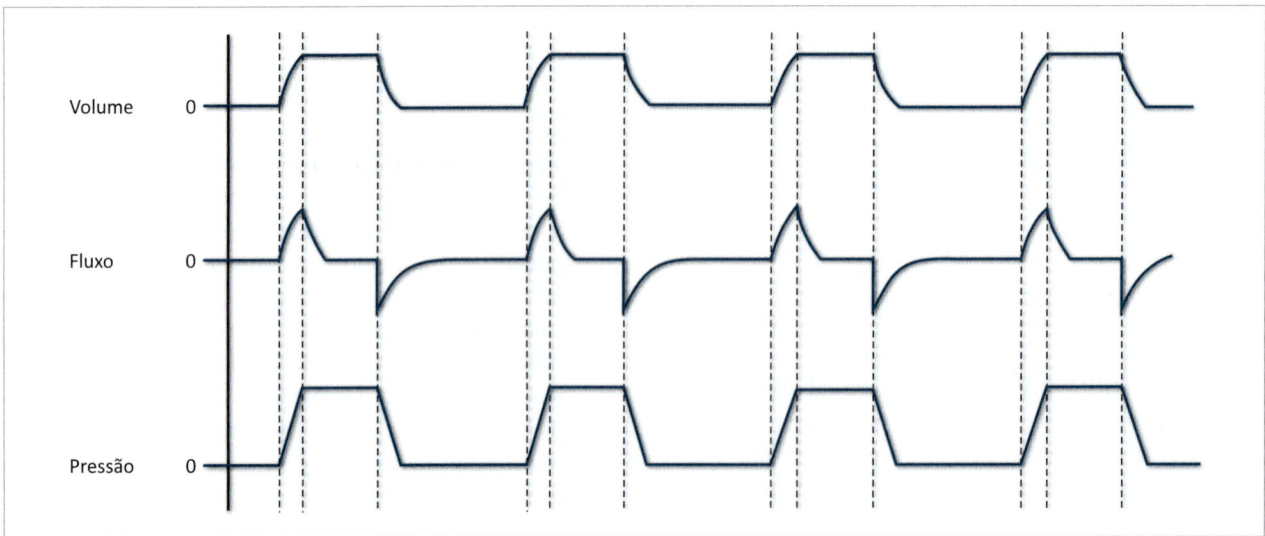

FIGURA 74.4. Modo de pressão controlada.

Portanto, devem-se utilizar modos assisto-controlados limitados a pressão e ciclados a tempo em situação de comprometimento da mecânica do sistema respiratório (complacência baixa e/ou resistência alta), pois permitem o controle mais adequado das pressões em vias aéreas e alveolares. Esse modo se caracteriza por manter a pressão limitada durante toda a fase inspiratória, sendo ciclado a tempo.

O tempo inspiratório é fixo em segundos pelo cuidador e o fluxo é livre e desacelerado. Nesse modo, o volume-corrente é variável e consequente do delta de pressão administrado e da mecânica ventilatória do paciente (deve-se oferecer especial atenção à monitorização do volume-corrente expirado e à regulagem de alarme de volume-minuto máximo e mínimo). Também é possível, ainda, acelerar ou desacelerar a velocidade do fluxo inspiratório (rampa, *rise time* ou *slope*). O *rise time* pode ser mais acelerado em pacientes obstrutivos, visando a ajustar um melhor volume-corrente. Deve-se ter cuidado especial com a ocorrência de pico de fluxo excessivo (*overshoot*) e, nos pacientes restritivos, usar um *rise time* menos acelerado.[1]

VENTILAÇÃO COM PRESSÃO DE SUPORTE

Consiste no oferecimento de níveis predeterminados e constantes de pressão positiva nas vias aéreas dos pacientes, aplicada apenas durante a fase inspiratória. A pressão de suporte é um modo ventilatório obrigatoriamente assistido, pois requer o reconhecimento de um esforço do paciente para sua ativação. Em geral, isto é feito mediante a detecção de uma pequena queda na pressão de base nas vias aéreas (disparo por pressão) ou por meio da detecção de um pequeno fluxo em direção às vias aéreas do paciente (disparo por fluxo).

Após o disparo do ventilador mecânico, ocorrerá a entrada de um alto fluxo de ar, livre e decrescente, que pressurizará as vias aéreas e o sistema respiratório do paciente até serem atingidos os níveis de pressão de suporte predeterminados no ventilador mecânico.

A liberação quase instantânea de um alto fluxo inspiratório, suficiente não apenas para atender à demanda inspiratória do paciente, mas também para manter o circuito do ventilador pressurizado no nível da pressão de suporte, é necessária para que o ventilador seja capaz de gerar pressão inspiratória constante, significando que sempre deve gerar um fluxo inspiratório ligeiramente maior ou igual ao solicitado pelo paciente, a cada instante, necessitando de um sistema ágil, microprocessado e automático de retroalimentação de fluxos.

Nos ventiladores mais modernos, já se encontram disponíveis comandos especiais que permitem o ajuste da velocidade de ascensão da pressão de suporte (*pressure slope*). Esse comando possibilita o ajuste da velocidade com que se alcança a PPlat de acordo com o esforço inspiratório e a mecânica respiratória do paciente, permitindo a otimização da sincronia entre o paciente e o ventilador mecânico.

Outro comando disponível nos ventiladores atuais é a possibilidade de regulagem na porcentagem do fluxo inspiratório no momento da ciclagem da pressão de suporte (entre 5% e 80%). Normalmente, a pressão de suporte cicla assim que o fluxo inspiratório chega a 25% do fluxo máximo atingido durante a inspiração. A mudança dessa porcentagem deverá ser feita para adequação do tempo inspiratório do paciente, proporcionando maior conforto e evitando a presença de PEEP intrínseca.

No modo pressão de suporte, não há controle do volume-corrente inspirado que, assim como o fluxo inspiratório, será consequência de quatro variáveis: esforço muscular do paciente; nível de pressão de suporte utilizado; nível de PEEP intrínseco; complacência e resistência do sistema respiratório. Níveis adequados de pressão de suporte costumam propiciar um final do tempo inspiratório do aparelho coincidente com o final do esforço inspiratório do paciente. O fluxo inspiratório no circuito do aparelho costuma diminuir subitamente a partir desse momento, atingindo os critérios de desativação e ciclagem do aparelho.

Quando se utilizam níveis excessivos de pressão de suporte, o final da inspiração pode ocorrer um pouco mais tardiamente, havendo certa insuflação pulmonar passiva (à semelhança de outros modos ventilatórios, como a ventilação volumétrica assistida ou a ventilação com pressão controlada). Portanto, desde que tenha um *drive* respiratório adequado e se utilizem níveis suficientes de pressão de suporte, o paciente ficará muito confortável nesse modo ventilatório, podendo variar seu esforço inspiratório e seu volume-corrente livremente, otimizando, assim, a interação paciente e ventilador mecânico.

Como nesse modo ventilatório não há garantia de volume-corrente mínimo, devem estar sempre acionados o *back-up* de ventilação e o alarme de volume-minuto mínimo (Figura 74.5).[2]

Em resumo, a pressão de suporte é considerada o modo preferencial durante a ventilação assistida ou espontânea. Sua utilização deve ser iniciada o mais precocemente possível, conforme o quadro clínico.

Trata-se de um modo disparado exclusivamente pelo paciente, a pressão ou a fluxo, e caracteriza-se por pressão limitada durante toda a fase inspiratória, sendo ciclado quando o fluxo inspiratório cai, geralmente a 25% do pico de fluxo inspiratório.

Esse critério de ciclagem (% de critério de ciclagem), em alguns ventiladores mais modernos, pode ser regulado em 5% a 80%, permitindo redução do tempo inspiratório em pacientes obstrutivos (% de critério de ciclagem > 25%) e aumento do tempo inspiratório em pacientes restritivos (% de critério de ciclagem < 25%).[1]

VENTILAÇÃO MANDATÓRIA INTERMITENTE SINCRONIZADA (SIMV)

Refere-se a qualquer modo de VM em que uma série regular de respirações controladas são acopladas a respirações espontâneas disparadas pelo paciente.

A SIMV é um modo ventilatório no qual os ciclos controlados são sincronizados com os esforços inspiratórios do paciente. Os ciclos controlados podem ser ciclados a volume (SIMV-V) ou limitados a pressão (SIMV-P). Os ciclos espontâneos devem ser associados a pressão de suporte.

Esse modo de ventilação caracteriza-se por permitir, dentro da mesma janela de tempo (determinada pela frequência respiratória do modo controlado), ciclos controlados, assistidos e espontâneos. Os controlados somente ocorrem se não houve disparo assistido na janela de tempo imediatamente anterior. Do contrário, o *software* do ventilador aguarda o próximo disparo do paciente em ciclo assistido. No restante da janela de tempo podem ocorrer ciclos espontâneos, apoiados pela ventilação com pressão de suporte (PSV) (Figura 74.6).[2]

O uso da SIMV deve ser evitado, pois se mostrou associado a aumento do tempo de retirada da VM. Atualmente, essa modalidade se restringe a pacientes que necessitem garantir volume-minuto mínimo no início da ventilação com pressão de suporte. Assim que o controle ventilatório se mostrar estável, deve-se modificar para modo pressão de suporte.[1]

REGULAGEM INICIAL DO VENTILADOR MECÂNICO

Em pacientes sem síndrome do desconforto respiratório agudo (SDRA), recomendam-se os seguintes parâmetros iniciais de ventilação mecânica:

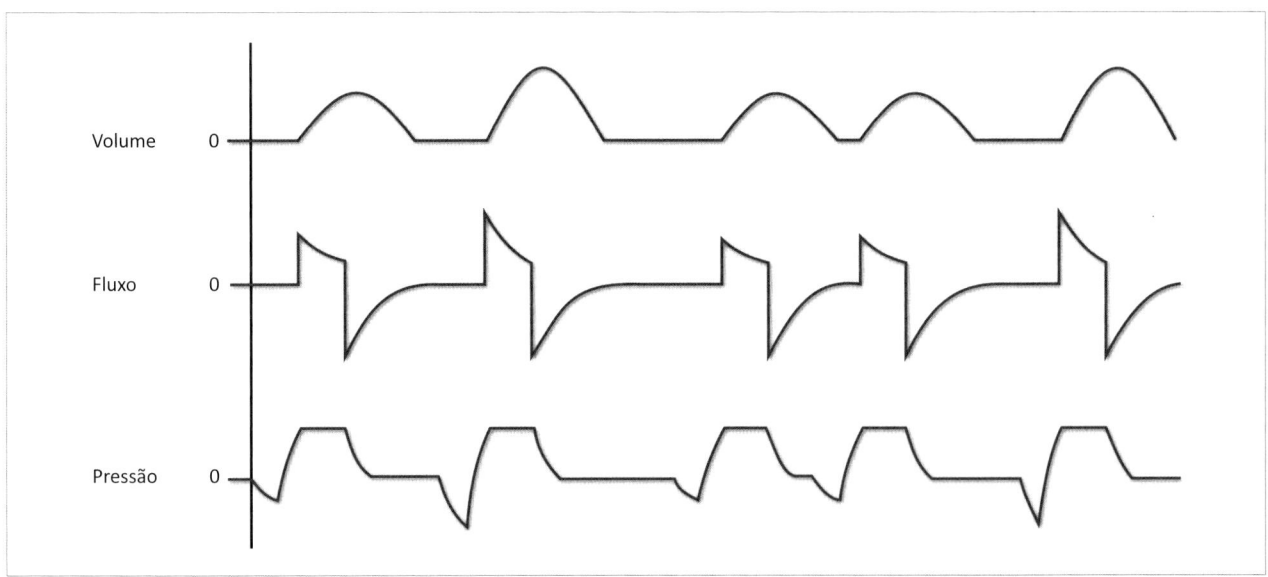

FIGURA 74.5. Modo pressão de suporte.

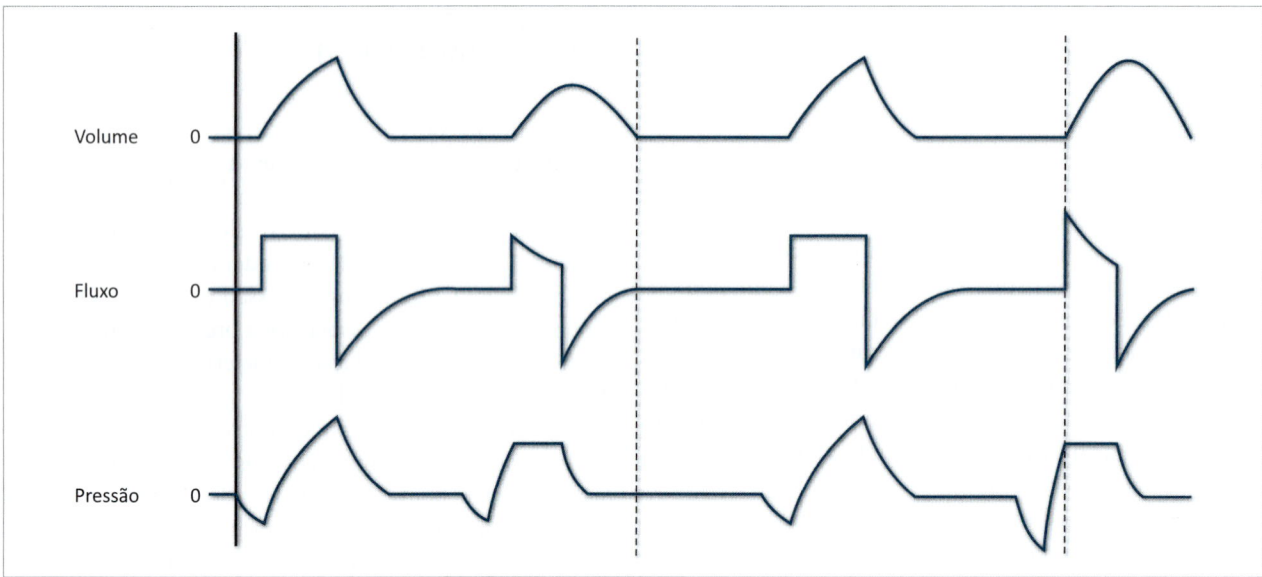

FIGURA 74.6. Modo SIMV-V.

- **Modo ventilatório:** modo assistocontrolado, podendo ser ciclado a volume ou a tempo e limitado a pressão, com reavaliação nas primeiras horas de acordo com o quadro clínico.[1] Nos casos em que o repouso muscular não é necessário, deve-se iniciar o mais rápido possível um modo assistido de ventilação com ajuste adequado da sensibilidade do ventilador.[1]
- **Disparo:** os mais comuns no mercado são os disparos a tempo (modo controlado pelo ventilador) e pelo paciente (disparos a pressão e a fluxo, chamados de modos de disparo pneumáticos). A sensibilidade do ventilador deve ser ajustada para o valor mais sensível, evitando-se o autodisparo.[1]
- **Fração inspirada de oxigênio (FiO$_2$):** necessária para manter a saturação periférica de oxigênio entre 92% e 97%.[1]
- **Volume-corrente:** em torno de 6 mL/kg de peso predito do paciente.[1,3]
- **Frequência respiratória:** usar frequência respiratória inicial controlada entre 12 e 16 mpm, com fluxo inspiratório ou tempo inspiratório visando a manter inicialmente a relação inspiração:expiração em 1:2 a 1:3.[1]
- **PEEP:** entre 3 e 5 cmH$_2$O inicialmente, salvo em situações de doenças como SDRA, nas quais o valor da PEEP deve ser ajustado de acordo com a situação do paciente.[1]
- **Outros:** regular os alarmes de forma individualizada, usando critérios de especificidade e sensibilidade adequados para o quadro clínico do paciente. Devem-se regular o *back-up* e os parâmetros específicos de apneia, se disponíveis no equipamento. Uma vez estabelecidos os parâmetros iniciais, é necessário observar as curvas de volume, pressão e fluxo, para constatar se os valores obtidos estão dentro do previsto e se não há necessidade de reajuste imediato. Por fim, deve-se avaliar as possíveis repercussões hemodinâmicas da VM, a presença de hipovolemia/ocorrência de auto-PEEP e/ou pneumotórax em casos de hipotensão associada ao uso da ventilação com pressão positiva.[1]

ASSINCRONIAS PACIENTE-VENTILADOR

Trata-se de incoordenação entre os esforços e as necessidades ventilatórias do paciente em relação ao que é ofertado pelo ventilador.[1,4] São eventos frequentes, presentes em 10% a 80% de todos os ciclos, e associados a prolongamento tanto da VM quanto da internação na UTI.

A presença de assincronias e suas correções deve ser buscada ativamente durante a avaliação do paciente em VM.

ASSINCRONIA DE FLUXO

Quando o fluxo recebido pelo paciente é inferior a sua demanda ventilatória, ocorre o fenômeno conhecido como fluxo inspiratório insuficiente, que acontece, tipicamente, quando o fluxo é ajustado pelo operador e não pode ser aumentado pelos esforços do paciente.

Quanto ao aspecto clínico, o paciente encontra-se desconfortável, utilizando musculatura acessória. Na análise das curvas ventilatórias, a curva de fluxo passa a apresentar uma concavidade voltada para cima, o que representa o esforço muscular mantido durante toda a inspiração (Figura 74.7).[1,5]

Contudo, quando o fluxo é ajustado acima do desejado pelo paciente, é possível ocorrer a chamada assincronia consequente do fluxo inspiratório excessivo. A curva pressão *versus* tempo mostra o pico de pressão alcançado precocemente, e a pressão nas vias aéreas ultrapassando o nível ajustado, fenômeno denominado *overshoot*.[1]

ASSINCRONIA DE DISPARO

O duplo disparo é caracterizado pela ocorrência de dois ciclos consecutivos disparados pelo mesmo esforço do paciente. O tempo inspiratório mecânico do ventilador é menor que o tempo inspiratório neural do paciente.

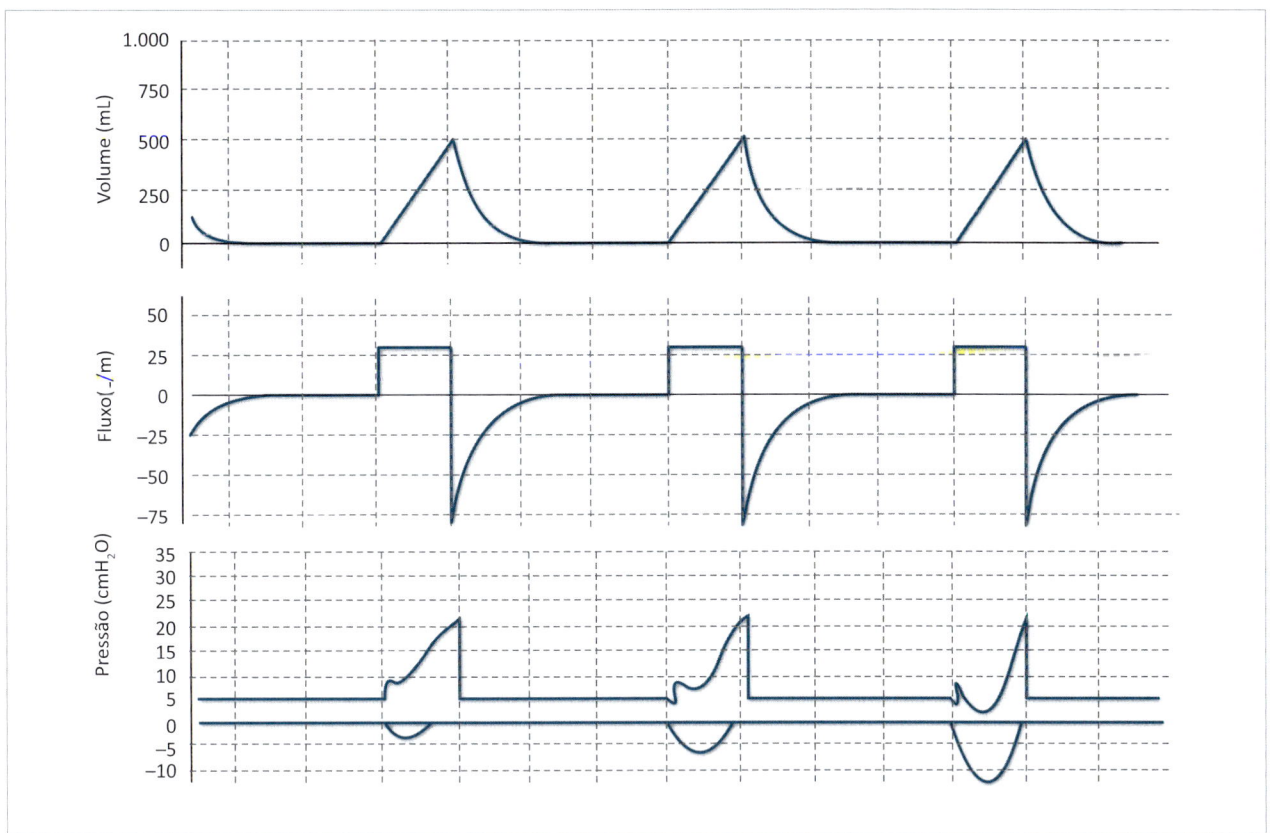

FIGURA 74.7. Assincronia secundária a fluxo inspiratório insuficiente.
Fonte: Adaptada de Barbas e colaboradores, 2014.[1]

Clinicamente, percebem-se dois ciclos consecutivos, sem intervalo entre eles, em um padrão que pode se repetir com frequência. No ventilador, os volumes são somados (empilhamento) e a pressão nas vias aéreas se eleva, disparando muitas vezes o alarme de alta pressão (Figura 74.8).[1]

Quando o esforço inspiratório do paciente não é suficiente para disparar o ventilador, tem-se um fenômeno denominado disparo ineficaz,[1] que pode ocorrer por ajuste inadequado da sensibilidade ou por fatores do paciente, como fraqueza da musculatura respiratória, depressão do comando neural, presença de PEEP intrínseca ou tempo inspiratório mecânico prolongado maior que o tempo neural do paciente.

Sob o aspecto clínico, percebe-se o esforço inspiratório do paciente, observando-se que ele não se acompanha de um ciclo fornecido pelo ventilador. Neste, observa-se um estímulo incapaz de dispará-lo, resultando em uma pequena onda de fluxo positiva e em mínimo volume-corrente (Figura 74.8).[1]

ASSINCRONIA DE CICLAGEM

Na ciclagem prematura, o ventilador interrompe o fluxo inspiratório antes do desejado pelo paciente, ou seja, o tempo inspiratório mecânico do ventilador é menor que o tempo neural do paciente.[1,6] Nas modalidades volume e pressão controlada, o tempo inspiratório é ajustado pelo operador. Já na pressão de suporte, a assincronia de ciclagem ocorre por ajuste de baixo nível de pressão e/ou alta porcentagem de critério de ciclagem.

Quando o tempo inspiratório mecânico do ventilador ultrapassa o desejado pelo paciente, ou seja, é maior que seu tempo neural, tem-se a ciclagem tardia. Em volume controlado, ocorre quando se prolonga o tempo inspiratório pelo ajuste de volume-corrente alto, fluxo inspiratório baixo, e/ou uso de pausa inspiratória de forma inadequada.

Na pressão controlada, esse tipo de assincronia ocorre se o tempo inspiratório for ajustado além do desejado pelo paciente. Em pressão de suporte, particularmente nas doenças obstrutivas, como a doença pulmonar obstrutiva crônica (DPOC), a alta resistência e a complacência do sistema respiratório levam à desaceleração do fluxo inspiratório de forma lenta, prolongando o tempo inspiratório.[1]

MONITORIZAÇÃO DO PACIENTE EM VENTILAÇÃO MECÂNICA

Todo paciente em VM deve ser monitorizado com gasometria arterial e avaliação da mecânica ventilatória.[1]

GASOMETRIA ARTERIAL

Deve ser coletada, preferencialmente, na artéria radial ou femoral, em todos os casos de insuficiência respiratória, o mais rápido possível, para estabelecimento do raciocínio clínico e da conduta terapêutica. Esse exame permite a avaliação diagnóstica do estado metabólico acidobásico e da troca gasosa pulmonar com medidas diretas de pH, $PaCO_2$,

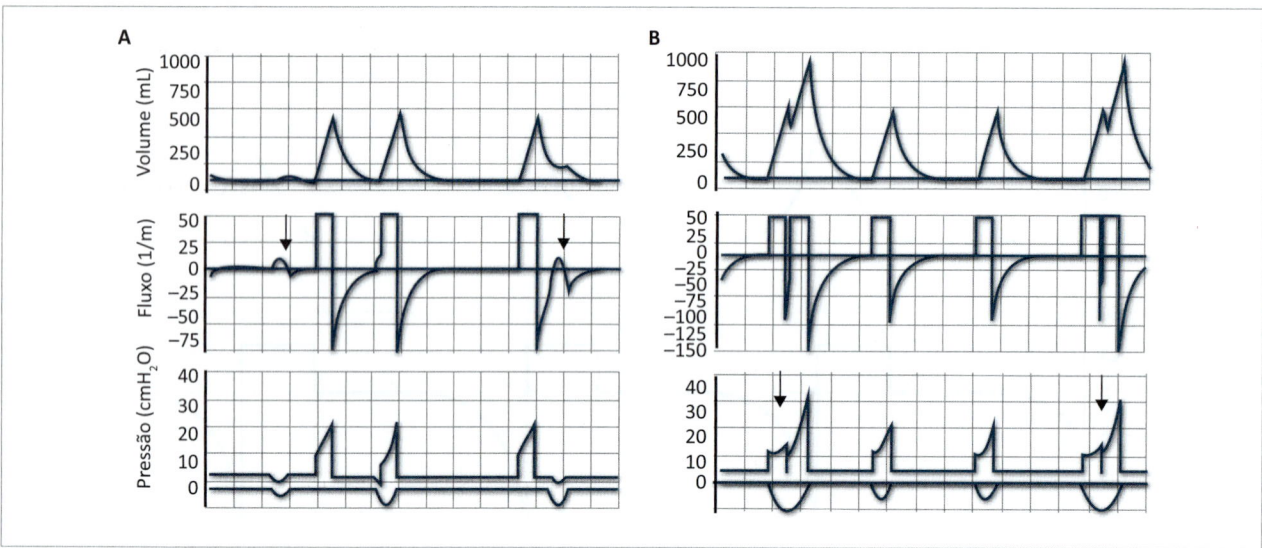

FIGURA 74.8. Assincronia de disparo. (A) Disparo ineficaz. (B) Duplo disparo.
Fonte: Adaptada de Barbas e colaboradores, 2014.[1]

PaO_2, HCO_3 e excesso de bases. Ainda, permite o cálculo da relação PaO_2/FiO_2, que demonstra a capacidade de oxigenação do paciente.[1]

É importante frisar que a normalização da gasometria arterial não deve ser a prioridade, e sim a proteção do pulmão, aceitando-se níveis mais elevados de $PaCO_2$ para manutenção de um volume-corrente mais baixo (hipercapnia permissiva).[2-3]

MECÂNICA VENTILATÓRIA

Deve-se fazer a monitorização da mecânica ventilatória de rotina em todo paciente submetido a suporte de VMI, compreendidos os seguintes parâmetros: volume-corrente expirado, pressão de pico, PPlat ou de pausa inspiratória e PEEP intrínseca.[1]

A mensuração da PPlat, na prática clínica, pode ser obtida por meio de uma pausa inspiratória de pelo menos 2 segundos de duração na ausência de esforço muscular respiratório e de vazamentos. Ainda, o fluxo inspiratório para a medição deve ser do tipo "quadrado". Valores acima de 28 a 30 cmH_2O devem ser evitados.[1]

Os cálculos de complacência estática e resistência das vias aéreas devem ser realizados em situações específicas (Figura 74.9). A PEEP intrínseca (ou auto-PEEP) ocorre quando a pressão alveolar, ao final da fase expiratória, é su-

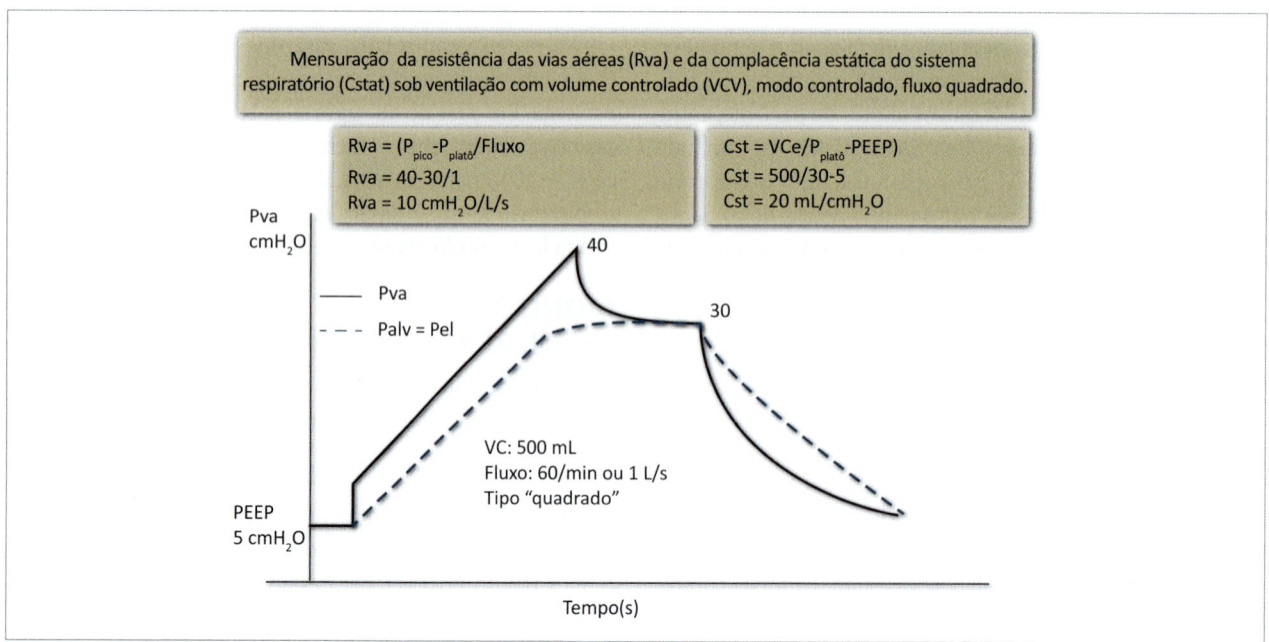

FIGURA 74.9. Mensuração da resistência nas vias aéreas (Rva) e da complacência estática (Cstat).
Fonte: Adaptada de Barbas e colaboradores, 2014.[1]

perior à pressão das vias aéreas em razão de um esvaziamento incompleto do sistema respiratório. A identificação da PEEP intrínseca pode ser realizada pela inspeção da curva de fluxo *versus* tempo, na qual o fluxo expiratório não volta a zero ao final da expiração.

A medida da PEEP intrínseca deve ser feita durante a ventilação controlada, realizando-se uma pausa expiratória, respeitados os mesmos cuidados da medida da pressão de platô. Nos casos de presença de PEEP intrínseca, a causa deve ser tratada (p. ex.: broncoespasmo) e a PEEP deve ser ajustada em 85% do valor da PEEP intrínseca.[1]

REFERÊNCIAS BIBLIOGRÁFICAS

1. Barbas CS, Isola AM, Farias AM, Cavalcanti AB, Gama AM, Duarte AV, et al. Brazilian recommendations of mechanical ventilation 2013. Part I. Rev Bras Ter Intensiva. 2014;26:89-121.
2. Chiumello D, Pelosi P, Calvi E, Bigatello LLM, Gattinoni L. Different modes of assisted ventilation in patients with acute respiratory failure. Eur Respir J. 2002;20:925-33.
3. Serpa Neto A, Cardoso SO, Manetta JA, Pereira VG, Espósito DC, Pasgualucci Mde O, et al. Association between use of lung-protective ventilation with lower tidal volumes and clinical outcomes among patients without acute respiratory distress syndrome: a meta-analysis. JAMA. 2012;308:1651-9.
4. Branson RD, Blakeman TC, Robinson BR. Asynchrony and dyspnea. Respir Care. 2013;58:973-89.
5. Marini JJ, Rodriguez RM, Lamb V. The inspiratory workload of patient-initiated mechanical ventilation. Am Rev Respir Dis. 1986;134:902-9.
6. Gentile MA. Cycling of the mechanical ventilator breath. Respir Care. 2011;56:52-60.

CAPÍTULO 75

VENTILAÇÃO MECÂNICA INVASIVA
NOVOS MODOS E SUAS APLICAÇÕES CLÍNICAS

Telma Antunes
Ary Serpa Neto
Carmen Silva Valente Barbas

DESTAQUES

- Os novos modos ventilatórios se tornaram necessários para propiciar uma monitorização do *drive* neural respiratório e da mecânica respiratória durante ventilação nos modos assistidos de ventilação mecânica.
- Os novos modos ventilatórios surgiram para melhorar a sincronia paciente/ventilador mecânico nas fases inspiratória e expiratória.
- Os novos modos ventilatórios propiciam melhor controle do ventilador mecânico pelos pacientes e permitem repouso mais adequado da musculatura respiratória nos modos assistidos de ventilação e monitorização da estimativa do trabalho respiratório.

INTRODUÇÃO

Os novos modos ventilatórios surgiram em razão da necessidade de melhor monitorização da mecânica respiratória e do *drive* respiratório durante os modos assistidos de ventilação mecânica, assim como melhor controle do ventilador pelo paciente.[1-2] Os novos modos ventilatórios visam a melhorar a sincronia paciente-ventilador mecânico, minimizando o trabalho da musculatura respiratória. Entre os novos modos ventilatórios assistidos que podem proporcionar melhor sincronia paciente-ventilador mecânico, destacam-se[3-4] e são descritos a seguir o PAV-Plus (ventilação proporcional assistida *plus*), NAVA (ventilação assistida pelo *drive* neural), ventilação de suporte adaptativa (adaptive support ventilation – ASV), APRV (ventilação com liberação de pressão nas vias aéreas) e BiPAP (ventilação não invasiva com dois níveis de pressão) e ATC (compensação automática do tubo).

MODO PAV-PLUS

Ventilação proporcional assistida *plus*: novo modo ventilatório espontâneo disponível no ventilador Benett 840 e mais recentemente no ventilador 980, que utiliza a equação do movimento respiratório para oferecer pressão inspiratória (Pvent) proporcional ao esforço do paciente (Pmus). O PAV-Plus estima o trabalho ventilatório (WOB, na sigla em inglês) do paciente e do ventilador mecânico (WOBv) usando a equação do movimento e calculando a complacência e a resistência do sistema respiratório mediante a aplicação de micropausas inspiratórias de 300 milissegundos a cada 4 a 10 ciclos ventilatórios (Figura 75.1).[5-7]

> Pmus + Pvent = volume-corrente/complacência + fluxo × resistência + auto-PEEP

O PAV-Plus proporciona uma assistência de 5% a 95% de descarga do trabalho respiratório do paciente. Assim, ao se escolher uma assistência de 5%, o paciente fará 95% do trabalho respiratório e o ventilador mecânico 5% do trabalho respiratório. Esse modo deve ser iniciado proporcionando 50% de assistência ao paciente e verificando o volume-corrente, a frequência respiratória e a estimativa do trabalho ventilatório do paciente que poderá ser avaliada na barra de estimativa de trabalho respiratório, na tela do ventilador mecânico (Figura 75.1). A estimativa do trabalho respiratório do paciente deve ser mantida entre 0,3 e 0,7 J/Litro, o volume-corrente em cerca de 6 mL/kg de peso predito e a frequência respiratória abaixo de 30 respirações por minuto. Se todos os parâmetros ventilatórios estiverem adequados, o percentual de assistência ventilatória deverá ser diminuído progressivamente até cerca de 30% a 20%. Se os parâmetros ventilatórios continuarem adequados, o paciente poderá ser extubado e retirado do ventilador mecânico.[5-6]

INDICAÇÕES CLÍNICAS

Para pacientes com *drive* respiratório, apresentando assincronia significativa em modo espontâneo, em especial durante ventilação com pressão de suporte (PSV); quando se almeja conhecer o WOB do paciente e medidas de mecânica durante ventilação assistida, como a estimativa de PEEP intrínseca em tempo real.

Antes de iniciar o modo PAV-Plus, o ventilador mecânico deverá ser ajustado para o tipo de prótese traqueal, o diâmetro desta, o tipo de umidificador, o volume-corrente (VC) máximo e a pressão máxima que poderá ser atingida em vias aéreas (limites).

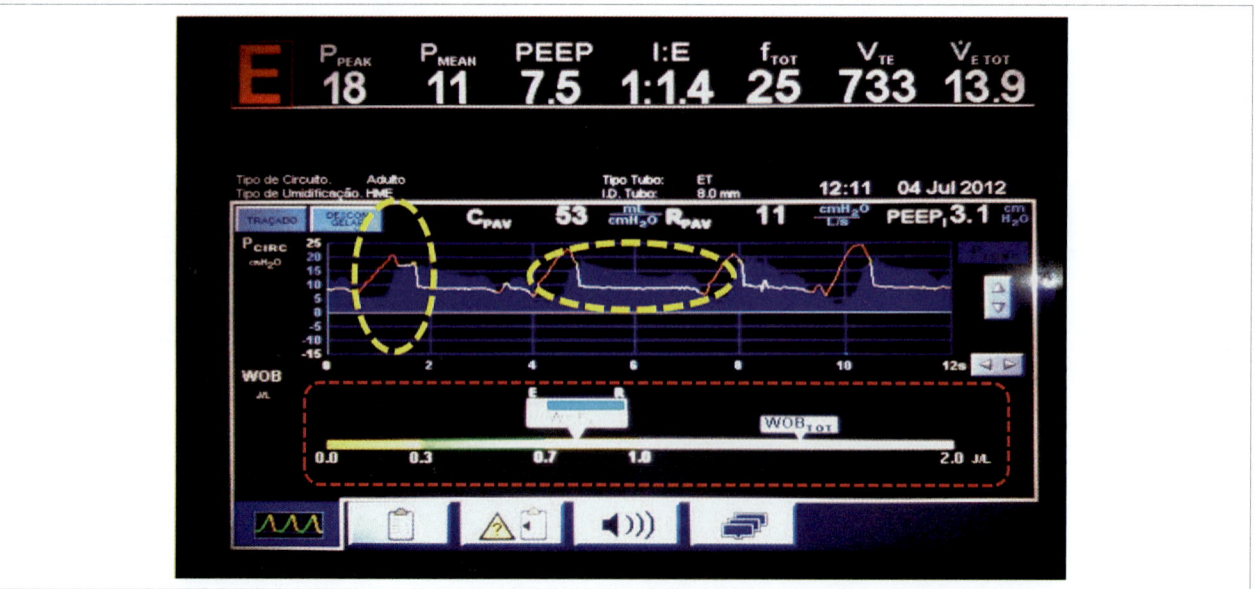

FIGURA 75.1. Foto da tela do ventilador 840-Covidien mostrando a micropausa de 300 milissegundos automática do respirador para cálculo da complacência (Cpav), da resistência (Rpav) e PEEP intrínseco (PEEPi) visualizadas na tela do ventilador mecânico durante o modo PAV-Plus, assim como a barra de estimativa do trabalho muscular respiratório (dentro da linha pontilhada vermelha).

Utilizar valor do percentual de apoio inicial de 50% visando WOBpt entre 0,3 e 0,7 J/L com adequado VC e f. A pressão nas vias aéreas (Pva) é maior quanto maior for a pressão muscular (Pmus) do paciente. Deve-se evitar ultrapassar 90% de apoio do PAV-Plus, pois poderá ocorrer o fenômeno de *run away*, isto é, aumento do volume-corrente desproporcional ao esforço respiratório do paciente. Se o paciente necessitar de mais de 90% de apoio, será melhor optar por modos controlados de ventilação como pressão controlada e/ou volume controlado.

O modo PAV-Plus é uma alternativa ao modo de ventilação com pressão de suporte (PSV) para pacientes com assincronia significativa, com potencial de melhorar a interação paciente-ventilador.

Deve-se evitar em pacientes sem *drive* respiratório, bem como durante ventilação mecânica (VM) com vazamentos que prejudiquem as medidas de resistência e complacência.[5-6]

NAVA (VENTILAÇÃO ASSISTIDA PELO *DRIVE* NEURAL)

Modo ventilatório que captura a atividade elétrica do diafragma e a utiliza como critério para disparar e ciclar o ventilador mecânico SERVO I (MAQUET), oferecendo suporte inspiratório proporcional à atividade elétrica do diafragma (Edi) (Figura 75.2). Para funcionar, o modo NAVA precisa que seja locado um cateter esofagogástrico com sensores posicionados no terço distal do esôfago capazes de captar a atividade elétrica diafragmática. É necessário maior cuidado em pacientes com doenças oronasais ou esofágicas, que possam impedir a passagem ou o posicionamento adequado do cateter de NAVA; deve-se posicionar e fixar bem o cateter de NAVA, verificando sua posição periodicamente. Após a fixação da sonda, inicia-se a medida de Edi (atividade elétrica do diafragma) e ajusta-se o ganho de NAVA ou nível de NAVA (microvolts/cmH$_2$O) de acordo com o VC, a frequência respiratória e a pressão nas vias aéreas (Edi × nível de NAVA + PEEP). Quando o ventilador detecta o estímulo neural, um fluxo livre será administrado ao paciente até que a pressão máxima alcançada nas vias aéreas seja atingida. Essa pressão será o resultado da multiplicação da Edi máxima – Edi mínima pelo nível do NAVA somado ao valor da PEEP extrínseca. A ciclagem do respirador ocorrerá após a queda da Edi para 70% do pico máximo de Edi detectada.[2-4,8]

Em estudos clínicos, o NAVA associou-se à melhora da sincronia com o ventilador em comparação com a ventilação em pressão de suporte (PSV).

INDICAÇÕES CLÍNICAS

Para pacientes com *drive* respiratório, apresentando assincronia significativa em modo espontâneo, em especial esforços perdidos em PSV, como nos pacientes com auto-PEEP (PEEP intrínseca).

O nível de NAVA será ajustado de acordo com o quadro clínico apresentado, avaliando-se caso a caso. Normalmente o nível de NAVA varia de 0,5 a 2. Deve-se observar o volume-corrente (6 mL/kg de peso predito), pressão nas vias aéreas e frequência respiratória. Quando o paciente estiver com níveis de NAVA abaixo de 1 e mantendo volume-corrente, pressão nas vias áreas e frequência respiratória adequadas, o paciente poderá ser extubado. O modo NAVA é uma alternativa ao PSV para pacientes com assincronia significativa, com potencial de melhorar a interação paciente-ventilador, em especial para pacientes com esforços perdidos.[2-4,8] O modo NAVA também é disponível no mesmo ventilador para uso em ventilação não invasiva (NAVA não invasivo) e poderá ser utilizado para continuidade de desmame em pacientes portadores de doença pulmonar obstrutiva grave (DPOC) e pacientes com assincronia grave.

ASV (VENTILAÇÃO DE SUPORTE ADAPTATIVA)

O ASV presente no ventilador Hamilton (Hamilton Medical, Suíça) utiliza um algoritmo para escolher a combinação entre volume-corrente e frequência respiratória visando a atingir

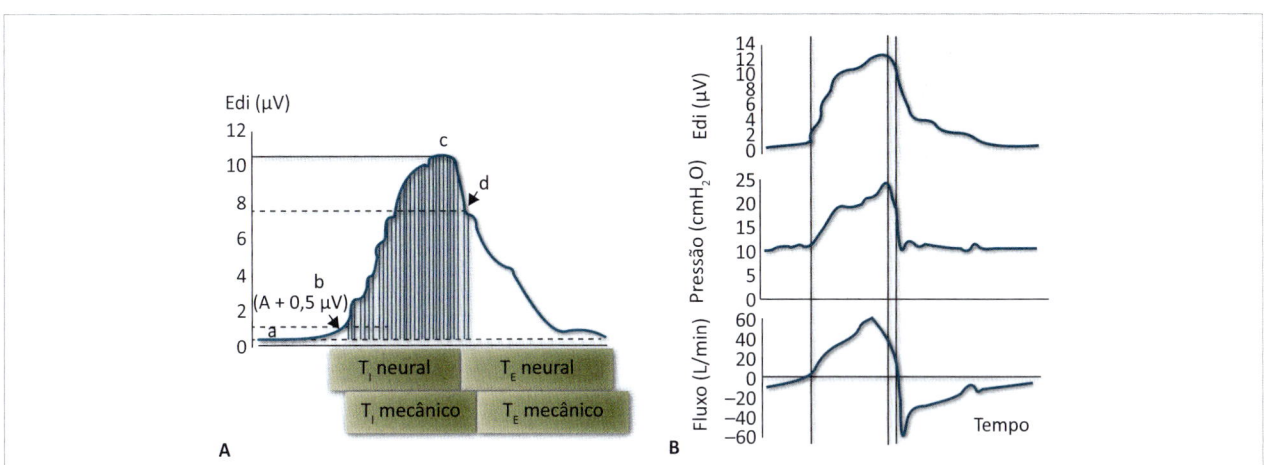

FIGURA 75.2. (A) Esquematização da curva do *drive* neural (Edi). O modo NAVA cicla quando o Edi atinge 70% do seu máximo (d). (B) Curvas de Edi, pressão nas vias aéreas e fluxo no modo NAVA.

o volume-minuto programado por meio de ciclos espontâneos e controlados, com a mínima pressão de vias aéreas possível. A versão denominada Intellivent-ASV usa um sensor de CO_2 no final de expiração ($ETCO_2$) e sensor de saturação periférica de oxigênio (SpO_2) para ajustar automaticamente PEEP e fração inspirada de oxigênio (FiO_2) utilizando tabela específica (Figura 75.3).[13] Indicações: pacientes com insuficiência respiratória, para os quais buscam-se redução do trabalho respiratório e estímulo para respirações espontâneas.

INDICAÇÕES CLÍNICAS

Usar para garantir um volume-minuto com adequada proteção pulmonar em pacientes com controle ventilatório (*drive*) instável, com assincronia ou desconforto; monitorizar ocorrência de vazamentos ou secreção excessiva que podem comprometer o seu funcionamento adequado.[9-10]

VENTILAÇÃO COM LIBERAÇÃO DE PRESSÃO NAS VIAS AÉREAS (APRV) E BiPAP (VENTILAÇÃO NÃO INVASIVA COM DOIS NÍVEIS DE PRESSÃO)

O APRV é um modo limitado a pressão e ciclado a tempo, considerado um modo espontâneo. O operador ajusta a pressão superior (PEEP alta) e a pressão inferior (PEEP baixa) e a relação entre PEEP alta e PEEP baixa, bem como a frequência de alternância entre os dois níveis de PEEP, sendo obrigatoriamente tempo em PEEP alta superior ao tempo de PEEP baixa (Figura 75.4).

BiPAP

O modo BiPAP também usa dois níveis de PEEP, porém com tempo de PEEP baixa mais longo do que a PEEP alta. O paciente consegue respirar espontaneamente em qualquer dos níveis de pressão. Pode-se adicionar pressão de suporte, cujo valor será somado ao valor de PEEP baixa, sendo a pressão final nas vias aéreas (Paw) a soma de PSV + PEEP baixa. Se o valor de PEEP alta for inferior ao valor de PSV + PEEP baixa, durante a PEEP alta o ventilador apenas complementa o valor de PSV para atingir o mesmo valor de Paw medido durante PEEP baixa com PSV.

INDICAÇÕES CLÍNICAS

Na necessidade de manutenção da ventilação espontânea, do recrutamento alveolar com potencial melhora das trocas gasosas e de redução do espaço morto e da assincronia. Pode ser usado em pacientes com síndrome do desconforto respiratório agudo (SDRA) como estratégia protetora, desde que gere baixos volumes-correntes. Deve-se ter cuidado com a regulagem da alternância entre os níveis de pressão, pois o volume-minuto, nesse modo, é a soma dos VC obtidos quando se alternam as pressões mais o VC do paciente (com ou sem pressão de suporte).[11]

ATC (COMPENSAÇÃO AUTOMÁTICA DO TUBO)

Modo espontâneo que tem como objetivo diminuir o trabalho resistivo imposto ao paciente pela presença da via aérea artificial – tubo orotraqueal ou tubo de traqueostomia. Alguns estudos mostraram menor trabalho respiratório e maior conforto com o ATC quando comparado com o modo PSV.[10-12]

INDICAÇÕES CLÍNICAS

Utilizar, associado ou não ao modo PSV, visando à compensação do aumento do trabalho resistivo associado à pre-

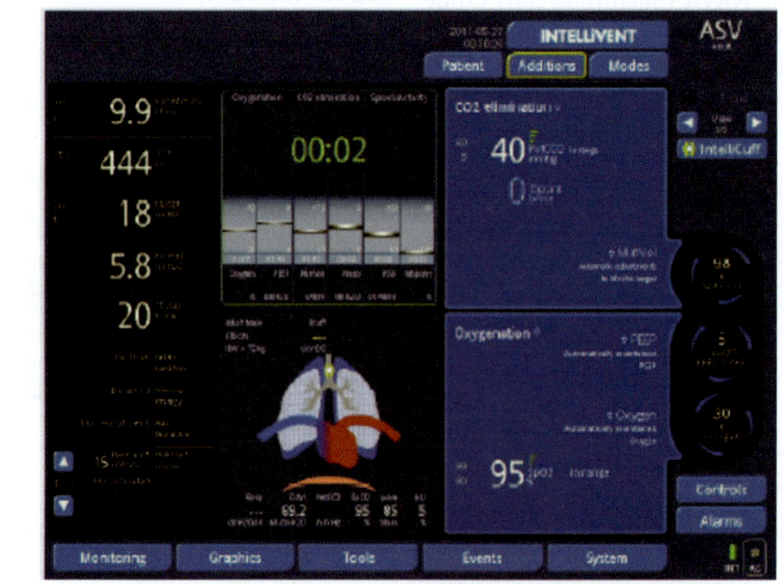

FIGURA 75.3. Foto da tela do ventilador Hamilton mostrando o funcionamento do MODO ASV intellivent onde ocorre ajuste da pressão de suporte de acordo com volume-minuto e $ETCO_2$ e da FiO_2 de acordo com SpO_2 ($ETCO_2$ e SpO_2 acoplados ao ventilador).

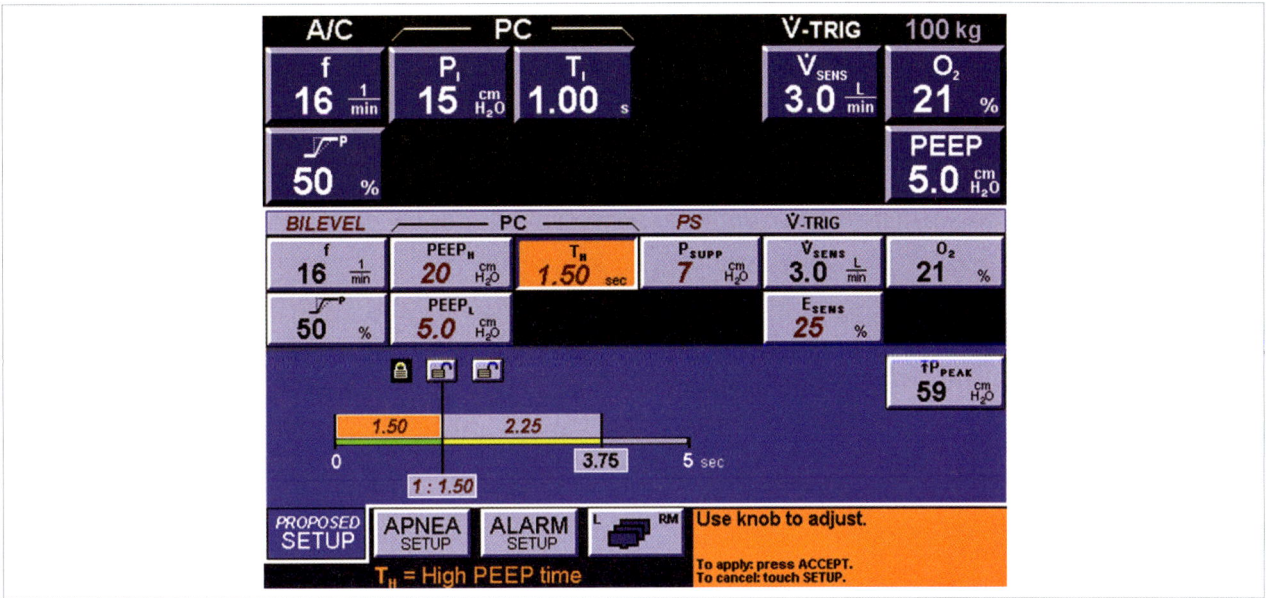

FIGURA 75.4. Foto da tela do ventilador 840 Covidien no modo APRV. Note que temos que estabelecer o nível de PEEPH (alto) e o nível de PEEPL (baixo) e o tempo inspiratório tem que ser maior de o tempo expiratório.

sença da prótese traqueal de forma automática. (Em PSV, essa compensação deve ser calculada pelo cuidador em virtude do diâmetro da prótese, oferecendo-se valores maiores de PSV para tubos com diâmetros menores. Por exemplo: PSV = 5 cmH$_2$O para tubo de diâmetro 9 e PSV = 9 cmH$_2$O para tubos de diâmetro 6.)

Deve-se contraindicar para pacientes sem *drive* respiratório e ter cuidado com excesso de secreções que interfiram no fluxo inspiratório; é importante garantir que alarmes de pressão de vias aéreas estejam bem ajustados.[12-13]

Já entre os novos modos ventilatórios controlados destaca-se o PRVC (volume controlado com pressão regulada), descrito a seguir.

PRVC (VOLUME CONTROLADO COM PRESSÃO REGULADA)

Modo ventilatório ciclado a tempo e limitado a pressão. A cada ciclo o ventilador reajusta o limite de pressão, baseado no volume-corrente obtido no ciclo prévio até alcançar o volume-corrente-alvo ajustado pelo operador.

INDICAÇÕES CLÍNICAS

Quando se almeja controle do volume-corrente com pressão limitada, visando a ajustes automáticos da pressão inspiratória se a mecânica do sistema respiratório se modificar. Deve-se ter cuidado ao ajustar o volume-corrente, pois esse ajuste pode levar a aumentos indesejados da pressão inspiratória.[14]

REFERÊNCIAS BIBLIOGRÁFICAS

1. Carvalho CRR, Toufen JC, Franca SA. Ventilação mecânica: princípios, análise gráfica e modalidades ventilatórias. J Bras Pneumol. 2007;33:54-70.
2. Lellouche F, Brochard L. Advanced closed loops during mechanical ventilation (PAV, NAVA, ASV, SmartCare). Best practice & research. Clin Anaesthesiol. 2009;23:81-93.
3. Moerer O. Effort-adapted modes of assisted breathing. Curr Opin Crit Care. 2012 Feb;18(1):61-9.
4. Al-Hegelan M, Macintyre NR. Novel modes of mechanical ventilation. Semin Respir Crit Care Med. 2013 Aug;34(4):499-507.
5. Kacmarek RM. Proportional assist ventilation and neurally adjusted ventilatory assist. Respir Care. 2011;56:140-8.
6. Sinderby C, Beck J. Proportional assist ventilation and neurally adjusted ventilatory assist-better approaches to patient ventilator synchrony? Clin Chest Med. 2008;29:329-42.
7. Singer BD, Corbridge TC. Pressure modes of invasive mechanical ventilation. South Med J. 2011;104:701-9.
8. Suarez Sippman F. Nuevos modos de ventilación: NAVA. Med Intensiva. 2008;32(8):398-403.
9. Chatburn RL, Mireles-Cabodevila E. Closed-loop control of mechanical ventilation: description and classification of targeting schemes. Respir Care. 2011;56:85-102.
10. Kallet R. Patient-ventilator interaction during acute lung injury, and the role of spontaneous breathing: part 1: respiratory muscle function during critical illness. Respir Care. 2011;56:181-9.
11. González M, Arroliga AC, Frutos-Vivar F, Raymondos K, Esteban A, Putensen C, et al. Airway pressure release ventilation versus assist-control ventilation: a comparative propensity score and international cohort study. Intensive Care Med. 2010;36:817-27.
12. Oto J, Imanaka H, Nakataki E, Ono R, Nishimura M. Potential inadequacy of automatic tube compensation to decrease inspiratory work load after at least 48 hours of endotracheal tube use in the clinical setting. Respir Care. 2012;57:697-703.
13. Guttmann J, Haberthür C, Mols G, Lichtwarck-Aschoff M. Automatic tube compensation (ATC). Minerva Anestesiol. 2002;68:369-77.
14. Medina A, Modesto-Alapont V, Lobete C, Vidal-Micó S, Alvarez-Caro F, Pons-Odena M, et al. Is pressure-regulated volume control mode appropriate for severely obstructed patients? J Crit Care. 2014 Dec;29(6):1041-5.

CAPÍTULO 76

MANOBRAS DE RECRUTAMENTO ALVEOLAR NA SÍNDROME DO DESCONFORTO RESPIRATÓRIO AGUDO E AJUSTE DA PEEP

Gustavo Faissol Janot de Matos
Carmen Silva Valente Barbas
Paolo Pelosi

DESTAQUES

- Manobras de recrutamento alveolar consistem na pressurização do sistema respiratório por curtos períodos para proporcionar a abertura de unidades alveolares, que estavam anteriormente colapsadas em pacientes com síndrome do desconforto respiratório agudo (SDRA), para voltarem a participar das trocas gasosas.
- Após as manobras de recrutamento alveolar, é necessário manter suficientes níveis de pressão positiva no final da expiração (PEEP) nas vias aéreas para não haver perda do recrutamento obtido.
- Manobras de recrutamento alveolar com incrementos progressivos de PEEP até 45 cmH$_2$O, associadas à pressão controlada de 15 cmH$_2$O, são seguras e eficazes no recrutamento alveolar de áreas anteriormente colapsadas, na SDRA.
- Manobras de recrutamento alveolar com incrementos progressivos de PEEP e titulação de níveis suficientes de PEEP garantem ventilação pulmonar mais homogênea e diminuem o recrutamento alveolar que pode ocorrer durante a ventilação corrente.

INTRODUÇÃO

O objetivo principal da assistência ventilatória mecânica (VM), quando foi concebida, era assegurar que os parâmetros gasométricos PaO_2, $PaCO_2$ e pH estivessem dentro dos limites normais fisiológicos, independentemente dos níveis de volume-corrente ou pressão inspiratória empregados, na tentativa de salvar a vida de pacientes portadores de insuficiência respiratória grave. Com o decorrer do tempo, no entanto, verificou-se que níveis de pressão transpulmonar elevados durante a ventilação pulmonar mecânica promovem lesões das vias aéreas e dos alvéolos tão graves quanto as da própria SDRA, denominadas lesões induzidas pela ventilação mecânica (VILI).[1-7]

Evidências sólidas em animais de experimentação e em humanos foram demonstradas nesse sentido. A área de superfície endotelial e epitelial pulmonar é equivalente à de uma quadra de tênis, e todo o débito cardíaco passa pela circulação pulmonar, tornando essa imensa região vulnerável e amplificadora da resposta inflamatória. Estudos em animais de experimentação revelaram que a lesão inflamatória desencadeada pela VM é capaz de promover apoptose em células tubulares renais e das criptas intestinais, sinalizando que há relação entre falência orgânica não pulmonar e VILI.[7]

A lesão associada à ventilação mecânica pode ser desencadeada pelos seguintes fatores:

- Abertura e colapso cíclico de pequenas vias aéreas e alvéolos: recrutamento durante fase inspiratória pelo volume-corrente e colapso na fase expiratória quando a PEEP titulada não é suficiente para manter essas unidades alveolares abertas durante todo o ciclo respiratório.
- Hiperdistensão alveolar.
- Necessidade de oferta de oxigênio elevada.
- Lesões vasculares dos capilares pulmonares.
- Barotrauma-volutrauma-biotrauma.[7]

Com base nesses princípios, a estratégia ventilatória protetora pulmonar durante a ventilação mecânica na SDRA deve ser elaborada, tendo como principal objetivo abrir os pulmões, mantê-los abertos e homogeneizar a distribuição de gases.

VENTILAÇÃO MECÂNICA PROTETORA: RECRUTAMENTO ALVEOLAR, AJUSTE DA PEEP E VENTILAÇÃO COM BAIXOS VOLUMES CORRENTES

Em 1998, um estudo clínico de grupo brasileiro conduzido por Amato e colaboradores,[8] prospectivo, controlado e randomizado em pacientes com SDRA, demonstrou que a PEEP titulada 2 cmH_2O acima do ponto de inflexão da curva pressão-volume do sistema respiratório, associada ao uso de baixos volumes correntes (6 mL/kg), garantia melhores oxigenação e complacência do sistema respiratório e maior sobrevida dos pacientes quando comparada à titulação da PEEP pelos níveis de FiO_2 necessários e pelas repercussões hemodinâmicas associadas e ventilação com volume-corrente de 12 mL/kg.

Em 2000, na tentativa de estudar os efeitos separados do volume-corrente e da PEEP, o grupo norte-americano ARDSnet[9] realizou estudo clínico randomizado e controlado comparando dois tipos de estratégia ventilatória na SDRA, de acordo com o volume-corrente aplicado: volume-corrente elevado (12 mL/kg de peso predito) e volume-corrente baixo (6 mL/kg de peso predito), tentando manter os mesmos níveis de PEEP. Demonstraram impacto positivo na sobrevida nos pacientes ventilados com volumes correntes mais baixos. O racional dessa estratégia consiste na tentativa de controle de um dos mecanismos geradores de lesão, a hiperdistensão associada à ventilação corrente. Assim, com a aplicação de volume-corrente baixo (6 mL/kg de peso predito), haveria redução de hiperdistensão das unidades alveolares das regiões não dependentes de gravidade pulmonares, com consequente diminuição da VILI. Todavia, apenas um dos mecanismos de VILI seria controlado, tornando essa abordagem incompleta se considerados todos os demais mecanismos de geração de lesão. O pulmão se comporta de forma distinta na inspiração e na expiração (histerese pulmonar), pois guarda uma assimetria de pressões críticas de abertura e fechamento, em virtude de assimetrias de sua conformação geométrica durante a inspiração ou expiração, assim como das propriedades do sistema surfactante que reduz as tensões superficiais de uma forma muito mais eficiente durante a expiração, caracterizando os diversos envelopes da curva pressão-volume do sistema respiratório.[10-11]

Com a possibilidade de utilização da tomografia computadorizada (TC) de tórax como ferramenta para otimização da ventilação mecânica na SDRA,[12-15] verificou-se que a PEEP titulada pela mecânica respiratória subestimava em torno de 20% a 25% o grau de colapso pulmonar na região dorsal dos pulmões. Essa região é a mais sujeita a colapso, pois o pulmão se comporta como um corpo semilíquido, como se fosse uma esponja molhada. O parênquima inflamado pesa sobre si mesmo, resultando em colapso da região dorsal, respeitando um gradiente gravitacional dependente anteroposterior. O pulmão na SDRA apresenta diversas camadas com medidas de complacência totalmente distintas de acordo com o gradiente pulmonar dependente da gravidade anteroposterior. Assim, o ar se distribui preferencialmente na região anterior dos pulmões, onde a complacência é maior e, portanto, mais fácil para a entrada de ar, enquanto a região dorsal permanece colapsada durante todo o ciclo, ou nos locais onde a PEEP é insuficiente para a manutenção das unidades alveolares abertas. Há abertura dessas unidades na fase inspiratória e colapso na fase expiratória (recrutamento durante o volume-corrente ou *tidal recruitment*). Essa distribuição heterogênea do volume-corrente acarreta hiperdistensão da porção anterior e abertura e colapsos cíclicos nas regiões intermediária e dorsal (Figura 76.1), fenômenos sabidamente promotores de lesão inflamatória.

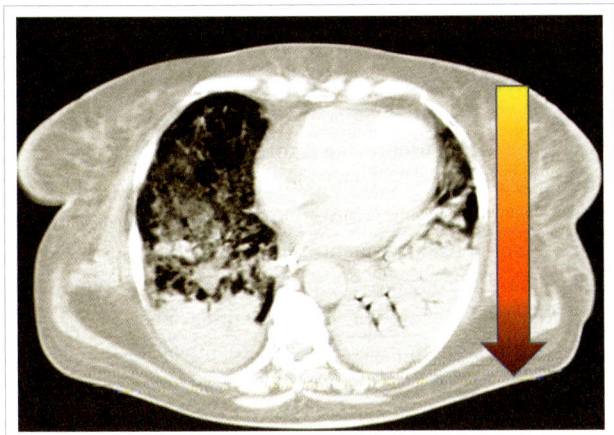

FIGURA 76.1. Tomografia computadorizada de tórax de paciente com síndrome do desconforto respiratório agudo. Note-se que a distribuição de ar se dá exclusivamente na porção anterior dos pulmões, próxima ao esterno (regiões não dependentes de gravidade). As porções posteriores, próximas à coluna (regiões dependentes de gravidade), permanecem colapsadas durante todo o ciclo respiratório.

a realização da TC de tórax foi importante para a detecção da titulação da pressão crítica de abertura (recrutamento) (Figuras 76.2 e 76.3) e da pressão crítica de fechamento (titulação da PEEP) como ferramenta para reverter o colapso pulmonar e estabilizar as unidades alveolares sob risco de colapso em

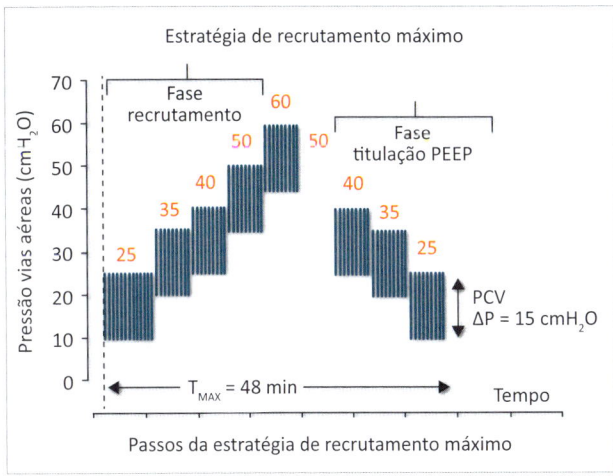

FIGURA 76.2. Esquema representativo da Estratégia de Recrutamento Máximo guiado pela TC de tórax, dividida em duas fases: fase de recrutamento e fase de titulação da PEEP. Utiliza-se modo ventilação com pressão controlada (PCV), diferencial de pressão fixo de 15 cmH_2O, relação inspiratória:expiratória (I:E) 1:1, frequência respiratória de 10-15 irpm e níveis progressivos de PEEP máximo de 45 cmH_2O.

Como a medida de complacência é uma medida global do sistema respiratório, a análise da mecânica respiratória não é capaz de determinar com precisão a ventilação regional. Dessa forma, é necessária a utilização de uma ferramenta que analise o comportamento regional dos pulmões. Assim,

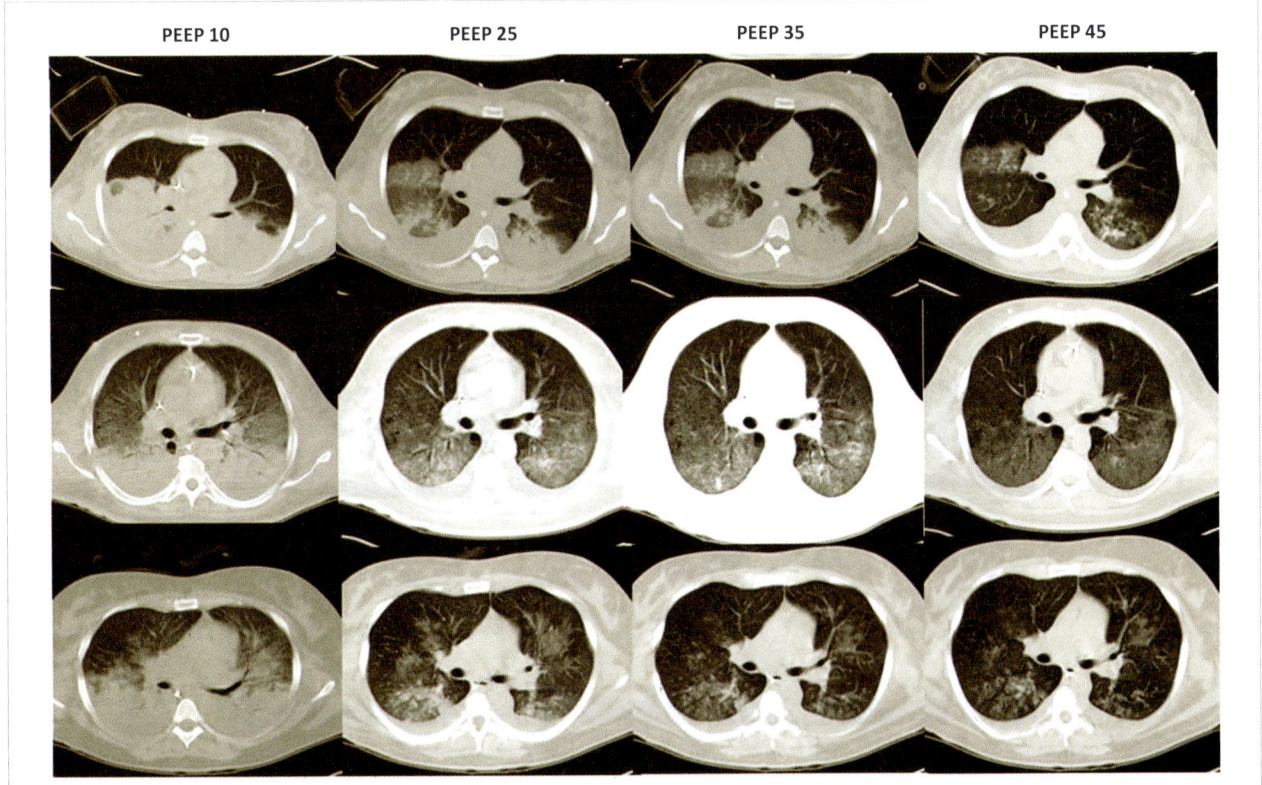

FIGURA 76.3. Painel de tomografias de tórax de pacientes com síndrome do desconforto respiratório agudo durante o protocolo de recrutamento alveolar com PEEP de 10, 25, 35 e 45 cmH_2O, mostrando a progressiva abertura das áreas colapsadas pulmonares nas regiões dependentes de gravidade.

pacientes com SDRA (Figuras 76.2 e 76.4). Evidenciou-se que a titulação da PEEP pela curva pressão *versus* volume subestima o grau de colapso alveolar na região posterior (dependente) dos pulmões. Além disso, observou-se que há correlação entre oxigenação arterial e a quantidade de massa de tecido pulmonar colapsado na TC, ou seja, quanto maior o grau de parênquima pulmonar colapsado, menor será a relação PaO_2/FiO_2. Essa correlação permite utilizar a relação PaO_2/FiO_2 como um indicador de recrutamento máximo.[13]

Posteriormente, o mesmo grupo brasileiro demonstrou que, após o recrutamento pulmonar máximo guiado pela TC, a redução de abertura e colapsos cíclicos das unidades alveolares posteriores somente ocorreu com a aplicação de níveis suficientes de PEEP para a manutenção das unidades alveolares abertas. Além disso, demonstrou também que o recrutamento guiado pela TC torna a distribuição de gás no parênquima pulmonar mais homogênea, além da melhora significante da oxigenação[15] (Figura 76.5).

Em 2004, o grupo norte-americano ARDSnet publicou estudo clínico randomizado com 549 pacientes[16] com diagnóstico de lesão pulmonar aguda (acute lung injury – ALI) e SDRA, em que dois grupos foram comparados. Ambos os grupos foram ventilados com volume-corrente baixo (6 mL/kg de peso predito), porém com níveis de PEEP diferentes (PEEP alta *versus* PEEP baixa) guiados por tabela PEEP *versus* FiO_2. Foi concluído que a sobrevida de pacientes não foi afetada pela titulação da PEEP de acordo com tabela PEEP/FiO_2. Deve-se ter em mente algumas críticas à metodologia desse trabalho: ocorreu um desbalanço quanto às características dos pacientes na entrada do protocolo e nenhum parâmetro fisiológico ou de ventilação regional foi utilizado na titulação da PEEP, e não foram utilizadas manobras de recrutamento alveolar.[16]

EMPREGO DA TOMOGRAFIA COMPUTADORIZADA DE TÓRAX PARA A OTIMIZAÇÃO DA VENTILAÇÃO MECÂNICA NA SÍNDROME DO DESCONFORTO RESPIRATÓRIO AGUDO

Em busca de uma estratégia ainda mais "protetora" com a utilização da TC de tórax como ferramenta de titulação da ventilação mecânica, foi proposta a estratégia de recrutamento máximo (ERM) guiada pela TC de tórax. A ERM consiste na ventilação em modo pressão controlada com diferencial de

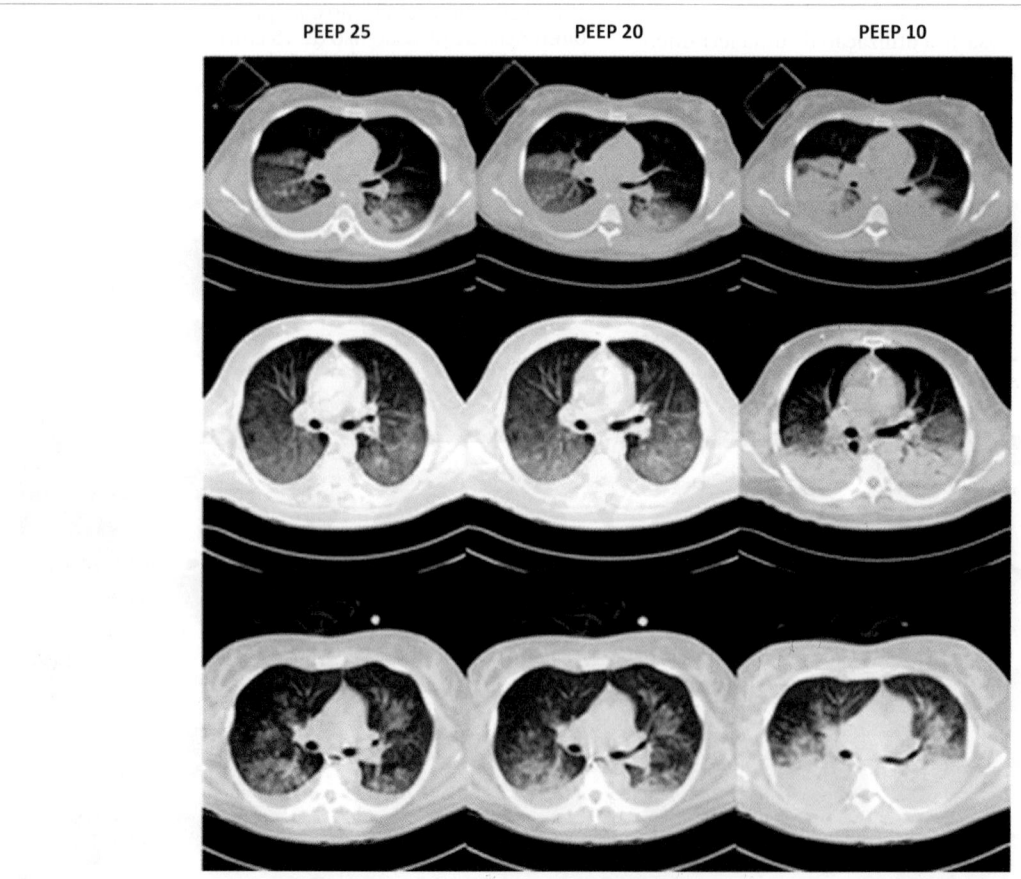

FIGURA 76.4. Painel de tomografias de tórax de pacientes com síndrome do desconforto respiratório agudo durante o protocolo de titulação da PEEP após recrutamento alveolar máximo: PEEP de 25, 20 e 10 cmH$_2$O, mostrando o progressivo de-recrutamento das áreas pulmonares dependentes de gravidade com a diminuição da PEEP. Assim, mostra-se necessária a manutenção de altos níveis de PEEP (ao redor de 25 cmH$_2$O) para os alvéolos das regiões dependentes de gravidade permanecerem abertos após o recrutamento alveolar máximo.

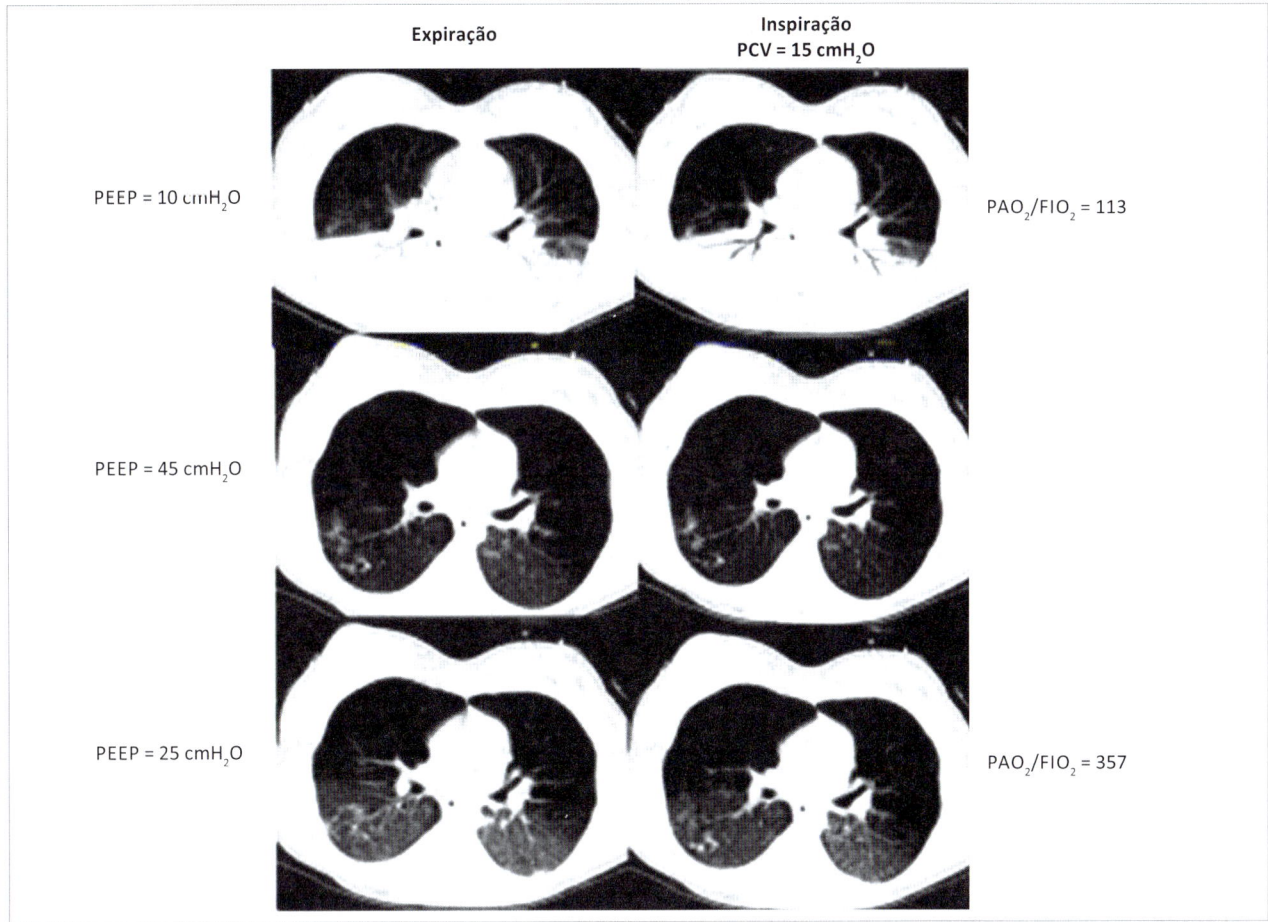

FIGURA 76.5. Painel de tomografias computadorizadas de tórax mostrando um mesmo paciente com SDRA, PEEP de 10 cmH$_2$O, PEEP de 45 cmH$_2$O e PEEP de 25 cmH$_2$O após recrutamento alveolar em inspiração e expiração. Note-se a melhora importante da relação PaO$_2$/FiO$_2$.

pressão constante de 15 cmH$_2$O, relação inspiratória:expiratória de 1:1 e incrementos progressivos da PEEP. A ERM é dividida em duas etapas: a fase de recrutamento e a de titulação da PEEP. A primeira compreende o incremento progressivo da PEEP de 10 a 45 cmH$_2$O e é caracterizada por aferir a pressão necessária para o recrutamento pulmonar (pressão crítica de abertura) (Figuras 76.2 e 76.3). Já a fase de titulação da PEEP é responsável por detectar a PEEP necessária para a manutenção do recrutamento alcançado na primeira fase (pressão crítica de fechamento)[15] (Figuras 76.2 e 76.4).

Borges e colaboradores[13] também evidenciaram que a ERM conseguiu reverter quase completamente o colapso alveolar na ampla maioria dos pacientes estudados (92%) e que a titulação da PEEP sustentava o recrutamento obtido, desde que ajustada a níveis suficientes. O grupo dos autores do presente capítulo terminou recentemente uma análise de série de casos de 51 pacientes com SDRA grave submetidos à ERM[15] e demonstrou que é segura, viável e eficiente para reverter colapso alveolar e hipoxemia. Será necessária, no entanto, a realização de estudos prospectivos e controlados comparando essas diversas técnicas ventilatórias para se saber, no futuro, seu real valor na melhora das trocas gasosas, da mecânica pulmonar e, mais importante, na qualidade de vida e na sobrevida desses pacientes após internação em unidades de terapia intensiva (UTI). A TC de tórax é uma excelente ferramenta diagnóstica e de fundamental importância para o cuidado de pacientes graves em UTI, revolucionando o entendimento do comportamento pulmonar na SDRA. O emprego da TC de tórax como ferramenta de ajuste da ventilação mecânica em pacientes com a síndrome pode conferir maior proteção quanto à ocorrência dos vários mecanismos de lesão induzida por ventilação mecânica, reduzindo a massa de parênquima pulmonar colapsado, distribuindo a ventilação corrente de forma mais homogênea e, possivelmente, melhorando o desfecho clínico.

REFERÊNCIAS BIBLIOGRÁFICAS

1. Webb HH, Tierney DF. Experimental pulmonary edema due to intermittent positive pressure ventilation with high inflation pressures. Protection by positive end-expiratory pressure. Am Rev Respir Dis. 1974;110:556-65.
2. Dreyfuss D, Basset G, Soler P, Saumon G. Intermittent positive pressure hyperventilation with high inflation pressures produces pulmonary microvascular injury in rats. Am Rev Respir Dis. 1985;132:880-4.
3. Dreyfuss D, Soler P, Basset G, Saumon G. High inflation pressure pulmonary edema. Respective effects of high airway pressure, high

tidal volume, and positive end-expiratory pressure. Am Rev Respir Dis. 1988;137:1159-64.
4. Corbridge TC, Wood LDH, Crawford GP, Chudoba MJ, Yanos J, Sznajder JI. Adverse effects of large tidal volume and low PEEP in canine acid aspiration. Am Rev Respir Dis. 1990;142:311-5.
5. Muscedere JG, Mullen JB, Gan K, Slutsky AS. Tidal ventilation at low airway pressures can augment lung injury. Am J Respir Crit Care Med. 1994;149:1327-34.
6. Parker JC, Townsley MI, Rippe B, Taylor AE, Thigpen J. Increased microvascular permeability in dog lungs due to high peak airway pressures. J Appl Physiol. 1984;57:1809-16.
7. Slutsky AS, Ranieri VM. Ventilator-induced lung injury. N Engl J Med. 2014 Mar 6;370(10):980.
8. Amato MBP, Barbas CSV, Medeiros DM, Magaldi RB, Schettino GP, Lorenzi-Filho G, et al. Effect of protective-ventilation strategy on mortality in the acute respiratory distress syndrome. N Engl J Med. 1998;338:347-54.
9. The Acute Respiratory Distress Syndrome Network. Ventilation with lower tidal volume as compared with traditional tidal volume for acute lung injury and the acute respiratory distress syndrome. N Engl J Med. 2000;342:1301-8.
10. Barbas CSV, Mattos GFJ, Pincelli MP, da Rosa Borges E, Antunes T, de Barros JM, et al. Mechanical ventilation in acute respiratory failure: recruitment and high PEEP is necessary. Curr Opin Crit Care. 2005;11:18-28.
11. Barbas CSV, Medeiros DM, Magaldi RB, et al. High PEEP levels improved survival in ARDS patients. Am J Respir Crit Care Med. 2002;165:A218.
12. Gattinoni L, Caironi P, Pelosi P, Goodman LR. What has computed tomography taught us about the acute respiratory distress syndrome? Am J Respir Crit Care Med. 2001;164:1701-11.
13. Borges JB, Okamoto VN, Matos GF, Caramez MP, Arantes PR, Barros F, et al. Reversibility of lung collapse and hypoxemia in early acute respiratory distress syndrome. Am J Respir Crit Care Med. 2006 Aug 1;174(3):268-78
14. Pelosi P, Rocco PR, de Abreu MG. Use of computed tomography scanning to guide lung recruitment and adjust positive-end expiratory pressure. Curr Opin Crit Care. 2011 Jun;17(3):268-74.
15. De Matos GF, Stanzani F, Passos RH, Fontana MF, Albaladejo R, Caserta RE, et al. How large is the lung recruitability in early acute respiratory distress syndrome: a prospective case series of patients monitored by computed tomography. Crit Care. 2012 Jan 8;16(1):R4.
16. Brower RG, Lanken PN, MacIntyre N, Matthay MA, Morris A, Ancukiewicz M, et al. Higher versus lower positive end-expiratory pressures in patients with the acute respiratory distress syndrome. N Engl J Med. 2004 Jul 22;351(4):327-36.

CAPÍTULO 77

TOMOGRAFIA POR EMISSÃO DE PÓSITRONS E TOMOGRAFIA DE IMPEDÂNCIA ELÉTRICA

Mauro Roberto Tucci
Eduardo Leite Vieira Costa
Marcelo Brito Passos Amato

DESTAQUES

- A tomografia por emissão de pósitrons (PET) com o traçador radioativo ^{18}F-fluorodeoxiglicose (^{18}F-FDG) é um método diagnóstico de imagem capaz de identificar as regiões do pulmão com atividade inflamatória usado largamente no âmbito experimental para estudar mecanismos de doença pulmonar e respostas a intervenções.

- A PET com ^{18}F-FDG tornou-se uma ferramenta importante para avaliar um amplo espectro de doenças pulmonares inflamatórias, entre elas doenças infecciosas, síndrome do desconforto respiratório agudo (SDRA), vasculites, sarcoidose, fibrose pulmonar e hipertensão pulmonar.

- A aplicação da PET com ^{18}F-FDG em SDRA, tanto em condições experimentais quanto no cenário clínico, propiciou melhor compreensão dos seus mecanismos fisiopatológicos, proporcionando também uma nova opção para a avaliação do efeito dos tratamentos farmacológicos ou das estratégias de ventilação mecânica.

- A tomografia de impedância elétrica (EIT), na medicina respiratória, é utilizada nas unidades de terapia intensiva (UTI) para monitorização da ventilação pulmonar durante a entrada e a saída de ar dos pulmões (volume-corrente) na ventilação mecânica (VM).

- A EIT também vem sendo muito utilizada para monitorização de manobras de recrutamento alveolar em pacientes com SDRA e para a titulação da pressão positiva no final da expiração (PEEP) nesses pacientes. Mais recentemente, a EIT também vem sendo utilizada para análise de perfusão pulmonar.

INTRODUÇÃO

Várias condições pulmonares levam a alterações morfológicas em sua fase aguda, na qual ocorre atividade inflamatória. Passada a fase inicial, apesar da diminuição ou até mesmo cessação da inflamação, permanecem as alterações anatômicas que, lentamente, ao longo de semanas, são substituídas por pulmão de aspecto sadio ou cicatricial. Durante esse processo de reparação, muitas vezes, existe a dúvida quanto à persistência da atividade da doença, ou mesmo quanto à ocorrência de insultos secundários.

A PET com o traçador radioativo ^{18}F-FDG é um método de imagem capaz de identificar as regiões do pulmão com atividade inflamatória usado largamente no âmbito experimental para estudar mecanismos de doença pulmonar e resposta a intervenções,[1] que, mais recentemente, também tem sido utilizado no estudo da inflamação pulmonar em pacientes com SDRA.

Neste capítulo, faremos uma breve revisão dos métodos utilizados para modelar a captação de ^{18}F-FDG e de seus usos para fins não oncológicos.

AVALIAÇÃO DA INFLAMAÇÃO PULMONAR

O ^{18}F-FDG é um análogo da glicose, capaz de rastrear seu caminho até as células, concentrando-se mais naquelas de maior atividade metabólica; ele entra nas células por meio de proteínas transportadoras de glicose (GLUT) e, quando dentro delas, é fosforilado pela hexoquinase, a ^{18}F-glicose-6-fosfato. A fosforilação do ^{18}F-FDG o impede de seguir a via glicolítica normal e também de deixar a célula, que o mantém aprisionado em seu interior. Dessa forma, a captação do ^{18}F-FDG pelas células envolvidas na inflamação pulmonar está relacionada com a taxa metabólica dessas células e com o número de GLUT na sua superfície.[2]

Diferentes células pulmonares, quando ativadas, podem aumentar seu metabolismo, conduzindo ao aumento da utilização da glicose e, assim, de acúmulo de ^{18}F-FDG. As células (não oncológicas) capazes de maior metabolismo no pulmão inflamado são os neutrófilos, por esse motivo, a absorção de ^{18}F-FDG é, às vezes, considerada dependente do número absoluto de neutrófilos e de seu estado de ativação. Entretanto, outras células, como os macrófagos, os pneumócitos e as células endoteliais, embora em menor grau, também podem aumentar sua atividade metabólica quando estimuladas.

A contribuição relativa de cada espécie de célula depende do tipo de estímulo inflamatório: células epiteliais são mais ativas durante a lesão pulmonar induzida pela ventilação mecânica (VILI); macrófagos, durante endotoxemia e fibrose pulmonar; células endoteliais, em hipertensão arterial pulmonar; e eosinófilos, em vias aéreas de pacientes asmáticos.

SENSIBILIDADE E ESPECIFICIDADE DO MÉTODO

Estudos experimentais em lesão pulmonar leve revelaram que PET com ^{18}F-FDG é uma técnica sensível, mostrando aumento regional de captação antes mesmo de o dano histopatológico tornar-se aparente. Estudos em humanos demonstraram que um sinal ^{18}F-FDG detectável pode ocorrer até mesmo em regiões consideradas normais de acordo com a tomografia computadorizada.

Esses resultados sugerem que o método é sensível e pode ser usado para estudar alterações inflamatórias precoces e incipientes. No entanto, também há limitações capazes de levar a resultados tanto falso-positivos quanto falso-negativos. Por exemplo, falso-positivos (para inflamação) podem ocorrer se uma doença maligna, não diagnosticada previamente, provocar captação de ^{18}F-FDG. Já os falso-negativos podem acontecer se a região inflamada for pequena demais ou localizar-se perto de estruturas com alta absorção fisiológica de ^{18}F-FDG (como o coração), ou, ainda, se o indivíduo estiver hiperglicêmico no momento do exame.[2]

QUANTIFICAÇÃO DA CAPTAÇÃO DE ^{18}F-FDG

Além de detectar o acúmulo de ^{18}F-FDG, que pode ser feito por simples inspeção visual das imagens, é desejável a capacidade de quantificar a captação. Essa quantificação pode fornecer informação adicional sobre a natureza e a intensidade do processo subjacente. Além disso, permite a comparação da captação de ^{18}F-FDG entre regiões pulmonares e também das medidas em diferentes pacientes ou no mesmo paciente, mas em diferentes períodos. Existem várias maneiras de quantificar a absorção de ^{18}F-FDG como detalhado a seguir.

A medida mais simples da captação de ^{18}F-FDG é fornecida por volume de tecido pulmonar, por exemplo, kBq/mL. Essa medida depende não apenas da quantidade de ^{18}F-FDG captado, mas também da quantidade injetada, do tamanho do paciente, da depuração renal de ^{18}F-FDG, e da taxa metabólica dos tecidos extrapulmonares. Por exemplo, para a mesma quantidade de ^{18}F-FDG injetado, a atividade nos pulmões (e no resto do corpo) será maior se o paciente for menor, em razão do volume de distribuição inferior, o que leva a uma maior concentração de ^{18}F-FDG.

MEDIDAS ESTÁTICAS

Para ajustar a quantidade de ^{18}F-FDG injetada ao tamanho do paciente, é comum a utilização de um valor normalizado de captação (ou SUV), que pode ser calculado como:

$$SUV = \text{atividade} \times \text{quantidade injetada}^{-1} \times \text{peso do paciente}$$

As medições estáticas são convenientes porque o paciente é visualizado apenas uma vez, aproximadamente 1 hora após a injeção intravenosa de ^{18}F-FDG. No entanto, apesar da melhora em relação à medição bruta, o SUV ainda tem algumas limitações importantes, especialmente no que diz respeito à quantidade de ¹⁸F-FDG que realmente atinge os pulmões, e ao ruído de fundo.

MEDIDAS DINÂMICAS

Para o estudo da inflamação pulmonar, aquisições dinâmicas são geralmente preferidas em virtude da melhor capacidade de estimar a captação de ¹⁸F-FDG e porque permitem melhor normalização das medições, conforme descrito a seguir.

Aproximadamente 5 a 10 mCi de ¹⁸F-FDG são injetados, por via intravenosa, a uma taxa constante, ao longo de 1 minuto. Isso produz um pico no início da atividade obtida na região do pulmão (Figura 77.1A), principalmente em razão do ¹⁸F-FDG dissolvido no plasma. A atividade no plasma cai por causa da difusão para outros compartimentos de tecido e da captação de ¹⁸F-FDG pelas células metabolicamente ativas, e também pela eliminação renal de ¹⁸F-FDG. A cinética de ¹⁸F-FDG pode ser modelada de diversas maneiras, conforme a Figura 77.1.

Pelo menos três modelos têm sido consistentemente descritos e utilizados na literatura (Figura 77.2). O mais simples é um modelo de dois compartimentos, também chamado método gráfico de Patlak (Figura 77.2A), pressupondo que, em condições de estado estacionário, todos os compartimentos – com exceção do ¹⁸F-FDG aprisionado dentro da célula – podem ser agrupados em um só. Representando graficamente a atividade em determinada região de interesse do pulmão contra a atividade acumulada no tempo, no compartimento plasmático, é possível ajustar uma linha reta cuja inclinação indica a taxa de absorção da região (denominada K_i, Figura 77.2A).

Uma segunda técnica de modelagem foi descrita, em 1977, para estudar o cérebro. O modelo assume a presença de três compartimentos, um plasmático, um precursor e um aprisionado dentro da célula (Figura 77.2B). O compartimento precursor representa o espaço intracelular de células metabolicamente ativas, nas quais o ¹⁸F-FDG está pronto para ser fosforilado.

Quatro parâmetros são estimados: a fração de sangue (F_{sangue}) e as constantes k_1, k_2 e k_3. As duas primeiras (k_1 e k_2) representam a transferência reversível do compartimento plasmático ao compartimento precursor, e k_3 representa a transferência irreversível ao compartimento aprisionado dentro da célula (Figura 77.2B). A partir dessas constantes, é possível obter uma estimativa do tamanho do compartimento precursor (Fe):

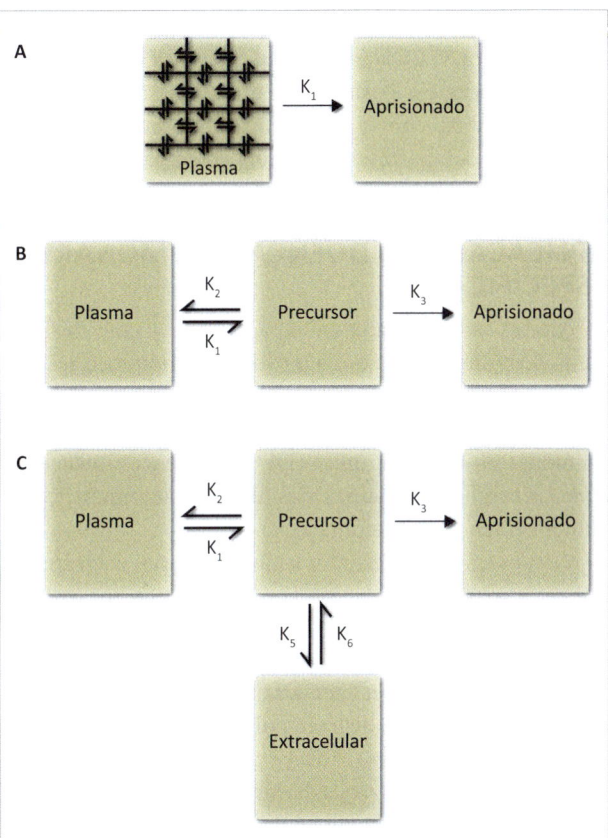

FIGURA 77.2. Modelagens de captação de 18F-FDG com 2 (A) e 3 (B, C) compartimentos.

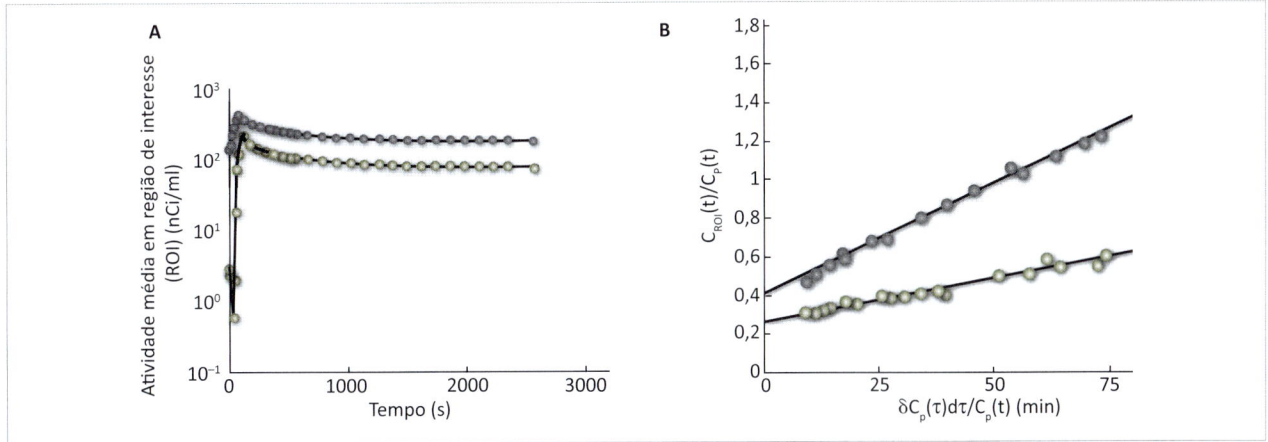

FIGURA 77.1. Gráficos de atividade de ¹⁸F-FDG no tempo. (A) Representação gráfica de patlak. (B) Pulmões inteiros, saudáveis, de duas ovelhas, duas horas depois de ventilação mecânica com PEEP = 0 cmH$_2$O e pressão de platô de 30 a 32 cmH$_2$O. Círculos claros representam o animal controle, e círculos escuros, o animal que recebeu endotoxina.

$$Fe = k_1/(k_2 + k_3)$$

bem como da taxa de absorção de ^{18}F-FDG (K_i):

$$K_i = k_3 \times Fe$$

A constante k_3 é relacionada com a atividade da enzima hexoquinase enquanto o Fe se correlaciona com o tamanho do compartimento precursor, ou seja, com o número de células metabolicamente ativas.

A terceira técnica é um modelo de quatro compartimentos pulmonares descrito em 2008 por Schroeder e colaboradores[7] (Figura 77.2C). A principal diferença em relação ao modelo anterior é a existência de um quarto compartimento, em equilíbrio com o compartimento precursor (Figura 77.2C). Esse compartimento foi concebido para representar o espaço extravascular composto, por exemplo, por edema.

APLICAÇÃO NAS DOENÇAS PULMONARES ESPECÍFICAS

Muitos estudos avaliaram o papel da PET com ^{18}F-FDG como ferramenta para o diagnóstico e a monitorização da resposta terapêutica em algumas doenças benignas dos pulmões, como SDRA, VILI, fibrose pulmonar, asma, doença pulmonar obstrutiva crônica (DPOC), doenças infecciosas e outras condições inflamatórias (doenças autoimunes, vasculites e doenças granulomatosas).

Nesta seção, esses estudos serão resumidos e agrupados por categorias.

VILI

Vários estudos experimentais utilizaram PET para analisar o desenvolvimento de lesão pulmonar secundária a uma série de estímulos lesivos. Tucci e colaboradores[3] estudaram os efeitos de longo prazo (16 horas) da ventilação mecânica com baixo volume-corrente e baixa pressão positiva no final da expiração (PEEP) em ovinos previamente normais.

Os autores mostraram aumento da captação de ^{18}F-FDG e na atividade da hexoquinase (aumento do k_3), na ausência de lesão pulmonar significativa histopatológica, resultados sugestivos de inflamação pulmonar incipiente.

Zhou e colaboradores,[4] utilizando micro-PET em ratos, estudaram a inflamação neutrofílica dos pulmões após injeção intraperitoneal de endotoxina, e mostraram que o PET com ^{18}F-FDG pode ser usado para estudar os efeitos inflamatórios de endotoxina nos pulmões de forma não invasiva.

Chen e colaboradores[5] confirmaram esses achados em um modelo de endotoxemia, em 24 cães previamente saudáveis, resultando em aumento significativo na captação de ^{18}F-FDG em relação aos controles, enquanto o ácido oleico resultou em aumento muito mais modesto. Os autores mostraram, ainda, que a captação pulmonar de ^{18}F-FDG correlaciona-se com neutrófilos obtidos de lavado broncoalveolar.

Costa e colaboradores[6] mostraram que a combinação de ventilação moderadamente lesiva com endotoxemia, em ovelhas previamente normais, resulta em aumento significativo na captação de ^{18}F-FDG pelos pulmões, sobretudo em regiões nos extremos de aeração e naquelas com maior perfusão, sugerindo interação entre esses dois fatores.

Curiosamente, a aplicação de uma estratégia de recrutamento do pulmão, em ovelhas endotoxêmicas, utilizando níveis elevados de PEEP, não só levou a uma redução na magnitude da captação pulmonar de ^{18}F-FDG, mas também reduziu sua heterogeneidade regional.

Schroeder e colaboradores[7] demonstraram que a inalação de fumaça conduz a aumento significativo na captação regional de ^{18}F-FDG em ovelhas previamente normais. Esses resultados foram confirmados e ampliados em um estudo recente em ovinos novamente expostos à inalação de fumaça. Depois de quatro horas, as ovelhas desenvolveram aumento na captação de ^{18}F-FDG, principalmente relacionado a aumento na atividade da hexoquinase (k_3). Curiosamente, não houve alterações significativas na aeração, sugerindo que as alterações inflamatórias precedem as mudanças nesse processo.

Musch e colaboradores[8] encontraram um aumento na captação de ^{18}F-FDG após 90 minutos de hiperdistensão pulmonar cíclica na ausência de abertura e fechamento cíclicos, em ovinos na posição prona, apesar de preservadas as trocas gasosas e a complacência respiratória, na ausência de alterações histopatológicas.

O efeito das instabilidades mecânicas que levam à concentração de tensões e ao recrutamento cíclico em condições de baixa aeração pulmonar foi explorado por de Prost e colaboradores,[9] em um modelo de ovelhas, de depleção de surfactante unilateral. A captação de ^{18}F-FDG foi heterogênea, maior em regiões de baixa aeração em comparação com o pulmão sadio contralateral (Figura 77.3). Tais resultados embasam o uso de medidas de captação de ^{18}F-FDG para a avaliação não invasiva das alterações inflamatórias regionais.

O pulmão lavado apresenta menor aeração, menor ventilação específica, menor perfusão e maior captação de ^{18}F-FDG que o pulmão contralateral.

Em um modelo experimental suíno de SDRA, Borges e colaboradores[10] relataram maior captação de ^{18}F-FDG em regiões normalmente mal-aeradas, sugerindo que essas regiões, que correspondem a zonas gravitacionais intermediárias, foram as mais afetadas pela ventilação lesiva.

SÍNDROME DO DESCONFORTO RESPIRATÓRIO AGUDO (SDRA)

Em um estudo de coorte de dez pacientes com SDRA usando ^{18}F-FDG, houve aumento na atividade metabólica em regiões normalmente aeradas e em regiões com alterações de densidade (Figura 77.4). A intensidade da captação do ^{18}F-FDG e sua distribuição foi extremamente variada entre os pacientes.

O mesmo grupo de autores utilizou ^{18}F-FDG em 13 pacientes com lesão pulmonar para avaliar a inflamação causada pela distensão alveolar e recrutamento-de-recrutamento cíclico. A atividade metabólica de pulmão normalmente aerado foi correlacionada tanto com pressão de platô quanto com volume-corrente regional normalizado pelo volume de gás do pulmão. Regiões submetidas a recrutamento-de-recrutamento cíclico e áreas colapsadas tiveram atividade metabólica parecidas.

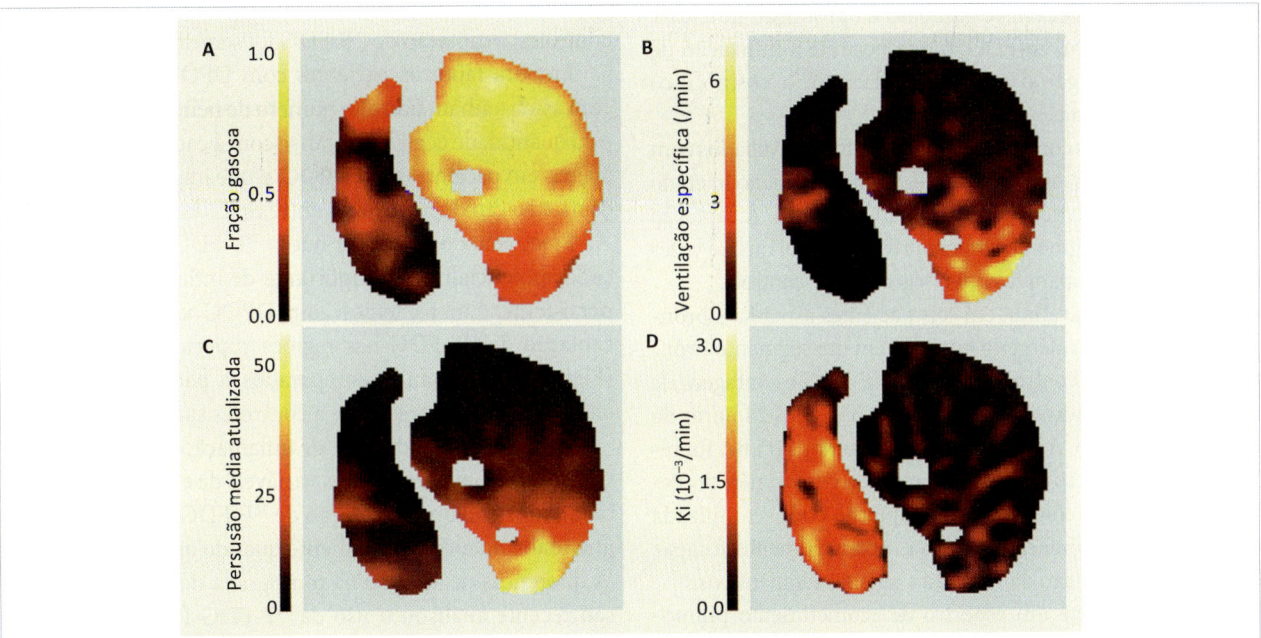

FIGURA 77.3. Cortes axiais da (A) fração gasosa (F_{gas}). (B) Ventilação específica. (C) Perfusão. (D) Captação (Ki) de ^{18}F-FDG em ovelha submetida a lavagem pulmonar unilateral. Cada imagem está representada em uma escala de cores de calor, em que preto indica valores baixos, e amarelo claro, valores altos da variável em questão.

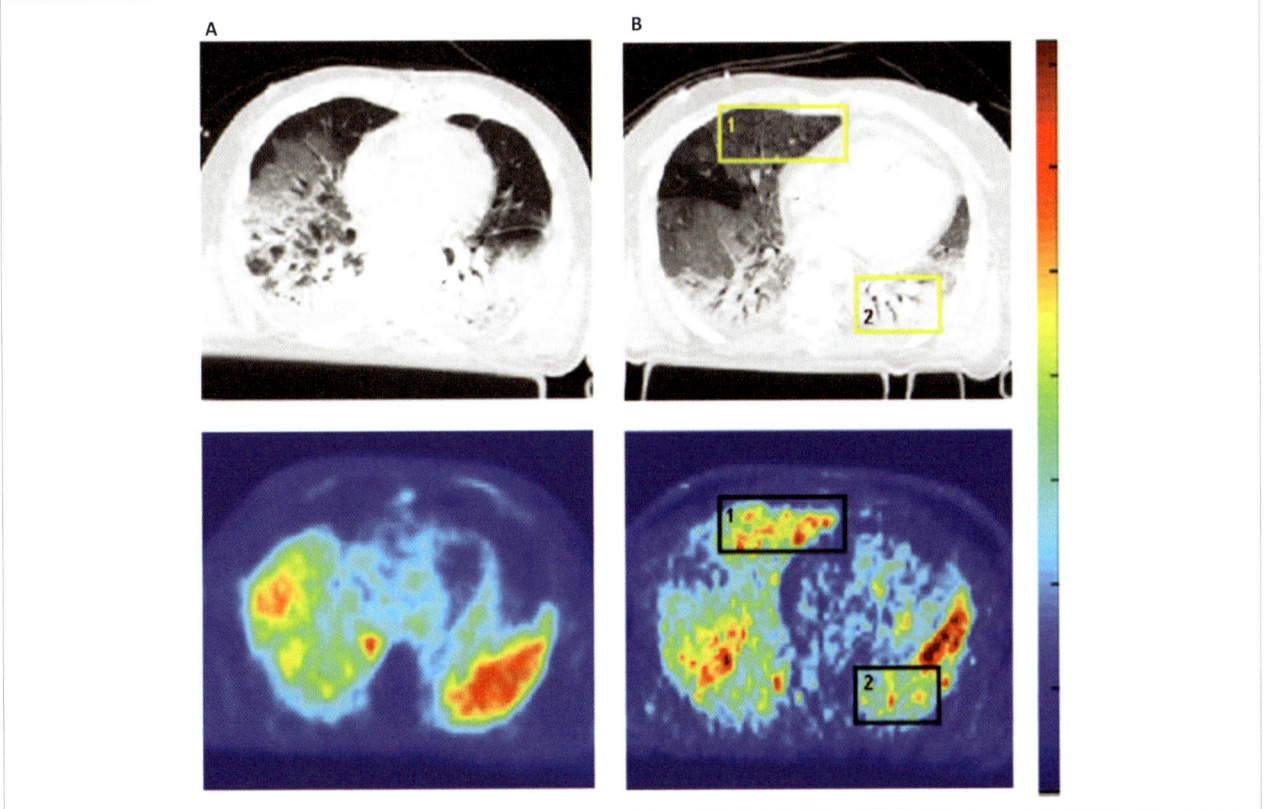

FIGURA 77.4. PET-CT de pacientes com síndrome do desconforto respiratório agudo mostrando alta atividade de captação tanto nas áreas dependentes de gravidade como nas não dependentes.

ASMA/DOENÇA PULMONAR OBSTRUTIVA CRÔNICA (DPOC)

Os doentes asmáticos, em resposta ao estímulo antigênico, podem desenvolver inflamação eosinofílica das vias respiratórias, com edema e aumento da produção de muco. Eosinófilos captam ^{18}F-FDG, o que permite a utilização de PET para investigar o processo inflamatório eosinofílico que ocorre na asma.

Nove pacientes com asma atópica leve foram avaliados com ^{18}F-FDG após broncoprovocação segmentar (alérgeno injetado por meio de broncoscopia) ou de todo o pulmão. A captação de ^{18}F-FDG nos segmentos broncoprovocados foi quatro vezes maior quando comparada com o segmento de controle.

Outro estudo avaliou, em seis pacientes asmáticos broncoprovocados com alérgeno instilado em um segmento brônquico, a associação entre captação de ^{18}F-FDG e contagem de eosinófilos no lavado broncoalveolar (LBA) após 24 horas da broncoprovocação. A contagem de eosinófilos no LBA foi relacionada à captação de ^{18}F-FDG avaliada com o método Patlak. Em pacientes com asma, essa captação pode ser utilizada para estudar a inflamação alérgica e, potencialmente, é capaz de ajudar na avaliação da resposta a agentes terapêuticos.

A DPOC reflete um espectro de acometimento pulmonar que vai desde a predominância de enfisema à inflamação brônquica com parênquima pulmonar poupado. Estudo avaliou a captação de ^{18}F-FDG em pacientes com DPOC, pacientes com asma e controles sadios. ^{18}F-FDG foi maior nos seis pacientes com DPOC que nos cinco asmáticos, e e nos cinco controles pareados por idade, sendo que, nos asmáticos e nos controles, a captação de ^{18}F-FDG foi semelhante.

Embora tanto os pacientes com DPOC quanto aqueles com asma tenham tido alto número de neutrófilos no escarro, essa quantidade correlacionou-se com a captação de ^{18}F-FDG apenas em pacientes com DPOC, o que implica uma diferença na ativação de neutrófilos entre essas duas condições.

Esses achados sugerem que o ^{18}F-FDG PET é um marcador potencialmente importante de inflamação pulmonar persistente. Em pacientes com DPOC verificou-se maior captação de ^{18}F-FDG nas regiões superiores dos pulmões (Figura 77.5), quando comparados a pacientes com deficiência de α1-antitripsina e a controles saudáveis.

A quantificação do grau de inflamação pulmonar, em 49 indivíduos com quantidades variáveis de enfisema centrolobular, mostrou que a captação de ^{18}F-FDG aumentou com a gravidade do enfisema somente quando após correção para as diferenças de aeração na tomografia de tórax. Uma revisão recente analisou o uso da ^{18}F-FDG PET em pacientes com DPOC e sugeriu as seguintes possibilidades: a) medir

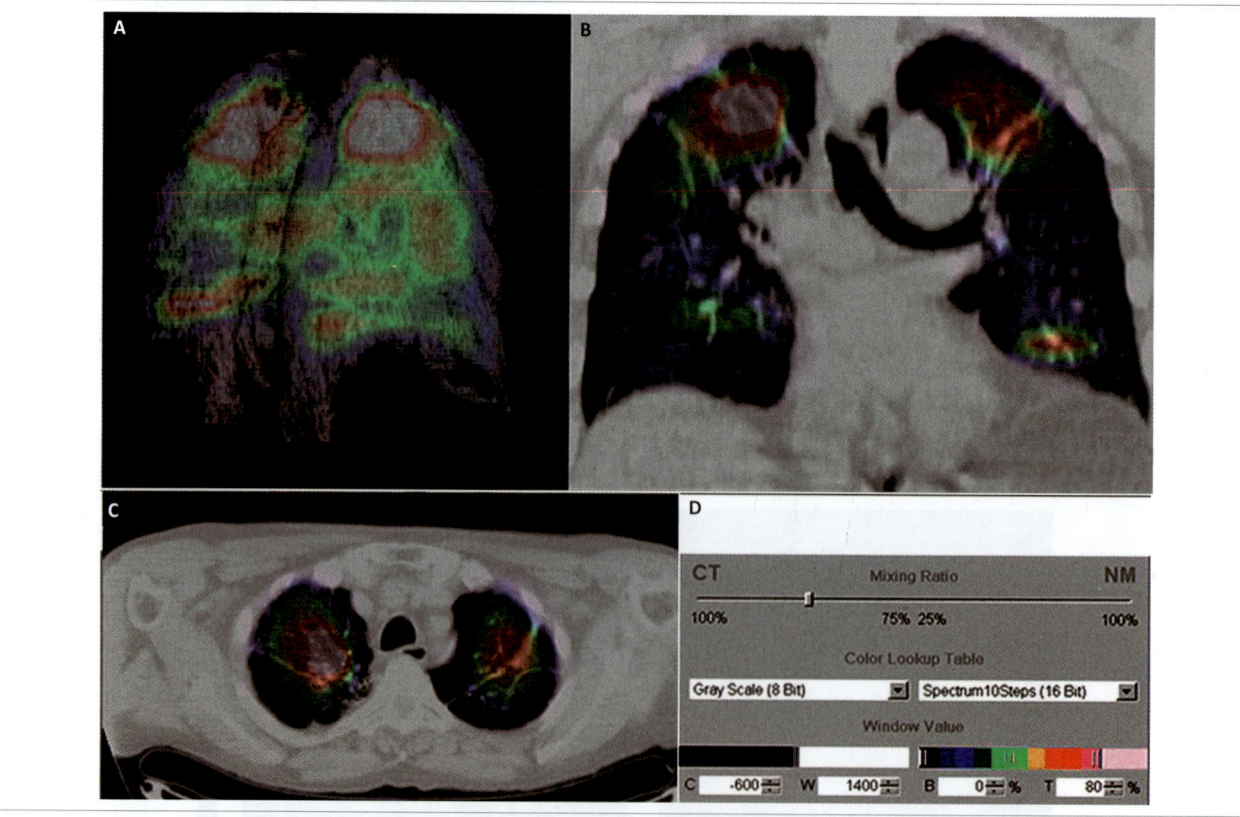

FIGURA 77.5. Imagens da distribuição de captação de ^{18}F-FDG em um paciente com doença pulmonar obstrutiva crônica (DPOC). (A) Tridimensional. (B) Axial. (C) Coronal. Note a distribuição predominantemente apical da captação de ^{18}F-FDG. (D) As imagens de PET estão representadas em uma escala de cores de calor, em que preto indica valores baixos, e branco, valores altos de captação de ^{18}F-FDG.
Fonte: Reprodução autorizada pela American Thoracic Society, 2014.[11]

inflamação pulmonar e sistêmica com a intenção de orientar o tratamento e o prognóstico; b) quantificar o uso dos músculos respiratórios; e c) diagnóstico de *cor pulmonale*.[12]

INFECÇÃO

A captação de ^{18}F-FDG aumenta em infecções causadas por diferentes agentes (micobactérias, fungos, bactérias e vírus), portanto o PET pode ser usado, por exemplo, para guiar o local da biópsia, determinar a atividade de um processo infeccioso, diagnosticar suspeita de recorrência e detectar a doença residual após o tratamento.

O papel da atividade da doença e a monitorização da eficácia terapêutica têm sido descritos em pacientes com tuberculose, infecções por fungos invasivos, pneumonia por *Pneumocystis jiroveci* e infecção por HIV.

Em pacientes críticos, ^{18}F-FDG pode ser usado para avaliar a suspeita de infecção, mas, atualmente, sua indicação parece estar restrita aos casos em que os testes convencionais não fornecem diagnóstico definitivo. Na fibrose cística, o PET com ^{18}F-FDG é uma ferramenta útil para a detecção de mudanças na inflamação após o tratamento de exacerbações pulmonares em crianças e adultos. Em estudo de vinte pacientes com fibrose cística e sete voluntários saudáveis, a captação de ^{18}F-FDG, medida com o método Patlak, foi maior na fibrose cística, sobretudo em pacientes com rápido declínio da função pulmonar. Nesse estudo, a captação de ^{18}F-FDG foi positivamente correlacionada com o número de neutrófilos presentes no LBA.

OUTRAS DOENÇAS PULMONARES INFLAMATÓRIAS

A fibrose pulmonar idiopática (FPI) está associada com o aumento da captação de ^{18}F-FDG nas regiões pulmonares acometidas e também no pulmão aparentemente normal nos exames de tomografia computadorizada de alta resolução (TCAR).

Em 36 pacientes com FPI ou outras formas de doença pulmonar intersticial (DPI), $SUV_{máx}$ foi aumentado em todos, sem diferenças entre aqueles com FPI e outras formas de DPI. A captação de ^{18}F-FDG foi maior em regiões com alterações reticulares ou faveolamento em comparação com as regiões de opacidades em vidro fosco, descoberta que pode ser importante no monitoramento da doença.

Em outro estudo, com 21 pacientes, não houve diferença significativa de captação de ^{18}F-FDG entre pacientes FPI e não FPI, embora os primeiros tenham apresentado tendência a valores de SUV mais elevados.[13]

Sarcoidose, doença granulomatosa de etiologia desconhecida que acomete múltiplos órgãos, envolve os pulmões em mais de 90% dos pacientes. A taxa de resolução espontânea depende do tipo de envolvimento (hilar e/ou do parênquima). O uso de PET com ^{18}F-FDG não pode diferenciar sarcoidose de outras doenças (como linfoma), mas pode orientar locais adequados para a biópsia.

Contudo, em pacientes já diagnosticados com sarcoidose, ^{18}F-FDG pode ser usado para avaliar a extensão do envolvimento e quantificar a atividade da doença, ambos importantes para orientar intervenções terapêuticas. Por exemplo, em pacientes não tratados com atividade parenquimatosa difusa, altas captações de ^{18}F-FDG são preditivas de deterioração futura da capacidade de difusão do monóxido de carbono.

HIPERTENSÃO PULMONAR E VASCULITES

Vasculite é um processo inflamatório dos vasos sanguíneos que atinge as veias e as artérias, com infiltração leucocitária na parede do vaso e danos de estruturas murais e tecidos circundantes. As vasculites são divididas em primárias, como a arterite de células gigantes e a arterite de Takayasu, e secundárias a infecção, drogas, malignidade e doença do tecido conjuntivo. O PET com ^{18}F-FDG pode ser útil no diagnóstico de vasculite dos grandes vasos (para escolher o local apropriado para a biópsia) e na avaliação da atividade (monitorizar a resposta terapêutica) e extensão da doença.

A hipertensão arterial pulmonar (HAP) é uma doença de remodelação vascular progressiva caracterizada por crescimento de células vasculares pulmonares e inflamação. Um estudo-piloto encontrou aumento da captação de ^{18}F-FDG no parênquima pulmonar e no ventrículo direito (VD) de 14 pacientes com HAP idiopática, quando comparados com seis controles. Curiosamente, a captação nas artérias pulmonares, nos pacientes com HAP idiopática, foi semelhante à dos controles.

Concluindo, a tomografia por emissão de pósitrons com ^{18}F-FDG tornou-se uma ferramenta importante na avaliação de amplo espectro de doenças pulmonares inflamatórias. A modelagem avançada permitiu examinar a cinética de captação de ^{18}F-FDG levando em conta a existência de um compartimento de edema pulmonar e possibilitando avaliar a quantidade de células inflamatórias e seu estado de ativação.

A aplicação em SDRA, tanto em condições experimentais quanto no cenário clínico, propiciou melhor compreensão dos seus mecanismos fisiopatológicos, proporcionando também uma nova opção para a avaliação do efeito dos tratamentos farmacológicos ou das estratégias de ventilação mecânica.

TOMOGRAFIA DE IMPEDÂNCIA ELÉTRICA (EIT)

A impedância elétrica vem sendo amplamente estudada em diversas áreas do conhecimento. No âmbito da medicina, estudos recentes demonstram potenciais aplicações do dispositivo no diagnóstico de algumas condições, como tumores do encéfalo, acidente vascular cerebral e câncer de mama.[14]

O conceito de impedância elétrica refere-se à relação entre a diferença de potencial dos terminais de determinado circuito elétrico e o valor da corrente resultante no circuito.[15] A impedância é uma combinação de resistência e reatância, medida em ohms e designada pelo símbolo Z. Reatância constitui o componente da impedância que não é decorrente da resistência pura. A resultante indica a oposição total que um circuito oferece ao fluxo de corrente alternada, ou qualquer outra corrente variável, a uma dada frequência. Em linhas gerais, tanto maior será a impedância de um circuito, de um material ou de um tecido, quanto mais resistivo (ou menos condutor) ele for.

O estudo da fisiologia de membranas celulares e de seus canais iônicos trouxe importantes contribuições para a compreensão de que a célula funciona, sob o ponto de vista elétrico, como um circuito. Diferentes células apresentam diferentes concentrações iônicas no citoplasma e padrões distintos de transporte iônico através da membrana celular e, como resultado, manifestam comportamentos elétricos diversos. O mesmo acontece para os tecidos. Diferentes tecidos têm diferentes propriedades elétricas, e, como consequência, expressam diferentes valores de resistividade e de impedância elétrica.

Um sistema aparentemente simples torna possível mensurar a impedância elétrica de determinado tecido ou estrutura. Pares de eletrodos são colocados em contato com sua superfície, através dos quais correntes elétricas de baixa amperagem e baixa frequência são dirigidas, criando um gradiente de potencial na superfície. Os potenciais elétricos registrados geram fluxo eletrônico dentro do sistema. O fluxo de elétrons é transformado em *pixel* (definido como o elemento mínimo necessário para reconstrução de imagem) e os valores de *pixel* são expressos na forma de variações percentuais de impedância no lugar de valores absolutos, conforme definido pelo algoritmo matemático denominado *back-projection*.[15] Ordenando os eletrodos em plano axial (ou transversal), obtém-se imagem seccional e bidimensional da distribuição da impedância elétrica dentro do plano contemplado pelos eletrodos. Este sistema nada mais é do que a tomografia por impedância elétrica. Na medicina respiratória, a EIT é utilizada nas UTI para monitorização da ventilação pulmonar (Figura 77.6) durante a entrada e a saída de ar dos pulmões (ventilação corrente) no curso da ventilação mecânica. Também vem sendo muito utilizada para monitorização de manobras de recrutamento alveolar em pacientes com SDRA e para a titulação da PEEP nestes pacientes. Mais recentemente, a tomografia de impedância elétrica tem sido usada para análise de perfusão pulmonar.[16]

Algumas propriedades biológicas fazem da caixa torácica objeto de interessante estudo com a aplicação da EIT. Ar e sangue, dois materiais com resistividades bastante distintas, compartilham de um mesmo compartimento: o tórax. Ambos circulam pelos pulmões e seus volumes variam, em condições normais, ritmicamente, ao longo do ciclo cardiorrespiratório.

O ar, mau condutor de corrente elétrica, gera grandes incrementos de impedância elétrica, da ordem de 50 Ωm

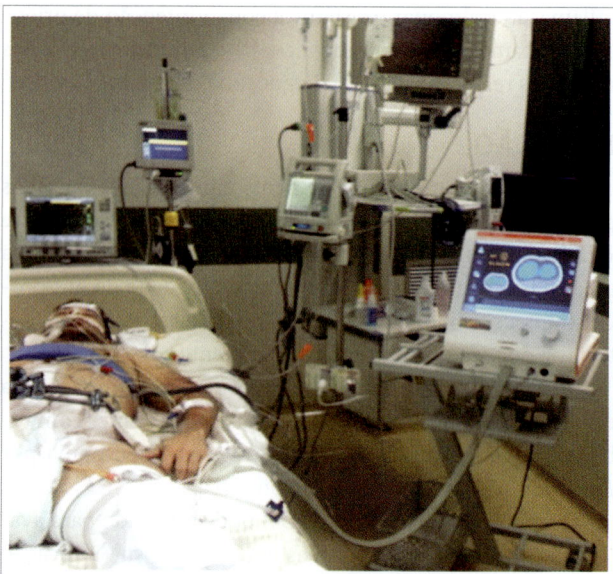

FIGURA 77.6. Tomografia de impedância elétrica utilizada à beira do leito em UTI para monitorização da ventilação pulmonar.

ao final de uma inspiração normal. Ao contrário, o aumento do volume de sangue, menos resistivo, no parênquima do pulmão, resulta em diminuição de 8 Ωm na impedância pulmonar. Tais características oferecem amplo espaço para o estudo da distribuição da ventilação e da perfusão no parênquima pulmonar.[16]

EIT NA VENTILAÇÃO PULMONAR

As propriedades elétricas do parênquima pulmonar diferem significativamente das apresentadas por outros tecidos da caixa torácica e variam periodicamente com a ventilação. Se o perfil elétrico do parênquima pulmonar for alterado pela ventilação, e ele pode ser aferido pela EIT, então a tomografia de impedância elétrica é capaz de trazer informações dinâmicas sobre a função pulmonar.

Isso é o que demonstram alguns estudos experimentais. As variações de impedância do parênquima pulmonar correlacionam-se muito bem com as variações de volume pulmonar em porcos e cães e reproduzem adequadamente as curvas de pressão-volume em porcos, trazendo informações adicionais e maior segurança durante as manobras de recrutamento alveolar.[17]

Em porcos submetidos a valores variáveis de volume-corrente e PEEP, as imagens oferecidas pela EIT são concordantes às de tomografia computadorizada (TC), o que denota que as variações de impedância se correlacionam com a densidade do parênquima pulmonar e com as variações regionais de volume.[17]

Surge, então, interesse a respeito do estudo da função pulmonar regional na prática clínica, particularmente em pacientes sob ventilação mecânica, que, de modo geral, apresentam aeração heterogênea e distribuição inadequada do volume-corrente no parênquima pulmonar.

Para acessar os efeitos de determinada estratégia terapêutica e ventilatória sobre a função pulmonar, a informação sobre a ventilação regional deve estar disponível continuamente à beira do leito, mas surge a dificuldade sobre a escolha do melhor método.

A análise gasométrica, as medidas de mecânica respiratória e o registro da curva pressão-volume podem guiar o estudo da função pulmonar e auxiliar no manejo da melhor estratégia ventilatória.[18] Entretanto, a informação é limitada, porquanto se refere à função pulmonar global, desse modo, as anormalidades regionais podem passar despercebidas. A ventilação regional pode ser estudada pela ressonância magnética (RM) e por métodos com radioisótopos; e a aeração, por TC. Outra limitação: nenhum dos métodos pode ser realizado à beira do leito.

Idealmente, a função pulmonar deveria ser monitorizada por meio de uma técnica que combinasse as especificidades anatômica e regional da TC e a característica não invasiva das medidas de mecânica ventilatória e das curvas pressão-volume. Portanto, a EIT, apesar de sua resolução espacial ainda limitada, ao contrário dos demais métodos, possui características que chegam perto do ideal: é técnica não invasiva, livre de radiação, com aplicação à beira do leito e resolução temporal suficiente para trazer informações dinâmicas sobre a ventilação regional.

Em 2004, grupo brasileiro validou o método para monitorização da ventilação pulmonar regional em pacientes com lesão pulmonar aguda (acute lung injury – ALI),[18] usando tomógrafo de 16 eletrodos dividindo o tórax em quatro camadas anteroposteriores ou quatro quadrantes, definidos como ROI (regions of interest). Victorino e colaboradores[5] demonstraram que a técnica é capaz de estimar satisfatoriamente desbalanços na ventilação em diferentes regiões pulmonares. Na zona 4, a mais posterior, na qual o colapso alveolar é dominante, não se observou variação de impedância, uma vez que área não ventilada não sofre variação de condutividade. As imagens oferecidas pela EIT mostraram forte concordância e correlação com aquelas obtidas pela TC.[18]

Tema de discussão atual se refere à escolha das ROI para análise quantitativa da ventilação regional. Alguns estudos, como o de Victorino e colaboradores[19] empregaram ROI geométricas ou arbitrárias; há outros que decidiram pelas funcionais, com base no cálculo do desvio-padrão da variação de impedância local. As ROI geométricas incluem as regiões não ventiladas e padronizam a análise para diferentes indivíduos, ao passo que as funcionais enxergam apenas as regiões ventiladas. Estudo recente[6] analisa os efeitos da seleção de diferentes tipos de ROI sobre a informação gerada pela EIT e recomenda análise combinada e individualizada para populações específicas.

Ao longo dos anos, a tecnologia que se esconde por detrás da EIT vem se aprimorando de forma que, atualmente, o tomógrafo de 32 eletrodos desenvolvido pelo grupo brasileiro (impedance analyser – Dixtal) é capaz de fornecer imagens da ventilação regional com melhores resoluções espacial e anatômica, além de abrigar software para leitura e registro da perfusão pulmonar.

EIT NA CIRCULAÇÃO PULMONAR

A circulação pulmonar compreende extensa rede de vasos altamente complacentes, que, pela sua singular capacidade de distensão, garantem a acomodação de grandes incrementos de volume sanguíneo no sistema sem o ônus do aumento de resistência vascular ou de pressão arterial.

Esse mecanismo pode ser estudado de diversas maneiras. Frequentemente utilizado e considerado padrão-ouro, o estudo hemodinâmico invasivo da circulação pulmonar, por meio da cateterização da artéria pulmonar, baseia-se na medida de parâmetros fisiológicos, como a pressão da artéria pulmonar e a resistência vascular pulmonar. Já o ecocardiograma oferece estimativa da pressão na artéria pulmonar de maneira não invasiva. Ambos os procedimentos têm o objetivo de acessar o estado funcional da circulação pulmonar. No entanto, falta sensibilidade para os métodos.

A RM, contudo, por meio da análise quantitativa de fluxo arterial diferencial, pode quantificar dinamicamente a perfusão pulmonar com resolução temporal e espacial.[20] Entretanto, não tem sensibilidade suficiente para oferecer informação sobre as variações de volume sanguíneo na região mais importante da circulação pulmonar, os vasos de pequeno calibre.

Retorna, então, a discussão sobre o método ideal, que reúna sensibilidade, baixo custo, aplicação à beira do leito e ofereça monitorização contínua. Mais uma vez, aparece espaço para a EIT, agora na análise da circulação pulmonar.

Alguns estudos sugerem que a tomografia de impedância elétrica tem resolução suficiente para identificar variações de impedância (ΔZ) relacionadas à perfusão pulmonar ao longo do ciclo cardíaco (Figura 77.7).[20] Considerando que a resistividade do sangue corresponde a um terço da resistividade média do tórax, é de se esperar queda na impedância quando da perfusão pulmonar.

No estudo da circulação pulmonar, o acoplamento da aquisição da imagem com a onda R do eletrocardiograma filtra as oscilações resultantes da ventilação. Assim, três ondas de impedância podem ser registradas em qualquer região do parênquima pulmonar: uma pequena onda negativa relacionada à contração atrial, que direciona o sangue retrogradamente para as veias pulmonares; uma segunda onda negativa e intensa, registrada a partir do final da diástole e relacionada com o volume de sangue ejetado em direção às artérias pulmonares ao longo da sístole; e, finalmente, uma terceira onda de amplitude intermediária, relacionada ao recolhimento elástico da energia armazenada nas paredes das artérias pulmonares, impulsionando o sangue em direção aos capilares e às veias pulmonares.

Em 2004, estudo holandês[21] mostrou que as variações de impedância pulmonar ao longo do ciclo cardíaco estão intimamente relacionadas ao leito vascular pulmonar distal.

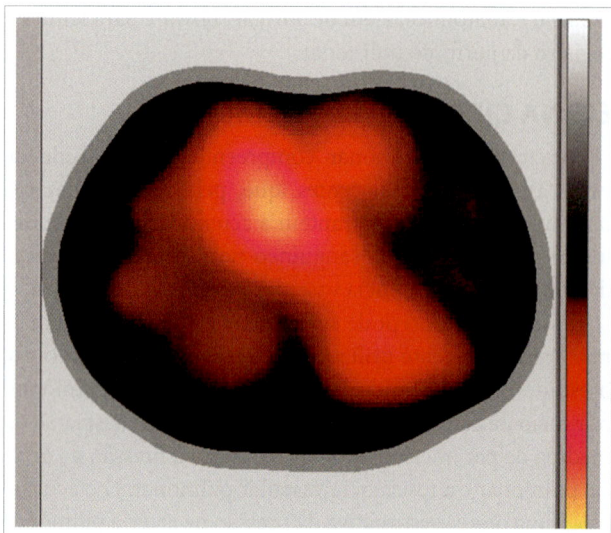

FIGURA 77.7. Imagem representativa da perfusão pulmonar de paciente cardiopata, obtida através do tomógrafo de 32 eletrodos de impedância elétrica.

Prova é que pacientes enfisematosos, nos quais se observa perda de capilares alveolares por destruição de septos alveolares, apresentam redução significativa da variação de impedância. Em contrapartida, o acréscimo no volume sistólico não alterou o sinal da impedância, sugerindo que o aumento na velocidade de fluxo sanguíneo não se acompanha de alteração nas características de distensibilidade da circulação pulmonar. Também não se observou correlação com a distensibilidade da artéria pulmonar. Em suma, a variação de impedância depende da integridade e da capacidade de distensão da microcirculação pulmonar.

REFERÊNCIAS BIBLIOGRÁFICAS

1. de Prost N, Tucci MR, Melo MF. Assessment of lung inflammation with 18F-FDG PET during acute lung injury. AJR Am J Roentgenol. 2010;195(2):292-300.
2. Hess S, Blomberg BA, Zhu HJ, Hoilund-Carlsen PF, Alavi A. The Pivotal Role of FDG-PET/CT in Modern Medicine. Acad Radiol. 2014;21(2):232-49.
3. Tucci MR, Costa EL, Wellman TJ, Musch G, Winkler T, Harris RS, et al. Regional lung derecruitment and inflammation during 16 hours of mechanical ventilation in supine healthy sheep. Anesthesiology. 2013;119(1):156-65.
4. Zhou Z, Kozlowski J, Goodrich AL, Markman N, Chen DL, Schuster DP. Molecular imaging of lung glucose uptake after endotoxin in mice. Am J Physiol Lung Cell Mol Physiol. 2005;289(5):L760-8.
5. Chen DL, Schuster DP. Positron emission tomography with [18F]fluorodeoxyglucose to evaluate neutrophil kinetics during acute lung injury. Am J Physiol Lung Cell Mol Physiol. 2004;286(4):L834-40.
6. Costa EL, Musch G, Winkler T, Schroeder T, Harris RS, Jones HA, et al. Mild endotoxemia during mechanical ventilation produces spatially heterogeneous pulmonary neutrophilic inflammation in sheep. Anesthesiology. 2010;112(3):658-69.
7. Schroeder T, Vidal Melo MF, Musch G, Harris RS, Venegas JG, Winkler T. Modeling pulmonary kinetics of 2-deoxy-2-[18F]fluoro-D-glucose during acute lung injury. Acad Radiol. 2008;15(6):763-75.
8. Musch G, Winkler T, Harris RS, Melo MF, Wellman TJ, de Prost N, et al. Lung [18F]fluorodeoxyglucose Uptake and Ventilation-Perfusion Mismatch in the Early Stage of Experimental Acute Smoke Inhalation. Anesthesiology. 2014;120(3):683-93.
9. de Prost N, Kerrou K, Sibony M, Talbot JN, Wislez M, Cadranel J. Fluorine-18 fluorodeoxyglucose with positron emission tomography revealed bone marrow involvement in sarcoidosis patients with anaemia. Respiration. 2010;79(1):25-31.
10. Borges JB, Costa EL, Suarez-Sipmann F, Widstrom C, Larsson A, Amato M, et al. Early Inflammation Mainly Affects Normally and Poorly Aerated Lung in Experimental Ventilator-Induced Lung Injury. Crit Care Med. 2014;42(4):e279-87.
11. Subramanian DR, Jenkins L, Edgar R, Quraishi N, Stockley RA, Parr DG. Assessment of pulmonary neutrophilic inflammation in emphysema by quantitative positron emission tomography. Am J Respir Crit Care Med. 2012;186(11):1125-32.
12. Madsen PH, Hess S, Hoilund-Carlsen PF, Alavi A. Positron emission tomography in chronic obstructive pulmonary disease. Hell J Nucl Med. 2013;16(2):121-4.
13. Meissner HH, Soo Hoo GW, Khonsary SA, Mandelkern M, Brown CV, Santiago SM. Idiopathic pulmonary fibrosis: evaluation with positron emission tomography. Respiration. 2006;73(2):197-202.
14. Smith RW, Freeston IL, Brown BH. A real-time electrical impedance tomography system for clinical use – design and preliminary results. IEEE Trans Biomed Eng. 1995;42:133-40.
15. Barber DC. Quantification in impedance imaging. Clin Phys Physiol Meas. 1990;11:45-56.
16. Kunst PW, Vonk Noordegraaf A, Hoekstra OS, Postmus PE, de Vries PM. Ventilation and perfusion imaging by electrical impedance tomography: a comparison with radionuclide scanning. Physiol Meas. 1998;19:481-90.
17. Kunst PWA, Böhm SH, de Anda GV, Amato MBP, Lachmann B, Postmus PE, et al. Regional pressure volume curves by electrical impedance tomography in a model of acute lung injury. Crit Care Med. 2000;28:178-83.
18. Victorino JA, Borges JB, Okamoto VN, Matos GF, Tucci MR, Caramez MP, et al. Imbalances in regional lung ventilation: a validation study on electrical impedance tomography. Am J Resp Crit Care Med. 2004;169:791-800.
19. Pulletz S, van Genderingen HR, Schimitz G, Zick G, Schädler D, Scholz J, et al. Comparison of different methods to define regions of interest for evaluation of regional lung ventilation by EIT. Physiol Meas. 2006;27:115-27.
20. Vonk Noordegraaf A, van Wolferen SA, Marcus JT, Boonstra A, Postmus PE, Peeters JW, et al. Noninvasive assessment and monitoring of the pulmonary circulation. Eur Resp J. 2005;25:758-66.
21. Smit HJ, Vonk Noordegraaf A, Marcus JT, Boonstra A, de Vries PM, Postmus PE. Determinants of pulmonary perfusion measured by electrical impedance tomography. Eur J Appl Physiol. 2004;92:45-9.

CAPÍTULO 78

TÉCNICAS DE SUPORTE AVANÇADO
CIRCULAÇÃO EXTRACORPÓREA NA SÍNDROME DO DESCONFORTO RESPIRATÓRIO AGUDO

Gustavo Faissol Janot de Matos
Carmen Silva Valente Barbas
Humberto Bassit Bogossian

DESTAQUES

- A oxigenação por membrana extracorpórea (*extracorporeal membrane oxigenation* – EMCO) é um método de suporte de vida extracorpóreo pulmonar e/ou cardíaco para pacientes com disfunção cardiorrespiratória grave.
- Existem três métodos para aplicação da ECMO na prática clínica: venovenoso, venoarterial e arteriovenoso.
- A ECMO venovenosa é indicada para casos de insuficiência respiratória hipoxêmica grave (síndrome do desconforto respiratório agudo – SDRA); o venoarterial, para casos de disfunção cardíaca grave (choque cardiogênico); e o arteriovenoso, para insuficiência respiratória hipercápnica.
- Indica-se a ECMO para pacientes muito graves, com alto risco de morte, doença pulmonar de início agudo, com claras possibilidades de reversão, e que não apresentem contraindicações ao suporte com ECMO.
- A ECMO deve ser indicada precocemente no curso clínico, antes da instalação de falências orgânicas associadas à insuficiência respiratória, e ao dano pulmonar induzido pela ventilação mecânica.
- A ECMO deve ser realizada em centros especializados e com equipe altamente capacitada e treinada.
- Não se deve utilizar ECMO em pacientes com contraindicação à anticoagulação sistêmica ou que apresentem sangramento ativo intracraniano.

INTRODUÇÃO

A mortalidade nos casos graves da síndrome do desconforto respiratório agudo (SDRA) continua extremamente elevada, especialmente com relação a PaO_2/FIO_2 < 100, podendo chegar a cerca de 70%, apesar de todo o desenvolvimento tecnológico em equipamentos de ventilação mecânica e dos diversos ensaios clínicos randomizados realizados nas últimas décadas.[1-9] Várias estratégias ventilatórias se mostraram benéficas para reversão da hipoxemia grave e proteção pulmonar contra a lesão induzida pela ventilação mecânica: limitação do volume-corrente (VT) entre 4 e 6 mL/kg de peso predito; manobras de recrutamento alveolar e titulação da pressão positiva no final da expiração (PEEP); ventilação sob posição prona; sedação profunda; e bloqueio neuromuscular.[9-14]

Nos casos muito graves de SDRA, alguns pacientes não respondem ao tratamento e acabam evoluindo com hipoxemia refratária, e, frequentemente, mesmo com uma estratégia "teoricamente" protetora, há ocorrência de lesão pela ventilação mecânica[15] e de vários efeitos deletérios secundários, como: pneumonia associada a ventilação mecânica; alterações hemodinâmicas graves; fraqueza muscular; lesão diafragmática; delírio hiperativo; dano neuropsicológico de longo prazo; entre outros. Esse efeitos tornam a mortalidade extremamente elevada nesses pacientes mais graves.

Métodos de suporte de vida extracorpóreos com oxigenadores de membrana artificial, também chamados ECMO (*extracorporeal membrane oxigenators*),[16-19] permitem suporte cardiopulmonar controlando a perfusão e a oxigenação nos casos graves de falência cardiopulmonar refratários à terapêutica convencional.

ECMO não é um dispositivo que possibilita a cura da doença, mas sim uma estratégia temporária de suporte total ou parcial ao coração e/ou aos pulmões, permitindo um tempo para investigação diagnóstica e tratamento da causa da falência orgânica, servindo como uma ponte para a recuperação do órgão ou, em alguns centros, para transplante de coração ou pulmões. Recentemente, com a pandemia H1N1 e alguns relatos de séries de casos em poucos centros especializados nos Estados Unidos e na Europa, esses métodos se tornaram mais seguros e eficientes, com resultados clínicos promissores. Existem três tipos de ECMO, descritos a seguir.

1. **ECMO venoarterial (ECMO VA):** utilizado em condições de falência cardíaca e pulmonar, permite suporte hemodinâmico e respiratório, sendo necessária a canulação de um sítio venoso no qual o sangue é bombeado através de um pulmão artificial (oxigenador de membrana) e devolvido na aorta. Necessita de anticoagulação intensa, apresentando, portanto, maior risco de sangramento e embolização.[16]

2. **ECMO venovenoso (ECMO VV):** utilizado em condições de falência pulmonar, pois, por meio da administração de altos fluxos de sangue venoso oxigenado e da eliminação de gás carbônico pela membrana, substitui a função pulmonar permitindo o repouso e a recuperação dos pulmões. É necessária a canulação de dois sítios venosos, geralmente veia femoral e/ou jugular, nas quais o sangue é bombeado através do oxigenador de membrana e drenado, oxigenado, para o átrio direito (Figuras 78.1 e 78.2). Não há suporte hemodinâmico nesse tipo de ECMO e, nos casos de falência cardíaca associada, recomenda-se a conversão para suporte ECMO VA. Essa técnica foi descrita por Gattinoni e colaboradores,[17] em 1980, quando foi utilizada para reversão de insuficiência respiratória grave em três pacientes portadores de SDRA.

3. **ECMO arteriovenoso:** nos casos de insuficiência respiratória hipercápnica ou quando se deseja reduzir as pressões do ventilador e utilizar VT menor do que 4 mL/kg de peso predito (estratégia ventilatória ultraprotetora), emprega-se a estratégia extracorpórea de re-

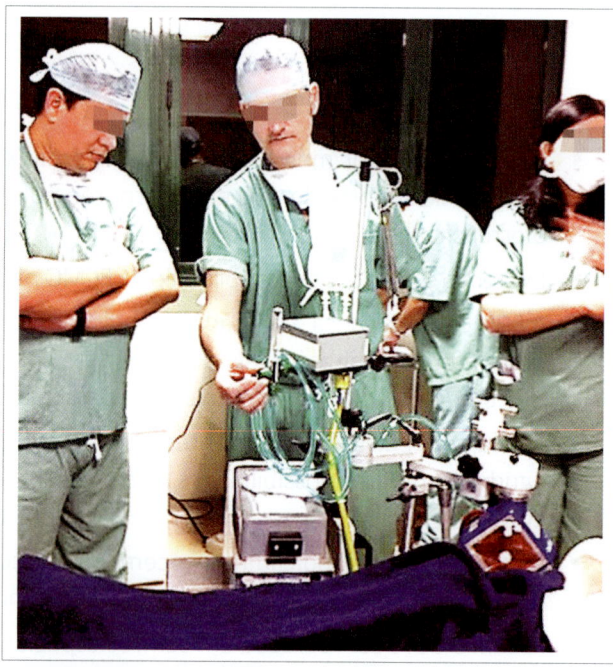

FIGURA 78.1. Montagem do circuito da ECMO venovenosa.

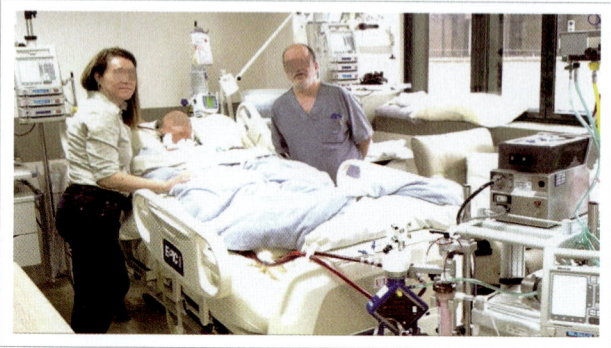

FIGURA 78.2. Sistema de ECMO venovenosa (femorojugular direita) funcionando em paciente portador de SDRA grave.

moção de gás carbônico (*extracorporeal CO_2 removal* – $ECCO_2R$). Como os oxigenadores de membrana possuem altíssima difusão de gás carbônico, muito mais eficiente do que a difusão de oxigênio, e dependem muito mais do fluxo de gás através da membrana do que do fluxo de sangue do paciente que passa por ela, esses sistemas não necessitam de bombas extracorpóreas e podem ser utilizados por meio de *shunt* arteriovenoso femoral ou, nos pacientes com insuficiência renal dialítica, podem ser acoplados diretamente ao circuito da hemodiálise.[18-19]

Neste capítulo, serão abordados os dispositivos de suporte de vida extracorpóreos mais empregados em casos de insuficiência respiratória aguda: ECMO VV, para casos de insuficiência respiratória hipoxêmica, e $ECCO_2R$, em casos de insuficiência respiratória do tipo hipercápnica. Favor consultar capítulo específico para maiores informações sobre ECMO VA em pacientes com falência cardíaca.

HISTÓRICO

ECMO como estratégia de suporte em pacientes com insuficiência respiratória aguda grave refratária ao tratamento convencional foi descrito inicialmente, na década de 1970, com a publicação de alguns relatos de casos.[20-21] Entretanto, o primeiro grande ensaio clínico, no final da referida década, apresentou altíssima mortalidade e foi interrompido precocemente por futilidade, o que fez com que a ECMO ficasse em segundo plano por muitos anos. Tal fato talvez tenha ocorrido por conta da tecnologia da ECMO ser ainda muito primária e rudimentar à época, e do emprego de ECMO VA, que sabidamente apresenta maior risco de hemorragia e embolização do que o ECMO VV.

Entretanto, houve grandes avanços tecnológicos na área, como: o aprimoramento dos oxigenadores de membrana, que atualmente são muito mais eficientes na troca gasosa com baixa resistência ao fluxo sanguíneo, menor grau de trombose e, consequentemente, menor necessidade de anticoagulação, podendo, ainda, ser utilizados por mais tempo sem substituição; as bombas centrífugas mais eficientes, com menor estagnação de sangue e menor risco de trombose e hemólise; as cânulas vasculares reforçadas por metais mais resistentes, que impedem dobraduras e, dessa forma, garantem fluxo sanguíneo adequado por tempo prolongado; os circuitos revestidos de heparina, com menor risco de trombose e reação inflamatória.

Enfim, uma série de progressos que possibilitaram que a ECMO fosse cada vez mais utilizada em casos graves de insuficiência cardíaca e respiratória refratários ao tratamento convencional.

Nos últimos vinte anos, séries de casos de poucos centros especializados foram publicadas com resultados encorajadores.[9,22-23] Porém, somente em 2009, com a pandemia de influenza A-H1N1 e a ocorrência de diversos casos graves de insuficiência respiratória aguda hipoxêmica refratários à estratégia ventilatória protetora convencional, ressurgiu o interesse, em razão da necessidade de se utilizar a estratégia de ECMO como resgate. Diversas séries de casos foram descritas com resultados de sobrevida expressivos. A série de casos australianos e neozelandeses, com 68 pacientes submetidos ao ECMO, evidenciou que 71% deles tiveram alta da UTI,[24] a série de casos italiana, com 60 pacientes,[25] revelou sobrevida e alta hospitalar em 68% dos casos. Noah e colaboradores[26] realizaram estudo observacional, coorte e compararam pacientes com H1N1 transferidos para centros de referência em ECMO e submetidos a esse tipo de suporte, com pacientes apresentando características semelhantes (pareados) que não foram submetidos a ECMO. Os autores observaram que aqueles submetidos a ECMO apresentaram mortalidade hospitalar menor, e significativo efeito protetor do método (risco relativo 0,45 [95% CI, 0,26-0,79]), quando comparados a pacientes que não foram submetidos a ECMO.

Entretanto, a evidência para indicação de uso de ECMO em insuficiência respiratória aguda ainda é bem controversa na literatura, já que alguns relatos de séries de casos evidenciaram resultados conflitantes e não demonstraram benefício significativo na sobrevida. Bonastre e colaboradores[27] publicaram resultados da série de casos de utilização de ECMO durante a pandemia de influenza A-H1N1 na Espanha. Apenas cerca de 3% dos pacientes com insuficiência respiratória aguda necessitaram de suporte de ECMO, 44% apresentaram moderada taxa de complicações não fatais e sobrevida de apenas 45% dos casos estudados.

Pham e colaboradores[28] realizaram estudo observacional, coorte, na França, em pacientes com insuficiência respiratória aguda durante a pandemia de influenza A-H1N1, e compararam 103 pacientes submetidos a ECMO pareados com 157 pacientes que não foram submetidos ao método, contabilizando o total de 52 pares de pacientes. Cerca de 51 pacientes submetidos a ECMO ficaram sem pareamento adequado e não foram analisados. A análise estatística não revelou diferença significativa na mortalidade entre os 52 pares [OR 1,48 (CI 95% 0,68-3,23)]. Em contraste, os 51 pacientes não pareados eram mais jovens e mais graves, pois apresentavam relação PaO_2/FiO_2 mais baixa, maior pressão de platô das vias aéreas e mortalidade significativamente menor do que os 52 pacientes pareados (22% *versus* 50% $p = 0,01$).

Recentemente, Peek e colaboradores,[29] em um estudo prospectivo, controlado e randomizado, com 180 pacientes com SDRA grave, realizado na Inglaterra, demonstraram que 63% (57/90) daqueles considerados para receber ECMO sobreviveram sem disfunções importantes em seis meses, comparados com 47% (41/87) dos pacientes considerados para tratamento convencional (risco relativo de 0,69; 95% CI 0,05-0,97, $p = 0,03$). Atualmente, está em curso um estudo em pacientes com SDRA grave, comparando estratégia ventilatória protetora e ECMO VV, que talvez acrescente mais informações sobre esse assunto (EOLIA – ClinicalTrials.gov NCT01470703).

É muito importante ressaltar que a utilização de ECMO deve ser feita em centros de alta complexidade, dedicados, com equipe multiprofissional (médicos, enfermeiros e fisioterapeutas) treinada e capacitada para executar ECMO com o intuito de garantir sua máxima segurança. Essa tecnologia ainda é muito cara, de altíssimo risco de complicações e com demanda intensa de recursos de equipamentos complexos e sofisticados. A Organização de Suporte Extracorpóreo (*Extracorporeal Life Support Organization* – ELSO – www.elso.org) possui banco de dados extenso, computados desde 1986, com referências e diversos protocolos sobre ECMO.

Recentemente, um grupo internacional de médicos especialistas em ECMO publicou uma opinião de consenso sobre os requisitos necessários para a utilização da tecnologia nos casos de insuficiência respiratória aguda em adultos,[16] muito interessante e com diversas recomendações importantes aos centros de ECMO, visando a aumentar a segurança e a eficácia dessa estratégia de suporte.

INDICAÇÕES E CONTRAINDICAÇÕES

Indicações

A seleção criteriosa dos pacientes que serão submetidos a suporte com ECMO é muito importante para o sucesso do programa. Os critérios de escolha do caso ideal deveriam contemplar pacientes muito graves, com alto risco de morte, doença pulmonar de início agudo, com claras possibilidades de reversão, e que não apresentem contraindicações ao suporte com ECMO.

Deve-se ressaltar que esse método é uma estratégia de suporte, e não curativa, e deve ser empregado nos casos mais graves de insuficiência respiratória aguda, que não responderam a medidas de resgate como: sedação profunda e bloqueio neuromuscular com agentes paralisantes; ventilação sob posição prona; manobras de recrutamento alveolar; e titulação da PEEP. Além disso, a decisão de iniciar ECMO deve ser ponderada em tempo hábil, de preferência, precocemente, no curso clínico, antes da instalação de falências orgânicas associadas à insuficiência respiratória e ao dano pulmonar induzido pela ventilação mecânica iatrogênica com altas frações inspiratórias de oxigênio ($FiO_2 > 60\%$) e pressões e/ou volumes-correntes elevados ($VT > 6$ mL/kg e pressão de platô > 40 cmH_2O).

Insuficiência respiratória hipoxêmica

De acordo com as recomendações da ELSO, os critérios de indicação para suporte com ECMO têm base no risco de morte que os pacientes com insuficiência respiratória aguda hipoxêmica apresentam. Foi definido que esse risco é maior que 50% quando a relação $PaO_2/FiO_2 < 150$ mmHg, com $FiO_2 \geq 90\%$ e/ou apresente escore de Murray 2 a 3. Nesses casos, a utilização de ECMO deve ser considerada.

Nas situações mais graves, com risco de morte maior que 80%, a relação $PaO_2/FiO_2 < 100$ mmHg, com $FiO_2 > 90\%$ e/ou escore de Murray 3 a 4, apesar de estratégia ventilatória protetora e manobras de resgate aplicadas por mais de seis horas, há indicação formal da ECMO.

De acordo com o Consenso brasileiro de ventilação mecânica, elaborado em 2013, os critérios obrigatórios de indicação de ECMO incluem: doença pulmonar de início agudo e potencialmente reversível; e SDRA com PEEP ≥ 10 cmH_2O. E, como critérios complementares, a relação $PaO_2/FiO_2 \leq 80$ com $FiO_2 \geq 80\%$ por pelo menos três horas, apesar da realização de manobras de resgate.[9]

Insuficiência respiratória hipercápnica

Os critérios de indicação para suporte de ECMO nos casos de insuficiência respiratória hipercápnica, de acordo com o Consenso brasileiro de ventilação mecânica, são: hipercapnia com manutenção do pH $\leq 7,20$, com frequência respiratória de 35 rpm; e VT entre 4 e 6 mL/kg de peso predito sem conseguir manter as pressões de distensão (*driving pressure*) ≤ 15 cmH_2O.

A ELSO segue recomendações semelhantes e também utiliza o critério da não manutenção da pressão de platô < 30 cmH_2O.[9]

Outras indicações de ECMO como suporte respiratório

Fístulas aéreas de alto débito (VT exalado menor que a metade do VT inspirado); disfunção primária do enxerto pulmonar pós-transplante; como ponte para transplante pulmonar para pacientes inscritos na lista de espera que evoluam com insuficiência respiratória e necessidade de intubação orotraqueal, em países nos quais a legislação permita; e embolia pulmonar maciça com colapso cardiocirculatório.

CONTRAINDICAÇÕES

Poucas são as contraindicações ao suporte com ECMO e cada paciente deve ser avaliado individualmente, de acordo com a experiência de cada centro.

Geralmente, pacientes com contraindicação à anticoagulação sistêmica ou que apresentem sangramento ativo intracraniano não são candidatos ao suporte com ECMO. Pacientes com comorbidades incapacitantes como neoplasias malignas terminais e danos neurológicos graves, pacientes imunossuprimidos graves, neutropênicos e com transplante de medula óssea também não deveriam ser candidatos a ECMO. Outro fator importante no desfecho clínico é a duração de mais de sete dias do suporte ventilatório iatrogênico e causador de lesão pulmonar ($FiO_2 > 90\%$ ou pressão de platô > 30 cmH_2O) que, em alguns centros, se configura como contraindicação à utilização de ECMO.

A idade dos pacientes não é uma contraindicação formal, mas quanto mais velho o paciente, menor o sucesso da estratégia. De acordo com o Consenso brasileiro de ventilação mecânica, são contraindicações a ECMO: pacientes moribundos; com doenças crônicas incapacitantes; contraindicação à anticoagulação; índice de massa corporal

> 40 a 45; coma pós parada cardiorrespiratória; pacientes sem acesso vascular calibroso, seguro e acessível.[9]

Revisão sistemática recente da literatura encontrou quatro estudos randomizados e controlados, em um total de 389 pacientes, que compararam ECMO (venovenosa c/ ou venoarterial) com estratégia convencional em pacientes com insuficiência respiratória aguda.[30] Em razão da heterogeneidade dos estudos, não foi possível realizar metanálise dos dados, tornando os resultados inconclusivos.

Hipoxemia refratária durante a ECMO V-V:

Se mesmo em ECMO V-V o paciente apresentar hipoxemia refratária devemos realizar a seguinte sequência de condutas:[31]

1. Aumentar fluxo da ECMO > 60 a 80 mL/kg
2. FiO_2 da ECMO 100%
3. Transfusão manter Hb entre 12 e 14 g/dL
4. Checar as cânulas para ver se não há recirculação
5. Sedação e curarização
6. Pronar
7. Hipotermia terapêutica (34 a 36°C para diminuir o consumo de oxigênio)
8. Betabloqueador (esmolol endovenoso)
9. Mudar para ECMO venoarterial

CONSIDERAÇÕES FINAIS

ECMO é um método de suporte de vida extracorpóreo pulmonar e/ou cardíaco para pacientes com disfunção cardiorrespiratória grave. Existem três métodos para aplicação da ECMO na prática clínica: venovenoso, venoarterial e arteriovenoso. O primeiro é indicado para casos de SDRA; o segundo, para casos com disfunção cardíaca grave (choque cardiogênico), e o terceiro, para insuficiência respiratória hipercápnica.

A ECMO deve ser indicada para pacientes muito graves, com alto risco de morte, doença pulmonar de início agudo, com claras possibilidades de reversão, e que não apresentem contraindicações ao método de suporte.

A indicação do ECMO deve ser precoce no curso clínico, antes da instalação de falências orgânicas associadas à insuficiência respiratória e ao dano pulmonar induzido pela ventilação mecânica. A ECMO deve ser realizada em centros especializados e com equipe altamente capacitada e treinada, e não deve ser utilizada em pacientes com contraindicação à anticoagulação sistêmica ou que apresentem sangramento ativo intracraniano.

REFERÊNCIAS BIBLIOGRÁFICAS

1. Estenssoro E, Dubin A, Laffaire E, Canales H, Sáenz G, Moseinco M, et al. Incidence, clinical course, and outcome in 217 patients with acute respiratory distress syndrome. Crit Care Med. 2002;30(11):2450-6.
2. Bersten AD, Edibam C, Hunt T, Moran J. Australian and New Zealand Intensive Care Society Clinical Trials Group incidence and mortality of acute lung injury and the acute respiratory distress syndrome in three Australian States. Am J Respir Crit Care Med. 2002;165(4):443.
3. Villar J, Blanco J, Añón JM, Santos-Bouza A, Blanch L, Ambrós A, et al. The ALIEN study: incidence and outcome of acute respiratory distress syndrome in the era of lung protective ventilation. Intensive Care Med. 2011;37(12):1932.
4. Esteban A, Frutos-Vivar F, Muriel A, Ferguson ND, Peñuelas O, Abraira V, et al. Anzueto Evolution of mortality over time in patients receiving mechanical ventilation. Am J Respir Crit Care Med. 2013;188(2):220.
5. MacCallum NS, Evans TW Epidemiology of acute lung injury. Curr Opin Crit Care. 2005;11(1):43.
6. Rubenfeld GD, Caldwell E, Peabody E, Weaver J, Martin DP, Neff M, et al. Incidence and outcomes of acute lung injury. N Engl J Med. 2005;353(16):1685.
7. Barbas CS, Isola AM, Caser EB. What is the future of acute respiratory distress syndrome after the Berlin definition? Curr Opin Crit Care. 2014 Feb;20(1):10-6.
8. Caser EB, Zandonade E, Pereira E, Gama AM, Barbas CS. Impact of distinct definitions of acute lung injury on its incidence and outcomes in Brazilian ICUs: prospective evaluation of 7,133 patients. Crit Care Med. 2014 Mar;42(3):574-82.
9. Barbas CS, Isola AM, Farias AM, Cavalcanti AB, Gama AM, Duarte AC, et al. Brazilian recommendations of mechanical ventilation 2013. Part I. Rev Bras Ter Intensiva. 2014 Apr-Jun;26(2):89-121.
10. Amato MB, Barbas CS, Medeiros DM, Magaldi RB, Schettino GP, Lorenzi-Filho G, et al. Effect of a protective-ventilation strategy on mortality in the acute respiratory distress syndrome. N Engl J Med. 1998 Feb 5;338(6):347-54.
11. Ventilation with lower tidal volumes as compared with traditional tidal volumes for acute lung injury and the acute respiratory distress syndrome. The Acute Respiratory Distress Syndrome Network. N Engl J Med. 2000;342(18):1301-8.
12. Guérin C, Reignier J, Richard J, Beuret P, Gacouin A, Boulain T, et al. Prone Positioning in Severe Acute Respiratory Distress Syndrome. N Engl J Med. 2013;368:2159-68.
13. Papazian L, Forel J, Gacouin A, Penot-Ragon C, Perrin PG, Loundou A, et al. Neuromuscular Blockers in Early Acute Respiratory Distress Syndrome. N Engl J Med. 2010;363:1107-16.
14. Sud S, Friedrich JO, Adhikari NK, Taccone P, Mancebo J, Polli F, et al. Effect of prone positioning during mechanical ventilation on mortality among patients with acute respiratory distress syndrome: a systematic review and meta-analysis. CMAJ. 2014 Jul 8;186(10):E381-90
15. Terragni PP, Rosboch G, Tealdi A, Corno E, Menaldo E, Davini O, et al. Tidal hyperinflation during low tidal volume ventilation in acute respiratory distress syndrome. Am J Respir Crit Care Med. 2007 Jan 15;175(2):160-6.
16. Combes A, Brodie D, Bartlett R, Brochard L, Brower R, Conrad S, et al. Position paper for the organization of extracorporeal membrane oxygenation programs for acute respiratory failure in adult patients. Am J Respir Crit Care Med. 2014 Sep 1;190(5):488-96.
17. Gattinoni L, Agostoni A, Pesenti A, Pelizzola A, Rossi GP, Langer M, et al. Treatment of acute respiratory failure with low-frequency positive-pressure ventilation and extracorporeal removal of CO2. Lancet. 1980 Aug 9;2(8189):292-4.
18. Leligdowicz A, Fan E. Extracorporeal life support for severe acute respiratory distress syndrome. Curr Opin Crit Care. 2015 Feb;21(1):13-9.
19. Terragni P, Faggiano C, Ranieri VM. Extracorporeal membrane oxygenation in adult patients with acute respiratory distress syndrome. Curr Opin Crit Care. 2014 Feb;20(1):86-91.
20. Hill JD, O'Brien TG, Murray JJ, Dontigny L, Bramson ML, Osborn JJ, et al. Prolonged extracorporeal oxygenation for acute post-traumatic respiratory failure (shock-lung syndrome). Use of the Bramson membrane lung. N Engl J Med. 1972;286:629-34.
21. Bartlett RH, Gazzaniga AB, Jefferies MR, Huxtable RF, Haiduc NJ, Fong SW. Extracorporeal membrane oxygenation (ECMO) cardiopulmonary support in infancy. Trans Am Soc Artif Intern Organs. 1976;22:80-93.

22. Kolla S, Awad SS, Rich PB, Schreiner RJ, Hirschl RB, Bartlett RH. Extracorporeal life support for 100 adult patients with severe respiratory failure. Ann Surg. 1997;226:544-64.
23. Bartlett RH, Roloff DW, Custer JR, Younger JG, Hirschl RB. Extracorporeal life support: the University of Michigan experience. JAMA. 2000;283:904-8.
24. Davies A, Jones D, Bailey M, Beca J, Bellomo R, Blackwell N, et al. Extracorporeal Membrane Oxygenation for 2009 Influenza A (H1N1) Acute Respiratory Distress Syndrome. Australia and New Zealand Extracorporeal Membrane Oxygenation (ANZ ECMO) Influenza Investigators. JAMA. 2009 Nov 4;302(17):1888-95.
25. Patroniti N, Zangrillo A, Pappalardo F, Peris A, Cianchi G, Braschi A, et al. The Italian ECMO network experience duringthe 2009 influenza A(H1N1) pandemic: preparation for severe respiratory emergency outbreaks. Intensive Care Med. 2011 Sep;37(9):1447-57.
26. Noah MA, Peek GJ, Finney SJ, Griffiths MJ, Harrison DA, Grieve R, et al. Referral to an extracorporeal membrane oxygenation center and mortality among patients with severe 2009 influenza A(H1N1). JAMA. 2011 Oct 19;306(15):1659-68.
27. Bonastre J, Suberviola B, Pozo JC, Guerrero JE, Torres A, Rodríguez A, et al. SEMICYUC-CIBERES-REIPI working group Extracorporeal lung support in patients with severe respiratory failure secondary to the 2010-2011 winter seasonal outbreak of influenza A (H1N1) in Spain. Med Intensiva. 2012 Apr;36(3):193-9.
28. Pham T, Combes A, Rozé H, Chevret S, Mercat A, Roch A, et al. REVA Research Network.Extracorporeal membrane oxygenation for pandemic influenza A(H1N1)-induced acute respiratory distress syndrome: a cohort study and propensity-matched analysis. Am J Respir Crit Care Med. 2013 Feb 1;187(3):276-85.
29. Peek GJ, Mugford M, Tiruvoipati R, Wilson A, Allen E, Thalanany MM, et al. Efficacy and economic assessment of conventional ventilatory support versus extracorporeal membrane oxygenation for severe adult respiratory failure (CESAR): a multicentre randomised controlled trial. Lancet. 2009 Oct 17;374(9698):1351-63.
30. Tramm R, Ilic D, Davies AR, Pellegrino VA, Romero L, Hodgson C. Extracorporeal membrane oxygenation for critically ill adults. Cochrane Database Syst Rev. 2015 Jan 22;1:CD010381.
31. Montisci A, Maj G, Zangrillo A, Winterton D, Pappalardo F. Management of refractory hypoxemia during venovenous extracorporeal membrane oxygenation for ARDS. ASAIO J. 2015 May-Jun;61(3):227-36.

CAPÍTULO 79

RETIRADA DO SUPORTE VENTILATÓRIO INVASIVO

Carmen Silva Valente Barbas
Guilherme Schettino
Gustavo Faissol Janot de Matos

DESTAQUES

- Todos os pacientes em recuperação de um episódio de insuficiência respiratória aguda (IRpA) e que recebam suporte ventilatório invasivo devem ser submetidos a um teste de respiração espontânea (TRE) para avaliação de sua capacidade de respirar por si mesmo sempre que:
    - A oxigenação estiver adequada: $PaO_2/FiO_2 \geq 200$, necessitando de pressão positiva no final da expiração (PEEP) $\leq$ 5 a 8 cmH_2O; pH $\geq$ 7,35; e os níveis de $PaCO_2$ menores que 50 mmHg;
    - Estabilidade hemodinâmica, definida como ausência de hipotensão clinicamente significativa e/ou necessidade de doses elevadas de vasopressor;
    - Ausência de broncoespasmo e imagens novas à radiografia de tórax.
- O teste de respiração espontânea deve ser realizado por 30 a 120 minutos, em tubo T ou ventilação com pressão de suporte de 5 a 7 cmH_2O e PEEP de 5 cmH_2O. Pacientes com suspeita de edema de vias aéreas deverão ser submetidos ao teste de vazamento após desinsuflação do balonete do tubo traqueal.
- Os pacientes que passarem no TRE poderão ser extubados e os que não passarem deverão voltar para os parâmetros ventilatórios anteriores e ter a causa do insucesso do teste investigada. Novo teste deve ser realizado após 24 horas.
- Protocolos de sedação, desmame/extubação devem ser utilizados pela equipe multidisciplinar das unidades de terapia intensiva (UTI).
- O desmame é definido como simples no caso de sucesso no primeiro TRE. Caso seja necessário até três TRE ou o desmame demore até uma semana após o primeiro TRE, será definido como difícil. Se houver necessidade de mais de três TRE e/ou mais de uma semana para o processo de desmame, este será definido como prolongado.
- Monitorização respiratória e modos de desmame avançados como PAV-PLUS e NAVA poderão ser utilizados nos casos de desmame difícil e/ou prolongado.
- Ventilação mecânica prolongada é definida como necessidade de ventilação mecânica invasiva por mais de 6 horas por dia, por mais de 21 dias consecutivos.
- Nos casos de falha de extubação, o paciente deverá ser prontamente reintubado e todo o processo recomeçado.

INTRODUÇÃO

A maioria dos pacientes submetidos ao suporte ventilatório mecânico pode ser fácil e rapidamente retirada do respirador assim que a condição crítica responsável pela instituição da ventilação mecânica invasiva for tratada ou estabilizada. Esse é o caso, por exemplo, da maioria dos pacientes submetidos a cirurgias simples, ou daqueles previamente sadios, necessitando de ventilação mecânica por poucos dias. Nessas situações, a opção por determinada técnica ventilatória nem sempre é fundamental para o sucesso/insucesso do desmame, sendo mais importante no que diz respeito ao conforto do paciente ou ao estabelecimento de uma rotina em um serviço de terapia intensiva.

O período de desmame ocupa cerca de 42% do tempo que os pacientes permanecem em suporte respiratório invasivo. O desmame simples, definido como o sucesso do teste de respiração espontânea (TRE) em sua primeira tentativa, ocorre em 70% a 85% dos desmames. Já o desmame difícil, definido como a necessidade de até três tentativas de TER e/ou até uma semana para o seu sucesso, e o desmame prolongado, definido como a necessidade de mais de três TRE e/ou mais de uma semana para o sucesso do procedimento ocorrer no restante dos casos.

Os pacientes que não conseguem ser removidos do ventilador em uma primeira tentativa, geralmente são aqueles portadores de doenças pulmonares prévias, cardiopatias, grandes cirurgias abdominais ou torácicas, ou, ainda, doenças neurológicas e debilitantes. Justamente nesses casos se faz necessário um perfeito entendimento de todos os fatores ligados ao sucesso/insucesso do desmame, assim como boa familiaridade com as novas técnicas ventilatórias e os programas de treinamento muscular/reabilitação respiratória.[1-3]

Como mostrado a seguir, a causa fundamental do insucesso do desmame quase sempre pode ser analisada sob o ponto de vista de um desequilíbrio entre a capacidade ventilatória diminuída e a demanda ventilatória aumentada (Figura 79.1).

DEMANDA VENTILATÓRIA

Quatro fatores principais determinam a demanda ventilatória, definida como o trabalho a ser executado pelo sistema musculoesquelético respiratório: a produção de CO_2, a fração inefetiva da ventilação (espaço morto), o controle ou *drive* ventilatório e a mecânica do sistema respiratório.

Nos pacientes gravemente doentes, a produção de CO_2 está frequentemente aumentada em virtude de hipertermia, sepse, dor e agitação intensas, queimaduras e traumas graves. O aumento da atividade da musculatura respiratória em pacientes taquipneicos também eleva a produção de CO_2. A administração de sobrecarga calórica, especialmente na forma de carboidratos, provoca aumento da produção de CO_2. Todos esses fatores, portanto, oferecem sobrecarga à musculatura respiratória, uma vez que maior ventilação alveolar deverá ser obtida para a manutenção de uma pressão parcial de gás carbônico no sangue arterial ($PaCO_2$) sanguínea estável. O manuseio da dieta, o uso criterioso de sedativos e o controle da dor e da temperatura são, assim, instrumentos importantes para o sucesso do desmame.

Medidas para a diminuição do espaço morto (V_D/V_T), como o tratamento de obstruções brônquicas, edemas pulmonares, oclusões vasculares, hipotensões e a redução dos circuitos externos do ventilador devem sempre ser consideradas fatores para se diminuir a demanda ventilatória. Acreditava-se que V_D/V_T acima de 0,6 fosse um índice indicativo de insucesso do desmame, porém vários pacientes com esses valores podem ser extubados com sucesso.

O aumento do *drive* respiratório consequente a estímulos neurogênicos, psicogênicos ou metabólicos pode ser causa do aumento da demanda ventilatória, precipitando a falência ventilatória em pacientes com reserva respiratória diminuída. Lesões do sistema nervoso central, reflexos pul-

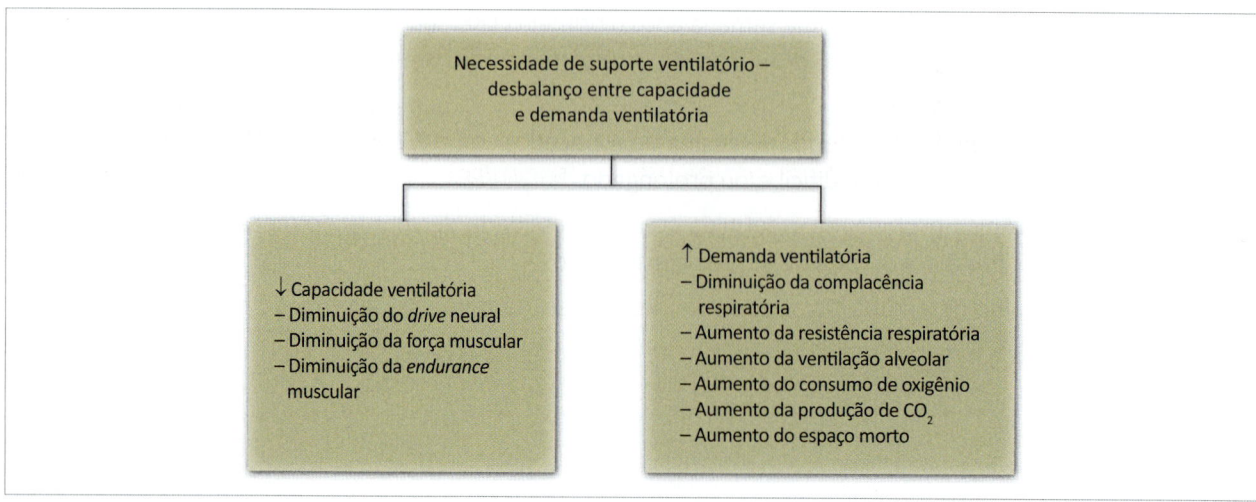

FIGURA 79.1. Desbalanço entre capacidade e demanda ventilatória e necessidade de ventilação mecânica.

monares exacerbados pela existência de edema pulmonar ou, ainda, doenças da caixa torácica, podem mudar o ponto de equilíbrio do *drive* respiratório para o CO_2, aumentando desnecessariamente a ventilação-minuto. A hipoxemia e o aumento da concentração hidrogeniônica, além do seu efeito primário nos quimiorreceptores periféricos, ampliam a resposta ventilatória hipercápnica. A acidose metabólica prolongada, o uso inapropriado da ventilação mecânica (paciente desconfortável e com interação não adequada com o ventilador), hipotensão, febre, sepse e a infusão de aminoácidos em grande quantidade também podem aumentar a frequência de disparo do centro respiratório. Todos esses fatores, portanto, devem ser considerados quando se deseja diminuir a demanda ventilatória e facilitar o desmame do ventilador mecânico.

A demanda ventilatória também pode ser vista como o produto da ventilação-minuto pelo trabalho mecânico (definido como produto pressão *versus* volume requerido por litro de volume gasoso que entra e sai do sistema respiratório). Enquanto os fatores já considerados aumentam as necessidades de ventilação-minuto, as condições mecânicas do sistema respiratório determinarão a quantidade de trabalho requerida por litro de ventilação.

Cuidados especiais devem ser tomados, portanto, para se otimizar a complacência pulmonar por meio da prevenção do colapso alveolar (p. ex.: uso de pressão positiva no final da expiração – PEEP/pressão positiva contínua das vias aéreas – CPAP), mediante a redução da pressão capilar pulmonar com diminuição do edema pulmonar (balanço hídrico negativo, melhora do inotropismo cardíaco, manutenção da saturação arterial adequada etc.) e a prevenção da hiperinsuflação pulmonar (evitando-se a ocorrência de auto-PEEP). A diminuição da resistência pulmonar também deve ser assegurada por uso apropriado de broncodilatadores e boa higiene brônquica (uso de antibióticos, corticosteroides e aspiração brônquica adequada), evitando-se a diminuição excessiva dos volumes pulmonares, responsável por um aumento do colapso dinâmico de vias aéreas terminais (efeito que pode ser particularmente importante em indivíduos enfisematosos e que também pode ser evitado mediante o uso judicioso de PEEP/CPAP). Além desses cuidados, deve-se enfatizar novamente a necessidade de se prevenir uma sobrecarga adicional de resistência imposta pelas próteses ventilatórias e pelos circuitos internos dos ventiladores.[1-5]

CAPACIDADE VENTILATÓRIA E A IMPORTÂNCIA DA RELAÇÃO DEMANDA/CAPACIDADE VENTILATÓRIA

A capacidade para atender à demanda ventilatória (também chamada de reserva ventilatória) pode ser limitada pela insuficiência do próprio *drive* ventilatório ou incapacidade do sistema musculoesquelético em gerar determinado trabalho mecânico exigido pelo centro respiratório em resposta a essa situação. A insuficiência do *drive* respiratório é uma condição não muito frequente durante o desmame, uma vez que os trabalhos clínicos têm demonstrado que o centro respiratório está comumente hiperestimulado durante o desmame (avaliado por meio da medida da pressão de oclusão aos 100 milissegundos do início da inspiração: $P_{0,1}$ e, mais recentemente, a mensuração do *drive* neural (Edi) por meio da colocação de eletrodos no terço distal do esôfago).

Na maior parte dos casos, o insucesso do desmame é decorrente de um problema ligado à própria contração muscular, insuficiente para atender à demanda exigida. Na minoria dos casos, em que o problema se localiza no centro respiratório, este pode estar deprimido por distúrbios metabólicos (a alcalose metabólica é o mais importante), privação de sono, dano neurológico estrutural ou, ainda, agentes farmacológicos.

A diminuição da capacidade de gerar determinada pressão inspiratória requerida durante o desmame pode ser proveniente de diminuição da força/*endurance* ou da eficiência/coordenação muscular. Entre as causas responsáveis pela diminuição da força/*endurance* muscular; podem ser citadas: redução na massa muscular (por desnutrição ou atrofia de desuso, causada pela utilização prolongada de ventilação controlada); hipocontratilidade muscular em razão de distúrbios metabólicos (hipofosfatemia, hipocalcemia, hipermagnesemia, hipercarbia grave); diminuição do fluxo sanguíneo diafragmático (situações de baixo débito ou choque séptico); problemas neuromusculares (utilização prolongada de agentes curarizantes ou a recentemente descrita polineuropatia do doente crítico); fadiga muscular (causada por sobrecarga de trabalho muscular) e exaustão muscular (também ocasionada pela sobrecarga muscular excessiva).

Enquanto a fadiga muscular é definida como um déficit de força/*endurance* muscular que pode ser revertido pelo repouso (habitualmente 24 a 48 horas), a exaustão muscular é responsável por danos irreversíveis na contratilidade muscular, chamando a atenção para a necessidade de uma rigorosa avaliação do nível de atividade muscular durante o desmame. Uma vez controlados todos esses fatores, a persistência de fraqueza muscular pode ainda ser trabalhada por meio de um programa de treinamento muscular especial e progressivo.

Outro fator importante a ser considerado nessa situação é o da eficiência neuromuscular, assim como os problemas de coordenação muscular. Como se sabe, a eficiência da contração muscular para a realização de determinada tarefa depende do comprimento inicial de suas miofibrilas, assim como do ponto de apoio do músculo em que essa tensão muscular é exercida. A hiperinsuflação pulmonar, além de aumentar o trabalho mecânico respiratório mediante o aumento das pressões elásticas, pode também diminuir a eficiência da contração diafragmática por encurtamento excessivo de suas fibras e por redução do raio de curvatura da cúpula frênica (diminuindo o momento de aplicação da tração diafragmática sobre a superfície pulmonar). É evidente que a utilização de técnicas ventilatórias que evitem a hiperinsuflação pulmonar deva ser priorizada nessas situações.

A ativação simultânea de grupos musculares com funções opostas é um fenômeno frequente durante a respiração espontânea, e pode estar exacerbado durante o desmame, especialmente em condições de sobrecarga, extrema ansiedade, frequências respiratórias elevadas ou fadiga muscular. Evidentemente, essa descoordenação pode ocasionar grandes prejuízos ao processo de desmame, devendo ser identificada e corrigida por meio de programas de treinamento muscular, ou, ainda, do uso de técnicas ventilatórias que reproduzam um padrão mais fisiológico de ventilação.

Como discutido anteriormente, o consumo de energia dos músculos respiratórios pode estar diretamente relacionado à medida do produto pressão *versus* tempo durante a inspiração. Em uma tentativa de relacionar os conceitos de demanda/capacidade ventilatória a esses conceitos energéticos, alguns autores propuseram a criação do índice pressão tempo (IPT), que relaciona a intensidade e a duração da contração muscular (correspondendo à demanda ventilatória) com a capacidade máxima em gerar pressão (correspondendo a uma estimativa da capacidade ventilatória), isto é:

$$IPT = P/P_{máx} \times T_I/T_{TOT}$$

Em que:
P: pressão inspiratória média desenvolvida a cada inspiração;
$P_{máx}$: pressão máxima isométrica que pode ser desenvolvida pelo paciente; e
T_I/T_{TOT}: fração de tempo despendida durante a inspiração em relação à duração total do ciclo respiratório.

Essa equação traduz numericamente a razão demanda/capacidade ventilatória, o que significa que, se um paciente necessita diminuir essa relação (ficando em uma situação de maior reserva ventilatória, ou "mais confortável", ou, ainda, "com maiores chances de êxito em seu desmame"), poderá fazê-lo mediante aumento da $P_{máx}$ (p. ex.: treinando e melhorando sua força/*endurance* muscular), aumento do T_{TOT} (p. ex.: diminuindo a frequência respiratória), ou, ainda, diminuição de T_I e/ou P (melhorando sua obstrução brônquica, p. ex.: o que permite maior fluxo inspiratório com menor pressão inspiratória).

Durante o desmame, considera-se que essa relação não pode ficar acima de 0,15 a 0,20 por longos períodos, sob risco de o paciente entrar em fadiga muscular. Quando se deseja escolher um modo ventilatório adequado a um desmame prolongado, essa consideração é de vital importância. A partir do momento em que esse limite é rompido e a fadiga muscular se instaura, um período de repouso muscular quase total, por 24 a 48 horas, torna-se necessário, para que o paciente possa recobrar sua capacidade ventilatória, o que implica um retardo evidente do processo de desmame. Entre os sinais clínicos indicativos de que esse limite foi rompido, há respiração paradoxal, respiração alternante, ativação de musculatura acessória e presença de um padrão de respiração rápido e superficial.

Entretanto, apesar de ainda não se ter chegado a um consenso sobre qual o melhor programa de treinamento muscular para melhorar a capacidade ventilatória em um desmame difícil, sabe-se que esse limiar de fadiga deve ser alcançado ou ultrapassado por curtos períodos, seguidos por repouso. Muitos estudos ainda são necessários nesta área.[1-5]

PARÂMETROS CLÍNICOS DE SUCESSO DO DESMAME

Em vista dessas considerações, é fácil perceber que alguns critérios e condições clínicas básicas devem estar presentes durante o processo de desmame:

- **Estabilidade cardiovascular:** deve-se lembrar que a musculatura diafragmática necessita de bom débito cardíaco para um adequado funcionamento, além de satisfatória oferta de O_2.
- **Estabilidade da mecânica respiratória:** broncoespasmo, edema pulmonar, atelectasia e secreção respiratória devem ser evitados.
- **Estabilidade das trocas gasosas:** recomenda-se que o paciente seja capaz de obter saturação arterial acima de 90%, com FiO_2 de 40% ou menos. Quanto à $PaCO_2$, não há limites preestabelecidos, mas não deverá haver grandes variações durante o processo de desmame. Como já citado, o espaço morto não deverá ser excessivo, o que normalmente se traduz por necessidade de volume minuto abaixo de 15 L/min. Deve-se evitar sobrecargas calóricas durante o processo de desmame, com o intuito de diminuir a produção de CO_2 e, consequentemente, a ventilação-minuto.
- **Estabilidade hidreletrolítica:** evitar acidoses (estimulação excessiva do centro respiratório) ou alcaloses (hipoestimulação). Corrigir os níveis de Ca^{++}, Mg^{++}, PO_4, K^+ e Na^+.
- **Estabilidade do centro respiratório:** quadros neurológico e metabólico estáveis. Deve-se evitar grandes infusões de aminoácidos.

Algumas medidas podem ser adotadas para se estimar a capacidade de reserva ventilatória do paciente, a fim de determinar se esta será capaz de atender ou não à demanda necessária para o desmame do ventilador mecânico:

- **Pressão inspiratória máxima ($PI_{máx}$):** deve ser menor que -25 cmH_2O;
- **Ventilação voluntária máxima (VVM):** deve ser duas vezes maior que o volume minuto basal;
- **Capacidade vital:** deve ser maior que 10 mL/kg.

Todos esses índices, e vários outros propostos no mesmo sentido (Tabela 79.1), são muito úteis para o seguimento de um programa de treinamento muscular, mas se mostraram muito aquém do desejável para uma predição acurada do sucesso/insucesso de um desmame.

TABELA 79.1. Parâmetros de monitorização durante o desmame.			
Parâmetros	Normal	Indicação para desmame	*Likelihood ratio* para sucesso
FR	10-20 por minuto	< 30-35 por minuto	1-3,9 (24 estudos)
Δpes	5-10 cmH$_2$O	< 15 cmH$_2$O	—
VC	7-10 mL/kg	4-6 mL/kg	0,7-3,8 (18 estudos)
VM	5-10 L/min	< 10-15 L/min	0,8-2,4 (20 estudos)
Trabalho respiratório	0,3-0,6 J/L	0,75 J/L	—
Índice pressão × tempo	0,05-0,12	0,15	—
Raw	2-5 cmH$_2$O/L/s	< 15 cmH$_2$O/L/s	—
Cstat	50-100 mL/cmH$_2$O	> 25 mL/cmH$_2$O	—
PI$_{máx}$	−30 cmH$_2$O	> −15-30 cmH$_2$O	1-3 (16 estudos)
Auto-PEEP	0	< 3 cmH$_2$O	—
P$_{0,1}$	2-4 cmH$_2$O	< 6 cmH$_2$O	—
P$_{0,1}$/PI$_{máx}$	< 0,3	< 0,3	2,1-25,3 (4 estudos)
FR/VC	60-90	< 105	0,8-4,7 (20 estudos)
IWI	> 25	> 25	—
Produto P × T	200-300 cmH$_2$O/min	< 300 cmH$_2$O/min-	—
SpO$_2$	97-98% em ar ambiente	> 90% com FiO$_2$ < 40%	—
CROP	> 13	> 13	1,1-19,7 (2 estudos)
P(A-a)O$_2$ (100%)	< 100	< 350	—
PaO$_2$/FiO$_2$	> 300	> 200	—
Qs/Qt	< 6%	< 20%	—
V$_D$/V$_T$	0,3	< 0,6	—
FC	60-100	> 70 e < 120 bpm	—
Pressão arterial média	60-70 mmHg	> 70 e < 110 mmHg	—

FR: frequência respiratória; ΔPes: pressão esofágica; Qs/Qt: *shunt*; V$_D$/V$_T$: espaço morto; VC: volume-corrente; VM: volume-minuto; FC: frequência cardíaca; Raw: resistência de vias aéreas; Cstat: complacência estática; PI$_{máx}$: pressão inspiratória máxima; CROP: índice complacência × frequência respiratória × oxigenação × pressão.

Contudo, alguns autores têm estimado diretamente a demanda ventilatória de um paciente em processo de desmame, medindo o trabalho mecânico respiratório por litro de ventilação, ou o trabalho por minuto. Tem-se demonstrado que demandas acima de 1,4 J/L ou 16 J/min não podem ser suportadas pela maioria dos pacientes, o que prediz o insucesso do desmame.

Há alguns novos índices propostos que parecem permitir uma análise bastante integrada e precisa do equilíbrio demanda/capacidade ventilatória durante o processo de desmame. Muitos desses índices levam em conta apenas alguns parâmetros clínicos que, surpreendentemente, parecem ser marcadores muito específicos de uma relação demanda/capacidade intolerável. Na prática, esses indicadores se mostraram os mais acurados na predição do sucesso/insucesso de um desmame. São eles:

- **P$_{0,1}$/PI$_{máx}$:** relação entre a pressão de oclusão aos 100 milissegundos do início da inspiração e a pressão inspiratória máxima. Valores superiores a 8% ou 15%, dependendo da doença pulmonar, predizem o insucesso.

- **P$_{0,1}$ estimulado/P$_{0,1}$:** relação entre a P$_{0,1}$ após estimulação com CO$_2$ (elevação de 10 mmHg na PaCO$_2$) e a basal. Valores inferiores a 1,3 predizem o insucesso.

- **CROP:** *compliance × rate × oxygenation × pressure*, calculado pela fórmula:

$$C_{dyn} \times P_{Imáx} \times PaO_2/PAO_2 \times 1/f$$

Em que:
C$_{dyn}$: complacência dinâmica (mL/cmH$_2$O); PI$_{máx}$: pressão inspiratória máxima; PaO$_2$: pressão arterial parcial de oxigênio (mmHg); PAO$_2$: pressão parcial alveolar de oxigênio (mmHg); e *f*: frequência respiratória (ciclos/minuto). Valores inferiores a 13 predizem o insucesso.

- ***f*/V$_T$:** frequência respiratória (ciclos/minuto) sobre volume-corrente (litros). Valores superiores a 105 predizem o insucesso do desmame com grande certeza, refletindo a fadiga diafragmática com um padrão de respiração superficial e rápido. Apesar de ser o mais simples dos índices propostos, esse é um dos parâmetros que se mostraram mais acurados até o momento. Em virtude de sua praticidade, ele é normalmente utilizado na prática clínica.

Recentemente, um novo índice foi reportado, denominado *integrative weaning index* (IWI), calculado pela seguinte fórmula:

$$IWI = (C_{stat} \times SaO_2) \div \text{relação } FR/V_T$$

Esse índice avalia, de forma integrativa, a mecânica respiratória, a oxigenação e o padrão respiratório. Como a C_{stat} e a SaO_2 são diretamente proporcionais entre si e indiretamente proporcionais à relação FR/V_T, quanto maior o resultado do IWI, melhor será o prognóstico. A mensuração da C_{stat} foi considerada uma das limitações do estudo. Valores ≥ 25 desse índice predizem o sucesso no desmame do ventilador mecânico.

O IWI mostrou ser altamente acurado. Utilizando-se a curva ROC, a área sob a curva da última análise do IWI foi maior que aquela obtida pela relação FR/V_T em 216 pacientes (0,96 *versus* 0,85, respectivamente; $p = 0,003$) e também maior que as áreas sob a curva dos outros índices avaliados ($p < 0,002$). Dos 216 pacientes analisados de forma prospectiva, 33 apresentaram falha no desmame do ventilador mecânico. A falha de extubação ocorreu em 6 dos 33 pacientes (18%) que completaram o TRE. O IWI foi acurado no prognóstico de 5 desses 6 pacientes.

Assim como no estudo de Frutos-Vivar e colaboradores, esses resultados mostraram que o TRE não é sempre suficiente para avaliar o prognóstico do desmame do ventilador mecânico e que a avaliação de determinados índices de desmame torna-se necessária. Embora os resultados do IWI sejam bastante promissores, esse ainda deve ser reproduzido em outros estudos para que sua acurácia possa ser comprovada.[6-10]

MÉTODOS VENTILATÓRIOS UTILIZADOS NO DESMAME

Existem vários métodos para promover o desmame da ventilação mecânica, sendo os mais utilizados apresentados a seguir.

TUBO T

O mais difundido dos métodos de desmame, em razão de sua simplicidade inicia-se por períodos de prova de 5 a 10 minutos, aumentados progressivamente por 30 minutos, pelo menos, e não mais do que 120 minutos.

Os principais problemas associados a essa técnica são o colapso alveolar pela ausência de pressão expiratória residual; a sobrecarga de trabalho imposta pelo tubo; a mudança brusca do grau de assistência ventilatória ("tudo ou nada"), especialmente danosa em pacientes cardiopatas; a falta de controle sobre a FiO_2; e a falta de monitorização adequada, uma vez que o paciente é desconectado do ventilador, portanto, os alarmes ficam inoperantes.

Atualmente, recomenda-se que, para pacientes selecionados, realize-se período de prova em tubo T pelo menos uma vez por dia. Se o paciente tolerar, poderá ser extubado, se não tolerar, recomenda-se manter adequado descanso da musculatura respiratória nas 24 horas seguintes antes de fazer nova tentativa. Esse tipo de procedimento diminui o tempo de retirada do paciente do ventilador mecânico.[11-16]

VENTILAÇÃO COM PRESSÃO DE SUPORTE (PSV)

Técnica que pode ser usada no desmame do ventilador, embora não se tenha demonstrado, até o momento, ser superior ao tubo T. Entretanto, algumas vantagens podem ser observadas. Em primeiro lugar, permite transição muito mais gradual da ventilação assistida para a espontânea, característica que pode ser muito útil, por exemplo, no desmame de cardiopatas que não podem suportar a sobrecarga hemodinâmica associada ao tubo T ou a ventilação mandatória intermitente (*intermitent mandatory ventilation* – IMV)/ventilação mandatória intermitente sincronizada (*synchronized intermittent mandatory ventilation* – SIMV).

Comumente, inicia-se o desmame com uma pressão de suporte máxima (suficiente para gerar V_T de 6 a 8 mL/kg), reduzindo-a gradualmente de acordo com a tolerância do paciente. Essa tolerância é normalmente avaliada pela frequência respiratória e pela palpação do músculo esternoclidomastoideo (geralmente, quando a frequência respiratória for maior que 30 ipm ou quando houver atividade da musculatura acessória, há necessidade de se elevar a PSV, pois tais parâmetros indicariam fadiga da musculatura diafragmática). Outro índice que pode ser utilizado é a relação entre f/V_T: valores acima de 105 indicam necessidade de retrocesso e aumento da pressão de suporte.

Quando a PSV chega a um nível de 5 a 8 cmH_2O, com boa tolerância do paciente, procede-se à extubação direta, sem períodos de prova no tubo T. Deve-se ressaltar que esse valor de PSV simula perfeitamente a condição que o paciente enfrentará quando extubado, uma vez que ela é suficiente apenas para vencer a sobrecarga causada pela prótese ventilatória.

Sempre que a PSV for utilizada como modalidade de desmame, é importante aplicar pequenos valores de PEEP, procedimento que será justificado a seguir.[11-16]

VENTILAÇÃO MANDATÓRIA INTERMITENTE SINCRONIZADA (SIMV)

Os trabalhos que compararam o SIMV com a pressão de suporte e o tubo T mostraram que ventilação mandatória intermitente sincronizada atrasa o desmame da ventilação mecânica, portanto, não deve ser utilizada habitualmente como modalidade ventilatória para a retirada do paciente do ventilador mecânico.[11-16]

PAV-Plus

Proporciona assistência de 5% a 95% para o paciente, proporcional ao seu esforço inspiratório. O PAV-Plus estima o trabalho ventilatório (WOB) do paciente e do ventilador mecânico (WOBv) usando a equação do movimento respiratório e calculando a complacência e resistência do sistema respiratório por meio da aplicação de micropausas inspiratórias de 300 ms a cada 4 a 10 ciclos ventilatórios. Esse modo deve ser iniciado proporcionando 50% de assistência ao paciente e verificando o volume-corrente, a frequência respiratória e a estimativa do trabalho ventilatório do paciente, que poderá ser avaliada na barra de estimativa de trabalho respiratório na tela do ventilador mecânico. A estimativa do trabalho respiratório do paciente deve ser mantida entre 0,3 e 0,7 J/L, o volume-corrente, em cerca de 6 mL/kg de peso predito e a frequência respiratória, menor que 30 respirações por minuto. Se todos os parâmetros ventilatórios estiverem adequados, o percentual de assistência ventilatória deverá ser diminuído progressivamente até cerca de 20% a 30%. Se os parâmetros ventilatórios continuarem adequados, o paciente poderá ser extubado e retirado do ventilador mecânico.[17-19]

NAVA

Modo ventilatório que captura a atividade elétrica do diafragma e a utiliza como critério para disparar e ciclar o ventilador mecânico, oferecendo suporte inspiratório proporcional à atividade elétrica do diafragma. Possui sincronia inspiratória e expiratória, melhorando a sincronia entre o paciente e o ventilador mecânico. A atividade elétrica diafragmática (Edi) é captada por eletrodos posicionados no terço distal do esôfago. Níveis de NAVA (microvolts/cmH_2O) são ajustados de acordo com o VC, a frequência respiratória e a pressão nas vias aéreas (Edi × nível de NAVA + PEEP). Quando o ventilador detecta o estímulo neural, um fluxo livre é administrado ao paciente até que a pressão máxima alcançada nas vias aéreas seja atingida. Essa pressão será o resultado da multiplicação do Edi máximo – Edi mínimo pelo nível do NAVA somado ao valor da PEEP extrínseca. Nos pacientes com desmame difícil, os níveis de Edi geralmente estão aumentados, podendo ser este modo útil para monitorização nos casos de pacientes com desmame difícil.[17-19]

Modos ventilatórios que realizam desmame automático do ventilador mecânico

Nos últimos anos, vários modos de suporte ventilatório têm sido desenvolvidos no intuito de, automaticamente, se fazer o desmame dos pacientes, por *feedback* de um ou mais parâmetros medidos pelo ventilador, como *volume Support* (VS), *adaptive support ventilation* (ASV), *minimum minute ventilation* (MMV), *knowledge based system* para ajuste de pressão de suporte (KBS-PS).

A MMV é ajustada para 75% do volume-minuto medido ou por um valor-alvo de CO_2, ao passo que o KBS-PS se mostrou capaz de reduzir automaticamente a pressão de suporte, de forma segura, em uma população selecionada. O centro de terapia intensiva adultos do Hospital Albert Einstein realizou dois estudos prospectivos, controlados e randomizados comparando técnicas de desmame automático (*mandatory rate ventilation* – MRV V e SmartCare™) com o desmame protocolado realizado pela equipe de fisioterapia respiratória da unidade encontrando tempo de desmame semelhante entre a técnica automática e manual no caso do MRV e maior tempo de desmame com SmartCare™ quando comparado com o desmame realizado pela equipe de fisioterapia.[20-21]

O uso de PEEP e CPAP durante o processo de desmame

Vários estudos clínicos demonstraram que o emprego de PEEP ou CPAP, em níveis baixos (em torno de 4 a 7 cmH_2O), pode ser muito útil durante o processo de desmame. Tal abordagem é recomendada em todas as situações com risco de atelectasias pulmonares (pós-operatório de cirurgias abdominais, pós-operatório de cirurgias cardíacas, doença neuromuscular, convalescença da SDRA, pancreatites agudas, instabilidades torácicas etc.).

Mesmo que não haja doença parenquimatosa evidente, entretanto, deve-se considerar que o emprego de próteses ventilatórias costuma eliminar o papel fisiológico da glote, suprimindo seu efeito no retardamento dos fluxos expiratórios e, portanto, suprimindo certo nível de PEEP intrínseca presente no paciente extubado (em torno de 4 cmH_2O).

Estudos em seres humanos demonstram que poucas horas de ventilação espontânea em tubo T são suficientes para causar aumento do *shunt* e diminuição da difusão pulmonar, efeitos que só poderiam ser revertidos por meio do emprego de CPAP ou da extubação. Nesse contexto, é possível dizer que certo nível de CPAP seria benéfico para a maioria dos pacientes com prótese ventilatória, desde que em ventilação espontânea.[22]

Deve-se sempre preparar o organismo do paciente com IRpA para reassumir o mais breve e seguramente possível as funções de ventilação e oxigenação espontâneas. Deverá ser sempre otimizado o suporte nutricional e a condição hemodinâmica de forma progressiva, utilizando-se técnica adequada que evite a sobrecarga ou a fadiga da musculatura respiratória.

Nos pacientes com dificuldade de desmame, é necessário avaliar a necessidade de monitorização das condições de *drive* neural ($P_{0,1}$), trabalho muscular respiratório, PEEP intrínseca, as medidas de resistência das vias aéreas e complacência do sistema respiratório (Tabela 79.2) e, mais recentemente, o *drive* neural (Edi) no modo NAVA. Por meio dessas medidas, pode-se entender melhor a causa da falha do desmame e introduzir terapêutica apropriada.

USO DE VENTILAÇÃO MECÂNICA NÃO INVASIVA (VNI) NO DESMAME

A ventilação mecânica não invasiva (VNI) pode ser utilizada imediatamente após a extubação em pacientes de risco (DPOC, ICC, obesos, pacientes neuromusculares, com mais de 72 horas de ventilação mecânica etc.), sendo denomina-

TABELA 79.2. Principais alterações nos parâmetros de mecânica respiratória.

Parâmetros	Interpretação	Procedimentos
$P_{0,1}$ (2-4 cmH$_2$O)		
• Superior a 6 cmH$_2$O • Inferior a 2 cmH$_2$O	• Hiperestimulação central • Depressão central	• Uso de opioides • Uso de estimulantes centrais (almitrina, aminofilina)
WOB (0,4 a 0,6 J/L)		
• > 0,7 J/L em ventilação espontânea • < 0,4 J/L em ventilação espontânea	• Sobrecarga dos músculos respiratórios • Fraqueza muscular	• Propiciar repouso e tentar minimizar causas de trabalho aumentado (diminuir resistência de vias aéreas e produção de CO$_2$) • Propiciar treinamento muscular respiratório com *threshold*
Edi (10 ± 5 μvolts)	• Estimativa do *drive* neural	• Utilização do modo ventilatório NAVA propiciando melhor sincronia entre paciente e ventilador mecânico
$PI_{máx}$ (> –30 cmH$_2$O)		
• Inferior a –30 cmH$_2$O	• Fraqueza muscular	• Propiciar treinamento muscular respiratório com *threshold*
PaO_2/FiO_2 (≥ 300)		
• Inferior a 300	• Troca gasosa ineficiente	• Otimizar oxigenoterapia/pressão positiva expiratória • Tratar doenças do parênquima pulmonar
PEEPi (ausente)		
• Superior a 5 cmH$_2$O	• Aprisionamento aéreo	• Medidas para tentar diminuir a resistência das vias aéreas, FR e V_T
Raw (2,4 cmH$_2$O/L/s)		
• Superior a 10 cmH$_2$O/L/s	• Obstrução ao fluxo aéreo	• Broncodilatadores, anti-inflamatórios e manobras de higiene brônquica
Complacência estática (> 50 mL/cmH$_2$O)		
• Inferior a 30 mL/cmH$_2$O	• Instabilidade/colapso alveolar • Doenças do parênquima pulmonar	• Suporte ventilatório com PEEP e manobras de recrutamento alveolar; considerar uso de corticosteroides

WOB: trabalho muscular respiratório; Raw: resistência das vias aéreas; PEEP: pressão positiva no final da expiração; PEEPi: PEEP intrínseca.

da VNI profilática. Há estudos demonstrando redução do tempo de internação, do índice de traqueostomia, redução de infecção nesse grupo, diminuição de necessidade de reintubação e de mortalidade hospitalar, especialmente nos pacientes com doença pulmonar obstrutiva crônica (DPOC) e naqueles com insuficiência respiratória que necessitam de VM por mais de 72 horas.

Nos DPOCs também foi demonstrado que a VNI pode ser utilizada como facilitadora do desmame naqueles pacientes DPOCs agudizados que foram intubados e já descansaram por 24 a 48 horas e que não passam no teste de respiração espontânea. Esses pacientes poderão ser extubados para VNI e estudos controlados e randomizados mostram que eles apresentarão maior sucesso de desmame.

Já em uma população heterogênea, sua instalação tardia, ou seja, somente quando o paciente começar a demonstrar sinais de insuficiência respiratória pós-extubação, não previne reintubação e pode até aumentar as taxas de mortalidade intra-hospitalar, não devendo ser utilizada.[23-29]

PROTOCOLOS DE DESMAME

Devem ser instituídos com o intuito de diminuir o tempo de VM e podem ser realizados por equipes multidisciplinares compostas por médicos, fisioterapeutas e enfermeiros. Esses protocolos ajudam a estabelecer rotinas nos serviços de terapia intensiva, com o objetivo de os pacientes submetidos a ventilação mecânica invasiva (VMI) serem mais bem avaliados e monitorizados, diminuindo, assim, o tempo de VM, as taxas de reintubação e tornando o desmame mais seguro.[30-32]

CONSIDERAÇÕES FINAIS

A maioria dos pacientes submetidos ao suporte ventilatório mecânico pode ser fácil e rapidamente retirada do respirador, assim que a causa responsável pela instituição da ventilação artificial for tratada ou estabilizada. A dificuldade de desmame do ventilador mecânico reside em cerca de 5% a 30% de pacientes, que não conseguem ser removidos do equipamento na primeira tentativa (desmame difícil), correspondendo a pacientes com doenças pulmonares prévias, cardiopatias, grandes cirurgias abdominais ou torácicas, ou, ainda, com doenças neurológicas e debilitantes. Se forem necessárias mais de três tentativas de teste de respiração espontânea e o paciente demorar mais de uma semana para ser desmamado do ventilador mecânico, está definido o desmame prolongado. Nesses casos, deve-se monitorizar o paciente, na tentativa de entender a causa do insucesso do desmame, e novos modos ventilatórios poderão ser utilizados para otimizar o procedimento.

A causa fundamental do insucesso do desmame quase sempre pode ser analisada sob o ponto de vista de um desequilíbrio entre a capacidade ventilatória diminuída e a demanda ventilatória aumentada.

Alguns critérios e condições clínicas básicas devem estar presentes durante o processo de desmame: estabilidade cardiovascular; estabilidade da mecânica respiratória; estabilidade das trocas gasosas; volume minuto inferior a 15 L/min; evitar sobrecargas calóricas durante o desmame; estabilidade hidreletrolítica e estabilidade do centro respiratório.

É necessário desligar a sedação dos pacientes para avaliação neurológica e de *drive* respiratório. Devem ser seguidos protocolos de desmame. Prova de respiração espontânea deve ser realizada, uma vez por dia, em tubo T ou pressão de suporte de 5 a 7 cmH$_2$O por 30 a 120 minutos. Novos modos ventilatórios e métodos de desmame automáticos podem ser utilizados para otimizar o procedimento. A VNI pode ser usada para facilitar a retirada do paciente do ventilador mecânico, especialmente aqueles portadores de insuficiência cardíaca congestiva (ICC), DPOC, pacientes obesos e neurológicos e os que necessitaram de VM por período acima de 72 horas.

Os praticantes da terapia intensiva devem se familiarizar com os recursos da sua instituição.

REFERÊNCIAS BIBLIOGRÁFICAS

1. MacIntyre NR, Cook DJ, Ely EW Jr, Epstein SK, Fink JB, Heffner JE, et al. Evidence-based guidelines for weaning and discontinuing ventilatory support: a collective task force facilitated by the American College of Chest Physicians; the American Association for Respiratory Care; and the American College of Critical Care Medicine. Chest. 2001;120(6):375S-395S.
2. MacIntyre N. Weaning and withdrawing mechanical ventilatory support. In: Vincent JL. Yearbook of intensive care and emergency medicine. New York: Springe, 2004. p.359-68.
3. Blackwood B, Alderdice F, Burns K, Cardwell C. Use of weaning protocols for reducing duration of mechanicalventilation in critically ill adult patients: Cochrane systematic review and meta-analysis. BMJ. 2011;342:c7237.
4. Goldwasser R, Farias A, Freitas EE, Saddy F, Amado V, Okamoto V. Desmame e interrupção da ventilação mecânica. In: Carvalho CR, coordinator. III Consenso Brasileiro de Ventilação Mecânica. J Bras Pneumol. 2007;33(Suppl 2S):S128-S136.
5. Barbas CS, Ísola AM, Farias AM, Cavalcanti AB, Gama AM, Duarte AC, et al. Brazilian recommendations of mechanical ventilation 2013. Part 2. Rev Bras Ter Intensiva. 2014 Jul-Sep;26(3):215-39.
6. Ely EW, Baker AM, Dunagan DP, Burke HL, Smith AC, Kelly PT, et al. Effect on the duration of mechanical ventilation of identifying patients capable of breathing spontaneously. N Engl J Med. 1996;335(25):1864-9.
7. Navalesi P, Frigerio P, Moretti MP, Sommariva M, Vesconi S, Baiardi P, et al. Rate of reintubation in mechanically ventilated neurosurgical and neurologic patients: evaluation of a systemic approach to weaning and extubation. Crit Care Med. 2008;36(11):2986-92.
8. Yang KL, Tobin MJ. A prospective study of indexes predicting the outcome of trials of weaning from mechanical ventilation. N Engl J Med. 1991;324(21):1445-50.
9. Nemer SN, Barbas CS, Caldeira JB, Cárias TC, Santos RG, Almeida LC, et al. A new integrative weaningindex of discontinuation from mechanical ventilation. Crit Care. 2009;13(5):R152.
10. Azeredo LM, Nemer SN, Caldeira JB, Guimaraes B, Noe R, Caldas CP, et al. Applying a new weaning index in ICU older patients. Crit Care. 2011;15(Suppl 2):P35.
11. Esteban A, Alia I, Gordo F, Fernández R, Solsona JF, Vallverdú I, et al. Extubation outcome after spontaneous breathing trials with T-tube or pressure support ventilation. The Spanish Lung Failure Collaborative Group. Am J Respir Crit Care Med. 1997;156(2Pt1):459-65.
12. Amato MBP, Barbas CSV, Akamine N, et al. Comparison of T-piece and pressure support protocols as methods of weaning recently intubated patients (PTS). Rev Bras Ter Int. 1991;3:28.
13. Esen F, Denkel T, Telci L, Kesecioglu J, Tütüncü AS, Akpir K, et al. Comparison of pressure support ventilation (PSV) and intermittent mandatory ventilation (IMV) during weaning in patients with acuterespiratory failure. Adv Exp Med Biol. 1992;317:371-6.
14. Brochard L, Rauss A, Benito S, Conti G, Mancebo J, Rekik N, et al. Comparison of three methods of gradual withdrawal from ventilatory support during weaning from mechanical ventilation. Am J Respir Crit Care Med. 1994;150(4):896-903.
15. Esteban A, Frutos F, Tobin MJ, Alía I, Solsona JF, Valverdú I, et al. A comparison of four methods of weaning patients from mechanical ventilation. Spanish Lung Failure Collaborative Group. N Engl J Med. 1995;332(6):345-50.
16. Esteban A, Alia I, Tobin MJ, Gil A, Gordo F, Vallverdú I, et al. Effect of spontaneous breathing trial durationon outcome of attempts to discontinue mechanical ventilation. Spanish Lung Failure Collaborative Group. Am J Respir Crit Care Med. 1999;159(2):512-8.
17. Lellouche F, Brochard L. Advanced closed loops during mechanical ventilation (PAV, NAVA, ASV, SmartCare). Best Pract Res Clin Anaesthesiol. 2009;23:81-93.
18. Kacmarek, R. Proportional assist ventilation and neurally adjusted ventilatory assist. Respir Care. 2011;56:140-8.
19. Sinderby C, Beck J. Proportional assist ventilation and neurally adjusted ventilatory assist—better approaches to patient ventilator synchrony? Clin Chest Med. 2008;29:329-42.
20. Taniguchi C, Eid RC, Saghabi C, Souza R, Silva E, Knobel E, et al. Automatic versus manual pressure support reduction in the weaning of post-operative patients: a randomised controlled trial. Crit Care. 2009;13(1):R6.
21. Taniguchi C, Victor ES, Pieri T, Henn R, Santana C, Giovanette E, et al., Smart Care™ versus respiratory physiotherapy-driven manual weaning for critically ill adult patients: a randomized controlled trial. Critical Care. 2015;19:246.
22. Annest SJ, Gottlieb M, Paloski WH, Stratton H, Newell JC, Dutton R, et al. Detrimental effects of removing end-expiratory pressure prior to endotracheal extubation. Ann Surg. 1980;191:539.
23. Zhu F, Liu ZL, Long X, Wu XD, Zhou J, Bai CX, et al. Effect of noninvasive positive pressure ventilation on weaning success in patients receiving invasive mechanical ventilation: a meta-analysis. Chin Med J(Engl). 2013 Apr;126(7):1337-43.
24. Nava S, Gregoretti C, Fanfulla F, Squadrone E, Grassi M, Carlucci A, et al. Noninvasive ventilationto prevent respiratory failure after extubation in high-risk patients. Crit Care Med. 2005;33:2465-70.
25. Ferrer M, Valencia M, Nicolas JM, Bernadich O, Badia JR, Torres A. Early noninvasive ventilation averts extubation failure in patients at risk: a randomized trial. Am J Respir Crit Care Med. 2006;173:164-70.
26. Keenan SP, Powers C, McCormack DG, Block G. Noninvasive positive pressure ventilation for post extubation respiratory distress: a randomized controlled trial. JAMA. 2002;287:3238-44.
27. Esteban A, Frutos-Vivar F, Ferguson ND, Arabi Y, Apezteguía C, González M, et al. Noninvasive positive-pressure ventilation for respiratory failure after extubation. N Engl J Med. 2004;350:2452-60.
28. Ornico SL, Lobo SM, Carvalho CCR, Amato MBP, Barbas CV, et al. Noninvasive ventilation immediately after extubation improves weaning outcome after acute respiratory failure: a randomized controlled trial. Crit Care. 2013;17:R39.
29. Glossop AJ, Shepherd N, Bryden DC, Mills GH. Non-invasive ventilation for weaning, avoiding reintubation after extubation and in the postoperative period: a meta-analysis. Br J Anaesth. 2012;109(3):305-14.
30. Kollef MH, Shapiro SD, Silver P, St. John RE, Prentice D, Sauer S, et al. A randomized, controlled trial of protocol--directed versus physician-directed weaning from mechanical ventilation. Crit Care Med. 1997;25(4):567-74.

31. Marelich GP, Murin S, Battistella F, Inciardi J, Vierra T, Roby M. Protocol weaning of mechanical ventilation in medical and surgical patients by respiratory care practitioners and nurses: effect on weaning time and incidence of ventilator-associated pneumonia. Chest. 2000;118(2):459-67.

32. Perren A, Domenighetti G, Mauri S, Genini F, Vizzardi N. Protocol-directed weaning from mechanical ventilation: clinical outcome in patients randomized for a 30-min or 120-min trial with pressure support ventilation. Intensive Care Med. 2002;28(8):1058-63.

PROCEDIMENTOS DIAGNÓSTICOS E TERAPÊUTICOS TORÁCICOS E RESPIRATÓRIOS

B

COORDENADORES

Jose Ribas Milanez de Campos ▪ Laert de Oliveira Andrade Filho

CAPÍTULO 80
ACESSO À VIA AÉREA DIFÍCIL

Flávio Takaoka
Thiago Chaves Amorim
Raffael P. C. Zamper

DESTAQUES

- A primeira laringoscopia deve ser realizada de forma ótima, com todos os recursos disponíveis, pois, em ambiente emergencial, sabe-se que há significativo aumento de complicações graves a partir de três ou mais tentativas.
- A manipulação laríngea externa otimiza a laringoscopia com resultados superiores quando o laringoscopista orienta um assistente realizando a BURP (*backward, upward, rightward pressure*) sobre a cartilagem cricoide, de preferência segurando sua mão e pedindo para manter a posição adequada (laringoscopia bimanual).
- O posicionamento adequado do paciente em posição olfativa (sniffing position) é fundamental para o sucesso da primeira laringoscopia e visualização das estruturas da glote.
- A adequada preparação farmacológica dos pacientes submetidos a intubação orotraqueal com opioide, hipnótico e bloqueador neuromuscular, faz parte de um contexto que busca melhorar a laringoscopia e proteger o paciente de lembranças do procedimento, eventos cardiovasculares e lesões de corda vocal.
- A adoção da videolaringoscopia na prática clínica relaciona-se a sua rápida curva de aprendizado, efetividade no acesso à via aérea e custos decrescentes, transformando-se no padrão-ouro para a realização da laringoscopia e intubação traqueal em UTI.

INTRODUÇÃO

Deparar-se com uma via aérea difícil (VAD) é situação bastante comum no ambiente de terapia intensiva, tendo o intensivista o objetivo adicional não só de garantir a via aérea, mas de mantê-la segura por vários dias ou semanas, quando necessário. O risco de complicações relacionadas à via aérea pode chegar a até 20%,[1-3] sendo um desafio constante não só garantir a hematose, como também evitar potenciais perdas acidentais ou esperadas como no caso de extubação acidental ou rolhas e, ao fim, planejar e executar uma extubação segura.

DEFINIÇÃO

A definição de VAD deriva da anestesiologia, na qual um profissional treinado depara-se com duas situações, isoladas ou em conjunto: a ventilação difícil com máscara; e a intubação traqueal difícil.[4]

VENTILAÇÃO DIFÍCIL COM MÁSCARA

A ventilação difícil com máscara é definida como a dificuldade em manter saturação > 92% na oximetria de pulso utilizando oferta de O_2 a 100%. Pode estar relacionada à dificuldade em criar vedação adequada entre a máscara e a face, ao escape excessivo de ar ou à resistência excessiva na inspiração ou expiração.[5] Os sinais de ventilação inadequada com máscara revelam-se por movimentos torácicos ausentes ou reduzidos, ausência ou inadequação de murmúrio vesicular, cianose, dilatação gástrica, saturação de O_2 decrescente ou inadequada, ausência ou inadequação de CO_2 exalado e alterações hemodinâmicas associadas com hipoxemia ou hipercarbia.

Diversos fatores de risco independentes foram identificados para ventilação difícil com máscara de acordo com análise multivariada,[11] quais sejam:

- Idade acima de 56 anos;
- IMC acima de 30 kg/m²;
- Presença de barba;
- Escala de Mallampati (Figura 80.1) III ou IV;
- Protrusão mandibular limitada;
- História de ronco.

A presença de ao menos dois desses fatores indica alta probabilidade de ventilação difícil com máscara. Ainda existem preditores de ventilação impossível com máscara, sendo o mais expressivo a história de irradiação cervical prévia (*odds ratio* 7,1, IC 2,1–24,4, $p = 0,002$).

INTUBAÇÃO TRAQUEAL DIFÍCIL

Resulta da dificuldade de visualização laríngea, requerendo múltiplas tentativas de intubação, na presença ou ausência de patologias traqueais.[6] Usando apenas laringoscopia direta, as taxas de intubação difícil na população geral variam entre 1,5% e 8,5%.[7-8]

AVALIAÇÃO CLÍNICA E DIAGNÓSTICO

Vários parâmetros são utilizados para quantificar a intubação traqueal difícil; a escala de Cormack e Lehane[9] graus 3 e 4 (Figura 80.2) indica uma intubação traqueal difícil em razão de uma laringoscopia difícil. O uso de outros equipamentos que não o laringoscópio também indica uma intubação traqueal difícil. A denominada "escala de intubação difícil" utiliza sete variáveis para definir a via aérea difícil. Uma pontuação de 5 é usada para estabelecer a via como difícil e se correlaciona com 8% na população geral.[10]

Existem várias condições e preditores de VAD. História pregressa de VAD é um fortíssimo indicador de problemas futuros com a via aérea. Características como abertura bucal limitada, disfonia, disfagia, dispneia ou estridor sugerem patologias da faringe, pescoço ou do mediastino que também são sinais relevantes a serem considerados. É descrito que a predição acurada de VAD baseada nas características citadas é um mito, porém o treinamento na identificação de tais fatores é importante em fixar a atenção do profissional em uma estratégia para enfrentar uma possível VAD.

QUADRO 80.1. Condições associadas à VAD.[13-14]

Anatomia facial anormal	Inabilidade em abrir a boca
- Boca pequena e/ou língua grande - Anormalidade dentária - Prognatismo - Obesidade - Gravidez avançada - Acromegalia - Síndromes congênitas (p. ex.: síndrome de Treacher Collins)	- Espasmo do masseter (p. ex.: abscesso dentário) - Disfunção da articulação temporomandibular - Queimaduras faciais - Fibrose pós-radioterapia - Esclerodermia

Anormalidade cervical	Anormalidade faríngea/laríngea
- Pescoço curto/obesidade - Pouca mobilidade cervical (p. ex.: espondilite anquilosante) - Cirurgia em espinha cervical prévia - Presença de colar cervical - Fibrose pós-radioterapia	- Laringe alta ou anterior - Valécula profunda - Anormalidades anatômicas da epiglote ou hipofaringe (p. ex.: tumores) - Estenose subglótica

Um critério bastante utilizado e conhecido é a escala de Mallampati[15] (Figura 80.1). Inicialmente, foi descrita em três graus (1 a 3) e, posteriormente, foram adicionados os graus 4 e o 0.[16] Sua avaliação se faz com o observador ao nível da orofaringe do paciente e, sob visão direta, ao qual é solicitado que abra a boca ao máximo e projete a língua para fora, sem apresentar fonação. De acordo com a visualização de estruturas anatômicas, o profissional médico classifica o paciente de 0 a 4. Entretanto, algumas considerações devem ser levadas em conta. Existe uma grande variação interobservadores e, embora a escala tenha boa correlação com a classificação laringoscópica de Cormack-Lehane (especificidade de

90%), tem pouca sensibilidade para prever uma laringoscopia difícil, não sendo suficiente para prever uma possível intubação traqueal difícil se utilizada como único critério.[16] Outras características anatômicas como distância tireomentoniana, distância mento-hioidea, distância esternomento e mobilidade do pescoço são menos preditivas que a escala de Mallampati.

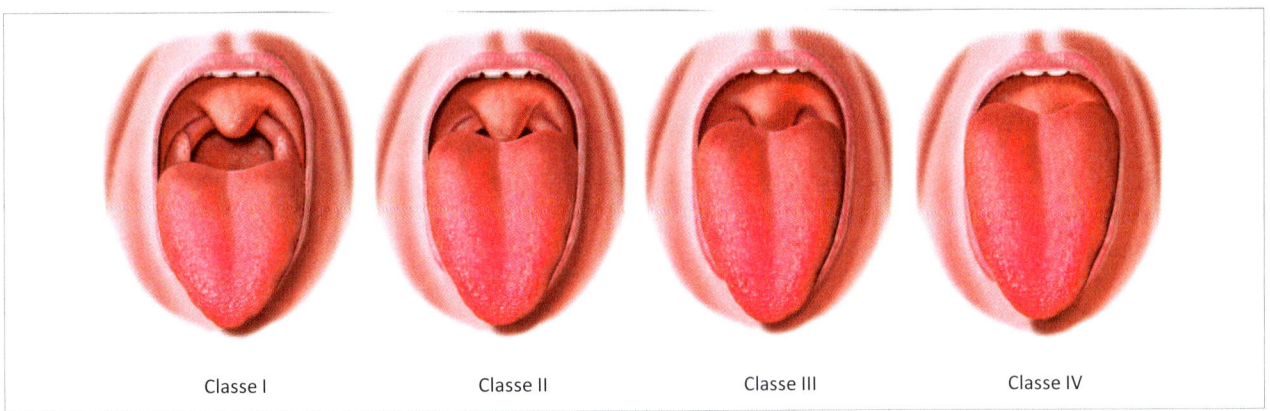

FIGURA 80.1. Classificação Mallampati.
Fonte: Adaptada de Miller e colaboradores, 2015.[12]

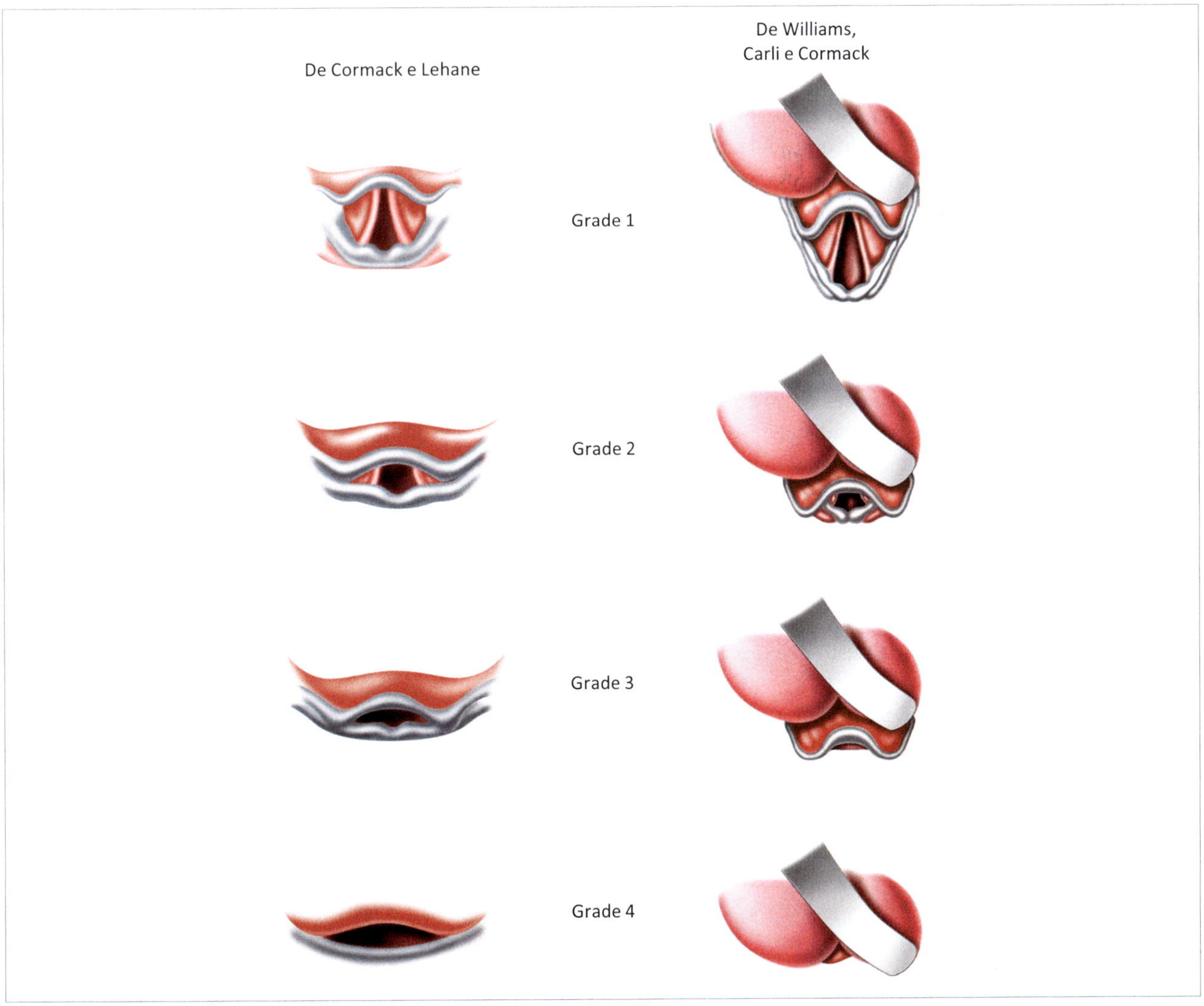

FIGURA 80.2. Visualização laringoscópica e sistemas de classificação.
Fonte: Adaptada de Miller e colaboradores, 2015.[12]

VIA AÉREA DIFÍCIL E OBESIDADE

Um ponto interessante em VAD é sua relação com a obesidade. É descrito que o índice de massa corporal (IMC) aumentado é preditor de ventilação difícil com máscara,[18] porém, ao se compararem 200 pacientes obesos mórbidos com 1.272 pacientes eutróficos, o IMC elevado não se correlacionou com dificuldade de intubação.[19] Brodsky e colaboradores[20] estudaram uma série de 100 pacientes com média de peso de 137 kg e IMC > 40 kg/m², concluindo que o grau da obesidade, IMC e história de apneia obstrutiva do sono não estavam associados com dificuldade em intubar, porém o diâmetro do pescoço ao nível da borda superior da cartilagem cricotireoidea foi um preditor de potenciais dificuldades no acesso à intubação. O bom posicionamento do paciente obeso, utilizando coxins interescapulares e occipitais, é fator crucial na otimização da via aérea. O máximo alinhamento do mastoide com o esterno por meio da posição olfativa, do cheirador ou *sniffing position* (Figura 80.3) possibilita uma excelente visualização glótica e facilita bastante o procedimento.

PREPARO PARA A INTUBAÇÃO TRAQUEAL DIFÍCIL

A inabilidade ou inexperiência do profissional também devem ser consideradas fator para o sucesso da intubação.[21-23] Uma boa assistência também é fundamental, e, na falta dela, a chance de sucesso do procedimento é reduzida.[24-25] Procedimentos envolvendo via aérea no ambiente pré-hospitalar e fora do centro cirúrgico têm maior incidência de eventos adversos e maior risco de mortalidade do que quando realizados dentro do centro cirúrgico.[26-28] A inexperiência, má assistência e um ambiente desfavorável contribuem para a falha em otimizar as condições. Erros comuns incluem posicionamento inadequado do paciente, falha na iluminação do laringoscópio, ausência de dispositivo alternativo, seleção inadequada de lâmina de laringoscópio para o paciente, uso de tamanho inadequado de tubo endotraqueal e ausência de dispositivos ou adjuntos de via aérea imediatamente disponíveis. Pacientes com distúrbios de troca gasosa, fato comum em UTI, requerem maior habilidade e rapidez do intensivista, visto que tal fato reduz a efetividade da pré-oxigenação e aumenta o risco de hipóxia grave caso haja algum atraso no estabelecimento da via aérea definitiva.[29] Quando oxigênio puro é ofertado a pacientes saudáveis durante 4 minutos antes da anestesia, a pressão parcial de oxigênio arterial (PaO_2), geralmente, aumenta de 90 para > 400 mmHg. Em estudo[30] com 42 pacientes críticos em que falhou a tentativa de ventilação não invasiva para melhorar os parâmetros ventilatórios e necessitaram de intubação, a média de PaO_2 foi de 67 mmHg, aumentando para apenas 104 mmHg depois de pré-oxigenação com 100% de oxigênio por 4 minutos, e em um terço dos pacientes a pré-oxigenação não surtiu efeito ao fim desse tempo. Em pacientes com lesão pulmonar aguda, uma manobra de recrutamento logo após a intubação reduz a incidência de hipoxemia e, em pacientes obesos, o uso de proclive durante a pré-oxigenação aumenta a PaO_2 e prolonga o tempo de início da dessaturação durante apneia.[31-32]

Após a intubação, a hipotensão grave pode acontecer em 6% a 25% dos doentes, além de hipoperfusão e má leitura ou ausência na leitura do oxímetro de pulso, sendo a hipotensão pós-intubação associada ao aumento de mortalidade intra-hospitalar (OR 1,9 IC 1,1 a 3,5)[33] e chance de parada cardíaca após intubação de 2% a 3%.[34-35] O uso de cetamina (0,3 mg/kg) ou etomidato (2 mg/kg) como agente hipnótico pode reduzir a incidência de hipotensão grave, comparado com propofol e tiopental, reduzindo para aproximadamente 14% a ocorrência de pressão sistólica < 90 mmHg.[36-38]

MANOBRAS PARA OTIMIZAÇÃO DA LARINGOSCOPIA

Para otimizar o sucesso do procedimento, o profissional deve empregar uma série de recursos disponíveis que visam a facilitar a laringoscopia. Tais adjuntos podem ser utilizados antes e durante a tentativa de intubação e, caso sejam utilizados em conjunto, aumentam significativamente as chances de sucesso da IOT.

Preconiza-se que a primeira laringoscopia seja feita de forma ótima, com todos os recursos disponíveis, pois, em ambiente emergencial, sabe-se que há aumento de complicações e parada cardíaca a partir de duas laringoscopias (Tabela 80.1), principalmente pela dificuldade anatômica

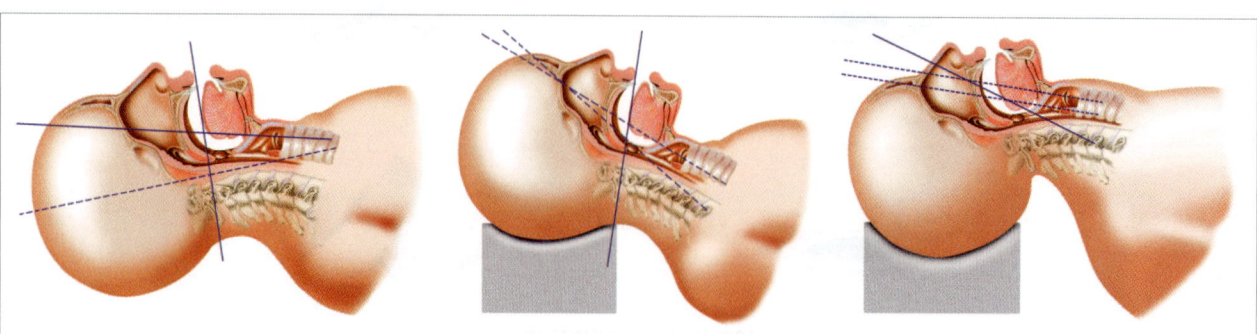

FIGURA 80.3. Posicionamento ideal da cabeça. Alinhamento do mastoide com o esterno.
Fonte: Adaptada de El-Orbany e colaboradores, 2011.[42]

TABELA 80.1. Relação entre quantidade de laringoscopias e eventos adversos.				
Complicações	2 ou menos tentativas (90%)	2 tentativas (10%)*	Risco relativo para > 2 tentativas	95% CI para risco relativo
Hipoxemia	10,5%	70%	9×	4,20-15,92
Hipoxemia grave	1,9%	28%	14×	7,36-24,34
Intubação esofágica	4,8%	51,4%	6×	3,71-8,72
Regurgitação	1,9%	22%	7×	2,82-10,14
Aspiração	0,8%	13%	4×	1,89-7,18
Bradicardia	1,6%	18,5%	4×	1,71-6,74
Falência cardíaca	0,7%	11%	7×	2,39-9,87

* Todas as categorias $p > 0,0001$ quando comparadas com 2 ou menos tentativas para > 2 tentativas.
Fonte: Adaptada de Constantin e colaboradores, 2010.[31]

gerada pela manipulação da glote, causando sangramento e distorções, fatores que dificultam as laringoscopias posteriores.[39]

Os bloqueadores neuromusculares têm papel fundamental na otimização da laringoscopia ao reduzir o tônus muscular do paciente, além de evitar lesões traumáticas às cordas vocais. Em estudo com 300 pacientes,[40] o desfecho primário foram os sintomas após 24 horas da intubação; como desfecho secundário, analisaram-se as condições de intubação e eventos hemodinâmicos adversos. Quando indicada de forma criteriosa, a intubação torna-se mais difícil (12% versus 1% $p < 0,05$) e há mais hipotensão arterial e bradicardia que necessitam de tratamento (12% versus 3% $p < 0,05$) sem o uso da succinilcolina (1 mg/kg) ou rocurônio (1,2 mg/kg).

Posicionamento

O posicionamento do paciente tem papel fundamental de melhora da laringoscopia. Em estudo prospectivo e randomizado com 546 pacientes submetidos a cirurgias eletivas, comparou-se um grupo de pacientes intubados em *sniffing position* com grupo posicionado apenas com extensão da cabeça. Encontraram-se diferenças estatisticamente significativas com relação à intensidade da força utilizada, manipulação laríngea externa, técnicas alternativas utilizadas, número de tentativas e postura adotada pelos anestesiologistas. O estudo conclui que a posição olfatória, ou *sniffing*, é superior à simples extensão da cabeça, melhora a técnica e reduz o tempo de intubação.[41] Para alcançar a posição ideal, o pescoço deve ser fletido sobre o tórax, formando um ângulo de 35 graus e a cabeça estendida sobre a articulação atlanto-occipital, formando um ângulo de 15 graus da face com o plano horizontal. A altura para se obter esses ângulos varia individualmente, em geral, entre 7 e 9 cm, de forma que o ponto ótimo final da posição seja verificado por meio do alinhamento do meato acústico externo com o esterno do paciente, e é válido para obesos e eutróficos. A laringoscopia pode não ser boa, apesar da boa utilização da posição olfatória; uma manobra possível é elevar a cabeça acima do preconizado pela técnica tradicional, o que melhora a visualização em alguns pacientes.

Compressão laríngea externa

A manipulação laríngea externa otimiza a laringoscopia e tem resultados superiores quando o laringoscopista orienta um assistente realizando a BURP (*backward, upward, rightward pressure*) sobre a cartilagem cricoide, de preferência segurando sua mão e pedindo para manter a posição adequada (laringoscopia bimanual) (Figura 80.4). Tal manobra é superior à BURP isolada sem orientação manual do laringoscopista ou à pressão cricoidea apenas.[42-44]

FIO-GUIA E *BOUGIE*

O fio-guia é mais um acessório que pode ser utilizado. É um dispositivo metálico ou de plástico, rígido e liso, in-

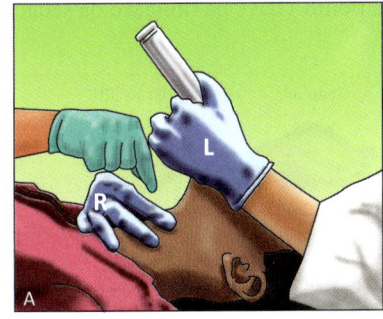
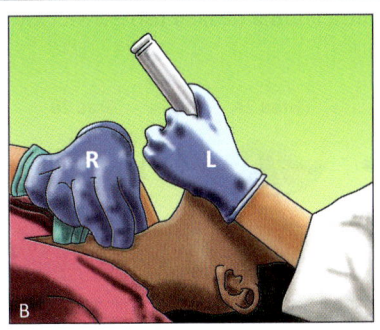

FIGURA 80.4. Manipulação da cricoide para auxiliar na intubação. (**A**) Sem auxiliar. (**B**) Com auxiliar.

troduzido no tubo endotraqueal. A maneira ideal de ser dobrado é sob o formato de J ou taco de hóquei, o que permite seu direcionamento anteriormente para uma glote de visualização precária ou até mesmo não obtida.[45] O maior cuidado com esse dispositivo é que ele não deve ser projetado além do tubo endotraqueal, sob o risco de causar graves lesões de partes moles ou até mesmo traqueais. Já o *bougie* (*gum elastic bougie*) é uma haste mais longa do que o fio-guia, tem ponta maleável e atraumática, com leve angulação, concedendo-lhe o formato de "J". Seu melhor uso se faz diante de Cormack IIb ou IIIa (Figura 80.5),[46] quando não há visualização da fenda glótica, mas sua posição é presumível mediante algumas estruturas anatômicas como aritenoides e epiglote móvel, porém pode ser utilizado em todas as laringoscopias, até mesmo às cegas (Cormack IIIb ou IV). O operador utiliza a angulação natural do *bougie* para alcançar a glote, pois o diâmetro reduzido e o formato do dispositivo favorecem a introdução em situações difíceis. Caso não esteja visualizando a glote diretamente, o intensivista pode tentar introduzi-lo às cegas, sabendo que a glote encontra-se anteriormente, movimenta o *bougie* sob o próprio eixo, de forma que sua ponta faça uma varredura e entre na traqueia. Alguns sinais são importantes com o uso do *bougie*, destacando-se a vibração da haste flexível ao entrar em contato com os anéis traqueais (*clicks* traqueais) e a parada da progressão ao passar da carina e entrar em um brônquio fonte, o que não acontece caso esteja no esôfago.[47] Uma vez na traqueia, mantendo-se a laringoscopia e, preferencialmente, com a ajuda de um auxiliar, a cânula traqueal deverá ser introduzida através do *bougie*, executando-se a rotação anti-horária de 90 graus para evitar que sua ponta biselada se prenda nas aritenoides.[48] Em muitos protocolos, em um primeiro momento, é o dispositivo de escolha.[49-50]

SELEÇÃO DA LÂMINA DO LARINGOSCÓPIO

A escolha da lâmina merece destaque no manejo da via aérea, pois é um detalhe crucial na laringoscopia. Pacientes altos ou com laringe muito anteriorizada se beneficiam do uso de lâmina 4 porque há maior facilidade em alcançar a valécula e elevar a epiglote de forma ótima. A lâmina de Miller também apresenta melhor atuação diante de epiglotes caídas, conhecidas como *floppy*, pela facilidade da técnica de Miller em elevar diretamente essa estrutura e melhor expor as pregas vocais.[51] Outra lâmina de fácil uso é a McCoy, uma lâmina de Macintosh adaptada com um dispositivo articulado na ponta, permitindo a flexão e a elevação das estruturas faríngeas de acordo com a vontade do profissional por meio de uma haste no cabo do laringoscópio, ideal para laringes anteriorizadas.[52-53]

Preparo para a via aérea difícil

O profissional pode se deparar com três situações no manejo da via aérea de um paciente crítico: 1) via aérea difícil antecipada; 2) via aérea difícil não antecipada; e 3) via aérea difícil em situação de não intubo/não ventilo.

Quando o intensivista avalia o paciente e julga que está diante de uma potencial via aérea difícil, seja por um conjunto de fatores de risco ou uma característica única marcante, como um grande tumor faríngeo ou restrição importante na abertura bucal, duas perguntas fundamentais devem ser respondidas: 1) o paciente deve ser intubado com anestesia ou com anestesia tópica e sedação consciente; e 2) qual técnica/dispositivo deve ser usado para garantir a via aérea do paciente.

Anestesia tópica e sedação consciente

A intubação sob anestesia tópica e sedação consciente, antigamente denominada intubação acordada, é o método considerado mais seguro porque o paciente mantém o *drive* respiratório e o tônus da musculatura faríngea. Porém, consome mais tempo, necessita de maior experiência, é mais desconfortável para o doente, e requer sua cooperação durante o procedimento.

A técnica começa com uma adequada preparação psicológica do paciente, informando-o sobre o procedimento e aliviando suas ansiedades. Em seguida, faz-se a preparação da mucosa, usualmente com agentes anticolinérgicos endovenosos, como a atropina, com a finalidade de reduzir a produção de saliva, melhorando a absorção do anestésico local. Segue-se com a administração de anestésico tópico (lidocaína 2%) por toda a mucosa oral e faríngea, preferencialmente utilizando um atomizador. Sedação leve ou moderada é instituída, utilizando-se benzodiazepínicos como midazolam e opioides como fentanil ou remifentanil em infusão contínua. O propofol em baixas doses em infusão contínua também pode ser utilizado para um adequado nível de conforto. O uso de oxigênio suplementar é fundamental e a manutenção da respiração espontânea durante todo o procedimento é ponto-chave na titulação da sedação.

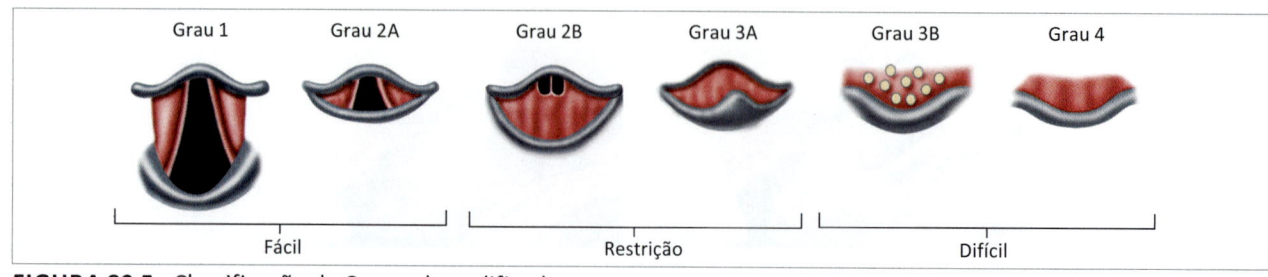

FIGURA 80.5. Classificação de Cormack modificada.

Existe a possibilidade de se proceder à laringoscopia tradicional do paciente após adequada sedação e anestesia tópica, com a finalidade de visualizar as estruturas glóticas. Essa laringoscopia deve utilizar o mínimo de força possível para expor as estruturas, pois o paciente ainda mantém algum grau de consciência e defesa. Uma alternativa para minimizar o incômodo da lâmina seria não rechaçar a língua com tanta força para a esquerda, conforme a técnica tradicional, e tentar avançar a lâmina em plano mediano do paciente. Uma segunda e recente alternativa à laringoscopia tradicional é o uso dos videolaringoscópios. Trabalhos comparam o tempo de intubação,[54-56] visualização glótica, taxas de sucesso na primeira tentativa e nível de desconforto do paciente entre os videolaringoscópios e a fibroscopia flexível, todos sugerindo que não há diferenças significativas entre os dois métodos, principalmente em relação ao tempo de intubação e taxas de sucesso, propondo os videolaringoscópios como uma excelente alternativa frente a uma via aérea difícil prevista.

A fibroscopia segue sendo o padrão-ouro em casos de VAD, podendo se optar pelo acesso nasal, após preparação com anestésico e vasoconstritor tópico, ou acesso oral, posicionando um bucal protetor para que o paciente não morda o aparelho. O profissional utiliza o fibroscópio flexível com o tubo endotraqueal já alocado para anestesiar a hipofaringe conforme avança em direção à glote, utilizando a técnica *spray as you go*, com jatos de lidocaína por toda a mucosa, especialmente sobre as cordas vocais. Existe o potencial risco de laringoespasmo, tosse e broncoespasmo durante as manobras, porém são de duração limitada assim que as estruturas estiverem anestesiadas.[57-58]

Após anestesiada a glote de forma eficiente, avança-se o fibroscópio por entre as cordas vocais até a visualização da carina, seguindo-se a descida do tubo. Ocasionalmente, a passagem do tubo pode ser impedida pelas cordas vocais já que existe um espaço entre o tubo e o fibroscópio. Esse problema é superado recuando-se o tubo e girando-o 90 graus em sentido anti-horário, com nova tentativa de progressão.[59-60]

Uma alternativa é optar pela indução anestésica para intubação, porém com recursos que não apenas o laringoscópio rígido à disposição (Quadro 80.2) para sobrepor uma laringoscopia convencional frustra.

> **QUADRO 80.2.** Conteúdo sugerido para recursos de via aérea difícil.
>
> - Lâminas de laringoscópio de variados tamanhos e tipos
> - Videolaringoscópio
> - Tubos endotraqueais de variados tamanhos
> - Guias para tubos traqueais
> - Dispositivos supraglóticos (máscara laríngea ou *fastrach*)
> - Fibroscópio flexível
> - Equipamento necessário para via aérea invasiva de emergência
> - Dispositivo para detecção de dióxido de carbono exalado

Os itens listados no quadro são sugestões. Os dispositivos podem variar de acordo com a equipe, preferências e o local de atuação dos profissionais.

A American Society of Anesthesiologists (ASA) sugere alguns dispositivos para se manter na UTI ou centro cirúrgico (Quadro 80.2), que sejam de fácil acesso e uso.

VIDEOLARINGOSCOPIA

A aplicação da laringoscopia rígida videoassistida, comumente referida como videolaringoscopia, cresceu dramaticamente nos últimos dez anos. Tais dispositivos, se comparados à laringoscopia direta tradicional, apresentam a vantagem de visualizar a laringe graças a uma combinação de fatores, que vão desde a magnificação da imagem, curvatura anterior da lâmina usada e menor necessidade em se obter um alinhamento visual com a laringe,[61] até a visualização da imagem por vários profissionais ao mesmo tempo, o que facilita o uso didático.[62] Tal característica se molda bem nos casos em que o laringoscopista se depara ou antecipa uma via aérea difícil, pois é comprovado que a intubação orotraqueal é facilitada pelo uso de tais aparelhos,[61,63] com índice de sucesso de até 92% na primeira tentativa e 98% nas tentativas subsequentes,[64] podendo evitar complicações de uma laringoscopia direta subótima, geralmente com múltiplas tentativas,[65] resultando em consequências tais como: hipertensão, dessaturação, lesão dentárias e de vias aéreas, danos neurológicos, e morte.[66] Outra vantagem é apresentarem curvas de aprendizado mais rápidas e com maiores taxas de sucesso quando utilizadas por laringoscopistas inexperientes, se comparadas com a laringoscopia direta.[66-67] A videolaringoscopia assumiu um importante papel no resgate quando a laringoscopia direta falha,[68] sendo incluída no algoritmo de via aérea difícil da ASA,[69] com 94% de sucesso.[64] Atualmente, há uma tendência de se utilizarem os videolaringoscópios como 1ª alternativa à laringoscopia rígida tradicional.[70] Em metanálise com 2.133 pacientes, 1.067 no grupo laringoscopia tradicional e 1.066 no grupo videolaringoscópio, houve redução no risco de dificuldade na intubação (OR 0,29, 95% IC 0,20-0,44, $p < 0,001$), redução na visualização de Cormack 3 ou 4 (OR 0,26, 95% IC 0,17-0,41, $p < 0,001$) e intubação esofágica (0,14 95% IC 0,02-0,81, $p = 0,03$) e aumento do risco de intubação na primeira tentativa (OR 2,07 95% IC 1,35-3,16, $p < 0,001$).[71]

EMPREGO DO ALGORITMO DE VIA AÉREA DIFÍCIL EM UTI

Existem duas situações potencialmente catastróficas que podem culminar em óbito caso não sejam administradas eficazmente. Para situações de uma via aérea difícil não planejada ou da situação não intubo/não ventilo, a ASA criou um algoritmo específico para o rápido e padronizado manejo dos pacientes (Figura 80.6).

A indicação de via aérea cirúrgica é estabelecida na impossibilidade de intubar o paciente que se encontra com a vida ameaçada, ou com a presença de distorções anatômicas que tornam a tentativa de intubação orotraqueal inviável.[72] Duas técnicas são passíveis de execução: traqueostomia e cricotireoidostomia.

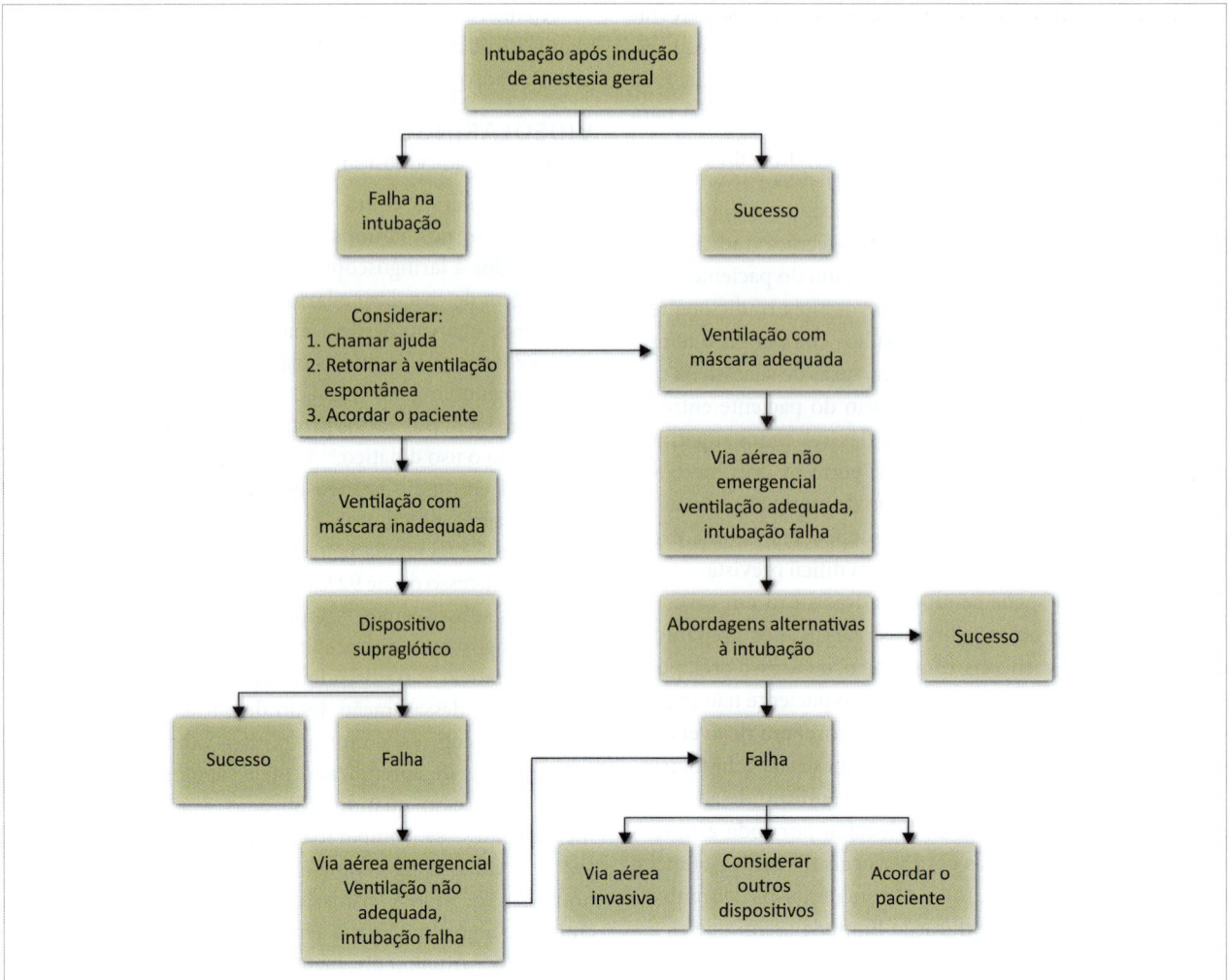

FIGURA 80.6. Algoritmo de via aérea difícil em UTI.

A traqueostomia é um procedimento mais complexo e demorado, que deve ser executado por um cirurgião experiente,[73] raramente sendo realizada em caráter de urgência. Nessas situações, a cricotireoidostomia mostra-se mais eficaz, podendo ser subdividida naquela realizada por punção ou cirúrgica, e o último recurso é empregado na tentativa de oxigenar o paciente e evitar evento adverso grave.

Trabalhos recentes[74] demonstram que a cricotireoidostomia cirúrgica é mais eficaz e produz melhor ventilação do que a por punção e, ao contrário do que se acreditava antes, não necessita obrigatoriamente ser convertida em traqueostomia de imediato, sendo usada como via aérea definitiva, sem nenhum aumento no risco de complicações,[75-76] considerando que a conversão da cricotireoidostomia para traqueostomia pode apresentar alto risco para o paciente e ser um procedimento dispensável.[77-78] No estudo NAP4,[79] 60% das tentativas de cricotireoidostomias por punção na UTI falharam, enquanto todas as cirúrgicas foram eficazes. Esses resultados sugerem que há necessidade de maior treinamento no método cirúrgico pela equipe, incluindo treino utilizando manequins para familiarizar o intensivista com o equipamento de via aérea cirúrgica.

REFERÊNCIAS BIBLIOGRÁFICAS

1. Needham DM, Thompson DA, Holzmueller CG, Dorman T, Lubomski LH, WU AW, et al. A system factors analysis of airway events from the Intensive Care Unit Safety Reporting System (ICUSRS). Crit Care Med. 2004;32:2227-33.
2. Beckmann U, Baldwin I, Hart GK, Runciman WB. The Australian Incident Monitoring Study in Intensive Care: AIMS-ICU. An analysis of the first year of reporting. Anaesth Intensive Care. 1996;24:320-9.
3. Beckmann U, Baldwin I, Durie M, Morrison A, Shaw L. Problems associated with nursing staff shortage: An analysis of the first 3600 incident reports submitted to the Australian Incident Monitoring Study (AIMS-ICU). Anaesth Intensive Care. 1998;26:396-400.
4. Practice guidelines for management of the difficult airway: An updated report by the American Society of Anesthesiologists Task Force on Management of the Difficult Airway. Anesthesiology. 2003;98:1269-77.
5. Practice guidelines for management of the difficult airway: a report by the American Society of Anesthesiologists' task force on management of the difficult airway. Anesthesiology. 1993;78:597-602.
6. Practice guidelines for management of the difficult airway: An updated report by the American Society of Anesthesiologists Task Force on Management of the Difficult Airway. Anesthesiology. 2003;98:1269-77.
7. Burkle CM, Walsh MT, Harrison BA, et al. Airway management after failure to intubate by direct laryngoscopy: Outcomes in a large teaching hospital. Can J Anaesth. 2005;52:634-40.

8. Crosby ET, Cooper RM, Douglas MJ, Doyle DJ, Hung OR, Labrecgue P, et al. The unanticipated difficult airway with recommendations for management. Can J Anaesth. 1998;45:757-76.
9. Cormack RS, Lehane J. Difficult tracheal intubation in obstetrics. Anaesthesia. 1984;39:1105-11.
10. Adnet F, Racine SX, Borron SW, Clemessy JL, Fournier JL, Lapostolle F, et al. A survey of tracheal intubation difficulty in the operating room: A prospective observational study. Acta Anaesthesiol Scand. 2001;45:327-32.
11. Crosby ET, Cooper RM, Douglas MJ, Doyle DJ, Hung OR, Labrecgue P, et al. The unanticipated difficult airway with recommendations for management. Can J Anaesth. 1998;45:757-76.
12. Miller RD, Eriksson LI, Fleisher LA, Wiener-Kronish JP, Cohen NH, Young WL. Miller's Anesthesia. 2-Volume. 2015.
13. Castello DA, Smith HS, Lumb PD. Conventional airway access. In: Grenvik A, Ayres SM, Holbrook PR, et al. Textbook of Critical Care (TCC), Fourth Edition. Philadelphia: WB Saunders, 1999. p.1232-46.
14. Yentis SM. Predicting difficult intubation-worthwhile exercise or pointless ritual? Anaesthesia. 2002;57:105-9.
15. Mallampati SR, Gatt SP, Gugino LD, Desai SP, Waraksa B, Freiberger D, et al. A clinical sign to predict difficult tracheal intubation: A prospective study. Can Anaesth Soc J. 1985;32:429.
16. Samsoon GLT, Young JRB. Difficult tracheal intubation: A retrospective study. Anaesthesia. 1987;42:487.17. Cattano D, Panicucci E, Paolicchi A, Forfori F, Giunta F, Hagberg C. Risk factors assessment of the difficult airway: An Italian survey of 1956 patients. Anesth Analg. 2004;99:1774-9.
18. Langeron O, Masso E, Huraux C, Guggiari M, Bianchi A, Coriat P, et al. Prediction of difficult mask ventilation. Anesthesiology. 2000;92:1229-36.
19. Ezri T, Medalion B, Weisenberg M, Szmuk P, Warters RD, Charuzi I. Increased body mass index per se is not a predictor of difficult laryngoscopy. Can J Anaesth. 2003;50:179-83.
20. Brodsky JB, Lemmens HJ, Brock-Utne JG, Vierra M, Saidman LJ. Morbid obesity and tracheal intubation. Anesth Analg. 2002;94:732-36.
21. Rosenstock C, Ostergaard D, Kristensen MS, Lippert A, Ruhnau B, Rasmussen LS. Residents lack knowledge and practical skills in handling the difficult airway. Acta Anaesthesiol Scand. 2004;48:1014-8.
22. Schwid HA, Rooke GA, Carline J, Steadman RH, Murray WB, Olympio M, et al. Evaluation of anesthesia residents using mannequin-based simulation: A multiinstitutional study. Anesthesiology. 2002;97:1434-44.
23. Sagarin MJ, Barton ED, Chng YM, Walls RM. Airway management by US and Canadian emergency medicine residents: A multicenter analysis of more than 6,000 endotracheal intubation attempts. Ann Emerg Med. 2005;46:328-36.
24. Kluger MT, Bukofzer M, Bullock M. Anaesthetic assistants: Their role in the development and resolution of anaesthetic incidents. Anaesth Intensive Care. 1999;27:269-74.
25. Kluger MT, Bullock MF. Recovery room incidents: A review of 419 reports from the Anaesthetic Incident Monitoring Study (AIMS). Anaesthesia. 2002;57:1060-6.
26. Robbertze R, Posner KL, Domino KB. Closed claims review of anesthesia for procedures outside the operating room. Curr Opin Anaesthesiol. 2006;19:436-42.
27. Wang HE, Seitz SR, Hostler D, Yealy DM. Defining the learning curve for paramedic student endotracheal intubation. Prehosp Emerg Care. 2005;2:156-62.
28. Wang HE, Kupas DF, Paris PM, Bates RR, Costantino JP, Yealy DM. Multivariate predictors of failed prehospital endotracheal intubation. Acad Emerg Med. 2003;10:717-24.
29. Mort TC. Preoxygenation in critically ill patients requiring emergency tracheal intubation. Crit Care Med. 2005;33:2672-5.
30. Mort TC. Preoxygenation in critically ill patients requiring emergency tracheal intubation. Crit Care Med. 2005;33:2672-5..
31. Constantin JM, Futier E, Cherprenet AL, Changues G, Guerin R, Cayot-Constantin S, et al. A recruitment maneuver increases oxygenation after intubation of hypoxemic intensive care unit patients: a randomized controlled study. Crit Care. 2010;14:R76.
32. Dixon BJ, Dixon JB, Carden JR, Burn AJ, Schachter LM, Playfair JM, et al. Preoxygenation is more effective in the 25 degrees head-up position than in the supine position in severely obese patients: a randomized controlled study. Anesthesiology. 2005;102:1110-5.
33. Heffner AC, Swords D, Kline JA, Jones AE. The frequency and significance of postintubation hypotension during emergency airway management. J Crit Care. 2012;27:417.e9–417.e13
34. Mort TC. The incidence and risk factors for cardiac arrest during emergency tracheal intubation: a justification for incorporating the ASA Guidelines in the remote location. J Clin Anesth. 2004;16:508-16.
35. Jaber S, Amraoui J, Lefrant JY, Arich C, Cohendy R, Landreau L, et al. Clinical practice and risk factors for immediate complications of endotracheal intubation in the intensive care unit: a prospective, multiple-center study. Crit Care Med. 2006;34:2355-61.
36. Jaber S, Jung B, Corne P, Sebbane M, Muller L, Changues G, et al. An intervention to decrease complications related to endotracheal intubation in the intensive care unit: a prospective, multiple-center study. Intensive Care Med. 2010;36:248-55.
37. Jabre P, Combes X, Lapostolle F, Dhaoaudi M, Ricard-Hibon A, Vivien B, et al. Etomidate versus ketamine for rapid sequence intubation in acutely ill patients: a multicentre randomised controlled trial. Lancet. 2009;374:293-300.
38. Jabre P, Avenel A, Combes X, Kulstad E, Mazariegos I, Bertrand L, et al. Morbidity related to emergency endotracheal intubation – a substudy of the KETAmine SEDation trial. Resuscitation. 2011;82:517-22.
39. Mort TC. Emergency Tracheal Intubation: Complications Associated with Repeated Laryngoscopic Attempts. Anesth Analg. 2004;99:607-13
40. Combes X, Andriamifidy L, Dufresne E, Suen P, Sauvat S, Scherrer E, et al. Comparison of two induction regimens using or not using muscle relaxant: impact on postoperative upper airway discomfort. Br J Anaesth. 2007;99(2):276-81.
41. Prakash S, Rapsang AG, Mahajan S, Bhattacharjee S, Singh R, Gogia AR. "Comparative Evaluation of the Sniffing Position with Simple Head Extension for Laryngoscopic View and Intubation Difficulty in Adults Undergoing Elective Surgery," Anesthesiol Res Pract. 2011;2011:297913.
42. El-Orbany M, Woehlck H, Salem MR. Head and neck position for direct laryngoscopy. Anesth Analg. 2011;113:103-9.
43. Levitan RM, Kinkle WC, Levin WJ, Everett WW. Laryngeal view during laryngoscopy: A randomized trial comparing cricoid pressure, backward-upward-rightward pressure, and bimanual laryngoscopy. Ann Emerg Med. 2006;47:548-55.
44. Levitan RM, Mickler T, Hollander JE. Bimanual laryngoscopy: A videographic study of external laryngeal manipulation by novice intubators. Ann Emerg Med. 2002;40:30-7.
45. Finucane BT, Santora AH. Difficult intubation. In: Finucane BT, Santora AH. Principles of Airway Management. Second Edition. St. Louis: Mosby Year-Book, 1996. p.191.
46. Kovacs G, Law JA, McCrossin C, Vu M, Leblanc D, Gao J. A Comparison of a Fiberoptic Stylet and a Bougie as adjuncts to Direct Laryngoscopy in a Manikin-Simulated Difficult Airway. Ann Emerg Med. 2007;50(6):676-85.
47. Reis LA, Reis GF, Oliveira MR, Ingarano Lel B. Bougie. Rev Bras Anestesiol. 2009;59(5).
48. McNelis U, Syndercombe A, Harper I, Duggan J. The effect of cricoid pressure on intubation facilitated by the gum elastic bougie. Anaesthesia. 2007;62:456-9.
49. Latto IP, Stacey M, Mecklenburgh J, Vaughan RS. Survey of the use of the gum elastic bougie in clinical practice. Anaesthesia. 2002;57:379-84.
50. Bokhari A, Benham SW, Popat MT. Management of unanticipated difficult intubation: A survey of current practice in the Oxford region. Eur J Anaesthesiol. 2004;21:123-7.
51. Hagberg CA. Benumof and Hagberg's Airway Management, 3rd Edn. Published by Elsevier, 2013. p.1141.
52. Cook TM, Tuckey JP. A comparison between the Macintosh and the McCoy laryngoscope blades. Anaesthesia. 1996;51:977-80.
53. Chisholm DG, Calder I. Experience with the McCoy laryngoscope in difficult laryngoscopy. Anaesthesia. 1997;52:906-8.
54. Dotson M. Awake Video Laryngoscope Intubation: Case Report of a Patient With a Nasopharyngeal Mass. AANA J. 2012 Oct;80(5):347-53.

55. Abdellatif AA, Ali MA. GlideScope® videolaryngoscope versus flexible fiberoptic bronchoscope for awake intubation of morbidly obese patient with predicted difficult intubation. M.E.J. ANESTH. 2014;22(4).
56. Rosenstock CV, Thogersen B, Afshari A, Christensen AL, Eriksen C, Gatke MR. Awake Fiberoptic or Awake Video Laryngoscopic Tracheal Intubation in Patients with Anticipated Difficult Airway Management. Anesthesiology. 2012;116:1210-6.
57. Morris IR. Continuing medical education: Fibreoptic intubation. Can J Anesth. 1994;41:996-1008.
58. Koerner IP, Brambrink AM. Fiberoptic techniques. Best Pract Res Clin Anaesthesiol. 2005;19:611-21.
59. Reasoner DK, Warner DS, Todd MM, Hunt SW, Kirchner J. A comparison of anesthetic techniques for awake intubation in neurosurgical patients. J Neurosurg Anesthesiol. 1995;7:94-9.
60. Graham DR, Hay JG, Clague J, Nisar M, Earis JE. Comparison of three different methods used to achieve local anaesthesia for fibreoptic bronchoscopy. Chest. 1992;102:704-7.
61. Aziz MF, Brambrink AM. Video Laryngoscopy: Time for a View on Outcomes; Anesthesiology News, Guide to Airway Management, 2012.
62. Levitan RM, Heitz JW, Sweeney M, Cooper RM. The Complexities of Tracheal Intubation with Direct Laryngoscopy and Alternative Intubation Devices. Ann Emerg Med. 2011;57:240-7.
63. Enomoto Y, Asai T, Arai T, Kamishima K, Okuda Y. Pentax-AWS, a new videolaryngoscope, is more effective than the Macintosh laryngoscope for tracheal intubation in patients with restricted neck movements: A randomized comparative study. Br J Anaesth. 2008;100:544-8.
64. Aziz MF, Healy D, Kheterpal S, Fu RF, Dillman D, Brambrink AM. Routine clinical practice effectiveness of the Glidescope in difficult airway management: An analysis of 2,004 Glidescope intubations, complications, and failures from two institutions. Anesthesiology. 2011;114:34-41.
65. Mort TC. Emergency Tracheal Intubation: Complications Associated with Repeated Laryngoscopic Attempts. Anesth Analg. 2004;99(2):604-13.
66. Cooper RM, Pacey JA, Bishop MJ, McCluskey SA. Early clinical experience with a new videolaryngoscope (GlideScope) in 728 patients. Can J Anaesth. 2005 Feb;52(2):191-8.
67. Nouruzi-Sedeh P, Schumann M, Groeben H: Laryngoscopy via Macintosh blade versus GlideScope: Success rate and time for endotracheal intubation in untrained medical personnel. Anesthesiology. 2009;110:32-7.
68. Noppens RR, Mo¨bus S, Heid F, Schmidtmann I, Werner C, Piepho T. Evaluation of the McGrath Series 5 videolaryngoscope after failed direct laryngoscopy. Anaesthesia. 2010;65:716-20.
69. Practice guidelines for management of the difficult airway: an updated report by the American Society of Anesthesiologists Task Force on Management of the Difficult Airway. Anesthesiology. 2003;98:1269-77.
70. Jong A, Jung B, Jaber S. Intubation in the ICU: we could improve our practice. Crit Care. 2014;18:209.
71. Jong A, Molinari N, Conseil M, Coisel Y, Pouzeratte Y, Belafia F, et al. Video laryngoscopy versus direct laryngoscopy for orotracheal intubation in the intensive care unit: a systematic review and meta-analysis. Intensive Care Med. 2014;40(5):629-39.
72. Lavery GG, McCloskey B. Airway management. In: Patient Centred Acute Care Training (PACT). In: Roessler M, Fluit L, Ramsay G. Brussels: European Society of Intensive Care Medicine, 2003. p.1-27.
73. Finucane BT, Santora AH. Surgical approaches to airway management. In: Finucane BT, Santora AH. Principles of Airway Management. Second Edition. St. Louis: Mosby Year-Book, 1996. p.251-84.
74. Scrase I, Woollard M. Needle vs surgical cricothyroidotomy: A short cut to effective ventilation. Anaesthesia. 2006;61:921-3.
75. Brantigan CO, Grow JB. Cricothyroidotomy: Elective use in respiratory problems requiring tracheostomy. Thorac Cardiovasc Surg. 1976;71:72-81.
76. Wright MJ, Greenberg DE, Hunt JP, Madan AK, McSwain NE Jr. Surgical cricothyroidotomy in trauma patients. South Med J. 2003;96:465-7.
77. DeLaurier GA, Hawkins ML, Treat RC, Mansberger AR Jr. Acute airway management. Role of cricothyroidotomy. Am Surg. 1990;56:12-5.
78. Altman KW, Waltonen JD, Kern RC. Urgent surgical airway intervention: A 3 year county hospital experience. Laryngoscope. 2005;115:2101-4.
79. Cook TM, Woodall N, Frerk C. 4th National Audit Project of The Royal College of Anaesthetists and the Difficult Airway Society. Major Complications of Airway Management in the United Kingdom. Report and Findings. London: The Royal College of Anaesthetists, 2011.

CAPÍTULO 81

CONDUTA NO PNEUMOTÓRAX HIPERTENSIVO

Laert de Oliveira Andrade Filho
Eduardo de Campos Werebe
Jose Ribas Milanez de Campos

DESTAQUES

- O pneumotórax hipertensivo é uma emergência médica.
- O diagnóstico de pneumotórax hipertensivo é clínico e dispensa exames subsidiários.
- A descompressão imediata deve ser realizada pelo médico socorrista e dispensa o especialista.
- A importância clínica do pneumotórax não está relacionada com seu tamanho.

DEFINIÇÃO

Pneumotórax é o termo usado para definir a presença de ar livre na cavidade pleural, seja qual for sua causa, com consequente restrição da expansibilidade pulmonar. Ele pode ser espontâneo (primário ou secundário) ou adquirido (traumático, iatrogênico, barotraumático).

O pneumotórax hipertensivo, como mencionado, é a presença de ar livre na cavidade pleural com pressão intrapleural em níveis supra-atmosféricos durante a maior parte do ciclo respiratório.

Quando a quantidade de ar no espaço pleural é provocada por fluxo valvular, pode levar ao colapso total do pulmão e desviar o mediastino para o lado contralateral, prejudicando a mecânica ventilatória e o retorno venoso das veias cavas, gerando o risco imediato de insuficiência respiratória aguda (IRpA) e choque cardiogênico, respectivamente. Essa condição está associada a alta mortalidade, particularmente no pneumotórax hipertensivo direito, cujo desvio de mediastino compromete mais o retorno venoso das veias cavas (Figura 81.1).

ETIOLOGIA

O pneumotórax hipertensivo pode ter qualquer etiologia, mas é muito mais comum nos pacientes em uso de ventilação positiva, justamente pelo aumento das pressões nas vias aéreas.

No pneumotórax espontâneo primário, a condição de pneumotórax hipertensivo ocorre, raramente, quando existe a rotura de pequenas bolhas (*blebs*) subpleurais que podem gerar mecanismo valvular de escape de ar. Tais pacientes têm reserva funcional boa e são tratados muito antes que o pneumotórax hipertensivo ocorra: a dor intensa que aparece logo no início do quadro os motiva a procurar assistência médica precoce.

O pneumotórax espontâneo secundário ocorre nos pacientes com doença pulmonar obstrutiva crônica (DPOC) pela rotura de bolhas de enfisema. Nesses casos, a baixa complacência dos pulmões permite que uma pequena quantidade de ar seja suficiente para deslocar o mediastino, sem grande colapso pulmonar. Os sintomas são precoces. A radiografia de tórax mostra pequeno pneumotórax, mas com desvio de mediastino.[2]

O trauma é causa comum de pneumotórax hipertensivo. Nos ferimentos penetrantes, o pneumotórax hipertensivo pode ser gerado tanto por escape de ar dos pulmões como pela entrada de ar externo pela parede torácica. Nos traumas fechados, o pneumotórax hipertensivo pode ser gerado por perfuração pulmonar de fraturas costais, rotura de via aérea (traqueia e brônquios) ou simplesmente pelo barotrauma. Nas conclusões do trabalho de Avila Martinez e colaboradores, está bem claro e definido que, em pacientes idosos e quando houver duas ou mais costelas fraturadas, apresentam-se as maiores complicações secundárias ao trauma torácico e possibilidades de desenvolverem o pneumotórax hipertensivo.[3]

O pneumotórax hipertensivo iatrogênico pode ocorrer após qualquer procedimento invasivo no tórax como broncoscopia com biópsias (principalmente as transbrônquicas), biópsias transtorácicas, toracocenteses, passagem de cateter central por punção de veia subclávia e pós-operatório de cirurgia torácica com fístula pulmonar mal drenada.[4]

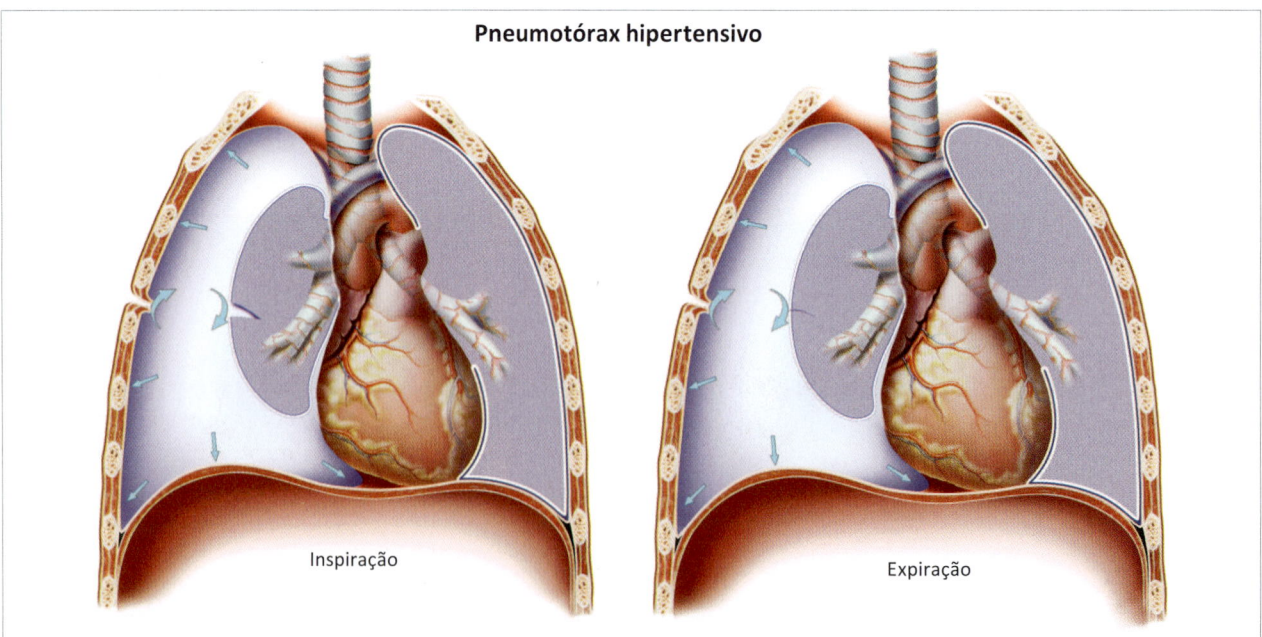

FIGURA 81.1. Processo fisiopatológico do mecanismo valvular do pneumotórax hipertensivo: o ar entra no espaço pleural na inspiração e não tem por onde sair na expiração.
Fonte: Adaptada de Barton e colaboradores, 1995.[1]

Nos pacientes com ventilação positiva, principalmente naqueles com PEEP, o barotrauma seguido de pneumotórax hipertensivo pode ser de rápida evolução pelo regime de altas pressões dentro das vias aéreas.

DIAGNÓSTICO

O pneumotórax hipertensivo deve ser sempre lembrado como diagnóstico diferencial de situações críticas de pacientes cujas circunstâncias clínicas assim permitirem.

Em pacientes conscientes, o pneumotórax começa com dor, normalmente do tipo pleurítica. Pode estar acompanhada de tosse, respiração superficial, e dispneia, dependendo do tamanho do colapso pulmonar.

Quando a quantidade de ar no espaço pleural provoca o colapso total do pulmão e desvio do mediastino, os sintomas passam para intenso desconforto respiratório, taquicardia, sudorese, palidez, hipotensão.

No exame físico a inspeção do tórax, dependendo do tamanho do pneumotórax e consequente colapso pulmonar, notam-se assimetria do tamanho dos hemitórax e a ausência de excursão da parede torácica durante a respiração no lado afetado, dada pela hiperinsuflação da cavidade pleural. A percussão tem som hipertimpânico. A ausculta apresenta diminuição do murmúrio vesicular. Dependendo do comprometimento do retorno venoso das veias cavas, observa-se estase jugular.

Por outro lado, um exame físico normal não afasta a possibilidade de pneumotórax.

A radiografia simples de tórax é o exame de imagem que confirma o diagnóstico, dando informações do tamanho do pneumotórax (Figuras 81.2 e 81.3).[1-2]

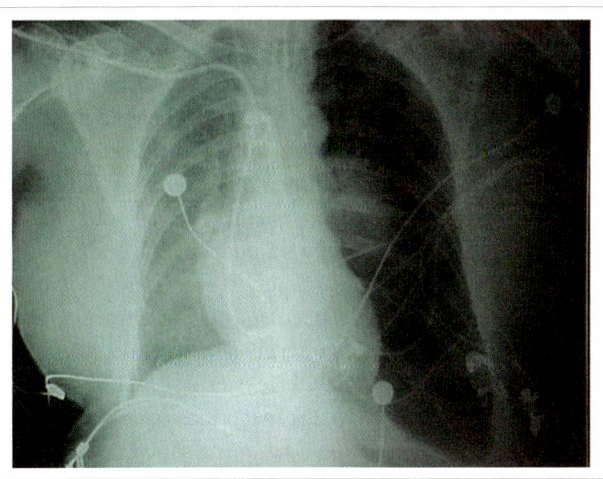

FIGURA 81.3. Pneumotórax hipertensivo à esquerda: observar o colapso total do pulmão esquerdo, o acentuado desvio de mediastino e do diafragma em virtude da hiperinsuflação da cavidade pleural e o comprometimento da ventilação do pulmão contralateral.

CONDUTA

O pneumotórax hipertensivo constitui uma emergência médica. Uma vez suspeitando-se do diagnóstico, as evidências clínicas são suficientes para indicação de descompressão imediata do pneumotórax e reversão das consequências fatais. A radiografia do tórax somente é requisitada quando não há subsídios clínicos suficientes para o diagnóstico de pneumotórax hipertensivo.

Embora não exista maneira de evitar situações de drenagem de pneumotórax de emergência no pronto-socorro ou na UTI, qualquer paciente que tenha história de risco de pneumotórax (trauma torácico, procedimentos invasivos no tórax, pós-operatório de cirurgia torácica, descompensação de pacientes com DPOC ou em ventilação mecânica etc.) deve ser cuidadosamente acompanhado clínica e radiologicamente para o diagnóstico precoce do pneumotórax e tratado de modo adequado com uma drenagem torácica por profissional capacitado, evitando o pneumotórax hipertensivo e a necessidade de drenagem de emergência, situação sempre mais precária.[5]

Deve-se chamar atenção de que a importância clínica do pneumotórax não está relacionada com seu tamanho, especialmente em paciente com DPOC grave ou naqueles submetidos à ventilação positiva.[6]

Segundo os trabalhos de Peterson e colaboradores[7] e Kumar e colaboradores,[4] atualmente a ultrassonografia representa um exame rápido, de grande acurácia e que pode ser repetido a qualquer momento e quantas vezes forem necessárias, dentro dos procedimentos diagnósticos que facilitam os cuidados dos pacientes críticos nos departamentos de emergência. Além disso, não representa um grande custo adicional nem de equipamentos e ou de profissionais que possam manejá-lo com segurança e maior efetividade diagnóstica.

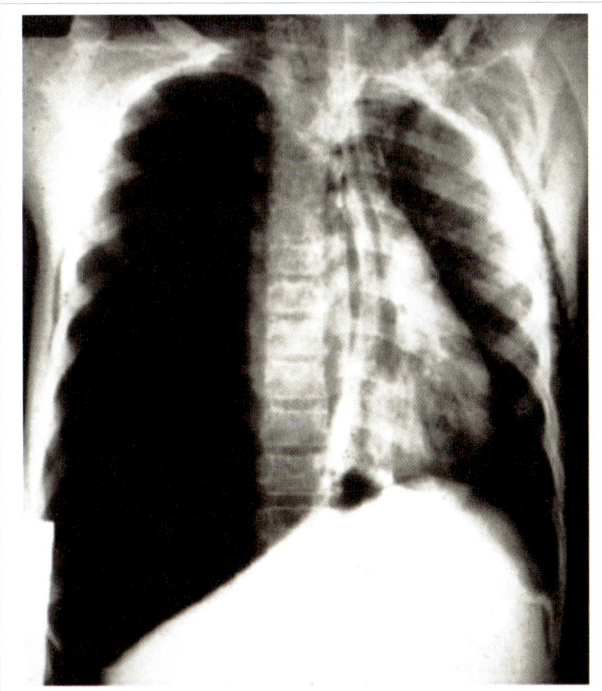

FIGURA 81.2. Pneumotórax hipertensivo à direita: notem-se o colapso total do pulmão direito, o grande desvio de mediastino e do diafragma em razão da hiperinsuflação da cavidade pleural.

Na impossibilidade de uma drenagem torácica imediata, seja por falta de material adequado ou de profissional capacitado, uma punção simples com cateter fino no 2º espaço intercostal e na linha hemiclavicular é o suficiente para uma descompressão que reverta a gravidade da situação até a espera da realização do procedimento de drenagem definitivo. A escolha do 2º espaço intercostal na linha hemiclavicular não é acidental: ele permite uma punção alta, onde se acumula o ar na cavidade pleural, longe o suficiente dos vasos subclávios, e a linha hemiclavicular assegura um acesso fácil, longe dos vasos mamários internos ao longo do esterno. A palpação da articulação manubrioesternal (ângulo de Loui) projeta, no gradil costal, o 2º espaço intercostal. A punção descompressora deve ser feita na borda superior da costela inferior para evitar acidente com os vasos intercostais que correm na porção inferior das costelas (Figura 81.4).

Os cateteres de punção venosa, tipo "Jelco", normalmente são suficientes para a punção descompressora do pneumotórax hipertensivo. Os mais calibrosos são os recomendados (Jelco 14 ou 16) que permitem boa vazão de ar, embora seu comprimento (de 3,5 a 4 cm), muitas vezes, seja insuficiente para ultrapassar todas as camadas que recobrem a cavidade pleural: pele; subcutâneo; músculos peitorais; músculos intercostais; particularmente em pacientes obesos, musculosos, ou edemaciados.

Uma vez puncionado o pneumotórax, a saída de ar pelo cateter deve ser sempre constatada para garantir que o dispositivo tenha chegado à cavidade pleural. Se não houver confirmação de saída de ar, então pode ser que o cateter não esteja dentro da cavidade pleural.

Uma alternativa aos cateteres de punção venosa tipo Jelco são aqueles para acesso venoso central, cuja agulha de punção é bem mais longa, e o dispositivo pode ser facilmente introduzido na cavidade pleural.[8]

Outra opção no caso de insucesso na punção do 2º espaço intercostal com cateter venoso tipo Jelco é a punção lateral, na linha axilar anterior ou media, acima da projeção do apêndice xifoide. Essa área de punção tem menos tecido a ser ultrapassado e a distância da pele até a cavidade pleural é bem menor (Figura 81.4).[9]

Atualmente, existem no mercado *kits* de drenagem de pneumotórax bastante fáceis de serem utilizados. Eles já vêm com um dreno fino (14 Fr) tipo *pigtail* com agulha e mandril para introdução na cavidade pleural, além do bisturi e dos sistema valvular unidirecional de drenagem com válvula de Heimlich, que dispensa o uso do selo d'água (Figura 81.5).[10]

Concluindo, enfatize-se que, nos casos de pneumotorax repetidos e/ou recorrentes e principalmente quando observados ou complicados com episódios hipertensivos, a maioria dos pacientes necessitará de várias técnicas com diferentes intervenções cirúrgicas e a pleurodese com o uso do talco deve ser avaliada, pois representa o mais efetivo tratamento no sentido de evitar a recorrência e, consequentemente, enseja a menor possibilidade de novos episódios hipertensivos.[11]

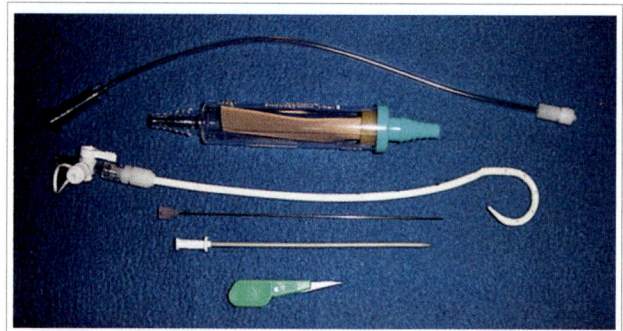

FIGURA 81.5. *Kit* de drenagem de pneumotórax com dreno tipo *pigtail* com agulha e mandril, bisturi e sistema de drenagem com válvula de Heimlich.

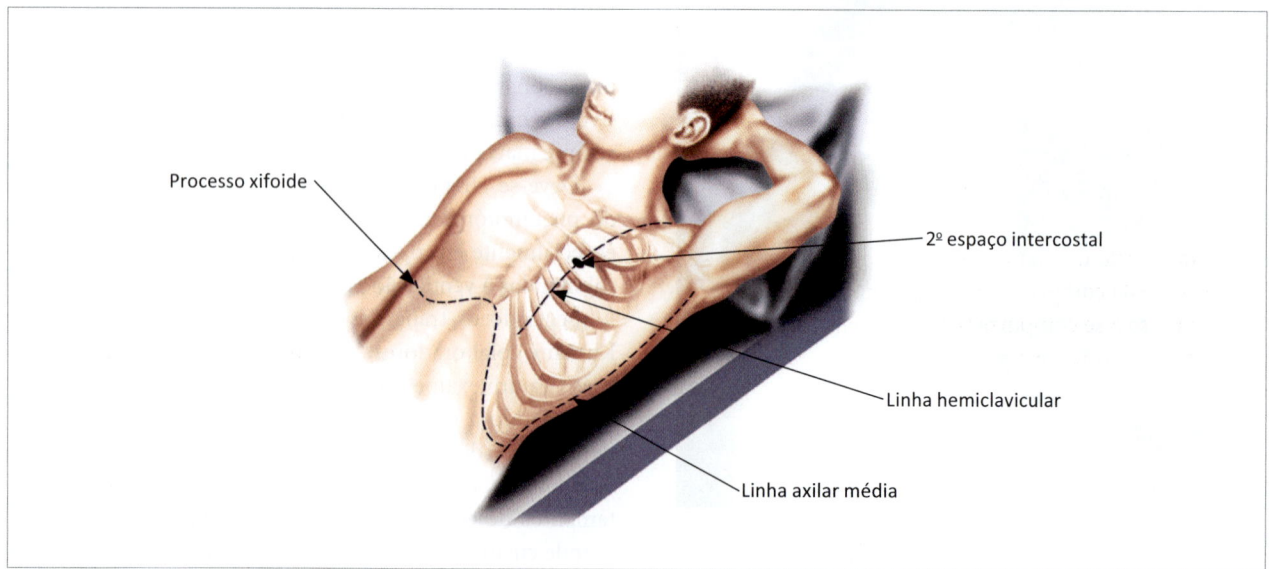

FIGURA 81.4. Parâmetros anatômicos para punções e drenagens do pneumotórax.

REFERÊNCIAS BIBLIOGRÁFICAS

1. Barton ED. Tension pneumothorax. Curr Opin Pulm Med. 1999 Jul;5(4):269-74.
2. Light RW. Pneumothorax. In: Pleural Diseases. 3rd ed. Baltimore: Williams and Wilkins, 1995. p 242-77
3. Ávila Martínez RJ, Hernández Voth A, Marrón Fernández C, Hermoso Alarza F, et al. Evolution and complications of chest trauma. Arch Bronconeumol. 2013 May;49(5):177-80.
4. Kumar S, Agarwal R, Aggarwal AN, Gupta D, Jindal SK. Role of ultrasonography in the diagnosis and management of pneumothorax following transbronchial lung biopsy. J Bronchology Interv Pulmonol. 2015 Jan;22(1):14-9.
5. Baumann MH, Strange C, Heffner JE, Light R, Kirby TI, Klein J, et al. Management of spontaneous pneumothorax: an American College of Chest Physicians Delphi Consensus Statement. Chest. 2001;119(2):590.
6. Henry M, Arnold T, Harvey J. BTS guidelines for the management of spontaneous pneumothorax. Thorax. 2003;58(Suppl III):ii39-ii52.
7. Peterson D, Arntfield RT. Critical care ultrasonography. Emerg Med Clin North Am. 2014 Nov;32(4):907-26.
8. Zengerink I, Brink PR, Laupland KB, Raber EL, Zygun D, Kortbeek JB. Needle thoracostomy in the treatment of a tension pneumothorax in trauma patients: what size needle? J Trauma. 2008 Oct; 65(4):964.
9. Leigh-Smith S, Harris T. Tension pneumothorax - time for a rethink? Emerg Med J. 2005;22:8-16.
10. Andrade Filho LO, Campos JRM, Haddad R. [Pneumothorax]. J Bras Pneumol. 2006;32(Supl 4):S212-216.
11. Adewole OO, De Keukeleire T, Phillips AS, Erhabor G, Noppen M. Effectiveness of thoracoscopic talc pleurodesis in the management of complicated spontaneous pneumothorax. J Bronchology Interv Pulmonol. 2015 Jan;22(1):48-51.

CAPÍTULO 82

ASSISTÊNCIA FISIOTERAPÊUTICA NA VENTILAÇÃO MECÂNICA INVASIVA

Mineo Kaneko
Erica Albanez Giovanetti
Karina Tavares Timenetsky

DESTAQUES

- É fundamental higienização das mãos antes e depois de realizar qualquer procedimento com os pacientes.
- O posicionamento adequado do paciente é importante para que se evite o refluxo do conteúdo gástrico para as vias aéreas superiores e, posteriormente, a broncoaspiração.
- Devem-se realizar a monitorização da pressão do balonete (*cuff*) das cânulas de intubação e a traqueostomia regularmente com o fim de impedir a aspiração do conteúdo gástrico e as lesões na traqueia.
- Regular de forma adequada os alarmes do respirador para priorizar a segurança do paciente.
- Regular parâmetros ventilatórios adequados com o fim de evitar assincronia paciente-ventilador.
- Checar sempre nas radiografias de tórax as imagens sugestivas de alterações pulmonares e o posicionamento correto da cânula de intubação.
- Durante o atendimento, sempre estar atento aos sinais e sintomas do paciente.
- Somente realizar remoções do paciente em condições de estabilidade hemodinâmicas e respiratórias.

INTRODUÇÃO

A técnica de fisioterapia tem sido cada vez mais aplicada na prática clínica das unidades de terapia intensiva (UTI). A atuação do fisioterapeuta não se limita apenas a pacientes com problemas pulmonares e estende-se também aos acometidos por diferentes afecções em diversos sistemas.

Atualmente, o profissional de fisioterapia tem atuação garantida na prática clínica, principalmente em UTI, local que oferece não só suporte ventilatório não invasivo ou invasivo, mas também a prevenção da perda de força muscular e da funcionalidade aos pacientes que deles necessitam. A Fisioterapia em terapia intensiva é uma especialização reconhecida pelo Ministério da Saúde (Portaria GM/MS n. 3.432, de 1998), a qual indica a obrigatoriedade da presença desse profissional no quadro básico das equipes das unidades de cuidados intensivos.

Nos pacientes com necessidade de suporte ventilatório mecânico invasivo, a atuação do fisioterapeuta será ampla. Ela tem início com a admissão dos pacientes na unidade, por meio dos ajustes dos parâmetros ventilatórios, da monitorização, da aplicação das técnicas de higiene brônquica e da utilização das manobras de reexpansão pulmonar. Além disso, o fisioterapeuta tem papel importante na condução do processo de desmame da ventilação mecânica (VM), procedimento que não permite que o paciente permaneça além do necessário com o suporte ventilatório, depois de resolvido o evento inicial que deu causa à instalação deste. Dessa forma, sua participação se torna importante no auxílio do gerenciamento da VM, na prevenção de pneumonia e na mobilização precoce desses pacientes.

Outra atuação desse profissional com o paciente em suporte ventilatório tem relação com as remoções intra-hospitalar e extra-hospitalar. O indicador da complexidade da logística de transporte de pacientes é, principalmente, a presença de VM. Por isso, é cada vez mais valorizada a presença do fisioterapeuta na equipe multidisciplinar de remoção de pacientes graves.

CONSIDERAÇÕES GERAIS

Em pacientes com prótese endotraqueal e com suporte ventilatório mecânico invasivo, a incidência de pneumonia nosocomial aumenta. Isso ocorre pela associação de diversos fatores. Além das alterações decorrentes da prótese em si, esses pacientes recebem drogas sedativas e, em alguns casos, drogas paralisantes, que influenciam o movimento ciliar e na produção do muco, o que leva ao acúmulo de secreção e aumento do risco de infecções.

O maior desafio consiste em prevenir a pneumonia nosocomial. Estima-se que o risco de um paciente em VM adquirir pneumonia é de aproximadamente 1% ao dia. Cuidados simples como a higienização das mãos e a assepsia durante os procedimentos são essenciais.

É imprescindível que o fisioterapeuta atente-se ao aspecto da secreção traqueobrônquica (coloração, viscosidade e quantidade) e também verifique a imagem radiológica (presença de infiltrado alveolar sugestivo de pneumonia) traçando um programa de higiene brônquica e, se necessário, intensificando os atendimentos.[1]

A aspiração da secreção brônquica é o elemento fundamental da higiene brônquica e pode ser realizada em sistema aberto, com o uso de sonda de aspiração e luvas estéreis. No entanto, tem sido preconizada a utilização da sonda de aspiração de sistema fechado, proporcionando, assim, um meio estéril entre a extensão do circuito do ventilador e a prótese endotraqueal, o que reduz a chance de contaminação bacteriana. As sondas devem ser trocadas a cada 48 horas ou em caso de obstrução. Outra vantagem desse sistema é a possibilidade de manter a pressão positiva no final da expiração (*positive end expiratory pressure* – PEEP) e o fornecimento de oxigênio durante a aspiração com a finalidade de evitar o colapso alveolar e melhorar a oxigenação arterial. Por outro lado, em casos de pacientes que serão desintubados prontamente (p. ex.: pacientes em pós-operatório imediato) o uso da aspiração em sistema aberto deve ser considerado com o objetivo de diminuir os custos hospitalares.[2-3]

A aspiração brônquica deve ser realizada somente quando necessária e não em horários previamente estabelecidos.[4] As indicações de aspiração brônquica estão resumidas no Quadro 82.1.

QUADRO 82.1. Indicação de aspiração brônquica.

- Ausculta sugestiva de presença de secreção pulmonar.
- Tosse.
- Redução da saturação percutânea de oxigênio, principalmente em pacientes comatosos e/ou curarizados, com reflexo de tosse prejudicado ou abolido. Nesses casos, o acúmulo de secreção pode dificultar a passagem de fluxo de ar do ventilador para os pulmões.
- Aumento do pico de pressão inspiratório do ventilador, em função da presença de rolha de muco em brônquio principal.
- Por autociclagem do ventilador mecânico. A presença e a oscilação da secreção pulmonar podem ser interpretadas como queda do fluxo inspiratório, assim o ventilador mecânico cessa o ciclo respiratório e inicia outro, realizando a autociclagem.

O posicionamento adequado do paciente (decúbito elevado de pelo menos 30° ao plano do chão) é importante para evitar o refluxo do conteúdo gástrico para as vias aéreas superiores e, posteriormente, a broncoaspiração.[5]

Finalizada a higiene brônquica pela prótese endotraqueal, recomenda-se a aspiração de vias aéreas superiores, principalmente da secreção que fica acumulada na parede posterior da orofaringe. É imperioso lembrar que as cânulas orotraqueais e de traqueostomia não evitam completamente a microbroncoaspiração de secreção ou de resíduos alimentares, o que aumenta o risco de infecção hospitalar. Por isso, a frequente aferição da pressão do *cuff* é essencial.[6] Com o objetivo de diminuir a incidência de pneumonia associada à ventilação mecânica, institui-se o uso das cânulas orotraqueais, que permitem a aspiração subglótica e, por conseguinte, minimizam a quantidade de secreção acumulada sobre o *cuff*.[7]

MANOBRAS DE HIGIENE BRÔNQUICA EM PACIENTES NA VENTILAÇÃO

As manobras de higiene brônquica são técnicas fisioterapêuticas que também podem ser utilizadas em pacientes em ventilação mecânica invasiva (VMI) com o objetivo de facilitar a higiene brônquica, melhorar a troca gasosa, promover a reexpansão pulmonar, diminuir o trabalho respiratório e manter a mobilidade da caixa torácica, além de prevenir complicações respiratórias.

As técnicas mais utilizadas são drenagem postural, percussão ou tapotagem, compressão brusca do tórax, hiperinsuflação manual e aspiração.

DRENAGEM POSTURAL

Técnica que utiliza a ação física da gravidade sobre as secreções de um segmento ou de um lobo por meio da verticalização do brônquio que o ventila, o que facilita a mobilização da secreção das diversas áreas pulmonares. Essa manobra foi descrita em 1956, por Winifred Traker no livro *Postural Drainage*.[8]

O corpo deve ser posicionado de modo que o local a ser drenado sofra a ação da gravidade, com o deslocamento do muco de secreção para as vias aéreas de maior calibre, o que torna mais fácil sua remoção também nos pacientes intubados.

Para que se realize a drenagem do lobo superior direito e da porção não lingular do lobo superior esquerdo, é recomendada a posição ereta. Já os lobos inferiores devem ser drenados em posições contra a gravidade. Para maior eficiência, recomenda-se o uso de 1 a 3 posições por 15 minutos cada, podendo chegar a horas. O bom senso profissional é fundamental não só na realização da técnica no que tange ao tempo e à postura utilizada, mas também na observação contínua das manifestações clínicas do paciente que está sendo tratado.[9-10]

Durante a aplicação da técnica são contraindicações relativas à hipertensão intracraniana a dor sem controle analgésico e as cardiopatias agudas. No paciente sob ventilação, o fisioterapeuta deve limitar-se à utilização do tubo endotraqueal, das sondas, dos drenos e dos cateteres, com o propósito de evitar sua exteriorização e atentar-se ao posicionamento correto da cabeça, que deve estar sempre alinhada ao corpo, e a outros dispositivos que impeçam as mudanças posturais.

A postura de Trendelenburg (inclinação da cabeça para baixo) deve ser evitada em pacientes com hipertensão intracraniana e em casos de refluxo gastresofágica, o que pode elevar o risco de broncoaspiração e de pneumonia aspirativa.[10]

PERCUSSÕES TORÁCICAS

A técnica de percussão torácica ou tapotagem é definida como aplicação de ondas de energia mecânica sobre o tórax realizada com uma ou com duas mãos em forma de concha e dedos cerrados e o polegar em adução para criar um coxim de ar entre o tórax e a mão, para que favoreça o deslocamento da secreção. Deve ser aplicada de maneira rítmica no sentido dos arcos costais e ao contorno do tórax; o tempo de duração dependerá da tolerância do paciente. Devem se evitar as proeminências ósseas, as mamas e pacientes com osteoporose e metástases ósseas.

Nos pacientes em ventilação mecânica a efetividade dessas manobras apresentam resultados inconclusivos, diferentemente dos resultados obtidos em crianças pneumopatas com fibrose cística.

Essa manobra é contraindicada em pacientes com sibilos expiratórios, edema pulmonar agudo, fraturas de costelas, hipertensão intracraniana, plaquetopenia, dispneia e cardiopatias graves.[10-12]

COMPRESSÃO BRUSCA DO TÓRAX

Essa técnica consiste na compressão vigorosa do tórax na fase inicial da expiração espontânea ou da fase expiratória da ventilação mecânica com vistas ao aumento do fluxo expiratório, que permitirá maior esvaziamento pulmonar e maior mobilização de secreção. Para a aplicação da técnica, as mãos do fisioterapeuta devem estar dispostas no sentido anatômico dos arcos costais, e a força compressiva deve ser distribuída igualmente entre os dedos e a palma da mão até o fim da manobra.

A compressão brusca deve ser utilizada em pacientes com ausência ou diminuição do reflexo de tosse, principalmente aqueles com doenças neuromusculares. Para os pacientes em ventilação mecânica, os dados não permitem conclusões a respeito de seu uso.[12-13]

HIPERINSUFLAÇÃO MANUAL

Técnica utilizada pela fisioterapia com pacientes em ventilação artificial. Essa manobra é realizada com a desconexão do respirador; em seguida inicia-se insuflação pulmonar com um ressuscitador manual – bolsa-válvula-máscara (ambu) (Figura 82.1), que permite atingir volume inspirado maior que o utilizado. Realizam-se inspirações

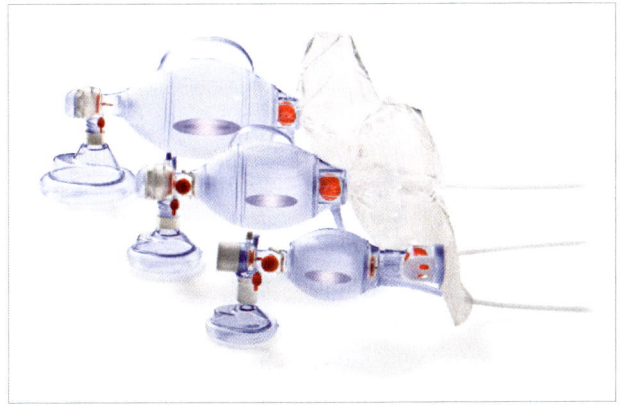

FIGURA 82.1 Bolsa-válvula-máscara (ambu).

lentas e profundas seguidas ou não de pausa expiratória e rápida liberação de pressão. A técnica favorece o descolamento de secreção nas vias aéreas, potencializada pelas forças de recolhimento elástico.[11-12]

ASPIRAÇÃO

Técnica invasiva utilizada para remoção de secreção e, em alguns casos, pode ser irritante e desconfortável. A aspiração geralmente é utilizada após a realização das outras manobras fisioterapêuticas.

Nos pacientes intubados, a aspiração periódica previne a obstrução total ou parcial do tubo endotraqueal, as atelectasias e o aumento do trabalho respiratório.

Por ser uma técnica invasiva, sua realização de maneira incorreta pode causar complicações, como tosse, broncoespasmo, hipoxemia, arritmias, alterações do fluxo cerebral, bradicardia vagal e lesões de mucosa traqueobrônquica.

Existem dois sistemas de aspiração: o sistema aberto (Figura 82.2) e o sistema fechado (Figura 82.3).[9-11,14]

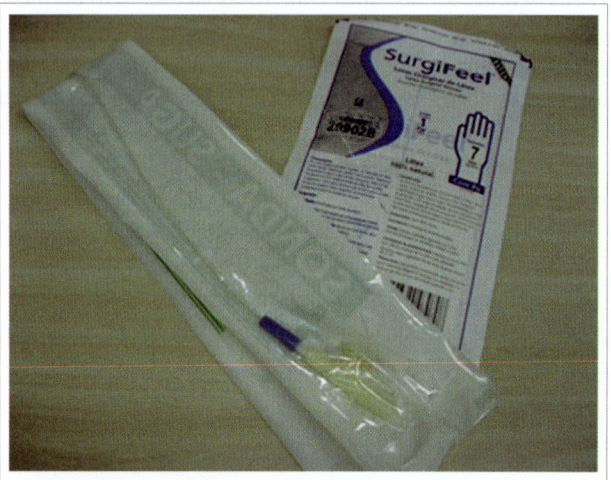

FIGURA 82.2. Sistema aberto (sonda e luva).

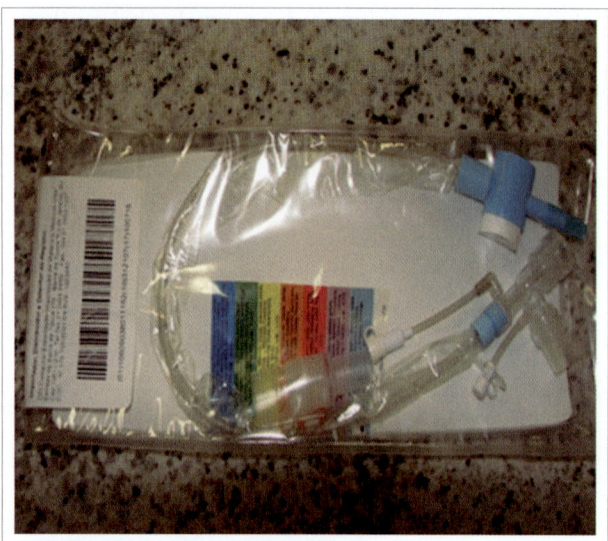

FIGURA 82.3. Sistema fechado.

Sistema aberto

Procedimento estéril em que uma sonda conectada em um vácuo com pressão negativa será introduzida de maneira delicada na via aérea do paciente em ventilação espontânea ou na prótese ventilatória de pacientes com via aérea artificial. O tempo de sucção não deve ultrapassar de 10 a 15 segundos e a pressão usada no sistema não deve exceder 150 mmHg em adultos. Recomenda-se a utilização de hiperoxigenação prévia, com o fim de minimizar as alterações hipoxêmicas induzidas pela aspiração. Também recomenda-se a instilação de soro fisiológico a 0,9% para melhora da fluidificação, da facilitação de introdução da sonda e diminuição das chances de infecção pulmonar.[15]

Sistema fechado

Dispositivo utilizado em pacientes em VMI. É uma sonda protegida por um envelope plástico adaptado ao circuito do respirador. Pode ser usado para várias aspirações sem necessidade de despressurização das vias aéreas. Nesse sistema, também é possível a instilação de solução fisiológica por um dispositivo lateral, o qual também permite a limpeza do sistema ao final do procedimento. O sistema fechado (Figura 82.3) tem como vantagens o menor risco de hipoxemia, a diminuição das alterações hemodinâmicas e a manutenção da PEEP nos pacientes recrutados.[14,16]

Estudos recentes que comparam o sistema de aspiração aberto e fechado não encontraram diferenças significativas entre eles, exceto pelo custo mais elevado do sistema fechado.

Na unidade de terapia intensiva adulto do Hospital Israelita Albert Einstein (HIAE), preconiza-se a utilização de sistema de aspiração fechado para todos os pacientes intubados, para que facilite a rotina da equipe multiprofissional treinada para sua manipulação.[14,16]

Após a aspiração do tubo traqueal, recomenda-se a aspiração das vias aéreas superiores, principalmente a secreção acumulada na orofaringe, a fim de evitar um processo infeccioso. O fisioterapeuta tem a liberdade de escolha entre a aspiração fechada e a aberta durante sua terapia; também não deve estabelecer horários fixos para realizar a aspiração de secreção brônquica, mas apenas quando for necessária. Seu maior desafio é prevenir a pneumonia nosocomial.

MONITORIZAÇÃO DA PRESSÃO DO BALONETE (CUFF) DAS CÂNULAS DE INTUBAÇÃO E TRAQUEOSTOMIA

As pressões de insuflação do balonete devem ser cuidadosamente monitorizadas em todos os pacientes intubados ou traqueostomizados.[17]

O princípio físico do balonete da cânula é semelhante ao manguito do esfigmomanômetro, isto é, quando houver pressões diferentes, a força resultante estará atuando no sentido de maior pressão para o de menor pressão. No manguito, o compartimento interno sofre a ação de compressão. No balonete, o compartimento externo ao balão sofre a ação de repulsão.

Se o balonete insuflado ocupar um espaço menor que o diâmetro da traqueia, diferentes pressões nele vão exercer pouco efeito sobre a traqueia (cânula de diâmetro pequeno: Figura 82.4). Nessa condição, as microaspirações e os escapes de ar durante os ciclos de ventilação com pressão positiva não serão evitados.

Se o diâmetro da traqueia for menor do que o do balonete insuflado, a pressão deste vai exercer importante ação de repulsão sobre a traqueia (cânula de diâmetro adequado: Figura 82.5).

As cânulas de intubação e de traqueostomia devem ter tamanhos adequados; as pressões do balonete não devem ultrapassar a pressão capilar da traqueia, mas devem ser suficientes para evitar a aspiração de material da faringe (Quadro 82.2) e os vazamentos de ar durante os picos inspiratórios na ventilação mecânica. Deve ser dada a preferência às cânulas providas de balonetes infláveis de alto volume e baixa pressão, porque exercem um grau mínimo de compressão sobre um maior segmento traqueal, o que permite melhor ancoragem com vazamento menor.

A pressão do balonete elevada por um período prolongado pode prejudicar a perfusão e levar à isquemia da parede da traqueia, o que favorece o aparecimento da traqueomalácea, da estenose de traqueia, das hemorragias e

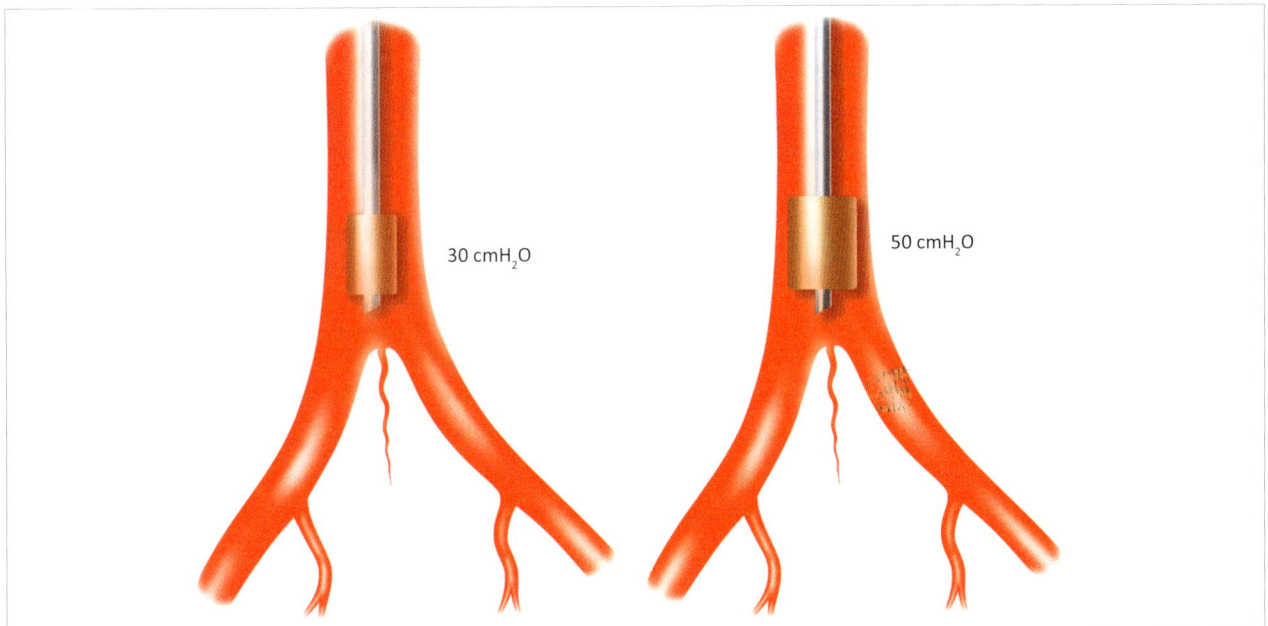

FIGURA 82.4. Cânula de diâmetro pequeno.

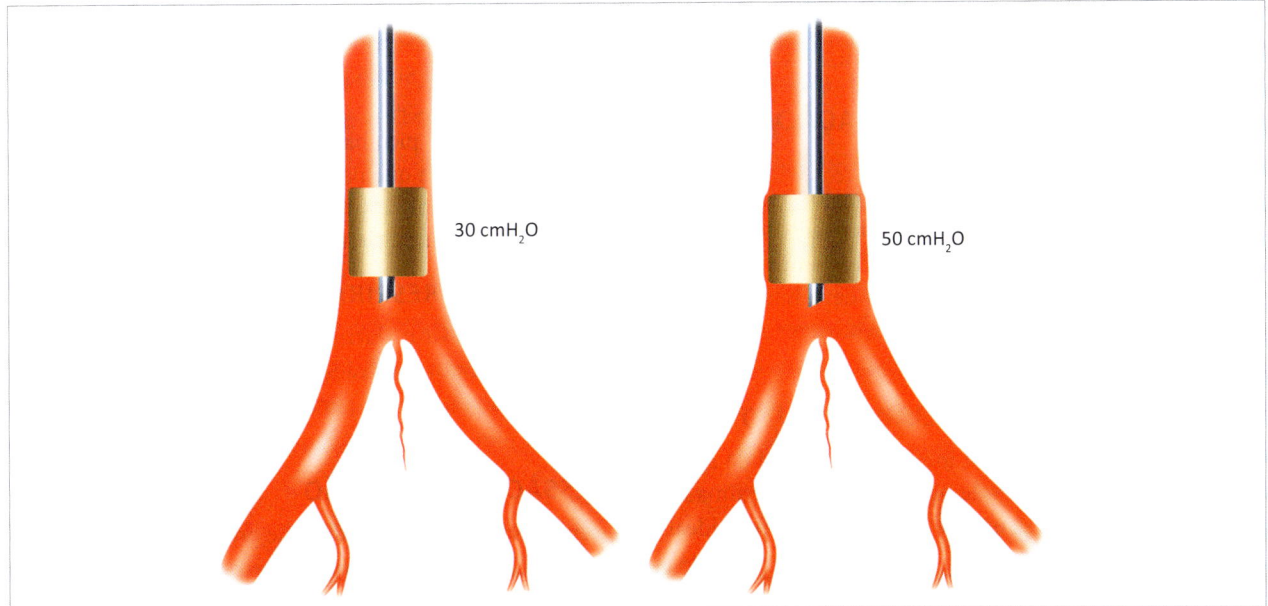

FIGURA 82.5. Cânula de diâmetro adequado.

das fístulas traqueoesofágicas. Uma pressão maior que a pressão de perfusão traqueal, entre 26 e 40 cmH$_2$O (20 a 30 mmHg), pode levar à isquemia da parede traqueal. As regiões anterior e lateral da traqueia sofrerão maior influência do balonete, em virtude dos anéis cartilaginosos rígidos.

As cânulas de diâmetro compatível com a traqueia e os balões de baixa pressão em torno de 25 cmH$_2$O são suficientes para prevenir a aspiração do material da faringe. A pressão do balonete terá de ser aumentada para prevenir os vazamentos de ar em pacientes ventilados com altas pressões inspiratórias.[18-19]

QUADRO 82.2. Níveis ideais de pressão de *cuff*.

Limite mínimo	Limite máximo
Para evitar aspiração do material da faringe: • maior que 25 cmH$_2$O (18 mmHg)	Para evitar isquemia da traqueia: • abaixo da pressão de perfusão capilar da traqueia • entre 26 e 40 cmH$_2$O (19 a 29 mmHg)
Para evitar o vazamento de ar nos ciclos respiratórios: • depende das pressões de pico e platô inspiratórios • maior que 10 cmH$_2$O (7 mmHg)	

Obs.: 1 cmH$_2$O = 0,73 mmHg.

FIXAÇÃO DA CÂNULA

Após a inserção da cânula, o posicionamento correto é avaliado pela ausculta dos campos pulmonares laterais e posteriores, pela radiografia de tórax (preconiza-se de 2 a 4 dedos acima da carina) ou pela capnografia. O capnógrafo tem a sensibilidade de certificar se a cânula está alocada na traqueia ou no esôfago, mas não tem a especificidade de diferenciar as intubações seletivas. O posicionamento adequado da cânula deve ser avaliado periodicamente, a fim de reduzir a incidência de intubações seletivas ou extubações acidentais.[20]

MONITORIZAÇÃO NA VENTILAÇÃO MECÂNICA

A monitorização constante e rotineira dos pacientes em VM auxilia o fisioterapeuta no ajuste adequado de parâmetros ventilatórios, assim como no acompanhamento do quadro respiratório. A monitorização não deve interferir nos cuidados dos pacientes e seu conhecimento deve auxiliar no plano terapêutico.

VOLUME-CORRENTE E VOLUME MINUTO

O volume-corrente de um indivíduo normal é de aproximadamente 400 mL e o volume minuto é de aproximadamente 6 L. Recomenda-se usar de 4 a 6 mL/kg por peso ideal.

Peso ideal masculino = 50 + [0,91 × (altura − 152,4)]
Peso ideal feminino = 45,5 + [0,91 × (altura − 152,4)]

Na ventilação limitada à pressão, o volume-corrente será consequente à complacência e à resistência do sistema respiratório, portanto é necessário atentar-se a suas variações.[21-22]

FREQUÊNCIA RESPIRATÓRIA

A frequência respiratória (FR) inicial deve se manter em torno de 12 a 16 rpm para manter o pH e a pressão parcial do gás carbônico (PCO$_2$) desejados. Manter inicialmente relação I:E de 1:2 a 1:3 ajustadas pelo fluxo inspiratório ou pelo tempo inspiratório.

Em pacientes com modalidades espontâneas alterações de FR, pode sugerir piora do quadro respiratório, depressão respiratória, agitação, *delirium*, hipersecreção pulmonar, acidose metabólica, fadiga muscular e ainda autodisparo do aparelho.[21]

FRAÇÃO INSPIRADA DE OXIGÊNIO (FiO$_2$)

Regular a FiO$_2$ para que se mantenha saturação arterial de oxigênio entre 93% e 97%.[21]

SENSIBILIDADE

A sensibilidade é considerada como o nível de esforço que o paciente tem de realizar para deflagrar um novo ciclo inspiratório assistido. Na maioria dos respiradores, o sistema de disparo pode ser a tempo, nas modalidades controladas, ou ainda disparo a pressão e/ou a fluxo, nas modalidades assistidas. A pressão varia de 0,5 a 2 cmH$_2$O e a fluxo varia de 1 a 5 L por minuto. Com o avanço da tecnologia, o respirador também pode ser disparado pelo estímulo neural na ventilação assistida pelo *drive* neural (NAVA). A sensibilidade deve ser regulada em níveis mais sensíveis para se evitar dificuldade de disparo, que aumenta o trabalho respiratório e gera desconforto e assincronia.[21-23]

PRESSÃO DE VIAS AÉREAS

Orienta-se usar PEEP em torno 5 a 8 cmH$_2$O inicialmente, exceto em pacientes com síndrome da desconforto respiratório agudo (SDRA), que necessitam de PEEP ideal e específico para seu caso.

Para pressão de pico nas vias aéreas, recomenda-se usar pressão inspiratória que não ultrapassem 40 cmH$_2$O, a fim de evitar barotrauma, lesões de parênquima pulmonar, alterações de surfactante e permeabilidade vascular.[23-24]

ALARMES DO RESPIRADOR

Deve-se regular o alarme do respirador de maneira individual de acordo com cada quadro clínico. É importante lembrar-se do ajuste dos parâmetros de apneia, específico para cada ventilador.[22]

PRESSÃO DE DISTENSÃO

A pressão de distensão, delta de pressão ou também chamada de *Driving Pressure*, obtida pela subtração pressão de platô (PPlat) − PEEP, deve ficar menor ou igual a 15 cmH$_2$O, principalmente nos casos de SDRA moderada a grave.[21-23]

AUTO-PEEP

Ocorre em razão da presença de colapso das vias aéreas, que provoca limitação do fluxo aéreo, ou quando a FR ou o volume-corrente estão altos com tempo expiratório curto.

A monitorização da auto-PEEP ou da PEEP intrínseca deve ser feita durante a ventilação controlada. Identifica-se a auto-PEEP pela inspeção da curva de fluxo *versus* tempo, na qual o fluxo expiratório não volta à zero ao final da expiração.[21]

COMPLACÊNCIA

A complacência do sistema respiratório é a medida de variação de volume por unidade de pressão aplicada (mL/cmH$_2$O). Ela representa a soma dos componentes do sistema respiratório: pulmão e parede torácica.

COMPLACÊNCIA ESTÁTICA

A complacência estática (CEST) informa a gravidade da lesão do parênquima pulmonar e avalia a evolução clínica da função pulmonar.

Deve ser medida em condições estáticas com pacientes intubados e relaxados (sedados e curarizados), nos quais se mede o volume-corrente inspirado e se aplica uma pausa inspiratória de 0,5 a 2 segundos para medir a PPlat. Devem ser usados padrões de fluxo constante e volumes pulmonares não muito altos para se evitar hiperdistensão, determinada pela equação:

$$CEST = \frac{\text{volume-corrente}}{\text{PPlat} - \text{PEEP}}$$

Os valores normais em um adulto em posição supina são em torno de 75 mL/cmH$_2$O, podendo variar de 60 a 100 mL/cmH$_2$O. Valores acima de 30 estão associados com desmame ventilatório bem-sucedidos. A redução da complacência pode ser observada em indivíduos anestesiados e também em situações patológicas, em intubação seletiva, pneumotórax, pneumonia, atelectasia, edema pulmonar, assim como nos distúrbios de caixa torácica, derrame pleural, ascite e diálise peritoneal.[22,24]

COMPLACÊNCIA DINÂMICA

A complacência dinâmica do sistema respiratório (CDYN) é um índice dinâmico de relação pressão/volume, obtido na divisão do volume do ventilador pelo pico de pressão das vias aéreas menos a PEEP. Não é uma medida real de complacência, já que engloba as propriedades resistivas do pulmão, podendo estar alterada por broncoconstrição ou secreção nas vias aéreas. Sua fórmula é:

$$CDYN = \frac{\text{volume-corrente}}{\text{pressão de pico} - \text{PEEP}}$$

Seu valor normal varia de 100 a 200 mL/cmH$_2$O.

RESISTÊNCIA

A resistência do sistema respiratório (RSR) pode ser interpretada como a resistência oferecida pela passagem do ar nas vias aéreas dos pacientes, pelos componentes viscoelásticos do parênquima pulmonar, pela caixa torácica do paciente e pelo circuito do respirador.[22-24]

A resistência não é constante e varia com a fase da respiração, com o volume pulmonar e com a velocidade do fluxo dos gases. Sua medida pode ser útil no diagnóstico das síndromes de obstrução ao fluxo, assim como na avaliação da eficiência das medidas terapêuticas.[4] Sua fórmula é:

$$RSR = \frac{\text{pressão de pico} - \text{PPlat}}{\text{fluxo inspiratório}}$$

CAPNOGRAFIA

A capnografia envolve a mensuração e o registro gráfico do dióxido de carbono exalado ao fim da expiração (PetCO$_2$). O capnômetro é um analisador de dióxido de carbono (CO$_2$) que exibe sua concentração ou sua pressão parcial tanto em modo digital como em ondas em tela de vídeo, o que permite também seu registro gráfico. As principais informações advindas do capnógrafo incluem a pressão parcial do PetCO$_2$, a FR e o capnograma (registro gráfico da curva de CO$_2$ em função do tempo, durante todo o ciclo respiratório). Este define graficamente as fases do ciclo. Assim, na inspiração, a concentração de CO$_2$ no ar é considerado como zero; em seguida, quando o paciente começa a expirar, inicialmente a taxa de CO$_2$ não se eleva (fase I da curva), pois o ar que está saindo representa o gás das vias aéreas de condução (parte do espaço morto anatômico). Na sequência, notamos uma elevação progressiva na concentração do CO$_2$, representada graficamente por uma elevação do traçado em forma de S (fase II) e, a seguir, uma fase de equilíbrio, platô, que representa a saída do gás alveolar (fase III). O valor de pico atingido, ao final da fase III, é chamado de PetCO$_2$ (Figura 82.6). Esse valor representa, com boa aproximação, o CO$_2$ alveolar. Normalmente, a diferença entre a pressão arterial de dióxido de carbono (PaCO$_2$) e o PetCO$_2$ é mínima (< 4 mmHg). Se houver aumento do espaço morto fisiológico (bolhas de enfisema pulmonar, alvéolos ventilados e não perfundidos, como nas embolias pulmonares), a diferença entre a PaCO$_2$ e o PetCO$_2$ pode ser aumentada.

De modo geral, os capnógrafos empregam a absorção seletiva do CO$_2$ pela radiação infravermelha, na determinação de suas concentrações no ar exalado. Então quanto maior a absorção de luz, maior será a concentração de CO$_2$ na mistura analisada. Os capnógrafos por absorção de luz infravermelha são classificados como aspirativos (*sidestream*) ou não aspirativos (*mainstream*).[24-26]

Sistema aspirativo (sidestream) (Figura 82.7)

Possui câmara de absorção interna que recebe a amostra de gás que será analisada por um cateter que promove aspiração contínua do circuito ou das vias aéreas. Esse sistema tem como principal vantagem sua aplicação em pacientes com ou sem prótese ventilatória. O maior problema desse sistema é o vapor de água e a presença de secreções que podem ocluir o cateter e, por consequência, determinar medidas errôneas.

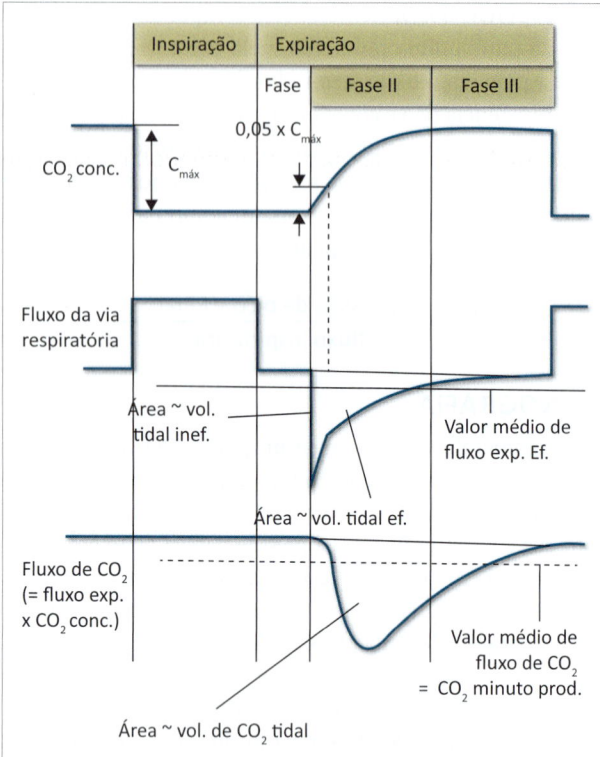

FIGURA 82.6. Operação de analisador manual de CO_2 930 Siemens-Elema.

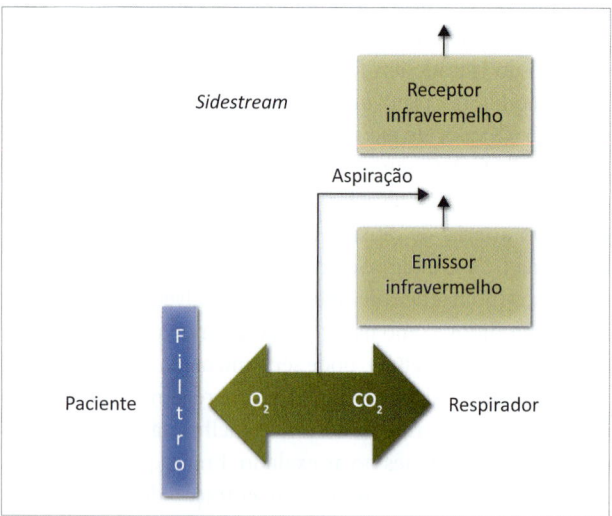

FIGURA 82.7. Sistema aspirativo (*sidestream*).

Sistema não aspirativo (mainstream) (Figura 82.8)

O sensor é colocado no circuito respiratório e contém um dispositivo que permite a passagem de luz infravermelha pelas vias aéreas. Consequentemente, seu uso está mais restrito a pacientes intubados. Sua resposta é mais rápida porque não precisa de amostra e a representação gráfica da curva do CO_2 é mais fidedigna do que no sistema aspirativo.

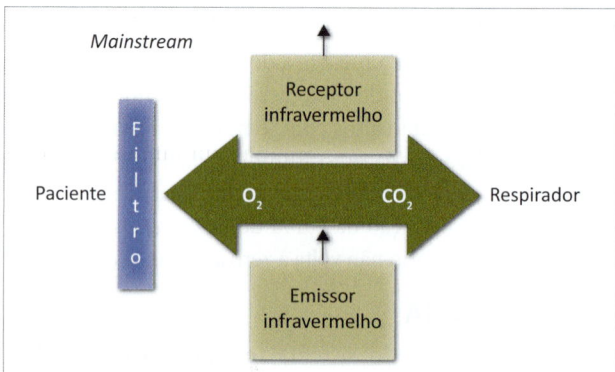

FIGURA 82.8. Sistema não aspirativo (*mainstream*).

O desvio da configuração normal do capnograma deve ser investigado. Em pacientes com doença pulmonar obstrutiva crônica (DPOC), o ar é expelido de alvéolos com diferentes constantes de tempo, o que atribui uma configuração incomum ao capnograma.

O achatamento ou a ausência do capnograma pode ser atribuído a desconexão do circuito respiratório, parada cardíaca, embolia pulmonar ou algum problema com o tubo traqueal.

A diminuição da altura do capnograma pode ser consequência de qualquer fator que aumente o espaço morto e a queda do débito cardíaco.

O aumento na altura do capnograma pode ser devido ao aumento do metabolismo, como na hipertermia ou na sepse, ou por CO_2 liberado pela circulação, como durante laparoscopia ou infusão de bicarbonato.

Quando a linha de base do capnograma não retorna a zero durante a inspiração, deve-se suspeitar de reinalação de CO_2.

A utilização da capnografia tem sido sugerida por aumentar a segurança do paciente em assistência ventilatória. É muito útil durante o procedimento de intubação para certificar o correto posicionamento traqueia/esôfago. É um meio não invasivo de detectar problemas que podem ocorrer durante essa assistência, como a desconexão do ventilador, a embolia pulmonar e a hipertermia. Quando utilizada em conjunto com a oximetria de pulso, a monitorização de todos os movimentos respiratórios confere extraordinária segurança ao paciente, com melhora na qualidade da assistência ventilatória.

Outra grande utilidade da capnometria é ser um indicador do débito cardíaco. Por causa disso, seu uso é indicado aos pacientes com via aérea definitiva (intubados e traqueostomizados) para monitorizar a qualidade das compressões torácicas durante as paradas cardiorrespiratórias.[27]

INSTRUMENTOS DE MONITORIZAÇÃO VENTILATÓRIA

MANOVACUOMETRIA

A força dos músculos respiratórios pode ser avaliada por meio da medida de pressão inspiratória máxima ($PI_{máx}$), que corresponde à pressão negativa gerada pelos músculos inspiratórios durante a inspiração, e da pressão expiratória máxima ($PE_{máx}$), que corresponde à pressão positiva dos músculos expiratórios. A medida de $PI_{máx}$ identifica facilmente a fadiga do músculo respiratório ou simplesmente fraqueza quando são encontrados valores mais baixos que o previsto para homens e mulheres. O aparelho usado para realizar as medidas de pressões respiratórias é o manovacuômetro, manômetro capaz de medir pressões positivas e negativas (Figura 82.9).[28-29]

VENTILOMETRIA

Permite ao fisioterapeuta acompanhar e determinar a evolução do quadro pulmonar dos pacientes, tanto em ventilação espontânea quanto em ventilação artificial nas diferentes patologias, no desmame do respirador, na avaliação dos músculos respiratórios e no acompanhamento do treinamento muscular. O instrumento utilizado é o ventilômetro (Figura 82.10), capaz de medir o volume-corrente (VC), o volume minuto (VM) e a capacidade vital (CV).[30-32]

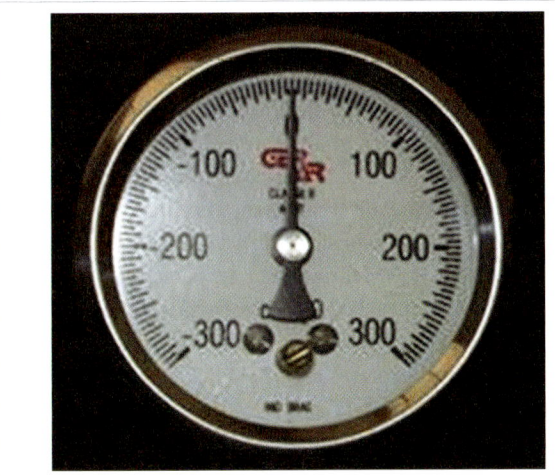

FIGURA 82.9. Manovacuômetro.

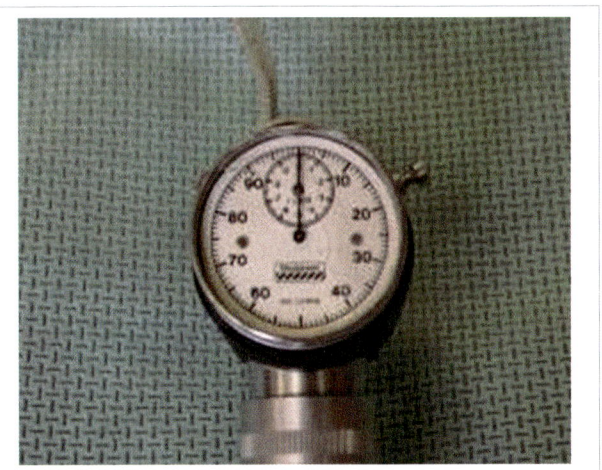

FIGURA 82.10. Ventilômetro.

A $PI_{máx}$ pode ser medida a partir da posição do volume residual (VR) ou ainda a partir do final de uma expiração calma ou capacidade residual funcional (CRF). Normalmente, na beira do leito costuma-se utilizar a partir da CRF. A $PE_{máx}$ deve ser medida a partir da posição de inspiração máxima ou também a partir do final de uma inspiração calma.[30]

O estudo que popularizou o método foi realizado em 100 pacientes e mostrou que os que apresentaram $PI_{máx}$ < –30 cmH_2O foram extubados com sucesso, e os que apresentaram $PI_{máx}$ de > –20 cmH_2O foram incapazes de manter a ventilação espontânea.[31]

Recomendam-se no máximo cinco medidas, e destas é preciso escolher as três melhores (pressão mais elevada, sem vazamento e com duração maior que 2 segundos).[30] Nos pacientes não colaborativos, a manobra de oclusão das vias aéreas gera necessidade de ventilação, o que força o paciente a realizar esforços inspiratórios, geralmente alcançados após 10 segundos de oclusão.

Nos casos de não colaboração e para maior eficiência da técnica, recomenda-se utilizar, acoplado ao manovacuômetro, uma válvula unidirecional, para que se anote a maior incursão realizada pelo indivíduo durante as repetições. Lembrar que o uso da válvula unidirecional permite um valor mais fidedigno de $PI_{máx}$.[32]

Essas medidas auxiliam no desmame ventilatório e norteiam a terapêutica de pacientes neuromusculares.

O volume minuto é mensurado com a conexão do ventilômetro no tubo traqueal por um minuto, o que permite calcular alguns índices, como o de respiração rápida e superficial (FR/VC), em que FR é a frequência respiratória. O fisioterapeuta deve orientar o paciente a respirar normalmente, inspirando e expirando calmamente no ventilômetro por um minuto, permanecendo à beira do leito e contando a FR durante a medida para os futuros cálculos. Para a medida de VC, utilizamos a equação VC = VM/FR.

A CV é realizada após uma inspiração máxima até a capacidade pulmonar total, seguida de expiração máxima até o volume residual. São realizadas três medidas e considera-se a melhor das três, desde que não seja a última medida realizada.[32-33]

DESMAME DO VENTILADOR MECÂNICO

A fisioterapia tem papel importante na condução do desmame ventilatório. Sua atuação nas UTI facilita a identificação de pacientes elegíveis ao teste de respiração espontânea ou ainda os que estão aptos a iniciarem desmame ventilatório. Dessa forma, a implementação de protocolo de desmame conduzido pela fisioterapia pode promover a diminuição do tempo de ventilação mecânica, de suas complicações e de internação em UTI.[34-35]

Hoje o fisioterapeuta à beira do leito está sempre atualizado nas inovações médicas e tecnológicas, avalia as condições clínicas dos pacientes e proporciona terapêuticas para o sucesso do desmame, além de traçar estratégias nos casos de desmame prolongado que geram a melhor recuperação dos doentes críticos.

TOMOGRAFIA DE IMPEDÂNCIA ELÉTRICA

A tomografia de impedância elétrica realiza monitorização da ventilação pulmonar à beira do leito por uma técnica não invasiva, livre de radiação, que utiliza a variação da corrente elétrica entre eletrodos colocados ao redor do tórax.[36-37]

Fornece imagens em tempo real e intuitivas da distribuição da ventilação pulmonar, permite o diagnóstico de heterogeneidade pulmonar, como o colapso pulmonar, hiperdistensão e ventilação assincrônica.[36-37] Através da monitorização da distribuição da ventilação mecânica pode-se observar de maneira rápida a resposta à mudança dos parâmetros ventilatórios dos pacientes.

Podemos usar essa ferramenta para avaliar respostas de diferentes técnicas fisioterapêuticas e ajustes ventilatórios na distribuição da ventilação pulmonar e ainda auxiliar no cuidado ao paciente grave (Figura 82.11).

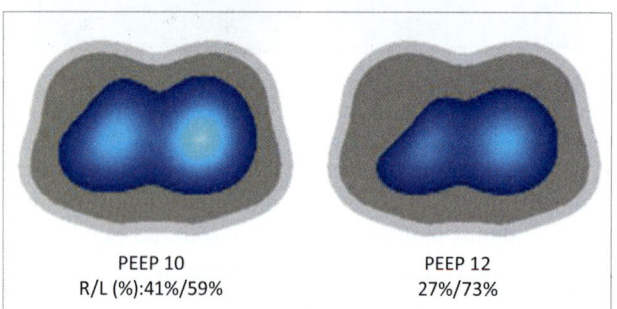

FIGURA 82.11. Tomografia de impedância elétrica.

Exemplo de paciente com fístula broncopleural à direita com PEEP de 10 cmH_2O e distribuição da ventilação (R = pulmão direito; L = pulmão esquerdo), após tentativa de aumentar PEEP para 12 cmH_2O.

TREINAMENTO MUSCULAR RESPIRATÓRIO

Técnica para melhorar a função respiratória através da melhora da *performance* dos músculos respiratórios envolvidos.[38] O treinamento muscular respiratório tem como objetivo habilitar os músculos específicos a realizarem com maior facilidade ou desempenho a função para qual são destinados. No entanto para conseguir atingir o seu objetivo necessitam de condições fisiológicas mínimas como condução nervosa íntegra e circulação sanguínea adequada.[38]

O treinamento muscular respiratório está indicado para pacientes que apresentem fraqueza muscular respiratória e baixa resistência e para readaptar a função global e respiratória aos esforços.[3] No entanto, está contraindicado na presença de infecção não resolvida, na febre, em situações clínicas que demandem alto consumo metabólico e que não apresentem nível de consciência adequado para colaborar.[38]

Para identificar a presença de fraqueza muscular respiratória em pacientes sob VMI, é necessário realizar a medida de pressão inspiratória máxima ($PI_{máx}$).[3-5] Valores de $PI_{máx}$ menores de –20 cmH_2O são caracterizados como presença de fraqueza muscular respiratória.[38-40]

Com o objetivo de ganho de força, deve-se realizar o treino com carga mais elevada, de 40% a 60% da $PI_{máx}$ e poucas repetições (pode-se realizá-la 1 ou 2 vezes ao dia ou em dias alternados, dependendo da tolerância do paciente).[38] Para ganho de *endurance*, deve-se realizar treino com carga mais baixa, de 20% a 30% da $PI_{máx}$ e maior número de repetições.[38]

Para pacientes em VM o treinamento apresenta poucas evidências na literatura quanto aos seus benefícios clínicos com o ganho da força muscular respiratória.[38-40] As possíveis formas descritas de treinamento em pacientes em VM são por meio de um dispositivo de carga linear (que permite adequar a carga que será imposta ao paciente, πορ εξεμ–πλο, Treshold (Figura 82.12), por redução da pressão de suporte por pequenos períodos (aumentando gradativamente o período de redução ao longo dos dias) ou por realização de tubo T de maneira gradual.[38-40]

Caso opte por tentativa de treinamento muscular respiratório, o fisioterapeuta precisa monitorizar a resposta do treinamento por meio de novas medidas de $PI_{máx}$, assim como a capacidade vital. No entanto, deve-se buscar a resposta do treinamento em desfechos clínicos, como tempo de desmame ventilatório, tempo de ventilação mecânica, tempo de internação em UTI e hospitalar em estudos futuros.

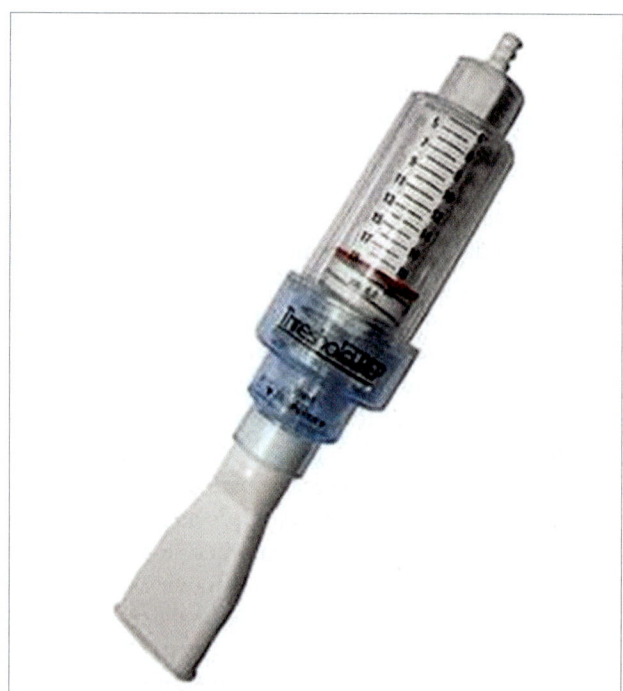

FIGURA 82.12. Treshold.

MOBILIZAÇÃO PRECOCE

A redução da taxa de mortalidade de pacientes graves nas últimas décadas vem sendo acompanhada com piora funcional e de qualidade de vida do paciente por conta da redução de força muscular periférica.[41-42] Existem diversos fatores associados ao desenvolvimento da fraqueza muscular adquirida na UTI, como inflamação sistêmica, uso de sedação, imobilidade no leito, uso de bloqueador neuromuscular, entre outros.[41-42]

A mobilização precoce, que envolve a mobilização de paciente grave em até 72 horas da internação, com o objetivo de prevenir ou minimizar a incidência de fraqueza muscular adquirida na UTI, pode ser realizada de maneira segura no paciente sob ventilação mecânica, o que traz uma série de benefícios, como melhora da força muscular, da funcionalidade, da capacidade de exercício e na qualidade de vida.[41-42] Pode estar associada a menor tempo de internação em UTI e hospitalar, tempo de VM e a menores custos hospitalares.[42]

A fisioterapia tem papel fundamental na mobilização precoce do paciente em VM, desde a identificação do início, momento de interrupção até a escolha das melhores estratégias para alcançar o objetivo traçado de maneira individual para cada paciente.[41] O tema mobilização precoce do paciente grave é abordado mais profundamente no Capítulo 26.7.

RECRUTAMENTO ALVEOLAR

O recrutamento alveolar é definido como a abertura de unidades alveolares previamente colapsadas pelo aumento da pressão transpulmonar, com o objetivo de alcançar uma ventilação pulmonar mais homogênea com melhora da troca gasosa.[42,44] No entanto, esse objetivo só é alcançado se a PEEP for ajustada adequadamente para manter esse pulmão aberto.[44]

O fisioterapeuta pode auxiliar antes, durante e após esse procedimento à beira do leito, em trabalho conjunto com a equipe médica. Antes do recrutamento é necessário conferir se o tubo endotraqueal está devidamente posicionado e fixo, checar a pressão de *cuff*, retirar a secreção pulmonar pela aspiração traqueal, instalar monitorização de dióxido de carbono exalado (EtCO$_2$), se disponível no serviço. Durante o procedimento, deve-se monitorizar a ventilação do paciente, a saturação de pulso de oxigênio, a hemodinâmica e, se possível, EtCO$_2$ durante o recrutamento. Após o recrutamento para a escolha da PEEP, o fisioterapeuta pode auxiliar no cálculo da complacência pulmonar, assim como na monitorização da ventilação e da oxigenação do paciente.

Após a escolha da PEEP suficiente para manter o pulmão aberto, deve-se evitar as desconexões do circuito ventilatório, realizar a aspiração traqueal pelo sistema fechado de aspiração e minimizar possíveis desconexões decorrentes à manipulação do paciente no leito durante a fisioterapia.

O recrutamento alveolar está contraindicado em pacientes com instabilidade hemodinâmica, pressão intracraniana elevada, fístula broncopleural, bronquiectasias, pneumotórax não drenado e em pacientes com DPOC.[43]

UMIDIFICAÇÃO

O fisioterapeuta deve estar atento aos aspectos da qualidade e da quantidade das secreções respiratórias dos pacientes em ventilação mecânica. Aumento das secreções pode ser algum sinal de piora do quadro infeccioso e até mesmo um excesso de umidificação. Secreções muito espessas são muito propícias a obstruções de vias aéreas naturais (bronquíolos, brônquios e traqueia) e artificiais (cânula de intubação e traqueostomia), principalmente nos pacientes hipersecretivos, desidratados, sedados e/ou com reflexo de tosse diminuído ou abolido. Por isso, um bom sistema de umidificação e aquecimento é necessário, além da importância da necessidade de uma higienização brônquica adequada (manobras de fisioterapia respiratória e aspiração), uma vez que os pacientes intubados e traqueostomizados perdem os processos naturais de fornecimento de calor e umidade para o ar inspirado.[45]

A umidade é descrita como a quantidade de vapor de água presente em uma mistura gasosa. Pode ser expressa de duas formas:

- **Umidade absoluta:** é a massa de vapor de água presente em determinado volume de gás. É expressa em mgH_2O/L ou gH_2O/m^3. O valor é proporcional ao aumento da temperatura. Umidade absoluta do gás saturado é a quantidade máxima de vapor de água no gás em uma determinada temperatura antes que ocorra a condensação.
- **Umidade relativa:** é a relação entre a umidade absoluta do gás e a umidade absoluta do gás saturado a uma dada temperatura. É expressa em %.

Em condições normais e naturais, o ar é aquecido e umidificado, principalmente pelas fossas nasais, a uma temperatura aproximada de 33ºC com 100% de umidade relativa quando atinge a traqueia, e a 37ºC com 100% de umidade relativa quando atinge os alvéolos. O ideal é que o ar inspirado atingisse esses valores nos pacientes intubados ou traqueostomizados para evitar ressecamento ou umidificação excessiva, hipotermia ou hipertermia com risco de queimaduras.[45]

Existem vários tipos de umidificadores:

- **HME (*heat and moisture exchanger*):** trocadores de calor e umidade: consiste em um tipo de filtro colocado entre o Y e a cânula de intubação ou traqueostomia, que retém a umidade e o calor do ar expirado e é reaproveitado durante a inspiração. Podem ser do tipo higroscópico (retém a água) ou hidrofóbico (repele a água). Alguns tipos de HME atuam também como filtros de bactérias. Têm a vantagem de ser de fácil manutenção pelos profissionais da área de saúde, porém, pelo fato de o material ser descartável, a preocupação com seu custo é constante. É recomendável a troca a cada 48 horas ou quando houver secreção aderida ou se tiver excesso de umidade para evitar aumento de resistência à passagem ao fluxo aéreo.

- **Aquecidos:** consiste na passagem do ar inspirado seco e frio em uma câmara com água previamente aquecida. Pode ser classificado como umidificadores de passagem (o fluxo de ar passa sobre uma superfície aquecida de água e carregam o vapor de água) e umidificadores de bolhas (o fluxo de ar mergulha dentro de um conteúdo de água aquecida por um tubo). Como os umidificadores de bolhas oferecem mais resistência à passagem de ar em comparação com os umidificadores de passagem, não está indicado o uso dos umidificadores de bolhas em pacientes com baixos fluxos inspiratórios, como os neonatos.

INALOTERAPIA

É um recurso utilizado em ventilação mecânica para ofertar alguma substância diretamente no trato respiratório. Essas substâncias são principalmente soluções medicamentosas, como broncodilatadores, anti-inflamatórios, antibióticos, antifúngicos, mucotrópicos, mucocinéticos, mucolíticos e soro fisiológico puro. É importante que essas soluções apresentem uma osmolaridade semelhante à da mucosa das vias respiratórias para que se evitem edema, broncoespasmo, irritação e tosse. As medicações aplicadas por via inalatórias são realizadas mediante prescrição médica, mas o fisioterapeuta deve conhecer a colocação adequada do sistema de inaloterapia nos pacientes em ventilação mecânica.

A inaloterapia nos pacientes em ventilação mecânica pode ser feita por:

1. **Nebulizador ultrassônico:** o aerossol é produzido por vibração do cristal piezelétrico, que emite ondas ultrassônicas na solução que será nebulizada.
2. **Nebulizador por jato pressurizado:** o aerossol é produzido pela geração de um fluxo de alta velocidade da mistura de ar e da solução que será nebulizada.
3. **Dosadores de aerossol, MDI (*metered-dose inhaler*):** o aerossol é produzido pela liberação de um frasco sob pressão da medicação em suspensão dentro de um solvente volátil, geralmente o clorofluorcarbonato (CFC).

A colocação do inalador é importante para melhor aproveitamento das partículas do aerossol. Em pacientes em ventilação mecânica com sistema de umidificação aquecida, o inalador deve ser colocado no ramo inspiratório (Figura 82.13). Em pacientes em ventilação mecânica com sistema de umidificação do tipo trocadores de calor e de umidade (HMEE), o inalador deve ser colocado entre o filtro HME e o paciente (Figura 82.14). Nos dosadores de aerossol (MDI), é importante o uso de um espaçador (Figura 82.15).

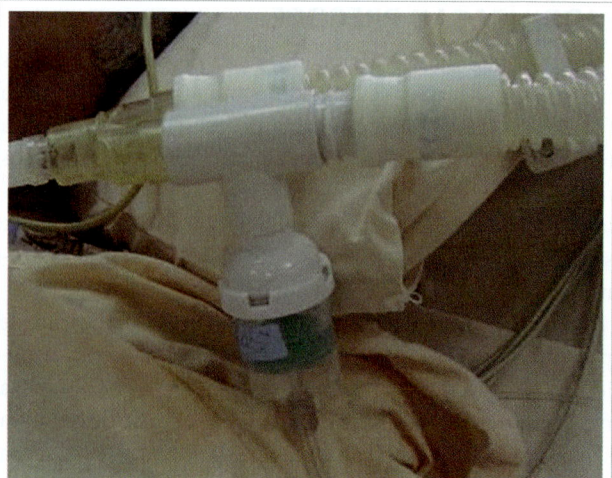

FIGURA 82.13. Inalação com sistema de umidificação aquecida.

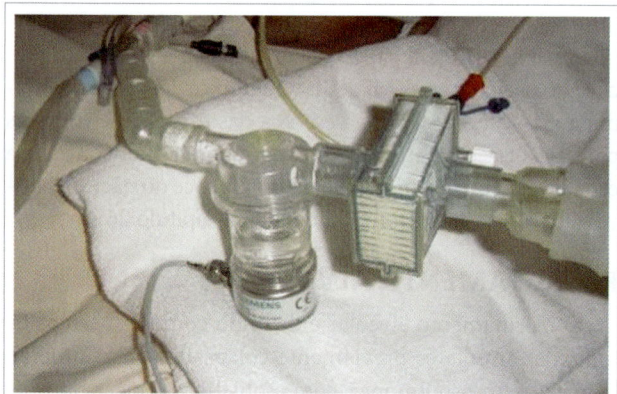

FIGURA 82.14. Inalação com filtro HME.

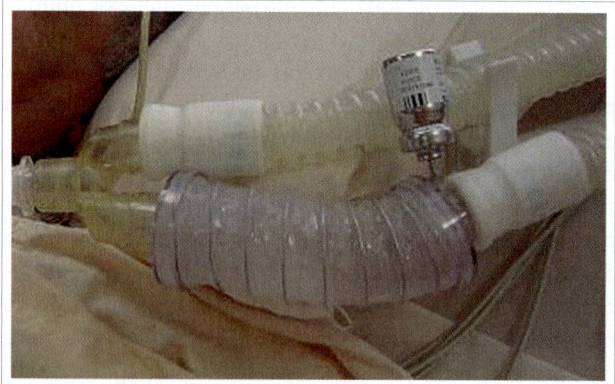

FIGURA 82.15. MDI com espaçador.

Alguns fatores interferem na eficácia da inaloterapia.[46-47]

- **Umidade:** favorece o crescimento higroscópico das partículas do aerossol, o que resulta em um menor poder de penetração.
- **Temperatura:** com o aumento de temperatura, mais leve fica o gás ofertado e mais pesado as partículas do aerossol, o que resulta em um menor poder de penetração.

- **Vias aéreas tortuosas, pequeno calibre, presença de secreções:** maior a impactação do aerossol.

TRANSPORTE DO PACIENTE GRAVE EM VENTILAÇÃO MECÂNICA

A decisão de transportar um paciente grave em VM baseia-se em um equilíbrio entre os benefícios e os riscos que esse transporte proporcionará. Se o procedimento ou a intervenção não forem satisfatórios para alterar a condição desse paciente, o transporte deverá ser questionado.[48]

Durante o transporte do paciente grave, os riscos de morbidade e mortalidade são aumentados. Esses riscos podem ser minimizados com um planejamento minucioso, com uma equipe especializada e treinada e com escolha de equipamentos adequados.[48]

Podemos então estabelecer os quatro elementos críticos para que o transporte desse paciente grave em VM seja executado de forma eficiente, a fim de gerar menores riscos ao paciente:

a) Comunicação pré-transporte;
b) Equipe multiprofissional treinada;
c) Equipamentos;
d) Monitorização.[48]

Cada vez mais o fisioterapeuta com conhecimento em VM é solicitado para acompanhar a remoção desses pacientes graves. Os indicadores têm mostrado um diferencial na presença desse profissional na equipe multidisciplinar no transporte de pacientes em VM.[48]

FISIOLOGIA DO TRANSPORTE
FISIOLOGIA DO MOVIMENTO

Os movimentos causados nos pacientes durante qualquer transporte sofrem influências físicas e ambientais da gravidade, da vibração, da temperatura e do ruído, seja por qualquer meio utilizado que o tenha realizado: ambulâncias, aviões, helicópteros, macas e ou camas hospitalares.[49]

EFEITOS GRAVITACIONAIS

As mudanças de velocidade durante o transporte levam à aceleração e à desaceleração de um corpo. A força que atua sobre um objeto em repouso equivale à força que a gravidade exerce sobre ele.

Essas forças levam ao represamento sanguíneo e a redistribuição transitória de líquidos corporais no sentido caudal para o cefálico ou contrária, dependendo da posição do paciente.

A redistribuição de líquidos pode causar danos perigosos em pacientes instáveis, especialmente cardiopatas e aqueles com pressão intracraniana elevada.

Para se evitar tais complicações, é necessário um transporte com equipe treinada e velocidades constantes durante todo o percurso.[49]

EFEITOS DA VIBRAÇÃO

As vibrações mecânicas geradas por ambulâncias constituem uma forma de energia que pode ser transmitida para o ser humano e, principalmente, para os tecidos do corpo, e pior em crianças. Essas vibrações podem ser reduzidas por veículos de boa qualidade.[40]

EFEITOS DO RUÍDO

O ruído é outra causa de alteração fisiológica, principalmente em pacientes críticos e cardiológicos, e pode provocar ansiedade, agitação e distúrbios vegetativos, além de impedir algumas atividades médicas básicas.[49]

EFEITOS DA TEMPERATURA

As alterações de temperatura, como a provocada pela hipotermia, podem causar colapso vascular, principalmente em pacientes vítimas de trauma grave.

A hipertermia provoca no organismo aumento da sudorese, vasodilatação periférica e alterações metabólicas, com especial atenção para lactentes e idosos.[49]

ALTERAÇÕES FISIOLÓGICAS DO TRANSPORTE

A movimentação e as mudanças posturais causada nos pacientes pelo transporte ocasionam alterações fisiológicas cardiovasculares, respiratórias e neurológicas.[49]

ALTERAÇÕES CARDIOVASCULARES

As mais encontradas foram as arritmias, a taquicardia e a hipertensão muitas vezes relacionadas a pacientes críticos, à ansiedade, à dor e à perda de drogas por desconecções dos cateteres.[49]

ALTERAÇÕES RESPIRATÓRIAS

Estão relacionadas aos pacientes críticos que dependem de ventilação. A ventilação inadequada, seja manual, seja mecânica, pode gerar hipoxemia e acentuada mudança dos gases arteriais durante o transporte. A hiperventilação causa aprisionamento de ar com hiperinsuflação pulmonar levando ao aumentando da pressão intratorácica, que diminui do retorno venoso, e, consequentemente, à hipotensão sistêmica. A alcalose aumenta a irritabilidade cardíaca podendo gerar ritmos irregulares. A acidose tem efeito depressor miocárdico, o que pode também causar arritmias. Por tudo isso, pode-se concluir que a correta monitorização do volume minuto e da oxigenação, com o uso de respiradores adequados evitariam essas complicações.[49]

ALTERAÇÕES NEUROLÓGICAS

O transporte de pacientes com lesões intracranianas é muito importante espacialmente para os setores de radiologia para diagnóstico e tratamento intensivo.

O maior risco desses pacientes são as lesões secundárias ao tratamento, a hipotensão, a hipoxemia e a hipertensão craniana. O posicionamento adequado desses pacientes é muito importante, principalmente nas remoções externas.

Para esses pacientes o transporte deve ser realizado com monitorização adequada e oferecer cuidados intensivos durante todo o percurso.[49]

TRANSPORTE INTERNO (INTRA-HOSPITALAR)

Por definição, o transporte intra-hospitalar é o encaminhamento temporário ou definitivo de pacientes por profissionais de saúde dentro do ambiente hospitalar, seja para fins diagnósticos, seja para fins terapêuticos.[50]

Por se tratar de pacientes graves que realizarão procedimentos fora da UTI, o transporte interno deverá ser eficiente e bem-sucedido. Para que o processo ocorra, alguns fatores precisam ser analisados: comunicação, equipe, equipamento e monitorização.[48]

FASE PREPARATÓRIA E COMUNICAÇÃO

A equipe que receberá o paciente, será responsável por ele e a partir de então deverá receber previamente as informações do médico, do paramédico e do enfermeiro. Essa comunicação é realizada cada vez que o paciente é transferido; sendo assim, o transporte somente deverá ser realizado se a equipe que receber o paciente confirmar essas informações. Outros membros da equipe (fisioterapeuta e auxiliar de transporte) deverão ser avisados em tempo adequado para que os equipamentos necessários sejam providenciados.[48]

EQUIPE

Recomenda-se que ao menos duas pessoas treinadas acompanhem o transporte do paciente, no caso um enfermeiro e um médico. Entretanto, a presença do fisioterapeuta e de um médico intensivista é extremamente recomendado no transporte de pacientes graves sob VM.[48]

EQUIPAMENTO

Monitor de pressão sanguínea, oxímetro de pulso, monitor cardíaco, ventilador mecânico e cilindros de gazes deverão acompanhar, sem exceção, a equipe médica no transporte ao paciente.[48]

O ventilador mecânico deve ser leve, portátil e com bateria. A duração da carga da bateria e dos cilindros de gazes devem ter uma margem de segurança para suportar o tempo total do transporte.[48]

Drogas como epinefrina e antiarrítmicos serão transportadas com cada paciente de acordo com a necessidade. Outras drogas poderão ser encontradas em carrinhos de emergências, tanto nos locais de saída como de chegada do transporte.[48]

MONITORIZAÇÃO

Basicamente deverão ser monitorizados de forma contínua o eletrocardiograma e a frequência cardíaca (monitor), a oximetria de pulso, os volumes e as pressões geradas pela VM e, de forma periódica, a pressão arterial e a FR. Alguns pacientes poderão ser beneficiados pelos seguintes controles: capnografia, pressão intra-arterial contínua, pressão da artéria pulmonar e pressão intracraniana.[48]

TRANSPORTE EXTERNO (INTER-HOSPITALAR)

O transporte externo ou inter-hospitalar é a transferência do paciente de um hospital para outro, principalmente quando o paciente necessita de recursos adicionais não disponíveis no local de origem (tecnologia de ponta, suporte avançado de vida ou ainda especialidades específicas para seu tratamento).[51]

O médico não só é o responsável pela decisão de transportar o paciente, como também deve ponderar seus riscos em relação aos seus benefícios.[49-51]

Para que o transporte seja bem-sucedido, é necessário um planejamento cuidadoso, comunicação telefônica diretamente ao hospital que receberá o paciente, equipamentos adequados, pessoas treinadas e estabilidade clínica do doente no momento da locomoção.[52]

A remoção inter-hospitalar envolve aspectos logístico, técnico, operacional, financeiro, legal e ético, o que a torna muito complexa.[51]

Para evitar problemas a garantir a boa prática médica, o paciente consciente e orientado ou seu representante legal devem assinar o consentimento de transferência, que deverá informar sobre os riscos *versus* benefícios antes do transporte. Esse documento deve constar em prontuário.[52]

O processo de transporte requer uma sequência de eventos relacionados a seguir.[49,51,53]

- Indicar o transporte;
- Considerar condição clínica do paciente;
- Pesar riscos e benefícios;
- Determinar o local de destino e seus recursos;
- Equipe de transporte treinada e ter equipamentos disponíveis;
- Considerar tempo de transporte e distância a ser percorrida;
- Cogitar a possibilidade de complicações;
- Selecionar o veículo de transporte;
- Preparar o paciente e a família;
- Avaliar fatores de estresse, ruído, vibração, aceleração e temperatura;
- Mobilizar recursos financeiros para viabilizar o transporte.

EQUIPE DE TRANSPORTE

No mínimo duas pessoas devem acompanhar o transporte, além do condutor. Já os pacientes graves necessitam de uma equipe preparada para emergências que pode contar com médico, enfermeiro e fisioterapeuta.[51-54]

EQUIPAMENTO E MEDICAÇÃO MÍNIMA PARA TRANSPORTE

Os equipamentos e as medicações devem ser planejados de acordo com a gravidade do paciente e da logística da remoção.[52]

MONITORIZAÇÃO DURANTE O TRANSPORTE

A monitorização durante o transporte deve abranger os sinais clínicos do doente, da mais básica, como oximetria, eletrocardiograma, frequência cardíaca e pressão arterial não invasiva, e, nos casos mais graves, pressão arterial invasiva, pressão intracraniana, capnometria e a monitorização dos modos e parâmetros ventilatório.[52-53]

VEÍCULO DE TRANSPORTE

O transporte externo pode ser terrestre (ambulâncias) ou aéreo (helicóptero ou avião) e alguns lugares permitem a utilização de barcos.

A escolha do modo de transporte depende de alguns fatores que incluem distância e duração, urgência da situação, complicação que o paciente possa ter durante a remoção, condições meteorológicas locais, tráfego local e disponibilidade de recursos.[40,51-52]

Seja qual for o veículo escolhido, deverá apresentar ótimas condições de funcionamento, limpeza adequada, oxigênio, baterias, iluminação, acomodação satisfatória e um sistema de radiocomunicação eficaz.[49]

Ambulância terrestre

A principal vantagem do uso da ambulância é o fato de ser um meio de transporte economicamente mais viável em relação ao transporte aéreo, porém limitado a distâncias curtas e sujeito a congestionamentos.

Há dois tipos de ambulância: a de suporte básico e a de suporte avançado de vida.[49,51]

Ambulância básica

A ambulância básica normalmente conta com o motorista e o técnico de enfermagem. Em termos de planejamento devemos ter uma ambulância de suporte básico para cada 75 a 100 mil habitantes.[51]

Ambulância avançada

A ambulância avançada conta com o médico, o enfermeiro e/ou o técnico de enfermagem e o motorista. Em casos de pacientes que necessitem de suporte ventilatório mecânico, o médico pode solicitar a presença do fisioterapeuta durante todo o transporte.

Deve ser equipada com material para VM, bombas de infusão, equipamentos de monitorização, desfibriladores, cânulas de intubação, material para drenagem pleural, acesso venoso, material para pequenas cirurgias, medicações variadas e cilindros de oxigênio e ar comprimido.[49,51]

Para planejamento devemos ter uma ambulância avançada para cada 300 mil habitantes.[51]

O motorista deve ter conhecimento de suporte básico de vida para que possa participar do atendimento e também um curso de direção defensiva, condições básicas para uma remoção mais segura.[49,51]

CAPACIDADE E TEMPO DE DURAÇÃO DOS CILINDROS DE GASES

A quantidade dependerá do tamanho dos cilindros do volume minuto do paciente, do fluxo de ar no caso dos respiradores de fluxo contínuo, do tempo total do transporte, da FiO_2 utilizada, dos escapes, dos vazamentos e do tipo do respirador. Muitos respiradores, para funcionar adequadamente, precisam de uma pressão mínima dos gases de pelo menos 4 kgf/cm². Para maior segurança, levar sempre o dobro da quantidade necessária.[52]

TRANSPORTE AÉREO

A remoção aérea é um procedimento de alto custo, requer equipamentos adequados e uma equipe específica e bem treinada.[6] Existem algumas particularidades nesse tipo de transporte. Exceto os helicópteros, o avião necessita de aeroportos e sempre precisará de outro meio de transporte, no caso a ambulância para realizar o translado para o hospital e vice-versa. A programação do tempo total da viagem e a distância do hospital até o aeroporto de origem e o de destino é muito importante para a logística adequada da remoção. O tempo da viagem será importante principalmente nos casos dos pacientes em ventilação mecânica, em que será necessário fazer o cálculo seguro do consumo de gases e a necessidade de cilindros adicionais. O conhecimento das configurações da aeronave e das ambulâncias da cidade de origem e de destino são muitos importantes para a preparação dos equipamentos e dos materiais necessários para o transporte do paciente em VM.[55]

FISIOLOGIA DA ALTITUDE

Conhecimentos sobre a influência da altitude na fisiologia respiratória são importantes. A nossa atmosfera é formada por uma mistura de gases que permanecem constantes até uma altitude de até 25.000 metros acima do nível do mar. Essa mistura é composta de nitrogênio (78,08%), oxigênio (20,95%), argônio (0,094%), dióxido de carbono (0,03%), hidrogênio (0,001%), neônio (0,0018%), hélio (0,0005%) e vapor de água (0,84%).[56-57]

Pela lei de Dalton, a pressão total é a soma das pressões parciais dos gases. Pt = P1 + P2 + P3 + Pn. Então, ao nível do mar (pressão atmosférica de 760 mmHg), a pressão parcial de oxigênio equivale a 20,95% × 760 mmHg = 159,2 mmHg. À medida que a altitude vai aumentando, a pressão atmosférica vai diminuindo. Quanto menor for a pressão atmosférica, menor será a pressão parcial de oxigênio. À medida que esse oxigênio é transportado para os alvéolos e para as artérias, ocorre queda da pressão parcial em função da maior presença de vapor de água, CO_2 alveolar e áreas de *shunt* pulmonar (áreas não ventiladas e perfundidas). Quanto maior for o CO_2 alveolar (nos casos dos enfisematosos retentores de CO_2) e as áreas de *shunt* pulmonar (atelectasias, SDRA), maior será a diferença entre a pressão parcial de oxigênio atmosférico e pressão parcial de oxigênio arterial.[58]

PRESSURIZAÇÃO DA CABINE

Os aviões dispõem de um sistema de compressor para pressurização da cabine que serve para minimizar os efeitos da altitude. Nos aviões a jato, consegue-se uma pressurização de cabine além da pressão externa em torno de até 475 a 486 mmHg (9,2 a 9,4 psi). Isso quer dizer que se pode viajar com uma pressão de cabine equivalente ao nível do mar a uma altitude de até 25.000 pés (em torno de 7.600 metros). Nos voos comerciais que tem um altitude de cruzeiro em torno de 40.000 pés (em torno de 10.900 metros) com uma pressão barométrica externa de 171 mmHg, a pressurização da cabine acrescenta aproximadamente 400 mmHg com a pressão externa, o que totaliza uma pressão de cabine equivalente a uma altitude em torno de 2.000 metros. A pressão de cabine equivalente a uma altitude de 2.000 metros, a pressão parcial de O_2 cai de 159 mmHg para aproximadamente 120 mmHg. Em algumas situações em que se transporta paciente grave com insuficiência respiratória, é necessário fazer o ajuste da FiO_2 para manter uma pressão parcial arterial e uma saturação de oxigênio adequadas.[52,56]

De acordo com a lei de Boyle de expansão dos gases, alterações de pressões podem levar a mudanças de volume como nos casos de pneumotórax, distensão gástrica e do balonete das cânulas traqueais. Na presença destes, é aconselhável a drenagem do pneumotórax, passagem de uma sonda nasogástrica para não piorar o quadro de desconforto respiratório. A substituição do ar do balonete por água durante o transporte aéreo não é indicada, pois não se consegue medir a pressão hidrostática do balonete. Como o líquido é praticamente incompressível, lesões impostas pelo sistema hidráulico são maiores do que o aumento de pressão do balonete caso este esteja insuflado com ar. Nos voos comerciais, a altitude de cabine em torno de 2.000 metros, o volume de ar aumenta em torno de 30% em relação ao nível do mar. Caso o volume não se altere, como no interior da traqueia, haverá aumento de pressão do balonete em torno de 30%. A pressão do balonete é facilmente mensurável por um medidor chamado cuffômetro.

ESTABILIZAÇÃO

É importante transportar o paciente nas condições mais estáveis possíveis para que a remoção transcorra da forma mais tranquila. Procedimentos de emergência durante o transporte são mais complicados em virtude do espaço restrito e da movimentação do veículo.[12] No avião, a maca deve ser posicionada com a cabeceira voltada para a cabine do piloto, principalmente nos pacientes com trauma craniano, pois durante a decolagem com a parte traseira do avião mais baixa, somada com a aceleração horizontal e vertical, favorece aumento importante da pressão intracraniana, caso a cabeça do paciente esteja voltada para a traseira do avião.[55,60] Durante o pouso, se possível, orientar o piloto a realizar uma frenagem mais tranquila nesse caso específico de paciente.

Efetuar os seguintes procedimentos antes da remoção:

A) Pacientes em insuficiência respiratória, se possível, devem ser intubados e colocados em VM;

B) Para manter vias aéreas pérvias, proceder à aspiração de secreções respiratórias;

C) Manter uma boa oxigenação – FiO_2 adequada;

D) Fixação da cânula endotraqueal segura para evitar extubação acidental;

E) Uso de filtro umidificador para evitar ressecamento das vias aéreas;

F) Acesso venoso já instalado;

G) Medicações de uso do paciente e de emergência já preparadas;

H) Passagem de uma sonda nasogástrica na presença de uma distensão gástrica, por piorar a respiração e por risco de vômito;

I) Na presença de pneumotórax, realizar a drenagem;

J) Sondagem vesical na presença de bexigoma;

L) Imobilização na maca para evitar quedas;

M) Posição da cabeça do paciente voltada para a cabine do piloto;

M) Sedação nos pacientes agitados e pouco colaborativos;

N) Pressão arterial estável sem presença de arritmias importantes.

REFERÊNCIAS BIBLIOGRÁFICAS

1. Ntoumenopoulos G, Presneill JJ, McElholum M, Cade JF. Chest physiotherapy for the prevention of ventilator-associated pneumonia. Intensive Care Med. 2002;28(7):850-6.
2. Lorente L, Lecuona M, Martin MM, Garcia C, Mora ML, Sierra A. Ventilator-associated pneumonia using a closed versus an open tracheal suction system. Crit Care Med. 2005;33(1):115-9.
3. Lasocki S, Lu Q, Sartorius A, Fouillat D, Remerand F, Rouby JJ. Open and closed-circuit endotracheal suctioning in acute lung injury: efficiency and effects on gas exchange. Anesthesiology. 2006;104(1):39-47.
4. AARC clinical practice guideline. Endotracheal suctioning of mechanically ventilated adults and children with artificial airways. American Association for Respiratory Care. Respir Care. 1993;38(5):500-4.
5. Drakulovic MB, Torres A, Bauer TT, Nicolas JM, Nogue S, Ferrer M. Supine body position as a risk factor for nosocomial pneumonia in mechanically ventilated patients: a randomised trial. Lancet. 1999;354(9193):1851-8.
6. Bernhard WN, Yost L, Joynes D, Cothalis S, Turndorf H. Intracuff pressures in endotracheal and tracheostomy tubes. Related cuff physical characteristics. Chest. 1985;87(6):720-5.
7. Bouza E, Pérez MJ, Muñoz P, Rincón C, Barrio JM, Hortal J. Continuous aspiration of subglottic secretions in the prevention of ventilatorassociated pneumonia in the postoperative period of major heart surgery. Chest. 2008;134(5):938-46.
8. Tracker EW. Postural Drainage. London: Lloyd-Luke, 1956.
9. Costa D. Fisioterapia Respiratória Básica. São Paulo: Editora Atheneu, 1999.

10. Feltrim MI, Parreira V. Fisioterapia respiratória. Consenso de Lyon, 1994 – 2000. São Paulo, 2001.
11. Gastaldi A, Condo C, Leme F, Guimarães F, Junior FG, Lucato JJJ, et al. Fisioterapia no paciente sob ventilação mecânica. J Bras Pneumologia. 2007;33(2):142-50.
12. Raoof S, Chowdhrey N, Feuerman M, King A, Khan F. Effect on combined kinetic therapy and percussion therapy on the resolution of atelectasis in critically ill patient. Chest. 1999;115:1658-66.
13. Unoki T, Kawasaki Y, Mizutani T, Fujino Y, Ynagisawa Y, Ishinatsu S, et al. Effects of expiratory rib- case compression on oxygenation, ventilation, and airway secretion removal in patients receiving mechanical ventilation. Respir Care. 2005;50(11):1430-37.
14. Gosselink R, Bott J, Johnson M, Dean E, Nava S, Norrenberg M, et al. Physiotherapy for adult patients with critical illness: recommenditons of the European respiratory Society and European of Intensive Care Medicine Task force on Physiotherapy for Critically Ill patients. Intensive Care Med. 2008;34:1188-99.
15. Caruso P, Denari S, Ruiz SAL, Demarzo SE, Deheinzelin D. Saline instillation before tracheal suctioning decreases the incidence of ventilator-associated pneumonia. Crit Care Med. 2009;37(1):32-8.
16. Copnell B, Tingay DG, Kiraly NJ, Sourial M, Gordon MJ, Mills JF, et al. A comparison of the effectiveness of open and closed endotracheal suction. Intensive Care Med. 2007;33:1655-62.
17. Oliveira C, Ferreira CAS, Feltrim MI, et al. Avaliação de pressão do balão do tubo endotraqueal nas primeiras horas do pós-operatório imediato de cirurgia cardíaca. Rev Bras Terap Intens. 1992;4(4):116-8.
18. Mehta S, Mickiewicz M. Pressure in large volume, low pressure cuffs: its significance, measurement and regulation. Intensive Care Med. 1985;11(5):267-72.
19. Sengupta P, Sessler DI, Maglinger P, Wells S, Vogt A, Durrani J, et al. Endotracheal tube cuff pressure in three hospitals, and the volume required to produce an appropriate cuff pressure. BMC Anesthesiol. 2004;4(1):8.
20. Patel N, Smith CE, Pinchak AC, Hancock DE. Taping methods and tape types for securing oral endotracheal tubes. Can J Anaesth. 1997;44(3):330-6.
21. Diretrizes brasileiras de ventilação mecânica. AMIB 2013.
22. Vieira RRS, Plotnik R, Fialkow L. Monitorização da mecânica respiratória durante a ventilação mecânica. In Carvalho RRC. Ventilação mecânica Volume I – Basico. São Paulo. CBMI. 2000;8:215-52.
23. Grinnan DC. Triwit JD. Clinical Review: Respiratory mechanics in spontaneous and assisted ventilation. Crit Care. 2005;9:472-84.
24. Brochard L, Martin G, Blanch L, Pelosi P, Belda J, Jubran A, et al. Clinical review: Respiratory monitoring in the ICU a consensus of 16. Crit Care. 2012;16:219.
25. Amaral JLG, Ferreira ACP, Ferrez D, Geretto P. Monitorização da respiração: Oximetria e Capnografia. Rev Bras Anest. 1992;42(1):51-8.
26. Robert E, St John. End-Tidal Carbon Dioxide Monitoring. Crit Care Nurses. 2003;23(4):83-8.
27. Cave DM, Gazmuri RJ, Otto CW, Nadkarni VM, Cheng A, Brooks SC, et al.Part 7: CPR Techniques and Devices: 2010 American Heart Association Guidelines for Cardiopulmonary Resuscitation and Emergency Cardiovascular Care. Circulation. 2010;122:S720-S728.
28. Souza RB. Pressões respiratórias estáticas máximas. J Pneumol. 2002;28(3):155-165.
29. Polkey MI, Green M, Mozham J. Measurement of respiratory muscle strength. Thorax. 1995;50:1131-5.
30. Goldwasser RS. Desmame da ventilação mecânica. In Carvalho RRC. Ventilação mecânica Volume I – Basico. São Paulo. CBMI. 2000;8:271-304.
31. Sahn SA, Laksnminarayan S. Bedside criteria for discontinuation of mechanical ventilation. Chest. 1973;63:1002.
32. Caruso P, Friedrich C, Denari SD. The unidirectional valve is the best method to determine maximal inspiratory pressure during weaning. Chest. 1999;115:1096-101.
33. Jubran A. Monitoring patient mechanics during mechanical ventilation. Crit Care Clin. 1998;14:629-53.
34. Goldwasser R, Farias A, Freitas EE, Saddy F, Amado V, Okamoto V. Desmame e interrupção da ventilação mecânica. J Bras Pneumol. 2007;33(2):S128-S136.
35. Ely EW, Bennett PA, Bowton DL, MurphySM, Haponik EF. Large scale implementation of a respiratory therapist – driven protocol for ventilador weaning. Am J Respir Crit Care Med. 1999;159(2):439-46.
36. Victorino JA, Borges JB, Okamoto VN, Matos GFJ, Tucci MR, Caramez MPR, et al. Imbalances in Regional Lung Ventilation. Am J Respir Care Med. 2004;169:791-800.
37. Costa ELV, Borges JB, Melo A, Toufen Jr C, Bohm SH, Amato MBP. Bedside estimation of recruitable alveolar collapse and hyperdistension by electrical impedance tomography. Intensive Care Med. 2009;35:1132-7.
38. Moodie LH, Reeve JC, Vermeulen N, Elkins MR. Inspiratory muscle training to facilitate weaning from mechanical ventilation: protocol for a systematic review. BMC Research Notes. 2011;4:283.
39. Martin AD, Smith BK, Davenport PD, Harman E, Gonzalez-Rothi RJ, Baz M, et al. Inspiratory muscle strength training improves weaning outcome in failure to wean patients: a randomized trial. Crit Care. 2011;15:R84.
40. Bisset BM, Leditschke IA, Paratz JD, Boots RJ. Protocol: inspiratory muscle training for promoting recovery and outcomes in ventilated patients (IMPROVe): a randomized controlled trial. BMJ Open 2012;2:e000813. doi:10.1136/bmjopen-2012-000813.
41. Kress JP. Clinical trials of early mobilization of critically ill patients. Crit Care Med. 2009;37(Suppl):S442-S447.
42. Adler J, Malone D. Early Mobilization in the Intensive Care Unit: A Systematic Review. Cardiopulm Phys Ther J. 2012;23(1).
43. Lapinsky SE, Mehta S. Bench-to-bedside review: recruitment and recruiting maneuvers. Crit Care. 2005;9:60-5.
44. Suzumura EA, Figueiró M, Normilio-Silva K, Laranjeira L, Olieira C, Buehler AM, et al. Effects of alveolar recruitment maneuvers on clinical outcomes in patients with acute respiratory distress syndrome: a systematic review and meta-analysis. Intensive Care Med. 2014;40:1227-40.
45. Branson RD, Campbell RS, Chatburn RL, Covington JL. AARC Clinical Practice Guideline: humidification during mechanical ventilation. Respir Care. 1992;37:887-90.
46. Dhand R, Tobin MJ. Inhaled bronchodilatator therapy in mechanically ventilated patients. Am J Respir Crit Care Med. 1997;156:3-10.
47. Lange CF, Finlay W. Overcoming the adverse effect of humidity in aerosol delivery via pressurized metered-dose inhalers during mechanical ventilation. Am J Respir Crit Care Med. 2000;161:1614-8.
48. Warren J, Fromm RE Jr, Rotello LC, Horst HM. Guidelines for inter- and intrahospital transport of critically ill patients. Crit Care Med. 2004;32(1):256-62.
49. Márquez Flores E, García Torres S, Chaves Vinagre J. Transporte de pacientes em estado Crítico. In: Princípios de Urgência, Emergências e Cuidados Críticos. [Internet] [Acesso 04 dez 2015]. Disponível em: www.uninet.edu/tratado/c120102.html
50. Valnice, Heimar, et al. Online information about Intrahospital Transport of Adults Patients. Acta Paulista de Enfermagem. 2005;18(4).
51. Pereira JGA, Nunes TL, Basile-Filho A. Transporte do paciente critico. Medicina, Ribeirão Preto. 2001;34:143-53.
52. Warren J, Fromm RE Jr, Rotello LC, Horst HM. Guidelines for the inter and intrahospital transport of critically ill patients. Crit Care Med. 2004;32(1)256-62.
53. Guidelines Committee of the American College of critical care Medicine; Society of critical care Medicine and American Association of Critical Care Nurses transfer guidelines task force. Guidelines for the transfer of critically ill patients. Crit Care Med. 1993;21:931-7.
54. Koppenberg J. Interhospital transport: of critically ill patients. Anaesthesiology. 2002;15:211-5.
55. Elias E, et al. Terapia intensiva: Pneumologia e Fisioterapia respiratória. São Paulo: Editora Atheneu, 2004
56. Caneti MD, Ribeiro C, Bueno MJ. Transporte aeromédico. Manual Básico de socorro de Emergência do GSE-CBERJ, 1994
57. Utiyama EM, Lichtenstein A, Serrano CV, et al. III Simpósio de Ventilação Mecânica do Hospital Albert Einstein, 1995 Ventilação Mecânica e transporte.
58. Jeffrey R. Davis Fundamentals of Aerospace Medicine - 4ª edição. Philadelphia: Lippincott Williams & Wilkins, 2008.

59. Blumen IJ. Flight physiology. Final considerations. Crit Care Clin. 1992;8(3):597-618.
60. Dillard TA, Benimati WA, Berg BW. Air travel in patients with chronic obstructive pulmonary disease. Arch Intern Med. 1991;151:1793-5.
61. Kay RS. Safe air travel. Pting in flight medical problems. Nurse Pract. 1994;19(5):39, 43-6.
62. Braxton CC, Reilly PM, Schwab CW. The traveling patient. In: Trauma Critical Care: Specific Areas. Surg Clin North Am. 2000;80:1-8.

CAPÍTULO 83

ASSISTÊNCIA FISIOTERAPÊUTICA NA VENTILAÇÃO MECÂNICA NÃO INVASIVA

Fernanda Domingues
Andréia da Silva Azevedo Cancio
Corinne Taniguchi

DESTAQUES

- A ventilação mecânica não invasiva (VNI) é o suporte ventilatório fornecido ao paciente sem a necessidade de uma prótese endotraqueal, sendo a conexão entre o ventilador e o paciente feita por meio de uma interface. A ventilação ocorre de forma espontânea.
- A fisioterapia trata e previne doenças e incapacidades por meio da abordagem física dos pacientes, sendo fator integrante fundamental no tratamento da insuficiência respiratória.
- A VNI foi inicialmente utilizada para tratar pacientes com hipercapnia respiratória crônica por meio do seu uso noturno. Depois foi utilizada na insuficiência respiratória aguda (IRpA). Começou a ser utilizada também nas exacerbações da doença pulmonar obstrutiva crônica (DPOC).[9-10] O aumento de evidências sugerem que a VNI pode ser utilizada em IRpA ou crônica,[11] no desmame da ventilação mecânica (VM)[12] e em alguns seletos pacientes com falência respiratória hipoxêmica.[13]
- Os efeitos fisiológicos da VNI incluem a melhora na oxigenação e na relação ventilação/perfusão (V/Q), diminuição do trabalho respiratório e da fadiga, aumento da ventilação-minuto e da capacidade residual funcional (CRF).
- Em comparação à intubação existem vantagens adicionais relacionadas com o conforto do paciente; permite a deglutição e a fala; e reduz o risco de infecções associadas à intubação.[21-22]
- Indicações (quando começar e descontinuar) e grau de evidências no uso da VNI.
- A VNI utilizada como recurso na terapia do fisioterapeuta.
- Modelos, vantagens e desvantagens de diferentes tipos de interfaces.
- A monitorização durante o suporte ventilatório não invasivo deve ser feita constantemente por meio da análise dos parâmetros clínicos, gasométricos e hemodinâmicos.

INTRODUÇÃO

O fisioterapeuta desempenha papel fundamental no acompanhamento dos pacientes que utilizam ventilação não invasiva (VNI), presentes nos centros de terapia intensiva (CTI), em determinadas unidades de pronto-atendimento (UPA) e como integrante da equipe, que realiza o transporte desses pacientes intra e extra-hospitalares. Unido a uma equipe multiprofissional, visa sempre garantir segurança e melhor assistência ao paciente em insuficiência respiratória aguda (IRpA).

É essencial o conhecimento dos efeitos da pressão positiva sobre o sistema respiratório e cardiovascular, e quais são os pacientes que se beneficiarão com o uso da VNI.

A VNI é o suporte ventilatório fornecido ao paciente sem a necessidade de uma prótese endotraqueal, ou seja, sem intubação traqueal ou traqueostomia, sendo a conexão entre o ventilador e o paciente feita por meio de uma interface. A ventilação ocorre de forma espontânea, o paciente determina o início e o final da ventilação.[1] A VNI utiliza uma pressão inspiratória positiva (IPAP) para ventilar o paciente, por meio de uma interface, ou pressão de suporte ventilatória (PSV) e uma pressão positiva expiratória (EPAP) ou pressão positiva no final da expiração (PEEP), para manter as vias aéreas e os alvéolos abertos, para melhorar a oxigenação, evitando o colabamento e atelectasias.[2]

No modo CPAP é administrada ao paciente somente uma pressão positiva expiratória final contínua nas vias aéreas.[2] Em uso crescente, tem papel cada vez mais importante nas patologias agudas e na doença respiratória crônica.[3]

HISTÓRICO

A VNI foi inicialmente aplicada na epidemia de poliomielite (1920 a 1950), utilizando a ventilação por pressão negativa (pulmão de aço, couraça, poncho) que consistia na aplicação de uma pressão subatmosférica externa ao tórax, simulando a inspiração, ocorrendo a expiração de forma passiva.

Nos anos 1930 e 1940, com o desenvolvimento da VNI por pressão positiva, a VNI por pressão negativa foi perdendo o seu lugar. Contudo, somente a partir da década de 1980, a ventilação com pressão positiva começou a ser mais divulgada.[3]

Na década de 1930, surgiram trabalhos pioneiros que descreveram a técnica e os benefícios do uso da VNI, oferecida por meio de uma máscara, para pacientes com insuficiência respiratória de etiologias variadas. O uso de pressão positiva contínua fornecida por meio de máscara facial, em pacientes com edema pulmonar foi primeiramente descrito por Poulton, há mais de 60 anos. A década de 1960 trouxe novos horizontes para a ventilação mecânica (VM) com pressão positiva. Os avanços tecnológicos, principalmente da eletrônica e a incorporação de microprocessadores, tornaram os ventiladores artificiais mais sofisticados, confiáveis e acessíveis. Ocorreu o aperfeiçoamento dos ventiladores específicos para VNI e das interfaces, tornando-as cada vez mais confortáveis.[1]

Diversos relatos de sucesso no emprego da VNI, principalmente com o uso do CPAP para o tratamento da insuficiência respiratória, tornaram-se frequentes. Inúmeros trabalhos foram publicados, enaltecendo o poder da VNI em evitar a intubação, diminuir a frequência de complicações relacionadas com a ventilação mecânica invasiva (VMI) e o tempo de permanência, em unidades de cuidados intensivos para pacientes com insuficiência respiratória.[1]

VENTILAÇÃO NÃO INVASIVA E FISIOTERAPIA

A fisioterapia trata e previne doenças e incapacidades, por meio da abordagem física dos pacientes, sendo fator integrante fundamental no tratamento da insuficiência respiratória. O objetivo da fisioterapia respiratória é:

- Reduzir a dispneia e o trabalho respiratório;
- Melhorar a eficiência da ventilação;
- Mobilizar secreções e auxiliar na remoção de secreção;
- Manter ou melhorar a tolerância ao exercício e a habilidade funcional.

Para alcançar esses objetivos, o fisioterapeuta tem, frequentemente, utilizado aparelhos de pressão positiva.[4] A ventilação não invasiva vem sendo cada vez mais utilizada rotineiramente no manejo de pacientes selecionados, com IRpA ou crônica.[5] Associada a outras técnicas fisioterapêuticas, a VNI possibilita melhorar os programas de tratamento e o *outcome* do paciente.[4]

Nesse contexto, a VNI foi inicialmente utilizada para tratar pacientes com hipercapnia respiratória crônica por meio do seu uso noturno. O fisioterapeuta teve um papel essencial para demonstrar a sua utilidade clínica.[6] A VNI noturna proporcionava uma melhora na troca gasosa durante a noite e o dia, melhorando a funcionalidade diária, a tolerância ao exercício e, consequentemente, a qualidade de vida. A experiência positiva do uso da VNI noturna na insuficiência respiratória crônica incentivou o seu uso na IRpA.[7-8] Dessa forma a VNI começou a ser utilizada também nas exacerbações da DPOC.[9-10] O aumento de evidências sugerem que a VNI pode ser utilizada em IRpA ou crônica,[11] no desmame da VM[12] e em alguns seletos pacientes com falência respiratória hipoxêmica.[13]

Um levantamento realizado com fisioterapeutas europeus mostrou que 91% dos fisioterapeutas entrevistados estavam envolvidos no manejo dos pacientes utilizando VNI. Aproximadamente dois terços dos profissionais estavam envolvidos na recomendação de VNI, e metade deles estava envolvida somente na instalação do equipamento.[14] Visto que a retenção de secreção durante a utilização de VNI é a causa mais comum do insucesso dessa técnica, é imperativo que o fisioterapeuta saiba adaptar a máscara de VNI, assim como ajustar os parâmetros ventilatórios adequadamente.[15]

CONCEITOS

A VNI pode ser oferecida frequentemente em três formas: CPAP, BiPAP ou pressão de suporte (PS) associada ao PEEP. Existem outros modos como a pressão assistida proporcional (PAV), a pressão de suporte com volume assegurado (AVAPS) e a pressão de suporte com ventilação alveolar (IVAPS), que são utilizadas com uma menor frequência.

- ***Continue positive airway pressure* (CPAP):** o mesmo nível de pressão positiva é aplicado nas vias aéreas, durante a inspiração e a expiração. Todos os ciclos são espontâneos, não havendo ajuste de frequência respiratória. É realizado por meio de um equipamento que gera um fluxo de ar, promovendo assim a abertura das vias aéreas superiores, resultando em aumento do volume pulmonar e da pressão intratorácica.

- ***Bilevel positive airway pressure* (BiPAP):** dois níveis de pressão positiva são fornecidos nas vias aéreas, um maior na inspiração (IPAP) e outro menor na expiração (EPAP). O disparo do ciclo (mudança de EPAP para IPAP) é dado por esforço do paciente e/ou por ajuste prévio da frequência respiratória (como se fossem ciclos espontâneos e assistidos, respectivamente). A ciclagem (mudança de IPAP para EPAP) é dada, na maioria dos aparelhos, pela redução do fluxo inspiratório. Assim, um suporte pressórico variável entre a inspiração e a expiração determina a variação de volume-corrente nos pulmões.

- **Pressão de suporte com o PEEP:** é a modalidade mais usada na VNI, com ventiladores microprocessados. A ciclagem é a fluxo. Uma vez disparada pela válvula de demanda, uma pressão predeterminada é mantida até que caia o fluxo inspiratório do paciente. Sua aplicação possibilita o aumento do volume-corrente e redução da frequência respiratória. É necessária a monitorização cuidadosa, uma vez que o volume-corrente e o minuto não são garantidos por essa modalidade.[16]

Os ventiladores microprocessados têm como principal limitação o fato de vazamentos nem sempre serem compensados adequadamente pelo aparelho e poderem prolongar o tempo inspiratório, gerando assincronia na ciclagem. Em pacientes obstrutivos, esse prolongamento pode gerar auto PEEP e assim dificultar o disparo do ciclo subsequente (assincronia de disparo). Todavia, os novos ventiladores permitem ajustes no ponto de ciclagem, ou seja, no nível de queda do fluxo inspiratório (habitualmente 25% do seu valor, que determina a ciclagem) corrigindo essa limitação.

EFEITOS FISIOLÓGICOS
EFEITOS NO SISTEMA RESPIRATÓRIO

Já está bem documentado que a aplicação de pressão positiva contínua reduz a frequência respiratória, a pressão parcial do dióxido de carbono no sangue arterial ($PaCO_2$), a pressão transpulmonar e o trabalho respiratório.[17-18] Quando o trabalho respiratório foi mensurado utilizando-se medidas da pressão esofágica, pode-se observar a redução nos componentes resistivos e elásticos do sistema respiratório.[17] A utilização de pressão positiva contínua melhora a oxigenação do paciente, reduzindo o *shunt*. Esse efeito é explicado pela capacidade da pressão positiva contínua em recrutar unidades alveolares colapsadas.[19-20] A combinação dos efeitos sobre a mecânica respiratória, a oxigenação e o sistema circulatório resulta em melhora no balanço entre a oferta e o consumo de oxigênio.[18]

Os efeitos fisiológicos da VNI (Quadro 83.1) incluem a melhora na oxigenação e na relação ventilação/perfusão (V/Q), na diminuição do trabalho respiratório e da fadiga, no aumento da ventilação-minuto e na capacidade residual funcional (CRF). Em comparação com a intubação existem vantagens adicionais, relacionadas com o conforto do paciente; permite a deglutição e a fala e reduz o risco de infecções associadas à intubação.[21-22]

QUADRO 83.1. Objetivos da ventilação não invasiva.

Objetivos fisiológicos
- Manter ou modificar a troca gasosa pulmonar.
- Promover a ventilação alveolar ($PaCO_2$ e pH).
- O suporte ventilatório tem como objetivo intervir na ventilação alveolar e na oxigenação arterial (PaO_2, SaO_2 e CaO_2).
- Atingir e manter valores aceitáveis de oxigenação arterial (PaO_2 > 60 mmHg, SaO_2 > 90%). A oferta de oxigênio aos tecidos (DO_2) deve ser considerada, corrigindo fatores como o conteúdo arterial de oxigênio (hemoglobina) e o débito cardíaco.
- Aumentar o volume pulmonar.
- Insuflação pulmonar inspiratória final.
- Visa prevenir ou tratar atelectasia.
- Otimizar a CRF.
- Utilizar a PEEP em situações que a redução na CRF pode ser prejudicial (redução da PaO_2, maior injúria pulmonar), como na SDRA e em pós-operatório com dor.
- Reduzir o trabalho muscular respiratório.

Objetivos clínicos
- Reverter a hipoxemia: aumentando a ventilação alveolar, aumentando o volume pulmonar, diminuindo o consumo de oxigênio e aumentando a oferta de oxigênio.
- Reverter a acidose respiratória aguda.
- Reduzir o desconforto respiratório.
- Prevenir ou reverter atelectasias.
- Reverter fadiga dos músculos respiratórios.
- Permitir sedação, anestesia ou uso de bloqueadores neuromusculares.
- Reduzir consumo de oxigênio sistêmico e miocárdico.
- Reduzir pressão intracraniana.
- Estabilizar parede torácica.

CRF: capacidade residual funcional; PEEP: pressão positiva no final da expiração; SDRA: síndrome do desconforto respiratório agudo.
Fonte: II Consenso de Ventilação Mecânica.[16]

EFEITOS HEMODINÂMICOS

Os efeitos positivos da pressão positiva contínua sobre o desempenho cardíaco podem ser traduzidos como: redução da pré-carga, por meio da redução do retorno venoso;

e redução da pós-carga, por meio de redução da pressão transmural do ventrículo esquerdo. Efeitos crônicos sobre a melhora da fração de ejeção do ventrículo esquerdo também foram relatados, após a aplicação noturna diária de pressão positiva contínua em pacientes com insuficiência cardíaca congestiva e, concomitantemente, apneia obstrutiva do sono.[1] No caso do ventrículo esquerdo, a ventilação com pressão positiva está nitidamente associada a uma diminuição benéfica da pós-carga. A ventilação costuma aliviar a pressão transmural sistólica do ventrículo esquerdo, favorecendo, em algum grau, a contratilidade miocárdica, sugerindo uma melhora do desempenho cardíaco.[17]

INDICAÇÕES (QUANDO COMEÇAR E DESCONTINUAR) E CONTRAINDICAÇÕES

Antes de iniciar a VNI é importante garantir a segurança do paciente, por meio de um ambiente controlado, monitorizado 24 horas, com equipe multiprofissional experiente, e escolher o equipamento que melhor se ajuste às necessidades do paciente. Esses são fatores fundamentais para o sucesso ou insucesso da VNI.[23] Em razão do risco de falha de 5 a 40%, os equipamentos necessários à intubação devem estar disponíveis. É importante conhecer quais pacientes terão maior chance de sucesso no tratamento da IRpA, e que a VNI não evitará a intubação em todos os casos.

A VNI está indicada em:

- Pacientes com exacerbação da DPOC e edema pulmonar agudo cardiogênico (evidência A);
- Doenças que podem evoluir com insuficiência respiratória hipoxêmica (pneumonia, SDRA leve, imunossuprimidos, pós-transplante e pós-ressecção pulmonar) (evidência B);
- Exacerbação da asma (evidência B);
- Pacientes terminais, quando a causa da IRpA for potencialmente resolvida (evidência B);
- Pós-operatório para tratamento da IRpA (evidência B);
- Como estratégia de desmame, especialmente em pacientes com DPOC (evidência B).

No entanto, não deve ser utilizada como método de resgate da IRpA, após a extubação, pois pode retardar a reintubação (evidência A).[24]

Veja no Quadro 83.2 a descrição dos graus de evidências na literatura.

QUADRO 83.2. Descrição de graus de evidências.

Grau de evidência A	Informação recolhida a partir de vários ensaios clínicos aleatórios ou metanálises
Grau de evidência B	Informação recolhida a partir de um único ensaio clínico aleatório ou estudos alargados não aleatórios

A VNI pode ser utilizada também na IRpA decorrente de doença neuromuscular,[25] nas deformidades torácicas, no período perioperatório de pacientes com apneia obstrutiva do sono.[26-27]

A cooperação do paciente é importante para o sucesso da VNI, tornando o seu uso limitado nos pacientes com rebaixamento do nível de consciência (RNC) ou com agitação psicomotora, limitando a capacidade de manter a permeabilidade da via aérea superior, a integridade dos mecanismos de deglutição e a capacidade de mobilizar secreções.[23] Todavia, se a causa do RNC for a hipercapnia, a VNI pode ser utilizada na tentativa de melhorar os valores de $PaCO_2$ e, automaticamente, melhorar o nível de consciência até 2 horas após o início da VNI.

A equipe envolvida no início da terapia deve ter experiência e conhecimento em VNI, para ser capaz de lidar com qualquer sinal de ansiedade do paciente ou dos familiares, e assegurar um ajuste apropriado do ventilador, maximizando a sua efetividade e minimizando os efeitos adversos.[28]

Em concordância com a última publicação das Recomendações Brasileiras de Ventilação Mecânica, não havendo contraindicação (Quadro 83.3), os pacientes com incapacidade de manter ventilação espontânea (volume-minuto > 4 Lpm, $PaCO_2$ < 50 mmHg e pH > 7,25) devem iniciar o uso de VNI com dois níveis de pressão, com a pressão inspiratória suficiente para manter um processo de ventilação adequada, visando impedir a progressão para fadiga muscular e/ou parada respiratória.[2]

QUADRO 83.3. Contraindicações absolutas e relativas do uso da ventilação não invasiva.

Contraindicações absolutas
- Necessidade de intubação de emergência.
- Parada cardíaca ou respiratória.

Contraindicações relativas
- Incapacidade de cooperar, proteger as vias aéreas, ou secreções abundantes.
- Rebaixamento de nível de consciência (exceto acidose hipercápnica em DPOC).
- Falências orgânicas não respiratórias (encefalopatia, arritmias malignas ou hemorragias digestivas graves com instabilidade hemodinâmica).
- Cirurgia facial ou neurológica.
- Trauma ou deformidade facial.
- Alto risco de aspiração.
- Obstrução de vias aéreas superiores.
- Anastomose de esôfago recente (evitar pressurização acima de 15 cmH_2O).

Fonte: Adaptado de Barbas e colaboradores, 2014.[2]

Há necessidade de monitorização constante dos parâmetros que predirão o sucesso da VNI durante sua aplicação. A frequência respiratória, frequência cardíaca, pressão arterial, pressão arterial parcial de oxigênio (PaO_2), saturação de oxigênio ($SaTO_2$) e pressão arterial de gás carbônico ($PaCO_2$) devem apresentar melhora em seus valores, até 2 horas do início do uso da VNI, caso contrário a intubação orotraqueal e a ventilação mecânica invasiva devem ser instituídas.

VNI COMO RECURSO NA TERAPIA DO FISIOTERAPEUTA

Após as indicações e os graus e evidências relatados anteriormente, não podemos deixar de citar quando o fisioterapeuta utilizará o recurso da VNI para auxiliar no desenvolvimento da terapia.

Como também citado anteriormente, a VNI proporciona uma série de efeitos fisiológicos no sistema respiratório, como a melhora da expansibilidade pulmonar e sensação de dispneia, facilitando a execução de exercícios, em alguns pacientes.

Por exemplo, pacientes com doença obstrutiva crônica grave ou com insuficiência cardíaca grave, que apresentam dificuldade para realizar qualquer atividade física. Entretanto, quando realizam os exercícios adaptados na VNI, sabe-se, atualmente, que há a melhora do desempenho e a facilitação do ganho de força muscular.

Outro exemplo são os pacientes acamados, que apresentarão uma propensão a atelectasias, a redução de capacidade vital e volume-corrente. Podemos utilizar a VNI como exercício ou de 1 a 2 horas por período, a fim de evitar complicações pulmonares.

O fisioterapeuta, tendo domínio dos efeitos da VNI, pode utilizá-la em vários momentos da terapia e em várias patologias.

Portanto, o suporte ventilatório durante o exercício, o auxílio na manutenção de higiene brônquica e vias aéreas pérvias, o recrutamento de unidades hipoventiladas e a melhora da sensação de dispneia pós-exercícios são alguns dos objetivos almejados pelo fisioterapeuta, quando utiliza o recurso da VNI durante a terapia. Infelizmente, ainda não há publicações suficientes para comprovação científica desses benefícios.

VENTILADORES UTILIZADOS NA VNI

A VNI pode ser aplicada por meio de ventiladores não invasivos portáteis, os quais devem ser acoplados a interfaces com circuito único e abertura expiratória localizada no próprio circuito ou na interface ou por ventiladores invasivos microprocessados, com programas específicos para VNI e circuito duplo do próprio ventilador mecânico.[29] Para permitir a melhor sincronia entre o ventilador e o paciente é necessário que apresentem sistema de compensação de vazamentos não intencionais, parâmetros para ajustes finos, sistema de monitorização adequado, módulo ou porta para administração de oxigênio e alarmes de segurança. A tolerância ao vazamento, a boa sincronia paciente-ventilador e o preço competitivo são as principais vantagens dos ventiladores não invasivos, quando comparados com os ventiladores de unidades de terapia intensiva (UTI).[30-31]

INTERFACES

A escolha da interface é um dos fatores mais importantes para a adesão do paciente a VNI. As interfaces mais usadas para a oferta do suporte ventilatório são as máscaras, que podem ser nasais, oronasais ou faciais, existindo ainda capacetes, peças bucais e *plugs* nasais. Atualmente, existem interfaces de modelos diferentes, em relação a tamanhos, formatos, pontos de fixação e de contato com a pele, materiais empregados, facilitando a escolha da interface mais apropriada para cada paciente e aumentando as chances de sucesso da ventilação não invasiva.

MÁSCARAS ORONASAIS (FIGURA 83.1)

- **Vantagens:** mais utilizadas na insuficiência respiratória aguda, em razão da menor necessidade de colaboração do paciente. São mais eficazes no controle de vazamento pela boca;
- **Desvantagens:** por abranger boca e nariz apresenta maior sensação de claustrofobia. Caso o paciente esteja apresentando náuseas e vômitos, tem risco de aspiração de conteúdo. Os indivíduos queixam-se de sensação de ressecamento oral e ficam impossibilitados de falar, se

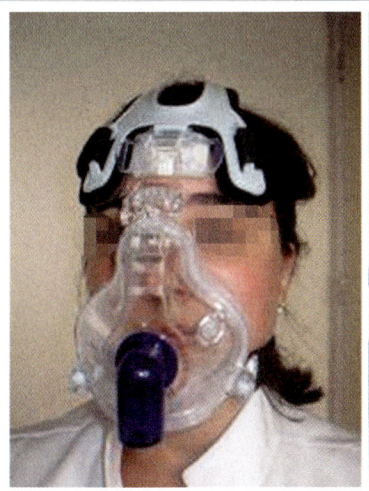
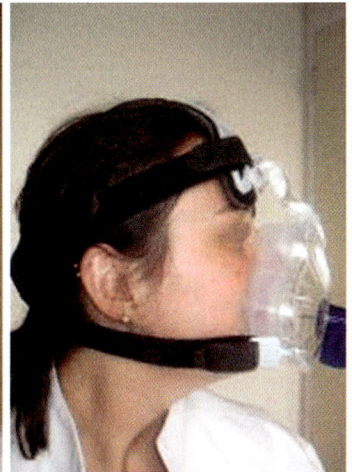
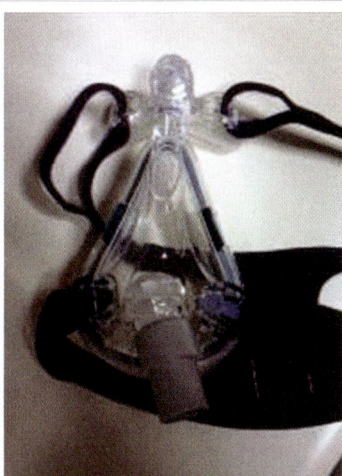

FIGURA 83.1. Exemplo de máscara oronasal.
Fonte: Fotos pertencentes aos autores.

alimentar e expectorar secreções. Tem risco de lesão cutânea nasal e perioral.

MÁSCARA FACIAL TOTAL (FIGURA 83.2)

- **Vantagens:** sendo também uma máscara oronasal, possui as mesmas vantagens citadas anteriormente, porém, por ter uma membrana de silicone selando a máscara ao redor da face, causa menos lesão cutânea nasal e perioral. Por ser maior, inicialmente sugeria-se que levasse a uma maior $PaCO_2$, por causa do maior espaço morto, porém isso não foi evidenciado nos estudos realizados.
- **Desvantagens:** as mesmas que a máscara oronasal, com o adicional de que alguns pacientes relatam maior pressão nos ouvidos e é maior a sensação de claustrofobia.

MÁSCARA NASAL (FIGURA 83.3)

- **Vantagens:** menor risco de ocorrência de vômitos e aspirações, permite a fala e a alimentação. Por ser menor, diminui a sensação de claustrofobia. Permite a tosse e a expectoração e, geralmente, é de fácil instalação.
- **Desvantagens:** pode não ser eficaz nos pacientes com respiração oral, especialmente nos pacientes dispneicos e sem dentes. Leva a uma maior resistência, por meio de passagens nasais, o que pode desenvolver certo desconforto. Pouco eficaz na presença de obstrução nasal e pode ocasionar coriza, irritação nasal e possibilidade de lesão cutânea no nariz.

CAPACETE (FIGURA 83.4)

- **Vantagens:** permite a VNI em pacientes com trauma de face, mais confortáveis para alguns pacientes, de fácil ajuste e sem contato com a pele do paciente, com menor necessidade de colaboração.
- **Desvantagens:** elevado volume interno. Pode haver reinalação de CO_2. Em pacientes com náuseas e vômitos,

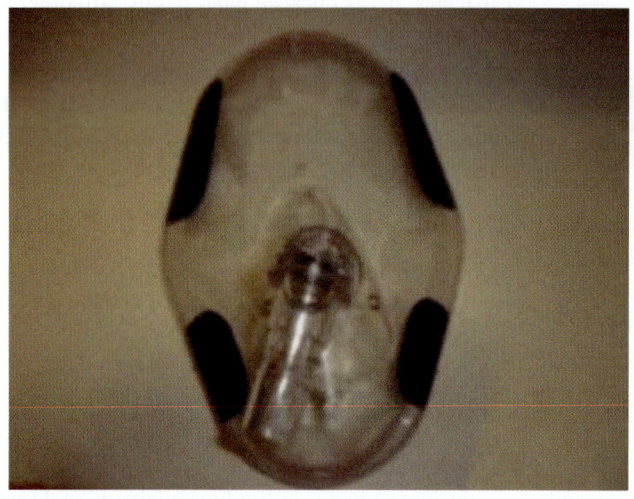
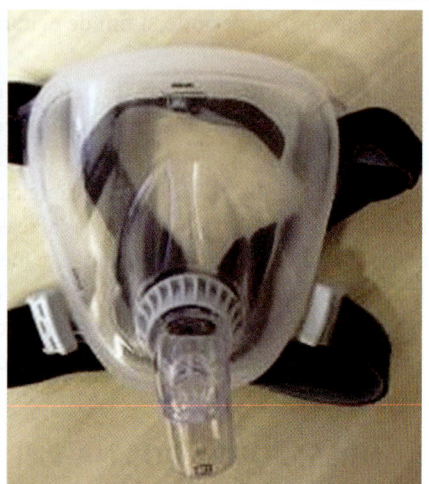

FIGURA 83.2. Exemplo de máscara facial total.
Fonte: Fotos de propriedade dos autores.

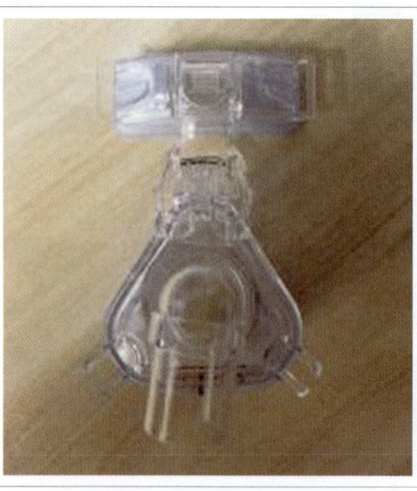
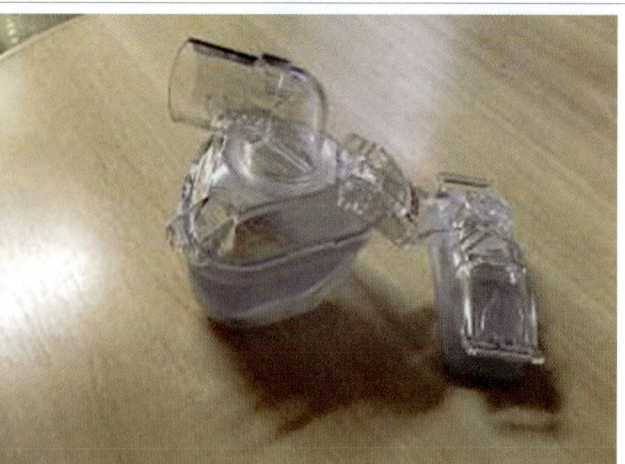

FIGURA 83.3. Exemplo de máscara nasal.
Fonte: Fotos de propriedade dos autores.

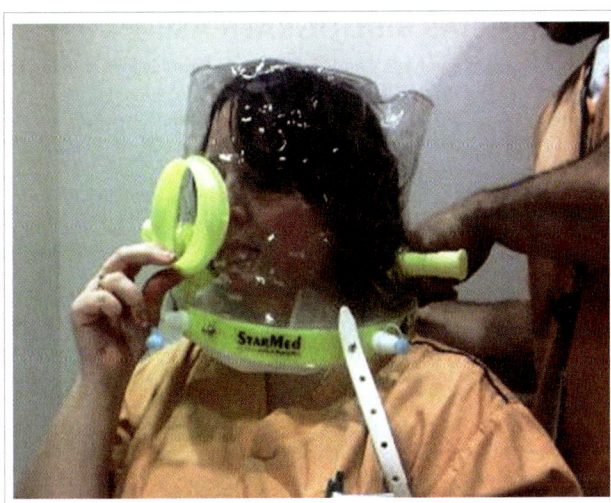

FIGURA 83.4. Exemplo de capacete.
Fonte: Foto de propriedade dos autores.

apresenta maior risco de aspiração. Pode ocorrer desconforto axilar em razão da fixação das tiras que posicionam a interface. Impossibilita a administração de medicamentos em aerossol.

PEÇA BUCAL

- **Vantagens:** não provoca lesão na pele e tem maior liberdade de movimento. Possibilita a fácil higiene do rosto.
- **Desvantagens:** pode facilitar a salivação e vômitos, distensão gástrica. Impossibilita a fala e a alimentação.

PLUG NASAL (FIGURA 83.5)

- **Vantagens:** geralmente não provoca lesão cutânea e é mais tolerável para alguns pacientes.
- **Desvantagens:** irritação e desconforto nasal. Pode apresentar grande vazamento durante o ciclo respiratório.

Máscara nasal, *plug* nasal e peça bucal têm o seu uso limitado para algumas situações específicas de adaptação de VNI, como o uso em pacientes neuromusculares e com apneia do sono.

CUIDADOS

Para que ocorra maior aceitação do paciente, e consequentemente maior chance de sucesso com a VNI, é necessária a seleção adequada do ventilador, e que preferencialmente compensem fugas aéreas. Devem-se ter alguns cuidados básicos na instalação e especial atenção na monitorização da VNI. Selecionar a interface que melhor se ajuste às características anatômicas faciais e fazer uso de dispositivos que diminuam os pontos de contato nas áreas de risco de lesão de pele (como placas hidrocoloides) facilita a adesão. O paciente deve ser posicionado adequadamente e orientado, quando possível, da importância, dos efeitos e como retirar a interface em caso de desconforto intenso ou percepção de vômito.

Ao iniciar a instalação é necessário que o fisioterapeuta segure a máscara por alguns minutos, com a finalidade de promover a adaptação gradual, e durante a fixação utilizar a menor tensão possível, minimizando vazamentos não intencionais. No equipamento, realizar o ajuste das pressões o suficiente para a manutenção do conforto respiratório e das trocas gasosas. Sempre questionar o paciente sobre o conforto e possíveis incômodos. Reavaliar frequentemente o paciente, estando atento aos parâmetros preditivos de sucesso e de falha da VNI.

Em pacientes secretivos, *várias técnicas de higiene brônquica são utilizadas, como os exercícios respiratórios, a drenagem postural e outros recursos mecânicos, porém as informações que suporta*m a sua eficácia são limitadas.[14] Os fisioterapeutas britânicos, no entanto, têm observado evidências do benefício do uso da própria VNI no auxílio da higiene brônquica.[14]

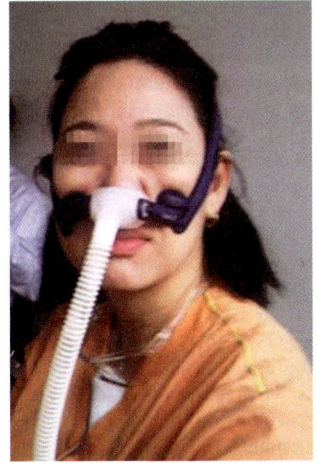 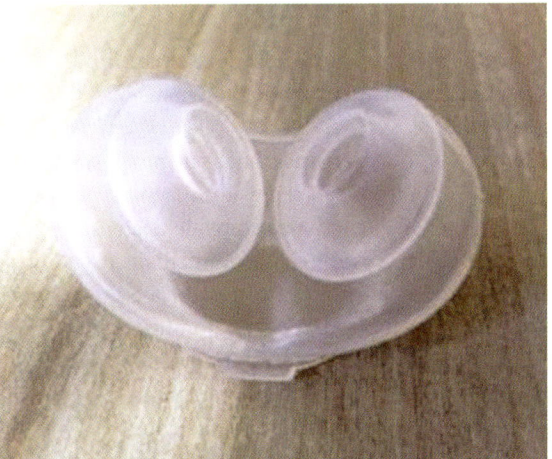

FIGURA 83.5. Exemplo de *plug* nasal.
Fonte: Fotos de propriedade dos autores.

MONITORIZAÇÃO DO PACIENTE

A monitorização durante o suporte ventilatório não invasivo deve ser feita constantemente, por meio da análise dos parâmetros clínicos, gasométricos e hemodinâmicos.

PARÂMETROS CLÍNICOS

- Redução da frequência respiratória;
- Redução da frequência cardíaca;
- Diminuição do uso da musculatura acessória e da respiração paradoxal;
- Conforto e sincronismo do paciente com o ventilador;
- Estado mental adequado.

PARÂMETROS GASOMÉTRICOS

- Melhora da hipercapnia, da acidose respiratória e da hipoxemia.

PARÂMETROS HEMODINÂMICOS

- Manutenção da pressão arterial;
- Ausência de alterações eletrocardiográficas.

COMPLICAÇÕES DA VENTILAÇÃO NÃO INVASIVA

As complicações mais comuns incluem o desconforto com a interface, ressecamento das vias áreas superiores, em razão da umidificação inadequada, assincronias na presença de vazamentos e distensão gástrica leve. As complicações mais graves incluem ruptura da pele facial, distensão gástrica importante com regurgitação e aspiração de conteúdo e alterações do débito cardíaco em pacientes propensos, por causa dos efeitos hemodinâmicos da pressão positiva intratorácica. Além disso, a demora excessiva da intubação após a falha da VNI pode aumentar o risco de morte.[32]

CONSIDERAÇÕES FINAIS

A VNI tem sido cada vez mais aceita como a terapia de primeira linha na IRpA. Entretanto, a utilização da técnica tem sido transportada das áreas de medicina intensiva para a utilização na enfermaria, no ambulatório ou domiciliar. Os fisioterapeutas estão cada vez mais envolvidos com a instituição e o manejo da VNI.

Dessa forma, entender como a VNI funciona, seu potencial de utilização e suas limitações são requisitos essenciais para qualquer fisioterapeuta, que trabalha com falência respiratória até o uso em patologias específicas e domiciliar.

Associando o conhecimento da fisiologia respiratória e da patologia proposta para introdução da VNI ao domínio dos equipamentos e técnicas para ajudar no esforço inspiratório e promover a higiene brônquica, o fisioterapeuta estará apto a promover o melhor atendimento ao paciente. O objetivo para esse profissional é desenvolver-se cada vez mais, a fim de alcançar a *expertise* e expandir a sua participação na otimização do uso dessa técnica.[14]

REFERÊNCIAS BIBLIOGRÁFICAS

1. Ferreira S, Nogueira C, Conde S, Taveira N. Ventilação Não Invasiva. Rev Port Pneumol. 2009;15(4).
2. Barbas CS, Ísola AM, Farias AM, Cavalcanti AB, Gama AM, Duarte AC, et al. Recomendações Brasileiras de Ventilação Mecânica 2013. Parte IJ Bras Pneumol. 2014;40(4):327-63.
3. Ferreira HC, dos Santos FB. Aspectos Gerais da Ventilação Não Invasiva. Revista Científica do HCE. 2008;2:73-81.
4. Piper AJ, Moran FM. Non-Invasive Ventilation and the physiotherapist: current stat and future trends. 2006;11:37-43
5. Brochard L. Non-invasive ventilation for acute exacerbations of COPD: a new standard of care. Thorax. 2000;55:817-8.
6. Piper AJ, Sullivan CE. Effects of short-term NIPPV in the treatment of patients with severe obstructive sleep apnea and hypercapnia. Chest. 1994;105:434-40
7. Conway JH, Hitchcock RA, Godfrey RC, Carroll MP. Nasal intermittent positive pressure ventilation in acute exacerbations of chronic obstructive pulmonary disease – a preliminary study. Respir Med. 1993;87:387-94
8. Mas A, Masip J. Noninvasive ventilation in acute respiratory failure. Int J Chron Obstruct Pulmon Dis. 2014;9:837-52
9. Elliott MW. Non-invasive ventilation in acute exacerbations of chronic obstructive pulmonary disease: a new gold standard? Intensive Care Med. 2002;28:1691-4.
10. Lightowler JV, Wedzicha JA, Elliott MW, Ram FSF. Non-invasive positive pressure ventilation to treat respiratory failure resulting from exacerbations of chronic obstructive pulmonary disease: Cochrane systematic review and meta-analysis. BMJ. 2003;326:185-9.
11. British Thoracic Society Standards of Care Committee. Non-invasive ventilation in acute respiratory failure. Thorax. 2002;57:192-211.
12. Burns F195KEA, Maede MO, Premji A, Adhikari NKJ. Noninvasive ventilation as a weaning strategy for mechanical ventilation in adults with respiratory failure: a Cochrane systematic review. CMAJ. 2014;186(3):E112.
13. Keenan SP, Sinuff T, Burns KAE, Muscedere J, Kutsogiannis J, Mehta S, et al. Clinical practice guidelines for the use of noninvasive positive-pressure ventilation and noninvasive continuous positive airway pressure in the acute care settings. CMAJ. 2011;183(3):E195-E214.
14. Moran FM, Bradley JM, Elborn JS, Piper AJ. Physiotherapy involvement in non-invasive ventilation hospital services: a British Isles survey. Int J Clin Pract. 2005;59:453-6.
15. Carlucci A, Richard J-C, Wysocki M, Lepage E, Brochard L. Noninvasive versus conventional mechanical ventilation. An epidemiologic survey. Am J Respir Crit Care Med. 2001;163:874-80.
16. II Consenso Brasileiro de Ventilação Mecânica. J Pneumol. 200;26(Supl 2).
17. Lenique F, Habis M, Lofaso F, Dubois-Randé JL, Harf A, Brochard L. Ventilatory and hemodynamic effects of continuous positive airway pressure in left heart failure. Am J Respir Crit Care Med. 1997 Feb;155(2):500-5.
18. Chadda K, Annane D, Hart N, Gajdos P, Raphaël JC, Lofaso F. Cardiac and respiratory effects of continuous positive airway pressure and noninvasive ventilation in acute cardiac pulmonary edema. Crit Care Med. 2002 Nov;30(11):2457-61.
19. Camilo LM, Avila MB, Cruz LF, Ribeiro GC, Spieth PM, Reske AA, et al. Positive End-Expiratory Pressure and Variable Ventilation in Lung-Healthy Rats under General Anesthesia. PLoS One. 2014 Nov 10;9(11):e110817.
20. Amato MB, Barbas CS, Medeiros DM, Magaldi RB, Schettino GP, Lorenzi-Filho G, et al. Effect of a protective-ventilation strategy on mortality in the acute respiratory distress syndrome. N Engl J Med. 1998 Feb 5;338(6):347-54.
21. Meduri GU, Turner RE, Abou-Shala N, Wunderink R, Tolley E. Noninvasive positive pressure ventilation via face mask. First-line intervention in patients with acute hypercapnic and hypoxemic respiratory failure. Chest. 1996;109(1):179-93.
22. Hotchkiss JR, Marini JJ. Noninvasive ventilation: an emerging supportive technique for the emergency department. Ann Emerg Med. 1998;32(4):470-9.

23. Sociedade Brasileira de Pneumologia e Tisiologia. III Consenso Brasileiro de Ventilação Mecânica. J Bras Pneumol. 2007;33(suppl 2):S1-S150.
24. Ram FS, Lightowler JV, Wedzicha JA. Non-invasive positive pressure ventilation for treatment of respiratory failure due to exacerbations of chronic obstructive pulmonary disease. Cochrane Database Syst Rev. 2003;(1):CD004104. Update in: Cochrane Database Syst Rev. 2004;(1):CD004104.
25. Bach JR, Goncalves MR, Hamdani I, Winck JC. Extubation of patients with neuromuscular weakness: a new management paradigm. Chest. 2010;137(5):1033-9.
26. Adesanya AO, Lee W, Greilich NB, Joshi GP. Perioperative management of obstructive sleep apnea. Chest. 2010;138(6):1489-98.
27. Gross JB, Bachenberg KL, Benumof JL, Caplan RA, Connis RT, Cote CJ, et al. Practice guidelines for the perioperative management of patients with obstructive sleep apnea: a report by the American Society of Anesthesiologists Task Force on Perioperative Management of patients with obstructive sleep apnea. Anesthesiology. 2006;104(5):1081-93.
28. Kramer N, Meyer TJ, Meharg J, Cece RD, Hill NS. Randomized, prospective trial of noninvasive positive pressure ventilation in acute respiratory failure. Am J Respir Crit Care Med. 1995;151:1799-806.
29. Schönhofer B, Sortor-Leger S. Equipment needs for noninvasive mechanical ventilation. Eur Respir J. 2002;20:1029-36.
30. Bunburaphong T, Imanaka H, Nishimura M, Hess D, Kacmarek RM. Performance characteristics of bilevel pressure ventilators: a lung model study. Chest. 1997;111(4):1050-60.
31. Vitacca M, Barbano L, D'Anna S, Porta R, Bianchi L, Ambrosino N. Comparison of five bilevel pressure ventilators in patients with chronic ventilatory failure: a physiologic study. Chest. 2002;122(6):2105-14.
32. Gay PC. Complications of noninvasive ventilation in acute care. Respir Care. 2009;54(2):246-57; discussion 257-8.

CAPÍTULO 84

TIPOS DE VENTILADOR MECÂNICO

Raquel Afonso Caserta Eid
Cilene Saghabi de Medeiros Silva
Marcelo do Amaral Beraldo

DESTAQUES

- Os ventiladores mecânicos evoluíram para sofisticados aparelhos que permitem uma melhor assistência aos pacientes nas UTI.
- Para a adequada compreensão dos ventiladores mecânicos, é necessário conhecimento prévio da fisiologia dos sistemas cardiorrespiratórios e da fisiopatologia que acomete os pacientes críticos.
- O suporte ventilatório pode ser administrado de forma invasiva e não invasiva em unidade de terapia intensiva (UTI), unidade de cuidados intermediários, centros cirúrgicos, pronto-atendimento ou em locais fora do ambiente hospitalar como domicilio, ambulâncias e aeronaves.
- A escolha adequada do ventilador depende das características do local, da equipe, da estratégia ventilatória a ser utilizada e das características do paciente.
- A estratégia ventilatória deve ser escolhida conforme a evidência clínica disponível, experiência da equipe e com base em protocolos e diretrizes específicas.
- Os ventiladores podem ser divididos em: com recursos básicos, com recursos básicos e curvas e aqueles com recursos mais avançados.
- Para avaliação técnica e escolha de um ventilador mecânico, é necessário um profissional com conhecimento técnico, teórico e prático.
- No futuro, os ventiladores serão integrados com outras tecnologias, propiciando o compartilhamento dos dados que serão transmitidos aos sistemas de documentação eletrônica.
- Os profissionais envolvidos diretamente com a assistência ventilatória devem estar em constante busca pela excelência para se adaptar às rápidas transformações da ventilação mecânica (VM).

INTRODUÇÃO

A necessidade do suporte ventilatório mecânico é uma característica comum aos pacientes internados na unidade de tratamento intensivo (UTI). Em decorrência das constantes mudanças na medicina intensiva, os dispositivos passaram de "simples" conjuntos de válvulas inspiratória e expiratória a sofisticados ventiladores mecânicos desenvolvidos a partir de algoritmos iterativos e *feedbacks* biológicos dos próprios pacientes.[1] Todo esse avanço tem proporcionado grande motivação para o desenvolvimento de novas tecnologias para uma melhor assistência respiratória ao pacientes graves na UTI de todo o mundo,[2] bem como dos profissionais que trabalham no dia a dia da terapia intensiva e da terapia respiratória.

A evolução tecnológica dos ventiladores mecânicos tem ampliado as possibilidades de intervenção e monitorização no ambiente de UTI,[3] aumentando a segurança da assistência ventilatória e também o compartilhamento de dados e informações em tempo real ou por meio de históricos de tendências, ajudando cada vez mais na prática assistencial.

O objetivo deste capítulo é fornecer informações sobre os tipos de ventiladores mecânicos disponíveis para o tratamento dos pacientes com indicação de suporte ventilatório invasivo e não invasivo.

O SISTEMA VENTILADOR MECÂNICO

O ventilador é uma máquina simples, desenvolvida com o objetivo de alterar, transmitir e direcionar energia, em um padrão predeterminado, de forma a realizar um trabalho útil. Essa energia pode ser na forma de eletricidade (energia = voltagem × corrente × tempo) ou na de compressão de gases (energia = pressão × volume). Essa energia é transmitida ou transformada, de uma maneira predeterminada, com vistas a auxiliar ou substituir o músculo respiratório do paciente.

Para compreender o ventilador mecânico, deve-se, inicialmente, relembrar os princípios da mecânica respiratória.[4] Em fisiologia, a força pode ser medida como a pressão (pressão = força/área), o deslocamento como volume (volume = área × deslocamento) e a taxa de mudança como fluxo (fluxo = variação de volume/tempo ou fluxo = dv/dt^*). Contudo, o objetivo é entender como determinada pressão faz um fluxo de gás entrar nas vias aéreas e aumentar o volume pulmonar do paciente. A Figura 84.1 ilustra esse processo; nela, pode-se observar a representação esquemática do sistema respiratório e, a partir dessa representação, seu respectivo modelo matemático.

Nesse modelo, pressão, volume e fluxo são variáveis mensuráveis que mudam com o tempo ao longo da inspira-

---

* dv/dt = derivada do volume no tempo.

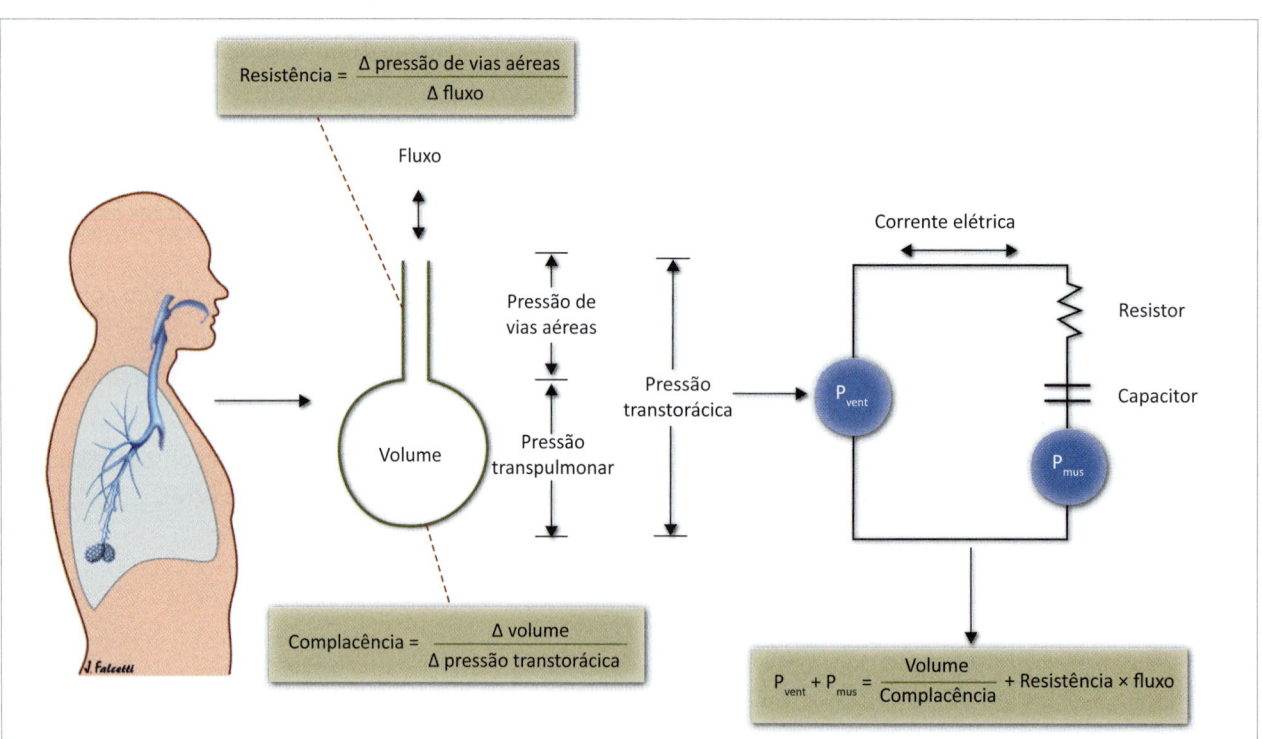

FIGURA 84.1. O estudo da mecânica do sistema respiratório é baseado em modelos gráficos e matemáticos. O sistema respiratório pode ser modelado como um tubo condutor de fluxo único ligado a um único compartimento elástico. Esse modelo físico é análogo a um simples circuito eléctrico constituído por uma resistência e um capacitor. Duas fontes de tensão no circuito representam as pressões geradas pelos músculos e pelo ventilador, a corrente eléctrica representa o fluxo de ar. O circuito elétrico pode ser modelado por um padrão matemático chamado de equação de movimento para o sistema respiratório em que a pressão, o volume e o fluxo são variáveis ao longo do tempo e a resistência e complacência do sistema são constantes.
Fonte: Adaptada de Branson, 2005.[15]

ção e da expiração. A relação entre estas variáveis é descrita pela equação do movimento do sistema respiratório:

$$(1) \quad P_{TP} = P_R + P_E$$

onde P_{TP} é a pressão transpulmonar (pressão nas vias aéreas menos a pressão pleural), P_R é a pressão gerada pelos componentes resistivos do sistema respiratório, P_E é a pressão causada pelo recolhimento elástico do sistema respiratório.

Observe-se que a P_{TP} pode ter dois componentes, um gerado pelo ventilador (P_{vent}) e outro ocasionado pela contração dos músculos respiratórios (P_{mus}).

A P_E é um produto da elastância (Δpressão/Δvolume) e do volume, em outras palavras, é uma relação entre o volume-corrente e a complacência (Csr) pulmonar (Δvolume/Csr). P_R é o produto da resistência (R = Δpressão/Δfluxo) de vias aéreas e do fluxo.

Assim, é possível descrever a equação do movimento do sistema respiratório como:

$$(2) \quad P_{vent} + P_{mus} = \text{Fluxo} \times \text{Resistência} + \text{Volume}/\text{Csr}.$$

Caso o paciente não apresente contração dos músculos respiratórios, a pressão muscular (P_{mus}) é zero e o ventilador precisa gerar toda a pressão necessária para a inspiração.

VARIÁVEIS DE CONTROLE DURANTE A VENTILAÇÃO MECÂNICA

A partir da equação do movimento, o comportamento matemático de qualquer umas das três variáveis (pressão, fluxo e volume) pode ser predeterminado, tornando uma delas a variável independente e as outras duas, a variável dependente. Dessa forma, obtém-se uma base teórica para classificar os ventiladores como pressão-controlados, volume-controlados ou fluxo-controlados. Por exemplo, durante a ventilação com pressão controlada (PCV) a pressão é a variável independente assumindo um formato constante (uma onda de pressão retangular), enquanto o formato das curvas de volume e fluxo (ventilação controlada) dependerão da pressão aplicada no sistema e da resistência e da complacência do sistema respiratório.

Durante uma ventilação com o volume controlado (VCV), o volume é a variável independente, e a pressão assume o comportamento de variável dependente, variando com o montante de volume aplicado e com a impedância (resistência e da complacência) do sistema. Note que o fluxo também passa a se comportar com a variável independente, uma vez que o volume é a integral do fluxo (VT = fluxo × tempo), ou seja, o fluxo é o que determinará o volume aplicado no sistema.

FASES DO CICLO RESPIRATÓRIO DURANTE A VENTILAÇÃO MECÂNICA

O VM precisa controlar as seguintes variáveis durante o ciclo respiratório: início da inspiração, inspiração, passagem da inspiração para a expiração e expiração. Essa divisão é muito útil e permite avaliar como o ventilador inicia, mantém e termina a inspiração do paciente.[5]

O início da inspiração é tecnicamente chamado de disparo do ciclo respiratório e pode ocorrer de três maneiras distintas: (A) disparo a tempo, ocorre quando o ventilador inicia um ciclo baseado na frequência respiratória (FR) ajustada, independente da ocorrência de um esforço respiratório; (B) disparo a pressão, ocorre quando o ventilador detecta uma queda na sua pressão de base causada pela contração muscular do paciente; (C) disparo a fluxo, sua ocorrência, assim como no disparo a pressão, é dependente do esforço muscular do paciente que causa um aumento do fluxo de base do ventilador.

O esforço muscular necessário para disparar o ciclo respiratório é determinado pelo ajuste de sensibilidade do ventilador. Uma vez detectado o esforço muscular do paciente, o ventilador abre a válvula inspiratória e envia-lhe o fluxo de ar. Entretanto, existe uma pequeno atraso nesse envio de "tempo de resposta" e deriva do tempo de processamento dos sinais e da inércia dos mecanismos de abertura da válvula inspiratória. É muito importante que o ventilador tenha um tempo de resposta rápido (ou um tempo de resposta curto) para se manter sincronizado com o esforço respiratório do paciente.

Inspiração – Variável de controle

É a variável cuja magnitude é controlada durante a inspiração do paciente. Ela pode atingir e manter, antes do término da inspiração, um nível pré-ajustado. Nesse caso, tanto a pressão, o volume como o fluxo podem ser as variáveis de controle (Figura 84.2).

Ciclagem do ventilador – Passagem da inspiração para a expiração

A fase inspiratória sempre termina quando alguma variável atinge um valor predeterminado. A variável medida e utilizada para terminar a inspiração é chamada de variável de ciclagem do ciclo. O ciclo pode ser encerrado por um critério de pressão, volume, fluxo ou tempo.

Ciclagem a pressão acontece quando uma pressão predeterminada atinge as vias aéreas, interrompendo-se o fluxo inspiratório e abrindo-se a válvula exalatória do ventilador. Esse mecanismo é adotado nos ventiladores atuais somente para os ajustes de alarme. Entretanto, os antigos ventiladores Bird Mark 7® e Bird Mark 8® (Figura 84.3) adotavam apenas esse sistema para controle da ciclagem.

Na ciclagem a volume, a inspiração termina quando o volume inspirado atingir um valor programado. Nesse momento, o ventilador fecha a válvula inspiratória e abre a exalatória.

Na ciclagem a fluxo, quando o ventilador cicla a fluxo a inspiração termina quando o fluxo inspiratório atinge um valor preestabelecido. A aplicação clássica da ciclagem a fluxo é o modo de ventilação com pressão de suporte (PSV), em que o ventilador fornece um fluxo necessário para atin-

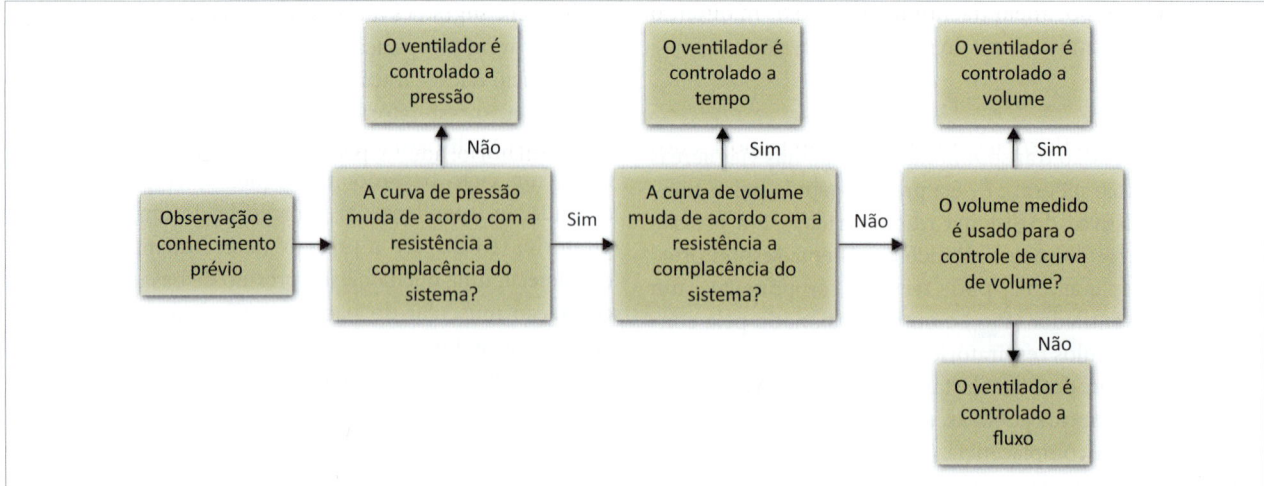

FIGURA 84.2. Critérios para determinar a variável de controle durante uma inspiração assistida pelo ventilador mecânico.
Fonte: Adaptada de Branson, 2005.[15]

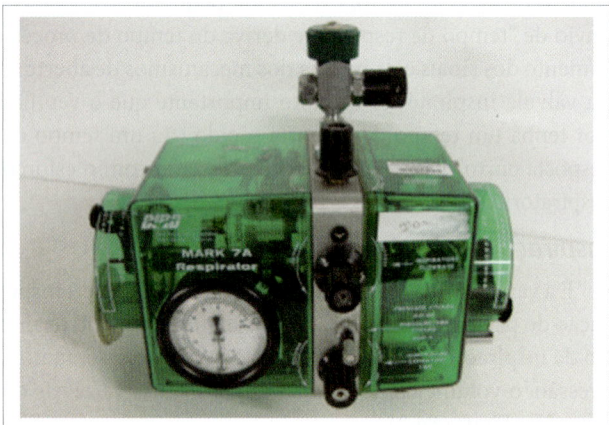

FIGURA 84.3. Bird Mark 7® (Viasys™ CareFusion, CA, EUA), ventilador pneumático, ciclado a pressão, desenvolvido pelo engenheiro biomédico Forrest M. Bird, fundador da Bird Corporated.

gir a pressão programada; em seguida, o fluxo decai exponencialmente; e, quando o fluxo atinge um valor (25% do pico de fluxo), ocorre o término da inspiração com o fechamento da válvula inspiratória e a abertura da válvula exalatória.

CICLOS E MODOS VENTILATÓRIOS

Este capítulo não se ocupará de muitos detalhes, uma vez que esse assunto já foi abordado em outro capítulo, no entanto, por razões didáticas, serão feitas aqui apenas algumas considerações.

Funcionalmente, os ventiladores podem ser descritos de acordo com o modo como os seus ciclos são controlados. Os modos ventilatórios definem a forma como os ciclos são iniciados, mantidos e finalizados.[6]

CICLOS VENTILATÓRIOS

Podem ser classificados em:

- **Ciclos controlados** são iniciados (disparo a tempo), controlados e finalizados pelo ventilador;
- **Ciclos assistidos** são iniciados pelo paciente (**disparo a fluxo ou pressão**), controlados e finalizados pelo ventilador;
- **Ciclos espontâneos** são iniciados pelo paciente (**disparo a fluxo ou pressão**), sendo controlado e finalizados parcial ou totalmente pelo ventilador.

Modos ventilatórios

Classificam-se de acordo com:

a) O tipo de ciclo ofertado ao paciente durante a ventilação: geralmente, os ventiladores apresentam quatro modos de ventilação, baseados no tipo de ciclo ofertado ao paciente: controlado, assistido, ventilação mandatória intermitente sincronizada (*synchronized ventilation mandatory ventilation* – SIMV), espontâneo (pressão contínua nas vias aéreas (CPAP)/PSV):

- **Modo controlado:** o ventilador disponibiliza apenas ciclos controlados ao paciente;
- **Modo assistido:** o ventilador disponibiliza ciclos controlados e assistidos para o paciente;
- **Modo SIMV:** o ventilador disponibiliza ciclos controlados, assistidos e espontâneos ao paciente;
- **Modos espontâneo (CPAP/PSV):** o ventilador disponibiliza apenas ciclos espontâneos para o paciente. Quando a pressão não varia durante o ciclo respiratório do paciente, este modo é chamado de CPAP. E, quando a pressão varia durante o ciclo respiratório (aumenta na inspiração), este modo é o PSV.

b) **O tipo de controle utilizado sobre o ciclo durante a ventilação:** os ventiladores atuais oferecem praticamente dois modos de controle sobre os ciclos, que são:

- **Ventilação com o volume controlado (VCV):** o volume ofertado ao paciente é controlado pelo ventilador que, por meio da válvula de fluxo, mantém o fluxo constante durante a fase inspiratória, de forma a manter o volume predeterminado. O volume inspirado a cada instante é determinado exclusivamente pelo fluxo inspiratório. Ele é aplicado a todos os ciclos controlados, assistidos e SIMV;

- **Ventilação com pressão controlada (PCV):** o ventilador controla a válvula de fluxo de forma a manter a pressão programada nas vias aéreas. Nesta forma de controle, o fluxo inspiratório resultará do nível de pressão controlada programada e da impedância do sistema respiratório e é aplicado aos ciclos controlados, assistidos e espontâneos e SIMV.

A ESCOLHA DO VENTILADOR MECÂNICO

A primeira etapa para escolha do ventilador mecânico deve contemplar as características do local onde ele será utilizado, o modo como a equipe pretende ventilar, as características do paciente que será ventilado, os recursos o que o ventilador oferece e quais os profissionais habilitados para o manuseio do ventilador mecânico.

O suporte ventilatório pode ser administrado de forma invasiva e não invasiva em ambiente intra-hospitalar (Figura 84.4) como em pronto-atendimentos, UTI, unidade de cuidados intermediários, centros cirúrgicos ou em locais fora do ambiente hospitalar como domicílio, ambulâncias e aeronaves. Em cada um desses ambientes, o ventilador mecânico necessitará de dispositivos validados para a assistência respiratória ser administrada de forma eficiente e segura.

A estratégia ventilatória deve ser escolhida conforme a evidência clínica disponível, experiência da equipe, baseada em protocolos e diretrizes específicas e na fisiopatologia da afecção a ser tratada.[3]

Seguem sugestões a serem analisadas para um direcionamento associado à característica da ventilação que auxiliam na elegibilidade do ventilador mecânico:

1. População de paciente em que será aplicado o suporte ventilatório: adulta, pediátrica ou neonatal.
2. Situações clínicas mais prevalentes: doença pulmonar obstrutiva crônica (DPOC), síndrome do desconforto respiratório agudo (SDRA), edema pulmonar agudo (EAP).
3. Frequência de internação dos pacientes com elevada complexidade respiratória;
4. São utilizados protocolos assistenciais para diferentes situações clínicas.
5. As informações como dados e monitorização auxiliam nas tomadas de decisões.
6. Frequência e situações em que a ventilação não invasiva (VNI) será utilizada.

Outro passo importante para escolha do ventilador mecânico será avaliar quais recursos o ventilador oferece como modos ventilatórios convencionais e/ou avançados, opções de ajustes finos, tipos de monitorização respiratória, alarmes e dispositivos de segurança, se o ventilador está habilitado para transportes intra e extra-hospitalar, bateria e opções de ventilação mecânica invasiva e não invasiva.

CLASSIFICAÇÃO DOS VENTILADORES MECÂNICOS

Os ventiladores podem ser classificados[2] conforme os recursos que oferecem para a assistência respiratória em pacientes de baixa e alta complexidade e até mesmo para aqueles com afecções respiratórias agudas ou crônicas. A seguir, a classificação dos ventiladores com base nos recursos oferecidos.

VENTILADORES COM RECURSOS BÁSICOS

Apresentam um ou mais modos básicos sem monitorização de curvas de pressão, fluxo ou volume. A maioria deles é utilizada para transporte de pacientes em VM por ser de fácil manuseio, leve e compacta. No entanto, são ventiladores limitados em opções de modos ventilatórios, ajustes finos de parâmetros ventilatórios, podendo elevar a dificuldade de ventilação e de assincronia entre eles.

VENTILADORES COM RECURSOS BÁSICOS COM CURVAS

Oferecem maior opção de modos básicos de ventilação como volume controlado, pressão controlada, ventilação mandatória intermitente sincronizada, pressão de suporte, além de curvas básicas de ventilação como volume, fluxo e pressão. Estes ventiladores, por maior variedade de modos ventilatórios básicos opções de alguns ajustes finos, monitorização de parâmetros ventilatórios básicos e das curvas de pressão fluxo volume, acabam proporcionando mais opções para melhor assistência respiratória ao paciente em

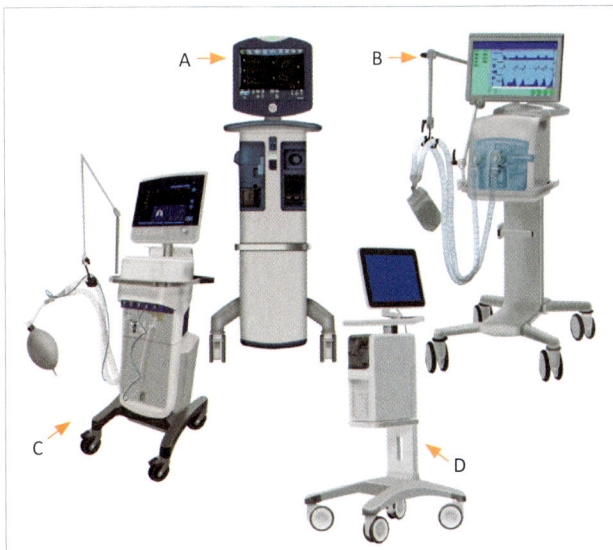

FIGURA 84.4. Exemplos de ventiladores utilizados em UTI: (A) Covidien PB 980, (B) Drager Infinity V500, (C) Hamilton G5, (D) Maquet Servo$_U$.

ventilação mecânica. No entanto, podem ser limitados para estratégias ventilatórias mais avançadas e ajustes e monitorização mais finos do sistema respiratório.

OS VENTILADORES COM RECURSOS MAIS AVANÇADOS

Também chamados de ventiladores de última geração, apresentam, além dos modos básicos e das curvas básicas de pressão fluxo e volume, modos avançados como duplo controle como pressão regulada com volume-corrente garantido (PRVC), volume suporte, modos espontâneos como PAV-Plus, assistência respiratória ajustada neuralmente (NAVA), sistemas de monitorização respiratória avançada para avaliação da mecânica respiratória do trabalho respiratório, drive respiratório ($P_{0,1}$), força muscular inspiratória, monitorização CO_2 exalado, interação cardiopulmonar (Figura 84.5), calorimetria indireta e outras ferramentas. Ventiladores com essas características de sofisticação dos modos básicos e introdução de modos mais avançados possibilitam maiores opções de estratégia ventilatória e reduzem as limitações presentes em métodos básicos de VM. No entanto, ainda existem poucas evidências quanto à eficácia e segurança de alguns destes modos quando comparados com modos ventilatórios mais básicos e convencionais.[7-11]

Para o ambiente hospitalar, recomenda-se que todos os ventiladores utilizados tenham:

1. Controle de volume-corrente expirado;
2. Monitorização básica (no mínimo de pressão inspiratória);
3. Um misturador de gases (*blender*) acoplado, evitando a necessidade de oxigênio suplementar na via artificial.

Para ambiente de UTI, recomenda-se que tenham como requisitos mínimos, além dos anteriores:

1. Monitorização de curvas (pelo menos pressão-tempo);
2. Alarmes pressóricos, apneia e desconexão.

Os ventiladores de UTI da atual geração são mais complexos e também mais versáteis. Essa geração oferece uma multiplicidade de modos ventilatórios,[12] muitos dos quais baseados em controle de alça fechada (*closed – loop control*), controle adaptativo (*adaptive control*) e servocontrolado (*servo – control*), embutindo novas tecnologias para aplicação em ambiente hospitalar, transporte, domicílio e ventilação mecânica não invasiva.[3]

No entanto, deve-se sempre priorizar, durante a escolha dos ventiladores, alguns pontos de extrema relevância para o suporte ventilatório como:

1. A tecnologia permite minimizar lesão pulmonar associada à ventilação mecânica?
2. O sincronismo entre o paciente e o ventilador é otimizado?
3. A ventilação ocorre de forma mais eficaz no paciente?
4. O processo de desmame e extubação pode ser mais rápido?

Estudos[8-9,11,13] têm apontado que esses novos modos parecem ser bastante promissores e vêm respondendo de forma positiva a alguns daqueles questionamentos.

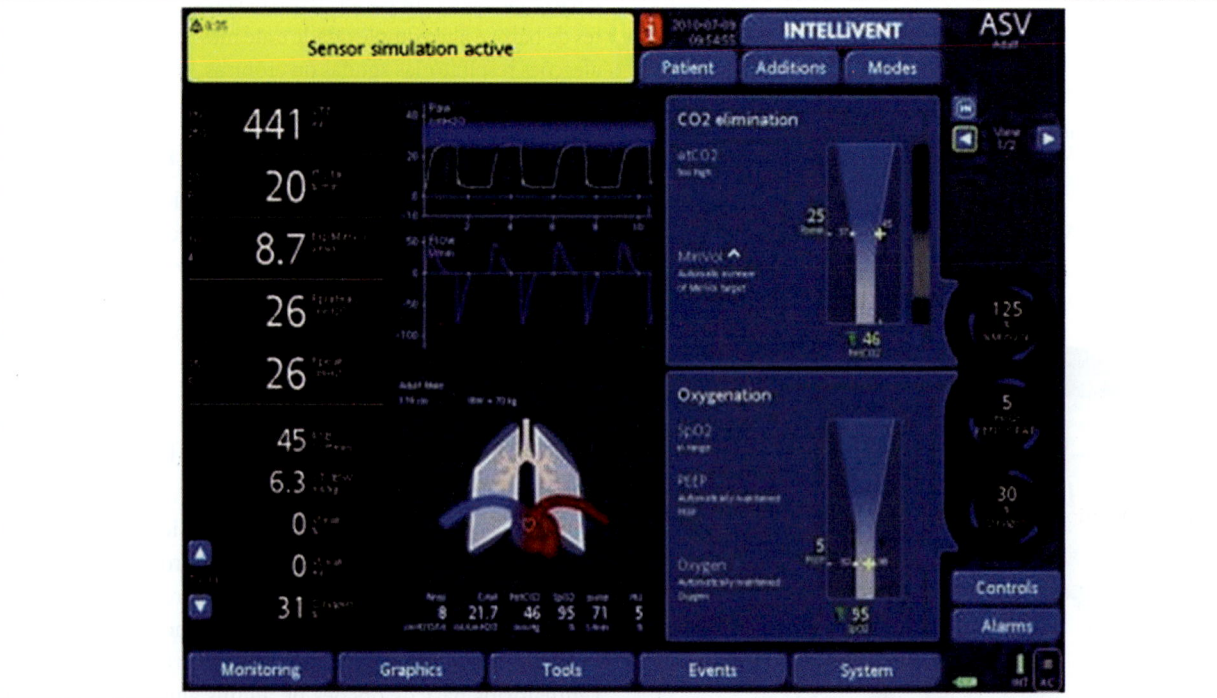

FIGURA 84.5. Interface do ventilador G5 da Hamilton, mostrando a utilização do sistema INTELLiVENT – ASV. Nessa tela, observa-se que o sistema integra os dados de mecânica pulmonar, CO_2 exalado ($P_{ET}CO_2$) e saturação periférica de oxigênio (SpO_2) e oferece ao usuário um índice de interação cardiopulmonar.

Estarão envolvidos, na avaliação técnica do ventilador mecânico, vários profissionais como médico intensivista, enfermeiro, fisioterapeuta, engenheiro clínico e administrador, equipe esta que atribuirá pontos positivos e negativos ao equipamento. Pela necessidade do envolvimento de vários profissionais para um consenso assertivo, sugere-se a utilização de uma ferramenta padronizada para análise e avaliação, como mostra o *check list* no Quadro 84.1.

Para avaliação técnica e escolha de um ventilador mecânico, é necessário um profissional com conhecimento técnico, teórico e prático. Além disso, para escolha de uma nova tecnologia que, nesse caso é o ventilador mecânico, entre o excesso de ofertas de equipamentos básicos, intermediários e avançados de excelente qualidade, o profissional responsável por esta avaliação técnica deve analisar pontuando ferramentas que ajudem a resolver problemas do dia a dia, gerar oportunidades terapêuticas, bem como o seu impacto clínico e econômico, considerando a eficácia, efetividade, segurança e custo-efetividade.

O FUTURO DOS VENTILADORES MECÂNICOS

Em um futuro bem próximo, os ventiladores podem não parecer muito diferentes dos de hoje, mas vários recursos prometem separar claramente a futura geração da atual. Os futuros ventiladores já virão com sistemas de integração com outras tecnologias de cabeceira, haverá compartilhamento das informações de parâmetros, gráficos e todos os dados serão transmitidos aos sistemas de documentação eletrônica com integração a todas as outras tecnologias de cabeceira. Não haverá ventiladores específicos destinados à ventilação para neonato, pediatria e adulto, transporte e para VNI. Serão capazes de executar todas as tarefas tão bem, ou melhor, do que os ventiladores individuais. Serão proporcionadas estratégias ventilatórias protetoras automaticamente e, como é necessário gerenciar a ventilação para cada paciente, individualizando a assistência com base em cada quadro clínico. Os ventiladores virão com sistemas de alarmes mais inteligentes e seguros, melhor monitoramen-

QUADRO 84.1. *Check list* para a avaliação técnica dos ventiladores mecânicos.

Fabricante:			
Modelo:			
Fornecedor:			
Registro Anvisa:			
Avaliação técnica:	Atende	Atende parcialmente	Não atende
Precauções, restrições e advertências.			
Manutenção e preventiva			
Instalação e montagem			
Sistemas de calibração e verificação			
Sistemas de alarme			
Sistemas de segurança			
Manutenção de limpeza, higiene e desinfecção			
Comunicação e interface			
Setores de emprego			
Programação de categoria: adulto, pediatria e neonato			
VMI			
VNI			
Modos ventilatórios			
Sistema de monitorização gráfica			
Sistema de monitorização de dados numéricos			
Sistema de monitorização da mecânica respiratória			
Terapias com gases medicinais			
Inaloterapia			

VMI: ventilação mecânica invasiva; VNI: ventilação mecânica não invasiva.

to do sincronismo entre paciente e ventilador mecânico e, principalmente, terão a monitorização contínua de parâmetros fundamentais na evolução clínica dos pacientes como a *driving pressure*[14] (diferença entre a pressão de platô (PPlat) e a pressão expiratória final positiva (PEEP)).

Toda essa perspectiva significa uma melhor assistência ao pacientes críticos em ventilação mecânica com objetivos clínicos bem definidos como diminuir o tempo de permanência na UTI, o tempo de ventilação mecânica, a ocorrência de *delirium* e uma menor morbimortalidade. No entanto, para isso precisa-se de uma maior dedicação dos profissionais envolvidos nessa assistência com vistas a entendimento mais amplo dessas tecnologias e suas complexidades operacionais, o que obriga a uma incansável busca pela excelência profissional, tão necessária nesse ambiente crítico e mágico que é a terapia intensiva.

REFERÊNCIAS BIBLIOGRÁFICAS

1. Kacmarek RM. The mechanical ventilator: past, present, and future. Respir Care. 2011;56(8):1170-80.
2. Conti G, Costa R. Technological development in mechanical ventilation. Curr Opin Crit Care. 2010 Feb;16[1]:26-33.
3. Suarez-Sipmann F. New modes of assisted mechanical ventilation. Med Intensiva. 2014;38(4):249-60
4. Chatburn RL, Mireles-Cabodevila E. "Closed-loop control of mechanical ventilation: description and classification of targeting schemes." Respir Care. 2011;56(1):85-102.
5. Brazilian recommendations of mechanical ventilation. J Bras Pneumol. 2014 Jul-Aug;40(4):327-63.
6. Mireles-Cabodevila E, Hatipoglu U, Chatburn RL. "A rational framework for selecting modes of ventilation." Respir Care. 2013;58(2):348-66.
7. Patroniti N, Bellani G, Saccavino E, Zanella A, Grasselli G, Isgrò S, et al. "Respiratory pattern during neurally adjusted ventilatory assist in acute respiratory failure patients." Intensive Care Med. 2012;38(2):230-9.
8. Barwing J, Linden N, Ambold M, Quintel M, Moerer O. "Neurally adjusted ventilatory assist vs. pressure support ventilation in critically ill patients: an observational study." Acta Anaesthesiol Scand. 2011;55(10):1261-71.
9. Grasso S, Puntillo F, Mascia L, Ancona G, Fiore T, Bruno F, et al. "Compensation for increase in respiratory workload during mechanical ventilation. Pressure-support versus proportional-assist ventilation." Am J Respir Crit Care Med. 2000;161(3 Pt 1):819-26.
10. Beck J, Gottfried SB, Navalesi P, Skrobik Y, Comtois N, Rossini M, et al. "Electrical activity of the diaphragm during pressure support ventilation in acute respiratory failure." Am J Respir Crit Care Med. 2001;164(3):419-24.
11. Grasselli G, Beck J, Mirabella L, Pesenti A, Slutsky AS, Sinderby C. "Assessment of patient-ventilator breath contribution during neurally adjusted ventilatory assist." Intensive Care Med. 2012;38(7):1224-32.
12. Chatburn RL. "Computer control of mechanical ventilation." Respir Care. 2004;49(5):507-17.
13. Thille AW, Rodriguez P, Cabello B, Lellouche F, Brochard L. "Patient-ventilator asynchrony during assisted mechanical ventilation." Intensive Care Med. 2006;32(10):1515-22.
14. Amato MB, Meade MO, Slutsky AS, Brochard L, Costa EL, Schoenfeld DA, et al. "Driving pressure and survival in the acute respiratory distress syndrome." N Engl J Med. 2015;372(8):747-55.
15. Branson RD. "Functional principles of positive pressure ventilators: implications for patient-ventilator interaction." Respir Care Clin N Am. 2005;11(2):119-45.

CAPÍTULO 85

BRONCOSCOPIA EM UNIDADE DE TERAPIA INTENSIVA

Marcia Jacomelli
Paulo Rogério Scordamaglio
Cameron D. Wright

DESTAQUES

- A broncoscopia é um procedimento seguro e minimamente invasivo para avaliar a árvore traqueobrônquica do paciente, por meio de equipamentos rígidos ou flexíveis, com objetivos diagnóstico e terapêuticos, dependendo de cada caso.
- O equipamento flexível é o mais utilizado e pode ser introduzido por via nasal, oral, cânula endotraqueal de diferentes tipos e calibres ou por meio de um traqueostoma. A broncoscopia é utilizada em unidades de terapia intensiva (UTI) de forma eletiva ou emergencial em diferentes indicações.
- O procedimento é feito com anestesia tópica da mucosa respiratória e, na maioria das vezes, sob sedação, depois de definidos seu objetivo e o que será coletado para análise para que seja garantido o melhor rendimento diagnóstico do método.
- Durante e após o procedimento, o paciente deve ser rigorosamente monitorizado até que os efeitos hemodinâmicos e respiratórios sejam controlados.
- Apesar da morbimortalidade da broncoscopia em pacientes graves, o preparo adequado do paciente é importante para evitar ou controlar os efeitos adversos das medicações utilizadas.
- A escolha do broncofibroscópio compatível com o calibre da cânula traqueal é fundamental para garantir a fácil introdução e movimentação do aparelho na árvore brônquica, evitando-se danos ao equipamento e o desconforto para o paciente.
- Indicações e procedimentos de broncoscopia e UTI: lavado broncoalveolar; biópsia transbrônquica; manejo de atelectasias e avaliação de traqueobroncomalácea; manejo de hemoptise; manejo da via aérea difícil; lesões inalatórias; auxílio à traqueostomia percutânea; broncoscopia no trauma.
- Principais efeitos adversos e contraindicações da broncoscopia em UTI: hipoxemia, hipercapnia, broncoespasmo, barotrauma, arritmia, hipotensão e febre, além de pneumotórax e sangramentos.

INTRODUÇÃO

A broncoscopia tem diferentes aplicações em pacientes de unidades de terapia intensiva (UTI), com o objetivo diagnóstico e terapêutico. Neste capítulo serão abordadas além do preparo adequado para a realização do exame, as principais indicações (coleta de lavado broncoalveolar (LBA), manejo da hemoptise, manejo da via aérea difícil, tratamento de atelectasias), as contraindicações e as complicações do procedimento nesses pacientes.

A broncoscopia é um procedimento seguro e minimamente invasivo que tem por finalidade avaliar a árvore traqueobrônquica, por meio de equipamentos rígidos ou flexíveis, com o objetivo diagnóstico e terapêutico, dependendo de cada caso, em particular. A broncoscopia flexível é a mais utilizada e o equipamento pode ser introduzido por via nasal, oral, cânula endotraqueal de diferentes tipos e calibres ou por meio de um traqueostoma. Dessa forma, a broncoscopia é frequentemente utilizada em UTI com diferentes indicações de forma eletiva ou emergencial, que serão abordadas ao longo deste capítulo.

O procedimento requer a anestesia tópica da mucosa respiratória e, na maioria das vezes, é realizado sob sedação. Os pacientes devem ser avaliados do ponto de vista do risco/benefício do procedimento, para garantir a segurança e eficácia do método. A avaliação clínica, os exames laboratoriais e de imagem (tomografia ou radiografia de tórax) devem ser cuidadosamente avaliados antes do exame, de modo que o procedimento possa ser planejado adequadamente e, assim, otimizado. Ou seja, é importante definir previamente o objetivo do exame, o que será coletado para análise e o que precisa ser solicitado e enviado para análise, para que seja garantido o melhor rendimento diagnóstico do método.[1]

Além disso, o equipamento e os materiais necessários ao exame devem estar disponíveis, incluindo: broncoscópio de calibre adequado (com sua respectiva fonte de luz e processadora de imagem), bloqueador de mordida (esse dispositivo é necessário para proteger o aparelho, quando for utilizada a via oral), seringas adequadas para aplicação de anestesia tópica e coleta de lavado broncoalveolar (LBA), anestésico tópico (nas formas gel, *spray* e líquida) e soro fisiológico, pinça de biópsia (caso haja indicação de coleta de biópsias endobrônquica ou transbrônquica), dispositivo para aspiração de secreção, frascos estéreis para coleta de culturas, dispositivos para manejo da via aérea difícil e dispositivos para controle de sangramento (solução salina gelada, bloqueador brônquico, solução de adrenalina 1:10.000 ou 1:20.000), monitor cardiorrespiratório (incluindo oximetria durante todo o exame) e materiais e medicações de reanimação cardiopulmonar.

Durante e após o procedimento, o paciente deve ser rigorosamente monitorizado até que os efeitos hemodinâmicos e respiratórios sejam controlados.[2]

PREPARO DO PACIENTE PARA A REALIZAÇÃO DA BRONCOSCOPIA

Apesar de a broncoscopia ser um procedimento de baixa morbimortalidade, o preparo adequado do paciente é importante para evitar ou controlar os efeitos adversos das medicações utilizadas e do exame propriamente, garantindo maior segurança e conforto durante o exame. O jejum é importante, principalmente para pacientes em ventilação espontânea ou quando houver necessidade de manipulação das cânulas de intubação ou traqueostomia (trocas ou reposicionamento de cânulas), para evitar riscos de aspiração de conteúdo gástrico.

A escolha do broncofibroscópio compatível com o calibre da cânula traqueal é fundamental para garantir a fácil introdução e movimentação do aparelho na árvore brônquica, evitando-se danos ao equipamento (Tabela 85.1) e o desconforto para o paciente.

TABELA 85.1. Tipos de equipamentos utilizados em broncoscopia e calibres correspondentes de cânulas endotraqueais compatíveis.

Tipo de aparelho	Diâmetro externo	Cânula de intubação compatível
Ultrafinos	2,2 a 3,4 mm	A partir do nº 3,5
Pediátricos	3,5 a 4,0 mm	A partir do nº 4,5 Cânula duplo lúmen nº 35 e 37
Standard (adulto)	4,9 a 5,2 mm	A partir do nº 7,0 Cânula duplo lúmen nº 39 e 41
Terapêutico	6,0 a 6,3 mm	A partir do nº 8,0

SEDAÇÃO E ANESTESIA TÓPICA DAS VIAS AÉREAS

Geralmente, se faz uma sedação leve a moderada durante o exame. Entretanto, dependendo da situação clínica ou da indicação do exame, a sedação profunda ou até mesmo a ausência de sedação podem ser necessária. Para pacientes que serão submetidos ao exame por via nasal, a utilização de xilocaína gel nasal se faz necessária, garantindo maior conforto. Para a anestesia da laringe e dos brônquios utiliza-se a forma *spray as you go*, que é realizada instilando a lidocaína líquida a 1% pelo canal do broncoscópio. Essa forma é bastante apropriada e importante para controlar o reflexo de tosse. A dose da lidocaína utilizada deverá ser ajustada na menor dose necessária para o controle do reflexo de tosse, não ultrapassando 7 mg/kg de peso em adultos. Atenção especial aos pacientes idosos, pacientes portadores de doenças hepáticas ou de insuficiência cardíaca.[3] Além disso, em razão do efeito bacteriostático da droga, deve-se utilizar a menor dose possível no segmento brônquico, onde será realizada a coleta de material para cultura.

AJUSTES RESPIRATÓRIOS E HEMODINÂMICOS

Todos os pacientes devem estar monitorizados com cardioscópio e monitor de saturação periférica de O_2. Para pacientes em respiração espontânea, deve-se fazer suplementação de O_2 por cateter nasal, máscara facial ou outro método, conforme a necessidade. Caso seja utilizada a máscara de ventilação não invasiva, os dispositivos adaptados à máscara permitindo a introdução do broncoscópio devem ser utilizados, garantindo, dessa forma, o suporte ventilatório simultâneo à realização do exame.

Em pacientes sob ventilação mecânica (VM), os ajustes no ventilador (FiO_2 e PEEP), prévios ao procedimento são importantes, visto que a sedação, a introdução do aparelho nas vias respiratórias e a coleta de materiais podem promover alterações na mecânica respiratória e na oxigenação. Do mesmo modo, os dispositivos em "T" acoplados à sonda orotraqueal (cotovelos giratórios) devem ser utilizados, porque permitem manter a ventilação durante o procedimento.[1] A lubrificação da cânula com xilocaína *spray* facilita a introdução do aparelho. O equipamento de broncoscopia deve ser escolhido de acordo com o calibre da cânula de intubação, como descrito na Tabela 85.1, o que facilita sua movimentação no interior da via aérea.

A monitorização respiratória e hemodinâmica deve ser rigorosa durante todo o exame e também após o seu término, visto que os efeitos da sedação e da manipulação das vias respiratórias podem permanecer por algumas horas após o exame.[2]

A aspiração das vias respiratórias prévia ao exame é de grande auxílio, especialmente nos pacientes com muita secreção e naqueles em que é necessário coletar LBA para culturas, diminuindo a chance de contaminação do equipamento com secreção de traqueia e grandes brônquios.

CHECAGEM DOS EXAMES PRÉVIOS À BRONCOSCOPIA

Em todos os pacientes é necessário, inicialmente, checar os exames de imagem (radiografia ou tomografia do tórax) para planejamento do exame. Mudanças radiológicas como a piora de infiltrados pulmonares, mudanças na localização dos infiltrados, presença de atelectasias e derrames pleurais devem ser avaliada e diferenciada de consolidações no parênquima pulmonar. Desse modo é possível estabelecer o local apropriado para coleta de materiais (LBA e biópsias). Quando estiver indicada a coleta de biópsia, é importante checar os exames relacionados com a coagulação e com o uso de anticoagulantes. São considerados limites para contraindicação de coleta de biópsia: plaquetopenia < ou igual 50.000/mm³, relação normatizada internacional (RNI) ≥ 1,3, uremia (considerar cuidado especial para pacientes com nitrogênio ureico sanguineo (Blood Ureia Nitrogen – BUN) > 30 mg/dL), creatinina > 2,5, hipertensão pulmonar moderada e uso de anticoagulantes não suspensos dentro do tempo preestabelecido de segurança. Os pacientes com plaquetas entre 20 e 50.000/mm³, sem outros distúrbios de coagulação, podem ser submetidos à coleta de LBA, sem maiores riscos, no entanto, para a realização de biópsia faz-se necessária a transfusão de plaquetas. Os pacientes com plaquetas < 20.000/mm³ não devem ser submetidos à broncoscopia, mesmo que seja somente para coleta de LBA, pelo risco de sangramento, pelo simples toque do aparelho na mucosa brônquica.[4] A Tabela 85.2 apresenta as medicações e o tempo sugerido para a suspensão em pacientes que serão submetidos à biópsia por broncoscopia. Apesar de não haver consenso quanto a não suspensão do AAS, previamente ao exame de broncoscopia com biópsia, sua suspensão deve ser considerada dentro do contexto clínico, de modo que em alguns pacientes com risco maior de sangramento durante a biópsia sugere-se que ele seja suspenso.[2]

TABELA 85.2. Anticoagulantes utilizados na prática clínica e tempo necessário de suspensão antes da realização de biópsias por broncoscopia.

Tempo de suspensão	Medicamento
Não suspender	Naproxeno, *Ginkgo Biloba*, diclofenaco, outros anti-inflamatórios não hormonais, AAS e seus correlatos – suspender em casos especiais (comorbidade com risco de sangramento ou associação a outros anticoagulantes).
Suspender 8 a 12 horas antes do exame	Enoxaparina, fraxiparina e heparina convencional.
Suspender 48 horas antes do exame. Na presença de insuficiência renal crônica, suspender por 5 dias	Rivaroxabana, apixabana, fondaparinux e dabigatrana.
Suspender 7 dias antes do exame	Varfarina, clopidogrel abciximab, dipiridamol, ticlopidina, tirofibana, femprocumona e ticagrelor.

Quando se levam em consideração os riscos inerentes ao procedimento de broncoscopia é importante lembrar que o termo de consentimento contendo informações sobre os riscos seja aplicado ao paciente ou à sua família. Desse modo, a primeira contraindicação para o exame é a não concordância em realizá-lo, seja por parte da família, seja pelo próprio paciente. A Tabela 85.3 apresenta as contraindicações para a realização de broncoscopia. Apesar de as contraindicações serem descritas e dispostas na tabela, deve-se sempre considerar os riscos/benefícios do procedimento para aquele paciente em particular, haja vista que, por exemplo, uma rolha de secreção pode piorar um quadro isquêmico miocárdico, e a retirada dessa rolha por broncoscopia pode trazer um benefício maior. Outro exemplo, pacientes renais crônicos e que fazem hemodiálise semanalmente podem ter níveis elevados de ureia e creatinina, mas podem ser submetidos à biópsia por broncoscopia com segurança após a diálise.

A broncoscopia rígida tem contraindicações específicas relacionadas com o manuseio das vias aéreas e do equipa-

TABELA 85.3. Principais contraindicações da broncoscopia e procedimentos associados.

Risco do procedimento	Tipo de exame contraindicado	Contraindicações específicas
Risco de descompensação respiratória e cardiovascular	Broncoscopia (com ou sem LBA)	- Hipoxemia grave e não corrigida com medidas clínicas. - Isquemia miocárdica ativa ou recente: broncoscopia contraindicada nas 6 semanas após infarto do miocárdio ou angina instável (considerar riscos *versus* benefícios) - Insuficiência cardíaca não controlada - Instabilidade hemodinâmica - Arritmia cardíaca não controlada - Broncoespasmo não controlado - Hipertensão intracraniana: realizar apenas sob sedação profunda
Risco de sangramento	Broncoscopia (com ou sem LBA)	- Plaquetas < ou igual a 20.000 - Diátese hemorrágica
Risco de sangramento	Broncoscopia com biópsia	- Plaquetas < ou igual 50.000/mm^3 - Uremia e elevação de creatinina > 2,5 - Pulmão único - Paciente sob o uso de anticoagulantes não suspensos no tempo adequado - Paciente em ventilação mecânica e com múltiplas bolhas de enfisema

mento propriamente, além daquelas já consideradas anteriormente para o procedimento broncoscópico, em geral. Podem-se considerar contraindicações para broncoscopia rígida: instabilidade cervical (trauma cervical), impossibilidade de movimentação de pescoço (rigidez cervical), impossibilidade de abertura de boca, traumas de vias superiores (faringe e laringe), impossibilidade de remoção da cânula de intubação para introdução do equipamento rígido.

CUIDADOS APÓS A BRONCOSCOPIA

Além do monitoramento dos parâmetros respiratórios e hemodinâmicos, o controle radiológico com radiografia de tórax após o exame é mandatório quando da realização de biópsia transbrônquica em pacientes sob ventilação mecânica, por causa do risco aumentado de pneumotórax. Em pacientes não ventilados o controle clínico muitas vezes é suficiente para acompanhar o paciente.

É importante lembrar que, após a broncoscopia, infiltrados alveolares nos exames de imagem podem aparecer ou piorar, em virtude de sangramento no local de coleta de biópsia ou decorrentes de infiltrados alveolares, em razão da instilação de soro fisiológico para a coleta de LBA. Dessa maneira, consolidações pulmonares após a broncoscopia devem ser consideradas com reservas, haja vista que podem representar não a piora do quadro clínico, mas o resultado da infiltração por soro ou sangue no local manipulado, durante o exame. A ocorrência de febre (com calafrios) é relativamente frequente após o exame e também não representa piora clínica ou infecção transmitida pelo exame. Outras complicações como broncoespasmo, alterações respiratórias e hemodinâmicas podem ocorrer e devem ser tratadas individualmente.

INDICAÇÕES E PROCEDIMENTOS DE BRONCOSCOPIA REALIZADOS EM UNIDADES DE TERAPIA INTENSIVA
LAVADO BRONCOALVEOLAR

É um procedimento frequentemente utilizado em UTI, que permite a coleta de secreção das vias aéreas distais, com boa representatividade do parênquima alveolar. É realizado com instilação de 100 a 150 mL de soro fisiológico, pelo canal do broncoscópio, no segmento brônquico correspondente à alteração radiológica. Esse soro é então aspirado manualmente e colocado em frasco estéril. O material pode ser enviado à citologia e à microbiologia, permitindo análise de bactérias comuns, fungos (pesquisas diretas, culturas, galactomanana), microbactérias (pesquisas diretas, culturas e reação em cadeia da polimerase), pesquisas de diferentes vírus, incluindo o painel de vírus respiratórios, *Pneumocystis jirovecii* e pesquisa de *Strongyloides stercoralis*. O exame citológico pode identificar alterações citopáticas virais, doenças medicamentosas, sinais de hemorragia alveolar (pela presença de hemossiderina no interior dos macrófagos) e presença de células neoplásicas.

O LBA deve ser coletado, preferencialmente, antes da introdução ou da troca de antibióticos (ou em até 24 horas após) e está indicado quando houver a piora clínica associada à piora radiológica (mudança no padrão ou infiltrado novo), leucocitose ou leucopenia, aumento de secreção respiratória e presença de febre ou hipotermia.

Na pneumonia associada à ventilação mecânica (PAV), embora estudos prévios não tenham mostrado superioridade da técnica invasiva de coleta de secreção das vias respiratórias (por broncoscopia – LBA) em relação às não invasivas (aspirados traqueais por cateteres) no que se referem à mortalidade, dias de permanência em UTI e dias de ventilação, o LBA está indicado em caso de infiltrados pulmonares localizados em determinado segmento pulmonar, onde é mais difícil a coleta seletiva pelos métodos não guiados.[5]

Durante a broncoscopia para coleta de LBA nesses pacientes, o aparelho deve ser impactado em determinado segmento ou subsegmento pulmonar e, dessa forma, o material coletado se torna mais representativo da topografia pulmonar específica. O LBA deve ser encaminhado para análise, imediatamente após a coleta. Quando não for possível o encaminhamento imediato, o fluido deve ser armazenado a 4ºC, por até 24 horas.[6] A cultura quantitativa desses materiais é importante para que se possa definir critérios de infecção ou colonização. Para o LBA, estudos mostram limiares para considerar a infecção entre 10^4 e 10^5 UFC/mL (sensibilidade e especificidade de 43% a 93% e 45% a 100%, respectivamente) e para aspirados traqueais de 10^6 UFC/mL (sensibilidade e especificidade variando de 38% a 82% e 72% a 85%, respectivamente).[7-8]

A escolha da técnica de coleta broncoscópica ou não depende da experiência, da disponibilidade e do custo do método no local. Caso a broncoscopia não esteja disponível no momento, métodos não broncoscópicos de coleta com cultura quantitativa podem ser utilizados de forma confiável para guiar a antibioticoterapia.[9]

Em pacientes imunossuprimidos a coleta de material para diagnóstico de doenças supostamente infecciosas (entre elas doenças fúngicas, pneumocitoses e micobacterioses) se faz necessária. A associação da biópsia transbrônquica ao LBA, quando indicada e possível (ver limite de contraindicações), permite rapidez no diagnóstico, o que se torna importante em pacientes graves. O estudo randomizado e controlado realizado por Azoulay e colaboradores, em pacientes imunossuprimidos com insuficiência respiratória aguda, mostrou que a broncoscopia é uma técnica eficaz e segura, quando realizada logo após a admissão na UTI, sem aumentar a necessidade de intubação nesses casos.[10]

BIÓPSIA TRANSBRÔNQUICA

Pode ser utilizada com segurança em pacientes sob VM, porém o risco de pneumotórax é elevado[11] (em relação aos pacientes em ventilação espontânea), inclusive necessitando drenagem torácica em alguns casos. As contraindicações para a realização de biópsia são: alterações de coagulação (Tabela 85.3) e risco aumentado de pneumotórax (p. ex.: presença de bolhas ou enfisema bolhoso, especialmente em pacientes sob VM). Nesses casos, o material de drenagem torácica deve estar pronto para ser usado se necessário. Durante e após o exame, os parâmetros ventilatórios e hemodinâmicos devem ser rigorosamente monitorizados. A radiografia de tórax após a coleta de biópsia é mandatória.[12]

MANEJO DE ATELECTASIAS E AVALIAÇÃO DE TRAQUEOBRONCOMALÁCEA

A broncoscopia está indicada no tratamento de atelectasias, quando houver falha nos procedimentos de fisioterapia em remover a secreção das vias aéreas. A utilização de broncoscópio flexível de canal de trabalho terapêutico tem indicação nesses casos, por oferecer maior capacidade de aspiração. A broncoscopia tem a vantagem de fornecer o diagnóstico e tratamento endoscópico de outras causas de obstrução das vias aéreas distais como: corpos estranhos aspirados, tumores endobrônquicos, rolhas de coágulos (Figura 85.1) ou mesmo o posicionamento inadequado da cânula de intubação, quando houver suspeita clínica e radiológica.

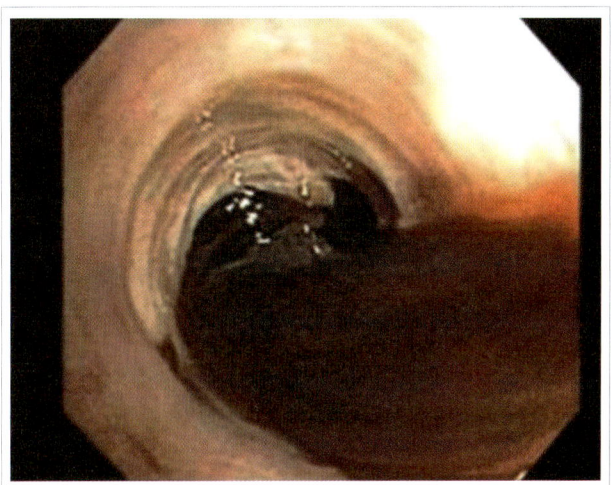

FIGURA 85.1. Rolha de coágulo obstruindo completamente o brônquio lobar inferior esquerdo.

Em pacientes submetidos à lobectomia, a broncoscopia profilática para aspiração não está indicada. Tampouco se recomenda a insuflação com ar pelo canal de trabalho do broncoscópio no segmento atelectasiado, pelo risco de lesão pulmonar e pneumotórax. O broncoscópio rígido pode ser utilizado em casos específicos em que há dificuldade para realizar a aspiração de secreção espessa, formando rolhas em determinados segmentos brônquicos. Porém, para a realização da broncoscopia rígida são necessárias a extubação do paciente e a introdução do equipamento rígido, o que pode ser proibitivo de acordo com o quadro clínico do paciente.

Na traqueobroncomalácia em pacientes em UTI, seja em pacientes em ventilação espontânea, seja em ventilação não invasiva ou invasiva, a broncoscopia pode ser utilizada como método diagnóstico para localizar o ponto de colapso da via aérea e indicar o tratamento (p. ex.: reposicionar a cânula traqueal abaixo do ponto de colapso) (Figura 85.2).

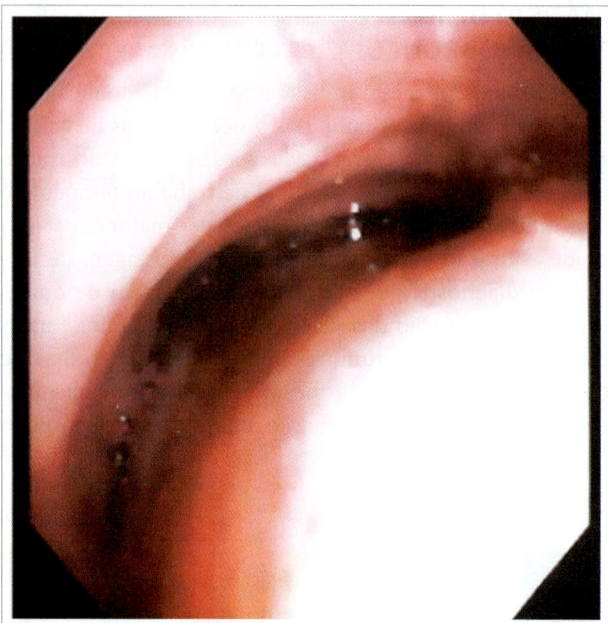

FIGURA 85.2. Colapso brônquico em paciente com insuficiência respiratória.

MANEJO DA HEMOPTISE

A broncoscopia está indicada em sangramentos novos, persistentes ou recorrentes e nos casos de hemoptise maciça, lembrando que todos os fatores causais, incluindo os fatores de coagulação, devem ser considerados. A broncoscopia tem utilidade para localizar o sítio de sangramento (Figura 85.3), fazer o diagnóstico causal, em alguns casos, e estabelecer uma estratégia terapêutica. Na maioria das vezes, a utilização de solução salina gelada com adrenalina na diluição 1:10.000 ou 1:20.000 é suficiente para controlar o sangramento de diferentes origens. Em sangramentos pulmonares maciços e localizados, a colocação de cateteres balonados ou a intubação seletiva pode ser indicada. Quando

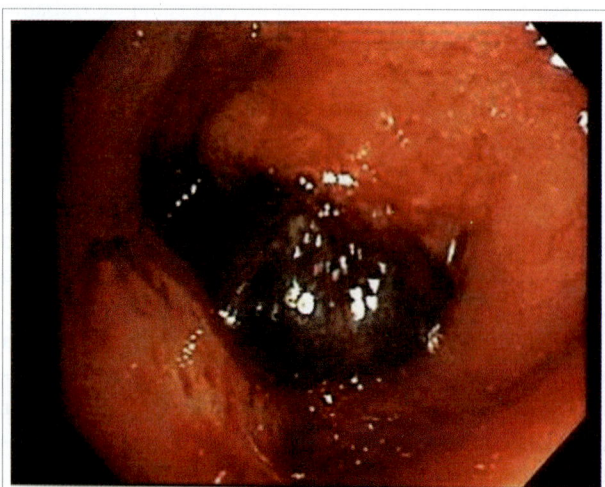

FIGURA 85.3. Rolha de coágulo acima do traqueostoma, observado em paciente com quadro de hemoptise e VM.

há sangramento na mucosa brônquica, seja por lesões inflamatórias, seja por traumas locais por sondas de aspiração seja pela presença de tumores, pode ser utilizada a terapia térmica com *plasma de argônio* ou *eletrocauterização* por cateter flexível.

Em pacientes com suspeita de hemorragia alveolar, o LBA pode ser utilizado e apresenta característica macroscópica bem definida (progressivamente hemorrágico) e o exame citológico, geralmente, mostra conteúdo de hemossiderina no interior dos macrófagos. Nesse caso, o objetivo principal é coletar material para diagnóstico causal e a broncoscopia não fornece nenhuma medida terapêutica adicional.[13] Nos pacientes com sangramentos localizados do parênquima pulmonar (de causa diversa) não controlado com solução gelada de adrenalina, a utilização de cateter bloqueador brônquico pode ser uma opção temporária até que método terapêutico definitivo seja instituído.

Atualmente, em nosso meio, a utilização de equipamentos flexíveis terapêuticos (com canal de trabalho mais calibroso do que os convencionais) permite aspirar sangue e coágulos eficazmente. A broncoscopia rígida, apesar de amplamente divulgada como método de eleição na hemoptise maciça, é utilizada em casos específicos de sangramento não controlado pelo equipamento flexível ou quando houver formação de grandes rolhas de coágulos não passíveis de aspiração. Além disso, por causa da dificuldade técnica de manipulação das vias aéreas em pacientes graves, a broncoscopia rígida deve ser considerada, com reservas.

MANEJO DA VIA AÉREA DIFÍCIL (AUXÍLIO INTUBAÇÃO E EXTUBAÇÃO)

A broncoscopia flexível pode ser utilizada na intubação oro e nasotraqueal, no reposicionamento de cânulas (para intubação seletiva com cânulas de duplo lúmen, reposicionamento de cânulas nos casos de fístulas de vias aéreas proximais ou de traqueostomias ajustáveis), nas trocas de cânulas (quando não houver sonda trocadora disponível) e no auxílio à extubação (em casos de doenças potencialmente obstrutivas de vias aéreas superiores ou nos casos de falha de extubação sem causa evidente). Na intubação orotraqueal guiada por broncoscopia (via mais frequentemente utilizada) o aparelho vestido com a cânula de intubação é cuidadosamente introduzido pela laringe até um dos brônquios fontes e serve de guia para a introdução da cânula. Após a introdução da cânula na traqueia deve-se checar o posicionamento dela para que fique 3 cm acima da carina primária. O paciente deve ficar sob sedação e ventilação espontânea, sempre que possível. Bloqueador de mordida deve ser sempre colocado para evitar danos ao equipamento. Não se deve utilizar bloqueador neuromuscular durante a intubação guiada por broncoscopia, porque o desabamento das paredes da faringe nestes casos dificulta muito a visualização da laringe e retarda a intubação. Apesar de ser uma técnica bastante eficaz, a broncoscopia não garante 100%

das intubações. A dificuldade para introduzir a cânula na laringe pode ocorrer especialmente se houver edema importante da glote ou aritenoides e nesses casos pode ser necessária a rotação da cânula ou a troca por outra de calibre menor.[14]

Nas intubações com cânulas de duplo lúmen não se recomenda intubar com a cânula vestida ao aparelho porque durante a rotação da cânula na traqueia para posicionamento pode ocorrer trauma ao equipamento. Nesses casos, é realizada a intubação por laringoscopia e depois as extremidades traqueal e brônquica devem ser checadas para que fiquem posicionadas da seguinte maneira: extremidade brônquica sem obstruir o brônquio do lobo superior correspondente e o balonete da cânula na altura da carina primária, sem obstruir a traqueia.

A intubação por broncoscopia está contraindicada quando o médico não estiver treinado no manuseio do equipamento e no procedimento de intubação por fibroscopia, bem como nas situações em que "não intubo e não ventilo".

Alguns cuidados durante o procedimento facilitam o acesso à via aérea e a intubação em situações especiais como a obesidade mórbida e gestantes ou nos grandes queimados. Nos primeiros, muitas vezes a colocação de coxim elevando o decúbito do paciente ou realizar o procedimento na posição semissentada (45º) ajuda na visualização da via aérea. Nos queimados, o edema da faringe, muitas vezes, impede a visualização adequada da laringe e, desse modo, acoplar um fluxo de oxigênio 2 L/min à saída do canal do broncoscópio pode funcionar como "insuflador", afastando as estruturas e facilitando a visualização.

Nos pacientes que serão submetidos à extubação guiada por broncoscopia, o exame deve ser feito sem sedação, na posição sentada e com xilocaína tópica nasal apenas. Isso é importante para que não haja a necessidade de reintubação por rebaixamento do nível de consciência. Nesses casos, é realizada a avaliação de edema de vias aéreas superiores (faringe e laringe) ou de condições que dificultem ou favoreçam a extubação. A laringe deve ser cuidadosamente avaliada, principalmente no que se refere a possível edema de pregas vocais e estruturas posteriores: as aritenoides. A retirada da cânula deve ser feita sob visão direta e, nesse momento, é possível avaliar a amplitude de abertura e mobilidade glótica. Em caso de edema acentuado de faringe e laringe, a extubação deve ser postergada, até a regressão do quadro e poder ser realizada nova avaliação em 48 a 72 horas, a critério clínico.[14-15]

LESÕES INALATÓRIAS EM PACIENTES QUEIMADOS

As lesões inalatórias de vias aéreas podem ser consequentes a efeito térmico, químico ou ambos, podendo resultar em lesões de mucosa de graus variados, com risco de edema e dificuldade de intubação. A presença de queimadura de face e presença de fuligem na cavidade oral podem ser indicadores da necessidade de intubação nesses indivíduos.[16]

A broncoscopia é o *gold standard* para o diagnóstico e a graduação das lesões inalatórias, da seguinte forma: grau 0 (ausência de lesão), grau 1 (lesão em grau leve), grau 2 (lesão em grau moderado), grau 3 (lesão em grau acentuado) e grau 4 (lesão grave/extensa). Nos quadros de lesão inalatória grave, em 3 a 4 dias o quadro inflamatório poderá evoluir para áreas de necrose, e o material amorfo poderá recobrir a via aérea. Nesses pacientes, a produção de muco pode estar aumentada e causar obstrução brônquica, aumentando o risco de atelectasias e infecção de parênquima pulmonar. O dano ciliar da mucosa traqueobrônquica também levará a uma diminuição da capacidade de clareamento dos resíduos das vias aéreas, aumentando a impactação de secreção. A gravidade dessas lesões parece predizer a piora da PaO_2/FiO_2, maior tempo de VM e menor sobrevida.

Além da avaliação da lesão inalatória a broncoscopia tem as seguintes aplicações: auxílio na intubação e na extubação (de acordo com o grau de edema da mucosa das vias aéreas), auxílio nas trocas de cânulas endotraqueais, remoção de fuligem das vias aéreas, remoção de *debris* celulares, *plugs* mucosos e coleta de LBA para o diagnóstico de infecção.[17]

AUXÍLIO À TRAQUEOSTOMIA PERCUTÂNEA

A realização de broncoscopia para guiar a traqueostomia percutânea foi descrita inicialmente no final da década de 1980. Durante a broncoscopia é possível localizar o ponto ideal de punção (preferencialmente, entre o primeiro e segundo ou segundo e terceiro anel traqueal), avaliar o posicionamento da cânula de intubação e monitorizar a parede posterior, durante o exame, minimizando a chance de perfuração ou laceração dela. No momento do exame a cânula deve ser cuidadosamente posicionada na subglote e mantida assim durante todo o procedimento. Dessa forma é possível que o procedimento de punção, dilatação e inserção da cânula seja realizado sob visão direta da broncoscopia (Figura 85.4). Ao final do procedimento, o aparelho deve ser introduzido pela cânula de traqueostomia, para checar o correto posicionamento dela, em relação à carina primária, e aspirar sangue ou coágulos residuais. Somente após essa checagem, a cânula de intubação será removida (também sob visão direta) para avaliar as possíveis lesões de laringe, incluindo a subglote, produzidas pela sonda orotraqueal. Além disso, é possível avaliar a parede traqueal posterior ao balonete da cânula com o objetivo de diagnosticar possíveis lacerações de mucosa, decorrentes do procedimento.

Apesar de a broncoscopia oferecer maior segurança, não é possível garantir a visualização completa da traqueia durante todo o procedimento, de modo que em alguns momentos como na introdução da cânula ou quando se utiliza a técnica de dilatação progressiva, pode-se ter o fenômeno *white out* (em que a parede anterior e a posterior se encontram, impedindo a visualização traqueal adequada). Esse é o momento crítico, especialmente para a parede posterior da traqueia.[18]

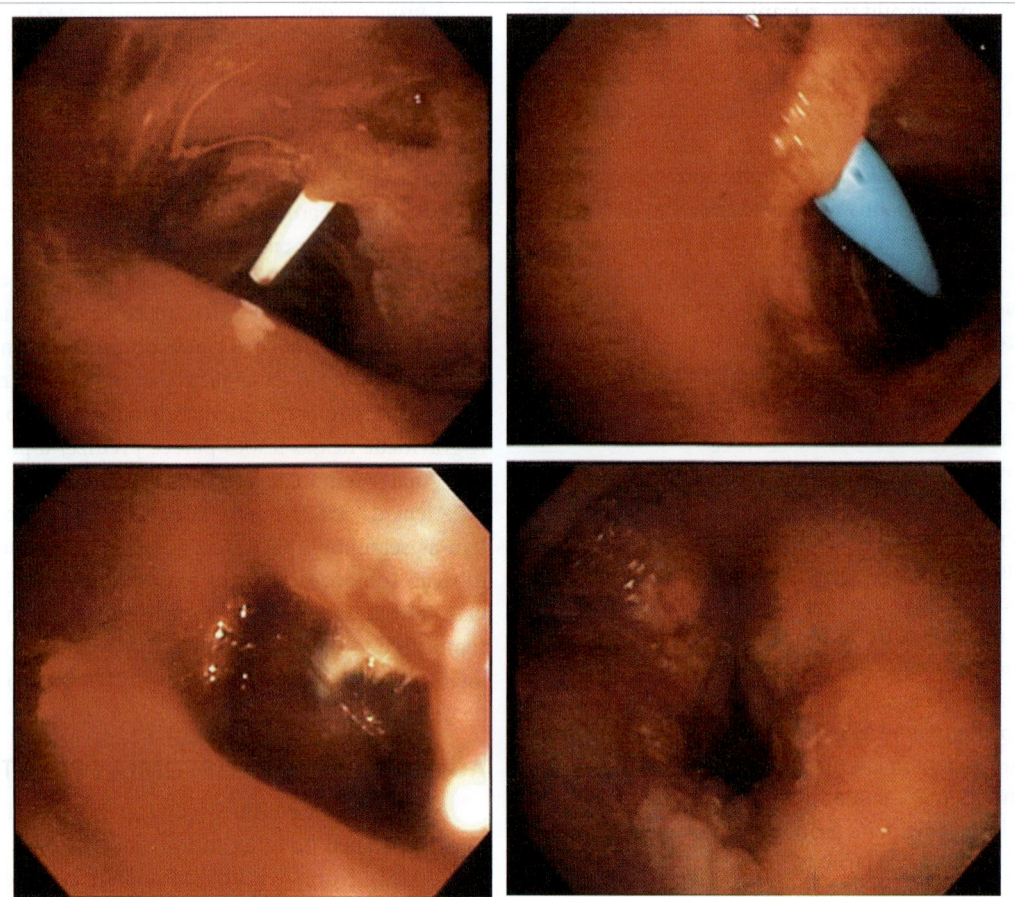

FIGURA 85.4. Procedimento de traqueostomia percutânea guiada por broncoscopia. É possível observar a presença do cateter guia (branco), do dilatador (azul), da cânula de intubação (foto inferior à esquerda) e a laringe após a retirada da cânula.

Ao término da traqueostomia, ainda com o aparelho no interior da cânula orotraqueal, é importante desinsuflar o balonete da cânula de traqueostomia e avaliar toda a parede traqueal posterior a ele, à procura de possíveis lacerações de mucosa, perfurações ou falso trajeto.

Além disso, é possível retirar a sonda de intubação e avaliar a subglote e laringe, procurando lesões inflamatórias que poderiam evoluir futuramente para a estenose.[19-22]

BRONCOSCOPIA NO TRAUMA

Pacientes com trauma têm risco potencial de lesão de via aérea e, nesses casos, a broncoscopia flexível pode ser indicada nas seguintes situações: avaliar lesão de vias aéreas e posicionar corretamente a cânula de intubação, remoção de secreções ou conteúdo gástrico aspirado, retirada de corpos estranhos aspirados durante o trauma ou a manipulação das vias aéreas, controle de sangramento e aspiração de coágulos. Na maioria das vezes o exame é realizado na sala de emergência. O enfisema subcutâneo volumoso, persistente e progressivo é a manifestação clínica mais comum da ruptura traqueobrônquica. Entretanto, outros sinais podem estar presentes dependendo da extensão da lesão, como: enfisema cervical, pneumomediastino e pneumotórax. Sintomas como rouquidão, dispneia, alteração na deglutição e hemoptise podem estar presentes.[23]

A broncoscopia rígida pode ser utilizada em casos específicos com grandes coágulos ou corpos estranhos obstruindo a via aérea e, dificultando a ventilação, quando há necessidade de aspiração vigorosa de sangue ou secreções. Porém a broncoscopia rígida é contraindicada em pacientes com trauma cervical e pescoço instável ou naqueles com lesões extensas da cavidade oral.[24]

EFEITOS ADVERSOS E CONTRAINDICAÇÕES DA BRONCOSCOPIA EM UTI

Na maioria das vezes a broncoscopia é um procedimento seguro e com mínimas complicações, que são facilmente manejadas. No entanto, efeitos adversos podem ocorrer no estado hemodinâmico e nas trocas gasosas, especialmente em pacientes graves. As principais complicações são: hipoxemia, hipercapnia, broncoespasmo, barotrauma, arritmia, hipotensão e febre, além de pneumotórax (1% a 5%) e sangramentos (3% a 5%), que são inerentes aos procedimentos de biópsia.[25] Em pacientes sob VM o risco de pneumotórax é maior (em torno de 14%), porém não contraindica a realização do procedimento.

Alterações importantes na mecânica respiratória e hipoxemia com queda superior a 20% na PaO_2 podem ocorrer por períodos prolongados em alguns casos.[25] Um ou mais fatores podem justificar a ocorrência dessas complicações após a broncoscopia: alterações no surfactante, colapso alveolar, edema pulmonar, broncoespasmo (causado pela liberação de mediadores inflamatórios ou mediados pelo vago) e as consequências dos procedimentos de coleta LBA e biópsias.

Entretanto, apesar dos potenciais riscos, eles podem ser minimizados se o preparo adequado do paciente e as contraindicações para o exame forem respeitados. São contraindicações à realização da broncoscopia: presença de pneumotórax, não drenado à radiografia de tórax; hipoxemia refratária; instabilidade cardiovascular grave; presença de broncoespasmo: recente infarto agudo do miocárdio (IAM); arritmia instável e hipertensão intracraniana (Tabela 85.3). É importante ressaltar que os riscos e benefícios do procedimento devem ser considerados para cada paciente e o exame pode ser postergado até que haja melhora das condições clínicas.

REFERÊNCIAS BIBLIOGRÁFICAS

1. Negri E, Tucci M, Pedreira WL Jr. Broncoscopia na Unidade de Terapia Intensiva. In: Pedreira WL Jr, Jacomelli M. Broncoscopia Diagnóstica e Terapêutica. 1a ed. São Paulo: Atheneu, 2005. p.209-22.
2. Du Rand IA, Blaikley J, Booton R, Chaudhuri N, Gupta V, Khalid S, et al. British Thoracic Society guideline for diagnostic flexible bronchoscopy in adults: accredited by NICE. Thorax. 2013 Aug; 68 Suppl 1:i1-i44.
3. Wahidi MM, Jain P, Jantz M, Lee P, Mackensen GB, Barbour SY, et al. American College of Chest Physicians consensus statement on the use of topical anesthesia, analgesia, and sedation during flexible bronchoscopy in adult patients. Chest. 2011;140:1342-50.
4. Wahidi MM, Rocha AT, Hollingsworth JW, Govert JA, Feller-Kopman D, Ernst A. Contraindications and safety of transbronchial lung biopsy via flexible bronchoscopy. A survey of pulmonologists and review of the literature. Respiration. 2005 May-Jun;72(3):285-95.
5. Berton DC, Kalil AC, Teixeira PJ. Quantitative versus qualitative cultures of respiratory secretions for clinical outcomes in patients with ventilator-associated pneumonia. Cochrane Database Syst Rev. 2012;1:CD006482.
6. Kneidinger N, Warszawska J, Schenk P, Fuhrmann V, Bojic A, Hirschl A, et al. Storage of bronchoalveolar lavage fluid and accuracy of microbiologic diagnostics in the ICU: a prospective observational study. Crit Care. 2013;17(4):R135.
7. Cook D, Mandell L. Endotracheal aspiration in the diagnosis of ventilator-associated pneumonia. Chest. 2000 Apr;117(4 Suppl 2):195S-7S.
8. Torres A, El-Ebiary M. Bronchoscopic BAL in the diagnosis of ventilator-associated pneumonia. Chest. 2000 Apr;117(4 Suppl 2):198S-202S.
9. Guidelines for the management of adults with hospital-acquired, ventilator-associated, and healthcare-associated pneumonia. Am J Respir Crit Care Med. 2005 Feb 15;171(4):388-416.
10. Azoulay E, Mokart D, Lambert J, Lemiale V, Rabbat A, Kouatchet A, et al. Diagnostic strategy for hematology and oncology patients with acute respiratory failure: randomized controlled trial. Am J Respir Crit Care Med. 2010 Oct 15;182(8):1038-46.
11. Bulpa PA, Dive AM, Mertens L, Delos MA, Jamart J, Evrard PA, et al. Combined bronchoalveolar lavage and transbronchial lung biopsy: safety and yield in ventilated patients. Eur Respir J. 2003 Mar;21(3):489-94.
12. O'Brien JD, Ettinger NA, Shevlin D, Kollef MH. Safety and yield of transbronchial biopsy in mechanically ventilated patients. Crit Care Med. 1997 Mar;25(3):440-6.
13. Jacomelli M, Demarzo S. Hemoptise Maciça. In: Carvalho CRR. Situações Extremas em Terapia Intensiva. 1a ed. São Paulo: Manole, 2010. p.192-201.
14. Rodrigues AJ, Scordamaglio PR, Palomino AM, de Oliveira EQ, Jacomelli M, Figueiredo VR. Difficult airway intubation with flexible bronchoscope. Rev Bras Anestesiol. 2013 Jul-Aug;63(4):358-61.
15. Tedde M, Jacomelli M. Broncoscopia no Auxílio à Intubação Traqueal In: Pedreira WL Jr, Jacomelli M. Broncoscopia Diagnostica e Terapêutica. 1a ed. São Paulo: Atheneu, 2005. p.231-7.
16. Madnani DD, Steele NP, de Vries E. Factors that predict the need for intubation in patients with smoke inhalation injury. Ear Nose Throat J. 2006 Apr;85(4):278-80.
17. Antonio AC, Castro PS, Freire LO. Smoke inhalation injury during enclosed-space fires: an update. J Bras Pneumol. 2013 May-Jun;39(3):373-81.
18. Cho YJ. Percutaneous dilatational tracheostomy. Tuberc Respir Dis (Seoul). 2012 Mar;72(3):261-74.
19. Silvester W, Goldsmith D, Uchino S, Bellomo R, Knight S, Seevanayagam S, et al. Percutaneous versus surgical tracheostomy: A randomized controlled study with long-term follow-up. Crit Care Med. 2006 Aug;34(8):2145-52.
20. Delaney A, Bagshaw SM, Nalos M. Percutaneous dilatational tracheostomy versus surgical tracheostomy in critically ill patients: a systematic review and meta-analysis. Crit Care. 2006;10(2):R55.
21. Beiderlinden M, Karl Walz M, Sander A, Groeben H, Peters J. Complications of bronchoscopically guided percutaneous dilational tracheostomy: beyond the learning curve. Intensive Care Med. 2002 Jan;28(1):59-62.
22. Beiderlinden M, Eikermann M, Lehmann N, Adamzik M, Peters J. Risk factors associated with bleeding during and after percutaneous dilational tracheostomy. Anaesthesia. 2007 Apr;62(4):342-6.
23. Kuttenberger JJ, Hardt N, Schlegel C. Diagnosis and initial management of laryngotracheal injuries associated with facial fractures. J Craniomaxillofac Surg. 2004 Apr;32(2):80-4.
24. Prokakis C, Koletsis EN, Dedeilias P, Fligou F, Filos K, Dougenis D. Airway trauma: a review on epidemiology, mechanisms of injury, diagnosis and treatment. J Cardiothorac Surg. 2014;9:117.
25. Pedreira WL, Jr., de Souza R, Fiks IN, Salge JM, de Carvalho CR. Functional implications of BAL in the presence of restrictive or obstructive lung disease. Respir Med. 2007 Jun;101(6):1344-9.

CAPÍTULO 86

TRAQUEOSTOMIA ABERTA E PERCUTÂNEA

Miguel L. Tedde
Rolf Francisco Bub
Laert de Oliveira Andrade Filho

DESTAQUES

- A traqueostomia não é um procedimento de emergência, diferente da cricotireoideostomia.
- A traqueostomia é um dos procedimentos mais comuns em pacientes de UTI com intubação orotraqueal prolongada.
- Existe a técnica convencional e a técnica percutânea. Ambas seguras e com resultados semelhantes.
- O custo do material empregado e as condições de cada hospital são variáveis importantes para a escolha da melhor técnica a ser empregada.

CONCEITO

O termo traqueostomia deriva do grego (*tracheo* + *stomous*) e se refere ao propósito dessa cirurgia: realizar uma abertura na traqueia. Atualmente, há confusão com termos correlatos, portanto deve-se atentar para os fatos de a traqueostomia, em geral, ter caráter temporário, ser realizada por abertura anterior da traqueia e ser um procedimento cirúrgico eletivo. No acesso cirúrgico de urgência à via aérea, o procedimento indicado é a cricotireoideostomia, realizado através da membrana cricotireoídea e que não deve ser confundido com a traqueostomia propriamente dita.

Quando a traqueostomia tem caráter definitivo e implica a sutura terminal do coto traqueal à pele do pescoço, como após uma laringectomia, ela é denominada traqueostoma. Nos raros casos de excisões de grandes tumores mediastinais que envolvem ressecções esternais e traqueais parciais, a exteriorização da traqueia, quando realizada, é denominada traqueostomia mediastinal.

Procedimentos executados por punção da membrana cricotireoídea e introdução de minicânulas comercializadas em *kits* especiais, com a finalidade específica de fornecer O_2 suplementar para pacientes pneumopatas, ou como mecanismos auxiliares nos cuidados fisioterápicos para aspiração de secreções, são denominados minitraqueostomias. E, mais recentemente, têm sido empregadas as traqueostomias percutâneas (TPC), procedimentos com base na técnica de Seldinger de punção e passagem de fio-guia e dilatadores, e que podem ser realizadas à beira do leito nas unidades de terapia intensiva (UTI).[1]

HISTÓRICO

Embora seja relatada desde a antiguidade, acredita-se que a traqueostomia seja a primeira técnica cirúrgica descrita, a literatura relevante para a cirurgia moderna se iniciou em meados de 1930 com o trabalho de Jackson. Sua principal indicação era nos casos de obstrução das vias aéreas, mas com o declínio da difteria essa indicação se tornou mais rara.

Recentemente, com os refinamentos técnicos trazidos pelas UTI e com a necessidade de assistência ventilatória prolongada, o procedimento voltou a ser utilizado com maior frequência.

INDICAÇÕES

A traqueostomia temporária é utilizada nas seguintes situações:

1. Acesso à via aérea nos casos de obstrução de via aérea superior, como trauma de face, tumores de via aérea alta e grandes queimados, ou quando for possível a ocorrência de edema de laringe após cirurgias maxilofaciais ou de via aérea.
2. Substituição da intubação orotraqueal prolongada (período maior que 7 dias) para proteção da laringe como prevenção da estenose subglótica.
3. Proteção da via aérea nos casos de incompetência laríngea com broncoaspiração, como nas sequelas neurológicas que podem produzir incoordenação da deglutição e aspiração.
4. Necessidade de higiene traqueobrônquica, em pacientes que apresentem hipersecreção ou tosse ineficaz.
5. Facilitação da manutenção ou do desmame de ventilação com pressão positiva prolongada.
6. Acesso a suporte ventilatório intermitente de longa duração, em geral para pacientes sob cuidados de *home care* que necessitem desse tipo de suporte com pressão positiva, como nos casos de apneia do sono.

CONCEITOS ANATÔMICOS E TÉCNICOS DA TRAQUEOSTOMIA

A traqueostomia temporária pode ser feita tanto pela técnica cirúrgica clássica aberta como pela técnica percutânea. Alguns conceitos anatômicos e técnicos devem nortear a realização da traqueostomia cirúrgica convencional e a percutânea.

Deve-se ter em mente que a traqueia adquire inclinação posteriorizada à medida que se torna mais distal, o que dificulta sua palpação. Além disso, com a idade, a tendência é sua migração para uma posição intratorácica. Portanto, nos recém-nascidos e nas crianças, a traqueia se apresenta em posição predominantemente cervical, ao passo que, nos pacientes adultos e idosos, a maior porção traqueal se localiza dentro do tórax, em razão das alterações posturais que o corpo humano passa a apresentar com a idade. Assim, não é incomum que em pacientes idosos a cartilagem cricoide se localize junto à fúrcula. Com a idade, também os anéis cartilaginosos podem se calcificar, conferindo à traqueia uma consistência rígida que favorece a fratura dos anéis no momento de introdução da cânula.

Dessa forma, ao realizar uma traqueostomia, seja cirúrgica ou percutânea, deve-se atentar para que:

a) A cânula de traqueostomia não faça contato com a cartilagem cricoide, sendo o sítio ideal de inserção da cânula entre os 2º e 3º anéis traqueais;
b) O istmo da tireoide, que, em geral, situa-se nesse nível, seja evitado;
c) O trauma na parede traqueal seja minimizado, com a menor incisão possível;
d) Seja evitada a fratura dos anéis traqueais;
e) A fibroscopia seja utilizada na realização das traqueostomias percutâneas para orientar a realização do procedimento (Figura 86.1).

PREPARO PARA TRAQUEOSTOMIA

Embora a traqueostomia clássica possa ser realizada à beira do leito, é conveniente que o cirurgião disponha de condições adequadas, como: mesa de altura regulável, foco

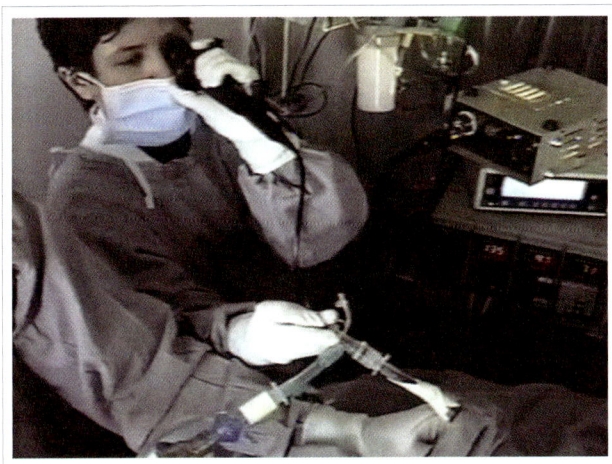

FIGURA 86.1. Aspecto do broncoscopista com a introdução do fibroscópio através da cânula de intubação orotraqueal.

cirúrgico e bisturi elétrico. Portanto, esse é, preferencialmente, um procedimento de centro cirúrgico.

De maneira geral, a realização da traqueostomia percutânea dispensa esse instrumental, por isso existe maior facilidade em realizá-la à beira do leito nas UTI, considerando os riscos do transporte de pacientes graves.[2]

O preparo do paciente se inicia pela monitorização de frequência cardíaca (FC), pressão arterial (PA) e oximetria, e, no caso das traqueostomias percutâneas, pelo ajuste dos parâmetros do respirador, de forma a manter ventilação adequada, com concentração de oxigênio (FiO_2) de 100%, pressão positiva no final da expiração (PEEP) entre 5 e 7 cmH_2O (a presença do fibroscópio dentro da cânula de intubação acarreta aumento da pressão), e a frequência respiratória em torno de 15 incursões por minuto. Um espaço morto com pertuito para a introdução do fibroscópio é adaptado no circuito entre a traqueia do respirador e a cânula de intubação (Figura 86.2), no caso de traqueostomia percutânea.

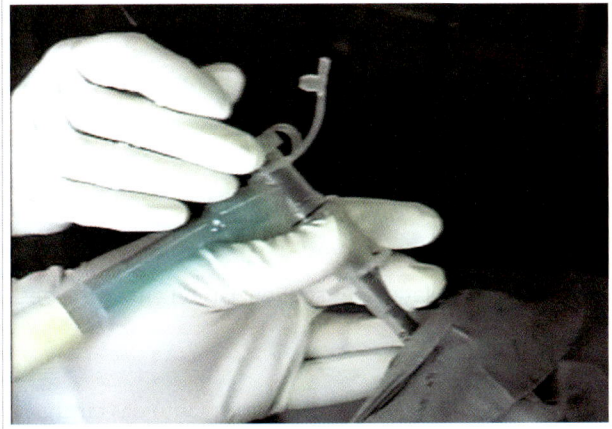

FIGURA 86.2. Detalhe do espaço morto com pertuito para introdução do broncoscópio.

Em seguida, o paciente é submetido a sedação profunda, habitualmente com midazolan e fentanil, ou, ainda, propofol. Também tem-se utilizado um bloqueador muscular, como tracrium ou pavulon. Após a sedação, o paciente é posicionado em decúbito dorsal com um coxim sob os ombros para que seja obtida a extensão cervical. A área a ser incisada e os planos pré-traqueais são infiltrados com lidocaína a 2% e, nas traqueostomias percutâneas tem sido utilizada lidocaína com vasoconstritor. Depois são realizadas a antissepsia do campo cirúrgico e a colocação de campos estéreis.

TRAQUEOSTOMIA CIRÚRGICA

A traqueostomia cirúrgica clássica talvez seja o procedimento cuja técnica mais tenha sido descrita na literatura médica, o que dispensa sua transcrição na íntegra. Mas alguns pontos merecem ser destacados.

O primeiro deles é em relação ao istmo da tireoide, que invariavelmente recobre os 2º e 3º anéis, e que é o sítio de introdução da cânula na traqueia. Ele deve ser rebatido cranialmente e, quando não for possível, deve ser seccionado e suturado.

Antes de realizar a abertura traqueal, com uma incisão longitudinal, sem ressecção de segmentos dos anéis, deve-se passar um ponto de reparo em cada lado da traqueia. A finalidade desses pontos é auxiliar na colocação da cânula de traqueostomia, evitando que durante a colocação da cânula possa ocorrer invaginação das cartilagens traqueais, e, no pós-operatório, servir de guia para uma possível recanulação, nos casos em que tenha acontecido um deslocamento acidental da cânula.

TÉCNICA DE TRAQUEOSTOMIA PERCUTÂNEA

Esse procedimento tem sua base na técnica de Seldinger, de punção e passagem de um fio-guia que serve para conduzir os dilatadores para a luz traqueal.[1]

A realização dessa técnica é possível, com facilidade, com a utilização dos *kits* existentes no mercado (constituídos por agulha para punção da traqueia, fio-guia, dilatadores e guias de plástico para introdução da cânula).

Um anestesista treinado ou um broncoscopista instala um fibroscópio dentro da cânula orotraqueal, o que possibilita a visão da traqueia, transmitindo ao cirurgião uma enorme segurança quanto ao correto local da traqueia a ser puncionado.

A cânula orotraqueal é recuada, liberando a porção inicial da traqueia. Entre o limite inferior da cartilagem cricoide e a fúrcula esternal, introduz-se, de forma percutânea, a agulha até a traqueia, guiada pela informação do broncoscopista. Em seguida, instala-se o fio-guia na traqueia através da agulha, quando é feita, então, uma pequena incisão (cerca de 1,5 cm) transversal na pele, no local da punção.

Alguns cirurgiões preferem fazer a incisão na pele e divulsionar o tecido subcutâneo antes da punção, pois isso torna mais fácil palpar a traqueia para puncioná-la, diminuindo o risco de punção de vasos. Entretanto, na punção percutânea, caso haja sangramento, ele será resolvido, geralmente, apenas com a compressão do local. A possível punção do istmo da tireoide também não se mostra um complicador na maioria das vezes. A utilização da ultrassonografia portátil à beira do leito pode contribuir para a escolha do local mais adequado para a incisão e punção da traqueostomia.[3]

Esta técnica percutânea permite uma excelente cicatrização após a retirada da cânula de traqueostomia, bem como produz cicatriz cervical menor e mais estética. Entretanto, em pacientes obesos ou com traqueia cervical de curto trajeto, a técnica de incisão e divulsão prévia pode ajudar a transmitir mais segurança quanto à punção do anel correto (2º ou 3º).[4] A punção da traqueia é mostrada na Figura 86.3.

Todas as técnicas apresentam os mesmos tempos cirúrgicos até a introdução do fio-guia na traqueia. A partir daí existem variações, em decorrência de os conjuntos comerciais apresentarem dilatadores diferentes.[5-8]

Na técnica de Griggs, utiliza-se inicialmente o dilatador rígido curto após a passagem do fio-guia. Em seguida, a dilatação da traqueia é realizada com uma pinça metálica que apresenta um sulco entre suas hastes, por onde se passa o fio-guia. Assim, é possível conduzir a pinça para dentro da traqueia, fazendo-a deslizar em torno do fio (Figura 86.4).

Uma vez na luz traqueal, o cirurgião promove a dilatação da traqueia abrindo a pinça, sempre orientado pelo broncoscopista. Em seguida, uma cânula de traqueostomia cujo obturador é perfurado, permitindo a passagem do fio-guia, é introduzida na luz traqueal.[4]

Na técnica de Ciaglia, após a passagem do fio-guia na luz da traqueia, inicia-se a dilatação utilizando-se uma sequência de dilatadores de calibres progressivos ou um dilatador único, em forma de cone, que dilata o pertuito progressivamente conforme é introduzido (Figura 86.5).

Os dilatadores devem ser lubrificados com gel ou soro fisiológico antes de sua inserção na traqueia. Com a dilatação completada, uma cânula de traqueostomia, colocada sobre um dilatador, que atua como um introdutor, é introduzida para dentro da traqueia. Quando o broncoscopista confirma que a cânula se encontra posicionada, o dilatador, com o cateter-guia e o fio-guia, é retirado, o balonete da cânula é insuflado e a extensão do respirador é conectada na cânula de traqueostomia para ventilar o paciente. A fixação da cânula ao pescoço é feita com cadarço.[5]

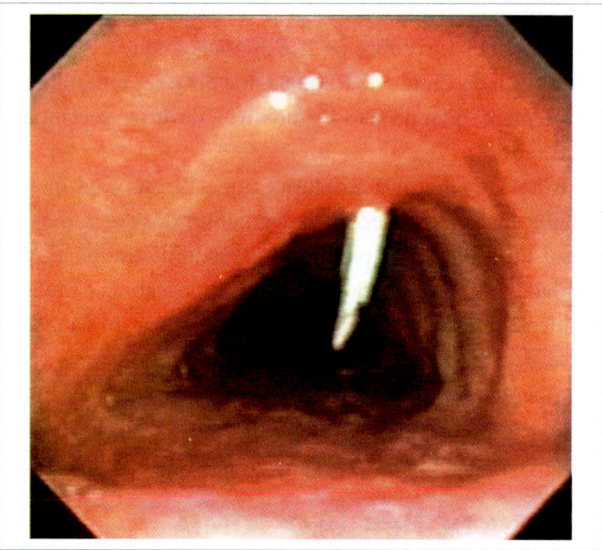

FIGURA 86.3. Visão endoscópica da punção da traqueia.

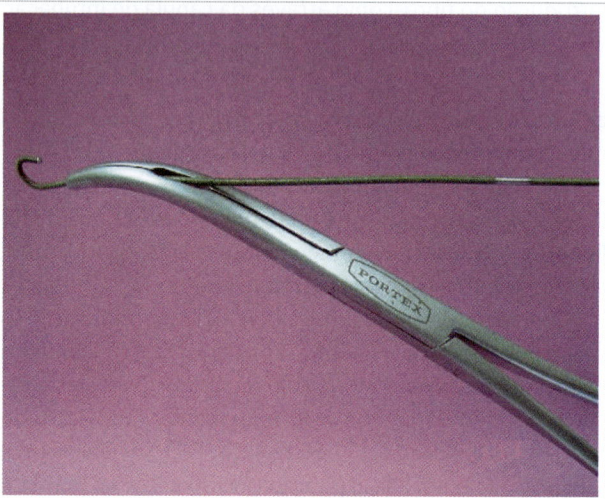

FIGURA 86.4. Pinça dilatadora com sulco para o fio-guia.

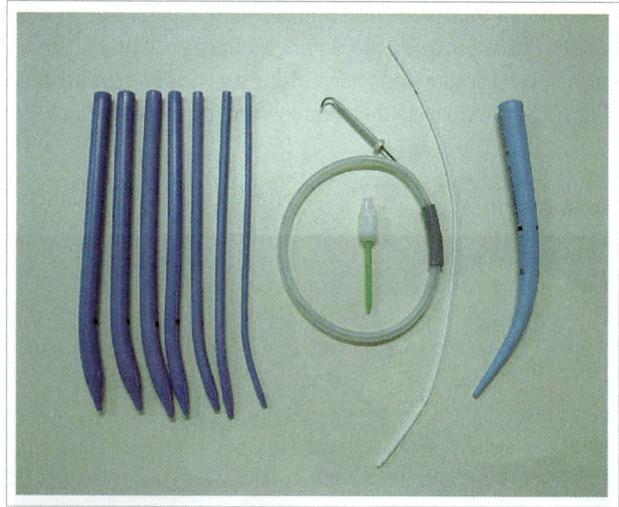

FIGURA 86.5. Dilatadores sequenciais ou em forma de cone.

COMPLICAÇÕES

As complicações de traqueostomia, tanto das cirúrgicas como das percutâneas, são divididas na literatura em graves, intermediárias e menores.

As graves são objetivamente definidas e mais facilmente notadas: morte, parada cardiorrespiratória, pneumotórax, pneumomediastino, fístula traqueoesofágica, mediastinite, sepse, hemorragia intratraqueal pós-operatória, obstrução e deslocamento da cânula e estenose traqueal. As complicações intermediárias incluem: dessaturação intraoperatória, lesões da parede traqueal posterior, erro na introdução da cânula, reversão de técnica percutânea para técnica clássica, aspiração, pneumonia, atelectasia e lesão das cartilagens traqueais.

As complicações menores têm um componente de subjetividade, e o seu relato depende da acurácia com que são pesquisadas. Elas incluem: hemorragia intraoperatória, falso trajeto da cânula, dificuldade de introdução da cânula, enfisema subcutâneo, hemorragia pós-operatória da ferida, celulite, traqueíte e problemas tardios como fístula traqueocutânea, queloides e cicatrização não estética.

No caso da traqueostomia percutânea, as complicações também são divididas em perioperatórias e tardias.[9]

COMPLICAÇÕES PERIOPERATÓRIAS

As complicações perioperatórias da traqueostomia percutânea estão bem descritas e são consideradas menores do que as da traqueostomia cirúrgica aberta. As mais frequentes são a extubação do paciente durante a retração da cânula de intubação orotraqueal, a dessaturação do paciente, a fratura de anéis traqueais e a perfuração da parede posterior. Embora haja trabalhos relatando que, em torno de 20% das vezes, a broncoscopia identificou casos de fraturas de anel traqueal, estudos patológicos mostraram incidência de lesão de cartilagens traqueais que varia entre 29% e 92%.

De acordo com a literatura, a ocorrência de perfuração de parede traqueal posterior durante a realização de traqueostomia percutânea guiada por fibroscopia parece ser menor que 1%. Como muitos estudos relatando as complicações da traqueostomia percutânea não incluíam a avaliação endoscópica, e como as incidências de enfisema de subcutâneo, enfisema mediastinal e pneumotórax relatadas na literatura não são baixas, pode-se suspeitar que alguns desses casos foram decorrentes de perfurações de parede posterior que passaram desapercebidas.[10-11]

Outra complicação muito comum no período perioperatório e nos dias subsequentes é o sangramento pelo trajeto da traqueostomia, principalmente se for considerado o elevado número de pacientes submetidos ao procedimento que está sob prescrição de medicações anticoagulantes (profiláticas e terapêuticas) e antiagregantes plaquetários.

COMPLICAÇÕES TARDIAS

Entre as complicações tardias, a estenose traqueal é a mais temida e, ao mesmo tempo, a mais difícil de quantificar, porque muitos doentes submetidos a traqueostomia percutânea são pacientes graves e podem evoluir para óbito ou receber alta hospitalar antes de serem decanulados. Naqueles que sobrevivem, o seguimento em longo prazo é difícil em razão de problemas médicos persistentes, ou relutância em retornar para avaliação quando o paciente está assintomático.

Embora não exista uma maneira ideal de avaliação pós-operatória para determinar a incidência de complicações tardias para as traqueostomias percutâneas, estudos recentes têm usado vários métodos para essa finalidade. São utilizados questionários, radiografias e tomografias de traqueia, ressonância magnética, laringotraqueoscopia e testes de função pulmonar. Alguns autores têm inclusive questionado a habilidade da traqueoscopia em quantificar o estreitamento traqueal.

A laringotraqueoscopia e a tomografia computadorizada (TC) de alta resolução foram utilizadas em um estudo cujo objetivo era avaliar a incidência de estenose traqueal em 48 pacientes submetidos a traqueostomia percutânea que foram decanulados. Esse estudo identificou incidência global de estenose traqueal de 31%, sendo apenas 20% desses pacientes sintomáticos, o que resultava em um índice geral de estenose traqueal sintomática de 6%.

É importante destacar que outros fatores de risco podem influenciar a incidência e a gravidade das estenoses traqueais, entre eles estão a doença pulmonar crônica, as traqueobronquites e outras infecções respiratórias, o uso de esteroides e o trauma decorrente da intubação.

Vale ressaltar que, além desses, outros fatores como a qualidade da cânula e os cuidados com a traqueostomia do paciente devem ser considerados possíveis desencadeantes de uma estenose traqueal, principalmente em pacientes que permanecem traqueostomizados por longos períodos dependentes de ventilador mecânico.[12-13]

Alguns trabalhos da literatura também concluíram que os índices de complicação entre a traqueostomia percutânea e a clássica são comparáveis, e que a decisão sobre que tipo de técnica utilizar deve levar em conta a experiência do cirurgião, a anatomia do pescoço, a condição clínica e a estabilidade do paciente para a possibilidade de transportá-lo para o centro cirúrgico.[14-16]

CUIDADOS COM A TRAQUEOSTOMIA

Deve-se considerar que o paciente traqueostomizado, pela ausência das funções laríngeas, apresenta dificuldade para eliminar secreções pela tosse, portanto é importante que, além da umidificação do ar inspirado, também haja um suporte fisioterápico constante. A fisioterapia auxilia na remoção das secreções para as vias aéreas centrais, permitindo que sejam aspiradas, mas é importante lembrar que a aspiração de secreções deve ser realizada regularmente, porém, de forma cuidadosa, e, se possível, sem que a sonda de aspiração ultrapasse o comprimento da cânula de traqueostomia, a fim de evitar traumas à mucosa da traqueia, que podem causar traqueítes importantes, inclusive com sangramentos.

A cânula de traqueostomia deve ser regularmente trocada, embora não exista consenso sobre a periodicidade com que isso deva ser feito. A literatura varia muito, sendo encontradas indicações de trocas precoces como uma semana. Embora não exista uma base segura para se determinar esse prazo, é conveniente considerar as características individuais do paciente, como quantidade de secreção, formação de crostas na cânula, secreção peritraqueostoma e infecções respiratórias para indicar a troca.

Outro fator importante é a fixação da cânula de traqueostomia no pescoço. Embora sejam utilizados pontos cirúrgicos para realizar essa fixação, a preferência é por fixadores móveis ou cadarços. O importante é que essas fixações estejam bem ajustadas ao pescoço, de tal forma que a cânula não se mobilize com a movimentação do paciente.

Deve-se cuidar também para que os tubos do respirador não pesem sobre a cânula, tracionando-a. Essa atenção minimiza os traumas ao traqueostoma, evitando que seu diâmetro aumente, o que costuma ser erroneamente interpretado como "deiscência" do traqueostoma, e também evitando que a movimentação externa da cânula provoque escarificações e erosões nas paredes da traqueia, que podem levar à formação de tecido de granulação e estenoses.

A correta fixação da cânula também diminui sua possibilidade de deslocamento durante os cuidados ou o transporte do paciente.

COMENTÁRIOS

Algumas considerações relacionadas ao procedimento são muito importantes:

a) A realização da traqueostomia percutânea implica, necessariamente, o emprego da fibroscopia, ou seja, na presença de mais um médico especialista.

b) Os *kits* de traqueostomia percutânea são importados e têm custo elevado.

c) A traqueostomia convencional requer amplo material cirúrgico.

Seguem outras considerações, relacionadas às rotinas institucionais:

a) Muitos hospitais não permitem a realização da traqueostomia à beira do leito da UTI, o que implica a execução do procedimento no centro cirúrgico (com os riscos do transporte que sabidamente existem), e acrescenta o valor da taxa de uso de sala cirúrgica na conta do paciente.

b) Muitos hospitais têm grande movimento cirúrgico, e qualquer possibilidade de realização de procedimentos que dispensem o uso do centro cirúrgico é sempre bem-vinda. Nesse caso, a realização da traqueostomia à beira do leito de UTI é incentivada.

Aparentemente, em um raciocínio simplista, a conclusão a que se pode chegar é a de que a traqueostomia convencional é mais facilmente realizada dentro do centro cirúrgico e, da mesma maneira, a traqueostomia percutânea é feita de modo prático na UTI.

De qualquer forma, não há dúvida que tanto a traqueostomia clássica como a percutânea são bastante seguras.[17-18] Cabe a cada centro estabelecer sua rotina.

REFERÊNCIAS BIBLIOGRÁFICAS

1. Seldinger SI. Catheter replacement of the needle in percutaneous arteriography. Acta Radiol. 1953;39(5):368-76.
2. Smith I, Fleming S, Cernaianu A. Mishaps during transport from the intensive care unit. Crit Care Med. 1990;18:278-81.
3. Baumber R. Neck ultrasound prior to percutaneous tracheostomy: should this now be a standard of practice? J Intens Care Soc. 2011;12(4):342.
4. Ciaglia P. Video-assisted endoscopy, not just endoscopy, for percutaneous dilatational tracheostomy. Chest. 1999;115(4):915-6.
5. Griggs WM, Worthley LIG, Gilligan JE, Thomas PD, Myburg JA. A simple percutaneous tracheostomy technique. Surg Gynecol Obstet. 1990;170:543-5.
6. Ciaglia P, Firsching R, Syniec C. Elective percutaneous dilatational tracheostomy: a new simple bedside procedure; preliminary report. Chest. 1985;87:715-9.
7. Kost KM. Endoscopic percutaneous dilatational tracheotomy: a prospective evaluation of 500 consecutive cases. Laryngoscope. 2005;115:1-30.
8. Frova G, Quintel M. A new simple method for percutaneous tracheostomy: controlled rotating dilatation. A new report. Intensive Care Med. 2002;28(3):299-303.
9. Bove MJ, Afifi MS. Tracheotomy procedure. In: Morris LL, Afifi MS. Tracheostomies: The Complete Guide. New York: Springer Publishing Co LLC, 2010. p.17-40.
10. Kumar M, Jaffery A, Jones M. Short-term complications of percutaneous tracheostomy: experience of a district general hospital-otolaryngology department. J Laryngol Otol. 2002;116(12):1025-7.
11. Halum SL, Ting JY, Plowman EK, Belafsky PC, Harbarger CF, Postma GN, et al. A multi-institutional analysis of tracheotomy complications. Laryngoscope. 2012;122:38-45.
12. Shah RK, Lander L, Berry JG, Nussenbaum B, Merati A, Roberson DW. Tracheotomy outcomes and complications: a national perspective. Laryngoscope. 2012;122:25-9.
13. Dollner R, Verch M, Schweiger P, Graf B, Wallner F. Long-term outcome after Griggs tracheostomy. J Otolaryngol. 2002;31(6):386-9.
14. Khalili TM, Koss W, Margulies DR, Morrison E, Shabot MM. Percutaneous dilatational tracheostomy is as safe as open tracheostomy. Am Surg. 2000;68(1):92-4, 2002;232(2):233-41.
15. Gilbey P. Fatal complications of percutaneous dilatational tracheostomy. Am J Otolaryngol. 2012;33:770-3.
16. Dulguerov P, Gysin C, Perneger T, Chevrolet JC. Percutaneous or surgical tracheostomy: a meta analysis. Crit Care Med. 1999;27(8):1617-25.
17. Pappas S, Maragoudakis P, Vlastarakos P, Assimakopoulos D, Mandrali T, Kandiloros D, et al. Surgical versus percutaneous tracheostomy: an evidence-based approach. Eur Arch Otorhinolaryngol. 2011;268(3):323-30.
18. Freeman BD, Isabella K, Lin N, Buchman TG. A meta-analysis of prospective trials comparing percutaneous and surgical tracheostomy in critically ill patients. Chest. 2000;118(5):1412-8.

CAPÍTULO 87

TORACOCENTESE E DRENAGEM PLEURAL

Davi Wen Wei Kang
Fabiano Cataldi Engel
Jose Ribas Milanez de Campos

DESTAQUES

- A toracocentese (punção pleural) é o ato de puncionar a cavidade pleural para aspirar ar ou líquido para diagnóstico ou tratamento, e a drenagem pleural (ou drenagem torácica) é o ato de colocar um dreno dentro da cavidade pleural.
- A drenagem de mais de 2.000 mL, em uma mesma sessão, está associada a maior risco de complicações, principalmente em pacientes jovens que permaneceram mais de 24 horas com pneumotórax ou derrame pleural volumoso.
- A drenagem pleural deve permanecer sob sistema valvular unidirecional, como o selo d'água.
- Nas drenagens pleurais, o dreno nunca deve ser pinçado quando houver suspeita de fístula aérea.

TORACOCENTESE

O derrame pleural acompanha grande variedade de doenças torácicas e sistêmicas, e a toracocentese pode ser considerada uma indicação primária para o diagnóstico dessas patologias.[1-2] O procedimento também pode ter indicação terapêutica, para alívio dos sintomas em pacientes portadores de volumosos derrames pleurais.

Aproximadamente 40 mL do líquido pleural deve ser coletado e encaminhado para exames laboratoriais, cuja indicação e análise dependem basicamente da história clínica de cada paciente.

A drenagem acima de 2.000 mL, na mesma sessão, está associada a maior risco de complicações.

LOCAL DO PROCEDIMENTO

Qualquer dependência onde esteja internado o paciente: unidade de terapia intensiva (UTI), centro cirúrgico, pronto-atendimento, enfermaria ou laboratório de imagens.

ANESTESIA

Administrar anestesia local com lidocaína a 2%. Em alguns casos, quando se tratar de criança ou adulto muito tenso, é aconselhável sedação.

Material

- Xylocaina® a 2% sem vaso constritor.
- Antissepsia com polivinilpirrolidona-iodo ou gluconato de clorexedine.
- Campo estéril fenestrado.
- Seringas de 20 mL: duas unidades.
- Agulhas hipodérmicas: 40/12 e 30/7 (duas unidades cada).
- Cateter intravenoso teflonado (Jelco®) número 14 ou cateter intravenoso central (Intracath®).
- Equipo de transferência (utilizado no banco de sangue) ou qualquer equipo sem respiro.
- Tubos de ensaio simples estéreis.
- Frasco a vácuo (nem sempre aconselhável, pois pode aumentar o risco de edema de reexpansão. Deve-se ter cuidado para não lesar o pulmão nos pequenos derrames quando for aspirado pela pressão negativa. Somente deve ser conectado ao equipo após a retirada do bisel da agulha).
- Torneira de três vias (uma unidade).

TÉCNICA DO PROCEDIMENTO

O melhor local será determinado após o exame físico do paciente, mas, como regra geral, a punção deve ser realizada na região dorsal em que os recessos costodiafragmáticos são mais baixos. O paciente deverá permanecer sentado e confortável, observando-se sempre a regra da punção na borda superior dos arcos costais, evitando, assim, o feixe vasculonervoso.

A ultrassonografia (USG) torácica e a tomografia computadorizada (TC) têm sido de grande valia na localização dos derrames e na drenagem naqueles casos em que existem septações consequentes a áreas de espessamento pleural.

DRENAGEM PLEURAL

O fator responsável pela entrada e saída de ar dos pulmões é o gradiente de pressão gerado pela movimentação da caixa torácica. Esse gradiente, transmitido através do espaço pleural, que mantém sempre uma pressão negativa, faz com que mesmo em repouso os pulmões permaneçam expandidos. Inúmeras causas podem provocar acúmulo de gás ou líquido na cavidade pleural, alterando esse sistema pressórico, situações em que a drenagem pleural se impõe.[3-4]

A drenagem pleural está indicada em grande parte de pacientes com derrame pleural (hemotórax, hidrotórax, empiemas, quilotórax), pneumotórax (espontâneo, traumático, iatrogênico) e em quase todos os pacientes que foram submetidos a cirurgia torácica com abertura do espaço pleural. Em todos os casos, o principal objetivo é restaurar e manter a fisiologia do espaço pleural, facilitando o contato entre os folhetos pleurais e impedindo o acúmulo de líquido ou ar entre eles.

LOCAL DO PROCEDIMENTO

Eletivo

No centro cirúrgico ou, se necessário, na UTI.

Urgência

Em qualquer dependência onde o paciente estiver internado.

TÉCNICA

A drenagem pleural normalmente é realizada no 7º ou no 8º espaço intercostal, porém, em casos de pneumotórax, pode ser realizada no 2º espaço intercostal.

Posiciona-se o paciente em decúbito dorsal, com a mão atrás da cabeça. Realiza-se a assepsia com clorexidina ou povidine e colocam-se os campos estéreis. Escolhe-se o local a ser drenado e realiza-se o bloqueio intercostal com lidocaína. Anestesia-se primeiro a pele, fazendo um botão anestésico, em seguida, introduz-se a agulha até a costela, sempre aspirando e injetando. Ao tocar a costela, inclina-se a agulha no sentido cranial, para injetar o anestésico na borda superior da costela. Nesse ponto, deve-se certificar que não foi atingido nenhum vaso e administrar maior quantidade de anestésico para o bloqueio do feixe intercostal.

DRENAGEM PELURAL POR PUNÇÃO

Alguns hospitais dispõem de *kits* de drenagem pleural (Figura 87.1). Após puncionar a pleura com uma agulha (Figura 87.2), introduz-se um fio-guia (Figura 87.3) que orienta a penetração de um dilatador/introdutor (Figura 87.4), por dentro do qual se introduz e se posiciona o dreno (Figura 87.5) na cavidade pleural (Figura 87.6). Essa técnica

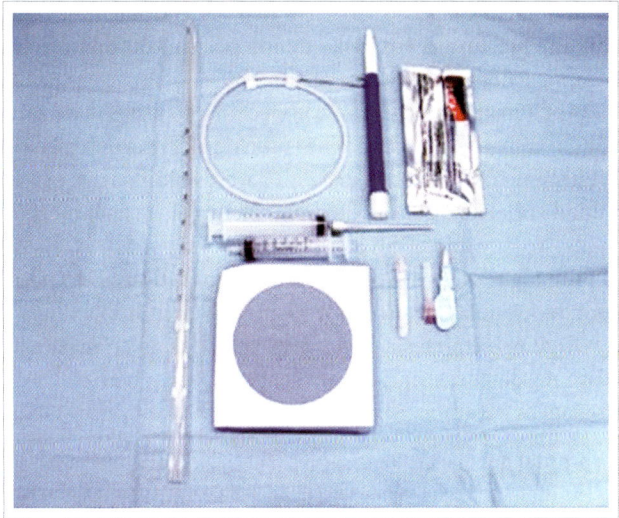

FIGURA 87.1. Sistema de drenagem pleural fechada.

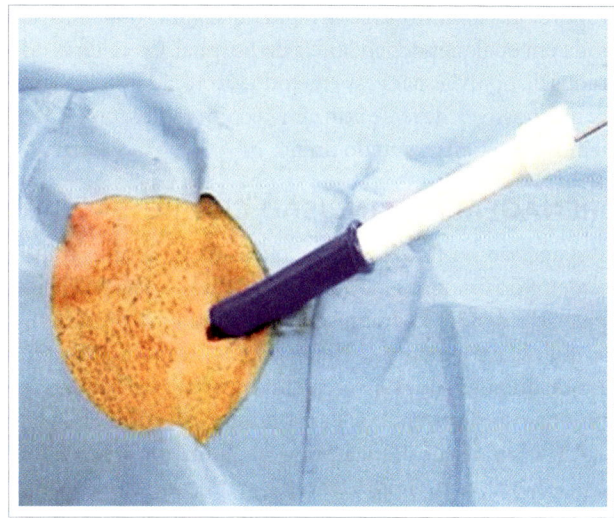

FIGURA 87.4. Utilização de dilatador.

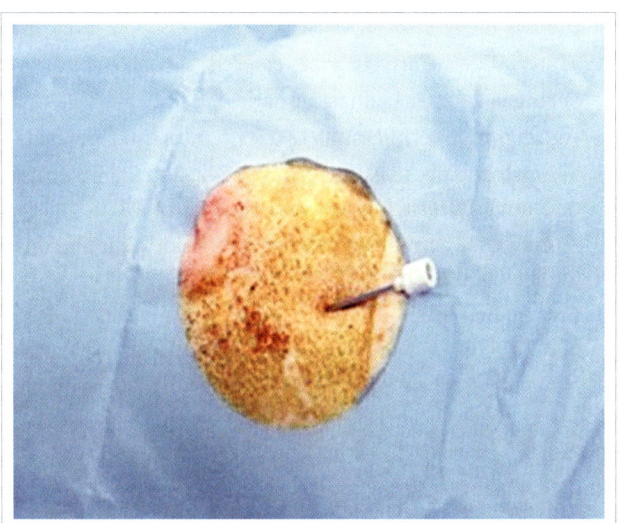

FIGURA 87.2. Punção torácica utilizando *kit* de drenagem.

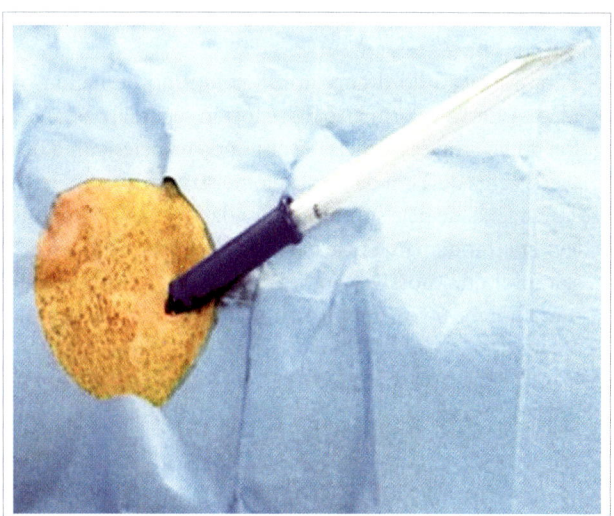

FIGURA 87.5. Introdução do dreno pelo interior do dilatador.

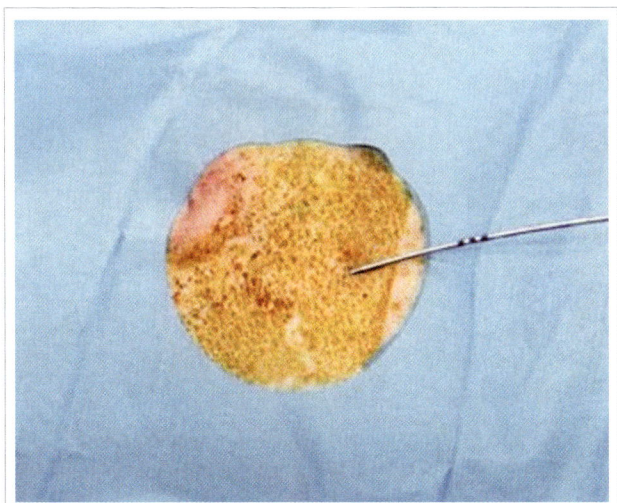

FIGURA 87.3. Introdução de fio-guia pela agulha.

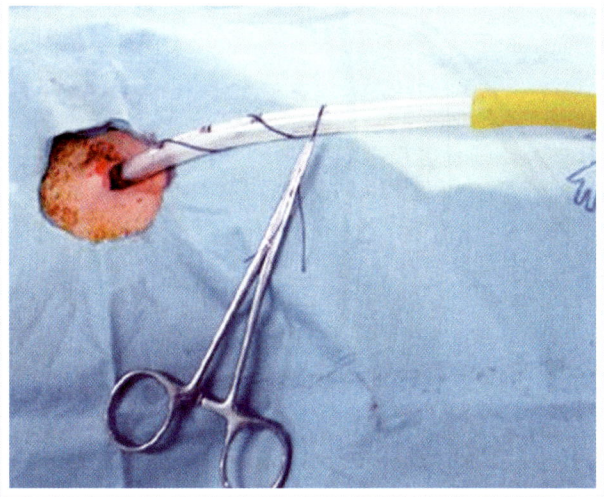

FIGURA 87.6. Aspecto final da drenagem. Observa-se a conexão do dreno com o tubo para o frasco de selo d'água.

proporciona uma drenagem rápida e segura, podendo ser usada em qualquer dependência do hospital. Os calibres dos drenos disponíveis para esse método são 10, 12 e 28 Fr. Sempre que possível, deve-se utilizar a técnica radioscópica para melhor posicionamento do dreno.

DRENAGEM POR INCISÃO CIRÚRGICA

A incisão no tórax deve ser realizada de acordo com o diâmetro do dreno, de modo que ele fique justo na pele. Promove-se a dissecção da musculatura com uma pinça Kelly até que seja atingida a cavidade pleural (Figura 87.7). No caso de drenos rígidos ou com guia, introduz-se o dreno no sentido posterior e cranial. Para os drenos de tórax flexíveis, utiliza-se uma pinça longa presa na ponta do dreno a fim de direcionar seu sentido. Deve-se certificar que não existe nenhum orifício do dreno para fora da cavidade pleural.[5-6]

No dreno *pigtail* não é necessário utilizar pinças, pois sua colocação é feita a partir da utilização do seu próprio introdutor.

Para a fixação do dreno, utiliza-se um fio de náilon ou algodão. Amarra-se primeiro o dreno, em seguida, passa-se a agulha do fio através da incisão com saída na pele, a uma distância de cerca de 2 cm da borda da incisão, para que permaneça uma faixa de pele suficiente para dar firmeza ao nó. Não se deve apertar demais a pele para não provocar necrose.[6]

Sempre que possível, deve-se utilizar a radioscopia para melhor posicionamento, ou solicitar uma radiografia imediatamente após o ato cirúrgico, para evitar o reposicionamento futuro em razão de má posição do dreno e/ou complicações da drenagem pleural.

Após instalado, o dreno é conectado ao sistema de drenagem fechado sob selo d'água (tubo de extensão e frasco de drenagem com água destilada ou soro fisiológico). A extremidade final da extensão do dreno pleural deve ficar mergulhada, no mínimo, 2 cm abaixo do nível da água.[5-6]

Em alguns casos específicos, o frasco de drenagem pode ser conectado a um sistema de aspiração contínua.

Alguns pacientes adultos e quase todas as crianças necessitam de anestesia geral ou sedação para a realização da drenagem pleural.

MATERIAL

Drenagem por punção

- *Kits* de drenagem pleural fechada, com drenos de diâmetros 10, 12 e 28 Fr.
- Material de curativo e gazes estéreis.
- Seringas de 20 mL: duas unidades.
- Agulhas hipodérmicas: 40/12 e 30/7 (duas unidades cada).
- Sempre que possível, fazer uma sedação e complementar com anestesia local com Xylocaina® a 2%.
- Antissepsia com polivinilpirrolidona-iodo ou gluconato de clorexedine.
- Éter ou benzina.

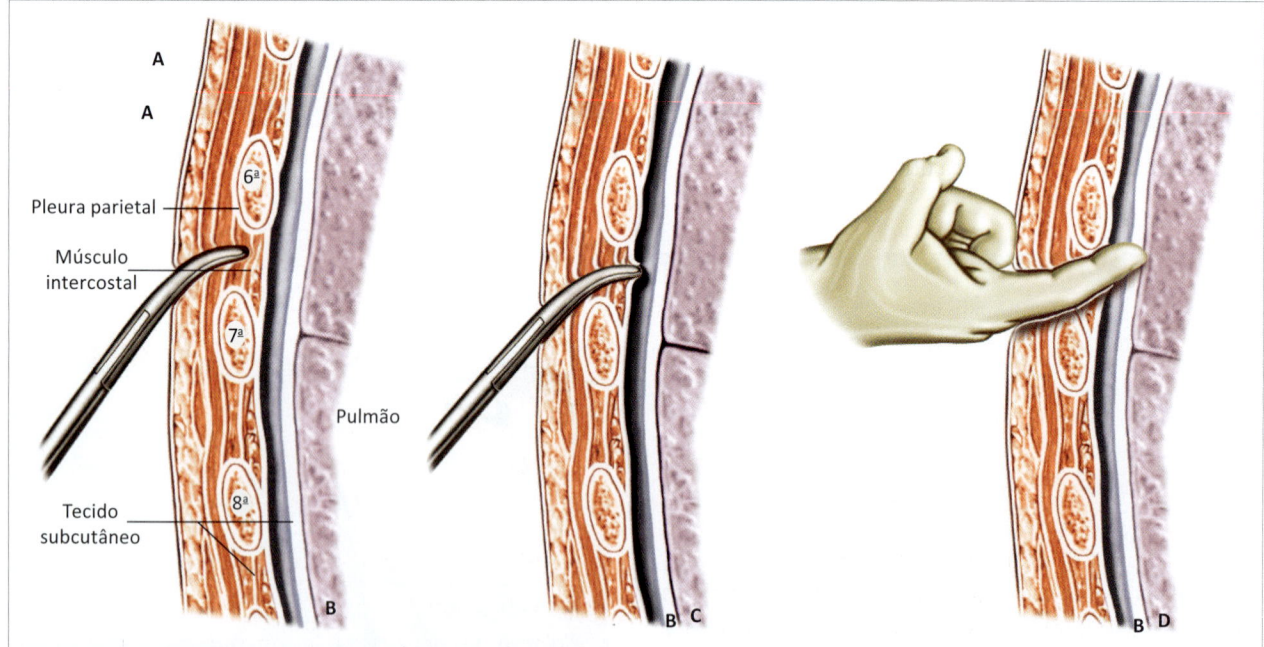

FIGURA 87.7. Introdução de um tubo do tórax. (A) Incisão sobre o espaço intercostal. (B) Criação de trajeto subcutâneo. (C) Penetração da pleura parietal. (D) Confirmação de que o pulmão não está aderido à parede torácica no local da punção.
A – Introdução da pinça na pele.
B – Dissecção da musculatura intercostal.
C – Exploração digital da cavidade pleural.
Fonte: Symbas, 1989.[7]

- Campo estéril fenestrado grande.
- Fio de algodão 2,0 agulhado (dois envelopes), monofilamentar 4,0 e 5,0 se o paciente for criança.
- Intermediário plástico no diâmetro necessário (1/4 a 1/4 ou 1/4 a 3/8).
- Tubos de ensaio simples estéreis para coleta e exames do líquido pleural.
- Radioscopia ou radiografia portátil sempre que possível.
- Esparadrapo comum (ou com micropores).
- Par de luvas estéreis.

Drenagem por incisão cirúrgica

- Dreno tubular com o diâmetro necessário: 14, 19, 28 e 36 Fr ou com diâmetros menores, se o paciente for criança.
- Caixa de material cirúrgico de pequeno ou médio porte.
- Seringa de 20 mL: duas unidades.
- Agulhas hipodérmicas (duas agulhas 40/12 e duas agulhas 30/7).
- Sempre que possível, realizar sedação e completar com anestesia local com Xylocaina® a 2% (com ou sem vasoconstritor).
- Frascos.
- Gazes e compressas (um pacote de compressas e três pacotes de gazes).
- Campos estéreis (quatro grandes e um fenestrado).
- Antissepsia com polivinilpirrolidona-iodo ou gluconato de clorexedine.
- Fio de algodão 2,0 agulhado (dois envelopes), monofilamentar 4,0 e 5,0 se o paciente for criança.
- Frasco e tubo de extensão de drenagem: um conjunto para cada dreno.
- Intermediário plástico (1/4 a 1/4, 1/4 a 3/8 ou 3/8 a 3/8).
- Um bisturi lâmina 11.
- Tubos de ensaio simples estéreis para coleta e exames do líquido pleural.
- Radioscopia ou radiografia portátil, sempre que possível.
- Esparadrapo comum e com microporo para o curativo de fixação.
- Par de luvas estéreis.

CUIDADOS COM O DRENO

Para os drenos que utilizam sistema em selo d'água, deve-se certificar que o soro do frasco esteja cobrindo, no mínimo, 2 cm da extensão do dreno que fica submersa no selo d'água. Isso é regra geral para todos os tipos de frascos, desde os de 500 mL até os de 2.000 mL. O que vai variar é a quantidade de soro colocada no frasco; se for pouca, corre-se o risco de entrar ar pelo sistema e ocasionar pneumotórax; se for excessiva, ocorrerá maior resistência na drenagem.

O frasco do dreno nunca deve ser elevado acima da cintura do paciente, pois o soro do recipiente passará para a cavidade pleural. Deve-se evitar também o clampeamento do dreno com pinças, principalmente se houver fístula aérea. Para a passagem do paciente de uma maca para outra ou mesmo na troca do selo d'água, deve-se dobrar a mangueira do sistema com a mão por alguns segundos, isso evita que o profissional esqueça o dreno fechado e provoque um pneumotórax hipertensivo. Outro cuidado importante é com o respiro que existe no frasco; o ar sai pelo dreno vai até o soro e precisa sair do sistema através do respiro. Se a saída do ar pelo respiro for ocluída, será como manter o dreno fechado.[8]

Nos casos de drenagem utilizando-se a válvula de Heimlich, o uso de soro é dispensado, facilitando o manuseio e o controle da drenagem. Os principais cuidados são com o curativo diário para evitar infecção na ferida cirúrgica e até mesmo da cavidade pleural e anotar o débito da drenagem para orientar o cirurgião quanto à provável retirada do dreno.

Deve-se observar sempre o orifício de entrada do dreno na caixa torácica para certificar-se que sua fixação permanece adequada e que não existe nenhum orifício do dreno fora da cavidade pleural.

Nos casos em que a aspiração do dreno é necessária, nunca se deve fechar ou desligar este sistema sem desconectá-lo do frasco de drenagem, pois isso corresponde ao mesmo que pinçar o dreno.

COMPLICAÇÕES

As principais complicações da toracocentese e da drenagem pleural são dor no local do procedimento, hematoma da pele e subcutâneo, reação vasovagal, hipovolemia, contaminação do espaço pleural, edema de reexpansão pulmonar, pneumotórax e hemotórax.

Normalmente, o pneumotórax e o hemotórax estão associados à toracocentese e o seu tratamento é a drenagem pleural.

O edema pulmonar de reexpansão é uma condição rara, com incidência menor que 1%, que pode ocorrer após a drenagem de tórax por um pneumotórax ou derrame pleural volumoso e capaz de apresentar mortalidade maior que 20%.[9-10] A manifestação clínica pode ser discreta ou se apresentar com tosse, taquicardia e dispneia, podendo, em casos graves, levar a insuficiência respiratória.[11] Em casos raros, o edema pode ser bilateral.[9]

Os principais fatores de risco são:
- Paciente jovem.
- Colapso pulmonar grande com duração maior que 24 horas.
- Rápida reexpansão pulmonar.

Apesar de não haver consenso na literatura, a remoção de mais do que 2.000 mL de ar ou líquido pleural parece aumentar o risco do edema de reexpansão pulmonar.[12]

REFERÊNCIAS BIBLIOGRÁFICAS

1. Colice GL, Rubins JB. Practical management of pleural effusions: when and how should fluid accumulations be drained? Postgrad Med. 1999;105:67-77.
2. Light RW. Pleural effusion. N Engl J Med. 2002;346:1971.
3. Pearson FG, Deslauriers J, Ginsberg RJ et al. Thoracic surgery. New York: Churchill Livingstone, 1995.
4. Santillan-Doherty P, Argote-Greene LM, Guzman-Sanchez M. Thoracoscopic management of primary spontaneous pneumothorax. Am Surg. 2006;72(2):145-9.
5. Shields TW. General thoracic surgery. 4. ed. Malvern: Williams & Wilkins, 1994.
6. Xavier AM, Andrade LO. Capítulo "Drenagem Torácica" do livro Procedimentos Cirúrgicos – Técnica e Tática, Editora Roca, de autoria de Amato, Alexandre Campos Moraes, 2008.
7. De Symbas PN. Cardiothoracic Trauma. Philadelphia: WD Saunders CO, 1989.
8. Tedde ML. Manual de cuidados e procedimentos em drenagem de tórax. Temas de cirurgia torácica. Produtos Roche Químicos e Farmacêuticos S/A, 1993.
9. de Wolf SP, Deunk J, Cornet AD, Elbers PW. Case Report: Bilateral reexpansion pulmonary edema following treatment of a unilateral. F1000Res. 2014 Dec 30;3:318.
10. Schmidt-Horlohé N, Azvedo, CT, Rudig L, Habekost M. Fulminant Unilateral Pulmonary Edema After Insertion of a Chest Tube. Dtsch Arztebl Int. 2008;105(50):878-81.
11. Conen A, Joos L, Bingisser R. Ipsilateral reexpansion pulmonary edema after drainage of a spontaneous pneumothorax: a case report. J Med Case Reports. 2007;1:107.
12. Lin YJ, Yu YH. Reexpansion pulmonary edema after large-volume thoracentesis. Ann Thorac Surg. 2011 Oct;92(4):1550-1.

CAPÍTULO 88

PERICARDIOCENTESE E DRENAGEM PERICÁRDICA

Jose Luiz Ghiotto
Rolf Francisco Bub

DESTAQUES

- A punção pericárdica pode salvar a vida do paciente e ser realizada em ambiente fora do centro cirúrgico.
- A obtenção do líquido pericárdico pode ser realizada somente para diagnóstico.
- A drenagem pericárdica pode ser realizada por procedimento minimamente invasivo mediante punção.
- A drenagem pericárdica por incisão permite a biópsia do pericárdio e exploração da cavidade pericárdica por vídeo.

PERICARDIOCENTESE E DRENAGEM PERICÁRDICA

PERICÁRDIO

É um saco seroso que envolve coração, aorta ascendente, veias cava e artéria pulmonar com seus ramos direito e esquerdo. Tem a mesma origem embriológica que as pleuras e o peritônio, separando-se delas para envolver o coração, em torno da sétima semana da gestação.

Superiormente, ele se fixa nos vasos (aorta e veia cava inferior, confundindo-se com adventícia delas); anteriormente, ao esterno e apêndice xifoide, por meio de ligamentos; posteriormente, à coluna vertebral; e inferiormente ao diafragma.

Tem relação com vários nervos (vago, recorrente laríngeo, plexo esofágico, gânglio estrelado, primeiro gânglio dorsal, plexo cardíaco, plexo aórtico, plexo diafragmático, nervos frênicos e fibras sensoriais dos gânglios dorsais de C_8 a T_2).

É irrigado por pequenos ramos da aorta, das artérias mamárias internas, e das artérias musculofrênicas.

O pericárdio é formado por duas camadas: a externa – constituída de fibras de colágeno, entremeadas de fibras de elastina – e a interna, serosa. A conexão entre as duas camadas é feita por fibras de elatina, que permite certa elasticidade entre as camadas Nas crianças, essas fibras são onduladas, o que confere uma maior elasticidade ao pericárdio.

A pressão intrapericárdica normal varia de −5 a +5 cm de água, durante a respiração.

O tamanho do pericárdio é cerca de 20% superior ao tamanho do coração.

A camada serosa tem microvilosidades, o que lhe confere aspecto ciliar, que aumentam a área de movimentação de líquido. Nos mamíferos, poros e fenestrações com menos de 50 micra permitem comunicações com as pleuras.

O líquido pericárdico é produzido pela camada serosa constantemente, em um volume próximo a 50 mL/dia no adulto, porém a quantidade normal encontrada em qualquer momento é de 15 a 20 mL. É um ultrafiltrado do plasma (tem cerca de um terço das proteínas do plasma), com predomínio da albumina, porém tem também fosfolipídeos responsáveis pelo caráter lubrificante desse líquido.

A drenagem do líquido pericárdico é constante e no mesmo volume de sua produção, e principalmente realizada pelo sistema linfático através do ducto torácico e do ducto linfático direito, no espaço pleural direito.[1] O desequilíbrio entre produção e reabsorção pode acarretar o acúmulo progressivo intrapericárdico (Figura 88.1).

As funções pericárdicas são:

1. Fixar o coração anatomicamente;
2. Reduzir o atrito entre adjacências;
3. Ser uma barreira contra a extensão de doenças de órgãos contínuos;
4. Ajudar na regulação do acoplamento diastólico dos ventrículos.

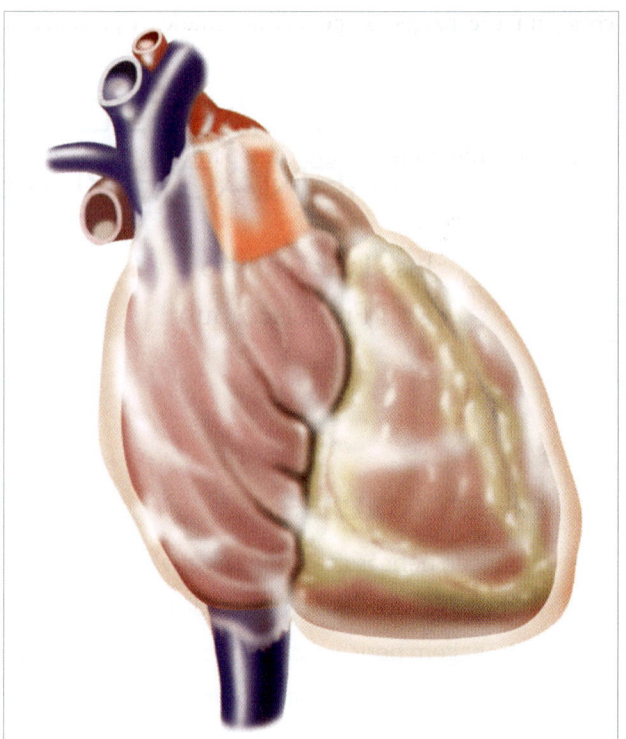

FIGURA 88.1. Desenho esquemático de derrame pericárdico comprimindo câmaras direitas.

DERRAMES PERICÁRDICOS

São consequência do desequilíbrio entre produção (aumentada) e a absorção (normal ou diminuída) do líquido pericárdico.

Os processos inflamatórios/infecciosos do pericárdio (pericardites),[2] e processos neoplásicos, produzem o acúmulo de líquido pericárdico em graus variáveis.

Quando esse acúmulo ocorre lentamente o pericárdio se distende bastante, adaptando-se à pressão do líquido. É possível encontrar grandes quantidades no saco pericárdico sem a presença de grandes sintomas. Isso ocorre com frequência na pericardite urêmica.

Quando o acúmulo é rápido, os sinais de tamponamento cardíaco com restrição da diástole se fazem presentes também rapidamente.

Tamponamento cardíaco com colapso hemodinâmico é uma indicação absoluta para retirada do líquido de emergência por meio de pericardiocentese ou drenagem (pericardiotomia cirúrgica).

Em pacientes com derrame pericárdico agudo, como em traumas, o imediato alívio da pressão intrapericárdica se faz necessário e é uma medida frequentemente salvadora.

PERICARDIOCENTESE (PUNÇÃO PERICÁRDICA)

Não há absoluta contraindicação para pericardiocentese em uma emergência. Existem várias relativas contraindicações para a realização de pericardiocentese. A presença de coagulopatia ou de anticoagulação medicamentosa deve ser levada em conta antes da realização de um procedimento invasivo no pericárdio.

A pericardiocentese é indicada para a obtenção do líquido pericárdico (para exames diagnósticos), para impedir tamponamento (Figura 88.2) ou para melhorar as condições clínicas do paciente tamponado e permitir um procedimento maior, como drenagem pericárdica com biópsia pericárdica sob anestesia geral.

O paciente é colocado em decúbito dorsal com um coxim nas costas, de tal maneira que um terço inferior do esterno é levantado (anteriorizado).

A técnica mais usada consiste na introdução de uma agulha sob o apêndice xifoide, à esquerda da linha média, em um ângulo de 45 graus com a superfície anterior do tórax e direcionada para o ombro esquerdo. A introdução da agulha pode ser monitorada pelo eletrocardiograma (ECG), conectando-se a agulha na derivação precordial do eletrocardiógrafo. Quando a agulha entra em contato com o epicárdio, há alteração do ECG, devendo-se, então, recuá-la. Toda introdução da agulha deve ser sob aspiração.

O ecocardiograma[3-4] e a radioscopia durante o procedimento também são de grande ajuda na orientação da introdução da agulha (Figura 88.3).

A mais temida complicação é o sangramento por laceração do miocárdio, punção de câmaras cardíacas ou de ramos arteriais coronários, principalmente quando a quantidade de líquido pericárdico é pequena ou quando há alteração da crase sanguínea.

A rápida descompressão do pericárdio pode produzir vasodilatação com hipotensão secundária, que deve ser tratada com administração do volume.

Diante do diagnóstico de um acidente de punção ou quando se constata sangue coagulado no pericárdio, deve-se ter a possibilidade de uma rápida toracotomia.

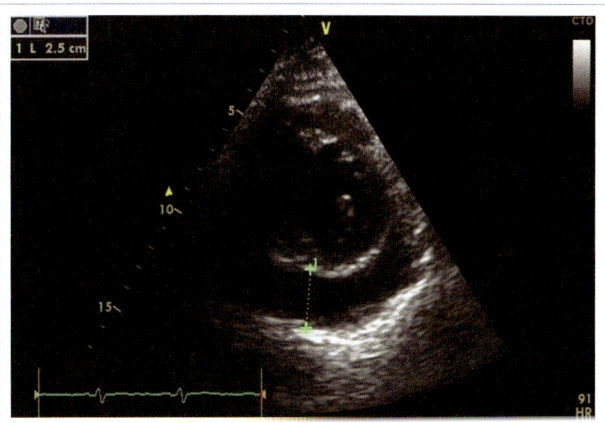

FIGURA 88.3. Imagem ecocardiográfica de importante derrame pericárdico.

DRENAGEM PERICÁRDICA (PERICARDIOTOMIA)

A drenagem pericárdica e a pericardiotomia estão indicadas quando houver:

1. Sangue coagulado no derrame pericárdico;
2. Derrame pericárdico causado por traumatismo;
3. Suspeita de derrame loculado;
4. Suspeita de líquido purulento;
5. Recorrência de derrame pericárdico;
6. Pericardite urêmica;
7. Necessidade de biópsia de pericárdio para diagnóstico histológico.

A drenagem pode ser realizada por acesso cirúrgico, em centro cirúrgico e sob anestesia geral; por toracotomia anterior esquerda, que permite uma boa visualização do pericárdio; ou por via subxifoidea (mais usada (Figura 88.4)).

Na abordagem subxifoide, existe a vantagem de uma incisão pequena (3 a 4 cm). O paciente é acomodado em decú-

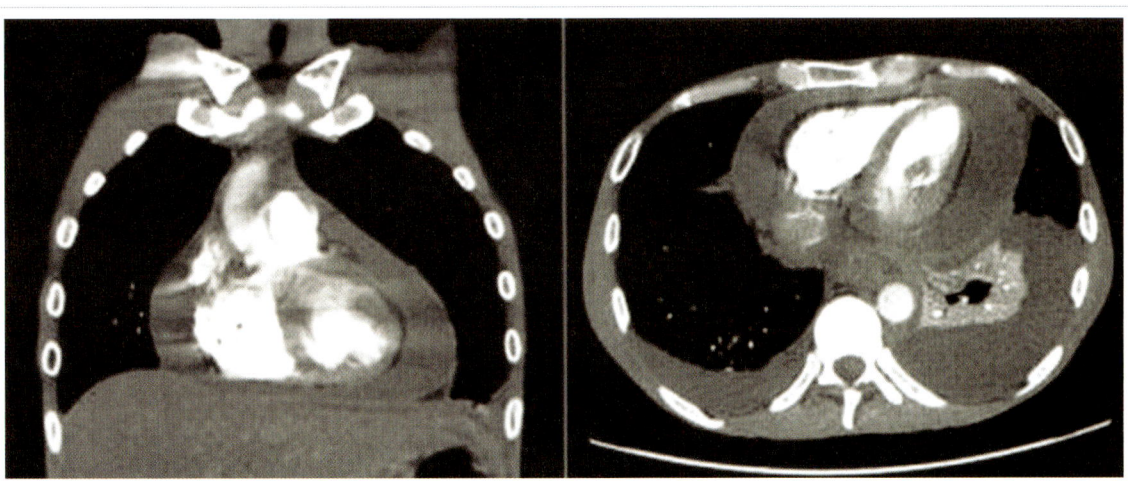

FIGURA 88.2. Imagem mostrando grande derrame pericárdico e pleural bilateral.

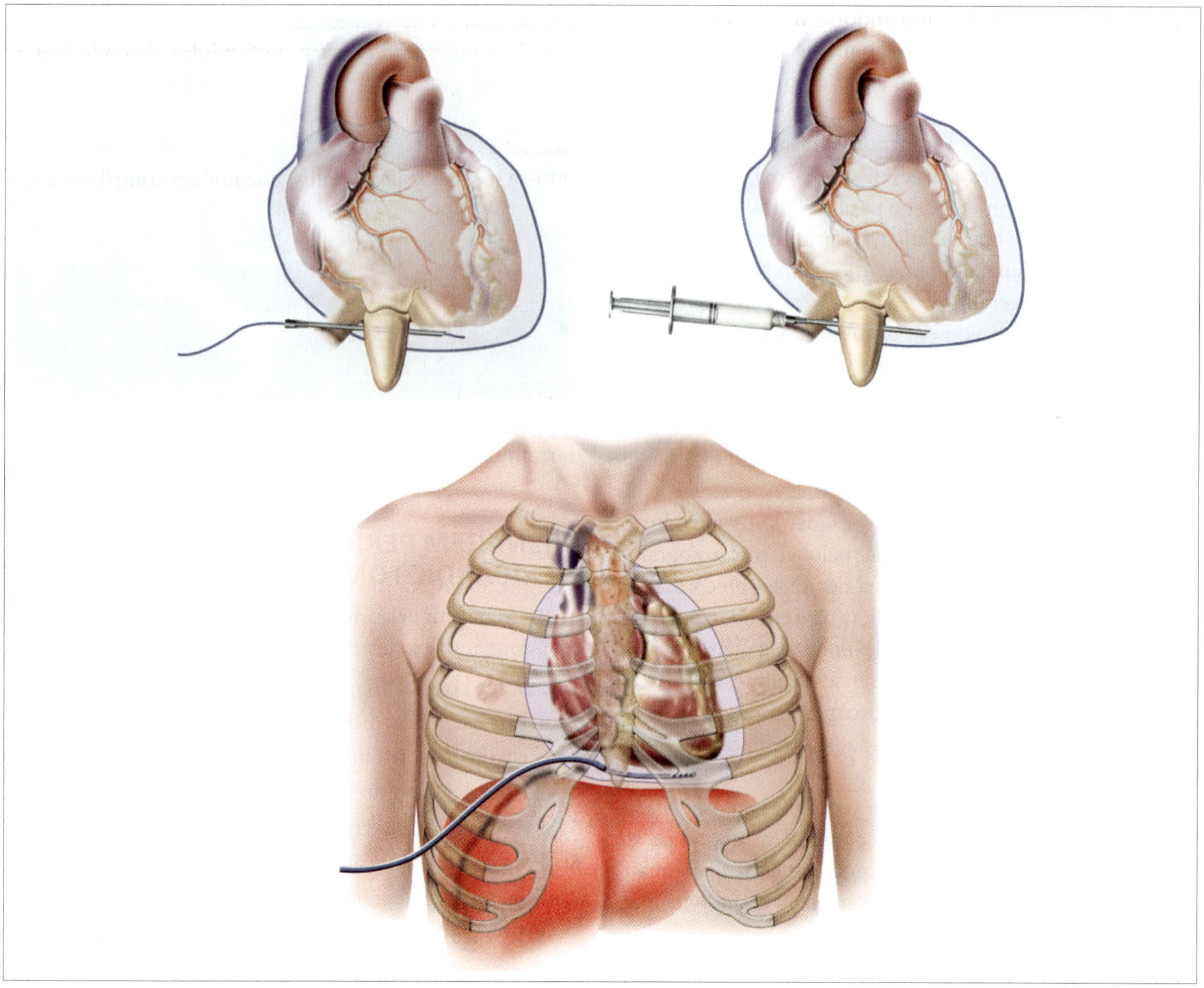

FIGURA 88.4. Esquema de punção pericárdica subxifoide e instalação de dreno tubular.

bito dorsal, com um coxim nas costas para levantar o terço inferior do esterno. O apêndice xifoide é luxado ou retirado,[5-6] os músculos retoabdominais são afastados, tendo-se acesso ao pericárdio, que é aberto e drenado, sendo possível e retirada de fragmentos para exames (anatomopatológico e culturas).[7-9] Essa técnica também permite a introdução de uma videocâmera para melhor exploração da cavidade pericárdica, o que pode dirigir biópsias de regiões alteradas.

A drenagem pericárdica pode ser realizada de maneira mais rápida, por meio de uma punção subxifoidea (técnica de pericardiocentese), em que um fio-guia é instalado e, através dele, o orifício é dilatado com dilatadores especiais e, então, um dreno de até 28 French (Fr) pode ser introduzido. Existem *kits* especiais para esse procedimento (Figura 88.5).

O dreno é fixado à pele com pontos de algodão.

MATERIAL NECESSÁRIO
PERICARDIOCENTESE

- Agulha longa (é frequente o uso de agulhas dos *kits* de cateteres venosos centrais).

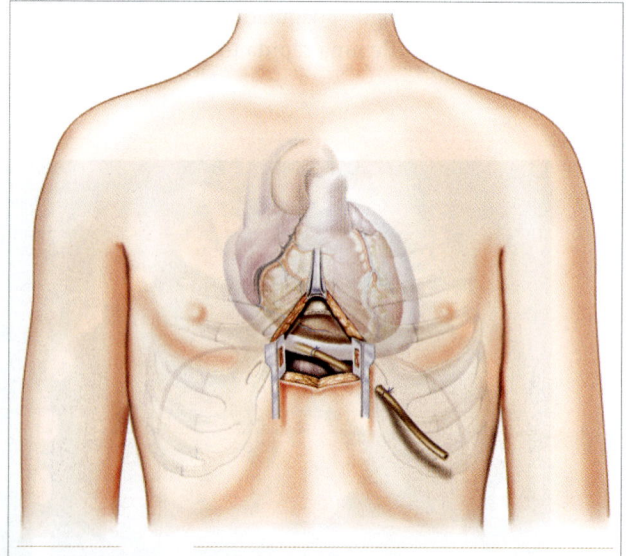

FIGURA 88.5. Esquema de pericardiotomia por técnica de Marfan. Ressecção do apêndice xifoide com instalação de dreno tubular.

CAPÍTULO 88 Pericardiocentese e Drenagem Pericárdica

- Lidocaína a 2% 20 mL.
- Seringas de 10 e de 20 mL.
- Frascos para coletas de líquido para envio aos laboratórios.
- Campos estéreis.
- Antissepsia com gluconato de clorexidina ou polivinil-pirrolidona-iodo.
- Extensão para conexão elétrica da agulha ao eletrocardiógrado (eletrodo precordial).

DRENAGEM PERICÁRDICA POR PUNÇÃO

- *Kit* de drenagem de tórax fechado (drenos de 10 ou 12 Fr).
- Material de curativo e luvas estéreis.
- Seringas de 20 mL: duas unidades.
- Agulhas hipodérmicas: 40/12 e 30/7 (duas unidades de cada).
- Sempre que possível, realizar sedação e complementar com anestesia local (lidocaína a 2%).
- Antissepsia com polivinilpirrolidona-iodo ou gluconato de clorexidina.
- Campo estéril fenestrado grande.
- Fio de algodão agulhado 2 (dois envelopes), monofilamentar 4 e 5 se o paciente for criança.
- Intermediário plástico no diâmetro necessário (1/4-1/4).
- Tubos de ensaio simples estéreis para coleta e exames do líquido pericárdico.
- Radioscopia portátil, sempre que possível.
- Esparadrapo comum ou *micropore*.

DRENAGEM PERICÁRDICA POR INCISÃO CIRÚRGICA

- Dreno tubular com diâmetro 19, 28 e 36 Fr, ou menores se o paciente for criança.
- Caixa de material cirúrgico de médio porte e complemento ósseo.
- Seringa de 20 mL: duas unidades.
- Agulhas hipodérmicas (duas agulhas 40/12 e duas 30/7).
- Sempre que possível, realizar sedação complementada com anestesia local com Xylocaina® a 2% (com ou sem vasoconstritor): dois frascos.
- Gazes e compressas (um pacote de compressas e cinco de gazes).
- Campos estéreis (quatro grandes e um fenestrado).
- Antissepsia com polivinipirrolidona-iodo ou gluconato de clorexidina.
- Fio de algodão 2 agulhado: dois envelopes.
- Fios inabsorvíveis agulhados 2 para a aponeurose dos retoabdominais.
- Fios para sutura intradérmica absorvível 5 agulhado.

- Frasco e tubo de extensão de drenagem: um conjunto para cada dreno.
- Intermediário plástico (1/4-1/4, 1/4-3/8 ou 3/8-3/8).
- Bisturi lâmina 11: um bisturi.
- Tubos de ensaio simples estéreis para coleta e exames do líquido pericárdico e um frasco com formol para o exame anatomopatológico.
- Esparadrapo comum e ou *micropores*.
- Par de luvas estéreis.

CUIDADOS IMPORTANTES COM TODOS OS TIPOS DE DRENAGEM

- Radiografias de controle, caso não tenham sido feitas sob radioscopia.[8]
- Controle de temperatura, pulso e pressão logo após o procedimento e, a seguir, a cada 4 horas nas primeiras 24 horas.
- Observar diariamente o curativo do local da inserção do dreno.
- Observar se não houve exteriorização do dreno (se o ponto de fixação não está no nível da pele).
- Caso a situação descrita no item anterior tenha ocorrido, registrar e comunicar imediatamente ao médico responsável.
- Observar as conexões do sistema e o selo d'água (no mínimo 2 cm).
- Utilizar manobras que dificultem a tração do dreno quando o paciente se movimenta no leito, ou deambula, fixando-o com esparadrapo no corpo do paciente. Cuidado para não o angular.
- Observar a oscilação da coluna líquida no frasco de drenagem e na extensão, o que da a certeza de permeabilidade do sistema.
- De acordo com a orientação médica, ordenhar ou não a extensão para manter o dreno desobstruído.
- Observar e anotar a quantidade e o aspecto do líquido drenado, pelo menos duas vezes ao dia. A troca do frasco deve ser feita diariamente.
- Observar atentamente o volume de ar drenado (borbulhar) e anotar as características.
- Verificar o sistema de aspiração, quando utilizado. Nunca fechar ou desligar este sistema sem desconectá-lo do frasco de drenagem, pois isso corresponde ao mesmo que pinçar o dreno.
- Nunca pinçar o dreno, principalmente quando houver fístula aérea, nem para o transporte do paciente. O dreno só deve ser pinçado nos breves momentos da troca do frasco de drenagem.[10-11]
- Deve haver um contato constante entre enfermeiros, fisioterapeutas e médicos responsáveis pelo tratamento do paciente. Discutir sempre o tipo de cuidado e de fisioterapia respiratória a serem administrados.

REFERÊNCIAS BIBLIOGRÁFICAS

1. Colice GL, Rubins JB.Pratical management of pleural effusions: when and how should fluid accumulations be drainde? Postgrad Med. 1999;105:67-77.
2. DeCamp MM. Malignant effusive pericardial disease of pleura and pericardium. Chest. 1997;112:291.
3. Cheitlin MD, Amstrong WF, Aurigemma GP, Beller GA, Bierman FZ, Davis JL, et al. ACC/AHA/ASE 2003 guideline update for the clinical application of echocardiography: summary article: a report of the American College of Cardiology/American Heart Association Task Force on Pratice Guidelines (ACC/AHA/ASE Committee to update the 1997 Guidelines for the Clinical Application of Echocardiography). Circulation. 2003;108(9):1146-62.
4. Tsang TS, Bannes ME, Hayes SN, Freeman WK, Dearani JA, Butler SL, et al. Clinical and echocardiographically characteristics of significant pericardial effusions following cardiothoracic surgery and outcomes of acho-guided pericardiocentesis for management: Mayo clinic experience, 1979-1998. Chest. 1999;116:322.
5. O'Brien PK, Kucharczuk JC, Marshall MB, Friedberg JS, Chen Z, Kaiser LR, et al. Comparative study of subxiphoid versus videothoracoscopic pedicardial "window". Ann Thorac Surg. 2005;80(6):2013-9.
6. Shields TW.General Thoracic surgery.4.ed. Malvern: Williams & Wilkins, 1994.
7. Shabetai R. Pericardial effusion: haemodynamic spectrum. Heart. 2004;90:255.
8. Levy PY, Corey R, Berger P, Habib G, Bonnet JL, Levy S, et al. Etiologic diagnosis of 204 pedicardial effusions. Medicine (Baltimore). 2003;82:385.
9. Seferovic PM, Ristic AD, Maksimovic R, Tatic V, Ostojic M, Kanjuh V. Diagnostic value of pericardial biopsy: improvement with extensive sampling enable by pericardioscopy. Circulation. 2003;107:978.
10. Imazio M, Adler Y. Management of pericardial effusion. Eur Heart J. 2013;34:1186.
11. Tsang TS, Barnes ME, Gersh BJ, Bailey KR, Seward JB. Outcomes of clinically significant idiopathic pericardial effusion requiring intervention. Am J Cardiol. 2003;91:704.

CAPÍTULO 89

TORACOSCOPIA DIAGNÓSTICA E TERAPÊUTICA

Davi Wen Wei Kang
Fabiano Cataldi Engel

DESTAQUES

- A toracoscopia é uma ferramenta útil no diagnóstico e na terapêutica de diversas afecções pleuropulmonares, pericárdicas e esofágicas.
- É modalidade diagnóstica importante no esclarecimento de infiltrados pulmonares sem etiologia, permitindo, assim, melhor direcionamento terapêutico.
- Permite obtenção de amostra pulmonar e/ou pleural por visão direta, aumentando a possibilidade de esclarecimento diagnóstico em relação à biópsia transbrônquica ou biópsia por agulha.
- Permite a ressecção segura e oncologicamente eficaz de tumores pulmonares primários ou secundários, diminuindo a morbidade das segmentectomias, lobectomias e pneumonectomias
- Permite a ressecção segura e oncologicamente eficaz de tumores mediastinais, particularmente os tumores do mediastino anterossuperior, cistos mediastinais e tumores neurogênicos.
- A toracoscopia é extremamente segura, possuindo baixa morbidade e quase nula mortalidade.

INTRODUÇÃO

A toracoscopia ou pleuroscopia foi introduzida por Jacobaeus na literatura médica em 1910. Valendo-se de um cistoscópio e um termocautério, introduzidos por dupla punção sob anestesia local, praticava a toracoscopia com a finalidade de seccionar aderências pleuropulmonares e realizar pneumotórax terapêutico em doentes com cavidades tuberculosas no pulmão.[1]

Com a evolução do tratamento da tuberculose, a partir de 1940, a toracoscopia caiu em desuso e foi praticamente esquecida na maioria dos grupos americanos. Alguns serviços, principalmente na Europa, todavia, continuaram utilizando o método, porém com finalidades basicamente diagnósticas.

Desde então, um crescente número de autores passou a reportar suas experiências com as mais variadas aplicações da toracoscopia, inclusive em pacientes graves, o que implicou não só o redescobrimento universal do método como também o aperfeiçoamento e refinamento de aparelhos e instrumentos. Além disso, doenças envolvendo o pulmão e a pleura frequentemente continuam sem diagnóstico após procedimentos mais simples como a toracocentese, a biópsia de pleura com agulha de Cope, a biópsia transtorácica ou a broncoscopia com lavado e biópsia transbrônquica. Até a presente data, as indicações para sua utilização continuam a evoluir. Ressalte-se, entretanto, que faltam na literatura trabalhos de grande impacto comparando a toracoscopia com a toracotomia para suas diversas aplicações.

ASPECTOS TÉCNICOS
INSTRUMENTAL

Diferentemente do abdome, onde é necessário criar e manter um pneumoperitônio, no tórax a simples incisão intercostal determina a entrada de ar criando o pneumotórax, e, assim, colapsa o pulmão e permite o exame da cavidade pleural e seu conteúdo. Em princípio, qualquer instrumento endoscópico, aberto ou fechado, pode ser utilizado para a realização de uma pleuroscopia, e os trocartes não precisam ser valvulados para manter o pneumotórax, que pode ser controlado pela utilização de uma sonda de intubação de duplo lúmen. O aparecimento das suturas mecânicas – grampeadores endoscópicos – foi um marco no desenvolvimento da toracoscopia terapêutica, permitindo a realização de ressecções pulmonares bastante seguras. Com o grande aperfeiçoamento e a miniaturização das câmeras de televisão, houve um espetacular progresso nos procedimentos toracoscópicos.

O instrumental utilizado na toracoscopia convencional – toracoscopia rígida simples, sem uso de assistência por vídeo – é, basicamente, o mesmo da mediastinoscopia clássica descrita por Carlens, em 1959. Os autores do presente capítulo acrescentaram a esse conjunto um tubo mais longo, permitindo alcançar lesões distantes do ponto de entrada (Figura 89.1).[2]

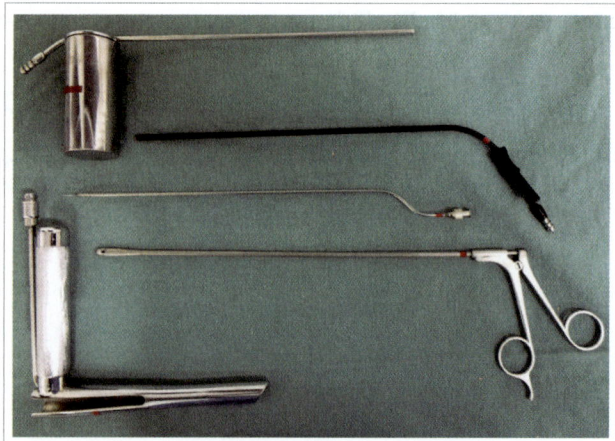

FIGURA 89.1. Materiais utilizados na toracoscopia convencional: aspirador; mediastinoscópio; e talcador.

Desde que o método foi aperfeiçoado, o instrumental da videotoracoscopia vem sofrendo constantes modificações e adaptações para melhor servir cirurgiões que trabalham nessa área. São basicamente os mesmos desenvolvidos inicialmente para a cirurgia laparoscópica, com algumas variações de tamanho e angulação para adaptar-se à caixa torácica (Figura 89.2). Vários instrumentos convencionais podem ser utilizados quando feitas mínimas toracotomias de utilidade. O desenvolvimento dos grampeadores lineares cortantes propiciou um grande impulso na utilização da videotoracoscopia. Uma vantagem muito importante da assistência com vídeo é a participação ativa de um segundo cirurgião (como assistente), tanto nos procedimentos diagnósticos como nos terapêuticos. Além disso, destaque-se a possibilidade de documentação da cirurgia com aparelhos de gravação de vídeo – amplamente utilizados em nosso meio.[3]

Algumas desvantagens podem ser apontadas, porém ainda a serem comprovadas, em relação tanto à toracoscopia convencional quanto à videotoracoscopia, quando comparadas aos procedimentos mais simples ou à toracotomia

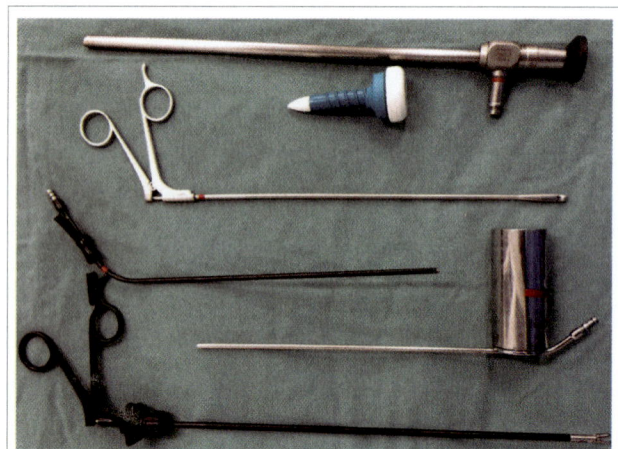

FIGURA 89.2. Materiais utilizados na videotoracoscopia: ótica de 10 mm 30°, pinças endoscópicas, aspirador, eletrocautério. trocater, talcador.

como custo operacional, dreno torácico por dias, impossibilidade da palpação bimanual e dificuldade de controle das hemorragias. Deve ser lembrado que cerca de 20% das videotoracoscopias convertem-se em toracotomia, adicionando tempo e custo ao procedimento original.

ANESTESIA

A toracoscopia tanto pode ser feita com anestesia local e respiração espontânea (toracoscopia médica) como sob anestesia geral e respiração controlada. Tudo depende do tipo de aparelho utilizado e dos objetivos do procedimento. Quando utilizados tubos abertos como o mediastinoscópio, à exceção dos casos que se apresentam com cavidade pleural encistada, é sempre preferível a anestesia geral, pois os doentes toleram muito mal o pneumotórax aberto criado pela introdução do aparelho. Contudo, habitualmente existe ótima tolerância e mínima alteração da saturação arterial de oxigênio quando se realiza o procedimento com instrumentos com vedação, os quais permitem criar e manter um pneumotórax artificial durante o tempo necessário para o exame.

São contraindicações absolutas para a toracoscopia com anestesia local as aderências pleuropulmonares difusas (ou pulmão encarcerado ou pleurodese prévia), hipercapnia ou desconforto respiratório grave, tosse incontrolável, ausência de consentimento informado pelo paciente competente e presença de tumor de via aérea central obstrutivo. São contraindicações relativas para tal procedimento a obesidade grave o suficiente para tornar a toracoscopia difícil em virtude do comprimento insuficiente do toracoscópio, presença de condições agudas reversíveis (p. ex.: infecções, broncoespasmo), comorbidades significativas (como insuficiência coronária, infarto agudo do miocárdio (IAM) recente, coagulopatia, insuficiência renal, imunodepressão).[4] As complicações da toracoscopia médica são baixas (2 a 5%) e geralmente envolvem enfisema de subcutâneo, sangramento ou infecção, com índice de mortalidade < 0,1%.[5] Quanto à escolha do tipo de cânula endotraqueal mais adequada para os procedimentos feitos sob anestesia geral, deve-se considerar o seguinte: caso haja necessidade de uma ampla exploração da cavidade pleural ou procedimentos sobre o parênquima pulmonar, diafragma e/ou mediastino, é necessário que se promova o colapso total do pulmão ipsilateral e, portanto, deve-se recorrer a uma sonda de duplo lúmen (Carlens ou Robertshaw); contudo, se a ventilação pulmonar do hemitórax a ser examinado não representar obstáculo (como em uma biópsia pleural), uma sonda endotraqueal simples poderá ser utilizada.

TÉCNICA DO EXAME

Tanto o posicionamento do paciente como a determinação do número e local das incisões dependerão do objetivo do exame, ou seja, do tipo e localização da lesão. Na maioria dos casos, o paciente é colocado em decúbito lateral, com o lado a ser examinado para cima. Na técnica convencional, uma única incisão de cerca de 2 cm é feita na linha axilar média ao nível do sexto intercosto. Nos casos em que não há derrame pleural ou pneumotórax, deve-se tomar maior cuidado na abertura da pleura, pois há o risco de se perfurar o pulmão, principalmente quando existem aderências pleuropulmonares. Terminado o procedimento, o dreno pleural deve ser colocado por contra-abertura. Na videotoracoscopia, geralmente, utilizam-se duas ou três pequenas incisões onde são introduzidos os trocateres e, através deles, a câmera de vídeo, fonte de luz e os instrumentos cirúrgicos. A disposição é quase sempre triangular para facilitar os movimentos e, ocasionalmente, uma quarta incisão é necessária, para se introduzir um afastador adicional, também denominado toracotomia de utilidade, pela qual se podem utilizar inclusive instrumentos convencionais.

A toracoscopia define-se como uma efetiva alternativa terapêutica para várias afecções torácicas e deve ser considerada de duas maneiras, principalmente quando realizada em pacientes graves: (1) procedimento pouco invasivo e com rápida recuperação; e (2) possibilidade de executar procedimentos e resolver situações que anteriormente só eram possíveis por meio de uma toracotomia (Figuras 89.3 e 89.4).

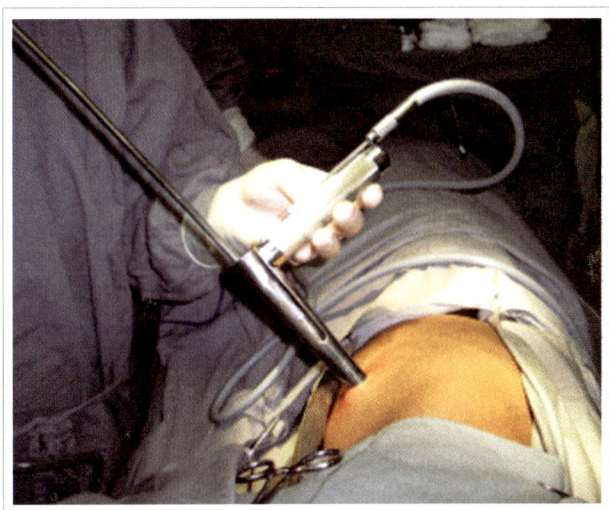

FIGURA 89.3. Aspecto da toracoscopia convencional.

A seguir, serão analisados os vários aspectos referentes a técnica, indicações e resultados da toracoscopia.[6]

TORACOSCOPIA DIAGNÓSTICA

DIAGNÓSTICO ETIOLÓGICO DOS DERRAMES PLEURAIS

A maioria dos derrames pleurais tem sua etiologia identificada por meio da análise do líquido pleural e/ou fragmento de pleura obtidos pela punção-biópsia. De acordo com Antony e colaboradores, entretanto, as sensibilidades variam entre 62% e 44%, respectivamente nos fragmentos da pleura e nos derrames pleurais neoplásicos. Quando combinadas, a

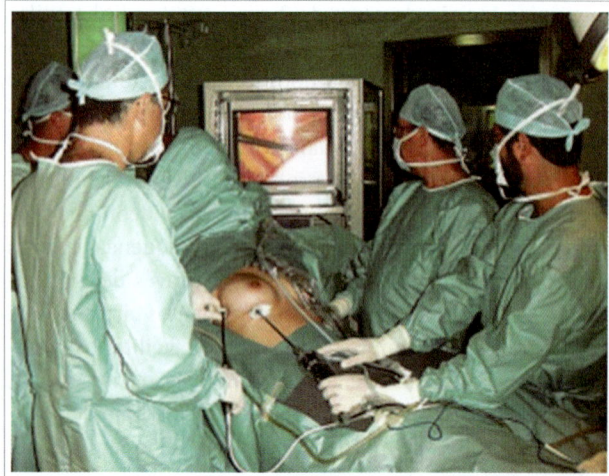

FIGURA 89.4. Aspecto da videotoracoscopia (neste caso, para simpatectomia torácica direita). Note-se o posicionamento do cirurgião principal que se coloca em posição oposta ao monitor de vídeo (este colocado praticamente na cabeceira da mesa cirúrgica).

sensibilidade chega a 74%. A toracoscopia possui uma sensibilidade de 95% e, combinada com os outros métodos, chega a 97%, segundo os mesmos autores.[7] Por outro ponto de vista, Boutin e colaboradores publicaram um trabalho mostrando outras limitações das punções-biópsias de pleura: resultados falso-positivos em 0,5% a 1,5% dos casos; dificuldade de diagnóstico do sítio primário nos casos malignos; a sensibilidade do método depende diretamente do estádio da doença. Além disso, a biópsia por agulha é efetiva em obter amostra da pleura parietal em somente 75% das tentativas, sendo melhor quando for tuberculose pleural.[8] Em metanálise recente, a toracoscopia mostrou 91% de sensibilidade e 100% de especificidade no diagnóstico de derrames pleurais exsudativos, sendo um procedimento extremamente seguro e efetivo, com índice ínfimo de complicações e mortalidade zero.[9]

BIÓPSIA DE MASSAS OU TUMORES PLEURAIS

Nesses casos e principalmente na hipótese diagnóstica de um mesotelioma, é consenso na literatura que uma amostra significativa deve ser analisada e um inventário completo do espaço pleural deve ser feito para que se decida a melhor conduta terapêutica.

A ressecção de tumores fibrosos de pleura (fibromas) é extremamente eficaz e segura por toracoscopia, evitando-se, assim, a toracotomia, principalmente em tumores pedunculados.

BIÓPSIA DE MASSAS MEDIASTINAIS

Tumores ou massas mediastinais habitualmente são considerados indicação de ressecção, a menos que se suspeite de linfomas. Muitas lesões tumorais do mediastino, entretanto, não passam de inofensivos cistos mesoteliais que, do ponto de vista dos autores do presente capítulo, geralmente não precisam ser ressecados, pois quase nunca provocam sintomas e jamais se tornam malignos. Outras vezes, as lesões nem são realmente do mediastino, mas do próprio pulmão, com invasão direta das estruturas mediastinais e/ou com metástases nos linfonodos e, com isso, podem, inclusive, tornar-se inoperáveis. Mesmo nos casos dos tumores primários do mediastino, a biópsia e o exame sob visão direta podem ajudar muito na avaliação da ressecabilidade, identificando o grau de aderência ou invasão das estruturas vizinhas.

BIÓPSIA DE PULMÃO

Um grande número de doenças infecciosas, inflamatórias e neoplásicas pode causar pneumopatia intersticial difusa que tende a evoluir para um quadro de insuficiência respiratória progressiva. Diante das dificuldades do diagnóstico diferencial habitualmente presentes, a biópsia pulmonar, com frequência, se impõe como o método decisivo. Essa é uma situação clínica comum, sobretudo em pacientes graves, como os transplantados imunodeprimidos, os doentes com AIDS e aqueles submetidos à quimioterapia antineoplásica. Segundo Gaensler e Carrington, cerca de um terço dos pacientes com doença pulmonar difusa necessitará de uma biópsia a céu aberto para definição diagnóstica.[10] Nesses casos, a videotoracoscopia pode auxiliar, principalmente nos pacientes que tolerem uma ventilação monopulmonar e que tenham regiões específicas do pulmão a serem biopsiadas.

Entre os inconstantes resultados da biópsia transbrônquica e o temor da agressão de uma toracotomia, situa-se a biópsia por toracoscopia, ou seja, a possibilidade de se obter uma amostra de parênquima pulmonar sob visão direta e com o mínimo de traumatismo. Com os aparelhos introduzidos na cavidade pleural, escolhe-se o local do pulmão e retira-se um fragmento periférico com a pinça de biópsia por meio da toracoscopia convencional.

Além do diminuto traumatismo cirúrgico, outra grande vantagem desse método é a possibilidade de se obter a biópsia pulmonar à beira do leito, evitando, assim, o perigoso e trabalhoso transporte de pacientes em estado tão crítico até o centro cirúrgico.

Com o advento da videotoracoscopia e dos grampeadores lineares endoscópicos, a biópsia pulmonar tornou-se ainda mais fácil e segura, pois porções maiores e diversas de parênquima podem ser ressecadas e suturadas, sem risco de sangramento e/ou de fístula aérea.

Em termos de resultados (comparando escala de dor analógica, uso de morfina, duração da cirurgia, dias de drenagem pleural, dias de internação e diagnóstico efetivo), não há diferenças estatísticas entre a biópsia por videotoracoscopia ou por toracotomia limitada.[11-12]

BIÓPSIA DE INFILTRADO LOCALIZADO OU MASSA PULMONAR

Embora, atualmente, muitas dessas lesões possam ser diagnosticadas mediante punção transtorácica ou transbrônquica, em alguns casos esses procedimentos podem ser contraindicados (p. ex.: quando há enfisema pulmonar grave ou insuficiência respiratória aguda sob ventilação mecânica) ou já terem sido realizados sem, todavia, ter esclarecido o diagnóstico.

Nódulo pulmonar solitário é definido como uma lesão de até 3 cm de diâmetro, completamente circunscrita por pulmão e sem estar associada à doença parenquimatosa e/ou adenopatia. Nos Estados Unidos, são detectados anualmente 150 mil novos casos desses para os quais já foram descritas mais de 80 causas diferentes. Aproximadamente 45% de todos os casos são malignos. É interessante assinalar que os nódulos pulmonares periféricos com até 3 cm podem ser totalmente removidos por meio da videotoracoscopia, também com a utilização dos grampeadores lineares endoscópicos. Nos casos confirmados de benignidade, a cirurgia está completa, o dreno pode ser removido em até 24 horas e a alta hospitalar é precoce. Nos malignos, apresentam-se duas situações: em casos de paciente estadiado e com boas condições clínicas, completa-se a cirurgia com a lobectomia e esvaziamento mediastinal; naqueles com baixa reserva funcional e/ou sem condições clínicas, a ressecção do nódulo pode ser considerada uma alternativa terapêutica.

ESTADIAMENTO DO CÂNCER DE PULMÃO

A carcinomatose pleural ipsilateral não é ocorrência rara e, normalmente, acompanha derrame pleural. A punção-biópsia de pleura, nesses casos, em geral, permite a identificação de células neoplásicas no líquido e/ou no fragmento pleural. Em algumas ocasiões, entretanto, pacientes com câncer de pulmão apresentam derrame pleural secundário à atelectasia ou pneumonia obstrutiva, e não por carcinomatose pleural. Assim sendo, nem todo paciente com neoplasia pulmonar e derrame pleural associado deve ser considerado inoperável, a menos que se comprove a disseminação da neoplasia. Contudo, como a punção-biópsia de pleura pode fornecer resultado falso-negativo, estes autores creem ser esta uma das situações ideais para se praticar a toracoscopia antes de iniciar a ressecção, pois, no caso do encontro de metástases, poupar-se-ia o paciente de um extenso e inútil traumatismo cirúrgico.

Wihlm, em 1990, relatando sua experiência com a toracoscopia no estadiamento pré-operatório e na avaliação da ressecabilidade no câncer de pulmão, concluiu que esse método pode ser muito útil em três circunstâncias: na presença de derrame pleural associado ao tumor; em casos em que existem imagens radiológicas ou tomográficas de massas pleurais; e em pacientes com comprometimento hilar ou mediastinal não passíveis de biópsia por mediastinoscopia convencional ou anterior. Sua utilização não tem implicado aumento da morbidade pós-operatória nos casos em que se prossegue com a ressecção pulmonar e, naqueles com achados que caracterizam a inoperabilidade, permite a pronta realização da pleurodese.[13]

ESTADIAMENTO DO EMPIEMA PLEURAL

Nos casos de empiema agudo, uma drenagem pleural sob selo d'água, bem feita e acompanhada, geralmente promove a cura do processo. Na fase crônica, entretanto, quando o pulmão já se encontra encarcerado, há que se lançar mão de operações maiores (pleurostomia, decorticação ou toracoplastia) para resolver a doença.

Como sempre, há os casos intermediários, aqueles que, por algum motivo, não estão se resolvendo com a drenagem, mas que não parecem crônicos o suficiente para requerer uma operação de maior porte. Embora a conduta aqui seja discutível, variando de acordo com a experiência e os recursos de cada cirurgião, pode-se avaliar e tratar esse tipo de paciente por meio da toracoscopia. O empiema pode ser resolvido pela toracoscopia, porém, durante o procedimento, evidências de alterações pleurais (loculações fixas) ou pulmonares (necrose do parênquima) podem reforçar a ideia de exploração cirúrgica, que deve, inclusive, ser realizada no mesmo ato operatório[14] (Figura 89.5).

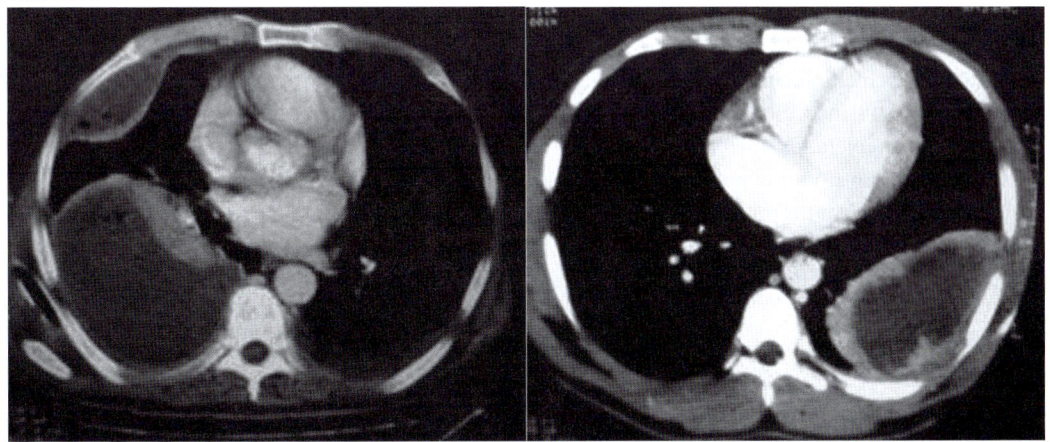

FIGURA 89.5. Fase fibrinopurulenta do empiema pleural. À esquerda, note-se a presença de gás em meio ao derrame pleural loculado, com realce moderado e homogêneo das pleuras parietal e visceral e atelectasia pulmonar compressiva. À direita, derrame pleural loculado com espessamento acentuado das pleuras visceral e parietal, associado a espessamento do tecido adiposo extrapleural subcostal e secundário à disseminação da infecção e edema local. A videotoracoscopia pode determinar a decorticação pulmonar ou a necessidade de toracotomia caso haja francos sinais de organização do empiema.

ESTADIAMENTO DO TRAUMA TORÁCICO

Esse é mais um dos promissores campos da moderna toracoscopia. Curiosamente, a primeira publicação em língua inglesa sobre o assunto é de um autor brasileiro. Em 1946, Branco[15] descreveu sua experiência com cinco vítimas de ferimentos torácicos penetrantes, avaliados pela toracoscopia: em dois, constatou que a lesão pulmonar já não sangrava; em outros dois, detectou sangramento do ferimento da parede torácica, os quais foram desbridados e hemostasiados; no último paciente nada encontrou, à exceção do hemotórax. Em todos, porém, havia hemotórax residual (400 a 1.000 mL), os quais foram aspirados e reinfundidos em doentes após filtragem em gaze. Nenhum dos cinco necessitou de toracotomia e nenhum apresentou qualquer complicação do trauma ou do procedimento.

O uso consciencioso da toracoscopia em traumatismos torácicos ou toracoabdominais parece permitir a indicação precoce da exploração cirúrgica nos casos que realmente necessitam, ao mesmo tempo em que ajuda, e muito, a evitar operações desnecessárias em um grande número de pacientes. Acrescente-se a isso o fato de se poder limpar completa e definitivamente o hemitórax de qualquer sangue retido, manobra esta muito útil para profilaxia do encarceramento pulmonar, e evitar a síndrome do coágulo retido e/ou complicações como o empiema pleural. Recomenda-se apenas que o método seja indicado em pacientes hemodinamicamente estáveis, reduzindo o tempo de internação, dias na unidade de terapia intensiva (UTI) e toracocotomia, no caso de traumatismos penetrantes.[15] Além disso, em ferimentos penetrantes toracoabdominais (principalmente por arma branca), a toracoscopia pode revelar lesões diafragmáticas ocultas em até 16,7% dos pacientes, propiciando inclusive a correção cirúrgica adequada. A acurácia diagnóstica de lesão diafragmática pela toracoscopia é de 100%.[15-17]

TORACOSCOPIA TERAPÊUTICA

Em dezembro de 1992 foi criado o Vídeo-Assisted Thoracic Surgery Study Group para analisar os dados referentes à videotoracoscopia, principalmente quanto à cirurgia intervencionista. Mais de 40 instituições participaram do grupo e, em 1 ano, foram coletados 1.820 casos. As indicações mais frequentes foram nódulos pulmonares (48%), derrames pleurais (19%) e infiltrados pulmonares (14%). Os procedimentos mais frequentes foram ressecção "em cunha" (49%), biópsia pleural (17%), pleurodese (17%) e biópsia pulmonar (6%).[18]

PLEURODESE TORACOSCÓPICA

Derrames pleurais maciços e recidivantes habitualmente são de natureza maligna, mas, em número não desprezível de doentes, algumas afecções não neoplásicas também podem gerar essa incapacitante complicação. Entre os inúmeros tratamentos propostos (pleurodese abrasiva, pleurectomia, aplicação de agentes químicos ou irritantes), destaca-se a pleurodese "por talco" graças a sua simplicidade, eficiência, baixo custo e morbidade quase nula.

A técnica consiste, basicamente, em esvaziar todo o derrame existente, colher biópsias, caso o diagnóstico já não seja conhecido, e, a seguir, introduz-se o insuflador de talco, polvilhando-se toda a superfície pleural com cerca de 2 a 5 g de talco. Em seguida, o dreno é colocado por contra-abertura e a incisão original suturada.

Nos casos de derrames maciços e múltiplas aderências pleuropulmonares, costumam-se colocar dois drenos, um anterior e outro posterior, que permitam um contato constante entre os folhetos pleurais, fator indispensável ao sucesso da pleurodese. O efeito da "talcagem" é o desencadeamento de uma difusa e intensa reação inflamatória, do que resulta ampla sínfise entre os folhetos parietal e visceral e, portanto, a obliteração do espaço pleural. Com essa metodologia temos obtido pleurodese difusa e permanente em 97% dos nossos casos operados. Embora o prognóstico de sobrevivência desses pacientes com doença maligna geralmente seja menor que seis meses, há casos com evolução de mais de um ou dois anos, nos quais não houve recidiva do derrame.

Outrossim, no caso de doenças benignas, observamos a manutenção da sínfise pleural por mais de seis anos. Observação semelhante foi feita por Guerin e colaboradores, que, ao reavaliarem sua experiência com "talcagem" de pneumotórax recidivante, relataram um índice de pleurodese permanente de 88%. Quanto ao possível temor de se utilizar talco em afecções benignas da pleura, pelo risco de desenvolvimento de mesotelioma, ele não se justifica, depois que a longa e extensa experiência foi divulgada pela Associação Torácica Britânica, que não detectou nenhum caso de mesotelioma entre 210 doentes submetidos à aplicação do talco intrapleural e acompanhados por um período que variou entre 14 a 40 anos. Entretanto, há de se ressaltar estudos experimentais e clínicos que advertem para a distribuição sistêmica do talco após sua aplicação na cavidade pleural, com efeitos ainda a serem estabelecidos.[19-22]

RESSECÇÃO DE TUMOR PLEURAL

A toracoscopia pode ser indicada primariamente como um procedimento diagnóstico em doentes que apresentam nódulos pleurais. Durante o exame, se o aspecto local é de total benignidade, alguns tumores podem ser totalmente removidos por meio da toracoscopia, e a conduta definitiva depende obviamente do resultado da anatomia patológica.

RESSECÇÃO DE TUMORES PULMONARES

Para confirmar o diagnóstico de benigno ou maligno, os nódulos pulmonares solitários (como definimos anteriormente) têm indicação quase estabelecida de ressecção pela videotoracoscopia. O grau de suspeita clínica de malignidade depende do tamanho e posição do nódulo, grau de crescimento, idade do paciente, antecedentes de tabagismo e do seu próprio aspecto radiológico e/ou tomográfico. Uma vez ressecados, o estudo anatomopatológico indicará a conduta definitiva.

A lobectomia e o esvaziamento ganglionar mediastinal por videotoracoscopia são possíveis e estão se tornando universalmente aceitos como o tratamento ideal dos carcinomas pulmonares. Os resultados da dissecção linfonodal mediastinal na lobectomia por videotoracoscopia são similares à da toracotomia[23-24] (Figura 89.6).

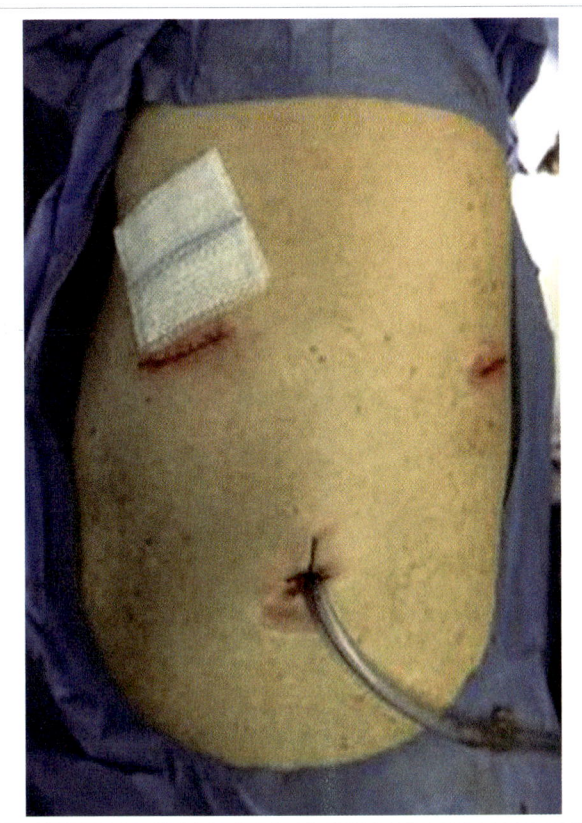

FIGURA 89.6. Aspecto das incisões da lobectomia pulmonar inferior esquerda por videotoracoscopia. A incisão anterior é a maior (incisão de trabalho: localiza-se na altura da veia pulmonar superior ou um espaço intercostal abaixo quando a lobectomia é média ou inferior); o dreno é inserido no trocater da ótica (8º espaço intercostal – linha axilar posterior); a incisão auxiliar é feita posteriormente na região do trígono da ausculta.

Com relação à ressecção de metástases pulmonares pela videotoracoscopia, apesar dos relatos de Dowling, em 1993, existem duas limitações importantes do método: impossibilidade de palpação de todo o parênquima pulmonar e somente as lesões periféricas são acessíveis. Essas limitações, nosso ver, dificultam e/ou impossibilitam uma ressecção completa das lesões.[25]

SIMPATECTOMIA DORSAL

A ressecção ou neurólise do gânglio estrelado e de parte da cadeia simpática cervical ou torácica está indicada em alguns casos de causalgias, hiperidrose e/ou fenômenos vasculares isquêmicos do membro superior. A abordagem clássica (cervicotomia ou toracotomia axilar) está associada a um alto grau de trauma cirúrgico. Atualmente, não se concebe mais sua realização sem a videotoracoscopia, sempre que possível.[26] Alcança índice de sucesso em 90,3% dos pacientes, considerando as hiperidroses palmar e axilar. Do total do grupo operado por De Campos e colaboradores, 93,4% responderam ao questionário de qualidade de vida e 86,4% notaram melhora após a simpatectomia.[27]

RESSECÇÃO DE CISTOS OU TUMORES MEDIASTINAIS

A maioria dos cistos tímicos, pericárdicos, mesoteliais ou linfáticos geralmente não passa de pequenas e inofensivas coleções líquidas delimitadas por delgada membrana e quase sempre configura achados radiológicos em doentes assintomáticos. A despeito disso, a conduta clássica tem indicado a sumária ressecção cirúrgica.

Entretanto, dada a absoluta benignidade dessas lesões, bem como o reconhecido fato de que quase nunca causam sintomas, exceto se muito volumosos, considera-se esta mais uma das boas oportunidades de se poupar esses pacientes da toracotomia. A utilização da toracoscopia nesses casos permitiria não só a confirmação do diagnóstico como também seu esvaziamento por punção ou até mesmo a ressecção completa (Figura 89.7).

Como já mencionado, o método não só permite avaliar, mas também ressecar grande parte dos tumores presentes nessa região. Para a timectomia (mediastino anterior) e para os tumores neurogênicos (mediastino posterior) já existem trabalhos demonstrando as melhores técnicas de abordagem para sua realização. A ressecção toracoscópica desses tumores possibilita controle local e sobrevida livre de doença similares quando comparada às ressecções por toracotomia acompanhadas ainda por menor tempo de internação e menor perda de sangue no intraoperatório.[28-30]

REMOÇÃO DE CORPO ESTRANHO INTRAPLEURAL

Em alguns pacientes previamente submetidos a cirurgias torácicas, a exploração radiológica realizada durante o seguimento permite a identificação de imagens suspeitas de corpo estranho intratorácico. A toracoscopia, então, deve ser considerada uma via terapêutica alternativa para a remoção desse corpo estranho.

TRATAMENTO DO PNEUMOTÓRAX

O pneumotórax espontâneo é quase sempre causado pela rotura de blebs subpleurais frequentes nos lobos superiores. A conduta terapêutica depende do seu volume, dos sintomas, do número de episódios anteriores, da idade, das condições clínicas do paciente e da presença ou não de fístula broncopleural.

Na literatura mundial, o método pode ser considerado conduta já estabelecida, mas ainda é muito controverso o

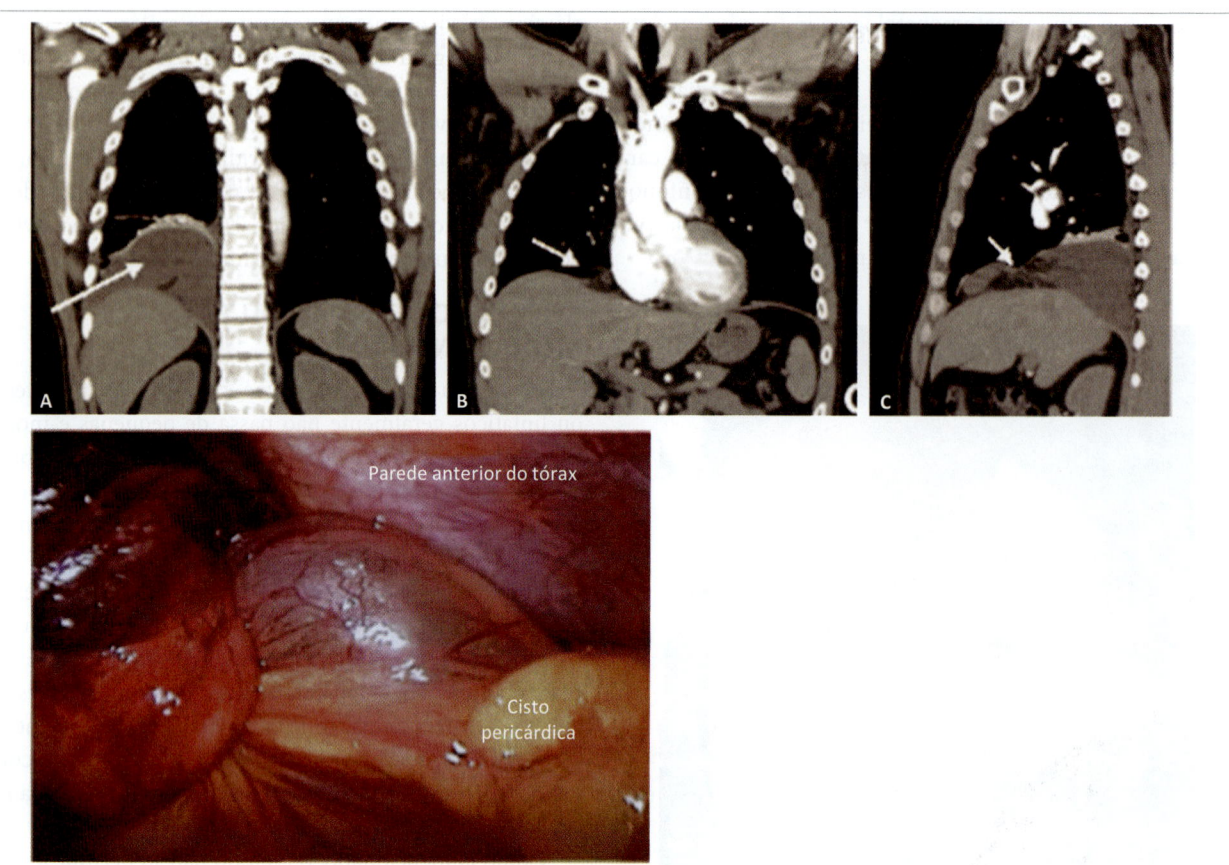

FIGURA 89.7. Cisto pericárdico com sinais de torção ("sinal do redemoinho" – ver seta). O aspecto intraoperatório mostra a área do cisto sem isquemia, a área da torção e a isquemia necro-hemorrágica à esquerda.
Fonte: In: Kang DWW, Corpa MCE, Racy MCJ, Engel FC, Andrade Filho LO, Bueno MAS. Pleuropericardial cyst torsion: case report. Einstein 2010; 8:228-31.[31]

momento da indicação da toracoscopia: no primeiro episódio antes da drenagem? Após 72 horas de drenagem que não se mostrou efetiva? Após 10 dias de fístula persistente? A partir da primeira, segunda ou mais recorrências? Durante o exame, pode-se fazer um inventário completo da cavidade pleural e do parênquima pulmonar para, depois, decidir por uma das técnicas de tratamento: ressecção das bolhas com grampeadores endoscópicos, eletrocoagulação ou aplicação do *laser* (Nd:YAG, Argon, CO_2), geralmente associadas a uma das técnicas de pleurodese (abrasão, aplicação de talco ou pleurectomia).

Vários trabalhos relatam até 97% de sucesso terapêutico. Recomenda-se atenção especial, durante o exame, aos pacientes fumantes e àqueles com idade acima dos 45 anos; deve-se tomar cuidado para a identificação de alguma lesão pulmonar que, não raro, pode corresponder à manifestação inicial de um carcinoma periférico.[32] Alguns autores, como Kaiser, em 1994, acreditam que a videotoracoscopia tenha modificado a indicação cirúrgica no tratamento do pneumotórax espontâneo. Ele defende que o procedimento cirúrgico deva ser indicado o mais precocemente, até mesmo no primeiro episódio, caso a drenagem pleural simples não resolva a expansão pulmonar nas primeiras 72 horas[33] (Figura 89.8).

TRATAMENTO DO EMPIEMA PLEURAL

Como já discutido no estadiamento do empiema, entre os dois extremos, contudo, existem casos intermediários nos quais o pulmão não expande após a drenagem, em virtude da formação de multiloculações e deposição de pseudomembranas fibrinopurulentas. Embora alguns autores proponham a "decorticação precoce" para esses casos, os autores do presente capítulo acreditam ser esta outra situação ideal para se utilizar a toracoscopia. Por esse método, é possível praticar a lise de bridas e a remoção das pseudomembranas de fibrina para liberação do parênquima pulmonar, de tal forma que a cavidade pleural se torne única, limpa e passível de drenagem adequada (Figura 89.9).

Ridley e Braimbridger, em 1991, relataram a utilização do desbridamento toracoscópico em 30 doentes previamente drenados por empiema, mas nos quais não tinha havido reexpansão pulmonar e, assim, conseguiram resolver o problema em 18 deles (60%), poupando-os de procedimentos mais agressivos como a decorticação.[14] Outra virtude desse método é a possibilidade de confirmar se já existe ou não encarceramento pulmonar crônico e, no mesmo ato anestésico-cirúrgico, permitir que a decisão definitiva seja tomada: toracostomia ou decorticação.

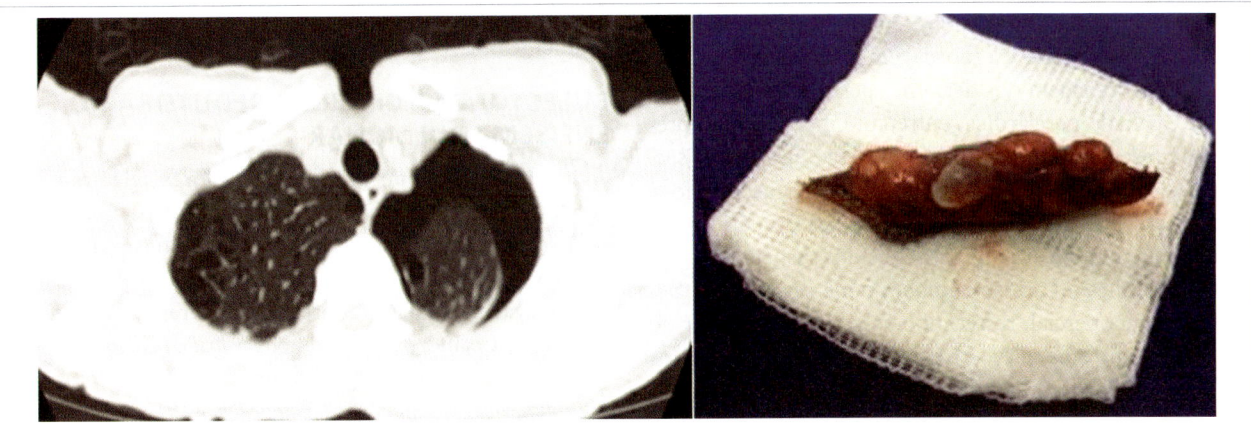

FIGURA 89.8. Caso de pneumotórax espontâneo secundário a enfisema pulmonar. À esquerda: Tomografia de tórax – notem-se as diversas bolhas pulmonares apicais e o pneumotórax esquerdo. À direita, aspecto da ressecção por videotoracoscopia das bolhas apicais do lobo superior esquerdo com utilização de grampeador endoscópico.

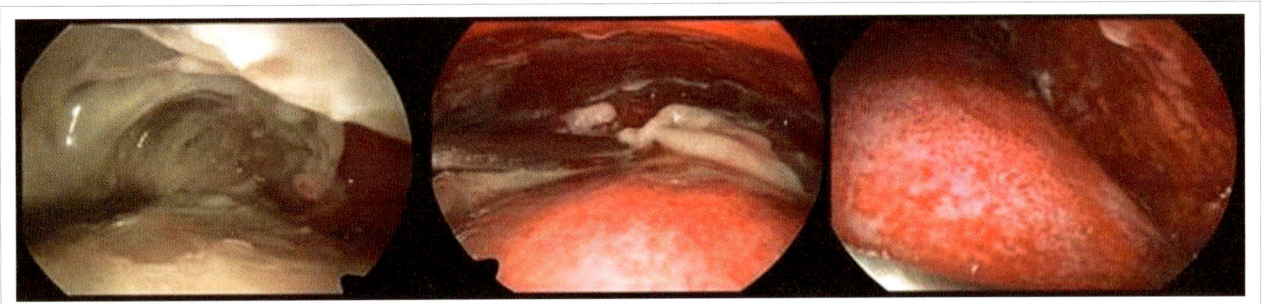

FIGURA 89.9. À esquerda, aspecto inicial da videotoracoscopia em empiema fibrinopurulento (note-se a presença de pus e fibrina sobre as pleuras parietal e visceral). No meio, imagem da decorticação pulmonar por vídeo (remoção dos folhetos de fibrina). À direita, aspecto final após a decorticação com o pulmão livre para expandir.
Fonte: In: Kang DWW, Campos JRM, Andrade Filho LO, Engel FC, Xavier AM, Macedo M, et al. Thoracoscopy in the treatment of pleural empyema in pediatric patients. J Bras Pneumol. 2008; 34(4):205-211.[36]

Wakabayashi, em 1991, publicou sua experiência com 20 pacientes submetidos à toracoscopia em empiema crônico obtendo reexpansão pulmonar em 90% dos casos. Nos dois casos em que o pulmão não expandiu, o empiema tinha mais de 4 meses de evolução. A decorticação pulmonar por videotoracoscopia ainda não foi comparada com a toracotomia tendo cirurgiões tanto favoráveis como contrários à sua aplicação.[34-35]

TRATAMENTO DO HEMOTÓRAX COAGULADO

Muitos casos de hemotórax maciço acabam determinando a formação de grande coágulo intrapleural, que permanece inalterado a despeito de o paciente ter sido ou não adequadamente drenado. A persistência desses coágulos intrapleurais habitualmente acarreta o desenvolvimento de empiema pleural ou, então, evolui para o encarceramento pulmonar. Outra grave consequência da persistência do hemotórax é sua "tendência hemorrágica" (perpetuação do sangramento), em virtude da alta concentração de fatores fibrinolíticos no espaço pleural – síndrome do coágulo retido intrapleural (Figura 89.10).

Antes da década de 1990, a abordagem descrita e considerada habitual nesses casos era a toracotomia higiênica ou descorticação precoce, operações que parecem, aos autores deste capítulo, relativamente traumáticas se o único objetivo for o esvaziamento pleural. Essa é, pois, uma das indicações mais simples e precisas da toracoscopia.

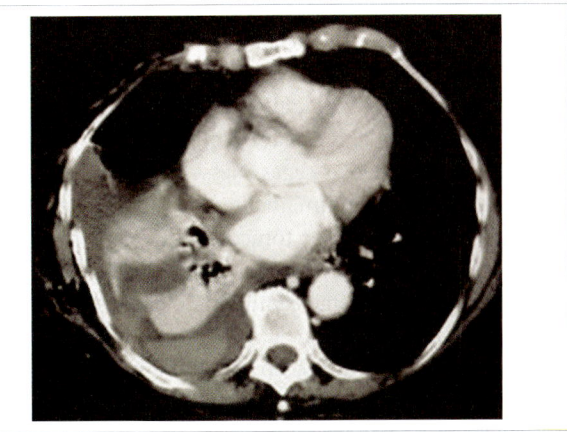

FIGURA 89.10. Politrauma com fratura de arcos costais à direita. Note a presença de enfisema de subcutâneo, atelectasia pulmonar e derrame pleural com uma área de atenuação maior sugerindo coágulo retido. Foram realizadas a videotoracoscopia, cauterização de artéria intercostal rota e limpeza do hemotórax, seguida de drenagem efetiva da cavidade pleural.

TRATAMENTO DAS AFECÇÕES DO PERICÁRDIO

O acesso subxifoide é a abordagem mais frequentemente utilizada na drenagem dos derrames pericárdicos. A inspeção da cavidade pericárdica, entretanto, fica bastante prejudicada pelas diminutas dimensões desse tipo de incisão. Contudo, se através dela for introduzido o toracoscópio, é possível explorar toda a superfície cardíaca e pericárdica como também praticar biópsias de tecidos suspeitos.

Por esse mesmo acesso, também pode-se realizar a pericardiectomia parcial, ressecando-se a porção anterior do pericárdio (entre os nervos frênicos), aliviando, assim, os sintomas da pericardite constritiva, ou do tamponamento pericárdico em pacientes com volumosos derrames benignos ou malignos. Contudo, através do acesso intrapleural, é também relativamente simples tanto a biópsia pericárdica como a realização de uma janela pericárdio-pleural, ou até mesmo a pericardiectomia parcial, que muito tem ajudado pacientes com volumosos derrames.

As principais causas de metástases em pericárdio são câncer de pulmão (mais de 50% dos casos), neoplasias de mama, esôfago e leucemias e linfomas. As causas benignas de derrame pericárdico em pacientes com neoplasias malignas incluem alterações imunológicas (incluindo infecções), insuficiência renal, hipoalbuminemia e insuficiência cardíaca. A presença de citologia oncótica positiva no líquido pericárdico e o envolvimento metastático do pericárdio são fortes fatores preditivos de sobrevida. Na ausência de envolvimento pericárdico, a sobrevida em 5 anos não chega a 20%; mas, com positividade, a sobrevida é nula após 36 meses.[37-38]

TRATAMENTO DAS AFECÇÕES DO ESÔFAGO

Conforme a experiência dos autores do presente capítulo, ainda que inicial, não há dúvidas de que as esofagectomias podem ser bastante simplificadas com a utilização dessas técnicas videoendoscópicas, já que permitem uma dissecção do trajeto intratorácico do esôfago sob visão direta. Dessa forma, diminuem sobremaneira os riscos de lesão da traqueia, do laríngeo recorrente, das estruturas mediastinais e do espaço pleural, além de minimizarem, e muito, o sangramento do leito esofágico quando comparadas com a extração do esôfago às cegas. Nesse processo de evolução, as esofagectomias minimamente invasivas (que incluem dissecção mediastinal por toracoscopia e construção laparoscópica do tubo gástrico seguida de anastomose esofagogástrica no pescoço) estão caminhando para as anastomoses esofagogástricas intratorácicas utilizando grampeadores lineares (evitando a dissecção cervical e problemas de deglutição decorrentes e a toracotomia).[39-40]

Pellegrini e colaboradores relataram 89% de sucesso no tratamento da acalásia do esôfago realizado pela via toracoscópica ou laparoscópica, usando a técnica da miotomia (Heller). Procedimentos como a ressecção de tumores benignos (leiomiomas), correção da síndrome de Boerhaave e drenagem pleural e toalete de mediastinite (desde que diagnosticados precocemente) também são realizados comumente por videotoracoscopia.[41-43]

BULECTOMIA E CIRURGIA REDUTORA NO ENFISEMA PULMONAR

Em 1991, Nathanson e colaboradores relataram dois casos nos quais, valendo-se da videotoracoscopia, puderam colocar uma ligadura na base de bolhas pulmonares, bem como praticar a pleurectomia apical.[44] Pouco antes, Wakabayashi e colaboradores descreveram o tratamento mediante a cauterização de blebs a *laser* (CO_2, Nd:YAG), o que representou um aprimoramento de sua própria técnica anterior, quando as pequenas bolhas eram simplesmente eletrocoaguladas.[35] A ressecção dessas bolhas pode beneficiar determinado grupo de doentes quando elas ocupam uma porção significativa do hemitórax e comprimem o parênquima pulmonar adjacente (potencialmente funcionante). Esses métodos devem ser empregados sob rigoroso controle clínico, e, atualmente, vários grupos estão empenhados em determinar o seu real valor.

Experiência semelhante começou a ser desenvolvida com a técnica da cirurgia redutora do parênquima pulmonar, publicada inicialmente por Brantigan em 1954, e atualmente revista por Cooper e colaboradores, ainda com resultados bastante discutíveis, mas também passível de realização por esse método.[45-46] Os resultados da cirurgia redutora do volume pulmonar por VATS bilateral quando comparados com a esternotomia mediana são similares, com um pouco menos de morbidade e talvez seja a melhor opção nos pacientes muito comprometidos e que terão um real benefício com a cirurgia redutora.[47]

COMPLICAÇÕES DA TORACOSCOPIA

Complicações graves da toracoscopia médica são raras e envolvem geralmente infecções hospitalares (pneumonia e empiema) e pulmão encarcerado.

Em relação à videotoracoscopia, a complicação mais frequente é a fístula aérea. Outras complicações incluem sangramento, infecções, dor pós-operatória e recidiva de tumor em incisão operatória. Essas complicações são raras (menos de 10%) e podem ser evitadas pela seleção apropriada dos pacientes e adequada técnica cirúrgica. A mortalidade é menor de 2%.[48-50]

INFECÇÃO DA INCISÃO

Pode ocorrer, sobretudo, nos casos em que existe muita manipulação cirúrgica e traumatismo dos tecidos. Para minimizar esse fato, na toracoscopia convencional, faz-se uma pequena contra-abertura, cerca de 2 a 3 cm abaixo da incisão, com a finalidade de exteriorizar o dreno evitando a incisão original do procedimento. Na videotoracoscopia, como o trajeto é protegido pelo trocater, escolhe-se a incisão mais baixa e posterior para a exteriorização do dreno, o que torna muito raras as complicações.

INFECÇÃO DA CAVIDADE PLEURAL

O desenvolvimento de empiema é uma complicação possível e descrita principalmente nos casos em que a expansão pulmonar não é completa e/ou evoluem com fístula aérea prolongada (mais de 10 dias).

HEMORRAGIA

Complicação potencial em qualquer procedimento cirúrgico. Na toracoscopia, na maioria das vezes, os tecidos biopsiados param de sangrar espontaneamente ou, então, após cauterização, através da ponta do aspirador isolado. Quando utiliza-se o grampeador endoscópico, o risco é ainda menor, uma vez que a sutura é feita com dupla camada de grampos.

PERDA EXCESSIVA DE LÍQUIDO PELO DRENO PLEURAL

Não é observada com frequência. Na maioria dos casos, o volume do 1º e 2º dias pode chegar a 300 mL, mas a partir do 3º ou 4º tende a cair para menos de 150 ou 120 mL/dia. Excepcionalmente, em doentes portadores de hidrotórax por ascite e que foram submetidos à pleurodese toracoscópica, a passagem transdiafragmática do líquido peritoneal pode levar a perdas de até 1.000 mL/dia, o que implica rigoroso controle da reposição volêmica e hidreletrolítica.

FÍSTULAS AÉREAS

Trata-se de outra possível, mas rara, complicação das biópsias pulmonares. Na técnica convencional, tomando-se o cuidado de se retirar pequenos fragmentos (3 a 5 mm) e de se cauterizar o local da biópsia, contudo, essas fístulas habitualmente se fecham em 48 a 72 horas. Isso se deve ao fato de que a maioria dessas biópsias é feita em locais do parênquima pulmonar já comprometidos e, portanto, habitualmente hepatizados com pouca ventilação. Na videotoracoscopia, a possibilidade é ainda menor, pelo uso dos grampeadores.

ENFISEMA SUBCUTÂNEO

Relatado em alguns trabalhos como complicação. Na experiência dos autores deste capítulo, foi observado em pacientes com fístula broncopleural associado a alguma distocia de drenagem que, uma vez corrigida, o enfisema foi prontamente reabsorvido.

DOR PLEURAL

O talco utilizado em pleurodese é altamente irritante para a pleura e pode provocar dor difusa e de intensidade variável, motivo pelo qual prefere-se utilizá-lo sempre sob anestesia geral, como, aliás, procede a maioria dos autores. No pós-operatório, a dor pleural é facilmente controlada com analgésicos sistêmicos.

EDEMA PULMONAR DE REEXPANSÃO

É uma complicação que pode ocorrer com o esvaziamento de qualquer derrame pleural ou pneumotórax volumoso, independentemente da técnica de drenagem utilizada. Para que isso não ocorra, recomenda-se a drenagem parcial do derrame até 1.500 mL/dia em uma ou mais sessões, para, depois, indicar o procedimento definitivo.

REFERÊNCIAS BIBLIOGRÁFICAS

1. Jacobaeus HC. Uber die Moglishkeit die Zystoskopie bei Untersuchung seroser Hohlungen anzuwenden. Muench Med Woch. 1910;57:2090-2.
2. Carlens E. Mediastinoscopy: a method for inspection and tissue biopsy in the superior mediastinum. Dis Chest. 1959 Oct;36:343–352.
3. Mack MJ, Krasna MJ. Atlas of thoracoscopic surgery. 1st ed. St. Louis (MO): Quality Medical Publishing, 1994.
4. Rahman NM, Ali NJ, Brown G, Chapman SJ, Davies RJ, Downer NJ, et al. Local anaesthetic thoracoscopy: British Thoracic Society pleural disease guideline 2010. Thorax. 2010;65(Suppl2):ii54-60.
5. Michaud G, Berkowitz DM, Ernst A. Pleuroscopy for diagnosis and therapy for pleural effusions. Chest. 2010;138(5):1242-6.
6. Harris RJ, Kavuru MS, Rice TW, Kirby TJ. The diagnostic and therapeutic utility of thoracoscopy: a review. Chest. 1995;108(3):828-41
7. Antony VB, Loddenkemper R, Astoul P, Boutin C, Goldstraw P, Hott J, et al. Management of malignant pleural effusions. Eur Respir J. 2001;18:402-19.
8. Boutin C, Astoul P, Seitz B. The role of thoracoscopy in the avaliation ond management of pleural effusions. Lung. 1990;168(Suppl):1113-21.
9. Agarwal R, Aggarwal AN, Gupta D. Diagnostic accuracy and safety of semirigid thoracoscopy in exudative pleural effusions: a meta-analysis. Chest. 2013;144(6):1857-67.
10. Gaensler EA, Carrington CB. Open biopsy for chronic diffuse infiltrative lung disease: clinical, roentgenographic and physiological correlations in 502 patients. Ann Thorac Surg. 1980;30:411-26.
11. Miller JD, Urschel JD, Cox G, Olak J, Young JE, Kay JM, McDonald E. A randomized, controlled trial comparing thoracoscopy and limited thoracotomy for lung biopsy in interstitial lung disease. Ann Thorac Surg. 2000;70(5):1647-50.
12. Mckeown PP, Conant P, Hubbell DS. Thoracoscopic lung biopsy. Ann Thorac Surg. 1992;54:490-2.
13. Wihlm JM. Pleuroscopy in the preoperative staging of bronchial cancer. Ann Chir. 1990;44(2):139-42.
14. Ridley PD, Braimbridger MV. Thoracoscopic debridement and pleural irrigation in management of empyema thoracis. Ann Thorac Surg. 1991;51(3):461-4.
15. Branco JMC. Thoracoscopy as a Method of Exploration in Penetrating Injuries of the Thorax: (Preliminary Report). Chest. 1946;12(4):330-5.
16. Ahmed N, Chung R. Role of early thoracoscopy for management of penetrating wounds of the chest. Am Surg. 2010;76(11):1236-9.
17. Bagheri R, Tavassoli A, Sadrizadeh A, Mashhadi MR, Shahri F, Shojaeian R. The role of thoracoscopy for the diagnosis of hidden diaphragmatic injuries in penetrating thoracoabdominal trauma. Interact Cardiovasc Thorac Surg. 2009;9(2):195-7; discussion 197-8.
18. Hazelrigg SR, Nunchuck SK, LoCicero J 3rd. Video Assisted Thoracic Surgery Study Group data. Ann Thorac Surg. 1993;56(5):1039-43; discussion 1043-4.
19. Guerin JC, Boniface E. Pleurodesis techniques. Rev Prat. 1990;40(20):1854-6.
20. Daniel TM, Tribble CG, Rodgers BM. Thoracoscopy and talc poudrage for pneumotoraces and effusions. Ann Thorac Surg. 1990;50:186-9.
21. de Campos JRM, Vargas FS, de Campos Werebe E, Cardoso P, Teixeira LR, Jatene FB, et al. Thoracoscopy talc poudrage: a 15-year experience. Chest. 2001;119(3):801-6.
22. Werebe EC, Pazetti R, Milanez de Campos JR, Fernandez PP, Capelozzi VL, Jatene FB, et al. Systemic distribution of talc after intrapleural administration in rats. Chest. 1999;15:190-3.
23. Kirby TJ, Landreneau RJ. Initial experience with videoassisted thoracoscopic lobectomy. Ann Thorac Surg. 1993;56:1248-53.
24. D'Amico TA, Niland J, Mamet R, Zornosa C, Dexter EU, Onaitis MW .Efficacy of mediastinal lymph node dissection during lobectomy

24. for lung cancer by thoracoscopy and thoracotomy. Ann Thorac Surg. 2011;92(1):226-31.
25. Dowling RD, Keenan RJ, Ferson PF, Landreneau RJ. Video-assisted thoracoscopic resection of pulmonary metastases. Ann Thorac Surg. 1993;56:772-5.
26. Lesley A, Theodore N, Pritchard P, Shultz K. Bilateral thoracoscopic sympathectomy for the treatment of palmar hyperhidrosis in the active duty population. Mil Med. 2005;170(12):1016-8.
27. De Campos JR, Kauffman P, Werebe EC, Andrade Filho LO, Kusniek S, Wolosker N, et al. Quality of life, before and after thoracic sympathectomy: report on 378 operated patients. Ann Thoracic Surg. 2003;76(3):886-91.
28. Landreneau RJ, Dowling RD, Castillo WM, Ferson PF. Thoracoscopic resection of an anterior mediastinal tumor. Ann Thorac Surg. 1992;54:142-4.
29. Petty JK, Bensard DD, Partrick DA, Hendrickson RJ, Albano EA, Karrer FM. Resection of neurogenic tumors in children: is thoracoscopy superior to thoracotomy? J Am Coll Surg. 2006;203(5):699-703.
30. Cheng YJ, Kao EL, Chou SH. Videothoracoscopic resection of stage II thymoma: prospective comparison of the results between thoracoscopy and open methods. Chest. 2005;128(4):3010-2.
31. Kang DWW, Corpa MCE, Racy MCJ, Engel FC, Andrade Filho LO, Bueno MAS. Pleuropericardial cyst torsion: case report. Einstein. 2010;8:228-31.
32. Santillan-Doherty P, Argote-Greene LM, Guzman-Sanchez M. Thoracoscopic management of primary spontaneous pneumothorax. Am Surg. 2006;72(2):145-9.
33. Kaiser LR. Video-assisted thoracic surgery: Current state of the art. Ann Surg. 1994;220:720-34.
34. Hutter JA, Harrari D, Brainbridge MV. The management of empyema thoracis by thoracoscopy and irrigation. Ann Thorac Surg. 1985;39(6):517-20.
35. Wakabayashi A. Expanded applications of diagnostic and therapeutic thoracoscopy. J Thoracic Cardiovasc Surg. 1991;102(5):721-3.
36. Kang DWW, Campos JRM, Andrade Filho LO, Engel FC, Xavier AM, Macedo M, et al. Thoracoscopy in the treatment of pleural empyema in pediatric patients. J Bras Pneumol. 2008;34(4):205-211.
37. Little AG, Ferguson MK. Pericardioscopy as adjunct to pericardial window. Chest. 1986;89:53-5.
38. Neragi-Miandoab S, Linden PA, Ducko CT. VATS pericardiotomy for patients with known malignancy and pericardial effusion: Survival and prognosis of positive cytology and metastatic involvement of the pericardium: A case control study. Int J Surg. 2008;6:I10-4.
39. Okabe H, Tanaka E, Tsunoda S, Obama K, Sakai Y. Intrathoracic esophagogastric anastomosis using a linear stapler following minimally invasive esophagectomy in the prone position. J Gastrointest Surg. 2013;17(2):397-402.
40. Pinheiro FA, Campos AB, Matos JR, Araripe. Videoendoscopic surgery for the treatment of esophagus' leiomyoma. Arq Bras Cir Dig. 2013;26(3):234-7.
41. Dapri G, Dumont H, Roman A, Stevens E, Himpens J, Cadiere GB. A delayed Boerhaave's syndrome diagnosis treated by thoracoscopy in prone position. Minerva Chir. 2008;63(3):237-40.
42. Cho JS, Kim YD, Kim JW, Kim MS. Thoracoscopic primary esophageal repair in patients with Boerhaave's syndrome. Ann Thorac Surg. 2011;91(5):1552-5.
43. Pellegrini C, Wetter I-A, Patti M, Leichter R, Mussan G, Mori T, et al. Thoracoscopic esophagomyotomy. Ann Surg. 1992;216:291-6.
44. Nathanson LK, Shimi SM, Wood RA, Cuschieri A. Videothoracoscopic ligation of bulla and pleurectomy for spontaneous pneumothorax. Ann Thorac Surg. 1991 Aug;52(2):316-9.
45. Brantigan OC. The surgical treatment of pulmonary emphysema. WV Med J. 1954;50:283-5.
46. Cooper JD, Trulock EP, Triantafillou AN, Patterson GA, Pohl MS, Deloney PA, et al. Bilateral pneumectomy (volume reduction) for chronic obstrutive pulmonary disease. J Thor Cardiovasc Surg. 1995;109:106-19.
47. Puc MM, Sonnad SS, Shrager JB. Early outcomes after bilateral thoracoscopy versus median sternotomy for lung volume reduction. Innovations (Phila). 2010;5(2):97-102.
48. Imperatori A, Rotolo N, Gatti M. Peri-operative complications of video-assisted thoracic surgery (VATS). Int J Surg. 2008;6(suppl 1):S78-81.
49. Brims FJ, Arif M, Chauhan AJ. Outcomes and complications following medical thoracoscopy. Clin Respir J. 2012;6(3):144-9.
50. Kaiser LR, Bavaria JE. Complications of thoracoscopy. Ann Thorac Surg. 1993;56:796-8.

CAPÍTULO 90

BIÓPSIA DE PULMÃO NO PACIENTE GRAVE

Ricardo Sales dos Santos
Hiran C. Fernando

DESTAQUES

- A biópsia pulmonar (BP) continua o "padrão-ouro" na abordagem diagnóstica de pacientes com falência respiratória aguda e infiltrados pulmonares difusos.
- Diversas técnicas estão disponíveis para a realização da BP. Desde a década de 1950, a cirurgia aberta é aplicada para remoção de espécimes do pulmão; contudo, avanços na técnica anestésica e no instrumental cirúrgico permitem que o procedimento seja realizado com segurança cada vez maior.
- A interpretação dos achados da biópsia, em especial quando realizada por métodos menos invasivos, como a broncoscopia e a punção transtorácica, é complexa e requer equipe treinada e ampla correlação com os achados clínicos.
- A escolha da técnica de biópsia está relacionada com as principais suspeitas clínicas e a possibilidade de utilização da ventilação unipulmonar. A remoção de diferentes segmentos pulmonares, com áreas heterogêneas da doença, permite a análise evolutiva e oferece maiores subsídios para a interpretação do patologista.
- As complicações relacionadas à biópsia pulmonar podem ser vistas em aproximadamente 20% dos pacientes, sendo a fuga aérea prolongada, o pneumotórax e a sepse as mais frequentes. Contudo, mortalidade é extremamente rara, relatada em apenas 0,4% dos caos em 24 estudos selecionados.
- A indicação da BP no paciente grave deve ser feita, em tempo hábil, quando os demais recursos diagnósticos não foram eficazes, pois implica mudança na conduta na maioria dos pacientes.
- O time cirúrgico deve ser treinado em técnicas minimamente de cirurgia torácica.

INTRODUÇÃO

A biópsia pulmonar (BP) é um instrumento de valor amplamente reconhecido para o diagnóstico e o manuseio de diversas desordens pulmonares, padrão-ouro na abordagem de pacientes com falência respiratória aguda (IRpA) e infiltrados pulmonares difusos.[1] Os achados histopatológicos em espécimes de BP podem alterar drasticamente ou modificar o curso clínico da doença; contudo, a interpretação desses achados é frequentemente difícil para o patologista, tanto o inexperiente quanto os mais experientes nesse tipo de análise.[2]

Diversos estudos documentaram a utilização da BP em populações específicas de pacientes; aqueles sob ventilação mecânica (VM) são geralmente encarados como de alto risco para complicações decorrentes de biópsias pulmonares realizadas por diferentes métodos, mais ou menos invasivos.[3] Pacientes sob VM têm, geralmente, grave comprometimento pulmonar, e qualquer insulto adicional, em virtude da BP, pode ser responsável pela deterioração que eventualmente ocorrer, com grande morbidade ou mesmo a morte.

Essas preocupações afastam muitos médicos, intensivistas ou não, da indicação da BP por métodos mais invasivos, como a toracotomia ou a videotoracoscopia. Paradoxalmente, os pacientes com injúria pulmonar de origem incerta, não respondedores à terapia instituída e com progressivo agravamento do quadro clínico, são os que mais necessitam do diagnóstico histológico e podem ser beneficiados com a terapia mais direcionada, específica para a patologia encontrada.

A proposta para este capítulo é detalhar as indicações e os componentes técnicos da BP, com ênfase nos métodos cirúrgicos; ressaltando os principais riscos e benefícios de sua execução.

HISTÓRICO

No século XIX, os patologistas eram conhecedores de diversos aspectos da anatomia normal e alterada dos pulmões; entretanto, a análise de espécimes pulmonares de indivíduos antes de sua morte era praticamente impensável. Ao final daquele século, o trabalho de cirurgiões pioneiros levou ao desenvolvimento de vários procedimentos diagnósticos e técnicas que foram aplicadas na obtenção de tecidos de indivíduos vivos.[4-6]

Em 1897, Gustav Killian, médico alemão, foi o primeiro a utilizar a broncoscopia rígida para retirada de corpo estranho em vias aéreas.[4] Avanços subsequentes implementados nas décadas seguintes por Chevalier Jackson, Killian e outros levaram ao desenvolvimento de instrumental e técnica para a visualização das grandes vias aéreas, mas raramente o uso estava relacionado à obtenção de material de biópsia. Em 1946, autores descreviam acurácia ao redor de 40% para o diagnóstico da neoplasia pulmonar por broncoscopia, mas com a ressalva de que lesões periféricas não podiam ser visualizadas ou biopsiadas.[5] Em 1964, surgiram os primeiros protótipos do broncoscópio flexível, idealizado pelo médico japonês Shigeto Ikeda; a partir daí, diversos estudos passaram a demonstrar a utilidade e o papel da biópsia transbrônquica na investigação do câncer de pulmão e de diversas outras entidades clínicas.[6]

A técnica para biópsia pulmonar a céu aberto (BPCA) tornou-se factível somente após a Segunda Guerra Mundial, em conjunto com os avanços médicos e tecnológicos relacionados à cirurgia, à anestesia e à antibioticoterapia. Em 1949, Klassen descreveu a técnica da minitoracotomia anterior para BPCA na doença pulmonar difusa.[7] Durante as décadas de 1950 a 1970, poucos estudos foram publicados detalhando os achados patológicos das doenças não neoplásicas, e em 1960, o Dr. Averil Liebow estabeleceu a sua reconhecida classificação das doenças intersticiais do pulmão.[8] O método convencional da biópsia por toracotomia é constantemente associado a maior morbimortalidade quando comparado à técnica videoassistida (CTVA).

Em recente estudo de metanálise sobre BP na síndrome do desconforto respiratório agudo (SDRA), e com pacientes operados entre 1988 e 2012, a mortalidade relacionada aos procedimentos cirúrgicos foi próxima de zero,[9] o que não permite inclusive a comparação estatística no item mortalidade operatória entre os diversos estudos relatados. Nota-se, recentemente, que a BP realizada via CTVA por cirurgiões com experiência nesse método tem rendimento diagnóstico semelhante ao da BPCA, sendo, portanto, procedimento de escolha para pacientes que tolerem a ventilação unipulmonar, pré-requisito comumente solicitado para realização da CTVA.

CONCEITO
INTERPRETAÇÃO DA BIÓPSIA PULMONAR

Para o entendimento dos desafios encontrados na BP, é importante verificar se as mudanças histológicas estruturais capazes de ocorrer no processo patológico estão presentes naquela determinada amostra. O tecido pulmonar responde de forma limitada a uma variedade de causas; sendo assim, mudanças morfológicas presentes em tecidos removidos são raramente específicas e podem ser resultantes de múltiplas causas, independentemente da etiologia.[2]

Para a interpretação da BP, também é crítico considerar que mudanças histológicas ocorrem em diferentes locais do pulmão e em momentos distintos. Por exemplo, ao definir o diagnóstico de pneumonia intersticial usual, os achados histológicos principais devem ser a presença de focos de fibroblastos associados a inflamação e diferentes graus de extensão do tecido fibroconectivo, em conformidade com a chamada "heterogeneidade temporal". Enquanto esses achados são vistos comumente na biópsia cirúrgica (aberta ou por vídeo), raramente são identificados na biópsia por broncoscopia.

DOENÇA PULMONAR DIFUSA

O desenvolvimento de infiltrado pulmonar progressivo em paciente com falência respiratória é uma situação desafiadora para qualquer médico. O conceito e definição da SDRA evoluiu nas últimas duas décadas. Em 1994, o consenso europeu definiu as caraterísticas da lesão pulmonar aguda (acute lung injury – LPA) e da SDRA, conceitos que foram revisados em 2012, incluindo a sua classificação em média, moderada e grave.

A mortalidade pela SDRA varia entre 20% e 70% e os principais fatores associados a essa mortalidade são a VM prolongada, a redução da elasticidade pulmonar e a falência múltipla de órgãos. Existe razoável controvérsia sobre a realização da BP por métodos cirúrgicos em pacientes com SDRA persistente em uso de terapia empírica adequada, com obtenção de tecidos e culturas por métodos endoscópicos ou guiados por imagem, incluindo a broncoscopia e o lavado broncoalveolar (LBA). Mais adiante, esse tema será revisitado.

EFICÁCIA DA BIÓPSIA TRANSBRÔNQUICA (BTB)

A BP efetuada pela broncoscopia é efetiva em diversas situações; contudo, os seus resultados são altamente dependentes do tipo da doença e da condição específica na qual a técnica foi empregada.

Na prática comum, o pneumologista realiza a BTB durante o exame endoscópico, procurando evitar o uso de procedimentos mais invasivos, como a CTVA ou a toracotomia. O valor do procedimento, portanto, reside nos casos em que o diagnóstico específico foi alcançado, sendo o sucesso e a confiabilidade variáveis.

No caso da neoplasia pulmonar primária, a BTB é particularmente eficaz e, em associação à citologia obtida com o escovado e o LBA, atinge alto índice diagnóstico.[10-11] Outros exemplos de boa rentabilidade da broncoscopia são a investigação da metástase pulmonar de doença extratorácica, sarcoidose e o seguimento de pacientes transplantados ou imunocomprometidos. A broncoscopia com LBA é bastante eficaz na identificação de agentes etiológicos infecciosos, sejam virais, bacterianos ou fúngicos. A BTB pode ser diagnóstica em diversas situações de dano pulmonar extenso, como a doença granulomatosa de Wegener, a linfangioleiomiomatose e outras doenças autoimunes, em especial quando o conjunto de elementos específicos da patologia é encontrado nos fragmentos de biópsia aleatoriamente removidos.

Entretanto, em muitas circunstâncias, a BTB perde sensibilidade e o seu achado inconclusivo obriga a ampliação dos métodos para obtenção de tecido. A BTB é pouco confiável, em particular, nas doenças pulmonares idiopáticas com a presença de infiltrado, e muitas vezes a completa classificação da doença depende dos achados histopatológicos provenientes da biópsia cirúrgica.[12]

A utilização crescente de novos e excelentes métodos de imagem aumentou a confiança relativa na BTB, particularmente em casos com achados radiológicos ou sinais clínicos atípicos, e isso contribui com potenciais problemas para o patologista, como: amostra insatisfatória, inabilidade na avaliação de diversas áreas do pulmão e artefatos ocasionados pelo método de biópsia, tornando, assim, a BTB insuficiente para o diagnóstico de determinadas desordens pulmonares.[2]

A interpretação dos achados da BTB enfrenta, portanto, vários problemas que devem ser compreendidos a partir de determinados elementos. O principal deles é a capacidade limitada de obtenção de tecido pulmonar representativo da doença. Desse modo, na doença neoplásica, os achados podem ser suficientemente óbvios para a definição do diagnóstico por meio de pequenos fragmentos, ao passo que isso pode não ser suficiente para diversas doenças não neoplásicas.[13-15] Um exemplo claro dessa questão é dado no cenário do transplante de pulmão, no qual se sugere que ao menos cinco fragmentos de biópsia, contendo mais do que 100 alvéolos cada um, são necessários para adequada interpretação histológica da BP.[13]

BIÓPSIA PULMONAR CIRÚRGICA

Proporciona a maior quantidade possível de tecido pulmonar para avaliação diagnóstica; contudo, também não é isenta de peculiaridades técnicas. Problemas podem ocorrer principalmente quando realizada por cirurgiões sem treinamento específico em cirurgia torácica, fato comum tanto no Brasil, quando a cirurgia geral é acionada para a realização da cirurgia pulmonar, quanto nos Estados Unidos, onde, muitas vezes, o cirurgião cardíaco, cuja dedicação maior é voltada para o coração, é solicitado a realizar biópsias pulmonares.[2]

O clínico em atendimento ao paciente com doença pulmonar grave deve compreender que existem controvérsias sobre os métodos e as indicações para BP. Tanto o número quanto os locais a serem biopsiados variam consideravelmente. Alguns cirurgiões decidem realizar a biópsia em apenas um local do pulmão, enquanto outros preferem realizar a biópsia removendo diversas cunhas de diferentes lobos pulmonares.

Em razão dos fatores anteriormente expostos, relacionados à "heterogeneidade temporal" da doença, é recomendável que a biópsia seja feita em diversos locais diferentes do pulmão, guiada pelo mapa da tomografia de alta resolução realizada previamente. É óbvio que, sobretudo em casos de extremíssima gravidade, o bom senso deve ser empregado ao realizar tais biópsias, cujo objetivo principal é obter tecido pulmonar representativo dos vários "estágios" da doença, com preservação da estrutura do órgão. Alguns estudos demonstraram que existe superioridade das múltiplas biópsias quando comparadas a um espécime único removido; contudo, há grande variabilidade na técnica empregada.[14]

ASPECTOS RELACIONADOS COM A ESCOLHA DA TÉCNICA CIRÚRGICA

Os pacientes graves geralmente são mantidos em decúbito dorsal horizontal e sob VM com tubo orotraqueal simples. Mudanças de decúbito e troca de tubo para intubação seletiva não são opções confortáveis nesse cenário. A técnica de toracotomia mínima anterior[10] permanece como boa escolha de acesso nesses casos; entretanto, o lobo médio e a língula são os locais mais diretamente acessíveis por essa técnica.

A impossibilidade de pacientes criticamente doentes, dependentes do ventilador ou com doença pulmonar grave de tolerar a ventilação unipulmonar, geralmente contraindica o uso exclusivo da CTVA, não havendo vantagem sobre a técnica convencional nesses casos. Muitos cirurgiões preferem uma incisão de 5 cm dirigida ao alvo da biópsia, em região submamária, e o uso dos instrumentos de toracoscopia fica reservado às biópsias da doença intersticial difusa.

A técnica da cirurgia videoassistida[15] e a combinação desse recurso com a técnica de minitoracotomia[16] permitem a remoção de diferentes segmentos ou lobos do pulmão por meio de aberturas mínimas da caixa torácica. O uso de grampeadores mecânicos permite maior brevidade do tempo cirúrgico e a realização segura da sutura do parênquima pulmonar sem a necessidade de grandes espaços (Figura 90.1), outrora importantes para o manuseio dos porta-agulhas e das pinças para o clampeamento dos segmentos a serem removidos, recursos ainda utilizados na cirurgia convencional, em situações especiais, ou quando não há acesso ao instrumental adequado (fato que, infelizmente, ainda persiste em nosso país em pleno século XXI).

A CTVA é considerada atualmente padrão-ouro para pequenas e grandes ressecções pulmonares (Figura 90.2), deixando a toracotomia (cirurgia aberta) para os casos de

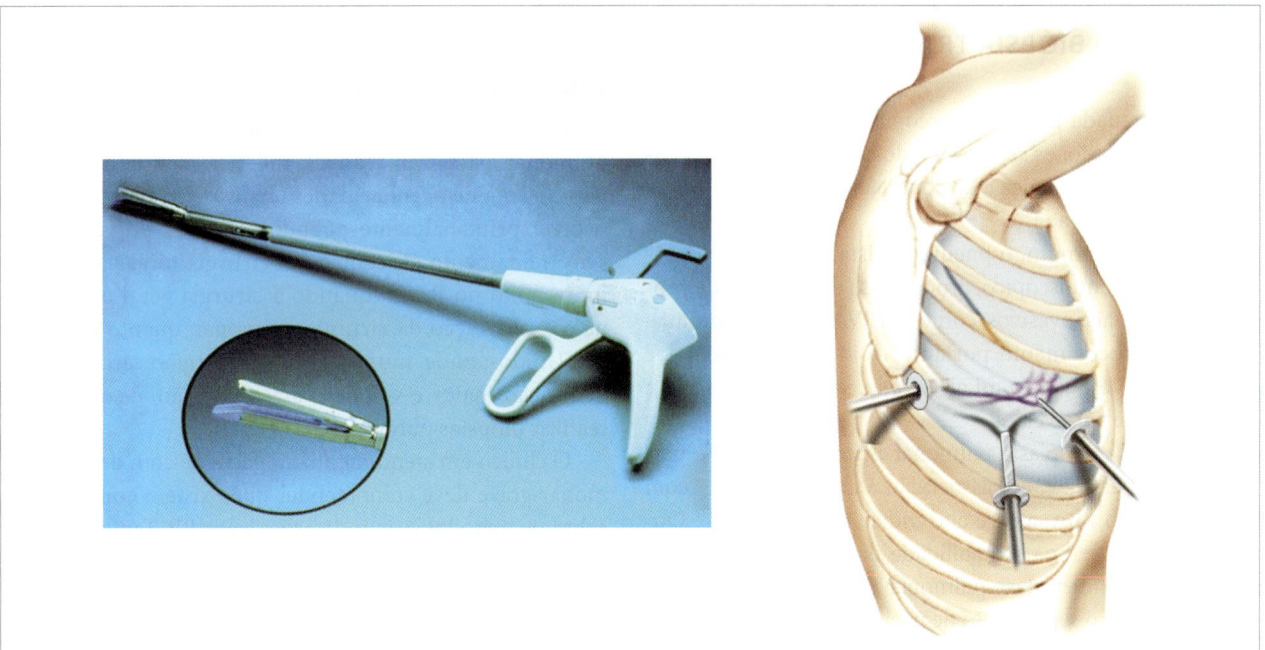

FIGURA 90.1. Grampeador mecânico e diagrama representativo do uso do instrumental, sem afastamento das costelas.
Fonte: Cortesia do arquivo Dr. Rodney Landreneau, Pittsburgh, PA.

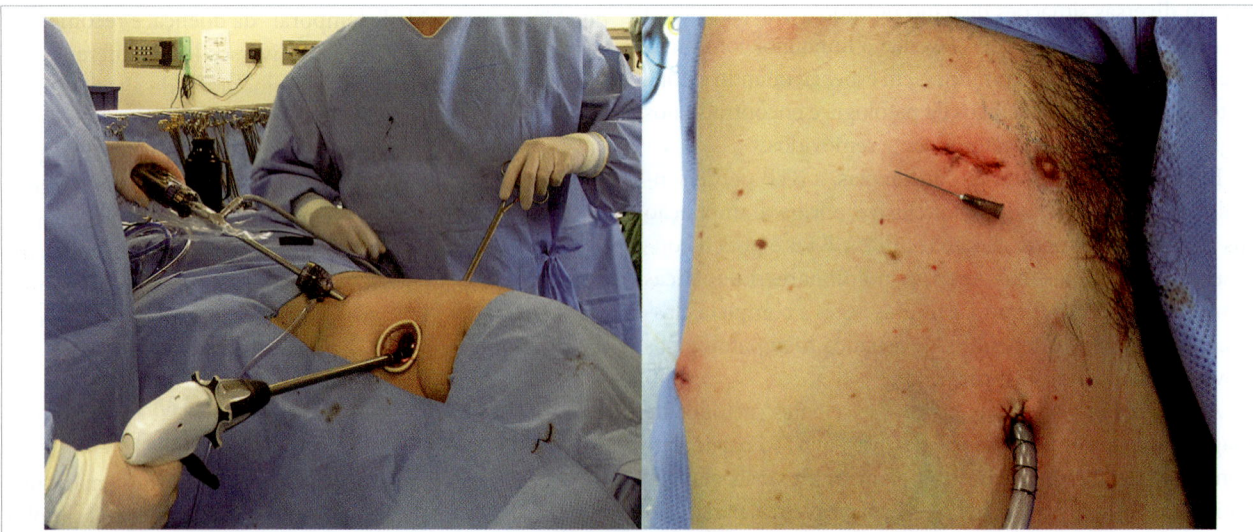

FIGURA 90.2. Aspecto do intra e do pós-operatório imediato da lobectomia pulmonar por vídeo.

exceção ou naqueles em que a ventilação unipulmonar seja praticamente impossível, mesmo que por poucos minutos.

A questão relacionada aos custos sempre gera alguma controvérsia. Em 1994, Molin e colaboradores[17] referiram aumento de custos em pacientes submetidos à CTVA quando comparado à BPCA. Esse aumento não foi confirmado em estudo do mesmo ano,[18] no qual relatou-se que o alto custo da cirurgia é compensado pelo menor tempo de hospitalização dos pacientes. A escassez de estudos randomizados dificulta conclusões mais firmes sobre a comparação de custos entre a CTVA e a toracotomia; o que parece ser claro é que, para a CTVA ser custo efetiva, deve ser acompanhada de internação rápida e de menos complicações, compensando o custo intraoperatório relativamente maior.[4]

INDICAÇÃO DA BIÓPSIA PULMONAR NO PACIENTE GRAVE

Apesar de a BP permanecer como o mais sensível e específico teste disponível para muitos pacientes com doenças pulmonares, ela deve ser usada apenas quando é impossível obter um diagnóstico de confiança por meio dos dados clínicos e radiológicos disponíveis. Antes da referência do paciente para a cirurgia torácica, portanto, a avaliação clínica minuciosa deve ser realizada. Uma anamnese cuidadosa pode revelar, por exemplo, exposição recente a agentes ou a medicamentos tóxicos ao pulmão, predisposição familiar a doenças intersticiais, situações de imunodeficiência com manifestações respiratórias ou sintomas extrapulmonares que sugiram algum tipo de desordem sistêmica autoimune.

Como já mencionado neste capítulo, a BP transbrônquica pode ser útil na suspeita clínica de sarcoidose, infecção ou neoplasia; contudo, é pouco eficaz no diagnóstico da doença intersticial pulmonar.[19] De forma similar, a punção transtorácica geralmente resulta em amostra insuficiente, com uma inaceitável acurácia diagnóstica.[2]

Além das considerações sobre a necessidade de prover um diagnóstico definitivo com a BP, é imperativo considerar o impacto que tal diagnóstico terá sobre as opções de tratamento e o resultado final da terapêutica. Pacientes com doença intersticial terminal e fibrose pulmonar costumam ter pequeno benefício com a biópsia, visto que os achados dificilmente apontam para uma provável etiologia. Adicionalmente, esses pacientes debilitados encontram-se em risco mais elevado para complicações relacionadas ao procedimento anestésico e à cirurgia do que aqueles com melhor estado funcional.[20]

RESULTADOS ESPERADOS DA BIÓPSIA PULMONAR

Em recente metanálise,[12] foi avaliada a capacidade da biópsia cirúrgica em obter diagnóstico específico, alterar a terapêutica ou afetar os resultados do tratamento de pacientes graves com SDRA. Foram avaliados 194 artigos, dos quais 24 foram incluídos por preencherem os critérios atuais de classificação da doença e descrição dos desfechos. Os diagnósticos mais comuns encontrados foram a pneumonia e a doença intersticial pulmonar. Em subanálise de 1.205 pacientes submetidos à biópsia, 284 (23,6%) obtiveram histologia e culturas positivas para algum tipo de infecção: 7,3% citomegalovírus; 2% tuberculose; 3% Pneumocystis; 1% viral; e 2% fungos. Em subanálise de 1.210 pacientes, a biópsia cirúrgica levou a mudança no diagnóstico em 73% dos indivíduos. A introdução ou o aumento da dose de esteroides ocorreu em 17% dos casos; a mudança nos antibióticos, em 3%; nos antivirais, em 2%; e nos antifúngicos, em 0,5%. Quimioterapia foi iniciada em 3% dos pacientes e anticoagulação, em 4%. Também em 4% dos pacientes, o tratamento diminuiu ou foi removido após a biópsia cirúrgica.

Nesse amplo estudo de revisão, foi possível avaliar que o índice de complicações após biópsia foi de 22%, mas a mortalidade foi extremamente infrequente, o que permitiu a comparação entre os estudos selecionados. A complicação mais frequente foi a fuga aérea prolongada, seguida do pneumotórax (3%) e da sepse (1%). Mortalidade foi relatada em apenas 0,4% dos casos em 24 estudos selecionados.[5]

Hunninghake e colaboradores[21] analisaram a acurácia diagnóstica em fibrose pulmonar idiopática (FPI) com achados clínicos e radiológicos em pacientes sob suspeita. Diagnóstico de confiança foi possível em 58% dos pacientes utilizando-se apenas os dados clinicorradiológicos; nesses pacientes, radiologistas e pneumologistas foram precisos em 90% e 77% dos casos, respectivamente. Os autores concluíram que a biópsia pode não ser necessária em indivíduos nos quais pode ser obtido diagnóstico clínico de certeza de FIP, mas a biópsia estaria indicada naqueles com suspeita de doença intersticial não idiopática, e naqueles que não obtiveram diagnóstico de certeza.

Em estudo semelhante, Raghu e colaboradores[22] relataram que a acurácia do diagnóstico clínico em FPI foi de 62%, ao passo que o diagnóstico radiológico foi acurado em 76% dos pacientes. Os autores concluíram que o diagnóstico correto de FPI poderia não ter sido alcançado em aproximadamente um terço dos pacientes com surgimento recente da doença apesar da cuidadosa avaliação clinicorradiológica.

CONSIDERAÇÕES FINAIS

A BP cirúrgica, realizada sob condições ideais com equipe e recursos técnicos adequados, é um procedimento simples e que geralmente não dura mais do que 30 a 60 minutos, mesmo quando realizada com apneia intermitente para otimização da oxigenação do paciente.[23] A utilização desse recurso permite a mudança ou a adequação da terapêutica na maioria dos pacientes nos quais é empregado; contudo, é imprescindível a pronta discussão multidisciplinar para que sejam esgotadas todas as demais opções diagnósticas, e a decisão deve ser tomada em tempo hábil no paciente grave.

QUADRO 90.1. Resultados possíveis no laudo anatomopatológico na biópsia pulmonar transbrônquica.

1. Diagnóstico específico.
2. Achado consistente com doença listada no diagnóstico diferencial.
3. Achado inconsistente com doença listada no diagnóstico diferencial.
4. Mudanças inespecíficas.
5. Pulmão normal.
6. Biópsia não representativa.

Fonte: Adaptado de Gal, 2005.[2]

REFERÊNCIAS BIBLIOGRÁFICAS

1. Hiatt JR, Gong H, Mulder DG, Ramming KP. The value of open lung biopsy in the immunosuppressed patient.Surgery. 1982 Aug;92(2):285-91.
2. Gal AA. Use and abuse of lung biopsy.Adv Anat Pathol. 2005 Jul;12(4):195-202.
3. Lim SY, Suh GY, Choi JC, Koh WJ, Lim SY, Han J, et al. Usefulness of open lung biopsy in mechanically ventilated patients with undiagnosed diffuse pulmonary infiltrates: influence of comorbidities and organ dysfunction. Crit Care. 2007;11(4):R93.
4. Killian G. Entfernung eines knochenstuckes aus darn rechten bronchusmit hilfe der directen laryngoskopie. Munchen Med Wochensch. 1987;44:866.
5. Herbut PA, Clerf LH. Bronchogenic carcinoma. Diagnosis by cytologicalstudy of bronchoscopically removed secretions. JAMA. 1946;130:1006.
6. Ikeda S. Atlas of Flexible Bronchofiberscopy. Tokyo: Igaku Shoin, 1974.
7. Klassen KP, Anlyan AJ, Curtis GM. Biopsy of diffuse pulmonary lesions. Arch Surg. 1949;59:694-704.
8. Liebow AA, Carrington CB. The interstitial pneumonias. In: Simon M, Potchen EJ, Lemay E. Frontiers in Pulmonary Radiology. New York: Grune and Stratton, 1969. p.102-41.
9. Libby LJ, Gelbman BD, Altorki NK, Christos PJ, Libby DM. Surgical lung biopsy in adult respiratory distress syndrome: a meta-analysis. Ann Thorac Surg. 2014 Oct;98(4):1254-60.
10. Jones AM, Hanson IM, Armstrong GR, O'Driscoll BR. Value and accuracy ofcytology in addition to histology in the diagnosis of lung cancer at flexiblebronchoscopy. Respir Med. 2001;95:374-8.
11. Matsuda M, Horai T, Nakamura S, Nishio H, Sakuma T, Ikegami H, et al. Bronchial brushing and bronchialbiopsy: comparison of diagnostic accuracy and cell typing reliability in lung cancer. Thorax. 1986;41:475-8.
12. American Thoracic Society/European Respiratory Society International Multidisciplinary Consensus Classification of the idiopathic Interstitial Pneumonias. This joint statement of the American Thoracic Society (ATS), and the European Respiratory Society (ERS) was adopted by the ATS board of directors, June 2001 and by the ERS Executive Committee, June 2001. Am J Respir Crit Care Med. 2002;165:277-304. Erratum in Am J Respir Care Med. 2002 Aug 1;166(3):426.
13. Yousem SA, Berry GJ, Cagle PT, Chamberlain D, Husain AN, Hruban RH, et al. Revision of the 1990 workingformulation for the classification of pulmonary allograft rejection: LungRejection Study Group. J Heart Lung Transplant. 1996;15:1-15.
14. Gonçalves JJ, Leão LE, Ferreira RG, Oliveira R, Ota LH, dos Santos RS. Semiquantitative analysis of surgical biopsies of distinct lung lobes of patients with usual interstitial pneumonia/idiopathic pulmonary fibrosis. Bras Pneumol. 2009 Jul;35(7):676-82.
15. RJ Landreneau, R Santos, J Lamb. Video-Assisted Thoracic Surgery. Basic Concepts. The SAGES Manual. 2006;756-64.
16. Szwerc MF, Landreneau RJ, Santos RS, Keenan RJ, Murray GF. Minithoracotomy combined with mechanically stapled bronchial and vascular ligation for anatomical lung resection. Ann Thorac Surg. 2004 Jun;77(6):1904-9; discussion 1909-10.
17. Molin LJ, Steinberg JB, Lanza LA. VATS increases costs impatients undergoing lung biopsy for interstitial lung disease. Ann Thorac Surg. 1994;58:1595-8.
18. Carnochan FM, Walker WS, Cameron EW. Efficacy of videoassisted thoracoscopic lung biopsy: an historical comparison with open lung biopsy. Thorax. 1994;49:361-3.
19. Raghu G. Interstitial lung disease: A diagnostic approach. Are CT scan and lung biopsy indicated in every patient?Am J Respir Crit Care Med. 1995;151:909-14.
20. Kramer MR, Berkman N, Mintz B, Godfrey S, Saute M, Amir G. The role of openlung biopsy in the management and outcome of patients with diffuse lung disease. Ann Thorac Surg. 1998;65:198-202.
21. Hunninghake GW, Zimmerman MB, Schwartz DA, King TE Jr, Lynch J, Hegele R, et al. Utility of a lung biopsy for the diagnosis of idiopathicpulmonary fibrosis. Am J Respir Crit Care Med. 2001;164:193-6.
22. Raghu G, Mageto YN, Lockhart D, Schmidt RA, Wood DE,Godwin JD. The accuracy of the clinical diagnosis of newonset idiopathic pulmonary fibrosis and other interstitial lung disease: a prospective study. Chest. 1999;116:1168-74.
23. Halkos ME, Gal AA, Kerendi F, Miller DL, Miller JI Jr. Role of thoracic surgeons in the diagnosis of idiopathic interstitial lung disease. Ann Thorac Surg. 2005 Jun;79(6):2172-9.

CAPÍTULO 91

TROMBOENDARTERECTOMIA PULMONAR

Fabio Biscegli Jatene
Marcos Naoyuki Samano

DESTAQUES

- O tromboembolismo pulmonar crônico (TEPC) é uma doença grave e de alta mortalidade, quando associado à hipertensão pulmonar.
- Geralmente está associado a episódios prévios de embolia pulmonar aguda e de trombose venosa profunda.
- O diagnóstico é determinado com base na história clínica em exames complementares, principalmente ecocardiograma, tomografia computadorizada (TC) e arteriografia pulmonar.
- A desobstrução cirúrgica dos ramos arteriais é a melhor forma de restabelecer o fluxo sanguíneo pulmonar.
- A tromboendarterectomia pulmonar é uma cirurgia de alta complexidade, necessariamente realizada em centros especializados e de referência.
- O tratamento cirúrgico oferece os melhores resultados para o aumento de sobrevida e de qualidade de vida.
- Os tratamentos alternativos, como a angioplastia com balão e o uso de medicamentos anti-hipertensivos pulmonares, vêm apresentando resultados satisfatórios.

INTRODUÇÃO

O tromboembolismo pulmonar crônico, acompanhado de hipertensão pulmonar e de manifestações clínicas de *cor pulmonale*, ao contrário da forma aguda, é condição, ainda em nossos dias, de pouco conhecimento.

Em geral, o diagnóstico é retardado pela evolução insidiosa dessa afecção, sendo, às vezes, difícil relacioná-la com episódio prévio de tromboembolismo pulmonar agudo. Outro fator que dificulta o diagnóstico é a sua semelhança a outras afecções, como a insuficiência cardíaca congestiva (ICC) ou a hipertensão pulmonar primária.

A necessidade de tratamento efetivo dessa condição fez crescer o interesse por métodos cirúrgicos para a resolução desse processo, e a tromboendarterectomia passou a ser aceita como o procedimento mais adequado. Essa cirurgia visa, fundamentalmente, a retirada dos trombos, favorecendo a livre passagem do sangue pelo interior da artéria pulmonar e consequente tendência à normalização da pressão arterial pulmonar.

A morbimortalidade dessa cirurgia vem diminuindo progressivamente, especialmente nos centros com maior número de procedimentos. A melhora da qualidade de vida é evidente, e grande parte dos pacientes retorna às suas atividades habituais.

Nos últimos anos, avanços significativos vêm sendo observados em relação ao diagnóstico e outras opções terapêuticas, como medicamentos e angioplastia por balão.

EPIDEMIOLOGIA

A embolia pulmonar ou tromboembolismo pulmonar (TEP) se caracteriza pela oclusão das grandes ou pequenas artérias da rede vascular pulmonar, decorrente da migração de um trombo pelo sistema venoso. Foi descrita pela primeira vez, em 1819, por Laennec e, apesar de conhecida há quase dois séculos, permanece como doença frequente e muito grave.

O TEP agudo acomete centenas de milhares de pessoas por ano, determinando distúrbios tanto respiratórios quanto hemodinâmicos. Estima-se a ocorrência de aproximadamente 600 mil casos/ano, nos Estados Unidos.[1] Entre 0,57% e 3,8% dos pacientes com embolia pulmonar aguda apresentarão hipertensão pulmonar (HP),[2-5] não apenas como resultado da obstrução vascular pulmonar, como também em resposta a uma arteriopatia pulmonar, que se desenvolve no leito vascular.[2]

Mais de 50% dos casos não são diagnosticados e a embolia pulmonar não tratada tem alta mortalidade, sendo que o risco de morte diminui significativamente com o uso de anticoagulantes.[6-7] Na ausência de tratamento adequado, a HP progride, podendo levar à insuficiência cardíaca direita e, em casos não tratados, à morte do paciente.[7-8]

Os trombos, principalmente originários nas veias dos membros inferiores, são responsáveis pela maioria dos êmbolos pulmonares. Contudo, existem outras formas de êmbolos pulmonares, como ocorre na embolia gordurosa, gasosa ou tumoral. Em 95% dos pacientes, os trombos migram para os pulmões através da veia cava inferior, a partir das veias profundas dos membros inferiores e pelve. Dessa maneira, a embolia pulmonar pode ser considerada uma complicação da trombose venosa profunda (TVP). Evidências de TVP são encontradas em cerca de 70% dos pacientes com quadro de embolia pulmonar.[7] Alguns fatores contribuem para o risco aumentado de TVP, como o diabetes melito, imobilização ou outras causas de estase venosa, politraumatismo, uso de anticoncepcionais orais, neoplasias, doença arterial periférica, redução do débito cardíaco, obesidade, idade avançada e fatores hematológicos primários de trombofilia (deficiências de antitrombina III, proteína C ou S etc.).[9]

Após um episódio tromboembólico agudo, a evolução pode variar desde a resolução do processo até a instalação de embolia pulmonar crônica e HP.[10-11] A embolia aguda pode acarretar aumento transitório na pressão do território pulmonar, com tendência à resolução e posterior recanalização do vaso obstruído. A resolução do tromboembolismo pulmonar, com a dissolução espontânea do trombo, ocorre, geralmente, nos primeiros três meses após o episódio desencadeante.[12] Um estudo realizado na década de 1970, denominado *Urokinase Pulmonary Embolism Trial*, demonstrou também recuperação, embora de menor intensidade após os três primeiros meses de evolução.[13] Assim, esse período pode ser considerado um divisor entre os processos agudos e crônicos.

O grupo em que não ocorre a dissolução espontânea e não se observa a recanalização arterial representa uma pequena porcentagem do total de casos (10% a 15%).[12] Nessa situação, o trombo se organiza, assumindo características diferentes, passando da fase aguda para a crônica (Figura 91.1). Sua cor se transforma de vermelho-vinho para amarelada, em decorrência da substituição do trombo agudo por fibrose organizada (Figura 91.2). Além disso, o trombo, inicialmente em situação frouxa e sem grandes aderências

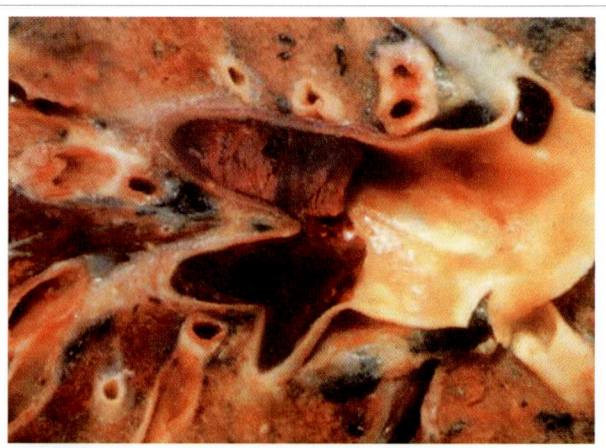

FIGURA 91.1 Corte anatômico do parênquima pulmonar, revelando trombo organizado no interior da artéria pulmonar.

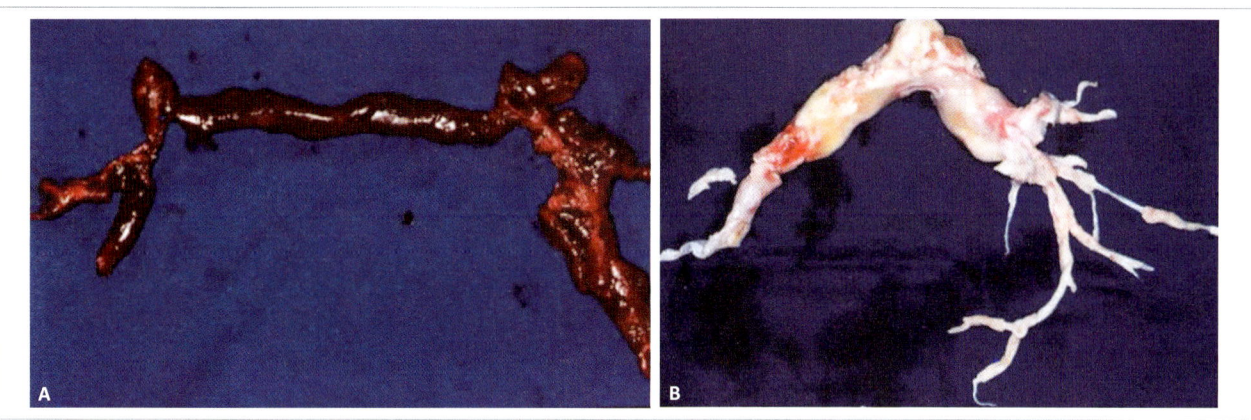

FIGURA 91.2. (A) Trombo agudo. (B) Trombo crônico, removido durante tromboendarterectomia pulmonar.

à parede vascular, torna-se firmemente aderido à parede interna da artéria pulmonar.

Esses trombos funcionam como obstáculos à passagem do sangue e caracterizam a cronicidade do processo tromboembólico, denominado agora de TEP crônico. Com a evolução, em resposta à redução do leito do vaso e ao aumento da resistência vascular pulmonar, instala-se a HP e progressiva falência do ventrículo direito, instituindo-se o *cor pulmonale* (Figura 91.3).[14-15] O desenvolvimento de alterações microvasculares, causando a arteriopatia pulmonar hipertensiva, é importante fator de progressão da doença.[14]

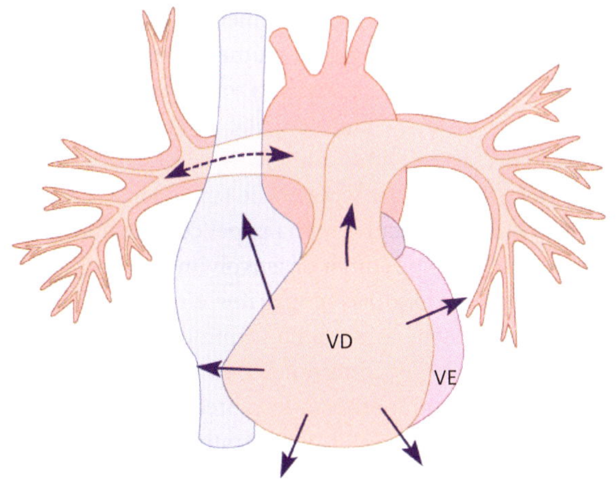

FIGURA 91.3. Esquema demonstrando distensão do ventrículo direito (VD), bem como a compressão do ventrículo esquerdo (VE), em decorrência de embolia pulmonar. O lúmen das artérias pulmonares torna-se estreitado.
Fonte: Adaptada de Dartevelle e colaboradores, 2004.[15]

A cronificação do processo tromboembólico envolve mais do que apenas um processo vascular obstrutivo, e duas hipóteses correlacionam melhor esse processo: a primeira considera a manutenção do fator oclusivo como fundamental para o desenvolvimento de resposta vascular pulmonar, que é caracterizada pela hipertrofia da camada média. A segunda condiciona a HP à existência de arteriopatia prévia, que tanto corrobora com o TEP como mantém os níveis pressóricos elevados, justificando a evolução desfavorável desse grupo de pacientes.[15-16]

Como o sistema respiratório apresenta grande reserva anatomofuncional, apenas um dos pulmões é capaz de absorver todo o fluxo destinado aos dois pulmões sem elevação da pressão arterial pulmonar. Assim, para que haja comprometimento clínico e manifestação sistêmica, o comprometimento global, normalmente, corresponde ao comprometimento do território vascular em mais do que apenas um pulmão. Essa situação determina a elevação da pressão em território arterial pulmonar, caracterizando a HP. O quadro clínico guarda relação direta com os níveis pressóricos e o fato mais alarmante é que quanto maior a HP, maior também é a mortalidade, que chega a 80% naqueles que possuem pressão sistólica pulmonar acima de 80 mmHg, e não tratados adequadamente (Figuras 91.4 e 91.5).[7-8]

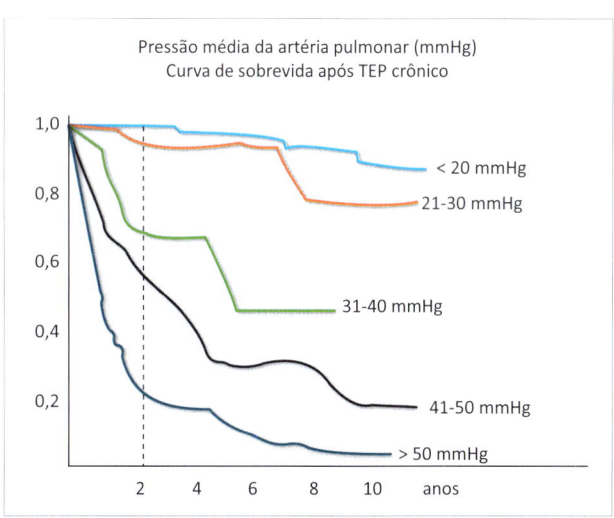

FIGURA 91.4. Curva de sobrevida após tromboembolismo pulmonar crônico, segundo a pressão média da artéria pulmonar (mmHg).
Fonte: Adaptada de Riedel, 2001.[7]

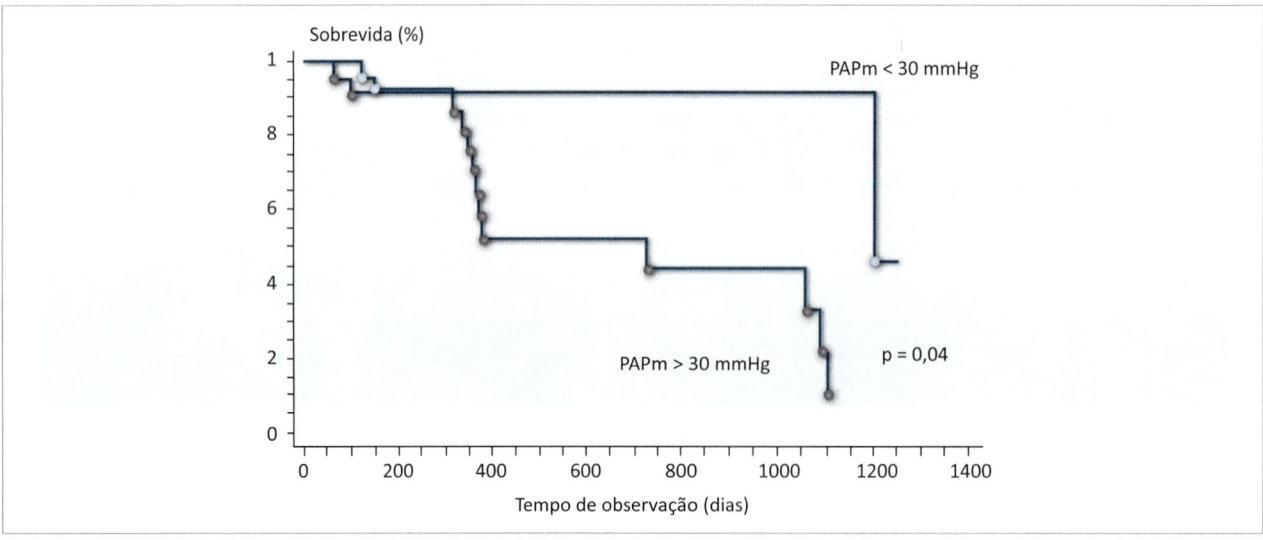

FIGURA 91.5. Curva de sobrevida após tromboembolismo pulmonar crônico, segundo a pressão média da artéria pulmonar (PAPm, em mmHg).
Fonte: Adaptada de Lewczuk e colaboradores, 2001.[8]

É imprecisa a definição do número de doentes que evoluem para HP e manifestação clínica com dispneia acentuada e intratável. Cerca de 63% dos pacientes com TEP crônico não apresentam sintomas prévios de tromboembolismo pulmonar agudo.[17] A real incidência é subestimada pela falta de diagnóstico, mas acredita-se que apenas cerca de 0,1% de todos os processos tromboembólicos evoluam para TEP crônico.[18]

A HP secundária ao TEP crônico (hipertensão pulmonar tromboembólica crônica – HPTEC) corresponde ao grupo 4 da Classificação Internacional de HP, que foi recentemente revisada (Quadro 91.1).[19]

QUADRO 91.1. Classificação atualizada da HP.
1. Hipertensão arterial pulmonar.
2. Hipertensão pulmonar decorrente de insuficiência cardíaca esquerda.
3. Hipertensão pulmonar decorrente de doenças pulmonares e/ou hipóxia.
4. Hipertensão pulmonar tromboembólica crônica.
5. Hipertensão pulmonar com mecanismos multifatoriais não esclarecidos.

Fonte: Adaptado de Simonneau e colaboradores, 2013.[19]

FISIOPATOLOGIA

Define-se como HP, a pressão arterial pulmonar média (PAPm) superior a 25 mmHg, no repouso, ou 30 mmHg, durante exercício, obtida por medida direta, pelo cateterismo cardíaco direito.[14] A taxa de mortalidade é próxima a 30%, em 5 anos, para PAPm superior a 30 mmHg, aumentando para 70%, em 5 anos, para PAPm superior a 40 mmHg, e para 90%, quando a PAPm é superior a 50 mmHg.[14,20]

A razão pela qual alguns pacientes após episódio de tromboembolismo pulmonar apresentam resolução incompleta do trombo, com organização dele, ainda não está determinada. A identificação de defeito na atividade fibrinolítica é rara, sendo mais comum a presença de anticorpo antifosfolípide e anticorpo anticardiolipina positivos em 10% a 20% dos pacientes com tromboembolismo crônico.[21] Outras alterações hematológicas que podem estar relacionadas com o desenvolvimento da HPTEC são: presença de fator V de Leiden, deficiência de proteína S ou C, presença de protrombina mutante, deficiência de antitrombina III e níveis elevados de homocisteína sérica (hiper-homocisteinemia).

Considerando-se o grande número de pacientes que mantêm algum grau de obstrução vascular após episódio tromboembólico, não é claro porque apenas uma pequena proporção desses indivíduos desenvolve HP, e quais os fatores que determinam a progressão de sua doença. Embora o grau de obstrução vascular tenha papel central, outros fatores parecem colaborar com o desenvolvimento da hipertensão pulmonar: o efeito vasoconstritor circulante (elevação dos níveis séricos de endotelina, diminuição da atividade da fosfodiesterase com diminuição da produção de óxido nítrico), eventos imunomediados, predisposição genética e desenvolvimento de arteriopatia pulmonar hipertensiva distal. A teoria clássica para o desenvolvimento da HPTEC, conhecida como hipótese embólica,[22-23] implica que essa condição se inicia após único ou recorrentes episódios de embolia pulmonar, provenientes de locais de trombose venosa. A falência na resolução desses êmbolos leva à obstrução segmentar do fluxo arterial pulmonar, com aumento da tensão na parede dos vasos das áreas não ocluídas, causando HP progressiva, secundária ao remodelamento das pequenas artérias e arteríolas pulmonares.

Entre o evento tromboembólico e o início dos sintomas de HP podem passar meses a anos, período chamado de fase de "lua-de-mel", no qual o paciente permanece quase sempre assintomático. O diagnóstico de HP tromboembólica geralmente é feito quando os níveis pressóricos já estão elevados, com resistência vascular pulmonar (RVP) superior a 600 dynas.s.cm^{-5}.[17] A fisiopatologia da progressão da HP, nesse período, permanece inexplicada. Acredita-se que, em alguns pacientes, a piora dos sintomas e da hemodinâmica esteja relacionada com eventos embólicos recorrentes ou com a formação de trombose *in situ* nos grandes ramos da artéria pulmonar.[24]

Outras evidências de remodelamento vascular distal em pacientes com HPTEC incluem: pouca relação entre o grau de obstrução vascular central e o grau de HP, progressão do nível de HP sem evidência de tromboembolismo recorrente, manutenção de áreas de maior resistência vascular e HP persistente, em até 10% dos casos, após a retirada cirúrgica dos trombos (tromboendarterectomia).[15]

Em pacientes com HPTEC, a morfologia dos vasos não obstruídos, submetidos ao elevado regime pressórico, é semelhante à dos indivíduos com HP idiopática, sugerindo um mecanismo fisiopatológico comum.[25]

QUADRO CLÍNICO

O início da evolução do TEP crônico costuma cursar com sintomas pouco expressivos e inespecíficos. À medida que a doença progride e a HP aumenta, as manifestações clínicas tornam-se mais evidentes, possibilitando o diagnóstico tardio. Os antecedentes de embolia pulmonar aguda e TVP contribuem para o diagnóstico. Contudo, muitos pacientes não acompanham uma história clínica prévia típica dessas ocorrências, o que dificulta o diagnóstico clínico presuntivo e a orientação na investigação.[17,26-27] Cerca de 63% dos pacientes com embolia pulmonar não tem história clínica de TVP.[28] Por outro lado, 50% dos pacientes com HPTEC têm história clínica de embolia pulmonar não documentada.[29] Os sintomas da doença tromboembólica pulmonar crônica são equivalentes às outras etiologias da HP, e como muitos pacientes têm idade superior a 60 anos, esses sintomas são atribuídos a comorbidades cardíacas, obesidade ou outra pneumopatia.[30]

O principal sintoma da HPTEC é a dispneia, graduada em classes funcionais de I a IV, de acordo com a New York Heart Association – modificada para HP. Dor precordial aos esforços, tontura e pré-síncope podem ocorrer, relacionadas com a redução do débito cardíaco de alguns pacientes. A HPTEC muitas vezes é diagnosticada em avaliações médicas que visam ao esclarecimento das causas de uma dispneia, da insuficiência cardíaca direita, da síncope de origem desconhecida relacionada com esforços, angina por estresse, dor precordial atípica e outras situações clínicas, na busca pelo diagnóstico etiológico.[17]

A dispneia geralmente é progressiva e relacionada com esforços, sendo o sintoma inicial, na maioria dos casos. Observa-se com frequência uma desproporcionalidade entre a queixa da dispneia e o achado ao exame físico, pobre na maioria das vezes, nos quadros iniciais.[20,26] Na evolução do processo, pode-se observar síncope e dor precordial, principalmente naqueles pacientes com doença mais avançada e alta resistência pulmonar periférica. A síncope é um sintoma alarmante, que levanta suspeição de insuficiência cardíaca avançada.[27]

Os sintomas costumam ser inicialmente notados quando o ventrículo direito é incapaz de aumentar a contratilidade, suficientemente para aumentar a pré-carga e o débito cardíaco do ventrículo esquerdo durante o exercício. Os sintomas resultam da elevação da resistência vascular pulmonar, comprometendo o dióxido de carbono e o aumento do consumo do volume-minuto.[17]

No exame físico, nessa situação, encontram-se sinais clínicos de HP, sendo que o primeiro achado à ausculta do foco pulmonar é hipersonoridade da segunda bulha. A ausculta cardíaca pode ser marcante pelo acentuado fechamento da valva pulmonar, sopro tricúspide de regurgitação ou sopros nos campos pulmonares causados pelo fluxo sanguíneo turbulento através das artérias pulmonares parcialmente obstruídas.[31-32]

Em uma fase mais avançada, os sinais de *cor pulmonale*, como edema de membros inferiores, hepatoesplenomegalia, ascite e estase jugular, podem estar presentes, refletindo a falência do ventrículo direito.[32-33]

DIAGNÓSTICO

Diante de um paciente com sintomas e sinais suspeitos de TEP crônico, a ecocardiografia pode confirmar a ocorrência de HP. Na sequência da investigação, a cintilografia de perfusão pulmonar é um dos exames principais, que deve ser complementado com outros exames, como angiotomografia computadorizada de tórax, ressonância magnética, cateterismo cardíaco direito e angiografia (Figura 91.6).[34]

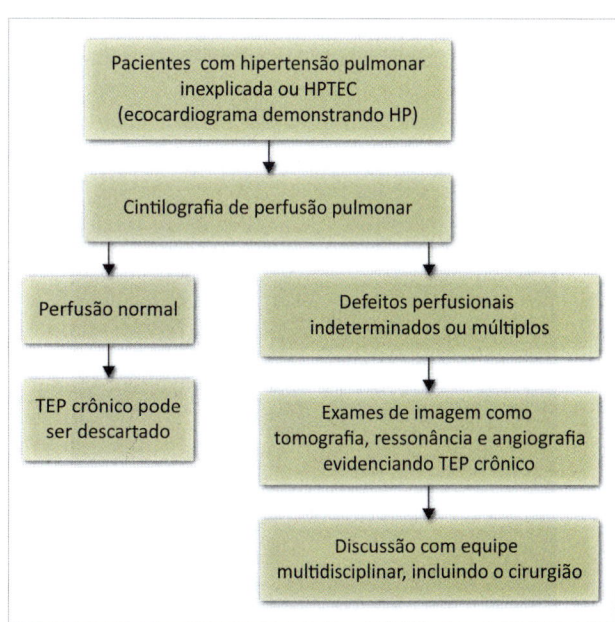

FIGURA 91.6. Algoritmo diagnóstico para tromboembolismo pulmonar crônico.
HP: hipertensão pulmonar; TEP: tromboembolismo pulmonar.
Fonte: Adaptada de Hoeper e colaboradores, 2006.[35]

ECOCARDIOGRAMA

A ecocardiografia transtorácica é um exame sensível para a detecção de HP e disfunção ventricular direita, mas inespecífico para o diagnóstico de HP tromboembólica crônica, e costuma ser empregado para diagnóstico inicial. É também útil para seguimento de pacientes com HP, após TEP agudo.[23,30] A ecocardiografia é um método não invasivo, tecnicamente pouco dispendioso, prontamente disponível e factível, em doentes clinicamente críticos. Fornece uma série de parâmetros independentes, relacionados com a hemodinâmica cardiopulmonar. Esses parâmetros incluem características das curvas de velocidade do fluxo sanguíneo através das valvas cardíacas, intervalos de tempo entre sístole e diástole do ventrículo direito, padrão de movimento do septo interventricular, dimensões das câmaras cardíacas e espessura da parede livre dos ventrículos. A ecocardiografia permite, também, a detecção de trombos em câmaras cardíacas direitas ou nos principais ramos da artéria pulmonar, em alguns pacientes. Pode ainda revelar outras anormalidades, explicando sintomas encontrados em um paciente com suspeita de embolia pulmonar, como a doença do pericárdio e miocárdio, dissecção aórtica, choque hipovolêmico, entre outros.[36]

Os achados ecocardiográficos mais comuns na HPTEC incluem dilatação do ventrículo direito (Figura 91.7); hipertrofia e hipocinesia dessa câmara cardíaca; aumento do átrio direito; sobrecarga de pressão do ventrículo direito sugerida pelo desvio de septo interventricular, em direção ao ventrículo esquerdo, durante a sístole; e regurgitação tricúspide. O gradiente de regurgitação da valva tricúspide fornece uma estimativa da pressão sistólica de artéria pulmonar. A ecocardiografia não pode ser utilizada para diferenciar, de forma segura, pacientes com HP, com ou sem processos embólicos. Nesses casos, há a necessidade da realização de exames complementares, como a cintilografia pulmonar de ventilação/perfusão, a angiotomografia computadorizada de tórax, o cateterismo cardíaco direito, a angiografia pulmonar, a ressonância magnética e a angioscopia pulmonar.[37-38]

CINTILOGRAFIA PULMONAR DE VENTILAÇÃO E PERFUSÃO

A cintilografia pulmonar de ventilação e perfusão é um exame útil para investigar as causas de HP, entre elas o TEP crônico, apresentando sensibilidade de 90% a 100% e especificidade de 94% a 100% nesses processos.[39-41] Em pacientes portadores de HP, a cintilografia pulmonar tem alto valor preditivo negativo (98,5%), sendo importante para excluir HP ocasionada por TEP crônico.[41]

Na HPTEC, a cintilografia pulmonar de ventilação e perfusão não se apresenta normal. Os achados típicos nessas situações são defeitos perfusionais múltiplos e segmentares (Figura 91.8) ou defeitos maiores de perfusão em áreas de ventilação normal e, muitas vezes, a obstrução vascular é parcial, com zonas de transição que podem subestimar o grau de obstrução vascular.[41-42] Quando a cintilografia pulmonar apresenta resultados indeterminados, não é completamente normal ou revela achados sugestivos de TEP crônico, o passo seguinte para o diagnóstico é a angiotomografia de tórax.[43-44]

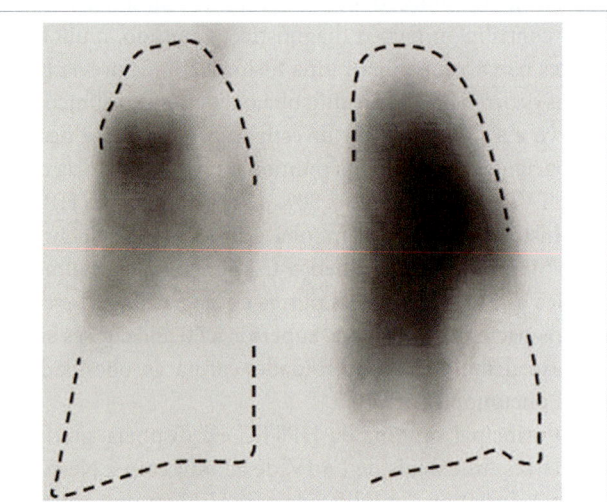

FIGURA 91.8. Cintilografia perfusional pulmonar em paciente portador de tromboembolismo pulmonar crônico, com defeitos múltiplos e segmentares. A cintilografia inalatória é normal.

ANGIOTOMOGRAFIA COMPUTADORIZADA DE TÓRAX

A angiotomografia computadorizada de tórax é um exame útil para o estudo dos pacientes com HPTEC, não só para o diagnóstico, como também, para determinar a indicação cirúrgica e confirmar o sucesso no pós-operatório da tromboendarterectomia pulmonar.[23]

A técnica descrita para a realização da angiotomografia de tórax emprega o aparelho de TC com múltiplos canais e

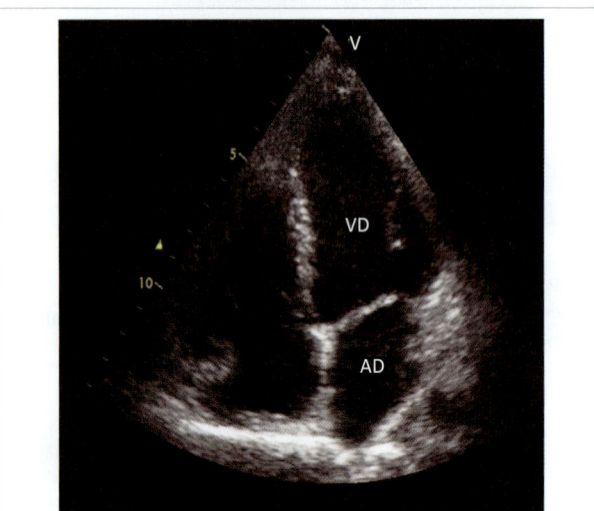

FIGURA 91.7. Imagem ecocardiográfica revelando aumento das câmaras cardíacas (átrio e ventrículo) direitas.
AD: átrio direito; VD: ventrículo direito.

as imagens são reconstruídas com uma espessura de corte de 1 mm em um intervalo de 0,7 mm. Os pacientes recebem 100 mL de material contrastado a uma velocidade de infusão de 4 mL/s. Na suspeita de HPTEC, o protocolo de angiotomografia de tórax recomenda a administração do material contrastado por bólus, sincronizada com a circulação sistêmica e pulmonar, mostrando a circulação brônquica aumentada no TEP crônico, o que pode auxiliar no diagnóstico diferencial.[44-45] A varredura tomográfica é realizada no sentido caudocranial, porque a maioria dos êmbolos pulmonares é encontrada nos lobos inferiores, e as imagens dos lobos inferiores são gravadas nos segundos iniciais em que a respiração está parada.[46]

As características angiotomográficas do TEP crônico são classificadas em sinais vasculares e sinais parenquimatosos. Os sinais vasculares incluem alterações em imagens diretas da artéria pulmonar, como redução abrupta no diâmetro dos vasos, ausência de material contrastado nos segmentos distais, obstrução dos vasos segmentares e subsegmentares, que se apresentam menores em relação às artérias brônquicas que os acompanham.[47-48] Os sinais decorrentes da HP incluem alargamento do tronco da artéria pulmonar, em relação à aorta ascendente (Figura 91.9) e aumento com dilatação anormal das porções proximais das artérias brônquicas (diâmetro superior a 2 mm).[49-54]

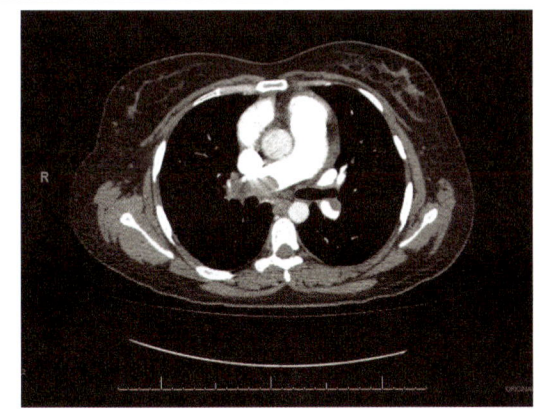

FIGURA 91.9. Angiotomografia de tórax revelando artéria pulmonar principal de calibre aumentado, em relação à aorta ascendente, e presença de imagem negativa (trombo) em ramo direito da artéria pulmonar.

As artérias brônquicas e sistêmicas anormalmente dilatadas costumam ser encontradas mais frequentemente em pacientes com HPTEC (73%) do que em pacientes com HP idiopática (14%), e essas descobertas podem ajudar a distinguir essas duas entidades.[44]

O sinal tomográfico parenquimatoso do TEP crônico mais importante é o "mosaico de perfusão" (Figura 91.10) e, embora sejam inespecíficos, no contexto clínico apropriado, pode ser considerado como apoio para diagnóstico de HPTEC.[52,55-56]

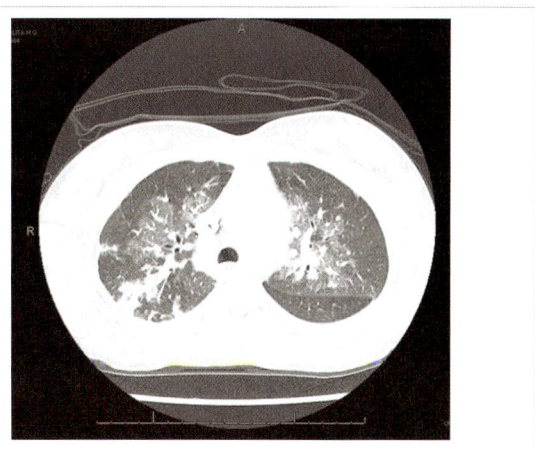

FIGURA 91.10. Angiotomografia de tórax revelando aspecto parenquimatoso "em mosaico", denotando áreas mais perfundidas com contraste, com áreas hipoperfundidas.

CATETERISMO CARDÍACO DIREITO

O cateterismo cardíaco direito é um exame valioso para avaliação pré-operatória dos pacientes com HPTEC. É empregado para confirmar o diagnóstico e a gravidade da HP, e fornecer informações para avaliação do prognóstico.[57] Permite medir a pressão da artéria pulmonar, pressão atrial direita, pressão de oclusão da artéria pulmonar, débito cardíaco e resistência vascular pulmonar.[47]

ANGIOGRAFIA PULMONAR

A angiografia pulmonar é o exame padrão-ouro para o diagnóstico e a avaliação dos pacientes com HPTEC (Figura 91.11). Os achados são distintos daqueles observados na embolia pulmonar aguda, embora os dois processos possam ser observados simultaneamente.[58-60] Esse exame define o caráter proximal e distal das lesões tromboembólicas crônicas, sendo, dessa forma, o fator determinante para a indicação e a realização da tromboendarterectomia pulmonar (Figura 91.12).

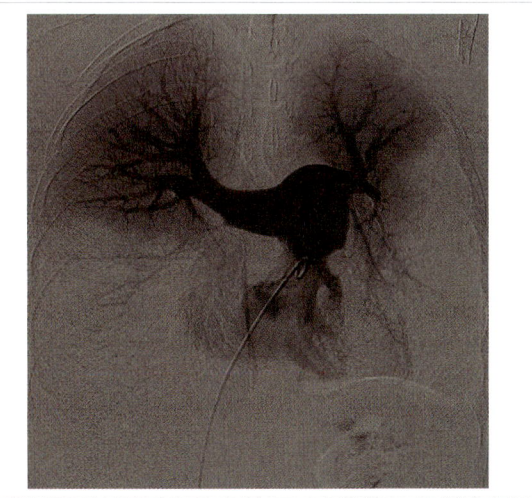

FIGURA 91.11. Angiografia pulmonar revelando oclusão de ramos arteriais para os lobos inferiores.

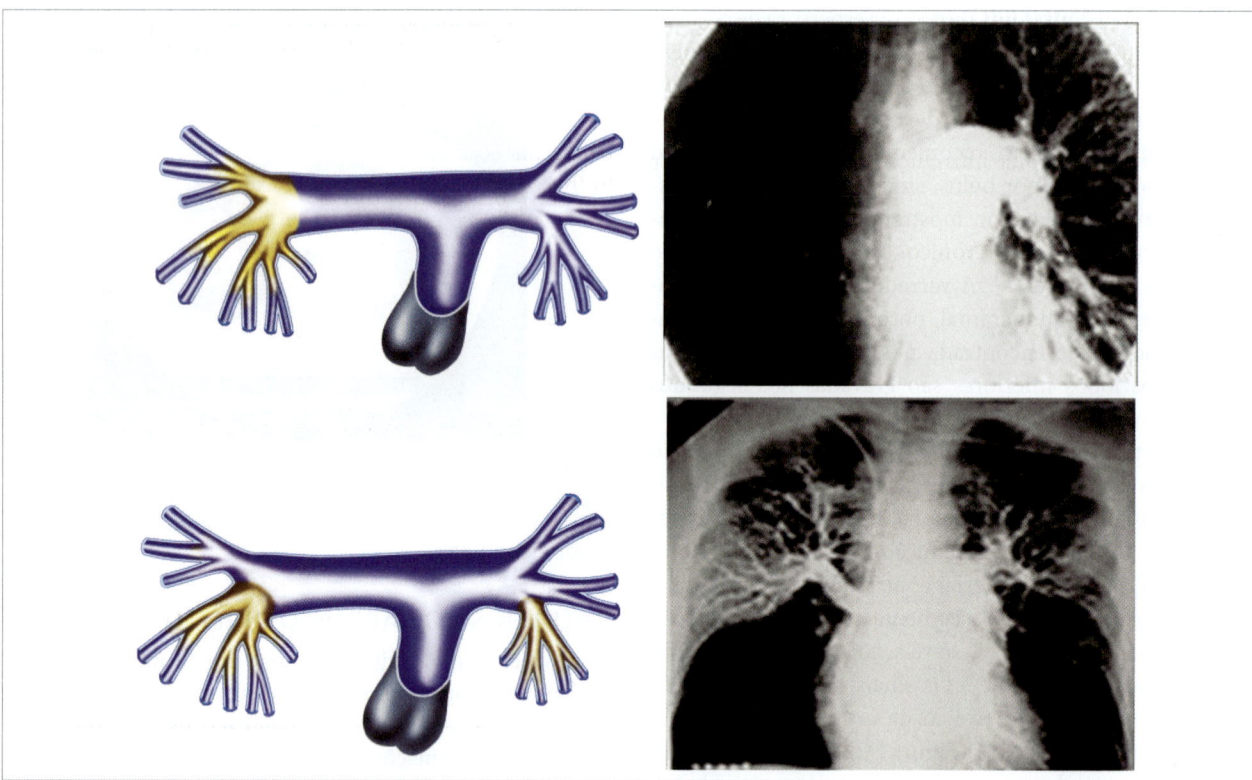

FIGURA 91.12. Aspecto angiográfico de dois pacientes. À esquerda, desenhos esquemáticos representativos dos locais de oclusão dos ramos pulmonares. À direita, angiografias correspondentes.

As lesões tromboembólicas crônicas podem ser classificadas em quatro tipos, com base na angiografia pulmonar:[60-61]

- **Tipo 1:** lesões centrais que comprometem o tronco da artéria pulmonar e seus ramos principais.
- **Tipo 2:** espessamento da íntima e do tecido fibroso nos ramos direito e esquerdo da artéria pulmonar e seus segmentos.
- **Tipo 3:** lesões tromboembólicas limitadas a segmentos e regiões subsegmentares.
- **Tipo 4:** envolve apenas vasos periféricos.

A técnica de aquisição biplana deve ser usada sempre que possível e o uso sistemático da vista lateral é extremamente útil para determinar a localização e a extensão anatômica da obstrução tromboembólica proximal e, portanto, a acessibilidade cirúrgica.

Em muitos serviços, a angiografia pulmonar é realizada juntamente com o cateterismo cardíaco direito, que é necessário para estabelecer o diagnóstico de HP, excluir diagnóstico de hipertensão venosa pulmonar e determinar o grau de comprometimento hemodinâmico. A sequência é realizar o cateterismo cardíaco direito inicialmente para, em seguida, usar o mesmo introdutor para a angiografia pulmonar, minimizando a incidência de complicações. Recomenda-se que angiografia pulmonar deva ser realizada com injeções de contrastes não iônicos, seletivas no ramo principal esquerdo e direito, com imagens seriadas e em múltiplas projeções.

RESSONÂNCIA MAGNÉTICA

A ressonância magnética (RM) pode auxiliar no diagnóstico de HPTEC, mas é pouco utilizada para essa indicação.[62-63] É útil para a definição da anatomia e da extensão da obstrução na doença tromboembólica crônica (Figura 91.13). A RM não é utilizada rotineiramente em pacientes que podem ser submetidos à angiografia pulmonar, mas, em comparação com a TC, parece ser equivalente para a definição de sinais da doença tromboembólica crônica.[64]

A RM com gadolínio pode ser muito útil no diagnóstico diferencial com tumores, pois eles produzem imagens com maior reforço do contraste.[65]

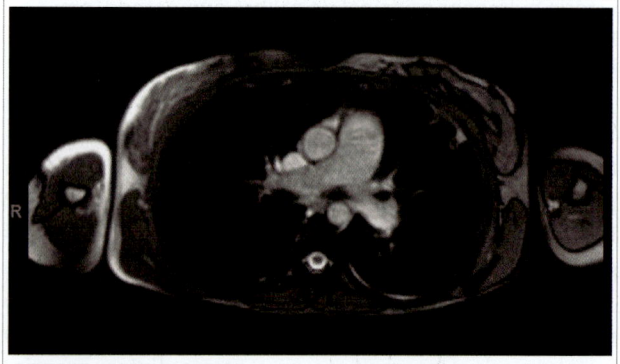

FIGURA 91.13. Ressonância magnética demonstrando dilatação do tronco da artéria pulmonar, com diâmetro superior à aorta ascendente.

ANGIOSCOPIA PULMONAR

Foi utilizada em alguns pacientes candidatos a tromboendarterectomia pulmonar, mas atualmente, foi substituída por outras técnicas de imagem menos invasivas.[66]

A técnica consiste na introdução do angioscópio, por meio de um introdutor, de preferência na veia jugular direita. O aparelho é introduzido no átrio e ventrículo direitos, segue pela via de saída de ventrículo direito, alcançando o tronco da artéria pulmonar e seus ramos direito e esquerdo, podendo chegar aos ramos lobares pulmonares. Um balão distal é inflado com dióxido de carbono, o que impede o fluxo de sangue e permite a visualização do leito vascular.

DIAGNÓSTICO DIFERENCIAL

ANGIOSSARCOMA DA ARTÉRIA PULMONAR

Os sarcomas primários dos grandes vasos sanguíneos podem ser classificados de acordo com a localização, em relação à parede ou pelo tipo histológico. Os angiossarcomas são neoplasias malignas raras, que surgem do revestimento endotelial dos vasos sanguíneos, que se desenvolvem na túnica íntima da artéria pulmonar.[67]

Os sarcomas de artéria pulmonar (Figura 91.14) são divididos em dois tipos: os da camada íntima, que são intraluminais; e os murais, que envolvem a parede arterial.[68] Os sarcomas primários dos grandes vasos sanguíneos estão associados a fenômenos embólicos.[69]

A incidência desses tumores, provavelmente é subestimada em decorrência do diagnóstico equivocado de tromboembolismo.[70] Vários métodos são utilizados para diferenciar ambas as doenças, como a angiotomografia de tórax, a RM de tórax com gadolínio e a tomografia por emissão de pósitrons (PET-CT). A diferenciação radiológica da doença tromboembólica pulmonar e sarcoma de artéria pulmonar é um desafio, pois ambas aparecem com defeitos de preenchimento intraluminal da artéria pulmonar à tomografia computadorizada com contraste.[71-72]

Os achados tomográficos mais comuns que favorecem o sarcoma de artéria pulmonar incluem defeito de enchimento (baixa atenuação), massa com realce heterogêneo ocupando todo o diâmetro luminal e a propagação extravascular da lesão.[71] A RM de tórax com gadolínio tem sido sugerida como um exame sensível para diferenciar uma massa tumoral de um trombo, enquanto o PET-CT tem uma captação maior no sarcoma de artéria pulmonar, em comparação com o tromboembolismo pulmonar.[69] O diagnóstico definitivo deverá ser feito apenas com o exame anatomopatológico, e o sarcoma de artéria pulmonar deve ser considerado como uma possibilidade no diagnóstico diferencial da doença tromboembólica.[73-74]

TROMBOEMBOLIA PULMONAR TUMORAL SECUNDÁRIA A NEOPLASIAS MALIGNAS

A HP por embolia tumoral pode ser vista como consequência da obstrução microvascular ou macrovascular do trajeto vascular pulmonar. Êmbolos tumorais podem ocorrer subclinicamente. Nas autópsias de pacientes com diagnóstico de tumores sólidos foram encontrados êmbolos tumorais microscópicos em 2,4% a 26% dos casos. Os êmbolos tumorais macroscópicos são clinicamente indistinguíveis do TEPC, sendo, portanto, um diagnóstico diferencial importante com TEP crônico.[15]

ÊMBOLOS POR CISTO HIDÁTICO

A hidatidose é uma infecção parasitária causada pela tênia *Echinococcus granulosus* no estágio larval ou cisto. Os seres humanos podem ser infectados pela ingestão de ovos, que se desenvolverão no fígado e nos pulmões. A embolia pulmonar é causada por vesículas ou cistos que obstruem mecanicamente o fluxo de sangue, já que não existem coágulos ou tromboses.[15]

As manifestações clínicas da embolização pulmonar por cisto hidático são inespecíficas e a hemoptise é o sinal clínico mais frequente. De acordo com a apresentação clínica, pode ser classificada em casos agudos fatais, hipertensão pulmonar subaguda com morte em menos de um ano e hipertensão pulmonar crônica. A maioria dos pacientes parece seguir um curso de HP prolongada com episódios embólicos agudos.

O diagnóstico clínico é difícil na ausência de achados clínicos e de imagens radiológicas típicas. O diagnóstico é guiado pelo ecocardiograma e baseia-se na arteriografia pulmonar, que revela os defeitos lobares e segmentares de perfusão. É um importante diagnóstico diferencial para HPTEC, principalmente em zonas endêmicas.[15]

ARTERITE PULMONAR

A HP secundária, a arterite de Takayasu ou a doença de Behçet apresenta lesões típicas à angiografia ou tomografia

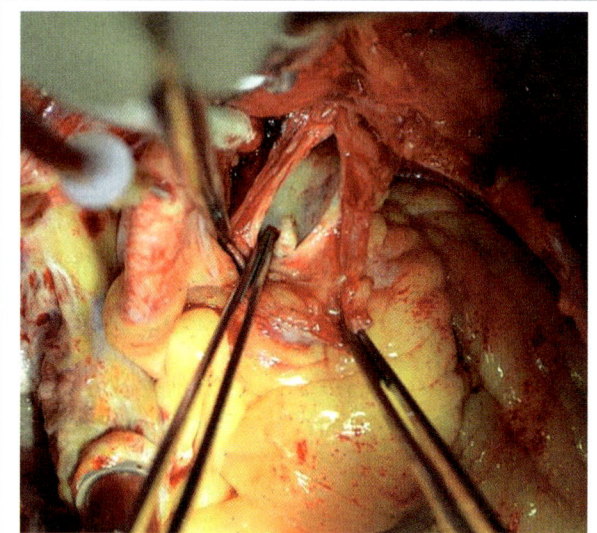

FIGURA 91.14. Tronco da artéria pulmonar aberto longitudinalmente, observando-se a presença de tumor (sarcoma) intraluminal, junto à pinça.

computadorizada, com falso aneurisma da artéria pulmonar associada à trombose in situ.[15]

A arterite de Takayasu é uma vasculite crônica idiopática que afeta a aorta e seus ramos, e menos comumente a artéria pulmonar.[75] É difícil distinguir esses casos da doença pulmonar primária e embolia pulmonar crônica, mas o diagnóstico pode ser facilitado pela velocidade de hemossedimentação (VHS) aumentado. A angiotomografia pulmonar demonstra achados mais característicos de doença arterial pulmonar hipertensiva primária. As oclusões da artéria pulmonar direita ou esquerda são muito raras e ocorrem em doença mais avançada.

A doença de Behçet é uma doença crônica, multissistêmica e rara, caracterizada pela presença de uveíte e úlceras orais e genitais. As manifestações torácicas mais comuns da doença de Behçet são trombose de veia cava superior, aneurismas da artéria pulmonar, hemorragia pulmonar e infarto pulmonar. Os aneurismas da artéria pulmonar apresentam-se como opacidades arredondadas únicas ou múltiplas peri-hilares, ou alargamento hilar unilateral. A formação dos aneurismas é comumente observada do lado direito (59%) e nas artérias lobares (54%). A avaliação radiológica pode ser realizada por meio da ressonância magnética e angiotomografia de tórax, proporcionando informações quanto ao tamanho e à localização do aneurisma da artéria pulmonar.[15]

MEDIASTINITE FIBROSANTE

É uma doença benigna, rara, causada pela proliferação de colágeno acelular e tecido fibroso do mediastino. Na maioria dos casos, a etiologia é idiopática, mas em alguns pacientes está relacionada com uma resposta imunológica anormal à infecção por *Hystoplasma capsulatum*. Os pacientes apresentam sinais e sintomas de obstrução de veia cava superior, veias pulmonares ou artérias pulmonares, vias aéreas e esôfago. Pode ser classificada em dois tipos (focal e difusa), podendo ser diferenciadas com auxílio da angiotomografia de tórax e RM.[76] Os pacientes com obstrução venosa pulmonar apresentam dispneia progressiva ou de esforço, além de hemoptise. Esse padrão de sintomas tem sido chamado de "síndrome da pseudoestenose mitral". A obstrução venosa pulmonar prolongada leva à HP e ao *cor pulmonale* secundários, sendo uma das mais importantes causas de morbimortalidade em pacientes com mediastinite fibrosante.[77-78] É importante lembrar que a estenose ou obstrução arterial pulmonar, menos frequentemente, leva ao desenvolvimento de HP.[79]

TRATAMENTO
TRATAMENTO CLÍNICO

Uma vez que o processo primário está, geralmente, relacionado com fenômenos de trombose venosa profunda, na fase aguda, o tratamento é com base no uso de esquemas antitrombóticos com drogas que inibem a coagulação sanguínea (heparina, anticoagulantes e inibidores diretos da trombina) e drogas trombolíticas.

Embora geralmente ocorra a resolução espontânea após a instituição do tratamento, esses pacientes apresentam ainda risco de óbito e maior probabilidade de recorrência, podendo evoluir cronicamente. Quando realizado de maneira apropriada, o tratamento tende a reduzir a incidência dessas últimas formas de evolução. Em pacientes não tratados, a mortalidade pode ser superior a 30%, dez vezes superior à mortalidade de pacientes tratados com drogas anticoagulantes (2,5%).[80] O tratamento cirúrgico na fase aguda, por meio da embolectomia, tem indicação apenas em situações de emergência e como medida de salvamento, quando o estado crítico do paciente impede qualquer outra alternativa conservadora.[80]

No início da década de 1950, alguns estudos demonstraram que a obstrução mecânica decorrente do TEPC poderia ser desfeita pela retirada cirúrgica dos trombos organizados e aderidos. Em 1965, Moser relatou sucesso com esse tipo de operação, realizada na Georgetown University, em Washington, por meio de esternotomia longitudinal mediana e auxílio da circulação extracorpórea, sendo denominada endarterectomia ou tromboendarterectomia.[81-83] Desde então, a cirurgia passou a ser o tratamento de escolha nesse tipo de afecção, em razão do potencial de melhora funcional e mesmo de cura em muitos pacientes.

O tratamento clínico de suporte em pacientes portadores de hipertensão pulmonar tromboembólica envolve anticoagulação sistêmica, otimização da volemia com uso de diuréticos e tratamento da hipoxemia com oxigênio suplementar.[84] Outras medidas que podem ser adotadas no suporte desses pacientes são o uso de bloqueadores de canal de cálcio e de digitálicos, a reabilitação e a instalação de filtro de veia cava inferior.

Nos últimos anos, observou-se um aumento do emprego de drogas com ação vasodilatadora pulmonar, visando à redução da hipertensão pulmonar e melhora clínica desses doentes. Embora esses medicamentos, cujas ações podem ser complementares, não tenham ação redutora dos trombos já organizados, podem favorecer a melhora da sintomatologia dos pacientes. Isso pode ocorrer principalmente naqueles pacientes que aguardam a tromboendarterectomia cirúrgica, quando não há indicação para a operação ou quando após ela não há redução significativa da pressão pulmonar. Para pacientes com HPTEC inoperáveis, uma nova droga denominada Riociguat vem demonstrando benefícios como melhora de classe funcional e ganhos no teste de caminhada dos seis minutos.

Com relação à anticoagulação sistêmica, o papel da trombose venosa profunda na gênese da hipertensão pulmonar tromboembólica embasa a necessidade teórica de uso de anticoagulantes. Contudo, os benefícios e os riscos da manutenção por período prolongado são desconhecidos, de modo que o grau de recomendação para a anticoagulação é baixo. Tanto a anticoagulação oral com warfarina como o uso de heparina de baixo peso molecular são aceitos como estratégia terapêutica.[84] A angioplastia por balão vem sendo descrita em alguns relatos e mostra resultados promissores em pacientes portadores de TEP crônico não candidatos à tromboendarterectomia. No entanto, o número de pacientes tratados ainda é pequeno e a experiência limitada a pouquíssimos centros.

Não há consenso quanto ao uso do filtro de veia cava e a sua aplicação varia muito, de acordo com a experiência do centro médico. Os pacientes que apresentam episódios recorrentes de embolia, mesmo com uso de anticoagulantes, e aqueles, nos quais há contraindicação formal para anticoagulação por risco de sangramento, são os que mais se beneficiariam do filtro de veia cava. A existência de complicações associadas ao filtro de veia cava, como hemorragia retroperitoneal, migração ou embolização do filtro e trombose posterior, justifica a falta de consenso quanto ao seu emprego.[85-87]

TRATAMENTO CIRÚRGICO

O tratamento cirúrgico do TEPC baseia-se em prevenir ou melhorar a função ventricular direita, melhorar a função pulmonar e prevenir a progressão da disfunção cardíaca, o aumento dos trombos e a vasculopatia secundária.[88] Os critérios para indicação são:

a) Classe funcional III ou IV (NYHA);
b) Resistência vascular pulmonar pré-operatória > 300 dynas.s.cm^{-5};
c) Trombos acessíveis cirurgicamente diagnosticados por exames radiográficos apropriados; e
d) Ausência de comorbidades importantes.[89]

As contraindicações para o procedimento incluem:

a) Embolia ou neoplasia fora de controle;
b) Doença pulmonar obstrutiva grave;
c) Insuficiência renal moderada ou grave.[90]

Técnica operatória

Inicialmente, a tromboendarterectomia era realizada por meio da técnica unilateral por toracotomia. No Brasil, a primeira tromboendarterectomia foi realizada por Delmont Bitencourt, em 1983, no Instituto do Coração, sendo o procedimento unilateral e bem-sucedido.[91] Apesar de tornar a operação mais simples, sem a necessidade de circulação extracorpórea (CEC), os resultados apresentados por essa técnica não foram animadores, por não proporcionar retirada significativa de trombos.[83] A técnica da tromboendarterectomia pulmonar foi padronizada pelo grupo de San Diego, na Califórnia, e, com poucas modificações, é utilizada em todo o mundo.[20] Os princípios básicos dessa operação são a incisão por esternotomia mediana, CEC, hipotermia profunda e parada circulatória total,[92] permitindo ampla exposição das artérias pulmonares, reaproveitamento do sangue e ausência de retorno sanguíneo proveniente da circulação brônquica pelos ramos arteriais distais, facilitando a dissecção dos trombos.

Ao contrário da embolectomia na fase aguda, os trombos na fase crônica são fibróticos e firmemente aderidos à parede do vaso, eventualmente causando importante espessamento da camada íntima. A remoção desses trombos implica na sua retirada juntamente com a camada íntima e parte da camada média da artéria, representando uma verdadeira endarterectomia. Por meio desse plano anatômico bem definido, o trombo pode ser retirado em sua quase totalidade, sem roturas, influenciando o sucesso da operação.[93] As modernas drogas vasodilatadoras empregadas para redução da hipertensão pulmonar, enquanto o paciente aguarda o procedimento cirúrgico, podem interferir na consistência dos trombos, tornando-os mais friáveis.

O paciente é posicionado em decúbito dorsal horizontal e o preparo anestésico pré-operatório inclui intubação orotraqueal simples, cateter venoso central, monitorização de pressão arterial invasiva e sondagem vesical de demora. O cateter de Swan-Ganz é posicionado na veia cava superior para não atrapalhar o campo operatório, e é posicionado na artéria pulmonar ao final da operação.

A via de acesso é a esternotomia mediana, com abertura longitudinal do pericárdio e ampla exposição da cavidade cardíaca. Nesse momento, é possível observar o aumento das câmaras cardíacas direitas e do tronco da artéria pulmonar. A heparinização é realizada com 500 UI/kg de peso, a fim de manter o tempo de coagulação ativado (TCA) acima de 400 segundos. A CEC é instituída por cânula na aorta ascendente e duas cânulas nas veias cavas superior e inferior. Uma variação pode ser realizada com a utilização de cânula única de dois estágios (MC$_2$® Medtronic), que permite boa drenagem e ampla exposição da artéria pulmonar direita (Figura 91.15).

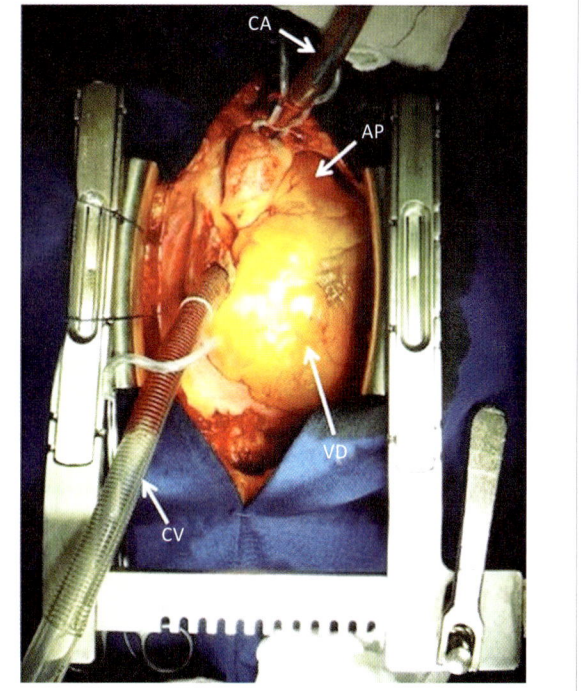

FIGURA 91.15. Método de canulação para circulação extracorpórea para tromboendarterectomia pulmonar, utilizando cânula venosa única de dois estágios.
AP: artéria pulmonar; CA: cânula arterial; CV: cânula venosa; VD: ventrículo direito.

Após o início da CEC, começa o resfriamento do paciente, de forma progressiva, por cerca de 50 a 60 minutos, até atingir 15°C. Nesse período, a aorta ascendente e a veia cava superior são liberadas da artéria pulmonar direita. Não é necessária a abertura das cavidades pleurais. Quando ocorre a fibrilação ventricular, uma incisão é realizada na artéria pulmonar esquerda para introdução de um aspirador, a fim de evitar a distensão do ventrículo direito. Essa incisão marca o limite proximal da arteriotomia esquerda.

Quando a temperatura de 15°C for atingida, inicia-se a drenagem e a exsanguinação do paciente para a parada circulatória total. A elevação da mesa cirúrgica e o posicionamento em Trendelemburg auxiliam essa manobra. A parada circulatória total é necessária para manter o campo operatório sem sangue e permitir a visualização distal dos trombos. A fim de proteger o sistema nervoso central, envolve-se o crânio em compressas geladas e 500 mg a 1 g de tiopental intravenoso é administrado.

O cirurgião posiciona-se inicialmente à esquerda do paciente e procede-se à arteriotomia direita longitudinalmente ao ramo arterial pulmonar direito (Figura 91.16). O início do descolamento do trombo é o ponto mais importante da operação, pois é fundamental definir o plano correto da endarterectomia (Figura 91.17). Ele é obtido a partir da arteriotomia, na camada média do vaso e em direção ao plano posterior. Se o plano for muito profundo, corre-se o risco de perfuração da artéria pulmonar, trazendo consequências desastrosas para a cirurgia. Se o plano for muito superficial, não ocorrerá remoção dos trombos e a cirurgia será incompleta.

Utilizando uma pinça vascular e um aspirador com ponta arredondada (Figura 91.18), o trombo é pinçado e, com movimentos de tração retrógrada delicada com a pinça e descolamento com o aspirador, o trombo é liberado de ramos cada vez mais distais (Figura 91.19). Cada ramo lobar é dissecado individualmente com progressão lenta, até que termine de forma gradual, não abrupta. Em todo o procedimento é fundamental que o plano seja mantido, pois uma perfuração de um ramo arterial distal é de difícil correção. O tempo máximo preconizado para cada parada circulatória total é de 20 minutos. Ao fim desse tempo, a circulação é restabelecida por 10 minutos, podendo ocorrer novas paradas circulatórias caso necessário, para retirada de trombos. A seguir, o cirurgião muda de posição, dirigindo-se ao lado esquerdo do paciente e, a partir da arteriotomia esquerda, utilizada para descomprimir as câmaras cardíacas direitas, a incisão é pro-

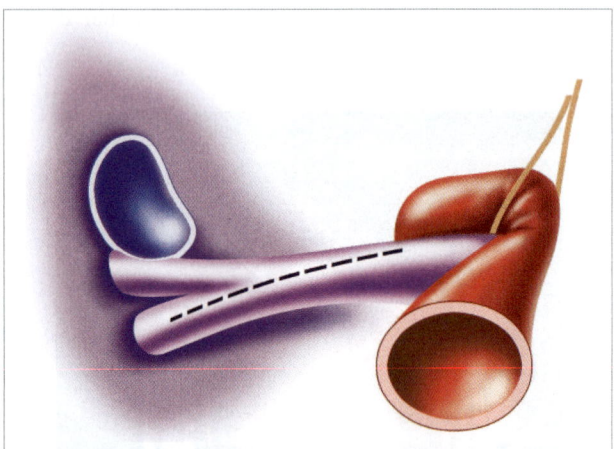

FIGURA 91.16. Esquema ilustrando tração da aorta para a esquerda para exposição da artéria pulmonar direita. A linha pontilhada corresponde à arteriotomia pulmonar longitudinal direita.

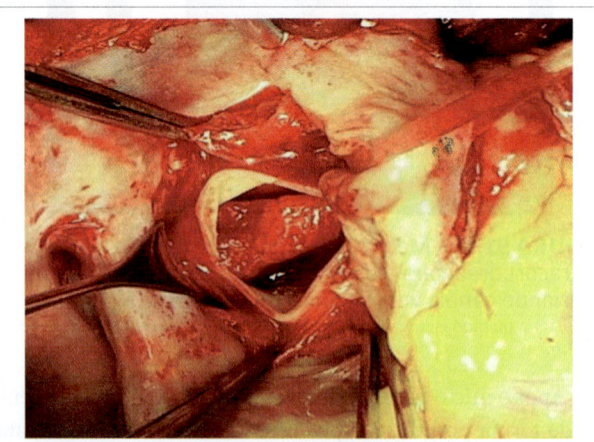

FIGURA 91.17. Artéria pulmonar direita e arteriotomia longitudinal. Trombo identificado e descolado da camada média da artéria pulmonar direita.

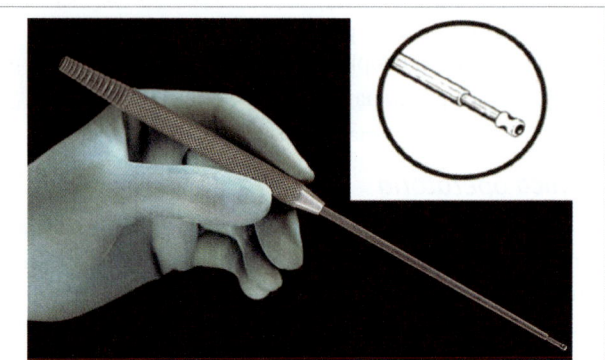

FIGURA 91.18. Aspirador com ponta arredondada, utilizado para descolamento e tromboendarterectomia pulmonar. No detalhe, a ponta do aspirador.

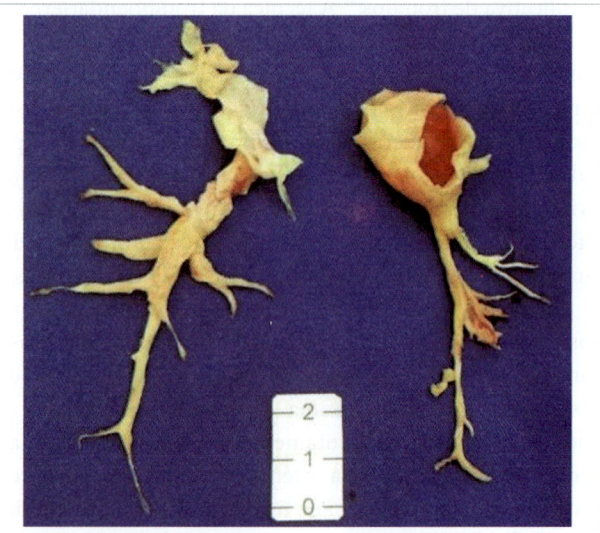

FIGURA 91.19. Trombo organizado removido dos ramos das artérias pulmonares direita e esquerda, durante tromboendarterectomia pulmonar bilateral.

longada longitudinalmente, tomando-se o cuidado de não estender a incisão para a artéria pulmonar extrapericárdica (Figura 91.20). A tromboendarterectomia do lado esquerdo é análoga à realizada à direita, com parada circulatória total.

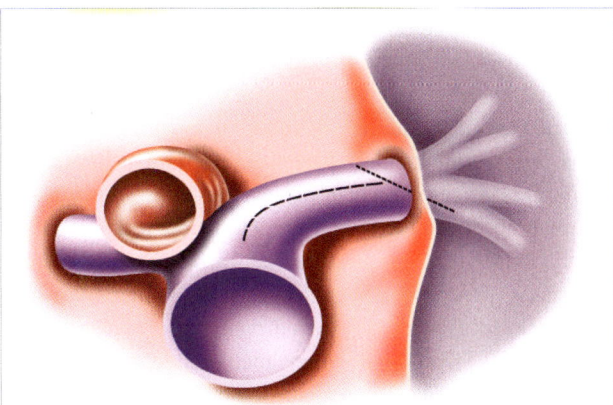

FIGURA 91.20. Detalhe da arteriotomia esquerda, evitando seu prolongamento para a região extrapericárdica.

Finalizada a tromboendarterectomia do lado esquerdo, as duas arteriotomias são sintetizadas com sutura contínua de polipropileno 6-0, mantendo-se uma pequena abertura na arteriotomia esquerda para drenagem do sangue, impedindo a distensão do ventrículo direito. O aquecimento do paciente deve ser realizado lentamente entre 60 e 75 minutos. Com o aumento da temperatura, o coração volta ao ritmo sinusal. Quando isso ocorre, o aspirador é removido e o fechamento da arteriotomia esquerda é finalizado.

Cuidados pós-operatórios

Na fase imediata, uma das principais complicações observadas é a ocorrência do edema pulmonar pós-reperfusão (Figura 91.21). Ele caracteriza-se por infiltração radiológica e hipoxemia, e está relacionado com o aumento do fluxo, em regiões pulmonares recém-perfundidas, de onde foram retirados os trombos. Para reduzir o risco dessas complicações e tornar o pós-operatório mais seguro, preconiza-se a manutenção da intubação orotraqueal por 24 horas, evitando-se o excesso de líquidos, que podem contribuir com o extravasamento de líquido intersticial e administração de corticosteroides.

Por haver um estado de hipercoagulabilidade, a ocorrência de novos episódios de obstrução arterial é um fato concreto, seja por novos episódios tromboembólicos, seja por trombose local favorecida pela ressecção da camada íntima do vaso desprovido de endotélio, após a endarterectomia. Para evitar essa complicação, a anticoagulação é recomendada, iniciando-se por heparina, no período pós-operatório imediato, e mais tarde substituída por anticoagulante oral.

Outro aspecto que merece atenção é a condição volêmica do paciente no período pós-operatório imediato. É de ampla aceitação que a restrição hídrica reduz a ocorrência do edema pulmonar pós-reperfusão, que pode comprometer seriamente o resultado da operação. Assim, busca-se uma condição de normovolemia, naturalmente dentro de parâmetros de preservação da função renal. A atenção sobre essa ocorrência deve permanecer ao longo dos primeiros dias de pós-operatório, pois pacientes que evoluem bem nas primeiras horas podem apresentar essa ocorrência entre 48 e 72 horas de pós-operatório (Figura 91.21).

Sendo uma doença incurável pelos métodos clínicos, com expectativa de vida desfavorável e sobrevida limitada, a tromboendarterectomia surgiu como um tratamento promissor. Apesar de alta morbimortalidade associada ao procedimento, resultados obtidos com séries internacionais apontam otimismo dessa técnica. De acordo com a classe funcional dos pacientes no período pré-operatório, observa-se que 92% dos casos estão em classe funcional III ou IV. Após a operação, há melhora funcional em todos os pacientes, estando 89% deles assintomáticos ou em classe funcional I, e os restantes 11% em classe II. Em longo prazo, os resultados também se mantêm, com importante melhora da qualidade de vida desses pacientes.

Em nossa casuística, analisamos 76 pacientes portadores de TEP crônico, em classe funcional IV, submetidos à tromboendarterectomia pulmonar. Complicações pós-operatórias ocorreram em 29,8% dos pacientes. Após 42 meses de evolução, 92,3% dos pacientes estavam assintomáticos ou apresentavam classe funcional I e II, demonstrando o benefício da terapêutica cirúrgica nesse grupo.

Após a retirada dos trombos, não há redução imediata dos níveis pressóricos. Essa diminuição ocorre ao longo de semanas ou meses e, juntamente com o edema de reperfusão, a persistência de elevados valores de hipertensão pulmonar está relacionada com o maior índice de complicações, e evolução desfavorável em pacientes submetidos à tromboendarterectomia. Em uma série de 500 casos estu-

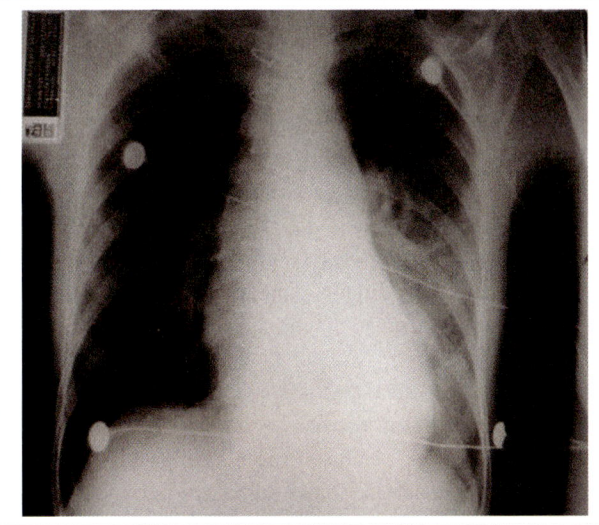

FIGURA 91.21. Radiografia de tórax de paciente no terceiro dia de pós-operatório, de tromboendarterectomia, revelando edema pulmonar pós-reperfusão.

dados no grupo de San Diego, a mortalidade operatória do procedimento foi de 4,4%, e valores elevados de pressão da artéria pulmonar estavam presentes em 77% desses casos. Valores elevados de resistência vascular pulmonar, tanto antes quanto depois da cirurgia, também estão associados ao pior prognóstico.

PERSPECTIVAS

O TEPC foi, por muitos anos, uma doença de conhecimento restrito, sendo que, em decorrência disso, apenas poucos pacientes portadores dessa afecção puderam ter sua doença diagnosticada e tratada. Nos anos 1980, praticamente apenas o Serviço da Universidade da Califórnia, em San Diego, dedicava-se a essa doença. Até o final dos anos 1990, poucos serviços ao redor do mundo dedicavam-se de maneira sistemática para o tratamento desta afecção.

Um destaque especial deve ser dedicado ao Dr. Kenneth Miles Moser, fundador e diretor da Division of Pulmonology and Critical Care Medicine, da Universidade da Califórnia, em San Diego. Embora não fosse um cirurgião, Dr. Moser foi o grande idealizador do conceito do tratamento da tromboembolia pulmonar crônica pela remoção cirúrgica dos mesmos. Ainda em Washington, na Georgetown University Medical School, ele descreveu, em 1963 e 1965, os primeiros casos, juntamente com o Dr. Charles Hufnagel.[82,94] Em 1968, ele foi contratado pelo Dr. Eugene Braunwald para dirigir a Divisão de Pneumologia, em San Diego, e, em 1973, ele descreveu o primeiro caso de tromboendarterectomia do Centro Médico de San Diego, que viria a se tornar o maior centro de referência do mundo.[95] Sua associação com os cirurgiões, inicialmente Nina Braunwald, depois Pat Daily e, por fim, Stuart Jamieson, moldou o tratamento da tromboendarterectomia como conhecemos atualmente. Até sua morte, em 1997, coordenou o tratamento de 855 pacientes submetidos à tromboendarterectomia. Sob o comando de Stuart Jamieson, a Universidade de San Diego consolidou seu papel como centro de referência, tendo operado mais de 2.700 ao longo de sua história.[2,20,93]

Felizmente, nos últimos anos, temos observado uma mudança nesse cenário, com maior dedicação de vários centros à HPTEC. É indubitável que grandes avanços ocorreram nesse período, relacionados com o tratamento cirúrgico do TEPC, com padronização dos conceitos técnicos, melhora dos cuidados de terapia intensiva, melhor seleção de pacientes e associação de tratamentos adjuvantes. Esses avanços se refletiram nos resultados, diminuindo a morbimortalidade relacionada com o procedimento e com resultados clínicos cada vez melhores. Com o avanço nos resultados e a difusão do conhecimento, novos centros foram sendo estabelecidos ao redor do mundo e mesmo no Brasil, onde inicialmente apenas o Instituto do Coração respondia pela quase totalidade dos procedimentos no país.

Fato que reforçou essa tendência, recentemente, foi a criação, em 2006, da International Chronic Thromboembolic Pulmonary Hypertension Association (ICA), associação internacional para o estudo do TEPC, com a finalidade de chamar a atenção para essa doença, com algumas estratégias: congregar os vários serviços, inicialmente na Europa e a partir daí para outras regiões do mundo, promovendo registros de pacientes operados, com as variáveis envolvidas, bem como os resultados obtidos; incentivar o desenvolvimento de pesquisa nessa área, para melhorar o conhecimento da doença, especialmente nas alterações fisiopatológicas envolvidas no surgimento da hipertensão pulmonar, bem como no remodelamento vascular, decorrentes da cronificação do tromboembolismo. Observou-se melhora em todos os aspectos envolvidos no tratamento da doença, como nos resultados cirúrgicos, procedimento preferencial no tratamento, bem como pelo surgimento de novas drogas e mais eficientes para a redução da HP, além de novos métodos de diagnósticos e terapêuticos, como o emprego da angioplastia.

O tratamento medicamentoso do TEP crônico ainda vem sendo foco de estudos controlados, e baseiam-se nas mesmas medicações utilizadas para o tratamento da hipertensão arterial pulmonar (HAP): inibidores da fosfodiesterase (Sildenafil), inibidores da endotelina (Bosentan) e, recentemente, nos estimuladores da guanilato ciclase (Riociguat). Todos esses trabalhos direcionam o tratamento para àqueles pacientes portadores da doença e que não tenham indicação cirúrgica. Até o momento, apenas o Riociguat mostrou resultados melhores com o aumento no teste de caminhada de seis minutos, diminuição da resistência vascular periférica, melhora de classe funcional e diminuição do peptídeo natriurético cerebral (BNP-NT).[96-98]

A angioplastia por balão vem sendo descrita em alguns trabalhos e mostra resultados promissores em pacientes portadores de TEP crônico. Feinstein e colaboradores publicaram, em 2001, a primeira série de 18 casos tratados por meio da dilatação com balão, observando a diminuição da resistência vascular pulmonar e teste de caminhada de seis minutos.[99] Contudo, o número de pacientes tratados ainda é pequeno e a experiência limitada a pouquíssimos centros.[100] A indicação nesses casos também fica restrita a pacientes que apresentem intratabilidade cirúrgica.

A partir da incidência dos eventos agudos e a história natural da transformação da embolia pulmonar aguda em processo crônico, espera-se que a incidência do TEPC não diminua. Pelo contrário, com o acesso da população à medicina de melhor qualidade, com melhores métodos diagnósticos, é provável que o diagnóstico de TEPC aumente em nosso meio.

Com as perspectivas promissoras, entretanto, ainda incipientes de tratamentos alternativos ao TEP crônico, como a angioplastia com balão e novas drogas vasodilatadoras pulmonares, a tromboendarterectomia pulmonar permanece como o tratamento de escolha nos pacientes candidatos à cirurgia.

Também tem-se demonstrando que, pela complexidade da doença, pelo número relativamente pequeno de doentes e pela necessidade de especialização da equipe dedicada a seu tratamento, em todo o mundo, tem havido forte tendência para que ela seja tratada em centros de referência. Países como os Estados Unidos, a França, a Alemanha e a Inglaterra têm seguido esse modelo, em que um ou dois serviços têm que se encarregar de cuidar da maioria dos pacientes do país.

CONSIDERAÇÕES FINAIS

Elevados valores de pressão arterial pulmonar, como os observados nesses pacientes, estão associados à alta mortalidade, e a maioria deles apresenta sobrevida média de apenas dois a três anos. O transplante pulmonar como tratamento da HPTEC, além do tratamento imunossupressor e das complicações inerentes ao transplante, possui mortalidade pós-operatória ao redor de 20%, e sobrevida de 50%, em cinco anos. Nesse contexto, a tromboendarterectomia como tratamento para esses casos de TEP crônico tem apresentado resultados satisfatórios, com risco operatório aceitável e boa recuperação hemodinâmica e sintomática. Em longo prazo, os resultados são igualmente satisfatórios, quando comparados à evolução natural ou a outros métodos terapêuticos.

REFERÊNCIAS BIBLIOGRÁFICAS

1. Investigators P. Value of the ventilation/perfusion scan in acute pulmonary embolism. Results of the prospective investigation of pulmonary embolism diagnosis (PIOPED). JAMA. 1990;263(20):2753-9.
2. Madani MM, Auger WR, Pretorius V, Sakakibara N, Kerr KM, Kim NH, et al. Pulmonary endarterectomy: recent changes in a single institution's experience of more than 2,700 patients. Ann Thorac Surg. 2012;94(1):97-103.
3. Klok FA, van Kralingen KW, van Dijk AP, Heyning FH, Vliegen HW, Huisman MV. Prospective cardiopulmonary screening program to detect chronic thromboembolic pulmonary hypertension in patients after acute pulmonary embolism. Haematologica. 2010;95(6):970-5.
4. Pengo V, Lensing AW, Prins MH, Marchiori A, Davidson BL, Tiozzo F, et al. Incidence of chronic thromboembolic pulmonary hypertension after pulmonary embolism. N Engl J Med. 2004;350(22):2257-64.
5. Dentali F, Donadini M, Gianni M, Bertolini A, Squizzato A, Venco A, et al. Incidence of chronic pulmonary hypertension in patients with previous pulmonary embolism. Thromb Res. 2009;124(3):256-8.
6. Carson JL, Kelley MA, Duff A, Weg JG, Fulkerson WJ, Palevsky HI, et al. The clinical course of pulmonary embolism. N Engl J Med. 1992;326(19):1240-5.
7. Riedel M. Acute pulmonary embolism 1: pathophysiology, clinical presentation, and diagnosis. Heart. 2001;85(2):229-40.
8. Lewczuk J, Piszko P, Jagas J, Porada A, Wójciak S, Sobkowicz B, et al. Prognostic factors in medically treated patients with chronic pulmonary embolism. Chest. 2001;119(3):818-23.
9. de Oliveira EM, Gibertoni RM, Campos O, da Costa OF, Goldenberg J, Cutait D, et al. [Severe pulmonary thromboembolism caused by contraceptives in adolescents]. Arq Bras Cardiol. 1995;65(5):427-30.
10. Reid LM. Structure and function in pulmonary hypertension. New perceptions. Chest. 1986;89(2):279-88.
11. Rich S, Levitsky S, Brundage BH. Pulmonary hypertension from chronic pulmonary thromboembolism. Ann Intern Med. 1988;108(3):425-34.
12. Alpert JS, Dalen JE. Epidemiology and natural history of venous thromboembolism. Prog Cardiovasc Dis. 1994;36(6):417-22.
13. Urokinase pulmonary embolism trial. Phase 1 results: a cooperative study. JAMA. 1970;214(12):2163-72.
14. Tapson VF, Humbert M. Incidence and prevalence of chronic thromboembolic pulmonary hypertension: from acute to chronic pulmonary embolism. Proc Am Thorac Soc. 2006;3(7):564-7.
15. Dartevelle P, Fadel E, Mussot S, Chapelier A, Hervé P, de Perrot M, et al. Chronic thromboembolic pulmonary hypertension. Eur Respir J. 2004;23(4):637-48.
16. Egermayer P, Peacock AJ. Is pulmonary embolism a common cause of chronic pulmonary hypertension? Limitations of the embolic hypothesis. Eur Respir J. 2000;15(3):440-8.
17. Fedullo PF, Auger WR, Kerr KM, Rubin LJ. Chronic thromboembolic pulmonary hypertension. N Engl J Med. 2001;345(20):1465-72.
18. Moser KM, Auger WR, Fedullo PF. Chronic major-vessel thromboembolic pulmonary hypertension. Circulation. 1990;81(6):1735-43.
19. Simonneau G, Gatzoulis MA, Adatia I, Celermajer D, Denton C, Ghofrani A, et al. Updated clinical classification of pulmonary hypertension. J Am Coll Cardiol. 2013;62(25 Suppl):D34-41.
20. Jamieson SW, Kapelanski DP, Sakakibara N, Manecke GR, Thistlethwaite PA, Kerr KM, et al. Pulmonary endarterectomy: experience and lessons learned in 1,500 cases. Ann Thorac Surg. 2003;76(5):1457-62.
21. Lang I, Kerr K. Risk factors for chronic thromboembolic pulmonary hypertension. Proc Am Thorac Soc. 2006;3(7):568-70.
22. Peacock A, Simonneau G, Rubin L. Controversies, uncertainties and future research on the treatment of chronic thromboembolic pulmonary hypertension. Proc Am Thorac Soc. 2006;3(7):608-14.
23. Hoeper MM, Mayer E, Simonneau G, Rubin LJ. Chronic thromboembolic pulmonary hypertension. Circulation. 2006;113(16):2011-20.
24. Moser KM, Bloor CM. Pulmonary vascular lesions occurring in patients with chronic major vessel thromboembolic pulmonary hypertension. Chest. 1993;103(3):685-92.
25. Ulrich S, Fischler M, Speich R, Popov V, Maggiorini M. Chronic thromboembolic and pulmonary arterial hypertension share acute vasoreactivity properties. Chest. 2006;130(3):841-6.
26. Auger WR, Kim NH, Kerr KM, Test VJ, Fedullo PF. Chronic thromboembolic pulmonary hypertension. Clin Chest Med. 2007;28(1):255-69, x.
27. Banks DA, Pretorius GV, Kerr KM, Manecke GR. Pulmonary endarterectomy: part I. Pathophysiology, clinical manifestations, and diagnostic evaluation of chronic thromboembolic pulmonary hypertension. Semin Cardiothorac Vasc Anesth. 2014;18(4):319-30.
28. Pepke-Zaba J, Delcroix M, Lang I, Mayer E, Jansa P, Ambroz D, et al. Chronic thromboembolic pulmonary hypertension (CTEPH): results from an international prospective registry. Circulation. 2011;124(18):1973-81.
29. Rubin LJ, Badesch DB. Evaluation and management of the patient with pulmonary arterial hypertension. Ann Intern Med. 2005;143(4):282-92.
30. Ribeiro A, Lindmarker P, Johnsson H, Juhlin-Dannfelt A, Jorfeldt L. Pulmonary embolism: a follow-up study of the relation between the degree of right ventricle overload and the extent of perfusion defects. J Intern Med. 1999;245(6):601-10.
31. Meignan M, Rosso J, Gauthier H, Brunengo F, Claudel S, Sagnard L, et al. Systematic lung scans reveal a high frequency of silent pulmonary embolism in patients with proximal deep venous thrombosis. Arch Intern Med. 2000;160(2):159-64.
32. ZuWallack RL, Liss JP, Lahiri B. Acquired continuous murmur associated with acute pulmonary thromboembolism. Chest. 1976;70(4):557-9.
33. Jatene FB, Bernardo WM. [Pulmonary embolic ischemia: clinical and experimental aspects]. Rev Assoc Med Bras. 2003;49(3):342-8.
34. Hoeper MM, Barberà JA, Channick RN, Hassoun PM, Lang IM, Manes A, et al. Diagnosis, assessment, and treatment of non-pulmonary arterial hypertension pulmonary hypertension. J Am Coll Cardiol. 2009;54(1 Suppl):S85-96.
35. Fischer S, Simon AR, Welte T, Hoeper MM, Meyer A, Tessmann R, et al. Bridge to lung transplantation with the novel pumpless interventional lung assist device NovaLung. J Thorac Cardiovasc Surg. 2006;131(3):719-23.
36. Torbicki A, Tramarin R, Morpurgo M. Role of echo/Doppler in the diagnosis of pulmonary embolism. Clin Cardiol. 1992;15(11):805-10.
37. Kapitan KS, Buchbinder M, Wagner PD, Moser KM. Mechanisms of hypoxemia in chronic thromboembolic pulmonary hypertension. Am Rev Respir Dis. 1989;139(5):1149-54.

38. Galiè N, Hoeper MM, Humbert M, Torbicki A, Vachiery JL, Barbera JA, et al. Guidelines for the diagnosis and treatment of pulmonary hypertension. Eur Respir J. 2009;34(6):1219-63.
39. Lisbona R, Kreisman H, Novales-Diaz J, Derbekyan V. Perfusion lung scanning: differentiation of primary from thromboembolic pulmonary hypertension. AJR Am J Roentgenol. 1985;144(1):27-30.
40. Powe JE, Palevsky HI, McCarthy KE, Alavi A. Pulmonary arterial hypertension: value of perfusion scintigraphy. Radiology. 1987;164(3):727-30.
41. Tunariu N, Gibbs SJ, Win Z, Gin-Sing W, Graham A, Gishen P, et al. Ventilation-perfusion scintigraphy is more sensitive than multidetector CTPA in detecting chronic thromboembolic pulmonary disease as a treatable cause of pulmonary hypertension. J Nucl Med. 2007;48(5):680-4.
42. Silversides CK, Granton JT, Konen E, Hart MA, Webb GD, Therrien J. Pulmonary thrombosis in adults with Eisenmenger syndrome. J Am Coll Cardiol. 2003;42(11):1982-7.
43. Bergin CJ, Rios G, King MA, Belezzuoli E, Luna J, Auger WR. Accuracy of high-resolution CT in identifying chronic pulmonary thromboembolic disease. AJR Am J Roentgenol. 1996;166(6):1371-7.
44. Remy-Jardin M, Duhamel A, Deken V, Bouaziz N, Dumont P, Remy J. Systemic collateral supply in patients with chronic thromboembolic and primary pulmonary hypertension: assessment with multi-detector row helical CT angiography. Radiology. 2005;235(1):274-81.
45. Raptopoulos VD, Boiselle PB, Michailidis N, Handwerker J, Sabir A, Edlow JA, et al. MDCT angiography of acute chest pain: evaluation of ECG-gated and nongated techniques. AJR Am J Roentgenol. 2006;186(6 Suppl 2):S346-56.
46. Wagenvoort CA. Pathology of pulmonary thromboembolism. Chest. 1995;107(1 Suppl):10S-7S.
47. Auger WR, Fedullo PF, Moser KM, Buchbinder M, Peterson KL. Chronic major-vessel thromboembolic pulmonary artery obstruction: appearance at angiography. Radiology. 1992;182(2):393-8.
48. Wittram C, Kalra MK, Maher MM, Greenfield A, McLoud TC, Shepard JA. Acute and chronic pulmonary emboli: angiography-CT correlation. AJR Am J Roentgenol. 2006;186(6 Suppl 2):S421-9.
49. Tan RT, Kuzo R, Goodman LR, Siegel R, Haasler GB, Presberg KW. Utility of CT scan evaluation for predicting pulmonary hypertension in patients with parenchymal lung disease. Medical College of Wisconsin Lung Transplant Group. Chest. 1998;113(5):1250-6.
50. Schmidt HC, Kauczor HU, Schild HH, Renner C, Kirchhoff E, Lang P, et al. Pulmonary hypertension in patients with chronic pulmonary thromboembolism: chest radiograph and CT evaluation before and after surgery. Eur Radiol. 1996;6(6):817-25.
51. Ng CS, Wells AU, Padley SP. A CT sign of chronic pulmonary arterial hypertension: the ratio of main pulmonary artery to aortic diameter. J Thorac Imaging. 1999;14(4):270-8.
52. King MA, Ysrael M, Bergin CJ. Chronic thromboembolic pulmonary hypertension: CT findings. AJR Am J Roentgenol. 1998;170(4):955-60.
53. Tardivon AA, Musset D, Maitre S, Brenot F, Dartevelle P, Simonneau G, et al. Role of CT in chronic pulmonary embolism: comparison with pulmonary angiography. J Comput Assist Tomogr. 1993;17(3):345-51.
54. Oliver TB, Reid JH, Murchison JT. Interventricular septal shift due to massive pulmonary embolism shown by CT pulmonary angiography: an old sign revisited. Thorax. 1998;53(12):1092-4.
55. Arakawa H, Stern EJ, Nakamoto T, Fujioka M, Kaneko N, Harasawa H. Chronic pulmonary thromboembolism. Air trapping on computed tomography and correlation with pulmonary function tests. J Comput Assist Tomogr. 2003;27(5):735-42.
56. Sherrick AD, Swensen SJ, Hartman TE. Mosaic pattern of lung attenuation on CT scans: frequency among patients with pulmonary artery hypertension of different causes. AJR Am J Roentgenol. 1997;169(1):79-82.
57. Hoeper MM, Lee SH, Voswinckel R, Palazzini M, Jais X, Marinelli A, et al. Complications of right heart catheterization procedures in patients with pulmonary hypertension in experienced centers. J Am Coll Cardiol. 2006;48(12):2546-52.
58. Pitton MB, Düber C, Mayer E, Thelen M. Hemodynamic effects of nonionic contrast bolus injection and oxygen inhalation during pulmonary angiography in patients with chronic major-vessel thromboembolic pulmonary hypertension. Circulation. 1996;94(10):2485-91.
59. Nicod P, Peterson K, Levine M, Dittrich H, Buchbinder M, Chappuis F, et al. Pulmonary angiography in severe chronic pulmonary hypertension. Ann Intern Med. 1987;107(4):565-8.
60. Fishman AJ, Moser KM, Fedullo PF. Perfusion lung scans vs pulmonary angiography in evaluation of suspected primary pulmonary hypertension. Chest. 1983;84(6):679-83.
61. Coulden R. State-of-the-art imaging techniques in chronic thromboembolic pulmonary hypertension. Proc Am Thorac Soc. 2006;3(7):577-83.
62. Bergin CJ, Hauschildt J, Rios G, Belezzuoli EV, Huynh T, Channick RN. Accuracy of MR angiography compared with radionuclide scanning in identifying the cause of pulmonary arterial hypertension. AJR Am J Roentgenol. 1997;168(6):1549-55.
63. Kreitner KF, Ley S, Kauczor HU, Mayer E, Kramm T, Pitton MB, et al. Chronic thromboembolic pulmonary hypertension: pre- and postoperative assessment with breath-hold MR imaging techniques. Radiology. 2004;232(2):535-43.
64. Krüger S, Haage P, Hoffmann R, Breuer C, Bücker A, Hanrath P, et al. Diagnosis of pulmonary arterial hypertension and pulmonary embolism with magnetic resonance angiography. Chest. 2001;120(5):1556-61.
65. Mayer E, Kriegsmann J, Gaumann A, Kauczor HU, Dahm M, Hake U, et al. Surgical treatment of pulmonary artery sarcoma. J Thorac Cardiovasc Surg. 2001;121(1):77-82.
66. de Perrot M, McRae K, Shargall Y, Thenganatt J, Moric J, Mak S, et al. Early postoperative pulmonary vascular compliance predicts outcome after pulmonary endarterectomy for chronic thromboembolic pulmonary hypertension. Chest. 2011;140(1):34-41.
67. Bohn OL, de León EA, Lezama O, Rios-Luna NP, Sánchez-Sosa S, Llombart-Bosch A. Pulmonary artery sarcoma with angiosarcoma phenotype mimicking pleomorphic malignant fibrous histiocytoma: a case report. Diagn Pathol. 2012;7:154.
68. Huo L, Moran CA, Fuller GN, Gladish G, Suster S. Pulmonary artery sarcoma: a clinicopathologic and immunohistochemical study of 12 cases. Am J Clin Pathol. 2006;125(3):419-24.
69. Santonja C, Martín-Hita AM, Dotor A, Costa-Subias J. Intimal angiosarcoma of the aorta with tumour embolisation causing mesenteric ischaemia. Report of a case diagnosed using CD31 immunohistochemistry in an intestinal resection specimen. Virchows Arch. 2001;438(4):404-7.
70. Chappell T, Creech CB, Parra D, Strauss A, Scholl F, Whitney G. Presentation of pulmonary artery intimal sarcoma in an infant with a history of neonatal valvular pulmonic stenosis. Ann Thorac Surg. 2008;85(3):1092-4.
71. Scheffel H, Stolzmann P, Plass A, Weber A, Prêtre R, Marincek B, et al. Primary intimal pulmonary artery sarcoma: a diagnostic challenge. J Thorac Cardiovasc Surg. 2008;135(4):949-50.
72. Thurer RL, Thorsen A, Parker JA, Karp DD. FDG imaging of a pulmonary artery sarcoma. Ann Thorac Surg. 2000;70(4):1414-5.
73. Yi ES. Tumors of the pulmonary vasculature. Cardiol Clin. 2004;22(3):431-40, vi-vii.
74. Scheidl S, Taghavi S, Reiter U, Tröster N, Kovacs G, Rienmüller R, et al. Intimal sarcoma of the pulmonary valve. Ann Thorac Surg. 2010;89(4):e25-7.
75. Gravanis MB. Giant cell arteritis and Takayasu aortitis: morphologic, pathogenetic and etiologic factors. Int J Cardiol. 2000;75 Suppl 1:S21-33.
76. Rossi SE, McAdams HP, Rosado-de-Christenson ML, Franks TJ, Galvin JR. Fibrosing mediastinitis. Radiographics. 2001;21(3):737-57.
77. Espinosa RE, Edwards WD, Rosenow EC, Schaff HV. Idiopathic pulmonary hilar fibrosis: an unusual cause of pulmonary hypertension. Mayo Clin Proc. 1993;68(8):778-82.
78. Berry DF, Buccigrossi D, Peabody J, Peterson KL, Moser KM. Pulmonary vascular occlusion and fibrosing mediastinitis. Chest. 1986;89(2):296-301.
79. Arnett EN, Bacos JM, Macher AM, Marsh HB, Savage DD, Fulmer JD, et al. Fibrosing mediastinitis causing pulmonary arterial hypertension without pulmonary venous hypertension. Clinical and necropsy observations. Am J Med. 1977;63(4):634-43.

80. Riedel M. Acute pulmonary embolism 2: treatment. Heart. 2001;85(3):351-60.
81. Moser KM, rhodes PG, Hufnagel CC. Chronic unilateral pulmonary-artery thrombosis: successful thrombendarectomy with thirty-month follow-up observation. N Engl J Med. 1965;272:1195-9.
82. Houk VN, Hufnagel CA, Mcclenathan JE, Moser KM. Chronic thrombotic obstruction of major pulmonary arteries. Report of a case successfully treated by thrombendarterectomy, and a review of the literature. Am J Med. 1963;35:269-82.
83. Snyder WA, Kent DC, Baisch BF. Successful endarterectomy of chronically occluded pulmonary artery. Clinical report and physiologic studies. J Thorac Cardiovasc Surg. 1963;45:482-9.
84. Mehta S, Helmersen D, Provencher S, Hirani N, Rubens FD, De Perrot M, et al. Diagnostic evaluation and management of chronic thromboembolic pulmonary hypertension: a clinical practice guideline. Can Respir J. 2010;17(6):301-34.
85. Khan SU, Salloum J, O'Donovan PB, Mascha EJ, Mehta AC, Matthay MA, et al. Acute pulmonary edema after lung transplantation: the pulmonary reimplantation response. Chest. 1999;116(1):187-94.
86. Monreal M, Ruiz J, Salvador R, Morera J, Arias A. Recurrent pulmonary embolism. A prospective study. Chest. 1989;95(5):976-9.
87. Cimochowski GE, Evans RH, Zarins CK, Lu CT, DeMeester TR. Greenfield filter versus Mobin-Uddin umbrella: the continuing quest for the ideal method of vena caval interruption. J Thorac Cardiovasc Surg. 1980;79(3):358-65.
88. Thistlethwaite PA, Kaneko K, Madani MM, Jamieson SW. Technique and outcomes of pulmonary endarterectomy surgery. Ann Thorac Cardiovasc Surg. 2008;14(5):274-82.
89. Doyle RL, McCrory D, Channick RN, Simonneau G, Conte J, Physicians ACoC. Surgical treatments/interventions for pulmonary arterial hypertension: ACCP evidence-based clinical practice guidelines. Chest. 2004;126(1 Suppl):63S-71S.
90. Terra-Filho M, Menna-Barreto SS, SBPT CdCPdSBdPeT. [Recommendations for the management of pulmonary thromboembolism, 2010]. J Bras Pneumol. 2010;36 Suppl 1:S1-68.
91. Mady C, Barreto ACP, Bitencourt D, Macruz R, Pileggi F. Embolia Pulmonar Crônica. Apresentação de Um Paciente Submetido a Tratamento Cirúrgico. Arq Bras Cardiol. 1983;40(3):209-13.
92. Daily PO, Dembitsky WP, Peterson KL, Moser KM. Modifications of techniques and early results of pulmonary thromboendarterectomy for chronic pulmonary embolism. J Thorac Cardiovasc Surg. 1987;93(2):221-33.
93. Jamieson SW, Auger WR, Fedullo PF, Channick RN, Kriett JM, Tarazi RY, et al. Experience and results with 150 pulmonary thromboendarterectomy operations over a 29-month period. J Thorac Cardiovasc Surg. 1993;106(1):116-26; discussion 26-7.
94. Moser KM, Houk VN, Jones RC, Hufnagel CC. Chronic, massive thrombotic obstruction of the pulmonary arteries. Analysis of four operated cases. Circulation. 1965;32(3):377-85.
95. Moser KM, Braunwald NS. Successful surgical intervention in severe chronic thromboembolic pulmonary hypertension. Chest. 1973;64(1):29-35.
96. Jaïs X, D'Armini AM, Jansa P, Torbicki A, Delcroix M, Ghofrani HA, et al. Bosentan for treatment of inoperable chronic thromboembolic pulmonary hypertension: BENEFiT (Bosentan Effects in iNopErable Forms of chronIc Thromboembolic pulmonary hypertension), a randomized, placebo-controlled trial. J Am Coll Cardiol. 2008;52(25):2127-34.
97. Suntharalingam J, Treacy CM, Doughty NJ, Goldsmith K, Soon E, Toshner MR, et al. Long-term use of sildenafil in inoperable chronic thromboembolic pulmonary hypertension. Chest. 2008;134(2):229-36.
98. Ghofrani HA, D'Armini AM, Grimminger F, Hoeper MM, Jansa P, Kim NH, et al. Riociguat for the treatment of chronic thromboembolic pulmonary hypertension. N Engl J Med. 2013;369(4):319-29.
99. Feinstein JA, Goldhaber SZ, Lock JE, Ferndandes SM, Landzberg MJ. Balloon pulmonary angioplasty for treatment of chronic thromboembolic pulmonary hypertension. Circulation. 2001;103(1):10-3.
100. Mizoguchi H, Ogawa A, Munemasa M, Mikouchi H, Ito H, Matsubara H. Refined balloon pulmonary angioplasty for inoperable patients with chronic thromboembolic pulmonary hypertension. Circ Cardiovasc Interv. 2012;5(6):748-55.

CAPÍTULO 92

OXIGENOTERAPIA HIPERBÁRICA

Adriano José Pereira
Simone Aparecida F. de Oliveira

DESTAQUES

- A oxigenoterapia hiperbárica (OHB) é uma modalidade terapêutica que consiste na administração de oxigênio puro (FiO_2 = 100%) em um ambiente pressurizado a um nível acima da atmosfera.
- A história da OHB confunde-se com a do mergulho. Apesar de os seus princípios serem conhecidos há séculos, apenas no último suas indicações tornaram-se mais bem definidas e estudos com metodologia adequada surgiram para estabelecer e consolidar esse tratamento.
- Os mecanismos pelos quais a OHB exerce seus efeitos não são completamente compreendidos. Envolvem, mas não estão limitados à redução do volume de gases corporais com manutenção da temperatura constante (lei de Boyle), bem como ao aumento da solubilidade desses gases proporcionalmente ao aumento da pressão (lei de Henry). Esses efeitos são desejáveis no tratamento da embolia gasosa e da doença descompressiva (redução da dimensão das bolhas e aumento da solubilidade do nitrogênio, bem como aumento do conteúdo arterial de O_2, favorecendo a oxigenação dos tecidos).
- Em concentrações elevadas no sangue, oxigênio pode interferir no fluxo sanguíneo local (favorecendo a reabsorção de edemas), modular o processo inflamatório e diminuir a redução de espécies reativas de oxigênio, sendo, assim, capaz de ajudar na recuperação de tecidos que sofreram queimaduras, isquemias traumáticas agudas ou lesões crônicas.
- Os efeitos colaterais da OHB são raros, sendo a claustrofobia e os traumas auditivos os mais frequentes. A toxicidade do oxigênio também é rara e está relacionada à dose oferecida e ao tempo de exposição ao tratamento hiperbárico, sendo a neurológica a de maior gravidade.
- Apesar do crescimento das publicações na área, muitas ainda carecem de qualidade metodológica. Dessa forma, as perspectivas de uso dessa modalidade terapêutica são diversas e o campo para pesquisa ainda é bastante amplo.

INTRODUÇÃO

OHB é a modalidade de tratamento médico que se utiliza da administração de oxigênio em frações inspiradas de 100% (oxigênio puro), dentro de câmaras seladas e submetidas a pressões maiores que a pressão atmosférica do ambiente (capazes de gerar, no mínimo 1,4 atm; sendo 1 atm = 14,7 psi; 101,3 kPa; 760 torr; ou 760 mmHg). Nos tratamentos habituais, assumindo-se que a pressão atmosférica seja 1 atm e acrescentando-se a pressão mínima gerada pelas câmaras, atinge-se o valor mínimo de 2,4 atmosferas absolutas (ATA), necessário para os tratamentos.[1]

Apesar de seus princípios serem conhecidos há séculos, a evidência científica necessária para sua aplicação, bem como a normatização e a consolidação de seu uso clínico, ocorreu nos últimos 50 anos no mundo, com base na elaboração de estudos científicos com metodologia adequada, na criação de sociedades internacionais e na sua aprovação pelas agências reguladoras.[1]

O tratamento pode ser realizado por meio de câmaras individuais (*monoplace*) e câmaras coletivas ou multiusuário (*multiplace*) com capacidade para tratamento simultâneo de 6 a 12 pacientes sentados ou, eventualmente, em macas (Figura 92.1).[1]

No Brasil, o emprego da OHB segue normatização específica, baseada nas seguintes resoluções e regulamentações:[2]

- Resolução nº 1.457/95, do Conselho Federal de Medicina (CFM).
- Classificação Brasileira Hierarquizada de Procedimentos Médicos (CBHPM), da Associação Médica Brasileira (AMB), referendada pela Resolução CFM nº 1.673/03.
- Rol de Procedimentos Mínimos da Agência Nacional de Saúde Suplementar (ANS*).
- Resolução da Agência Nacional de Vigilância Sanitária (Anvisa) RDC nº 50, de 21 de fevereiro de 2002. Regulamento técnico para planejamento, programação, elaboração e avaliação de projetos físicos de estabelecimentos assistenciais de saúde e demais notas técnicas.
- Resolução da Agência Nacional de Vigilância Sanitária (Anvisa) RDC nº 70, de 1 de outubro de 2008. Dispõe sobre requisitos mínimos para garantia de qualidade, segurança e eficácia dos gases medicinais de uso consagrado (oxigênio medicinal).
- Associação Brasileira de Normas Técnicas (ABNT) NBR 15.949:201. Diretrizes para construção, instalação e operação de vasos de pressão para ocupação humana (VPOH) para fins terapêuticos, que possuam um diferencial de pressão interna ou externa superior a 0,14 kgf/cm².
- Ministério do Trabalho, norma regulamentadora NR-15 - atividades e operações insalubres (115.000-6), anexo 6. Trabalho sob condições hiperbáricas (115.010-3/I4) dos trabalhos sob ar comprimido e dos trabalhos submersos.
- Ministério do Trabalho - Classificação Brasileira de Ocupações (CBO), instituída por portaria ministerial nº 397, de 9 de outubro de 2002 - médico hiperbarista ou médico hiperbárico, ocupação 2253-45.

BREVE HISTÓRICO

Reconhecidamente, a história da OHB está relacionada, de maneira intrínseca, à história do mergulho e da sua medicina. O fascínio pelos mares e pelo mergulho remonta às civilizações antigas e a ideia de utilização do ar comprimido como forma de possibilitar a respiração sob a água influenciou diretamente os princípios do uso medicinal da OHB.[3-4]

A história exata do mergulho é desconhecida, mas os primeiros relatos remontam a 4500 a.C., relacionados à exploração da madrepérola. Contudo, a primeira descrição de uso de um aparato de mergulho é atribuída a uma lenda relacionada a Alexandre, o Grande, rei da Macedônia. Em 320 a.C., ele teria sido mergulhado no estreito de Bósforo, dentro de um barril de vidro gigante especialmente construído para ele, o qual lhe teria servido como arma secreta em uma de suas batalhas contra os persas (o cerco de Tiro).

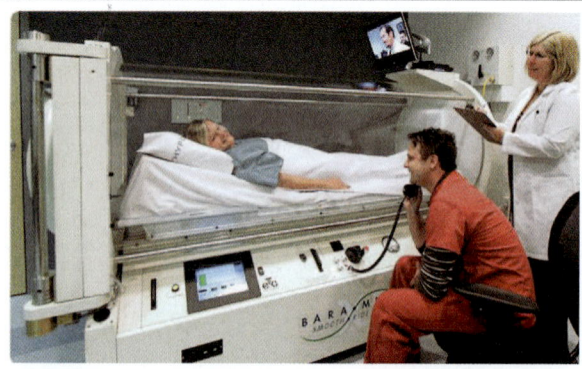 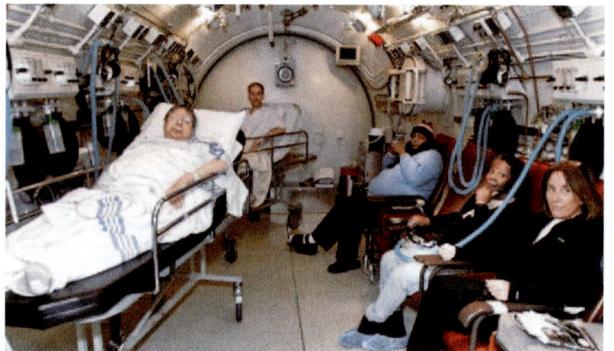

FIGURA 92.1. Câmaras *monoplace* (esquerda) e *multiplace* (direita).

* www.ans.gov.br

Por volta de 1500, Leonardo da Vinci produziu uma série de desenhos e esquemas sobre dispositivos de mergulho, sem haver relato de qualquer uso prático para eles. Apenas em 1620, o inventor holandês Cornelius Drebbel desenvolveu a primeira cápsula de mergulho. Bastante limitada, era apenas capaz de oferecer ar comprimido a 1 atm, entretanto, não há dúvidas de que foi a iniciativa precursora de todos os demais dispositivos de mergulho. Em 1864, Julio Verne publicou, em seu livro de ficção *Vinte mil léguas submarinas*, a figura de mergulhadores que utilizavam equipamento de mergulho contendo suprimento de ar, porém, apenas em 1943 o oceanógrafo, documentarista e oficial da marinha francesa Jacques Cousteau desenvolveu o *aqualung*, tecnologia precursora do circuito aberto de mergulho autônomo utilizada atualmente.[3]

O uso da OHB surgiu em função da observação das consequências do mergulho livre em profundidades maiores do que 20 a 30 m. Em 300 a.C., Aristóteles descreveu a ruptura da membrana timpânica em mergulhadores e, em 1670, Boyle descreveu os primeiros achados relacionados ao fenômeno da descompressão, em experimentos com animais. Mas foi apenas em 1854 que Pol e Watelle, dois médicos franceses, recrutados para atender os trabalhadores da mina de carvão de Douchy, na França, publicaram o sintomas do então denominado "mal dos caixões" e as primeiras tentativas de tratamento e prevenção.[5] Entretanto, somente no final do século XIX os fisiologistas Paul Bert (França) e John Scott Haldane (Escócia) descreveram a relação do nitrogênio com a doença descompressiva e o uso do oxigênio como modalidade terapêutica.[4]

No final da década de 1930, porém, Behnke e Shawn instituíram os primeiros protocolos para utilização de OHB na doença descompressiva. Como exemplo de uso alternativo histórico da tecnologia de OHB, em 1937, três brasileiros – Álvaro Ozorio de Almeida, Henrique Moura Costa e Eduardo – foram internacionalmente reconhecidos como pioneiros por demonstrarem resultados positivos no tratamento da hanseníase (anteriormente à descoberta e ao uso ampliado da poliquimioterapia, em 1970, que atualmente é capaz de curar a doença).[6]

Em 1956, Dr. Ite Boerema, cirurgião cardíaco da Universidade de Amsterdam, na Holanda, começou a mostrar resultados positivos com o uso de oxigenoterapia hiperbárica durante cirurgias cardíacas (realizadas em grandes salas pressurizadas). Em 1960, ele apresentou os efeitos de um experimento, até hoje bastante citado, por meio do qual conseguiu manter, durante várias horas, suínos anestesiados com baixíssimas quantidades de hemoglobina usando OHB.[7]

No ano de 1963, o primeiro congresso internacional de oxigenoterapia hiperbárica foi organizado em Amsterdam. Em 1986, a Undersea Medical Society, dos Estados Unidos, acrescenta o termo "hiperbárica" ao seu nome (passando a ser conhecida por Undersea & Hyperbaric Medical Society, em 60 países) e, em 2001, passa a ser responsável por um programa nacional de acreditação nos Estados Unidos, consolidando o uso dessa modalidade no mundo inteiro.[3]

Uma passagem curiosa na história da OHB foi a do Dr. Cunningham, que defendeu o uso de câmaras com ar comprimido (e não oxigênio) para o tratamento de diversas doenças, na cidade de Kansas, nos Estados Unidos. Entre essas doenças estavam sífilis, hipertensão, diabetes e câncer, sob a alegação de que infecções anacróbias teriam um papel na etiologia de todas essas entidades. Ele chegou a construir, em Cleveland, no Estado de Ohio, em 1928, a maior câmara de ar comprimido existente, com 72 quartos, como em um hospital. Veementemente criticado pela Associação Médica Americana, pela falta de evidência para tal conduta, ele teve sua construção desmontada e vendida como sucata no ano de 1937.[3]

INDICAÇÕES PARA OXIGENOTERAPIA HIPERBÁRICA

As indicações de uso de OHB, conforme resolução CFM nº 1.457/95,[8] atualmente reconhecidas no Brasil, estão relacionadas no Quadro 92.1.

QUADRO 92.1. Indicações de OHB, conforme resolução do Conselho Federal de Medicina.

a.	Doença descompressiva.[9-10]
b.	Embolia traumática pelo ar.
c.	Embolia gasosa.
d.	Envenenamento por CO ou por inalação de fumaça.[11]
e.	Envenenamento por gás cianídrico/sulfídrico.
f.	Gangrena gasosa.[12]
g.	Síndrome de Fournier.[12]
h.	Outras infecções necrosantes de tecidos moles: celulites, miosites (inclui infecção de sítio cirúrgico).[12]
j.	Isquemias agudas traumáticas: lesão por esmagamento, síndrome compartimental, reimplantação de extremidades amputadas e outras.[13]
k.	Vasculites agudas de etiologia alérgica, medicamentosa ou por toxinas biológicas (aracnídeos, ofídios e insetos).
l.	Queimaduras térmicas e elétricas.
m.	Lesões refratárias: úlceras de pele, pés diabéticos, escaras de decúbito, úlceras por vasculite autoimune e deiscência de suturas.[14-16]
n.	Lesões por radiação: radiodermite, osteorradionecrose e lesões actínicas de mucosa.[17]
n.	Osteomielites.
o.	Retalhos ou enxertos comprometidos ou de risco.[16]
p.	Anemia aguda nos casos de impossibilidade de transfusão sanguínea.

Além dos casos descritos, nos Estados Unidos, o órgão regulador FDA (Food and Drugs Administration) e a Undersea & Hyperbaric Medical Society ainda reconhecem a evidência científica e a indicação de OHB nos casos de: abscesso cerebral, perda visual aguda secundária à oclusão arterial retiniana e perda auditiva aguda neurossensorial idiopática.[18]

PACIENTE GRAVE NA CÂMARA HIPERBÁRICA

Entre as indicações de OHB atualmente reconhecidas, encontram-se doenças potencialmente graves. Por esse motivo, pacientes de terapia em uso de suporte orgânico artificial (como ventilação mecânica e drogas vasoativas) podem, em condições especiais, ter indicação de OHB e, nesses casos, equipamentos especializados e cuidados adicionais devem ser empregados para que o tratamento possa transcorrer de forma apropriada e sem riscos para o paciente.

Nessas condições, é preciso critério dos médicos intensivista e hiperbarista na definição do melhor momento para iniciar o tratamento na câmara. Ventiladores especiais (no caso de pacientes sob ventilação mecânica), além de bombas de infusão e equipes especiais (para a infusão de agentes inotrópicos e/ou vasopressores) precisam ser utilizados nesse contexto. Vale ressaltar que esses equipamentos, por possuírem a funcionalidade de suportar o uso durante sessões de OHB (Figura 92.2), têm recursos bem mais limitados que aqueles utilizados no ambiente de UTI.

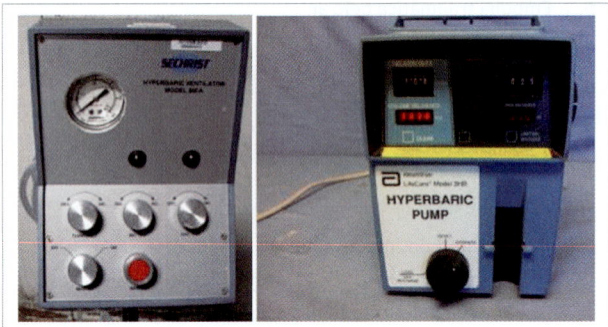

FIGURA 92.2. Exemplos de ventilador mecânico (esquerda) e bomba de infusão (direita) compatíveis com o uso nas câmaras hiperbáricas.

CONTRAINDICAÇÕES E COMPLICAÇÕES

As únicas contraindicações absolutas para o tratamento em câmaras de OHB são: a presença de pneumotórax hipertensivo não tratado e a presença de pneumoencéfalo.[19] Essas condições devem ser sempre excluídas, pois, apesar de, no ambiente hiperbárico, o conteúdo gasoso, em ambas as condições, passar por redução de dimensões, sua reexpansão, ao final da sessão, pode ser fatal. Contraindicações relativas são crises hipertensivas e insuficiência cardíaca congestiva (ICC) descompensada.[19]

O tratamento nas câmaras hiperbáricas é relativamente seguro, mas, eventualmente, algumas poucas complicações podem, eventualmente, ser observadas. Barotraumas da orelha média são eventos possivelmente mais frequentes em crianças e idosos com demência (por apresentarem dificuldades de bocejar ou realizar a manobra de Valsalva para equalização das pressões auditivas), capaz de atingir 2% dos casos. Entretanto, antevendo o risco, o uso de descongestionantes ou, até mesmo, de timpanostomia profilática pode ser indicado, pois é efetivo na prevenção dessa complicação. Claustrofobia é outra complicação passível de ser observada e que pode demandar a suspensão do tratamento, caso outras medidas comportamentais e/ou medicamentosas não surtam efeito.[19-20]

Outra complicação prevista, porém incomum, é a toxicidade pelo oxigênio, consequência do fato de que, durante o tratamento nas câmaras hiperbáricas, a pressão parcial de oxigênio sanguíneo pode atingir 1500 a 2000 mmHg. A manifestação mais comumente relacionada a essa condição é um quadro de miopia transitória. Sua etiologia não é bem definida e pode, até mesmo, não ser relacionada ao oxigênio, mas sim, à possível deformação mecânica temporária das lentes intraoculares. Contudo, a mais temida consequência da toxicidade pelo oxigênio (embora rara complicação, dentro dos protocolos convencionais de OHB) é a convulsão.[20] Habitualmente, ela é autolimitada e cessa com a volta da fração inspirada de oxigênio a um nível normal. Existem fatores de risco que aumentam a possibilidade de toxicidade neurológica, como a hipercapnia, o exercício e a imersão em água, importante no caso do mergulho. A convulsão em OHB é rara com o uso de uma pO_2 inspirada menor que 3 ATA, sendo estimado um risco de 0,02% quando se utiliza 2 ATA de oxigênio, e de 4% com 3 ATA de oxigênio.

Não existe consenso sobre o uso de terapêutica profilática anticonvulsivante quando há necessidade de esquemas terapêuticos com uso de 3 ATA de oxigênio. Quando se utiliza, durante a OHB, 2,8 ATA de oxigênio ou menos, a terapêutica profilática faz-se desnecessária, dado o baixo risco de convulsões. No caso da ocorrência de crises convulsivas, o tratamento não difere daquele preconizado para as crises de outra etiologia (habitualmente, benzodiazepínico associado a ataque e manutenção de fenitoína). Em geral, em sessões prolongadas associadas ao tratamento de doença descompressiva, o uso intermitente de oxigênio intercalado com o de ar comprimido reduz o risco da toxicidade pulmonar (quebras de oxigênio).

Outro órgão capaz de sofrer com a toxicidade pelo oxigênio é o pulmão. Apesar de sua relevância clínica não ser completamente definida, a toxicidade pulmonar pode se iniciar com traqueobronquite, que se manifesta com a sensação de queimação retroesternal, dor torácica, tosse seca e, eventualmente, dispneia. A exposição prolongada a altas pressões de oxigênio pode levar à formação de membrana hialina, edema, proliferação de pneumócitos do tipo II e fibrose. Em pacientes intubados e ventilados mecanicamente, pode haver dificuldade no reconhecimento da toxicidade pulmonar do oxigênio. Existem reduções na capacidade vital pulmonar e na difusão de monóxido de carbono associadas à exposição de oxigênio prolongada; contudo, em sessões terapêuticas de até 2 horas, essas alterações habitualmente não são significativas. Apesar de teoricamente possível, a ocorrência de toxicidade pulmonar parece ser rara e, quando ocorre, sua intensidade é aparentemente leve e de natureza reversível.

Traumas da orelha interna, como na ruptura da membrana timpânica, podem ocasionar perda auditiva permanente, tinido e vertigem. Em compensação, são extremamente raros. Pneumotórax, em pulmões normais, e barotraumas dentários são também bastante incomuns (estes últimos, sem maiores repercussões, causando apenas dor dentária durante as sessões).[20]

Vários mitos persistiram, durante muito tempo, em relação ao emprego da OHB em diversas situações. Um deles seria o risco de a hiperóxia ser capaz de promover o crescimento tumoral em pacientes com câncer. Atualmente, a história de neoplasia não é considerada contraindicação para OHB.[21] Complicações fetais durante OHB em gestantes também parecem padecer por falta de confirmação científica.[22] Sobre acidentes com fogo, de 1923 a 1976, um total de 77 fatalidades humanas foram identificadas no mundo, relacionadas a incêndios em ambientes hiper ou hipobáricos.[23]

POSSÍVEIS MECANISMOS DE AÇÃO

Muitos dos efeitos da OHB ainda não foram completamente elucidados. O mais concreto deles advém da Lei de Boyle, que descreve a redução dos volumes de todos os espaços do organismo preenchidos por gás (embolia gasosa, doença descompressiva etc.).[24]

Entretanto, muitos dos benefícios dessa modalidade de tratamento são atribuídos aos elevados níveis de oxigênio livre no sangue atingido. Pela Lei de Henry, a dissolubilidade de um gás em um meio líquido é função da pressão exercida sobre esse gás. Dessa forma, oxigênio a 100%, após aplicação de pressões maiores que o dobro da pressão atmosférica habitual, são capazes de induzir incrementos na quantidade de oxigênio plasmático 20 vezes maiores que os valores normais de pO_2 do organismo. Acredita-se que tais níveis de pO_2 são responsáveis pela modulação de cascatas intracelulares que culminam com transdução de sinal e síntese de fatores de crescimento capazes, em última instância, de acelerar a regeneração tecidual e reduzir a intensidade de lesões pós-isquêmicas ou pós-inflamação.

A OHB também pode reduzir a expressão de moléculas de adesão presentes na superfície do endotélio, conhecidas como ICAM (*intracellular adhesion molecule*) e que estão relacionadas à instalação e à manutenção de processo inflamatório, além de diminuir a peroxidação lipídica, reduzir a produção de lactato, poupar parte da reserva energética de tecidos lesados, estimular a produção de colágeno pelos fibroblastos e promover a angiogênese. Como a presença de elevadas concentrações de O_2 no sangue aumenta a produção de espécies reativas de oxigênio (ERO) de forma intermitente, acredita-se que esse efeito seja capaz de estimular a produção endógena de agentes antioxidantes naturais, como a glutamina.[24]

De forma adicional, considera-se que o aumento do conteúdo arterial de oxigênio possa também promover vasoconstrição, diminuindo o fluxo sanguíneo regional e, por conseguinte, favorecendo a redução do edema, o que auxilia na recuperação de tecidos que sofreram queimaduras e isquemias traumáticas agudas.

O tratamento com oxigenoterapia hiperbárica leva a potenciais repercussões em vários órgãos e sistemas, como as relacionadas no Quadro 92.2.[2,25]

QUADRO 92.2.	Potenciais efeitos sistêmicos da OHB.
Sistema respiratório	- Depressão da atividade dos receptores e aórticos. - Hipoventilação inicial seguida de período de hiperventilação. - Lavagem de nitrogênio, facilitando o aparecimento de colapso alveolar (atelectasia). - Aumento no conteúdo arterial de oxigênio. - Vasodilatação no território vascular pulmonar.
Sistema cardiovascular	- Bradicardia. - Diminuição no débito cardíaco. - Vasoconstrição periférica. - Aumento na resistência vascular sistêmica.
Sistema nervoso	- Decréscimo no fluxo sanguíneo cerebral. - Melhora da função neuronal, em caso de ocorrer isquemia e reperfusão.
Sistema hematológico	- Aumento na elasticidade dos glóbulos vermelhos. - Redução na agregação plaquetária. - Aumento da atividade de neutrófilos.
Sistema renal	- Diminuição do fluxo plasmático renal. - Aumento na produção de radicais livres. - Diminuição da produção de lactato nos estados de hipóxia.
Metabolismo	- Aumento na produção de radicais livres. - Diminuição da produção de lactato nos estados de hipóxia.

ROTINAS DE ATENDIMENTO E SEGURANÇA

Qualidade e segurança é o binômio fundamental para a realização da terapia hiperbárica. Por se tratar de um ambiente pressurizado com oxigênio 100%, o preparo e o controle da entrada e da saída dos pacientes exige constante vigilância, sistema integrado de segurança e competência técnica especializada.

A Sociedade Brasileira de Medicina Hiperbárica, responsável pela organização, normatização e divulgação da atividade hiperbárica dos médicos, enfermeiros e outras profissões de saúde no Brasil, nos aspectos de medicina de mergulho, trabalho em ambientes pressurizados e oxigenoterapia hiperbárica, revisou as diretrizes de segurança, qualidade e ética para 2012 e 2013.[2]

DIRETRIZES PARA O ACOMPANHAMENTO DE PACIENTES EM OXIGENOTERAPIA HIPERBÁRICA

O tratamento deve ser realizado em conjunto com a equipe multiprofissional, incluindo, além de médicos hiperbaristas, os outros profissionais envolvidos com a terapêutica do paciente – cirurgiões, ortopedistas, infectologistas, enfermagem, equipe de curativos, entre outros.

A OHB, em muitas das suas indicações (notadamente para o tratamento de feridas), constitui-se modalidade adjuvante de tratamento, ou seja, contribui para a abordagem da condição de base, dentro de um plano terapêutico multiprofissional e multifatorial. Nesse sentido, para aumentar a chance de sucesso do tratamento, todas as intervenções necessitam ser orquestradas e bem conduzidas, incluindo, por exemplo, o uso racional de antibióticos, o acompanhamento por grupo especializado de curativos, a participação ativa de cirurgiões na definição do melhor momento para abordagens cirúrgicas etc.[2,25]

AVALIAÇÃO INICIAL

Inicia-se com a anamnese e o exame físico dirigidos, classificando o paciente de acordo com a doença e a gravidade. Depois, é feito o registro fotográfico inicial (com identificação, data e escala) e a elaboração de prontuário apropriado, bem como de um plano inicial de tratamento englobando todos os procedimentos necessários para a boa evolução do paciente.

O próximo passo é o contato com o médico responsável, para planejar, em conjunto, a terapêutica nos moldes propostos. Devem ser enviados relatórios, por escrito, para o médico assistente e para a fonte pagadora (se cabível), com registro da avaliação e da conduta proposta; também é necessária a assinatura de termo de consentimento esclarecido.[2,25]

DURANTE O TRATAMENTO

Realiza-se a reavaliação periódica, de acordo com a característica da lesão (se aguda ou crônica, quando aplicável), por meio de exame laboratorial de controle e registro fotográfico, e a reavaliação do plano inicial, com a possibilidade de reformulação, decorrente de evolução acima ou abaixo da expectativa inicial.

A evolução é registrada em prontuário apropriado e também se mantém contato com os demais profissionais envolvidos.[2,25]

TÉRMINO DO TRATAMENTO

Determinado pela avaliação final, após a última sessão, para avaliar se os objetivos traçados foram alcançados. Acompanha-se a evolução até a resolução completa do caso, quando é feito o preenchimento do resumo de alta.[2,25]

PROTOCOLOS DE TRATAMENTO

Em geral, tratamentos-padrão são realizados em sessões com duração de 90 a 120 minutos, com pressões variando de 2 a 3 ATA, sempre a critério do médico hiperbarista, podendo variar de 1 a 3 por dia e, dependendo da fase do tratamento, há possibilidade de sessões em dias alternados.

Protocolos especiais (mais prolongados e intensos) são utilizados no caso de doença descompressiva.[2,25] Nos casos de protocolos prolongados, com níveis mais elevados de pressão, quebras de oxigênio (períodos intermitentes de inspiração de ar comprimido em vez de O_2 a 100%) são altamente recomendadas, visando diminuir o risco de toxicidade pelo O_2. As quebras de oxigênio são mais facilmente realizadas em câmaras *multiplace*, pelo uso de máscaras faciais pressurizadas (semelhantes àquelas utilizadas durante ventilação não invasiva em UTI).

A seguir, alguns exemplos de protocolos de tratamento sugeridos são apresentados, de acordo com a indicação específica de OHB (Quadro 92.3).[2,25]

CUIDADOS DE ENFERMAGEM DURANTE A OXIGENOTERAPIA HIPERBÁRICA

Como já mencionado, os pacientes em terapia intensiva com indicação médica para tratamento adjuvante com OHB necessitam de preparo diferenciado e equipamentos especiais.

O enfermeiro exerce um papel importante, com atividades e responsabilidades técnicas, administrativas e educacionais junto à equipe assistencial, de acordo com as recomendações vigentes. Por isso, fazem-se necessárias atualizações periódicas para garantir uma atuação segura e precisa na área de enfermagem hiperbárica.

Descreve-se, a seguir, os cuidados de enfermagem recomendados para pacientes internados em UTI com indicação médica de tratamento hiperbárico, utilizando câmaras monopaciente (*monoplace*), conforme as rotinas do serviço de OHB do Hospital Israelita Albert Einstein.[25]

ATIVIDADES QUE COMPETEM AO ENFERMEIRO HIPERBARISTA

A orientação do paciente (se acordado e consciente) e dos familiares sobre o funcionamento da câmara hiperbárica, as medidas de segurança, o eventual incômodo auditivo durante a pressurização e as manobras auxiliadoras (Valsalva, bocejos), bem como o horário e a previsão da duração de cada sessão.

Também é de sua responsabilidade a distribuição de panfletos explicativos e a checagem do preenchimento do termo de consentimento esclarecido e informado, a fim de se obter a autorização do paciente ou do responsável para a realização do procedimento.

QUADRO 92.3. Exemplos de protocolos para oxigenoterapia hiperbárica.

Indicação	Tratamento
Infecções necrosantes de partes moles (tecido celular subcutâneo, músculo e fáscia): celulite crepitante, gangrena bacteriana progressiva, fasceíte necrosante, síndrome de Fournier, mionecrose não clostridiana.	▪ 2 a 2,5 ATA, por 90 minutos, 2 vezes ao dia, nas primeiras 24 a 48 horas e, após, 1 sessão ao dia por 2 horas até quando necessário. Completar 5 a 10 sessões e, em alguns casos, estender até 30 dias.
Mionecrose clostridiana.	▪ 2,5 a 3 ATA, por 90 minutos, 3 vezes ao dia, nas primeiras 24 horas; do 2º ao 4º dias, 2,5 a 3 ATA, por 90 minutos, 2 vezes ao dia e, após, 1 sessão ao dia por 2 horas, até quando necessário. Completar 10 a 14 sessões e reavaliar a continuidade do uso.
Lesões crônicas (cicatrização de feridas): úlceras isquêmicas, úlceras varicosas, pé diabético, escaras de decúbito e úlceras traumáticas.	▪ 2 a 2,5 ATA, por 90 a 120 minutos ao dia até completar 14 sessões. Reavaliar a necessidade de estender até 30 sessões. ▪ Quando houver risco de amputação de membro, iniciar com 2 sessões de 90 minutos por 24 a 48 horas e depois passar para sessões diárias.
Retalhos e enxertos comprometidos.	▪ 2 a 2,5 ATA, por 90 minutos, 2 vezes ao dia, nas primeiras 48 horas. Se ocorrer melhora, passar para 1 sessão de 2 horas ao dia até completar 20 sessões. ▪ No preparo de área para enxerto/retalho, utilizar 20 sessões antes da cirurgia e 10 a 20 sessões depois.
Lesões por esmagamento, síndrome compartimental e outras isquemias traumáticas agudas.	▪ 2 ATA, por 90 minutos, 3 vezes ao dia, nas primeiras 48 h; depois, 2 ATA, 2 vezes ao dia, nos 3º e 4º dias e 2 ATA, 1 vez ao dia, nos 5º e 6º dias. Após o 6º dia, habitualmente, é possível descontinuar o tratamento. ▪ O início do tratamento deve ser o mais precoce possível.
Osteomielite refratária.	▪ 2 a 2,5 ATA, por 2 horas, uma vez ao dia, totalizando 20 sessões, que podem ser prolongadas para 40 sessões. ▪ Após cirurgias maiores de desbridamento, podem ser prescritas 2 sessões ao dia.
Dano tecidual por radiação.	▪ 2 a 2,4 ATA, por 2 horas ao dia. Reavaliar a cada 20 sessões e estender o tratamento até 60 sessões, se necessário.
Queimaduras térmicas e elétricas.	▪ 2 ATA, por 90 minutos, 2 vezes ao dia, por 7 dias, podendo prolongar até 21 dias. ▪ O início do tratamento deve ser o mais precoce possível. Em casos de pacientes intubados e com instabilidade hemodinâmica, iniciar com 1 sessão ao dia.
Envenenamento por monóxido de carbono ou inalação de fumaça.	▪ 3 sessões nas primeiras 24 horas: a primeira deve ser realizada durante 150 minutos, com 3 ATA nos primeiros 70 minutos, seguidos por 2 ATA até o final da sessão e, depois, duas sessões, a 2 ATA, durante 120 minutos.
Envenenamento por cianeto.	▪ 2,5 a 3 ATA, podendo ser repetida após 8 h, dependendo da resposta do paciente.

Deve ser realizada a avaliação conjunta com o enfermeiro intensivista e o levantamento de informações relevantes quanto ao:

- Quadro clínico (histórico do paciente/antecedentes clínicos);
- Nível de consciência (sedação e grau de sedação);
- Presença de dor (escore da dor e analgesia);
- Padrão respiratório (tipo de ventilação: espontânea, invasiva ou não invasiva);
- Presença de drogas vasoativas (tipo e dosagem);
- Condições hemodinâmicas.

As intercorrências devem ser sempre compartilhadas com o médico hiperbarista, para a devida avaliação e decisão sobre a possibilidade de prorrogar ou suspender a sessão.

A checagem da programação do tratamento segundo o protocolo definido pelo médico hiperbarista, o provimento de material e equipamentos adequados para cada caso (equipos especiais cuja extensão penetre na câmara hiperbárica por orifícios próprios, não sofrem alterações de forma e permitem a infusão de drogas endovenosas durante a realização das sessões), bem como o acompanhamento, preferencialmente por fisioterapeuta, para preparo do respirador específico, posicionado fora da câmara, o preparo da maca especial e o monitor multiparamétrico de transporte pela equipe assistencial também são responsabilidade do enfermeiro hiperbarista.

Esse profissional é quem solicita acompanhamento do médico responsável, do fisioterapeuta ou do anestesista para os pacientes sob ventilação mecânica invasiva e não invasiva e/ou com drogas vasoativas.

> **Observação:** soro de manutenção, nutrição parenteral, antibióticos ou hemocomponentes precisam ser interrompidos antes de encaminhar o paciente para a sessão de OHB.

O enfermeiro hiperbarista também orienta a equipe e garante o cumprimento das regras básicas de segurança:[2]

- Usar somente roupa de cama e camisolas 100% de algodão (retirar etiquetas sintéticas).
- Não permitir cremes e pomadas expostas, soluções alcoólicas, iodadas e oleosas, perfume, maquiagem e esmalte de unha (cremes de sulfadiazina de prata, com ou sem nitrato de cério, comumente utilizados para o tratamento de queimaduras graves, podem permanecer expostos).
- Não utilizar iodopovidona nos curativos (o iodo, em câmara pressurizada com oxigênio, pode ocasionar queimaduras dos tecidos por oxidação) e não realizar procedimento com nenhum tipo de material sintético.
- Hidrocarbonetos petrolatos (vaselina, pomadas etc.), pela volatilidade e inflamabilidade do material, devem ser removidos ou cobertos com material impermeável.
- Retirar todos os metais, adornos (óculos, pulseira, brincos, anéis, *piercing* etc.), lentes de contato, próteses externas, próteses dentárias, aparelhos auditivos, perucas, imobilizações sintéticas, marca-passo externo, além de tampões nasais, auditivos, retais e vaginais, bem como equipamentos eletrônicos do paciente, ou qualquer dispositivo que possa produzir faísca ou ignição.
- Não permitir, no caso de crianças, papel, brinquedo e chupeta com componentes metálicos. Existem controvérsias em relação à goma de mascar e balas. Alguns serviços proíbem e outros sugerem que balas ou chicletes poderiam reduzir os sintomas e, até mesmo, os riscos de lesões auditivas.
- Drenos, sondas e cateteres devem estar sempre abertos e conectados a frascos de PVC.
- Cobrir aparelhos ortopédicos metálicos com tecido de algodão molhado (evitar atrito).
- Molhar os cabelos (a fim de neutralizar a energia estática acumulada).
- Verificar sinais vitais antes e após cada sessão.
- Verificar a última refeição e, em diabéticos, a glicemia capilar antes e depois da sessão, em casos selecionados.
- Verificar e garantir o preenchimento com água de todos os balonetes dos cateteres, tubos e cânulas em uso pelo paciente.
- Evitar o uso de fralda plástica.
- Programar para desligar a função de adaptação de frequência e alterar a configuração para bipolar (*pace ≥ sense*) nos pacientes com marca-passo definitivo (interno), pela possibilidade de bradicardia, se for o caso, de acordo com a recomendação médica.
- Permitir a utilização de dreno torácico desde que com o uso de válvulas unidirecionais.[2,25]

OUTROS CUIDADOS SOB RESPONSABILIDADE DO ENFERMEIRO DURANTE AS SESSÕES

- Realizar medidas dos sinais vitais; *check-list* de equipamentos, insumos e itens de segurança (altamente recomendável)[25] junto ao técnico de enfermagem e aguardar presença do médico para acompanhar o início da pressurização.
- Aspirar o paciente traqueostomizado ou intubado momentos antes da entrada na câmara, além de checar, para certificação, se o balonete encontra-se bem insuflado e preenchido com solução fisiológica (caso contrário, existe risco de ruptura do balonete, aspiração e, eventualmente, extubação).
- Acomodar o paciente para garantir posição confortável durante o tempo de sessão.
- Apagar as luminárias fluorescentes do ambiente.
- Iniciar a pressurização conforme protocolo prescrito e programado.
- Atentar a sinais e sintomas adversos durante a pressurização e o decorrer da sessão, incluindo não apenas alterações orgânicas (como taquicardia, alterações pressóricas, respiratórias, convulsões, náuseas e vômitos), mas também medo, ansiedade, sinais de claustrofobia etc.
- Proceder constante comunicação, tanto visual quanto pelos dispositivos de áudio do equipamento.
- Acompanhar a despressurização e atentar para intercorrências respiratórias, principalmente em pacientes com histórico de pneumopatias.
- Registrar os dados em prontuário e fotografar as lesões (com autorização escrita do paciente ou do responsável) para acompanhamento da evolução do tratamento.
- Manter o prontuário organizado e atualizado com todas as informações inerentes e indispensáveis ao processo de cuidado, sempre de forma clara, objetiva e completa.[2,25]

PERSPECTIVAS

O uso da OHB, em várias condições, ainda é uma grande incógnita. Apesar de um número crescente de publicações na área, este ainda é um campo pouco explorado pelas pesquisas.

Acidentes cerebrovasculares, trauma de crânio, trauma raquimedular, meningite, colite por pseudômonas, abscesso intra-abdominal, crise falcêmica, doenças neuromusculares,[26] entre outras, são algumas, das múltiplas possibilidades de emprego da OHB no futuro próximo.

REFERÊNCIAS BIBLIOGRÁFICAS

1. Tibbles PM, Edelsberg JS. Hyperbaric oxygen therapy. N Engl J Med. 1996;334:1642-8.
2. Sociedade Brasileira de Medicina Hiperbárica. Diretrizes de Qualidade, Segurança e Ética. Descreve as indicações, estabelece os requisitos mínimos, normas de segurança e qualidade para os serviços de oxigenioterapia hiperbárica no Brasil. [Internet] [Acesso em 24 oct 2015]. Disponível em: http://formsus.datasus.gov.br/novoimgarq/14480/2134597_109700.pdf.
3. K. K. Jain. Textbook of Hyperbaric Medicine. 4th, revised and expanded. 2004. p.550. ISBN: 978-0-88937-277-1.
4. Phillips JL. The Bends: Compressed air in the history of science, diving, and engineering. New Haven: Yale University Press, 1998. p.256. ISBN: 0-300-07125-6.
5. Jarcho S. Caisson disease and coal mining (Pol and Watelle, 1854). New York, 1968. p.863-6.
6. Almeida A, Ozorio de Costa, Moura H. Treatment of leprosy by oxygen under high pressure associated with methylene blue. Rev Bras Leprol. 1938;6(n.esp):237-65.
7. George B. Hart. Exceptional Blood Loss Anemia Treatment With Hyperbaric Oxygen. JAMA. 1974;228(8):1028-9.
8. Conselho Federal de Medicina (Brasil). Resolução 1457, de 15 de Setembro de 1995. Estabelece a indicação de uso da Oxigenioterapia Hiperbárica no Brasil. [Internet] [Acesso em 24 oct 2015]. Disponível em: http://www.portalmedico.org.br/resolucoes/CFM/1995/1457_1995.htm.
9. Shank ES, Muth CM. Decompression illness, iatrogenic gas embolism and carbon monoxide poisoning: the role of hyperbaric oxygen therapy. Int Anesthesiol Clin. 2000;38:111-38.
10. Tetzlaff K, Shank ES, Muth CM. Evaluation and management of decompression illness: – an intensivist's perspective. Intensive Care Med. 2003;29:2128-36.
11. Weaver LK, Hopkins RO, Chan KJ, Churchill S, Elliott CG, Clemmer TP, et al. Hyperbaric oxygen for acute monoxide poisoning. N Engl J Med. 2002;347:1057-67.
12. Wilkinson D, Doolette D. Hyperbaric oxygen treatment and survival: from necrotizing soft tissue infection. Arch Surg. 2004;139:1339-45.
13. Greensmith JE. Hyperbaric oxygen therapy in extremity trauma. J Am Acad Orthop Surg. 2004;12:376-84.
14. Strauss MB. Hyperbaric oxygen as an intervention for managing wound hypoxia: its role and usefulness in diabetic foot wounds. Foot Ankle Int. 2005;26:15-8.
15. Roeckl-Wiedmann I, Bennett M, Kranke P. Systematic review of hyperbaric oxygen in the management of chronic wounds. Br J Surg. 2005;92:24-32.
16. Zamboni WA, Browder LK, Martinez J. Hyperbaric oxygen and wound healing. Clin Plast Surg. 2003;30:67-75.
17. Bui QC, Lieber M, Withers HR, Corson K, van Rjinsoever M, Elsaleh H. The efficacy of hyperbaric oxygen therapy in the treatment of radiation-induced late side effects. Int J Radiat Oncol Biol Phys. 2004;60:871-8.
18. Undersea and Hyperbaric Medical Society. Indications for Hyperbaric Oxygen Therapy and Definition of Hyperbaric Oxygen Therapy - Hyperbaric Oxygen Therapy Committee. [Internet] [Acesso em 25 oct 2015]. Disponível em: https://www.uhms.org/resources/hbo-indications.html.
19. Gill AL, Bell CN. Hyperbaric oxygen: its uses, mechanisms of action and outcomes. QJM. 2004;97(7):385-95.
20. Camporesi EM. Side effects of hyperbaric oxygen therapy. Undersea Hyperb Med. 2014 May-Jun;41(3):253-7.
21. Feldmeier J, Carl U, Hartmann K, Sminia P. Hyperbaric oxygen: does it promote growth or recurrence of malignancy? Undersea Hyperb Med. 2003;30:1-18.
22. Van Hoesen KB, Camporesi EM, Moon RE, Hage ML, Piantadosi CA. Should hyperbaric oxygen be used to treat the pregnant patient for acute carbon monoxide poisoning? A case report and literature review. JAMA. 1989;261:1039-43.
23. Sheffield PJ, Desautels DA. Hyperbaric and hypobaric chamber fires: a 73 year analysis. Undersea Hyperb Med. 1997;24:153-64.
24. Camporesi EM, Bosco G. Mechanisms of action of hyperbaric oxygen therapy. Undersea Hyperb Med. 2014 May-Jun;41(3):247-52.
25. Rodrigues Jr M, Alves IS, Knobel E. Princípios básicos da oxigenoterapia hiperbárica. In: Knobel E. Terapia intensiva – Infectologia e oxigenoterapia hiperbárica. São Paulo: Atheneu, 2003. p.197-201.
26. Wang J, Li F, Calhoun JH, Mader JT. The role and effectiveness of adjunctive hyperbaric oxygen therapy in the management of musculoskeletal disorders. J Postgrad Med. 2002;48:226-31.

CAPÍTULO 93

REABILITAÇÃO PULMONAR

Leny Vieira Cavalheiro
Eduardo Colucci
Ana Maria Braga Marques

DESTAQUES

- Os pacientes com longa estadia em unidades de terapia intensiva (UTI) apresentam múltiplos fatores de estresse físico e psicológico, sendo o diagnóstico e a intervenção precoces indispensáveis para que os sobreviventes, após a alta hospitalar, adquiram habilidades para as atividades de vida diária, possam retornar ao trabalho e manter adequada qualidade de vida.
- Apesar de o exercício físico em pacientes durante a fase de exacerbação ser considerado um estresse, principalmente para a musculatura, ele parece não aumentar o componente inflamatório sistêmico.
- Nos pacientes com maior limitação ventilatória, o uso associado da ventilação mecânica não invasiva (VNI), assim como a suplementação de oxigênio, consegue diminuir a limitação ventilatória e permite maior tempo de exercício ou, pelo menos, menor sensação de dispneia para uma mesma carga de trabalho.
- Embora os pacientes mais graves não possam exercitar-se no mesmo nível que os mais leves, nos quais o efeito do treinamento é supostamente ideal (acima do limiar anaeróbio), muitas evidências confirmam que a realização de exercícios é um instrumento benéfico na terapêutica auxiliar desses pacientes, com a qual podem alcançar seu completo potencial.

INTRODUÇÃO

Os pacientes portadores de doença pulmonar obstrutiva crônica (DPOC) e síndrome do desconforto respiratório agudo (SDRA) que experimentam uma longa estadia em unidades de terapia intensiva (UTI) são direcionados a programas de reabilitação pulmonar, o que deve ser feito o mais precoce possível.

Esses pacientes apresentam múltiplos fatores de estresse físico e psicológico, sendo o diagnóstico e a intervenção precoces indispensáveis para que os sobreviventes, após a alta hospitalar, adquiram habilidades para as atividades de vida diária, possam retornar ao trabalho e manter adequada qualidade de vida.

Pacientes comatosos podem tornar-se completamente paralisados em virtude de desordens neuromusculares, desenvolver deficiência e paralisia durante o curso da doença. A neuropatia, a miopatia ou ambas têm sido sugeridas como causas. Alterações na função motora por distúrbios neuromusculares poderiam sugerir, por engano, um agravamento da doença do sistema nervoso central (SNC) e induzir a investigação desnecessária ou tratamento inapropriado.

Com a melhora dos recursos e habilidades das equipes de UTI, há a melhora na sobrevida. O interesse de pesquisadores tem sido não só a taxa de mortalidade, mas também a recuperação da função pulmonar e qualidade de vida dos sobreviventes.

Sob outro aspecto, não menos importante, esses sobreviventes apresentam uma qualidade de vida aceitável, mas com déficits nas funções físicas e sociais quando comparados a pessoas de mesma idade com saúde íntegra. Desconhece-se qual o grau de recuperação das funções diárias nos sobreviventes em longo prazo e, especificamente, qual é a disfunção pulmonar residual. As limitações pulmonares podem representar somente um indicador de um distúrbio mais grave e não ser a causa dos déficits na qualidade de vida relatada.

Os pacientes com DPOC são admitidos na terapia intensiva frente a quadro de descompensação clínica. Segundo a Global Initiative for Chronic Obstructive Lung Disease (GOLD), os critérios clínicos para admissão na UTI seguem no Quadro 93.1.[1]

> **QUADRO 93.1.** Indicações para admissão hospitalar nas exacerbações segundo o GOLD.
>
> - Aumento considerável na intensidade dos sintomas, como a manifestação repentina de dispneia ao repouso.
> - História prévia de DPOC grave.
> - Surgimento de novos sinais físicos (p. ex.: cianose, edema periférico).
> - Impossibilidade de resposta da exacerbação ao tratamento médico inicial.
> - Comorbidades significativas.
> - Arritmias de ocorrência recente.
> - Incerteza do diagnóstico.
> - Idade mais avançada.
> - Apoio domiciliar insuficiente.

Alguns aspectos da reabilitação pulmonar iniciam-se ainda no leito da terapia intensiva, que beneficiarão esses pacientes no seguimento do tratamento na fase ambulatorial.

A declaração recente sobre reabilitação pulmonar da American Thoracic Society/European Respiratory Society (ATS/ERS) a descreve como uma "abrangente intervenção interdisciplinar, baseada em uma avaliação completa do paciente, seguida por terapias individuais que incluem, mas não estão limitadas a, treinamento, educação e mudança de comportamento, projetado para melhorar a condição física e emocional das pessoas com doença respiratória crônica e para promover a adesão em longo prazo dos comportamentos que melhorem a saúde".[1]

SEGURANÇA NO ATENDIMENTO AO PACIENTE PNEUMOPATA EXACERBADO

Antes de realizar a prescrição de exercícios para os pacientes, deve ser lembrado que, apesar de as doenças serem primariamente pulmonares, grande parte de suas limitações está relacionada às alterações sistêmicas. Na DPOC, o componente inflamatório sistêmico tem grande importância, sendo determinado pelo aumento do nível plasmático de algumas citocinas como a interleucina 6 (IL6) e 8 (IL8), fator de necrose tumoral alfa (TNF-α) e proteína C-reativa. Essas células inflamatórias, quando aumentadas, parecem influenciar a produção de hormônios responsáveis pela síntese proteica dos músculos, além de também influenciarem diretamente a diminuição dessa função, gerando mudanças estruturais e metabólicas nas fibras musculares.[2-3]

Durante a fase de exacerbação, os níveis de IL8 tendem a ficar mais elevados, inversamente aos valores de IGF-1, um hormônio que participa do metabolismo proteico.[4] Entretanto, apesar de o exercício ser considerado um estresse, principalmente para a musculatura, ele parece não aumentar o componente inflamatório sistêmico. Dois estudos realizados em pacientes com DPOC exacerbados avaliaram o grau de catabolismo e anabolismo auferidos por mediadores inflamatórios e hormônios, um em um programa de treinamento de força (treinamento de quadríceps com 70% de uma repetição máxima) e o outro de *endurance* de alta intensidade (70% da carga máxima obtida em teste de membros inferiores com cicloergômetro). Para o treinamento de força, o comportamento dos marcadores foi semelhante entre os grupos de treinamento e de não treinamento durante o período do estudo, em que os marcadores de catabolismo diminuíram e os de anabolismo aumentaram. Apesar de os valores dos marcadores terem sido semelhantes, o grupo de treinamento de força apresentou aumento significativo na força de quadríceps, refletindo em maior distância percorrida no teste de caminhada de 6 minutos, mostrando que esse tipo de treinamento parece seguro quando bem prescrito.[5] Em relação aos exercícios de *endurance*, o comportamento dos marcadores inflamatórios e anabólicos também foi semelhante entre o grupo exacerbado e o estável para uma sessão de treinamento de alta intensidade de membros inferiores, também mostrando segurança desse tipo de treinamento nessa fase.[2]

Em resumo, os treinamentos de força e *endurance*, bem documentados durante a fase ambulatorial (estável), parecem de prescrição segura na fase de exacerbação pelo não aumento dos marcadores inflamatórios, como também conseguem manter ou até mesmo melhorar a condição muscular e a capacidade de exercício de pacientes com DPOC.

VISÃO GERAL DA REABILITAÇÃO PRECOCE

Há muitos anos, a reabilitação pulmonar na fase ambulatorial é considerada nível de evidência A para o tratamento da DPOC, com estudos muito bem delineados e resultados muito bons em termos de redução de sintomas, melhora na qualidade de vida e nas atividades de vida diária dos pacientes.[6] Entretanto, somente nos últimos anos os estudos vêm sendo desenvolvidos durante a fase de exacerbação, apesar de, desde muitos anos, estar estabelecido o conhecimento a respeito de seus efeitos deletérios e do reconhecimento da necessidade de intervenção precoce.

Um dos primeiros estudos desenvolvidos foi publicado em 1998, tendo submetido apenas pacientes com DPOC internados em terapia intensiva após episódio de descompensação aguda da doença, com necessidade de suporte ventilatório avançado. Por se tratarem de pacientes muito graves e limitados às atividades mais básicas, foi criado um programa de reabilitação precoce, dividido em vários estágios de acordo com a capacidade individual de cada paciente, a partir do momento que estes apresentavam estabilidade clínica. Esse programa incluía desde a mobilização passiva dos indivíduos, ainda sob ventilação mecânica, evoluindo para mudanças posturais, retirada precoce do leito, exercícios de fortalecimento muscular periférico e respiratório até a deambulação em estágios posteriores, caso fosse possível para o grupo de treinamento. Seus resultados mostraram boa aceitação do protocolo e melhores resultados em termos de força muscular respiratória e distância no teste de caminhada de 6 minutos para o grupo de treinamento.[7]

Em 2010, Bourdin e colaboradores publicaram dados a respeito de segurança e viabilidade de se estabelecer programas de reabilitação precoce em pacientes internados em unidades de pacientes graves. Dos 20 pacientes incluídos no estudo, cerca de metade tinha o diagnóstico prévio de doenças pulmonares crônicas, variando entre distúrbios restritivos, obstrutivos ou mistos. O protocolo de reabilitação precoce incluía atividades de se sentar fora do leito, ortostatismo assistido ou ativo e deambulação, quando houvesse condições. Seus resultados mostraram que a implementação de protocolos como esse é viável e seguro e que os pacientes são capazes de executá-los mesmo sob ventilação mecânica.[8]

A maioria dos estudos publicados sobre o tema aborda a mobilização precoce e diversas estratégias de treinamentos específicos, todavia em grupos gerais de pacientes, normalmente admitidos em UTI por declínio da função pulmonar, mas não necessariamente de pacientes pneumopatas crônicos. Mesmo assim, esses estudos são extremamente valiosos, pois abordam critérios muito relevantes sobre indicação adequada dos pacientes, bem como sua monitorização para interrupção das atividades ou para progressão da intensidade dos exercícios.[9-11] A associação da metodologia desses trabalhos com os estudos específicos de reabilitação pulmonar ambulatorial permite desenvolver protocolos seguros e eficazes para o tratamento na fase hospitalar.

PROTOCOLO DE ATENDIMENTO A PACIENTE COM DPOC EXACERBADA

O desenvolvimento desse guia de atendimento foi baseado, em grande parte, em estudos clínicos desenhados para reabilitação pulmonar na fase ambulatorial, porém alguns ajustes foram feitos de forma a adequar as atividades à atual condição clínica dos pacientes exacerbados e tornar o protocolo reprodutível para toda a equipe.

Inicialmente, determina-se o paciente a ser incluído no protocolo quando este atinge estabilidade clínica adequada para realizar as atividades propostas. Os principais critérios são:

- Ausência de instabilidade hemodinâmica ou de necessidade de altas doses de drogas vasoativas, bem como ausência de arritmias graves e isquemia miocárdica associada;
- Nível adequado de consciência para o entendimento e execução das atividades. Pacientes em quadro de *delirium* podem ser incluídos após reversão do quadro agudo;
- Ausência de insuficiência respiratória aguda (IRpA) com dependência de suporte ventilatório prolongado ou de altas concentrações de oxigênio.

Caso os pacientes não apresentem os critérios de inclusão no momento da internação, estes são atendidos normalmente de acordo com os protocolos já estabelecidos na instituição. Exemplos dessas situações são os pacientes sedados, em ventilação mecânica ou com algum grau de instabilidade hemodinâmica, que serão submetidos a sessões de fisioterapia respiratória e motora, incluindo técnicas de higiene brônquica, reexpansão pulmonar, fortalecimento de musculatura respiratória, mobilização precoce com ou sem auxílio de dispositivos auxiliares, treinamentos específicos de força, entre outros.

VENTILAÇÃO NÃO INVASIVA E OXIGENOTERAPIA

Uma estratégia bastante utilizada pelos autores deste capítulo, principalmente nos pacientes com maior limitação ventilatória, é o uso associado da VNI. Ela é capaz de diminuir a limitação ventilatória e permitir maior tempo de exercício ou, pelo menos, menor sensação de dispneia para uma mesma carga de trabalho.[12]

A suplementação de oxigênio também pode atingir resultados semelhantes aos da VNI, já que o oxigênio é capaz de diminuir o trabalho respiratório, a sensação de dispneia e prolongar o tempo de exercício.[6,13] Os critérios para suplementação de oxigênio são os mesmos da fase ambulatorial, ou seja, o suficiente para manter a $PaO_2 > 60$ mmHg e/ou $SaO_2 > 90\%$. A escolha dos dispositivos (máscaras, cateteres, entre outros) necessários para atingir esses objetivos varia de acordo com a necessidade de cada paciente.

ESTIMULAÇÃO ELÉTRICA NEUROMUSCULAR

Pacientes mais graves, como aqueles internados em UTI, que requerem suporte ventilatório avançado, invasivo ou não, não conseguem, muitas vezes, realizar exercícios de maior intensidade uma vez que esforços maiores aumentam o trabalho respiratório já acentuado pela exacerbação. Isso contribui para maior aceleração da disfunção muscular periférica e suas repercussões. Dessa forma, a eletroestimulação neuromuscular pode ser considerada uma estratégia que proporciona manutenção ou até melhora da função muscular, não aumentando ainda mais o estresse ventilatório.[14]

Em seu estudo, Giavedoni e colaboradores[14] compararam os efeitos da eletroestimulação de quadríceps de pacientes com DPOC internados por exacerbação da doença. Seu protocolo incluía sessões de eletroestimulação em uma das coxas, sendo a outra considerada controle. Após 14 dias de tratamento, uma vez ao dia, por 30 minutos, com frequência de 50 Hz e pulso de 400 milissegundos, os músculos estimulados apresentaram melhora do pico de torque do quadríceps, enquanto o controle apresentou perda significativa desse parâmetro.[24] Outros estudos como o de Abdellaoui e colaboradores[15] também encontraram resultados semelhantes nessa fase da doença.[15] Alguns autores têm afirmado que um dos pontos mais importantes da eletroestimulação é a capacidade de os pacientes tolerarem maiores intensidades da corrente. Parece haver um "limiar" que divide os pacientes entre não respondedores e respondedores com base na intensidade da terapia. Sendo assim, pacientes que conseguem tolerar maiores intensidades parecem apresentar maiores benefícios.[14,16-17] Dessa forma, ao optar pelo uso da eletroestimulação, deve-se conseguir uma contração vigorosa e visível para que se obtenham os melhores resultados.

IMPORTÂNCIA DO EXERCÍCIO NO PNEUMOPATA: EFEITOS FISIOLÓGICOS DO TREINAMENTO

A intolerância ao exercício é um importante sintoma nos pneumopatas (DPOC, SDRA) e exerce um forte impacto sobre a qualidade de vida desses pacientes. É de senso comum que muitos sobreviventes de SDRA têm persistente redução da função pulmonar consistindo de déficits ventilatórios restritivos ou obstrutivos, hiper-reatividade brônquica, capacidade de difusão de monóxido de carbono prejudicada e queda na PaO_2 (pressão parcial de oxigênio) durante o exercício. Melhora ou normalização da função pulmonar pode ser observada por até um ano depois da alta hospitalar e déficits residuais típicos consistem de falha na condução de oxigênio. Isso pode ser explicado por fibrose e obliteração microvascular, que são sequelas patológicas características depois de SDRA.

A função muscular é caracterizada por força e *endurance*. A perda de um desses componentes resulta no descondicionamento e em efeitos sobre a capacidade de exercício e qualidade de vida.

É importante entender os princípios e os componentes do treinamento para incorporá-lo adequadamente ao tratamento desses pacientes.

Considerada a pedra fundamental da reabilitação pulmonar, o treinamento físico é o melhor meio disponível para melhorar a função muscular em pacientes com DPOC.[18-19]

Os efeitos a curto e longo prazos de um condicionamento físico sistemático têm sido objeto de extensiva investigação. Em indivíduos normais, é sabido que a participação em um programa personalizado de exercícios resulta em vários efeitos:

- Melhora da tolerância ao exercício;
- Aumento no consumo máximo de oxigênio com melhora no uso do oxigênio periférico;
- O treinamento específico aumenta força e *endurance*;
- Melhora da coordenação muscular;
- Troca da composição corpórea com aumento da massa muscular e diminuição do tecido adiposo;
- Melhora da qualidade de vida com redução da fadiga e dispneia.

Um programa de exercícios resulta em diferentes benefícios dependendo da gravidade da obstrução. Indivíduos com leve a moderada obstrução poderão manifestar os mesmos achados dos indivíduos sadios. Pacientes com a forma grave da doença aumentam a capacidade de *endurance* e sua sensação de bem-estar. Há muitos estudos sobre os diferentes tipos de treinamento e seus efeitos sobre a *performance* desses pacientes. Incluindo aumento de enzimas musculares, menor sensação de dispneia para a mesma atividade, decréscimo na produção de ácido lático para o mesmo trabalho e melhora das atividades de vida diária e na qualidade de vida relatada. Uma vez que os benefícios são alcançados, a informação é disponibilizada e deve-se pensar sobre os efeitos dos programas de manutenção de cada resultado, incluindo a *performance* de exercícios.[20]

Os pacientes com DPOC manifestam decréscimo da tolerância ao exercício. Os fatores mais importantes que contribuem para essa limitação são:

- Alterações na mecânica pulmonar;
- Disfunção dos músculos respiratórios;
- Disfunção muscular periférica;
- Troca gasosa anormal;

- Alterações cardíacas;
- Desnutrição;
- Ansiedade e depressão;
- Aumento da dispneia.

Embora os pacientes mais graves não possam exercitar-se no mesmo nível que dos outros pacientes nos quais o efeito do treinamento é suposto como ideal (acima do limiar anaeróbio), muitas evidências confirmam que a realização de exercícios é um instrumento benéfico na terapêutica auxiliar desses pacientes, pelo qual podem realizar seu completo potencial.

AVALIAÇÃO DA CAPACIDADE FÍSICA

Os pacientes com problemas respiratórios crônicos podem responder de diferentes maneiras ao treinamento físico; essas limitações são multifatoriais como anormalidades nas trocas gasosas, hiperinsuflação pulmonar dinâmica e capacidade metabólica funcional reduzida.

Um bom começo é fazer uma avaliação adequada da capacidade física. Os testes são utilizados para quantificar o grau de limitação e discriminar as causas de intolerância ao exercício, prescrever um treinamento adequado para cada paciente e, posteriormente, quantificar sua melhora.[21]

A melhor maneira de testar o sistema cardiopulmonar é com exercício dinâmico (p. ex.: bicicleta ergométrica ou esteira).

A ergoespirometria já é amplamente utilizada (recentemente incorporada aos testes) pela elevada sensibilidade do exame, que deve permitir o estudo e a análise de exames pertinentes à prática fisioterapêutica que avaliem funções cinesiológicas de órgãos e sistemas e variáveis fisiológicas.

Consiste em aumento progressivo dos níveis de carga com seu limite ou fim determinado pela incapacidade do próprio paciente na continuação do teste ou até atingir 85% da frequência cardíaca (FC) máxima prevista. São aferidas as variáveis de FC, frequência respiratória (FR), pressão arterial (PA), eletrocardiograma dinâmico e saturação da hemoglobina. Já na análise dos gases exalados, podemos obter dados como volume-minuto, volume-corrente (VC), produção de CO_2, consumo de pico de O_2 (VO_2), limiar anaeróbio e o espaço morto, tudo isso associado ao grau de dispneia avaliado pela escala de Borg. Todas essas variáveis serão medidas antes e depois de programas de treinamento.

Alguns outros testes também são comumente utilizados para programas de reabilitação pulmonar, conforme será visto a seguir.

TESTE DA CAMINHADA DOS 6 MINUTOS (TC6)

É provavelmente o teste mais utilizado para pacientes com distúrbios respiratórios que avalia a capacidade submáxima funcional, embora em níveis elevados de esforço. Analisa respostas do sistema pulmonar e cardiovascular e a dessaturação de oxigênio, nesse teste, reflete diretamente nas atividades de vida diária desses pacientes.

Caso haja dessaturação de O_2 abaixo de 85% e/ou sinais clínicos de cianose e dispneia intensa, será ofertado oxigênio para a manutenção de uma oxigenação acima de 90%.

TESTE INCREMENTAL DE MEMBROS INFERIORES

O objetivo do teste incremental (Protocolo de Balke modificado [Harbor]) é definir a tolerância máxima ao exercício e seus possíveis fatores limitantes, além de estimar não invasivamente as respostas máxima e submáxima ao esforço progressivo pré e pós-intervenção em um programa de reabilitação pulmonar. O paciente realiza o máximo esforço com incremento de carga, que é limitado por sintomas, e determina a carga para o treinamento na esteira.[22]

TESTE DE *ENDURANCE*

Avalia a capacidade do paciente em se manter fazendo exercício o maior tempo possível com 90% da inclinação máxima atingida no teste incremental.

Isso nos mostra o quanto o paciente se beneficia do condicionamento físico ao final do programa.

AVALIAÇÃO DE QUALIDADE DE VIDA

A qualidade de vida, o grau com que a patologia afeta a habilidade de cada pessoa nas funções da vida diária, tem se tornado progressivamente reconhecida como um importante resultado das intervenções médicas. O conceito de qualidade de vida é baseado na Organização Mundial da Saúde (OMS), que definiu saúde e qualidade de vida como "um estado de completo bem-estar físico, mental e social", e não simplesmente a ausência de doença. A consequência dessa definição é que saúde e, por conseguinte, a qualidade de vida relatada abrangem múltiplas dimensões. Mais especificamente, tem sido sugerido que existem cinco critérios básicos e diferentes de qualidade de vida: saúde física, saúde mental, função social, funcionamento diário nas diversas atividades e percepção geral de bem-estar.

Existem atualmente diversos questionários que objetivam avaliar a qualidade de vida dos pacientes que, por serem internacionais, necessitam de validação no Brasil para que possam ser usados no País.

O SF-36 (*Short Form*) foi originalmente desenhado como um indicador geral do *status* da saúde para uso em pesquisas populacionais de política de saúde, mas também pode ser aplicado em uma grande variedade de tipos e gravidades de condições de saúde. Ele inclui 36 questões e cobre oito domínios (funcionamento físico e social, desenvolvimento físico e emocional, dor corporal, percepção da saúde geral, vitalidade e saúde mental). Cada domínio produz um escore que varia de (0) a 100 (melhor). O SF-36 é um questionário de autopontuação.

O *Chronic Respiratory Questionnaire* (CRQ) foi o primeiro questionário específico desenvolvido para avaliar a qualidade de vida de pacientes com DPOC. Ele mensura quatro domínios: dispneia, fadiga, função emocional e domínio sobre a doença principal. Os escores dessas quatro dimensões são somados para obtenção de um escore total da qualidade de vida. Escores para os domínios do CRQ obtêm uma variação de 1 a 7; escores maiores denotam melhor qualidade de vida. Diferenças de escores de 0,5, 1 e 1,5 são definidas como pequenas, mas de importância clínica baixa, moderada e grande, respectivamente.

O *Saint George Respiratory Questionnaire* (SGRQ) é específico para avaliar a qualidade de vida de pacientes portadores de patologias pulmonares. O questionário tem 53 questões, divididas em três componentes: sintomas, cobrindo o desconforto devido à sintomas respiratórios; atividade, avaliando alterações nas atividades físicas; e impacto, avaliando o impacto global na vida diária e no bem-estar do paciente. Um escore total também é calculado e varia de 0 (representando saúde total) a 100 (corresponde ao pior estado possível). O questionário tem pesos específicos, que parecem válidos para ambos os sexos, uma larga faixa de idade e uma extensa variação de gravidade da doença. O SGRQ apresenta ainda boa reprodutibilidade, o que o torna adequado para estudos comparativos, de longa duração, relacionados com o efeito das doenças das vias aéreas nas atividades diárias e no bem-estar dos pacientes. Já existe uma versão oficial do SGRQ em português, autorizada pelo Prof. Paul Jones e validada no Brasil.

O EuroQol 5, questionário de dimensão EQ-5D, é um instrumento normalizado para ser utilizado como uma medida do resultado de saúde. Aplicável a uma ampla gama de condições de saúde e tratamentos, ele fornece um perfil descritivo simples e um valor de índice único para o estado de saúde.

Há de se ponderar que nenhum dos questionários utilizados atualmente é recomendado na prática diária, mas que a avaliação da qualidade de vida deve, obrigatoriamente, ser considerada em todos os trabalhos clínicos envolvendo pacientes com DPOC, sendo um ponto crucial a levar em conta na elaboração de estratégias terapêuticas e na avaliação dos resultados alcançados.

Em vários estudos usando uma variedade de instrumentos, a reabilitação pulmonar tem conseguido consistente redução dos sintomas de dispneia nos pacientes com DPOC. A importância da dispneia como resultado de uma medida nos estudos desses pacientes tem ganhado maior reconhecimento com o desenvolvimento de muitos instrumentos de medidas.

Em pacientes com DPOC, existe um interesse crescente em se utilizarem parâmetros para caracterizar a gravidade da doença e tentar prever melhores resultados. São índices populares que combinam as manifestações da doença pulmonar e sistêmicas com o curso de importantes desfechos clínicos com hospitalizações e mortalidade.

Esse é o índice de BODE (*body mass index, airway obstruction, dyspnea, and exercise capacity*), que combina medidas índice de massa corpórea, limitação funcional decorrente de dispneia e capacidade de exercício (TC6) e obstrução das vias aéreas VF1 (percentual do predito).

Estudos futuros devem utilizar-se desses instrumentos.

ASPECTOS DO PROGRAMA DE REABILITAÇÃO PULMONAR
TREINAMENTO DE MÚSCULOS RESPIRATÓRIOS E PERIFÉRICOS EM DOENÇA PULMONAR OBSTRUTIVA CRÔNICA

Numerosos estudos têm demonstrado que o paciente com DPOC está associado à fraqueza muscular. Comparado a indivíduos normais, pacientes com sintomas e sinais de falência respiratória, cardíaca ou a combinação de ambos, apresentam redução significativa da força em músculos respiratórios e periféricos. Contudo, força e *endurance* não têm sido afetadas da mesma forma nesses músculos. A fadiga não é, provavelmente, o fator limitante da função muscular respiratória, mas sim a força muscular, que está correlacionada ao grau de dispneia do paciente.[23-24]

É necessário entender o conceito de que os músculos respiratórios de pacientes com DPOC operam cronicamente contra a impedância mecânica da via aérea. O desequilíbrio entre a capacidade funcional desses músculos em relação à sua carga de trabalho tem papel importante na gênese da dispneia e da hipercapnia. A disfunção dos músculos respiratórios é determinante no aumento da utilização de recursos de saúde e da sobrevida de pacientes com DPOC grave que se encontram hospitalizados.

Ao repouso ou durante exercícios de baixa intensidade, o trabalho da respiração, em indivíduos saudáveis, é pequeno e os músculos respiratórios não têm dificuldade em se manter ativos.

Pacientes com DPOC exibem fraqueza muscular respiratória funcional e redução da capacidade de *endurance* muscular, pelo prejuízo de sua estrutura e de sua função. De fato, diafragma, músculos acessórios e músculos expiratórios são submetidos a crônicas cargas mecânicas. Portanto, o descondicionamento, não parece ser a causa da disfunção muscular respiratória. Por essa razão, é necessário definir as razões dessa disfunção e classificá-las em fatores extrínsecos e intrínsecos. Os fatores extrínsecos referem-se à geometria da caixa torácica, volumes pulmonares e fatores metabólicos sistêmicos. Os fatores intrínsecos relatam as mudanças no tipo de fibra, na massa e no metabolismo muscular.

Um dos fatores críticos que causam maior disfunção muscular respiratória é a hiperinsuflação pulmonar. A geometria da caixa torácica é alterada na hiperinsuflação, levando à redução crônica da zona de aposição do diafragma. Isso gera comprometimento mecânico, pois reduz a possibilidade de excursão da cúpula diafragmática e reduz a expansão da caixa torácica inferior. A hiperinsuflação muda o arranjo mecânico das regiões costal e crural do diafragma levando a uma redução da capacidade de gerar força, diminuição do seu comprimento e aumento do raio da curvatura diafragmática e, de acordo com a lei de Laplace, reduz a conversão de tensão em pressão.

O comprimento da fibra diafragmática é determinante na capacidade de geração de força. O comprimento ótimo da fibra muscular é determinado pela relação intrínseca tensão/comprimento do sarcômero. Esse fator torna-se ainda mais relevante quando ocorre a hiperinsuflação dinâmica durante o exercício, em que a limitação do fluxo expiratório também está presente, reduzindo ainda mais a capacidade do diafragma em gerar força e *endurance*.

Então, para a manutenção da ventilação, pacientes com DPOC desenvolvem pressões transdiafragmáticas máximas maiores quando comparados a indivíduos normais.

Em outras palavras, o diafragma preserva ou, então, aumenta suas propriedades intrínsecas à custa do prejuízo de suas propriedades extrínsecas. Nessa adaptação estrutural, quanto maior a relação volume residual/capacidade pulmonar total, maior a carga mecânica para a musculatura inspiratória, resultando em aumento da proporção de fibras do tipo I, aumento da densidade do volume e da capacidade oxidativa mitocondrial das fibras musculares diafragmáticas. Esses achados morfológicos são indicadores da adaptação aeróbica do diafragma frente à doença.

Vários estudos funcionais em indivíduos saudáveis e em pacientes com DPOC têm demonstrado que o treinamento com carga inspiratória pode aumentar a *endurance* e a força muscular inspiratória. Essa melhora funcional é observada apenas quando se aplica treinamento específico dessa musculatura, mas não quando se realizam programas de exercícios globais.

Alguns autores demonstraram que o treinamento muscular (carga de 40% da pressão inspiratória máxima – $PI_{máx}$) pode ter algum impacto sobre a capacidade de exercício, tempo de *endurance* em esteira, mas principalmente na redução da dispneia. Entretanto, não há mudança significativa na função dos músculos inspiratórios submetidos a treinamento específico.

Essa controvérsia aparece, pois há uma diferença muito grande na magnitude e duração da carga muscular inspiratória (na literatura, elas variam de 30% a 80% da $PI_{máx}$). Sabe-se que após um programa específico de treinamento, há aumento das fibras do tipo I, ganho da $PI_{máx}$ e redução da dispneia. Em contrapartida, não foram encontrados efeitos adicionais na capacidade de exercício funcional nem na melhora da qualidade de vida desses pacientes.

Dessa forma, é preciso salientar que o treinamento de músculos inspiratórios deve ser considerado em pacientes com DPOC quando houver fraqueza muscular estabelecida (excluindo-se fator de hiperinsuflação pulmonar); fraqueza muscular funcional; dificuldade no desmame da ventilação mecânica cuja causa seja a redução da $PI_{máx}$ ou indivíduos que apresentem dispneia, mesmo apesar da ótima terapêutica medicamentosa ou por suplementação de oxigênio; ou ainda pacientes em programa de reabilitação pulmonar.

Em relação à musculatura periférica, sabe-se que aproximadamente 70% dos pacientes com DPOC têm menos força de quadríceps do que indivíduos normais de mesma idade.

Na musculatura periférica desses pacientes, encontram-se menores porcentagens de fibras do tipo I e um correspondente aumento de fibras do tipo II (principalmente do tipo IIb/x). Como informação complementar, as fibras musculares do tipo I são de contração lenta, dependentes do metabolismo aeróbio, resistentes à fadiga. Em contraste, as fibras do tipo II (IIb/x) são de contração rápida, mais susceptíveis à fadiga, porque sua conversão de energia está baseada no metabolismo glicolítico, anaeróbio. As fibras do tipo IIa têm propriedades intermediárias e contração rápida, desenvolvendo moderada tensão e são relativamente resistentes à fadiga, sendo aptas a trabalhar sobre ambas condições: aeróbias e anaeróbias.

Esse aumento de fibras do tipo II em músculos periféricos de pacientes com DPOC é ocasionado pela hipóxia, em que a oferta de oxigênio aos músculos periféricos se reduz causando hipoxemia, além de inibir a conversão normal de fibras tipo IIa em tipo I.

O estresse oxidativo com a presença de radicais livres, ativos principalmente no período da exacerbação, diminui a eficiência da cadeia transportadora de elétrons mitocondrial, prejudicando o metabolismo oxidativo.

O desuso gera fraqueza muscular pela menor eficiência da atividade do neurônio motor, redução da proporção de fibras do tipo I e aumento de fibras do tipo II, resultando em declínio da atividade de enzimas envolvidas na conversão de energia oxidativa. Medicamentos como corticosteroides, reduzem a síntese proteica e aumentam o catabolismo de proteínas, estimulando a mobilização de aminoácidos das proteínas musculares, estimulando o metabolismo glicolítico.

Associam-se ainda a estes fatores a depleção nutricional e a própria inflamação sistêmica, exacerbando sintomas como dispneia e fadiga.

Treinamento da musculatura periférica, visando à melhora da *performance* muscular, seja pelo ganho de força ou de *endurance*, torna-se fundamental para esses pacientes. O aumento da área seccional de fibras oxidativas e a elevação da atividade de enzimas oxidativas do músculo quadríceps, em combinação com menor acúmulo de lactato durante o exercício, têm sido encontrados em pacientes de DPOC treinados.

O treinamento induz o aumento da proporção de fibras do tipo I e IIa, acompanhados de maior capacidade oxidativa e maior resistência à fadiga. Além disso, a redução do acúmulo de lactato por meio do treinamento de membros inferiores torna-se crucial na redução da dispneia. Menores formações de lactato geram menores concentrações de íons H+, com diminuição da acidez sanguínea. Sendo assim, há uma menor estimulação do centro respiratório para o aumento da ventilação em uma mesma carga de exercício. Esse fator é fundamental para a redução da hiperinsuflação dinâmica e alívio da dispneia.

Alguns pacientes apresentam dificuldade em participar de programas de reabilitação pulmonar que empregam treinamento muscular de maior intensidade. O que ocorre principalmente quando a doença se encontra em estágio mais avançado ou quando se associam limitações da reserva cardiopulmonar. Uma alternativa a esta situação é a eletroestimulação neuromuscular transcutânea (EENM), técnica já comprovada em aumentar a relação entre a fibra capilar, a massa muscular e o número de fibras do tipo I na musculatura do quadríceps.

Protocolos baseados na aplicação da estimulação elétrica cinco dias por semana, durante seis semanas, demonstraram, sem a associação de outro tipo de treinamento muscular, aumento significante da força muscular e capacidade funcional de exercício na ausência da mudança da função de pacientes com DPOC.

Trabalhos demonstraram aumento do pico de torque de até 42% em pacientes com DPOC após uso de EENM e aumento na tolerância de exercício. Além disso, parece ser uma técnica terapêutica ideal para aumento na capacidade de exercício em pacientes com limitação ventilatória grave, ou pacientes acamados, dependentes de ventilação mecânica, caracterizando quadro de extrema disfunção muscular esquelética.

Demonstrou-se ainda que o aumento de força muscular nesses pacientes, com o uso da EENM, associada ou não à contração muscular voluntária de quadríceps, aumentou a saturação de oxigênio, reduziu a frequência respiratória e o tempo de permanência em ventilação mecânica, além da redução do tempo que os pacientes permaneceram acamados, com maior possibilidade de realizar transferências, minimizando, assim, as complicações associadas ao imobilismo como pneumonia e tromboembolismo pulmonar.

Os mecanismos de disfunção muscular dos membros inferiores são desconhecidos. Os estudos que avaliam a resistência ou *endurance* muscular na DPOC são conflitantes.

Alguns autores afirmam que portadores de DPOC atingem níveis agravantes, com redução em 50% da resistência muscular em comparação ao grupo-controle; essas características são encontradas pelas alterações morfológicas e enzimáticas encontradas na DPOC.

Outros referem que o treinamento de força pode levar a uma melhora significativa em pacientes idosos com DPOC, porém o aumento de força não se traduz em melhora da qualidade de vida, *performance* de exercício ou fadiga do quadríceps comparado ao atingido pelo treino de *endurance* sozinho.

O efeito do treinamento aeróbico associado ao treinamento de força em pacientes DPOC possibilita grande melhora na força muscular periférica do que só o treinamento aeróbico; porém, essas medidas de melhora não se estendem a aumentos na qualidade de vida e na tolerância o exercício. O efeito desse treino aeróbico com força é o aumento da força muscular; mas, quando comparados pacientes de DPOC com indivíduos saudáveis, o aumento de força muscular não foi completo, indicando que o período de treinamento não foi suficiente ou que fatores além da inatividade crônica estão envolvidos na explicação da atrofia e fraqueza muscular na DPOC. A elevação da qualidade de vida habitualmente não é observada, pois os movimentos de fortalecimento que levaram ao aumento da força muscular não são os movimentos desenvolvidos pelo paciente em suas atividades de vida diária (AVD) e, por isso mesmo, o paciente não pode notar e correlacionar diretamente o aumento de força com melhora na qualidade de vida.

Zanotti e colaboradores[22] mostraram o uso de estimulação elétrica em pacientes de DPOC acamados e sob ventilação mecânica, resultando em aumento de força muscular global e diminuição do número de dias de passar do leito para poltrona.[20]

A estimulação diafragmática elétrica transcutânea (EDET) são estímulos elétricos, por meio de eletrodos, colocados em pontos motores do nervo frênico (intacto) que promovam a excitabilidade da fibra e contração do diafragma.

O objetivo dessa técnica é recrutar mais fibras musculares e associar técnica de estimulação elétrica com treinamento muscular, seja com alteração da sensibilidade no ventilador, seja com treinadores lineares pressóricos, para reabilitação e condicionamento do diafragma, aumentando, assim, a resistência e a força musculares.

Os métodos de avaliação para uso dessa técnica são espirometria (capacidade vital forçada – CVF e volume expiratório forçado – VEF), medidas de $PI_{máx}$ e $PE_{máx}$, eletroneuromiografia e ultrassonografia.

Há vários trabalhos na literatura que mostram que há aumento de força muscular e do volume espontâneo e inspirado significante, melhorando, dessa forma, a qualidade de vida desses pacientes.

MEMBROS SUPERIORES

A utilização do membro superior reflete em assincronia toracoabdominal nos pacientes com DPOC grave. A elevação do braço a 90º em flexão já demonstra significante aumento do VO_2 e VCO_2, concomitantemente ao aumento da ventilação-minuto e na frequência cardíaca. Lake e colaboradores verificaram que o treinamento isolado de membros superiores e inferiores resulta em um aumento na *performance* muscular de força e *endurance*; porém, se os treinamentos forem associados, existe a referência de uma maior sensação de bem-estar pelos pacientes submetidos ao treinamento. Ries e colaboradores estudaram o efeito de duas formas de treinamento, o exercício com resistência da gravidade e com facilitação neuromuscular proprioceptiva modificada, comparando com um grupo de DPOC que não treinaram membros superiores. Os pacientes que fizeram o treinamento melhoraram a tolerância nos testes e diminuição na fadiga[19,25] (Tabela 93.1).

TABELA 93.1. Treinamento dos membros superiores e inferiores.		
Tipo de treinamento	Resultados	Evidência
Membros superiores	Melhora da *performance* nos exercícios de membro superior e diminuição do consumo de oxigênio durante sua elevação.	B
Membros inferiores	Melhora da *performance* nos exercícios, dispneia e qualidade de vida.	A

Os tipos de treinamento são classificados, em sua maioria, como exercícios com carga controlada (como os cicloergômetros de braço) e carga não controlada (como uso de halteres e resistência contra a gravidade). Ambos incrementam a carga no decorrer do treinamento de acordo com a observação da *performance* do exercício demonstrada pelos pacientes. Na carga controlada, usualmente utilizam-se de 50% a 60% da carga máxima encontrada no teste incremental.

Os benefícios do treinamento de membros superiores e inferiores persistem até um ano depois de programas com duração de 8 a 12 semanas. Os programas com mais de 12 semanas reproduziram maiores ganhos e manutenção de benefícios.

A avaliação do membro superior pode ser realizada por teste incremental em cicloergômetro, teste de repetição máxima de carga e pelos testes de capacidade de manter-se em exercício com incremento de carga. Não há consenso sobre a melhor forma de avaliação para determinar a carga de treinamento ou a melhora após intervenção terapêutica.

RESULTADOS DE PROGRAMAS DE REABILITAÇÃO PULMONAR

As principais metas dos programas de reabilitação pulmonar são a redução dos sintomas, melhora na qualidade de vida e maior independência nas AVD.

A metanálise, publicada por Salman em 2003,[26] refere 20 *trials* randomizados controlados sobre resultados em programas de reabilitação pulmonar. Todos os *trials* avaliados fizeram alguma abordagem de exercício de membros inferiores, superiores e treinamento específico de músculo respiratório. As variáveis comparadas foram o teste de caminhada de 6 minutos para *performance* física e o questionário de qualidade de vida de pelo questionário de doença respiratória crônica (CRDQ) para avaliação da dispneia.

Esta metanálise mostra que o teste de avaliação da capacidade física mais utilizada é o teste de caminhada de 6 minutos. Para avaliação da dispneia e qualidade de vida, o CRDQ foi mais utilizado. Os programas com o melhor resultado no teste de caminhada são os que incluem treinamento de membros inferiores. O treinamento dos músculos respiratórios isolados não indica melhora nos pacientes com DPOC após a intervenção. Os doentes com DPOC classificados como leve e moderados melhoram logo, ao passo que os classificados como grave melhoram significantemente nos programas com duração de pelo menos seis meses. Há grande variabilidade entre as propostas de programas, portanto, a frequência e a duração ótima não foram determinadas. A maioria varia entre 8 e 12 semanas.

Segue Tabela 93.2 com os resultados dessa metanálise.

TABELA 93.2. Resultados da metanálise publicada por Salman em 2003.								
Autor	Pacientes, n	FEV1 % ou litros (SD)	Idade em anos (SD)	Duração	Intervenção*	Curta linha de base índice de qualidade (SD)†	Falta de ar pela linha de base CRDQ (SD)	Índice de qualidade
Lake FR[11]	14	0,9 L (0,25)	66 (2)	8 wk	U e L	C 355 (72) T 327 (103)		3
Gosselink R[13]	19	43% (15)	NA	3 mo	U e L	C −0,1 (16)‡ T 15,9 (27)‡		2
Wijkstra PJ[15]	36	1,2 L (0,3)	62,1 (5)	12 wk	U, L e R	C 462 (34) T 460 (35)	C 70 (3) T 76 (5)	2
Simpson K[16]	28	39,4% (20)	71 (5)	8 wk	U e L	C 506 (86) T 518 (69)	C 15,6 (1,3) T 13,3 (1,3)	2
Guyatt G[17]	82	1,0 L (0,34)	66 (7,5)	6 mo	R	C 409 (94) T 406 (86)	C 33,2 T 35,4	3
Strijbos JH[18]	30	42% (14)	61 (5,3)	3 mo	L	C 262 (12) T 280 (14)		2
McGavin C[19]	24	1,05 L (0,50)	59 (6,8)	3 mo	L	C 509 (156) T 526 (66)		2
Cambach W[20]	19	60% (19)	62 (7)	3 mo	U, L e R	C 494 (78) T 480 (99)	C 19 (4) T 19 (4)	2
Cockcroft A[21]	34	1,42 L (0,6)	61 (4,9)	7 mo	U e L	C 564 (221) T 523 (296)		4
Bendstrup K[23]	32	1,03 L (0,02)	64 (2)	12 wk	U e L	C 36,1 (10)‡ T 113,1 (18)‡	C 0,6 (3,8)‡ T 8,6 (3,5)‡	3

(Continua)

TABELA 93.2. Resultados da metanálise publicada por Salman em 2003.								(Continuação)
Autor	Pacientes, n	FEV1 % ou litros (SD)	Idade em anos (SD)	Duração	Intervenção*	Curta linha de base índice de qualidade (SD)†	Falta de ar pela linha de base CRDQ (SD)	Índice de qualidade
Sassi-Dambron D[24]	77	1,15 L (0,6)	67,4 (8)	6 wk	R	C 397 (114) T 402 (75)		2
Grifftth TL[25]	200	39,5% 16,3)	68,2 (8,1)	6 wk	U e L	C 125 (97) T 140 (94)	C 12,8 (5,0) T 13,9 (3,8)	2
Wedzicha J[27]	56	0,98 L (0,3)	68,6 (7,7)	8 wk	U e L	C 217 (22) T 191 (22)	C 82 (22) T 82 (18)	2
Troosters T[29]	62	42% (8)	61 (8)	6 mo	U e L	C 61 (18) T 60 (19)	C 84 (22) T 77 (17)	2
Bauldoff GS[30]	20	50% (22)	62 (14)	8 wk	U		C 14,8 (5) T 17,1 (2,6)	1

* R. reabilitação muscular respiratória: U, extremidade superior: L, extremidades inferiores.
† T. tratamento em grupo: C, grupo de controle.
‡ A diferença entre os valor no final do ensaio e de partida.
COPD, obstruir doença crônica pulmonar; FEVI, Volume expiratório em um segundo; CRDQ questionário doença respiratória crônica.

Os resultados são coerentes com a literatura mostrando melhora nos testes descritos na Tabela 93.3.

TABELA 93.3. Testes de avaliação de capacidade física.			
	Inicial	Final	Significância estatística
Teste de caminhada	394,5 m (107,5)	480 m (113,9)	$p = 0,0004$
Teste incremental de MMSS	1,4 kg (0,4)	2,3 kg (0,8)	$p = 0,0036$
Teste incremental de MMII	3,3 km/h com 6,9% (3,1)	3,3 km/h com 12,2% (3,6)	$p < 0,0001$
Teste de *endurance* de MMII	7,8 min (4,13)	40,5 min (28,5)	$p < 0,001$

MEMBROS SUPERIORES E INFERIORES

No início e no final do programa é aplicado o Saint George Respiratory Questionary, com uma diferença importante na melhora da qualidade de vida desses indivíduos. Segundo a literatura, uma melhora acima de 4% no resultado geral é bastante positiva (Tabela 93.4).

TABELA 93.4. Media de melhora no questionário de qualidade de vida.	
Domínios	Resultado
Sintoma	29% para 28%
Atividades	30,3% para 43%
Impacto social	15,6% para 20%
Geral	22,3% para 28%

O programa é constituído de treinamento aeróbio de membros inferiores e de força e *endurance* de músculos periféricos. A orientação para AVD e alongamento também compõem o circuito de exercícios. Para os portadores de DPOC classificados como graves, inserem-se os exercícios intervalados associados a técnicas de conservação de energia. A vigilância no exercício é importante para manter sempre o parâmetro ótimo de frequência cardíaca e saturação de oxigênio durante os treinamentos. A duração é de três meses com frequência de três vezes por semana.

Em síntese, o treinamento dirigido e personalizado é o mais importante componente na reabilitação desses pacientes com obstrução ao fluxo aéreo. Os benefícios do treinamento de extremidades superiores e inferiores são múltiplos e parecem persistir por até um ano depois de um programa de 8 a 12 semanas. Por ser o exercício passível de execução por pacientes fisicamente hábeis sem levar em consideração a idade ou a gravidade da doença, ele deveria ser a peça fundamental de qualquer programa. Estudos futuros poderão esclarecer a ótima duração e frequência de treinamento, assim como os benefícios em longo prazo.[27]

PERSPECTIVAS
REABILITAÇÃO SUBAQUÁTICA

Abordagens recentes vêm sendo citadas no trabalho com pacientes de DPOC na piscina, embora este seja um assunto de abordagem muito pobre no âmbito científico.

Vários materiais estão sendo utilizados como coadjuvante no tratamento da piscina como bicicleta ergométrica aquática, porém, o estudo do homem no meio aquático fica dificultado pela aplicação e pelo manuseio dos instrumentos dentro da piscina.[28]

No paciente com DPOC, são comumente encontradas várias comorbidades clínicas, refletidas parcialmente nas manifestações sistêmicas da doença, o que tem impacto significativo nas atividades funcionais, caso essas limitações sejam preditivos para a realização de atividades no solo.

Renae e colaborador[29] fizeram estudo randomizado e controlado em que descobriram que o treinamento físico em piscina foi eficaz em melhorar a capacidade de exercício e alguns aspectos da saúde relacionados com a qualidade de vida de pessoas com DPOC e comorbidades físicas em relação ao terrestre, treinamento físico e sem treinamento físico. Esse estudo fornece evidência convincente para o treinamento físico em piscina como um alternativa para o treinamento físico em terra para melhorar a função em terra dessa população de pacientes.[18]

Vários efeitos fisiológicos são benéficos para esse recurso terapêutico, como:

- A energia necessária para a flutuação e a força de atrito que a água oferece ao deslocamento contribuem para um gasto energético aumentado, quando os exercícios são realizados no meio líquido. A resistência oferecida pelo meio líquido, em qualquer direção e velocidade que os movimentos sejam executados, também contribui para incrementar o dispêndio energético do indivíduo.
- O fato de a densidade do corpo humano ser semelhante à da água resulta em um peso corporal menor quando se está submerso. Essa característica do meio líquido o torna propício à iniciação da prática de atividades em qualquer idade, assim como também possibilita que indivíduos com limitações se beneficiem da diminuição de peso hidrostático, tendo maior facilidade para se exercitarem.
- A grande quantidade de trabalho aeróbio realizado nos programas de natação produz notáveis adaptações no sistema cardiorrespiratório, melhorando o transporte de oxigênio para os músculos implicados no trabalho.

Essas adaptações permitem o desenvolvimento do metabolismo oxidativo. A quantidade de ar mobilizada por minuto (VE) é cerca de 30% menor para o mesmo nível de consumo de oxigênio (VO_2) em exercício dentro d'água, em virtude da pressão exercida pela água sobre o tórax no afundamento normal do corpo ao nadar. O nadador melhora a resistência aeróbia da musculatura inspiratória, assim como tem que expirar contra a resistência oferecida pela água e, para compensar essa menor VE, tem que melhorar a extração tecidual de O_2, a nível periférico.

O uso de um fluxômetro aéreo (equipamento de baixo custo e disponível no mercado) pode informar o pico de fluxo respiratório (*peak-flow*) antes e depois da sessão de exercício; se a diferença for maior do que 20% (para menos e após a aula), fica claro o diagnóstico de obstrução. Uma alta VE induz ao resfriamento e ao ressecamento das vias aéreas.

Na natação, a faixa até 30 cm acima do nível d'água fica úmida pela evaporação natural da água, facilitando o processo, sendo, portanto, altamente recomendada como atividade física para pneumopatas.

A exposição a baixas temperaturas (37°C) estimula adaptações agudas para que a temperatura central do corpo possa ser mantida em níveis ótimos. Na natação, o contato com a água sob temperatura mais baixa do que a do corpo desencadeia uma vasoconstrição periférica como resposta aguda à mudança de temperatura. Essa resposta do organismo ao estresse de uma temperatura mais baixa visa desviar o fluxo sanguíneo da superfície da pele para as áreas mais centrais, de modo a conservar a temperatura central estável. A glândula tireoide e a medula suprarrenal são estimuladas pela mudança de temperatura e aumentam a produção de tiroxina, adrenalina e noradrenalina, elevando a taxa metabólica e a produção de calor. Essa termogênese química contribui para a manutenção da temperatura interna em níveis ideais. Outra resposta do organismo à exposição ao frio são as contrações involuntárias sincronizadas denominadas calafrios, que promovem uma elevação da produção de calor no organismo de 4 a 5 vezes em relação ao nível de produção de calor quando em condição de repouso. Esse mecanismo de manutenção da temperatura leva a um aumento no custo energético das atividades aquáticas realizadas em temperaturas mais baixas. A captação de oxigênio é maior em qualquer velocidade, quando a temperatura da água é mais fria, em virtude da energia necessária para regular a temperatura interna do corpo.

Como dito anteriormente, o contato com a água fria desencadeia a vasoconstrição periférica que reduz o fluxo periférico, deslocando maior volume de sangue para a região central do corpo. Essa alteração no volume sanguíneo é constatada por receptores localizados, principalmente no átrio esquerdo, e esses enviam estímulos para a hipófise posterior, que diminui a secreção do hormônio vasopressina (antidiurético). A diminuição na produção de vasopressina promove um aumento na eliminação de água nos rins, e a urina é eliminada até que o volume sanguíneo se normalize. Somado a esse mecanismo, o tecido atrial libera o peptídeo atrial natriurético (fator atrial natriurético) que atua nos rins estimulando a diurese e nos vasos, estimulando a vasodilatação.

No mergulho, a frequência cardíaca sofre um aumento inicial, em seguida, decresce com o prosseguimento do mergulho, podendo atingir valores abaixo da frequência cardíaca de repouso, mesmo com a pessoa exercitando-se. Explica-se essa baixa da frequência cardíaca como um efeito de vários fatores atuando em conjunto, não se devendo apenas à apneia do mergulho. Receptores cutâneos participam dessa resposta, visto que, ao molhar apenas o nariz (ou a apneia), a bradicardia é constatada. No caso do mergulho prolongado, que gera uma hipoxemia progressiva, é também provável que quimiorreceptores contribuam nesse ajuste. Voltando à superfície, com as primeiras respirações, a frequência cardíaca retorna a valores normais.

A câimbra é uma contração involuntária, duradoura e dolorosa, que aparece espontaneamente, podendo se prolongar por vários minutos. Ela ocorre em um determinado músculo ou grupo de músculos, inclusive durante o sono ou em outra situação de repouso, durante a atividade física ou horas depois dela. Observa-se que a ocorrência de câimbras pode ser em função de alterações metabólicas decorrentes do treinamento, ou em função de fluxo sanguíneo deficiente para um grupo muscular. A presença de câimbras também está associada à exposição a baixas temperaturas. As chamadas câimbras do "calor" são observadas em decorrência de exercícios prolongados, feitos em ambientes com temperatura elevada e com uma alta taxa de sudorese que acarreta perda excessiva de líquido e baixa acentuada nos íons corporais. Não está bem definido o mecanismo responsável pela câimbra, mas algumas teorias são levantadas. Discutem-se dois prováveis mecanismos: uma coativação de nível anormal dos músculos agonistas e antagonistas pode desencadear a câimbra e/ou uma modificação do conteúdo de Ca++ do sarcoplasma devido a uma insuficiência de ATP (adenosina trifosfato), não permitindo o retorno do Ca++ para o retículo sarcoplasmático e o relaxamento do músculo não ocorre. Em geral, a câimbra é mais rapidamente eliminada quando se promove a extensão do grupo muscular afetado.

REFERÊNCIAS BIBLIOGRÁFICAS

1. An Official American Thoracic Society/European Respiratory Society Statement: Key Concepts and Advances in Pulmonary Rehabilitation. Am J Respir Crit Care Med. 2013;188(8):e13–e64.
2. Spruit MA, Troosters T, Gosselink R, Kasran A, Decramer M. Acute inflammatory and anabolic systemic responses to peak and constant-work-rate exercise bout in hospitalized patients with COPD. Int J Chron Obstruct Pulmon Dis. 2007;2(4):575-83.
3. Couillard A, Prefaut C. From muscle disuse to myopathy in COPD: potential contribution of oxidative stress. Eur Respir J. 2005;26:703-19.
4. Spruit MA, Gosselink R, Troosters T, Kasran A, Gayan-Ramirez G, Bogaerts P, al. Muscle force during na acute exacerbation in hospitalised patients with COPD and its relationship with CXCL8 and IGF--I. Thorax. 2003;58:752-6.
5. Troosters T, Probst VS, Crul T, Pitta F, Gayan-Ramirez G, Decramer M, Gosselink R. Resistance Training Prevents Deterioration in Quadriceps Muscle Function During Acute Exacerbations of Chronic Obstructive Pulmonary Disease. Am J Respir Crit Care Med. 2010;181:1072-7.
6. Vestbo J, Hurd SS, Agusti AG, Jones PW, Vogelmeier C, Anzueto A, et al. Global strategy for the diagnosis, management, and prevention of Chronic Obstructive Pulmonary Disease: GOLD executive summary. Am J Respir Crit Care Med. 2013;(4):347-65.
7. Nava S. Rehabilitation of patients admitted to a respiratory intensive care unit. Arch Phys Med Rehabil. 1998;79(7):849-54.
8. Bourdin G, Barbier J, Burle JF, Durante G, Passant S, Vincent B, et al. The feasibility of early physical activity in intensive care unit patients: a prospective observational one-center study. Respir Care. 2010;55(4):400-7.
9. Schweickert WD, Pohlman MC, Pohlman AS, Nigos C, Pawlik AJ, Esbrook CL, et al. Early physical and occupational therapy in mechanically ventilated, critically ill patients: a randomised controlled Trial. Lancet. 2009;373(9678):1874-82.
10. Adler J, Malone D. Early Mobilization in the Intensive Care Unit: A Systematic Review. Cardiopulm Phys Ther J. 2012;23(1):5-13.
11. Morris PE, Goad A, Thompson C, Taylor K, Harry B, Passmore L, et al. Early intensive care unit mobility therapy in the treatment of acute respiratory failure. Crit Care Med. 2008;36(8):2238-43.
12. Polkey MI, Hawkins P, Kyroussis D, Ellum SG, Sherwood R, Moxham J. Inspiratory pressure support prolongs exercise inducedlactatemia in severe COPD. Thorax. 2000;55:547-9.
13. Standards for the Diagnosis and Management of Patients with COPD, ATS/ERS, 2004. p.1-222.
14. Giavedoni S, Deans A, McCaughey P, Drost E, MacNee W, Rabinovich RA. Neuromuscular electrical stimulation prevents muscle function deterioration in exacerbated COPD: a pilot study. Respir Med. 2012;106:1429-34.
15. Abdellaoui A, Prefaut C, Gouzi F, Couillard A, Coisy-Quivy M, Hugon G, et al. Skeletal muscle effects of electrostimulation after COPD exacerbation: a pilot study. Eur Respir J. 2011;38(4):781-8.
16. Gloeckl R, Marinov B, Pitta F. Practical recommendations for exercise training in patients with COPD. Eur Respir Rev. 2013;22:128, 178-86.
17. Vivodtzev I, Debigare R, Gagnon P, Mainguy V, Saey D, Dubé A, et al. Functional and muscular effects of neuromuscular electrical stimulation in patients with severe COPD: a randomized clinical trial. Chest. 2012;141:716-25.
18. Gloeckl R, Marinov B, Pitta F. Practical recommendations for exercise training in patients with COPD. Eur Respir Rev. 2013;22:128; 178-86.
19. Lake FR, Hendersen K, Briffa T, Openshaw J, Musk AW. Upper limb and lower limb exercise training in patients with chronic airflow obstruction. Chest. 1990;97:1077-82.
20. Zanotti E, Felicetti G, Maini M, Fracchia C. Peripheral muscle strength training in bed-bound patients with COPD receiving mechanical ventilation – effect of electrical stimulation. Chest. 2003;124:292-6.
21. Neder JA, Sward D, Ward SA, Mackay E, Cochrane LM, Clark CJ. Home based neuromuscular electrical stimulation as a new rehabilitative strategy for severely disabled patients with COPD. Thorax. 2002;57:333-7.
22. Gosker HR, Wouters EFM, Vusse GJ, Schols AMWJ. Skeletal muscle dysfunction in chronic obstructive pulmonary disease and chronic heart failure: underlying mechanisms and therapy perspectives. Am J Clin Nutr. 2000;71:1033-47.
23. Lötters F, Tol B, Kwakkel G, Gosselink R. Effects of controlled inspiratory muscle training in patients with COPD: a meta-analysis. Eur Respir J. 2002;20:570-6.
24. Orozco-Levi M. Structure and function of the respiratory muscles in patients with COPD: impairment or adaptation? Eur Respir J. 2003;22(Suppl 46):41S-51S.
25. Ries AL, Ellis B, Hawkins RW. Upper extremity exercise training in chronic obstructive pulmonary disease. Chest. 1988;93:688-92.
26. Salman GF, Mosier MC, Beasley BW, Calkins DR. Rehabilitation for patients with chronic obstructive pulmonary disease: meta-analysis of randomized controlled trials. J Gen Intern Med. 2003;18(3):213-21.
27. Beekman E, Mesters I, Hendriks EJ, Muris JW, Wesseling G, Evers SM, et al. Exacerbations in patients with chronic obstructive pulmonary disease receiving physical therapy: a cohort-nested randomised controlled trial. BMC Pulm Med. 2014;14:71.
28. McNamara RJ, McKeough ZJ, Alison JA. Water-based exercise in COPD with physical comorbidities: a randomized controlled trial. Eur Respir J. 2013;41:1284-91.
29. Renae J. McNamara, Zoe J. McKeough, David K. McKenzie and Jennifer A. Alison. Water-based exercise in COPD with physical comorbidities: a randomized controlled trial Eur Respir J 2013; 41: 1284–1291

SEÇÃO 5

DISTÚRBIOS RENAIS E HIDRELETROLÍTICOS

COORDENADORES

Oscar Fernando Pavão dos Santos ▪ Marcelo Costa Batista

CAPÍTULO 94

LESÃO RENAL AGUDA

Oscar Fernando Pavão dos Santos
Thais Nemoto Matsui

DESTAQUES

- A lesão renal aguda (LRA) é afecção frequente em unidade de terapia intensiva.
- Tem impacto na morbidade e mortalidade do paciente internado.
- Elevação da creatinina sérica e/ou redução de diurese são utilizadas no diagnóstico e na classificação da LRA.
- Frequentemente é reversível e de duração variável.

INTRODUÇÃO

A lesão renal aguda (LRA), anteriormente denominada insuficiência renal aguda, é caracterizada pela redução abrupta (em horas a dias) da taxa de filtração glomerular.[1] Essa redução resulta na inabilidade de o rim exercer suas funções básicas de excreção e manutenção da homeostase hidroeletrolítica. A LRA é frequentemente reversível, podendo se manter por tempo variável.

A incidência da LRA em pacientes internados vem crescendo e varia em torno de 5% a 18%.[2-7] Esta incidência, porém, é mais alta entre os pacientes graves. Apesar de considerável progresso na medicina intensiva, cerca de dois terços dos pacientes graves podem desenvolver algum grau de lesão renal aguda,[4,8] e aproximadamente 5 a 10 % dos pacientes de unidade de cuidados intensivos necessitam de terapia renal de substituição.[6,9,8]

A despeito do maior conhecimento do mecanismo fisiopatológico da LRA e dos avanços nas terapias renais de substituição, a mortalidade associada a essa afecção ainda permanece elevada, entre 30% e 50%.[2-5,7,10]

Complicação frequente em pacientes graves, a importância clínica da LRA pode ser observada pela sua associação não só com maior mortalidade, mas também com alta morbidade, maior tempo de internação e possibilidade de evolução para doença renal crônica em longo prazo.[2,5,6,9,11]

ETIOLOGIA

Didaticamente, a lesão renal aguda pode ser classificada em pré-renal, renal (ou intrínseca) ou pós-renal, dependendo do nível de acometimento.

A LRA pré-renal resulta da redução da perfusão renal, isto é, de eventos que culminam em diminuição do volume circulante, como no caso da desidratação, sangramentos, uso de diuréticos e insuficiência cardíaca. É caracterizada por redução da excreção urinária de sódio e de água, com elevação da osmolaridade urinária. A LRA pré-renal é facilmente reversível, desde que corrigida rapidamente a causa.

A LRA renal é causada por fatores intrínsecos ao rim e pode ser classificada de acordo com o principal local afetado: glomérulo, túbulos, interstício e vasos. A causa mais comum de LRA renal é de dano tubular, de origem isquêmica ou tóxica. A necrose tubular aguda isquêmica pode ter origem pré-renal, como consequência de redução do fluxo sanguíneo não revertido, causando morte das células tubulares. Eventos isquêmicos mais graves (como nas complicações obstétricas e síndrome hemolítico-urêmica), sobretudo se ocorrer coagulação microvascular, podem resultar em necrose cortical irreversível. Depois das isquêmicas, as causas nefrotóxicas são as mais frequentes na LRA. Os nefrotóxicos incluem principalmente drogas, contrastes radiológicos, pigmentos (p. ex.: mioglobina) e ofídicos. As drogas podem causar diversos tipos de danos: (1) por modificações hemodinâmicas; (2) por dano tubular direto; (3) por reação alérgica, causando a nefrite intersticial aguda; (4) por obstrução intratubular; (5) e por desenvolvimento de síndrome hemolítico-urêmica.

TABELA 94.1. Mecanismos fisiopatológicos da LRA associada a drogas.

Mecanismo predominante	Droga
Redução da perfusão renal e alteração na hemodinâmica renal	Ciclosporina, inibidores da enzima de conversão de angiotensina, anti-inflamatórios não hormonais, anfotericina B
Toxicidade tubular direta	Aminoglicosídeos, contrastes radiológicos, cisplatina, ciclosporina, anfotericinas B, pentamidina, metais pesados, solventes orgânicos
Toxicidade tubular - rabdomiólise	Cocaína, etanol, estatinas
Obstrução intratubular	Aciclovir, sulfonamidas, etilenoglicol, quimioterápicos
Nefrite intersticial aguda	Penicilinas, cefalosporinas, sulfonamidas, ciprofloxacina, anti-inflamatórios não hormonais, diuréticos tiazídicos, furosemida, alopurinol, cimetidina
Síndrome hemolítico-urêmica	Ciclosporina, mitomicina, cocaína, quinino

Outras causas de LRA renal incluem as glomerulonefrites, as doenças sistêmicas (como vasculites e lúpus eritematoso sistêmico) e infecções.

Por fim, a LRA pós-renal ocorre na vigência de obstrução das vias urinárias, que pode ser observada em qualquer nível do trato urinário, porém, no acometimento de ureteres, depende da presença de obstrução bilateral. A obstrução pode ser causada por hiperplasia prostática benigna, neoplasia de próstata ou bexiga, distúrbios retroperitoneais, bexiga neurogênica, cálculos renais bilaterais, etc. A elevação da pressão hidráulica da via urinária de forma ascendente resulta na ação de vasoconstritores locais, de forma que a obstrução prolongada tem como consequência a lesão parenquimatosa. Dessa forma, a reversibilidade da LRA pós-renal depende do tempo de duração da obstrução.[12]

Vale ressaltar que a classificação acima é meramente didática. Muitas vezes, sobretudo nos pacientes graves, múltiplas causas para a LRA podem coexistir e se associar.[8]

FISIOPATOLOGIA

A fisiopatologia das lesões renais isquêmica e tóxica, causas mais comuns de LRA intrínseca, envolve alterações estruturais e bioquímicas que resultam no comprometimento vascular e/ou celular. A partir dessas alterações, ocorre a vasoconstrição, alteração da função e morte celular, descamação do epitélio tubular e obstrução intraluminal, vazamento transtubular do filtrado glomerular e inflamação.[12]

FATORES VASCULARES E HEMODINÂMICOS

A vasoconstrição intrarrenal é causada pelo desequilíbrio entre os fatores vasoconstritores (p. ex.: angiotensina II, endotelina, etc.) e vasodilatadores (óxido nítrico, prostaglandinas, etc.), tanto de ação sistêmica como local. Desse desequilíbrio, com predominância dos fatores vasocontritores, decorrem modificações importantes na hemodinâmica glomerular e intrarrenal.

A vasoconstrição das arteríolas aferente e eferente, assim como a contração das células mesangiais, resulta em redução do coeficiente de ultrafiltração glomerular (K_f), com consequente redução da taxa de filtração glomerular. A via final comum pela qual os hormônios vasocontritores agem envolve a elevação do cálcio (Ca^{2+}) intracelular tanto nas células da vasculatura como nas células mesangiais. O aumento do cálcio livre no citosol dessas células eleva o tônus vascular e contribui para a constrição. Esse aumento de cálcio pode ser iniciado pela ligação dos homônios vasoconstritores com seus receptores, ou pela ação direta de toxinas.[12]

LESÃO TUBULAR

Uma das características mais marcantes da LRA isquêmica e nefrotóxica é o dano às células tubulares, com consequências devastadoras sobre o epitélio, levando à necrose tubular aguda (NTA).

Eventos agressores podem variar de intensidade, causando graus variáveis de lesão celular, com modificações das suas funções fisiológicas, e podendo culminar na morte celular. A reversibilidade do dano celular dependerá da intensidade, tempo de duração e tipo do evento agressor.

Uma das consequências mais precoces da isquemia ou nefrotoxicidade é a redução dos níveis intracelulares de ATP. Dessa forma, porções do néfron que possuem alta taxa de reabsorção tubular com gasto de energia, como o túbulo proximal e a alça ascendente espessa de Henle, são particularmente mais suscetíveis à agressão.

Os efeitos imediatos da depleção de ATP são a redução da atividade da ATPase da membrana citoplasmática, o desequilíbrio nas concentrações intracelulares de eletrólitos, como Na^+, K^+ e Ca^{2+}, e edema celular. Esse desarranjo desencadeia uma série de alterações, incluindo a desestruturação do citoesqueleto, a perda da polaridade celular, a perda da interação célula-célula, a produção das espécies reativas de oxigênio e as alterações do pH intracelular, que podem culminar na morte celular.

No caso da LRA isquêmica, as lesões resultantes do processo de reperfusão podem agravar o dano celular tubular. A reoxigenação súbita desencadeia mecanismos de formação de espécies reativas de oxigênio (superóxidos), com aumento do influxo de cálcio e reversão abrupta da acidose intracelular.

A possibilidade de reversão da LRA decorre da capacidade de regeneração e diferenciação das células tubulares renais, restabelecendo um epitélio íntegro e funcionante.

Mesmo em situações mais graves com destruição de 90% das células epiteliais do túbulo proximal, os 10% de células remanescentes são capazes de entrar em processo de proliferação, estimulados por hormônios e fatores de crescimento, recompondo a epitélio tubular.[12]

MANIFESTAÇÃO CLÍNICA

Tradicionalmente, o curso clínico da LRA é subdividido em quatro fases: fase inicial, fase oligúria, fase poliúrica e recuperação funcional.

A fase inicial começa a partir do momento de exposição ao insulto, isquêmico ou tóxico. Tem duração variável e depende do tempo de exposição ao agente agressor. Nessa fase, o volume urinário pode estar normal ou diminuído, porém o rim começa a perder a capacidade de excretar adequadamente os compostos nitrogenados.

Uma vez que a produção de produtos osmoticamente ativos é ao redor de 600 mOsm/dia e a capacidade máxima de concentração urinária é de 1.200 mOsm/L, um volume urinário inferior a 500 mL/dia é insuficiente para excretar as quantidades necessárias de soluto, sendo, dessa forma, este o volume abaixo do qual é definida a oligúria. A segunda fase da LRA é a fase oligúrica, que pode ser de grau e duração variáveis. A maioria dos pacientes que se recupera desenvolve aumento da diurese após 10 a 14 dias do início da oligúria. Ocasionalmente, não ocorre a fase de oligúria, a chamada LRA não oligúrica. Nesse caso, a presença de volume urinário normal é justificada pela grande redução na reabsorção tubular de líquido, apesar da pequena filtração glomerular, ocorrendo fluxo urinário não oligúrico. Esta situação frequentemente é observada em associação com drogas nefrotóxicas, agentes anestésicos e sepse.

A terceira fase, a fase poliúrica, pode ser marcada por rápida elevação do volume urinário. A magnitude da diurese independe do estado de hidratação do paciente e habitualmente representa a incapacidade dos túbulos regenerados em reabsorver sal e água. A excreção urinária dos compostos nitrogenados, no entanto, não acompanha o aumento da excreção de sal e água, de modo que a concentração plasmática de creatinina e ureia continua a aumentar e os sintomas e a necessidade de terapia renal de substituição podem persistir.

A última fase, de recuperação funcional, ocorre após vários dias de diurese normal, com redução gradativa da ureia e da creatinina.[12]

MANIFESTAÇÕES RENAIS

Do ponto de vista renal, a LRA se manifesta com a uremia, pelo acúmulo dos compostos nitrogenados, e com alterações hidroeletrolíticas. Dessa forma, são observados:

- **Alteração no balanço de água:** sobretudo nos pacientes em oligúria, em que o balanço hídrico positivo acumulado muito elevado pode ter repercussão na respiração/ventilação e mortalidade.

- **Alteração do balanço de sódio:** durante a fase oligúrica, o balanço positivo de sódio pode levar à expansão de volume, hipertensão e insuficiência cardíaca. Nessa fase, acredita-se que a oferta de solução salina isotônica (300 mL/dia) associada a um controle rigoroso de peso seja suficiente para equilibrar o balanço de sódio. Por outro lado, uma oferta menor de sódio, principalmente na fase poliúrica, pode provocar depleção de volume e hipotensão.
- **Alteração do balanço de potássio:** a hipercalemia é a principal causa metabólica que leva o paciente com LRA ao óbito. Considerando que somente 2% do potássio corporal total encontra-se fora da célula, pequenas alterações no conteúdo extracelular de potássio provocam profundos efeitos na excitabilidade neuromuscular. A elevação do potássio (K^+) sérico pode ocorrer na LRA por aumento do catabolismo endógeno de proteínas, por dano tecidual, sangramento intestinal, bem como por movimentação de K^+ do intra para o extracelular pelo mecanismo tampão dos estados acidóticos. A complicação mais temível da hipercalemia é a toxicidade cardíaca, manifestando-se com arritmias que, não corrigidas, podem levar rapidamente à morte. Por essa razão, é necessário rigoroso controle do K^+ sérico nos pacientes com LRA.
- **Outras alterações:** alteração do balanço de cálcio, em que a hipocalcemia é o achado mais frequente, do balanço de fósforo, com hiperfosfatemia frequente e acidose metabólica.[12]

MANIFESTAÇÕES EXTRARRENAIS

As infecções são as complicações extrarrenais mais frequentes no paciente com LRA, com incidência variando entre 45% e 80%. Apesar do reconhecimento e tratamento, cerca de 20% a 30% dos óbitos na LRA ocorrem em consequência de processos infecciosos.

As complicações infecciosas são mais observadas na LRA pós-traumática ou pós-cirúrgica, particularmente quando há envolvimento gastrintestinal. As infecções urinárias são de grande importância nos pacientes com LRA. A presença de cateteres urinários, tanto de demora como intermitentes, é fator predisponente para o desenvolvimento e manutenção de infecção urinária, com seleção de agentes microbianos mais resistentes e de maior risco de disseminação.

Infecções broncopulmonares também são frequentes complicações da LRA. O diagnóstico pode se tornar difícil na presença de edema pulmonar concomitante, porém outros sinais de hipervolemia devem ser considerados antes de se considerar exclusivamente como congestão pulmonar.

Do ponto de vista cardiovascular, uma das complicações mais frequentes é a presença de pericardite fibrinosa (10%). Geralmente, ela está associada com atrito pericárdico e pode ser complicada pela presença de derrame pericárdico, eventualmente com repercussão hemodinâmica (tamponamento).

Insuficiência cardíaca congestiva e hipertensão também podem estar presentes na LRA e se correlacionam com a sobrecarga de volume.

Complicações neurológicas também são comuns, uma vez que o sistema nervoso é o sistema que menos tolera a redução rápida da função renal. Como resultado, a encefalopatia urêmica é a mais comum manifestação de LRA. As manifestações sensoriais mais precoces são as alterações cognitiva e de memória. Seguem-se as alterações motoras (asterixes, tremores/*flapping*, mioclonias) e finalmente convulsões e coma, que representam os eventos terminais graves e de maior risco clínico.[12]

DIAGNÓSTICO
CRITÉRIO DIAGNÓSTICO

A dosagem da creatinina sérica para estimar a taxa de filtração glomerular nas alterações agudas da função renal apresenta uma série de limitações, tais como o fato de a medida pontual não refletir uma situação em progressão (não representa o *steady state*), a ausência de um nível de corte definido e a estimativa subestimada em pacientes desnutridos, por exemplo.

Nos últimos anos, duas definições para LRA (RIFLE e AKIN), baseadas na creatinina plasmática e no débito urinário, foram propostas e validadas, como forma de uniformizar o conceito e a classificação da afecção. Os critérios e a classificação propostos em 2007 por AKIN (Acute Kidney Injury Network)[11] são uma releitura e simplificação do RIFLE, proposto em 2004.[13]

Como critério diagnóstico para a LRA, ambos propõem a detecção precoce da LRA como forma de melhorar os desfechos. Dessa forma, a lesão renal aguda é definida como uma redução abrupta (em até 48 horas) da função renal, caracterizada pelo aumento absoluto da creatinina sérica maior ou igual a 0,3 mg/dL, um aumento porcentual da creatinina maior ou igual a 50% (1,5 vez da creatinina basal) ou a redução do débito urinário documentada de menos do que 0,5 mL/kg por hora por mais de 6 horas.[1,11]

A classificação em três estágios de acordo com a gravidade da LRA é feita utilizando o critério da elevação da creatinina sérica ou redução do débito urinário, conforme Tabela 94.2.[1,11]

TABELA 94.2. Estadiamento da lesão renal aguda.

Estágio	Critério pela creatinina séria	Critério pelo débito urinário
1	Aumento na Cr ≥ 0,3 mg/dL ou aumento ≥ 150 a 200% (1,5 a 2x) da Cr basal.	> 0,5 mL/kg por hora por mais de 6h
2	Aumento > 200 a 300% (> 2 a 3x) da Cr basal.	> 0,5 mL/kg por hora por mais de 12h
3	Aumento > 300% (> 3x) da Cr basal, ou Cr ≥ 4 mg/dL com aumento agudo ≥ 0,5 mg/dL	> 0,3 mL/kg por hora por mais de 24h ou anúria por 12h

DIAGNÓSTICO LABORATORIAL

A dosagem de sódio, creatinina, ureia e osmolaridade, colhidos simultaneamente na urina e no sangue, pode ser útil na distinção etiológica da LRA. Na LRA pré-renal, é observada retenção de água e sódio (Na+ urinário < 20 mEq/L) e osmolaridade urinária elevada (> 500 mOsm), enquanto na LRA renal, o sódio urinário apresenta-se elevado (> 40 mEq/L) pela lesão tubular e a osmolaridade urinária tende a ser isosmótica ao plasma (< 350 mOsm).

Fração de excreção de ureia (FEU) e creatinina (FECr), calculadas pelas relações ureia plasmática/ureia urinária e creatinina plasmática/creatinina urinária, respectivamente, também pode ser utilizada para auxiliar na diferenciação entre LRA pré-renal e renal. Nesse caso, na LRA pré-renal, devido à maior reabsorção tubular de sódio e água, com consequente aumento da concentração urinária de ureia e creatinina, são observadas FEU e FECr frequentemente elevadas, maior do que 60 e maior do que 40, respectivamente. Inversamente, na LRA renal, essas relações estão diminuídas (menor que 30 e 20, respectivamente) pelo dano tubular. É importante salientar que o uso de diurético pode invalidar a utilidade desses índices por até 24 horas.

A análise do sedimento urinário também pode ser útil na avaliação da LRA. Cilindros hialinos aparecem com mais frequência na LRA pré-renal, enquanto cilindros granulosos, discreta leucocitúria e grande quantidade de células tubulares podem sem observados na LRA. A presença de hemácias dismórficas e de cilindros hemáticos sugerem a existência de glomeruonefrite aguda, podendo ser acompanhada de proteinúria moderada a elevada. Proteinúria leve (traços), no entanto, pode estar presente tanto na LRA pré-renal quanto na renal. A positividade para hemoglobina nas fitas reagentes urinárias, na ausência de hemácias, pode ser indicativo da presença de mioglobina, podendo sugerir presença de rabdomiólise.

DIAGNÓSTICO POR IMAGEM

O ultrassom de rins e vias urinárias é um procedimento simples e de grande importância na avaliação das alterações da função renal. O tamanho renal reduzido e a ecogenicidade aumentada com perda da diferenciação córtico-medular podem indicar doença renal pré-existente, permitindo a diferenciação entre a doença renal crônica e a LRA.

Além disso, o exame informa sobre a existência de obstrução das vias urinárias, bem como presença de cálculos, se visíveis.

No caso de evidência de obstrução sem fator causador visível ao ultrassom, a tomografia computadorizada pode dar mais informações, sendo, na maioria das vezes, desnecessária a utilização de contraste, o que poderia agravar a LRA em curso.

BIÓPSIA RENAL

A biópsia renal precoce (nos primeiros cinco dias) está indicada quando há suspeita de que a LRA é decorrente de uma glomerulonefrite rapidamente progressiva, que pode ser decorrente de doenças sistêmicas (como as vasculites e o lúpus eritematoso), de uma nefrite intersticial aguda, quando houver suspeita de necrose cortical bilateral ou na ausência de diagnóstico clínico provável. A biópsia fornecerá bases para justificar uma terapêutica mais agressiva (como corticosteroide, agentes citotóxicos e plasmaférese), bem como trará uma indicação prognóstica pela avaliação histológica de componentes inflamatórios e fibróticos.

TRATAMENTO

O melhor tratamento para LRA é a prevenção. O reconhecimento dos pacientes em risco de desenvolvimento de LRA ou com possível LRA antes da manifestação clínica apresenta melhores desfechos do que tratar a LRA estabelecida (Figura 94.1).[1,4]

Uma vez estabelecida a LRA, o objetivo do seu tratamento inclui tanto a redução da lesão renal quanto das complicações relacionadas com a redução da função renal.

Não há benefícios na utilização de diuréticos na LRA.[1] Uma vez caracterizada, rigoroso controle hidreletrolítico deve ser mantido. A reposição de volume deve ser restringida a 400 mL/dia, acrescido do débito urinário.

O balanço de sódio deve ser controlado por meio de dieta hipossódica (1 g/dia de Na⁺) nos pacientes que não estão sendo submetidos à terapia renal de substituição (TRS). No caso de pacientes já em programa dialítico, é admissível maior liberdade na ingestão do sal (até 3 g/dia).

A manutenção dos níveis plasmáticos de potássio em valores normais é primordial pelo risco de óbito nas hipercalemias. Medidas clínicas podem ser adotadas na vigência de hipercalemia, tais como uso de bicarbonato (na presença de acidose associada), uso de resinas trocadoras de potássio (Sorcal ou Kayexalate), de solução polarizante (solução de insulina + glicose) e, no caso de presença de alteração eletrocardiográfica, gluconato de cálcio intravenoso, este, porém, com efeito rápido de apenas alguns minutos. Na falência das medidas clínicas, a TRS frequentemente é necessária, reduzindo o conteúdo corporal do eletrólito.

A diálise precoce e frequente deve ser utilizada para manter a ureia plasmática abaixo de 180 mg/dL e a creatinina inferior a 8 mg/dL. Esses níveis previnem os sintomas clínicos da uremia, melhoram o estado nutricional da paciente e podem, discutivelmente, diminuir o risco de sangramento e de infecções.

Pacientes com significativa destruição tecidual (rabdomiólise, trauma, queimadura, septicemia, pós-operatório de cirurgias extensas) têm elevada produção de ureia e usualmente necessitam de TRS quando apresentam LRA.

O tratamento dialítico será discutido no capítulo 95.

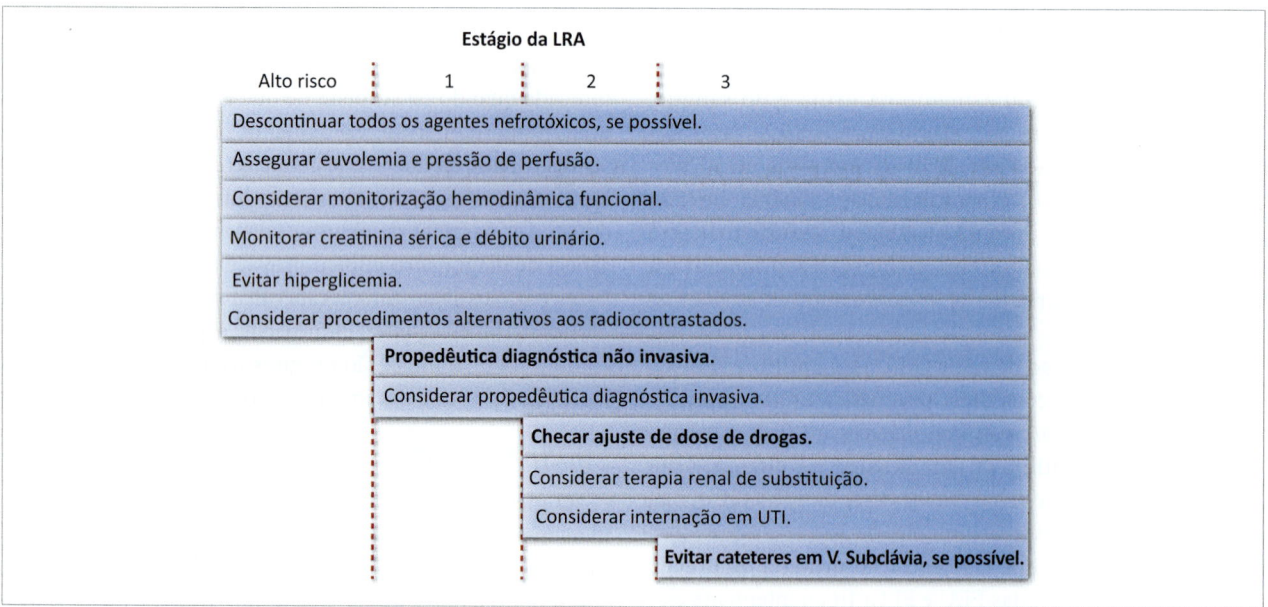

FIGURA 94.1. Manejo da LRA com base em seu estágio.
Fonte: KDIGO-AKI 2012.[1]

REFERÊNCIAS BIBLIOGRÁFICAS

1. Kidney Disease: Improving Global Outcomes (KDIGO) Acute Kidney Injury Work Group. KDIGO clinical practice guideline for acute kidney injury. Kidney Int 2012;2:1-138.
2. Rewa O, Bagshaw SM. Acute kidney injury - epidemiology, outcomes and economics. Nat Rev Nephrol 2013, 10:193-207.
3. Wilson JG, Butcher BW, Liu KD. Evolving practices in critical care and their influence on acute kidney injury. Curr Opin Crit Care 2013, 19(6):523-30.
4. Palevsky PM, Liu KD, Brophy PD, et al. KDOQI US commentary on the 2012 KDIGO clinical practice guideline for acute kidney injury. Am J Kidney Dis 2013, 61(5):649-72.
5. Singbartl K, Kellum JA. AKI in the ICU: definition, epidemiology, risk stratification and outcomes. Kidney Int 2012, 81:819-25.
6. Uchino S, Kellum JA, Bellomo R, et al. Acute renal failure in critically ill patients: a multinational, multicenter study. JAMA 2005, 294:813-18.
7. Gill N, Nally Jr. JV, Fatica RA. Renal failure secondary to acute tubular necrosis: epidemiology, diagnosis, and management. Chest 2005, 128(4):2847-63.
8. Ricci Z, Ronco, C. New insights in acute kidney failure in the critically ill. Swiss Med Wkly 2012, 142:w13662.
9. Hoste EAJ, Corte WD. Implementing the kidney disease: improvimg global outcomes / acute kidney injury guidelines in ICU patients. Curr Opin Crit Care 2013, 19(6):544-53.
10. Cole L, Bellomo R Silvester W, et al. A prospective, multicenter study of the epidemiology, management, and outcome of severe acute renal failure in a "closed" ICU system. Am J Respir Crit Care Med 2000, 162(1):191-6.
11. Mehta RL, Kellum JA, Shah SV, et al; Acute Kidney Injury Network. Acute Kidney Injury Network: report of an initiative to improve outcomes in acute kidney injury. Crit Care 2007, 11(2):R31.
12. Taal MW, Chestow GM, et al. Brenner and Rector's the Kidney. 9th ed. Saunders: 2012, 1044p
13. Bellomo R, Ronco C, Kellum JA, Mehta RL, et al; Acute Dialysis Quality Initiative workgroup. Acute renal failure - definition, outcome measures, animal models, fluid therapy and information technology needs: the second international consensus conference of the Acute Dialysis Quality Initiative (ADQI) Group. Crit Care 2004, 8(4):R204-12

CAPÍTULO 95
TRATAMENTO DIALÍTICO NA LESÃO RENAL AGUDA

Marcelino de Souza Durão Junior
Patrícia Faria Scherer

DESTAQUES

- A lesão renal aguda (LRA) é complicação frequente no ambiente da terapia intensiva e impacta negativamente o desfecho dos pacientes, principalmente os que necessitam de tratamento dialítico.
- Os indivíduos com LRA e com necessidade de diálise são hipercatabólicos, estão em uso de vasopressores e de suporte ventilatório mecânico e geralmente apresentam ganho ponderal significativo, em virtude da fase inicial de ressuscitação.
- Neste contexto, a terapia dialítica deve proporcionar a remoção efetiva de fluidos e de solutos sem comprometer as condições hemodinâmicas dos pacientes.
- De maneira geral, a literatura médica atual não demonstrou superioridade de determinada modalidade dialítica sobre outra, especialmente quanto ao desfecho da mortalidade.
- É prática universal direcionar esses indivíduos para a realização de métodos contínuos ou de terapias híbridas.
- A anticoagulação regional com citrato tem se tornado o método de escolha nesta situação. Ela diminui o risco de sangramento, proporciona dose efetiva de diálise, e simultaneamente prolonga a vida útil do sistema extracorpóreo.

INTRODUÇÃO

A LRA é uma complicação comum no ambiente de terapia intensiva. A sua ocorrência não só determina maior morbidade e consumo de recursos como também é fator de risco independente para mortalidade. A causa de LRA nos pacientes críticos é multifatorial, sendo a sepse a etiologia mais prevalente (40% a 70% dos casos).[1] O surgimento dos escores RIFLE, AKIN e KDIGO[16] permitiu a padronização de um modelo para a identificação e o estadiamento da LRA.

O uso universal desses escores revelou um incremento na incidência da LRA nos últimos anos: 4,8% dos pacientes hospitalizados em 1983 *versus* 20% em 2012.[2] Entre os pacientes críticos, a incidência da LRA é ainda maior, da ordem de 20% a 50%.[2] Apesar dos avanços alcançados no suporte nefrológico ao longo das últimas décadas, a mortalidade associada a LRA permanece elevada: 42,7%.[3] Diante da inexistência de tratamento farmacológico eficaz para a prevenção e para o tratamento da LRA, o principal arsenal terapêutico continua a ser a terapia substitutiva renal nas suas diversas modalidades.

HISTÓRICO

A partir da década de 1960, a hemodiálise se popularizou como estratégia terapêutica para o tratamento da lesão renal aguda e crônica. A intolerância hemodinâmica de alguns pacientes críticos à hemodiálise intermitente motivou a busca de estratégias alternativas que viabilizassem a terapia substitutiva renal nas Unidades de Terapia Intensiva. Nascia a ideia das terapias dialíticas contínuas (*Continuous Renal Replacement Therapy* – CRRT).

Em 1977, Kramer foi pioneiro na utilização de métodos contínuos de substituição renal ao descrever a hemofiltração contínua arteriovenosa.[4] Contudo, a taxa de ultrafiltração limitada (200 a 600 mL/hora) e as complicações relacionadas ao acesso vascular arterial (sangramento, infecção, trombose e ateroembolismo) exigiram o aperfeiçoamento da técnica. Em 1982, Bischoff e colaboradores utilizaram um sistema de hemofiltração contínua venovenoso, com bomba propulsora, que permitiu a independência da circulação sistêmica e da rede arterial e, assim, possibilitou o incremento da taxa de ultrafiltração para níveis acima de 1 L/hora.

Em 1984, Geronemus e Schneider propuseram a hemodiálise contínua arteriovenosa.[5] No ano seguinte, com o intuito de otimizar a depuração de solutos, Ronco e colaboradores associaram o transporte difusivo da hemodiálise ao princípio convectivo da hemofiltração, criando a hemodiafiltração contínua arteriovenosa.[6]

Nas últimas décadas, a introdução da bomba de sangue no circuito extracorpóreo e a utilização dos cateteres de duplo lúmen para canulação de veias centrais levaram ao abandono dos circuitos arteriovenosos. Atualmente, salvo situações de exceção (catástrofes, associação a sistemas de oxigenação – ECMO), os circuitos de CRRT são venovenosos. Embora o tratamento dialítico da LRA possa contemplar diversas modalidades, como intermitentes, contínuas, híbridas e mesmo a diálise peritoneal, as terapias contínuas constituem a estratégia preferencial para o manejo da LRA na UTI, sendo utilizadas em 80% dos casos.[7]

CONCEITO

Na diálise, duas soluções separadas por uma membrana semipermeável têm suas composições alteradas por meio da passagem de água e de solutos através dessa membrana. A passagem de solutos pela membrana semipermeável pode ocorrer por dois mecanismos de transporte:[8]

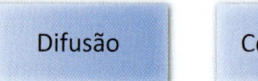

Difusão Convecção

DIFUSÃO

O soluto atravessa a membrana passando do lado mais concentrado para o menos concentrado, a fim de atingir o equilíbrio de concentração. A difusão é um mecanismo de transporte eficiente para a remoção de solutos relativamente pequenos. Os principais fatores que interferem na difusão encontram-se listados no Quadro 95.1.[8-11]

QUADRO 95.1. Fatores que interferem no *clearance* difusivo.

Aumenta (diretamente proporcional)	Reduz (inversamente proporcional)
Gradiente de concentração	Espessura da membrana
Área de superfície da membrana	Peso molecular do soluto
Coeficiente de difusão do soluto	Ligação proteica

CONVECÇÃO

O gradiente de pressão transmembrana (PTM) força a passagem da água de um lado para o outro da membrana. Os solutos permeáveis aos poros da membrana são transportados com a água – arrasto por solvente (*solvent drag*). A convecção é mais eficiente que a difusão na remoção de solutos de maior peso molecular. No Quadro 95.2 encontram-se os principais fatores capazes de modular a convecção.[8-11]

QUADRO 95.2. Fatores que interferem no *clearance* convectivo.

Aumenta	Reduz
Taxa de ultrafiltração	Diluição pré-filtro
Permeabilidade da membrana (Kuf)*	
Sieving Coefficient (SC)**	
Concentração do soluto no plasma	
Diluição pós-filtro	

* Kuf (coeficiente de ultrafiltração): cada mL de ultrafiltrado produzido para cada 1 mmHg de PTM/hora; ** *Sieving Coefficient* (coeficiente de partição da membrana): é medido pela relação entre a concentração do soluto no ultrafiltrado e no plasma (quando a concentração do soluto no plasma e no ultrafiltrado são equivalentes, o SC é igual a 1). A ureia possui o SC próximo a 1.

MODALIDADES

As modalidades de hemodiálise são classificadas de acordo com o tempo de duração da terapia (intermitentes, contínuas ou híbridas [Quadro 95.3]) e com os princípios responsáveis pelo transporte de solutos e de água (hemodiálise, hemofiltração, hemodiafiltração, ultrafiltração isolada). No Quadro 95.4 está listada a terminologia comumente utilizada.

Na hemodiálise, uma bomba peristáltica promove a circulação do sangue através da membrana onde os solutos são removidos por difusão. A solução de diálise é impulsionada por uma segunda bomba, na direção oposta à do fluxo de sangue (fluxo em contracorrente), a fim de maximizar o gradiente de concentração. As moléculas que atravessam a membrana e o excesso de líquido removido se misturam ao dialisato, que é então descartado (Figura 95.1).

O equipamento e as membranas utilizadas para a realização de HD e SLED podem ser os mesmos, a diferença está na programação da sessão: na SLED, são utilizados fluxos de sangue e dialisato mais baixos e tempo de terapia mais prolongado. Já a CVVHD, embora siga os mesmos princípios (*clearance* difusivo, fluxo de sangue e dialisato em contracorrente), demanda equipamento específico para sua execução.

Na CVVH, o gradiente de pressão transmembrana promove a filtração da água plasmática através da membrana. Esse movimento da água arrasta consigo moléculas pequenas e médias, removendo-as do sangue. Para manter a homeostase hidreletrolítica, o ultrafiltrado é substituído por uma solução de eletrólitos balanceada – a solução de reposição (Figuras 95.2 e 95.3).

Esta solução pode ser infundida na linha de influxo do sangue (modo pré-diluicional ou pré-filtro) ou na de efluxo do sangue (modo pós-diluicional ou pós-filtro). O modo de diluição pré ou pós-filtro tem implicação na eficiência do procedimento. A infusão da solução de reposição no modo pré-diluicional faz com que o hematócrito e a concentração de substâncias no sangue que chegam ao filtro seja menor, devido ao fenômeno de diluição. A diluição do sangue pode promover decremento de 15% na depuração da ureia.[8,10]

Em contrapartida, no modo pós-diluicional pode haver hemoconcentração excessiva e maior risco de perda do filtro por coagulação. O risco de coagulação do filtro pode ser

QUADRO 95.4. Nomenclatura das modalidades dialíticas.

Abreviação	Definição
CVVHD*	Hemodiálise venovenosa contínua
CVVH*	Hemofiltração venovenosa contínua
CVVHDF*	Hemodiafiltração venovenosa contínua
SCUF*	Ultrafiltração lenta contínua
HD	Hemodiálise intermitente ou convencional
SLED	*Sustained (slow) low-efficiency dialysis*

* Em 1995, foi realizado o I Simpósio Internacional de Terapias Contínuas de Substituição Renal (CRRT), sendo uniformizada a nomenclatura das terapias contínuas. Era considerada CRRT qualquer terapia extracorpórea voltada para a substituição renal com duração efetiva ou preconizada de pelo menos 24 horas/dia.

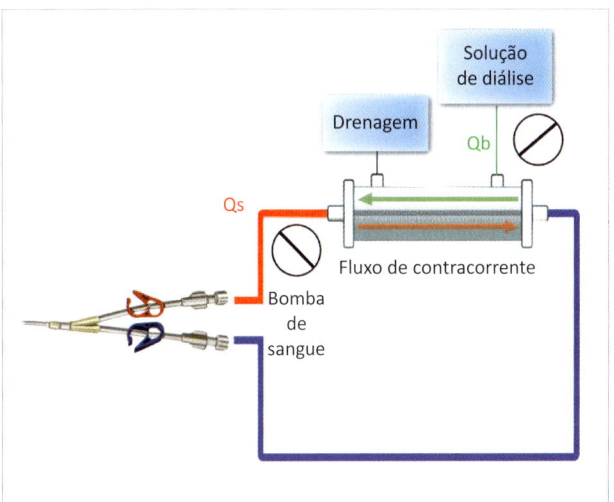

FIGURA 95.1. Representação esquemática do circuito de hemodiálise.

QUADRO 95.3. Comparação entre as modalidades de hemodiálise.

Tipo de terapia	Contínua				Intermitente	Híbrida
Modalidade	CVVHD	CVVH	CVVHDF	SCUF	HD	SLED
Duração (horas)	> 24	> 24	> 24	> 24	3-5	6-10
Transporte de soluto	Difusão	Convecção	Difusão + Convecção	Convecção	Difusão	Difusão
Fluxo de sangue (mL/min)	150-250	150-250	100-250	100-200	250-400	200
Fluxo de dialisato	1.500-2.000 (mL/h)	0	1.000-1.500 (mL/h)	0	500-800 (mL/min)	100-300 (mL/min)
Solução de reposição (mL/h)	0	1.500-2.000	1.000-1.500	0	0	0
Ultrafiltrado	Variável	1.500-2.000 (mL/h)	1.000-1.500 (mL/h)	100-300 (mL/h)	0-4 (l/sessão)	0-4 (l/sessão)
Volume de efluente (l/dia)	36-48	36-48	36-72	2-8	0	0
Clearance (mL/min)	25-33	25-33	25-33	1-5	180-240	75-90

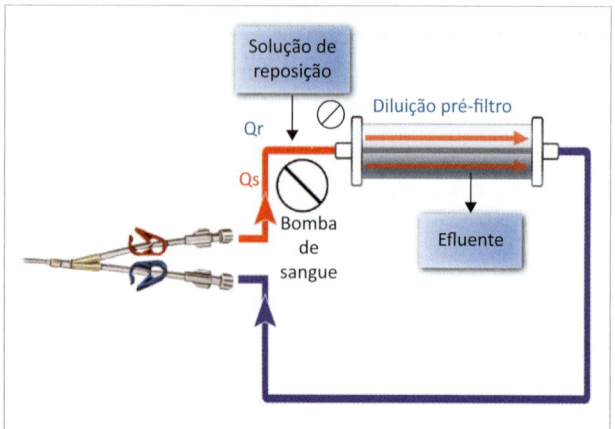

FIGURA 95.2. Representação esquemática do circuito de CVVH (reposição pré-filtro).

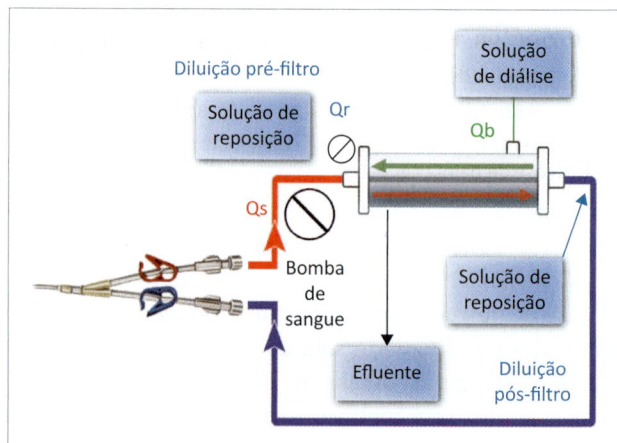

FIGURA 95.4. Representação esquemática do circuito de CVVHDF.

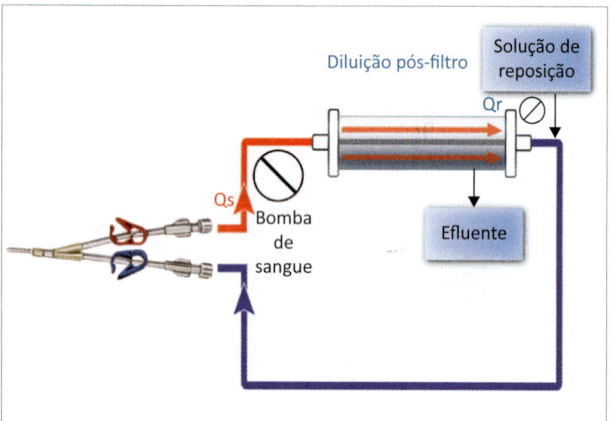

FIGURA 95.3. Representação esquemática do circuito de CVVH (reposição pós-filtro).

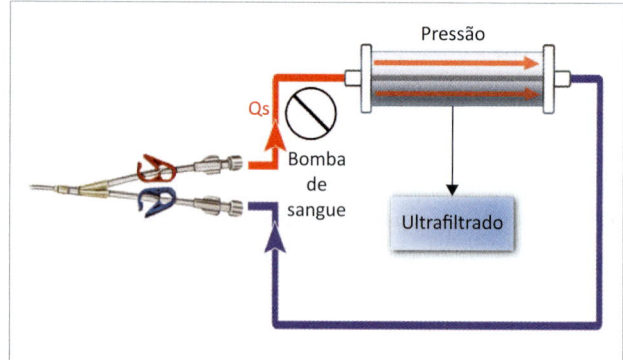

FIGURA 95.5. Representação esquemática do circuito de SCUF.

minimizado pelo aumento do fluxo de sangue ou limitação da fração de filtração (FF) a 0,25 – 0,3 [FF = Taxa de ultrafiltração/Fluxo sangue (1-Hematócrito)].

A CVVHDF utiliza *clearances* difusivo e convectivo e corresponde à combinação da CVVHD + CVVH. Nesse procedimento são utilizadas soluções de diálise e de reposição. A solução de reposição pode ser infundida em modo pré-dilucional, pós-dilucional ou ambos. O volume de efluente é alto, porém menor que o observado na CVVH (Figura 95.4).

Na SCUF, o *clearance* de solutos é mínimo (*clearance* de ureia em cerca de 1,7 mL/min). Não são utilizadas soluções de diálise nem de reposição. O objetivo desse procedimento é a remoção de excesso de líquido. O volume de líquido ultrafiltrado costuma ser baixo, da ordem de 3 a 6 L/dia (Figura 95.5).

ASPECTOS CLÍNICOS

Desde a sua concepção, os métodos dialíticos contínuos foram voltados para suporte renal em condições de instabilidade hemodinâmica. A remoção mais gradativa de líquido parece contribuir para a manutenção do volume intravascular ao permitir o preenchimento, a partir do interstício.

Além disso, a depuração mais lenta de solutos supostamente minimiza o gradiente de concentração entre os compartimentos corporais, reduzindo o transporte de água entre eles e, consequentemente, a ocorrência de edema celular. Tal fato tem especial importância nos casos de hipertensão intracraniana e de edema cerebral e justifica a preferência por métodos contínuos em pacientes vítimas de trauma cranioencefálico ou em portadores de insuficiência hepática aguda grave.

Além do *status* hemodinâmico, o alvo de controle metabólico também interfere na escolha do método dialítico. A convecção é mais eficiente que a difusão na remoção de moléculas médias. São representadas pela β2-microglobulina (PM = 11.000 dáltons) e incluem inúmeras citocinas. Há alguns anos, acreditava-se que o emprego de terapias convectivas em altas doses teria impacto positivo no manejo de pacientes sépticos.

O racional teórico baseava-se na remoção de mediadores inflamatórios que faziam parte da cascata de eventos da sepse e de disfunção de múltiplos órgãos. Contudo, a remoção não seletiva de mediadores pró e anti-inflamatórios (TNF, IL6, IL8, IL10) falhou em demonstrar redução consistente na taxa de mortalidade em pacientes sépticos.[10]

Apesar das aparentes vantagens em relação a estabilidade hemodinâmica, remoção de líquido, eficácia na depuração de moléculas pequenas e médias e recuperação da função renal, os estudos clínicos falharam em demonstrar superioridade dos métodos contínuos em relação aos intermitentes. Em uma metanálise publicada pela Cochrane, foram observados níveis mais elevados de pressão arterial média no grupo da CRRT *versus* hemodiálise intermitente (HDI), porém não houve diferença em relação ao número de episódios de hipotensão.[12]

Bagshaw e colaboradores sugeriram menor ocorrência de instabilidade hemodinâmica e melhor controle do balanço hídrico em pacientes submetidos a CRRT. Entretanto, ao analisar os desfechos mortalidade e independência da diálise, não houve diferença.[13] Schneider e colaboradores suscitaram novamente a hipótese de que a hemodiálise intermitente poderia estar relacionada a menor taxa de recuperação da função renal em pacientes portadores de LRA.[14] Cabe a ressalva de que os achados foram distintos ao se analisarem estudos randomizados *versus* observacionais. Pontos a serem considerados na análise comparativa entre CRRT e HDI são: a heterogeneidade dos estudos e a relutância em incluir pacientes muito instáveis no grupo da hemodiálise intermitente. A exclusão dos indivíduos mais graves do grupo HDI pode diluir as diferenças entre os métodos.[15]

Não há um método ideal que se aplique a todos os pacientes com LRA. Muitas vezes, os métodos são intercambiáveis e visam atender às necessidades de diferentes pacientes em momentos distintos do seu tratamento. Até o presente momento, as recomendações baseadas nas diretrizes do KDIGO[16] são:

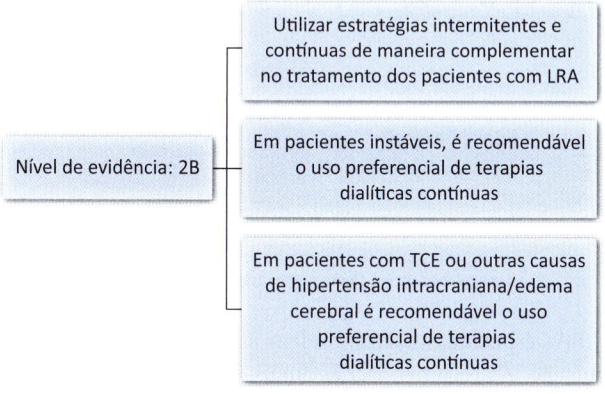

DOSE DE DIÁLISE

A adequação da diálise envolve quantificação da dose de diálise e a avaliação de parâmetros clinicolaboratoriais, tais como correção da acidose, ajuste de distúrbios eletrolíticos e controle do balanço hídrico. A ureia é a principal substância utilizada clinicamente para monitorizar o *clearance* de solutos de baixo peso molecular na hemodiálise. Na década de 1980, foi criado um índice para quantificação da dose de diálise ofertada baseado no *clearance* fracional da ureia: $K \times t/V$.[17]

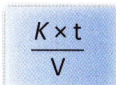

- K = *clearance* de ureia do dialisador
- t = duração da sessão de diálise
- V = volume de distribuição da ureia

A Taxa de Redução da Ureia [*Urea Reduction Ratio* (URR) = BUN pré-diálise − BUN pós-diálise/BUN pré-diálise] é matematicamente relacionada ao *clearance* fracional da ureia. O valor de Kt/V de 1,2 corresponde a URR de aproximadamente 65%.[18]

O gradiente de ureia intra/extracelular e a diferença na velocidade de remoção entre os compartimentos corporais levam ao rebote da ureia e consequentemente a uma superestimativa do Kt/V.[19] Para minimizar esse erro, o modelo de compartimento único ($spKt/V$) foi revisado, sendo proposto o Kt/V equilibrado (eKt/V). O eKt/V baseia-se no *clearance* fracional da ureia após o equilíbrio entre os vários compartimentos corporais no período pós-dialítico. O eKt/V é cerca de 0,15 a 0,25 menor que o $spKt/V$.[18]

Nas últimas décadas, buscou-se correlacionar a dose de diálise com desfechos clínicos.[17,20-21] Embora largamente utilizado para avaliação de dose de diálise em pacientes portadores de DRC, o Kt/V tem limitações quando utilizado em pacientes com LRA. Em pacientes agudos, há variações significativas na geração de ureia e no volume de distribuição. Apesar de suas limitações, ele tem sido extrapolado para o cenário da LRA com as seguintes recomendações:

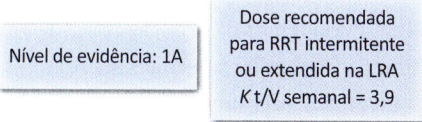

Nas terapias contínuas, a dose de diálise é estabelecida com base no volume do efluente ajustado para o peso do paciente e o tempo de tratamento (mL/kg/hora). Em 2000, Ronco e colaboradores observaram redução de mortalidade em pacientes submetidos a CVVH com dose acima de 35 mL/kg/hora. Neste estudo, a dose de diálise não teve influência sobre a recuperação da função renal.[22] Apesar do entusiasmo inicial, estudos posteriores questionaram o impacto positivo de doses mais altas de diálise na sobrevida e obtiveram achados divergentes.

Em 2008, foi publicado o estudo ATN, que mesclou modalidades intermitentes e contínuas e comparou duas estratégias: CVVHDF 20 mL/kg/hora/ HDI ou SLED 3x/semana *versus* CVVHDF 35 mL/kg/hora/ HDI ou SLED 6x/semana. A taxa de mortalidade em 60 dias foi semelhante nos dois grupos, bem como a recuperação da função renal em 28 dias.[23]

No ano seguinte, o estudo RENAL, utilizando exclusivamente CVVHDF, comparou o efeito de dois regimes de intensidade: dose de 25 mL/kg/hora *versus* 40 mL/kg/hora. Não houve diferença de mortalidade nem dependência de diálise no período de 90 dias. Salvo maior incidência de hipofosfatemia nos indivíduos submetidos à dose de diálise mais elevada, a taxa de complicação foi similar nos dois grupos.[24]

Metanálise publicada em 2010, contemplando oito estudos, também não evidenciou diferença na mortalidade ou na recuperação da função renal ao comparar doses de 20 a 25 mL/kg/hora *versus* 35 a 48 mL/kg/h.[25] Dessa forma, a recomendação atual é ofertar a dose mínima de 20 a 25 mL/kg/h nas terapias contínuas.[16]

> **Nível de evidência: 1A** — Dose recomendada para CRRT na LRA 20 a 25 mL/kg/h

Em virtude da diferença entre dose prescrita e dose ofertada no ambiente clínico recomenda-se prescrição de doses um pouco maiores (25 a 30 mL/kg/h) e empenho adicional para minimizar as interrupções durante o tratamento.

ACESSO VASCULAR

A funcionalidade do acesso vascular tem importante repercussão na qualidade do tratamento dialítico. O acesso deverá fornecer fluxo sanguíneo regular e adequado e implicar em baixa morbidade. O acesso indicado para o início da terapia hemodialítica em pacientes portadores de lesão renal aguda é o cateter de curta permanência (sem *cuff* e não tunelizado). O sítio de implantação deve, sempre que possível, seguir a ordem preferencial abaixo:[16]

- 1ª escolha = veia jugular interna direita;
- 2ª escolha = veia femoral;
- 3ª escolha = veia jugular interna esquerda;
- Última escolha = veia subclávia (optar pelo lado dominante).

A veia subclávia consiste na última opção, devido ao risco de estenose venosa e à consequente dificuldade na confecção de fístula arteriovenosa em caso de evolução para DRC e de dependência de diálise.

As complicações mais frequentemente relacionadas à inserção do cateter de hemodiálise são: punção arterial (0,5% a 6%), hematoma (0,1% a 4,4%), hemotórax (0,4% a 0,6%), pneumotórax (0,1% a 3,1%). Há ainda a possibilidade de insucesso na inserção do dispositivo (10% a 20%).[16] Uma forma de minimizar essas intercorrências é a utilização da ultrassonografia em tempo real.

> **Nível de evidência: 1A** — É recomendável a utilização de ultrassonografia para guiar a inserção de cateteres de hemodiálise

Com relação à manutenção dos dispositivos vasculares de curta permanência, as premissas básicas seguem as recomendações do CDC, National Health Service e as diretrizes da Infectious Diseases Society of America, com o intuito de minimizar o risco potencial de infecções fúngicas e a emergência de resistência antimicrobiana:[16]

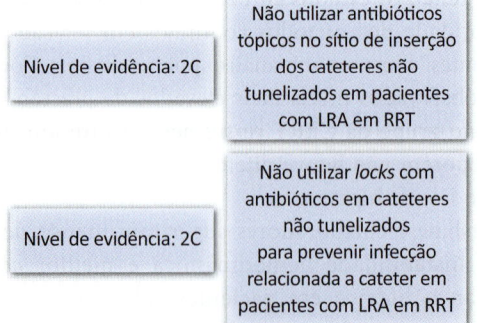

> **Nível de evidência: 2C** — Não utilizar antibióticos tópicos no sítio de inserção dos cateteres não tunelizados em pacientes com LRA em RRT

> **Nível de evidência: 2C** — Não utilizar *locks* com antibióticos em cateteres não tunelizados para prevenir infecção relacionada a cateter em pacientes com LRA em RRT

ANTICOAGULAÇÃO

A patência do circuito de diálise é de suma importância na manutenção do tratamento. A utilização de circuitos extracorpóreos promove alterações adicionais na cascata da coagulação mediadas pela ativação da via intrínseca, do fator tissular, dos leucócitos, da trombina e da agregação plaquetária.[26]

Essas alterações juntamente com estase sanguínea, hemoconcentração, adsorção de proteínas e contato ar-sangue contribuem para a coagulação precoce do circuito. A perda precoce do sistema não só afeta a eficácia do tratamento dialítico como também determina maior perda sanguínea, maior carga de trabalho e maior custo.[26] Medidas gerais e específicas foram descritas para auxiliar na manutenção da patência do circuito de diálise. Entre as gerais estão otimização do fluxo do cateter, controle da hemoconcentração (ajuste da fração de filtração, equilíbrio entre *clearance* difusivo e convectivo, modo de diluição) e utilização de membranas biocompatíveis.

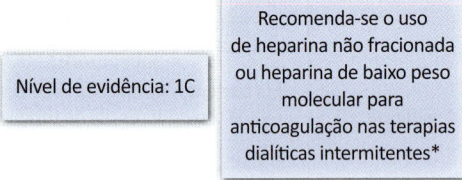

> **Nível de evidência: 1C** — Recomenda-se o uso de heparina não fracionada ou heparina de baixo peso molecular para anticoagulação nas terapias dialíticas intermitentes*

* Em pacientes sem coagulopatia e que não recebam anticoagulação sistêmica por outra razão.

As específicas correspondem às estratégias de anticoagulação. As recomendações atuais para anticoagulação nas terapias dialíticas são:[16]

> **Nível de evidência: 2B** — A anticoagulação regional com citrato é preferencial em relação ao uso da heparina nas terapias dialíticas contínuas, desde que não haja contraindicação ao uso do citrato

A heparina é o anticoagulante mais comumente prescrito nas terapias dialíticas contínuas.[27-28] Ela é capaz de potencializar a ação da antitrombina, promovendo a inibição dos fatores Xa e IIa. Tem como vantagens a meia-vida curta, a disponibilidade de antagonista, a monitorização por testes rotineiros (TTPa e TCA) e o baixo custo. Entre as complicações mais temidas da anticoagulação com heparina estão: sangramento (10% a 50% dos casos)[27] e trombocitopenia induzida por heparina (1% a 5% dos casos).[26]

Outros efeitos colaterais menos graves são hipoaldosteronismo e hiperlipidemia.[26] Diante do risco de complicações graves relacionadas à heparinização sistêmica, a anticoagulação regional com citrato surgiu como um método alternativo promissor. Os benefícios clínicos propostos são: menor risco de sangramento, maior sobrevida do circuito e menor necessidade de hemotransfusão.[28]

O citrato promove a anticoagulação regional virtualmente restrita ao circuito extracorpóreo. Ele atua como quelante de cálcio e inibe a cascata da coagulação em vários níveis. Embora o efeito na quelação do cálcio seja dose-dependente, a relação entre a concentração do íon Ca^{2+} e o grau de anticoagulação é mais complexa.[28] A infusão do citrato pode ser ajustada por monitorização do cálcio iônico pós-filtro, visando a atingir concentração-alvo inferior a 0,35 mmol/L.[26,28]

Outros protocolos utilizam doses fixas de citrato proporcionais ao fluxo de sangue, a fim de manterem a concentração de citrato no filtro/circuito na faixa de 3 mmol/L[28] a 5 mmol/L.[26] A fração do citrato removida varia de 0,2 a 0,5 a depender do fluxo de sangue, da taxa de fluxo do efluente e da modalidade dialítica utilizada.[28]

Como o citrato é uma molécula pequena, boa parte do complexo cálcio-citrato é perdida com o efluente. Dessa maneira, uma infusão sistêmica de cálcio, seja na forma de cloreto ou de gluconato de cálcio, é necessária para repor o cálcio removido. O remanescente cálcio-citrato retorna ao paciente e é metabolizado no fígado, no músculo esquelético e no córtex renal a ácido cítrico e bicarbonato de sódio.[26,29]

A metabolização completa produz gás carbônico e água, consumindo hidrogênio e promovendo incremento no pH sanguíneo.[29] A LRA parece não comprometer o *clearance* de citrato em pacientes críticos, sugerindo que o principal sítio de metabolização é o fígado.[30]

Tradicionalmente, a anticoagulação regional com citrato era vista com ressalvas, sobretudo nos pacientes hepatopatas, em virtude do potencial acúmulo do citrato e de suas consequências hemodinâmicas e metabólicas: acidose metabólica com ânion *gap* aumentado, alcalose metabólica, hiponatremia, hipernatremia, hipocalcemia, hipotensão e redução da contratilidade cardíaca.

Alguns marcadores indiretos de acúmulo do citrato foram propostos: pH, ânion *gap*, relação cálcio total/cálcio iônico.[31-32] Destes, a relação cálcio total (CaT)/cálcio iônico(Cai) (*gap* de cálcio) é a mais utilizada como marcador de acúmulo do citrato. Valores de CaT/Cai acima de 2,1,[26] 2,25[27-28] e 2,5[29,33] foram apontados como indicadores do risco de toxicidade. Schultheiß e colaboradores sugeriram que o lactato sérico ≥ 3,4 mmol/L e o tempo de protrombina ≤ 26% são preditores da relação cálcio total/cálcio iônico ≥ 2,5 e que também podem contribuir para identificar pacientes sob risco de intoxicação pelo citrato.[33]

Para ser realizada com segurança, a anticoagulação regional com citrato exige um protocolo estrito ajustado à modalidade de diálise preferencial e aos fluxos utilizados em cada serviço, notadamente nos pacientes sob maior risco de acúmulo do citrato.

Estudos comparativos entre anticoagulação com heparina *versus* citrato regional não mostraram diferença em relação à mortalidade.[34-35] A eficácia da anticoagulação regional com citrato foi similar[36] ou superior[34] à anticoagulação com heparina. O risco de sangramento nos paciente submetidos à anticoagulação regional com citrato foi inferior,[35-36] e as complicações metabólicas, quando presentes – mais comumente a hipocalcemia –, não acarretaram eventos adversos significativos.

AJUSTE DE DROGAS

Dada a alta prevalência da sepse na UTI, o uso adequado de antibióticos tem importância capital nos desfechos clínicos. A adequação da dose de antibióticos em pacientes sépticos com lesão renal aguda é uma tarefa delicada. Subdoses podem induzir resistência bacteriana e levar à falência de tratamento, ao passo que doses excessivas expõem ao risco de toxicidade.[37] Pacientes críticos com LRA apresentam alterações no perfil farmacocinético das drogas, com repercussões em sua absorção, distribuição, metabolismo e eliminação.

- Absorção: a dismotilidade, a redução na perfusão gastrintestinal, o aumento do pH gástrico induzido por antagonistas do receptor H_2 ou inibidores de bomba de prótons, e o próprio suporte nutricional enteral são fatores que interferem na absorção de determinados antibióticos. Para mitigar esse efeito, a via intravenosa deve ser utilizada sempre que possível.

- Distribuição: alterações no volume de distribuição (VD) são a principal causa da variabilidade farmacocinética nos pacientes críticos com LRA. O aumento da permeabilidade capilar, a sobrecarga hídrica e a menor ligação a proteínas séricas são eventos responsáveis pelo aumento do VD. O incremento no VD de drogas hidrofílicas (a exemplo dos betalactâmicos, glicopeptídeos e aminoglicosídeos) pode levar a concentrações subterapêuticas desses agentes.

- Metabolismo: a atividade enzimática do fígado parece estar reduzida em pacientes com LRA. Foi descrito ainda efeito inibitório das toxinas urêmicas sobre o citocromo P450.

- Eliminação: além das modificações no *clearance* renal causadas pela redução na filtração glomerular, na secreção e na reabsorção tubulares, há também eliminação de drogas por circuitos extracorpóreos – terapia substitutiva renal, ECMO, MARS etc.

A redução na eliminação decorrente da LRA, o aumento do volume de distribuição, a redução da ligação proteica e o incremento do *clearance* extracorpóreo do antimicrobiano não só afetam sua farmacocinética como também influenciam a forma como os alvos farmacodinâmicos são alcançados. Em relação à farmacodinâmica, os antibióticos podem ser concentração-dependente ou tempo-dependente.

Para os antibióticos com perfil farmacodinâmico concentração-dependente, o pico de concentração elevado maximiza a atividade bactericida, e a posterior redução minimiza a toxicidade – a exemplo dos aminoglicosídeos, da colistina, da daptomicina e das fluoroquinolonas. Já nos antibióticos com perfil farmacodinâmico tempo-dependente, o ponto crucial é o tempo acima da concentração inibitória mínima (MIC), como é o caso dos betalactâmicos, da vancomicina e da linezolida.[38] Assim, interferências na concentração sérica de pico ou vale podem acarretar redução na eficácia dos antimicrobianos.

As terapias dialíticas podem influenciar substancialmente o *clearance* de drogas. O tipo de terapia utilizado (HD × SLED × CVVH × CVVHD × CVVHDF), o local de infusão da solução de reposição (pré ou pós-filtro), a composição da membrana (membranas de poliacrilonitrila e polimetilmetacrilato têm propriedades adsortivas) e a dose de diálise interferem na remoção de medicamentos. Formas de minimizar o dano incluem:

- Sempre que possível, utilizar o nível sérico para ajuste de dose (p. ex.: vancomicina e aminoglicosídeos).
- Individualizar a dose do antibiótico conforme a modalidade dialítica e a dose de diálise ofertada. As recomendações de dose de manutenção para pacientes com doença renal crônica em HD frequentemente levam a concentrações subterapêuticas quando extrapoladas para pacientes agudos em terapia substitutiva renal.
- Recomendações existentes na literatura para dose de droga ajustada ao *clearance* podem ser utilizadas para orientar a dose terapêutica inicial.
- Cálculos de *clearance* podem auxiliar no ajuste de drogas:[38]

> *Clearance* de creatinina total =
> *Clearance* renal residual do paciente
> +
> *Clearance* extracorpóreo estimado

Utilizando este método, na maioria das vezes, o *clearance* total estará entre 25 e 50 mL/minuto. Intervalo que deverá ser utilizado para cálculo da dose de manutenção da droga.

> Fr_{EC} = fração da droga removida pela terapia extracorpórea

Iniciar o tratamento com a dose e o intervalo de administração preconizados para TFG < 10 mL/min (dose em anúria). Ajustar a dose com base em Fr_{EC}:

- Dose de manutenção = Dose em anúria / $[1 - Fr_{EC}]$
- Intervalo de dose = Intervalo de dose em anúria × $[1 - Fr_{EC}]$

$$\text{Dose} = \frac{\text{Dose normal} \times [\text{Cl não renal} + (Q_{eff} \times SC)]}{\text{Cl normal}}$$

Iniciar o tratamento com a dose normal e depois reduzir a dose com base no *clearance* normal (Cl_{normal}), *clearance* não renal ($Cl_{não\ renal}$), taxa do efluente (Q_{eff}) e *sieving coefficient* (SC).

SUPORTE NUTRICIONAL

A desnutrição proteico-calórica é um preditor independente de mortalidade intra-hospitalar em pacientes com LRA. Em pacientes submetidos a CRRT pode haver perda adicional de moléculas hidrossolúveis e de baixo peso molecular pelo circuito extracorpóreo, incluindo certos nutrientes. Em cada litro de filtrado há perda de aproximadamente 0,2 g de aminoácidos. Taxas de catabolismo proteico de 1,4 a 1,8 g/kg/dia foram descritas em pacientes portadores de LRA submetidos à terapia substitutiva renal contínua. Dessa forma, não se deve restringir o conteúdo proteico da dieta com o objetivo de alentecer o aumento nos níveis séricos de ureia ou de postergar o início da terapia substitutiva renal:[16]

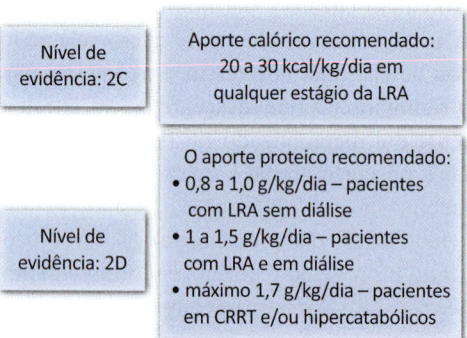

DIÁLISE PERITONEAL

A diálise peritoneal (DP) é pouco utilizada entre os pacientes com lesão renal aguda (cerca de 3% dos casos).[7] Ela costuma ser empregada preferencialmente em ambientes com recursos limitados[39] devido à simplicidade técnica, à independência de infraestrutura e ao baixo custo.

Na DP há transporte de solutos e de água através da membrana peritoneal, a qual separa o compartimento de sangue (capilares peritoneais) e o compartimento do dialisato (cavidade peritoneal). O transporte de substâncias ocorre simultaneamente por três processos: difusão, ultrafiltração e absorção.[8]

O volume de infusão, a frequência de troca da solução de diálise, o tipo e a concentração do agente osmótico empregado permitem modular a remoção de líquido e a quantidade de diálise ofertada. As contraindicações para a realização da DP são:[8]

- **Absolutas:** cirurgia abdominal recente, peritonite fecal ou fúngica, fístula pleuroperitoneal.
- **Relativas:** íleo adinâmico, celulite de parede abdominal, prótese aórtica, presença de aderências ou de fibrose abdominal, estados hipercatabólicos graves.

A DP aguda pode ser realizada manualmente ou de forma automatizada com o auxílio de uma cicladora. Entre as complicações da DP aguda, a mais frequente é a peritonite com taxa de incidência de 40%.[39] Outras complicações possíveis são hiperglicemia, hipoalbuminemia e hipotensão. Para as formas contínuas de DP aguda, a dose recomendada é equivalente a Kt/V semanal $\geq 2,1$. Quanto às técnicas intermitentes, a dose ideal ainda não foi definida de forma consensual.

Chionh e colabores[39] avaliaram a DP em pacientes com LRA e não encontraram diferença de mortalidade entre DP versus terapias hemodialíticas intermitentes e contínuas. Os achados em relação à duração/dependência de terapia substitutiva renal entre pacientes submetidos a hemodiálise versus diálise peritoneal são divergentes.[39] A escassez de estudos randomizados, as informações insuficientes sobre desfechos relevantes e a heterogeneidade dos estudos disponíveis não permitem uma conclusão definitiva. Assim, os dados atuais suportam a DP como uma opção viável no tratamento de portadores de LRA.

TERAPIAS ADSORTIVAS

A sepse é a principal causa de mortalidade na Unidade de Terapia Intensiva e a etiologia mais prevalente de LRA entre os pacientes críticos. As terapias extracorpóreas para purificação do sangue foram propostas na tentativa de melhorar o desfecho de pacientes sépticos. O racional baseia-se na remoção de mediadores inflamatórios e/ou de toxinas bacterianas do sangue, modulando favoravelmente a resposta inflamatória do hospedeiro.

As técnicas de depuração extracorpórea envolvem diferentes mecanismos, incluindo difusão, convecção, adsorção ou combinação entre eles. A adsorção de moléculas através de membranas permite remover substâncias que não podem ser depuradas pela hemodiálise ou hemofiltração, devido ao tamanho da molécula, à alta ligação proteica ou à lipossolubilidade. Seguem as principais estratégias descritas.

HEMOADSORÇÃO

O adsorvente é colocado em contato direto com o sangue através de um circuito extracorpóreo. O adsorvente atrai o soluto, por meio de interações hidrofóbicas, atração iônica, pontes de hidrogênio e forças de van der Waals. A capacidade de adsorver moléculas de alto peso molecular permite a depuração de substâncias que excedem o *cut-off* de membranas sintéticas de alto fluxo convencionais.

A biocompatibilidade é um ponto relevante, uma vez que adsorventes pouco biocompatíveis causam consequências indesejáveis, como trombocitopenia e leucopenia. Uma coluna de fibras de poliestireno recobertas por polimixina B foi desenvolvida com o intuito de remover endotoxinas do sangue.

COUPLED PLASMA FILTRATION ADSORTION (CPFA)

O plasma é separado do sangue através de um filtro plasmático, e na sequência circula através de um adsorvente onde são removidos os mediadores inflamatórios. O circuito é completado por um hemofiltro utilizado para terapia de suporte renal (hemofiltração, hemodiálise ou hemodiafiltração). A adsorção apenas da fração plasmática do sangue reduz a ocorrência de hemólise, agregação plaquetária e coagulação, além de permitir o uso de fluxos menores, maximizando a remoção dos mediadores (Figura 95.6).

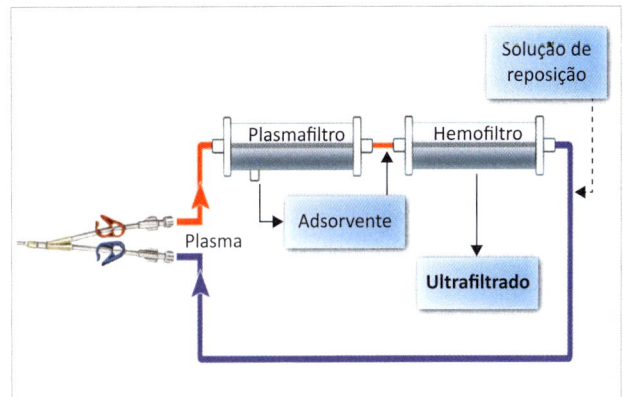

FIGURA 95.6. Representação esquemática do circuito de CPFA.

HIGH CUT-OFF HEMODIÁLISE/HEMOFILTRAÇÃO

A *performance* dos hemofiltros pode ser otimizada através de modificações na sua composição ou na sua estrutura. A polaridade da superfície da membrana sofre modificações com a adição de polímeros de carga positiva, promovendo a adsorção de endotoxinas carregadas negativamente. O aumento do tamanho dos poros também aumenta o espectro das moléculas depuradas. Um fator limitante tem sido a perda de quantidades significativas de albumina pelo filtro (Figura 95.7).

Vários estudos clínicos e experimentais mostraram resultados promissores em relação às terapias de purificação do sangue no que diz respeito à depuração de citocinas e/ou de endotoxinas e à melhoria de variáveis fisiológicas. Porém, questões acerca do tempo ideal para início, duração e frequência do tratamento ainda permanecem sem resposta. Até o estabelecimento do real impacto das terapias de purificação do sangue sobre a mortalidade e as disfunções orgânicas, o seu papel na sepse ainda está por se definir.[40]

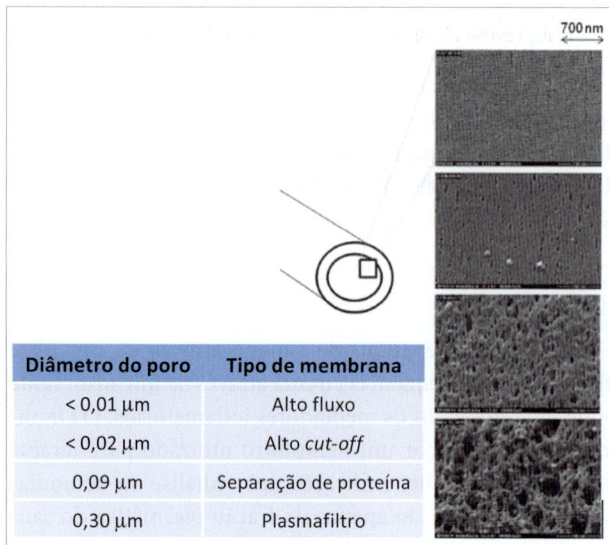

FIGURA 95.7. Tipos de membranas.
Fonte: Adaptado de Rimmelé e Kellum. Critical Care, 2011,15:205.

CONSIDERAÇÕES FINAIS

A LRA é fator de risco independente para mortalidade e complicação frequente no ambiente de terapia intensiva. Como seu tratamento é eminentemente suportivo, os esforços se concentraram nos últimos anos no aperfeiçoamento das terapias dialíticas. Análises comparativas falharam em demonstrar superioridade de um método sobre o outro. A decisão da melhor estratégia dialítica continua a se basear na conjunção: julgamento clínico, *expertise* do serviço e disponibilidade de recursos.

REFERÊNCIAS BIBLIOGRÁFICAS

1. Bagshaw SM, Uchino S, Bellomo R, Morimatsu H, Morgera S, et al. Septic Acute Kidney Injury in Critically Ill Patients: Clinical Characteristics and Outcomes. Clin J Am Soc Nephrol. 2007;2(3):431-9.
2. Case J, Khan S, Khalid R, Khan A. Epidemiology of Acute Kidney Injury in the Intensive Care Unit. Crit Care Res Pract. 2013;2013:479730.
3. Bagshaw SM, George C, Bellomo R. Changes in the incidence and outcome for early acute kidney injury in a cohort of Australian intensive care units. Crit Care. 2007;11(3):R68.
4. Kramer P, Wigger W, Rieger J, Matthaei D, Scheler F. Arteriovenous hemofiltration: A new and simple method for treatment of over hydrated patients resistant to diuretics. Klin Wochenschr. 1977;55(22):1121-2.
5. Geronemus R, Schneider W. Continuous arteriovenous hemodialysis: a new modality for treatment of acute renal failure. Trans Am Soc Artif Intern Organs. 1984;30:610-3.
6. Ronco C. Arteriovenous hemodiafiltration (A-VHDF): a possible way to increase urea removal during CAVH. Int Artif Organs. 1985;8(1):61-2.
7. Uchino S, Kellum JA, Bellomo R, Doig GS, Morimatsu H, Morgera S, et al. Acute Renal Failure in Critically ill Patients. A Multinational, Multicenter Study. JAMA. 2005;294(7):813-8.
8. Daugirdas JT, Blake PG, Ing TS. Manual de Diálise. 4ª edição. Rio de Janeiro: Guanabara Koogan, 2008.
9. Bellomo R, Ronco C, Mehta R. Techique of Continuous Renal Replacement Therapy: Nomenclature for Continuous Renal Replacement Therapy. AJKD. 1996;28(5):S2-S7.
10. Cerdá J, Ronco C. Modalities of Continuous Renal Replacement Therapy: Technical and Clinical Considerations. Semin Dial. 2009;22(2):114-22.
11. Kellum J, Bellomo R, Ronco C. Continuous Renal Replacement Therapy. 1a Edição. Estados Unidos: Oxford University Press, 2009.
12. Rabindranath K, Adams J, Macleod AM, Muirhead N. Intermittent versus continuous renal replacement therapy for acute renal failure in adults. Cochrane Database Syst Rev. 2007 Jul 18;(3):CD003773.
13. Bagshaw SM, Berthiaume LR, Delaney A, Bellomo R. Continuous versus intermittent renal replacement therapy for critically ill patients with acute kidney injury: a meta-analysis. Crit Care Med. 2008;36(2):610-7.
14. Schneider AG, Bellomo R, Bagshaw SM, Glassford NJ, Lo S, Jun M, et al. Choice of renal replacement therapy modality and dialysis dependence after acute kidney injury: a systematic review and meta-analysis. Intensive Care Med. 2013;39(6):987-97.
15. Vanholder R, Van Biesen W, Hoste E, Lameire N. Pro/con debate: Continuous versus intermittent dialysis for acute kidney injury: a never-ending story yet approaching the finish? Crit Care. 2011;15(1):204.
16. Kidney Disease: Improving Global Outcomes (KDIGO) Acute Kidney Injury Group. KDIGO Clinical Practice Guideline for Acute Kidney Injury. Kidney inter. 2012;2:1-138.
17. Gotch FA, Sargent JA. A mechanistic analysis of the National Cooperative Dialisys Study (NCDS). Kidney Inter. 1985;28:526-34.
18. Daugirdas JT. Dialysis dosing for chronic hemodialysis: beyond Kt/V. Semin Dial. 2014;27(2):98-107.
19. Daugirdas JT. Second Generation Logarithmic Estimates of Single-Pool Variable Volume kt/v: An Analysis of Error. J Am Soc Nephrol. 1993;4:1205-13.
20. Held PJ, Port FK, Wolfe RA, Stannard DC, Carroll CE, Daugirdas JT, et al. The dose of hemodialisys and patient mortality. Kidney Inter. 1996;50(2)550-6.
21. Eknoyan G, Beck GJ, Cheung AK, Daugirdas JT, Greene T, Kusek JW, et al. Effect of Dialysis Dose and Membrane Flux in maintenance Hemodialysis. N Engl J Med. 2002;347(25):2010-9.
22. Ronco C, Bellomo R, Homel P, Brendolan A, Dan M, et al. Effects of diferente doses in continuous veno-venous haemofiltration on outcomes of acute renal failure: a prospective randomised trial. Lancet. 2000;356(9223):26-30.
23. Palevsky PM, Zhang JH, O'Connor TZ, Chertow GM, Crowle ST, Choudhury D, et al. Intensity of renal support in critically ill patients with acute kidney injury. N Engl J Med. 2008;359(1):7-20.
24. Bellomo R, Cass A, Cole L, Finfer S, Gallagher M, Lo S, et al. Intensity of continuous renal-replacement therapy in critically ill patients. N Engl J Med. 2009;361(17):1627-38.
25. Jun M, Heerspink HJL, Ninomiya T, Gallagher M, Bellomo R, et al. Intensities of Renal Replacement Therapy in Acute Kidney .Injury: A Systematic Review and Meta-Analysis . Clin J Am Soc Nephrol. 2010;5(6):956-63.
26. Joannidis M, Oudemans-van Straaten HM. Clinical review: Patency of the circuit in continuous renal replacement therapy. Crit Care. 2007;11(4):218.
27. Heleen M Oudemans-van Straaten HM, Kellum JA, Bellomo R. Clinical review: Anticoagulation for continuous renal replacement therapy - heparin or citrate? Crit Care. 2011;15(1):202.
28. Oudemans-van Straaten HM, Ostermann M. Bench-to-bedside review: Citrate for continuous renal replacement therapy, from science to practice. Crit Care. 2012;16(6):249.
29. Davenport A, Tolwani A. Citrate anticoagulation for continuous renal replacement therapy (CRRT) in patients with acute kidney injury admitted to the intensive care unit. NDT plus. 2009;2(6):439-47.
30. Zheng Y, Xu Z, Zhu Q, Liu J, Qian J, You H, et al. Citrate Pharmacokinetics in Critically Ill Patients with Acute Kidney Injury. Plos One. 2013;8(6):e65992.
31. Mariano F, Maurizio M, Bergamo D, Hollo Z, Scella S, et al. Blood and ultrafiltrate dosage of citrate as a useful and routine tool during continuous venovenous haemofiltration in septic shock patients. Nephrol Dial Transplant. 2011;26(12):3882-8.
32. Hetzel GR, Taskaya G, Sucker C, Hennersdorf M, Grabensee B, Schmitz M. Citrate plasma levels in patients under regional anticoagulation in continuous venovenous hemofiltration. Am J Kidney Dis. 2006;48(5):806-11.
33. Schultheiß C, Saugel B, Phillip V, Thies P, Noe S, Mayr U, et al. Continuous venovenous hemodialysis with regional citrate anticoagulation in patients with liver failure: a prospective observational study. Critical Care. 2012;16(4):R162.

34. Schilder L, Nurmohamed SA, Bosch FH, Purmer IM, den Boer SS, Kleppe CG, et al. Citrate anticoagulation versus systemic heparinisation in continuous venovenous hemofiltration in critically ill patients with acute kidney injury: a multi-center randomized clinical trial. Crit Care. 2014;18(4):472.
35. Hetzel GR, Schmitz M, Wissing H, Ries W, Schott G, et al. Regional citrate versus systemic heparin for anticoagulation in critically ill patients on continuous venovenous haemofiltration: a prospective randomized multicenter trial. Nephrol Dial Transplant. 2011;26:232-9.
36. Wu MY, Hsu YH, Bai CH, Lin YF, Wu CH, et al. Regional citrate versus heparin anticoagulation for continuous renal replacement therapy: a meta-analysis of randomized controlled trials. Am J Kidney Dis. 2012;59(6):810-8.
37. Li AMMY, Gomersall CD, Choi, G, Tian Q, Joynt GM, Lipman J. A systematic review of antibiotic dosing regimens for septic patients receiving continuous renal replacement therapy: do current studies supply sufficient data? J Antimicrob Chemother. 2009;64(5):929-37.
38. Matzke GR, Aronoff GR, Atkinson Jr AJ, et al. Drug dosing consideration in patients with acute and chronic kidney disease - a clinical update from Kidney Disease: Improving Global Outcomes (KDIGO). Kidney Int. 2011;80(11):1122-37.
39. Chionh CY, Soni SS, Finkelstein F O, Ronco C, Cruz DN. Use of Peritoneal Dialysis in AKI: A Systematic Review. Clin J Am Soc Nephrol. 2013;8(10):1649-60.
40. Rimmelé T, Kellum. Clinical review: blood purification for sepsis. Crit Care. 2011;15 (1):205.

CAPÍTULO 96

NEFROTOXICIDADE POR DROGAS

Miguel Angelo de Góes Junior
Oscar Fernando Pavão dos Santos

DESTAQUES

- Agentes farmacológicos são utilizados no diagnóstico e na terapêutica médica. Carregam perfis de efeitos adversos.
- Nefrotoxicidade induzida por drogas é uma das principais causas de lesão renal aguda (LRA) em todo o mundo. Pode, em alguns casos, causar doença renal crônica (DRC), desordens eletrolíticas e do equilíbrio ácido-base. A lista de medicamentos do paciente deve ser cuidadosamente revista para reconhecer potenciais agentes nefrotóxicos.
- O desafio maior está na capacidade de reconhecer a nefrotoxicidade em seus estágios iniciais. O monitoramento dos níveis séricos de creatinina e ureia nem sempre é um método eficaz. Contudo, é de suma importância reconhecer os pacientes de alto risco e as potenciais drogas nefrotóxicas para evitar a lesão renal.
- O reconhecimento de efeitos adversos dos fármacos mais utilizados é importante na administração desses agentes, para instituir estratégias de prevenção e suspender o agente agressor em tempo hábil para evitar a nefrotoxicidade.

NEFROTOXICIDADE POR DROGAS

Agentes farmacológicos são fundamentais no diagnóstico e na terapêutica médica. Esses agentes carregam perfis de efeitos adversos de drogas. Algumas drogas podem causar toxicidade renal com inaceitável impacto negativo sobre a morbidade e a mortalidade dos pacientes. Reconhecendo esses efeitos adversos, é importante na administração de determinados agentes farmacológicos, para instituir estratégias de prevenção e para suspender o agente agressor em tempo hábil, a fim de evitar a nefrotoxicidade.[1-3]

AGENTES ANTIMICROBIANOS
AMINOGLICOSÍDEOS

Os antibióticos aminoglicosídeos (AG) são agentes bactericidas de extrema eficácia nas infecções por bacilos gram-negativos. Os AG apresentam a nefrotoxicidade como seu mais importante efeito adverso, com incidência que varia entre 7% e 36% em pacientes hospitalizados. A incidência aumenta com a duração prolongada. Essa incidência pode chegar a níveis alarmantes de 50%, quando instituídas terapias mais prolongadas com essas drogas (mais de duas semanas). Neomicina é a droga mais tóxica neste grupo, seguida de gentamicina, tobramicina, amicacina e estreptomicina (menos tóxico).[2-4]

O baixo peso molecular determina menor afinidade pelas proteínas plasmáticas, facilitando a excreção renal, por suas características policatiônicas, e tornando os AG drogas de baixa absorção oral e de fraca penetração no liquor, em situação de barreira hematoliquórica íntegra.

AG são livremente filtrados nos glomérulos renais e então reabsorvidos pelas células dos túbulos proximais. A excreção renal é a maior via de eliminação, uma vez que se ligam muito pouco a proteínas plasmáticas.[3-4]

Desse modo, o AG que foi livremente filtrado atinge as células do túbulo proximal, tanto por pinocitose (pelo lado luminal) quanto por captação (pelo lado basolateral). Quando dentro da célula, o AG liga-se aos lisossomos e aumenta a presença deles (formando corpos mieloides), induzindo fosfolipidose, com intensa redução da função das fosfolipases locais.

Esse evento facilita a liberação de AG para o citoplasma, no qual ele interferirá na cascata de fosfatidilinositol, bloqueando a hidrólise da fosfolipase C por se ligar ao fosfatidilinositol bifosfato e afetar, assim, toda a cascata de sinalização intracelular e sua regulação por estímulos/bloqueios exógenos e endógenos. O acúmulo intracelular, por sua vez, faz com que a meia-vida local da droga seja prolongada, levando à excreção de gentamicina, por exemplo, por meses após a interrupção da terapia.

Classicamente, o espectro clínico da toxicidade renal pelos aminoglicosídeos apresenta pelo menos seis aspectos característicos:

- Lesão renal aguda (LRA) não oligúrica;
- Disfunção tubular proximal;
- Hipomagnesemia;
- Hipocalcemia;
- Hipocalemia;
- Recuperação lenta da função renal.

A nefrotoxicidade por AG clinicamente apresenta elevação da creatinina sérica após aproximadamente 5 a 7 dias de terapia, mas pode ocorrer mais precocemente na presença de fatores de risco (Quadro 96.1).[3-4]

QUADRO 96.1. Fatores de risco para nefrotoxicidade por aminoglicosídeos.

- Curso prolongado do tratamento (> 10 dias)
- Hipovolemia
- Sepse
- Doença renal crônica em tratamento conservador
- Hipocalemia
- Idade avançada
- Combinação com cefalosporinas (p. ex.: cefalotina)
- Exposição a outros agentes nefrotóxicos (p. ex.: radiocontraste iodado, anfotericina B, cisplatina)
- Exposição à gentamicina > amicacina > tobramicina

A LRA é geralmente precedida por deficiência na concentração urinária. Mais frequentemente, a elevação da creatinina ocorre nas fases finais da administração desses antibióticos, ou mesmo após a interrupção da droga. Proteinúria de baixo grau e presença de células epiteliais renais ou de cilindros grânulos no sedimento urinário geralmente são observadas dias antes de a LRA manifestar. LRA não oligúrica é o habitual, devendo-se pensar em outros fatores complicadores, como isquemia e sepse, na situação de oligúria importante.

A suspensão da terapia habitualmente está associada à melhora progressiva da função renal. Entretanto, a presença de doença renal crônica prévia pode determinar a necessidade de diálise após o tratamento com aminoglicosídeos. Além dos distúrbios metabólicos apresentados, deve-se avaliar a função tubular proximal. Essas alterações tubulares podem se manifestar por enzimúria, aminoacidúria, glicosúria e proteinúria leve, enquanto o exame de urina tipo I pode revelar apenas cilindrúria e leucocitúria leves.

A nefrotoxicidade por AG é, entretanto, o resultado da associação de vários fatores de degeneração da função renal. As injeções múltiplas de AG são responsáveis por maior acúmulo tecidual da droga quando comparadas às terapias de infusão única. Além disso, a coexistência de fatores de risco pode elevar a toxicidade renal. A combinação de aminoglicosídeos com outros agentes nefrotóxicos, por exemplo, contrastes radiológicos, parece potencializar o efeito nefrotóxico desses fármacos.

A configuração da molécula da droga também determina diferenciação do ponto de vista de toxicidade, de tal maneira que um maior número de grupos amina na sua constituição confere ao fármaco maior toxicidade sobre o rim. Dessa forma, tanto clínica quanto experimentalmente, verifica-se maior toxicidade renal da gentamicina quando comparada à tobramicina.

Além disso, a dose utilizada, o intervalo de administração e a duração do tratamento são dados importantes que, em associação com a rigorosa determinação do nível de pico da dose e do seu nadir sérico, são úteis no momento de se definir uma estratégia de tratamento com menores riscos, embora outros estudos tenham demonstrado a ausência de correlação entre esses fatores e a toxicidade renal.

Recentemente, a adoção de doses diárias únicas tem sido apresentada como alternativa terapêutica no sentido de reduzir o risco nefrotóxico. Porém, não há ainda consenso a respeito dessa manobra terapêutica, e é necessário estudo mais aprofundado das circunstâncias clínicas nas quais a dose única é apropriada.

Entretanto, apesar da multiplicidade de estudos a respeito desse efeito colateral dos AG, pouco ainda se conhece a respeito dos mecanismos pelos quais essas drogas determinam lesão subletal ou até morte celular. Provavelmente, não só as interações com lisossomos como também com outras estruturas-chave, como as mitocôndrias, com possível papel no estresse oxidativo, devem estar envolvidas nesse evento.

Torna-se, portanto, claro que medidas preventivas de LRA por AG devem considerar a dose adotada e o tempo de tratamento, de tal forma que doses menores e períodos mais curtos são desejáveis, ou até mesmo a suspensão quando apropriada. Os AG também se acumulam nos túbulos distais e dutos coletores. Isso resulta em disfunção tubular distal, redução na capacidade de concentração urinária consequentemente determinando poliúria.

Para evitar a nefrotoxicidade, doses de carga e de manutenção devem ser calculadas com base na depuração da creatinina estimada. Monitoramento dos níveis séricos de AG, expansão do volume e limitação da dosagem de uma vez por dia *versus* múltiplas vezes ao dia são outras estratégias que permitem minimizar o risco de nefrotoxicidade por AG. Porém, a responsabilidade clínica a respeito da utilização criteriosa de AG, com pleno conhecimento dos fatores de risco e agravantes da toxicidade, é seguramente o principal elemento na tentativa de se reduzir a frequência e a intensidade dessa condição mórbida.[2,4]

VANCOMICINA E TEICOPLANINA

A vancomicina (VCM) é um antibiótico glicopeptídeo de amplo emprego no tratamento de infecções por germes gram-positivos, especialmente nas infecções estafilocócicas resistentes à meticilina e nas infecções intestinais por *Clostridium difficile*.[4-5]

É comumente utilizada em terapia intensiva, uma vez que é um agente de primeira linha para o tratamento de infecções graves ocasionadas por *Staphylococcus aureus* resistentes à meticilina. Nefrotoxicidade relacionada com a VCM ocorre geralmente devido à necrose tubular aguda (NTA) ou à nefrite tubulointersticial aguda (NTIA). Uma metanálise recente revelou que a incidência de nefrotoxicidade variou entre 5% e 43%.

Níveis séricos elevados (0,15 mg/L) de VCM, longa duração da terapia e administração concomitante de outras nefrotoxinas (p. ex.: AG) têm sido descritos como fatores de risco para o desenvolvimento de nefrotoxicidade. O mecanismo exato de necrose tubular aguda (NTA) relacionado com VCM ainda não está totalmente estabelecido. Sugere-se que a VCM induz lesões tubulares por estresse oxidativo. Devido à sua ampla utilização, os médicos devem estar cientes deste risco e devem monitorizar os pacientes para o desenvolvimento de nefrotoxicidade. Em pacientes com DRC, a dosagem deve ser baseada na depuração da creatinina estimada.[4-6]

Uma vez que não pode ser eliminado por métodos dialíticos convencionais (excetuando-se os procedimentos contínuos com filtros de alta permeabilidade), é droga de grande aplicação e comodidade para pacientes em terapêutica substitutiva da função renal por diálise.

A incidência de eventos nefrotóxicos pela VCM é de aproximadamente 5%, quando consideradas as elevações da creatinina a partir de 0,5 mg/dL. Entretanto, essa toxicidade pode ser amplificada em até dez vezes, em situações de associação com outros agentes nefrotóxicos, como os AG, e seguramente representa uma combinação de potencial tóxico muito elevado. Além do efeito sinérgico com os AG, estados de desidratação, idade avançada e níveis de creatinina previamente elevados, à semelhança do observado com a gentamicina, são os principais fatores de risco para o desenvolvimento da nefrotoxicidade.[5-6]

A teicoplanina, de espectro clínico semelhante ao da VCM, apresenta, porém, toxicidade renal bem inferior, com incidência em torno de 0,4%, relacionada com episódios de nefrite tubulointersticial aguda (NTIA) após seu uso prolongado. A associação dessa droga com outros agentes tóxicos, como AG, também deve ser evitada, porém representa uma situação de menor risco quando comparada a associações da VCM.[5-6]

SULFONAMIDAS

Sulfametoxazol (SMX) é provavelmente o antibiótico à base de sulfa mais amplamente utilizado; geralmente é prescrito com trimetoprima (TMP), agindo sinergicamente como uma combinação de agentes antimicrobianos. Baixo custo e bom espectro de atividade antimicrobiana fazem a combinação SMX-TMP uma escolha popular entre os médicos.

A incidência global da nefrotoxicidade por SMX-TMP foi considerada baixa em um estudo de coorte retrospectivo; os dados mais recentes sugerem que a incidência global pode ser de 11,2%.

O recente aumento na incidência de infecções de pele relacionadas com o *Staphylococcus aureus* resistentes à meticilina provocou mais o uso desta droga, que tem vários efeitos adversos renais. Em primeiro lugar, é importante notar que a TMP inibe a secreção tubular proximal da creatinina e pode resultar em elevados níveis séricos desta. Contudo, não está acompanhada por uma diminuição na taxa de filtração glomerular real e, consequentemente, não deve ser considerada a LRA. A TMP também pode resultar em hipercalemia por inibir o canal de sódio epitelial no túbulo contornado distal, que fornece a força motriz para excreção de potássio.[7]

Atualmente, com a utilização de doses progressivamente maiores de SMX-TMP, nas infecções pulmonares por *Pneumocystis carinii*, e de sulfonamida, na toxoplasmose cerebral em pacientes aidéticos, voltou-se a observar a nefropatia por obstrução intratubular.

A LRA secundária a sulfonamidas ocorre mais comumente devido à NTIA. O uso de sulfadiazina de alta dose pode causar nefropatia por cristais. A precipitação desses cristais normalmente ocorre na urina ácida (pH < 5,5) e em estados de baixo fluxo. Assim, alcalinização da urina e alta ingestão de líquidos potencialmente poderiam prevenir o desenvolvimento de cristalúria.[4,7]

FLUORQUINOLONAS

Ciprofloxacina é um antibiótico fluoroquinolona comumente prescrito para o tratamento de infecções de trato urinário, dermatológico ou gastrintestinal; apresenta efeito adverso nefrológico por causar NTIA e cristalúria, ocasionando perda da função renal. Cristais urinários, às vezes, podem ser visualizados por microscopia polarizada, como agulhas birrefringentes, estrelas ou feixes de cristalização.[8]

A ciprofloxacina é insolúvel em pH neutro ou alcalino e cristaliza em urina alcalina (pH > 7,3). A cristalização intrarrenal é resultado de elevadas doses em idoso, doença renal crônica, hipovolemia e/ou urina alcalina.

Os pacientes, geralmente, são assintomáticos e o primeiro sinal de lesão renal é uma elevação nos níveis da creatinina sérica após 2 a 14 dias de tratamento.

Esses efeitos adversos podem ser evitados, se os pacientes não apresentarem depleção de volume, pela dosagem do medicamento corrigida, de forma adequada, para o nível da função renal, a fim de evitar alcalinazação da urina.[8-9]

PENICILINAS, CEFALOSPORINAS E CARBAPENENS

Penicilinas e cefalosporinas são antibióticos frequentemente utilizados na prática clínica e que podem causar NTA e NTIA.

Classicamente, as penicilinas naturais e as sintéticas podem induzir NTIA, especialmente a oxacilina e a ampicilina. A lesão renal ocorre em 7 a 14 dias após a administração da droga, e a recuperação da função renal é o usual com a suspensão da medicação. Febre, *rash* cutâneo, eosinofilia, sedimento urinário com leucocitúria (eosinofilúria) e proteinúria discreta são o quadro mais clássico da NTIA, que, porém, com essa apresentação completa, ocorre em menos da metade dos pacientes.[4,10]

A cefaloridina é o principal representante das cefalosporinas e pode causar lesão renal. Provoca lesão tubular proximal com NTA, especialmente em pacientes desidratados. As cefalosporinas de geração mais recente têm menor potencial nefrotóxico e frequentemente se associam a eventos de prejuízo da função renal na coexistência de outras entidades mórbidas de potencial lesivo ao rim (sepse, drogas e contraste).

O mecanismo de lesão renal parece ser a indução de maior estresse oxidativo. A cefalosporina pode acumular-se no interior do citoplasma e afetar tanto as funções mitocondriais quanto produzir peroxidação lipídica, facilitando a morte celular. Adequado ajuste da dose das cefalosporinas é requerido nas situações de redução da função renal.

Apesar do amplo espectro de utilização do imipenem, é rapidamente inativado no túbulo distal pela desidropeptidase. O metabólito gerado é extremamente nefrotóxico e pode provocar NTA. Por isso, associa-se ao imipenem a cilastina, um inibidor da desidropeptidase que, ao mesmo tempo, aumenta a meia-vida da droga e reduz o seu potencial nefrotóxico.[10]

POLIMIXINAS

As polimixinas são um grupo de antibióticos geralmente reservados a organismos resistentes, principalmente porque apresentam alto potencial nefrotóxico. Colistina e polimixina B são os dois principais agentes utilizados desta classe antimicrobiana. Ambos apresentam janela terapêutica estreita, pois o limiar para a nefrotoxicidade apresenta relação com a quantidade de D-amino e de ácidos graxos. Assim, ocorre aumento do influxo de cátions da membrana celular tubular, resultando em lesão celular tubular. O risco de desenvolvimento é maior com prolongada administração.

PENTAMIDINA

A pentamidina endovenosa é utilizada no tratamento de infecções por *Pneumocystis carinii* e possui alto potencial nefrotóxico. Ela se acumula no tecido renal, após múltiplas doses, e parece provocar lesão tubular direta. Hipomagnesemia com hipermagnesiúria, hipocalcemia e hipercalemia são os achados mais observados. Há efeito sinérgico com a anfotericina B em termos de nefrotoxicidade. A nebulização com pentamidina é causa incomum de toxicidade renal. Uma vez que a depuração renal da droga é baixa, a diálise é de pouca utilidade em sua remoção.[3-4]

OUTROS ANTIBIÓTICOS

Os agentes provocadores de NTIA são vários. Entre os antibióticos, além dos referidos anteriormente, vale ressaltar aztreonam, rifampicina e tetraciclinas. Todos apresentam potencial indutor de NTIA e, habitualmente, a suspensão da droga reverte o quadro clínico observado.[4]

ANTIFÚNGICO
ANFOTERICINA B

A anfotericina B (AmB) é considerada o agente antifúngico mais eficaz na prática médica há mais de 40 anos. É frequentemente utilizada no tratamento de infecções fúngicas graves, com risco de vida. A utilização terapêutica é frequentemente limitada pela nefrotoxicidade dependente da dose.

Está disponível para utilização em duas formas: convencional e lipossomal, mais recente. A forma lipossomal tem um perfil de segurança renal melhorado em comparação com a convencional.[11]

Há dois mecanismos patogênicos sugeridos para explicar LRA com AmB. O efeito antifúngico de AmB está relacionado com a sua capacidade para alterar a membrana de células fúngicas, que levam à morte celular. A AmB possui cadeias hidrofílicas que se agregam às regiões lipofílicas da membrana celular, causando a ruptura da membrana e favorecendo a penetração da droga no interior do fungo.

A AmB pode ligar-se a moléculas de colesterol em membranas celulares, alterando, assim, a permeabilidade da membrana. Este efeito pode ser tóxico para as células tubulares renais e resultar em NTA e disfunção tubular. Esta manifesta-se como acidose tubular renal (RTA), defeitos de concentração urinária e distúrbios eletrolíticos.

O segundo mecanismo para LRA é a vasoconstrição renal. A depleção de volume pode agravar os efeitos nefrotóxicos, por isso, a expansão do volume exige cuidados para evitar a nefrotoxicidade com infusões AmB.

Com o crescente uso de terapia poliantibiótica em pacientes graves, com disfunção de múltiplos órgãos e sistemas, ou em portadores de imunodeficiência, observaram-se aumento significativo no emprego da AmB e, consequentemente, maior incidência de efeitos colaterais determinados pelas drogas.

A nefrotoxicidade é dose-dependente e caracteriza-se por lesões glomerulares diretas ou tubulares. No glomérulo, provoca redução da filtração glomerular por diminuição do fluxo plasmático renal. Clinicamente, há progressiva elevação da creatinina com manutenção do fluxo urinário (LRA não oligúrica), na medida em que a dose cumulativa de AmB aumenta. No túbulo, a lesão é predominantemente distal e ocorre perda tubular de K, Mg, acidose tubular renal e perda da capacidade de concentração urinária.

A administração de AmB em soluções lipídicas teve inicialmente expectativa promissora em reduzir a nefrotoxicidade. Porém, estudos recentes têm demonstrado que a farmacodinâmica da droga modifica-se, necessitando-se de doses maiores de AmB com custos mais elevados e com incidência de nefrotoxicidade não tão baixa.

Há progressiva tendência em se manter a utilização de AmB lipossomal para casos específicos, como pacientes que já apresentem redução da função renal na necessidade de utilização da AmB.[11-12]

ANTIVIRAIS

ACICLOVIR

O aciclovir é uma droga antiviral que tem eficácia no tratamento de infecções por elementos do grupo herpes tipos I e II e herpes-zóster na população geral. Contudo, considerando a característica oportunista dessas infecções, pode-se antever claramente o emprego mais frequente do aciclovir em pacientes com imunossupressão.

Estudos revelaram que a nefrotoxicidade por aciclovir foi o efeito adverso mais frequentemente observado por esta droga, acometendo 10% dos pacientes acompanhados. Contudo, lesão renal prévia associada a estados de desidratação e utilização concomitante de outras drogas nefrotóxicas parecem contribuir para a potencialização desse efeito.

A eliminação desse antiviral ocorre pela filtração glomerular e principalmente pela secreção tubular do aciclovir; eleva-se sua concentração na urina e, em doses elevadas, pode-se exceder sua solubilidade na urina, favorecendo a precipitação da droga e a formação de cristais, implicando muitas vezes obstrução tubular.

Entretanto, a manifestação clínica da LRA por aciclovir também envolve frequentemente elevação do fluxo urinário, o que parece questionar o mecanismo obstrutivo sugerido, anteriormente, como talvez o principal agente desencadeador desse evento mórbido. Parece que, na dependência da dose, o aciclovir pode causar uma LRA funcional (induzir vasoconstrição) e de forma não oligúrica, por afetar a ação do hormônio antidiurético (HAD).

Altas doses de uso endovenoso de aciclovir podem induzir LRA secundária à precipitação de cristais nos túbulos renais. Cristais renais por aciclovir às vezes podem ser detectados por meio de microscopia de sedimento de urina. Tipicamente, elas são birrefringentes, cristais em forma de agulhas. A nefrotoxicidade pode ser reduzida por expansão de volume adequado, infusão de baixa dose e mais lenta taxa de infusão.

Entretanto, observa-se reversão da função renal a níveis basais apenas com redução e interrupção do aciclovir em alguns casos clínicos. Tratamento da nefrotoxicidade por aciclovir limita-se à infusão salina para evitar a continuação da cristalização por indução de diurese.[2-4]

FOSCARNET

Foscarnet (ácido fosfonofórmico) é uma droga antiviral cujo emprego terapêutico amplia-se, em especial os imunossuprimidos, que são acometidos de infecções por citomegalovírus refratárias a outros antivirais, como o aciclovir e o ganciclovir. Entretanto, o foscarnet tem sido também associado a episódios de LRA.[4,13]

A análise urinária de indivíduos em curso de LRA por foscarnet não revela anormalidades, porém uma provável alteração tubular deve estar envolvida, uma vez que há relatos de poliúria e polidipsia. Essa observação sugere que, à semelhança dos achados para o aciclovir, o foscarnet também pode induzir um grau de baixa resposta do túbulo distal à vasopressina (HAD), reduzindo a permeabilidade da água nesse segmento no néfron.

A nefrotoxicidade por esse agente antiviral tem apresentado frequência elevada, chegando a atingir dois terços dos pacientes submetidos a essa terapêutica, e caracteriza-se basicamente pela elevação sérica de creatinina, de modo que 10% dos pacientes acompanhados evoluem para diálise temporária.

Foscarnet é nefrotóxico por estar associado à NTA, embora um relato de caso também sugira a possibilidade de lesão renal relacionada com cristal. Foscarnet também pode causar alterações significativas de eletrólitos. De fato, sua utilização pode resultar em hipocalcemia sintomática por quelar cálcio iônico. Outros distúrbios eletrolíticos incluem hipomagnesemia, hipocalemia e hipo ou hiperfosfatemia.[4-13]

AGENTES ANTIRRETROVIRAIS

Houve uma melhora dramática na morbimortalidade associada à infecção por HIV. A terapia antirretroviral geralmente é usada ao longo da vida, por isso, é importante que os médicos reconheçam as manifestações nefrotóxicas comuns dessas drogas.[14]

Os inibidores de protease, uma classe de medicamentos antirretrovirais, também podem causar nefrotoxicidade. O indinavir é um inibidor de protease que revolucionou o tratamento ao portador de HIV, mas seu uso está associado com nefrotoxicidade; ele pode cristalizar nos túbulos renais, resultando em LRA relacionada com cristal e litíase renal, pois o rim depura aproximadamente 20% do indinavir, e a precipitação de cristais ocorre em pH urinário > 5,5.

Felizmente, o uso de indinavir está em declínio, uma vez que está sendo substituído por outros agentes mais seguros. O atazanavir é inibidor de protease mais recente, que está também associado com nefrolitíase, mas em grau muito menor em comparação com o indinavir. Casos de NTIA também têm sido relatados com o uso de inibidores de protease, incluindo indinavir, abacavir, ritonavir e atazanavir.

O tenofovir é o mais proeminente dos agentes antirretrovirais, um inibidor nucleosídeo da transcriptase reversa que pode causar LRA com ou sem tubulopatia. A LRA resulta de toxicidade para as células tubulares, mediada por uma lesão mitocondrial, provocando NTA; pode apresentar distúrbios eletrolíticos, incluindo síndrome de Fanconi. A descontinuação do tenofovir geralmente reverte essas alterações patológicas; no entanto, casos graves de LRA podem resultar em doença renal crônica.[14-15]

AGENTES ANTINEOPLÁSICOS
DROGAS ANTINEOPLÁSICAS

Agentes quimioterápicos são importantes para bloquear ou reduzir a velocidade de crescimento tumoral, mas efeitos adversos renais frequentemente complicam o tratamento, podendo ocasionar LRA, proteinúria, hipertensão e distúrbios eletrolíticos e acidobásico.[4,16]

CISPLATINA

A descoberta do composto cis-diamminedichloroplatinum, a cisplatina, mudou o prognóstico de pacientes com câncer de células germinativas de forma radical, de maneira que, atualmente, pode-se considerar chance de até 80% de cura para esses pacientes. Paralelamente, a introdução de compostos platinos, como agentes antitumorais, reviveu o problema da nefrotoxicidade causada por metais pesados, como característica clínica restritiva a essa terapêutica. Entre esses compostos, destaca-se a cisplatina.[4,16-17]

O emprego progressivo desse fármaco define as limitações clínicas da cisplatina, de modo que, entre os efeitos colaterais, a nefrotoxicidade, a exemplo de outros compostos metálicos, tem se revelado a mais séria. Além disso, a nefrotoxicidade representa a maior causa de morbidade, após o tratamento antineoplásico e o transplante de medula óssea. Devem-se destacar também a ototoxicidade, a neurotoxicidade e a toxicidade gastrintestinal como efeitos adversos relativamente frequentes, porém de menor gravidade que o dano renal.

Devido à sua atividade antitumoral eficaz, a cisplatina é um componente padrão nos regimes de tratamento para diversos tipos de tumores de órgãos sólidos. A utilização de cisplatina pode resultar em variedade de síndromes clínicas renais (Quadro 96.2). O principal mecanismo para provocar LRA é lesão tóxica celular direta, principalmente para o túbulo proximal.

A lesão seletiva aos túbulos proximais ocorre devido ao acúmulo preferencial do fármaco nas células tubulares proximais. Isso acontece por meio de absorção celular do cobre OCT-2. Outros agentes quimioterapêuticos à base de platina, como carboplatina e oxaliplatina, não são tão nefrotóxicas como a cisplatina, por causa da reduzida absorção por OCT-2.

QUADRO 96.2. Complicações renais pelo uso de cisplatina.

- LRA
- Hipomagnesemia
- Hipocalcemia
- Síndrome de Fanconi
- Hiponatremia por perda de sal renal
- Acidose tubular renal distal
- Microangiopatia trombótica

LRA: lesão renal aguda.

Além de mensurar a função renal, eletrólitos séricos devem ser monitorizados durante a terapia com cisplatina, para detectar anormalidades metabólicas. Algumas estratégias para prevenir a nefrotoxicidade da cisplatina incluem a expansão do volume intravenoso, a prevenção de outras nefrotoxinas potenciais e a limitação do uso de cisplatina em pacientes com doença renal crônica preexistente.

Diversas estratégias, como a coadministração de solução salina hipertônica e de tiossulfato de sódio, para limitar a nefrotoxicidade da cisplatina até agora não demonstraram resultados clínicos eficazes.[4,16-17]

Experiência clínica do início do uso desse tratamento citorredutivo demonstrou que aproximadamente 25% dos pacientes que receberam dose única de cisplatina desenvolveram azotemia reversível nas primeiras duas semanas que se seguiram à terapia, de forma que o tratamento isolado com doses 2 mg/kg está associado à toxicidade renal em um terço dos pacientes tratados, tendo sido relatado, inclusive, episódio de lesão renal irreversível.

Sabidamente, a principal via de eliminação da cisplatina é a excreção urinária. Além disso, altas concentrações da cisplatina em tecido renal, após administração sistêmica, estão associadas com perda da função com um mecanismo aparentemente dose-dependente. Doses tão reduzidas quanto 3 mg/kg de peso corporal são suficientes para determinar significativo dano renal em 48 horas após o tratamento, ocorrendo a instalação efetiva da lesão em um período de quatro a seis dias. As alterações morfológicas na estrutura renal só começam a ser detectadas a partir da instalação das alterações funcionais.

A LRA determinada pela cisplatina manifesta-se sob a forma não oligúrica. A manutenção, ou até mesmo a elevação do fluxo urinário, é acompanhada por aumento dos níveis de creatinina sérica por volta do terceiro ao quinto dia após a terapêutica com a droga.

Estudos a respeito das bases fisiopatológicas da poliúria induzida por esse antineoplásico sugerem que o desarranjo na concentração urinária já se apresenta 24 horas após o tratamento. Entretanto, a poliúria observada no início da instalação do quadro não se explica pelas mesmas bases daquela que ocorre mais tardiamente, por volta de três a cinco dias após a terapêutica, uma vez que o aumento do fluxo urinário precede qualquer dano tubular ou outra lesão estrutural no parênquima renal.

As diversas alterações no metabolismo da água são evidentes após a terapêutica com cisplatina e, assim, um defeito de concentração renal resultante, provavelmente de insuficiência de HAD circulante, deve ser fortemente considerado nesse caso. Esse efeito poliúrico precoce assemelha-se àquele observado na nefrotoxicidade crônica induzida pelo lítio.

Os distúrbios eletrolíticos decorrentes do desarranjo tubular precipitados pela cisplatina são representados também pelos efeitos sobre excreção de potássio e de magnésio. Observa-se elevação na excreção de potássio decorrente da elevação do *clearance* de potássio, contudo são raros os relatos de hipocalemia em pacientes em uso desse fármaco. Diferentemente, a hipomagnesemia é complicação muito comum. A excreção persistente de magnésio, mesmo na vigência de hipomagnesemia grave, denuncia alteração importante de reabsorção tubular.[4,16,18]

A maioria das manobras de prevenção de LRA pela cisplatina envolve a administração de volume relativamente elevado de líquidos.

Seguramente, a hidratação adequada é a manobra de prevenção que oferece algumas vantagens. Assim, deve-se manter um fluxo de diurese abundante, de modo que fluxos em torno de 100 mL/hora são os desejáveis. A infusão de solução salina isotônica, ou mesmo hipertônica, pode ser utilizada antes (até 12 horas) e depois (até 12 horas) da administração da cisplatina e evitar a utilização de outras drogas nefrotóxicas.[4,16,18]

CARBOPLATINA E OXALAPLATINA

Em pacientes com alto risco de lesão renal progressiva, carboplatina e oxalaplatina são utilizadas, baseadas no menor perfil nefrotóxico. Essas moléculas não são transportadas por OCT-2 e, assim, há redução da concentração intracelular tubular proximal.[2-4]

A carboplatina (CPT) é um derivado da platina que apresenta menor potencial nefrotóxico, quando comparada à cisplatina. Entretanto, episódios de LRA também estão associados ao uso desse fármaco, embora com frequência reduzida. As doses de CPT utilizadas para o tratamento quimioterápico são geralmente elevadas, diferentemente do observado para a cisplatina, de forma que a lesão renal pela CPT apresenta mecanismo dose-dependente.

Contudo, os relatos de lesão renal pela CPT sugerem que o efeito sinérgico do tratamento concomitante com outras drogas nefrotóxicas, como AmB, agentes antimicrobianos e outros quimioterápicos, acentua o risco da instalação da nefrotoxicidade.[3-4]

METOTREXATO E PEMETREXED

O metotrexato (MTX) é antimetabólico utilizado como agente quimioterápico em muitas formas de leucemia e de tumores de bexiga. Em altas doses, pode apresentar toxicidade renal por deposição intratubular de seu metabólito, o 7-hidroximetotrexate.[3-4,19]

O MTX é agente antifolato amplamente utilizado como quimioterapia contra diversas malignidades. A LRA induzida por MTX ocorre com uso intravenoso e doses elevadas (1000 a 33.000 mg/m^2), ocasionando cristalização nos túbulos renais, bem como toxicidade tubular direta, resultando em NTA.

A cristalização é reforçada por concentração urinária de MTX alta, reduzido volume urinário e pH da urina ácido. Uma vez que 90% do MTX é depurado pelos rins, a concentração da urina desta droga segue de perto a sua concentração sérica. Estratégias preventivas incluem manutenção de elevado volume urinário, com a expansão do volume intravenoso e alcalinização urinária. A leucovorina é frequentemente utilizada, a fim de prevenir a toxicidade sistêmica de MTX, restaurando o nível de folato reduzido. Após LRA ser estabelecida, o tratamento é de suporte.[19]

A expansão do volume e a alcalinização da urina representam alternativas terapêuticas na profilaxia da LRA pelo MTX, na medida em que podem reduzir a precipitação intratubular e, consequentemente, a lesão renal de origem obstrutiva.

Hemodiálise de alto fluxo depura eficientemente MTX, mas é limitada pelo efeito rebote pós-diálise dos níveis de MTX. Potenciais terapias mais recentes incluem carboxipeptidase G2 ([CPDG2] glucarpidase), enzima bacteriana recombinante que hidrolisa rapidamente MTX a metabólitos inativos. O CPDG2 demonstrou reduzir eficientemente os níveis tóxicos de MTX. Neste momento, a utilização de CPDG2 é restrita pelo alto custo e pela disponibilidade limitada, mas, apesar dessas limitações, é promissora, uma vez que resulta em redução sustentada dos níveis de MTX.[19-20]

Pemetrexed, análogo estrutural do MTX, é outro agente antifolato usado no tratamento do câncer. A nefrotoxicidade por pemetrexed ocorre principalmente por conduzir lesão tubular, resultando em NTA. No entanto, diabetes insípido nefrogênico e acidose tubular renal distal também foram relatados após o uso de pemetrexed.[19,21]

Outros mecanismos de lesões renais, como o efeito tubular (lesão/necrose em túbulo proximal) e o efeito vasoconstritor renal, foram relatados; à semelhança de outros agentes nefrotóxicos, a lesão renal por redução da filtração glomerular promove elevação do nível sérico da droga e acentua a toxicidade em outros órgãos. Além disso, a associação com agentes anti-inflamatórios não hormonais deve ser evitada.[19-21]

CICLOFOSFAMIDA

Além dos efeitos mais comuns da ciclofosfamida, como mielossupressão, náuseas, vômitos e cistite hemorrágica, esse agente pode precipitar grave hiponatremia quando administrada em doses elevadas. A redução na excreção de água é causada pelo efeito antidiurético da droga em nível distal e não por liberação de água.[3-4]

IFOSFAMIDA

A ifosfamida é um agente alquilante derivado da ciclofosfamida e pode causar cistite hemorrágica, lesão tubular renal, principalmente por metabólito cloracetaldeído. A ifosfamida entra nas células tubulares renais via OCT-2, mas a ciclofosfamida não utiliza esta via. Contudo, alterações na função tubular, como diabetes insípido nefrogênico, acidose tubular renal e necrose tubular aguda, já foram associadas ao seu uso.

Entretanto, ainda não estão estabelecidos os mecanismos indutores desse efeito colateral, uma vez que a ifosfamida está associada com ciclofosfamida em uso clínico, o que pode mascarar o efeito isolado da primeira.[22] Acredita-se, porém, que seja um mecanismo dose-dependente, com toxicidade para doses superiores a 6 g/m.^{2}

MITOMICINA C

Uma dose acumulativa de mitomicina, em associação com 5-fluorouracil, tem sido relatada como situação que se assemelha à síndrome hemolítico-urêmica.

O curso da lesão renal pela mitomicina pode ser rápido, porém casos com manifestação de hemólise e de uremia de forma insidiosa têm sido documentados. Outras lesões histológicas observadas correspondem à deposição de fibrina e à esclerose glomerular, ocorrendo disfunção renal com incidência menor que 1% da população submetida ao tratamento com mitomicina C.[3-4]

NOVAS DROGAS ANTINEOPLÁSICAS

Os avanços recentes na pesquisa do tumor levaram ao desenvolvimento de terapias-alvo moleculares que permitem terapia eficaz de neoplasia maligna com menos efeitos adversos, em comparação com os agentes quimioterapêuticos convencionais. As drogas antiangiogênicas, que incluem anticorpos monoclonais contra o fator de crescimento endotelial vascular (VEGF) e os inibidores de receptor de VEGF (VEGF-R), atuam perturbando o desenvolvimento vascular tumoral. Infelizmente, esses agentes interferem com a sinalização de VEGF em tecidos normais, causando efeitos adversos renais.

Em podócitos, o VEGF desempenha papel importante na manutenção de um endotélio glomerular fenestrado. A interrupção desta via por inibição de VEGF pode resultar em hipertensão, proteinúria e microangiopatia trombótica.[23-24]

Cetuximabe, anticorpo monoclonal contra o receptor do fator de crescimento epidérmico (EGFR), é utilizado para a terapia dirigida de tumores. EGFR também estão presentes na membrana basolateral do túbulo contornado distal. A ativação desses receptores estimula a reabsorção de magnésio, via canais TRPM6 (receptor transitório do canal potencial de ação, subfamília M, membro 6). Assim, a inibição do EGFR em tecido renal de cetuximabe pode resultar em perda de magnésio renal e hipomagnesemia.[4,24]

AGENTES ANTI-INFLAMATÓRIOS
ANTI-INFLAMATÓRIOS NÃO HORMONAIS

Anti-inflamatórios não hormonais (AINH) são amplamente utilizados para aliviar a dor e os sinais de inflamação. Sua eficácia e segurança relativa colocam-nos entre os medicamentos mais vendidos sem prescrição médica em todo o mundo. A incidência mundial de efeitos secundários renais é relatada como de 1% a 5%. No entanto, o uso difundido de AINH põe-no entre as causas mais comuns da lesão renal induzida por drogas. AINH pode resultar em uma variedade de complicações renais (Quadro 96.3).

A redução da síntese de prostaglandina (PG) mediada, por inibir a cicloxigenase dada pelo uso de AINH, explica muitas de suas complicações renais. A PG desempenha um papel significativo na manutenção da fisiologia renal normal. A vasodilatação renal induzida por PG é crítica para manter a perfusão renal adequada. AINE podem prejudicar essa vasodilatação renal e alterar a hemodinâmica renal. Este efeito é ampliado em pacientes que são hipovolêmicos ou estão usando concomitantemente inibidores da enzima conversora da angiotensina. É importante notar que o LRA pode ocorrer com AINH não seletivo ou seletivo (COX-2 específicos).[3-4,24]

QUADRO 96.3. Complicações renais pelo uso de anti-inflamatórios não hormonais.

- Azotemia pré-renal
- Necrose tubular aguda
- Necrose de papila aguda
- Nefrite intersticial aguda
- Nefrite túbulo-intersticial crônica (nefropatia analgésica)
- Doença de lesões mínimas
- Neuropatia glomerular membranosa
- Hipercalemia e acidose metabólica (hipoaldosteronismo poreninêmico)
- Hiponatremia
- Hipertensão

A PG também desempenha papel na estimulação da renina angiotensina-aldosterona. Assim, mediada por AINH, a inibição de PG pode resultar em hipercalemia e acidose metabólica (hipoaldosteronismo hiporreninêmico). A hiponatremia induzida por AINH está possivelmente relacionada com o efeito inibitório sobre absorção de água no túbulo distal pelo hormônio antidiurético mediada por PG, igualmente responsável pela retenção de sódio, o que pode conduzir à hipertensão e edema.[24]

O efeito modulatório de PG sobre a hemodinâmica renal em situações fisiopatológicas é dependente do grau de ativação de efetores vasoconstritores. Assim, a administração de inibidores da cicloxigenase, como aspirina ou indometacina, provocará um decréscimo modesto no fluxo sanguíneo renal.[4,24]

Na vigência de alterações circulatórias mais sérias, o uso de AINH pode resultar em modificações mais profundas da função renal. Na insuficiência cardíaca, a diminuição do volume circulatório efetivo leva à ativação de fatores vasoconstritores que participam na manutenção da pressão arterial sistêmica. As PG vasodilatadoras, por sua vez, funcionam como mecanismo de contrarregulação, atenuando o aumento da resistência vascular e, portanto, minimizando a redução do fluxo sanguíneo renal e da filtração glomerular.

Esse balanço pode ser rompido com a administração de AINH, ocorrendo elevação importante da resistência vascular periférica e de suas consequências. A cirrose hepática é outra situação na qual a integridade da circulação intrarrenal é criticamente dependente das PG vasodilatadoras. O efeito é observado em seres humanos cirróticos, como evidenciado pela elevada incidência de insuficiência renal aguda, após a administração de AINH.

Os fatores de risco para o desenvolvimento da nefrotoxicidade por drogas AINH não estão necessariamente restritos às condições caracterizadas por redução do volume circulatório efetivo.

Outras condições em que a função renal é dependente de PG, sintetizada independentemente do volume circulatório efetivo, incluem obstrução ureteral, nefrotoxicidade por contraste, por ciclosporina e por gentamicina. Nessas situações, o aumento na síntese de PG vasodilatadoras ocorre no sentido de minimizar os efeitos vasoconstritores gerados dentro do rim, como tromboxano A_2, leucotrienos, fator ativador de plaquetas e endotelina. A administração de AINH nesse conjunto de situações pode levar a declínio exacerbado da função renal, uma vez que ocorre associação de pelo menos dois fatores agressivos ao rim: a nefrotoxicidade e a inibição de PG.

A forma mais grave da nefrotoxicidade induzida por drogas AINH é a LRA oligúrica, que se inicia vários dias após o começo da administração da droga. Ao contrário de outras formas de LRA oligúrica, a fração de excreção de sódio é frequentemente menor que 1%, refletindo, portanto, a natureza hemodinâmica da insuficiência renal. Hipercalemia desproporcional ao decréscimo da filtração glomerular é uma característica típica desse tipo de LRA. Se diagnosticada precocemente, a insuficiência renal é reversível com a interrupção do uso de AINH e, como resultado, a diálise normalmente não será necessária.[3-4, 24-25]

AGENTES ANTI-HIPERTENSIVOS

INIBIDORES DA ENZIMA DE CONVERSÃO DA ANGIOTENSINA E ANTAGONISTAS DOS RECEPTORES DA ANGIOTENSINA II

Esses grupos de drogas são largamente utilizados no tratamento da hipertensão e da insuficiência cardíaca congestiva e para retardar a progressão de nefropatia diabética. A angiotensina II ocasiona constrição principalmente nas arteríolas eferentes, gerando aumento da pressão intraglomerular. Esse mecanismo é crítico na autorregulação renal, isto é, a manutenção de taxa de filtração glomerular estável em ampla gama de pressões de perfusão renal.

Os inibidores da enzima de conversão da angiotensina (ECA) e os antagonistas dos receptores da angiotensina II (BRA) antagonizam a atividade da angiotensina II, interferindo, deste modo, na autorregulação renal e na taxa de filtração glomerular. Embora esse efeito seja bem tolerado na maioria dos pacientes, em determinadas situações, a perda da autorregulação pode precipitar ou potencializar LRA.

Essas situações incluem: estenose da artéria renal bilateral ou estenose da artéria renal em rim único, hipovolemia e o uso concomitante de AINH, ciclosporina. Além disso, a coadministração de AINH com inibidores de ECA ou BRA deve ser evitada, especialmente na vigência de DRC. A terapia de combinação com ambos os inibidores de ECA e BRA está associada a mais eventos adversos, incluindo maior risco de LRA e hipercalemia. A suspensão de inibidores de ECA ou BRA geralmente reverte essas situações de hipercalemia e LRA.[26-27]

IMUNOSSUPRESSORES

INIBIDORES DE CALCINEURINA

Tacrolimus e ciclosporina são inibidores da calcineurina (CNI) amplamente utilizados como imunossupressores.

Eles são considerados a pedra angular da terapia imunossupressora após transplante de órgão sólido. A CNI possui janela terapêutica muito estreita e é suscetível a várias interações medicamentosas, que muitas vezes levam a concentrações séricas tóxicas do fármaco.

A nefrotoxicidade com CNI está relacionada à hemodinâmica renal alterada secundária à vasoconstrição arteriolar aferente. Raramente, a LRA também pode resultar em microangiopatia trombótica da exposição à CNI; em longo prazo, pode causar fibrose intersticial e atrofia tubular, levando à doença renal crônica. Contudo, para evitar a nefrotoxicidade por CNI, o médico deve avaliar frequentemente a sua concentração sérica e corrigir a dose conforme a necessidade.[4,28]

AGENTES DIAGNÓSTICOS
RADIOCONTRASTE IODADO

Nefropatia induzida por contraste iodado (NIC) é a terceira causa mais comum de LRA em pacientes internados e está associada ao elevado risco de morbimortalidade hospitalar e desfechos em longo prazo. Radiocontrastes iodados intravenosos são necessários para vários procedimentos de radiologia diagnóstica e intervencionista.

A NIC é definida por uma elevação no nível de creatinina sérica nas 48 horas após a exposição ao radiocontraste iodado. No geral, o pico da creatinina sérica apresenta-se classicamente com elevação nas primeiras 24 a 48 horas após a exposição, com pico entre dois e cinco dias após a exposição ao radiocontraste iodado. Na maioria dos casos, a LRA é reversível e a creatinina sérica volta ao valor basal em 7 a 14 dias.

Existem vários mecanismos envolvidos na causa da LRA. Logo após a administração, o insulto inicial é desencadeado por uma intensa vasoconstrição aferente renal. Esse efeito pode resultar em hipóxia medular renal e subsequente NTA. Outro mecanismo para provocar LRA é ocasionado pela alta osmolaridade do radiocontraste. Vários fatores contribuem para o risco e a gravidade da NIC (Quadro 96.4).

QUADRO 96.4. Fatores de risco para nefropatia induzida por contraste iodado.

- Hipovolemia ou de baixo volume arterial efetivo (ex. insuficiência cardíaca)
- Doença renal crônica preexistente
- Anemia
- Diabetes melito
- Idade avançada
- Necessidade de suporte circulatório (balão intra-aórtico, vasopressores)
- Dose total de agente de contraste
- Necessidade de procedimentos repetidos
- Agente de contraste hiperosmolar
- Administração intra-arterial

O risco de NIC pode ser atenuado com certas estratégias preventivas. Hidratação venosa antes e após a exposição a agente de radiocontraste é a pedra angular para prevenir a incidência de NIC. Há alguma controvérsia em torno da escolha apropriada de líquido intravenoso. Vários estudos randomizados foram efetuados, em recente revisão sistemática, que compara o benefício da infusão de bicarbonato de sódio isotônico contra infusão salina isotônica.

Os resultados são variáveis e não há provas concretas favorecendo a infusão de bicarbonato de sódio isotônico. Outro agente profilático frequentemente utilizado é a droga antioxidante N-acetilcisteína (NAC). Os resultados de ensaio clínico recente concluíram que a NAC não tem benefício na prevenção da NIC. Enquanto isso, outros dados parecem indicar potencial benefício.

Assim, a evidência disponível é conflitante e os benefícios de NAC ainda serão provados conclusivamente. Apesar da falta de provas, a NAC ainda é bastante usada, principalmente por causa de seu perfil favorável de segurança de medicamentos, de baixo custo e de facilidade de administração.

Outras estratégias preventivas, que são óbvias e devem ser seguidas sempre que possível, incluem evitar o uso concomitante de drogas nefrotóxicas, limitando o volume de contraste, evitando exposição ao contraste repetidamente, e alcançar a estabilidade hemodinâmica antes do exame ou procedimento.[29-30]

GADOLÍNIO

Contrastes à base de gadolínio utilizados na ressonância magnética apresentam sérios riscos de morbimortalidade aos pacientes portadores de doença renal crônica, pois há relatos de LRA devido ao seu efeito osmolar. Esse tipo de LRA é raro e de menor gravidade na maioria dos casos.

A toxicidade mais grave causada pelo gadolínio é a fibrose sistêmica nefrogênica (FSN), que é uma complicação grave com alteração de fibrose de tecidos cutâneos e sistêmicos. Apresenta dois fatores necessários para a sua instalação: exposição ao gadolínio e insuficiência renal. Outros fatores que podem contribuir: inflamação, infecção, doença vascular, hipercoagulabilidade, hipercalcemia, hiperfosfatemia, terapia com ferro e agentes estimulantes da eritropoiese.

A melhor abordagem contra a FSN é a prevenção, já que os tratamentos atuais são ineficazes. Assim, os pacientes que serão expostos ao gadolínio deverão apresentar avaliação prévia da função renal. Se apresentarem alteração da função renal, será necessário outro método de investigação por imagem ou evitar o uso de radiocontraste à base de gadolínio.[4]

INIBIDORES DA HMG-COA REDUTASE

Inibidores da HMG-CoA (estatinas) são geralmente considerados os agentes de primeira linha no tratamento da hipercolesterolemia. Um efeito colateral comum da terapia com estatinas é miopatia induzida por estatina, que é relatada em até 7% dos doentes tratados com estatina crônica. Essa miopatia pode variar de mialgia inespecífica sem elevação da creatina quinase até rabdomiólise com risco de vida. A ocorrência de rabdomiólise é rara, em estudo revelou uma incidência média de 0,44 por 10.000 pessoas/ano. A incidência é maior em pacientes em terapia de combinação com estatinas e fibratos. LRA por uso de estatina é geralmente ocasionada por rabdomiólise com liberação de mioglobina com consequente tubulopatia.[31]

CONSIDERAÇÕES FINAIS

Os rins são expostos a drogas e/ou metabólitos tóxicos frequentemente e são, portanto, local comum para a toxicidade de drogas. A nefrotoxicidade induzida por drogas é uma das principais causas de LRA em todo o mundo. Além de LRA, a toxicidade crônica por droga pode, em alguns casos, causar DRC. As drogas também podem interferir com os mecanismos de transporte normais no rim, o que leva à variedade de desordens eletrolíticas e do equilíbrio ácido-base.

Quando os sinais de disfunção renal são anotados em primeiro lugar, a lista de medicamentos do paciente deve ser cuidadosamente revista para potenciais agentes nefrotóxicos. Em casos de NIA induzida por drogas, a pronta retirada do agente agressor geralmente resulta na recuperação renal, e o uso precoce de esteroides pode ser benéfico em certos casos de NIA grave.

Um dos maiores desafios está na nossa capacidade de reconhecer a nefrotoxicidade em seus estágios iniciais. Monitoramento dos níveis séricos de creatinina e ureia nem sempre é método ineficaz, pelas seguintes razões: aumento da creatinina sérica e ureia é um achado universal em LRA e não revela a etiologia, o que pode atrasar ou confundir o diagnóstico; no momento em que o aumento nos níveis de ureia e creatinina é notado, danos renais significativos provavelmente já ocorreram. Contudo, é de suma importância reconhecer os pacientes de alto risco e as potenciais drogas nefrotóxicas para evitar a lesão renal.

REFERÊNCIAS BIBLIOGRÁFICAS

1. Cooper DL, Conder CM, Harirforoosh S. Nanoparticles in drug delivery: mechanism of action, formulation and clinical application towards reduction in drug-associated nephrotoxicity. Expert Opin Drug Deliv. 2014;11(10):1661-80.
2. Tiong HY, Huang P, Xiong S, Li Y, Vathsala A, Zink D. Drug-induced nephrotoxicity: clinical impact and preclinical in vitro models. Mol Pharm. 2014;11(7):1933-48.
3. Perazella MA. Renal vulnerability to drug toxicity. Clin J Am Soc Nephrol. 2009;4(7):1275-83.
4. Shirali AC, Pazhayattil GS. Drug-induced impairment of renal function. Int J Nephrol Renovasc Dis. 2014;7:457-68.
5. van Hal SJ, Paterson DL, Lodise TP. Systematic review and meta-analysis of vancomycin-induced nephrotoxicity associated with dosing schedules that maintain troughs between 15 and 20 milligrams per liter. Antimicrob Agents Chemother. 2013;57(2):734-44.
6. Cappelletty D, Jablonski A, Jung R. Risk factors for acute kidney injury in adult patients receiving vancomycin. Clin Drug Investig. 2014 Mar;34(3):189-93.
7. Fraser TN, Avellaneda AA, Graviss EA, Musher DM. Acute kidney injury associated with trimethoprim/sulfamethoxazole. J Antimicrob Chemother. 2012;67(5):1271-7.
8. Bird ST, Etminan M, Brophy JM, Hartzema AG, Delaney JAC. Risk of acute kidney injury associated with the use of fluoroquinolones. CMAJ. 2013;185(10):E475-E82.
9. Stratta P, Lazzarich E, Canavese C, Bozzola C, Monga G. Ciprofloxacin crystal nephropathy. Am J Kidney Dis. 2007;50(2):330-5.
10. Mac K, Chavada R, Paull S, Howlin K, Wong J. Cefepime induced acute interstitial nephritis - a case report. BMC Nephrol. 2015;16:15.1997;17(1):166-9.
11. Mistro S, Maciel Ide M, de Menezes RG, Maia ZP, Schooley RT, Badaró R. Does lipid emulsion reduce amphotericin B nephrotoxicity? A systematic review and meta-analysis. Clin Infect Dis. 2012;54(12):1774-7.
12. Falci DR, da Rosa FB, Pasqualotto AC. Comparison of nephrotoxicity associated to different lipid formulations of amphotericin B: a real-life study. Mycoses. 2015;58:104-12.
13. Philipponnet C, Michel PA, Daudon M, Brocheriou I, Boffa JJ. Intravascular foscarnet crystal precipitation causing multiorgan failure. Am J Kidney Dis. 2015; 65(1):152-5.
14. Tourret J, Deray G, Isnard-Bagnis C. Tenofovir effect on the kidneys of HIV-infected patients: a double-edged sword? J Am Soc Nephrol. 2013;24(10):1519-27.
15. Cooper RD, Tonelli M. Renal disease associated with antiretroviral therapy in the treatment of HIV. Nephron Clin Pract. 2011;118(3):c262-c8.
16. Miller RP, Tadagavadi RK, Ramesh G, Reeves WB. Mechanisms of cisplatin nephrotoxicity. Toxins (Basel). 2010;2(11):2490-518.
17. Oh GS, Kim HJ, Shen A, Lee SB, Khadka D, Pandit A, et al. Cisplatin-induced Kidney Dysfunction and Perspectives on Improving Treatment Strategies. Electrolyte Blood Press. 2014;12:55-65.
18. Launay-Vacher V, Rey JB, Isnard-Bagnis C, Deray G, Daouphars M Prevention of cisplatin nephrotoxicity: state of the art and recommendations from the European Society of Clinical Pharmacy Special Interest Group on Cancer Care. Cancer. Chemother Pharmacol. 2008;61(6):903-9.
19. Ibrahim MA, El-Sheikh AA, Khalaf HM, Abdelrahman AM. Protective effect of peroxisome proliferator activator receptor (PPAR)-α and -γ ligands against methotrexate-induced nephrotoxicity. Immunopharmacol Immunotoxicol. 2014;36:130-7.
20. Buchen S, Ngampolo D, Melton RG, Hasan C, Zoubek A, Henze G, et al. Carboxypeptidase G2 rescue in patients with methotrexate intoxication and renal failure. Br J Cancer. 2005;92(3):480-7.
21. Glezerman IG, Pietanza MC, Miller V, Seshan SV. Kidney tubular toxicity of maintenance pemetrexed therapy. Am J Kidney Dis. 2011;58(5):817-20.
22. Ciarimboli G, Holle SK, Vollenbröcker B, Hagos Y, Reuter S, Burckhardt G, et al. New clues for nephrotoxicity induced by ifosfamide: preferential renal uptake via the human organic cation transporter 2. Mol Pharm. 2011;8(1):270-9.
23. Eremina V, Jefferson JA, Kowalewska J, Hochster H, Haas M, Weisstuch J, et al. VEGF inhibition and renal thrombotic microangiopathy. N Engl J Med. 2008;358(11):1129-36.
24. Muallem S, Moe OW. When EGF is offside, magnesium is wasted. J Clin Invest. 2007;117(8):2086-89.
25. Curiel RV, Katz JD. Mitigating the cardiovascular and renal effects of NSAIDs. Pain Med. 2013;14(Suppl 1):S23-8.
26. Fried LF, Emanuele N, Zhang JH, Brophy M, Conner TA, Duckworth W, et al. Combined angiotensin inhibition for the treatment of diabetic nephropathy. N Engl J Med. 2013;369(20):1892-903.
27. Palmer BF. Renal dysfunction complicating the treatment of hypertension. N Engl J Med. 2002;347(16):1256-61.
28. Nankivell BJ, Borrows RJ, Fung CL, O'Connell PJ, Allen RDM, Chapman JR. The natural history of chronic allograft nephropathy. N Engl J Med. 2003;349(24):2326-33.
29. ACT Investigators. Acetylcysteine for prevention of renal outcomes in patients undergoing coronary and peripheral vascular angiography: main results from the randomized Acetylcysteine for Contrast-induced Nephropathy Trial (ACT). Circulation. 2011;124(11):1250-9.
30. Weisbord SD, Gallagher M, Kaufman J, Cass A, Parikh CR, Chertow GM, et al. Prevention of contrast- induced AKI: a review of published trials and the design of the prevention of serious adverse events following angiography (PRESERVE) Trial. Clin J Am Soc Nephrol. 2013;8(9):1618-31.
31. Annigeri RA, Mani RM. Acute interstitial nephritis due to statin and its class effect. Indian J Nephrol. 2015;25:54-6.

CAPÍTULO 97

SÍNDROME PULMÃO-RIM

Eduardo José Tonato
Oscar Fernando Pavão dos Santos

DESTAQUES

- Na síndrome pulmão-rim, a deterioração clínica pode ser acelerada e requerer suporte intensivo, seja pela atividade da doença, seja por complicações do tratamento imunossupressor.
- É necessário um elevado grau de suspeita clínica para se realizar o diagnóstico e o tratamento o mais precocemente possível e, assim, minimizar suas sequelas.
- Vasculites associadas a anticorpo anticitoplasma de neutrófilos (ANCA) e a anticorpos antimembrana basal glomerular (Goodpasture) são as principais causas da síndrome pulmão-rim.
- ANCA está presente em 95% das vasculites associadas a esse anticorpo.
- O reconhecimento do estágio da vasculite é importante para a adequação da terapia.
- Nas formas sistêmicas e generalizadas, a terapia-padrão consiste em ciclofosfamida e glicocorticosteroide para indução de remissão.
- O rituximab tem sido utilizado com eficácia comparável à da ciclofosfamida na terapia de indução de remissão, porém sua principal aplicação tem sido nos episódios de recidiva.
- Nas formas graves, a plasmaferese, associada à terapia-padrão, reduz o risco de doença renal crônica terminal em 24%.

INTRODUÇÃO

Sabe-se da estreita relação entre as lesões renal aguda (LRA) e pulmonar aguda (LPA). Evidências crescentes apontam a existência de um *cross-talk* entre esses dois órgãos, distantes entre si, e mostram que a lesão de um órgão pode iniciar e/ou agravar a lesão no outro.[1]

Os rins desempenham um papel importante na produção e eliminação de mediadores de inflamação com potencial de lesão a distância durante as injúrias ocorridas.[2] Paralelamente, a exposição ao ambiente inflamatório que ocorre na LPA, induzida ou não pelo ventilador, também pode precipitar o aparecimento de LRA.[3] Embora tenham ocorrido avanços em abordagens para limitar a lesão pulmonar induzida pelo ventilador e na diminuição da duração do suporte ventilatório mecânico, o efeito dessas medidas sobre a incidência e a gravidade da LRA em pacientes criticamente doentes continua a ser pouco conhecido.[4] Dessa forma, uma estreita colaboração entre os intensivistas e nefrologistas é necessária para otimizar o manejo e os resultados desta interação, que cada vez mais se mostra como uma síndrome clínica comum e com implicações clínicas rotineiras, em vez apenas de uma catástrofe autoimune rara, como a da síndrome pulmão-rim clássica. A despeito da importância dessa interação fisiopatológica entre pulmão e rim, este capítulo tratará da síndrome pulmão-rim propriamente dita.

O termo síndrome pulmão-rim (SPR) foi descrito pela primeira vez por Ernest William Goodpasture em 1919, e é usado para descrever a ocorrência de insuficiência renal em associação à insuficiência respiratória, caracterizada por glomerulonefrite rapidamente progressiva (GNRP) e hemorragia alveolar difusa (HAD) secundária a um processo autoimune.[5]

Um número significante de pacientes apresenta deterioração clínica acelerada, necessitando de cuidados intensivos, seja por exacerbação da doença de base, seja por complicações infecciosas secundárias ao tratamento imunossupressor a que são submetidos.

FISIOPATOLOGIA

A maioria das HAD ocorre em decorrência de vasculites de pequenos vasos, cujas características histológicas incluem necrose fibrinoide com formação de crescentes glomerulares na biópsia renal, característica da GNRP, e capilarite pulmonar na biópsia pulmonar. Essa vasculite sistêmica de arteríolas, capilares e vênulas está associada à necrose e ruptura das paredes dos vasos. Nos pulmões, essa ruptura resulta em extravasamento de eritrócitos nos alvéolos, enquanto que, nos capilares glomerulares, a passagem de células do sistema imunológico e deposição de fibrina no espaço de Bowman determina a formação de crescentes com a obliteração e consequente perda de função renal.

As causas mais comuns de SPR em adultos são vasculites associadas a anticorpo anticitoplasma de neutrófilos (ANCA) e a anticorpos antimembrana basal glomerular (anti-MBG), respondendo por 56% a 77% e 12% a 17% dos casos de SPR, respectivamente. Causas menos comuns de SPR podem ocorrer em menos de 10% dos casos.

DIAGNÓSTICO DIFERENCIAL

Condições não imunes associadas à falência renal e cardíaca, e cujo desfecho seja edema pulmonar, podem apresentar-se com características similares às da SPR (Quadro 97.1).[6] Dessa forma, um alto grau de suspeição é fundamental, uma vez que o diagnóstico e o tratamento precoces alteram o prognóstico da patologia.

QUADRO 97.1. Diagnóstico diferencial na síndrome pulmão-rim.

Causas de hemorragia alveolar difusa não autoimunes
Doença cardíaca:
- Síndrome cardiorrenal
- Doença valvar
- Tumores atriais

Lesão renal aguda com edema pulmonar
Distúrbios de coagulação:
- Trombocitopenia
- Uremia
- Agentes antiagregantes/anticoagulantes
- CIVD

Barotrauma
Infecção:
- Leptospirose
- *Staphylococcus aureus*
- *Legionella*
- Hantavírus
- Malária

Fenômenos embólicos:
- Embolia por colesterol
- Embolia gordurosa
- Doença tromboembólica

HAS maligna com falência renal e cardíaca causando edema pulmonar
Malignidade:
- Primária (pulmão)
- Metastática

Toxinas:
- Envenenamento por Paraquat
- Solventes
- Maconha
- *Crack*/cocaína

Hemossiderose idiopática
Linfangioleiomiomatose
Hemangiomatose capilar pulmonar

CIVD: coagulação intravascular disseminada.

DIAGNÓSTICO E AVALIAÇÃO DA HEMORRAGIA ALVEOLAR DIFUSA (HAD)
QUADRO CLÍNICO

A HAD representa um amplo espectro clínico. Ela pode desenvolver-se de forma aguda, durante alguns dias, ou mais insidiosamente. Pode se apresentar como uma doença leve ou como insuficiência respiratória fulminante. Sinais e sintomas de dispneia, hemoptise, anemia e hipóxia são de pouca sensibilidade e especificidade. Eles podem ser atribuídos a complicações da atividade da vasculite ou a seu tratamento, como a sobrecarga de fluidos ou infecção. Nem todos os pacientes com HAD apresentam-se com hemoptise (somente 30%) e/ou dispneia.

RADIOLOGIA

A radiografia de tórax é sensível, mas não específica. Até 13% dos pacientes apresentam-na normal, inicialmente. Os infiltrados têm evolução rápida com extensão quando ocorre aumento da hemorragia alveolar, ou resolução quando a hemorragia é reabsorvida.

A tomografia de tórax é mais sensível e indicada, principalmente quando a radiografia convencional for normal. Caracteriza-se por infiltrados em vidro fosco e broncogramas aéreos. Não há uma distribuição radiológica específica da HAD, podendo ser difusa ou localizada.

BRONCOSCOPIA E LAVADO BRONCOALVEOLAR

Durante uma hemorragia aguda, sangue vivo pode ser visível por meio da broncoscopia dentro das vias aéreas subsegmentares, além de um retorno progressivamente mais hemorrágico no lavado broncoalveolar. Nos quadros subagudos ou na HAD recorrente, a quantidade de macrófagos com hemossiderina direciona o diagnóstico (Figura 97.1).

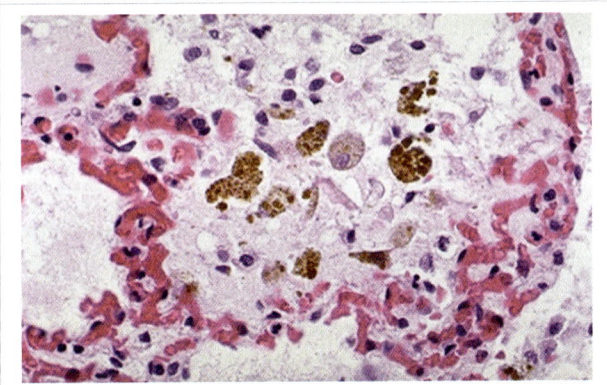

FIGURA 97.1. Macrófagos com depósitos de hemossiderina (marrom) secundários à hemorragia alveolar.

HISTOLOGIA PULMONAR

A histologia pulmonar pode ser considerada padrão ouro para o diagnóstico de HAD secundária à vasculite, com o achado de capilarite pulmonar em 63% dos casos. Contudo, deve-se pesar o risco-benefício do procedimento, uma vez que esse achado não é específico para as diferentes vasculites e traz o risco de pneumotórax quando a biópsia é realizada por broncoscopia. Outro inconveniente é que, muito frequentemente, a quantidade de material da biópsia por broncoscopia é insuficiente para o diagnóstico e, em situações críticas, há limitações para a realização do procedimento, mesmo quando realizado cirurgicamente.

DIAGNÓSTICO E AVALIAÇÃO DA VASCULITE RENAL

QUADRO CLÍNICO

O quadro clínico de lesão renal aguda é inespecífico e inclui oligúria, edema e hipertensão. A creatinina pode estar normal no início, mas deve elevar-se durante a evolução. Hematúria microscópica e dismórfica acompanhada de cilindros hemáticos (hematúria glomerular) são achados típicos, bem como proteinúria em níveis não nefróticos.

HISTOLOGIA

A biópsia renal deve ser indicada em todo caso suspeito de GNRP e a histologia deve revelar glomerulonefrite necrosante segmentar e focal (GNSF) com crescentes (Figura 97.2).

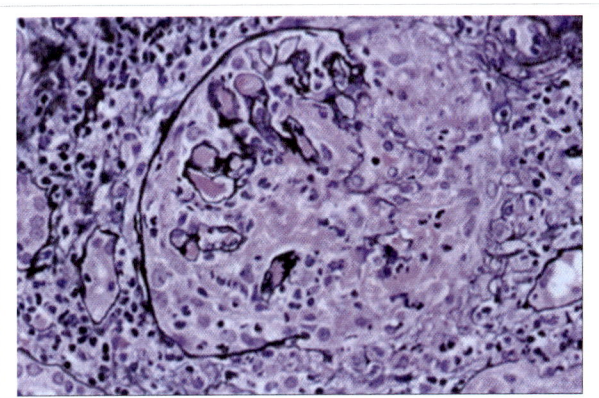

FIGURA 97.2. Glomerulonefrite segmentar e focal necrosante com crescente característica de GNRP.

CAUSAS ESPECÍFICAS DE SÍNDROME PULMÃO-RIM

Em 2012, a Conferência Internacional de Chapel Hill reclassificou as vasculites, anteriormente classificadas somente pelo tamanho do vaso acometido, agrupando aquelas associadas a anticorpo anticitoplasma de neutrófilos (ANCA) e aquelas por imune complexos. Também renomeou doenças consagradas como a granulomatose de Wegener e a síndrome de Churg-Strauss, entre outras.

Como mencionado previamente, 90% das causas de SPR são decorrentes de vasculites associadas a ANCA e a anticorpos anti-MBG, e 10% resultam de outras vasculites menos comuns, descritas no Quadro 97.2.

VASCULITES ASSOCIADAS A ANCA (AAV)

As AAV compreendem três entidades clínicas distintas: poliangeíte granulomatosa (GPA, anteriormente granulomatose de Wegener), poliangeíte microscópica (MPA) e poliangeíte granulomatosa eosinofílica (EGPA, anteriormente síndrome de Churg-Strauss). As AAV afetam pessoas de faixa etária acima de 65 anos, principalmente, e a HAD ocorre em 8% a 36% desses pacientes.

QUADRO 97.2. Síndrome pulmão-rim – classificação de acordo com o mecanismo patogênico envolvido.

Associada a anticorpos anti-MBG: doença antimembrana basal glomerular (Goodpasture)
Associada à vasculite sistêmica ANCA-positivo
- Poliangeíte granulomatosa (granulomatose de Wegener) – GPA
- Poliangeíte microscópica – MPA
- Poliangeíte granulomatosa eosinofílica (síndrome de Churg-Strauss) – EGPA

Associada a vasculites sistêmicas ANCA-negativas
- Vasculite por IgA (Henoch-Schönlein) – IgAV
- Vasculite crioglobulinêmica (Crioglobulinemia Mista)
- Doença de Behçet

Associada a ANCA positivo sem vasculite sistêmica: síndrome pulmão-rim idiopática
- Glomerulonefrite necrosante pauci-imune e capilarite pulmonar

Associada à droga: vasculite ANCA-positiva ou por imunecomplexos
- Propiltiuracil
- Penicilamine
- Hidralazina
- Alopurinol
- Sulfassalazina

Associada a anti-GBM e ANCA positivos
Associada a doenças reumáticas autoimunes (imunecomplexos e/ou ANCA mediados)
- Lúpus eritematoso sistêmico
- Esclerodermia (ANCA?)
- Polimiosite
- Artrite reumatoide
- Doença do mista do colágeno

Associada à microangiopatia trombótica
- SAF (síndrome de anticorpo antifosfolipídeo)
- Púrpura trombocitopênica trombótica
- Infecções
- Neoplasias

Hemorragia alveolar difusa complicando glomerulonefrite pauci-imune

Anti-MBG: anticorpo anti-membrana basal glomerular; ANCA: anticorpo anti-citoplasma de neutrófilos.

O ANCA encontra-se em 95% das AAV. Esses anticorpos anticitoplasma do neutrófilo são divididos em três categorias com base no seu padrão de imunofluorescência indireta: padrão granular citoplasmático difuso, padrão perinuclear e padrão atípico. Os alvos antigênicos de ANCA são a proteinase 3 (Pr3) e a mieloperoxidase (MPO) dos grânulos de neutrófilos e monócitos, que correspondem ao padrão citoplasmático e perinuclear, respectivamente (Figura 97.3).

A GPA (antiga Wegener) caracteriza-se pela tríade de vasculite necrosante sistêmica, granuloma necrosante de vias aéreas superiores e inferiores e GNRP. A incidência estimada da doença é de 8,5/milhão, com uma relação homem-mulher de 1:1. A doença geralmente envolve caucasianos (80% a 97%), com idade média no momento do diagnóstico de 40 a 55 anos, embora pessoas de todas as idades possam ser afetadas. Os pulmões são envolvidos em 90% dos casos. Em uma pequena porcentagem de pacientes, uma forma limitada da doença que poupa o rim tem sido descrita. C-ANCA é encontrado em mais de 85% dos pacientes com GPA generalizada e em 60% dos pacientes com a forma limitada da doença.

A MPA é uma vasculite sistêmica de pequenos vasos que se manifesta por glomerulonefrite pauci-imune necrosante (80% a 100% dos pacientes), capilarite pulmonar (10% a 30%), lesões na pele e artralgias. Cerca de 40% a 80% dos pacientes com poliangeíte microscópica tem ANCA, principalmente P-ANCA.

A EGPA (antiga síndrome de Churg-Strauss) é uma doença sistêmica caracterizada por uma fase inicial de asma/sinusite, seguida de eosinofilia sistêmica e vasculite. Na síndrome de EGPA, o envolvimento renal é menos intenso em comparação com GPA, síndrome de Goodpasture e MPA. P-ANCA ocorre em 35% a 70% desses pacientes, enquanto apenas 10% têm C-ANCA.

Os sinais clínicos de vasculite são inespecíficos e incluem artrite, febre, mal-estar, esclerite e mialgia. Sinais sugestivos de vasculite incluem manifestações cutâneas (erupção purpúrica palpável ou pioderma gangrenoso, ocorrendo em 40% a 60% dos pacientes) e neuropatia periférica ou mononeurite multiplex (Quadros 97.3 e 97.4).[7]

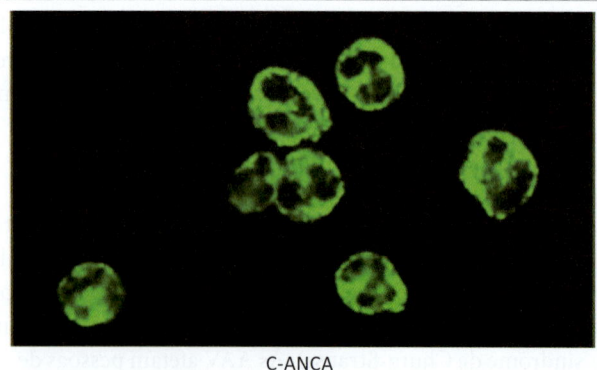
C-ANCA

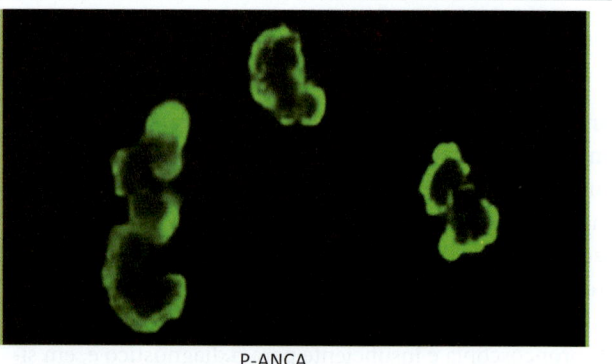
P-ANCA

FIGURA 97.3. Padrão de imunofluorescência indireta dos anticorpos anticitoplasma de neutrófilo. C-ANCA, cujo alvo antigênico é a proteinase 3 (Pr3) e P-ANCA, cujo alvo é a mieloperoxidase (MPO).

QUADRO 97.3. Achados clínicos nas AAV.

Achados mais comuns nas AAV

Sinais e sintomas	Doença		
	GPA	MPA	EGPA
Sintomas constitucionais	++	++	++
Sinusite	+++	+	+++
Asma	-	-	+++
Tosse/dispneia	+++	+	++
Rash	+	+	++
Dor abdominal	+	+	+
Hipertensão	+	+	+
Proteinúria/hematúria	+++	+++	++
Insuficiência cardíaca/pericardite	+	+	++
Mononeurite multiplex	+	+	++

GPA: poliangeíte granulomatosa (granulomatose de Wegener); MPA: poliangeíte microscópica; EGPA: poliangeíte granulomatosa eosinofílica (síndrome de Churg-Strauss).

QUADRO 97.4. Envolvimento orgânico nas AAV.

Frequência de envolvimento dos principais órgãos (%) nas AAV

	Doença		
	GPA	MPA	EGPA
Pele	50	40	60
Rim	80	90	60 a 80
Pulmão	90	50	40
Vias aéreas superiores	90	35	50
Musculatura esquelética	60	60	50
Sistema nervoso	30	30	70
Trato gastrintestinal	50	50	50
Coração	10		20 a 40

GPA: poliangeíte granulomatosa (antiga granulomatose de Wegener); MPA: poliangeíte microscópica; EGPA: poliangeíte granulomatosa eosinofílica (síndrome de Churg-Strauss).

Um sedimento urinário ativo é um achado comum, com 97% dos pacientes apresentando hematúria microscópica e 79% proteinúria. Insuficiência renal é a apresentação grave mais comum de AAV ocorrendo em até 70% dos pacientes.

Entre 25% e 57% dos pacientes com AAV e HAD necessitam de terapia renal substitutiva (TRS) a apresentação. Entre os pacientes com AAV e HAD, a maioria dos estudos relata evidência histológica pauci-imune com glomerulonefrite necrosante segmentar e focal na biópsia renal (Figura 97.4).

TRATAMENTO DAS VASCULITES ASSOCIADAS A ANCA (AAV)

MPA e GPA já foram consideradas doenças potencialmente fatais, mas a terapia imunossupressora vem melhorando substancialmente a sobrevida dos pacientes afetados. O tratamento é bifásico e adaptado ao estágio e à gravidade da doença (Quadro 97.5). Consiste em uma fase de indução da remissão, com duração de três a seis meses, para controle rápido da atividade da doença e outra fase de manutenção da remissão por, pelo menos, 18 meses, que tem como objetivo evitar a recidiva da doença por meio de agentes menos tóxicos do que os necessários para induzir a remissão.[8-10]

Indução de remissão com ciclofosfamida e corticosteroide é o tratamento de escolha para vasculites generalizadas ANCA-associadas. Essa combinação tem melhorado significativamente a sobrevida dessa doença que aumentou de

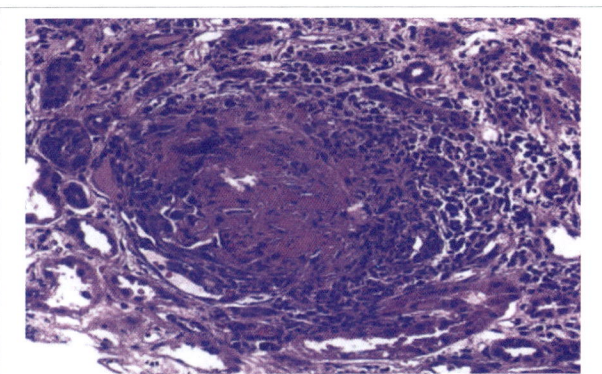

FIGURA 97.4. Poliangeíte granulomatosa – granulomatose de Wegener – glomérulo com necrose global circundado por infiltrado inflamatório granulomatoso (H&E, X400).

QUADRO 97.5. Estágio das vasculites associadas a ANCA.

Estágio	Definição*	Vasculite sistêmica além de ONG ou pulmão	Comprometimento de função de órgão vital	Creatinina (mg/dL)
Localizada	Doença do trato respiratório superior ou inferior sem comprometimento sistêmico ou sintomas constitucionais	Não	Não	< 1,7
Sistêmica recente	Doença sem comprometimento de órgãos ou risco de vida	Sim	Não	< 1,7
Generalizada	Doença com comprometimento renal ou de outro órgão	Sim	Não	< 5,7
Grave	Doença com falência renal ou de outro órgãos	Sim	Falência orgânica	> 5,7
Refratária	Doença progressiva não responsiva a terapia standard	Sim	Sim	Qualquer valor

*Definição pela EULAR (European League Against Rheumatism) e EUVAS (European Vasculitis Study Group).
ONG: ouvido, nariz e garganta.

20% aos 18 meses, nas décadas passadas, para 80% em um seguimento de 8 anos. Contudo, o grande problema reside no uso prolongado de ciclofosfamida e seus efeitos adversos, sejam de curto ou de longo prazo como depressão medular, infertilidade, doença cardiovascular e neoplasias. Assim, outras estratégias terapêuticas têm surgido para minimizar ou evitar o uso da ciclofosfamida.

Uma revisão recente, que analisou o tratamento das AAV por GPA e MPA baseado no estágio da vasculite, propôs o tratamento conforme mostrado na Figura 97.5.

Nas vasculites sistêmicas recentes, com função renal preservada, o uso de metotrexato, na dose de 0,3 mg/kg/semana, mostrou-se igualmente eficaz para induzir remissão quando comparado à ciclofosfamida, apesar de a recidiva ocorrer mais precocemente do que com a ciclofosfamida.

Nas vasculites generalizadas, como já mencionado, a terapia padrão é composta pela associação de ciclofosfamida e corticosteroide. Esta pode ser na forma de pulso endovenoso de ciclofosfamida, na dose de 15 mg/kg, que se mostrou igualmente eficaz à ciclofosfamida oral diária, na dose de 2 mg/kg, com a vantagem da menor exposição à droga, porém com maiores taxas de recidivas.

Os estudos RAVE e RITUXVAS demonstraram que rituximab, na dose de 375 mg/m^2 mensal por quatro meses, é tão eficaz quanto a terapia com ciclofosfamida, seja por via endovenosa ou oral, na indução de remissão em pacientes ANCA-positivos com GPA e MPA. No entanto, essa estratégia não foi diferente em termos de efeitos adversos em relação à terapia padrão com ciclofosfamida, apesar da vantagem de não se ter utilizado terapia de manutenção no grupo que utilizou o rituximab.[11]

O regime de corticosteroide concomitante mais apropriado para uso com qualquer agente indutor de remissão ainda não está estabelecido. Os resultados de uma metanálise sugerem que os cursos prolongados de terapia com corticosteroides em baixas doses podem diminuir significativamente a atividade da doença em pacientes com AAV e reduzir a recidiva. Na vigência de hemorragia alveolar difusa, a pulsoterapia endovenosa com metilprednisolona, doses de 500 a 1000 mg por 3 a 5 dias são utilizadas seguidas por doses de 1 mg/kg de prednisona, ou equivalente. Essa dose de prednisona deve ser reduzida gradativamente, durante os três a quatro meses seguintes, para 12,5 mg e, ao final dos 18 meses, para 5 mg/dia.

Nos casos mais graves, caracterizados por creatinina acima de 5,7 mg/dL, a associação de plasmaferese com ciclofosfamida oral reduz o risco de doença renal crônica terminal em 24%.

Nos casos refratários, o rituximab parece ser uma alternativa eficaz, promovendo remissão ou melhora em 90% das manifestações de vasculite, porém com uma alta taxa de falha terapêutica nas manifestações granulomatosas (como nas massas periorbitárias). Pacientes com restrição ao uso de imunossupressores, em virtude de quadro de infecção, podem ser considerados para o uso de imunoglobulina humana endovenosa na dose única de 2 g/kg ou 0,5 g/kg/dia em quatro dias consecutivos.

As estratégias de tratamento atuais são altamente eficientes na indução de remissão, com taxas de resposta de até

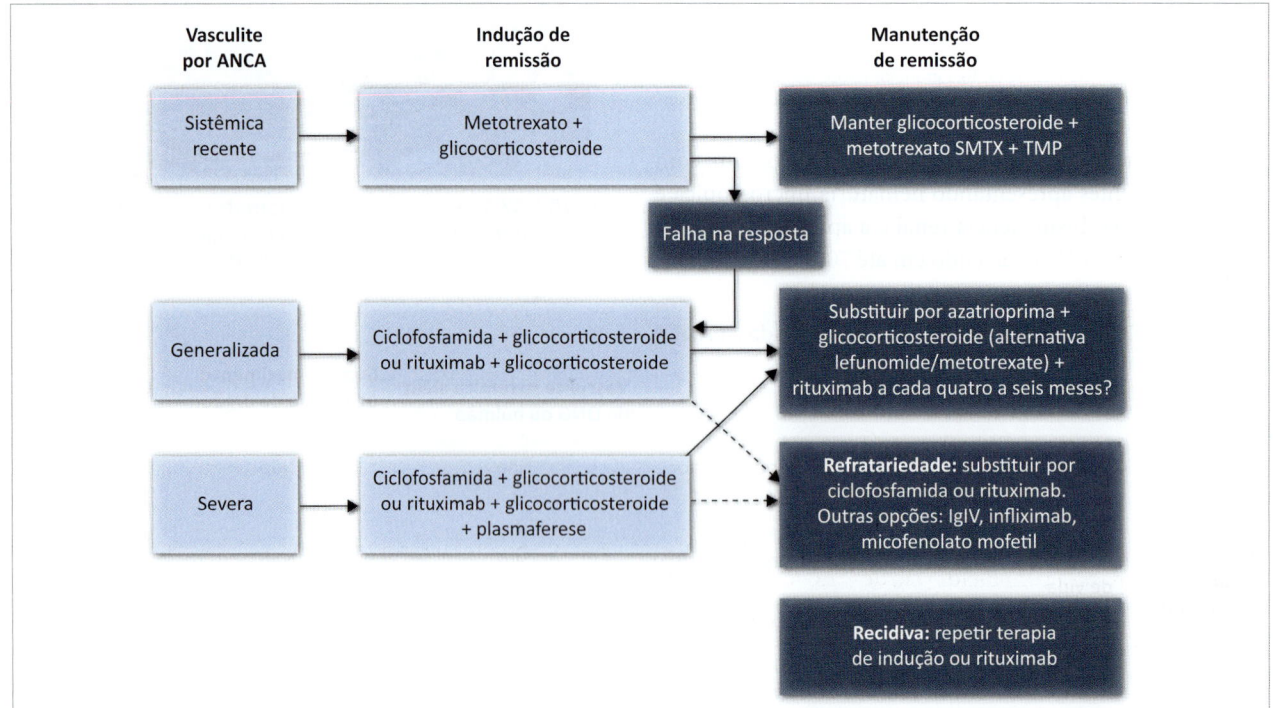

FIGURA 97.5. Estratégias de tratamento para indução e manutenção da remissão das vasculites associadas a ANCA. O tratamento de manutenção deve ser continuado por, pelo menos, 18 a 24 meses. Adicionar sulfametoxazol/trimetoprim para profilaxia de pneumonia por *Pneumocystis jirocevii*.
SMTX + TMP: sulfametoxazol/trimetoprim; IgIV: imunoglobulina intravenosa.

90% em pacientes com AAV. No entanto, as recorrências são frequentes, caso a terapia de manutenção não seja utilizada, embora a taxa de recidiva e tempo para a recorrência variem consideravelmente.

Após a indução da remissão, o uso de um regime imunossupressor menos potente para prevenir recaídas e o acúmulo de danos relacionados à atividade da doença devem ser equilibrados com a toxicidade do tratamento e devem ser apropriados ao estágio da vasculite (Quadro 97.6). A duração da terapia de manutenção precisa considerar alguns fatores prognósticos. Dados sugerem que pacientes com recaídas anteriores, diagnóstico de GPA e PR3-ANCA, devem ter como alvo de terapia de manutenção prazos acima 18 meses. Em contraste, pacientes com MPO-ANCA e diagnóstico recente de MPA podem não necessitar de terapia de manutenção além de 18 meses.[12]

QUADRO 97.6. Recomendação da terapia de manutenção de remissão de acordo com o estágio da vasculite associada a ANCA (EUVAS).

Estágio	Tratamento	Dose
Localizado	SMT + TMP	960 mg 2 ×/dia
Sistêmica recente	Metotrexato	20 a 25 mg semanal + baixa dose de corticosteroide
Sistêmica recente com comprometimento grave de VAS	SMT + TMP	960 mg 2 ×/dia ou 3 ×/semana
Generalizada	Azatioprina	2 mg/kg/dia por 12 meses, após 1,5 mg/kg/dia + baixa dose de corticosteroide
Generalizada	Metotrexato	20 a 25 mg semanal + baixa dose de corticosteroide
Generalizada	Leflunomida	20 mg por dia + baixa dose de corticosteroide
Generalizada	Rituximab	375 mg/m² ou 0,5 a 1 g a cada 4 a 6 meses

SMT + TMP, sulfametoxazol e trimetoprim; *European Vasculitis Study Group* (EUVAS).

DOENÇA ANTI-MBG (*GOODPASTURE*)

A doença Anti-MBG é uma entidade clínica caracterizada pela associação de hemorragia alveolar difusa, GNRP e anticorpos antimembrana basal glomerular. Trata-se de uma desordem rara com incidência de 1:1.000.000/ano, que afeta preferencialmente indivíduos caucasianos e do sexo masculino. Pode ocorrer em qualquer idade, porém há dois picos de incidência: 2ª a 3ª e da 5ª a 6ª décadas de vida. Tanto fatores genéticos quanto ambientais têm sido implicados na sua patogênese. Os alelos DR15 e DR4 do HLA figuram como fatores predisponentes na medida em que estão presentes em mais de 80% dos indivíduos acometidos. O tabagismo, as infecções e a exposição a hidrocarbonetos parecem atuar como possíveis elementos deflagradores.

A marca registrada está na presença do anticorpo antimembrana basal glomerular (sensibilidade 95% a 100% e especificidade de 90% a 100%), encontrado em 92% dos casos quando se utiliza ensaio imunoenzimático (Elisa). Ele se liga, principalmente, ao domínio não colágeno da cadeia α-3 do Colágeno IV, mas também a cadeia α-5 pode ser alvo, promovendo ativação do sistema complemento e de proteases, levando a ruptura da barreira de filtração e da Cápsula de Bowman responsável pela proteinúria e formação de crescentes. A síndrome de Goodpasture responde por 20% das insuficiências renais agudas secundárias à GNRP. O padrão linear de deposição de IgG característico à imunofluorescência permite a diferenciação entre outras causas de GNRP (Figuras 97.6 e 97.7).

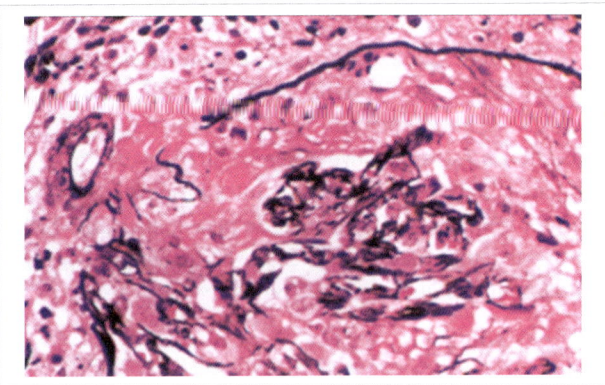

FIGURA 97.6. Glomerulonefrite mediada por anti-MBG – ruptura da membrana basal glomerular com formação de crescente fibrocelular (coloração prata de Jones, X 400).

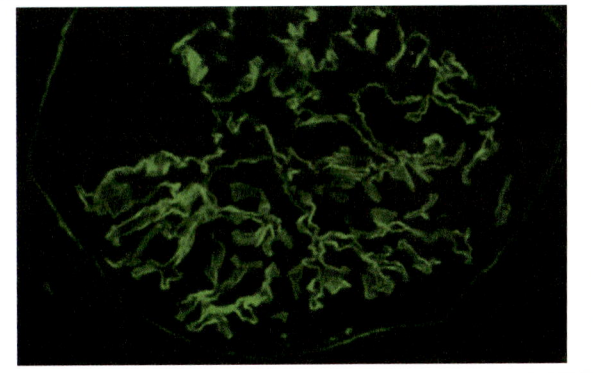

FIGURA 97.7. Glomerulonefrite mediada por anti-MBG – depósitos lineares de imunoglobulina G na membrana basal glomerular (anti-IgG imunofluorescência, X 400).

TRATAMENTO

Não existem estudos randomizados adequados que avaliem as estratégias terapêuticas para essa doença. A terapia de indução consiste de corticosteroide, ciclofosfamida e plasmaférese. Sessões de plasmaférese até a negativação do anticorpo anti-MBG devem ser consideradas. Essa estratégia resolveu 90% das HAD nesses pacientes.

As recidivas são raras, menos de 3%, e, portanto, a manutenção não é longa. Ciclofosfamida pode ser suspensa em dois a três meses e o corticosteroide, em seis a nove meses.

O desfecho está intimamente relacionado ao acometimento renal. Pacientes com creatinina inferior a 5,6 mg/dL à apresentação têm sobrevida renal de um ano de 95%, em comparação a apenas 8% daqueles que, à apresentação, estavam dependentes de diálise.

VASCULITE ANCA E ANTI-MBG POSITIVAS

Representam um subgrupo de AAV e doença anti-MBG em que ambos os anticorpos estão presentes. Estima-se que entre 5% e 14% dos pacientes ANCA-positivos têm anti-MBG detectável, e 30% a 43% dos pacientes anti-MBG-positivos têm ANCA detectável, com predomínio de P-ANCA em 82% dos casos. Nesse subgrupo, todos os pacientes apresentam comprometimento renal e 40% a 80% manifestam acometimento pulmonar concomitante.

Acredita-se que a lesão à membrana basal glomerular causado pela AAV exponha antígenos, com consequente formação de anticorpos anti-MBG. Isso pode ser justificado pelo fato de esses anticorpos serem direcionados a outros antígenos diferentes do clássico, contra a cadeia α-3 do colágeno IV, frequentemente acometido pela doença anti-MBG. Outra particularidade é o fato de o ANCA negativar-se mais rapidamente do que nas AAV "puras".

TRATAMENTO

Semelhante à doença anti-MBG, a indução deve ser feita com ciclofosfamida, corticosteroide e plasmaférese, e o prognóstico também está relacionado ao grau de acometimento renal à apresentação.

CAUSAS MENOS COMUNS DE SÍNDROME PULMÃO-RIM (SPR)

SÍNDROME ANTIFOSFOLÍPIDE (SAF)

Caracterizada por trombose vascular, abortos recorrentes e pela presença de anticorpos antifosfolípides: anticoagulante lúpico, anticorpo anticardiolipina – ou anticorpo anti-beta-2 glicoproteína-I. A SAF está associada com outras doenças autoimunes, especialmente artrite reumatoide e lúpus eritematoso sistêmico. A doença renal ocorre em < 10% dos pacientes com SAF primária. A microangiopatia trombótica é o achado mais comum na histologia renal. Os pacientes geralmente apresentam-se com proteinúria subnefrótica, insuficiência renal e hipertensão. Na chamada SAF catastrófica, pode ocorrer HAD. Os pacientes afetados são, classicamente, homens de meia-idade.

SPR associada a SAF requer tratamento imediato com corticosteroides. A plasmaférese e/ou imunoglobulina intravenosa devem ser adjuvantes nos casos graves ou na doença sem resposta aos esteroides. Os casos catastróficos, pacientes com trombose comprovada ou evidência de microtrombos, devem ser cautelosamente anticoagulados uma vez que a hemorragia aguda tenha sido controlada. O ácido acetilsalicílico deve ser considerado mesmo na ausência de trombos. A mortalidade dos casos catastróficos é significativa, com 33% dos pacientes não sobrevivendo à doença aguda, apesar do tratamento agressivo.

VASCULITE LÚPICA

A HAD é uma manifestação rara de vasculite lúpica (LV), sendo mais provável ocorrer como manifestação inicial do que tardiamente. A nefrite lúpica coexiste em 40% a 100% dos pacientes e o envolvimento do sistema hematopoiético ocorre em mais de 90% dos pacientes.

A SPR exige o pronto tratamento de indução com ciclofosfamida, corticosteroides e consideração de plasmaférese. Também deve haver uma busca exaustiva quanto a infecções e a consideração de antibióticos empíricos de largo espectro, visto que essa abordagem tem demonstrado reduzir a mortalidade. O rituximab foi bem-sucedido no tratamento da vasculite lúpica refratária, mas o seu papel preciso no tratamento de SPR não foi estabelecido. Historicamente, os desfechos são ruins, com apenas 8% de sobrevida à doença aguda. Isso tem melhorado com o tratamento agressivo, com sobrevida em um ano acima de 60% em uma série recente.

VASCULITE POR IgA (ANTIGA PÚRPURA DE HENOCH-SCHÖNLEIN)

Noventa por cento (90%) dos casos de vasculite IgA ocorrem em menores de 10 anos de idade.

A vasculite por IgA é de pequenos vasos e geralmente está associada à nefropatia por IgA. A vasculite por IgA clássica consiste na tríade de uma erupção purpúrica, dor abdominal e artrite, embora outras características possam estar presentes. A HDA é uma complicação rara da vasculite por IgA, visto com mais frequência entre os adultos.

Na ausência de insuficiência respiratória grave, corticosteroides devem ser o tratamento de primeira linha. No entanto, no contexto da doença agressiva com insuficiência respiratória grave ou doença refratária, o tratamento deve incluir pulso de ciclofosfamida intravenosa em adição aos corticosteroides. O uso de plasmaférese para o tratamento de HAD é limitada a relatos de casos. A idade avançada e gravidade da insuficiência respiratória determinam o prognóstico da SPR associada à vasculite por IgA.

VASCULITE CRIOGLOBULINÊMICA ESSENCIAL

Crioglobulinas são imunoglobulinas que precipitam quando expostas a temperaturas mais baixas. A vasculite crioglobulinêmica, geralmente contendo IgM monoclonal ou IgG policlonal, provoca uma vasculite sistêmica de pequenos vasos. Um quadro semelhante à vasculite crioglobulinêmica pode ocorrer em associação com o vírus da hepatite C (vasculite crioglobulinêmica associada ao vírus da hepatite C) ou como uma vasculite associada a câncer (particularmente com linfoma). A HAD ocorre em 3,2%

dos casos de vasculite crioglobulinêmica e está associada à glomerulonefrite membranoproliferativa em 90% dos casos. A HAD é mais comumente associada com o subtipo de imunoglobulina misto de vasculite crioglobulinêmica. A vasculite crioglobulinêmica está associada com níveis baixos ou indetectáveis de C3, mas com C4 preservado. Sintomas constitucionais incluem púrpura, artralgia, febre e neuropatia.

Tratamento de indução geralmente inclui corticosteroides, plasmaférese e ciclofosfamida. O rituximab foi usado com sucesso para o tratamento de vasculite crioglobulinêmica grave.

HAD ASSOCIADA A DROGAS

Muitos medicamentos podem causar HAD. Algumas drogas desencadeiam um processo imunológico com glomerulonefrite crescêntica e HAD. Esses medicamentos incluem hidralazina, propiltiouracil, penicilamina, alopurinol, methimazole e ácido transretinoico. Não é incomum os pacientes apresentarem ANCA detectável e alguns são positivos tanto para MPO quanto para PR3. O tratamento envolve a interrupção do agente agressor, o que geralmente leva à melhora no quadro clínico e, se isso não ocorrer, a corticosteroideterapia está indicada.

CONSIDERAÇÕES FINAIS

A síndrome pulmão-rim é uma entidade que enseja risco de vida e tem início agudo e curso fulminante se não tratada. O manejo adequado dos pacientes inclui o diagnóstico precoce e preciso, a exclusão de infecção, um acompanhamento atento e imunossupressão adequada associada à plasmaférese, em determinados casos. Agentes imunomoduladores mais recentes podem ser opções quando a doença for refratária à terapêutica habitual. O transplante renal continua a ser a única alternativa para os pacientes com SPR que evoluem para doença renal em estágio final.

REFERÊNCIAS BIBLIOGRÁFICAS

1. Koyner JL, Murray PT. Mechanical Ventilation and Lung-Kidney Interactions. Clin J Am Soc Nephrol. 2008;3:562-70.
2. Faubel S. Pulmonary Complications After Acute Kidney Injury. Adv Chronic Kidney Dis. 2008;15:284-96.
3. Kuiper JW, Groeneveld ABJ, Slutsky AS, Plotz FB. Mechanical ventilation and acute renal failure. Crit Care Med. 2005;33:1408-15.
4. Ranieri VM, Suter PM, Tortorella C, Tullio R, Dayer JM, et al. Effect of Mechanical ventilation on Inflammatory Mediators in Patients With Acute Respiratory Distress Syndrome: A Randomized Controlled Trial. JAMA. 1999;251:54-61.
5. West SC, Arulkumaran N, Ind PW, Pusey CD. Pulmonary-renal syndrome: a life threatening but treatable condition. Postgrad Med J. 2013 May;89(1051):274-83.
6. Papiris SA, Manali ED, Kalomenidis I, Kapotsis GE, Karakatsani A, et al. Bench-to-bedside review: Pulmonary-renal-syndromes- an update for the intensivist. Crit Care. 2007;11:213.
7. Semple D, Keogh J, Forni L, Venn R. Clinical review: Vasculitis on the Intensive Care Unit- part 1: diagnosis. Crit Care. 2005;9:92-97.
8. Semple D, Keogh J, Forni L, Venn R. Clinical review: Vasculitis on the Intensive Care Unit- part 2: treatment and prognosis. Crit Care. 2005;9:193-7.
9. Schönermarck U, Gross WL, de Groot K. Treatment of ANCA-associated vasculitis. Nat Rev Nephrol. 2013 Nov 5;10(1):25-36.
10. Bosch X, Guilabert A, Espinosa G, Mirapeix E. Treatment of Antineutrophil Cytoplasmic Antibody-Associated Vasculitis: A Systematic Review. JAMA. 2007;298:655-69.
11. Alberici F, Jayne DRW. Impact of rituximab trials on the treatment of ANCA-associated vasculitis. Nephrol Dial Transplant. 2014 Jun;29(6):1151-9.
12. Zand L, Specks U, Sethi S, Fervenza FC. Treatment of ANCA-associated vasculitis: new therapies and a look at old entities. Adv Chronic Kidney Dis. 2014 Mar;21(2):182-93.

CAPÍTULO 98

DISTÚRBIOS ACIDOBÁSICOS

Nádia Karina Guimarães de Souza
Oscar Fernando Pavão dos Santos

DESTAQUES

- Distúrbios do equilíbrio acidobásico (DAB) são frequentes e graves na prática clínica.
- As alterações do pH extracelular ocorrem quando existe disfunção renal ou respiratória ou quando a quantidade de base ou ácido ultrapassam a capacidade de excreção do rim.
- O primeiro passo para avaliar DAB é a atenciosa avaliação da história clínica e o exame físico que trarão importantes informações.
- O primeiro passo na investigação etiológica da acidose metabólica é o cálculo do ânion *gap*.
- As principais causas de alcalose metabólica são: perda de secreções gástricas (vômitos e drenagem por sonda nasogástrica), terapia com diuréticos, hipocalemia e excesso de mineralocorticoides.

INTRODUÇÃO

Distúrbios do equilíbrio acidobásico (DAB) são frequentes na prática clínica e o tratamento adequado depende do diagnóstico correto do distúrbio em questão. Existem três métodos para abordagem desses distúrbios: a abordagem fisiológica, a de excesso de bases e a físico-química (método de Stewart).

A abordagem fisiológica dos DAB é baseada no sistema tampão ácido carbônico-bicarbonato. Segundo o princípio iso-hídrico, nesse sistema fica caracterizado que ácidos como íons H^+ são doadores, e bases são "aceitadores" de íons H^+.

Íons livres de H^+ estão presentes nos fluidos corpóreos em concentrações extremamente baixas. O pH é uma medida da concentração hidrogeniônica $[H^+]$ e apresenta uma relação inversa e logarítmica com esse íon. Uma concentração estável desse íon é fundamental para o funcionamento normal das células. Existe uma faixa de variação compatível com a vida muito estreita, que varia de 16 a 160 nEq/L (pH de 7,80 a 6,80). Para a manutenção do pH nos níveis necessários, os mamíferos dispõem de dois sistemas principais de controle: o respiratório, que regula a retenção e eliminação do dióxido de carbono (CO_2); e o sistema tampão plasmático, do qual o bicarbonato (HCO_3^-) é o principal componente. De forma geral, o controle do pH por esses dois sistemas é expresso pela fórmula de Henderson-Hasselbalch:

$$pH = pKa + \log_{10}[HCO_3^-]/pCO_2$$

O primeiro passo para verificar os DAB é a atenciosa avaliação da história clínica e o exame físico que trarão importantes informações. Vários sintomas podem dar pistas para o desenvolvimento dos DAB como os sinais vitais, que podem indicar sepse ou choque. Alterações neurológicas, estado pulmonar, sintomas gastrintestinais. Deve-se também atentar para condições médicas tais como: gravidez, diabetes, e doença renal, cardíaca ou pulmonar preexistente. O questionamento sobre o uso de medicações como laxantes, diuréticos e metformina, que podem causar distúrbios de DAB, sinais de intoxicação exógena devem sempre ser procurados nesse cenário.

DEFINIÇÕES

A acidemia é definida como uma diminuição do pH sanguíneo (ou aumento da concentração $[H^+]$ no sangue), e a alcalemia como uma elevação do pH sanguíneo (ou redução da concentração do $[H^+]$). A acidose se refere ao processo que tende a diminuir o pH, e alcalose diz respeito ao processo que tende a aumentar o pH.[1-2]

As alterações do pH extracelular ocorrem quando existe disfunção renal ou respiratória ou quando a quantidade de base ou ácido ultrapassam a capacidade do rim de excretar.

Mudanças na concentração do $[H^+]$ e pH podem ser induzidas por alterações da pCO_2 ou do HCO_3^-. Anormalidades primárias na pCO_2 são chamadas de acidose respiratória (pCO_2 alta) ou alcalose respiratória (pCO_2 baixa). Anormalidades primárias na concentração de HCO_3^- são chamadas de acidose metabólica (HCO_3^- baixo) ou alcalose metabólica (HCO_3^- alto).

Sempre na presença de algum desses distúrbios ocorrerá uma resposta compensatória renal ou respiratória com o intuito de minimizar as alterações na concentração do $[H^+]$. A resposta compensatória sempre acompanha a direção do distúrbio primário. Por exemplo, na acidose respiratória (pCO_2 alta) aumenta a excreção renal de H^+ com aumento da concentração do HCO_3^- plasmático.

Distúrbios simples correspondem à alteração inicial e à respectiva resposta compensatória esperada. Distúrbios mistos correspondem à existência de dois distúrbios diferentes associados, e são identificados quando o grau de compensação não é adequado ou quando a resposta é maior do que a esperada. A resposta compensatória esperada nos distúrbios simples está detalhada no Quadro 98.1.[3]

QUADRO 98.1. Resposta compensatória esperada nos distúrbios simples.

Distúrbio	Alteração primária	Resposta compensatória
Acidose metabólica	Diminuição $[HCO_3^-]$	Queda de 1,2 mmHg de pCO_2 para cada 1 mEq/L de queda de $[HCO_3^-]$. Resposta adaptativa completa em 12-24 horas
Alcalose metabólica	Aumento $[HCO_3^-]$	Aumento de 0,7 mmHg de pCO_2 para cada aumento de 1 mEq/L de $[HCO_3^-]$. Resposta adaptativa completa em 24 a 36 horas
Acidose respiratória aguda	Aumento de pCO_2	Aumento de 1 mEq/L de $[HCO_3^-]$ para cada aumento de 10 mmHg na pCO_2. Resposta adaptativa completa em 2 a 5 dias
Acidose respiratória crônica	Aumento de pCO_2	Aumento de 3,5 mEq/L na $[HCO_3^-]$ para cada aumento de 10 mmHg de pCO_2
Alcalose respiratória aguda	Diminuição de pCO_2	Redução de 2 mEq/L de $[HCO_3^-]$ para cada redução de 10 mmHg de pCO_2
Alcalose respiratória crônica	Diminuição de pCO_2	Redução de 4 mEq/L em $[HCO_3^-]$ para cada redução de 10 mmHg em pCO_2. Resposta adaptativa completa em 2 a 5 dias

ACHADOS CLÍNICOS

A história e o exame físico são fundamentais para a suspeita clínica e o diagnóstico etiológico dos DAB. Atentar para os seguintes dados durante a avaliação:

- Antecedentes de diabetes, doença renal crônica, tabagismo, doença pulmonar obstrutiva crônica (DPOC), insuficiência cardíaca.
- Medicamentos em uso.
- Observar o padrão respiratório do paciente (a taquipneia pode ser um sinal de compensação de acidose metabólica – respiração de Kussmaul).

- Avaliar o nível de consciência e se há agitação psicomotora ou distúrbios de ansiedade.
- Avaliar presença de situações que podem levar à hipovolemia, como diarreia, sangramentos, sudorese excessiva, hiperglicemia com diurese osmótica, febre e uso excessivo de diuréticos.
- Atentar para sinais de tubulopatias primárias, principalmente em jovens e crianças, como história de fraqueza muscular, poliúria, polidipsia, hipotensão postural, raquitismo e baixo desenvolvimento ponderoestatural.

EXAMES COMPLEMENTARES

A gasometria arterial é o exame mais importante para o diagnóstico do distúrbio acidobásico (ver valores de referência no Quadro 98.2). Diante de um distúrbio acidobásico, são exames úteis para o diagnóstico etiológico:

- Função renal.
- Sódio, potássio e cloro.
- Fósforo e albumina.
- Lactato arterial.
- Glicemia.
- Cetoácidos (urina e/ou sangue).
- Perfil toxicológico (em algumas circunstâncias).
- Radiografia de tórax e eletrocardiograma.

QUADRO 98.2. Etiologia da acidose metabólica de acordo com o ânion *gap*.

Ânion *gap* normal

Causas renais

Acidose tubular renal tipo 1 (distal)
- Doenças tubulointersticiais (nefrocalcinose, pielonefrite crônica, rim esponja medular, rejeição do enxerto renal)
- Drogas (anfotericina, analgésicos, ifosfamida)
- Estados hipergamaglobulinêmicos (doença de Sjöegren, crioglobulinemia)

Acidose tubular renal tipo 2 (proximal)

Primária

Secundária (drogas, doença de cadeia leve, mieloma múltiplo, doença de Wilson, cistinose, doença de Lowe)

Acidose tubular renal tipo 4 (hipo ou hipercalêmica)

Causas extrarrenais
- Diarreia
- Derivação pancreática externa
- Ureterossigmoidostomia
- Síndrome do intestino curto

Ânion *gap* elevado
- Acidose L-láctica
- Acidose D-láctica
- Insuficiência renal
- Cetoacidose diabética
- Cetoacidose alcoólica
- Intoxicação por metanol (*gap* osmolar elevado*)
- Intoxicação por etilenoglicol (*gap* osmolar elevado*)
- Intoxicação por salicilatos

GAP osmolar: osmolalidade medida – osmolalidade calculada (VN < 10 mOsm/kg de H_2O). Osmolalidade calculada = $2Na^+$ + glicose/18 + ureia/5,6.

ACIDOSE METABÓLICA E O CONCEITO DE ÂNION *GAP*

O primeiro passo na investigação etiológica da acidose metabólica é o cálculo do ânion *gap* (AG), estimado a partir da diferença entre as concentrações séricas de cátions (Na^+ e K^+) e ânions (Cl^- e HCO_3^-) rotineiramente dosadas. Pelo fato de não poder haver nenhuma diferença efetiva (pelo princípio da neutralidade elétrica), essa medida reflete os chamados íons "não mensuráveis". Normalmente, essa diferença ou *gap* é representada pela porção ionizada dos ácidos fracos (A^-), principalmente a albumina, e, em menor proporção, o fósforo. Quando o AG é maior do que o que é produzido a partir da albumina e do fósforo, outros ânions, como lactato ou corpos cetônicos, devem estar presentes em quantidades maiores do que as habituais. Na prática, o AG é calculado com a seguinte fórmula:

$$AG = (Na^+ + K^+) - (Cl^- + HCO_3^-)$$

Por causa de sua baixa concentração no meio extracelular, o K^+ frequentemente é omitido dos cálculos. Os valores de referência para a maioria dos laboratórios são 12 ± 4 mEq/L (se o K^+ é considerado) e 8 ± 4 mEq/L (se o K^+ não é considerado).

É importante lembrar que esses valores são válidos desde que a albumina e o fósforo, os dois maiores constituintes de A^-, sejam normais. Isso é verdadeiro para a maioria dos indivíduos saudáveis. Entretanto, em pacientes criticamente doentes, esses parâmetros podem estar grosseiramente alterados, levando a uma alteração na faixa de normalidade para esse grupo. Tal percepção levou alguns autores a ajustar os valores de normalidade do AG para a concentração sérica de albumina e fósforo de cada paciente. Uma forma conveniente de estimar o AG é a que se segue:

$$AG\ normal = 2\ (albumina\ g/dL) + 0{,}5\ (fósforo\ mg/dL)$$

Utilizando-se dessa fórmula para avaliar a presença de ânions não mensuráveis em pacientes críticos, a acurácia do método aumentou de 33% para 96%, quando comparada com a da forma tradicional (com valor de referência = 12 mEq/L).

De modo alternativo, a carga estimada proveniente da albumina e fósforo pode ser adicionada ao Cl^- e HCO_3^-, como ânions totais. O lactato também pode ser considerado e o resultante, chamado de "AG corrigido" (cAG), deve ser próximo de zero.

$$cAG = (Na^+ + K^+) - [Cl^- + HCO_3^- + 2\ (albumina) + 0{,}5\ (fósforo) + lactato]$$

As acidoses metabólicas são classificadas de acordo com o AG: com AG elevado, por acúmulo de ácidos não mensurados (lactato, sulfatos, corpos cetônicos etc.) ou com AG normal, por perda de bicarbonato ou acúmulo de cloro pelo sistema gastrintestinal (Quadro 98.3). Na acidose metabólica por acúmulo de ácidos não mensurados há, simultaneamente, redução do bicarbonato e ausência da elevação do cloro, determinando um aumento do AG. Já quando o distúrbio primário é a perda intestinal ou renal de bicarbonato (diarreia, acidose tubular renal), o cloro é reabsorvido em excesso, mantendo o AG normal.

QUADRO 98.3. Causas de alcalose metabólica.

Perda de hidrogênio	- Perda gastrintestinal - Remoção de secreções gástricas – vômitos ou sucção nasogástrica* - Terapia antiácida - Diarreia com perda de cloro - Perda renal - Diuréticos de alça ou tiazídicos* - Excesso de mineralocorticosteroide* - Hipercalcemia - Hipercapnia crônica - Movimento de H+ para o interior das células - Hipocalemia*
Retenção de bicarbonato	- Administração de bicarbonato de sódio - Transfusão maciça de sangue - Síndrome leite-álcali
Alcalose de contração	- Diuréticos de alça ou tiazídicos - Perdas gástricas em pacientes com acloridria - Perdas por meio do suor nos pacientes com fibrose cística

* Causas mais importantes.

Nos casos de acidose com AG normal, pode-se calcular o ânion *gap* urinário ($AG_{urinário}$), para definir se a perda de bicarbonato é renal ou extrarrenal, de acordo com a fórmula abaixo:

$$AG_{urinário}\ (mEq/L) = Na^+ + K^+ - Cl^-$$

Normalmente, o ânion *gap* urinário tem seu valor positivo ou próximo a zero. Na acidose metabólica, a excreção de NH_4^+ (e Cl^- para manter a eletroneutralidade) aumenta significativamente se o mecanismo de acidificação estiver preservado, resultando em valores de AG urinário negativos. Em comparação, quando houver prejuízo na excreção de H^+ e NH_4^+, como na acidose tubular renal tipo 1 e 4, o AG urinário terá valores positivos. Valores positivos do ânion *gap* urinário indicam que a acidose tem origem renal, enquanto valores negativos indicam acidose extrarrenal (geralmente intestinal).

Outro conceito importante é a relação Δ ânion *gap*/Δ [HCO_3] para diagnóstico de distúrbios metabólicos associados:

- **Δ ânion *gap*/Δ [HCO_3] = 1 – 2:** toda variação do bicarbonato é explicada pela variação do AG. Nesse caso, tem-se uma acidose metabólica com AG aumentado isoladamente.
- **Δ ânion *gap*/Δ [HCO_3] ≥ 2:** a variação do AG é duas vezes maior que a do bicarbonato. Nesse caso, existe outro distúrbio que está aumentando o bicarbonato e, portanto, tornando o Δ pequeno e aumentando a relação. Nessa situação, está caracterizada a acidose de AG aumentado associada a uma alcalose metabólica (p. ex.: paciente com insuficiência renal na vigência de uma diarreia).
- **Δ ânion *gap*/Δ [HCO_3] ≤ 1:** a variação do bicarbonato é maior do que a do AG. Isso significa que outro distúrbio reduziu ainda mais os níveis de bicarbonato, aumentando o Δ e diminuindo a relação. Nesse caso, é possível diagnosticar a presença de acidose metabólica com AG aumentado com acidose de AG normal.

Existem três tipos de acidose metabólica com aumento do AG que merecem consideração especial:

1. A acidose lática resultante do acúmulo de lactato em consequência de diminuição da circulação periférica (tipo A) ou do uso de algumas drogas (AZT, biguanidas), insuficiência hepática, ou infecção por malária (tipo B). Na acidose láctica do tipo A, o uso de bicarbonato deve ser evitado, pois pode causar um desvio da curva de dissociação hemoglobina-oxigênio, piorando ainda mais a disponibilidade de oxigênio para os tecidos.
2. A cetoacidose (diabética, alcoólica ou por jejum prolongado) que ocorre pelo aumento do metabolismo de ácidos graxos e acúmulo de acetoacetato e hidroxibutirato.
3. A intoxicação por salicilatos pode cursar com acidose metabólica isolada (mais observada em crianças), com alcalose respiratória (estimulação do centro respiratório) e com um distúrbio misto acidose metabólica + alcalose respiratória. O diagnóstico pode ser sugerido por história de náuseas, zumbidos e exposição a altas doses de ácido acetilsalicílico. O tratamento deve ser feito com lavagem gástrica, administração de carvão ativado e alcalinização sanguínea e urinária com $NaHCO_3$. Nos casos com insuficiência renal, o tratamento dialítico deve ser incluído.

Na Figura 98.1, apresentamos um resumo de avaliação da acidose.

ALCALOSE

A alcalose metabólica primária é caracterizada pelo aumento da concentração plasmática do bicarbonato [HCO_3] associada a uma hipoventilação compensatória com consequente aumento da pCO_2 (aumento de 0,7 mmHg de pCO_2 para cada elevação de 1 mEq/L de HCO_3). O aumento da [HCO_3] pode ser induzido pela perda de H^+ pelo trato gastrintestinal (vômitos ou drenagem de sonda nasogástrica) ou pelo rim (diuréticos). A alcalose metabólica também pode ser produzida pela administração de HCO_3^-, pelo movimento de H^+ para dentro das células e pela contração do volume de líquido extracelular (Figura 98.2).[4]

As principais causas de alcalose metabólica são: perda de secreções gástricas (vômitos e drenagem por sonda nasogástrica), terapia com diuréticos, hipocalemia e excesso de mineralocorticosteroides. Outras causas estão citadas no Quadro 98.3.

CAPÍTULO 98 Distúrbios Acidobásicos

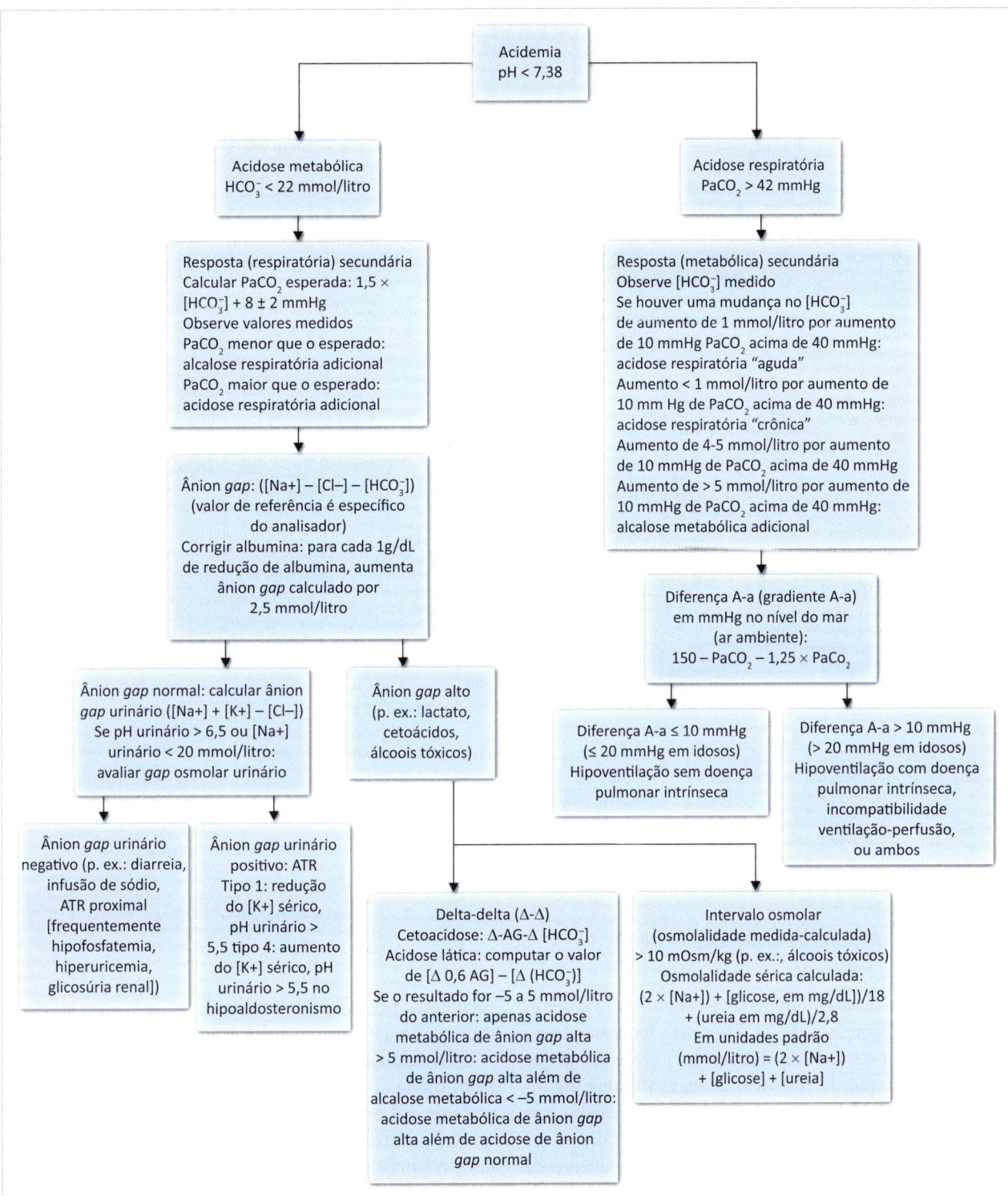

FIGURA 98.1. Resumo de avaliação de acidose.

As secreções gástricas contêm grande quantidade de HCl. Para cada mEq de H+ secretado, 1 mEq de HCO_3^- é absorvido pelo organismo. Em condições normais não ocorre aumento da $[HCO_3]$, pois quantidade equivalente é secretada pelo pâncreas; no entanto, quando ocorre perda de secreção gástrica, perde-se o estímulo para a secreção pancreática, aumentando, assim, a $[HCO_3]$ plasmática e causando alcalose metabólica. Além disso, contribuem para o distúrbio a contração de volume e a depleção de potássio.

O excesso de mineralocorticosteroide causa alcalose mediante secreção de H+ pelo efeito da aldosterona na bomba H· ATPase. Em contrapartida, ocorre a absorção de Na e

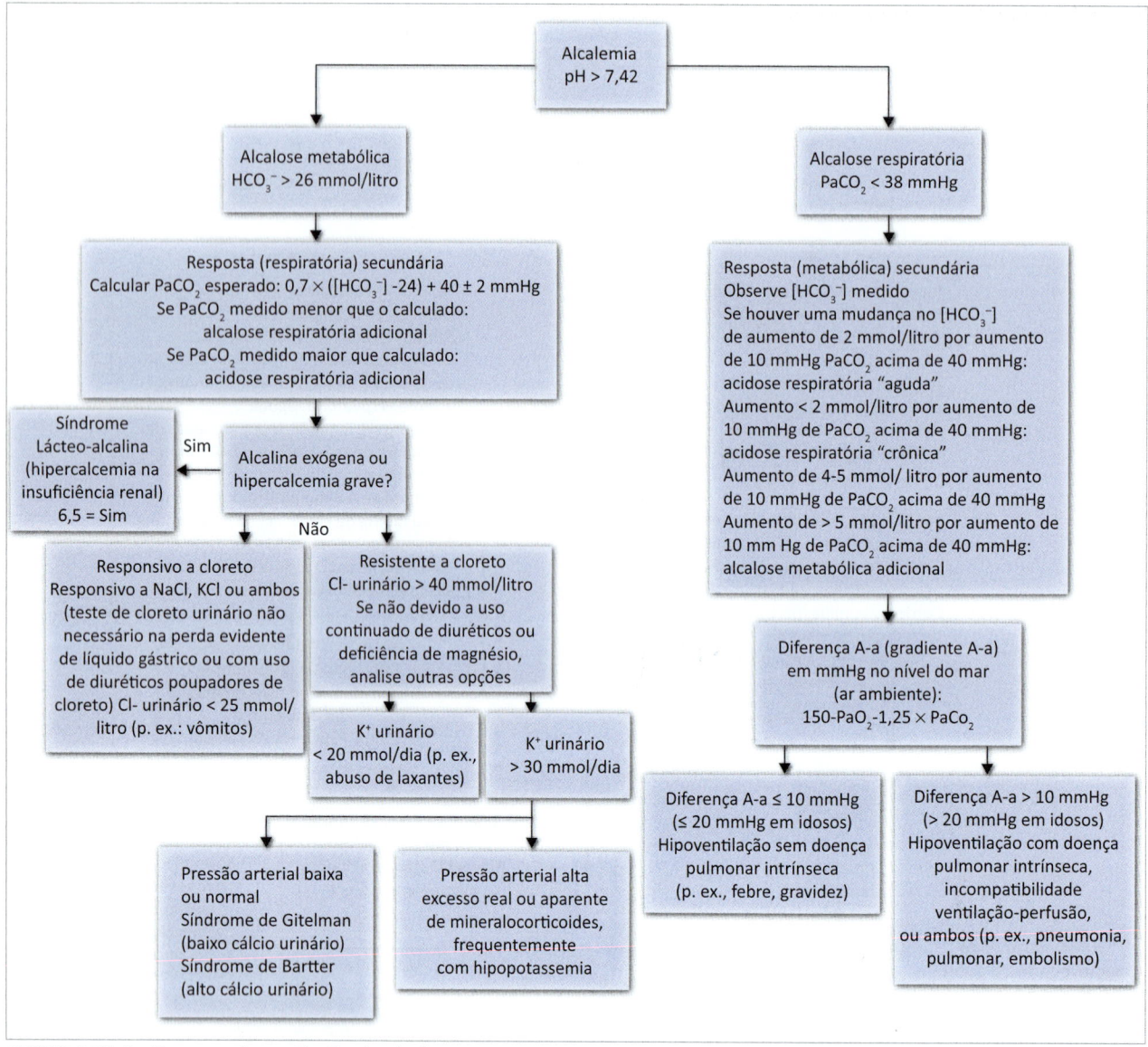

FIGURA 98.2. Resumo de avaliação da alcalose.

HCO_3^-. A hipocalemia é um potente estímulo para a secreção de H^+ e reabsorção de HCO_3^-. Durante a hipocalemia, há troca de H^+/K^+ promovendo uma acidose intracelular, o que aumenta a secreção de H^+. Além disso, existe uma segunda bomba no túbulo distal, a H^+/K^+ ATPase, que reabsorve ativamente potássio e, em troca, secreta H^+. Os diuréticos elevam a secreção distal de H^+ em virtude do aumento da secreção da aldosterona estimulado pela hipovolemia e pelo aumento do fluxo distal secundário à inibição da reabsorção de água e de NaCl. É importante ressaltar que causas comuns de alcalose metabólica (vômitos, diuréticos e hiperaldosteronismo) induzem perda de H^+ e K^+ diretamente.

Os sintomas podem estar relacionados à depleção de volume (hipotensão, fraqueza, desidratação) ou com hipocalemia (fraqueza muscular, poliúria, polidipsia). Sintomas relacionados diretamente à alcalemia são incomuns. O exame físico mostra sinais de depleção de volume, como hipotensão postural, diminuição do pulso venoso jugular e diminuição do turgor da pele.

A etiologia da alcalose metabólica quase sempre é obtida pela história e pelo exame físico. A dosagem de cloro na urina pode ser útil no diagnóstico diferencial: a presença de cloro urinário baixo (< 25 mEq/L) está associada à depleção de volume (vômitos, drenagem de sonda nasogástrica, fibrose cística), quando o cloro urinário for > 40 mEq/L, normalmente os sinais de hipovolemia estão ausentes e a excreção de Cl^- é igual à ingesta. Isso ocorre nos casos de excesso de mineralocorticosteroides ou sobrecarga de álcalis. A medida do Cl^- perde valor em pacientes com defeito tubular de reabsorção, como na insuficiência renal ou hipocalemia grave.

O tratamento deve ser direcionado para a doença de base e para medidas que diminuam a perda de H^+, especialmente a reposição volêmica com solução fisiológica 0,9% e reposição de potássio. As causas de alcalose metabólica podem ser divididas em responsivas à salina (vômitos, drenagem de sonda nasogástrica e diuréticos) e resistentes à salina (excesso de mineralocorticosteroides, hipocalemia grave, estados edematosos).[5]

ACIDOSE RESPIRATÓRIA

Distúrbio caracterizado por uma redução do pH secundária ao aumento da pCO_2 (hipercapnia). Em situações agudas, ocorre um aumento imediato do bicarbonato, com a elevação de 1 mEq/L para cada 10 mmHg de elevação na pCO_2. Em casos crônicos, o pCO_2 persistentemente elevado estimula a secreção renal de H^+, levando, então, a uma resposta renal compensatória. Após três a cinco dias, ocorre um aumento de 3,5 mEq/L na $[HCO_3]$ para cada elevação de 10 mmHg no valor da pCO_2, e o bicarbonato se eleva até um limite aproximado de 38 mEq/L. Notar que essas relações são importantes para o diagnóstico diferencial entre distúrbios mistos e compensações fisiológicas.

A acidose respiratória pode ter várias causas: falência do organismo em transportar o CO_2 até os pulmões (choque cardiogênico, parada cardiorrespiratória); defeitos pulmonares obstrutivos (obstrução de vias aéreas altas, asma, DPOC); defeitos pulmonares restritivos (fibrose pulmonar, cifoescoliose grave); doenças neuromusculares (*Miastenia gravis*, síndrome de Guillain-Barré, esclerose lateral amiotrófica); ou diminuição do *drive* respiratório (*overdose* de drogas sedativas benzodiazepínicos, barbitúricos, opioides). Os sintomas variam de acordo com o tempo de instalação (aguda ou crônica). Nos casos agudos, os pacientes podem apresentar alterações neurológicas (cefaleia, visão borrada, *delirium*, sonolência – narcose, inclusive papiledema); arritmias e vasodilatação periférica. Nos casos crônicos, os sintomas são bem menos frequentes, geralmente estão associados a quadro de *cor pulmonale* e edema periférico.

O diagnóstico é feito pela presença de um pH baixo associado à hipercapnia. A resposta compensatória é diferente para o distúrbio agudo em relação ao distúrbio crônico, como comentado anteriormente, e, por esse motivo, a história completa e acurada é extremamente importante para definição etiológica, compreensão do caso e manejo terapêutico.

O tratamento deverá ser sempre direcionado para a causa específica (suporte ventilatório, uso de antídotos específicos etc.). Raramente é necessária a administração de bicarbonato de sódio, até porque tal tratamento pode induzir uma acidose paradoxal por aumento da produção de CO_2.

QUADRO 98.4. Causas de acidose respiratória aguda e crônica.

Inibição do centro respiratório	Aguda Drogas: opioides, anestésicos e sedativos Oxigênio em pacientes com hipercapnia crônica Parada cardíaca Apneia obstrutiva do sono Crônica Obesidade mórbida Lesões do SNC (raro) Alcalose metabólica
Alterações na musculatura respiratória e parede torácica	Aguda Crise miastênica, paralisia periódica, aminoglicosídeos, síndrome de Guillain-Barré, hipocalemia ou hipofosfatemia graves Crônica Fraqueza muscular: poliomielite, esclerose lateral amiotrófica, mixedema Cifoescoliose Obesidade mórbida
Obstrução de vias aéreas superiores	Aguda Aspiração de corpo estranho ou vômitos Apneia obstrutiva do sono Laringoespasmo
Distúrbios das trocas gasosas nos capilares pulmonares	Aguda Exacerbação de alguma doença pulmonar de base SDRA Edema agudo pulmonar cardiogênico Asma grave, pneumonia Pneumotórax e hemotórax Crônica DPOC: enfisema, bronquite Obesidade mórbida
Ventilação mecânica	Ocorre quando a taxa de ventilação alveolar efetiva está reduzida. Ex.: ventilação fixa, com produção de CO_2 aumentada – uso de bicarbonato de sódio em acidose láctica durante ressuscitação cardiopulmonar.

SNC: sistema nervoso central; SDRA: síndrome do desconforto respiratório agudo; DPOC: doença pulmonar obstrutiva crônica.

ALCALOSE RESPIRATÓRIA

Distúrbio caracterizado pelo aumento do pH arterial, hipocapnia e redução da [HCO_3] plasmática (resposta compensatória). Isso ocorre por aumento do volume-minuto pulmonar acima do necessário para a eliminação do CO_2 produzido nos tecidos, levando à redução do CO_2 e, consequentemente, ao aumento do pH. Essa hiperventilação pode ser secundária a um aumento do *drive* inspiratório (voluntário, ansiedade, febre, hemorragia subaracnóide, meningite, tumores cerebrais, intoxicação por drogas), doenças respiratórias (asma, pneumonia, edema pulmonar) ou devida à hipóxia tecidual (altitudes elevadas, cardiopatias cianóticas, anemia grave, choque séptico).

Nas alcaloses respiratórias crônicas a resposta compensatória renal eleva a fração de excreção de bicarbonato e ocorre uma redução de 4 mEq/L no valor do bicarbonato para cada 10 mmHg no valor da pCO_2. Nos quadros agudos há redução de 2 mEq/L no valor do bicarbonato para cada 10 mmHg no valor da pCO_2. Modificações no bicarbonato além desse valor sugerem um distúrbio metabólico associado. Os sintomas produzidos pela alcalose respiratória estão relacionados ao aumento da irritabilidade do sistema nervoso periférico e central, com vários sintomas de acometimento neurológico (alteração da consciência, parestesias, espasmo carpopedal, vertigens, entre outros). Além disso, a alcalose respiratória pode levar à diminuição do fluxo sanguíneo cerebral e arritmias cardíacas. Um sinal clínico importante é a taquipneia.

O diagnóstico é feito pela análise da gasometria arterial e a etiologia deve ser investigada pela história clínica. O tratamento deve ser sempre direcionado para a correção do distúrbio primário (melhora do estado circulatório, suplementação de oxigênio, controle térmico etc.). Na hiperventilação primária deve-se fazer o paciente respirar dentro de um saco de papel, melhorando a hipocapnia.

QUADRO 98.5. Causas de alcalose respiratória.

Hipoxemia	• Doenças pulmonares: pneumonia, fibrose intersticial, embolia e edema • Insuficiência cardíaca congestiva • Hipotensão ou anemia grave • Elevadas altitudes
Doenças pulmonares	• Além da hipoxemia, existem receptores mecânicos que estimulam o centro respiratório por meio do nervo vago
Estimulação direta do centro respiratório	• Hiperventilação voluntária ou psicogênica • Insuficiência hepática • Septicemia por gram-negativos • Intoxicação por salicilatos • Gravidez e fase luteínica do ciclo menstrual (progesterona) • Distúrbios neurológicos, AVC, tumores pontinos
Ventilação mecânica	• A alcalose respiratória pode ser revertida aumentando o espaço morto, reduzindo o volume-corrente ou a frequência respiratória

TEORIA DE STEWART

Nas duas últimas décadas, Stewart e Figge propuseram uma nova maneira de avaliar os distúrbios acidobásicos. Aplicando princípios físico-químicos básicos das soluções aquosas ao plasma, eles identificaram três variáveis independentes que regulariam o pH plasmático: o dióxido de carbono (CO_2); as concentrações relativas dos eletrólitos; e a concentração total dos ácidos fracos. Todas as variações do pH decorreriam de alterações nessas variáveis.

A ideia era comparar dois métodos de estimar a diferença total de cargas entre os cátions e ânions do plasma (*strong ion difference* – SID). O primeiro método, conhecido como SID aparente (SIDa), era a simples medida da maioria dos íons fortes (completamente ou quase completamente dissociados) do plasma e a soma de suas cargas. O segundo era estimar o SID a partir da pressão parcial de CO_2 (pCO_2, pela qual HCO_3^- e CO_3^{2-} podem ser extraídos) e da porção ionizada dos ácidos fracos (A^-, representada, como comentado anteriormente, pela albumina e fósforo, já que as globulinas são tanto catiônicas quanto aniônicas e em humanos saudáveis sua carga final é aproximadamente nula). Essa segunda estimativa é conhecida como SID efetivo (SIDe).

Nenhum dos dois métodos é exato. Considerando-se todos os eletrólitos usuais e o lactato, o SIDa não leva em conta íons fortes como os corpos cetônicos e sulfatos, que não são rotineiramente dosados. Por outro lado, o SIDe só é uma boa estimativa do SID caso não haja quantidade significativa de ácidos fracos não mensuráveis, como nas paraproteinemias.

Quando o SIDa não é igual ao SIDe, alguns ânions ou cátions não mensuráveis devem estar presentes. Essa diferença é chamada de SIG (*strong ion gap*) para diferenciá-la do AG. Por convenção, SIDa – SIDe = SIG e, portanto, SIG é positivo quando ânions não mensuráveis estão presentes em excesso em relação a cátions não mensuráveis, e negativo na situação inversa.

$$SIDa = (Na^+ + K^+ + Ca^{2+} + Mg^{2+}) - (Cl^- + lactato)$$
$$SIDe = 2{,}46 \times 10^{-8} \times pCO^2/10^{-pH} + [albumina] \times (0{,}123 \times pH - 0{,}631) + [PO_4^{2-}] \cdot (0{,}39 \cdot pH - 0{,}469)$$
$$SIG = SIDa - SIDe$$

A utilidade do AG/SIG vem primariamente de sua capacidade de, de forma fácil e rápida, limitar o diagnóstico diferencial em um paciente com acidose metabólica. Se há um aumento do AG/SIG, a explicação frequentemente é encontrada entre estas cinco causas principais: cetose; acidose lática; envenenamentos; insuficiência renal; e sepse.

Espera-se encontrar no máximo uma pequena quantidade (até $0{,}3 \pm 0{,}6$ mEq/L) de íons não mensuráveis no plasma de indivíduos normais, enquanto em pacientes criticamente doentes esse valor em média aproxima-se de 5 mEq/L. Nesse grupo de pacientes, são encontrados valores de SIG tão altos quanto 10 a 15 mEq/L e sua etiologia não é completamente compreendida. Provavelmente, é de identidade multifatorial. Íons fortes endógenos, como corpos cetônicos e sulfato, são somados a outros exógenos como acetato e citrato. A redução do metabolismo desses e de outros íons em razão da disfunção renal e hepática provavelmente exacerba essa situação.

Seja qual for a etiologia do SIG, parece que sua presença na circulação, especialmente precoce no curso de uma patologia ou injúria, acompanha-se de pior prognóstico. Tentativas de identificar a exata natureza química dos íons por meio do conceito de *strong ion gap* têm tido sucesso limitado e estudos subsequentes são necessários.

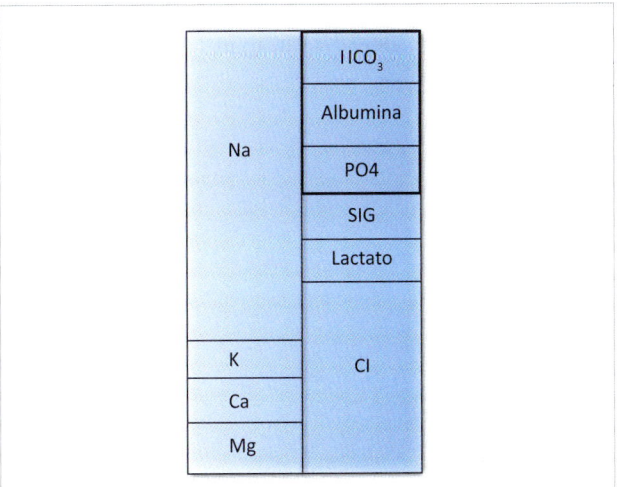

FIGURA 98.3. Em tracejado mais intenso está representado o SIDe. A diferença entre SIDa e SIDe – SIG.

REFERÊNCIAS BIBLIOGRÁFICAS

1. TD D. Acidosis and Alkalosis. 18 ed. In: McGrw-Hill. Harrison's Prinicpels of Internal Medicine. 2004;2012.
2. Post BDRaTW. Base and Eletrolyte disorders. New York: McGraw-Hill, 2001.
3. D DT. Acid-Base and Electrolyte Disorders: a companion to Breneer & Rectors. Philadelphia: W B Saundrs, 2003.
4. Berend K, de Vries AP, Gans RO. Physiological approach to assessment of acid-base disturbances. N Engl J Med. 2014;371(15):1434-45.
5. Kellum JA. Determinants of blood pH in health and disease. Crit Care. 2000;4(1):6-14.
6. Kellum JA. Acid-base disorders and strong ion gap. Contrib Nephrol. 2007;156:158-66.

CAPÍTULO 99

DISTÚRBIOS DO SÓDIO NO PACIENTE GRAVE

Thais Nemoto Matsui
Bento Fortunato Cardoso dos Santos

DESTAQUES

- Os distúrbios do sódio, distúrbios eletrolíticos mais comuns nos pacientes hospitalizados, são associados a maior mortalidade, morbidade e aumento no tempo de hospitalização. Na hipernatremia (concentração de sódio acima de 145 mEq/L) e na hiponatremia (sódio plasmático menor do que 135 mEq/L), as manifestações clínicas são, sobretudo, neurológicas.
- As variações da concentração de sódio refletem o conteúdo de água livre e não o balanço de sódio propriamente dito.
- As estratégias terapêuticas tradicionais na hiponatremia incluem a infusão de solução de NaCl hipertônica (3%), a restrição hídrica e a administração de diurético de alça, observando a velocidade de correção para evitar a síndrome de desmielinização osmótica.
- O cérebro humano adapta-se à variação de volume celular. No entanto, esta variação ocorre em um continente inelástico (o crânio), com alteração da pressão intracraniana. As variações plasmáticas de sódio resultam em um estresse osmótico que se reflete em alterações neurológicas de intensidades variáveis.
- Os processos de adaptação cerebral devem ser respeitados quando do tratamento da hipo ou hipernatremia, o que determina que a velocidade da correção dos distúrbios do sódio seja proporcional à velocidade de instalação do distúrbio.

INTRODUÇÃO

Distúrbios no balanço hidreletrolítico e acidobásico são comuns no quadro clínico de pacientes admitidos e internados em unidades de cuidados intensivos e, em muitas ocasiões, constituem o principal foco do tratamento de emergência. Entre os desequilíbrios mais comuns destacam-se os distúrbios do sódio, os quais têm sido associados a maior mortalidade, morbidade e aumento no tempo de hospitalização.

FISIOPATOLOGIA

Aproximadamente um terço da água corpórea total está no fluido extracelular (FEC). Embora existam diferenças qualitativas e quantitativas significativas entre o fluido intracelular (FIC) e o FEC, o princípio fisiológico fundamental da distribuição equitativa de partículas osmoticamente ativas entre os fluidos prevalece. Assim, o movimento de água através das membranas celulares semipermeáveis dissipa rapidamente qualquer fenômeno patológico que crie gradiente de concentração (Tabela 99.1).

TABELA 99.1. Água corpórea total (em litros) estimada como fração do peso corpóreo.

	Fração do peso corporal		
	Criança	Adulto	Idoso
Homem	0,6	0,6	0,5
Mulher	0,6	0,5	0,45

O volume do FEC é dependente da quantidade de sódio corpóreo total, que está praticamente restrito ao líquido extracelular e constitui-se no mais importante componente osmoticamente ativo desse compartimento. Assim, as modificações na concentração de sódio refletem a variação no conteúdo de água corpórea total. Os distúrbios causados pela alteração dos mecanismos de concentração urinária, liberação ou secreção inadequada de hormônio antidiurético (ADH ou vasopressina) e outros determinam redistribuição no volume dos compartimentos intra e extracelulares. Essa redistribuição é mensurável por meio das variações da concentração plasmática de sódio. Isso significa que a concentração sérica de sódio é regulada por mudanças no balanço de água, e não no balanço de sódio propriamente dito.

A resposta ao estresse osmótico agudo para impedir a variação de volume celular compreende duas fases:

- **Fase imediata:** caracterizada por rápido influxo de íons inorgânicos (Na^+, Cl^- e K^+) para o interior da célula, impedindo a desidratação e consequente redução do volume celular.
- **Fase de adaptação:** completa-se por volta de 24 horas e é marcada pelo acúmulo de osmóis orgânicos, como sorbitol, mioinositol, beatina, taurina e glicerofosfocolina.

Os osmóis orgânicos têm a característica de permitir um grande aumento ou variações acentuadas em suas concentrações, sem efeitos deletérios para a estrutura ou função celular. Contudo, os osmóis inorgânicos e a ureia podem lesar as células ou interromper os processos metabólicos, quando em abundância ou nas grandes flutuações de sua concentração.

No período que antecede a segunda fase (influxo de osmóis orgânicos), o conteúdo celular fica exposto ao aumento da concentração de íons inorgânicos que modificam a atividade celular. Nesse intervalo, são expressas as *heat shock proteins*, ou proteínas de estresses, que funcionam como protetores da estrutura celular durante o período de desequilíbrio iônico.

As células de todo o organismo apresentam mecanismos fisiológicos de adaptação à variação da osmolaridade para a manutenção do volume celular. O mesmo ocorre com as células do cérebro. No entanto, diferentemente de outros órgãos e tecidos, a variação do volume celular ocorre em um continente inelástico (o crânio), determinando alteração da pressão e consequentes sinais e sintomas. Assim, as variações plasmáticas de sódio resultam em um estresse osmótico que se reflete em alterações neurológicas de intensidades variáveis (Figura 99.1).[1-2]

HIPERNATREMIA

Definida como aumento sérico da concentração de sódio acima de 145 mEq/L, é uma anormalidade eletrolítica comum, encontrada mais frequentemente em crianças e idosos.[3] Em geral, esse distúrbio metabólico não se desen-

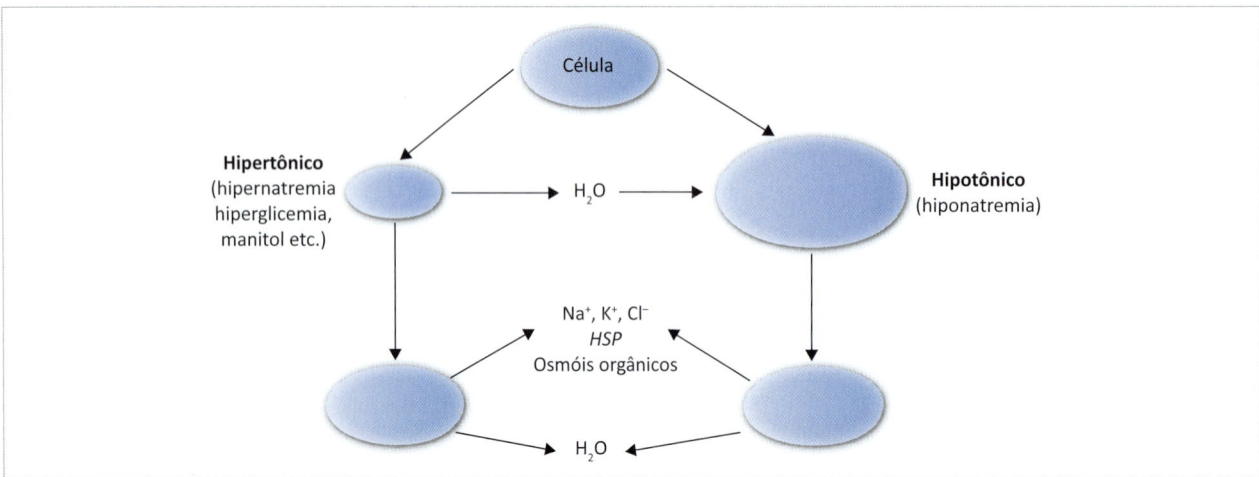

FIGURA 99.1. Mecanismos de adaptação celular à variação da osmolalidade do meio.

volve quando os mecanismos da sede estão intactos e o paciente tem livre acesso à água.[4]

Tipicamente, a hipernatremia em adultos é consequência de um processo mórbido.[4] A depressão do sensório é comum e as manifestações do envelhecimento, presentes na maioria dos pacientes, dificultam o exame clínico do estado de hidratação, como turgor da pele e pressão dos olhos.

No contexto intra-hospitalar, esse distúrbio frequentemente está associado com o manuseio inadequado de volume e reposição inapropriada após cirurgia, com o uso intensivo de diuréticos, com sobrecarga de bicarbonato de sódio, com poliúria e coma hiperosmolar não cetótico no diabete melito, com a desidratação em virtude da hipertermia nas doenças febris, hiperalimentação via sonda para o trato gastrintestinal, insuficiência renal aguda, lesão tubular renal e diabete insípido central ou nefrogênico.

Na maioria dos casos, a hipernatremia é adquirida durante internação. Sua incidência gira em torno de 1% na população hospitalar, sendo ainda mais frequente nos centros de cuidados intensivos (10% a 26%).[5] A mortalidade associada com o distúrbio varia amplamente de acordo com a gravidade e a velocidade de instalação. Entre os adultos com mais de 48 horas de hipernatremia grave (sódio plasmático maior que 160 mEq/L), a mortalidade é de cerca de 60%.[5]

FISIOPATOGENIA

Na fase inicial da hipernatremia, o fluido do espaço intracelular move-se para o extracelular para restabelecer o equilíbrio osmótico e as células perdem volume. No cérebro, essa perda de volume celular pode determinar a tração da delicada vasculatura do sistema nervoso com consequente dano. Os mecanismos de adaptação do cérebro para evitar a perda de água celular envolvem o aumento de eletrólitos intracelulares (sódio, potássio e cloreto), que ocorrem nas primeiras horas de hipernatremia. Cronicamente, cerca de 60% do aumento da osmolaridade das células cerebrais é determinado pela geração dos osmóis orgânicos.[1-2]

QUADRO CLÍNICO

Os sinais e sintomas da hipernatremia refletem, principalmente, a disfunção do sistema nervoso central (SNC), de forma que os sintomas neurológicos são os mais marcantes, sobretudo quando o distúrbio ocorre rapidamente. A sede intensa pode aparecer no início do quadro, mas pode diminuir durante a progressão do distúrbio, ou mesmo inexistir em situações de hipodipsia. A hipotensão ortostática e a taquicardia podem se manifestar na vigência de hipovolemia. Alteração do estado mental, irritabilidade, espasmo muscular, hiper-reflexia e espasticidade, convulsão (em crianças), febre, náuseas, vômitos e respiração laboriosa podem surgir. No caso de hipernatremia grave e de desenvolvimento agudo, com redução mais intensa do volume cerebral, pode haver ruptura vascular com hemorragias, sequelas neurológicas permanentes e até morte.[3]

TRATAMENTO

Consiste no restabelecimento do déficit volêmico, com a normalização da pressão arterial (quando necessário) e a correção do déficit de água livre. Os pacientes com desidratação hipernatrêmica devem ser tratados com fluidos pobres em eletrólitos, determinando um balanço positivo de água livre. A reposição do déficit de água deve ocorrer em 48 horas.

Os mecanismos de adaptação cerebral devem ser respeitados, portanto a reposição de água livre deve ser paulatina para se evitar distúrbios neurológicos. Limitar o ritmo de correção em aumentos na concentração plasmática de sódio até 0,5 mEq/L por hora reduz o risco de edema cerebral e de convulsões associadas à reidratação na hipernatremia crônica.[3] Casos fatais de edema cerebral, assim como de lesões cerebrais e morte súbita, têm ocorrido quando a correção da hipernatremia se faz em um período menor ou igual a 24 horas, pois a liberação dos osmóis orgânicos acumulados pelas células na fase de adaptação à hipernatremia é um processo lento. Essas complicações, porém, têm sido mais reportadas em crianças.

Conforme fórmula a seguir, o déficit de água livre deve ser calculado e reposto em um período de pelo menos 48 horas, sendo que a metade do volume calculado nas primeiras 24 horas, determinando um decremento da osmolalidade plasmática em 1 a 2 mOsm/kg de H_2O por hora.

Déficit de H_2O livre = ([Na^+ sérico] − 140) × 0,6 × Peso/140

Os eletrólitos plasmáticos devem ser monitorizados a cada 4 horas e as perdas devem ser repostas continuamente para assegurar um balanço hídrico positivo (Figura 99.2).

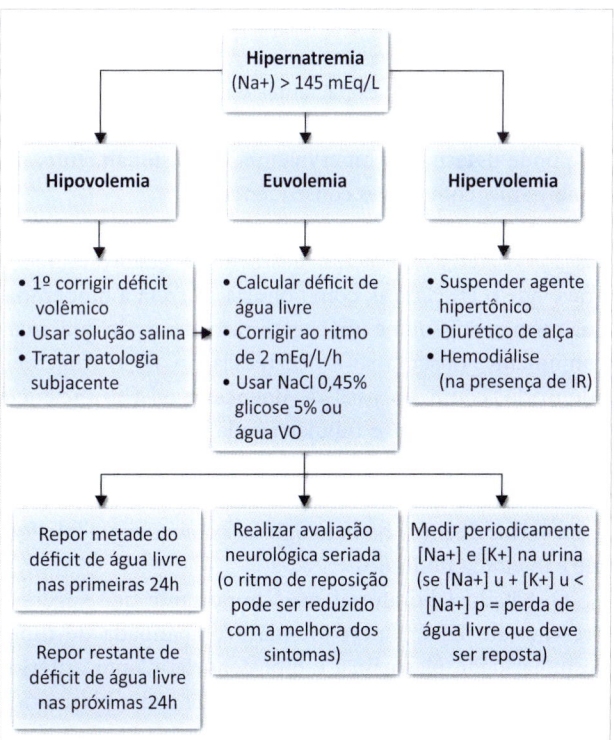

FIGURA 99.2. Tratamento da hipernatremia.
VO: via oral; IR: insuficiência renal.

SITUAÇÕES ESPECIAIS – DIABETE INSÍPIDO

A ocorrência de poliúria em ambiente de terapia intensiva é um evento relativamente comum e pode ser definida, de forma arbitrária, como diurese acima de 3 L ao dia ou de 250 mL por hora. Uma das causas de poliúria é a presença de diabete insípido (DI), que pode ter origem central ou nefrogênica.

O DI central caracteriza-se pela falência dos núcleos hipotalâmicos e/ou da neuro-hipófise em sintetizar e/ou secretar o ADH. Dependendo da extensão da lesão do SNC, podem ser encontrados vários graus de poliúria e hipernatremia.

Há três tipos de evolução de DI central após cirurgia ou trauma cranioencefálico. A mais comum, observada em pelo menos 50% dos casos, consiste de um início abrupto e a poliúria (200 a 800 mL/hora) e a hipernatremia são as primeiras manifestações. Tipicamente, elas ocorrem dentro das primeiras 24 horas da lesão, com resolução dentro de três a cinco dias (ocasionalmente mais longa). Esse comportamento é visto normalmente após cirurgia de adenoma hipofisário. O segundo modelo mais comum de evolução é o DI permanente, observado em aproximadamente um terço dos pacientes com trauma ou neurocirurgia. Esses pacientes apresentam lesão proximal grave da haste da hipófise ou no hipotálamo. A evolução menos comum, porém potencialmente mais grave, é o DI de resposta trifásica, caracterizado por uma fase diurética inicial com duração variável (de horas até cinco dias); uma fase antidiurética, por provável liberação da vasopressina das terminações axonais lesadas (duração de horas a dias); e um período final de poliúria, que pode ser permanente ou se resolver com o tempo. Esse curso trifásico transforma a correta reposição volêmica desses pacientes em um desafio ao intensivista, pois uma reposição vigorosa de volume na segunda fase pode determinar hipervolemia e, ocasionalmente, hiponatremia, com graves consequências.

No DI nefrogênico, os túbulos renais são resistentes à ação do ADH e, caracteristicamente, o quadro é menos grave que o DI central, com poliúria discreta a moderada. Sua forma congênita é um evento raro, de modo que, mais comumente, observa-se a ocorrência do DI nefrogênico adquirido, como no caso de doença renal (insuficiência renal crônica, necrose tubular aguda, pós-obstrutiva), na presença de hipercalcemia ou hipocalemia, com o uso de anfotericina B, demeclociclina, lítio, álcool e metilfluorano e em certas doenças hematológicas (como anemia falciforme e mieloma múltiplo).

O achado laboratorial mais importante que sugere a presença de DI é hipernatremia acompanhada de hiperosmolaridade plasmática e hipostenúria. Como critérios diagnósticos, é necessária a presença de sódio plasmático maior do que 145 mmol/L, da osmolaridade plasmática acima de 295 mOsm e da osmolaridade urinária abaixo de 300 mOsm.

O tratamento do DI tem por objetivo normalizar a concentração de sódio, reduzir a poliúria e evitar a intoxicação aquosa. O agente recomendado para reposição hormonal é o acetato de desmopressina (1-deamino-8-arginina vasopressina – DDAVP®). A administração de 5 a 20 mg de DDAVP®, duas vezes ao dia, via intranasal ou por mucosa oral é usualmente suficiente para reduzir a poliúria. Em pacientes em UTI, deve-se iniciar com 0,05 a 0,1 mL de DDAVP em tubos graduados para administração intranasal. A dose adequada deve ser individualizada com a evolução do paciente. Alternativamente, pode-se utilizar a vasopressina aquosa, administrada via subcutânea, na dose de 0,05 a 0,1 unidade/kg, repetindo-se a dose a cada 4 ou 8 horas, se necessário. Em virtude das variações da evolução clínica, o controle do sódio plasmático deve ser realizado a cada 4 horas, até a estabilização do quadro. Idealmente, a osmolalidade deve ser controlada da mesma forma.[6] Além disso, deve-se atentar para a correção dos distúrbios concomitantes de cálcio e potássio, bem como para a verificação e remoção da droga determinante de diabete insípido (p. ex.: lítio) (Figura 99.3).

HIPONATREMIA

A hiponatremia, definida como sódio plasmático menor do que 135 mEq/L, é um distúrbio eletrolítico comum em hospitais gerais. Em unidade de cuidados intensivos, a incidência pode chegar a 30%, estando presente à admissão ou sendo adquirida durante a internação.[7]

Como o sódio e os ânions que o acompanham são responsáveis por praticamente toda atividade osmolar do plasma, a hiponatremia é frequentemente associada com hiposmolalidade. Assim, a osmolalidade plasmática calculada pelo dobro da concentração de sódio adicionado de 10 (considerando-se a ureia e a glicose) aproxima-se usualmente da osmolalidade medida. Quando a osmolalidade medida exceder a osmolalidade calculada em mais de 10 mOsm/kg de H_2O, está presente um *gap* osmolar, o que ocorre mediante a redução do continente do plasma, como nas hiperlipemias e hiperglobulinemias graves ou na presença no soro de solutos de baixo peso molecular como o manitol, o etanol, o etilenoglicol e o metanol. Embora todas essas substâncias aumentem a osmolalidade do plasma, o efeito que exercem no estado de hidratação das células e no sódio sérico depende da sua permeabilidade através das membranas celulares. Solutos permeáveis como ureia, etilenoglicol, etanol e metanol entram facilmente nas células e não estabelecem um gradiente osmótico que determine movimento de água. Portanto, esses solutos elevam a osmolalidade medida sem determinar aumento da tonicidade (desidratação celular). Já o manitol e a glicose (na ausência da insulina) não atravessam facilmente as membranas, promovem a saída de água das células, aumentando o líquido extracelular e determinando a queda do sódio plasmático (redução de 1,6 mEq/L de sódio plasmático para cada 100 mg de glicose em excesso no plasma). Dessa forma, a hi-

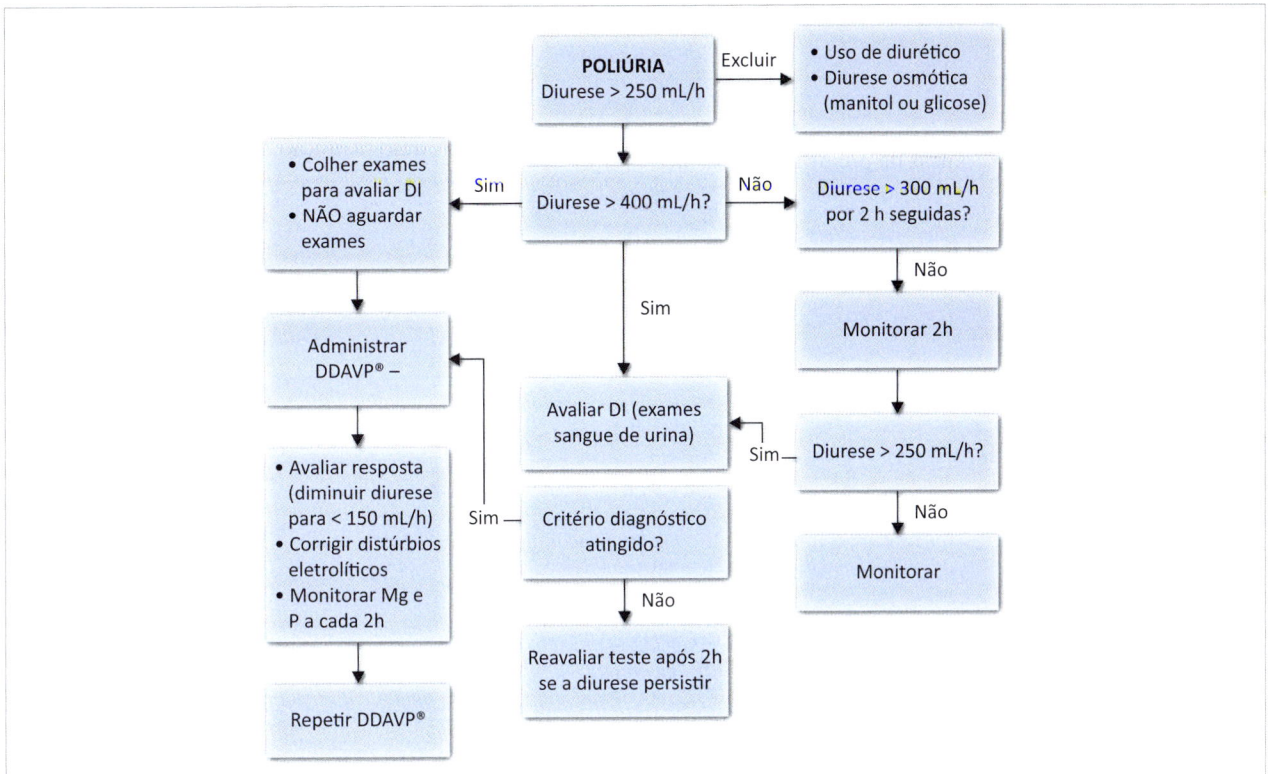

FIGURA 99.3. Diagnóstico e tratamento da poliúria.
DI: diabetes insípido; IN: (via) intranasal.

ponatremia é determinada pelo sódio plasmático abaixo de 130 mEq/L e a exclusão da presença dessas substâncias em excesso no plasma.

A diluição é quase sempre o fator determinante da hiponatremia (hiponatremia hipotônica), que pode ser aguda ou crônica, e a água corporal total pode estar aumentada, reduzida ou normal. A razão entre a água corporal e o conteúdo total de eletrólitos está aumentada em todas as formas de hiponatremia hipotônica. Essa desproporção ocorre independentemente do volume do FEC, que pode estar aumentado, diminuído ou normal.

Na hiponatremia hipotônica hipervolêmica, os rins retêm água e sódio em excesso, mas o balanço positivo de água supera o de sódio. Pacientes com essas características são edematosos e hiponatrêmicos, como acontece na insuficiência cardíaca congestiva, cirrose e insuficiência renal.

A variante hipovolêmica da hiponatremia hipotônica é determinada pela perda de água e, em maior proporção, de sódio. Pacientes depletados em volume por vômitos, diarreia, poliúria e insuficiência adrenal ficam hiponatrêmicos porque retêm a água ingerida ou administrada. A resposta hemodinâmica à perda gastrintestinal ou de fluido renal é a redução do fluxo sanguíneo renal, o que estimula a reabsorção no túbulo proximal renal do filtrado glomerular, determinando maior concentração urinária. Também ocorre a liberação de ADH em resposta à necessidade de concentrar a urina e à redução do volume circulante efetivo. A exposição ao maior volume de água e sua maior retenção asseguram a ocorrência de hiponatremia. Nesse caso, portanto, a hiponatremia não ocorrerá sem a ingestão ou administração inadequada de água. A reposição do volume intravascular reduz os fatores hemodinâmicos determinantes da hiponatremia, com a resolução do distúrbio eletrolítico.

A hiponatremia hipotônica euvolêmica constitui-se em um quadro de expansão da água corporal total e do FEC, mas essa expansão não é clinicamente detectável. Dois terços da água retida é sequestrada para o espaço intracelular e o discreto aumento do volume determina pequena perda de sódio. A causa mais comum desse subtipo é a síndrome de secreção inapropriada do hormônio antidiurético (SIADH). Durante a ação persistente do ADH, os rins retêm água livre de eletrólitos, mantendo a concentração de sódio reduzida. Deve-se ressaltar, no entanto, que o fator determinante desse distúrbio é a associação da secreção persistente de vasopressina e a ingestão e/ou administração de água em excesso. Essa condição é comum em UTI, onde dor, náuseas, ventilação à pressão positiva e patologias neurológicas levam à maior secreção de ADH (Figura 99.4).[1-2,7-9]

Comumente, a hiponatremia acompanha diversas doenças sistêmicas, sendo fator de risco independente para mortalidade, em qualquer nível. Nenhum estudo foi capaz, no entanto, de determinar se o aumento de mortalidade é decorrente do distúrbio eletrolítico em si ou da doença associada.[4]

São fatores de risco para o desenvolvimento de hiponatremia os extremos de idade, uso de diurético, pós-operatório (sobretudo em mulheres jovens), presença de

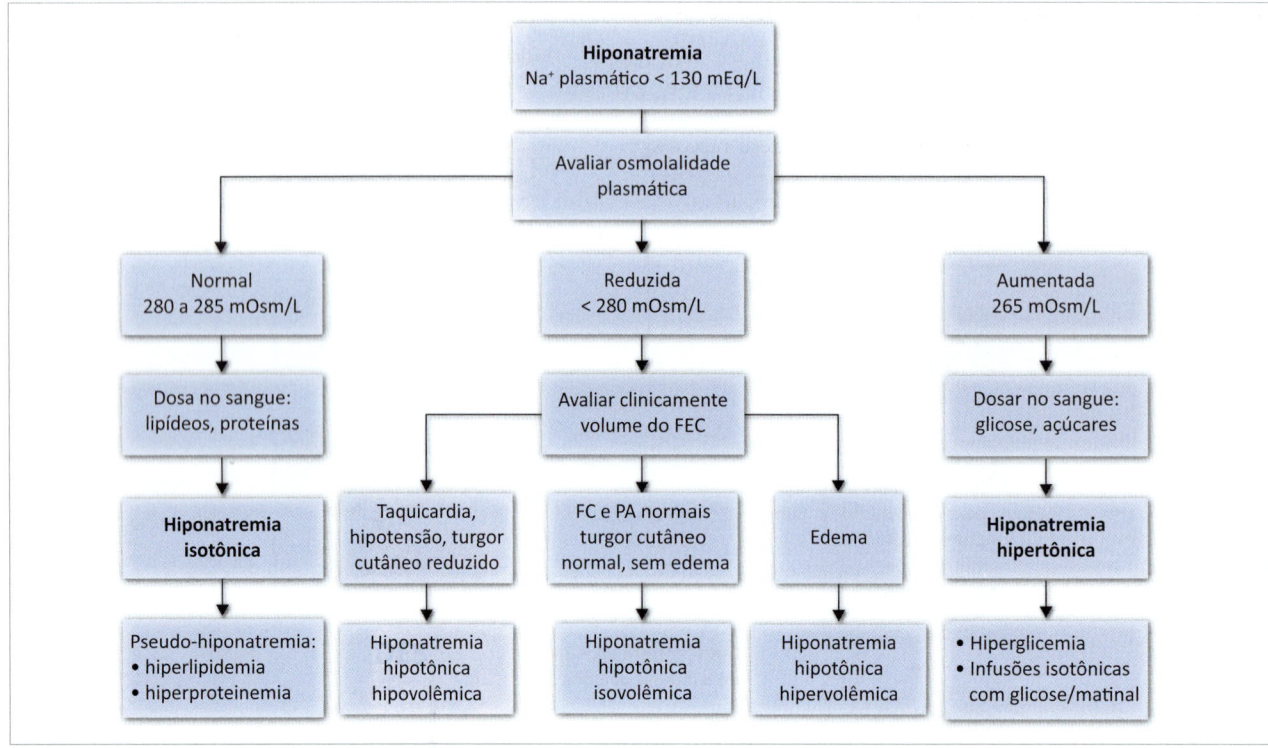

FIGURA 99.4. Classificação das hiponatremias.

alteração da função renal, insuficiência adrenal, disfunção tireoidiana, insuficiência cardíaca, cirrose, doença pulmonar e doenças do SNC.[10]

FISIOPATOGENIA

A água move-se livremente através da barreira hematoencefálica em resposta às variações osmolares. Dessa forma, a redução da concentração plasmática de sódio determina um gradiente osmótico entre o cérebro e o plasma, com consequente edema cerebral. Como o cérebro encontra-se em um espaço fechado, o crânio, o seu aumento de volume é limitado e uma variação acima de 10% é incompatível com a vida. Porém, o cérebro é relativamente resistente ao edema determinado por variação da osmolalidade. O incremento de água no cérebro após 6 horas de sobrecarga de água é apenas 40% do esperado, uma discrepância que se acentua com o passar do tempo, sugerindo a participação de mecanismos de adaptação cerebral que se iniciam imediatamente ao estabelecimento da hiposmolalidade. A primeira linha de defesa parece ser o aumento do fluxo de fluido do espaço intersticial do cérebro para o liquor, processo reverso ao que ocorre nos estados hipertônicos. O segundo mecanismo, que se estabelece dentro das primeiras horas, é a perda de osmóis inorgânicos celulares. A diminuição do conteúdo cerebral de cloreto e sódio é detectada nos primeiros 30 minutos, no entanto a redução do potássio cerebral é mais retardada. Após 3 horas, a perda total de eletrólitos é máxima e responde por toda a adaptação de volume cerebral até esse momento.

A hiponatremia prolongada é associada com quase completa normalização da água cerebral. Contudo, a redução do conteúdo cerebral de eletrólitos não é suficiente para se obter o equilíbrio do volume das células cerebrais e a alteração dos estoques de outros osmóis ativos orgânicos colabora de maneira importante nesse processo. Esses solutos orgânicos são encontrados em altas concentrações (dezenas até centenas de milimoles por litro) no citoplasma de todos os organismos e exercem atividade fundamental na homeostase do volume celular. Os osmóis orgânicos têm a excepcional propriedade biofísica e bioquímica de permitir acentuadas variações em suas concentrações, sem efeitos deletérios na estrutura ou na função celular. O processo de perda celular dos osmóis orgânicos (polióis, metalaminas e aminoácidos) requer horas ou dias para sua completa instalação.[4,11]

QUADRO CLÍNICO

Da mesma forma que na hipernatremia, as manifestações clínicas da hiponatremia são, sobretudo, neurológicas. A velocidade do estabelecimento da hiponatremia é um dos elementos mais importantes para a determinação da sintomatologia nesse distúrbio.

A distinção entre hiponatremia aguda e crônica é um tanto arbitrária e variada na literatura. Considera-se aguda a hiponatremia quando estabelecida em um período menor do que 48 horas e crônica quando persistir por mais do que isso. Muitas vezes, não é possível determinar o período de desenvolvimento do distúrbio e, nessas condições, deve-se abordar o paciente como portador de hiponatremia crônica em razão das implicações terapêuticas.

Os sintomas da hiponatremia aguda ou intoxicação aguda por água dependem da etiologia, magnitude e rapidez de sua instalação. As manifestações neurológicas da intoxicação aguda por água são mais comumente observadas quando a concentração plasmática de sódio cai abaixo de 130 mEq/L. Praticamente todos os pacientes apresentam cefaleia, náuseas e vômitos. Crises convulsivas, insuficiência respiratória e coma podem ocorrer em um número substancial de pacientes. Outros sintomas incluem letargia, fraqueza, alterações comportamentais, alucinações, incontinência urinária ou fecal, anisocoria, atividade epiléptica, entre outros. A hiponatremia aguda sintomática, com sódio plasmático menor que 120 mEq/L, pode ser letal e determinar lesão cerebral permanente.[10]

Mesmo pacientes com hiponatremia crônica considerada assintomática apresentam repercussões clínicas. O distúrbio está associado à maior incidência de osteoporose e à ocorrência de fraturas.[4,11] Parte do sódio corporal encontra-se ligada a proteoglicanos presentes nos ossos, tecido conjuntivo e cartilagens, servindo de reservatório do eletrólito. Estudos em ratos mostraram que a hiponatremia crônica foi mais potente causador de osteopenia do que a deficiência de vitamina D e a perda de sódio do osso, maior do que a de cálcio. Isso decorreria da ação do sódio e, possivelmente, da vasopressina (ADH) no aumento da atividade dos osteoclastos.[4]

TRATAMENTO

As estratégias terapêuticas tradicionais incluem a infusão de solução de NaCl hipertônica (3%), a restrição hídrica e a administração de diurético de alça, observando a velocidade de correção para evitar a síndrome de desmielinização osmótica. A correção rápida do sódio sérico para níveis acima de 130 mEq/L dentro das primeiras 48 horas de terapia, ou sua elevação acima de 12 mEq/L nas primeiras 24 horas relaciona-se com o desenvolvimento dessa complicação, que é caracterizada pela presença de lesões desmielizantes da ponte, mielinólise cerebropontina, dos gânglios da base, tálamo, das junções corticomedulares e da substância branca periventricular, desenvolvimento de paralisia pseudobulbar tardia (2 a 6 dias), quadriparesia espástica, torpor e coma.[8-9,11] A ressonância magnética é a tecnologia de imagem de escolha para detectar essas lesões cerebrais. Contudo, o exame não é suficientemente sensível para avaliar desmielinizações discretas e pode não demonstrar lesões até um mês após o início dos sintomas.

Para evitar as complicações relacionadas à correção excessiva e rápida da hiponatremia, o controle do nível de sódio sérico deve ser realizado a cada 4 a 6 horas durante a reposição com solução salina e até que se atinja nível acima de 130 mEq/L (Figura 99.5).[7-8]

Reposição com solução salina

As opções para o tratamento de hiponatremia aguda com sintomatologia recomendada por diretriz são infusão de 150 mL de NaCl 3% em bólus, administrado em 20 minutos, o qual pode repetir mais uma vez se necessário totalizando 300 mL de NaCl 3% em bólus até a cessação dos sintomas ou atingir a meta de aumento do sódio plasmático. Outra alternativa terapêutica é administrar 100 mL de NaCl 3% em 10 minutos, podendo ser repetido mais duas vezes, em um total de três doses (300 mL no total), para atingir o mesmo objetivo.[7-8]

Nos casos de sódio plasmático menor ou igual a 120 mEq/L ou se houver fatores de risco para desmielinização osmótica, a correção excessiva inadvertida deve ser evitada mediante reposição da água perdida e prevenção de perda urinária de água com desmopressina (vasopressina sintética), que pode ser administrada preemptivamente, antecipando perda urinária de água não controlada.[4,11-12]

Para correções posteriores e nos quadros de hiponatremia crônica, recomenda-se que a elevação da concentração plasmática de sódio não ultrapasse o ritmo de 8 mmol/L por dia, nem que se exceda os 130 mEq/L nas primeiras 24 horas.[8]

O uso de reposição salina deve considerar o impacto das diversas soluções no sódio plasmático (Tabela 99.2). As fórmulas a seguir estimam o efeito de 1 litro de qualquer solução (contendo apenas sódio ou contendo sódio e potássio, respectivamente) no sódio sérico e podem orientar a reposição:[10]

1. Variação [Na$^+$] sérico = {[Na$^+$ infundido] − [Na$^+$ sérico]} / água corporal total + 1
2. Variação [Na$^+$] sérico = {[Na$^+$ + K$^+$ infundido] − [Na$^+$ sérico]} / água corporal total + 1

TABELA 99.2. Concentração de sódio nas diferentes soluções.

Características de soluções		
Solução	[Na$^+$] − Na$^+$ infundido (mEq/L)	Distribuição no FEC* (%)
NaCl 5% em água	855	100*
NaCl 3% em água	513	100*
NaCl 0,9% em água	154	100
Ringer-lactato®	130	97
NaCl 0,45% em água	77	73
NaCl 0,2% em glicose 5%	34	55
Glicose 5% em água	0	40

* FEC: fluido extracelular.
Adicionalmente à sua completa distribuição pelo compartimento extracelular, essas soluções induzem remoção osmótica de água do compartimento intracelular.

Restrição hídrica

Para uma restrição hídrica efetiva, deve-se restringir todos os fluidos e não apenas a água, incluindo os fluidos

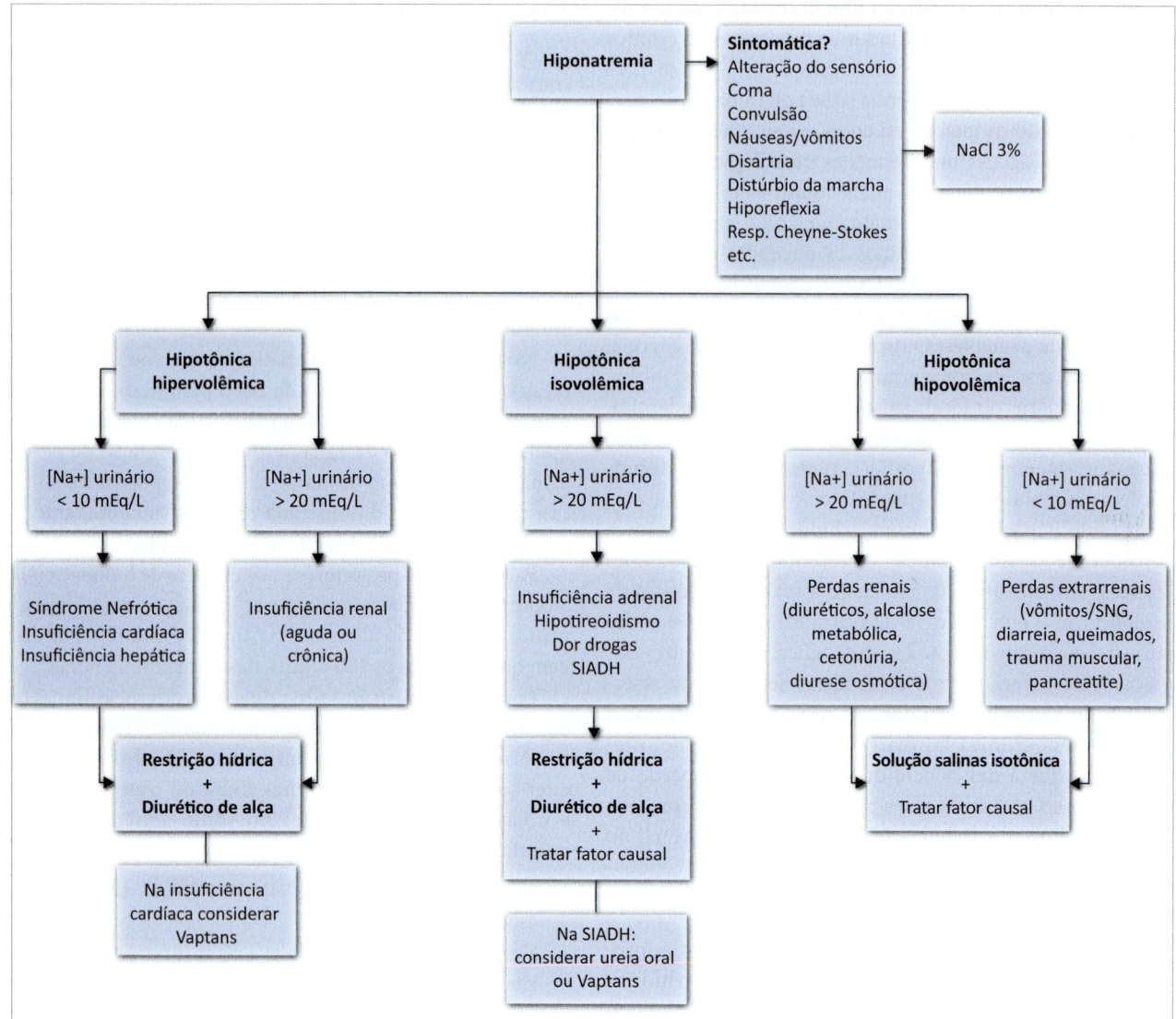

FIGURA 99.5. Causas e tratamento da hiponatremia.
SIADH: síndrome de secreção inapropriada do hormônio antidiurético; SNG: sonda nasogástrica.

intravenosos utilizados, por exemplo, na diluição de medicamentos e antibióticos.

O grau de restrição depende do débito urinário e das perdas insensíveis, de forma que uma sugestão é que se calcule o volume de ingestão permitido pela média do volume urinário menos 500 mL por dia.[7]

No geral, são necessários vários dias até que haja um aumento significativo da osmolalidade plasmática, quando a restrição hídrica é terapia única.[11]

Diurético de alça

Para efetivação do mecanismo de concentração urinária, é necessária a diluição do fluido luminal na porção espessa da alça de Henle, mediante reabsorção de sódio, cloro e potássio pelo cotransportador Na-K-2Cl. Dessa maneira, o fluido luminal chega diluído ao túbulo coletor, potencializando o efeito da tonicidade da medula interna renal e a ação do ADH, aumentando a reabsorção de água livre. Assim, o uso do diurético de alça assegura um efeito aquarético, reduzindo a ação do ADH, pela inibição da diluição do fluido luminal.[9,11]

As doses iniciais recomendadas são de 20 a 40 mg.

Outros – antagonistas do receptor de vasopressina

Mais recentemente, os antagonistas não peptídicos do receptor da vasopressina, também chamados vaptans, foram introduzidos no tratamento da hiponatremia. São inibidores competitivos que impedem a via de sinalização hormonal bloqueando a inserção de aquaporina 2 na membrana apical das células principais e consequente aumento da excreção de água livre.[4,7,9,11]

Atualmente, dois medicamentos dessa classe são aprovados para uso pela Food and Drug Administration (FDA), nos Estados Unidos, para o tratamento das hiponatremias euvolêmicas ou hipervolêmicas: o conivaptan, de uso intravenoso; e o tolvaptan, de uso oral. Na Europa, apenas o segundo é aprovado para o tratamento da SIADH.

O conivaptan, que antagoniza os receptores V1a e V2 da vasopressina, tem seu uso restrito ao ambiente intra-hospitalar, em curto prazo. É administrado de forma intravenosa, na dose de 20 mg, em 30 minutos, seguido por infusão contínua de 20 a 40 mg por dia, por até 4 dias.[7,9]

O tolvaptan, com ação específica sobre os receptores V2, pode ser utilizado tanto a curto quanto a longo prazo, devendo ser iniciado em ambiente intra-hospitalar para melhor controle dos níveis de sódio. Nos Estados Unidos, tem indicação como tratamento primário nos casos de sódio plasmático abaixo de 125 mEq/L. Para pacientes com sódio acima desse valor, estaria indicado apenas naqueles não responsivos à restrição hídrica. Na União Europeia, o uso é recomendado nas hiponatremias euvolêmicas sintomáticas, independentemente do nível de sódio sérico ou da resposta à restrição hídrica. A dose inicial é de 15 mg, com ajuste a cada 24 horas caso o sódio se mantenha abaixo de 135 mEq/L ou se o aumento do seu nível plasmático for menor do que 5 mEq por dia.[7,13]

Saliente-se que, na presença de sintomas neurológicos graves (convulsão, alteração sensorial marcante), os antagonistas do receptor da vasopressina não devem ser utilizados, sendo a administração de solução hipertônica o tratamento de primeira escolha. Seu uso pode ser considerado após reversão desses sintomas e quando os níveis de sódio tiverem atingido um platô. Nunca devem ser dados em concomitância com a reposição salina. Além disso, não devem ser utilizados em pacientes com doença hepática, inclusive na cirrose.[7,9]

Os antagonistas do receptor de vasopressina acenam com a promessa de simplificar o tratamento da hiponatremia euvolêmica e hipervolêmica crônica, porém seu uso e benefícios ainda não são consenso na literatura, não tendo sido demonstrado impacto na mortalidade desses pacientes.[9,11]

Estudo belga publicado em 2012, comparando o tratamento da hiponatremia crônica decorrente da SIADH com vaptans e ureia a longo prazo, não demonstrou benefício no uso daqueles sobre a ureia oral (ver, a seguir, a respeito da SIADH), com a desvantagem limitante do seu alto custo.[13]

Situações especiais – secreção inapropriada de ADH (SIADH)

A secreção inapropriada do ADH provoca hiponatremia, hiposmolalidade plasmática, natriurese e concentração urinária inadequadamente elevada. Em UTI, as doenças pulmonares, doenças do SNC, doenças neoplásicas e a utilização de drogas respondem pela maioria dos casos (Tabela 99.3).

TABELA 99.3. Causas de Secreção Inapropriada de ADH.

Causas de SIADH	
Alterações pulmonares	Pneumonia, tuberculose, abcesso, neoplasias, ventilação a pressão negativa
Neoplasias	Pulmão, duodeno, pâncreas, linfomas, bexiga, próstata
Alterações do SNC	Encefalites, meningites, abscesso, trombose, hemorragia, hematoma, trauma
Drogas	Clorpropamida, tolbutamida, carbamazepina, morfina, barbitúricos, clofibrate, acetaminofeno, ciclofosfamida, vincristina, isoproterenol

SNC: sistema nervoso central.

O diagnóstico deve ser considerado em pacientes com hiponatremia euvolêmica com concentração urinária de sódio maior que 40 mEq/L e osmolalidade urinária maior que 100 mOsm/kg, apesar da baixa concentração plasmática de sódio e hiposmolalidade (< 275 mOsm/L).

A hiponatremia determinada pela SIADH pode ser secundária aos níveis mais elevados do fator atrial natriurético (FAN), liberado pelo átrio em resposta à discreta hipervolemia, maior retenção de água livre e reposição volêmica hipotônica. O FAN inibe a reabsorção tubular proximal de sódio, que corrige o aumento da hipervolemia parcialmente. Deve-se salientar que, em pacientes portadores da SIADH cujo acesso aos líquidos é limitada, a reposição volêmica inadequadamente hipotônica e excessiva é fator determinante no desenvolvimento da hiponatremia.

A terapia mais efetiva para a SIADH é a resolução do quadro determinante da secreção de vasopressina. Na maioria dos casos, a restrição hídrica é suficiente para a correção da hiponatremia, sendo o tratamento de primeira escolha.[7-8]

Como tratamento de segunda linha, estaria a utilização dos solutos osmóticos, sendo a ingestão de ureia oral a forma mais prática desse tipo de tratamento. A ureia atua corrigindo a hipo-osmolalidade, não só aumentando a excreção de água livre de soluto, mas também reduzindo a natriurese, associada ao aumento do conteúdo de ureia na medula interna renal.[11] Doses de 15 a 60 mg/dia são geralmente efetivas, sendo os ajustes realizados a cada semana, conforme a necessidade, até a normalização do sódio sérico. Mesmo não atingindo a completa normalização do balanço de água, o uso da ureia permite a manutenção de um regime menos estrito de restrição hídrica. As desvantagens desse tratamento seriam a menor palatabilidade e o desenvolvimento de azotemia nas altas doses.[7-8,13]

Outra opção farmacológica é o uso da demeclociclina, um antibiótico derivado da tetraciclina, que altera a resposta dos túbulos renais à ação do ADH, causando diabete insípido nefrogênico, com redução da concentração urinária mesmo na presença de altos níveis plasmáticos de ADH.

Esse medicamento, porém, pode ser nefrotóxico, não sendo consensualmente recomendado.[8]

O papel mais promissor dos antagonistas do receptor de vasopressina (vaptans) parece ser na SIADH, para tratamento da hiponatremia leve a moderada e na hiponatremia grave assintomática, reduzindo a necessidade de restrição hídrica.[4,9]

Situações especiais – hiponatremia em pacientes neurológicos

A hiponatremia associada às doenças neurológicas (tumores, trauma, hemorragias intracranianas), geralmente, é determinada pela SIADH. Relatos recentes têm implicado a liberação acentuada do fator natriurético atrial no desenvolvimento da hiponatremia nesses pacientes. Além disso, é importante mencionar a chamada síndrome da perda de sal (*salt wasting syndrome* – SWS), condição patológica não totalmente esclarecida, em que pacientes com afecções neurológicas apresentam grande excreção urinária de sódio, causando desidratação. Na fisiopatogenia da SWS também haveria participação do hormônio natriurético, provavelmente de produção no SNC. Em ambos os casos, a fisiopatologia da SIADH esclarece todos os fenômenos encontrados nesses pacientes.

Em pacientes acometidos por hemorragia subaracnóidea, além do aumento da pressão intracraniana, a hiponatremia está relacionada com maior incidência de isquemia e vasoespasmo. Assim, o acompanhamento dos níveis de sódio plasmático e o aporte hidreletrolítico adequado são especialmente necessários nesses pacientes.

Como a hiponatremia nos pacientes neurológicos, na maioria das vezes, é determinada pela SIADH, o tratamento de escolha é a restrição de água livre, com exceção dos pacientes portadores de hemorragia subaracnóidea, em que se deve manter a hipervolemia com solução salina, eventualmente associada com diurético de alça. Deve-se considerar, também, a ocorrência de situações de grande perda urinária de sal e hipovolemia, o que implica reposição com solução fisiológica.

REFERÊNCIAS BIBLIOGRÁFICAS

1. Berl T, Shrier RW. Disorders of water metabolism. In: Renal and electrolyte disorders Vol 1. Boston/Toronto/London: Little, Brown and Company, 1992.
2. Halperin ML, Goldenstein MB. Fluid, Electrolyte and acid-base physiology, a problem based approach. Philadelphia: WB Saunders Company, 1994.
3. Adrogue HJ, Madias NE. Hypernatremia. N Engl J Med. 2000;342(20):1493-9
4. Sterns RH. Disorders of plasma sodium – causes, consequences, and correction. N Engl J Med. 2015;372:55-65.
5. Lindner G, Funk GC. Hypernatremia in critically ill patients. J Crit Care. 2013;28:216e11-e20
6. Oiso Y, Robertson GL, Norgaard JP, Juul KV. Clinical Review: treatment of neurohypophyseal diabetes insipidus. J Clin Endocrinol Metab. 2013;98:3958
7. Verbalis JG, Goldsmith SR, Greenberg A, Korzelius C, Schrier RW, Sterns RH, et al. Diagnosis, evaluation, and treatment of hyponatremia: expert panel recommendations. Am J Med. 2013 Oct:126:S5-S41.
8. Spasovski G, Vanholder R, Allolio B, Annane D, Ball S, Bichet D, et al. Clinical practice guideline on diagnosis and treatment of hyponatraemia. Nephrol Dial Transplant. 2014 Apr;29 Suppl 2:i1-i39.
9. Lehrich RW, Ortiz-Melo DI, Patel MD, Greenberg A. Role of vaptans in the management of hiponatremia. Am J Kidney Dis. 2013;62(2)364-76.
10. Adrogue HJ, Madias NE. Hyponatremia. N Engl J Med. 2000;342(21):1581-9.
11. Jovanovich AJ, Berl T. Where vaptans do and do not fit in the treatment of hyponatremia. Kidney Int. 2013;83:563-7.
12. Sood L, Sterns RH, Hix JK, Silver SM, Chen L. Hypertonic saline and desmopressin: a simple strategy for safe correction of severe hyponatremia. Am J Kidney Dis. 2013;61(4):571-8.
13. Soupart A, Coffernils M, Couturier B, Gankam-Kengne, Decaux G. Efficacy and tolerance of urea compared with captains for long-term treatment of patients with SIADH. Clin J Am Soc Nephrol. 2012 May;7:742-7.

CAPÍTULO 100
DISTÚRBIOS DO POTÁSSIO NO PACIENTE GRAVE

Ricardo Baladi Rufino Pereira
Eduardo José Tonato

DESTAQUES

- O potássio é o cátion mais prevalente nos fluidos corpóreos. O conteúdo corporal total de potássio é estimado em 50 mEq/kg de peso – desse total, 98% a 99% estão localizados dentro das células, na concentração média de 140 mEq/L.
- A importância da manutenção da diferença nas concentrações de potássio, através das membranas celulares, reside na participação fundamental desse íon na polarização elétrica normal das células excitáveis, como das células nervosas e dos músculos.
- Nas variações do potássio corporal total, o meio intracelular funciona como um tampão, minimizando as alterações da concentração plasmática de potássio, através do movimento do cátion para dentro ou para fora das células.
- O organismo tem grande habilidade em proteger-se da hipercalemia. Isso inclui os mecanismos regulatórios que excretam o excesso de potássio rapidamente e redistribuem-no para dentro das células até ser excretado. Todas as causas de hipercalemia envolvem anormalidades nessa regulação.
- Avaliar e tratar o paciente, não os níveis de potássio. Certificar-se de que a elevação de potássio é real.
- A monitorização contínua do ECG é essencial, se o paciente estiver hipercalêmico.
- Medicações como cálcio, insulina, glicose e bicarbonato de sódio são medidas temporárias. A perda real de potássio é obtida com resinas de troca iônica, diálise ou aumento da excreção renal (diuréticos). A administração de resina de troca iônica deve iniciar-se o mais precocemente possível.
- Deve-se ajustar a terapia às condições concorrentes. Na cetoacidose diabética, a hipercalemia será corrigida com a correção da acidose metabólica (neste caso, o potássio corporal total encontra-se diminuído).

INTRODUÇÃO

O potássio é onipresente nas fontes nutricionais, tanto vegetais como animais, sendo difícil evitar a ingestão desse íon na dieta normalmente consumida pelos seres humanos. Células vegetais contêm concentração intracelular de potássio ao redor de 80 mEq/L, enquanto a concentração intracelular desse íon em animais é da ordem de 140 mEq/L.

O potássio é o cátion mais prevalente nos fluidos corpóreos. O conteúdo corporal total de potássio é estimado em 50% mEq/kg a 75 mEq/kg de peso (aproximadamente 3.000 mEq); desse total 98% a 99% está localizado no compartimento intracelular, na concentração média de 140 mEq/L. Apenas 1% a 2% do potássio corporal total encontra-se no fluido extracelular. Entretanto, a concentração de potássio nesse compartimento é mantida em limites restritos (3,5 mEq/kg a 5,0 mEq/L). Esse gradiente de concentração entre potássio intracelular e extracelular é preservado pela sódio-potássio ATPase (Na-K ATPase), que transporta ativamente sódio para fora e potássio para dentro da célula na proporção de 3:2.[1]

O potássio tem duas ações fisiológicas principais. Primeiro, exerce importante papel no metabolismo celular, participando da regulação de processos como a síntese de proteína e de glicogênio. Como resultado, uma série de atividades metabólicas celulares pode ser afetada pelo desequilíbrio nas concentrações de potássio. Assim, pacientes com redução grave dos níveis de potássio apresentam acentuada poliúria, devido, em parte, à redução da capacidade de concentração urinária, resultante de menor resposta ao hormônio antidiurético (ADH).[2]

Segundo, a importância da manutenção da diferença nas concentrações de potássio, através das membranas celulares, reside na participação fundamental desse íon na polarização elétrica normal das células excitáveis (potencial de repouso da membrana celular), como das células nervosas e dos músculos. Quando a concentração extracelular de potássio excede 5,5 mEq/L, temos estabelecida a hipercalemia.

Em decorrência desse aumento do potássio extracelular, ocorre a despolarização das células, com elevação do potencial de repouso das membranas celulares e aumento da excitabilidade, eventualmente levando à parada cardíaca e à morte. Quando a concentração extracelular de potássio é menor que 3,5 mEq/L, temos a hipocalemia, situação patológica caracterizada pela redução da concentração do potássio extracelular com hiperpolarização das membranas celulares e consequente redução da sua excitabilidade, podendo, quando grave, levar à paralisia muscular, à arritmia cardíaca e à morte.[3]

O balanço de potássio é mantido por excreção diária de quantidade do íon semelhante àquela ingerida, aproximadamente em torno de 100 mEq/dia. Essa excreção de potássio pode ocorrer através do rim, do trato gastrintestinal e da pele. Normalmente, as perdas por sudorese são em torno de 5 mEq/dia, nas fezes entre 5 mEq/dia e 10 mEq/dia, e a excreção urinária, meio mais importante para eliminação do potássio, aproximadamente 92 mEq/dia.[4]

FISIOPATOLOGIA
BALANÇO DO POTÁSSIO CORPORAL TOTAL
Controle celular

Geralmente, a concentração plasmática de potássio é um bom índice do balanço do potássio corporal, usualmente baixo na depleção e aumentado no excesso de potássio. Nessas variações do potássio corporal total, o meio intracelular funciona como um tampão, minimizando as alterações da concentração plasmática de potássio, através do movimento do cátion para dentro ou para fora das células.

O intercâmbio do potássio entre os meios intra e extracelulares exerce ação fundamental na manutenção, minuto a minuto, da concentração plasmática de potássio. Esse mecanismo está relacionado ao controle fisiológico da insulina, da atividade adrenérgica e da concentração plasmática de potássio. Quando o potássio alimentar é absorvido, o excesso é excretado pelos rins para a manutenção do balanço, porém esse processo é lento, requerendo horas para sua execução. Nessas circunstâncias, o tamponamento do potássio no meio intracelular é fundamental. Os músculos esqueléticos e o fígado, este último em menor extensão, são importantes reservatórios de potássio que estão disponíveis para essa regulação.[5]

A insulina exerce uma atividade fisiológica importante no mecanismo de regulação do potássio plasmático pela ativação da bomba Na^+K^+ ATPase, promovendo a entrada de potássio nas células da musculatura esquelética, células hepáticas e em outros sítios extrarrenais. Essa ação independe do transporte da glicose estimulado por esse hormônio, envolvendo receptor e mecanismos diferentes. Em contrapartida, o aumento da carga de potássio determina a liberação da insulina pelas ilhotas pancreáticas.

A habilidade da insulina em reduzir os níveis de concentração de potássio sérico é dose-dependente e é ampliada quando picos elevados de concentração do hormônio são obtidos com injeção intravenosa. A ausência da insulina determina intolerância ao potássio. O nível de potássio plasmático durante o jejum está parcialmente sob o controle da insulina. A supressão dos níveis basais de insulina pela somatostatina resulta em aumento na concentração plasmática de potássio em aproximadamente em 0,5 mEq/L.[6]

Similarmente à insulina, o sistema nervoso simpático e a liberação das catecolaminas são estimulados pela alimentação. A adrenalina causa captação de potássio pelas células da musculatura esquelética e mantém os níveis plasmáticos reduzidos, mediado por receptores beta-2-adrenérgicos periféricos. A hipocalemia induzida por catecolaminas pode contribuir para reduzir o potássio plasmático em várias doenças agudas, como infarto do miocárdio, trauma craniano grave, acidente vascular cerebral e o *delirium tremens*. A significância clínica dos receptores adrenérgicos no balanço de potássio é demonstrada pelos beta-antagonistas, que elevam os níveis plasmáticos de potássio, e os beta-agonistas, que podem ser úteis no tratamento da hipercalemia.

As concentrações baixas de potássio plasmático, em torno de 1 mEq/L a 2 mEq/L, reduzem a atividade da bomba Na⁺K⁺ ATPase promovendo a transferência do potássio do espaço intra para o extracelular.[7]

CONTROLE RENAL

O rim é o principal regulador final no controle do balanço do potássio, que é livremente filtrado nos glomérulos, e sua excreção na urina é em torno de 5% a 15% da quantidade filtrada. Em qualquer condição de ingestão, 85% a 90% do potássio filtrado é reabsorvido no túbulo proximal e na alça de Henle. A concentração urinária pode ser abaixo de 1% da quantidade total de potássio filtrado no glomérulo, quando a ingestão é reduzida ou pode exceder a quantidade filtrada por cerca de duas vezes, quando em regime de aporte aumentado. Assim, o néfron distal tem a capacidade de secretar e de reabsorver potássio.

A reabsorção de potássio é fixa no túbulo proximal e na alça de Henle e a excreção de potássio é independente do ritmo de filtração glomerular, o principal controle da homeostase do potássio reside no néfron distal e a quantidade excretada é determinada pelo ritmo de secreção de potássio nesse segmento.[8]

TRANSPORTE NO TÚBULO RENAL

O transporte de potássio, através dos túbulos renais, realiza-se por processos de transporte ativo ou passivo. A principal força passiva é a diferença de potencial transepitelial, que varia de valores positivos no túbulo proximal, favorecendo a reabsorção, até valores negativos no túbulo coletor, favorecendo a secreção de potássio. Geralmente, a reabsorção de potássio no néfron proximal e na alça de Henle pode ser atribuída ao movimento passivo desse íon entre o fluido tubular e o sangue peritubular, de acordo com a diferença de potencial transepitelial. No néfron distal, o transporte de potássio é processo ativo localizado no túbulo coletor, que é capaz de responder ao aporte dietético, tanto reabsorvendo quanto secretando potássio.[9]

O túbulo coletor é composto de dois tipos de célula: as principais (ou células claras), secretoras de potássio, e as intercalares (ou células escuras) responsáveis pela sua reabsorção. A reabsorção ativa de potássio se faz em um ritmo fixo, portanto, a excreção renal de potássio é governada predominantemente pela velocidade de secreção desse íon.

A secreção ativa de potássio do sangue para o fluido tubular do túbulo coletor ocorre em duas etapas: acúmulo ativo de potássio pelas células principais a partir da membrana basolateral (porção voltada para o sangue), e movimento passivo de potássio da célula para o lúmen tubular. Enfim a concentração de potássio urinário é reflexo principalmente da secreção desse íon no néfron distal – os dois maiores sítios reguladores, nesta região, são as células principais dos ductos coletores corticais do néfron.[10]

Os três determinantes primários do movimento de potássio da célula para o lúmen tubular são: concentração de potássio no citoplasma da célula tubular e do fluido tubular, diferença de potencial transepitelial e permeabilidade da membrana ao potássio.

CONTROLE DA SECREÇÃO DE POTÁSSIO

Os mineralocorticoides, como a aldosterona, são importantes reguladores da secreção de potássio. A aldosterona influencia diretamente três dos quatro determinantes da secreção de potássio: concentração de potássio intracelular, permeabilidade da membrana luminal ao potássio e diferença de potencial transepitelial.

O aumento da concentração de potássio plasmático é estímulo potente para a secreção de aldosterona pela zona glomerulosa do córtex adrenal. Esse mecanismo é extremamente sensível; a elevação de 0,1 mEq/L a 0,2 mEq/L de potássio plasmático pode determinar aumento significativo dos níveis do hormônio. A aldosterona age no néfron distal aumentando a secreção de potássio e a reabsorção de sódio, após o período de latência de 90 minutos.[12]

INGESTÃO OU APORTE DE POTÁSSIO

A principal determinante da secreção de potássio é o seu aporte. O efeito do aporte na secreção desse cátion parece ser mediado pelas variações da concentração plasmática de potássio, que determinam modificação na atividade da Na-K ATPase e secreção de aldosterona (Figura 100.1).

VELOCIDADE DO FLUXO NO NÉFRON DISTAL

O potássio é praticamente todo reabsorvido no túbulo proximal e na alça de Henle, com baixa concentração desse íon no fluido tubular, quando chega ao néfron distal, por vezes menor que 1 mEq/L. A concentração de potássio no fluido tubular aumenta ao passar pelas células secretoras, causando redução da diferença de concentração entre a célula e esse fluido e diminuindo a secreção posterior desse cátion. Essa redução é dependente do fluxo do fluido tubular adjacente aos sítios secretórios.

Se o fluxo é lento, ocorre grande aumento da concentração de potássio no líquido tubular, pelo movimento do íon do interior das células principais (secretoras) para o lúmen tubular, reduzindo o gradiente de concentração e, por conseguinte, a secreção de potássio. Na presença de fluxo rápido, o aumento da concentração de potássio determinada pela secreção das células principais é minimizado pela constante lavagem determinada pelo fluxo elevado; como resultado, a secreção de potássio é estimulada.[13]

Nas condições de concentração plasmática de potássio normal ou aumentada, a secreção de potássio é influenciada pelo fluxo tubular, o que não ocorre em baixas concentrações plasmáticas de potássio, pois, na ausência de mineralocorticoide, a membrana tubular torna-se praticamente impermeável ao potássio. A forma mais comum de aumen-

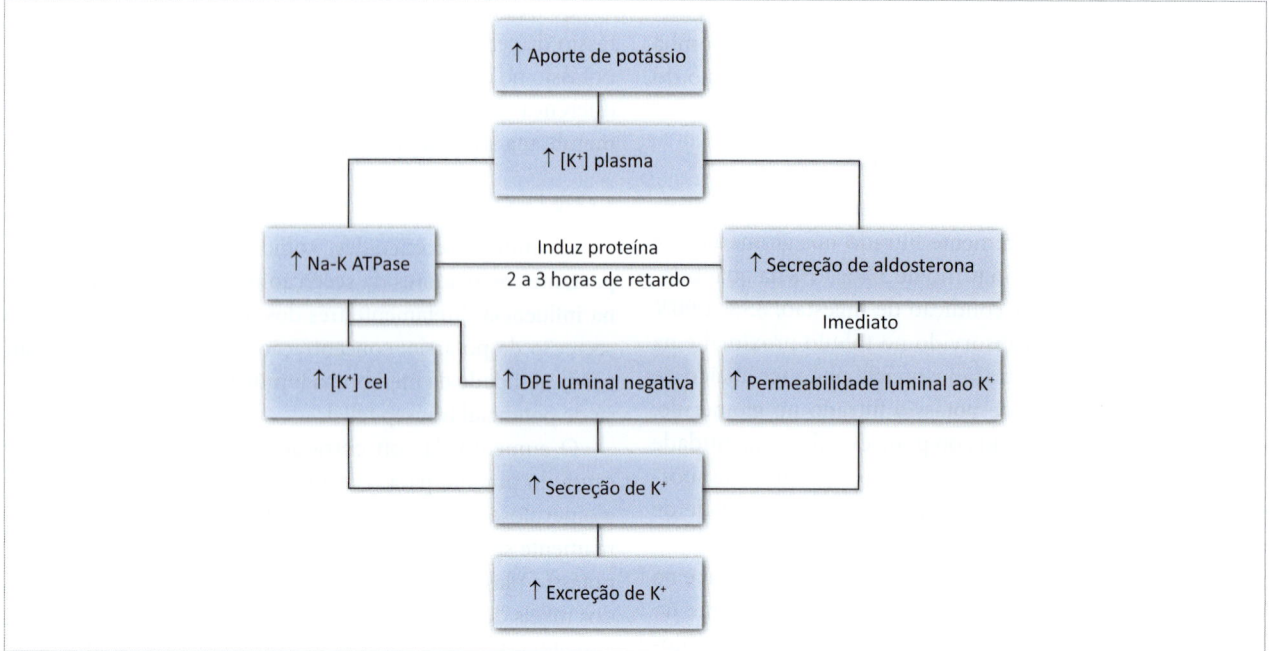

FIGURA 100.1. Influência do aporte de potássio sobre a excreção desse íon.
DPE: diferença de potencial elétrico.

tar a velocidade do fluxo tubular e, por conseguinte, a secreção de potássio é o uso de diuréticos.

CONCENTRAÇÃO DE SÓDIO INTRATUBULAR NO NÉFRON DISTAL

Existe uma relação direta entre o aporte distal de sódio e a secreção de potássio, que é reduzida quando o aporte de sódio é baixo e aumentada quando chega bastante sódio nas porções finais do néfron. Esse efeito do sódio está relacionado com o aumento da velocidade do fluxo tubular e da alteração da diferença de potencial.

PERMEABILIDADE DO NÉFRON DISTAL AOS ÂNIONS

Como resultado da reabsorção de sódio, a diferença de potencial transepitelial no néfron distal é negativa. A secreção de potássio é favorecida pela diferença de potencial luminal negativa, e quanto maior essa negatividade, maior a secreção de potássio. Portanto, fatores que influenciem na reabsorção ativa de sódio alteram a diferença de potencial e, por conseguinte, a secreção de potássio. Ainda, a permeabilidade da membrana luminal aos ânions exerce feito na magnitude da diferença de potencial. No néfron distal, o cloro é mais permeável do que o bicarbonato ou o sulfato. Os ânions menos permeáveis acentuam a negatividade da diferença de potencial luminal e favorecem a secreção de potássio.[12]

ESTADO ÁCIDO-BASE

Distúrbios ácido-base alteram a excreção de potássio. Em qualquer concentração plasmática de potássio, a alcalose aumenta e a acidose reduz a secreção de potássio. O mecanismo para obtenção desse efeito na excreção de potássio parece envolver as alterações das concentrações intracelulares. A acidose determina a saída do cátion da célula, e a alcalose, a entrada. Essas alterações determinam manifestações paralelas na secreção de potássio.[7]

O comportamento da acidose com relação ao balanço total de potássio é de retenção nas primeiras 24 horas e de excreção quando se torna crônica. Em última análise, os distúrbios ácido-base têm um efeito final de depletor de potássio (Figura 100.2).

No entanto, é menos provável que a queda do pH leve ao aumento nas concentrações plasmáticas de potássio em pacientes com acidose lática ou cetoacidose. A causa não está bem esclarecida para esse fenômeno, porém parece contribuir na habilidade de o ânion orgânico acompanhar o hidrogênio iônico ao entrar na célula, provavelmente como lipídeo solúvel e/ou com ácido intacto.

GRADIENTE TRANSTUBULAR DE POTÁSSIO (TTKG)

Ao final do túbulo coletor cortical, os processos responsáveis pela secreção ou retenção de potássio completaram sua atuação. Entre esses, temos a atuação da aldosterona, hormônio responsável pela excreção urinária de potássio. Assim, em adição à medida dos níveis plasmáticos de aldosterona, a concentração de potássio no fluido, ao final do túbulo coletor cortical, pode estimar a ação tubular desse hormônio.

No entanto, a concentração de potássio no fluido tubular não pode ser obtida diretamente em humanos, mas pode ser estimada clinicamente pelo cálculo do gradiente de concentração transtubular de potássio. Esse parâmetro é dependente de duas condições: que a osmolaridade da urina ao final do túbulo coletor cortical seja semelhante ao plasma

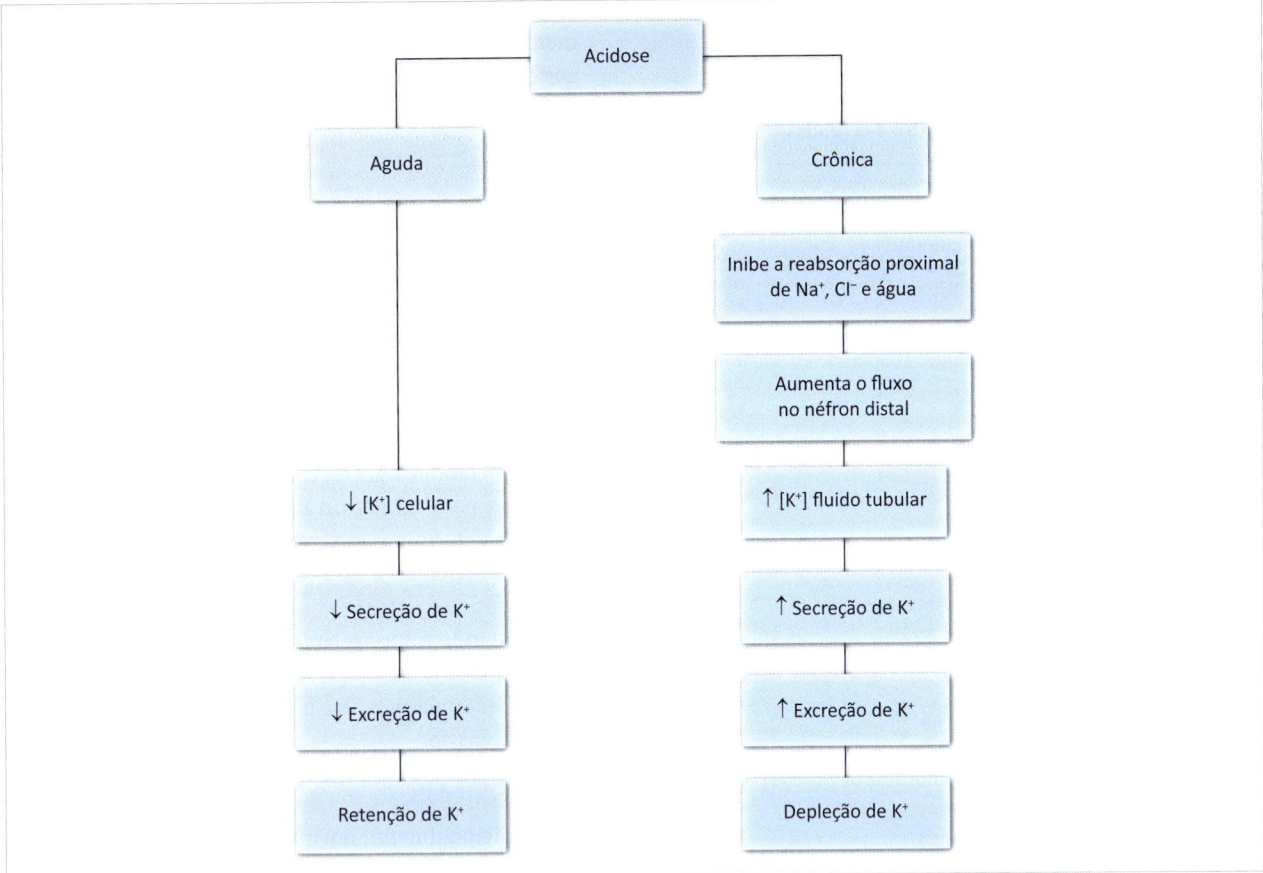

FIGURA 100.2. Efeitos da acidose sobre a secreção ou excreção de potássio.

e que não haja secreção ou reabsorção de potássio a partir deste ponto do néfron.

Assim, o grau de atividade da aldosterona no túbulo distal pode ser avaliado pelo gradiente de concentração transtubular de potássio (TTKG). Essa avaliação foi utilizada no diagnóstico dos distúrbios da concentração de potássio. Porém, em publicação mais recente, Kamel e cols. demonstraram que o TTKG não era um teste confiável para o diagnóstico de hipercalemia por ocorrer absorção de grande quantidade de uréia na porção medular do túbulo coletor.[4]

HIPOCALEMIA
FISIOPATOLOGIA

A concentração plasmática de potássio de maneira geral reflete os estoques corporais de potássio. Uma queda na concentração do potássio plasmático de 4 mEq/L para 3 mEq/L requer perda de aproximadamente 3% do potássio corporal total (aproximadamente 100 mEq); queda abaixo de 2 mEq/L requer déficit de mais de 10% do potássio total. Essa relação entre a concentração plasmática e o estoque corporal total de potássio pode ser obscurecida por fatores que influenciam especificamente na distribuição desse cátion entre os compartimentos intra e extracelular.

Alcalose aguda e acidose são particularmente importantes nesse aspecto. Aumento do pH sanguíneo de 0,1 unidade reduzirá o potássio plasmático de 0,5 mEq/L a 1,0 mEq/L, enquanto a queda de 0,1 unidade de pH determinará aumento de 0,5 mEq/L a 1,0 mEq/L do potássio plasmático. Na cetoacidose diabética, a combinação de acidose, hiperosmolalidade e disfunção da secreção de insulina resulta em hipercalemia, apesar do déficit corporal total do potássio.[10]

Em contraste, glicose e insulina pode reduzir a concentração plasmática de potássio, mesmo na presença de excesso de potássio corporal total (Quadro 100.1).

As causas da deficiência de potássio podem ser agrupadas em quatro categorias:

- Aporte reduzido;
- Redistribuição celular;
- Perdas gastrintestinais;
- Perdas renais.

APORTE REDUZIDO

Essa é uma causa rara de hipocalemia, sendo necessária uma dieta com 10 mEq/dia a 15 mEq/dia de potássio para eventualmente ocorrer a hipocalemia.

QUADRO 100.1. Causas de déficit de potássio e hipocalemia.

Aporte reduzido de potássio

Redistribuição do potássio para dentro das células
- Elevação do pH extracelular
- Maior disponibilidade de insulina
- Atividade beta-adrenérgica aumentada
- Paralisia periódica familiar
- Proliferação celular acentuada
- Hipotermia
- Intoxicação por cloroquina

Perdas gastrintestinais

Perdas urinárias
- Diuréticos
- Hiperaldosteronismo primário
- Perda de secreção gástrica
- Ânions não reabsorvíveis
- Acidose metabólica
- Hipomagnesemia
- Anfotericina B
- Nefropatias perdedoras de sal (síndrome de Bartter)
- Poliúria

Diálise

Plasmaferese

REDISTRIBUIÇÃO CELULAR

A concentração plasmática de sódio é mantida pela bomba Na⁺K⁺ ATPase e em alguns casos existe redistribuição do potássio, com movimento desses íons para o interior das células, determinando hipocalemia. Os fatores que causam essa redistribuição são comuns em pacientes de UTI:

- **Elevação do pH extracelular:** tanto a alcalose metabólica como a respiratória promovem a entrada de potássio para dentro das células. Neste quadro ácido-base, íons de hidrogênio deixam o interior das células para minimizar as modificações do pH extracelular, e a necessidade da manutenção da eletroneutralidade no interior das células determina a entrada de potássio;

- **Maior disponibilidade de insulina:** a infusão de insulina reduz a concentração de potássio extracelular;

- **Atividade beta-adrenérgica aumentada:** as catecolaminas podem promover a entrada de potássio para o interior das células, primariamente pelo aumento da atividade da Na⁺K⁺ ATPase. Hipocalemia transitória pode ser encontrada em qualquer situação de intensa liberação dessas aminas, como no infarto do miocárdio, doença aguda e grave, intoxicação por teofilina. A concentração de potássio pode cair agudamente em 0,5 mEq/L a 1,0 mEq/L após a administração de beta-agonistas (como albuterol, terbutalina ou dopamina);

- **Hipotermia:** acidental ou induzida determina o movimento de potássio para o interior das células e reduz a concentração do potássio plasmático para baixo de 3 mEq/L a 3,5 mEq/L.

PERDAS GASTRINTESTINAIS

As duas causas mais comuns de hipocalemia são o vômito ou a diarreia. Esse efeito é obtido por via indireta, pois a concentração de potássio nas secreções gástrica, pancreática ou do intestino delgado raramente excede 10 mEq/L. Portanto, para déficit de 200 mEq de potássio, o indivíduo teria que vomitar em torno de 20 litros. O vômito, entretanto, está fortemente associado com a hipocalemia, pois determina depleção da volemia, níveis elevados de aldosterona e alcalose metabólica grave; a combinação do maior aporte de bicarbonato no néfron distal e os níveis elevados de aldosterona determinam excreção renal de potássio muito acentuada. Associado a esse fato a alcalose leva à redistribuição do potássio entre os compartimentos intra e extracelular, acentuando a hipocalemia. A diarreia pode provocar verdadeira perda fecal de potássio. Contudo, a acidose que frequentemente acompanha esses quadros exacerba a depleção do potássio.

PERDAS RENAIS

Rins funcionalmente normais mantêm, na presença de hipocalemia, a excreção urinária de potássio menor que 20 mEq/dia a 30 mEq/dia. Uma carga excretada de potássio maior que esses níveis revela perda renal de potássio. A maioria das formas de perda renal de potássio pode ser explicada por um ou mais mecanismos:

- Aumento dos mineralocorticoides;
- Aporte aumentado de sódio ou volume no néfron distal;
- Presença de ânions não reabsorvíveis no néfron distal;
- Alterações ácido-base.

Quando a ingestão de NaCl é variada, os efeitos dos mineralocorticoides e o aporte distal de sódio contrabalançam-se entre si; assim, em condições normais, a excreção de potássio é independente da volemia. A redução no volume extracelular aumenta a secreção de aldosterona enquanto reduz o aporte distal. O aumento do volume extracelular suprime a aldosterona e aumenta o aporte distal. O rompimento desse balanço explica muitas das formas de hipocalemia:

- **Excesso de mineralocorticoides:** essa condição implica retenção de água, expansão do volume extracelular e alta incidência de hipertensão, porém sem a presença de edema. O chamado "escape" do mineralocorticoides ocorre antes da retenção de sal suficiente para determinar a formação de edema. Nessas condições, o volume extracelular normal ou aumentado determina aporte distal de sódio normal ou aumentado, na presença de altos níveis de mineralocorticoides com consequente maior excreção de potássio;

- **Redução da reabsorção de sal:** a inibição da reabsorção de sódio, antes do túbulo coletor, determina maior aporte distal e graus variados de depleção volêmica, com consequente elevação no plasma da atividade de renina e níveis de aldosterona. Esse grupo diferencia-se do anterior porque a elevação da aldosterona é adequada à redução do volume extracelular, e a hipertensão normalmente está ausente. A causa mais comum de perda renal de potássio é o uso de diuréticos. Inclui os diuréticos que agem no túbulo proximal, como acetazolamida, que agem na alça de Henle, como furosemida, ácido etacrínico e diuréticos, que têm sua ação no túbulo contornado distal, como os tiazídicos. A diurese osmótica determinará perda de potássio pelo mesmo mecanismo que ocorre na hiperglicemia ou com o uso de manitol;
- **Deficiência de magnésio:** a hipomagnesemia está presente em cerca de 40% dos pacientes com hipocalemia e sua reposição é necessária para correção da concentração de potássio;
- **Aporte distal aumentado com ânions não reabsorvíveis:** em certas condições, o sódio chega ao néfron distal acompanhado de ânions não reabsorvíveis, determinando diferença de potencial negativa intraluminal e facilitando a secreção de potássio. Todas as penicilinas em grande quantidade são ânions não reabsorvíveis. O hidroxibutirato agirá como ânion não reabsorvível em pacientes com cetoacidose causada por diabetes, álcool ou jejum. O bicarbonato também pode atuar como um ânion não reabsorvível, se chegar em grande quantidade às porções distais do néfron. Esse aporte maior de bicarbonato ocorre na fase ativa dos vômitos, na alcalose respiratória, acidose tubular proximal e na administração de acetazolamida;
- **Modificações ácido-base:** todas as manifestações crônicas de distúrbios ácido-base determinam depleção de potássio.

PLASMAFERESE

Remove potássio ao retirar o plasma do paciente – se o líquido de reposição for albumina pura, ocorrerá hipocalemia dilucional.

DIAGNÓSTICO

A causa da hipocalemia é facilmente determinada em pacientes edemaciados ou hipertensos que estão em uso de diuréticos, porém em algumas situações esse diagnóstico pode ser difícil de ser estabelecido.[14]

Os dois maiores componentes usados para avaliação diagnóstica da hipocalemia são:

- Determinar a excreção de potássio para distinção entre perdas renais de potássio (diuréticos, hiperaldosteronismo primário) de outras causas de hipocalemia (p. ex.: perdas gastrintestinais, alterações no controle celular de potássio);

A dosagem de potássio na urina coletada em 24 horas é a melhor forma de determinar as alterações desse cátion na urina. Excreções que excedam 30 mEq de potássio por dia indicam perda renal de potássio. A medida das concentrações de creatinina e de potássio em amostra isolada de urina é uma alternativa quando a coleta em urina de 24 horas não seja possível. A taxa urinária de potássio/creatinina, em amostra isolada de urina, maior do que 13 mEq/g de creatinina geralmente indica perda renal de potássio.

- Determinar o *status* ácido-base do organismo tendo em vista as causas de hipocalemia relacionadas a alcalose metabólica ou acidose metabólica.

Uma vez que a excreção de potássio seja determinada, deve-se proceder à avaliação do *status* ácido-base. Acidose metabólica com excreção urinária baixa de potássio, em paciente assintomático, é sugestivo de perdas gastrintestinais, devido ao abuso de laxativos e adenoma viloso. E mais, acidose metabólica com perda urinária de potássio é frequentemente associada à cetoacidose diabética ou à acidose tubular renal tipo 1 ou 2. Alcalose metabólica com baixa excreção urinária de potássio pode ser devido à presença de vômitos provocados (pacientes bulímicos). Já a alcalose metabólica com perda de potássio na urina frequentemente é relacionada ao uso de diurético, vômitos ou síndromes de Gitelman ou Bartter. Quando a perda urinária de potássio e a de alcalose metabólica estão acompanhadas de hipertensão arterial, provavelmente o paciente está em uso de diurético; além do fato de ser hipertenso, esse paciente poderá também ter doença renovascular ou excesso de mineralocorticosteroides (hiperaldosteronismo primário) associados.

CONSEQUÊNCIAS DA HIPOCALEMIA

A manifestação clínica mais importante da hipocalemia ocorre no sistema neuromuscular, no qual a baixa concentração plasmática de potássio determina a hiperpolarização da célula, impedindo a condução do impulso e da contração muscular. Desenvolve-se paralisia flácida em mãos e pés, que se estende proximalmente, eventualmente acometendo o tronco e os músculos respiratórios. A morte pode ocorrer devido à insuficiência respiratória. Pode acontecer lesão muscular e, em casos muitos graves, rabdomiólise e insuficiência renal.[10]

A hipocalemia pode agir no sistema nervoso central, determinando distúrbios afetivos e confusão mental, discreta deficiência autonômica com hipotensão postural e disfunção da musculatura lisa do tubo gastrintestinal levando ao íleoparalítico.

A hipocalemia aumenta o potencial de repouso da membrana e a duração do período refratário. Como o período refratário nessas condições é mais prolongado que o potencial de ação, a produção de arritmias por reentrada é facilitada. A ocorrência de arritmias automáticas também está aumentada, porque a hipocalemia estimula a automaticidade. A alteração eletrocardiográfica típica é a depressão do segmento ST, o achatamento da onda T e o aumento da onda U (Figura 100.3).

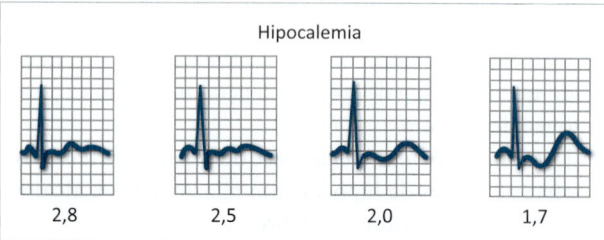

FIGURA 100.3. Alterações eletrocardiográficas presentes na hipocalemia (potássio sérico em mEq/L).

A hipocalemia está associada ao aumento da frequência de ectopias atriais e ventriculares, incluindo taquicardia atrial ectópica, bloqueio atrioventricular, extrassístoles ventriculares, taquicardia ventricular e fibrilação. As arritmias provocadas pela intoxicação digitálica são agravadas pela hipocalemia e hipercalemia, assim os níveis séricos de pacientes em uso de digital devem ser monitorizados cuidadosamente.

Os efeitos renais agudos pela redução do potássio incluem a poliúria e a redução do ritmo de filtração glomerular (RFG). Os efeitos sobre a filtração glomerular são facilmente revertidos com a reposição de potássio, porém o déficit de concentração pode perdurar por meses. O defeito de concentração é secundário à resistência ao hormônio antidiurético, determinada pelo aumento da produção de prostaglandinas; em casos extremos pode ocorrer um diabetes insípido nefrogênico.

A hipocalemia pode determinar retenção de sódio com formação de edema e estimular a geração de amônia, contribuindo assim para a ocorrência da alcalose metabólica. Como a liberação de insulina é parcialmente regulada pelos níveis séricos de potássio, a hipocalemia pode levar à intolerância à glicose. A redução aguda dos níveis de potássio no fluido de perfusão causa vasoconstrição em vários leitos vasculares perfundidos experimentalmente e constrição da musculatura lisa vascular. A importância do nível de potássio para regulação da pressão arterial em humanos tem sido constatada pela suplementação de potássio em pacientes hipertensos com consequente redução da pressão arterial.

TRATAMENTO

Uma vez detectada a hipocalemia, deve ser estabelecida a causa determinante, para a avaliação da necessidade de reposição, sua velocidade e a via de administração. Não existe maneira para aferir rápida e precisamente o déficit corporal total de potássio com base em sua concentração sérica. Estimativa do déficit de potássio com base em sua concentração sérica em hipocalemia não complicada foi publicada por Sterns e colaboradores,[11] com a seguinte generalização:

> [K$^+$] sérico < 3,0 mEq/L = déficit > 300 mEq
> [K$^+$] sérico < 2,0 mEq/L = déficit > 700 mEq

A hipocalemia em pacientes em estado grave com alto risco de desenvolvimento de arritmias cardíacas (infarto agudo do miocárdio (IAM), hipóxia, intoxicação digitálica ou alterações eletrocardiográficas consequentes à hipocalemia), com fraqueza muscular grave ou paralisia da musculatura respiratória requerem reposição urgente. Se a arritmia for julgada secundária à hipocalemia, deve ser estabelecido um acesso venoso para rápida correção. O cloreto de potássio intravenoso é a medicação preferencial para a maioria das emergências, exceto naquelas em que há déficit associado de fosfato, como na cetoacidose diabética, em que o fosfato de potássio deve ser associado.

A infusão intravenosa de potássio deve ser realizada em veia periférica calibrosa ou central; contudo, deve-se atentar para que o cateter esteja locado na veia cava superior e não no átrio direito ou ventrículo, para se evitar uma injeção intracardíaca e hipercalemia localizada. Preferencialmente, as infusões intravenosas para reposição de potássio não devem ter glicose, porque o açúcar estimulará a liberação endógena de insulina com subsequente transporte de potássio para o espaço intracelular. O importante para as células excitáveis é a razão entre o potássio intra e extracelular.[15]

A velocidade máxima de reposição recomendada de potássio intravenoso varia de 10 mEq/hora a 20 mEq/hora. O fluido de reposição deve ser mantido na concentração de 40 mEq/L ou menos, se for administrado por veia periférica. Velocidade de suplementação até 80 mEq/hora tem sido descrita em hipocalemias graves ([K$^+$] sérico < 1,5 mEq/L) geralmente realizadas em ambiente de unidade de terapia intensiva ou sala de emergência.

Monitorização cardíaca contínua e dosagem do potássio plasmático a cada 3 a 6 horas deve ser realizada. Em hipocalemia refratária à administração de potássio, deve ser verificado o nível sérico de magnésio, que atua como cofator da Na$^+$K$^+$ ATPase.

HIPERCALEMIA
FISIOPATOLOGIA

O organismo tem grande habilidade para proteger-se da hipercalemia. Isso inclui os mecanismos regulatórios que excretam o excesso de potássio rapidamente e redistribuem o excesso de potássio para dentro das células até ser excretado. Todas as causas de hipercalemia envolvem anormalidades nessa regulação.[16]

Como a concentração intracelular de potássio é alta e a sérica baixa, pequenos escapes do potássio intracelular podem levar a grandes alterações do potássio plasmático. Portanto, para o estabelecimento do diagnóstico de hipercalemia, devem-se excluir a hemólise do sangue enviado para o laboratório, a trombocitose acentuada e a leucocitose, condições referidas como "pseudo-hipercalemia" (Quadro 100.2).

> **QUADRO 100.2.** Causas de hipercalemia.
>
> **Aumento da liberação de potássio pelas células**
> - Pseudo-hipercalemia
> - Acidose metabólica
> - Deficiência de insulina, hiperglicemia, hiperosmolaridade
> - Maior catabolismo celular
> - Bloqueio beta-adrenérgico
> - Exercício
> - Outros
> - Intoxicação digitálica
> - Paralisia hipercalêmica periódica
> - Drogas
>
> **Excreção urinária de potássio reduzida**
> - Hipoaldosteronismo
> - Insuficiência renal
> - Redução do volume circulante efetivo
> - Acidose tubular renal tipo I
> - Distúrbio da excreção tubular de potássio
> - Ureterojejunostomia

Aumento da liberação de potássio pelas células

A redistribuição celular é a causa mais importante de hipercalemia do que hipocalemia. A hipercalemia que resulta da redistribuição de potássio para fora das células é primariamente determinada por lesão tecidual. Essa lesão tecidual ocorre em rabdomiólise, trauma, queimadura, lise tumoral ou coagulação intravascular maciça.

O aumento repentino da osmolalidade plasmática provoca a saída de potássio das células. A succinilcolina também determina a saída de potássio das células, assim como a acidose metabólica ou respiratória.[9]

Drogas

Atualmente, várias drogas de uso rotineiro possuem atividade no metabolismo do potássio. A maioria dos casos é determinado por drogas que afetam o balanço externo de potássio (anti-inflamatórios não hormonais AINH, inibidores da enzima conversora renina-angiotensina, ciclosporina, diuréticos poupadores de potássio) em patologias de risco para o desenvolvimento da hipercalemia (diabetes melito, insuficiência renal, hipoaldosteronismo hiporreninêmico ou idosos). Em relatos recentes, as drogas são responsáveis por 60% dos casos de hipercalemia. A retenção de potássio ocorrerá quando os mecanismos de excreção de potássio estão inibidos por drogas. A hipercalemia ganha em gravidade se estiverem presentes em distúrbios na manipulação de potássio como a insuficiência renal. O hipoaldosteronismo induzido por droga é o mecanismo mais comum.

O hipoaldosteronismo iatrogênico ocorre com AINH, devido à inibição da síntese das prostaglandinas, que são estimuladores potentes da liberação de renina em resposta às variações circulatórias, como na depleção de sal e com uso de furosemida. A hipercalemia é usualmente encontrada em pacientes com substrato de doença renal ou circulatória.

Os inibidores da enzima conversora renina-angiotensina e os bloqueadores dos receptores da angiotensina, podem induzir ao hipoaldosteronismo com consequente hipercalemia. Os pacientes de risco são os portadores de insuficiência renal ou de insuficiência cardíaca congestiva (ICC) grave. A ciclosporina, associado à sua ação nefrotóxica, também induz hipoaldosteronismo hiporreninêmico

Outras medicações que alteram a excreção renal de potássio incluem o antagonista da aldosterona, a espironolactona; o trianterreno e a amilorida, que reduz a excreção de potássio por ação tubular. A heparina reduz a síntese de aldosterona pelo córtex da adrenal e pode causar hipercalemia mesmo em doses subcutâneas profiláticas (5.000 u/dia). Os idosos são particularmente de risco.

Com uso de betabloqueadores, ocorre aumento de 10% a 15% dos níveis de concentração plasmática de potássio, que pode ser minimizado pela utilização de drogas cardiosseletivas. Como vimos anteriormente, os pacientes de risco são os portadores de insuficiência renal, diabetes e hipoaldosteronismo. O exercício vigoroso, com liberação do potássio muscular para circulação, pode produzir hipercalemia em pacientes betabloqueados.

Pequenas elevações nos níveis de potássio ocorrem com administração de succinilcolina, porém pacientes com problemas neurológicos podem apresentar efeitos acentuados. Finalmente, discretas alterações dos níveis de potássio podem ocorrer com uso da digoxina através da liberação muscular desse íon, quando essa é administrada em doses tóxicas.

A elevação plasmática de potássio determinada pelo manitol hipertônico deve-se ao movimento desse íon do interior das células para o fluido extracelular, via dois mecanismos: aumento da concentração intracelular de potássio determinada pela perda de água, que favorece o movimento passivo de potássio através dos canais de potássio da membrana celular; as forças de fricção entre solvente (água) e soluto podem resultar em carregamento do potássio através dos canais de água da membrana celular (esse processo é chamado *solvent drag*).

Redução da excreção renal

A redução da excreção renal de potássio pode ser devido a:

- **Insuficiência renal:** a excreção de potássio é determinada pelo ritmo de secreção de potássio no néfron distal. A redução aguda do ritmo de filtração glomerular leva à redução do aporte distal de sal e de água que secundariamente reduz a secreção distal de potássio. Assim, quando a insuficiência renal aguda é oligúrica, a hipercalemia é um problema; quando não oligúrica, o aporte distal é usualmente suficiente e a hipercalemia é incomum. Na insuficiência renal crônica, os néfrons remanescentes desenvolvem a habilidade aumentada para excretar potássio. Além disso, esses pacientes têm outros dois mecanismos de proteção contra a hipercalemia: primeiro, em resposta à sobrecarga de potássio, este se redistribui para dentro das células mais rápido que o normal; segundo, há o aumento da quantidade de excreção de potássio pelas fezes. Assim, embora esses pacientes excretem a sobrecarga de potássio mais lentamente que os indivíduos normais, a hipercalemia é incomum até que a insuficiência renal crônica tenha progredido para RFG menor que 5 mL/minuto. A ocorrência de hipercalemia com RFG de 10 mL/minuto a 50 mL/minuto levanta a questão da redução dos níveis de aldosterona ou lesão específica do túbulo coletor cortical;

- **Redução da atividade mineralocorticoide:** a redução dos níveis de aldosterona determina a diminuição da excreção de potássio e a hipercalemia, que pode ocorrer isoladamente ou acompanhada de queda de cortisol. Raramente ocorre o hipoaldosteronismo isolado como deficiência adrenal primária; mais comumente é secundário à redução dos níveis de renina. O hipoaldosteronismo hiporreninêmico ocorre em pacientes com insuficiência renal crônica. É especialmente comum em pacientes com nefropatia diabética ou doença intersticial renal;
- **Defeito do túbulo distal:** certas doenças renais podem afetar o néfron distal e levar à hipercalemia na presença de RFG normal ou pouco reduzido e com níveis normais de aldosterona. Alguns diuréticos, como amilorida e o triantereno, inibem o transporte de sódio no túbulo distal, o que torna a diferença de potencial menos negativa com redução da secreção de potássio. A espirolactona compete com a aldosterona por seu receptor e assim bloqueia o efeito mineralocorticosteroide.[12]

CONSEQUÊNCIAS DA HIPERCALEMIA

Todas as manifestações clínicas da hipercalemia ocorrem em tecidos excitáveis. Isso porque o potencial elétrico através das membranas celulares é parcialmente determinado pela razão entre o potássio intra e extracelular. A hipercalemia leva à despolarização, que causa o *resetting* do limiar do potencial de ação que funciona como um bloco de despolarização, e a velocidade de condução fica reduzida.

O coração é certamente o tecido mais sensível a essas modificações e os seus efeitos são observados no ECG. O primeiro sinal no ECG é a onda T apiculada; depois o QRS e PR alargam. Eventualmente a onda P desaparece e o QRS e a onda T podem formar conjuntamente uma onda senoidal. Esses achados antecedem a fibrilação ventricular e a morte. A correlação das modificações do ECG e os níveis séricos de potássio dependem da rapidez de instalação da hipercalemia. Geralmente com início agudo da hipercalemia, as alterações no ECG começam com níveis séricos de potássio de 6 mEq/L a 7 mEq/L. Contudo na hipercalemia crônica, o ECG pode permanecer normal até níveis de 8 mEq/L a 9 mEq/L. O tratamento da hipercalemia baseia-se muito mais nas alterações do ECG do que nos níveis séricos (Figura 100.4).

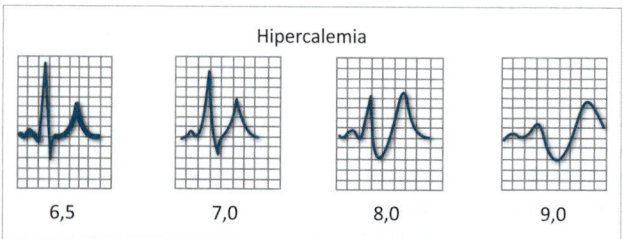

FIGURA 100.4. Alterações eletrocardiográficas presentes na hipercalemia (potássio sérico em mEq/L).

Todos os pacientes com hipercalemia devem ser tratados, porém aqueles com alterações no ECG devem ser tratados mais rapidamente, e pacientes com alargamento do QRS devem ser tratados como emergência. Manifestações neuromusculares também podem ocorrer na hipercalemia, mas são menos comuns. Parestesia, em braços e pernas, é seguida por paralisia flácida simétrica, começando em braços e pés, que se estende proximalmente.

DIAGNÓSTICO

A hipercalemia é determinada por várias causas, e o estabelecimento de uma sequência organizada na investigação diagnóstica permite uma abordagem mais adequada desse distúrbio eletrolítico. Entretanto, na hipercalemia grave ou sintomática, as medidas urgentes para redução do potássio plasmático sobrepõem-se a qualquer procedimento diagnóstico até a resolução do quadro agudo.[9]

Normalmente, a dosagem laboratorial dos níveis de potássio é realizada em amostras de soro do paciente, esse método pode ser afetado pela ocorrência de hemólise na amostra e/ou na presença de leucocitose ou trombocitose, determinando pseudo-hipercalemia. A repetição do exame e a medida do nível de potássio no plasma são esclarecedoras. Uma vez confirmada a hipercalemia, a caracterização da causa determinante do distúrbio eletrolítico como renal ou extrarrenal é o passo principal para o estabelecimento do diagnóstico. Na Figura 100.5, temos um fluxograma para o diagnóstico da hipercalemia.

TRATAMENTO

O grau da elevação do potássio e a gravidade das modificações eletrocardiográficas determinam a abordagem adequada da hipercalemia. Nos quadros graves ou sintomáticos, o tratamento urgente do distúrbio eletrolítico precede qualquer outro procedimento. O esclarecimento da causa do distúrbio eletrolítico permite uma programação do tratamento a ser instituído em pacientes portadores de hipercalemia.[16]

No Quadro 100.3, estão expostos os tratamentos da hipercalemia e suas indicações.

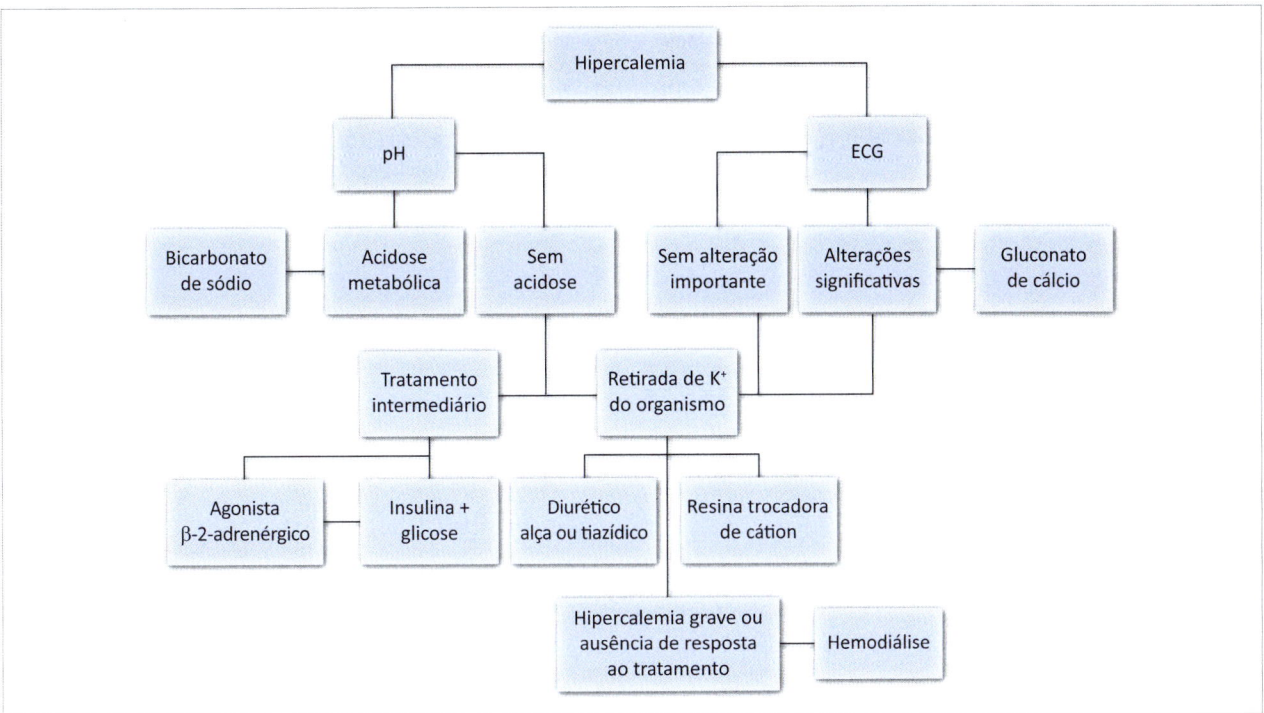

FIGURA 100.5. Hipercalemia: fluxograma do tratamento.

QUADRO 100.3. Tratamento de emergência da hipercalemia.

Terapia	Dose	Mecanismo de ação	Início	Duração
Gluconato de cálcio 10%	10 mL EV lentamente (2 min a 3 min). Repetir em 5 minutos se não houver alteração do ECG	Antagoniza	1 min a 3 min	30 min a 60 min
Bicarbonato de sódio	1 mEq/kg EV bólus	Troca	5 min a 10 min	1h a 2h
Insulina + glicose (usar 1 U insulina/5 g glicose)	Insulina regular 10 U EV + 50 g glicose	Troca	30 min	4h a 6h
Agonista beta-2-adrenérgico (efetivo em pacientes renais)	Salbutamol (Aerolin®) 10 mg a 20 mg em 4 mL de solução salina – inalação por 10 min ou 0,5 mg EV	Troca	EV 30 min Inalação 90 min	
Diurese com furosemida	40 mg a 80 mg EV bólus	Remove	Quando a diurese se inicia	Quando a diurese termina
Resina de troca iônica	15 g a 30 g VO ou VR + sorbitol	Remove	1h a 2h	4h a 6h
Diálise peritoneal ou hemodiálise	Por instituição	Remove	Assim que inicia	Até a diálise estar completa

ECG: eletrocardiograma; EV: via endovenosa; VO: via oral; VR: via retal.

REFERÊNCIAS BIBLIOGRÁFICAS

1. Seifter JL. Potassium Disorders. Goldman's Cecil Medicine 24th edition, by Lee Goldman and Andrew I. Schafer. 2012. p.734-41.
2. Gabow PA, Peterson LN. Disorders of potassium metabolism. In: Schrier RW. Renal and electrolyte disorders. 4. ed. Boston: Little Brown, 1992. p.231-86.
3. Jones NF, Poston L. Disorders of potassium metabolism. In: Cohen RD, Lewis B, Alberti KGMM, Denman AM. The metabolic and molecular basis of acquired disease. 1. ed. London: Baillière Tindall, 1990. p.1070-96.
4. Kamel KS, Halperin ML. Intrarenal urea recycling leads to a higher rate of renal excretion of potassium: an hypothesis with clinical implications. Curr Opin Nephrol Hypertens. 2011;20:547.
5. Schaefer TJ, Wolford RW. Disorders of potassium. Emerg Med Clin North Am. 2005;23(3):723-47.
6. Wiseman AC, Linas S. Disorders of potassium and acid-base balance. Am J Kidney Dis. 2005;45(5):941-9.
7. Tannen RL. Potassium metabolism. In: Gonick HC. Current Nefrology. St Louis: Mosby-Year Book, 1992. p.109-48.
8. Wright FS. Renal potassium handling. Semin Nephrol. 19887. p.174-82.
9. Burton DR. Hyperkalemia. In: Burton DR. Clinical physiology of acid-base and electrolyte disorders. 4. ed. New York: Mc Graw Hill, 1994. p.757-90.
10. Burton DR. Hypokalemia. In: Burton DR. Clinical physiology of acid-base and electrolyte disorders. 4. ed. New York: Mc Graw Hill, 1994. p.715-56.

11. Sterns RH, Cox M, Feig PU, Singer I. Internal potassium balance and control of the plasma potassium concentration. Medicine (Baltimore). 1981;60:339.
12. Tannen RL. Disorders of potassium balance. In: Brenner BM. The Kidney. 5. ed. Philadelphia: WB Saunders, 1996. p.805-40.
13. Williams ME. Hiperkalemia. Crit Care Clin. 1991;7:155-73.
14. AU Lin SH, Lin YF, Chen DT, Chu P, Hsu CW, Halperin MLSO. Laboratory tests to determine the cause of hypokalemia and paralysis. Arch Intern Med. 2004;164(14):1561.
15. Freedman BI, Burkart JM. Hypocalemia. Crit Care Clin. 1991;7:143-54.
16. DeFronzo RA, Smith JD. Clinical disorders of hyperkalemia. In: Maxwell MH, Kleeman CR. Clinical Disorders of Fluid and Electrolyte Metabolism. Narins RG. 5. ed. New York: Mc Graw Hill, 1994. p.697-754.

CAPÍTULO 101

DISTÚRBIOS DO MAGNÉSIO E DO CÁLCIO NO PACIENTE GRAVE

Priscila Ligeiro Gonçalves
Ita Pfeferman Heilberg
Virgílio Gonçalves Pereira Jr.

DESTAQUES

- Hipomagnesemia isolada ou associada à hipocalemia, hipofosfatemia, hiponatremia ou hipocalcemia, é frequente em pacientes internados em unidade de de terapia intensiva
- A hipomagnesemia não suspeitada e adequadamente tratada impede o controle da hipocalemia refratária.
- Depleção isolada de magnésio intracelular, sem redução de seus níveis séricos, pode ocorrer e deve ser suspeitada em indivíduos com hipocalemia refratária ou hipocalcemia de causa indeterminada.
- Choque refratário a volume e a drogas vasoativas pode ser a primeira manifestação de hipocalcemia.
- A correção da hipercalcemia baseia-se na expansão volêmica e na inibição da reabsorção óssea pelo uso de drogas.

DISTÚRBIO DO METABOLISMO DO MAGNÉSIO

INTRODUÇÃO

O magnésio (Mg^{++}) é o segundo cátion intracelular mais abundante depois do potássio e atua como um cofator essencial em diversas reações enzimáticas, entre elas fosforilação oxidativa, glicólise, transcrição de DNA e síntese de proteínas.[1-2] Mais da metade do magnésio corporal total encontra-se nos ossos, e grande parte do restante nos tecidos moles, principalmente nos músculos. Somente 1% está presente no fluido extracelular, o que equivale a um nível sérico de magnésio total de 1,8 a 3 mg/dL (correspondentes a 0,75 a 1,25 mmol/L ou 1,5 a 2,5 mEq/L), e os valores de normalidade variam de acordo com o laboratório. Destes, 30% encontram-se ligados a proteínas, 55% como Mg^{2+} livre e 15% complexados a outros ânions.

O rim é o principal órgão regulador do metabolismo do magnésio. Em condições normais, apenas 3% do Mg filtrado é eliminado pela urina, sendo os outros 97% reabsorvidos pelo túbulo renal, principalmente pela alça ascendente espessa de Henle (60% a 75%). O principal fator que regula a excreção renal de Mg é a sua concentração sérica, inibindo sua reabsorção tubular renal nos estados de hipermagnesemia e estimulando-a em situações de hipomagnesemia.

Apesar de o controle homeostático de cálcio e do magnésio ser realizado pelos mesmos órgãos (intestino, osso e rim), a regulação hormonal do Mg difere da do cálcio por não apresentar via metabólica hormonal exclusiva. Fatores que aumentam a excreção renal de Mg são a hipercalcemia, por inibir a reabsorção tubular de Ca^{2+} e, consequentemente, de Mg^{2+} na alça de Henle; expansão de volume e diurese osmótica, que diminui sua reabsorção no túbulo proximal; uso de diuréticos de alça e tiazídicos; uso de aminoglicosídeos, cisplatina, ciclosporina, entre outros. Já a redução da excreção de Mg ocorre principalmente em condições de alcalose metabólica ou por ação do PTH, que aumentam sua reabsorção tubular.

HIPOMAGNESEMIA

Hipomagnesemia é distúrbio frequente em ambiente hospitalar, presente em 12% dos pacientes internados, podendo atingir 65% dos pacientes em unidade de terapia intensiva (UTI).[3] Apresenta prevalência mais elevada em idosos e pacientes portadores de insuficiência cardíaca congestiva (ICC), principalmente, devido ao uso de diuréticos por essa população. A associação de hipomagnesemia com outras alterações hidrooeletrolíticas é frequente, podendo coexistir com hipocalemia, hipofosfatemia, hiponatremia e hipocalcemia.

Hipomagnesemia pode ocorrer devido a perdas gastrintestinais ou renais. Desnutrição grave raramente causa hipomagnesemia. Entre as principais causas de perdas gastrintestinais estão diarreia crônica, esteatorreia e síndromes disabsortivas. Já o excesso de perda de Mg pelos rins pode ser secundária ao uso de diuréticos (tiazídicos e de alça), drogas nefrotóxicas (aminoglicosídeos, anfotericina B, ciclosporina, pentamidina); uso crônico de inibidores de bomba de prótons (omeprazol, pantoprazol etc.);[4] necrose tubular aguda, expansão volêmica, hipercalcemia, e alcoolismo.[5-6] A administração de produtos ricos em citrato (hemoderivados, anticoagulação durante hemodiafiltração venovenosa contínua (HDFCVV)) e a administração exógena de aminas vasoativas também podem levar à queda do magnésio ionizável. As causas mais importantes de hipomagnesemia estão resumidas no Quadro 101.1.

QUADRO 101.1. Causas de hipomagnesemia.

Aporte insuficiente	Renais
Desnutrição proteico-calórica	Acidose tubular renal
Etilismo crônico	Glomerulonefrites
Gravidez	Nefrite intersticial
Suporte nutricional inadequado	Hipercalcemia
	Hiperaldosteronismo
Distúrbios na distribuição	Hipofosfatemia
Após cirurgias com circulação extracorpórea	Acidemia (após correção)
Sepse	Hiperglicemia (cetoacidose)
Transfusões repetidas	**Induzida por drogas**
Pancreatite	Diuréticos (de alça)
Alcalemia	Tiazídicos
Grandes queimaduras	Manitol
Drogas vasoativas	Inibidores de bomba de prótons
Grande aporte de glicose e insulina	Anfotericina B
Perdas gastrintestinais	Aminoglicosídeos
Síndrome de má absorção	Carbenicilina
Abuso de laxantes	Digoxina
Drenagem nasogástrica prolongada	Ciclosporina
Fístulas	Quimioterapia (cisplatina/metotrexate)
Pancreatite	Anticorpo monoclonal anti-EGF (Cetuximab, Panitumumab)
Hipomagnesemia primária	Outros (cálcio, citrato e terbutalina)

Depleção isolada do Mg^{++} intracelular, sem diminuição de seus níveis séricos, pode ocorrer e deve ser suspeitada em indivíduos com hipocalemia refratária ou hipocalcemia de causa indeterminada, quando houver fatores clínicos ou farmacológicos que predisponham ao aumento da excreção urinária de Mg, como os citados anteriormente. Nesse cenário, a reposição de Mg pode ser realizada, mesmo em indivíduos com magnesemia normal.

A ocorrência simultânea de hipocalemia é comum e pode chegar a 40% a 60% dos casos de hipomagnesemia, em parte por ser ocasionada por distúrbios semelhantes, como diarreia e uso de diuréticos, mas também pelo fato de a hipomagnesemia levar à perda renal de potássio por aumento de sua secreção tubular.

A hipomagnesemia, na maioria das vezes, é assintomática. Quando os níveis de Mg encontram-se muito diminuídos podem ocorrer sintomas neuromusculares, cardiológicos e metabólicos. As manifestações neuromusculares incluem hiperexcitabilidade neuromuscular, como tetania, tremores, parestesias e convulsões, além de ansiedade, *delirium*, psicoses e coma. As alterações cardiovasculares podem ser evidenciadas pelo eletrocardiograma (ECG), como alargamento do QRS, prolongamento do intervalo QT. Nos casos de deficiência mais grave, podem ocorrer alargamento do intervalo PR, achatamento da onda T e alargamento progressivo de QRS. Arritmias ventriculares também podem ocorrer, como é o caso da *Torsades de Pointes*, em que a reposição de Mg^{++} é imperativa.

As manifestações da hipomagnesemia estão agrupadas no Quadro 101.2.

QUADRO 101.2. Manifestações de hipomagnesemia (Mg^{++} < 1,5 mEq/L).

Cardiovasculares	Neuromusculares e comportamentais
Arritmias	• Convulsões
• Taquicardia ventricular	• Confusão mental
• Fibrilação ventricular	• Psicose
• Fibrilação atrial	• Fraqueza muscular
• Taquicardia atrial multifocal	• Ataxia
• Extrassistolia ventricular	• Espasticidade
Alterações eletrocardiográficas	• Tremores
• Prolongamento dos intervalos PR, AH e QT	• Tetania
• Depressão do segmento ST	• Agitação
• Inversão da onda T	• Delírio
• Alargamento do complexo QRS	• Depressão
• Ondas T elevadas	• Parestesia
Hipertensão arterial	
Precipitação de intoxicação digitálica	
Cardiomiopatias	
Espasmo arterial coronariano	

O Mg^{++} apresenta um efeito protetor sobre o miocárdio por mecanismos não completamente esclarecidos, mas que podem ser decorrentes de aumento de fluxo sanguíneo colateral, diminuição de radicais livres, diminuição de pós-carga, efeito antiarrítmico direto, vasodilatação coronariana, inibição plaquetária e diminuição de liberação de aminas vasoativas.

Estudos sugerem que depleção de magnésio, mesmo que leve, pode predispor a arritmias cardíacas em pacientes com fatores de risco, como evento isquêmico miocárdico recente, ICC, *Torsades de Pointes* ou pacientes críticos. Por conta dessas evidências, seu uso como tratamento adjuvante no infarto agudo do miocárdio (IAM), mesmo com níveis séricos normais ou discretamente baixos, já foi extensamente debatido. O estudo randomizado, duplo-cego, LIMIT-2 mostrou diminuição de mortalidade em indivíduos com IAM que receberam sulfato de magnésio previamente à trombólise.[7] No entanto, posteriormente, dois grandes estudos clínicos randomizados, ISIS-4[8] e MAGIC,[9] não demonstraram benefício na administração de sulfato de magnésio no IAM. Diante desses novos achados, o American College of Cardiology e a American Heart Association (ACC/AHA) consideram a administração rotineira de magnésio injustificada.[10]

A recomendação atual é que a administração de sulfato de magnésio deva ser realizada em pacientes com hipomagnesemia documentada, especialmente naqueles que receberam diurético antes do evento isquêmico, e em pacientes com *Torsades de Pointes* que apresentem QT longo ao ECG.

O tratamento da hipomagnesemia depende do grau de depleção e da gravidade do quadro clínico. Em pacientes assintomáticos ou com sintomas leves pode ser realizada reposição oral com sulfato de magnésio ou óxido de magnésio. Sintomas gastrintestinas e diarreia podem ocorrer e limitar a reposição por via oral, com necessidade de reposição por via endovenosa (EV).

Pacientes com hipomagnesemia acentuada (≤ 1mg/dL) e sintomas graves como tetanias, arritmias ou convulsões devem receber reposição EV. Em pacientes estáveis hemodinamicamente, podem ser repostos 1 a 2 g de sulfato de Mg, diluídos em 50 a 100 mL de soro glicosado a 5%, durante até 60 minutos. Em casos de instabilidade hemodinâmica, como nas arritmias do tipo *Torsade de Pointes* ou em hipocalemias associadas, 1 a 2 g de sulfato de Mg podem ser administrados em 5 a 15 minutos.

Após essas medidas iniciais, recomenda-se reposição de manutenção por via endovenosa com sulfato de Mg de 4 a 8 g, durante 12 a 24 horas, mantendo-se a magnesemia acima de 1 mg/dL. Esta última também pode ser realizada em pacientes com hipocalcemia, mesmo na presença de Mg sérico normal, durante três a cinco dias.

Em pacientes com diminuição da função renal, especialmente quando Cl_{Cr} (*clearance* de creatinina) < 30 mL/minutos, a dose administrada deve ser diminuída pela metade e os níveis séricos de Mg devem ser monitorizados com rigor, devido ao maior risco de hipermagnesemia iatrogênica.

HIPERMAGNESEMIA

O rim é o único local em que se regula a excreção de Mg^{++}, realizando essa tarefa de maneira bastante eficiente. Assim, são raros os casos de hipermagnesemia na ausência de insuficiência renal. Porém, sobrecargas agudas, por via parenteral, como no tratamento da pré-eclâmpsia grave ou eclâmpsia; ou por via oral, por uso de enemas, laxativos, podem ocasionar esse distúrbio. Indivíduos com doenças gastrintestinais (gastrite, úlceras ou colites) ou constipação crônica são mais suscetíveis às elevações plasmáticas de Mg^{++} pelo uso crônico de laxativos ou antiácidos por terem absorção do Mg^{++} mais exacerbada.[11] Pacientes que estejam recebendo soluções parenterais contendo Mg devem ter esse eletrólito dosado, ao menos, uma vez ao dia.

Formas mais brandas de hipermagnesemia podem ocorrer na vigência de hipotireoidismo, insuficiência adrenal e intoxicação por lítio. As principais causas de hipermagnesemia estão enumeradas no Quadro 101.3.

QUADRO 101.3. Causas de hipermagnesemia.

Renais	*Clearance* de creatinina inferior a 30 mL/min
Extrarrenais	Reposição iatrogênica de magnésio nas hipomagnesemias Abuso de antiácidos e laxantes com Mg Hiperdosagem de $MgSO_4$ como tratamento (pré-eclâmpsia e arritmias cardíacas)
Ambas	Excesso de Mg em banhos de diálise Excesso de Mg em nutrição enteral ou parenteral em pacientes com doença renal

Os sinais e sintomas clínicos da hipermagnesemia costumam ocorrer apenas com níveis bastante elevados e resultam de sua toxicidade no tecido cardiovascular e nervoso, ocasionando hiporreflexia, depressão da musculatura respiratória, hipotensão, bradiarritmias e até perda de consciência. O ECG pode demonstrar prolongamento do intervalo PR, aumento da duração do QRS e do intervalo QT, além de graus variados de bloqueio atrioventricular. Níveis séricos acima de 10 mEq/L podem causar parada cardiorrespiratória e/ou respiratória. (Quadro 101.4)

QUADRO 101.4. Manifestações da hipermagnesemia.

Cardiovasculares
- Alterações eletrocardiográficas
- Retardo da condução intraventricular
- Prolongamento do intervalo QT
- Bloqueio atrioventricular de 1º e 2º graus
- Bloqueio AV total (parada cardíaca)
- Hipotensão (geralmente transitória)

Neuromusculares
- Hiporreflexia
- Depressão respiratória

O tratamento tem como objetivo aumentar a excreção renal do Mg^{++} por meio de expansão volêmica e uso de diuréticos de alça ou até mesmo tiazídicos, algumas vezes, em doses elevadas para obter bons resultados. Caso essas medidas não tenham sucesso, a diálise pode ser necessária, especialmente na presença de manifestações neurológicas ou cardiovasculares importantes, ou naqueles pacientes que apresentam maior comprometimento da função renal (Cl_{Cr} < 15 mL/minuto). O gluconato de cálcio 10% também deve ser administrado, como antagonista do Mg^{++} para reverter os efeitos neuromusculares e cardíacos da hipermagnesemia.

DISTÚRBIOS DO METABOLISMO DO CÁLCIO

INTRODUÇÃO

A maior parte do cálcio corporal encontra-se no osso sob a forma de hidroxiapatita (99%), mineral responsável pela integridade estrutural do esqueleto. No fluido extracelular e no citosol, a concentração de íons cálcio é importante para a manutenção e o controle de inúmeros processos bioquímicos, atuando como segundo mensageiro na sinalização de membranas para a liberação de substâncias e hormônios, atividades enzimáticas, divisão e movimento celular. Também tem papel essencial na atividade normal do sistema cardiovascular, crescimento e reparo do organismo.

Considerando-se um nível sérico de cálcio total de 10 mg/dL, 45% (4,5 mg/dL) representam a porção não filtrável (ligada à proteína) e 55% correspondem à porção ultrafiltrável, que é a soma do cálcio ionizado (Ca^{2+}) livre (5 mg/dL) e do cálcio complexado com outros ânions como citrato, bicarbonato e fosfato (0,5 mg/dL). O cálcio ionizado é a forma com maior relevância clínica por ser a única com ação fisiológica direta. Sua dosagem é mais fidedigna na avaliação de estados de hipocalcemia ou hipercalcemia, pois as concentrações de cálcio total nem sempre refletem as concentrações de cálcio ionizado por sofrerem influências de fatores distintos.

Os níveis séricos de albumina, por exemplo, interferem apenas no cálcio total. Uma vez que quase metade do cálcio total encontra-se ligado à proteína sérica, em situações de hipoalbuminemia há diminuição do cálcio total à custa da diminuição dessa fração sem, no entanto, alterar a fração ionizável, ocorrendo o inverso quando há elevação de proteínas plasmáticas. Outros fatores, contudo, podem alterar exclusivamente a fração iônica, como é o caso dos distúrbios acidobásicos, em que a elevação do pH aumenta a afinidade do cálcio à albumina, diminuindo sua fração ionizada; hiperparatireoidismo, pois o PTH age exclusivamente na fração ionizada e hiperfosfatemia que diminui o cálcio ionizado, por aumentar a fração ligada a ânions inorgânicos.

A homeostase do cálcio ocorre pela ação complexa e integrada entre hormônios como o paratormônio (PTH) e 1,25 di-hidroxicolecalciferol (calcitriol ou vitamina D3), que agem no intestino, ossos e rins, mantendo sua concentração sérica em uma faixa estreita de normalidade entre 1,1 e 1,4 mmol/L (2,2 a 2,8 mEq/L ou 4,4 a 5,6 mg/dL). Entretanto, os valores de normalidade variam de acordo com o laboratório. Outros hormônios como calcitonina e estrogênios também participam da regulação do cálcio, mas de maneira não completamente esclarecida.

A secreção de PTH é muito sensível às mudanças da calcemia. Nos rins, aumenta a reabsorção tubular de cálcio e estimula a síntese de calcitriol e, nos ossos, mobiliza cálcio por aumentar a reabsorção óssea. O calcitriol, por sua vez, tem ação principal no intestino, aumentando a absorção intestinal de cálcio. Pequenas variações séricas na concentração de cálcio conseguem inibir ou estimular esses mecanismos, em curto prazo, de maneira a manter seus níveis dentro de estreita faixa de normalidade.

Diuréticos de diferentes classes possuem ações distintas na excreção urinária de cálcio. Os diuréticos de alça como furosemida aumentam sua excreção por sua ação na alça de Henle, enquanto os tiazídicos estimulam a reabsorção tubular distal, reduzindo o cálcio urinário, sendo opção terapêutica no controle da hipercalciúria dos pacientes litiásicos.

HIPOCALCEMIA

Hipocalcemia verdadeira ocorre quando os valores de cálcio iônico estão abaixo de 1 mmol/L ou quando o cálcio total está abaixo de 8,6 mg/dL, na ausência de hipoalbuminemia. Em situações com alteração da albumina plasmática, em que apenas a dosagem do cálcio total encontra-se disponível, faz-se necessária sua correção pela albumina sérica.

No entanto, a dosagem direta do cálcio iônico é insubstituível na vigência de alcalose metabólica em virtude da maior ligação do cálcio iônico à albumina circulante, diminuindo sua concentração plasmática, mesmo na vigência de cálcio sérico total e albuminemia normais.[12-13]

Hipocalcemia pode ser ocasionada por diversos fatores, como produção ou secreção inapropriadas de PTH, ou mesmo resistência à sua ação; deficiência ou resistência à vitamina D; alterações do metabolismo do magnésio e deposição extravascular de cálcio. Entre as causas mais comuns estão o hiperparatireoidismo pós-cirúrgico, hiperparatireoidismo autoimune e a deficiência de vitamina D.

Algumas situações clínicas levam à diminuição do cálcio sérico por causarem a sua precipitação nos tecidos e espaços vasculares, como na hiperfosfatemia, mais frequentemente presente em pacientes em estágios avançados de doença renal crônica (DRC). Nessa situação, também contribui para a hipocalcemia a diminuição da síntese de calcitriol pelos rins.[14]

No paciente crítico, a incidência de hipocalcemia pode ser bastante elevada, especialmente, nos indivíduos sépticos ou grandes queimados, em decorrência de um conjunto de fatores que incluem secreção deficiente de PTH, síntese diminuída de calcitriol, resistência à ação do PTH, além de contribuição de citocinas inflamatórias sobre as glândulas paratireoides, rins e ossos. O Quadro 101.5 enumera as principais causas de hipocalcemia.

A hipocalcemia pode ocasionar diferentes manifestações clínicas, de acordo com sua gravidade, podendo ser assintomática nos casos mais brandos ou causar risco de morte em situações extremas.

QUADRO 101.5. Causas de hipocalcemia.

Insuficiência de PTH

1. Redução na secreção (hipoparatireoidismo)
   - Primário (hereditário)
   - Secundário (autoimune, sepse, grandes queimados, pancreatite, tumor, cirurgia e hemocromatose)
   - Hipomagnesemia ou hipermagnesemia

2. Redução na ação
   - Hipomagnesemia
   - Sepse
   - Doença óssea avançada
   - Hipotireoidismo
   - Cisplatina, mitramicina e gálio

Insuficiência de calcitriol

1. Redução na produção
   - Insuficiência de vitamina D
   - Doença renal crônica
   - Hepatopatia terminal
   - Sepse, pancreatite e queimados

2. Redução dos efeitos
   - Doença óssea avançada
   - Hipomagnesemia
   - Hipotireoidismo
   - Cisplatina, mitramicina e gálio

Ação quelante ou precipitação de cálcio

- Hiperfosfatemia (lise tumoral, rabdomiólise e iatrogênica)
- Citrato e albumina
- Calcitonina, EDTA, etilenoglicol e fluoretos

EDTA: do inglês, *Ethylenediamine tetraacetic acid* (ácido etilenodiamino tetra-acético).

Pacientes com hipocalcemia mais grave podem apresentar sintomas neuromusculares, como irritabilidade, parestesias de extremidades, câimbras, laringoespasmo, tetania e convulsões; além de sintomas cardiovasculares como prolongamento do intervalo QT, com eventual progressão para bloqueios ou fibrilação ventricular. É importante enfatizar que os sintomas cardiovasculares podem ocorrer na ausência dos neuromusculares, e que choque refratário a volume e a drogas vasoativas pode ser a primeira manifestação clínica de hipocalcemia.[15]

O cálcio é fundamental para ativação das proteínas contráteis do miocárdio e a liberação deficiente dos respectivos estoques intracelulares pode causar insuficiência cardíaca clínica ou experimental. A deficiência isolada de cálcio ionizável como causa única de descompensação cardíaca é rara, geralmente relatada em crianças. Mas em situação de acidose pode ocorrer diminuição da afinidade da tropomiosina ao cálcio, potencializando, assim, o efeito cardiodepressor da hipocalcemia. O Quadro 101.6 demonstra as principais manifestações clínicas da hipocalcemia.

QUADRO 101.6. Manifestações clínicas de hipocalcemia.

Neuromusculares	Respiratórias
- Tetania, sinal de Chvostek e Trousseau	- Laringo e broncoespasmo
- Espasmo muscular	**Psiquiátricas**
- Hiperreflexia	- Ansiedade
- Parestesias	- Depressão
- Fraqueza	- Demência
Cardiovasculares	- Irritabilidade
- Hipotensão e redução na contratilidade	- Confusão
- Bradicardia e assistolia	- Psicose
- Arritmias	
- Prolongamento dos intervalos QT, ST e inversão da onda T	
- Insensibilidade a digital e catecolaminas	

Na vigência de hipocalcemia devem ser dosados PTH, fosfato, magnésio e creatinina.

Em pacientes com sintomas leves ou parestesia pode ser iniciada reposição oral com suplementos de cálcio. Para pacientes com sintomas mais graves como tetania, convulsão, função cardíaca deprimida ou prolongamento do intervalo QT, o tratamento inicial consiste em uma rápida infusão de cálcio elementar (100 a 200 mg em 10 minutos), seguida de infusão de 0,3 a 2 mg/kg/hora, na forma de cloreto (1 g em 10 mL corresponde a 272 mg de cálcio elementar) ou gluconato (1 g em 10 mL corresponde a 90 mg de cálcio elementar). A administração de 100 a 200 mg de cálcio eleva o cálcio iônico em cerca de 0,5 a 1 mmol. O gluconato de cálcio é preferível ao cloreto de cálcio porque o primeiro tem menor potencial de necrose tecidual em caso de extravasamento.

O tratamento da hipocalcemia requer o monitoramento dos níveis de cálcio iônico, evitando-se efeitos indesejáveis como hipercalciúria, nefrocalcinose ou nefrolitíase. Os níveis de cálcio devem ser repostos com cautela em pacientes digitalizados (predisposição à toxicidade) e evitar a infusão concomitante de bicarbonato de sódio (risco de precipitação).

Os principais efeitos colaterais da sua administração são hipertensão, náusea, vômito, rubor cutâneo, bradicardia e, raramente, angina e bloqueio atrioventricular.

Quando houver hipomagnesemia associada, deve-se realizar sua correção para a efetiva normalização da calcemia. A suplementação de vitamina D também pode ser utilizada em casos de hipotireoidismo ou deficiência de vitamina D.

HIPERCALCEMIA

A gravidade das manifestações da hipercalcemia está relacionada à intensidade da elevação sérica do cálcio. Níveis até 11,5 mg/dL são normalmente assintomáticos. Entre 11,5 e 13 mg/dL pode haver anorexia, náusea e poliúria. Acima de 13 mg/dL (hipercalcemia grave), associam-se a vômitos, fraqueza e desidratação. Alguns pacientes podem permanecer assintomáticos apesar dos níveis elevados de cálcio.

A elevação do cálcio sérico ativa mecanismos contrarreguladores mediante aumento da sua excreção renal e inibição da atividade do paratormônio (reduzindo a absorção óssea e intestinal do cálcio e aumentando sua excreção renal). Se a entrada do cálcio no fluido extracelular superar esses mecanismos, ocorrerá hipercalcemia.

Como os rins têm grande capacidade em excretar o excesso de cálcio, hipercalcemia grave quase nunca ocorre, exceto quando a função renal está diminuída. No entanto, a hipercalcemia pode piorar a capacidade dos rins em excretar o excesso de cálcio devido à precipitação de sais de cálcio no seu parênquima (nefrocalcinose) e reduzir o fluxo sanguíneo renal e a taxa de filtração glomerular. Esse último efeito pode ser reversível, porém a nefrocalcinose está associada à redução permanente da função renal.

Além disso, a hipercalcemia promove depleção de volume, reduzindo a taxa de filtração glomerular, de maneira indireta, por causar anorexia, náuseas e vômitos, o que acaba por diminuir também a filtração do cálcio. O aumento da reabsorção do sódio e água pelos túbulos renais tende a corrigir o déficit volêmico, porém há concomitante aumento da reabsorção do cálcio, agravando a hipercalcemia e risco de nefrite intersticial e nefrocalcinose. Portanto, a hipovolemia e a redução da excreção do cálcio agravam a hipercalcemia, formando um ciclo vicioso.

Doenças malignas causam aumento da reabsorção óssea devido a fatores como o peptídeo relacionado ao paratormônio, mimetizando a ação desse hormônio (observado em carcinoma espinocelular, renal, ovariano, mamário e da bexiga) e fator ativador de osteoclastos (observado no mieloma múltiplo e metástases ósseas por tumor de mama). Grave hipercalcemia pode indicar a apresentação inicial do hiperparatireoidismo primário, com possibilidade de cura pela cirurgia.

Intoxicação ocasionada pela vitamina D2 (ergocalciferol) e D3 (colecalciferol) devido a doses prolongadas ou falta de monitoramento pode elevar o cálcio. As doenças granulomatosas podem produzir 1,25 di-hidroxicolecalciferol, induzindo a elevação do cálcio. A imobilização estimula a reabsorção óssea, mas raramente causa hipercalcemia.

As principais causas da hipercalcemia estão relacionadas no Quadro 101.7.

Os principais sintomas da hipercalcemia grave incluem sintomas neurológicos como sonolência, fraqueza, depressão, letargia, estupor, coma; sintomas gastrintestinais como constipação, náuseas, vômitos, anorexia, úlcera péptica; sin-

> **QUADRO 101.7.** Causas da hipercalcemia.
> - Hiperparatireoidismo
> - Malignidade
> - Intoxicações provocadas pelas vitaminas D e A e lítio
> - Excesso de ingestão de Ca++
> - Doenças granulomatosas (sarcoidose, tuberculose, beriliose)
> - Rabdomiólise
> - Imobilização prolongada
> - Insuficiência adrenal

tomas urinários como diabetes insípido nefrogênico, poliúria e consequentes contração de volume e redução do ritmo de filtração glomerular, podendo ocasionar nefrolitíase ou nefrocalcinose.

TRATAMENTO

O tratamento da hipercalcemia baseia-se na identificação e abordagem da causa primária, expansão volêmica e na inibição da reabsorção óssea pelo uso de drogas.

A expansão volêmica com solução salina isotônica dilui o cálcio extracelular e favorece a excreção renal. Suplementação de potássio e de magnésio pode ser necessária, pois a hipercalcemia pode causar a depleção desses eletrólitos. Apesar do efeito calciúrico dos diuréticos de alça como a furosemida, não se recomenda sua administração rotineira,[16] mas apenas em situações em que a expansão volêmica isolada pode levar à retenção hídrica, como nos casos de ICC e doença renal.

Os glicocorticosteroides (prednisona de 20 a 40 mg/dia) são eficazes no tratamento da hipercalcemia induzida pela intoxicação por vitamina D e das doenças granulomatosas e de linfomas por diminuir a absorção intestinal de cálcio e a produção de calcitriol.

Pacientes com hipercalcemia grave associada a malignidade ou outras causas, com aumento de reabsorção óssea, têm indicação de uso de bifosfonatos, que são compostos que agem nos osteoclastos inibindo a reabsorção óssea. Entre as drogas disponíveis, o ácido zoledrônico (4 mg EV em 15 minutos) é considerado a medicação de escolha por seu efeito mais potente.[17] O pamidronato (60 a 90 mg EV) também é opção eficaz.

O efeito máximo dos bifosfonatos pode ocorrer em dois a quatro dias, portanto o tratamento adjuvante com calcitonina, cujo pico de ação rápido se dá entre 6 e 9 horas, é uma excelente opção adjuvante, em conjunto com a reposição salina. A calcitonina inibe a atividade osteoclástica e aumenta a excreção urinária de cálcio, administrado via intramuscular na dose de 50 a 200 UI a cada 12 horas.

Em pacientes com grave insuficiência renal, o tratamento dialítico com soluções pobres em cálcio é geralmente eficaz.

REFERÊNCIAS BIBLIOGRÁFICAS

1. Heilberg IP H, Carvalho AB, Distúrbios do Metabolismo de Cálcio, Magnésio e Fósforo, 3a ed. Guias de Medicina Ambulatorial e Hospitalar da UNIFESP-EPM- Nefrologia: Editora Manole, 2011.
2. Konrad M, Schlingmann KP, Gudermann T. Insights into the molecular nature of magnesium homeostasis. Am J Physiol Renal Physiol. 2004;286(4):F599-605.
3. Chernow B, Bamberger S, Stoiko M, Vadnais M, Mills S, Hoellerich V, et al. Hypomagnesemia in patients in postoperative intensive care. Chest. 1989;95(2):391-7.
4. Markovits N, Loebstein R, Halkin H, Bialik M, Landes-Westerman J, Lomnicky J, et al. The association of proton pump inhibitors and hypomagnesemia in the community setting. J Clin Pharmacol. 2014;54(8):889-95.
5. Schrag D, Chung KY, Flombaum C, Saltz L. Cetuximab therapy and symptomatic hypomagnesemia. J Natl Cancer Inst. 2005;97(16):1221-4.
6. Tejpar S, Piessevaux H, Claes K, Piront P, Hoenderop JG, Verslype C, et al. Magnesium wasting associated with epidermal-growth-factor receptor-targeting antibodies in colorectal cancer: a prospective study. Lancet Oncol. 2007;8(5):387-94.
7. Woods KL, Fletcher S, Roffe C, Haider Y. Intravenous magnesium sulphate in suspected acute myocardial infarction: results of the second Leicester Intravenous Magnesium Intervention Trial (LIMIT-2). Lancet. 1992;339(8809):1553-8.
8. ISIS-4: a randomised factorial trial assessing early oral captopril, oral mononitrate, and intravenous magnesium sulphate in 58,050 patients with suspected acute myocardial infarction. ISIS-4 (Fourth International Study of Infarct Survival) Collaborative Group. Lancet. 1995;345(8951):669-85.
9. Investigators MiCMT. Early administration of intravenous magnesium to high-risk patients with acute myocardial infarction in the Magnesium in Coronaries (MAGIC) Trial: a randomised controlled trial. Lancet. 2002;360(9341):1189-96.
10. Antman EM, Hand M, Armstrong PW, Bates ER, Green LA, Halasymani LK, et al. 2007 Focused Update of the ACC/AHA 2004 Guidelines for the Management of Patients With ST-Elevation Myocardial Infarction: a report of the American College of Cardiology/American Heart Association Task Force on Practice Guidelines: developed in collaboration With the Canadian Cardiovascular Society endorsed by the American Academy of Family Physicians: 2007 Writing Group to Review New Evidence and Update the ACC/AHA 2004 Guidelines for the Management of Patients With ST-Elevation Myocardial Infarction, Writing on Behalf of the 2004 Writing Committee. Circulation. 2008;117(2):296-329.
11. Weng YM, Chen SY, Chen HC, Yu JH, Wang SH. Hypermagnesemia in a constipated female. J Emerg Med. 2013;44(1):e57-60.
12. Dickerson RN, Alexander KH, Minard G, Croce MA, Brown RO. Accuracy of methods to estimate ionized and "corrected" serum calcium concentrations in critically ill multiple trauma patients receiving specialized nutrition support. JPEN J Parenter Enteral Nutr. 2004;28(3):133-41.
13. Kelly A, Levine MA. Hypocalcemia in the critically ill patient. J Intensive Care Med. 2013;28(3):166-77.
14. Hannan FM, Thakker RV. Investigating hypocalcaemia. BMJ. 2013;346:f2213.
15. Morgan JP. Abnormal intracellular modulation of calcium as a major cause of cardiac contractile dysfunction. N Engl J Med. 1991;325(9):625-32.
16. LeGrand SB, Leskuski D, Zama I. Narrative review: furosemide for hypercalcemia: an unproven yet common practice. Ann Intern Med. 2008;149(4):259-63.
17. Berenson JR. Treatment of hypercalcemia of malignancy with bisphosphonates. Semin Oncol. 2002;29(6 Suppl 21):12-8.

CAPÍTULO 102

ALTERAÇÕES NEFROLÓGICAS NO CHOQUE

Eduardo José Tonato
Oscar Fernando Pavão dos Santos

DESTAQUES

- O sistema renina-angiotensina-aldosterona (SRAA) e o hormônio antidiurético (HAD) são importantes na homeostase da volemia.
- Balanço entre vasoconstritores e vasodilatadores renais são responsáveis pela manutenção do fluxo sanguíneo renal (FSR) e pela taxa de filtração glomerular (TFG).
- Alterações regionais no FSR são mais relevantes do que a redução do FSR global.
- Não é infrequente que na lesão renal aguda (LRA) induzida pela sepse ocorra hiperemia renal em detrimento de hipofluxo.
- Lesão de células endoteliais e tubulares, bem como fatores imunológicos e inflamatórios participam ativamente da patogênese da LRA.
- O processo de reparação tubular envolve desdiferenciação de células tubulares gravemente lesadas e posterior diferenciação.
- Reparação anormal da LRA, com sequelas fibróticas, explicam a evolução da LRA grave para doença renal crônica.

INTRODUÇÃO

Choque é definido como uma insuficiência circulatória aguda, generalizada e ameaçadora à vida, associada à utilização inadequada de oxigênio pelas células. É um estado em que a circulação é incapaz de fornecer oxigênio suficiente para atender às demandas dos tecidos, resultando em disfunção celular. O resultado é a disóxia celular, ou seja, a perda da independência fisiológica entre o fornecimento e o consumo de oxigênio, associado com a elevação dos níveis de lactato. Alguns sintomas clínicos sugerem uma deterioração na microcirculação, como o livedo cutâneo, acrocianose, lentificação do tempo de enchimento capilar e um aumento do gradiente entre temperatura central e periférica. Os efeitos da privação de oxigênio são inicialmente reversíveis, mas rapidamente tornam-se irreversíveis. O resultado é a morte celular, insuficiência orgânica e morte.[1-2]

ETIOLOGIA

Há quatro mecanismos envolvidos na gênese do choque. O primeiro é a diminuição do retorno venoso devido à perda de volume circulante (isto é, devido à perda interna ou externa de fluidos). O segundo é secundário a um déficit na função cardíaca (p. ex.: resultante de isquemia, infarto, miocardite) ou a uma arritmia importante (tal como a taquicardia ventricular ou um bloqueio AV de alto grau). O terceiro é uma obstrução devido à embolia pulmonar, pneumotórax hipertensivo ou tamponamento cardíaco. O quarto é decorrente da perda do tônus vascular resultando em má distribuição do fluxo sanguíneo (devido à sepse, anafilaxia ou lesão na coluna vertebral). Esses mecanismos são sobreponíveis, podendo haver associação de mecanismos ou evolução de um para o outro no decorrer do curso clínico.

REGULAÇÃO DO VOLUME CIRCULANTE EFETIVO

Os rins participam ativamente dos mecanismos de controle da volemia por intermédio do SRAA e do HAD. Esses sistemas hormonais atuam no balanço de água, em resposta às alterações na osmolaridade plasmática, ou na regulação do volume circulante, por meio dos controles da excreção de sódio e da resistência vascular sistêmica.

Nos estados de choque, esses hormônios, juntamente com as catecolaminas liberadas pelo sistema nervoso simpático e adrenal, participam no controle da homeostase circulatória.

Contudo, ocorrerá dano renal quando a perfusão renal for comprometida e os mecanismos compensatórios renais forem insuficientes.

HORMÔNIO ANTIDIURÉTICO (HAD)

É o principal responsável pelo controle da excreção de água livre. Age nos túbulos coletores proporcionando aumento da reabsorção de água por meio da interação com receptores V2 e abertura de canais de água na membrana luminal, denominados de aquaporinas (Figura 102.1).[3]

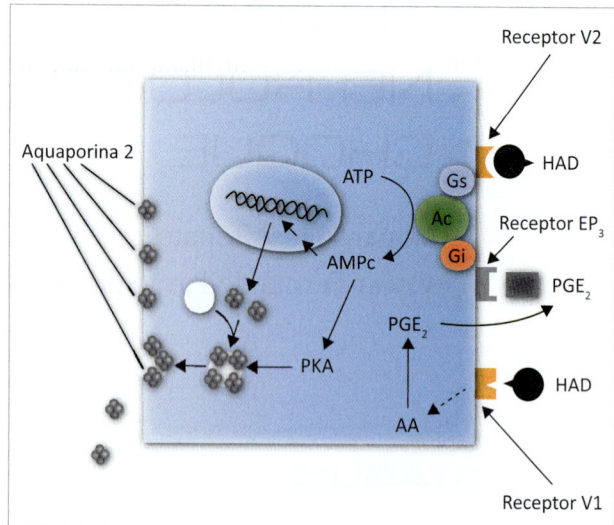

FIGURA 102.1. Representação esquemática da ação do HAD. Após a interação com o receptor V2, na membrana basolateral tubular, ocorre a geração de AMPc e produção de aquaporina 2. Essa molécula, acoplada à vesícula citoplasmática, migra até a membrana luminal promovendo a entrada de água na célula tubular. A interação do HAD com receptores V1 promove a formação de PGE_2, que inibe a formação de AMPc e, consequentemente, a formação de aquaporina, modulando a ação do HAD.
Fonte: Zatz R, 2011.[3]

A secreção do HAD é controlada por meio das alterações na osmolaridade plasmática e do volume circulante efetivo. Osmorreceptores localizados no cérebro, na região hipotalâmica, em estados de hiper-osmolaridade, sofrem perda de água intracelular. A redução no volume dessas células estimula a sede, a secreção e a síntese do HAD. Alterações de osmolaridade de até 1% já desencadeiam resposta, por parte dos osmorreceptores, na secreção de HAD (Figura 102.2). Portanto, a função primordial do HAD é o controle da tonicidade plasmática.

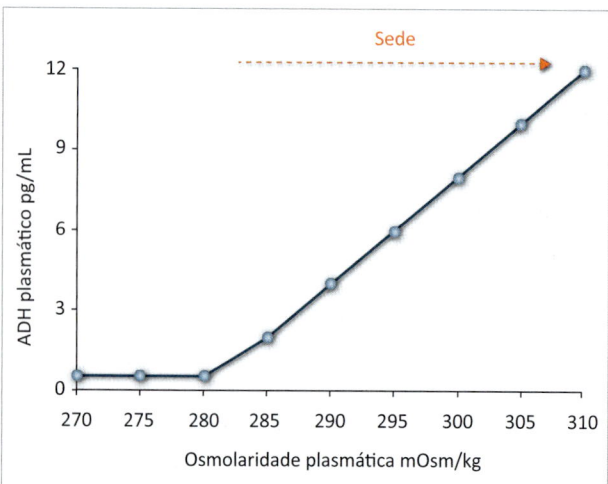

FIGURA 102.2. Células hipotalâmicas, em resposta a pequenas elevações da tonicidade plasmática, liberam ADH e estimulam a sede.

Diante de alterações importantes no volume circulante efetivo, barorreceptores sensíveis a alterações de volume, localizados no seio carotídeo, estimulam a secreção do HAD de maneira não osmolar, contribuindo no processo de manutenção do volume circulante juntamente com os demais sistemas hormonais que veremos adiante (Figura 102.3).

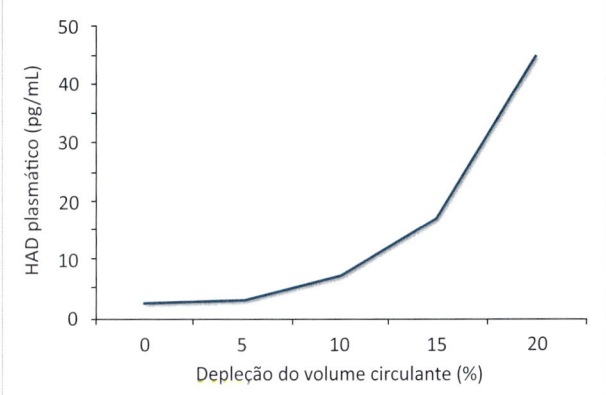

FIGURA 102.3. Níveis de HAD plasmáticos muito maiores são observados com depleção volêmica em comparação com a alteração osmolar, embora grandes depleções de volume sejam necessárias para o início da liberação.

SISTEMA RENINA-ANGIOTENSINA-ALDOSTERONA (SRAA)

Os principais estímulos para a secreção de renina são a hipoperfusão renal, causada por depleção de volume, e o estímulo da atividade simpática.

As alterações de volume circulante efetivo são detectadas por três receptores de pressão que ativam sistemas específicos para regular tanto a resistência vascular sistêmica quanto a excreção de sódio:[4]

a. receptores na parede das arteríolas aferentes, nas células justaglomerulares, detectam hipoperfusão renal e ativam o SRAA;

b. receptores no seio carotídeo e aorta regulam atividade simpática e controlam a liberação de catecolaminas. (O aumento da atividade simpática também estimula a liberação de renina.);

c. receptores cardíacos regulam a liberação do peptídeo atrial natriurético.

Células especializadas, localizadas na arteríola aferente dos glomérulos, chamadas de células justaglomerulares, detectam a redução na tensão da parede arteriolar ou recebem o estímulo simpático promovendo a liberação de renina. Esta, por sua vez, cliva o substrato angiotensinogênio em angiotensina I, que, por meio da ação da enzima conversora, localizada nos pulmões, células endoteliais e rins, é convertida para angiotensina II.

A angiotensina II promove dois efeitos sistêmicos: vasoconstrição e retenção de sódio e água.

A reabsorção de sódio e água ocorre diretamente, pela ação nos túbulos proximais e, indiretamente, pelo estímulo à secreção de aldosterona pelo córtex adrenal, estimulando o transporte de sódio nos túbulos coletores corticais (Figura 102.4).

A vasoconstrição arteriolar ocorre por ação direta da angiotensina II nas células musculares lisas dos vasos, determinando elevação na pressão arterial e redução no FPR e na TFG.

A angiotensina II tem efeito sobre o mesângio, causando constrição em altas concentrações e, consequentemente, redução da área de filtração glomerular. Também tem ação de estímulo à síntese de prostaglandinas no glomérulo. Dessa forma, existem mecanismos que contrabalançam a regulação da TFG: a redução no FPR e contração do mesângio reduzem a filtração glomerular enquanto o aumento de pressão hidrostática glomerular, síntese de prostaglandinas e óxido nítrico aumentam a TFG.

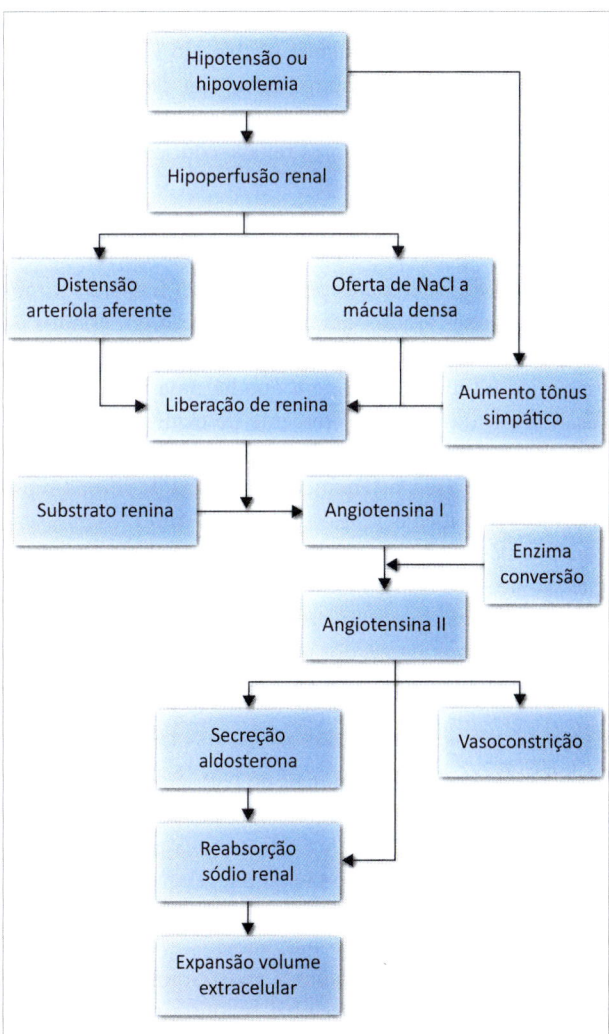

FIGURA 102.4. Sistema renina-angiotensina-aldosterona. Mecanismo de manutenção do volume circulante efetivo.

ALDOSTERONA

Age nos túbulos coletores aumentando a reabsorção de sódio e cloro e a excreção de potássio e hidrogênio. Como todo esteroide, a aldosterona difunde-se para dentro das células tubulares, ligando-se com o receptor citoplasmático específico. Esse complexo internaliza-se no núcleo e promove transcrição de RNA e consequente síntese de proteínas, cuja ação, não bem conhecida, culmina com o controle na abertura de canais de sódio e potássio na membrana luminal dos túbulos e controle da atividade da bomba Na^+/K^+ ATPase, na membrana basolateral.

A angiotensina II e a concentração extracelular de potássio são os principais estímulos para a secreção de aldosterona. Assim, a redução do volume circulante efetivo promove aumento de angiotensina II com consequente secreção de aldosterona, promovendo reabsorção de sódio para o restabelecimento da volemia.

Inúmeras outras substâncias, como prostaglandinas, bradicininas, catecolaminas e óxido nítrico, participam da homeostase da volemia, manutenção do FPR e da TFG.

Apesar desses mecanismos compensatórios para preservação do volume circulante efetivo, do FPR e da TFG, a lesão renal ocorrerá quando houver um desbalanço entre oferta e consumo de oxigênio, ou seja, entre fatores vasoconstritores e vasodilatadores renais, com consequente falência orgânica.

FISIOPATOLOGIA DA LESÃO RENAL AGUDA

A lesão de isquemia-reperfusão (LIR) tem sido o modelo tradicional usado para explicar a LRA em estados de choque. Embora isso possa ser verdade para o choque cardiogênico e hipovolêmico, em que há uma clara hipoperfusão renal, um número crescente de evidências desafia a aplicabilidade desse paradigma para a LRA induzida pela sepse. Uma revisão sistemática de biópsias de rim na sepse constatou que apenas 22% dos pacientes com LRA apresentavam a clássica necrose tubular aguda, trazendo à tona a questão de ser a isquemia a verdadeira responsável pela lesão renal nestas circunstâncias.[5]

Discutiremos alguns dos principais componentes envolvidos na fisiopatologia da LRA.

ENDOTÉLIO E COMPONENTE VASCULAR DA LRA

Na LRA, alterações regionais no FSR são mais relevantes do que a redução do FSR global. O fluxo de sangue para a medula externa, após a lesão isquêmica do rim, está reduzido de forma desproporcional em relação à redução da perfusão renal total, em modelos animais de LRA e, provavelmente, também em seres humanos.

Langenberg e colaboradores mostraram, em modelos experimentais, que o FSR global encontra-se reduzido em dois terços dos animais sépticos e normal ou elevado em um terço deles, estando essa diferença diretamente relacionada ao débito cardíaco.[6]

Vários estudos sugerem que a LRA na sepse se desenvolve mesmo em presença de hiperemia renal, sugerindo, talvez, que alterações hemodinâmicas intraglomerulares contribuam para a perda precoce da TFG e que a dilatação da arteríola eferente, sem contraponto da arteríola aferente, contribua para a redução da pressão intraglomerular e da TFG. Isso foi demonstrado, em modelos animais, com a infusão de angiotensina II em animais sépticos que, a despeito da redução no FSR global, apresentaram aumento do débito urinário e melhora no *clearance* de creatinina.

As células endoteliais apresentam importante papel na fisiopatologia da LRA por meio do controle do tônus vascular, da ativação de leucócitos e da capacidade de resposta do músculo liso.

A vasoconstrição de pequenas arteríolas após a isquemia é intensa em resposta a um aumento dos níveis teciduais de endotelina-1, angiotensina II, tromboxane A2, prostaglandinas H2, leucotrienos C4 e D4 e adenosina, bem como pela estimulação simpática. Há também redução na vasodilatação pela acetilcolina, bradicinina e óxido nítrico, cuja produção está reduzida pelas células lesadas.

Os danos do endotélio resultam da perda do glicocálice (camada de carboidrato que separa a célula endotelial do sangue), rupturas do citoesqueleto de actina, perda de contato endotelial célula-célula e desagregação da matriz perivascular. O aumento da expressão de moléculas de adesão celular, como a molécula de adesão intercelular-1 (ICAM-1), nessas células endoteliais lesadas, exacerba a interação de leucócitos com o endotélio resultando na sua ativação, transmigração, obstrução de capilares e vênulas pós-capilares, produção de citocinas e um estado pró-inflamatório intenso. Tudo isso culmina com o aumento da permeabilidade microvascular e perda de fluido para dentro do interstício (Figura 102.5).

A vasoconstrição exacerbada em conjunto com a oclusão de pequenos vasos, tanto pela adesão de leucócitos ao endotélio quanto pela ativação do sistema de coagulação, resultam em comprometimento local da microcirculação e isquemia regional, especialmente na medula externa, cuja anatomia vascular a torna muito vulnerável.

Após a lesão isquêmica, o número de vasos da região medular reduz-se, provavelmente devido a um *downregulation* de fatores de crescimento vasculares, como o fator de crescimento do endotélio vascular (VGEF) e *upregulation* de inibidores da angiogênese promovendo uma hipóxia crônica, interferindo no processo de reparação e promovendo fibrose.[7]

ALTERAÇÕES CELULARES DURANTE A LRA ISQUÊMICA

Após uma redução efetiva da perfusão renal, seja por redução do FSR global, seja por redução regional, as células epiteliais são incapazes de manter os níveis de ATP intracelulares adequados para os processos essenciais. Essa depleção de ATP causa lesão celular e, se suficientemente grave,

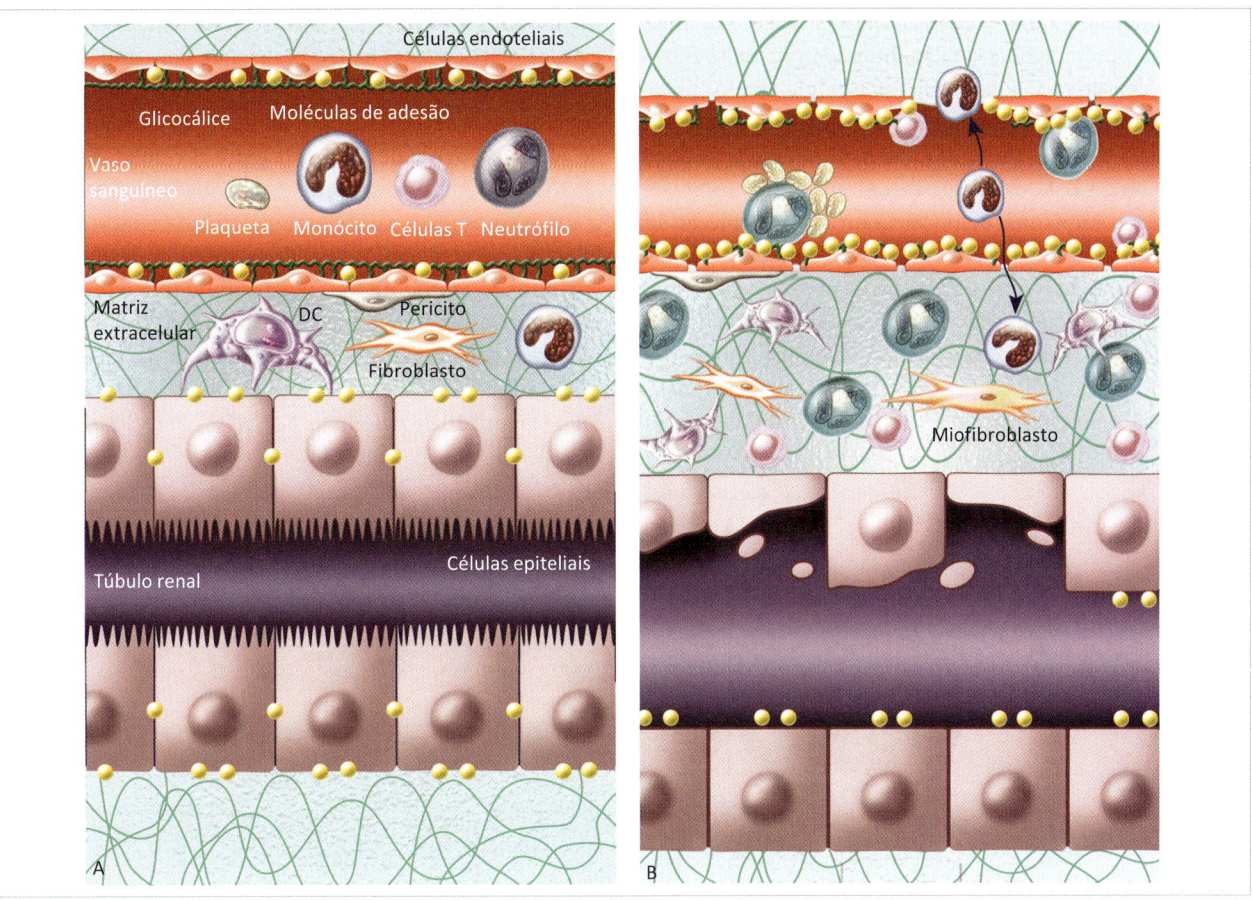

FIGURA 102.5. A lesão endotelial na isquemia-reperfusão. (**A**) Epitélio e endotélio normais, separados por um pequeno compartimento intersticial. O glicocálice reveste o endotélio. (**B**) A isquemia-reperfusão provoca inchaço das células endoteliais; rompimento do glicocálice e da monocamada endotelial, aumento da expressão de moléculas de adesão, como as ICAM (moléculas de adesão intercelular), VCAM (moléculas de adesão de células vasculares) e as selectinas, resultando na exacerbação de interações leucócito-endotélio. Há formação de microtrombos, e alguns leucócitos migram pelas células endoteliais para o compartimento intersticial. O compartimento intersticial é expandido com aumento do número de células inflamatórias com formação de edema.
DC: célula dendrítica.
Fonte: Adaptada de Bonventre JV; Yang L, 2011.[7]

morte celular por necrose ou apoptose. A célula epitelial mais comumente afetada é a célula tubular proximal devido, primeiramente, à alta taxa metabólica necessária para manter o transporte de íons e sua capacidade limitada de se submeter à glicólise anaeróbica. Em segundo lugar, devido a características próprias do fluxo de sangue, nesse segmento S3 do néfron, existe uma marcada hipoperfusão microvascular e congestão que persiste mantendo a isquemia, mesmo após o restabelecimento do fluxo sanguíneo cortical. Lesão celular e disfunção endotelial são os principais responsáveis por esse fenômeno, conhecido como a fase de extensão da LRA.[8]

Outras células epiteliais do néfron estão envolvidas na fisiopatologia da LRA isquêmica, como as do ramo espesso ascendente localizadas distalmente e na mesma faixa medular do segmento S3, já mencionado. Alterações apoptóticas foram detectadas na LRA em humanos nos segmentos do néfron distal durante a necrose tubular aguda nefrotóxica, bem como em biópsias de doadores renais, antes da revascularização, o que foi preditivo de função retardada do enxerto.[9]

A lesão celular tubular proximal e sua respectiva disfunção durante a isquemia ou sepse causam vasoconstrição arteriolar aferente mediada pelo *feedback* tubuloglomerular, obstrução luminal e extravasamento de filtrado pelas células tubulares proximais lesadas, resultando em filtração glomerular ineficaz e uma queda profunda na TFG.

A marca da lesão isquêmica é a perda da borda em escova apical das células tubulares proximais. Ocorre desprendimento e perda de células tubulares que expõem áreas da membrana basal, resultando em áreas focais de dilatação tubular proximal, bem como a formação de cilindros tubulares. As células descamadas tubulares, os restos da borda em escova e os restos celulares em combinação com uromodulina formam os cilindros granulares, que têm o potencial de obstruir a luz do túbulo, levando à perda da TFG dessa unidade funcional. Morte celular por necrose é rara e restrita às regiões exteriores medulares altamente sensíveis, onde as características da apoptose são frequentemente observadas em células tubulares proximais e distais.

O glomérulo é raramente lesado após a lesão isquêmica ou séptica, porém alguns estudos têm demonstrado, histologicamente, alterações moleculares e celulares específicas caracterizadas pela fusão de podócitos decorrentes da perda da interação entre as proteínas das *tight junctions* podocitárias, Neph1 e ZO1. Modelos de cultura celular, utilizando podócitos humanos, demonstraram que a depleção de ATP resultou na perda rápida dessa ligação Neph1 e ZO1, e redistribuição de Neph1 e ZO1 da membrana celular para o citoplasma; a recuperação do ATP restaurou essa ligação Neph1 e ZO1 e a sua localização na membrana celular.

A depleção de ATP celular causa uma ruptura da *F-actin* apical por despolimerização, promovendo instabilidade da membrana de superfície e formação de vesículas ou bolhas extracelulares ligadas à membrana, que são esfoliadas no lúmen tubular ou internalizadas para serem recicladas. Outra consequência importante da interrupção do citoesqueleto de actina é a perda de aderência entre as células. Esses complexos juncionais participam ativamente em várias funções, como o transporte paracelular, polaridade e morfologia celular. A lesão isquêmica resulta na abertura dessas junções, levando ao aumento da permeabilidade paracelular e *backleak* do filtrado glomerular para o interstício.

Alterações no citoesqueleto de actina durante a isquemia resultam em alterações na polaridade e função das células (Figura 102.6). Bombas Na^+/K^+ ATPase, localizadas na

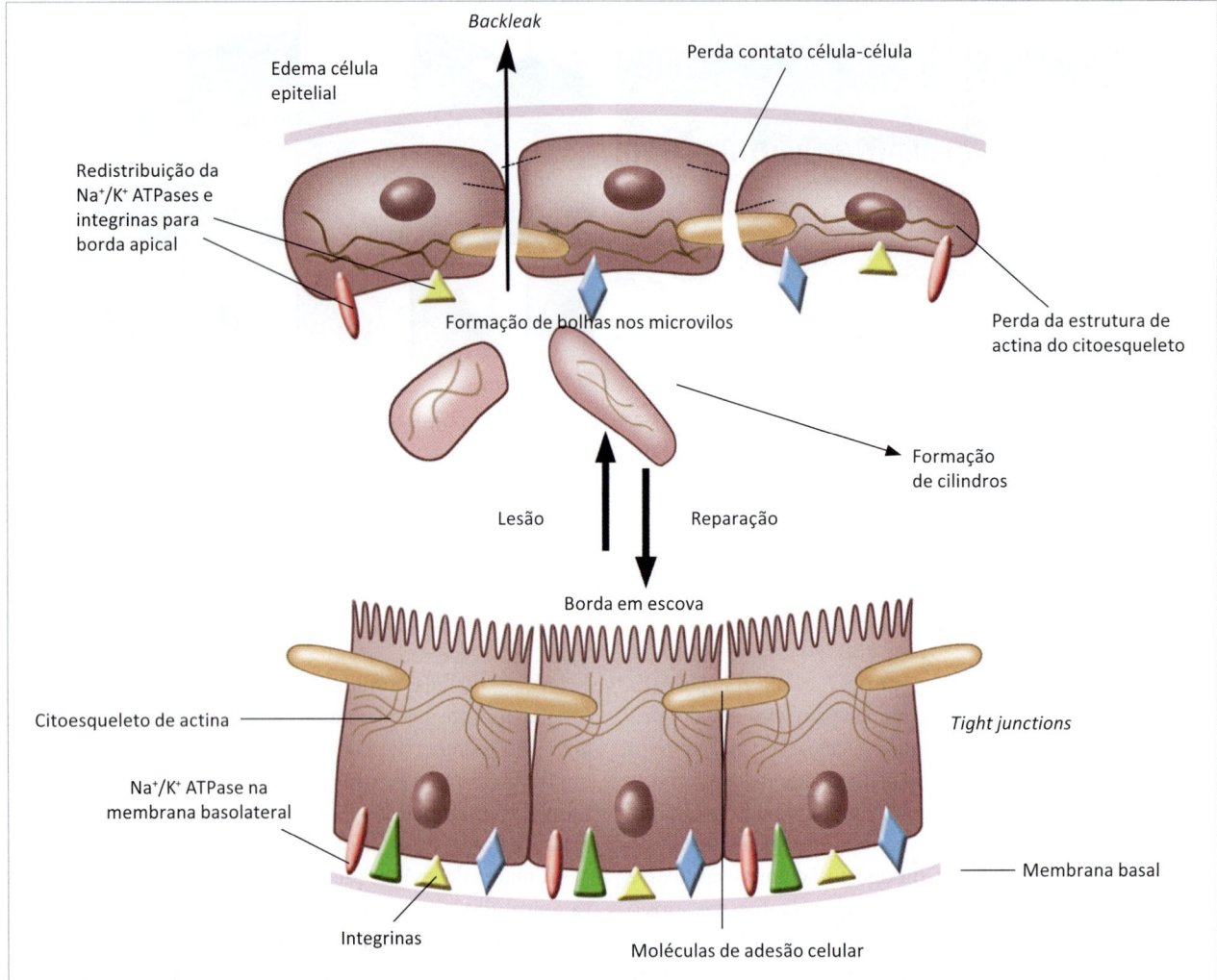

FIGURA 102.6. Efeito da lesão tubular e a sua recuperação. Lesão das células epiteliais ocorre cedo durante a isquemia e envolve alterações no citoesqueleto e na polaridade da membrana. Depleção de ATP induz à desorganização rápida da estrutura do citoesqueleto de actina rompendo as junções celulares e, por sua vez, causando *backleak* de filtrado tubular. A perda dos contatos célula-célula e de moléculas de adesão celular modifica a morfologia celular para células achatadas e não polarizadas, com membranas basais desnudadas e com expressão de marcadores mesenquimais. Bombas Na^+/K^+ ATPase, normalmente localizadas na membrana basolateral e fixas pelo citoesqueleto espectrina-actina, redistribuem-se para a membrana apical das células do túbulo proximal. Morfologicamente, as células tubulares proximais perdem suas bordas em escova, edemaciam e formam bolhas nas microvilosidades durante a lesão, levando à formação de cilindros. Células tubulares proximais gravemente lesadas sofrem desdiferenciação mesenquimal e posteriormente reepitelizam a membrana. A recuperação dessas células começa com a volta da integrina, remontagem do citoesqueleto de actina, repolarização das membranas de superfície e redistribuição de bombas de sódio de volta para a membrana basolateral.
Fonte: Adaptada de Sharfuddin AA; Molitoris BA, 2011.[8]

membrana basolateral, redistribuem-se para a membrana apical em até 10 minutos após a ruptura do citoesqueleto de espectrina-actina, responsável pela fixação das bombas na membrana. A redistribuição das bombas resulta em transporte bidirecional de sódio e água através da membrana apical e basolateral, devolvendo o sódio transportado de volta para dentro do lúmen tubular. Esse processo é um dos principais mecanismos da alta fração de excreção de sódio observada em pacientes com necrose tubular aguda.

Uma alta concentração de sódio no filtrado alcança o túbulo distal levando a uma redução na taxa de filtração glomerular pela ativação do *feedback* tubuloglomerular, por meio da estimulação da mácula densa, promovendo vasoconstrição arteriolar aferente.

INFLAMAÇÃO E RESPOSTA IMUNE

Ambas as respostas imunes, inata e adaptativa, são importantes contribuintes para a patologia da lesão isquêmica. O componente inato é responsável pela resposta inicial à lesão de uma forma não específica a antígenos e compreende neutrófilos, monócitos/macrófagos, células dendríticas (DC), células *natural killer* (NK) e linfócitos T. O componente de adaptação, ativado por antígenos específicos, é iniciado no prazo de horas e dura ao longo de vários dias após a lesão. A resposta adaptativa inclui maturação e apresentação de antígenos pela DC, proliferação e ativação de linfócitos T e interação de linfócitos T e B (Figura 102.7).

Além da geração de citocinas pró-inflamatórias e quimiotáticas, como fator de necrose tumoral alfa (TNF-α), proteína quimiotática de monócitos 1 (MCP-1), interleucina 8 (IL-8), interleucina 6 (IL-6), interleucina 1β (IL-1β), fator de crescimento transformante beta (TGF-β), regulador da ativação naturalmente expresso e secretado por células T (RANTES) e proteína epitelial ativadora de neutrófilos 78 (ENA-78), que ativam as células inflamatórias, células tubulares também expressam TLR, complemento, receptores do complemento e moléculas coestimuladoras, que regulam a atividade dos linfócitos T.

Os TLR são uma família de receptores transmembrana que detectam produtos microbianos exógenos ou ligantes endógenos de material do hospedeiro liberados durante a lesão. Durante a LRA, células epiteliais tubulares renais expressam quantidades de TLR2 e TLR4 que modulam a intensidade da lesão. Com a ativação dos TLR, inicia-se uma

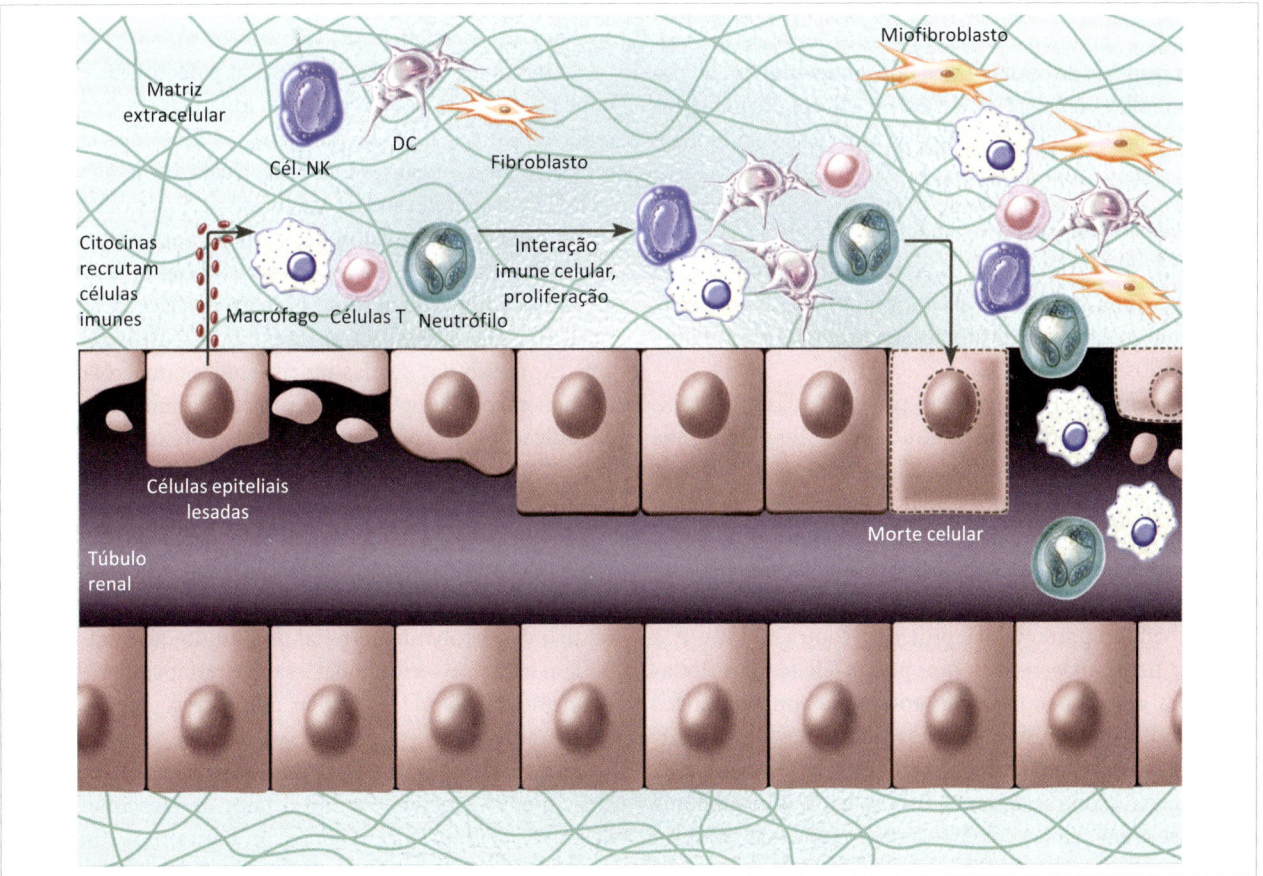

FIGURA 102.7. Resposta imune na LRA isquêmica. O epitélio tubular lesado libera citocinas pró-inflamatórias e quimiocinas que recrutam células do sistema imunológico. As células epiteliais também expressam moléculas de adesão, receptores *Toll-like* (TLR) e moléculas de coestimulação das células T que ativam as células do sistema imunológico e amplificam as respostas inflamatórias. Neutrófilos, macrófagos e as células NK causam lesão direta às células epiteliais tubulares. As DC estão envolvidas em ambas as respostas imunes, inata e adaptativa, por meio da secreção de citocinas inflamatórias e apresentação de antígenos aos linfócitos T.
Fonte: Adaptada de Bonventre JV; Yang L., 2011.[7]

resposta pró-inflamatória marcada pela liberação de citocinas/quimiocinas, que atraem as células inflamatórias. Esse papel em humanos não está ainda claro.

Além do papel de célula geradora de resposta inflamatória, as células tubulares proximais expressam antígenos do complexo principal de histocompatibilidade (MHC) classe II e, portanto, podem apresentar o antígeno às células T e expressarem moléculas coestimuladoras.

Inúmeros modelos animais demonstram a participação de vários subtipos celulares, como neutrófilos, monócitos/macrófagos, DC e linfócitos T, tanto na gênese da lesão renal isquêmica como também na reparação. Um exemplo dessa diversidade é observado, em modelos experimentais, tanto nas fases iniciais quanto tardias da LRA. Nesses modelos, nas fases iniciais, observa-se a infiltração de linfócitos T CD4+, que na presença de coestimulação com CD28 têm sido envolvidos na potencialização da LIR, enquanto tardiamente predominam células denominadas de células T reguladoras (Treg), conhecidas como linfócitos com propriedades anti-inflamatórias e que facilitam a reparação.

O sistema complemento também é um importante contribuinte para a inflamação após a LIR, regulando positivamente a expressão de moléculas de adesão de células endoteliais, ligando-se e ativando as DC que, por sua vez, ativam a resposta de células T e depositando-se ao longo das células tubulares renais. Essa deposição em células tubulares pode ser visto antes de 6 horas após a reperfusão em modelo de isoenxerto de ratos.

MOLÉCULAS QUE PROTEGEM CONTRA A LRA

Grande parte da discussão acima tem se concentrado em proteínas ou eventos que promovem a lesão. No entanto, existem mecanismos de proteção que proporcionam defesa contra vários dos estímulos.

As proteínas *heat-shock* (HSP) são induzidas sob condições de estresse e protegem contra a LRA. Acredita-se que tais proteínas auxiliem a restaurar a função normal das células, ajudando na recomposição de proteínas desnaturadas, bem como na produção de proteínas sintetizadas de novo. Elas também limitam o acúmulo de proteínas, que não puderam ser degradadas ou restauradas, e de toxinas.

Também importante na proteção contra a LRA é a proteína heme oxigenase 1 que possui efeitos anti-inflamatórios, vasodilatadores, citoprotetores, antiapoptóticos e antiproliferativos. Camundongos deficientes dessa enzima mostraram ter marcada exacerbação da LRA induzida pelo glicerol. Contrariamente, a sobre-expressão da heme oxigenase 1 em células epiteliais renais cultivadas conferiu resistência à apoptose.[10] Assim, as propriedades da heme oxigenase 1 a tornam uma enzima potencialmente terapêutica na prevenção e minimização da LRA. Mais importante, a sobrerregulação ou sobre-expressão de heme oxigenase 1 também pode ser benéfica na reparação e regeneração de células tubulares.

Outras proteínas são reconhecidas como inibidoras endógenas da inflamação, como a proteína de Tamm-Horsfall, resolvinas (RVs), protectina D1 (PD1), lipoxina A4 e fator de crescimento hepático. Essas proteínas limitam os danos ao rim após a isquemia, seja por meio da inibição da lesão mediada por TLR, seja por ação imunorreguladora endógena facilitando a reparação e reduzindo a fibrose pós-isquêmica.

REPARO DA LESÃO

As células epiteliais tubulares renais, diferentemente das células do coração e do cérebro, têm o extraordinário potencial para se regenerarem completamente após um insulto isquêmico ou tóxico. Entretanto, em humanos, isso ocorre menos frequentemente do que se acreditava previamente.

Células minimamente lesadas são reparadas após o restabelecimento do fluxo sanguíneo, enquanto as mais gravemente lesadas passam por um estágio de desdiferenciação. Essas células viáveis proliferam e se espalham através da membrana basal desnudada e, mais tarde, recuperam suas características diferenciadas, como células epiteliais tubulares. O citoesqueleto é remontado e a polaridade celular é restaurada após a repleção de ATP. A bomba Na+/K+ ATPase retorna do domínio apical para as membranas basolaterais e a polaridade é restabelecida (Figura 102.6).

O *clearance* de células apoptóticas e necróticas é importante na minimização do processo inflamatório e reparação renal durante a LRA. A participação de células epiteliais renais lesadas que expressam molécula de lesão renal 1 (KIM1) parece relevante nesse processo. Essas células assumem o papel na fagocitose de corpos apoptóticos promovendo a remodelação e a reparação do túbulo.[11]

Outra proteína relevante na participação da reparação renal é a glicoproteína transmembrana NMB (GPNMB), cuja expressão nas células renais lesadas e macrófagos que contêm corpos apoptóticos encontra-se muito aumentada. Modificações na apresentação dessa proteína também demonstraram influenciar no processo de reparação renal, em estudos experimentais.

Os macrófagos também têm um papel importante na reparação e recuperação celular por meio do estímulo da via Wnt-7b, conhecida por estimular a resposta celular durante o desenvolvimento renal, sugerindo que essas células podem invadir o tecido renal lesado e restabelecer o programa de desenvolvimento e atuar no processo de reparação e regeneração.

Em modelos animais, a administração de fatores de crescimento exógenos, como o fator de crescimento epidérmico, *insulina like growth factor*, hormônio estimulador de alfa melanócitos, eritropoetina, fator de crescimento de hepatócitos e proteína morfogenética óssea 7, tem sido envolvido no processo de recuperação renal. Essas proteínas, provavelmente, aumentam a TFG por meio de efeitos hemodinâmicos diretos e promovem a recuperação da célula epitelial tubular.

CONSIDERAÇÕES FINAIS

As contribuições celulares para a fisiopatologia da lesão renal isquêmica são diversas. A LRA muitas vezes ocorre no contexto de insuficiência de múltiplos órgãos e na sepse e envolve alterações hemodinâmicas, inflamatórias e lesões diretas ao epitélio tubular, seguida por um processo de reparação que restaura a função e a diferenciação epitelial.

A inflamação é um componente importante dessa doença e tem papel considerável na sua fisiopatologia. Significativos avanços têm sido feitos na definição dos componentes principais desse processo; no entanto, as interações moleculares e celulares complexas entre células endoteliais, células inflamatórias e o epitélio lesado são, ainda, pobremente entendidas, apesar de estarmos evoluindo. Recentemente, pesquisas têm demonstrado a capacidade intrínseca do epitélio proximal danificado para se reparar por desdiferenciação e proliferação de células epiteliais sobreviventes, sem a necessidade de uma fonte de células progenitoras distinta. Outro importante avanço é o entendimento do papel da reparação anormal e suas respectivas sequelas pró-fibróticas na LRA grave que ajuda a explicar por que, nos seres humanos, a LRA é um fator de risco importante para a progressão da doença renal crônica. A expectativa é que a melhor compreensão dos aspectos moleculares, celulares e genéticos presentes na lesão renal possam resultar na criação de terapias mais direcionadas para prevenir as lesões e acelerar a reparação.

REFERÊNCIAS BIBLIOGRÁFICAS

1. Cecconi M, De Backer D, Antonelli M, Beale R, Bakker J, Hofer C, et al. Consensus on circulatory shock and hemodynamic monitoring. Task force of the European Society of Intensive Care Medicine. Intensive Care Med. 2014 Nov 13;40(12):1795-815.
2. David Gaieski D, Parsons PE, Finlay G. Shock in adults: Types, presentation, and diagnostic approach. [Internet] [Acesso em 26 oct 2015]. Disponível em: www.uptodate.com
3. Magaldi AJB, Seguro AC, Zatz R. In: Zatz R, Seguro AC, Malnic G, editores. Bases Fisiológicas da Nefrologia. São Paulo: Editora Atheneu, 2011. p.85-111.
4. Sterns RH, Emmett M, Forman JP. General principles of disorders of water balance (hyponatremia and hypernatremia) and sodium balance (hypovolemia and edema). [Internet] [Acesso em 26 oct 2015]. Disponível em: www.uptodate.com.
5. Romanovsky A, Morgan C, Bagshaw SM. Pathophysiology and management of septic acute kidney injury. Pediatr Nephrol. 2014 Jan;29(1):1-12.
6. Langenberg C, Bellomo R, May C, Wan L, Egi M. Renal blood flow in sepsis. Crit Care. 2005;9:R363-R374.
7. Bonventre JV, Yang L. Cellular pathophysiology of ischemic acute kidney injury. J Clin Invest. 2011 Nov;121(11):4210-21.
8. Sharfuddin AA, Molitoris BA. Pathophysiology of ischemic acute kidney injury. Nat Rev Nephrol.2011;7(4):189-200.
9. Oberbauer R, Rohrmoser M, Regele H, Mühlbacher F, Mayer G. Apoptosis of tubular epithelial cells in donor kidney biopsies predicts early renal allograft function. J Am Soc Nephrol. 1999 Sep;10(9):2006-13.
10. Kapturczak MH, Wasserfall C, Brusko T, Campbell-Thompson M, Ellis TM, Atkinson MA, et al. Heme oxygenase-1 modulates early inflammatory responses: evidence from the heme oxygenase-1-deficient mouse. Am J Pathol. 2004 Sep;165(3):1045-53.
11. Ichimura, T, Asseldonk EJPv, Humphreys BD, Gunaratnam L, Duffield JS, Bonventre JV. Kidney injury molecule-1 is a phosphatidylserine receptor that confers a phagocytic phenotype on epithelial cells. J Clin Invest. 2008 May;118(5):1657- 68.

CAPÍTULO 103

ASSISTÊNCIA DE ENFERMAGEM NEFROLÓGICA

Fabiana Carneiro Lins
Eduarda Ribeiro dos Santos

DESTAQUES

- A presença do enfermeiro nefrologista no ambiente de terapia intensiva, integrando a equipe multidisciplinar, é fundamental para a eficácia no tratamento do paciente com lesão renal aguda (LRA).[1-2]
- O balanço hídrico desses pacientes é de grande importância e deverá ser realizado por meio de fino controle, observando e anotando os ganhos e as perdas, avaliando peso diário, controle da diurese e demais medidas que permitam ao enfermeiro monitorização contínua para evitar a sobrecarga volêmica.[1,3]
- Caberá ao enfermeiro adequar o uso dos medicamentos, em especial os nefrotóxicos, bem como suas diluições, seus horários e sua frequência na administração, a fim de evitar o aumento indevido da volemia e minimizar os efeitos colaterais mediante monitorização dos níveis séricos e interações medicamentosas.[4]
- O controle de eletrólitos torna-se imprescindível, pois na LRA eletrólitos, como sódio, potássio, cálcio, fósforo, magnésio, sofrem modificações tanto na absorção quanto na excreção. O enfermeiro deverá estar atento aos níveis séricos deste e de outros eletrólitos e em sinais e sintomas quando estes estiverem alterados, sendo ágil e assertivo no planejamento dos cuidados.[1,5-6]
- Os métodos dialíticos são fundamentais para o tratamento do paciente com LRA no ambiente de terapia intensiva. O enfermeiro deverá ser responsável pelo estabelecimento de protocolos e formação da equipe de enfermagem nefrológica, para condução, com segurança, das terapias dialíticas em todas as modalidades.[5-6]
- Os principais métodos dialíticos empregados em terapia intensiva como substituição da função renal são: hemodiafiltração venovenosa contínua, hemofiltração venovenosa contínua, hemodiálise intermitente, diálise peritoneal.[3]
- A anticoagulação, a avaliação do sistema extracorpóreo, a programação correta dos equipamentos e o conhecimento e a habilidade técnica por parte da equipe de enfermagem nefrológica são de extrema relevância para garantir a eficiência do método dialítico escolhido e evitar iatrogenias, garantindo a segurança do paciente.[6-7]

INTRODUÇÃO

Em terapia intensiva, a atuação do enfermeiro tem sido cada vez mais presente e fundamental na tomada de decisões sobre a terapêutica adequada ao paciente com lesão renal aguda (LRA). Para estabelecer o cuidado individualizado, no que tange à nefrologia intensiva, o enfermeiro deve estar constantemente atualizado quanto às novas tecnologias e modalidades dialíticas e entender o contexto fisiopatológico da LRA, bem como seu tratamento e profilaxia.[1-3,8]

Quando considerado mortalidade nesta população, deparamo-nos, ainda, com o cenário dos últimos anos; a despeito de novas tecnologias e equipamentos, a taxa de mortalidade nos pacientes com LRA em terapia intensiva continua alta. Estima-se que a mortalidade nesses pacientes esteja entre 50% e 80%.[9]

Compreender o mecanismo fisiológico dos rins, bem como seu papel fundamental na homeostase e equilíbrio hidreletrolítico do organismo, prepara o enfermeiro para a habilidade de identificar precocemente sinais e sintomas da LRA, como hipervolemia, hipercalemia, uremia, alterações do volume urinário, entre outros.[3,8-9]

O enfermeiro traz consigo a responsabilidade de difundir seus conhecimentos na criação de protocolos e educação permanente em nefrologia intensiva, tanto para a equipe de enfermagem quanto para a equipe multiprofissional.[2,4,10]

DEFINIÇÕES

A função primordial dos rins é eliminar do plasma sanguíneo substâncias indesejáveis para o organismo e manter o equilíbrio entre os íons fundamentais para a homeostase, o balanço hídrico e a síntese de vitaminas e hormônios. Especificamente na LRA, complicações perigosas permitem que o desequilíbrio se instale, trazendo consigo consequências que, se não tratadas em tempo hábil, poderão ser devastadoras, conforme veremos a seguir.[5,9]

HIPERVOLEMIA

Os pacientes com LRA, em grande parte, são incapazes de eliminar a água do organismo devido à redução da filtração glomerular. A observação de sinais e sintomas, como anasarca, edema de membros inferiores, desconforto respiratório, congestão pulmonar e diminuição do débito urinário, é de caráter obrigatório e fundamental na rotina do enfermeiro intensivista. O envolvimento da equipe técnica de enfermagem, responsável pelas anotações na folha de controles de ganhos e perdas e pelo fechamento do balanço hídrico, é vital, pois dela serão extraídas informações que poderão modificar o tratamento e o prognóstico do paciente. Considerar, ainda, que o peso diário, nas ocasiões onde este é possível e recomendado, é de suma importância no conjunto de medidas tomadas para controle da volemia, em conjunto com o manejo de líquidos e dietas e controle do aporte de sódio.[1,9]

UREMIA

É o acúmulo de produtos nitrogenados gerados do metabolismo das proteínas, incapazes de serem eliminados pelos rins na LRA. Tem como sintomas náuseas, vômitos, confusão, irritação, sangramentos e risco aumentado para hemorragias, além de distúrbios neurológicos. A adequação proteica/calórica para os pacientes com LRA é importante, pois nos casos em que não há controle a mortalidade é aumentada e a recuperação da LRA prejudicada. O intenso catabolismo proteico, associado a doença de base, acidose metabólica, perdas nutricionais durante as terapias dialíticas e alterações da glicemia fazem da uremia um verdadeiro vilão na recuperação do paciente. O trabalho multidisciplinar entre enfermeiro, médico e nutricionista faz toda a diferença nessa condição.[9]

HIPERCALEMIA

O rim é o órgão responsável pelo controle do balanço do potássio, que é livremente filtrado nos glomérulos e excretado na urina. Independentemente da ingesta, em torno de 90% do potássio filtrado é reabsorvido. Na LRA, essa função é prejudicada por inabilidade do rim em excretar quantidades suficientes para manter o balanço. Na hipercalemia grave ou sintomática, as medidas urgentes para redução do potássio estão à frente de qualquer procedimento diagnóstico até a resolução do quadro agudo, pois trata-se de uma complicação fatal se não tratada a tempo. Administração de solução polarizante, composta de glicose e insulina, até a escolha do método dialítico e preparo da máquina, pode ser usada na tentativa de carrear o potássio para o interior da célula novamente. O enfermeiro deverá monitorizar os níveis de potássio do paciente com LRA, priorizando as urgências.[6,11-12]

ACIDOSE METABÓLICA

Proveniente da falência dos túbulos renais em regenerar o bicarbonato e secretar hidrogênio para a urina, a acidose metabólica grave deprime as contrações do miocárdio, causando vasoconstrição, reduzindo a pressão arterial e prejudicando o transporte de oxigênio. Boa parte dos ácidos provém da ingesta de proteínas, o que faz com que o enfermeiro tenha um olhar atento à prescrição dietética, pois geralmente nesses casos os pacientes podem beneficiar-se de dietas com restrição proteica. Um valor de pH de aproximadamente 7,4 no sangue é importante para estabilizar o pH intracelular no seu valor normal de 7,2. Um dos motivos mais importantes para isso é que a manutenção do pH assegura, por exemplo, que eletrólitos importantíssimos como o potássio fiquem em seu estado ionizável e, assim, não escapem do interior da célula, aumentando os níveis séricos e colocando em risco a vida do paciente.[9]

TERAPIAS DIALÍTICAS

Quando o tratamento ao paciente com LRA não responde às intervenções realizadas com medicamentos, adequação volêmica, adequação nutricional e a todas as medidas conservadoras, torna-se necessária a introdução de algum método de terapia de substituição da função renal, ou seja, da diálise. Diálise é o processo pelo qual se retira um soluto de uma solução por uma membrana semipermeável (filtro dialisador) por pressão hidráulica. Os processos físicos difusão, convecção, osmose e ultrafiltração estão presentes praticamente em todos os métodos, com suas particularidades, como veremos adiante.[3-4,8,10]

A escolha da modalidade dialítica na LRA, seja por hemodiálise intermitente, hemodiafiltração venovenosa contínua, hemofiltração venovenosa contínua ou diálise peritoneal, dependerá de fatores hemodinâmicos (uso de drogas vasoativas), infecciosos (sepse e disfunção de múltiplos órgãos), cirúrgicos (cirurgias abdominais, drenos, ostomias), entre outros. Importante ressaltar que a indicação do método dialítico deverá ser individualizada, conforme as necessidades do paciente com LRA e prescrição médica, porém o enfermeiro deverá conhecer a fundo e estar familiarizado com todos os métodos, incluindo os equipamentos e materiais necessários para a execução.[2-4,8,10]

Quanto à escolha da modalidade, todos os métodos podem ser usados para o tratamento da LRA. Quando há acidose metabólica grave, hipercalemia e edema pulmonar agudo, tanto a hemodiálise intermitente quanto a hemodiafiltração venovenosa contínua apresentam-se mais eficientes quanto ao tempo de reversão e quantidade de volume e escórias removidas, quando comparadas aos métodos de diálise peritoneal. Como a diálise peritoneal utiliza a membrana do peritônio para a filtração e ultrafiltração quando em contato com líquido hiperosmolar, nos casos em que existe a presença de cirurgias abdominais de grande porte, correção de aneurismas de aorta abdominal, colocação de drenos e ostomias, o risco de peritonite será aumentado, elevando a morbimortalidade. Seu uso deverá ser considerado com bastante critério nessas condições.[2-3,7-8,10]

MÉTODOS INTERMITENTES DE SUBSTITUIÇÃO DA FUNÇÃO RENAL

HEMODIÁLISE INTERMITENTE

Ocorre por meio de circulação extracorpórea, em que o sangue é removido do paciente por meio de um acesso vascular de grande calibre, após passar por uma membrana semipermeável – filtro dialisador onde ocorrem processos físicos de difusão e ultrafiltração –, flui por um sistema de retenção de bolhas e coágulos, e retorna ao paciente, filtrado e ultrafiltrado. Esse processo dura em média 4 horas para os pacientes com maior estabilidade hemodinâmica (Figura 103.1).[5,13]

HEMODIÁLISE ESTENDIDA

Para pacientes com instabilidade hemodinâmica e/ou ausência de equipamentos para métodos contínuos de substituição da função renal, a hemodiálise intermitente ou diária poderá ter o tempo estendido para 8 a 12 horas de duração, tornando possível a remoção de solutos e líquidos em tempo maior, minimizando complicações como hipotensão, por exemplo. O enfermeiro deverá estar atento a todo e qualquer sinal de complicação, pois disso dependerá a segurança e a eficiência do procedimento.

No Quadro 103.1 serão abordadas as principais etapas do procedimento de hemodiálise intermitente e complicações relacionadas, e por conseguinte os cuidados de enfermagem relacionados a esse procedimento na unidade de terapia intensiva.[5,13]

MÉTODOS CONTÍNUOS DE SUBSTITUIÇÃO DA FUNÇÃO RENAL

HEMOFILTRAÇÃO VENOVENOSA CONTÍNUA

É basicamente convectiva, ou seja, solutos e água são transferidos por uma membrana de alto fluxo, removendo grande quantidade de líquidos e depuração de solutos apenas por convecção. Requer reposição contínua de solução,

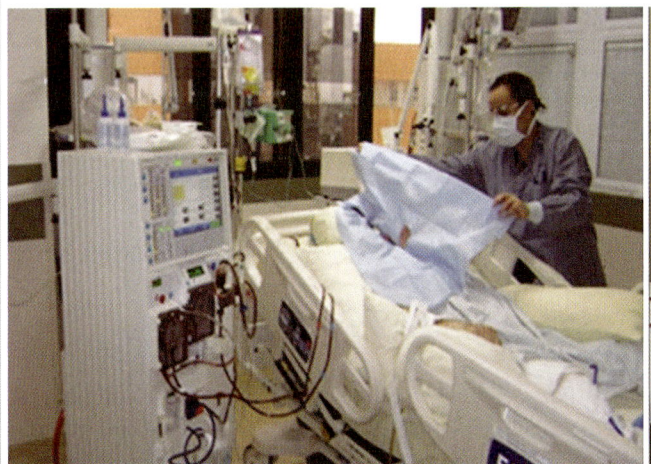
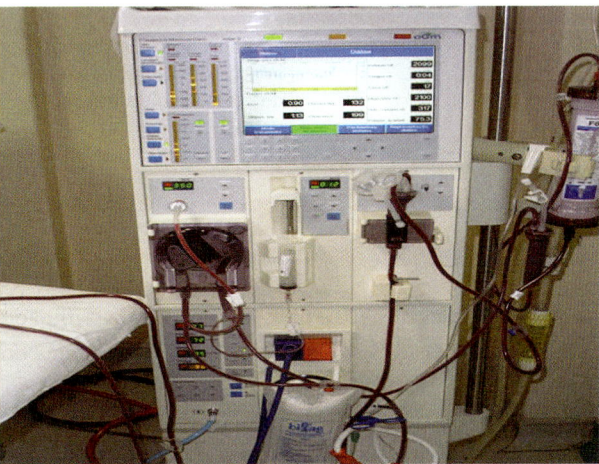

FIGURA 103.1. Procedimento de hemodiálise intermitente na unidade de terapia intensiva.

QUADRO 103.1. Aspectos relacionados com a hemodiálise intermitente (HDI).

Etapas do procedimento	Complicações potenciais	Causas	Cuidados de enfermagem
Montagem da máquina hemodialisadora e da osmose portátil	Não calibração dos equipamentos; vazamentos; falha na energia	Ausência de manutenção preventiva e corretiva, conexões frouxas, rede elétrica inadequada	Comunicar a equipe técnica da engenharia clínica para pronta resolução
Instalação do sistema extracorpóreo na máquina hemodialisadora	Contaminação do sistema; vazamentos; entrada de ar	Ausência de cuidado adequado na manipulação das conexões estéreis do sistema extracorpóreo, ausência de *clamp* nos equipos venoso e arterial	Montagem cuidadosa do sistema extracorpóreo com técnica adequada; verificação das conexões para evitar entrada de ar e vazamentos de soro fisiológico e/ou sangue
Programação da máquina conforme prescrição médica da hemodiálise	Programação incorreta ou incompleta, não levando em consideração volume de retirada, fluxo da bomba de sangue, temperatura do dialisato e anticoagulação	Equipe de enfermagem não adequadamente treinada para o procedimento	Antes de conectar o paciente à máquina, adicionar os dados no equipamento conforme prescrição médica, atentando para todas as solicitações prescritas
Instalação da hemodiálise	Contaminação do sistema, infecção do sítio de acesso vascular, infecção de corrente sanguínea associada e/ou relacionada ao acesso vascular. Vazamentos das conexões do sistema extracorpóreo, sangramentos, embolia, hipotensão, hipoglicemia, cãibras	Equipe de enfermagem não treinada adequadamente para realização do procedimento. Não checagem do sistema extracorpóreo e preparação da máquina. Paciente hipotenso ou sob o uso de drogas vasoativas, ou hipoglicemiantes, ou com necessidade de grandes retiradas de volume	Atenção às condições das conexões; treinamento em cuidados com acesso vascular para hemodiálise devidamente registrado, e acompanhado pela equipe de enfermagem nefrológica periodicamente. Colocação de sistema fechado para cateter venoso central de curta ou longa permanência para diálise; cuidados com a infusão de drogas vasoativas; verificação da pressão arterial em intervalos curtos, inicialmente a cada 3 ou 5 minutos, espaçando conforme necessidades do paciente; atenção aos níveis glicêmicos
Anticoagulação	Coagulação do sistema, sangramentos	Ausência de lavagem do sistema extracorpóreo com solução salina a cada 15 ou 30 minutos, quando não há possibilidade de administração de anticoagulantes como a heparina, por exemplo	Fazer escala de *priming* (lavagem) com solução salina conforme protocolo; administrar heparina nos casos em que exista a prescrição médica para tal, com dupla checagem na administração pelo enfermeiro e pela equipe responsável pela sessão de hemodiálise, e registro em prontuário médico
Término da hemodiálise	Contaminação do sistema, infecção do acesso vascular do paciente, ultrafiltração excessiva ou ineficaz	Ausência de treinamento adequado para realização do procedimento. Excesso ou diminuição de peso removido	Comunicar equipe médica em qualquer intercorrência ao longo do procedimento dialítico. Atentar-se ao controle de pressão arterial, evitando hipotensão grave e garantindo adequada remoção de líquidos

que pode ser antes ou após o filtro, em volume determinado conforme a necessidade de perda hídrica e bioquímica do paciente. Como também ocorre por sistema extracorpóreo, o acompanhamento de presença de coágulos, rupturas de fibra, vazamentos e anticoagulação é fundamental para a segurança do paciente.[3,5,7-8,13]

HEMODIAFILTRAÇÃO VENOVENOSA CONTÍNUA

Por meio da hemodiafiltração venovenosa contínua (Figura 103.2) é possível aumentar a capacidade de depuração fazendo fluir solução de diálise e permitindo trocas por difusão, que associam altas taxas de ultrafiltração e difusão

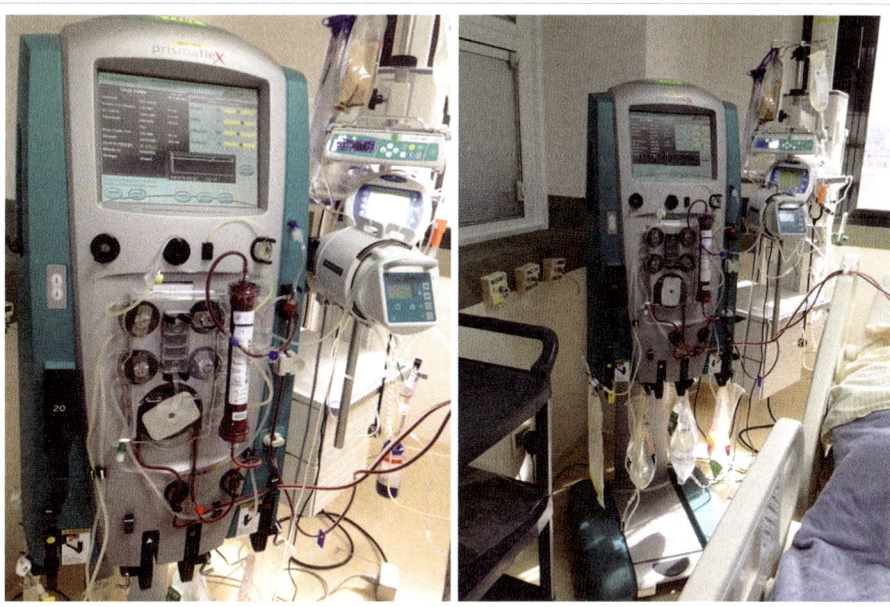

FIGURA 103.2. Mostra o procedimento de hemodiafiltração venovenosa contínua (CVVHDF).

contra o dialisato, por uma membrana de alto fluxo. A infusão de uma solução de reposição pré ou pós-diluicional, pré ou pós-filtro respectivamente, é necessária para manutenção do balanço hídrico e da volemia. É a técnica que proporciona maior *clearance* de solutos, muito indicada para pacientes hipercatabólicos. A anticoagulação pode ser feita com citrato trissódico a 4%, regional no sistema extracorpóreo, evitando a anticoagulação sistêmica do paciente. Os níveis séricos de cálcio e o coagulograma do paciente deverão ser monitorizados, conforme frequência estabelecida em protocolo definido. Alta remoção e reposição de fluidos.[3,5,7-8,13]

As principais etapas do procedimento de hemodiafiltração venovenosa contínua e as complicações a elas relacionadas, assim como as causas e os cuidados de enfermagem pertinentes, são mostradas no Quadro 103.2.

DIÁLISE PERITONEAL

A diálise peritoneal acontece por meio da infusão de líquido de diálise hiperosmolar (solução de glicose a 1,5%, 2,5% ou 4,25%), em relação ao sangue, na cavidade peritoneal por meio de um cateter flexível de longa permanência. Essa solução hiperosmolar em contato com a membrana peritoneal, que funciona como um filtro natural em substituição à função renal, remove solutos e líquidos por intermédio de gradiente de concentração. A membrana peritoneal é bastante vascularizada, permitindo um fluxo de sangue entre 50 e 100 mL por minuto, em razão dessa característica há a possibilidade desse método ser utilizado em pacientes com LRA.[2,4,14]

Nem sempre o ambiente de terapia intensiva é propício e benéfico à diálise peritoneal e isso decorre devido à dificuldade do isolamento do paciente, o qual é acomodado em ambientes abertos e com alto fluxo de circulação de pessoas, e pela escassez de equipe devidamente treinada e disponível para realizar as diversas trocas das soluções de glicose ao longo do dia,[2-4] conforme prescrição médica. As soluções poderão ser a 1,5%, 2,5% e 4,25%. Quanto maior a concentração das soluções maior a capacidade de ultrafiltração, ou seja, de retirada de volume do paciente.

A diálise peritoneal poderá ser automatizada (DPA), realizada por meio de máquina cicladora, em que o enfermeiro programa o tempo e o volume designados em prescrição médica, e por um sistema conectado às bolsas de soluções com diferentes concentrações; o líquido é infundido e drenado automaticamente na cavidade peritoneal do paciente pelo cateter peritoneal. Geralmente realizada no período noturno, com duração de 9 a 12 horas em geral, podendo o tempo ser prolongado ou diminuído, a depender do quadro do paciente.[2,4,14]

O método manual também poderá ser utilizado para o paciente no ambiente de terapia intensiva. A diálise peritoneal ambulatorial contínua (CAPD), por exemplo, consiste em bolsas que, em geral, contendo 2 litros de solução, devem ser infundidas a cada 4 ou 5 horas e depois drenadas manualmente pela equipe de enfermagem.[4,14] (Figura 103.3).

O grande vilão das complicações envolvendo os métodos peritoneais de diálise continua sendo a peritonite. A adequada higiene das mãos, a paramentação com uso de máscaras, a adequação do ambiente quanto à circulação de ar e de pessoas e o treinamento impecável do enfermeiro serão ferramentas vitais para o sucesso da terapia e segurança do paciente nos cuidados com o cateter peritoneal e com as instalações dos sistemas peritoneais para diálise.

No Quadro 103.3 serão abordadas as principais etapas intrínsecas ao procedimento de DPA e CAPD e suas possíveis complicações, assim como os cuidados de enfermagem relacionados.[2,4,14]

QUADRO 103.2. Aspectos relacionados com a hemodiafiltração venovenosa contínua (CVVHDF).

Etapas do procedimento	Complicações potenciais	Causas	Cuidados de enfermagem
Montagem da máquina de diálise contínua (CVVHDF)	Não calibração das balanças de efluente, citrato, dialisato e reposição; vazamentos, falha na energia	Ausência de manutenção preventiva e corretiva; conexões frouxas; rede elétrica inadequada	Comunicar a equipe técnica da engenharia clínica para pronta resolução. Testar as balanças com os pesos adequados e indicados pelo fabricante da máquina
Instalação do *kit* de diálise contínua (CVVHDF)	Contaminação do sistema; vazamentos; entrada de ar	Ausência de cuidado adequado na manipulação das conexões estéreis do sistema extracorpóreo, ausência de *clamp* nos equipos venoso e arterial, tomadas de pressão com problemas na membrana	Montagem cuidadosa do sistema extracorpóreo com técnica adequada, verificação das conexões para evitar entrada de ar e vazamentos de soro fisiológico e/ou sangue
Programação da máquina conforme prescrição médica	Programação incorreta ou incompleta, não levando em consideração volume de retirada, fluxo da bomba de sangue, remoção e reposição	Equipe de enfermagem não treinada adequadamente para o procedimento	Antes de conectar o equipamento ao paciente, adicionar os dados na máquina conforme prescrição médica, atentando para todas as solicitações prescritas
Instalação da diálise contínua (CVVHDF)	Contaminação do sistema, infecção do acesso vascular do paciente, infecção de corrente sanguínea associada e/ou relacionada ao acesso vascular. Vazamentos das conexões do *kit* de diálise contínua, sangramentos, embolia, hipotensão, hipoglicemia	Equipe de enfermagem não treinada adequadamente para realização do procedimento. Não checagem do sistema extracorpóreo e preparação da máquina. Paciente hipotenso ou sob o uso de drogas vasoativas, ou hipoglicemiantes, ou com necessidade de grandes retiradas de volume	Atenção às conexões, treinamento em cuidados com acesso vascular para hemodiálise devidamente registrado e acompanhado pela equipe de enfermagem nefrológica periodicamente. Cuidados com a infusão de drogas vasoativas
Anticoagulação regional com citrato trissódico a 4%	Coagulação do sistema, sangramentos	Não seguimento do protocolo de anticoagulação com citrato trissódico a 4%. Não checagem dos exames de anticoagulação do paciente, como RNI, TTPA	Atentar-se a sangramentos, níveis séricos de cálcio e RNI. Comunicar equipe médica sempre que resultados estejam fora do protocolo já estabelecido ou que estejam limítrofes ou demonstrem tendência para sair do protocolo
Término da diálise contínua (CVVHDF)	Contaminação do sistema, infecção do acesso vascular do paciente, ultrafiltração excessiva ou ineficaz, necessidade de troca do *kit* antes da validade (72 horas) por coagulação do sistema, ou mau funcionamento do equipamento ou do acesso vascular	Ausência de treinamento adequado para realização do procedimento. Excesso ou diminuição de volume removido do paciente, *clamps* das linhas arterial e venosa ocluídos, Protocolo de anticoagulação com citrato trissódico a 4% fixo, não sendo possível ajuste conforme necessidades (devido a risco de sangramentos ou intoxicação por citrato)	Comunicar equipe médica em qualquer intercorrência ao longo do procedimento dialítico. Atentar-se ao controle de pressão arterial, evitando hipotensão grave e garantindo adequada remoção de líquidos. Ter o conhecimento pleno das etapas do protocolo de anticoagulação com citrato trissódico a 4%

FORMAÇÃO DE UMA EQUIPE DE ENFERMAGEM EM NEFROLOGIA INTENSIVA

Alguns requisitos são de extrema importância no momento de formar a equipe nefrológica na unidade de terapia intensiva. Estabelecer funções e designar atribuições de cada membro da equipe é o primeiro passo para o sucesso do grupo. A seguir alguns critérios importantes que serão de grande valia na formação e manutenção da equipe de enfermagem nefrológica.[1-2]

PRESENÇA DO ENFERMEIRO

A presença do enfermeiro nefrologista no ambiente de terapia intensiva tem sido cada vez mais requisitada, seja para assistência direta ao paciente com LRA, seja para o treinamento e manejo de equipamentos e materiais específicos aos procedimentos dialíticos de alta complexidade.[2]

EDUCAÇÃO PERMANENTE

A educação permanente em nefrologia intensiva deve ser liderada pelo enfermeiro nefrologista presente na terapia intensiva. Ele será o propagador de novos conhecimentos e

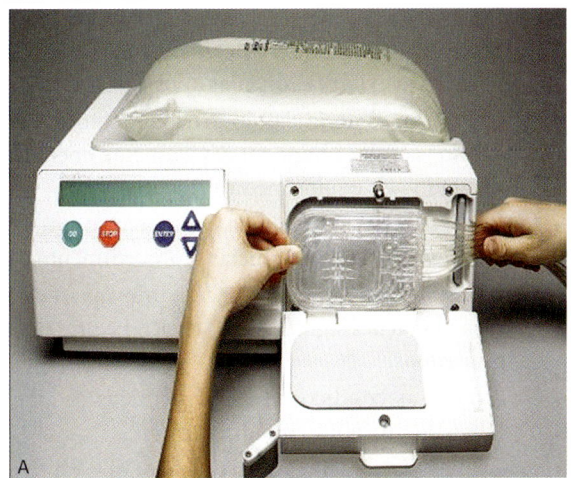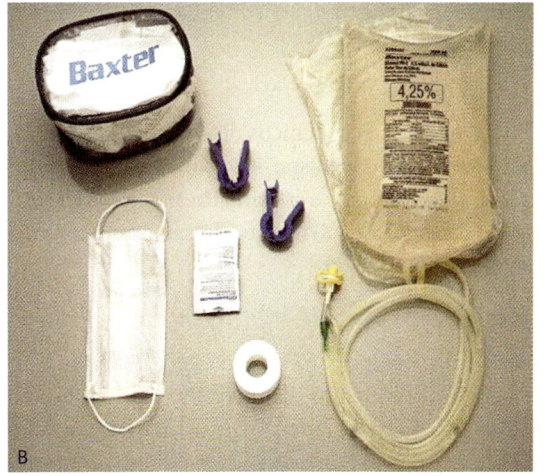

FIGURA 103.3. Terapia de diálise peritoneal automatizada por cicladora (A), e manual (B), pelo sistema Ultrabag.

QUADRO 103.3. Aspectos relacionados com a diálise peritoneal (DP).

Etapas do procedimento	Complicações potenciais	Causas	Cuidados de enfermagem
Montagem do sistema conforme prescrição médica	Erros de montagem. Sistema incompatível com a modalidade, contaminação do sistema	Falta de capacitação da equipe assistencial em realizar o procedimento Higienização ineficaz das mãos	Realizar montagem do sistema de diálise peritoneal conforme prescrição médica e com técnica asséptica Realizar higienização das mãos conforme protocolo para diálise peritoneal
Conexão do sistema de diálise do equipo extensor do paciente	Contaminação do sistema-peritonite; infecção do local de saída	Não adesão à higienização das mãos Falta de conhecimento sobre a terapia realizada. Não utilização de máscaras	Higienização de mãos conforme protocolo. Treinamento e capacitação do profissional Conhecimento sobre necessidade de utilização de máscara ao longo do processo de conexão do sistema
Cuidados com cateter peritoneal	Infecção do local de saída. *Cuff* exteriorizado. Equipo extensor com pinça aberta, e consequente abertura do sistema	Não adesão à higienização das mãos conforme protocolo para diálise peritoneal. Falta de atenção no manuseio do cateter peritoneal Tração acidental do cateter peritoneal com consequente exteriorização do *cuff* subcutâneo	Capacitação para cuidados relacionados ao cateter pssssseritoneal, incluindo manuseio do equipo extensor Fixação adequada do cateter peritoneal, para evitar tração acidental. Realização de curativo em inserção do cateter peritoneal diariamente após o banho, utilizando antisséptico alcoólico conforme protocolo institucional e ocluindo com película transparente
Infusão e drenagem de líquido de diálise na cavidade peritoneal	Dor relatada pelo paciente. Dificuldade de infusão ou de drenagem devido ao posicionamento do paciente ou à má colocação do cateter peritoneal. Sistema de diálise peritoneal com defeito	Infusão ou drenagem rápidas, podendo ocasionar dor ao paciente. Baixo volume de drenagem, devido ao mau posicionamento do cateter em cavidade peritoneal. Equipos com *clamps* fechados dificultando infusão e/ou drenagem do líquido de diálise na cavidade peritoneal	Atenção ao posicionamento do paciente no momento do procedimento dialítico. Verificar se todas as conexões estão desobstruídas no momento de infusão e/ou drenagem. Observação do aspecto do líquido drenado da cavidade peritoneal. Verificar presença de fibrina, sangue, limpidez ou líquido turvo
Desconexão do sistema de diálise peritoneal	Contaminação do sistema-peritonite. Ausência dos materiais necessários ao procedimento no momento da desconexão. Desconectar o sistema e não fechar o *clamp* do equipo extensor do paciente	Higienização ineficaz das mãos. Falta de planejamento quanto a providenciar os materiais e equipamentos necessários ao procedimento realizado. Falta de atenção, treinamento e capacitação ineficazes ao procedimento	Treinamento adequado quanto a desconexão do sistema de diálise peritoneal. Providenciar equipos, *clamps*, tampas e todos os materiais necessários para a desconexão da terapia. Atentar para todas as etapas do processo, garantindo que nenhum procedimento deixe de ser realizado, evitando riscos ao paciente

técnicas acerca das terapias, dos materiais e dos equipamentos específicos de última geração.[1-2,4]

ESCOLHA DOS PROFISSIONAIS

Escolher enfermeiros e técnicos de enfermagem, considerados pessoas-chave com disposição para formar a equipe de enfermagem nefrológica é o primeiro passo para que o programa dê certo. O envolvimento desses profissionais é fundamental.

DIMENSIONAMENTO DE PESSOAL

Dimensionar a equipe conforme número de leitos e capacidade para procedimentos dialíticos por dia será fundamental, pois, desta forma, a redução de custos e desperdícios estará sempre em evidência. Assim como o exato dimensionamento conforme a complexidade dos pacientes com LRA, evitando-se sobrecarga de trabalho para toda a equipe.[2]

PROTOCOLOS

A elaboração de protocolos e padronização de procedimentos, bem como desenvolvimento de manuais, é etapa importante e vital para uniformização de condutas e obtenção de resultados.[2,11]

INDICADORES DE QUALIDADE

Estabelecer indicadores que evidenciem a qualidade da assistência nefrológica prestada, seja por meio de simples acompanhamento diário de todos os pacientes nefrológicos, seja pela realização dos procedimentos dialíticos de alta complexidade. Indicadores, como dose de diálise oferecida, realização de exames, balanço hídrico correto, peso diário, patência dos filtros em terapia contínua, coagulação dos filtros em terapia intermitente, infecção de corrente sanguínea associada a cateter venoso central para hemodiálise e peritonite nos métodos peritoneais, horário prescrito e horário executado do procedimento dialítico, poderão dizer muito sobre custos, comprometimento, conhecimento e grau de motivação da equipe de enfermagem nefrológica.[2-3,6,8]

AÇÕES DE MELHORIA CONTÍNUA PARA A EQUIPE DE ENFERMAGEM NEFROLÓGICA NA UNIDADE DE TERAPIA INTENSIVA

- Realizar reuniões periódicas para discussão de casos entre equipe multiprofissional e equipe de enfermagem nefrológica, promovendo novos conhecimentos e melhorando a comunicação entre as diferentes disciplinas e profissionais.[2]
- Revisar a prescrição médica e garantir que o procedimento dialítico a ser realizado não sofra atrasos, evitando prejuízos ao paciente.[2]
- Obter dados do histórico do paciente do paciente, peso, parâmetros hemodinâmicos e assinatura do termo de consentimento informado pelo paciente ou familiar antes da realização do procedimento dialítico.[1-2]
- Informar ao paciente e à família sobre a necessidade da obtenção do acesso vascular, bem como os cuidados devidos para evitar iatrogenias após a passagem.[14]
- Checar antes do início do procedimento dialítico, se o acesso vascular obtido foi devidamente liberado e documentado pela equipe médica responsável.[14]
- Realizar *Time Out* e dupla checagem com o técnico de enfermagem antes de iniciar o procedimento dialítico.[1]
- Monitorizar a anticoagulação e informar à equipe médica alterações significativas do RNI e presença de sangramentos.[2,7]
- Avaliar as condições hemodinâmicas do paciente ao longo do procedimento dialítico.[2,6-7]
- Avaliar diariamente o sistema de diálise e a resposta do paciente à terapia.
- Atentar para taxa de ultrafiltração momentânea e ultrafiltração proposta pelo médico nefrologista, evitando perdas excessivas ou excesso de ganho ao longo do procedimento.[3,8]
- Oferecer material educativo sobre o paciente nefrológico na terapia intensiva ao próprio paciente e/ou à família.[2]

Em síntese, uma equipe de enfermagem devidamente capacitada para terapias dialíticas extracorpóreas e diálise peritoneal, disponibilidade de equipamentos e materiais e experiência da equipe multidisciplinar serão determinantes na escolha e no sucesso da modalidade dialítica.[2]

REFERÊNCIAS BIBLIOGRÁFICAS

1. Oliveira M, Iizuka IJ, Junior DFM, Laselva CR. Assistência Nefrológica. In: Knobel E. Condutas no paciente grave, 3ª Edição. São Paulo: Atheneu, 2006. p.2455-64.
2. Department of Intensive Care, Austin Hospital, and Department of Nursing and Health Sciences, RMIT University, Melbourne, Vic., Austrália. ian.baldwin@austin.org.au. Is there a need for a nurse emergency team for continuous renal replacement therapy? Contrib Nephrol. 2007;156:191-6.
3. Jeremy L, Edwina B, Christine D, Anastasia L. Oxford Handbook of Dialysis, 3rd edition. Oxford Press, 2010. p.341-58.
4. Assir FF, Glória P, Oliveira M. Diálise Peritoneal. In: Knobel E. Terapia intensiva: nefrologia e distúrbios do equilíbrio ácido-base. Enfermagem. São Paulo: Atheneu, 2005. p.397-413.
5. Barros E, Manfro RC, Thomé FS, Gonçalves LFS. Nefrologia – Rotinas, diagnóstico e tratamento. 3. ed. Porto Alegre: Artmed, 2006. p.347-80.
6. Ronco C, Bellomo R. Prevention of acute renal failure in critically ill. Nephron Clin Pract. 2003;93(1):C13-20.
7. Schilder S, Nurmohamed SA, Bosch FH, Purmer IM, den Boer SS, Kleppe CG, et al. Citrate anticoagulation versus systemic heparinisation in continuous venovenous hemofiltration in critically ill patients with acute kidney injury: a multi-center randomized clinical trial. Crit Care. 2014;18(4):472.
8. Jeremy L, Edwina B, Christine D, Anastasia L. Oxford Handbook of Dialysis, 3rd edition. Oxford Press, 2010. p.331-40.
9. Santos OFP, Neto MC, Junior MSD. Insuficiência renal aguda. In: Knobel E. Terapia intensiva: nefrologia e distúrbios do equilíbrio ácido-base. São Paulo: Atheneu, 2005. p.73-82.
10. Barros E, Manfro RC, Thomé FS, Gonçalves LFS. Nefrologia – Rotinas, diagnóstico e tratamento, 3. ed. Porto Alegre: Artmed, 2006. p.527-45.
11. Mehta RL, Kellum JA, Shah SV, Molitoris BA, Ronco C, Warnock DG, et al. Acute Kidney Injury Network: report of an initiative to improve outcomes in acute kidney injury. Crit Care. 2007;11:R31.

12. Gasparovic V, Filipovic-Grcic, Merkler M, Pisl Z. Continuous renal replacement therapy (CRRT), or intermitent hemodialysis (IHD) – What is the procedure of choice in critically ill patients? Ren Fail. 2003;25(5):855-62.
13. Daugirdas JT, Blake PG, Ing TS. Manual de diálise. 4. ed. Revisão técnica Miguel Carlos Riella. Tradução Telma Lúcia de Azevedo. Rio de Janeiro: Guanabara Koogan, 2010. p.204-76.
14. Daugirdas JT, Blake PG, Ing TS. Manual de diálise. 4. ed. Revisão técnica Miguel Carlos Riella. Tradução Telma Lúcia de Azevedo. Rio de Janeiro: Guanabara Koogan, 2010. p.297-355.
15. Daugirdas JT, Blake PG, Ing TS. Manual de diálise. 4. ed. Revisão Técnica Miguel Carlos Riella. Tradução Telma Lúcia de Azevedo. Rio de Janeiro: Guanabara Koogan, 2010. p.83-120.

SEÇÃO 6

DISTÚRBIOS ENDÓCRINOS E METABÓLICOS

COORDENADORES

Ricardo Botticini Peres ■ Paulo Rosenbaum

CAPÍTULO 104

CONTROLE GLICÊMICO EM UNIDADE DE TERAPIA INTENSIVA

Ricardo Botticini Peres
Gustavo Daher

DESTAQUES

- Aproximadamente 35% dos pacientes internados apresentam-se com níveis elevados de glicemia e, quanto maior a gravidade clínica do paciente, maior a chance de descontrole.
- Em momentos de estresse clínico, o incremento de elementos contrarreguladores, como cortisol e citocinas inflamatórias, associado a determinadas medicações, acaba gerando o descontrole no metabolismo glicêmico.
- Hiperglicemia resulta em maior morbimortalidade em diferentes situações clínicas e é causa e marcador de gravidade.
- Entende-se como controle glicêmico ideal para pacientes críticos a faixa-alvo de 140 a 180 mg/d, sendo, para tanto, propostos tratamentos guiados por protocolos específicos como o uso de insulina por via endovenosa contínua.

INTRODUÇÃO

Pacientes internados em estado clínico crítico apresentam, frequentemente, alterações glicêmicas pela presença de maior número de comorbidades associadas ao momento da internação, pelo uso de diferentes tipos de medicamentos ou pela própria gravidade clínica do momento. Diversos estudos demonstram que o controle glicêmico inadequado interfere na evolução clínica desses indivíduos, alterando parâmetros como morbidade e mortalidade, independentemente de o paciente ser portador prévio de diabetes melito (DM).

Ao longo das últimas décadas, o entendimento da fisiopatologia envolvida no descontrole glicêmico em ambiente de unidade de terapia intensiva (UTI) foi aprimorado, assim como de suas complicações, resultando na necessidade de criação de protocolos de controle glicêmico para estes pacientes com parâmetros objetivos e algoritmos claros para controle da hiperglicemia, evitando, paralelamente, e prevenindo situações de hipoglicemia.

Dessa forma, o objetivo deste capítulo é discutir os mecanismos fisiopatológicos envolvidos na hiperglicemia do doente crítico, as consequências desse descontrole e as condutas necessárias para o tratamento adequado desses pacientes.

EPIDEMIOLOGIA

O DM consolida-se atualmente como uma das doenças mais prevalentes no mundo, estima-se que cerca de 500 milhões de pessoas sejam portadoras de DM e quase 50% delas desconhece o diagnóstico.[1] No ambiente hospitalar, a prevalência de pacientes diabéticos também aumenta progressivamente e, quanto pior o controle glicêmico cronicamente, maior a presença de complicações diabéticas e, por consequência, maiores a chance de internações e de maior tempo de permanência no hospital.[2]

De maneira semelhante, no ambiente hospitalar, a presença de hiperglicemia não diabética, induzida por medicações, pela própria condição clínica do paciente, ou até mesmo pelo "estresse da internação", vem sendo cada vez mais diagnosticada e estudada.

Dados observacionais indicam que cerca de 32% a 38% dos pacientes internados apresentam hiperglicemia; entre os pacientes com condições críticas em ambiente de tratamento intensivo, esse número eleva-se variando de 40% a até 80% a depender do motivo principal da internação.[3-5]

CONCEITO

A hiperglicemia define-se por quanto, em medida aleatória, a glicemia no plasma encontra-se acima de 200 mg/dL. No entanto, considera-se hiperglicemia hospitalar valores de glicemia aleatória superiores a 140 mg/dL, independentemente da presença de diabetes. Em contrapartida, valores de glicemia inferiores a 70 mg/dL são usualmente definidos como hipoglicemia e, quando inferiores a 40 a 50 mg/dL, caracterizam a hipoglicemia grave.[5]

Atualmente, para pacientes em unidade de terapia intensiva (UTI), entende-se que valores de glicemia insistentemente superiores a 180 mg/dL devam ser tratados com insulina para o alvo glicêmico de valores entre 140 e 180 mg/dL, considerando controles glicêmicos mais rígidos, de 110 a 140 mg/dL, para casos específicos.[6]

FISIOPATOLOGIA

A hiperglicemia é manifestação frequente em pacientes durante períodos de doenças críticas ou em momento de estresses agudos induzidos por procedimentos cirúrgicos ou trauma, independentemente de DM prévia. Esse aumento glicêmico decorre essencialmente de alterações metabólicas agudas e mudanças hormonais precipitadas pela injúria aguda sofrida pelo paciente.

Fisiologicamente, o controle glicêmico depende de complexa interação entre a produção endógena de glicose, sobretudo pelo fígado e rins, e o consumo dessa fonte energética pelos tecidos periféricos. Esse balanço energético é resultado da ação de diferentes hormônios, como insulina, cortisol e glucagon, que interagem de maneira dinâmica, assegurando a captação adequada de glicose pelas células.

A insulina é o principal hormônio do metabolismo glicêmico e responsável pela captação da glicose pelas células da periferia, além da regulamentação da produção de glicose endógena. No entanto, sua ação é contrabalanceada pela presença de diferentes hormônios contrarreguladores, além de citocinas e elementos pró-inflamatórios, que diminuem a atuação efetiva da insulina, aumentando a produção de glicose endógena Dentre os principais exemplos de elementos contrarreguladores, destacam-se o cortisol, o glucagon, a catecolamina, hormônio de crescimento e o fator de necrose tumoral-alfa (TNF-α).[7]

Pacientes em situações críticas necessitam de mais energia para a manutenção de suas funções fisiológicas, além de estarem sob "estresse" orgânico. Nessas situações, há um incremento secundário na secreção de elementos contra regulatórios, hormônios e citocinas, que promovem aumento da oferta de glicêmica endógena, especialmente mediante o aumento da gliconeogênese hepática, além de induzirem a redução na capacidade de ação da insulina propriamente dita (resistência insulínica) nos tecidos periféricos e, principalmente, no próprio fígado. Esse conjunto de alterações tende a aumentar o *pool* glicêmico sérico independente de incremento na secreção de insulina plasmática.

A presença de hiperglicemia neste contexto pode ser entendida como resultado da resposta adaptativa do organismo ao estresse, sendo desta forma, marcador de gravidade para estes pacientes, porém não isento de complicações.

Outro elemento que contribui para alterações no controle glicêmico dos pacientes hospitalizados em UTI é o uso frequente de medicações com potencial hiperglicêmico, podendo causar o aumento da resistência à insulina e da gliconeogênese hepática, entre outras interferências. Nesse grupo destacam-se os exemplos dos glicocorticosteroides e drogas catecolaminérgicas como epinefrina e noradrenalina.

Além disso, pacientes em UTI estão mais sujeitos a alterações clínicas que, independentemente da resposta ao estresse, interferem no funcionamento adequado do metabolismo glicêmico, como pancreatites, diminuindo a produção e a secreção de insulina. Para essa população, normalmente em situações de repouso extremo, estudos mostram que a restrição ao leito enseja a redução na sensibilidade a insulina em tecidos musculoesqueléticos.

Por fim, uma explicação complementar pouco valorizada, porém eventualmente presente, decorre do excesso de infusão de glicose exógena pela suplementação excessiva de soro glicosado em determinadas situações ou até mesmo por soluções de hemodiálise ricas em glicose em sua formulação.[8-9]

HIPERGLICEMIA E SUAS CONSEQUÊNCIAS

Por muitos anos, a hiperglicemia do paciente crítico foi interpretada como resposta adaptativa fisiológica ao momento clínico vivenciado por ele e, dessa forma, era tolerada por se considerar que o excesso de glicemia sérica fosse essencial para a manutenção do *status* energético desse paciente.

Porém, ao longo dos anos, diversos estudos observacionais foram claros ao demonstrar que a hiperglicemia em pacientes críticos associa-se a piores desfechos em diferentes contextos.[10]

Pacientes hiperglicêmicos, vítimas de trauma quando internados em UTI, apresentaram maior taxa de mortalidade quando comparados a vítimas de trauma euglicêmicos na mesma situação, 26% contra 12%.[11] Nesses pacientes, também se demonstraram maior tempo de permanência na unidade e maior taxa de infecção hospitalar. Em outro estudo, pacientes vítimas de trauma cranioencefálico hiperglicêmicos tiveram piores desfechos neurológicos e aumento de pressão intracraniana quando comparados a indivíduos euglicêmicos em situação semelhante.[12]

Diferentes situações clínicas como internação por acidente vascular cerebral (AVC) ou infarto agudo do miocárdio (IAM) demonstraram dados semelhantes, com pacientes portadores de descontrole glicêmico apresentando maior taxa de mortalidade e complicações diversas quando comparados a grupos similares com glicemia controlada.[13-14]

Pacientes internados em UTI, depois de submetidos a procedimentos cirúrgicos, quando hiperglicêmicos, apresentam 7,6% de taxa de infecção do sítio cirúrgico enquanto os pacientes com bom controle glicêmico no momento pós-cirúrgico alcançam 0,9%, além de outros estudos demonstrarem que a hiperglicemia associa-se a aumento de infecções em outros sítios como pulmão e trato urinário nos hiperglicêmicos.[15]

Tais dados indicam que parte dessas complicações encontradas possa advir de alterações vasculares já presentes e é mais frequente em indivíduos portadores de diabetes. Porém, estudos (majoritariamente *in vitro*) evidenciam que macrófagos e outros elementos do sistema imune têm sua função comprometida no ambiente hiperglicêmico, o que justificaria a interferência da hiperglicemia de estresse como parte desse aumento do risco infeccioso.[8]

Logo, surge o questionamento se a hiperglicemia é apenas um resultado da situação clínica crítica em si, sendo, dessa maneira, apenas um marcador de gravidade, ou ainda, que o descontrole glicêmico possa ser parte causadora da piora clínica e dos desfechos desses indivíduos, esta uma questão ainda não completamente esclarecida.

No entanto, mais recentemente, estudos observam possível associação entre a hiperglicemia desenvolvida no ambiente hospitalar em pacientes não diabéticos e o risco de desenvolvimento de diabetes após a internação, levantando dúvidas sobre a necessidade de seguimento pós-alta diferenciado para este grupo de pacientes, similar ao que ocorre com mulheres portadoras de diabetes gestacional após o final da gestação.[16]

Por fim, a hiperglicemia apresenta-se também como gerador de aumento de proteólise por um mecanismo intermediado por hormônios e citocinas contrarreguladoras que atuam promovendo a lise muscular e, consequentemente, acelerando a perda de massa muscular e suas consequências como aumento do tempo em ventilação mecânica.[8]

Assim, a hiperglicemia, independentemente de ser marcador de gravidade, apresenta-se como complicação importante do paciente em estado crítico, devendo ser monitorizada e tratada no período da internação em UTI, mas também valorizada nos momentos pré-internação e no pós-alta.

TRATAMENTO

O controle da hiperglicemia hospitalar, atualmente, é consensual. Diversos estudos observacionais demonstram, com clareza, que o manejo da hiperglicemia em pacientes com ou sem diabetes relaciona-se a melhor desfecho clínico ao paciente. No ambiente de UTI, esses dados também são evidentes, sendo, dessa forma, indicado o controle da glicemia sérica em pacientes críticos, independentemente de seu antecedente pessoal.

Uma das maiores discussões sobre tratamento da hiperglicemia reside na definição do alvo ideal para a glicemia venosa, ou seja, o limite de valor capaz de prevenir as complicações já associadas a hiperglicemia, sem aumentar os efeitos deletérios da hipoglicemia secundária ao tratamento.

No ano de 2001 foi publicado um primeiro grande estudo que buscava estabelecer, em ambiente de UTI, o controle glicêmico com alvo estabelecido. Pacientes de um único centro médico foram tratados com insulina endovenosa e controles glicêmicos frequentes, sendo estabelecidos alvos glicêmicos rigorosos e convencionais para dois grupos de pacientes. Ao final do estudo, o grupo submetido a controle intensivo, com glicemias inferiores a 110 mg/dL, apresentou menor taxa de mortalidade, além de redução no tempo de internação total, redução na taxa de infecção e no tempo de ventilação mecânica, entre outros resultados.[17]

Ao longo de toda década de 2000, diversos estudos tentaram reproduzir os dados apresentados anteriormente sem que existisse consenso sobre a melhor forma de tratamento no paciente crítico, alguns corroborando o achado de que alvos rigorosos poderiam ser benéficos, outros mostrando que alvos menos rígidos eram protetores.

No entanto, em 2009, há a publicação do NICE-SUGAR, um dos maiores trabalhos desenvolvidos para estudar o alvo glicêmico ideal em pacientes internados em UTI. Trata-se de trabalho multicêntrico, internacional, contando com mais de 6 mil pacientes críticos, que comparou a mortalidade em 90 dias de pacientes submetidos a controle intensivo da glicemia, tendo como alvo glicêmico valores entre 81 e 108 mg/dL, contra pacientes mantidos em um alvo tido como *standard* de 144 a 180 mg/dL. Nesse estudo, comprovou-se maior mortalidade nos pacientes tratados de maneira intensiva, 27,5% contra 24,9%, com um risco relativo de 1,14 estatisticamente significativo.[18]

Desde então, outros estudos e metanálises apresentam dados concordantes, demonstrando que níveis glicêmicos muito restritos não são necessariamente benéficos para esses pacientes, entendendo-se, atualmente, como controle glicêmico ideal para pacientes críticos a faixa-alvo de 140 a 180 mg/dL. Esse é o alvo terapêutico estabelecido pelas principais entidades de manejo de diabetes e de cuidados intensivos, entendendo-se que valores acima de 180 mg/dL já devem ser tratados.[6,19]

A forma pela qual a glicemia deve ser controlada também foi muito estudada. Não é indicado o uso de antidiabéticos orais e medicações injetáveis diferentes de insulina como análogos de GLP-1, em pacientes com situação clínica crítica, pois nesses pacientes há maior dificuldade na tomada e absorção da droga, maior risco de complicações com os efeitos colaterais, além do risco de alteração na metabolização e excreção da droga pela maior incidência de insuficiência renal e hepática nessa população, na qual não foram estudadas muitas das medicações mais novas.

Assim, a insulina é a medicação de escolha para o controle glicêmico no ambiente de UTI. A via de aplicação da insulina também já foi estudada e atualmente entende-se que, pela instabilidade do paciente crítico e alterações presentes em seu subcutâneo, a via endovenosa em pacientes críticos tende a ser mais segura e efetiva do que a subcutânea, sujeita à maior meia-vida da medicação e com taxa de absorção imprecisa.

O uso de insulina associado à solução de soro fisiológico infundida por bomba de infusão contínua apresenta-se como efetivo no tratamento das alterações glicêmicas no paciente crítico. Costumeiramente, utilizam-se solução de 50 a 100 UI de insulina regular diluídas em 50 a 100 mL de soro fisiológico a 0,9%, resultando em concentração de 1 UI para cada 1 mL de solução.

A velocidade de infusão dessa solução deve ser baseada em algoritmos ou protocolos previamente definidos, que almejam manutenção da glicemia na faixa-alvo e minimizam o risco de hipoglicemia, observando-se que não há fórmula única para esse manejo.

Atualmente, diversos centros já têm o próprio protocolo de controle glicêmico e uma equipe treinada para o respectivo manejo, práticas de reconhecido sucesso para o controle e segurança dos pacientes hiperglicêmicos e recomendadas por diretrizes assistenciais.[6]

É necessário que o manejo da insulina, independentemente da via de aplicação ou protocolo de infusão, seja baseado na medida de glicemia realizada com frequência. Durante o uso de protocolos de infusão endovenosa contínua de insulina, recomendam-se controles de, no máximo, a cada 2 horas até controle a cada 30 minutos, em razão da alta variabilidade glicêmica e da rápida ação da insulina infundida por essa via. A insulina utilizada é a insulina de ação rápida ou Insulina Humana Rápida. Podem ser também utilizadas as insulinas de ação Ultrarrápida, ou as análogas, tais como: Insulina Lispro, Insulina Aspart ou Insulina Glulisina.

Entre as diferentes formas de monitorização glicêmica, venosa, arterial ou capilar, utilizam-se, preferencialmente, aparelhos que minimizem as interferências inerentes à condição clínica do paciente, como níveis variados de concentração de hemoglobina. Ainda que situações clínicas críticas provoquem maior variabilidade na perfusão periférica nos níveis de glicemia capilar, não há consenso estabelecido sobre a melhor forma de monitorização glicêmica, podendo ser utilizadas as três formas descritas.

Após estabilidade glicêmica e melhora clínica, o paciente na UTI pode ter seu esquema terapêutico modificado para o de infusão de insulina subcutânea, recomendando-se a correção de glicemias pré-prandiais associadas ou não ao uso de insulina basal, a depender do controle glicêmico e do uso de insulina endovenosa quando desligado o protocolo. Da mesma maneira que no controle da fase crítica, não existem fórmulas individualizadas de controle desses pacientes, em razão de diferentes fatores que, potencialmente, influenciam o metabolismo glicêmico. Recomenda-se, então, a individualização de esquemas de insulinização, preferencialmente em associação ao uso de insulina basal com insulina pré-prandial em bólus, evitando-se ao máximo o uso de insulina de acordo com glicemias em momentos aleatórios (*sliding scale*).

Outros cuidados adicionais recomendados são: minimizar infusões ricas em glicose (exceto para manutenção de aporte calórico mínimo), rever medicações hiperglicemiantes restringindo-as ao mínimo necessário, promover a educação da equipe assistencial para o correto manejo do paciente e menores riscos durante seu tratamento e, sempre que possível, a educação do paciente deve ser estimulada.

Por fim, uma vez constatada hipoglicemia, o tratamento deve ser realizado imediatamente, dado que as consequências desta são potencialmente letais. Para o modo mais efetivo de correção da hipoglicemia em pacientes críticos e mediante infusão de glicose via endovenosa, diferentes formulações e aportes são aceitos, assegurando a repetição de medida de glicemia a cada 15 minutos e, se necessária, a repetição do procedimento. Além disso, indicam-se a pesquisa da causa dessa hipoglicemia e eventuais correções de procedimentos ou terapêuticas vigentes para que a situação não se repita.[20]

Também nos controles pré-prandiais podem ser utilizadas a insulina de ação rápida humana ou as insulinas análogas, citadas anteriormente.

A insulina de ação prolongada pode ser a Insulina Humana NPG ou as análogas de Ação Prolongada como a Insulina Glargina ou a Insulina Detemir.

CONSIDERAÇÕES FINAIS

O descontrole glicêmico em paciente de UTI é frequente. A hiperglicemia, definida como glicemia superior a 180 mg/dL, tem clara associação com alterações metabólicas secundárias ao quadro clínico do momento e o aumento de hormônios e citocinas com atuação contrarreguladora é o principal mecanismo fisiopatológico desse fenômeno que independe da presença prévia de diabetes ou de alterações glicêmicas como glicemia de jejum ou intolerância à glicose. Já a hipoglicemia, na grande maioria das vezes, acaba sendo evento adverso grave do tratamento instituído para controle da hiperglicemia.

A presença de hiperglicemia pode, por sua fisiopatologia primária, ser interpretada como marcador de gravidade, porém, independentemente disso, a própria presença da hiperglicemia resulta em piora nos diferentes desfechos clínicos de pacientes internados em UTI. Dessa forma, ainda que consequência da gravidade, a hiperglicemia eleva a morbidade e a mortalidade.

Assim, o descontrole glicêmico no paciente crítico deve ser monitorizado e pesquisado com ênfase. O tratamento deve ser instituído assim que for diagnosticada a alteração (glicemia superior a 180 mg/dL) e o controle da hiperglicemia atualmente recomendado visa à manutenção de níveis glicêmicos variando de 140 a 180 mg/dL, atingido pelo uso de protocolos institucionais de insulinoterapia endovenosa com velocidade de infusão definida por algoritmos que levam em conta a glicemia aferida periodicamente.

O controle glicêmico efetivo dos pacientes em estado clínico crítico minimiza o tempo de internação, melhorando diferentes desfechos clínicos e diminuindo a mortalidade nessa população, devendo ser valorizado como mais um dos sinais vitais do paciente em UTI.

REFERÊNCIAS BIBLIOGRÁFICAS

1. International Diabetes Federation. Diabetes Atlas 6th Edition, 2014.
2. Umpierrez GE, Issacs SD, Bazargan N, You X, Thaler LM, Kitabchi AE. Hyperglycemia: an independent marker of in-hospital mortality in patients with undiagnosed diabetes. J Clin Endocrinol Metab. 2002 Mar;87:978-82.
3. Cook CB, Kongable GL, Potter DJ, Abad VJ, Leija DE, Anderson M. Inpatient glucose control: a glycemic survey of 126 U.S hospitals. J Josp Med. 2009 Nov;4(9):E7-E14.
4. Kosiborod M, Inzucchi SE, Spertus JA, Wang Y, Masoudi FA, Havranek EP, et al. Elevated admission glucose and mortality in elderly patients hospitalized with heart failure. Circulation. 2009 Apr;111(14):3078-86.
5. Umpierrez G, Hellman R, Korytkowski M, Maynard GA, Montori VM, Seley JJ, et al. Management of hyperglycemia in hospitalized patients in non-critical care setting: An Endocrine Society Clinical Pratical Guideline. J Clin Endocrinol Metab. 2012 Jan;97(1):16-38.
6. American Diabetes Association. Standards of medical Care in Diabetes – 2014. Diabetes Care. 2014 Jan;37(Suppl 1):S14-S80.
7. Hawkinsm M, Rossetti L. Resistência à insulina e seu papel na patogênese do diabetes tipo 2. Joslin Diabetes Mellitus, 14. ed.
8. McCowen KC, Malhorta A, Bistrian BR. Stress-Induced Hyperglycemia. Crit Care Clin. 2001 Jan;17(1):107-24.
9. Robinson LE, Van Soeren MH. Insulin resistance and hyperglycemia in critical illness: role of the insulin in glycemic control. AACV Clin Issues. 2004 Jan-Mar;15(1)45-62.
10. Chinsky K. The evolving paradigm of hyperglycemia and critical illness. Chest. 2004 Sep;126(3):674-6.
11. Sung J, Bochicchio GV, Joshi M, Bochicchio K, Tracy K, Scalea TM. Admission hyperglycemia is predictive of outcome in critically ill trauma patients. J Trauma. 2005 Jul;59(1):80-83.
12. Jeremitsky E, Omert LA, Dunham CM, Wilberger J, Rodriguez A. The impact of hyperglycemia on patients with severe brain injury. J Trauma. 2005;58:47-50.
13. Falciglia M, Freyberg RW, Almenoff PL, S'Alessio DA, Render ML. Hyperglycemia-related mortality in critically ill patients varies with admission diagnosis. Crit Care Med. 2009 Dec;37(12):3001-9.
14. Weir CJ, Murray GD, Dyker AG, Lees KR. Is hyperglycemia an independent predictor of poor outcome after acute stroke? Results of long-term follow up study. BMJ. 1997 May;314(7090):1303-06
15. Fietsman R Jr, Basset J, Glover JL. Complications of coronary artery surgery in diabetic patients. Am Surg. 1991 Sep;57(9):551-7.
16. McAllister DA, Hughes KA, Lone N, Mills NL, Sattar N, McKnight J, et al. Stress hyperglycemia in hospitalized patients and their 3-year risk of diabetes: A Scottish retrospective cohort study. PLoS Medicine. 2014 Aug;11(8):e1001708.
17. Van den Berghe G, Wouters P, Weekers F, Verwaest C, Bruyninckx F, Schetz M, et al. Intensive insulin therapy in critically ill patients. N Engl J Med. 2001 Nov;345(19):1359-67.
18. Finfer S, Chittock DR, Su SY, Blair D, Foster D, Dhingra V, et al. Intensive versus conventional glucose control in critically ill patients. N Engl J Med. 2009 Mar;360(13):1283-97.
19. Griesdale DE, de Souza RJ, van Dam RM, Heyland DK, Cook DJ, Malhotra A, et al. Intensive insulin therapy and mortality among critically ill patients: a meta-analysis including NICE-SUGAR study data. CMAJ. 2009 Apr;180(8):821-7.
20. The NICE-SUGAR Study Investigators. Hypoglycemia and risk of death in critically ill patients. N Engl J Med. 2012 Sep;367(12):1108-18.

CAPÍTULO 105

CETOACIDOSE DIABÉTICA E CONTROLE GLICÊMICO EM UTI

João Roberto de Sá
Rodrigo Bomeny

DESTAQUES

- A cetoacidose diabética (CAD) e o estado hiperosmolar hiperglicêmico (EHH) são as complicações metabólicas agudas mais graves do paciente diabético.
- A patogênese da CAD, originada pela deficiência de insulina associada ao aumento dos hormônios contrarreguladores, o que resulta em lipólise e cetogênese, é mais bem-definida que a do EHH.
- A CAD ocorre preferencialmente nos pacientes com diabetes tipo 1 (DM1), podendo, algumas vezes, estar presente nos pacientes com diabetes tipo 2 (DM2). O EHH é mais frequente nos pacientes idosos e com DM2.
- A busca de fatores precipitantes é um passo importante do sucesso terapêutico dessas complicações. Entre os fatores mais comuns estão a má aderência terapêutica e o quadro infeccioso.
- O tratamento da CAD e do EHH são semelhantes e incluem correção da desidratação e dos distúrbios hidreletrolíticos e insulinoterapia endovenosa. Raramente será necessário o uso de bicarbonato para a correção da acidose metabólica na CAD.
- As complicações mais frequentes são secundárias ao próprio tratamento. Entre essas complicações, têm-se a hipoglicemia e a hipocalemia. Entre as mais raras, embora mais graves, têm-se o edema cerebral e o edema pulmonar agudo.

INTRODUÇÃO E EPIDEMIOLOGIA

A CAD e o EHH são duas das complicações mais graves do diabetes e causas frequentes de internação. Apesar da progressiva diminuição da mortalidade nas últimas décadas (em geral, menor que 1%), a CAD ainda é a principal causa de morte em crianças e adolescentes com diabetes. No EHH a mortalidade atinge até 15% dos pacientes.[1,2]

A CAD é uma disfunção metabólica grave, com hiperglicemia, hipercetonemia, cetonúria e acidose metabólica, causada pela deficiência relativa ou absoluta de insulina, associada a maior atividade dos hormônios contrarreguladores (catecolaminas, glucagon, cortisol e hormônio do crescimento). É associada de forma característica aos pacientes com diabetes tipo 1 (DM1), geralmente na população jovem. Está presente em aproximadamente 25% dos casos no momento do diagnóstico do DM1. Pode ocorrer com menos frequência nos pacientes com diabetes tipo 2 (DM2), quando extremamente descompensados. Nessa situação, podem apresentar quadro temporário de insulinopenia em virtude da ação glicotóxica sobre o pâncreas, com redução da produção pancreática. Isso ocorre geralmente em situações de estresse intenso, como infecções graves e traumas, e ainda hiperglicemia crônica.[1,3]

O EHH diferencia-se da CAD pelo aumento da osmolaridade plasmática, pela ausência de cetose importante e pela ausência de acidose. A faixa etária costuma ser maior que a dos pacientes com CAD, geralmente em torno dos 50 anos, o que contribui para a maior mortalidade nessa população, principalmente pela associação de comorbidades.[3]

FISIOPATOLOGIA

A patogênese da cetoacidose é mais bem compreendida que a do estado hiperosmolar. Nas duas situações, ocorre redução da secreção de insulina como mecanismo central.

De forma simplificada, a concentração extracelular de glicose é regulada principalmente por dois hormônios: insulina e glucagon. A insulina diminui a glicemia sérica aumentando a captação periférica de glicose pelo músculo esquelético e pelo tecido adiposo e diminuindo a produção hepática de glicose (glicogenólise e gliconeogênese) por ação direta e por inibição da secreção do glucagon. Também pela ação da insulina, os ácidos graxos livres são armazenados no tecido adiposo como triglicerídeos.

A deficiência absoluta ou relativa de insulina e o excesso de hormônios contrarreguladores são os principais fatores responsáveis pela fisiopatologia da CAD. Embora o excesso de glucagon tenha importante papel para seu desenvolvimento, ele não é fundamental para sua ocorrência. Essas alterações hormonais desencadeiam o aumento da produção hepática e renal de glicose e a redução de sua captação pelos tecidos periféricos. A hiperglicemia costuma ser menos acentuada do que no EHH porque os pacientes costumam ser mais jovens, ter maior taxa de filtração glomerular – e por consequência maior capacidade de eliminação de excreção da glicose – e também pelo aparecimento mais precoce dos sintomas na cetoacidose.[1-3]

O aumento da gliconeogênese decorrente da deficiência absoluta ou relativa da insulina ocorre pelo aumento da secreção do glucagon (perda do efeito inibitório realizado pela insulina) e da oferta de substratos, como o glicerol e os aminoácidos. Além disso, múltiplas enzimas da via da gliconeogênese são ativadas.

A glicosúria inicialmente ajuda no controle da hiperglicemia, mas a desidratação gerada principalmente pela diurese osmótica e também pelos vômitos, pela hiperventilação e diminuição da ingesta hídrica diminuem a filtração glomerular, o que limita a excreção de glicose pelos rins. A diurese osmótica também é responsável pela espoliação de eletrólitos (potássio, fósforo, magnésio).

A deficiência de insulina e o aumento dos hormônios contrarreguladores favorecem o aumento de processos catabólicos, como a lipólise e a proteólise. Como consequência da lipólise, há a liberação de ácidos graxos livres na circulação, que são oxidados no sistema microssomal hepático e convertidos em acetil-CoA. Esse processo é favorecido pelo excesso de substrato e também pelo estímulo das vias metabólicas que oxidam ácidos graxos. Em pacientes sem essas alterações hormonais, esses ácidos graxos seriam convertidos em triglicerídes.

Quando a produção de acetil-CoA ultrapassa o limite de utilização hepática, ele passa a ser convertido em corpos cetônicos: acetoacetato, beta-hidroxibutirato e acetona. Os corpos cetônicos funcionam como uma fonte alternativa de energia no lugar da glicose e o excesso deles é responsável pela acidose metabólica na CAD.

A CAD é um estado proinflamatório, com estresse oxidativo e liberação de diversas citocinas, com resolução 24 horas após o início do tratamento e controle da hiperglicemia.

No EHH há uma produção mínima de insulina capaz de suprimir a produção de corpos cetônicos. Por esse motivo, não ocorre a acidose metabólica.[3]

CLASSIFICAÇÃO E DIAGNÓSTICO

Como foi dito, a CAD produz cetoácidos (o ácido acético e o beta-hidroxibutírico) que reduzem o pH, consomem bicarbonato (tamponamento) e formam cetoânions. Para seu diagnóstico é necessário: glicemia ≥ 250 mg/dL, pH < 7,3 e bicarbonato < 18 mEq/L e de moderada a importante cetonemia (preferencialmente) ou cetonúria. O ânion *gap* (AG) eleva-se acima de 10 a 12 mEq/L pela formação de ânions não calculados (cetoânions). Já para o EHH, os critérios diagnósticos são: glicemia ≥ 600 mg/dL, pH > 7,3, bicarbonato > 18 mEq/L, Osm ≥ 320 mOsm/kg e ausência de cetonemia e/ou cetonúria importante.[1]

Vale a pena ressaltar que em situações específicas o diagnóstico da CAD pode ser dificultado:

- **CAD euglicêmica:** pode ocorrer em gestantes, em desnutridos, em etilistas, em pacientes que fizeram uso de

QUADRO 105.1. Critérios diagnósticos das emergências hiperglicêmicas.				
Parâmetros	**Cetoacidose diabética (CAD)**			**Estado hiperosmolar hiperglicêmico (EHH)**
	Leve	Moderada	Grave	
Glicemia (mg/dl)	> 250	> 250	> 250	> 600
pH arterial	7,25-7,3	7-7,24	< 7	> 7,3
Bicarbonato sérico (mEq/L)	15-18	10-14,9	< 10	> 15
Cetonúria	Positiva	Positiva	Positiva	Fracamente positiva
Cetonemia	Positiva	Positiva	Positiva	Fracamente positiva
Osmolaridade efetiva (mOsm/kg)	Variável	Variável	Variável	> 320
Ânion *gap*	> 10	> 12	> 12	Variável
Nível de consciência	Alerta	Alerta ou sonolento	Estupor ou coma	Estupor ou coma

Osmolaridade efetiva: 2 vezes (sódio medido) + glicemia (mg/dL)/18. VR = 285 a 295 mOsm/kg/H$_2$O.
Ânion *gap*: (sódio medido) – (Cl + HCO$_3^-$). VR = 8 a 10 mEq/L.

insulina no transporte até o hospital, e em pacientes com boa hidratação e taxa de filtração glomerular aumentada.

- **CAD alcalêmica:** condição na qual a cetoacidose primária está associada a uma alcalose metabólica primária. Geralmente observada em pacientes com vômitos intensos e persistentes ou em uso de diuréticos (alcalose de contração). O ânion *gap* está elevado.
- **CAD não cetótica:** ocorre na presença de resultados falso-negativos para a cetonúria. Na presença de distúrbios que levam à hipoxemia tecidual (sepse, choque ou hipotensão grave), a relação do acetoacetato para beta-hidroxibutirato pode alcançar 1:20. Nessa situação, existe uma quantidade muito pequena de acetoacetato para ser medida pela reação do nitroprussiato (o que causa o resultado falso-negativo). Esse resultado falso-negativo não ocorre na dosagem da cetonemia sérica.

FATORES PRECIPITANTES

De maneira geral, é importante lembrar e investigar os fatores precipitantes. Muitas vezes, o tratamento da causa da descompensação é a etapa mais importante. Os principais fatores são infecções (até 50% dos casos), com a pneumonia e a infecção urinária como os mais comuns, e o tratamento inadequado do diabetes ou sua descontinuação. As doenças agudas, como o infarto do miocárdio (IAM), o acidente vascular cerebral (AVC) e o abdome agudo, também devem sempre ser pesquisadas em razão de sua gravidade e sua relativa frequência – presente em 5% dos casos de CAD, embora muito mais frequente no EHH. Sempre procurar medicamentos que possam afetar o metabolismo dos carboidratos (corticosteroides, tiazídicos, simpaticomiméticos, neurolépticos). O uso de drogas de abuso está associado em até 50% da CAD de repetição. Cerca de 20% a 30% dos DM1 são diagnosticados com CAD, e em torno de 20% dos casos de EHH não apresentam diagnóstico prévio de diabetes, o que pode acarretar atraso em seu reconhecimento, seu tratamento precoce e sua desidratação grave. Pacientes diabéticos, principalmente idosos, acamados, em uso de múltiplos medicamentos, com nível alterado de consciência, com doenças neurológicas ou comprometimento do centro da sede são os que apresentam maior risco para restrição hídrica, desidratação e EHH.[1-3]

QUADRO CLÍNICO

O início da cetoacidose é abrupto na maioria das vezes, mas os pacientes podem apresentar sintomas de poliúria, polidipsia, polifagia e mal-estar indefinido, em decorrência da hiperglicemia, dias antes do diagnóstico. Na maior parte do tempo, o paciente encontra-se desidratado, algumas vezes hipotenso e taquicárdico. Dor abdominal, náuseas e vômitos são achados muito comuns nos pacientes com CAD, presentes em aproximadamente 50% dos casos, decorrentes do atraso no esvaziamento gástrico e ileal (induzido pela acidose e pelos distúrbios hidreletrolíticos) e do aumento de prostaglandinas. Já nos pacientes com EHH, são sintomas raros. A presença de febre tem alto valor preditivo positivo de que a descompensação deve-se à infecção.

Os sinais clínicos mais frequentes de cetoacidose são o hálito cetônico, a taquipneia e a respiração de Kussmaul. O nível de consciência alterado é um importante sinal de gravidade na CAD (presente em apenas 20% dos pacientes) e um dos critérios diagnósticos de EHH. Decorre principalmente do grau da acidose, da osmolaridade e da desidratação, ou devido ao fator desencadeante.[1,3,4-5]

No EHH o quadro clínico é mais arrastado. Os sintomas relacionados à hiperglicemia costumam ocorrer durante semanas antes do diagnóstico. A desidratação costuma ser mais acentuada, tanto pela maior duração dos sintomas, como pelo aumento da faixa etária e a dificuldade de acesso à água. Sintomas localizatórios (déficits focais, crises convulsivas) podem estar presentes em alguns pacientes, mas nesses casos é necessário realizar investigação com exames de imagem para descartar outras patologias.[1,3,6]

EXAMES LABORATORIAIS

Na suspeita inicial de CAD em pacientes hiperglicêmicos (glicemia capilar ≥ 250 mg/dL), pode ser realizada triagem por meio da cetonemia capilar. Dosa-se a concentração capilar de beta-hidroxibutirato (*point-of-care*). Utilizando-se o *cut-off* correto de 1,5 mmol/L, a sensibilidade é de 98,1% e a especificidade de 78,6% (superior à da cetonúria, de 35,1%, na qual é dosado o acetoacetato). Portanto, a utilização desse método implica potencial redução de custos e de avaliações laboratoriais abrangentes e desnecessárias.

A coleta de exames laboratoriais é fundamental para estabelecer o diagnóstico, detectar precocemente outras complicações metabólicas que devam ser corrigidas e ajudar na identificação do fator desencadeante.

Primeiro deve-se realizar hemograma completo, glicemia, função renal, eletrólitos (Na, K, Mg, P e Cl), gasometria arterial, osmolaridade sérica e dosagem de cetoácidos (cetonúria ou, de preferência, cetonemia). É fundamental o cálculo do ânion *gap*. O eletrocardiograma (ECG) deve ser feito de rotina e pode sugerir, antes dos exames laboratoriais, alterações eletrolíticas graves, assim como alterações sugestivas de isquemia miocárdica aguda.

De acordo com a suspeita clínica, outros exames podem ser solicitados (radiografia de tórax, ultrassonografia [USG] do abdome, tomografia [TC] do crânio, culturas).

TRATAMENTO

Em geral, o tratamento da CAD é muito parecido com o do EHH, diferindo principalmente na administração de bicarbonato para correção da acidose metabólica.

HIDRATAÇÃO

É um dos passos mais importantes do tratamento. O objetivo da hidratação é a expansão extracelular, a restauração do volume intravascular e a melhora da perfusão tecidual. Diminui o estímulo adrenérgico, a gliconeogênese hepática, a resistência periférica à insulina, além de diminuir a concentração plasmática de glicose e de cetoácidos. Alguns trabalhos mostram, ainda, que após a hidratação as células ficam mais responsivas à insulina administrada.[1,4-9]

O consenso é de que essa expansão seja realizada com soro fisiológico. Alguns autores sugerem que o uso de Ringer lactato ou Plasma Lyte® seriam melhores, já que diminuiriam a incidência da acidose metabólica hiperclorêmica.

Fase de expansão rápida

Administrar solução fisiológica a 0,9% até correção da hipotensão e do choque. Sugere-se fazer algo em torno de 1 a 1,5 litro de solução por via endovenosa na 1ª hora, caso o paciente não tenha contraindicação. Não ultrapassar o total de 50 mL/kg nas 4 horas iniciais (risco de edema encefálico).

Fase de manutenção

Após a estabilização clínica, com correção do choque e da desidratação, iniciar fase de manutenção. Fornecer 250 a 500 mL de solução salina por hora. A escolha da concentração depende do nível sérico do sódio. Se maior que 135 mEq/L, iniciar reposição com NaCl a 0,45%; se menor que 135 mEq/L, repor com NaCl a 0,9%.

Aporte calórico – evitar hipoglicemia

Quando a glicemia estiver menor que 250 mg/dL na CAD ou menor que 300 mg/dL no EHH, deve-se continuar a hidratação, agora associada à glicose para diminuir a incidência de hipoglicemia, e manter 150 a 250 mL por hora. Quando Na > 135 mEq/L: diluir 22 mL de NaCl a 20% em 1 L de soro glicosado (SG) a 5%, para uma solução com 5% de glicose e 0,45% de NaCl; quando Na < 135 mEq/L: diluir 44 mL de NaCl a 20% em 1 L de SG a 5%, para uma solução com 5% de glicose e 0,9% de NaCl.

QUADRO 105.2. Diferenças laboratoriais.

	CAD	EHH
Glicemia (mg/dL)	Geralmente ≥ a 250 mg/dL e < 800 mg/dL. Causas de CAD com glicemia < 250 mg/dL: gestação, desnutrição, uso de álcool, aplicação de insulina no transporte até o hospital.	≥ 600 mg/dL e geralmente > 1.000 mg/dL. Maior concentração na doença renal com importante redução da taxa de filtração glomerular.
Osmolaridade efetiva (mOsm/kg)	Osm efetiva: 2×[Na] + [glicose]/18. Em um terço, ocorre sobreposição com estado hiperosmolar e indica maior gravidade.	Associação direta com alteração do nível de consciência e gravidade. Procurar outras causas se Osm < 320 mOsm/kg na presença de sintomas.
Hemograma	Leucocitose 10.000 a 15.000/mm³ em virtude do estresse físico, do cortisol e das catecolaminas. Se > 25.000/mm³ ou desvio à esquerda, sugere infecção. O hematócrito pode se elevar por hemoconcentração.	Variável, dependendo do fator desencadeante (infecção), grau de desidratação e osmolaridade.

(Continua)

QUADRO 105.2. Diferenças laboratoriais. *(Continuação)*

	CAD	EHH
Sódio (mEq/L)	O Na corporal total está diminuído por perda urinária desse íon. A concentração plasmática, entretanto, pode ser baixa, normal ou elevada. Valores normais ou elevados associados à hiperglicemia indicam desidratação importante (diurese osmótica), elevação da osmolaridade e predisposição a sintomas neurológicos. Valores baixos podem ser secundários a hiperglicemia e seu efeito osmótico (diluicional). Na corrigido = [Na] + 1,6 × (glicemia − 100)/100. A pseudo-hiponatremia pode ocorrer na presença de hipertrigliceridemia.	Mais comumente, apresenta Na normal ou elevado em virtude da acentuada diurese osmótica e do menor efeito de lípides.
Potássio (mEq/L)	Há déficit corporal de 3 a 5 mg/kg em razão da perda pela diurese osmótica, da excreção de cetoânions (eletroneutralidade) e do hiperaldosteronismo pela hipovolemia. Os valores séricos são muito variáveis. Geralmente está normal. Em um terço pode estar elevado (deficiência insulínica, osmolaridade e acidose). Cuidado se valores baixos ou no limite inferior em virtude do risco de arritmias.	Normal ou elevado devido principalmente à hiperosmolaridade, apesar de déficit corporal.
Fósforo (mg/dL)	Assim como o potássio, apesar de o déficit corporal (redução da ingesta e fosfatúria) estar geralmente normal ou elevado por causa da deficiência insulínica, da hipertonicidade e do aumento do catabolismo.	Semelhante à CAD.
Amilase e lipase	Aumento da amilase em 21% a 79% (maior parte, amilase salivar; e, em menor grau, a pancreática). Lipase (origem desconhecida), embora pareça mais específica, também pode estar elevada. A ausência de melhora dos sintomas com o tratamento necessita de avaliação adicional.	Podem estar elevadas por causa do aumento da osmolaridade.
Creatinina e ureia (Cr e Ur)	Geralmente elevadas devido à desidratação (pré-renal). Também dependem do tempo de diagnóstico e do controle glicêmico prévio. O acetoacetato interfere na medida calorimétrica da creatinina, o que pode levar à creatinina sérica falsamente elevada. O aumento da proteólise pode contribuir para o aumento da ureia.	Geralmente elevadas por causa da desidratação grave e da maior probabilidade de comorbidades.
Gasometria e ânion *gap* – AG (mEq/L)	Demonstra acidose metabólica. Se o pH é muito baixo e a cetonúria não muito elevada, a causa pode ser proporção de BHB muito elevada em relação ao acetoacetato, devendo-se investigar outras causas de acidose metabólica (hiperlactatemia, hiperclorêmica). O AG é elevado (> 10 a 12) devido ao acúmulo de cetoânions. Correlaciona-se com a gravidade da acidose. Cálculo de ânion *gap*: AG = Na − (Cl + BIC).	Ausência de acidose AG normal (< 10).
Cetonúria	Moderada a fortemente positiva (método semiquantitativo). Geralmente são utilizadas fitas reagentes à base de nitroprussiato que reagem com acetoacetato e acetona, mas não com beta-hidroxibutirato (BHB – principal cetoácido formado), podendo subestimar a intensidade da cetoacidose ou fornecer resultado falso-negativo. Podem ainda obter resultados falso-positivos em virtude da reação do nitroprussiato com medicamentos (p. ex.: captopril). Esse método é útil para o diagnóstico da CAD, mas não para o acompanhamento durante o tratamento. Os valores podem se acentuar, apesar da melhora clínica, pela conversão do BHB em acetoacetato.	Negativa ou minimamente positiva.
Cetonemia	Moderada a fortemente positiva. Também comumente utiliza o nitroprussiato como reagente. O ácido beta-hidroxibutírico pode ser dosado diretamente no plasma ou à beira do leito por meio da cetonemia capilar, porém ainda pouco disponíveis. Pode ser muito útil em pacientes normoglicêmicos, como idosos e gestantes.	Negativa ou minimamente positiva.

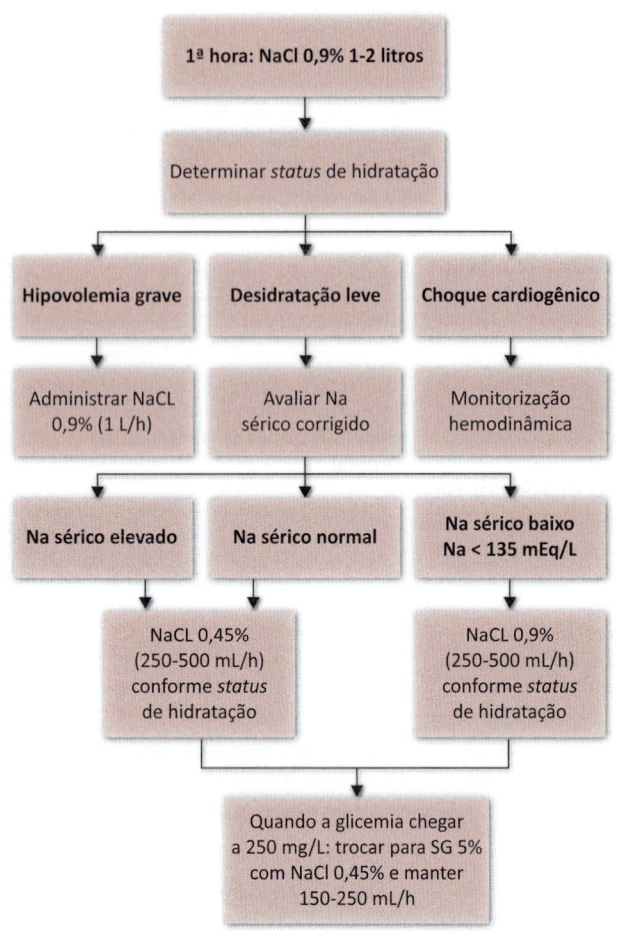

Monitorização

Monitorizar pressão arterial, frequência cardíaca, diurese e perfusão periférica. Deve-se avaliar continuamente, principalmente em pacientes idosos e em pacientes com insuficiência cardíaca ou renal, sinais de congestão pulmonar e de edema cerebral pela hiper-hidratação.

REPOSIÇÃO DE POTÁSSIO

A quantidade corporal total desse eletrólito encontra-se depletada (3 a 5 mEq/kg), apesar de a concentração sérica apresentar-se, de maneira geral, normal ou elevada. Deve-se coletar potássio (K) sérico e fazer ECG logo na entrada para avaliar sinais de hipercalemia.

Durante o tratamento da crise hiperglicêmica (insulinoterapia, correção da acidose e expansão volêmica), sofre adicional redução, o que pode acarretar hipocalemia e consequentes arritmias, sua principal complicação. O objetivo é manter sua concentração dentro da faixa de normalidade. A reposição de potássio deve ser realizada de acordo com sua concentração sérica:[1,4-8,10]

Importante: não iniciar a terapia com insulina antes do resultado do K sérico.

a. Se K < 3,3 mEq/L: não iniciar insulina, devido ao risco de arritmias que podem acontecer pela hipopotassemia, que piorará após a administração da insulina. Realizar reposição de K (25 mEq por hora).

b. Se K 3,3 a 5,2 mEq/L: administrar insulina e realizar reposição de K simultaneamente. Para cada litro de volume infundido, repor 25 mEq de K.

c. Se K > 5,2 mEq/L: administrar insulina e não realizar reposição de K inicialmente. Continuar monitorizando o nível sérico de K a cada 2 a 4 horas e iniciar reposição quando o nível sérico de K estiver abaixo desse valor.

d. Monitorizar a calemia a cada 2 a 4 horas, tentando manter seu nível sérico entre 4 e 5 mEq/L, seguindo as orientações acima, de acordo com o valor do potássio.

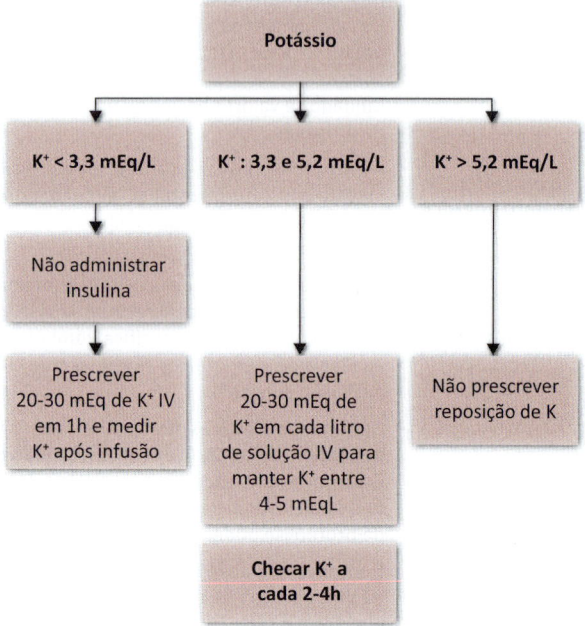

INSULINIZAÇÃO

Atualmente é recomendado o uso de baixas doses de insulina endovenosa.[10] A insulina regular humana ou os análogos endovenosos de ação ultrarrápida como a Insulina Lispro, Apidra ou Glulisina são igualmente efetivos, embora o uso da insulina regular seja preferível em razão do menor custo.[4-8]

A insulinoterapia diminui a glicemia sérica por aumentar o uso periférico da glicose e também por diminuir sua produção hepática. A resolução da cetonemia ocorre pela diminuição da produção de cetonas (a insulina diminui a lipólise e a secreção de glucagon) e também pelo aumento de sua utilização. A dose de insulina necessária para reduzir a lipólise e a cetogênese é menor do que para o controle glicêmico, ou seja, se a dose administrada está diminuindo a glicemia, ela é mais que suficiente para reverter o quadro de cetoacidose.

Importante: apenas prescrever insulina se o K sérico > 3,3 mEq/L. Se o K for menor, realizar reposição de 25 mEq de K em 1 hora (diluído em soro fisiológico 1.000 mL) e dosar novamente.

a. Dose de ataque de insulina 0,1 UI/kg endovenosa para adultos. Crianças não devem receber essa dose de ataque pelo risco de edema cerebral.
b. Dose de manutenção (em bomba de infusão contínua): 0,1 UI/kg por hora.
c. Existem protocolos que sugerem não fazer a dose de ataque e apenas deixar o paciente com insulina regular em bomba de infusão contínua (BIC) na velocidade de 0,14 UI/kg por hora.[1,11]
   Prescrição: soro fisiológico (SF) a 100 mL + insulina regular a 100 UI (1 UI/mL). Por via endovenosa em BIC na velocidade estabelecida a critério médico (manter inicialmente velocidade equivalente a 0,1 mL/kg por hora).
d. Realizar glicemia capilar a cada 1 hora.
e. A glicemia deve diminuir pelo menos 50 a 70 mg/dL por hora. Se a redução estiver acontecendo em velocidade menor, deve-se dobrar a velocidade de infusão da insulina. Caso a queda seja maior, deve-se diminuir pela metade a infusão de insulina.
f. A meta é manter a glicemia entre 150 e 200 mg/dL nos quadros de CAD e entre 200 e 300 mg/dL nos quadros de EHH, até resolução dos outros parâmetros. Ao alcançar esses valores de glicemia, associar soro glicosado (SG) e diminuir a infusão de insulina para metade da velocidade (0,05 UI/kg por hora). Se hipoglicemia, após realizar a correção com 40 mL de glicose a 50%, diminuir a infusão de insulina ou aumentar a oferta de glicose, não suspender a infusão de insulina até a resolução da CAD ou do EHH.

Em casos de CAD leve a moderada e na ausência de doença crítica ou de comorbidades graves, a insulinoterapia pode ser realizada via subcutânea, com análogos de ação ultrarrápida (lispro, aspart ou glulisina). Apresenta efetividade e segurança semelhantes ao tratamento com insulina regular endovenosa. Pode ser aplicada a cada 1 ou 2 horas, fora de ambiente de terapia intensiva.[12-13]

Esquema de tratamento da CAD leve a moderada com análogos da ação ultrarrápida via subcutânea:

- A cada 1 hora:
  Bólus de 0,3 UI/kg + 0,1 UI/kg. Quando glicemia atingir 200 mg/dL, reduzir a dose para 0,05 UI/kg por hora até resolução da CAD e adicionar glicose à solução salina.
- A cada 2 horas:
  Bólus de 0,3 UI/kg + 0,2 UI/kg. Quando glicemia atingir 200 mg/dL, reduzir a dose para 0,1 UI/kg até resolução da CAD e adicionar glicose à solução salina.

REPOSIÇÃO DE FÓSFORO

A concentração sérica de fósforo apresenta-se em concentração normal ou elevada, apesar do déficit corporal, em aproximadamente 1 mmoL/kg. A insulinoterapia geralmente leva à hipofosfatemia assintomática. A deficiência grave de fosfato pode provocar fraqueza esquelética, respiratória e da musculatura cardíaca, além de hemólise e, portanto, sua reposição deve ser realizada somente nas seguintes situações:[1,14-15]

a. Dosagem sérica menor que 1 mg/dL.
b. Dosagem abaixo da normalidade associada a:
   - disfunção de ventrículo esquerdo;
   - arritmias cardíacas;
   - achados de hemólise ou rabdomiólise.
c. Reposição: 20 a 30 mEq para cada 1 litro de solução.

REPOSIÇÃO DE BICARBONATO

A reposição de bicarbonato raramente é indicada.[16] Não há estudo que demonstre benefício do uso; há inclusive o risco de acidose cerebral paradoxal, edema cerebral, hipocalemia, queda na taxa de extração periférica de O_2, atraso na resolução da CAD e alcalose após tratamento da CAD.[17-18]

Seu uso está indicado em situações extremas:[19-20]

a. pH < 7 ou hiperpotassemia grave: repor por via endovenosa 100 mEq de bicarbonato de sódio a 8,4%, diluídos em 400 mL de soro fisiológico. Alguns autores sugerem a reposição apenas quando pH < 6,9.

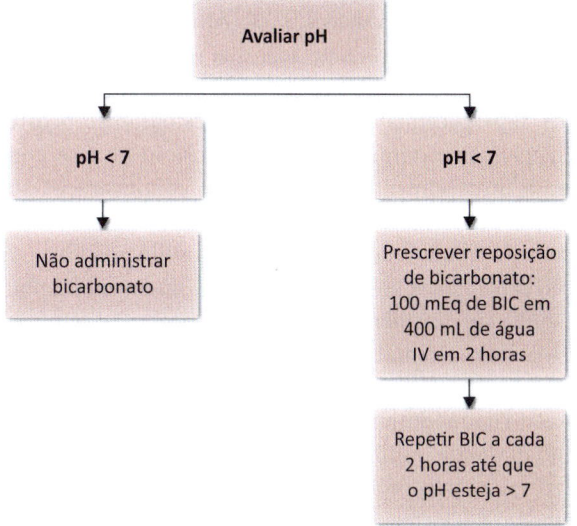

CRITÉRIOS DE RESOLUÇÃO

Resolução da CAD

- Glicemia < 200 mg/dL.
- pH > 7,3.
- Bicarbonato > 15 mEq/L.
- Ânion *gap* < 12.

Resolução do EHH

- Glicemia < 250 a 300 mg/dL.
- Osmolaridade < 315 mOsm/kg.
- Reversão dos sintomas neurológicos.

Deve-se suspender a infusão de insulina somente após a correção do fator precipitante e resolução do quadro clínico e laboratorial (obtenção dos parâmetros laboratoriais citados). Nesses casos, assim que o paciente conseguir se alimentar e já estiver com o quadro emergencial resolvido, administrar uma dose de insulina subcutânea rápida (0,1 UI/kg ou 10 UI) e desligar a bomba 60 minutos após. Inicia-se a insulinização subcutânea com 0,5 a 1 UI/kg por dia de insulina, dividida entre 50% basal (NPH ou análogos de longa duração) e 50% bólus (regular ou análogos de ação ultrarrápida) ou conforme tratamento prévio do paciente, caso estivesse bem controlado antes do episódio de descompensação da doença.[1,2]

As Insulinas Análogas de Ação Prologanda com a Insulina Glargina ou Insulina Levemir podem ser utilizadas no lugar da Insulina NPH.

COMPLICAÇÕES

A maioria das complicações é secundária ao próprio tratamento.[1,8-9]

A hipoglicemia pode ocorrer como resultado da administração excessiva de insulina durante a fase inicial ou da infusão de insulina sem aporte calórico suficiente durante a fase de manutenção.

A hipocalemia, complicação potencialmente grave pelo risco de arritmias cardíacas, pode decorrer do tratamento com insulina e bicarbonato sem que seja feita a reposição adequada recomendada previamente.

A hiperglicemia e o retorno da cetoacidose ocorrem principalmente durante a fase de transição da fase endovenosa do tratamento para a fase de administração subcutânea de insulina em múltiplas doses. Alguns estudos demonstram que a administração de insulina de longa duração subcutânea, durante o tratamento endovenoso, poderia diminuir a incidência dessa complicação.

O edema cerebral, embora grave, é raro e mais frequente em crianças que em adultos. Pode ocorrer pela acidose paradoxal do liquor durante o tratamento com bicarbonato, pelo efeito direto da insulina no transporte de água por meio da membrana e pela produção de osmóis idiogênicos (a rápida melhora da glicemia causa um influxo de água para dentro dos neurônios). Os sintomas, como cefaleia, bradicardia e alterações pupilares aparecem rapidamente, em geral com alguma alteração do nível de consciência ou do comportamento. As medidas preventivas mais importantes incluem evitar a queda rápida da glicemia e realizar a correção do déficit de sódio e água de forma gradativa.

REFERÊNCIAS BIBLIOGRÁFICAS

1. Kitabchi AE, Umpierrez GE, Miles JM, Fisher JN. Hyperglycemic crises in adult patients with diabetes. Diabetes Care. 2009;32:1335.
2. Kitabchi AE, Umpierrez GE, Fisher JN, Murphy MB, Stentz FB. Thirty years of personal experience in hyperglycemic crises: diabetic ketoacidosis and hyperglycemic hyperosmolar state. J Clin Endocrinol Metab. 2008;93:1541.
3. Arieff AI, Carroll HJ. Nonketotic hyperosmolar coma with hyperglycemia: clinical features, pathophysiology, renal function, acid--base balance, plasma-cerebrospinal fluid equilibria and the effects of therapy in 37 cases. Medicine (Baltimore). 1972;51:73.
4. Kitabchi AE, Umpierrez GE, Murphy MB, Barrett EJ, Kreisberg RA, Malone JI, et al. Management of hyperglycemic crises in patients with diabetes. Diabetes Care. 2001;24:131.
5. Kitabchi AE, Umpierrez GE, Murphy MB. Diabetic ketoacidosis and hyperglycemic hypersmolar state. In: DeFronzo RA, Ferrannini E, Keen H, Zimmet P. International Textbook of Diabetes Mellitus. 3rd. Chichester: John Wiley & Sons, 2004. p.1101.
6. Barrett EJ, DeFronzo RA. Diabetic ketoacidosis: diagnosis and treatment. Hosp Pract (Off Ed) 1984;19:89.
7. Nyenwe EA, Kitabchi AE. Evidence-based management of hyperglycemic emergencies in diabetes mellitus. Diabetes Res Clin Pract. 2011;94:340.
8. Savage MW, Dhatariya KK, Kilvert A, Rayman G, Ress JA, Courtney CH, et al. Joint British Diabetes Societies guideline for the management of diabetic ketoacidosis. Diabet Med. 2011;28:508.
9. Hillman K. Fluid resuscitation in diabetic emergencies--a reappraisal. Intensive Care Med. 1987;13:4.
10. Morris LR, Kitabchi AE. Efficacy of low-dose insulin therapy for severely obtunded patients in diabetic ketoacidosis. Diabetes Care. 1980;3:53.
11. Kitabchi AE, Murphy MB, Spencer J, Matteri R, Karas J. Is a priming dose of insulin necessary in a low-dose insulin protocol for the treatment of diabetic ketoacidosis? Diabetes Care. 2008;31:2081.
12. Umpierrez GE, Latif K, Stoever J, Cuervo R, Park L, Freire AX, et al. Efficacy of subcutaneous insulin lispro versus continuous intravenous regular insulin for the treatment of patients with diabetic ketoacidosis. Am J Med. 2004;117:291.
13. Umpierrez GE, Cuervo R, Karabell A, Lafit K, Freire AX, Kitabchi AE. Treatment of diabetic ketoacidosis with subcutaneous insulin aspart. Diabetes Care. 2004;27:1873.
14. Kreisberg RA. Phosphorus deficiency and hypophosphatemia. Hosp Pract. 1977;12:121.
15. Kebler R, McDonald FD, Cadnapaphornchai P. Dynamic changes in serum phosphorus levels in diabetic ketoacidosis. Am J Med. 1985;79:571.
16. Kraut JA, Madias NE. Treatment of acute metabolic acidosis: a pathophysiologic approach. Nat Rev Nephrol. 2012;8:589.
17. Middleton P, Kelly AM, Brown J, Robertson M. Agreement between arterial and central venous values for pH, bicarbonate, base excess, and lactate. Emerg Med J. 2006;23:622.
18. Loh TP, Saw S, Sethi SK. Bedside monitoring of blood ketone for management of diabetic ketoacidosis: proceed with care. Diabet Med. 2012;29:827.
19. Viallon A, Zeni F, Lafond P, Venet C, Tardy B, Page Y, et al. Does bicarbonate therapy improve the management of severe diabetic ketoacidosis? Crit Care Med. 1999;27:2690.
20. Latif KA, Freire AX, Kitabchi AE, Umpierrez GE, Qureshi N. The use of alkali therapy in severe diabetic ketoacidosis. Diabetes Care. 2002;25:2113.

CAPÍTULO 106

CRISE TIREOTÓXICA

Simão Augusto Lottenberg
Paulo Rosenbaum

DESTAQUES

- A crise tireotóxica é um estado de hipertireoidismo extremo que, se não tratado adequadamente, pode causar a morte.
- O tratamento deve ser iniciado o mais precocemente possível, antes da confirmação laboratorial do hipertireoidismo.
- As causas precipitantes mais comuns da crise são processos infecciosos, trauma, procedimentos cirúrgicos ou uso de contraste iodado.
- A presença de bócio, exoftalmo ou antecedente de doença da tireoide reforçam a possibilidade da crise tireotóxica em paciente com hipercatabolismo e/ou hipertermia.
- O tratamento da tireotoxicose visa a inibir a síntese e a secreção hormonal, diminuir a conversão periférica de T4 em T3, bloquear a ação dos hormônios tireoidianos e, em casos mais graves, fazer a remoção extracorpórea desses hormônios.
- Reposição hidreletrolítica, controle da febre, controle dos distúrbios cardiovasculares, sedação e administração de glicocorticoides fazem parte do tratamento suportivo.

INTRODUÇÃO

A crise tireotóxica, também conhecida como "tempestade tireoidina", é uma condição aguda de exacerbação abrupta da tireotoxicose. Resulta de uma elevação aguda dos hormônios tireoidianos e manifestações adrenérgicas que, se não tratadas adequadamente, levam à morte. Devido à gravidade do quadro, o diagnóstico precoce e a rápida intervenção terapêutica são cruciais para a diminuição da morbidade e mortalidade.

ETIOLOGIA E FISIOPATOLOGIA

Uma série de causas podem levar à crise, sendo a mais comum a doença de Graves, ou bócio difuso tóxico; ocorrendo com menor frequência no bócio multinodular tóxico e no adenoma tóxico. Geralmente, o quadro é abrupto e surge nos casos não diagnosticados e não tratados de hipertireoidismo. Uma série de teorias pode explicar a descompensação, como o aumento de citocinas inflamatórias, alterações imunológicas agudas associadas à doença de Graves, ausência de tratamento prévio e falta de mecanismos compensatórios.

Embora a crise se manifeste em pacientes com hipertireoidismo de longo prazo, geralmente é precipitada por um evento agudo. As causas mais comuns que a desencadeiam são as infecciosas, traumas, cirurgias da tireoide, emergências cirúrgicas, administração de contraste iodado e, mais raramente, terapia com iodo radiativo. Entre as causas menos comuns das crises, pode-se citar embolia pulmonar, cetoacidose diabética, trabalho de parto ou toxemia da gestação e infarto agudo do miocárdio (IAM). O preparo pré-operatório adequado dos pacientes com hipertireoidismo submetidos à tireoidectomia reduziu de forma considerável a prevalência da crise induzida por cirurgia. Além do mais, os hormônios podem se elevar rapidamente quando a glândula é manipulada durante a cirurgia, durante palpação vigorosa ou devido à lesão dos folículos por radioiodoterapia.

Os fatores que podem levar à hospitalização por tireotoxicose grave incluem a presença de comorbidades, pobre aderência ao tratamento e baixo nível socioeconômico.

O porquê de certos fatores levarem ao desenvolvimento da crise é incerto. Algumas hipóteses consideram uma elevação rápida dos níveis séricos de hormônios tireoidianos, aumento da responsividade às catecolaminas ou da resposta celular aos hormônios tireoidianos.

DIAGNÓSTICO
CLÍNICO

É baseado nos achados clínicos. Os sintomas aumentados do hipertireoidismo levam a sintomas cardiovasculares como taquicardia (frequência > 140) e insuficiência cardíaca congestiva (ICC). O aumento da frequência cardíaca sem causa aparente e desproporcional ao aumento da temperatura chama a atenção. Taquiarritmias, sendo a mais comum a fibrilação atrial, hipotensão, e colapso cardiovascular podem levar à morte. Ansiedade, agitação, delírio, psicose, estupor e coma também são comuns. Hipertermia sem causa aparente com temperatura ao redor de 38ºC e sudorese abundante são comuns. Outros sintomas como náusea, vômitos, diarreia, dor abdominal e insuficiência hepática com icterícia também podem ocorrer. O exame físico pode revelar bócio, oftalmopatia de Graves, *lid lag*, aumento da temperatura da pele e tremor das mãos. Em idosos, manifestações como apatia, perda de peso e miopatia grave são mais frequentes.[1]

Não existem critérios definidos para o diagnóstico de crise tireotóxica. Em 1993, Burch e Wartofsky introduziram uma pontuação para identificar clinicamente a crise (Tabela 106.1)[2] que, embora sensível, é pouco específica. Outros critérios diagnósticos, baseados nos achados clínicos (manifestações do sistema nervoso central (SNC), febre, taquicardia, insuficiência cardíaca, alterações gastrintestinais) têm sido propostos.

TABELA 106.1. Pontuação de Burch e Wartofsky para diagnóstico de crise tireotóxica.

Parâmetros diagnósticos	Pontuação
Alteração de temperatura	
Temperatura (°C)	
(37,2-37,7)	5
(37,8-38,2)	10
(38,3-38,8)	15
(38,9-39,2)	20
(39,3-39,9)	25
(>/= 40,0)	30
Efeitos no sistema nervoso central	
Ausentes	0
Leves (agitação)	10
Moderados (delírio, psicose, letargia extrema)	20
Graves (convulsão, coma)	30
Alteração da função gastrintestinal – hepática	
Ausente	0
Moderada (diarreia, náusea/vômitos, dor abdominal)	10
Grave (icterícia sem explicação)	20
Alteração cardiovascular	
Taquicardia (batimentos/minuto)	
▪ 90-109	5
▪ 110-119	10
▪ 120-129	15
▪ 130-139	20
▪ ≥ 140	25
Insuficiência cardíaca congestiva	
▪ Ausente	0
▪ Leve (edema tibial)	5
▪ Moderada (estertores basais)	10
▪ Grave (edema pulmonar)	15
Fibrilação atrial	
▪ Ausente	0
▪ Presente	10
Evento precipitante	
▪ Ausente	0
▪ Presente	10

Pontuação: 45 pontos ou mais sugerem fortemente crise tireotóxica, 25-44 sugerem crise eminente e pontuação menor do que 25 indica que a crise é improvável.

O diagnóstico precoce da crise tireotóxica é fundamental. O não reconhecimento do quadro entre 48 e 72 horas pode progredir para coma, colapso circulatório e morte. A presença dos sinais e sintomas clínicos em paciente com história de hipertireoidismo preexistente, bócio ou exoftalmo são suficientes para a suspeita diagnóstica e o início da terapia específica, mesmo antes dos resultados laboratoriais dos hormônios tireoidianos.[3]

LABORATORIAL

Os níveis dos hormônios tireoidianos na crise podem não ser diferentes dos encontrados nos pacientes com tireotoxicose não complicada. O padrão usual é encontrar níveis elevados de T4 livre, T3 e T4 totais, com TSH suprimido. Geralmente, os níveis de T3 sérico estão elevados em um grau maior do que os de T4 devido à secreção preferencial pela glândula hiperativa e maior conversão intratireoidiana e periférica do T4 em T3, por causa não bem definida (tireotoxicose por T3). Os níveis de TSH encontram-se geralmente indetectáveis, entretanto o TSH também pode estar baixo em virtude da utilização de dopamina, corticosteroide, amiodarona e radiocontraste iodado ou na concomitância com doenças graves (síndrome do doente grave eutireoidiano). No indivíduo enfermo, geralmente ocorre inibição da enzima 5'-deiodinase, que converte o T4 em T3, levando a aumento preferencial do T4 (tireotoxicose por T4). Em quadro de maior gravidade, a inibição da conversão pode ser tão importante que os níveis dos hormônios tireoidianos encontram-se normais ou até baixos. Portanto, nessas situações, os níveis dos hormônios tireoidianos não se correlacionam bem com a gravidade da doença.

O encontro de níveis baixos de tiroglobulina em pacientes tirotóxicos leva ao diagnóstico da tireotoxicose factícia, mais comum em pacientes que estejam utilizando fórmulas magistrais para emagrecimento com T3, o que acarretará o encontro de T3 elevado (total e livre), T4 baixo (total e livre), com TSH suprimido e tireoglobulina baixa.

Associada a estado hipermetabólico, a presença de sinais como bócio, oftalmopatia de Graves, positividade do anticorpo antirreceptor do TSH (TRAb) pode ser importante no diagnóstico da tempestade tireoidiana para início precoce do tratamento.

O aumento da glicogenólise e da liberação de glucagon mediado por catecolaminas pode provocar hiperglicemia. Outras possíveis alterações laboratoriais na crise: hipercalcemia secundária ao aumento da reabsorção óssea mediada por osteoclastos, hipercolesterolemia, leucocitose mesmo na ausência de infecção, granulocitopenia e alterações de provas da função hepática.

O diagnóstico diferencial inclui sepses, síndrome neuroléptica maligna, hipertermia maligna e crise de mania com catatonia.[4]

TRATAMENTO
MEDIDAS GERAIS

1. Repouso.
2. Sedação leve.
3. Hidratação.
4. Correção de distúrbios hidreletrolíticos.
5. Suplementação calórica.
6. Tratamento da hipertermia. Salicilatos devem ser evitados por inibirem a ligação proteica do hormônio, aumentando a circulação do hormônio livre, metabolicamente ativo. Medidas não farmacológicas devem ser utilizadas. Quando necessário, o paracetamol (750 mg a cada 6 horas) deve ser a primeira escolha.
7. Identificação e tratamento do fator desencadeante. Antibioticoterapia específica quando necessária.

TRATAMENTO MEDICAMENTOSO
INIBIÇÃO DA FORMAÇÃO DE HORMÔNIO TIREOIDIANO

As tionamidas são as drogas utilizadas para inibição da síntese hormonal.[5] São disponíveis no mercado:

a. Metimazol utilizado na dose de 20 mg a cada 4 horas via oral (VO) ou via nasogástrica (opção: via retal).
b. Propiltiouracil utilizado na dose 200 mg a cada 4 horas VO ou via nasogástrica (alternativa: via retal).

Existe controvérsia sobre qual das drogas seria preferível como primeira escolha. Sabe-se que o propiltiouracil tem a vantagem de inibir a conversão periférica de T4 em T3 e que é metabolicamente mais ativo, além de agir com maior rapidez.[6] Contudo, o metimazol é menos hepatotóxico, tem uma meia-vida maior e aparentemente controla melhor o nível de T3 a longo prazo.

De maneira geral, inicia-se o tratamento com propiltiouracil e, eventualmente, em fase posterior passa-se para o metimazol.

Deve-se monitorizar enzimas hepáticas (hepatotoxicidade) e leucograma (agranulocitose) diariamente. Apesar de a agranulocitose ocorrer a qualquer tempo, a evolução de neutropenia para agranulocitose pode ser observada. A hepatotoxicidade decorrente de metimazol é predominantemente canalicular e, muitas vezes, dose-dependente. A hepatite fulminante está relacionada ao propiltiouracil.

Em pacientes que apresentam hipertireoidismo relacionado ao excesso de iodo, como naquele secundário ao uso de amiodarona, o perclorato de potássio pode ser utilizado.[7]

GLICOCORTICOSTEROIDES

São indicados, em primeiro lugar, para inibir a conversão periférica do T4 em T3 e, adicionalmente, evitar insuficiência adrenal relativa.[8] A dose recomendada é de 50 a 100 mg de hidrocortisona, ou seu equivalente, a cada 6 horas, por via endovenosa (EV) ou VO.

INIBIÇÃO DA SECREÇÃO HORMONAL

O bloqueio da liberação do hormônio tireoidiano é importante para a resolução mais rápida da crise tireotóxica. Doses farmacológicas de iodo promovem inibição aguda, porém transitória, na liberação dos hormônios já formados na tireoide. O iodo também bloqueia a síntese hormonal, mas só deve ser utilizado pelo menos 1 hora após a administração do propiltiouracil ou metimazol. Pode ser dado por via EV (iodeto de sódio 0,5 a 2 g, a cada 12 horas) ou por VO, usando-se Lugol, ou solução saturada de iodeto de potássio, na dose de 5 a 15 gotas a cada 6 horas. Outra forma utilizada para esse bloqueio é o carbonato de lítio, que pode ser administrado até antes do bloqueio da síntese dos hormônios tireoidianos. A dose é de 600 mg, por VO, seguido de 200 a 300 mg, 3 a 5 vezes ao dia. Pode ocorrer cardiotoxicidade e existe necessidade de monitorização diária de seu nível, que não deve ultrapassar 1,5 mEq/L.

BLOQUEIO DA FORMAÇÃO DO T3

O T3 é cerca de 60 vezes mais potente que o T4, e sua principal fonte é a conversão periférica do T4. Propiltiouracil, corticosteroides e betabloqueadores são efetivos para bloquear essa conversão. Contrastes radiográficos iodados, entre eles o ácido iopanoico, são potentes inibidores da conversão, o que leva à rápida e benéfica redução nos níveis circulantes de T3, ou seja, do hormônio mais ativo. O ácido iopanoico pode ser administrado por VO na dose de 1 a 2 g em dose diária única. Um efeito adicional é o bloqueio da secreção hormonal devido à grande concentração de iodo desse composto. É fundamental que seja administrado só após pelo menos 1 hora da dose de ataque da tionamida escolhida.[9]

BLOQUEIO DA AÇÃO HORMONAL

O uso de betabloqueadores é muito importante para bloquear a ação hormonal e consequentemente prevenir ou diminuir as manifestações cardiovasculares.

O mais utilizado é o propranolol, que pode ser administrado por via oral ou EV, inibe a conversão periférica de T4 para T3 e, por ser lipossolúvel, atravessa a barreira hematoencefálica com bons efeitos sobre as manifestações psicomotoras. Se utilizado por via EV, doses de 2 a 10 mg (1 mg/min) devem ser acompanhadas de monitorização eletrocardiográfica e das condições hemodinâmicas. Em dose oral, 20 a 80 mg, a cada 6 horas, geralmente são suficientes para melhorar as manifestações cardiovasculares. O esmolol, por ser droga de ação curta e ter grande facilidade no manuseio e rápida reversibilidade nos sintomas, pode ser utilizado. A dose é de 250 a 500 µg/kg por via EV de ataque e, então, 50 a 100 µg/kg/min, com paciente monitorizado hemodinamicamente.

Para pacientes com restrição importante ao uso de betabloqueadores, uma opção pode ser a utilização dos antagonistas dos canais do cálcio, como verapamil ou diltiazem.

REMOÇÃO DO HORMÔNIO CIRCULANTE

Em situações de gravidade extrema ou falha com as medidas anteriormente, pode-se fazer a remoção dos hormônios tireoidianos da circulação. Plasmaférese, hemodiálise ou diálise peritoneal podem ser utilizados.[10]

A crise tireotóxica ou tempestade tireoidiana tem mortalidade elevada (cerca de 20% a 30%). O tratamento adequado leva à melhora significativa em dois ou três dias, com boa recuperação após cerca de uma semana. A melhora do estado mental, da termorregulação e dos sintomas cardiovasculares, é fator de mau prognóstico. Com a melhora, deve-se fazer a retirada gradual do iodo e do corticosteroide e planejar eventual tratamento definitivo (iodo radioativo ou tratamento cirúrgico) que, quando indicado, deve ser realizado em condições de eutireoidismo.[11]

REFERÊNCIAS BIBLIOGRÁFICAS

1. Devereaux D, Tewelde SZ. Hyperthyroidism and Thyrotoxicosis. Emerg Med Clin North Am. 2014;32(2):277-92.
2. Burch HB, Wartofsky L. Life-threatening thyrotoxicosis. Thyroid storm. Endocrinol Metab Clin North Am. 1993;22:263-77.
3. Goldberg PA, Inzucchi S. Critical issues in endocrinology. Clin Chest Med. 2003;24(4):583-606.
4. Pimentel L, Hansen KN. Thyroid disease in the emergency department: a clinical and laboratory review. J Emerg Med. 2005;28(2):201-9.
5. Nayak B, Burman K. Thyrotoxicosis and thyroid storm. Endocrinol Netab Clin North Am. 2006;35:663-86.
6. Cooper DS, Saxe VC, Meskell M, Maloof F, Ridgway EC. Acute effects of propylthiouracil (PTU) on thyroidal iodide organification and peripheral iodothyronine deiodination: correlation with serum PTU levels measured by radioimmunoassay. J Clin Endocrinol Metab. 1982 Jan;54(1):101-7.
7. Bogazzi F, Bartalena L, Martino E. Approach to the patient with amiodarone-induced thyrotoxicosis. J Clin Endocrinol Metab. 2010;95:2529-3510.
8. Tsatsoulis A, Johnson EO, Kalogera CH, Seferiadis K, Tsolas O. The effect of thyrotoxicosis on adrenocortical reserve. Eur J Endocrinol. 2000 Mar;142(3):231-5.
9. Roti E, Robuschi G, Gardini E, Montermini M, Salvi M, Manfredi A, et al. Comparison of methimazole, methimazole and sodium ipodate, and methimazole and saturated solution of potassium iodide in the early treatment of hyperthyroid Graves' disease. Clin Endocrinol (Oxf). 1988 Mar;28(3):305-1.
10. Alfadhli E, Gianoukakis AG. Management of severe thyrotoxicosis when the gastrointestinal tract is compromised. Thyroid. 2011 Mar;21(3):215-20.
11. Klubo-Gwiezdzinska J, Wartofsky L. Thyroid emergencies. Med Clin North Am. 2012;96:385-403.

CAPÍTULO 107

COMA MIXEDEMATOSO

Paulo Rosenbaum
Danielle Macellaro Andreoni

DESTAQUES

- Coma mixedematoso ocorre por uma deficiência grave do hormônio tireoidiano e entra no diagnóstico diferencial de pacientes em coma.
- Os principais fatores precipitantes do quadro são infecções, frio e falta de reposição de hormônio tireoidiano.
- Hiponatremia, hipotermia, hipóxia e hipercapnia geralmente acompanham o quadro.
- O tratamento deve ser realizado com reposição hormonal, preferentemente por via endovenosa (EV).
- Deve-se administrar, concomitantemente, agentes glicocorticosteroides, uma vez que é frequente a associação de hipofunção da glândula adrenal.

INTRODUÇÃO

O coma mixedematoso é uma emergência endocrinológica rara, potencialmente fatal, que acomete pacientes com hipotireoidismo não tratado por longo período. Apesar do nome, frequentemente os pacientes não se encontram em coma. Em razão de sua alta taxa de mortalidade (20 a 30%), o diagnóstico deve ser rápido, e o tratamento, instituído prontamente.

EPIDEMIOLOGIA E FISIOPATOLOGIA

A incidência do coma mixedematoso é estimada em 0,22/milhão por ano e 80% dos casos ocorrem em mulheres maiores de 60 anos com história prévia de tireoidopatia como tireoidectomia, tratamento com radioiodo, bócio e suspensão do uso de hormônio tireoidiano (levotiroxina).[1] Em cerca de 5% dos casos, o hipotireoidismo é de causa central (hipófise ou hipotálamo).[2]

No hipotireoidismo compensado, o organismo mantém a homeostase por meio de uma variedade de adaptações neurovasculares que incluem vasoconstrição periférica, redução de volume sanguíneo, diminuição da frequência cardíaca e redução do débito cardíaco, dessa maneira, a temperatura corporal é preservada.[3]

Nos pacientes com hipotireoidismo grave, a homeostase pode não ser mantida se ocorrerem eventos que diminuam ainda mais o volume sanguíneo como o uso de diuréticos ou sangramentos. Alterações pulmonares, como infecção ou diminuição do *drive* respiratório, provocam insuficiência respiratória e baixa oxigenação. Da mesma maneira, acidente vascular cerebral (AVC), hiponatremia e uso de sedativos comprometem a função do sistema nervoso central (SNC) dificultando os mecanismos regulatórios para manutenção da homeostase.[2-3]

No Quadro 107.1, são listados alguns dos fatores desencadeantes mais frequentes que geram uma descompensação clínica do hipotiroismo levando ao coma mixedematoso.[4]

> **QUADRO 107.1.** Fatores desencadeantes do coma mixedematoso.
>
> - Drogas – anestésicos, sedativos, amiodarona, narcóticos, diuréticos
> - Infecção e sepse
> - Acidente vascular cerebral
> - Insuficiência cardíaca
> - Infarto agudo do miocárdio
> - Trauma, cirurgia
> - Acidose, hipoglicemia, hiponatremia
> - Hipotermia
> - Exposição ao frio (inverno)
> - Hemorragia gastrintestinal

QUADRO CLÍNICO E DIAGNÓSTICO

As principais características clínicas do coma mixedematoso são hipotermia, alterações respiratórias, alterações cardiovasculares, alterações neurológicas e alterações hidreletrolíticas.[3-4]

HIPOTERMIA

Ocorre na maioria dos pacientes, frequentemente é leve, porém pode ser acentuada com temperaturas menores de 35°C, para isso é necessário aferir em um termômetro que registre baixa temperatura.[3] Um sinal importante é a ausência de febre em um quadro infeccioso grave. A hipoglicemia, frequentemente encontrada nesses casos, contribui para acentuar a hipotermia. A incidência do coma mixedematoso é maior no inverno.

ALTERAÇÕES RESPIRATÓRIAS

A principal característica é a bradpneia decorrente da diminuição da resposta respiratória à hipóxia e à hipercapnia. Infiltração mixedematosa da língua e da faringe pode também obstruir parcialmente a via aérea, contribuindo ainda mais para a diminuição da ventilação.[5] Outro fator obstrutivo da expansão pulmonar é a presença de derrame pleural e de ascite, achados frequentes nos pacientes com hipotireoidismo.[6]

ALTERAÇÕES CARDIOVASCULARES

Os pacientes apresentam bradicardia e diminuição da contratilidade miocárdica podendo levar ao choque cardiogênico. A redução do consumo de oxigênio e da temperatura corporal ocasiona vasoconstrição periférica e hipertensão diastólica. No eletrocardiograma, além de bradicardia, é muito comum o achado de arritmias e bloqueio de ramo.[7-8]

ALTERAÇÕES NEUROLÓGICAS

Os achados neurológicos mais frequentes são depressão, sonolência e desorientação. Apesar do nome, o coma raramente é uma manifestação presente. Outros achados são ataxia cerebelar e crise convulsiva, que podem resultar da hipoglicemia, hiponatremia e hipoxemia.[3,9]

ALTERAÇÕES HIDRELETROLÍTICAS

Hiponatremia, achado frequente nesses casos, é decorrente da secreção inapropriada do hormônio antidiurético, além da diminuição da perfusão renal. Existe uma diminuição na função renal pela diminuição na filtração glomerular e perfusão, consequentemente, aumento no volume total de água corporal. Atonia da bexiga pode levar à retenção urinária.[10]

DIAGNÓSTICO CLÍNICO

Sinais clínicos frequentes são bradicardia, macroglossia, rouquidão, prolongamento do tempo dos reflexos tendinosos, pele seca, hipotermia, hipoventilação, diminuição da pressão arterial e até mesmo choque. Confusão mental é muito mais frequente que o coma.[3,8]

DIAGNÓSTICO LABORATORIAL

O diagnóstico de hipotireoidismo primário, e não coma mixedematoso, é feito pela presença de T4 (total ou livre) diminuído, junto com TSH elevado. No entanto, valores baixos do T4 e normal do TSH expressam um dilema diagnóstico, pois o paciente pode apresentar hipotireoidismo secundário (4% a 18% dos casos) ou, como é mais provável, a síndrome do eutiroídeo doente. Nesse caso, devem-se pesquisar outras evidências do hipotireoidismo, como sinais clínicos, hipóxia (80%), hipercapnia (54%), hiponatremia (devido à secreção inapropriada de hormônio antidiurético), hipercolesterolemia, elevação da desidrogenase lática (DHL) ou a dosagem da creatinofosfoquinase (CPK) que está geralmente acima de 500 UI/L.[4,8]

TRATAMENTO

Coma mixedematoso é uma emergência endocrinológica e deve ser tratado agressivamente. O tratamento consiste na reposição de hormônio tireoidiano, medidas de suporte e manejo das situações associadas, p. ex.: a da infecção. A possibilidade da coexistência de insuficiência adrenal tem de ser excluída, devendo sempre se repor glicocorticoides endovenosos. Dessa forma, o tratamento precisa ser iniciado vigorosamente nas primeiras 48 horas, sempre que houver forte suspeita diagnóstica, sem aguardar os resultados laboratoriais. Isso baseado no fato de que o tratamento descrito a seguir traz baixo risco, mesmo que o paciente não esteja em hipotireoidismo.[11]

REPOSIÇÃO DE HORMÔNIO TIREOIDIANO

Existe certa controvérsia sobre a melhor forma e dose de reposição dos hormônios tireoidianos. Alguns autores sugerem o uso isolado de T4 ou T3, ou o uso associado. Geralmente, em situação de normalidade, a tireoide secreta basicamente T4 e pequenas quantidades de T3. O T4 é um pró-hormônio, praticamente desprovido de ação metabólica, e é totalmente proveniente da secreção tireoidiana (ou da administração exógena). É convertido, conforme as necessidades teciduais, no hormônio mais ativo, T3, nos tecidos periféricos pela deiodação enzimática. Entretanto, essa conversão pode estar diminuída em uma série de situações, incluindo as doenças graves não tireoidianas (síndrome do eutiroídeo doente).

A reposição inicial dos hormônios tireoidianos deverá ser endovenosa em virtude da diminuída absorção. Recomenda-se uma dose inicial de 300 a 500 μg de tiroxina (T4) endovenosa em bolo, administrada em cerca de 5 minutos, seguida de 50 a 100 μg diários endovenoso, até que o paciente possa tomar medicação por via oral. A regulação da dose pode depender da idade, do peso e da probabilidade de complicações como infarto ou arritmia cardíaca.

Alguns autores sugerem a reposição concomitante de T3 nas doenças graves associadas, pelo início de ação mais rápido do T3 e pela redução da ação periférica das deiodases nessas situações. As vantagens da associação do T3 aparecem, p. ex.: no tratamento do choque cardiogênico e rebaixamento da consciência importante, em virtude da resposta mais rápida do hormônio. Quando se associam os dois hormônios, o T4 deverá ser administrado na dose de 4 mg/kg peso (cerca de 200 a 300 mg), adicionando-se um bolo de 10 mg de T3. Após 24 horas, mais 100 mg de T4 devem ser administrados, sendo que o T3 pode ser mantido a cada 8 a 10 horas, até o paciente voltar à consciência e poder usar o T4 de manutenção.

O uso isolado do T3 deve ser evitado em virtude de maior oscilação plasmática, necessidade de múltiplas doses e, principalmente, pelo risco de arritmias cardíacas.

O princípio da terapêutica tireoidiana é repor rapidamente o déficit hormonal com T4 e saturar os sítios de alta capacidade de ligação de tiroxina nas proteínas carregadoras, a fim de prover efetivo nível de T4 livre circulante, o qual, por sua vez, gerará a quantidade de T3 suficiente para exercer seus efeitos teciduais, sem induzir risco excessivo de arritmias cardíacas ou hipóxia miocárdica.[12]

Doses menores de reposição são recomendadas no paciente idoso ou quando houver suspeita de isquemia miocárdica.

Infelizmente, no Brasil não estão disponíveis T3 e T4 injetáveis, mas vários importadores dispõem de T4 injetável (Synthroid®, em frascos de 200 e 500 μg) para entrega imediata.

REPOSIÇÃO DE GLICOCORTICOSTEROIDE

É quase um consenso a administração concomitante de glicocorticosteroides em pacientes com coma mixedematoso. A base dessa prática é prevenir uma crise de insuficiência suprarrenal aguda (síndrome de Addison), pois pacientes com hipotireoidismo primário autoimune (p. ex.: tireoidite de Hashimoto) podem apresentar também hipopituitarismo (redução do ACTH) ou insuficiência adrenal autoimune (síndrome de Schmidt). Além disso, o metabolismo dos hormônios esteroides é diminuído durante o hipotireoidismo, sendo a produção adrenal suficiente para esse estado metabólico. Com a restauração do eutireoidismo e na vigência de doenças graves, aumentarão as necessidades de glicocorticosteroides, que poderão ser maiores que a reserva funcional. Essa situação aumenta o risco de insuficiência adrenal aguda e de choque.

Recomenda-se administrar hidrocortisona 50 a 100 mg a cada 6 ou 8 horas por 7 a 10 dias. Posteriormente, a dose deverá ser reduzida, conforme melhora da hipotensão e da situação clínica do paciente.

Antes de iniciada a terapia, a coleta de sangue para dosagem de cortisol plasmático pode ser útil no diagnóstico de hipocortisolismo.

Quando se trata o coma mixedematoso com hormônios tireoidianos, deve-se atentar para sinais e sintomas da associação com insuficiência adrenal como hipotensão, hipotermia, hipoglicemia, hipercalemia e hiponatremia.[12-13]

MEDIDAS DE SUPORTE

No início de tratamento, elas são extremamente importantes e podem fazer a diferença entre a vida e a morte. O paciente deve ser admitido em uma unidade de tratamento intensivo (UTI), e a manutenção de via aérea adequada é a medida mais importante em razão da alta mortalidade associada com falência respiratória.

Se houver hipercapnia ou hipóxia, a ventilação mecânica, geralmente, é necessária. É utilizada nas primeiras 36 a 48 horas, podendo se estender por 2 a 3 semanas em razão da fraqueza da musculatura respiratória causada pelo hipotireoidismo grave. Não se deve extubar o paciente precocemente, pois a hipóxia costuma ser prolongada nessa situação, devendo-se aguardar a recuperação completa da consciência. A utilização de sedativos ou drogas depressoras do SNC está contraindicada, pois pode provocar narcose por CO_2.

Líquidos endovenosos devem ser administrados vigorosamente, incluindo glicose e eletrólitos, para corrigir a hipotermia e a infecção.

A correção da hipoglicemia se faz com solução de glicose endovenosa.

Hiponatremia está presente em aproximadamente 50% dos pacientes com coma mixedematoso e indica a gravidade da doença. Muitos pacientes apresentam uma redução na excreção de água livre devido ao aumento inapropriado da secreção de vasopressina ou à alteração da função renal. A hiponatremia, em geral, é corrigida naturalmente após reposição do hormônio tireoidiano. Entretanto, pode ser grave e contribuir para o rebaixamento da consciência e até para convulsões.

O tratamento da hipotensão se faz com a administração cuidadosa de solução glicosada a 5% a 10% e solução fisiológica a 0,9% e, na presença de hiponatremia < 120 mEq/L, solução salina hipertônica seguida de furosemida via EV deve ser administrada com cuidado, para evitar aumento rápido do sódio e mielinólise pontina.

A hipotensão geralmente pode ser difícil de tratar porque os pacientes com hipotireoidismo são insensíveis às drogas adrenérgicas.

Deve-se ter cuidado com a reposição de volume porque esses pacientes, geralmente, são hipervolêmicos e podem desenvolver insuficiência cardíaca congestiva (ICC) em face da disfunção ventricular, decorrente do hipotireoidismo. A dopamina pode ser útil para manter o fluxo coronariano, porém vasopressores devem ser retirados o mais breve possível para evitar o aparecimento de evento isquêmico.

A monitorização contínua eletrocardiográfica da pressão arterial, da oxigenação, da pressão venosa central dos eletrólitos e da temperatura (de preferência com um termômetro interno) deve ser realizada. Muitas vezes, pode ser necessária a monitorização da pressão capilar pulmonar. Todas as drogas devem ser preferencialmente administradas por via EV, pois a absorção tecidual e pelo tubo gastrintestinal está muito diminuída no hipotireoidismo grave. É necessário reajustar a dose das medicações para compensar a diminuição da perfusão renal e o aumento da meia-vida da droga.

No caso de hipotermia, o modo mais eficaz de elevar a temperatura é por meio da administração de hormônios tireoidianos, efeito observado nas primeiras 24 horas de tratamento. O paciente deve ser aquecido de forma passiva (com cobertores), evitando-se o uso de aquecedores, pois a vasodilatação e o aumento no consumo de oxigênio, induzidos pelo calor, podem precipitar o estado de choque nesses pacientes originalmente vasoconstritos.

Caso o hematócrito esteja abaixo de 25% a 27%, ele deve ser corrigido, na forma de concentrado de glóbulos, de modo bem lento.

Em relação à dieta, considerando que a motilidade intestinal está usualmente diminuída, a ingestão alimentar não deverá ser permitida até que o paciente esteja alerta, apresentando ruídos hidroaéreos ativos, quando, então, a alimentação pastosa deverá ser gradualmente instituída.[14-15]

FATORES PRECIPITANTES

Infecções, geralmente, são a causa oculta ou declarada do coma mixedematoso. Como os respectivos sinais habituais (febre, leucocitose, sudorese, taquicardia) podem não estar presentes, deve-se avaliar com especial atenção a presença de infecções pulmonar e urinária, realizando culturas, e, a critério clínico, utilizar antibioticoterapia de amplo espectro.

Isquemia miocárdica pode ser o fator precipitante no paciente idoso ou poderá ocorrer subsequentemente. A dosagem de CPK com suas frações poderá ajudar no diagnóstico e tratamento de um evento coronariano agudo, porém, geralmente, essa enzima encontra-se aumentada no coma mixedematoso.

Várias drogas podem precipitar o estado de coma, e deve-se fazer uma busca minuciosa de algum agente precipitante. Exposição ao frio pode induzir ao coma em pacientes com hipotireoidismo grave.

Várias outras doenças graves, incluindo AVC, ICC e hemorragia digestiva, podem ser fatores precipitantes.[13]

EVOLUÇÃO

A temperatura, geralmente, começa a elevar-se após 24 horas de tratamento, atingindo 36°C no 3º dia. Temperaturas muito baixas (inferiores a 34°C), hipotermia persistente, frequência cardíaca muito baixa (menor que 44 bpm), hipotensão arterial, infarto do miocárdio, septicemia e idade avançada são fatores que indicam mau prognóstico. A mortalidade para hipotermia grave e hipotensão importante, que era de 60% a 70%, foi reduzida para 20% a 25% com os avanços da terapia intensiva.

A maior parte dos pacientes recobra a consciência dentro das primeiras 48 horas após o tratamento inicial. Os níveis séricos de T3 e T4 podem persistir baixos, mesmo após vários dias de reposição hormonal intensa.[15]

REFERÊNCIAS BIBLIOGRÁFICAS

1. Rodriguez I, Fluiters E, Perez-Mendez LF, Luna R, Páramo C, García-Mayor RV. Factors associated with moprtality of patients with myxedema com: prospective study in 11 cases treated in a single instituition. J Endocrinol. 2004;80:347-50.
2. Mathew V, Misgar RA, Ghosh S, Mukhopadhyay P, Roychowdhury P, Pandit K, et al. Myxedema coma: a new look into an old crisis. J Thyroid Res. 2011;2011:493462.
3. Reinhardt W, Mann K. [Incidence, clinical picture and treatment of hypothyroid coma. Results of a survey]. Med Klin (Munich). 1997;92:521-4.
4. Kwaku MP, Burman KD. Myxedema coma. J Intensive Care Med. 2007;22:224-31.
5. Zwillich CW, Pierson DJ, Hofeldt FD, Lufkin EG, Weil JV. Ventilatory control in myxedema and hypothyroidism. N Engl J Med. 1975;292:662-5.
6. Birring SS, Patel RB, Parker D, McKenna S, Hargadon B, Monteiro WR, et al. Airway function and markers of airway inflammation in patients with treated hypothyroidism. Thorax. 2005;60:249-53.
7. Schenck JB, Rizvi AA, Lin T. Severe primary hypothyroidism manifesting with torsades de pointes. Am J Med Sci. 2006;331:154-6.
8. Klubo-Gwiezdzinska J, Wartofsky L. Thyroid Emergencies. Med Clin N Am. 2012;96:385-403.
9. Jansen HJ, Doebe SR, Louwerse ES, van der Linden JC, Netten PM. Status epilepticus caused by a myxedema coma. Neth J Med. 2006;64:2002-5.
10. DeRubertis FR, Michelis MF, Bloom ME, Mintz DH, Field JB, Davis BB. Impaired water excretion of myxedema. Am J Med. 1971;51:41-53.
11. Kubo-Gwiezdzinska J, Wartofsky L. Thyroid Emergencies. Med Clin North Am. 2012;96(2):385-403.
12. Fliers E, Wiersinga WM. Myxedema Coma. Rev Endocr Metab Disord. 2003;4:137-41.
13. Jordan RM. Myxedema coma. Pathophysiology, therapy, and factors affecting prognosis. Med Clin North Am. 1995;79:185-94.
14. Ringel MD. Management of hypothyroidism and hyperthyroidism in the intensive care unit. Crit Care Clin. 2001;17:59-74.
15. Savage Mw, Mah PM, Weetman AP, Newell-Price J. Endocrine emergencies. Postgrad Med J. 2004;80(947):506-15.

CAPÍTULO 108

CORTICOSTEROIDES NO PACIENTE GRAVE

P. Vernon Van Heerden
Efrat Orenbuch-Harroch
Charles L. Sprung

DESTAQUES

- Os principais efeitos metabólicos dos glicocorticosteroides levam à hiperglicemia, ao aumento da lipólise e ao catabolismo. Além disso, essas sustâncias têm efeito anti-inflamatório e imunossupressor.
- A administração prolongada de glicocorticosteroides pode levar à atrofia do córtex suprarrenal, e a suspensão de sua administração é capaz de provocar manifestações de crise addisoniana.
- O intensivista deve estar sempre atento ao uso prévio de glicocorticosteroides, situação que necessita do aumento da dose, reconhecendo os sinais de sua falta.
- O uso de corticosteroides no choque séptico é controverso, porém pode ser realizado em situações específicas, nas quais houver resposta pobre aos vasopressores e à reposição volêmica.

INTRODUÇÃO

Pacientes graves geralmente recebem tratamento com corticosteroides, seja por condições encontradas na unidade de terapia intensiva (UTI)(p. ex.: choque séptico), como terapia específica para a condição que ocasionou sua admissão na UTI (p. ex.: rejeição aguda de órgãos transplantados, crise addisoniana, edema cerebral associado a metástases cerebrais etc.) ou como terapia em curso para uma condição esteroide-responsiva (p. ex.: artrite reumatoide, doença pulmonar obstrutiva crônica (DPOC) etc.).

Esses esteroides são administrados por meio das vias: tópica (cremes, unguentos e gotas para os olhos); entérica (oral ou retal), por exemplo prednisona, prednisolona, dexametasona; inalatória, por exemplo fluticasona; ou intravenosa, como hidrocortisona, metilprednisolona, dexametasona. O médico da UTI precisa, então, estar ciente da grande variedade de situações em que encontrará terapias com esteroides no paciente grave.

FISIOLOGIA DOS ESTEROIDES

Os principais esteroides endógenos produzidos no córtex suprarrenal são os glicocorticosteroides (concentrados na zona fasciculada), os mineralocorticosteroides (concentrados na zona glomerulosa) e os esteroides sexuais, como os andrógenos (concentrados na zona reticular).[1] Este capítulo se concentrará principalmente nos glicocorticosteroides.

Mineralocorticosteroides endógenos (MC), como a aldosterona, tratam principalmente do equilíbrio de água e eletrólitos e são controlados sobretudo pelo sistema renina-angiotensina-aldosterona (RAA). Glicocorticosteroides endógenos, como a hidrocortisona e a corticosterona, também têm efeito sobre o equilíbrio hídrico e o eletrolítico, porém têm uma grande variedade de outros resultados em carboidratos (CHO) e no metabolismo de proteínas. Hormônios glicocorticosteroides não são armazenados na glândula suprarrenal, mas produzidos por encomenda, conforme as necessidades. A substância de partida para a síntese de glicocorticosteroide é o colesterol armazenado na zona fasciculada (zona do meio) do córtex suprarrenal.

O estímulo principal para a produção de glicocorticosteroide e sua libertação é o hormônio adrenocorticotrófico (ACTH) ou de corticotropina, a partir da glândula pituitária anterior, que, por sua vez, é controlada pelo fator de liberação da corticotropina (CRF), liberado do hipotálamo. A liberação de ambos, CRF e ACTH, está sob o controle do retorno negativo do nível de glicocorticosteroide na circulação. A administração prolongada de glicocorticosteroide exógeno tem efeito de retroalimentação negativa na liberação de ACTH e de CRF e pode resultar na atrofia do córtex suprarrenal.

Há produção basal e liberação contínua de glicocorticosteroide para a circulação, com ritmo circadiano. Às oito horas da manhã, são vistos níveis máximos de glicocorticosteroides circulantes, que são mais baixos à meia-noite. Estresse (p. ex.: calor, frio, dor, infecção, ferimento) resulta em derramamento de CRF, ACTH e glicocorticosteroides, que fazem parte da resposta ao estresse ou da resposta luta ou fuga.[1]

PRINCIPAIS EFEITOS DO GLICOCORTICOSTEROIDE

- **Efeitos metabólicos:** uma elevação da glicemia sérica. O metabolismo lipídico também é afetado, ocorrendo a lipólise com elevação dos ácidos graxos livres. O metabolismo proteico é afetado com uma maior degradação das proteínas, portanto um estado proteico catabólico.
- **Imunossupressão e efeitos anti-inflamatórios:** glicocorticosteroides têm efeitos de grande alcance na resposta inflamatória e são, portanto, úteis como agentes anti-inflamatórios e imunossupressores. Os efeitos de glicocorticosteroides nesse domínio são mediados pela inibição de citocinas, complemento à produção de óxido nítrico e à libertação de histamina (resultando em menor inflamação aguda). Glicocorticosteroide também reduz a inflamação crônica pela redução de neutrófilos e pela atividade dos macrófagos, diminuindo a ativação de células T e influenciando o equilíbrio entre osteoblastos e os osteoclastos (favorecendo a osteoporose).[1]
- **Outras ações do glicocorticosteroide:** atuam no balanço hídrico, sendo que em excesso acarreta retenção de água e sódio e a perda de potássio. Também atuam no metabolismo do cálcio e em excesso promovem maior quebra da hidroxiapatita, portanto, maior reabsorção de cálcio ósseo, ocasionando perda da massa óssea e menor densidade.

MECANISMO DE AÇÃO DOS GLICOCORTICOSTEROIDES

Existem em todas as células do organismo receptores citoplasmáticos, que são ativados pelos glicocorticosteroides. Uma vez que esse receptor citoplasmático é ativado, inicia-se o processo de transcrição proteica via DNA, com ativação ou repressão da expressão de diversos gens.[1]

EXCESSO DE PRODUÇÃO E LIBERAÇÃO DE GLICOCORTICOSTEROIDE (OU ADMINISTRAÇÃO EXÓGENA EXCESSIVA DE GLICOCORTICOSTEROIDE)

O excesso de glicocorticosteroide por tempo prolongado resulta na síndrome de Cushing, cujas características principais são a distribuição anormal de gordura (corcunda de búfalo, aumento da gordura abdominal), lua cheia, catarata, hipertensão, má cicatrização de feridas, pele fina, hiperglicemia, osteoporose, obesidade, aumento do apetite e aumento da suscetibilidade à infecção.[1-2]

DEFICIÊNCIA NA PRODUÇÃO E NA LIBERAÇÃO DE GLICOCORTICOSTEROIDE

A deficiência de glicocorticosteroide resulta na doença de Addison, cujas características principais são: hipotensão, fraqueza muscular, anorexia e perda de peso, depressão, hipoglicemia e anormalidades eletrolíticas como hiponatremia e hipercalemia.

Doença de Addison é causada pela destruição do córtex suprarrenal (p. ex.: tumores ou tuberculose). A administração exógena prolongada de glicocorticosteroide também pode resultar em atrofia do córtex suprarrenal, de modo que, quando o glicocorticosteroide exógeno é retirado, intencional ou acidentalmente, um quadro clínico addisoniano pode surgir.[1-2]

EFEITOS COLATERAIS DA ADMINISTRAÇÃO EXÓGENA DE GLICOCORTICOSTEROIDE[1-2]

Em virtude de sua ação generalizada em quase todos os tecidos, os glicocorticosteroides têm uma vasta gama de efeitos indesejáveis, incluindo, mas não se limitando, a:

- **Efeitos metabólicos:** hiperglicemia, lipólise, catabolismo proteico e balanço nitrogenado negativo, osteoporose, atrofia muscular, afinamento da pele.
- **Imunossupressão:** aumento da suscetibilidade a infecções (p. ex.: infecções por fungos).
- **Desequilíbrio hidreletrolítico:** hipocalemia, hipernatremia, alcalose, hipertensão.
- **Características da síndrome de Cushing:** hirsutismo, alterações de humor, euforia, vasorresponsividade alterada à adrenalina e à noradrenalina, atrofia adrenocortical, polineuropatia do paciente crítico, hemorragia gastrintestinal.

EIXO HIPOTÁLAMO-PITUITÁRIA-SUPRARRENAL EM PACIENTES GRAVES

O teste de estimulação de corticotropina indica os níveis basais de cortisol no soro, bem como a resposta suprarrenal a uma dose-padrão de corticotropina. Os não respondedores são aqueles com níveis de cortisol basal inferior a 34 μg/dL (938 mmol/L) e que não aumentam após estimulação de corticotropina maior que 9 μg/dL (248 nmol/L).[3] Mais recentemente, a recomendação é para < 9 μg/dL após desafio de corticotropina ou um nível de cortisol sérico aleatório de < 10 μg/dL.[4]

Muitos pacientes graves podem não responder a um teste de estimulação de corticotropina, mas isso não indica necessariamente que eles tenham insuficiência suprarrenal relativa ou necessitem de terapia com corticosteroides. Essa população pode ter insuficiência suprarrenal de glicocorticosteroide de doença relacionada crítica, possivelmente secundária a uma diminuição na produção de esteroides suprarrenais ou em razão da resistência do tecido aos esteroides.[3]

PACIENTES GRAVES QUE COMPAREÇEM À UTI JÁ EM TRATAMENTO COM ESTEROIDES PARA CONDIÇÕES PREEXISTENTES

A terapia com glicocorticosteroide é muito comum e utilizada para uma grande variedade de indicações, por exemplo doença reumatoide, lúpus eritematoso sistêmico (LES), asma, DPOC, condições dermatológicas etc.[5]

Em pacientes que se apresentam na UTI já medicados com terapia de glicocorticosteroide, é importante obter um histórico preciso da medicação, incluindo a dose e a duração da terapia. As três principais preocupações nesses pacientes são:

1. O tipo e a gravidade da condição que orientou o uso de glicocorticosteroide, em primeiro lugar, e como isso pode impactar a doença crítica atual;
2. A presença de quaisquer efeitos adversos da terapia de glicocorticosteroide (p. ex.: imunossupressão significativa) capazes de afetar a suscetibilidade do paciente à infecção; e
3. A possibilidade de o paciente ter suprimido a função suprarrenal em decorrência do retorno negativo prolongado sobre a libertação de ACTH e de CRF.

A função suprarrenal suprimida é capaz de limitar gravemente a resposta ao estresse fisiológica para doença grave e pode, de fato, tornar o paciente addisoniano relativo em face da doença grave.[6-12] Um dos possíveis resultados é a hipotensão intratável, não responsiva aos fluidos e aos agentes vasopressores.

Deve-se notar que a supressão suprarrenal após terapia prolongada e doses elevadas de GC é comum e também é encontrada em pacientes que receberam apenas terapia de esteroides tópica, como os corticosteroides inalados na asma e na DPOC.

Com a diminuição dos GC pela suprarrenal, a resposta ao estresse fica comprometida, no paciente grave, que requer uma maior produção de GC pela suprarrenais esta maior demanda por GC, e a não consequente elevação hormonal, decorre em uma insuficiência suprarrenal relativa, com uma hipotensão arterial de difícil controle, não responsiva a fluidos e a vasopressores. A insuficiência suprarrenal ocorre também em pacientes que estavam em uso prolongado de GC, tópicos ou sistêmicos.

Os princípios clínicos fundamentais nesse grupo de pacientes são: manter a terapia de glicocorticosteroide (não interrompê-la de forma abrupta) em doses equivalentes às do período pré-mórbido, ou seja, antes da admissão à UTI; e os pacientes que estavam em uso de glicocorticosteroide devem receber corticosteroides sistêmicos com a finalidade de manutenção dos níveis fisiológicos desse hormônio, e doses suplementares se farão necessárias, por via endovenosa, naqueles em situações de estresse, como 150 a 300 mg de hidrocortisona endovenosa ao dia.

Essas doses de estresse podem ser gradualmente reduzidas assim que a doença crítica diminui (p. ex.: não há mais a necessidade de vasopressores etc.).

Doses equivalentes de vários glicocorticosteroides são apresentadas na Tabela 108.1, a fim de converter doses entéricas para parentéricas ou doses de um remédio para outro, em doentes que se apresentam na UTI.

PACIENTES GRAVES JÁ NA UTI QUE, EM SEGUIDA, NECESSITAM DE TERAPIA ESTEROIDE, COMO IMUNOSSUPRESSÃO OU TRATAMENTO ANTI-INFLAMATÓRIO

Além dos pacientes que chegam à UTI já em terapia de glicocorticosteroide, como discutido no tópico anterior, há

TABELA 108.1. Equivalentes de dose de vários glicocorticosteroides.[13-15]

Referência de glicocorticosteroide	Via de admin.	Equiv. de dose*	Via de admin.
Hidrocortisona 100 mg	IV	Cortisona 125 mg	Oral
		Prednisona 25 mg	Oral
		Prednisolona 25 mg	Oral
		Metilprednisolona 20 mg	IV
		Dexametasona 4 mg	IV/Oral
		Betametasona 3,3 mg	Tópica
Metilprednisolona 100 mg	IV	Cortisona 625 mg	Oral
		Hidrocortisona 500 mg	IV
		Prednisona 125 mg	Oral
		Prednisolona 125 mg	Oral
		Dexametasona 20 mg	Oral/IV
		Betametasona 16,7 mg	Tópica

* Deve-se notar que, embora as doses possam ser equivalentes, os intervalos de dosagem dependerão das durações relativas de ação dos vários medicamentos (p. ex.: metilprednisolona pode ser administrada uma vez por dia, já a hidrocortisona deve ser dada 3 ou 4 vezes por dia).
Admin.: administração; equiv.: equivalentes; IV: via intravenosa.

também os que podem ser iniciados nessa terapia para condições agudas, resultando em internação na UTI, ou os que a começam durante a internação nessa unidade.[16] Exemplos de condições capazes de exigir o início da terapia de glicocorticosteroide são:

- Recém-diagnosticados ou exacerbações de doenças autoimunes, como o LES ou a artrite grave, especialmente com envolvimento sistêmico (p. ex.: doença renal).
- Vasculite grave, por exemplo arterite temporal.
- Doença intestinal inflamatória grave.
- Tratamento de meningite, como adjuvante da terapia com antibióticos, especialmente em crianças.
- Terapia antirrejeição para receptores de órgãos.
- Crise addisoniana.
- Tratamento para edema cerebral em consequência de tumores cerebrais ou metástases.
- Doenças pulmonares como a sarcoidose, a DPOC e a asma.

Os princípios do gerenciamento, nesses cenários, são:

1. Iniciar a terapia de glicocorticosteroide apenas para uma indicação comprovada;
2. Fornecer doses adequadas e apropriadas de glicocorticosteroide por uma via adequada de administração; e
3. Reduzir a dose (durante um período de tempo) para uma dose de manutenção assim que possível para evitar efeitos colaterais indesejados da medicação.[17]

Para as condições expostas, o uso de glicocorticosteroide na UTI tem o objetivo de explorar seus efeitos anti-inflamatórios e imunossupressores. No entanto, deve-se estar atento e prever os outros efeitos de glicocorticosteroide, como a hipertensão, a retenção de líquidos e a hiperglicemia.[18] Alguns desses efeitos podem requerer intervenção específica, como a utilização de agentes anti-hipertensivos e o início de terapia com insulina durante a terapia de alta dose de glicocorticosteroide.

Vigilância extra também é necessária para infecções oportunistas em pacientes recebendo glicocorticosteroide. Perturbação do humor e outras consequências psiquiátricas de uso desses medicamentos podem ser um desafio nos doentes graves, que já estão propensos ao delírio e à agitação. A euforia e a mania às vezes associadas com a terapia de glicocorticosteroide parecem estar relacionadas à dosagem, diminuindo um pouco com o tempo e com uma redução na dose de glicocorticosteroide.

Menos comum, o tratamento de glicocorticosteroide pode ser iniciado em pacientes graves para o benefício de um terceiro, conforme os dois exemplos a seguir:

- Administração de glicocorticosteroide de uma mulher grávida com o objetivo de amadurecer os pulmões do feto e, assim, melhorar a sobrevivência após o parto prematuro.[19] Esse geralmente é um tratamento de curta duração e tem efeitos mínimos sobre a mãe.
- Administração de glicocorticosteroide a potenciais doadores, em caso de morte encefálica, para aprimorar a função dos órgãos perfundidos, como os rins e o fígado, pós-transplante.[20]

PACIENTES GRAVES JÁ EM UTI QUE NECESSITAM DE TERAPIA COM ESTEROIDES COMO TRATAMENTO ADJUVANTE

Glicocorticosteroides e sepse

O tratamento de pacientes em choque séptico com corticosteroides tem sido controverso por muitos anos.[21] O uso de altas doses de esteroides era prática comum nas décadas de 1970 e 1980,[21-23] mas estudos posteriores demonstraram efeitos prejudiciais para os pacientes tratados com esses medicamentos.[24-28] O uso de corticosteroides, então, caiu acentuadamente para pacientes com sepse e choque séptico.

No final dos anos 1990 e início dos anos 2000, os estudos com doses mais baixas de corticosteroides, mas por períodos mais longos, demonstraram benefícios hemodinâmicos.[29-34] Infelizmente, apesar de suas potenciais vantagens, os corticosteroides também têm muitos efeitos colaterais, como listado anteriormente. Polineuromiopatia é uma condição específica para pacientes graves após terapia com esteroides.[35-36]

Na avaliação de estudos de corticosteroides em pacientes com choque séptico, é importante analisar separadamente os de alta e os de baixa dose de esteroides.

ESTUDOS DE ALTAS DOSES DE ESTEROIDES

Acredita-se que as ações benéficas com altas doses de esteroides sejam secundárias aos seus efeitos anti-inflamatórios. A partir da década de 1950 até meados da década de 1980, doses farmacológicas de esteroides (metilprednisolona, 30 mg/kg; ou dexametasona 3 a 6 mg/kg em 2 a 4 doses intravenosas por dia) foram utilizadas por médicos para tratar pacientes sépticos. Essa prática foi fundamentada em um estudo realizado por Schumer,[22] demonstrando que os esteroides diminuíram significativamente a mortalidade (de 38% para 10%) dos pacientes com choque séptico. Sprung e colaboradores[23] mostraram que pacientes dessa população que receberam altas doses de corticosteroides reverteram o choque e melhoraram a sobrevida por um tempo curto, mas a mortalidade não foi significativamente diferente.[23]

Mais tarde, dois grandes estudos prospectivos e aleatórios demonstraram que altas doses de esteroides não diminuíram a mortalidade.[24-25] Em 1995, duas metanálises concluíram que o tratamento com altas doses dessa classe de fármacos para pacientes com sepse grave e choque séptico ou não foi eficaz,[26] ou foi prejudicial.[27] Altas doses de corticosteroides também foram associadas a maior risco de infecções secundárias[24] e renais, disfunções hepáticas[25] e mortalidade.[27]

Após esses relatórios, os médicos pararam de usar altas doses de esteroides para pacientes com choque séptico.

ESTUDOS DE BAIXA DOSE DE ESTEROIDES

No final dos anos 1990 e início de 2000, os esteroides ressurgiram como uma terapia em choque séptico, embora em doses mais baixas (geralmente 200 a 300 mg de hidrocortisona intravenosa três vezes por dia).[37]

Vários estudos notaram melhora dos parâmetros hemodinâmicos após a terapia esteroide.[29-30, 32-34] Bollaert e colaboradores[29] descobriram que os pacientes que receberam corticosteroides tiveram maior reversão do choque nos dias 7 e 28 do tratamento. Briegel e colaboradores[30] avaliaram pacientes hiperdinâmicos em choque séptico. Aqueles tratados com corticosteroides precisavam de menor terapia vasopressora e tinham tendência para reversão mais rápida de disfunção orgânica. Reversão do choque global e mortalidade, no entanto, não foram alteradas.[30]

Estudos de Keh e colaboradores,[32] Oppert e colaboradores,[33] e Cicarelli e colaboradores[34] demonstraram que pacientes que receberam a terapia de corticosteroides tiveram diminuição na dose e duração da terapia de norepinefrina, com aumento concomitante da pressão arterial e diminuição significativa da mortalidade no dia sete e uma tendência a menor mortalidade em 28 dias.

Em pacientes com choque séptico grave precoce, Annane e colaboradores avaliaram[31] terapia de baixa dose de hidrocortisona em um estudo multicêntrico, controlado com placebo, duplo-cego e randomizado. Os pacientes foram randomizados dentro de 8 horas de choque e receberam, por via venosa, 50 mg de hidrocortisona a cada 6 horas e fludrocortisona enteral (50 µg/d) durante 7 dias, ou placebo.

Para serem incluídos no estudo, os pacientes deviam ter pressão arterial sistólica inferior a 90 mmHg durante mais de uma hora. Os participantes foram classificados como **não** respondedores ou respondedores em um teste de estimulação de corticotropina 250 µg. Não respondedores foram definidos por aumento maior que 9 µg/dL (248 nmol/L) no cortisol.

Os 150 pacientes tratados com esteroides tiveram maior e mais rápida reversão do choque (57%) do que os 149 que receberam placebo (40%). A mortalidade, aos 28 dias, foi diminuída pela terapia com corticosteroide na população de pacientes em geral (61 versus 55%) e no grupo de pacientes não respondedor (63 versus 53%). Houve incidência similar de eventos adversos em ambos os grupos de estudo (22 versus 21%).[31]

Esses estudos forneceram evidências de que pacientes com choque séptico tinham a reserva suprarrenal danificada e que a reposição de corticosteroide poderia reverter o choque e melhorar a sobrevivência.

A Campanha de Sobrevivência à Sepse (*The surviving sepsis campaign*)[38] e duas metanálises[39-40] recomendaram o uso de baixa dose de hidrocortisona para pacientes com choque séptico, fundamentado principalmente no estudo de Annane.[31] Dessa maneira, o uso de corticosteroides nessa população se tornou novamente bastante comum.

O ESTUDO CORTICUS[41]

Esse estudo, multicêntrico, controlado com placebo, duplo-cego e randomizado, avaliou o uso de hidrocortisona e o teste de corticotropina em pacientes com choque séptico em um estudo. No estudo CORTICUS os pacientes poderiam ser séptico e em estado de choque por até 72 horas.

O estudo CORTICUS, multicêntrico, duplo-cego e randomizado, utilizou o teste da corticotropina em pacientes com choque séptico com início até 72 horas.

No início do estudo, a maioria dos pacientes recebiam vasopressores e o fármaco estudado foi iniciado dentro de 12 horas em 77% dos participantes. O estudo CORTICUS não demonstrou diferenças na mortalidade, em 28 dias, em pacientes que receberam hidrocortisona *versus* placebo, respectivamente, em não respondedores (39 *versus* 36%), nos que responderam (29 *versus* 29%) ou em todos os pacientes.

Não houve diferença na reversão total do choque em pacientes que receberam hidrocortisona *versus* placebo em três grupos: o dos não respondedores (76 *versus* 70%), o dos respondedores (85 *versus* 77%) e o de todos os pacientes (80 *versus* 74%). Naqueles que reverteram o choque, a reversão foi mais rápida nos pacientes tratados com hidrocortisona, em comparação com placebo, nos três grupos.

A reversão do choque ocorreu dentro de 3,3 dias, em doentes tratados com hidrocortisona, e em 5,8 dias, em doentes tratados com placebo. Infelizmente, os pacientes que receberam hidrocortisona apresentaram maior incidência de superinfecção, nova sepse ou choque séptico. Não houve, no entanto, aumento da incidência de fraqueza neuromuscular.[41]

EFEITOS ADVERSOS DOS ESTEROIDES

Como observado no tópico sobre fisiologia, o uso de corticosteroides pode levar a muitos efeitos adversos. Além disso, em pacientes de UTI que recebem terapia com essa classe de fármacos, também são encontradas superinfecção, hemorragia gastrintestinal superior, arritmias e má cicatrização de feridas.[21]

Pacientes graves em terapia de esteroides também são suscetíveis a infecções virais, como o citomegalovírus (CMV),[42] e infecções fúngicas, e não apenas as bacterianas. Os infectados por CMV têm maior mortalidade, maior duração da ventilação mecânica e maior permanência na UTI.[42] Estudos também observaram maior incidência no desenvolvimento de polineuromiopatia em pacientes graves no uso de corticosteroides.[35-36] A fraqueza pode ser relacionada à dose;[41] em pacientes que receberam baixas doses de esteroides, não foi demonstrada evidência de fraqueza muscular.

MECANISMO DE AÇÃO DE GLICOCORTICOSTEROIDES NA REVERSÃO DO CHOQUE

Pacientes criticamente doentes podem ter insuficiência corticosteroide relacionada com doença grave, possivelmente secundária a uma diminuição da produção de esteroide suprarrenal ou resistência tecidual aos esteroides, na qual o resultado do teste de estimulação de corticotropina pode ser normal.[4]

O principal mecanismo de ação dos glicocorticosteroides na sepse pode estar relacionado com a hiporreatividade vascular.[43-44] Os efeitos desse grupo de medicamentos sobre o tônus vascular têm sido reconhecidos há algum tempo.[45]

Catecolaminas atuam por meio de receptores de superfície celular que são propensas a infrarregulação após ação prolongada e agonista agressiva (como pode ocorrer no choque séptico).[46] Esteroides parecem desempenhar um papel sinérgico e melhorar a resposta às catecolaminas.[47]

Os últimos dois maiores estudos sobre o uso de esteroides em pacientes com choque séptico[31,41] chegaram a conclusões opostas mesmo depois de estudar diferentes populações de pacientes. No entanto, houve diferenças significativas na concepção e na execução dos estudos. Muitos médicos continuam a acreditar fortemente no uso de esteroides para pacientes com choque séptico, talvez porque muitos pacientes em choque respondam ao tratamento, logo após receberem uma dose de corticosteroides, com reversão de seu choque. Porém, eles podem desenvolver superinfecções muito mais tarde. Embora 80% dos pacientes tratados com corticosteroides no estudo CORTICUS tenham revertido o choque, 74% dos que receberam placebo obtiveram o mesmo resultado.[41]

Metanálises recentes têm mostrado que os corticosteroides reverteram o choque no dia sete, mas não aumentaram a sobrevida no dia 28.[4] Essas análises[48-51] usam diferentes tipos de fontes, e o resultado da metanálise é confuso. As descobertas genéricas, entretanto, mostram que as terapias esteroides parecem encurtar o tempo de reversão de choque, mas não influencia na mortalidade em geral em pacientes com choque séptico.

É interessante a avaliação feita por um subestudo do recente Estudo de Vasopressina e Choque Séptico,[52] analisando a infusão de vasopressina, o tratamento corticosteroide e a mortalidade de choque séptico.[53] Em pacientes recebendo esteroides, vasopressina comparada com norepinefrina diminuiu a mortalidade no dia 28, ao passo que, em pacientes que não receberam esteroides, vasopressina aumentou a mortalidade no dia 28.[43] Mais estudos são necessários para elucidar a interação de corticosteroides e vasopressina.

GLICOCORTICOSTEROIDES PARA PREVENIR SDRA

Vários estudos, a partir de 1980, demonstraram que corticosteroides administrados a pacientes em choque séptico podem ajudar a prevenir o desenvolvimento de síndrome do desconforto respiratório agudo (SDRA).[24,54] Já uma metanálise recente[45] demonstrou exatamente o oposto, pacientes que receberam terapia de corticosteroides tiveram aumento subsequente na taxa de desenvolvimento de SDRA (desenvolvida em 37% dos pacientes tratados com corticosteroides e em 17% dos que receberam placebo; razão 1,55 [95% CrI 0,58-4,05]). A metanálise sugeriu risco ligeiramente aumentado de morte associado com corticoterapia nos pacientes que desenvolveram SDRA (mortalidade de 52% dos pacientes tratados com corticosteroides e 39% dos que receberam placebo; razão 1,52 [95% CrI 0,30-5,94]).[45]

GLICOCORTICOSTEROIDES EM SDRA PRECOCE

Na SDRA estabelecida, qualquer que seja o início para o seu desenvolvimento, o uso de glicocorticosteroides tem sido decepcionante.[55] A impressão clínica é que a utilização dessa família de fármacos pode melhorar a imagem radiológica do paciente com SDRA precoce e, de fato, também as trocas gasosas nos pulmões. Ambos os ganhos, infelizmente, devem ser equilibrados com o receio de superinfecção e sepse durante o curso da doença.[56]

Não há melhora na duração e no resultado da internação em UTI com o uso de glicocorticosteroides na SDRA precoce.[45]

GLICOCORTICOSTEROIDES EM SDRA TARDIA

Vários estudos[57-60] têm demonstrado algum benefício do uso de altas doses de esteroides na SDRA tardia, para prevenir a fibrose e as cicatrizes típicas dessa fase da síndrome.

A terapia de glicocorticosteroides pode melhorar a radiologia, a troca gasosa e a imagem mecânica (p. ex.: complacência) dos pulmões até mesmo nesse estágio tardio. Doses típicas de glicocorticosteroide usadas nessa situação são de 3 mg/kg de metilprednisolona.[56]

A busca e a erradicação de qualquer infecção deve ser completada antes do início desse regime, para evitar complicações após a superinfecção.

CONSIDERAÇÕES FINAIS

Os esteroides são terapias salva-vidas quando administrados por indicações apropriadas. No entanto, efeitos adversos graves podem ocorrer após seu uso. Deve-se reconhecer que a principal controvérsia sobre o uso de esteroides é a respeito dos pacientes com insuficiência corticosteroide relacionada a doença grave secundária ao choque séptico e à SDRA. Há consenso para o tratamento com corticosteroides para pacientes que previamente recebiam esteroides para diferentes problemas de saúde e que desenvolvem choque séptico.

As recomendações recentes da Campanha de Sobrevivência à Sepse para corticosteroides em pacientes com choque séptico são as seguintes: "evitar o uso de hidrocortisona intravenosa em pacientes adultos com choque séptico se a reposição volêmica adequada e a terapia vasopressora são capazes de restaurar a estabilidade hemodinâmica".

Outras orientações também afirmam que a terapia com esteroides não deve mais ser orientada por resultados de testes de estimulação de corticotropina.[38] O American College of Critical Care Medicine International Task Force emitiu recomendações semelhantes: "A hidrocortisona deve ser considerada na estratégia de gerenciamento de pacientes com choque séptico, particularmente aqueles pacientes que responderam insatisfatoriamente a reposição volêmica e agentes vasoconstritores".[4]

No entanto, com base no estudo CORTICUS,[41] o maior estudo de corticosteroide em pacientes com choque séptico e que representa a preponderância dessa população, a maioria dos pacientes em choque séptico não deveria receber corticosteroides. Os autores usaram esteroides apenas em pacientes que preenchiam os critérios originais nos quais essa classe de fármacos demonstrou melhorar a sobrevivência, ou seja, pressão arterial sistólica < 90 mmHg para > 1 hora, e também em pacientes cuja pressão arterial não pôde ser aumentada apesar da utilização de vários vasopressores em doses muito altas.[41]

REFERÊNCIAS BIBLIOGRÁFICAS

1. Rang HP. Pharmacology. 7th ed. New York: Churchill-Livingstone; 2011.
2. Galbraith A. Fundamentals of pharmacology 4th ed. Harlow, Essex: Pearson Education Ltd.; 2003.
3. Annane D, Sebille V, Troche G, Raphael JC, Gajdos P, Bellissant E. A 3-level prognostic classification in septic shock based on cortisol levels and cortisol response to corticotropin. JAMA 2000;283:1038-45.
4. Marik PE, Pastores SM, Annane D, et al. Recommendations for the diagnosis and management of corticosteroid insufficiency in critically ill adult patients: consensus statements from an international task force by the American College of Critical Care Medicine. Crit Care Med 2008;36:1937-49.
5. Abroug F, Ouanes I, Abroug S, et al. Systemic corticosteroids in acute exacerbation of COPD: a meta-analysis of controlled studies with emphasis on ICU patients. Ann Intens Care 2014;4:32.
6. Boonen E, Langouche L, Janssens T, et al. Impact of duration of critical illness on the adrenal glands of human intensive care patients. J Clin Endocrinol Metab 2014;99:4214-22.
7. de Jong MF, Beishuizen A, van Schijndel RJ, Girbes AR, Groeneveld AB. Risk factors and outcome of changes in adrenal response to ACTH in the course of critical illness. J Intens Care Med 2012;27:37-44.
8. Annetta M, Maviglia R, Proietti R, Antonelli M. Use of corticosteroids in critically ill septic patients : a review of mechanisms of adrenal insufficiency in sepsis and treatment. Curr Drug Targets 2009;10:887-94.
9. Fleseriu M, Loriaux DL. «Relative» adrenal insufficiency in critical illness. Endocr Pract 2009;15:632-40.
10. Marik PE. Critical illness-related corticosteroid insufficiency. Chest 2009;135:181-93.
11. Akerkar GA, Peppercorn MA, Hamel MB, Parker RA. Corticosteroid-associated complications in elderly Crohn's disease patients. Am J Gastroenterol 1997;92:461-4.
12. Nesbitt LT, Jr. Minimizing complications from systemic glucocorticosteroid use. Dermatol Clin 1995;13:925-39.
13. www.globalrphcom/coticocalc.htm – website accessed on 10 February 2015.
14. www.medcalc.com/steroid.html – website accessed on 10 February 2015
15. clincal.com/corticosteroids – website accessed on 10 February 2015
16. Spaggiari L, Bertorelli G, Ridolo E, et al. Exacerbations of severe asthma: a focus on steroid therapy. Acta bio-medica : Atenei Parmensis 2014;85:205-15.
17. Swartz SL, Dluhy RG. Corticosteroids: clinical pharmacology and therapeutic use. Drugs 1978;16:238-55.
18. Yuen KC, McDaniel PA, Riddle MC. Twenty-four-hour profiles of plasma glucose, insulin, C-peptide and free fatty acid in subjects with varying degrees of glucose tolerance following short-term, medium-dose prednisone (20 mg/day) treatment: evidence for differing effects on insulin secretion and action. Clin Endocrinol 2012;77:224-32.
19. Kamath-Rayne BD, DeFranco EA, Marcotte MP. Antenatal steroids for treatment of fetal lung immaturity after 34 weeks of gestation: an evaluation of neonatal outcomes. Obstet Gynecol 2012;119:909-16.

20. Power BM, Van Heerden PV. The physiological changes associated with brain death--current concepts and implications for treatment of the brain dead organ donor. Anaesth Intens Care 1995;23:26-36.
21. Schein RMH SC. The use of corticosteroids in the sepsis syndrome. In: W S, ed. Critical care—state of the art Soc Crit Care Med Fullerton; 1986:131-49.
22. Schumer W. Steroids in the treatment of clinical septic shock. Ann Surg 1976;184:333-41.
23. Sprung CL, Caralis PV, Marcial EH, et al. The effects of high-dose corticosteroids in patients with septic shock. A prospective, controlled study. N Engl J Med 1984;311:1137-43.
24. Bone RC, Fisher CJ, Jr., Clemmer TP, Slotman GJ, Metz CA, Balk RA. A controlled clinical trial of high-dose methylprednisolone in the treatment of severe sepsis and septic shock. N Engl J Med 1987;317:653-8.
25. Veterans Administration Systemic Sepsis Cooperative Study G. Effect of high-dose glucocorticoid therapy on mortality in patients with clinical signs of systemic sepsis. N Engl J Med1987;317:659-65.
26. Lefering R, Neugebauer EA. Steroid controversy in sepsis and septic shock: a meta-analysis. Crit Care Med 1995;23:1294-303.
27. Cronin L, Cook DJ, Carlet J, et al. Corticosteroid treatment for sepsis: a critical appraisal and meta-analysis of the literature. Criti Care Med 1995;23:1430-9.
28. Slotman GJ, Fisher CJ, Jr., Bone RC, Clemmer TP, Metz CA. Detrimental effects of high-dose methylprednisolone sodium succinate on serum concentrations of hepatic and renal function indicators in severe sepsis and septic shock. The Methylprednisolone Severe Sepsis Study Group. Crit Care Med 1993;21:191-5.
29. Bollaert PE, Charpentier C, Levy B, Debouverie M, Audibert G, Larcan A. Reversal of late septic shock with supraphysiologic doses of hydrocortisone. Crit Care Med 1998;26:645-50.
30. Briegel J, Forst H, Haller M, et al. Stress doses of hydrocortisone reverse hyperdynamic septic shock: a prospective, randomized, double-blind, single-center study. Criti Care Med 1999;27:723-32.
31. Annane D, Sebille V, Charpentier C, et al. Effect of treatment with low doses of hydrocortisone and fludrocortisone on mortality in patients with septic shock. JAMA 2002;288:862-71.
32. Keh D, Boehnke T, Weber-Cartens S, et al. Immunologic and hemodynamic effects of «low-dose» hydrocortisone in septic shock: a double-blind, randomized, placebo-controlled, crossover study. Am J Respir Crit Care Med 2003;167:512-20.
33. Oppert M, Schindler R, Husung C, et al. Low-dose hydrocortisone improves shock reversal and reduces cytokine levels in early hyperdynamic septic shock. Crit Care Med 2005;33:2457-64.
34. Cicarelli DD, Vieira JE, Bensenor FE. Early dexamethasone treatment for septic shock patients: a prospective randomized clinical trial. Sao Paulo Med J 2007;125:237-41.
35. De Jonghe B, Sharshar T, Lefaucheur JP, et al. Paresis acquired in the intensive care unit: a prospective multicenter study. JAMA 2002;288:2859-67.
36. Herridge MS, Cheung AM, Tansey CM, et al. One-year outcomes in survivors of the acute respiratory distress syndrome. N Engl J Med 2003;348:683-93.
37. Annane D, Bellissant E, Sebille V, et al. Impaired pressor sensitivity to noradrenaline in septic shock patients with and without impaired adrenal function reserve. Br J Clin Pharmacol 1998;46:589-97.
38. Dellinger RP, Carlet JM, Masur H, et al. Surviving Sepsis Campaign guidelines for management of severe sepsis and septic shock. Crit Care Med 2004;32:858-73.
39. Annane D, Bellissant E, Bollaert PE, Briegel J, Keh D, Kupfer Y. Corticosteroids for severe sepsis and septic shock: a systematic review and meta-analysis. BMJ 2004;329:480.
40. Minneci PC, Deans KJ, Banks SM, Eichacker PQ, Natanson C. Meta--analysis: the effect of steroids on survival and shock during sepsis depends on the dose. Ann Int Med 2004;141:47-56.
41. Sprung CL, Annane D, Keh D, et al. Hydrocortisone therapy for patients with septic shock. N Engl J Med 2008;358:111-24.
42. Jaber S, Chanques G, Borry J, et al. Cytomegalovirus infection in critically ill patients: associated factors and consequences. Chest 2005;127:233-41.
43. Silverman HJ, Penaranda R, Orens JB, Lee NH. Impaired beta-adrenergic receptor stimulation of cyclic adenosine monophosphate in human septic shock: association with myocardial hyporesponsiveness to catecholamines. Crit Care Med 1993;21:31-9.
44. Saito T, Takanashi M, Gallagher E, et al. Corticosteroid effect on early beta-adrenergic down-regulation during circulatory shock: hemodynamic study and beta-adrenergic receptor assay. Intens Care Med 1995;21:204-10.
45. Peter JV, John P, Graham PL, Moran JL, George IA, Bersten A. Corticosteroids in the prevention and treatment of acute respiratory distress syndrome (ARDS) in adults: meta-analysis. BMJ 2008;336:1006-9.
46. Bangash MN, Kong ML, Pearse RM. Use of inotropes and vasopressor agents in critically ill patients. Br J Clin Pharmacol 2012;165:2015-33.
47. Taylor DR, Hancox RJ. Interactions between corticosteroids and beta agonists. Thorax 2000;55:595-602.
48. Annane D, Bellissant E, Bollaert PE, et al. Corticosteroids in the treatment of severe sepsis and septic shock in adults: a systematic review. JAMA 2009;301:2362-75.
49. Sligl WI, Milner DA, Jr., Sundar S, Mphatswe W, Majumdar SR. Safety and efficacy of corticosteroids for the treatment of septic shock: A systematic review and meta-analysis. Clin Infect Dis 2009;49:93-101.
50. Patel GP, Balk RA. Systemic steroids in severe sepsis and septic shock. Am J Respir Crit Care Med 2012;185:133-9.
51. Minneci PC, Deans KJ, Natanson C. Corticosteroid therapy for severe sepsis and septic shock. JAMA 2009;302:1643;author reply 4-5.
52. Russell JA, Walley KR, Singer J, et al. Vasopressin versus norepinephrine infusion in patients with septic shock. N Engl J Med 2008;358:877-87.
53. Russell JA, Walley KR, Gordon AC, et al. Interaction of vasopressin infusion, corticosteroid treatment, and mortality of septic shock. Crit Care Med 2009;37:811-8.
54. Luce JM. Pathogenesis and management of septic shock. Chest 1987;91:883-8.
55. Thompson BT. Glucocorticoids and acute lung injury. Crit Care Med 2003;31:S253-7.
56. Koontz CS, Higdon KK, Ploger TL, Dart BWt, Richart CM, Maxwell RA. Glucocorticoid rescue for late-phase acute respiratory distress syndrome in trauma/surgical critical care patients. Am Surg 2006;72:644-8.
57. Annane D, Sebille V, Bellissant E, Ger-Inf-05 Study G. Effect of low doses of corticosteroids in septic shock patients with or without early acute respiratory distress syndrome. Criti Care Med 2006;34:22-30.
58. Meduri GU, Headley AS, Golden E, et al. Effect of prolonged methylprednisolone therapy in unresolving acute respiratory distress syndrome: a randomized controlled trial. JAMA 1998;280:159-65.
59. Meduri GU, Marik PE, Chrousos GP, et al. Steroid treatment in ARDS: a critical appraisal of the ARDS network trial and the recent literature. Intens Care Med 2008;34:61-9.
60. Steinberg KP, Hudson LD, Goodman RB, et al. Efficacy and safety of corticosteroids for persistent acute respiratory distress syndrome. N Engl J Med 2006;354:1671-84.

CAPÍTULO 109

INSUFICIÊNCIA SUPRARRENAL RELACIONADA COM DOENÇA GRAVE

Flávio Eduardo Nácul
Djillali Annane

DESTAQUES

- Insuficiência suprarrenal relacionada com doença grave (CIRCI) é a redução da atividade de esteroides da glândula suprarrenal como consequência da disfunção do eixo hipotálamo-hipófise-suprarrenal (HPS) ou da resistência tecidual aos glicocorticosteroides que ocorrem em doentes críticos.

FISIOLOGIA

A estrutura de glândulas suprarrenais inclui a medula suprarrenal e o córtex suprarrenal. A medula está funcionalmente relacionada ao sistema nervoso simpático e secreta adrenalina e noradrenalina em resposta à estimulação simpática. O córtex produz mineralocorticosteroides, glicocorticosteroides e também hormônios androgênicos. Embora mais de 30 hormônios tenham sido isolados do córtex suprarrenal, os dois mais importantes para o funcionamento endócrino normal são aldosterona, que é o principal mineralocorticosteroide, produzido pela zona glomerulosa, e o cortisol, principal glicocorticosteroide, produzido pela zona fasciculada.

Aldosterona e cortisol são sintetizados a partir do colesterol através de uma série de reações enzimáticas que ocorrem na mitocôndria ou no retículo endoplasmático liso. A fonte principal de colesterol é a lipoproteína de baixa densidade (colesterol LDL). A sua captação para a célula é realizada por meio do receptor de LDL específico presente em tecido suprarrenal. O LDL é, então, internalizado por meio de endocitose,[1] e sob a ação da desmolase, enzima limitante do processo geral da síntese de hormônios esteroides, perde a cadeia lateral ligada ao carbono 20 de sua molécula, produzindo a pregnenolona. A pregnenolona, por sua vez, pode ser convertida em aldosterona (zona glomerulosa), cortisol (zona fasciculada) ou andrógenos (zona reticular) (Figura 109.1).

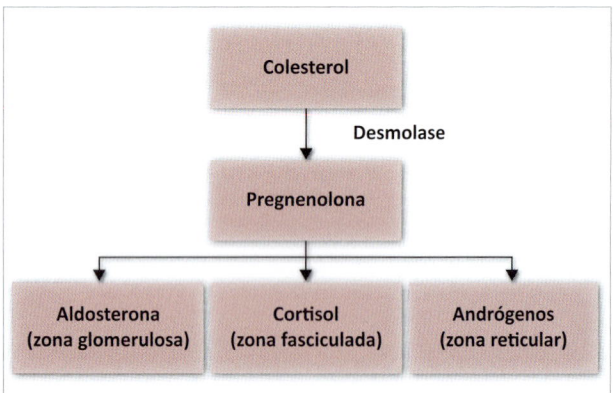

FIGURA 109.1. Síntese de hormônios esteroides suprarrenais a partir do colesterol.

O cortisol sintetizado pelo córtex suprarrenal se difunde pela corrente sanguínea, onde cerca de 90% é transportado pela globulina ligadora de corticosteroide (CBG), também conhecida como transcortina. Um adicional de 7% do cortisol circulante é ligado à albumina e somente 3% do cortisol circulante está livre (forma biologicamente ativa). O cortisol cruza a membrana plasmática e se liga ao receptor de glicocorticosteroides localizado no citoplasma das células-alvo.

Embora os glicocorticosteroides sejam assim chamados por afetar o metabolismo da glicose, eles têm efeitos adicionais igualmente importantes. O cortisol estimula o catabolismo proteico, promove a mobilização de ácidos graxos do tecido adiposo, reduz a resposta inflamatória e modula o sistema imunológico. Hormônios corticosteroides também têm um papel importante no controle do tônus do músculo liso vascular por potencializar a resposta vasopressora das catecolaminas.[2] O cortisol também estimula a enzima medular feniletanolamina-N-metiltransferase, que catalisa a síntese da adrenalina a partir da noradrenalina, sugerindo um controle adrenocortical da síntese da adrenalina.[3]

Ao contrário da secreção de aldosterona pela zona glomerulosa, que é controlada principalmente pela concentração plasmática de potássio e pela angiotensina, a produção de cortisol é controlada pelo eixo HPS, tanto em condições de repouso como durante o estresse. O eixo HPS tem um papel central na adaptação do organismo ao estresse por regular um grande número de efeitos físicos e comportamentais. O hormônio liberador de corticotrofina (CRH), produzido pelos neurônios do hipotálamo, é o principal hormônio regulador do eixo HPS. O CRH estimula a liberação do hormônio adrenocorticotrófico (ACTH) da hipófise em poucos segundos após um estresse agudo. O ACTH, por sua vez, estimula a glândula suprarrenal a produzir cortisol, que exerce um feedback negativo tanto no hipotálamo como na hipófise quando seus níveis plasmáticos estão elevados (Figura 109.2).

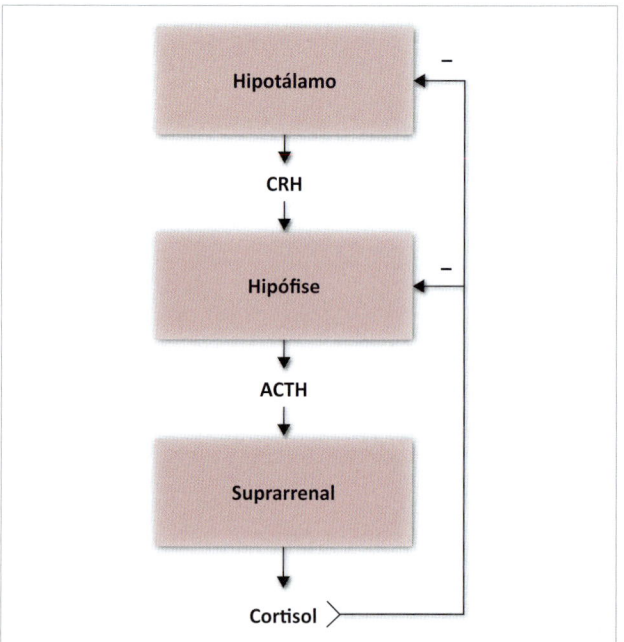

FIGURA 109.2. O eixo hipotálamo-hipófise-suprarrenal.

SUPRARRENAL E ESTRESSE

A insuficiência suprarrenal grave foi inicialmente descrita por Waterhouse[4] em 1911 e por Friderichsen[5] em 1918, e se caracterizava por sangramento e necrose das glândulas suprarrenais secundários à infecção bacteriana, podendo levar ao choque e à morte. Nos anos 1940, Seyle demonstrou que animais adrenalectomizados expostos ao choque tinham uma alta taxa de mortalidade que poderia ser reduzida pelo tratamento com cortisol.[6] Alguns anos depois, a resposta da glândula suprarrenal à presença de doenças graves foi investigada em humanos por Melby e Spink,[7] que estudaram a concentração de cortisol plasmático em 20 pacientes com sepse e em 13 indivíduos normais. O cortisol plasmático em pacientes com sepse era de 63 ± 30 µg/dL, enquanto em indivíduos sadios era de apenas 13 ± 4 µg/dL. Quando os autores dividiram o grupo de pacientes com sepse em sobreviventes e não sobreviventes, o cortisol plasmático foi consideravelmente maior em não sobreviventes (73 ± 34 µg/dL) do que em sobreviventes (50 ± 12 µg/dL). Este achado foi seguido por vários estudos que avaliaram a resposta do cortisol plasmático ao estresse cirúrgico.[8] O cortisol plasmático normalmente aumenta durante a cirurgia, retornando aos níveis plasmáticos normais a partir do segundo dia de pós-operatório. Coletivamente, esses estudos levaram ao consenso de que concentrações elevadas de cortisol são essenciais para a sobrevivência de pacientes sob estresse.

ETIOLOGIA DA CIRCI

Classicamente, há duas formas de insuficiência suprarrenal aguda. A insuficiência suprarrenal aguda primária está associada com a redução da produção de cortisol e aldosterona. As etiologias mais comuns são doenças autoimunes, infecção, doenças infiltrativas, infarto e hemorragia da glândula. A insuficiência suprarrenal aguda secundária, por sua vez, consiste na deficiência de ACTH causada por disfunção do hipotálamo ou da hipófise e se caracteriza por redução apenas da produção de cortisol. Na CIRCI, ocorre supressão de todo o eixo HPS por ação de citocinas e outros mediadores inflamatórios que afetam o hipotálamo, a hipófise e as células suprarrenais. Ela é causada por estados inflamatórios sistêmicos, como sepse, trauma, queimaduras, cirrose, infecção pelo HIV e após o uso de alguns medicamentos, como o etomidato. Vários estudos têm demonstrado que o etomidato, derivado de imidazol, usado para intubação traqueal de emergência em pacientes com instabilidade hemodinâmica em virtude de não causar hipotensão arterial, bloqueia a enzima 11-beta-hidroxilase, reduzindo a produção de cortisol e, portanto, podendo causar insuficiência suprarrenal e aumento de mortalidade.[9-11]

FISIOPATOLOGIA

A produção excessiva de citocinas inflamatórias no paciente grave pode inibir o eixo HPS ou induzir resistência aos corticosteroides. Por exemplo, o fator de necrose tumoral-alfa (TNF-α) inibe a produção de ACTH, e de hormônios da suprarrenal induzidas pelo CRH e ACTH, respectivamente. As corticostatinas, por sua vez, inibem a produção de esteroides suprarrenais induzidos pelo ACTH.[12-14] Ao mesmo tempo, pode ocorrer resistência tecidual à ação dos glicocorticosteroides através de vários mecanismos, como, por exemplo, da redução da CBG circulante, proteína de fase aguda negativa, diminuindo o acesso de cortisol às células-alvo.[15-16] Também pode ocorrer redução da produção da enzima elastase pelos neutrófilos, causando diminuição na clivagem entre CBG e cortisol em nível tecidual, contribuindo para a redução do acesso de cortisol dos tecidos. Mecanismos adicionais de resistência a glicocorticosteroides incluem a redução do número e da afinidade de receptores de glicocorticosteroides e um aumento de atividade de 11-beta-hidroxiesteroide desidrogenase, enzima responsável pela conversão de cortisol em cortisona, a forma inativa do cortisol.[17] Finalmente, o *clearance* plasmático de cortisol pode estar reduzido em alguns pacientes graves, provocando hipercortisolemia com consequente supressão do HPS.[7,18]

INCIDÊNCIA

A incidência de CIRCI em pacientes críticos apresenta grande variação dependendo da população de pacientes estudados, da escolha dos testes diagnósticos utilizados e da gravidade dos pacientes. A incidência relatada de CIRCI no choque séptico varia de 23,8% a 77%,[19-21] sendo que ela também é comum em outras doenças graves. Hoen e cols.[22] encontraram uma incidência de insuficiência adrenal em 47% dos pacientes com choque hemorrágico associado a trauma. Cohan e cols.[23] e Harry e cols.[24], por sua vez, demonstraram que 53% dos pacientes com trauma craniano e 69% dos pacientes cirróticos que necessitavam de suporte vasopressor apresentavam insuficiência suprarrenal, respectivamente. Enquanto isso, em um estudo prospectivo que incluía 25 pacientes cirróticos com sepse grave, Fernández e cols.[25] relataram que insuficiência suprarrenal estava presente em 68% dos pacientes com cirrose e sepse grave, sendo que a sua presença estava associada com a gravidade da doença hepática (Child-Pugh C 76% *versus* Child-Pugh B 25%).

MANIFESTAÇÕES CLÍNICAS

As manifestações clínicas de CIRCI são numerosas e inespecíficas, sendo que a presença de hipotensão arterial não responsiva à reposição volêmica ou à necessidade de administração prolongada de agentes vasopressores sugerem o diagnóstico. O cortisol é importante para manter o tônus vascular e a síntese de catecolaminas. Outros achados clínicos dependem da doença de base.

LABORATÓRIO

Embora não haja consenso quanto à definição bioquímica da CIRCI, tradicionalmente o diagnóstico de insuficiência adrenal em pacientes graves tem se baseado na medida do cortisol plasmático randômico ou no teste da cortrosina (ACTH sintético). A definição de insuficiência adrenal através da dosagem de cortisol randômico é controversa e varia segundo os diferentes autores, sendo que atualmente a maioria concorda que níveis de cortisol plasmático inferiores a 10 µg/dL fazem o diagnóstico. O teste da cortrosina, por sua vez, consiste na avaliação da resposta do cortisol plasmático 30 minutos após a administração de 250 µg de cortrosina por via IV. O diagnóstico de insuficiência adrenal através do teste da cortrosina é confirmado quando ocorre um aumento de cortisol (delta cortisol) inferior a 9 µg/dL após a administração de ACTH. Em pacientes com doenças graves, um teste da cortrosina anormal parece ter uma associação mais forte com o desfecho do que as concentrações de cortisol randômicas. Rothwell e cols.[26] relataram que todos os 13 pacientes com choque séptico que apresentavam delta cortisol inferior a 9 µg/dL no teste da cortrosina evoluíram para o óbito. De forma similar, em um estudo com 26 pacientes portadores de sepse grave, dos cinco pacientes que apresentavam um delta cortisol inferior ao normal, quatro evoluíram para o óbito.[27] Annane e cols[28] publicaram um estudo no qual pacientes com choque séptico foram avaliados com base na dosagem do cortisol plasmático e no teste da cortrosina. Os autores demonstraram que a mortalidade foi mais alta nos pacientes com nível basal de cortisol superior a 34 µg/dL e resposta ao ACTH igual ou inferior a 9 µg/dL, e mais baixa naqueles com cortisol igual ou menor que 34 µg/dL e resposta ao ACTH maior que 9 µg/dL. Em outro estudo, usando o teste da metirapona, Annane e cols.[29] demonstraram que os pacientes com concentração de cortisol menor que 10 µg/dL ou delta cortisol inferior a 9 mg/dL apresentam maior probabilidade de ter insuficiência suprarrenal, sendo estes os critérios laboratoriais mais aceitos atualmente para o diagnóstico de CIRCI. A presença de níveis muito elevados de cortisol randômicos pode significar resistência tecidual ou redução do seu *clearance* e eventualmente não ser útil no diagnóstico de CIRCI. Importante salientar que o achado de hipocortisolemia em pacientes com hipoalbuminemia grave pode não ter correlação com os níveis de cortisol livre (forma biologicamente ativa), podendo produzir resultados falsos positivos de insuficiência suprarrenal. Para completar, ainda não existem evidências de que a dosagem de cortisol livre (p. ex.: concentrações salivares ou urinárias de cortisol) pode melhorar a acurácia no diagnóstico de CIRCI.

Manifestações laboratoriais adicionais de CIRCI são hiponatremia e hipoglicemia inexplicadas e aumento na contagem de eosinófilos. Na realidade, Beishuizen e cols.[30] diagnosticaram insuficiência adrenal em 10 de 40 pacientes graves com eosinofilia. O tratamento com hidrocortisona resultou em melhora hemodinâmica em sete de oito pacientes.

TRATAMENTO

A terapia de reposição de glicocorticosteroides em pacientes com insuficiência suprarrenal primária (doença de Addison) ou secundária (em razão do hipopituitarismo) foi estabelecida há 50 anos. Ao longo das últimas três décadas, aproximadamente 20 estudos controlados foram conduzidos a fim de avaliar o papel do uso de glicocorticosteroides em pacientes graves. Embora os trabalhos tenham mostrado consistentemente que seu uso está associado com reversão de choque e redução da dose de vasopressores em pacientes graves, ainda há alguma controvérsia sobre a sua ação na redução da mortalidade. Bone e cols.[31] demonstraram que o tratamento de pacientes com sepse grave ou choque séptico com succinato de sódio de metilprednisolona (30 mg por kg de peso) é associado com uma maior mortalidade. Mais recentemente, Annane e cols.[21] demonstraram que a administração de hidrocortisona (200 mg por dia) associada à fludrocortisona (50 µg por dia) reduziu significativamente o risco de morte em pacientes com choque séptico e insuficiência suprarrenal, enquanto o estudo CORTICUS examinou a eficácia de hidrocortisona (200 mg/dia) comparada à do placebo em pacientes com choque séptico, demonstrando que a taxa de mortalidade no grupo que recebeu esteroide foi de 34%, em comparação ao grupo que recebeu placebo, que foi de 31%, portanto sem diferença estatisticamente significativa ($p = 0,51$).[32] Uma das maiores limitações do estudo CORTICUS foi a sua interrupção precoce em virtude de problemas operacionais resultando numa inclusão de pacientes em número menor do que o inicialmente planejado. Os resultados diferentes entre os estudos de Annane e o CORTICUS provavelmente devem-se ao fato de os pacientes do estudo de Annane serem mais graves, apresentarem mais instabilidade hemodinâmica, terem sido recrutados mais precocemente (8 horas *versus* 72 horas) e serem mais frequentemente cirúrgicos. A análise desses fatores sugere que alguns pacientes podem se beneficiar mais do que outros com o uso de corticoesteroides, e que o subgrupo de pacientes que deve receber corticosteroides precisa ainda ser mais bem identificado. Annane e cols.[33] revisaram 17 estudos clínicos e constataram que a mortalidade no período de 28 dias dos pacientes com sepse grave e choque séptico tratados com esteroides não era diferente da dos pacientes que não receberam esteroides. Entretanto, uma metanálise de um subgrupo de 12 estudos mostrou que pacientes que receberam corticosteroides por tempo prolongado (> 100 horas) e baixas doses (< 300 mg por dia) apresentavam redução da mortalidade. O uso associado de fludrocortisona com hidrocortisona ainda permanece controverso. Em um estudo recente, houve redução na mortalidade absoluta não estatisticamente significativa no grupo que recebeu hidrocortisona associada a fludrocortisona quando comparada com hidrocortisona apenas.[34]

Em pacientes graves com choque refratário às catecolaminas após reposição volêmica adequada, deve-se considerar a administração de 200 a 300 mg por dia de hidrocortisona durante um período de pelo menos 100 horas. A hidrocortisona pode ser administrada em bólus ou infusão contínua, sendo que a vantagem da infusão contínua é reduzir a variabilidade da glicemia. Não há a necessidade de utilizar a dosagem de cortisol plasmático randômico ou o teste de estimulação com ACTH para identificar o subgrupo de pacientes com choque séptico que deve receber hidrocortisona. Segundo a recomendação de especialistas, após cinco dias de tratamento, o uso de corticosteroides deve ser suspenso lenta e gradativamente para evitar um efeito rebote pró-inflamatório.[35-38]

CONSIDERAÇÕES FINAIS

A ativação do eixo HPS é um mecanismo de manutenção da homeostase em pacientes graves. CIRCI é um fenômeno bem documentado caracterizado por disfunção do eixo HPS ou por resistência tecidual a glicocorticosteroides secundários e inflamação sistêmica. A insuficiência de corticosteroides pode causar hipotensão e dependência prolongada de vasopressores e está associada com aumento de mortalidade. O diagnóstico se baseia na suspeita clínica, concentrações de cortisol plasmático e teste da cortrosina. Embora haja muita controvérsia no diagnóstico laboratorial de CIRCI, o critério mais aceito é a presença de concentrações de cortisol plasmático inferior a 10 µg/dL ou um delta cortisol menor que 9 mg/dL. Como os estudos clínicos não conseguem identificar claramente quais pacientes podem se beneficiar com a administração de glicocorticosteroide, deve-se considerar o uso de hidrocortisona na dose de 200 a 300 mg IV ao dia durante um período de cinco a sete dias em todos os pacientes com choque refratário à reposição volêmica e com necessidade de catecolaminas.

REFERÊNCIAS BIBLIOGRÁFICAS

1. Arlt W, Stewart PM. Adrenal corticosteroid biosynthesis, metabolism, and action. Endocrinol Metab Clin North Am. 2005;34:293-313.
2. Annane D, Bellissant E, Sebille V, Lesieur O, Mathieu B, Raphael JC, et al. Impaired pressor sensitivity to noradrenaline in septic shock patients with and without impaired adrenal function reserve. Br J Clin Pharmacol. 1998;46:589-97.
3. Wurtman RJ. Stress and the adrenocortical control of epinephrine synthesis. Metabolism. 2002;51(6 Suppl 1):11-4.
4. Waterhouse R. Case of suprarenal apoplexy. Lancet. 1911;1:577.
5. Friderichsen C. Nebennierenapoplexie bei kleinen Kindern. Jb Kinderheilk. 1918;87:109.
6. Levy-Shraga Y, Pinhas-Hamiel O. Critical illness-related corticosteroid insufficiency in children. Horm Res Paediatr. 2013;80:309-17.
7. Melby JC, Spink WW. Comparative studies on adrenal cortical function and cortisol metabolism in healthy adults and in patients with shock due to infection. J Clin Invest. 1958;37:1791-8.
8. Naito Y, Fukata J, Tamai S, Seo N, Nakai Y, Mori K, et al. Biphasic changes in hypothalamo-pituitary-adrenal function during the early recovery period after major abdominal surgery. J Clin Endocrinol Metab. 1991;73:111-7.
9. Cuthbertson BH, Sprung CL, Annane D, Chevret S, Garfield M, Goodman S, et al. The effects of etomidate on adrenal responsiveness and mortality in patients with septic shock. Intensive Care Med. 2009;35:1868-76.
10. Chan CM, Mitchell AL, Shorr AF. Etomidate is associated with mortality and adrenal insufficiency in sepsis: a meta-analysis. Crit Care Med. 2012;40:2945-53.
11. Sunshine JE, Deem S, Weiss NS, Yanez ND, Daniel S, Keech K, et al. Etomidate, adrenal function, and mortality in critically ill patients. Respir Care. 2013;58:639-46.
12. Bateman A, Singh A, Kral T, Solomon S. The immune-hypothalamic-pituitary-adrenal axis. Endocr Rev. 1989;10:92-112.
13. Gaillard RC, Turnill D, Sappino P, Muller AF. Tumor necrosis factor alpha inhibits the hormonal response of the pituitary gland to hypothalamic releasing factors. Endocrinology. 1990;127:101-6.
14. Tominaga T, Fukata J, Naito Y, Nakai Y, Funakoshi S, Fujii N, et al. Effects of corticostatin-I on rat adrenal cells in vitro. J Endocrinol. 1990;125:287-92.
15. Pugeat M, Bonneton A, Perrot D, Rocle-Nicolas B, Lejeune H, et al. Decreased immunoreactivity and binding activity of corticosteroid-binding globulin in serum in septic shock. Clin Chem. 1989;35:1675-9.
16. Gardill BR, Vogl MR, Lin HY, Hammond GL, Muller YA Corticosteroid-binding globulin: structure-function implications from species differences. PLoS One. 2012;7(12):e52759.
17. Gonzalez H, Nerdi O, Annane D. Relative Adrenal Failure in the ICU: Na Identifiable Problem Requiring Treatment. Crit Care Clin. 2006;22:107-18.
18. Boonen E, Vervenne H, Meersseman P, Andrew R, Mortier L, Declercq PE, et al. Reduced cortisol metabolism during critical illness. N Engl J Med. 2013;368:1477-88.
19. Soni A, Pepper GM, Wyrwinski PM, Ramirez NE, Simon R, Pina T, et al. Adrenal insufficiency occurring during septic shock: incidence, outcome, and relationship to peripheral cytokine levels. Am J Med. 1995;98:266-71.
20. Kwon YS, Kang E, Suh GY, Koh WJ, Chung MP, Kim H, et al. A prospective study on the incidence and predictive factors of relative adrenal insufficiency in Korean critically-ill patients. J Korean Med Sci. 2009;24:668-73.
21. Annane D, Sebille V, Charpentier C, Bollaert PE, Francois B, Korach JM, et al. Effect of treatment with low doses of hydrocortisone and fludrocortisone on mortality in patients with septic shock. JAMA. 2002;288:862-71.
22. Hoen S, Asehnoune K, Brailly-Tabard S, Mazoit JX, Benhamou D, Moine P, et al. Cortisol response to corticotropin stimulation in trauma patients: influence of hemorrhagic shock. Anesthesiology. 2002;97:807-13.
23. Cohan P, Wang C, McArthur DL, Cook SW, Dusick JR, Armin B, et al. Acute secondary adrenal insufficiency after traumatic brain injury: a prospective study. Crit Care Med. 2005;33:2358-66.
24. Harry R, Auzinger G, Wendon J. The clinical importance of adrenal insufficiency in acute hepatic dysfunction. Hepatology. 2002:36:395-402.
25. Fernández J, Escorsell A, Zabalza M, Felipe V, Navasa M, Mas A, et al. Adrenal insufficiency in patients with cirrhosis and septic shock: Effect of treatment with hydrocortisone on survival. Hepatology. 2006;44:1288-95.
26. Rothwell PM, Udwadia ZF, Lawler PG. Cortisol response to corticotropin and survival in septic shock. Lancet. 1991;337:582-3.
27. Sibbald WJ, Short A, Cohen MP, Wilso RF. Variations in adrenocortical responsiveness during severe bacterial infections. Unrecognized adrenocortical insufficiency in severe bacterial infections. Ann Surg. 1977;186:29-33.
28. Annane D, Sebille V, Troche G, Raphäel JC, Gajdos P, Bellissant E. A 3-level prognostic classification in septic shock based on cortisol levels and cortisol response to corticotropin. JAMA. 2000;283:1038-45.
29. Annane D, Maxime V, Ibrahim F, Alvarez JC, Abe E, Boudou P. Diagnosis of adrenal insufficiency in severe sepsis and septic shock. Am J Respir Crit Care Med. 2006;174:1319-26.
30. Beishuizen A, Vermes I, Hylkema BS, Haanen C. Relative eosinophilia and functional adrenal insufficiency in critically ill patients. Lancet. 1999;353:1675-6.
31. Bone RC, Fisher CJ Jr, Clemmer TP, Slotman GJ, Metz CA, Balk RA. A controlled clinical trial of high-dose methylprednisolone in the treatment of severe sepsis and septic shock. N Engl J Med. 1987;317:653-8.
32. Sprung CL, Annane D, Keh D, Moreno R, Singer M, Freivogel K, et al. Hydrocortisone therapy for patients with septic shock. N Engl J Med. 2008;358:111-24.
33. Annane D, Bellissant E, Bollaert PE, Briegel J, Confalonieri M, De Gaudio R, et al. Corticosteroids in the treatment of severe sepsis and septic shock in adults: a systematic review. JAMA. 2009;301: 2362-2375.

34. Annane D, Cariou A, Maxime V, Azoulay E, D'honneur G, Timsit JF, et al. Corticosteroid treatment and intensive insulin therapy for septic shock in adults: a randomized controlled trial. JAMA. 2010;303:341-8.
35. Marik PE, Pastores SM, Annane D, Meduri GU, Sprung CL, Arlt W, et al. Recommendations for the diagnosis and management of corticosteroid insufficiency in critically ill adult patients: consensus statements from an international task force by the American College of Critical Care Medicine. Crit Care Med. 2008;36(6):1937-49.
36. Marik PE. Critical illness-related corticosteroid insufficiency. Chest. 2009;135:181-93.
37. Dellinger RP, Levy MM, Rhodes A, Annane D, Gerlach H, Opal SM, et al. Surviving Sepsis Campaign: international guidelines for management of severe sepsis and septic shock, 2012. Intensive Care Med. 2013;39:165-228.
38. Annane D. Corticosteroids for severe sepsis: an evidence-based guide for physicians. Ann Intensive Care. 2011;1:7.

CAPÍTULO 110

ALTERAÇÕES ENDOCRINOLÓGICAS NO PACIENTE GRAVE

João Roberto de Sá
Paulo Rosenbaum
Rodrigo Bomeny

DESTAQUES

- O estresse agudo ocasiona uma série de alterações hormonais: metabolismo da glicose, dos eixos tireotrófico e suprarrenal.
- Identificar e conhecer o tratamento dessas alterações é fundamental para o correto manejo desses pacientes.
- A hiperglicemia do estresse está associada ao aumento da mortalidade.
- O controle adequado da hiperglicemia diminui a mortalidade durante a internação e após a alta hospitalar, diminui o tempo de internação, assim como a incidência de infecções.
- A doença aguda crítica está associada com várias anormalidades nos testes de função tireoidiana, chamada de síndrome do eutireoidiano doente ou síndrome da doença não tireoidiana.
- A dosagem de hormônios tireoidianos na unidade intensiva não é recomendada de rotina, exceto na suspeita de disfunção da tireoide.
- Deve-se suspeitar de insuficiência suprarrenal em indivíduos com doença aguda que persistem com hipotensão e instabilidade hemodinâmica, apesar de reposição volêmica adequada, associada a alterações laboratoriais sugestivas.
- O diagnóstico e a investigação laboratorial da insuficiência suprarrenal no paciente crítico são controversos e desafiadores.

INTRODUÇÃO

Durante o estresse agudo, uma série de alterações metabólicas, hormonais, hemodinâmicas e inflamatórias ocorrem com o fim de preservar a vida. Essas alterações podem variar em intensidade e tempo, e conhecer essas alterações é fundamental para o diagnóstico e o tratamento adequado do paciente em estado grave.

ALTERAÇÕES NO METABOLISMO DA GLICOSE

O estresse provoca hiperglicemia e está associado com uma série de alterações no metabolismo dos carboidratos, como aumento dos hormônios contrarreguladores e de várias citocinas, aumento do catabolismo pela aceleração da lipólise, proteólise e glicólise, aumento da produção hepática da glicose e diminuição da captação de glicose mediada por insulina no músculo.[1]

A hiperglicemia é uma resposta de adaptação ao estresse que assegura aporte de glicose a órgãos vitais como o cérebro. Entretanto, pode ser considerada como marcador da gravidade da doença. Ela altera a imunidade pela diminuição da aderência de granulócitos, diminui a quimiotaxia e a fagocitose e altera a ativação do complemento. O aumento da glicemia eleva a produção de radicais livres de oxigênio, reduz os níveis de óxido nítrico, com diminuição da perfusão de tecidos importantes, e minimiza a quantidade de colágeno para reparação das feridas.

O aumento da produção hepática de glicose e a diminuição de sua utilização periférica são os maiores responsáveis pela hiperglicemia secundária ao estresse. O aumento da produção de citocinas (TNF-α e interleucinas) também favorece a resistência à insulina. Outros fatores que contribuem para a hiperglicemia na UTI incluem os tratamentos com corticosteroides, vasopressores, nutrição enteral e parenteral, infusões de soluções com glicose e imobilização no leito. Durante o período de estresse, a célula beta-pancreática precisa aumentar a produção de insulina para combater o aumento da produção dos hormônios contrarreguladores. Entretanto, pode ocorrer uma diminuição da secreção de insulina por vários mecanismos glucotóxicos: administração de drogas, efeitos da inflamação sobre a célula beta ou por uma disfunção da célula beta preexistente.[1-2]

Vários estudos mostram que o controle glicêmico rigoroso na UTI melhora a evolução dos pacientes em estado crítico. Essa posição é referendada pelas sociedades internacionais.[3] O estudo DIGAMI (*Diabetes and Insulin-Glucose Infusion in Acute Myocardial Infarction*) mostrou que níveis de glicemia maior que 200 mg/dL na admissão foi fator preditivo para infecções pós-operatórias, aumento da permanência na UTI e aumento da mortalidade.[4] Van den Berghe comparou o controle rigoroso da glicemia (80 a 110 mg/dL) com a insulinoterapia *versus* o tratamento convencional (alvo de 80 a 200 mg/dL) em pacientes cirúrgicos na UTI e observou que o controle rigoroso promovia redução da mortalidade, diminuição de infecções bacterianas e de insuficiência renal e redução do número de transfusões e do tempo de apoio ventilatório nos pacientes entubados.[5]

Em 2009, houve a publicação do NICE-SUGAR (*Normoglycaemia in Intensive Care Evaluation Survival Using Glucose Algorithm Regulation*), um dos maiores trabalhos desenvolvidos que tinha como objetivo a pesquisa do alvo glicêmico ideal para pacientes internados em UTI. Trata-se de um estudo multicêntrico, internacional, com mais de 6 mil pacientes críticos que comparou em 90 dias a mortalidade de pacientes submetidos a controle intensivo da glicemia, tendo como alvo glicêmico valores entre 81 e 108 mg/dL, contra pacientes mantidos em um alvo tido como *standard*, de 144 a 180 mg/dL. Nesse estudo, comprovou-se maior mortalidade nos pacientes tratados de maneira intensiva, 27,5% contra 24,9%, com um risco relativo de 1,14 estatisticamente significativo.[18]

Desde então outros estudos e outras metanálises apresentam dados concordantes e demonstram que níveis glicêmicos muito restritos não são necessariamente benéficos a esses pacientes, entendendo-se atualmente como controle glicêmico ideal para pacientes críticos a faixa alvo de 140 a 180 mg/dL. Atualmente esse é o alvo terapêutico estabelecido pelas principais entidades de manejo de diabetes e de cuidados intensivos em que valores acima de 180 mg/dL já devem ser tratados.

O controle intensivo da glicemia pode gerar hipoglicemia e os sintomas adrenérgicos ou neuroglicopênicos podem não aparecer em indivíduos com estado de alerta diminuído. A melhor forma de tratamento da hiperglicemia na UTI é a infusão intravenosa contínua de insulina. A monitorização deve ser feita com glicosímetros (glicemia capilar ou arterial) de forma contínua, sempre validando com glicemias plasmáticas.

ALTERAÇÕES DOS HORMÔNIOS TIREOIDIANOS

A doença aguda geralmente está associada com várias anormalidades nos testes de função tireoidiana, chamada de síndrome do eutireoidiano doente ou síndrome da doença não tireoidiana.[6-8] Para interpretar corretamente essas alterações na unidade intensiva, o clínico deve estar familiarizado com as alterações que ocorrem durante a doença aguda na regulação do eixo hipotálamo-hipófise-tireoide e os efeitos das medicações mais utilizadas sobre a fisiologia da tireoide.

T3 E T4

A alteração inicial mais conhecida na doença aguda é a diminuição dos níveis de T3 total (hormônio biologicamente ativo). A redução desses níveis está relacionada com a gravidade da doença, e se estiverem persistentemente baixos (síndrome do T3 baixo) estão correlacionados com aumento da mortalidade. Ao contrário do T4, que é produzido pela glândula tireoide, a maioria do *pool* circulante de T3 tem origem da conversão periférica de T4, pela enzima 5-monodeiodinase (deiodinase tipo 1), localizada no rim, no fígado e no músculo. Acredita-se que a diminuição de T3 ocorra em razão do bloqueio da conversão periférica causada pela inibição dessa enzima, conforme alguns estudos já demonstraram pela biópsia muscular e hepática de pacientes com doenças graves.

Altas concentrações de glicocorticosteroides,[9-10] ácidos graxos livres[11] e medicações, como amiodarona,[12] propranolol em altas doses e contrastes iodados, diminuem a atividade dessa enzima. Também a redução da ingesta calórica promove bloqueio da conversão de T4 em T3. A degradação do T4 vai levar a conversão a T3 reverso, que não tem atividade biológica. A degradação do T3 reverso também está diminuída, e acarretará o aumento significativo do T3 reverso em pacientes com doença não tireoidiana.

Com a progressão da gravidade da doença, uma série de mecanismos leva à redução dos níveis de T4, que resultará em uma situação de T3 e T4 baixos. Muitas drogas (salicilatos, fenitoína, carbamazepina, furosemida) podem inibir a ligação de hormônios tireoidianos à globulina ligadora de tiroxina (TGB), resultando em aumento do T4 livre e diminuição do T4 total. Outras drogas, como o fenobarbital e a rifampicina, além das já citadas carbamazepina e fenitoína, contribuem para redução do T4 total, pois aumentam seu *clearence*. Apesar da redução do T4 total em todas essas situações, os níveis de T4 livre permanecem em níveis normais ou mesmo elevados durante a atividade da doença. Existe uma série de situações e artefatos que podem interferir na dosagem do T4 livre, portanto indivíduos com doença aguda devem ser avaliados também pelo hormônio estimulante da tireoide (TSH, do inglês *thyroid-stimulating hormone*).

TSH

Outra alteração comum no metabolismo da tireoide é uma diminuição na secreção hipofisária pulsátil de TSH, que ocorre em paralelo com o declínio dos níveis de T4 total.[13] Se a doença persiste, a redução do TSH leva à redução também dos níveis de T4 livre. Clinicamente, a diminuição dos níveis de T3 e T4, associados com TSH normal ou diminuído, sugere o desenvolvimento de hipotireoidismo central.[14] Essas alterações economizam o gasto de energia e são adaptações do organismo para se proteger da doença. Esse estado geralmente é transitório e solucionado após sinais de melhora clínica.[15]

Para interpretação mais precisa dos valores de TSH nos pacientes com doença aguda, ensaios de TSH de terceira geração mais sensíveis devem ser utilizados.[16] Esse método tem um limite de detecção de 0,01 mU/L e pode diagnosticar um quadro de hipertireoidismo (TSH < 0,01 mU/L) em 96% de pacientes. O resultado pode ser interpretado conforme descrito a seguir:

- **TSH baixo, porém detectável:** a maioria dos pacientes após a reversão da doença aguda não apresentará alteração tireoidiana.
- **TSH baixo, indetectável:** 75% dos pacientes têm hipertireoidismo.
- **TSH elevado:** alguns pacientes podem apresentar um aumento transitório do TSH durante a recuperação da doença aguda. Quando esse aumento é superior a 20 mU/L, a probabilidade de o paciente ter hipotireoidismo é maior.

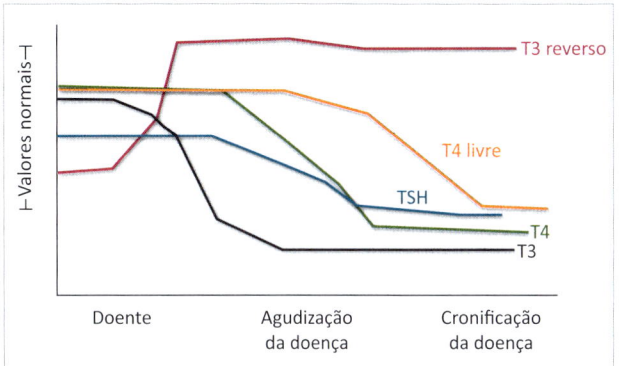

FIGURA 110.1. Alteração da função tireoidiana em pacientes com doenças agudas graves.

Recomendações

Permanece controverso se as mudanças no metabolismo da tireoide durante a doença aguda refletem um mecanismo de adaptação protetor ou deletério ao organismo. A presença da síndrome do eutireoidiano doente está associada com aumento da mortalidade;[17] entretanto, a reposição de hormônios tireoidianos nessa situação não demonstrou benefícios, portanto, não é recomendada. A dosagem de hormônios tireoidianos na unidade intensiva não é recomendada de rotina, exceto na suspeita de disfunção da tireoide.

O objetivo das dosagens de hormônios tireoidianos é a identificação de disfunção prévia da tireoide não diagnosticada (hipo ou hipertireoidismo) que necessita de tratamento. Nesse caso, a dosagem do perfil tireoidiano completo, com T4 total, T4 livre, T3 total e TSH, deve ser realizada.

Se o hipotireoidismo é suspeito em indivíduo com doença aguda (adinamia, bradicardia, hipotermia, acidose respiratória, derrame pleural), geralmente trata-se da síndrome do eutireoidiano doente. O hipotireoidismo central geralmente ocorre se houve irradiação craniana prévia ou se há tumor hipofisário. Em casos difíceis, podem-se dosar outros hormônios hipofisários (prolactina, cortisol) para avaliar a integridade do eixo hipotálamo-hipofisário.

Se se suspeita de hipertireoidismo (taquiarritmias, pulso fino, alcalose respiratória, insuficiência cardíaca de alto débito), mas TSH baixo é dosado, geralmente não se trata de hipertireoidismo. Quando o TSH analisado em ensaio de terceira geração encontra-se suprimido e o T4 livre está aumentado ou no limite superior da normalidade, pode significar hipertireoidismo verdadeiro. Se o T4 livre for normal ou pouco abaixo do normal, o paciente provavelmente não tem hipertireoidismo.

ALTERAÇÕES DA SUPRARRENAL

A doença aguda está associada com a ativação do eixo hipotálamo-hipófise-suprarrenal.[18] O estresse leva o hipotálamo a produzir hormônio liberador de corticotrofina (corticotropin-releasing hormone – CRH), que leva a hipófise a aumentar a produção de hormônio adrenocorticotrófico (ACTH, do inglês *adrenocorticotropic hormone*) e estimula o córtex da suprarrenal a secretar mais glicocorticosteroides. Geralmente o grau de ativação do eixo hipotálamo-hipófise-suprarrenal é proporcional à gravidade da doença.

O aumento da produção de cortisol no estresse agudo é fundamental, por efeitos metabólicos e hemodinâmicos. No metabolismo, promove quebra do glicogênio, da gordura e da proteína fornecendo energia aos órgãos vitais. É responsável pela retenção de fluidos no intravascular, pelo aumento da resposta inotrópica e vasopressora às catecolaminas e ao angiotensinogênio II e pela modulação da resposta imune nessa condição. Embora alguns sinais clínicos sejam úteis no diagnóstico de insuficiência suprarrenal, na UTI esses sinais podem estar mascarados.

Deve-se suspeitar de insuficiência suprarrenal em indivíduos com doença aguda que persistem com hipotensão e instabilidade hemodinâmica, apesar de reposição volêmica adequada. Geralmente essa situação cursa com dor abdominal, disfunção de múltiplos órgãos, hipoglicemia, hiponatremia e hipercalemia sem etiologia definida.[19] Pode existir uma situação de deficiência da suprarrenal relativa ou funcional, definida como uma produção de corticosteroides subnormal na ausência de defeito do eixo hipotálamo-hipófise-suprarrenal.[18-22] Essa situação pode ocorrer por exaustão da secreção adrenocortical ou por supressão do cortisol e ACTH por citocinas e mediadores inflamatórios ou por causa do desenvolvimento de resistência dos tecidos ao cortisol ou da suprarrenal ao ACTH.[19] Os benefícios da identificação precoce da insuficiência suprarrenal relativa e o uso da reposição de corticosteroides foram demonstrados apenas em pacientes com choque séptico grave.[23-24]

DIAGNÓSTICO DO HIPOADRENALISMO

A investigação laboratorial da insuficiência suprarrenal no paciente com enfermidade aguda é desafiadora e controversa. Teoricamente, obter uma amostra única de cortisol sérico na UTI é suficiente para medir a função da suprarrenal. O estresse na doença aguda aumenta a secreção endógena de cortisol e funciona como um teste dinâmico para avaliar a integridade do eixo hipotálamo-hipófise-suprarrenal. Entretanto, o valor normal da resposta do cortisol ao estresse não tem uma definição padronizada, podendo variar de 10 a 34 µg/L,[18-19] conforme a gravidade da doença.

O uso do teste da cortrosina nessa situação também é controverso na literatura. Para a realização do teste, é necessário a dosagem do cortisol sérico basal, o uso do ACTH sintético (cortrosina) endovenoso e a dosagem do cortisol após 30 a 60 minutos da administração. O teste pode ser realizado com o uso de dose alta (250 µg) ou baixa (1 µg) de cortrosina.

O teste de estímulo da cortrosina em altas doses (250 µg) tem resultados variáveis em pacientes com choque séptico. Esse teste não diagnostica insuficiência suprarrenal secundária (em casos de doença aguda mais prolongada), pois não avalia a integridade do eixo hipotálamo-hipófise-suprarrenal por inteiro, mas sim a resposta do córtex suprarrenal ao estímulo do ACTH sintético. Níveis de cortisol pós-estímulo de 20 a 25 µg/dL afastam diagnóstico de insuficiência suprarrenal.[18-19] Um incremento < 9 µg/dL está associado a pior prognóstico. Alguns autores sugerem que o uso de doses elevadas de cortrosina é suprafisiológico, o que causa o estímulo e a resposta na secreção de cortisol mesmo em pacientes com disfunção suprarrenal. O uso de baixas doses de cortrosina, nesse sentido, acaba sendo melhor na identificação e na discriminação dos pacientes com pior prognóstico.[26]

O estímulo com ACTH, na maioria das vezes, acaba sendo inviável no ambiente de terapia intensiva pelos seguintes motivos: alguns pacientes apresentam aumento na secreção de cortisol (> 9 µg/dL) mesmo sem o uso de cortrosina, a repetição do teste no mesmo indivíduo nem sempre apresenta resultados semelhantes, a alteração do metabolismo do cortisol é comum nesses pacientes e algumas medicações (como o etomidato) podem interferir no resultado do teste. Por esses motivos não é recomendada sua realização para identificar os pacientes que se beneficiariam com o uso de corticosteroide na vigência de choque séptico.

A medida dos níveis de cortisol total sofre interferência durante a doença aguda (condição associada com hipoalbuminemia). Portanto, em pacientes hipoalbuminêmicos, os níveis absolutos de cortisol não devem ser considerados. Existe a possibilidade de dosar o cortisol livre no plasma, que é a porção metabólica ativa no nível celular, porém essa técnica apresenta custo elevado e não está disponível em todos os centros.[27]

TABELA 110.1. Critérios diagnósticos para insuficiência suprarrenal na UTI.

	Albumina > 2,5 mg/dL	Albumina < 2,5 mg/dL
Cortisol total (µg/dL)*		
Basal	< 15	< 10
Pós-estímulo	< 20	< 25
Cortisol livre (µg/dL)		
Basal	< 1,8	< 1,8
Pós-estímulo	< 3,0	< 3,0

*1 µg/dL de cortisol igual a 27,59 nmol/L.
Fonte: Adaptada de Mark PE, 2006.[20]

PACIENTES COM CHOQUE SÉPTICO

O benefício maior do uso de esteroides em indivíduos com sepse se deve a sua ação anti-inflamatória. Entretanto, o uso por tempo curto de doses suprafisiológicas de corticosteroides não mostrou efeitos favoráveis na morbimortalidade de indivíduos com sepse.[25] Alguns estudos demonstraram benefícios evidentes no uso de baixas doses de corticosteroides em indivíduos com choque séptico estabelecido.[23]

Atualmente as diretrizes em sepse recomendam o uso de corticosteroides (200 mg de hidrocortisona por dia, de preferência em infusão contínua) nos pacientes com choque séptico refratário.[23]

QUADRO 110.1. Recomendações para avaliação e conduta na insuficiência suprarrenal em pacientes com choque séptico.

1. Não usar hidrocortisona intravenosa como tratamento de pacientes adultos se a reanimação volêmica e o tratamento com vasopressores adequados forem capazes de restaurar a estabilidade hemodinâmica.
2. Não usar o teste de estimulação de ACTH para identificar adultos com choque séptico que devem receber hidrocortisona.
3. Em pacientes tratados, reduzir gradualmente a hidrocortisona quando os vasopressores não forem mais necessários.
4. Corticosteroides não devem ser administrados para o tratamento de sepse na ausência de choque.
5. Quando for administrada a hidrocortisona, usar fluxo contínuo.

ACTH: hormônio adrenocorticotrófico.

SUPRARRENAL: CATECOLAMINAS E VASOPRESSINA

A doença grave provoca importantes alterações no sistema neuroendócrino, como a ativação do sistema nervoso central e o aumento da secreção de catecolaminas pela medula suprarrenal.[28] Essa resposta produz impacto não apenas na pressão arterial, mas também na perfusão dos órgãos, no suprimento e no metabolismo de inúmeros substratos. A hipotensão arterial sistêmica grave, se não tratada, frequentemente leva à falência múltipla dos órgãos e à morte. A principal causa é a septicemia, mas sabemos que é um estado comum na fase final do choque por qualquer etiologia.[29] Os mecanismos envolvidos na gênese do choque são múltiplos e têm papel importante no aumento na produção de óxido nítrico e do peroxinitrito. Esse último é capaz de provocar disfunção endotelial e hiporreatividade vascular.[30] Outro mecanismo importante resulta de alterações na polarização das membranas celulares, que ocorrem quer por diminuição na concentração do cálcio citosólico, quer por diminuição do adenosina trifosfato (ATP) celular ou por aumento de lactato, ou de íons de hidrogênio.[29,31]

Das catecolaminas, a adrenalina é a que apresenta maior capacidade para influenciar o metabolismo, como sua ação hiperglicemiante em virtude da gliconeogênese e glicogenólise e ainda o aumento na produção do lactato. Em pacientes críticos, a infusão de adrenalina está associada à redução do *clearance* do lactato, ao aumento da relação regional de lactato/piruvato e da liberação de ácido láctico.[32-35] O aumento de lactato parece estar mais relacionado ao efeito direto da adrenalina sobre o metabolismo dos carboidratos do que associado à hipóxia celular.[36]

Os efeitos metabólicos da noradrenalina são menos conhecidos se comparados ao da adrenalina. Em alguns estudos com uso da noradrenalina em pacientes com choque séptico não foram descritos efeitos metabólicos adversos sistêmicos.[37-39]

As catecolaminas podem ter importante papel na resposta inflamatória via receptores B_2 adrenérgicos, que estão presentes em praticamente todas as células imunes,[40] e ainda um possível papel pró-apoptótico, não apenas nessas células, mas também nas células endoteliais e nos cardiomiócitos.[41-42] A dopamina atua também como regulador de vários hormônios hipofisários, o que leva a alterações na secreção da prolactina, do hormônio do crescimento e do hormônio tireoestimulante,[43-45] porém a importância clínica dessas ações necessita de estudos adicionais.

A vasopressina é secretada pela hipófise posterior ou neuro-hipófise e é fundamental no controle da osmolaridade plasmática. Sua ação ocorre via receptores V_1 presentes nos vasos, o que leva à vasoconstrição, e nos receptores V_2 dos rins, favorecendo a reabsorção de água. Estudos demonstraram que pacientes em choque séptico apresentam níveis de vasopressina mais baixos se comparados a de pacientes em choque cardiogênico, mas com pressão arterial média comparáveis.[46-47] A diminuição da responsividade vascular na sepse é mediada por citocinas pró-inflamatórias, que exercem efeito de *down-regulation* nos receptores V_1.[48] Os dados atuais apontam para um efeito benéfico de baixas doses desses agonistas do receptor V_1 em portadores de choque séptico hiperdinâmico, sem haver, entretanto, dados conclusivos em relação à mortalidade e à morbidade.

REFERÊNCIAS BIBLIOGRÁFICAS

1. Mizock BA. Alterations in carbohydrate metabolism during stress: a review of the literature. Am J Med. 1995;98:75-84.
2. McCowen KC, Malhotra A, Bistrian BR. Stress-induced hyperglycemia. Crit Care Clin. 2001;17:107-24.
3. American College of Endocrinology and American Diabetes Association consensus sttatement on inpatient diabetes and glycemic control. Endocr Pract. 2006;12(Suppl 3):4-13.
4. Malmberg K, Ryden L, Efendic S, Herlitz J, Nicol P, Waldenström A, et al. Randomized trial of insulin-glucose infusion followed by subcutaneous insulin treatment in diabetic patients with acute myocardial infarction (DIGAMI Study): Effects on mortality at 1 year. J Am Coll Cardiol. 1995;26:57-65.
5. Van den Berghe G, Wilmer A, Hermans G, Meersseman W, Wouters PJ, Milants I, et al. Intensive insulin therapy in the Medical ICU. N Engl J Med. 2006;354(5):449-61.
6. Wartofsky L, Burman KD. Alterations in thyroid function in patients with systemic illness: the euthyroid sick syndrome. Endocr Rev. 1982;3:164-217.
7. Docter R, Krenning EP, de Jong M, Hennemann G. The sick euthyroid syndrome: changes in thyroid hormone serum parameters and hormone metabolism. Clin Endocrinol (Oxf). 1993;39:499-518.
8. Chopra IJ. Nonthyroidal illness syndrome or euthyroid sick syndrome? Endocr Practice. 1996;2:45-52.

9. Chopra IJ, Williams DE, Orgiazzi J, Solomon DH. Opposite effects of dexamethasone on serum concentrations of 3, 3',5'-triiodothyronine (reverse T3) and 3, 3',5-triiodothyronine (T3). J Clin Endocrinol Metab. 1975;41:911-20.
10. Bianco AC, Nunes MT, Hell NS, Maciel RM. The role of glucocorticoids in the sress-induced reduction of extrathyroidal 3,5,3'-triiodothyronine generation in rats. Endocrinology. 1987;120:1033-8.
11. Chopra IJ, Huang TS, Beredo A, Solomon DH, Chua Teco GN, Mead JF. Evidence for an inhibitor of extrathyroidal conversion of thyroxine to 3,5,3'-triiodothyronine in sera of patients with nonthyroidal ilness. J Clin Endocrinol Metab. 1985;60:666-72.
12. Martino E, Bartalena L, Bogazzi F, Braverman LE. The effects of amiodarone on the thyroid. Endocr Rev. 2001;22:240-54.
13. Lee HY, Suhl J, Pekary AE, Hershman JM. Secretion of thyrotropin with reduced concanavalin A-binding activity in patients with severe nonthyroid ilnesses. J Clin Endocrinol Metab. 1987;65:942-5.
14. Chopra IJ. Clinical review 86: euthyroid sick syndrome: is it a misnomer? J Clin Endocrinol Metab. 1997;82:329-34.
15. Hamblin PS, Dyer SA, Mohr VS, Le Grand BA, Lim CF, Tuxen DV, et al. Relationship between thyrotropin and thyroxine changes during recovery from severe hypothyroxinemia of critical illness. J Clin Endocrinol Metab. 1986;62:717-22.
16. Stockigt JR. Guidelines for diagnosis and monitoring of thyroid disease: nonthyroidal illness. Clin Chem. 1996;42:188-92.
17. Slag MF, Morley JE, Elson MK, Crowson TW, Nuttall FQ, Shafer RB. Hypothyroxinemia in critically ill patients as a predictor of high mortality. JAMA. 1981;245:43-5.
18. Arafah BM. Hypothalamic pituitary adrenal function during critical illness: limitation of current assesment methods. J Clin Endocrinol Metab. 2006;91:3725-45.
19. Cooper MS, Stewart PM. Corticosteroid insufficiency in acutely ill patients. N Engl J Med. 2003;348:727-34.
20. Mark PE. The diagnosis of suprarrenal insufficiency in the critically ill patient: does it really matter? Crit Care. 2006;10(6):176.
21. Burchard K. A review of the adrenal cortex and severe inflammation: quest of the eucorticoid state. J Trauma. 2001;51:800-14.
22. Rothwell PM, Valvadia ZF, Lawler PG. Cortisol response to corticotropin and survival in septic shock. Lancet. 1991;337:582-3.
23. Annane D, Sebille V, Charpentier C, Bollaert PE, François B, Korach JM, et al. Effect of treatment with low doses of hydrocortisone and fludrocortisone on mortality in patients with septic shock. JAMA. 2002;288:862-71.
24. Luce JM. Phisicians should administer low-dose corticosteroids selectively to septic shock patients until an ongoing trial is completed. Ann Intern Med. 2004;141:70-2.
25. Cronin L, Cook DJ, Carlet J, Heyland DK, King D, Lansang MA, et al. Corticosteroid treatment for sepsis: a critical appraisal and meta--analysis of the literature. Crit Care Med. 1995;23:1430-9.
26. Annane D, Sebille V, Troche G, Raphaël JC, Gajdos P, Bellissant E. A 3-level prognostic classification in septic shock based on cortisol levels and cortisol response to corticotropin. JAMA. 2000;283:1038-45.
27. Sakharova OV, Inzucchi SE. Endocrine assessment during critical illness. Crit Care Clin. 2007;23:467-90.
28. Goldstein DS. Catecholamines and stress. Endocr Regul. 2003;37(2):69-80.
29. Dellinger RP, Levy MM, Rhodes A, Annane D, Gerlach H, Opal SM, et al. Surviving Sepsis Campaign: International Guidelines for Management of Severe Sepsis and Septic Shock: 2012. Intensive Care Med. 2013;39(2):165-228.
30. Szabo C. The pathophysiological role of peroxynitrite in shock, inflammation, and ischemiareperfusion injury. Shock. 1996;6(2):79-88.
31. Landry DW, Oliver JA. The ATP-sensitive K + channel mediates hypotension in endotoxemia and hypoxic lactic acidosis in dog. J Clin Invest. 1992;89(6):2071-4.
32. Meier-Hellmann A, Reinhart K, Bredle DL, Specht M, Spies CD, Hannemann L. Epinephrine impairs splanchnic perfusion in septic shock. Crit Care Med. 1997;25(3):399-404.
33. Levy B, Bollaert PE, Charpentier C, Nace L, Audibert G, Bauer P, et al. Comparison of norepinephrine and dobutamine to epinephrine for hemodynamics, lactate metabolism, and gastric tonometric variables in septic shock: a prospective randomized study. Intensive Care Med. 1997;23(3):282-7.
34. Day NP, Phu NH, Bethell DP, Mai NT, Chau TT, Hien TT, et al. The effects of dopamine and adrenaline infusions on acid-base balance and systemic haemodynamics in severe infection. Lancet. 1996;348(9022):219-23.
35. Totaro RJ, Raper RF. Epinephrine-induced lactic acidosis following cardiopulmonary bypass. Crit Care Med. 1997;25(10):1693-9.
36. Levy B, Mansart A, Bollaert PE, Franck P, Mallie JP. Effects of epinephrine and norepinephrine on hemodynamics, oxidative metabolism, and organ energetics in endotoxemic rats. Intensive Care Med. 2003;29(2):292-300.
37. De Backer D, Creteur J, Silva E, Vincent JL. Effects of dopamine, norepinephrine, and epinephrine on the splanchnic circulation in septic shock: which is best? Crit Care Med. 2003;31(6):1659-67.
38. Bourgoin A, Leone M, Delmas A, Garnier F, Albanèses J, Martin C. Increasing mean arterial pressure in patients with septic shock: effects on oxygen variables and renal function. Crit Care Med. 2005;33(4):780-6.
39. LeDoux D, Astiz ME, Carpati CM, Rackow EC. Effects of perfusion pressure on tissue perfusion in septic shock. Crit Care Med. 2000;28(8):2729-32.
40. Landmann R. Beta-adrenergic receptors in human leukocyte subpopulations. Eur J Clin Invest. 1992;22(Suppl 1):30-6.
41. Fu YC, Chi CS, Yin SC, Hwang B, Chiu YT, Hsu SL. Norepinephrine induces apoptosis in neonatal rat cardiomyocytes through a reactive oxygen species-TNF alpha-caspase signaling pathway. Cardiovasc Res. 2004;62(3):558-67.
42. Communal C, Singh K, Pimentel DR, Colucci WS. Norepinephrine stimulates apoptosis in adult rat ventricular myocytes by activation of the beta-adrenergic pathway. Circulation. 1998;98(13):1329-34.
43. Devins SS, Miller A, Herndon BL, O'Toole L, Reisz G. Effects of dopamine on T-lymphocyte proliferative responses and serum prolactin concentrations in critically ill patients. Crit Care Med. 1992;20(12):1644-9.
44. Van den Berghe G, de Zegher F, Lauwers P, Veldhuis JD. Growth hormone secretion in critical illness: effect of dopamine. J Clin Endocrinol Metab. 1994;79(4):1141-6.
45. Van den Berghe G, de Zegher F, Lauwers P. Dopamine and the sick euthyroid syndrome incritical illness. Clin Endocrinol (Oxf). 1994;41(6):731-7.
46. Landry DW, Levin HR, Gallant EM, Ashton RC Jr, Seo S, D'Alessandro D, et al. Vasopressin deficiency contributes to the vasodilation of septic shock. Circulation. 1997;95(5):1122-5.
47. Landry DW, Levin HR, Gallant EM, Seo S, D'Alessandro D, Oz MC, et al. Vasopressin pressor hypersensitivity in vasodilatory septic shock. Crit Care Med. 1997;25(8):1279-82.
48. Bucher M, Hobbhahn J, Taeger K, Kurtz A. Cytokine-mediated downregulation of vasopressin V(1A) receptors during acute endotoxemia in rats. Am J Physiol Regul Integr Comp Physiol. 2002;282(4):R979-84.

SEÇÃO 7

DISTÚRBIOS DO APARELHO DIGESTIVO NO PACIENTE GRAVE

COORDENADORES

Claudio Roberto Deutsch ▪ Manlio Basilio Speranzini

A

DISTÚRBIOS GASTRINTESTINAIS

COORDENADORES

Vladimir Schraibman ▪ Jaime Zaladek Gil

A

DISTÚRBIOS GASTRINTESTINAIS

COORDENADORES

Vladimir Schraibman ★ Jaime Zaladek Gil

CAPÍTULO 111

HEMORRAGIA DIGESTIVA ALTA

Osmar Kenji Yagi
Marcus Fernando Kodama Pertille Ramos
Claudio Roberto Deutsch

DESTAQUES

- A hemorragia digestiva alta (HDA) tem origem e gravidade bastante variada.
- A identificação e o tratamento dos casos mais graves devem ser rápidos.
- Reanimação e endoscopia são as ferramentas básicas.
- Possibilidade de ressangramento deve ser sempre verificada.

INTRODUÇÃO

A hemorragia digestiva alta (HDA) se refere a qualquer perda sanguínea que possa ocorrer dentro do trato gastrintestinal, em qualquer parte entre o esôfago proximal e o final do duodeno, no ligamento de Treitz. Ela pode surgir de maneira súbita e volumosa, forçando o paciente a procurar atendimento médico rapidamente, muitas vezes com hematêmese ou até choque hemorrágico. Outra forma de apresentação é o sangramento mínimo e crônico, sem vômitos e imperceptível ao exame das fezes e a olho nu. Nessa situação, como se verá mais adiante, o paciente pode ser diagnosticado com anemia crônica ferropriva.

Esta é uma entidade de tal importância e gravidade que existem vários capítulos e artigos científicos que tratam a respeito. Em 2012, foram relançados manuais de consenso de conduta multidisciplinar que orientam atuação nessa área tanto pela American Society for Gastrointestinal Endoscopy, como pela American College of Gastroenterology.[2,20]

A HDA é um problema clínico comum e antigo, causando entre 10 e 20 mil mortes por ano nos Estados Unidos, há vários anos, sem diminuição da sua prevalência apesar do uso disseminado de bloqueadores de bomba de prótons. A estabilidade, ou seja, não melhora da mortalidade parece estar relacionada ao envelhecimento populacional.[3] Aproximadamente um terço dos pacientes internados por HDA tem mais de 65 anos.[4] Em cerca de 80% dos casos, ela é autolimitada e, por isso, requer apenas medidas de suporte.[5] Contrariamente, há várias décadas se sabe que os pacientes com sangramento de difícil controle ou ressangramento apresentam taxas de mortalidade de aproximadamente 30%.[6] A HDA é responsável por morbidades e mortalidade significantes. Além disso, sobrecarrega o indivíduo e a sociedade por custos de atendimento e internação hospitalares, exames complementares, com perda de dias de trabalho e gastos extras com medidas para prevenção de ressangramento. Os avanços observados na medicina, como a lapidação dos princípios básicos da reanimação, o setor de terapia intensiva mais eficiente, diagnóstico mais preciso e intervenção por métodos hemostáticos endoscópicos mais efetivos e drogas antissecretoras mais potentes, parecem melhorar o prognóstico do paciente, mas nem tanto os custos.

Com finalidade didática, uma maneira antiga de classificar as HDA as dividia em sangramento originário de "varizes gastresofágicas" ou "não varicosas". A determinação entre essas duas variantes de sangramento era de suma importância no período antes do advento da endoscopia diagnóstica e, sobretudo, da terapêutica endoscópica como ferramentas no manuseio das HDA. As varizes gastresofágicas são veias dilatadas e tortuosas presentes nesse território e consequência de doença hepática, que provoca algum grau de hipertensão portal. Elas aumentam gradativamente com o tempo e podem se romper, ocasionando HDA de instalação rápida e maciça. Diferentemente, a HDA não varicosa ocorre por lesão da mucosa e ou vaso local subjacente do esôfago, estômago ou duodeno, por ulceração ou erosão. Após os avanços observados pelo equipamento endoscópico, tanto no diagnóstico quanto nas modalidades hemostáticas, essa categorização tem sido menos importante, pois a abordagem inicial se assemelha progressivamente.

FISIOPATOLOGIA

ORIGEM PÉPTICA

De maneira bastante sucinta, a doença péptica ou mesmo a síndrome dispéptica se instala quando o equilíbrio entre a produção de ácido clorídrico e os elementos naturais da defesa da mucosa do trato gastrintestinal alto se desfaz, com o predomínio da primeira. A HDA de origem na hipersecreção ácida quase sempre ocorre quando a úlcera ou erosão cloridopéptica da mucosa, de alguma forma, acomete um vaso sanguíneo subjacente.

ORIGEM NAS VARIZES

A hipertensão portal é um distúrbio hemodinâmico regional que resulta, geralmente, da dificuldade de fluxo ocasionada por hepatopatia crônica ou forma hepatoesplênica da esquistossomose. O fluxo portal que, frequentemente, é de 1 L por minuto, pela dificuldade de passagem, passa a procurar desvios nas anastomose naturais inativas, em direção à circulação sistêmica. Nessa procura, um dos novos atalhos mais ativados são as veias esofagocardio-tuberositárias cuja dilatação delas origina as varizes esofagianas.

FORMAS DE APRESENTAÇÃO

Dependem da origem e do volume do sangramento. O sangramento crônico pode se apresentar como anemia ferropriva crônica insuspeita ou, então, em forma de sangue oculto positivo nas fezes em exames de rotina, embora estes possam estar falsamente negativo. Em casos mais graves e insuspeitos de HDA, o quadro clínico pode ser de palidez, tontura, angina ou dispneia.

A HDA aguda, geralmente, apresenta forma muito mais óbvia. O sangramento alto, com frequência, se apresenta como hematêmese e ou melena. A presença de hematêmese franca sugere sangramento vigente e de moderada a grave intensidade. Contudo, o vômito escurecido pode sugerir sangramento mais limitado. A melena pode ser relatada em vários graus de intensidade de sangramento, a partir de aproximadamente 50 mL.[7]

Quando há evacuação de fezes enegrecidas, com a finalidade de se evitar falsa interpretação, sempre deve ser perguntado se o paciente ingeriu medicamentos como o ferro ou o bismuto. Se por um lado as características de melena podem aparecer mesmo quando o sangramento é no colo direito,[8] a hematoquezia geralmente ocorre quando o sangramento é mais distal, principalmente no reto. Quando a hematoquezia tem origem em sangramento do trato gastrintestinal alto, geralmente estará indicado, ou pelo menos sugerido, que esse sangramento é maciço.[9]

DIAGNÓSTICO
AVALIAÇÃO DO PACIENTE

O principal fator no atendimento do paciente é a rápida determinação da urgência da situação. Sinais e sintomas como agitação, palidez, hipotensão e taquicardia podem indicar a presença ou iminência de choque com necessidade de rápida reposição volêmica. Em vez de taquicardia, pacientes com alta perda volêmica podem se apresentar com todos os outros sintomas, porém bradicárdico por reflexo vagal. O choque ocorre quando a perda volêmica aguda alcança aproximadamente 40% do volume total de sangue. Se não existem sinais de hipotensão, a avaliação ortostática pode mostrar mais precocemente que há depleção de volume intravascular. A hipotensão postural de 10 mmHg ou maior sugere que pode haver depleção de pelo menos 20% do volume sanguíneo. É de suma importância que se estabeleça acesso venoso adequado. Se os pacientes apresentam sinais de choque ou de que há perda contínua, a instalação de cateter venoso central calibroso deve ser providenciada. Também, amostras para o estabelecimento do hematócrito, hemoglobina, plaquetas, verificação dos fatores da coagulação, tipagem sanguínea e de sangue para compatibilidade de transfusão devem ser enviadas ao laboratório imediatamente.

O hematócrito e a hemoglobina iniciais de um sangramento agudo raramente refletem a real quantidade ou grau de perda sanguínea, pois eles não cairão imediatamente, a menos que o volume sanguíneo tenha sido recomposto. Essa repleção que ocorrerá pelo fluido extravascular se inicia imediatamente, porém leva até 48 horas para que o equilíbrio seja completado. Por esse motivo, para o atendimento inicial, em um primeiro momento, os dados vitais e os sinais visíveis de sangramento podem ser mais úteis do que os exames laboratoriais. Também, nos casos de instabilidade, podem ser de grande utilidade o débito urinário e a avaliação da pressão venosa central.

A passagem de sonda nasogástrica logo no início do atendimento, muitas, vezes pode ser de grande utilidade para identificar origem, intensidade e velocidade do sangramento. Além disso, pode permitir a lavagem para melhor visualização da mucosa do trato digestivo alto em um eventual exame endoscópico realizado a seguir, embora essa manobra não seja de consenso na literatura.[10]

HISTÓRIA PATOLÓGICA PREGRESSA

O paciente deve ser interrogado detalhadamente a respeito de seu passado e episódios prévios de HDA, pois aproximadamente 60% dos casos de paciente com HDA prévia apresentam atualmente sangramento de mesma origem.[11] Além disso, a identificação de algumas comorbidades poderá encontrar indícios de fatores que aumentam a possibilidade de sangramento ou influenciar o tipo de tratamento a ser instaurado.

As principais origens de sangramento que podem ser identificadas na anamnese:

1. Hepatopatia crônica e etilismo crônico ocasionando varizes ou gastropatia por hipertensão portal;
2. Esquistossomose determinando varizes ou gastropatia por hipertensão portal;
3. Doença ulcerosa péptica;
4. Uso de medicamento do tipo anti-inflamatório não esteroidal (AINE);
5. Algum tipo de coagulopatia ou trombocitopenia;
6. Uso de medicamentos do tipo antiagregante plaquetário ou anticoagulantes;
7. Doença maligna do trato digestivo alto;
8. Aneurisma de aorta abdominal ou enxerto aórtico determinando fístula aortoentérica;
9. Doença renal, estenose aórtica ou telangectasia hemorrágica hereditária com angiodisplasia;
10. Presença de episódio de vômito ou tosse antecedendo a HDA, o que sugere a possibilidade de síndrome de Mallory-Weiss.

TRATAMENTO
ELEMENTOS DO TRATAMENTO

1. Reanimação e medicamentos.
2. Verificação do grau de gravidade do sangramento.
3. Determinação da origem e causa do sangramento.
4. Realização da endoscopia digestiva alta.
5. Vigilância para episódios de ressangramento.
6. Tratamento cirúrgico

Reanimação e medicamentos

Os princípios básicos do atendimento ao paciente na emergência devem ser seguidos também nos pacientes com HDA, abrangendo a verificação, nessa ordem, de: 1) vias aéreas; 2) respiração; 3) circulação. A intubação endotraqueal pode ser necessária em paciente com perda sanguínea maciça e choque ou, então, com alteração grave do estado mental ou respiratório. Essa manobra pode melhorar a oxigenação sanguínea e evitar a aspiração, além de facilitar a realização de endoscopia diagnóstica e terapêutica.

Os pacientes com HDA grave requerem internação no setor de terapia intensiva. Aqueles mais instáveis ou frágeis podem necessitar de estabelecimento de pressão capilar pulmonar para melhor monitoramento. Punção venosa com cateteres de grosso calibre é fundamental em casos de instabilidade hemodinâmica. A reposição volêmica deverá ser prontamente estabelecida com a instalação de solução salina endovenosa, enquanto se providenciam os exames de compatibilidade sanguínea para transfusão. Isso permite otimização do transporte de oxigênio. Pelo mesmo motivo, deve ser instalado, ao menos, o cateter de O_2 porque, inicialmente no choque hipovolêmico, a baixa perfusão tecidual ocorre mais por diminuição do débito cardíaco do que pela diminuição da quantidade total de hemoglobina, com consequente acidose metabólica.[12]

Os critérios para definir quando se deve transfundir o paciente nesses casos sempre foram motivo de discussão. Classicamente, é mantido o adulto jovem e saudável com hematócrito mínimo de 20 e pacientes mais idosos com mínimo de 30. Contudo, essa decisão não pode ser tomada somente com base em dados laboratoriais. Em particular, nos pacientes com sangramento ocasionado por varizes, a transfusão em exagero deve ser evitada porque enseja piora no sangramento.[13] Sinais de sangramento ativo e instabilidade hemodinâmica são melhores requisitos para a transfusão, que é, preferencialmente, de concentrado de hemácias, e não o sangue total. O aquecimento do concentrado é aconselhável, sobretudo em casos de transfusões maiores do que 3.000 mL.

Se os testes de coagulação estão anormais, como ocorre comumente com os hepatopatas, será necessária a transfusão de plasma fresco congelado ou plaquetas.

Tão logo seja possível, altas doses de inibidores de bomba protônica devem ser administradas via endovenosa (EV), independentemente da origem da HDA. Essa conduta mostrou diminuição significativa no ressangramento dos pacientes com úlcera péptica comparada ao tratamento usual.[14] A terapêutica com IBP pode também beneficiar pacientes com doença não ulcerosa, por possível estabilização do coágulo com a diminuição da acidez.[15]

A somatostatina e seus análogos são úteis no tratamento da HDA por varizes, mas podem ser também de valia nos casos não varicosos.[16] A antibioticoterapia profilática, por outro lado, parece de utilidade somente nos pacientes cirróticos. Estudo de metanálise com o ácido tranexâmico mostrou benefício com relação à mortalidade, mas não ao sangramento, à cirurgia ou necessidade de transfusão.[17] A suspensão dos medicamentos que facilitam o sangramento deve ser sempre considerada, entretanto, se para algumas drogas essa decisão é fácil, como os anti-inflamatórios, para outras a suspensão de antiagregante plaquetários e anticoagulantes pode provocar o aparecimento das doenças para as quais essas drogas haviam sido prescritas, como o infarto ou trombose.

Verificação do grau de gravidade de sangramento

Na anamnese, já é possível identificar indícios de gravidade de sangramento por meio do volume da hematêmese, da melena ou HDA maciça provocando hematoquezia relatada. Pode haver, em seguida, sinais de alteração hemodinâmica com taquicardia, hipotensão postural e síncope. Os casos mais graves podem ocasionar choque hemorrágico, angina, infarto agudo do miocárdio (IAM) e até parada cardiorrespiratória.

Determinação da origem e causa do sangramento

Antes de iniciar a procura da fonte de sangramento, é essencial que o cuidado esteja dirigido para a segurança do paciente e, para isso, o foco deve ser dirigido para a estabilização hemodinâmica. Feito isso, a realização da endoscopia digestiva alta pode, de imediato, apontar a lesão motivadora do sangramento. Na mesma oportunidade, eventualmente realiza-se o procedimento terapêutico da origem do HDA. Em casos em que essa ferramenta diagnóstica e terapêutica não está prontamente disponível, existe a possibilidade da passagem de sonda nasogástrica. Caso haja saída de sangue, comprova-se de que se trata de sangramento alto, principalmente quando a hematêmese não está presente. Falso-positivo pode ocorrer, sobretudo em passagem difícil com traumatismo ocasionado pela passagem da sonda. Por outro lado, falso-negativo com saída de líquido claro pode ocorrer em sangramento duodenal.

Além do grau de gravidade da HDA, como já mencionado, a história clínica também pode auxiliar na identificação da causa do sangramento. A história patológica pode revelar sangramento prévio e transfusões. É possível detectar alcoolismo agudo ou crônico e hepatopatia como comorbidades. Inquirir a respeito de ingestão de medicamentos como anticoagulantes, antiagregante plaquetário e AINE é de grande importância.

No exame físico, além dos sinais de anemia aguda, é necessário atentar para os de hepatopatia crônica como as telangiectasias, icterícia, ascite, circulação colateral etc. Também é importante o toque retal para verificação de sangue vivo ou melena.

Entre os exames laboratoriais, além dos exames denunciando sangramento descritos, são de grande valia o estudo da coagulação e a determinação de enzimas hepáticas e caniculares, de bilirrubinas e albumina.

Realização da endoscopia digestiva alta

Caso realizada a sondagem nasogástrica previamente à endoscopia e notado sangramento volumoso, a lavagem com solução salina pode evitar aspiração e também facilitar a visualização do foco de sangramento. Caso não tenha sido realizada, estudos mostram que a utilização da eritromicina endovenosa, administrada 20 a 120 minutos antes da endoscopia, pode, por esvaziamento gástrico, facilitar a endoscopia.[18]

A endoscopia pode não só verificar a origem da lesão, como também determinar a intensidade e a presença de sangramento vigente, por meio da visualização de vaso sangrante, presença de coágulo aderido etc.[19] A terapêutica endoscópica pode ser realizada por agente físico, como a ligadura elástica ou eletrocauterização, ou por injeção de substâncias químicas.

Se paciente foi atendido sem que o exame endoscópico estivesse disponível e principalmente no caso de sangramento de grande volume ocasionado por varizes esofágicas, pode ser necessária a passagem de balão esofágico de Sengstaken-Blakemore com a finalidade de hemostasia temporária até que se consiga a realização da endoscopia.

Existe também a possibilidade de o sangramento não ser contido pelo procedimento endoscópico. Por esse motivo, é aconselhável que, no atendido do paciente com HDA, as equipes de radiologia intervencionista e de cirurgia do aparelho digestivo sempre sejam comunicadas para eventual acionamento.

Tratamento cirúrgico

Tradicionalmente o tratamento cirúrgico na urgência tem sido reservado para casos refratários ao tratamento endoscópico. Pacientes com instabilidade hemodinâmica, sangramento persistente, recidiva do sangramento e perfuração permanecem como indicações precisas para a abordagem cirúrgica. Outras características que podem sinalizar a indicação da cirurgia incluem: tipos sanguíneos raros, dificuldade de obtenção de hemoderivado compatível, recusa em aceitar hemoderivado, idade avançada, comorbidades graves com baixa reserva funcional e úlcera gástrica crônica.

O procedimento cirúrgico de mais rápida realização é a sutura da úlcera com ligadura do vaso sangrante podendo ser realizada uma vagotomia troncular, para diminuir a secreção ácida, associada a piloroplastia para melhorar o esvaziamento gástrico. Antrectomia com anastomose gastrojejunal é outra opção cirúrgica que apresenta menor chance de recidiva. Entretanto, trata-se de um procedimento de maior porte e complexidade para ser realizado, devendo ser evitado em pacientes com instabilidade hemodinâmica grave.

Recentemente, a radiologia intervencionista tem possibilitado uma nova alternativa ao tratamento cirúrgico. Angiografia para identificação do vaso sangrante seguida de embolização transarterial, pode ser uma alternativa em pacientes com falha no tratamento endoscópico e alto risco cirúrgico. Tratamento por radiologia intervencionista também já é o procedimento de escolha nos casos de hemorragia originária da árvore biliar e ducto pancreático.[21]

Vigilância de episódios de ressangramento

Como mencionado, sobretudo os pacientes mais idosos e de sangramento mais volumosos devem ser vigiados, de preferência em regime de terapia intensiva com a avaliação periódica de dados vitais e de hematócrito/hemoglobina seriados. No caso do paciente cujo controle hemostático foi total ou parcial à endoscopia, mas verificou-se a possibilidade de ressangramento, a equipe de endoscopia deve fazer nova intervenção e, caso não haja sucesso, a intervenção cirúrgica não deve ser descartada.

CONSIDERAÇÕES FINAIS

A HDA é entidade comum que leva o paciente a procurar atendimento médico de urgência. A anamnese e exame físico provavelmente bastarão para identificar a gravidade, o local e a causa do sangramento. Monitorização amiúde com exames laboratoriais e internação em regime de terapia intensiva podem ser necessárias. O diagnóstico com exame endoscópico e tratamento com IBP e procedimento endoscópico resolvem a maioria dos casos. A vigilância pós-terapêutica deve ser feita de rotina, pois a possibilidade de ressangramento não é pequena.

REFERÊNCIAS BIBLIOGRÁFICAS

1. Hwang JH, Shergill AK, Acosta RD, Chandrasekhara V, Chathadi KV, Decker GA, et al. The role of endoscopy in the management of variceal hemorrhage. Gastrointest Endosc. 2014 Aug;80(2):221-7.
2. Laine L, Jensen DM. Management of patients with ulcer bleeding. Am J Gastroenterol. 2012 Mar;107(3):345-60.
3. Elashoff JD, Grossman MI. Trends in hospital admissions and death rates for peptic ulcer in the United States from 1970 to 1978. Gastroenterology. 1980 Feb;78(2):280-5.
4. Cutler JA, Mendeloff AI. Upper gastrointestinal bleeding. Nature and magnitude of the problem in the U.S. Dig Dis Sci. 1981 Jul;26(7 Suppl):90S-96S.
5. Fleischer D. Etiology and prevalence of severe persistent upper gastrointestinal bleeding. Gastroenterology. 1983 Mar;84(3):538-43.
6. Thorne FL, Nyhus LM. Treatment of massive upper gastrointestinal hemorrhage: a ten-year review. Am Surg. 1965 Jul;31:413-9.
7. Doherty G. in Current diagnosis and treatment: Surgery, 13. McGraw-Hill Companies, 2010. p.493
8. Cappell MS, Friedel D. Initial management of acute upper gastrointestinal bleeding: from initial evaluation up to gastrointestinal endoscopy. Med Clin North Am. 2008 May;92(3):491-509
9. Jensen DM, Machicado GA. Diagnosis and treatment of severe hematochezia. The role of urgent colonoscopy after purge. Gastroenterology. 1988 Dec;95(6):1569-74.
10. Huang ES, Karsan S, Kanwal F, Singh I, Makhani M, Spiegel BM. Impact of nasogastric lavage on outcomes in acute GI bleeding. Gastrointest Endosc. 2011 Nov;74(5):971-80.
11. Palmer ED. The vigorous diagnostic approach to upper-gastrointestinal tract hemorrhage. A 23-year prospective study of 1,4000 patients. JAMA. 1969 Feb 24;207(8):1477-80.
12. Bassin R, Vladeck BC, Kark AE, Shoemaker WC. Rapid and slow hemorrhage in man I. Sequential hemodynamic responses. Ann Surg. 1971 Mar;173(3):325-30.
13. Villanueva C, Colomo A, Bosch A, Concepción M, Hernandez-Gea V, Aracil C, et al. Transfusion strategies for acute upper gastrointestinal bleeding. N Engl J Med. 2013 Jan 3;368(1):11-21.
14. Chan WH, Khin LW, Chung YF, Goh YC, Ong HS, Wong WK. Randomized controlled trial of standard versus high-dose intravenous omeprazole after endoscopic therapy in high-risk patients with acute peptic ulcer bleeding. Br J Surg. 2011 May;98(5):640-4.
15. Green FW Jr, Kaplan MM, Curtis LE, Levine PH. Effect of acid and pepsin on blood coagulation and platelet aggregation. A possible contributor prolonged gastroduodenal mucosal hemorrhage. Gastroenterology. 1978 Jan;74(1):38-43.
16. Imperiale TF, Birgisson S. Somatostatin or octreotide compared with H2 antagonists and placebo in the management of acute non-variceal upper gastrointestinal hemorrhage: a meta-analysis. Ann Intern Med. 1997 Dec 15;127(12):1062-71.
17. Gluud LL, Klingenberg SL, Langholz E. Tranexamic acid for upper gastrointestinal bleeding. Cochrane Database Syst Rev. 2012 Jan 18;1:CD006640.
18. Carbonell N, Pauwels A, Serfaty L, Boelle PY, Becquemont L, Poupon R. Erythromycin infusion prior to endoscopy for acute upper gastrointestinal bleeding: a randomized, controlled, double-blind trial. Am J Gastroenterol. 2006 Jun;101(6):1211-5.
19. Forrest JA, Finlayson ND, Shearman DJ. Endoscopy in gastrointestinal bleeding. Lancet. 1974 Aug 17;2(7877):394-7.
20. Hwang JH, Fisher DA, Ben-Menachem T, Chandrasekhara V, Chathadi K, Decker GA, et al. The role of endoscopy in the management of acute non-variceal upper GI bleeding. Gastrointest Endosc. 2012 Jun;75(6):1132-8.
21. Millward SF. ACR Appropriateness Criteria on treatment of acute nonvariceal gastrointestinal tract bleeding. J Am Coll Radiol. 2008;5:550.

CAPÍTULO 112

HEMORRAGIA DIGESTIVA BAIXA
TRATAMENTO NÃO CIRÚRGICO

Fábio Guilherme Campos
Maria Cristina Sartor
Sergio Eduardo Alonso Araujo

DESTAQUES

- A hemorragia digestiva baixa (HDB) é uma das principais indicações de internação em doenças gastrintestinais.
- A estabilização do paciente e a avaliação propedêutica adequada permitem a identificação mais precisa do sítio do sangramento. A intensidade da hemorragia determina a urgência da definição diagnóstica e terapêutica.
- O manejo dos pacientes com melena pode ser desafiador em virtude das possibilidades de origem do sangramento, da extensão do colo, do caráter intermitente da maioria dos episódios e das limitações e dos riscos dos métodos diagnósticos.
- O tratamento não cirúrgico, endoscópico ou por meio de angiografia e embolização é sempre preferível, desde que a cirurgia não seja crucial para a erradicação do foco, como o é com neoplasias.

INTRODUÇÃO

Cerca de 80% de todos os casos de hemorragia digestiva baixa (HDB) aguda cessarão espontaneamente. Contudo, em 10% das vezes não há identificação da fonte de sangramento e há 25% de ressangramento,[1-2] o que mantém a importância da definição rápida da causa.

A HDB é causa relativamente comum de internação hospitalar e de taxas consideráveis de morbidade e mortalidade. A mortalidade, nessas situações, tem descrições bastante variadas na literatura, com índices entre 1% e 25%.[3] A mortalidade geral parece ser baixa e relacionada a casos mais graves, que necessitam de operações de emergência e/ou com comorbidades importantes.

Estima-se que 80% dos pacientes com hemorragia digestiva, alta ou baixa, terão alguma manifestação do evento traduzida pela passagem de sangue pelo reto.[4] Dos que apresentam HDA grave, 10% a 20% se apresentarão com sintomas de HDB, provavelmente em razão do efeito catártico do grande volume de sangue no intestino.[5]

Os resultados obtidos com cápsula endoscópica e enteroscopia de balão único ou duplo demonstraram que o sangramento com origem no intestino delgado deve ser considerado entidade à parte.[6] Sendo assim, para diminuir a complexidade diagnóstica e otimizar a terapêutica, tem sido comum a divisão de HDB entre hemorragia do intestino delgado e hemorragia do colo. Os estudos para estratificar os riscos para hemorragia digestiva, especialmente a baixa, continuam sendo escassos e sem consenso, o que dificulta a sequência diagnóstica e a opção pela melhor terapêutica.[7] Das e Wong afirmam que pacientes hemodinamicamente estáveis, sem evidência de continuidade do sangramento ou instabilidade clínica decorrente de doenças associadas, estão sob baixo risco de complicações graves durante o internamento.[8] Pacientes que apresentaram HDB durante internação por outras doenças ou cirurgias têm prognóstico pior do que os que foram admitidos no hospital já com quadro de HDB.[3]

TRATAMENTO NÃO CIRÚRGICO

A abordagem terapêutica inicial do paciente com HDB consiste em estabilização clínica. Sinais de hipovolemia, como taquicardia e hipotensão, indicam grande perda de volume. Devem ser obtidos um ou mais acessos venosos adequados para reposição hidreletrolítica imediata e sangue, quando necessário. Dados imediatos de hemograma completo com contagem plaquetária, tempo parcial de tromboplastina, provas de função hepática e renal orientam a terapêutica.

Determinação do tipo sanguíneo e reserva de sangue para possível transfusão também têm importância. Especialmente na hemorragia ativa, é preciso atenção às alterações de coagulação relacionadas ao uso de anticoagulantes cumarínicos ou doenças específicas, como algumas hepatopatias, para as quais há necessidade de infusão de plasma fresco. Pacientes com trombocitopenia ou insuficiência renal crônica podem necessitar de transfusão de plaquetas. Na hemorragia volumosa ou para pacientes com doenças graves associadas, recomenda-se internação em unidade de tratamento intensivo ou semi-intensivo para monitorização adequada, tratamento e estabilização das comorbidades.

Apesar de os sinais e sintomas apresentados pelo paciente terem baixa acurácia no estabelecimento da fonte de sangramento,[9] as informações sobre medicações em uso são dados importantes. Não só os anticoagulantes interessam, mas também antiagregantes plaquetários, anti-inflamatórios não hormonais, *Ginkgo biloba* e *ginseng*. Mesmo que o uso de drogas que influenciam a coagulação possa não ter impacto na incidência e no desfecho fatal da HDB, contribui para a gravidade do sangramento.[10]

Algumas doenças podem ter relação direta com a manifestação hemorrágica. Cardiopatias podem estar relacionadas à colite isquêmica, e as valvulopatias e a insuficiência renal crônica a sangramento por angiomas.[5] Hepatopatias reportam distúrbios de coagulação ou sangramento varicoso, inclusive o hemorroidário. Pacientes com doença inflamatória intestinal, doença péptica, doença diverticular e os que sofreram radioterapia pélvica apresentam risco potencial de sangramento. Polipectomia e biópsias podem apresentar sangramento precoce ou tardio. Idade avançada, choque, insuficiência cardíaca congestiva (ICC), isquemia coronariana e estigmas de hemorragia recente indicam aumento do risco de morte ou ressangramento.[11-12]

Strate e colaboradores[13] descreveram sete fatores independentes para prever gravidade na HDB aguda: hipotensão, taquicardia, síncope, abdome sem sinais inflamatórios, sangramento nas últimas quatro horas, uso de ácido acetilsalicílico (AAS) e mais de duas comorbidades. Os pacientes foram classificados em três grupos de risco para sangramento grave: pacientes com mais de três fatores de risco: 84%; um a três fatores: 43%; e nenhum fator de risco: 9%.

Estudando prospectivamente 94 pacientes admitidos no serviço de emergência com HDB, Velayos e colaboradores[14] determinaram alguns fatores preditivos de gravidade: frequência cardíaca maior que 100 batimentos por minuto; pressão sistólica menor que 100 mmHg; sangramento retal ativo durante as primeiras quatro horas de observação; e hematócrito inicial menor que 35%.

A escolha da melhor opção terapêutica está diretamente ligada ao diagnóstico da fonte de sangramento. Procedimentos diagnósticos e terapêuticos podem ser concomitantes, já que exames complementares, como a colonoscopia e a arteriografia, permitem a intervenção terapêutica imediata, na dependência da causa. No entanto, especialmente no colo, pode ser difícil estabelecer se uma ou mais lesões encontradas são realmente a causa do sangramento.

Zuckerman e Prakash, em 1999, propuseram critérios de hierarquia para definir o diagnóstico com acurácia, melhorando os métodos diagnósticos e a avaliação terapêutica, especialmente nos casos com potencial cirúrgico.[15]

COLONOSCOPIA

A colonoscopia é considerada a melhor opção para a abordagem inicial do paciente com HDB. Quando feita precocemente, parece diminuir o tempo de internação como fator independente, apesar da gravidade do sangramento e das comorbidades. Pode ser realizada em um regime de urgência ou eletivamente, na dependência das condições clínicas do paciente e dos critérios de estratificação de risco. Considera-se colonoscopia de emergência aquela que é realizada entre 12 e 24 horas da admissão hospitalar.[16] Quanto mais precoce maior a chance de se estabelecer o diagnóstico e a terapêutica. Se houver risco de transporte da unidade de terapia intensiva para a unidade de endoscopia, o exame pode e deve ser feito no leito do paciente, concomitante às medidas de controle clínico necessárias.

Para que seja possível fazer o exame completo, é fundamental que o colo esteja adequadamente limpo. Apesar de o sangue em grande volume ter efeito catártico na luz do colo, possibilitando a colonoscopia, mesmo sem preparo, deve se promover a limpeza do colo sempre que possível. A solução de preparo pode ser administrada via oral, nos pacientes estáveis e colaborativos, ou por meio de sonda nasogástrica, com aproximadamente 1 litro de solução a cada meia ou uma hora, junto às medidas finais de estabilização hemodinâmica. É importante que a ingestão da solução e a qualidade do efluente intestinal sejam monitorizadas para que se garanta uma boa limpeza. Pode-se usar a solução aplicada como rotina do serviço para o preparo colônico, como manitol, polietilenoglicol, picossulfato de sódio, lactulona, fosfato de sódio etc., todos estes associados a volume líquido adequado. Deve-se, no entanto, ter atenção especial com os pacientes que apresentem sinais de falência cardíaca ou renal, a fim de não aumentar o terceiro espaço e piorar as condições clínicas, tanto metabólicas quanto respiratórias. Ainda para os pacientes com função renal ruim ou limítrofe e para aqueles com doença inflamatória intestinal, é preciso evitar o uso de fosfato de sódio e picossulfato.[17] Algumas vezes, torna-se necessária a proteção da via aérea durante a administração da solução de preparo, com tubo orotraqueal, especialmente nos pacientes com nível de consciência rebaixado. Outra possibilidade – menos usual – de se preparar o colo para pacientes graves é com enemas evacuadores. São geralmente compostos de solução de glicerina a 10%, aplicada via retal, com gotejamento contínuo, com o paciente em decúbito lateral esquerdo e quadril um pouco elevado, quando possível, em um volume que pode variar de 1.000 a 4.000 mL de solução, até o efluxo sair transparente e com poucos resíduos sólidos.

O exame com colo limpo aumenta a probabilidade do diagnóstico da fonte de sangramento, além de conferir maior segurança e diminuir o tempo do procedimento. Quando não houver condições de preparo prévio adequado, o endoscopista deve lançar mão de métodos durante o procedimento, infundindo água ou solução fisiológica por seringas de 50 mL, frascos com soro acoplados diretamente ao aparelho ou de irrigadores, por meio de canal acessório ou mesmo do canal de trabalho, até que a luz intestinal esteja suficientemente livre de resíduos para o exame adequado. Pode-se acrescentar dimeticona à água para limpeza da luz durante a colonoscopia, diminuindo a formação de bolhas e melhorando a visibilidade. Mesmo que a fonte de HDB não seja identificada no colo, o fato de se conseguir alcançar o ileoterminal e observar que não há sinais de sangramento vindo do intestino delgado demonstra grande probabilidade de fonte colônica. Isso tem importância especial para os pacientes que mantêm sangramento volumoso, sem foco identificado pelos meios propedêuticos disponíveis, e acaba em indicação cirúrgica, que geralmente consiste em colectomia total.

AGENTES TÉRMICOS

Há vários agentes térmicos disponíveis para hemostasia endoscópica. Alguns requerem contato direto com o tecido. Os que necessitam de contato com a área a sofrer a hemostasia transmitem energia diretamente, promovendo retração e coagulação, geralmente em temperaturas entre 60 e 80°C. Podem ser do tipo monopolares ou bipolares/multipolares. Dificilmente haverá disponibilidade de todos em um momento de emergência. No entanto, é importante conhecer seus princípios técnicos para o uso adequado descritos a seguir.

A corrente monopolar passa do eletrodo em contato com a lesão para uma placa em contato com a pele do paciente, longe do foco para hemostasia, voltando para o gerador e fechando o circuito. Esse é o modo de ação mais antigo, comum e com menor custo. Entretanto, por atingir temperaturas elevadas, causa dano mais profundo. Isso aumenta o risco de perfuração ou de alargamento da lesão, principalmente se houver adesão do coágulo ao eletrodo, que, quando retirado, descola-o, causando novo sangramento.[18] É o modo de corte e coagulação das alças para polipectomia e pinças diatérmicas, tipo *hot biopsy*.

A corrente bipolar ou multipolar produz o circuito elétrico entre dois eletrodos muito próximos em um mesmo dispositivo. Pode ser aplicada de forma axial ou lateral. A profundidade do efeito térmico é relativamente pequena, diminuindo os riscos, e, por isso mesmo, os instrumentos só servem para lesões pequenas e superficiais. Podem ter agulhas para injeção e sistemas de irrigação acoplados para limpar os *debris* e os restos de sangue coagulado, o que facilita o reconhecimento e a aplicação no local adequado.

Heater probe tem a ponta de contato constituída por diodo inserido em um cilindro de alumínio revestido por teflon, que transmite calor. Não há passagem de corrente elétrica pelo tecido. No colo, pode-se diminuir em aproximadamente 50% o fluxo de corrente aplicado no tratamento da HDA. A temperatura que alcança o tecido é ajustável e não ultrapassa 100°C. O dispositivo é aplicado diretamente sobre o vaso sangrante, coaptando-o, mas sem aderir ao coágulo. Os dispositivos mais modernos têm sistema de irrigação controlada. A ponta do cateter é pressionada contra o ponto de sangramento, promovendo a parada deste por compressão e coagulação. Embora menor, há risco de queimadura das camadas mais profundas.

A coagulação por plasma de argônio utiliza-se de dispositivo elétrico monopolar, que possibilita hemostasia superficial e ablação tecidual, na ausência de contato. A energia gerada por unidade eletrocirúrgica é transferida para o tecido-alvo pelo feixe ionizado de gás argônio, o qual segue a trajetória de menor resistência elétrica. Esse fenômeno permite que o plasma de argônio seja aplicado de frente e tangencialmente ao tecido-alvo, possibilitando o tratamento em regiões anatômicas de difícil acesso. O gás não ionizado fora do feixe de argônio não conduz energia para o tecido.[19-20]

O grau de profundidade do dano à mucosa depende do fluxo do gás, da potência e do tempo de aplicação, mas não passa de 3 mm. A necrose de coagulação produzida aumenta a resistência elétrica no local, com perda de condutividade. Isso evita complicações, como a perfuração, mas limita o uso a lesões mais superficiais. Para ablação tecidual, são comumente utilizados níveis de potência elevados, entre 60 e 90 W, com fluxo entre 1,5 e 2,5 L/min. As lesões mais superficiais requerem potência menor, entre 40 e 60 W, com fluxo de gás abaixo de 2 L/min.[21] A distância mantida entre o *probe* do dispositivo e a lesão a ser tratada deve ser de 1 a 2 mm, uma vez que a ionização não começará se o *probe* estiver muito longe do tecido. É importante evitar o contato da ponta do *probe* com a mucosa. Quando necessária ampliação da distância entre o *probe* e o tecido, deve-se aumentar a potência, e não o fluxo de gás.[19]

O *laser* é usado em procedimentos endoscópicos desde 1975. Como tem transporte e instalação difíceis, custo elevado e ainda há outras opções igualmente adequadas e menos onerosas para a maioria de suas aplicações, seu uso em endoscopia não se difundiu. A fonte utilizada em endoscopia é o *neodymium yttrium aluminium garnet* (NdYAG). O comprimento de onda permite a condução por fibras flexíveis muito finas, sem que haja perda de energia.[22] A luz é transformada em calor, o que causa contração térmica do tecido, produzindo hemostasia adequada ou vaporização dos tecidos, na dependência da intensidade e duração do feixe. A capacidade de penetração no tecido é maior que o argônio, alcançando aproximadamente 4 mm e, por isso, usado para tunelizar tumores. O NdYAG tem feixe de infravermelho em torno de 1.064 nm. Nessa faixa, a luz é invisível para o olho humano, necessitando de uma "luz piloto", que mostra a localização do feixe.[22-23]

AGENTES MECÂNICOS

Os clipes foram desenvolvidos para coibir hemorragias focais durante a terapêutica endoscópica por meio de compressão mecânica sobre a área sangrante. Hoje, seu uso é bastante abrangente, envolvendo aproximação de tecidos nos procedimentos e cirurgias endoscópicas, fechamento de fístulas e perfurações iatrogênicas, fixação de sondas e próteses e como marcadores.[24] Há clipes de tamanhos diferentes que se adaptam aos objetivos pretendidos. Estão indicados para sangramento residual de mucosectomias e dissecções submucosas, cotos de polipectomias, úlceras com sangramento ativo ou vaso visível, sangramento arterial, como na lesão de Dieulafoy, e divertículos hemorrágicos no colo.

Entre as alças para hemostasia, o que se dispõe no mercado hoje é o Endoloop® (Olympus Inc.). É constituído por alça de náilon, descartável, montada sobre sistema de exposição que permite abri-la na área a ser tratada, fechando-a, em seguida, ao redor do tecido de interesse por meio de trava de silicone, promovendo compressão mecânica. Pode ser aplicada nos pedículos espessos de pólipos para prevenir a hemorragia pós-polipectomia ou para laçar pedículos sangrantes de pólipos já ressecados.[25]

A ligadura elástica em coloproctologia é amplamente difundida no tratamento da doença hemorroidária. Alguns pacientes portadores de hemorroidas internas volumosas ou varizes retais podem apresentar quadros de hematoquezia grave, o que leva a complicações sistêmicas. O exame proctológico adequado indicará a fonte do sangramento, e a ligadura elástica pode promover hemostasia eficaz e segura. O custo é baixo e não se necessita de tecnologia sofisticada. Há a opção dos aparelhos convencionais reutilizáveis, por sucção ou por tração com pinça tipo Allys. Há os equipamentos descartáveis específicos para o uso no reto (ShortShot®, CookMedical®) ou pode-se usar os conjuntos de ligadura de varizes esofágicas, aplicados no canal anal por meio de gastroscópio, sob retrovisão. Ligaduras elásticas não devem ser usadas fora do reto extraperitoneal, por conta do risco de perfuração.

MÉTODOS QUÍMICOS

Os métodos químicos englobam as técnicas de injeção de substâncias para hemostasia. Foram inicialmente descritos em 1976, por Sohendra, que usou álcool absoluto em úlceras pépticas com sangramento ativo.[26] A injeção tem duas finalidades principais na hemostasia: compressão mecânica pelo volume injetado e ação química de substâncias vasoconstritoras ou esclerosantes.

A substância mais utilizada na HDB é a adrenalina, com solução salina na concentração de 1:10.000 ou 1:20.000. Há descrições do uso de etanolamina, de álcool absoluto e de álcool de polidocanol. Pode-se injetar substâncias para marcar o local de sangramento com tatuagem de tinta da China, a fim de facilitar a localização da fonte de sangramento nos casos de tratamento endoscópico de recidiva do sangramento ou necessidade de cirurgia.[27]

Agentes dessecantes, como o álcool absoluto, e esclerosantes, como a etanolamina, requerem atenção ao serem aplicados no colo. Não há como prever a profundidade da lesão por eles produzida. Podem aumentar o risco de perfuração e, por isso, são evitados nessas situações.[28]

ENEMAS DE FORMALINA

A formalina, ou formaldeído, é utilizada como tratamento da hemorragia por retite actínica, visando provocar trombose nas veias sangrantes. Tem custo baixo e técnica de fácil aplicação. São também descritos enemas de sucralfato para o mesmo fim.[29-30] Luna-Pérez e colaboradores sugerem aplicação de 500 mL de formalina a 4% em alíquotas de 50 mL, diretamente no reto, e descrevem 90% de sucesso no tratamento da hemorragia para um seguimento de 20 meses.[29] Alguns autores preferem a aplicação direta, também em solução a 4%, por meio de algodão embebido e aplicado sobre as lesões de interesse. O paciente deve estar anestesiado, para permitir a aplicação de forma adequada e para evitar dor. Em seguida à aplicação, deve-se lavar a ampola retal com solução fisiológica, a fim de evitar lesões adicionais inadvertidas, incluindo a colite mais proximal, induzida pela formalina. Como complicações, pode haver dor anorretal, febre, diarreia intensa, principalmente relacionada a puxo, úlceras retais, colite e perfuração do reto.[31]

ENEMAS DE BÁRIO

Os relatos do uso de bário concentrado na forma de enemas para o tratamento da HDB por doença diverticular são antigos. Com a melhora das técnicas endoscópicas e radiológicas, essa prática caiu em desuso. O bário poderia atrapalhar nova colonoscopia ou cirurgia nos pacientes que mantivessem o sangramento, a despeito do tratamento instituído.[32,33]

ARTERIOGRAFIA

A contribuição da embolização de vasos mesentéricos para o tratamento da HDB refratária às medidas iniciais de tratamento e à colonoscopia está bem estabelecida. A investigação de HDB por arteriografia não define o foco em grande parte dos pacientes, provavelmente em virtude das características do sangramento requeridas para que possa ser detectado. Estima-se que seja necessário fluxo de perda sanguínea de, pelo menos, 0,5 mL/min para que haja condições de identificação do foco. Outro aspecto que dificulta o diagnóstico pelo método é o fato de o sangramento colorretal ser geralmente autolimitado ou intermitente e cessar espontaneamente na maioria dos casos.[34-36] A capacidade de detecção de sangramento intestinal ativo por arteriografia depende do momento em que se realiza o procedimento. Um paciente que estava sangrando na colonoscopia ou na angiotomografia, sem sítio definido, pode parar de sangrar até conseguir realizar a angiografia, inviabilizando o diagnóstico e a terapêutica radiológica. De preferência, a indicação de angiografia é dada para o paciente com hemorragia que se mantém ativa após o exame endoscópico, apresenta risco elevado para a cirurgia ou não tem acesso à endoscopia.

Quando se define o foco de sangramento, a angiografia permite terapêutica com infusão de vasopressina ou substâncias embolizantes. Estas podem ser partículas de álcool, de polivinil, *microcoils* ou molas. Deve-se, contudo, tomar cuidado com o risco de isquemia e infarto intestinal, já que o colo não tem circulação colateral rica, como o estômago. Por isso mesmo, dá-se preferência à injeção de adrenalina isoladamente. O método também comporta possibilidade considerável de ressangramento. Avanços tecnológicos nos últimos 20 anos possibilitaram a embolização superseletiva de ramos da *vasa recta*. Desenvolveram-se cateteres muito finos e de melhor qualidade. Com isso, a incidência de isquemia e infarto diminuiu, melhorando o controle do sangramento na maioria dos pacientes submetidos ao método terapêutico, com baixos índices de ressangramento.[36] Apesar da sensibilidade relativamente baixa e da alta especificidade, a arteriografia com terapêutica associada pode reduzir a necessidade de tratamento cirúrgico extenso[37] ou pode auxiliar no controle do sangramento até estabilização do paciente e tratamento definitivo.

REFERÊNCIAS BIBLIOGRÁFICAS

1. Imdahl A. Genesis and pathophysiology of lower gastrointestinal bleeding. Langenbecks Arch Surg. 2001;386(1):1-7.
2. Zuckerman GR, Prakash C. Acute lower intestinal bleeding Part I: Clinical presentation and diagnosis. Gastrointest Endosc. 1998;48(6):606-16.
3. Longstreth GF. Epidemiology and outcome of patients hospitalized with acute lower gastrointestinal hemorrhage: a population based study. Am J Gastroenterol. 1997;92:419-24.
4. Kollef MH, O'Brien JD, Zuckerman GR, Shannon W. BLEED: a classification tool to predict outcomes in patients with acute upper and lower gastrointestinal hemorrhage. Crit Care Med. 1997;25:1125-32.
5. Jensen DA, Machicado GA. Colonoscopy and severe hematochezia. In: Waye JD, Rx DK, Williams CB. Colonoscopy: principles and practice. 2nd edition. London: Wiley-Blackwell, 2009. p.631-45.
6. Prakash C, Zuckerman GR. Acute small bowel bleeding: a distinct entity with significantly different economic implications compared with GI bleeding from other locations. Gastrointest Endosc. 2003;58:330-5.
7. Wira C, Sather J. Clinical risk stratification for gastrointestinal hemorrhage: still no consensus. Crit Care. 2008;12(3):154.
8. Das A, Wong RC. Prediction of outcome in acute lower gastrointestinal hemorrhage: role of artificial neural network. Eur J Gastroenterol Hepatol. 2007;19(12):1064-9.
9. Mant A, Bokey EL, Chapuis PH, Killingback M, Hughes W, Koorey SG, et al. Rectal bleeding. Do other symptoms aid in diagnosis? Dis Colon Rectum. 1989;32:191-6.
10. Ashberg K, Höglund P, Kim WH, Holstein CS. Impact of aspirin, NSAIDs, warfarin, corticosteroids and SSRIs on the site and outcome of non-variceal upper and lower gastrointestinal bleeding. Scand J Gastroenterol. 2010;45:1404-15.
11. Rockall TA, Logan RF, Devlin HB, Northfield TC. Risk assessment after upper gastrointestinal haemorrhage. Gut. 1996;38:318.
12. Strate LL, Ayanian JZ, Kotler G, Syngal S. Risk Factors for Mortality in Lower Intestinal Bleeding. Clin Gastroenterol Hepatol. 2008;6:1004-10.
13. Strate L, Saltzman J, Ookubo R, Mutinga ML, Syngal S. Validation of a clinical prediction rule for severe acute lower intestinal bleeding. Am J Gastroenterol. 2005;100:1821-7.
14. Velayos FS, Williamson A, Sousa KH, Lung E, Bostrom A, Weber EJ, et al. Early predictors of severe lower gastrointestinal bleeding and adverse outcomes: a prospective study. Clin Gastroenterol Hepatol. 2004;2(6):485-90.

15. Zuckerman GR; Prakash C. Acute lower intestinal bleeding. Part II: Etiology, therapy, and outcomes. Gastrointestinal Endoscopy. 1999;49(2):228-38.
16. Jensen DM, Machicado GA, Jutabha R, Kovacs TO. Urgent colonoscopy for the diagnosis and treatment of severe diverticular hemorrhage. N Engl J Med. 2000;342:78-82.
17. Rossoni MD, Sartor MC, Rossoni AMO, Bonardi RA, Souza Filho ZA. Comparação entre as soluções orais de manitol a 10% e bifosfato de sódio no preparo mecânico do cólon. Rev Col Bras Cir. 2008;35(5):323-8.
18. Capellanes CA, Cavalcante RTM. Eletrocoagulação e termocoagulação. In: Averbach M, Safatle-Ribeiro A, Ferrari Júnior AP, Montes CG, Ejima FH, Faria CB, et al. Atlas de Endoscopia Digestiva da Sobed. Rio de Janeiro: Revinter, 2011. p.502-10.
19. Manner H. Argon plasma coagulation therapy. Curr Opin Gastroenterol. 2008;24:612-6.
20. Morris ML, Tucker RD, Baron TH, Song LMWK. Electrosurgery in Gastrointestinal Endoscopy: Principles to Practice. Am J Gastroenterol. 2009;104:1563-74.
21. Ginsberg GG, Barkun AN, Bosco JJ. The argon plasma coagulator. Gastrointest Endosc. 2002;55:07-10.
22. Farin G, Grund KE. Principles of electrosurgery, laser and argon plasma coagulation with particular regard to colonoscopy. In: Waye JD, Rx DK, Williams CB. Colonoscopy: principles and practice. 2nd edition. Oxford: Wiley-Blackwell, 2009. p.328-45.
23. Lovat LB, Bown SG. Lasers in gastroenterology. World J Gastroenterol. 2001;7(3):317-23.
24. Armellini STN, Cavalcante RTM, Cavalcante DBL, D'Assunção MA. Métodos Mecânicos. In: Averbach M, Safatle-Ribeiro A, Ferrari Júnior AP, Montes CG, Ejima FH, Faria CB, et al. Atlas de Endoscopia Digestiva da Sobed. Rio de Janeiro: Revinter, 2011. p.511-8.
25. Sartor MC, D'Assunção MA. Pólipos Intestinais. In: Averbach M, Safatle-Ribeiro A, Ferrari Júnior AP, Montes CG, Ejima FH, Faria CB, et al. Atlas de Endoscopia Digestiva da Sobed. Rio de Janeiro: Revinter, 2011. p.343-58.
26. Soehendra N, Werner B. New technique for endoscopic treatment of bleeding gastric ulcer. Endoscopy. 1977;8:85-7.
27. Dib RA, Scarparo JIB, Secchi TF, Reis JS, Medeiros T. Hemostasias. In: Averbach M, Safatle-Ribeiro A, Ferrari Júnior AP, Montes CG, Ejima FH, Faria CB, et al. Atlas de Endoscopia Digestiva da Sobed. Rio de Janeiro: Revinter, 2011. p.493-501.
28. Song LMWK, Baron T. Endoscopic Management of Acute Lower Gastrointestinal Bleeding. Am J Gastroenterol. 2008;103:1881-7.
29. Luna-Pérez P, Rodríguez-Ramírez SE. Formalin instillation for refractory radiation-induced hemorrhagic proctitis. J Surg Oncol. 2002;80(1):41-4.
30. Yarris JP, Warden CR. Gastrointestinal bleeding in the cancer patient. Emerg Med Clin North Am. 2009;27(3):363-79.
31. Rossini G, Pfuetzenreiter V, Averbach M, Corrêa P. Retite actínica. In: Averbach M, Corrêa P. Colonoscopia. São Paulo: Santos, 2010. p.267-72.
32. Iwamoto J, Mizokami Y, Shimokobe K, Matsuoka T, Matsuzaki Y. Therapeutic barium enema for bleeding colonic diverticula: four case series and review of the literature. World J Gastroenterol. 2008;14(41):6413-7.
33. Adams JT. Therapeutic barium enema for massive diverticular bleeding. Arch Surg. 1970;101:457-60.
34. Kim JH, Shin JH, Yoon HK, Chae EY, Myung SJ, Ko GY, et al. Angiographically negative acute arterial upper and lower gastrointestinal bleeding: incidence, predictive factors, and clinical outcomes. Korean J Radiol. 2009;10(4):384-90.
35. Strate LL, Syngal S. Predictors of utilization of early colonoscopy vs. radiography for severe lower intestinal bleeding. Gastrointest Endosc. 2005;61:46-52.
36. Gillespie CJ, Sutherland AD, Mossop PJ, Woods RJ, Keck JO, Heriot AG. Mesenteric Embolization for Lower Gastrointestinal Bleeding. Dis Colon Rectum. 2010;53:1258-64.
37. Koh DC, Luchtefeld MA, Kim DG, Knox MF, Fedeson BC, Van Erp JS, et al. Efficacy of transarterial embolization as definitive treatment in lower gastrointestinal bleeding. Colorectal Dis. 2009;11(1):3-9.

CAPÍTULO 113

ABDOME AGUDO NO PACIENTE GRAVE

José Carlos Evangelista
Daniel José Szor

DESTAQUES

- Abdome agudo é caracterizado por dor abdominal de início súbito e com duração prolongada que exige diagnóstico e tratamento precoce.
- Diversos fatores prejudicam sua identificação no paciente grave: sedação; analgesia; rebaixamento nível de consciência; intubação; antibioticoterapia.
- É fundamental a interação entre médico intensivista e cirurgião.
- Pode ser a causa da presença do paciente na UTI, ou seja, complicação abdominal primária.
- Pode ser a complicação em paciente grave internado na UTI por outras causas.
- O abdome agudo dobra a taxa de mortalidade predita pelo APACHE III.
- O atraso na indicação cirúrgica está relacionado com aumento da mortalidade.
- Uma vez que anamnese/exame físico podem não ser fidedignos, os exames de imagem são fundamentais para o diagnóstico.
- O tratamento pode ser clínico ou cirúrgico, a depender da etiologia.

INTRODUÇÃO

O abdome agudo exige rápido diagnóstico e pronta intervenção. A anamnese e o exame físico são fundamentais para o reconhecimento do quadro, o que o torna desafiador no ambiente de terapia intensiva, uma vez que o diálogo com o paciente pode estar prejudicado ou impossibilitado e o exame físico ser pouco fidedigno.

A exata incidência das complicações intra-abdominais em UTI não é bem definida, uma vez que os estudos realizados incluem também pacientes com diagnóstico cirúrgico primário admitidos na UTI em virtude das comorbidades. Entretanto, Gagic e autores, estudando 6 mil pacientes em UTI, relatam 77 (1,3%) catástrofes abdominais, ou seja, abdome agudo que, se não operado em carater de emergência, evoluirá para óbito.[1]

Apesar do APACHE III predizer mortalidade de 31% à admissão desses pacientes na UTI, a taxa real foi de 63%, indicando que o desenvolvimento de abdome agudo dobra a taxa de mortalidade. Naqueles pacientes submetidos a tratamento cirúrgico, são fatores relacionados à mortalidade: atraso na indicação cirúrgica; APACHE III da admissão; insuficiência renal; e isquemia intestinal.

O atraso na indicação cirúrgica ocorre em pacientes com alteração do nível de consciência, ausência de peritonite, analgesia com opioides, com uso de antibióticos e sob ventilação mecânica (VM).

O cirurgião, geralmente, é consultado em virtude da deterioração clínica do paciente, em princípio atribuída a uma causa abdominal, devendo decidir se o caso é cirúrgico e, se afirmativo, determinar o melhor período para tal abordagem. O tempo e a complexidade do procedimento devem ser determinados de acordo com a gravidade do caso, uma vez que uma baixa reserva fisiológica aliada ao estresse cirúrgico aumenta os riscos cirúrgicos.

A adoção de uma rápida e objetiva sequência para diagnóstico e terapêutica é fundamental. Para tanto, a suspeita clínica, interação intensivista – cirurgião e exames complementares pertinentes – consistem nos elementos necessários. Apesar de o atraso na intervenção cirúrgica ser catastrófico para o paciente grave, é fundamental evitar um procedimento desnecessário ou prematuro.

Existem dois subgrupos de pacientes na UTI apresentando abdome agudo:

1. Pacientes internados em razão do quadro abdominal (p. ex.: pancreatite aguda, apendicite, colecistite etc.);
2. Pacientes internados por outros motivos (p. ex.: infarto agudo do miocárdio (IAM), acidente vascular cerebral (AVC), insuficiência cardíaca congestiva (ICC)) que desenvolvem o quadro abdominal durante sua internação na UTI.

Este capítulo tem por finalidade analisar os casos de abdome agudo que evoluem durante a internação do paciente na UTI.

ETIOLOGIA

As complicações abdominais relacionadas ao paciente grave podem ser:

1. Úlceras gástricas perfuradas (úlcera de *Cushing*);
2. Ileogeneralizado ou síndrome de Ogilvie;
3. Colecistite aguda alitiásica;
4. Isquemia mesentérica;
5. Colite fulminante por *Clostridium difficile*;
6. Síndrome compartimental abdominal.

ÚLCERA DE CUSHING

Incidência entre 1,5% e 8,5%, podendo chegar a 15% em pacientes sem profilaxia.[2] Entre as respectivas complicações, a mais frequente é o sangramento e a perfuração é bastante rara. A úlcera de *Cushing* ocorre por um desequilíbrio entre o muco protetor gástrico e a produção ácida. O muco protetor gástrico tem sua produção diminuída em quadros de hipoperfusão do trato gastrintestinal e é mais consumido em razão do refluxo de sais biliares e toxinas urêmicas, comuns em pacientes críticos.

A profilaxia é realizada com inibidor de bomba de prótons, cujos efeitos colaterais – pneumonia nosocomial e colite pseudomembranosa – estão relacionados ao aumento do pH gástrico, que promove crescimento bacteriano no estômago. O refluxo esofágico, com consequente aspiração endotraqueal, provoca colonização brônquica e posterior pneumonia.

SÍNDROME DE OGILVIE

Caracterizada pela dilatação cecal e do colo direito, podendo se estender até o reto, na ausência de uma lesão anatomicamente obstrutiva. Em 95% dos casos, está relacionada com alguma doença de base: trauma, infecção, afecção cardiológica (IAM, ICC), pós-operatório de cirurgia abdominal/ginecológica/cardíaca.[3]

Ocorre principalmente em homens acima dos 60 anos; evoluem com distensão abdominal importante que, por vezes, pode causar restrição ventilatória. A radiografia do abdome revela colo distendido, geralmente do ceco até o ângulo esplênico.

COLECISTITE AGUDA ALITIÁSICA

Representa 10% de todas as colecistites agudas, evoluindo com alta morbimortalidade. Na maior parte dos casos, relaciona-se com paciente grave em ambiente de UTI, com incidência estimada de 0,5% a 1%. Vale lembrar que, em pacientes submetidos a transplante de medula óssea, esse valor pode chegar a 4%. Predomina em pacientes do sexo masculino.

A suspeita de colecistite aguda alitiásica aparece em pacientes críticos ou traumatizados com quadro febril, leucocitose e desconforto abdominal vago, podendo apresentar icterícia sem fator causal claro; também deverá ser considerada nos casos de icterícia pós-operatória.

A ultrassonografia (USG) abdominal é o melhor exame para realização do diagnóstico, revelando uma vesícula distendida (> 5 cm), sem cálculos, com paredes espessadas (> 3 mm) e presença de líquido perivesicular.

ISQUEMIA MESENTÉRICA

Apresenta alta mortalidade, variando de 60% a 80%. Existem três etiologias:

1. Mecânica (p. ex.: hérnia estrangulada);
2. Vascular oclusiva (p. ex.: embolia arterial);
3. Vascular não oclusiva.

A isquemia vascular não oclusiva, particularmente frequente nos pacientes graves, resulta de estados de baixo fluxo, em que a hipoperfusão esplâncnica abdominal, em virtude de choque e do uso de drogas vasoativas, pode levar ao infarto intestinal.

Pacientes em choque, submetidos a altas doses de drogas vasoativas, recebendo digoxina para ICC e em diálise, são os mais acometidos. Estudos evidenciam que a dieta enteral, nesses casos, pode precipitar a isquemia, uma vez que causa desbalanço entre a demanda e o suprimento de oxigênio.

Não existem marcadores laboratoriais para isquemia intestinal, sendo esta diagnóstico de exclusão. Leucocitose, aumento de enzimas hepatocelulares, acidose metabólica, hiperamilasemia, aumento de DHL e do lactato sugerem o quadro.

A tomografia abdominal poderá revelar espessamento e hipoperfusão da parede intestinal. Pneumatose intestinal, pneumoporta e pneumoperitônio são indicativos de gravidade.

A laparoscopia diagnóstica poderá ajudar na confirmação do quadro.

COLITE FULMINANTE POR *CLOSTRIDIUM DIFFICILE*

O *Clostridium difficile* é um bacilo anaeróbio gram-positivo que, apesar de fazer parte da flora intestinal normal em crianças e em 3% a 5% dos adultos, pode ser responsável pela colite pseudomembranosa, sendo importante causa de mortalidade na UTI.[4] O uso prévio de antibióticos ocorre em aproximadamente 95% dos pacientes, fator inicialmente descoberto com a clindamicina em 1979.

Assim como a clindamicina, a ampicilina, as quinolonas e as cefalosporinas (principalmente o ceftriaxona) estão fortemente relacionadas com a infecção pelo *Clostridium*. Entre os pacientes internados recebendo antibióticos, 30% serão colonizados por esse agente, dos quais 55% desenvolverão colite pseudomembranosa.

A transmissão se dá pela via fecal-oral por meio de esporos. Os pacientes colonizados, apesar de assintomáticos, funcionam como fontes para novas contaminações. São descritos três fatores de risco para contaminação: uso prévio de antibióticos; uso de inibidor de bomba de prótons; e idade acima de 65 anos.

É de interesse dos autores deste capítulo descrever a forma fulminante da colite. Infelizmente, não há na literatura parâmetros diagnósticos específicos para tal. Para fins práticos, será considerada colite fulminante aquela que cursa com leucocitose acima de 20 mil leucocitos no leucograma sem outro fator que a justifique e piora da função renal. Megacolo tóxico e perfuração são as potenciais complicações.

Na suspeita, realiza-se a pesquisa da toxina ou do próprio *Clostridium* nas fezes ou a retossigmoidoscopia ou colonoscopia à beira do leito nos casos em que o exame de fezes resultou negativo.

O exame endoscópico exige grande cuidado a fim de se evitar a perfuração e revela úlceras e pseudomembranas, achados quase patognomônicos da colite pseudomembranosa (há raros relatos de infecções por *Klebsiella* que causam pseudomembranas).

SÍNDROME COMPARTIMENTAL ABDOMINAL

Refere-se à disfunção de um novo órgão desencadeada pela hipertensão intra-abdominal. Para fins de pesquisa clínica, essa pressão é de 20 mmHg; porém, para fins clínicos, o importante é detectar se determinada pressão abdominal causa disfunção orgânica. Pressões entre 10 e 25 mmHg podem ou não causar a síndrome, a depender da pressão arterial sistêmica e da complacência da parede abdominal.

Sua incidência na UTI é difícil de se determinar. Estudos apontam incidência de 50,5% de hipertensão abdominal e 8,2% de síndrome compartimental abdominal.[5]

É dividida em primária e secundária:

1. **Primária:** injúria ou patologia abdominopélvica (p. ex.: trauma abdominal, hemoperitônio, pancreatite);
2. **Secundária:** maior prevalência na UTI, ocorre por condições extra-abdominais. Grande reposição volêmica (sepse e grande queimado).

Os sinais apresentados podem se iniciar com distensão abdominal, oligúria e aumento dos parâmetros ventilatórios. Esses fatores obrigam a medida da pressão intra-abdominal. Não há uma frequência predeterminada para realização da medida, mas preconiza-se que seja feita a cada 4 horas.

FISIOPATOLOGIA

A infecção intra-abdominal pode resultar nos diversos graus de sepse, sendo comum a ocorrência de sepse grave e choque séptico. A alta concentração de bactérias dentro das vísceras abdominais, aliada à grande superfície peritoneal, permite a ocorrência da translocação bacteriana e de endotoxinas para a corrente sanguínea. Com isso, mediadores inflamatórios são liberados causando uma resposta inflamatória sistêmica.

A progressão do quadro ocorre com toda a cascata da sepse, composta de coagulação intravascular, falência circulatória, oxigenação inadequada dos tecidos e finalmente falência múltipla de órgãos.

É frequente a presença de comorbidades, imunossupressão e infecções secundárias nos pacientes internados na UTI. Esses três fatores complicam ainda mais o quadro séptico causado pelo abdome agudo, elevando a mortalidade.

DIAGNÓSTICO
ASPECTOS CLÍNICOS

O principal sintoma a ser pesquisado é a dor abdominal, e a obtenção de dados objetivos para o diagnóstico é prejudicada por alguns fatores como sedação, intubação, rebaixamento do nível de consciência, analgesia e antibioticoterapia.

A história clínica deve ser detalhada quando possível. A dor abdominal deve ser investigada no que diz respeito a local, tipo, duração, fatores de melhora ou piora, sintomas associados, irradiação e intensidade.

Comorbidades, uso de medicação, hábitos e vícios, cirurgias prévias e histórico familiar podem trazer informações necessárias para o diagnóstico.

EXAME FÍSICO

A palpação abdominal é a etapa que mais poderá trazer informações, porém poderá estar mascarada e não ser fidedigna. Portanto, deve-se atentar a sinais indiretos de dor à palpação como fácies dolorosa, taquicardia e aumento de pressão arterial durante o exame.

O toque retal e o exame ginecológico complementam o exame físico abdominal na pesquisa de sinais clínicos associados.

EXAMES LABORATORIAIS

O paciente grave apresenta, frequentemente, exames laboratoriais alterados, o que os torna bastante inespecíficos. Alguns aspectos que devem ser lembrados:

- Leucocitose poderá indicar infecção intra-abdominal, porém a sua ausência não afasta essa possibilidade. Especial atenção aos pacientes neutropênicos (afecções onco-hematológicas) nos quais a dor abdominal pode indicar colite neutropênica.
- Idosos e imunossuprimidos podem apresentar-se sem leucocitose, ao passo que gestantes sadias podem apresentar leucocitose.
- Leucocitúria e hematúria podem estar presentes em processos inflamatórios que ocorrem em órgãos adjacentes ao ureter. Por exemplo, na apendicite aguda 20 a 48% dos pacientes apresentam sangue, leucócitos ou bactérias na urina. Muitos pacientes idosos também apresentam leucocitúria crônica.
- Uma das causas de dor abdominal é a cetoacidose diabética, que entra no diagnóstico diferencial, e na qual é adotada conduta clínica.
- A elevação da amilase não é sensível nem específica para pancreatite aguda, podendo indicar patologias abdominais mais graves como isquemia mesentérica ou perfuração intestinal.
- BHCG é importante para mulheres em idade fértil a fim de excluir complicações com a gestação.

EXAMES DE IMAGEM
Radiografia do abdome

Este exame, na UTI, perdeu espaço para outros mais sensíveis e específicos.

Ultrassonografia abdominal

Sua vantagem é a possibilidade de realização à beira do leito. Pode ser útil na detecção de gravidez ectópica, hemoperitônio, hidronefrose, pancreatite e trombose mesentérica.[6] Não é útil para detecção de pneumoperitônio ou sangramento retroperitoneal. A interposição gasosa diminui ainda mais a sensibilidade do exame e é exame operador-dependente.

Exame de escolha na suspeita de colecistite alitiásica, situação na qual tem maior sensibilidade que a tomografia; e, na gestante, uma vez que não há exposição à radiação.

Tomografia computadorizada

A TC é o exame de escolha na avaliação da dor abdominal sem fator etiológico definido. Nas unidades de emergência, a capacidade de realizar o diagnóstico é de 90 contra 76% dos casos avaliados somente com história e exame físico.

No ambiente de UTI, em que a clínica não é fidedigna, a TC torna-se fundamental na avaliação dos casos. Sua desvantagem é a necessidade de transporte do paciente grave, muitas vezes em suporte ventilatório e hemodinâmico, até a radiologia ou a utilização de contraste endovenoso em pacientes com insuficiência renal.

Cintilografia

A cintilografia com emprego de radioisótopos, frequentemente, pode ser útil em caso de suspeita de colecistite aguda (DISIDA) ou de sangramentos gastrintestinais de pequena intensidade (< 5 mL).

Laparoscopia

A videolaparoscopia, muitas vezes, é procedimento diagnóstico e terapêutico em casos de abdome agudo, como nas peritonites, apendicite aguda, colecistite aguda e dúvidas diagnósticas.

TRATAMENTO

Didaticamente, divide-se o tratamento do abdome agudo em medidas gerais e específicas (Figura 113.1).

MEDIDAS GERAIS
Reposição volêmica

No geral, deve ser feita seguindo diversos parâmetros, incluindo medida de pressão venosa central (PVC), pressão

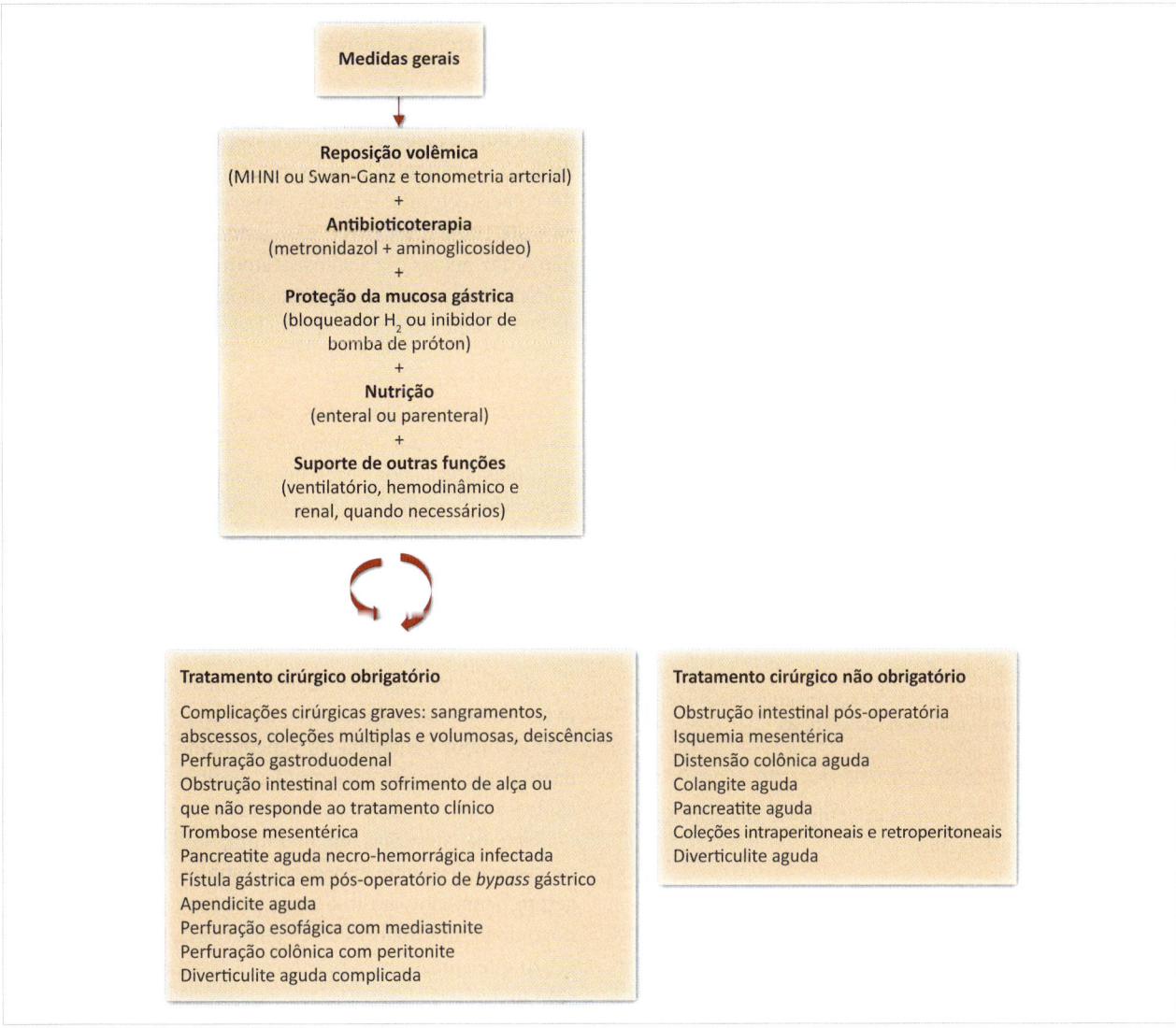

FIGURA 113.1. Fluxograma no tratamento do abdome agudo.
MHNI: monitorização hemodinâmica não invasiva.

de oclusão da artéria pulmonar, diurese e níveis de lactato. É de grande importância nos quadros de abdome agudo, principalmente vascular, hemorrágico e obstrutivo.

Antibioticoterapia

Deve ser voltada para o tratamento de bactérias gram-negativas e anaeróbias. Usualmente, é utilizada a associação metronidazol e amicacina. Em pacientes com insuficiência renal associada, substitui-se a última por ceftriaxona. Em alguns casos, é necessária inclusão de penicilina ou vancomicina no esquema antimicrobiano para ação contra os estreptococos do grupo D.

Em muitos pacientes com coleções intraperitoneais, deve ser colhido material para realização de cultura e antibiograma para melhor dirigir o tratamento antibiótico.

Proteção da mucosa gástrica

Os bloqueadores H_2 ou inibidor de bomba de prótons, atuam por bloqueio da histamina ou inibindo a bomba de prótons das células gástricas. Podem ser utilizados por via endovenosa ou por sonda nasogástrica (SNG). O seu efeito protetor não é superior ao do sucralfato e a sua utilização em pacientes sob assistência ventilatória com intubação ou traqueostomia aumenta o pH gástrico, podendo facilitar a proliferação bacteriana gástrica e o aumento da incidência de pneumonia aspirativa nesses pacientes.

Nutrição

De importância crítica no tratamento de pacientes com abdome agudo em UTI ou de pacientes em pós-operatório.

Deve-se sempre priorizar a via enteral, pois preserva a integridade funcional do delgado pelo fornecimento de nutrientes para as vilosidades por meio da luz intestinal. Contudo, muitas vezes, o paciente encontra-se em íleo, o que impõe o uso da via parenteral de modo exclusivo. Do ponto de vista fisiopatológico, a nutrição enteral é superior à parenteral (NPT), contudo, depende das funções peristáltica e absortiva do tubo digestivo, as quais, geralmente, estão alteradas nos quadros de abdome agudo. Deve-se atentar ainda às complicações do acesso venoso central para a administração de NPT.

Alguns casos ainda podem se beneficiar da nutrição parenteral periférica.

Medidas específicas

Estão diretamente relacionadas ao quadro etiológico. Didaticamente, podem ser divididas em etiologias de tratamento cirúrgico obrigatório (quadro 113.1) ou não.

TRATAMENTO CIRÚRGICO OBRIGATÓRIO

QUADRO 113.1. Indicações cirúrgicas obrigatórias.

- Perfuração gastroduodenal
- Obstrução intestinal com sofrimento de alça ou que não responde ao tratamento clínico
- Trombose mesentérica
- Pancreatite aguda necro-hemorrágica infectada
- Fístula gástrica em pós-operatório de *bypass* gástrico
- Apendicite aguda
- Perfuração esofágica com mediastinite
- Perfuração colônica com peritonite
- Diverticulite aguda complicada
- Complicações cirúrgicas graves: sangramentos; abscessos; coleções múltiplas e volumosas; deiscências

Tratamento cirúrgico não obrigatório

O tratamento cirúrgico nem sempre é obrigatório nas condições a seguir descritas.

Síndrome de Ogilvie

O tratamento visa o alívio sintomático e impedir que ocorram necrose e perfuração. Inicialmente, pode ser adotada conduta clínica, com jejum, hidratação, instalação de SNG e sonda retal, correção de distúrbios hidreletrolíticos, suspensão de medicações como opioides ou sedativos ao mesmo tempo em que se tenta reverter a doença de base. Tais medidas podem ser mantidas por 24 até 48 horas, esperando-se a resolução do caso.

O neostigmine é uma medicação que pode ser utilizada na dose de 2 mg, sempre com o paciente monitorizado e na certeza de que não há fator colônico obstrutivo.[7]

Caso haja dor abdominal intensa, distensão colônica > 12 cm ou falha no tratamento clínico, deverá ser realizada a descompressão mediante colonoscopia, com ou sem colocação de uma sonda descompressiva.

A cirurgia raramente é necessária, reservando-se aos casos com suspeita de perfuração colônica ou falha na descompressão por colonoscopia.

Colecistite aguda alitiásica

O tratamento é iniciado com antibioticoterapia empírica de largo espectro, podendo ser direcionada após resultados das culturas. A opção entre colecistostomia (inserção transparietal de um tubo dentro da vesícula biliar para sua drenagem e descompressão)[8] ou colecistectomia será definida de acordo com a gravidade do paciente. Uma vez que a colecistostomia é menos invasiva, ela é escolha nos casos mais graves.

A melhora após o procedimento é esperada nas primeiras 24 horas; caso não ocorra, a suspeita de necrose ou perfuração da vesícula deverá ser considerada, com indicação de colecistectomia. Estudos mostram melhora clínica de 56% até 100% dos casos e, caso a doença de base se resolva, não se faz necessária a colecistectomia.

Sem tratamento, a colecistite alitiásica atinge mortalidade de 70%. O tratamento adequado reduz essa taxa para 30%.

Isquemia mesentérica

A terapêutica dos casos complicados com necrose intestinal se faz por laparotomia exploradora. Geralmente, múltiplas áreas, por vezes intercaladas de isquemia e necrose, são identificadas. As áreas necrosadas são ressecadas; as áreas isquêmicas geram dúvidas na viabilidade da alça, fazendo-se necessária a revisão da cavidade em 24 a 48 horas para reavaliação.

Colite fulminante por *Clostridium difficile*

As diretrizes de 2010 sugerem início da terapia da colite fulminante com vancomicina via oral 125 mg 4 vezes ao dia.[9] A maior vantagem da vancomicina sobre o metronidazol é que esta não é absorvida, resultando em maior concentração intracolônica e efeito melhor no local da infecção.

Não há, descritas na literatura, indicações cirúrgicas precisas para a colite fulminante. Estudos retrospectivos sugerem benefício para indicação precoce em pacientes imunocompetentes maiores de 65 anos com leucócitos > 20 mil cels/μ que cursam com peritonite, íleo adinâmico ou megacolo tóxico.

As duas opções cirúrgicas são a colectomia subtotal e a ileostomia em alça com lavagem intestinal intraoperatória.

Síndrome compartimental abdominal

As medidas clínicas iniciais devem favorecer a redução da pressão abdominal, a saber: passagem de SNG e sonda retal; paracentese de alívio se necessária; analgesia adequada; sedação; e curarização.

O tratamento cirúrgico é definitivo, mas não há consenso sobre qual o melhor momento para sua indicação. Pressões intra-abdominais acima de 20 mmHg obrigam a equipe a discutir individualmente riscos e benefícios do procedimento. Realizam-se a abertura da cavidade e a manutenção do abdome aberto com técnicas temporárias de fechamento para se evitar a evisceração. Vale lembrar que, no grande queimado, as escarotomias abdominais são possíveis.

Colangite aguda

Pode-se optar inicialmente por tratamento endoscópico, via colangiopancreatografia endoscópica retrógrada. Na certeza de causa alitiásica, realiza-se além da drenagem, papilotomia. Em outras causas, além da drenagem, pode-se colocar endopróteses revestidas, p. ex.:, em neoplasias. Em caso do insucesso do tratamento endoscópico, opta-se pela abordagem cirúrgica imediata de urgência.

Pancreatite aguda

O tratamento da pancreatite aguda é eminentemente clínico. Constitui-se de jejum oral, inibidores de bomba de próton, somatostatina, drenagem por SNG, quando necessária, e controle tomográfico. A abordagem cirúrgica só está indicada em pancreatites graves nas quais esteja comprovada infecção local (presença de gás na coleção) ou por punção da coleção com cultura positiva. Não está indicado o tratamento cirúrgico em fases iniciais, mesmo em coleções de grandes dimensões associadas a quadros graves, visto que, nesses doentes, as coleções são mal delimitadas e a abordagem cirúrgica só traz morbidade.

Abscessos intraperitoneais e de retroperitônio

De acordo com tamanho, localização, quantidade, quadro clínico e exames laboratoriais, pode-se optar por tratamento por meio de punções guiadas por TC ou USG. Em alguns casos, apenas o tratamento cirúrgico, por meio de videolaparoscopia ou laparotomia ampla, é suficiente.

Sepse progressiva e SDMO

Em alguns casos de choque séptico em que o foco inicial tenha sido o abdome e o tratamento cirúrgico com ressecção do insulto inicial já tenha sido realizado, alguns pacientes ainda evoluem com quadro de sepse progressiva. Esse fato deve-se à ativação de mediadores pró-inflamatórios (fator de necrose tumoral-alta (TNF-α), IL1 etc.) que agem de maneira desenfreada após o insulto inicial.

Nos últimos anos, têm sido estudadas drogas anti-TNF e anti-IL1 com o intuito de diminuir a resposta inflamatória e tornar menos lesivo o insulto toxêmico inicial, sem haver resultados positivos.

Laparoscopia

Desde 1989, com a realização da primeira colecistectomia laparoscópica, as indicações da utilização da videolaparoscopia têm se tornado cada vez mais frequentes. Particularmente nos pacientes graves, a laparoscopia tem a sua indicação restrita à dúvida diagnóstica, colecistite aguda, casos de obstrução intestinal sem grande distensão abdominal e no tratamento da apendicite aguda.

Em casos de trauma abdominal leve, pode-se utilizar a videolaparoscopia à procura do foco de sangramento (p. ex.: pequenas lesões em fígado e baço), procedendo-se à hemostasia.

No entanto, em situações de trauma abdominal com instabilidade hemodinâmica, a videolaparoscopia está proscrita, sendo indicada a laparotomia clássica.

Punções dirigidas por ultrassonografia e tomografia

Cada vez mais frequentes, as punções assim guiadas têm sido realizadas para uma série de situações clínicas. Entre elas: coleções sub-hepáticas; periesplênicas; paracólicas; pélvicas; perigástricas; e retro-hepáticas.

Deve-se ainda lembrar que, muitas vezes, essas punções, quando possíveis, evitam o tratamento cirúrgico ou postergam-no para uma fase em que as condições clínicas do paciente estejam melhores.

CONSIDERAÇÕES FINAIS

O abdome agudo no paciente crítico exige baixo limiar para suspeita clínica, interação entre intensivista e cirurgião, investigação radiológica e pronta intervenção cirúrgica caso necessária.

O principal fator relacionado com sua alta mortalidade é o tempo necessário para realização do diagnóstico e da terapêutica; todos os esforços devem ser tomados para se abreviar este período.

REFERÊNCIAS BIBLIOGRÁFICAS

1. Gajic O, Urrutia LE, Sewani H, Schroeder DR, Cullinane DC, Peters SG. Acute abdomen in the medical intensive care unit. Crit Care Med. 2002;30(6):1187-90.
2. Cook DJ, Fuller HD, Guyatt GH, Marshall JC, Leasa D, Hall R, et al. Risk factors for gastrointestinal bleeding in critically ill patients. Canadian Critical Care Trials Group. N Engl J Med. 1994;330(6):377-81.
3. Saunders MD, Kimmey MB. Colonic pseudo-obstruction: the dilated colon in the ICU. Semin Gastrointest Dis. 2003;14(1):20-7.
4. Cohen SH, Gerding DN, Johnson S, Kelly CP, Loo VG, McDonald LC, et al. Clinical practice guidelines for Clostridium difficile infection in adults: 2010 update by the society for healthcare epidemiology of America (SHEA) and the infectious diseases society of America (IDSA). Infect Control Hosp Epidemiol. 2010;31(5):431-55.
5. Sieh KM, Chu KM, Wong J. Intra-abdominal hypertension and abdominal compartment syndrome. Langenbeck's Arch Surg. 2001; 386(1):53-61.
6. Galvan DA, Matsushima K, Frankel HL. Ultrasound in the surgical intensive care unit. Isr Med Assoc J. 2011;13(9):566-70.
7. Loftus CG, Harewood GC, Baron TH. Assessment of predictors of response to neostigmine for acute colonic pseudo-obstruction. Am J Gastroenterol. 2002;97(12):3118-22.
8. Joseph T, Unver K, Hwang GL, Rosenberg J, Sze DY, Hashimi S, et al. Percutaneous cholecystostomy for acute cholecystitis: ten-year experience. J Vasc Interv Radiol. 2012;23(1):83-8 e1.
9. Teasley DG, Gerding DN, Olson MM, Peterson LR, Gebhard RL, Schwartz MJ, et al. Prospective randomised trial of metronidazole versus vancomycin for Clostridium-difficile-associated diarrhoea and colitis. Lancet. 1983;2(8358):1043-6.

CAPÍTULO 114

INFECÇÕES INTRA-ABDOMINAIS

Celso de Oliveira Bernini
Claudio Roberto Deutsch

DESTAQUES

- A peritonite difusa secundária causada por perfuração de vísceras ocas é a principal causa de infecção abdominal.
- Diagnóstico e tratamento cirúrgico rápidos são essenciais na redução do alto índice de mortalidade – segunda principal causa de sepse grave na UTI.
- Protocolo de atendimento à sepse deve ser rapidamente acionado em conjunto com técnicas de tratamento cirúrgico adequadas a cada condição clínica e ao foco abdominal.

INTRODUÇÃO

A microbiota intestinal humana tem uma população de bactérias cerca de 10 vezes maior do que o número de células no corpo humano e com genoma bacteriano coletivo muito maior que o genoma humano. Apesar disso, a interação benéfica entre a microbiota e o hospedeiro tem como resultado uma variedade de processos metabólicos de benefício mútuo a ambos.[1] Esta convivência pacífica é interrompida quando ocorrem processos envolvendo inflamação e perfuração do trato gastrintestinal, como úlcera péptica perfurada, apendicite e diverticulite. A peritonite difusa pode ser decorrente de perfuração espontânea ou por outras causas como complicações pós-operatórias (PO), pós-traumáticas e pós-procedimento não operatório. Pelo fato de a infecção abdominal ser a segunda principal causa de sepse grave em unidade de terapia intensiva (UTI) com elevada taxa de morbiletalidade, é necessário, como princípio geral, que a origem da infecção seja controlada o mais rápido possível. Em vista disso, todo profissional da área da saúde deve dar atenção às queixas relativas ao segmento abdominal não só do paciente que procura o departamento de emergência, como também do paciente internado nas unidades do hospital. A multiplicidade de focos de origem de infecção e as diversas formas de abordagem e tratamento das infecções abdominais têm exigido a elaboração de protocolos de diretrizes por sociedades médicas, principalmente com recomendações baseadas em evidências.

CONCEITO E PROGNÓSTICO

Pode-se dizer que, do ponto de vista cirúrgico, a infecção abdominal (IA) deriva de uma variedade de doenças agrupadas no abdome agudo inflamatório e perfurativo que podem culminar em peritonite purulenta.[2] As IA são classificadas entre não complicadas e complicadas com base na extensão da infecção.

As IA não complicadas são decorrentes de processos inflamatórios, mas sem perda da integridade da parede gastrintestinal. Na dependência da virulência do agente bacteriano, da imunidade do paciente ou quando o tratamento é retardado ou inadequado, o risco de progressão para IA complicada torna-se significativo.[3] Essas condições, aliás, são frequentes no paciente grave em UTI.

A IA complicada decorre de quebra da barreira mural do tubo digestivo que predispõe ao extravasamento do conteúdo intraluminal à cavidade peritonial. A peritonite que se instala pode ser localizada ou difusa. A primeira pode ser logo bloqueada por tecidos ao redor da perfuração com ou sem formação de abscesso. A difusa, como a própria denominação descreve, se instala nos vários espaços intraperitoniais e com consequências mais graves ao paciente.

A peritonite primária também conhecida como peritonite bacteriana espontânea (PBE) é o resultado da translocação bacteriana através da parede intestinal intacta. Sua principal característica é a de ser monomicrobiana e acometer indivíduos com alguma doença predisponente como síndrome nefrótica, imunodeficiências, cirrose hepática e pacientes em programa de diálise peritonial. Seu diagnóstico requer laparocentese com análise do líquido aspirado para contagem de leucócitos (positivo se > 500 mm³), bacterioscopia e cultura.

A peritonite secundária é causada pela contaminação polimicrobiana oriunda da perfuração, laceração ou necrose do aparelho gastrintestinal. O diagnóstico definitivo é baseado na história e exames clínicos, geralmente confirmado por exame de imagem.

A peritonite terciária representa a infecção persistente ou recorrente após o tratamento de peritonite geralmente secundária. Os pacientes imunocomprometidos ou seriamente doentes são mais suscetíveis devido à defesa deficiente. Como consequência, os germes mais associados à peritonite terciária são os menos virulentos como *Enterococcus*, *Candida*, *Enterobacter* e *Staphylococcus epidermides*.[4]

Apesar de todo avanço diagnóstico e terapêutico amplamente difundidos, a taxa de mortalidade do paciente com peritonite secundária associada a sepse grave ou choque séptico permanece em torno de 30%.[5] Associe-se a isso o fato de que o paciente que adquire a infecção abdominal em regime intra-hospitalar é, frequentemente, caracterizado por mortalidade elevada devido tanto ao *status* basal da saúde (comorbidades) como à grande probabilidade de a infecção ser causada por organismos multirresistentes às drogas disponíveis.[6] Em pacientes com sepse grave ou choque séptico no período PO imediato, a taxa de mortalidade é mais elevada, atingindo até 42,3%.[7] Portanto, fatores como idade avançada, desnutrição, doenças preexistentes, imunossupressão, peritonite difusa, choque séptico, dificuldade de controle da fonte de contaminação, falências orgânicas e hospitalização prolongada influenciam negativamente no prognóstico do paciente com IA complicada. Em virtude desses vários fatores, a avaliação do prognóstico da IA deve utilizar sistema de pontuação (escore) que aborde independentemente o estado fisiológico do paciente e outro que avalie a peritonite especificamente. O índice do APACHE II, p. ex.:, avalia o grau de comprometimento fisiológico provocado pela doença e tem a desvantagem de não avaliar a indicação de intervenção e o prognóstico evolutivo da peritonite. Contudo, o *mannheim peritonitis index* (MPI) (Tabela 114.1) usa fatores como grau da peritonite, idade, sexo, tempo de evolução da perfuração até a intervenção, origem da sepse e aspecto do líquido peritoneal (seroso, purulento ou fecaloide).[8] Esse índice fornece um método fácil e confiável de avaliação do risco e classificação para pacientes com processo inflamatório peritoneal. Estudo realizado em sete centros da Europa[9] demonstrou que pacientes com índice 26 tiveram valor preditivo de mortalidade com 86% de sensibilidade, 74% de especificidade e acurácia de 83%.

TABELA 114.1. *Mannheim peritonitis index* (MPI).	
Fator de risco	**Escore**
Idade > 50 anos	5
Sexo feminino	5
Falência orgânica*	7
Doença maligna	4
Duração pré-operatória da peritonite > 24 horas	4
Origem não cólica da sepse	4
Peritonite difusa generalizada	6
Aspecto do exsudato	
Seroso	0
Turvo, purulento	6
Estercoráceo	12

* Insuficiência renal = creatinina > 2 mg/dL ou oligúria < 20 mL/hora
Insuficência respiratória = pO_2 < 50 mmHg ou pCO_2 > 50 mmHg

A lesão renal aguda no paciente com IA, é importante frisar, tem se mostrado como poderoso fator preditor de mortalidade hospitalar. A insuficiência renal aguda com sepse grave e choque séptico pode ocorrer em 60% a 88% dos pacientes,[10] multiplicando a chance de morte por 10.

Outro estudo[11] investigou a validade do índice de comorbidade Charlson e do *multiple organ dysfunction* (MOD). Foi feita a análise retrospectiva desses índices em 452 pacientes com IA, tratados em período de 8 anos (1999 a 2007) e avaliados à admissão e no 7º dia de PO. Quando os pacientes com apendicite foram excluídos, não houve diferença na mortalidade ou morbidade entre os acometidos com IA adquirida na comunidade e aqueles com IA nosocomial. Também, uma análise estatística demonstrou que a infecção na corrente sanguínea relacionada com cateter, eventos cardíacos e idade ≥ 65 anos foram fatores de risco independentes para mortalidade.

FISIOPATOLOGIA

A presença de microrganismos na cavidade peritoneal desencadeia uma cascata de eventos inflamatórios não só locais como sistêmicos. A peritonite por germes gram-negativos e gram-positivos, como também os anaeróbios presentes na flora gastrintestinal dão início à sepse abdominal induzida pelos componentes da membrana externa dos microrganismos e suas endotoxinas. Desencadeia-se a liberação de citoquinas pró-inflamatórias (TNF-α, IL-1, IL-6), que estimulam a produção de mediadores como prostaglandinas, leucotrienos, fator ativador plaquetário e fosfolipase A2. Todos eles promovem lesão do endotélio vascular, aumentando a permeabilidade capilar.[12] Junte-se a esse mecanismo a aderência exacerbada de neutrófilos às células endoteliais que ativam a liberação de óxido nítrico, um potente vasodilatador que leva ao choque séptico. Concomitantemente, ocorre desequilíbrio dos moduladores da coagulação e inflamação, com ativação da proteína C e antitrombina. Daqui para diante, a falência de múltiplos órgãos agrava a doença que desencadeou todo o processo. Portanto, é notória a importância do diagnóstico precoce de doenças que induzam a IA, principalmente nos pacientes com estados mórbidos preexistentes, como aqueles graves da UTI. O paciente estável está a um passo de sepse grave se não tiver manejo rápido e eficiente da origem da IA. Se a fonte de contaminação não for contida, a sepse leva a prejuízo funcional de um ou mais órgãos ou sistemas vitais.[13] Em decorrência disso, é bem conhecido que a taxa de mortalidade aumenta acentuadamente na eventualidade da sepse grave e choque séptico.

Comitês de estudo têm emitido diretrizes para a abordagem de sepse grave e choque séptico,[14] mas sem foco específico para as infecções abdominais. Esse fato decorre da multiplicidade de fontes da IA, da variedade de microrganismos, da resposta local do peritônio e da resposta sistêmica do paciente. Outra variável da resposta à agressão estará na dependência de ocorrer bloqueio ou não da perfuração. Situação semelhante pode ocorrer nos processos retroperitoneais, principalmente na pancreatite aguda grave em que a infecção se instala em tecido necrótico 10 a 15 dias depois da fase inicial de "enzimopatia" da doença.[15] A origem da infecção na pancreatite se faz, de modo geral, sem perfuração do tubo digestivo, mas mediante disseminação hematogênica, linfática e ou translocação bacteriana.[16]

DIAGNÓSTICO

O diagnóstico de qualquer manifestação de doença abdominal na fase aguda deve seguir o princípio de avaliação do tipo e localização da dor e alterações sistêmicas.

O paciente que apresenta a dor abdominal aguda ou insidiosa e que perdura por mais de 6 a 8 horas deve ser avaliado clínica e laboratorialmente e, se necessário, por métodos de imagem. Essa avaliação minuciosa deve ser tarefa do médico que atende no departamento de emergência dirigindo sempre o raciocínio clínico para o quadro de abdome agudo de potencial tratamento cirúrgico. Apesar de o tema central deste capítulo abordar IA no paciente grave, é preciso lembrar que, em pacientes jovens e hígidos, se a dor abdominal não apresentar características evidentes de processo inflamatório agudo inicial, pode-se usar o recurso de liberar o paciente para casa, mas com o compromisso de reavaliá-lo em 4 a 6 horas.[17] No paciente idoso ou com comorbidades, é prudente que ele seja internado para que a observação se efetue. Todo esse cuidado na atenção ao paciente com dor abdominal, inclusive em período PO, se deve ao risco de se deixar evoluir alguma anormalidade do trato gastrintestinal com consequências desastrosas se não tratadas na fase inicial. O termo "complicado" aplica-se principalmente ao fato de ocorrer extravasamento não controlado do conteúdo gastrintestinal à cavidade peritoneal e, na sequência, o surgimento de infecção abdominal. O extravasamento de conteúdo gastrintestinal na cavidade abdominal se traduz ao exame físico por dor abdominal intensa, presença do sinal de *Joubert* (ausência de maciez hepática à percussão do hipocôndrio direito), sinais de peritonismo (descompressão brusca dolorosa), rigidez abdominal, ruídos hidroaéreos ausentes/diminuídos e distensão abdominal (íleo adinâmico). Na dependência da idade do paciente (idosos), sedação, ventilação mecânica (VM), uso de drogas imunossupressoras e desnutrição, os achados clínicos descritos podem estar ausentes ou pouco aparentes, configurando-se em armadilha ao médico incauto. Essa apresentação clínica é frequente nos pacientes em sala de emergência e UTI, o que se constitui na síndrome da resposta inflamatória sistêmica (SIRS): temperatura corpórea central > 38ºC ou < 36ºC, frequência cardíaca > 90 bpm, frequência respiratória > 20 rpm (respiração espontânea), ou $PaCO_2$ < 32 mmHg sob ventilação mecânica e leucometria > 12 mil e < 4 mil, com 10% de formas jovens (desvio à esquerda). Marcadores de hipoperfusão tecidual como a oligúria, alteração do estado de consciência e o ácido lático sérico (> 20 mg/dL) indicam a gravidade do quadro abdominal.

Estudo realizado na Mayo Clinic (2002)[18] analisou fatores que dificultaram o diagnóstico de abdome agudo em pacientes internados em UTI e que tiveram o procedimento cirúrgico retardado. O estado mental alterado, ausência de peritonismo, o uso prévio de antibiótico, opiáceos e corticosteroides assim como a VM foram fatores de risco independentes que aumentaram a chance de o paciente ter a indicação de exploração abdominal retardada.

A rigidez abdominal, por si só, é indicativa de exploração abdominal urgente. Quando não existe clara evidência clínica e suspeita-se de sepse abdominal, os exames auxiliares de imagem devem ser realizados na dependência de o paciente apresentar-se estável e não correr risco durante o transporte até o serviço auxiliar de diagnóstico.

A ultrassonografia abdominal (USG) torna-se exame preferencial à beira do leito quando o paciente não pode ser removido da UTI. Achados de líquido livre ou coleções abdominais (abscessos peri-hepático, pélvico, subfrênico e em fossas ilíacas) espessamento da vesícula biliar com ou sem litíase (colecistite aguda alitiásica, enfisematosa) podem orientar sobre o possível foco séptico abdominal. Fatores limitantes para esse exame são o biótipo do paciente (obesidade), a interposição de alças intestinais com gases e o fato de ser operador-dependente.

A radiografia simples de abdome, se possível, com três incidências (ortostática com cúpulas, ortostática e deitado), na sala de emergência da maioria dos serviços nacionais, é a primeira imagem a ser solicitada. A presença de ar livre sob o diafragma, geralmente o direito, por si só, é indicativo de emergência, sendo, geralmente, o estômago, duodeno e colo as vísceras ocas perfuradas. Apesar da baixa sensibilidade e especificidade, é exame de rápida realização em pacientes com suspeita de peritonite e que pode confirmar abdome agudo perfurativo em curto espaço de tempo.

A tomografia computadorizada helicoidal torna-se o exame de imagem preferencial nos pacientes graves com quadro clínico duvidoso que podem ser deslocados para fora do ambiente da UTI. Sua alta sensibilidade e especificidade fornecem segurança quando o diagnóstico é incerto. Estudo retrospectivo que analisou pacientes com peritonite pós-operatória, comparando-os com as peritonites adquiridas na comunidade, identificou a limitação dos parâmetros clínicos e laboratoriais no diagnóstico precoce da sepse abdominal.[19] A TC revelou-se, nessa análise de 93 pacientes com peritonite pós-operatória, ser o exame de maior acurácia diagnóstica. Entretanto, a suspeita diagnóstica de peritonite pós-operatória feita o mais precoce possível parece ser a mais razoável estratégia para a indicação de relaparotomia.

Apesar de infrequente em nosso meio, a laparoscopia diagnóstica realizada no leito da UTI é procedimento de alta acurácia para identificar IA (peritonite). O uso da laparoscopia diagnóstica no leito de UTI deve ser limitado a pacientes instáveis, nos quais a indicação de laparotomia diagnóstica se torna de alta morbimortalidade se não se encontrar causa abdominal para a sepse (laparotomia não terapêutica).[20]

TRATAMENTO

TRATAMENTO INICIAL DO PACIENTE COM INFECÇÃO ABDOMINAL

Não é demais salientar que o avanço no estudo da fisiopatologia de agressões graves à cavidade abdominal, a partir do advento das cefalosporinas, da monitorização e dos suportes cardiocirculatório e respiratório, permitiu grande melhora na abordagem do paciente crítico. Nesse contexto, além do diagnóstico e tratamento precoce da IA, é necessário que a reanimação do paciente ocorra em ambiente de terapia intensiva. Como orientação global, o preparo antes da exploração abdominal[21] deve ter como objetivos:

1. Pressão venosa central e pressão de oclusão de artéria pulmonar entre 8 e 12 mmHg;
2. Pressão arterial média > 65 mmHg;
3. Débito urinário > 0,5 mL/kg^{-1}/hora^{-1};
4. Saturação venosa central de O_2 > 70%.

Uma vez indicada a operação, esses valores devem ser alcançados em até 6 horas. O suporte ao volume circulatório efetivo com Hb > 7 g/dL e o uso de drogas vasoativas são frequentemente necessários. A transfusão de hemoderivados e a reposição volêmica com soro fisiológico aquecido devem ser feitas antes do procedimento. A monitorização da glicemia é realizada objetivando valores < 220 mg/dL. O uso de drogas para a profilaxia da doença péptica (estresse) como inibidores de bomba de prótons deve ser ponderado pelo alto risco de hemorragia digestiva no paciente séptico. O tromboembolismo pulmonar deve ser prevenido com o uso de meias elásticas associado, se disponíveis, a dispositivos de compressão pneumática progressiva em membros inferiores.

TERAPIA ANTIMICROBIANA

Agentes antimicrobianos devem ser usados tão logo se suspeite de peritonite. A terapia inicial deve ser empírica, com base na origem do foco infeccioso e na perspectiva de obter concentração adequada do medicamento na cavidade abdominal. Geralmente perfuração no tubo digestivo superior está associada a germes gram-positivos sensíveis a cefalosporinas e penicilinas. Uma flora polimicrobiana (aeróbica e anaeróbica) está presente em perfurações no intestino delgado distal e colo. Na peritonite secundária, as culturas, geralmente, são combinações de *E. coli*, *Streptococcus*, *Enterobacter* sp, *Klebsiella* sp, enterococos, *Pseudomonas aeruginosa*, *Proteus* sp, *Staphylococcus aureus*, *S. epidermidis*, quase sempre associados a anaeróbios como *Bacteroides fragilis*, *Clostridium* sp e *Peptostreptococcus* sp. Estudo de coorte prospectivo recente mostrou que a presença de anaeróbios ou enterococos em culturas de líquido peritoneal de pacientes com IA liberava mais fator de necrose tumoral-alfa (TNF-α) no plasma do que aqueles que estavam infectados com outras cepas.[22] Apesar disso, as evidências não são conclusivas em se relacionar o padrão séptico com alguns patógenos.

O uso de antimicrobianos de 1ª linha pode variar conforme a instituição, mas geralmente são usadas as ciprofloxacina (400 mg, por via intravenosa (IV), a cada 12 horas) ou cefalosporinas (3ª e 4ª gerações), como ceftriaxona (1 a 2 g, IV, a cada 12 horas) ou cefotaxima (2 g, IV, a cada 6 a 8 horas) associadas com agentes anaerobicidas [p. ex.: metronidazol (500 mg, IV, a cada 8 horas) ou clindamicina (450 a 900 mg, IV, a cada 6 horas)]. Após várias abordagens abdominais, as peritonites nosocomiais ou terciárias têm a piperacilina + tazobactan (4,5 g, IV, a cada 6 horas) ou os agentes carbapenêmicos imipenem (1 g, IV, a cada 6 a 8 horas) ou meropenem (1 g, IV, a cada 8 horas) como monoterapia. Agentes antifúngicos como o fluconazol (400 mg, IV, a cada 24 horas) ou a caspofungina (50 mg IV a cada 24 horas) devem ser usados se *Candida* sp for identificada em culturas do líquido peritoneal.

Uma vez identificados os agentes microbianos cultivados do líquido peritoneal após 48 a 72 horas e sendo disponível a sensibilidade aos antibióticos, deve ser ponderada a alteração do regime inicial (reescalonamento), levando-se em conta o estado clínico do paciente. Em razão das constantes mudanças fisiopatológicas no paciente crítico, é obrigatório que se reavalie o regime de antimicrobianos, cuja dose-padrão deve ser adequada à dependência da função renal, ao uso de terapia dialítica e à hipoalbuminemia.[23] O objetivo da terapia apropriada com antimicrobianos deve ser perseguido com firmeza e continuamente, sobretudo em virtude do contínuo surgimento de infecções resistentes aos antibióticos que assolam as UTI e do número cada vez menor de novos antibióticos.

ABORDAGEM CIRÚRGICA

O objetivo principal do tratamento cirúrgico abrange:

a) Determinar a causa da peritonite;
b) Drenar as coleções e limpar a cavidade peritonial;
c) Controlar a origem da IA.[24]

Diante de um quadro clínico e radiológico sugestivo de perfuração de víscera oca com infecção restrita ou abscesso em víscera parenquimatosa, geralmente a condição clínica é de menor gravidade do ponto de vista infeccioso. Nessa condição, podem ser indicados acessos menos invasivos com incisões localizadas ou drenagem transparietal guiada por imagem. Contudo, se esse quadro está presente em pacientes de alto risco com comorbidades, imunossuprimidos ou idosos, a manifestação clínica pode ser de quadro séptico sem que ocorra peritonite difusa.

As fontes mais comuns de infecção que originam a peritonite secundária adquirida na comunidade são o apêndice cecal, seguido do colo e, depois, do estômago. As infecções decorrentes de deiscências de anastomoses do tubo digestivo também colaboram com as peritonites secundárias e levam à mortalidade pós-operatória elevada.

Como princípio geral, a abordagem cirúrgica em peritonite grave deve seguir os seguintes princípios:

1. Incisão abdominal suficientemente ampla para acesso seguro à cavidade abdominal.
2. Controle da fonte de infecção com adequada técnica cirúrgica que envolva a ressecção ou sutura da víscera oca doente ou perfurada: úlcera gastroduodenal perfurada; diverticulite perfurada; e neoplasia perfurada.
3. Remoção do órgão inflamado e infectado: apendicite aguda; e colecistite aguda.
4. Desbridamento de tecido necrótico e ressecção de intestino isquêmico.
5. Sutura primária ou exteriorização do intestino: ostomias.
6. Acesso a todos os espaços intra-abdominais: subfrênicos; goteiras parietocólicas; cavidade pélvica; e, se necessário, espaço retrogástrico.
7. Lavagem peritoneal com solução salina 0,9% aquecida para remoção de contaminantes, pus e fibrina.
8. Liberação de aderências firmes entre alças intestinais.

A laparoscopia em pacientes com condição hemodinâmica estável é factível e eficiente se realizada por cirurgiões habilitados. Entretanto, em pacientes instáveis, ela deve ser contraindicada em virtude do prejuízo provocado à fisiologia pulmonar e cardiocirculatória pelo pneumoperitônio tático com CO_2.

A pancreatite necro-hemorrágica infectada, com ou sem abscessos pancreáticos, é condição que pode simular peritonite grave, mas que não deixa de ser infecção abdominal. A conduta a ser adotada dependerá do estado clínico do paciente. Se existe estabilidade clínica, o tratamento inicial deve ser de antibioticoterapia com rígido controle da queixa do paciente e seus parâmetros vitais por pelo menos 4 semanas. Se ocorrem sinais indicativos de sepse grave ou choque séptico, o protocolo de peritonite secundária grave deve ser aplicado. O procedimento indicado deve incluir a retirada, mediante laparotomia, de material necrótico (pâncreas, tecido peripancreático) infectado. Apesar de essa conduta ser a mais facilmente adotada em serviços sem grandes recursos avançados, grupos de estudo procuram ditar diretrizes baseados em evidências que envolvem estratégias menos invasivas (radiologia e endoscopia intervencionistas) na pancreatite necrosante.[25]

REABORDAGEM DA CAVIDADE PERITONEAL

A meta de todo cirurgião é o tratamento cirúrgico do abdome agudo inflamatório/IA com um único procedimento. Entretanto, quando se detecta alguma condição local ou sistêmica que coloque em risco a vida do paciente durante a laparotomia, algumas medidas devem ser ponderadas para minimizar o aparecimento de complicações graves no PO. Pode haver a necessidade de mais do que uma laparotomia para que os objetivos sejam alcançados e o processo de cura seja atingido. A dificuldade em se realizar adequada limpeza da cavidade abdominal em virtude da formação de septações entre as alças intestinais e nos espaços peritoneais pode facilitar a formação de novas coleções. Com isso, existe o risco da persistência ou recidiva do estado séptico após a primeira abordagem. Portanto, durante a operação original, o cirurgião deve ponderar se o paciente vai se beneficiar de reabordagem abdominal programada ou por necessidade.

Outro aspecto a considerar é o edema nas alças intestinais e na parede abdominal por causa da reposição agressiva de soluções cristaloides na reanimação volêmica. Essa condição leva à hipertensão intra-abdominal e síndrome compartimental abdominal que se agrava com o fechamento primário da parede abdominal. Nessa situação, o cirurgião deve lançar mão da técnica da peritoniostomia: bolsa de Bogotá, fechamento somente do plano cutâneo e fechamento baseado em aspiração a vácuo (VAC®).

O melhor entendimento do papel das operações programadas (estagiadas) e por necessidade (demanda), a prevenção da síndrome compartimental abdominal e o advento de antimicrobianos mais eficientes de amplo espectro reduziram a mortalidade a valores próximos de 20%.[21] Entretanto, uma metanálise de trabalhos sobre reoperação por demanda e programada indicada para tratamento de peritonite secundária mostrou que não houve diferença na mortalidade.[26]

CONSIDERAÇÕES FINAIS

Como mensagem de suma importância é que se deve ter em mente que o diagnóstico precoce de qualquer situação que possa desencadear ou predispor ao aparecimento da IA é a pedra angular para se evitar a catástrofe da sepse abdominal e suas graves consequências, o choque séptico. O manejo da sepse abdominal, geralmente, difere da sepse oriunda de outras etiologias sendo responsável por elevada morbimortalidade nas UTIs.

O diagnóstico e o manejo rápido e agressivo com controle da origem da infecção são fatores primordiais no atendimento ao doente grave com IA. Disso se depreende a grande importância da atuação de equipe multidisciplinar com destaque ao binômio médico intensivista-cirurgião para coordenação das condutas. As reoperações são comuns e podem ser úteis na atenuação da resposta inflamatória em que uma técnica cirúrgica mais eficiente e menos agressiva possa otimizar a resposta imune do paciente grave.

REFERÊNCIAS BIBLIOGRÁFICAS

1. Backhed F, Ley RE, Sonnenburg JL, Peterson DA, Gordon JI: Host-bacterial mutualism in the human intestine. Science. 2005;307(5717):1915-20.
2. Quigley EMM. Gut Bacteria in Health and Disease. Gastroenterol Hepatol. 2013;9(9):560-9.
3. Merlino JI, Yowler CJ, Malangoni MA. Nosocomial infections adversely affect the outcomes of patients with serious intraabdominal infections. Surg Infect (Larchmt). 2004;5(1):21-7.
4. Nathens AB, Rotstein OD, Marshall JC. Tertiary peritonitis: clinical features of a complex nosocomial infection. World J Surg. 1998;22(2):158-63.
5. Mulier S, Penninckx F, Verwaest C, Filez L, Aerts R, Fieuws S, Lauwers P. Factors affecting mortality in generalized postoperative peritonitis:multivariate analysis in 96 patients. World J Surg. 2003;27:379-84.
6. Pieracci FM, Barie PS. Management of severe sepsis of abdominal origin. Scand J Surg. 2007;96(3):184-96.
7. Sartelli M, Catena F, Ansaloni L, Leppaniemi A, Taviloglu K, van Goor H, et al. Complicated intra-abdominal infections in Europe: a comprehensive review of the CIAO study. World J Emerg Surg. 2012;7(1):36.
8. Linder M, Wacha H, Wesch G, Feldmann U. Pertinent clinical parameters influencing mortality in bacterial peritonitis: mannheim peritonitis index (MPI). Langenbeck's Arch Surg. 1986;369:788.
9. Billing A, Fröhlich D, Schildberg FW. Prediction of outcome using the Mannheim peritonitis index in 2003 patients. Br J Surg. 1994;81:209-13.
10. White LE, Hassoun HT, Bihorac A, Moore LJ, Sailors RM, McKinley BA, et al. Acute kidney injury is surprisingly common and a powerful predictor of mortality in surgical sepsis. J Trauma Acute Care Surg. 2013;75(3):432-8.
11. Inui T, Haridas M, Claridge JA, Malangoni MA. Mortality for intraabdominal infection is associated with intrinsic risk factors rather than the source of infection. Surgery. 2009;146(4):654-61.
12. LaRosa SP. Sepsis: Menu of new approaches replaces one therapy for all. Cleve Clin J Med. 2002;69:65-73.
13. Dellinger RP, Levy MM, Rhodes A, Annane D, Gerlach H, Opal SM, et al. Surviving sepsis campaign guidelines committee including the pediatric subgroup. Surviving sepsis campaign: international guidelines for management of severe sepsis and septic shock, 2012. Intensive Care Med. 2013;39(2):165-228.
14. Levy MM, Fink MP, Marshall JC, Abraham E, Angus D, Cook D, et al. SCCM/ESICM/ACCP/ATS/SIS international sepsis definitions conference. Crit Care Med. 2001;2003(31):1250-6.
15. Pooran N, Indaram A, Singh P, Bank S. Cytokines (IL-6, IL-8, TNF): Early and Reliable Predictors of Severe Acute Pancreatitis. J Clin Gastroent. 2003;37(3):263-6.
16. Uhl W, Schrag HJ, Wheatley AM, et al. The role of infection in acute pancreatitis. Dig Surg. 1994;11:214-9.
17. Schecter W P. Assessment of acute abdominal symptoms. In: Norton J, Barie P S, Bolinger AE, et al. Surgery: Basic Science and Clinical Evidence. 2nd ed. New York: Springer Science, 2008. Cap. 42, p.759-69.

18. Gajic O, Urrutia L E, Sewani H, Schroeder DR, Cullinare DC, Peters SG. Acute abdomen in the medical intensive care unit. Crit Care Med. 2002;30(6):1187-90.
19. Bader F G, Schröder M., Kujath P, Muhl E, Bruch HP, Eckmann C. Diffuse posoperative peritonitis – value of diagnostic parameters and impact of early indication. Eur J Med Res. 2009;14:491-6.
20. Ceribelli C, Adami EA, Mattia S, Benini B. Bedside diagnostic laparoscopy for critically ill patients: a retrospective study of 62 patients. Surg Endosc. 2012;26(12):3612-5.
21. Ordoñez CA, Puyana JC. Management of peritonitis in the critically ill patient. Surg Clin N Am. 2006;86:1323-49.
22. Riché F, Gayat E, Collet C, Matéo J, Laisné MJ, Launay JM, et al. Local and systemic innate immune response to secondary human peritonitis. Crit Care. 2013;17(5):R201.
23. Pea F, Viale P. Bench-to-bedside review: appropriate antibiotic therapy in severe sepsis and septic shock–does the dose matter? Crit Care. 2009;13(3):214.
24. Sartelli M, Catena F, Di Saverio S, Ansaloni L, Malangoni M, Moore EE, et al. Current concept of abdominal sepsis: WSES position paper. World J Emerg Surg. 2014;9:22.
25. Besselink M. IAP/APA evidence-based guidelines for the management of acute pancreatitis. Pancreatology. 2013,13(4)Sup 2:e1-e16, 1-2.
26. Lamme B, Boermeester MA, Reitsma JB, Mahler CW, Obertop H, Gouma DJ. Meta-analysis of relaparotomy for secondary peritonitis. Br J Surg. 2002 Dec;89(12):1516-24.

CAPÍTULO 115

URGÊNCIAS NAS DOENÇAS INFLAMATÓRIAS INTESTINAIS

Sender Jankiel Miszputen
Jaime Zaladek Gil
Orlando Ambrogini Junior

DESTAQUES

- As doenças inflamatórias intestinais (DII) são multifatoriais em sua origem, contemplando principalmente fatores genéticos, meio ambiente e estresse orgânico-psíquico.
- O uso de medicações à base de corticosteroides, imunomoduladores e biológicos é extremamente comum nos pacientes com DII, aumentando o risco para complicações infecciosas e efeitos colaterais.
- A doença de Crohn pode acometer desde a boca até o ânus; já a retocolite ulcerativa se limita ao intestino grosso.
- As complicações dependem do tipo de doença de cada indivíduo, sendo mais comuns as perfurações, fístulas e estenoses, na doença de Crohn; e o sangramento e o megacolo tóxico, na retocolite ulcerativa.
- O acometimento extraintestinal de outros órgãos é frequente e deve ser avaliado em todo paciente portador de DII.
- Hidratação, antibioticoterapia e estabelecimento de vias de nutrição adequadas são extremamente importantes nos momentos de complicações e internação desses pacientes, com reavaliação das medicações de base.
- Pacientes com DII apresentam maior risco para trombose e embolia pulmonar. Portanto, a profilaxia merece destaque em situações de aumento do risco, como internações, cirurgias e viagens aéreas de longa distância.
- Diarreia por *Clostridium* e citomegalovírus também devem ser investigadas em situações de agudização, principalmente na retocolite ulcerativa.

INTRODUÇÃO

O diagnóstico da doença de Crohn e da retocolite ulcerativa, que compreendem as DII, tem crescido nas últimas décadas, com aumento dramático de número de casos. Em decorrência disso, o número de complicações e visitas ao pronto-atendimento, necessitando de internação hospitalar, também se tornou mais frequente, seja por complicações primárias da própria doença, seja por complicações secundárias, geralmente relacionadas a quadros infecciosos decorrentes do uso dos medicamentos necessários na DII, por se tratarem de imunossupresores e imunomoduladores.

Outra questão trata do aumento de risco para doenças tromboembólicas. Esse tipo de patologia demonstra-se muito mais prevalente nas DII.

Devido a esses dados, é necessário que o médico esteja preparado para reconhecer esse tipo específico de paciente, com elevado risco para complicações, associando os sintomas, o quadro clínico e os medicamentos em uso.

O reconhecimento desses fatores é de grande importância, pois evitará que o doente sofra internações e/ou cirurgias em razão de complicações não diagnosticadas e, portanto, não tratadas, em um primeiro momento, diminuindo o tempo de permanência hospitalar e propiciando seu retorno precoce às atividades e ao convívio social.

O referenciamento desses pacientes ao gastrenterologista se faz necessário para a definição de estratégias de tratamento e acompanhamento específicas para cada paciente, geralmente representando decisões tomadas, em conjunto, entre médico e paciente.

RETOCOLITE ULCERATIVA

Uma das características das DII é a diversidade de complicações que podem ocorrer durante seu curso, que envolvem tanto o próprio intestino como órgãos à distância. Na retocolite ulcerativa (RCU), apesar de não se apresentarem tão frequentes quanto às observadas na doença de Crohn, essas complicações chegam também a comprometer outros sistemas, merecendo, portanto, a atenção do especialista e, na urgência, do pronto-socorrista.

URGÊNCIAS INTESTINAIS

Sangramento incontrolável, em consequência de maior área de ulcerações, e dilatação aguda do colo são as principais urgências relacionadas a esse processo inflamatório. Raramente, ele se acompanha de estenoses, mesmo nos casos de grande deformação anatômica, em razão da própria natureza superficial da inflamação, que afeta apenas a mucosa cólica. Dessa forma, não são esperados sintomas que sugiram quadros de suboclusão.

Se vier a ocorrer, a suspeita de neoplasia obstrutiva deve ser investigada. Não é surpreendente, entretanto, o aparecimento de fístulas perianais na RCU, de origem retal, as quais poderão exigir drenagem cirúrgica imediata, quando da formação de abscessos.

HEMORRAGIA

Aspectos clínicos

Habitualmente, nessa inflamação, a perda sanguínea colorretal é mais crônica, em volumes pequenos, permitindo razoável adaptação do organismo ao estado de anemia que se instala, ainda que não isenta de sintomas a ela relacionados. Entretanto, ainda que bem menos frequente, a crise de atividade inflamatória pode se exteriorizar por sangramento agudo significativo, resultando em uma das complicações evolutivas mais importantes, conhecida como colite grave ou fulminante, necessitando atendimento médico imediato, de preferência multidisciplinar.

Em poucos casos, pode vir a ser a primeira manifestação da doença, dificultando seu diagnóstico etiológico. Traduz-se clinicamente, segundo o índice de atividade de Truelove e Witts,[1] por múltiplas evacuações diárias, com presença de sangue em praticamente todas elas, temperatura acima de 37,8°C, sinais de anemia e de toxemia, frequência cardíaca superior a 90 batimentos por minuto e, eventualmente, hipotensão arterial.

Na propedêutica abdominal, além da sensibilidade à palpação dos segmentos cólicos, é possível reconhecer a presença de timpanismo, distensão e ruídos hidroaéreos metálicos, como os observados nas oclusões intestinais. Sinais de irritação peritoneal devem ser rigorosamente pesquisados.

O manejo da hemorragia requer hospitalização e avaliação das prováveis repercussões hemodinâmicas, intestinais e sistêmicas.

Investigação complementar

Laboratório

Na investigação laboratorial, a gravidade do quadro clínico identifica taxas de hemoglobina abaixo de 10,5 g/dL e velocidade da hemossedimentação acima de 30 mm na primeira hora. Outros parâmetros devem fazer parte dessa investigação inicial: eletrólitos, função renal, gasometria, provas inflamatórias e quantificação da albumina, além do ácido lático.

É preciso ressaltar que apresentações graves da RCU podem não ser decorrentes, obrigatoriamente, da reativação inflamatória, mas de processos infecciosos, cuja incidência, comprovadamente, é maior nesses doentes. Portanto, essa possibilidade, não tão rara, recomenda sempre o diagnóstico diferencial, principalmente com as infecções causadas pelo *Clostridium difficile* ou citomegalovírus.[2,3] Para tanto, devem ser realizados métodos de detecção nas fezes das toxinas A e B do *C. difficile* e antigenemia ou retoscopia com biópsia para a virose.

Outras causas de sangramento intestinal devem ser consideradas no diagnóstico diferencial, como diverticulose, medicamentos, neoplasia etc.

Diagnóstico por imagem

Radiografias simples de abdome são obrigatórias no primeiro atendimento e, de acordo com a evolução, nos dias subsequentes, para controle de possível distensão do colo, que caracterizaria a complicação conhecida como megacolo tóxico. Colonoscopia ou enema opaco estão contraindicados nessa situação, pois a distensão das alças cólicas decorrente de sua execução pode predispor ao seu aparecimento e risco para perfuração. Retoscopia é permitida, para avaliação da intensidade da inflamação e obtenção de material para análise do citomegalovírus.

O conjunto de todos os dados referidos, clínicos e complementares, merece toda a atenção do médico envolvido, pois condutas terapêuticas e decisões inadequadas elevam consideravelmente as taxas de mortalidade nesses casos.

Tratamento

Estabilidade hemodinâmica deve ser a primeira preocupação do médico assistente. Quanto à reposição sanguínea, a decisão deve ser individualizada. Se não houver infecção concomitante, inicia-se o tratamento com hidratação venosa, reposição de eletrólitos e corticoterapia parenteral. O uso de antibióticos pode ficar na dependência do grau de toxemia, presença de febre e dos resultados da investigação complementar, mas é uma conduta considerada segura. A ciprofloxacina e o metronidazol são os antimicrobianos mais utilizados, sempre por via venosa, já que em quadros graves prefere-se deixar o paciente em jejum, pelo menos até demonstrar melhora da condição clínica geral e intestinal.

Após três dias de corticosteroide endovenoso, alguma resposta é esperada, como a diminuição do sangramento, do número de evacuações e a melhora da toxemia. Se nenhum desses parâmetros tiver boa evolução, o tratamento pode ser mantido por mais dois dias, tempo para planejar outro esquema terapêutico;[4] nesse sentido, recomenda-se iniciar nova investigação laboratorial, prevendo a possível necessidade do uso de inibidores da calcineurina ou biológicos, pelas dosagens de creatinina, colesterol, radiografia de tórax, infecção por tuberculose presumida-teste cutâneo, sorologia para hepatite B e avaliação de função cardíaca.

Com 5 a 7 dias de tratamento sem resposta, abrem-se três opções terapêuticas: ciclosporina, infliximabe e cirurgia. A ciclosporina A (CsA), na dose de 4 mg/kg/dia, em infusão contínua, consegue remover o paciente do quadro grave em aproximadamente 66% dos casos, porém pode apresentar efeitos colaterais significativos como hipertensão arterial, insuficiência renal ou convulsões, além de favorecer o aparecimento de infecções secundárias.

Ciclosporinemias de repetição são obrigatórias para avaliação do nível sérico da droga, a ser mantido acima de 200 mg/mL. A melhora é esperada em até 5 dias, porém sabe-se que mesmo essa eficiência não evita cirurgias no longo prazo. Quando da passagem da CsA para a via oral, sua dose deve ser ajustada para manter nível terapêutico adequado, em geral o dobro daquela que foi utilizada pela via venosa, mas se sabe que em torno de 3 meses sua eficácia diminuirá. Por esse motivo, antes da alta hospitalar, deve-se associar outro imunossupressor (azatioprina ou 6-mercaptopurina), drogas cujo pico de ação deverá coincidir com o início da redução do efeito da ciclosporina.

Outra opção de tratamento clínico que pode ser usada em pacientes com colite grave e córtico-refratária, em vez da ciclosporina, é o infliximabe. Esse anticorpo monoclonal anti-TNF tem ação rápida e consegue evitar colectomia em aproximadamente dois terços dos pacientes. A dose é a mesma empregada para pacientes em tratamento ambulatorial, 5 mg/kg, em infusão venosa, em 2 horas, nas semanas 0, 2 e 6 e, a seguir, se não houver perda de resposta, manutenção a cada oito semanas.[5]

A taxa de colectomias em longo prazo, ao contrário do tratamento com ciclosporina, parece ser menor. Essa droga não deve ser utilizada em pacientes com tuberculose, mesmo na sua forma latente, com sorologia para hepatite B reagente ou com insuficiência cardíaca, tendo como principais efeitos colaterais a reação alérgica durante a infusão e infecções secundárias.

A escolha entre ciclosporina e infliximabe deve se basear na preferência e na experiência do médico que conduz o caso,[6] pois a ciclosporina tem ação mais comprovada em trabalhos científicos, ao passo que o infliximabe, utilizado em condições ideais, parece ser mais seguro.

A cirurgia é a alternativa para os casos que não respondem ao tratamento clínico, devendo ser considerada o mais precocemente possível, por ser um procedimento de maior risco quando o paciente apresenta outras complicações.

Também faz parte do tratamento a prevenção de eventos tromboembólicos, feita com meias de compressão ou heparina subcutânea, pois pacientes com doença inflamatória intestinal são mais propensos a esse tipo de ocorrência. Da mesma forma, tenta-se prevenir o megacolo tóxico evitando-se a utilização de drogas de ação antiespasmódica ou antidiarreica, em razão de sua ação inibidora da motilidade cólica.

MEGACOLO TÓXICO

Aspectos clínicos

Outra complicação aguda que pode seguir o quadro de atividade grave ou fulminante da RCU é o megacolo tóxico. Durante todo o tempo de evolução do processo inflamatório, a chance do seu desenvolvimento situa-se em torno de 2,5% e a incidência entre os doentes hospitalizados varia de 6% a 17%.

A fisiopatologia mostra uma diminuição abrupta da motilidade cólica, com consequente dilatação e toxemia por translocação bacteriana, úlceras, perda líquida, eletrólitos, albumina e iminência de choque séptico. Fatores relacionados à doença ou não podem servir como desencadeantes: realização de enema ou colonoscopia, parada abrupta de corticosteroide, administração de narcóticos, anticolinérgicos ou quimioterápicos e infecções associadas, como a colite por *Clostridium difficile* ou por citomegalovírus. O achado colonoscópico de úlceras profundas parece se relacionar com a origem desse evento.

Do ponto de vista do exame clínico, os sinais e sintomas dessa complicação se assemelham aos descritos para a colite grave, acrescidos de nítida distensão abdominal e com ruídos metálicos ou até mesmo ausentes. O quadro toxêmico é mais evidente, assim como as repercussões sistêmicas: desidratação, taquicardia, alterações respiratórias, hipotensão ou choque e confusão mental, em razão do distúrbio metabólico que o acompanha. Febre elevada, e, se o colo já estiver perfurado, serão identificados desaparecimento da macicez hepática e sinais de irritação peritoneal.

Investigação complementar
Laboratório

É identificada redução significativa dos níveis de hemoglobina ao lado de leucocitose, com importante desvio para células jovens, alterações eletrolíticas, da gasometria e o comprometimento da função renal, chegando à insuficiência pré-renal.

Diagnóstico por imagem

A radiografia simples do abdome constitui o melhor método diagnóstico, com o achado de dilatação do colo transverso maior que 6 cm. Valores limítrofes devem ser seguidos, por vezes, durante horas, com novos filmes, que balizarão a melhor conduta clínica ou indicação para tratamento cirúrgico. Na eventualidade de perfuração, a presença de pneumoperitônio será facilmente reconhecida.

Tratamento

Deve ser vigoroso e rápido, inicialmente medicamentoso e no máximo, por 72 horas, podendo-se decidir pela cirurgia mesmo antes de completar esse período, na dependência do estado do paciente.

Hidratação, correção de eletrólitos e antibioticoterapia de largo espectro são sempre recomendados. Jejum oral, sonda nasogástrica aberta, associados a corticosteroide por via parenteral, ciclosporina ou infliximabe são alternativas, como indicado anteriormente, porém com maior rapidez de escolha.

Se não houver melhora em 72 horas, colectomia está indicada; havendo regressão parcial da dilatação, acompanha-se com toda a atenção sua evolução, decidindo-se pela cirurgia se, em 7 dias, caso o megacolo não tenha involuído totalmente. Se em algum momento houver suspeita de perfuração, ou se houver dilatação progressiva do colo (> 10 cm) ou, ainda, sangramento importante, a cirurgia deve ser imediata.[7,8]

ESTENOSES
Aspectos clínicos

Ocorrem em poucos pacientes com RCU, por cicatrizes de episódios repetidos de inflamação e também por hipertrofia muscular local. São mais frequentes na região retossigmoideana.

Na sua evolução, acarretam sintomas de obstrução intestinal baixa, clinicamente exteriorizada por cólicas abdominais, distensão e parada de eliminação do conteúdo colorretal. No exame físico, além da distensão, ruídos exacerbados, em salvas, com timbre metálico, sugerem a hipótese da suboclusão.

Investigação complementar
Diagnóstico por imagem

Segue a clássica investigação de qualquer quadro suspeito de obstrução intestinal: radiografia simples de abdome, nas posições em pé e deitada, para diagnóstico do nível da obstrução, assim como a possibilidade de abordagem por colonoscopia, tanto para diagnóstico (possível associação ao carcinoma colorretal) como para terapêutica.

Nos casos em que a obstrução impede a passagem do endoscópio, procedimento radiológico, como o enema baritado, é de grande auxílio para análise da lesão estenosante e reconhecimento de comprometimento que possa estar presente em outros segmentos do colo. Exames mais sofisticados como tomografia ou ressonância abdominal ou pélvica, se disponíveis, também estão indicados, especialmente se houver suspeita de neoplasia.

Tratamento

Se a estenose tiver um componente agudo inflamatório, o edema presente nessa situação contribui para a momentânea dificuldade do trânsito, que poderá ser revertida com a utilização de corticosteroides. Evidentemente, a fibrose instalada não será modificada por essa conduta. A colonoscopia, nesses casos, terá grande importância, tanto diagnóstica quanto terapêutica, pela possibilidade de manobras dilatadoras das lesões estenóticas, acompanhada da realização de múltiplas biópsias, para confirmação do seu diagnóstico etiológico.

Evidente que a doença estenosante é forte candidata ao tratamento cirúrgico, mesmo na ausência de câncer. A mesma indicação é sugerida para os casos de grande comprometimento anatômico do colo (o microcolo), no qual a víscera não tem mais nenhuma condição de manter sua fisiologia.

FÍSTULAS
Aspectos clínicos

As fístulas externas têm queixa clínica e diagnóstico facilmente reconhecidos, ainda mais se apresentarem infecção associada.

Investigação complementar
Diagnóstico por imagem

Sempre é necessário estadiar o trajeto fistuloso para análise da sua extensão, calibre, relação com esfíncteres, ramificações etc. Esse detalhamento, que pode ser obtido por imagem contrastada em ressonância pélvica ou ultrassonografia endoanal, servirá como guia para a decisão terapêutica. O exame proctológico sob sedação também é recomendado para a mesma finalidade.

Tratamento

Na presença de infecção, antibióticos fazem parte do tratamento inicial, mas manipulação cirúrgica da fístula, mantida aberta com a colocação de sedenhos, deverá ser a terapêutica de escolha.

BOLSITE

Aspectos clínicos

É a inflamação da bolsa íleal, reconstrução feita após a proctocolectomia total. Costuma se apresentar em crises de agudização e intervalos variáveis de remissão, mas há casos contínuos. O diagnóstico é clínico, com sintomas que lembram os da atividade da RCU, como diarreia aquosa ou mucossanguinolenta, urgência evacuatória, incontinência, dor abdominal e febre.[9]

Investigação complementar

Laboratório

Alterações hematológicas e das provas inflamatórias costumam acompanhar as inflamações da bolsa ileal, à semelhança do que ocorre nas fases da atividade inflamatória da RCU com o colo presente.

Diagnóstico por imagem

A endoscopia mostra edema da mucosa da bolsa com granulação, friabilidade, erosões e úlceras. A histologia revela infiltração por neutrófilos, abscessos de cripta e ulcerações.

Tratamento

Os antibióticos são considerados o tratamento de 1ª linha. Metronidazol é o mais empregado, mas também podem ser usados ciprofloxacina, eritromicina ou tetraciclina.

Caso não haja resposta à antibioticoterapia, opções de terapêutica levam ao uso de aminosalicilatos tópicos, corticosteroides, imunossupressores ou até drogas anti-TNF, lembrando, ainda, que os probióticos são considerados preparados promissores para o controle dessa complicação.

Cirurgias raramente são indicadas para bolsites, somente em casos graves, não responsivos, e ocorrem no máximo em 2% dos portadores de bolsa íleal.

DOENÇA DE CROHN

As complicações da doença de Crohn que necessitam de atendimento de urgência dependem da localização anatômica das lesões e da forma de apresentação do processo inflamatório: penetrante (fistulizante), estenosante e não penetrante, não estenosante (inflamatória). Algumas coincidem com as descritas para RCU, no diagnóstico e na conduta, e serão mencionadas resumidamente.

URGÊNCIAS INTESTINAIS

Hemorragia

O sangramento intestinal agudo na doença de Crohn, que leva o doente para atendimento de urgência, na prática clínica, tem preferência para sua localização colônica, comportamento que se assemelha, portanto, àquele observado na RCU. Como, na maioria dos casos, o sítio preferencial do acometimento do processo inflamatório da doença de Crohn corresponde à região ileocecal, hemorragias de maior volume podem ocorrer por rotura pontual de vasos atingidos pela profundidade das lesões.

Métodos diagnósticos são idênticos aos descritos anteriormente para a RCU, no caso da doença de Crohn colônica. Na dependência do local do sangramento, a doença localizada no intestino delgado, que não for identificada pela colonoscopia, pode ser reconhecida pela angiografia e/ou através da enteroscopia intraoperatória que terão a responsabilidade de reconhecer o sítio do sangramento, evitando com isso ressecções de maior extensão. A conduta terapêutica será definida de acordo com a área da hemorragia, desde a tentativa de cauterização endoscópica até a cirurgia.

MEGACOLO TÓXICO

A doença de Crohn, mesmo de localização colônica, está menos sujeita a essa complicação em razão das características desse processo inflamatório, em que o comprometimento crônico das camadas mais profundas da parede doente lhe confere uma proteção fibrótica, condição que dificulta a invasão bacteriana, responsável pela dilatação aguda do megacolo tóxico. Entretanto, esse tipo de evento não deve ter sua hipótese descartada, ainda que a colite de Crohn seja o diagnóstico prévio. Nas apresentações ileocecais, esse quadro é improvável.

Também nessa situação, os procedimentos diagnósticos e do tratamento não diferem dos recomendados para RCU.

Estenoses

Aspectos clínicos

São mais comuns na doença de Crohn que na RCU, particularmente quando a inflamação compromete o intestino delgado. O colo também poderá ser sede dessa complicação e ambas as situações são passíveis de atendimento de urgência pelo quadro clínico de suboclusão intestinal.

As estenoses representam uma das mais graves complicações da doença de Crohn, por pressuporem indicação de ressecção cirúrgica de segmentos intestinais e, como consequência, novo desenho anatômico do canal alimentar, na maioria das vezes com perda do seu estado fisiológico. Tanto se originam em alças íntegras quanto em anastomoses pós-ressecção, podendo variar quanto ao número de segmentos estenóticos.

Cerca de um terço dos doentes apresentará essa complicação em algum momento da evolução da doença, preferencialmente em fases mais tardias, como observada, igualmente, em relação às fístulas.

A prática clínica demonstra que o tratamento do tipo inicialmente inflamatório nem sempre previne sua progressão para uma cicatriz fibrosa, a qual acaba se tornando a mais frequente das indicações de cirurgias de ressecção na doença de Crohn. De toda forma, alguns estudos concluem que a prescrição precoce de medicamentos imunomoduladores tem o potencial de alterar o curso dessa doença.[10]

Dor abdominal recorrente é a queixa predominante, que se associará, nos episódios agudos, com distensão e diminuição na frequência das evacuações, para as estenoses ileocólicas ou com vômitos de estase na hipótese de obstrução alta, jejunoileal. Se já não houver a confirmação prévia dessa complicação, a história e o exame clínico, com os sinais característicos dos quadros obstrutivos intestinais, darão consistência à hipótese diagnóstica.

Investigação complementar

A radiografia simples de abdome nas posições em pé e deitada é bastante esclarecedora nesses casos, pelo encontro de alças distendidas e níveis hidroaéreos em quantidade anormal, assim como pela presença de pneumoperitônio, no caso de perfuração. Enteroressonância magnética ou tomografia com contraste endovenoso são opções de procedimentos de imagem recomendados, por acrescentarem a informação da participação do componente inflamatório agudo na área estenótica e sua diferenciação com a fibrose estabelecida.[11] Esses resultados nortearão a conduta terapêutica mais adequada.

Os exames laboratoriais são fundamentais para as necessárias correções da hidratação e das alterações metabólicas. Provas de atividade inflamatória alteradas, em particular a dosagem da proteína C-reativa, corroboram a participação da inflamação aguda na lesão obstrutiva.

Tratamento

Deve-se manter o doente hospitalizado, em jejum oral, com sonda nasogástrica aberta e reposição hidreletrolítica parenteral. Antibioticoterapia, com ciprofloxacina e metronidazol, se impõe, pela possibilidade de translocação bacteriana que ocorre secundariamente à estase do conteúdo entérico. Na evidência de sinais radiográficos de inflamação aguda contribuindo para a suboclusão, o emprego de anti-inflamatórios de ação rápida, caso dos corticosteroides ou drogas anti-TNF, é uma medida para o alívio da passagem da área estenosada, por redução do edema de fase aguda, que ocorre nessas situações.

Por melhor que seja a resposta a essas condutas, o doente deverá ser referenciado ao cirurgião para o tratamento definitivo da(s) estenose(s), de forma eletiva, em condições clínicas mais favoráveis. Estenosplastia, quando as condições anatômicas permitirem, é a técnica recomendada, mas ressecção do segmento estenótico poderá ser inevitável. A proposta, nesses casos, é que ela seja a mais econômica possível, no sentido de evitar a consequência do encurtamento intestinal em proporção significativa, caso haja futura necessidade de nova cirurgia com a mesma finalidade.

No caso da estenose ocorrer em área de anastomose envolvendo o colo, ou mesmo da região ileocecal, a colonoscopia terá um papel importante, com a intenção de promover a dilatação do estreitamento por balão hidrostático, o que costumeiramente apresenta resultado muito bom. Repetições dessa conduta, se necessárias, também têm alto poder de resolução.

Fístulas
Aspectos clínicos

Representam complicações da doença de Crohn que acometem grande número de doentes durante sua evolução,[12] que, dependendo de sua localização e complexidade, têm evolução clínica variável. São classificadas de internas, quando se comunicam com órgãos vizinhos, entre alças intestinais, as mais comuns, e as do intestino delgado e colo para bexiga, útero e vagina, as quais são de fechamento mais difícil com tratamento medicamentoso; e externas, que representam a maioria, quando seu trajeto se abre na pele, como as entero e colocutâneas, ou periostomais ou, ainda, na região perianal.[13] Em aproximadamente 10% dos doentes, a fístula perianal é a primeira manifestação da doença de Crohn podendo preceder em anos o início dos sintomas intestinais.

Geralmente, a formação de fístulas, enterais ou cólicas, está associada com segmentos estenóticos dessas vísceras, na proximidade do seu orifício interno.

As externas são facilmente reconhecidas pelo doente e se tornam de atendimento urgente quando da formação de abscessos, o que ocorre, praticamente, apenas na fístula perianal. Em relação às internas, se comunicadas entre vísceras ocas, é mais difícil a possibilidade para criar coleções que possam se infectar. Exceções a esse comportamento são as fístulas com a bexiga, capazes de se acompanhar de queixas como pneumatúria e/ou fecalúria ou, ainda, de infecções urinárias de repetição, e as que se comunicam com o útero, vagina ou genitais externos, reconhecidas pela eliminação de material fecaloide por essa via, ou pela formação de abscessos nos grandes lábios.

Algumas fístulas enterais ou cólicas não se exteriorizam e podem terminar em fundo cego, levando à formação de abscesso fechado intracavitário, abdominal ou pélvico, entre alças, mesenteriais, de fígado (raramente), ou, ainda, retroperitoneal, na região do psoas.

Dor na área da coleção e febre são os sintomas de fístulas infectadas de qualquer localização.

Investigação complementar

Métodos de imagem são os procedimentos diagnósticos complementares mais precisos para definir esse tipo de lesão, permitindo avaliar o trajeto, calibre, ramificações e as relações da fístula com outras estruturas. Ultrasonografia endoscópica,[14] ressonância ou tomografia do abdome e pelve, executados o mais brevemente possível, fornecem as informações necessárias, a fim de não retardar a decisão do tipo de terapêutica mais apropriada para resolução da complicação. Nos locais sem essa disponibilidade, o clássico trânsito intestinal, com contraste oral, para visualização de fístulas do intestino delgado e o enema baritado, para as do colo, são os melhores recursos para seu diagnóstico, localização e trajeto.

Fistulografias nas que apresentam orifício de saída externo podem ser relevantes para seu estudo anatômico, definindo sua origem, calibre e possíveis ramificações e comunicações. Naquelas da região perianal, o exame proctológico sob sedação é sempre indicado, para melhor análise das estruturas envolvidas pelo processo e até mesmo da sua funcionalidade, auxiliando também na escolha da conduta terapêutica mais adequada.

Tratamento

De acordo com o Segundo Consenso Europeu Baseado em Evidências, van Assche e colaboradores,[15] ao planejar a estratégia a ser utilizada no tratamento de urgência das fístulas, deve-se levar em consideração, entre todas as recomendações:

- O local de origem da fístula e sua anatomia;
- A avaliação do segmento intestinal que a origina (inflamação ou estenose);
- Identificar a existência ou não de abscesso.

A presença de abscessos, diagnosticados clinicamente e pelos métodos complementares, pressupõe, como tratamento imediato, sua drenagem cirúrgica e coleta de material para análise bacteriológica e antibiograma, bem como a colocação de sedenhos, se necessário, e tratamento medicamentoso que, além dos antibióticos, envolve imunossupressores e biológicos.[16,17] Aqueles de localização intracavitária, se acessíveis, podem ser drenados pela via percutânea, por meio de punção guiada por tomografia. Os das regiões perianal e perineal serão tratados com cirurgia local, seguida, no mesmo ato, de uma análise do trajeto fistuloso, o que poderá permitir, no caso de fístula simples e proveniente do canal anal, intervenção mais ampla, por intermédio de fistulotomia e curetagem.

Essas manobras devem ser complementadas pelo tratamento com antibióticos por tempo prolongado, de preferência ciproflaxacina e metronidazol ou cefalosporinas ou baseados no antibiograma. A indicação de laparotomia ou videolaparoscopia é reservada para a presença de abscessos múltiplos ou que não tenham respondido ao tratamento conservador (punção e antibióticos) ou em instituições que não tenham recursos para a execução da drenagem percutânea.

Uma vez alcançado controle da infecção, é desejável que o caso seja revisto com a participação das equipes clínica e cirúrgica para avaliar a necessidade e a oportunidade do tratamento cirúrgico do segmento que deu origem à fístula. Como referido, em muitos casos, essa complicação se associa com áreas estenóticas, possivelmente as responsáveis pela persistência e pela alimentação do trajeto fistuloso. A ressecção, em bloco, do segmento que contém a estenose e a fístula é a conduta recomendada, evitando, assim, a manutenção das condições anatômicas que favorecem tanto a suboclusão quanto a nova complicação infecciosa.

Perfuração

Evento pouco frequente, que pode ocorrer em ambas as doenças. Na RCU, essa complicação geralmente se origina na presença de megacolo tóxico, por isquemia secundária à dilatação da víscera, mesma etiopatogenia das dilatações pré-estenóticas, inflamatórias ou neoplásicas. Na DC, em razão de as úlceras serem profundas, elas podem alcançar a serosa e perfurar o segmento doente, abrindo-se livremente no peritônio, desde que não haja bloqueio pelas estruturas vizinhas.

É preciso mencionar, embora raras, as perfurações ocasionadas durante a colonoscopia, pelo próprio equipamento ou no decorrer das manobras de dilatação de estenoses.

Aspectos clínicos

Dor abdominal contínua, desaparecimento da macicez hepática, musculatura abdominal contraída e descompressão dolorosa. A presença ou não de ruídos dependerá do intervalo de tempo entre o momento da perfuração e o exame do doente.

Microperfurações poderão ter um comportamento sintomático diferente, dificultando o diagnóstico clínico.

Investigação complementar

Nas perfurações colônicas, a radiografia simples do abdome identifica a presença de ar extraluminal com facilidade. A tomografia é considerada procedimento de maior acurácia nessa complicação, pois tem maior poder de confirmação tanto do pneumoperitônio, mesmo os de pequeno volume ou bloqueados, como do vazamento do contraste para a cavidade e das condições do segmento de onde ele se origina.

Em um grande número de casos de perfuração do intestino delgado, encontra-se uma lesão estenótica, dilatação da alça a montante, o que provoca isquemia parietal e consequente perda de sua vitalidade, terminando em perfuração. Essa condição anatômica é identificada na tomografia.

Tratamento

A indicação de tratamento operatório para as perfurações dessas doenças é a única conduta. A ressecção do segmento perfurado é regra. Caberá ao cirurgião decidir, pelas condições intra-abdominais, se a recomposição do trânsito intestinal poderá ser executada no mesmo tempo cirúrgico ou se ostomias de segurança deverão postergá-la para uma segunda etapa.

URGÊNCIAS EXTRAINTESTINAIS

Vasculares

O risco natural para tromboembolismo venoso que acompanha os doentes com DII aumenta muito durante as fases de atividade inflamatória, especialmente nas suas formas graves, com incidência variável de 1% a 6% dos pacientes, chegando a 39% em estudos feitos em necropsia. As causas ainda não são totalmente esclarecidas, devendo comprometer várias etapas do sistema de coagulação, complicado com o efeito trombogênico dos corticosteroides.

Nos vasos periféricos e profundos dos membros inferiores, encontra-se a origem da manifestação trombótica mais frequente, mas outras sedes, como veias mesentéricas, hepáticas e porta, vasos cardíacos, cerebrais, gônadas e retina, são descritas em menor proporção. O diagnóstico dependerá da localização da trombose ou, indiretamente, da embolia provocada por ela. Na investigação complementar, estão indicados todos os procedimentos habitualmente utilizados para o diagnóstico dessa complicação em outras doenças: dosagem sanguínea do D-dímero, ultrassom com *Doppler* da área suspeita, angiotomografia ou angiorressonância.

O tratamento dessas condições segue o mesmo protocolo de anticoagulação de qualquer paciente, mesmo sem doença intestinal, até quanto ao uso de heparina, não havendo contraindicação, inclusive naqueles com sangramento ativo pelo processo inflamatório. Caso as perdas sanguíneas intestinais sejam muito importantes em paciente com suspeita de embolia pulmonar, deve-se considerar a indicação de colocação de filtro na veia cava.

Ao gastrenterologista cabe reconhecer precocemente esse tipo de complicação, preveni-la com doses profiláticas de anticoagulante, principalmente em pacientes graves, que ficarão hospitalizados e acamados por muito tempo, e solicitar acompanhamento por cirurgião vascular.[18]

Articulares, mucocutâneas e oftalmológicas

Entre as manifestações extraintestinais que também requerem atendimento de urgência,[19] algumas estão diretamente relacionadas com a atividade inflamatória intestinal, mesmo na ausência de sintomas digestivos; artrites periféricas agudas são as mais frequentes, além do eritema nodoso e da episclerite.[20] Entre as que podem ou não refletir doença ativa, estão o pioderma gangrenoso, ao lado da uveíte, que tem curso independente.

Especialistas dessas áreas devem acompanhar a evolução das manifestações, em particular, as que afetam o sistema ocular. Qualquer queixa de dor, baixa de visão ou sinal de olho vermelho merece o encaminhamento do paciente ao oftalmologista. Igualmente, as artrites e lesões de pele diferentes das citadas requerem a opinião de especialistas dessas áreas.

É sempre oportuno lembrar que algumas das manifestações dermatológicas podem ser decorrentes dos medicamentos utilizados no tratamento das DII.

Hepatobiliares

Uma parcela de doentes com DII, especialmente aqueles com RCU, associam uma doença hepatobiliar, representada pela colangite esclerosante.

A estase da bile nos ductos intra e extra-hepáticos, promovida por seus estreitamentos, favorece sua infecção e a formação de cálculos. A colangite aguda se manifesta clinicamente com icterícia, podendo acompanhar dor abdominal no quadrante superior direito, febre e calafrios.

Laboratorialmente, observa-se aumento nas taxas das bilirrubinas e das enzimas colestáticas, assim como das hepatocelulares. O doente deverá, obrigatoriamente, ser submetido a procedimento de imagem, de preferência pela colangiografia por ressonância magnética, para avaliação dos níveis anatômicos de obstrução biliar. Se ela se localizar nos canais extra-hepáticos, necessita de abordagem por colangiografia endoscópica para remoção de cálculo, se houver, ou, no caso de estenose do hepatocolédoco, manobra de dilatação, se possível.

O risco de colangiocarcinoma nesses ductos esclerosados recomenda a obtenção de material de escovação do canal biliar para estudo citológico. Antibióticos sistêmicos de largo espectro, inclusive para anaeróbios, fazem parte do tratamento, haja ou não intervenção endoscópica ao sistema biliar.

Pancreáticas

Pancreatite aguda é um evento que, na maioria dos casos, relaciona-se com a medicação utilizada no tratamento das DII, em particular, com os imunossupressores da classe dos tiopurínicos. Como reação idiossincrática, a mesalazina também pode ser causa da afecção aguda do pâncreas.

Os sintomas, que se superpõem àqueles observados nas pancreatites agudas de qualquer etiologia, associados às alterações das enzimas e, em caso de dúvida, a realização da tomografia de abdome, são os parâmetros para confirmar a hipótese diagnóstica.

A suspensão das drogas suspeitas tende a reverter os quadros clínico e laboratorial da pancreatite aguda. Deve-se, entretanto, considerar que estes doentes têm maior predisposição na formação de cálculos biliares, que merecem investigação na hipótese de não haver claro envolvimento medicamentoso para justificar o comprometimento pancreático.

Renais

No sistema urinário, a manifestação de urgência diz respeito à litíase sintomática, com quadro clínico característico. Seu diagnóstico por ultrassonografia costuma ser suficiente para identificação da queixa dolorosa. Tratamento conservador com antiespasmódicos ou manipulação da via urinária serão decisões individualizadas, com base na evolução do quadro.

Infecciosas

Infecções virais, bacterianas, parasitarias ou fúngicas, além das citadas por *Clostridium* e citomegalovírus, são urgências inerentes aos indivíduos comprometidos nas suas defesas imunológicas, inatas ou adquiridas.

A utilização de drogas imunomoduladoras pelos doentes com DII os expõe a processos infecciosos oportunistas, digestivos ou não, que requerem atendimento imediato. Nesse sentido, a avaliação de possíveis contatos com pessoas afetadas por alguma infecção e o histórico pregresso auxiliam o encaminhamento para o diagnóstico etiológico.

Agentes da varicela-zóster, do herpes simples, da mononucleose, da tuberculose, da criptosporidiose, entre outros, promovem manifestação clínica específica, na maioria das vezes sugestiva do local e do tipo da infecção, permitindo investigação e tratamento direcionados.[21] Especial atenção deve ser dada à tuberculose, mesmo na ausência de antecedentes, com radiografia de tórax prévia normal e intradermorreação (derivado proteico purificado – PPD) negativa.[22-23] Não é raro o desenvolvimento de doença tuberculosa ativa, pulmonar ou extrapulmonar, nos indivíduos que certamente apresentavam sua forma latente. Avaliação da infecção pelo vírus da hepatite B, desconhecida pelo doente, faz parte também do estadiamento anterior ao uso dos imunomoduladores.[24]

URGÊNCIAS RELACIONADAS COM MEDICAMENTOS

- **Aminosalicilatos:** a maioria dos efeitos colaterais desses fármacos se relaciona com a sulfassalazina, p. ex.:, reações de hipersensibilidade como febre, *rash* cutâneo, anafilaxia, cianose, intolerância gástrica, síndrome de Stevens-Johnson, erupções pustulosas, hepatite aguda, piora da diarreia, pancreatite aguda, broncoespasmo e miocardite. Diarreia e aumento nas taxas de creatinina podem acompanhar o tratamento com mesalazina.
- **Corticosteroides:** hipocalemia (fraqueza muscular, câimbras), hipertensão arterial, púrpura, quadros psicóticos, insônia, infecções, hemorragia digestiva e taquicardia são efeitos adversos para os corticosteroides naturais, que recomendam atenção rápida. Na descontinuidade da corticoterapia é comum a hipotensão (insuficiência suprarrenal). Entre as drogas que agem na imunidade, são as que oferecem maior risco para infecções, mesmo na forma de monoterapia. Quando combinados com imunossupressores e biológicos, esse risco se multiplica exponencialmente.
- **Azatioprina e 6-mercaptopurina:** mielotoxicidade, representada por leucopenia, pancreatite aguda e infecções.
- **Metotrexato:** diarreia, mielotoxicidade, infecções.
- **Ciclosporina:** hipertensão arterial, insuficiência renal aguda, convulsões, infecções.
- **Biológicos:** reações infusionais com infliximabe, como dispneia, hipotensão, urticária, febre, dor torácica.[25] No longo prazo, infecções, especialmente quando associados aos tiopurínicos e aos corticosteroides. As reações ao adalimumabe e ao certolizumabe são locais, na área das injeções e de pequena significância.

REFERÊNCIAS BIBLIOGRÁFICAS

1. Truelove SC, Witts LJ. Cortisone in ulcerative colitis; final report on a therapeutic trial. Br Med J. 1955;2:1041-8.
2. Berg AM, Kelly CP, Farraye FA. Clostridium difficile infection in the inflammatory bowel disease patient. Inflamm Bowel Dis. 2013;19(1):194-204.
3. Ferrer Márquez M, Hernández Martínez Á, Reina Duarte Á, Rosado Cobián R. Current status of the treatment of fulminant colitis. Cir Esp. 2015 May;93(5):276-82.
4. Kedia S, Ahuja V, Tandon R. Management of acute severe ulcerative colitis. World J Gastrointest Pathophysiol. 2014;5(4):579-88.
5. Moss AC. Optimizing the use of biological therapy in patients with inflammatory bowel disease. Gastroenterol Rep (Oxf). 2015;(1):63-8.
6. Laharie D, Bourreille A, Branche J, Allez M, Bouhnik Y, Filippi J, et al. Ciclosporin versus infliximab in patients with severe ulcerative colitis refractory to intravenous steroids: a parallel, open-label randomised controlled trial. Lancet. 2012;380(9857):1909-15.
7. Autenrieth DM, Baumgart DC. Toxic Megacolon. Inflamm Bowel Dis. 2012;18(3):584-91.
8. Strong SA. Management of acute colitis and toxic megacolon. Clin Colon Rectal Surg. 2010;(4):274-84.
9. van Assche G, Dignass A, Bokemeyer B, Danese S, Gionchetti P, Moser G, et al. Second European evidence-based consensus on the diagnosis and management of ulcerative colitis part 3: special situations. J Crohns Colitis. 2013;(1):1-33.
10. D'Haens G, Baert F, van Assche G, Caenepeel P, Vergauwe P, Tuynman H, et al. Early combined immunosuppression or conventional management in patients with newly diagnosed Crohn's disease: an open randomised trial. Lancet. 2008;371(9613):660-7.
11. Gerard R. Is this stricture inflammatory? Digestion. 2011;83:261-2.
12. Vavricka SR, Rogler G. Fistula Treatment: The Unresolved Challenge. Dig Dis. 2010;28:556-64.
13. Taxonera C, Schwartz DA, Garcia-Olmo D. Emerging treatments for complex perianal fistula in Crohn's disease. World J Gastroenterol. 2009;15(34):4263-72.
14. Lahat A, Assulin Y, Beer-Gabel M, Chowers Y. Endoscopic ultrasound for perianal Crohn's disease: disease and fistula characteristics, and impact on therapy. J Crohns Colitis. 2012;6(3):311-6.
15. van Assche G, Dignass A, Reinsch W, van der Woude CJ, Sturm A, de Vos M, et al. The second European evidence-based Consensus on the diagnosis and management of Crohn's disease: special situations. J Crohns Colitis. 2010;4:63-101.
16. Tozer PJ, Burling D, Gupta A, Phillips RK, Hart AL. Review article: medical, surgical, and radiological management of perianal Crohn's fistulas. Aliment Pharmacol Ther. 2011;33:5-22.
17. Yassin NA, A. Askari A, Warusavitarne J, Faiz OD, Athanasiou T, Phillips RK, et al. Systematic review: the combined surgical and medical treatment of fistulising perianal Crohn's disease. Aliment Pharmacol Ther. 2014;40(7):741-9.
18. Pleet JL, Vaughn BP, Morris JA, Moss AC, Cheifetz AS. The use of pharmacological prophylaxis against venous thromboembolism in hospitalised patients with severe active ulcerative colitis. Aliment Pharmacol Ther. 2014;39(9):940-8.
19. Veloso FT. Extraintestinal manifestations of inflammatory bowel disease: Do they influence treatment and outcome? World J Gastroenterol. 2011;17(22):2702-7.
20. Zippi M, Corrado C, Pica R, Avallone EV, Cassieri C, De Nitto D, et al. Extraintestinal manifestations in a large series of Italian inflammatory bowel disease patients. World J Gastroenterol. 2014;20(46):17463-7.
21. Afif W, Loftus Jr EV. Safety Profile of IBD Therapeutics: infectious risks. Med Clin N Am. 2010;94:115-33.

22. Colombel JF, Sandborn WJ, Reinisch W, Mantzaris GJ, Kornbluth A, Rachmilewitz D, et al. Infliximab, azathioprine or combination therapy for Crohn's disease. N Engl J Med. 2010;362:1383-95.
23. Debeuckelaere C, De Munter P, Van Bleyenbergh P, De Wever W, Van Assche G, Rutgeerts P, et al. Tuberculosis infection following anti-TNF therapy in inflammatory bowel disease, despite negative screening. J Crohns Colitis. 2014;8(6):550-7.
24. van der Have M, Oldenburg B, Fidder HH, Belderbos TD, Siersema PD, van Oijen MG. Optimizing screening for tuberculosis and Hepatitis B prior to starting tumor necrosis factor-a inhibitors in Crohn's Disease. Dig Dis Sci. 2014;59:554-63.
25. Steenholdt C, Svenson M, Bendtzen K, Thomsen OO, Brynskov J, Ainsworth MA. Severe infusion reactions to infliximab: aetiology, immunogenicity and risk factors in patients with inflammatory bowel disease. Aliment Pharmacol Ther. 2011;34(1):51-8.

CAPÍTULO 116

PANCREATITE AGUDA

Alberto Goldenberg
Franz Robert Apodaca Torrez
Carlos Guillermo Manterola Delgado

DESTAQUES

- A maioria das pancreatites agudas tem como etiologia a doença litiásica biliar e o consumo do álcool.
- Nova proposta de classificação propõe, de acordo com a sua repercussão sistêmica ou local, uma forma intermediária de pancreatite aguda.
- Na forma grave da doença, o tratamento conservador sempre deve ser priorizado.
- O tratamento cirúrgico convencional deverá ser adotado em casos muito selecionados, e as abordagens minimamente invasivas são a primeira opção.
- O momento ideal para a abordagem das complicações da necrose pancreática deve ser adiado o maior tempo possível, de acordo com as características evolutivas do doente e com os recursos disponíveis.

INTRODUÇÃO

A pancreatite aguda é uma doença polimorfa, que, do ponto de vista histopatológico, traduz-se em processo inflamatório que pode limitar-se ao pâncreas, a tecidos peripancreáticos ou, ainda, atingir órgãos e sistemas remotos. Esta doença tem características fisiopatológicas, clínicas, laboratoriais e de imagem bastante peculiares, o que resulta, apesar do grande avanço em seu conhecimento, na persistência de muitas lacunas, no que se refere principalmente à sua fisiopatologia, à sua evolução e fundamentalmente à sua conduta terapêutica.[1]

Este processo inflamatório é desencadeado pela ativação anômala de enzimas pancreáticas, secundária a diversas etiologias e cuja repercussão clínica é muito variável, indo desde quadros de dor abdominal, acompanhados ou não de sintomas dispépticos com mínima repercussão do estado clínico do doente, até manifestações sistêmicas, caracterizadas por insuficiência orgânica.

Após o simpósio de Atlanta, em 1992, analisando-se as características anatomopatológicas da doença, ficaram claramente diferenciadas as duas principais formas de apresentação da pancreatite, a forma leve, caracterizada por edema pancreático, infiltrado polimorfonuclear, baixos índices de morbimortalidade e uma frequência aproximada de 80% a 90%; e a forma grave, observada em 10% a 20% das vezes, caracterizada por insuficiência orgânica e necrose pancreática ou peripancreática, elevados índices de morbidade e mortalidade de até 40%.[2] Embora este simpósio tenha tentado unificar e definir os conceitos sobre esta doença, alguns aspectos ainda geram controvérsias.

EPIDEMIOLOGIA

Dados epidemiológicos mostram que a pancreatite aguda é responsável por aproximadamente 280 mil internações por ano nos Estados Unidos. No Brasil, não dispomos de estudos epidemiológicos sobre a real incidência desta doença. Segundo dados do DATASUS[3] e segundo a classificação CID-10, entre janeiro e fevereiro de 2014, a pancreatite aguda e outras doenças pancreáticas foram responsáveis por mais de 14 mil internações. Dados da Organização Mundial da Saúde (2004) mostram o Brasil como um dos países com maior índice de mortalidade atribuída à pancreatite aguda.

ETIOLOGIA

Embora muitas outras etiologias já estejam estabelecidas (trauma, drogas, doenças infecciosas, doenças vasculares e manuseio endoscópico), uma parcela não desprezível permanece com a etiologia desconhecida, sendo, portanto, denominada idiopática. Entretanto, estudos clínicos e epidemiológicos apontam a doença litiásica biliar e o consumo de álcool como os principais fatores etiológicos, sendo responsáveis por aproximadamente 80% a 90% de todas as pancreatites.[4] A relação dessas proporções varia de acordo com o local geográfico e onde a doença é estudada. Em nosso meio, embora não se conheçam estudos epidemiológicos sobre a real incidência desta doença, trabalhos apontam a litíase biliar como a causa predominante.[5]

De forma didática Ranson e colaboradores, em 1997,[6] classificaram as diferentes etiologias das pancreatites, em quatro grandes grupos (Quadro 116.1).

QUADRO 116.1. Fatores etiológicos na pancreatite aguda.

Metabólicos
- Álcool
- Hiperlipoproteinemia
- Hipercalcemia
- Drogas
- Doenças genéticas
- Veneno de escorpião

Mecânicos
- Colelitíase
- Pós-operatório
- Pâncreas *divisum*
- Pós-trauma
- Pancreatocolangiografia retrógrada endoscópica
- Obstrução do ducto pancreático (neoplasias, ascaridíase)
- Sangramento do ducto pancreático
- Obstrução duodenal

Vasculares
- Pós-operatório (derivação cardiopulmonar)
- Periarterite nodosa
- Ateroembolismo

Infecciosas
- Caxumba
- Coxsackie B
- Citomegalovírus

Fonte: Adaptado de Stamford e Zinner, 1997.[7]

FISIOPATOLOGIA

Os aspectos fisiopatológicos da pancreatite aguda são um dos temas mais estudados nos últimos 30 anos. Estudos macroscópicos como os de Opie,[8] em 1901, iniciaram as tentativas de explicação fisiopatogênica da pancreatite de origem biliar. Com o avanço da tecnologia, os estudos biomoleculares e experimentais, assim como os novos métodos laboratoriais para dosagem de substâncias, ganharam grande importância no melhor conhecimento dos fenômenos intracelulares, enzimáticos e bioquímicos que ocorrem nesta doença.[9]

Evidências clínicas e principalmente experimentais mostraram que a pancreatite aguda não é simplesmente o resultado da ativação anômala de enzimas, a partir dos grânulos de zimogênio da célula acinar pancreática e com a consequente autodigestão de tecidos pancreático e peripancreático. Também desempenhariam papel fundamental as alterações da microcirculação pancreática, as quais determinariam a isquemia e a necrose pancreática, conceitos considerados hoje de fundamental importância na fisiopatologia da pancreatite aguda grave e diretamente relacionados com a ação de mediadores inflamatórios.

De forma abreviada, podemos afirmar que, após a agressão da célula acinar pancreática e independentemente do fator etiológico, uma série de eventos intracelulares levarão à ativação de enzimas pancreáticas, desencadeando uma cascata enzimática. Paralelamente a esses fenômenos, a liberação de uma série de mediadores inflamatórios caracterizaria também uma verdadeira cascata inflamatória, determinando o curso da pancreatite aguda.

O estímulo e a ativação de células inflamatórias levariam ao aumento de vários mediadores pró-inflamatórios, como o fator de necrose tumoral (TNF-α), as interleucinas (IL-1, IL-2, IL-6), as citocinas e os mediadores anti-inflamatórios (IL-10 e receptor antagonista de IL-1), entre outros; dependendo do predomínio desses mediadores, teremos, ou não, as repercussões sobre diferentes órgãos e sistemas, consequentemente, um quadro de pancreatite aguda leve ou grave.[10]

CLASSIFICAÇÃO

Desde as primeiras observações clínicas e anatomopatológicas, busca-se classificar as pancreatites, utilizando parâmetros etiológicos, clínicos, evolutivos ou histológicos. No entanto, a diversidade nas classificações se constituiu no principal obstáculo à comparação dos resultados das diferentes casuísticas.

Esta diversidade na caracterização e na denominação dos fenômenos locais que acompanham a doença levou a um novo simpósio, em Atlanta, em 1992, com o objetivo de estabelecer uma classificação simples, objetiva, precisa e não invasiva, além de definir melhor a terminologia frequentemente utilizada de forma conflitante.[2]

A classificação, então proposta, pode ser expressa basicamente em dois tipos de pancreatite: pancreatite aguda leve ou edematosa e pancreatite aguda grave; tendo como complicações delas coleção líquida aguda peripancreática, necrose pancreática, pseudocisto agudo e abscesso pancreático. Entretanto, revisão posterior apontou falhas na mesma, observando-se, nas publicações após 1993, uma série de novos métodos e de escores de avaliação e de classificação da pancreatite aguda.[11]

Recentemente foram propostas novas classificações para a pancreatite aguda, entre elas, a que propõe quatro tipos de pancreatite: leve, moderada, grave e crítica;[12] e a mais recente revisão da classificação de Atlanta, que propõe classificar a pancreatite aguda, de acordo com a presença, ou não, de falha orgânica e de complicações locais (pancreáticas e peripancreáticas) dividindo-se em: leve ou edematosa, moderadamente grave e grave propriamente dita.[13]

CARACTERIZAÇÃO DA PANCREATITE AGUDA

Considerando a ampla variedade de apresentações da pancreatite aguda, fundamentalmente o potencial de gravidade da doença, inúmeras pesquisas tiveram como objetivo a caracterização das formas leves e das formas graves da pancreatite, tendo como base os dados clínicos, laboratoriais e de imagem.

Data de muito tempo as tentativas de encontrar um método de alta acurácia, para identificar a forma grave da doença ainda nas primeiras horas de evolução. Nesse sentido, um dos principais objetivos do Simpósio de Atlanta (1992) foi o de homogeneizar a nomenclatura e a caracterização ou classificação da pancreatite aguda, utilizando critérios clínicos, laboratoriais e de imagem.[2] No entanto, passaram-se mais de duas décadas e esses aspectos continuam sem consenso. A caracterização da pancreatite aguda grave naquela época foi definida com a presença de três ou mais critérios de Ranson, de oito ou mais pontos do APACHE II, a presença de uma ou mais insuficiências orgânicas ou a presença de complicações locais.

Apesar de terem sido descritos vários escores para a localização precoce de pacientes com pancreatite aguda grave, o escore de Ranson e o APACHE II são os mais frequentemente citados para este objetivo. Após o simpósio de Atlanta, uma série de novos métodos e de escores de avaliação de gravidade da pancreatite aguda (PAG), como os de Goris, Marshall, Bernard e *Sequential Organ Failure Assessment* (SOFA), demonstram a necessidade de uma nova revisão da terminologia, da forma de avaliação, do papel dos métodos laboratoriais e dos novos métodos e técnicas imagenológicas aplicadas na pancreatite aguda grave.

Revisões recentes apontam os escores de Marshal e SOFA, ambos modificados (analisando as funções respiratória, cardiovascular e renal), como as ferramentas mais práticas e com melhor acurácia para detectar precocemente esses pacientes graves.[12-13]

Do ponto de vista laboratorial, alterações do hematócrito (hemoconcentração) e aumento da creatinina, da glicemia, dos peptídeos ativadores de proteases pancreáticas, da elastase polimorfonuclear, das interleucinas e de marcadores inflamatórios, como a proteína C-reativa e da procalcitonina, já foram estudados com este mesmo objetivo.

Contudo, a quantificação da proteína C-reativa – embora de aumento real após 48 horas – parece ser o melhor método isolado para avaliar a gravidade da pancreatite aguda; a quantificação da procalcitonina e das interleucinas poderia ser, em um futuro próximo, dado promissor na tentativa de identificar precocemente a forma grave da doença e no diagnóstico de infecção da necrose pancreática e peripancreática.[14]

DIAGNÓSTICO

O diagnóstico da pancreatite aguda é eminentemente clínico e laboratorial. O quadro clínico da pancreatite pode variar dependendo da intensidade do processo. É caracterizado fundamentalmente pela presença de dor abdominal, de moderada para forte intensidade, localizada no epigástrio e/ou no hipocôndrio direito irradiando para região dorsal (dor em faixa em 50% das vezes), geralmente acompanhada de náuseas e vômitos; em alguns pacientes, é possível encontrar sinais de desidratação e distúrbios eletrolíticos. Raramente, alguns doentes podem apresentar sinais de colangite devido à persistência do fator obstrutivo (origem biliar). Em aproximadamente 4% dos pacientes que apresentam a forma grave da pancreatite, além do quadro de dor abdominal, pode ser observada a presença de hematomas e de equimose na região periumbilical (sinal de Cullen), nos flancos abdominais (sinal de Grey-Turner)[15] ou nas regiões inguinais (sinal de Fox).

Do ponto de vista laboratorial, aumento dos níveis da amilase e lipase sérica, três vezes acima dos limites normais, geralmente, confirmam o diagnóstico de pancreatite aguda. Algumas situações clínicas poderiam alterar esses parâmetros, como a insuficiência renal, hipertrigliceridemia ou macroamilasemia. Aumento das transaminases, fosfatase alcalina, gamaglutamil transferase e discreto aumento das bilirrubinas, geralmente, são observados em pacientes com pancreatite aguda de etiologia litiásica biliar.

Entre os métodos de imagem utilizados no diagnóstico de pancreatite aguda, o raio X simples de abdome (três posições) pode mostrar velamento do andar superior do abdome, presença de derrame pleural e até níveis hidroaéreos; esse método de imagem ajuda fundamentalmente a diferenciar outras eventuais causas de dor abdominal (diagnóstico diferencial).

A ultrassonografia de abdome constitui-se em um dos principais métodos de imagem para o estudo dessa doença; embora raramente mostre as alterações da glândula pancreática, em muitas situações mostrará o fator etiológico da pancreatite e, mais raramente, sinais indiretos da presença de cálculos na via biliar. A tomografia de abdome, sem dúvida, é o melhor método para avaliar e estadiar a pancreatite aguda, entretanto este método de diagnóstico somente deve ser solicitado em pacientes que apresentarem dúvida diagnóstica ou em pacientes com pancreatite aguda grave, no mínimo três dias após de ter-se iniciado o quadro.

Conceitos modernos propõem, para a definição e o diagnóstico clínico da pancreatite aguda, a presença de pelo menos dois de três critérios para a confirmação desta doença: 1) dor abdominal de forte intensidade sugestiva de pancreatite aguda; 2) aumento dos níveis de amilase/lipase sérica, três vezes acima do limite superior da normalidade; e 3) achados radiológicos característicos da doença à tomografia de abdome ou ressonância magnética.[13]

TRATAMENTO

O melhor conhecimento de alguns dos aspectos fisiopatológicos da doença e o progresso dos métodos e das técnicas de imagem influenciaram notadamente sobre o tratamento da pancreatite aguda. Este dependerá, também, do tipo de pancreatite, da etiologia e da fase em que se encontra a forma grave da doença.

Cronologicamente, é possível determinar duas fases na pancreatite aguda grave: a precoce (primeiras duas semanas), em que existiria o predomínio dos efeitos das substâncias tóxicas liberadas, dos mediadores inflamatórios e das citocinas, com a consequente repercussão local e sistêmica, caracterizando a síndrome de resposta inflamatória sistêmica (SIRS) – existe quase um consenso de que, nesta fase, devem ser evitados quaisquer tipos de procedimentos cirúrgicos; a segunda fase de pancreatite, considerada a partir do final da segunda semana do início do processo, é denominada de fase séptica, devido às complicações decorrentes da infecção da necrose pancreática ou peripancreática, desencadeando, assim, quadros de sepse local ou sistêmica.[16]

TRATAMENTO CLÍNICO

É consenso que a abordagem inicial da pancreatite aguda, independentemente do tipo ou etiologia, seja eminentemente clínica. Basicamente, limita-se a manutenção do jejum nas primeiras horas, reposição hidreletrolítica (hiperidratação nas formas graves), via endovenosa, analgésicos, antiespasmódicos, antieméticos e procinéticos. Este tipo de medidas, na maioria das vezes, é suficiente para controlar o quadro, sem necessidade da administração de outros fármacos, fundamentalmente, na pancreatite aguda leve.[17]

Evidências clínicas demonstraram que o uso rotineiro de substâncias anti-inflamatórias, como o gabexate mesilato, aprotinina e o lexipafant, não teria efeitos benéficos na evolução nem modificaria os índices de morbimortalidade da pancreatite aguda grave.

A forma grave da pancreatite aguda ainda gera algumas controvérsias, no que diz respeito ao uso de antibióticos, ao aporte nutricional e à abordagem endoscópica. O uso de antibióticos de forma profilática parece ainda estar longe de consenso na PAG: apesar de recentes publicações afirmarem não ter encontrado vantagens no seu uso, alguns guias de tratamento ainda o preconizam mediante a administração do imipemen ou a combinação do ciprofloxacino com o metronidazol, durante 14 dias.[18-19]

Estudos experimentais e clínicos apontam que, nas formas graves de pancreatite aguda, o aporte nutricional precoce via enteral, utilizando sondas nasoenterais, é a melhor alternativa, quando comparada à via parenteral, constituindo-se, atualmente, como a via nutricional de escolha da maioria dos centros que tratam esta doença, a não ser que existam contraindicações para o seu uso.[20]

A abordagem endoscópica na pancreatite aguda, atualmente, apenas tem indicação em situações em que exista evidências clínicas, laboratoriais ou de imagem, de colangite.

TRATAMENTO CIRÚRGICO

A abordagem cirúrgica da pancreatite aguda grave ainda é um dos temas que mais geraram controvérsias e mudanças nos últimos 30 anos, fundamentalmente no que diz respeito ao momento e ao tipo de cirurgia a ser realizada.[21] O melhor conhecimento de alguns dos aspectos fisiopatológicos da doença, a evolução dos antibióticos, o avanço tecnológico das unidades de cuidados intensivos, o suporte nutricional, o progresso dos métodos e das técnicas de imagem, com as novas técnicas cirúrgicas e endoscópicas de cirurgia minimamente invasiva, influenciaram notadamente esta conduta.[22]

Abordagens precoces na fase tóxica da doença foram progressivamente abandonadas, devido aos altos índices de morbimortalidade. Eventuais benefícios de abordagens minimamente invasivas nesta fase ainda geram controvérsias. Entretanto, a indicação da cirurgia na fase tardia dependerá fundamentalmente da confirmação de infecção da necrose, do estado clínico do doente e das características evolutivas da necrose.[23]

MOMENTO DA CIRURGIA

Historicamente, é conhecido que cirurgias como a pancreatectomia parcial e até total já tiveram espaço como alternativas terapêuticas na pancreatite aguda grave, com o intuito de diminuir os altos índices de mortalidade observados naquela época. Da mesma forma, abordagens da região pancreática e peripancreática, nos primeiros dias da doença, também mostraram-se ineficazes.[24] Somente a partir da década de 1980, surgiram os resultados de trabalhos que diminuíram as elevadas taxas de mortalidade, com a indicação da cirurgia de forma postergada, associada à antibioticoprofilaxia.[25] Surgiu, também nesta época, a introdução do conceito de necrose pancreática.

Estudos controlados, como os realizados por Bradley e Allen[26] e Mier e colaboradores,[23] confirmaram observações anteriores, as quais notaram que a intervenção cirúrgica na fase precoce da doença aumentaria consideravelmente a mortalidade desses pacientes. O estudo conduzido por Mier teve que ser interrompido, devido às altas taxas de mortalidade observadas em pacientes com pancreatite aguda grave, submetidos à cirurgia antes dos 12 dias. Sobre o momento ideal para a abordagem cirúrgica, a maioria das publicações concorda ao afirmar que deveria ser realizada de forma postergada, preferencialmente a partir da quarta ou sexta semanas, após iniciado o processo.[26-27]

INDICAÇÃO DA CIRURGIA

A abordagem cirúrgica na pancreatite aguda necrosante foi objeto de muitas publicações nos últimos anos, provavelmente pela falta de homogeneidade na caracterização dos pacientes.[26] Sendo assim, ainda é possível observar trabalhos em que a indicação do tratamento cirúrgico da PAG não dependeria de um fator isolado, como a confirmação de infecção da necrose.[28-29] De fato, está relativamente estabelecido que esta abordagem cirúrgica, quando possível, deverá ser executada no período mais postergado do processo, acreditando-se em melhor delimitação e organização da necrose e evitando-se a ressecção desnecessária de tecidos viáveis, com consequente diminuição da morbidade.

Necrose pancreática ou peripancreática infectada

A confirmação da infecção da necrose pancreática ou peripancreática, mediante a punção aspirativa com bacterioscopia e cultura ou constatação de ar na retrocavidade pela tomografia computadorizada (Figura 116.1), ainda é considerada um dos fatores principais de abordagem cirúrgica na PAG. Os métodos utilizados para confirmação da necrose pancreática, como a punção com agulha fina e a tomografia computadorizada, não estão isentos de resultados falso-negativos de até 20%, fazendo parte desta peculiar e difícil situação outras formas de diagnóstico, como os dados laboratoriais (leucograma, proteína C-reativa e procalcitonina), tempo de evolução da doença e estado clínico do doente.[30]

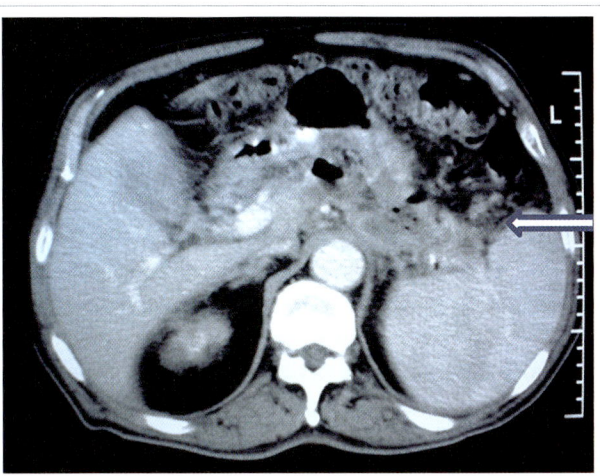

FIGURA 116.1. TC de paciente com PAG, mostrando ar em topografia da necrose pancreática (seta).

A infecção da necrose pancreática é a responsável pelos elevados índices de mortalidade na fase séptica da doença. É oportuno lembrar que existem publicações nas quais a conduta conservadora, após confirmação da infecção da necrose pancreática, em pacientes muito bem selecionados, tem mostrado bons resultados, utilizando antibióticos de amplo espectro e medidas de suporte intensivo, associadas, ou não, a procedimentos minimamente invasivos.[31]

Necrose estéril

Ao contrário do que acontece na infecção da necrose pancreática, em que existe quase um consenso de que o tratamento cirúrgico e a necrosectomia são considerados como métodos de escolha, esta forma de abordagem, diante da necrose estéril, torna-se bastante questionável e cada vez menos realizada.

A mortalidade da pancreatite aguda com necrose estéril é de aproximadamente 10% e, apesar do desbridamento cirúrgico e de outros tipos de abordagens propostos, não se conseguiu diminuí-la. Por esses motivos, a maioria dos centros e das séries publicadas orienta o suporte com cuidados intensivos e, embora muito discutível, a antibioticoprofilaxia. No entanto, pacientes com pancreatite necrosante com necrose estéril – métodos de diagnóstico de infecção negativos – nos quais a evolução é desfavorável (dor abdominal persistente, íleoprolongado e sinais de falha orgânica), mesmo com o suporte anteriormente mencionado, a cirurgia com necrosectomia e drenagem ampla da retrocavidade poderia ter indicação.[32-33]

Esta conduta é defendida por aqueles que acreditam que, dessa forma, eliminariam a fonte de liberação de mediadores pró-inflamatórios, citocinas e outras substâncias tóxicas produzidas pela necrose pancreática, além de eliminar potencial foco de infecção.[34]

Pancreatite aguda fulminante

Existem alguns pacientes com pancreatite aguda grave, que, por mecanismos fisiopatológicos ainda não bem conhecidos, desenvolvem, logo nas primeiras horas de evolução, quadros de insuficiências e de falências orgânicas de difícil controle, atingindo altos índices de mortalidade.

Neste tipo de paciente, a necrose pancreática ainda estaria em fase de delimitação, provavelmente estéril, e seria tecnicamente inviável a realização de necrosectomias. Como medida extrema, têm sido indicadas laparotomias com drenagem ampla da retrocavidade, lavagens peritoneais com cateter de diálise e até procedimentos minimamente invasivos, com o intuito de locar cateteres na retrocavidade e cavidade peritoneal para posterior irrigação contínua.[35] Ainda discute-se o real valor destes métodos e, principalmente, carecem de evidências clínicas que justifiquem sua aplicação rotineira.

Síndrome compartimental

A hipertensão intra-abdominal é desencadeada pelo aumento da pressão da cavidade abdominal acima de 15 mmHg. Quando associada a uma insuficiência orgânica, é caracterizada como a síndrome de hipertensão intra-abdominal, a qual geralmente é observada com pressões acima de 20 a 25 mmHg, tendo graves repercussões sistêmicas, exigindo abordagem descompressiva de emergência. Embora possa ser desencadeada por uma série de situações clínicas, publicações recentes a atribuem também à PAG.[36]

O mecanismo fisiopatológico desta síndrome na PAG estaria explicado por vários fatores, como edema e sequestro líquido no retroperitônio pelo processo inflamatório intenso, ileoparalítico, distensão de alças intestinais, formação do terceiro espaço e hiperidratação, entre os mais prováveis.[37] Esta situação associada à síndrome de resposta inflamatória da PAG, sem dúvida, constitui-se em um fator determinante na má evolução desses doentes.

Complicações abdominais

Eventuais complicações decorrentes da pancreatite aguda necrosante também podem gerar procedimentos cirúrgicos de urgência, como perfuração de víscera oca e sangramentos gastrintestinais ou retroperitoniais.[38]

NECROSECTOMIA NA PANCREATITE AGUDA NECROSANTE

Os princípios do tratamento cirúrgico da PAG baseiam-se no seguinte argumento: a infecção da necrose pancreática ou peripancreática é o fator de letalidade mais importante da doença, devido às complicações sépticas imediatas e tardias por ela produzidas. Para tanto, drenagens amplas e contínuas da retrocavidade são necessárias para remover o material infectado após necrosectomia, evitando-se, também, ressecções desnecessárias de tecidos viáveis, prevenindo complicações secundárias à insuficiência endócrina e exócrina do pâncreas.[39]

Foram propostos uma variedade de métodos de tratamento da necrose infectada, formas de tratamento cirúrgico, como as necrosectomias com drenagens, e até métodos alternativos, como as vias endoscópica, laparoscópica e percutânea, para esta finalidade.[39]

Os mais utilizados são: métodos convencionais, caracterizados por laparotomia com necrosectomia, drenagem da cavidade e reoperações de demanda; métodos abertos ou semiabertos, caracterizados pela necrosectomia seguida de reoperações programadas; métodos fechados, com realização da necrosectomia, isolamento da retrocavidade, drenagem com tubos siliconizados para lavagem contínua; e os métodos alternativos, como os endoscópicos, percutâneos e laparoscópicos.

Procedimentos e técnicas convencionais, como a proposta por Altemeyer e Alexandre, em 1963, a qual basicamente se caracteriza pela realização da necrosectomia, desbridamento e drenagens da retrocavidade com drenos tipo Penrose,[40] devido a índices de 30% a 40% de reoperações e de 24% a 82% de mortalidade, foram progressivamente abandonados.

Os maus resultados eram atribuídos ao fato de que uma única abordagem com drenagem não seria suficiente para remover totalmente a necrose infectada, e reoperações posteriores nem sempre eram realizadas. A incisão utilizada – mediana ou transversa – não influenciou os resultados desta técnica.

Procedimentos abertos e semiabertos

Como o tratamento convencional não foi suficiente para diminuir os elevados índices de mortalidade, foram propostas outras formas de abordagens para o tratamento de necrose infectada, desta vez com técnicas mais agressivas, caracterizadas por necrosectomias e reoperações programadas.[41]

Esses métodos foram introduzidos por Davidson e Bradley, em 1981, para o tratamento dos denominados abscessos pancreáticos pós-pancreatite aguda, pela então denominada técnica da marsupialização com cicatrização da ferida operatória por segunda intenção.[42] Posteriormente, essa técnica sofreu modificações, tendo como característica principal, após realizar a necrosectomia, a de cobrir a área cruenta com gazes vaselinadas, evitando-se, desta forma, aderências e lesões de estruturas vizinhas e drenagem da retrocavidade com tubos siliconizados. Após 24 a 48 horas do procedimento inicial, o paciente é novamente submetido à necrosectomia, com novo curativo e drenagem da área cruenta. Este procedimento é realizado repetidas vezes até o surgimento de tecido de granulação e, em algumas situações, pode ser realizado sob sedação, em unidades de cuidados intensivos. Posteriormente, procede ao fechamento definitivo da parede abdominal.

Outros centros modificaram este procedimento com a utilização de materiais sintéticos com zíper, para cobrir a área cruenta da necrosectomia (procedimento semiaberto). A mortalidade desse método é de aproximadamente 15% a 21%. Entretanto, o elevado número de procedimentos necessários e as frequentes complicações observadas, como estenoses intestinais, aderências, sangramentos e fístulas entéricas, limitaram seu uso a poucos centros especializados.

Posteriormente foram descritas técnicas abertas com mortalidade inferior aos números anteriormente mencionados. Incluem-se, neste grupo de procedimentos, a realização de necrosectomia com reoperações programadas sistematicamente, até a eliminação total da necrose pancreática infectada, e a colocação de múltiplos drenos tipo Penrose preenchidos com gaze na área cruenta da necrosectomia e exteriorizados nos flancos abdominais, associados à drenagem de sucção, com retirada progressiva dos drenos a partir do sétimo dia de pós-operatório conforme diminuição do débito.[43]

Procedimentos fechados

No início da década de 1980, Beger e colaboradores introduziram um método diferente de abordagem, caracterizado pelo isolamento da retrocavidade após necrosectomia digital, com a preservação máxima de estruturas viáveis e a realização de lavagens da retrocavidade com solução salina isotônica. Posteriormente, são fixados na retrocavidade – leito pancreático – drenos tubulares siliconizados simples e de duplo-lúmen, para realizar lavagem fechada contínua.[44] No pós-operatório, as primeiras lavagens são executadas com até 24 litros de solução de diálise peritoneal por dia, livre de potássio. Caso a cavidade peritoneal também esteja comprometida, lavagens peritoneais são acrescentadas por um curto período de tempo.

A lavagem contínua do retroperitônio é interrompida quando o líquido de drenagem é claro, sem aumento dos níveis de enzimas pancreáticas e com bacterioscopia negativa. A mortalidade do método é de aproximadamente 19%, e ele deve ser executado em unidades de cuidados intensivos. Este procedimento não obteve os mesmos resultados, quando realizado em centros não especializados.

Devido às inúmeras complicações decorrentes do tratamento transperitoneal, surgiram propostas de abordagens retroperitoneais, evitando-se também a contaminação da cavidade peritoneal. Considerada uma variante de tratamento fechado, a abordagem direta da cavidade retroperitoneal mediante incisões lombares, uni ou bilaterais, e realização de necrosectomia e drenagens, com ou sem lavagem contínua, mostrou resultados animadores. Com o progresso dos aparelhos de endoscopia e laparoscopia, esta via de abordagem também já foi descrita com a utilização desses instrumentos.

Da mesma forma, essa variante de abordagem retroperitoneal não teve ampla aceitação devido aos resultados não reproduzidos. Entretanto, foi a base para o início da utilização de novos métodos alternativos, como a retroperitonioscopia.[45]

Métodos alternativos

O melhor conhecimento da fisiopatologia da PAG – embora insuficiente –, a evolução dos antibióticos, o avanço dos métodos e das técnicas de imagem, o progresso e a evolução dos aparelhos de endoscopia, de videolaparoscopia e das unidades de cuidados intensivos influenciaram, de forma determinante, alguns procedimentos alternativos para o tratamento da necrose infectada na PAG.[46]

Uma série de recentes trabalhos com resultados alentadores tem sido publicada relatando resultados da abordagem laparoscópica por via transperitoneal,[47] da necrosectomia retroperitoneal videoassistida (VARD), do tratamento endoscópico,[48] da via percutânea guiada por métodos de imagem (Figura 116.2)[49] e da utilização de várias técnicas minimamente invasivas em um mesmo paciente (métodos híbridos). Entretanto, para a interpretação deles, deveremos considerar alguns aspectos. Trata-se, na maioria, de séries com doentes muito bem selecionados, em fases tardias do processo e, consequentemente, que tiveram boa evolução na fase tóxica da doença.

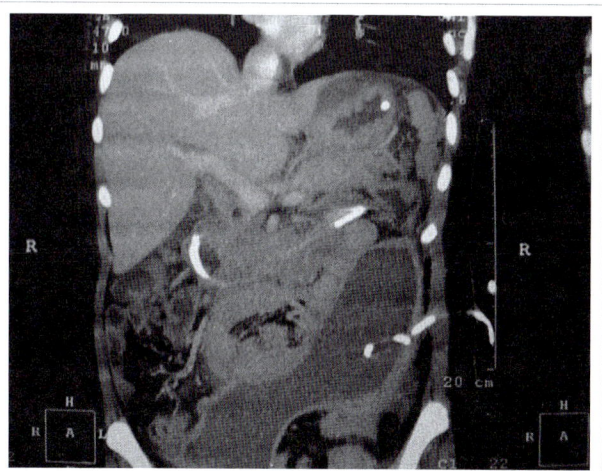

FIGURA 116.2. Imagem de TC corte coronal, mostrando a presença de dois drenos locados por via percutânea para drenagem de necrose pancreática e peripancreática infectadas.

Não existem estudos controlados publicados comparando as diferentes técnicas convencionais de necrosectomia e a utilização desses métodos. O único estudo controlado realizado comparando a necrosectomia convencional (método fechado) com métodos minimamente invasivos, como a drenagem percutânea ou endoscópica seguida de abordagem retroperitoneal (VARD), em pacientes com necrose pancreática infectada, embora não tenha mostrado diminuição da mortalidade, evidenciou menor índice de complicações precoces e em longo prazo para o grupo tratado por procedimentos minimamente invasivos.[50]

COMPLICAÇÕES

Todos os métodos cirúrgicos de necrosectomia para o tratamento da PAG, além de serem prolongados e onerosos, apresentam uma série de complicações, sendo as principais as fístulas entéricas, a fístula pancreática e a hemorragia. Não existem estudos controlados que possam fornecer dados sólidos sobre qual método seria superior ao outro, principalmente no que diz respeito a morbimortalidade

RESULTADOS

Atualmente não existe um único método de necrosectomia que contemple todas as necessidades, sendo, portanto, o procedimento de escolha para o tratamento da necrose infectada da PAG. Por este motivo, a indicação do procedimento ideal estará sujeita às características do serviço onde é realizado, bem como da experiência da equipe cirúrgica.

Os resultados da necrosectomia por procedimentos minimamente invasivos, na maioria das vezes, são provenientes de séries publicadas com pacientes bem selecionados,[51] entretanto, quando analisados de maneira global e sem considerar as peculiaridades de cada método, parecem mostrar melhores índices de morbimortalidade.[52-53]

CONSIDERAÇÕES FINAIS

A necrosectomia na PAG ainda desperta grande interesse e motiva muitas controvérsias. Uma ampla variabilidade de resultados foi publicada, dependente das condições e das características do local onde foram realizados. Com o avanço de novos métodos de avaliação e das novas alternativas de tratamento cirúrgico ou das técnicas minimamente invasivas, a interpretação inadequada desses resultados pode levar à aplicação tendenciosa de determinado método ou, também, gerar dúvidas no momento da indicação, especialmente em cirurgiões inexperientes.

A forma ideal de tratamento do paciente com pancreatite aguda grave ainda está por ser determinada. Há uma tendência de que deveria ser de forma individualizada, levando em consideração as peculiaridades de cada paciente. No entanto, esta forma de abordagem é obtida com muitos anos de experiência ou limitada a centros especializados, e sempre de caráter multidisciplinar. Consequentemente, a padronização de procedimentos, como a aplicação de protocolos de conduta, ainda é a melhor forma de tratar esta doença.

REFERÊNCIAS BIBLIOGRÁFICAS

1. Frossard JL, Steer ML, Pastor CM. Acute pancreatitis. Lancet. 2008;371:143-52.
2. Bradley III ED. A Clinically Based Classification System for Acute Pancreatitis. Arch Surg. 1993;128:586-90.
3. Portal de Saúde. [Internet] [Acesso em 13 dez 2015]. Disponível em: http://tabnet.datasus.gov.br/
4. Banks PA, Freeman ML. The Practice Parameters Committee of the American College of Gastroenterology. Practice Guidelines in Acute Pancreatitis. Am J Gastroenterol. 2006;101:2379-400.
5. Chebli JM, Ferrari Junior AP, Silva MR, Borges DR, Atallah NA, Neves MM. Biliary microcrystals in idiopathic acute pancreatitis: clue for occult underlying biliary etiology. Arq Gastroenterol. 2000;37(2):93-101.
6. Ranson JHC. Acute Pancreatitis. Diagnostic standards for acute pancreatitis. In Michael J. Zinner. Maingot's abdominal operation, 10th ed., 2, 1997. World J Surg. 1997 Feb;21(2):136-42.
7. Stamford CT, Zinner MJ. in Maingot's abdominal operation, 10th ed., 2, 1997.
8. Opie EL. On the relation of chronic interstitial pancreatitis to the islands of langerhans and to diabetes melutus. J Exp Med. 1901 Jan 15;5(4):397-428.
9. Bhatia M, Wong FL, Cao Y, Lau OY, Huang J, Puneet P, et al.. Pathophysiology of Acute Pancreatitis. Pancreatology. 2005;5:132-44.
10. Irrera N, Bitto A, Interdonato M, Squadrito F, Altavilla D. Evidence for a role of mitogen-activated protein kinases in the treatment of experimental acute pancreatitis. World J Gastroenterol. 2014;20(44):16535-43.
11. Isenmann R, Rau B, Beger HG. Failure of the Atlanta Classification to Identify Patientes with Poor Prognosis in Necrotizing Pancreatitis. Pancreatology. 2001;1:129-99.
12. Petrov MS, Windsor JA. Classification of the Severity of Acute Pancreatitis: How Many Categories Make Sense?. Am J Gastroenterol. 2010;105:74-6
13. Banks PA, Bollen TL, Dervenis Ch, Gooszen HG, Johnson CD, Saar MG, et al. Classification of acute pancreatitis – 2012: revision of the Atlanta classification and definitions by international consensus. Gut. 2013;62:102-11.
14. Werner J, Hartwig W, Uhl W, Müller Ch, Büchler MW. Useful Markers for Predicting Severity and Monitoring Progression of Acute Pancreatitis. Pancreatology. 2003;3:115-27.
15. Mookadam F, Cikes M. Cullen's and Turner's signs. N Engl J Med. 2005;353:1386.
16. Besselink MG, de Bruijn MT, Rutten JP, Boermeester MA, Hofker HS, Gooszen HG. Surgical intervention in patients with necrotizing pancreatitis. Br J Surg. 2006;93:593-9.
17. Gardner TB, Vege SS, Pearson RK, Chari ST. Fluid resuscitation in acute pancreatitis. Clin Gastroenterol Hepatol. 2008;6:1070-6.
18. Wittau M, Mayer B, Scheele J, Henne-Bruns D, Dellinger EP, Isenmann R. Systematic review and meta-analysis antibiotic prophylaxis in severe acute pancreatitis. Scand J Gastroenterol. 2011;46:261-70.
19. Villatoro E, Mulla M, Larvin M. Antibiotic therapy for prophylaxis against infection of pancreatic necrosis in acute pancreatitis. Cochrane Database Syst Rev. 2010:CD002941.
20. Al-Omran M, Albalawi ZH, Tashkandi MF, Al-Ansary LA. Enteral versus parenteral nutrition for acute pancreatitis. Cochrane Database Syst Rev. 2010:CD002837.
21. Bradley EL III, Dexter ND. Management of Severe Acute Pancreatitis. A Surgical Odyssey. Ann Surg. 2010;251:6-17.
22. Whitcomb DC. Acute Pancreatitis. N Engl J Med. 2006;354:2142-50.
23. Mier J, León EL, Castillo A, Robledo F, Blanco R. Early versus late necrosectomy in severe necrotizing pancreatitis. Am J Surg. 1997;173(2):71-5.
24. Windsor JA. Infected pancreatic necrosis: drain first, but do it better. HPB. 2011;13:367-8.
25. Werner J, Feuerbach S, Uhl W, Büchler MW. Management of acute Pancreatitis: from surgery to interventional intensive care. Gut. 2005;54:426-36.
26. Bradley EL III, Allen K. A prospective longitudinal study of observation versus surgical intervention in the management of Necrotizing Pancreatitis. Am J Surg. 1991;161(1):19-25.
27. Beger HG, Isenmann R. Surgical management of Necrotizing Pancreatitis. Surg Clin N Am. 1999;79:783-800.
28. Besselink MG, de Bruijn MT, Rutten JP, Boermeester MA, Hofker HS, Gooszen HG. Surgical intervention in patients with necrotizing pancreatitis. Br J Surg. 2006;93:593-9.
29. Nieuwenhuijs VB, Besselink MGH, van Minnen LP, Gooszen HG. Surgical Management of Acute Necrotizing Pancreatitis: a 13-Year Experience and a Systematic Review. Scand J Gastroenterol. 2003;38 Suppl 239:111-6.
30. Fernández-del Castillo C. Open Pancreatic Necrosectomy: Indications in the Minimally Invasive Era. J Gastrointest Surg. 2011;15:1089-91.
31. Büchler MW, Gloor B, Müller CA, Friess H, Seiler CA, Uhl W. Acute Necrotizing Pancreatitis: Treatment Strategy According to the Status of Infection. Ann Surg. 2000;232(5):619-26.

32. Bradley EL. Surgery of acute pancreatitis. Am J Surg. 2007;194(Suppl):S20-S23.
33. Rau BM. Outcome determinants in acute pancreatitis. Am J Surg. 2007;194(Suppl):S39-S44.
34. Beger HG, Rau BM. Severe acute pancreatitis: Clinical course and management. World J Gastroenterol. 2007;13(38):5043-51.
35. Platell C, Cooper D, Hall JC. A meta-analysis of peritoneal lavage for acute Pancreatitis. J Gastroenterol Hepatol. 2001;16:689-93.
36. De Waele JJ, Leppäniemi AK. Intra-abdominal hypertension in acute pancreatitis. World J Surg. 2009 Jun;33(6):1128-33.
37. Chen H, Li F, Sun JB, Jia JG. Abdominal compartment syndrome in patients with severe acute pancreatitis in early stage. World J Gastroenterol. 2008;14(22):3541-8.
38. Uhl W, Warshaw A, Imrie C, Bassi C, McKay CJ, Lankisch, et al. IAP Guidelines for the Surgical Management of Acute Pancreatitis. Pancreatology. 2002;2(6):565-73.
39. Hartwig W, Werner J, Uhl W, Büchler MW. Management of infection in acute pancreatitis. J Hepatobiliary Pancreat Surg. 2002;9(4):423-8.
40. Altemeier WA, Alexander JW. Pancreatic abscess. Arch Surg. 1963;87:80-9.
41. Bradley EL III, Fulenwider JT. Open treatment of pancreatic abscess. Surg Gynecol Obstet. 1984;159:509-13.
42. Davidson ED, Bradley EL 3rd. "Marsupialization" in the treatment of pancreatic abscess. Surgery.1981;89(2):252-6
43. Sarr MG, Nagorney DM, Mucha P Jr, Farnell MB, Johnson CD. Acute necrotizing pancreatitis: management by planned, staged pancreatic necrosectomy/debridement and delayed primary wound closure over drains. Br J Surg. 1991;78(5):576-81.
44. Beger HG, Block S, Krautzberger W, Bittner R. Necrotizing pancreatitis. Surgical indications and results in 118 patients. Chirurg. 1982;53(12):784-9.
45. Van Vyve E, Reynaert M, Lengele B, Pringot JT, Otte JB, Kestens PJ. Retroperitoneal laparostomy: a surgical treatment of pancreatic abscesses after an acute necrotizing pancreatitis. Surgery. 1992;111(4):369-75.
46. Boland B, Colquhoun S, Menon V, Kim A, Lo S, Nissen NN. Current Surgical Management of Infected Pancreatic Necrosis. Am Surg. 2010;76(10):1096-9.
47. Raraty M, Halloran CM, Dodd S, Ghaneh P, Connor S, Evans J, et al. Minimal access retroperitoneal pancreatic necrosectomy: improvement in morbidity and mortality with a less invasive approach. Ann Surg. 2010;251(5):787-93.
48. Chen J, Fukami N, Li Z. Endoscopic approach to pancreatic pseudocyst, abscess and necrosis: Review on recent progress. Dig Endosc. 2012;24:299-308.
49. Carter C, McKay CJ, Imrie CW. Percutaneous necrosectomy and sinus tract endoscopy in the management of infected pancreatic necrosis: an initial experience. Ann Surg. 2000;232:175-80.
50. van Santvoort HC, Besselink MG, Bakker OJ, Hofker HS, Boermeester MA, Dejong CH, et al. A Step-up Approach or Open Necrosectomy for Necrotizing Pancreatitis. N Engl J Med. 2010;362:1491-502.
51. Bradley EL III, Howard TJ, van Sonnenberg E, Fotoohi M. Intervention in Necrotizing Pancreatitis: An Evidence-based Review of Surgical and Percutaneous Alternatives. J Gastrointest Surg. 2008;12:634-9.
52. Apodaca-Torrez FR, Lobo EJ, Monteiro LMC, De Melo GR, Goldenberg A, Herani Filho B, et al. Resultados do Tratamento da Pancreatite aguda Grave. Rev Col Brascir. 2012;39(5). [Periódico na Internet] [Acesso em 13 dez 2015]. Disponível em: http://www.scielo.br/rcbc
53. Ranson JHC. Acute Pancreatitis. In: Michael J. Zinner. Maingot's abdominal operation, 10th ed., 2, 1997.

CAPÍTULO 117

ISQUEMIA MESENTÉRICA

Marcelo Passos Tcivelis
Nelson Wolosker

DESTAQUES

- A apresentação aguda é pouco comum, porém altamente letal.
- As isquemias mesentéricas mais frequentes são causadas por estrangulamento decorrente de processo mecânico (p. ex.: hérnia estrangulada, volvo de sigmoide). Focaremos neste capítulo as etiologias primariamente circulatórias da isquemia mesentérica (embolia arterial, trombose arterial, trombose venosa e isquemia não oclusiva).
- O quadro clínico tipicamente descrito é a dor desproporcional aos achados do exame físico.
- Sintomas são bastante inespecíficos (dor abdominal, distensão abdominal, náusea, sangramento digestivo baixo), podendo ser facilmente confundidos com outras afecções gastrintestinais mais comuns. No entanto, por ser altamente letal, deve-se ter em mente este diagnóstico diferencial. No paciente crítico – muitas vezes intubado e sedado –, o diagnóstico torna-se ainda mais desafiador.
- A isquemia mesentérica ocorre com mais frequência em pacientes com antecedente de aterosclerose ou de doenças cardíacas que geram êmbolos (arritmias, infarto do miocárdio), porém podem acometer jovens (p. ex.: com trombofilias) ou acontecer em pacientes críticos com outras doenças de base, na qual a isquemia mesentérica se superajunta.
- Ainda não há exames laboratoriais que, sozinhos, possam definitivamente afastar o diagnóstico de isquemia mesentérica. A combinação de baixos valores de proteína C-reativa e de D-dímero tem alto valor preditivo negativo, mas ainda não pode ser considerada absoluta na exclusão desta hipótese diagnóstica.
- A angiotomografia de abdome é um bom exame para a suspeita diagnóstica. Ela substitui com vantagem a arteriografia diagnóstica dos ramos arteriais, uma vez que visualiza, não só a vasculatura (como a arteriografia), mas também as vísceras abdominais, de maneira não invasiva, podendo inclusive identificar outras doenças intra-abdominais.
- A laparotomia exploratória está indicada quando há suspeita de sofrimento intestinal; a técnica de revascularização arterial (embolectomia, endarterectomia ou enxerto) dependerá da etiologia do quadro vascular. Reabordagens (p. ex.: *second-look*) são frequentemente necessárias nas isquemias mais extensas. A videolaparoscopia tem desvantagens em relação à laparotomia, sendo aceita apenas como procedimento à beira do leito na UTI ou como opção, em casos selecionados, no *second-look*.
- Na trombose venosa, a anticoagulação plena, associada ao "repouso intestinal", na maioria das vezes é suficiente; a exploração cirúrgica, no entanto, deve ser considerada se houver dúvida da viabilidade intestinal.
- Há espaço para procedimentos endovasculares (angioplastia com *stent*, trombólise arterial e venosa) em associação à laparotomia exploradora e à eventual retirada de intestino inviável.

INTRODUÇÃO

Ao considerarmos isquemia mesentérica como falta de sangue no território mesentérico, a etiologia mais comum é a obstrução mecânica "extrínseca" (p. ex.: hérnia estrangulada ou um volvo de sigmoide) em que, por haver torção ou obstrução do eixo vascular específico daquele sítio, desenvolve-se a isquemia mesentérica. No entanto, por se tratar de quadros primariamente obstrutivos, não os discutiremos neste capítulo.

Nosso escopo serão os quadros primários de isquemia visceral, que se caracterizam pelo impedimento ao fluxo dentro do vaso sanguíneo (seja no segmento arterial, por embolia ou trombose, seja no segmento venoso, por trombose dentro da veia). Discutiremos, também, o estado generalizado de vasoconstrição esplâncnica (a isquemia mesentérica não oclusiva). Trataremos, em especial, dos quadros de isquemia mesentérica aguda, que é a forma mais comum e mais preocupante nos pacientes críticos.

A isquemia mesentérica crônica (geralmente caracterizada por perda de peso involuntária, pela fagofobia – que é o medo de comer – e pela dor abdominal após alimentar-se) é um diagnóstico que só deve ser definido após investigação minuciosa (exames de imagem do tubo digestivo, como endoscopia e colonoscopia, exames não invasivos sobre a vascularização mesentérica). Apenas alguns destes casos culminam com uma isquemia mesentérica aguda (geralmente por oclusão vascular sobre uma área já limítrofe para isquemia).

HISTÓRICO-EPIDEMIOLOGIA

A primeira descrição cirúrgica de ressecção de intestino isquêmico por trombose de vasos mesentéricos foi relatada em 1895:[1] o paciente sobreviveu à cirurgia, porém veio a falecer alguns dias depois, menos de uma semana após o procedimento.

A primeira intervenção vascular bem-sucedida (embolectomia da artéria mesentérica superior – AMS) foi descrita em 1951 por Klass.[2] A primeira tromboendarterectomia é atribuída a Shaw em 1958,[3] o primeiro enxerto aortomesentérico a Ribet, em 1973,[4] e a primeira trombólise intra-arterial foi descrita, em 1979, por Jamieson e colaboradores.[5]

Assim, a isquemia de origem vascular é conhecida de longa data, porém, só nos últimos 60 anos, tem-se realizado intervenções sobre a rede vascular propriamente dita. E, infelizmente, nas últimas quatro décadas, a taxa de mortalidade não tem diminuído de maneira significativa.[6] O fato de que a isquemia mesentérica nem sempre é pensada inicialmente como hipótese diagnóstica (sendo, portanto, o diagnóstico feito tardiamente, quando já há um grande desequilíbrio da homeostase do doente) e também o fato de que comumente ela ocorre em pacientes mais idosos e/ou com comorbidades graves, sendo, portanto, pacientes com menor reserva metabólica aos estímulos nocivos, explicam o prognóstico ainda sombrio que esta doença apresenta.

Do ponto de vista epidemiológico, há uma incidência de isquemia mesentérica razoavelmente baixa relatada (um a dois casos a cada mil pacientes internados),[7] porém com alta letalidade – chegando até 75% a depender da etiologia.[8] Vale ressaltar que, em um estudo de achados em necropsia, isquemia mesentérica foi mais comum que aneurisma roto de aorta abdominal.[9] Assim, trata-se de doença relativamente pouco comum, mas altamente letal, sendo necessários alto índice de suspeição, instituição de tratamento agressivo e cuidados multiprofissionais.

Estudos têm demonstrado que a incidência de isquemia mesentérica chega a ser três vezes mais frequente em mulheres do que em homens.[9-10] Não se trata de uma predileção baseada em aspectos hormonais, mas sim no fato de que mulheres, em geral, vivem mais do que homens, e, sendo uma doença comum em idosos, ocorrem (em números absolutos) mais casos em mulheres.

ETIOLOGIA

A doença aterosclerótica do tronco celíaco e da artéria mesentérica superior é comum em pacientes acima de 65 anos (identificada em até 18% em um estudo de pacientes assintomáticos),[11] no entanto, pela rica rede de colaterais que existe no tubo digestivo, o diagnóstico isolado de estenose arterial não deve ser indicativo de tratamento cirúrgico/endovascular.

Em um estudo de achados em necropsia,[9] a proporção de êmbolos para trombos foi de 1 para 4 (em outras palavras, embolia foi 40% mais frequente que trombose em pacientes que vieram a óbito por isquemia mesentérica e foram submetidos a necropsia). A embolia, quando ocorre, é mais comum na artéria mesentérica superior do que no tronco celíaco ou na artéria mesentérica inferior: isso porque o ângulo de saída da AMS é mais agudo, tornando-a mais suscetível à oclusão embólica.[12]

Temos, no Quadro 117.1, a descrição da distribuição etiológica das isquemias mesentéricas agudas.

QUADRO 117.1. Proporção das etiologias na isquemia mesentérica.

Etiologia	Porcentagem (%)
Embolia arterial	50
Trombose arterial	20
Isquemia não oclusiva	20
Trombose venosa	10

Fonte: Traduzido e adaptado de Sise e colaboradores, 2014.[6]

No pós-operatório de algumas cirurgias de aorta, a isquemia mesentérica pode ocorrer por complicações técnicas que envolvem a origem do tronco celíaco ou da artéria mesentérica superior (p. ex.: na correção dos aneurismas toracoabdominais, seja pela técnica aberta, seja pela técnica endovascular). Além disso, na correção do aneurisma de aorta infrarrenal, em geral há ligadura (ou oclusão) da artéria mesentérica inferior, podendo haver, a depender da anatomia e da técnica cirúrgica empregada no caso, ligadura ou embolização de uma ou das duas artérias ilíacas internas. Além de problemas relacionados aos troncos arteriais, é também descrita a microembolização como causa de isquemia intestinal após cirurgia de aorta.[13-14]

Nos pós-operatório de cirurgias cardíacas, a isquemia mesentérica não oclusiva é a etiologia mais comum da isquemia visceral. As taxas variam de 0,49% a 2%.[15-16] Os fatores de risco mais comumente associados à isquemia não oclusiva em pós-operatório de cirurgia cardíaca são: infarto agudo do miocárdio (IAM) recente, dose de vasopressor no intraoperatório e nível mínimo de pressão arterial média no intraoperatório.[17]

No Quadro 117.2, temos algumas situações especiais relatadas de isquemia mesentérica, na qual o índice de suspeição deve ser alto.

O íleo é a área mais comumente afetada pela isquemia, sendo seguido, em ordem decrescente de frequência, pelo jejuno e pelo colo.[18] Em até 50% dos casos, pode haver acometimento das três porções do intestino na isquemia mesentérica.[9]

Temos, no Quadro 117.3, a descrição das vascularizações viscerais, bem como das fontes colaterais de fluxo.

FISIOPATOLOGIA E MECANISMOS ESPECÍFICOS

A isquemia aguda leva a metabolismo anaeróbio, acidose regional e hiperperistaltismo com dor em cólica e esvaziamento do conteúdo intestinal, evoluindo para dor isquêmica atribuível a hipoperfusão tecidual.

A isquemia prolongada produz uma reação inflamatória que culmina com a quebra da barreira da mucosa intestinal, permitindo que aconteça translocação bacteriana.

A dor causada pela isquemia visceral é intensa e constante, e não piora com as manobras do exame físico abdominal. Na fase inicial, como ainda não há irritação peritoneal, tem-se a situação classicamente descrita da isquemia mesentérica, que é a dor intensa sem achados significativos ao exame físico.

DIAGNÓSTICO
ASPECTOS CLÍNICOS

A suspeita clínica é essencial nos casos de isquemia mesentérica aguda. O quadro clássico de dor abdominal desproporcional aos achados do exame físico, embora seja típico da isquemia mesentérica, não é obrigatório. Não podemos deixar de lembrar que em pacientes críticos, especificamente aqueles intubados e sedados, por vezes, a hipótese de isquemia só é aventada após piora clínica inexplicada e alterações laboratoriais não esperadas, que apontam para um quadro já bastante avançado.

Dados da história pregressa e dos sintomas podem sugerir a etiologia do quadro (Quadro 117.4).

EXAMES DE SANGUE

Exames de sangue deveriam, idealmente, estar alterados já nas fases iniciais do quadro clínico e ter sensibilidade e especificidade o suficiente para que o diagnóstico fosse afastado ou confirmado precocemente.

QUADRO 117.2. Situações incomuns de quadros de isquemia mesentérica.

Situação clínica	Mecanismo proposto	Referência
Após aortografia	Embolização de colesterol/dissecção arterial na manipulação dos materiais	Kedia e colaboradores[31]
Após nefrectomia	Isquemia não oclusiva	Kaneko e colaboradores[32]
Após cirurgia bariátrica	Trombose venosa (veia mesentérica superior)	Pineda e colaboradores[33]
Necrólise epidérmica tóxica (em paciente com reação alérgica após uso de Sulfametoxazol + trimetoprima)	Indefinido: isquemia não oclusiva? Processo imunomediado?	Pradka e colaboradores[34]
Após uso de cocaína	Vasoconstrição intensa e trombose intravascular dos vasos mesentéricos	Zimmerman e colaboradores[35]

QUADRO 117.3. Suprimento arterial e rede de colaterais da irrigação do tubo digestivo.

Região	Aporte sanguíneo	Conexões colaterais
Esôfago distal até ampola de Vater no duodeno	Tronco celíaco	Artérias pancreatoduodenais
Ampola de Vater no duodeno até flexura esplênica do colo	Artéria mesentérica superior	Artérias pancreatoduodenais proximalmente e arcada de Drummond e de Riolan distalmente
Flexura esplênica do colo ao sigmoide distal	Artéria mesentérica inferior	Proximalmente: arcada de Drummond. Distalmente: artérias hemorroidárias médias e superiores e arcada de Riolan
Sigmoide distal, reto e ânus	Ramos da artéria ilíaca interna	Artérias hemorroidárias médias e superiores

Fonte: Traduzido e adaptado de Sise e colaboradores, 2014.[6]

QUADRO 117.4. Apresentação clínica na admissão hospitalar em pacientes com isquemia mesentérica.

História	Embolia arterial	Trombose arterial	Trombose venosa
Idade ≥ 80 anos	++	+	–
Idade < 50 anos	–	–	+
Fibrilação atrial	++	–	–
Infarto do miocárdio prévio	++	+	–
Acidente vascular cerebral	+	++	–
Embolia arterial prévia	++	–	–
Sintomas prévios de isquemia mesentérica crônica	–	++	–
Trombose venosa profunda ou embolia pulmonar	–	–	++
Resistência a proteína C ativada	–	–	++
Pancreatite ou neoplasia de pâncreas	–	–	++
Cirrose hepática ou hipertensão portal	–	–	++
Sintomas			
Início súbito	++	+/–	–
Início insidioso	–	+	+
Dor abdominal	++	+	+
Vômitos	++	++	+
Diarreia	+	+	+
Hematoquezia	+	+	+/–
Embolia sincrônica	++	–	–

++: alta probabilidade de o fator estar presente; +/–: talvez o fator esteja presente; –: fator provavelmente não está presente.
Fonte: Adaptado de Acosta e colaboradores, 2014.[36]

Parâmetros habituais (leucocitose, aumento de amilase e acidose metabólica) são pouco específicos e tendem a apresentar valores fora da normalidade em momentos mais tardios do diagnóstico.

O lactato, que também por muito tempo foi considerado marcador precoce de isquemia intestinal, tem-se mostrado um marcador inespecífico (e um pouco tardio) de hipoperfusão,[19] podendo estar elevado em outras situações clínicas, ocorrendo sua elevação quando já há lesões irreversíveis no intestino. Mesmo o D-lactato (que só é produzido pelas bactérias intestinais durante seu supercrescimento na isquemia mesentérica e que necessita de equipamentos especiais para ser dosado) não pode ser aceito como medida inequívoca; já se identificou que humanos conseguem metabolizar o isômero D-lactato.[20]

O D-dímero está usualmente elevado na isquemia mesentérica, e níveis baixos de D-dímero quase nunca estão presentes nesta doença.[21] Em outras palavras, se o D-dímero for baixo, muito provavelmente o paciente não tem isquemia mesentérica. Se ele for alto, a isquemia deve ser uma das hipóteses a ser pensada.

Tem-se pesquisado bastante o papel de um peptídeo específico dos enterócitos, o *Intestinal Fatty Acid Binding Protein* (I-FABP), que compõe 2% do conteúdo citoplasmático dos enterócitos maduros, sendo abundante na mucosa do tecido desde o duodeno até o íleo.[22] Seus índices aumentam significativamente na isquemia mesentérica de origem vascular (a exemplo dos marcadores de necrose miocárdica no IAM), e sua elevação é precoce. No entanto, ainda não tem sido usado rotineiramente na prática clínica.

EXAMES DE IMAGEM

As principais características dos métodos de imagem (bem como suas vantagens e desvantagens) estão descritas no Quadro 117.5. Angiotomografia computadorizada, quando puder ser realizada, é o exame que deve ser adotado como primeira opção para o diagnóstico e o auxílio na definição de conduta na isquemia mesentérica.[18]

VIDEOLAPAROSCOPIA

A videolaparoscopia não é um método de diagnóstico ideal: ela não tem sensibilidade comparável à tomografia (na laparoscopia, podem passar despercebidos alguns trechos de alças intestinais inviáveis, dando um falso-negativo). Seu papel é aceito como medida excepcional, em procedimentos à beira do leito na UTI, ou como *second-look*, em pacientes que já foram submetidos à laparotomia exploradora.[23]

QUADRO 117.5. Exames radiológicos na isquemia mesentérica.

Exame	Vantagens	Desvantagens	Utilidade
Raio X simples de abdome	- Simples - Barato - Sem risco de reações alérgicas - Pode ser realizado no leito	- Pode ser normal nos quadros iniciais de isquemia mesentérica	- Pouca utilidade no diagnóstico precoce de isquemia mesentérica
Ultrassonografia de abdome (com análise com *Doppler* colorido)	- Exame não invasivo - Sem risco de reações alérgicas - Pode ser realizado no leito	- Interposição gasosa dificulta exame - Operador-dependente	- Utilidade restrita no diagnóstico de isquemia mesentérica
Arteriografia de vasos viscerais	- Excelente imagem da parte arterial e venosa da circulação esplâncnica - Útil para programação de tratamento cirúrgico ou endovascular para revascularização	- Paciente precisa ser transferido até o local do exame - Exame invasivo - Risco de reações alérgicas ao contraste - Risco de piora da função renal - Não avalia estruturas abdominais (só os vasos)	- Bastante útil na definição da etiologia (embólica *versus* trombótica *versus* trombose venosa *versus* não oclusiva) - No mesmo procedimento, já se pode realizar trombólise ou angioplastia/implante de *stent*, se houver indicação
Angiotomografia computadorizada	- Permite diagnósticos diferenciais de causas abdominais para dor (obstrução intestinal, pancreatite, síndrome aórticas agudas) - Colabora com definição de etiologia da isquemia mesentérica - Exame não invasivo	- Paciente precisa ser transferido até o local do exame - Risco de reação alérgica ao contraste - Risco de piora da função renal	- Muito útil no diagnóstico de isquemia mesentérica, inclusive em suas fases iniciais
Ressonância magnética	- Pode auxiliar em diagnósticos diferenciais de causas abdominais para dor (obstrução intestinal, pancreatite, síndromes aórticas agudas) - Exame não invasivo - Há métodos de aquisição de imagem que permitem estudo dos vasos sem uso de nenhum tipo de contraste endovenoso	- Paciente precisa ser transferido até o local do exame - Aquisição das imagens é demorada (mais demorada que a tomografia) - Pode superestimar estenoses arteriais - Risco de reação alérgica ao contraste paramagnético - Contraindicada em pacientes com implantes metálicos	- Seu papel é pouco estudado na isquemia mesentérica aguda: trata-se de exame alternativo a paciente com disfunção renal que não pode receber contraste iodado para tomografia computadorizada

TRATAMENTO

Considerada a hipótese da isquemia mesentérica, o grau de gravidade indicará a primeira decisão de tratamento: em pacientes claramente sépticos ou com irritação peritoneal inequívoca, estará indicada a laparotomia exploradora, que deverá ser realizada em caráter emergencial.

Em apresentações menos dramáticas, há benefício em proceder à investigação diagnóstica e (pelo menos tentar) definir a possível etiologia (trombose arterial?, embolia arterial?, trombose venosa?, baixo fluxo?). Isso se justifica porque, não havendo sofrimento intestinal estabelecido, a conduta para as diferentes etiologias difere.

TROMBOSE VENOSA

Embora os quadros de trombose venosa mesentérica possam levar a peritonismo e choque séptico franco, esta não é a apresentação mais frequente. Nos quadros de dores abdominais e de diagnóstico (por angiotomografia) de trombose de veia mesentérica superior e de veia porta, sem sofrimento intestinal, a primeira linha de tratamento é a anticoagulação plena, associada ao jejum (repouso intestinal). A trombólise do sistema porta (que pode ser feita por intervenção percutânea hepática, por via jugular transepática ou através de cateterização do sistema mesentérico-porta durante a laparotomia) ainda não tem seu papel absolutamente definido, no entanto alguns grupos têm demonstrado bons resultados com estas técnicas.[24-25]

Das apresentações de isquemia mesentérica, é a que ocorre em pacientes mais jovens (com alta frequência de trombofilias) e a que tem melhor prognóstico, com a menor taxa de mortalidade.

EMBOLIA ARTERIAL

Do ponto de vista puramente clínico, exceto pelos dados da história do paciente (arritmia com anticoagulação inadequada, IAM recente), pode ser extremamente difícil diferenciar uma trombose arterial de uma embolia arterial. Os exames de imagem podem dar pistas (p. ex.: presença de artérias calcificadas favorecem hipótese de trombose em artéria previamente doente), porém, por vezes, estes não são realizados, e o paciente é levado imediatamente à sala operatória.

No centro cirúrgico, uma dúvida é a sequência que deve ser adotada: primeiro retirar o intestino inviável ou inicialmente revascularizar o território, para aí retirar o intestino inviável.

Utilizando-se o conceito de área de penumbra, tem-se recomendado primeiramente realizar a revascularização (usualmente com cateter de embolectomia). Tendo-se restabelecido o fluxo sanguíneo, preconiza-se aquecimento das alças com compressas mornas, por 10 a 15 minutos, avaliando-se então quais áreas permanecem inviáveis e em quais áreas a viabilidade é possível.

Recomenda-se retirar os tecidos claramente inviáveis, mantendo aqueles que têm viabilidade duvidosa, porém possível. Fecham-se os cotos intestinais com grampeador e planeja-se a reexploração em centro cirúrgico (*second-look*) para 24 a 48 horas após. Reavaliam-se os segmentos duvidosos, os que se transformaram em viáveis e serão mantidos ou inviáveis que devem ser retirados, e, se as condições permitirem, realizam-se as anastomoses para reconstruir o trânsito intestinal.

A abordagem de inicialmente revascularizar, preservando os tecidos potencialmente viáveis, e depois realizar um *second-look* tem permitido que maiores segmentos intestinais sejam preservados, diminuindo a probabilidade de o paciente desenvolver síndrome do intestino curto.[6,26]

TROMBOSE ARTERIAL

Do ponto de vista de técnica cirúrgica, a diferenciação entre trombose e embolia é importante para definição entre embolectomia (com cateter de Fogarty – que é uma cirurgia mais simples) e endarterectomia ou revascularização com ponte (que são técnicas cirúrgicas mais elaboradas e mais demoradas).

O princípio de revascularizar primeiro e depois avaliar viabilidade intestinal também se aplica nos casos de trombose arterial. Quando se realiza um enxerto, e por este ser um procedimento mais demorado, há autores que sugerem o uso de *shunt* arterial temporário[27] (o mesmo princípio utilizado em trauma vascular) para irrigar o intestino enquanto se faz a derivação. A decisão entre uso de material autógeno (veia) ou material protético dependerá, entre outros fatores, do grau de contaminação da cavidade.

A cirurgia endovascular tem ganhado espaço no manejo da isquemia mesentérica: a menor agressão metabólica dessa técnica, quando comparada à cirurgia tradicional de revascularização, é inequívoca. No entanto, diferentemente da isquemia crônica, em que o paciente não tem alças necróticas em seu abdome, na isquemia aguda é desejável que se avalie a situação intra-abdominal. Assim, a angioplastia com implante de *stent* é em geral um procedimento complementar à laparotomia exploradora. Do ponto de vista técnico, a angioplastia pode ser realizada por acesso femoral, braquial ou mesmo por punção retrógrada da artéria mesentérica superior, dissecada durante a laparotomia.[28-29]

ISQUEMIA MESENTÉRICA NÃO OCLUSIVA

Dos tipos de isquemia mesentérica, a não oclusiva tem o pior prognóstico: *ela ocorre em pacientes que já estão em um estado crítico* (pós-operatórios complicados, necessidade de drogas vasoativas em altas doses); *o paciente em geral não consegue relatar os sintomas* (paciente sedado, intubado, não contactuante), tornando seu diagnóstico *difícil e tardio*. Colaboram para a piora do quadro clínico a translocação bacteriana que ocorre no processo e a cascata inflamatória que é aumentada.

O tratamento para isquemia mesentérica não oclusiva é basicamente de suporte (reanimação volêmica, correção de distúrbios metabólicos, diminuição, se possível, de uso de drogas vasoativas). A decisão de realizar laparotomia exploradora basicamente depende de sinais ao exame físico de peritonismo, piora clinicolaboratorial ou novos achados aos exames de imagem.

O tratamento cirúrgico traz mais fatores de estresse metabólico ao paciente já grave, colaborando com o quadro de falência de múltiplos órgãos e de sistemas, que muitas vezes o paciente já o apresenta. Deve-se, portanto, aplicar os princípios cirúrgicos de *controle de danos* (identificação da lesão, cirurgia abreviada, restauração da homeostase na UTI e reparo cirúrgico definitivo em um momento posterior).[30] A ressecção intestinal deve, como nas outras situações, limitar-se aos tecidos claramente inviáveis. Tecidos com viabilidade duvidosa devem ser mantidos (com seus cotos grampeados) e, no *second-look*, serão reavaliados quanto à viabilidade; devem ser realizadas as reconstruções se as condições locais e gerais permitirem.

CONSIDERAÇÕES FINAIS

Por ter um quadro pouco específico e altamente letal, é necessário ter um alto índice de suspeição para se diagnosticar a isquemia mesentérica. Há fatores de risco claros em algumas situações, mas na maioria apenas o tirocínio clínico poderá trazer esta hipótese à mente.

Exames laboratoriais ainda não atingiram acurácia suficiente para serem usados isoladamente. A tomografia computadorizada é, na atualidade, a melhor metodologia de investigação não invasiva.

A trombose venosa mesentérica tem o melhor prognóstico, com menor mortalidade. No outro limite do espectro, a isquemia não oclusiva tem o diagnóstico mais tardio, apresenta-se em pacientes mais graves e tem uma mortalidade que pode chegar de 90% a 100% em algumas séries.

O tratamento deve ser instituído de maneira imediata, podendo ser puramente farmacológico (anticoagulação, melhora da hemodinâmica do paciente), ser minimamente invasivo (trombólise percutânea em trombose venosa, angioplastia em lesões arteriais crônicas) ou necessitar de laparotomia exploradora (em geral associada a algum tipo de revascularização – seja por embolectomia, ponte arterial ou técnica endovascular) e, por vezes, de mais de uma abordagem cirúrgica (*second-look*).

REFERÊNCIAS BIBLIOGRÁFICAS

1. Elliot JW. The Operative Relief of Gangrene of Intestine Due to Occlusion of the Mesenteric Vessels. Ann Surg. 1895 Jan;21(1):9-23.
2. Klass AA. Embolectomy in acute mesenteric occlusion. Ann Surg. 1951 Nov;134(5):913-7.
3. Shaw RS, Maynard EP. Acute and chronic thrombosis of the mesenteric arteries associated with malabsorption; a report of two cases successfully treated by thromboendarterectomy. N Engl J Med. 1958 May 1;258(18):874-8.
4. Ribet M, Quandalle P, Wurtz A. [Acute celio-mesenteric ischemia; revascularization surgery]. Ann Chir. 1973 Jun;27(6):626-30.
5. Jamieson AC, Thomas RJ, Cade JF. Lysis of a superior mesenteric artery embolus following local infusion of streptokinase and heparin. Aust N Z J Surg. 1979 Jun;49(3):355-6.
6. Sise MJ. Acute mesenteric ischemia. Surg Clin North Am. 2014 Feb;94(1):165-81.
7. Stoney RJ, Cunningham CG. Acute mesenteric ischemia. Surgery. 1993 Sep;114(3):489-90.
8. Schoots IG, Koffeman GI, Legemate DA, Levi M, van Gulik TM. Systematic review of survival after acute mesenteric ischaemia according to disease aetiology. Br J Surg. 2004 Jan;91(1):17-27.
9. Acosta S, gren M, Sternby N-H, Bergqvist D, Bj rck M. Clinical Implications for the Management of Acute Thromboembolic Occlusion of the Superior Mesenteric Artery. Ann Surg. 2005 Mar;241(3):516-22.
10. Wyers MC. Acute mesenteric ischemia: diagnostic approach and surgical treatment. Semin Vasc Surg. 2010 Mar;23(1):9-20.
11. Roobottom CA, Dubbins PA. Significant disease of the celiac and superior mesenteric arteries in asymptomatic patients: predictive value of Doppler sonography. AJR Am J Roentgenol. 1993 Nov;161(5):985-8.
12. Acosta S. Epidemiology of mesenteric vascular disease: clinical implications. Semin Vasc Surg. 2010 Mar;23(1):4-8.
13. Zhang WW, Kulaylat MN, Anain PM, Dosluoglu HH, Harris LM, Cherr GS, et al. Embolization as cause of bowel ischemia after endovascular abdominal aortic aneurysm repair. J Vasc Surg. 2004 Nov;40(5):867-72.
14. Miller A, Marotta M, Scordi-Bello I, Tammaro Y, Marin M, Divino C. Ischemic colitis after endovascular aortoiliac aneurysm repair: a 10-year retrospective study. Arch Surg. 2009 Oct;144(10):900-3.
15. Allen KB, Salam AA, Lumsden AB. Acute mesenteric ischemia after cardiopulmonary bypass. J Vasc Surg. 1992 Sep;16(3):391-5-discussion395-6.
16. Venkateswaran RV, Charman SC, Goddard M, Large SR. Lethal mesenteric ischaemia after cardiopulmonary bypass: a common complication? Eur J Cardiothorac Surg. 2002 Oct;22(4):534-8.
17. Sastry P, Hardman G, Page A, Parker R, Goddard M, Large S, et al. Mesenteric ischaemia following cardiac surgery: the influence of intraoperative perfusion parameters. Interact Cardiovasc Thorac Surg. 2014 Sep;19(3):419-24.
18. Upponi S, Harvey JJ, Uberoi R, Ganeshan A. The role of radiology in the diagnosis and treatment of mesenteric ischaemia. Postgrad Med J. 2013 Mar;89(1049):165-72.
19. Demir IE, Ceyhan GO, Friess H. Beyond lactate: is there a role for serum lactate measurement in diagnosing acute mesenteric ischemia? Dig Surg. 2012;29(3):226-35.
20. Ewaschuk JB, Naylor JM, Zello GA. D-lactate in human and ruminant metabolism. J Nutr. 2005 Jul;135(7):1619-25.
21. Cudnik MT, Darbha S, Jones J, Macedo J, Stockton SW, Hiestand BC. The diagnosis of acute mesenteric ischemia: A systematic review and meta-analysis. Acad Emerg Med. 2013 Nov;20(11):1087-100.
22. Matsumoto S, Sekine K, Funaoka H, Yamazaki M, Shimizu M, Hayashida K, et al. Diagnostic performance of plasma biomarkers in patients with acute intestinal ischaemia. Br J Surg. 2014 Feb;101(3):232-8.
23. Agresta F, Ansaloni L, Baiocchi GL, Bergamini C, Campanile FC, Carlucci M, et al. Laparoscopic approach to acute abdomen from the Consensus Development Conference of the Società Italiana di Chirurgia Endoscopica e nuove tecnologie (SICE), Associazione Chirurghi Ospedalieri Italiani (ACOI), Società Italiana di Chirurgia (SIC), Società Italiana di Chirurgia d"Urgenza e del Trauma (SICUT), Società Italiana di Chirurgia nell"Ospedalità Privata (SICOP), and the European Association for Endoscopic Surgery (EAES). 2012. p.2134-64.
24. Wang MQ, Liu FY, Duan F, Wang ZJ, Song P, Fan QS. Acute symptomatic mesenteric venous thrombosis: treatment by catheter-directed thrombolysis with transjugular intrahepatic route. Abdom Imaging. 2011 Aug;36(4):390-8.
25. Yang S-F, Liu B-C, Ding W-W, He C-S, Wu X-J, Li J-S. Initial transcatheter thrombolysis for acute superior mesenteric venous thrombosis. World J Gastroenterol. 2014 May 14;20(18):5483-92.
26. Oldenburg WA, Lau LL, Rodenberg TJ, Edmonds HJ, Burger CD. Acute mesenteric ischemia: a clinical review. Arch Intern Med. 2004 May 24;164(10):1054-62.
27. Whitehill TA, Rutherford RB. Acute mesenteric ischemia caused by arterial occlusions: Optimal management to improve survival. Semin Vasc Surg. 1990;(3):149-55.
28. Milner R, Woo EY, Carpenter JP. Superior mesenteric artery angioplasty and stenting via a retrograde approach in a patient with bowel ischemia--a case report. J Vasc Surg. 2004 Jan;38(1):89-91.
29. Blauw JTM, Meerwaldt R, Brusse-Keizer M, Kolkman JJ, Gerrits D, Geelkerken RH, et al. Retrograde open mesenteric stenting for acute mesenteric ischemia. J Vasc Surg. 2014 Sep;60(3):726-34.
30. Weber DG, Bendinelli C, Balogh ZJ. Damage control surgery for abdominal emergencies. Br J Surg. 2014 Jan;101(1):e109-18.
31. Kedia S, Bhatt VR, Koirala A, Murukutla S, Rijal J, Pant S, et al. Acute mesenteric ischemia: a sequela of abdominal aortography. J Community Hosp Intern Med Perspect. 2014 Feb 17;4.
32. Kaneko T, Kumagai J, Homma Y. Fatal non-occlusive mesenteric ischemia after laparoscopic radical nephrectomy in a hemodialysis patient. Int J Urol. 2014 May 14.
33. Pineda L, Sarhan M, Ahmed L. Superior mesenteric vein thrombosis after laparoscopic sleeve gastrectomy. Surg Laparosc Endosc Percutan Tech. 2013 Aug;23(4):e162-3.
34. Pradka SP, Smith JR, Garrett MT, Fidler PE. Case Report and Review of the Literature: Mesenteric Ischemia Secondary to Toxic Epidermal Necrolysis. J Burn Care Res. 2014 Feb 3.
35. Zimmerman JL. Cocaine intoxication. Crit Care Clin. 2012 Oct;28(4):517-26.
36. Acosta S, Björck M. Modern treatment of acute mesenteric ischaemia. Br J Surg. 2014 Jan;101(1):e100-8.

CAPÍTULO 118

COMPLICAÇÕES DA CIRURGIA BARIÁTRICA

Hilton Telles Libanori
Manoel dos Passos Galvão Neto

DESTAQUES

- A cirurgia bariátrica ou cirurgia da obesidade mórbida é atualmente a única modalidade terapêutica a oferecer perda de peso maciça e mantida ao longo do tempo a pacientes obesos mórbidos.
- É fundamental o conhecimento das operações, das peculiaridades dos pacientes e das complicações inerentes à cirurgia.
- O hospital que recebe pacientes obesos mórbidos para tratamento cirúrgico precisa estar minimamente equipado com camas, macas, cadeiras, mesas cirúrgicas, respiradores e equipamentos radiológicos dimensionados de forma adequada.
- Complicações respiratórias pós-operatórias são mais frequentes nos obesos.
- Obesidade *per se* é um dos principais fatores de risco para doença tromboembólica e tromboembolismo pulmonar.
- A prevenção de trombose venosa profunda e tromboembolismo pulmonar deve ser rotineira com um ou mais métodos associados.
- O paciente obeso mórbido pode não apresentar precocemente sintomas e sinais de fístula.
- Na suspeita de fístula não bloqueada, o paciente deve ser reoperado imediatamente.
- A endoscopia digestiva alta tem grande destaque não só no diagnóstico, mas no tratamento de fístulas, estenoses e migrações.

INTRODUÇÃO

A obesidade tornou-se uma pandemia nas últimas décadas. O respectivo tratamento clínico oferece resultado modesto quanto à perda de peso, apesar dos seus inequívocos benefícios.[1] A cirurgia bariátrica ou cirurgia da obesidade mórbida é atualmente a única modalidade terapêutica a oferecer perda de peso maciça e mantida ao longo do tempo a pacientes obesos mórbidos. Consequentemente, oferece cura ou controle para as doenças associadas à obesidade, sendo esse seu objetivo principal.[2]

O aprimoramento das técnicas operatórias, assim como os melhores cuidados pré e pós-operatórios hoje oferecidos, resultou na diminuição da mortalidade e morbidade das operações. No entanto, mesmo em centros de referência, uma parcela dos pacientes submetidos a operações bariátricas apresenta complicações e necessita de internação mais longa.[3]

A cirurgia laparoscópica veio oferecer o impulso final para a popularização das operações, com indiscutíveis vantagens sobre o acesso tradicional por laparotomia. Em 2013, nos Estados Unidos, foram realizadas mais de 179 mil operações bariátricas, a maioria delas por laparoscopia.[4]

O Brasil seguiu a mesma direção. Hoje, grande parte dos hospitais de médio e grande porte tem programas de cirurgia bariátrica. Portanto, o conhecimento das operações, das peculiaridades dos pacientes e das complicações inerentes à cirurgia bariátrica é fundamental, principalmente aos profissionais médicos e paramédicos que atuam em unidades de pronto atendimento e de terapia intensiva.

O PACIENTE BARIÁTRICO NA UTI

Sobrepeso e obesidade aumentam a morbidade e mortalidade de muitas condições médicas agudas e crônicas como hipertensão, dislipidemia, doença coronariana, diabetes melito, colecistopatia, doenças respiratórias, alguns tipos de câncer, gota e artrite. A obesidade não está inserida como variável em indicadores prognósticos como o APACHE II e III.[5] No entanto, pacientes obesos mórbidos têm mortalidade oito vezes maior seguindo traumas fechados que os não obesos. Além disso, pacientes obesos hospitalizados estão sob maior risco de apresentarem complicações respiratórias, entre outras. O estado inflamatório crônico associado à obesidade predispõe a aterogênese, trombogênese e carcinogênese e pode aumentar a suscetibilidade a infecções. Pacientes obesos em UTI têm maior mortalidade, sendo a insuficiência de múltiplos órgãos o maior fator preditivo de falecimento.[6]

O índice de massa corporal (IMC), apesar de não ser a melhor, é a forma mais conveniente de expressar o grau de sobrepeso ou obesidade. Quando o IMC é maior do que 30 kg/m², fala-se em sobrepeso grau II ou obesidade. Quanto à gravidade, a Organização Mundial da Saúde (OMS) define obesidade grau I quando o IMC encontra-se entre 30 e 34,9 kg/m². A obesidade grau II é aquela com o índice entre 35 e 39,9 kg/m² e obesidade grau III no IMC acima de 40 kg/m². São candidatos a tratamento cirúrgico da obesidade pacientes classificados no grau III e aqueles com IMC superior a 35 kg/m² associado a comorbidades como apneia do sono, diabetes melito tipo II, hipertensão arterial, dislipidemias e artropatias, entre outras de difícil manejo clínico.

Várias são as alterações causadas pela obesidade nos diferentes sistemas. Serão citadas aqui, resumidamente, aquelas de interesse no paciente de UTI.

Os efeitos da obesidade no aparelho respiratório são complexos e dependentes do grau e distribuição da obesidade, além da idade. No entanto, o volume de reserva expiratória é consistentemente diminuído e a relação entre o volume expiratório forçado no primeiro segundo e capacidade vital forçada (VEF1/CVF) aumentada. A capacidade vital, a capacidade pulmonar total e o volume funcional residual estão geralmente mantidos em indivíduos com obesidade leve ou moderada. Porém, estão reduzidos em até 30% na obesidade grave, principalmente na distribuição central. O esforço respiratório é aumentado pela alteração da elasticidade torácica, elevação da resistência da parede torácica, aumento da resistência das vias aéreas, posição anormal do diafragma, aumento da resistência das vias aéreas superiores e necessidade de eliminar maior produção diária de dióxido de carbono. Pacientes obesos mórbidos são frequentemente hipoxêmicos. Atelectasia nas bases pulmonares contribuem para disfunção da relação ventilação-perfusão.[7] Foi demonstrado que o decúbito elevado a 45º (melhor que 0º ou 90º) resulta em maior volume-corrente e menor frequência respiratória, devendo ser a posição preferencial, principalmente no momento de desmame dos pacientes de ventilação mecânica.[7] O risco de pneumonia aspirativa também é aumentado no paciente obeso mórbido. Isso se deve ao maior volume gástrico residual, menor pH gástrico e doença do refluxo gastresofágico associada.[7] Mais uma razão para manter-se o paciente obeso em decúbito elevado. Complicações respiratórias pós-operatórias são mais frequentes nos obesos. Deve-se preferir analgesia com medicações que não potencializem depressão respiratória. A analgesia por cateter peridural é de grande utilidade, apesar de inviabilizar a heparinização profilática. Monitorização da oximetria de pulso, fisioterapia respiratória intensiva e mobilização precoce são recomendadas.[7]

Obesidade *per se* é um dos principais fatores de risco para doença tromboembólica e tromboembolismo pulmonar (TEP).[7] Isso se deve a mobilidade diminuída, estase venosa e maior potencial trombótico. Pacientes obesos mórbidos necessitam de profilaxia adequada contra a trombose venosa profunda (TVP). A dosagem adequada de heparina ou heparina de baixo peso molecular e a duração do tratamento em obesos mórbidos são pontos de controvérsia, em investigação. Meias elásticas e dispositivos de compressão pneumática de membros inferiores são de grande valia e podem ser utilizados rotineiramente. De preferência, deve-

-se iniciar a heparinização profilática no pré-operatório e estendê-la até que o paciente apresente mobilização adequada. Pacientes com antecedente de TEP podem se beneficiar do filtro de veia cava inferior.[8]

A intubação orotraqueal pode ser difícil e de risco em pacientes obesos mórbidos, principalmente quando apresentam apneia do sono associada. Nesses casos, o auxílio da traqueobroncoscopia com fibroscópio é de grande valor. O decúbito deve ser elevado e o paciente, preferencialmente, acordado com anestesia tópica e local. Pode-se, para isso, utilizar o bloqueio anestésico do nervo laríngeo superior e injeção de anestésico através da membrana cricotireoídea (Figura 118.1). Pacientes portadores de apneia obstrutiva do sono, em uso domiciliar de pressão positiva contínua nas vias aéreas/modo ventilatório não invasivo com dois níveis de pressão (CPAP/BiPAP – bilevel positive airway pressure), devem voltar a esse regime imediatamente após a extubação.[9] Preferencialmente, devem utilizar o próprio aparelho e máscara aos quais já estão habituados.

O sistema cardiovascular também apresenta alterações importantes na obesidade grave. Como característica, ocorre aumento da volemia e do débito cardíaco (DC). Ambos aumentam em proporção direta com o excesso de peso. O aumento do DC ocorre por aumento do volume sistólico, estando a frequência cardíaca inalterada. O aumento do DC é acompanhado de diminuição da resistência vascular periférica em pacientes normotensos. Apesar do aumento do DC, a contratilidade do ventrículo esquerdo (VE) é alterada e a fração de ejeção diminuída. Ocorrem hipertrofia e dilatação do VE proporcionais ao grau e duração da obesidade. Hipertensão arterial sistêmica é comum no paciente obeso com concomitante hipertrofia do VE. A pressão de enchimento do VE é elevada devido à combinação de aumento da pré-carga e diminuição da distensibilidade ventricular.

Consequentemente, sobrecargas hídricas são pouco toleradas. Deve-se salientar que medidas de pressão arterial precisam ser tomadas com manguitos adequados para o diâmetro do braço do paciente obeso. Caso não seja possível uma medida confiável, deve-se realizar medida por cateterização da artéria radial.[7,10-12]

Pacientes obesos em situação de estresse metabólico têm necessidades nutricionais diferenciadas. Frequentemente desenvolvem desnutrição proteica, nessas condições. As dietas mal balanceadas e os distúrbios alimentares, comuns nessa população, tendem a piorar o quadro. Obesos submetidos a trauma mobilizam mais proteína e menos gordura que os não obesos. Isso decorre de bloqueio da lipólise e oxidação da gordura, resultando no uso preferencial de carboidratos, acelerando o consumo proteico e a gliconeogênese. Uma vez que não se pode utilizar com acuidade o peso total ou o peso ideal como parâmetros, o cálculo para necessidades energéticas deve ser realizado, preferencialmente, por calorimetria indireta. Se não disponível, deve-se oferecer de 20 a 30 kcal/kg de peso ideal por dia em que a maior parte das calorias seja de carboidratos. Para se atingir o equilíbrio do nitrogênio, considera-se o ideal por dia de 1,5 a 2g de proteína por quilo de peso. Ácidos graxos devem ser administrados somente em níveis para se evitar sua deficiência.[7]

O acesso vascular também merece considerações. Principalmente quando o acesso periférico é impossível, esgota-se ou uma linha central é mandatória. Pescoço largo e curto, perda das referências da pele e musculatura e maiores distâncias fazem as punções de veia jugular interna e subclávia mais difíceis e arriscadas. Dá-se preferência ao acesso supraclavicular, por apresentar menor distância entre a pele e a veia. Uma opção interessante é a punção guiada por ultrassonografia com *Doppler*, tendo sido reportada redução da taxa de complicações.[7]

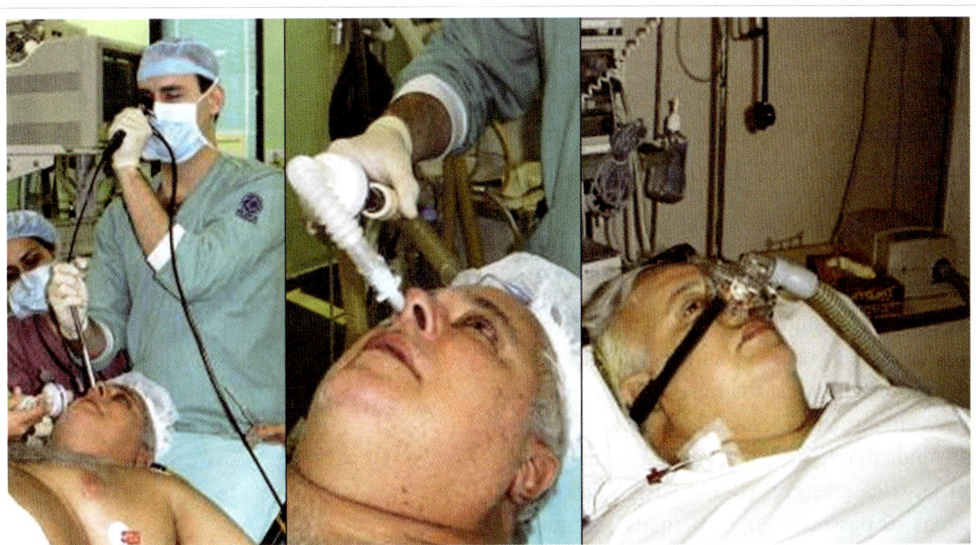

FIGURA 118.1. Intubação nasotraqueal assistida por traqueoscopia com paciente acordado (esquerda). Intubação nasotraqueal (centro). Paciente em pós-operatório imediato com CPAP em UTI (direita).

Deve-se ter em mente que a qualidade de radiografias fica prejudicada em pacientes obesos mórbidos, principalmente com equipamentos portáteis em UTI. Muitos tomógrafos têm limitações quanto ao peso e diâmetro abdominal do paciente, o que limita seu uso.

O hospital que recebe pacientes obesos mórbidos para tratamento cirúrgico precisa estar minimamente equipado com camas, macas, cadeiras, mesas cirúrgicas, respiradores e equipamentos radiológicos dimensionados de forma adequada. Pessoal médico e paramédico também necessita de preparo especializado.

Helling e colaboradores, em 2004, descreveram fatores preditivos de internação em UTI para pacientes submetidos a operações bariátricas. Sexo masculino, IMC acima de 60 e reoperações são fatores relacionados à necessidade de UTI. Adicionando-se a esses fatores a doença respiratória, haverá pacientes com maior chance de ventilação mecânica prolongada.[13]

COMPLICAÇÕES DAS OPERAÇÕES BARIÁTRICAS

As complicações das operações bariátricas podem ser divididas entre aquelas inerentes à obesidade e as relacionadas diretamente às técnicas utilizadas.

As complicações inerentes à obesidade podem surgir de outras situações que não operações bariátricas no paciente obeso mórbido; decorrem da própria obesidade e das alterações metabólicas e funcionais que a seguem. Assim, sua prevalência é proporcional ao grau de obesidade e à associação de condições como diabetes melito, hipertensão arterial, diminuição de reserva funcional respiratória e cardiovascular etc. Já as complicações inerentes às técnicas operatórias são relacionadas ao tipo de operação realizada e à via de acesso (laparotomia ou laparoscopia). O grau da obesidade e as doenças associadas também têm impacto na sua ocorrência e gravidade. No entanto, o reconhecimento e atuação profilática e terapêutica frente a essas complicações dependem do conhecimento das técnicas utilizadas.

TIPOS DE OPERAÇÕES BARIÁTRICAS

O Conselho Federal de Medicina regula os tipos de operações bariátricas realizadas no Brasil,[14] descritas a seguir.

BANDAGEM GÁSTRICA AJUSTÁVEL

Hoje, esta modalidade perdeu espaço e praticamente não é mais realizada no Brasil. Resultados desapontadores, complicações relacionadas ao dispositivo e surgimento de novas técnicas foram os responsáveis pela sua superação. No entanto, ainda é realizada em outros países e muitos pacientes operados no passado ainda mantêm a bandagem gástrica.

A bandagem gástrica ajustável (BGA) surgiu em 1986 com Kuzmack, mas só passou a ser empregada em maior escala a partir de 1993, quando foi adaptada à videolaparoscopia.[15] Trata-se de um dispositivo de silicone em formato de uma cinta com a face interna (ou toda a circunferência dependendo do modelo) inflável.

O dispositivo é implantado próximo à transição esofagogástrica, sobre o estômago, envolvendo toda a sua circunferência. A porção inflável produz constrição sobre a parede gástrica, dividindo o estômago em duas câmaras: a proximal, com cerca de 15 mL de volume; e a distal, compreendendo o restante do estômago. A restrição produzida pela passagem ou "estoma" determina dificuldade na ingestão de alimentos em quantidade. Esse mecanismo associado a modificações comportamentais é a base do emagrecimento com a BGA.

Pela simplicidade do método, as complicações operatórias não são frequentes e as principais do pós-operatório imediato estão resumidas a seguir:

- Obstrução do estoma.
    - BGA muito apertada.
        - Parede gástrica espessa.
        - Posicionamento muito distal da BGA.
        - Gordura perigástrica abundante não ressecada.
    - Deslizamento precoce da parede gástrica anterior.
        - Deiscência da sutura de estabilização da BGA (Figura 118.2).
- Esforço de vômito.

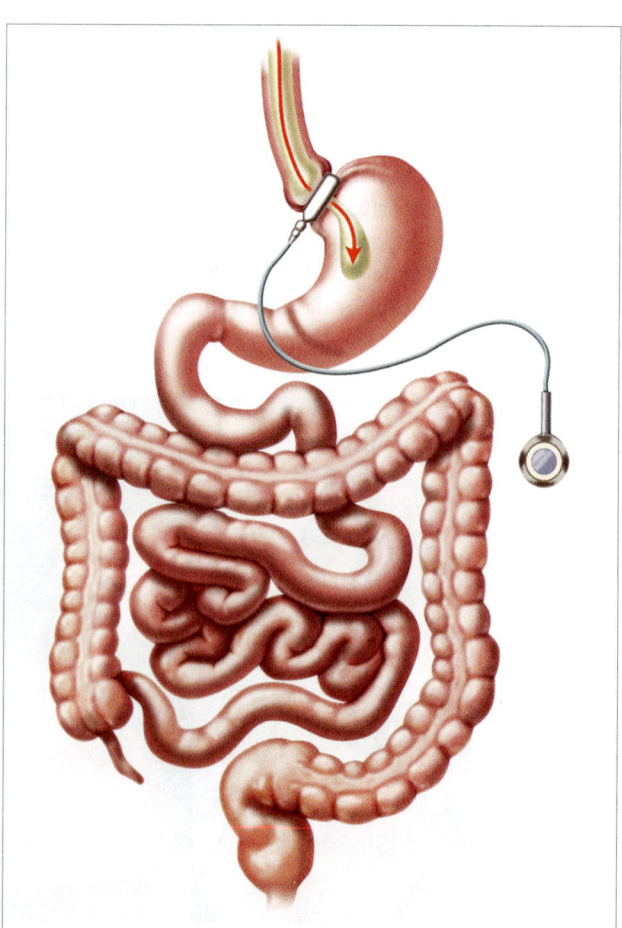

FIGURA 118.2. Bandagem gástrica ajustável.
Fonte: Cortesia da SBCBM *in* www.sbcbm.org.br.

- Tosse.
- Falha técnica.
  - Deslizamento precoce da parede gástrica posterior.
    - BGA penetrando a retrocavidade dos epíplons.
- Falha técnica.
- Hemorragia.
- Perfuração gástrica ou esofágica.

A obstrução do estoma pode ser diagnosticada pela total intolerância a líquidos no pós-operatório. Diante dessa situação, deve-se diagnosticar a causa da obstrução. Por meio de radiografia simples de abdome ou com contraste iodado oral, pode-se suspeitar de deslizamento. No deslocamento da parede gástrica anterior, a BGA desloca-se assumindo posição horizontal. No deslizamento posterior, a BGA aparece verticalmente, paralela à coluna. A BGA bem posicionada aparece diagonal à radiografia simples de abdome, apontando para o ombro esquerdo (Figuras 118.3, 118.4 e 118.5).

Caso seja diagnosticado deslizamento, deve-se esvaziar o reservatório imediatamente. Não havendo redução do deslizamento, pode-se tentar a manobra por endoscopia. Por essa via, é possível "reduzi-lo" temporariamente por

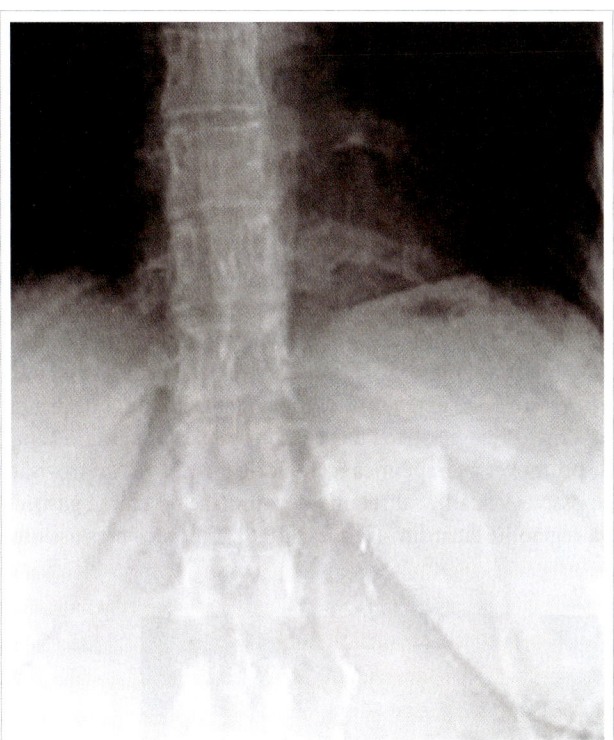

FIGURA 118.3. Radiografia simples de abdome mostrando BGA horizontalizada – deslizamento anterior.

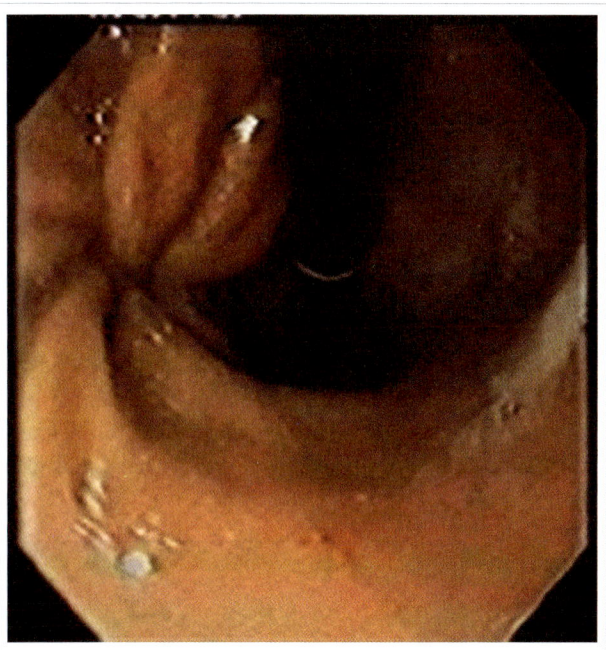

FIGURA 118.5. Gastroscopia em deslizamento de BGA. Imagem de retrovisão após atingir-se fundo cego. A convergência de pregas corresponde ao estoma.

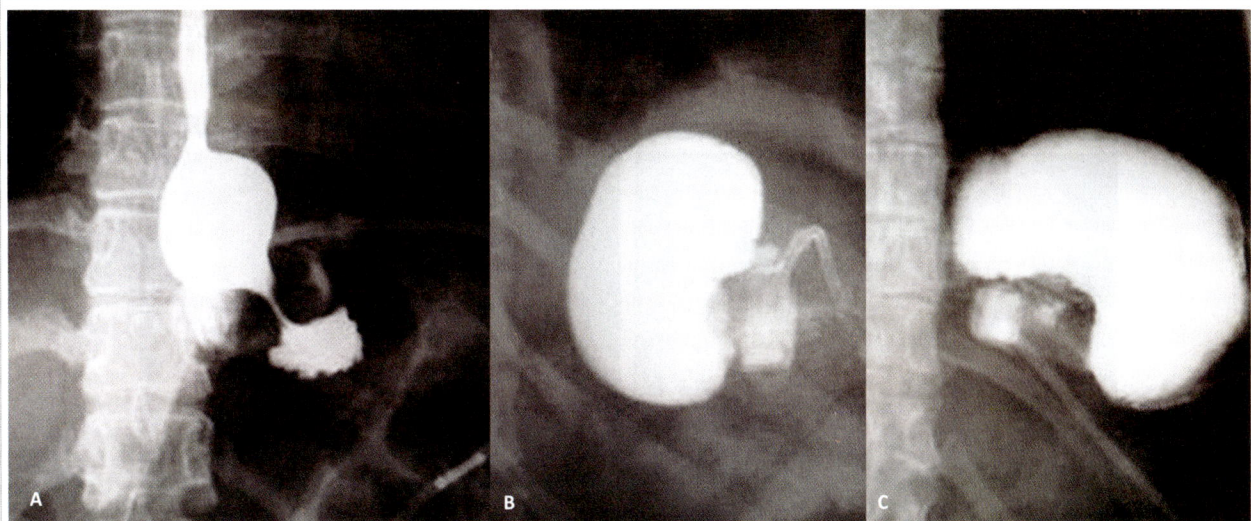

FIGURA 118.4. Deglutograma com GBA bem posicionada (**A**), deslizamento posterior (**B**) e deslizamento anterior (**C**).

meio de hiperinsuflação endoscópica ao nível do corpo gástrico, abaixo da compressão extrínseca da banda deslizada. No entanto, a terapêutica definitiva é cirúrgica, e deve ser empregada para a retirada ou reposicionamento da BGA. A postergação da operação poderá acarretar sofrimento da parede gástrica herniada através da BGA.

No caso de obstrução por BGA muito apertada, mesmo que vazia, pode-se tentar a administração de corticosteroides (dexametazona) por alguns dias, na tentativa de diminuição do edema e permeação do estoma. Caso não se obtenha resultado, deve-se indicar a relaparoscopia com ressecção da gordura perigástrica e/ou substituição da BGA por outra de maior diâmetro.

Instabilidade hemodinâmica com queda de hematócrito, sem exteriorização de sangramento, pode indicar hemorragia intracavitária. Esta pode ocorrer no local das incisões dos trocartes, do fígado (lesão pelo afastador), da dissecção retrogástrica ou mesmo do baço. Deve-se realizar laparoscopia para identificação do local de sangramento e retirada dos coágulos.

Durante a dissecção do túnel retrogástrico, pode-se perfurar inadvertidamente o estômago, a cárdia ou mesmo o esôfago. Percebida a lesão no intraoperatório, a melhor opção é saturá-la e drená-la, mas não colocar a BGA. Caso a lesão não seja percebida, o paciente evoluirá com fístula grave e de alta mortalidade. Sempre que suspeitada com sinais clínicos iniciais como taquicardia e taquipneia, pode-se realizar deglutograma com contraste iodado para confirmar o diagnóstico e indicar o tratamento cirúrgico. Se precoce, o tratamento pode ser realizado por laparoscopia com retirada da BGA, sutura da lesão (frequentemente, surge orifício de entrada e de saída), drenagem e jejunostomia para alimentação. Se diagnosticada tardiamente, a laparoscopia se impõe, com lavagem da cavidade, reparo e drenagem da fístula. A jejunostomia deve ser realizada se houver condições e pode-se recorrer à peritoniostomia em casos de síndrome compartimental abdominal.

As principais complicações tardias da BGA que podem requerer reoperação estão resumidas a seguir:[16]

- Obstrução.
    - Deslizamento.
        - Anterior.
        - Posterior.
- Migração ou erosão.
- Esofagite.
- Dilatação esofágica.

O deslizamento tardio ocorre principalmente na parede anterior do estômago, cursa com obstrução do estoma e é indicação de reoperação. Pode-se reposicionar a BGA, retirá-la simplesmente ou converter para outra operação.

Erosão ou migração da BGA é sua passagem parcial para a luz gástrica. O exame endoscópico tem sido um dos principais meios diagnósticos da erosão intragástrica, sendo capaz de promover a terapêutica na maioria dos casos. À retrovisão, é possível visualizar diretamente a prótese no lúmen gástrico na região justacárdica (Figura 118.6). Em pacientes assinto-

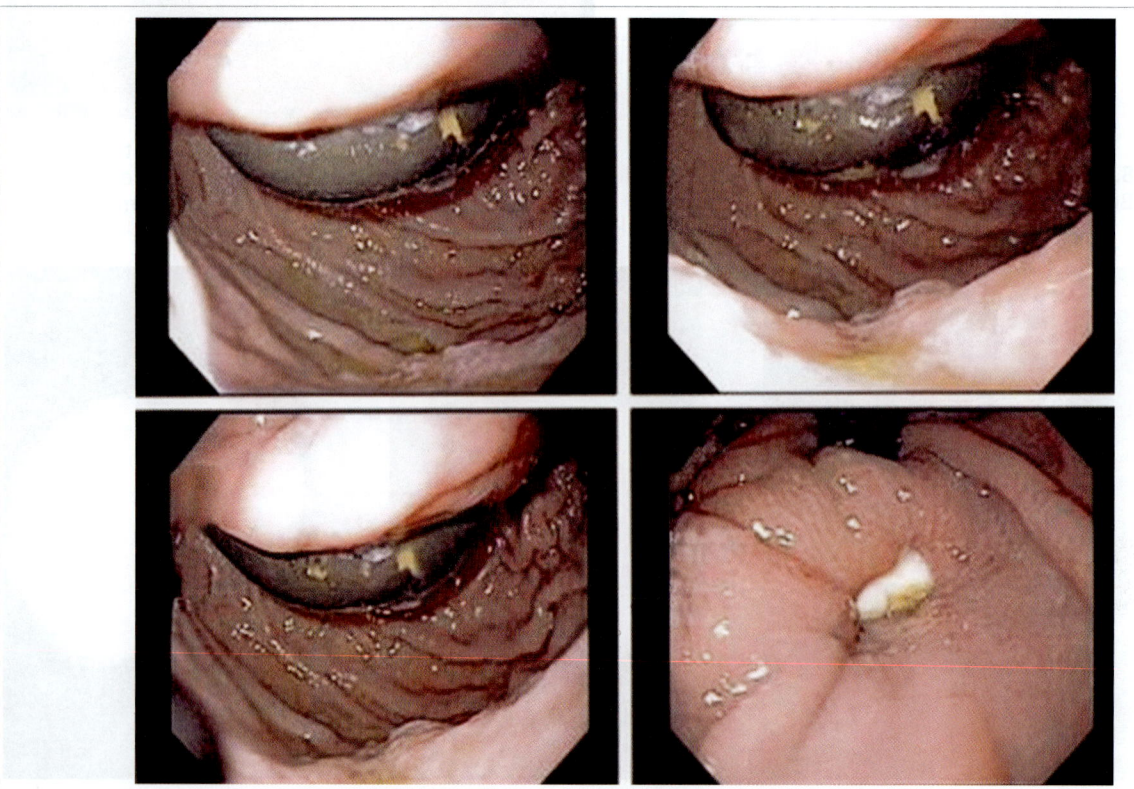

FIGURA 118.6. Aspecto endoscópico, da BGA migrada, à retrovisão endoscópica.

máticos, com erosão mínima, pode-se aguardar progressão da erosão, devendo-se manter acompanhamento dos pacientes em razão do risco de hemorragia digestiva ou infecção intra-abdominal. Até que seja feita a remoção, é indicado o uso de inibidor de bomba de prótons (IBP).

A retirada endoscópica é um procedimento menos invasivo, que vem substituindo a terapêutica cirúrgica.[17] A secção da BGA pode ser por tesoura endoscópica ou por um equipamento específico, o cortador de banda gástrica (Figura 118.7), concomitante ou não à da remoção cirúrgica do portal no subcutâneo.

Esofagite e dilatação esofágica costumam melhorar com o esvaziamento da BGA, sob pena de recuperação ponderal. Com o tempo, esses pacientes evoluirão para a retirada da BGA, podendo optar pela conversão para outra operação.

GASTRECTOMIA VERTICAL (GV)

Também conhecida como *sleevegastrectomy*, foi inicialmente utilizada como parte de outra operação (*duodenal switch* (DS)). Porém, ao ser realizada como primeiro procedimento em pacientes de alto risco, mostrou-se adequada como procedimento único em vários deles.[18] A partir de 2010, a GV passou a ser incluída no rol de operações bariátricas regulamentadas no Brasil.[14]

Trata-se da ressecção da grande curvatura gástrica sob a calibração de uma sonda gástrica entre 32 e 40 Fr. Essa ressecção segue de poucos centímetros do piloro até o ângulo de Hiss (Figura 118.8).

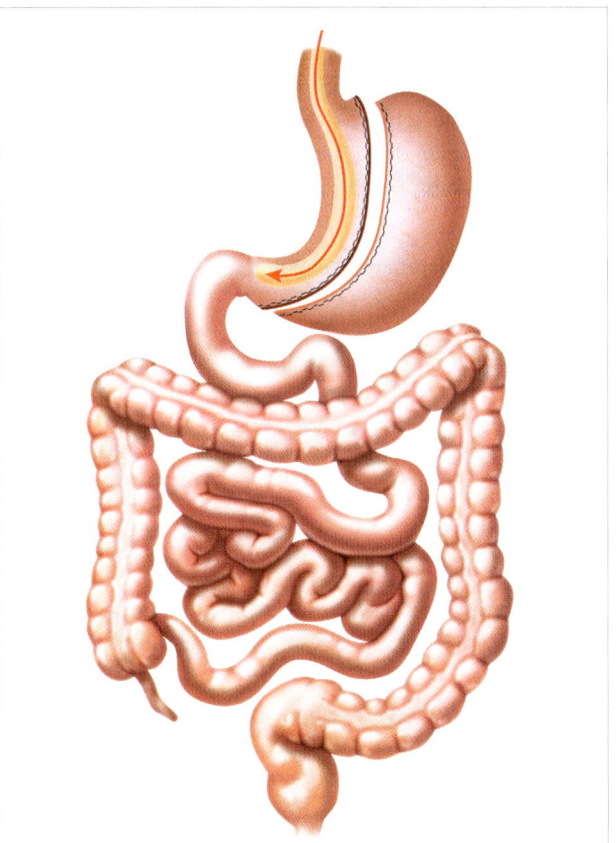

FIGURA 118.8. Gastrectomia vertical.
Fonte: Cortesia da SBCBM in www.sbcbm.org.br.

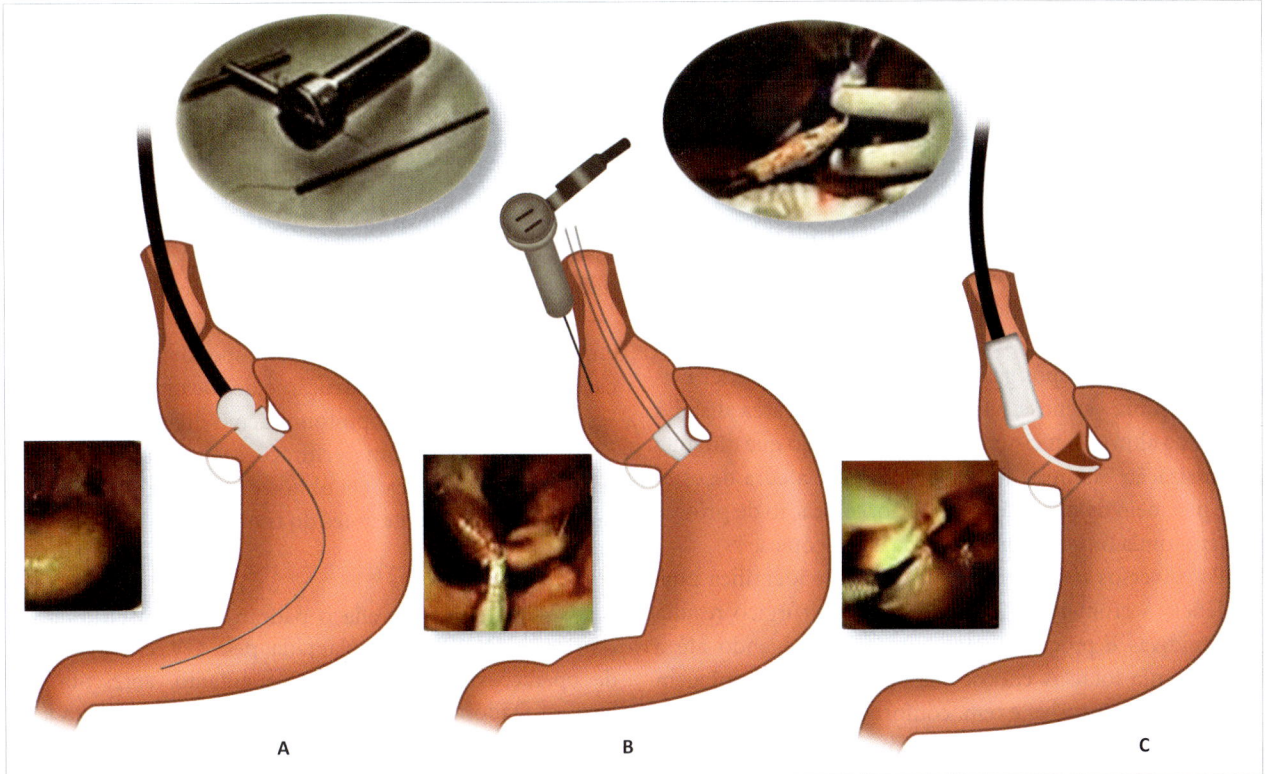

FIGURA 118.7. Passos da retirada endoscópica da bandagem gástrica ajustável com o cortador de BGA.

Em razão principalmente da facilidade técnica, mas também da preservação da absorção de nutrientes no duodeno e jejuno proximal, a GV ganhou grande popularidade e é hoje a operação bariátrica mais frequentemente realizada nos Estados Unidos e, certamente, no mundo.[4]

Complicações precoces da GV:

- Fístula.
  - Pode ocorrer até 2 semanas após a operação.
- Obstrução.
  - Estenose na incisura *angularis*.
  - Torção.
- Hemorragia.
  - Linha de grampos.
- Intracavitária.
- Intragástrica.

A fístula gástrica é uma das complicações mais temidas após qualquer operação bariátrica. No entanto, as fístulas pós-GV estão entre as de resolução mais difícil. Pode ter sintomatologia variável de acordo com o trajeto.[19] Deve-se sempre atentar para qualquer piora do estado geral, taquicardia, adinamia e queda da saturação de oxigênio. Dor, febre e alterações laboratoriais podem ser tardias e aparecerem somente após o período ideal para uma reintervenção ou drenagem. A fístula pode estar bloqueada, desbloqueada ou drenada. Fístulas bloqueadas e drenadas frequentemente não necessitam de reintervenção. As bloqueadas e não drenadas necessitarão de drenagem que pode ser cirúrgica (laparoscópica preferencialmente) ou percutânea guiada por tomografia. Fístulas desbloqueadas são sempre cirúrgicas e requerem limpeza da cavidade, sutura, ampla drenagem e estabelecimento de via de alimentação enteral. A sutura da fístula, apesar de usualmente recidivar, pode permitir que em poucos dias se estabeleça um trajeto preferencial para os drenos.[20]

A endoscopia permite diagnóstico e terapêutica minimamente invasiva, seguindo o princípio da oclusão do orifício fistuloso interno através de prótese e a desobstrução da estenose distal (Figura 118.9).

Especialmente após gastrectomia vertical, pode ser evidenciada uma estenose na bolsa gástrica em área distal à fístula, na altura da incisura *angularis*, situação que dificulta a cicatrização. Assim, o tratamento envolve a cura da estenose por meio de dilatação com balão, colocação de prótese e estenotomia ou septotomia por via endoscópica.[20]

Por diversos fatores, na fístula da GV se identifica uma tendência à cronicidade. Seu tratamento cirúrgico resulta em recidivas e procedimentos agressivos chegando até a gastrectomia total. A endoscopia oferece uma abordagem minimamente invasiva e tem, conforme os autores do presente capítulo, a proposta de tratamento da fístula aguda (até 30 a 40 dias) com prótese autoexpansível totalmente recoberta, "bariátrica", que é mais longa (> 18 mm) e larga

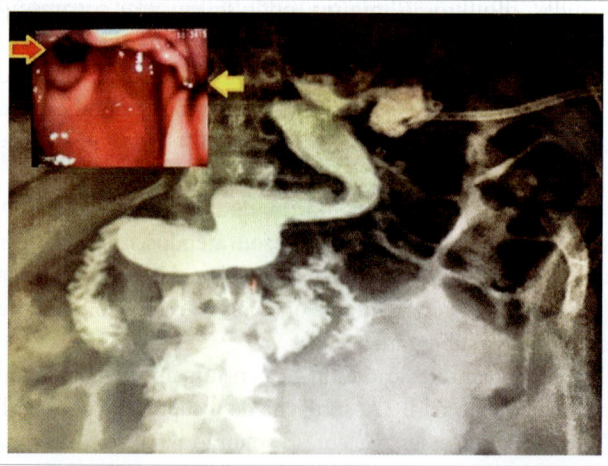

FIGURA 118.9. Fístula em gastrectomia vertical. Imagem radiologia e correlação endoscópica (a notar na imagem endoscópica o septo entre o orifício fistuloso na posição 9 e 10 horas [seta vermelha] e a luz do órgão na posição 2 e 3 horas [seta amarela]).

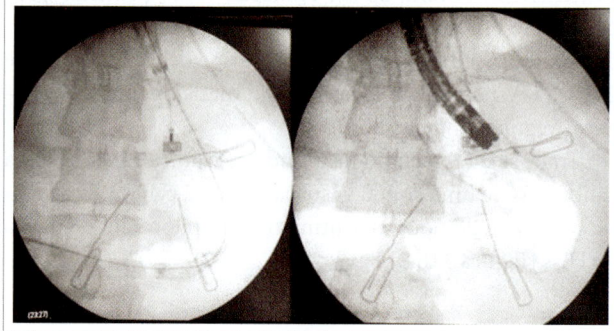

FIGURA 118.10. Tratamento da fístula aguda (até 30 a 40 dias) pós-gastrectomia vertical com prótese autoexpansível totalmente recoberta, "bariátrica", que é mais longa (> 18 mm) e larga (> 28 mm) do que as prótese tradicionais.

(> 28 mm) do que as prótese tradicionais (Figura 118.10), assim como o tratamento da fistula crônica com septomia e dilatação pneumática[21] (Figura 118.11).

Os autores deste capítulo têm utilizado essa abordagem em mais de 100 casos com sucesso superior a 90% e complicações (sangramento, obstrução e deslocamento nas próteses e sangramento na septotomias com dilatação) em torno de 10%. Não ocorreram perfurações, conversões ou óbitos relacionados à técnica. Os óbitos dessa série (2%) resultaram de sepses presente antes do tratamento.

DERIVAÇÃO GÁSTRICA EM Y DE ROUX (DGYR)

Apesar de considerada o padrão-ouro em cirurgia bariátrica, a DGYR foi suplantada pela GV em frequência de operações na atualidade. No entanto, apresenta melhor resultado metabólico, motivo pelo qual continua a ser muito realizada em nosso meio e no mundo.[22] Consiste na secção do estômago, formando-se uma pequena bolsa de 15 a 30 mL. Inicia-se na transição esofagogástrica, descendo pou-

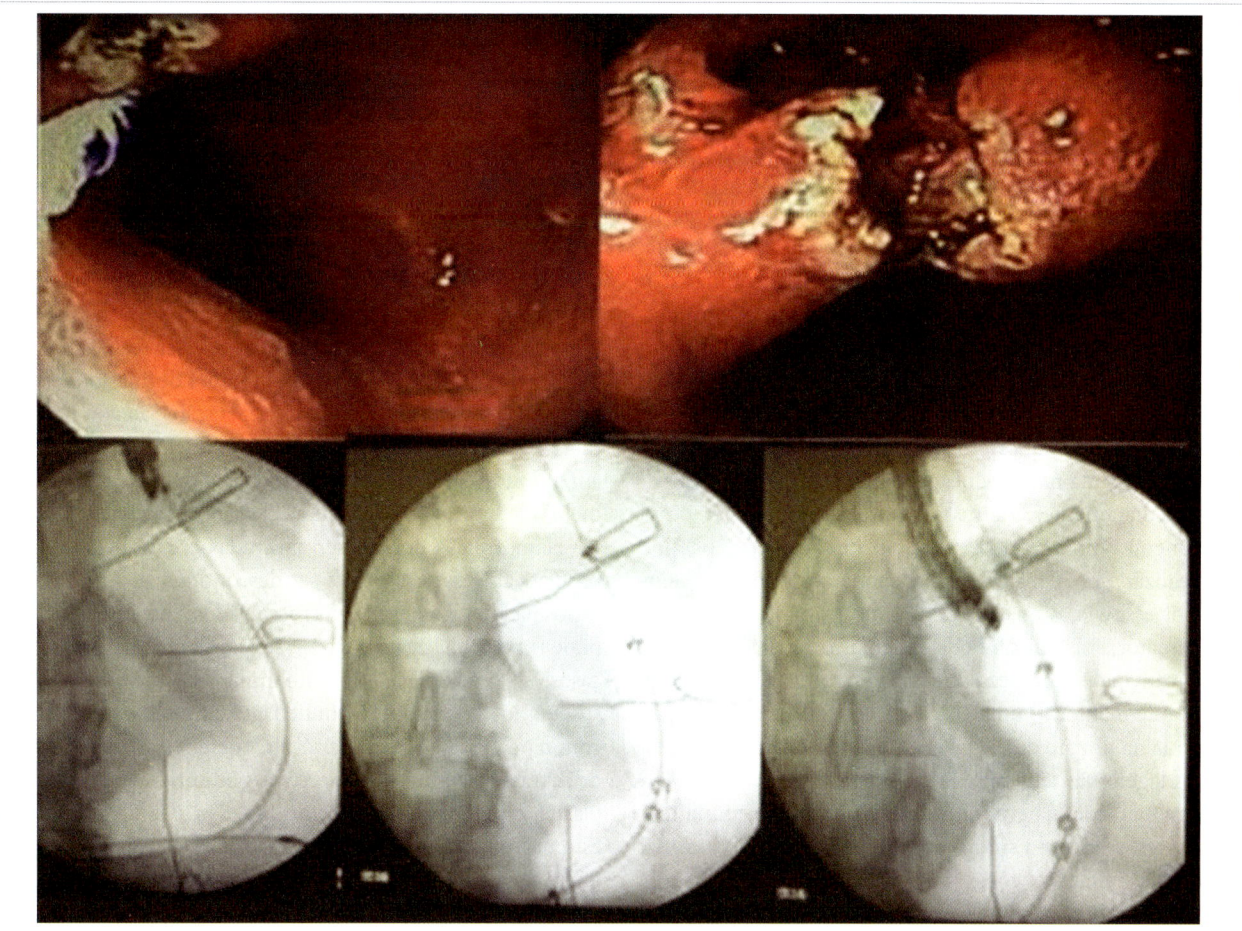

FIGURA 118.11. Tratamento da fístula crônica pós-gastrectomia vertical com septomia e dilatação pneumática.

cos centímetros na pequena curvatura do estômago. A maior parte do estômago, o duodeno e a porção inicial do jejuno ficam derivados do trânsito alimentar. A reconstrução é em Y de Roux. Inclui-se algum mecanismo de restrição à passagem dos alimentos como anastomose gastrojejunal calibrada com 12 mm de diâmetro (*bypass* gástrico tradicional) ou a colocação de anel de silicone ou bandagem de tela de polipropileno proximal à anastomose (variantes de Fobi e Capella).[23-24] A perda de peso ocorre não só pela restrição alimentar, mas pela modulação de hormônios gástricos e intestinais que agem seja diminuindo o apetite, aumentando a saciedade ou diminuindo a resistência periférica à insulina (grelina, GLP1, PYY, GIP).[25-27] Também promove, assim como na derivação biliopancreática, aumento do gasto energético basal mediante indução de hipertrofia intestinal.[26] É feita principalmente por laparoscopia, apesar de alguns centros ainda utilizarem a laparotomia. Alguns cirurgiões costumavam associar gastrostomia provisória. A drenagem é facultativa.

Os principais fatores relacionados à mortalidade na GDGYR são fístula, embolia pulmonar, peso pré-operatório e hipertensão. Portanto, não se devem esperar situações de obesidade extrema para indicar a operação.[28]

As principais complicações precoces da GDGYR estão resumidas a seguir:

- Fístula – gastroplastia, gastrojejuno anastomose, enteroanastomose.
    - Precoce.
        - Problema técnico.
    - Tardia (após 5º dia).
        - Bloqueada.
        - Não bloqueada.
- Vômitos.
    - Edema da anastomose gastrojejunal.
    - Presença do anel de contensão.
    - Deficiência de tiamina.
- Obstrução intestinal.
    - Hérnia interna.
    - Angulação ou torção de alças ou anastomoses.
        - Problema técnico.
    - Brida precoce.
        - Hemorragia digestiva.
        - Linha de grampos em anastomoses.
    - Peritoneal.
        - Linha de grampos.
        - Ligaduras ou cauterizações.
        - Baço ou fígado.
        - Iatrogênico.

As fístulas, juntamente com o TEP, estão entre as principais causas de mortalidade na GDGYR. O paciente obeso mórbido pode não apresentar precocemente sintomas e sinais de fístula. O retardo do tratamento frequentemente é fatal. No momento em que o paciente apresenta febre e leucocitose, o quadro infeccioso já é grave. Taquicardia é um sinal precoce de fístula. O paciente deve ter melhora progressiva a partir da operação; qualquer mudança nessa evolução é suspeita. Um deglutograma com contraste iodado pode confirmar o diagnóstico. O ideal é a realização de tomografia computadorizada (TC) com contraste por via oral (VO) e endovenosa (EV). Muitas vezes, o diagnóstico diferencial com TEP não é fácil. Deve-se ter em mente que muitos serviços não dispõem de tomógrafos que suportem pacientes obesos mórbidos. Na suspeita de fístula não bloqueada, o paciente deve ser reoperado imediatamente. O atraso na indicação cirúrgica piora rapidamente o prognóstico.[29] Caso a primeira operação tenha sido realizada por laparoscopia, a reoperação pode ser tentada por essa via, o que pode minimizar a piora da resposta inflamatória sistêmica. Pode-se tentar o reparo da fístula, mas o principal é a limpeza da cavidade e drenagem ampla. É importante manter-se uma via de alimentação mediante gastrostomia na porção do estômago que está derivado, ou mesmo sondagem nasoenteral. Se necessário, deve-se proceder a novas reoperações e peritoniostomia. A peritoniostomia tem a vantagem de tratar a síndrome compartimental abdominal e facilitar as reintervenções programadas.

As fístulas precoces (até o 3º dia de pós-operatório), via de regra, não são bloqueadas e requerem reintervenção. Fístulas tardias (após o 5º dia) que se exteriorizem pelo dreno e que não produzam sinais de sepse podem ser tratadas conservadoramente com jejum oral, alimentação enteral ou parenteral, manutenção do dreno e antibióticos. Se bloqueadas e não drenadas, podem ser tratadas por drenagem percutânea dirigida por tomografia ou ultrassonografia.[29] Caso a drenagem não seja eficiente, a reoperação é mandatória. A nutrição parenteral será necessária quando não se garantir uma via enteral ou quando houver ileoparalítico. O aporte nutricional adequado é importante, mesmo em obesos mórbidos, em caso de fístula e/ou infecção. A antibioticoterapia deve ser de largo espectro.[30]

As fístulas da DGYR são de resolução mais simples e rápida que as da GV. No entanto, alguns casos também se beneficiarão de tratamento endoscópico com próteses e dilatação de estenoses distais.[21]

Vômitos frequentes após a operação (2 ou 3 meses iniciais) resultam de edema da anastomose, estenose da anastomose ou do anel contensor (se utilizado) e do não seguimento de orientação nutricional na fase inicial, ou seja, progressão lenta de alimentos líquidos para sólidos. Podem levar rapidamente à deficiência de tiamina (vitamina B_1) e consequente polineuropatia, acometendo membros inferiores. A reposição parenteral de tiamina reverte rapidamente o quadro.[31] Também já foi encontrada essa deficiência em pacientes previamente submetidos à cirurgia bariátrica, internados por obstrução intestinal.

No caso de obstrução, é importante o diagnóstico de hérnia interna, já que pode haver isquemia e necrose de segmentos intestinais. A cirurgia laparoscópica, por produzir menos aderências, está mais sujeita a esse tipo de complicação. A técnica aprimorada com o fechamento de todos os espaços mesentéricos criados na operação evita a hérnia interna.[32] A TC com contraste VO pode ser útil no diagnóstico da hérnia interna. A resolução é cirúrgica com redução da hérnia e fechamento do espaço mesentérico que a originou. Pode ser realizada por laparoscopia. Os acotovelamentos e torções de anastomoses são problemas técnicos que exigem reoperação. São complicações mais frequentes na experiência inicial dos cirurgiões (curva de aprendizado). Bridas requerem reoperação e liberação. Podem melhorar clinicamente e voltar a causar obstrução no futuro.

Hemorragias podem ser agravadas com a heparinização profilática. Nesse caso, deve ser descontinuada. Anti-inflamatórios não hormonais (AINH) associados a heparinas também podem potencializar o risco de sangramento. Na maioria dos casos, as hemorragias são autolimitadas e melhoram com a suspensão da medicação anticoagulante. Casos persistentes com repercussão hemodinâmica requerem tratamento. Quando se trata de hemorragia digestiva, pode originar-se da gastroplastia, da gastrojejuno anastomose, da linha de grampos do estômago derivado, da enteroanastomose ou de possível lesão péptica aguda no estômago derivado ou no duodeno. A cintilografia com hemácias marcadas pode auxiliar na identificação do sítio do sangramento. Se na gastroplastia ou anastomose gastrojejunal, por ter acesso endoscópico, pode-se tentar a injeção de adrenalina no local do sangramento para hemostasia. Caso venha de outro local, deve-se reoperar e fazer sobressutura em todas as linhas de grampos. Mesmo por laparoscopia, é possível a introdução de um trocarte laparoscópico dentro do estômago derivado e a realização de gastroscopia transparietal com alcoolização de úlcera aguda gastroduodenal. A realização de gastrostomia permite endoscopias futuras. Hemorragias peritoneais ou não exteriorizadas podem indicar reoperação para hemostasia e retirada de coágulos.[33]

Entre as complicações tardias da DGYR, podem-se citar:

- Obstrução/estenose do estoma.
    - Estenose da gastrojejuno anastomose.
    - Deslizamento do anel de contensão (na operação de Fobi/Capella).
- Obstrução intestinal.
    - Hérnia interna.
    - Brida.
- Desnutrição.
    - Distúrbios alimentares.
    - Estenose do estoma.
- Migração do anel de contensão (operação de Fobi/Capella).
- Úlcera anastomótica.

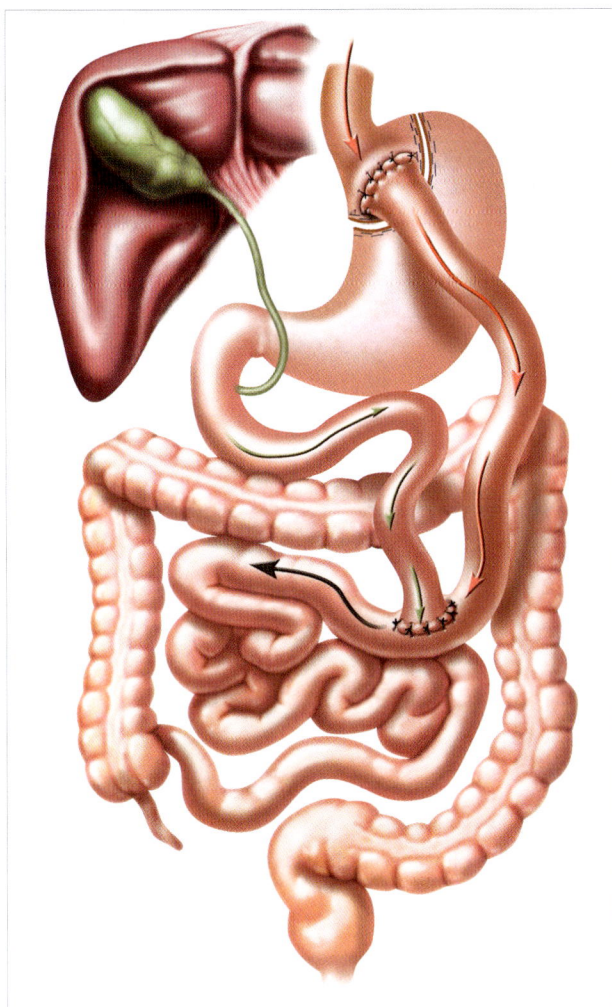

FIGURA 118.12. Derivação gástrica em Y de Roux.
Fonte: Cortesia da SBCBM in www.sbcbm.org.br.

- Anemia.
  - Má absorção de ferro.
    - Derivação do duodeno e parte do jejuno.
  - Má absorção de ácido fólico.
  - Má absorção de vitamina B_{12}.
- Hiperparatireoidismo secundário.[34]
  - Má absorção de cálcio.
    - Derivação do duodeno e parte do jejuno.

A estenose da anastomose é confirmada na presença de anastomose < 10 mm, não permitindo a passagem de endoscópio padrão de até 9,8 mm, diante de sintomas obstrutivos[35] (Figura 118.13). É indicado tratamento por dilatação com balão TTS (*through-the-scope*), com diâmetro máximo de 15 mm quando insuflado. Nas sessões subsequentes, pode-se usar balão de até 20 mm. A endoscopia é o melhor método diagnóstico e terapêutico, mesmo quando a estenose ocorre precocemente, na 1ª semana de pós-operatório, quando não há melhora clínica após administração de corticosteroide para redução do edema da anastomose. Nesses casos, a dilatação deve ser realizada com menor pressão de insuflação do balão.[35]

Na presença de anel contensor, usualmente de silicone, este pode deslizar distalmente, promovendo obstrução parcial e até total da alça jejunal alimentar (Figura 118.14). A dilatação pneumática com balão de 30 mm promove alargamento ou ruptura do fio interno do anel, levando à resolução da sintomatologia.[36] Recentemente foi introduzida outra opção para lidar com essa complicação mediante utilização de uma prótese autoexpansível, que promove erosão intragástrica do anel, permitindo a retirada por VO com técnica endoscópica *standard*.[36]

Úlcera anastomótica, também conhecida como úlcera marginal, pode ser secundária à existência de bolsa gástrica ampla e longa (maior número de células parietais), presença de fios de sutura inabsorvíveis ou grampos.[37] A sintomatologia envolve dor epigástrica, podendo haver, também, sintomas obstrutivos decorrentes de edema. A úlcera marginal é mais frequente em tabagista.[38] A endoscopia é o melhor meio diagnóstico. O tratamento deve ser realizado por inibidor de bomba de prótons (IBP) (2 meses) e sucralfato (10 dias), sendo necessário controle endoscópico após o tratamento.

As obstruções por hérnias internas ou bridas ocorrem historicamente em 1% de todas as laparotomias. Na experiência inicial da DGYR por laparoscopia, o surgimento de hérnias internas é maior. Isso se explica pelo fato de a laparoscopia produzir menos aderências peritoneais, com o agravante de os espaços mesentéricos criados aumentarem com o emagrecimento. A compreensão desse fenômeno, aliada à melhoria técnica com fechamento de todas as brechas criadas na operação laparoscópica, pode diminuir sua ocorrência.[32,39] No entanto, ainda é uma complicação frequente e sua presença deve sempre ser suspeitada em pacientes submetidos previamente a cirurgias bariátricas que envolvam gastrenteroanastomose. Os pacientes podem se apresentar com dor lancinante e contínua ou dores episódicas. Talvez não apresentem vômitos ou parada das eliminações, já que somente a alça biliopancreática pode estar envolvida, como ocorre na hérnia de Petersen. O exame de escolha é a TC com contraste VO e EV.[40] Além dos achados clássicos de obstrução, alguns sinais tomográficos podem direcionar o diagnóstico como resumidos nas Figuras 118.15 a 118.17. A ausência desses sinais não afasta o diagnóstico. Se a suspeita permanecer, deve-se realizar laparoscopia exploradora.

Sugerimos que todos os pacientes pós-cirurgia bariátrica, admitidos em serviços de urgência por dor abdominal, sejam submetidos à TC e sejam avaliados por cirurgião familiarizado com a técnica. O retardo no diagnóstico e tratamento da hérnia interna podem ter consequências catastróficas.

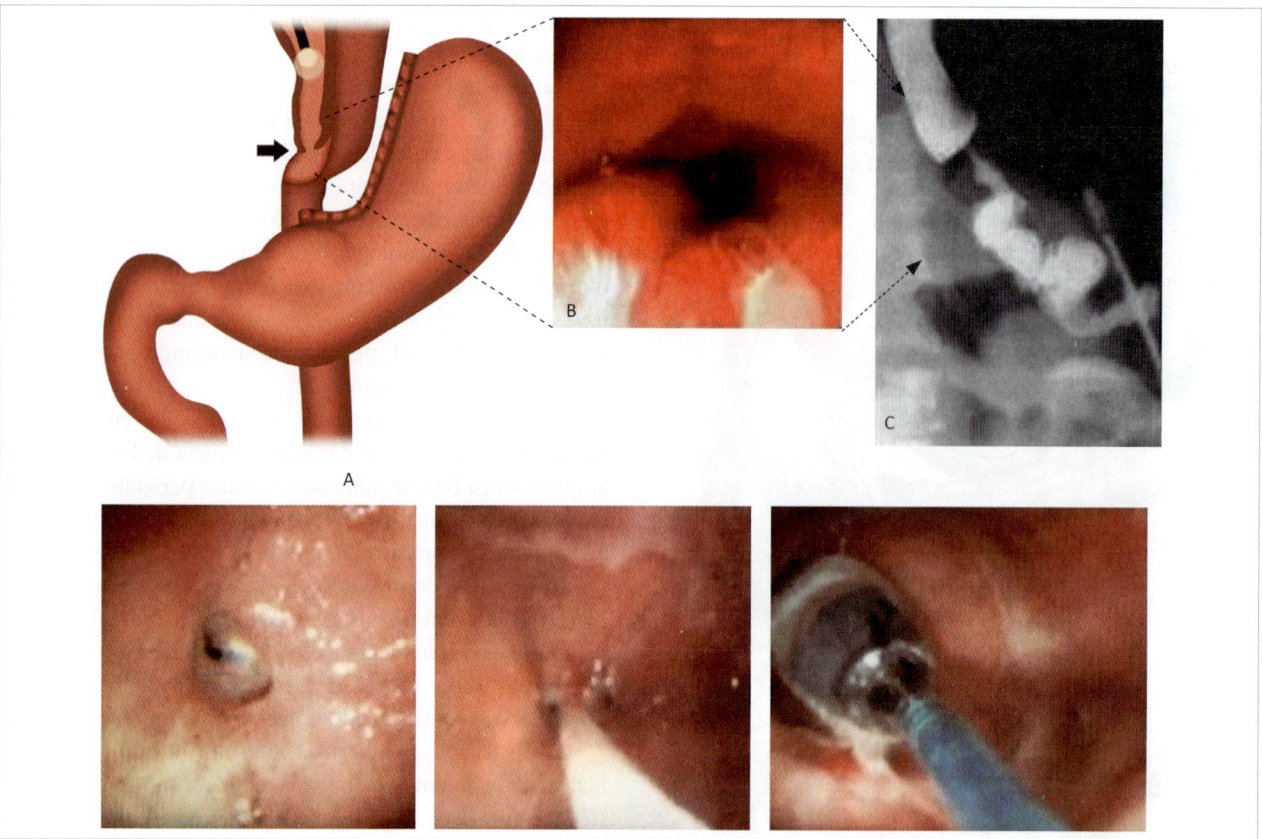

FIGURA 118.13. Estenose e gastrenteroanastomose em DGYR seguidas de dilatação hidrostática com balão TTS.

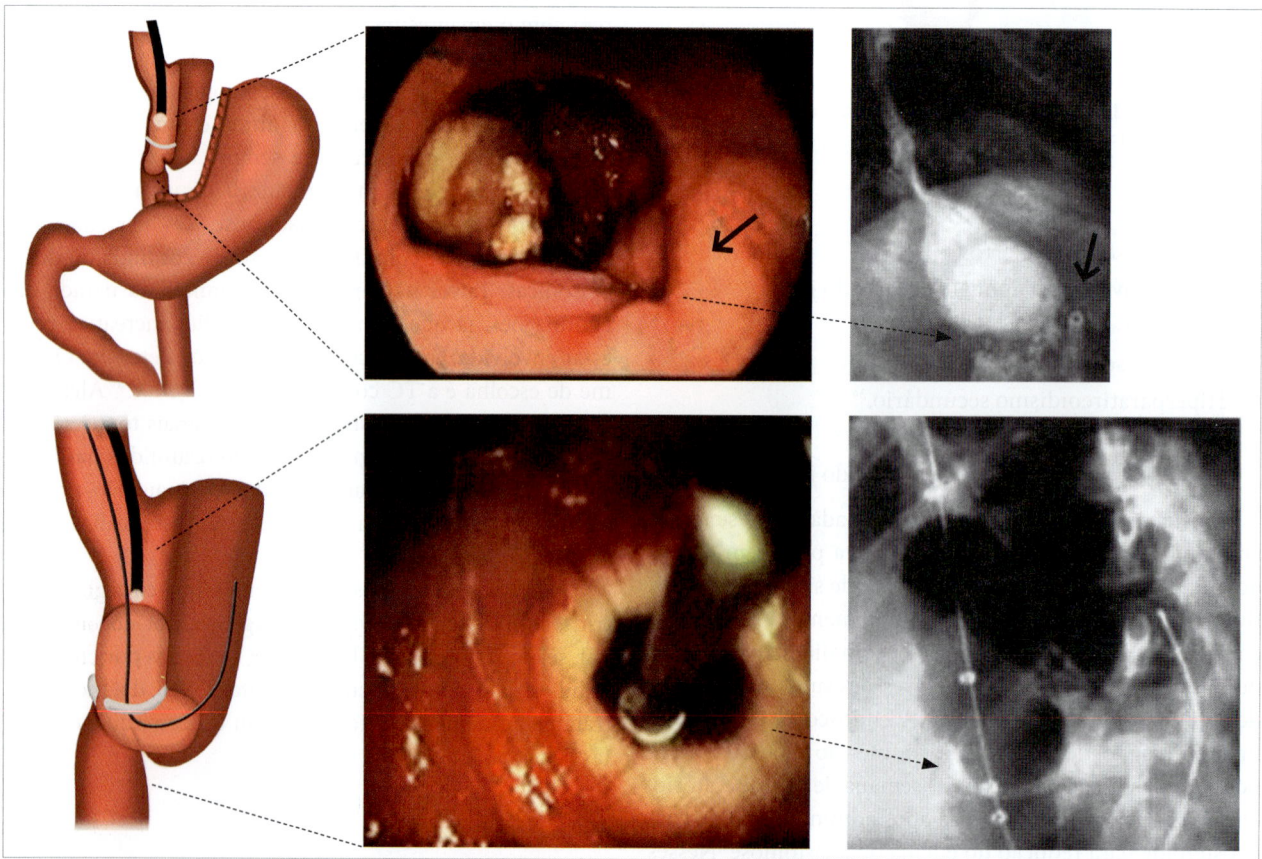

FIGURA 118.14. Deslizamento do anel sobre a anastomose com tratamento por dilatação pneumática.

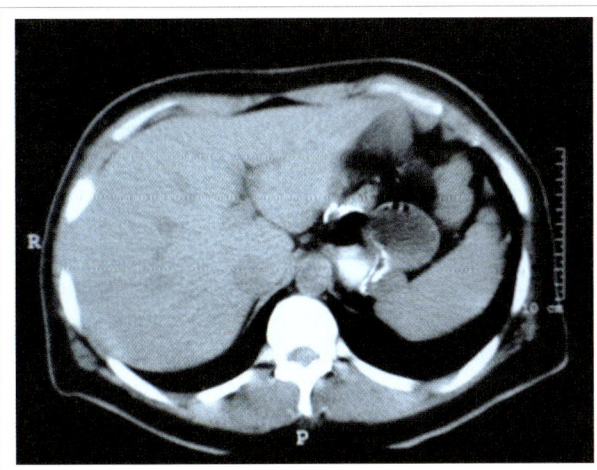

FIGURA 118.15. Obstrução por hérnia interna pós-DGYR – observam-se dilatação e conteúdo líquido (não esperado) em estômago excluso (fundo gástrico).

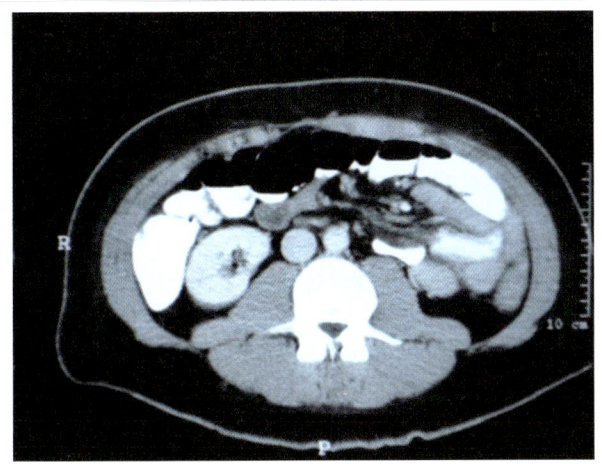

FIGURA 118.16. Ingurgitamento de vasos mesentéricos em obstrução por hérnia interna pós-DHYR.

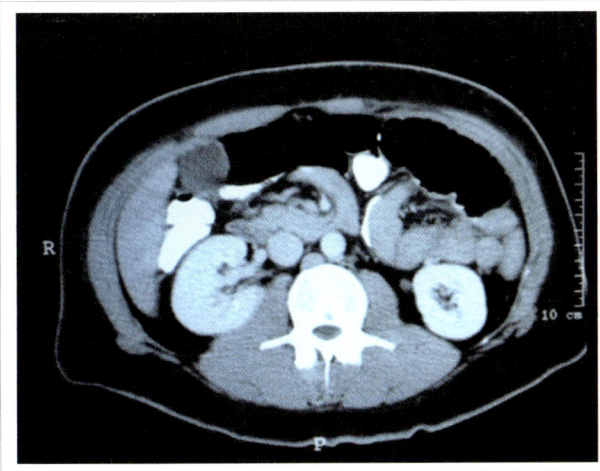

FIGURA 118.17. Desvio anterior e à direita da primeira alça jejunal, que deixa de cruzar posteriormente a alça alimentar (com contraste).

DERIVAÇÃO BILIOPANCREÁTICA (DBP)

Consiste em gastrectomia parcial aliada à reconstrução em Y "longo", com anastomose gastroileal (operação de Scopinaro) ou duodenoileal no DS, em que se faz a gastrectomia longitudinal com preservação do piloro e segmento do bulbo duodenal. A enteroanastomose é realizada a 50 cm do ceco na variante de Scopinaro e entre 50 e 100 cm no DS. A segunda técnica é a evolução da operação descrita por Nicola Scopinaro em 1976. A ressecção do fundo gástrico, grande curvatura gástrica e a preservação do piloro proporcionam maior sensação de saciedade. Com isso, os efeitos indesejáveis da má absorção são minimizados. Ambas as operações têm sido realizadas por laparoscopia.[41-44]

As complicações precoces são semelhantes às encontradas na DGYR, com exceção das relacionadas à presença do anel de silicone, que é dispensado na DBP. As fístulas são pouco frequentes na operação de Scopinaro, sendo a causa de mortalidade mais frequente o TEP. Já no DS, as fístulas podem ocorrer tanto no grampeamento longitudinal do estômago como na anastomose duodenoileal. O coto duodenal pode ser sítio de fístulas.

Falência hepática aguda tem sido reportada no pós-operatório de DBP. Necrose hepatocelular tem pico em 2 meses após a operação. São fatores de risco a esteato-hepatite não alcoólica pré-operatória, o peso do paciente, diabetes melito e a rápida perda de peso.[45]

O que diferencia esse grupo de operações são as complicações tardias, resumidas a seguir:[41-42,46-49]

- Úlcera anastomótica (operação de Scopinaro – rara no DS).
    - Hemorragia.
    - Perfuração.
    - Anemia ferropriva.
- Diarreia crônica.
    - Esteatorreia por má absorção.
    - Alteração da flora intestinal.
    - Intolerância à lactose.
    - *Dumping* (Scopinaro).
    - Polidipsia (pouca área de absorção hídrica).
    - Colite por sais biliares não absorvidos no íleo.
    - Deficiência de zinco, selênio, cobre, vitamina A e tiamina.
- Diarreia aguda.
    - Infecciosa.
        - Rápida espoliação hidreletrolítica.
        - Hipoalbuminemia grave relacionada à resposta inflamatória sistêmica.
- Desnutrição proteica.
    - Má absorção.
- Hiperparatireoidismo secundário.
    - Má absorção de cálcio – derivação do duodeno e jejuno.

- Quelação do cálcio pela esteatorreia.
- Deficiência de vitamina D (lipossolúvel).
- Osteoporose, osteopenia, dor óssea e fraturas patológicas.
- Proliferação bacteriana na alça biliopancreática.
  - Artrite.
- Deposição de imunecomplexos a partir de antígenos bacterianos.
  - Falência hepática.
    - Contaminação portal.
    - Desnutrição proteica.
    - Antecedente de doença hepática gordurosa não alcoólica com esteato-hepatite em diferentes graus.
- Anemia ferropriva.
  - Má absorção de ferro; perda crônica em úlceras pépticas.
    - Derivação do duodeno e jejuno.

A úlcera anastomótica é frequente (3,5% a 19%) na operação de Scopinaro, sendo rara no DS.[41-42] Acomete principalmente tabagistas e pacientes em uso de AINH. Comumente, responde bem a IBP que podem ser necessários de forma perene. Na experiência dos autores do presente capítulo, houve 2% de reoperações por úlceras (experiência pessoal).

A diarreia crônica responde somente a cuidados dietéticos, a não ser que ocorra alteração da flora intestinal. Ciclos periódicos de metronidazol podem ser necessários. Quando a reabsorção ideal de sais biliares é insuficiente, ocorre diarreia que responde à colestiramina. A solução definitiva é cirúrgica com aumento da alça comum à custa de íleo terminal.[50] Frequentemente, pacientes com diarreia crônica apresentam deficiência de zinco com consequente deficiência de vitamina A. Perdas intestinais podem também levar à deficiência de tiamina.

Diarreias agudas são frequentes e podem ser graves em pacientes submetidos à DBP. Em poucos dias, eles podem desenvolver distúrbios hidreletrolíticos e necessitar de internação. A albumina pode cair rapidamente levando a edema discrásico. Além de antibioticoterapia, albumina endovenosa e nutrição parenteral, a glutamina auxilia na recuperação da mucosa intestinal.

Pacientes com desnutrição proteica resistente à adequação da dieta podem ter o quadro atenuado com pancreatina. A solução definitiva é cirúrgica, com aumento da alça comum à custa de 1,5 m de jejuno.[50]

Especial atenção deve ser dada à reposição de cálcio. Carbonato e citrato de cálcio são absorvidos preferencialmente no duodeno e jejuno proximal que estão derivados do trânsito alimentar. O cálcio aminoácido quelato oferece melhor absorção em todo o trato intestinal. A vitamina D, lipossolúvel, também frequentemente está deficiente, requer reposição em altas doses e controle laboratorial periódico.

Em longo prazo, se não forem realizados os devidos controle e reposição, podem-se instalar osteopenia, osteoporose, dor óssea e até fraturas patológicas.[34,51-52] Da mesma forma, as outras vitaminas lipossolúveis (A, E e K), assim como o zinco, podem estar deficientes.[52]

A absorção de produtos bacterianos pode levar à reação de hipersensibilidade com deposição de imunocomplexos em articulações e consequente artrite. O mesmo mecanismo causa lesão renal na derivação jejunoileal, operação abandonada do arsenal bariátrico. No entanto, essa complicação não foi descrita na DBP. Esses produtos bacterianos podem também, por contaminação portal, levar à falência hepática. Parece que o mecanismo é multifatorial, devendo também estar presentes a desnutrição proteica, perda rápida de peso e antecedente de esteatohepatite não alcoólica.[45] No geral, a perda de peso advinda da DBP leva à melhora da doença hepática gordurosa não alcoólica.

OUTRAS OPERAÇÕES

Novas técnicas têm sido incorporadas ao arsenal bariátrico. Podem-se citar a bipartição gástrica e a interposição ileal. Ambas são acompanhadas de gastrectomia vertical. Alguns centros também fazem a plicatura gástrica. As complicações são comuns às outras operações, principalmente no que concerne à ocorrência de fístulas, sangramentos e obstruções.[53-55]

COMPLICAÇÕES INERENTES AO PACIENTE OBESO

Algumas complicações são comuns a todas as operações bariátricas, assim como a outros tratamentos a que pacientes obesos mórbidos sejam submetidos.

Sua menor reserva funcional respiratória aumenta a chance de atelectasias e pneumonias no pós-operatório. Também, como já mencionado, o maior potencial de broncoaspiração colabora para complicações respiratórias infecciosas. Os cuidados iniciam-se no pré-operatório com 12 horas de jejum, medicações pró-cinéticas e bloqueadoras de secreção ácida. No pós-operatório, deve-se manter o decúbito elevado a 45º não só para evitar-se a broncoaspiração, mas para melhora da mecânica ventilatória. Processos pneumônicos devem ser diferenciados de TEP. Atelectasias, condensações e derrame pleural acometendo a base pulmonar esquerda podem ser reacionais à fístula e ao abscesso subfrênico.

Da mesma forma, a menor reserva cardíaca os tornam intolerantes a sobrecargas hídricas. Em pacientes complicados, em UTI, a melhor forma de manipular as variáveis hemodinâmicas é por monitorização invasiva com cateter de Swan-Ganz.

Pacientes obesos mórbidos são de maior risco para eventos coronarianos. Esse risco deve ser avaliado no pré-operatório e a possibilidade de infarto agudo do miocárdio (IAM) seguindo a operação, considerada.

CAPÍTULO 118 Complicações da Cirurgia Bariátrica

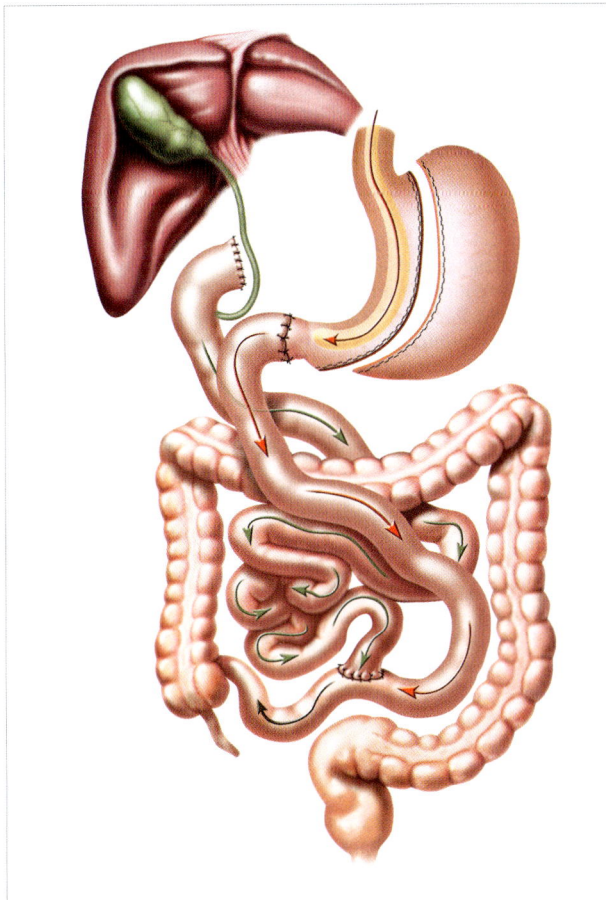

FIGURA 118.18. Derivação biliopancreática com *duodenal switch*.
Fonte: Cortesia da SBCBM in www.sbcbm.org.br.

TROMBOEMBOLISMO PULMONAR

Excluindo-se fístulas, TEP é a principal causa de morte em pacientes submetidos à cirurgia bariátrica. Pode ocorrer em qualquer momento do pós-operatório e já foi descrito semanas após a operação. Trombose venosa profunda tem sido relatada em 2,63% e TEP em 0,95% desses pacientes.[56]

Apesar de passível de prevenção, essa complicação continua levando à morte uma parcela pequena, mas significativa, de pacientes obesos mórbidos. A evolução da anestesia, assim como da cirurgia laparoscópica, tem feito os pacientes serem mobilizados precocemente. Meias elásticas e aparelhos de compressão pneumática de membros inferiores devem também ser utilizados rotineiramente. A heparinização profilática ainda não é consenso entre os cirurgiões. Pouco se sabe sobre a absorção subcutânea e distribuição de heparina e heparina de baixo peso em pacientes obesos mórbidos. Dessa forma, vários esquemas profiláticos são sugeridos. A dificuldade em se realizar estudos comparativos está na baixa prevalência dessa complicação. Para que se chegue a resultados significativos, será necessário estudo prospectivo, multicêntrico, duplo cego, randomizado, englobando milhares de pacientes obesos mórbidos. O filtro de veia cava inferior tem sido utilizado em pacientes com alto risco ou história prévia de TEP.[8,30,56-61]

Uma vez suspeitado o TEP, o diagnóstico se dá preferencialmente por tomografia espiral, o que nem sempre é possível no paciente obeso mórbido. A cintilografia pulmonar também pode ser utilizada. O tratamento dependerá da ocorrência de alterações hemodinâmicas. O ecocardiograma transesofágico é de valia para avaliação de alterações do ventrículo direito. Nesses casos, utiliza-se a trombólise. Não havendo esse tipo de repercussão, somente a heparinização plena, seguindo anticoagulação oral. Pacientes que mantêm potencial troboembólico podem ser tratados com o implante de filtro de veia cava.[60,62-63]

Tipos de profilaxia da trombose venosa profunda/TEP em cirurgia bariátrica:[8,30,56-61]

- Meias elásticas.
    - Durante a operação e até 30 dias no pós-operatório.
- Compressão pneumática de membros inferiores.
    - Durante a operação e enquanto o paciente estiver acamado.
- Mobilização precoce/fisioterapia.
    - Início no dia da operação, preferencialmente.
- Heparina/heparina de baixo peso molecular.
    - Iniciada na véspera da operação e mantida por 2 a 15 dias.
    - Regime de doses variáveis.
        - Controle mediante dosagem de antifator X ativado.
- Filtro de veia cava.
    - Recomendações.
        - Insuficiência venosa de MMII grave.
        - IMC acima de 60 kg/m^2.
        - Síndrome da hipoventilação da obesidade, síndrome da apneia e hipopneia obstrutiva do sono, doença pulmonar obstrutiva crônica.
        - Antecedente documentado de TVP/TEP.
        - Hipercoagulabilidade documentada.
- Fator V de Leiden.
- Anticorpos antifosfolipídeos.
- Forte antecedente familiar de TVP.

RABDOMIÓLISE

A rabdomiólise acometendo a musculatura dorsal e glútea tem sido reportada em pós-operatório de cirurgia bariátrica.[64] O quadro tem início durante a operação e os pacientes relatam dor dorsal imediatamente após a operação. A creatinofosfoquinase (CPK) sobe agudamente a níveis acima de 15 mil U/L. A mioglobinúria provoca a insuficiência renal aguda, que pode requerer meses de hemodiálise até sua reversão. A mortalidade é alta. Alguns fatores podem ser relacionados como de risco para essa complicação:

- Sexo masculino.
- Operações prolongadas.

- Hipotensão no intraoperatório.
- Miosite prévia por uso de estatinas para controle de dislipidemia.

Dessa forma, deve-se investigar alterações da CPK no pré-operatório de todos os pacientes e no pós-operatório imediato daqueles em que a operação foi prolongada, com maior sangramento ou que tenha ocorrido hipotensão.

TROMBOSE DA VEIA PORTA

Apesar de já ter sido descrita isoladamente após os principais tipos de operações bariátricas,[65-66] foi após o advento da gastrectomia vertical que as comunicações de trombose portal se tornaram mais frequentes.[67]

O principal sintoma é a dor abdominal e ocorre em média no 10º dia de pós-operatório. Apesar da baixa mortalidade, pode necessitar de intervenções cirúrgicas como esplenectomia ou enterectomia.

A etiologia não está bem estabelecida. No entanto, a diminuição do fluxo venoso esplênico com a gastrectomia vertical, associada a possível desidratação com aumento da viscosidade sanguínea, pode colaborar para sua ocorrência. Em uma grande série no Chile, a trombofilia esteve associada à maioria dos casos de trombose portal pós-GV. A aceitação de líquidos ocorre mais lentamente na GV. É importante que esses pacientes só deixem de receber hidratação parenteral ao conseguirem ingerir ao menos 2 L de líquidos ao dia. Altas hospitalares muito precoces estão relacionadas a reinternações por desidratação.

REFERÊNCIAS BIBLIOGRÁFICAS

1. Halpern A, Mancini MC. Diabesity: are weight loss medications effective? Treat Endocrinol. 2005;4:65-74.
2. Buchwald H, Avidor Y, Braunwald E, Jensen MD, Pories W, Fahrbach K, et al. Bariatric surgery: a systematic review and meta-analysis. JAMA. 2004;292:1724-37.
3. Livingston EH. Procedure incidence and in-hospital complication rates of bariatric surgery in the United States. Am J Surg. 2004;188:105-10.
4. Estimate of Bariatric Surgery Numbers. American Society for Metabolic and Bariatric Surgery web site 2014.
5. El-Solh A, Sikka P, Bozkanat E, Jaafar W, Davies J. Morbid obesity in the medical ICU. Chest. 2001;120:1989-97.
6. Levi D, Goodman ER, Patel M, Saavransky Y. Critical care of the obese and bariatric surgical patient. Crit Care Clin. 2003;19:11-32.
7. Marik P, Varon J. The obese patient in the ICU. Chest. 1998;113:492-8.
8. Ferrell A, Byrne TK, Robison JG. Placement of inferior vena cava filters in bariatric surgical patients--possible indications and technical considerations. Obes Surg. 2004;14:738-43.
9. Ebeo CT, Benotti PN, Byrd RP Jr, Elmaghraby Z, Lui J. The effect of bi-level positive airway pressure on postoperative pulmonary function following gastric surgery for obesity. Respir Med. 2002;96:672-6.
10. Vaughan RW, Conahan TJ 3RD. Part I: cardiopulmonary consequences of morbid obesity. Life Sci. 1980;26:2119-27.
11. Backman L, Freyschuss U, Hallberg D, Melcher A. Cardiovascular function in extreme obesity. Acta Med Scand. 1973;193:437-46.
12. Alexander JK, Dennis EW, Smith WG, Duncan WC, Austin RC. Blood volume, cardiac output, and distribution of systemic blood flow in extreme obesity. Cardiovasc Res Cent Bull. 1962;1:39-44.
13. Helling TS, Willoughby TL, Maxfield DM, Ryan P. Determinants of the need for intensive care and prolonged mechanical ventilation in patients undergoing bariatric surgery. Obes Surg. 2004;14:1036-41.
14. Resolução CFM nº 1.942 / 2010. D.O.U. de 12 de fevereiro de 2010, Seção I, p. 72. 1942 2010.
15. Belachew M, Legrand MJ, Vincent V. History of Lap-Band: from dream to reality. Obes Surg. 2001;11:297-302.
16. Demaria EJ. Laparoscopic adjustable silicone gastric banding: complications. J Laparoendosc Adv Surg Tech A. 2003;13:271-7.
17. Campos J, Galvão Neto M, Vasconcelos C. Migração de banda gástrica ajustável In. Endoscopia em cirurgia da obesidade. São Paulo: Santos, 2008. p.149-62.
18. Di Betta E, Mittempergher F, Nascimbeni R, Salerni B. Outcome of duodenal switch with a transitory vertical gastroplasty, in super-super-obese patients in an 8-year series. Obes Surg. 2008;18:182-6.
19. Campos JM, Pereira EF, Evangelista LF, Siqueira L, Neto MG, Did V, et al. Gastrobronchial fistula after sleeve gastrectomy and gastric bypass: endoscopic management and prevention. Obes Surg. 2011;21:1520-9.
20. Campos J, Ishida R, Fonseca A. Diagnóstico de fístula gástrica e intestinal após cirurgia bariátrica In. Endoscopia em cirurgia da obesidade. São Paulo: Santos, 2008.
21. Baretta G, Campos J, Correia S, Alhinho H, Marchesini JB, Lima JH, et al. Bariatric postoperative fistula: a life-saving endoscopic procedure. Surg Endosc. Oct, 2014.
22. Schauer PR, Bhatt DL, Kirwan JP, Wolksi K, Brethauer SA, Navaneethan SD, et al. Bariatric surgery versus intensive medical therapy for diabetes--3-year outcomes. N Engl J Med. 2014;370:2002-13.
23. Fobi MA, Lee H, Felahy B, Che K, Ako P, Fobi N. Choosing an operation for weight control, and the transected banded gastric bypass. Obes Surg. 2005;15:114-21.
24. Capella JF, Capella RF. An assessment of vertical banded gastroplasty-Roux-en-Y gastric bypass for the treatment of morbid obesity. Am J Surg. 2002;183:117-23.
25. Cummings DE, Overduin J, Foster-Schubert KE. Gastric bypass for obesity: mechanisms of weight loss and diabetes resolution. J Clin Endocrinol Metab. 2004;89:2608-15.
26. Marceau P. Contribution of bariatric surgery to the comprehension of morbid obesity. Obes Surg. 2005;15:3-10.
27. Geloneze B, Tambascia MA, Pilla VF, Geloneze SR, Repetto EM, Pareja JC. Ghrelin: a gut-brain hormone: effect of gastric bypass surgery. Obes Surg. 2003;13:17-22.
28. Fernandez AZ Jr, Demaria EJ, Tichansky DS, Kellum JM, Wolfe LG, Meador J, et al. Multivariate analysis of risk factors for death following gastric bypass for treatment of morbid obesity. Ann Surg. 2004;239:698-702; discussion -3.
29. Gonzalez R, Nelson LG, Gallagher SF, Murr MM. Anastomotic leaks after laparoscopic gastric bypass. Obes Surg. 2004;14:1299-307.
30. Byrne TK. Complications of surgery for obesity. Surg Clin North Am. 2001;81:1181-93.
31. Chaves LC, Faintuch J, Kahwage S, Alencar Fde A. A cluster of polyneuropathy and Wernicke-Korsakoff syndrome in a bariatric unit. Obes Surg. 2002;12:328-34.
32. Higa KD, Boone KB, Ho T. Complications of the laparoscopic Roux-en-Y gastric bypass: 1,040 patients--what have we learned? Obes Surg. 2000;10:509-13.
33. Nguyen NT, Longoria M, Chalifoux S, Wilson SE. Gastrointestinal hemorrhage after laparoscopic gastric bypass. Obes Surg. 2004;14:1308-12.
34. El-Kadre LJ, Rocha PR, De Almeida Tinoco AC, Tinoco RC. Calcium metabolism in pre- and postmenopausal morbidly obese women at baseline and after laparoscopic Roux-en-Y gastric bypass. Obes Surg. 2004;14:1062-6.
35. Campos JM, Mello FS, Ferraz AA, Brito JN, Nassif PA, Galvão-Neto Mdos P. Endoscopic dilation of gastrojejunal anastomosis after gastric bypass. Arq Bras Cir Dig. 2012;25:283-9.
36. Campos JM, Evangelista LF, Ferraz AA, Galvao Neto MO, De Moura EG, Sakai P, et al. Treatment of ring slippage after gastric bypass: long-term results after endoscopic dilation with an achalasia balloon (with videos). Gastrointest Endosc. 2010;72:44-9.
37. Garrido Jr AB, Rossi M, Lima Jr SE, Brenner AS, Gomes Jr CA. Early marginal ulcer following Roux-en-Y gastric bypass under proton pump inhibitor treatment: prospective multicentric study. Arq Gastroenterol. 2010;47:130-4.

38. Coblijn UK, Goucham AB, Lagarde SM, Kuiken SD, van Wagensveld BA. Development of ulcer disease after Roux-en-Y gastric bypass, incidence, risk factors, and patient presentation: a systematic review. Obes Surg. 2014;24:299-309.
39. Higa KD, Ho T, Boone KB. Laparoscopic Roux-en-Y gastric bypass: technique and 3-year follow-up. J Laparoendosc Adv Surg Tech A. 2001;11:377-82.
40. De Bakker JK, Van Namen YW, Bruin SC, de Brauw LM. Gastric bypass and abdominal pain: think of Petersen hernia. JSLS. 2012;16:311-3.
41. Scopinaro N, Adami GF, Marinari GM, Gianetta E, Traverso E, Friedman D, et al. Biliopancreatic diversion. World J Surg. 1998;22:936-46.
42. Marceau P, Hould FS, Simard S, Lebel S, Bourque RA, Potvin M, et al. Biliopancreatic diversion with duodenal switch. World J Surg. 1998;22:947-54.
43. Hess DS, Hess DW. Biliopancreatic diversion with a duodenal switch. Obes Surg. 1998;8:267-82.
44. Hess DS. Limb measurements in duodenal switch. Obes Surg. 2003;13:966.
45. Papadia FS, Marinari GM, Camerini G, Murelli F, Carlini F, Stabilini C, et al. Liver damage in severely obese patients: a clinical-biochemical-morphologic study on 1,000 liver biopsies. Obes Surg. 2004;.14:952-8.
46. Hess DS, Hess DW, Oakley RS. The biliopancreatic diversion with the duodenal switch: results beyond 10 years. Obes Surg. 2005;15:408-16.
47. Gianetta E, Friedman D, Adami GF, Vitale B, Traverso E, Castagnola M, et al. Etiological factors of protein malnutrition after biliopancreatic diversion. Gastroenterol Clin North Am. 1987;16:503-4.
48. Desirello G, Nazzari G, Stradini D, Friedman D, Gianetta E, Scopinaro N, et al. [Oculocutaneous syndrome following total biliopancreatic diversion]. G Ital Dermatol Venereol. 1988;123:107-12.
49. Desirello G, Crovato F, Scopinaro N. [Biliopancreatic diversion: an experimental clinical model of the relation between zinc and the skin]. Ann Dermatol Venereol. 1990;117:729-30.
50. Scopinaro N, Gianetta E, Friedman D, Adami GF, Traverso E, Vitale B, et al. Surgical revision of biliopancreatic diversion. Gastroenterol Clin North Am. 1987;16:529-31.
51. Brolin RE, Leung M. Survey of vitamin and mineral supplementation after gastric bypass and biliopancreatic diversion for morbid obesity. Obes Surg. 1999;9:150-4.
52. Slater GH, Ren CJ, Siegel N, Williams T, Barr D, Wolfe B, et al. Serum fat-soluble vitamin deficiency and abnormal calcium metabolism after malabsorptive bariatric surgery. J Gastrointest Surg. 2004;8:48-55; discussion 4-5.
53. Santoro S, Castro LC, Velhote MC, Malzoni CE, Klajner S, Castro LP, et al. Sleeve gastrectomy with transit bipartition: a potent intervention for metabolic syndrome and obesity. Ann Surg. 2012;256:104-10.
54. De Paula AL, Stival AR, Macedo A, Ribamar J, Mancini M, Halpern A, et al. Prospective randomized controlled trial comparing 2 versions of laparoscopic ileal interposition associated with sleeve gastrectomy for patients with type 2 diabetes with BMI 21-34 kg/m(2). Surg Obes Relat Dis. 2010;6:296-304.
55. Ji Y, Wang Y, Zhu J, Shen D. A systematic review of gastric plication for the treatment of obesity. Surg Obes Relat Dis. 2014;10:1226-32.
56. Wu EC, Barba CA. Current practices in the prophylaxis of venous thromboembolism in bariatric surgery. Obes Surg. 2000;10:7 13; discussion 4.
57. Wilson SJ, Wilbur K, Burton E, Anderson DR. Effect of patient weight on the anticoagulant response to adjusted therapeutic dosage of low-molecular- weight heparin for the treatment of venous thromboembolism. Haemostasis. 2001;31:42-8.
58. Shepherd MF, Rosborough TK, Schwartz ML. Heparin thromboprophylaxis in gastric bypass surgery. Obes Surg. 2003;13:249-53.
59. Sapala JA, Wood MH, Schuhknecht MP, Sapala MA. Fatal pulmonary embolism after bariatric operations for morbid obesity: a 24-year retrospective analysis. Obes Surg. 2003;13:819-25.
60. Pulipati RC, Lazzaro RS, Macura J, Savel RH. Successful thrombolysis of submassive pulmonary embolism after bariatric surgery: expanding the indications and addressing the controversies. Obes Surg. 2003;13:792-6.
61. Erstad BL. Dosing of medications in morbidly obese patients in the intensive care unit setting. Intensive Care Med. 2004;30:18-32.
62. Campos PC, Baruzzi AC, Vieira ML, Knobel E. Successful treatment of colon cancer related right heart thromboemboli with prolonged intravenous streptokinase during serial TOE monitoring. Heart. 2005;91:390.
63. Baruzzi AC, Andrei AM, Cirenza C, Knobel E. [Acute pulmonary thromboembolism. Physiopathogenesis and use of thrombolytic agents]. Arq Bras Cardiol. 1996;67:201-7.
64. Khurana RN, Baudendistel TE, Morgan EF, Rabkin RA, Elkin RB, Aalami OO. Postoperative rhabdomyolysis following laparoscopic gastric bypass in the morbidly obese. Arch Surg. 2004;139:73-6.
65. Pigeyre M, Seguy D, Arnalsteen L, Pattou F, Romon M. Laparoscopic gastric bypass complicated by portal venous thrombosis and severe neurological complications. Obes Surg. 2008;18:1203-7.
66. Denne JL, Kowalski C. Portal vein thrombosis after laparoscopic gastric bypass. Obes Surg. 2005;15:886-9.
67. Goitein D, Matter I, Raziel A, Keidar A, Hazzan D, Rimon U, et al. Portomesenteric thrombosis following laparoscopic bariatric surgery: incidence, patterns of clinical presentation, and etiology in a bariatric patient population. JAMA. 2013;148:340-6.

CAPÍTULO 119

APLICAÇÕES DA ROBÓTICA EM INTERVENÇÕES ABDOMINAIS COMPLEXAS

Antonio Luiz Macedo
Marina Gabrielle Epstein
Vladimir Schraibman

DESTAQUES

- A cirurgia robótica é uma tecnologia avançada bastante recente que teve início na década de 1990 e, nos últimos 10 anos, teve seu início na América Latina e no Brasil.
- Os aparelhos permitem ao cirurgião manipular até três pinças cirúrgicas simultaneamente de forma muito precisa, sem tremores e com muita segurança.
- Vantagens: visão em três dimensões, maior ergonomia das pinças em relação à cirurgia videolaparoscópica, melhor campo visual e eliminação de movimentos involuntários.
- Inúmeros procedimentos têm sido agregados ultimamente e diversos trabalhos demonstram vantagens do uso da robótica em vários aspectos, destacando-se a gastrectomia, a esofagectomia, a retossigmoidectomia, a endometriose intestinal profunda, a colecistectomia robótica por incisão de orifício único e a gastroplastia robótica para o tratamento da obesidade mórbida.

INTRODUÇÃO

A cirurgia laparoscópica foi introduzida no final do século XX e hoje é amplamente utilizada para minimizar a morbidade cirúrgica das grandes incisões laparotômicas. O melhor resultado estético, alta mais precoce e, nos casos de cirurgia oncológica, uma rápida recuperação para o início da terapia adjuvante são fatores de suma importância. Nesse sentido, a cirurgia robótica foi introduzida com o objetivo de aprimorar ainda mais as cirurgias minimamente invasivas.[1]

Com o sistema robótico, o cirurgião tem uma visão tridimensional do campo cirúrgico cujo posicionamento, sentado com os braços apoiados, confere ótima ergonomia. Além disso, os instrumentos da cirurgia robótica foram criados para proporcionar uma amplitude de movimentos ao cirurgião semelhante ao da mão humana, atingindo uma rotação de até 360º.[1-2]

As indicações do uso das técnicas minimamente invasivas estão sendo ampliadas, passando de ressecção simples para procedimentos complexos como ressecções oncológicas curativas associadas a extensas linfadenectomias.[3]

HISTÓRICO

O primeiro sistema robótico desenvolvido para procedimentos cirúrgicos surgiu nos Estados Unidos em 1994. O *automated endoscopic system for optimal positioning* (AESOP™) foi desenvolvido para a laparoscopia e tinha como vantagem a eliminação dos tremores humanos. Apesar disso, a habilidade do cirurgião permaneceu a mesma em razão de as pinças laparoscópicas proporcionarem apenas quatro graus de liberdade de movimentos.[2]

Em 1995, Frederick Moll, Robert Younge e John Freund criaram a empresa responsável pelo equipamento robótico Da Vinci. Em 1997, o Intuitive Surgical's da Vinci foi utilizado para realização, na Bélgica, da primeira colecistectomia robótica.

Em 2000, dois sistemas robóticos foram liberados para cirurgia robótica nos Estados Unidos, o Zeus™ e o Da Vinci™. O primeiro apresenta três braços, dois para manipulação dos instrumentos laparoscópicos e o outro para a câmera. O cirurgião controla os instrumentos por um console que está próximo do paciente. Um sistema de voz é utilizado para o movimento da câmera e os instrumentos são manipulados por meio de um console similar ao de um videogame. O Da Vinci™ apresenta três ou quatro braços e algumas diferenças em relação ao Zeus™: a câmera é controlada por um pedal e a ótica tem duas fontes de imagem, permitindo ao cirurgião a construção de uma imagem tridimensional.[3]

Nos últimos anos, a cirurgia robótica tem sido associada à prática cirúrgica por diversas especialidades, entre elas a cirurgia geral, ginecologia, urologia, cirurgia torácica, cirurgia de cabeça e pescoço e cardíaca.[3]

CONCEITO

O sistema é composto de quatro braços articulados: um que manipula o sistema óptico e os outros três com articulações e adaptadores para as pinças cirúrgicas que permitem a realização da cirurgia sob total controle do cirurgião principal, que comanda o sistema óptico e as pinças cirúrgicas.[1]

O sistema robótico permite procedimentos mais sofisticados e de difícil realização por meio da laparoscopia, especificamente suturas e anastomoses delicadas.[3]

CIRURGIAS DO APARELHO DIGESTIVO
PANCREATECTOMIAS

A gastroduodeno-pancreatectomia foi descrita pela primeira vez em 1935 por Whipple e é indicada para lesões malignas ou benignas localizadas na cabeça do pâncreas e região periampular. A necessidade de anastomoses delicadas e a localização anatômica, próxima aos vasos importantes, exigem movimentos precisos e eficientes. A cirurgia robótica é uma opção minimamente invasiva para tratamento de lesões periampulares por superar algumas das limitações tradicionais da laparoscopia.[4]

A principal vantagem da cirurgia robótica na duodeno-pancreatectomia é a anastomose pancreaticojejunal, principalmente quando o ducto de Wisrung tem diâmetro inferior a 5 mm.[4]

Outro passo importante é a dissecção e ressecção do processo uncinado. Usando o quarto braço robótico e com o auxílio de uma pinça laparoscópica (cirurgião assistente), o procedimento pode ser realizado por meio da cirurgia robótica. Essa cirurgia, quando realizada por meio da laparotomia, apresenta alto risco de sangramento dos pequenos ramos jejunais em virtude da tração do pâncreas, para a visualização de um plano de dissecção entre o pâncreas e a veia mesentérica superior. A visão em 3D e os instrumentos robóticos permitem que o cirurgião realize a ligadura dos pequenos ramos e para evitar o sangramento que, muitas vezes, é de difícil controle.[5-6]

Os resultados obtidos nas pancreatectomias robóticas são favoráveis, quando comparados aos da laparoscopia, em relação a mortalidade, complicações e tempo de internação. Os autores publicaram um estudo com 36 cirurgias pancreáticas robóticas, 21 gastroduodeno-pancreatectomias, 9 pancreatectomias distais com esplenectomia, 3 gastroduodeno-pancreatectomias totais e 3 pancreatectomias distais com preservação esplênica, que demonstrou a factibilidade do método e vantagens em comparação à cirurgia robótica. Sem dúvida, o aprimoramento dos instrumentos robóticos permitirá o uso mais liberal da robótica em cirurgias pancreáticas.

Na pancreatectomia distal, a principal vantagem do uso do robô é na linfadenectomia e na dissecção dos vasos do hilo hepático e da artéria esplênica. A maior precisão das pinças limita lesões dos vasos esplênicos e, assim, garante a maior preservação do baço.[5,7]

COLORRETAIS

Na videocirurgia colorretal, a necessidade de se realizarem os tempos operatórios com o emprego de instrumentos longos e rígidos leva à perda substancial da destreza e da sensibilidade e dificulta a efetivação do procedimento, o que é rotineiramente observado pelos cirurgiões no início da curva de aprendizado. Diversos trabalhos têm demonstrado o uso da cirurgia robótica de forma rotineira na ressecção de tumores colorretais, especificamente do reto médio e baixo. Alguns trabalhos também demonstram o uso da cirurgia robótica no tratamento da endometriose profunda colorretal.[8-9]

As maiores falhas da cirurgia laparoscópica colorretal são a complexidade anatômica e técnica na pelve estreita, o que limita o movimento das pinças porque estas não são articuladas, e a falta de visão em três dimensões. Contudo, os instrumentos robóticos permitem uma excisão total do mesorreto mais segura (Figura 119.1), assim como a preservação dos plexos nervosos, em virtude da estabilidade e da visualização do campo operatório em 3D.[9]

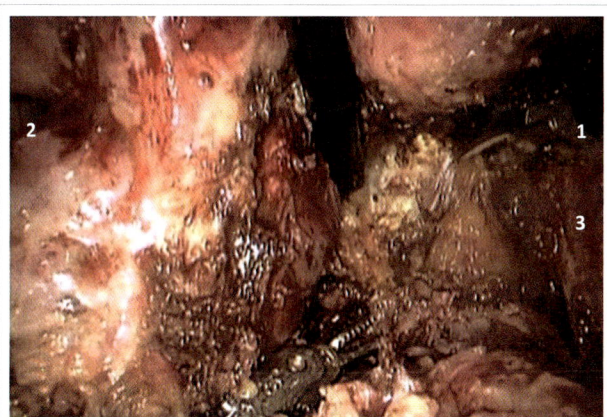

FIGURA 119.1. Instrumentos robóticos auxiliam durante a excisão total do mesorreto.

Os instrumentos articulados permitem dissecções da esquerda para a direita e da direita para a esquerda, facilitando um acesso pelos dois lados da pelve, elevando a qualidade da dissecção, tanto na excisão do mesorreto quanto na liberação do reto na endometriose profunda.

Xu e colaboradores realizaram uma metanálise e concluíram que a cirurgia robótica colorretal é superior à laparoscopia quando comparadas à perda de sangue, ao tempo de internação, às complicações pós-operatórias e ao funcionamento intestinal.[10]

O conceito de excisão total do mesorreto (ETM) e a importância da disseminação radial dos tumores de reto foram introduzidos por R. J. Heald[11] e colaboradores em 1982. O princípio da cirurgia de ETM é a completa ressecção de todo o tecido perirretal envolto por sua fáscia intacta, com margem circunferencial negativa. A ETM comprovadamente melhorou a sobrevida em 5 anos e reduziu as taxas de recorrência local e disfunções sexual e vesical nesses pacientes.

Ela também permitiu uma redução acentuada do número de amputações abdominoperineais do reto ao aceitar margens cirúrgicas menores que os 2 cm preconizados pela cirurgia convencional. A ETM por técnica robótica em pacientes com câncer do reto extraperitoneal é uma cirurgia exequível e segura, apresenta resultados iguais ou até mesmo melhores que as técnicas aberta e laparoscópica no que diz respeito à morbimortalidade, radicalidade cirúrgica, preservação esfincteriana e aos desfechos oncológicos em curto prazo.[8,10-12]

HEPATECTOMIAS

Nos últimos anos, as ressecções hepáticas tornaram-se padrão-ouro no tratamento curativo dos tumores hepáticos. O desenvolvimento da cirurgia minimamente invasiva ocorreu paralelamente e o aumento da experiência, aliado ao desenvolvimento de novos instrumentais, resultou no crescimento exponencial das ressecções hepáticas videolaparoscópicas.[13]

A ressecção hepática laparoscópica frequentemente necessita de grampeadores para controle vascular. Com as pinças robóticas, há maior facilidade no manejo dessas estruturas, possibilitando suturas com precisão e rapidez. A dissecção, muitas vezes, pode ser realizada sem a necessidade da manobra de Pringle.[13]

Os autores deste capítulo publicaram, inicialmente, quatro hepatectomias robóticas sem intercorrências e acreditam que, para hepatectomias maiores (ressecções de três ou mais segmentos hepáticos), o robô pode oferecer vantagens. Contudo, novos trabalhos ainda são necessários para melhor elucidar o papel da cirurgia robótica nas hepatectomias maiores.

Até o momento, a técnica robótica não demonstrou resultado superior quando comparada à laparoscopia nas hepatectomias menores.[14]

Acredita-se que a hepatectomia robótica possa abrir um novo horizonte de estratégias de tratamento e superar as limitações da laparoscopia. Pontos ainda em discussão são o uso concomitante de imagens superpostas durante a cirurgia, o uso de fluoresceína para visualização das estruturas biliares durante a hepatectomia e o desenvolvimento de pinças específicas robóticas para a secção do parênquima hepático.[15]

ESOFAGECTOMIAS

A esofagectomia minimamente invasiva para doença benigna ou maligna do esôfago é uma cirurgia complexa, associada a altas taxas de morbimortalidade. No final da década de 1980, ganhou aceitação para o tratamento do câncer de esôfago e algumas doenças benignas por evitar toracotomia, diminuindo, assim, as complicações associadas a essa abordagem.[16]

Contudo, a curva de aprendizado longa, a rigidez dos instrumentos, a visão estreita do mediastino e a limitação da visão 2D restringiram a sua indicação.[16]

De qualquer forma, o uso do robô permite ao cirurgião trabalhar em um espaço mais estreito, de acesso difícil, como o acesso à janela aortopulmonar.

Estudos comparando a esofagectomia robótica em relação à laparoscópica evidenciaram menor perda sanguínea, menor tempo de internação em UTI e baixo nível de complicações pulmonares.[16-17]

Os autores do presente capítulo realizaram 19 esofagectomias robóticas. Catorze esofagectomias em três campos, com 27% de fístulas cervicais, todas tratadas clinicamente. Contudo, os últimos cinco casos foram abordados com a técnica de Ivor-Lewis. Até o momento, não houve complicações maiores nem fístulas anastomóticas.

INOVAÇÃO

GASTROPLASTIA VERTICAL ROBÓTICA PARA OBESIDADE

Nos últimos anos, tem havido um interesse renovado no uso de robótica em cirurgia bariátrica para o tratamento da obesidade mórbida. No entanto, o alto custo de um sistema cirúrgico robótico tem dificultado seu uso generalizado nos países em desenvolvimento.[18]

Em artigo dos autores do presente capítulo, compararam-se a taxa de morbidade, a perda de peso e os custos relativos entre gastrectomia vertical assistida robótica (RSG) e laparoscópica (LSG) para o tratamento de obesidade no Hospital Israelita Albert Einstein.[18]

Trinta e dois pacientes foram submetidos à LSG e 16 pacientes à RSG. Não foram observadas diferenças significativas entre os grupos em relação a idade, o sexo, o IMC, a incidência de comorbidades, o tempo de cirurgia e o tempo de internação hospitalar. Não houve diferenças significativas entre os grupos, nos valores de IMC avaliados em 6 e 12 meses após a cirurgia. Os custos cirúrgicos foram quase duas vezes mais altos e os custos hospitalares e total foram aproximadamente 50% maiores na abordagem robótica em comparação com a laparoscópica.[18]

A experiência dos autores com a abordagem robótica em gastrectomia vertical sugere que a RSG e a LSG apresentam excelentes resultados clínicos e semelhantes no pós-operatório. No entanto, os custos mais elevados de compra e manutenção do sistema robótico ainda dificultam o uso de RSG como uma abordagem de rotina no tratamento da obesidade mórbida no Brasil. Talvez essa experiência possa estimular outras instituições nos países em desenvolvimento a identificar dificuldades e tentar superar obstáculos como a falta de acessibilidade e o alto custo da cirurgia robótica.

COLECISTECTOMIA ROBÓTICA SINGLE PORT

A colecistectomia laparoscópica foi o principal marco da cirurgia minimamente invasiva. Ela é, atualmente, a cirurgia padrão-ouro no tratamento das colecistopatias.

A cirurgia de incisão única laparoscópica (SILS) é um recente avanço tecnológico em cirurgia minimamente invasiva. Foi desenvolvida como alternativa menos invasiva à laparoscopia convencional.[19]

Apesar dos resultados promissores publicados na literatura,[19-21] foram relatadas dificuldades significativas dessa abordagem como para tracionar a vesícula biliar, em se manter a dissecção precisa e delicada e em manter a visão crítica. Com o uso do sistema robótico Da Vinci Single-Site, ocorre a inversão dos instrumentos sem necessidade de grande esforço por parte do cirurgião, permitindo movimentos mais amplos e melhor ergonomia em comparação às cirurgias de portal único laparoscópico não robótico.[19]

Estudos iniciais demonstraram que a técnica robótica é segura e eficaz, podendo ajudar a resolver as limitações técnicas encontradas na laparoscopia. A cirurgia robótica apresenta ótica estável, movimento dos braços ligados por inversão informatizada e instrumentos que proporcionam um elevado grau de liberdade.[19-21]

Os trocateres curvos do sistema robótico foram desenhados para diminuir o problema da triangulação e o portal único com entrada para quatro cânulas elimina a necessidade de sutura percutânea para tração da vesícula biliar.[19,21]

Os instrumentos semirrígidos curvos robóticos fornecem uma plataforma segura para a realização dos procedimentos e superam as restrições e limitações quando comparados à laparoscopia por portal único (Figura 119.2).

Vinte e cinco colecistectomias robóticas por portal único já foram realizadas pelos autores do presente capítulo. Em 40% dos casos, os pacientes tinham cirurgia prévia e a dificuldade maior foram as aderências ao redor da vesícula biliar. Nesses casos, observou-se um tempo mais prolongado no console em virtude da dificuldade da lise de aderências com as pinças do *single port* robótico. Todos os casos foram completados com sucesso, por incisão única, com excelente aspecto estético pós-operatório e alto índice de satisfação por parte dos pacientes.

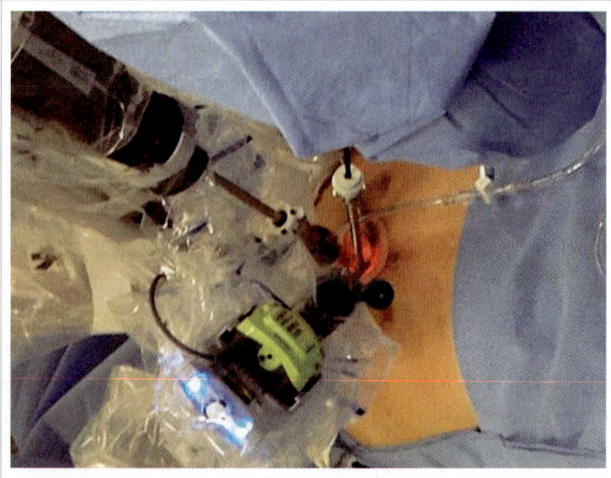

FIGURA 119.2. Aspecto intraoperatório da cirurgia robótica por portal único.

Em nenhum dos 25 casos, houve complicações como lesão de via biliar, sangramento ou necessidade de reabordagem cirúrgica. O tempo médio de internação dos pacientes foi de 24 horas.

Essa abordagem é factível e segura quando realizada por cirurgiões com uma experiência prévia em cirurgia robótica. Estudos com grandes séries ainda são necessários a fim de se estabelecer a superioridade do *single port* robótico frente ao SILS e à laparoscopia convencional.

CONSIDERAÇÕES FINAIS

A cirurgia robótica é, sem dúvida alguma, uma das últimas fronteiras da cirurgia geral avançada. O aprimoramento dos equipamentos e pinças, o maior desenvolvimento e experiência dos cirurgiões e hospitais e o incremento científico de grandes centros definirão todas as possibilidades do uso da robótica.

REFERÊNCIAS BIBLIOGRÁFICAS

1. Schraibman V, Macedo AL, Okazaki S, Mauro FC, Epstein MG, Goldman SM, et al. Surgical treatment of hiatus hernia and gastroesophageal reflux disease in complex cases using robotic-assisted laparoscopic surgery: a prospective study/consistent experience in a single institution. J Robotic Surg. 2011;5:29-33.
2. Ortiz Oshiro E, Fernandez-Represa JA. Current State of Digestive System Robotic Surgery in the Light of Evidence Based Medicine. Cir Esp. 2009;85:132-9.
3. Schraibman V, Epstein MG, Proença M, Proença I, Maccapani G, Macedo ALV. Initial Experience of Robotics in General Surgery Procedures of the Gastrointestinal System. Braz J Video-Sur. 2013; 6(3):117-20.
4. Zorrón R, Kanaan E, Chalar M, Djalma C, Toaspern TV. O Conceito de Cirurgia-Solo e Implicações da Videocirurgia Robótica: Experiência Inicial e Novos Desafios. Rev Bras Videocir. 2003; 1(3):103-8.
5. Cirocchi R, Partelli S, Trastulli S, Coratti A, Parisi A, Falconi M. A systematic review on robotic pancreaticoduodenectomy. Surg Oncol. 2013 Dec;22(4):238-46.
6. Macedo ALV, Schraibman V, Okazaki S, Mauro FC, Epstein MG, Goldman SM, et al. Treatment of intraductal papillary mucinous neoplasms, neuroendocrine and periampullary pancreatic tumors using robotic surgery: a safe and feasible technique. J Robotic Surg. 2011;5:35-41.
7. Del Chiaro M, Segersvärd R. The state of the art of robotic pancreatectomy. Biomed Res Int. 2014;2014:920492.
8. Araujo SEA, Carneiro A, Imperiale AR, Seid VE, Campos FGCM, Kiss DR, et al. Videocirurgia Colorretal com Assistência Robótica. O Próximo Passo? Rev Bras Coloproct. 2008;28(3):369-77.
9. Neme RM, Schraibman V, Okazaki S, Maccapani G, Chen WJ, Domit CD, et al. Deep infiltrating colorectal endometriosis treated with robotic-assisted rectosigmoidectomy. JSLS. 2013 Apr-Jun;17(2): 227-34.
10. Xu H, Li J, Sun Y, Li Z, Zhen Y, Wang B, et al. Robotic versus laparoscopic right colectomy: a meta-analysis. World J Surg Oncol. 2014 Aug 28;12:274.
11. R J Heald. The 'Holy Plane' of rectal surgery. J R Soc Med. 1988 Sep; 81(9): 503–508.
12. Mak TW, Lee JF, Futaba K, Hon SS, Ngo DK, Ng SS. Robotic surgery for rectal cancer: A systematic review of current practice. World J Gastrointest Oncol. 2014 Jun 15;6(6):184-93.
13. Machado MAC, Makdissi FF, Surjan RCT, Abdalla RZ. Ressecção Hepática Robótica. Relato de Experiência Pioneira na América Latina. Arq Gastroenterol 2009;46(1):78-80.
14. Boggi U, Caniglia F, Amorese G. Laparoscopic robot-assisted major hepatectomy. J Hepatobiliary Pancreat Sci. 2014 Jan;21(1):3-10.
15. Wu YM, Hu RH, Lai HS, Lee PH. Robotic-assisted minimally invasive liver resection. Asian J Surg. 2014 Apr;37(2):53-7.
16. Abbas H, Rossidis G, Hochwald SN, Ben-David K. Robotic esophagectomy: new era of surgery. Minerva Chir. 2013 Oct;68(5):427-33.
17. Huang L, Onaitis M. Minimally invasive and robotic Ivor Lewis esophagectomy. J Thorac Dis. 2014 May;6 Suppl 3:S314-21.
18. Schraibman V, Macedo AL, Epstein MG, Soares MY, Maccapani G, Matos D, et al. Comparison of the morbidity, weight loss, and relative costs between robotic and laparoscopic sleeve gastrectomy for the treatment of obesity in Brazil. Obes Surg. 2014 Sep;24(9):1420-4.
19. Ayloo S, Choudhury N. Single-Site Robotic Cholecystectomy. JSLS. 2014 Jul;18(3). pii: e2014.00266.
20. Pietrabissa A, Sbrana F, Morelli L, Badessi F, Pugliese L, Vinci A, et al. Overcoming the challenges of single-incision cholecystectomy with robotic single-site technology. Arch Surg. 2012;147(8):709-14.
21. Wren SM, Curet MJ. Single-Port Robotic Cholecystectomy. Results From a First Human Use Clinical Study of the New da Vinci Single-Site Surgical Platform. Arch Surg. 2011;146(10):1122-7.

CAPÍTULO 120

COLESTASE NO PACIENTE GRAVE

Roberto Ferreira Meirelles Jr.
Lílian Amorim Curvelo

DESTAQUES

- A colestase é definida como a interrupção ou redução do fluxo biliar para o duodeno. Pode resultar de distúrbios na produção da bile ou no seu fluxo até o duodeno, de processos infecciosos, neoplásicos, metabólicos, tóxicos, genéticos, anatômicos ou de causa não definida.
- A disfunção hepática é frequente em pacientes criticamente enfermos, as condições mais comumente associadas com o desenvolvimento da hepatite isquêmica são choque hipovolêmico ou séptico, insuficiência cardíaca (congestiva e aguda) e hipóxia global.
- Em pacientes com choque séptico, a presença de colestase tem sido associada à alta taxa de mortalidade intra-hospitalar.
- O diagnóstico de colestase é feito com base na história clínica, exame físico e resultados dos exames complementares.
- O diagnóstico preciso e rápido contribui para uma terapêutica específica e evolução clínica favorável dependente da etiologia da colestase.

INTRODUÇÃO

A colestase é definida como a interrupção ou redução do fluxo biliar para o duodeno. A colestase pode ser consequente a distúrbios na produção da bile ou no seu fluxo até o duodeno podendo ser consequente a processos infecciosos, neoplásicos, metabólicos, tóxicos, genéticos, anatômicos, ou de causa não definida. As alterações laboratoriais estão relacionadas com a retenção de substâncias no sangue, que são normalmente excretadas na bile (ácidos biliares, bilirrubina conjugada), e estão associadas com um aumento das enzimas canaliculares como a fosfatase alcalina (FA) e gamaglutamil transferase (GGT) sem grandes aumentos nas transaminases.[1]

A FA é um indicador sensível de colestase, localiza-se nos hepatócitos e colangiócitos e, normalmente, o seu aumento é secundário à obstrução biliar intra-hepática ou extra-hepática. Clinicamente, caracteriza-se pela presença de icterícia, colúria ou acolia fecal.[1-2]

Com frequência, a disfunção hepática é observada em pacientes criticamente enfermos. Sua ocorrência está associada com alta morbidade e mortalidade. As entidades mais recorrentes de disfunção hepática em unidade de terapia intensiva (UTI) são isquemia hepática secundária ao choque e disfunção hepática colestática, com incidência variando entre 10% e 30%. Ambas as condições são, geralmente, desencadeadas por hipóxia e/ou eventos isquêmicos, choque cardiogênico e mais comumente sepses/choque séptico.[3] No entanto, vários outros fatores potenciais foram identificados, especialmente para disfunção hepática colestática. Além de doenças crônicas do fígado e doenças malignas, fatores iatrogênicos como a nutrição parenteral total, a ventilação de alta pressão, procedimentos cirúrgicos, medicamentos e transfusões de sangue podem levar à colestase.[4]

HISTÓRIA CLÍNICA

A apresentação clínica da colestase decorre do acúmulo das substâncias que compõem a bile e, que em condições fisiológicas, seriam eliminados no duodeno. Os principais sintomas e sinais incluem icterícia, colúria, acolia fecal, prurido e má absorção intestinal. A colúria precede a icterícia e as manifestações clínicas nem sempre estão presentes ou são concomitantes, e flutuações durante a evolução clínica são frequentes. A colestase pode apresentar-se de forma aguda ou crônica.

DISFUNÇÃO HEPÁTICA AGUDA

A disfunção hepatocelular pode ser resultado de doença hepática aguda consequente a hepatites virais (A, B, E, delta ou outros vírus hepatrotrópicos), hepatotoxinas, isquemia hepática, alterações metabólicas, doenças autoimunes (hepatite autoimune) e genéticas (doença de Wilson). As hepatites virais podem desencadear quadros clínicos agudos e a história clínica apresenta-se com anorexia, queda do estado geral, mialgia ou dor abdominal previamente ao aparecimento de icterícia. O diagnóstico é feito pelo teste sorológico dos diversos tipos de hepatites virais. Várias toxinas, medicamentos e substâncias causam lesão hepatocelular. Ingestão de kava-kava ou de drogas como o acetaminofeno pode desencadear lesão hepática aguda, incluindo insuficiência hepática aguda e consequente necessidade de transplante hepático. A hepatite aguda alcoólica deve ser considerada na presença de icterícia com história de abuso de bebidas alcoólicas.[5-6]

A icterícia pode estar relacionada à isquemia hepática, também denominada de hepatite hipóxia, hepatite isquêmica ou choque hepático. É definida como lesão hepática em consequência de um evento cardiovascular seguido por uma elevação transitória súbita de aminotransferases maior do que 10 vezes acima do limite da normalidade. A hepatite isquêmica, muitas vezes, se caracteriza pela tríade de elevação aguda de transaminases, elevação rápida da RNI (relação normatizada internacional) e função renal alterada. Resulta de oferta inadequada de oxigênio para o fígado, como em situações de aumento brusco da pressão venosa ou de diminuição da pressão arterial. Nos pacientes internados em UTI, a prevalência de hepatite isquêmica pode variar entre 1% e 12%. As condições mais frequentemente associadas com o desenvolvimento da hepatite isquêmica são choque hipovolêmico ou séptico, insuficiência cardíaca (congestiva e aguda) e hipóxia global. Em pacientes com choque séptico, tem sido associada à alta taxa de mortalidade intra-hospitalar, mais de 80%.[7]

DISFUNÇÃO HEPÁTICA CRÔNICA

A icterícia é a principal manifestação de doença hepática crônica e, exceto nos casos avançados, geralmente é menos elevada do que nas doenças hepáticas agudas. As hepatites crônicas virais (B, B e delta, C) têm evolução clínica frustra e insidiosa, com manifestações clínicas apenas quando o quadro clínico de cirrose hepática está instalado. A história clínica com fatores de risco para hepatites virais está presente e testes sorológicos confirmam o diagnóstico. A hepatotoxicidade pelo álcool, o vírus da hepatite C e a doença hepática gordurosa não alcoólica são as principais etiologias da doença hepática crônica nos dias atuais.[8]

CLASSIFICAÇÃO E ETIOLOGIA

De forma didática, a colestase pode ser classificada em intra-hepática ou extra-hepática. Esta se caracteriza pela presença de obstrução mecânica das vias biliares e, nas intra-hepáticas, não se visualiza fator obstrutivo das vias biliares. O Quadro 120.1 apresenta a classificação e suas possíveis etiologias.

QUADRO 120.1. Classificação e etiologias na colestase.

Colestase intra-hepática
- Hepatites virais (VHA, VHB, VHC, VHE, VHD, VEB, CMV)
- Hepatite alcoólica
- Medicamentosa (anabolizantes, contraceptivos orais, clorpromazina, macrolídeos, amoxilina e clavulin)
- Cirrose biliar primária
- Colangite esclerosante primária
- Colestase da gravidez
- Sepse
- Doença do enxerto versus hospedeiro
- Doença veno-oclusiva
- Hereditária (colestase benigna recorrente)

Colestase extra-hepática
- Coledocolitíase
- Colangite esclerosante primária
- Pancreatite crônica
- Colangiopatia associada à AIDS
- Colangiocarcinoma
- Câncer de pâncreas e periampular
- Linfonodomegalia (infecciosa ou metastática)

VHA: vírus da hepatite A; VHB: vírus da hepatite B; VHC: vírus da hepatite C; VHE: vírus da hepatite E; VHD: vírus da hepatite delta; VEB: vírus Epstein Barr; CMV: citomegalovírus.

COLESTASE INTRA-HEPÁTICA

Colestase na sepse

O fígado pode estar envolvido de várias formas na sepse. Ele pode ser um local de sementeira bacteriana e um foco primário de infecção, por exemplo, com abscesso hepático e sepse biliar. A liberação de citocinas pró-inflamatórias resultante de infecção focal do fígado ou de liberação sistêmica de citocinas também induz mudanças complexas que ativam reações inflamatórias no fígado, promovendo a diminuição do fluxo de bile, isto é, levando à colestase. A inflamação hepática implica ativação de células endoteliais sinusoidais, marginação e migração de leucócitos para o fígado. A ativação de macrófagos residentes é ainda outra fonte de citocinas que ativam a sinalização pró-inflamatória no fígado. Vários outros mediadores de disfunção do fluxo biliar foram identificados sob condições de sepse, como o aumento da produção de óxido nítrico e diminuição nos canais de aquaporina*. Estes têm efeitos profundos sobre a função do fígado e fluxo biliar.[9-11]

Tanto as infecções bacterianas quanto sepse podem levar à colestase. Em pacientes adultos hospitalizados com icterícia, aproximadamente 20% dos casos foram atribuídos à infecção. A bilirrubina pode aumentar antes da infecção documentada. Ambas as infecções bacterianas, gram-negativas e gram-positivas, têm estado envolvidas no desenvolvimento de icterícia. Na maioria dos casos de icterícia induzida pela septicemia, a infecção é intra-abdominal e pode incluir infecção biliar, infecções do trato urinário ou abscessos intra-abdominais. No entanto, a icterícia também tem sido associada com pneumonia, meningite e endocardite bacteriana. A icterícia pode resultar quer diretamente a partir de produtos bacterianos, quer indiretamente como consequência da resposta do hospedeiro à infecção. Frequentemente, os dois fatores contribuem para o desenvolvimento de icterícia. Além disso, as infecções específicas que têm como alvo o fígado podem causar icterícia em virtude da lesão hepática associada com infecção hepática.[12]

Em pacientes criticamente enfermos, o desenvolvimento de icterícia e/ou colestase complica o quadro clínico e representa um desafio clínico, tanto em termos de diagnóstico bem como de tratamento. O diagnóstico diferencial inclui, muitas vezes, a própria infecção, presença de pileflebite, obstrução biliar por cálculos biliares ou tumoral, desenvolvimento de abscessos hepáticos e lesão hepática induzida por drogas. Exames de imagem, muitas vezes, podem ser necessários para a elucidação diagnóstica.

Colestase nas doenças hepáticas

As manifestações clínicas nos casos de doenças hepáticas com predomínio de colestase caracterizam-se pela elevação predominante da fosfatase alcalina sérica em relação às transaminases e ductos biliares pérvios. A apresentação clínica assemelha-se à obstrução biliar e tem o potencial de causar confusão diagnóstica. Essas doenças podem ser caracterizadas histologicamente de acordo o tipo de infiltração hepática.

As doenças infiltrativas do fígado compreendem as doenças granulomatosas (tuberculose, lepra, brucelose), sarcoidose, linfoma (doença de Hodgkin), granulomatose de Wegener e doenças causadas por fungos e parasitas. A icterícia está presente mais comumente na tuberculose e sarcoidose. O quadro clínico é caracterizado pela presença de febre, perda ponderal, hepatoesplenomegalia, adenomegalia, eosinofila e alterações pulmonares radiológicas. A biópsia hepática pode ser necessária para confirmar o diagnóstico.[13]

As doenças dos ductos biliares compreendem a cirrose biliar primária, colangite esclerosante primária e doença do enxerto versus hospedeiro nos casos de transplante e inflamação portal medicamentosa. A cirrose biliar primária apresenta-se com sinais de inflamação e rarefação de ductos biliares, geralmente são mulheres com sintomas de icterícia, prurido e fadiga. O diagnóstico pode ser presumido por exames laboratoriais (anticorpo antimitocondrial) e confirmado por biópsia hepática.[14-15] A doença do enxerto versus hospedeiro é uma complicação em transplante de medula e órgãos sólidos. Diarreia e rash cutâneo geralmente estão associados à icterícia.[16] Medicamentos como clorpromazina, eritromicina, clorpropamida e metimazol podem desencadear inflamação portal. A colestase

---

* Aquaporina: são canais formados por proteínas especiais que atravessam a membrana celular e conduzem seletivamente as moléculas de água para dentro e fora da célula, prevenindo, ao mesmo tempo, a passagem de íons e outros solutos.

medicamentosa deve ser suspeitada na presença de artralgia, *rash* cutâneo e eosinofilia. A melhora da colestase pode levar vários meses após a suspensão do medicamento.

Colestase no pós-operatório

Alteração da função hepática no pós-operatório é comum e relaciona-se com medicamentos anestésicos com potencial hepatotóxico, transfusões, alteração da perfusão hepática no intraoperatório e sepse. São fatores relacionados à icterícia no pós-operatório. Icterícia franca é incomum, mas a presença de colestase grave pode se desenvolver na ausência de obstrução ou lesão hepática evidentes. Frequentemente, a colestase aparece entre o 2º e o 10º dia de pós-operatório de cirurgias complexas. Icterícia acima de 10 mg/dL associada a elevado nível sérico de fosfatase alcalina comparada às transaminases são os achados bioquímicos característicos. Relatos de mortalidade acima de 50% parecem estar relacionados a doenças associadas, uma vez que raramente encefalopatia está presente. Na maioria dos casos, o quadro de colestase está associado a cirurgias complexas em pacientes hipotensos que receberam grandes quantidades de transfusões, na presença de peritonite e sepse. A presença da síndrome de Gilbert pode contribuir para a intensidade da colestase.

Pacientes submetidos a transplante de fígado, além dos fatores citados, podem apresentar icterícia relacionada à disfunção primária do enxerto, trombose arterial hepática, rejeição e obstrução biliar.[17-19]

Colestase induzida por medicamento

O fígado é o principal local de metabolismo da droga, consequentemente é suscetível à lesão por droga. A hepatotoxicidade relacionada à droga é relativamente incomun, afetando 1 em cada 10 mil doentes. No entanto, o risco de hepatotoxicidade em pacientes criticamente enfermos está aumentado em virtude do número de agentes farmacológicos utilizados e interações medicamentosas significativas. Além disso, a farmacocinética da droga pode ser modificada e há coexistência com outras causas de lesões hepáticas, como diminuição na perfusão hepática, sepse e nutrição parenteral. Fatores predisponentes adicionais incluem idade avançada, sexo, comorbidades clínicas e fatores genéticos. Dois mecanismos primários são responsáveis por hepatotoxicidade relacionada à droga: toxicidade direta da droga (dose-dependente) e reações idiossincráticas. A toxicidade da droga direta ou indireta é dependente da dose e reprodutível, enquanto reações idiossincráticas são desencadeadas por reações de hipersensibilidade a fatores alérgicos ou tóxicos, e não são dose-dependente nem reprodutíveis.

Em pacientes criticamente enfermos, a hepatotoxicidade, muitas vezes, é detectada em exames laboratoriais de rotina. A lesão hepática pode ser hepatocelular, colestática ou mista.

Diversos medicamentos induzem colestase aguda, que pode estar associada à hepatite ou não. As manifestações clínicas e laboratoriais assemelham-se a diversas doenças hepáticas e a história do uso de medicamentos é fundamental para o diagnóstico diferencial em pacientes com colestase. Clinicamente, a colestase apresenta-se com prurido, colúria, acolia fecal e, frequentemente, icterícia. Os exames laboratoriais apresentam predominância da elevação sérica da fosfatase alcalina sobre a alanina transaminase. Entretanto, a alanina transaminase pode apresentar-se até oito vezes acima da normalidade quando a colestase está associada a efeitos tóxicos por retenção biliar ou hepatite concomitante. Nesse caso, com o aumento da alanina transferase, há aumento na razão entre alanina transferase e fosfatase alcalina; na colestase, a razão é caracteristicamente menor do que 2:1. Os casos com colestase associada à hepatite são altamente sugestivos de toxicidade medicamentosa. Os exames de imagem são necessários para excluir a presença de dilatação e obstrução biliar. Na ausência desses achados, o diagnóstico de colestase induzida por medicamento é muito provável e a biópsia hepática é recomendada. O tratamento consiste na descontinuidade imediata do uso do medicamento para mitigar uma evolução clínica desfavorável e evitar exames e procedimentos invasivos desnecessários.[20-22]

Colestase na gravidez

Durante a gravidez, pode ocorrer colestase intra-hepática caracterizada por prurido, elevação sérica de ácidos biliares e achados de colestase na biópsia hepática. A colestase manifesta-se geralmente no 3º trimestre de gravidez. O sintoma inicial é o prurido, que se intensifica no período noturno, principalmente na sola dos pés e mãos. A minoria desenvolve icterícia. A elevação sérica de fosfatase alcalina, ácidos biliares e, às vezes, de bilirrubina confirma a presença de colestase. Os níveis séricos das transaminases são elevados e podem superar 1.000 UI, casos em que o diagnóstico diferencial com hepatites virais poder ser dificultado. A intensidade da colestase está associada à esteatorreia. A melhora do quadro clínico e laboratorial inicia-se após o parto na maioria dos casos; quando há persistência dos sintomas, o diagnóstico de outras causas de colestase deve ser pesquisado. A colestase pode recorrer em subsequentes gestações. O diagnóstico diferencial de colestase na gravidez inclui cirrose biliar primária, hepatites virais, obstrução biliar e a possibilidade de a gravidez exacerbar a colestase causada por doenças preexistentes, como colestase intra-hepática familiar.[23-24]

COLESTASE EXTRA-HEPÁTICA

Coledocolitíase

A causa mais comum de obstrução biliar é a coledocolitíase. Os cálculos originam-se, frequentemente, da vesícula biliar e migram para o colédoco, propiciando a obstrução parcial ou total das vias biliares. A coledocolitíase pode apresentar ou relacionar-se a complicações graves, como colangite aguda e pancreatite aguda grave. Essas complicações representam *per se* emergências médicas e, quando sobrepostas a pacientes em condições graves por outras causas, necessitam de diagnóstico e tratamento específico imediatos.[19,25]

Doenças das vias biliares

Incluem cisto biliar congênito, doença de Caroli, colangite esclerosante, doenças infecciosas, neoplasias e estenoses biliares pós-operatórias ou traumáticas.

Compressão extrínseca

Relaciona-se a doenças inflamatórias como a pancreatite aguda ou doenças neoplásicas como o câncer de pâncreas. Ocasionalmente, o comprometimento dos linfonodos periportais, tanto por doenças infecciosas (histoplasmose) e neoplásicas primárias (linfoma) como pelas metastáticas, apresenta-se, inicialmente, com quadro de obstrução biliar.

DIAGNÓSTICO

O diagnóstico de colestase é feito com base na história clínica, exame físico e resultados dos exames complementares. Os exames bioquímicos na colestase revelam aumento variável da fosfatase alcalina e gamaglutamil-transferase. As bilirrubinas apresentam-se elevadas, principalmente a bilirrubina conjugada. Os níveis séricos de colesterol apresentam-se elevados e hipoalbuminemia pode ser observada nas fases avançadas da hepatopatia crônica.

A utilização da ultrassonografia abdominal é preconizada como primeiro método de imagem na suspeita clínico-laboratorial de colestase, pois determina a presença de dilatação das vias biliares com alto grau de sensibilidade e especificidade. Além disso, não é invasiva, é de fácil acesso, pode ser feita à beira do leito e é de baixo custo. Entretanto, nem sempre a ultrassonografia abdominal é capaz de determinar o local ou a causa da obstrução e, em casos de cirrose hepática, obstruções parciais ou colangite esclerosante primária (fase inicial), a ausência de dilatação biliar não afasta o diagnóstico de colestase extra-hepática. Nessas condições, a ressonância magnética abdominal com colangiorressonância pode determinar causas extra-hepáticas de colestase. Em pacientes graves com insuficiência renal, nos quais é contraindicada a ressonância magnética, a tomografia computadorizada abdominal e a colangiopancreactografia endoscópica retrógrada são as alternativas recomendadas.[26]

No diagnóstico de colestase intra-hepática, a biópsia hepática auxilia no diagnóstico diferencial entre colestase pura, hepatites virais, hepatite alcoólica, hepatotoxicidade medicamentosa, cirrose biliar, primária e rejeição.[27]

TRATAMENTO

O tratamento da colestase baseia-se na sua etiologia. Nos casos de obstrução das vias biliares, a intervenção endoscópica ou radiológica apropriada é preferível à intervenção cirúrgica convencional, especialmente em pacientes graves com estado hemodinâmico lábil. Nas colestases intra-hepáticas, o tratamento é clínico e baseia-se na doença causadora da colestase.[28-29]

CONSIDERAÇÕES FINAIS

Na presença clínico-laboratorial de colestase no paciente grave, deve-se determinar, por exames de imagem, se acolestase é intra ou extra-hepática. Nos casos de colestase extra-hepática, o tratamento será conforme o diagnóstico, e, na intra-hepática, a biópsia pode ser necessária para confirmar o diagnóstico e orientar o tratamento. Portanto, o diagnóstico preciso e rápido contribui para uma terapêutica específica e evolução clínica favorável dependente da etiologia da colestase. Entretanto, a utilização indiscriminada de exames complementares acrescenta riscos extras em pacientes com condições clínicas graves.

REFERÊNCIAS BIBLIOGRÁFICAS

1. Sherlock S. Overview of chronic cholestatic conditions in adults: terminology and definitions. Clin Liver Dis. 1998;2(2):217-33, vii.
2. Vleggaar FP, Van Ooteghem NA, Van Buuren HR, Van Berge Henegouwen GP. Cholestatic liver diseases: slow progress in understanding and treating slowly progressive disorders. Scand J Gastroenterol Suppl. 2000(232):86-92.
3. LAA B. Choque séptico. Clín Bras Med Intensiva. 1996(1):101-7.
4. Lescot T, Karvellas C, Beaussier M, Magder S. Acquired liver injury in the intensive care unit. Anesthesiology. 2012;117(4):898-904.
5. Stravitz RT. Critical management decisions in patients with acute liver failure. Chest. 2008;134(5):1092-102.
6. Willars C. Update in intensive care medicine: acute liver failure. Initial management, supportive treatment and who to transplant. Curr Opin Crit Care. 2014;20(2):202-9.
7. Panackel C, Thomas R, Sebastian B, Mathai SK. Recent advances in management of acute liver failure. Indian J Crit Care Med. 2015;19(1):27-33.
8. Rahimi RS, Rockey DC. End-stage liver disease complications. Curr Opin Gastroenterol. 2013;29(3):257-63.
9. Harjit K, Bhogal AJS. The molecular pathogenesis of cholestasis in sepsis. Front Biosci. 2013;E5:87-96.
10. Srivastava B, Gimson A. Hepatic changes in systemic infection. Best Pract Res Clin Gastroenterol. 2013;27(4):485-95.
11. Singer G, Stokes KY, Neil Granger D. Reactive oxygen and nitrogen species in sepsis-induced hepatic microvascular dysfunction. Inflamm Res. 2013;62(2):155-64.
12. Bauer M, Press AT, Trauner M. The liver in sepsis: patterns of response and injury. Curr Opin Crit Care. 2013;19(2):123-7.
13. Lagana SM, Moreira RK, Lefkowitch JH. Hepatic granulomas: pathogenesis and differential diagnosis. Clin Liver Dis. 2010;14(4):605-17.
14. Hohenester S, Oude-Elferink RP, Beuers U. Primary biliary cirrhosis. Semin Immunopathol. 2009;31(3):283-307.
15. Eaton JE, Talwalkar JA, Lazaridis KN, Gores GJ, Lindor KD. Pathogenesis of primary sclerosing cholangitis and advances in diagnosis and management. Gastroenterology. 2013;145(3):521-36.
16. Goker H, Haznedaroglu IC, Chao NJ. Acute graft-vs-host disease: pathobiology and management. Exp Hematol. 2001;29(3):259-77.
17. Chen XB, Xu MQ. Primary graft dysfunction after liver transplantation. Hepatobiliary Pancreat Dis Int. 2014;13(2):125-37.
18. Pascher A, Gerlach U, Neuhaus P. Bile duct strictures after liver transplantation. Curr Opin Gastroenterol. 2014;30(3):320-5.
19. Salvadori M, Bertoni E. What's new in clinical solid organ transplantation by 2013. World J Transplant. 2014;4(4):243-66.
20. Bhamidimarri KR, Schiff E. Drug-induced cholestasis. Clin Liver Dis. 2013;17(4):519-31, vii.
21. Padda MS, Sanchez M, Akhtar AJ, Boyer JL. Drug-induced cholestasis. Hepatology. 2011;53(4):1377-87.
22. Pauli-Magnus C, Meier PJ. Hepatobiliary transporters and drug-induced cholestasis. Hepatology. 2006;44(4):778-87.
23. Asimuakopoulos G. Pregnancy and liver disease. Rev Med Chir Soc Med Nat Iasi. 2006;110(2):326-33.

24. Kondrackiene J, Kupcinskas L. Liver diseases unique to pregnancy. Medicina (Kaunas). 2008;44(5):337-45.
25. Williams EJ, Green J, Beckingham I, Parks R, Martin D, Lombard M, et al. Guidelines on the management of common bile duct stones (CBDS). Gut. 2008;57(7):1004-21.
26. Perez Fernandez T, Lopez Serrano P, Tomas E, Gutierrez ML, Lledo JL, Cacho G, et al. Diagnostic and therapeutic approach to cholestatic liver disease. Rev Esp Enferm Dig. 2004;96(1):60-73.
27. Jungst C, Lammert F. Cholestatic liver disease. Dig Dis. 2013;31(1):152-4.
28. Beuers U, Kremer AE, Bolier R, Elferink RP. Pruritus in cholestasis: facts and fiction. Hepatology. 2014;60(1):399-407.
29. Holm AN, Gerke H. What should be done with a dilated bile duct? Curr Gastroenterol Rep. 2010;12(2):150-6.

PROCEDIMENTOS DIAGNÓSTICOS E TERAPÊUTICOS DO APARELHO DIGESTIVO

COORDENADORES

Alberto Goldenberg ■ Sidney Klajner

CAPÍTULO

APRESENTAÇÃO

PROCEDIMENTOS DIAGNÓSTICOS E
TERAPÊUTICOS DO APARELHO
DIGESTIVO

COORDENADORES

Alberto Goldenberg   Sidney Klajner

CAPÍTULO 121

SONDAS NASOGÁSTRICAS E NASOENTERAIS

Claudia Regina Laselva
Ruy Guilherme Rodrigues Cal

DESTAQUES

- Os melhores resultados da sondagem gástrica e enteral estão relacionados à indicação correta do procedimento, observação das contraindicações existentes, utilização de materiais apropriados e aplicação das melhores práticas recomendadas pela literatura para a inserção e manutenção pelos profissionais da saúde.
- A sondagem gástrica ou enteral não é uma técnica estéril, mas contaminações exógenas podem resultar na colonização interna do lúmen da sonda por bactérias.
- A decisão sobre o melhor posicionamento da sonda gástrica ou pós-pilórica ainda é controversa.
- O posicionamento pós-pilórico da sonda é, muitas vezes, difícil de ser obtido pela técnica convencional, sendo requerida, com frequência, a introdução da sonda por endoscopia.
- Embora o procedimento endoscópico permita o início imediato da alimentação enteral, o custo do procedimento deve ser avaliado diante da real necessidade da indicação.
- Os desafios presentes na sondagem enteral estão no desenvolvimento de estudos que proporcionem recomendações mais conclusivas e especialmente mais seguras para o posicionamento pós-pilórico da sonda à beira do leito e para a verificação de seu posicionamento.

INTRODUÇÃO

A utilização de sondas gástricas e enterais é uma prática comum no ambiente hospitalar. Na maior parte das oportunidades em que esse procedimento é requerido, a equipe de enfermagem é responsável por sua inserção e cuidados durante a manutenção e retirada.

Os melhores resultados referentes a essas técnicas estão relacionados a diversos fatores, entre os quais a indicação correta do procedimento, a observação das contraindicações, a utilização de materiais apropriados, o preparo e a educação do paciente e, ainda, o conhecimento e a aplicação das melhores práticas recomendadas pela literatura para a realização das técnicas de inserção, manutenção e retirada pelos profissionais da saúde.

Embora a sondagem gástrica ou enteral não seja uma técnica estéril, contaminações exógenas podem resultar na colonização interna do lúmen da sonda por bactérias. Mais estudos são necessários para estabelecer a virulência dos microrganismos que colonizam as sondas, o papel do material usado, da administração de água ou medicamentos e da significância clínica desses achados.

CONCEITO E DEFINIÇÃO

Sondagem nasogástrica refere-se à inserção de uma sonda plástica flexível através da nasofaringe até o estômago (aproximadamente 90 cm), utilizada mais frequentemente para drenagem ou lavagem gástrica. Denomina-se sondagem orogástrica se a sonda foi inserida através da orofaringe.

Sondagem nasoenteral refere-se à inserção, através da nasofaringe, de uma sonda de silicone ou poliuretano, frequentemente com peso em sua extremidade (Figura 121.1), até o estômago (aproximadamente 90 cm), até o duodeno (110 cm), ou ainda até o jejuno (ao menos 120 cm), nessas duas últimas situações carreada pelos movimentos peristálticos.

As decisões sobre a via de acesso para nutrição enteral devem ser tomadas considerando a efetividade do esvaziamento gástrico, a anatomia gastrintestinal e o risco de aspiração.

A administração de alimentação enteral por sonda em posicionamento gástrico proporciona uma via mais fisiológica para a administração da nutrição polimérica, embora haja baixa tolerância (taxa de infusão e oferta calórica) de pacientes gravemente enfermos em virtude da frequente ocorrência de gastroparesia nessa população.[1]

A utilização da sonda nasoenteral em nutrição enteral por períodos curtos, inferiores a 4 semanas, proporciona maior conforto ao paciente, especialmente se sondas de silicone ou poliuretano e de pequeno diâmetro (6 a 12 French (Fr)) são empregadas. Esse tipo é preferido tão logo a aspiração do conteúdo gástrico não seja requerida. Cabe ressaltar que complicações relacionadas à nutrição enteral são frequentes em pacientes em uso de sonda gástrica.[2] Estudos prospectivos ainda são necessários para comparação das diferentes vias de alimentação enteral em pacientes graves.

Alguns estudos demonstram que a opção pelo posicionamento pós-pilórico da sonda, se comparado ao posicionamento gástrico, para alimentação proporciona maior oferta diária de calorias, promove significativo aumento nas concentrações séricas de pré-albumina, além de levar à ocorrência de menores taxas de pneumonia, em comparação ao posicionamento gástrico da sonda.

Grande parte dos estudos, porém, demonstra que o posicionamento pós-pilórico da sonda não reduz o risco de pneumonia e que ambos são igualmente seguros. Estudos prospectivos ainda são necessários para confirmar ou não essa hipótese.[2]

INDICAÇÃO E CLASSIFICAÇÃO

A utilização da sonda nasoenteral é requerida quando há indicação de alimentação enteral e manutenção da ingesta nutricional. Sondagem oroenteral refere-se à situação anteriormente descrita, com o diferencial de que a via de acesso se dá pela orofaringe, e não pela nasofaringe.

O procedimento de sondagem oro ou nasogástrica é indicado com finalidades diagnóstica e terapêutica, mais frequentemente nas seguintes situações: descompressão do estômago pela remoção de líquidos e gases; prevenção ou alívio de náusea e vômito, após cirurgias ou eventos traumáticos, pela descompressão do estômago; determinação da pressão total e da atividade motora do trato gastrintestinal (estudos diagnósticos); lavagem gástrica por sangramento ativo, intoxicação exógena ou envenenamento; tratamento de obstrução mecânica, oclusão ou suboclusão intestinal; obtenção de amostra de conteúdo gástrico para estudos laboratoriais quando há suspeita de obstrução pilórica ou intestinal; administração de medicamentos e alimentos no trato gastrintestinal, usualmente em pacientes comatosos, com ventilação mecânica (VM), ou que tenham sido submetidos à cirurgia de orofaringe/esôfago ou nos distúrbios da deglutição.

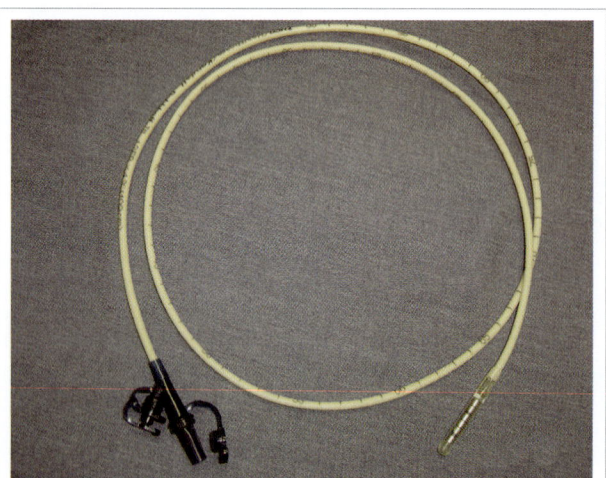

FIGURA 121.1. Sonda de Dobbhoff® para nutrição enteral.

CAPÍTULO 121 Sondas Nasogástricas e Nasoenterais

Muitos dos pacientes a serem submetidos à cirurgia abdominal utilizam sondagem gástrica. A descompressão tem por objetivo evitar a distensão do estômago, vômitos e aspiração pulmonar durante o período pré e pós-operatório. A distensão gástrica aguda, que se manifesta por náuseas, vômito, hipotensão e taquicardia, pode ocorrer em pacientes sem sonda nasogástrica (SNG) ou naqueles cuja sonda esteja obstruída ou mal posicionada. A sondagem intraoperatória reduz as probabilidades de aspiração, especialmente quando há grande manipulação das alças. A descompressão pós-operatória evita a distensão abdominal, o aumento da tensão da ferida cirúrgica e a dificuldade respiratória.

INTERVENÇÃO/TÉCNICA DO PROCEDIMENTO

PREPARO DO MATERIAL

O material da sonda gástrica é constituído por borracha ou derivados de petróleo (plástico, nelaton, polietileno, polivinil, poliuretano e outros), e a sonda de Levine é a mais utilizada. As sondas gástricas devem ser utilizadas por períodos curtos e no menor calibre possível, adequado à narina do paciente e à função a que se destina. Os calibres variam de 8 a 24 Fr, sendo cada três unidades Fr correspondentes a 1 mm.

Os materiais usualmente disponíveis para o procedimento de sondagem enteral são sondas de silicone, poliuretano ou polivinil, com um peso de tungstênio em sua porção mais distal (Figura 121.1). Os calibres variam de 6 a 18 Fr. As sondas enterais devem ser visíveis à radiografia.

O Quadro 121.1 descreve os materiais necessários para o procedimento de sondagem gástrica e enteral.

Previamente ao uso, todo material deve ser inspecionado quanto à sua adequada condição de utilização.

MODALIDADES

As taxas de sucesso no posicionamento pós-pilórico da sonda, sem o uso de endoscopia, não são bem estabelecidas na literatura. Taxas de 90% de sucesso têm sido reportadas, embora taxas de 50% a 60% na 1ª hora tenham sido mais frequentemente relatadas. De fato, a taxa de sucesso no posicionamento pós-pilórico da sonda depende de vários fatores: do tempo destinado para a passagem; do número de pacientes diabéticos no grupo estudado; e da técnica usada para verificação da alocação do tubo, além, é claro, da técnica escolhida para introdução da sonda.

Sugere-se que, na maioria das oportunidades, o posicionamento pós-pilórico da sonda deve ser inicialmente obtido pela técnica convencional. Diante de insucesso, realiza-se a

QUADRO 121.1. Preparo do material para sondagem gástrica e enteral.

Material	Racional
- Sonda gástrica ou enteral de calibre e material adequados - Sonda gástrica: usualmente no adulto de 14 a 18 Fr - Sonda enteral: usualmente no adulto de 8 a 12 Fr, com ou sem peso em sua extremidade distal	- No caso da sondagem enteral, embora o senso comum indique que a utilização de sondas com peso em sua extremidade distal favoreça a obtenção do posicionamento pós-pilórico da sonda, estudos comparando o sucesso do posicionamento entre sondas com ou sem peso não demonstraram esse efeito esperado. Sugerem, porém, que, após obtido o posicionamento pós-pilórico, sondas sem peso em sua extremidade tendem a permanecer na posição adequada por períodos mais prolongados que sondas com peso
- Fio-guia descartável e de uso único	- Em caso de uso de sonda com peso na extremidade distal
- Solução hidrossolúvel para lubrificação da sonda, usualmente Xylocaína® Geleia a 2%	- Redução do atrito da sonda em contato com a mucosa, facilitando sua introdução e reduzindo o risco de lesão. Espera-se o efeito lubrificante, e não o anestésico
- Seringa de 20 mL sem *luer-lock*	- Oferta de água ou injeção de ar, através da sonda, para facilitar passagem e o posicionamento adequado e realização de testes de verificação de posicionamento
- Copo com água filtrada	- Para lubrificação interna da sonda enteral, previamente à colocação de fio-guia e para oferecer ao paciente para deglutição
- Toalha	- Conforto e proteção do paciente
- Adesivo com microporos	- Fixação da sonda
- Estetoscópio	- Ausculta do posicionamento da sonda
- Luvas não estéreis	- Precaução-padrão
- Gaze	- Limpeza da narina e face do paciente. Lubrificação da extremidade distal da sonda
- Coletor para drenagem não estéril	- Se indicada drenagem gástrica
- Cuba "rim"	- Útil em caso de vômitos

endoscopia.[3] O posicionamento pós-pilórico da sonda enteral, em pacientes graves, pelas técnicas convencionais de introdução da sonda, é, muitas vezes, difícil de ser obtido, mesmo com a utilização de metoclopramida[4] ou cisapride, sendo requerida com frequência a introdução da sonda por endoscopia. Embora o procedimento endoscópico permita o início imediato da alimentação enteral, o custo do procedimento deve ser avaliado diante da real necessidade da indicação.

Outros estudos demonstram que somente em um terço das oportunidades é efetuado o posicionamento pós-pilórico da sonda em 24 horas; por esse motivo, a opção pela inserção endoscópica da sonda deve ser a primeira. Em pacientes graves, com intubação traqueal ou uso de traqueostomia, é recomendado o posicionamento pós-pilórico do tubo por endoscopia, que tem se demonstrado um método mais seguro, mais custo-efetivo, bem tolerado e, em princípio, facilita maior oferta calórica.

O posicionamento pós-pilórico da sonda guiado por ultrassonografia à beira do leito apresenta elevada taxa de sucesso, quando comparado ao posicionamento tradicional em pacientes graves. Essa técnica facilita o posicionamento da sonda em pacientes que não podem ser manipulados excessivamente e que apresentam grave decréscimo da atividade peristáltica do estômago. É menos custoso se comparado ao procedimento endoscópico e, ainda que não haja comprovação científica suficiente, parece ensejar menos riscos.

Sugere-se que, em situações em que a nutrição enteral é requerida por um período superior a 4 ou 6 semanas, sem perspectiva breve de possibilidade de realimentação por via oral, a sonda enteral seja substituída por uma sonda de gastrostomia, procedimento exclusivamente médico indicado em pacientes que tenham esvaziamento gástrico normal. Caso contrário, havendo risco de aspiração, a sonda enteral pode ser substituída por uma jejunostomia, procedimento também médico.

Há, disponíveis no mercado, sondas de jejunostomia que são posicionadas por endoscopia e que proporcionam alimentação duodenal ou jejunal e drenagem gástrica. Exemplos dessas sondas são a Trelumina e a PEGJ (*percutaneous endoscopic gastrostomy jejunostomy*). Esse método, em estudo retrospectivo, demonstrou ser seguro e não associado a complicações, que rapidamente normaliza o elevado refluxo gástrico e permite a introdução precoce da alimentação enteral.

PREPARO E ORIENTAÇÃO DO PACIENTE E FAMÍLIA

O Quadro 121.2 descreve o preparo do paciente a ser submetido à sondagem gástrica ou enteral e as orientações à sua família.

POSICIONAMENTO GÁSTRICO

O procedimento de posicionamento gástrico da sonda (Quadro 121.3) é aplicável tanto à sonda gástrica quanto à enteral.

POSICIONAMENTO PÓS-PILÓRICO DA SONDA ENTERAL

Alguns aspectos desse procedimento foram avaliados em uma revisão sistemática de 2005, que analisou estudos comparando a utilização de metoclopramida com placebo para facilitar o posicionamento pós-pilórico da sonda.[4] O resultado mostrou que não há diferença estatisticamente significativa entre administrar metoclopramida por via intramuscular (IM) ou endovenosa (EV), bem como com relação à dosagem, entre administrar 10 ou 20 mg EV. Todos são igualmente ineficazes em promover a passagem pós-pilórica do tubo.

Para obtenção da posição pós-pilórica (Figura 121.2), é necessário seguir os passos descritos no Quadro 121.3, até a confirmação do posicionamento gástrico pelas técnicas recomendadas,[5] acrescentando as ações descritas no Quadro 121.4, nos tempos adequados.

Os passos finais são os mesmos relatados anteriormente na sondagem gástrica (Quadro 121.3).

Estudos hoje sugerem que o posicionamento pós-pilórico da sonda pode ser mais facilmente obtido por meio da utilização de fio-guia eletromagnético com auxílio de equipamento para visualização, em tempo real, do posicionamento pós-pilórico.[7-8]

QUADRO 121.2. Avaliação e preparo do paciente para sondagem gástrica e enteral.

Procedimento	Racional
Explicar ao paciente a necessidade do procedimento, a maneira pela qual pode auxiliar na inserção da sonda e o risco do reflexo de vômito durante o procedimento	O conhecimento reduz a ansiedade e o medo do desconhecido. Proporciona conforto e concordância
Verificar história do paciente e avaliar contraindicações para a passagem da sonda pela técnica convencional	Câncer esofageano reduz reflexo faríngeo. Trauma, desvio de septo, obstrução nasal e outras condições impedem a introdução nasal da sonda, devendo o tubo ser introduzido pela boca
Remover próteses dentárias (em caso de sondagem orogástrica)	A presença da prótese pode dificultar a inserção do tubo
Explicar previamente ao paciente as razões para não mobilizar ou puxar a sonda, uma vez que esta tenha sido posicionada	Garante sua função
Solicitar ao paciente que repita o que lhe foi explicado	Garante assimilação do conhecimento

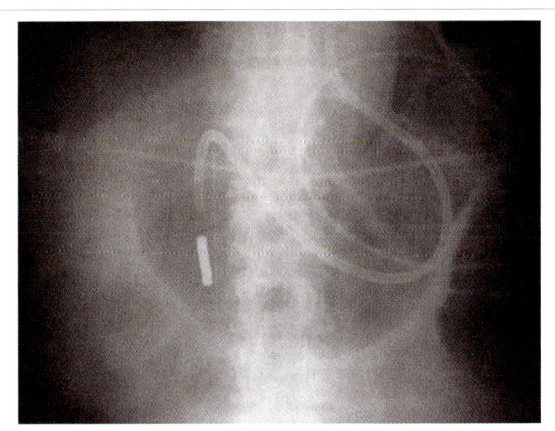

FIGURA 121.2. Radiografia de abdome com sonda em posicionamento pós-pilórico.

CUIDADOS NA MANUTENÇÃO DA SONDA

Os cuidados aplicáveis à manutenção da sonda gástrica e enteral são descritos no Quadro 121.5.

RETIRADA DA SONDA

Na ocasião da retirada da sonda, o paciente deve apresentar ruídos hidroaéreos propulsivos, eliminação de gases ou fezes e diminuição do débito através da sonda. Nessas condições, a sonda pode ser retirada e o paciente pode ser realimentado. Pacientes que tenham sido submetidos à manipulação do trato gastrintestinal alto com sutura e anastomoses poderão manter a sonda por um período maior.

O procedimento para retirada da sonda é descrito no Quadro 121.6.

QUADRO 121.3. Técnica de posicionamento da sonda enteral.

Procedimento	Racional
Lavar as mãos	Reduz a transmissão de microrganismos
Posicionar o paciente em decúbito dorsal elevado e com o pescoço para a frente	Especialmente em pacientes inconscientes, o posicionamento do pescoço para a frente parece facilitar o direcionamento do tubo para o esôfago
Proteger o tórax do paciente com uma toalha	Promove conforto e higiene do paciente
Calçar as luvas não estéreis	Precaução-padrão
Limpar as narinas, a boca e a pele da face do paciente	Facilita introdução e fixação da sonda
Medir a sonda gástrica do nariz ao lóbulo da orelha, e deste ao apêndice xifoide	A medida da sonda até o lóbulo da orelha representa a distância até a nasofaringe. A marca até o processo xifoide representa a distância até o estômago
Injetar água na sonda e inserir por ela o fio-guia (em caso de uso de sonda enteral com peso)	Facilita a introdução da sonda e a posterior retirada do fio-guia
Inspecionar visualmente cada narina e, por meio da avaliação do histórico do paciente, selecionar a narina para introdução da sonda	Facilita a introdução da sonda e reduz a possibilidade de iatrogenia
Lubrificar a ponta da sonda com Xylocaína® Geleia a 2%, evitando sua oclusão. Aplicar Xylocaína® Geleia a 2% na narina do paciente	Redução da fricção entre a mucosa e o tubo e prevenção de danos decorrentes da passagem nasal do tubo
Iniciar a introdução da sonda na narina selecionada e, a partir do momento em que a sonda tiver atingido a faringe posterior, quando será sentida uma resistência, solicitar ao paciente que degluta saliva ou oferecer a ele pequenos goles de água. Introduzir a sonda até a marca estabelecida	O movimento de deglutição facilita a migração da sonda
Na presença de obstrução à passagem do tubo não use força. Faça a rotação do tubo delicadamente para favorecer sua introdução	Evita desconforto e trauma
Observar sinais de cianose, dispneia e tosse	Sinais de localização da sonda no trato respiratório. Atenção especial a pacientes inconscientes
Verificar posicionamento da sonda mediante as seguintes técnicas: • examinar a boca do paciente com uma espátula, especialmente em pacientes inconscientes • aspirar o conteúdo gástrico com seringa de 20 mL • posicionar um estetoscópio no quadrante superior esquerdo do abdome (epigástrio) e, usando uma seringa, injetar de 10 a 20 mL de ar na sonda, auscultando o ruído produzido • verificar pH gástrico na solução aspirada[6]	Verificar se o tubo enovelou na boca A aspiração do conteúdo gástrico confirma o posicionamento do tubo no estômago A ausculta de som claro, borborigmos à injeção de ar, nessa região, indica o posicionamento gástrico da sonda O pH do líquido gástrico é comumente 4 a 5 (ácido)

(Continua)

QUADRO 121.3. Técnica de posicionamento da sonda enteral. *(Continuação)*

Procedimento	Racional
▪ Manter o fio-guia dentro da sonda, caso o tenha inserido previamente	▪ O guia deve ser mantido até a confirmação da posição da sonda pela radiografia
▪ Fixar a sonda à narina e pele da testa ou bochecha, evitando seu contato direto com pele ou mucosa do paciente	▪ Previne deslocamento da sonda e lesão cutânea (necrose da aba do nariz)
▪ Solicitar radiografia de abdome (em caso de sonda enteral)	▪ Confirmar o posicionamento do tubo. Inadequado posicionamento do tubo pode ocorrer (introdução intracraniana da sonda em caso de fratura de crânio, *looping* da sonda na cavidade oral ou esôfago baixo ou introdução intratraqueal da sonda)
▪ Reposicionar o paciente	▪ Promove conforto
▪ Reunir o material	▪ Promove ambiente agradável
▪ Lavar as mãos	▪ Precaução-padrão e redução da transmissão de microrganismos
▪ Registrar em prontuário o procedimento realizado: data, hora, cooperação do paciente, sonda e calibre utilizado, ocorrências adversas, resultados, volume, aspecto e consistência do líquido drenado	▪ Documentação, qualidade e segurança

QUADRO 121.4. Posicionamento pós-pilórico da sonda.

Procedimento	Racional
▪ Administrar metoclopramida, 10 ou 20 mg, EV ou IM, antes de inserir a sonda para facilitar sua migração através do piloro	▪ Metoclopramida parece facilitar a migração do tubo, embora os resultados não tenham sido estatisticamente significativos (estudos pequenos, doses variadas). Todavia, não há estudos suficientes para que seja recomendada sua utilização
▪ Ao medir a sonda, acrescentar outra marca, de 10 a 15 cm, após a medida do apêndice xifoide	▪ Medida adicional necessária para que a sonda atinja o duodeno
▪ Manter o paciente em decúbito elevado, facilitando a progressão da sonda para o duodeno	▪ O posicionamento do paciente em decúbito elevado, ou supino, não afeta o sucesso na locação pós-pilórica da sonda
▪ Promover esvaziamento do conteúdo gástrico, pela introdução de SNG e aspiração do conteúdo, com retirada da SNG a seguir. Realizar a passagem da sonda enteral em posicionamento gástrico e confirmar esse posicionamento. Colocar o paciente em decúbito lateral direito, puxar o tubo 30 cm e remover o fio-guia, aplicar uma curvatura de 30° no fio-guia, aproximadamente 6,5 cm da sua extremidade distal, lubrificar o tubo, reintroduzir o fio-guia e conectar uma seringa à sonda. Introduzir o tubo até a segunda marca estabelecida, realizando a rotação da seringa durante a passagem, até que o tubo atravesse o piloro	▪ Facilita o posicionamento pós-pilórico da sonda
▪ Adotar a técnica descrita na linha anterior, incluindo a injeção de 500 mL de ar, com seringa de 60 mL no estômago. Avançar o tubo e solicitar radiografia de abdome, após 2h e após 24h	▪ A distensão do estômago facilita a migração da sonda para o duodeno
▪ Inserir a sonda, promovendo sua constante rotação, e posicionar o tubo até que sons sejam ouvidos no quadrante superior direito	▪ Pouca evidência, embora sugerido 85% de sucesso, apresentou a verificação do posicionamento somente por radiografia, sem indicação de tempo para sua realização

(Continua)

QUADRO 121.4. Posicionamento pós-pilórico da sonda. *(Continuação)*

Procedimento	Racional
Verificar o posicionamento pós-pilórico da sonda: • realizar ausculta de som no quadrante superior direito • injetar 20 mL de ar na sonda com auxílio de uma seringa • aspirar líquido bilioso e verificar o pH • introduzir uma SNG e confirmar seu posicionamento. Injetar 5 a 10 mL de água colorida de azul pelo tubo nasoenteral. Aspirar a SNG • realizar radiografia de abdome • realizar radiografia de abdome após infusão de bário pela sonda	• A ausculta de sons nessa posição sugere o posicionamento pós-pilórico da sonda • Ocorrendo resistência à injeção do ar e aspiração parcial do volume, sugere-se que a sonda esteja em posição pós-pilórica • Medida de pH superior a 7 ou 8 sugere posicionamento pós-pilórico • A ausência desse líquido colorido no líquido aspirado da SNG sugere posicionamento pós-pilórico da sonda enteral • A medida do pH, a aspiração de bile e a injeção de corante foram mais sensíveis que a radiografia na determinação do posicionamento da sonda • A constatação do posicionamento pós-pilórico, por injeção de 25 mL de bário diluído e realização de radiografia de abdome a seguir, é superior à obtida com radiografia simples, para verificar com acurácia o posicionamento pós-pilórico da sonda
• tempo para realização da radiografia de abdome após inserção da sonda	• Não há estudos suficientemente conclusivos para determinar o tempo de realização de radiografia após posicionamento da sonda para confirmar seu estado pós-pilórico. Alguns autores sugerem realizar imediatamente a radiografia. Outros sugerem intervalos de até 24h para aguardar a migração da sonda
• manter o fio-guia dentro da sonda até confirmação de seu posicionamento pós-pilórico, retirando a seguir	• O fio-guia deve ser mantido até verificação da radiografia, facilitando, assim, o reposicionamento da sonda, caso a radiografia indique a necessidade

EV: (via) endovenosa; IM: (via) intramuscular; SNG: sonda nasogástrica; h: hora(s).

QUADRO 121.5. Cuidados na manutenção da sonda gástrica e enteral.

Procedimento	Racional
• Monitorizar a tolerância do paciente ao tubo e garantir seu adequado posicionamento	• As seguintes situações devem ser monitorizadas e notificadas: tosse e dispneia, vômito persistente, agitação e inabilidade do paciente em cooperar, retirada da sonda pelo paciente, ulceração na pele, drenagem de secreção com aspecto ou odor não característico. Dor ou vômito pode indicar obstrução da sonda ou incorreto posicionamento. A despeito da fixação adequada, cerca de 25% a 33% dos pacientes têm suas sondas removidas acidentalmente nas primeiras 24h
• Aspirar a sonda a cada 2 ou 3h para prevenir náuseas ou vômitos. Não fazer pressão negativa excessiva para evitar lesão de mucosa gástrica por sucção	• No pós-operatório imediato é importante checar a posição da SNG e verificar seu débito, evitando complicações, especialmente distensão gástrica
• Reposicionar a fixação do tubo a cada 24h ou quando necessário	• Reduz o risco de dano à pele ou mucosa
• Reposicionar a sonda toda vez que o paciente apresentar vômitos, apesar da sonda aberta	• Sinal de inadequado posicionamento da sonda
• Monitorizar a ocorrência de complicações relacionadas à permanência prolongada da sonda	• Complicações associadas à longa permanência da sonda devem ser evitadas. A observação precoce facilita a intervenção
• Avaliar a cavidade oral e realizar higiene oral a cada 6h	• Pacientes com sondas gástricas, nasais ou orais tendem a respirar pela boca, causando ressecamento ou ulceração da mucosa oral. A presença do tubo pode predispor o paciente à sinusite ou infecção oral
• Monitorizar a pele próxima à inserção da sonda ou nos locais de fixação quanto à ocorrência de vermelhidão, edema, drenagem, sangramento ou ulceração	• A frequente monitorização e os cuidados com o correto posicionamento do tubo podem prevenir sérios danos

(Continua)

QUADRO 121.5. Cuidados na manutenção da sonda gástrica e enteral. *(Continuação)*

Procedimento	Racional
Manter o paciente em decúbito elevado, se possível	Evita refluxo gastresofágico
Retirar a sonda tão logo seja possível	Em casos de permanência prolongada, considerar troca da sonda por outra de silicone ou gastrostomia
Lavar a sonda com 20 mL antes e após a administração de dieta e medicamentos	Previne obstrução da sonda
Lavar a sonda de alimentação rotineiramente com 20 a 30 mL de água morna a cada 4h durante a administração de dieta contínua, antes e após a administração de dieta e de medicação	Previne obstrução
Aspirar conteúdo gástrico regularmente, quando o paciente recebe dieta em posição jejunal	Promove benefícios ao paciente gravemente enfermo, contribuindo para evitar aspiração do conteúdo gástrico Aspiração do conteúdo gástrico deve ser realizada frequentemente quando a alimentação enteral é iniciada e esta deve ser descontinuada se o volume residual exceder 200 mL em duas sucessivas avaliações
Lavar as mãos sempre que manipular a sonda	A adoção de melhores práticas de higiene pode reduzir a incidência de contaminação da sonda enteral
Treinamento continuado para a equipe de enfermagem que manuseia a sonda	Treinamento pode reduzir a incidência de contaminação da sonda enteral

h: hora(s).

QUADRO 121.6. Procedimento de retirada da sonda gástrica ou enteral.

Procedimento	Racional
Confirmar a prescrição para retirada e certificar-se de que o volume drenado é baixo, auscultar e confirmar a presença de ruídos hidroaéreos, verificar com o paciente a eliminação de flatos	O tubo não pode ser retirado até que a drenagem ocorra em baixo volume, que os ruídos hidroaéreos estejam presentes e que o paciente possa eliminar flatos
Explicar o procedimento ao paciente	Reduz ansiedade e promove cooperação
Preparar o material e levar para junto do paciente: toalha, luvas de procedimentos e material para higiene oral	Promove conforto e prontidão na execução do procedimento
Lavar as mãos	Reduz a transmissão de microrganismos
Posicionar o paciente em decúbito dorsal elevado	Promove conforto
Proteger o tórax do paciente com uma toalha	Conforto e higiene
Calçar as luvas não estéreis	Precaução-padrão
Limpar as narinas e a boca do paciente	Conforto e higiene
Aspirar o conteúdo gástrico com uma seringa de 20 mL	Confirmação de ausência de excessivo volume gástrico
Retirar a fixação da sonda	Promove a retirada da sonda
Instruir o paciente a fazer uma respiração profunda e segurar	Esse procedimento fecha a epiglote
Iniciar a retirada da sonda, de maneira lenta, mas contínua, acelerando o movimento quando o tubo atingir a nasofaringe até sua completa exteriorização	Promove conforto
Colocar o paciente em posição confortável	Promove conforto
Proporcionar ao paciente material para higiene oral	Promove higiene e conforto
Reunir o material e desprezar	Cuidado com o ambiente
Lavar as mãos	Reduz a transmissão de microrganismos
Registrar em prontuário o procedimento realizado: data, hora, cooperação do paciente, ocorrências adversas, resultados	Documentação, qualidade, legislação
Monitorizar a ocorrência de distensão gástrica e vômitos, aceitação alimentar por via oral e estado nutricional	Sinais de intolerância à retirada da sonda

COMPLICAÇÕES

Há situações em que a inserção da sonda gástrica ou enteral é desaconselhada e, se extremamente necessária, deverá ser feita com bastante cuidado, não sendo raras as oportunidades em que é necessária a intervenção de um endoscopista: divertículo faringoesofagiano (de Zencker); deformidades graves da coluna cervical; aneurisma de arco aórtico; esofagite por soda cáustica; neoplasias infiltrativas do esôfago; esofagocoloplastias ou outras intervenções sobre o esôfago ou cárdia.

A sondagem nasogástrica pode estar contraindicada em pacientes com obstrução de nasofaringe ou esôfago, coagulopatia grave e não controlada ou trauma maxilofacial grave. Cabe lembrar que a presença de varizes de esôfago não constitui contraindicação à sondagem gástrica, pois raramente elas sangram após sondagens realizadas com delicadeza.

As complicações geralmente decorrem da manipulação inadequada, do mau posicionamento ou da manutenção prolongada da sonda. São complicações relacionadas a: soluços, náuseas e vômitos; esofagite de refluxo; regurgitação com aspiração para a árvore traqueal; ulceração/necrose de parede anterior do esôfago proximal; pericondrite da cartilagem cricoide; e perfuração na presença de carcinoma, ulceração ou divertículo de esôfago.[9-10]

As complicações relacionadas à permanência por longo período da sonda são erosão ou ulceração/necrose de asa nasal, sinusite, esofagite, fístula esofagotraqueal, ulceração gástrica e infecção oral ou pulmonar. O posicionamento inadvertido da sonda enteral no pulmão pode causar sérias complicações que incluem pneumonia, pneumotórax, derrame pleural, pneumomediastino, enfisema subcutâneo, empiema, perfuração esofagiana e hemorragia pulmonar. A incidência dessas complicações é reportada entre 0,3% e 1,3% dos casos.[9] Fatores como ineficiente reflexo de tosse, presença de tubo traqueal e o uso de fios-guias rígidos parecem favorecer o inadequado posicionamento.

REFERÊNCIAS BIBLIOGRÁFICAS

1. Tack J, Vanormelingen C. Management of gastroparesis: beyond basics. Curr Treat Options Gastroenterol. 2014 Dec;12(4):468-77.
2. Jiyong J, Tiancha H, Huiqin W, Jingfen J. Effect of gastric versus post-pyloric feeding on the incidence of pneumonia in critically ill patients: observations from traditional and Bayesian random-effects meta-analysis. J Clin Nutr. 2013 Feb;32(1):8-15.
3. Kim KJ, Victor D, Stein E, Valeshabad AK, Saxena P, Singh VK, et al. A novel ballooned-tip percutaneous endoscopic gastrojejunostomy tube: a pilot study. Gastrointest Endosc. 2013 Jul;78(1):154-7.
4. Hu B, Ye H, Sun C, Zhang Y, Lao Z, Wu F, et al. Metoclopramide or domperidone improves post-pyloric placement of spiral nasojejunal tubes in critically ill patients: a prospective, multicenter,open-label, randomized, controlled clinical trial. Crit Care. 2015 Feb 13;19(1):61.
5. Kohata H, Okuda N, Nakataki E, Itagaki T, Onodera M, Imanaka H, et al. A novel method of post-pyloric feeding tube placement at bedside. J Crit Care. 2013 Dec;28(6):1039-41.
6. Boeykens K, Steeman E, Duysburgh I. Reliability of pH measurement and the auscultatory method to confirm the position of a nasogastric tube. Int J Nurs Stud. 2014 Nov;51(11):1427-33.
7. Wang X, Zhang L, Wu C, Li N, Li J. The application of electromagnetically guided post-pyloric feeding tube placement in critically ill patients. J Invest Surg. 2014 Feb;27(1):21-6.
8. Viana RA, Rezende E, Batista MA, Silva CM, Ribeiro Neto MC, Setoyama TA, et al. Effectiveness of post-pyloric tube placement using magnetic guidance. Rev Bras Ter Intensiva. 2011 Mar;23(1):49-55.
9. Chun JH, Ahn JY, Jung HY, Jung Park H, Kim GH, Lee JH, et al. Efficacy and complications of enteral feeding tube insertion after liver transplantation. Transplant Proc. 2015 Mar;47(2):451-6.
10. Taylor SJ, McWilliam H, Allan K, Hocking P. The efficacy of feeding tubes: confirmation and loss. Br J Nurs. 2015 Apr 9;24(7):371-5.

CAPÍTULO 122

ENDOSCOPIA DIGESTIVA DIAGNÓSTICA E TERAPÊUTICA

Angelo Paulo Ferrari Junior
Fernanda Prata Martins

DESTAQUES

- A endoscopia digestiva alta (EDA) deve ser realizada no prazo de 12 horas nos pacientes com hemorragia digestiva alta (HDA), com sinais de gravidade.
- Na HDA por lesões pépticas, o uso de terapia endoscópica combinada é de recomendação absoluta.
- A ligadura elástica é a terapia de escolha para o tratamento endoscópico da HDA por varizes de esôfago.
- A colonoscopia de urgência deve ser realizada em até 48 horas após a admissão do paciente, estabilização hemodinâmica e preparo do colo.
- A colangiopancreatografia retrógada endoscópica (CPRE) está indicada precocemente (em até 24 horas da admissão) nos casos de pancreatite aguda biliar em pacientes com sinais de rápida deterioração clínica ou colangite.
- A drenagem endoscópica é o tratamento de escolha para descompressão da via biliar nos pacientes com colangite aguda.

INTRODUÇÃO

A endoscopia modificou a abordagem terapêutica de pacientes com algumas condições críticas na unidade de tratamento intensivo (UTI). Entre elas, destacam-se a hemorragia digestiva alta e baixa e a drenagem da obstrução biliar na colangite aguda. Este capítulo abordará sua discussão no papel da endoscopia no doente crítico, uma vez que os aspectos clínicos, epidemiológicos e fisiopatológicos das condições clínicas aqui citadas já foram apresentados anteriormente.

HEMORRAGIA DIGESTIVA ALTA

A HDA é definida como o sangramento que ocorre proximalmente ao ângulo de Treitz. Resulta em mais de 300 mil admissões hospitalares anuais nos Estados Unidos com taxa de mortalidade de 3,5% a 10%.[1]

As principais etiologias são: doença péptica (20% a 50%), erosões duodenais (8% a 15%), esofagite (5% a 15%), varizes (5% a 20%), Mallory-Weiss (8% a 15%) e malformações vasculares (cerca de 5%).[1]

A acurácia da endoscopia digestiva alta (EDA) no diagnóstico da HDA é superior a 95% e a efetividade da terapêutica é bastante satisfatória na maioria dos casos. Os pacientes com condições clínicas desfavoráveis e sangramentos maciços (geralmente associados à instabilidade hemodinâmica) devem ser admitidos na UTI para reanimação volêmica e estabilização antes da abordagem endoscópica.

O objetivo da avaliação inicial é determinar quando o paciente requer intervenção de urgência. Vários fatores na história clínica, exames físicos e laboratoriais já foram testados nesse sentido; porém, nenhum deles é capaz de predizer isoladamente a gravidade do sangramento. Os mais importantes são antecedente de malignidade, cirrose, apresentação com hematêmese, sinais de hipovolemia (hipotensão, taquicardia, choque) e taxa de hemoglobina abaixo de 8 g/dL.[1-3]

Como fatores individuais geralmente não são suficientes para diagnóstico da gravidade e da programação do momento ideal da intervenção endoscópica, duas escalas foram propostas para tal finalidade: a de Blatchford e a de Rockall.[4-5]

A escala de Blatchford (Tabela 122.1) leva em conta parâmetros clínicos e laboratoriais, sendo de grande utilidade na avaliação inicial do paciente admitido na UTI. Estudos mostraram que escore de Blatchford menor ou igual a 3 indica pacientes de baixo risco, que não necessitarão de qualquer tipo de intervenção (endoscópica, transfusão sanguínea ou cirurgia). Com maior importância para o doente crítico, os escores acima de 7 estão relacionados à gravidade crescente do sangramento digestivo. As evidências encontradas sugerem fortemente que pacientes com escore de Blatchford acima de 7 devem ser submetidos à EDA no prazo de 24 horas da admissão e, se o índice for superior a 12, o exame deve ser realizado nas primeiras 12 horas da admissão hospitalar.[1,6-7]

TABELA 122.1. Escala de Blatchford.

Marcador de risco	Pontuação
Ureia sérica (mmol/L)	
≥ 6,5 < 8	2
≥ 8 < 10	3
≥ 10 < 25	4
≥ 25	6
Hemoglobina (g/dL) homens	
≥ 12 < 13	1
≥ 10 < 12	3
< 10	6
Hemoglobina (g/dL) mulheres	
≥ 10 < 12	1
< 10	6
Pressão arterial sistólica (mmHg)	
100-109	1
90-99	2
< 90	3
Outros marcadores	
Pulso ≥ 100 (bpm)	1
Apresentação com melena	1
Apresentação com síncope	2
Doença hepática	2
Insuficiência cardíaca	2

Fonte: Blatchford e colaboradores, 2000.[4]

A escala de Rockall considera alguns parâmetros endoscópicos além dos clínicos (Tabela 122.2). Pacientes com escore de Rockall igual ou inferior a 3 apresentam risco de mortalidade pelo sangramento digestivo inferior a 5%. O risco de ressangramento e a mortalidade têm taxa crescente proporcionalmente ao aumento da pontuação, podendo chegar a 35% naqueles com índice acima de 7 pontos. O uso da escala de Rockall previamente à endoscopia sugere que aqueles com escore maior ou igual a 3 (excluídos os critérios endoscópicos) devem ser submetidos à EDA em até 12 horas.[7]

A abordagem inicial (pré-endoscopia) do paciente com hemorragia digestiva alta deve incluir reanimação volêmica, utilização intravenosa de inibidores de bomba de prótons, agentes procinéticos, drogas vasoativas (octreotide, vasopressina, terlipressina) e antibióticos conforme indicação individualizada já discutida em capítulos anteriores.

A EDA, em pacientes com hemorragia digestiva alta (HDA), é efetiva no diagnóstico e tratamento da maior parte das lesões e está associada à redução da necessidade de transfusão sanguínea e à duração da internação tanto na UTI quanto hospitalar.[8]

Existe grande variedade de modalidades de tratamento endoscópico, incluindo métodos de injeção, térmicos e mecânicos.

TABELA 122.2. Escala de Rockall.

Critério	Pontuação
Idade	
< 60 anos	0
60-79 anos	1
≥ 80 anos	2
Hemodinâmicos	
Ausência de choque	0
Frequência cardíaca > 100 bpm	1
Pressão arterial sistólica < 100 mmHg	2
Comorbidades	
Nenhuma	0
Isquemia cardíaca, ICC, outras doenças graves	2
Falência renal ou hepática, neoplasia metastática	3
Diagnóstico endoscópico	
Mallory-Weiss Nenhuma lesão ou estigma de sangramento	0
Todos os outros diagnósticos	1
Lesões malignas do trato digestivo	2
Estigmas de sangramento recente	
Nenhum	0
Sangue, coágulo aderido, vaso visível ou sangrante	2

ICC: insuficiência cardíaca congestiva.
Fonte: Rockall e colaboradores, 1995.[5]

O mecanismo primário da terapia de injeção é o tamponamento resultante do efeito de volume, obtido com a injeção de solução salina, diluída ou não, com epinefrina. Alguns agentes têm efeitos farmacológicos esclerosantes secundários, como o etanol, oleato de etanolamina e polidocanol, produzindo lesão tecidual direta e trombose. Os agentes podem ser usados de forma combinada, p. ex.:, a injeção de adrenalina, seguida da etanolamina. As colas, que representam outra categoria de substâncias injetáveis, incluem a trombina, a fibrina e o cianoacrilato, utilizados para ocluir o sítio de sangramento.[1,9-10]

Os métodos térmicos incluem aqueles com corrente elétrica mono ou bipolar, *heater probe*, coagulação com plasma de argônio e *laser*. Os eletrocautérios (mono ou bipolar) e *heater probes* produzem tamponamento local por pressão direta do cateter sobre o ponto de sangramento somada a corrente elétrica ou calor (produzidos em gerador próprio), levando à coagulação dos vasos, processo conhecido por coaptação. A coagulação com plasma de argônio não é método de contato, devendo ser reservada para o tratamento de lesões mais superficiais, por exemplo, nas alterações vasculares.[11]

A terapia mecânica produz tamponamento físico da fonte de sangramento. Atualmente, a hemostasia endoscópica disponível inclui o uso de hemoclipes e a ligadura elástica. Os hemoclipes são aplicados diretamente sobre o ponto de sangramento (vaso visível) e serão eliminados após queda natural no prazo médio de 7 dias.[12] As ligaduras elásticas são comumente utilizadas no sangramento por varizes de esôfago, porém também podem ser usadas em sangramento não varicoso para compressão e tamponamento mecânico.

Discutiremos a seguir a abordagem endoscópica direcionada para as principais causas da HDA.

ÚLCERA PÉPTICA HEMORRÁGICA

Uma metanálise de 2009, com 75 estudos avaliando a terapia endoscópica para úlceras pépticas hemorrágicas, demonstrou que o uso de métodos térmicos, agentes de injeção (esclerosantes ou colas) e hemoclipes foi igualmente eficaz no controle da hemorragia.[10]

Diversas metanálises demonstraram que a combinação da terapia de injeção de adrenalina com segundo método de hemostasia endoscópica (térmico ou mecânico) é superior ao uso da adrenalina isoladamente no tratamento de lesões com estigmas de alto risco de sangramento (Figura 122.1),

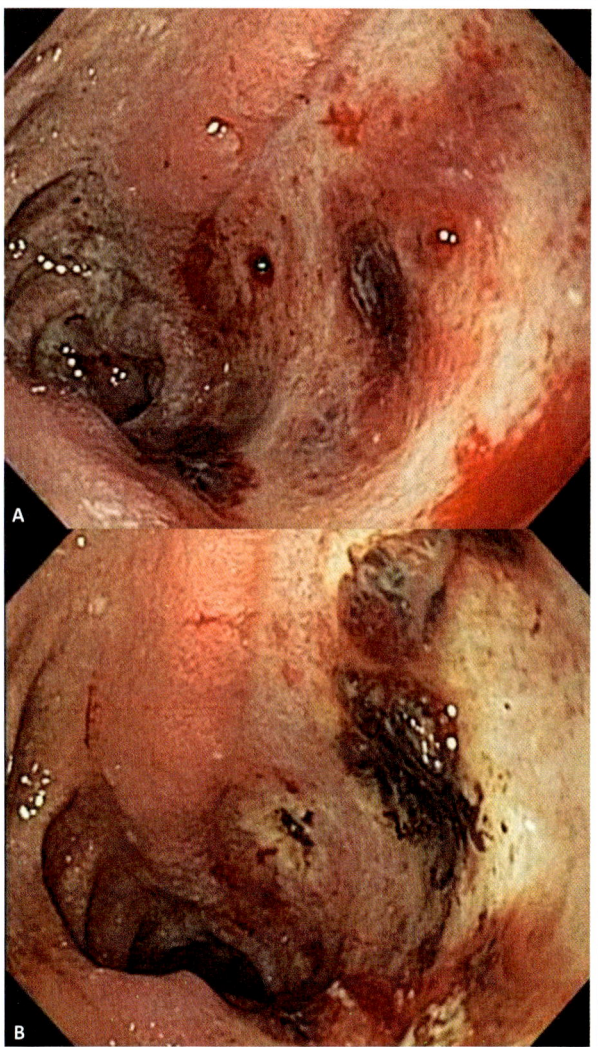

FIGURA 122.1. Úlcera duodenal com sangramento. (A) Presença de vaso visível e coágulos aderidos ao fundo. (B) Aspecto após hemostasia com eletrodo bipolar.

reduzindo de forma significativa o risco de ressangramento, cirurgia e a mortalidade (Tabela 122.3).[10,13-15]

TABELA 122.3. Estigmas de sangramento presentes na úlcera péptica e risco de sangramento recorrente na ausência de terapia endoscópica hemostática.

Estigma de sangramento	Risco de ressangramento
Sangramento arterial ativo	Cerca de 100%
Vaso visível sem sangramento	Até 50%
Coágulo aderido sem sangramento	8%-35%
Sangramento em "babação"	10%-27%
Pontos de hematina	< 8%
Úlceras de base limpa	< 3%

A terapia endoscópica está indicada para pacientes com sangramento arterial ativo, em jato ou em babação, e naqueles com vaso visível.[1] Nas lesões com coágulos aderidos, estes devem ser removidos para avaliação da base da lesão.[6] Contudo, a manipulação do coágulo resistente à remoção após a lavagem é controversa. A este respeito, metanálise incluindo seis estudos randomizados controlados sugeriu que a terapia endoscópica foi superior na prevenção do ressangramento, porém não alterou a necessidade de cirurgia, transfusões, tempo de hospitalização e mortalidade.[6] Outra metanálise (cinco estudos randomizados controlados) não encontrou diferença estatisticamente significante em nenhum dos parâmetros citados acima.[10] Portanto, a conduta de remoção mecânica do coágulo deverá ser individualizada.

Úlceras com base limpa, ou que apresentem apenas hematina sem outros estigmas de sangramento, não requerem terapia endoscópica.[1]

LESÕES ESOFÁGICAS

A esofagite causada por doença do refluxo gastresofágico, infecções, medicamentos, ingestão cáustica ou radiação pode se complicar com sangramento digestivo.[1]

Na maioria dos pacientes o sangramento será de baixa gravidade e nenhuma intervenção endoscópica será necessária.

A síndrome de Mallory-Weiss é a laceração na mucosa da junção esôfago-gástrica, na cárdia ou no esôfago distal (Figura 122.2). O sangramento é em geral autolimitado, mas alguns pacientes com sangramento recorrente ou grave podem necessitar de terapia endoscópica. As modalidades de hemostasia que podem ser aplicadas incluem a injeção, térmica ou mecânica (Figura 122.3), não havendo evidência de superioridade de nenhuma delas.[16-17]

LESÕES VASCULARES

As malformações vasculares podem ocorrer esporadicamente no trato gastrintestinal, em associação com outras doenças sistêmicas, como cirrose, insuficiência renal, diversas colagenoses ou ainda após radioterapia. Elas tipicamente ocasionam sangramento oculto, mas eventualmente podem levar a hemorragia aguda. A hemostasia endoscópica poderá ser realizada com ligadura elástica, *laser*, coagulação com plasma de argônio, métodos térmicos coaptivos e injeção de esclerosantes, não havendo estudos comparativos entre os métodos.[18]

A lesão de Dieulafoy é caracterizada pela presença de artéria tortuosa, com diâmetro aumentado, localizada na submucosa, que rompe para a luz em um ponto de defeito da mucosa. A localização preferencial é o estômago, mas pode ocorrer em todo o trato gastrintestinal e geralmente se apresenta com hemorragia digestiva intermitente e significativa.[19] Os métodos endoscópicos preferenciais para abordagem da lesão de Dieulafoy são os mecânicos (ligadura ou hemoclipes), mas também podem ser empregados os

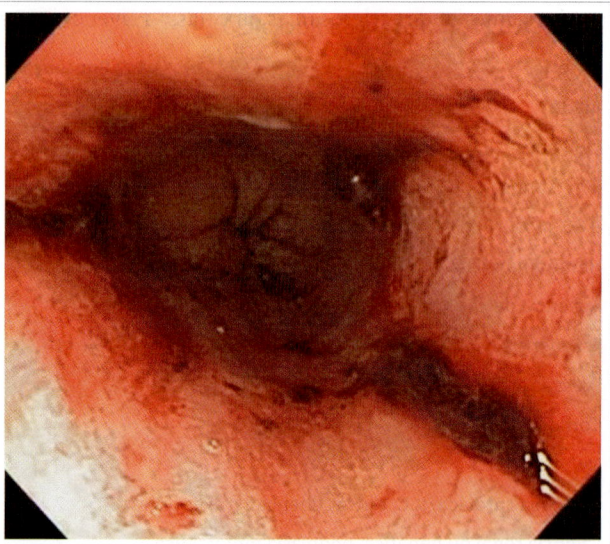

FIGURA 122.2. Erosão de Mallory-Weiss, caracterizada por solução de continuidade mucosa no esôfago distal (como neste caso) ou na cárdia.

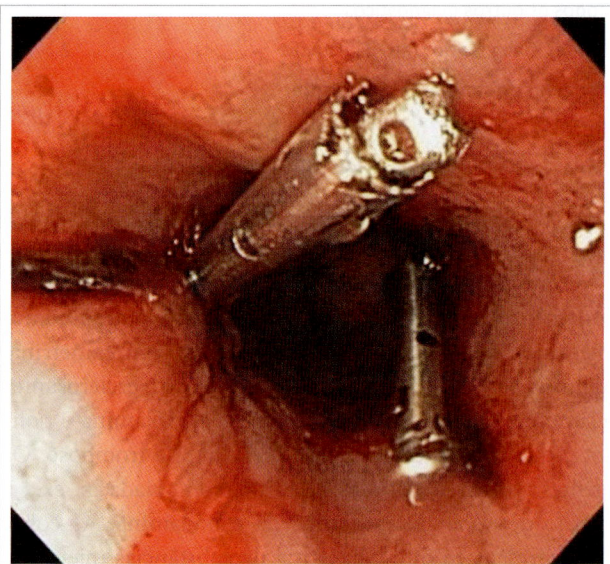

FIGURA 122.3. Hemostasia de sangramento em erosão de Mallory-Weiss com colocação de clipes metálicos.

térmicos, injeção de esclerosantes ou colas.[18] Havendo falha no tratamento endoscópico, a intervenção radiológica ou cirúrgica deve ser considerada.

VARIZES

Todos os pacientes com HDA por varizes esofágicas ou gástricas devem ser estabilizados na UTI antes de serem submetidos à endoscopia digestiva. Além da reanimação volêmica e reposição de hemocomponentes (se necessário), algumas medidas medicamentosas devem ser iniciadas antes da EDA e serão apresentadas brevemente abaixo.

Antibioticoterapia profilática deve ser iniciada para os cirróticos com HDA varicosa (quinolona oral ou EV ou ceftriaxona EV) e mantida por 7 dias com finalidade de redução do risco de infecção bacteriana (peritonite bacteriana primária) e incremento da sobrevida.[20-21]

A terapia farmacológica com drogas vasoativas (octreotide, somatostatina, vasopressina ou terlipressina) deve ser iniciada no momento da suspeita do diagnóstico de HDA. Uma vez que o sangramento varicoso seja confirmado, a medicação deve ser mantida por 3 a 5 dias.[21-22]

A endoscopia digestiva deve ser realizada dentro das primeiras 12 horas após a admissão hospitalar. A intubação orotraqueal deve ser considerada nesses pacientes para proteção das vias aéreas, principalmente naqueles com encefalopatia hepática.[21]

A ligadura elástica é o tratamento de escolha para hemorragia varicosa ativa ou na presença de estigmas de sangramento recente. A escleroterapia endoscópica deve ser reservada para os casos nos quais a ligadura é tecnicamente difícil.[21]

O *shunt* transjugular porto-sistêmico (TIPS) está indicado para os pacientes nos quais a terapia endoscópica inicial associada às drogas vasoativas não promoveu o controle do sangramento.[21]

Vale lembrar que, após o controle inicial da hemorragia, os portadores de varizes esofágicas devem ser encaminhados para profilaxia secundária do sangramento com ligadura elástica eletiva a intervalos de 1 a 8 semanas.

As varizes gástricas (Figura 122.4) podem ser classificadas em gastresofágicas (GOV tipo I e II) ou varizes gástricas isoladas (IGV tipo I e II). O sangramento das varizes gástricas é tipicamente volumoso. Recomenda-se o uso de injeção de um composto de cianoacrilato e lipiodol como terapia de primeira linha (Figuras 122.5 e 122.6).[21]

Algumas vezes, a hemorragia por varizes gástricas é de difícil controle e há relatos do uso de ligadura elástica e injeção de álcool absoluto como medidas de resgate. Em caso de falha terapêutica, a intervenção radiológica deve ser considerada precocemente.

TUMORES

Os tumores benignos ou malignos (primário ou metastático) respondem por aproximadamente 5% dos casos de hemorragia digestiva alta (Figura 122.7).[23]

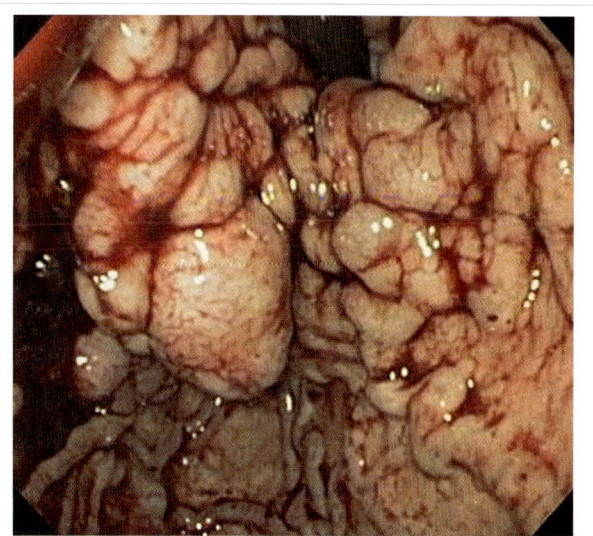

FIGURA 122.4. Varizes gástricas de grosso calibre.

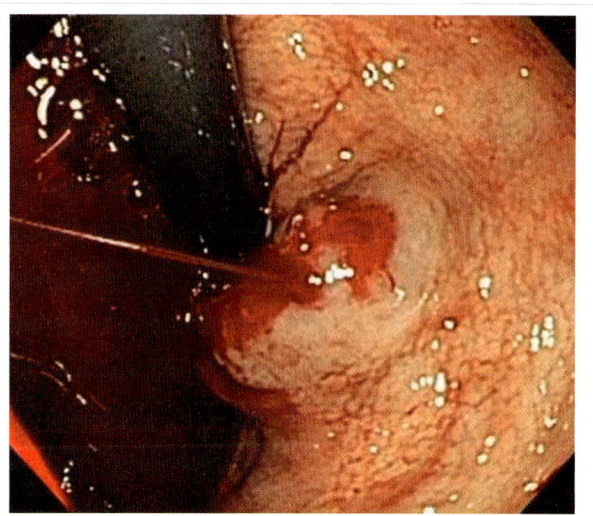

FIGURA 122.5. Variz gástrica com sangramento ativo.

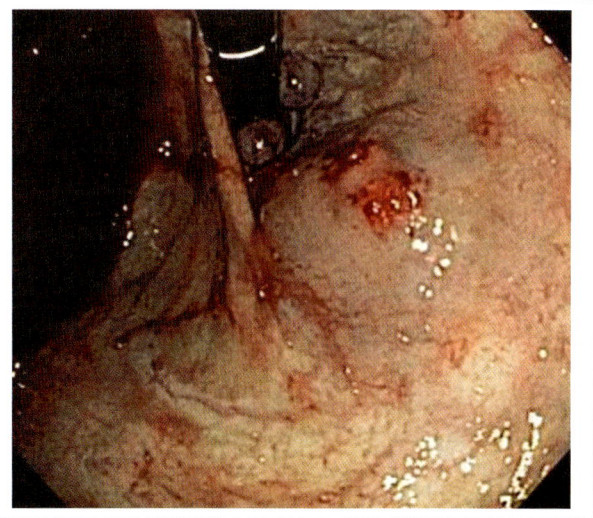

FIGURA 122.6. Mesma variz da figura anterior após injeção de solução de cianoacrilato.

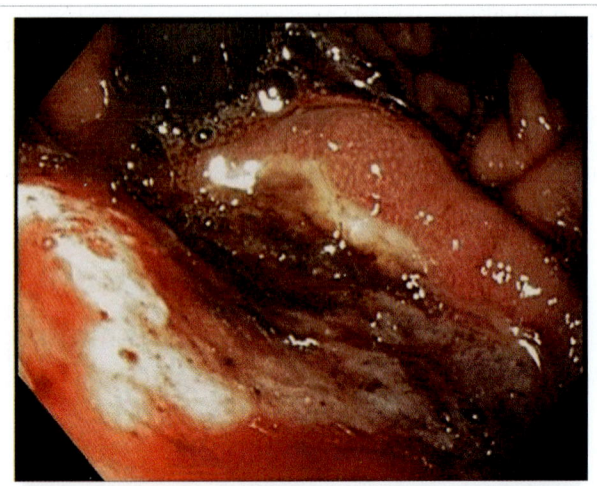

FIGURA 122.7. Neoplasia gástrica com sangramento, que, em geral, são em forma de "babação".

A hemostasia endoscópica tem sucesso inicial bastante variável, entre 16% e 80%, e taxas de complicações superiores às do tratamento das lesões pépticas, devido às características do tecido neoplásico.[23]

A modalidade de terapia endoscópica ideal não está bem definida e depende do objetivo da terapêutica. Qualquer lesão suspeita de neoplasia, sem diagnóstico confirmado, deve ser biopsiada. A cirurgia ou angiografia pode ser a abordagem mais indicada para hemostasia em longo prazo.[1]

HEMORRAGIA DIGESTIVA BAIXA

É definida como sangramento distal ao ceco, geralmente, mas nem sempre, expressa por enterorragia. Sua incidência anual é estimada entre 20 e 27 casos por 100 mil adultos da população idosa nos Estados Unidos.[24]

A hemorragia digestiva baixa (HDB) responde pela quarta parte dos sangramentos digestivos. É mais comum no homem e há aumento da incidência com a idade, sendo 200 vezes mais comum na nona década de vida se comparada com a terceira.

As causas de HDB podem se divididas em: anatômicas (diverticulose), vasculares (angiodisplasias, isquêmica, induzidas por radiação), inflamatórias (doença inflamatória intestinal, infecciosa), neoplásica (pólipos, adenocarcinoma), pós-intervenções terapêuticas (polipectomia, mucosectomia, dissecção endoscópica) e outras (hemorroidas, úlcera retal).[24]

A hemorragia digestiva grave, manifestada por enterorragia, apresenta as seguintes localizações mais frequentes: colo (79,2%), trato gastrintestinal superior (12,2%), intestino delgado (4,4%) e indeterminada (4,2%). O choque hipovolêmico é menos comum em comparação à HDA. O sangramento cessa espontaneamente em cerca de 80% dos casos.[24]

A mortalidade é estimada em 2 a 4%, sendo maior nos pacientes que apresentam HDB durante internação por outras causas.

A colonoscopia de urgência é definida como aquela realizada em até 48 horas da admissão do paciente, após estabilização hemodinâmica e preparo do colo. O preparo é imprescindível para otimizar a segurança e acurácia do exame.[25]

A preparação rápida pode ser realizada com várias substâncias. A solução de manitol a 10%, no total de 1 a 1,5 L, tomados em 2 horas, é a alternativa mais usada no Brasil.

As técnicas de hemostasia na colonoscopia são as mesmas descritas anteriormente para endoscopia digestiva alta: injeção local de fármacos (solução de adrenalina, álcool absoluto, oleato de etanolamina), métodos térmicos (eletrocoagulação mono ou bipolar, *heater probe*, coagulador de plasma de argônio) e métodos mecânicos (hemoclipe, *endoloop*, ligadura elástica).[25-26]

As lesões com sangramento ativo (jato ou babação), ou presença de vaso visível devem ser tratadas endoscopicamente. Os vários métodos de hemostasia endoscópica podem ser utilizados, porém a associação de dois deles mostrou-se mais efetiva do que qualquer um deles aplicado isoladamente. Os mais utilizados são: injeção de solução de adrenalina 1:20.000 associada a método mecânico (hemoclipe) ou térmico.[24-26]

O diagnóstico definitivo da causa do sangramento agudo do colo pode ser problemático. Alguns estudos relatam que a colonoscopia de urgência mostra estigmas endoscópicos em apenas 20% a 25% dos pacientes. Às vezes é possível o diagnóstico presuntivo, como nos casos em que a colonoscopia mostra sangramento no colo e doença diverticular como único achado. Também pode ser considerado como diagnóstico presuntivo o achado de ectasia vascular no colo, sem enfermidade diverticular associada.[25-26]

Apesar de não haver na literatura estudos controlados comparando a colonoscopia a outros métodos para diagnóstico e tratamento da hemorragia digestiva baixa, há algumas evidências de que o seu papel diagnóstico e terapêutico seja tão importante quanto a endoscopia digestiva nas hemorragias digestivas altas.

DIVERTÍCULOS DE COLO

A identificação dos divertículos específicos responsáveis pela hemorragia pode ser difícil, uma vez que eles são frequentemente numerosos e o sangramento é em geral intermitente. A fonte definitiva é observada em aproximadamente 21% dos pacientes, sendo definida pelo sangramento ativo (Figura 122.8), presença de um vaso visível ou coágulo aderido.

O tratamento do sangramento ativo incluiu a injeção submucosa de adrenalina (alíquotas de 1 a 2 mL, diluição 1:20.000) nos quatro quadrantes do divertículo. Nos casos em que o vaso puder ser identificado, a coagulação com cateter bipolar pode ser uma opção, utilizado com pressão de aposição moderada diretamente sobre o vaso, na potência de 10 a 15 watts, durante alguns segundos. Os coágulos aderidos devem ser removidos após injeção de solução de adrenalina. Os estigmas remanescentes abaixo do coágulo (em geral vasos) poderão então ser acessados diretamente para terapia específica.

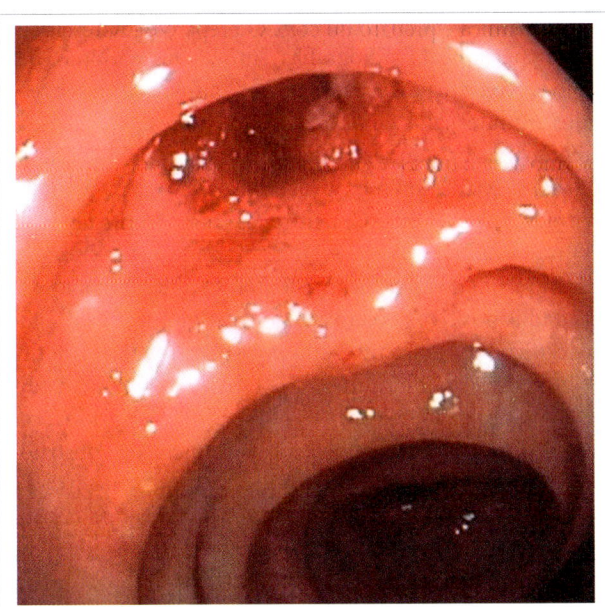

FIGURA 122.8. Divertículo de colo, com sangramento de pequena monta, que em geral ocorre na borda do orifício.

Após o tratamento recomenda-se a tatuagem com tinta nanquim, para que, em caso de ressangramento, o local seja facilmente identificado na cirurgia. A doença diverticular é achado incidental em 50% dos pacientes com HDB grave. O ressangramento na doença diverticular ocorre em 67% dos pacientes com sangramento ativo, quando apenas tratamento de suporte é realizado, em 50% com vaso visível e em 43% com coágulo aderente. O tratamento endoscópico diminui o ressangramento, o tempo de internação hospitalar e a necessidade de cirurgia.[25-26]

ANGIODISPLASIAS

Uma variedade de tratamentos endoscópicos pode ser empregada para as angiodisplasias. A abordagem a ser escolhida dependerá da localização da lesão, disponibilidade do método e experiência do endoscopista. A hemostasia endoscópica deve ser realizada com cautela no colo direito, onde o risco de perfuração é maior devido à menor espessura da parede.

A coagulação com plasma do argônio (CPA) usa energia de alta frequência transmitida ao tecido pelo gás ionizado. Trata-se do método mais utilizado e com maior sucesso para hemostasia das angiodisplasias, especialmente no colo direito. Suas vantagens incluem a facilidade do uso (especialmente para lesões superficiais grandes), baixo custo e profundidade limitada da lesão tecidual. O preparo completo do colo é recomendado para aplicação da CPA, devido ao risco de explosão.

A eletrocoagulação bipolar ou com *heater probe* é efetiva no manejo da angiodisplasia tanto do colo quanto do trato digestivo alto. Essas técnicas substituíram a coagulação monopolar, que, além de menos eficaz, está associada a taxa aumentada de complicações. O risco da perfuração com o *heater probe* é maior no colo e delgado distal ao duodeno.

A hemostasia mecânica (hemoclipes) está descrita para abordagem de lesões localizadas. Este método tem a vantagem de evitar o dano tecidual, o que é particularmente desejável nos pacientes em uso de anticoagulantes, antiagregantes plaquetários ou com coagulopatias. Essa técnica foi descrita em relatos de casos e sua eficácia não está estabelecida. A ligadura elástica é outro método mecânico também descrito apenas em relatos de casos.

Estima-se que até um terço dos pacientes apresentará ressangramento no período de 22 meses após a hemostasia inicial. Entretanto, a taxa de ressangramento será ainda maior quando a angiodisplasia sangrante estiver localizada no intestino delgado (45%).

HEMORRAGIA PÓS-POLIPECTOMIA

A hemorragia é a complicação mais frequente após a polipectomia endoscópica, ocorrendo em 0,3% a 6,1% dos pacientes. O sangramento pode ser imediato ou tardio (até 4 semanas após o procedimento), e a gravidade do evento pode variar desde pequena babação até sangramento arterial em jato.

O sangramento imediato é observado em até 1,5% das polipectomias. Na maioria das vezes é passível de controle por intervenção endoscópica no mesmo ato. As diversas modalidades de terapêutica disponíveis podem ser utilizadas, desde a aplicação de pressão na base do pedículo (por apreensão com a alça ou pinça utilizada), injeção de solução de adrenalina (1:10.000), coagulação térmica (*heater probe*, bipolar ou até a própria alça de polipectomia), hemoclipes e *endoloops*.

O sangramento tardio ocorre em cerca de 2% dos pacientes (Figura 122.9), em média entre 5 e 7 dias, porém pode ser visto desde algumas horas até 4 semanas após o procedimento.

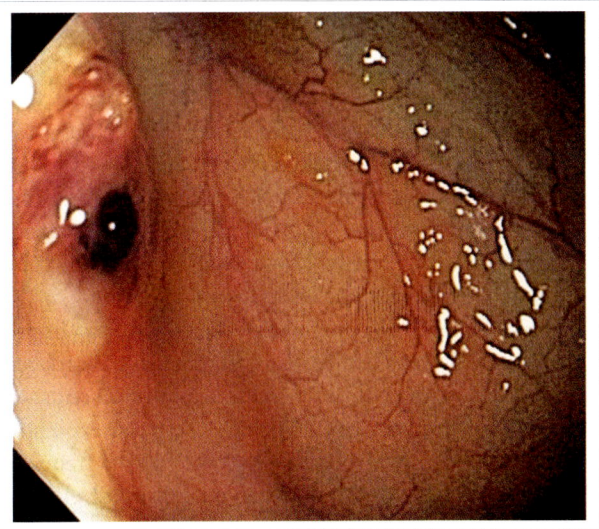

FIGURA 122.9. Pedículo de pólipo, com coágulo, fonte de sangramento pós-polipectomia.

As duas principais causas da hemorragia tardia pós-polipectomia são a queda da escara que recobre o leito de ressecção e a extensão da área de necrose induzida pela termocoagulação durante o procedimento endoscópico.

O risco de hemorragia é maior em pacientes idosos, portadores de hipertensão arterial, pólipos sésseis de base larga, localizados no colo direito e quando a corrente de corte puro é utilizada. O risco também aumenta proporcionalmente ao tamanho do pólipo e com o uso de anticoagulantes orais.

A maioria dos pacientes poderá ser tratada por endoscopia, ficando a cirurgia reservada apenas para os casos de insucesso no controle endoscópico da hemorragia. As medidas de suporte básico e estabilização clínica constituem a abordagem inicial do indivíduo com sangramento pós-polipectomia. A colonoscopia deve ser realizada após preparo do colo e todas as modalidades de terapêutica endoscópica podem ser utilizadas para contenção do sangramento, como a injeção de adrenalina, métodos térmicos e mecânicos.

PSEUDO-OBSTRUÇÃO AGUDA DO COLO

A pseudo-obstrução aguda do colo (POAC) ou síndrome de Ogilvie é caracterizada pela dilatação maciça do colo na ausência de obstrução mecânica.

Na avaliação de pacientes com suspeita de POAC, a obstrução mecânica deve ser excluída. As causas e fatores de risco são vários e geralmente mais de um deles está presente. Cirurgias abdominais, urológicas, lombares, ortopédicas, ginecológicas, trauma retroperitoneal, lesão medular, sepse, doenças neurológicas, hipotireoidismo, infecção viral, doenças cardíacas e respiratórias, distúrbios hidreletrolíticos (fósforo, cálcio, magnésio), medicações (narcóticos, antidepressivos tricíclicos, fenotiazida, antiparkinsonianos e anestésicos) e a insuficiência renal estão entre as causas da POAC.[27]

As principais complicações dessa afecção são a isquemia e a perfuração espontânea (3 a 15%), que cursam com mortalidade superior a 50%.[27]

O aumento do diâmetro do colo corresponde diretamente a aumento na tensão da parede, o que consequentemente eleva o risco de perfuração do órgão. Dados retrospectivos sugerem valores críticos de 9 cm de diâmetro para o colo transverso e 10 a 12 cm para o ceco. O início súbito da doença, assim como a persistência por prazo superior a 6 dias, também parece estar relacionado a maior risco de perfuração.[27] Aproximadamente 10% dos pacientes têm algum grau de isquemia no momento da colonoscopia.

O estado clínico e o prognóstico do paciente são importantes para a decisão terapêutica apropriada. A abordagem inicial deve ser conservadora e incluir jejum oral, sondagem nasogástrica, sondagem retal, correção de possíveis distúrbios hidreletrolíticos e metabólicos, mobilização frequente do paciente, estímulo à deambulação quando possível, tratamento de causas reversíveis (suspensão de narcóticos, anticolinérgicos) e uso de antibióticos se houver suspeita de sepse.

Na ausência de dor e distensão cecal importante, as medidas conservadoras podem ser usadas por 24 a 48 horas, principalmente quando causas reversíveis são identificadas. Nestes casos, o exame físico para avaliação de sinais de irritação peritoneal, radiografias simples do abdome, bem como leucograma e dosagem de eletrólitos, devem ser realizados em intervalos de 12 a 24 horas. Os resultados do tratamento conservador são muito variáveis.[28]

Vários medicamentos procinéticos já foram utilizados no tratamento da POAC, dentre eles a eritromicina (250 a 500 mg a cada 6 horas), metoclopramida e cisaprida, porém os resultados são inconsistentes. O único fármaco com resultados positivos objetivos é a neostigmina, um inibidor da acetilcolinesterase utilizado por via endovenosa na dose de 2 mg por 3 a 5 minutos.[29] Os estudos mostram sucesso na descompressão colônica em 87% a 90% dos casos, sendo a resposta mais favorável em pacientes com obstrução pós-operatória. A recorrência é observada em até 10% dos pacientes.[29] A administração de segunda dose de neostigmina após a falha inicial foi associada à resposta em alguns pacientes, porém a dosagem e o momento ideal da administração não estão bem estabelecidos.[29]

A estimulação parassimpática com esse agente pode induzir a redução da frequência cardíaca, assistolia, hipotensão, convulsão, tremores, miose, broncoconstrição, hiperperistalse, náuseas, vômitos, salivação, diarreia e sudorese. A toxicidade pela droga deve ser tratada com atropina.[29]

As contraindicações absolutas ao uso do neostigmina são: hipersensibilidade e obstrução mecânica intestinal ou urinária. Infarto agudo do miocárdio (IAM) recente, asma, bradicardia, doença ulcerosa péptica e uso de betabloqueadores são contraindicações relativas.[29]

A descompressão mecânica pode ser alternativa para os casos de falência do tratamento medicamentoso da POAC. Podemos citar nessa categoria o posicionamento de tubos de descompressão por radiologia, colonoscopia descompressiva com ou sem colocação de sonda retal, cecostomia endoscópica, laparoscopia e laparotomia.[30]

A eficácia da colonoscopia descompressiva não foi estabelecida. Ela está contraindicada na suspeita de peritonite e perfuração, contudo não há consenso se a isquemia é contraindicação absoluta.

A colonoscopia deve ser realizada sem preparo anterógrado, sob sedação preferencialmente sem narcóticos, não sendo mandatória a intubação cecal, uma vez que a descompressão próxima ao ângulo hepático geralmente é suficiente.[30] O sucesso inicial da descompressão por colonoscopia observado em revisão sistemática variou de 61% a 95%, enquanto o sucesso clínico final, após um ou mais procedimentos, foi de 73% a 88%.[29]

Infelizmente, a recidiva da POAC após resposta inicial ao tratamento clínico ou endoscópico ocorre em até 40% dos casos.[28] A administração diária de polietilenoglicol na sonda nasogástrica mostrou redução significativa da taxa de recidiva (0% versus 33%, $p = 0,04$).[29]

Complicações relacionadas à colonoscopia descompressiva ocorrem em aproximadamente 31% dos pacientes, incluindo perfuração em 2%, com índice de mortalidade de 1%.[29]

A cecostomia endoscópica percutânea (CEP) foi descrita em 1986 como alternativa à cecostomia cirúrgica ou percutânea radiológica para o tratamento da POAC. A CEP pode ser realizada pelas técnicas de tração ou introdução, com as mesmas sondas utilizadas para gastrostomia endoscópica percutânea. A transiluminação e a digitopressão do ponto de inserção são fundamentais para o sucesso da cecostomia. À semelhança da gastrostomia endoscópica, pode haver pneumoperitônio após a colocação da sonda de CEP e, a menos que existam sinais de irritação peritoneal, não há indicação para intervenção cirúrgica. As sondas de CEP podem ser substituídas, quando necessário, por sondas de reposição ou até mesmo *buttons*.

A cecostomia endoscópica oferece algumas vantagens, entre elas podemos citar a dispensa da anestesia geral em pacientes de risco cirúrgico elevado com uma série de comorbidades. A presença da sonda mantém a patência do estoma e a reversão do procedimento é bastante simples, podendo ser realizada à beira do leito.

As complicações da CEP são semelhantes àquelas da cecostomia cirúrgica ou radiológica, com risco adicional de perfuração de vísceras ou vasos adjacentes pela falta da visão direta. Entretanto, nos pacientes com pseudo-obstrução do colo, a identificação do ponto ideal para punção e realização do procedimento geralmente não é difícil em decorrência da acentuada dilatação do colo e sua proximidade com a parede abdominal.

A cirurgia para manejo da POAC acompanha índice de morbidade de 30%, com 6% de mortalidade, ficando reservada para pacientes que não responderam à terapia medicamentosa e endoscópica e para aqueles com complicações como perfuração e peritonite.[29]

PANCREATITE AGUDA

A pancreatite aguda já foi abordada no capítulo 116 no que tange a seus aspectos clínicos, fisiopatológicos e de tratamento global. Neste capítulo trataremos do papel da colangiopancreatografia retrógrada endoscópica (CPRE) na sua abordagem terapêutica.

A CPRE está indicada precocemente (em até 24 horas da admissão) no curso da doença para os pacientes com pancreatite aguda biliar com sinais de rápida deterioração clínica ou naqueles complicados por colangite.[31]

Nos pacientes com pancreatite aguda de etiologia biliar e obstrução persistente complicada por colangite, a CPRE realizada na urgência, em até 24 horas, com papilotomia e remoção dos cálculos no colédoco, promove a redução da gravidade do evento.[32-34]

A indicação da CPRE pode se estender aos pacientes sem colangite, porém com sinais de obstrução do ducto biliar comum, seja por identificação direta do cálculo em exame de imagem, dilatação do colédoco ou piora dos testes de bioquímica hepática.

Não há indicação de CPRE na urgência para pacientes com pancreatite aguda biliar, leve ou grave, na ausência de obstrução da via biliar ou colangite, pois não há evidência de redução do risco de complicações ou mortalidade.[32-33,35] Havendo dúvida sobre a presença de obstrução biliar nos pacientes sem sinais de colangite, os testes bioquímicos devem ser repetidos em 24 a 48 horas, e a realização de colangiografia, por ressonância magnética ou ultrassonografia endoscópica, deve ser considerada para afastar a presença de coledocolitíase.

Pacientes com pancreatite aguda podem desenvolver complicações locais ou sistêmicas. As locais incluem coleção líquida peripancreática aguda, pseudocisto, coleção necrótica aguda e necrose pancreática. Enquanto as coleções fluidas peripancreáticas e coleções necróticas agudas podem se desenvolver em até 4 semanas do início da pancreatite, os pseudocistos e a necrose pancreática geralmente ocorrem 4 semanas após o início do quadro.

As coleções líquidas peripancreáticas em geral são assintomáticas e têm resolução espontânea em 7 a 10 dias, sem necessidade de intervenção terapêutica. Apenas aproximadamente 6,8% dos casos persistem evoluindo para pseudocistos.[31]

A intervenção endoscópica está indicada para a drenagem transpapilar ou transmural, através do estômago ou duodeno nas coleções pancreáticas.

Pacientes com pseudocistos de pequenas dimensões em comunicação com o ducto pancreático principal são bons candidatos à drenagem endoscópica transpapilar como terapia inicial. A drenagem transmural através da parede gástrica ou duodenal pode ser realizada nos cistos de grande tamanho, sintomáticos e nas coleções pancreáticas necróticas com clara aposição contra a parede do trato digestivo. O sucesso técnico global da terapia endoscópica está em torno de 90%, com índice de 70% a 80% de resolução da coleção líquida, cerca de 10% a 15% de morbidade e 10% a 15% de recorrência.[31]

Os fatores que podem dificultar ou até mesmo impedir a drenagem endoscópica são: presença de necrose pancreática, ausência de definição dos limites da coleção e a presença de pseudoaneurisma junto à coleção.

As principais complicações da drenagem endoscópica são o sangramento, a perfuração retroperitoneal e a infecção. As duas primeiras podem ser minimizadas pelo planejamento adequado do procedimento, com utilização da EUS nos casos em que o abaulamento da parede do trato gastrintestinal não puder ser identificado.

COLANGITE AGUDA

A colangite aguda é síndrome caracterizada por icterícia, febre e dor abdominal (tríade de Charcot) que se desenvolve como resultado de estase e infecção na via biliar. Os casos de maior gravidade podem evoluir com confusão mental e hipotensão (pêntade de Reynolds). O diagnóstico precoce e a indicação de terapia adequada são essenciais, pois os pacientes podem evoluir com choque séptico e falência de múltiplos órgãos. Os fatores de risco para o desenvolvimento de quadro de maior gravidade são a presença de cálculo biliar impactado, tabagismo ativo, idade acima de 70 anos e presença de colelitíase associada.

O tratamento para colangite aguda é baseado em medidas gerais de suporte (monitorização, hidratação e antibioticoterapia) e drenagem da via biliar, idealmente por via endoscópica.[36]

Uma vez que as medidas de suporte sejam iniciadas, a CPRE deve ser realizada eletivamente em 24 a 48 horas, para descompressão da via biliar.[37-38]

A descompressão biliar está indicada em regime de urgência se houver apresentação inicial com confusão mental, febre acima de 39ºC, hipotensão arterial refratária, dor abdominal intratável ou piora clínica nas primeiras 24 horas a despeito do tratamento medicamentoso.[36]

A CPRE é o método de escolha para drenagem da via biliar. Os cálculos biliares (Figura 122.10) são removidos em 90% a 95% das vezes após esfincterotomia endoscópica. Muitas vezes é possível observar a saída de pus da via biliar durante o procedimento (Figura 122.11). A drenagem endoscópica está associada a morbimortalidade significativamente inferior em comparação à drenagem cirúrgica (4,7% a 10% *versus* 10 a 50%).[36]

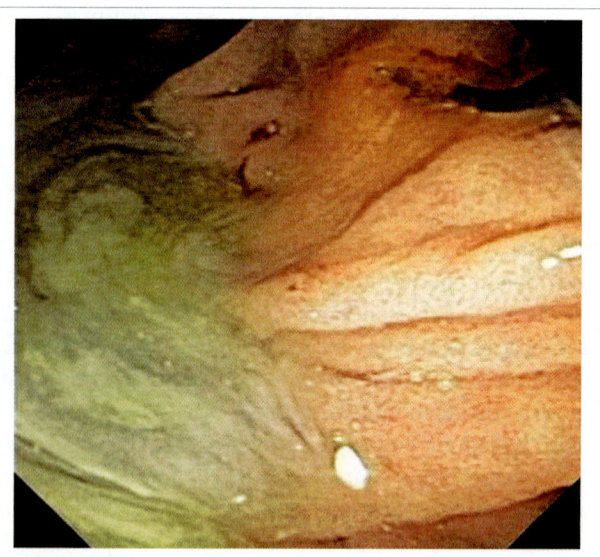

FIGURA 122.11. Drenagem de bile de aspecto purulento, confirmando o diagnóstico de colangite, após remoção do cálculo biliar.

TERAPIAS FUTURAS

A endoscopia tem papel bem definido e de grande importância na hemorragia digestiva alta e baixa. Entretanto, a maior limitação do método ocorre quando a identificação do ponto de sangramento é dificultada pela grande quantidade de sangue e coágulos durante o exame.

Entre as perspectivas para futuras abordagens terapêuticas, a mais promissora inclui o uso de agentes hemostáticos tópicos e pode ser bastante útil principalmente na situação supracitada. Embora ainda sem comercialização no nosso país, já existem pelo menos três componentes hemostáticos de utilização tópica (Ankaferd BloodStopper®, Hemospray® e Endoclot®). Esses agentes foram utilizados em diversos procedimentos endoscópicos, controlando com sucesso o sangramento digestivo varicoso ou não varicoso, atuando como monoterapia ou em combinação a outra modalidade endoscópica. A maior vantagem do agente hemostático tópico baseia-se na possibilidade de utilização mesmo sem a identificação do ponto de sangramento, promovendo controle do sangramento agudo para reintervenção em segundo tempo com campo visual limpo, onde a localização da etiologia da hemorragia torna-se possível.[39]

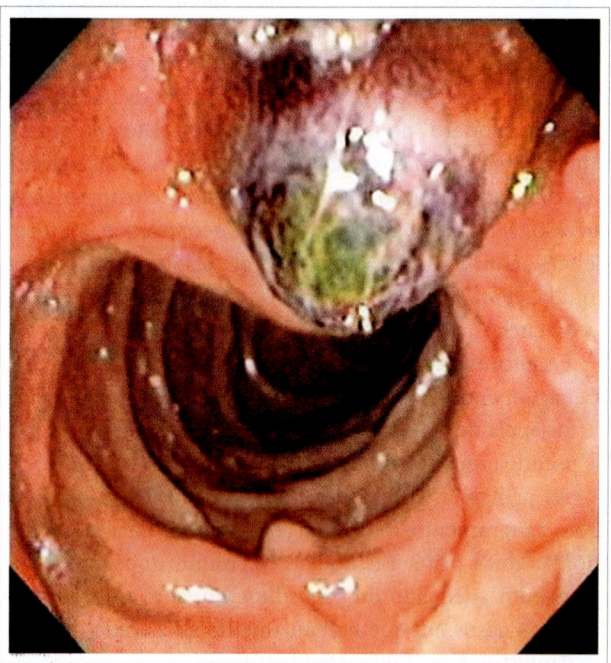

FIGURA 122.10. Cálculo impactado na papila duodenal maior, causa mais comum de colangite e pancreatite aguda.

Nos pacientes com coagulopatia que contraindique a execução da esfincterotomia, naqueles com cálculos removidos incompletamente ou sem condições de realizar procedimentos prolongados, opção válida é a colocação de prótese plástica biliar para alívio da obstrução e programação do procedimento endoscópico em melhores condições.[36]

REFERÊNCIAS BIBLIOGRÁFICAS

1. Hwang JH, Fisher DA, Ben-Menachem T, Chandrasekhara V, Decker GA, Early DS, Evans JA, et al. The role of endoscopy in the management of acute non-variceal upper GI bleeding. Gastrointest Endosc. 2012;75:1132-8.
2. Adamopoulos AB, Baibas NM, Efstathiou SP, Tsioulos DJ, Mitromaras AG, Tsami AA, et al. Differentiation between patients with acute upper gastrointestinal bleeding who need early urgent upper gastrointestinal endoscopy and those who do not. A prospective study. Eur J Gastroenterol Hepatol. 2003;15:381-7.
3. Laine L, Shah A. Randomized trial of urgent vs. elective colonoscopy in patients hospitalized with lower GI bleeding. Am J Gastroenterol. 2010;105:2636-41; quiz 2642.

4. Blatchford O, Murray WR, Blatchford M. A risk score to predict need for treatment for upper-gastrointestinal haemorrhage. Lancet. 2000;356:1318-21.
5. Rockall TA, Logan RF, Devlin HB, Northfield TC. Variation in outcome after acute upper gastrointestinal haemorrhage. The National Audit of Acute Upper Gastrointestinal Haemorrhage. Lancet. 1995,346.346-50.
6. Barkun AN, Bardou M, Kuipers EJ, Sung J, Hunt RH, Martel M, et al. International consensus recommendations on the management of patients with nonvariceal upper gastrointestinal bleeding. Ann Intern Med. 2010;152:101-13.
7. Bryant RV, Kuo P, Williamson K, Yam C, Schoeman MN, Holloway RH, et al. Performance of the Glasgow-Blatchford score in predicting clinical outcomes and intervention in hospitalized patients with upper GI bleeding. Gastrointest Endosc. 2013;78:576-83.
8. Chak A, Cooper GS, Lloyd LE, Kolz CS, Barnhart BA, Wong RC. Effectiveness of endoscopy in patients admitted to the intensive care unit with upper GI hemorrhage. Gastrointest Endosc. 2001;53:6-13.
9. Conway JD, Adler DG, Diehl DL, Farraye FA, Kantsevoy SV, Kaul V, et al. Endoscopic hemostatic devices. Gastrointest Endosc. 2009;69:987-96.
10. Laine L, McQuaid KR. Endoscopic therapy for bleeding ulcers: an evidence-based approach based on meta-analyses of randomized controlled trials. Clin Gastroenterol Hepatol. 2009;7:33-47; quiz 1.
11. Ginsberg GG, Barkun AN, Bosco JJ, Burdick JS, Isenberg GA, Nakao NL, et al. The argon plasma coagulator: February 2002. Gastrointest Endosc. 2002;55:807-10.
12. Raju GS, Gajula L. Endoclips for GI endoscopy. Gastrointest Endosc. 2004;59:267-79.
13. Barkun AN, Martel M, Toubouti Y, Rahme E, Bardou M. Endoscopic hemostasis in peptic ulcer bleeding for patients with high-risk lesions: a series of meta-analyses. Gastrointest Endosc. 2009;69:786-99.
14. Marmo R, Rotondano G, Piscopo R, Bianco MA, D'Angella R, Cipolletta L. Dual therapy versus monotherapy in the endoscopic treatment of high-risk bleeding ulcers: a meta-analysis of controlled trials. Am J Gastroenterol. 2007;102:279-89; quiz 469.
15. Vergara M, Calvet X, Gisbert JP. Epinephrine injection versus epinephrine injection and a second endoscopic method in high risk bleeding ulcers. Cochrane Database Syst Rev. 2007 CD005584.
16. Huang SP, Wang HP, Lee YC, Lin CC, Yang CS, Wu MS, et al. Endoscopic hemoclip placement and epinephrine injection for Mallory-Weiss syndrome with active bleeding. Gastrointest Endosc. 2002;55:842-6.
17. Morales P, Baum AE. Therapeutic Alternatives for the Mallory-Weiss Tear. Curr Treat Options Gastroenterol. 2003;6:75-83.
18. Sebastian S, O'Morain CA, Buckley MJ. Review article: current therapeutic options for gastric antral vascular ectasia. Aliment Pharmacol Ther. 2003;18:157-65.
19. Gadenstatter M, Wetscher G, Crookes PF, Mason RJ, Schwab G, Pointner R. Dieulafoy's disease of the large and small bowel. J Clin Gastroenterol. 1998;27:169-72.
20. Soares-Weiser K, Brezis M, Tur-Kaspa R, Leibovici L. Antibiotic prophylaxis for cirrhotic patients with gastrointestinal bleeding. Cochrane Database Syst Rev. 2002 CD002907.
21. Hwang JH, Shergill AK, Acosta RD, Chandrasekhara V, Chathadi KV, Decker GA, et al. The role of endoscopy in the management of variceal hemorrhage. Gastrointest Endosc. 2014;80:221-7.
22. de Franchis R. Revising consensus in portal hypertension: report of the Baveno V consensus workshop on methodology of diagnosis and therapy in portal hypertension. J Hepatol. 2010;53:762-8.
23. Savides TJ, Jensen DM, Cohen J, Randall GM, Kovacs TO, Pelayo E, et al. Severe upper gastrointestinal tumor bleeding: endoscopic findings, treatment, and outcome. Endoscopy. 1996;28:244-8.
24. Farrell JJ, Friedman LS. Review article: the management of lower gastrointestinal bleeding. Aliment Pharmacol Ther. 2005;21:1281-98.
25. Strate L. Approach to acute lower gastrointestinal bleeding in adults. In: UpToDate, Saltzman JR, UpToDate, Waltham MA. [Internet] [Acesso em 14 dez 2015]. Disponível em: http://www.uptodate.com/contents/search?search=Strate+L.+Approach+to+acute+lower+gastrointestinal+bleeding+in+adults&x=9&y=13
26. Davila RE, Rajan E, Adler DG, Hirota WK, Leighton JA, Qureshi W, et al. ASGE Guideline: the role of endoscopy in the patient with lower-GI bleeding. Gastrointest Endosc. 2005;62:656-60.
27. Rex DK. Colonoscopy and acute colonic pseudo-obstruction. Gastrointest Endosc Clin N Am. 1997;7:499-508.
28. Loftus CG, Harewood GC, Baron TH. Assessment of predictors of response to neostigmine for acute colonic pseudo-obstruction. Am J Gastroenterol. 2002;97:3118-22.
29. Saunders MD. Acute colonic pseudo-obstruction. Gastrointest Endosc Clin N Am. 2007;17:341-60, vi.
30. Kahi CJ, Rex DK. Bowel obstruction and pseudo-obstruction. Gastroenterol Clin North Am. 2003;32:1229-47.
31. Vege SS. Management of acute pancreatitis. In: UpToDate, Whitcomb DC (Ed), UpToDate, Waltham, MA. (Accessed on September 12, 2014.) [Internet] [Acesso em 14 dez 2015]. Disponível em: http://www.uptodate.com/contents/search?search=Vege+SS.+Management+of+acute+pancreatitis.&x=0&y=0
32. IAP/APA evidence-based guidelines for the management of acute pancreatitis. Pancreatology. 2013;13:e1-15.
33. Petrov MS, van Santvoort HC, Besselink MG, van der Heijden GJ, van Erpecum KJ, Gooszen HG. Early endoscopic retrograde cholangiopancreatography versus conservative management in acute biliary pancreatitis without cholangitis: a meta-analysis of randomized trials. Ann Surg. 2008;247:250-7.
34. van Santvoort HC, Besselink MG, de Vries AC, Boermeester MA, Fischer K, Bollen TL, et al. Early endoscopic retrograde cholangiopancreatography in predicted severe acute biliary pancreatitis: a prospective multicenter study. Ann Surg. 2009;250:68-75.
35. Tse F, Yuan Y. Early routine endoscopic retrograde cholangiopancreatography strategy versus early conservative management strategy in acute gallstone pancreatitis. Cochrane Database Syst Rev. 2012;5:CD009779.
36. Afdhal NH. Acute cholangitis. In: UpToDate, Chopra S, Calderwood SC, UpToDate, Waltham, MA. (Accessed on September 12, 2014.) [Internet] [Acesso em 14 dez 2015]. Disponível em: http://www.uptodate.com/contents/search?search=Afdhal+NH.+Acute+cholangitis.+&x=0&y=0
37. Kimura Y, Takada T, Kawarada Y, Nimura Y, Hirata K, Sekimoto M, et al. Definitions, pathophysiology, and epidemiology of acute cholangitis and cholecystitis: Tokyo Guidelines. J Hepatobiliary Pancreat Surg. 2007;14:15-26.
38. Salek J, Livote E, Sideridis K, Bank S. Analysis of risk factors predictive of early mortality and urgent ERCP in acute cholangitis. J Clin Gastroenterol. 2009;43:171-5.
39. Barkun A. New topical hemostatic powders in endoscopy. Gastroenterol Hepatol (N Y). 2013;9:744-6.

CAPÍTULO 123

ECOENDOSCOPIA NO PACIENTE GRAVE

Lucio Giovanni Battista Rossini
Júlia Corrêa de Araújo

DESTAQUES

- Técnica que combina duas modalidades de exames, a endoscopia e a ultrassonografia (USG) endoluminal, a ecoendoscopia possibilita o estudo ecográfico da parede do tubo digestivo e estruturas vizinhas.
- Tecnologia de imagem, tem indicações diagnósticas e terapêuticas.
- Possibilita procedimentos por punção com agulha fina (com visualização da trajetória da agulha em tempo real), viabilizando a obtenção de material tecidual ou líquido, além de aplicações terapêuticas, apresentando impacto significativo no manejo dos pacientes.
- Procedimento minimamente invasivo e tecnicamente viável de ser realizado em pacientes críticos/graves, em unidades endoscópicas avançadas ou, em situações especiais, à beira do leito.
- Indicações diagnósticas nos pacientes críticos/graves: avaliação de icterícia obstrutiva (suspeita de coledocolitíase ou obstrução biliar) e da pancreatite aguda.
- Indicações terapêuticas: drenagem da via biliar e a drenagem de coleções ou abscessos abdominais (principalmente os pancreáticos), mediastinais e pélvicos.

INTRODUÇÃO

A ecoendoscopia ou ultrassonografia endoscópica (EUS) foi introduzida na prática clínica no início da década de 1980 por DiMagno.[1] A técnica combina duas modalidades, a endoscópica e a ultrassonografia (USG) endoluminal. Assim, por meio do acoplamento de uma sonda de ultrassonografia de alta frequência na extremidade distal do endoscópio, é possível o estudo ecográfico da parede do tubo digestivo e estruturas vizinhas.[2] Nas duas últimas décadas, a ecoendoscopia deixou de ser apenas uma tecnologia de diagnóstico por imagem para se tornar um procedimento diagnóstico e terapêutico.

Os equipamentos de ecoendoscopia são conhecidos segundo o plano de varrimento e podem ser divididos em duas categorias: radial e linear ("setorial"). O sistema radial permite uma amplitude de abordagem de 360°, produzindo imagens ultrassonográficas perpendiculares ao eixo longitudinal do ecoendoscópio. O sistema linear produz uma imagem ultrassonográfica em um plano paralelo ao maior eixo do aparelho, com ângulo de varrimento ao redor de 120° e visão endoscópica oblíqua.[3] Este último sistema permite a realização de punção-biópsia aspirativa com agulha fina (PAAF), com a visualização da trajetória da agulha em tempo real, possibilitando a obtenção de material tecidual de lesões parietais subepiteliais e/ou de lesões extraluminais (tumores, linfonodos e coleções), oferecendo oportunidade para diferentes análises diagnósticas (anatomopatológica, imunoistoquímica e bioquímica). A acurácia da PAAF é alta, com sensibilidade entre 80% e 85%, e especificidade de quase 100%, com índice de complicação inferior a 2%, alterando o diagnóstico e/ou conduta terapêutica de até 50% dos casos.[4]

Com o surgimento da PAAF, a ecoendoscopia rapidamente ganhou papel em aplicações terapêuticas, inclusive em pacientes graves.

INDICAÇÕES DA ECOENDOSCOPIA

As indicações diagnósticas da ecoendoscopia incluem:[5]

1. Estadiamento de neoplasias – esôfago, estômago, reto, pancreaticobiliar e pulmonar;
2. Avaliação de tumores subepiteliais ou compressões extrínsecas no trato gastrintestinal;
3. Avaliação do pâncreas – lesões sólidas e císticas, pancreatite crônica;
4. Avaliação das vias biliares – coledocolitíase, microlitíase;
5. Avaliação do mediastino posterior;
6. Avaliação da doença perianal (fístulas, abscessos e lesões esfincterianas) e da endometriose pélvica profunda;
7. Aplicações terapêuticas:[6]
    a) **Técnicas de injeção:** neurólise do plexo celíaco; injeção toxina botulínica; injeção intratumoral de quimioterápicos e agentes citotóxicos; e alcoolização de cistos pancreáticos.
    b) **Técnicas de drenagem:** necrosectomia ecoguiada; drenagem dos abscessos e pseudocistos pancreáticos; e drenagem dos abscessos abdominais, mediastinais e pélvicos.
    c) **Técnicas de derivações** (no insucesso da cateterização da via biliar e pancreática): derivações coledocoduodenais; derivações hepatogástricas; e derivações pancreaticogástricas.

A ecoendoscopia é um procedimento minimamente invasivo e tecnicamente viável,[7] podendo ser realizado em unidades endoscópicas avançadas ou, em situações especiais, à beira do leito, apresentando um impacto significativo nos pacientes críticos/graves. Considera-se impacto significativo quando um novo diagnóstico é estabelecido e/ou se os resultados do método alteram a conduta do caso.

Como principais indicações diagnósticas da ecoendoscopia nos pacientes críticos/graves, podem-se citar a avaliação de icterícia obstrutiva (suspeita de coledocolitíase ou obstrução biliar) e a da pancreatite aguda. A ecoendoscopia diagnóstica é também uma alternativa para pacientes nos quais outro método não invasivo foi inconclusivo ou em pacientes de alto risco para a realização deste, como obesidade mórbida e/ou contraindicações ao uso de contraste intravenoso.[7]

Entre as indicações terapêuticas, há a drenagem da via biliar e a drenagem de coleções ou abscessos abdominais (principalmente os pancreáticos), mediastinais e pélvicos.[8-9]

ECOENDOSCOPIA DIAGNÓSTICA NO PACIENTE GRAVE

ICTERÍCIA OBSTRUTIVA

Icterícia é uma condição comum na UTI, muitas vezes resultante de colestase associada à septicemia; no entanto, causas obstrutivas devem ser excluídas.

A ecoendoscopia apresenta sensibilidade e especificidade maiores que a ultrassonografia transabdominal na identificação da coledocolitíase e de pequenos tumores localizados na via biliar distal ou na porção cefálica do pâncreas. O exame permite a avaliação da via biliar sem incorrer nos riscos inerentes à colangiopancreatografia retrógrada endoscópica (CPRE).[7,10]

PANCREATITE AGUDA BILIAR

Pode ser responsável por cerca de 40% a 60% de todas as causas de pancreatite aguda, sendo associada a taxas de mortalidade de até 17%.[11] A CPRE é considerada o tratamento-padrão, mas implica elevado risco de morbimortalidade. Com o objetivo de otimizar resultados e minimizar complicações, é importante a indicação da CPRE no momento mais apropriado.[11] Enquanto que nos casos de alta probabilidade de coledocolitíase e/ou colangite a CPRE está indicada prontamente, naqueles de probabilidade intermediária, a ecoendoscopia ou a colangiorressonância magnética (CRM) é o exame indicado.

A ecoendoscopia tem sensibilidade de 94% e especificidade de 95% para a detecção de coledocolitíase e é superior à ultrassonografia transabdominal, tomografia computadorizada (TC) e CRM, sendo esta inferior à ecoendoscopia para a detecção de cálculos pequenos (< 5 mm), em particular. A ecoendoscopia tem valor preditivo negativo de 95% para coledocolitíase. Dessa forma, em casos de pancreatite aguda biliar com ecoendoscopia normal, pode-se evitar a necessidade de CPRE e, assim, o risco de complicações pós-procedimento.[12]

Apesar de a ecoendoscopia não oferecer a vantagem terapêutica da CPRE, o exame tem sua indicação em pacientes com risco intermediário para coledocolitíase e como alternativa à CRM. A taxa de complicação da ecoendoscopia é de aproximadamente 0,03%, enquanto a da CPRE varia de 5% a 10%.[13] Além disso, a ecoendoscopia tem melhor relação custo-benefício do que a CPRE em pacientes graves com quadro de pancreatite aguda para o diagnóstico da coledocolitíase.

PANCREATITE AGUDA IDIOPÁTICA RECORRENTE

A ecoendoscopia também fornece informações para a avaliação da pancreatite aguda idiopática recorrente. Em 10 a 30% dos casos de pancreatite aguda, a etiologia não pode ser estabelecida pela história, exame físico, rotina laboratorial e exames de imagem (ultrassonografia transabdominal e/ou TC). Depois de um episódio inicial, aproximadamente 30% dos pacientes com pancreatite aguda idiopática terão recorrência (pancreatite aguda recorrente).[14]

Dada a capacidade da ecoendoscopia para visualizar o sistema biliar, assim como a sua elevada confiabilidade no diagnóstico das lesões do parênquima pancreático e dos ductos pancreáticos, o exame se apresenta como ferramenta minimamente invasiva para avaliação de pacientes com pancreatite aguda idiopática. O rendimento diagnóstico da ecoendoscopia é de 30% a 80%, maior quando comparado com a CRM, e com taxas de complicações menores do que as da CPRE.

Em aproximadamente dois terços dos casos de pancreatite aguda idiopática, a ecoendoscopia revela a respectiva etiologia (coledocolitíase, microlitíase e lama biliar, pâncreas *divisum*, pancreatite crônica, neoplasia papilar intraductal mucinosa e tumores pancreáticos sólidos).[12]

ECOENDOSCOPIA TERAPÊUTICA NO PACIENTE GRAVE
TÉCNICAS DE DRENAGEM BILIAR

Nos últimos anos, técnicas de drenagem guiada pela EUS têm sido desenvolvidas como alternativas às drenagens cirúrgica, radiológica ou endoscópica convencional.[15]

A maioria dos casos de obstrução maligna das vias biliares é diagnosticada em estágio avançado e, muitas vezes, os pacientes já se apresentam com icterícia obstrutiva, anorexia, deterioração da função hepática e colangite.

A CPRE é o procedimento padrão para a drenagem biliar com colocação de *stents*, apresentando uma taxa de sucesso de 90%. Sua falha eventual pode resultar de um ou mais dos seguintes fatores: anatomia do trato gastrintestinal superior alterada (variação anatômica ou secundária à estenose tumoral); *status* pós-cirúrgico (gastrectomia total, gastrectomia parcial com reconstrução em Y-de-Roux e cirurgia bariátrica); divertículo periampular ou obstrução biliar por grandes cálculos impactados; ou falha na canulação da via biliar.[16]

As alternativas para a drenagem biliar em casos de insucesso na CPRE incluem a drenagem percutânea, as intervenções cirúrgicas e a ecoendoscopia.

A drenagem cirúrgica oferece permeabilidade em longo prazo, mas está associada à morbidade e à mortalidade de 30% e 10%, respectivamente. Contudo, a drenagem biliar percutânea resulta em menores taxas de mortalidade (2% a 15%) e complicações (9% a 30%) como fístula biliar, peritonite, empiema, hematoma e abscessos hepáticos. No entanto, se "em um segundo tempo" após a drenagem percutânea a drenagem interna não puder ser realizada, os pacientes permanecerão longo prazo com a drenagem externa que, além de desconfortável, não é fisiológica, levando a um significativo comprometimento da qualidade de vida.[17]

A drenagem biliar guiada pela ecoendoscopia (DB-EE) é uma técnica minimamente invasiva que pode ser realizada em um procedimento único, com redução do tempo de internação, de custos e de inconvenientes para os pacientes. Quando comparada com processos convencionais (drenagem percutânea e cirúrgica), é mais fisiológica, permitindo a drenagem biliar interna imediata.

A punção do ducto biliar guiada por ecoendoscopia foi descrita pela primeira vez em 1996 por Wiersema e colaboradores.[18] Posteriormente, Giovannini e Bories[19] descrevem a coledocoduodenostomia e Burmesteret e colaboradores[20] a hepaticogastrostomia, ambas guiadas por ecoendoscopia.

Indicações gerais para a DB-EE:[17]

1. Insucesso na CPRE convencional;
2. Alteração da anatomia do trato gastrintestinal (TGI);
3. Tumor impedindo o acesso para a árvore biliar;
4. Contraindicação para o acesso percutâneo, como grandes ascites.

Os procedimentos para a DB-EE são divididos em três técnicas:[16]

1. Técnica de drenagem biliar guiada por ecoendoscopia transluminal (incluindo coledocoduodenostomia e hepaticogastrostomia) – consiste na criação de uma fístula permanente e colocação de um *stent* transluminal, sem acessar a papila duodenal, utilizando uma abordagem transgástrica ou transduodenal.

2. Técnica de *rendez-vous* – introdução transparietal de um fio-guia, posicionado dentro de um ducto biliar intra ou extra-hepático, atravessando a papila e recuperado por um duodenoscópio, criando uma via de acesso transpapilar para a terapêutica endoscópica retrógrada.

3. Técnica de drenagem biliar guiada por ecoendoscopia anterógrada – criação de fístula temporária através de um acesso transgástrico ou transduodenal para permitir a colocação anterógrada de um *stent*.

A taxa de sucesso da DB-EE é de 72% a 98%, enquanto as taxas de complicações, como peritonite e vazamento de bile (potencialmente fatais), variam de 15% a 35%.[21]

A questão mais importante para o sucesso e baixa taxa de complicação de DB-EE é a escolha da técnica adequada para o acesso biliar. Quando as técnicas de *rendez-vous* e anterógrada são combinadas com a técnica transluminal, a taxa de sucesso da drenagem endoscópica é de 92,55%, com uma taxa de complicação global de 4%, incluindo: fístula biliar; pneumoperitônio; dor abdominal; e pancreatite.[16]

DRENAGEM DE ABSCESSOS ABDOMINAIS

Tradicionalmente, os abscessos abdominais são tratados por cirurgia ou pela drenagem percutânea guiada radiologicamente. A drenagem cirúrgica é um procedimento associado a consideráveis morbidade e mortalidade.

A drenagem percutânea guiada radiologicamente não é eficaz quando estão presentes materiais necróticos, com conteúdo purulento e espesso. Além disso, podem ocorrer complicações, normalmente relacionadas com a via de colocação do cateter, especialmente quando existe proximidade com outros órgãos.[22]

A drenagem guiada por ecoendoscopia é tecnicamente viável para praticamente qualquer coleção, seja no mediastino, intra-abdominal (espaço subfrênico, lobo esquerdo e segmentos centrais do fígado, região peripancreática), ou pélvica, contanto que a coleção esteja adjacente ao lúmen do TGI em local e alcance do ecoendoscópio.[23]

A drenagem guiada por ecoendoscopia foi primeiramente relatada por Grimm,[24] na drenagem de um pseudocisto pancreático. Com o desenvolvimento dos ecoendoscópicos setoriais terapêuticos de canais de trabalho maiores, a técnica da drenagem guiada por ecoendoscopia de pseudocisto em uma única etapa foi relatada por Vilmann e colaboradores,[25] Giovannini e colaboradores[26] e Wiersema.[27]

Essa técnica estendeu-se à drenagem de abscessos abdominais, com sucesso na drenagem de abscessos hepáticos e subfrênicos, esplênicos, bilomas e abscessos pélvicos.[23]

A drenagem interna, guiada por ecoendoscopia, é uma alternativa viável às drenagens cirúrgica e percutânea (externa) e tem algumas características:[23,28]

1. Auxilia na distinção entre coleções peripancreáticas e tumores císticos do pâncreas;
2. Pode determinar a natureza do conteúdo da coleção, diferenciando um abscesso simples de uma coleção com restos necróticos (que requer abordagem endoscópica mais agressiva);
3. Pode excluir os vasos sanguíneos interpostos, reduzindo potencialmente o risco de sangramento;
4. Permite uma excelente visualização da cavidade do abscesso e de marcos anatômicos, mesmo na ausência de abaulamento endoscópico.

A drenagem guiada por ecoendoscopia deve ser realizada utilizando-se um aparelho de ecoendoscopia setorial. Nas coleções com múltiplas cavidades e naquelas com a presença de material espesso, purulento, com detritos e necrose infectada, deve-se considerar o desbridamento endoscópico complementar (Figura 123.1). Para evitar a perfuração, é importante que a parede da cavidade do abscesso esteja madura previamente à drenagem transmural.[28]

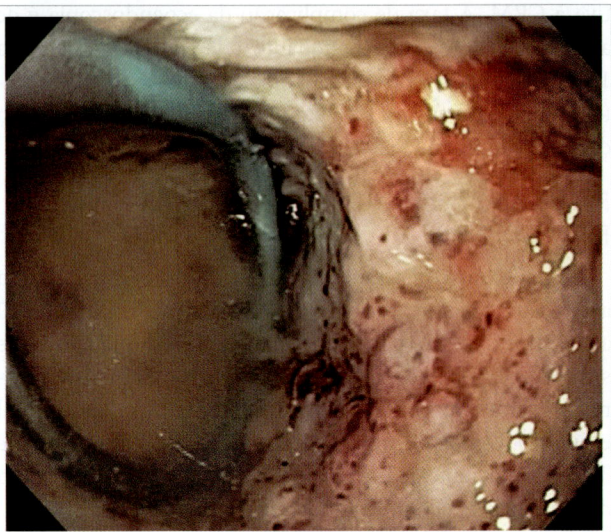

FIGURA 123.1. Endoscópio inserido na cavidade pararretal infectada, pós-operatória de anastomose colorretal baixa. Nota-se a extremidade intracavidade de duas próteses no interior da loja durante o procedimento de desbridamento por endoscopia.

DRENAGEM DE COLEÇÕES PANCREÁTICAS

As coleções pancreáticas, incluindo pseudocistos e necrose pancreática, são condições clínicas potencialmente graves, com taxas de mortalidade de até 35%.[29] A conduta tradicional é a cirurgia aberta, porém, nos últimos anos, a tendência concentra-se em uma abordagem mais conservadora, retardando ou evitando procedimentos invasivos, favorecendo métodos minimamente invasivos ou endoscópicos, como a drenagem endoscópica guiada por ecoendoscopia (Figuras 123.2 e 123.3).

A drenagem guiada por ecoendoscopia é menos invasiva do que a cirurgia convencional e evita complicações locais relacionadas à drenagem percutânea. Além disso, ao contrário da drenagem endoscópica convencional, a drenagem guiada por ecoendoscopia é capaz de drenar coleções não abauladas, reduzindo o risco de sangramento relacionado ao procedimento.

Taxas de sucesso superiores a 90% têm sido relatadas para a drenagem de pseudocistos e abscessos pancreáticos. Nos casos de necrose pancreática infectada, a necrosectomia endoscópica adjuvante é necessária para um tratamento

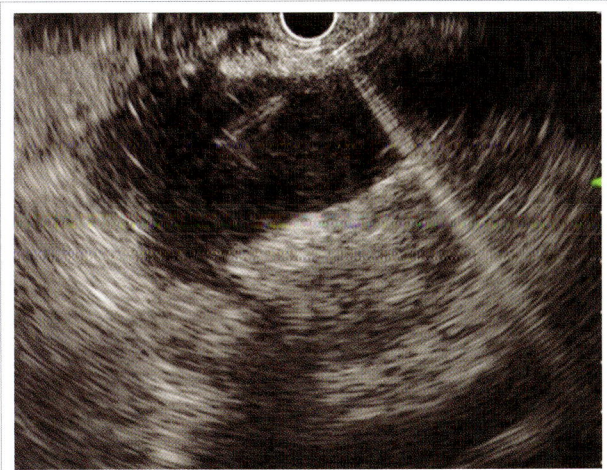

FIGURA 123.2. Imagem da ecoendoscopia evidenciando a agulha de punção no interior de um abscesso com necrose, localizado na loja pancreática. Após coleta de material mediante aspiração, insere-se, através da agulha, um fio hidrofílico que serve de guia para inserção de próteses (comunicando a loja com a cavidade gástrica).

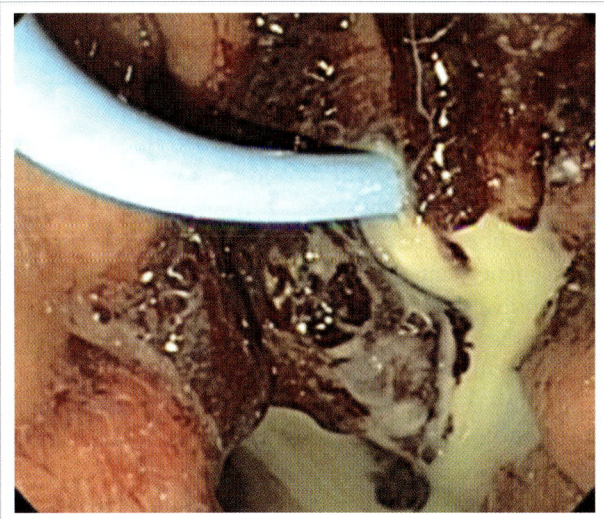

FIGURA 123.4. Durante a drenagem de loja retrogástrica infectada ocorreu sangramento da área onde foi criada a comunicação. O sangramento foi controlado com cauterização direta da mucosa gástrica por endoscopia.

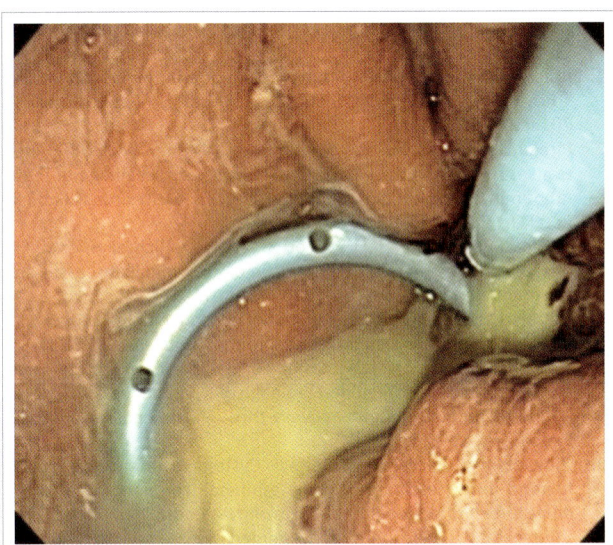

FIGURA 123.3. Visão endoscópica da câmara gástrica evidenciando a porção intragástrica dos drenos (próteses plásticas) inseridos na loja infectada. Nota-se secreção purulenta drenando ao redor e entre as próteses.

eficaz. Com uma abordagem agressiva, a taxa de sucesso do tratamento é de 81% a 92%. As complicações potenciais da drenagem guiada por ecoendoscopia são hemorragia grave (Figura 123.4) e perfuração. Para minimizar o risco, apenas coleções líquidas de paredes bem definidas e a uma distância de 1 cm do lúmen gastrintestinal devem ser submetidas à drenagem endoscópica. Qualquer coagulopatia, se presente, deve ser corrigida antes da realização do procedimento. Os pacientes submetidos à drenagem de pseudocistos também devem receber antibióticos profiláticos a fim de prevenir uma infecção secundária.[28-29]

DRENAGEM DE ABSCESSOS MEDIASTINAIS

O abscesso mediastinal é uma condição clínica grave com alta mortalidade com indicação de drenagem cirúrgica e antibioticoterapia sistêmica adjuvante. No entanto, em pacientes graves, a cirurgia e a anestesia representam riscos elevados.

A drenagem percutânea guiada por TC é proposta como uma alternativa eficaz para a cirurgia, mas implica exposição excessiva à radiação e elevado risco de complicações.[30]

Em pacientes graves, a drenagem por ecoendoscopia transesofágica é uma opção menos invasiva do que a cirurgia. Deve ser feita com cautela em virtude do potencial para complicações como pneumomediastino e hemotórax.[31]

DRENAGEM DE ABSCESSOS PÉLVICOS

Coleções pélvicas e abscessos são complicações frequentes da cirurgia colorretal ou resultado de infecções abdominais como apendicite, diverticulite, doença inflamatória pélvica ou doença inflamatória intestinal.[32]

Embora a cirurgia seja considerada o tratamento de escolha por diversos autores, os abscessos pélvicos podem ser gerenciados por métodos não invasivos.

A drenagem percutânea guiada por ultrassonografia e TC é realizada com altas taxas de sucesso. No entanto, tem algumas desvantagens e limitações, como o desconforto do paciente e desalojamento precoce do cateter de drenagem. Algumas lesões, em virtude de sua localização, não são acessíveis à TC ou à ultrassonografia convencional. A via de drenagem guiada por TC é, geralmente, transabdominal (via anterior) ou transglútea (via posterior). Por vezes, essas vias não oferecem a janela ideal em razão da presença de órgãos e estruturas, como o intestino delgado, intestino grosso, próstata, bexiga, útero, nervos e vasos. As vias de drenagem utilizadas por ultrassonografia convencional são a transrretal e transvaginal, que evitam a exposição dos órgãos e estruturas mencionados. No entanto, apenas lesões dentro do alcance das sondas convencionais podem ser drenadas.[33]

A ecoendoscopia oferece uma excelente abordagem para lesões pélvicas. Os abscessos pélvicos são frequentemente localizados perto da parede do colo e do reto e são, em geral, alcançados por ecoendoscopia. A lesão-alvo deve ser bem definida por estudos transversais pélvicos (CT ou ressonância magnética) antes da drenagem.[34]

A principal vantagem do procedimento guiado por ecoendoscopia sobre os procedimentos guiados por USG e TC é que a distância entre a sonda e o abscesso é geralmente menor. Na maioria das vezes, utilizando-se a ecoendoscopia, não há órgãos interpostos entre a agulha e a cavidade do abscesso, facilitando a drenagem. Outra vantagem da ecoendoscopia sobre as técnicas percutâneas é que um ou mais *stents* e cateteres de drenagem podem ser implantados no abscesso por longo período, minimizando o desconforto do paciente e o tempo de internamento.

A principal limitação do procedimento de drenagem guiada por ecoendoscopia é que só abscessos localizados perto do reto e do colo esquerdo podem ser tratados. Além disso, recomenda-se que a distância entre o ponto de drenagem e o abscesso seja menor do que 2 cm.[33-34]

CONSIDERAÇÕES FINAIS

Em pacientes graves, a ecoendoscopia é um procedimento tecnicamente viável. Nessa população, suas principais indicações diagnósticas são a avaliação de icterícia obstrutiva (suspeita de coledocolitíase ou obstrução biliar) e da pancreatite aguda, ao passo que suas principais indicações terapêuticas são a drenagem da via biliar e a drenagem de coleções ou abscessos abdominais, mediastinais e pélvicos.

REFERÊNCIAS BIBLIOGRÁFICAS

1. Dimagno EP, Regan PT, Clain JE, James EM, Buxton JL. Human endoscopic ultrasonography. Gastroenterology. 1982 Oct;83(4):824-9.
2. Gan S, Rajan E, Adler D, et al. American Society for Gastrointestinal Endoscopy. Role of EUS, Guidelines. Gastrointest Endosc. 2007;66:424-34.
3. Gress FG, Savides TJ. Ed. Endoscopic Ultrasonography, 2nd ed. Oxford: Blackwell Publishing Limited, 2009.
4. Maluf-Filho F, Dotti CM, Farias AQ, Kupski C, Chaves DM, et al. I Consenso Brasileiro de Ecoendoscopia. Arq Gastroenterol. 2007 Dec;44(4):353-8.
5. Byrne MF, Jowell PS. Gastrointestinal imaging: endoscopic ultrasound. Gastroenterology. 2002 May;122(6):1631-48.
6. Kenji Y, Vikram B, Nobumasa M, Akira S, Yasuhiro S, Atsushi I. Interventional Endoscopic Ultrasonography. J Gastroenterol Hepatol. 2009;24(4):509-19.
7. Berzosa M, Davies SF, Gupta K, Debol SM, Li R, Miranda D, et al. Diagnostic bedside EUS in the intensive care unit: a single-center experience. Gastrointest Endosc. 2013 Feb;77(2):200-8.
8. Varadarajulu S, Eloubeidi MA, Wilcox CM. The concept of bedside EUS. Gastrointest Endosc. 2008 Jun;67(7):1180-4.
9. Fritscher-Ravens A, Sriram PV, Pothman WP, Füllekrug B, Jäckle S, Thonke F, et al. Bedside endosonography and endosonography-guided fine-needle aspiration in critically ill patients: a way out of the deadlock? Endoscopy. 2000 May;32(5):425-7.
10. Vázquez-Sequeiros E, González-Panizo-Tamargo F, Boixeda-Miquel D, Milicua JM. Diagnostic accuracy and therapeutic impact of endoscopic ultrasonography in patients with intermediate suspicion of choledocholithiasis and absence of findings in magnetic resonance cholangiography. Rev Esp Enferm Dig. 2011;103:464-71.
11. Tenner S, Baillie J, DeWitt J, Vege SS. American College of Gastroenterology guideline: management of acute pancreatitis. Am J Gastroenterol. 2013 Sep;108(9):1400-15.
12. Teshima CW, Sandha GS. Endoscopic ultrasound in the diagnosis and treatment of pancreatic disease. World J Gastroenterol. 2014;20(29):9976-89.
13. Jenssen C, Alvarez-Sanchez MV, Napoleon B, Faiss S. Diagnostic Endoscopic Ultrasonography: Assessment of Safety and Prevention of Complications. World J Gastroenterol. 2012;18(34):4659-76.
14. Levy MJ, Geenen JE. Idiopathic Acute Recurrent Pancreatitis. Am J Gastroenterol. 2001;96(9):2540-55.
15. Fabbri C, Luigiano C, Lisotti A, Cennamo V, Virgilio C, Caletti G, et al. Endoscopic ultrasound-guided treatments: Are we getting evidence based – a systematic review. World J Gastroenterol. 2014;20(26):8424-48.
16. Iwashita T, Doi S, Yasuda I. Endoscopic ultrasound-guided biliary drainage: a review. Clin J Gastroenterol. 2014;7:94-102.
17. Iqbal S, Friedel DM, Grendell JH, Stavropoulos SN. Outcomes of endoscopic-ultrasound-guided cholangiopancreatography: a literature review. Gastroenterol Res Pract. 2013;2013:869214.
18. Wiersema MJ, Sandusky D, Carr R, Wiersema LM, Erdel WC, Frederick PK. Endosonography-guided cholangiopancreatography. Gastrointest Endosc. 1996;43:102-6.
19. Giovannini M, Bories E. EUS-Guided Biliary Drainage. Gastroenterol Res Pract. 2012;2012:348719.
20. Burmester E, Niehaus J, Leineweber T, Huetteroth T. EUScholangio-drainage of the bile duct: report of 4 cases. Gastrointest Endosc. 2003;57:246-51.
21. Prachayakul V, Aswakul P. A novel technique for endoscopic ultrasound-guided biliary drainage. World J Gastroenterol. 2013;19(29):4758-63.
22. Piraka C, Shah RJ, Fukami N, Chathadi KV, Chen YK. EUS-guided transesophageal, transgastric, and transcolonic drainage of intra-abdominal fluid collections and abscesses. Gastrointest Endosc. 2009 Oct;70(4):786-92.
23. Seewald S, Ang TL, Teng KY, Groth S, Zhong Y, Richter H, et al. Endoscopic ultrasound-guided drainage of abdominal abscesses and infected necrosis. Endoscopy. 2009 Feb;41(2):166-74.
24. Grimm H, Binmoeller KF, Soehendra N. Endosonography–guided drainage of a pancreatic pseudocyst. Gastrointest Endosc. 1992;38:170-1.
25. Vilmann P, Hancke S, Pless T, Schell-Hincke JD, Henriksen FW. One-step endosonography–guided drainage of a pancreatic pseudocyst: a new technique of stent delivery through the echo endoscope. Endoscopy. 1998;30:730-3.
26. Giovannini M, Bernardini D, Seitz JF. Cystogastrotomy entirely performed under endosonography guidance for pancreatic pseudocyst: results in six patients. Gastrointest Endosc. 1998;48:200-3.
27. Wiersema MJ. Endosonography–guided cystoduodenostomy with a therapeutic ultrasound endoscope. Gastrointest Endosc. 1996;44:614-7.
28. Seewald S, Ang TL, Teng KC, Soehendra N. EUS-guided drainage of pancreatic pseudocysts, abscesses and infected necrosis. Dig Endosc. 2009 Jul;21 Suppl 1:S61-5.
29. Lopes CV, Pesenti C, Bories E, Caillol F, Giovannini M. Endoscopic-ultrasound-guided endoscopic transmural drainage of pancreatic pseudocysts and abscesses. Scand J Gastroenterol. 2007 Apr;42(4):524-9.
30. Chen YF, Ho CC, Chen CY, Yu CJ. Endobronchial ultrasonographically guided transbronchial needle aspiration in mediastinal abscesses. J Thorac Cardiovasc Surg. 2013 Jun;145(6):e54-7.
31. Kahaleh M, Yoshida C, Kane L, Yeaton P. EUS drainage of a mediastinal abscess. Gastrointest Endosc. 2004 Jul;60(1):158-60.
32. Varadarajulu S, Drelichman ER. Effectiveness of EUS in drainage of pelvic abscesses in 25 consecutive patients. Gastrointest Endosc. 2009 Dec;70(6):1121-7.
33. Fernandez-Urien I, Vila JJ, Jimenez FJ. Endoscopic ultrasound-guided drainage of pelvic collections and abscesses. World J Gastrointest Endosc. 2010 Jun 16;2(6):223-7.
34. Hadithi M, Bruno MJ. Endoscopic ultrasound-guided drainage of pelvic abscess: A case series of 8 patients. World J Gastrointest Endosc. 2014;Aug16;6(8):373-8.

CAPÍTULO 124

GASTROSTOMIAS E JEJUNOSTOMIAS PERCUTÂNEAS ENDOSCÓPICAS

Ricardo Leite Ganc
Julia Hage
Arnaldo José Ganc

DESTAQUES

- A gastrostomia é indicada para nutrição prolongada em pacientes com trato digestivo funcionante, porém com impossibilidade de ingestão oral adequada.
- O método não impede o refluxo gastresofágico ou a broncoaspiração.
- A jejunostomia é indicada em pacientes que não possuam estômago ou naqueles com gastroparesia e com alto risco de broncoaspiração.
- A gastrojejunostomia pode ser utilizada nos pacientes com necessidade de repouso da função pancreática exócrina e de aspiração do conteúdo gástrico concomitante.
- Anticoagulantes e antiagregantes plaquetários devem ser descontinuados para a realização do procedimento.
- A antibioticoprofilaxia é mandatória antes do procedimento.
- Independentemente da técnica utilizada, a taxa de sucesso da gastrostomia é maior do que 95%.
- A taxa de mortalidade é baixa e está relacionada com a doença de base dos pacientes e suas comorbidades.
- Os principais fatores de risco para aumento da morbimortalidade são: hipoalbuminemia, doença pulmonar obstrutiva crônica, doença aguda descompensada, diabetes, pacientes em uso de ventilação mecânica ou de diálise. Além disso, a idade avançada é um fator de risco isolado.

INTRODUÇÃO

A gastrostomia significa a criação de uma fístula gastrocutânea temporária ou permanente com o objetivo de alimentação ou descompressão gástrica.

Até a década de 1980, era realizada exclusivamente por via cirúrgica. A partir da descrição de Gauderer e Ponsky em 1980, a técnica endoscópica foi introduzida na prática clínica, com muitas vantagens, entre elas a possibilidade de realização à beira do leito em unidade de terapia intensiva (UTI), realização rápida e sem necessidade de anestesia geral, menor dor no pós-procedimento, menor custo e baixas taxas de complicação.[1]

A gastrostomia endoscópica percutânea é indicada para alimentar pacientes que possuem trato digestivo funcionante, mas que têm alguma impossibilidade em manter a ingestão oral adequada (Figura 124.1).

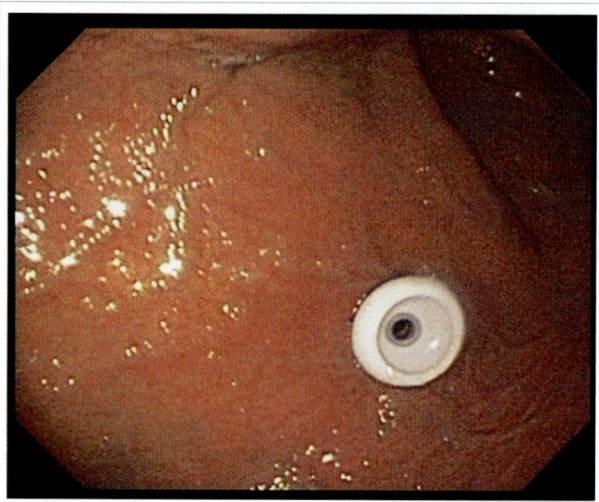

FIGURA 124.1. Imagem da tulipa da sonda de gastrostomia posicionada na luz gástrica.

O outro grupo de pacientes que se beneficia desse procedimento é o que necessita de descompressão do trato digestivo alto.[2]

É o método mais adequado para nutrição enteral prolongada, com estudos demonstrando taxas de sucesso do procedimento em mais de 95% dos casos, além de baixa morbidade e baixa mortalidade. Porém, a gastrostomia não impede o refluxo gastresofágico ou a broncoaspiração, bem como não melhora a sobrevida em pacientes com demência, sendo importante a adequada seleção dos pacientes que se beneficiarão com o procedimento.[3]

A jejunostomia significa acesso à luz do jejuno através da parede abdominal. Pode ser realizada mediante duas técnicas diferentes. A mais utilizada é por meio de uma gastrostomia prévia, quando se introduz uma sonda de menor calibre por dentro da sonda de gastrostomia, sendo esta guiada até o jejuno (Figura 124.2). Essa técnica é denominada gastrojejunostomia. A outra técnica é realizada mediante passagem de enteroscópio ou colonoscópio infantil até o jejuno, seguida da punção direta do órgão, sendo denominada jejunostomia endoscópica percutânea (DPEJ). É tecnicamente mais complexa e demorada, com taxas de sucesso em torno de 85% dos casos[4] (Figura 124.3).

A jejunostomia está indicada em pacientes que necessitam de suporte nutricional definitivo e não possuem estômago, com intolerância à alimentação por gastrostomia e com alto risco de aspiração, como nos pacientes com refluxo gastresofágico intenso.

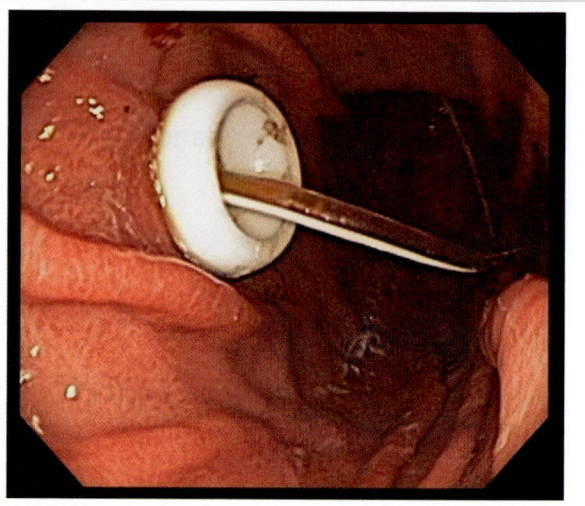

FIGURA 124.2. Gastrojejunostomia. Observe a sonda de jejunostomia locada passando por dentro da sonda de gastrostomia e sendo direcionada ao piloro.

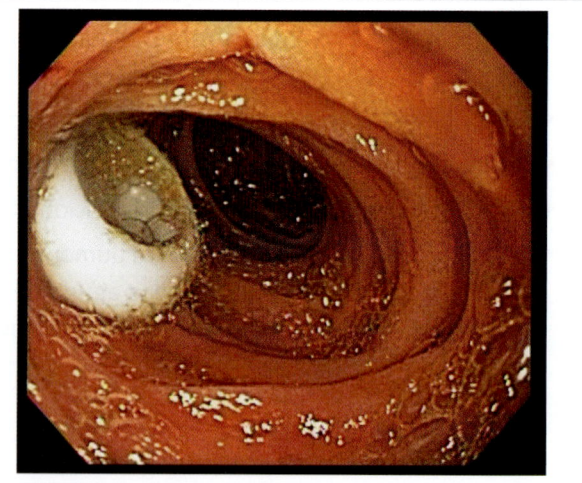

FIGURA 124.3. Jejunostomia percutânea direta. Observe que a sonda está locada diretamente na luz jejunal.

INDICAÇÕES E CONTRAINDICAÇÕES

Dentre as principais indicações da gastrostomia em pacientes em UTI estão as disfagias pós-alteração neurológica (acidente vascular cerebral (AVC), traumas, tumores), com necessidade de suporte nutricional por períodos maiores que 4 semanas.[5]

Também está indicada para descompressão gástrica, fixação gástrica em casos de volvo, necessidade de readministração de secreção biliar, em casos de caquexia neoplásica com expectativa de vida longa, também em pacientes com doenças benignas como na síndrome do intestino curto e na doença de Crohn, além de estados catabólicos com necessidade de suporte nutricional intenso.[6]

A jejunostomia está indicada em pacientes com gastroparesia e risco de broncoaspiração, e naqueles com necessidade de repouso da função pancreática exócrina em casos de pancreatite grave, pseudocistos, necrose pancreática, em pós-operatórios de ressecção gástrica ou de cirurgia biliar complicada.[6-7]

A realização da gastrostomia não está indicada em casos em que a ingestão oral está programada para até 4 semanas ou em que a degradação do estado clínico é rápida e progressiva, sem possibilidade de melhora, bem como em casos de doença incurável com expectativa de vida curta.[8]

Em pacientes com demência avançada, a gastrostomia não está relacionada com melhora na sobrevida e não evita broncoaspiração, porém não é contraindicada, devendo tal aspecto ser discutido com a equipe e familiares.[9]

As contraindicações da gastro e da jejunostomia são divididas em absolutas e relativas.

A principal contraindicação é a recusa do paciente. Demais contraindicações absolutas são: a falta de transiluminação da parede abdominal, obstruções do trato digestivo alto, lesões da parede abdominal ou da parede gástrica no local da punção, instabilidade hemodinâmica, coagulopatias não compensadas e peritonite.

Como contraindicações relativas existem a obesidade, hepatomegalia, cirurgias gástricas prévias, ascite, varizes gástricas, derivações ventriculoperitoneais, hérnia hiatal volumosa, doenças sistêmicas descompensadas, neoplasias avançadas e diálise peritoneal[2,6] (Figura 124.4).

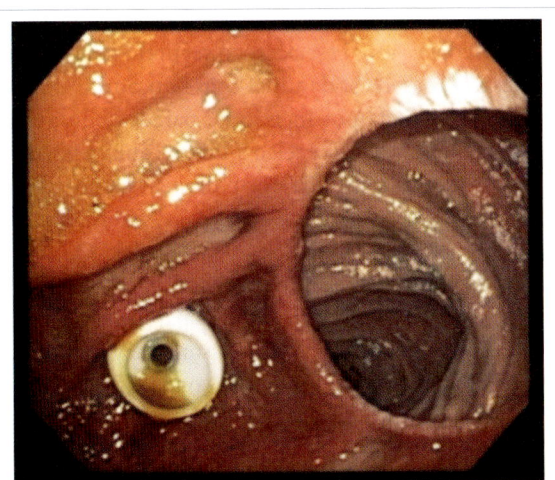

FIGURA 124.4. Note que, mesmo em pacientes com ressecções gástricas parciais, é possível realizar uma gastrostomia no coto, na maioria dos pacientes.

Existem relatos do uso de ecoendoscopia para guiar a punção em pacientes com grandes cicatrizes abdominais e dificuldade de transiluminação, o que pode ser também empregado em casos de varizes gástricas para evitar punção inadvertida. Porém, esse método aumenta o tempo de exame e os custos, além de necessitar de aparelhagem específica, muitas vezes não disponível em alguns serviços.[10]

Em casos de ascite, a gastrostomia pode ser realizada após paracentese e com auxílio de técnica de gastropexia. Nesses casos, o risco de peritonite e dificuldade de maturação da fístula podem ocorrer com mais frequência.

MANEJO PRÉ-PROCEDIMENTO

De acordo com a Sociedade Americana de Endoscopia Gastrintestinal (ASGE), alguns exames são recomendados previamente ao procedimento, entre eles: hemograma, coagulograma, eletrocardiograma, radiografia de tórax e urina I. É importante ressaltar que a necessidade de avaliação pré-procedimento deve ser individualizada de acordo com cada paciente.[11]

Avaliar os medicamentos em uso, o risco associado de sangramento e o risco individual para fatores tromboembólicos (Quadro 124.1).

Seguindo as orientações da ASGE, a gastrostomia é considerada procedimento de alto risco para sangramento. Em pacientes com comorbidades associadas a baixo risco para fenômenos tromboembólicos que serão submetidos à gastrostomia, é indicada:[12]

- Se em uso de varfarina, esta deve ser suspensa 5 dias antes do procedimento. O RNI (razão normatizada internacional) deve ser verificado e estar menor que 1,5. A varfarina pode ser reiniciada na noite após o procedimento.

- Se em uso de clopidogrel, este deve ser suspenso de 7 a 10 dias antes do procedimento e reiniciado no dia seguinte. Em pacientes que estão usando ácido acetilsalicílico associado, este pode ser mantido, sem necessidade de suspensão.

Em pacientes com alto risco cardiovascular ou de fenômenos tromboembólicos que serão submetidos à gastrostomia, recomenda-se:

- Suspender a varfarina 5 dias antes e iniciar terapia com heparina de baixo peso molecular, cuja dose deve ser suspensa na manhã do procedimento. A varfarina pode ser reintroduzida na noite após o procedimento.

- Pacientes em uso de clopidogrel devem ter a medicação suspensa por 7 a 10 dias antes e administração ácido acetilsalicílico associado. Reiniciar o clopidogrel no dia seguinte.

No serviço de endoscopia do Hospital Israelita Albert Einstein há uma rotina para suspensão de anticoagulantes e antiagregantes plaquetários (Quadro 124.2).

QUADRO 124.1. Determinação dos fatores de risco para fenômenos tromboembólicos.[2]

Pacientes em uso de anticoagulantes:

Com baixo risco:
- Válvula mitral metálica
- Fibrilação atrial sem doença valvular
- Válvula biológica
- Trombose venosa profunda há mais de 3 meses

Com alto risco:
- Válvula mitral metálica
- Fibrilação atrial com prótese valvar
- Fibrilação atrial com estenose de válvula mitral
- Trombose venosa profunda há menos de 3 meses
- Trombofilias

Pacientes em uso de terapia antiplaquetária:

Baixo risco:
- Coronariopatia sem *stent*
- Coronariopatia com *stent drug-eluting* há mais de 12 meses
- Coronariopatia com *bare stent* há mais de 1 mês
- Acidente vascular cerebral
- Doença aterosclerótica periférica

Alto risco:
- Doença coronária com *bare stent* há menos de 1 mês
- Doença coronária com *stent drug-eluting* há menos de 12 meses

QUADRO 124.2. Rotina de suspensão de anticoagulantes e antiagregantes plaquetários no serviço de endoscopia do HIAE.

Medicamentos anticoagulantes	Tempo de suspensão antes do procedimento
Enoxiparina	6 a 8 horas
Heparina	8 horas
Fraxiparina	8 horas
Fondaparinux	24 horas
Apixabarana	24 a 48 horas
Ticagrelor	5 dias
Digigatrona	24 a 48 horas
Femprocumona	5 dias
Varfarina	5 dias
Antiagregantes plaquetários	**Tempo de suspensão**
Clopidogrel	7 dias
Ticlopidina	7 a 10 dias
Abiciximab	7 dias
Tirofibana	7 dias

Sem necessidade de suspensão: AAS, AINH, *Ginkgo biloba*.

As diretrizes são pouco claras quanto a pacientes em uso de inibidores de recaptação de serotonina (IRS), não fazendo nenhuma recomendação nesses casos. Porém, um estudo realizado por Ritcher e colaboradores sugeriu que, em pacientes usando IRS, a medicação deve ser suspensa 24 horas antes do procedimento para reduzir os riscos de hemorragia. Como a serotonina tem um papel na agregação plaquetária, inibindo sua recaptação, ocorre alteração nos mecanismos de homeostase. A administração de IRS durante as 24 horas que antecedem a gastrostomia foi associada a uma chance de sangramento 1 a 4 vezes maior.[13]

TÉCNICAS PARA REALIZAÇÃO DE GASTROSTOMIA

O jejum é fundamental para a realização do procedimento endoscópico, devendo ser de pelo menos 8 horas.

A sedação pode ser realizada à beira do leito, de preferência por anestesista.

O uso de profilaxia antibiótica é mandatório antes do procedimento (grau de evidência A). Os pacientes submetidos à gastrostomia têm um risco aumentado de infecção decorrente do estado nutricional alterado, baixa imunidade, comorbidades e idade avançada. Uma metanálise de 11 estudos prospectivos randomizados avaliando mais de 1.100 pacientes mostrou que há diminuição da incidência de infecção periostomia em pacientes com uso de antibioticoprofilaxia.[14]

Segundo diretriz da ASGE, a recomendação é de uso de cefazolina 1 g endovenoso, meia hora antes do procedimento.[15]

As sondas utilizadas para gastrostomia são flexíveis, produzidas com silicone ou poliuretano, cujo diâmetro varia entre 12 e 28 Fr. Apresentam um retentor interno macio que permite sua remoção por tração e enseja menor índice de complicações locais.[6]

Inicia-se o procedimento com a realização de exame endoscópico completo, seguido pela identificação do ponto de punção mediante transiluminação e digitopressão e marcação do local a ser puncionado.

Em seguida, deve ser feita a assepsia da parede abdominal com a colocação dos campos estéreis por um segundo médico.

Existem três técnicas bem estabelecidas para gastrostomia endoscópica: a de tração de Gauderer Ponsky, a de pulsão de Sachs-Vine e a de punção de Russell.

A técnica de tração é a mais utilizada por sua facilidade e segurança. Nela, o endoscopista permanece em câmara gástrica, enquanto o segundo médico punciona a parede abdominal e gástrica com agulha fina, sendo esta acompanhada pela endoscopia. Após esse passo, o segundo médico realiza a anestesia da parede abdominal com lidocaína 2% sem vasoconstritor, seguida por incisão na parede abdominal até aponeurose e colocação de jelco 14 até a câmara gástrica. A retirada da agulha é seguida por passagem de fio-guia pelo jelco, sendo capturado no estômago pelo endoscopista e exteriorizado pela boca junto com o endoscópio. O fio-guia é entrelaçado à sonda que é tracionada através do esôfago até a câmara gástrica e exteriorizada pela parede abdominal. O endoscópio é repassado seguindo a sonda e verifica a posição adequada na parede gástrica. A sonda é fixada na parte externa através de um anteparo junto à parede abdominal e permanece aberta em drenagem.

Na técnica de pulsão de Sachs-Vine, o exame endoscópico é realizado seguido por identificação do ponto de punção por digitopressão, infiltração da parede abdominal com lidocaína a 2% e introdução da agulha fina até aspiração de ar da câmara gástrica acompanhada pela endoscopia. O segundo médico faz a incisão da parede abdominal com bisturi até a aponeurose seguida por colocação de jelco 14 sob visão endoscópica direta. Da mesma forma que na técnica anteriormente descrita, o fio-guia é exteriorizado pela boca e a sonda é empurrada até se exteriorizar pela parede abdominal. O endoscópio é repassado para avaliar o posicionamento da sonda na parede gástrica e, depois, a sonda é fixada pelo anteparo externo.

Na técnica de punção de Russell, após o exame endoscópico e infiltração da parede abdominal com lidocaína 2%, é feita introdução de trocater com fio-guia seguido por dilatação da ostomia. Após a retirada do dilatador e do fio-guia, a sonda é passada, um balonete interno é insuflado e um anteparo externo fixa a sonda.

Para melhor gastropexia, pode-se complementar os métodos descritos com a realização de técnica de sutura de Hashiba, em que ocorre fixação da parede através de passagem de fio de sutura por jelcos posicionados na parede abdominal e tração do fio com realização de pontos em "U", que podem ser de 2 a 4.[16]

A gastrostomia com gastropexia é segura e reduz o risco de complicações como, por exemplo, a infecção periostomia. As desvantagens do método são a possibilidade de sangramento em punção inadvertida de vaso e o aumento do tempo de procedimento.[3,17]

Independentemente da técnica, o sucesso na realização da gastrostomia fica entre 95% e 98%.[3]

O tempo de introdução da dieta varia de 3 horas a 2 dias.

A maioria dos estudos permite a infusão de dieta em 3 a 4 horas.[18-19]

No entanto, em pacientes agitados, essa conduta incorre no risco de arrancamento precoce e extravasamento da dieta na cavidade peritoneal, fato que os autores deste capítulo já tiveram a oportunidade de presenciar (Figura 124.5).

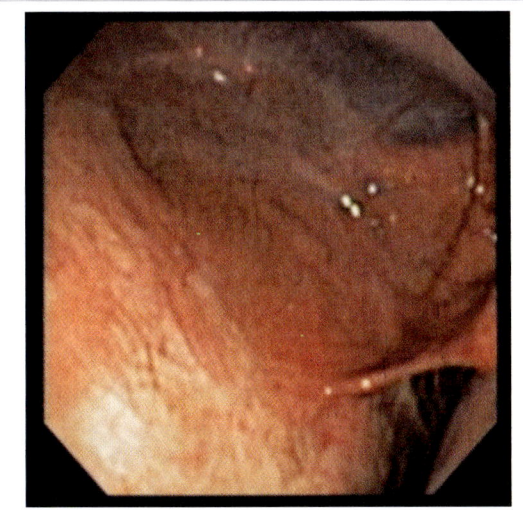

FIGURA 124.5. Nesta imagem, observam-se o peritônio e a borda hepática, durante um exame após o arrancamento precoce de uma sonda de gastrostomia.

A limpeza diária da ostomia deve ser realizada com água e sabão neutro ou antimicrobiano, mantendo o sítio seco e sem tração ou torção da sonda. Não há necessidade de curativo oclusivo.[20]

Após maturação da fístula, a sonda inicial de gastrostomia pode ser trocada por uma sonda balonada de reposição ou por um Button que permite adaptação de equipo para infusão.[6]

COMPLICAÇÕES

São divididas em maiores e menores quando relacionadas à gravidade (Tabela 124.1) ou em tardias e precoces quando relacionadas com o tempo de desenvolvimento pós-procedimento.

TABELA 124.1. Complicações da gastrostomia relacionadas com a gravidade.[3,6]

Maiores	Frequência (%)
Aspiração	0,3 a 1
Hemorragia	0 a 2,5
Peritonite	0,5 a 1,3
Fasciite necrosante	Rara
Morte	0 a 2,1
Implante tumoral	Rara
Menores	**Frequência (%)**
Íleo adnâmico	1 a 2
Infecção periostomia	5,4 a 30
Vazamento	1 a 2
Sepultamento do anteparo interno	0,3 a 2,4
Úlcera gástrica	0,3 a 6,7
Remoção	1,6 a 4,4

As complicações agudas geralmente são relacionadas ao ato endoscópico e à sedação, sendo as mais comuns hipóxia, hipotensão, broncoaspiração e hemorragias.[3]

São consideradas precoces quando ocorrem em até 2 semanas, ou antes da maturação da fístula, e tardias quando ocorrem após a maturação da fístula, que significa a aderência entre os folhetos parietal e visceral do peritônio na estomia. Em pacientes sob uso de corticosteroide, desnutridos graves ou com estados de imunossupressão, o tempo de cicatrização e de formação do pertuito fistuloso pode se prolongar por até 2 meses.

A taxa de mortalidade relacionada com o procedimento é de cerca de 1%. Porém, estudos demonstram que essa taxa pode ser maior quando levadas em consideração as comorbidades dos pacientes. Aurora e colaboradores estudaram mais de 180 mil pacientes submetidos à gastrostomia e evidenciaram uma taxa de mortalidade em 10,8%, com evolução média de óbito em 9 dias após o procedimento. As mortes foram relacionadas, sobretudo, com a doença de base dos pacientes e suas comorbidades, sem relação direta com o procedimento propriamente dito.[9] Uma seleção ruim de pacientes pode ser um fator determinante para aumento da mortalidade. Os principais fatores de risco para aumento da morbimortalidade incluem hipoalbuminemia, presença de doença aguda descompensada, doença pulmonar obstrutiva crônica, diabetes melito, pacientes em uso de ventilação mecânica ou em diálise e pacientes com idade avançada.[21-22]

Complicações classificadas como maiores necessitam de cuidados endoscópicos ou cirúrgicos e ocorrem em 0,4 a 8,4% dos casos, sendo elas perda precoce da sonda, broncoaspiração, peritonite, perfuração hepática, fístula gastrocolocutânea, sepultamento do anteparo interior, hemorragia, fasciite necrosante e implantação tumoral na ostomia.[6]

A perda precoce da sonda antes da maturação do trajeto pode levar a abdome agudo perfurativo (Figura 124.5). Se identificado precocemente, sem peritonite, há possibilidade de repassar a sonda de gastrostomia. Quando não for identificado e se não houver peritonite, pode-se drenar a câmara gástrica por uma sonda nasogástrica e refazer a gastrostomia após 10 dias de antibioticoterapia de largo espectro.[9]

Se a perda da sonda for tardia, após a maturação da fístula gastrocutânea, a colocação de uma sonda é mais simples e deve ser realizada precocemente para evitar o fechamento da ostomia. Essa sonda pode até ser do tipo Foley para manter o pertuito, todavia convém avaliação endoscópica e repassagem de sonda de troca de gastrostomia.

A fasciite necrosante é uma complicação grave que requer tratamento antimicrobiano e debridamento cirúrgico.

O sepultamento do anteparo interno, também chamado de *buried bumper syndrome*, ocorre quando é mantida uma tração externa contínua, que leva ao "englobamento" do anteparo pela mucosa gástrica (Figura 124.6). Pode acontecer em casos de erro de manipulação da sonda (exemplo: a colocação de gazes e compressas entre a pele e o anteparo externo) ou quando há ganho de peso, permanecendo o anteparo externo fixo e causando tração no interno. Surge dificuldade em infundir a dieta pela sonda, extravasamento e dor local, com imobilidade da sonda. Nesses casos, o tratamento pode ser realizado pela endoscopia, com abertura da mucosa gástrica com estilete, apreensão da sonda e reposicionamento. Em alguns casos, há formação de abscessos de parede abdominal e peritonite, necessitando de drenagem cirúrgica.[6]

Também relacionada à tração excessiva da sonda, pode ocorrer ulceração da parede gástrica no local de contato com o anteparo interno. Nesse caso, deve-se reposicionar a sonda reduzindo a tração e usar inibidores de bomba ou sucralfato para auxílio na cicatrização.

A fístula gastrocolocutânea surge quando uma alça cólica fica interposta à parede gástrica no momento da punção. Quando há transiluminação insuficiente ou em casos de obesidade ou cirurgias prévias, a alça de transverso pode permanecer em topografia gástrica, sendo puncionada. Pode cursar de forma catastrófica com peritonite ou com obstrução intestinal ou fasciite, mas pode também evoluir de forma assintomática, em que o único achado é o de fezes ao redor da ostomia. Quando não há complicação, o tratamento requer remoção da sonda e fechamento espontâneo da fístula. Quando há peritonite ou permanência do trajeto fistuloso, o tratamento cirúrgico é imperativo.

Implantação metastática no local da punção pode acontecer raramente em pacientes com tumores de cabeça e pescoço. Tal complicação pode ser evitada utilizando-se a técnica de punção para realização do procedimento.[23]

Complicações menores são tratadas de forma conservadora e evidenciadas em 13% a 43% dos casos. Incluem infecção periostomia (Figura 124.6), vazamento de conteúdo gástrico pela ostomia (Figura 124.7), dermatites, formação de granulomas, obstrução e migração da sonda.[3]

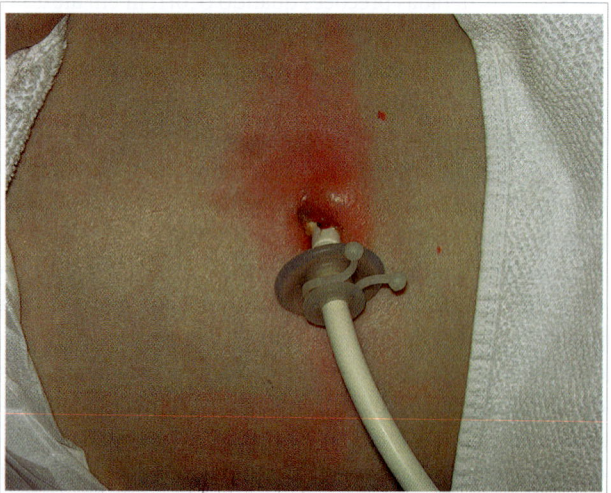

FIGURA 124.6. Área de celulite perigastrostomia com a tulipa migrada para o subcutâneo (*buried bumper syndrome*).

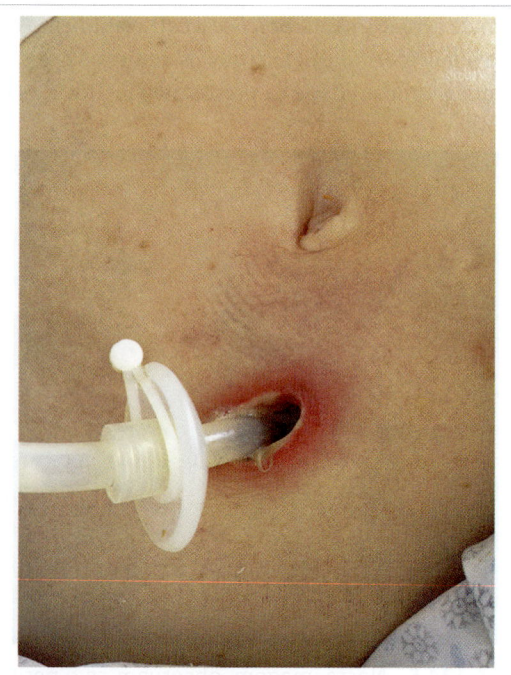

FIGURA 124.7. Alargamento do óstio da gastrostomia, por demasiada mobilização da sonda.

A complicação mais frequente é a infecção no sítio da punção, principalmente quando a técnica utilizada foi a de tração ou pulsão, em que há contaminação da sonda pelos germes do trato aerodigestivo, sendo o *Staphilococcus aureus* o principal responsável. Esses índices diminuem quando há administração de antibioticoterapia profilática no pré-procedimento.[14]

Podem surgir também sangramentos localizados na borda da ostomia decorrentes de tração e ulcerações por manipulações inadvertidas.

O extravasamento de secreção gástrica pela ostomia pode causar dermatites e a presença da sonda pode induzir a formação de tecido de granulação. O granuloma é passível de tratamento com nitrato de prata e as dermatites sem infecção associadas podem ser tratadas com cremes hidratantes à base de dexpantenol. Quando há infecção fúngica associada, os cremes com óxido de zinco podem auxiliar na cicatrização.

Quando ocorre a perda ou manipulação com mobilidade do anteparo externo, a sonda pode migrar e causar obstrução pilórica. Nesse caso, a sonda deve ser reposicionada sob visão endoscópica e o anteparo externo realocado.

Se houver obstrução da sonda, ela deverá ser substituída.

Durante a realização do procedimento pode ocorrer laceração do trato digestivo pela passagem da sonda, com sangramento que, geralmente, é autolimitado e perfurações gástricas. Hemorragias maiores no ponto de punção podem ser controladas por compressão ou, em alguns casos, por hemoclipes.[24]

O pneumoperitônio pode assomar em mais de 50% dos casos de forma transitória e não requer intervenção quando não associado a sinais de peritonite. Não é necessário aguardar sua reabsorção para início da alimentação.[2]

JEJUNOSTOMIA

Quando realizada por gastrostomia preexistente, é denominada gastrojejunostomia. Sondas siliconadas de diâmetro entre 8 e 12 Fr são passadas por dentro da sonda de gastrostomia e guiadas até o jejuno por auxílio de fio-guia ou endoscópico. Quanto mais finas as sondas, maior é o risco de migração e dobra.

As sondas de gastrojejunostomia têm duas vias, sendo uma gástrica (Gtube), que pode ser usada para drenagem, e outra jejunal (Jtube), usada para alimentação.[6] A dieta pode ser progredida logo após o posicionamento da sonda.

As complicações da gastrojejunostomia são obstrução do tubo, migração retrógrada em até cerca de 50 a 84%, remoção, dobra e fratura da sonda, além das complicações relacionadas à gastrostomia. A vida-média da sonda de gastrojejunostomia está entre 3 e 6 meses, e a troca da sonda pode ser realizada com auxílio de fio-guia e fluoroscopia ou guiada por endoscopia.

A jejunostomia percutânea direta permite punção do jejuno em pacientes que foram submetidos a ressecções gástricas, sendo uma técnica mais difícil e com índices de falha entre 15% e 25%. A vantagem dessa técnica sobre a gastrojejunostomia é a possibilidade de utilização de sondas de maior diâmetro e menor migração, pois a sonda é fixa do jejuno.[25]

As complicações da jejunostomia direta são semelhantes às da gastrostomia percutânea, incluindo infecção no ponto de punção, extravasamento de líquido entérico, dermatite, perda da sonda, peritonite, fasciite necrosante, perfuração do colo, volvo de delgado, fístula enterocutânea persistente após remoção da sonda e, menos comum, a obstrução enteral causada pelo retentor interno da sonda. Os episódios de aspiração são pouco observados em pacientes com alimentação jejunal, mas podem ocorrer.[4,7]

Independentemente da técnica de acesso, as sondas de jejunostomia devem receber cuidado delicado, com o objetivo de evitar obstruções, mobilização e perda.

A sonda deve ser lavada antes e após infusão da dieta e das medicações. Os medicamentos devem ser bem macerados e diluídos para evitar obstrução, infundidos separadamente e com irrigação de água entre as doses.

COMENTÁRIOS FINAIS

Como descrito neste capítulo, as ostomias endoscópicas têm um papel fundamental e bem determinado para a nutrição daqueles que dela necessitam, e não conseguem utilizar a deglutição para tal.

Menos invasivas, mais rápidas e eficazes do que as ostomias cirúrgicas (com o intuito de nutrição), a gastrostomia e a jejunostomia endoscópica são aliadas importantíssimas para o tratamento nutricional dentro de qualquer UTI.

REFERÊNCIAS BIBLIOGRÁFICAS

1. Gauderer MV, Ponsky JL, Izant RJ. Gastrostomy without laparotomy: a percutaneous endoscopic techinique. J Ped Surg. 1980;15:872-5.
2. Itkin M, DeLegge MH, Fang JC, McClave SA, Kundu S, d'Othee BJ, Martinez-Salazar GM, et al. Multidisciplinary Practical Guidelines for Gastrointestinal Acess for Enteral Nutrition and Descompression From the Society of Interventional Radiology and American Gastroenterological Association (AGA) Institute, with Endorsement by Canadian Interventional Radiological Association (CIRA) and Cardiovascular and Interventional Radiological Society of Europe (CIRSE). Gastroenterology. 2011;141:742-65.
3. Chicharro L, Puiggrós C, Cots I, Pérez-Portabella C, Plana M. Complicaciones inmediatas de la gastrostomía percutánea de alimentación: 10 años de experiencia. Nut Hosp. 2009;24(1):73-6.
4. Fan A, Baron T, Rumalla A, Herewood G. Comparison of direct percutaneous endoscopic jejunostomy and PEG with jejuna extension. Gastrointest Endosc. 2002;56:890-4.
5. Minicucci MF, Silva GF, Matsui M, et al. O uso da gastrostomia percutânea endoscópica. Ver Nut. 2005;18(4):553-9.
6. Lukaskok HP, Costa MS, Mello GFS. Gastrostoia Endoscópica Percutânea. In Endoscopia Gastrointestinal Terapêutica / Sociedade Brasileira de Endoscopia Digestiva. São Paulo: Editora Tecmed, 2006. p.778-86.
7. Maple J, Petersen B, Baron TH, Gostout CJ, Wong Kee Song LM, Buttar NS. Direct percutaneous endoscopic jejunostomy: out comes in 307 consecutive attempts. Am J Gastroenterol. 2005;100:2682-8.
8. Haslan D, Fang J. Enteral acess for nutrition in intensive care unit. Curr Opin Clin Nut Metab Care. 2006;9(2):155-9.

9. Aurora G, Rockey D, Guypta S. High In-hospital Mortality After Percutaneous Endoscopic Gastrostomy: Results of a Nationwide Population – based study. Clin Gastroenterol Hepatol. 2013;11:1437-44.
10. Chaves DM, Kumar A, Lera ME, Maluf F, Artifon EL, Moura EG, et al. EUS guided percutaneous endoscopia gastrostomy for enteral feeding tube placement. Gastrointes Endosc. 2008;68(6):1168-72.
11. Pasha SF, Acosta R, Chandrasekhara V, Chathadi KV, Eloubeidi MA, Fanelli R, et al. Routine laboratory testing before endoscopic procedure. ASGE Standards of Pratice committee. Gastrointest Endosc. 2014;80:28-33.
12. Anderson MA, Bem-Manchen T, Gan DI, Appalaneni V, Cash BD, Fisher L, et al. Management of Antithombotic Angents for Endoscopic Procedures. Gastroint Endosc. 2009;70:1061-70.
13. Richeter JA, Patrie JT, Richeter RP, Henry ZH, Pop GH, Regan KA, et al. Bleeding after percutaneous endoscopic gastrostomy is linked to serotonin reuptake inhibitors, not aspirin or clopidogrel. Gastrointes Endos. 2011;74:22-34.
14. Sharma VK, Hawden CW. Meta-analysis of randomized, controled Trial of antibiotic prophylaxis before percutaneous endoscopic gastrostomy. Am J Gastroenterol. 2000;95:3133-6.
15. BanerjeeS, Shen B, Baron T, Nelson DB, Anderson MA, Cash BD, et al. Antibiotic Prophylaxis for GI Endoscopy. Gastrointes Endos. 2008;67:791-8.
16. Hashiba K. Tecnica de abertura de gastrostomia sob controle e manipulação endoscópica. Ver Paulsta Med. 1980;95:38-9.
17. Okumura N, Tsuji N, Yamamoto N, Kudo M. Percutaneous Endoscopic Gastrostomy with Gastropexy greathy reduces the risk of periostomal infection ande ases pain after the operation. Gastrointest Endosc. 2012;75(4S):AB233.
18. Bechtold Ml, Matterson ML, Choudhary A, Puli SR, Jiang PP, Roy Pk: Early versus delayed feeding after placement of a percutaneous endoscopic gastrostomy: a meta analysis. Am Gastroenterol. 2008;103(11):2919-24.
19. Stein J, Schutle-Bocknolt A, Sabin M, Keymling M. A randomized prospective trial of immediate vs next-day feeding after percuteneous endoscopic gastrostomy in intensive care. Intensive Care Med. 2002;28:1656-60.
20. Lynch C, Fang J. Prevention and management of complications of percutaneous endoscopic gastrostomy tubes. Prac Gastroenterol. 2004;28:66-76.
21. Lang A, Bardon E, Chowers Y, Sakhinini E, Fidder HH, Bar-Meir S, et al. Risk factors for mortality in patientes undergoing percutaneous endoscopic gastrostomy. Ensdoscopy. 2004;36:522-6.
22. Mansur G, Mello GFS, Garcia FL, Santos TB. Gastrostomia Endoscópica Percutânea (GEP) – Sociedade Brasileira de Endoscopia Digestiva 2010 Comissão de Diretrizes e protocolos. [Internet] [Acesso em 14 dez 2015]. Disponível em: www.sobed.org.br/projetodiretrizes
23. Taller A, Horvalth E, Ilias L, Kotai Z, Simig M, Élö J, et al. Technical modifications for improving the sucess rate of PEG tube placement in patients with head and neck câncer. Gastrointestinal Endosc. 2001;54:633-6.
24. Mogrovejo E, Nojkov B, Cannpn M, Cappell M. Endoscopic hemoclips to immediately close gastric perforation from a failed attempt at PEG in a morbidly obese patient. Surg Obes Relaet Dis. 2014;10:757-8.
25. Einsen GM, Baron TH, Dominitz JA, Nguyen CC, Petersen BT, Silverman WB, et al. Endoscopic enteral nitricional acess devices. Gastrointest Endosc. 2002;56(6):796-802.

CAPÍTULO 125

HEMORRAGIA DIGESTIVA BAIXA
TRATAMENTO CIRÚRGICO

Fábio Guilherme Campos
Sergio Eduardo Alonso Araujo
Maria Cristina Sartor

DESTAQUES

- A hemorragia digestiva baixa (HDB) constitui problema clínico grave que determina risco de vida. Seu adequado tratamento deve requerer a lembrança de todas as possibilidades diagnósticas quando da avaliação do paciente.
- Em 10% a 25% dos casos, a fonte da HDB localiza-se no trato digestivo alto.
- O conhecimento prévio da causa e da localização do sangramento antes do tratamento cirúrgico terá implicações decisivas na conduta operatória a ser instituída.
- A doença diverticular dos colos (DDC) é a causa mais comum de HDB em adultos.
- A laparotomia diagnóstica não se constitui em bom recurso diagnóstico, estando associada à eficácia abaixo de 10%.
- As principais indicações de colectomia subtotal são representadas pelos casos em que a origem do sangramento não for identificada, quando a fonte de hemorragia puder ser "bilateral" ou em pacientes com um ou mais episódios prévios de sangramento sem sucesso na localização da fonte.

INTRODUÇÃO

Hemorragia digestiva baixa (HDB) não é um diagnóstico, mas um descritor relacionado à ocorrência de sangramento digestivo com fonte localizada distalmente ao ângulo de Treitz. O colo é responsável por aproximadamente 85% a 95% de todos os casos de HDB; em 10% a 25% dos casos, a fonte da HDB localiza-se no trato digestivo alto (gastrite, úlceras pépticas, varizes esofagogástricas, síndrome de Mallory-Weiss, fístula aortoentérica) e, em 3% a 5%, no intestino delgado (angiodisplasias, neoplasias, diverticulite de Meckel, enterites), dados que podem ser enriquecidos pela história clínica do paciente.[1-2]

A HDB pode se manifestar clinicamente como enterorragia, melena ou sangramento oculto, de maneira aguda ou crônica, com sangramento ativo, intermitente ou redicivante. A HDB intensa é diagnosticada em incidência variável, determinando alta mortalidade.[3] Mas, felizmente, a ocorrência de HDB maciça que requeira tratamento cirúrgico é evento raro, pois, na maioria das vezes, o sangramento é controlável por medidas clínicas ou cede espontaneamente. O tratamento cirúrgico emergencial tem seu lugar quando as medidas terapêuticas clínicas ou endoscópicas são ineficazes para seu completo controle.

Uma vez necessário o tratamento cirúrgico, assumem grande importância o conhecimento da etiologia e da localização do sangramento, a idade e comorbidades do paciente, além de eventuais objeções religiosas a transfusões sanguíneas. Deve-se ter em mente, também, que o achado de uma alteração qualquer ou doença, no pré ou no intraoperatório, não necessariamente deve ser encarado como a fonte do sangramento.

O conhecimento prévio da causa e da localização do sangramento antes do tratamento cirúrgico terá implicações decisivas na conduta operatória a ser instituída. Na Tabela 125.1, estão relacionadas com as causas de HDB em 17.941 pacientes em um período de quatro anos (*Department of Veterans Affairs Data Bases*).[4]

TABELA 125.1. Causas de hemorragia digestiva baixa em 17.941 pacientes.[4]

Doença	Porcentagem
Doença diverticular	40
Doença inflamatória intestinal • doença de Crohn, colite ulcerativa, colite infecciosa/isquêmica	21
Neoplasia • pólipos adenomatosos benignos, adenocarcinoma	14
Coagulopatia	12
Doenças anorretais benignas • hemorroidas, fissura anal, fístula	11
Outras • malformação AV, proctite actínica, doenças no delgado	2

AV: atrioventricular.

A doença diverticular dos colos (DDC) é a causa mais comum de HDB em adultos, sendo responsável por cerca de 30% a 40% dos casos em diversas séries da literatura.[5-8] Por outro lado, as malformações vasculares são causa pouco frequente (apenas 1% a 4%) de sangramentos intensos.

Mais frequentemente, a HDB acomete idosos com comorbidades. Entretanto, pacientes de qualquer idade podem apresentar essa complicação. As etiologias mais comuns variam de acordo com diferentes grupos etários. Dessa forma, em adolescentes e adultos jovens, as causas mais frequentes são divertículo de Meckel, doenças inflamatórias e pólipos; já em adultos com menos de 60 anos, doença diverticular, doenças inflamatórias e neoplasias predominam, ao passo que angiodisplasia, doença diverticular e neoplasias são mais encontradas em adultos acima de 60 anos.[3]

TRATAMENTO CIRÚRGICO

As principais indicações de tratamento cirúrgico são instabilidade hemodinâmica, deterioração clínica, necessidade de múltiplas transfusões ou hemorragias persistentes ou recorrentes. Graças aos avanços dos recursos diagnósticos e terapêuticos verificados nos últimos anos (colonoscopia, enteroscopia, angiotomografia, cápsula endoscópica e outros), a origem e a localização da fonte de sangramento não são identificadas em apenas 5% a 12% dos casos.[5,9]

Caso o paciente seja levado à cirurgia nessa situação, deve ser colocado em posição de litotomia modificada, com acesso abdominal por laparotomia mediana, podendo-se lançar mão de preparo intestinal, colonoscopia ou mesmo enteroscopia durante o ato cirúrgico. A primeira manobra na sala operatória deve ser uma exploração completa. Deve-se procurar a fonte de sangramento por palpação bimanual, transiluminação e exames endoscópicos.

Entretanto, deve-se ter em mente que a laparotomia diagnóstica não se constitui em bom recurso diagnóstico, estando associada à eficácia inferior a 10%. Estão abandonadas as condutas de se realizar colostomia e colocação de clampes em vários segmentos colônicos ou transversostomia, adotadas no passado, quando não se encontra o local do sangramento.

A palpação cuidadosa de todos os segmentos do colo pode revelar doença diverticular ou tumores sem grande dificuldade, mas esses achados não excluem outras causas, pois, especialmente em idosos, pode coexistir angiodisplasia em outros segmentos.

Mais raramente, pode ser necessária a lavagem anterógrada do colo para permitir a realização de colonoscopia intraoperatória, até o íleo terminal clampeado para evitar entrada de ar no delgado. Por transiluminação, há chance de se ver lesões tão pequenas como angiodisplasias ou pequenos angiomas. No caso de não ser encontrada lesão no colo pela colonoscopia, o cirurgião auxilia o endoscopista a penetrar tão extensamente quanto possível no delgado. A mesma manobra pode ser feita com introdução de um endoscópio infantil ou enteroscópio pela boca ou mediante enterotomia, explorando todo o intestino delgado para investigar fontes obscuras de hemorragia intestinal (Figura 125.1).[10]

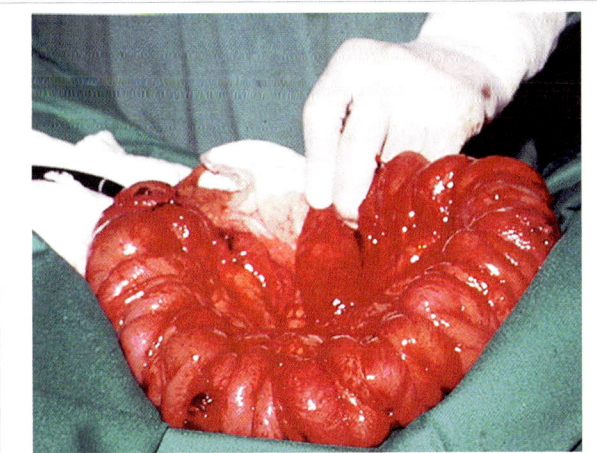

FIGURA 125.1. Enteroscopia intraoperatória para avaliação de paciente com hemorragia digestiva baixa.

Dessa forma, as principais indicações de colectomia subtotal são representadas pelos casos em que a origem do sangramento não for identificada, quando a fonte de hemorragia puder ser "bilateral" (malformação vascular do colo direito e doença diverticular do colo esquerdo) ou em pacientes com um ou mais episódios prévios de sangramento sem sucesso na localização da respectiva fonte.

Quando pelo menos for possível excluir a fonte de sangramento do trato digestivo alto e do reto, pode-se indicar colectomia subtotal com reconstrução do trânsito por ileossigmoide ou ileorreto anastomose, a menos que as condições clínicas do doente contraindiquem uma anastomose. Entretanto, essa escolha significa optar por um procedimento cirúrgico mais extenso em paciente potencialmente grave.

Essa mesma opção poderá ser executada em doentes com DDC extensa para evitar recidiva do sangramento. Da mesma forma, doentes com DDC hemorrágica no sigmoide e angiodisplasias no colo direito poderão se beneficiar dessa opção. Em doentes idosos, especial atenção deve ser dada para confeccionar a anastomose em reto alto, a fim de evitar disfunções evacuatórias.

Há, inclusive, aqueles que consideram que a execução de colectomia subtotal deva ser a primeira opção em todos os casos, tendo em vista que ela está associada a menores taxas de contaminação[11] e melhores resultados tardios com menor ressangramento.[12]

Embora a colectomia total seja a conduta de escolha na hemorragia digestiva de causa não localizada (e quando se excluíram HDA e sangramento do delgado), o emprego racional de diversas modalidades de investigação diagnóstica pode identificar a fonte de sangramento, permitindo realizar uma ressecção do segmento onde está a causa do sangramento. Essa opção determina melhores resultados de mortalidade e de taxas de ressangramento (Tabela 125.2).

TABELA 125.2. Resultados operatórios relativos a mortalidade e índices de recidiva de sangramento após tratamento cirúrgico.

Colectomia	Mortalidade (%)	Recidiva do sangramento (%)
Subtotal	0 a 30	0 a 8 (< 1%)
Segmentar	20 a 50	40 a 75 (média 42% origem −)
Segmentar	0 a 14	0 a 15 (média 14% origem +)

Origem −: desconhecida; Origem +: conhecida.
Fonte: Resultados publicados por Vernava e colaboradores, 1997.[2]

De maneira geral, a mortalidade associada à colectomia total pode atingir até 27% contra cerca de 10% de uma ressecção segmentar.[13] Essa diferença pode ser devida, inclusive, à relutância dos cirurgiões em realizar uma colectomia total para tratar um sangramento intenso, após múltiplas transfusões.[3]

CONSIDERAÇÕES ESPECIAIS SOBRE HDB DE CAUSAS ESPECÍFICAS

DOENÇA DIVERTICULAR

Os divertículos são responsáveis pela maioria dos episódios de hemorragia gastrintestinal. Calcula-se que 3% a 5% dos pacientes com diverticulose possam apresentar hemorragia grave em algum momento, e a DDC pode representar 24% a 42% dos casos graves de hemorragia.[14] Sangramento por DDC pode ser associado ao consumo de anti-inflamatórios não esteroides e antagonistas COX-2, e não depende da presença de inflamação diverticular.

O sangramento de origem diverticular é, em geral, de início abrupto e indolor. Posteriormente, pode haver algumas cólicas abdominais e urgência para evacuar, seguidas pela passagem de sangue volumoso e avermelhado. Melena é incomum. Na maioria dos casos (70% a 80%), o sangramento pode cessar espontaneamente, mas há recidiva em metade dos casos, reforçando a indicação cirúrgica nesses pacientes.

Embora a DDC afete mais o colo esquerdo, sangramento a partir de um divertículo situado no colo direito é bastante frequente. As recomendações atuais são para que se realize uma colonoscopia após um episódio agudo de sangramento para elucidar a fonte de sangramento e excluir a presença de neoplasia.

CÂNCER COLÔNICO

A ocorrência de sangramento maciço é uma complicação rara nessa afecção, e a ressecção cirúrgica é a opção mais efetiva quando houver condições. Quando o local do tumor não for determinado, a colectomia subtotal seguindo os princípios oncológicos em cada um dos segmentos deve ser considerada.

ANGIODISPLASIA

Termo que inclui malformações vasculares, ectasias vasculares ou angiomas (Figuras 125.2 e 125.3). Constitui

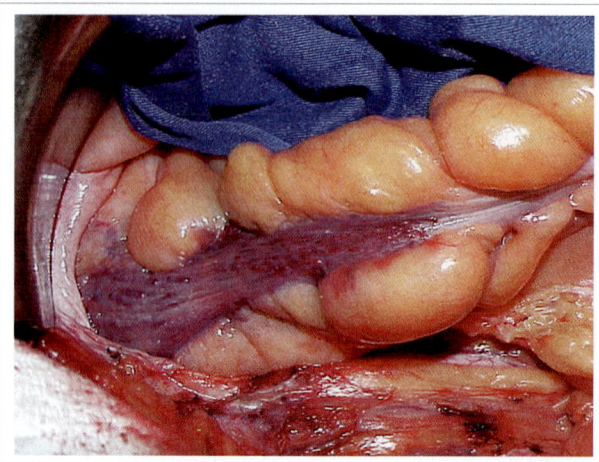

FIGURA 125.2. Imagem intraoperatória de paciente portador de hemangioma do reto.

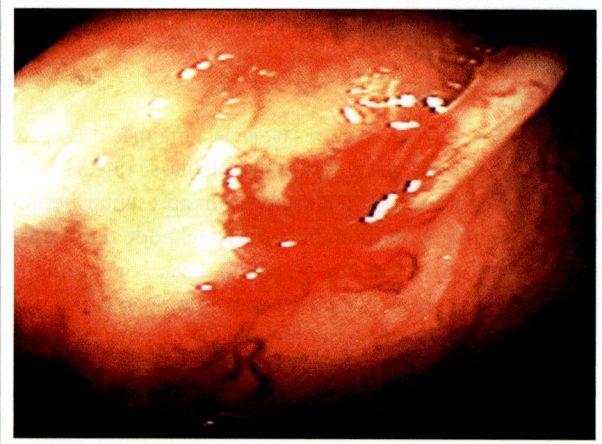

FIGURA 125.3. Angiodisplasia com aspecto de lesão "vermelho cereja" em colo direito.

anormalidades adquiridas a partir de obstrução parcial crônica de veias submucosas em virtude da contração da musculatura colônica, eventualmente sofrendo dilatação e ectasia. As angiodisplasias resultantes, a causa mais comum de sangramento no intestino delgado, são frequentemente múltiplas e mais comuns no colo ascendente.

Predominam em pacientes idosos e, em algumas séries de sangramento digestivo, podem representar a principal fonte de sangramento nessa faixa etária. Embora possam desencadear sangramento maciço em 15% dos casos, o cenário mais frequente é o de sangramento intermitente, subagudo, que cessa espontaneamente em quase 90% dos casos, mas que pode recidivar em até 25%.[15]

RETITE POR IRRADIAÇÃO

A proctite pós-radioterapia pélvica atinge um número significativo de pacientes e pode se constituir em efeito colateral debilitante desse tipo de tratamento, sobretudo em sua forma crônica, cuja incidência é provavelmente subestimada.

O tratamento do sangramento pós-radioterapia pode ser clínico, endoscópico ou cirúrgico. O tratamento médico pode incluir enemas, agentes orais (corticosteroides), aplicações tópicas e oxigenoterapia. Do ponto de vista endoscópico, pode-se usar coagulação com plasma de argônio, *laser*, crioterapia e eletrocoagulação. O tratamento cirúrgico deve ser considerado em casos rebeldes a essas outras modalidades, ou quando o sangramento estiver associado a estenose, fístula ou abscesso. A melhor forma de tratamento cirúrgico é representada por uma proctocolectomia com anastomose coloanal e retirada de todo o reto inflamado, associando-se ileostomia para proteção da anastomose.

DOENÇAS INFLAMATÓRIAS INTESTINAIS

Embora 25% a 35% dos pacientes com colite ulcerativa possam requerer tratamento cirúrgico para alguma das complicações ou controle dos sintomas, a minoria deles será operada em uma situação de emergência (Figura 125.4).

Nesse contexto, o tratamento deve visar a ressecção de todo o intestino inflamado, com mínima morbidade. Por esse motivo, uma colectomia total com ileostomia torna-se o procedimento de escolha na vigência de uma situação emergencial, pois remove o intestino doente, evita as complicações associadas à dissecção pélvica e a uma anastomose entérica.[16-17]

A colectomia total com ileostomia determina morbidade em 23% a 33% e baixa mortalidade (0% a 4%) na ausência de perfuração. Em casos de colite ulcerativa, a não realização de proctectomia pode desencadear alguns sintomas no pós-operatório, mas o paciente pode ser controlado com medicamentos. Por se tratar de pacientes frequentemente desnutridos, anêmicos e tomando altas doses de corticosteroides, a omissão da anastomose os protege de complicações anastomóticas.[18]

Sangramento maciço em pacientes com doença de Crohn também é uma indicação cirúrgica mais rara. Da mesma forma, o reto deve ser preservado, pois a ressecção da peça cirúrgica vai permitir o correto diagnóstico. Além disso, reconhece-se que a confecção de bolsa ileal está associada a piores resultados operatórios e funcionais em doentes com colite de Crohn quando comparados aos portadores de colite ulcerativa.

CONSIDERAÇÕES FINAIS

A HDB constitui problema clínico grave que determina risco de vida. Seu adequado tratamento deve requerer a lembrança de todas as possibilidades diagnósticas quando da avaliação do paciente. Mais do que isso, todos os esforços devem visar a identificação da causa e sua localização, promovendo a reanimação e estabilização do paciente antes do manuseio cirúrgico, que deve ser individualizado.[19]

Para otimizar os resultados desse processo, é necessária uma íntima colaboração entre os diversos profissionais que podem assistir o paciente, seja o cirurgião, o gastrenterologista clínico, o radiologista, o endoscopista e também o anestesista.[20]

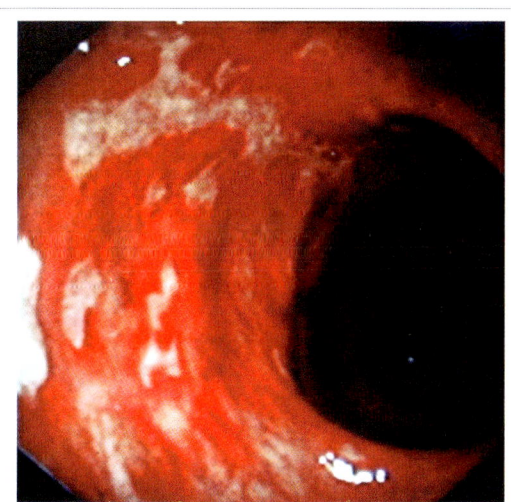 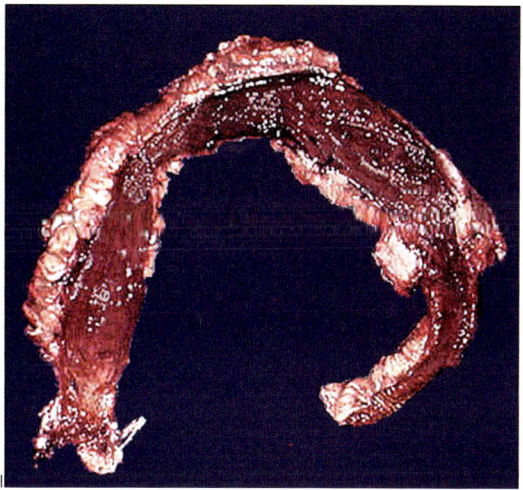

FIGURA 125.4. Aspecto endoscópico (à esquerda) de paciente com doença inflamatória intestinal hemorrágica submetido a colectomia total (peça cirúrgica à direita).

REFERÊNCIAS BIBLIOGRÁFICAS

1. Lewis B, Waye JD. Bleeding from the small intestine. In: Suguwa C, Schuman BM, Lucas CE. Gastrointestinal bleeding. New York: Igaku-Shoin, 1992. p.178-88.
2. Vernava AM 3rd, Moore BA, Longo WE, Johnson FE. Lower gastrointestinal bleeding. Dis Colon Rectum. 1997;40(7):846-58.
3. Hoedema RE, Luchtefeld MA. The management of lower gastrointestinal hemorrhage. Dis Colon Rectum. 2005;48:2010-24.
4. Vernava AM, Longo WE, Virgo KS, Johnson FE. A nationwide study of the incidence and etiology of lower gastrointestinal bleeding. Surg Res Cornmun. 1996;18:113-20.
5. Caos A, Benner KD, Manier J, McCarthy DM, Blessing LD, Katon RM, et al. Colonoscopy after Golytely preparation in acute rectal bleeding. J Clin Gastroenterol. 1986;8:46-9.
6. Jensen DM, Machicado GA. Diagnosis and treatment of severe hematochezia: the role of urgent colonoscopy after purge. Gastroenterology. 1988;95:1569-74.
7. Leitman IM, Paull DE, Shires GT. Evaluation and management of massive lower gastrointestinal hemorrhage. Ann Surg. 1989;209:175-80.
8. Rossini FP, Ferrari A, Spandre M, Cavallero M, Gemme C, Loverci C, et al. Emergency colonoscopy. World J Surg. 1989;13:190-2.
9. Maté Jiménez J, Castaños Mollor-Penalva R, García-Samaniego Rey J, Robledo Andrés P, Sánchez Risco P, et al. Lower digestive hemorrhage. Its etiology and the diagnostic efficacy of different explorations. A study of 2646 patients. Rev Esp Enferm Dig. 1992;81(3):175-9.
10. Fang CB, Klug WA. Tratamento cirúrgico da hemorragia digestiva baixa. In: Campos FG, Regadas FS, Pinho M. São Paulo: Editora Atheneu, 2012 p.1125-38.
11. Baker R, Senagore A. Abdominal colectomy offers safe management for massive lower GI bleed. Am Surg. 1994;60(8):578-81.
12. Parkes BM, Obeid FN, Sorensen VJ, Horst HM, Fath JJ. The management of massive lower gastrointestinal bleeding. Am Surg. 1993;59:676-8.
13. Bender JS, Wiencek RG, Bouwman DL. Morbidity and mortality following total abdominal colectomy for massive lower gastrointestinal bleeding. Am Surg. 1991;57:536-41.
14. Adams JB, Margolin DA. Management of diverticular hemorrhage. Clin Colon Rectal Surg. 2009;22(3):181-5.
15. Breen E, Murray JJ. Pathophysiology and natural his- tory of lower gastrointestinal bleeding. Semin Colon Rectal Surg. 1997;8:128-38.
16. Feinman M1, Haut ER. Lower gastrointestinal bleeding. Surg Clin North Am. 2014;94(1):55-63.
17. Ghassemi KA, Jensen DM. Lower GI bleeding: epidemiology and management. Curr Gastroenterol Rep. 2013;15(7):333.
18. Triadafilopoulos G. Management of lower gastrointestinal bleeding in older adults. Drugs Aging. 2012;29(9):707-15.
19. Baptista V, Marya N, Singh A, Rupawala A, Gondal B, Cave D. Continuing challenges in the diagnosis and management of obscure gastrointestinal bleeding. World J Gastrointest Pathophysiol. 2014-15;5(4):523-33.
20. Sartor MC. Tratamento não cirúrgico da hemorragia digestive baixa. In: Campos FG, Regadas FS, Pinho M. São Paulo: Atheneu Ed, 2012. p.1125-38.

CAPÍTULO 126

LAPAROSCOPIA NO PACIENTE CRÍTICO

Sidney Klajner
Beatriz Camargo Azevedo
Vladimir Schraibman

DESTAQUES

- O surgimento da laparoscopia no final da década de 1980 iniciou uma nova era cirúrgica. Com suas inúmeras vantagens, como menor dor pós-operatória, menores incisões, menores índices de complicação relacionados à ferida operatória, recuperação mais rápida e menores custos relacionados à duração da internação, tornou-se o padrão ouro no tratamento de inúmeras afecções abdominais.
- O conhecimento dos efeitos do pneumoperitônio permite a identificação precoce de disfunções associadas a ele e o seu tratamento imediato por anestesistas e intensivistas.
- As principais patologias de urgência cirúrgica abdominal podem ser tratadas utilizando essa via de acesso de forma segura, eficiente e com menor morbidade.
- A evolução da tecnologia e da expertise cirúrgica aumentará ainda mais as indicações de laparoscopia em pacientes críticos ou em situações de urgência, em benefício dos nossos pacientes.

O surgimento da laparoscopia no final da década de 1980 iniciou uma nova era cirúrgica. Com suas inúmeras vantagens, como menor dor pós-operatória, menores incisões, menores índices de complicação relacionados à ferida operatória, recuperação mais rápida e menores custos relacionados à duração da internação, tornou-se o padrão ouro no tratamento de inúmeras afecções abdominais. No início, a sua indicação era eminentemente em situações eletivas, mas, com o avanço tecnológico e técnico dos cirurgiões, o seu uso se expandiu para emergências abdominais e pacientes em situações clínicas graves também. Nesse sentido, não só no tratamento das afecções, mas também no seu uso em casos de dúvida diagnóstica.

Por outro lado, a cirurgia gastrintestinal de urgência tem morbidade e mortalidade altas, que giram em torno de 15 a 20%, o que se deve ao alto índice de complicações, especialmente no período pós-operatório. Os cuidados pós-operatórios intensivos são o principal fator modificador de prognósticos em pacientes graves submetidos a cirurgia gastrintestinal.[1]

Diversas são as doenças abdominais que levam o paciente crítico a necessitar de intervenção cirúrgica. Nas últimas duas décadas, a laparoscopia tem sido indicada não só como tratamento, mas também em casos de dúvida diagnóstica a despeito de exames de imagem realizados.

O acesso laparoscópico tem como vantagens em relação à laparotomia tradicional: ser menos invasivo, o que significa necessitar de incisões menores, consequentemente menor trauma cirúrgico, menos dor pós-operatória, menor índice de infecção da ferida cirúrgica, alta mais precoce e consequentemente menores custos; além disso, permite visualização mais detalhada da cavidade peritoneal, devido ao aumento do tamanho da imagem na tela do monitor (até 20 vezes), proporcionando acesso a todos os recessos peritoneais que possam conter coleções, do que nos casos em que seriam utilizadas incisões pequenas (Figura 126.1).

Existem, no entanto, algumas particularidades dessa via de acesso cirúrgico que devem ser entendidas e estudadas para obtenção de melhores resultados, dentre elas o manejo do pneumoperitônio.

PNEUMOPERITÔNIO E SUAS CONSEQUÊNCIAS

A cavidade peritoneal se configura como um espaço virtual. Para que possa ser criada uma câmara virtual onde as pinças possam se movimentar, há necessidade de insuflação de gás. Atualmente, é utilizado o dióxido de carbono (CO_2) para essa finalidade. Isso porque é um gás inerte, facilmente difusível, podendo ser eliminado pela respiração e não entrando em combustão, o que permite o uso de bisturi elétrico e outros tipos de energia para hemostasia e dissecção.

Após o estabelecimento do pneumoperitônio, uma fração do gás é absorvida continuamente pela membrana peritoneal, difundindo-se na circulação sanguínea, causando aumento

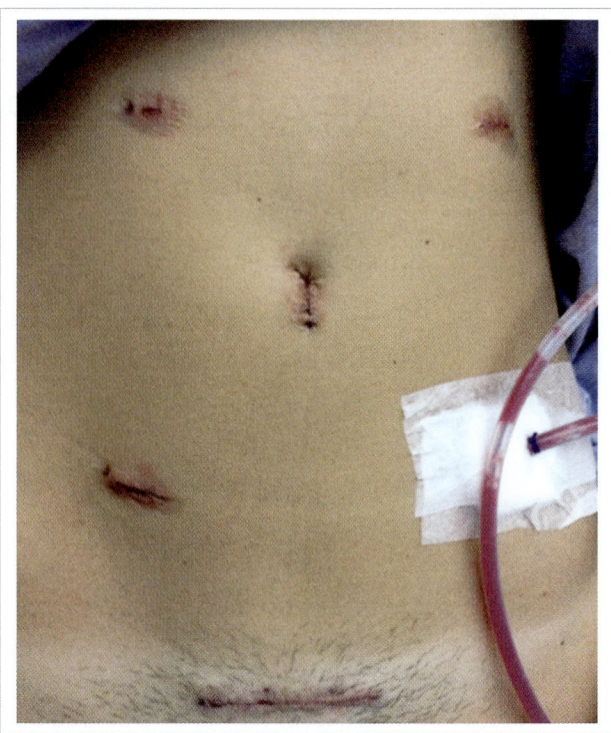

FIGURA 126.1. Aspecto final após colectomia total videolaparoscópica, mostrando a diminuição do trauma cirúrgico e o grande ganho estético e funcional.

da pressão arterial de CO_2 com consequente possibilidade de acidose respiratória. A monitorização contínua da saturação de CO_2 se faz necessária em pacientes críticos, em situações de pneumoperitônio prolongado (mais do que 3 ou 4 horas) ou necessidade de manutenção de altas pressões de insuflação. Em situações nas quais a pressão arterial de CO_2 se eleva, faz-se necessário a diminuição da pressão de manutenção de insuflação do CO_2 ou a interrupção do pneumoperitônio por alguns minutos, de modo que a situação se normalize. Nos últimos anos, a utilização de pressões de carga de 12 a 15 mmHg tem se mostrado segura mesmo em cirurgias prolongadas.

A simples insuflação de um gás sob pressão na cavidade peritoneal traz consigo consequências hemodinâmicas e da mecânica ventilatória. O aumento da pressão intraperitoneal causa diminuição do retorno venoso e do débito cardíaco com consequente aumento da frequência cardíaca e da pressão arterial.[2]

Além disso, o deslocamento superior do diafragma pela pressão do gás e as alterações de posicionamento da mesa, durante o procedimento cirúrgico, acarretam dificuldade de expansão pulmonar, aumento da pressão de via aérea e consequente hipoventilação, predispondo a atelectasias. Nessas situações, faz-se necessário o constante diálogo do anestesista com o cirurgião, de modo que o posicionamento da mesa cirúrgica durante o ato operatório e a pressão de insuflação possam ser alterados imediatamente quando os parâmetros hemodinâmicos ou ventilatórios demonstrarem instabilidade (Tabela 126.1).

CAPÍTULO 126 Laparoscopia no Paciente Crítico

TABELA 126.1. Efeitos do pneumoperitônio nos diversos órgãos e sistemas – Resumo geral.[27-36]

Função mecânica respiratória

Mecânica respiratória
- Pressão inspiratória (pico) – aumentada
- Complacência respiratória – diminuída

Mudanças ventilatórias
- Frequência respiratória – aumentada
- Volume respiratório – diminuído
- Ventilação-minuto – aumentada

Hemodinâmica intraoperatória e função cardíaca

Hemodinâmica
- Frequência cardíaca – aumentada
- Pressão arterial média – aumentada

Função cardíaca
- Débito cardíaco – inalterado ou diminuído
- Volume cardíaco – diminuído
- Resistência vascular sistêmica – aumentada

Pressões de enchimento
- Pressão média de artéria pulmonar – aumentada
- Pressão venosa central – aumentada

Efeitos vasculares periféricos
- Proclive intraoperatório – diminui resistência vascular em membros inferiores
- Trombose venosa profunda e tromboembolismo – diminuídos devido à melhor profilaxia; risco aumentado em procedimentos longos e em proclive

Balanço ácido-básico e eliminação de dióxido de carbono

Gás arterial
- $PaCO_2$ – aumentada
- PaO_2 – inalterada
- Bicarbonato – diminuído
- Excesso de bases – diminuído
- pH – diminuído

Eliminação de dióxido de carbono
- Volume total de CO_2 exalado (VCO_2) – aumentado

Função hepática e esplâncnica

Mudanças intraoperatórias
- Fluxo venoso portal – diminuído
- Perfusão hepática e esplâncnica – inalterados ou diminuídos

Enzimas hepáticas no pós-operatório
- Aspartato aminotransferase – aumentada
- Alanino-transferase – aumentada
- Fosfatase alcalina – diminuída
- Albumina – diminuída
- Bilirrubina total – diminuída
- Gama GT – inalterada

Débito urinário e função renal pós-operatória

- Perfusão renal intraoperatória – inalterada
- Débito urinário intraoperatório – diminuído

Variações hormonais intraoperatórias
- Hormônio antidiurético – aumentado
- Aldosterona – aumentada
- Atividade plasmática de renina – aumentada

Função renal pós-operatória
- Balanço nitrogenado de ureia – diminuído ou inalterado
- Creatinina – diminuída ou inalterada
- Clearance de creatinina – inalterado
- Ritmo de filtração glomerular – inalterado

Citamos a seguir as principais indicações:

LAPAROSCOPIA DIAGNÓSTICA

A primeira indicação de laparoscopia em pacientes críticos é justamente a diagnóstica. Sepse de foco indeterminado, dor abdominal, acidose metabólica de causa inexplicada e falência de múltiplos órgãos são as principais indicações no ambiente de UTI. Em algumas situações, os exames de imagem não são capazes de concluir o diagnóstico; nessas circunstâncias, tem lugar a laparoscopia diagnóstica.[3] Ela pode tanto ser realizada à beira do leito, com a presença de um anestesiologista em situações de intensa instabilidade hemodinâmica, quanto em centro cirúrgico, onde, caso seja diagnosticada doença de tratamento cirúrgico, este já poderá ser realizado.

TRAUMA

Antes do advento da ultrassonografia e da tomografia computadorizada, a laparotomia para o trauma abdominal era negativa em quase um terço dos casos,[4] aumentando a morbidade e o custo total do tratamento. Após o advento da tomografia com triplo contraste para avaliar o trauma abdominal, a laparotomia negativa caiu para cerca de 6% dos casos. Apenas dois trabalhos randomizados[5,6] reportaram o uso da laparoscopia no trauma, com indicações muito específicas e em pacientes bem selecionados que devem obrigatoriamente estar hemodinamicamente estáveis.

ABDOME AGUDO

Abdome agudo é a condição abdominal que demanda conduta de urgência ou emergência, seja ela clínica ou cirúrgica. No geral, o abdome agudo se deve a inflamação, perfuração ou obstrução de víscera oca, sangramento de vísceras parenquimatosas ou isquemias.

No início da laparoscopia, acreditava-se que a sepse de foco abdominal era contraindicação ao tratamento laparoscópico, pois o pneumoperitônio seria capaz de piorar ou de induzir bacteremia. Diversos autores, no entanto, já demonstraram que seu uso é seguro e factível.[7]

Apendicite aguda

Doença cirúrgica muito comum, caracterizada pela inflamação do apêndice cecal secundária à obstrução do óstio apendicular, a apendicite aguda é causa frequente de abdome agudo e de sepse, principalmente em pacientes idosos, devido à dificuldade de diagnóstico. Caracterizada por dor em fossa ilíaca direita, febre, inapetência, leucocitose e alterações das provas inflamatórias, tem seu diagnóstico confirmado por exame de imagem, como ultrassonografia de abdome ou mais precisamente tomografia computadorizada.

Seu tratamento era classicamente realizado por incisão abdominal pequena em fossa ilíaca direita (incisão de McBurney), pela qual se retirava o órgão e por onde era realizada a limpeza da cavidade sem visualização de possíveis abscessos loculados ou a distância. Nos casos mais graves, em pacientes críticos ou com grandes abscessos já diagnosticados previamente, a via laparotômica com grandes incisões abdominais era utilizada, aumentando enormemente a dor pós-operatória e os índices de infecção do sítio cirúrgico.

A laparoscopia no tratamento da apendicite trouxe importantes colaborações, entre elas: possibilidade de fazer diagnósticos diferenciais, tão importante em pacientes críticos, como com gravidez ectópica e cistos ovarianos, e possibilidade de limpeza completa da cavidade peritoneal, diminuindo o risco de abscessos no pós-operatório, além do menor trauma cirúrgico promovido pelo acesso laparoscópico.[8]

ISQUEMIA MESENTÉRICA

A isquemia mesentérica aguda é decorrência de oclusão arterial em 50% dos casos, oclusão venosa em 15% dos casos e isquemia mesentérica não oclusiva em 35% dos casos. O diagnóstico geralmente é feito pelo quadro clínico e por exames de imagem, como a tomografia computadorizada de abdome.

O tratamento, via de regra, depende da duração e extensão da isquemia, variando desde embolectomia a ressecções intestinais na presença de necrose intestinal quando os pacientes desenvolvem sinais de peritonite. Nessas situações, o papel da laparoscopia se restringe ao seu caráter diagnóstico, especialmente em pacientes em que existe risco elevado ao uso de contrastes endovenosos para a realização de tomografia; podendo ainda ser realizada à beira do leito na UTI ou na sala de emergência.[9,10]

Nessas situações o intestino isquêmico pode ser detectado e indicada a ressecção laparoscópica ou laparotomica.

Diverticulite aguda

Divertículos são formações saculares que ocorrem no colo. Estima-se que 50% da população acima dos 50 anos seja portadora dessa condição.[11] A diverticulite, por sua vez, é a inflamação e a perfuração do divertículo. Trata-se de uma doença de espectro variado de apresentação, que vai de inflamação pericólica leve, com aumento de provas de atividade inflamatória e dor em fossa ilíaca esquerda, até a formação de grandes abscessos que exigem tratamento cirúrgico, colectomias e colostomias.

Os casos leves podem ser tratados com alterações dietéticas e antibióticos, porém a presença de abscessos pericólicos exige drenagem, que pode ser feita por punção com ajuda da radiologia intervencionista e nos casos mais complexos por via laparoscópica, o que nos permite lavagem da cavidade, acesso a outros pontos de abscessos da cavidade e até a confecção de estomas de forma menos invasiva, caso haja necessidade.[5]

A laparoscopia tem sido utilizada em casos de perfuração diverticular associada a peritonite (classificação de Hinchey III e IV). Em pacientes de alto risco, a laparoscopia pode ser utilizada como exploração, limpeza da cavidade peritoneal e drenagem de abscessos.[12,13]

A laparoscopia também pode ser utilizada em outros contextos da doença diverticular, como nos casos de estenose colonônica, após crises de diverticulite aguda, ou na emergência, quando há sangramento diverticular, segunda complicação mais frequente da doença diverticular depois da diverticulite.[7]

COLECISTITE AGUDA

A colecistite aguda é a forma mais comum de manifestação da litíase biliar. Um cálculo presente no interior da vesícula biliar obstruiu a entrada do ducto cístico, causando estase de bile na vesícula que predispõe a proliferação bacteriana e consequentemente a infecção.

Em ambiente de UTI, no entanto, não é raro o diagnóstico de colecistite aguda acalculosa ou alitiásica. Nessa situação, a inflamação da vesícula ocorre provavelmente pela hipoperfusão do órgão pela artéria cística, muitas vezes devido às alterações hemodinâmicas em pacientes críticos, que apresentam queda da pressão arterial e uso de vasoconstritores para tratamento do choque.

Em ambos os casos, o quadro se caracteriza por dor em hipocôndrio direito com sinal de Murphy positivo (interrupção da inspiração durante a palpação do ponto cístico), febre, leucocitose e aumento das provas inflamatórias.

O diagnóstico é confirmado pelos exames de imagem, sendo a ultrassonografia o método mais simples e barato para tal.

Diante disso, o tratamento inclui início de antibioticoterapia e cirurgia o mais breve possível. Atualmente, a via de acesso laparoscópica é a preferida para as colecistectomias, inclusive na vigência de colecistite aguda, seja ela litiásica ou alitiásica. Essa via de acesso permite visualização muito melhor das estruturas do hilo hepático e da vesícula, menor dor no pós-operatório e índices significativamente mais baixos de infecção do sítio cirúrgico.[5]

Lembrar que nos casos de doença alitiásica nos pacientes críticos pode haver, devido à doença de base, contraindicações para o acesso laparoscópico, como pneumopatias ou cardiopatias graves.

ÚLCERA PERFURADA

A úlcera péptica perfurada corresponde à segunda causa mais frequente de perfuração abdominal, respondendo por 5% de todas as emergências abdominais. A primeira descrição laparoscópica ocorreu em 1990, e uma metanálise recente concluiu que o acesso laparoscópico proporciona menos dor pós-operatória e menor tempo cirúrgico, e possivelmente menor índice de complicações pós-operatórias.[14-19]

Por outro lado, após o advento dos inibidores de bomba de prótons e a descoberta do *H. Pylori*, houve diminuição expressiva dos casos de úlceras gástricas e duodenais e, principalmente, de suas complicações, como a perfuração.

Porém, no ambiente de UTI, a úlcera de estresse deve ser levada em consideração, principalmente em pacientes submetidos a cirurgias de grande porte e naqueles em internação prolongada.

Sangramento e perfuração são as complicações mais frequentes das úlceras pépticas: enquanto o primeiro é tratado atualmente por procedimento endoscópico, a perfuração demanda tratamento cirúrgico de emergência.

O quadro clínico se caracteriza por dor abdominal, geralmente súbita e de forte intensidade, acompanhada de sudorese e de taquicardia. O exame abdominal é extremamente doloroso, com descompressão brusca, dolorosa e positiva, e o abdome apresenta-se com a musculatura enrijecida, como consequência da dor: abdome em tábua. O diagnóstico de perfuração de víscera oca pode ser confirmado pela presença de pneumoperitônio na radiografia de abdome (Figura 126.2).

O tratamento cirúrgico deve ser indicado na emergência, e a laparoscopia é considerada hoje a via de acesso de eleição nesses casos, por ser menos invasiva e associada a menor morbimortalidade.[5]

A cirurgia consiste na ráfia da úlcera, na maioria dos casos, na epiploplastia e na limpeza exaustiva da cavidade, para evitar abscessos abdominais no pós-operatório. As gastrectomias são reservadas somente para os casos de grandes perfurações, em que a ráfia simples não pode ser realizada ou quando há suspeita de se tratar de úlcera de origem neoplásica. É importante lembrar da necessidade de manter inibidores de bomba de prótons no período pós-operatório e de realizar a erradicação do *H. Pylori* caso este seja positivo.

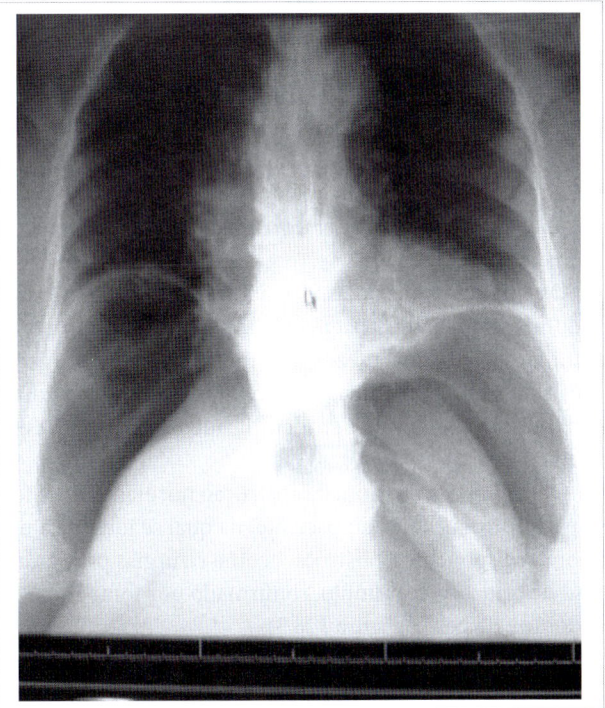

FIGURA 126.2. Radiografia simples de tórax mostrando extenso pneumoperitônio secundário à úlcera perfurada.

HÉRNIA ENCARCERADA

Existem diversos trabalhos demonstrando a excelência do uso da cirurgia laparoscópica na herniorrafia inguinal e incisional, contudo sem demonstrar em casos críticos ou situações de urgência. Até o momento não existem estudos demonstrando a superioridade da laparoscopia nessas situações. A maior série reportada demonstrou resultados similares da laparoscopia e da via tradicional nas mãos de cirurgiões extremamente experientes.[20] Por outro lado, em serviços médicos de pouca experiência, é aconselhável o acesso tradicional.

OBSTRUÇÃO DO INTESTINO DELGADO

A primeira descrição laparoscópica de obstrução intestinal foi em 1991; desde então não houve nenhum estudo prospectivo comparativo acessando os potenciais benefícios da cirurgia laparoscopica em relação à cirurgia tradicional.

Um estudo restrospectivo avaliou os potenciais benefícios da laparoscopia nesse cenário. Demonstraram um índice mais elevado de lesões iatrogênicas perfurativas intestinais no grupo laparoscópico, contudo com tempo de íleo menos prolongado e menor tempo de internação hospitalar.

Por outro lado, alguns trabalhos demonstram que o tratamento laparoscópico em casos de obstrução intestinal só é factível em cerca de 50% dos casos e indicam alguns fatores como preditivos de conversão: cirurgias em diagnósticos tardios (> 24h), diâmetro intestinal maior que 4 cm e história de duas ou mais cirurgias prévias. Nesse sentido, uma avaliação rigorosa deve ser feita quanto a indicação da via de acesso nessas situações específicas.[21-26]

OUTRAS CAUSAS DE OBSTRUÇÕES INTESTINAIS

Das outras possíveis, destacam-se neoplasias, volvos, intussuscepção e o íleo paralítico. Esse último não é de tratamento cirúrgico, normalmente secundário a distúrbios metabólicos que devem ser corrigidos para resolução do problema.

Os sinais e os sintomas associados à obstrução são dor abdominal, inicialmente em cólica e depois constante não eliminação de gases e fezes, e vômitos, que podem gerar distúrbios hidreletrolíticos como hipocalemia e acidose metabólica, que devem ser identificados e tratados assim que possível.

O diagnóstico da causa da obstrução normalmente é feito pela história clínica do paciente, na qual se identifica um fator predisponente à obstrução, como cirurgias prévias, no caso de bridas, por exemplo, confirmado por tomografia de abdome e de pelve (Figura 126.3).

No caso das aderências, pode-se instituir tratamento clínico com sonda nasogástrica aberta para descompressão intestinal, jejum e hidratação endovenosa por um período de 24 a 48 horas em pacientes com pouca dor abdominal e sem sinais de isquemia intestinal, clínicos ou radiológicos. A não resposta ou a piora clínica durante esse período indica intervenção cirúrgica. Nos outros casos de obstrução, geralmente é necessária a intervenção.

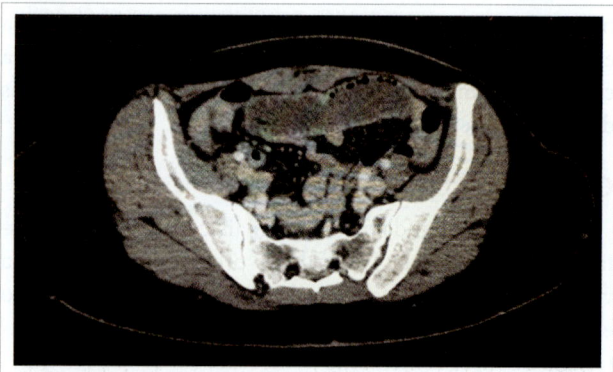

FIGURA 126.3. Tomografia de abdome mostrando obstrução intestinal por bridas em paciente com cirurgia abdominal prévia.

CONTRAINDICAÇÕES

Cada vez mais as contraindicações ao acesso laparoscópico estão mais restritas. Isso se deve à maior *expertise* dos cirurgiões, anestesistas e intensivistas em lidar com os efeitos adversos do pneumoperitônio e das mudanças de decúbito. Além disso, houve melhora importante dos equipamentos utilizados, tornando o controle da pressão intraperitoneal mais preciso, e o procedimento cirúrgico cada vez mais rápido.

Porém, em algumas situações, a via de acesso deve ser estudada e a indicação de laparoscopia avaliada, entre elas:

- cardiopatia grave ou insuficiência cardíaca congestiva com fração de ejeção muito diminuída
- pneumopatias graves com hipóxia significante
- abdome agudo obstrutivo com grande distensão abdominal
- múltiplas cirurgias abdominais prévias
- abdome agudo perfurativo com deterioração clínica significativa (diverticulite complicada grave ou úlceras pépticas perfuradas)
- instabilidade hemodinâmica em uso de drogas vasoativas
- trauma abdominal perfurativo por arma de fogo
- cirurgia prévia por aderência
- pouca experiência em laparoscopia pela equipe cirúrgica

CONSIDERAÇÕES FINAIS

A laparoscopia tem desempenhado atualmente uma função importantíssima no diagnóstico e no tratamento de doenças abdominais em doentes críticos. Trouxe ainda melhora na condução em situações cirúrgicas de emergência e é, sem dúvida, parte do arsenal cirúrgico. Fica claro ainda que a evolução da tecnologia e da expertise cirúrgica aumentará ainda mais as indicações de laparoscopia em pacientes críticos ou em situações de urgência, em benefício dos nossos pacientes. Com conhecimento de seus efeitos sistêmicos, com a utilização de monitorização adequada e nas mãos de cirurgiões experientes, ela se tornou arma fundamental, mesmo nos pacientes mais graves, promovendo acesso cirúrgico seguro, com diminuição importante da morbidade, da dor, da infecção e dos custos pós-operatórios.

REFERÊNCIAS BIBLIOGRÁFICAS

1. Vester-Andersen M, Lundstrøm LH, Møller MH, Waldau T, Rosenberg J, Møller AM, et al. Mortality and postoperative care pathways after emergency gastrointestinal surgery in 2904 patients: a population-based cohort study. Br J Anaesth. 2014 May;112(5):860-70.
2. Meininger D, Westphal K, Bremerich DH, Runkel H, Probst M, Zwissler B, et al. Effects of Posture and Prolonged Pneumoperitoneum on Hemodynamic Parameters during Laparoscopy. World J Surg. 2008 Jan 29;32(7):1400-5.
3. Zemlyak A, Heniford BT, Sing RF. Diagnostic Laparoscopy in the Intensive Care Unit. J Intensive Care Med. 2013 Jun 11.
4. Renz BM, Feliciano DV. Unnecessary laparotomies for trauma: a prospective study of morbidity. J Trauma. 1995;38(3):350-6.
5. Cuschieri A, Hennessy TP, Stephens RB, Berci G. Diagnosis of significant abdominal trauma after road traffic accidents: pre-liminary results of a multicentre clinical trial comparing minilaparoscopy with peritoneal lavage. Ann R Coll Surg Engl. 1988;70(3):153-5.
6. Leppaniemi A, Haapiainen R. Diagnostic laparoscopy in abdominal stab wounds: a prospective, randomized study. J Trauma. 2003;55(4):636-45.
7. Kelly JJ, Puyana JC, Callery MP, Yood SM, Sandor A, Litwin DEM. The feasibility and accuracy of diagnostic laparoscopy in the septic ICU patient. Surg Endosc. 2014 Feb 7;14(7):617-21.
8. Mutter D, Marescaux J. Appendicitis/diverticulitis: minimally invasive surgery. Dig Dis. 2013;31(1):76-82.
9. Iberti TJ, Salky BA, Onofrey D. Use of bedside laparoscopy to identify intestinal ischemia in postoperative cases of aortic reconstruction. Surgery. 1989;105(5):686-9.
10. Sackier J. Diagnostic laparoscopy in nonmalignant disease. Surg Clin North Am. 1992;72(5):1033-43.
11. MD DC, FRCSI DCWM. Laparoscopy in diverticular disease: Controversies. Best Practice & Research Clinical Gastroenterology. Elsevier Ltd. 2014 Feb 1;28(1):175-82.
12. Faranda C, Barrat C, Catheline JM, Champault GG. Two-stage laparoscopic management of generalized peritonitis due to perforated sigmoid diverticula: eighteen cases. Surg Laparosc Endosc Percutan Tech. 2000;10(3):135-8; discussion 139-41.
13. Franklin MEJ, Dorman JP, Jacobs M, Plasencia G. Is laparoscopic surgery applicable to complicated colonic diverticular disease? Surg Endosc. 1997;11(10):1021-5.
14. Sanabria AE, Morales CH, Villegas MI. Laparoscopic repair for perforated peptic ulcer disease. Cochrane Database Syst Rev. 2005:CD004778.
15. Paimela H, Oksala NK, Kivilaakso E. Surgery for peptic ulcer today. A study on the incidence, methods and mortality in surgery for peptic ulcer in Finland between 1987 and 1999. Dig Surg. 2004;21(3):185-91.
16. Mouret P, Francois Y, Vignal J, Barth X, Lombard-Platet R. Laparoscopic treatment of perforated peptic ulcer. Br J Surg. 1990;77(9):1006.
17. Lau WY, Leung KL, Kwong KH, Davey IC, Robertson C, Dawson JJ, et al. A randomized study comparing laparoscopic versus open repair of perforated peptic ulcer using suture or sutureless technique. Ann Surg. 1996;224(2):131-8.
18. Siu WT, Leong HT, Law BK, Chau CH, Li AC, Fung KH, et al. Laparoscopic repair for perforated peptic ulcer: a randomized controlled trial. Ann Surg. 2002;235(3):313-9.
19. Seelig MH, Seelig SK, Behr C, Schonleben K. Comparison between open and laparoscopic technique in the management of perforated gastroduodenal ulcers. J Clin Gastroenterol. 2003;37(3):226-9.
20. Leibl BJ, Schmedt CG, Kraft K, Kraft B, Bittner R. Laparoscopic transperitoneal hernia repair of incarcerated hernias: Is it feasible? Results of a prospective study. Surg Endosc. 2001;15(10):1179-83.
21. Wullstein C, Gross E. Laparoscopic compared with conventional treatment of acute adhesive small bowel obstruction. Br J Surg. 2003;90(9):1147-51.
22. Chosidow D, Johanet H, Montariol T, Kielt R, Manceau C, Marmuse JP, et al. Laparoscopy for acute small-bowel obstruction secondary to adhesions. J Laparoendosc Adv Surg Tech A. 2000;10(3):155-9.
23. Leon EL, Metzger A, Tsiotos GG, Schlinkert RT, Sarr MG. Laparoscopic management of small bowel obstruction: indications and outcome. J Gastrointest Surg. 1998;2(2):132-40.
24. Agresta F, Piazza A, Michelet I, Bedin N, Sartori CA. Small bowel obstruction. Laparoscopic approach. Surg Endosc. 2000;14(2):154-6.
25. Levard H, Boudet MJ, Msika S, Molkhou JM, Hay JM, Laborde Y, et al. Laparoscopic treatment of acute small bowel obstruction: a multicentre retrospective study. ANZ J Surg. 2001;71(11):641-6.
26. Suter M, Zermatten P, Halkic N, Martinet O, Bettschart V. Laparoscopic management of mechanical small bowel obstruction: are there predictors of success or failure? Surg Endosc. 2000;14(5):478-83.
27. Afshin A, Hanna GB, Cuschieri A. Abdominal wall lift versus positive-pressure capnoperitoneum laparoscopic cholecystectomy. Ann Surg. 2004 Mar;239(3):388-94.
28. Backlund M, Kellokumpu I, Scheinin T, von Smitten K, Tikkanen I, Lindgren L. Effect of temperature of insufflated CO2 during and after prolonged laparoscopic surgery. Surg Endosc. 1998 Sep;12(9):1126-30.
29. Joris J, Chiche JD, Canivet JL, Jacquet NJ, Legros JJ, Lamy ML. Hemodynamic changes induced by laparoscopy and their endocrine correlates: effects of clonidine. J Am Coll Cardiol. 1998 Nov;32(5):1389-96.
30. Giraudo G, Brachet Contul R, Caccetta M, Morino M. Gasless laparoscopy could avoid alterations in hepatic function. Surg Endosc. 2001 Jul;15(7):741-6.
31. Hasukic S. Postoperative changes in liver function tests: randomized comparison of low- and high-pressure laparoscopic cholecystectomy. Surg Endosc. 2005 Nov;19(11):1451-5.
32. Larsen J, Svendsen FM, Pedersen V. Randomized clinical trial of the effect of pneumoperitoneum on cardiac function and haemodynamics during laparoscopic cholecystectomy. Br J Surg. 2004 Jul;91(7):848-54.
33. Neurdecker J, Sauerland S, Neugebauer E, Bergamaschi R, Bonjer HJ, Cuschieri A, et al. The European Association for Endoscopic Surgery clinical practice guideline on the pneumoperitoneum for laparoscopic surgery. Surg Endosc. 2002 Jul;16(7):1121-43
34. Nguyen NT. Effect of prolonged pneumoperitoneum on intraoperative urine output during laparoscopic gastric bypass. J Am Coll Surg. 2002 Oct;195(4):476-83.
35. Nguyen N, Braley S, Fleming NW, Lambourne L, Rivers R, Wolfe BM. Comparison of postoperative hepatic function after laparoscopic versus open gastric bypass. Am J Surg. 2003 Jul;186(1):40-4.
36. Perez J, Taura P, Rueda J, Balust J, Anglada T, Beltran J, et al. Role of dopamine in renal dysfunction during laparoscopic surgery. Surg Endosc. 2002 Sep;16(9):1297-301.

CAPÍTULO 127

PARACENTESE NO PACIENTE GRAVE

Alexandre Maurano
Paulo Savoia Dias da Silva
Miguel Jose Francisco Neto

DESTAQUES

- Definições – os conceitos de paracenteses diagnóstica e terapêutica no paciente grave no contexto hospitalar.
- A importância do procedimento guiado por imagem – ao se associar um método como a ultrassonografia ou tomografia à paracentese, reduzem-se as complicações relacionadas ao procedimento, custos e tempo de internação.
- Indicações e contraindicações – apesar de minimamente invasivo, o procedimento apresenta indicações (em linhas gerais, um paciente internado com ascite) e contraindicações (destacam-se distúrbios da coagulação e instabilidade hemodinâmica).
- Preparo do paciente e do procedimento – não há preparo especial, mas o paciente grave requer monitorização. Para o procedimento, recomenda-se preparar todos os utensílios e dispositivos a serem utilizados e treinar uma equipe multiprofissional.
- Cuidados durante e após a paracentese – atentar aos sinais vitais, conhecer o protocolo de reposição de albumina para grandes quantidades de líquido retiradas e reconhecer potenciais complicações, apesar de raras quando guiadas por imagem.

INTRODUÇÃO

O termo paracentese se refere ao procedimento de retirada de líquido da cavidade abdominal através de uma agulha.[1] A paracentese pode ser diagnóstica, quando se retira apenas uma pequena quantidade de líquido para análise laboratorial, ou terapêutica, quando se retira uma quantidade de líquido, geralmente grande, a fim de reduzir os sintomas relacionados a ela. Como exemplo de paracentese diagnóstica, cite-se a pesquisa de peritonite bacteriana espontânea (PBE) em pacientes ascíticos e, como exemplo de paracentese terapêutica, a retirada de litros de ascite para reduzir a pressão intra-abdominal, a dispneia e a dor abdominal; ou mesmo a retirada de fluidos potencialmente contaminados da cavidade abdominal.[2]

PARACENTESE GUIADA POR IMAGEM

Usualmente pela ultrassonografia, mas também pela tomografia, esse procedimento tem se tornado a modalidade de escolha para boa parte das paracenteses, uma vez que resulta em menor morbidade e mortalidade, além de reduzir o tempo de internação e os custos hospitalares,[3-18] quesitos fundamentais no paciente grave.

Com a ultrassonografia, é possível identificar se realmente há líquido ascítico e estimar sua quantidade; avaliar se o líquido ascítico está loculado e procurar o maior bolsão; identificar e evitar os vasos epigástricos e veias colaterais na parede abdominal (não raras em pacientes cirróticos).

Além disso, guiar a introdução da agulha permite garantir que não estão sendo atingidas alças intestinais ou outras estruturas que porventura se interponham entre a ponta da agulha e o líquido ascítico, determinando mais segurança ao procedimento. Ressalte-se ainda que, com a ultrassonografia, é possível comprimir e, eventualmente, até mesmo afastar alças intestinais do trajeto da agulha.

INDICAÇÕES E CONTRAINDICAÇÕES

Pacientes internados com ascite devem ser submetidos à paracentese, que deve ser repetida (em pacientes internados ou não) quando houver sinais, sintomas ou anormalidades laboratoriais sugestivas de infecção (dor ou aumento da sensibilidade abdominal, febre, encefalopatia, insuficiência renal, acidose ou leucocitose periférica) – Recomendação Classe I, Nível B.[2]

Além disso, está indicada a paracentese quando:[19]

1. Houver suspeita de que o líquido está infectado ou que resulta de alguma fístula anormal.
2. For necessário colocar um dreno ou cateter com extremidade no líquido.
3. Existir suspeita de que os sintomas do paciente estejam relacionados àquele líquido.
4. Preparar para um procedimento posterior (p. ex.: drenagem da ascite antes de algum procedimento intervencionista hepático).

Com relação às contraindicações, não existem as absolutas. Entretanto, existem as relativas que devem ser estudadas caso a caso, considerando os riscos e os benefícios, como em qualquer procedimento intervencionista. Tais contraindicações relativas são:[19]

1. Coagulopatia importante e/ou trombocitopenia que não pode ser corrigida.
2. Comprometimento cardiopulmonar grave ou instabilidade hemodinâmica.
3. Falta de um acesso/caminho seguro até o líquido-alvo.
4. Impossibilidade de cooperação do paciente ou de posicionamento adequado.

A excelente segurança da paracentese com relação ao sangramento em pacientes cirróticos já foi documentada em diversos estudos, merecendo destaque os seguintes:

- Um estudo prospectivo de 1.100 paracenteses de grande volume não evidenciou complicações de sangramentos, sem necessidade de transfusões pré ou pós-procedimento, apesar de índices de razão normatizada internacional (RNI) altos até 8,7 e plaquetas baixas até 19.000/mL.[20]
- Em outro estudo no qual alguns pacientes receberam, ao acaso, plasma fresco congelado, plaquetas ou desmopressina (1-deamino-8-arginina vasopressina – DDAVP), só ocorreu sangramento considerável em 9 de 4.729 pacientes (0,19%), com mortalidade de 0,016%. Além disso, oito dos nove pacientes que sangraram tinham insuficiência renal, sugerindo que a disfunção qualitativa das plaquetas associada à insuficiência renal contribuiu para o risco de sangramento.[21] Portanto, parece razoável utilizar DDAVP antes da paracentese em pacientes cirróticos e com insuficiência renal, porém nenhum estudo comprovou formalmente seu benefício.

Há quem opte sempre por transfundir plasma fresco congelado ou plaquetas em pacientes cirróticos por entender que eles seriam "autoanticoagulados". Entretanto, já há evidências de que eles não o são.[22] O fígado produz tanto fatores de coagulação quanto proteínas anticoagulantes, portanto a doença hepática pode determinar um estado tanto de hiper como de hipocoagulabilidade, e o balanço relativo das duas situações não reflete nos índices de coagulação convencionais, como tempo de protrombina (TP), tempo de tromboplastina parcial ativada (TTPa) ou RNI.[23]

A transfusão rotineira de derivados sanguíneos para reverter coagulopatias antes da paracentese não encontra suporte na literatura atual, além de poder atrasar o procedimento, expor o paciente aos riscos inerentes à transfusão e ser cara.[20,24-26] Exceções são feitas a pacientes com suspeita de coagulação intravascular disseminada (CIVD) ou hiperfibrinólise,[20] condições presentes em menos de 1 para cada 1.000 pacientes com ascite. Para CIVD, administram-se plaquetas e, em alguns casos, plasma fresco congelado antes do procedimento. Já para portadores de hipofibrinólise, usa-se o ácido aminocaproico ou o tranexâmico intravenoso antes da paracentese.[25]

PREPARO DO PACIENTE

Não há nenhum preparo especial. Deve-se explicar o procedimento e obter um consentimento informado, o que nem sempre é possível em pacientes graves, muitas vezes com a orientação e a cognição comprometidas. Não é necessário o jejum.[27]

Como se trata de pacientes graves, deve-se estar bem preparado para qualquer eventualidade durante a paracentese. O paciente deve estar monitorizado (frequência cardíaca, traçado eletrocardiográfico, pressão arterial e saturação de oxigênio). Desfibrilador cardíaco e medicações de emergência facilmente disponíveis.[19] É interessante que o paciente também possua algum acesso venoso instalado para eventuais medicações de emergência.

PREPARO DO PROCEDIMENTO

Nos pacientes graves, o procedimento pode ser realizado à beira do leito, evitando desmonitorização e mobilização desnecessárias. Atualmente, há ótimos equipamentos de ultrassonografia pequenos, leves e portáteis, que podem ser deslocados facilmente até o leito, a fim de guiar a introdução da agulha com maior segurança, conforme já discutido.

Além do médico que realizará a paracentese, precisa-se de algum profissional auxiliar, habitualmente um técnico de enfermagem treinado, para ajudar com o manejo dos equipamentos envolvidos.

Deve-se verificar os pedidos de exame do líquido ascítico, separar os tubos de coleta adequados e identificá-los antes da paracentese.

O PROCEDIMENTO EM SI

Um estudo prospectivo já identificou que a espessura da parede abdominal no quadrante inferior esquerdo é menor do que na linha média, e que o maior bolsão de uma ascite convencional geralmente se encontra nessa região.[28] Como habitualmente realiza-se o procedimento guiado por imagem, é possível verificar se, de fato, vale a pena essa região ou não, aumentando a eficácia da paracentese. É preciso lembrar que, em casos de ascite loculada, o maior bolsão pode não estar ali, por exemplo.

Além disso, no quadrante inferior esquerdo do abdome, há maior mobilidade das alças intestinais cólicas, aumentando a chance de serem empurradas, e não perfuradas, caso a agulha eventualmente vá de encontro a elas, especialmente durante a retirada de grandes quantidades de líquido.

Após um estudo por imagem da ascite visando principalmente localizá-la e quantificá-la, escolhe-se o local ideal para a inserção da agulha. A partir daí, inicia-se o procedimento, assim resumido:

- Os profissionais médicos devem vestir máscara e gorro comuns. Aventais, luvas e campos estéreis.
- Proceder à assepsia e à antissepsia.
- Proceder à anestesia da pele.
- Introduz-se inicialmente uma agulha fina, de preferência guiada por imagem, atingindo o líquido-alvo. Confirma-se a saída do líquido pela agulha e, nesse momento, já pode ser colhido o material para análise/diagnóstico. Caso seja apenas de uma paracentese diagnóstica, retira-se a agulha e faz-se o curativo.
- Caso se trate de uma paracentese terapêutica, é possível inserir um fio-guia pela agulha já locada, retirá-la e inserir outra de maior calibre ou dreno para retirada do líquido (técnica de Seldinger).[29] Retira-se o fio-guia e conecta-se a agulha de maior calibre ou dreno a frascos a vácuo, que devem ser posicionados no nível do chão.
- A partir daí, espera-se a ascite ser removida, sendo possível certificar-se de que isso realmente aconteceu com a ultrassonografia. Em seguida, retira-se a agulha de maior calibre ou dreno e faz-se um curativo.

CUIDADOS PÓS-PROCEDIMENTO

Uma vez que se está lidando com pacientes graves, é interessante mantê-los monitorizados e checar ativamente seus sinais vitais nas horas posteriores ao procedimento. Entretanto, não há recomendações específicas depois de paracenteses sem intercorrências, especialmente com retiradas de líquido ascítico inferiores a 5,0 L.

A grande maioria das paracenteses terapêuticas para retirada da ascite trabalha com volumes de líquido retirado inferior a 5 L. Entretanto, caso esse volume seja ultrapassado, está indicada a reposição de albumina (para pacientes sem PBE, sem insuficiência renal ou que a causa da ascite não seja hidrostática, como em ascites decorrentes de tumores ovarianos, por exemplo).

A dose de reposição de albumina é de 8 a 10 g por litro de ascite retirada, devendo ser considerado o total retirado, e não apenas o que passar de 5 L.[30] Como regra prática, usa-se um frasco de albumina para cada 1,5 L de ascite retirada no total.

COMPLICAÇÕES

Já foi visto que o sangramento inadvertido é raro e que as complicações mais temidas acabam sendo a lesão de alças intestinais ou de outros órgãos que, felizmente, também são raras.[27] Caso ocorram, devem ser tratadas de acordo com o órgão lesado e o tamanho da lesão. Como cada órgão merece sua avaliação e tratamento específicos, os detalhes fogem ao foco deste capítulo.

CONSIDERAÇÕES FINAIS

A paracentese tem se mostrado um procedimento seguro no paciente grave. De maneira geral, não é necessário nenhum preparo especial, e a introdução da agulha pode ser feita poucos instantes após a constatação de que é necessária.

O papel da imagem para guiar a paracentese vem ganhando importância e, quando disponível, deve ser considerado, acrescentando segurança e acurácia.

Salvo raras exceções, a literatura atual não recomenda a transfusão rotineira de derivados hemáticos antes, durante ou após a paracentese.

Complicações são raras e a monitorização durante e após o procedimento é importante para rápido diagnóstico e conduta específica frente a eventuais complicações, notadamente em pacientes graves.

REFERÊNCIAS BIBLIOGRÁFICAS

1. Runyon BA. Ascites and spontaneous bacterial peritonitis. In: Feldman M, Friedman LS, Brandt LJ. Sleisenger and Fordtran's Gastrointestinal and Liver Diseases – 8th Ed. Philadelphia: Saunders Elsevier, 2010. p.1517-41.
2. Runyon BA. Management of adult patients with ascites due to cirrhosis: an update. Hepatology. 2009 Jun;49(6):2087-107.
3. Brown CVR, Abrishami M, Muller M, Velmahos GC. Appendiceal abscess: immediate operation or percutaneous drainage? Am Surg. 2003 Oct;69(10):829-32.
4. Chou Y-H, Tiu C-M, Liu J-Y, Chen J-D, Chiou H-J, Chiou S-Y, et al. Prostatic abscess: transrectal color Doppler ultrasonic diagnosis and minimally invasive therapeutic management. Ultrasound Med Biol. 2004 Jun;30(6):719-24.
5. Cinat ME, Wilson SE, Din AM. Determinants for successful percutaneous image-guided drainage of intra-abdominal abscess. Arch Surg. 2002 Jul;137(7):845-9.
6. Coelho RF, Schneider-Monteiro ED, Mesquita JLB, Mazzucchi E, Marmo Lucon A, Srougi M. Renal and perinephric abscesses: analysis of 65 consecutive cases. World J Surg. 2007 Feb;31(2):431-6.
7. Cronin CG, Gervais DA, Hahn PF, Arellano R, Guimaraes AR, Mueller PR. Treatment of deep intramuscular and musculoskeletal abscess: experience with 99 CT-guided percutaneous catheter drainage procedures. AJR Am J Roentgenol. 2011 May;196(5):1182-8.
8. Gervais DA, Ho CH, O'Neill MJ, Arellano RS, Hahn PF, Mueller PR, et al. Recurrent abdominal and pelvic abscesses: incidence, results of repeated percutaneous drainage, and underlying causes in 956 drainages. AJR Am J Roentgenol. 2004 Feb;182(2):463-6.
9. Gjelland K, Ekerhovd E, Granberg S. Transvaginal ultrasound-guided aspiration for treatment of tubo-ovarian abscess: a study of 302 cases. Am J Obstet Gynecol. 2005 Oct;193(4):1323-30.
10. Gupta S, Suri S, Gulati M, Singh P. Ilio-psoas abscesses: percutaneous drainage under image guidance. Clin Radiol. 1997 Sep;52(9):704-7.
11. Hung C-H, Liou J-D, Yan M-Y, Chang C-C. Immediate percutaneous drainage compared with surgical drainage of renal abscess. Int Urol Nephrol. 2007 Jan;39(1):51-5.
12. Leborgne F, Leborgne F. Treatment of breast abscesses with sonographically guided aspiration, irrigation, and instillation of antibiotics. AJR Am J Roentgenol. 2003 Oct;181(4):1089-91.
13. Siewert B, Tye G, Kruskal J, Sosna J, Opelka F, Raptopoulos V, et al. Impact of CT-guided drainage in the treatment of diverticular abscesses: size matters. AJR Am J Roentgenol. 2006 Mar;186(3):680-6.
14. Singh AK, Gervais DA, Alhilali LM, Hahn PF, Mueller PR. Imaging-guided catheter drainage of abdominal collections with fistulous pancreaticobiliary communication. AJR Am J Roentgenol. 2006 Dec;187(6):1591-6.
15. Thanos L, Dailiana T, Papaioannou G, Nikita A, Koutrouvelis H, Kelekis DA. Percutaneous CT-guided drainage of splenic abscess. AJR Am J Roentgenol. 2002 Sep;179(3):629-32.
16. Thanos L, Mylona S, Kalioras V, Pomoni M, Batakis N. Potentially life-threatening neck abscesses: therapeutic management under CT-guided drainage. Cardiovasc Intervent Radiol. 2005;28(2):196-9.
17. Wallace MJ, Chin KW, Fletcher TB, Bakal CW, Cardella JF, Grassi CJ, et al. Quality improvement guidelines for percutaneous drainage/aspiration of abscess and fluid collections. J Vasc Interv Radiol. 2010 Apr;21(4):431-5.
18. Yu SCH, Ho SSM, Lau WY, Yeung DTK, Yuen EHY, Lee PSF, et al. Treatment of pyogenic liver abscess: prospective randomized comparison of catheter drainage and needle aspiration. Hepatology. 2004 Apr;39(4):932-8.
19. ACR-SIR-SPR practice parameter for specifications and performance of image-guided percutaneous drainage/aspiration of abscesses and fluid collections. Am Coll Radiol. 2014;1076(Revised 2008):1-16.
20. Grabau CM, Crago SF, Hoff LK, Simon JA, Melton CA, Ott BJ, et al. Performance standards for therapeutic abdominal paracentesis. Hepatology. 2004 Aug;40(2):484-8.
21. Pache I, Bilodeau M. Severe haemorrhage following abdominal paracentesis for ascites in patients with liver disease. Aliment Pharmacol Ther. 2005 Mar 1;21(5):525-9.
22. Dabbagh O, Oza A, Prakash S, Sunna R, Saettele TM. Coagulopathy does not protect against venous thromboembolism in hospitalized patients with chronic liver disease. Chest. 2010 May;137(5):1145-9.
23. Tripodi A, Mannucci PM. The coagulopathy of chronic liver disease. N Engl J Med. 2011 Jul 14;365(2):147-56.
24. Runyon BA. Paracentesis of ascitic fluid. A safe procedure. Arch Intern Med. 1986 Nov;146(11):2259-61.
25. McVay PA, Toy PT. Lack of increased bleeding after paracentesis and thoracentesis in patients with mild coagulation abnormalities. Transfusion. 1991 Feb;31(2):164-71.
26. Abdel-Wahab OI, Healy B, Dzik WH. Effect of fresh-frozen plasma transfusion on prothrombin time and bleeding in patients with mild coagulation abnormalities. Transfusion. 2006 Aug;46(8):1279-85.
27. Runyon BA, Chopra S, Travis AC. Diagnostic and therapeutic abdominal paracentesis. UpToDate 2014 Feb. [Internet] [Acesso em 15 dez 2013]. Disponível em: http://www.uptodate.com.
28. Sakai H, Sheer TA, Mendler MH, Runyon BA. Choosing the location for non-image guided abdominal paracentesis. Liver Int. 2005 Oct;25(5):984-6.
29. Seldinger SI. Catheter replacement of the needle in percutaneous arteriography; a new technique. Acta Radiol. 1953 May;39(5):368-76.
30. Olmos RD, Santos MSC, Lopes RA, Martins HS. Ascite. Pronto Socorro – Condutas do Hospital das Clínicas da Faculdade de Medicina da Universidade de São Paulo. 2007. p.499-507.

CAPÍTULO 128

RADIOLOGIA INTERVENCIONISTA DIAGNÓSTICA E TERAPÊUTICA

Rodrigo Gobbo Garcia
Felipe Nasser
Francisco Leonardo Galastri

DESTAQUES

- Procedimentos minimamente invasivos guiados por imagem são de grande utilidade no manejo de afecções do trato digestivo em pacientes gravemente doentes, com aplicações diagnósticas e terapêuticas.
- Biópsias percutâneas orientadas por métodos de imagem possibilitam abordagem diagnóstica de baixa invasividade, permitindo diagnósticos precisos e medidas terapêuticas específicas, com vasta aplicação nesse novo cenário da medicina personalizada.
- Drenagens percutâneas precisamente direcionadas por métodos radiológicos são terapia de escolha no manejo de abscessos em variados segmentos corpóreos, substituindo, com a mesma eficácia, procedimentos cirúrgicos de maior morbimortalidade.
- Terapias locais de tumores sólidos do aparelho digestivo (ablações percutâneas, quimioembolizações e radioembolizações) trouxeram resultados promissores na última década, acrescentando novas armas ao arsenal terapêutico oncológico, sobretudo em portadores de comorbidades clínicas.

INTRODUÇÃO

O inexorável avanço tecnológico dos métodos de imagem, alinhado à busca incessante pela menor invasividade na medicina moderna, tem alavancado de forma expressiva o campo da radiologia intervencionista, acrescentando volume e complexidade ao seu escopo de atuação.

A possibilidade da aplicação de modalidades de imagem para guiar de forma precisa procedimentos diagnósticos e terapêuticos minimamente invasivos, utilizando-se de instrumentos miniaturizados, mudou definitivamente o curso da medicina nas últimas cinco décadas. Tal prática incorporou novas possibilidades ao manejo clínico de uma série de patologias, além de ter substituído, com igual eficiência, grande número de procedimentos cirúrgicos.

Particularmente no manejo de transtornos do aparelho digestivo em pacientes gravemente doentes, as intervenções orientadas por imagem têm experimentado um crescimento bastante expressivo, agregando alta tecnologia e conhecimento imaginológico.

Biópsias precisamente orientadas por imagem, drenagens de coleções fluidas nos mais variados compartimentos, embolizações de eventos hemorrágicos digestórios, técnicas analgésicas de tratamento definitivo ou paliativo guiadas por tomografia computadorizada (TC), ultrassonografia (USG), ressonância magnética (RM) e fluoroscopia (neurólises, ablações e infiltrações), embolizações endovasculares, quimioembolizações com partículas carreadoras de quimioterápico ou mesmo radioativas (Ytrium-90, ou Y90) e tecnologia de ablação percutânea de tumores primários e metastáticos (ablação por radiofrequência, crioablação, *microwave*, *laser*, ultrassonografia focada de alta potência e eletroporação definitiva) são alguns dos muitos focos de atuação dentro desse formidável campo.

BIÓPSIAS PERCUTÂNEAS GUIADAS POR MÉTODOS DE IMAGEM

A coleta de material biológico guiada por imagem das lesões do sistema digestório (notadamente de vísceras sólidas como fígado e pâncreas, além de implantes peritoneais e linfonodopatias) permite grande acurácia diagnóstica e menor invasividade quando comparada às biópsias excisionais convencionais. Os métodos de imagem permitem guiar de forma precisa o instrumental de biópsia, direcionando-o para regiões mais representativas ou suspeitas de uma lesão. Classicamente, as técnicas de biópsia são divididas em:

PUNÇÕES ASPIRATIVAS

Realizadas com agulhas de menor calibre (até 20 gauge), visam obtenção de citoaspirados para a confecção de lâminas, esfregaços e *cell-blocks*.

Há muito tempo utilizadas no manejo de nódulos tireoidianos, as punções aspirativas com agulha fina (PAAF) tornaram-se opções reais para o diagnóstico de lesões neoplásicas, de maneira extremamente pouco invasiva, sobretudo quando há a presença do citopatologista na sala do procedimento, o que permite a realização do menor número de punções até a obtenção de material satisfatório para análise. Os recentes avanços nas técnicas citológicas, como a imunocito-histoquímica e citometria de fluxo (esta última particularmente empregada no diagnóstico e classificação do linfoma não Hodgkin),[1-2] permitem não só o estabelecimento de diagnósticos positivos para malignidade (úteis, p. ex.:, na avaliação de lesões suspeitas para metástases), como também a realização de diagnósticos específicos em muitos casos.[3-4] Ocasionalmente, pode-se enviar parte do material obtido para análises microbiológicas, culturas e dosagens hormonais (úteis em doenças de origem endócrina/neuroendócrinas e tireoidianas) ou de marcadores específicos.

As agulhas mais frequentemente utilizadas para punções aspirativas são:

- **Agulhas finas biseladas:** utilizadas em punção de nódulos tireoidianos e, eventualmente, em punção de pequenas coleções superficiais.
- **Agulhas acopladas a cateter flexível (p. ex.: Jelco®):** úteis em paracenteses, assim como em punções de coleções superficiais.
- **Agulhas com mandril (p. ex.: tipo Chiba e Turner):** bastante utilizadas em punções aspirativas mais profundas, podendo ser utilizadas na passagem de fios-guia para a realização de drenagem por meio da técnica de Seldinger.

BIÓPSIAS PERCUTÂNEAS (*CORE-BIOPSY*)

Os dispositivos utilizados para biópsias de fragmento têm uma espécie de gaveta onde o fragmento é cortado após o avanço da parte cortante (*tru-cut*). O tamanho do fragmento varia mais comumente entre 0,9 e 1,8 cm, e o calibre da agulha entre 14 e 20 gauge. Essas agulhas podem ser encaixadas em dispositivo separado de disparo ou ser totalmente descartáveis com disparador acoplado. Alguns desses modelos trazem uma agulha acessória denominada coaxial, pouco mais calibrosa que serve de guia para a agulha de biópsia, e com mandril de pontas cortantes e mais rígidas próprias para tecido ósseo. Essas agulhas coaxiais são utilizadas para biópsias de órgãos parenquimatosos (fígado, rim, próstata, pulmão etc.), lesões nodulares ou massas sólidas. Em geral, são consideradas um pouco mais agressivas do que as PAAF, com relativa maior chance de complicações. Ambas as técnicas, entretanto, estão relacionadas a baixíssimas taxas de complicações com relevância clínica. A obtenção de fragmentos com essa técnica permite a análise histológica do espécime, de forma que o patologista pode realizar um estudo mais completo,[5] inclusive com técnicas complementares como a imuno-histoquímica, essencial para diagnóstico preciso de algumas patologias. Permite ainda determinação do grau histológico do tumor.

DRENAGENS PERCUTÂNEAS DE ABSCESSOS E LÍQUIDOS CAVITÁRIOS

Coleções líquidas em pacientes graves são frequentemente (a) pós-operatórias, (b) relacionadas a doenças inflamatórias intestinais, (c) relacionadas a quadros de abdome agudo inflamatório como diverticulites, apendicites, colecistites, colites, (d) relacionadas a trauma ou (e) relacionadas com tratamento quimioterápico/radioterápico. Nesses casos, há extravasamento de conteúdo fecaloide para a cavidade abdominal e posterior formação de abscessos.

- Coleções subfrênicas à direita são frequentemente relacionadas a cirurgias biliopancreáticas e vazamentos de bile.
- Coleções subfrênicas à esquerda são frequentemente relacionadas a cirurgias gástricas ou esplenopancreáticas.
- Coleções paracolônicas são mais comumente relacionadas a patologias intestinais (moléstia diverticular e Crohn) ou apendicocecais.
- Coleções retroperitoneais são associadas comumente a patologias renoureterais, duodenais ou pancreáticas.

A drenagem percutânea é, hoje, a terapia alternativa à drenagem cirúrgica convencional,[6] considerada menos invasiva, mais rápida, de menor custo e, geralmente, com melhor aceitação pelo paciente do que a drenagem cirúrgica. De um modo geral, a drenagem percutânea guiada por imagem tem três objetivos principais. O primeiro é o procedimento com intuito curativo diagnóstico em que se realiza uma punção para definir a natureza do conteúdo líquido e envio do material para análise e culturas bacteriológicas com antibiograma.

O segundo está relacionado à indicação de drenagem com finalidade terapêutica primária, em que tanto as punções esvaziadoras como a drenagem, por meio da colocação de drenos tipo *pig-tail*, apresentam altas taxas de sucesso (cerca de 90%). Resta ainda a indicação do procedimento como tempo primário para "esfriar" o processo inflamatório local e sistêmico, dando condições clínicas ao paciente para posterior terapêutica cirúrgica definitiva. As principais limitações são as lesões muito pequenas, coleções septadas, com múltiplas lojas, com pouca liquefação, aquelas localizadas na região subfrênica ou entre alças intestinais. As principais contraindicações são, em geral, relativas e dizem respeito a discrasias sanguíneas,[7] falta de via de acesso segura, lesão não detectável por métodos de imagem e falta de colaboração do paciente (muitas vezes contornada com a realização do procedimento sob sedação).

As principais modalidades de orientação do procedimento são a USG e a TC, cada uma com vantagens peculiares, e podem ser utilizadas em conjunto (método combinado) ou separadamente, a critério do radiologista intervencionista.

A USG é mais utilizada por ser, em geral, mais disponível e pela facilidade de deslocamento do equipamento, podendo, inclusive, ser feita à beira do leito. Tem a vantagem ainda do menor custo, não utilizar radiação ionizante e a capacidade de visualização do procedimento em tempo real, agregando facilidade e rapidez.

A TC, apesar da utilização da radiação ionizante, apresenta como grande vantagem a alta resolução espacial, possibilitando uma visualização das lesões, agulhas e drenos (Figura 128.1). Apresenta, por esse motivo, acurácia maior do que a USG na obtenção do material biológico, principalmente quando existe a presença de conteúdo gasoso na coleção ou quando se realizam procedimentos nos pulmões. Com o avanço dos equipamentos de TC, já é possível visualizar os materiais em tempo real, como com a USG, por meio do acoplamento da fluoroscopia (fluoro-TC), mas, nesse caso, acrescendo a morbidade da radiação ionizante em maiores doses do que no método convencional.

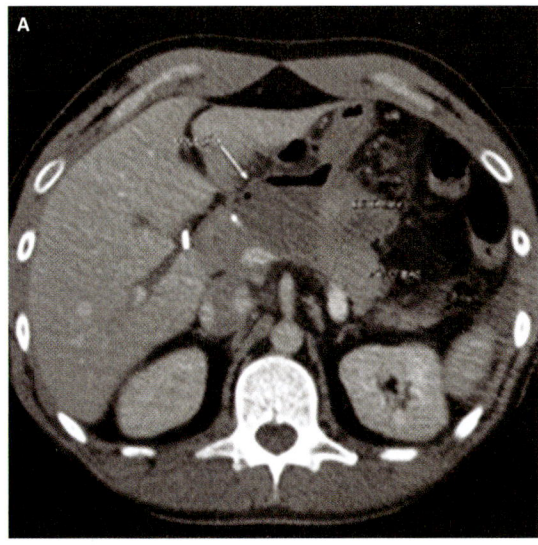 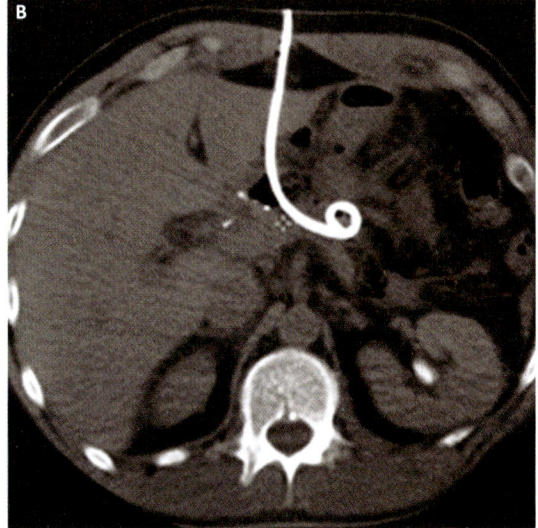

FIGURA 128.1. (A) Coleção retro-hepática pós-gastroduodeno-pancreatectomia. (B) Após colocação do dreno *pig-tail*.

Após o procedimento, o paciente deve permanecer em repouso, sob observação, com monitorização hemodinâmica e analgesia. Em geral, o dreno pode ser lavado duas ou três vezes por dia para mantê-lo permeável, anotando-se o volume e o aspecto do líquido drenado. A retirada do dreno é norteada pela melhora clínica do paciente verificada por meio dos controles de leucograma e ausência da febre por um período de 48 horas, além da redução progressiva do débito de drenagem que deve ser, em geral, inferior a 10 a 20 mL por dia, dependendo da coleção drenada. O outro parâmetro a ser considerado é a melhora radiológica caracterizada pela redução volumétrica ou desaparecimento da coleção, sendo, para isso, recomendado um exame tomográfico.

Outro ponto fundamental para o adequado controle das coleções por métodos de imagem é a análise comparativa entre os exames realizados, melhorando a acurácia na detecção de eventuais complicações. Já no primeiro exame de diagnóstico da coleção, o radiologista pode predizer essas complicações que poderão ter impacto direto no manejo dos drenos, principalmente quando diante de fístulas biliares, pancreáticas e entéricas. Ressalva deve ser feita quanto à confirmação do achado radiológico poder ser facilmente realizada pela análise bioquímica do material obtido após a punção do acúmulo de líquido em questão. O adequado acompanhamento dos drenos locados por parte da equipe radiológica tem um papel fundamental para o diagnóstico de fístulas não diagnosticadas nos exames iniciais e naquelas decorrentes da evolução natural da doença de base ou como complicação relacionada ao atrito do próprio dreno com as vísceras adjacentes à extremidade do dispositivo. Drenagem persistente e em grandes volumes pode significar fístula, o que implica, na grande maioria das vezes, a manutenção do dreno por período prolongado, que pode variar de semanas até meses. O insucesso pode estar relacionado ao mau posicionamento do dreno, à presença de septos ou de múltiplas lojas e ao baixo grau de liquefação do processo inflamatório.

TERAPIAS GUIADAS POR IMAGEM EM TUMORES DO TRATO DIGESTIVO
OPÇÕES TERAPÊUTICAS PARA TUMORES ESPECÍFICOS

Tumores primários do fígado (hepatocarcinoma)

A ablação por radiofrequência (ARF) de tumores hepáticos utilizando a via percutânea guiada por imagem é técnica bastante consagrada, já sendo realizada há mais de 15 anos na Europa[8] e nos Estados Unidos.[9] Nesse procedimento, um probe eletrônico com formato de agulha é direcionado até a lesão-alvo, guiado por métodos de imagem. Uma vez alcançada a posição ideal, um gerador descarrega uma corrente alternada rápida (energia de radiofrequência) na ponta da agulha. O calor gerado no local pela fricção das moléculas de água da lesão causa necrose coagulativa do tumor a partir de temperaturas entre 55 e 60°C.

O uso cada vez maior dessa tecnologia apresentou um impacto significativo no tratamento do hepatocarcinoma (HCC). No passado, a ressecção cirúrgica constituía a única opção terapêutica curativa para tumores primários do fígado. No entanto, a grande maioria dos pacientes com HCC apresenta cirrose hepática, hipertensão portal e outras comorbidades clínicas, de modo que, frequentemente, não são candidatos cirúrgicos. Nesse cenário, a ARF percutânea possibilitou o tratamento curativo de pacientes não cirúrgicos, especialmente em estágios iniciais do HCC.

A ARF desempenha também um papel importante como "ponte" para pacientes à espera de transplante hepático. No Brasil, assim como na maioria dos países, pacientes com uma lesão maior do que 5 cm ou com mais de três lesões maiores do que 3 cm cada são excluídos da lista de transplante pelo critério de Milão. Nesse caso, a ARF representa uma excelente opção para o tratamento curativo desses tumores, comprometendo ao mínimo a função hepática já debilitada nesses pacientes e evitando que os tumores excedam as dimensões excludentes pelo referido critério.

Devido ao alto índice de recidivas/novos focos de HCC nos pacientes cirróticos durante a espera de transplante hepático e também pela reserva hepática reduzida desses pacientes, a ARF percutânea apresenta vantagens estratégicas frente à ressecção cirúrgica.

Estudos controlados e randomizados demonstraram que a ARF é mais efetiva do que a injeção de etanol para tratamentos de pequenas lesões,[10] com taxa de necrose completa do tumor maior na ARF e requerendo menor número de tratamentos.[11] Em relação à resposta de longo termo, a ARF também se provou melhor que a alcoolização, com uma melhor resposta completa 1 ano após o tratamento.[10]

A ARF pode ser usada em combinação com a quimioembolização arterial seletiva em tumores multifocais ou lesões maiores do que 5 cm em pacientes que não apresentam condições cirúrgicas.[11]

No tratamento do HCC, a amplitude das indicações da ARF percutânea tem superado as indicações cirúrgicas ou as de quimioembolização percutânea arterial. São elas:

- Estágios iniciais de HCC[12-13] – Algumas metanálises colocam, inclusive, as terapias ablativas como tratamento de escolha para HCC pequenos (até 3 cm) em virtude de menores índices de complicações em comparação à ressecção cirúrgica.[14]
- Pacientes com comorbidades graves ou não cirúrgicos – O procedimento, em muitos hospitais, é realizado rotineiramente com sedação consciente, reduzindo, dessa forma, o risco anestésico para pacientes debilitados. No Instituto do Câncer do Estado de São Paulo (ICESP), a preferência é pela anestesia geral quando possível, visando maior conforto do paciente durante o procedimento.

Em pacientes com HCC único ou múltiplo, enquanto esperam pelo transplante hepático,[15] o método, minimamente invasivo, impede que esses tumores ultrapassem o número e as medidas estabelecidas pelo critério de Milão e possibilita ao máximo preservar parênquima hepático, diminuindo o risco de insuficiência hepática.

A ARF constitui um procedimento de baixo risco, com baixas taxas de morbidade e mortalidade.[19-20] Diversos fatores estão relacionados a complicações graves, como grau de insuficiência hepática, tamanho e número de lesões, experiência do operador e possivelmente tipo de eletrodo (Quadro 128.1).

QUADRO 128.1. Contraindicações à ARF.

- Doença extra-hepática significativa.
- Invasão vascular ou biliar.
- Cirrose hepática avançada (Child-Pugh C) ou infecção ativa.
- Encefalopatia hepática ou insuficiência hepática descompensada.
- HCC multifocal. Diversos estudos recomendam ARF como método de escolha se menos de três lesões com até 3 cm cada.[16-18]
- Lesões maiores do que 5 cm (contraindicação relativa, na opinião de diversos radiologistas intervencionistas, a quimioembolização arterial percutânea pode desempenhar um melhor papel no controle da doença).
- Lesões centrais e em proximidade com estruturas vitais, como o coração[16] (contraindicação relativa, visto que o procedimento pode ser tentado como último recurso. A recidiva local poderá ser mais frequente ou até mesmo esperada, visto que se pode optar por tratamento parcial dessas lesões).

HCC: hepatocarcinoma; ARF: ablação por radiofrequência.

As complicações menores relacionadas à ARF ocorrem em menos de 5% dos procedimentos, ao passo que complicações graves variam entre 0,9% e 2% em séries de até 3.554 lesões tratadas (Quadro 128.2).[20-21] A taxa de mortalidade na maior série de casos foi de 0,3%. Síndrome pós-ablação caracteriza uma série de sinais e sintomas apresentados por cerca de 40% dos pacientes após o procedimento,[19] entre eles febre baixa (até 38°C), desconforto, mal-estar, náusea, fadiga e prostração. A síndrome pós-ablação pode permanecer por até 14 dias após o procedimento, mas, usualmente, dura de 2 a 3 dias.

QUADRO 128.2. Complicações relacionadas à ARF.

Menores	Maiores
- Dor no ombro - Hematoma subcapsular - Derrame pleural/ascite - Queimadura/celulite na região dos adesivos que absorvem a energia de radiofrequência - Pequeno hemoperitônio, sem necessidade de transfusão sanguínea - Pequeno pneumotórax, sem necessidade de intervenção	- Sangramento peritoneal - Lesão de alças intestinais - Colecistite aguda - Lesão biliar, levando à estenose de ductos biliares centrais - Hemoperitônio, necessitando de intervenção - Pneumotórax, necessitando de intervenção - Infecção/abscesso hepático - Trombose portal - Implante tumoral ao longo do trajeto da agulha

A quimioembolização intra-arterial é, atualmente, o método paliativo mais utilizado para o manejo dos pacientes com HCC,[22] sendo também empregada para o controle e redução das lesões hepáticas nos pacientes que se encontram na fila para o transplante hepático. A combinação com a ablação por radiofrequência visa reduzir o grau de vascularização do tecido tumoral, o que reduz a perda de energia para os vasos adjacentes, aumentando, assim, a eficácia da terapia ablativa.

A comprovação científica do uso da quimioembolização como método terapêutico nos pacientes com HCC foi respaldada em metanálise[23] publicada em 2003, que incluiu sete estudos randomizados, em que se demonstrou aumento médio de 2 anos na sobrevida dos pacientes com HCC submetidos à quimioembolização. Além disso, também foi observado que alguns pacientes foram convertidos de inoperáveis a operáveis após essa terapia locorregional. A combinação da quimioembolização com fatores antiangiogênicos sistêmicos tem demonstrado resultados animadores[24] no controle da doença hepática, prometendo ser mais uma alternativa no manejo desses pacientes (Figura 128.2).

As contraindicações absolutas e relativas da quimioembolização encontram-se resumidas no Quadro 128.3 a seguir.

QUADRO 128.3. Contraindicações da quimioembolização.

Absolutas:
- Infecção sistêmica intratável.
- Encefalopatia hepática Grau III.
- Insuficiência hepática.

Relativas:
- Envolvimento tumoral > 50% do fígado.
- Presença de doença metastática extra-hepática.
- Bilirrubina > 2 mg/dL.
- DHL > 425 U/L.
- AST > 100 U/L.
- Insuficiência renal ou cardíaca.
- Ascite.
- Sangramento recente relacionado a varizes.
- Trombocitopenia significativa.
- Fístula arteriovenosa intratável.
- Presença de anastomose portocava.
- Trombose portal extensa.
- Invasão tumoral da veia cava inferior.

AST: aspartato aminotransferase.

O sucesso da utilização dessa terapia depende da seleção criteriosa dos pacientes, sendo os melhores resultados encontrados naqueles com função hepática preservada, lesões hipervasculares maiores do que 2 cm, assintomáticas sem invasão vascular ou metástases extra-hepáticas.

O procedimento pode ser realizado sob sedação consciente. Existem várias opções de quimioterápicos utilizados, sendo a doxorrubicina (50 a 150 mg) em associação com microesferas (100 a 300 μm) o esquema monoterápico mais indicado atualmente; e a associação da doxorrubicina, cis-

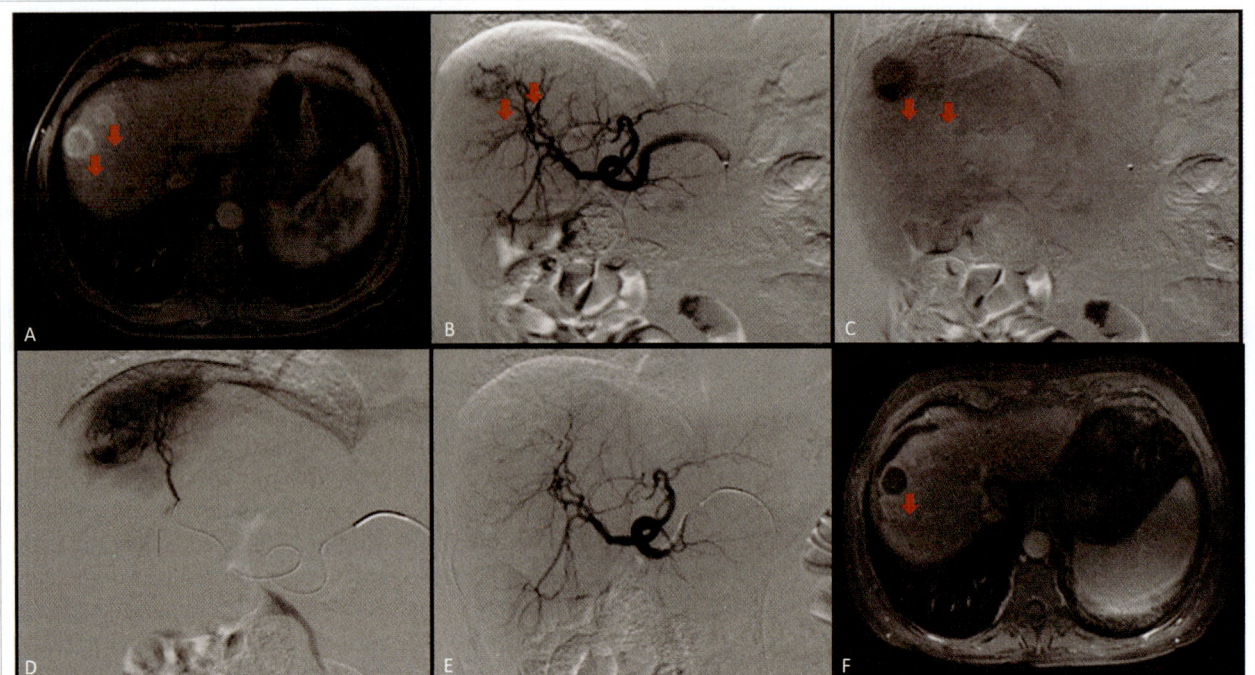

Figura 128.2. Drenagem percutânea trans-hepática. (A) Ressonância Magnética de abdome: lesões hipervasculares na fase arterial no segmento VIII. (B) e (C) Angiografia hepática com lesões hipervasculares na fase arterial e parenquimatosa, respectivamente. (D) Cateterismo superseletivo do ramo arterial responsável pela formação das lesões hipervasculares para quimioembolização. (E) Angiografia hepática de controle pós-quimioembolização evidenciando ausência das lesões hipervasculares. (F) Ressonância magnética de abdome de controle pós-quimioembolização: necrose completa da lesão do segmento VIII.

platina e mitomicina C o esquema combinado mais comumente utilizado. Sugere-se que um novo exame de imagem (TC ou RM) seja realizado 4 semanas após o procedimento para a avaliação da resposta terapêutica e planejamento das possíveis sessões subsequentes. A falta de resposta ao tratamento após a primeira sessão não deve ser encarada como falha terapêutica, devendo, muitas vezes, os mesmos segmentos arteriais serem quimioembolizados em diferentes sessões até se obter a resposta desejada, tornando fundamental a participação do radiologista intervencionista no seguimento desses pacientes.

A complicação mais comumente relacionada a qualquer quimioembolização é a chamada síndrome pós-embolização, caracterizada pela presença de alterações clínicas e laboratoriais como náusea, vômitos, febre, dor abdominal, fadiga, leucocitose e elevação das transaminases. Virtualmente, todos os pacientes submetidos a procedimentos de embolização/quimioembolização evoluirão com essa síndrome em diferentes graus de manifestação nas primeiras 48 horas após o procedimento. Outras complicações mais raras incluem a formação de abscessos hepáticos, infarto da vesícula biliar, sepse, embolização sistêmica do agente quimioembólico e insuficiência hepática irreversível.

A utilização da radioembolização é indicada em pacientes com HCC localmente avançado com função hepática preservada e sem envolvimento vascular extenso ou doença extra-hepática. A equivalência terapêutica desse método e a possibilidade de seu uso em pacientes com contraindicações relativas para quimioembolização[25-26] garantem a sua utilidade como ferramenta terapêutica, sendo ainda necessários maiores estudos prospectivos em relação a esse tema.

Metástases hepáticas de tumores colorretais

HCC e metástases de câncer colorretal (CCR) representam, respectivamente, os tumores malignos primários e secundários mais comuns no fígado. Estima-se que até 50% dos pacientes com câncer colorretal apresentarão metástases hepáticas sincrônicas ou metacrônicas.[27] O prognóstico dos pacientes não tratados é bastante limitado, estimando-se ser menor do que 3% em 5 anos.[28] Interessantemente, o fígado pode ser o único local de metástases em um número significativo de pacientes que vêm a óbito por CCR. Diversos estudos demonstraram melhora na sobrevida de pacientes submetidos à ressecção parcial hepática na presença de metástases exclusivamente hepáticas de CCR, com sobrevida em 5 anos variando entre 28% e 58%.[29-32]

Embora a ressecção cirúrgica seja considerada o padrão-ouro para o tratamento de metástases hepáticas, apenas aproximadamente 20% dos pacientes serão candidatos à hepatectomia. Muitos não o serão em virtude de 1) reduzida reserva funcional hepática, 2) concomitantes comorbidades, 3) lesões metastáticas bilaterais no fígado e 4) doença extra-hepática, todos fatores que reduzem as possibilidades de cura.

A ARF percutânea emergiu como uma alternativa com fins curativos para pacientes que inicialmente não seriam candidatos cirúrgicos,[33] como aqueles com reduzida reserva de função hepática ou com comorbidades graves.[34] Adicionalmente, a ARF pode ser utilizada em associação à hepatectomia em pacientes com metástases bilaterais. Nesses pacientes, o lobo mais acometido é ressecado, e o menos acometido é tratado com ablação por radiofrequência.

Nos casos de recidiva da doença metastática hepática após hepatectomia, a ablação por radiofrequência percutânea em associação com quimioterapia sistêmica pode representar a opção de escolha. Estudos têm demonstrado superioridade da associação ARF + quimioterapia *versus* tratamento quimioterápico exclusivo, quanto ao tempo de sobrevida para metástases hepáticas irressecáveis.[27,32]

Nos últimos anos, estudos não controlados têm comparado a ARF com a hepatectomia, demonstrando, alguns deles, resultados comparáveis entre as duas técnicas para grupos selecionados de pacientes.[35] Dessa forma, diversos autores têm postulado a necessidade da realização de estudos controlados e randomizados a fim de se estabelecer de forma mais definitiva o real papel da ARF no tratamento das metástases de CCR.

Em artigo de revisão escrito pela American Society of Clinical Oncology (ASCO)[36] e publicado em janeiro de 2010 que discorre sobre o uso de ablação por radiofrequência em metástases hepáticas de CCR, evidenciaram-se resultados promissores, no entanto muito variados entre os diferentes autores, com sobrevida em 5 anos entre 14% e 55% e taxas de recidiva local variando de 3,6% a 60%. Entre os fatores responsáveis por essa discrepância de resultados, a ASCO aponta a diferença de experiência dos operadores, biologia tumoral e *bias* de seleção dos tumores e pacientes nos diferentes estudos. Nesse mesmo artigo, é destacada a vantagem da ablação por radiofrequência por via percutânea por ser a forma menos invasiva do uso dessa tecnologia, com menor morbidade para o paciente e menor custo.[36]

A quimioembolização intra-arterial no tratamento dos pacientes com metástases de CCR tem se demonstrado um método capaz de obter controle da doença na maioria dos pacientes tratados, com taxas de sobrevida sobrepondo-se àquelas alcançadas com o uso isolado da terapia sistêmica, sendo o uso conjunto com outras terapias disponíveis elemento relevante para o seu sucesso. A sua utilização tem sido impulsionada nos últimos anos pelo desenvolvimento de agentes quimioembólicos conhecidos como microesferas carregadas com monoagentes quimioterápicos (*drug eluting beads*, ou DEB-TACE), os quais permitem alcançar altos níveis de concentração quimioterápica no leito vascular tumoral por períodos prolongados, sob o qual tem efeito isquêmico. Entre os esquemas estudados para o tratamento das metástases de CCR, encontram-se as DEB-TACE carregadas com Irinotecan (DEBIRI). Em estudo multicêntrico[37] utilizando quimioembolização com DEBIRI em pacientes com doença metastática colorretal inoperável, houve resposta sustentada pelos critérios do RECIST modificado em 75% e 66% após 3 e 6 meses, respectivamente. De modo similar, todos os 30 pacientes tratados nesse estudo obtiveram queda maior do que 50% dos níveis iniciais do antígeno carcinoembriogênico (CEA) por mais de 6 meses. O uso da quimioembolização em conjunto com técnicas ablativas locais também tem sido advogado. Em estudo publicado por Vogl,[38] pacientes com tumores hepáticos de origem colorretal medindo até 8 cm de diâmetro foram tratados inicialmente com sessões de quimioembolização que promoveram redução volumétrica desses tumores, permitindo, assim, o uso da ablação percutânea como método terapêutico definitivo. A utilização combinada dessas duas modalidades resultou em sobrevida de 26,2 meses, resultado este significativamente maior quando comparado à sobrevida de 12,8 meses obtida com o uso isolado da quimioembolização no mesmo estudo.

RADIOEMBOLIZAÇÃO

Embolização com microesferas radioativas, a radioembolização vem ganhando espaço com uma opção terapêutica para pacientes portadores de doenças malignas do fígado. A radioembolização com Ytrium-90Y é uma forma de braquiterapia.

Radioterapia intra-arterial: corresponde à infusão de partículas de vidro ou resina incorporadas ao isótopo 90Y através de um cateter diretamente nas artérias hepáticas. O Ytrium-90Y é um beta emissor, com uma vida média de 64,1 horas com uma penetração tecidual que varia entre 2,5 mm e 10 mm. Existem dois agentes comercialmente aprovados, o TheraSphere® (MDS Nordion Inc., Kanata, Ontario, Canadá), que se trata de uma microesfera de vidro revestida de Y90, produto este que ganhou aprovação nos Estados Unidos pela agência Food and Drugs Administration (FDA) em 1999 sob a condição de *humanitariam device exemption* (HDE) para o tratamento de pacientes com HCC irressecável; e o SIR-Spheres® (SIRTeX Medical Ltd., Sydney, New South Wales, Austrália), uma microesfera de resina revestida de Y90, a qual teve a aprovação da FDA em 2002 para o uso em pacientes com metástases colorretais. A utilização desses dois produtos no tratamento de pacientes com metástases hepáticas colorretais tem demonstrado taxas de resposta satisfatórias.[34] Existem vários relatos na literatura da utilização dessa técnica para tratamento de outros tipos de tumores metastáticos como neuroendócrino, de mama e melanoma uveal. A esfera de resina SIR-Spheres® foi recentemente aprovada pela Agência Nacional de Vigilância Sanitária (Anvisa).

As contraindicações absolutas da técnica estão relacionadas diretamente à disfunção hepática com níveis de bilirrubina > 2 mg/dL e albumina < 3 g/dL e à presença de *shunt* pulmonar maior que 20%.[39]

Em oposição à radioterapia tradicional que limita a dose de radiação a 30 a 40 Gray (Gy), a radioterapia intra-arterial permite a aplicação de doses mais altas no tumor com boa tolerabilidade do parênquima hepático normal.[40-41]

O preparo pré-operatório é constituído da pesquisa de comunicações da vascularização arterial tumoral com outros órgãos, em especial o pulmão, e a porcentagem dessa comunicação contraindicaria sua utilização (Figura 128.3). Essa pesquisa é realizada por meio da medicina nuclear. Posteriormente, a avaliação da volumetria hepática total e da área a ser irradiada deve ser feita para o cálculo da dose a ser utilizada.[42]

O conhecimento das variações anatômicas do sistema mesentérico é de grande importância para a administração segura dessa terapia.

Do ponto de vista técnico, consiste em uma angiografia visceral hepática e mesentérica superior para avaliação dos ramos arteriais hepáticos e fase venosa portal. A identificação de ramos arteriais próximos da região tumoral a ser tratada, com potencial risco de refluxo da esfera radioativa, é indicativa da oclusão prévia desses ramos por meio da embolização para evitar a irradiação do parênquima hepático adjacente (Figura 128.4).

Após o microcateterismo superseletivo arterial da região a ser tratada, procede-se à injeção da microesfera.[43]

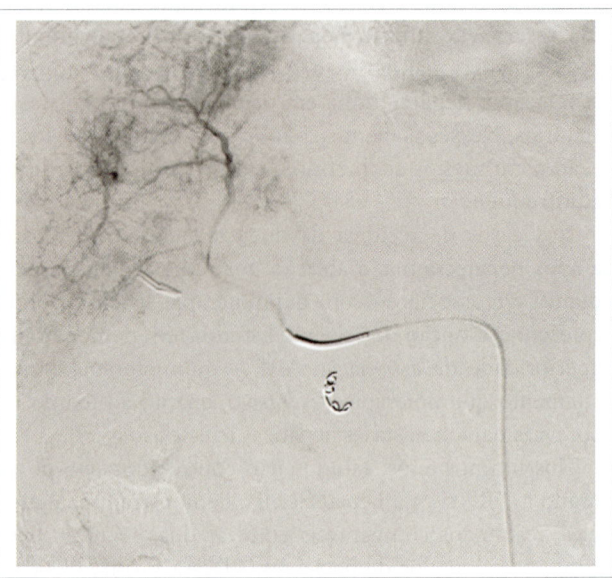

FIGURA 128.4. Estudo angiográfico hepático evidenciando realce das lesões no parênquima e ramo arterial previamente embolizado, identificado pela presença de mola metálica.

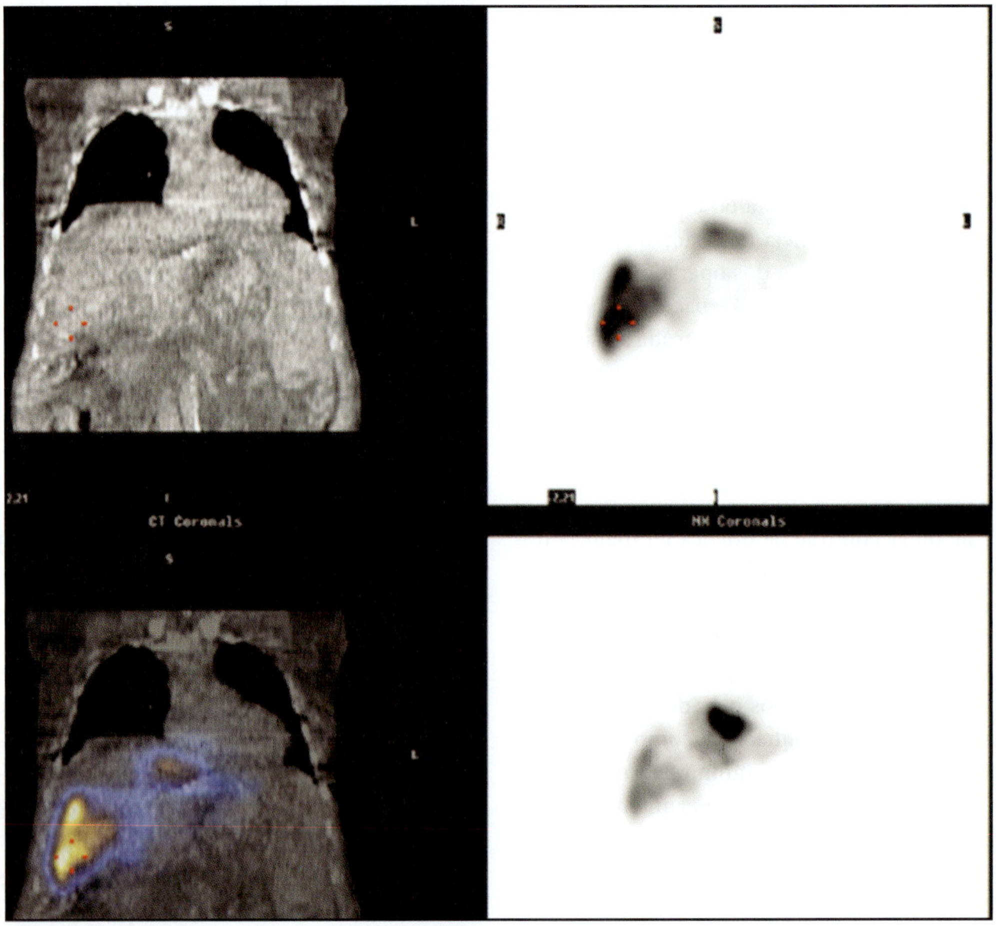

FIGURA 128.3. Cintilografia hepática pré-operatória, pós-injeção intra-arterial, do radiofármaco, confirmando ausência de *shunt*.

O procedimento é realizado de forma ambulatorial, sem a necessidade de internação, devendo o paciente permanecer apenas por um período de 6 horas para observação do sítio de punção arterial.

O controle pós-operatório é realizado mediante controle laboratorial da função hepática e exames de imagem como TC, RM ou tomografia por emissão de pósitrons (TC-PET) para avaliação da resposta da lesão ao tratamento.

Os avanços da radioembolização estão baseados nos resultados observados e baixos índices de complicações com ampliação das indicações em virtude de novas séries publicadas.

CONSIDERAÇÕES FINAIS

A intervenção guiada por imagem tem experimentado um desenvolvimento bastante acelerado nos últimos 50 anos, sendo fortemente impulsionada pelo avanço tecnológico dos métodos de imagem e de bioengenharia.

Métodos de fusão de modalidades de imagem (USG com imagens multiplanares de TC, RM ou TC-PET, além de angiografias rotacionais 3D) representam outra grande perspectiva para a especialidade, permitindo convergências tecnológicas de extrema utilidade à acurácia das intervenções, anulando as limitações inerentes de cada método quando isoladamente aplicados.

Dessa forma, sistemas de combinação de imagens podem lançar mão, por exemplo, da praticidade de recursos de tempo real da USG, combinando-os com imagens previamente adquiridas de métodos seccionais (de indiscutível superioridade de resolução), garantindo alto grau de precisão sem os inconvenientes da radiação, custo e complexidade técnica de um procedimento inteiramente guiado por TC ou RM.

REFERÊNCIAS BIBLIOGRÁFICAS

1. Sapia S, Sanchez Avalos JC, Monreal M, Galeano A, Gonzalez Villaveiran R, Cornicelli J, et al. Fine needle aspiration for flow cytometry immunophenotyping of non Hodgkin lymphoma. Medicina (B Aires). 1995;55(6):675-80.
2. Zeppa P, Vigliar E, Cozzolino I, Troncone G, Picardi M, De Renzo A, et al. Fine needle aspiration cytology and flow cytometry immunophenotyping of non-Hodgkin lymphoma: can we do better? Cytopathology. 2010;21(5):300-10.
3. Greif J, Marmur S, Schwarz Y, Man A, Staroselsky AN. Percutaneous core cutting needle biopsy compared with fine-needle aspiration in the diagnosis of peripheral lung malignant lesions: results in 156 patients. Cancer. 1998 Jun 25;84(3):144-7.
4. Laurent F, Latrabe V, Vergier B, Michel P. Percutaneous CT-guided biopsy of the lung: comparison between aspiration and automated cutting needles using a coaxial technique. Cardiovasc Intervent Radiol. 2000 Jul-Aug;23(4):266-72.
5. Arakawa H, Nakajima Y, Kurihara Y, Niimi H, Ishikawa T. CT-guided transthoracic needle biopsy: a comparison between automated biopsy gun and fine needle aspiration. Clin Radiol. 1996 Jul;51(7):503-6.
6. Rivera-Sanfeliz G. Percutaneous abdominal abscess drainage: a historical perspective. AJR Am J Roentgenol. 2008 Sep;191(3):642-3.
7. O'Connor SD, Taylor AJ, Williams EC, Winter TC. Coagulation concepts update. AJR Am J Roentgenol. 2009 Dec;193(6):1656-64.
8. Rossi S, Di Stasi M, Buscarini E, Cavanna L, Quaretti P, Squassante E, et al. Percutaneous radiofrequency interstitial thermal ablation in the treatment of small hepatocellular carcinoma. Cancer J Sci Am. 1995 May-Jun;1(1):73-81.
9. Goldberg SN, Gazelle GS, Dawson SL, Rittman WJ, Mueller PR, Rosenthal DI. Tissue ablation with radiofrequency: effect of probe size, gauge, duration, and temperature on lesion volume. Acad Radiol. 1995 May;2(5):399-404.
10. Brunello F, Veltri A, Carucci P, Pagano E, Ciccone G, Moretto P, et al. Radiofrequency ablation versus ethanol injection for early hepatocellular carcinoma: A randomized controlled trial. Scand J Gastroenterol. 2008;43(6):727-35.
11. Livraghi T, Goldberg SN, Lazzaroni S, Meloni F, Solbiati L, Gazelle GS. Small hepatocellular carcinoma: treatment with radio-frequency ablation versus ethanol injection. Radiology. 1999 Mar;210(3):655-61.
12. Crocetti L, Lencioni R. Thermal ablation of hepatocellular carcinoma. Cancer Imaging. 2008;8:19-26.
13. Lencioni R, Crocetti L. A critical appraisal of the literature on local ablative therapies for hepatocellular carcinoma. Clin Liver Dis. 2005 May;9(2):301-14, viii.
14. Jansen MC, van Hillegersberg R, Chamuleau RA, van Delden OM, Gouma DJ, van Gulik TM. Outcome of regional and local ablative therapies for hepatocellular carcinoma: a collective review. Eur J Surg Oncol. 2005 May;31(4):331-47.
15. Lau WY, Lai EC. The current role of radiofrequency ablation in the management of hepatocellular carcinoma: a systematic review. Ann Surg. 2009 Jan;249(1):20-5.
16. Lencioni R, Cioni D, Crocetti L, Bartolozzi C. Percutaneous ablation of hepatocellular carcinoma: state-of-the-art. Liver Transpl. 2004 Feb;10(2 Suppl 1):S91-7.
17. Lencioni R, Della Pina C, Bartolozzi C. Percutaneous image-guided radiofrequency ablation in the therapeutic management of hepatocellular carcinoma. Abdom Imaging. 2005 Jul-Aug;30(4):401-8.
18. Huang GT, Liang JD, Sheu JC. Current role of local ablative treatments for hepatocellular carcinoma. J Formos Med Assoc. 2004 Jun;103(6):403-10.
19. Carrafiello G, Lagana D, Ianniello A, Dionigi G, Novario R, Recaldini C, et al. Post-radiofrequency ablation syndrome after percutaneous radiofrequency of abdominal tumours: one centre experience and review of published works. Australas Radiol. 2007 Dec;51(6):550-4.
20. Livraghi T, Solbiati L, Meloni MF, Gazelle GS, Halpern EF, Goldberg SN. Treatment of focal liver tumors with percutaneous radio-frequency ablation: complications encountered in a multicenter study. Radiology. 2003 Feb;226(2):441-51.
21. Giorgio A, Tarantino L, de Stefano G, Coppola C, Ferraioli G. Complications after percutaneous saline-enhanced radiofrequency ablation of liver tumors: 3-year experience with 336 patients at a single center. AJR Am J Roentgenol. 2005 Jan;184(1):207-11.
22. A comparison of lipiodol chemoembolization and conservative treatment for unresectable hepatocellular carcinoma. Groupe d'Etude et de Traitement du Carcinome Hepatocellulaire. N Engl J Med. 1995 May 11;332(19):1256-61.
23. Llovet JM, Burroughs A, Bruix J. Hepatocellular carcinoma. Lancet. 2003 Dec 6;362(9399):1907-17.
24. Jiang H, Meng Q, Tan H, Pan S, Sun B, Xu R, et al. Antiangiogenic therapy enhances the efficacy of transcatheter arterial embolization for hepatocellular carcinomas. Int J Cancer. 2007 Jul 15;121(2):416-24.
25. Raoul JL, Boucher E, Rolland Y, Garin E. Treatment of hepatocellular carcinoma with intra-arterial injection of radionuclides. Nat Rev Gastroenterol Hepatol. 2010 Jan;7(1):41-9.
26. Carr BI, Kondragunta V, Buch SC, Branch RA. Therapeutic equivalence in survival for hepatic arterial chemoembolization and yttrium 90 microsphere treatments in unresectable hepatocellular carcinoma: a two-cohort study. Cancer. 2010 Mar 1;116(5):1305-14.
27. Feliberti EC, Wagman LD. Radiofrequency ablation of liver metastases from colorectal carcinoma. Cancer Control. 2006 Jan;13(1):48-51.
28. Wagner JS, Adson MA, Van Heerden JA, Adson MH, Ilstrup DM. The natural history of hepatic metastases from colorectal cancer. A comparison with resective treatment. Ann Surg. 1984 May;199(5):502-8.

29. Fong Y, Fortner J, Sun RL, Brennan MF, Blumgart LH. Clinical score for predicting recurrence after hepatic resection for metastatic colorectal cancer: analysis of 1001 consecutive cases. Ann Surg. 1999 Sep;230(3):309-18; discussion 18-21.
30. Nordlinger B, Guiguet M, Vaillant JC, Balladur P, Boudjema K, Bachellier P, et al. Surgical resection of colorectal carcinoma metastases to the liver. A prognostic scoring system to improve case selection, based on 1568 patients. Association Francaise de Chirurgie. Cancer. 1996 Apr 1;77(7):1254-62.
31. Gayowski TJ, Iwatsuki S, Madariaga JR, Selby R, Todo S, Irish W, et al. Experience in hepatic resection for metastatic colorectal cancer: analysis of clinical and pathologic risk factors. Surgery. 1994 Oct;116(4):703-10; discussion 10-1.
32. Abdalla EK, Vauthey JN, Ellis LM, Ellis V, Pollock R, Broglio KR, et al. Recurrence and outcomes following hepatic resection, radiofrequency ablation, and combined resection/ablation for colorectal liver metastases. Ann Surg. 2004 Jun;239(6):818-25; discussion 25-7.
33. Abdel-Misih SR, Schmidt CR, Bloomston PM. Update and review of the multidisciplinary management of stage IV colorectal cancer with liver metastases. World J Surg Oncol. 2009;7:72.
34. Livraghi T, Solbiati L, Meloni F, Ierace T, Goldberg SN, Gazelle GS. Percutaneous radiofrequency ablation of liver metastases in potential candidates for resection: the "test-of-time approach". Cancer. 2003 Jun 15;97(12):3027-35.
35. Mulier S, Ni Y, Jamart J, Michel L, Marchal G, Ruers T. Radiofrequency ablation versus resection for resectable colorectal liver metastases: time for a randomized trial? Ann Surg Oncol. 2008 Jan;15(1):144-57.
36. Wong SL, Mangu PB, Choti MA, Crocenzi TS, Dodd GD, 3rd, Dorfman GS, et al. American Society of Clinical Oncology 2009 clinical evidence review on radiofrequency ablation of hepatic metastases from colorectal cancer. J Clin Oncol. 2010 Jan 20;28(3):493-508.
37. Martin RC, Joshi J, Robbins K, Tomalty D, O'Hara R, Tatum C. Transarterial Chemoembolization of Metastatic Colorectal Carcinoma with Drug-Eluting Beads, Irinotecan (DEBIRI): Multi-Institutional Registry. J Oncol. 2009;2009:539795.
38. Vogl TJ, Mack MG, Balzer JO, Engelmann K, Straub R, Eichler K, et al. Liver metastases: neoadjuvant downsizing with transarterial chemoembolization before laser-induced thermotherapy. Radiology. 2003 Nov;229(2):457-64.
39. Kennedy A, Nag S, Salem R, Murthy R, McEwan AJ, Nutting C, et al. Recomendations for radioembolization of hepatic malignacies using Ytrium-90 microsphere brachytherapy oncology consortium. Int J Radiat Oncol Biol Phys. 2007;68:13-23
40. Brown KT, Nevins AB, Getrajdman GI, Brody LA, Kurtz RC, Fong Y, et al. Particle embolization for hepatocellular carcinoma. J Vasc Interv Radiol. 1998;9:822-8.
41. Lawrence TS, Robertson JM, Anscher MS, Jirtle RL, Ensminger WD, Fajardo LF. Hepatic toxicity resulting from câncer treatment. Int J Radiat Oncol Biol Phys. 1995;31:1237-48.
42. Gray BN, Burton MA, Kelleher D, Klemp Matz L. Tolerance of the liver to the effects of Ytrium-90 radiation. Int J Radiat Oncol Biol Phys. 1990;18:619-23.
43. Lewandowski RJ, Sato KT, Atassi B, Ryu RK, Nemcek AA Jr, Kulik L, et al. Radioembolization with 90Y microspheres: Angiographic and technical considerations. Cardiovasc Intervent Radiol. 2007;30:571-92.

CAPÍTULO 129

MONITORIZAÇÃO DA PRESSÃO INTRA-ABDOMINAL

Leonardo Rolim Ferraz
Frederico Polito Lomar

DESTAQUES

- A pressão intra-abdominal (PIA) é definida como aquela no interior do compartimento abdominal. O diagnóstico de hipertensão intra-abdominal (HIA) é baseado no valor da PIA, quando esta permanecer de forma sustentada maior ou igual a 12 mmHg.
- A síndrome compartimental abdominal (SCAbd) é definida por PIA sustentada ≥ 20 mmHg associada à disfunção ou à falência de órgãos.
- A HIA/SCAbd não acomete apenas pacientes cirúrgicos, com patologias intra-abdominais ou politraumatizados.
- O aumento da PIA e suas consequências, prejudicando todos os sistemas orgânicos e associada à maior morbidade e mortalidade, acomete pacientes clínicos que evoluem com aumento da permeabilidade capilar/resposta inflamatória sistêmica e balanço hídrico muito positivo, como em grandes queimados, no choque séptico, na politransfusão e na pancreatite aguda grave.
- O exame físico do abdome é insuficiente para predizer o aumento da PIA. A mensuração indireta através da bexiga é considerada padrão-ouro por conta da facilidade, baixa complexidade, baixo custo, ampla disponibilidade e precisão.
- Os pacientes devem ser rastreados em busca de fatores de risco para HIA/SCAbd ou nova ou progressiva insuficiência orgânica. Se dois ou mais fatores de risco para HIA/SCAbd estão presentes, a medida PIA deve ser obtida. Se HIA estiver presente, a PIA deve ser medida de forma seriada pelo menos a cada 6 horas até a resolução da HIA.

INTRODUÇÃO

O aumento da pressão intra-abdominal (PIA) pode estar associado ao desenvolvimento de duas síndromes clínicas: hipertensão intra-abdominal (HIA) e síndrome compartimental abdominal (SCAbd). O conhecimento a respeito delas remonta ao século passado, mas só recentemente obteve-se a real dimensão das consequências relacionadas ao seu surgimento, não havendo dúvida da morbidade e da mortalidade associadas, tanto em pacientes clínicos quanto em cirúrgicos.[1]

A cavidade peritoneal é sujeita ao aumento de sua pressão interna como qualquer outro compartimento anatômico. A PIA é diretamente afetada pelo volume dos órgãos sólidos ou vísceras ocas (que podem estar vazias ou cheias com ar, líquido ou matéria fecal), pela presença de ascite, sangue ou outras lesões expansivas e condições que limitam a expansão da parede abdominal (como escaras de queimaduras ou edema para o terceiro espaço).

Devido à capacidade restrita para expandir, o aumento da pressão dentro desse compartimento acima da pressão de perfusão tecidual pode comprometer órgãos e estruturas vasculares intra-abdominais, iniciando uma cascata de eventos que podem levar à disfunção orgânica múltipla e à morte se não corrigidos.[2] O desenvolvimento de HIA está associado ao comprometimento e a alterações fisiológicas em quase todos os sistemas orgânicos, incluindo os cardiorrespiratório, renal, neurológico, gastrintestinal e hepático, tendo recentemente sido cunhado o termo síndrome policompartimental para descrever as interações e repercussões em múltiplos sistemas e compartimentos corporais.[3]

Ao longo do tempo, esse tema foi envolto em mitos e conceitos inadequados, como o de serem HIA e SCAbd condições exclusivamente de pacientes cirúrgicos, as suas incidências serem baixas em pacientes clínicos gravemente enfermos e que a monitorização da PIA seria complexa e imprecisa. O conhecimento atual permite esclarecer essas questões de forma adequada.

Pretende-se, neste capítulo, desfazer alguns desses mitos, delineando e descrevendo os novos paradigmas relacionados à monitorização da PIA.

DEFINIÇÕES

Uma das razões relacionadas às dificuldades no entendimento da HIA e SCAbd estava na ausência de definições e padronizações consensuais sobre critérios diagnósticos e formas de mensuração da PIA. Esse contexto levou a incertezas relacionadas a incidência da HIA/SCAbd, suas implicações clínicas e formas de mensuração da PIA.

Em 2004, foi fundada a Sociedade Mundial de Síndrome Compartimental Abdominal (World Society of Compartimental Abdominal Syndrome – WSCAS),[4] que vem promovendo e fomentando a construção de novos conhecimentos, assim como desenvolvendo consensos e diretrizes assistenciais. Os conceitos e definições descritos a seguir foram publicados em 2006[5] e revisados recentemente.[6] Além da publicação do consenso a respeito das definições, a WSCAS promoveu publicação com diretrizes assistenciais.[7] O Quadro 129.1 resume todas as definições do consenso da WSACS, citadas a seguir.

QUADRO 129.1. Definições do consenso WSACS.

Definição 1	A pressão intra-abdominal é existente no interior do compartimento abdominal.
Definição 2	A mensuração da PIA deve ser realizada via pressão intravesical com infusão máxima de 25 mL de solução salina estéril.
Definição 3	A PIA deve ser mensurada em mmHg, em posição supina e em expiração, após constatação de que não há contração da parede abdominal e que o transdutor está "zerado" ao nível da linha axilar média.
Definição 4	A PIA nos pacientes críticos deve ser considerada normal entre 5 e 7 mmHg.
Definição 5	A HIA é definida por PIA sustentada ou repetida ≥ 12 mmHg.
Definição 6	A SCAbd é definida por PIA sustentada ou repetida ≥ 20 mmHg (com ou sem pressão de perfusão < 60 mmHg), associada à disfunção ou à falência de órgãos.
Definição 7	HIA é classificada em: Grau I: 12-15 mmHg Grau II: 16-20 mmHg Grau III: 21-25 mmHg Grau IV: > 25 mmHg
Definição 8	SCAbd primária é a condição associada à lesão ou à doença localizada dentro da cavidade abdominal.
Definição 9	SCAbd secundária é a condição em que a etiologia não se origina na região abdominal.
Definição 10	SCAbd terciária ou recorrente é a condição em que há recidiva da SCAbd após intervenção cirúrgica ou tratamento clínico prévio de SCAbd primária ou secundária.
Definição 11	PPA = PAM – PIA
Definição 12	Síndrome policompartimental é a condição em que dois ou mais compartimentos têm pressões elevadas.
Definição 13	Complacência abdominal é a medida da expansão abdominal determinada pela elasticidade da parede abdominal. Deve ser expressa pela relação entre o volume abdominal e a PIA.
Definição 14	Abdome aberto é o que necessita de fechamento abdominal temporário, mantendo pele e fáscia abertas após laparotomia.

A pressão intra-abdominal é definida como aquela no interior do compartimento abdominal. Durante alguns eventos como tosse, manobra de Valsava, levantamento de peso, a PIA pode chegar a 80 mmHg de forma rápida e não sustentada. Em pacientes críticos, devem ser considerados normais os valores entre 5 e 7 mmHg.

O diagnóstico de hipertensão intra-abdominal é baseado no valor da PIA, sendo definida quando permanecer de forma sustentada ≥ a 12 mmHg. A HIA pode ser classificada em quatro níveis de acordo com os valores pressóricos, com gravidade progressiva. Os efeitos nocivos da HIA ocorrem muito antes da manifestação da SCAbd, tendo os pacientes que apresentam HIA significativamente maior risco de complicações e óbito.[8-9] O Quadro 129.2 resume as consequências potenciais do aumento da PIA nos sistemas orgânicos.

QUADRO 129.2. Consequências da HIA/SCAbd.

Hemodinâmicas	Hipovolemia Diminuição do débito cardíaco Diminuição do retorno venoso Aumento da PAP e da PVC Aumento da resistência vascular periférica
Respiratórias	Elevação da pressão intratorácica Aumento das pressões ventilatórias Diminuição da complacência torácica Alteração da relação ventilação/perfusão
Renais	Diminuição do débito urinário Diminuição da perfusão renal Diminuição da taxa de filtração glomerular
Digestivas	Diminuição do fluxo sanguíneo esplâncnico Isquemia de mucosa e aumento da translocação bacteriana Diminuição da perfusão e função hepática
Neurológicas	Elevação da pressão intracraniana Diminuição da pressão de perfusão cerebral

PAP: pressão da artéria pulmonar; PVC: pressão venosa central.

A síndrome compartimental abdominal tem relação não apenas com os valores da PIA, mas também com a presença de disfunção orgânica. A SCAbd é definida por PIA sustentada ou repetida ≥ 20 mmHg (com ou sem pressão de perfusão abdominal < 60 mmHg), associada à disfunção ou à falência de órgãos, sendo, portanto, uma consequência grave da elevação da PIA.

A HIA/SCAbd não acomete apenas pacientes cirúrgicos, com patologias intra-abdominais ou politraumatizados. O aumento da PIA e suas consequências acometem frequentemente pacientes clínicos gravemente enfermos que evoluem com aumento da permeabilidade capilar/resposta inflamatória sistêmica e balanços hídricos muito positivos, como em grandes queimados, no choque séptico, na politransfusão e na pancreatite aguda grave.

Os pacientes com SCAbd são classificados em três subgrupos de acordo com a etiologia do aumento da PIA:

- **SCAbd primária** é a condição associada ao trauma ou à doença abdominal primária que frequentemente requer intervenção cirúrgica precoce. Exemplos: tumores abdominais e pélvicos; trauma de abdome; ascite.
- **SCAbd secundária** refere-se a condições que não são originárias de patologias abdominais. Exemplos: sepse; reanimação volêmica maciça; grandes queimados.
- **SCAbd terciária** ou recorrente refere-se à condição em que a SCAbd ressurge após tratamento clínico e/ou cirúrgico da SCAbd primária ou secundária.

Outro conceito relacionado à monitorização da PIA é o cálculo da pressão de perfusão abdominal (PPA). O valor da PIA que induz à falência múltipla de órgãos varia de um paciente para outro, podendo ser útil não só a sua mensuração, como o cálculo da PPA, em um racional idêntico ao da pressão de perfusão cerebral, utilizado no manejo da hipertensão intracraniana. A PPA é calculada subtraindo da pressão arterial média (PAM) o valor da PIA expressa em mmHg. Valores de PPA menores que 60 mmHg estão associados a maior risco de complicações e mortalidade.[10] Apesar dessa evidência, não existem estudos que permitam recomendar a utilização da PPA como meta terapêutica no manejo da HIA/SCAbd.[6,11] A principal limitação dos estudos disponíveis é o seu desenho observacional. Embora a PPA reduzida deva ser um fator de mau prognóstico entre aqueles com HIA, não fica claro se intervenções que têm como meta o aumento da PPA podem obter melhores resultados.

TÉCNICAS DE MENSURAÇÃO DA PIA

Como vimos para o diagnóstico e manejo da HIA/SCAbd, é fundamental a mensuração da pressão intra-abdominal. O exame físico do abdome é insuficiente para predizer o aumento da PIA; com baixa sensibilidade e especificidade, não é útil para o diagnóstico ou manejo da HIA/SCAbd.[12-13]

A precisão e reprodutibilidade das medidas de PIA são de extrema importância no manejo de HIA/SCAbd.[6,14] Essa mensuração pode ser realizada de diferentes formas, tanto direta como indiretamente. A medida direta, acessando a cavidade peritoneal, é a forma mais precisa de determinação da pressão intra-abdominal. Esta é realizada rotineiramente durante as cirurgias laparoscópicas através da agulha de Veress, mas tal técnica invasiva não é aplicável fora do contexto cirúrgico, não sendo útil à beira do leito.

O acesso à cavidade abdominal de forma indireta através das vísceras ocas é a melhor forma não invasiva de mensuração da PIA. Diversas técnicas já foram descritas utilizando manometria gástrica, retal, uterina e vesical.[15]

A mensuração indireta através da bexiga se tornou padrão-ouro por conta da sua facilidade e baixa complexidade, baixo custo, ampla disponibilidade e precisão. Os valores de pressão obtidos através da bexiga têm excelente correlação com medidas diretas.[14-16]

Independentemente da técnica utilizada, vários princípios fundamentais devem ser seguidos para garantir medições precisas e reprodutíveis. A WSACS definiu parâmetros e diretrizes padronizadas de mensuração:[4-7]

- A PIA deve ser sempre expressa em mmHg (1 mmHg = 1,36 centímetros H_2O) e medida no final da expiração depois de garantir que as contrações do músculo abdominal estejam ausentes.
- Como a elevação da cabeceira do leito parece aumentar significativamente as medidas de PIA, o paciente deve estar na posição supina completa com o transdutor colocado no zero na linha axilar média, ao nível da crista ilíaca.[17]
- Um volume de infusão máximo de 25 mL de solução salina estéril (3 mL/kg para crianças) deve ser utilizado para a técnica de mensuração intravesical intermitente, volumes maiores podem induzir a medições da PIA falsamente elevada.[18]
- A determinação da PIA deve ser realizada 30 a 60 segundos após a infusão de soro vesical para permitir o relaxamento do músculo detrusor da bexiga e evitar sua influência nos valores obtidos.

Valem ainda alguns comentários sobre o posicionamento corporal no leito e sua influência na PIA. A cabeceira elevada é amplamente recomendada como medida para reduzir a incidência de pneumonia associada à ventilação mecânica, sendo utilizada rotineiramente na grande maioria dos pacientes nas UTIs de todo o mundo. A elevação da cabeceira não apenas tem impacto potencial na mensuração da PIA, como também pode induzir HIA.[17,19] Como resultado, a medição da PIA em posição supina pode subestimar a verdadeira PIA do paciente se a cabeceira da cama estiver elevada conforme as medidas. A posição prona para lesão pulmonar aguda também tem se mostrado capaz de aumentar significativamente a PIA.[20] Até mais estudos estarem disponíveis para esclarecer totalmente a questão, a WSACS recomenda que todas as medidas de PIA devam ser realizadas na posição supina e que a contribuição potencial da posição do corpo em elevar a PIA deva ser considerada em pacientes com HIA/SCAbd. Alternativamente, o paciente pode ser mantido na posição de Trendelenburg reversa, mantendo a elevação da cabeceira e evitando compressão do abdome pelo tórax.

MÉTODOS INDIRETOS

Gástrica

A PIA pode ser medida por meio de um tubo nasogástrico ou de gastrostomia por manometria de água. A pressão gástrica é determinada por infusão de 50 a 100 mL de água através da sonda para dentro do lúmen do estômago. A extremidade proximal do tubo aberto é mantida perpendicular ao chão. A distância entre o nível de água para a linha axilar média é tomada como a PIA em cmH_2O. Pode ser útil em pacientes com bexiga doente ou após cistectomia.[16]

Vesical

Como já afirmado, a mensuração da PIA através da bexiga se transformou no método de escolha para o diagnóstico da HIA/SCAbd. A técnica foi originalmente descrita por Kron.[21] Nela, para cada medição da PIA, o sistema de drenagem conectado à sonda de Foley é cateterizado através da porta lateral com um gelco 16 que é, então, usado para conectar em Y a um manômetro ou transdutor de pressão. A desvantagem dessa técnica está no fato de a cada medida abrir um sistema que normalmente é estéril e fechado, além dos riscos associados à manipulação da agulha e consumo de tempo para a equipe assistencial.

Posteriormente, outros autores modificaram o método para reduzir a necessidade de manipulação a cada medida, mantendo o sistema fechado e sem a necessidade de uso de agulha, com vantagens relacionadas à equipe assistencial e a de reduzir o risco potencial de infecção urinária.[22] Um *ramp* com três torneiras é inserido entre o sistema de coletor de urina e a sonda de Foley. Um conjunto de infusão-padrão é ligado a um saco de 1.000 mL de solução salina e conectado à primeira torneira. Uma seringa de 60 mL é conectada à segunda torneira, e a terceira torneira é conectada a um transdutor de pressão. O sistema é preenchido com solução salina e o transdutor de pressão é zerado na linha axilar média (Figura 129.1).

Há ainda a técnica descrita por Balogh utilizando uma sonda vesical de três vias. Nessa técnica, a terceira via usualmente utilizada para irrigação contínua é conectada diretamente a um sistema de transdutor de pressão, o que permite a mensuração contínua da PIA, mantém o sistema fechado sem manipulação e não consome tempo da equipe assistencial para sua mensuração, mas implica obrigatoriamente a troca ou passagem de uma sonda vesical de três vias.[23]

Atualmente, já existem diferentes dispositivos e *kits* comerciais para mensuração da PIA através da sonda vesical, entre eles o AbViser™ (Convatec), FoleyManometer™ (Holtech Medical) e Bard® Intra-abdominal Pressure Monitoring Device (Figuras 129.2 a 129.4).

Quem e quando monitorizar a PIA

A HIA/SCAbd é frequentemente encontrada no paciente crítico, tanto clínico quanto cirúrgico, tendo efeitos prejudiciais sobre todos os sistemas orgânicos (Quadro 129.2) e está associada à significativa morbidade e mortalidade. Medidas seriadas da PIA são essenciais para o diagnóstico, manejo e reposição volêmica de pacientes que desenvolvem HIA/SCAbd. A pressão intravesical é facilmente medida e deve ser monitorizada em todos aqueles considerados com risco de apresentar elevações significativas na PIA.

As possíveis causas de HIA/SCAbd são inúmeras, acometendo pacientes clínicos e cirúrgicos (Quadro 129.3). Aqueles de maior risco parecem ser os obesos, subme-

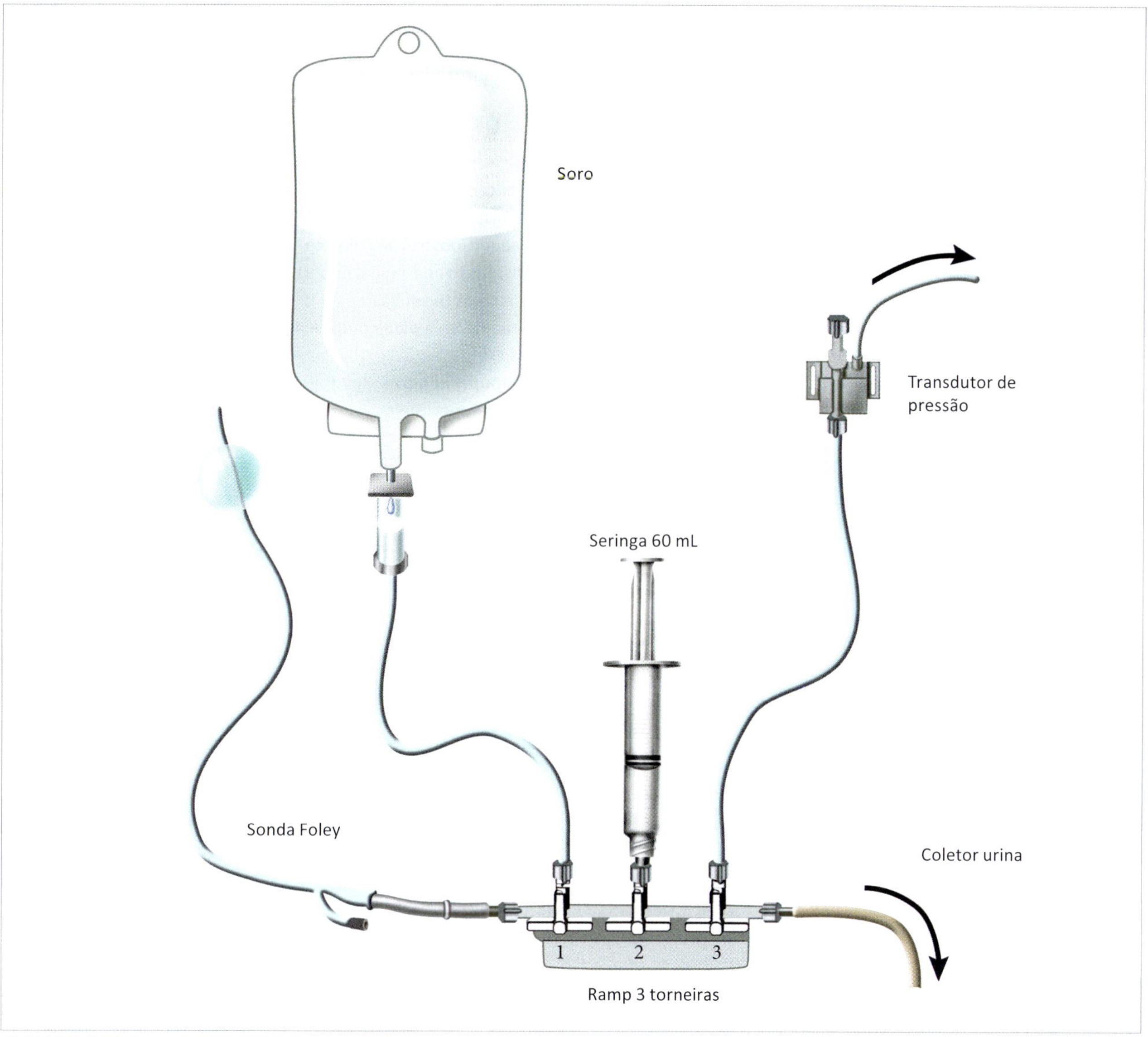

CAPÍTULO 129 Monitorização da Pressão Intra-abdominal

FIGURA 129.1.
Fonte: Adaptada de Malbrain M.[11]

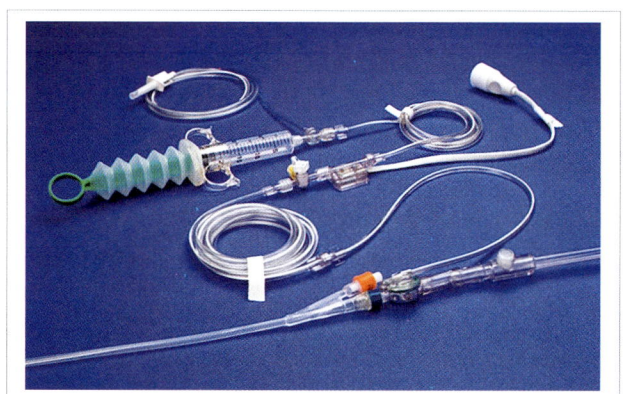

FIGURA 129.2. AbViser™ Covatec.

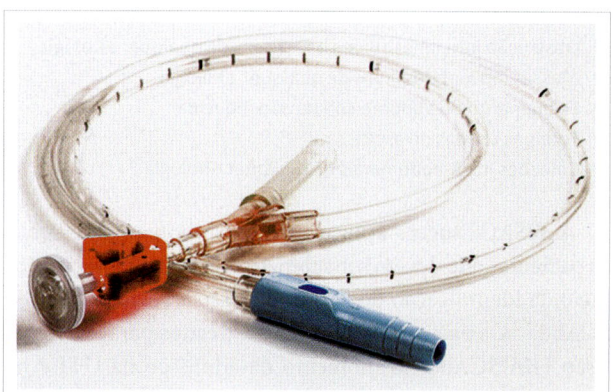

FIGURA 129.3. FoleyManometer™ Holtech Medical.

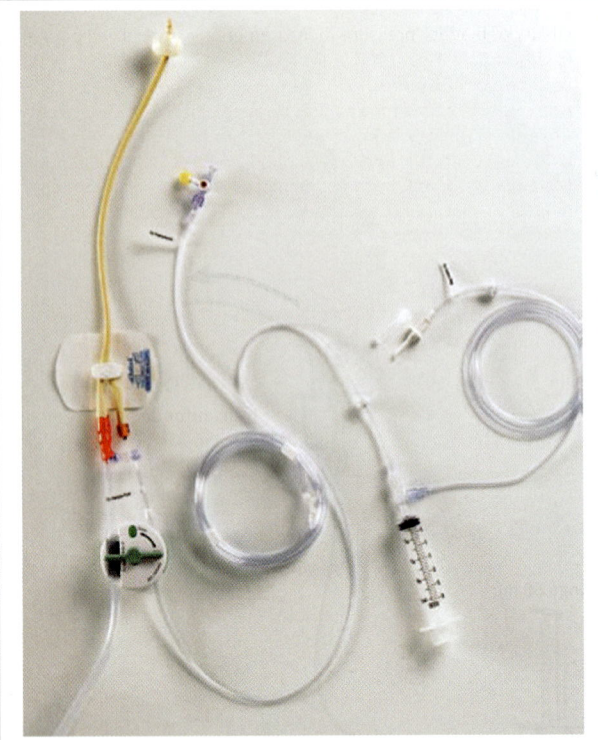

FIGURA 129.4. Bard® Intra-abdominal Pressure Monitoring Device.

tidos à cirurgia abdominal, sépticos, os que apresentam íleo adinâmico e os que recebem reanimação volêmica agressiva.[24]

QUADRO 129.3. Causas de HIA/SCAbd.

- Peritonite aguda de qualquer etiologia
- Pancreatite aguda grave
- Sobrecarga hídrica secundária a choque séptico ou hemorrágico
- Hematoma retroperitoneal secundário a trauma ou ruptura da aorta
- *Packing* abdominal para controle da hemorragia
- Trauma abdominal grave
- Cirurgias abdominais de urgência ou eletivas
- Lesão de reperfusão após isquemia do intestino por qualquer causa
- Obstrução intestinal ou íleo adinâmico de qualquer etiologia
- Massas intra-abdominais de qualquer etiologia
- Fechamento do abdome sob tensão indevida
- Todas as formas de ascite
- Coleções intra-abdominais de qualquer etiologia

A WSACS sugere utilizar um algoritmo para selecionar os pacientes que devem ser submetidos à monitorização por meio da identificação de fatores de risco associados à HIA/SCAbd.[4-7] Os pacientes devem ser rastreados para fatores de risco HIA/SCAbd no momento da admissão na UTI e na presença de nova ou progressiva insuficiência orgânica. Se dois ou mais fatores de risco para HIA/SCAbd estão presentes, uma medida PIA de base deve ser obtida. Se HIA está presente, a PIA deve ser medida de forma seriada, pelo menos a cada 6 horas até a resolução da HIA. O Quadro 129.4 lista os fatores de risco para HIA/SCAbd.

QUADRO 129.4. Fatores de risco para HIA/SCAbd.

- SDRA – síndrome do desconforto respiratório agudo
- Posição prona
- Cirurgia abdominal
- Pseudo-obstrução colônica
- Distensão abdominal importante
- Pancreatite aguda
- Laparotomia para controle de danos
- Ascite
- Hemoperitônio
- Pneumoperitônio
- Politrauma
- Hipotensão
- Acidose (pH < 7,2)
- Hipotermia (temp < 33°)
- Coagulopatia (plaquetas < 55.000/mm^3 ou TTPA > 2 × normal ou TP < 50% ou RNI > 1,5)
- Politransfusão (> 10 UI hemácias)
- Sepse grave ou choque séptico
- Reanimação volêmica (> 5 L em 24h)
- Grande queimado (> 20% superfície)

CONSIDERAÇÕES FINAIS

A monitorização da PIA seriada representa a aquisição de um importante parâmetro fisiológico que deve ser avaliado em qualquer paciente com fatores de risco para IAH/ACS. A mensuração da PIA pode ser tanto uma variável diagnóstica, dada a imprecisão do exame clínico na detecção da presença de HIA/SCAbd, quanto uma variável terapêutica, já que sua monitorização e controle são fundamentais para o manejo adequado da HIA/SCAbd, estando seu tratamento relacionado à menor morbidade e mortalidade.

O exame físico do abdome é insuficiente para predizer o aumento da PIA. A mensuração indireta através da bexiga é considerada padrão-ouro por conta da facilidade, baixa complexidade, baixo custo, ampla disponibilidade e precisão.

Os pacientes devem ser rastreados em busca de fatores de risco para HIA/SCAbd ou presença de nova ou progressiva insuficiência orgânica. Se dois ou mais fatores de risco para HIA/SCAbd estão presentes, uma medida PIA deve ser obtida. Se HIA estiver presente, a mensuração da PIA deve ser realizada de forma seriada, pelo menos a cada 6 horas até a resolução da HIA.

REFERÊNCIAS BIBLIOGRÁFICAS

1. De Waele J, Malbrain M, Kirkpatrick AW. The abdominal compartment syndrome: evolving concepts and future directions. Crit Care. 2015;19:211.
2. Kirkpatrick AW, Roberts DJ, De Waele J, Laupland K. Is intra-abdominal hypertension a missing factor that drives multiple organ dysfunction syndrome? Crit Care. 2014;18:124.
3. Malbrain ML, Roberts DJ, Sugrue M, De Keulenaer BL, Ivatury R, Pelosi P, et al. The polycompartment syndrome: a concise state-of-the-art review. Anaesthesiol Intensive Ther. 2014;46:433-50.

4. World Society of the Abdominal Compartment Syndrome. [Internet] [Acesso em 15 dez 2015]. Disponível em: http://www.wsacs.org/
5. Malbrain ML, Cheatham ML, Kirkpatrick A, Sugrue M, Parr M, De Waele J, et al. Results from the International Conference of Experts on Intra-Abdominal hypertension and Abdominal Compartment Syndrome. I. Intensive Care Med. 2006;32:1722-32.
6. Kirkpatrick AW, Roberts DJ, De Waele J, Jaeschke R, Malbrain ML, De Keulenaer B, et al. Intra-abdominal hypertension and the abdominal compartment syndrome: updated consensus definitions and clinical practice guidelines from the World Society of the Abdominal Compartment Syndrome. Intensive Care Med. 2013;39(7):1190-206.
7. Cheatham ML, Malbrain ML, Kirkpatrick A, Sugrue M, Parr M, De Waele J, et al. Results from the international conference of experts on intra-abdominal hypertension and abdominal compartment syndrome. II. Recommendations. Intensive Care Med. 2007;33:951-62.
8. Malbrain ML, Chiumello D, Pelosi P, Bihari D, Innes R, Ranieri VM, et al. Incidence and prognosis of intraabdominal hypertension in a mixed population of critically ill patients: a multiple-center epidemiological study. Crit Care Med. 2005;33:315-22.
9. Vidal MG, Ruiz Weisser J, Gonzalez F, Toro MA, Loudet C, Balasini C, et al. Incidence and clinical effects of intra-abdominal hypertension in critically ill patients. Crit Care Med. 2008;36:1823-31.
10. Cheatham ML, Norris RR, Riordan W, Jenkins JM, Williams AE, Morris JA Jr. Abdominal perfusion pressure: A superior parameter in the assessment of intra-abdominal hypertension. J Trauma. 2000;49:621-7.
11. Malbrain M. Abdominal perfusion pressure as a prognostic marker in Intra-abdominal hypertension: Fact or Fiction? In: Vincent JL. Yearbook of Intensive Care and Emergency Medicine. Springer, 2002. p.792-914.
12. Kirkpatrick AW, Brenneman FD, McLean RF, Rapanos T, Boulanger BR. Is clinical examination an accurate indicator of raised intra-abdominal pressure in critically injured patients? Can J Surg. 2000;43:207-11.
13. Sugrue M, Bauman A, Jones F, Bishop G, Flabouris A, Parr M, et al. Clinical examination is an inaccurate predictor of intraabdominal pressure. World J Surg. 2002;26:1428-31.
14. Kimball EJ, Mone MC, Wolfe TR, Baraghoshi GK, Alder SC. Reproducibility of bladder pressure measurements in critically ill patients. Intensive Care Med. 2007;33:1195-8.
15. Malbrain M. Different techniques to measure intra-abdominal pressure (IAP): time for a critical re-appraisal. In: Pinsky MR, et al. Applied Physiology in Intensive Care Medicine: Physiological Reviews and Editorials, Springer-Verlag Berlin Heidelberg, 2012.
16. Malbrain M, Jones F. Intra-abdominal pressure measurement techniques. In: Ivatury RR, Cheatham ML, Malbrain MLNG, Sugrue M. Abdominal Compartment Syndrome. Landes Biomedical, Georgetown, 2006.
17. McBeth PB, Zygun DA, Widder S, Cheatham M, Zengerink I, Glowa J, et al. Effect of patient positioning on intra-abdominal pressure monitoring. Am J Surgery. 2007;193:644-7.
18. De Waele J, Pletinchk P, Blot S, Hoste E. Saline volume in transvesical intra-abdominal pressure measurement: enough is enough. Intensive Care Med. 2006;32:455-9.
19. Vasquez DG, Berg-Copas GM, Wetta-Hall R. Influence of semi-recumbent position on intraabdominal pressure as measured by bladder pressure. J Surg Res. 2007;139:280-5.
20. Hering R, Wrigge H, Vorwerk R, Brensing KA, Schroder S, Zinserling J, et al. The effects of prone positioning on intraabdominal pressure and cardiovascular and renal function in patients with acute lung injury. Anesth Analg. 2001;92:1226-31.
21. Kron JL, Harman PK, Nolan SP. The measurement of intra-abdominal pressure as a criterion for abdominal reexploration. Ann Surg. 1984;199:28-30.
22. Cheatham ML, Safcsak K Intraabdominal pressure: a revised method for measurement. J Am Coll Surg. 1998;186:594-5.
23. Balogh Z, Jones F, D'Amours S, Parr M, Sugrue M. Continuous intraabdominal pressure measurement technique. Am J Surg. 2004;188(6):679-84.
24. Holodinsky JK, Roberts DJ, Ball CG. Risk factors for intra-abdominal hypertension and abdominal compartment syndrome among adult intensive care unit patients: a systematic review and meta-analysis. Crit Care. 2013;17:R249.

CAPÍTULO 130
DERIVAÇÕES INTESTINAIS

Sergio Eduardo Alonso Araujo
Victor Edmond Seid

DESTAQUES

- Estomas intestinais representam procedimentos frequentes na prática clínica do cirurgião geral e coloproctologista.
- Frequentemente, são utilizados em cirurgias de alta complexidade, nas quais realizam-se anastomose com maior probabilidade de deiscência (no reto extraperitoneal ou próximo ao ânus), em procedimentos de urgência em pacientes graves ou em portadores de incontinência fecal intratável ou tumores obstrutivos do reto.
- Os principais tipos de estomas intestinais empregados são a ileostomia e a colostomia. Tais estomas podem ser exteriorizados em alça (ileostomia em alça ou transversostomia em alça – muito usadas para proteção de anastomoses colorretais baixas ou coloanais) ou terminais (ileostomia ou colostomia terminais).
- Os estomas podem ser temporários ou definitivos. Se temporários, os estomas em alça têm a vantagem de proporcionar a reconstrução de trânsito sem a necessidade de laparotomia.
- Os estomas utilizados para proteger anastomoses não evitam deiscência, mas minimizam a morbimortalidade desse desfecho.
- Dado o impacto social, psicológico e econômico relacionados aos estomas, tais procedimentos são indicados de forma bastante criteriosa.
- A laparoscopia representa uma via de acesso interessante para a confecção de estomas.
- Tanto a confecção quanto o fechamento dos estomas intestinais estão associados a complicações, cuja prevenção passa por técnica cirúrgica apurada e cuidados de estomaterapia no pré e no pós-operatório.
- A estomaterapia, no contexto do tratamento multidisciplinar do paciente ostomizado, com psicólogos, enfermeiras, nutricionistas e médicos, é de extrema importância para minimizar as complicações dos estomas e preservar a qualidade de vida de seus portadores.

INTRODUÇÃO

Derivações ou estomas intestinais são um expediente terapêutico importantíssimo no manejo de pacientes graves. Sua construção e eventual manejo de complicações representam um aspecto importante da prática clínica do cirurgião geral e colorretal. Não raramente, representam operações de resgate de complicações clínicas ou cirúrgicas e que têm como principal objetivo a preservação da saúde e da vida do paciente.

O vocábulo "estoma" tem origem grega a partir do étimo "stóma", exprime a ideia de "boca" e tem como sinônimo "estômato". Colostomia e ileostomia são definidas, respectivamente, pela abertura de segmento cólico ou ileal na parede abdominal visando o desvio do conteúdo entérico para o meio externo. Colostomias e ileostomias estão previstas na abordagem terapêutica de um grande número de doenças que incluem o câncer colorretal, doença diverticular, doença inflamatória intestinal, incontinência anal, colite isquêmica, polipose adenomatosa familiar, trauma, megacolo, infecções perineais graves e proctite actínica, entre outras. São criadas em caráter temporário – como nas situações de trauma abdominal com perfuração intestinal ou em função da necessidade de proteção de uma anastomose intestinal mais distal à derivação – ou definitivo, objetivando, nesse caso, substituir a perda de função esfinctérica resultante de tratamento cirúrgico ou incontinência após insucesso de outras opções que objetivam restaurar a evacuação transanal. Podem ser realizadas em associação, ou como resultado de procedimento operatório ou isoladamente por técnica "às cegas" – (trephine stomas).

A construção de um estoma deve ser evitada sempre que possível; entretanto, o custo associado ao convívio com a doença pode ser extremamente alto, e a propriedade da indicação cirúrgica pode ser constatada pela observação de que a qualidade de vida deve melhorar após realização de um estoma quando bem indicado. Paradoxalmente à vertiginosa melhora e ao progresso dos cuidados com o ostomizado, o número de estomas definitivos vem caindo consideravelmente após o aperfeiçoamento da técnica cirúrgica, antibioticoprofilaxia e desenvolvimento dos aparelhos de sutura mecânica. Em substituição à rotina de excisão e estoma definitivo, as operações de reservatório ileal pélvico, ileostomia continente e implante de esfíncteres anais artificiais vêm ganhando mais adeptos. No entanto, elas representam opções desejáveis, mas não realizáveis, para uma significativa parcela dos doentes para os quais somente a técnica operatória apurada, a reabilitação dedicada e os hábeis cuidados de estomaterapia poderão resultar em máximo de adaptação ao estoma e retorno às atividades habituais muito próximo do normal. É importante lembrar que, após as operações para o tratamento do câncer do reto e da retocolite ulcerativa que originam estomas definitivos, realizadas respectivamente por força de radicalidade oncológica e contraindicação à proctocolectomia conservadora, a obtenção da cura da doença, na maioria das vezes, ocasiona rápida adesão às técnicas de estomaterapia.

A possibilidade de construção de estomas por via laparoscópica representa opção atraente e desejável, uma vez que essa via de acesso prescinde de incisão abdominal e gera menor trauma operatório, principalmente para as situações em que a realização do estoma representa apenas um tempo operatório da operação colorretal.[1]

HISTÓRICO

A primeira derivação do íleo (ileostomia) foi realizada pelo cirurgião alemão Baum, em 1879, com o objetivo de derivar um carcinoma obstrutivo do colo direito. Um aspecto importante do fracasso inicialmente associado às ileostomias prende-se ao fato de que estas eram construídas de forma plana, niveladas à pele. Como resultado, a escoriação grave da pele periestomal era inevitável e de difícil tratamento. Esse expediente, aliado à indisponibilidade de sistemas coletores adequados, custou à ileostomia o conceito de procedimento associado à morbidade significativa. Como resultado, a ileostomia, por anos, não ganhou popularidade e representava a última opção terapêutica mesmo entre pacientes com colite grave ou obstrução mecânica. Em 1912, John Y. Brown, cirurgião de St. Louis, nos Estados Unidos, idealizou e construiu um tipo de ileostomia chamado "em jorro" à época (spouted ileostomy). Nesse procedimento, alguns centímetros do íleo terminal eram exteriorizados na extremidade distal de uma incisão de laparotomia mediana. A alça de intestino era mantida no local pelo emprego de uma pinça cirúrgica e a drenagem da ileostomia era feita por cateterização. Com a necrose do segmento de íleo exteriorizado, a boca terminal da ileostomia, ao nível da pele, buscava a formação de uma anastomose ileocutânea por segunda intenção. Sabe-se que o resultado dessa técnica era uma intensa serosite, por vezes complicada por dermatite periestomal, estenose, por vezes por obstrução intestinal.[2-3]

O conceito original de disfunção pós-ileostomia foi descrito por George Crile e Rupert Turnbull (ambos da Cleveland Clinic), tendo como causa principal um quadro de serosite ileal. A serosite era secundária à natureza cáustica do efluente ileal que entrava em contato com a superfície serosa da ileostomia. Como resultado, ocorria grave edema do estoma que não raramente levava à obstrução intestinal. Foi por isso que, em 1942, Crile descrevia a ileostomia com eversão e enxerto mucoso. Nesse procedimento, no segmento ileal terminal de 3 a 4 cm exteriorizados, a serosa e a muscular própria eram ressecadas circunferencialmente. Em seguida, a mucosa ileal era evertida e uma anastomose mucocutânea era realizada. Desconhecendo a técnica, o Dr. Bryan Brooke, da Universidade de Birmingham, na Inglaterra, descreveu a técnica de construção da ileostomia terminal com eversão de espessura total do íleo. Essa descrição revolucionou a cirurgia da ileostomia e continua sendo a técnica operatória padrão-ouro para a construção das ileostomias.[4]

TIPOS DE ESTOMAS INTESTINAIS

As colostomias e ileostomias são mais comumente classificadas como temporárias ou definitivas e terminais ou em alça.

Via de regra, as derivações temporárias são construídas em alça a fim de possibilitar o restabelecimento do trânsito pelo fechamento do estoma sem necessidade de laparotomia. São realizados mais frequentemente para a proteção de anastomoses de alto risco de deiscência (como a anastomose colorretal baixa, coloanal e ileoanal), como tempo operatório inicial no tratamento da obstrução do colo esquerdo ou na derivação do trânsito fecal para os casos de trauma anorreto-perineal importante e graves processos infecciosos perineais.

Uma vez que as derivações em alça são criadas objetivando principalmente a derivação da corrente fecal, há que se considerar a eficácia dessas derivações em promovê-la. Ainda que haja controvérsias quanto ao fato de as derivações em alça resultarem em derivação fecal completa ou parcial, Winslet e colaboradores,[5] valendo-se da possibilidade de detectar mínimas quantidades de conteúdo entérico com radioisótopos que tenham alcançado a alça eferente de ileostomias em alça, demonstraram que, na ausência de complicações do estoma do tipo retração, a capacidade de derivação do fluxo entérico em direção ao dispositivo coletor era de 100%. A descarga retal verificada em doentes com ileostomia em alça nessa série era provavelmente secundária à atividade da doença no reto. Em doentes com retração da ileostomia, a derivação revelou-se incompleta somente em 15% do tempo estudado. Esses resultados contribuem como forte evidência no sentido de desestimular a propagação da noção provavelmente infundada, porém clássica, de que, para a adequada desfuncionalização, a derivação em alça teria de ser construída de forma que a alça aferente (funcionante) deva ser posicionada inferiormente. Em nosso meio, Fontes e colaboradores,[6] estudando a derivação do fluxo fecal promovida por colostomias em alça realizadas em situação de urgência em 62 doentes, com o emprego de contraste baritado administrado por via oral, demonstraram que o desvio completo do fluxo de contraste era obtido em até 85% das derivações estudadas e que a eficácia da colostomia e da alça em promover completa exclusão do meio de contraste diminuía com o passar do tempo. Nesse estudo, a exclusão fecal incompleta era significativamente maior após o 10º mês no seguimento pós-operatório. Da mesma forma que Winslet e colaboradores,[5] exclusão fecal incompleta esteve associada à retração do estoma e ao prolapso. Dessa forma, há que se ressaltar, como se segue, os princípios técnicos adequados conhecidos para a construção de estomas.

INDICAÇÕES DE ILEOSTOMIA

No Quadro 130.1, constam as principais indicações e circunstâncias que levam à construção de ileostomias terminais e em alça. São mais frequentemente observadas em pacientes graves, dentro do escopo deste livro.

A ileostomia temporária é mais frequentemente criada para desviar o fluxo fecal[1] de uma anastomose distal com alto risco de ocorrência de complicação infecciosa, como em uma situação de retossigmoidectomia oncológica com excisão total do mesorreto após quimio e radioterapia neoadjuvantes,[2] em caso de sepse grave perianal na retocolite ulcerativa complexa ou após a lesão traumática retal. A ileostomia permanente é utilizada quando um procedimento restaurador não é possível (p. ex.: proctocolectomia total para a doença de Crohn ou um paciente com polipose adenomatosa familiar e câncer de reto baixo sem boa função esfincteriana).

QUADRO 130.1. Indicações de ileostomias.

Ileostomias terminais	Ileostomias em alça
Após colectomia total abdominal de urgência ou proctocolectomia total na retocolite ulcerativa	Para proteção de anastomoses ileoanais, coloanais ou colorretais
Na polipose adenomatosa familiar, em caso de câncer avançado no reto inferior ou na presença de múltiplos pólipos retais na vigência de contraindicação técnica à anastomose ileoanal com reservatório ileal	Na doença de Crohn, nos raros casos de sepse abdominal por perfuração ileocecal após ressecção ileal e nas situações de doença perianal quando a proctocolectomia é recusada
Na construção de derivações urinárias	No tratamento de perfurações intestinais com peritonite generalizada
Na situação de cânceres sincrônicos do reto inferior e do ceco	No tratamento paliativo da obstrução do colo esquerdo, na ausência de alça fechada

ASPECTOS FISIOPATOLÓGICOS DAS ILEOSTOMIAS

A qualidade e a quantidade do débito de uma ileostomia dependem de fatores como o diagnóstico clínico, comorbidades, mas, sobretudo, do segmento ileal que é exteriorizado. Logo após a confecção da ileostomia, o débito é inicialmente bilioso e significativamente líquido. Com a reintrodução da dieta, a consistência do efluente tende a aumentar. O débito pela ileostomia depende da dieta, da ingesta hídrica, do grau de hidratação, de medicamentos como procinéticos, antieméticos, antiespasmódicos, antiperistálticos e opioides, do diagnóstico de enterite de Crohn ou actínica, da presença de aderências pós-operatórias ou radioterapia. Se houve ressecção intestinal extensa, o débito pela ileostomia pode ser de grande volume e excessivamente líquido, além de cursar com graus variados de má absorção. Ocasionalmente, a síndrome do intestino curto pode surgir, exigindo o concurso da equipe de reabilitação intestinal. Nesses casos, a nutrição parenteral total (NPT) pode ser necessária. Pacientes com uma ileostomia podem, muitas vezes, reconhecer alimentos não digeridos ou mesmo comprimidos de medicamentos na bolsa da ileostomia. Classicamente, milho, outros grãos, nozes e castanhas podem não ser completamente digeridos. O débito por uma ileostomia distal varia classicamente entre 1.000 e 1.500 mL por dia. No estado de jejum, esse montante pode ser reduzido pela metade. O débito superior a 1.500 mL pode ser considerado, em geral, excessivo e pode provocar desidratação.[7-8] Uma redução na ingesta oral de líquidos pode reduzir o débito pela ileostomia e uma maior ingestão de líquidos e alimentos com alto teor de gordura pode aumentar a produção e fluidez.

De modo geral, são poucas as restrições dietéticas em um paciente com ileostomia.[9] Imediatamente após a cirurgia e por algumas semanas, os pacientes devem ser aconselhados a consumir uma dieta pobre em fibras porque o edema do intestino delgado após a cirurgia pode dificultar a absorção de fibras. O funcionamento de uma ileostomia, ao contrário do que ocorre com a colostomia, é constante e as descargas ocorrem periodicamente ao longo do dia, sobretudo depois de comer e beber. Para as situações de funcionamento excessivo da ileostomia, drogas como o difenoxilato, a loperamida, a tintura de ópio e a codeína podem resultar em uma adaptação mais rápida do paciente.[10]

Entende-se que a ileostomia não interfere na nutrição do paciente porque o colo e o reto têm pouca ou nenhuma capacidade de absorção de nutrientes. Se o íleo distal permanece intacto, o estado nutricional não deve ser afetado. No entanto, para as ressecções do íleo distal superiores a 1 m, ou mesmo nas mais econômicas, há prejuízo na absorção de gorduras, vitaminas solúveis em gorduras e ácidos biliares (diarreia colerética). Como resultado, a deficiência de vitamina B_{12} pode ocorrer.[11] Esses pacientes necessitam de terapia adjuvante mensal B_{12} intramuscular. Da mesma forma, incapacidade de absorver os sais biliares pode predispor à colelitíase, dependendo da extensão da ressecção ileal, ou para os casos de enterite de Crohn, da extensão e atividade da doença. A colestiramina, um quelante de sais biliares, pode ser útil nessa situação. A urolitíase também pode ser observada como complicação clínica mais tardia em pacientes ileostomizados como consequência de desidratação crônica e a urina mais ácida.[12] Essa situação pode ser contornada pelo estímulo ao paciente para a ingesta de líquidos e pelo uso de 4 g de bicarbonato de sódio para alcalinizar a urina.[13]

PRINCÍPIOS BÁSICOS PARA A CONSTRUÇÃO DE ESTOMAS INTESTINAIS

Uma colostomia ou ileostomia representa uma anastomose colocutânea ou íleocutânea. No entanto, não raramente, a construção dos estomas é reservada ao cirurgião menos experiente na equipe cirúrgica ou iniciante na especialidade. Analogamente ao que ocorre para a anastomose coloanal ou ileoanal, os bons resultados funcionais obtidos após a confecção de estomas intestinais decorrem de rígida adesão a sólidos princípios técnicos há muito estabelecidos e que se iniciam no período pré-operatório. Com a exceção de pequenas, mas notáveis, diferenças, os princípios técnicos gerais para a construção de colostomias e ileostomias são muito similares.

ESCOLHA DO LOCAL

Quando se consideram operações que podem incluir a confecção de um estoma ou mesmo para doentes cuja evolução resulte em possibilidade de derivação futura (é possível incluir todos os doentes a serem submetidos a operações colorretais em um desses dois grupos), a realização de incisões medianas deve ser preferida. Evitar incisões paramedianas tem grande importância, pois, na medida em que estomas devem ser sempre exteriorizados através do músculo retoabdominal, a presença de cicatriz de incisão paramediana compromete a futura função do estoma em razão da dificuldade de aplicação do dispositivo coletor sobre a cicatriz.

A seleção do local do estoma no período pré-operatório tem fundamental importância e deve sempre ser enfatizada, sendo possível sua realização mesmo para os doentes a serem operados em situações de emergência, quando o local adequado para o estoma pode ser demarcado imediatamente antes da anestesia, na mesa cirúrgica, desde que o doente, auxiliado ou não, possa sentar por um breve período de tempo. Nas ocasiões em que a demarcação pré-operatória não pôde ser realizada, vale a regra de que, para doentes próximos ao peso ideal, o estoma deve ser posicionado através do retoabdominal, poucos centímetros abaixo da cicatriz umbilical sobre a linha que une esta à espinha ilíaca anterossuperior. Em doentes obesos, a posição do estoma deve ser deslocada alguns centímetros cranialmente para evitar situar o estoma sobre o "avental" constituído pelo excesso de tecido subcutâneo. Nesses doentes, o estoma pode ser posicionado ao nível da cicatriz umbilical ou acima dela. A cicatriz umbilical, pregas de pele, outras cicatrizes e proeminências ósseas devem ser mantidas a pelo menos 5 cm do local do estoma para não prejudicar a aplicação da bolsa coletora. Obviamente, o local escolhido para sediar o estoma deve ser acessível e visível para o doente, permitindo-lhe o manuseio da derivação com conforto e segurança. As ileostomias são, geralmente, posicionadas no quadrante abdominal inferior direito; as colostomias do sigmoide, no inferior esquerdo; e as colostomias do colo transverso, no quadrante abdominal superior direito. Procedimento preconizado por alguns, a realização da incisão do estoma antes da incisão de laparotomia, para os casos em que a derivação é certa, é uma opção técnica e tem a vantagem de evitar o desvio lateral que sofre o local marcado para a derivação após a incisão abdominal mediana.

ASPECTOS TÉCNICOS COMUNS ÀS COLOSTOMIAS E ILEOSTOMIAS

Para doentes que requerem um estoma, mas não uma laparotomia, ou seja, nas situações em que a criação do estoma independe de avaliação da cavidade, a derivação pode ser criada por "trefinação" ou "às cegas", em que uma pequena incisão de aproximadamente 3 cm, no local escolhido para sediar a derivação, é praticada. Através dessa incisão, o segmento intestinal escolhido é mobilizado e exteriorizado, originando um estoma em alça ou terminal. Obstrução intestinal com suspeita de sofrimento de alça representa contraindicação às estomias por trefinação. Nas situações em que o estoma representa a única operação a ser realizada, o acesso videolaparoscópico parece superior porque propicia adequada avaliação da cavidade, é útil ao estadiamento de tumores, permite identificar a correta orientação da alça escolhida para ser exteriorizada e confirmar a posição da derivação antes do ponto de obstrução intestinal. Quando as circunstâncias permitirem, isto é, quando não há suspeita de obstrução intestinal, deve-se optar pela realização de preparo intestinal mecânico. Para tanto, pode ser empregada a solução oral de fosfato de sódio capaz de reproduzir os bons resultados associados ao uso de outras soluções anterógradas para preparo intestinal mecânico e que apresenta, no entanto, a vantagem de requerer menor volume à adequada limpeza intestinal.[7]

Escolhido o local, a incisão na pele deve ser circular, realizada com ou sem o auxílio de pinça do tipo Kocker para apreensão da porção de pele que corresponde a um disco que será excisado em continuidade a um cilindro constituído por todas as camadas do tecido celular subcutâneo, desde a derme até o plano aponeurótico. Para o caso de colostomias, o diâmetro da incisão circular deve ser de aproximadamente 3 cm e de 2,5 cm no caso de ileostomias. Antes da incisão sobre a aponeurose anterior do reto abdominal, deve-se checar a qualidade da hemostasia. A incisão na bainha anterior do reto deve ser cruciforme, o músculo deve ser cuidadosamente afastado por divulsão com pinça tipo Kelly e emprego do afastador de Farabeuf ou Langenbeck e, a seguir, efetua-se incisão linear na aponeurose posterior conjuntamente ao peritônio. O defeito criado na parede abdominal deve permitir a passagem dos dedos indicador e médio até a falange proximal destes, ainda que essa regra possa variar em função do tamanho variável do íleo, mas, principalmente, do colo, que se encontra de diâmetro aumentado na obstrução intestinal crônica e diminuído na doença diverticular hipertônica. A exteriorização do colo sem folga através do defeito aponeurótico objetiva evitar a ocorrência de uma complicação pós-operatória tardia comum, a hérnia paraestomal.[8]

O segmento intestinal (colo ou íleo) escolhido deve ser exteriorizado sem tensão, e a vascularização deve estar adequada. A inobservância desses cuidados técnicos pode levar a duas complicações pós-operatórias precoces e que exigem reoperação, respectivamente: afundamento e necrose do estoma. Embora a tensão no segmento intestinal exteriorizado deva ser evitada como no caso de qualquer anastomose intestinal, excesso de redundância da alça aferente ou eferente nas derivações em alça ou mesmo nas derivações terminais parece predispor à ocorrência do prolapso do estoma.

A maturação dos estomas intestinais deve ser precoce, isto é, a anastomose íleo ou colocutânea é realizada de forma imediata, conforme proposto por Brooke em 1952 para a realização de ileostomias,[9] e deve ser feita por sutura mucossubdérmica. Há diferença entre a maturação realizada para as colostomias e para as ileostomias, que será detalhada no decorrer deste capítulo. A anastomose deve ser realizada por pontos separados de fio absorvível. Para tanto, são empregados habitualmente os fios de categute simples ou cromado, poliglactina ou polidiaxonona 4-0.

Embora persistam controvérsias,[10-11] aparentemente não há utilidade na fixação por pontos da serosa do segmento exteriorizado ao peritônio parietal nas bordas da incisão do estoma, pois não há evidências de que esse cuidado diminua a ocorrência do prolapso. Outro recurso técnico potencialmente associado à menor ocorrência de prolapso de colostomia, idealizado para evitar a ocorrência de hérnias internas cujo anel herniário seria delimitado pelo segmento exteriorizado (principalmente o colo sigmoide) e a parede anterolateral do abdome ao nível da goteira parieto-cólica esquerda, é a confecção de estomas com exteriorização através de segmento extraperitoneal. Para tanto, o segmento terminal do estoma é "tunelizado" por descolamento do peritônio parietal na vertente lateral do defeito aponeurótico criado para a passagem do estoma em extensão não inferior a 5 cm, permanecendo esse segmento terminal do estoma em posição pré-peritoneal.

A aplicação do dispositivo coletor deve ser realizada imediatamente após o término da operação. Não há utilidade em realizar curativo, pois o sangramento ao término da operação é mínimo e o funcionamento do estoma pode ser verificado frequentemente ainda no transoperatório, principalmente nas situações de obstrução intestinal.

TÉCNICA PARA A CONSTRUÇÃO DE ILEOSTOMIAS

Para a confecção da ileostomia terminal, na ausência de doença ileal, o íleo é seccionado a aproximadamente 10 cm da válvula ileocecal. Para minimizar a contaminação, pode ser empregado um grampeador linear cortante. A incisão circunferencial na pele deve ter diâmetro ao redor de 2,5 cm e deve ser realizada no quadrante abdominal inferior direito na projeção anterior do músculo retoabdominal. Em doentes muito obesos, a fim de diminuir o volume do segmento a ser exteriorizado, o mesentério do íleo terminal pode ser ressecado a partir de 2 cm da parede intestinal, tendo-se o cuidado de preservar a arcada arterial longitudinal do íleo distal. O íleo deve ser exteriorizado sem tensão em extensão de no mínimo 7 cm acima do nível da pele, como ilustrado na Figura 130.1, com a finalidade de permitir uma adequada eversão do estoma e construção de uma ileostomia corretamente protrusa. Com o objetivo de dar sustentação à ileostomia, a gordura subcutânea não deve ser excessivamente removida por ocasião da exteriorização da ileostomia.

Ocasionalmente, pode ser difícil exteriorizar um segmento na forma de ileostomia terminal em um paciente

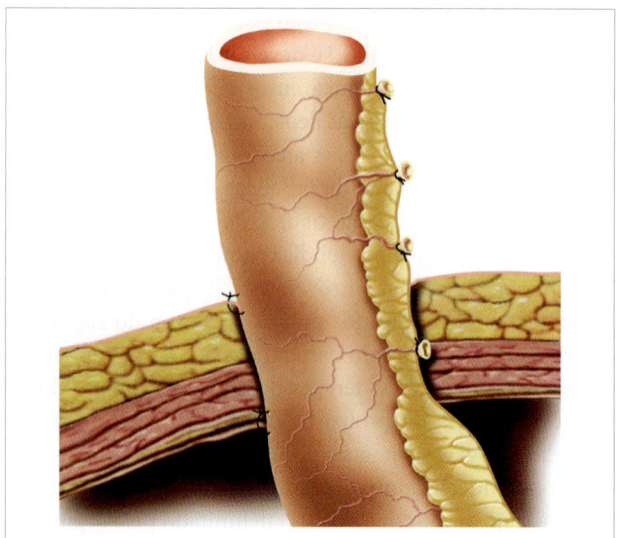

FIGURA 130.1. Exteriorização de segmento de íleo na construção da ileostomia terminal.

muito obeso devido à espessura significativa do panículo adiposo. Nessa situação, uma alternativa de sucesso pode ser a ileostomia terminal em alça (*end-loop ileostomy*), conforme descrito por Unti e colaboradores.[14] Na ileostomia terminal em alça, de forma análoga à colostomia terminal em alça, a boca terminal do íleo é sepultada pelo disparo de um grampeador linear cortante. Em seguida, os 10 cm proximais ao sepultamento são exteriorizados em alça através do defeito aponeurótico, e a ileostomia é maturada da mesma forma que um estoma em alça.

Como alternativa à confecção de uma derivação extraperitoneal, procedimento associado a certo grau de dificuldade técnica, o cirurgião preocupado com a possibilidade de formação de hérnia interna deve proceder à sutura da borda de secção do mesentério à parede anterolateral do abdome, tendo cuidado para não comprometer a irrigação arterial do estoma. Para a maturação da ileostomia, a derivação deve ser manipulada pela liberação dos clampes intestinais ou remoção dos grampos somente após o fechamento da incisão abdominal, que, por sua vez, deve ser realizada com uso de material não utilizado na secção do intestino. Nesse tempo, o sangramento arterial na borda da ileostomia representa sinal de adequada vascularização. Com emprego de duas pinças tipo Babcock, é possível proceder à eversão do estoma. A extensão do segmento evertido não deve ser inferior a 3 cm. Para a preservação da eversão, os pontos aplicados para a maturação (de fio absorvível sintético ou biológico 4-0) devem compreender a totalidade da parede intestinal, incluir a camada seromuscular do íleo ao nível da pele e estar em nível subcuticular (Figura 130.2). Pontos ditos "cardeais" servem à orientação da maturação. Idealmente, os pontos devem ser amarrados somente após todos terem sido passados de forma a permitir adequada eversão do estoma sem desvio lateral.

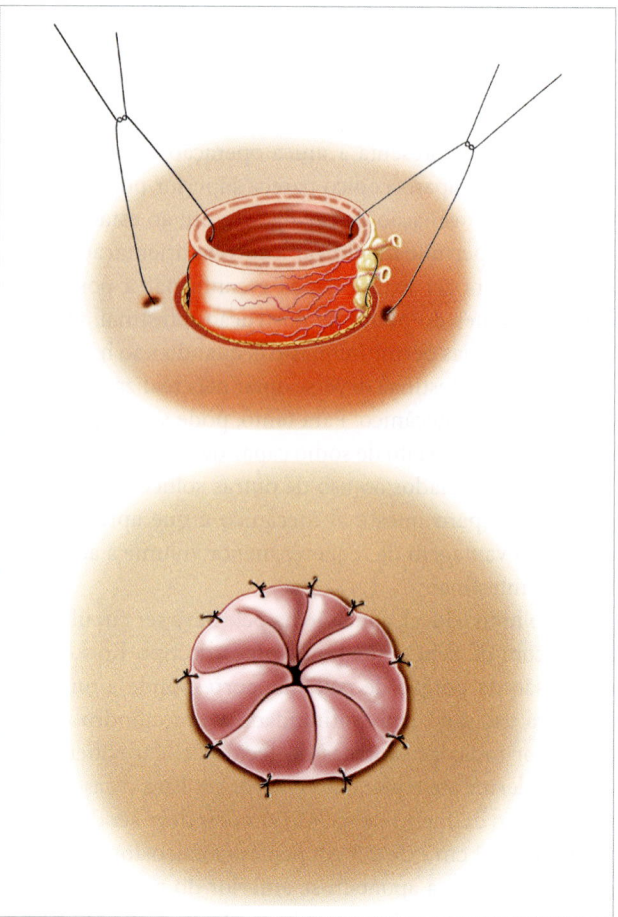

FIGURA 130.2. Maturação precoce da ileostomia terminal.

A imediata aplicação do dispositivo coletor é mandatória após o término da operação.

A ileostomia em alça (Figura 130.3) realizada para a proteção de anastomose ileoanal ou proximalmente à doença no intestino delgado deve distar destas cerca de 15 cm. Se realizada na presença do colo direito, deve distar de 10 a 15 cm da válvula ileocecal. No ápice da alça mais móvel selecionada, o mesentério é transpassado por sonda plástica números 14, 16 ou 18, e o conjunto é exteriorizado através da incisão criada nos moldes já descritos. O ápice da alça deve se posicionar sem tensão a pelo menos 4 cm do nível da pele. Como a maturação será realizada após o fechamento da parede abdominal e o conjunto pode sofrer rotação inadvertida durante sua exteriorização, é importante identificar adequadamente a alça aferente e eferente da derivação através de, por exemplo, aplicação de ponto seromuscular. Um bastão de vidro ou de plástico pode ocupar o local da sonda plástica por pelo menos 10 dias, de forma a manter elevado o septo entre as bocas aferente e eferente, contribuindo para a eficácia da desfuncionalização, porém isso não representa mais a nossa prática. De forma a disponibilizar íleo para a eversão da boca proximal, a secção do intestino que deve compreender 80% da circunferência da alça deve ser realizada junto à superfície cutânea na alça eferente, de forma que a maturação da boca aferente deva

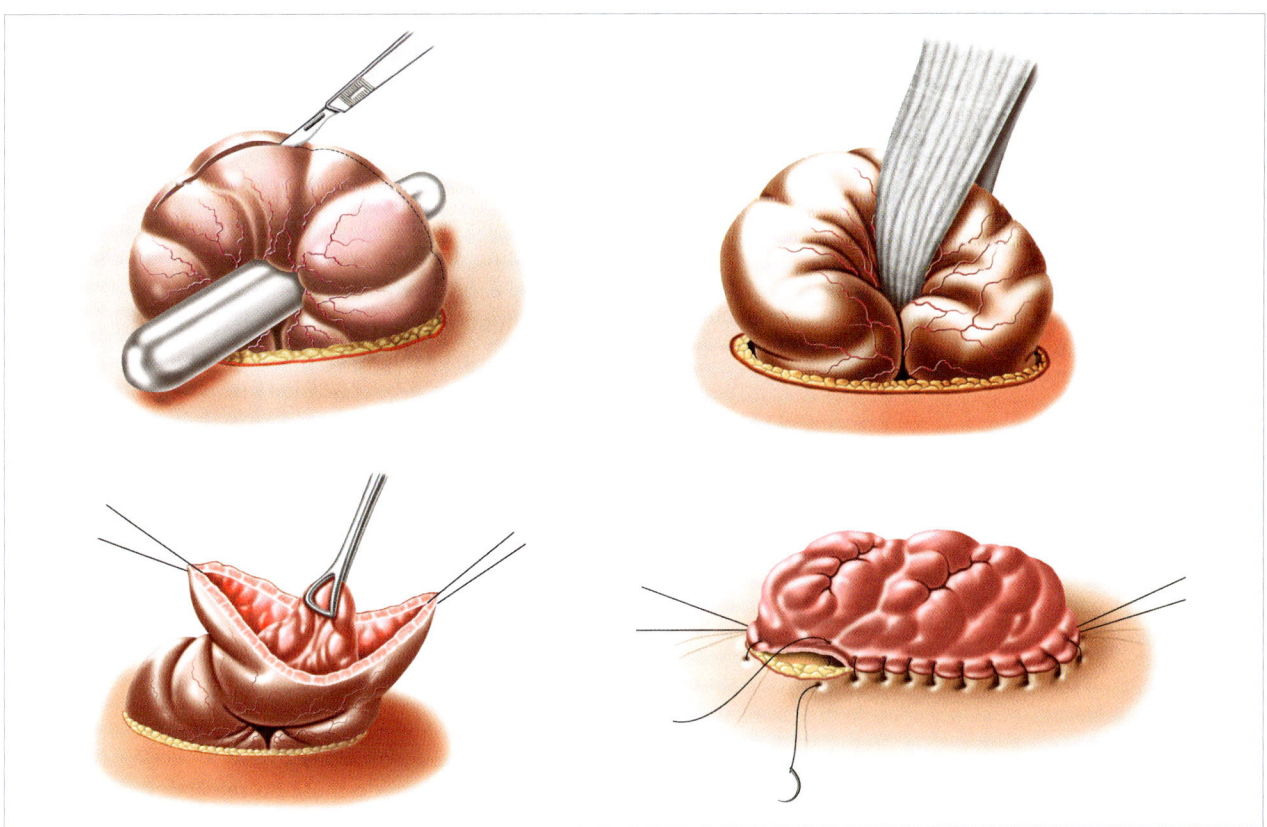

FIGURA 130.3. Ileostomia em alça.

ser realizada com o maior grau de eversão que se possa obter. Em contrapartida, a boca eferente deve ser maturada junto à pele, sem eversão. Novamente, é útil aplicar todos os pontos antes de amarrá-los. A fixação do bastão à pele por emprego de ponto em cada lado da derivação é expediente útil no sentido de prevenir o escape do bastão. A maioria desses bastões dispõe de orifício em cada uma de suas extremidades para essa finalidade.

Na derivação em alça tecnicamente bem realizada, o escape do bastão não deve ser temido em virtude da possibilidade de afundamento da colostomia, uma vez que essa complicação não acontece após a construção de estomas sem tensão seguindo os princípios técnicos fundamentais.

A manutenção do bastão presta-se ao adequado posicionamento no período pós-operatório imediato do septo entre as bocas aferente e eferente do estoma em alça, favorecendo, assim, o completo desvio do fluxo fecal. O emprego de bolsa coletora transparente também é útil ao diagnóstico precoce de complicações pós-operatórias dos estomas intestinais.

INDICAÇÕES DAS COLOSTOMIAS

No Quadro 130.2, figuram as principais indicações de colostomias mais comuns em pacientes críticos.

Colostomias em alça são construídas, geralmente, no transverso (próximo à flexura cólica direita) ou no sigmoide que representam os segmentos móveis do colo. O local

QUADRO 130.2. Indicações de colostomias.

Colostomias terminais	Colostomias em alça
Após amputação abdominoperineal do reto	Para proteção de anastomoses coloanais ou colorretais
Após operação de Hartmann (sigmoidectomia ou retossigmoidectomia com colostomia terminal e sepultamento do coto retal)	No tratamento inicial da obstrução do colo esquerdo (procedimento em três tempos)
	No tratamento da perfuração do reto extraperitoneal ou de lesão esfincteriana
	No tratamento paliativo da neoplasia obstrutiva do colo associada a carcinomatose peritoneal ou múltiplas metástases a distância
	No tratamento dos processos infecciosos perineais graves (gangrena de Fournier)
	No manejo da fístula retovaginal ou retoprostática complexa

para sua construção depende do motivo que levou à necessidade de derivação fecal. Vale a pena ressaltar que há tendência estabelecida entre os cirurgiões em favorecer, por um conjunto de motivos descritos a seguir, a construção de ileostomias em alça em vez de colostomias em alça do transverso. A consistência das fezes no colo direito quando há derivação, ao contrário do que se poderia pensar, não é de fezes formadas, mas sim pastosas e, por vezes, muito próximas do conteúdo líquido do íleo distal. Além disso, as transversostomias em alça evoluem com maior número de complicações, tais como prolapso e hérnia paraestomal, se comparadas às ileostomias. Por fim, as colostomias do transverso apresentam maior volume do que as ileostomias e, quando associadas a uma das complicações associadas, dificultam sobremaneira a aplicação do dispositivo coletor.

Analogamente, a realização de colostomia em alça empregada na abordagem inicial da obstrução do colo esquerdo por tumor ou doença diverticular, mesmo quando observada perfuração, representa, cada vez mais, uma conduta realizada com timidez, sendo hoje favorecida, principalmente, a ressecção primária do segmento cólico doente na situação de urgência, salvo nas raras ocasiões de péssima condição clínica ou anestésica que impeçam essa conduta. A menor adoção pelos cirurgiões desse chamado "procedimento em três tempos" – 1) colostomia em alça, 2) ressecção do segmento doente e 3) fechamento da colostomia – resulta da significativa morbidade cumulativa associada a três operações, o que ocasionava, por vezes, a impossibilidade ou falta de oportunidade de oferecer ao doente o último tempo operatório, ou seja, o restabelecimento do trânsito. No entanto, mais modernamente, a operação em três tempos vem ganhando espaço no manejo da obstrução maligna do colo esquerdo, permitindo uma cirurgia eletiva de ressecção com uma linfadenectomia mais extensa e menor morbidade.[15]

Para a construção da colostomia em alça do transverso como procedimento isolado, pratica-se incisão transversa de aproximadamente 6 cm no quadrante abdominal superior direito, sobre a projeção do músculo reto abdominal direito. O músculo retoabdominal deve ter suas lâminas aponeuróticas incisadas e o ventre muscular divulsionado da forma já detalhada anteriormente. O colo transverso proximal é, então, identificado, bem como a inserção do omento maior em sua borda contramesenterial, que deve, então, ser liberada facilmente com o emprego do eletrocautério. Com bastante cautela, de forma a evitar a ocorrência de lesão vascular e a perfuração intestinal, o mesocolo é transpassado imediatamente junto à borda mesenterial do colo com a ajuda de sonda plástica n. 14 ou n. 16 para facilitar sua exteriorização sem tensão através da incisão criada. Para a maturação do estoma, alguns cirurgiões empregam a incisão longitudinal no colo na espessura da tênia antimesenterial, enquanto outros – entre os quais se incluem os autores do presente capítulo – praticam a incisão transversa. Em que pese o fato de a incisão transversa causar menor dano à vasculatura que irriga o colo de forma circular e ser, provavelmente, de fechamento mais fácil, o colo pode ser incisado conforme essas duas opções. A maturação do estoma segue a técnica já descrita através de sutura mucocutânea, entretanto deve ser realizada seguindo dois princípios importantes: 1) maior área da incisão na pele deve ser reservada à anastomose da boca aferente, ocasionando uma "estenose" intencional da boca eferente de modo a favorecer a exclusão eficiente do fluxo fecal e, possivelmente, menor ocorrência de prolapso da boca desfuncionalizada; 2) preferencialmente, deve-se evitar a eversão da boca aferente ou funcionante do estoma. Prescindir da eversão da boca aferente possibilita a construção de estoma menos volumoso e não prejudica a aplicação do dispositivo nem a exclusão total do fluxo fecal desde que o estoma seja exteriorizado sem tensão e o bastão permaneça suspendendo o septo entre as bocas por no mínimo 10 dias. Esse expediente é de especial importância, uma vez que a transversostomia em alça é um estoma volumoso que não raramente impede o uso de roupas leves sem denunciá-lo, levando, por vezes, a limitações do convívio social.

Para a construção da sigmoidostomia em alça, os mesmos princípios técnicos devem ser seguidos. A construção "às cegas" dessa derivação segue-se à incisão transversa de 5 cm na espessura do músculo retoabdominal na fossa ilíaca esquerda entre o umbigo e a espinha ilíaca ântero-superior esquerda. O colo sigmoide deve ser identificado como o segmento intestinal de situação mais lateralizada na cavidade. Devem ser confirmadas a presença das tênias que o caracterizam como um segmento de intestino grosso e a ausência de inserção do grande omento, o que afasta a possibilidade de ser o colo transverso distal redundante. Por vezes, nas situações de mesocolo sigmoide curto, há que se incisar o peritônio na goteira parietocólica esquerda, de forma a possibilitar a mobilização do colo e sua exteriorização sem tensão. Isso pode ser realizado mediante pequena ampliação na incisão ou, em última análise, por laparotomia mediana infraumbilical. O acesso videolaparoscópico deve ser empregado preferencialmente nas situações em que não há indicação de laparotomia, uma vez que permite a fácil mobilização do sigmoide nessas situações e possibilita a realização da derivação em local diferente do inicialmente planejado se as condições locais desfavoráveis do sigmoide assim indicarem (carcinomatose peritoneal insuspeitada acometendo o peritônio visceral do sigmide ou doença diverticular importante).

A colostomia terminal é mais frequentemente uma derivação definitiva criada após uma grande operação abdominal. Por esse motivo, a sua construção, ao final da operação de amputação abdominoperineal do reto, poderia ser encarada como procedimento de menor importância, o que representa um grave equívoco por parte da equipe cirúrgica. Dessa forma, quando a operação não for conduzida por via laparoscópica e a não ser que se considere a possibilidade de preservação esfinctérica, a incisão do estoma deve ser praticada no local demarcado no período pré-operatório, antes da incisão de laparotomia. Para a sigmoidostomia terminal, a incisão circular retirando disco de pele de aproximadamente 3 cm de diâmetro deve ser realizada no local demarcado. Os demais tempos operatórios e a maturação devem ser conduzidos para se obter uma derivação bem vascularizada, sem tensão ou redundância do colo intraperitoneal e, sobretudo, plana, através de sutura mucocutânea sem eversão (Figura 130.4).

A obliteração do espaço criado entre a derivação e seu meso e a parede anterolateral do abdome no espaço parietoicólico esquerdo, com o objetivo de se evitar a ocorrência de hérnia interna, deve ser realizada por meio de sutura contínua ou por pontos separados com especial cautela para evitar lesão vascular no mesocolo sigmoide.

ASPECTOS FISIOPATOLÓGICOS DAS COLOSTOMIAS

Mais frequentemente, o débito fecal de uma colostomia esquerda é sólido ou semissólido, e o estoma funciona cerca de uma vez ao dia.

As derivações do colo transverso tendem a produzir fezes mais líquidas, pois quanto mais proximal o estoma no colo, menor é a superfície colônica remanescente para a absorção de água. Associadamente, as colostomias mais proximais tendem a produzir fezes mais malcheirosas em função da proliferação bacteriana verificada no colo proximal.

CECOSTOMIA

A cecostomia com sonda representa, atualmente, uma operação bastante incomum. É, no entanto, a mais frequentemente empregada para a descompressão cirúrgica do intestino grosso na síndrome de Ogilvie (pseudo-obstrução ou obstrução funcional do colo) no caso de falha da abordagem clínica ou recidiva após a descompressão endoscópica ou nos locais onde a colonoscopia descompressiva de urgência não está disponível.[16]

A cecostomia pode ser realizada com anestesia local, bloqueio lombar ou mesmo após anestesia local. Através de incisão na fossa ilíaca direita tipo McBurney de aproximadamente 4 cm, o ceco é identificado, procede-se à apendicectomia (uma vez que o apêndice pode ter sua luz obstruída pelo tubo da cecostomia) e, através do óstio apendicular ou através de colotomia na parede anterior do ceco, posiciona-se a sonda (dreno tipo Petzer ou sonda vesical tipo Foley calibrosa) no interior da luz do ceco (que é mantido no local após sutura em bolsa) e este é suturado pelo emprego de quatro pontos "cardeais" à parede abdominal. Após síntese da incisão e curativo cuidadoso, a sonda é conectada a sistema fechado tipo coletor de urina.

Após a resolução do quadro de distensão do intestino grosso e reestabelecimento do trânsito intestinal, a sonda pode ser retirada (não antes de 3 semanas), sendo, então, criada a fístula colocutânea que evolui com fechamento espontâneo na ausência de obstrução real do colo distal.

VIA DE ACESSO POR VÍDEO PARA A CONSTRUÇÃO DE ESTOMAS INTESTINAIS

Uma abordagem minimamente invasiva pode ser utilizada para a construção de estomas intestinais com sucesso. Há várias vantagens associadas à realização dos estomas intestinais por videolaparoscopia em relação à confecção dos estomas às cegas (sem incisão) ou por laparotomia, como a possibilidade de mobilizar amplamente o segmento intestinal inicialmente escolhido para a exteriorização e verificar a correta orientação da alça intestinal a ser exteriorizada. Por exemplo, em um paciente para o qual se planeja a realização de uma colostomia em alça do sigmoide, a realização

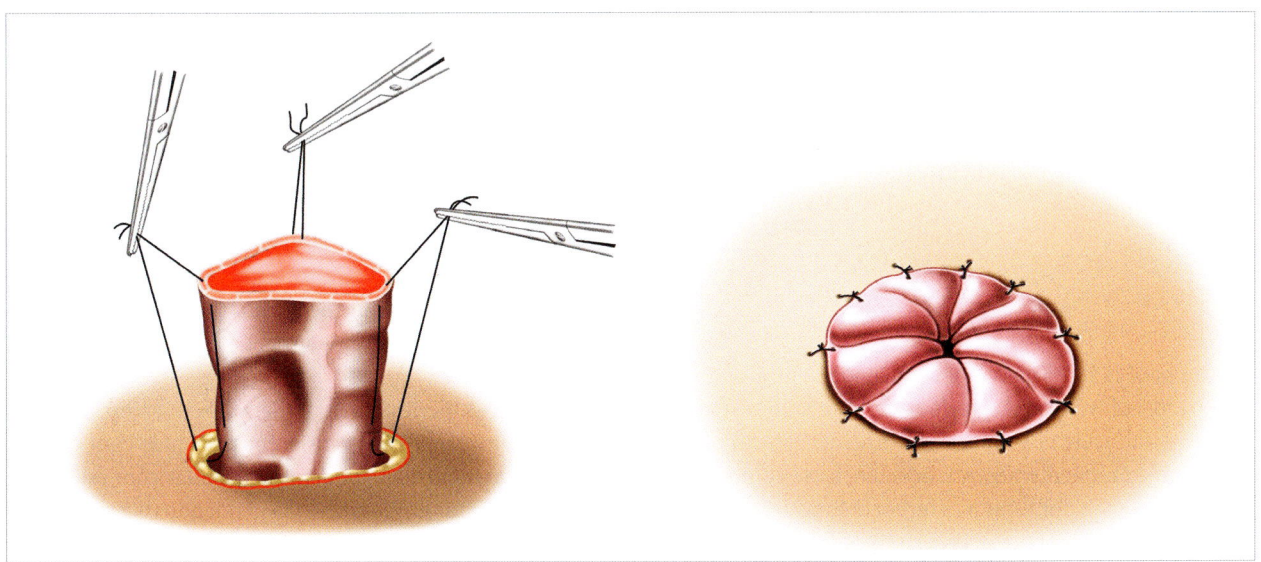

FIGURA 130.4. Colostomia terminal.

da incisão para trefinação pode encontrar dificuldades para a adequada mobilização do sigmoide em pacientes idosos com diverticulite acentuada e rigidez do colo esquerdo. Nessa situação, a videolaparoscopia permite a adequada mobilização do sigmoide ou mesmo permite intercambiar o tipo de colostomia (p. ex.: para uma transversostomia), sem o prejuízo de se ter aberto a incisão inicialmente planejada para a colostomia em alça do sigmoide.

No caso de uma ileostomia em alça, o íleo terminal, cerca de 15 cm proximalmente à válvula ileocecal, deve ser escolhido para a abertura do estoma. É crucial esvaziar a cavidade abdominal antes da criação da incisão para a derivação porque o abdome insuflado pode distorcer a percepção do cirurgião do local ideal para a criação do estoma. Há evidência científica amplamente favorável à realização das derivações intestinais por videolaparoscopia.[17-18]

CUIDADOS PÓS-OPERATÓRIOS NOS ESTOMAS INTESTINAIS

São, em geral, simples, principalmente nas situações em que não foi realizada laparotomia porque a dor e a duração do íleo pós-operatório são menores. Variam, no entanto, conforme a indicação de realização da derivação. É possível, em doentes selecionados, oferecer líquidos no pós-operatório imediato quando a operação tenha sido de curta duração e não necessitou de grande mobilização do intestino. É importante checar em mais de uma oportunidade a viabilidade do estoma no pós-operatório imediato, se não houve retração ou afundamento e certificar-se da correta posição do bastão nas derivações em alça. Geralmente, antibióticos não devem ser administrados por mais de 24 horas no período pós-operatório e a manutenção de líquidos intravenosos não deve ultrapassar a passagem de flatos. O emprego da sondagem nasogástrica não é necessário, à exceção das situações de obstrução intestinal. O emprego de antiperistálticos (loperamida e difenoxilato) no pós-operatório das ileostomias é assunto controverso e, via de regra, não há clara indicação para eles. No entanto, para os doentes evoluindo no pós-operatório precoce com dificuldades no controle do estado de hidratação em virtude da presença de afecções associadas (cardiopatia e nefropatia, principalmente), seu emprego temporário pode ser de valor.

DIAGNÓSTICO E MANEJO DAS COMPLICAÇÕES DOS ESTOMAS INTESTINAIS

Derivações intestinais, como qualquer outra operação, estão associadas à ocorrência de complicações pós-operatórias, especialmente nas situações de urgência ou em pacientes críticos. Frequentemente, a ocorrência de complicações está subestimada por estas não terem definição clara.

As complicações podem ser classificadas em precoces ou perioperatórias ou tardias, funcionais, fisiológicas ou psicológicas. A obediência aos princípios de construção dos estomas intestinais representa, possivelmente, a melhor forma de prevenir complicações. No entanto, o que se vê na prática é que, por vezes, estomas intestinais são erroneamente considerados intervenções simples e sua confecção é delegada aos cirurgiões mais jovens da equipe. Cirurgiões frequentemente relatam apenas complicações estruturais relacionadas com a criação de um estoma, como obstrução, prolapso, retração ou hérnias. No entanto, a maioria dos pacientes com estomas intestinais tem problemas de pele em algum momento de sua evolução. Entre 10% e 70% dos casos, os pacientes estomizados exibem uma ou mais complicações relacionadas ao estoma.[19]

DERMATITE E OUTROS PROBLEMAS DA PELE PERIESTOMAL

As principais causas isoladas para os problemas de pele periestomal, sobretudo a dermatite periestomal, são a má técnica operatória e a má assistência de estomaterapia.

Nos estomas retraídos, o componente alcalino do efluente do estoma entra em contato com a pele, levando à irritação. Nessa situação, o emprego de um dispositivo coletor convexo pode ajudar a conferir eversão ao estoma. Associadamente, o uso de uma cinta também contribui para promover protrusão do estoma e dirigir o débito do estoma para dentro do dispositivo coletor. Devido a erro no posicionamento da derivação, os estomas posicionados próximos a cicatrizes ou proeminências ósseas dificultam a adesão do dispositivo coletor levando a vazamento e irritação da pele.

A obesidade é comumente identificada como um fator de risco para complicações dos estomas intestinais.[20] Como resultado, o cuidado no planejamento pré-operatório de estomas intestinais, com o auxílio do enfermeiro estomaterapeuta nesse grupo de pacientes, deve ser essencial. Outro grupo de pacientes que pode experimentar mais frequentemente complicações pós-operatórias é o de idosos. A adequada educação do paciente e de seus cuidadores deve ser promovida.

Estima-se que complicações da pele da região periestomal ocorram em 18% a 60% dos casos ao menos transitoriamente, sobretudo no período pós-operatório imediato.[21] Infecções fúngicas como a candidose podem surgir na forma de eritema com ou sem lesões satélites associadas. Agentes antifúngicos tópicos seguidos da aplicação de um selante são eficazes para o tratamento dessa complicação. A dermatite de contato ocorre mais frequentemente como uma reação ao constituinte de borracha dos dispositivos coletores. A troca do equipamento pode ajudar a resolver essa complicação.

Ulcerações periestomais podem aparecer em associação com pioderma gangrenoso em pacientes com doença inflamatória intestinal e podem ser tratadas com esteroides tópicos, orais ou intralesionais, dependendo da extensão da ulceração.[22] O objetivo da terapia é manter a área ulcerada seca para permitir a aderência do dispositivo. Antibióticos na forma de pó seguidos de hidrocoloide são utilizados nessa complicação. Quando o pioderma é grave, uma alternativa é a troca do sítio do estoma. No entanto, é uma conduta associada à recidiva. Quando possível, o melhor tratamento de pioderma peristomal é fechar o estoma.

ISQUEMIA E RETRAÇÃO

A isquemia seguida de retração do estoma representa complicações de origem essencialmente ligadas à má técnica de construção. No entanto, isso não significa que podem ser evitadas em 100% dos casos. Dessa forma, estima-se que afetem até 17% dos pacientes em longo prazo.[23] Por esse motivo, o cirurgião e demais membros da equipe precisam estar familiarizados com o manejo dessa complicação.

A obesidade é um fator de risco importante para a retração do estoma. Em obesos, o meso é curto e o panículo adiposo, espesso. Como resultado, a exteriorização de um segmento intestinal nesses pacientes pode ser difícil. Toda a atenção deve ser dirigida para evitar a exteriorização de um estoma sob tensão. A construção de um estoma terminal em alça é uma alternativa muito interessante, embora especule-se sobre o quanto esse procedimento pode diminuir a ocorrência de isquemia ou retração dos estomas. Outra falha técnica menos comumente associada à ocorrência da isquemia e da retração é a criação de uma abertura aponeurótica estreita, o que leva ao comprometimento vascular do estoma.

Em um paciente com doença inflamatória intestinal e retração do estoma, atenção especial deve ser dada à possibilidade de a retração representar atividade da doença no sítio do estoma ou nos segmentos intestinais mais proximais.

O diagnóstico de retração do estoma requer o tratamento por cirurgia revisional. Persistem dúvidas sobre se um estoma retraído pode ser abordado por uma incisão periestomal, por videolaparoscopia ou através de uma minilaparotomia. Geralmente, a melhor informação que pode ajudar a decidir a via de acesso vem da operação que levou à construção do estoma. Nesse sentido, informações sobre o comprimento do segmento intestinal proximal ao estoma complicado e a ocorrência de outras complicações que podem ter contribuído para a ocorrência da retração devem ser mais bem avaliadas.

ALTO DÉBITO

Espera-se o início do funcionamento de uma ileostomia em até 72 horas após a cirurgia. Inicialmente, o débito pela ileostomia é maior e, com a retomada da dieta por via oral, tende a ficar mais espesso. Quanto à absorção de água, a redução do edema e a atonia de alças no pós-operatório imediato associada à hipertrofia da mucosa no pós-operatório tardio são os mecanismos que levam à homeostase do estado de hidratação em pacientes submetidos à cirurgia de estoma intestinal. Se o débito persistir elevado e houver desidratação ou distúrbios hidreletrolíticos, agentes antidiarreicos podem ser utilizados em associação a medidas dietéticas (baixo consumo de açúcar, sal e gorduras). O controle do débito de ileostomias é mais difícil em pacientes submetidos a derivações mais proximais do íleo e também em pacientes com enterite de Crohn. Alguns deles necessitarão de suplementação com nutrição parenteral. Não há evidência de boa qualidade sobre o emprego da somatostatina e seus análogos em pacientes com ileostomia e alto débito pelo estoma.

PROLAPSO E HÉRNIA PARAESTOMAL

O prolapso é uma complicação que ocorre em cerca de 1% a 3% das derivações.[24-25] Os fatores de risco para isso são as derivações do colo transverso e as derivações em alça. Da mesma forma, é provável que as colostomias evoluam mais frequentemente com a ocorrência de prolapso do que as ileostomias. Outro fator de risco comumente associado ao prolapso é a redundância dos segmentos intestinais que se situam proximalmente ao plano aponeurótico. Alguns cirurgiões advogam a sutura do mesentério ou do mesocolo ao plano aponeurótico com o objetivo de prevenir a ocorrência de prolapso, porém não há evidência confiável sobre isso. O prolapso resulta em importante alteração cosmética e funcional do estoma, o que acaba por motivar o tratamento cirúrgico que consiste na ressecção do segmento prolapsado e rematuração do estoma.

Quando o prolapso ocorre em associação a uma hérnia paraestomal, a correção cirúrgica desta se impõe. O reparo direto da hérnia paraestomal por sutura primária simples do defeito aponeurótico após redução do conteúdo herniário e ressecção do saco está associado a uma taxa de recidiva de cerca de 60%.[26] Modernamente, o reparo da hérnia paraestomal deve ser feito com prótese (tela) a ser utilizada por via pré-peritoneal (*sublay*) ou externa à aponeurose (*onlay*). Finalmente, o reparo da hérnia paraestomal pode ser feito adequadamente por videolaparoscopia.

REFERÊNCIAS BIBLIOGRÁFICAS

1. Atallah S, Albert M, Larach S. Technique for constructing an incisionless laparoscopic stoma. Tech Coloproctology. 2011 Sep;15(3):345-7.
2. Cataldo PA. Intestinal stomas: 200 years of digging. Dis Colon Rectum. 1999 Feb;42(2):137-42.
3. McGarity WC. The evolution of continence following total colectomy. Am Surg. 1992 Jan;58(1):1-16.
4. Brooke BN. The management of an ileostomy, including its complications. Lancet. 1952 Jul 19;2(6725):102-4.
5. Winslet MC, Drolc Z, Allan A, Keighley MR. Assessment of the defunctioning efficiency of the loop ileostomy. Dis Colon Rectum. 1991 Aug;34(8):699-703.
6. Fontes B, Fontes W, Utiyama EM, Birolini D. The efficacy of loop colostomy for complete fecal diversion. Dis Colon Rectum. 1988 Apr;31(4):298-302.
7. Ladas SD, Isaacs PE, Murphy GM, Sladen GE. Fasting and postprandial ileal function in adapted ileostomates and normal subjects. Gut. 1986 Aug;27(8):906-12.
8. Kennedy HJ, Al-Dujaili EA, Edwards CR, Truelove SC. Water and electrolyte balance in subjects with a permanent ileostomy. Gut. 1983 Aug;24(8):702-5.
9. Thomson TJ, Runcie J, Khan A. The effect of diet on ileostomy function. Gut. 1970 Jun;11(6):482-5.

10. Newton CR. Effect of codeine phosphate, Lomotil, and Isogel on iileostomy function. Gut. 1978 May;19(5):377-83.
11. Duerksen DR, Fallows G, Bernstein CN. Vitamin B12 malabsorption in patients with limited ileal resection. Nutr Burbank Los Angel Cty Calif. 2006 Dec;22(11-12):1210-3.
12. Ishii G, Nakajima K, Tanaka N, Hara H, Kato M, Ishii N. Clinical evaluation of urolithiasis in Crohn's disease. Int J Urol Off J Jpn Urol Assoc. 2009 May;16(5):477-80.
13. Evan AP, Lingeman JE, Worcester EM, Bledsoe SB, Sommer AJ, Williams JC, et al. Renal histopathology and crystal deposits in patients with small bowel resection and calcium oxalate stone disease. Kidney Int. 2010 Aug;78(3):310-7.
14. Unti JA, Abcarian H, Pearl RK, Orsay CP, Nelson RL, Prasad ML, et al. Rodless end-loop stomas. Seven-year experience. Dis Colon Rectum. 1991 Nov;34(11):999-1004.
15. Chéreau N, Lefevre JH, Lefrancois M, Chafai N, Parc Y, Tiret E. Management of malignant left colonic obstruction: is an initial temporary colostomy followed by surgical resection a better option? Colorectal Dis. 2013 Nov;15(11):e646-653.
16. Lee KJ, Jung KW, Myung S-J, Kim HJ, Kim NY, Yoon YH, et al. The clinical characteristics of colonic pseudo-obstruction and the factors associated with medical treatment response: a study based on a multicenter database in Korea. J Korean Med Sci. 2014 May;29(5):699-703.
17. Swain BT, Ellis CN. Laparoscopy-assisted loop ileostomy: an acceptable option for temporary fecal diversion after anorectal surgery. Dis Colon Rectum. 2002 May;45(5):705-7.
18. Marshall RE, McPartlin JF. Laparoscopic stoma formation for faecal diversion. Br J Surg. 1998 Aug;85(8):1161-2.
19. Colwell JC, Goldberg M, Carmel J. The state of the standard diversion. J Wound Ostomy Continence Nurs. 2001 Jan;28(1):6-17.
20. Duchesne JC, Wang Y-Z, Weintraub SL, Boyle M, Hunt JP. Stoma complications: a multivariate analysis. Am Surg. 2002 Nov;68(11):961-6; discussion 966.
21. Nugent KP, Daniels P, Stewart B, Patankar R, Johnson CD. Quality of life in stoma patients. Dis Colon Rectum. 1999 Dec;42(12):1569-74.
22. Uchino M, Ikeuchi H, Matsuoka H, Bando T, Takahashi Y, Takesue Y, et al. Clinical features and management of parastomal pyoderma gangrenosum in inflammatory bowel disease. Digestion. 2012;85(4):295-301.
23. Leong AP, Londono-Schimmer EE, Phillips RK. Life-table analysis of stomal complications following ileostomy. Br J Surg. 1994 May;81(5):727-9.
24. Park JJ, Del Pino A, Orsay CP, Nelson RL, Pearl RK, Cintron JR, et al. Stoma complications: the Cook County Hospital experience. Dis Colon Rectum. 1999 Dec;42(12):1575-80.
25. Robertson I, Leung E, Hughes D, Spiers M, Donnelly L, Mackenzie I, et al. Prospective analysis of stoma-related complications. Colorectal Dis. 2005 May;7(3):279-85.
26. O'Neill CH, Borrazzo EC, Hyman NH. Parastomal hernia repair. J Gastrointest Surg. 2015;19(4):766-9.

SEÇÃO 8

NUTRIÇÃO

COORDENADORES

Luiz André Magno ▪ Maria de Lourdes Teixeira da Silva

CAPÍTULO 131

NECESSIDADES METABÓLICAS E NUTRICIONAIS NA DOENÇA AGUDA

José Raimundo Araujo de Azevedo
André Luiz Baptiston Nunes

DESTAQUES

- Embora a terapia nutricional represente uma prioridade no tratamento de pacientes graves, a realidade do dia a dia mostra que, com frequência, os pacientes recebem aporte nutricional insuficiente.
- O início precoce da terapia nutricional (24 a 48 horas) associa-se à redução da mortalidade.
- A via enteral deve ter a preferência na terapia nutricional do paciente grave.
- O gasto energético varia durante a evolução do paciente grave. A calorimetria indireta é a melhor medida do consumo energético disponível, permitindo evitar a oferta reduzida ou exagerada de calorias, igualmente danosa ao paciente.
- A terapia nutricional no paciente grave deve levar em conta a necessidade de evitar a hiperglicemia. Formulações nutricionais com restrição de carboidratos e insulina conforme glicemia representam forma segura e eficiente para controle da glicemia.
- Pacientes submetidos a nutrição parenteral devem receber lipídeos como parte da oferta calórica. Formulações contendo ácidos graxos ômega-9, ômega-6 e ômega-3 colaboram para a melhora do desfecho.
- O uso de glutamina em pacientes com sepse grave, choque séptico e duas ou mais disfunções orgânicas não é seguro e deve ser evitado.
- Não se recomenda o uso rotineiro de doses supranormais de oligoelementos e vitaminas no paciente grave.
- A utilização de doses elevadas de selênio na terapia nutricional deve ser restrita a regiões do mundo onde exista deficiência de selênio no solo e nos alimentos. Os poucos estudos existentes indicam que o solo brasileiro tem baixos teores de selênio.

INTRODUÇÃO

A terapia nutricional representa hoje uma das prioridades no tratamento do paciente grave. Apesar desse reconhecimento, a realidade do dia a dia das unidades de terapia intensiva (UTI) parece não refletir essa situação. Um estudo recentemente publicado, que incluiu 3.390 pacientes graves internados em 201 UTI de 26 países, constatou que pacientes que permaneceram pelo menos 4 dias na UTI receberam em média apenas 61,2% do aporte nutricional prescrito e que 74% dos pacientes receberam menos que 80% da meta nutricional.[1] Um estudo de 2003 que incluiu 336 pacientes mostrou que os internados em UTI tiveram perda ponderal de 5 a 15 kg durante o período de internação.[2]

Diferente da maioria das medidas terapêuticas que visam à estabilidade hemodinâmica ou respiratória e ao controle de infecções (predominantes no ambiente da UTI), o resultado da intervenção nutricional não pode ser identificado por sinais vitais ou exames laboratoriais em curto prazo. O impacto do suporte nutricional no desfecho clínico só poderá ser identificado evolutivamente, quando as complicações associadas à desnutrição serão diagnosticadas. É compreensível que diante desse cenário as atenções estejam desviadas para os eventos que comprometem a sobrevida em curto prazo. Um fator importante é a melhora tecnológica e do conhecimento, que aumentou a eficiência do suporte ao paciente agudo, permitindo que um número significativo de pacientes em situação muito grave sobreviva; parte deles evoluirá para um estado inflamatório crônico, em que se observa um padrão de alterações metabólicas diferente do observado na inflamação aguda discutida neste capítulo. Essas alterações favorecem a desnutrição e, provavelmente, exigirão abordagem específica para tal fase. A participação das Equipes Multiprofissionais de Terapia Nutricional na rotina da UTI tem contribuído para o aumento do conhecimento dos intensivistas a respeito das intervenções nutricionais realizadas precocemente com o impacto no resultado clínico.

Questões importantes que envolvem a nutrição do paciente grave:

- Quando iniciar a terapia nutricional?
- Qual via utilizar?
- Como otimizar o aporte calórico?
- Pacientes graves beneficiam-se de farmaconutrientes? Quais?

Estudos publicados nos últimos 4 anos trouxeram contribuições importantes para responder a essas questões.

QUANDO INICIAR A TERAPIA NUTRICIONAL? QUAL VIA UTILIZAR?

A maioria dos especialistas concorda que a oferta enteral precoce de nutrientes é a melhor maneira de nutrir o paciente grave. As vantagens dessa nutrição estão resumidas no Quadro 131.1. Ela permite melhor ajuste entre oferta e necessidades de energia e proteínas na primeira semana do suporte nutricional. Reduzindo a diferença entre calorias oferecidas e consumidas (déficit calórico) precocemente, podemos reduzir complicações e mortalidade em alguns grupos de pacientes graves.

> **QUADRO 131.1.** Vantagens da nutrição enteral.
> - Mantém a imunidade relacionada com o trato gastrintestinal.
> - Mantém estrutura e função da mucosa.
> - Limita a proliferação bacteriana.
> - Reduz translocação.
> - Está associada a menor incidência de complicações metabólicas e infecciosas.
> - Tem menor custo.

Um aspecto a ser definido é com quanto tempo (24 ou 48 horas) se pode considerar precoce determinada oferta de nutrientes. O estudo ACCEPT mostrou que o início da nutrição enteral nas primeiras 24 horas de internação na UTI associou-se à redução da mortalidade.[3] Em um estudo que incluiu 4.049 pacientes internados em UTI e submetidos a ventilação mecânica prolongada a mortalidade foi significantemente menor no grupo de pacientes que iniciou a terapia nutricional enteral nas primeiras 48 horas de internação.[4] A utilização preferencial da via enteral e o início precoce da terapia nutricional, entretanto, colidem com o fato de que, frequentemente, é impossível na primeira semana de tratamento atender à demanda nutricional do paciente utilizando exclusivamente a via enteral. Considerando que a quantidade de energia oferecida nesse período pode ser determinante de melhora no resultado final, a oferta adicional de energia pela via parenteral se apresenta como opção terapêutica. A utilização da via parenteral com o intuito de complementar o aporte enteral ou substituí-lo caso ele seja inviável está contemplada nas diretrizes da *American Society for Parenteral and Enteral Nutrition* (ASPEN) e da *European Society for Clinical Nutrition and Metabolism* (ESPEN), entretanto, o tempo de início é divergente. Enquanto a ASPEN recomenda a utilização preferencial da via enteral reservando a nutrição parenteral para os casos em que após 8 dias de evolução não seja possível atender a demanda nutricional do paciente, a ESPEN recomenda que inicie a nutrição parenteral todo paciente que no terceiro dia de terapia nutricional não consiga, pela via enteral, receber aporte minimamente adequado.

Um estudo publicado em 2011,[5] que analisou 4.640 pacientes, comparou o início precoce da nutrição parenteral suplementar (2 dias) com o início tardio (8 dias). Foram incluídos no estudo pacientes que após dois dias de tratamento não conseguiam alcançar a necessidade calórica exclusivamente pela via enteral. O estudo de certa forma surpreendeu ao mostrar resultados mais favoráveis no grupo de início tardio. Críticas ao trabalho incluíram uso de aporte proteico reduzido, aporte calórico excessivo no grupo de início precoce, população estudada representada por 60% de pacientes no pós-operatório de cirurgia cardíaca, com indicação questionável de terapia nutricional, e não utilização de glutamina na formulação parenteral. Um novo estudo, publicado em 2013, analisou a utilização de nutrição parenteral suplementar em estudo prospectivo randomizado com 305 pacientes, comparando a utilização de nutrição enteral exclusiva com nutrição enteral suplementada por nutrição parenteral nos pacientes que, no terceiro dia de internação na UTI, recebiam menos que 60% do gasto energético.[6] O estudo analisou pacientes clínicos e cirúrgicos graves e concluiu que os pacientes do grupo suplementado tiveram redução expressiva da incidência de infecções nosocomiais.

O consenso a respeito da suplementação precoce do suporte nutricional enteral pela via parenteral não existe, mas algumas considerações a respeito podem ser feitas. Pacientes previamente eutróficos com o tubo digestivo funcionante, mesmo que expostos a um processo catabólico extremo (queimadura, septicemia), toleram o tempo necessário para a progressão da oferta enteral até atingir suas necessidades. Nesse cenário, a oferta parenteral precoce acrescentaria mais riscos que benefícios e, dessa forma, não é indicada. Pacientes previamente desnutridos expostos a condição clínica hipermetabólica e hipercatabólica em que o aporte enteral não atinge as metas após 3 dias de progressão seriam os candidatos ao suporte parenteral precoce, desde que suas condições metabólicas e circulatórias tolerem a sobrecarga de volume e nutrientes imposta pelo método.

DETERMINAÇÃO DO APORTE CALÓRICO

É fato bem conhecido que a hipernutrição tem impacto negativo sobre o desfecho de pacientes graves, semelhante ao impacto da desnutrição. Em um estudo que incluiu 2.772 pacientes internados em 167 UTI de 37 países, Alberda e colaboradores[7] mostraram que existe relação linear e inversa entre quantidade de calorias e proteínas administradas nos primeiros 12 dias de internação e mortalidade. O impacto foi ainda maior quando analisados os pacientes com índice de massa corporal < 20 kg/m². Dissanaike e colaboradores,[8] analisando 200 pacientes submetidos a nutrição parenteral, demonstraram que a incidência de complicações infecciosas foi significativamente elevada naqueles que receberam acima de 36 kcal/kg/dia quando comparada à incidência naqueles que receberam até 25 kcal/kg/dia.

Não existem questionamentos sobre o fato de a calorimetria indireta ser a forma mais precisa para determinar o aporte energético. O estudo TICACOS[9] comparou pacientes randomizados para receber terapia nutricional orientada pelo gasto energético de repouso (GER), medido diariamente por calorimetria indireta, com pacientes que tiveram o gasto calórico estimado em 25 kcal/kg/dia. O grupo de pacientes que recebeu terapia nutricional orientada por calorimetria indireta teve mortalidade menor do que o grupo controle. Apesar disso, muitos especialistas e as diretrizes canadenses de terapia nutricional no paciente grave propõem a não utilização rotineira da calorimetria indireta. Uma dificuldade adicional ao preço elevado para o uso de calorimetria indireta em larga escala é o fato de o equipamento mais utilizado para determinação do gasto energético por esse método (Deltatrack II) ter sido retirado do mercado em data recente. Existe a expectativa de que um novo equipamento, que já está sendo utilizado em estudos clínicos, seja comercializado a partir de 2015.

Um aspecto importante a considerar é o fato de que o gasto energético varia durante a evolução do paciente. De uma forma geral, recomenda-se a utilização de até 20 kcal/kg/dia na primeira semana de evolução do paciente e de 25 a 30 kcal/kg/dia a partir da segunda semana. Das equações utilizadas para determinação do gasto energético, a de Penn State é recomendada para pacientes graves sob ventilação mecânica. Ela é a que mais aproxima o gasto energético calculado daquele determinado por calorimetria indireta.

Equação de Penn State:

$$GER = (0{,}85 \times \text{valor obtido na equação de Harris-Benedict}) + (175 \times T.\,máx) + (33 \times VE) - 6.433$$

Onde:

GER: gasto energético de repouso (kcal/dia);

T. máx: maior temperatura corporal nas 24 horas precedentes;

VE: volume minuto expiratório.

A Tabela 131.1 mostra algumas outras fórmulas utilizadas para determinação do gasto energético.

TABELA 131.1. Equações para determinação do gasto energético.

Harris-Benedict
GEB (homens) = 66,4 + (13,7 × P) + (A × 5) − (6,7 × I)
GE (mulheres) = 655,1 + (9,5 × P) + (A × 1,8) − (4,6 × I)
Ireton Jones (utilizada para pacientes graves sob ventilação mecânica)
GEB = 1925 − (10 × A) + (5 × P) + (281 × S) + (292 × T) + (851 × Q)
Curreri (utilizada para pacientes queimados)
Necessidade calórica (kcal/dia) = (25 × P) + (40 × SCQ)

GEB: gasto metabólico basal; P: peso em kg; A: altura em cm; I: idade em anos; S: sexo; T: trauma (sim ou não); Q: queimadura (sim ou não).

COMPOSIÇÃO DA TERAPIA NUTRICIONAL
MACRONUTRIENTES
Carboidratos

A hiperglicemia é comum no paciente grave. Ela está presente em 50% a 85% dos pacientes. Sua etiologia é multifatorial e, desses pacientes, 25% a 30% são diabéticos. Intervenções clínicas contribuem para isso, incluindo a própria terapia nutricional, além de drogas (corticosteroides e vasopressores) e do desarranjo endócrino metabólico (elevação dos níveis de glucagon e glicocorticoides). Contudo, o determinante mais importante pelo impacto que tem nas estruturas celulares de alguns órgãos talvez seja a resistência insulínica, sempre presente.

A hiperglicemia, sabe-se hoje, exerce efeito negativo na morbidade e mortalidade de pacientes graves. Sendo assim, o controle glicêmico é uma das prioridades na condução desses pacientes. Embora os estudos que analisaram o controle estrito da glicemia utilizando doses elevadas de insulina não tenham trazido os resultados desejados,[10] não há dúvida de que já não há lugar para a tolerância a níveis glicêmicos elevados nesses pacientes. Existe hoje uma tendência quase consensual sobre procurar manter a glicemia do paciente grave abaixo de 150 mg/dL e que a melhor forma de conseguir esse controle é com a utilização de fórmulas nutricionais com baixo teor de carboidratos.[11] A insulina é utilizada de forma complementar, administrada por via subcutânea na maioria dos casos. Nos pacientes submetidos a nutrição parenteral, a utilização de lipídeos correspondendo de 30% a 35% da oferta calórica não proteica contribui para o manejo da hiperglicemia. A quantidade de glicose recomendada nesses pacientes é de até 2 g/kg/dia.

Proteínas

Uma das manifestações mais importantes da resposta metabólica ao estresse é o catabolismo proteico. Resulta em redução da massa muscular, processo conhecido como autocanibalismo. Embora a síntese proteica seja mantida, o balanço nitrogenado é negativo e resulta em imunodepressão, cicatrização deficiente, fraqueza muscular e aumento da mortalidade.

Vários estudos mostraram o impacto de aumento do aporte proteico sobre a morbidade e mortalidade.[12-13]

A recomendação atual em termos de aporte proteico é de 1,2 a 1,5 g/kg/dia. Não há evidências de que aporte acima desses valores resulte em benefícios adicionais.

Lipídeos

Os lipídeos são classificados de acordo com o tamanho da molécula (cadeias curta, média e longa), com o número de ligações duplas na cadeia de carbono (saturados, mono e poli-insaturados) e de acordo com a posição da dupla ligação na cadeia (ômega-9, ômega-6 e ômega-3). A relação desses diferentes ácidos graxos com a resposta inflamatória tem sido objeto de estudos que procuram identificar a melhor formulação para atender a situações específicas. Os ácidos graxos ômega-9 (oliva) são neutros, os ômega-6 (soja) são pró-inflamatórios e os ômega-3 são anti-inflamatórios.

Enquanto em pacientes oncológicos já existem claras evidências de benefícios com a utilização de formulações ricas em ácidos graxos ômega-3, os resultados em pacientes graves são menos claros. Em uma análise de 451 pacientes graves, submetidos a ventilação mecânica e que receberam exclusivamente nutrição parenteral, Edmunds e colaboradores[14] mostraram que pacientes que receberam formulações contendo ácidos graxos ômega-9 e ômega-3 tiveram melhores desfechos quando comparados a pacientes que não receberam lipídeos e àqueles que receberam formulações compostas somente por ácidos graxos ômega-6. Alguns estudos analisaram a utilização de uma fórmula enteral hiperlipídica, rica em ácidos graxos ômega-3, em pacientes com síndrome do desconforto respiratório agudo (SDRA), com resultados variáveis. Uma metanálise que incluiu os sete estudos que utilizaram essa formulação concluiu que não houve benefícios quando se analisou a mortalidade.[15]

Os lipídeos devem fazer parte da terapia nutricional do paciente grave não só como fonte de ácidos graxos essenciais, mas como parte da oferta calórica diária. Podem ser administrados com segurança com doses na faixa de 0,7 a 1,5 g/kg/dia. Em pacientes submetidos a nutrição parenteral, deve-se dar preferência a formulações mistas contendo ácidos graxos de cadeias longa, média e curta. Pacientes que recebem nutrição enteral beneficiam-se claramente de formulações com ácidos graxos mono e poli-insaturados.

Glutamina

É o aminoácido mais abundante no organismo humano. Apresenta concentração elevada no músculo esquelético. Pacientes graves apresentam redução dos níveis plasmáticos de glutamina, como consequência da incapacidade do organismo de atender com produção endógena ao intenso consumo. Assim, a glutamina é considerada um aminoácido semiessencial ao paciente grave. É combustível primário para células de replicação rápida (enterócitos e linfócitos) e exerce papel importante na manutenção da integridade intestinal.

Vários estudos e metanálises publicados nas últimas duas décadas mostraram benefícios da utilização de glutamina em diversos grupos de nosologias. A metanálise de Novak e colaboradores[16] incluiu 14 estudos prospectivos controlados e concluiu que a glutamina associou-se à redução da mortalidade e de complicações infecciosas. Chamaram a atenção para o fato de que os pacientes que mais se beneficiaram foram aqueles que utilizaram glutamina venosa e em doses elevadas. Em 2006, Déchelotte e colaboradores[17] analisaram em estudo prospectivo controlado a utilização de glutamina na solução de nutrição parenteral e demonstraram redução da incidência de complicações infecciosas. Uma nova metanálise em 2013 incluiu 40 estudos randomizados com utilização de glutamina intravenosa em pacientes cirúrgicos graves em UTI. O estudo não conseguiu mostrar melhora na mortalidade.[18]

Em 2013, o estudo REDOX[19] analisou 1.233 pacientes graves, internados em 40 UTI no Canadá, Estados Unidos e Europa, submetidos a terapia nutricional enteral ou parenteral, randomizados para receber glutamina isolada ou associada a antioxidantes (selênio, vitamina C, vitamina E,

QUADRO 132.1. Deficiências nutricionais.

Local	Normal	Achado clínico	Deficiência suspeitada	Outras causas
Olhos	Brilhantes, membrana rósea e úmida	Conjuntiva pálida	Ferro	Anemias não nutricionais
		Cegueira noturna	Vitamina A	Hereditariedade e doenças oculares
		Manchas de Bitot (manchas acinzentadas, brilhantes e triangulares na conjuntiva) Xerose (secura normal)	Vitamina A	
		Vermelhidão e fissura nos cantos dos olhos	Vitamina A	
		Xerose (secura anormal)	Riboflavina, piridoxina	Idade, alergias
	Movimento ocular normal ao acompanhar objetos	Oftalmoplegia (paralisia dos músculos oculares)	Tiamina e fósforo	Lesão cerebral
Cabelos	Brilhantes, firmes e difíceis de arrancar	Sinal de bandeira (despigmentação transversa), arrancável com facilidade e sem dor	Proteína e vista no *kwashiorkor* e ocasionalmente no marasmo	Tinturas e outros tratamentos capilares excessivos
	Aparência normal ou espessa	Pouco cabelo	Proteína, biotina, zinco	Alopecia decorrente da idade, quimioterapia ou radiação na cabeça, desordens endócrinas
	Crescimento normal	Pelos crespos e encravados	Vitamina C	
Unhas	Uniformes, arredondadas e lisas	Listras transversais, rugosas	Proteína	
		Coiloníquia (unhas em forma de colher, finas, côncavas)	Ferro	Considerado normal se somente encontrado nas unhas dos pés
Pele	Cor uniforme, lisa, de aparência saudável	Descamação ou seborreia nasolabial	Vitamina A, zinco, ácidos graxos essenciais, riboflavina, piridoxina	Excesso de vitamina A
		Petéquia, especialmente pele folicular (manchas hemorrágicas pequenas e de cor roxa)	Vitamina C	Distúrbios de coagulação, febre grave, picada de insetos
		Púrpura (hematomas e sangramento subcutâneo)	Vitamina C, vitamina K	Varfarina, injúria, trombocitopenia, excesso de vitamina E
		Hiperqueratose folicular (hipertrofia da epiderme)	Vitamina A, vitamina C	
		Pigmentação (escurecimento) e descamação das áreas expostas ao sol	Niacina	
		Aparência de celofane	Proteína	Envelhecimento
		Pigmentação amarelada, especialmente nas palmas das mãos, enquanto a esclera permanece branca		Excesso de ingestão de betacaroteno
		Edema corporal, face redonda, edemaciada (lua cheia)	Proteína, tiamina	Medicamentos, especialmente esteroides
		Cicatrização deficiente de feridas, úlceras de decúbito	Proteína, vitamina C, zinco, *kwashiorkor*	Cuidado deficiente da pele, diabetes
		Palidez	Ferro	Perdas sanguíneas

(Continua)

QUADRO 132.1. Deficiências nutricionais. (Continuação)

Local	Normal	Achado clínico	Deficiência suspeitada	Outras causas
Oral	Lábios macios, sem inflamação	Queilose (lábios secos com rachaduras e ulcerados) Estomatite angular (inflamação dos cantos da boca)	Riboflavina, piridoxina, niacina	Salivação excessiva devido à prótese dentária mal fixada
	Língua vermelha, sem edema, com superfície normal	Papila lingual atrófica (língua lisa)	Riboflavina, niacina, folato, vitamina B_{12}, proteína, ferro	
		Glossite	Riboflavina, niacina, folato, vitamina B_{12}	
	Paladar e olfato normais	Hipogeusia (paladar diminuído) Hiposmia (olfato diminuído)	Zinco	Medicamentos como agentes neoplásicos ou sulfonilureias
	Gengivas e dentes normais	Esmalte manchado		Fluorose (flúor em excesso)
		Esmalte danificado		Suspeita de bulimia
		Cáries, dentes ausentes e gengivas retraídas		Higiene oral deficiente, doença periodontal
		Gengivas edemaciadas, sangrantes e retraídas	Vitamina C	

Fonte: Adaptado de Waitzberg, 2007.[9]

O NRS 2002 (Tabela 132.1) é o método recomendado pela *European Society for Clinical Nutrition and Metabolism* (ESPEN) para identificar o risco nutricional de adultos hospitalizados, apresenta nível de evidência Grau I e pode também ser aplicado em indivíduos com mais de 70 anos de idade, considerados como de maior risco nutricional.[12]

Em relação aos métodos de triagem nutricional na UTI, muitos dos critérios utilizados podem apresentar dificuldades para serem obtidos, como consumo alimentar, informações sobre capacidade funcional e sintomas gastrintestinais, pois os pacientes podem estar em uso de ventilação mecânica ou sedados, bem como as informações relativas ao peso corpóreo podem refletir o estado de hidratação do paciente.[13]

Um estudo de Coltman[13] comparou três métodos de triagem nutricional: avaliação subjetiva global (ASG), triagem de rotina da instituição (que contemplava perda de peso involuntária, índice de massa corpórea (IMC), presença de disfagia, inadequação da ingestão via oral ou uso de terapia nutricional enteral) e o método NUTRIC,[14] calculado com idade do paciente, número de comorbidades, dias de UTI, sistema de pontuação de mortalidade estimada (APACHE II) e *Sepsis-related Organ Failure Assessment* (SOFA), em 294 pacientes internados na UTI. Os resultados mostraram que 139 pacientes (47%) foram considerados em risco nutricional por pelo menos uma ferramenta. Destes, 63% foram considerados em risco nutricional pelo método de triagem da instituição (87/139), 80% estavam desnutridos segundo a ASG (111/139) e 26% de acordo com o NUTRIC (36/139), entretanto, somente nove pacientes (6%) foram classificados como em risco nutricional pelos três métodos de triagem. Os autores concluíram que as ferramentas tradicionais podem ser inapropriadas para uso na população de doentes graves e sugerem inclusão de avaliação física, da capacidade funcional e da gravidade da doença, fatores que podem ser úteis na avaliação de risco nutricional na UTI.

Em caso de dúvida, recomenda-se tratar o paciente como um paciente em situação de risco, e a avaliação nutricional deve ser efetuada.[10]

AVALIAÇÃO SUBJETIVA GLOBAL

A ASG (Quadro 132.2) é um método clínico que avalia o estado nutricional do paciente; deve ser aplicada àqueles em risco nutricional e/ou desnutridos. Baseia-se em características da história e do exame físico do paciente. É composta por anamnese, que engloba aspectos da história nutricional como perda de peso recente, alteração na ingestão alimentar e sintomas gastrintestinais, e exame físico simplificado para aspectos nutricionais. É uma técnica eficiente, rápida, prática, de baixo custo, não invasiva e que não demanda o uso de aparelhos, além de ter sensibilidade e especificidade apropriadas. A ASG é um método simples que, após treinamento adequado, pode ser efetuada por qualquer profissional da saúde da Equipe Multiprofissional de Terapia Nutricional.[15]

Quanto aos fatores limitantes da aplicação desse método, é possível citar a situação em que os pacientes pouco se expressam ou fornecem informações insuficientes, pacien-

TABELA 132.1. Triagem de risco nutricional (NRS-2002).

Parte 1: Classificação de risco nutricional		
	Sim	Não
Apresenta IMC < 20,5 kg/m²?		
Houve perda de peso nos últimos três meses?		
Houve redução na ingestão alimentar na última semana?		
Portador de doença grave, mau estado geral ou em UTI?		

Sim: se a resposta for "sim" para qualquer questão, continue e preencha a parte 2.
Não: se a resposta for "não" a todas as questões, reavalie o paciente semanalmente. Se for indicada uma cirurgia de grande porte, continue e preencha a parte 2.

Parte 2			
Prejuízo do estado nutricional		**Gravidade da doença (aumento nas necessidades)**	
Ausente Pontuação 0	Estado nutricional normal	Ausente Pontuação 0	Necessidades nutricionais normais
Leve Pontuação 1	Perda de peso > 5% em três meses ou ingestão alimentar de 50% a 75% das necessidades energéticas na última semana	Leve Pontuação 1	Fratura do quadril, pacientes crônicos, em particular com complicações agudas: cirrose, DPOC, hemodiálise crônica, diabetes, câncer
Moderado Pontuação 2	Perda de peso > 5% em dois meses ou IMC entre 18,5 e 20,5 + queda do estado geral, ingestão alimentar de 60% das necessidades energéticas na última semana	Moderado Pontuação 2	Cirurgia abdominal de grande porte, fraturas ósseas, pneumonia grave, leucemias e linfomas
Grave Pontuação 3	Perda de peso > 5% em um mês (> 15% em três meses) ou IMC < 18,5 + queda do estado geral, ingestão alimentar de 0% a 25% das necessidades energéticas na última semana	Grave Pontuação 3	Transplante de medula óssea, pacientes em cuidado intensivo (APACHE > 10)
Soma da pontuação	+	=	Pontuação total

Se ≥ 70 anos: adicionar 1 ponto no total acima = pontuação total ajustada à idade.

Pontuação ≥ 3: o paciente está em risco nutricional e o cuidado nutricional é iniciado.
Pontuação < 3: reavaliar paciente semanalmente. Se o paciente tem indicação para cirurgia de grande porte, considerar plano de cuidado nutricional para evitar riscos associados.

DPOC: doença pulmonar obstrutiva crônica; IMC: índice de massa corpórea; APACHE (*Acute Physiologic and Chronic Health Evaluation*) ou Índice Prognóstico em UTI.
Fonte: Kondrup e colaboradores, 2003.[10]

tes que não têm familiares ou cuidadores disponíveis para as informações necessárias, além daqueles com alterações hídricas crônicas (ascite e/ou edema) que podem mascarar a perda de peso recente.

A literatura, entretanto, se mostra bastante favorável à utilização desse método na UTI. Estudo de Sheean[16] com 57 pacientes em UTI sob ventilação mecânica em período maior que 48 horas mostrou que 50% (29) deles estavam desnutridos, relataram redução da ingestão alimentar (69 *versus* 46%, *p* = 0,02) e apresentaram sinais de perda de massa muscular (45 *versus* 7%, *p* < 0,001, respectivamente) e perda de gordura (52 *versus* 7%, *p* < 0,001 respectivamente) no exame físico, quando comparados aos indivíduos eutróficos. Isso demonstra a segurança do método em pacientes sob ventilação mecânica e reforça a indicação de que seja utilizado como rotina na UTI. Sungurtekin[17] em estudo com 124 pacientes graves, avaliou na admissão história clínica, peso, altura, IMC, ASG, área muscular do braço (AMB), prega cutânea do tríceps (PCT), APACHE II e SAPS II. A ASG apresentou correlação com antropometria e mortalidade, com aumento do APACHE II, SAPS II, dias de UTI e redução do IMC, AMB e albumina sérica, mostrando mais uma vez ser um método simples e preditor de complicações na UTI.

Fontes,[18] em estudo com 185 pacientes graves acompanhados desde a internação até a alta ou o óbito, aplicou a ASG comparada aos métodos objetivos e laboratoriais. A desnutrição foi altamente prevalente (54%) de acordo com a ASG e os pacientes desnutridos tiveram mais taxa de reinternações na UTI (OR 2,27; IC 1,08-4,80) e mortalidade (OR 8,12; IC 2,94-22,42). Os resultados demonstraram que, em comparação com a ASG, os demais métodos são pobres ou superficiais diante dos benefícios que apresentam.

> **QUADRO 132.2.** Avaliação subjetiva global (ASG).
>
> **A. História**
> 1. Alteração no peso
>   Perda total nos últimos 6 meses: total = _____ kg: % perda = _____
>   Alteração nas últimas duas semanas: _____ aumento _____ sem alteração _____ diminuição
>
> 2. Alteração na ingestão alimentar
>   _____ sem alteração
>   _____ alterada _____ duração = _____ semanas
>   _____ tipo: _____ dieta sólida subótima
>   _____ dieta líquida completa
>   _____ líquidos hipocalóricos
>   _____ inanição
>
> 3. Sintomas gastrintestinais (que persistam por mais de 2 semanas)
>   _____ nenhum _____ náusea _____ vômitos _____ diarreia _____ anorexia
>
> 4. Capacidade funcional
>   _____ sem disfunção (capacidade completa)
>   _____ disfunção _____ duração = _____ semanas
>   _____ tipo: _____ trabalho subótimo _____ ambulatório _____ acamado
>
> 5. Doença e sua relação com necessidades nutricionais
>   Diagnóstico primário
>   (especificar) _____
>   Demanda metabólica (estresse):
>   _____ sem estresse _____ baixo estresse _____ estresse moderado _____ estresse elevado
>
> **B. Exame físico** (para cada categoria, especificar: 0 = normal; 1+ = leve; 2+ = moderada; 3+ = grave)
> #_____ perda de gordura subcutânea (tríceps, tórax)
> #_____ perda muscular (quadríceps, deltoide)
> #_____ edema no tornozelo
> #_____ edema sacral
> #_____ ascite
>
> **C. Avaliação subjetiva global (selecione uma)**
> _____ A = bem nutrido
> _____ B = moderadamente (ou suspeita de ser) desnutrido
> _____ C = gravemente desnutrido

ANTROPOMETRIA

Caracteriza-se por ser um método simples, de baixo custo, não invasivo e de boa confiabilidade. Sua finalidade é identificar a quantidade e a distribuição dos principais determinantes da composição corporal. As medidas mais utilizadas na avaliação antropométrica são: peso e altura corpóreos, circunferências e pregas cutâneas.[19] Nesse método, pode ocorrer influência do estado de hidratação, mascarando o peso corpóreo e alterando as medidas de pregas cutâneas e circunferências; além disso, há dificuldade para coletar a estatura do paciente.[20]

O peso corpóreo é a soma de todos os componentes de cada nível de composição corpórea. É uma medida aproximada das reservas totais de energia do corpo e das mudanças no equilíbrio de energia e proteína.[7]

São adotadas diferentes mensurações do peso corpóreo:

- **Peso atual:** é medido no momento da avaliação nutricional, por meio de balança calibrada, com o indivíduo no centro da base da balança, em pé, descalço e com roupas leves.
- **Peso usual:** é o valor considerado normal pelo indivíduo que está exercendo suas atividades usuais. Pode ser utilizado como referência na avaliação de mudanças recentes de peso e em caso de impossibilidade de medir o peso atual. A perda de peso involuntária é informação importante para avaliar a gravidade do estado nutricional do indivíduo. Peso ideal: pode ser calculado segundo a compleição física, após localizar o valor correspondente na tabela do Metropolitan Life Insurance Company ou segundo o IMC desejável (Tabela 132.2).

TABELA 132.2. Cálculo de peso ideal.

Fórmula para cálculo da compleição física
Compleição óssea = $\dfrac{\text{altura (cm)}}{\text{perímetro do punho (cm)}}$

Classificação da compleição física			
Compleição	Pequena	Média	Grande
Homens	> 10,4	9,6 a 10,4	< 9,6
Mulheres	> 11,0	10,1 a 11,0	< 10,1

IMC desejável
Peso ideal ou desejável = IMC ideal ou desejável × altura² (m)

Fonte: Adaptada de WHO, 1985.[21]

- **Adequação de peso:** a percentagem de perda de peso é a medida que reflete a perda de peso involuntária. Pode ser obtida com a seguinte fórmula:

CAPÍTULO 132 Avaliação Nutricional no Doente Grave

$$\% \text{ Perda de peso recente} = \frac{(\text{peso usual (kg)} - \text{peso atual (kg)}) \times 100}{\text{peso usual (kg)}}$$

Em seguida, deve-se classificar o significado da perda de peso recente de acordo com a Tabela 132.3. O percentual de alteração de peso é um importante preditor do risco nutricional e pode ser classificado em perda ponderal moderada e grave, de acordo com o tempo e a quantidade de peso perdido.[19]

TABELA 132.3. Classificação da perda ponderal em relação ao tempo.

Tempo	Perda significativa de peso (%)	Perda grave de peso (%)
1 semana	1 a 2	> 2
1 mês	5	> 5
3 meses	7,5	> 7,5
6 meses	10	> 10

Fonte: Adaptada de Blackburn; Bistrian, 1977.[33]

- **Peso ajustado:** é o valor de peso corrigido para determinação da necessidade energética e de nutrientes quando o IMC do paciente for maior que 30 kg/m^2).[22] Pode ser calculado com base na fórmula:

$$\text{Peso ajustado (kg)} = [\text{peso ideal (kg)} - \text{peso atual (kg)}] \times 0,25 + \text{peso atual (kg)}$$

Fonte: Frankenfield e e colaboradores, 2003.[22]

- **Peso para indivíduos amputados:** devemos desconsiderar a parte amputada (% amputação) no cálculo de peso corpóreo corrigido e do IMC corrigido,[23] conforme mostra a Figura 132.1.

A Figura 132.1 ilustra o percentual de peso amputado; a fórmula a seguir, o IMC corrigido:

$$\text{IMC (kg/m}^2\text{)} = \text{IMC (kg/m}^2\text{)} = \frac{\text{peso atual corrigido (kg)}}{\text{altura}^2 \text{ (m) (1 - \% amputação)}}$$

Fonte: Osterkamp, 1995.[23]

- **Pacientes edemaciados:** pode-se descontar do peso atual valor referente à água acumulada, de acordo com o grau e a localização do edema,[24] conforme indica a Tabela 132.4, entretanto, devemos considerar que valores são estimativas e dentro da UTI a margem de erro provavelmente será maior.

TABELA 132.4. Quantidade em kg a ser subtraído do peso atual de acordo com grau e localização do edema.

Grau de edema	Local atingido	Quantidade em kg a ser subtraído
+	Tornozelo	1
++	Joelho	3 a 4
+++	Raiz da coxa	5 a 6
++++	Anasarca	10 a 12

Fonte: Adaptada de Matarese, 1997.[24]

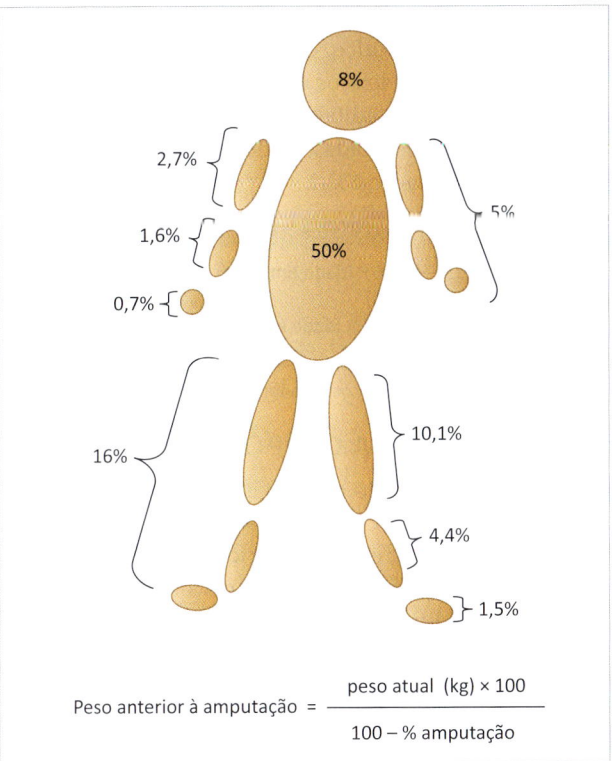

$$\text{Peso anterior à amputação} = \frac{\text{peso atual (kg)} \times 100}{100 - \% \text{ amputação}}$$

FIGURA 132.1. Peso em caso de amputação.

- **Estimativa de peso corpóreo:** é um método alternativo para obtenção do peso em pacientes acamados, com dificuldade de deambular ou amputados, por meio das medidas antropométricas da circunferência do braço e da altura do joelho, conforme estimativa obtida com a equação descrita na Tabela 132.5. Outra maneira de obter o peso corpóreo é utilizando uma cama-balança e/ou um guindaste, embora essa não seja a realidade da maioria dos serviços.

TABELA 132.5. Equação de estimativa de peso corpóreo.

Mulheres brancas	19 a 59 anos	P (kg) = (AJ (cm) × 1,01) + (CB(cm) × 2,81) − 66,04
	60 a 80 anos	P (kg) = (AJ (cm) × 1,09) + (CB(cm) × 2,68) − 65,51
Mulheres negras	19 a 59 anos	P (kg) = (AJ (cm) × 1,24) + (CB(cm) × 2,97) − 82,48
	60 a 80 anos	P (kg) = (AJ (cm) × 1,50) + (CB(cm) × 2,58) − 84,22
Homens brancos	19 a 59 anos	P (kg) = (AJ (cm) × 1,19) + (CB(cm) × 3,14) − 86,82
	60 a 80 anos	P (kg) = (AJ (cm) × 1,10) + (CB(cm) × 3,07) − 75,81
Homens negros	19 a 59 anos	P (kg) = (AJ (cm) × 1,09) + (CB(cm) × 3,14) − 83,72
	60 a 80 anos	P (kg) = (AJ (cm) × 0,44) + (CB(cm) × 2,86) − 39,21

Fonte: Adaptada de Chumlea e colaboradores, 1985.[25]

- **Altura:** a coleta da altura é realizada com o indivíduo em pé, ereto, descalço, com os calcanhares juntos, as costas retas e os braços estendidos ao lado do corpo, utilizando-se o estadiômetro. Entretanto, devido às dificuldades apresentadas, podemos utilizar a equação descrita no Quadro 132.3.

QUADRO 132.3. Equação estimativa de altura.

Homens = [64,19 − (0,04 × idade em anos) + (2,02 × altura do joelho em cm)]
Mulheres = [84,88 − (0,24 × idade em anos) + (1,83 × altura do joelho em cm)]

Fonte: Adaptado de Chumlea e colaboradores, 1985.[25]

ÍNDICE DE MASSA CORPÓREA (IMC)

Mediante a obtenção do peso e da altura do paciente, é possível calcular o IMC, um indicador antropométrico utilizado para classificar o estado nutricional do paciente, com o objetivo de garantir a avaliação e o acompanhamento de suas mudanças durante a intervenção nutricional. A fórmula do IMC pode ser observada a seguir, e a classificação para adultos e idosos, nas Tabelas 132.6 e 132.7, respectivamente.

$$IMC\ (kg/m^2) = \frac{peso\ (kg)}{altura^2\ (m)}$$

TABELA 132.6. Classificação nutricional de acordo com o IMC para adultos (até 60 anos).

Classificação nutricional	Resultado do IMC (kg/m²)
Magreza grau III	< 16
Magreza grau II	16 a 16,99
Magreza grau I	17 a 18,49
Eutrofia	18,5 a 24,99
Pré-obeso	25 a 29,99
Obesidade classe I	30 a 34,99
Obesidade classe II	35 a 39,99
Obesidade classe III	≥ 40 kg/m²

Fonte: Adaptada de WHO, 1997.[26]

TABELA 132.7. Classificação nutricional de acordo com o IMC para idosos (indivíduos acima de 60 anos).

Classificação nutricional	Resultado do IMC (kg/m²)
Baixo peso	< 23,0
Eutrofia	23,0 a 27,9
Sobrepeso	28,0 a 29,9
Obesidade	≥ 30,0

Fonte: Adaptada de OPAS, 2001.[27]

Estudo realizado com 597 pacientes, com o objetivo de desenvolver e validar um novo método para quantificar o risco de resultados adversos que podem ser modificados pela terapia nutricional, mostrou que o IMC não apresentou associação significativa com a mortalidade nem com os dias livres da ventilação mecânica.[14]

CIRCUNFERÊNCIA DO BRAÇO

Representa a soma das áreas constituídas pelos tecidos ósseo, muscular e gorduroso do braço e fornece o índice de reserva de gordura e de massa muscular local. É bastante utilizada na prática clínica, pois sua combinação com a medida da PCT permite, com a aplicação de fórmulas, calcular a circunferência muscular do braço (CMB) e a AMB, área de músculo sem osso – correlacionadas com a massa muscular total e utilizadas para diagnosticar distúrbios da massa muscular corporal total e, assim, estimar o estado nutricional proteico. Estudo de Ravasco[28] em 44 pacientes graves com APACHE II: 23,8+/−10,1 demonstrou que a mortalidade foi mais alta nos pacientes com circunferência do braço com percentil < 5, indicando desnutrição ($p = 0,003$); além disso, apresentaram aumento de complicações e predição de mortalidade. Esse fato comprova que medição da circunferência do braço é um método simples, prático e preditor de complicações dentro da UTI. Cabe lembrar que o edema é uma das limitações desse método e pode estar presente em muitos pacientes.

CIRCUNFERÊNCIA DA PANTURRILHA

A circunferência da panturrilha é a medida mais sensível de massa muscular para pessoas idosas. Indica modificações da massa magra que ocorrem com o envelhecimento e a diminuição de atividade física. A tomada dessa medida é feita em posição supina, joelho dobrado em ângulo de 90º, calcanhar apoiado na cama ou cadeira, medindo a maior circunferência com fita métrica. Valores inferiores a 31 cm indicam perda de massa muscular.[21]

PREGAS CUTÂNEAS

A medida das pregas cutâneas indica a quantidade de tecido adiposo corporal, as reservas corporais de energia e o estado nutricional atual. As pregas cutâneas mais frequentemente utilizadas são: prega cutânea do tríceps (PCT), bíceps, subescapular e suprailíaca. Os valores obtidos devem ser comparados com valores-padrão de referência e analisados por sexo, idade e por meio de faixas de percentil, ou interpretados como porcentagem de gordura corporal. É um método simples, seguro, não invasivo, de baixo custo e portátil. Entretanto, a medida deve ser feita com cuidado por causa da grande variabilidade existente inter e intra-avaliador, que pode ser minimizada por meio de padronização dos procedimentos e treinamento das técnicas. Em indivíduos obesos graves e pacientes edemaciados, essa avaliação antropométrica não é confiável e, além disso, não identifica variações nutricionais em curto prazo.[19]

Foi realizado um estudo em 31 UTIs, com 1.363 pacientes, para avaliar a antropometria e o exame físico em pacientes com contraindicações em curto prazo para terapia nutricional enteral. As medidas foram coletadas em até 24 horas de internação na UTI e foram realizados ASG, coleta de altura, peso, circunferência do braço, PCT, CMB e IMC.

Com exceção do IMC e PCT, as demais medidas se mostraram preditivas para mortalidade hospitalar e utilidade clínica, entretanto, mais estudos são necessários para confirmar os resultados.

ANÁLISE DA IMPEDÂNCIA BIOELÉTRICA

A análise da impedância bioelétrica é um método não invasivo, rápido, indolor e que pode ser realizado à beira do leito, para avaliação da composição corporal. Trata-se de um método estimativo que considera a resistência diferenciada à passagem da corrente elétrica pelos distintos compartimentos corporais. Os tecidos magros são bons condutores de corrente elétrica por causa de sua grande quantidade de água e eletrólitos, ou seja, apresentam baixa resistência à passagem dela. Por sua vez, a gordura, o osso e a pele constituem um meio de baixa condutividade, apresentando, portanto, elevada resistência.[29]

Uma corrente elétrica imperceptível de 500 a 800 mA e 50 kHz penetra no organismo pelos eletrodos distais e é captada pelos eletrodos proximais, gerando vetores de resistência (medida de oposição pura ao fluxo de corrente elétrica através do corpo) e reactância (oposição ao fluxo de corrente causada pela capacitância produzida pela membrana celular). Após identificar os níveis de resistência e reactância do organismo à corrente elétrica, o analisador avalia a água corporal total e, assumindo uma hidratação constante, prediz a quantidade de massa magra. Existem equipamentos que se valem de mais frequências de corrente elétrica (1, 5, 50, 100, 200 até 500 kHz) para avaliação da composição corporal (gordura corporal e massa magra) e hidratação do paciente (água corporal total, água intracelular e água extracelular), entretanto, o edema é uma das limitações para a aplicação desse método.

O ângulo de fase é uma vertente da análise da impedância bioelétrica que pode ser utilizada mostrando a relação do arco tangente sobre os valores de reactância (Xc) dividido pelos valores de resistência (R) convertido para graus. Essa relação descreve a mudança de fase, corrente e voltagem que resulta da membrana eletroquímica. Tal medida tem sido utilizada para associação com aumento de morbidade e mortalidade também em pacientes graves.[29]

CONSIDERAÇÕES FINAIS

Não há ferramenta ideal para avaliação e monitorização do estado nutricional do paciente grave. Deve-se utilizar a associação entre as distintas técnicas disponíveis para melhorar a sensibilidade dos métodos.[30]

Os exames laboratoriais mais utilizados na avaliação nutricional do paciente grave são a albumina sérica, a transferrina, a proteína carreadora do retinol, a contagem total de linfócitos, a pré-albumina, o índice creatinina/altura e o balanço nitrogenado.

Os níveis séricos de albumina, transferrina e proteína carreadora do retinol não são confiáveis, pois podem sofrer variação conforme os estados de hidratação e de inflamação.[5]

A albumina sérica foi considerada um indicador de estado nutricional, porém nos dias atuais reflete mais a gravidade da doença, podendo ser considerada como um método de prognóstico. O índice creatinina/altura permite avaliar a proporção de massa magra, mas qualquer fator que interfira na excreção urinária de creatinina (idade, função renal, estresse e dieta) poderá interferir na interpretação.

O balanço nitrogenado (BN) é considerado um método com limitações em virtude da forma com que é calculado, sendo a diferença entre nitrogênio excretado (perdas urinárias, perdas fecais, perdas tegumentares, perdas de líquidos corporais e perdas não proteicas de nitrogênio) e nitrogênio ingerido. Estudo de Bereta[31] mostrou que, quanto maior a gravidade, maior a perda de nitrogênio.[31]

A proteína C-reativa é uma proteína de fase aguda que pode ser medida e servir como auxílio para identificar se a inflamação ativa está presente. Se a proteína C-reativa é elevada e a albumina ou a pré-albumina sérica se encontra reduzida, então a inflamação pode manifestar-se.[1] Os valores da proteína C-reativa podem estar aumentados na presença de infecção, presença de inflamação sistêmica por artrite reumatoide, no infarto do miocárdio, na pancreatite necrosante, em politrauma e neoplasias.[32]

A avaliação dos exames laboratoriais deve ocorrer aliada aos demais parâmetros utilizados para avaliação nutricional, pois muitos eventos relacionados a processos patológicos e de inflamação podem interferir nos resultados dos exames.

A análise da impedância bioelétrica pode ser utilizada na prática clínica, porém a análise dos resultados deve ser feita com cautela, devido as alterações metabólicas e retenções hídricas. Não existe padrão-ouro em avaliação do estado nutricional do paciente grave. Quanto mais métodos pudermos utilizar, mais preciso será o diagnóstico do estado nutricional.

Todas as medidas utilizadas na avaliação podem ser afetadas pela doença ou pelo trauma.

Os exames laboratoriais podem sofrer influência do estado de hidratação e inflamação.

A avaliação nutricional deve ser procedimento de rotina na UTI.

REFERÊNCIAS BIBLIOGRÁFICAS

1. Jensen GL, Wheeler D. A new approach to defining and diagnosing malnutrition in adult critical illness. Curr Opin Crit Care. 2012 Apr;18(2):206-11.
2. Jensen GL, Hsiao PY, Wheeler D. Nutrition Screening and Assessment. IN: Mueller CM. Adult Nutrition Support Core Curriculum. 2012. p.155-69.
3. Lacey K, Pritchett E. Nutrition care process and model: ADA adopts road map to quality care and outcomes management. J Am Diet Assoc. 2003;103:1061-72.
4. Mueller C, Compher C, Ellen DM. American Society for Parenteral and Enteral Nutrition (A.S.P.E.N.) Board of Directors. A.S.P.E.N. clinical guidelines: Nutrition screening, assessment, and intervention in adults. JPEN J Parenter Enteral Nutr. 2011 Jan;35(1):16-24.
5. McClave SA, Martindale RG, Vanek VW, McCarthy M, Roberts P, Taylor B, et al. Guidelines for the Provision and Assessment of Nutrition Support Therapy in the Adult Critically Ill Patient: Society of Critical Care Medicine (SCCM) and American Society for Parenteral

and Enteral Nutrition (A.S.P.E.N.). JPEN J Parenter Enteral Nutr. 2009 May-Jun;33(3):277-316.
6. Jensen GL. Inflammation as the key interface of the medical and nutrition universes: a provocative examination of the future of clinical nutrition and medicine. J Parenter Enteral Nutr. 2006;30:453-63.
7. Jensen GL, Mirtallo J, Compher C, Dhaliwal R, Forbes A, Grijalba RF, et al. Adult starvation and disease-related malnutrition: a proposal for etiology-based diagnosis in the clinical practice setting from the International Consensus Guideline Committee. J Parenter Enteral Nutr. 2010;34:156-9.
8. White JV, Guenter P, Jensen G, Malone A, Schofield M. Consensus statement of the Academy of Nutrition and Dietetics/American Society for Parenteral and Enteral Nutrition: characteristics recommended for the identification and documentation of adult malnutrition (undernutrition). J Acad Nutr Diet. 2012 May;112(5):730-8.
9. Waitzberg, Dias. Guia Básico de Terapia Nutricional – Manual de Boas Práticas. 2ª ed. São Paulo: Atheneu, 2007.
10. Kondrup J, Rasmussen HH, Hamberg O, Stanga Z. Nutritional risk screening (NRS 2002): a new method based on an analysis of controlled clinical trials. Clin Nutr. 2003 Jun;22(3):321-36.
11. van Bokhorst-de van der Schueren MA, Guaitoli PR, Jansma EP, de Vet HC. Nutrition screening tools: does one size fit all? A systematic review of screening tools for the hospital setting. Clin Nutr. 2014 Feb;33(1):39-58.
12. Skipper A, Ferguson M, Thompson K, Castellanos VH, Porcari J. Nutrition screening tools: an analysis of the evidence. JPEN J Parenter Enteral Nutr. 2012 May;36(3):292-8.
13. Coltman A, Peterson S, Roehl K, Roosevelt H, Sowa D. Use of 3 Tools to Assess Nutrition Risk in the Intensive Care Unit. JPEN J Parenter Enteral Nutr. 2014 Apr 18.
14. Heyland DK, Dhaliwal R, Jiang X, Day AG. Identifying critically ill patients who benefit the most from nutrition therapy: the development and initial validation of a novel risk assessment tool. Crit Care. 2011;15(6):R268.
15. Barbosa-Silva MC, Barros AJ. Indications and limitations of the use of subjective global assessment in clinical practice: an update. Curr Opin Clin Nutr Metab Care. 2006;9:24.
16. Sheean PM, Peterson SJ, Gurka DP, Braunschweig CA. Nutrition assessment: the reproducibility of subjective global assessment in patients requiring mechanical ventilation. Eur J Clin Nutr. 2010 Nov;64(11):1358-64.
17. Sungurtekin H, Sungurtekin U, Oner O, Okke D. Nutrition assessment in critically ill patients. Nutr Clin Pract. 2008 Dec-2009 Jan;23(6):635-41.
18. Fontes D, Generoso Sde V, Toulson Davisson Correia MI. Subjective global assessment: a reliable nutritional assessment tool to predict outcomes in critically ill patients. Clin Nutr. 2014 Apr;33(2):291-5.
19. Dias MCG, Horie LM, Waitzberg DL. Exame físico e antropometria. In: Waitzberg DL., 4ª ed. Nutrição Oral, Enteral e Parenteral na Prática Clínica. São Paulo: Atheneu, 2009. p.383-419.
20. Ruiz-Santana S, Arboleda Sánchez JA, Abilés J. Guidelines for specialized nutritional and metabolic support in the critically-ill patient: update. Consensus SEMICYUC-SENPE: nutritional assessment. Nutr Hosp. 2011 Nov;26 Suppl 2:12-5.
21. WHO, World Health Organization. Physical status: The use and interpretation of anthropometry. Report of a WHO expert committee. Geneva, 1995.
22. Frankenfield DC, Rowe WA, Smith JS, Cooney RN. Validation of several established equations for resting metabolic rate in obese and nonobese people. J Am Diet Assoc. 2003;1152-9.
23. Osterkamp, LK. Current perspective on assessment of human body proportions of relevance to amputees. J Am Diet Assoc. 1995;215-8.
24. Matarese LE. Nutrition support handbook. Cleveland: The Cleveland Clinic Foundation, 1997.
25. Chumlea WC, Roche AF, Steinbaugh ML. Estimating stature from knee height for persons 60 to 90 years of age. J Am Geriatr Soc. 1985;116-20.
26. WHO. Obesity: Preventing and managing the global epidemic: Geneve, June, 1997.
27. Organização Pan-Americana de Saúde (OPAS). Anales da 36ª Reunión del Comité Asesor de Investigaciones en salud. Encuesta multicentrica: salud, bien estar y envejecimiento (SABE) en América Latina y el Caribe; 2001. Washington (DC): World Health Organization.
28. Ravasco P, Camilo ME, Gouveia-Oliveira A, Adam S, Brum G. A critical approach to nutritional assessment in critically ill patients. Clin Nutr. 2002 Feb;21(1):73-7.
29. Kyle UG, Soundar EP, Genton L, Pichard C. Can phase angle determined by bioelectrical impedance analysis assess nutritional risk? A comparison between healthy and hospitalized subjects. Clin Nutr. 2012 Dec;31(6):875-81.
30. Nunes ALB, Koterba E, Alves VGF, Abrahão V, Correia MITD. Terapia Nutricional no Paciente Grave. Projeto Diretrizes: Sociedade Brasileira de Nutrição Parenteral e Enteral e Associação Brasileira de Nutrologia [Internet]. 2011. [Internet] [Acesso em 11 dez 2015]. Disponível em: http://www.projetodiretrizes.org.br/9_volume/terapia_nutricional_no_paciente_grave.pdf
31. Beretta L, Rocchetti S, Braga M. What's new in Emergencies, Trauma, and Shock? Nitrogen balance in critical patients on enteral nutrition. J Emerg Trauma Shock. 2010 Apr;3(2):105-8.
32. Aguiar FJ, Ferreira-Júnior M, Sales MM, Cruz-Neto LM, Fonseca LA, Sumita NM, et al. C-reactive protein: clinical applications and proposals for a rational use. Rev Assoc Med Bras. 2013 Jan-Feb;59(1):85-92.
33. Blackburn GL, Bistrian BR. Nutritional and metabolic assessment of the hospitalized patient. JPEN J Parenter Enteral Nutr. 1977;11-22.

CAPÍTULO 133

NECESSIDADES NUTRICIONAIS ESPECIAIS DO DOENTE GRAVE

Diogo de Oliveira Toledo
Diana Borges Dock Nascimento
Evandro José de Almeida Figueiredo

DESTAQUES

- A intensidade da resposta ao estresse expõe o paciente grave a sério risco nutricional, geralmente apresentando déficit calórico e proteico durante a internação.
- Mesmo os pacientes mais graves se beneficiam de terapia nutricional precoce.
- Alguns benefícios, como a manutenção do trofismo intestinal e a translocação bacteriana, podem ser alcançados com a terapia nutricional enteral hipocalórica.
- A avaliação do trato gastrintestinal (TGI) e o monitoramento da terapia nutricional (TN) devem ser multimodais e levar em consideração: *clearence* de lactato sérico, monitoramento da glicemia, níveis de eletrólitos séricos, uso de pressão intra-abdominal (PIA), exame abdominal diário e escores como o GIF e LIFE. Além disso, é importante estimular a incorporação de conceitos sugeridos pela European Society of Intensive Care Medicine (ESICM) sobre as alterações agudas do TGI na prática clínica.

INTRODUÇÃO

A terapia nutricional (TN) é parte fundamental dos cuidados globais dispensados ao paciente grave. As evidências justificam e comprovam a relação direta entre o estado nutricional e os desfechos clínicos,[1] entretanto identificar as necessidades energéticas adequadas em pacientes graves é um desafio: a hiperalimentação desses pacientes resulta em condições negativas e a hipoalimentação implica em pior prognóstico.

O fornecimento de calorias de acordo com a condição clínica é fundamental para o controle metabólico do paciente grave. O gasto energético varia de acordo com o tipo de resposta inflamatória (trauma, sepse, intervenção cirúrgica), estágio da doença e estado nutricional prévio.[2] A necessidade energética pode ser estimada ou medida diretamente. Diversos métodos de avaliação do gasto energético no paciente grave foram descritos, porém todos apresentam limitações.[3]

Na prática clínica, frequentemente ocorre uma baixa oferta de calorias e nutrientes. Os pacientes recebem em média de 49% a 70% da dieta prescrita ou dos requerimentos necessários.[4-6] É comum que isso aconteça em virtude de longos períodos de jejum, da não administração da dieta e das intolerâncias gastrintestinais.[7]

VARIÁVEIS QUE INTERFEREM NA NECESSIDADE ENERGÉTICA

Para determinar a quantidade adequada de nutrientes e calorias, a equipe de terapia nutricional deve considerar o estado nutricional do paciente, as condições metabólicas da resposta ao insulto, o grau de resposta inflamatória e a presença de sepse.[8-10] Nesse contexto, toda caloria ofertada (incluindo soro glicosado e soluções com lipídeos utilizadas para sedação) deve ser computada para evitar a hiperalimentação.[11-12]

Ao longo do tratamento do paciente grave, mudanças devem ser realizadas no cálculo das calorias a ofertar. Inicialmente os pacientes entram em uma fase exacerbada do processo metabólico, proporcional à magnitude do estresse sofrido.[13-14] Nessa fase aguda, geralmente apresentam resposta inflamatória sistêmica com ou sem a presença de infecção e falência orgânica. Essa resposta está associada ao aumento de complicações e de mortalidade, sendo porém essencial para a manutenção da vida, levando à perda elevada de proteína muscular. A resposta ao estresse só encerrará quando o evento primário for controlado e a inflamação e a infecção cessarem.[15-18]

NECESSIDADES ENERGÉTICAS EM DISTINTAS FASES

As calorias, durante todo o processo imunoinflamatório metabólico, devem ser rotineiramente recalculadas para ajustar-se às fases de mais e menos inflamações e complicações. Diante disso, o tratamento nutricional vai parcialmente compensar as perdas, porém não será capaz de reverter completamente a queima de proteína muscular até que a resposta metabólica reduza junto com a inflamação sistêmica e inicie a convalescência e recuperação.[19]

Na fase aguda da resposta, a terapia nutricional tem como principal objetivo atenuar a resposta metabólica ao estresse, evitar a lesão celular oxidativa e favoravelmente modular a resposta imunoinflamatória com redução da morbimortalidade.[20-21]

Para a conduta nutricional adequada, a dieta deve ser iniciada nas primeiras 12 a 24 horas após a agressão,[22-23] com a oferta adequada de micro e macronutrientes e controle rigoroso da glicemia para modular a resposta ao trauma, sem sobrecarga metabólica oriunda do substrato energético. Isso favorecerá a redução de complicações e do tempo de internação, com melhor desfecho.[24-25]

Nesse contexto, logo após o trauma clínico ou cirúrgico, o paciente deve receber um suporte nutricional metabólico com quantidade de calorias e nutrientes suficiente para evitar hiperglicemia, aumento da taxa metabólica, aumento do consumo de oxigênio, produção elevada de CO_2 e resistência a insulina.[26-27]

A equipe médica deve respeitar o metabolismo do paciente e entender que não é o momento para recuperação do estado nutricional, mas sim um momento de cautela em que é preciso entender que, embora o catabolismo esteja exacerbado, com proteólise aumentada, balanço nitrogenado negativo, proteínas de fase aguda positiva elevadas (p. ex.: PCR, IL-6) e proteínas de fase aguda negativa reduzidas (p. ex.: albumina), dietas hipercalóricas não devem ser aplicadas agora.[28-29]

A nutrição não conseguirá, na fase aguda da resposta ao trauma, melhorar a hipoalbuminemia que é decorrente da resposta ao insulto.[30]

FERRAMENTAS PARA ESTIMAR A NECESSIDADE ENERGÉTICA

A quantidade de nutrientes e de calorias deve contribuir para a melhora metabólica e possibilitar a passagem dessa fase mais crítica para uma menos catabólica e com menos inflamação.[30]

A necessidade energética deve ser estimada considerando o gasto basal, o consumo de oxigênio e a produção de dióxido de carbono, por meio de calorimetria indireta. Esse método, contudo, ainda é tecnicamente difícil de ser realizado para muitos pacientes graves. Além disso, a calorimetria indireta não está disponível na maioria das unidades.[31] Por esse motivo, a estimativa da quantidade de calorias pode ser obtida utilizando-se fórmulas preditivas como a caloria por quilograma de peso corporal.[32]

A necessidade calórica varia entre 20 e 25 kcal/kg de peso corporal por dia.[33-34] A princípio, essa quantidade de calorias deve ser mantida na primeira semana. Diariamente, porém, a equipe de terapia nutricional deve monitorizar o paciente grave, com avaliação das condições hemodinâmicas, da resposta inflamatória sistêmica e da presença ou não de sepse, pois a cada novo insulto a fase aguda da resposta perpetua e a quantidade de calorias deve ser mantida nos valores citados.

Alguns pacientes críticos se beneficiam da dieta enteral associada à parenteral quando esta não consegue ofertar toda a caloria estimada. A prescrição de nutrição parenteral como suplemento da enteral tem mostrado benefícios, com melhor oferta de calorias e nutrientes, redução de morbidade infecciosa, de tempo de ventilação mecânica e de uso de antibiótico.[35] Para esse sucesso, deve-se controlar a glicemia e evitar a hiperalimentação, ou seja, a quantidade de calorias da enteral e da parenteral devem ser controladas e totalizadas de acordo com o que o paciente precisa.

FASE DE ESTABILIDADE E CONVALESCÊNCIA

Em uma fase mais tardia do tratamento do paciente grave, quando os marcadores da resposta inflamatória apresentam melhora, a resposta metabólica está mais estável, e com a infecção controlada, a fase anabólica se inicia e a oferta mais liberal de calorias entre 25 e 30 kcal/kg de peso é indicada. Porém, a equipe deve ficar atenta para um possível novo quadro de sepse ou complicações, como falências orgânicas. Essa monitorização deve ser diária, à beira do leito e com discussão da equipe multidisciplinar sobre os casos, até a alta do paciente.

NECESSIDADES NUTRICIONAIS PARA OS OBESOS CRÍTICOS

Para os obesos críticos, ou seja, aqueles pacientes que apresentam índice de massa corporal ≥ 30 kg/m², a quantidade de calorias merece muita atenção. Esses pacientes se beneficiam de dietas hipocalóricas com 11 a 14 kcal/kg de peso corporal real/dia ou 22 a 25 kcal/kg de peso ideal/dia. Esse aporte energético reduz complicações infecciosas, tempo de ventilação mecânica, tempo do uso de antibióticos e tempo de internação.[20]

NECESSIDADES PROTEICAS CONFORME AS PRINCIPAIS DIRETRIZES

As principais sociedades de TN para pacientes graves, sobretudo a sociedade europeia ESPEN (European Society for Clinical Nutrition and Metabolism),[34] com base no estudo fundamental de Ishibashi,[36] apresentam recomendações de oferta proteica bastante semelhantes. A oferta de proteína fica dentro da variação de 1 a 2 g/kg/dia, considerada uma faixa estabelecida para os pacientes graves.

A sociedade canadense[37] não faz referência quanto à oferta proteica adequada. Já a diretriz brasileira DITEN[38] (Diretrizes Brasileiras em Terapia Nutricional) recomenda uma oferta proteica entre 1,2 e 2,0 g/kg/dia, dependendo do estado metabólico. A sociedade americana ASPEN[20] (American Society for Parenteral and Enteral Nutrition) sugere uma meta proteica de acordo com o índice de massa corporal (IMC) do paciente grave, podendo essa meta ser maior em pacientes queimados e politraumatizados. A Tabela 133.1 faz um resumo das recomendações proteicas das principais diretrizes.

TABELA 133.1. Recomendações proteicas das principais diretrizes para terapia nutricional.

Diretrizes	Oferta proteica g/kg/dia	Observações
ESPEN	1,3 a 1,5	Pode ser maior em pacientes queimados e politraumatizados
ASPEN	1,2 a 2	Se IMC < 30
	2	Se IMC entre 30 e 40
	2,5	Se IMC > 40
DITEN	1,2 a 2	Dependendo do estado metabólico
CANADENSE	Não há referências	

ASPEN: *American Society for Parenteral and Enteral Nutrition*; DITEN: Diretrizes Brasileiras em Terapia Nutricional; ESPEN: *European Society for Clinical Nutrition and Metabolism*.

CONSIDERAÇÕES FINAIS

A desnutrição hospitalar continua prevalente ao redor do mundo, e as consequências econômicas, sociais e na saúde do paciente impõem graves sequelas. Definir a necessidade nutricional adequada ao paciente grave não é tão simples, devido ao comportamento dinâmico metabólico nesse cenário. As principais sociedades de TN recomendam a utilização de fórmula de bolso em detrimento da calorimetria indireta. As necessidades proteicas seguem uma orientação conforme o IMC do paciente. A conduta mais racional se resume em evitar os extremos da hiperalimentação deletéria e a hipoalimentação também prejudicial. Uma estratégia nutricional individualizada resulta em melhor desfecho e ameniza riscos para o paciente crítico.

REFERÊNCIAS BIBLIOGRÁFICAS

1. Alberda C, Gramlich L, Jones N, Jeejeebhoy K, Day AG, Dhaliwal R, et al. The relationship between nutritional intake and clinical outcomes in critically ill patients: results of an international multicenter observational study. Intensive Care Med. 2009;35:1728-37.
2. O'Leary-Kelley CM, Puntillo KA, Barr J, Stotts N, Douglas MK. Nutritional adequacy in patients receiving mechanical ventilation who are fed enterally. Am J Crit Care. 2005;14:222-31.
3. Fraipont V, Preiser JC. Energy Estimation and Measurement in Critically Ill Patients. JPEN J Parenter Enteral Nutr. 2013;37(6):705-13.
4. De Jonghe B, Appere-De-Vechi C, Fournier M, Tran B, Merrer J, Melchior JC, et al. A prospective survey of nutritional support practices in intensive care unit patients: what is prescribed? What is delivered? Crit Care Med. 2001;29:8-12.
5. Heyland DK, Schroter-Noppe D, Drover JW, Jain M, Keefe L, Dhaliwal R, et al. Nutrition support in the critical care setting: current practice in Canadian ICUs- Opportunities for improvement? JPEN J Parenter Enteral Nutr. 2003;27:74-83

6. Barr J, Hecht M, Flavin KE, Khorana A, Gould MK. Outcomes in critically ill patients before and after the implementation of an evidence-based nutritional management protocol. Chest. 2004;125:1446-57.
7. Reid C. Frequency of under and overfeeding in mechanically ventilated ICU patients: causes and possible consequences. J Hum Nutr Diet. 2006;19:13-22.
8. Fraipont V, Preiser JC. Energy estimation and measurement in critically ill patients. JPEN J Parenter Enteral Nutr. 2013;37(6):705-13.
9. Stapleton RD, Jones N, Heyland DK. Feeding critically ill patients: what is the optimal amount of energy? Crit Care Med. 2007;35(9 Suppl):S535-40.
10. Frankenfield DC, Ashcraft CM. Estimating energy needs in nutrition support patients. JPEN J Parenter Enteral Nutr. 2011;35(5):563-70.
11. Berger MM, Revelly JP, Wasserfallen JB, Schmid A, Bouvry S, Cayeux MC, et al. Impact of a computerized information system on quality of nutritional support in the ICU. Nutrition. 2006;22:221-9.
12. Biolo G, Agostini F, Simunic B, Sturma M, Torelli L, Preiser JC, et al. Positive energy balance is associated with accelerated muscle atrophy and increased erythrocyte glutathione turnover during 5 wk of bed rest. Am J Clin Nutr. 2008;88:950-8.
13. Malone DL, Kuhls D, Napolitano LM, McCarter R, Scalea T. Back to basics: validation of the admission systemic inflammatory response syndrome score in predicting outcome in trauma. J Trauma. 2001;51:458-63.
14. Napolitano LM, Ferrer T, McCarter R, Scalea T. Systemic inflammatory response syndrome (SIRS) score on admission independently predicts mortality and length of stay in trauma patients. J Trauma. 2000;49:647-52.
15. Collier BR, Cherry-Bukowiec JR, Mills ME. Trauma, surgery and burns. In Mueller CM et al. The A.S.P.E.N Adult nutrition support Core curricullum. Washington, DC: American society for Parenteral and Enteral Nutrition, 2ed 2012. Charper 24, p.392-411.
16. Monk DN, Plank LD, Franch-Arcas G, Finn PJ, Streat SJ, Hill GL. Sequential changes in the metabolic response in critically injured patients during the first 25 days after blunt trauma. Ann Surg. 1996;223:395-405
17. Moore FA, Moore EE. Evolving concepts in the pathogenesis of post injury multiple organ failure. Surg Clin North Am. 1995;75:257-77.
18. Sobotka L, Soeters PB, Raguso CA. Terapia nutricional no traumatismo. In Bases da nutrição clínica, 3 ed. Rio de Janeiro: Ed. Rubio, 2008. p.280-90.
19. Heyland DK. Nutritional support in the critically ill patient: A critical review of the evidence. Crit Care Clin. 1998;14:423-40.
20. Martindale RG, McClave SA, Vanek VW, McCarthy M, Roberts P, Taylor B, et al. Guidelines for the provision and assessment of nutrition support therapy in the adult critically ill patient: Society of Critical Care Medicine and American Society for Parenteral and Enteral Nutrition: Executive Summary. Crit Care Med. 2009;37(5):1757-61.
21. Dhaliwal R, Cahill N, Lemieux M, Heyland DK. The Canadian critical care nutrition guidelines in 2013: an update on current recommendations and implementation strategies. Nutr Clin Pract. 2014;29(1):29-43.
22. Heyland DK, Dhaliwal R, Drover JW, Gramlich L, Dodek P. Canadian clinical practice guidelines for nutrition support in mechanically ventilated, critically ill adult patients. JPEN J Parenter Enteral Nutr. 2003;27:355-73.
23. Van den Berghe G, Wouters P, Weekers F, Verwaest C, Bruyninckx F, Schetz M, et al. Intensive insulin therapy in critically ill patients. N Engl J Med. 2001;345:1359-67.
24. Casaer MP, Van den Berghe G. Nutrition in the acute phase of critical illness. N Engl J Med. 2014;370(25):2450-1.
25. Mentec H, Dupont H, Bocchetti M, Cani P, Ponche F, Bleichner G. Upper digestive intolerance during enteral nutrition in critically ill patients: Frequency, risk factors, and complications. Crit Care Med. 2001;29:1955-61.
26. Genton L, Romand JA, Pichard C. Terapia nutricional no traumatismo. In Bases da nutrição clínica, 3 ed. Rio de Janeiro: Ed. Rubio, 2008. p.280-90.
27. Arabi YM, Tamim HM, Dhar GS, Al-Dawood A, Al-Sultan M, Sakkijha MH, et al. Permissive underfeeding and intensive insulin therapy in critically ill patients: a randomized controlled trial. Am J Clin Nutr. 2011;93:569-77.
28. Lenz A, Franklin GA, Cheadle WG. Systemic inflammation after trauma. Injury. 2007;38(12):1336-45.
29. Jeremitsky E, Omert LA, Dunham CM, Wilberger J, Rodriguez A. The impact of hyperglycemia on patients with severe brain injury. J Trauma. 2005;58:47-50.
30. Herve P, Simmonneau G, Girard P, Cerrina J, Mathieu M, Duroux P. Hypercapnic acidosis induced by nutrition in mechanically ventilated patients: glucose versus fat. Crit Care Med. 1985;13:537-40.
31. Singer P, Cohen JD. Clinical indications of indirect calorimetry in the intensive care setting. Year book of intensive care and emergency medicine. In: Vincent JL. Berlin: Springer, 2003. p.912-22.
32. Sirvo M, Boshi V, Falconi C. Which REE prediction equation should we use in normal-weight, overweight and obese women? Clin Nutr. 2003;22:193-204.
33. MacDonald A, Hildebrandt L. Comparison of formulaic equations to determine energy expenditure in the critically ill patient. Nutrition. 2003;19:233-9.
34. Kreymann KG, Berger MM, Deutz NE, Hiesmayr M, Jolliet P, Kazandjiev G, et al. ESPEN Guidelines on Enteral Nutrition: Intensive care. Clin Nutr. 2006;2(2):210-23.
35. Heidegger CP, Berger MM, Graf S, Zingg W, Darmon P, Costanza MC, et al. Optimisation of energy provision with supplemental parenteral nutrition in critically ill patients: a randomised controlled clinical trial. Lancet. 2013(2);381(9864):385-93.
36. Ishibashi N, Plank LD, Sando K, Hill GL. Optimal protein requirements during the first 2 weeks after the onset of critical illness. Crit Care Med. 1998;26(9):1529-35.
37. Heyland DK, Dhaliwal R, Drover JW, Gramlich L, Dodek P. Canadian clinical practice guidelines for nutrition support in mechanically ventilated, critically ill adult patients. JPEN J Parenter Enteral Nutr 2003;27(5):355–73. [Internet] [Acesso em 11 dez 2015]. Disponível em: http://www.criticalcarenutrition.com/docs/cpgs2012/4.1b(i).pdf
38. Projeto Diretrizes, Volume IX (coordenação do Projeto Fabio Biscegli Jatene, Wanderley Marques Bernardo). São Paulo: Associação Médica Brasileira; Brasília, DF: Conselho Federal de Medicina, 2011. p.309-24.

CAPÍTULO 134

IMUNONUTRIENTES EM UTI

Paulo Cesar Ribeiro
Valéria Abrahão Rosenfeld

DESTAQUES

- A visão atual da terapia nutricional em pacientes graves tem como objetivos a modulação da resposta inflamatória, da resposta de fase aguda, o suporte metabólico à falência orgânica e a manutenção da mucosa intestinal.
- O uso de farmaconutrientes na tentativa de modificar a expressão genética e as cascatas metabólicas têm demonstrado melhora no prognóstico.
- A modulação lipídica é um ponto-chave na atenuação da resposta inflamatória.
- O uso de aminoácidos específicos como glutamina e arginina está associado à significativa melhora nos processos de cicatrização.
- O estresse oxidativo não é considerado o fenômeno principal no paciente grave, mas é uma parte do evento fisiopatológico que leva a disfunção mitocondrial e síndrome da resposta inflamatória sistêmica (SIRS), que pode ocasionar síndrome da disfunção de múltiplos órgãos. A terapêutica antioxidante, principalmente com uso de selênio, se associa a melhores desfechos clínicos.
- Embora haja algumas evidências de que o selênio em doses supranormais seja benéfico, ainda restam algumas dúvidas principalmente após a publicação do estudo REDOX, em 2013.[1]

INTRODUÇÃO

A administração de nutrientes em doses supranormais com o intuito de modificar a evolução de um paciente abre uma perspectiva instigante e muda o patamar da terapia nutricional. Analogamente ao que se busca hoje na terapia oncológica, em que as drogas têm um alvo molecular, também os farmaconutrientes visam a modificar a expressão dos genes, as cascatas metabólicas intracelulares e o produto final da célula, interferindo, portanto, na evolução do paciente. Como terapia, os imunonutrientes são dose-dependentes e dependem do momento em que são instituídos.

Há inúmeros imunonutrientes em estudo e outros tantos com potencial terapêutico, mas este capítulo se aterá aos mais usuais.

ÁCIDOS GRAXOS POLI-INSATURADOS

Os ácidos graxos ofertados, seja por via oral, enteral ou parenteral, se incorporam à membrana celular fosfolipídica, alterando suas propriedades físico-químicas e consequentemente a ação dos receptores de membrana, da transdução e transcrição de sinais, as cascatas metabólicas e o produto final da célula. Assim, é possível influenciar células inflamatórias pela dieta, ou seja, pode-se influenciar a resposta inflamatória em função do ácido graxo administrado. Os ácidos graxos poli-insaturados do tipo ômega-6, como o ácido linoleico, derivados de óleos como o de soja, levam a uma maior produção de ácido araquinidônico, ativando a cascata que redunda na formação de mediadores inflamatórios eicosanoides da série par, como a prostaglandina E2, o leucotriene B4 e o tromboxane A2, que, além de imunossupressores, são muito ativos quanto a fenômenos inflamatórios como broncoconstricção, agregação plaquetária, vasoconstricção etc. Os ácidos graxos poli-insaturados do tipo ômega-3, como o ácido linoleico, presentes no óleo de peixe, competem com os seus análogos do tipo ômega-6 pela ciclo-oxigenase e lipo-oxigenase, levando à produção de mediadores como prostaglandinas, tromboxanes e leucotrienes das séries 3 e 5, que são menos imunossupressores e muito mais brandos quanto a fenômenos inflamatórios. Os ácidos graxos ômega-3 estabilizam o dímero NFKapa Beta-IKapaBeta, impedindo sua cisão e a estimulação nuclear de produzir citocinas agressivas. Os mediadores contrainflamatórios envolvidos na resolução ativa do processo inflamatório, como as maresinas e as protectinas, derivam dos ácidos graxos do tipo ômega-3 e são fundamentais na resolução adequada de uma inflamação. Portanto, a administração de uma mistura de ômega-3 e 6 na proporção de 1:2 ou 1:2,5 parece ser o ideal, embora a relação exata ainda precise ser definida. A utilização de emulsões lipídicas que contenham óleo de peixe rico em ácidos graxos do tipo ômega-3, como o eicosapentaenoico (EPA) e o docosa-hexaenoico (DHA), tem mostrado benefícios como redução da sensibilidade às citocinas, diminuição da quimiotaxia, da aderência endotelial, menor produção de mediadores inflamatórios, aumento da fagocitose e morte intracelular de microrganismos. Benefícios clínicos como a melhora das funções cardíaca e renal também têm sido observados.

A utilização de fórmulas enterais enriquecidas com EPA e ácido gamalinolênico – um ácido graxo tipo ômega-6 derivado da flor de uma planta do hemisfério norte chamada borragem – e acrescidas de antioxidantes mostrou em alguns estudos como os de Gadek, Singer e Pontes-Arruda[2-3] benefícios palpáveis nos pacientes com lesão pulmonar aguda (LPA) e síndrome do desconforto respiratório agudo (SDRA), reduzindo o processo inflamatório, os dias sob ventilação mecânica, a permanência na unidade de terapia intensiva (UTI) e a incidência de falência de múltiplos órgãos.

Enquanto os três estudos citados têm em comum a melhora funcional, o estudo de Pontes-Arruda mostra redução expressiva, da ordem de 20%, da mortalidade associada a essa estratégia nutricional. Os três estudos usaram como dieta controle uma fórmula muito rica em lipídeos pró-inflamatórios, que podem ter sido a causa da pior evolução no grupo controle. Problemas epidemiológicos acarretam ressalvas ao impacto benéfico na mortalidade citado por Pontes-Arruda. Rice,[4] em estudo prospectivo, randomizado e com intenção de tratar, avaliou o impacto de um suplemento contendo ácidos graxos do tipo ômega-3, ácido gamalinolênico e antioxidantes, administrado duas vezes ao dia para pacientes com SDRA ou LPA, sob ventilação mecânica e nutrição enteral. O suplemento estudado não trouxe nenhum benefício do ponto de vista de função respiratória, dias em ventilação mecânica ou evolução dos pacientes, favorecendo a diarreia no grupo de estudo. Para evitar o problema de usar um suplemento controle com gordura pró-inflamatória, os autores optaram por um suplemento contendo carboidratos e uma quantidade de proteína superior ao suplemento estudado, que por si só também pode explicar melhores resultados no grupo de estudo. Stapleton,[5] em estudo randomizado, controlado, multicêntrico e fase II, não encontrou nenhum benefício no uso de ômega-3 (EPA e DHA) em pacientes de UTI com SDRA ou LAP.

Assim, o cenário das evidências científicas acumuladas até agora não nos permite ainda adotar esses resultados como verdade nem traduzi-los em atitudes práticas no dia a dia. No entanto, o potencial terapêutico dos ácidos graxos do tipo ômega-3 é enorme e pode tornar-se uma arma poderosa na modulação inflamatória de forma geral.

Uma recente metanálise sobre uso de ômega-3 intravenoso em pacientes de UTI mostra que provavelmente haja benefício na redução de infecções e do tempo de internação, mas o número pequeno de estudos e a heterogeneidade dos pacientes não permitem ainda essa conclusão.[6]

GLUTAMINA

A glutamina é o aminoácido mais abundante do organismo, representando 20% do total de aminoacidos plasmáticos e 60% dos da massa muscular periférica. Sua concentração intracelular é muito alta no músculo esquelético (15 a 20 mmol/L) e muito baixa em células como o enterócito, o linfócito e o macrófago – o que sugere que ela é constantemente produzida no músculo a partir de outros aminoácidos e consumida nesses tecidos. Realmente, parece que o pulmão e, principalmente, o músculo periférico liberam glutamina para o *pool* plasmático, e que ela representa fonte importante de energia e substrato para síntese proteica em células de alta replicação como as do intestino (mucosa intestinal) e as células inflamatórias. Estima-se que 50% do requerimento energético do intestino seja suprido pela glutamina e que ela aja como doador importante de nitrogênio para a síntese de purinas e pirimidinas. É justificável, portanto, que em situações de sepse ou de SIRS – em que há atividade máxima de células inflamatórias e a integridade da parede intestinal é tão importante para a imunidade global – a necessidade de glutamina esteja aumentada. Há estudos que mostram redução drástica dos níveis de glutamina no plasma e músculo de doentes sépticos. Estima-se que o consumo diário de glutamina, em situações de trauma e pós-operatório eletivo, seja de 11 a 15 g pelo trato gastrintestinal, 4 g pelo rim e de 2 a 4 g pelo sistema imunológico. O efluxo de glutamina diário da massa muscular (provisão endógena) é de 8 a 10 g, sugerindo que a administração exógena de glutamina possa equilibrar o balanço diário.

Vários trabalhos em animais e humanos apresentam o fato de que a suplementação de glutamina melhora a função imune e o balanço nitrogenado, favorece a manutenção da integridade e a função da parede intestinal, importante na preservação da imunidade local e sistêmica. É imputada à glutamina, ainda, a capacidade de alterar a resposta endógena ao estresse, reduzindo a citotoxicidade de muitas drogas, aumentando a habilidade para expressar a interleucina 10 e interleucina 4, reconhecidamente anti-inflamatórias, e diminuindo a expressão de interleucinas mais agressivas, como a IL-6 e a IL-8.[7] Atribui-se à glutamina também a capacidade de aumentar a expressão das "Heat Shock Proteins 70", grupo de proteínas protetoras que impede a morte celular em situações de lesão grave.[8] As doses recomendadas são de 0,5 a 0,7 g/kg/dia.

A captação da glutamina pelo intestino é de 60% em uma primeira passagem, quando ela é dada por via enteral, e de 30% pelo fígado, sugerindo melhor aproveitamento intestinal por essa via. Isso explica por que os níveis plasmáticos da glutamina não se alteram consideravelmente quando a via de administração é a enteral. No entanto, vários trabalhos mostram benefícios intestinais conferidos pela administração endovenosa da glutamina, embora a metabolização do aminoácido seja distinta dependendo da via utilizada.

Mais recentemente, alguns estudos sugerem a superioridade de ação da glutamina por via endovenosa em pacientes de UTI agudamente graves. Nessa metanálise,[9] pacientes de UTI que utilizaram nutrição parenteral (NP) enriquecida com glutamina tiveram redução da mortalidade, dos custos e da permanência hospitalar quando comparados aos doentes pareados que receberam NP sem glutamina. O aumento da síntese proteica, a melhora do balanço nitrogenado e a redução do catabolismo proteico parecem ser mais bem evidenciados quando a via endovenosa é utilizada. Especula-se que talvez a proliferação exagerada de bactérias no intestino leve ao consumo da glutamina, que haja limitações enzimáticas para a sua absorção ou que, simplesmente, a glutamina não atinja a porção do intestino que permita sua absorção. No entanto, essas afirmações devem ser tomadas com cautela, e, até que as evidências sejam concretizadas, a via enteral é considerada adequada para a administração de glutamina no doente grave de UTI. Deve-se lembrar, ainda, que é ingênuo extrapolar os efeitos de um imunonutriente dado por via enteral para o mesmo imunonutriente dado por via endovenosa, uma vez que a metabolização e o resultado final podem ser muito diferentes. Por exemplo: quando a glutamina é dada por via parenteral, há um aumento da sua concentração no plasma e pouca formação de arginina; já quando ocorre por via enteral, sua concentração plasmática é baixa, mas sua concentração no sangue portal é alta e leva à formação de uma quantidade maior de arginina por meio do ciclo glutamina-citrulina-arginina – mostrado em um estudo multicêntrico europeu.[10] No entanto, o reinado da glutamina como imunonutriente dentro da UTI tem sido abalado por estudos recentes e bem desenhados. O estudo escocês SIGNET,[11] prospectivo, randomizado e envolvendo 500 pacientes de UTI, mostrou que o uso de glutamina parenteral na dose de 20 g ao dia não teve nenhum impacto na mortalidade ou incidência de infecções, sendo, portanto, seguro o seu uso. O estudo REDOX,[1] recentemente publicado e com metodologia elogiável, traz resultados perturbadores, mostrando que o uso de glutamina na dose de 0,7 g/kg/dia, parte por via endovenosa e parte por via enteral, aumentou a mortalidade de doentes graves com múltipla insuficiência orgânica em 6 meses. Enquanto metanálises reunindo estudos de menor poder científico mostraram benefício no uso de glutamina em doentes graves de UTI, estudos mais bem desenvolvidos, tentando corrigir possíveis vieses de trabalhos menores, mostram ausência de impacto ou prejuízo no uso da glutamina. Várias possibilidades surgem.

É possível que os níveis baixos de glutamina frequentemente observados no doente grave sejam adaptativos e não representem falta do aminoácido. É possível que a dose usada tenha sido muito alta, que a administração endovenosa seja superior à enteral, que para uma população específica a glutamina seja tóxica ou que, ainda, os níveis de glutamina plasmática da população estudada não fossem baixos desde o início (o que pode ser verdade no estudo REDOX). Sejam quais forem as explicações, e ainda não as temos, o uso de glutamina em doses supranormais em pacientes graves na UTI (semelhantes aos do estudo citado) não é prudente até que novas evidências surjam.

NUCLEOTÍDEOS

Os nucleotídeos da dieta (DNA e RNA) são considerados fatores importantes para a manutenção da imunidade normal. Dietas isentas de nucleotídeos levam a diminuição da hipersensibilidade tardia, supressão seletiva dos linfócitos T auxiliares, redução das enzimas necessárias à maturação dos linfócitos T e redução da barreira intestinal. A suplementação da dieta com 0,25% de nucleotídeos previne tais alterações. O enriquecimento de soluções de nutrição parenteral prolongada (NPP) com nucleotídeos em animais melhora sua imunidade e a barreira intestinal, em comparação com animais que receberam NPP sem nucleotídeos. Cabe lembrar que as dietas feitas a partir de alimentos *in natura*, contendo células, são ricas em DNA e RNA.

ARGININA E PICS

A fonte de arginina no organismo inclui a ingestão oral (5 a 6 g), o catabolismo proteico e a síntese de novo no rim, a partir da citrulina – cuja principal fonte no corpo é a conversão da glutamina em citrulina no intestino (ciclo glutamina-citrulina-arginina). A arginina é incorporada em proteínas corpóreas e é substrato para a síntese de ureia e ornitina pela enzima arginase I. A ornitina, por sua vez, é um substrato importante para a síntese de poliaminas, fundamentais no crescimento e diferenciação celular. A arginina é o único substrato para a formação do óxido nítrico (NO) pela enzima NO-sintase (NOS), encontrada nos neurônios (NOS1), nos macrófagos (NOS2) e no endotélio (NOS3). Portanto, o NO parece importante como neurotransmissor, como componente da resposta imune e na manutenção do tônus vascular. Finalmente, a arginina é fonte para a produção de agmatinas, produtos com papel importante na fisiologia renal. A arginina tem sido considerada um aminoácido condicionalmente essencial em circunstâncias como crescimento, trauma acidental ou controlado, como nos procedimentos cirúrgicos de grande porte.

Várias ações são imputadas à arginina:

- No trauma: ganho de peso pós-trauma, com melhora da retenção nitrogenada; melhora da cicatrização de feridas por aumento na produção de colágeno, aumentando a força tênsil cicatricial.
- No sistema imunológico: aumento da replicação e resposta linfocitária, aumento de CD4, regulação da secreção de interleucina 2, aumento na rejeição de enxertos cutâneos, melhora da fagocitose bacteriana.
- No sistema endócrino: aumento da liberação de GH, insulina e glucagon.
- Aumento da síntese proteica.
- Transporte, processamento e excreção de nitrogênio.

A suplementação de arginina em doses farmacológicas (10 vezes superior à fisiológica) no doente agudo grave se apoia em algumas evidências experimentais e clínicas.

Há estudos que mostram maior sobrevida de ratos à peritonite quando suplementados com arginina e melhor evolução de queimados que recebem arginina, desenvolvendo menos infecções de feridas, menor permanência hospitalar e menor mortalidade. Há melhor cicatrização de feridas e aumento de linfócitos T auxiliadores.

Desde os trabalhos de Braga e Giannotti, em Milão, a utilização de fórmula enteral enriquecida com arginina e outros componentes no perioperatório de pacientes com câncer gastrintestinal mostra redução significativa, da ordem de 50%, dos índices de infecção pós-operatória. Estudos semelhantes em cirurgia de câncer de cabeça e pescoço mostram redução drástica da incidência de fístulas pós-operatórias.[12-13] O estudo de Klek[14] aponta benefícios no uso de dietas imunoestimulantes com arginina apenas na população de pacientes oncológicos cirúrgicos desnutridos, quanto à redução de morbidade e mortalidade. No entanto, a dieta imunológica tinha teor relativamente baixo de arginina, em torno de 6 a 7 g por litro, e foi usada apenas no pós-operatório.

Há algumas apreensões, por exemplo, quanto à produção excessiva de óxido nítrico (NO) a partir da arginina no que se refere a distúrbios hemodinâmicos em macro e microcirculação e na formação do oxinitrito, radical livre extremamente lesivo. Essa preocupação aumentou com a publicação da metanálise de Heyyland, em 2001, mostrando que na população de doentes sépticos de UTI o uso de uma dieta imunoestimulante contribuiria para maior mortalidade.[15] Embora as fórmulas usadas tenham sido uma combinação de nutrientes, a arginina, por suas relações com o NO, foi a principal imputada. Os estudos nos quais essa metanálise se baseou são muito heterogêneos e, alguns deles, metodologicamente discutíveis.

O panorama em relação à arginina nesse campo de ação começa a apresentar mudanças. Entre outros, o estudo de Galbán[16] já mostra melhora da mortalidade com o uso de fórmulas imunoestimulantes em pacientes de UTI.

Os ensaios com drogas que inibem a formação de óxido nítrico em pacientes graves de UTI mostraram aumento da mortalidade do grupo estudado de 18% (grupo controle) para 40% (grupo que recebeu a droga em estudo).

Os estudos de Deutz, desenvolvidos na Holanda, apontam para uma direção promissora. A suplementação endovenosa de L arginina em porcos com sepse provocada por infusão endovenosa de LPS mostrou-se benéfica, melhorando a perfusão na microcirculação, evitando a hipertensão pulmonar, incrementando a síntese proteica hepática e muscular e restabelecendo a motilidade intestinal – tudo isso sem efeitos hemodinâmicos deletérios.[17] Extrapolando os estudos em porcos para humanos, com infusão contínua intravenosa de arginina, Deutz[18] encontrou efeitos semelhantes na síntese proteica muscular e hepática, sem distúrbios hemodinâmicos importantes.

É possível que a sepse seja um estado arginina-dependente e que a arginina seja um nutriente condicionalmente essencial em diversas situações clínicas. O fígado é um órgão muito rico em arginase I, enzima que desvia o metabolismo da arginina para a formação de ureia e ornitina. Alguns autores como Deutz acreditam que na sepse exista um aumento da expressão da arginase I e isso leve a uma falta de arginina plasmática. Já Ochoa[19] conclui que esse aumento de expressão da arginase I existe somente no trauma e no câncer, situações em que a suplementação de arginina mostra os efeitos mais benéficos.

Outro fator a ser considerado é a via de administração. A arginina dada por via enteral precisa ser transformada em citrulina, que passa incólume pelo fígado e vai ser transformada novamente em arginina no rim. Caso contrário, grande parte da arginina enteral, ao passar pelo fígado, seria desviada para a formação de ureia. É uma artimanha do organismo para preservar a arginina por via gastrintestinal. No paciente grave, com sofrimento intestinal, é possível que o ciclo arginina-citrulina esteja comprometido. A arginina por via parenteral não passa pelo fígado e não são metabolizadas a ureia e a ornitina, sendo talvez mais bem aproveitada no doente grave.

No final dos anos 1970, um grupo de células de origem mieloide e com propriedades imunossupressoras foi descrito, em associação com uma série de tumores, como de mama, do trato gastrintestinal, pulmão, próstata e rim. Denominadas células mieloides imunossupressoras, elas são liberadas pela medula ainda imaturas, antes de se diferenciarem em células imunocompetentes, a saber, células dendríticas, macrófagos e polimorfonucleares. Aparecem sempre em resposta a uma exagerada estimulação à proliferação linfocitária (Figura 134.1).[20]

Agem aparentemente por expressão muito intensa da enzima arginase I, que desvia o metabolismo da arginina para ornitina e ureia e depleta a arginina do meio. Os linfócitos T, privados de arginina, passam a apresentar alterações estruturais como perda das cadeias zeta dos receptores de membrana e alterações funcionais, com redução da sua capacidade de proliferação e da sua função imune, como a produção de interleucinas. Essa situação aumenta a suscetibilidade à infecção da mesma forma que a suplementação de arginina reverte essas alterações. Talvez esta seja a explicação dos bons resultados da administração de arginina perioperatória:[21] o uso concomitante de ácidos graxos do tipo ômega-3 reduz ainda mais a expressão da arginase I, potencializando a ação da arginina.

Alguns estudos mostram que os ácidos graxos tipo ômega-3 têm uma ação sobre as células mieloides imunossupressoras, contribuindo para a sua maturação. Esses dados foram obtidos em tumores malignos e não é possível ainda extrapolá-los para o paciente de UTI.[22,32]

Recentemente foi identificada uma síndrome na UTI – a Persistent, Immunossuppressive Cachectic Syndrome (PICS). Os pacientes graves com esse problema não evoluem na forma bimodal de SIRS e resposta anti-inflamatória compensatória (CARS) proposta por Moore (Figura 134.2), mas de forma "cronicamente" aguda, com insuficiências orgânicas "controláveis" e episódios repetidos de infecção por germes cada vez mais oportunistas. O resultado é uma exaustão imunológica, com anergia e apoptose de células imunologicamente competentes, tanto da imunidade inata quanto da adaptativa, e substituição delas por células mieloides imunossupressoras. O paciente desenvolve, ainda, um quadro de caquexia importante e frequentemente morre

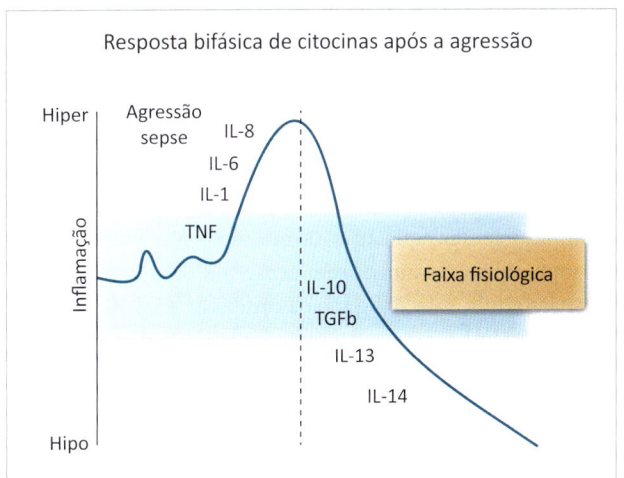

FIGURA 134.2. Modelo de curva bimodal na evolução da sepse.

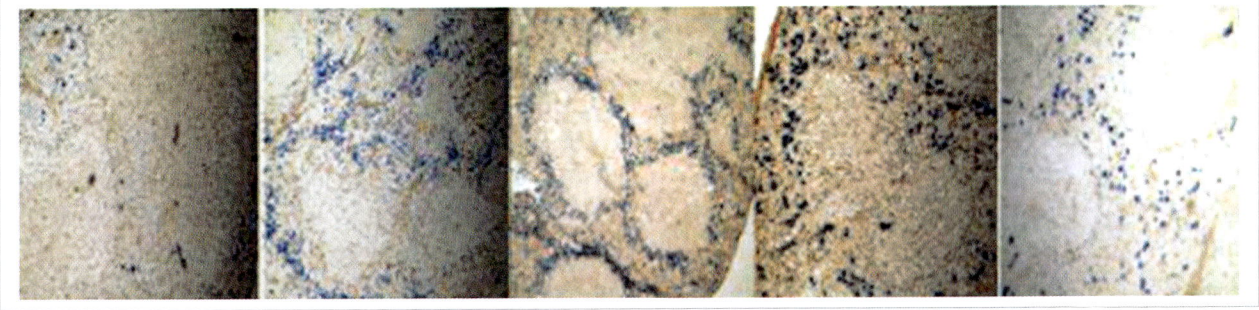

FIGURA 134.1. Células mieloides imunossupressoras em baço, pós-trauma cirúrgico.
Fonte: Bronte e colaboradores, 2001.[19]

ainda na mesma internação hospitalar, de forma indolente. Uma forma melhor de tratar esses pacientes é, provavelmente, determinar a cronificação de seu estado, ou seja, fazê-lo por meio de protocolos mais bem definidos, ventilação mecânica protetora, uso mais racional de derivados de sangue e terapia de reposição renal mais bem empregada – iniciativa que impede a morte precoce como ocorria na década passada. Mas esse "manuseio" mais adequado das tecnologias disponíveis arrasta esses pacientes para um quadro de sepse tardia, caracterizado principalmente por uma exaustão imunológica, com redução expressiva de células imunocompetentes e de citocinas pró ou contrainflamatórias; isso os deixa à mercê de infecções repetitivas causadas por germes cada vez mais oportunistas. Os pacientes mais afeitos são os mais graves, com quadros de sepse abdominal, pancreatite necro-hemorrágica, queimadura ou trauma grave. Não se sabe qual é a melhor abordagem nutricional, uma vez que há pouco entendimento sobre a PICS.[23] É possível que uma fórmula hiperproteica seja útil dentro da tolerância metabólica do indivíduo. Nas situações de trauma e câncer, há envolvimento das mesmas células imunossupressoras derivadas da medula (*myeloid-derived suppressor cells* – MDSC); nessas situações, o uso de doses farmacológicas de arginina minimiza a suscetibilidade à infecção.[24-26] Assim, pode haver uma lógica aparente no uso de arginina em doses farmacológicas como nutriente imunoestimulador. São necessários, contudo, estudos que esclareçam mais sobre o quadro de PICS e quais interferências podem ser potencialmente benéficas.

Até que as dúvidas quanto ao uso de arginina na sepse e na PICS sejam dirimidas, seu emprego não é indicado, limitando-se sua aplicação farmacológica a pacientes em perioperatório e trauma, sem sepse. As doses recomendadas para adultos de 70 kg são da ordem de 15 a 30 g diários, por via enteral.

CITRULINA

Talvez por suas relações com a arginina, a citrulina apresenta efeitos anabólicos e imunológicos semelhantes, sem sofrer a ação da arginase I.[24-25] O papel da citrulina como imunonutriente é promissor, mas depende da passagem pelo crivo do tempo.

ANTIOXIDANTES

O estresse oxidativo não é considerado o fenômeno principal no paciente grave, mas é uma parte do evento fisiopatológico que leva a disfunção mitocondrial e SIRS, que pode ocasionar síndrome da disfunção de múltiplos órgãos. O sistema de defesa antioxidante endógeno humano consiste em uma variedade de antioxidantes intracelulares e extracelulares que são capazes de proteger os tecidos do dano produzido pelas espécies reativas de oxigênio (ERO) e espécies reativas de nitrogênio (ERN).[27]

Elementos-traço, tais como cobre, manganês, zinco, ferro e selênio, são necessários para a atividade da superóxido dismutase (SOD), da catalase e da glutationa peroxidase (GPx), respectivamente. Adicionalmente, os mecanismos de defesa não enzimáticos incluem moléculas endógenas (glutationa e albumina) e as vitaminas E, C e betacaroteno.[28] Em pacientes com SIRS, níveis reduzidos de vitaminas e elementos-traço ocorrem devido a extravasamento para o espaço intersticial, hemodiluição, ingestão prévia insuficiente e terapia dialítica. Pacientes graves com as formas mais intensas de SIRS estão associados a maior depleção do sistema antioxidante.[29]

Nas últimas duas décadas, vários estudos clínicos avaliaram o papel dos micronutrientes antioxidantes em monoterapia ou como terapia combinada (enteral ou parenteral), como parte de uma estratégia antioxidante em pacientes graves com SIRS.

Manzanares e colaboradores conduziram uma revisão sistemática da literatura para identificar todos os ensaios clínicos relevantes e incluíram 2.531 pacientes. Nessa revisão e análise estatística de todos os estudos, evidenciaram: redução significativa na mortalidade, tendência à redução de complicações infecciosas e redução significativa no tempo de ventilação mecânica.[30] Análises de subgrupo demonstraram que a suplementação de antioxidantes se associou à redução significativa da mortalidade mesmo em pacientes mais graves e com maior risco de óbito. Tal achado cria a hipótese de que os pacientes com as agressões mais graves e com maior disfunção mitocondrial resultante de falência bioenergética apresentavam maior depleção do sistema antioxidante endógeno[31] e, por esse motivo, podem apresentar melhores resultados com a terapia antioxidante quando comparados a pacientes menos graves.

O uso de antioxidantes em pacientes graves é uma terapêutica promissora e seu efeito parece estar relacionado ao tipo de intervenção e à via de administração. O uso de coquetéis antioxidantes com selênio intravenoso em altas doses pode otimizar o efeito terapêutico das estratégias antioxidantes.

CONSIDERAÇÕES FINAIS

1. Analogamente ao que se busca hoje na terapia oncológica, em que as drogas têm um alvo molecular, também os farmaconutrientes visam a modificar a expressão dos genes, as cascatas metabólicas intracelulares e o produto final da célula.

2. Os ácidos graxos dados por via enteral ou parenteral incorporam-se à membrana celular fosfolipídica, alteram suas propriedades físico-químicas e seus produtos finais. No tocante às células inflamatórias, o tipo de lipídeo usado pode interferir na resposta inflamatória e na evolução do paciente grave.

3. A glutamina foi considerada um imunonutriente condicionalmente essencial na sepse e na SIRS que beneficia o paciente quando administrada nas doses de 0,3 a

0,7 g/kg/dia. No entanto, estudos mais recentes sugerem ineficiência desse aminoácido, e mesmo resultados deletérios em algumas populações de pacientes muito graves de UTI. São necessários mais estudos para traçar com clareza as estratégias de uso da glutamina na UTI.

4. A arginina é um aminoácido essencialmente anabólico e imunoestimulante. Sua administração em doses farmacológicas é extremamente benéfica no perioperatório de pacientes com câncer gastrintestinal e de cabeça e pescoço. Por sua estreita relação com a produção de óxido nítrico, questiona-se sua administração em doses farmacológicas em pacientes sépticos.

5. A doença crítica é caracterizada por estresse oxidativo com depleção do sistema antioxidante. Nesse contexto, a suplementação de micronutrientes antioxidantes restaura o estado de oxidação, melhorando os desfechos clínicos. Os efeitos parecem ser maiores em pacientes mais graves. O uso de selênio intravenoso em doses maiores que 500 mg pode otimizar o efeito terapêutico das estratégias antioxidantes.

REFERÊNCIAS BIBLIOGRÁFICAS

1. Heyland D, Muscedere J, Wischmeyer P, Cook D, Jones G, Albert M, et al. A randomized trial of glutamine and antioxidants in critically ill patients. N Engl J Med. 2013;368:1489-97.
2. Gadek JE, DeMichele SJ, Pacht ER. Effect of enteral feeding with eicosapentamoic acid and gama linolenic acid and antioxidants in patients with acute respiratory distress syndrome. Crit Care Med. 1999;77(8):1409-20.
3. Pontes-Arruda A, Aragão AM, Albuquerque JD. The effects of enteral feeding with eicosapentanoic acid and gama linolenic acid in mechanically ventilated patients with severe sepsis and septic shock. Crit Care Med. 2006 Sep 34(9):2325-33.
4. Rice TW, Wheeler AP, Thompson BT, deBoisblanc BP, Steingrub J, Rock P. Enteral omega-3 fatty acid, gama linolenic acid and antioxidants supplementation in acute lung injury. JAMA. 2011;306(14):E2-E8.
5. Stapleton RD, Martin TR, Weiss NS, Crowley JJ, Gundel SJ, Nathens AB, et al. A phase II randomized placebo controlled trial of omega-3 fatty acid for the treatment of acute lung injury. Crit Care Med. 2011;39(7):1-8.
6. Manzanares W, Dhaliwal R, Heyland DK, Jurewitsch B, Stapleton RB, Jeejeebhoy KN. Parenteral fish oil lipid emulsion in the critically ill: a systematic review and meta-analysis. JPEN J Parenter Enteral Nutr. 2014;28(1):20-8.
7. Ziegler TR, Wilmore DW. Safety and metabolic effects of L-glutamine suplementation in man. JPEN J Parenter Enteral Nutr. 1990;14:1375-465.
8. Singleton KD, Serkova N, Beckey VE, Wischmeyer PE. Glutamine attenuates lung injury and improves survival after sepsis: role of enhanced heat shock protein expression. Crit Care Med. 2005;33(6):1206-13.
9. Wischmeyer PE. Glutamine: role in critical illness and ongoing clinical trials. Curr Opin Gastroenter. 2008;24:190-7.
10. Lighart-Melis GC, van de Poll MC, Dejong CH, Boelens PG, Deutz NE, van Leeuwen PA. The route of administration affects the conversion of isotopically labeled L-[2-15N] glutamine into citrulline and arginine in humans. JPEN J Parenter Enteral Nutr. 2007;31(5):343-48.
11. Andrews PJ, Avenell A, Noble DW. Randomisd trial of glutamine, selenium or both, to supplement parenteral nutrition for critically ill patients. BMJ. 2011;17:1542.
12. Drover JW, Dhaliwal R, Weitzel L, Wischmeyer PE, Ochoa JB, Heyland DK. Perioperative use of arginine-supplemented diets: a systematic review of evidence. J Am Col Surg. 2011;212(3):385-99.
13. Osland E, Houssain B, Khan S, Memon MA. Effect of timing of pharmaconutrition administration on outcomes of elective surgery for gastrointestinal malignancies: a systematic review and meta-analysis. JPEN J Parenter Enteral Nutr. 2013;(14):1-17.
14. Klek S, Szybinski P e Szczepanek K. Perioperative immunonutrition in surgical cancer patients: a summary of a decade of research. W J Surg. 2014;38:803-12.
15. Heyland DK, Novak F, Drover JW, Jain M, Su X, Suchner U. Should immunonutrition become routine in critically ill patients? JAMA. 2001;286(8):944-53.
16. Galbán C, Montejo JC, Mesejo A, Marco P, Celaya S, Sanchez-Segura JM. Na immune-enhancing enteral diet reduces mortality rate and episodes of bacteremia in septic intensive care unit patients. Crit Care Med. 2000;28(3):643-8.
17. Luiking CY, Poeze M, Dejong C, Ramsay G, Deutz NE. Sepsis: an arginine deficiency state? Crit Care Med. 2004;32(10):2135-45.
18. Deutz NEP, Luiking M, Poeze M, Ramsay G. The role of arginine in infection and sepsis. JPEN J Parenter Enteral Nutr. 2005;29(1):S70-S74.
19. Bansal V, Ochoa JB. Arginine availability, arginase and the immune response. Curr Opin Clin Nutr Metab Care. 2003;6:223-8.
20. Bronte V, Serafini P, Zanovello P. Tumor-induced immune dysfunctions caused by myeloid suppressor cells. J Immunoth. 2001;24(6):431-46.
21. Makarenkova VP, Matta BM, Bansal V, Perez LA, Ochoa JB. CD11b+/GR-1+ Myeloid suppressor cells cause T cell dysfunction after traumatic stress. J Immunol. 2006;176(4):2085-94.
22. Ostrand OR. A component of the complement system promotes tumor growth by activating myeloid-derived suppressor cells. Nat Biothec. 2008;26(12):1348-9.
23. Gentile LF, Cuenca AG, Efron PA, Ang D, Bihorac A, McKinley BA, et al. Persistent inflammation and immunosuppression: a common syndrome and new horizon for surgical intensive care. J Trauma Acute Care Surg. 2012;72(6):1491-501.
24. Marimuthu K, Varadhan K, Lungqvist O, Lobo DN. A meta-analysis of the effect of combinations of immune modulating nutrients on outcome in patients undergoing major open gastrointestinal surgery. Ann Surg. 2012;255(6):1060-8.
25. Osowska S, Moinard C, Cynober L. Citrulline increases arginine pools and restores nitrogen balance after massive intestinal resection. Gut. 2004;53:1781-6.
26. Kao CC, Bandi V, Castillo L, Guntupalli KK, Wu M, Jahoor F. Arginine, citrulline and nitric oxide metabolism in sepsis. Clin Science. 2009;117(1):23-30.
27. Berger MM. Can oxidative damage be treated nutritionally? Clin Nutr. 2005;24:172-83.
28. Lovat R, Preiser JC. Antioxidant therapy in intensive care. Curr Opin Crit Care. 2003;9:266-70.
29. Alonso de Vega JM, Díaz J, Serrano E, Carbonell LF. Oxidative stress in critically ill patients with systemic inflammatory response syndrome. Crit Care Med. 2002;30:1782-6.
30. Manzanares W, Dhaliwal R, Jiang X, Murch L, Heyland D. Antioxidant micronutrients in the critically ill: a systematic review and meta-analysis. Crit Care. 2012;16:R66-R79.
31. Galley HF. Bench to bedside review: targeting antioxidants to mitochondria in sepsis. Crit Care. 2010;14:230-9.

CAPÍTULO 135

TERAPIA NUTRICIONAL NO DOENTE GRAVE

Maria de Lourdes Teixeira da Silva
Melina Golveia Castro

DESTAQUES

- A desnutrição tem grande prevalência em nossos hospitais e piora o desfecho clínico, com consequente aumento de custo.
- A terapia nutricional enteral (TNE) é a primeira escolha, considerada como padrão-ouro pelas diretrizes das principais sociedades internacionais de nutrição.
- O início precoce da TNE deve ser feito após reanimação e estabilização do paciente com critérios aceitáveis de perfusão tecidual.
- O déficit energético, comum na unidade de terapia intensiva (UTI), está associado com aumento das complicações e evolução desfavorável.
- Quando a TNE estiver contraindicada ou não for bem tolerada, a terapia de nutrição parenteral (TNP) deve ser utilizada de forma exclusiva ou suplementar, dependendo da situação do paciente.
- O controle adequado das complicações relacionadas à terapia nutricional é ponto fundamental para seu sucesso.

INTRODUÇÃO

A desnutrição no Brasil parece estar presente em cerca de 48% dos doentes internados em hospitais públicos, conforme dados do Inquérito Brasileiro de Avaliação Nutricional Hospitalar (IBRANUTRI).[1] Os pacientes considerados desnutridos apresentam pior desfecho clínico, com consequente aumento de custo.[2] O estado nutricional é ainda mais determinante no desfecho de pacientes mais graves, principalmente naqueles com catabolismo exacerbado.[3] Sabe-se que as reservas de carboidratos são rapidamente consumidas nesses pacientes, o que leva a aumento subsequente do consumo de gorduras e proteínas. As proteínas utilizadas são estruturais (musculares e viscerais), com perda importante da massa magra, geralmente relacionada com pior evolução clínica e maior dificuldade de reabilitação. A terapia nutricional adequada é um importante fator que favorece os resultados nos doentes graves.

A via de administração, o tempo de início da terapia nutricional, a quantidade calórica e proteica e o tipo de nutriente também podem ser importantes.

ESCOLHA DA VIA PARA TERAPIA NUTRICIONAL NA UTI

A oferta precoce da terapia nutricional, preferencialmente enteral, no doente grave está cada vez mais fundamentada na prática clínica e atrelada a benefícios, com comprovada redução de complicações infecciosas, do tempo de permanência na unidade de terapia intensiva (UTI) e, eventualmente, da mortalidade.[4] No entanto, uma grande parcela de pacientes graves ainda recebe terapia nutricional inadequada na UTI.

A terapia nutricional enteral (TNE) é, portanto, a primeira escolha, considerada como padrão-ouro pelas diretrizes das principais sociedades internacionais de nutrição.[6] Os possíveis benefícios dessa prática incluem a redução da permeabilidade do trato gastrintestinal, com menor incidência de infecções nosocomiais e menor evolução para disfunção orgânica.[5] Contudo, existem barreiras para o início precoce da TNE nos doentes graves, como íleo prolongado, instabilidade hemodinâmica, hipoperfusão gastrintestinal e gastroparesia. Dessa forma, durante a fase aguda na UTI, o risco de intolerância à dieta é maior, assim como a ocorrência de pneumonia associada à ventilação mecânica e, no extremo da gravidade, de necrose intestinal.[6]

A nutrição enteral (NE) promove redução da atrofia da mucosa com redução da possibilidade de translocação bacteriana, além de preservação da resposta imunológica associada ao intestino e de sua microbiota.[7]

A análise de estudos observacionais mostra que a presença de droga vasoativa, por si só, não representa contraindicação ao início da dieta enteral, mas dificulta sua implantação.[8] A decisão de uso ou não da TNE está na avaliação de perfusão intestinal associada ao uso de drogas vasoativas. Um estudo prospectivo com 1.174 pacientes em uso de vasopressores mostrou que o início precoce de TNE nas primeiras 48 horas associou-se a menor mortalidade na UTI, sendo o resultado ainda mais importante em pacientes graves que usavam mais de um vasopressor.[9] Contudo, a tolerância à TNE costuma ser pior em pacientes com doses mais elevadas de vasopressores, o que, muitas vezes, torna a TNE pouco efetiva e responsável por grande deficiência energética. Sugere-se o início da TNE em baixo volume para testar a tolerância e, a partir daí, optar ou não por sua progressão.[10]

Os bons resultados descritos com o uso precoce de TNE são semelhantes à avaliação do uso precoce de terapia de nutrição parenteral (TNP). Assim sendo, a introdução de TNP nas primeiras 48 horas da admissão permanece ainda em investigação e é bastante controversa.[11]

Diferentemente da maioria das recomendações, cujo início da TNP está indicado em torno de 3 a 7 dias após insucesso ou impossibilidade de alimentação via digestiva,[12-13] um recente estudo conduzido por Doig e colaboradores[14] descreveu os resultados do uso precoce de nutrição parenteral (NP) nas primeiras 24 horas da admissão na UTI. Esse trabalho multicêntrico avaliou os efeitos da introdução de NP nas primeiras 24 horas após admissão na UTI em pacientes contraindicados para o uso de TNE. Foi realizada a randomização de 1.372 pacientes graves em dois grupos: um grupo recebeu NP precoce e o outro recebeu cuidados-padrão não protocolados, em que o intensivista definia a rota e o momento de início da terapia nutricional, assim como as necessidades metabólicas e a composição da TNP. No segundo grupo, 29,2% receberam NE, 27,3% receberam NP e 40,8% permaneceram sem terapia nutricional (TN). O tempo médio para início da TN neste grupo foi de 2,8 dias, enquanto o tempo médio para início da NP no primeiro grupo foi de 44 minutos. Ao comparar o desfecho clínico dos dois grupos, observou-se que no grupo de TNP precoce não houve diferença na mortalidade em 60 dias ($p = 0,60$), na incidência de novas infecções e no tempo de permanência hospitalar e na UTI; porém este grupo ficou menos tempo em ventilação mecânica ($p = 0,01$) e teve menor perda de massa muscular ($p = 0,01$) e de gordura ($p = 0,04$). Todavia, ainda não existe evidência científica suficiente para recomendar o uso precoce de TNP na UTI.

TERAPIA NUTRICIONAL ENTERAL NA UTI
TNE PRECOCE (TNEP)

Consensos e diretrizes de sociedades nacionais e internacionais recomendam o início precoce da TNE para pacientes gravemente enfermos internados em UTI, visando a diminuir a deficiência energética e, consequentemente, atenuar as alterações metabólicas presentes e o catabolismo.[5,12-13,15]

A TNEP pode ser definida como a nutrição enteral iniciada nas primeiras 48 horas após a admissão na UTI. Esse início pode variar em decorrência da característica do paciente (clínico ou cirúrgico) e pelo quadro hemodinâmico, visto que a estabilidade é considerada pré-requisito para início da terapia nutricional.[13] Apesar de os ensaios clínicos que avaliam o tema não apresentarem grande amostra e bom desenho metodológico, as principais sociedades estabelecem o uso de TNE precoce em diferentes graus de recomendação.[5,12-13,15-17]

Quanto ao início da TNE precoce, todos concordam que deve ser feito após reanimação e estabilização do paciente, quando o paciente estiver com doses estáveis ou em desmame de drogas vasoativas[23] e com critérios aceitáveis de perfusão tecidual. Um ponto importante do conceito de TNE precoce é a informação de que ela não está condicionada à presença de ruídos intestinais audíveis ou à eliminação de flatos ou fezes. A Sociedade Brasileira de Nutrição Parenteral e Enteral (SBNPE) determina com grau de recomendação "A" não ser necessária a presença de ruídos hidroaéreos ou liberação de gases para início da administração enteral de nutrientes ao paciente gravemente enfermo.[16]

Algumas evidências sugerem que o momento exato do início da TNE pode trazer diferença nos resultados. Recente metanálise mostrou bons resultados ao estabelecer a TNEP em até 24 horas (RR = 0,34; IC 95%: 0,14 a 0,85);[12] (RR = 0,20; IC 95%: 0,04 a 0,91).[18] A revisão de metanálises sobre terapia nutricional em pacientes graves realizada por Fremont e colaboradores mostrou que ainda não está claro se é mais ou menos benéfico iniciar TNEP antes de 24 horas ou entre 24 e 48 horas.[19]

Após estabilização do quadro hemodinâmico, a recomendação é de iniciar a TNEP com baixo volume, 10 a 15 mL/h controlados por bomba de infusão. A cada 6 horas o paciente deve ser reavaliado em relação a complicações gastrintestinais.[13] O aumento no fornecimento energético deve ser progressivo e conforme a tolerância do paciente.

Existem potenciais mecanismos pelos quais a TNEP pode beneficiar o paciente gravemente enfermo. Sabemos hoje que, além de exercer as funções de digestão e absorção, o intestino é responsável por secretar hormônios gastrintestinais e funciona como uma barreira física e imunológica, sendo considerado o maior órgão endócrino e linfoide do organismo. Pacientes sob algum estresse e que permanecem em jejum prolongado têm aumento da apoptose dos enterócitos e atrofia da mucosa, e essa quebra da barreira aumenta a permeabilidade intestinal e está associada a hipercrescimento bacteriano. Sendo assim, além do fornecimento de energia e de micronutrientes, a TNEP tem como objetivo manter a integridade da mucosa intestinal e evitar o aumento de sua permeabilidade – que pode favorecer a translocação de bactérias e de toxinas.[20]

A TNEP também pode ter um efeito adicional na redução da liberação de mediadores pró-inflamatórios que ocorrem no trauma e de outros hormônios relacionados à resposta inflamatória. Estudo randomizado comparou o uso precoce *versus* tardio de NE em 69 pacientes gravemente enfermos com traumatismo cranioencefálico, intubados e em ventilação mecânica. O grupo precoce apresentou redução dos níveis dos hormônios tireoidianos e da testosterona, o que pode estar associado à diminuição do catabolismo. Ocorreu também diminuição importante do cortisol, o que significa atenuação da resposta inflamatória.[21] O Quadro 135.1 cita os principais benefícios da TNEP, de acordo com as sociedades nacionais e internacionais.[12-13,16-17]

QUADRO 135.1. Benefícios da TNEP.

- Mantém a integridade funcional e estrutural da mucosa intestinal.
- Diminui a permeabilidade da mucosa intestinal.
- Diminui a ocorrência de translocação bacteriana e de endotoxinas.
- Atenua a resposta metabólica.
- Diminui os prejuízos da resposta imunológica.
- Diminui o tempo de hospitalização.
- Diminui a morbidade infecciosa.
- Melhora a cicatrização de queimados.
- Previne a ocorrência de úlceras de estresse (*Curling*).
- Diminui a ocorrência de pneumonia aspirativa.
- Diminui a sepse e a mortalidade.

TNE TRÓFICA *VERSUS* TNE PLENA

A evidência de que doentes que recebem TNE raramente recebem 100% da oferta calórica planejada motivou estudos que avaliaram a oferta nutricional recebida e sua relação com os resultados clínicos. Enquanto alguns estudos falharam ao demonstrar diferença entre os benefícios do uso de TNE hipocalórica ou trófica em baixo volume e os de TNE plena, isto é, com aporte nutricional total,[22] outros mostram diferença nos resultados clínicos com o alcance das metas energéticas e proteicas. Estudo retrospectivo realizado com 265 pacientes gravemente enfermos observou que os que receberam menos de 60% das necessidades nutricionais propostas tiveram um risco 2,4 vezes maior de morte na UTI.[20] A redução energética acumulada está associada a um aumento da incidência de complicações infecciosas e risco de morte. Assim, a TNEP tem como objetivo o alcance das necessidades nutricionais dentro de 72 horas e que seja gradativa sua progressão energética.

Contrariando esses estudos, Krishnan e colaboradores[23] mostraram que a ingestão calórica moderada (de 33 a 65% do recomendado ou de 9 a 18 kcal/kg/dia) se associou com os melhores resultados quanto à ventilação mecânica, menor permanência na UTI e hospitalar e menor mortalidade. Arabi e colaboradores[24] confirmaram esses resultados em estudo randomizado, controlado, com 523 pacientes sob terapia intensiva, divididos em 3 grupos conforme ingestão calórica nos primeiros 7 dias: Grupo I < 33,4%, Grupo II 33,4% a 64,6% e Grupo III > 64,6%. Os pacientes receberam NE, com oferta calórica estimada de acordo com Harris-Benedict e ajustada pelo fator de estresse. A meta proteica foi de 0,8 a 1,5 g/kg. O Grupo I associou-se fortemente com alta mortalidade hospitalar, maior infecção na UTI, pneumonia associada à ventilação mecânica e maior permanência na UTI e hospitalar. A mortalidade foi menor quando a oferta calórica foi em torno de 50% do planejado, o que pode ser o ideal na primeira semana de UTI, até melhor estabilização clínica. Rice e colaboradores[22] compararam a oferta nutricional de 200 pacientes graves ventilados mecanicamente. Um grupo recebeu dieta em baixo volume inicial ou trófica (10 mL/h – 16% da meta calórica), e outro, dieta com oferta nutricional plena (75% da meta calórica) nos primeiros 6 dias. Os autores mostraram os mesmos resultados clínicos e com relação à mortalidade. Entretanto, o grupo de dieta trófica apresentou menos intolerância gastrintestinal.

Esses estudos mostraram que a dieta hipocalórica pode ser vantajosa na primeira semana da admissão dos pacientes na UTI. Recentemente, o estudo EDEN[25] não mostrou essas vantagens clínicas com dieta hipocalórica na primeira semana, mas melhor aceitação da dieta. Trata-se de estudo randomizado, multicêntrico, com 1.000 doentes sob ventilação mecânica e lesão pulmonar aguda, que objetivou comparar o início precoce (em 48 horas, 90% dos doentes) de NE trófica (400 kcal/dia) com NE plena (1.300 kcal/dia) nos primeiros 6 dias de UTI. Não houve diferença entre os grupos com relação a tempo de ventilação mecânica, complicações ou mortalidades. O grupo que recebeu NE trófica teve menos complicações digestivas.

Entretanto, inúmeros estudos mostraram que, quando a restrição calórica se prolonga além da primeira semana, os resultados pioram muito, com aumento da infecção, da sepse, de insuficiência renal, maior tempo de ventilação mecânica e permanência na UTI, maior necessidade de cirurgia, maior complicação com úlcera por pressão e maior mortalidade.[26] O balanço energético de pacientes graves sob ventilação mecânica nos primeiros 14 dias de UTI foi avaliado por Faisy e colaboradores.[26] Os pacientes receberam NE precoce, iniciada nas primeiras 24 horas da admissão e aumentada progressivamente até atingir a recomendação energética proposta (30 kcal/kg/dia). A NE foi interrompida em 23% do tempo, o que comprometeu a oferta calórica. A mortalidade foi de 72% dos casos. O déficit energético foi fator independente associado com maior mortalidade em UTI. Quanto maior o déficit calórico, maior a mortalidade. O déficit de 1.200 kcal/dia aumentou a mortalidade após 14 dias de acompanhamento. Dessa forma, não parece haver dúvidas quanto à meta nutricional plena que deve ser alcançada após a primeira semana.

Estudo prospectivo,[27] observacional, avaliou 886 pacientes graves médicos e cirúrgicos sob ventilação mecânica. A meta calórica foi obtida pela calorimetria indireta mais 10% e a proteica de pelo menos 1,2 kcal/kg/dia do peso pré-admissional. Os autores mostraram que a oferta nutricional calórico-proteica ótima reduziu em 50% a mortalidade após 28 dias.

SONDA ENTERAL GÁSTRICA *VERSUS* PÓS-PILÓRICA

Outro aspecto a ser considerado e que pode interferir nos resultados diz respeito ao posicionamento da sonda enteral. Estudo prospectivo, randomizado e clínico, em 101 adultos de UTI divididos pela gravidade, mostrou que o posicionamento da sonda (gástrico *versus* duodenal) não mostrou diferença significativa em relação ao aporte diário de energia e proteína nas complicações gastrintestinais, no balanço nitrogenado e no tempo de permanência na UTI nos pacientes considerados menos graves. Todavia, entre os pacientes mais graves, o grupo com sonda gástrica recebeu menor aporte de energia e proteína com piora do balanço nitrogenado, maiores complicações gastrintestinais, além de maior permanência na UTI. Nos pacientes gravemente enfermos, portanto, a sonda enteral em posição pós-pilórica pode ser mais bem tolerada. De acordo com as diretrizes canadenses, o posicionamento pós-pilórico da sonda enteral em pacientes gravemente enfermos deve ser utilizado rotineiramente.[17] Entretanto, em serviços onde isso não for possível por questões logísticas, a NE com posicionamento gástrico pode ser considerada para a maior parte dos pacientes, exceto para aqueles que tenham risco elevado de intolerância à NE.

ESCOLHA DA FÓRMULA

Pacientes graves são uma população heterogênea e, portanto, poderão receber diferentes tipos de fórmulas enterais de acordo com a sua situação clínica.[28]

As diretrizes relacionadas à TN para pacientes graves desenvolvidas na América do Norte e na Europa[12-13] possuem algumas diferenças em recomendações específicas. Segundo as Diretrizes Brasileiras em Terapia Nutricional (DITEN) publicadas em 2011, recomenda-se o uso de dietas oligoméricas para pacientes graves somente quando houver intolerância a fórmulas poliméricas.[16] Sendo assim, as fórmulas poliméricas permanecem como a primeira opção.

Geralmente uma fórmula de baixa osmolaridade (até 350 mOsm/L) costuma ser mais bem tolerada, tendo em vista que o doente grave apresenta grande incidência de gastroparesia e a osmolaridade é um dos fatores que retardam o esvaziamento gástrico.

No que se refere ao perfil energético proteico, a melhor indicação costuma ser as dietas normocalóricas e hiperproteicas, tendo em vista as recomendações próprias para essa população já discutidas nos capítulos 132 e 133.

Quanto ao uso de fibras, as principais diretrizes de terapia nutricional em UTI apresentam recomendações distintas. A sociedade americana ASPEN[13] (do inglês American Society for Parenteral and Enteral Nutrition) gerou um grau de recomendação "C" para o uso de fibra solúvel em pacientes graves hemodinamicamente estáveis que desenvolvem diarreia. Contudo, recomenda-se evitar o uso de fibra insolúvel nos pacientes graves em geral, contraindicando o uso de ambas (fibra solúvel e insolúvel) em pacientes com risco de isquemia intestinal ou grave dismotilidade. Já a sociedade canadense[29] diz que até o momento os dados são insuficientes para suportar o uso rotineiro de fibras (solúveis ou insolúveis) em fórmulas enterais para pacientes graves.

A Figura 135.1 sugere um fluxograma para TN em paciente grave.

TERAPIA NUTRICIONAL PARENTERAL NA UTI

A TNE é considerada a primeira escolha para o doente grave, porém, quando está contraindicada ou não é bem tolerada, a TNP deve ser utilizada de forma exclusiva ou suplementar, dependendo da situação do paciente. Uma metanálise publicada em 2003[30] analisou os resultados de estudos randomizados e controlados que compararam o uso da NE precoce com a NP precoce. A NP precoce foi associada ao aumento das complicações infecciosas (7,9%, $p = 0,001$), de infecção relacionadas ao cateter (3,5%, $p = 0,003$), de complicações não infecciosas (4,9%, $p = 0,04$) e do tempo de internação hospitalar (1,2 dias, $p = 0,004$).[31]

Estudos que evidenciam benefício da NEP se comparados com NP não são recentes. Nessa ocasião, a superalimentação preconizada, ao lado das formulações da NP que apresentavam pior perfil lipídico (TCL puro) e eram pró-inflamatórias, além de menores cuidados com a manipulação dos cateteres de nutrição parenteral, pode ter interferido nos resultados. Todavia, não existem estudos recentes que comparem as duas terapias nutricionais, mostrando seus atuais benefícios e riscos.

O momento de início da nutrição parenteral na UTI permanece nebuloso. Mesmo as diferentes sociedades de terapia nutricional divergem sobre o momento de iniciar a nutrição parenteral, entre 3 e 7 dias.

TNP SUPLEMENTAR

O doente internado em UTI costuma apresentar alterações metabólicas que aumentam significativamente o gasto energético. Somado a isso, o paciente grave passa por um período de inflamação sistêmica que acentua o processo catabólico e, consequentemente, aumenta a demanda de energia e proteína. Geralmente, esses pacientes não conseguem atingir suas necessidades energéticas pela via digestiva, seja pela redução de ingestão alimentar, comum dentro do ambiente de UTI, seja pela inadequação ou incapacidade de ofertar nutrientes suficientes por via enteral.[13]

Assim, o balanço energético desses doentes costuma ser negativo e estudos mostram que essa deficiência energética está associada com sepse ($p = 0,035$), falência renal (0,0001), úlcera por pressão (0,013), insuficiência respiratória aguda ($p = 0,0003$) e necessidade de cirurgia (0,023).[32] A média de deficiência energética costuma ser alta no doente grave, principalmente no início da internação. Um estudo canadense encontrou média de déficit energético de 12.600 kcal em uma semana de internação, associado ao aumento significativo de complicações infecciosas e maior tempo de internação e ven-

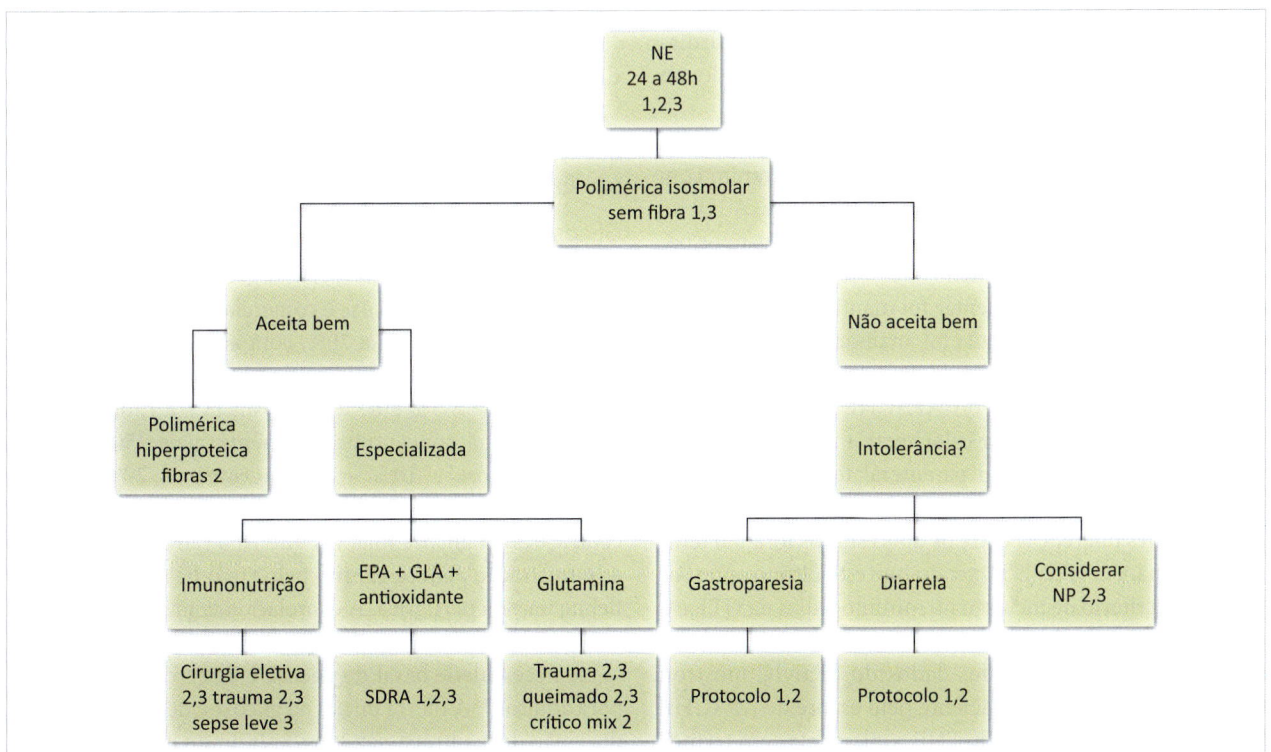

FIGURA 135.1. Fluxograma de sugestão de conduta nutricional no doente grave.
1: *guidelines* canadenses, 2012; 2: *guidelines* ASPEN, 2009; 3: *guidelines* ESPEN (European Society for Clinical Nutrition and Metabolism), 2006.

tilação mecânica.[33] Outro estudo, com desenho retrospectivo, avaliou 295 pacientes graves, divididos em dois grupos: o primeiro recebeu mais de 60% das necessidades energéticas (alto aporte calórico), e o outro, até 60% (baixo aporte calórico), por 7 dias de internação. O grupo de baixo aporte energético teve o risco de morte aumentado em 2,4 vezes ($p = 0,02$) quando comparado ao grupo de alto aporte.

Diante dessa necessidade de reduzir a deficiência energética em situações de dificuldade de uso da via digestiva, surge o conceito de nutrição parenteral suplementar ao uso da enteral. A introdução de TNP suplementar para o doente grave ainda é controversa na literatura. Um grande estudo aberto, multicêntrico, randomizado, *Impact of Early Parenteral Nutrition Completing Enteral Nutrition in Adult Critically Ill Patients* (EPaNIC), analisou o desfecho clínico da TNP suplementar em pacientes internados na UTI.[34] Os pacientes foram divididos em dois grupos: 2.312 que receberam TNE exclusiva com oferta reduzida até o sétimo dia, associando-se à TNP no oitavo dia (grupo de início tardio), e 2.328 pacientes que recebiam TNP suplementar a partir do terceiro dia de internação (grupo de início precoce). Para o grupo de início precoce, foram observadas menores taxas de saída precoce da UTI ($p = 0,04$) e do hospital ($p = 0,04$). Além disso, houve maior incidência de infecções na UTI para este grupo, quando comparada ao grupo de início tardio (26,2% *versus* 22,8%, $p = 0,008$). Vale ressaltar, entretanto, que tal estudo sofreu algumas críticas importantes quanto a seu desenho metodológico, sendo as principais: exclusão de doentes desnutridos, pacientes com curto período de internação na UTI, grande parte de pacientes provenientes de cirurgia cardíaca e alta oferta energética, o que poderia ter resultado em hiperalimentação.

Um estudo posterior,[35] multicêntrico, randomizado selecionou 305 pacientes graves, dos quais 153 entraram com TNP suplementar e 152 mantiveram apenas TNE. A NP foi introduzida a partir do quarto dia de internação para os pacientes cuja TNE fornecia menos de 60% das necessidades energéticas. A TNP suplementar foi mantida por 5 dias. No período do 9º dia até o 28º dia foi analisada a incidência de infecção nosocomial. O nível de gravidade do paciente foi classificado por meio do escore APACHE II e a necessidade calórica foi estabelecida por calorimetria indireta. O grupo suplementado por nutrição parenteral teve incidência de infecção menor que o grupo de TNE exclusiva ($p = 0,033$). Duas grandes diferenças entre os dois estudos foram o tempo de permanência na UTI, sendo que este último apresentava como critério de inclusão no mínimo 5 dias na UTI, e o cuidado em evitar a hiperalimentação.

Uma análise *post hoc* dos dados do EPaNIC mostrou que quanto mais grave o paciente pelo escore de APACHE II, pior foi o efeito do uso de TNP suplementar em termos de mortalidade e infecção. Os autores levantam a hipótese de que a TN agressiva precoce (primeira semana de internação), independentemente da via de administração, apresenta efeitos prejudiciais por suprimir a autofagia, importante para a recuperação da disfunção orgânica, por meio tanto da resposta imune quanto da remoção de metabólitos intracelulares tóxicos e organelas danificadas. No entanto, essa hipótese necessita de mais evidências para ser validada.[36]

Uma revisão, publicada recentemente, discute os resultados bastante conflitantes da literatura atual sobre o tema – que geraram diretrizes divergentes, recomendando ou contraindicando o uso de nutrição parenteral suplementar. Os autores terminam concluindo que os pacientes graves devem receber TNE precoce, quando tolerada. Nos pacientes com alto risco nutricional, seja por causa de evidências de desnutrição, seja pela maior gravidade da doença, deve-se tentar atingir a meta energética e proteica o quanto antes.[37]

Composição da nutrição parenteral total (NPT)

Os componentes usados na NPT são aminoácidos, substrato energético como carboidrato e gordura, eletrólitos, vitaminas, minerais, oligoelementos e água estéril. A mistura desses nutrientes é feita de forma a garantir a manutenção da vida e prover as necessidades nutricionais e hidreletrolíticas individuais.

A oferta proposta de macro e micronutrientes está na Tabela 135.1. O cálculo da osmolalidade da NP pode ser feito somando-se a osmolalidade de cada componente. Para aminoácidos, multiplique a concentração por 100; para glicose, multiplique a concentração por 50; para eletrólitos, multiplique o número de moles por 2 (sódio e potássio), por 1 (magnésio) ou por 1,4 (fósforo).

Carboidratos

O carboidrato mais comumente prescrito é a glicose, que tem o custo mais baixo e é a fonte mais facilmente metabolizada.

Glicose

Pode ser monoidratada (3,4 kcal/g) ou anidra (3,85 kcal/g). Preferencialmente a glicose é comercializada em concentrações que variam de 5% a 70%, com aumento proporcional da osmolaridade e com pH ácido (3,5 a 6,5). A concentração da glicose a 5% é de 250 mOsm/L, e a cada aumento de 5% em sua concentração aumenta mais 250 mOsm/L (p. ex.: glicose a 10% – 500 mOsm/L, a 20% – 1.000 mOsm/L, 30% – 1.500 mOsm/L e assim por diante). Concentrações da glicose maiores que 10% são reservadas para administração venosa central pelo risco de causar tromboflebite na veia periférica. A osmolaridade final da NP de 900 mOsm/L é o máximo de tolerância em veia periférica.

A necessidade basal de glicose é de cerca de 2 g/kg/dia para adultos.[38] A oferta inicial da glicose é de 100 a 150 g por dia e não deve ultrapassar 3 mg/kg/minuto no doente grave, para garantir oxidação adequada e evitar hiperglicemia, alteração hepática e maior produção de CO_2.

TABELA 135.1. Recomendações de macro e micronutrientes da NP de adultos.

Macronutrientes	Paciente grave
Proteína	1,3 a 1,5 g/kg/dia
Carboidratos	< 4 mg/kg/min
Lipídeos	1 g/kg/dia
Calorias totais	25 a 30 kcal/kg/dia
Líquidos	Restrito
Eletrólitos	**Recomendações/dia**
Cálcio	10 a 15 mEq
Magnésio	8 a 20 mEq
Fosfato	20 a 40 mmol
Sódio	1 a 2 mEq/kg
Potássio	1 a 2 mEq/kg
Acetato	*
Cloreto	*
Microelementos	
Zinco	2,5 a 5 mg
Cobre	0,3 a 0,5 mg
Cromo	10 a 15 mcg
Manganês	60 a 100 mcg
Selênio	20 a 60 mcg
Ferro	**
Vitaminas	**Recomendações ADA (2000)**
Vitamina A	3300 UI
Vitamina D	200 UI
Vitamina E	10 UI
Vitamina K	150 mcg
B1 (tiamina)	6 mg
B2 (riboflavina)	3,6 mg
B6 (piridoxina)	6 mg
B12 (cianocobalamina)	5 mcg
Niacina	40 mg
Ácido fólico	600 mcg
Ácido pantotênico	15 mg
Biotina	60 mcg
Vitamina C	200 mg

* necessário para manter balanço ácido básico; ** ferro dextran é aprovado para uso em NP sem lipídeo.
Fonte: ASPEN, Core curriculum, 2012.

Proteínas

As proteínas são fornecidas na forma de solução de aminoácidos livres dispensáveis e não dispensáveis, assim como composições com distribuição de aminoácidos semelhante a proteínas de alto valor biológico. As soluções de aminoácidos não podem ser completas por razões farmacotécnicas. Não são administradas glutamina, tirosina, cisteína e taurina. Há alguns anos se tornaram disponíveis dipeptídeos para uso parenteral (alanil-glutamina, alanil-tirosina). As concentrações variam de 6,7% a 15%, com pH variável e osmolaridade em torno de 900 mOsm/L.[39] Cada grama de aminoácido, se oxidado para energia, fornece 4 kcal. Considera-se que os aminoácidos têm 16% de nitrogênio (6,25 g de proteínas = 1 g de nitrogênio). Os doentes graves devem receber de 1,3 a 1,5 g/kg/dia, em conjunto com oferta calórica adequada. A oferta de aminoácidos deve conter 0,2 a 0,4 g/kg/dia de glutamina ou 0,3 a 0,6 g/kg/dia do dipeptídeo alanil-glutamina.[13] A relação recomendada de calorias por grama de nitrogênio para esses doentes deve ser de 80 a 100 cal/gN.

Lipídeos

As emulsões lipídicas em NP são fontes de ácidos graxos essenciais e garantem a oferta calórica, em associação com a glicose. As concentrações comercialmente disponíveis são de 10% e 20%, com pH de 6,5 a 8,8 e osmolaridade em torno de 270 mOsm/L.

A emulsão lipídica é composta por triglicerídeos (óleo de soja, coco, oliva e peixe, em diferentes proporções), agente emulsificante (lecitina ou fosfolipídeo do ovo) e um agente para tornar a formulação isotônica (glicerol).

Cada grama de gordura provê 9 kcal. Entretanto, com a adição do glicerol à formulação, aumenta-se o valor calórico, sendo que cada grama fornece 11 kcal na concentração a 10% (1,1 kcal/mL) e 10 kcal a 20% (2 kcal/mL).

A emulsão lipídica tem maior potencial para crescimento microbiano quando infundida separadamente da glicose e dos aminoácidos. Por essa razão, o Centers for Disease Control and Prevention (CDC)[40] e a United States Pharmacopeia[41] (USP) recomendam que emulsões lipídicas sejam infundidas em até 12 horas. Quando as emulsões lipídicas estão misturadas a NP, isto é, com glicose e aminoácidos, podem ser infundidas em 24 horas, porque os três substratos misturados em um mesmo recipiente determinam pH ácido e aumento da osmolaridade, o que inibe o crescimento microbiano.

A infusão de lipídeos não deve exceder, contudo, 0,11 g/kg/h, pelo risco de hipertrigliceridemia e complicações infecciosas.

Eletrólitos

Os vários eletrólitos, em quantidades de manutenção ou terapêutica, são adicionados diariamente à NP dependendo da necessidade dos pacientes, dos medicamentos e de perdas extrarrenais (vômito, diarreia, ostomias). Acetato e cloro são ajustados conforme a necessidade para manter o balanço acidobásico. Algumas formas de sal são mais vantajosas. Gluconato de cálcio e sulfato de magnésio são as formas preferenciais desses cátions nas formulações de NP, em razão do menor risco de incompatibilidades físico-químicas. Vários fatores influenciam a compatibilidade físico-química na formulação de NP, como: concentração de aminoácidos, concentração de cálcio e fósforo, forma do sal de cálcio, concentração da glicose, pH e temperatura da formulação e ordem de misturar os componentes na NP.[42] Necessidades elevadas de cálcio ou fósforo devem ser ofertadas fora da NP, com os elementos diluídos em solução de glicose.

As necessidades dos eletrólitos estão no Quadro 135.2.

QUADRO 135.2. Recomendações de eletrólitos.

Tabela eletrólitos

	Insumo	Recomendação
Na⁺	NaCl 20%	1 a 2 mEq/kg/dia
K⁺	KCl 19,1%	1 a 2 mEq/kg/dia
P	Fosfato de potássio 2 mEq/mL	20 a 40 mmol/dia
	Fósforo orgânico 0,33 mmol/mL	
	Fósforo orgânico 1 mMol/mL	
Ca²⁺	Gluconato de cálcio 0,46 mEq/mL	10 a 15 mEq/dia
Mg²⁺	Sulfato de magnésio a 10% (0,81 mEq/mL)	8 a 20 mEq/dia

Fonte: ASPEN 2004 – Safe Practices for Parenteral Nutrition Mirtallo e colaboradores, 2004.[69]

Vitaminas

As necessidades diárias de vitaminas sofrem variações de acordo com os diagnósticos clínico e nutricional, faixa etária ou inflamação. Na ausência de disfunção orgânica, a Food and Drug Administration (FDA, 2000) recomenda a oferta das 13 vitaminas. A vitamina K pode ser ofertada diariamente na dose de 0,5 a 1 mg/dia ou semanalmente na dose de 5 a 10 mg/dia, separadamente da NP.[43]

Elementos-traço

Os elementos-traço ou oligoelementos são micronutrientes essenciais para o funcionamento adequado de vários sistemas enzimáticos. São habitualmente incluídos na NP: zinco, cobre, cromo, manganês e selênio. São comercializados individualmente ou combinados. Outros elementos-traço podem ser incluídos, como molibdênio, iodo e ferro. Em geral, o ferro é ministrado individual e separadamente da NP. O ferro dextran pode ser infundido junto com aminoácidos e glicose, mas não com lipídeos.[44]

Cálculo da NP

A prescrição inicial da NP baseia-se na determinação das necessidades nutricionais do doente e nas metas da terapia nutricional. É importante avaliar suas condições clínicas e nutricionais, além de realizar exames laboratoriais. A NP só deve ser iniciada se as funções vitais estão estáveis, com boa perfusão tecidual que garanta transporte de oxigênio e substratos. É importante que seja prevista duração mínima de 5 a 7 dias de NP. A NP inicial deve conter 30% a 50% das necessidades nutricionais, com progressão gradual conforme aceitação. Pode ser necessária progressão mais lenta e cuidadosa nos doentes hipercatabólicos e com inanição grave.[45] A Tabela 135.2 mostra a proposta metodológica para a formulação individualizada de NP em indivíduo de 70 kg.

TABELA 135.2. Formulação individualizada de NP em indivíduo de 70 kg.

Proposta: 30 kcal/kg/dia, 1,5 g/kg/dia, 30% lipídeo
Se 70 kg → NC = 2.100 cal

1. Cálculos aminoácidos, nitrogênio e relação ca/gN
1,5 × 70 = 105 g → AA   10% = 10 g em 100 mL × = 1050 mL
total calórico aa: 105 g × 4 = 420 cal = 20%
                                  105 g   ×
cálculo de N → 6,25 g aa → tem 1g N   × = 16,8 g N
cálculo de calorias não proteicas por g de N = 2100 − 420 = 1680
                                  105 g   ×
1680 kcal para   16,8 g N   ou 100 cal : 1gN
                                              ×
                                                    1 g N

2. Cálculo de lipídeos
proposta 30% de lipídeos = 30% de 2.100 cal = 630 cal
emulsão lipídica a 20% = 2 cal em 1 mL   × = 315 mL
                                        630   ×

3. Cálculo de glicose
de 2.100 cal já foram usados 420 (aa) e 630 (lipídeo) =
2.100 − (420 + 630) = 1.050 cal = 50% do valor calórico total
1.050 cal tem 262,5 g de glicose (1.050 ÷ 4 = 262,5)
SG 50% = 50g em   100 mL
                          262,5   ×

4. Final
NP com volume final de 1.890 mL (1050 aa + 315 lipídeo + 525 mL glicose), 2.100 calorias, 20% proteínas, 30% lipídeo e 50% glicose; cal/gN 100:1

NC: necessidade calórica; N: nitrogênio.

COMPLICAÇÕES MAIS FREQUENTES RELACIONADAS À TN

As complicações associadas à TN podem ser categorizadas em mecânicas, metabólicas, gastrintestinais e infecciosas. As complicações metabólicas estão mais relacionadas à NP. As complicações gastrintestinais acompanham com certa frequência a NE. Destacam-se, a seguir, três complicações, por sua importância e frequência.

Gastroparesia

Estratégias diversas são adotadas para aumentar a tolerância gástrica de pacientes graves. Admite-se que 50% dos pacientes graves ventilados mecanicamente apresentam redução do esvaziamento gástrico por hipomotilidade antral no período pós-prandial e diminuição do complexo motor migratório no período interdigestivo.[46] Existem condições críticas que claramente estão associadas com disfunção gástrica em mais de 80% dos doentes, como sepse grave, queimadura e politrauma.[47]

A elevação da cabeceira da cama de 30 a 45° é prática bem estabelecida e recomendada para reduzir o refluxo gástrico e a broncoaspiração. O posicionamento intestinal da sonda, quando possível, aumenta a tolerância à NE e aumenta a oferta nutricional. A NE deve ser iniciada com baixo volume (20 mL/hora) e aumentada com cautela (10 a 20 mL/hora cada 6 a 8 horas).[48] A NE contínua também pode favorecer a aceitação, assim como fórmulas mais concentradas que permitem menor volume. E, finalmente, agentes pró-motilidade devem ser incluídos. Destacam-se a metoclopramina e a eritromicina – com a associação dessas duas drogas, pode haver melhora nos resultados.[49]

Acosta-Escribano e colaboradores[50] avaliaram, em estudo prospectivo e randomizado, a eficácia da sonda transpilórica comparada com o posicionamento gástrico em pacientes com traumatismo cranioencefálico (TCE) grave, sob ventilação mecânica. O grupo que recebeu dieta transpilórica teve incidência mais baixa de pneumonia, maior quantidade de dieta (92 × 84%, $p < 0,01$) e mais baixo resíduo gástrico. Entretanto, pacientes com TCE grave em coma barbitúrico induzido apresentam pouca tolerância à nutrição enteral.

Bochicchio e colaboradores[51] avaliaram, em estudo prospectivo, a eficácia da NE em 57 pacientes com TCE grave em coma barbitúrico. Houve intolerância gástrica em todos os pacientes, após 48 horas de NE, mesmo com a prescrição de procinéticos. Apenas 25% dos pacientes com sonda pós-pilórica toleraram a NE. Concluíram, assim, que pacientes com TCE grave em coma barbitúrico apresentam dismotilidade não responsiva a procinéticos ou ao posicionamento pós-pilórico da sonda. Os autores recomendam a prescrição de NP precoce nessas condições, além de considerar outros fatores de intolerância à NE, como o uso de catecolaminas, bloqueadores neuromusculares e a hiperglicemia.

A associação de metoclopramida e eritromicina intravenosas foi considerada terapia de primeira linha para favorecer o melhor esvaziamento gástrico em 882 pacientes graves com politraumatismo e TCE graves.[52]

O resíduo gástrico considerado para suspensão de NE é variável. Existe, nos últimos anos, tendência a aumentar o limite para o volume residual gástrico (VRG) na adequação da NE. Montejo e colaboradores[53] realizaram estudo prospectivo, randomizado e multicêntrico em 28 UTI na Espanha e avaliaram o VRG em 329 doentes graves sob ventilação mecânica. As complicações gastrintestinais foram avaliadas com o VRG de 200 ou 500 mL, e foram maiores no grupo controle (200 mL). Os *guidelines* têm considerado 250 mL como VRG tolerada e limite para suspensão da NE quando o VRG for superior a 500 mL.[12]

Estudos recentes têm mostrado não haver relação consistente entre broncoaspiração e VRG elevado. Dessa forma, a prática de verificar o VRG a cada 4 ou 6 horas tem sido abandonada por muitos, sob a alegação de interrupção da dieta, perda de tempo e alocação de recursos, obstrução da sonda enteral, retirada de nutrientes e secreção gástrica fisiológica e potencial para aumentar infecção.

Como alternativas estratégicas para os intensivistas, destacam-se a necessidade de avaliar os fatores de risco de aspiração, checar o posicionamento da sonda e adotar medidas para reduzir o risco de VRG aumentado, como uso de procinéticos, sonda pós-pilórica ou probióticos. Os enfermeiros devem estar atentos para manter cabeceira elevada, higiene da orofaringe e impor protocolos clínicos de cuidados quanto ao volume e à velocidade de gotejamento da nutrição enteral.

Recentemente, estudo prospectivo, randomizado e multicêntrico[54] avaliou pacientes graves, ventilados mecanicamente, que recebiam NE iniciada 36 horas após intubação. No grupo controle (449 pacientes), considerou-se intolerância se VRG > 250 mL (medido cada 6 horas), se houver regurgitação ou vômito. No grupo de estudo (452 mL) não foi checado o VRG, mas considerados regurgitação e vômito. Não houve diferença entre os grupos quanto a pneumonia, outras infecções, permanência na UTI, tempo de ventilação mecânica e mortalidade, entretanto a oferta nutricional foi maior no grupo que não mediu o VRG ($p = 0,008$).

DIARREIA

A incidência de diarreia em NE é bastante variável, de 2,3% a 90%, conforme o diagnóstico, a gravidade dos doentes e a classificação da diarreia. Existem 15 definições diferentes de diarreia, que consideram frequência, consistência e quantidade de fezes. Nosso grupo considera como diarreia 3 ou mais evacuações líquidas por dia.[55]

Os fatores que interferem no aumento das evacuações do doente grave são antibioticoterapia múltipla com consequente erradicação da flora intestinal e redução da produção de ácidos graxos de cadeia curta. Ocorre ainda atrofia ou isquemia da mucosa intestinal pelo jejum prolongado ou baixo fluxo, com alteração da capacidade absortiva e hipoalbuminemia, respectivamente.[56] É menos frequente, com o doente grave, o uso de medicações orais, mas têm impacto a alta osmolalidade de metoclopramida (8.350 mOsm/kg), furosemida (2.050 mOsm/kg), sulfato ferroso (4.700 mOsm/kg) e multivitaminas (5.700 mOsm/kg). O que menos interfere na ocorrência de diarreia é a fórmula nutricional, com destaque para as hiperosmolares.[57]

Estudo clássico de complicações em doente grave com NE[58] mostrou que a frequência de diarreia em 400 pacientes graves avaliados foi de 16%. A principal complicação encontrada nesse estudo foi a gastroparesia, em 39% dos doentes. Outros autores encontraram 40% de diarreia em doente grave associada ao uso de procinéticos (metoclopramida e eritromicina).

Os *guidelines* são contraditórios com relação ao uso de NE com fibra para o controle da diarreia no doente grave. Os *guidelines* da ASPEN, Critical Care Medicine Consensus Conference (SCCM – 2009)[12] e ESPEN (2009)[13] consideram que NE com fibra solúvel pode ser útil no controle de diarreia, com base em três estudos que comprovam essa afirmação.[59-61]

Estudo controlado e duplo-cego[59] avaliou o uso de fórmula enteral com 22 g/L de fibra solúvel (goma guar) em pacientes graves com sepse grave e choque séptico mecanicamente ventilados. A frequência de diarreia, número de dias com diarreia e avaliação do escore foi mais bem controlado no grupo que recebeu fibra. Rushdi e colaboradores[60] mostraram os mesmos resultados com diminuição das evacuações, além de melhor controle glicêmico e do colesterol. Mais recentemente, um estudo asiático[61] prospectivo, randomizado, duplo-cego e controlado avaliou o uso de dieta com mistura de fibras em pacientes graves cirúrgicos, em sepse e sob antibioticoterapia. Houve redução dos episódios e do escore de diarreia nesses doentes.

A NE com fibra solúvel e insolúvel deve ser evitada em pacientes com alto risco de isquemia intestinal ou dismotilidade grave.[12]

HIPERGLICEMIA

O estudo de Van der Berghe e colaboradores (2001)[62] mostrou redução da mortalidade (de 10,9% a 7,2%) e morbidade em pacientes graves após cirurgia cardíaca. Tal redução foi obtida com controle glicêmico intensivo, por meio de infusão venosa contínua de insulina e meta de mantê-la entre 80 e 110 mg/dL. O mesmo grupo repetiu esse modelo de estudo em população de doentes graves não cirúrgicos e não obteve o mesmo benefício de reduzir a mortalidade, mas houve aumento importante de hipoglicemia.[63]

Mais recentemente, dois grandes estudos multicêntricos, randomizados e controlados – GLUCONTROL (21 UTI, 1.076 pacientes críticos)[64] e VISEP (18 UTI, 488 pacientes, sepse grave e choque séptico)[65] – compararam duas metas glicêmicas nos doentes graves, 80 a 110 mg/dL e 120 a 150 mg/dL. Não houve alteração na mortalidade. A falta de benefício clínico e a hipoglicemia grave no grupo de controle glicêmico mais rigoroso fizeram os estudos serem suspensos prematuramente.

O estudo NICE sugar[66] avaliou 6.104 pacientes graves com controle glicêmico intensivo (81 a 108 mg/dL), apresentou 6,8% de hipoglicemia e mortalidade de 27,5%. O grupo convencional (glicemia < 180 mg/dL) apresentou 0,5% de hipoglicemia e menor mortalidade (24,9%, $p = 0,02$).

Griesdale e colaboradores[67] realizaram metanálise com 26 estudos randomizados e controlados em 13.567 pacientes graves e mostraram que o controle glicêmico intensivo (81 a 108 mg/dL) aumentou o risco de hipoglicemia, sem interferir na mortalidade. Em concordância com essa metanálise, os *guidelines* do Sepsis Surviving e de nutrição da ASPEN/SCCM recomendam que a meta da glicemia em doentes graves seja menor que 150 mg/dL.[12,68]

Com base em revisão sistemática, a ASPEN recomenda fortemente que a meta glicêmica de pacientes adultos hospitalizados que recebem terapia nutricional seja mantida entre 140 e 180 mg/dL.

CONSIDERAÇÕES FINAIS

A terapia nutricional tornou-se componente integral dos cuidados intensivos, uma vez que atenua ou previne os efeitos da desnutrição.

Existe clara evidência de que prover nutrição precoce, que inicia de 24 a 48 horas e de forma adequada, pode influenciar favoravelmente a sobrevida em doentes com trauma agudo, cirurgia, sepse e pancreatite aguda.

O posicionamento da sonda (gástrico *versus* duodenal) não mostrou diferença significativa em relação ao aporte diário de energia e proteína, nas complicações gastrintestinais, no balanço nitrogenado e no tempo de permanência na UTI dos pacientes considerados menos graves. Todavia, entre os pacientes mais graves, a sonda gástrica apresenta piores resultados, devendo ser utilizada em posição pós-pilórica a fim de que seja mais bem tolerada.

A evidência de que doentes que recebem NE raramente recebem 100% da oferta calórica planejada motivou estudos que avaliaram a oferta nutricional recebida e sua relação com os resultados clínicos.

Nutrição hipocalórica tem potencial para resultados desfavoráveis se utilizada por tempo prolongado. A hiperalimentação do doente grave, por sua vez, também se associa a efeitos colaterais importantes, como hiperglicemia, hipercapnia, intolerância à NE, aspiração e distúrbio hidreletrolítico. Diante dessa necessidade de reduzir a deficiência energética em situações de dificuldade de uso da via digestiva, surge o conceito de nutrição parenteral suplementar ao uso da enteral. Os estudos sobre o tema, contudo, são bastante conflitantes, gerando diretrizes divergentes que recomendam ou contraindicam o uso de nutrição parenteral suplementar.

REFERÊNCIAS BIBLIOGRÁFICAS

1. Correia MITD, Waitzberg DL. The impact of malnutrition on morbidity, mortality, length of hospital stay and costs evaluated through a multivariate model analysis. Clin Nutr. 2003;22:235-9.
2. Sungurtekin H, Sungurtekin U, Balci C, Zencir M. The influence of nutritional status on complication after major intraabdominal surgery. J Am Coll Nutr. 2004;23:227-32.
3. Giner M, Laviano A, Meguid M, Gleason JR. In 1995 a correlation between malnutrition and poor outcome in critically ill patients still exits. Nutrition. 1996;12:23-9.
4. Doig GS, Heighes PT, Simpson F, Sweetman EA, Davies AR. Early enteral nutrition, provided within 24 h of injury or intensive care unit admission, significantly reduces mortality in critically ill patients: a meta-analysis of randomised controlled trials. Intensive Care Med. 2009;35(12):2018-27.
5. Kreymann KG, Berger MM, Deutz NE, Hiesmayr M, Jolliet P, Kazandjiev G, et al. ESPEN Guidelines on Enteral Nutrition: Intensive care. Clin Nutr. 2006;25(2):210-23.
6. Artinian V, Krayem H, DiGiovine B. Effects of early enteral feeding on the outcome of critically ill mechanically ventilated medical patients. Chest. 2006;129(4):960-7.
7. Hernandez G, Velasco N, Wainstein C, Castillo L, Bugedo G, Maiz A, et al. Gut mucosal atrophy after a short enteral fasting period in critically ill patients. J Crit Care. 1999;14(2):73-7.
8. Flordelís Lasierra JL, Pérez-Vela JL, Umezawa Makikado LD, Torres Sánchez E, Colino Gómez L, Maroto Rodríguez B, et al. Early Enteral Nutrition in Patients With Hemodynamic Failure Following Cardiac Surgery. JPEN J Parenter Enteral Nutr. 2013; october 4:1-9.
9. Rai SS, O'Connor SN, Lange K, Rivett J, Chapman MJ. Enteral nutrition for patients in septic shock: a retrospective cohort study. Crit Care Resusc. 2010;12(3):177-81.
10. Yang S, Wu X, Yu W, Li J. Early enteral nutrition in critically ill patients with hemodynamic instability: an evidence-based review and practical advice. Nutr Clin Pract. 2014;29(1):90-6

11. Cove MC, Pinsky MR. Early or late parenteral nutrition: ASPEN vs. ESPEN. Crit Care. 2011;15(6):317.
12. McClave SA, Martindale RG, Vanek VW, McCarthy M, Roberts P, Taylor B, et al. Guidelines for the Provision and Assessment of Nutrition Support Therapy in the Adult Critically Ill Patient: Society of Critical Care Medicine (SCCM) and American Society for Parenteral and Enteral Nutrition (A.S.P.E.N.). JPEN J Parenter Enteral Nutr. 2009 May-Jun;33(3):277 316.
13. Singer P, Berger MM, Van den Berghe G, Biolo G, Calder P, Forbes A, et al. ESPEN Guidelines Parenteral Nutrition: Intensive Care. Clin Nutr. 2009 Aug;28(4):387-400.
14. Doig GS, Simpson F, Sweetman EA, Finfer SR, Cooper DJ, Heighes PT, et al. Early parenteral nutrition in critically ill patients with short-term relative contraindications to early enteral nutrition: a randomized controlled trial. JAMA. 2013 May 22;309(20):2130-8.
15. Aguilar-Nascimento JE, Dock-Nascimento DB. Nutrição Enteral Precoce. In: Waitzberg, DL. Nutrição Oral, Enteral e Parenteral na Prática Clínica. São Paulo: Editora Atheneu, 2009. p.799-808.
16. Nunes ALB, Koterba E, Alves VGF, et al. Terapia Nutricional no Paciente Grave. Projeto Diretrizes. São Paulo: SBNPE; Associação Brasileira de Nutrologia, 2011.
17. Dhaliwal R, Cahill N, Lemieux M, Heyland DK. The Canadian critical care nutrition guidelines in 2013: an update on current recommendations and implementation strategies. Nutr Clin Pract. 2014 Feb;29(1):29-43.
18. Doig GS, Heighes PT, Simpson F, Sweetman EA. Early enteral nutrition reduces mortality in trauma patients requiring intensive care: a meta-analysis of randomised controlled trials. Injury. 2011;42:50-6.
19. Fremont RD, Rice TW. How soon should we start interventional feeding in the ICU? Curr Opin Gastroenterol. 2014 Mar;30(2):178-81.
20. Tsai JR, Chang WT, Sheu CC, Wu YJ, Sheu YH, Liu PL, et al. Inadequate energy delivery during early critical illness correlates with increased risk of mortality in patients who survive at least seven days: a retrospective study. Clin Nutr. 2011 Apr;30(2):209-14.
21. Chourdakis M, Kraus MM, Tzellos T, Sardeli C, Peftoulidou M, Vassilakos D, et al. Effect of early compared with delayed enteral nutrition on endocrine function in patients with traumatic brain injury: an open-labeled randomized trial. J Parenter Enteral Nutr. 2012 Jan; 36(1):108-16.
22. Rice TW, Mogan S, Hays MA, Bernard GR, Jensen GL, Wheeler AP. Randomized trial of initial trophic versus full-energy enteral nutrition in mechanically ventilated patients with acute respiratory failure. Crit Care Med. 2011;39:967-74.
23. Krishnan JA, Parce PB, Martinez A, Diette GB, Brower RG. Caloric intake in medical ICU patients: consistency of care with guidelines and relationship to clinical outcomes. Chest. 2003;124:297-305.
24. Arabi YM, Samir HH, Tamim HM, Rishu AH, Sakkijha MH, Kahoul SH, et al. Near-Target Caloric Intake in Critically Ill Medical-Surgical Patients Is Associated With Adverse Outcomes. JPEN J Parenter Enteral Nutr. 2010;34(3):280-8.
25. Rice TW, Wheeler AP, Thompson BT, Steingrub J, Hite RD, Moss M, et al. Initial trophic vs full enteral feeding in patients with acute lung injury: the EDEN randomized trial. JAMA. 2012;307(8):795-803.
26. Faisy C, Lerolle N, Dachraoui F, Savard JF, Abboud I, Tadie JM, et al. Impact of energy deficit calculated by a predictive method on outcome in medical patients requiring prolonged acute mechanical ventilation. Br J Nutr. 2009 Apr;101(7):1079-87.
27. Weijs PJ, Stapel SN, de Groot SD, Driessen RH, de Jong E, Girbes AR, et al. Optimal protein and energy nutrition decreases mortality in mechanically ventilated, critically ill patients: a prospective observational cohort study. JPEN J Parenter Enteral Nutr. 2012 Jan;36(1):60-8.
28. Hegazi RA, Wischmeyer PE. Clinical review: Optimizing enteral nutrition for critically ill patients--a simple data-driven formula. Crit Care. 2011;15(6):234.
29. Updated recommendations. Canadian Clinical Practice Guidelines. 2009. [Internet] [Acesso em 11 dez 2015]. Disponível em: http://www.criticalcarenutrition.com/docs/cpg/srrev.pdf
30. Heyland DK, Dhaliwal R, Drover JW, Gramlich L, Dodek P. Canadian Clinical Practice Guidelines for Nutrition Support in Mechanically Ventilated, Critically Ill Adult Patients. J Parenter Enteral Nutr. 2003;27:355.
31. Peter JV, Moran JL., Phillips-Hughes J. A metaanalysis of treatment outcomes of early enteral versus early parenteral nutrition in hospitalized patients. Crit Care Med. 2005 Jan;33(1):213-20.
32. Dvir D, Cohen J, Singer P. Computerized energy balance and complications in critically ill patients: an observational study. Clin Nutr. 2006 Feb;25(1):37-44.
33. Villet S, Chiolero RL, Bollmann MD, Revelly JP, Cayeux R N MC, Delarue J, et al. Negative impact of hypocaloric feeding and energy balance on clinical outcome in ICU patients. Clin Nutr. 2005 Aug;24(4):502-9.
34. Casaer MP, Mesotten D, Hermans G, Wouters PJ, Schetz M, Meyfroidt G, et al. Early versus late parenteral nutrition in critically ill adults. N Engl J Med. 2011 Aug 11;365(6):506-17. doi: 10.1056/NEJMoa1102662. Epub 2011 Jun 29.
35. Heidegger CP, Berger MM, Graf S, Zingg W, Darmon P, Costanza MC, et al. Optimisation of energy provision with supplemental parenteral nutrition in critically ill patients: a randomised controlled clinical trial. Lancet. 2013 Feb 2;381(9864):385-93.
36. Casaer MP, Van den Berghe G. Nutrition in the acute phase of critical illness. N Engl J Med. 2014 Mar 27;370(13):1227-36.
37. Desai SV, McClave SA, Rice TW. Nutrition in the ICU: an evidence-based approach. Chest. 2014 May;145(5):1148-57.
38. Bier DM, Brosnan JT, Flatt JP, Hanson RW, Heird W, Hellerstein MK, et al. Report of the IDECG Working Group on lower and upper limits of carbohydrate and fat intake. Eur J Clin Nutr. 1999;53(Suppl.):S177-8.
39. Mirtallo JM. Parenteral formulas. In: Rombeau JL, Rolandelli RH. Clinical Nutrition. Parenteral Nutrition. 3rd Edition. Philadelphia: W.B. Saunders Co., 2001. p.118-39.
40. Centers for Disease Control and Prevention. Guidelines for the prevention of intravascular catheter-related infections. MMWR. 2002;51(No. RR-10):1-28.
41. Chapter <797> Pharmaceutical compounding—sterile preparations. physical tests. United States Pharmacopeia 28/National Formulary 23. Rockville, MD: The United States Pharmacopeial Convention, Inc; 2005. p.2461-77.
42. Trissel LA. Trissel's Calcium and Phosphate Compatibility in Parenteral Nutrition. Houston, TX: TriPharma Communications, 2001.
43. Helphingstine CJ, Bistrian BR. New Food and Drug Administration requirements for inclusion of vitamin K in adult parenteral multivitamins. JPEN J Parenter Enteral Nutr. 2003;27(3):220-4.
44. Kumpf VJ. Update on parenteral iron therapy. Nutr Clin Pract. 2003;18:318-26.
45. Teixeira da Silva ML, Costa GC. Terapia Nutricional Parenteral e Enteral no Doente Crítico. In Dante Senra. (Org.). Medicina Intensiva Fudamentos e Prática. 1ed. Rio de Janeiro: Editora Atheneu, 2013. p.845-54.
46. Uklejà A. Altered GI motility in critically Ill patients: current understanding of pathophysiology, clinical impact, and diagnostic approach. Nutr Clin Pract. 2010 Feb;25(1):16-25.
47. Ritz MA, Fraser R, Tam W, Dent J. Impacts and patterns of disturbed gastrointestinal function in critically ill patients. Am J Gastroenterol. 2000 Nov;95(11):3044-52.
48. Rhoney DH, Parker DJ, Formea CM, Yap C, Coplin WM. Tolerability of bolus versus continuous gastric feeding in brain-injured patients. Neurol Res. 2002;24:613-20.
49. Röhm KD, Boldt J, Piper SN. Motility disorders in the ICU: recent therapeutic options and clinical practice. Curr Opin Clin Nutr Metab Care. 2009 Mar;12(2):161-7
50. Acosta-Escribano J, Almanza López S, Plumed Martín L, García Martinez MA, Tajadura Manjarín N. The metoclopramide effect on enteral nutrition tolerance and mechanical ventilation associated pneumonia in neuro critically ill patients.Nutr Hosp. 2014 Jun 1;29(6):1345-51.
51. Bochicchio GV, Bochicchio K, Nehman S, Casey C, Andrews P, Scalea TM. Tolerance and efficacy of enteral nutrition in traumatic brain-injured patients induced into barbiturate coma. JPEN J Parenter Enteral Nutr. 2006 Nov-Dec;30(6):503-6.
52. Dickerson RN, Mitchell JN, Morgan LM, Maish GO 3rd, Croce MA, Minard G, et al. Disparate response to metoclopramide therapy for gastric feeding intolerance in trauma patients with and without traumatic brain injury. JPEN J Parenter Enteral Nutr. 2009 Nov-Dec;33(6):646-55.

53. Montejo JC, Miñambres E, Bordejé L, Mesejo A, Acosta J, Heras A, et al. Gastric residual volume during enteral nutrition in ICU patients: the REGANE study. Intensive Care Med. 2010 Aug;36(8):1386-93. Epub 2010 Mar 16.
54. Reignier J, Mercier E, Le Gouge A, Boulain T, Desachy A, Bellec F, et al. Effect of not monitoring residual gastric volume on risk of ventilator-associated pneumonia in adults receiving mechanical ventilation and early enteral feeding: a randomized controlled trial. JAMA. 2013 Jan 16;309(3):249-56.
55. Silva M L T, Waitzberg DL, Gama Rodrigues J, Ferrini MT, Borges VC. Hipoalbuminemia grave e diarreia em suporte nutricional enteral, GED gastroenterol. Endosc Dig. 1991;10(1):22-6.
56. Martins JR, Shiroma GM, Horie LM, Logullo L, Silva Mde L, Waitzberg DL. Factors leading to discrepancies between prescription and intake of enteral nutrition therapy in hospitalized patients. Nutrition. 2012 Sep;28(9):864-7.
57. Makic MB. Management of nausea, vomiting, and diarrhea during critical illness. AACN Adv Crit Care. 2011 Jul-Sep;22(3):265-74.
58. Montejo JC. Enteral nutrition-related gastrointestinal complications in critically ill patients: a multicenter study. The Nutritional and Metabolic Working Group of the Spanish Society of Intensive Care Medicine and Coronary Units. Crit Care Med. 1999 Aug;27(8):1447-53
59. Spapen H, Diltoer M, Van Malderen C, Opdenacker G, Suys E, Huyghens L. Soluble fiber reduces the incidence of diarrhea in septic patients receiving total enteral nutrition: a prospective, double-blind, randomized, and controlled trial. Clin Nutr. 2001;20:301-5.
60. Rushdi TA, Pichard C, Khater YH. Control of diarrhea by fiber- enriched diet in ICU patients on enteral nutrition: a prospective randomized controlled trial. Clin Nutr. 2004;23:1344-52.
61. Chittawatanarat K, Pokawinpudisnun P, Polbhakdee Y. Mixed fibers diet in surgical ICU septic patients. Asia Pac J Clin Nutr. 2010;19(4):458-64.
62. Van den Berghe G, Wouters P, Weekers F, Verwaest C, Bruyninckx F, Schetz M, et al. Intensive insulin therapy in the critically ill patients. N Engl J Med. 2001;345:1359-67.
63. Van den Berghe G, Wilmer A, Hermans G, Meerssemn W, Wouters PJ, Milants I, et al. Intensive insulin therapy in the medical ICU. N Engl J Med. 2006;354:449-61.
64. Preiser JC, Devos P, Ruiz-Santana S, Mélot C, Annane D, Groeneveld J, et al. A prospective randomised multicentre controlled trial on tight glucose control by intensive insulin therapy in adult intensive care units: the Glucontrol study. Intensive Care Med. 2009;35(10):1738-48.
65. Brunkhorst FM, Engel C, Bloos F, Meier-Hellmann A, Ragaller M, Weiler N, et al. Intensive insulin therapy and pentastarch resuscitation in severe sepsis. N Engl J Med. 2008;358:125-39.
66. NICE-SUGAR Study Investigators. Intensive versus conventional glucose control in critically ill patients. N Engl J Med. 2009;360:1283-97.
67. Griesdale DE, de Souza RJ, van Dam RM, Heyland DK, Cook DJ, Malhotra A, et al. Intensive insulin therapy and mortality among critically ill patients: a meta-analysis including NICE-SUGAR study data. CMAJ. 2009;180:821-7.
68. Dellinger RP, Levy MM, Carlet JM, Bion J, Parker MM, Jaeschke R, et al. Surviving Sepsis Campaign: international guidelines for management of severe sepsis and septic shock: 2008. Crit Care Med. 2008;36:296-327.
69. Mirtallo J, Chair, Canada T, Johnson D, Kumpf V, Petersen C, et al. Safe Practices for Parenteral Nutrition. JPEN. 2004;28(6):S38-S70.

CAPÍTULO 136

PLANEJAMENTO NUTRICIONAL NA FALÊNCIA ESPECÍFICA DE ÓRGÃOS

Luiz André Magno
Celso Cukier

DESTAQUES

- A disfunção multiorgânica é comum em pacientes criticamente enfermos.
- O planejamento nutricional focado em disfunção orgânica específica tem objetivo principal de não piorar a condição clínica do paciente agudamente enfermo.
- Em situações específicas, o planejamento nutricional adequado pode melhorar a evolução clínica.
- As disfunções orgânicas que necessitam de atenção especial são a cardíaca, respiratória, renal e hepática.

INTRODUÇÃO

Existem atualmente evidências consistentes de que a desnutrição é fator independente de risco para maior morbidade, aumento do tempo de internação, recuperação tardia, baixa qualidade de vida e aumento dos custos hospitalares, além de maior mortalidade em situações específicas. Pacientes críticos apresentam com grande frequência modificações hormonais e produção citocínica e de eicosanoides que estão associadas ao quadro hipermetabólico e hipercatabólico. O consequente desenvolvimento da desnutrição proteico-calórica (DPE), que ocorre de forma aguda, pode estar associado à presença de infecção e ao prolongamento do tempo de intubação e hospitalização.[1] Todas essas alterações presentes em pacientes críticos podem levar a disfunção específica de órgãos. As evidências disponíveis apresentam informações importantes para o planejamento nutricional em situações de disfunção orgânica específica, como a respiratória, renal e hepática, encontradas com frequência em pacientes agudamente enfermos. Apesar dos desafios constantemente encontrados para o cálculo da quantidade de caloria a ser ofertada em pacientes criticamente enfermos, a falência específica de órgãos exige também a definição da composição adequada da dieta a ser ofertada.[2-3] A terapia nutricional vem acumulando evidências de sua importância, seja na definição do momento em que deve ser iniciada, seja na forma como deve ser fornecida, o que inclui a definição dos nutrientes, concentração e volume da dieta a ser ofertada. Neste capítulo abordaremos como planejar a terapia nutricional em situações específicas de disfunção orgânica.

HISTÓRICO

A noção de que a desnutrição pode afetar os resultados clínicos em pacientes cirúrgicos foi relatada pela primeira vez em 1936, em um estudo que mostra que os pacientes desnutridos submetidos à cirurgia de úlcera tinham uma taxa de mortalidade de 33% em comparação a 3,5% em indivíduos bem nutridos.[4] Um estudo prospectivo de 500 pacientes, incluindo 200 pacientes cirúrgicos, internados em um hospital de ensino na Inglaterra, descobriu que 40% deles eram desnutridos mediante a apresentação, e perderam uma média de 5,4% do seu peso corporal durante a internação.[5]

Nos últimos 30 anos, o conhecimento dos fatores envolvidos na disfunção múltipla de órgãos decorrentes da resposta inflamatória sistêmica por causas diversas tem aumentado a sobrevida de pacientes criticamente enfermos e o suporte a várias dessas disfunções.

CONCEITO

A resposta catabólica no doente crítico é muito mais pronunciada do que a que ocorre pelo jejum em pessoas saudáveis, uma vez que o déficit de energia em pacientes com doença aguda muitas vezes é sobreposto a imobilização e resposta inflamatória e endócrina exacerbada. A perda musculoesquelética grave e a fraqueza que ocorrem durante doença crítica estão associadas com uma necessidade prolongada de ventilação mecânica e reabilitação. A perda nitrogenada não revertida pode ocasionar a impossibilidade de recuperação sistêmica e consequente morte do paciente.

A disfunção orgânica, quando presente, leva a uma maior necessidade de planejamento da terapia nutricional em pacientes gravemente enfermos, pois o nutriente pode piorar a disfunção orgânica ou interferir com a terapêutica instituída. Um exemplo é o paciente com disfunção renal aguda, em hemodiálise ou tratamento conservador, em que a individualização da terapia nutricional será fundamental para garantir a adequada oferta proteico-calórica, prevenindo desnutrição proteica sem, entretanto, aumentar a necessidade ou o início de terapia de substituição renal por oferta proteica excessiva.

Outro desafio no planejamento da terapia nutricional para pacientes criticamente enfermos é a necessidade de ajustá-la a diferentes disfunções, uma vez que boa parte dos pacientes apresenta mais de uma disfunção orgânica presente. Todos esses fatores devem ser levados em consideração na instituição da terapia, e aí está a importância de equipe multiprofissional de terapia nutricional atuante em ambientes de unidade de terapia intensiva (UTI).

DISFUNÇÃO RESPIRATÓRIA
DOENÇA PULMONAR OBSTRUTIVA CRÔNICA (DPOC) DESCOMPENSADA

O paciente enfisematoso apresenta gasto energético 23% a 26% maior pela doença de base. Quando esses pacientes apresentam descompensação aguda por infecção ou tromboembolismo pulmonar, com frequência necessitam de suporte respiratório e internação prolongada em UTI. O catabolismo proteico induzido pela doença crítica leva a diminuição da massa muscular respiratória, força e resistência, o que pode levar a dificuldade de desmame da ventilação mecânica.[6] A terapia nutricional precoce é fundamental para compensar tal perda muscular prévia e permitir uma adequada reabilitação pulmonar, ao mesmo tempo em que o paciente está em terapia para a causa da doença aguda. No planejamento desses pacientes é também importante utilizar dietas com menor relação de carboidrato em pacientes previamente retentores de CO_2, mantendo o cuidado de uma dieta hiperproteica sempre que possível. O objetivo de oferta proteica deve buscar a meta de 1,2 a 2,0 g/kg/dia de proteína.[7]

SÍNDROME DO DESCONFORTO RESPIRATÓRIO AGUDO (SDRA)/LESÃO PULMONAR AGUDA GRAVE (*ACUTE LUNG INJURY* – ALI)

O catabolismo proteico induzido pela doença crítica leva a diminuição da massa muscular respiratória, força e resistência, o que pode acarretar dificuldade de desmame da ventilação mecânica. Suporte nutricional pode minimizar esses efeitos e melhorar tanto o sucesso de desmame quanto outros desfechos clínicos, desde que o montante do apoio à nutrição seja adequado, sem ser excessivo.[8] A suplementação de fórmulas enterais com antioxidantes mais ômega-3 ácidos graxos foi proposta com a esperança de que teria um efeito anti-inflamatório no pulmão. Isso levou à avaliação desses produtos de alimentação em pacientes com lesão pulmonar aguda (acute lung injury – ALI) e SDRA. Evidências de estudos randomizados e metanálises são conflitantes. Permanece a discussão de qual a melhor dosagem, composição de ácidos graxos e proporção de nutrientes imunomoduladores que compreendem essas formulações, uma vez que trabalho posterior aos três estudos citados não repetiu os seus resultados. Por outro lado, a superalimentação com carboidratos em excesso pode prejudicar a retirada do ventilador, presumivelmente levando ao excesso de produção de dióxido de carbono e ao aumento da carga ventilatória sobre os músculos respiratórios.[8]

DISFUNÇÃO CARDIOVASCULAR

Pacientes inicialmente admitidos em UTI com instabilidade hemodinâmica devem ter a reanimação do choque como prioridade. Apesar de vários estudos demonstrarem melhor evolução em pacientes com dieta enteral iniciada precocemente (24 a 48 horas da admissão), existe consenso de que a terapia nutricional deve ser iniciada apenas após a estabilidade do paciente, com recuperação da acidose metabólica e láctica e apresentando doses estáveis de vasopressor.

A quantidade de calorias a ser ofertada e a composição da dieta seguem os parâmetros gerais para pacientes criticamente enfermos. É importante destacar que deve ser evitado o uso de fibras em pacientes em uso de vasopressor.[9] A suplementação de nutrição enteral com uma combinação de imunomoduladores (ácidos, p. ex.:, glutamina, selênio, ômega-3, ácidos graxos e antioxidantes) não é recomendada em pacientes que estão em estado grave. Enquanto várias metanálises de ensaios clínicos randomizados pequenos sugerem que o uso de nutrientes imunomoduladores melhora a recuperação desses pacientes, um grande ensaio clínico randomizado, desde então, não relatou nenhum benefício e mostrou risco de dano potencial.

DISFUNÇÃO HEPÁTICA

A desnutrição é problema comum para pacientes à espera de transplante de fígado e um fator de risco para morbidade pós-transplante. Em pacientes com cirrose avançada a desnutrição também é comum. O suporte nutricional é um componente essencial no tratamento da insuficiência hepática aguda e deve ser iniciado precocemente, assim como em outros pacientes agudamente enfermos. Ele é importante também para evitar o catabolismo de reservas corporais de proteínas e diminuir o risco de hemorragia gastrintestinal de úlceras de estresse. Para evitar o catabolismo proteico, as restrições graves de proteína devem ser evitadas; a oferta diária de 60 g de proteína é razoável para a maioria dos pacientes com insuficiência hepática aguda. A dieta enteral deve ser fornecida para pacientes com grau III ou IV de encefalopatia. A colocação de uma sonda nasogástrica pode aumentar a pressão intracraniana (por causa de engasgos) e deve ser realizada com cautela em pacientes que não estão entubados e sedados. Fórmulas enriquecidas com aminoácidos de cadeia ramificada têm demonstrado melhora mais precoce do nível de consciência em vários estudos realizados em pacientes com encefalopatia hepática aguda. Pacientes com nível de consciência normal e fora do quadro de encefalopatia hepática não se beneficiam do uso de aminoácidos de cadeia ramificada.

DISFUNÇÃO RENAL
DISFUNÇÃO RENAL AGUDA

No paciente com lesão renal aguda, as necessidades nutricionais são dependentes da gravidade da doença subjacente, do estado nutricional preexistente e das comorbidades presentes. Perda de energia proteica é comum entre pacientes criticamente enfermos com insuficiência renal aguda (IRA) e contribui para aumentar a mortalidade. A exigência de proteína aumenta com a gravidade da doença subjacente e com o início da diálise. Considerando paciente sem diálise e em tratamento conservador com lesão renal discreta a moderada, recomenda-se o uso de 0,8 a 1,2 g/kg por dia, enquanto os criticamente doentes ou que estão em diálise precisam de quantidades maiores, geralmente 1,2 a 1,5 g/kg por dia de oferta proteica.[10] Este é um conceito importante, pois com frequência existe a compreensão errônea de que pacientes em diálise devem receber dieta hipoproteica como forma de reduzir o tempo ou a necessidade de terapia dialítica.

DISFUNÇÃO RENAL CRÔNICA

A desnutrição é um problema importante em pacientes tratados com hemodiálise crônica ou diálise peritoneal. Ela ocorre em 20% a 70% dos pacientes (dependendo do método utilizado para medir o estado nutricional), com uma incidência cada vez maior e com relação direta com o tempo de diálise, e correlacionando-se com uma diminuição crescente em parâmetros nutricionais. Inicialmente, devemos entender que o paciente com disfunção renal crônica que apresenta alguma doença aguda, com necessidade de suporte intensivo, deve ser tratado, a princípio, seguindo os cuidados de um paciente crítico e sem restrições de oferta proteica, principalmente se já se encontra em suporte dialítico. Pacientes renais crônicos com desnutrição significativa, caracterizada por albumina menor que 2,5 g/dL, apresentaram aumento de 13 vezes no risco de morte. Nestes pacientes, portanto, o benefício do suporte nutricional precoce em casos de doenças graves é claramente suportado por vários estudos clínicos e metanálises.[11]

CONSIDERAÇÕES FINAIS

O cuidado nutricional ao paciente crítico é fundamental para mantermos a oferta de nutrientes que garanta suporte em momento de alto catabolismo, alterações inflamatórias e endócrinas elevadas. Em pacientes com disfunção orgânica específica, o planejamento nutricional pode variar de acordo com a disfunção apresentada ou o conjunto delas. A definição de volume de cada nutriente e de nutrientes específicos pode estar relacionada a melhor evolução clínica em situações específicas. Neste contexto, a presença da equipe multiprofissional de terapia nutricional (EMTN), em trabalho com o time da UTI, pode fazer a diferença no adequado planejamento nutricional para pacientes críticos com disfunção orgânica.

REFERÊNCIAS BIBLIOGRÁFICAS

1. Stratton RJ, Green CJ, Elia M. Disease-related malnutrition: an evidence-based approach to treatment. CAB International 2003.
2. Lochs H, Ockenga J, Weinrebe W, Schröer E, Schütz T, Herbst B, et al. ESPEN Guidelines on adult enteral nutrition. Clin Nutr. 2006;25:177-360.
3. Martindale RG, McClave SA, Vanek VW, McCarthy M, Roberts P, Taylor B, et al. Guidelines for the provision and assessment of nutrition support therapy in the adult critically ill patient: Society of Critical Care Medicine and American Society for Parenteral and Enteral Nutrition: Executive Summary. Crit Care Med. 2009;37(4):1757-61.
4. Studley HO. Percentage of weight loss: a basic indicator of surgical risk in patients with chronic peptic ulcer – 1936. Nutr Hosp. 2001 Jul-Aug;16(4):141-3 .
5. McWhirter JP, Pennington CR. Incidence and recognition of malnutrition in hospital. BMJ. 1994;308(6934):945.
6. Laghi F, Tobin MJ. Disorders of the respiratory muscles. Am J Respir Crit Care Med. 2003;168(1):10.
7. McClave SA, Martindale RG, Vanek VW, McCarthy M, Roberts P, Taylor B, et al. Guidelines for the Provision and Assessment of Nutrition Support Therapy in the Adult Critically Ill Patient: Society of Critical Care Medicine (SCCM) and American Society for Parenteral and Enteral Nutrition (A.S.P.E.N.). JPEN J Parenter Enteral Nutr. 2009;33(3):277-316.
8. Casaer MP, Van den Berghe G. Nutrition in the acute phase of critical illness. N Engl J Med. 2014 Mar 27;370(13):1227-36.
9. McIvor AC, Meguid MM, Curtas S, Warren J, Kaplan DS. Intestinal obstruction from cecal bezoar; a complication of fiber-containing tube feedings. Nutrition. 1990;6(1):115.
10. Fouque D, Kalantar-Zadeh K, Kopple J, Cano N, Chauveau P, Cuppari L, et al. A proposed nomenclature and diagnostic criteria for protein-energy wasting in acute and chronic kidney disease. Kidney Int. 2008;73(4):391.
11. Stratton RJ, Bircher G, Fouque D, Stenvinkel P, de Mutsert R, Engfer M, et al. Multinutrient oral supplements and tube feeding in maintenance dialysis: a systematic review and meta-analysis. Am J Kidney Dis. 2005;46(3):387-405.

CAPÍTULO 137

CONSIDERAÇÕES NUTRICIONAIS EM SITUAÇÕES DE ESTRESSE FISIOLÓGICO

Guilherme Duprat Ceniccola
Diogo de Oliveira Toledo
Luiz André Magno

DESTAQUES

- A intensidade da resposta ao estresse expõe o paciente grave a sério risco nutricional, que geralmente cursa com déficit calórico e proteico durante a internação.
- Mesmo os pacientes mais graves se beneficiam de terapia nutricional (TN) precoce.
- Alguns benefícios, como a manutenção do trofísmo intestinal e prevenção de translocação bacteriana, podem ser atingidos com a terapia nutricional enteral hipocalórica.
- A avaliação do trato gastrintestinal (TGI), bem como o monitoramento da TN, deve ser multimodal e levar em consideração: o *clearance* de lactato sérico, o monitoramento da glicemia, os níveis de eletrólitos séricos, o uso de pressão intra-abdominal (PIA), o exame abdominal diário e escores como o GIF e o LIFE. Além disso, deve estimular a incorporação dos conceitos sugeridos pelo European Society of Intensive Care Medicine (ESICM) sobre alterações agudas do TGI na prática clínica.

INTRODUÇÃO

O estresse fisiológico é o efeito corporal motivado por situações externas que levam o organismo a lançar mão de estratégias com atuação sistêmica, para a manutenção da homeostase, e também com componentes locais, atuando na cicatrização de feridas e processos inflamatórios. Nos anos 1930, Cuthbertson descreveu as principais modificações metabólicas que ocorriam em resposta ao estresse, manifestadas principalmente como um estado circulatório hiperdinâmico, com aumento da taxa metabólica e também do catabolismo proteico, ocorrendo também em processos cirúrgicos e na sepse grave. Essas modificações metabólicas são provocadas por alterações hormonais, liberação de catecolaminas e de citocinas pró-inflamatórias. Dependendo da intensidade da agressão, o organismo consegue recuperar rapidamente a alostase; já nos pacientes mais graves, a resposta inflamatória é exacerbada e acaba por promover hipermetabolismo de longa duração.[1-2]

São três as fases do choque descritas na visão didática de Cuthbertson. A fase hipometabólica *Ebb* é aquela em que se observa diminuição das necessidades calóricas, hiperglicemia, hipoperfusão tecidual, hipotermia, consumo de substratos e acidose. A fase *Flow* se caracteriza por hipermetabolismo, ativação hormonal e metabólica, consumo aumentado de oxigênio, gasto energético e síntese aumentada de proteínas de fase aguda. A terceira fase é chamada de convalescência, quando o organismo pode recuperar as funções fisiológicas com terapia órgão dirigida. Também é componente desses momentos o aumento da taxa de infecções. Essa divisão didática dicotomizada é limitada em certo ponto, pois a adaptação fisiológica ao estresse não se organiza em etapas, e sim em um evento contínuo que representa o curso da doença.[1-3]

Por causa dessa dificuldade em reconhecer exatamente em qual fase o paciente sob estresse está, a terapia nutricional (TN) também é desafiadora, principalmente quanto ao momento e à quantidade adequada para sua aplicação. Desde a publicação dos estudos com nutrição parenteral por Dudrik e colaboradores,[4] a TN vem ocupando seu papel nos extremos de idade: para neonatos de baixo peso e pacientes idosos nas unidades de terapia intensiva (UTI). Assim, cada vez mais tem se consolidado como uma importante ferramenta para o organismo, no trabalho de suportar as variações externas provocadas pelo estresse fisiológico. O objetivo deste capítulo é traçar um panorama sobre a estratégia nutricional do paciente sob estresse fisiológico, seus benefícios e fronteiras.

COMO O ESTRESSE FISIOLÓGICO PODE INFLUENCIAR O ESTADO NUTRICIONAL

A resposta metabólica ao estresse é marcada por hipermetabolismo, aceleração do catabolismo de proteínas somáticas, aumento de taxas de hormônios de estresse, intolerância à glicose e resistência à insulina.[5] Na sepse grave essa manifestação é marcada pela presença do hipermetabolismo, consumo aumentado de proteína, de gordura, bem como pelo acúmulo de água e sódio. Monk e colaboradores identificaram que no trauma ocorrem as mesmas alterações, com intensidade dependente da gravidade e extensão da inflamação.[6] Nos casos observados por eles, ocorre uma marcante redução de nitrogênio corporal total e massa muscular, principalmente nos primeiros 21 dias de internação (p0,0001, p0,0007, respectivamente). Em pacientes grandes queimados também se observou que o comportamento da resposta inflamatória é proporcional à agressão do trauma.[7]

A resposta inflamatória sistêmica pode alcançar proporção descontrolada devido ao seu mecanismo de ativação em cascata. Jeschke, Barrow e Herndon demonstraram também importante envolvimento hepático nesse processo de resposta aguda.[8]

Plank e colaboradores, em um estudo utilizando *scanners* de DEXA, demonstraram que pacientes sépticos graves, nos primeiros dias após uma peritonite, podem ter a taxa metabólica basal (TMB) aumentada em até 49%, permanecendo elevada em todo o período de acompanhamento de 21 dias. O consumo em quilocalorias (kcal) no período aumentou 25% e, além disso, houve oxidação de gordura quando o estipulado dentro das necessidades calóricas não era fornecido. Também verificou-se acúmulo de 12,5 litros nos primeiros dois dias de sepse. Durante o período de 21 dias houve perda de 1,21 kg de proteína, o que representa 13% do total de proteínas do corpo. Nos primeiros 10 dias, 67% da proteína perdida foi proveniente da estrutura musculoesquelética. Com o passar do tempo, aumenta-se a proporção de contribuição da porção visceral de proteína.[2]

A desnutrição relacionada à doença[9] derivada do estresse inflamatório influencia no estado nutricional. Essa resposta inflamatória é proporcional à duração, à intensidade e ao tipo de estresse, e pode atuar de forma aguda, atingindo um nível crônico; provoca depleção das reservas somáticas e de tecido adiposo enquanto durar o evento. A American Society for Parenteral and Enteral Nutrition (ASPEN) publicou um consenso sobre o diagnóstico nutricional. Esse consenso incorpora a inflamação na deterioração do estado nutricional. A TN não é capaz de reverter o processo de perda de massa magra e tecido adiposo em curto prazo, entretanto, quando otimizada, pode impedir que a desnutrição se instale rapidamente e, assim, proporcionar a manutenção da capacidade funcional e imunológica na doença crítica.[10-11]

Não obstante esse consumo de reservas corporais, os níveis séricos de glicose podem variar nos dois extremos, em virtude de mecanismos contrarreguladores. Isso contribui para o aumento da ocorrência de distúrbios gastrintestinais, como parestesia gastrintestinal e vômitos, que também são dificultados por sobrecarga e acúmulo de fluidos recebidos durante a estabilização hemodinâmica. Tudo isso faz com que o processo de alimentação se torne rapidamente suscetível a grandes déficits calóricos e proteicos durante a internação.[12-13] O déficit calórico importante, superior a 1.200 kcal/dia, pode ser visto como um fator independente na determinação da gravidade de pacientes críticos.[13]

DESAFIOS E ESTRATÉGIAS PARA NUTRIR O PACIENTE SOB ESTRESSE FISIOLÓGICO

Estudos sobre o consumo de substratos energéticos em pacientes críticos na fase aguda mostram que é considerável a utilização de fontes endógenas de energia, que chegam a suprir 50% a 75% das necessidades de kcal. Isso faz com que a chance de hiperalimentação seja maior nos primeiros dias de internação. Em contrapartida, com a evolução do paciente e o passar dos dias aumenta-se a necessidade de substratos energéticos e também a chance de déficit calórico e proteico, principalmente nos pacientes que evoluem com dificuldades em receber a terapia nutricional enteral.[3,14]

Tanto a hiperalimentação quanto a hipoalimentação como estratégias deliberadas possuem efeitos deletérios. Berger e Chiolero estabeleceram uma classificação das faixas de consumo energético para melhor entendimento dessa afirmação: a alimentação hipocalórica é aquela em que se consome de 0,5 a 0,9 vezes a TMB; a alimentação isocalórica compreende de 1,1 a 1,3 vezes a TMB; já a hiperalimentação corresponderia a 1,5 vezes a TMB. É importante ressaltar que ofertar a um adulto (75 a 80 kg) menos de 500 kcal/dia, na forma de glicose ou propofol, não pode ser considerado terapia nutricional.[15]

Estudos recentes estão comparando a nutrição enteral trófica ou hipocalórica com a nutrição enteral conforme as necessidades para o paciente grave.[16] Alguns resultados apontam para alcance de benefícios parciais com a nutrição trófica, quando comparada à função plena do trato gastrintestinal no que se refere à função imune e metabólica. Segundo Berger e Chiolero, a nutrição hipocalórica só pode ser tolerada no paciente grave quando é limitada pela gravidade da doença. Ainda não existem estudos que demonstrem claramente que a nutrição hipocalórica pode ser benéfica por mais de 96 horas[15] – pelo contrário, a maioria dos estudos demonstra efeitos deletérios do déficit calórico produzido durante a internação.[12-13] O Quadro 137.1 resume as metas nutricionais nas fases da doença crítica, bem como as alterações metabólicas.

A TN deve ser sempre estimulada no paciente em estresse fisiológico, pelo seu estado catabólico e necessidade de suporte intensivo, que podem se estender por semanas e limitar ainda mais a nutrição convencional.[18-19] Tentativas de introdução de terapia nutricional enteral (TNE) devem ser feitas paulatinamente,[20] sempre avaliando a situação do trato gastrintestinal (TGI) de forma consciente e ponderada, mesmo em situações de estresse. Um estudo com 1.174 pacientes em ventilação mecânica usando drogas vasoativas demonstrou que os pacientes mais graves que receberam nutrição enteral precoce obtiveram maior benefício em termos de mortalidade hospitalar quando comparados àqueles que receberam tardiamente (*odds ratio* 0,59 95% IC, 0,39-0,90). Pouco se sabe, entretanto, sobre as reais fronteiras e níveis seguros de marcadores de aceitação da terapia nutricional em pacientes em risco de instabilidade hemodinâmica.[21] O Quadro 137.2 demonstra situações nas quais não cabe intervenção nutricional.

QUADRO 137.1. Metas nutricionais e alterações metabólicas nas fases da doença crítica.

Fases da doença crítica	Manifestações sistêmicas	Acometimentos metabólicos	Consumo de substratos	Objetivo da terapia nutricional
Fase precoce*	▪ Hipoperfusão ▪ Instabilidade hemodinâmica ▪ Hipotermia ▪ Baixo débito cardíaco ▪ Acúmulo de fluidos	▪ Hipometabólica ▪ Hiperglicemia ▪ Baixos níveis de insulina ▪ Níveis elevados de glucagon ▪ Catecolaminas aumentadas	▪ Catabolismo proteico leve ▪ Produção de glicose não afetada ▪ Fontes endógenas podem fornecer 50% a 75% das necessidades em não desnutridos	▪ Manter níveis normais de glicemia ▪ Prevenir a hiperalimentação ▪ Avaliar a nutrição trófica ▪ Repor eletrólitos e tiamina Considerar um fornecimento lento e progressivo de 10 a 20 kcal/kg e 1,5 a 2 g kg/dia de proteína.[15]
Fase tardia	▪ Hipermetabólica ▪ Hipertermia ▪ Débito cardíaco elevado ▪ Reestabelecimento da perfusão tecidual	▪ Euglicemia ou hiperglicemia ▪ Aumento dos níveis de insulina e glucagon ▪ Aumento das necessidades calóricas	▪ Catabolismo proteico aumentado ▪ Aumento do consumo de gordura ▪ Aumento da produção de glicose	▪ O risco de hiperalimentação diminui ▪ Persiste o risco de hipoglicemia, principalmente em pacientes que não toleram a TN ▪ Buscar estratégias para impedir o déficit de kcal/ptn Fornecer de 25 a 30 kcal/kg e 1,5 a 2g ptn/kg ou fórmula preditiva. Considerar o uso de calorimetria indireta, quando disponível.

* A fase precoce corresponde, em média, a um período de até três dias após um evento de sepse, trauma ou grande cirurgia.
Fontes: Adaptado de Fraipont e Preiser, 2013;[3] Plank, 2003.[17]

QUADRO 137.2. Quando não alimentar o paciente crítico grave.

Condição	Como identificar
Instabilidade hemodinâmica	Paciente necessitando de doses crescentes de drogas vasoativas, manutenção de lactato sérico > 2,2 mmol/L com acidose metabólica traduzida por pH < 7,25.
Situações de aumento da PIA	Com valores acima de 20 mmHg associados a pelo menos uma disfunção orgânica pode-se considerar síndrome compartimental abdominal.
Intolerância alimentar	Volume residual gástrico > 600 mL em 12 horas com vômitos incoercíveis.

pH: potencial hidrogeniônico; PIA: pressão intra-abdominal.
Fonte: Adaptado de Berger e colaboradores, 2008;[14] Reintam e colaboradores, 2008.[22]

Essa característica de baixa aceitação da TN na fase aguda pode gerar déficit de kcal e proteína, além de colocar o paciente em risco de síndrome da realimentação. O National Institute for Health and Care Excellence (NICE) define os critérios para identificar esse risco. Nos pacientes com essa síndrome deve-se ter cuidado extra no início e na progressão da TN, realizar reposição prévia de eletrólitos e, concomitantemente, reduzir a oferta de fluidos.[10] É grande a prevalência de pacientes críticos com distúrbios hidreletrolíticos. A hipofosfatemia pode chegar a valores próximos de 34% após o início da alimentação.[23] Pacientes que permanecem dias em jejum e outros fatores de risco para a síndrome da realimentação, como o etilismo e o uso de diuréticos, também ocorrem com frequência.[24]

MARCADORES DE TOLERÂNCIA DA TN E DISFUNÇÃO DO TGI EM SITUAÇÃO DE ESTRESSE

A disfunção gastrintestinal é um problema relativamente comum e prevalente em pacientes graves. As alterações como esvaziamento gástrico lentificado, padrões anormais de motilidade e vulnerabilidade da barreira intestinal são observadas na UTI.[25] O TGI é reconhecido há algum tempo como fator importante no desfecho clínico de pacientes na UTI. Ao mesmo tempo, o desenvolvimento de alterações está intrinsecamente relacionado à inadequada nutrição enteral e ao déficit energético e proteico, com consequente piora das taxas de morbidade e sobrevivência na UTI.[26]

A dificuldade na prática clínica ocorre na ausência de uma definição objetiva do que é disfunção ou falência gastrintestinal nos pacientes graves. Recentemente, um painel de especialistas realizado pela European Society of Intensive Care Medicine (ESICM) definiu as fases da falência intestinal e seus quatro níveis de gravidade. Esse grupo sugere que seja adotada a nomenclatura proposta na prática clínica e na pesquisa. O Quadro 137.3 retrata essas considerações conceituais proposta pela ESICM.[20]

O *gastrointestinal failure* (GIF) é um escore prático que pode ser utilizado para medir a falência intestinal em unidades que utilizam a medição da PIA. Esse escore foi criado por Reitam e colaboradores[14] e originou grande parte do conteúdo explorado no painel de especialistas. Ele pode ser uma ferramenta útil para a avaliação da tolerância à TNE. Foram criadas outras versões até mais elaboradas desse escore, como o *lausanne failure intestinal score* (LIFE).[22] As variáveis contempladas no escore GIF envolvem a dificulda-

QUADRO 137.3. Falência gastrintestinal aguda.

Fase	Definição	Situação e conduta
LGI nível I	Risco de desenvolver disfunção intestinal ou falência. Manifestação de sintomas gastrintestinais com resolução rápida.	Náuseas pós-operatórias, presença de outros sintomas gastrintestinais depois de cirurgia abdominal. Nenhuma intervenção de nível gastrintestinal é necessária, exceto alguma reposição hídrica já planejada.
Disfunção – LGI nível II	O TGI não é capaz de absorver alimento suficiente para suprir todas as necessidades de nutrientes e fluidos. É incapaz de fornecer mais do que 20 kcal/kgp.	Piora ou não resolução de sintomas gastrintestinais. Vômitos, drenagem de altos volumes gastrintestinais, PIA entre 12 e 15 mmHg, sangue vivo nas fezes. Deve-se tratar a PIA, utilizar agentes procinéticos e considerar a TN pós-pilórica.
Falência – LGI nível III	Perda da função gastrintestinal. Neste momento, as intervenções não conseguem reestabelecer a função gastrintestinal, e essa condição pode não evoluir satisfatoriamente.	Representa a intolerância à TN enteral que não se resolve mesmo com intervenções anteriores. Pode ocorrer distensão de alças, PIA entre 15 e 20 mmHg, concomitantemente ou não a falência múltipla de órgãos – situação que geralmente impossibilita a nutrição enteral plena, mas tentativas de utilizar o TGI devem ser feitas. Deve-se considerar a TN parenteral no momento apropriado.
LGI nível IV	Falência gastrintestinal com grave comprometimento de órgãos a distância. Representa uma piora do quadro de falência múltipla de órgãos e risco de mortalidade.	Condição que geralmente necessita de intervenção cirúrgica. Isquemia intestinal com necrose, sangramento intestinal levando ao choque hemorrágico ou síndrome compartimental abdominal.

LGI: Lesão gastrintestinal; PIA: pressão intra-abdominal; TGI: trato gastrintestinal; TN: terapia nutricional.
Fonte: *The Working group on Abdominal Problems*, Painel da European Society of Intensive Care Medicine (ESICM).[20]

de na progressão da TNE (recebimento > 50% das necessidades) e a variação da PIA até a síndrome compartimental abdominal. Já o LIFE introduz medição do volume residual gástrico, constipação, diarreia e ruídos hidroaéreos como fatores de pontuação na construção do escore.

O estudo que deu origem ao GIF lançou o conceito da intolerância alimentar, que veio se consolidar no painel de especialistas da ESICM. Essa variável mede a aceitação do TGI à introdução da TN e à progressão até atingir as necessidades de cada paciente. As variáveis contempladas podem variar de função gastrintestinal normal, não recebimento de 50% das necessidades ou jejum por três dias, até suspensão da TN por presença de sintomas gastrintestinais graves. No estudo conduzido por Reintam, em 2008,[14] em 154 pacientes críticos em ventilação mecânica, 58,3% desenvolveram intolerância alimentar, o que ocorreu principalmente nos três primeiros dias de admissão. Além disso, 27,3% desenvolveram quadros de hipertensão abdominal (> 12 mmHg), o que representa a frequência com que esses pacientes desenvolvem intolerância à TN. O painel da ESICM define que um paciente está com intolerância alimentar quando não se consegue progredir a TNE por mais de 20 kcal/kgp depois de 72 horas do início da terapia.[20]

A avaliação do TGI em pacientes graves deve ser multimodal, levando-se em consideração também o exame físico diário (com as devidas limitações) e observando-se as variações da dinâmica do quadro com frequência. Essa avaliação deve ser estimulada e baseada na criação de protocolos seguros para a introdução e manejo da terapia nutricional.[27] O Quadro 137.4 mostra alguns parâmetros para o monitoramento da TN enteral de pacientes graves.

QUADRO 137.4. Parâmetros de monitoramento da função gastrintestinal sob estresse.

Condição	Parâmetro de controle
Instabilidade hemodinâmica	Paciente necessitando de doses crescentes de drogas vasoativas, valores de lactato sérico > 2,2 mmol/L, com acidose metabólica traduzida por pH < 7,25.
Situações de aumento da PIA	Valores de PIA < 12 mmHg são considerados normais. Com valores acima de 20 mmHg associados a pelo menos uma disfunção orgânica pode-se considerar síndrome compartimental abdominal.
Intolerância alimentar	Dificuldade em fornecer > 20 kcal/kg depois de 72 horas do início da terapia ou déficit kcal/ptn conforme protocolo da unidade. Diarreia incontrolável, constipação, volume residual gástrico > 600 com vômitos.

PIA: pressão intra-abdominal; ptn: proteína; pH: potencial hidrogeniônico.
Fonte: Adaptado de Berger e colaboradores, 2008.[22]

CONSIDERAÇÕES FINAIS

Pacientes em situações de estresse fisiológico são hipercatabólicos, tendem ao consumo de reservas de tecido adiposo e massa magra, bem como ao acúmulo de água e sódio.

A gravidade e a intensidade da resposta inflamatória expõem o paciente grave ao risco nutricional, geralmente cursando com déficit calórico e proteico durante a internação.

Até mesmo os pacientes mais graves podem se beneficiar da terapia nutricional precoce, quando instalada adequadamente. Alguns benefícios, como a manutenção do trofismo intestinal e prevenção de translocação bacteriana, podem ser alcançados com a nutrição hipocalórica por determinado período.

A despeito de todos os marcadores desenvolvidos para quantificar as disfunções orgânicas na UTI, o TGI permanece ainda desafiador quando se trata de classificá-lo durante situações de estresse. Encarar esse sistema digestivo de uma maneira intuitiva não é algo que pode ocorrer, considerando sua importante relação com o desfecho e a consequência nutricional para o paciente grave. A avaliação do TGI e o monitoramento da TN devem ser multimodais e levar em consideração o *clearance* de lactato sérico, monitoramento da glicemia, os níveis de eletrólitos séricos, o uso de PIA, exame abdominal diário e escores como o GIF e LIFE. Além disso, é preciso estimular e incorporar na prática clínica os conceitos sugeridos pelo ESICM sobre as alterações agudas do TGI.

REFERÊNCIAS BIBLIOGRÁFICAS

1. Cuthbertson DP. Post-shock metabolic response. Lancet. 1942;1:433-7.
2. Plank LD, Connolly AB, Hill GL. Sequential changes in the metabolic response in severely septic patients during the first 23 days after the onset of peritonitis. Ann Surg. 1998;228(2):146-58.
3. Fraipont V, Preiser JC. Energy estimation and measurement in critically ill patients. JPEN J Parent Enteral Nutr. 2013;37(6):705-13.
4. Dudrik SJ, Wilmore DWV, Rhoads JE. Long-term total parenteral nutrition with growth, development, and positive nitrogen balance. Surgery. 1968;64(1):134-42.
5. Bessey PQ, Lowe KA. Early hormonal changes affect the catabolic response to trauma. Ann Surg. 1993;218(4):476-89; discussion 489-491.
6. Monk DN, Plank LD, Franch-Arcas G, Finn PJ, Streat SJ, Hill GL. Sequential changes in the metabolic response in critically injured patients during the first 25 days after blunt trauma. Ann Surg. 1996;223(4):395-405.
7. Jeschke MG, Mlcak RP, Finnerty CC, Norbury WB, Gauglitz GG, Kulp GA, et al. Burn size determines the inflammatory and hypermetabolic response. Crit Care. 2007;11(4):R90.
8. Jeschke M, Barrow, RE, Herndon, DN. Extended Hypermetabolic Response of the Liver in Severely Burned Pediatric Patients. Arch Surg. 2004;139:641-7.
9. Jensen GL, Mirtallo J, Compher C, Dhaliwal R, Forbes A, Grijalba RF, et al. Adult starvation and disease-related malnutrition: a proposal for etiology-based diagnosis in the clinical practice setting from the International Consensus Guideline Committee. Clin Nutr. 2010;29(2):151-3.
10. Hiesmayr M. Nutrition risk assessment in the ICU. Curr Opin Clin Nutr Metab Care. 2012;15(2):174-80.
11. Malone A, Hamilton C. The Academy of Nutrition and Dietetics/the American Society for Parenteral and Enteral Nutrition consensus malnutrition characteristics: application in practice. Nutr Clin Pract. 2013;28(6):639-50.
12. Villet S, Chiolero RL, Bollmann MD, Revelly JP, Cayeux R N MC, Delarue J, et al. Negative impact of hypocaloric feeding and energy balance on clinical outcome in ICU patients. Clin Nutr. 2005;24(4):502-9.
13. Faisy C, Lerolle N, Dachraoui F, Savard JF, Abboud I, Tadie JM, et al. Impact of energy deficit calculated by a predictive method on outcome in medical patients requiring prolonged acute mechanical ventilation. Br J Nutr. 2009;101(7):1079-87.

14. Reintam A, Parm P, Kitus R, Starkopf J, Kern H. Gastrointestinal failure score in critically ill patients: a prospective observational study. Crit Care. 2008;12(4):R90.
15. Berger MM, Chiolero RL. Hypocaloric feeding: pros and cons. Curr Opin Crit Care. 2007;13(2):180-6.
16. Bastarache JA, Ware LB, Girard TD, Wheeler AP, Rice TW. Markers of inflammation and coagulation may be modulated by enteral feeding strategy. JPEN J Parenter Enteral Nutr. 2012;36(6):732-40.
17. Plank LDH, G.L. Energy balance in critical illness. Proc Nutr Soc. 2003;62:545-52.
18. Casaer MP, Van den Berghe G. Nutrition in the acute phase of critical illness. N Engl J Med. 2014;370(13):1227-36.
19. Fremont RD, Rice TW. How soon should we start interventional feeding in the ICU? Curr Opin Gastroenterol. 2014;30(2):178-81.
20. Reintam Blaser A, Malbrain ML, Starkopf J, Fruhwald S, Jakob SM, De Waele J, et al. Gastrointestinal function in intensive care patients: terminology, definitions and management. Recommendations of the ESICM Working Group on Abdominal Problems. Intensive Care Med. 2012;38(3):384-94.
21. Khalid I, Doshi P, DiGiovine B. Early enteral nutrition and outcomes of critically ill patients treated with vasopressors and mechanical ventilation. Am J Crit Care. 2010;19(3):261-8.
22. Berger MM, Oddo M, Lavanchy J, Longchamp C, Delodder F, Schaller MD. Gastrointestinal failure score in critically ill patients. Crit Care. 2008;12(6):436; author reply 436.
23. Marik PEB, M.K. Refeeding hypophosphataemia in an intensive care unit: a prospective study. Arch Surg. 1996;131:1043-7.
24. Mehanna HM, Moledina J, Travis J. Refeeding syndrome: what it is, and how to prevent and treat it. BMJ. 2008;336(7659):1495-8.
25. Hill LT. Gut dysfunction in the critically ill – mechanisms and clinical implications. S Afr J Crit Care. 2013;29(1):11-5.
26. Gramlich L KK, Pinilla J, Kichian K, Rodych NJ, Dhaliwal R, Heyland DK. Does enteral nutrition compared to parenteral nutrition result in better outcomes in critically ill adult patients? A systematic review of the literature. Nutrition. 2004;20(10):843-8.
27. Heyland DK, Cahill NE, Dhaliwal R. Lost in (knowledge) translation! JPEN J Parenter Enteral Nutr. 2010;34(6):610-5.

CAPÍTULO 138

MANEJO NUTRICIONAL EM SITUAÇÕES ESPECIAIS

Maria de Lourdes Teixeira da Silva
Samantha Longhi Simões Almeida

DESTAQUES

- O manejo nutricional de catástrofes abdominais, sepse e queimados é complexo e associado com resposta hipermetabólica e estado catabólico prolongado.
- A nutrição enteral deve ser iniciada precocemente em 24 a 48 horas.
- A nutrição enteral é preferencial à parenteral, quando possível.
- A correção cirúrgica de abdome aberto com fístula enteroatmosférica deve ser após seis meses, para evitar recorrência e reduzir mortalidade. A fistuloclise é alternativa nutricional nesses casos.
- Propranolol e oxandrolona atenuam a resposta metabólica de pacientes queimados.

CATÁSTROFES ABDOMINAIS

Entre as situações especiais de manejo nutricional complexo, destacam-se as catástrofes abdominais, complicações sérias que ocorrem durante o tratamento de desordens abdominais cirúrgicas não traumáticas, sendo a peritonite um fator comum. Incluem-se frequentemente sepse, síndrome compartimental e fístulas enteroatmosféricas.

ABDOME ABERTO

A técnica cirúrgica na qual o abdome é mantido aberto (Figura 138.1A), também denominada peritoneostomia, foi primeiro descrita por Stone em 1983, para controlar o sangramento ou coagulopatia em pacientes com trauma abdominal grave e, por isso, denominada cirurgia para controle de danos.[1] O abdome temporariamente aberto favorece a restauração das condições fisiológicas e metabólicas adequadas para só depois fazer o reparo definitivo da parede abdominal. Rotondo e colaboradores, assim como estudos subsequentes, demonstraram definitivamente que essa técnica cirúrgica reduziu complicações e mortalidade.[2] A peritoniostomia mostrou-se eficiente também para o tratamento de síndrome compartimental, sepse abdominal, pancreatite necro-hemorrágica, trauma ou outras catástrofes abdominais. O perioperatório desses pacientes é crítico e inclui restauração volêmica, correção da coagulopatia, da acidose metabólica, da hipotermia, sedação, adequada terapia nutricional precoce e controle da diurese. O tratamento cirúrgico definitivo pode ser realizado em alguns dias, semanas ou muitos meses. Os casos de cirurgia para controle de danos e síndrome compartimental, geralmente, têm fechamento precoce (48 a 72 horas até cinco a nove dias). O fechamento costuma ser tardio (mais de nove dias) ou por segunda intenção nas cirurgias complexas. Nesse caso, a complicação mais temida e frequente é a fístula enteroatmosférica (FEA) (Figura 138.1B) que ocorre em 25% dos casos, determinando cuidados clínicos e nutricionais importantes e específicos.

ABDOME ABERTO E SÍNDROME COMPARTIMENTAL ABDOMINAL

Várias condições cirúrgicas, incluindo peritonite difusa, pancreatite aguda ou isquemia mesentérica, podem determinar hipertensão intra-abdominal (HIA ≥ 12 mmHg). A síndrome compartimental abdominal (SCAbd) é definida com hipertensão abdominal aguda mantida > 20 mmHg, associada com disfunção ou falência de órgãos.[3] Dessa forma, são comuns o prejuízo da função respiratória, a disfunção renal e alteração hemodinâmica. Frequentemente, é consequência de reanimação agressiva após choque. A prevalência em unidade de terapia intensiva (UTI) é de 8% e é considerada preditor independente de mortalidade.

Em casos de SCAbd em que a HIA é maior do que a pressão venosa central, surge a compressão direta de estruturas intra e retroperitoneais, especialmente nos órgãos ocos como o intestino e o sistema venoso portal. Ocorrem prejuízo da oxigenação, isquemia e perda da barreira mucosa intestinal. A HIA reduz a atividade motora mecânica e elétrica intestinal, com inibição da resposta contrátil e, por isso, compromete a motilidade intestinal. Íleoparalítico ou falência intestinal consequentes a essas alterações inibem a absorção intestinal, o que inviabiliza a nutrição enteral e piora a desnutrição.

O diagnóstico precoce da SCAbd é essencial para tentar reduzir a mortalidade que é extremamente alta. Medidas não invasivas como sedação, descompressão gástrica e da bexiga e restrição hídrica podem ser úteis na forma leve ou moderada. Na SCAbd grave (HIA > 25 mmHg) e refratária, é necessário laparotomia descompressiva, com manutenção do abdome aberto temporariamente.

ABDOME ABERTO E CATÁSTROFES ABDOMINAIS

De um lado, o abdome aberto em trauma e demais catástrofes abdominais reduz a morbidade e mortalidade; de outro, expõe o paciente a complicações sérias como maior

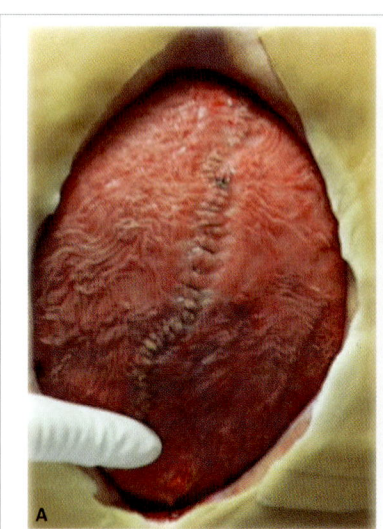
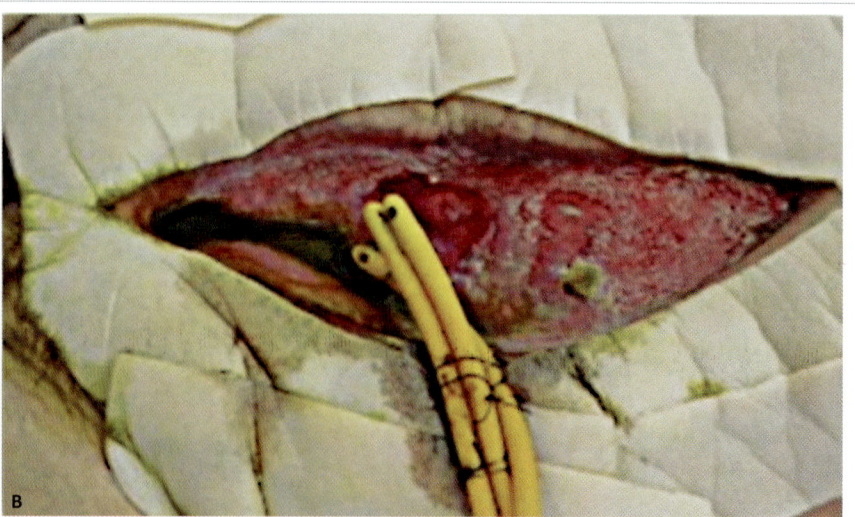

FIGURA 138.1. (A) Abdome aberto. (B) Abdome aberto e fístula enteroatmosférica.

permanência na UTI, infecções, necessidade de transfusões sanguíneas, formação de fístulas, hérnia abdominal e perda importante hidreletrolítica e de proteínas a partir da exposição visceral.[4] A tentativa de fechamento abdominal precoce, na primeira semana, visa favorecer o manuseio desses pacientes e prevenir tais complicações graves. Muitas vezes, as intercorrências se associam com tempo prolongado de abdome aberto.

O objetivo no abdome aberto é o fechamento primário da parede abdominal, que ocorre geralmente em 65% dos casos.

O fechamento do abdome aberto em até cinco a nove dias da laparotomia inicial é considerado precoce e está associado com menos complicações e, geralmente, reserva-se para cirurgia de controle de danos ou de SCAbd. O abdome aberto em razão de complicações como peritonite fecal e sepse tem melhores resultados com fechamento tardio (mais de nove dias) ou fechamento por segunda intenção com cirurgia definitiva em 6 a 12 meses.[5]

O fechamento tardio do abdome aberto ou deiscência de ferida cirúrgica podem complicar com FEA. Se isso ocorrer, a correção cirúrgica realmente deve ser postergada para 6 ou 12 meses da laparotomia inicial, com redução da recidiva da fístula, redução da mortalidade e fechamento definitivo da parede abdominal[6] (Tabela 138.1).

FÍSTULA ENTEROATMOSFÉRICA

Os avanços nos cuidados das fístulas nos últimos 50 anos reduziram a mortalidade de 60% a 80% para 15% nos estudos mais atuais. Entretanto, o tratamento revolucionário do trauma com a cirurgia para controle de danos mantendo o abdome aberto trouxe um novo tipo de fístula entérica – a FEA.

A FEA é definida como uma comunicação direta entre a luz da alça intestinal e a atmosfera, sem trajeto fistuloso (Figura 138.2). É classificada pela localização da fístula dentro do abdome, como superficial e profunda, o que demanda cuidados e prognósticos diferentes.

As FEA profundas drenam para a cavidade abdominal e causam complicações infecciosas mais graves como peritonite e sepse. O tratamento inclui drenagem por sucção e controle do efluente e da sepse. O fechamento espontâneo da fístula é extremamente inesperado.[7]

As FEA superficiais drenam no topo ou na lateral da alça fistulizada através do tecido de granulação formado pelas alças intestinais aderidas e expostas, sem contaminação da cavidade abdominal. Essa condição também é conhecida como abdome hostil. A FEA superficial também não deve ter resolução espontânea em razão da exposição da alça intestinal aberta.[8] Essas FEA superficiais necessitam de tempo

TABELA 138.1. Tempo para correção cirúrgica da fístula enteroatmosférica e do abdome aberto e a relação com a recorrência da fístula e mortalidade.

Tempo para correção cirúrgica do abdome aberto e da fístula enteroatmosférica	Precoce	3 a 12 semanas	6 a 12 meses	> 12 meses
Recorrência da fístula	40% a 60%	17% a 31%	10% a 14%	3%
Mortalidade	30% a 100%	7% a 20%	3% a 9%	0% a 3%

Fonte: Polk e Schwab, 2012.[7]

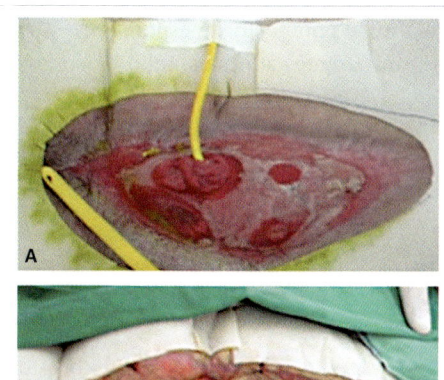
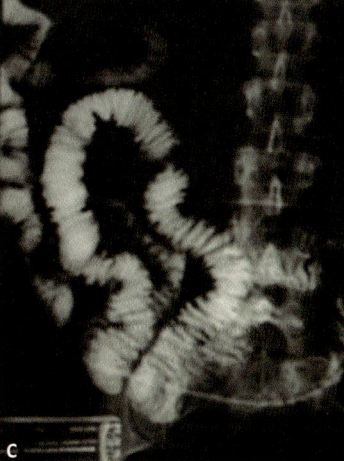
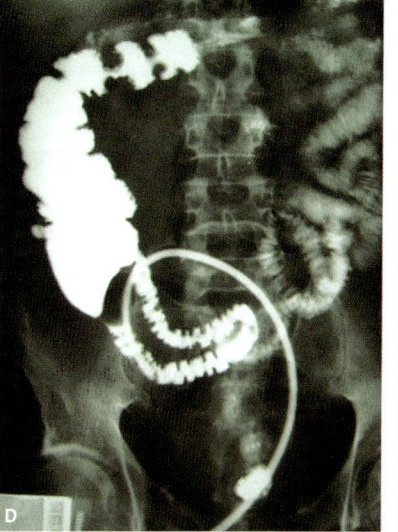

FIGURA 138.2. Abdome aberto com fístula enteroatmosférica (A e B). (A) Fistuloclise, com sonda de Foley fixada na placa adesiva. (C e D) Controle radiológico contrastado para avaliação da viabilidade de fistuloclise. (C) O segmento de alça intestinal distal é longo e viável. (D) O segmento distal é muito próximo da válvula ileocecal, inviável para fistuloclise.

e controle do efluente com dispositivos adesivos de drenagem que servem também para proteger a pele ao redor da ferida aberta. Os mais modernos e maiores conseguem envolver o orifício fistuloso ou todo o abdome aberto de modo a facilitar o manuseio (Figura 138.3).

O abdome aberto predispõe ao desenvolvimento da FEA seja pela manipulação de tecido edematoso e friável da alça intestinal exposta durante os curativos, que podem ser traumáticos, seja pela persistência da infecção ou deiscência da anastomose. Em geral, as FEA ocorrem em 25% dos pacientes com abdome aberto, e a mortalidade de pelo menos 42%. O sítio mais comum da FEA é o colo (69%), seguido pelo intestino delgado (53%), duodeno (36%) e estômago (19%).[9]

O manuseio da FEA inclui sua prevenção, controle do débito, correção dos distúrbios hidreletrolíticos, proteção e cuidado com a pele e terapia nutricional. A correção definitiva da fístula e do abdome hostil é cirúrgica, com reconstrução da parede abdominal e ressecção da fístula, idealmente em 6 a 12 meses da laparotomia inicial, com redução da morbimortalidade.[6]

Em ambas as situações, a terapia nutricional deve ser agressiva, voltada para favorecimento da cicatrização, controle do hipercatabolismo e preservação do estado nutricional.

ESTRATÉGIAS NUTRICIONAIS NO ABDOME ABERTO E NAS FÍSTULAS ENTEROATMOSFÉRICAS

O manuseio nutricional e metabólico de pacientes com abdome aberto é complexo e dividido em etapas sequenciais. Tem por objetivo inicial controlar a fase mais crítica do paciente que inclui tratar a infecção e sepse, mesmo que de forma empírica; reverter o choque (se houver); controlar as perdas pela(s) fístula(s) com reposição hidreletrolítica; e balanço acido-básico. O tratamento nutricional deve ser instituído ainda nessa fase, tão logo seja possível.

A administração de nutrição enteral (NE) precoce é objetivo primário, uma vez que melhora a cicatrização, reduz a permanência hospitalar e, na UTI, diminui a infecção e pode melhorar a sobrevida em doente cirúrgico crítico.[10] Com base nesses achados, a orientação para a terapia nutricional de pacientes com abdome hostil inclui a NE precoce quando viável. O acesso distal ao ângulo de Trietz é preferencial. Entretanto, é aceitável também o acesso duodenal ou gástrico, mas o risco de ileogástrico e de intolerância é mais elevado.

No caso de abdome aberto e com fístula, em geral a nutrição parenteral (NP) deve ser indicada no primeiro momento. A Figura 138.4 mostra um algoritmo da terapia nutricional (TN) nos pacientes com abdome hostil, com ou sem fístula.[11]

A etapa seguinte, após estabilização do quadro clínico, inclui avaliar aspectos anatômicos, assim como características e controle adequado da drenagem do efluente, viabilidade de nutrição enteral e via de acesso.

Exames contrastados de imagem, ingestão de corantes e fistulografia com cateterização dos orifícios fistulosos são realizados a fim de avaliar a contiguidade e descontinuidade intestinal para determinar a viabilidade para dieta enteral e seu melhor acesso (Figuras 138.2C e 138.2D). Segmentos intestinais de pelo menos 75 cm são necessários para garantir absorção adequada e sucesso da NE. Alternativas para medição do efluente, proteção da pele, medidas de conforto e mobilidade para o paciente devem ser adotadas. Além do uso de dispositivos que aderem na pele em volta do abdome hostil, abrangendo toda a cavidade abdominal aberta com capacidade de reter o efluente da(s) FEA, medir seu débito, proteger a pele e favorecer a cicatrização, já citados. Outras alternativas viáveis podem ser adotadas como a reinfusão do efluente da fístula perdido pelos segmentos proximais no orifício fistuloso distal. A utilização de sistema VAC com pressão negativa favorece o fechamento precoce do abdome, permite medir rigorosamente as perdas, facilita a reposição volêmica, diminui o risco de contaminação e de infecção e cria um ambiente úmido que facilita o processo de cicatrização. O curativo VAC é composto de esponjas de vários tamanhos, filmes transparentes adesivos, tubo de conexão, reservatório e aparelho para aspiração.[12]

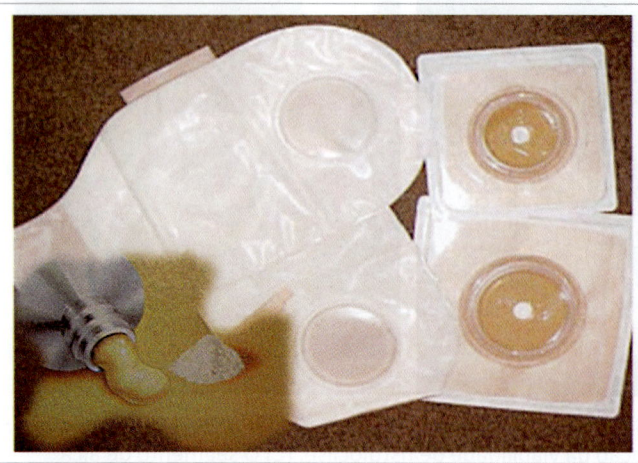
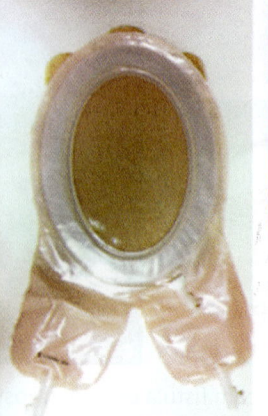
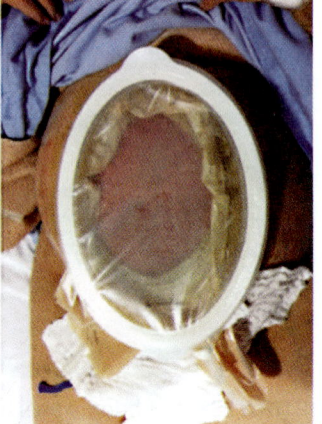

FIGURA 138.3. Dispositivos adesivos, pastas e pós-usados para proteção da pele e controle do efluente da fístula.

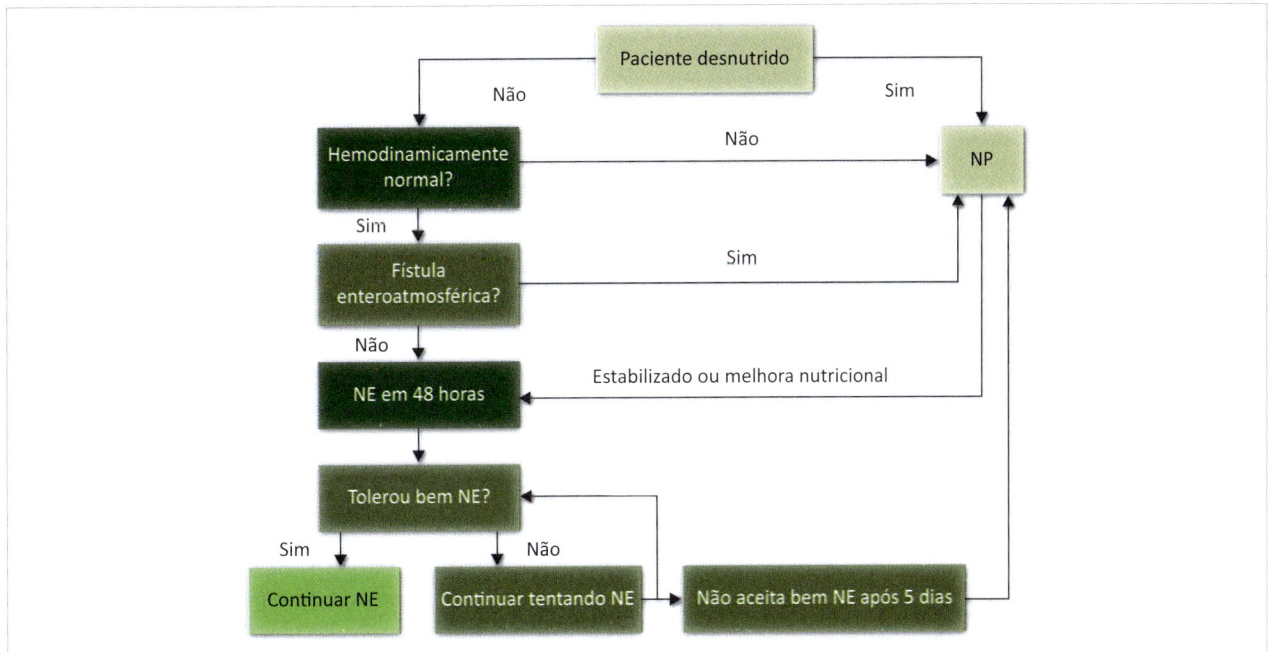

FIGURA 138.4. A terapia nutricional do paciente com abdome aberto com ou sem fístula deve seguir o esquema acima.
NE: nutrição enteral; NP: nutrição parenteral.

NECESSIDADES NUTRICIONAIS E ACOMPANHAMENTO

O passo subsequente consiste em estimar ou medir as necessidades nutricionais, tendo em vista o estado crítico inicial com alta demanda metabólica, perda de proteína pelo efluente da FEA e do abdome aberto, além da necessidade de favorecer a cicatrização. Alternativamente, a calorimetria indireta pode ser realizada para individualizar a medida das necessidades energéticas. Dosagens de medidas laboratoriais simples como albumina sérica, pré-albumina e proteína C-reativa também devem ser realizadas e monitorizadas.[13]

Pode-se iniciar com 20 a 30 kcal/kg/dia e 1,5 a 2,5 g/kg/dia de proteínas. Fístulas de alto débito (maior que 500 mL/dia) podem requerer 1,5 a 2 vezes as calorias calculadas em razão do aumento das perdas intestinais. Além disso, é importante, para esses doentes, receber suplementos de zinco 2 vezes o recomendado de vitaminas e minerais e 5 a 10 vezes o recomendado de vitamina C.[14]

A forma mais simples e prática de avaliar o catabolismo é medir o balanço nitrogenado (BN), desde que consideradas as perdas proteicas através do abdome aberto, assim como pelo efluente da fístula. Semanalmente, deve ser colhida a urina de 24 horas com dosagem de ureia urinária. Dessa forma, é possível reajustar a oferta nutricional semanalmente de acordo com as perdas. Em pacientes com abdome aberto, a correção de 2 g de nitrogênio por litro de fluido perdido pelo abdome aberto parece adequada.[15] A fórmula para cálculo de balanço nitrogenado encontra-se no Quadro 138.1.

Nutrição parenteral (NP)

Nos pacientes com fístula enteroatmosférica, a NP pode ser a única forma de nutrição por tempo prolongado ou ser usada apenas em uma fase inicial até que a situação fisiológica seja restaurada ou viabilizada a nutrição enteral (NE). Outra indicação ou manutenção da NP é a NE incompleta por dificuldade de aceitação, de forma a não comprometer ainda mais as condições nutricionais. Dessa forma, a NP deve ser iniciada precoce e exclusivamente nas FEA de alto débito, na incapacidade de obtenção de acesso ao TGI, na intolerância digestiva à fórmula enteral e se o remanescente intestinal for menor que 75 a 100 cm. A NP só deve ser interrompida após total adaptação da NE. O atraso em iniciar a TN ou atingir a meta nutricional implica favorecer o catabolismo e piorar resultados.

QUADRO 138.1. Cálculo do balanço nitrogenado para pacientes com fístula e abdome aberto.

BN = [IP (g) ÷ 6,25] − [NUU + NNUU + (2 g × AB) + (2 g × FEC/FEA)
BN = balanço nitrogenado em g de nitrogênio.
NUU = nitrogênio ureico urinário.
NNUU = nitrogênio não ureico urinário = 4 g nitrogênio.
AB = litros do fluido perdido pelo abdome aberto.
FEC/FEA = litros do efluente da fístula enterocutânea ou enteroatmosférica.

Ex.: paciente de 67 kg com abdome aberto e drenagem de VAC com perda de 1,2 litros/dia apresenta FEC de alto débito (1,5 litros/dia). Recebe NP com 2 g de proteína/kg/dia. A ureia urinária de 24 horas apresenta 17g de nitrogênio. Calcular o BN.

BN = [(75 × 2) ÷ 6,25] − [17 + 4 + (2 × 1,2) + (2 × 1,5)
BN = 21,4 − [17 + 4 + 2,4 + 3]
BN = 21,4 − 26,4
BN = −5 g de nitrogênio

O BN negativo indica que a perda proteica é maior do que a oferta nutricional. A conduta adequada é aumentar a oferta proteica da NP.

É comum a associação de NP com NE até que os objetivos nutricionais sejam alcançados, como mostrou a série de 1.168 pacientes[16] com FEC, dos quais 76% receberam a combinação de NP e NE e apenas 13,6% receberam NP exclusiva.

A glutamina tem sido usada na NP de pacientes cirúrgicos, mas ainda com resultados conflitantes. Entretanto, uma recente metanálise com 14 estudos que avaliou 585 pacientes mostrou redução de complicações infecciosas e do tempo de internação.[17]

Nutrição enteral (NE)

A indicação de NE precoce em pacientes críticos cirúrgicos é claramente respaldada na literatura. Entretanto, em pacientes com FEA, existem dificuldades para seu uso e particularmente para o início precoce, muitas vezes pela dificuldade de via de acesso, descontinuidade intestinal, intolerância à NE ou, quando esta é introduzida, aumento do débito da fístula. Nos casos de abdome aberto sem fístula, a NE precoce se associa com baixo índice de pneumonia, fechamento precoce da parede abdominal e baixa formação de fístula.[18]

Nos casos de FEC, muitas vezes a NE completa não é tolerada, mas a oferta de pelo menos 20% das necessidades calóricas favorece as funções hormonal e imunológica e a integridade da mucosa intestinal, além da síntese de proteína hepática.[19] As opções de acesso enteral incluem sondas nasojejunais ou gastro/jejunostomia distal à fístula ou jejunostomia cirúrgica.

As FEC proximais (esôfago, estômago e duodeno) podem tolerar bem NE com fórmula polimérica infundida no jejuno, distalmente à fístula. A opção de NE gástrica com fórmula polimérica e sem fibra ou oligomérica é reservada para as FEC distais, localizadas no íleo terminal ou no colo.

A fistuloclise é uma das opções para as FEA, discutidas a seguir.

Fistuloclise

Fistuloclise ou enteróclise é a infusão direta de dieta enteral dentro do orifício mais distal da fístula (Figura 138.2A), com eficiência trófica e sucesso nutricional quando bem indicada.

Inicialmente, o esforço era para filtrar e reinfundir a secreção gastrintestinal drenada pelo orifício proximal da fístula no segmento distal da fístula. O objetivo recaía na manutenção do equilíbrio hidreletrolítico e na prevenção da perda de enzimas, hormônios e proteínas. Entretanto, tecnicamente complexa e, embora segura, a reinfusão do efluente da fístula parece ser desnecessária em muitos casos. Teubner e colaboradores[20] mostraram que a fistuloclise com dieta polimérica permitiu suspender a NP em 91% dos casos, sem reinfusão do efluente da fístula. A fistuloclise mantém a oferta nutricional, muitas vezes, completa, o que permite atrasar a cirurgia definitiva com vantagens na resolução definitiva da fístula e redução da mortalidade (Tabela 138.1). O segmento intestinal deve ser de pelo menos 75 cm.

O dispositivo ideal para a fistuloclise é a sonda de gastrostomia de 16 Fr e com balão de 20 mL ou o similar cateter urinário. A bolsa de ostomia ou a bolsa que abriga o abdome aberto deve ser utilizada para manter a pele em bom estado. A fistuloclise pode ser feita mesmo em caso em que é implantado o sistema VAC.

A presença da válvula ileocecal funciona como um freio para aumentar o tempo de contato da dieta com o segmento intestinal e favorecer a absorção da dieta. Esse procedimento é mais custo-efetivo e, além das vantagens intestinais, permite a suspensão da NP, com menos riscos infecciosos, custo quatro vezes menor, permitindo mais facilmente a alta hospitalar até o tratamento cirúrgico definitivo.[21] Muitas vezes, a fistuloclise é a única forma de NE em pacientes com FEA.

Fórmulas nutricionais

As fórmulas poliméricas-padrão podem ser adequadas para muitos doentes com FEA. As fórmulas elementares ou oligoméricas devem ser reservadas para aqueles que não toleram as dietas poliméricas ou fístulas de alto débito. Nesses casos, é importante evitar fórmulas com osmolaridade elevada.

Muitas metanálises mostraram que fórmulas com imunonutrientes, como glutamina, arginina, ácido nucleico, ácido graxo ômega-3 e antioxidantes, reduziram a quantidade de dias de ventilação mecânica, a morbidade infecciosa e a permanência hospitalar em pacientes cirúrgicos críticos.[22] Poucos desses farmanutrientes são avaliados isoladamente.

A glutamina, um aminoácido condicionalmente essencial, é combustível preferencial para o enterócito e exerce efeitos na defesa antioxidante e função imune, produção de proteínas de fase aguda e retenção nitrogenada. A arginina é aminoácido importante para a função das células T, mas deve ser evitada em doentes críticos sépticos porque pode piorar os resultados ou até a mortalidade.[23]

CONCLUSÃO

Pacientes complexos, com catástrofes abdominais e múltiplas lesões como abdome hostil e FEA, apresentam hoje melhora importante na sobrevida graças ao manuseio moderno. Entre as medidas instituídas, destacam-se manter o abdome aberto, cuidados intensivos no choque hemorrágico ou sepse e terapia nutricional precoce e prolongada, particularmente a nutrição enteral. Outras vias de acesso, como fistuloclise, permitiram a suspensão da nutrição parenteral, com resultados mais promissores. Essas medidas conjuntas favorecem preparo do paciente para o posterior tratamento cirúrgico definitivo.

SEPSE

Doença sistêmica que apresenta resposta deletéria do hospedeiro secundária à infecção. Sua progressão é a sepse grave em que há disfunção orgânica aguda secundária a uma infecção documentada ou suspeita. O choque séptico é a sepse grave associada com a hipotensão refratária à reanimação volêmica inicial exigindo o uso de drogas vasoativas.

A sepse grave e choque séptico acometem milhões de pessoas por ano no mundo conforme dados atuais da Campanha de Sobrevivência à Sepse 2013 (*Surviving Sepsis Campaing* – SSC),[24] apresenta alto impacto na morbimortalidade. A mortalidade do choque séptico encontra-se em ascensão e no Brasil é de 46% comparado com 30,8% de dados mundiais.[25]

A precocidade do diagnóstico e a terapia inicial agressiva e adequada na sepse influenciam diretamente seu desfecho,[24] semelhante ao atendimento do infarto agudo do miocárdio (IAM), do politrauma e do acidente vascular cerebral (AVC).

FISIOPATOLOGIA

A resposta inflamatória sistêmica secundária à infecção provoca desequilíbrio do sistema imune. Ocorrem ativação dos macrófagos; maior atividade de células apresentadoras de antígenos; produção de citocinas anti-inflamatórios como a IL10, o antagonista do receptor de IL1, de elastase e de radicais livres contra o agressor. O desequilíbrio entre as oxidações e as defesas antioxidantes causam lesão celular e mitocondrial, resultando na incapacidade da célula em utilizar o oxigênio resultante do ciclo de Krebs. Dessa forma, é necessária a utilização do metabolismo anaeróbio para produção de energia.[26] A presença de substâncias inflamatórias do lipopolissacarídeos (LPS) aumenta a expressão da oxidonitrico-sintetase induzida (iNOS) responsável pela transformação de L-arginina em óxido nítrico, que causa a vasodilatação sistêmica. As células endoteliais produzem substâncias pró-inflamatórias, como a prostaciclina e endotelina, e pró-coagulantes responsáveis pelas microtromboses que contribuem para a heterogeneidade do fluxo e para a hipoperfusão.

TERAPIA NUTRICIONAL

A SSC[24] contempla, pela primeira vez, a terapia nutricional como parte da continuidade do manejo da sepse, incluindo a nutrição enteral e a parenteral, antioxidantes e imunonutrientes.

Durante a fase inicial da sepse, ocorre a hipoperfusão esplâncnica, o que amplia o prejuízo da função de barreira intestinal e potencializa a translocação bacteriana intestinal.[27] As diretrizes atuais recomendam NE como terapia de primeira linha para os doentes críticos, com início precoce, em 24 a 48 horas após admissão na UTI. Nos pacientes sépticos, após a reanimação volêmica, a NE precoce agrega benefícios não nutricionais visto que mantém a integridade da mucosa intestinal, previne translocação bacteriana, atenua a resposta catabólica ao estresse e melhora a imunocompetência e a disfunção orgânica. Entretanto, existe risco de isquemia intestinal, principalmente se houver instabilidade hemodinâmica.

A NP deve ser administrada quando há contraindicação do uso do trato gastrintestinal (TGI), intolerância à NE ou dificuldade de progressão da NE em até sete dias.

O controle glicêmico é fundamental nos doentes críticos (grau 2B) com impacto na redução da mortalidade. Deve-se iniciar o controle glicêmico intensivo após duas medidas consecutivas de glicemia > 180 mg/dL, evitar sua variabilidade e ter como meta níveis ≤ 180 mg/dL (grau 1A).[28]

Terapia nutricional enteral trófica versus terapia nutricional plena

Alguns estudos falharam ao demonstrar diferença entre os benefícios do uso de terapia nutricional enteral (TNE) hipocalórica ou trófica em baixo volume e o de TNE plena, isto é, com aporte nutricional total.[29] Outros mostraram, por sua vez, diferença nos resultados clínicos com o alcance das metas energéticas e proteicas. Dessa forma, não está clara qual a dose ótima de NE deve ser fornecida na primeira semana.

Três grandes estudos recentes compararam NE trófica ou plena na primeira semana de UTI em doentes críticos.[29-31] Nenhum dos estudos mostrou efeito na mortalidade. A NE trófica produziu vantagens gastrintestinais e sistêmicas, com base nesses resultados.

No estudo EPaNIC,[29] com 2.312 pacientes críticos, a NP foi associada à NE insuficiente precocemente (em 48 horas) ou tardiamente (em oito dias). O grupo que recebeu NP tardiamente foi associado à recuperação mais rápida e a menores complicações quando comparado com os que iniciaram NP precocemente. Esse resultado mostra a importância do início precoce da NE e da tolerância à oferta nutricional hipocalórica na primeira semana.

A SSC recomenda evitar a NE plena, mas oferta calórica mínima de 500 kcal/dia na fase inicial com progressão conforme a tolerância.

A diretriz da American Society for Parenteral and Enteral Nutrition (ASPEN – 2009)[23] sugere ofertar NE com fórmula polimérica e meta calórica na primeira semana entre 50% e 65%, a partir do cálculo de 25 kcal/kg/dia. A oferta proteica deve variar de 1,2 a 2 g/kg/dia, com razão de caloria não proteica por grama de nitrogênio entre 70 e 100:1.

Esses achados contradizem as diretrizes canadenses que recomendam otimizar a NE desde a primeira semana.[32] A European Society for Clinical Nutrition and Metabolism (ESPEN – 2009)[33] sugere iniciar com oferta calórica de 20 a 25 kcal/kg, na primeira semana, e progredir para 25 a 30 kcal/kg. Os lipídeos devem ser ofertados na forma de TCL/TCM (triglicerídeo de cadeia longa/triglicerídeo de cadeia média).

Entretanto, um estudo com relação à oferta calórica ótima na primeira semana em população específica de doentes sépticos foi realizado recentemente por Elke e colaboradores,[34] no qual foram avaliados prospectivamente 2.270 pacientes que recebem em média 1.057 kcal/dia e 49 g de proteínas (0,7 g/kg/dia). Os pacientes foram mecanicamente ventilados por 8,4 dias e a mortalidade em 60 dias foi de 30,5%. O aumento de 1.000 kcal foi associado com redução de mortalidade ($p < 0,001$) e dos dias de ventilação mecânica ($p < 0,02$).

CONTROLE DO RESÍDUO GÁSTRICO

A motilidade do doente crítico encontra-se alterada. O paciente ventilado mecanicamente apresenta atraso do esvaziamento gástrico em 50% dos casos, e aumenta para 80% na sepse grave, em queimados e em pacientes com trauma.[35] O posicionamento da sonda enteral pós-pilórico pode favorecer a melhor aceitação da NE na dismotilidade gástrica. Entretanto, as diretrizes não apontam vantagens do posicionamento pós-pilórico ou jejunal se o paciente aceita bem a dieta enteral em posição gástrica.[23,32-33] O posicionamento mais distal da sonda deve ser reservado para o caso de risco de broncoaspiração (vômito ou regurgitação de dieta) e de intolerância gástrica (distensão, vômito ou regurgitação de dieta). O uso associado de procinético também favorece a aceitação da NE em posição gástrica.

A monitorização de volume residual gástrico (VRG), inicialmente considerada apropriada para prevenção de aspiração brônquica, mostrou-se, ao longo dos anos, desnecessária por não trazer benefício ao doente crítico. O controle do VRG tem se associado à obstrução da sonda, perda de tempo e alocação de recursos, menor oferta calórica, retirada de nutrientes e à secreção gástrica fisiológica.[36] A manutenção de cabeceira elevada entre 30° e 45° é medida eficaz, ao lado de higiene adequada da orofaringe e protocolos para administração da dieta enteral em terapia intensiva.

NUTRIENTES ESPECÍFICOS

A combinação de nutrientes com ação no sistema imune como a arginina, glutamina e ácidos graxos ômega-3 não tem benefício nessa população. A oferta de arginina, apesar de diminuída na sepse, pode aumentar a produção de óxido nítrico, piorar a vasodilatação e, consequentemente, a hipoperfusão.[37] Estudos mostram aumento do tempo de internação, maiores complicações infecciosas e até maior mortalidade.

Os ácidos graxo ômega-3, eicosapentaenoico (EPA) gama linolênico (GLA) reduzem a ação pró-inflamatória na resposta imune, porém não há estudos de grande impacto que mostrem claro benefício de dietas imunomoduladoras na sepse. Nos pacientes com síndrome do desconforto respiratório agudo (SDRA), o uso dessas dietas deve ser apenas considerado, mas não mais indicado, conforme preconizam as diretrizes canadenses.[32]

É sabido que os níveis de selênio encontram-se diminuídos na sepse. Alguns autores realizaram sua reposição endovenosa com intenção terapêutica e para potencializar a defesa antioxidante. Entretanto, não há forte evidência na literatura desse benefício, com índice de recomendação grau 2C.[24,32]

Durante a fase inicial da sepse, ocorre hipoperfusão esplâncnica, o que amplia o prejuízo da função de barreira intestinal e potencializa a translocação bacteriana intestinal. A NE precoce, iniciada nas primeiras 48 horas, é clinicamente benéfica porque mantém o trofismo intestinal, previne a translocação bacteriana e favorece a recuperação ótima, particularmente nos desnutridos. A glutamina é considerada condicionalmente essencial em estados catabólicos, sendo doadora de nitrogênio para muitos processos metabólicos. Durante o processo catabólico da sepse, a musculatura esquelética libera grandes quantidades de glutamina no sangue, que tem sua captação aumentada pelos tecidos que a utilizam. E, assim, serve de combustível primário para células com divisão rápida, como intestino e sistema imune, e é usada como fonte de nitrogênio para reabastecer o ciclo de Krebs. Dessa forma, no estresse metabólico grave, como visto na sepse, a síntese e liberação de glutamina é insuficiente para atingir a demanda. Consequentemente, a deficiência de glutamina pode reduzir a resposta contra radicais livres, diminuir a resposta imune, prejudicar a cicatrização e aumentar a permeabilidade intestinal. Por isso, a glutamina é recomendada na sepse. Recentemente, Koksal e colaboradores[38] avaliaram em doentes sépticos a oferta de 30 g de glutamina em vias diferentes: 30 g intravenosa; 30 g enteral; e 15 g enteral mais 15 g intravenosa. Os melhores resultados foram obtidos com a suplementação de glutamina enteral mais parenteral. Heyland e colaboradores[39] avaliaram o uso de altas doses de glutamina (0,35 g/kd/dia IV + 30 g NE) em 1.223 pacientes críticos. Os pacientes apresentavam falência de mais de dois órgãos, ventilação mecânica e 68% estavam em choque séptico. O grupo que recebeu glutamina nas primeiras 24 horas após internação na UTI apresentou maior mortalidade precoce (14 dias) e tardia (seis meses). Os autores recomendam não extrapolar esses resultados negativos do uso de glutamina para situações com uso de doses habituais de glutamina (< 0,5 g/kg/dia).

CONCLUSÃO

A terapia nutricional dos pacientes com sepse grave e choque séptico deve ser iniciada de forma precoce após estabilização do paciente. Avaliar a via adequada para a situação e seguir metas calóricas e proteicas pré-definidas contribuirá para o bom desfecho clínico do paciente.

QUEIMADOS

Lesões provocadas por queimadura continuam a ser causa importante de morbimortalidade, embora com melhores resultados nos últimos anos e menos de 10% de internação hospitalar.[40] Em 2013, nos Estados Unidos, foram registrados 450 mil pacientes queimados, com 40 mil internações e 3.400 óbitos. Existe predomínio do sexo masculino (69%) e de acidentes domésticos (72%).[41] No Brasil, estima-se que ocorram por volta de 1 milhão de acidentes com queimaduras por ano, com prevalência de 79% dos acidentes em ambientes domiciliares.[42]

Os pacientes com mais de 20% da superfície corporal queimada (SCQ) apresentam grave e longa manifestação metabólica frente à lesão, que incluem resposta hiperdinâmica e hipermetabólica com lipólise, proteólise, glicólise e febre. Esse estado metabólico resulta em profunda redução da massa corpórea magra.[43] Problemas com a cicatrização da ferida, disfunção imune, falência de órgãos e até morte podem ocorrer.

Dessa forma, são necessárias medidas de intervenção primária que atenuem o estado catabólico e promovam anabolismo, como a associação do fechamento da ferida com enxerto precoce, nutrição precoce e ótima e modulação farmacológica da resposta inflamatória. A NE precoce (ideal menos de 24 horas após a lesão) ameniza a resposta metabólica à lesão por queimadura e melhora os resultados.

DEFINIÇÃO

Queimadura é lesão tecidual resultante da ação direta ou indireta do calor sobre a pele ou mucosa. As queimaduras podem ser classificadas quanto à etiologia em térmicas, elétricas, químicas e por radiação. A gravidade da lesão depende da intensidade e característica da fonte, da velocidade de transferência do calor e do tempo de contato. Outros fatores como espessura da pele e área exposta, vascularidade e idade também são relevantes. As queimaduras também são classificadas de acordo com sua profundidade e avaliadas quanto à extensão da SCQ.

As lesões classificam-se conforme a profundidade em 1º, 2º e 3º graus.

A queimadura de 1º grau compromete apenas a epiderme e, apesar de dolorosa, é eritematosa, descamativa e cicatriza em três a quatro dias. A queimadura de 2º grau compromete a epiderme e parte da derme. É mais dolorosa que a anterior e a bolha é a lesão característica. A cicatrização ocorre em duas a seis semanas.

A queimadura de 3º grau é lesão mais profunda, compromete a epiderme, a derme, com destruição total da pele, sem regeneração desta, com retração e necrose tecidual, necessitando de enxerto a depender da localização.

A área acometida ou a porcentagem da SCQ é bastante relevante para o prognóstico e pode ser avaliada de forma simplificada pela regra dos 9 (Figura 138.5).

Grandes queimados são aqueles que têm mais de 20% da SCQ por lesão de 2º grau ou mais do que 10% da SCQ por lesão de 3º grau em adultos.

FISIOPATOLOGIA

As lesões térmicas com abertura de ferida permitem perda de calor, água, nitrogênio, proteína, micronutrientes, plasma e eletrólitos. Dessa forma, existe risco elevado de distúrbio hidreletrolítico e instabilidade cardiovascular, pulmonar e renal. A perda da barreira protetora da pele favorece o acesso de bactérias à circulação, com consequências infecciosas sistêmicas e aumento do hipermetabolismo e hipercatabolismo.

A lesão por queimadura tem duas fases. A primeira é precoce e começa nas primeiras 24 horas da lesão. Caracteriza-se por grave hipovolemia, vasodilatação e alta

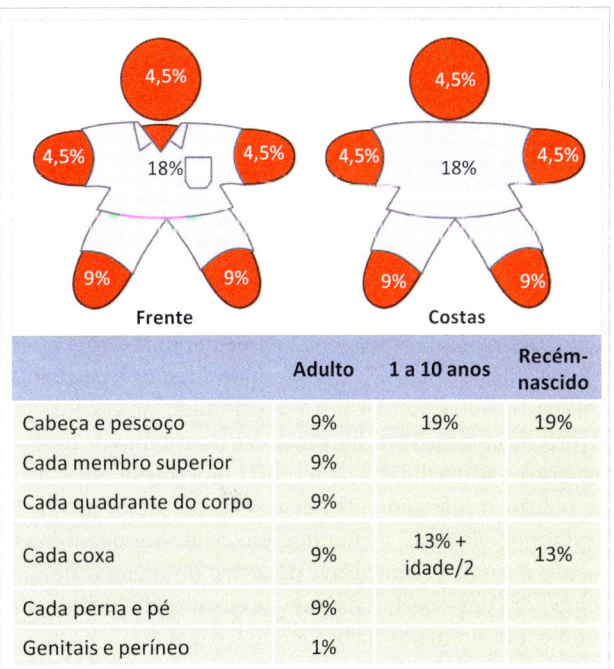

FIGURA 138.5. Porcentagem da superfície corporal queimada (SCQ). Regra dos 9.

permeabilidade vascular. Ocorrem destruição da matriz extravascular e edema.

A segunda fase ou hipermetabólico está presente nas 48 horas após a lesão. Instala-se a síndrome da resposta inflamatória sistêmica (SIRS), com aumento da produção das proteínas de fase aguda como a alfa-1-glicoproteína-ácida, haptoglobina, fibrinogênio e alfa-2-macroglobina. Ocorre diminuição das proteínas constitutivas como a albumina, pré-albumina e transferrina. A duração dessa fase está relacionada com a extensão e profundidade da lesão, a reanimação volêmica adequada para evitar a presença e manutenção da hipoperfusão, com o desbridamento e o tempo de enxertia.[44]

REPOSIÇÃO DE LÍQUIDOS E ELETRÓLITOS

O método mais usado para a reanimação e a manutenção de líquidos e eletrólitos para os doentes queimados é a reposição segundo a fórmula de Parkland, tradicionalmente usada em pacientes com mais de 15% da SCQ de 2º e 3º graus. A fórmula considera a oferta de 4 mL de Ringer-lactato para cada kg de peso multiplicado pela SCQ. A metade desse montante é administrada nas primeiras oito horas após a queimadura. O restante deve ser infundido nas 16 horas subsequentes. A partir daí, deve-se monitorizar o débito urinário (0,3 a 0,5 mL/kg/h).[45] A hidratação adequada é importante para a recuperação. Entretanto, o excesso de líquidos pode também aumentar a morbidade e mortalidade por insuficiência respiratória, sobretudo nas lesões inalatórias ou em associação com trauma pulmonar. O edema generalizado, incluindo abdominal e de extremidade, pode evoluir para síndrome compartimental. O excesso de líquidos também pode determinar desequilíbrio eletrolítico. A administração de coloides pode ser incorporada à reanimação e evitar sobrecarga hídrica.[45]

TERAPIA NUTRICIONAL

A recomendação para o início da NE deve respeitar as mesmas condições orientadas para os doentes críticos em geral. Assim, a estabilização hemodinâmica e a viabilidade do TGI são importantes para o sucesso nutricional. Iniciar a dieta pela via oral ou por sonda nasoenteral de forma muito precoce, nas primeiras 12 horas após a lesão, é parte integral da reanimação inicial. O início muito precoce da NE favorece a atenuação na liberação dos hormônios de estresse (cortisol e adrenalina) e da resposta hipermetabólica, além de reduzir a infecção.[46] Também propicia maior produção de imunoglobulinas, menor número de úlceras de estresse e menor risco de desnutrição e de déficit de energia, além de colaborar com a quebra do ciclo de edema pela melhora das condições fisiológicas da barreira intestinal.[45,46]

Se de um lado é importante o início precoce da NE, de outro, ela enseja distúrbio da motilidade gastrintestinal em 80% dos grande queimados[35] aliado à presença de edema das alças intestinais pela intensa e necessária reanimação volêmica nas primeiras 24 horas. SCAbd pode ocorrer, e, dessa maneira, os pacientes devem sempre ser monitorizados. A necessidade nutricional é variável conforme a fase, mas, nessa população de doentes, substancialmente mais alta que a de outro doente crítico.

A escolha da dieta é a mesma dos doentes críticos em geral, polimérica e hiperproteica, podendo ser introduzidas fibras tão logo seja viável. Esses pacientes podem se tornar constipados pelo uso de altas doses de sedativos e opioides para analgesia.

O posicionamento pós-pilórico da sonda nos casos de risco alto de refluxo e broncoaspiração deve ser considerado. A nutrição parenteral exclusiva ou suplementar deve ser indicada como alternativa quando o TGI é contraindicado ou não é suficiente para a obtenção da meta nutricional.

Necessidades energéticas

Pacientes com queimadura grave apresentam resposta hipermetabólica prolongada, proporcional à gravidade da lesão, causada por múltiplos mediadores inflamatórios e resposta endócrina ao estresse.

Dessa forma, existem inúmeros fatores que determinam ou interferem, elevam ou reduzem o gasto energético (GE), como a composição e a temperatura corporais, a gravidade da doença, a extensão da SCQ, o tempo de cicatrização das lesões, o tipo de droga que o paciente recebe, além dos clássicos idade e sexo.

A calorimetria indireta (CI) é método seguro, não invasivo, considerado padrão-ouro para determinar o GE estimado a partir do consumo O_2 e da produção de CO_2 obtidos por meio do ar inspirado e expirado pelos pulmões. A energia é calculada a partir de seus equivalentes calóricos.

Na maioria das vezes, não é possível medir o gasto energético basal (GEB) ou a taxa metabólica basal (TMB). Por essa razão, recomendou-se o uso internacional de equações de predição da TMB. Existem mais de 200 fórmulas para estimar a TMB, sem que nenhuma delas tenha demonstrado forte correlação com as medidas realizadas pela calorimetria indireta. As equações preditivas para calcular o GE não são consideradas métodos acurados para análise individual, mas úteis como ponto de partida para estabelecer a terapia nutricional, uma vez que são simples de usar e envolvem poucas medidas clínicas. A clássica equação de Curreri, específica para queimados, resultou em hiperalimentação quando usada por tempo prolongado.[47] Contudo, o método simplista usado no doente crítico, com oferta de 25 a 30 kcal/kg/dia resulta em hipoalimentação.[48] Considera-se que após a primeira semana, com a cicatrização, haja redução da necessidade nutricional. O fator de estresse usado na equação de Harris-Benedict é bastante inexato.

Na falta da calorimetria indireta, a equação de Toronto, baseada em múltiplas análises de regressão de estudos com calorimetria, é alternativa validada para adultos queimados.[49] Em crianças, a equação de Schofield é alternativa razoável, na falta de calorimetria indireta[50] (Tabela 138.2).

TABELA 138.2. Equações para estimativa das necessidades calóricas usadas pacientes queimados adultos e pediátrico.

Idade	Equação	Necessidades calóricas (NC) kcal/dia
Adultos	Harris-Benedict	GEB-M = 66,47 + (13,75 × P) + (5 × A) − (6,76 × I) GEB − F = 665,1 + (9,56 × P) + (1,85 × A) − (4,68 × I) GEB: gasto energético basal; M: masculino; F: feminino; P: peso; A: altura; I: idade
Adultos	Toronto	NC = −4343 + (105 × % SCQ) + (0,23 × ingestão calórica) + (0,84 × GEB-Harris-Benedict) − (4,5 × dias após lesão) % SCQ = % da superfície corporal queimada
Criança 3 a 10 anos	Schofield	NC − M = (19,6 × P) + (1,033 × A) + 414,9 NC − F = (16,97 × P) + (1,618 × A) + 371,2 M: masculino; F: feminino; P: peso (kg); A: altura (cm)
Crianças 10 a 18 anos	Schofield	NC M = (16,25 × P) + (1,372 × A) + 515,5 NC − F = (8,365 × P) + (4,65 × A) + 200 M: masculino; F: feminino; P = peso (kg); A: altura (cm)

A oferta de carboidratos deve ser de 55% a 60% do valor calórico, sem extrapolar 5 mg/kg/minuto. A hiperglicemia se associa a infecções e maior mortalidade.

O controle glicêmico intensivo nesses pacientes, como a de doentes críticos em geral, é fundamental, porém eles têm maior risco de hipoglicemia em virtude de maiores interrupções da nutrição durante o dia pelos vários procedimentos aos quais são submetidos durante seu tratamento. Deve-se ter como meta níveis glicêmicos entre 100 e 150 mg/dia.

Os lipídeos devem ser ofertados em quantidades menores do que 35% da meta estimada ou menos do que 1,5 g/kg/dia.

A oferta de 15% de gordura foi associada à menor permanência hospitalar e à menor incidência de infecção. Entretanto, esta oferta não é de fácil obtenção, uma vez que as fórmulas industrializadas apresentam entre 30% e 50% de gordura.

Necessidade proteica e de aminoácidos específicos

A proteína é macronutriente essencial para a cicatrização de feridas. Há muitos anos, a oferta proteica preconizada é de 1,5 a 2 g/kg/dia ou 20% a 25% da oferta total como proteína. Em crianças, pode-se ofertar até 3 g/kg/dia de proteínas, mas sem vantagem real. A glutamina é aminoácido condicionalmente essencial nos pacientes de extensas queimaduras. Entretanto, os estudos são pequenos, com resultados inconsistentes, muitas variações com relação a doses, duração e via de administração. A dose de 0,3 g/kg/dia por 5 a 10 dias deve ser suficiente. Não há evidência convincente para a recomendação de arginina em pacientes queimados.[51]

Micronutrientes

A resposta hipermetabólica exacerbada nos pacientes queimados em razão da extensa área a ser cicatrizada, além da perda exsudativa pela ferida aberta, determina necessidades aumentadas de micronutrientes. As vitaminas antioxidantes e os minerais têm recebido maior atenção.

Há uma exaustão da defesa antioxidante e observa-se deficiência biológica no final da primeira semana e, se não houver reposição adequada, ao final do primeiro mês da queimadura, já se observa a presença de síndromes clínicas, de retardo de cicatrização e de quatro complicações infecciosas.

A reposição de tiamina e demais vitaminas do complexo B, vitaminas C, D e E por via endovenosa é recomendada já que sua absorção será inadequada por diversos mecanismos. A oferta de vitaminas C e E deve ser de 1,5 a 3 vezes o preconizado pela RDA (Dietary Reference Intakes).[51] As recomendações de vitaminas e minerais estão na Tabela 138.3.

TABELA 138.3. Recomendações de vitaminas e minerais para queimados conforme a superfície corporal queimada (SCQ).

> 20% SCQ
1 multivitamínico ao dia
500 mg de vitamina C 2 vezes ao dia
10.000 UI de vitamina A ao dia
45-50 mg de zinco ao dia
< 20% SCQ
1 multivitamínico ao dia

Os elementos traços cobre (Cu), selênio (Se) e zinco (Zn), importantes para o sistema imune e cicatrização das feridas, são perdidos em grandes quantidades pelas lesões exsudativas e a reposição deve ser mantida até total cicatrização das lesões. A suplementação deve ser mantida por sete a oito dias com 20% a 40% de SCQ; por duas semanas com 40% a 60% de SCQ; e 30 dias se houver mais do que 60% de SCQ.[52]

MANUSEIO NÃO NUTRICIONAL DO HIPERMETABOLISMO

Medidas não nutricionais juntamente com a nutrição muito precoce são recomendadas para atenuar a resposta hipermetabólica do paciente grande queimado, como temperatura ambiente entre 28° e 30°; desbridamento e enxertia precoce das lesões; uso de estimulantes da síntese proteica (betabloqueadores não seletivos como propranolol e oxandrolona); controle da dor; e fisioterapia motora precoce.

A oxandrolona, análogo sintético da testosterona, pode ser usada para reduzir perda de peso, reduzir o catabolismo, acelerar a cicatrização, reduzir a permanência hospitalar e a mortalidade, na fase aguda ou período de recuperação. A dose preconizada para adultos é de 10 mg a cada 12 horas e, para crianças, de 0,1 mg/kg a cada 12 horas.[53] É importante monitorizar a função hepática. Uma recente metanálise nacional avaliou a eficácia de oxandrolona em grandes queimados e mostrou significante benefício em reduzir a perda de peso e perda nitrogenada e acelerar a cicatrização.[54]

O benefício obtido com o propranolol tem sido verificado mais em criança do que em adulto, com redução da frequência cardíaca em 20%, redução das citocinas e da liberação de hormônios do estresse, com possível impacto no hipermetabolismo e hipercatabolismo.[55-56] Essas drogas só devem ser iniciadas após total reanimação do paciente, preferencialmente no final da primeira semana para o propranolol e um pouco mais tarde para a oxandrolona.[43]

CONSIDERAÇÕES FINAIS

A terapia nutricional em queimados é altamente específica, deve ser instituída muito precocemente (em 6 a 12 horas), assim que houver a estabilização clínica. A oferta nutricional não é constante, acarretando maior risco de hipoglicemia e a necessidade nutricional é maior do que a dos doentes críticos de maneira geral. Fórmulas preditivas das necessidades energéticas são inadequadas por sub ou superestimá-las. A reposição de micronutrientes deve ser realizada uma vez que a necessidade é maior do que a oferta pela NE. A terapia não nutricional com propranolol ou oxandrolona para reduzir o hipermetabolismo e catabolismo deve ser considerada.

REFERÊNCIAS BIBLIOGRÁFICAS

1. Stone HH, Strom PR, Mullins RJ. Management of the major coagulopathy with onset during laparotomy". Ann Surg. 1983;197(5):532-5.
2. Rotondo MF, Schwab CW, McGonigal MD. "'Damage control': an approach for improved survival in exsanguinating penetrating abdominal injury". J Trauma. 1993;35(3):375-82
3. Björck M, Wanhainen A. Management of Abdominal Compartment Syndrome and the Open Abdomen. Eur J Vasc Endovasc Surg. 2014;47(3):279-87.
4. Diaz JJ Jr, Cullinane DC, Dutton WD, Jerome R, Bagdonas R, Bilaniuk JW, et al. The management of the open abdomen in trauma and emergency general surgery, part 1: damage control. J Trauma. 2010;68(6):1425-38.
5. Randall S. Friese. The Open Abdomen: Definitions, Management Principles, and Nutrition Support Considerations. Nutr Clin Pract. 2012;27:492.

6. Mulier S, Penninckx F, Verwaest C, Filez L, Aerts R, Fieuws S, et al. Factors affecting mortality in generalized postoperative peritonitis: multivariate analysis in 96 patients. World J Surg. 2003 Apr;27(4):379-84.
7. Polk TM, Schwab CW. Metabolic and nutritional support of the enterocutaneous fistula patient: a three-phase approach. World J Surg. 2012 Mar;36(3):524-33.
8. Majercik S, Kinikini M, White T. Enteroatmospheric Fistula: From Soup to Nuts. Nutr Clin Pract. 2012;27(4):507-12.
9. Teixeira PG, Inaba K, Dubose J, Salim A, Brown C, Rhee P, et al. Enterocutaneous fistula complicating trauma laparotomy: a major resource burden. Am Surg. 2009;75:30-2.
10. Doig GS, Heighes PT, Simpson F, Sweetman EA, Davies AR. Early enteral nutrition, provided within 24 h of injury or intensive care unit admission, significantly reduces mortality in critically ill patients: a meta-analysis of randomised controlled trials. Intensive Care Med. 2009 Dec;35(12):2018-27.
11. Friese RS. The open abdomen: definitions, management principles, and nutrition support considerations. Nutr Clin Pract. 2012 Aug;27(4):492-8.
12. Caro A, Olona C, Jimenez A, Vadillo J, Feliu F, Vicente V. Treatment of the open abdomen with topical negative pressure therapy: a retrospective study of 46 cases. Int Wound J. 2011;8:274-279.
13. Teixeira da Silva, ML. Cap. 33: Planejamento Nutricional – Do gasto Energético à Oferta Energético-proteica. In: Dan L. Waitzberg. (Org.). Fisiologia da nutrição na Saúde e na Doenças. 1ed. Rio de Janeiro: Editora Atheneu, 2013. p.559-71.
14. Dudrick SJ, Maharaj AR, McKelvey AA. Artificial nutritional support in patients with gastrointestinal fistulas. World J Surg. 1999;23:570-6.
15. Cheatham ML, Safcsak K, Brzezinski SJ, Lube MW. Nitrogen balance, protein loss, and the open abdomen. Crit Care Med. 2007;35(1):127-31.
16. Li J, Ren J, Zhu W, Yin L, Han J. Management of enterocutaneous fistulas: 30-year clinical experience. Chin Med J. 2003;116(2):171-5.
17. Wang Y, Jiang ZM, Nolan MT, Jiang H, Han HR, Yu K, et al. The impact of glutamine dipeptide-supplemented parenteral nutrition on outcomes of surgical patients: a meta-analysis of randomised clinical trials. JPEN J Parenter Enteral Nutr. 2010 Sep-Oct;34(5):521-9.
18. Powell NJ, Collier B. Nutrition and the Open Abdomen. Nutr Clin Pract. 2012;27(4):499-506.
19. Evenson AR, Fischer JE. Current management of enterocutaneous fistula. J Gastrointestinal Surg. 2006;10(3):455-64.
20. Teubner A, Morrison K, Ravishankar HR, Anderson ID, Scott NA, Carlson GL. Fistuloclysis can successfully replace parenteral feeding in the nutritional support of patients with enterocutaneous fistula. Br J Surg. 2004;91(5):625-31.
21. Coetzee E, Rahim Z, Boutall A, Goldberg P. Refeeding enteroclysis as an alternative to parenteral nutrition for enteric fistula. Colorectal Dis. 2014;16(10):823-30.
22. Osland E, Hossain MB, Khan S, Memon MA. Effect of timing of pharmaconutrition (immunonutrition) administration on outcomes of elective surgery for gastrointestinal malignancies: a systematic review and meta-analysis. JPEN J Parenter Enteral Nutr. 2014 Jan;38(1):53-69.
23. McClave SA, Martindale RG, Vanek VW, McCarthy M, Roberts P, Taylor B, et al. Guidelines for the Provision and Assessment of Nutrition Support Therapy in the Adult Critically Ill Patient: Society of Critical Care Medicine (SCCM) and American Society for Parenteral and Enteral Nutrition (A.S.P.E.N.). JPEN J Parenter Enteral Nutr. 2009 May-Jun;33(3):277-316.
24. Dellinger RP, Levy MM, Rhodes A, Annane D, Gerlach H, Opal SM, et al. Surviving Sepsis Campaign: international guidelines for management of severa sepsis and septic shock, 2012. Intensive Care Med. 2013 Feb;39(2):165-228.
25. Sobrevivendo a sepse, relatório nacional. [Internet] [Acesso em 07 jan 2016]. Disponível em: http://www.ilas.org.br
26. Wang Z, Forceville X, Van Antwerpen P, Piagnerelli M, Ahishakiye D, Macours P, et al. A large-bolus injection, but not continuous infusion of sodium selenite improves outcome in peritonitis. Shock. 2009;32:140-6.
27. Lehcmann C, Paulovic D, Zhou J, Wutteke V, Saeger D, Spassou A, et al. Intravenous free and dipeptide bound glutamine maintain intestinal microcirculation in experimental endotoxemia. Nutrition. 2012;28:588-93.
28. Finfer S, Chittock DR, Su SY, Blair D, Foster D, Dhingra V, et al. Intensive versus conventional glucose control in critically ill patients. N Engl J Med. 2009 Mar 26;360(13):1283-97.
29. Casaer MP, Mesotten D, Hermans G, Wouters PJ, Schetz M, Meyfroidt G, et al. Early versus late parenteral nutrition in critically ill adults. N Engl J Med. 2011 Aug 11;365(6):506-17.
30. Rice TW, Mogan S, Hays MA, Bernard GR, Jensen GL, Wheeler AP. Randomized trial of initial trophic versus full-energy enteral nutrition in mechanically ventilated patients with acute respiratory failure. Crit Care Med. 2011;39:967-74.
31. Rice TW, Wheeler AP, Thompson BT, Steingrub J, Hite RD, Moss M, et al. Initial trophic vs full enteral feeding in patients with acute lung injury: the EDEN randomized trial. JAMA. 2012;307:795-803.
32. Dhaliwal R, Cahill N, Lemieux M, Heyland DK. The canadian critical care nutrition guidelines in 2013: an update on current recommendations and implementation strategies. Nutr Clin Pract. 2014;29:29-43.
33. Singer P, Berger MM, Van den Berghe G, Biolo G, Calder P, Forbes A, et al. ESPEN Guidelines on Parenteral Nutrition: intensive care. Clin Nutr. 2009 Aug;28(4):387-400.
34. Elke G, Wang M, Weiler N, Day AG, Heyland DK. Close to recommended caloric and protein intake by enteral nutrition is associated with better clinical outcome of critically ill septic patients: secondary analysis of a large international nutrition database. Crit Care. 2014 Feb 10;18(1):R29.
35. Ukleja A. Altered GI motility in critically Ill patients: current understanding of pathophysiology, clinical impact, and diagnostic approach. Nutr Clin Pract. 2010 Feb;25(1):16-25.
36. Rice TW. Gastric residual volume: end of an era. JAMA. 2013 Jan 16;309(3):283-4.
37. Santora R, Kozar RA. Molecular mechanisms of pharmaconutrients. J Surg Res. 2010;161:288-94.
38. Koksal GM, Erbabacan E, Tunali Y, Karaoren G, Vehid S, Oz H. The effects of intravenous, enteral and combined administration of glutamine on malnutrition in sepsis: a randomized clinical trial. Asia Pac J Clin Nutr. 2014;23(1):34-40.
39. Heyland D, Muscedere J, Wischmeyer PE, Cook D, Jones G, Albert M, et al. A randomized trial of glutamine and antioxidants in critically ill patients. N Engl J Med. 2013 Apr 18;368(16):1489-97.
40. Peck MD. Epidemiology of burns throughout the world. Part I: distribution and risk factors. Burns. 2011;37:1087.
41. Burn Incidence and Treatment in the United States: 2013 Fact Sheet. 2013 www.ameriburn.org/resources_factsheet.php
42. Takejima ML, Netto RFB, Toebe BL, Andretta MA, Prestes MA, Takaki JL. Prevenção de queimaduras: avaliação do conhecimento sobre prevenção de queimaduras em usuários das unidades de saúde de Curitiba. Rev Bras Queimaduras. 2011;10(3):85-8.
43. Rousseau AF, Losser MR, Ichai C, Berger MM. ESPEN endorsed recommendations: nutritional therapy in major burns. Clin Nutr. 2013 Aug;32(4):497-502.
44. Mandell SP, Gibran NS. Early Enteral Nutrition for Burn Injury. Adv Wound Care (New Rochelle). 2014 Jan 1;3(1):64-70.
45. Collier BR, Cherry-Bukowiec JR, Mills ME. Trauma, Surgery and Burns. In: The A.S.P.E.N. Adult Nutrition Support Core Curriculun 2nd Edition, 2012. p.392-411.
46. Lu G, Huang J, Yu J, Zhu Y, Cai L, Gu Z, et al. Influence of early post--burn enteral nutrition on clinical outcomes of patients with extensive burns. J Clin Biochem Nutr. 2011 May;48(3):222-5.
47. Rodriguez NA, Jeschke MG, Williams FN, Kamolz LP, Herndon DN. Nutrition in burns: Galveston contributions. J Parenteral Enteral Nutr. 2011;35:704-14.
48. Rimdeika R, Gudaviciene D, Adamonis K, Barauskas G, Pavalkis D, Endzinas Z. The effectiveness of caloric value of enteral nutrition in patients with majorburns. Burns. 2006;32:83-6.
49. Royall D, Fairholm L, Peters WJ, Jeejeebhoy KN, Allard JP. Continuous measurement of energy expenditure in ventilated burn patients: an analysis. Crit Care Med. 1996;22:399-406.
50. Suman OE, Mlcak RP, Chinkes DL, Herndon DN. Resting energy expenditure inseverely burned children: analysis of agreement be-

tween indirect calorimetry and prediction equations using the Bland-Altman method. Burns. 2006;32:335-42.
51. Rousseau AF, Losser MR, Ichai C, Berger MM. ESPEN endorsed recommendations: nutritional therapy in major burns. Clin Nutr. 2013 Aug;32(4):497-502.
52. Berger MM, Baines M, Raffoul W, Benathan M, Chiolero RL, Reeves C, et al. Trace element supplements after major burns modulate antioxidant status and clinical course by way of increased tissue trace element concentration. Am J Clin Nutr. 2007;85:1293-300.
53. Pham TN, Klein MB, Gibran NS, Arnoldo BD, Gamelli RL, Silver GM, et al. Impact of oxandrolone treatment on acute outcomes after severe burn injury. J BurnCare Res. 2008;29:902-6.
54. Real DS, Reis RP, Piccolo MS, Okamoto RH, Gragnani A, Ferreira LM. Oxandrolone use in adult burn patients. Systematic review and meta-analysis. Acta Cir Bras. 2014;29 Suppl 3:68-76.
55. Porro LJ, Herndon DN, Rodriguez NA, Jennings K, Klein GL, Mlcak RP, et al. Five- year outcomes after oxandrolone administration in severely burned children: a randomized clinical trial of safety and efficacy. J Am Coll Surg. 2012;214:489; discussion 502.
56. Jeschke MG, Finnerty CC, Suman OE, Kulp G, Mlcak RP, Herndon DN. The effect of oxandrolone on the endocrinologic, inflammatory, and hypermetabolic responses during the acute phase postburn. Ann Surg. 2007;246:351.

CAPÍTULO 139

QUALIDADE EM TERAPIA NUTRICIONAL NA UTI

Dan Linetzky Waitzberg
Melina Golveia Castro

DESTAQUES

- Para a condução adequada da terapia nutricional (TN), faz-se necessário o uso de protocolos de conduta e o treinamento de médicos intensivistas sobre noções básicas dessa terapia.
- Os indicadores de qualidade em terapia nutricional (IQTN) são importantes ferramentas de avaliação e monitoramento de qualidade da TN.
- O planejamento da TN deve estar baseado no uso de protocolos de conduta preestabelecidos, visando a facilitar e assegurar que as boas práticas sejam seguidas independentemente da equipe assistencial.
- Em muitos casos, oferecer TN adequada pode não depender exclusivamente das condições clínicas de um paciente específico, mas também do conhecimento da equipe médica sobre o assunto e de sua criteriosa aplicação.

INTRODUÇÃO

Ao longo das últimas décadas, a terapia nutricional (TN) tem demonstrado sua importância ao colaborar de maneira positiva nos desfechos clínicos de pacientes críticos. Todavia, apesar de sua importância, a TN pode apresentar efeitos adversos e complicações.

A monitorização da TN por meio de indicadores de qualidade em terapia nutricional (IQTN) surge como uma valiosa ferramenta para garantir as boas práticas em sua condução.[1] Outros importantes aliados na condução de TN adequada nas unidades de terapia intensiva (UTI) são o uso de protocolos de conduta e o treinamento de médicos intensivistas sobre noções básicas de TN. Afinal, muitos médicos intensivistas não especialistas em nutrição clínica, embora reconheçam a importância da TN em situações críticas, mostram-se inseguros ao prescrevê-la,[2] em especial por não se sentirem adequadamente preparados.[2-3] Lamentavelmente, o ensino de nutrição clínica ainda não faz parte da educação formal de muitas escolas médicas no Brasil e no exterior, seja na graduação, seja na pós-graduação.[3] A implantação de protocolos de conduta em TN na UTI pode ser uma alternativa relevante para melhorar seus resultados. A adoção de protocolos clínicos consegue melhorar a adequação nutricional em cerca de 10%,[4] porém, mesmo nos locais em que são utilizados, a TN pode permanecer mal conduzida.[5]

Os maus resultados podem estar associados ao desconhecimento de médicos intensivistas sobre temas referentes à TN e à sua resistência a novas orientações relacionadas aos cuidados com seus pacientes. Um estudo mostrou que apenas 40% dos intensivistas acataram as orientações dadas pela equipe multidisciplinar de TN.[5] Em outro estudo, a implantação de um protocolo de conduta nutricional, dirigido por enfermeiras em hospital universitário, conseguiu aumentar a adequação energética de 52% para 68%.[6] Todavia, quando os médicos se recusaram a acatar o protocolo, a adequação foi para 55%, valor semelhante ao inicial.[6] Educar o médico atuante em UTI pode ser fundamental para melhorar a qualidade da TN.

Neste capítulo, pretende-se abordar os passos necessários para a condução adequada da TN na UTI e como monitorizar sua qualidade.

TERAPIA NUTRICIONAL E INDICADORES DE QUALIDADE

A TN refere-se a um conjunto de procedimentos que visa a reconstituir ou manter o estado nutricional do paciente crítico. Pacientes críticos que não recebem TN adequada são mais suscetíveis a complicações infecciosas e podem apresentar maior tempo de ventilação mecânica, maior permanência na UTI e maiores taxas de mortalidade. Porém, uma TN mal conduzida está sujeita a complicações e piora de desfecho clínico.[7-8]

Diante disso, o uso contínuo de IQTN será de suma importância para a monitorização dos padrões de qualidade e dos efeitos da TN, permitindo inclusive o controle da aplicação dos protocolos utilizados pelos serviços.

Os IQTN são importantes ferramentas de avaliação e monitoramento de qualidade da TN, ao identificar possíveis dificuldades e falhas relacionadas aos protocolos de cuidados nutricionais providos ao paciente. Eles podem ser utilizados para introduzir rotinas ou realizar uma análise crítica da TN realizada, confrontando recomendações de diretrizes com a prática clínica dentro de determinado serviço.[1] Cabe a cada serviço escolher quais indicadores de qualidade serão utilizados, estabelecer metas e escrever planos de ação para um incremento constante da qualidade da TN realizada.

Faz parte integral dos programas de qualidade das instituições de saúde identificar, avaliar e melhorar aspectos importantes do cuidado ao paciente. A terapia nutricional certamente se qualifica como um aspecto fundamental nesse cuidado. A não adesão a protocolos de boas práticas pode comprometer os cuidados globais por aumentar a morbidade e mortalidade, reduzir a satisfação com a equipe de saúde e a confiança nela, além de aumentar os custos hospitalares.[9]

De maneira geral, um programa de garantia de qualidade em TN pode se pautar em critérios de resultados ou de processos. Os primeiros são mais difíceis de estabelecer e mensurar, enquanto os critérios de processo são de aplicação mais fácil. A gestão da qualidade em TN implica em cinco procedimentos: elaboração e padronização de protocolos de conduta; elaboração e controle dos registros; ações preventivas e corretivas; seguimento de eventos adversos; e revisão e ajuste dos processos e objetivos do serviço de terapia nutricional.[10]

PLANEJAMENTO DA TN

A administração de TN é uma prática multiprofissional especializada empregada em quase todos os tipos de doentes, sejam hospitalizados, ambulatoriais ou domiciliares.

As metas da TN se iniciam com a triagem nutricional e passam por diferentes etapas até a definição do tratamento nutricional. Fazem parte desse processo a operacionalização do plano de cuidados nutricionais e sua reavaliação e atualização. A responsabilidade de estabelecer localmente os diferentes passos desse processo cabe à equipe multiprofissional de terapia nutricional (EMTN). Essa equipe, constituída no mínimo por um profissional com experiência comprovada em TN, representando todos os segmentos da equipe de saúde (médico, enfermeiro, nutricionista, farmacêutico), tem por obrigação normatizar todos os procedimentos e registros relativos à TN, zelando por sua prática adequada.[11]

Por meio da triagem ou avaliação nutricional, obtém-se um diagnóstico nutricional que identifica os potenciais candidatos à TN. Os profissionais médicos responsáveis pelo paciente, em conjunto com a equipe multiprofissional de terapia nutricional, devem se organizar e desenvolver o melhor plano de tratamento para ele, considerando o distúrbio nutricional identificado à luz de sua condição clínica. É conveniente que os cuidados nutricionais atendam, sempre que possível, às exigências relacionadas aos aspectos sociais, psicossociais e culturais do paciente. São definidos os processos de cuidados tendo em vista os protocolos específicos do serviço, com a preocupação de evitar as complicações inerentes aos métodos de terapia nutricional. A prescrição médica e a dietética devem ser padronizadas, assim como os demais procedimentos envolvidos.[11]

A escolha do tipo de TN, bem como a via de acesso para sua realização, devem, idealmente, estar baseadas no uso de protocolos de conduta preestabelecidos que tornem fácil o planejamento e permitam que as boas práticas sejam seguidas, independentemente da equipe assistencial. A Figura 139.1 mostra um exemplo de protocolo para planejamento da TN de uma UTI.

Após a implementação do plano terapêutico nutricional, deve-se monitorizar e avaliar os resultados obtidos. A reavaliação do paciente em intervalos regulares permite verificar a eficiência do planejamento inicial, assim como alterações conforme sua evolução. O princípio básico consiste em tomar atitudes preventivas antes do aparecimento dos problemas.

USO DE PROTOCOLOS EM TN

Protocolos clínicos constituem uma das melhores maneiras de integrar as boas práticas de cuidados clínicos, de atendimento ao doente e de custo/benefício. Os protocolos clínicos costumam ser desenvolvidos de acordo com a população-alvo e as instituições envolvidas, no sentido de criar um modelo padronizado de lidar com problemas médicos específicos. Algoritmos, prescrições médicas, dietéticas e de enfermagem auxiliam a criação dos protocolos, podem ser incorporados e, assim, permitir a expectativa de resultados bem definidos. De uma maneira genérica, protocolos clínicos para uso local devem considerar a literatura médica relevante e as diretrizes e padrões de cuidados estabelecidos por sociedades profissionais nacionais ou internacionais.

Um trabalho canadense que analisou os resultados na melhora da qualidade da terapia nutricional com a instauração de protocolos de condutas em UTI mostrou que seu uso diminuiu o tempo de jejum, aumentou a indicação de nutrição enteral e parenteral e permitiu o controle de possíveis complicações relativas a elas.[12]

Uma pesquisa sobre condutas em terapia nutricional realizada em um hospital universitário em Chicago com médicos intensivistas de um mesmo serviço obteve resultados bastante discrepantes entre os profissionais pesquisados, o que mostra que as condutas não costumam ser semelhantes na ausência de um protocolo estabelecido. Por essa razão, uma das principais funções da utilização de um protocolo de conduta nutricional é a padronização das condutas do serviço diante das situações mais comuns.[13]

Se por um lado é possível perceber que o simples estabelecimento de um protocolo de conduta nutricional na prática clínica diária pode melhorar de forma expressiva a qualidade da terapia nutricional realizada, bem como uniformizar as condutas da equipe assistente responsável por ela, por outro, sua implantação deve contemplar a interação de múltiplos fatores associados ao tipo de protocolo, processo de implantação, características da instituição e ao perfil da equipe da UTI.[13] O sucesso da implantação e execução de um protocolo de conduta nutricional reside na sua simplicidade[13] e personalização para o perfil específico de cada UTI. Portanto, para sua maior efetividade, tais protocolos devem contemplar, além do embasamento científico das recomendações oferecidas por diretrizes, sua adaptação à realidade de cada serviço, levando em consideração a clareza, a concisão e o formato agradável e de fácil manuseio.[14] A Figura 139.1 traz um exemplo de protocolo para escolha da via de acesso.

Estudo recém-publicado revisou 19 estudos nos quais a terapia nutricional foi otimizada após a implementação de protocolos nutricionais. No entanto, o impacto sobre os resultados clínicos foi modesto.[15]

Protocolos de conduta nutricional assim desenhados devem abranger os problemas mais frequentemente encontrados durante a análise dos dados. Devem ser criados visando a atender às recomendações internacionais adaptadas à realidade de cada serviço, com suas particularidades (recursos humanos, fórmulas nutricionais disponíveis, rotatividade de médicos, entre outros fatores).[16]

Para aderência dos diferentes profissionais ao uso sistemático dos protocolos criados, deve-se atentar para o desenvolvimento de um programa de educação médica. Apenas após o real entendimento da importância da terapia nutricional e de seus princípios é que haverá maior sucesso quanto ao uso dos protocolos.

EDUCAÇÃO MÉDICA EM TERAPIA NUTRICIONAL

Em muitos casos, oferecer TN adequada pode não depender exclusivamente das condições clínicas do paciente, mas também do conhecimento da equipe médica sobre o assunto e de sua criteriosa aplicação. Esse problema foi avaliado por Adams:[16] o autor reconhece que a educação médica tradicional nos Estados Unidos não fornece aos futuros médicos a quantidade e a qualidade adequadas de informação para atender às necessidades da prática clínica. Essa observação não é uma realidade exclusiva dos Estados Unidos e parece ocorrer em todo o mundo.

Na Escandinávia, 39% dos médicos e enfermeiros declararam-se incapazes de diagnosticar desnutrição e 53% disseram ter dificuldade para calcular a necessidade energética estimada de seus pacientes.[17] Nos Estados Unidos, a principal barreira para o uso de TN foi considerada a falta

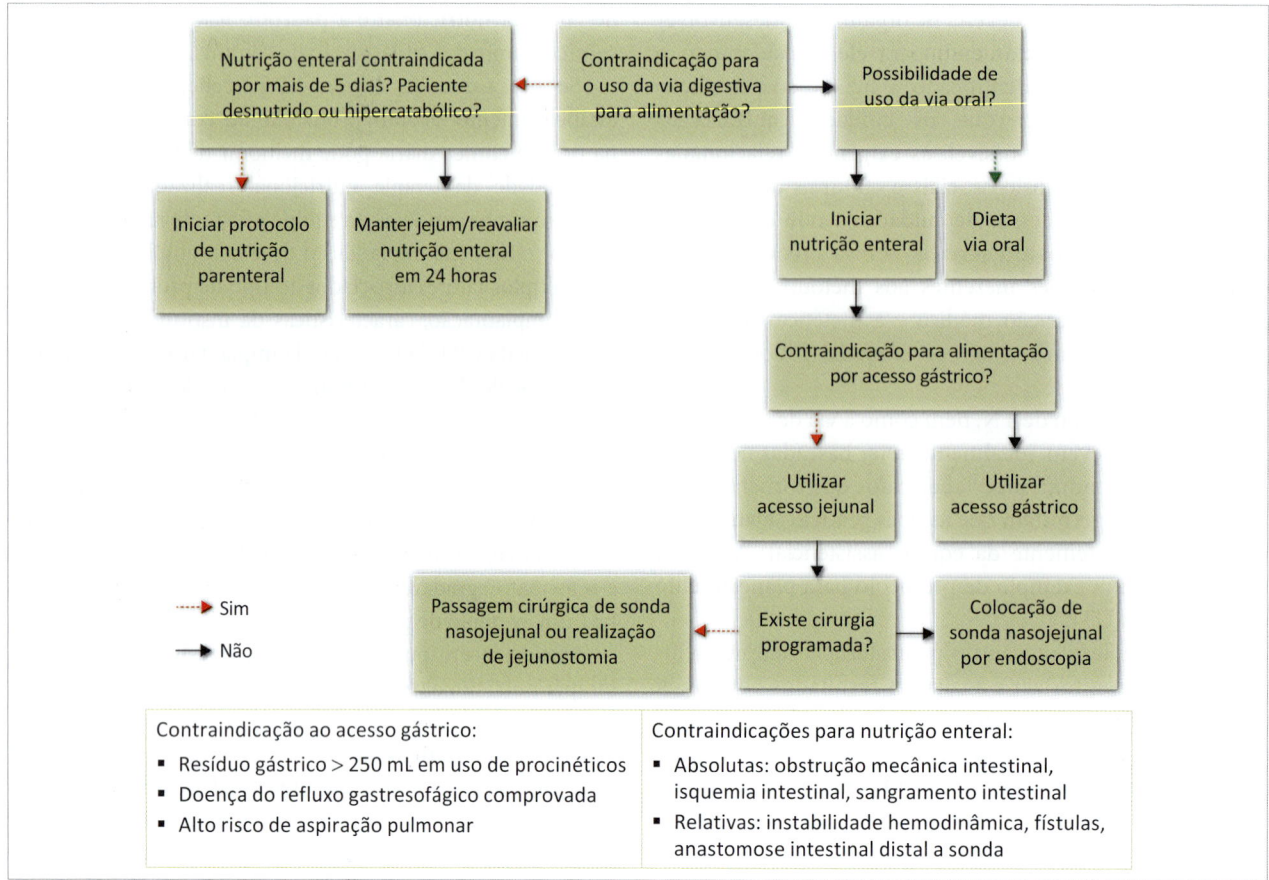

FIGURA 139.1. Protocolo para escolha da via de acesso.

de confiança dos médicos sobre seus efeitos, apesar de concordarem tratar-se de importante ferramenta para fornecer cuidado aos pacientes.[18] Os principais fatores apontados como responsáveis por essa falta de confiança foram: pouca familiaridade com as diretrizes atuais, muitas recomendações baseadas apenas em opiniões de especialistas, falta de formação científica e dificuldades de integração entre dogmas do passado e diretrizes atuais.[18] Em um estudo na América do Sul, 70% dos médicos entrevistados relataram não ler artigos sobre nutrição em revistas científicas, apenas 30% assistiram a alguma atividade educacional sobre nutrição durante os últimos cinco anos e apenas 25% se sentiram capazes de prescrever nutrição parenteral na prática diária.[19] No mesmo estudo, o conhecimento dos médicos sobre TN, medido por intermédio de uma prova com questões de múltipla escolha, foi considerado ruim.[19]

Um estudo brasileiro, conduzido em um hospital universitário, avaliou o impacto da introdução de um programa de educação médica em terapia nutricional em uma UTI sobre a qualidade dessa terapia e os resultados clínicos dos pacientes. Foi desenvolvido nas três fases descritas a seguir.

1. **Pré-programa educacional (PP):** 50 pacientes recém-admitidos tiveram a qualidade da terapia nutricional avaliada, bem como seus desfechos clínicos.
2. **Programa educacional (PE):** foram criados protocolos nutricionais específicos. Um programa de educação em terapia nutricional baseado nesses protocolos (palestras, *workshops* e discussões à beira leito) foi introduzido nessa UTI.
3. **Pós-programa educacional (PO):** a qualidade da terapia nutricional e os desfechos clínicos de um segundo grupo de 50 pacientes foram avaliados, utilizando-se a mesma metodologia da fase 1 (PP).

Observou-se redução no tempo de jejum (PP 3,8 dias ± 3,1 *versus* PO: 2,2 dias ± 2,6; $p = 0,002$), melhora na adequação calórica (PP 74,2% ± 33,3 *versus* PO 96,2 ± 23,8%; $p < 0,001$) e aumento da indicação de nutrição enteral precoce (PP 24% *versus* PO 60%; $p = 0,001$) aos pacientes da fase PO, em comparação com os pacientes da fase PP. Além disso, o tempo de permanência dos pacientes da fase PO na UTI foi menor (PP: 21,9 dias ± 15,2 *versus* PO: 12,2 dias ± 8,0; $p < 0,001$), em comparação com os pacientes da fase PP. Não houve alteração significativa no tempo de internação hospitalar.[20]

CONSIDERAÇÕES FINAIS

As complicações relacionadas à terapia nutricional no paciente crítico podem ser minimizadas com monitorização contínua e sistemática da qualidade da TN.

Os IQTNs podem ser bastante úteis durante toda a monitorização. Os resultados, assim como as metas dos indicadores aplicados em qualquer que seja a periodicidade, devem ser revistos e analisados de forma crítica, a fim de treinar a equipe para buscar melhorá-los.

O uso de protocolos de conduta em TN permite uniformizar condutas e melhorar a qualidade da TN.

A educação em TN para médicos intensivistas é insatisfatória em todo o mundo, o que atesta a importância da implantação de programas educacionais e protocolos de conduta na área, a fim de melhorar a qualidade da terapia oferecida a pacientes críticos.

REFERÊNCIAS BIBLIOGRÁFICAS

1. Verotti CC, Torrinhas RS, Cecconello I, Waitzberg DL. Selection of top 10 quality indicators for nutrition therapy. Nutr Clin Pract. 2012;27(2):261-7.
2. De Jonghe B, Appere-De-Vechi C, Fournier M, Tran B, Merrer J, Melchior JC, et al. A prospective survey of nutritional support practices in intensive care unit patients: what is prescribed? What is delivered? Crit Care Med. 2001;29:8-12.
3. Martins JR, Shiroma GM, Horie LM, Logullo L, Silva Mde L, Waitzberg DL. Factors leading to discrepancies between prescription and intake of enteral nutrition therapy in hospitalized patients. Nutrition. 2012;28(9):864-7.
4. Waitzberg DL. A difference must make a difference. JPEN J Parenter Enteral Nutr. 2010;34:604-5.
5. Franklin GA, McClave SA, Hurt RT, Lowen CC, Stout AE, Stogner LL, et al. Physician-delivered malnutrition: why do patients receive nothing by mouth or a clear liquid diet in a university hospital setting? JPEN J Parenter Enteral Nutr. 2011;35:337-42.
6. Spain DA, McClave SA, Sexton LK, Adams JL, Blanford BS, Sullins ME, et al. Infusion protocol improves delivery of enteral tube feeding in the critical care unit. JPEN J Parenter Enteral Nutr. 1999;23:288-92.
7. Russell M, Stieber M, Brantley S, Freeman AM, Lefton J, Malone AM, et al. American Society for Parenteral and Enteral Nutrition (A.S.P.E.N.) and American Dietetic Association (ADA): standards of practice and standards of professional performance for registered dietitians (generalist, specialty, and advanced) in nutrition support. Nutr Clin Pract. 2007 Oct;22(5):558-86.
8. Nunes ALB, Koterba E, Alves VGF, et al. Terapia Nutricional no Paciente Grave. Projeto Diretrizes. SBNPE; Associação Brasileira de Nutrologia. São Paulo. 2011.
9. Desai SV, McClave SA, Rice TW. Nutrition in the ICU: an evidence-based approach. Chest. 2014;145(5):1148-57.
10. Verotti, Cristiane Comeron Gimenez. Contribuição para seleção de dez indicadores de qualidade em terapia nutricional [dissertação]. São Paulo: Universidade de São Paulo, Faculdade de Medicina. [Internet] [Acesso em 07 jan 2016]. Disponível em: http://www.teses.usp.br/teses/disponiveis/5/5168/tde-01032013-141523
11. Regulamento Técnico para a Terapia de Nutrição Parenteral. Portaria no.272, de 8/4/98. DOU de 23/4/98.
12. Mackenzie SL, Zygun DA, Whitmore BL, Doig CJ, Hameed SM. Implementation of a nutrition support protocol increases the proportion of mechanically ventilated patients reaching enteral nutrition targets in the adult intensive care unit. JPEN J Parenter Enteral Nutr. 2005;29:74-80.
13. Doig GS, Simpson F, Finfer S, Delaney A, Davies AR, Mitchell I, et al. Effect of evidence-based feeding guidelines on mortality of critically ill adults: a cluster randomized controlled trial. JAMA. 2008;300:2731-41.
14. McClave SA, Mechanick JI, Bistrian B, Graham T, Hegazi R, Jensen GL, et al. What is the significance of a physician shortage in nutrition medicine? JPEN J Parenter Enteral Nutr. 2010;34:7S-20S.
15. Cordeiro AMV, Waitzberg DL. Enteral Nutrition Protocols for Critically Ill Patients: Are They Necessary? Nutr Clin Pract. 2015;30(3):351-62.
16. Waitzberg DL, Castro MG. Planejamento da Terapia Nutricional. In: Waitzberg, DL. Nutrição Oral, Enteral e Parenteral na Prática Clínica. São Paulo: Editora Atheneu, 2009.
17. Adams KM, Kohlmeier M, Powell M, Zeisel SH. Nutrition in medicine: nutrition education for medical students and residents. Nutr Clin Pract. 2010;25:471-80.
18. Lazarus K, Weinsier RL, Boker JR. Nutrition knowledge and practices of physicians in a family-practice residency program: the effect of an education program provided by a physician nutrition specialist. Am J Clin Nutr. 1993;58:319-25.
19. Goiburu-Bianco ME, Jure-Goiburu MM, Bianco-Caceres HF, Lawes C, Ortiz C, Waitzberg DL. [Degree of nutritional training of intensive care physicians. A survey in public hospitals of Asuncion]. Nutr Hosp. 2005;20:326-30.
20. Castro MG, Pompilio CE, Horie LM, Verotti CC, Waitzberg DL. Education program on medical nutrition and length of stay of critically ill patients. Clin Nutr. 2013 Dec;32(6):1061-6.

SEÇÃO 9

DISTÚRBIOS HEPÁTICOS

COORDENADORES

Fernando Luis Pandullo ▪ Leonardo Rolim Ferraz

CAPÍTULO 140

INSUFICIÊNCIA HEPÁTICA AGUDA FULMINANTE

Marcio Dias de Almeida
Paolo Rogerio de Oliveira Salvalaggio

DESTAQUES

- A insuficiência hepática aguda grave (IHA grave), também chamada hepatite fulminante (HF), é uma síndrome clínica caracterizada por coagulopatia e qualquer grau de alteração do estado mental em pacientes sem doença hepática previamente identificada e com uma história de início dos sinais e sintomas de até 26 semanas.
- Em países em desenvolvimento e subdesenvolvidos, as hepatites virais ainda representam parcela importante das causas de HF, porém pode-se observar um evidente crescimento dos casos relacionados a drogas, vegetais (ervas) e suplementos nutricionais utilizados com objetivo de ganho de massa muscular e em programas de emagrecimento.
- Quatro passos são críticos no manejo dos pacientes com HF: diagnóstico correto e preciso, administração correta de N-acetilcisteína (NAC), transferência para um centro transplantador e inclusão na lista para transplante.

INTRODUÇÃO

Insuficiência hepática aguda grave (IHA grave), também chamada hepatite fulminante (HF), foi inicialmente descrita por Trey e Davidson para definir a alteração do estado mental (encefalopatia) ocorrida até oito semanas após o início da sintomatologia hepática (icterícia e/ou coagulopatia) em indivíduos sem sinais prévios de doença hepática.[1]

Outras definições foram elaboradas para classificar pacientes com HF de acordo com a gravidade da doença e sua mortalidade. Tandon e colaboradores utilizaram o termo insuficiência hepática subaguda em pacientes ictéricos por mais de quatro semanas, com doença hepática aguda, ascite e ausência de encefalopatia.[2] Bernuau e colaboradores dividiram a síndrome em: hepatite fulminante, na qual a ocorrência de encefalopatia iniciava-se até duas semanas após a icterícia; e hepatite subfulminante, na qual a ocorrência de encefalopatia iniciava-se entre 2 e 12 semanas após a icterícia.[3] Gimson e colaboradores utilizaram o termo insuficiência hepática de início tardio para pacientes cuja ocorrência de encefalopatia hepática iniciava-se entre 8 e 24 semanas após o início dos sintomas.[4] O'Grady e colaboradores subdividiram os pacientes com diagnóstico de HF em três grupos: insuficiência hepática hiperaguda (ocorrência de encefalopatia iniciada até sete dias após o início da icterícia); aguda (8 a 28 dias); e subaguda (5 a 12 semanas).[5] Esta última divisão é relevante em relação aos diferentes desfechos entre os grupos e individualização de conduta.[5,6,7]

A Sociedade Americana de Estudos das Doenças do Fígado definiu a HF como uma síndrome clínica caracterizada por coagulopatia e qualquer grau de alteração do estado mental em pacientes sem doença hepática previamente identificada e com uma história de início dos sinais e sintomas de até 26 semanas, possibilitando, assim, a inclusão de pacientes com doença de Wilson, hepatite autoimune e hepatite B de transmissão vertical entre os potenciais acometidos pela síndrome.[8,9]

A incidência da HF nos Estados Unidos é de 2 mil casos ao ano. Um estudo epidemiológico inglês estimou a ocorrência de oito casos por milhão de habitantes por ano.[5,7] Apesar da evolução do manejo da síndrome em razão do melhor conhecimento da fisiopatologia, melhora dos cuidados de terapia intensiva, aliado a progressos técnicos e grande avanço do transplante do fígado nos últimos 25 anos, a HF ainda apresenta uma mortalidade global de cerca de 33%.[10] Somente nos Estados Unidos, a HF leva a óbito cerca de mil pessoas por ano, sendo responsável por cerca de 5% de todos os transplantes hepáticos realizados no mundo.[7,11]

ETIOLOGIA E PATOGÊNESE

O Quadro 140.1 apresenta as causas mais comumente descritas de HF. Há claramente uma variação geográfica na sua etiologia. No mundo todo, as hepatites virais e a doença hepática induzida por drogas são as causas mais frequentes.[10,11,12] Mesmo com ações específicas para a regulamentação da comercialização e a informação à população, a *overdose* por acetaminofeno ainda é a causa mais comum na América do Norte, Inglaterra e em outros países europeus. Nos Estados Unidos, a incidência vem lentamente aumentando e o acetaminofeno é o responsável por cerca de 50% dos casos de HF naquele país.[12-15]

QUADRO 140.1. Causas de hepatite fulminante.

Infecciosas	Vírus: VHA, VHB, VHC, VHD, VHE e, mais raramente, CMV, Epstein-Barr Vírus, adenovírus, coxsackie B, togavírus, TTV, parvovírus B19, herpes-vírus 6, herpes simples vírus tipos I e II, vírus de febre hemorrágicas e da varicela
	Infecção bacteriana severa
	Tuberculose
	Toxina do *Bacillus cereus*
Drogas	Ver Tabela 140.1
Isquemia	Hepatite isquêmica, choque, síndrome de Budd-Chiari aguda, doença veno-oclusiva aguda, insuficiência cardíaca e cardiomiopatia
Metabólicas	Gravidez: síndrome Hellp e infiltração gordurosa, galactosemia, intolerância hereditária a frutose, deficiência de α1-antitripsina, tirosinemia, hemocromatose, síndrome de Reye e doença de Wilson
Neoplasia	Linfoma e metástases (mama, pulmão, próstata e melanoma)
Outras	Toxinas (Tabela 140.1), doença de Still do adulto, hepatite autoimune, não funcionamento primário do transplante hepático (isquemia, complicações vasculares ou rejeição), hepatectomia parcial e criptogênica

TTV: vírus transmitido por transfusão; CMV: citomegalovírus; VHA: vírus da hepatite A; VHB: vírus da hepatite b; VHC: vírus da hepatite C; VHD: vírus da hepatite Delta; VHE: vírus da hepatite E.

Em países em desenvolvimento e subdesenvolvidos, as hepatites virais ainda representam parcela importante das causas de HF, porém pode-se observar um evidente crescimento dos casos relacionados com drogas, vegetais (ervas) e suplementos nutricionais para ganho de massa muscular e em programas de emagrecimento.[9] A HF ocorre em menos de 1% dos adutos afetados pelo vírus da hepatite A (VHA), sendo raro em crianças e com maior letalidade em idosos.[16,17] O dano celular causado pelo vírus da hepatite B (VHB), em casos de infecção aguda, reativação e ainda na coinfecção pelo vírus Delta (VHD) evolui para HF em 1% dos casos.[18-20] O vírus da hepatite E (VHE) é mais comum em países com precárias condições sanitárias, sendo a Índia aquele onde é mais prevalente e a maior causa de HF, predominantemente em gestantes.[18,21] O vírus da hepatite C (VHC) é raramente associado a casos de HF.[19] Outros vírus como o herpes e o citomogelovírus (CMV) podem estar associados a casos de HF, principalmente em pacientes e imunossuprimidos.[22]

TABELA 140.1. Hepatite fulminante: diferenciação de doença hepática aguda e agudização de doença hepática crônica.

	Aguda	Agudização da doença hepática crônica
História	Curta	longa, com piora gradativa
Estado nutricional	Bom	Ruim
Fígado	aumentado/normal/diminuído	aumentado e duro
Baço	aumentado/normal	Aumentado
Telangectasias e estígmas de doença hepática	Ausentes	Presentes

A doença hepática induzida por drogas coreponde a cerca de 20% dos casos de HF. Analgésicos e anticonvulsivantes são os mais comuns, porém não é estabelecida uma relação direta entre dose e efeito.[7,23] As reações idiossincrásicas são mediadas pela formação de reação imunológica que interrompe o funcionamento do hepatócito.[24] Alguns pacientes podem apresentar predisposição genética a essas reações por uma variante da isoenzima P450, observando-se também um efeito somatório ao uso de álcool.[24] O Quadro 140.2 apresenta uma lista de drogas e compostos que já foram descritos como potenciais causadores de HF.

A lesão hepática associada ao acetaminofeno é dose-dependente, com necrose do hepatócito em doses de cerca de 150 mg/kg de peso/dia, o que pode representar um valor próximo à dose máxima diária recomendada que é de 4 g. Ingestão de doses acima de 12 g/dia induzem necrose hepatocitária na grande maioria dos indivíduos. Desnutridos, usuários de álcool e pessoas que façam uso de drogas que interfiram no sistema enzimático de metabolização de drogas (citocromo P450) apresentam maior risco de desenvolver a HF por acetaminofeno.[14]

Em gestantes, a síndrome Hellp e a infiltração gordurosa do fígado são as causas mais frequentes no ocidente.[25]

A doença de Wilson ou degeneração hepatolenticular é uma doença metabólica genética caracterizada pelo acúmulo de cobre em órgãos e tecidos e pode ter como apresentação clínica inicial HF.[26]

Algumas neoplasias podem evoluir como HF, especialmente em infiltrações extensas do parênquima hepático por metástases ou linfoma. No entanto, o transplante de fígado é contraindicado nestes casos.[27-31]

Hepatite autoimune é uma causa importante de HF, principalmente na população pediátrica. A isquemia hepática ou síndrome de Budd-Chiari também podem ter HF como manifestação inicial.

Embora existam diversas causas de HF, algumas similaridades entre o fator desencadeante, a geração de dano e o aparecimento de sintomas clínicos ocorrem de maneira semelhante. Sabe-se que as células de Kupffer exercem papel fundamental como liberadoras de citocinas e eicosanoides. Os mediadores mais importantes são IL-1, IL-6, TNF-α, óxido nítrico e endotoxina.[10] Esses produtos induzirão alterações circulatórias e hipóxia tecidual seguida de cascata inflamatória que podem gerar translocação bacteriana e insuficiência de múltiplos órgãos.[32,33]

QUADRO 140.2. Drogas, toxinas e compostos que podem gerar hepatite fulminante.

Idiossincráticas	Dose-dependentes
Halotano	Acetaminofeno
Isoniazida	CCl4
Fenitoína	Fósforo amarelo
Sulfas: mais frequentemente sulfasalazina	Toxina do *Bacillus Cereus*
Thiazolinedionas	Toxina da *Amanita phalloides*
Rifampicina	Toxina da anêmona do mar
Ácido valproico	Aflatoxina
Dissulfiram	
Anti-inflamatório: piroxicam apresenta o maior risco	
Anti-depressivos: tricíclicos e inibidores da monoaminoxidase	
Cocaína e *ecstasy*	
Ervas medicinais: jin bu huan, chaparral, germander, *Atractylis gummifera*, pennaroia	
Outros: amiodarona, linisopril, interferon A, ecarazina, flutamida, ciclofosfamida, paroxetima, omeprazol, DDI e fialuridina	

PATOLOGIA

Não há uma indicação formal de biópsia hepática em pacientes com HF. Na prática, ela nem sempre é realizada e alguns autores afirmam que a coagulopatia severa pode até contraindicar a sua realização.[34] Em alguns casos, a extensão da necrose pode contribuir no processo decisório da realização de transplante hepático mais rapidamente e a ausência de fibrose diferenciar HF de uma agudização de doença crônica. Alguns achados podem ser uma contraindicação absoluta de transplante hepático como a presença de metástases hepáticas ou tumores primários extensos e de mau prognóstico.[29]

A realização de transplante hepático em portadores de HF permitiu que se conhecessem as alterações macro e microscópicas dos fígados explantados. O achado mais proeminente é a necrose hepatocelular, com graus variáveis de colestase e infiltração gordurosa. Raramente, a necrose pode ser esparsa ou até mesmo ausente, como em casos de infiltração gordurosa da gravidez, hepatotoxicidade por ácido valproico ou síndrome de Reye. Presume-se que, nesses casos, um dano mitocondrial prejudique a glicólise aeróbica, gerando depósitos gordurosos. As alterações histológicas dependerão da causa e, muitas vezes, a extensão da necrose hepatocitária impede a identificação do possível fator causador da HF. Para uma revisão clássica, sobre patologia da HF, ver Portmann & Saxena.[35]

MANIFESTAÇÕES CLÍNICAS

O quadro clínico inicial, geralmente, é inespecífico, com sintomas de náuseas, vômitos, astenia, mialgia e adinamia, podendo ainda, em alguns casos, o paciente manifestar picos febris variados. A icterícia é o primeiro sinal que clinicamente identifica o acometimento hepático. A evolução dos sinais é variável quanto ao tempo e à gravidade. O aparecimento de encefalopatia é variável e está relacionado à gravidade e, principalmente, ao prognóstico. Sintomas como taquicardia, dispneia e hipotensão ocorrem em fase mais tardia, podendo estar relacionados à liberação de toxinas tanto pela necrose celular hepática quanto por complicações infecciosas.[36]

A história clínica pode elucidar as etiologias específicas, exposição a drogas e produtos herbais, bem como detectar sinais de doença hepática crônica, possibilitando, assim, o raciocínio diagnóstico adequado.[37,38]

A encefalopatia hepática é o principal sintoma de evolução clínica de pacientes com HF, sua gravidade e temporalidade apresentam relação direta com o prognóstico, sendo considerada sintoma indispensável no diagnóstico dessa apresentação de doença hepática e na decisão pelo transplante.

DIAGNÓSTICO

É baseado em história clínica e exames laboratoriais, sumarizados no Quadro 140.3. Os testes bioquímicos, hematológicos, de função hepática e renal da admissão, bem como o grau de encefalopatia e os testes de coagulação, servirão como nível basal do paciente e deverão ser seguidos diariamente para tomada de decisão terapêutica e sobre a necessidade de inclusão em lista para transplante. O tempo de protrombina é o fator prognóstico mais importante e também o primeiro a ser normalizado em pacientes que apresentam resolução da HF. Plaquetopenia e pancitopenia podem indicar presença de coagulação intravascular disseminada, sepse e insuficiência múltipla de órgãos e sistemas. Bilirrubina sérica serve como marcador prognóstico para HF não relacionada com acetaminofen. O grau de acidose metabólica traduz gravidade na HF por acetamonofeno. A hipoglicemia também é um fator que denota gravidade nesse grupo de pacientes. O nível de aminotransferases não apresenta correlação prognóstica, porém os níveis séricos tendem a cair com a deterioração do quadro clínico. Determinação da amônia sérica pode estar elevada e dados mais recentes sugerem que apresenta valor prognóstico e correlação direta com desenvolvimento de edema cerebral. A hipofosfatemia é fator preditor de boa evolução e regeneração hepática e deve ser considerada em casos limítrofes de indicação ao transplante de fígado.[39-41]

O diagnóstico clínico de edema cerebral é difícil na fase inicial da HF, ocorrendo somente na sua fase avançada quando estupor ou coma profundo estão presentes (graus 3 e 4 de encefalopatia). O edema cerebral ocorre em 75% a 80% dos pacientes com encefalopatia grau 4.[19] A TC de crânio apresenta baixa sensibilidade na detecção de edema cerebral na fase inicial da doença. Monitorização da pressão intracraniana (PIC) e de eletroencefalograma (EEG) tem sido utilizada para a avaliação do quadro clínico, do edema cerebral e da determinação do prognóstico de pacientes portadores de HF.[12,13]

A ultrassonografia Doppler ou outro exame de imagem com contraste deve ser realizado com objetivo principal de analisar a patência do sistema vascular hepático e, consequentemente, analisar a viabilidade clínica do paciente comatoso candidato ao transplante. Sinais de hipertensão portal podem ser evidenciados mesmo naqueles pacientes sem doença crônica hepática associada. Os exames de

QUADRO 140.3. Testes utilizados para a investigação e monotorização de pacientes portadores de hepatite fulminante.

Hematologia	Hemograma, tipo sanguíneo e testes da coagulação
Bioquímica	Glicemia, bilirrubinas, transaminases, albumina, amilase, eletrólitos, gasometria arterial, fator V, fibrinogênio, acido láctico e amônia séricos
Microbiologia e virologia	Marcadores para hepatites virais, autoimune e doenças colestásticas e metabólicas. Culturas do sangue, escarro, urina e fezes (aeróbios, anaeróbios e fungos)
Outros essenciais	EEG, monitorização da pressão intracraniana, radiografia de tórax
Adicionais (nem sempre necessários)	Dosagem de álcool e drogas, uso de cateter venoso central e de artéria pulmonar para monitorização hemodinâmica, dosagem dos eletrólitos urinários e imagem do fígado (ultrassonografia, TC e RM)

RM: ressonância magnética; TC: tomografia computadorizada; EEG: eletroencefalograma.

imagem abdominal ainda podem ser importantes no diagnóstico de doença neoplásica infiltrativa hepática, sendo a ultrassonografia a que apresenta menor sensibilidade.[12]

O prognóstico depende extensivamente do fator etiológico. Acetaminofeno e hepatite A apresentam menor mortalidade. Vale lembrar que menos de 10% dos pacientes intoxicados por paracetamol e com HF necessitarão de transplante hepático.[12,42] A doença de Wilson, reação a drogas e HF criptogênica estão associadas com maior mortalidade. O tempo de evolução dos sintomas e desenvolvimento de encefalopatia, gravidade da encefalopatia e a presença de complicações também influenciam diretamente mortalidade. A acidose, hiperlactemia e hipoglicemia apresentam correlação com má evolução clínica. O tempo de protrombina é o melhor indicador isolado da evolução clínica do paciente. Diversas classificações são utilizadas para determinação do prognóstico de pacientes portadores de HF (Quadro 140.4). Os critérios do Hospital King's College são utilizados na maioria dos centros de doenças do fígado como preditor prognóstico e critério de indicação de transplante hepático. Uma metanálise recente comprovou a eficácia da escala do King's College em selecionar pacientes para transplante de fígado, principalmente naqueles com encefalopatia severa. Outro método utilizado para definição da indicação de transplante de fígado é o chamado critério de Clichy.[43]

Uso de biópsias seriadas, MELD (Modelo para Doença Hepatica Terminal), bilirrubina, alfafetoproteína, fósforo, amônia, lactato e volumetria hepática não parecem avaliar mais precisamente o prognóstico da doença e quais pacientes precisarão de transplante. Em grandes séries, a resolução espontânea da doença (sem transplante hepático) varia de 43% a 56%.[44] A sobrevida dos pacientes dependerá mais diretamente da parada de destruição dos hepatócitos e do suporte e manutenção da função de órgãos vitais. Na verdade, a capacidade regenerativa dos hepatócitos não lesados encontra-se preservada ou, muitas vezes, até aumentada nos quadros de HF. Dessa forma, a recuperação completa da massa hepática é comum em pacientes que sobrevivem à doença.

COMPLICAÇÕES

Disfunção hepatocelular, coagulopatia, hiperamoninemia, edema cerebral, infecção, insuficiência renal e instabilidade hemodinâmica são complicações da HF discutidas a seguir.[46] Nos últimos anos, as causas de morte de HF mudaram. A hemorragia caiu de 25% para 5% dos casos, edema cerebral e hipertensão intracraniana agora correspondem de 20% a 25% da mortalidade; e IMOS (Insuficiência de Múltiplos Órgãos e Sistemas), muitas vezes relacionada a sepse é agora responsável por cerca de 70% dos óbitos.[7]

DISFUNÇÃO HEPATOCELULAR, COAGULOPATIA E COMPLICAÇÕES METABÓLICAS

Alterações na neoglucogênese e glicogenólise podem gerar hipoglicemia persistente e de difícil controle e é a complicação metabólica mais frequente da HF, ocorrendo em 40% dos pacientes. Acidose metabólica ocorre em 10% a 50% dos pacientes e é mais frequentemente causada por acúmulo de ácido láctico em pacientes comatosos com hipoxemia e hipotensão. A hiperlactatemia (ácido láctico maior que 5 mmol/mL) progressiva está relacionada a um prognóstico reservado. Hipocalemia, hipocalcemia e retenção hídrica também são comuns. A hipofosfatemia e a hipomagnesemia estão associadas a um melhor prognóstico sendo marcadores de regeneração hepatocelular. A coagulopatia na insuficiência hepática é complexa e as estratégias para a predição e prevenção de hemorragias não podem se basear em testes convencionais da coagulação e na infusão de plasma fresco congelado. O conceito emergente é de que o sistema de coagulação nos pacientes com insuficiência hepática se caracteriza pela redução paralela de fatores pró-coagulantes,

QUADRO 140.4. Fatores prognósticos indicadores de transplante hepático na hepatite fulminante.

Critérios do King's College[38]	Critérios de Clichy[38]
Intoxicação por acetaminofeno	• Fator V < 20% (idade < que 30 anos) ou 30% (idade > que 30 anos) • Confusão e/ou coma
• pH < 7,3 (depois de haver correção da hidratação) independentemente do grau de encefalopatia ou • RNI > 6,5 + creatinina > 3 mg/dL (com encefalopatia graus 3-4) *Outras causas* • RNI > 6,5 ou 3 dos seguintes: • RNI > 3,5; • Idade > 40 ou < 10; • Etiologia: Hepatite viral não A, não B ou drogas; Duração da icterícia até aparecimento de encefalopatia menor que 7 dias; Bilirrubina sérica > 18 mg/dL	

RNI: relação normatizada internacional.

preservando a capacidade de geração de trombina. Parece haver um reequilibro frágil do sistema que tanto pode induzir sangramento quanto trombose.

Os métodos convencionas de avaliação da coagulação não conseguem determinar o estado da coagulação ou predizer risco de sangramento na insuficiência hepática. Recomenda-se um método de avaliação global da coagulação como a tromboelastografia rotacional. Para mais detalhes ver Capítulo 148.

HIPERAMONEMIA E EDEMA CEREBRAL

Existem múltiplos fatores envolvidos na fisiopatologia da encefalopatia gerada pela HF, tais como perda da regulação autonômica, disfunção mitocondrial, distúrbio osmótico, alterações de neurotransmissores (principalmente glutamina), hipoglicemia, sepse, liberação de mediadores da inflamação, isquemia, hipoxemia e edema cerebral principalmente relacionado aos astrócitos.[12,32] O nível sérico de amônia sérica está diretamente relacionada com risco de edema cerebral e hipertensão intracraniana.[47] É importante salientar que alterações neurológicas são também responsáveis por 25% de exclusão de lista de transplante e por 20% da mortalidade após transplante hepático em portadores de HF. A progressão do edema cerebral aumenta a PIC e prejudica a perfusão cerebral, gerando dano neurológico. Os sinais clínicos clássicos de aumento da PIC (tríade de Cushing) hipertensão arterial, bradicardia e alterações da frequência respiratória são tardios.

INFECÇÃO E FALÊNCIA DE MÚLTIPLOS ÓRGÃOS

A maioria dos centros de transplante utilizam busca ativa de infecção em portadores de HF, pois cerca de 80% a 90% dos pacientes desenvolvem infecção bacteriana.[10] Bacteremia é encontrada em cerca de 25% dos mesmos.[48] Infecção é responsável por 25% das exclusões de transplante hepático e por cerca de 70% das mortes de pacientes com HF.[10,48] A intensidade da resposta inflamatória sistêmica está relacionada com a evolução clínica e com o prognóstico. Os fatores que aumentam o risco de infecção em pacientes portadores de HF são inúmeros, destacando-se: translocação bacteriana, alteração da função das células de Kupffer, redução do complemento, liberação de endotoxina e citocinas e quebra das barreiras naturais à infecção devido à realização de procedimentos invasivos e alterações neurológicas.[45] Os locais mais frequentes de infecção são o trato urinário e respiratório e as infecções mais comuns são as bacterianas geradas por *Staphylococcus* e *Streptococcus*, responsáveis por cerca de 65% das mesmas.[48] Infecção fúngica ocorre em um terço dos pacientes e é mais comumente causada por *Candida albicans*. Insuficiência renal e uso prolongado de antibióticos associados à disfunção imune presdispõem a um aumento do número de infecções fúngicas. Uma abordagem agressiva para diagnosticar e tratar precocemente infecções deve ser utilizado em pacientes portadores de HF.

SÍNDROME HIPERDINÂMICA E HIPÓXIA TISSULAR

Portadores de HF apresentam um estado hiperdinâmico, marcado pela presença de aumento do débito cardíaco (dobra em relação à população normal) e pela diminuição da resistência vascular periférica (diminui em 65% em relação à população normal). A consequência clínica mais evidente é a tendência a hipotensão arterial e hipoperfusão tissular. Alterações da microcirculação ("shunts" arteriovenosos) também contribuem para a hipóxia tissular. Hiperlactemia, acidose metabólica, dificuldade de manutenção da pressão arterial e necessidade do uso de drogas vasoativas são frequentes e proporcionais a gravidade da insuficiência hepática.

COMPLICAÇÕES PULMONARES, PANCREÁTICAS E RENAIS

Atelectasia, infecção, broncoaspiração e hipoxemia devido a shunt arteriovenoso são comuns em portadores de HF. Edema pulmonar pode complicar HF em 40% dos portadores de edema cerebral. Pancreatite aguda não é incomum em pacientes com HF, sendo considerada de difícil identificação e raramente é responsável pela morte destes pacientes. Aproximadamente metade dos pacientes portadores de HF desenvolvem insuficiência renal aguda, que geralmente é multifatorial, reversível e associada a um pior prognóstico com mortalidade de 90% a 100% em não transplantados. Uremia não reflete a gravidade da disfunção renal devido à alteração do metabolismo hepático da ureia. Para balanço hídrico adequado diálise pode ser necessária e formas de hemofiltração contínuas (venovenosa ou arteriovenosa) são preferidas por estarem associadas a menor instabilidade hemodinâmica.

TRATAMENTO
CUIDADOS GERAIS

Quatro passos são críticos no manejo dos pacientes com HF: diagnóstico correto e preciso, administração correta de N-acetilcisteína (NAC), tranferência para um centro transplantador e inclusão na lista para transplante.[7] De maneira geral, deve-se dar suporte ao paciente para que a regeneração hepática efetiva possa acontecer, ao mesmo tempo em que as complicações sejam minimizadas ou evitadas. Pacientes com RNI > 1,5 devem ser internados e, frente aos primeiros sinais de encefalopatia, devem ser transferidos para UTI, já que a deterioração clínica pode ser muito rápida. Assim que o paciente apresentar os primeiros sinais de encefalopatia, devem ser realizadas consulta e transferência imediata para um centro de transplante de fígado. A transferência precoce após ressuscitação inicial está indicada antes da instalação de instabilidade hemodinâmica e coma hepático.

Existem poucos estudos randomizados e prospectivos a respeito de cuidados específicos em UTI. Concorda-se, no entanto, que o cuidado do paciente deve ser multiprofissional envolvendo intensivistas, cirurgiões, nefrologistas, neurologistas, infectologistas, hepatologistas e equipe multiprofissional a administração de medicamentos alopáticos hepatotóxicos, homeopáticos e ervas medicinais deve ser cessada imediatamente.[49]

Deve-se utilizar ressuscitação volêmica cuidadosa para manter estabilidade hemodinâmica e função renal adequada ao mesmo tempo em que se evita a reposição volêmica excessiva que piore a função pulmonar e o edema cerebral. Recomenda-se que se mantenha uma pressão arterial sistólica acima de 90 mmHg (ou média acima de 65 mmHg). Não existe recomendação específica quanto ao tipo de solução a ser utilizada. O uso de cateter de Swan-Ganz permanece controverso e não é rotineiro. No entanto, em pacientes em choque, sepse, com disfunção miocárdica ou falência renal, sua utilização pode contribuir valiosamente para a melhor reposição hídrica e manutenção da estabilidade hemodinâmica. A maioria dos autores prefere o uso de norepinefrina a outros vasopressores. Hemofiltração contínua é, geralmente, a forma de substituição da função renal mais adequada para aqueles com alterações pulmonares, hidreletrolíticas ou sinais de uremia.[12,13,45]

O grau de encefalopatia hepática e glicemia devem ser avaliados a cada hora e registrados no prontuário do paciente. Medidas iniciais para tratamento da encefalopatia incluem ambiente tranquilo e silencioso, evitar aspiração excessiva da cânula traqueal manter a cabeceira da cama elevada em 30 graus e cabeça em posição neutra sem rotação, flexão ou alterações bruscas. Deve-se ainda evitar o uso indiscriminado de sedativos e analgésicos. Se necessário, propofol e fentanil são os agentes de escolha. A lactulose é indicada para tratamento inicial de pacientes com encefalopatia, mas seu uso excessivo tem sido associado não somente a distúrbios hidreletrolíticos, como também a alterações da absorção e disfunção colônica com distensão gasosa, megacolon, piora na exposição cirúrgica durante o transplante e risco de aspiração.[7,12]

Na evolução clínica do coma hepático, outras causas de coma devem ser investigadas para que se prove causa-efeito das alterações neurológicas. Assim, com piora da encefalopatia, a tomografia de crânio é realizada para assegurar ausência de sangramento intracraniano ou outras patologias que expliquem a deterioração neurológica. Monitorização contínua da PIC é aconselhada em pacientes com encefalopatia graus 3 e 4, objetivando mantê-la abaixo de 20 mmHg e pressão de perfusão cerebral maior do que 50 mmHg. Muitas vezes, é difícil convencer um colega neurocirurgião da importância do uso de monitor de PIC frente ao risco de sangramento cerebral associado ao cateter. Acredita-se, dessa forma, que, mesmo em centros transplantadores de ponta e grande volume, o uso de monitor de PIC não seja rotineiro ou unânime e restrinja-se a cerca de 30% dos pacientes.[12] Naqueles em que é utilizado, cerca de 10% a 20% têm complicação hemorrágica.[10] Sabe-se que o uso desses cateteres não altera a sobrevida, mas pode ser crucial na decisão de transplante e no manejo do edema cerebral. Recomenda-se que a coagulopatia seja revertida com uso de plaquetas, plasma, crioprecipitado ou fator VII recombinante (FVIIr). Plaquetas maiores que 50.000, fibrinogênio > 100 e RNI < 1,5 são desejáveis. Não existe consenso sobre o tipo de monitor e técnica a ser utilizados. Vale lembrar que, embora os cateteres epidurais sejam os mais utilizados na prática clínica por apresentarem menor morbimortalidade, sua leitura, muitas vezes, hiperestima a PIC. Não se costuma postergar ou cancelar o transplante de fígado para inserção de monitor de PIC.[12,50] Monitorização contínua da atividade cerebral por EEG é utilizada em alguns centros, porém pouca utilidade prática tem sido demonstrada. Controle do edema cerebral prolonga a sobrevida do paciente e aumenta as chances da realização de transplante hepático. Aumento da PIC acima de 30 mmHg por mais de cinco minutos deve ser prontamente tratado com a infusão de solução de manitol a 20% (dose de 0,25 a 0,5 g/kg em bólus), hiperventilação (com o objetivo de manter $PaCO_2$ menor que 25) e com solução salina a 7%, em bólus de 2 mL/kg. Osmolaridade deve ser mantida abaixo de 320 mOsm/L.[10,38] Atenção a alterações hidreletrolíticas com uso de manitol e solução salina hipertônica são fundamentais. Febre e tremor devem ser tratados rápida e agressivamente para evitar piora do edema cerebral e sua etiologia investigada de pronto. Hipotermia leve não deve ser tratada (35,5 a 36,5 °C). Alguns autores preconizam o uso de hipotermia terapêutica (32 a 33 °C).[51] Indometacina, 25 mg, por via endovenosa, em bólus rápido, também já foi sugerida como medida de última instância para redução da hipertensão craniana progressiva.[10] Ondas epileptiformes no EEG podem ser tratadas com fenitoína para a redução do consumo neuronal de oxigênio, mas não há indicação de medidas profiláticas para crises convulsivas. O coma barbitúrico é raramente utilizado. A hipoglicemia pode se instalar abruptamente e exigir tratamento urgente. Solução contendo glicose a 50% (100 mL) deve ser utilizada sempre que o paciente for admitido, transportado ou apresentar glicemia menor que 60 mg/dL.

A via aérea deve ser protegida e a maioria dos pacientes com encefalopatia que piora progressivamente necessitará de entubação orotraqueal. Não existe recomendação específica sobre o tipo e quais parâmetros ventilatórios, mas deve-se evitar PEEP excessiva e recomenda-se uso de hiperventilação naqueles com edema cerebral progressivo. Nos pacientes em que a síndrome da resposta inflamatória *sistêmica* (SIRS) envolve os pulmões, a síndrome do desconforto respiratório agudo (SDRA) pode se instalar, dificultando o diagnóstico diferencial com infecções pulmonares e sendo muitas vezes um dilema para a equipe transplantadora. A investigação da função miocárdica está indicada em casos de IMOS. Geralmente, pode haver insuficiência adrenal associada e necessidade do uso de doses de estresse de corticosteroides (hidrocortisona 200 a 300 mg por dia).[10] O uso dessa classe de fármacos, especificamente para o tratamento da HF, não traz benefício algum, nem o de estimuladores da regeneração hepática, plasmaferese e prostaglandina E. A nutrição enteral com dieta hipercalórica e de baixo volume, associada à profilaxia para sangramento gastroduodenal, também deve ser instituída.

Não há consenso sobre o benefício do uso rotineiro de antibioticoprofilaxia e descontaminação intestinal. Em pacientes com encefalopatia graus 3 e 4, insuficiência renal, SIRS, hipotensão sem origem determinada e naqueles listados para transplante, recomenda-se o uso de antibióticos.[10,12] A antibioticoterapia de amplo espectro deve ser utilizada e os antifúngicos estão recomendados até que se obtenham resultados finais das culturas do sangue, urina e secreção pulmonar.

Até recentemente, não havia terapêutica específica para IHA grave independentemente da etiologia de base, além do transplante de fígado. Em estudo prospectivo e randomizado, Lee e colaboradores em 2009 demonstraram evidência do benefício de NAC na IHA grave não causada por paracetamol. O estudo sugere que o uso de NAC melhora a sobrevivência na IHA grave livre de transplante naqueles admitidos com encefalopatia hepática graus I e II. Dos pacientes que receberam NAC 52% sobreviveram sem o transplante, enquanto somente 30% sobreviveram sem transplante quando receberam placebo. Pacientes admitidos já em fase avançada de encefalopatia hepática (grau III e IV) não apresentaram benefício no uso de NAC.[52]

TRATAMENTO ESPECÍFICO

Uso de antídotos específicos infelizmente é disponível somente para uma minoria das causas de HF. NAC é eficaz como antídoto a intoxicação por acetaminofeno.[43,53] O tratamento deve ser iniciado assim que se suspeite do diagnóstico de HF, independente da causa, e seu benefício já foi demonstrado em evitar progressão da doença e necessidade de transplante hepático.[13,24] Dose inicial de 140 mg/kg via oral, seguida de manutenção de 70 mg/kg a cada quatro horas por cinco dias.[7] Envenenamento por Amanita deve ser tratado com o uso de penicilina (antagoniza a toxina), silibilina (bloqueio da absorção), estimulação da diurese e uso de charcot. Trombólise, descompressão da pressão portal cirúrgica ou radiologicamente (TIPS, do inglês *transjugular intrahepatic portosystemic shunt*) pode ser utilizada em portadores de síndrome de Budd-Chiari aguda. O aciclovir pode ser efetivo para o tratamento clínico de hepatite pelo vírus tipo 1 do herpes. A lamivudina é o agente de escolha para tratamento de portadores de HVB em HF. A rápida indução do parto pode reverter HF gerada pela gravidez.

SUPORTE HEPÁTICO ARTIFICIAL

Os sistemas de suporte hepático são dispositivos de circulação extracorpórea capazes de substituir, mesmo que parcialmente, funções relacionadas ao fígado.

- Métodos artificiais de substituição da função hepática têm sido utilizados no contexto de insuficiência hepática aguda ou crônica agudizada, com a finalidade de suporte aos pacientes até que um órgão apropriado para transplante esteja disponível, ou até que haja recuperação da injúria hepática.

- Os sistemas bioartificiais utilizam células viáveis em um dispositivo extracorpóreo e são capazes de reproduzir as funções de síntese, detoxificação e regulação do fígado. Os sistemas artificiais visam detoxificar o paciente por meio de técnicas derivadas da diálise, com base no princípio da diálise de albumina ou da separação plasmática e da filtração.

- O nível de evidência relacionado aos sistemas de suporte hepático, tanto artificiais quanto bioartificiais, ainda é limitado, com poucas publicações de ensaios clínicos randomizados controlados. O uso desses dispositivos ainda parece justificar-se apenas como ponte para o transplante de fígado, com evidencia de benefício limitada, sendo ainda considerada por muitos autores de caráter experimental. Ver detalhes no Capítulo 146.

Hemoperfusão com charcoal, sistemas de diálise, detoxificação baseada em microesferas (MBS), o transplante de hepatócitos, uso de células-tronco e a perfusão extracorpórea do fígado e o transplante de órgão de outros animais (xenotransplante) ainda estão em estudos experimentais.[6,54,55]

TRANSPLANTE HEPÁTICO

A mortalidade da HF sem a utilização de transplante hepático varia em séries recentes entre 20% e 75%.[7,56] Embora o transplante de fígado seja a única modalidade terapêutica que comprovadamente aumenta a sobrevida dessa síndrome na atualidade, somente 20% a 30% dos pacientes com HF serão submetidos a transplante hepático.[45] Os resultados do transplante de fígado para essa população vêm lentamente se equiparando aos de outras indicações, sobretudo os de longo prazo (70% a 75% de sobrevida em três anos). No entanto, a sobrevida de um 1 ano ainda é discretamente inferior (cerca de 5% a 10% menor que para outras indicações). Um grande dilema em portadores de HF é a decisão de quando listar o paciente para transplante.[57] Teoricamente, somente pacientes que não sobreviveriam sem a realização de transplante deveriam ser listados. Ao mesmo tempo, se a indicação não for precisa, pacientes antes saudáveis necessitarão de imunossupressão indefinidamente e estarão sujeitos às complicações da mesma. O paciente listado para transplante de fígado por HF tem prioridade em lista de espera, recebendo o próximo enxerto disponível compatível com seu tipo sanguíneo naquela região de distribuição de órgãos. Além das contraindicações usuais ao transplante hepático, a presença de SDRA, disfunção de múltiplos órgãos, uso de drogas vasoativas em dose alta, também podem contraindicar a realização de transplante.[58] A utilização de fígados bipartidos, redução hepática e utilização de doadores vivos têm sido descritas com bons resultados para o tratamento de HF.[15,16,44,59,60] Embora existam partidários do uso preferencial de doadores vivos para pacientes com HF que necessitem de transplante, existe também uma maior preocupação quanto à possibilidade de evolução inadequada do doador, o que pode contribuir para aumentar a morbidade pós-operatória deste e do receptor que sofre o risco de receber massa hepática insuficiente. A autorização para cirurgia de autorrisco é obrigatória e não pode estar ligada à pressão psicológica da família.

REFERÊNCIAS BIBLIOGRÁFICAS

1. Trey CD. The management of fulminant hepatic failure. In: Popper HSF. Progress in Liver Diseases. New York: Grune & Stratton, 1970. p.282-98.
2. Tandon BN, Joshi YK, Krishnamurthy L, Tandon HD. Subacute hepatic failure; is it a distinct entity? J Clin Gastroenterol. 1982;4:343-6.
3. Bernuau JR, Benhamou JP. Fulminant and subfulminant liver failure: definitions and causes. Semin. Liver Dis. 1986;6:97-106.
4. Ihara N, Yashiro N, Kinoshita T, Yoshigi J, Ouchi T, Narita M, et al. Diffuse intrasinusoidal liver metastasis of small cell lung cancer causing fulminant hepatic failure: CT findings-a case report. Radiat Med. 2001;19:275-7.
5. Ostapowicz GF, Schiodt FV, Fontana RJ, Larson A, Davern TJ, Han SH, et at. Results of a prospective study of acute liver failure at 17 tertiary care centers in the United States. Ann Intern Med. 2002;137:947-54.
6. O'Grady JG, Williams R. Acute liver failure: redefining the syndromes. Lancet. 1993;342:273-5.
7. Stravitz RT, Kramer DJ. Management of acute liver failure. Nat Rev Gastroenterol Hepatol. 2009;6(9):542-53.
8. Panackel C, Thomas R, Sebastin B, Mathai SK. Recente advances in management of acute liver failure. Indian J Crit Care Med. 2015;19(1):27-33.
9. AASLD Position Paper: The Management of Acute Liver Failure: Update 2011. [Internet] [Acesso em 04 jan 2016]. Disponível em: www.aasld.org
10. Stravitz RT, Kramer AH, Davern T, Shaikh AO, Caldwell SH, Mehta RL, et al. Intensive care of patients with acute liver failure: Recommendations of the U.S. Acute Liver Failure Study Group. Crit Care Med. 2007;35:2498-508.
11. Ichai P, Samuel D. Etiology and prognosis of fulminant hepatitis in adults. Liver Transplant. 2008;14:S67-S79.
12. Trotter JF. Practical management of acute liver failure in the intensive care unit. Curr Opin Crit Care. 2009;15:163-7.
13. Bernal W, Auzinger G, Dhawan A, Wendon J. Acute liver failure. Lancet. 2010;376:190-201.
14. Dargan PI, Jones AL. Acetaminophen poisoning: an update for the intensivist. Crit Care. 2002;6:108-10.
15. Turvill JL, Burroughs AK, Moore KP. Change in occurrence of paracetamol overdose in UK after introduction of blister packs. Lancet. 2000;355:2048-9.
16. Fagan E, Yousef G, Brahm J, Garelick H, Mann G, Wolstenholme A, et al. Persistence of hepatitis A virus in fulminant hepatitis and after liver transplantation. J Med Virol. 1990;30:131-6.
17. Gill RQ, Sterling RK. Acute liver failure. J Clin Gastroenterol. 2001;33:191-8.
18. Lee WM. Hepatitis B virus infection. N Engl J Med. 1997;337:1733-45.
19. Lee WM. Fulminant Hepatic Failure. In: Schiff, E.R.S., M.F.; Maddrey, W.C., ed. Schiff's Diseases of the Liver. Philadelphia: Lippincott-Raven Publishers, 1999. p.879-95.
20. Lee SG, Ahn CS, Kim KH. Forum: I prefer living donor liver transplantation. J Hepatol. 2007;46:553-82.
21. Ikegami T, Shiotani S, Ninomiya M, Minagawa R, Nishizaki I, Shimada M, et al. Auxiliary partial orthotopic liver transplantation from living donors. Surgery. 2002;131:S205-10.
22. Fahy RJ, Crouser E, Pacht ER. Herpes simplex type 2 causing fulminant hepatic failure. South Med J. 2000;93:1212-6.
23. Lee WM. Drug-induced hepatotoxicity. N Engl J Med. 1995;333:1118-27.
24. Lee WM, Hynan LS, Rossaro L, Fontana RJ, Stravitz RT, Larson AM, et al. Intravenous N-acetylcysteine improves transplant-free survival in early stage non-acetaminophen acute liver failure. Gastroenterology. 2009;;137(3):856-64.
25. Hamid SS, Jafri SM, Khan H, Shah H, Abbas Z, Fields H. Fulminant hepatic failure in pregnant women: acute fatty liver or acute viral hepatitis? J Hepatol. 1996;25:20-7.
26. Marcos A, Ham JM, Fisher RA, Olzinski AT, Shiffman ML, Sanyal AJ, et al. Emergency adult to adult living donor liver transplantation for fulminant hepatic failure. Transplantation. 2000;69:2202-5.
27. Kramer DJ, Canabal JM, Arasi LC. Application of Intensive Care Medicine Principles in the Management of the Acute Liver Failure Patient. Liver Transplant. 2008;14:S85-S89.
28. Krawczynski K. Hepatitis E. Hepatology. 1993;17:932-41.
29. Martelli O, Coppola L, De Quarto AL, Palma M, Sarmiento R, Foggi CM. Fulminant hepatic failure caused by diffuse intrasinusoidal metastatic liver disease: a case report. Tumori. 2000;86:424-7.
30. Nishizaki T, Hiroshige S, Ikegami T, Uchiyama H, Hashimoto K, Soejima Y, et al. Living-donor liver transplantation for fulminant hepatic failure in adult patients with a left-lobe graft. Surgery. 2002;131:S182-189.
31. Thompson DR, Faust TW, Stone MJ, Polter DE. Hepatic failure as the presenting manifestation of malignant lymphoma. Clin Lymphoma. 2001;2:123-8.
32. Blei AT. Pathophysiology of brain edema in fulminant hepatic failure, revisited. Metab Brain Dis. 2001;16:85-94.
33. Poddar U, Thapa BR, Prasad A, Sharma AK, Singh K. Natural history and risk factors in fulminant hepatic failure. Arch Dis Child. 2002;87:54-6.
34. Donaldson BW, Gopinath R, Wanless IR, Phillips MJ, Cameron R, Roberts EA, et al. The role of transjugular liver biopsy in fulminant liver failure: relation to other prognostic indicators. Hepatology. 1993;18:1370-6.
35. Portmann B, Saxena R. Pathology of acute liver failu. In: Lee, W.M., Williams, R., ed. Acute liver failure. Cambridge: Cambridge Press, 1997. p.79-92.
36. Petelkian KM, Levy GA. Role of cytokines and immune mechanisms in acute liver failure. In: Lee WM, Williams R. Acute liver failure. Cambridge: Cambridge Press, 1997. p.67-78.
37. Gimson AE, O'Grady J, Ede RJ, Portmann B, Williams R. Late-onset of hepatic failure: clinical, serological, and histological features. Hepatology. 1986;6:288-94.
38. Olson JC, Kamath PS. Acute-on-chronic liver failure: concept, natural history,and prognosis. Curr Opin Crit Care. 2011;17:1659.
39. Squires MH 3rd, Dann GC, Lad NL, Fisher SB, Martin BM, Kooby DA, et al. Hypophosphatemia after major hepatectomy and the risk of post-operative hepatic insufficiency and mortality: an analysis of 719 patients. HPB (Oxford). 2015;16(10):884-91.
40. Kitzberger R, Funk GC, Holzinger U, Miehsler W, Kramer L, Kaider A, et al. Severity of organ failure is an independent predictor of intracranial hypertension in acute liver failure. Clin Gastroenterol Hepatol. 2009;7(9):1000-6.
41. Lee HW, Suh KS, Kim J, Shin WY, Cho EH, Yi NJ, et al. Hypophosphatemia after live donor right hepatectomy. Surgery. 2014;144(3):448-53.
42. O'Grady JG, Alexander GJ, Hayllar KM, Williams R. Early indicators of prognosis in fulminant hepatic failure. Gastroenterology. 1989;97:439-45.
43. Jaeck D, Boudjema K, Audet M, Chenard-Neu MP, Simeoni U, Meyer C, et al. Auxiliary partial orthotopic liver transplantation (APOLT) in the treatment of acute liver failure. J Gastroenterol. 2002;37:S88-91.
44. McPhail MJ, Wendon JA, William Bernal W. Meta-analysis of performance of Kings's College Hospital Criteria in prediction of outcome in non-paracetamol-induced acute liver failure. J Hepatology. 2010;53:492-9. 37.
45. Steadman RH, Rensburg AV, Kramer DJ. Transplantation for acute liver failure: perioperative management. Curr Opin Organ Transplant. 2010;15:368-73.
46. Bernstein D, Tripodi J. Fulminant hepatic failure. Crit. Care Clin. 1998;14:181-97.
47. Clemensen JL. Cerebral herniation in patients with acute liver failure is correlated with arterial ammonia concentration. Hepatology. 1999;29:648.
48. Rolando NH, Brahm J, Harvey F, Philpott-Howard J, Alexander G, Gimson A, et al. Prospective study of bacterial infection in acute liver failure: an analysis of 50 patients. Hepatology. 1990;11:49-53.

49. Sherlock SD. Acute Liver Failure. In: Sherlock SDJ. Diseases of the Liver and Biliary System. Oxford: Blackwell Publishers, 2000. p.111-26.
50. Blei AT, Olafsson S, Webster S, Levy R. Complications of intracranial pressure monitoring in fulminant hepatic failure. Lancet. 1993;341:157-8.
51. Vaquero J, Rose C, Butterworth RF. Keeping cool in acute liver failure: rationale for the use of mild hypothermia. J Hepatol. 2005;43(6):1067-77.
52. Lee W, Hynan LS, Rossaro L, Fontana RJ, Stravitz, RT, et al. N-Acetylcysteine improves transplant-free Survival in early stage non-acetaminophen acute liver failure. Gastroenterology. 2009;137:856-64.
53. Ben-Ari Z, Vaknin H, Tur-Kaspa R. N-acetylcysteine in acute hepatic failure (non-paracetamol-induced). Hepatogastroenterology. 2000;47:786-9.
54. Hassanein TI, Schade RR, Hepburn IS. Acute-on-chronic liver failure: extracorporeal liver assist devices. Curr Opin Crit Care. 2011;17(2):195-203.
55. Streetz K, Leifeld L, Grundmann D, Ramakers J, Eckert K, Spengler U, et al. Tumor necrosis factor alpha in the pathogenesis of human and murine fulminant hepatic failure. Gastroenterology. 2000;119:446-60.
56. Fujiwara K, Mochida S. Indications and criteria for liver transplantation for fulminant hepatic failure. J Gastroenterol. 2002;37:S74-77.
57. Cox KL, Berquist WE, Castillo RO. Paediatric liver transplantation: indications, timing and medical complications. J Gastroenterol Hepatol. 1999;14:S61-66.
58 Harrison PM, Keays R, Bray GP, Alexander GJ, Williams R. Improved outcome of paracetamol-induced fulminant hepatic failure by late administration of acetylcysteine. Lancet. 1990;335:1572-3.
59. O'Grady J. Post-operative issues and outcome for acute liver failure. Liver Transpl. 2008;14:S97-S101.
60. Sterneck M, Fischer L, Buggisch P, Malago M, Rogiers X, Burdelski M, et al. Transplantation of complete and split liver grafts for patients with fulminant hepatic failure. Z Gastroenterol. 1996;34:795-800.

CAPÍTULO 141
HEMORRAGIA DIGESTIVA E HIPERTENSÃO PORTAL

Angelo Paulo Ferrari Junior
Erika Pereira Macedo

DESTAQUES

- A primeira preocupação no atendimento ao paciente portador de hipertensão portal e hemorragia digestiva deve ser a correção dos distúrbios hemodinâmicos com reposição volêmica adequada, e suporte ventilatório com proteção de via área se necessário.
- Drogas vasoativas (esplânicas) e antibioticoterapia são mandatórias. Mesmo antes da realização de endoscopia ou de qualquer outro procedimento terapêutico, o uso intravenoso de drogas vasoativas para contração do território esplâncnico e antibioticoterapia para profilaxia de complicações é fundamental, estando associadas a menor mortalidade.
- Tratamento endoscópico é o tratamento de escolha. Independente da forma pela qual será realizado (ligadura, clipes, injeção), o tratamento endoscópico nas primeiras 12 a 24 horas é o tratamento de primeira escolha para a maioria das causas de sangramento digestivo em pacientes com hipertensão portal.
- TIPS (*Shunt* portosistêmico transjugular intrahepático) está indicado na falha do tratamento endoscópico. Na falha do tratamento endoscópico do sangramento por ruptura varicosa, atualmente, a colocação de TIPS deve ser o próximo passo.

INTRODUÇÃO

A hemorragia digestiva alta (HDA) é definida como todo sangramento proximal ao ligamento de Treitz. O sangramento digestivo alto pode ser classificado em HDA varicosa (sangramento decorrente da ruptura das varizes esofágicas e/ou gástricas), complicação grave nos pacientes com hipertensão portal, e HDA não varicosa (decorrente da lesão da mucosa esofágica, gástrica e/ou duodenal).

A HDA é a emergência mais comum na gastrenterologia, com significativas repercussões clínicas para os pacientes e consequências econômicas para o sistema de saúde.

A hipertensão portal é caracterizada pelo aumento patológico do gradiente de pressão venosa hepática definido pela diferença entre as pressões da veia porta e a veia cava inferior. Pode ser classificada, de acordo com a etiologia, em pré-hepática, intra-hepática (pré-sinusoidal, sinusoidal ou pós-sinusoidal) e pós-hepática (Quadro 141.1).

QUADRO 141.1. Causas de hipertensão portal por aumento da resistência ao fluxo sanguíneo.

Pré-hepática	Trombose da veia porta
Intra-hepática pré-sinusoidal	Esquistossomose, sarcoidose, fibrose hepática congênita, mielofibrose e doenças mieloproliferativas
Intra-hepática sinusoidal	Hepatites virais crônicas, cirrose alcoólica, hipervitaminose A, hiperplasia regenerativa nodular
Intra-hepática pós-sinusoidal	Doença veno-oclusiva hepática, síndrome de Budd-Chiari
Pós-hepática	Insuficiência cardíaca direita severa, pericardite constritiva, regurgitação tricúspide, membrana de veia cava inferior

A HDA varicosa (Figura 141.1) possui incidência anual de 4%.[1] O sangramento por varizes esofágicas (VE) está associado à mortalidade aproximada de 20% em 6 meses, podendo chegar até a 40% em pacientes com cirrose avançada, e representa 70% dos casos de HDA em pacientes com hipertensão portal (HP).[1,2] O sangramento de varizes gástricas, apesar de menos comum, possui mortalidade superior ao das VE, podendo chegar a 45%.[3]

QUADRO CLÍNICO E DIAGNÓSTICO

Hematêmese e melena são sintomas gerais da HDA, porém não são específicos para origem varicosa. Estigmas de hepatopatia crônica (rarefação de pelos, telangiectasias e eritema palmar) e sinais de HP (ascite, esplenomegalia e circulação colateral no abdome) ajudam a orientar o diagnóstico etiológico do sangramento.[4] O sangramento digestivo manifestado por hematoquezia, em geral, é decorrente do sangramento nas porções mais baixas do trato digestivo, porém em 11% das vezes a hematoquezia advém de alguma causa de sangramento digestivo proximal ao ligamento de Treitz.[5]

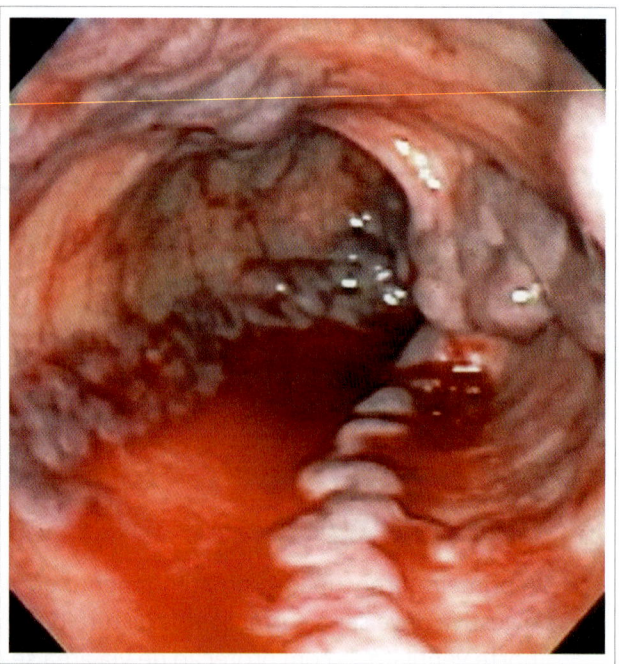

FIGURA 141.1. Aspecto endoscópico de sangramento recente em paciente com varizes de esôfago de médio calibre.

Na avaliação inicial do paciente, além da investigação da provável causa do sangramento (doença ulcerosa prévia, sangramentos prévios, dispepsia, hepatopatias, nefropatias, ingestão etílica, epidemiologia para hepatites virais e esquistossomose, uso de anti-inflamatórios, uso de anticoagulantes) deve-se também identificar a presença de fatores que contribuem para aumento da morbidade e da mortalidade (Quadro 141.2) e observar ao exame físico a presença de sinais que podem predizer o grau de perda sanguínea (Quadro 141.3).

QUADRO 141.2. Critérios clínicos associados a maior morbidade e mortalidade.

- Idade maior que 60 anos
- Choque, instabilidade hemodinâmica, hipotensão postural
- Comorbidades associadas (cardiorrespiratória, renal, hepática e coagulopatia)
- Uso de medicações anticoagulantes e anti-inflamatórias não hormonais
- Hematêmese volumosa
- Enterorragia volumosa
- Melena persistente
- Hemorragia em pacientes internados
- Ressangramento em pacientes já tratados endoscopicamente
- Necessidade de transfusão sanguínea
- Aspirado nasogástrico com sangue vivo

TRATAMENTO

O tratamento da HDA varicosa aguda deve ser realizado idealmente em unidade de terapia intensiva, por equipe multidisciplinar experiente. As medidas iniciais objetivam a garantia de vias aéreas pérvias e estabilidade hemodinâ-

QUADRO 141.3. Sinais ao exame físico para estimativa da perda sanguínea.

	Pressão arterial sistólica	Frequência cardíaca	Perda estimada
Leve	Diminuição de 20 mmHg em posição ortostática	Aumento de 20 bpm em posição ortostática	Menor que 1.000 mL
Moderada	90 a 100 mmHg	Cerca de 100 bpm	Cerca de 1.500 mL
Maciça	Menor que 90 mmHg	Cerca de 120 bpm	Maior que 2.000 mL

mica, para restauração do aporte de oxigênio aos tecidos. A via aérea deve ser imediatamente protegida, realizando intubação orotraqueal e ventilação mecânica, especialmente em pacientes com encefalopatia hepática ou sangramento volumoso, em decorrência do risco de aspiração.[2]

Parte importante da terapêutica é a imediata restauração dos parâmetros hemodinâmicos antes da realização do exame endoscópico, medida que modifica a história natural da doença e reduz significativamente a mortalidade.[1] Para isso, deve-se obter um ou mais acessos venosos periféricos calibrosos e infusão cuidadosa de cristaloides com o objetivo de alcançar pressão arterial sistólica entre 90 e 100 mmHg. A infusão endovenosa vigorosa de soluções para expansão do volume intravascular deve ser evitada por estar associada a elevação pressórica no leito portal e, portanto, maior risco de piorar ou reiniciar o sangramento.[2,6]

A transfusão sanguínea deve ser realizada para estabilização hemodinâmica e manutenção da hemoglobina sérica em torno de 8 g/dL.[2] Uma estratégia transfusional restritiva (triger transfusional 7g/dL versus 9g/dL) está associada a menor morbidade e mortalidade.[7] A transfusão de plaquetas e plasma fresco congelado pode ser considerada nos pacientes com plaquetopenia significativa (< 50.000/μL) ou coagulopatia, mas este é um aspecto secundário no manejo do sangramento digestivo por HP, não sendo recomendado de forma rotineira.[1]

A eficácia do uso de fator ativador recombinante VII (rVII) para correção do TP em pacientes com doença hepática avançada (Child-Pugh B ou C) apresenta resultados controversos, necessitando de mais estudos para propor sua indicação na prática clínica.[3,5,8] A desmopressina, droga que diminui significativamente o tempo de sangramento em cirróticos, não mostrou benefício clínico na HDA varicosa.[5]

Antibioticoprofilaxia

O sangramento digestivo em HP é fator de risco independente para o desenvolvimento de infecção bacteriana, sendo que esta eleva a mortalidade e aumenta o risco de novo sangramento.[1,9] Mais de 20% dos pacientes com hepatopatias com sangramento digestivo tem infecção bacteriana no momento da admissão hospitalar e outros 50% desenvolverão infecção durante o período da hospitalização.[5,6] As infecções mais comuns são: infecção do trato urinário, peritonite bacteriana espontânea e pneumonia. As bactérias gram-negativas são os microrganismos mais comumente isolados.[9]

O uso de antibioticoterapia profilática por curto período em pacientes cirróticos com sangramento varicoso com ou sem ascite reduz não apenas a incidência de infecções, como também a mortalidade.[10] É recomendada a utilização, via oral, de norfloxacina 400 mg duas vezes ao dia (ou outra quinolona, como a ciprofloxacina) por sete dias. A ceftriaxona intravenosa é mais efetiva que norfloxacina na prevenção de infecções em pacientes com cirrose avançada (Child-Pugh C) com HDA varicosa, e seu uso é especialmente recomendado em centros com alta prevalência de bactérias resistentes às quinolonas e em pacientes com uso prévio de quinolona profilática.[10]

Drogas vasoativas

As drogas vasoativas diminuem o fluxo sanguíneo varicoso por meio da constrição dos vasos esplâncnicos. Reduzem os índices de ressangramento e mortalidade da HDA varicosa. Seu uso deve ser iniciado imediatamente ao diagnóstico clínico, mesmo em ambiente pré-hospitalar e antes da EDA, devendo ser mantida por dois a cinco dias.[10,11] As drogas vasoativas mais utilizadas são vasopressina, somatostatina, octreotide e terlipressina (Quadro 141.4).

QUADRO 141.4. Drogas vasoativas usadas na HDA varicosa.

Droga	Dose de ataque	Dose de manutenção	Efeitos colaterais	Observação
Vasopressina	0,4 a 1 UI/min	0,4 a 1 UI/min até 48h	IAM, arritmias e AVC	Associar nitroglicerina (20 mg/dia)
Somatostatina	250 μg em bólus (até 3 × em 1h)	250 μg/h por 5 dias	Náuseas, vômitos e hiperglicemia	500 μg/h nos pacientes graves
Octreotide	50 μg em bólus	25 a 50 μg/h por 5 dias	Náuseas, vômitos e hiperglicemia	
Terlipressina	2 mg em bólus	1a 2mg em bólus/4h por 2 a 5 dias	Dor abdominal	

IAM: infarto agudo do miocárdio; AVC: acidente vascular cerebral.

Vasopressina

É potente vasoconstritor que reduz efetivamente a pressão portal. Foi a primeira droga vasoativa para o tratamento de sangramento varicoso, porém decorrente dos eventos adversos graves (isquemia miocárdica e mesentérica, arritmias, acidentes vasculares encefálicos e hiponatremia); seu uso está restrito para os casos de indisponibilidade de outras drogas vasoativas, o que atualmente não mais se justifica A dose recomendada é de 0,4 a 1 UI por minuto e deve ser administrada por via intravenosa (IV) em infusão contínua por no máximo 48 horas. Nitroglicerina IV (10 a 50 µg por minuto) deve ser associada, para aumentar o efeito hipotensor portal e reduzir os efeitos colaterais sistêmicos.[12,11]

Somatostatina

Reduz o fluxo venoso colateral e a pressão portal. Efeitos adversos graves são raros e reações leves, como náuseas, vômitos e hiperglicemia, ocorrem em até 30% dos casos. É comumente usada em bólus inicial de 250 µg, repetidos até três vezes em uma hora se o sangramento persistir, seguido pela infusão contínua de 250 µg por hora por até cinco dias. Apesar de ajudar a controlar o sangramento, seu uso não reduz a mortalidade da HDA varicosa.[11]

Octreotide

O octreotide é um análogo sintético da somastotatina com meia vida mais longa, com potente efeito vasoconstritor do leito esplâncnico, porém com presença de taquifilaxia. A dose inicial recomendada é de 50 µg em bólus seguidos de infusão de 25 a 50 µg por hora por cinco dias. Apesar de associada a maior taxa de controle do sangramento, menor transfusão e risco de ressangramento, não há evidência de redução de mortalidade.[12]

Terlipressina

Análogo sintético de ação longa da vasopressina. Estudos clínicos mostraram que apresenta significativamente menor frequência e gravidade de efeitos colaterais quando comparada com a vasopressina. Isquemia miocárdica ou periférica ocorre em menos de 3% dos pacientes. A dose recomendada é de 2 mg a cada quatro horas, podendo ser ajustada para 1 mg a cada quatro horas após controle do sangramento.[12] Alguns estudos demonstraram ser esta a única droga capaz de redução de mortalidade associada a sua utilização.[13,14] Mas recentemente foi publicado estudo prospectivo randomizado que demonstrou equivalência entre somatostatina, octreotide e terlipressina[15,32], o que reforçou a necessidade de realização de terapia combinada (droga vasoativa e endoscopia) e reduziu a evidência da superioridade da terlipressina sobre as outras drogas vasoconstrictoras esplâncnicas.

TRATAMENTO ENDOSCÓPICO

A endoscopia digestiva alta (EDA) é o método de escolha para a detecção de varizes. Estas aparecem como estruturas irregulares, serpiginosas, frequentemente azuladas, correndo longitudinalmente na submucosa da parede esofágica, sendo, em geral, mais proeminentes no terço distal e podendo estender-se abaixo da linha Z, em direção à cárdia (Figura 141.2).

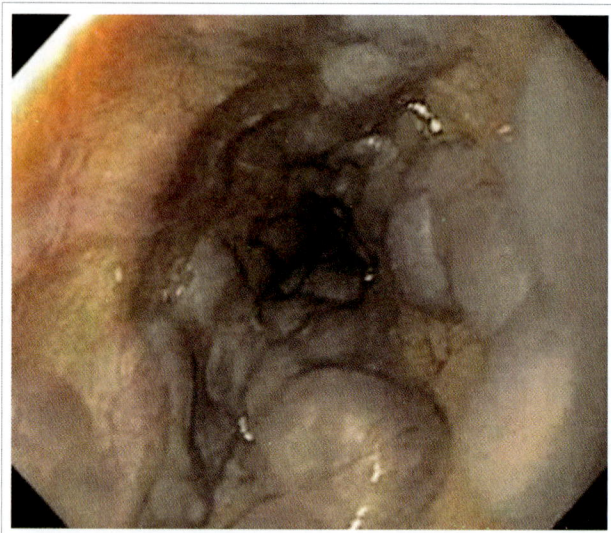

FIGURA 141.2. Varizes de esôfago de grosso calibre.

A Sociedade Japonesa de Estudo da Hipertensão Portal definiu parâmetros objetivos para a caracterização endoscópica das VE:

1. Presença de sinais da cor vermelha (pequenos vasos dilatados na superfície das varizes), que podem ser do tipo vergões (estrias avermelhadas), pontos cereja (pontos menores que 2 mm), hematocistos (grandes manchas vermelhas) e vermelhidão difusa.
2. Cor das varizes, podendo ser azuis ou brancas
3. Forma das varizes
   a. **F0:** sem varizes
   b. **F1:** vasos finos, não tortuosos
   c. **F2:** tortuosos porém menores que um terço da luz da luz do esôfago
   d. **F3:** grossos, tortuosos, ocupando mais de um terço da luz do esôfago
4. Localização das varizes: extensão longitudinal, podendo ser divididas em três regiões – terço inferior do esôfago, terço médio (abaixo da bifurcação traqueal) e terço superior (acima da bifurcação traqueal)

A EDA deve ser realizada nas primeiras 12 horas da admissão hospitalar dos pacientes com HDA, pois além de servir como método diagnóstico, é o principal recurso de tratamento.[1,16-17]

O tratamento endoscópico das varizes esofágicas foi descrito pela primeira vez em 1939 e desde então vários estudos tem mostrado sua evolução e eficácia. As duas modalidades de terapia endoscópica para sangramento por VE são a escleroterapia e a ligadura elástica (LE).[11-16]

Escleroterapia

A escleroterapia é realizada com cateter flexível (agulha injetora) para injeção de agente esclerosante na interior ou adjacente à variz (técnica intravasal e paravasal respectivamente). As injeções repetidas levam à inflamação da parede do vaso, da mucosa e da submucosa do esôfago, com fibrose do vaso e da parede esofágica, resultando na obliteração do cordão varicoso.

Vários agentes esclerosantes podem ser utilizados (morruato de sódio 5%, tetradecilsulfato de sódio 1% a 3%, polidocanol 1% a 3%, oleato de etanolamina 5% ou álcool absoluto) com eficácia semelhante e bons resultados. Em nosso meio, o oleato de etanolamida a 2,5% é a solução mais utilizada. As injeções devem ser iniciadas na junção esofagogástrica ou acima dela, na variz de maior calibre, prosseguindo de forma circunferencial e com injeções em todos os vasos. Novas injeções podem ser feitas nos 2 a 5 cm mais proximais das varizes, em alíquotas de 1 a 5 mL.

A EE não deve ser utilizada na profilaxia primária da HDA por estar relacionada com aumento da mortalidade. No entanto, é tratamento bastante eficaz na hemorragia varicosa aguda, com controle imediato do sangramento em 85 a 90% dos casos. Após a hemostasia e controle do sangramento, os pacientes devem repetir essas injeções com intervalos de uma a três semanas até a erradicação das varizes, que, em geral, leva de quatro a seis sessões.[1,18-19]

A EE com injeção de cianoacrilato pode ser utilizada nos pacientes com doença hepática avançada (Child-Pugh C) e sangramento por varizes de esôfago, conforme estudo randomizado e controlado que mostrou taxas de recorrência do sangramento precoce e mortalidade intra-hospitalar semelhantes em comparação com a injeção de oleato de etanolamina. A justificativa para o uso do cianoacrilato é que os pacientes com cirrose avançada apresentam déficit de coagulação que compromete a ação dos outros agentes esclerosantes. Por outro lado, para o tratamento eletivo de erradicação das VE nestes pacientes com doença hepática avançada, embora a injeção de cianoacrilato tenha apresentado eficácia semelhante à da LE, apresentou maiores taxas de complicação e recidiva das varizes.[20] Desse modo, parece que a injeção de cianoacrilato é alternativa para os pacientes com doença hepática em fase avançada com sangramento varicoso ativo. Após controle da HDA, a LE deve ser indicada para erradicação das varizes.

Complicações consideradas menores, como dor torácica, febre, disfagia, odinofagia e úlceras superficiais, são muito comuns (podem aparecer em até 75% dos pacientes), geralmente nas primeiras 24 a 48 horas após a escleroterapia endoscópica e sem necessidade de tratamento específico, exceto pelos sintomas de dor ou febre. Complicações consideradas de maior gravidade ocorrem em até 20% dos pacientes e incluem necrose esofágica, estenose, sangramento por úlcera e hematoma submucoso. Mais raramente podem ocorrer complicações extraesofágicas, como mediastinite, derrame pleural, bacteriemia com sepse, síndrome do desconforto respiratório agudo, trombose de veias porta e mesentérica.[2]

As vantagens deste método são a sua grande disponibilidade, o baixo custo e as altas taxas de sucesso alcançadas.

Ligadura elástica

A LE consiste na aspiração da variz para o interior de dispositivo adaptado na ponta do endoscópio, com liberação de anel elástico sobre esta (Figura 141.3). A LE deve ser iniciada logo acima da transição esofagogástrica ou na variz com sangramento ativo ou com sinal recente de hemorragia, se houver uma. O anéis subsequentes devem ser colocados em direção proximal, pelo menos um em cada variz. Normalmente é feita com intervalos entre 7 e 21 dias até que as VE sejam erradicadas, o que geralmente ocorre após duas a quatro sessões.[19,21-22]

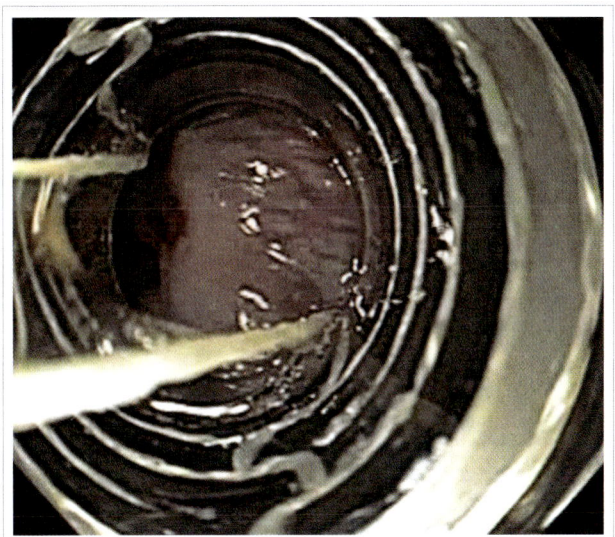

FIGURA 141.3. Aspecto endoscópico da ligadura de varizes de esôfago. Nota-se o *cap* com os anéis elásticos, na ponta do endoscópio, posicionado sobre a variz que será aspirada.

A hemostasia da LE é dada pela constrição do vaso no ponto de ruptura ou próximo a ele. Isto acarreta necrose local por isquemia da mucosa e submucosa, com subsequente formação de tecido de granulação. Posteriormente, em cerca de três a cinco dias, ocorre o desprendimento do anel elástico junto com o tecido necrosado, resultando em úlcera rasa local. A re-epitelização tecidual completa se dá em 14 a 21 dias, com troca das estruturas vasculares por tecido cicatricial.[17]

A LE é o tratamento de escolha na hemorragia varicosa aguda, por apresentar altas taxas de sucesso (86% a 92%) com menores taxas de complicações e de ressangramento quando comparada com a EE.[17,19,21-22] Contudo, a EE permanece como opção quando a LE não é disponível ou quando a LE não é possível de ser realizada por dificuldade técnicas.

Até 45% dos pacientes referem disfagia e dor torácica após o procedimento, porém sem necessidade de tratamento específico, além de analgésicos e dieta líquida ou pastosa.

Em comparação com a EE, as úlceras associadas à LE são mais superficiais e cicatrizam mais rapidamente. Porém, existem relatos de sangramento maciço de úlcera pós-LE (Figura 141.4), geralmente em pacientes com graves alterações de coagulação e grau avançado de disfunção hepática.[23,24] No passado foram descritas complicações, como lacerações e perfurações esofágicas relacionadas com o uso do *overtube*, utilizado para permitir a passagem do endoscópio várias vezes durante o procedimento, já que no início os dispositivos permitiam liberar apenas um anel por vez. Essas complicações praticamente desapareceram com o surgimento de dispositivos que liberam vários anéis sem a retirada do endoscópio e, portanto, sem a necessidade da passagem de *overtube*.

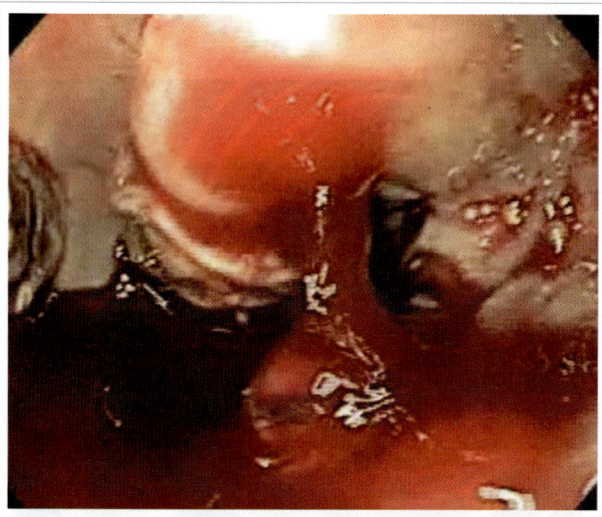

FIGURA 141.4. Sangramento ativo, intenso, em úlcera pós-ligadura elástica.

Varizes gástricas

As varizes gástricas (VG) ocorrem em até 25% dos pacientes com hipertensão portal, na maioria das vezes (90%) acompanhadas de VE. Quando isoladas, podem estar associadas à HP segmentar secundária à trombose da veia esplênica, causando a abertura de canais colaterais através das veias gástricas curtas e veia gástrica esquerda.[25]

O diagnóstico endoscópico da VG pode ser mais difícil, principalmente nos casos de varizes pequenas e isoladas, que podem ser confundidas com pregas gástricas. Geralmente, as VG apresentam formato de cacho de uva (Figura 141.5) e coloração azulada. A classificação endoscópica mais utilizada é a proposta por Sarin e Kumar,[4] na qual as VG são divididas de acordo com sua localização anatômica. As varizes gastresofágicas (GOV) são aquelas localizadas no esôfago e que se estendem para o estômago pela pequena curvatura (GOV 1) ou grande curvatura (GOV 2). As varizes gástricas isoladas (IGV) podem estar localizadas no fundo gástrico (IGV 1) ou em outros sítios do estômago e do duodeno proximal (IGV 2).

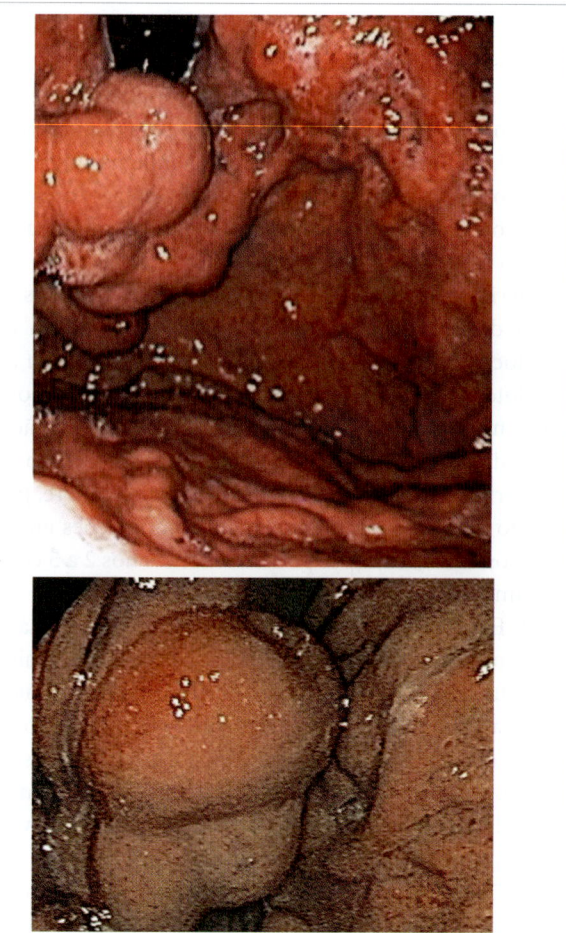

FIGURA 141.5. Dois aspectos de varizes de fundo gástrico, em forma de cacho, ou também conhecida como apresentação pseudotumoral.

O sangramento por VG é responsável por até 30% das hemorragias varicosas, sendo geralmente de grande volume.[26] Apesar de 70% das VG serem do tipo GOV 1, a maioria das hemorragias ocorre em pacientes com VG dos tipos GOV 2 ou IGV 1, ou seja, varizes de fundo gástrico. São considerados fatores de risco para sangramento de VG o calibre maior que 10 mm, o grau de disfunção hepática pelo escore de Child-Pugh e a presença de sinais da cor vermelha nas varizes.

Atualmente, o tratamento das VG está indicado somente em pacientes com sangramento ativo ou na profilaxia do ressangramento. Não há estudos avaliando qualquer tipo de tratamento na profilaxia primária do sangramento por VG.[25,27]

O tratamento endoscópico de escolha no sangramento agudo é a injeção de cianoacrilato (Figura 141.6), com uma dose individual máxima de 2 mL, na diluição com Lipiodol®.[20] A taxa de sucesso na interrupção do sangramento é de 93% a 100% dos casos, com ressangramento de 30%, sendo superior a outros métodos endoscópicos. A prevenção do ressangramento das VG dos tipos GOV 2 ou IGV 1 deve ser realizada com injeções repetidas de cianoacrilato até a obliteração dos vasos, que ocorre após duas ou três sessões em média.[1] Os pacientes que apresentam falha terapêutica devem ser tratados com TIPS ou derivação portossistêmica cirúrgica.[3] Embora pouco comuns, complicações com a injeção da solução de cianoacrilato podem ser graves, sendo a embolia a mais temida.[28]

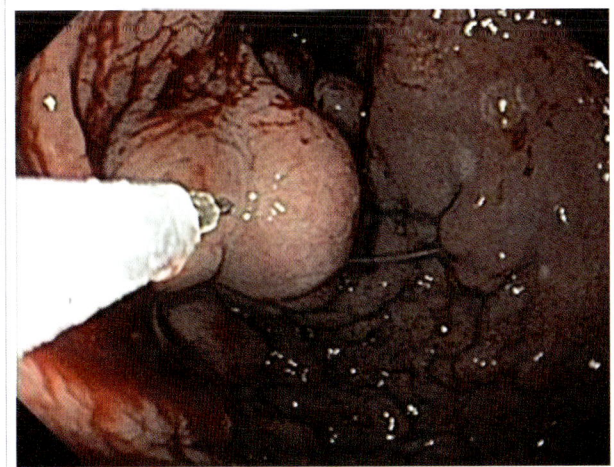

FIGURA 141.6. Agulha injetora posicionada, antes da punção da variz, para injeção de solução de cianoacrilato.

Gastropatia hipertensiva portal

A gastropatia hipertensiva portal é caracterizada por lesões mucosas mais ou menos características, que acometem pacientes com hipertensão portal. Sua localização mais típica é o fundo gástrico e o corpo alto, podendo, entretanto, afetar todo o órgão, e mesmo o intestino delgado e o colo. Atinge 20% a 80% dos pacientes, e geralmente o padrão da lesão apresenta piora após a erradicação de varizes esofágicas e gástricas.[26]

Embora a hipertensão portal seja determinante no seu aparecimento, sua fisiopatologia é ainda motivo de discussão. Não se trata de lesão péptica, e não há resposta a drogas antissecretoras. Existem predominantemente capilares dilatados e vênulas na mucosa e submucosa, sem alteração inflamatória evidente. O diagnóstico é feito por meio de aspecto característico (Figura 141.7) encontrado durante endoscopia digestiva alta.[29]

A maioria dos pacientes é assintomática, mas aqueles que tem sangramento geralmente apresenta perda sanguínea crônica, com anemia ferropriva. Na minoria dos casos pode ocorrer hemorragia aguda franca (5% dos casos).

O tratamento baseia-se em dois pilares: medidas gerais aplicáveis a qualquer sangramento gastrintestinal e medidas específicas, que são aquelas que visam à diminuição da pressão portal, sendo as drogas mais utilizadas os betabloqueadores não seletivos. A dose de propranolol (naqueles pacientes sem contraindicações) pode chegar a 160 mg por dia, e considera-se falha de tratamento aquele paciente que, na vigência do uso da medicação, continua precisando de transfusão de hemoderivados.

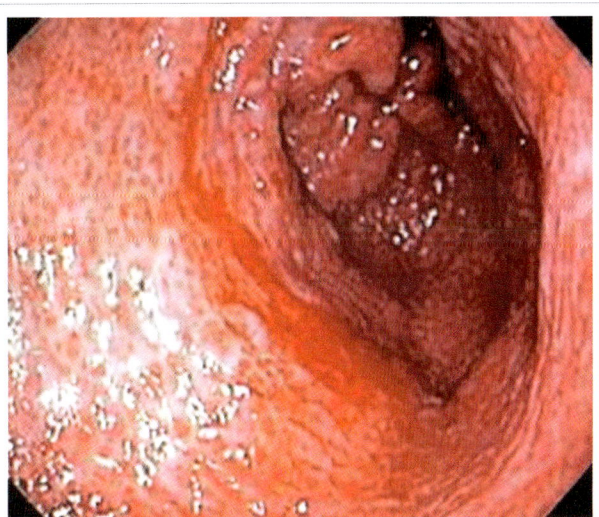

FIGURA 141.7. Gastropatia congestiva portal intensa, envolvendo todo o estômago, com sangramento espontâneo, diagnosticada durante endoscopia digestiva alta.

Tanto a colocação de TIPS como o *shunt* cirúrgico devem ser indicados em casos graves, ou sem melhora após tentativa de tratamento medicamentoso.

O único tratamento endoscópico já relatado é a ablação com coagulador de plasma de argônio, mas os resultados são muito limitados. Este tratamento deve ser considerado apenas nos pacientes com falha de tratamento farmacológico, e que não sejam candidatos à colocação de TIPS ou cirurgia.[30]

Os raros casos de hemorragia aguda franca devem ser tratados com drogas vasoativas e antibioticoterapia como descrito acima.

Varizes de outros sítios

Embora varizes secundárias à hipertensão portal tenham sido descritos em outros locais que não o esôfago e o estômago, sua incidência é pouco comum, e o sangramento mais raro ainda (Figura 141.8).

O tratamento destas varizes, além daquele com drogas vasoativas (endoscópico, radiológico ou cirúrgico) encontra pouca evidência na literatura, e deve ser discutido caso a caso.

Falência do tratamento endoscópico

Em cerca de 10% a 20% dos casos ocorre falha no controle do sangramento varicoso tanto no tratamento endoscópico como farmacológico.[31] A falência do controle do sangramento varicoso agudo é considerada se ocorrer morte durante os primeiros cinco dias ou houver necessidade de mudança de terapia com base nos seguintes critérios:

- Novo episódio de hematêmese ou aspiração de sangramento recente (> 100 mL) por sonda nasogástrica, duas horas após o início do tratamento farmacológico ou endoscópico.
- Desenvolvimento de choque hipovolêmico.

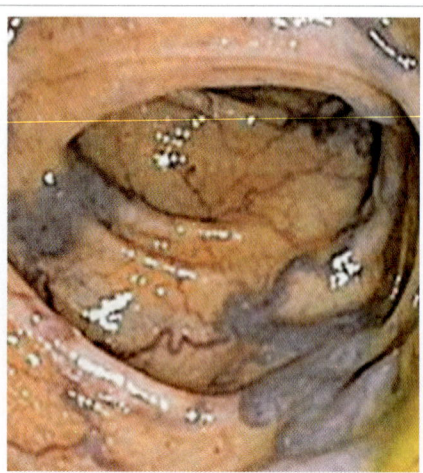
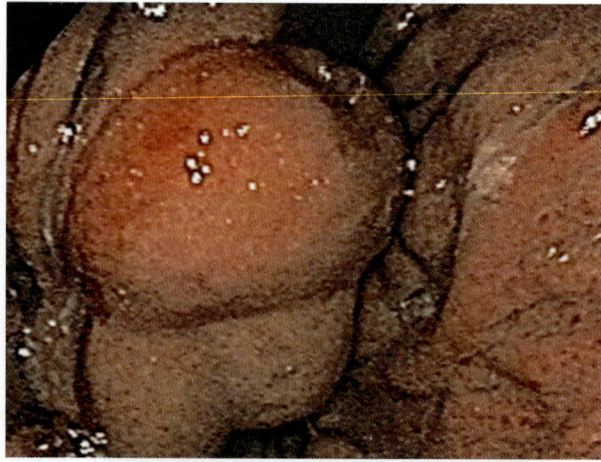

FIGURA 141.8. Dois aspectos diferentes de varizes em colo, diagnosticadas durante colonoscopia.

- Queda de 3 g na hemoglobina (ou queda de 9% no hematócrito) no período de 24 horas sem transfusão sanguínea.

Um segundo tratamento endoscópico na tentativa de controlar o sangramento deve ser tentado se constatada falência. Entretanto, se o sangramento varicoso não for controlado de forma rápida e efetiva, deve-se indicar a colocação de balão esofágico de tamponamento[32] ou criação de *shunt* portossistêmico.[31]

Balão de tamponamento

O balão de tamponamento (balão de Sengstaken-Blakemore) tem alta taxa de efetividade no controle imediato do sangramento varicoso, com sucesso em cerca de 80% dos casos. No entanto, deve ser usado apenas de forma temporária (máximo de 24 horas) como "ponte" até o tratamento definitivo para os casos em que não se consegue o controle hemostático via endoscópica ou farmacológica. A proteção das vias aéreas deve ser sempre realizada quando o balão de tamponamento for utilizado. Deve-se, sempre que possível, evitar seu uso devido às altas taxas de ressangramento e complicações, como aspiração, migração, necrose da parede e perfuração esofágica.[9, 32]

TIPS

O TIPS é realizado pela passagem de uma prótese metálica intra-hepática entre um ramo da veia porta e da veia hepática, direcionando o fluxo portal para a circulação sistêmica e, consequentemente, levando à diminuição da pressão do sistema portal. Está recomendado naqueles casos de sangramento varicoso refratário, com taxa de sucesso de 90%.[31] Sua principal complicação é o desenvolvimento ou piora de encefalopatia hepática. As contraindicações absolutas e relativas para a realização do TIPS são a presença ou antecedente de encefalopatia hepática, insuficiência cardíaca, hipertensão pulmonar grave, doença hepática policística, tumor hepático, abscesso hepático, obstrução biliar ou trombose da veia hepática ou porta.

Apesar da evidência de redução de mortalidade com sua utilização de forma precoce em pacientes de alto risco (Child B com sangramento ativo e Child C < 14pts)[33,34], o TIPS continua a ser utilizado como terapia de resgate para casos de sangramento refratário a terapia combinada (endoscópica e medicamentosa) na grande maioria dos centros hospitalares por conta do alto custo e dificuldades relacionadas à logística/disponibilidade do recurso.

REFERÊNCIAS BIBLIOGRÁFICAS

1. de Franchis R. Revising consensus in portal hypertension: report of the Baveno V consensus workshop on methodology of diagnosis and therapy in portal hypertension. J Hepatol. 2010;53:762-8.
2. Abraldes JG, Bosch J. The treatment of acute variceal bleeding. J Clin Gastroenterol. 2007;41 Suppl 3:S312-S317.
3. Sarin SK, Kumar A. Gastric varices: profile, classification, and management. Am J Gastroenterol. 1989;84:1244-9.
4. Bosch J, Abraldes JG, Berzigotti A, Garcia-Pagan JC. Portal hypertension and gastrointestinal bleeding. Semin Liver Dis. 2008;28:3-25.
5. Bosch J, Berzigotti A, Garcia-Pagan JC, Abraldes JG. The management of portal hypertension: rational basis, available treatments and future options. J Hepatol. 2008;48 Suppl 1:S68-S92.
6. Fortune B, Garcia-Tsao G. Current Management Strategies for Acute Esophageal Variceal Hemorrhage. Curr Hepatol Rep. 2014;13:35-42.
7. Villanueva C, Colomo A, Bosch A, Concepción M, Hernandez-Gea V, Aracil C, et al. Transfusion Strategies for Acute Upper Gastrointestinal Bleeding. N Engl J Med. 2013;368:11-21.
8. Martí-Carvajal AJ, Karakitsiou DE, Salanti G. Human recombinant activated factor VII for upper gastrointestinal bleeding in patients with liver diseases Cochrane Database Syst Rev. 2012 Mar 14;3:CD004887.
9. Garcia-Tsao G, Sanyal AJ, Grace ND, Carey WD. Prevention and management of gastroesophageal varices and variceal hemorrhage in cirrhosis. Am J Gastroenterol. 2007;102:2086-102.
10. Soares-Weiser K, Brezis M, Tur-Kaspa R, Leibovici L. Antibiotic prophylaxis for cirrhotic patients with gastrointestinal bleeding. Cochrane Database Syst Rev. 2002;(2):CD002907.
11. Triantos C, Kalafateli M. Primary prevention of bleeding from esophageal varices in patients with liver cirrhosis. World J Hepatol. 2014;6:363-9.
12. Simonetto DA, Shah VH, Kamath PS. Primary prophylaxis of variceal bleeding. Clin Liver Dis. 2014;18:335-45.
13. Levacher S, Letoumelin P, Pateron D. Early administration of terlipressin plus glyceryl trinitrate to control active upper gastrointestinal bleeding in cirrhotic patients. Lancet. 1995 Sep 30;346(8979):865-8

14. Ioannou GN, Doust J, Rockey DC. Systematic review: terlipressin in acute oesophageal variceal haemorrhage. Aliment Pharmacol Ther. 2003 Jan;17(1):53-64.
15. Seo YS, Park SY, Kim MY, Park JY, Yim HJ, Jang BK, et al. Lack of difference among terlipressin, somatostatin, and octreotide in the control of acute gastroesophageal variceal hemorrhage. Hepatology. 2014;60(3):954-63.
16. Coelho FF, Perini MV, Kruger JA, Fonseca GM, Araujo RL, Makdissi FF, et al. Management of variceal hemorrhage: current concepts. Arq Bras Cir Dig. 2014;27:138-44.
17. Triantos C, Kalafateli M. Endoscopic treatment of esophageal varices in patients with liver cirrhosis. World J Gastroenterol. 2014;20(36):13015-26.
18. Cremers I, Ribeiro S. Management of variceal and nonvariceal upper gastrointestinal bleeding in patients with cirrhosis. Therap Adv Gastroenterol. 2014;7:206-16.
19. Qureshi W, Adler DG, Davila R, Egan J, Hirota W, Leighton J, et al. ASGE Guideline: the role of endoscopy in the management of variceal hemorrhage, updated July 2005. Gastrointest Endosc. 2005;62:651-5.
20. Maluf-Filho F, Sakai P, Ishioka S, Matuguma SE. Endoscopic sclerosis versus cyanoacrylate endoscopic injection for the first episode of variceal bleeding: a prospective, controlled, and randomized study in Child-Pugh class C patients. Endoscopy. 2001;33:421-7.
21. Herrera JL. Management of acute variceal bleeding. Clin Liver Dis. 2014;18:347-57.
22. Laine L, Cook D. Endoscopic ligation compared with sclerotherapy for treatment of esophageal variceal bleeding. A meta-analysis. Ann Intern Med. 1995;123:280-7.
23. Mishin I, Dolghii A. Early spontaneous slippage of rubber bands with fatal bleeding: a rare complication of endoscopic variceal ligation. Endoscopy. 2005;37:275-6.
24. Sakai P, Maluf Filho F, Melo JM, Ishioka S. Is endoscopic band ligation of esophageal varices contraindicated in Child-Pugh C patients? Endoscopy. 1994;26:511-2.
25. Triantafyllou M, Stanley AJ. Update on gastric varices. World J Gastrointest Endosc. 2014;6:168-75.
26. Ripoll C, Garcia-Tsao G. Management of gastropathy and gastric vascular ectasia in portal hypertension. Clin Liver Dis. 2010;14:281-95.
27. Kahloon A, Chalasani N, DeWitt J, Liangpunsakul S, Vinayek R, Vuppalanchi R, et al. Endoscopic therapy with 2-octyl-cyanoacrylate for the treatment of gastric varices. Dig Dis Sci. 2014;59:2178-83.
28. Martins Santos MM, Correia LP, Rodrigues RA, Lenz Tolentino LH, Ferrari AP, Della Libera E. Splenic artery embolization and infarction after cyanoacrylate injection for esophageal varices. Gastrointest Endosc. 2007;65:1088-90.
29. Higaki N, Matsui H, Imaoka H, Ikeda Y, Murakami H, Hiasa Y, et al. Characteristic endoscopic features of portal hypertensive enteropathy. J Gastroenterol. 2008;43:327-31.
30. Herrera S, Bordas JM, Llach J, Gines A, Pellise M, Fernandez-Esparrach G, et al. The beneficial effects of argon plasma coagulation in the management of different types of gastric vascular ectasia lesions in patients admitted for GI hemorrhage. Gastrointest Endosc. 2008;68:440-6.
31. Ninoi T, Nakamura K, Kaminou T, Nishida N, Sakai Y, Kitayama T, et al. TIPS versus transcatheter sclerotherapy for gastric varices. AJR Am J Roentgenol. 2004;183:369-76.
32. Avgerinos A, Armonis A. Balloon tamponade technique and efficacy in variceal haemorrhage. Scand J Gastroenterol Suppl. 1994;207:11-6.
33. García-Pagán JC, Caca K, Bureau C, Laleman W, Appenrodt B, Luca A, et al. Early use of TIPS in patients with cirrhosis and variceal bleeding. N Engl J Med. 2010;362(25):2370-9.
34. Garcia-Pagán JC, Di Pascoli M, Caca K. Use of early-TIPS for high-risk variceal bleeding: results of a post-RCT surveillance study. J Hepatol. 2013;58(1):45-50

CAPÍTULO 142

ENCEFALOPATIA HEPÁTICA

Bianca Della Guardia
Mario Reis Alvares-da-Silva

DESTAQUES

- É uma complicação frequente em pacientes cirróticos, com incidência variando de 10% a 60% dos casos.
- A encefalopatia hepática mínima deve ser diagnosticada e adequadamente tratada, pois tem impacto na qualidade de vida dos pacientes.
- O diagnóstico é basicamente clínico, podendo-se lançar mão de métodos diagnósticos para afastar outras patologias do sistema nervoso central.
- O tratamento é direcionado, principalmente, à correção dos fatores desencadeantes, mas o transplante de fígado é o método de escolha para pacientes que sejam elegíveis a essa modalidade terapêutica.

INTRODUÇÃO

A encefalopatia hepática (EH) é uma complicação frequente, porém reversível, observada nas doenças hepáticas, que pode levar a quadros bastante debilitantes no decorrer de sua evolução. Apresenta um impacto negativo que se reflete tanto na qualidade de vida dos pacientes e seus cuidadores como no elevado número de hospitalizações, acarretando um sério problema do ponto de vista econômico de saúde.[1]

O avanço no entendimento de sua fisiopatologia ainda é bastante limitado, principalmente se comparado com aquele observado em outras complicações frequentes da cirrose, como a síndrome hepatorrenal e a ascite, por exemplo. Associado a isso existe uma dificuldade na padronização de sua classificação e pouco avanço no diagnóstico da EH nas suas formas iniciais ou mínima.[2-3]

A prevalência da EH pode variar de 10% a 45%, dependendo da fase de descompensação da doença hepática. Os quadros de EH mínima ou encoberta podem ser suspeitados e diagnosticados em 20% a 60% dos cirróticos. Após a passagem de *shunt* portossistêmico (TIPS) o risco anual de aparecimento de EH pode variar entre 10% a 50% dos casos.[4-5] Além disso, o aparecimento de EH está associado a elevado risco de recorrência e mortalidade, sendo a sobrevida do paciente, após o primeiro episódio, em um e três anos, de 42% e 23%, respectivamente.[1]

Neste capítulo a EH será abordada como decorrência da cirrose e suas implicações, assim como sua classificação, métodos diagnósticos, fisiopatologia e tratamento. A presença de EH relacionada com quadros de insuficiência hepática aguda grave (IHAG) será abordada no capítulo 140.

CONCEITO

Pode ser definida como uma disfunção cerebral causada por insuficiência hepática, na forma aguda ou crônica, ou associada à presença de *shunt* portossistêmico espontâneo ou cirúrgico (após passagem de TIPS). Apresenta-se associada a várias manifestações neurológicas e psiquiátricas, variando de alterações subclínicas até o coma.[6]

Pode ser classificada de acordo com alguns fatores, dentre eles, aqueles:[3,7]

a) Relacionados com o grau de comprometimento da doença hepática: em tipo A secundária a IHAG, tipo B secundária a presença de *shunt* portossistêmico espontâneo ou passagem de TIPS e tipo C secundária a presença de cirrose;

b) Relacionados com a gravidade das manifestações: mínima e graus I, II, III e IV (critérios de West Haven: serão detalhados posteriormente);

c) Relacionados com o curso de apresentação clínica: episódica definida como distúrbio agudo da consciência, acompanhado de alterações cognitivas em pacientes previamente hígidos, do ponto de vista neuropsiquiátrico, recorrente quando os episódios de EH ocorrem em um intervalo inferior a seis meses, e persistente quando há presença contínua de sinais e sintomas neuropsiquiátricos;

d) Relacionados com a existência ou não de fatores desencadeantes: não precipitada ou precipitada, caso sejam identificados os fatores desencadeantes.

Recentemente, a International Society for Hepatic Encephalopathy and Nitrogen Metabolism (ISHEN) propôs uma nova classificação para EH: encoberta ou aparente,[8] sendo o termo encoberta incluindo a EH grau I e EH mínima.

FISIOPATOLOGIA

A hiperamoniemia é o principal fator associado ao surgimento de EH. O controle do metabolismo da amônia, por sua vez, envolve duas principais enzimas: a glutaminase (PAG), que transforma glutamina em glutamato e amônia, e a glutamino-sintetase (GS), que forma glutamina a partir de glutamato e amônia. O intestino grosso sempre foi considerado a principal fonte de amônia ao fígado, por meio da ação das bactérias entéricas sobre o nitrogênio proveniente da dieta. Evidências recentes dão conta, no entanto, que os colons são responsáveis por apenas 50% do volume de amônia ofertado ao fígado (Figura 142.1). Os 50% restantes derivam da produção de amônia no intestino delgado a partir da ação da PAG intestinal sobre a glutamina, nutriente essencial do enterócito.[9]

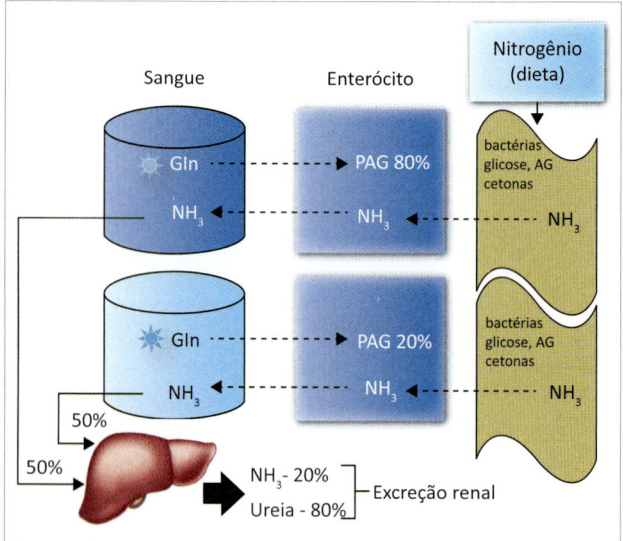

FIGURA 142.1. Controle glutamatérgico entérico e a oferta de amônia ao fígado em condições normais.
Fonte: Modificada de Wright e colaboradores, 2010.[9]

Ao chegar ao fígado, em condições normais a amônia entra no ciclo da ureia e é detoxificada. Mas, em um fígado cirrótico a menor ação do ciclo da ureia, a capilarização sinusoidal e os *shunts* portossistêmicos somam-se para diminuir a transformação de amônia em ureia, com consequente hiperamoniemia. A amônia, por sua vez, exerce efeito tóxico direto. A sua remoção do cérebro ocorre de forma deficiente por meio de um metabolismo alternativo, que envolve a GS, já que o cérebro não tem ciclo da ureia.[10] O excesso de amônia associado à hiponatremia, tão comum em cirróticos, e a citocinas inflamatórias levam à astrocitose Alzheimer tipo II, a lesão anatomopatológica clássica da encefalopatia hepática. Uma vez que a barreira hematoencefálica é impermeável ao glutamato, no sistema nervoso central vai ocorrer redução da glicose como resultado da tentativa de formar glutamato a partir de glicose. A redução central de glicose e consequente lesão neuronal podem vir a ser responsáveis por sequelas da síndrome, em pacientes com cirrose.[11-12] Recentemente, tem ficado claro que há um metabolismo interórgão de amônia, em que além do intestino, do fígado e do sistema nervoso central, estão ainda envolvidos os músculos e os rins, bem como sinalização inflamatória sistêmica (Figura 142.2). A hipertensão portal exerce papel importante nessa cascata, uma vez que ela se correlaciona a um aumento da atividade da PAG intestinal, com consequente oferta maior de amônia ao fígado. Além do que, influencia em maior translocação bacteriana e, consequentemente, maior circulação de bactérias e produtos bacterianos na corrente sanguínea, que levam a um estado pró-inflamatório, que retroalimenta a hipertensão portal. A amônia é, ainda, produzida nos rins e pouco detoxificada na musculatura dos cirróticos, habitualmente hipotrófica, e está envolvida na gênese de neuroinflamação, outro fator determinante na EH. Alguns oligoelementos estão também associados à encefalopatia, embora seu papel não esteja ainda bem definido, como manganês e selênio, assim como o sistema endocanabinoide.[13-15]

DIAGNÓSTICO

A EH pode estar associada a várias manifestações neurológicas e psiquiátricas. Na sua forma mais branda, a EH mínima, somente nos testes de atenção, memória, psicomotores ou de capacidade de orientação espacial podem se alterar.[16-17] Frequentemente, os pacientes apresentam sinais de hepatopatia crônica descompensada, que podem incluir perda de massa muscular, icterícia, ascite, edema periférico, eritema palmar, telangectasias e hálito hepático.

Conforme a EH progride podem-se também notar alterações de personalidade como apatia, irritabilidade e desinibição. São frequentes os distúrbios do ciclo sono-vigília, com inversão do ritmo do sono. Os pacientes podem evoluir para desorientação tempo-espacial, estado confusional, estupor e até coma. Um sinal relativamente frequente, embora não patognomônico, pode estar presente em outras doenças como a uremia, é a presença de *asterixis* (tremor fino de extremidades) ou *flapping*, que pode ser pesquisado solicitando ao paciente que estenda os punhos e abra os dedos das mãos, quando se pode notar um tremor repetido semelhante ao bater de asas.[18] As anormalidades motoras também podem ser notadas, como a hipertonia e a hiperreflexia.[3,8]

Uma forma bastante rara de apresentação é a denominada mielopatia hepática caracterizada por graves alterações motoras e mentais, inclusive levando a paraplegias, que podem ser revertidas após o uso de medicação específica ou transplante hepático (TH).[19] A EH persistente quando sobreposta a uma forma de apresentação tipo Parkinsoniana, geralmente é não responsiva a medidas específicas e pode associar-se à atrofia cerebral em exame *post-mortem*.[8,20]

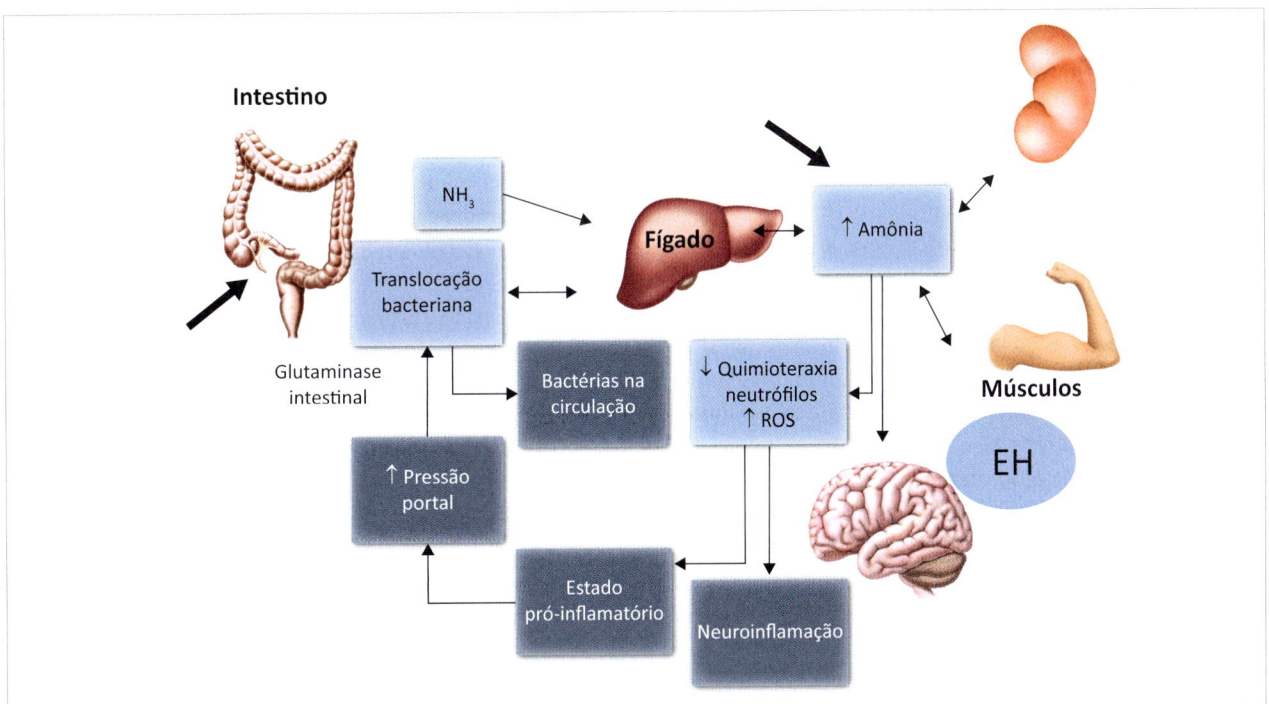

FIGURA 142.2. Metabolismo interórgão de amônia.
Modificada de Jalan R, 2010.[41]

Uma série de fatores precipitantes podem desencadear um episódio de EH e o médico deve estar atento para tratá-los. Entre eles: infecções associadas, sangramentos gastrintestinais, uso de diuréticos, distúrbios hidreletrolíticos, obstipação intestinal, medicamentos, disfunção renal e hipoxemia.[3,21]

A avaliação diagnóstica da EH varia de simples escalas clínicas até sofisticados testes psicométricos e neurofisiológicos, entretanto nenhum método está consistentemente validado para uso na prática diária.[3,22] Na EH mínima caracterizada por um estágio pré-clínico os pacientes apresentam déficits apenas em testes neuropsicológicos ou neurofisiológicos, sem alteração do estado mental, nem anormalidades neurológicas evidentes. Com relação às escalas clínicas de gravidade os critérios de West Haven são os mais utilizados, sendo considerado como padrão-ouro:

- **Grau I:** alterações leves de comportamento e de funções biorreguladoras, como alternância do ritmo do sono, distúrbios discretos do comportamento como riso e choro fácil, hálito hepático;
- **Grau II:** letargia ou apatia, lentidão nas respostas, desorientação no tempo e no espaço, alterações na personalidade e comportamento inadequado, presença de *flapping*;
- **Grau III:** sonolência e torpor com resposta a estímulos verbais, desorientação grosseira e agitação psicomotora, desaparecimento do *flapping*;
- **Grau IV:** coma não responsivo aos estímulos verbais e com resposta flutuante à dor.

Naqueles pacientes com alterações significativas do nível de consciência pode ser empregada a escala de coma de Glasgow, bastante difundida em nosso meio.[3]

Não existem testes laboratoriais que sejam específicos para o diagnóstico de EH. A dosagem de amônia sanguínea não corrobora com o seu diagnóstico, estadiamento ou prognóstico, entretanto um resultado normal em paciente com suspeita clínica deve levar a uma reavaliação minuciosa do correto diagnóstico em questão. Por outro lado, em aproximadamente 69% dos casos sua dosagem pode estar elevada sem correlação com sinais ou sintomas de EH.[23] Causas de hiperamonemia podem se relacionar com uso concomitantes de drogas como o ácido valproico, diuréticos, narcóticos, álcool, tabagismo, fatores fisiológicos como dieta rica em proteína ou mesmo realização de exercícios físicos intensos, quadros de choque, sangramentos gastrintestinais, síndrome de Reye e insuficiência renal. A dosagem de amônia pode ser realizada em amostra de sangue venoso, arterial ou plasmática e interpretada de acordo com as normas validadas para cada centro.[3]

Os testes psicométricos comumente utilizados na prática clínica apresentam baixa sensibilidade na avaliação de alterações súbitas da função mental na EH. O PHES (*psychometric hepatic encephalopathy score*) que combina um teste de traçado, símbolos digitais, de ligação de pontos e o teste de conexão numérica. Examina a percepção visual, a orientação espacial, a construção visual, a velocidade motora, a concentração, a atenção e memória, e pode ser realizado em 10 a 20 minutos. Foi recomendado por um painel de neurofisiologistas, porém é pouco usado na prática clínica, em nosso meio. Outros testes psicométricos mais complexos foram descritos em estudos clínicos, porém são de difícil aplicabilidade diária.[3] Na prática, o teste mais utilizado é o de conexão numérica.

Os testes eletrofisiológicos são capazes de detectar EH mínima e incluem o eletroencefalograma (EEG), potencial evocado e o teste crítico de flicker. O EEG na EH está associado à lentificação e redução da amplitude das ondas cerebrais, e pode ser realizado sem a cooperação do paciente, porém é inespecífico.[3] Os potenciais evocados estão relacionados com a resposta ao evento aplicado (estímulo sensório ou visual) e necessitam de integridade de função intelectual. É bastante sensível para súbitas alterações de função cerebral e pode ser usado para diagnóstico de EH mínima.[3] O teste crítico de flicker faz parte do arsenal oftalmológico e mede a acuidade visual relacionada com lesões no nervo óptico. Pode ser usado como complementação aos testes psicométricos.[24] Testes como a espectroscopia por ressonância, que medem vários metabólitos cerebrais, ainda têm seu uso limitado a pesquisas clínicas.[3]

A tomografia computadorizada ou ressonância de crânio também não contribuem para o diagnóstico, porém devem ser usadas quando há dúvidas na forma de apresentação da EH (exclusão de outras patologias associadas) ou na suspeita de sangramento cerebral.[3]

De acordo com a recente normatização de EH referendada pela AASLD (American Association for the Study of Liver Disease) e EASL (European association for the Study of the Liver) para estudos clínicos, o diagnóstico de EH deve ser comprovado por pelo menos dois testes validados, como o PHES em associação a um teste computadorizado ou neurofisiológico. No entanto, na prática clínica os médicos estão autorizados a avaliar a gravidade da EH conforme a rotina local.

O diagnóstico diferencial deve sempre considerar doenças ou condições que possam alterar o nível de consciência, entre elas: diabetes, nas suas complicações agudas (cetoacidose, hipoglicemia e coma hiperosmolar), uso de álcool (intoxicação aguda, encefalopatia de Wernicke ou abstinência), uso de medicamentos como benzodiazepínicos, neurolépticos ou opioides, infecções do sistema nervoso central, distúrbios eletrolíticos (hiponatremia, hipercalcemia), transtornos psiquiátricos, acidentes vasculares cerebrais, sepse, quadros de demência ou lesões tumorais cerebrais.[3] A hiponatremia pode ser considerada um fator de risco independente para o aparecimento de EH em cirróticos. O diabetes também tem sido sugerido como fator de risco, principalmente se associado à hepatite C. Nos quadros de sepse, os sintomas neurológicos podem ser observados em 21% a 33% dos pacientes cirróticos e em até 60% a 68% daqueles com choque associado. Presume-se que a presença de inflamação sistêmica e hiperamonemia possam agir sinergicamente desencadeando a EH.[3]

TRATAMENTO

Identificar e tratar o fator desencadeante é o primeiro passo no tratamento da encefalopatia. A amônia é o principal alvo terapêutico na encefalopatia, mas não é o único fator a ela associado. A Figura 142.3 relaciona os fatores possivelmente associados à gênese da encefalopatia hepática, e deixa claro que o tratamento atua em apenas alguns segmentos da fisiopatologia. Habitualmente, tratamos a hiperamoniemia relacionada com o conteúdo nitrogenado no colon, quer seja por meio de laxantes osmóticos como pelo uso de antibióticos por via oral. Em casos selecionados atuamos no metabolismo muscular de amônia, com o uso oral ou endovenoso de l-ornitina-l-aspartato. Quanto à produção de amônia no intestino delgado e nos rins e a sua detoxificação muscular nada costuma ser feito. De igual forma não agimos em outros alvos, como a própria hipertensão portal, a inflamação sistêmica, a neuroinflamação, o sistema endocanabinoide e os acúmulos de selênio e manganês. Não é de estranhar que nossa terapia seja ainda subótima.[25-26]

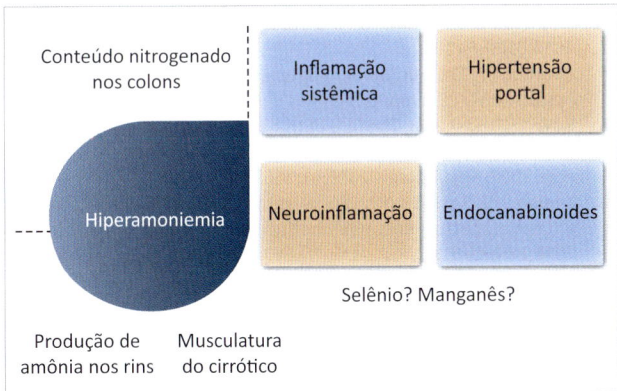

FIGURA 142.3. Alvos terapêuticos na encefalopatia hepática.

Algumas perguntas devem ser feitas e alguns passos seguidos, quando planejamos o tratamento de um paciente com EH, como demonstrado na Figura 142.4. A dieta oferecida deve ser sempre normoproteica, sendo importante evitar o jejum, não havendo indicação de restrição da oferta de proteína.[27]

As principais medidas específicas para encefalopatia hepática estão resumidas na Figura 142.5, desde a prevenção de um episódio de encefalopatia hepática clínica em pacientes com encefalopatia hepática mínima ao tratamento do episódio até a prevenção da recorrência.[28-34]

O tratamento do episódio de encefalopatia hepática, após identificação e início do controle do fator desencadeante, envolve o uso de lactulose por via oral, para manter duas a três

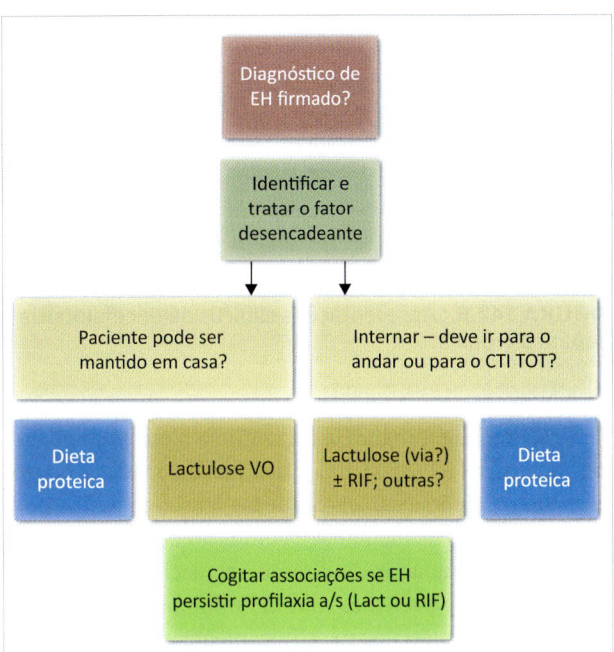

FIGURA 142.4. Algoritmo de tratamento da encefalopatia hepática.
EH: encefalopatia hepática; CTI: centro de tratamento intensivo; TOT: tubo orotraqueal; VO: via oral; RIF: rifaximina; Lact: lactulose.

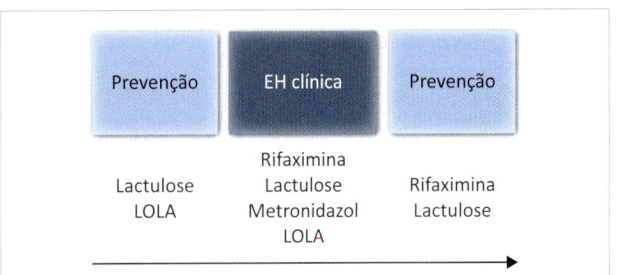

FIGURA 142.5. Medidas terapêuticas específicas na encefalopatia hepática.
EH: encefalopatia hepática; LOLA: l-ornitina-l-aspartato.

evacuações pastosas ao dia (ou enema, conforme o sensório do paciente). Quando não há melhora podem-se associar antibióticos por via oral (idealmente a rifaximina na dose de 550 mg a cada 12 horas; ou o metronidazol). Nos casos refratários à terapia deve-se procurar algum outro fator desencadeante não identificado, e pode-se, ainda, associar LOLA por via endovenosa para controle dos sintomas. Todo paciente que apresentou encefalopatia clínica deve ser mantido em esquema de prevenção de novo episódio com rifaximina e/ou lactulose. Recentemente, o fenilbutirato de glicerol tem sido sugerido como uma opção terapêutica.[35]

ENCEFALOPATIA HEPÁTICA MÍNIMA

As apresentações clínicas da encefalopatia hepática crônica têm padrão peculiar, conforme demonstrado na Figura 142.6. Se nas formas episódica e persistente há manifestações clínicas eventuais ou constantes, na EH mínima não há sinais clínicos evidentes.

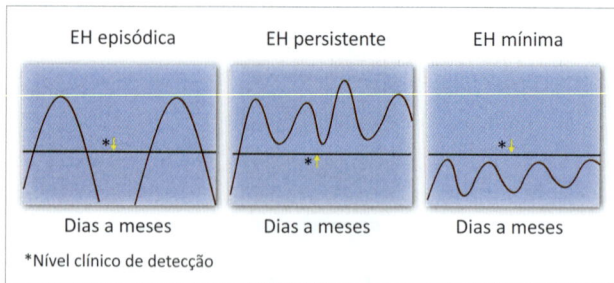

FIGURA 142.6. Apresentações clínicas da encefalopatia hepática crônica.
EH: encefalopatia hepática.
Fonte: Modificada de Bajaj JS, 2010.[42]

Embora assintomática a EH mínima afeta as atividades diárias e correlaciona-se a pior qualidade de vida em cirróticos, bem como se associa a quedas ao solo e a dificuldades na operação de máquinas e condução de veículos.[36] Um estudo com simulador de direção em pacientes cirróticos demonstrou que pacientes com EH mínima são similares a pacientes com encefalopatia clinicamente aparente, no que se refere a dois dos principais fatores de risco para acidentes de trânsito: a saída para o acostamento e o cruzar do canteiro central (Figura 142.7).[37]

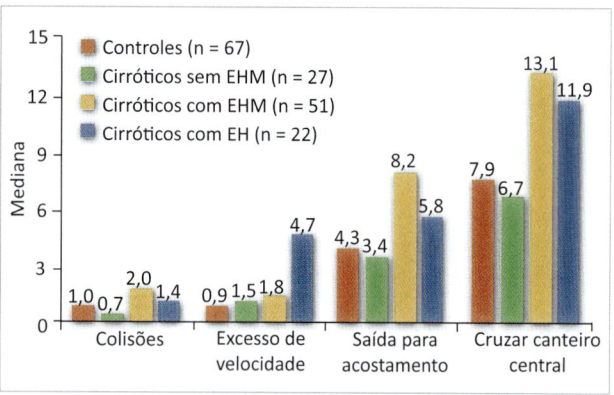

FIGURA 142.7. Pacientes com encefalopatia hepática mínima têm menor capacidade de direção, em comparação com controles e cirróticos sem encefalopatia.
EH: encefalopatia hepática; EHM: encefalopatia hepática mínima.
Fonte: Modificada de Bajaj JS e colaboradores, 2009.[37]

O diagnóstico de EHM baseia-se em teste psicométricos, como os testes de conexão numérica tipos A e B e o teste de substituição dígitos-símbolos, simuladores de direção, teste crítico de flicker, teste de controle inibitório e/ou eletroencefalograma quantitativo, entre outros. Conforme comentado anteriormente falta a padronização dos testes, bem como definir qual a população de cirróticos deve ser testada. Ademais, a EH mínima pode ser um preditor de encefalopatia clinicamente aparente no futuro. A distinção entre encefalopatia West Haven grau I e EH mínima, no entanto, nem sempre é fácil. Se nos estádios mais avançados (graus II a IV) o diagnóstico clínico é simples, a fronteira entre sensório-normal, encefalopatia grau I e EH mínima é uma grande área cinzenta, em que a categorização é arbitrária e costuma variar entre os avaliadores.

Recentemente, McPhail e colaboradores[38] demonstraram em um estudo de volumetria cerebral por ressonância magnética que o tratamento por 30 dias com LOLA promove, além de melhora na cognição e nos testes psicométricos, melhora na oxigenação do córtex cingulado posterior e pré-frontal medial ventral.[38] Um estudo brasileiro randomizado, duplo-cego e controlado por placebo avaliando o uso de LOLA em pacientes com EH mínima mostrou que a droga, oferecida por 60 dias, correlaciona-se a melhor função hepática avaliada por Child-Pugh e MELD, bem como a menor frequência de episódios de encefalopatia hepática, clinicamente aparente a seguir.[28] O principal estudo na área, no entanto, foi publicado em 2011, em que pacientes com EH mínima foram randomizados para receberem rifaximina ou placebo por oito semanas. Os pacientes que receberam rifaximina apresentaram desempenho nitidamente superior em simuladores de direção.[39] A rifaximina é considerada o tratamento de escolha para a EH mínima.[40]

REFERÊNCIAS BIBLIOGRÁFICAS

1. Iadevaia M, Prete AD, Cesaro C, Gaeta L, Zulli C, Loguercio C. Rifaximin in the treatment of hepatic encephalopathy. Hepat Med. 2011;3:109-17.
2. Rakoski MO, McCammon RJ, Piette JD, Iwashyna TJ, Marrero JA, Lok AS, et al. Burden of cirrhosis on older Americans and their families: analysis of the health and retirement study. Hepatology. 2012:55;184-91.
3. Hepatic encephalopathy in chronic liver disease: 2014 practice guideline by the europeanassociation for the study of the liver and the american association for the study of liver diseases. J Hepatol. 2014;61(3):642-59.
4. Poordad FF. The burden of hepatic encephalopathy. Aliment Pharmacol. 2007;(25 Suppl 1):3-9.
5. Boyer TD, Haskal ZJ. The role of transjugular intrahepatic portosystemic shunt (TIPS) in the management of portal hypertension: upadate 2009. Hepatology. 2010;51:306.
6. Kaplan PW, Rossetti AO. EEG patterns and imaging correlations in encephalopathy: encephalopathy part II. J Clin Neurophysiol. 2011;28:233-51.
7. Ferenci P, LockwoodA, Mullen K, Tarter R, Weissenborn K, Blei AT. Hepatic encephalopathy-definition, nomenclature, diagnosis and quantification: final reporto of the Working Party at the World Congresses of Gastroenterology, Viena, 1998. Hepatology. 2002;35:716-21.
8. Bajal JS, Cordoba KD, Mullen P, Mullen KD, Shawcross DL, Butterworth RF, et al. Review article: the design of clinicals trials in hepatic encephalopathy -an International Society for Hepatic Encephalopathy and Nitrogen Metabolism (ISHEN) consensus statement. Aliment Pharmacol Ther. 2011;33:739-47.
9. Wright G, Noiret L, Olde Damink SWM, Jalan R. Interorgan ammonia metabolismo in liver failure: the basis of current and future therapies. Liver Int. 2010;31(2):163-75.
10. Vaquero J, Butterworth RF. Mechanisms of brain edema in acute liver failure and impact of novel therapeutics interventions. Neurol Res. 2007;29:683-90.
11. Butterworth RF. Neuronal cell death in hepatic encephalopathy. Metab Brain Dis. 2007;22:309-20
12. Bajaj JS, Schubert CM, Heuman DM, Wade JB, Gibson DP, Topaz A, et al. Persistence of cognitive impairment after resolution of overt hepatic encephalopathy. Gastroenterology. 2010;138(7):2332-40.
13. Shawcross DL, Wright G, Olde Damink SWM, Jalan R. Role of ammonia and inflammation in minimal hepatic encephalopathy. Metab Brain Dis. 2007;22:125-38.
14. Tam J, Liu J, Mukhopadhyay B, Cinar R, Godlewski G, Kunos G. Endocannabinoids in liver disease. Hepatology. 2011;53:346-55.

15. Shawcross D, Shabbir S, Taylor HJ, Hughes RD. Ammonia and the neutrophil in the pathogenesis of hepatic encephalopathy in cirrhosis. Hepatology. 2010;51:1062-9.
16. Amodio P, Montagnese S, Gatta A, Morgan MY. Characteristics of minimnal hepatic encephalopathy. Metb Brain Dis. 2004;19:253-67.
17. McCrea M, Cordoba J, Vessey G, Blei AT, Randolph C. Neuropsychological characterization and detection osf subclinical hepatic encephalopathy. Arch Neurol. 1996;53:758-63.
18. Montagnese S, De Pitta C, De Rui M, Corrias M, Turco M, Merkel C, et al. Sleep-wake abnormalities in patients with cirrhosis. Hepatology. 2014;59:705-12.
19. Baccarani U, Zola E, Adani GL, Cavalletti M, Schiff S, Cagnin A, et al. Reversal of myeolopathy after liver transplantation: fifteen plus one. Liver Transpl. 2010;16:1336-7.
20. Tryc AB, Goldbecker A, Berding G, Rümke S, Afshar K, Shahrezaei GH, et al. Cirrhosis-realated Parkinsonism: prevalence, mechanisms and response to treatments. J Hepatol. 2013;58:698-705.
21. Strauss E, Costa MF. The importance of bacterial infections as precipitating factors of chronic hepatic encephalopathy in cirrhosis. Hepatogastroenterology. 1998;45:900-4.
22. Cordoba J. New assessment of hepatic encephalopathy. J Hepatol. 2011;54:1030-40.
23. Poh Z, Chang PEJ. A current review of the diagnostic anf treatment strategies of hepatic encephalopathy. International Journal of Hepatology. 2012;12:1-10.
24. Torlot FJ, McPhail MJW, Taylor-Robinson SD. Meta-analysis: the diagnsotic accuracy of critical flicker frequency in minimal hepatic encephalopathy. Aliment Pharmacol Ther. 2013;37:527-36.
25. Kachaamy T, Bajaj JS, Heuman DM. Muscle and mortality in cirrhosis. Clin Gastroenterol Hepatol. 2012;10:100-2.
26. Steinbrenner H, Sies H. Selenium homeostasis and antioxidante selenoproteins in brain: implications for disorders in the central nervous system. Arch Biochem Biophys. 2013;536(2):152-7.
27. Córdoba J, López-Hellín J, Planas M, Sabín P, Sampedro F, Castro F, et al. Normal protein diet for episodic hepatic encephalopathy: results of a randomized study. J Hepatol. 2004;41:38-43.
28. Alvares-da-Silva MR, de Araujo A, Vicenzi JR, da Silva GV, Oliveira FB, Schacher F, et al. Oral l-ornithine-l-aspartate in minimal hepatic encephalopathy: a randomized, double-blind, placebo-controlled trial. Hepatol Res. 2014;44(9):956-63.
29. Sharma P, Sharma BC, Agrawal A, Sarin SK. Primary prophylaxis of overt hepatic encephalopathy in patients with cirrhosis: an open labeled randomized controlled trial of lactulose versus no lactulose. J Gastroenterol Hepatol. 2012;27(8):1329-35.
30. Eltawil KM, Laryea M, Peltekian K, Molinari M. Rifaximin vs conventional oral therapy for hepatic encephalopathy. World J Gastroenterol. 2012;18(8):767-77.
31. Gluud LL, Dam G, Borre M, Les I, Cordoba J, MArchesini G, et al. Lactulose, rifaximin or branche chain amino acids for hepatic encephalopathy: what is the evidence? Metab Brain Dis. 2013;28(2):221-5.
32. Sharma P, Sharma BC. Dissacharides in the treatment of hepatic encepahlopathy. Metab Brain Dis. 2013;28(2):313-20.
33. Patidar KR, Bajaj JS. Antibiotics for the treatment of hepatic encephalopathy. Metab Brain Dis. 2013;28(2):307-12.
34. Sharma BC, Sharma P, Agrawal A, Sarin SK. Secondary prophylaxis of hepatic encephalopathy: an open –label randomized controlled trial of lactulose versus placebo. Gastroenterology. 2009;137(3):885-91.
35. Rockey DC, Vierling JM, Mantry P, Ghabril M, Brown RS Jr, Alexeeva O, et al. Randomized, double-blind, controlled study of glycerol phenylbutyrate in hepatic encephalopathy. Hepatology. 2014;59(3):1073-83.
36. Bajaj JS, Saetan K, Schubert CM, Hafeezullah M, Franco J, Varma RR, et al. Minimal hepatic encephalopathy is associated with motor vehicle crashes: the reality beyond the driving test. Hepatology. 2009;50(4):1175-83.
37. Bajaj JS, Hafeezullah M, Zadvomova Y, Martin E, Schubert CM, Gibson DP, et al. The effect of fatigue on driving skills in patients with hepatic encephalopathy. Am J Gastroenterol. 2009;104:898-905.
38. McPhail MJ, Leech R, Groover VP, Fitzpatrick JA, Dhanjal NS, Crossey MM, et al. Modulation of neural activation following treatment of hepatic encephalopathy. Neurology. 2013;80:1041-7.
39. Bajaj JS, Heuman DM, Wade JB, Gibson DP, Saeian K, Wegelin JA, et al. Rifaximin improves driving simulator performance in a randomized trial of patients with minimal hepatic encephalopathy. Gastroenterology. 2011;140:478-87.
40. Butterworth RF. Rifaximin and minimal hepatic encephalopathy. Am J Gastroenterol. 2011;106:317-8.
41. Jalan R. Rifaximin in hepatic encephalopathy: more than just a non--absorbable antibiotic? J Hepatol. 2010;53:580-2.
42. Bajaj JS. Review article: the modern management of hepatic encephalopathy. Alim Pharmacol Ther. 2010;31:537-47.

CAPÍTULO 143

PERITONITE BACTERIANA ESPONTÂNEA

Liana Codes
Paulo Lisboa Bittencourt

DESTAQUES

- Ocorre em cirróticos com ascite e representa uma das principais complicações infecciosas da cirrose, estando associada a altas taxas de morbidade e mortalidade.
- Supercrescimento bacteriano, aumento da permeabilidade intestinal e translocação bacteriana têm importância na fisiopatogenia dessa enfermidade.
- As manifestações clínicas são variáveis, sendo sempre necessária a análise do líquido ascítico para o correto diagnóstico. A peritonite bacteriana espontânea é identificada por meio da contagem de neutrófilos > 250/mm^3 no líquido ascítico, associada ou não ao crescimento de bactéria na cultura.
- As enterobactérias predominam como causa da infecção, sendo recentemente notado o surgimento de resistência bacteriana, sobretudo nos casos de peritonite bacteriana espontânea de origem nosocomial.
- O diagnóstico precoce e o tratamento adequado diminuem o risco de complicações, bem como promovem a queda na taxa de mortalidade.
- A associação da antibioticoterapia com a infusão endovenosa de albumina diminui o risco de disfunção renal.
- A recorrência de peritonite bacteriana espontânea é comum e pode ser prevenida com norfloxacino oral. Recomenda-se, ainda, a profilaxia primária em pacientes selecionados com cirrose avançada e na vigência de hemorragia digestiva alta.
- Após o primeiro episódio de peritonite bacteriana espontânea o paciente deve ser avaliado para elegibilidade de transplante hepático.

INTRODUÇÃO

As complicações infecciosas bacterianas são comuns em cirróticos e representam uma das principais causas de descompensação de hepatopatia, internação e de mortalidade.[1] As infecções são decorrentes da disfunção imunológica subjacente à cirrose, que se agrava durante sua evolução, de doença compensada para descompensada, podendo, por outro lado, também ser o fator precipitante para a ocorrência de sangramento digestivo varicoso, hiponatremia, encefalopatia hepática, insuficiência renal aguda e insuficiência hepática crônica agudizada (IHCA). A peritonite bacteriana espontânea (PBE) e a infecção do trato urinário são os eventos infecciosos mais comuns no cirrótico, seguidas de pneumonia, infecção de pele e tecidos moles, e bacteremia espontânea.[1] Os principais agentes envolvidos são os bacilos gram-negativos (BGN), mas nos últimos anos, vem-se observando a modificação da flora bacteriana, com o aumento da incidência de infecções relacionadas com cocos gram-positivos (CGP), bem como a flora produtora de betalactamase de espectro estendido (ESBL).

A PBE é definida como infecção do líquido ascítico em cirróticos ou nefropatas crônicos, na ausência de qualquer outro foco intra-abdominal. Sua mortalidade inicialmente ultrapassava 90%, mas, atualmente, reduziu-se a cerca de 20%, com diagnóstico e tratamento precoces.[2] A PBE é um evento suficientemente comum para justificar a realização de paracentese diagnóstica, na admissão hospitalar de todo paciente cirrótico. Sua prevalência é estimada em cerca de 3%, em pacientes ambulatoriais, e 10% em pacientes hospitalizados. Cerca de metade desses casos estão presentes no momento da admissão hospitalar, enquanto os demais são adquiridos durante a hospitalização.[2]

FISIOPATOLOGIA

A disbiose intestinal, o supercrescimento bacteriano no intestino delgado e o aumento da permeabilidade intestinal observados em pacientes com cirrose contribuem para a patogênese da PBE. Na cirrose, existe redução do número de células imunes circulantes, particularmente de neutrófilos, células T auxiliares e citotóxicas, bem como células B. Além disso, as células mononucleares e os neutrófilos mostram redução significativa de sua capacidade de migração e fagocitose. As células B e T têm menor capacidade proliferativa em resposta aos estímulos antigênicos e as células NK (*natural killer*) têm menor atividade citotóxica. A cirrose hepática é associada a disfunções no sistema reticuloendotelial. Com a hipertensão portal e a presença de *shunts* intra-hepáticos, ocorre menor contato dos microrganismos com as células de Kupfer, células endoteliais e sinusoidais. Além disso, existem deficiências no sistema complemento. Esses defeitos reduzem o clareamento bacteriano, facilitam a translocação de bactérias do lúmen intestinal para os linfonodos mesentéricos e destes para a ascite.

Além do estado de imunodeficiência, na fase inicial da infecção, observa-se produção aumentada de citocinas pró-inflamatórias como fator de necrose tumoral alfa (TNF-α) e interleucina 6 (IL-6), o que parece contribuir para a instalação de falências orgânicas no curso da infecção. Estudos mostraram, em pacientes com PBE, correlação entre níveis de TNF-α e IL-6 no plasma e no líquido ascítico, e a ocorrência de disfunção renal.[1]

DIAGNÓSTICO

Os fatores de risco para PBE estão listados no Quadro 143.1.

QUADRO 143.1. Fatores de risco para PBE.

- Cirrose avançada – classificação Child-Pugh C
- Proteína total < 1 g/dL no líquido ascítico
- Bilirrubina total > 2,5 mg/dL
- Sangramento de varizes esofageanas
- História prévia de PBE
- Uso de inibidores de bomba de prótons
- Desnutrição

Pacientes com PBE podem apresentar os seguintes sinais e sintomas:

- Sinais de peritonite: dor abdominal, vômitos, diarreia ou íleo;
- Sinais de resposta inflamatória sistêmica: febre ou hipotermia, calafrios, taquicardia, taquipneia, alterações em leucograma;
- Encefalopatia hepática;
- Piora da função hepática;
- Insuficiência renal;
- Choque;
- Sangramento gastrintestinal.

É importante ressaltar que a PBE também pode ocorrer em pacientes cirróticos assintomáticos, particularmente os ambulatoriais. Os pacientes podem apresentar apenas manifestações inespecíficas, tais como piora da ascite, em relação ao uso de diuréticos ou a elevação dos níveis de ureia e creatinina.

A presença de síndrome de resposta inflamatória sistêmica (SIRS) pode ser subestimada nos cirróticos, já que, frequentemente, esses pacientes utilizam betabloqueadores e, então, mantêm a frequência cardíaca dentro da normalidade. Além disso, muitas vezes são portadores de hiperesplenismo e podem apresentar leucograma aparentemente normal.

Por outro lado, a SIRS pode ser diagnosticada no cirrótico sem infecção, já que a circulação hiperdinâmica, a ascite, a encefalopatia ou o hiperesplenismo podem alterar a frequência cardíaca, a frequência respiratória, a temperatura e o leucograma. Nesse sentido, o diagnóstico inadequado ou inapropriado da PBE pode trazer consequências danosas como a instituição de antibioticoprofilaxia inadvertida, inadequada ou retardada e consideração equivocada da possibilidade de transplante hepático.

A paracentese diagnóstica deve ser feita de rotina em todo cirrótico com ascite no momento da admissão hospitalar, bem como naqueles que evoluam com os sinais e sintomas anteriormente citados ou com deterioração do quadro clínico, durante internamento.

O diagnóstico de PBE é dado quando a cultura do líquido ascítico é positiva e a contagem de polimorfonucleares (PMN) no líquido ascítico é maior ou igual a 250 células/mm^3, sem uma fonte de infecção intra-abdominal evidente. A maior sensibilidade para o diagnóstico de PBE é observada com a celularidade de 250 células/mm^3, embora exista maior especificidade no nível de 500 neutrófilos/mm^3.

A cultura do líquido ascítico deve ser feita em frascos de hemocultura e inoculada na beira do leito, antes do início da antibioticoterapia. Apesar desses cuidados, a cultura costuma ser negativa em cerca de 60% dos casos. Ela não é necessária para o diagnóstico de PBE, mas é importante para guiar a terapia antibiótica.

Pacientes com celularidade de PMN ≥ 250 células/mm^3 e culturas negativas têm PBE "cultura-negativa" ou "ascite neutrocítica" e devem ser tratados de forma semelhante ao primeiro grupo.

Alguns pacientes têm "bacteriascite" com culturas positivas, mas contagem de PMN < 250 cél./mm^3. A maioria desses pacientes com bacteriascite vai evoluir com resolução espontânea da colonização, sem elevação da contagem de neutrófilos e sem o uso de antibióticos. Entretanto, nos pacientes sintomáticos, a bacteriascite representa uma fase inicial da PBE e o tratamento deve ser instituído.

Estudos avaliaram a utilização de fitas que detectam esterases leucocitárias, no exame do líquido ascítico. A utilização dessas fitas no diagnóstico de PBE mostrou resultados heterogêneos, não sendo recomendado seu uso na prática médica.[2]

As bactérias gram-negativas como a *E.coli* ou *Klebsiella*, e CGP (estreptococos e enterococos) são as que mais comumente fazem a translocação do lúmen intestinal para os linfonodos mesentéricos. A incidência de infecção por CGP tem ganhado importância em pacientes hospitalizados, possivelmente em decorrência de procedimentos invasivos, nos quais os pacientes desse grupo são submetidos. As infecções adquiridas na comunidade são predominantemente causadas por BGN, mas estudos recentes têm mostrado que cerca de 30% dos BGN são resistentes aos quinolônicos, e 30% resistentes à sulfa.[2] A profilaxia com quinolônicos por longo período, embora seja efetiva em prevenir a recorrência de PBE, tem sido associada ao surgimento de infecções causadas por organismos resistentes.[3] Assim, os esquemas profiláticos devem ser utilizados de forma criteriosa.

Estudos mostram o aumento da prevalência de infecções por bactérias multirresistentes, especialmente nas PBE nosocomiais. Pacientes com infecções adquiridas na comunidade, mas com hospitalizações recentes ou com contato com o sistema de saúde (hospital-dia ou *home care*) mostram também bactérias com maior índice de resistência antimicrobiana, sendo o prognóstico dessas infecções semelhante ao relacionado com a PBE nosocomial.[3-4]

DIAGNÓSTICO DIFERENCIAL

A peritonite bacteriana secundária (PBS), ou seja, infecção do líquido ascítico relacionada com uma causa intra-abdominal (abscessos ou perfuração de víscera oca) é o principal diagnóstico diferencial para PBE. A análise do líquido ascítico ajuda a diferenciar a PBE da PBS (Quadro 143.2). Os pacientes com suspeita de PBS devem realizar dosagem de proteínas totais, DHL, glicose, antígeno carcinoembrionário (CEA) e fosfatase alcalina no líquido ascítico. A dosagem de CEA > 5 ng/mL e a fosfatase alcalina da ascite > 240 U/L têm sensibilidade de 92% e especificidade de 88%, na detecção de perfuração de alça intestinal. Além disso, do ponto de vista prático, diante da suspeita de PBS, os pacientes devem ser avaliados com exames de imagem para identificação de foco intra-abdominal da infecção. A cobertura para anaeróbicos deve ser incluída no esquema terapêutico nesses casos, além de avaliação cirúrgica visando laparotomia exploradora.[5]

QUADRO 143.2. Sinais clínicos e laboratoriais sugestivos de peritonite bacteriana secundária.

- Sintomas e sinais abdominais localizados
- Contagem elevada de neutrófilos em líquido ascítico
- Presença de múltiplos organismos na cultura da ascite
- Proteínas do líquido ascítico > 1 mg /dL*
- DHL acima do limite superior do nível sérico*
- Glicose líquido ascítico < 50 mg/dL*
- Antígeno carcinoembrionario (CEA) no líquido ascítico > 5 ng/mL
- Fosfatase alcalina no líquido ascítico > 240 U/L

*Critérios de Runyon: presença de 2/3 critérios – sensibilidade de 66% e especificidade de 90% para PBS.
Presença de 2/3 critérios + flora polimicrobiana – sensibilidade de 96% para PBS.

TRATAMENTO

A antibioticoterapia empírica deve ser iniciada logo após o diagnóstico de PBE, ainda na ausência do resultado das culturas. A cefalosporina de 3ª geração (cefotaxima 2 g a cada oito horas) continua sendo uma boa opção terapêutica para a PBE comunitária, já que dá cobertura para boa parte dos agentes bacterianos implicados. Infecções nosocomiais ou relacionadas com a assistência à saúde (infecção prévia por flora multirresistente, hospitalização recente ou *home care*) devem ser tratadas com antibióticos de largo espectro, sendo importante adequar o tratamento de acordo com o perfil local conhecido de resistência bacteriana.[1,4] Em razão da alta frequência de flora ESBL em vários centros nacionais e internacionais, tem-se optado, frequentemente, pelo uso de carbapenêmicos como primeira escolha para o tratamento de PBE nosocomial ou associada aos cuidados de saúde,[1,6] com descalonamento subsequente a depender dos resultados das culturas.

A resolução da infecção é alcançada em 77% a 98% dos casos.[2] Uma paracentese de controle com 48 horas de tratamento deve ser feita para avaliação de resposta terapêutica. O período de tratamento de cinco dias mostrou-se tão eficaz quanto 10 dias, mas a maioria das diretrizes preconiza tratamento por sete dias.[2,5]

O ofloxacino, via oral (400 mg duas vezes ao dia) pode ser uma alternativa em pacientes com PBE não complicada, sem insuficiência renal, encefalopatia, íleo, sangramento digestivo ou choque. O uso dos quinolônicos não deve ser considerado para pacientes que já fazem essas drogas como profilaxia de PBE, em áreas onde existam índices elevados de resistência aos quinolônicos ou para tratamento de PBE nosocomial.[6]

A albumina humana deve ser utilizada em conjunto com antibióticos para evitar a síndrome hepatorrenal, que ocorre em cerca de 30% dos pacientes com PBE visando redução de morbimortalidade. A albumina é particularmente útil em pacientes com creatinina > 1 mg/dL, ureia > 30 mg/dL e bilirrubinas totais > 4 mg/dL. Deve ser utilizada na dose de 1,5 g/kg de peso no momento do diagnóstico da PBE e 1 g/kg de peso no terceiro dia de tratamento.[7]

Uma vez iniciada a antibioticoterapia, uma nova paracentese deve ser realizada em 48 horas para a avaliação da resposta terapêutica, considerada positiva diante da redução igual ou maior a 25% no número de polimorfonucleares (PMN). A falência terapêutica deve ser suspeitada se existe deterioração clínica no curso do tratamento, ausência de redução ou elevação da celularidade do líquido ascítico. Ausência de resposta ao tratamento pode estar relacionada com a resistência bacteriana ou à peritonite bacteriana secundária.

Os preditores de resolução e sobrevida após PBE incluem idade, ausência de disfunção renal ou acidose metabólica, níveis de bilirrubinas < 5 mg/dL e PBE de origem comunitária.[8]

PROFILAXIA

Os pacientes que se recuperam de um episódio de PBE têm alto risco de desenvolver recidiva, com índice de recorrência cumulativa em um ano, de 70%, além de baixa sobrevida em longo prazo, com mortalidade que alcança até 70%, em um ano, e 80% em dois anos. Assim, esses pacientes devem ser avaliados para transplante hepático.[2]

Diante dos elevados custos e dos riscos de desenvolvimento de resistência bacteriana, o uso de antibióticos profiláticos deve ser restrito a pacientes selecionados, com alto risco para desenvolvimento de PBE:

1. Pacientes cirróticos com ascite e hemorragia digestiva aguda.
2. Pacientes com baixos níveis de proteínas totais no líquido ascítico, sem história prévia de PBE – profilaxia primária.
3. Pacientes com história prévia de PBE – profilaxia secundária. As recomendações para profilaxia são mostradas no Quadro 143.3.[8-10] A restrição de antibióticos profiláticos às populações de alto risco pode ajudar a reduzir a disseminação de bactérias multirresistentes em cirróticos.

QUADRO 143.3. Profilaxia para PBE.

Profilaxia primária:
PT em líquido ascítico < 1,5 g/dL, sem antecedente de PBE, com insuficiência hepática avançada [Child-Pugh ≥ 9, com BT ≥ 3 mg/dL, ou Cr ≥ 1,2 mg/dL, Ur ≥ 25 mg/dL ou Na ≤ 130 mEq]: norfloxacino 400 mg/d. Manter até transplante ou óbito.

Profilaxia secundária:
Pacientes que se recuperam de um episódio de PBE: norfloxacino 400 mg/d. Manter até transplante ou óbito.
Esquemas alternativos:
Ciprofloxacino 750 mg oral uma vez por semana, SMZ-TMP 800/160 mg uma vez ao dia.

Pacientes com hemorragia varicosa
Se cirrose avançada com pelo menos dois dos seguintes critérios: encefalopatia, ascite, desnutrição, BT > 3 mg/dL, ou sangramento relevante: ceftriaxona 1 g IV por sete dias.
Nos demais pacientes: norfloxacino 400 mg VO ou VSNG 12/12 h por sete dias.

CONSIDERAÇÕES FINAIS

A apresentação inicial da PBE no cirrótico pode ser sutil e inespecífica, então um alto índice de suspeição é importante. O diagnóstico adequado e o tratamento (Figura 143.1) precoce são essenciais, já que o manejo inapropriado das complicações infecciosas no cirrótico, incluindo a PBE, está associado a desfechos desfavoráveis, como sangramento digestivo varicoso, hiponatremia, encefalopatia hepática, insuficiência renal aguda e insuficiência hepática crônica agudizada (IHCA).

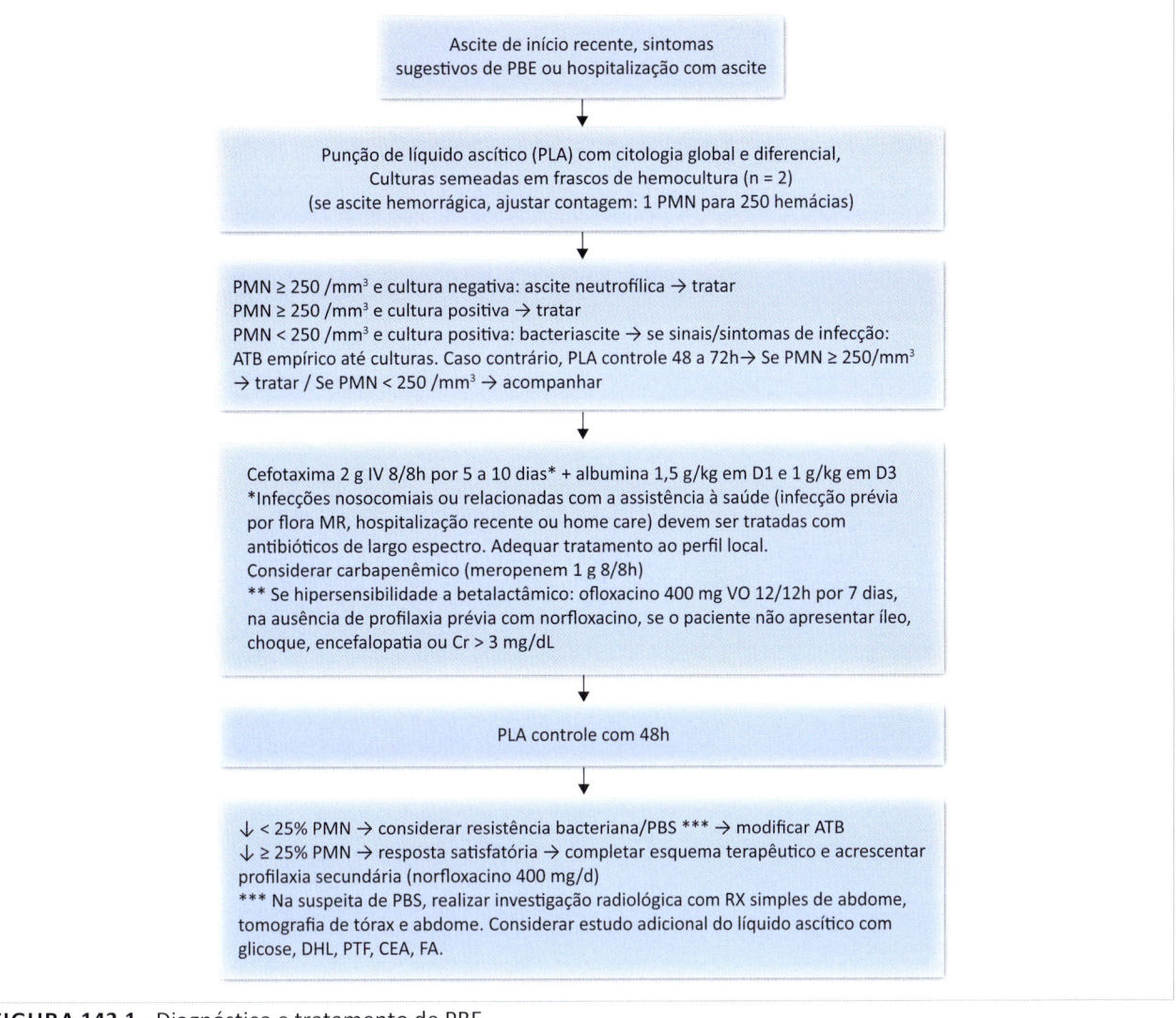

FIGURA 143.1. Diagnóstico e tratamento de PBE.

REFERÊNCIAS BIBLIOGRÁFICAS

1. Jalan R, Fernandez J, Wiest R, Schnabl B, Moreau R, Angeli P, et al. Bacterial infections in cirrhosis: a position statement based on the EASL Special Conference 2013. J Hepatol. 2014;60:1310-24.
2. EASL Clinical Practice Guidelines on the Management of Ascites, Spontaneous Bacteral Peritonitis, and Hepatorenal Syndrome in Cirrhosis. J Hepatol. 2010;53:397-417.
3. Fernandez J, Navasa M, Gomez J, Colmenero J, Vila J, Arroyo V, et al. Bacterial infections in cirrhosis: epidemiological changes with invasive procedures and norfloxacin prophylaxis. Hepatology. 2002;35:140-8.
4. Fernandez J, Gustot T. Management of bacterial infections in cirrhosis. J Hepatol. 2012;56:S1-12.
5. Runyon BA. Introduction to the revised American Association for the Study of Liver Diseases Practice Guideline management of adult patients with ascites due to cirrhosis 2012. Hepatology. 2013;57:1651-3.
6. Codes L, Levy C. Peritonite bacteriana espontânea. In: Bittencourt PL, Zollinger CC, Coelho HSM. Manual de Cuidados Intensivos em Hepatologia, 1° edição. Barueri: Editora Manole, 2014. p.102-8.
7. Salerno F, Navickis RJ, Wilkes MM. Albumin infusion improves outcomes of patients with spontaneous bacterial peritonitis: a meta-analysis of randomized trials. Clin Gastroenterol Hepatol. 2013;11(2):123-30.
8. Tito L, Rimola A, Ginès P, Llach J, Arroyo V, Rodés J. Recurrence of spontaneous bacterial peritonitis in cirrhosis: frequency and predictive factors. Hepatology. 1988;8(1):27-31.
9. Garcia Tsao G. Current management of the complications of cirrhosis and portal hypertension: variceal hemorrage, ascites and spontaneous bacterial peritonitis. Gastroenterology. 2001;120:726-48.
10. Fernandez J, Navasa M, Planas R, Montoliu S, Monfort D, Soriano G, et al. Primary prophylaxis of spontaneous bacterial peritonitis delays hepatorenal syndrome and improves survival in cirrhotics. Gastroenterology. 2007;133(3):818-24.

CAPÍTULO 144
SÍNDROME HEPATORRENAL

Gustavo Pereira
Carlos Terra
Vicente Arroyo

DESTAQUES

- A síndrome hepatorrenal (SHR) é uma complicação comum em pacientes com insuficiência hepática avançada, caracterizando-se por vasoconstrição e acentuada redução da perfusão renal, da taxa de filtração glomerular e da capacidade de excretar sódio e água livre, sem lesão renal histológica que justifique essas alterações.
- O diagnóstico de SHR é estabelecido quando a creatinina sérica é maior do que 1,5 mg/dL ou o *clearance* de creatinina menor do que 40 mL/minuto. Em razão da falta de testes específicos, o diagnóstico se dá por exclusão de outras causas de insuficiência renal na cirrose.
- O tratamento (farmacológico e não farmacológico) da SHR busca a reversão da insuficiência renal, o aumento da sobrevida e a melhora das condições de candidatos a transplante hepático, reduzindo riscos de complicações pós-operatórias.
- A terapêutica farmacológica tem como base o uso de vasoconstritores (o mais utilizado é a terlipressina) associada a infusão de albumina. O tratamento não farmacológico pode ser realizado através de *shunt* transjugular intra-hepático portosistêmico (TIPS), da terapia de substituição renal e depuração extracorpórea com albumina e do transplante hepático.

INTRODUÇÃO

A síndrome hepatorrenal (SHR) é complicação comum dos pacientes com cirrose, insuficiência hepática avançada e hipertensão portal e caracteriza-se por vasoconstrição, acentuada redução da perfusão renal, da taxa de filtração glomerular (TFG) e da capacidade de excretar sódio e água livre,[1-2] sem qualquer lesão renal histológica que justifique estas alterações.

A SHR pode ser considerada a expressão extrema da disfunção circulatória característica da cirrose, com uma apresentação que inclui hipotensão arterial e intensa estimulação dos sistemas vasoativos endógenos (sistema renina-angiotensina-aldosterona (SRAA), sistema nervoso simpático (SNS) e hormônio antidiurético (HAD)). Embora a disfunção circulatória da cirrose seja classicamente considerada consequência de vasodilatação arterial esplâncnica, dados recentes sugerem que função cardíaca inadequada pode também desempenhar um papel significativo na sua patogênese.

A incidência anual de SHR em pacientes com cirrose e ascite foi estimada em 8%.[3] Devido à natureza funcional desse tipo de insuficiência renal, não há nenhum marcador diagnóstico específico,[2] sendo o diagnóstico dependente da exclusão de outras causas de insuficiência renal. A SHR é a complicação da cirrose associada com pior prognóstico e, por muitos anos, foi considerada um evento terminal da doença. Todavia, tratamentos eficazes têm sido introduzidos recentemente, com melhora da sobrevida a curto prazo, permitindo, dessa maneira, que um maior número de doentes alcance o transplante hepático, considerado o tratamento de eleição para pacientes nessa fase da doença hepática.

DIAGNÓSTICO E TIPOS CLÍNICOS DE SHR
DIAGNÓSTICO

A primeira etapa no diagnóstico da SHR é a demonstração de TFG reduzida, e isso frequentemente é difícil em pacientes com cirrose avançada.[4-6] A massa muscular e, por consequência, a liberação de creatinina estão consideravelmente reduzida nesses pacientes, podendo apresentar concentração sérica de creatinina normal, ainda que tenham TFG muito baixa. Similarmente, a ureia sintetizada pelo fígado pode estar reduzida devido à insuficiência hepática. Assim, o diagnóstico falso-negativo da SHR é relativamente comum.[4-6]

A despeito dessas limitações, há um consenso segundo o qual, para se estabelecer o diagnóstico de SHR, a creatinina sérica deve ser maior do que 1,5 mg/dL ou o *clearance* de creatinina menor do que 40 mL/min. A segunda etapa, para um diagnóstico acurado de SHR, é a diferenciação com outros tipos de insuficiência renal. Por causa da falta de testes específicos, o diagnóstico de SHR deve ser baseado na exclusão de outras causas de insuficiência renal na cirrose.

A insuficiência renal aguda de origem pré-renal por perdas fluidas renais ou extrarrenais deve ser investigada. Se a insuficiência renal for secundária à depleção de volume, a função renal melhora rapidamente após a expansão volêmica, enquanto nenhuma melhora ocorre na SHR. Mesmo quando não há nenhuma história de perdas fluidas, a função renal deve ser avaliada após a suspensão da terapia diurética e a expansão do volume plasmático com 1,5 L de solução salina isotônica, com objetivo de afastar a hipovolemia como causa da insuficiência renal.

A presença de choque, antes do início da insuficiência renal, pode sugerir o diagnóstico de necrose tubular aguda. Pacientes com cirrose e infecções podem desenvolver insuficiência renal transitória, que se resolve após a cura da infecção. Consequentemente, o diagnóstico de SHR em pacientes cirróticos com infecções bacterianas deve ser feito apenas nos pacientes sem choque séptico e somente se a insuficiência renal persistir após a resolução da infecção.

Outra causa de insuficiência renal em pacientes cirróticos é aquela desencadeada por fármacos (aminoglicosídeos, drogas anti-inflamatórias não esteroidais (AINE) e vasodilatadores). Portanto, o tratamento com essas drogas nos dias que precedem o diagnóstico da insuficiência renal deve ser afastado. Finalmente, pacientes com cirrose podem desenvolver insuficiência renal devido a doenças intrínsecas renais, particularmente glomerulonefrite. Esses casos podem ser reconhecidos pela presença de sedimento urinário patológico (proteinúria ou hematúria) e/ou alterações morfológicas à ecografia renal.

TIPOS DE SHR

Atualmente, a SHR pode ser dividida em dois tipos: a SHR tipo 1 é caracterizada por insuficiência renal grave e rapidamente progressiva, definida como aumento de, pelo menos, 100% nos valores basais de creatinina para valor final superior a 2,5 mg/dL em um prazo de tempo inferior a duas semanas.

Embora a SHR tipo 1 possa ocorrer espontaneamente, com frequência ela é acompanhada de fator precipitante, como infecções bacterianas, hemorragia gastrintestinal, grandes procedimentos cirúrgicos ou hepatite aguda superposta à cirrose. A associação de SHR e de peritonite bacteriana espontânea (PBE) já foi extensamente investigada,[7-9] e aproximadamente 25% dos pacientes com PBE desenvolvem SHR do tipo 1, apesar de rápida resolução da infecção com antibióticos. A SHR do tipo 1 é a complicação da cirrose com pior prognóstico, com mediana de sobrevida após o início da insuficiência renal de somente duas semanas.[3]

A SHR do tipo 2 é caracterizada por diminuição moderada e constante da função renal (creatinina sérica inferior a 2,5 mg/dL), com sinais de insuficiência hepática e hipotensão arterial, embora em menor grau do que em pacientes com SHR do tipo 1. A característica clínica dominante nesses pacientes é a ascite tensa, que responde mal aos diuréticos, condição conhecida como ascite refratária. Os pacientes com SHR do tipo 2 são particularmente suscetíveis a desenvolver SHR do tipo 1. A sobrevida mediana dos pacientes com SHR do tipo 2 (seis meses) é significativamente pior do que a de pacientes com cirrose e ascite sem insuficiência renal.[10]

PATOGENIA DA DISFUNÇÃO CIRCULATÓRIA
VASODILATAÇÃO ARTERIAL PERIFÉRICA

A hipertensão portal na cirrose é associada com vasodilatação da circulação arterial esplâncnica, devido à liberação local de substâncias vasodilatadoras, tais como óxido nítrico (a mais estudada de todas), peptídeo relacionado ao gene da calcitonina, substância P, monóxido de carbono e canabinoides endógenos.

Em fases mais precoces da doença, a diminuição da resistência vascular sistêmica é compensada pela instalação de circulação hiperdinâmica (frequência e débito cardíacos aumentados). Entretanto, à medida que a doença progride e aumenta a vasodilatação arterial, essa circulação hiperdinâmica passa a ser insuficiente para corrigir a hipovolemia arterial relativa. Objetivando a manutenção da pressão arterial em níveis aceitáveis, ocorre ativação dos barorreceptores de alta pressão (localizados no ventrículo esquerdo, seio carotídeo, arco aórtico, e aparelho justaglomerular), com consequente estímulo reflexo do SRAA e do SNS, que determinam retenção de sódio e água, e formação de ascite.[11]

O estímulo à secreção de HAD, que é menos sensível à hipovolemia do que o SRAA e o SNS, dá-se evolutivamente mais tarde, durante a evolução da doença. Quando isso ocorre, os pacientes apresentam acentuada redução da capacidade de excretar água livre, com retenção de água proporcionalmente maior do que a retenção de sódio, o que resulta no desenvolvimento de hiponatremia dilucional.

Neste estágio da doença, além do HAD, o SRAA e o SNS também estão muito estimulados, sendo pressão arterial criticamente dependente do efeito vasoconstritor desses sistemas. A circulação arterial esplâncnica é resistente ao efeito desses vasoconstritores endógenos, e a manutenção da pressão arterial se deve à vasoconstrição nos territórios vasculares extraesplâncnicos, tais como rins, músculo, pele e cérebro. O estímulo homeostático do SRAA, do SNS e do hormônio antidiurético termina por acarretar intensa vasoconstrição renal, com marcada redução da perfusão renal e da TFG e consequente retenção nitrogenada, caracterizando a SHR.

DISFUNÇÃO CARDÍACA

A maioria dos estudos que avaliaram a hemodinâmica sistêmica de pacientes com cirrose foi realizada em pacientes sem SHR, e seus achados foram estendidos à população inteira de cirróticos descompensados. Baseando-se em seus dados, assumiu-se que a SHR ocorre no contexto de circulação hiperdinâmica, sendo a expressão extrema da vasodilatação arterial resultante da hipertensão portal.

Entretanto, em uns poucos estudos que avaliaram a hemodinâmica cardiovascular em pacientes com SHR ou com ascite refratária, o débito cardíaco era, em comparação, significativamente reduzido àquele dos pacientes sem SHR.[12-13] Em alguns casos, o débito cardíaco era mesmo mais baixo do que em indivíduos normais, sugerindo que a disfunção circulatória associada com a SHR deve-se não somente à vasodilatação arterial, mas também à diminuição na função cardíaca. Dois recentes estudos dão suporte a essa teoria.[14-15]

A presença de disfunção circulatória e de débito cardíaco basalmente reduzido foi associada com o desenvolvimento de SHR, na ausência de mudanças significativas da resistência vascular sistêmica.[14] Nesses pacientes, as pressões cardiopulmonares (pressão arterial pulmonar, pressão capilar pulmonar e pressão de átrio direito) não se elevaram com a presença da disfunção cardíaca. Como o volume sanguíneo arterial efetivo estimado pelos níveis plasmáticos de renina e noradrenalina – e o débito cardíaco costumam melhorar seguindo a expansão do volume plasmático com albumina, a explicação mais provável para essa disfunção cardíaca é hipovolemia central secundária a retorno venoso diminuído.

HEMODINÂMICA REGIONAL

Pacientes com SHR apresentam fluxo sanguíneo braquial e femoral reduzidos, indicando aumento da resistência no leito vascular arterial cutâneo e muscular. Além disso, também ocorre vasoconstrição cerebral determinado pelo aumento do índice de resistência na artéria cerebral média. Esses três achados correlacionam-se diretamente com os níveis plasmáticos de renina nos pacientes com cirrose descompensada.

Nos pacientes com PBE, a ocorrência de disfunção circulatória e de SHR estão associadas à redução no fluxo sanguíneo hepático[15] e aumento na pressão portal que se correlacionam também diretamente com os níveis de renina plasmática e noradrenalina.[14] Consequentemente, além da vasoconstrição renal, a disfunção circulatória na SHR é associada à vasoconstrição em outros órgãos (fígado, cérebro, músculo e pele) e ao aumento da resistência ao fluxo venoso portal e da pressão portal.

DISFUNÇÃO RENAL

Como dito anteriormente, a SHR desenvolve-se em fases avançadas da cirrose, quando há grave disfunção circulatória caracterizada por hipotensão arterial, marcada ativação do SRAA, do SNS e do HAD, retenção renal de água e sódio e ascite. Além disso, a excreção urinária de prostaglandina E2, da 6-keto-prostaglandina F1-α (um metabólito da prostaciclina) e de calicreína está diminuída nos pacientes com SHR, o que é compatível com uma produção renal reduzida destas substâncias.

A SHR parece ser consequência de desequilíbrio entre a atividade dos sistemas vasoconstritores sistêmicos e a produção renal de substâncias vasodilatadoras. Finalmente, a hipoperfusão renal na SHR pode também ser intensificada pela estimulação de substâncias vasoconstritoras intrarrenais. Por exemplo, a isquemia renal estimula a síntese de angiotensina-II pelo aparelho justaglomerular e a produção de adenosinaque além de ser um vasoconstritor renal, potencializa o efeito vascular da angiotensina-II e a síntese de endotelina. Outros vasoconstritores intrarrenais relacionados à SHR são os leucotrienos e o F2-isoprostano.

TRATAMENTO

O objetivo do tratamento da síndrome hepatorrenal é promover a reversão da insuficiência renal, com consequente aumento na sobrevida. Com o tratamento, candidatos a transplante hepático podem realizar o procedimento em melhores condições, o que se associa a menor incidência de complicações no pós-operatório. Pode-se dividir o tratamento da SHR em farmacológico e não farmacológico.

TRATAMENTO FARMACOLÓGICO

O tratamento farmacológico de escolha para síndrome hepatorrenal consiste na administração de vasoconstritores combinada à infusão de albumina. Os vasoconstritores promovem reversão da vasodilatação esplâncnica, o que, somado ao aumento da volemia promovido pela albumina, é capaz de reverter a hipovolemia arterial efetiva e diminuir a atividade dos sistemas vasoconstritores endógenos.

Entre as diversas drogas vasoconstritores, a mais estudada e utilizada é a terlipressina, um análogo sintético da vasopressina. A dose inicial de terlipressina recomendada é de 0,5 mg, administrada a cada quatro horas. Não havendo resposta após 72 horas de tratamento (definida por redução maior ou igual a 25% do valor da creatinina em relação ao início do tratamento), deve-se aumentar a dose da terlipressina até 2 mg a cada quatro horas.

A dose de albumina, no primeiro dia, deve ser de 1g/kg de peso e a partir do segundo dia, 20 a 40 g diários. O tratamento deve ser mantido até a reversão da SHR (definida pela redução da creatinina sérica a valores inferiores a 1,5 mg/dL) ou por um período máximo de 15 dias.

Os efeitos benéficos da terlipressina sobre a função renal e a mortalidade foram inicialmente demonstrados em estudos-piloto.[16-19] Esses achados foram confirmados em estudos prospectivos e controlados, comparando a combinação terlipressina + albumina com albumina isolada.[20-21] A utilização de terlipressina e de albumina se associa à reversão da insuficiência renal, em cerca de 40% a 50% dos pacientes.

Em ambos os estudos, a resposta ao tratamento se associou a aumento de sobrevida. Metanálise recente confirma que o tratamento combinado com terlipressina e albumina aumenta a sobrevida em curto prazo na SHR tipo 1.[22] A resposta ao tratamento é caracterizada por redução lenta e progressiva na creatinina sérica e melhora na hemodinâmica sistêmica, refletida por intensa supressão nos níveis séricos de renina e noradrenalina, assim como aumento na pressão arterial sistêmica, no volume urinário e na concentração sérica de sódio.

Diversos fatores relacionados tanto à função hepática quanto a renal e hemodinâmica são preditores de resposta ao tratamento. A presença de valores mais baixos de bilirrubina e de creatinina sérica no início do tratamento se associa à maior probabilidade de resposta. Aumento na pressão arterial média superior a 5 mmHg e redução superior a 0,5 mg/dL no valor de creatinina sérica no terceiro dia de tratamento também são preditores de resposta.[23-24]

Os potenciais efeitos colaterais são alterações intestinais (diarreia, dor abdominal, sangramento digestivo baixo), de extremidades (dor e palidez de membros inferiores), congestão pulmonar e isquemia miocárdica. Essas reações são incomuns e habitualmente manejáveis com a redução da dose de terlipressina e de albumina, sendo rara a necessidade de suspensão do tratamento. A utilização da terlipressina, assim como dos demais vasoconstritores, está contraindicada em pacientes com doença aterosclerótica coronariana e de extremidades.

Outros vasoconstritores foram utilizados no tratamento da SHR, como a midodrina e a noradrenalina, apesar da menor evidência científica. A midodrina é um alfa-adrenérgico oral capaz de promover vasoconstrição sistêmica. Deve ser administrada conjuntamente com o octreotide, um análogo da somatostatina capaz de inibir a vasodilatação esplâncnica. Estudos com pequeno número de pacientes demonstraram que a combinação de midodrina, octreotide e albumina intravenosa apresentou efeito benéfico sobre a função renal em pacientes com SHR.[25-28] Entretanto, esse tratamento parece ser menos eficaz do que a combinação de terlipressina com albumina.[29]

A norepinefrina é utilizada essencialmente em função do seu efeito alfa–adrenérgico, romovendo vasoconstrição no leito arterial e venoso. Deve ser utilizada em infusão contínua na dose de 0,5 a 3 mg/hora. Estudos recentes mostram que tem eficácia e segurança similares a terlipressina.[30-31] Entretanto, sua utilização requerem a infusão por via central (veias jugular, subclávia ou femoral) e monitorização cardíaca contínua, o que habitualmente não é possível fora de unidades de terapia intensiva.

A posologia dos vasoconstritores e os esquemas terapêuticos utilizados para o tratamento estão resumidos na Tabela 144.1.

TRATAMENTO NÃO FARMACOLÓGICO
SHUNT INTRA-HEPÁTICO TRANSJUGULAR PORTOSISTÊMICO (TIPS)

Estudos-piloto demonstram que a colocação do TIPS em pacientes com síndrome hepatorrenal se correlaciona com melhora da função renal e da sobrevida a curto prazo em aproximadamente 60% dos casos.[26,32-33] Esses estudos, no entanto, incluíram apenas pacientes com insuficiência hepática leve a moderada, que representam a minoria dos doentes com SHR tipo 1.

TABELA 144.1. Tratamento farmacológico da síndrome hepatorrenal.	
Terlipressina: 0,5 a 1 mg de a cada quatro horas. Se após 72 horas não houver redução da creatinina sérica (> 25% em relação ao valor inicial), a dose deve ser aumentada até o máximo de 2 mg de a cada quatro horas. O tratamento deve ser mantido até a reversão da insuficiência renal (creatinina menor que 1,5 mg/dL) ou por no máximo 15 dias.	**Albumina** 1 g/kg/dia (máximo 100 g) no primeiro dia, seguido de 20-40 g/dia.
Midodrina: 7,5 mg três vezes/dia, via oral. Pode-se aumentar a dose até 12,5 mg três vezes/dia, caso necessário.	
Octreotide: 100 μg três vezes/dia subcutâneo. Pode-se aumentar a dose até 200 μg três vezes/dia, caso necessário.	
Norepinefrina: infusão contínua de 0,5 mg/hora. A dose deve ser aumentada a cada seis horas para aumentar a pressão arterial média em 10 mmHg.	

O TIPS geralmente é contraindicado em pacientes com escore de Child-Pugh maior ou igual a 10, MELD (Model for End Liver Disease) superior a 14, ou bilirrubina maior que 5 mg/dL, assim como naqueles com episódios prévios de encefalopatia hepática. Dessa forma, seu uso está praticamente restrito a pacientes com SHR tipo 2, com baixa aplicabilidade em pacientes com SHR tipo 1.

Em pacientes com SHR tipo 2, o TIPS se associa à melhora da função renal e do controle de outras complicações da cirrose, como ascite refratária e probabilidade de progressão para SHR tipo 1.[33-34] Entretanto, esses dados derivam de estudos observacionais não controlados, necessitando serem comprovados em ensaios clínicos prospectivos randomizados.

TERAPIA DE SUBSTITUIÇÃO RENAL E DEPURAÇÃO EXTRACORPÓREA COM ALBUMINA

Tanto hemodiálise quanto hemofiltração contínua são utilizados para tratamento de pacientes com cirrose e insuficiência renal aguda.[35-36] Contudo, há poucos estudos publicados em SHR, sendo que na sua maioria, os resultados em pacientes com SHR tipo 1 e necrose tubular aguda não foram diferenciados.

Numerosos estudos piloto sugerem que a depuração extracorpórea com albumina (por sistemas MARS (Molecular Adsorbent Recirculating System) ou Prometheus) pode ter efeito benéfico em pacientes com SHR tipo 1. Dois ensaios clínicos randomizados e controlados avaliaram a utilização de depuração extracorpórea com albumina em pacientes com *acute-on-chronic liver failure* e síndrome hepatorrenal.[37,38]

A utilização do sistema MARS mostrou efeitos benéficos significativos sobre a encefalopatia hepática, sem que fosse demonstrado aumento na sobrevida.[37] No estudo com o sistema Prometheus também não foi demonstrado efeito benéfico em relação à sobrevida, ainda que houvesse tendência à menor mortalidade em pacientes com SHR tipo 1.[38] Estudos adicionais são necessários para definir o possível papel da depuração extracorpórea com albumina na síndrome hepatorrenal.

TRANSPLANTE HEPÁTICO

Tratamento de escolha para pacientes com doença hepática avançada, incluindo aqueles com síndrome hepatorrenal.[39-42] As alterações hemodinâmicas e neuro-hormonais associadas desaparecem ao longo do primeiro mês, após o transplante, e os pacientes readquirem capacidade de excretar sódio e água livre.

Pacientes transplantados com síndrome hepatorrenal tem mais complicações pós-operatórias, maior tempo de internação em UTI e maior mortalidade intra-hospitalar quando comparados com pacientes transplantados sem SHR. A sobrevida a longo prazo é satisfatória, com probabilidade de sobrevida em três anos de cerca de 60%[39-42].

A grande limitação do transplante para pacientes com SHR tipo 1 é sua aplicabilidade. Devido à baixa probabilidade de sobrevida em curto prazo, a maioria dos pacientes morre antes que se possa realizar o transplante. A introdução do MELD, como critério para alocação de órgãos, solucionou parcialmente esse problema, uma vez que esses pacientes habitualmente se situam nos primeiros postos na lista de espera para o transplante.

O tratamento com vasoconstritores e albumina, ao melhorar a sobrevida nos pacientes respondedores, aumenta a possibilidade de se chegar ao transplante hepático. , A reversão da SHR prévia ao transplante pode levar à diminuição da morbimortalidade no período pós-operatório imediato e aumentar a sobrevida.[42]

PROFILAXIA

Como anteriormente mencionado, a SHR é complicação que frequentemente ocorre em pacientes com acentuada disfunção hepática e/ou circulatória em associação com um fator desencadeante específico, como infecções bacterianas ou hepatite alcoólica. Dessa forma, estudos randomizados e controlados comprovaram que a utilização de medidas de profilaxia pode prevenir o desenvolvimento de SHR nesses grupos de alto risco (Tabela 144.2).

A administração de albumina para pacientes com cirrose e peritonite bacteriana espontânea reduz significativamente a incidência de SHR (10% no grupo albumina *versus* 33% no grupo-controle), assim como a mortalidade intra-

TABELA 144.2. Profilaxia da síndrome hepatorrenal.		
Condição clínica	Fármaco	Posologia
Peritonite bacteriana espontânea	Albumina	1,5 g/kg peso no 1º dia de tratamento 1 g/kg de peso no 3º dia de tratamento Dose máxima diária 100 g
Profilaxia primária da PBE Cirróticos com proteína no líquido ascético < 1,5 g/dL + disfunção hepática (Child-Pugh C com bilirrubina > 3 mg/dL) e/ou disfunção renal (creatinina > 1,2 mg/dL, ou Na^+ < 130 mEq/L)	Norfloxacino	400 mg/dia por tempo indeterminado
Hepatite alcoólica aguda grave	Pentoxifilina	400 mg 8/8h 28 dias

-hospitalar e a mortalidade em três meses (10% *versus* 29%) (22% *versus* 41%) respectivamente.[43]

Em pacientes com baixa concentração de proteínas no líquido ascítico (1,5 mg/dL <), insuficiência hepática grave ou insuficiência renal, a descontaminação intestinal seletiva (utilizada como profilaxia primária) com norfloxacino, por via oral, a longo prazo, associa-se à diminuição significativa na incidência de PBE (7% *versus* 61%) e de SHR tipo 1 (28% *versus* 41%) e ao aumento na sobrevida de 3 a 12 meses.[44]

Finalmente, a administração de 400 mg de pentoxifilina, medicação com capacidade de inibir o fator de necrose tumoral alfa, a cada oito horas, em pacientes cirróticos com hepatite alcoólica aguda grave reduz a incidência de SHR (8% no grupo pentoxifilina *versus* 35% no grupo-controle) e a mortalidade intra-hospitalar (24% *versus* 46%).[45]

REFERÊNCIAS BIBLIOGRÁFICAS

1. Arroyo V, Terra C, Torre A, Ginès P. Hepatorenal Syndrome in cirrhosis: Clinical features, diagnosis, and management. In: Ginès P, Arroyo V, Rodés J, Schrier RW. Ascites and renal dysfunction in liver disease: pathogenesis, diagnosis, and treatment. 2nd ed. Malden: Blackwell Science, 2005. p.341-59.
2. Hecker R, Sherlock S. Electrolyte and circulatory changes in terminal liver failure. Lancet. 1956;271:1121-5.
3. Ginès A, Escorsell A, Ginès P, Saló J, Jiménez W, Inglada L, et al. Incidence, predictive factors, and prognosis of the hepatorenal syndrome in cirrhosis with ascites. Gastroenterology. 1993;105:229-36.
4. Papadakis MA, Arieff AI. Unpredictability of clinical evaluation of renal function in cirrhosis: a prospective study. Am J Med. 1987;82:845-52.
5. Caregaro L, Menon F, Angeli P, Amodio P, Merkel C, Bortoluzzi A, et al. Limitations of serum creatinine level and creatinine clearance as filtration markers in cirrhosis. Arch Intern Med. 1994;154:201-5.
6. Sherman DS, Fish DN, Teitelbaum I. Assessing renal function in cirrhotic patients: problems and pitfalls. Am J Kidney Dis. 2003 Feb;41(2):269-78.
7. Toledo C, Salmerón JM, Rimola A, Navasa M, Arroyo V, Llach J, et al. Spontaneous bacterial peritonitis in cirrhosis: predictive factors of infection resolution and survival in patients treated with cefotaxime. Hepatology. 1993;17:251-7.
8. Follo A, Llovet JM, Navasa M, Planas R, Forns X, Francitorra A, et al. Renal impairment following spontaneous bacterial peritonitis in cirrhosis. Incidence, clinical course, predictive factors and prognosis. Hepatology. 1994;20:1495-501.
9. Navasa M, Follo A, Filella X, Jiménez W, Francitorra A, Planas R, et al. Tumor necrosis factor and interleukin-6 in spontaneous bacterial peritonitis in cirrhosis: relationship with the development of renal impairment and mortality. Hepatology. 1998;27:1227-32.
10. Rodés J, Arroyo V, Bosch J. Clinical types and drug therapy of renal impairment in cirrhosis. Postgrad Med J. 1975;51:492-7.
11. Poole BD, Abraham WT, Schrier RW. Extracellular fluid volume homeostasis. In: Ginès P, Arroyo V, Rodés J, Schrier RW. Ascites and renal dysfunction in liver disease: pathogenesis, diagnosis, and treatment. 2nd ed. Malden: Blackwell Science, 2005. p.3-14.
12. Tristani FE, Cohn JH. Systemic and renal hemodynamics in oliguric hepatic failure: Effect of volume expansion. J Clin Invest. 1967;46:1894-906.
13. Lebrec D, Kotelansku B, Cohn JH. Splanchnic Hemodynamic factors in cirrhosis with refractory ascites. J Lab Clin Med.1979;93:301-9.
14. Ruiz-del-Arbol L, Urman J, Fernandez J, González M, Navasa M, Monescillo A, et al. Systemic, renal, and hepatic hemodynamic derangement in cirrhotic patients with spontaneous bacterial peritonitis. Hepatology. 2003;38:1210-8.
15. Ruiz-del-Arbol L, Monescillo A, Arocena C, Valer P, Ginès P, Moreira V, et al. Circulatory function and hepatorenal syndrome in cirrhosis. Hepatology. 2005;42(2):439-47.
16. Uriz J, Ginès P, Cárdenas A, Sort P, Jiménez W, Salmerón JM, et al. Terlipressin plus albumin infusion: an effective and safe therapy of hepatorenal syndrome. J Hepatol. 2000 Jul;33(1):43-8.
17. Ortega R, Ginès P, Uriz J, Cárdenas A, Calahorra B, De Las Heras D, et al. Terlipressin therapy with and without albumin for patients with hepatorenal syndrome: results of a prospective, nonrandomized study. Hepatology. 2002;36:941-8.
18. Moreau R, Durand F, Poynard T, Duhamel C, Cervoni JP, Ichaï P, et al. Terlipressin in patients with cirrhosis and type 1 hepatorenal syndrome: a retrospective multicenter study. Gastroenterology. 2002;122:923-30.
19. Neri S, Pulvirenti D, Malaguarnera M, Cosimo BM, Bertino G, Ignaccolo L, et al. Terlipressin and albumin in patients with cirrhosis and type I hepatorenal syndrome. Dig Dis Sci. 2008;53:830-5.
20. Martin-Llahi M, Pepin MN, Guevara M, Díaz F, Torre A, Monescillo A, et al. Terlipressin and albumin vs albumin in patients with cirrhosis and hepatorenal syndrome: a randomized study. Gastroenterology. 2008;134:1352-9.
21. Sanyal AJ, Boyer T, Garcia-Tsao G, Rogenstein F, Rossaro L, Appenrodt B, et al. A randomized, prospective, double-blind, placebo-controlled trial of terlipressin for type 1 hepatorenal syndrome. Gastroenterology. 2008;134:1360-8.
22. Gluud LL, Christensen K, Christensen E, Krag A. Systematic review of randomized trials on vasoconstrictor drugs for hepatorenal syndrome. Hepatology. 2010;51:576-84.
23. Nazar A, Pereira GH, Guevara M, Martín-Llahi M, Pepin MN, et al. Predictors of response to therapy with terlipressin and albumin in patients with cirrhosis and type 1 hepatorenal syndrome. Hepatology. 2010;51:219-26.
24. Boyer TD, Sanyal AJ, Garcia-Tsao G, Blei A, Carl D, Bexon AS, et al. Predictors of response to terlipressin plus albumin in hepatorenal syndrome (HRS) type 1: relationship of serum creatinine to hemodynamics. J Hepatol. 2011 Aug;55(2):315-21.

25. Angeli P, Volpin R, Gerunda G, Craigheto R, Roner P, Merenda R, et al. Reversal of type 1 hepatorenal syndrome with the administration of midodrine and octreotide. Hepatology. 1999;29:1690-7.
26. Wong F, Pantea L, Sniderman K. Midodrine, octreotide, albumin, and TIPS in selected patients with cirrhosis and type 1 hepatorenal syndrome. Hepatology. 2004;40:55-64.
27. Esrailian E, Pantangco ER, Kyulo NL, Hu KQ, Runyon BA. Octreotide/Midodrine therapy significantly improves renal function and 30-day survival in patients with type 1 hepatorenal syndrome. Dig Dis Sci. 2007;52:742-8.
28. Skagen C, Einstein M, Lucey MR, Said A. Combination treatment with octreotide, midodrine, and albumin improves survival in patients with type 1 and type 2 hepatorenal syndrome. J Clin Gastroenterol. 2009;43:680-5.
29. Cavallin M, Kamath PS, Merli MM, Fasolato S, Toniutto P, Salermo F, et al. Terlipressin plus albumin versus midodrine and octreotide plus albumin in the treatment of hepatorenal syndrome: a randomized trial. Hepatology. 2015;62(2):567-74.
30. Alessandria C, Ottobrelli A, Debernardi-Venon W, Todros L, Cerenzia MT, Martini S, et al. Noradrenalin vs terlipressin in patients with hepatorenal syndrome: A prospective, randomized, unblinded, pilot study. J Hepatol. 2007;47:499-505.
31. Sharma P, Kumar A, Shrama BC, Sarin SK. An open label, pilot, randomized controlled trial of noradrenaline versus terlipressin in the treatment of type 1 hepatorenal syndrome and predictors of response. Am J Gastroenterol. 2008;103:1689-97.
32. Guevara M, Ginès P, Bandi JC, Gilabert R, Sort P, Jiménez W, et al. Transjugular intrahepatic portosystemic shunt in hepatorenal syndrome: effects on renal function and vasoactive systems. Hepatology. 1998;28:416-22.
33. Brensing KA Textor J, Perz J, Schiedermaier P, Raab P, Strunk H, et al. Long-term outcome after transjugular intrahepatic portosystemic stent-shunt in non-transplant cirrhotics with hepatorenal syndrome: a phase II study. Gut. 2000;47:288-95.
34. Testino G, Ferro C, Sumberaz A, Messa P, Morelli N, Guadagni B, et al. Type-2 hepatorenal syndrome and refractory ascites: role of transjugular intrahepatic portosystemic stent-shunt in eighteen patients with advanced cirrhosis awaiting orthotopic liver transplantation. Hepatogastroenterology. 2003;50:1753-5.
35. Keller F, Heinze H, Jochimsen F, Passfall J, Schuppan D, Büttner P. Risk factors and outcome of 107 patients with decompensated liver disease and acute renal failure (including 26 patients with hepatorenal syndrome): the role of hemodialysis. Ren Fail. 1995;17:135-46.
36. Capling R, Bastani B. The clinical course of patients with type 1 hepatorenal syndrome maintained on hemodialysis. Ren Fail. 2004;26:563-8.
37. Bañares R, Nevens F, Larsen FS, Albillos A, Dollinger M, Saliba F, et al. Extracorporeal albumin dialysis with the molecular adsorbent recirculating system in acute on-chronic liver failure: the RELIEF trial. Hepatology. 2013 Mar;57(3):1153-62.
38. Kribben A, Gerken G, Haag S, Herget-Rosenthal S, Treichel U, Betz C, et al. Effects of fractionated plasma separation and adsorption on survival in patients with acute-on-chronic liver failure. Gastroenterology. 2012 Apr;142(4):782-9.
39. Gonwa TA, Morris CA, Goldstein RM, Husberg BS, Klintmalm GB. Long-term survival and renal function following liver transplantation in patients with and without hepatorenal syndrome--experience in 300 patients. Transplantation. 1991;51:428-30.
40. Gonwa TA, McBride MA, Anderson K, Mai ML, Wadei H, Ahsan N. Continued influence of preoperative renal function on outcome of orthotopic liver transplant in the US: Where will MELD lead us? Am J Transplantation. 2006;6:2651-9.
41. Nair S, Verma S, Thuluvath PJ. Pretransplant renal function predicts survival in patients undergoing orthotopic liver transplantation. Hepatology. 2002;35:1179-85.
42. Restuccia T, Ortega R, Guevara M, Gines P, Alessandria C, Ozdogan O, et al. Effects of treatment of hepatorenal syndrome before transplantation on posttransplantation outcome. A case-control study. J Hepatol. 2004;40:140-6.
43. Sort P, Navasa M, Arroyo V, Aldeguer X, Planas R, Ruiz-del-Arbol L, et al. Effect of intravenous albumin on renal impairment and mortality in patients with cirrhosis and spontaneous bacterial peritonitis. N Engl J Med. 1999;341:403-9.
44. Fernández J, Navasa M, Planas R, Montoliu S, Monfort D, Soriano G, et al. Primary prophylaxis of spontaneous bacterial peritonitis delays hepatorenal syndrome and improves survival in cirrhosis. Gastroenterology. 2007;133:818-24.
45. Akriviadis E, Bortla R, Briggs W, Han S, Reynolds T, Shakil O. Pentoxifylline improves short-term survival in severe acute alcoholic hepatitis: a double blind, placebo-controlled trial. Gastroenterology. 2000;119:1637-48.

CAPÍTULO 145

HIPERTENSÃO PORTOPULMONAR E SÍNDROME HEPATOPULMONAR

Fernando Luis Pandullo
Celso Eduardo Lourenço Matielo
Lílian Amorim Curvelo

DESTAQUES

- A hipertensão portopulmonar (HPP) e síndrome hepatopulmonar (SHP) são duas complicações da doença hepática crônica e da hipertensão portal.
- HPP e SHP resultam da falta de depuração hepática de substâncias vasoativas produzidas no território esplâncnico. Na SHP os mediadores vasoativos induzem intensa vasodilatação e consequentes *shunts* intrapulmonares induzindo hipoxemia. Na HPP geram vasoconstrição e remodelação vascular pulmonar induzindo hipertensão pulmonar.
- O tratamento clínico é pouco eficiente e a mortalidade elevada pela associação de doença hepática e hipoxemia ou falência ventricular direita. O transplante hepático (TxH) resulta na maioria dos casos no desaparecimento da SHP dentro de 6 a 12 meses, sendo o tratamento de escolha. Em contrapartida a HPP não é revertida com o TxH, podendo ser sua presença contraindicação a realização do TxH por conta da alta mortalidade pós-operatória. Estratégias atuais no manuseio da SHP e da HPP permitem completa triagem e classificação de gravidade das doenças para selecionar apenas os pacientes que podem ser beneficiados com TxH.

HIPERTENSÃO PORTOPULMONAR
INTRODUÇÃO, DEFINIÇÃO E PREVALÊNCIA

A hipertensão portopulmonar (HPP) é definida como a presença de hipertensão pulmonar em associação com hipertensão portal com ou sem doença hepática, sugerindo que a hipertensão portal *per se*, e não a própria doença hepática, causa HPP. Segundo a Organização Mundial de Saúde (OMS), a HPP é uma entidade distinta, diagnosticada por critérios bem definidos.[1] Critérios atuais incluem duas condições:

1. Presença de hipertensão portal (diagnosticada pela existência de esplenomegalia, trombocitopenia, *shunts* portossistêmicos, varizes esofágicas, dilatação da veia porta ou por medidas hemodinâmicas invasivas).
2. Documentação de hipertensão por determinações hemodinâmicas na artéria pulmonar mediante cateterismo cardíaco direito (CCD).[2]

A incidência e prevalência do HPP não estão bem estabelecidas. Alguns estudos prospectivos, particularmente em centros de avaliação de pacientes para transplante de fígado têm demonstrado maior prevalência: entre 6,3% e 8,5%.[2-3] O diagnóstico de HPP é geralmente feito cerca de quatro a sete anos após o diagnóstico de hipertensão portal e apresenta-se durante a quinta década de vida.[4]

Há controvérsias na correlação entre a gravidade da doença hepática e a presença de HPP. Para alguns,[5] a gravidade da doença hepática, avaliada tanto pela classificação de Child-Pugh quanto pelo escore MELD, não foi associada com maior presença ou gravidade da HPP. Para outros,[6] existe uma maior prevalência de HPP (cerca de 5% a 6%) nos pacientes com doença hepática avançada.

FISIOPATOLOGIA DA HIPERTENSÃO PORTOPULMONAR

A fisiopatologia da HPP não está totalmente esclarecida: observa-se em pacientes com hipertensão portal – relacionada a cirrose ou não, e não está relacionada com nenhuma etiologia da doença hepática nem com a gravidade da hipertensão portal.

Não existe nenhum modelo experimental para a HPP e a maior parte do conhecimento a seu respeito foi transferida da experiência adquirida na hipertensão pulmonar idiopática (HPI).[7]

Do ponto de vista histológico, a HPP tem as mesmas características da arteriopatia plexogênica da hipertensão pulmonar idiopática com proliferação endotelial, hipertrofia do músculo liso e microtrombose *in situ*. Esses fenômenos levam a um aumento da espessura da parede arterial, com a oclusão de vasos e o aumento da resistência vascular pulmonar.[3]

A HPP é produzida essencialmente por um desequilíbrio entre fatores vasoconstritores e vasodilatadores com predomínio da vasoconstrição. As células endoteliais vasculares pulmonares têm papel importante no desenvolvimento da doença. Alterações na função celular podem ser os fatores iniciais, enquanto a vasoconstrição causada pela contração da musculatura lisa seria apenas uma expressão dessa lesão endotelial. Vasodilatadores produzidos pelo endotélio, tais como prostaciclina e óxido nítrico (NO), inibem a adesão endotelial plaquetária, têm propriedade antimitogênica para células musculares lisas e diminuem o tônus muscular vascular. Contudo, os vasoconstritores tipo endotelina e tromboxano produzem replicação da musculatura lisa e atividade pró-coagulante. Os pacientes com HPP apresentam níveis elevados de tromboxano-A2, diminuídos de prostaciclinas e níveis normais de endotelina. O NO produzido no endotélio, potente vasodilatador, tem recebido especial atenção no envolvimento fisiopatológico de diversas doenças, entre elas a HPP.[8] Em modelos animais, verificou-se maior concentração pulmonar de endotoxina inibidora da oxidonítrico-sintetase (iNOS), com consequente ativação da guanilil-ciclase nos animais com hipertensão portal, o que sugere que baixas concentrações de NO podem contribuir para a hipertensão pulmonar secundária à hipertensão portal.[7]

Existiria também uma contribuição do estado hiperdinâmico clássico das hepatopatias crônicas que levaria a um aumento da tensão de cisalhamento e, dessa forma, disfunção e remodelamento endotelial. Além disso a condição inflamatória observada em pacientes com cirrose (endotoxemia, translocação bacteriana) poderiam também participar na alteração vascular pulmonar.[9]

Pacientes com hipertensão portal teriam risco aumentado de desenvolver HPP porque compostos endógenos derivados da circulação esplâncnica, que normalmente são metabolizados no fígado, chegariam à circulação pulmonar por meio de vias colaterais portosistêmicas. Em pacientes geneticamente suscetíveis, essas substâncias podem induzir as alterações nos vasos pulmonares com lesão endotelial e disfunção metabólica induzindo à arteriopatia pulmonar e o desenvolvimento de hipertensão pulmonar com vasoconstrição, conforme descrito anteriormente. Entre esses mediadores, serotonina, glucagon, interleucina 1, tromboxano A2, interleucina 6 e angiotensina 1 têm sido identificados como relevantes.[7] A serotonina causa vasoconstrição pulmonar e ocasiona proliferação da musculatura lisa da artéria pulmonar. Sob condições normais, o leito vascular pulmonar não é exposto a níveis elevados de serotonina, porém em pacientes com HPP, sua concentração plasmática está aumentada. Os níveis de interleucina 1 estão elevados também em pacientes com cirrose, o que sugere que esta citocina estaria envolvida no desenvolvimento de HPP. Os fatores de crescimento hepatocitário e de crescimento endotelial vascular podem influenciar no desenvolvimento de hipertensão pulmonar em pacientes suscetíveis com hipertensão portal.[10]

Remodelamento celular em resposta à injúria representa a via final comum para o desenvolvimento de hipertensão pulmonar. A identificação de um gene responsável pela hipertensão pulmonar familiar poderá permitir importantes reconsiderações sobre os atuais conceitos e mecanismos indutores da HPP.[3]

DIAGNÓSTICO

Todos os pacientes com suspeita clínica de hipertensão portopulmonar devem ser submetidos a uma avaliação diagnóstica detalhada para excluir outras causas de dispneia, particularmente outras formas de hipertensão pulmonar. O diagnóstico diferencial inclui hipertensão pulmonar idiopática, hipertensão pulmonar associada com doença do colágeno, infecção pelo vírus HIV, doença tromboembólica crônica e hipertensão pulmonar resultante de insuficiência cardíaca esquerda ou doenças pulmonares crônicas.[3,9]

Exames comuns de triagem para doenças cardiopulmonares, como eletrocardiograma, podem sinalizar o desvio do eixo direito, aumento do átrio e ventrículo direito e padrão de sobrecarga ventricular direita, com bloqueio completo de ramo direito. A radiografia de tórax pode evidenciar aumento das câmaras do lado direito, bem como a dilatação das artérias pulmonares.

A Sociedade Europeia de Cardiologia recomenda a triagem com ecocardiograma transtorácico (ETT) em todos os pacientes sintomáticos com doença hepática e rotineiramente como parte da avaliação para inclusão em fila de transplante hepático (TxH), devido ao alto risco de morbimortalidade pós-operatória.[2,11]

Na maioria dos centros de transplante, o ETT é o método diagnóstico de *screening* mais utilizado por ser um método não invasivo com alta sensibilidade, mas o cateterismo cardíaco direito (CCD) é o padrão-ouro para o diagnóstico de HPP.[12]

Os critérios diagnósticos da HPP aceitos na atualidade foram determinados pela Sociedade Europeia de Cardiologia e de Doenças Respiratórias, baseados em parâmetros hemodinâmicos, que incluem pressão da artéria pulmonar média (PAPm) > 25 mmHg, resistência vascular pulmonar (RVP) > 240 dyne.s.cm^{-5} e pressão de oclusão da artéria pulmonar (POAP) < 15 mmHg, medida durante o cateterismo cardíaco direito (Tabela 145.1).[11]

TABELA 145.1. Critérios diagnósticos de hipertensão portopulmonar.

Critério 1:
Hipertensão portal (> 15 mmHg, ou gradiente portocava > 5 mmHg) e

Critério 2:
PAPm > 25 mmHg e PCPO < 15 mmHg
PAPm – POAP (gradiente transpulmonar) > 10 mmHg
RVP > 240 dyn.s.cm^{-5} = 3 UI WOOD

PAPm: pressão média da artéria pulmonar; POAP: pressão de oclusão da artéria pulmonar; RVP: resistência vascular pulmonar.

O valor de corte da pressão sistólica de artéria pulmonar (PsAP) determinado pelo ETT que deve ser utilizado para indicar a realização de CCD é controverso. Sabe-se que uma PsAP > 50 mmHg no ETT tem uma sensibilidade e especificidade de 97% e 77%, respectivamente. No centro de transplante de fígado do Hospital Israelita Albert Einstein, é utilizada, como nível de corte para solicitar o CCD, uma PsAP ≥ 45 mmHg no ETT.

O CCD é considerado a única ferramenta confiável para diferenciar entre pacientes com aumento da RVP (HPP verdadeira, que é secundária à arteriopatia vaso-oclusiva) e aqueles com anormalidade da RVP (HPP "falsa"), nos quais a elevação na PAPm é uma consequência da circulação hiperdinâmica frequentemente encontrada em pacientes com cirrose. Um aumento leve da pressão pulmonar pode ser encontrado em 20% a 50% dos pacientes com cirrose por causa do aumento do débito cardíaco com uma RVP normal. Krowka e colaboradores propuseram que o gradiente transpulmonar (GTP) pode ser um parâmetro hemodinâmico confiável para diagnosticar a HPP "verdadeira".[5,13] Um elevado GTP (> 12 mmHg) com uma RVP elevada reflete a gravidade da obstrução ao fluxo sanguíneo pulmonar.

MANIFESTAÇÕES CLÍNICAS

A hipertensão pulmonar deve sempre ser lembrada em pacientes com doença crônica do fígado, já que a HPP é quase sempre assintomática, e esses pacientes têm mais sintomas relacionados com a cirrose ou hipertensão portal, mascarando o quadro clínico de HPP. Além disso, doenças cardiopulmonares (insuficiência cardíaca, ou a doença pulmonar obstrutiva ou restritiva) podem também estar presentes em pacientes com cirrose hepática, o que pode dificultar o diagnóstico diferencial.[14]

Pacientes com HPP podem permanecer assintomáticos por um longo período. Os sintomas mais frequentes são sutis e inespecíficos, como a dispneia ao esforço e fadiga. A dispneia ao esforço é o sintoma mais comum, mas é importante reconhecer que é frequentemente relacionada a outras condições clínicas, tais como ascite refratária, hidrotórax hepático, anemia e sarcopenia, comumente vistos na cirrose hepática avançada.

Em caso de progressão da doença, os pacientes podem apresentar dor no peito, síncope, palpitações, ortopneia, hemoptise, dispneia em repouso e edema periférico.[4,8] Achados do exame físico podem incluir sinais de insuficiência cardíaca direita, segunda bulha hiperfonética, sopro sistólico por causa da insuficiência tricúspide, estase de jugular e edema periférico; além de sinais de doença crônica do fígado e hipertensão portal, como eritema palmar, aranhas vasculares, asterixis, ginecomastia e esplenomegalia.[9,14]

AVALIAÇÃO DE CANDIDATOS PARA TRANSPLANTE HEPÁTICO

O TxH em pacientes com HPP esta relacionado a um elevado risco de morbidade relacionada à doença cardiopulmonar e à mortalidade por falência do ventrículo direito.[8]

A HPP pode contraindicar o TxH em virtude da alta taxa de mortalidade no pós-operatório. Uma pressão da artéria pulmonar média < 35 mmHg (HPP leve, ver Tabela 145.2) não esta associada à maior mortalidade após TxH. Quando a PAPm está entre 35 e 45 mmHg, a mortalidade pode chegar a 50%, já entre os pacientes com HPP grave (PAPm ≥ 45 mmHg), a mortalidade pós-operatória do TxH é de 100%.[1]

TABELA 145.2. Classificação de gravidade da hipertensão portopulmonar baseada na mortalidade do Tx hepático.

Leve	25 mmHg < PAPm < 35 mmHg
Moderada	35 mmHg ≤ PAPm < 45 mmHg
Grave	PAPm ≥ 45 mmHg

Os pacientes com uma PAPm < 35 mmHg podem submeter-se ao TxH; aqueles com PAPm entre 35 a 45 mmHg devem receber terapia com vasodilatador até o TxH; e com PAP > 45 mmHg devem receber somente terapia com vasodilatador e não ser submetidos ao TxH, em razão da alta mortalidade.[1,4] Ver algoritmo (Figura 145.1).

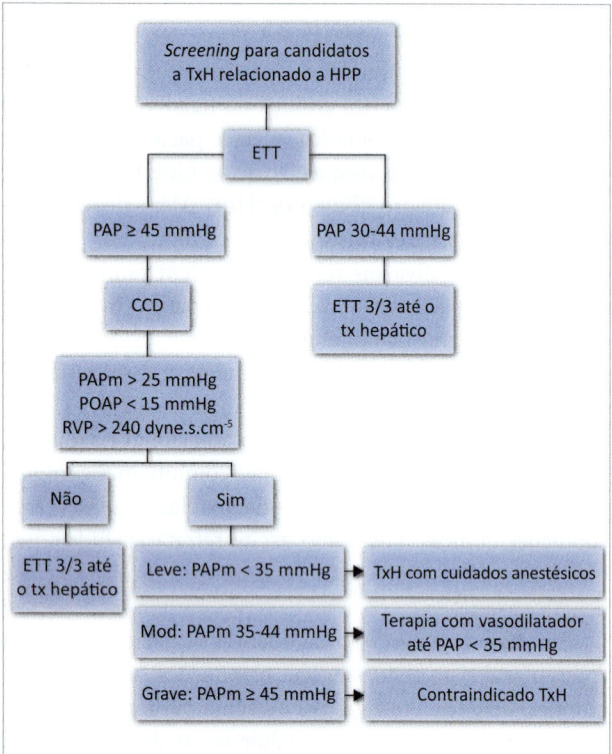

FIGURA 145.1. Screening para candidatos a TxH relacionado a HPP.
ETT: ecocardiograma transtorácico; CCD: cateterismo cardíaco direito; RVP: resistência vascular pulmonar; PAPm: pressão arterial pulmonar média; POAP: pressão de oclusão da artéria pulmonar; TxH: transplante hepático.

TRATAMENTO

A HPP tem influência no prognóstico de pacientes com cirrose, independentemente da função hepática avaliada pela classificação de Child-Pugh ou pela pontuação MELD.[13]

Nos casos de HPP leve não instituímos tratamento, pois a sobrevida pós transplante de fígado é semelhante aquela de não portadores de HPP.[15] Em pacientes com HPP moderada e grave o TxH não é tratamento definitivo, já que seu efeito é imprevisível, podendo a HPP desaparecer em poucos meses em alguns pacientes, enquanto em outros se mantem, ou mesmo piora. A evolução pós-operatória do TxH tem direta relação com a gravidade da HPP, com potencial de comprometer as chances de sucesso do transplante.

Apesar do mau prognóstico, o transplante de fígado pode ser realizado e reduzir significativamente a mortalidade a longo prazo. Porém, nas formas graves esse procedimento está contraindicado pela elevada mortalidade no intra e no pós-operatório.

As drogas vasodilatadoras pulmonares trouxeram um novo panorama no manejo e na sobrevida dos pacientes com diagnóstico de HPP.

Pacientes com HPP moderada e grave devem receber tratamento com vasodilatadores e controlar a hipertensão pulmonar (manter PAPm < 35 mmHg) antes de serem considerados candidatos à cirurgia.

Provavelmente a melhor forma de terapia é a combinação de terapia vasodilatadora e TxH, que em um estudo foi associada à sobrevida em cinco anos de 76%, enquanto a terapia vasodilatadora e nehuma terapia foram associadas à sobrevida de 45% e 14% respectivamente.[16]

Existem vários fármacos que podem ser utilizados no tratamento da HPP, todos derivados do tratamento da HP, estando entre os disponíveis atualmente: antagonistas do receptor de endotelina, inibidores da fosfodiesterase tipo 5, e prostaciclinas.[17,18]

O uso de beta-bloqueadores para profilaxia de varizes esofágicas em pacientes com HPP moderada a grave mostrou redução da distância percorrida no teste de caminhada de seis minutos, assim como piora dos parâmetros hemodinâmicos, indicando que o seu uso deve ser evitado.[19]

O NO inalatório pode ser útil, mas seu uso é limitado ao período perioperatório, pois para ser utilizado de forma segura e efetiva, os pacientes devem estar intubados/sob ventilação mecânica.

ANTAGONISTAS DO RECEPTOR DE ENDOTELINA

Os inibidores da endotelina, potente vaso constritor pulmonar, agem bloqueando os receptores de endotelina (ETA e ETB), de forma seletiva ou não seletiva. Desse grupo de drogas, a bosentana (bloqueador não seletivo) e a ambrisentana (bloqueador seletivo) mostraram benefícios hemodinâmicos no tratamento da HPP. O fato da ambrisentana não ser hepatotóxica é uma vantagem.[20] A bosentana leva a uma melhora da hemodinâmica cardíaca e pulmonar, reduzindo a RVP e melhorando os sintomas e o prognóstico de pacientes com HPP.[17] A limitação é sua potencial hepatotoxicidade, não sendo recomendado para pacientes com insuficiência hepática moderada ou grave.[21]

INIBIDORES DA FOSFODIESTERASE TIPO 5

Essas medicações agem reduzindo a degradação da guanilato ciclase, pela via do óxido nítrico, potente vasodilatador pulmonar. Três medicamentos desta classe estão disponíveis para uso clínico na HP: sildenafil; vardenafil; e tadalafil. O sildenafil foi avaliado em alguns estudos, a maioria retrospectivo e com um número pequeno de pacientes, demonstrou ser seguro, não estando associado à hepatotoxicidade e sendo capaz de melhorar a hemodinâmica e ser ponte para o TxH.[18]

PROSTACICLINAS

O epoprostenol intravenoso produz vasodilatação, além de efeito antiagregante plaquetário e antiproliferativo. Provoca uma melhora hemodinâmica significativa, aumentando a capacidade de exercício e permitindo na maioria dos casos considerar a realização de TxH.[22] Apesar de sua eficácia, é pouco utilizado em razão de seu baixo perfil de tolerância, alto custo e necessidade de administração endovenosa contínua.[22] Há a alternativa de prostaciclina inalatória, iloprost, que também já se mostrou capaz de induzir vasodilatação e maior tolerância ao exercício.[16]

Não existem orientações consensuais para o tratamento da HPP em virtude da ausência de trabalhos científicos com sólidas evidências sobre essa condição. Os tratamentos são extrapolados da experiência na HP. A maioria dos centros utiliza os antagonistas de receptores de endotelina e os inibidores da fosfodiesterase tipo 5 isoladamente ou em associação para o tratamento desses pacientes como ponte para o transplante de fígado.[13]

SÍNDROME HEPATOPULMONAR

Conceito e epidemiologia

A síndrome hepatopulmonar (SHP) tem relação com distúrbios de trocas gasosas induzidos por dilatações vasculares intrapulmonares e *shunts* arteriovenosos levando à hipoxemia em pacientes com doença hepática crônica ou hipertensão portal.

Sua prevalência registrada nos estudos envolvendo portadores de doença hepática crônica é extremamente variável (4% a 47%), sobretudo em razão da heterogeneidade dos critérios diagnósticos aplicados.[23]

A DVIP é encontrada em 40% a 60% dos hepatopatas crônicos, mas apenas 15% a 30% têm hipoxemia associada e preenchem os critérios diagnósticos de SHP.

A maioria dos estudos com cirróticos não demonstrou associação entre SHP e a gravidade da doença hepática, tanto pela classificação de Child-Pugh quanto pela de MELD.[23]

Fisiopatologia

Os fenômenos mais importantes na SHP são o aparecimento de *shunts* intrapulmonares e a vasodilatação dos capilares pulmonares. Esses processos levam a prejuízo na troca gasosa em virtude do *shunt* direito-esquerdo, descompasso ventilação perfusão e restrição à difusão.

Por conta do hiperfluxo na circulação pulmonar com volume ventilatório estável, ocorre desequilíbrio entre a ventilação e a perfusão em várias áreas do pulmão, a circulação hiperdinâmica diminui ainda o tempo de troca gasosa na circulação pulmonar Além disso a difusão de oxigênio está dificultada pelo aumento da distância que a molécula de oxigênio deve atravessar para chegar ao centro do capilar pulmonar em virtude da dilatação do calibre do vaso. Todos estes fenômenos favorecem a hipoxemia.

O desequilíbrio entre fatores vasodilatadores e vasoconstritores, favorecendo a vasodilatação, assume papel fundamental na fisiopatologia da SHP.

Os dois mecanismos mais estudados como prováveis causas da SHP são a (1) vasodilatação provocada pelo NO e pelo monóxido de carbono e (2) a neoangiogênese.

A produção aumentada de NO seria induzida de duas maneiras. Em primeiro lugar, a concentração aumentada de endotelina 1 (como se observa na hipertensão portal experimental) levaria a um aumento de produção de NO pelo endotélio dos capilares pulmonares. Em segundo lugar, a translocação bacteriana com diminuição do clareamento de endotoxinas observada na hipertensão portal provocaria recrutamento e ativação de macrófagos pulmonares com consequente liberação de substâncias pro-inflamatórias, como o fator de necrose tumoral, que aumentam a produção de NO.

Alguns trabalhos oferecem evidências de aumento da angiogênese na microvasculatura pulmonar que seria provocada pelo aumento da produção do fator de crescimento endotelial vascular, induzido em monócitos e macrófagos ativados pelas endotoxinas acumuladas na circulação pulmonar e produção elevada de fator de necrose tumoral.[24-26]

Quadro clínico

As manifestações clínicas da SHP se relacionam tanto à hepatopatia quanto à disfunção pulmonar. Mais de 80% dos pacientes têm sinais e sintomas de doença hepática crônica no momento do diagnóstico, como fadiga, anorexia, ascite, fígado aumentado ou reduzido, esplenomegalia, circulação colateral, *flapping* e atrofia testicular. Geralmente, estão associadas aranhas vasculares (*spiders*) – lesões cutâneas que podem ser indicadoras de dilatações vasculares intrapulmonares, conectando diretamente ramos arteriais a venosos. São identificadas com maior frequência na face, pescoço, tronco proximal e membros superiores.

O sintoma mais prevalente é a dispneia progressiva, inicialmente aos esforços físicos e, depois, em repouso. Entretanto não se trata de manifestação específica uma vez que pode ocorrer em outras condições como hidrotórax hepático, hipertensão portopulmonar, anemia, ascite volumosa, anemia e anasarca. Associam-se como achados adicionais o baqueteamento digital e a cianose de extremidades, porém estes também são achados inespecíficos. São mais característicos de SHP:[27]

- **Platipneia:** aumento de dispneia induzida por mobilização para a posição ortostática, principalmente de pé, que alivia em decúbito dorsal.

- **Ortodeóxia:** queda da pressão arterial de oxigênio (acima de 4 mmHg) ou da dessaturação arterial de oxiemoglobina (maior que 5%) na mesma condição descrita. Afeta 88% dos pacientes com SHP, contra apenas 5% dos pacientes com cirrose isolada. Ocorre como consequência da vasodilatação ser predominante nas bases pulmonares, acentuando o distúrbio ventilação-perfusão na posição de pé.

Diagnóstico

Os critérios diagnósticos da SHP estão sedimentados na seguinte tríade:[10]

1. Doença hepática crônica ou hipertensão portal.
2. Gradiente alveoloarterial de oxigênio elevado em ar ambiente.
3. Evidência de DVIP, principalmente em bases pulmonares.

O diagnóstico de SHP é baseado na demonstração de hipoxemia e DVIP, na ausência de outra doença pulmonar.

Na avaliação da hipoxemia no paciente cirrótico, é fundamental excluir outras causas cardiopulmonares como atelectasias, ascite, DPOC e derrame pleural, sendo fundamentais uma história clínica e exame físico bem detalhados. São de mesma importância a radiografia ou tomografia de tórax e, conforme a situação, a de prova de função pulmonar.[26]

A gasometria arterial é o teste inicial de escolha.[28] Sua coleta deve ser efetuada com o paciente sentado em posição ortostática. A medida mais sensível de oxigenação diminuída é o gradiente alveoloarterial de oxigênio (A-a), que se encontra elevado, definido como maior ou igual a 15 mmHg (e maior ou igual a 20 mmHg em indivíduos acima de 65 anos de idade) em ar ambiente (FiO_2 = 21%). Esse gradiente é calculado, em ar ambiente, ao nível do mar, pela seguinte fórmula:

$$\text{Gradiente P (A-a) } O_2 = [(P.bar) \times FIO_2 - PaCO_2/R] - PaO_2$$

PAO_2 – pressão alveolar de oxigênio;
PaO_2 – pressão arterial parcial de oxigênio;
$PaCO_2$ – pressão arterial de gás carbônico;
Pbar – pressão barométrica (740 mmHg no nível do mar);
FiO_2 – fração inspirada de oxigênio;
R – coeficiente respiratório, assumido, na prática, como 0,8.

A pressão arterial de O_2 (PaO_2) < 80 mmHg (e < 70 mmHg acima de 65 anos) também é indicativa de hipoxemia.

Segundo a sua gravidade, a SHP pode ser classificada da seguinte maneira:[28]

- **Leve:** gradiente alveoloarterial de O_2 ≥ 15 mmHg e PaO_2 ≥ 80 mmHg, em ar ambiente.
- **Moderada:** gradiente alveoloarterial de O_2 ≥ 15 mmHg; PaO_2 < 80 mmHg e ≥ 60 mmHg, em ar ambiente.
- **Grave:** gradiente alveoloarterial de O_2 ≥ 15 mmHg; PaO_2 < 60 mmHg e ≥ 50 mmHg, em ar ambiente.
- **Muito grave:** gradiente alveoloarterial de O_2 ≥ 15 mmHg e PaO_2 < 50 mmHg, em ar ambiente.

A presença de dilatações vasculares intrapulmonares e *shunt* deve ser documentada mediante exames subsidiários.

A ecocardiografia com microbolhas é atualmente considerado o melhor exame para este fim. Antes do exame, agita-se uma solução salina, obtendo-se microbolhas > 10 µm de diâmetro, que são, então, injetadas em uma veia periférica do membro superior. Em indivíduos sadios, essas microbolhas são capturadas pelos capilares pulmonares e absorvidas pelos alvéolos. Em pacientes com SHP, a opacificação do átrio esquerdo dentro de três a seis ciclos cardíacos, após o aparecimento das microbolhas no átrio direito, indica *shunt* intrapulmonar e DVIP. Quando existe *shunt* intracardíaco, a passagem de microbolhas para o átrio esquerdo é imediata. O mesmo método, só que empregando a ecocardiografia transesofágica, apresenta maior sensibilidade, mas tem como desvantagem ser invasivo e de maior custo.[20,29]

A presença de *shunt* pulmonar também pode ser detectada através de cintilografia de perfusão pulmonar com albumina marcada com Tecnécio 99 m, em que são utilizadas partículas maiores que 20 µm. Essas partículas ficariam normalmente aprisionadas nos capilares pulmonares. Nos pacientes com *shunt*, elas são captadas em outros órgãos, como cérebro e rins. A proporção nesses órgãos ajuda na quantificação do *shunt*. Esse método é menos sensível do que a ecocardiografia com microbolhas e apresenta como limitação o fato de não distinguir entre *shunt* intrapulmonar e *shunts* intracardíacos.[24,27]

A angiografia pulmonar é raramente empregada no diagnóstico de SHP, reservada, em geral, para exclusão de outras causas de hipoxemia, como embolia pulmonar, hipertensão pulmonar e grandes comunicações arteriovenosas diretas. Existem dois padrões de SHP na angiografia:

- **Tipo 1:** dilatação da artéria pulmonar pré-capilar sem fístulas arteriovenosas. Os achados na angiografia podem ser de normais até dilatação difusa avançada, com padrão *spider-like*, o que se correlaciona com hipoxemia mais severa.
- **Tipo 2:** presença de fístulas arteriovenosas intrapulmonares. Nesses casos, menos comuns do que o Tipo 1, poderia ser indicada a embolização das comunicações fistulosas no intuito de melhorar a troca gasosa.[30]

De comprovada utilidade e menos invasiva é a tomografia computadorizada de alta resolução que, em casos de SHP, demonstra vasos pulmonares periféricos dilatados e aumento da relação artéria pulmonar/brônquio. Além disso, afasta outras doenças pulmonares que podem ser relevantes no contexto clínico.[30]

A prova de função pulmonar apresenta frequentes anormalidades quanto à capacidade de difusão por monóxido de carbono, que se encontra reduzida.[28]

Embora a gasometria arterial e a ecocardiografia com contraste sejam exames padrão-ouro no diagnóstico de SHP, é possível empregar métodos de *screening* não invasivos e simples, como a diferença da medida de saturação de O_2 nas posições supina e ortostática por oximetria de pulso.[29] Um estudo mostrou que a saturação de O_2 ($SatO_2$) < 96% tem uma sensibilidade de 100% para a detecção de uma PaO_2 < 70%.[29]

A Figura 145.2 ilustra um algoritmo proposto para *screening* e tratamento de SHP.

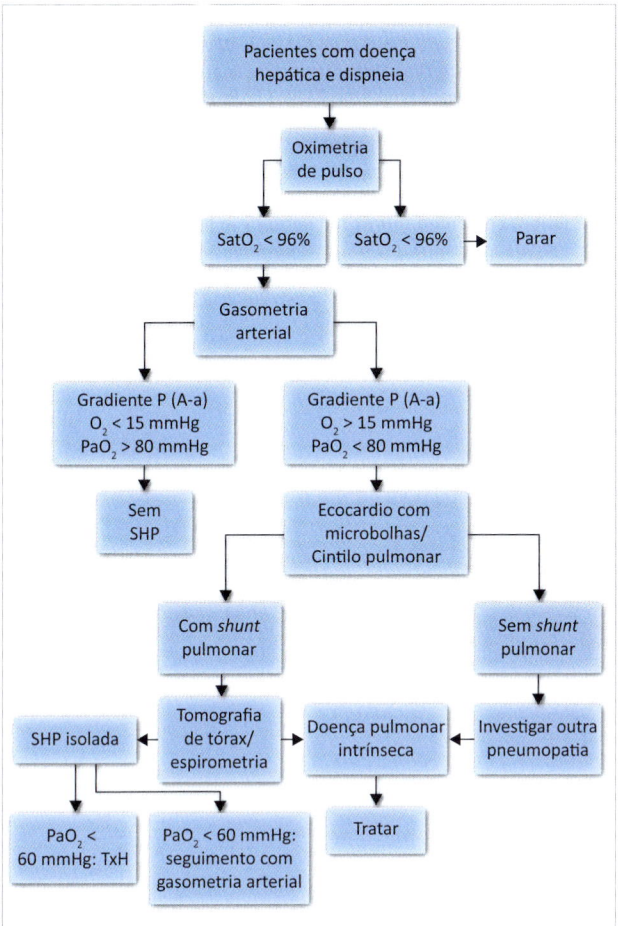

FIGURA 145.2. Algoritmo de avaliação de paciente com suspeita de síndrome hepatopulmonar.

TRATAMENTO

Os pacientes cirróticos portadores de SHP apresentam aumento significativo da morbidade e mortalidade com sobrevida média de 24 meses e apenas 23% em cinco anos em comparação com 63% em pacientes sem SHP.

Aplicar o conhecimento da fisiopatologia tentando neutralizar o NO e inibindo a angiogênese levou a resultados desapontadores.[30]

O uso de azul de metileno, inibidores de NO por via inalatória, pentoxifilina, norfloxacina, indometacina, micofenolato mofetil e *shunt* intra-hepático por via transjugular (TIPS) não demonstraram benefício evidente nos pacientes portadores de SHP.

O transplante de fígado permanece como única alternativa de tratamento, levando na maioria dos pacientes à resolução completa do quadro em 6 a 12 meses, com sobrevida em cinco anos de 76%, similar à observada em pacientes sem SHP. Em casos excepcionais, foi observada a recidiva após o transplante hepático.

Os fatores relacionados a pior sobrevida pós-transplante hepático são uma PaO_2 < 50 mmHg ou uma cintilografia pulmonar com captação cerebral > 20%.[24]

REFERÊNCIAS BIBLIOGRÁFICAS

1. Raevens S, Geerts A, Steenkiste CV, Verhelst X, Van Vlierberghe H, Colle I. Hepatopulmonary syndrome and portopulmonary hypertension: recent knowledge in pathogenesis and overview of clinical assessment. Liver Int. 2015 Jul;35(7):1919-20.
2. Ramsay M. Portopulmonary hypertension and right heart failure in patients with cirrhosis. Curr Opin Anaesthesio. 2010 Apr;23(2):145-50.
3. Michelakis ED, Wilkins MR, Rabinovitch M. Emerging concepts and translational priorities in pulmonary arterial hypertension. Circulation. 2008 Sep 30;118(14):1486-95.
4. Pilatis ND, Jacobs LE, Rerkpattanapipat P, Kotler MN, Owen A, Manzarbeitia C, et al. Clinical predictors of pulmonary hypertension in patients undergoing liver transplant evaluation. Liver Transpl. 2000 Jan;6 (1):85-91.
5. Krowka MJ, Swanson KL, Frantz RP, McGoon MD, Wiesner RH. Portopulmonary hypertension: results from a 10-year screening algorithm. Hepatology. 2006 Dec;44(6):1502-10.
6. Colle IO, Moreau R, Godinho E. Diagnosis of portopulmonary hypertension in candidates for liver transplantation: a prospective study. Hepatology. 2003 Feb;37(2):401-9.
7. Kawut SM, Krowka MJ, Trotter JF, Roberts KE, Benza RL, Badesch DB, et al. Clinical risk factors for portopulmonary hypertension. Hepatology. 2008 Jul;48(1):196-203.
8. Benza RL, Miller DP, Gomberg-Maitland M, Frantz RP, Foreman AJ, Coffey CS, et al. Predicting survival in pulmonary arterial hypertension: insights from the registry to evaluate early and long-term pulmonary arterial hypertension disease management (REVEAL). Circulation. 2010 Jul 13;122(2):164-72.
9. Aldenkortt F, Aldenkorrt M, Caviezel L, Waeber JL, Weber A, Schiffer E. Portopulmonary hypertension and hepatopulmonary syndrome. World J Gastroenterol. 2014 Jul 7;20(25):8072-81.
10. Krowka MJ. Management of pulmonary complications in pretransplant patients. Clin Liver Dis. 2011 Nov;15 (4): 765-77.
11. Galiè N, Hoeper MM, Humbert M, Torbicki A, Vachiery JL, Barbera JL, et al. Guidelines for the diagnosis and treatment of pulmonary hypertension: the TaskForce for the Diagnosis and Treatment of Pulmonary Hypertension of the European Society of Cardiology (ESC) and the European Respiratory Society (ERS), endorsed by the International Society of Heart and Lung Transplantation (ISHLT). Eur Heart J. 2009 Oct;30(20):2493-537.
12. Kim WR, Krowka MJ, Plevak DJ, Lee J, Rettke SR, Frantz RP, et al. Accuracy of Doppler echocardiography in the assessment of pulmonary hypertension in liver transplant candidates. Liver Transpl. 2000 Jul;6(4):453-8.
13. Porres-Aguilar M, Altamirano JT, Torre-Delgadillo A, Charlton MR, Duarte-Rojo A. Portopulmonary hypertension and hepatopulmonary syndrome: a clinician oriented overview. Eur Respir Rev. 2012 Sep 1;21(125):223-33.
14. Bozbas SS, Eyuboglu F. Evaluation of liver liver transplant candidates: A pulmonary perspective. Ann Thorac Med. 2011 Jul;6(3):109-14.
15. Arguedas MR, Abrams GA, Krowka MJ, Fallon MB. Prospective evaluation of outcomes and predictors of mortality in patients with hepatopulmonary syndrome undergoing liver transplantation. Hepatology. 2003;37:192-7. 16.
16. Melgosa MT, Ricci GL, García-Pagan JC, Blanco I, Escribano P, Abraldes JG, et al. Acute and longterm effects of inhaled iloprost in portopulmonary hypertension. Liver Transpl. 2010;16:348-56.
17. Raevens S, De Pauw M, Reyntjens K, Geerts A, Verhelst X, Berrevoet F, et al. Oral vasodilator therapy in patients with moderate to severe portopulmonary hypertension as a bridge to liver transplantation. Eur J Gastroenterol Hepatol. 2013;25:495-502
18. Makisalo H, Koivusalo A, Vakkuri A, Hockerstedt K. Sildenafil for portopulmonary hypertension in a patient undergoing liver transplantation. Liver Transpl. 2004;10:945-50.

19. Provencher S, Herve P, Jais X, Lebrec D, Humbert M, Simonneau G, et al. Deleterious effects of beta-blockers on exercise capacity and hemodynamics in patients with portopulmonary hypertension. Gastroenterology. 2006;130(1):120-6
20. Cartin-Ceba R, Swanson K, Iyer V, Wiesner RH, Krowka MJ. Safety and efficacy of ambrisentan for the treatment of portopulmonary hypertension. Chest. 2011;139(1):109-14.
21. Hoeper MM, Seyfarth HJ, Hoeffken G, Wirtz H, Spiekerkoetter E, Pletz MW, et al. Experience with inhaled iloprost and bosentan in portopulmonary hypertension. Eur Respir J. 2007;30:1096-102
22. Ashfaq M, Chinnakotla S, Rogers L, Ausloos K, Saadeh S, Klintmalm GB, et al. The impact of treatment of portopulmonary hypertension on survival following liver transplantation. Am J Transplant. 2007;7:1258-64
23. Arguedas MR, Fallon MB. Hepatopulmonary syndrome. Clin Liver Dis. 2005 Nov; 9(4):733-46.
24. Krowka MJ, Wiseman GA, Burnett OL, Spivey JR, Therneau T, Porayko MK, et al. Hepatopulmonary syndrome: a prospective study of relationships between severity of liver disease, PaO(2) response to 100% oxygen, and brain uptake after 99m)Tc MAA lung scanning. Chest. 2000 Sep;118(3): 615-24.
25. Krowka MJ, Wiesner RH, Heimbach JK. Pulmonary contraindications, indications and MELD exceptions for liver transplantation. A contemporary view and look forward. J Hepatol. 2013 Aug;59(2):367-74.
26. Rodríguez-Roisin R, Krowka MJ. Hepatopulmonary syndrome – a liver-induced vascular disorder. N Engl J of Med. 2008 May 29;358(22):2378-87.
27. Ho V. Current concepts in the management of hepatopulmonary syndrome. Vasc Health and Risk Manag. 2008;4(5):1035-41
28. Lima BL, França AV, Pazin-Filho A, Araújo WM, Martinez JÁ, Maciel BC, et al. Frequency, clinical characteristics, ans respiratory paremeters of hepatopulmonary syndrome. Mayo Clin Proc. 2004 Jan;79(1):42-8.
29. Kochar R, Tanikella R, Fallon MB. Serial pulse oximetry in hepatopulmonary syndrome. Dig Dis Sci. 2011 Jun;56(6):1862-8.
30. Koksal D, Kaçar S, Koksal AS, T¨fekçioglu O, KüçüKay F, Okten S, et al. Evaluation of intrapulmonary vascular dilatations with high-solutions computed thorax tomography in patients with hepatopulmonary syndrome. J Clin Gastroenterol. 2006 Jan;40(1):77-83.
31. Swanson KL, Krowka MJ. Arterial oxygenation associated with portopulmonary hypertension. Chest. 2002;121:1869-75

CAPÍTULO 146

SISTEMAS DE SUPORTE HEPÁTICO ARTIFICIAIS E BIOARTIFICIAIS

Leonardo Rolim Ferraz
Bento Fortunato Cardoso dos Santos

DESTAQUES

- Os sistemas de suporte hepático são dispositivos de circulação extracorpórea capazes de substituir, mesmo que parcialmente, funções relacionadas ao fígado.
- Métodos artificiais de substituição da função hepática têm sido utilizados no contexto de insuficiência hepática aguda ou crônica agudizada, com a finalidade de suporte aos pacientes até que um órgão apropriado para transplante esteja disponível, ou até que haja recuperação da injúria hepática.
- Os sistemas bioartificiais utilizam células viáveis em um dispositivo extracorpóreo e são capazes de reproduzir as funções de síntese, detoxificação e regulação do fígado. Os sistemas artificiais visam detoxificar o paciente por meio de técnicas derivadas da diálise, com base no princípio da diálise de albumina ou da separação plasmática e da filtração.
- O nível de evidência relacionado aos sistemas de suporte hepático, tanto artificiais quanto bioartificiais, ainda é limitado, com poucas publicações de ensaios clínicos randomizados controlados. O uso desses dispositivos ainda parece justificar-se apenas como ponte para o transplante de fígado, com evidência de benefício limitada, sendo ainda considerada por muitos autores de caráter experimental.

INTRODUÇÃO

O transplante de fígado é uma terapia consolidada e a única alternativa para pacientes com doença hepática terminal ou insuficiência hepática aguda grave. Mas é uma modalidade terapêutica de alto custo, relacionada a complicações de curto e longo prazos e frequentemente indisponível, em razão da ausência de doadores e da carência de enxertos.[1]

Os sistemas de suporte hepático são dispositivos de circulação extracorpórea capazes de substituir, mesmo que parcialmente, funções relacionadas ao fígado. Esses mecanismos poderiam ser utilizados como ponte para regeneração e recuperação da função hepática ou para a disponibilidade de um enxerto e sua transplantação. Idealmente, esses sistemas deveriam ser capazes de detoxificar, regular e sintetizar substâncias relacionadas à função hepática.[2]

A base racional para o desenvolvimento de sistemas de suporte hepático tem relação com a teoria de acúmulo de toxinas na insuficiência hepática, em que a remoção de substâncias e toxinas vasoativas, neuro e hepatotóxicas, poderia levar à recuperação da disfunção orgânica múltipla e permitir a reconstituição da função hepática.[3] Grande número de sistemas de assistência hepática têm sido descritos e o suporte hepático pode ser dividido em dois grupos principais: biológicos e não biológicos, ou bioartificiais e artificiais, dependendo do método específico utilizado para eliminar os produtos metabólicos tóxicos da corrente sanguínea.[4]

Métodos artificiais de substituição da função hepática são utilizados no contexto de insuficiência hepática aguda ou crônica agudizada, com a finalidade de suporte a esses pacientes até que um órgão apropriado para transplante esteja disponível, ou até que haja recuperação da injúria hepática. Estes sistemas também podem ser usados como suporte durante período de recuperação da função hepática após transplante cuja evolução seja a não função primária do enxerto, ou após a ressecção hepática extensa por trauma ou neoplasia.

Neste capítulo, apresentaremos os sistemas de suporte hepático já desenvolvidos, seu funcionamento, suas indicações de uso, possíveis complicações, eventuais benefícios e as evidências que suportam sua utilização.

TIPOS DE SISTEMA DE SUPORTE HEPÁTICO

Os sistemas biológicos ou bioartificiais utilizam células viáveis em um dispositivo extracorpóreo conectado à circulação do paciente, sendo capazes de reproduzir as funções de síntese, detoxificação e regulação do fígado. As células mais comumente utilizadas são hepatócitos de suínos, células humanas imortalizadas e células derivadas de tumores hepáticos.[5-8]

Sistemas de suporte hepático não biológicos ou artificiais visam detoxificar o paciente por meio de técnicas derivadas da diálise. Baseiam-se principalmente no princípio da diálise de albumina ou separação plasmática e filtração. São capazes de remover tanto substâncias ligadas à albumina quanto solúveis em água, sem qualquer função sintética. Geralmente, utilizam a albumina como carreador, e são capazes de retirar da circulação sistêmica a bilirrubina, os ácidos biliares, os metabólitos de aminoácidos aromáticos, os ácidos graxos de cadeia média e as citocinas inflamatórias.[9-21]

SISTEMAS BIOARTIFICIAIS

A utilização de fígados inteiros, humanos ou de porco, em um sistema de perfusão[22,23] hepática extracorpóreo, remonta à década de 1960[24-25] e foi abandonada pelas dificuldades logísticas, pelos riscos e pela consolidação do transplante ortotópico como método terapêutico eficaz. A possibilidade de constituir sistemas com colônias de células em cultura e a escassez de enxertos reacendeu o interesse no desenvolvimento desses dispositivos. Nos sistemas bioartificiais atuais, o principal componente são os biorreatores constituídos de culturas tridimensionais de células inseridas em uma rede de fibras capilares através da qual passa o plasma ou o sangue do paciente.[5-8]

O sistema HepatAssist®, da empresa Alliqua (Figuras 146.1 e 146.2) baseia-se em hepatócitos de porco criopreservados;[5] o dispositivo de suporte hepático extracorpóreo – ELAD®, da Vital Therapies (Figuras 146.3 e 146.4) utiliza uma linha de células de hepatoblastoma;[6] o sistema de suporte do fígado modular (MELS) (Figuras 146.5 e 146.6) utiliza tanto hepatócitos humanos quanto porcinos[7] e o *academish medisch centrum bioartificial liver* (AMC-BAL) difere dos outros sistemas por permitir contato direto entre o plasma do paciente e as células.[8]

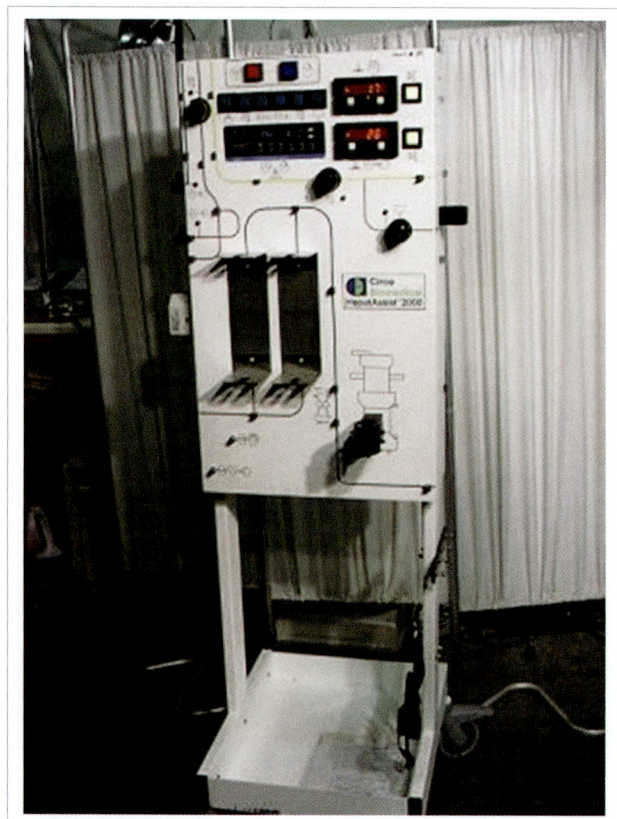

FIGURA 146.1. Sistema HepatAssist®.

CAPÍTULO 146 Sistemas de Suporte Hepático Artificiais e Bioartificiais

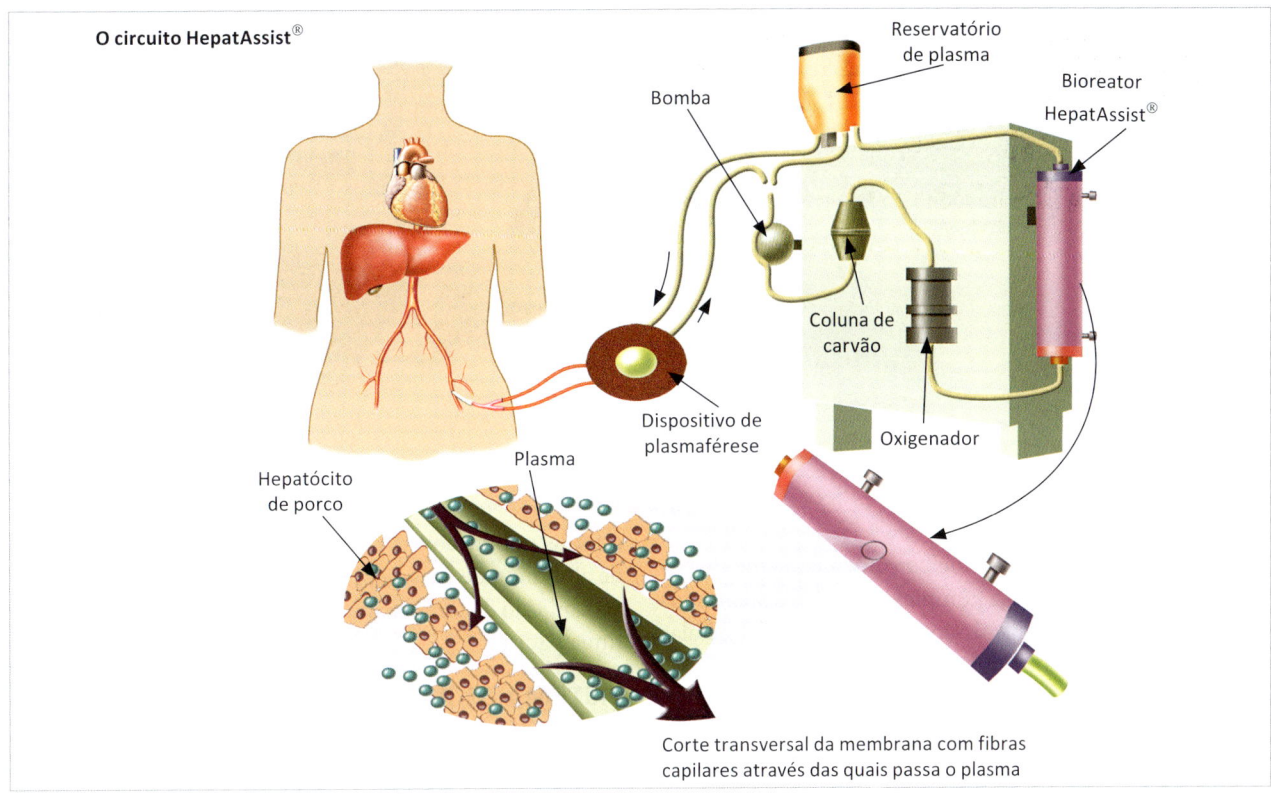

FIGURA 146.2. Circuito HepatAssist®.

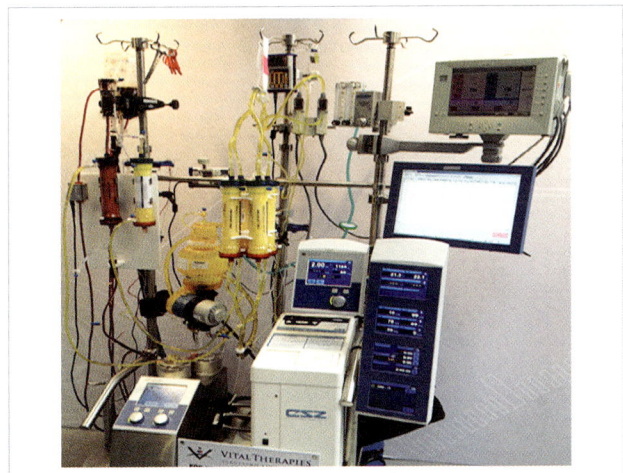

FIGURA 146.3. Sistema ELAD.

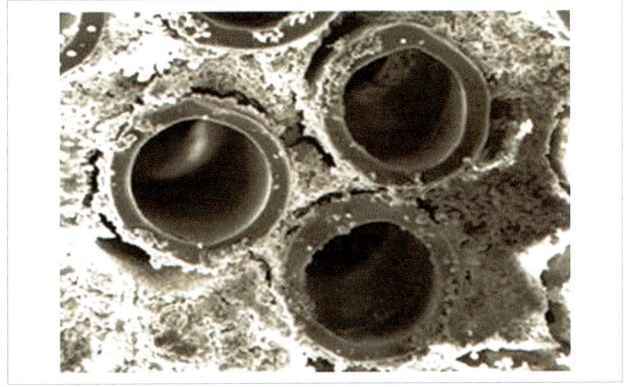

FIGURA 146.4. Microscopia eletrônica do biorreator ELAD.

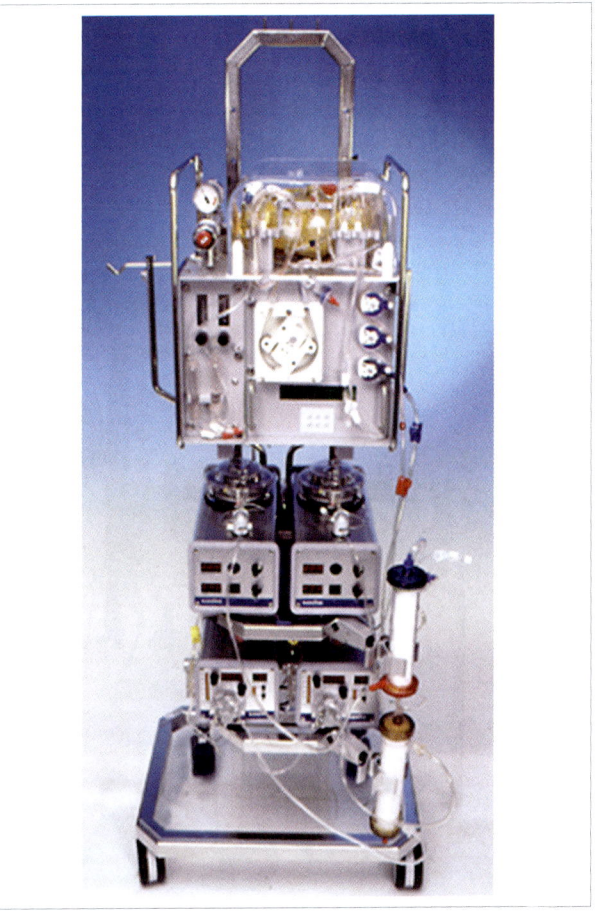

FIGURA 146.5. Sistema MELS.

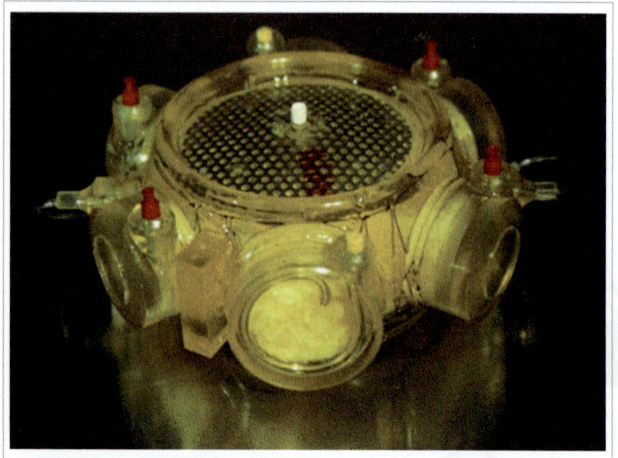

FIGURA 146.6. Biorreator MELS.

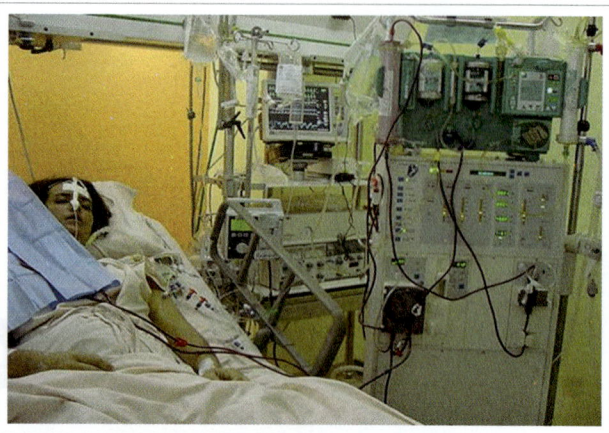

FIGURA 146.8. Tratamento com MARS.

Não há ainda sistema biológico comercialmente disponível, sendo o alto custo, a complexidade dos sistemas, os riscos relacionados à transmissão de xenozoonoses e células tumorais, os desafios de sua utilização.

SISTEMAS ARTIFICIAIS

Estão comercialmente disponíveis quatro dispositivos de suporte hepático artificiais, todos utilizam a albumina como molécula carreadora.

São eles: sistema de recirculação de adsorventes moleculares (MARS®), da Gambro[9] (Figuras 146.7 e 146.8); sistema de separação, adsorção e diálise de plasma fracionado (Prometheus®, da Fresenius);[10] variação de recirculação de albumina (Hepa Wash®, da empresa Hepa Wash GmbH);[11] e a terapia de troca plasmática seletiva (SEPET, da Arbios Systems).[12] Destes, o MARS® e o Prometheus® são os mais utilizados e a respeito dos quais existe o maior número de estudos publicados.[9,14-21,24-26] Há, ainda, o sistema de diálise de albumina de passagem única (SPAD) que, na verdade, é a adaptação de um sistema de hemodiálise venovenosa contínua padrão.[13]

SISTEMA DE RECIRCULAÇÃO DE ADSORÇÃO MOLECULAR (MARS)

O sistema MARS®, da empresa Gambro, baseia-se na diálise do sangue com um filtro de membrana revestida de albumina, que permite a troca de toxinas ligadas à albumina e a substâncias solúveis em água entre o sangue e uma solução de albumina 20% (Figura 146.9).

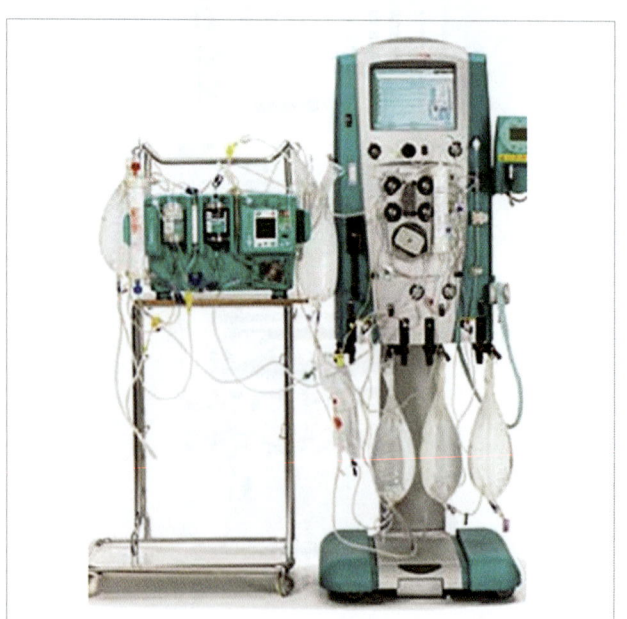

FIGURA 146.7. Sistema MARS.

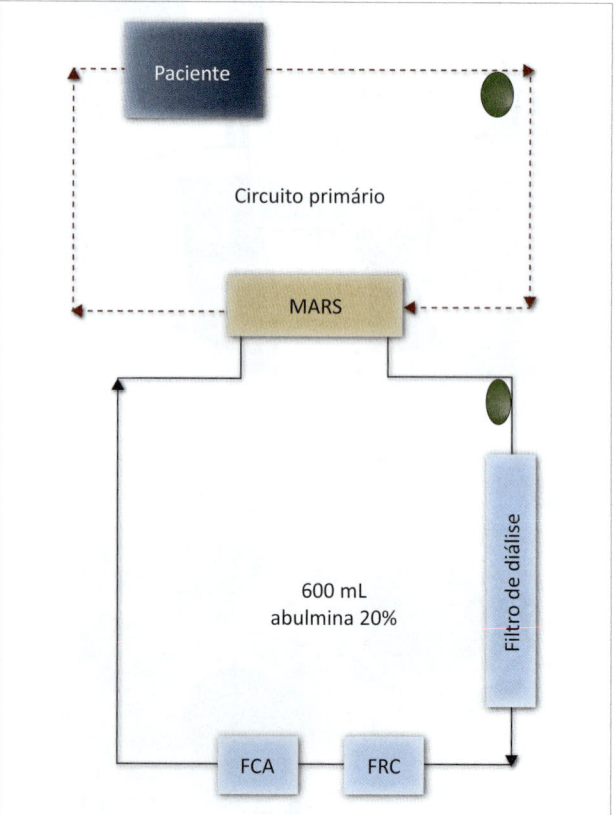

FIGURA 146.9. Circuito do sistema MARS.

O sistema tem três compartimentos de fluidos diferentes: um circuito de sangue, um circuito com 600 mL de albumina 20% e um circuito de solução de diálise convencional. O de albumina 20% recircula através dos filtros de albumina, de diálise convencional, de carvão e de resina de troca aniônica, permitindo a regeneração da albumina para novo contato com o sangue do paciente.

Prometheus®

O sistema de Prometheus® baseia-se no método de separação do plasma fracionado e adsorção (FPSA), permitindo que a própria albumina do paciente possa ser regenerada pela passagem através de dois filtros de adsorção em um circuito secundário (Figura 146.10).

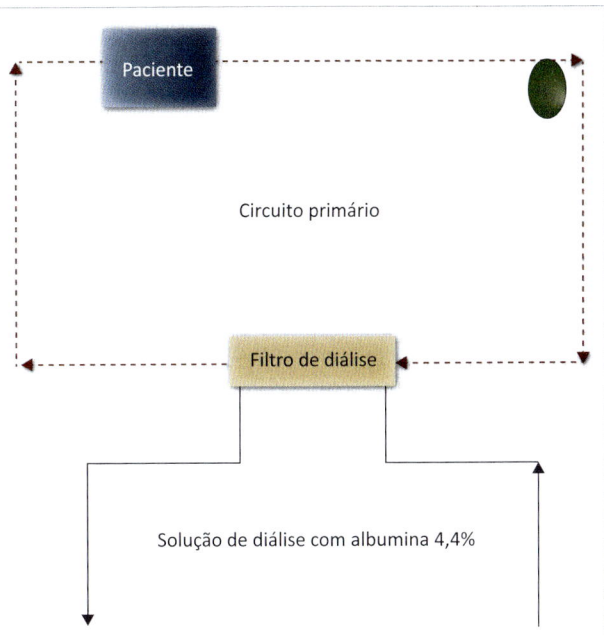

FIGURA 146.11. Sistema de diálise de albumina de passagem única (SPAD).

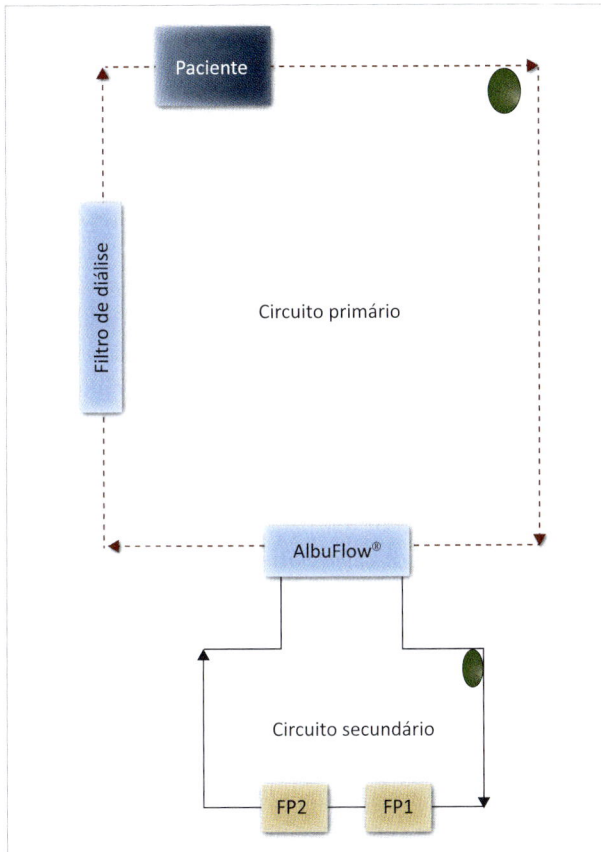

FIGURA 146.10. Sistema Prometheus.

Em contraste com o MARS, uma membrana de polisulfona de albumina permeável (AlbuFlows®, da empresa Fresenius) é utilizada, não sendo necessária a utilização de albumina externa.

SISTEMA DE DIÁLISE DE ALBUMINA DE PASSAGEM ÚNICA (SPAD)

O SPAD difere do MARS e do Prometheus®, pois não utiliza qualquer coluna ou circuitos adicionais, constitui-se em uma hemodiálise venovenosa contínua padrão (Figura 146.11). O sangue é dialisado contra uma solução de diálise com adição de albumina no dialisato, constituído de uma solução de albumina de 4,4%. Em contraste com o MARS, a albumina do dialisato não é regenerada, o tratamento é realizado ao longo de seis a oito horas, usando 4,5 L de dialisato e 700 mL de albumina 20%.

EVIDÊNCIA

O nível de evidência relacionado aos sistemas de suporte hepático, tanto artificiais quanto bioartificiais, é ainda limitado, com poucas publicações de ensaios clínicos randomizados controlados.

Os dispositivos biológicos e não biológicos têm sido utilizados como tratamento para diferentes tipos de insuficiência hepática: insuficiência hepática aguda, insuficiência hepática crônica agudizada (IHCA) e má ou não função primaria do enxerto após transplante hepático. Podem ainda ser utilizados em prurido refratário relacionado a doenças colestáticas e intoxicações.

O Quadro 146.1 resume as possíveis indicações para utilização de sistemas de suporte hepático.

QUADRO 146.1. Possíveis indicações para utilização de sistemas de suporte hepático.

Indicações

- Insuficiência hepática crônica agudizada.
- Insuficiência hepática aguda.
- Não função primária do enxerto pós-transplante de fígado.
- Prurido refratário em doença colestática.
- Síndrome hepatorrenal.
- Doença de Wilson.
- Intoxicação por: *Amanita phalloides*, paracetamol, fenitoína, teofilina, diltiazem.

A maioria dos sistemas de suporte bioartificiais foi avaliada em estudos com número reduzido de pacientes e de forma não controlada.[6-8] A exceção é o HepatAssist®, avaliado em um estudo prospectivo randomizado multicêntrico, em 171 pacientes com insuficiência hepática aguda ou não função primária do enxerto após transplante hepático. Não houve melhora da sobrevida associada à utilização do sistema.[5]

No momento, existem dois estudos randomizados recrutando pacientes com hepatite alcóolica utilizando o sistema ELAD®.[27-28]

O nível de evidência para os sistemas artificias é um pouco melhor, há larga comprovação demonstrando a segurança destes sistemas, sendo possível utilizá-los em pacientes críticos de forma segura, com limitações semelhantes às dos sistemas de hemodiálise.[14-24,24-26]

O Quadro 146.2 demonstra as possíveis contraindicações para utilização desses sistemas.

QUADRO 146.2. Contraindicações para a utilização de sistemas artificiais de suporte hepático.

Contraindicações
- Instabilidade hemodinâmica apesar de vasopressor.
- CIVD.
- Sangramento ativo.

O Quadro 146.3 resume os potenciais benefícios relacionados à utilização de sistemas artificiais demonstrados nos ensaios clínicos.[14-21,24-26] Entre eles estão: melhora da icterícia, melhora da instabilidade hemodinâmica, redução da hipertensão portal e melhora da encefalopatia hepática. No entanto, os estudos randomizados multicêntricos com maior número de pacientes não demonstraram melhora da sobrevida.[24-26]

No Quadro 146.4, estão descritos os ensaios clínicos prospectivos randomizados realizados com sistemas artificiais. Estão em andamento três estudos randomizados para avaliação de sistemas artificiais, um com MARS, em hepatite isquêmica,[29] e dois com Hepa Wash, em IHCA.[30-31]

QUADRO 146.3. Potenciais benefícios da utilização de sistemas artificiais de suporte hepático.

Benefícios
- Redução dos níveis de bilirrubina e sais biliares.
- Redução dos níveis de creatinina.
- Redução dos níveis de amônia.
- Remoção de toxinas/drogas ligada à albumina.
- Melhora hemodinâmica:
  - redução da pressão portal;
  - redução do padrão circulatório sistêmico hiperdinâmico.
- Melhora da encefalopatia hepática.

Até o momento, foram publicadas três metanálises que apresentam resultados conflitantes.[4,32-33] Esses estudos avaliaram, de forma conjunta, sistemas artificias e bioartificiais. As duas primeiras metanálises sugeriram redução de mortalidade em pacientes com IHCA e nenhum benefício na insuficiência hepática aguda,[4,32] ao passo que a mais recente demonstrou o oposto, redução de mortalidade em insuficiência hepática aguda e nenhum benefício em IHCA.[33]

QUADRO 146.4. Ensaios clínicos randomizados realizados com sistemas artificiais.

Estudo	Sistema	População	Desfecho
Mitzner	MARS	Hepatorrenal (n = 13)	Melhora sobrevida
Heemann	MARS	IHCA (n = 24)	Melhora sobrevida
Sem	MARS	IHCA (n = 18)	Melhora encefalopatia
Hassanien	MARS	Encefalopatia (n = 70)	Melhora encefalopatia
FULMAR	MARS	Fulminante (n = 102)	Sem impacto sobrevida
HELIOS	Prometheus	IHCA (n = 145)	Sem impacto sobrevida
RELIEF	MARS	IHCA (n = 189)	Sem impacto sobrevida

Para a indicação de suporte no contexto de insuficiência hepática, o uso desses dispositivos, até o momento, parece se justificar apenas como ponte para o transplante de fígado, com evidência de benefício limitada, sendo, para muitos autores, de caráter ainda experimental. Para as outras indicações, como prurido refratário em doença colestática, intoxicação por drogas ou doença de Wilson, a evidência é limitada a séries de casos, com resultados aparentemente benéficos.

CONSIDERAÇÕES FINAIS

Os sistemas de suporte hepático são dispositivos de circulação extracorpórea capazes de substituir, mesmo que parcialmente, funções relacionadas ao fígado. São constituídos por dispositivos que utilizam culturas de células de hepatócitos ou a albumina como molécula carreadora. O nível de evidência relacionado aos sistemas de suporte hepático, tanto artificiais quanto bioartificiais, ainda é limitado. Apesar da comprovação de segurança e de alguns benefícios como melhora da encefalopatia e de parâmetros hemodinâmicos e laboratoriais, ainda não há evidência consistente de melhora de sobrevida com a utilização destes sistemas tanto em IHCA quanto na hepatite fulminante.

Esse contexto não só tem relação com as limitações dos sistemas atualmente disponíveis, mas principalmente com as limitações dos estudos já realizados. A construção desta evidência passa pelo desafio do desenvolvimento tecnológico e da identificação dos subgrupos de pacientes, momento de indicação e duração da terapia relacionada a melhores desfechos com sua utilização.

REFERÊNCIAS BIBLIOGRÁFICAS

1. Parikh ND, Hutton D. Projections in Donor Organs Available for Liver Transplantation in the United States: 2014-2025. Liver Transpl. 2015 Apr 3. doi: 10.1002/lt.24136.

2. Struecker B, Raschzok N, Sauer IM. Liver support strategies: cutting-edge technologies. Nat Rev Gastroenterol Hepatol. 2014;11:166-76
3. Stadlbauer v, Jalan R. Acute liver failure: liver support therapies. Curr Opin Crit Care. 2007;13:215-21
4. Kjaergard LL, Liu J. Artificial and bioartificial support systems for acute and acute-on-chronic liver failure. JAMA. 2003;289:217-22.
5. Demetriou AA, Brown RS Jr, Busuttil RW, Fair J, McGuire BM, Rosenthal P, et al. Prospective, randomized, multicenter, controlled trial of a bioartificial liver in treating acute liver failure. Ann Surg. 2004;239:660-7.
6. Ellis AJ, Hughes RD, Wendon JA, Dunne J, Langley PG, Kelly JH, et al. Pilot-controlled trial of the extracorporeal liver assist device in acute liver failure. Hepatology. 1996;24:1446-51
7. Sauer IM, Zeilinger K, Pless G, Kardassis D, Theruvath T, Pascher A, et al. Extracorporeal liver support based on primary human liver cells and albumin dialysis—treatment of a patient with primary graft non-function. J Hepatol. 2003;39:649-53.
8. van de Kerkhove MP, Di Florio E, Scuderi V, Mancini A, Belli A, Bracco A, et al. Phase I clinical trial with the AMC-bioartificial liver. Int J Artif Organs. 2002;25:950-9.
9. Stange J, Mitzner S. Dialysis against a recycled albumin solution enables the removal of albumin-bound toxins. Artif Organs. 1993;17:809-13.
10. Rifai K. Fractionated plasma separation and adsorption: current practice and future options. Liver Int. 2011;31(Suppl. 3):13-5.
11. Al-Chalabi A, Matevossian E, Thaden AK, Luppa P, Neiss A, Schuster T, et al. Evaluation of the Hepa Wash® treatment in pigs with acute liver failure. BMC Gastroenterol. 2013;13:83.
12. Rozga J, Umehara Y, Trofimenko A, Sadahiro T, Demetriou AA. A novel plasma filtration therapy for hepatic failure: preclinical studies. Ther Apher Dial. 2006;10:138-44.
13. Sauer IM, Goetz M, Steffen I, Walter G, Kehr DC, Schwartlander R, et al. In vitro comparison of the molecular adsorbent recirculation system (MARS) and single-pass albumin dialysis (SPAD). Hepatology. 2004;39:1408-14.
14. Mitzner SR, Stange J, Klammt S, Risler T, Erley CM, Bader BD, et al. Improvement of hepatorenal syndrome with extracorporeal albumin dialysis MARS: results of a prospective, randomized, controlled clinical trial. Liver Transpl. 2000;6:277-86.
15. Heemann U, Treichel U. Albumin dialysis in cirrhosis with superimposed acute liver injury: a prospective, controlled study. J Hepatol. 2002;36:949-58.
16. Sen S, Davies NA, Mookerjee RP, Cheshire LM, Hodges SJ, Williams R, et al. Pathophysiological effects of albumin dialysis in acute-on-chronic liver failure: a randomized controlled study. Liver Transpl. 2004;10:1109-19.
17. Karvellas C, Gibney N. Bench-to-bedside review: Current evidence for extracorporeal albumin dialysis systems in liver failure. Crit Care. 2007;11:215-23.
18. Hassanien TI, Tofteng F. Randomized controlled study of extracorporeal albumin dialysis for hepatic encephalopathy in advanced cirrhosis. Hepatology. 2007;46:1853-62.
19. Saliba F, Camus C. Predictive factors of transplant free survival in patients with fulminant and sufbulminant hepatic failure: results from a randomized controlled multicenter trial. J Hepatol. 2009;50:S89-90.
20. Wauters J, Wilmer A. Albumin dialysis: current practice and future options. Liver Int. 2011;31(Suppl. 3):9-12.
21. Wittebole X, Hantson P. Use of the molecular adsorbent recirculating system (MARS) for the management of acute poisoning with or without liver failure. Clin Toxicol (Phila). 2011;49:782-93.
22. Sen PK, Bhalerao RA, Parulkar GP, Samsi AB, Shah BK, Kinare SG. Use of isolated perfused cadaveric liver in the management of hepatic failure. Surgery. 1966;59:774-81.
23. Eiseman B, Liem DS, Raffucci F. Heterologous liver perfusion in treatment of hepatic failure. Ann Surg. 1965;162:329-45.
24. Kribben A, Gerken G. Effects of Fractionated Plasma Separation and Adsorption on Survival in Patients With Acute-on-Chronic Liver Failure. Gastroenterology. 2012;142:782-9.
25. Banares R, Nevens F. Extracorporeal Albumin Dialysis With the Molecular Adsorbent Recirculating System in Acute-on-Chronic Liver Failure: The RELIEF Trial. Hepatology. 2013;57:1153-62.
26. Saliba F, Camus C, Durand F, Mathurin P, Letierce A, Delafosse B, et al. Albumin Dialysis With a Noncell Artificial Liver Support Device in Patients With Acute Liver Failure: A Randomized, Controlled Trial. Ann Intern Med. 2013;159(8):522-31.
27. US National Library of Medicine. ClinicalTrials.gov. [Internet] [Acesso em 03 jan 2016]. Disponível em: http://clinicaltrials.gov/ct2/show/NCT01471028
28. US National Library of Medicine. ClinicalTrials.gov. [Internet] [Acesso em 03 jan 2016]. Disponível em: http://www.clinicaltrials.gov/ct2/show/NCT01829347
29. US National Library of Medicine. ClinicalTrials.gov. [Internet] [Acesso em 03 jan 2016]. Disponível em: http://www.clinicaltrials.gov/ct2/show/NCT01690845
30. US National Library of Medicine. ClinicalTrials.gov. [Internet] [Acesso em 03 jan 2016]. Disponível em: http://www.clinicaltrials.gov/ct2/show/NCT01079091
31. US National Library of Medicine. ClinicalTrials.gov. [Internet] [Acesso em 03 jan 2016]. Disponível em: http://www.clinicaltrials.gov/ct2/show/study/NCT01079104
32. Liu JP, Gluud L. Artificial and bioartificial support systems for liver failure. Cochrane Database Syst Rev. Issue1.Art.No.: CD003628. [Internet] [Acesso em 03 jan 2016]. Disponível em: http://dx.doi.org/10.1002/14651858.CD003628.pub2.
33. Stutchfield BM, Simpson K, Wigmore SJ. Systematic review and meta-analysis of survival following extracorporeal liver support. Br J Surg. 2011;98:623-31.

CAPÍTULO 147

COMPLICAÇÕES PERIOPERATÓRIAS NO PACIENTE CIRRÓTICO

Marcelo Bruno de Rezende
Luiz Gustavo Guedes Diaz
Marcela Balbo Rusi

DESTAQUES

- Procedimentos cirúrgicos em hepatopatas devem ser realizados em centros com experiência no manejo destes pacientes.
- O paciente cirrótico apresenta taxas cirúrgicas de morbimortalidade mais elevadas que a população geral, portanto a adequada estratificação (MELD/Child-Turcotte-Pugh) e a compensação da hepatopatia são determinantes de resultado satisfatório.
- A transfusão profilática antes de procedimentos cirúrgicos deve ser evitada.
- O cirrótico é imunodeprimido e necessita de vigilância infecciosa.
- A colecistectomia possui indicações semelhantes àquelas para indivíduos saudáveis, com especial atenção ao Child C, que contraindica alguns procedimentos mais invasivos.
- A herniorrafia umbilical eletiva é preferível à conduta expectante por apresentar menores índices de morbimortalidade do que eventuais complicações de urgência.
- A cirurgia bariátrica desempenha importante papel na esteato-hepatite não alcoólica em obesos mórbidos.

INTRODUÇÃO

Estima-se que 10% dos pacientes que morreram em decorrência de doença hepática necessitaram de procedimento cirúrgico nos dois últimos anos de vida,[1] justamente o período em que têm o maior risco de complicações.[2]

Várias inovações das últimas décadas propiciaram maior expectativa de vida para os pacientes cirróticos, como a introdução de betabloqueadores no tratamento da hipertensão portal, ligaduras elásticas endoscópicas para varizes esofágicas e profilaxia antimicrobiana para peritonite bacteriana espontânea (PBE). Como consequência do aumento da longevidade, houve crescimento na incidência de hepatocarcinoma, doenças coronarianas, entre outras, com necessidade cirúrgica.[3]

Embora a ressecção hepática em razão de tumor e transplante de fígado seja a cirurgia mais comum realizada em cirróticos, estes pacientes frequentemente requerem outros tipos de procedimentos abdominais não hepáticos, como correção de úlcera péptica, doenças intestinais, biliares ou pancreáticas, ou mesmo cirurgias extra-abdominais, como cardíacas, vasculares ou ortopédicas. Sabidamente, eles costumam descompensar da cirrose nessas situações de estresse, seja anestésico, seja cirúrgico, e, mesmo com todo o avanço tanto nas técnicas cirúrgicas quanto nos cuidados intensivos, a morbimortalidade perioperatória continua alta.[4]

FISIOPATOLOGIA

A prevalência mundial de doença hepática crônica tem aumentado em razão da expansão na incidência das hepatites virais crônicas (VHB e VHC), da doença hepática alcoólica e da esteato-hepatite não alcoólica (NASH). Além disso, os médicos continuam a somar conhecimentos e habilidades para cuidar de pacientes com cirrose nos estágios finais da doença, o que explica o aumento significativo no número de pacientes com doença hepática e pacientes hepatopatas submetidos a algum procedimento cirúrgico.

O fígado não é somente o principal órgão responsável pelo metabolismo sistêmico, mas também tem propriedades imunológicas na sua função de filtrar grandes quantidades de sangue.[5] A síntese de várias proteínas do plasma, como albumina e fatores de coagulação; a biotransformação de diversas drogas; e a depuração de microrganismos que invadem a corrente sanguínea representam algumas das funções mais importantes do fígado em indivíduos programados para a cirurgia.[6] Portanto, pacientes com doença hepática crônica apresentam risco elevado de morbimortalidade pré e pós-operatória.

A cirrose pode ter efeitos dramáticos sobre os múltiplos sistemas orgânicos, tornando a cirurgia, no paciente cirrótico, uma tarefa complexa e difícil. Grande estudo recente, de base populacional, demonstrou que os hepatopatas, em particular aqueles com hipertensão portal, têm resultados significativamente piores após operações eletivas do que aqueles sem doença crônica no fígado (Figura 147.1).[7] Ato simples, como abrir a parede abdominal, em um paciente cirrótico com hipertensão portal leva à dilatação de colaterais venosas, o que pode acarretar hipotensão sistêmica e descompensação hepática secundária à isquemia.[8]

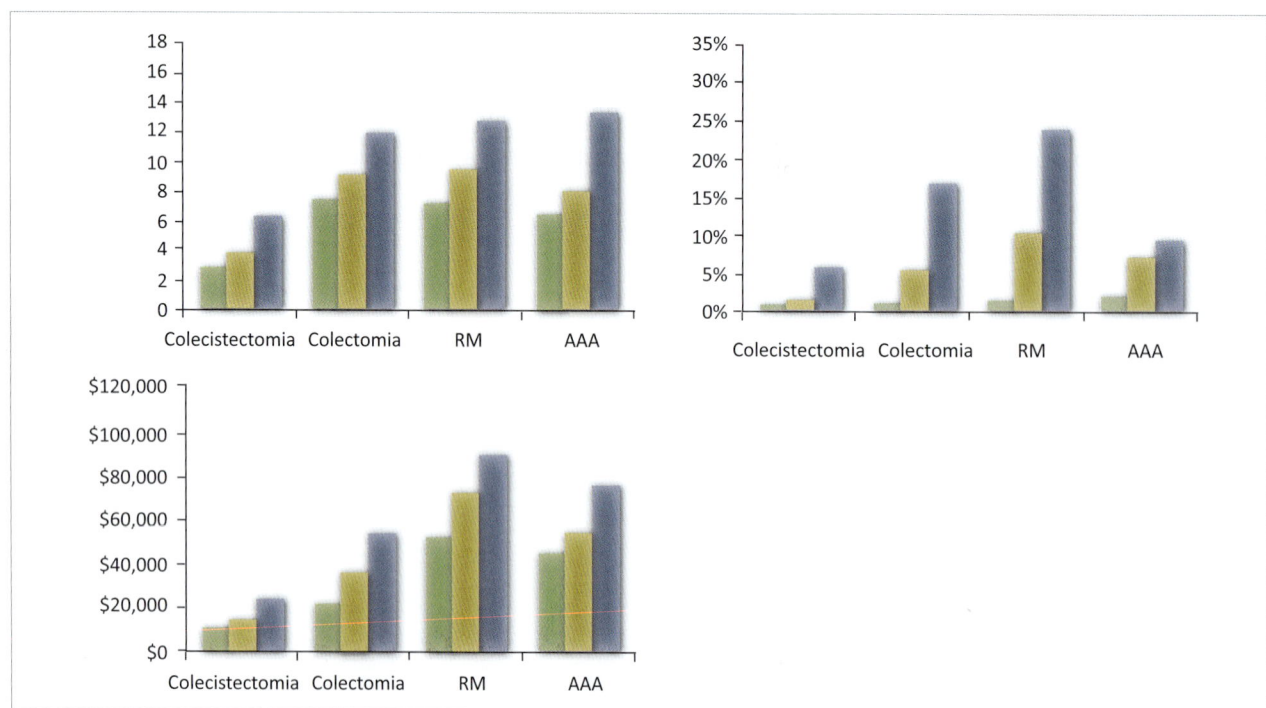

FIGURA 147.1. Resultados de pacientes submetidos a quatro tipos de cirurgia: colecistectomia, colectomia, revascularização do miocárdio (RM), aneurisma de aorta abdominal (AAA).
(A) período de internação; (B) gastos em dólares; (C) taxa de mortalidade. Cinza claro: normal; Cinza médio: cirrótico; Cinza escuro: cirrótico com hipertensão portal.
Fonte: Modificada Csikesz NG e colaboradores, 2009.[41]

Embora, nas últimas décadas, tenha havido um grande desenvolvimento no preparo pré-operatório, nos aspectos técnico-cirúrgicos, nos cuidados anestésicos perioperatórios e nos cuidados de terapia intensiva, pacientes com doença hepática crônica, e consequente disfunção hepatocelular, apresentam elevadas taxas de morbidade e mortalidade perioperatória.[9,10]

A natureza da hepatopatia, a gravidade da doença e a modalidade do procedimento cirúrgico são fatores determinantes no resultado pós-operatório. A mortalidade, tal como a morbidade, é maior nos hepatopatas submetidos a cirurgias cardíacas (acima de 30%), abdominais abertas, como as colecistectomias (acima de 17%), ressecções gástricas (acima de 54%) e colectomias (acima de 24%).[11]

As altas taxas de complicações em cirurgias abdominais devem-se à redução do fluxo sanguíneo hepático e à consequente isquemia do órgão funcionalmente limítrofe, assim como ao aumento do risco de sangramento na presença de hipertensão portal – em particular, nos pacientes com cirurgias abdominais prévias. O fluxo sanguíneo hepático, especialmente da artéria hepática, é reduzido durante a anestesia geral e a cirurgia; essa redução é crítica e determina a perda das funções hepáticas mínimas existentes.[4]

Alterações hemodinâmicas, caracterizadas por aumento do débito cardíaco, vasodilatação esplâncnica e redução da resistência vascular sistêmica são comuns em pacientes com hipertensão portal e progridem à medida que a hepatopatia se agrava. Apesar do aumento do débito cardíaco observado nos pacientes cirróticos, a perfusão esplâncnica frequentemente está prejudicada, em decorrência dos *shunts* venosos instalados na vigência de hipertensão portal. Ademais, os agentes anestésicos podem também reduzir o fluxo sanguíneo hepático e diminuir a oferta de oxigênio para o fígado e para outros órgãos esplâncnicos. Além disso, durante o ato cirúrgico, o fluxo sanguíneo e a função hepática podem estar comprometidos pela liberação de catecolaminas e outros hormônios vasorreguladores.[6,12]

O estresse cirúrgico associado à hipotensão, à hipoxemia, à hemorragia e ao uso de drogas vasoativas pode reduzir a oxigenação no fígado e, consequentemente, descompensar sua função, determinando maior risco de mortalidade, principalmente em decorrência de piora da função renal, encefalopatia, coagulopatia e aumento do risco de infecções.

ESTRATIFICAÇÃO DE RISCO

Para o paciente com indicação de abordagem cirúrgica, a estratificação do risco visa identificar os casos com maior potencial de complicações, quantificando, de maneira mais precisa, as taxas de morbimortalidade pós-operatória. Ela deve iniciar com a realização de anamnese detalhada e exame físico minucioso, na busca de sinais e sintomas capazes de identificar a presença de doença hepática crônica, algumas vezes assintomática.

Informações consideradas importantes são as relacionadas ao consumo de bebidas alcoólicas, ao uso de medicações hepatotóxicas ou suplementos, à história de transfusão de hemoderivados, ao uso de drogas ilícitas por via endovenosa ou inalatória, à realização de tatuagens, e aos fatores relacionados à esteatose hepática (obesidade, dislipidemia, diabetes melito tipo 2, hipertensão arterial), além de história familiar de hepatopatias.

A avaliação laboratorial pré-operatória deve incluir exames básicos (hemograma completo, função renal e eletrólitos), provas de função hepática (dosagem de albumina sérica, coagulograma e bilirrubina total e frações) e dosagem de transaminases e enzimas canaliculares (fosfatase alcalina e g-GT). Esses exames serão utilizados para cálculo de riscos, cujos resultados auxiliarão na avaliação clínica do paciente, e consequentemente, na decisão terapêutica.

A taxa de mortalidade em pacientes cirróticos submetidos a vários procedimentos cirúrgicos varia de 8,3% a 25% (Tabela 147.1), em comparação com 1,1% em pacientes não cirróticos.[13]

TABELA 147.1. Risco de mortalidade cirúrgica em pacientes cirróticos.[13]

Cirurgia em pacientes cirróticos	n.	Óbitos (n.)	%
Gastrintestinal			
Cirurgia de úlcera péptica – eletiva	20	2	10
Cirurgia de úlcera péptica – sangramento	94	46	49
Cirurgia de úlcera péptica – perfuração	167	70	42
Bypass gástrico	125	5	4
Cirurgia do trato biliar	212	45	21
Cirurgias de intestino delgado	9	6	67
Cirurgias de colo	87	36	41
Colecistectomia convencional	110	8	7,7
Colecistectomia laparoscópica	265	0	0
Abdominal			
Trauma	17	8	47
Cirurgia abdominal de emergência	73	42	57
Esplenectomia	7	0	0
Herniorrafia umbilical	24	2	8,3
Herniorrafia inguinal	1.197	30	2,5
Ortopédica			
Cirurgia de quadril – eletiva	14	0	0
Cirurgia de quadril – emergência	5	3	60
Cirurgia de joelho	42	0	0
Cardíaca			
Cirurgia cardíaca – eletiva	18	3	17
Cirurgia cardíaca – emergência	5	4	80
Geniturinário			
Prostatectomia transuretral	30	2	6,7
Histerectomia	105	8	7,6
Cirurgia abdominal em outras condições hepáticas			
Hepatite aguda	11	11	100
Hepatite C	34	0	0
Hepatite crônica	20	0	0
Icterícia obstrutiva			5-60

Essa grande variação nas taxas de mortalidade está relacionada ao grau de gravidade da doença hepática, ao tipo de cirurgia e à *expertise* das equipes cirúrgica, anestésica e de terapia intensiva.

O risco relacionado ao tipo de cirurgia pode ser dividido em: alto, moderado e baixo, conforme mostrado no Quadro 147.1.

Apesar de diversos estudos buscarem o melhor método para quantificação desse risco em pacientes com hepatopatia crônica, ainda hoje a classificação de Child-Pugh, associado ao escore MELD (*model of end stage liver disease*), são os mais utilizados na busca desse objetivo.

A classificação de Child-Turcotte-Pugh (CTP) é habitualmente utilizada para estratificar a disfunção hepática de pacientes com hepatopatia crônica (Tabela 147.2). Apesar de sua aplicação rotineira, ela recebe críticas por possuir dois critérios subjetivos (presença de encefalopatia e ascite), podendo gerar divergências na classificação final. Em relação ao risco de complicação pós-operatória, essa escala classifica o paciente em três grupos de risco: baixo (Child A), intermediário (Child B) e elevado (Child C).[14]

TABELA 147.2. Classificação de Child-Turcotte-Pugh.

Parâmetros/pontuação	1	2	3
Bilirrubina sérica (mg/dL)	< 2	2-3	> 2,3
Albumina sérica (mg/dL)	> 3,5	2,8-3,5	< 2,8
RNI	< 1,7	1,7-2,3	> 2,3
Grau de encefalopatia	Ausente	I-II	III-IV
Ascite	Ausente	Fácil controle	Refratária

A: 5 a 6; B: 7 a 9; C: 10 a 15. RNI: relação normatizada internacional.

O MELD tem sido utilizado por muitos serviços em razão de apresentar maior objetividade na quantificação da mortalidade de pacientes hepatopatas. Esse escore utiliza parâmetros objetivos relacionados à função hepática (dosagem de bilirrubina sérica e relação normatizada internacional (RNI) e associados a dados de função renal (dosagem de creatinina sérica), sendo, dessa forma, melhor para a avaliação global do paciente.

Pacientes com escore MELD superior a 14 apresentam risco aumentado para complicações cirúrgicas pós-operatórias.[15]

QUADRO 147.1. Estratificação do risco cirúrgico.[13]

Risco Baixo	Risco Moderado	Risco Alto
Oftalmológica	Cirurgia intracranial	Ressecção pulmonar
Otorrinolaringológica	Laminectomia/Cirurgia de disco	Cirurgia cardíaca
Dental	Tireoidectomia	Cirurgia de aneurisma de aorta abdominal
Sinus/Amígdalas	Outras cirurgias endócrinas	Esplenectomia
Drenagem torácica/Toracocentese	Cirurgia de cabeça e pescoço	Laparotomia
Broncoscopia	Cirurgia de grandes vasos	Cirurgia de esôfago/estômago
Laringoscopia	Cirurgia de artéria periférica	Cirurgia de fígado e vias biliares
Traqueostomia	Embolectomia	Cirurgia de pâncreas e intestino
Procedimentos venosos	Cirurgia de artéria carótida	Cirurgia renal
Dissecção venosa	Cirurgia anorretal	Cirurgia de quadril
Inserção de marca-passo	Herniorrafia	Fratura de ossos longos
Biópsia/ressecção de linfonodo	Procedimentos vesicais	
Endoscopia digestiva	Procedimentos prostáticos	
Laparoscopia	Histerectomia com ou sem ooforectomia	
Endoscopia geniturinária	Amputações	
Procedimento geniturinário masculino	Cirurgias de mão, pé e joelho	
Procedimento geniturinário feminino	Biópsia de mama/Mastectomia	
Dilatação e curetagem		
Excisão de lesão de pele		
Excisão de tumor superficial		
Outros procedimentos diagnóstico/terapêuticos		

O cálculo do escore MELD é feito por meio da seguinte fórmula:

MELD = 9,57 log (creatinina) + 3,78 log (bilirrubina) + 11,2 log (RNI) + 6,43

Teh e colaboradores[11] demonstraram que o aumento de um único ponto no MELD do paciente está associado a elevação de 14% na mortalidade nos primeiros 30 a 90 dias do período pós-operatório, 15% no primeiro ano e 6% nos anos subsequentes. Pacientes com MELD superior a 20 apresentam mortalidade acima de 50% no mesmo período, dessa forma, a realização de procedimentos eletivos nesses pacientes deve ser postergada para depois do transplante hepático.

Nesse mesmo estudo, os únicos parâmetros significativos, em uma análise multivariada, para predizer taxas de mortalidade pós-operatória, em casos de cirurgias eletivas, foram o escore MELD, a classificação da ASA (Quadro 147.2) e a idade do paciente.

QUADRO 147.2. Classificação de risco pré-operatório da American Society of Anesthesiologists (ASA).

Classe ASA	Estado clínico do paciente
I	Sem alterações fisiológicas ou orgânicas, processo patológico responsável pela cirurgia não causa problemas sistêmicos.
II	Alteração sistêmica leve ou moderada relacionada com patologia cirúrgica ou enfermidade geral.
III	Alteração sistêmica intensa relacionada com patologia cirúrgica ou enfermidade geral.
IV	Distúrbio sistêmico grave que coloca em risco a vida do paciente.
V	Paciente moribundo que não se espera que sobreviva sem a cirurgia.
VI	Paciente em morte encefálica cujos órgãos serão removidos para doação.

Os outros fatores de riscos propostos incluem: presença de icterícia; tempo de protrombina (TP) (> 2,5 segundos acima do controle após a correção com vitamina K); ascite; encefalopatia; hipoalbuminemia; hipertensão portal; insuficiência renal; hiponatremia; infecção; anemia; e desnutrição.

Entretanto, não há evidência de que estes fatores de risco individuais são melhores preditores de mortalidade do que os escores CTP e MELD.

A natureza do procedimento cirúrgico também é um fator importante na determinação do risco de complicações pós operatórias. Normalmente, as cirurgias de urgências estão associadas a taxas de morbimortalidade superiores às das cirurgias eletivas.

Conforme demonstrado por Telem e colaboradores,[15] a taxa de mortalidade está diretamente relacionada à qualidade do atendimento multiprofissional no período perioperatório. Portanto, é recomendável que procedimentos cirúrgicos, em pacientes com hepatopatia, sejam realizados em centros com experiência no cuidado de doentes com esse perfil.

PRINCIPAIS COMPLICAÇÕES PERIOPERATÓRIAS

Sangramento

O risco de sangramento está aumentado no hepatopata por duas razões principais: coagulopatia e hipertensão portal.

Coagulopatia

A avaliação pré-operatória da coagulação é importante para prever alterações que causam sangramento e tratá-las adequadamente. Habitualmente, a investigação laboratorial para qualquer cirurgia inclui TP/RNI, tempo de tromboplastina parcial ativada (TTPa) e contagem de plaquetas.[16] No entanto, no paciente com doença hepática crônica, essa rotina está comumente alterada e não revela o verdadeiro risco de hemorragia. A correção da coagulação, se feita com base apenas nessas informações, pode trazer mais riscos de complicações do que um real benefício ao paciente. O RNI alargado, por exemplo, está evidentemente relacionado à gravidade de disfunção de síntese proteica e ao prognóstico da cirrose, mas não é marcador fidedigno para prever o sangramento intraoperatório. Sua correção empírica no pré-operatório não é indicada.[17-18]

O paciente hepatopata apresenta diminuição de todos os fatores de coagulação, tanto dos pró quanto dos anticoagulantes e da fibrinólise, justificada pela disfunção hepática de síntese proteica. Na cirrose compensada, observa-se um quadro de hemostasia reequilibrada, com um limiar muito tênue para descompensação, seja para hemorragia, seja para trombofilia.[19-20] A fisiopatologia dessa condição é explicada na Figura 147.2.

tPA: ativador do plasminogênio tecidual; PAI-1: inibidor do ativador do plasminogênio-1; ADAMTS13: protease de clivagem do fator de Von Willebrand.

As várias mudanças que alteram a hemostasia podem ser atribuídas a quatro mecanismos:

1. Redução da capacidade sintética do fígado, resultando na diminuição das proteínas envolvidas na hemostasia. Além disso, a redução hepática na produção de trombopoetina, que estimula os megacariócitos a produzirem plaquetas, contribui para a plaquetopenia.
2. Coagulação intravascular disseminada, estimulada por fatores ativadores plaquetários, ainda que em baixo grau, consome plaquetas e fatores hemostáticos.
3. Ativação sistêmica de células endoteliais, que promove aumento da liberação e da produção de fatores hemostáticos.
4. Hiperesplenismo.[20]

Garrison e colaboradores[2] estudaram uma série de pacientes cirróticos submetidos a procedimentos cirúrgicos abdominais e avaliaram vários fatores que poderiam interferir na morbimortalidade. Os autores demonstraram que a única variável intraoperatória que aumenta a mortalidade desses pacientes é a transfusão. O uso intraoperatório de duas

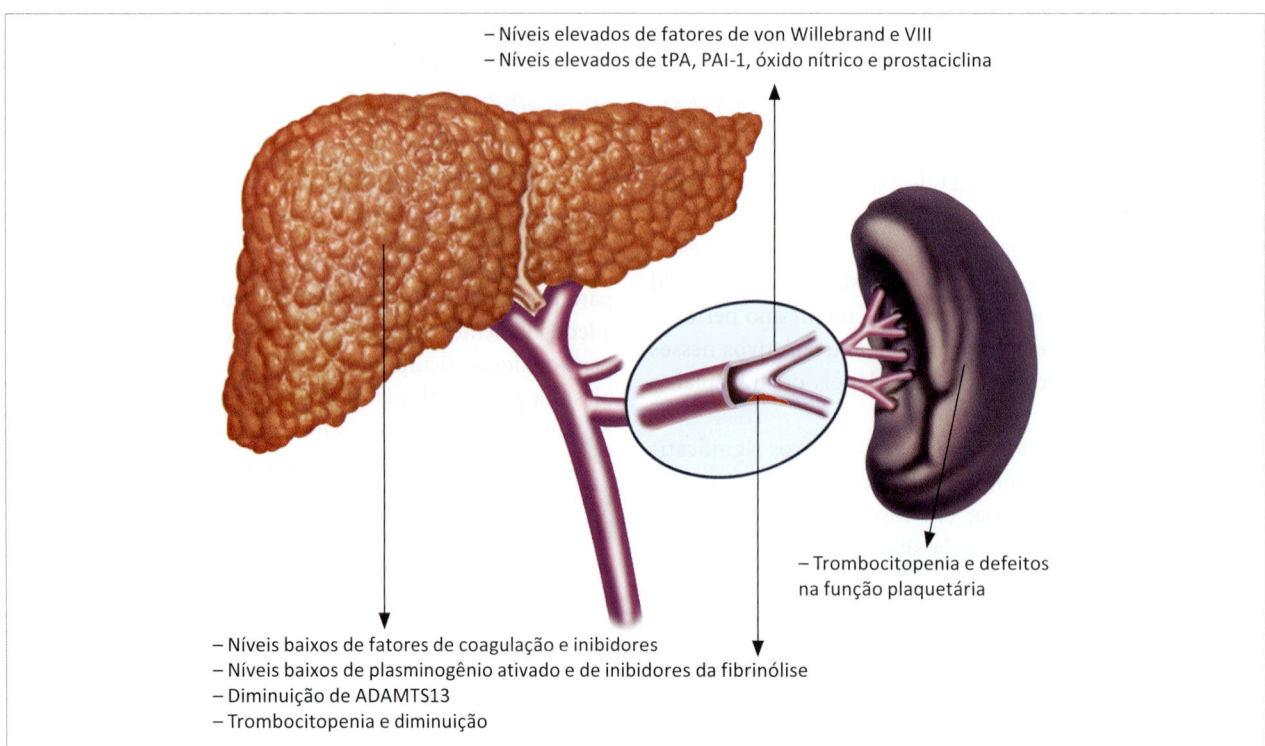

FIGURA 147.2. Causas das mudanças na hemostasia dos pacientes com doença hepática.
Fonte: Traduzida de Lisman T, Porte RJ, 2010.[20]

unidades de sangue está relacionado à taxa de mortalidade de 22%; a transfusão de mais de duas unidades eleva a mortalidade para 69%. A utilização de plasma fresco congelado também tem importante impacto: a mortalidade dos pacientes que não precisaram de plasma foi de 19%, em contraste, naqueles que transfundiram plasma, essa taxa foi de 61%.

É difícil concluir, no estudo em questão, que esses resultados estão diretamente vinculados ao uso dos hemoderivados, pois poderiam tratar-se de reflexo da maior gravidade dos pacientes que necessitaram da transfusão. Todavia, há vasta literatura corroborando o uso restrito desses produtos.

O plasma contém todos os fatores de coagulação, fibrinolíticos e inibidores da coagulação. Sua utilização no cirrótico, contudo, tem reposta imprevisível, podendo causar distúrbios volêmicos, exacerbação da hipertensão portal, aumentar o risco de infecção e, além disso, há o risco de reações alérgicas e TRALI (sigla em inglês para injúria pulmonar aguda relacionada à transfusão). Portanto, esse produto está indicado apenas no caso de sangramento ativo não cirúrgico, ou seja, difuso em toda a área cruenta, sem foco definido e persistente após as manobras cirúrgicas hemostáticas.[21]

O concentrado de complexo protrombínico tem ganhado espaço na prática clínica porque repõe todos os fatores de coagulação presentes no plasma, com menores volume e risco. Suas principais indicações são: quando não há plasma disponível, nos casos em que há restrição na administração de volume, sangramento maciço e na insuficiência hepática grave ou fulminante.[21]

Como mencionado na Figura 147.2, a plaquetopenia está presente nos cirróticos em decorrência de vários mecanismos. Todavia, apesar do número reduzido, a função plaquetária persiste eficiente e a correção para procedimentos invasivos deve ser feita somente quando houver sangramento ativo. A transfusão profilática só está indicada ao atingir contagem abaixo de 20.000/mm^3.

A dosagem do fibrinogênio sérico está recomendada quando o paciente apresenta sangramento de difícil controle. Pode ser reposto com crioprecipitado ou concentrado purificado de fibrinogênio quando resultar abaixo de 100 mg/dL, na vigência de sangramento.[22]

Os exames que podem ser solicitados para cada fase da coagulação estão na Figura 147.3.

TP: tempo de protrombina; RNI: relação normatizada internacional; TTPa: tempo de tromboplastina parcial ativada; PAI-1: inibidor do ativador do plasminogênio-1; TAFI: inibidor da fibrinólise da trombina ativada; Rotem: tromboelastografia rotacional.

A reposição de vitamina K via parenteral está indicada nos cirróticos descompensados antes de cirurgias eletivas, especialmente nos casos em que há má absorção por colestase prolongada. A recomendação é de 10 mg ao dia por três dias consecutivos antes do procedimento.[22]

O conceito de reequilíbrio hemostático, ilustrado na Figura 147.4, é cada vez mais aceito na prática clínica. Como mostrado anteriormente, o paciente cirrótico vive em um tênue limiar, que pode ser desestabilizado por infecção,

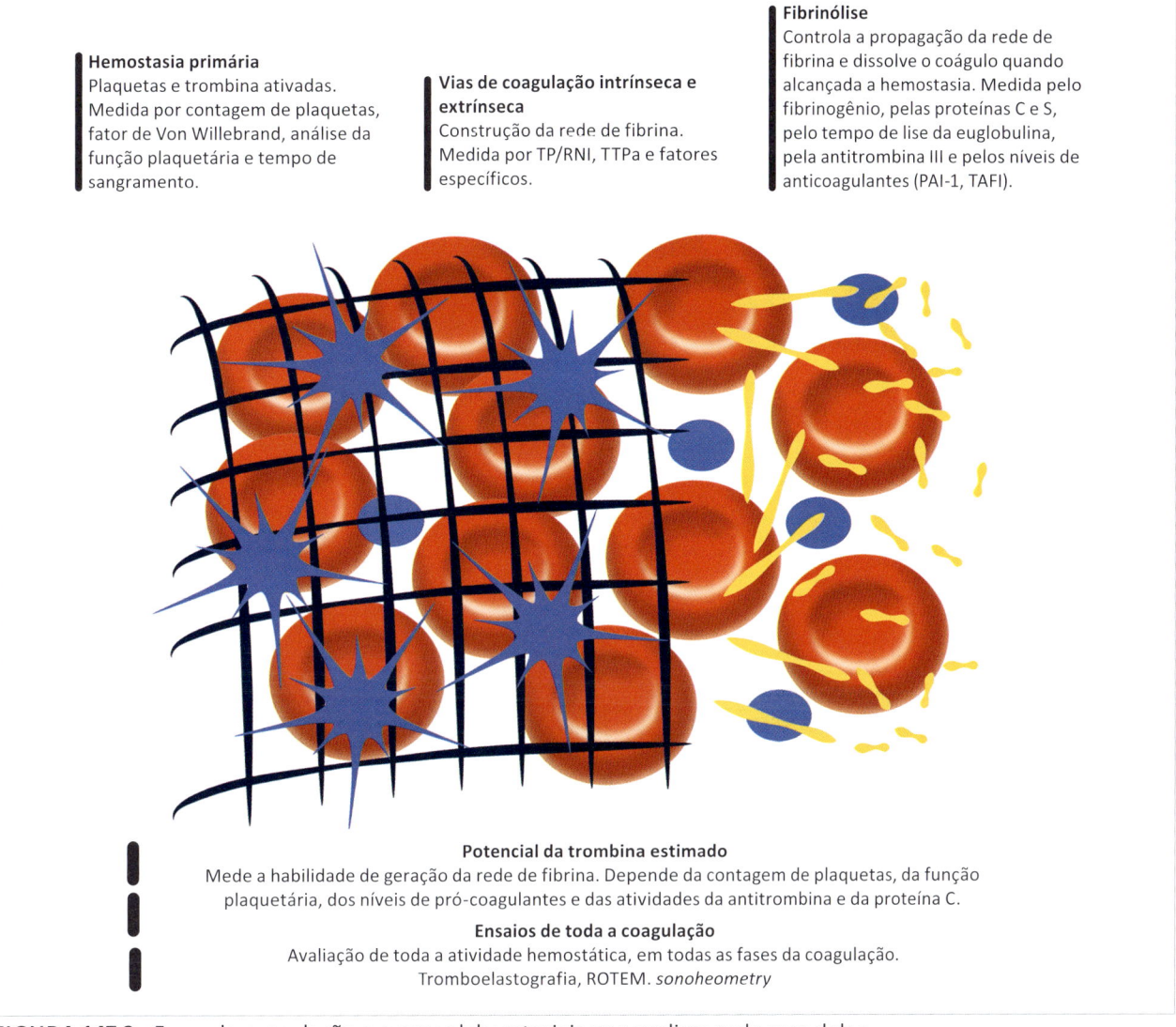

FIGURA 147.3. Fases da coagulação e exames laboratoriais que avaliam cada uma delas.
Fonte: Traduzido de Northup PG, Caldwell SH, 2013.[18]

disfunção renal, ou mesmo pelo estresse cirúrgico. Ainda assim, a transfusão ou a reposição de fatores de coagulação tem indicação restrita aos casos que apresentam sangramento ativo. Esse conceito encontra consistência na experiência do transplante de fígado, realizado, em muitos casos, sem a necessidade de transfusão, afirmando mais uma vez que a transfusão profilática deve ser evitada.[20]

Em indivíduos saudáveis (A), a hemostasia está em harmonioso equilíbrio. Nos pacientes com doença hepática (B e tabela), as mudanças nas vias pró e anticoagulantes resultam em um **reequilíbrio** no sistema hemostático, que acontece em todas as suas fases. Este **reequilíbrio**, no entanto, é muito menos estável.

Hipertensão portal

Além da estase venosa esplâncnica que causa vasodilatação, na hipertensão portal há a formação de neovasos (varizes), com paredes muito finas em tramas complexas. Essas alterações aumentam o risco de sangramento e provocam maior dificuldade técnica nos procedimentos cirúrgicos.

O TIPS (do inglês *shunt* portossistêmico intra-hepático transjugular) é um procedimento não cirúrgico, minimamente invasivo, desenvolvido para tratar ascite refratária e hemorragia digestiva alta por varizes, e que consiste na criação de comunicação entre um ramo portal intra-hepático e a veia supra-hepática, por meio do parênquima do órgão, comunicação esta mantida pela colocação de malha metálica. A utilização dessa anastomose tem o intuito de obter redução suficiente no gradiente de pressão porto-hepático (GPPH) para evitar ou reduzir as complicações da hipertensão portal, ao mesmo tempo em que se mantém perfusão suficiente para evitar o desenvolvimento de insuficiência hepática e de encefalopatia portossistêmica (Figura 147.5).

Com o objetivo de diminuir os riscos de sangramento, pode-se recorrer à passagem do TIPS como preparo pré-operatório de grandes cirurgias. No entanto, o real

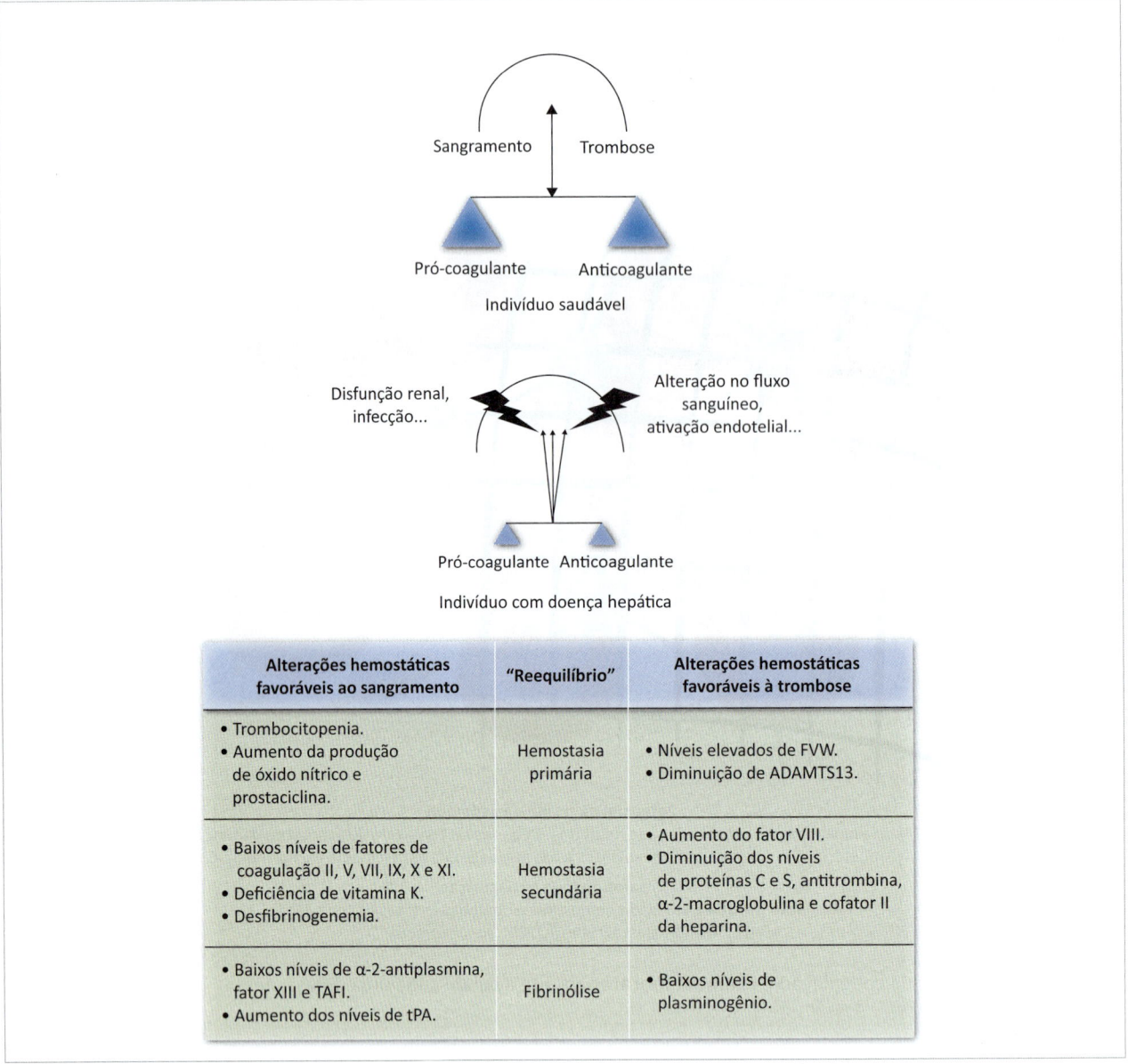

FIGURA 147.4. Conceito de reequilíbrio hemostático nos pacientes com doença do fígado.
Fonte: Traduzida de Lisman T, Porte RJ, 2010.[26]
TAFI: inibidor da fibrinólise da trombina ativada; tPA: ativador do plasminogênio tecidual; FVW: fator de Von Willebrand; ADAMTS13: protease de clivagem do fator de Von Willebrand.

benefício desse procedimento é indeterminado, já que os estudos a respeito foram feitos com número limitado de pacientes, não sendo possível análise estatística fidedigna.

Infecção

O fígado é um importante órgão imunológico. A estrutura hepática é composta, em 60% a 80%, de hepatócitos; dos 20% a 40% de estrutura restantes, 25% é composto de linfócitos, muito mais do que os 5% de células biliares. Esse órgão também possui várias células apresentadoras de antígeno: células de Kupffer, o próprio endotélio sinusoidal, células de Ito ou estreladas, células dendríticas e até mesmo o hepatócito produz opsoninas. Além dos linfócitos no parênquima hepático, há uma importante ação dos linfócitos circulantes, que passam tangentes aos sinusoides e atuam na proteção contra antígenos oriundos do influxo venoso esplâncnico.[5]

Na doença hepática crônica, há uma deficiência na defesa celular do fígado. A dilatação e a estase venosa decorrentes da hipertensão portal afastam o contato dos linfócitos nas células apresentadoras, e a instalação de fibrose no parênquima diminui a produção de complementos, a apresentação de antígenos, a fagocitose pelas células de Kupffer, além da presença de inibidores da quimiotaxia de neutrófilos.

Fierer e Finley,[23] estudando a alta incidência de infecção nos cirróticos, tanto por comensais quanto por bactérias

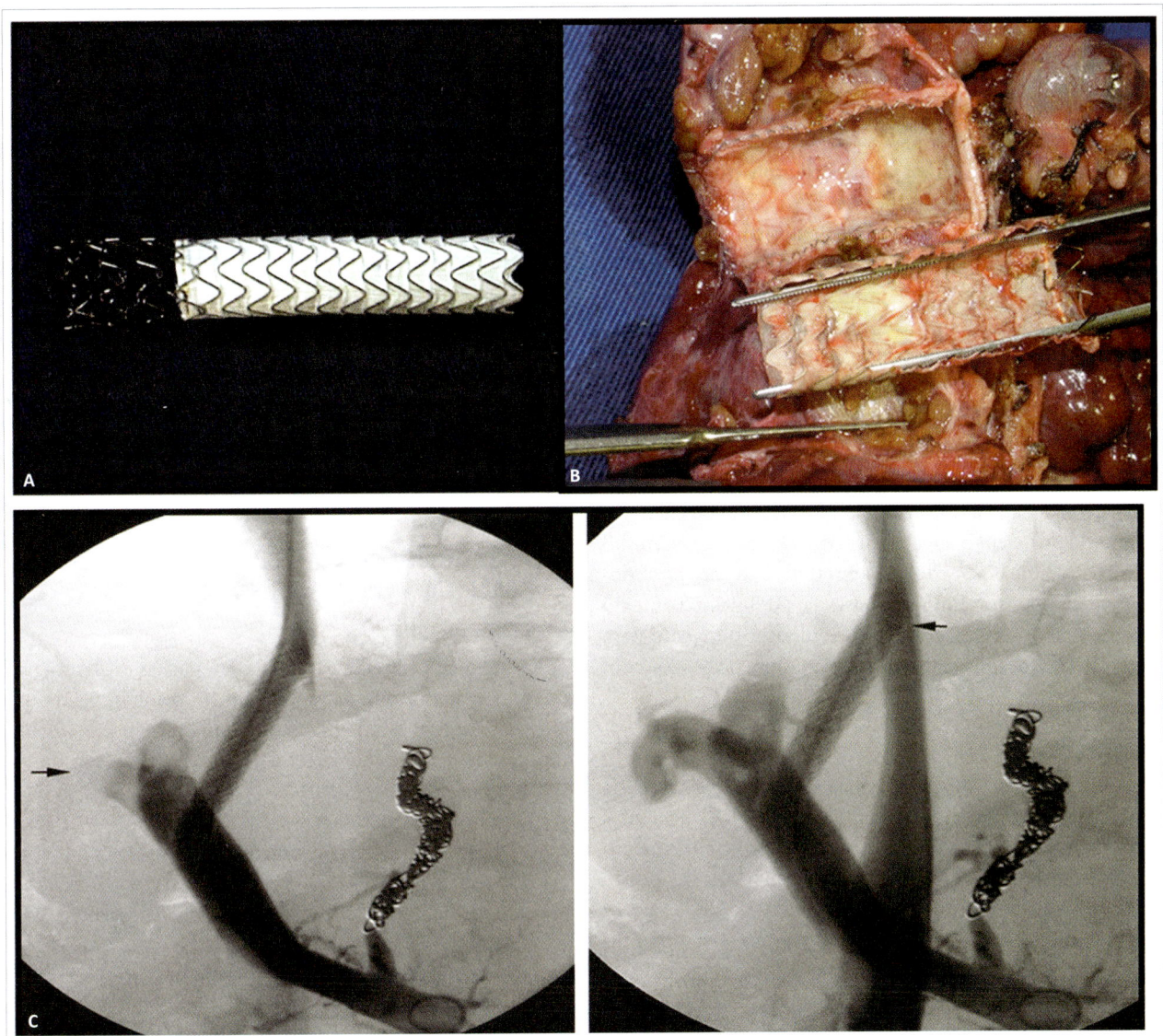

FIGURA 147.5. TIPS.
(A) TIPS, malha metálica. (B) TIPS retirado em peça cirúrgica. (C) Imagem do procedimento intervencionista de passagem do TIPS.

gram-negativas incomuns, demonstraram a diminuição da resposta humoral para bactérias gram-negativas.

Portanto, os pacientes hepatopatas são imunodeficientes e exigem vigilância infecciosa rigorosa e constante. Antibióticos de amplo espectro devem ser instituídos na suspeição de infecção e, eventualmente, substituídos por um específico, de acordo com culturas e antibiograma.

A profilaxia antibiótica pré-operatória deve ser instituída de acordo com o tipo de cirurgia, o sítio cirúrgico e os protocolos institucionais.

Ascite

A presença de ascite pode acrescentar o risco de deiscência da ferida operatória, a hérnia de parede abdominal e a restrição respiratória, aumentando, assim, a incidência de complicações pulmonares no pós-operatório, como atelectasia e broncopneumonia.

A ascite pode ser controlada pela combinação de dieta hipossódica com a administração de diuréticos, como furosemida e aldactone, especial cuidado deve ser tomado para monitorizar os níveis séricos de eletrólitos e da creatinina.

Nos casos de ascite de difícil controle, pode-se realizar paracentese esvaziadora de grandes volumes no período pré-operatório ou no transoperatório. A reposição com albumina é importante para manter o volume intravascular e reduzir o risco de síndrome hepatorrenal.

Pacientes com ascite podem apresentar dor abdominal decorrente de PBE ou de peritonite bacteriana secundária (PBS). Nessas situações, é importante a análise do líquido ascítico para a diferenciação da contagem dos leucócitos. Se a contagem absoluta de leucócitos ultrapassar 500 células/mL ou a de neutrófilos ser maior que 250 células/mL,[24] confirma-se o diagnóstico de PBE e o paciente deverá receber terapia com cefalosporina de terceira geração (ceftriaxona) ou quinolona, já que o patógeno usualmente envolvido é um gram-negativo, principalmente *Escherichia coli* ou *Klebsiella pneumoniae*. Caso a cultura do líquido ascítico evidencie diferentes patógenos, deve ser considerado o diagnóstico de PBS.

A reposição com solução salina isotônica pode propiciar o rápido acúmulo de ascite, portanto é preconizado o uso de albumina nesses pacientes.[25] A redução dos níveis de pressão no sistema porta de pacientes com hipertensão grave e ascite refratária parece ser uma conduta interessante para indivíduos com programação de cirurgia abdominal, objetivando minimizar as taxas de complicações pós-operatórias.

O TIPS reduz o gradiente portossistêmico e, assim, atenua o risco de sangramento e promove um melhor controle da ascite, que representa um significativo risco de morbidade e mortalidade pós-operatória.[22] Autores como Vinet sugerem a passagem do TIPS 30 a 60 dias antes de cirurgias de grande porte em pacientes cirróticos Child A ou Child B (7 a 8) e MELD ≤ 25, com ascite refratária e varizes abdominais exuberantes. Embora o uso de TIPS nesse contexto pareça eficiente, ainda não existe evidência suficiente para suportar o procedimento como rotina em pacientes com ascite volumosa.

Encefalopatia hepática

A encefalopatia portossistêmica (EPS) ou encefalopatia hepática é uma complicação comum e grave nos pacientes com doença hepática. Está presente na insuficiência hepática aguda, nos *shunts* decorrentes de hipertensão portal (mesmo sem cirrose) ou na cirrose já instalada.[26]

A manifestação pode aparecer em graus variados (Tabela 147.3), mínima, persistente ou episódica, nesse caso, como sinal de fase terminal da doença hepática ou de complicação deflagrada por um precipitador, como infecção ou estresse cirúrgico.

TABELA 147.3.	Graus de encefalopatia hepática.[26]
Grau 0	Sem encefalopatia.
Grau I	Mudança de comportamento, sem alteração no nível de consciência. Alternância do ciclo sono-vigília.
Grau II	Desorientação, *flapping*, comportamento inadequado.
Grau III	Paciente sonolento, acorda quando chamado, mas dorme a maior parte do dia. Confusão e desorientação, discurso desconexo.
Grau IV	Comatoso, não responsivo a estímulo, postura de descerebração ou decorticação.

Uma das principais medidas para tratar a EPS é o uso de dissacarídeos não absorvíveis, como a lactulona ou o lactitol. Essas drogas agem na microbiota colônica exercendo efeito catártico e modificando o pH intestinal, o que resulta na diminuição da absorção de amônia.

O enteroclisma ou enema intestinal deve ser usado nos pacientes que apresentem constipação intestinal na internação, com o intuito de estimular o peristaltismo e eliminar as fezes, que funcionam como meio de cultura para bactérias produtoras de amônia.

Outra medida adotada é o uso de antibióticos, também com base em sua ação na microbiota intestinal. A neomicina foi o primeiro antimicrobiano não absorvível que mostrou eficácia, tem custo baixo e bons resultados, porém, após seis meses de uso, pode apresentar absorção e causar toxicidade. Mais recentemente, a rifaximina, outro antibiótico sem absorção intestinal, mostrou importante melhora nos casos de EPS persistente, porém ainda não foi aprovado pela Anvisa (Agência Nacional de Vigilância Sanitária) para o uso nacional.

O aspartato de ornitina pode ser usado com o propósito de transformar a amônia em glutamina, diminuindo seus efeitos nocivos no sistema nervoso central. Tem boa tolerabilidade, poucos efeitos colaterais, e apresenta resultados satisfatórios.

RISCO CIRÚRGICO ASSOCIADO A TIPOS ESPECÍFICOS DE CIRURGIA

Colecistectomia

A incidência de colecistolitíase em pacientes cirróticos é duas vezes maior que na população em geral.[27-28] Entre outros fatores, isso está relacionado a maior hemólise, menor motilidade e consequente redução do esvaziamento da vesícula biliar.

Antes do advento da videolaparoscopia, taxas de morbimortalidade em pacientes cirróticos submetidos a colecistectomia chegavam a 30%.[2,29] Até certo ponto, a cirrose foi considerada contraindicação à videolaparoscopia, com base na premissa de que levaria a maior sangramento e risco de insuficiência hepática aguda;[30] todavia, com a maior experiência na laparoscopia, foram demonstrados desfechos favoráveis, com menor morbimortalidade na videocirurgia em pacientes cirróticos CTP A ou B.[31] Já no paciente com cirrose avançada (CTP C), a colecistectomia geralmente está associada a resultados desfavoráveis.

Entre as vantagens da laparoscopia estão a melhor visualização e a não necessidade de incisão convencional, a qual promove maiores aderências, o que pode contribuir com maiores sangramento e tempo cirúrgico no caso de um futuro transplante.

Ao comparar colecistectomia laparoscópica em cirróticos e não cirróticos, Puggioni & Wong, em uma metanálise, demonstraram taxas maiores de morbidade, de sangramento intraoperatório e de conversão em cirróticos, mas sem diferença na mortalidade.[32]

Em suma, pacientes com colecistolitíase sintomática ou colecistite aguda, classificados como cirróticos CTP A ou B, devem ser operados por cirurgiões experientes no manejo do paciente cirrótico; para o paciente cirrótico CTP C, a cirurgia deve ser postergada até que se consiga um controle da doença hepática ou, em casos de urgência, utilizar-se de alternativas terapêuticas como a colecistostomia percutânea. A colecistolitíase assintomática deve ser manejada de maneira conservadora. Não existe recomendação para realização da colecistectomia profilática no paciente cirrótico.[33]

Hernioplastia

A prevalência de hérnia umbilical em pacientes cirróticos é de 20% e sua patogenia é multifatorial: a ascite causa aumento da pressão intra-abdominal, a má nutrição leva à fraqueza da musculatura abdominal e a recanalização da veia umbilical leva ao alargamento da abertura da fáscia supraumbilical.[34]

Além dos riscos inerentes às hérnias, riscos adicionais acompanham o paciente cirrótico: ulceração da pele leva à perda de ascite, ao risco de peritonite bacteriana secundária e à evisceração. Nessas hernioplastias de urgência, a ascite refratária aumenta a recorrência da hérnia em até 70%.[35-36]

Existem poucos dados comparando a hernioplastia eletiva e o tratamento expectante, porém é plausível e também sugerida pela literatura disponível a hernioplastia eletiva do paciente cirrótico compensado.

Em hepatopatas crônicos compensados, o tratamento cirúrgico é mais seguro e evita a alta morbimortalidade associada às complicações da cirurgia de urgência. É importante salientar que o controle da ascite é crítico para o sucesso da hernioplastia.

Cirurgia bariátrica

Atualmente, existe evidência de que a cirurgia bariátrica diminui o grau de esteatose, inflamação e fibrose hepática; porém, ainda faltam ensaios clínicos randomizados para sustentar seus efeitos a longo prazo no tratamento da esteatose hepática.

O método ideal ainda não está claro. A gastrectomia vertical aparenta ser o procedimento de escolha em pacientes cirróticos em razão do menor sangramento e por evitar as consequências disabsortivas dos outros procedimentos.[37-38]

Cirurgia gástrica

A prevalência de doença ulcerosa péptica em pacientes cirróticos é maior que na população em geral. A gastropatia congestiva associada à hipertensão portal, bem como a redução nos mecanismos de defesa da mucosa, levam ao aumento de até 10 vezes do risco de desenvolver tais lesões.[39] Nesses pacientes, a doença ulcerosa péptica representa 16% das causas de hemorragia digestiva alta.

Hidrotórax

Cerca de 5% dos pacientes cirróticos desenvolvem hidrotórax: transudato pleural decorrente da passagem da ascite, por pequenos orifícios do diafragma, para a cavidade pleural.

No paciente sintomático sem resposta ao tratamento (paracenteses, restrição sódica, diurético, TIPS, toracocentese), uma alternativa é a toracoscopia com o fechamento dos defeitos diafragmáticos e pleurodese. Contudo, esses defeitos podem ser de difícil visualização durante a videotoracoscopia, e a pleurodese geralmente tem resultados ruins.

Uma alternativa é a utilização do PleurX, cateter pleural tunelizado. Ele pode ser instalado sob anestesia local e apresenta melhora satisfatória de sintomas e redução gradual de volume drenado.

Cirurgia cardíaca

Procedimento cada vez mais comum no paciente cirrótico. Ele possui um risco cardíaco maior do que a população em geral e, apesar de não ser tão comum, a insuficiência cardíaca congestiva pode acarretar congestão hepática e subsequentes fibrose e cirrose.

Existe alto risco cirúrgico para o paciente cirrótico que necessita de cirurgia cardíaca. A taxa de mortalidade pode variar de 50% a 80% quando é necessária a circulação extracorpórea, pois ela induz a produção de citocinas e outras substâncias vasoativas que causam desequilíbrio na coagulação, nas respostas imunológica e hemodinâmica.

Ser classificado como CTP (Child-Turcotte-Pugh) maior que sete é o mais importante fator preditivo de mortalidade, com sensibilidade de 86% e especificidade de 92%, fator preditivo negativo de 97% e valor preditivo positivo de 67%.

Pacientes CTP B ou MELD entre 12 e 14 com boa função cardíaca toleram a maioria dos procedimentos cardíacos, com exceção da circulação extracorpórea. Já o paciente CTP C não tolera o estresse de um procedimento cirúrgico cardiológico.

REFERÊNCIAS BIBLIOGRÁFICAS

1. Jackson FC, Christophersen EB, Peternel WW, Kirimli B. Preoperative management of patients with liver disease. Surg Clin North Am. 1968;48(4):907-30.
2. Garrison RN, Cryer HM, Howard DA, Polk HC Jr. Clarification of risk factors for abdominal operations in patients with hepatic cirrhosis. Ann Surg. 1984;199(6):648-55.
3. Diaz GC, Renz JF. Cardiac surgery in patients with end-stage liver disease. J Cardiothorac Vasc Anesth. 2014;28(1):155-62.
4. Bhangui P, Laurent A, Amathieu R, Azoulay D. Assessment of risk for non-hepatic surgery in cirrhotic patients. J Hepatol. 2012;57(4):874-84.
5. Racanelli V, Rehermann B. The liver as an immunological organ. Hepatology. 2006;43(2 Suppl 1):S54-62.
6. Friedman LS. The risk of surgery in patients with liver disease. Hepatology. 1999;29(6):1617-23.
7. Csikesz NG, Nguyen LN, Tseng JF, Shah SA. Nationwide volume and mortality after elective surgery in cirrhotic patients. J Am Coll Surg. 2009;208(1):96-103.
8. Haskal ZJ, Scott M, Rubin RA, Cope C. Intestinal varices: treatment with the transjugular intrahepatic portosystemic shunt. Radiology. 1994;191(1):183-7.
9. Rice HE, O'Keefe GE, Helton WS, Johansen K. Morbid prognostic features in patients with chronic liver failure undergoing nonhepatic surgery. Arch Surg. 1997;132(8):880-4; discussion 4-5.
10. Schwartz SI. Biliary tract surgery and cirrhosis: a critical combination. Surgery. 1981;90(4):577-83.
11. Teh SH, Nagorney DM, Stevens SR, Offord KP, Therneau TM, Plevak DJ, et al. Risk factors for mortality after surgery in patients with cirrhosis. Gastroenterology. 2007;132(4):1261-9.
12. Gholson CF, Provenza JM, Bacon BR. Hepatologic considerations in patients with parenchymal liver disease undergoing surgery. Am J Gastroenterol. 1990;85(5):487-96.
13. Millwala F, Nguyen GC, Thuluvath PJ. Outcomes of patients with cirrhosis undergoing non-hepatic surgery: risk assessment and management. World J Gastroenterol. 2007;13(30):4056-63.

14. Nicoll A. Surgical risk in patients with cirrhosis. J Gastroenterol Hepatol. 2012;27(10):1569-75.
15. Telem DA, Schiano T, Goldstone R, Han DK, Buch KE, Chin EH, et al. Factors that predict outcome of abdominal operations in patients with advanced cirrhosis. Clin Gastroenterol Hepatol. 2010;8(5):451-7, Quiz E58.
16. Ganter MT, Hofer CK. Coagulation monitoring: current techniques and clinical use of viscoelastic point-of-care coagulation devices. Anesth Analg. 2008;106(5):1366-75.
17. Amarapurkar PD, Amarapurkar DN. Management of coagulopathy in patients with decompensated liver cirrhosis. Int J Hepatol. 2011;2011:695470.
18. Northup PG, Caldwell SH. Coagulation in liver disease: a guide for the clinician. Clin Gastroenterol Hepatol. 2013;11(9):1064-74.
19. Weeder PD, Porte RJ, Lisman T. Hemostasis in liver disease: implications of new concepts for perioperative management. Transfus Med Rev. 2014;28(3):107-13.
20. Lisman T, Porte RJ. Rebalanced hemostasis in patients with liver disease: evidence and clinical consequences. Blood. 2010;116(6):878-85.
21. Colomina MJ, Diez Lobo A, Garutti I, Gomez-Luque A, Llau JV, Pita E. Perioperative use of prothrombin complex concentrates. Minerva Anestesiol. 2012;78(3):358-68.
22. Rai R, Nagral S, Nagral A. Surgery in a patient with liver disease. J Clin Exp Hepatol. 2012;2(3):238-46.
23. Fierer J, Finley F. Deficient serum bactericidal activity against Escherichia coli in patients with cirrhosis of the liver. J Clin Invest. 1979;63(5):912-21.
24. Karvellas CJ, Abraldes JG, Arabi YM, Kumar A. Appropriate and timely antimicrobial therapy in cirrhotic patients with spontaneous bacterial peritonitis-associated septic shock: a retrospective cohort study. Aliment Pharmacol Ther. 2015;41(8):747-57.
25. Bernardi M, Ricci CS, Zaccherini G. Role of human albumin in the management of complications of liver cirrhosis. J Clin Exp Hepatol. 2014;4(4):302-11.
26. Peck-Radosavljevic M, Angeli P, Cordoba J, Farges O, Valla D. Managing complications in cirrhotic patients. United European Gastroenterol J. 2015;3(1):80-94.
27. Conte D, Fraquelli M, Fornari F, Lodi L, Bodini P, Buscarini L. Close relation between cirrhosis and gallstones: cross-sectional and longitudinal survey. Arch Intern Med. 1999;159(1):49-52.
28. Sheen IS, Liaw YF. The prevalence and incidence of cholecystolithiasis in patients with chronic liver diseases: a prospective study. Hepatology. 1989;9(4):538-40.
29. Aranha GV, Sontag SJ, Greenlee HB. Cholecystectomy in cirrhotic patients: a formidable operation. Am J Surg. 1982;143(1):55-60.
30. Yerdel MA, Tsuge H, Mimura H, Sakagami K, Mori M, Orita K. Laparoscopic cholecystectomy in cirrhotic patients: expanding indications. Surg Laparosc Endosc. 1993;3(3):180-3.
31. Poggio JL, Rowland CM, Gores GJ, Nagorney DM, Donohue JH. A comparison of laparoscopic and open cholecystectomy in patients with compensated cirrhosis and symptomatic gallstone disease. Surgery. 2000;127(4):405-11.
32. Puggioni A, Wong LL. A metaanalysis of laparoscopic cholecystectomy in patients with cirrhosis. J Am Coll Surg. 2003;197(6):921-6.
33. Gurusamy KS, Samraj K. Cholecystectomy versus no cholecystectomy in patients with silent gallstones. Cochrane Database Syst Rev. 2007(1):CD006230.
34. Shlomovitz E, Quan D, Etemad-Rezai R, McAlister VC. Association of recanalization of the left umbilical vein with umbilical hernia in patients with liver disease. Liver Transpl. 2005;11(10):1298-9.
35. Belghiti J, Durand F. Abdominal wall hernias in the setting of cirrhosis. Semin Liver Dis. 1997;17(3):219-26.
36. Maniatis AG, Hunt CM. Therapy for spontaneous umbilical hernia rupture. Am J Gastroenterol. 1995;90(2):310-2.
37. Lin MY, Tavakol MM, Sarin A, Amirkiai SM, Rogers SJ, Carter JT, et al. Laparoscopic sleeve gastrectomy is safe and efficacious for pretransplant candidates. Surg Obes Relat Dis. 2013;9(5):653-8.
38. Takata MC, Campos GM, Ciovica R, Rabl C, Rogers SJ, Cello JP, et al. Laparoscopic bariatric surgery improves candidacy in morbidly obese patients awaiting transplantation. Surg Obes Relat Dis. 2008;4(2):159-64; discussion 64-5.
39. Kitano S, Dolgor B. Does portal hypertension contribute to the pathogenesis of gastric ulcer associated with liver cirrhosis? J Gastroenterol. 2000;35(2):79-86.

CAPÍTULO 148

DISTÚRBIOS DA COAGULAÇÃO NA DOENÇA HEPÁTICA

Tomaz Crochemore
Fernando Luis Pandullo
Klaus Görlinger

DESTAQUES

- Coagulopatia na cirrose hepática é complexa e as estratégias para a previsão e prevenção de hemorragias não podem se basear em testes convencionais da coagulação e na infusão de plasma fresco congelado, e as respectivas terapêuticas em pacientes cirróticos descompensados não são claras.

- O conceito emergente de que o sistema de coagulação nos pacientes com cirrose hepática se caracteriza pela redução paralela de fatores pró-coagulantes e anticoagulantes se baseia em estudos demonstrando que o plasma daqueles pacientes gera tanta trombina quanto o de indivíduos saudáveis.

- Nas hemorragias graves em pacientes portadores de doença hepática avançada, particularmente no trato gastrintestinal, devem ser pesquisados fatores desencadeantes associados tais como hipertensão portal, disfunção endotelial, infecção bacteriana, e insuficiência renal.

- O equilíbrio da hemostasia reduzindo fatores pró e anticoagulantes e o aumento dos níveis de fator VIII poderiam explicar o risco de trombose arterial e venosa em doentes hepáticos crônicos.

- A avaliação da hemostasia nesses pacientes desafia o dogma de que a coagulopatia provoca hemorragia; em algumas circunstâncias, o risco de trombose supera o de hemorragia. Assim, recomenda-se um método de avaliação global da coagulação como a tromboelastografia rotacional.

INTRODUÇÃO

Tradicionalmente, a cirrose hepática descompensada tem sido considerada o protótipo de coagulopatia hemorrágica. O perfil de coagulação anormal realizado na maioria dos pacientes é frequente. Durante anos, era evidente que os testes realizados em sangue periférico se correlacionavam mal com a duração real e com a quantidade de perda de sangue medida diretamente por laparoscopia.[1] Sangramento anormal após biópsia hepática é um acontecimento aleatório, que não pode ser previsto por testes de coagulação usados atualmente. Testes anormais de coagulação também não se correlacionam com o desenvolvimento de hematomas em partes moles, sangramento por varizes e outros episódios de hemorragia em pacientes com cirrose hepática. Nos últimos anos, as técnicas cirúrgicas têm melhorado notavelmente e, mesmo o transplante hepático pode ser realizado sem o uso de sangue ou hemocomponentes.[2] A geração de trombina é um processo dinâmico, testes de coagulação como TP e de tromboplastina parcial ativada (TTPa) exploram apenas a fase precoce, 3% a 5% da trombina gerada. A formação de trombina é medida globalmente usando-se um teste de geração de trombina modificado por adição de trombomodulina e, portanto, é sensível não só à redução de níveis de fatores da coagulação no plasma, mas também à redução de níveis de inibidores naturais da coagulação em pacientes com doença hepática. Pacientes com cirrose geram trombina em quantidades semelhantes a indivíduos saudáveis.[3]

A coagulopatia na cirrose hepática é uma questão complexa e as estratégias para a previsão e prevenção de episódios hemorrágicos não podem ser feitas por testes da coagulação convencionais utilizados atualmente e pela infusão de plasma fresco congelado (PFC). Estratégias para tratar complicações hemorrágicas em pacientes descompensados com cirrose não são claras. O manejo adequado da coagulopatia em pacientes com doença descompensada é altamente discutível, e uma grande área de interesse no campo de hepatologia, a fisiologia da coagulação, as limitações de testes de coagulação, e uma razoável abordagem para o tratamento de distúrbios da coagulação em pacientes com doença hepática descompensada serão discutidos neste capítulo.[4-5]

DISTÚRBIOS DA COAGULAÇÃO E HEMOSTASIA NO CONTEXTO DE CIRROSE HEPÁTICA DESCOMPENSADA

Um velho dogma está sendo abondonado em favor do conceito emergente segundo o qual o sistema de coagulação nos pacientes com cirrose hepática é reequilibrado pela redução paralela de fatores pró-coagulantes e anticoagulantes (Quadro 148.1). De fato, estudos mostram que o plasma de pacientes com cirrose gera tanta trombina (a enzima final de coagulação), quanto o plasma de indivíduos saudáveis, desde que a trombina seja medida por métodos que reflitam a atuação de ambos os sistemas pró e anticoagulantes.[6-7] A geração de trombina *in vivo* e *in vitro* é regulada pela trombomodulina, uma proteína transmembrana situada na células endoteliais,[8] que atua como o principal ativador fisiológico de proteína C. O plasma e os reagentes usados para medir o tempo de protrombina não contêm trombomodulina. Assim, esses testes medem a quantidade de trombina gerada no plasma em função dos fatores procoagulantes, mas não medem a trombina inibida pelos anticoagulantes, especialmente a proteína C, que não é totalmente ativada na ausência de trombomodulina. Isso poderia explicar por que o tempo de protrombina e testes relacionados não representam o verdadeiro equilíbrio da coagulação *in vivo* e são inadequados para avaliar o risco de hemorragia em distúrbios adquiridos da coagulação, tais como as coagulopatias de doença hepática e coagulopatias neonatais, em que o equilíbrio é restaurado pela redução concomitante de fatores pró-coagulantes e anticoagulantes.[9] Quanto à fase final da doença hepática, outro problema é que o tempo de protrombina expresso em relação normatizada internacional (RNI) tem sido amplamente utilizado como indicador prognóstico para se calcular a pontuação do *Model for End-Stage for Liver Disease* (MELD), escore usado para dar prioridade a candidatos ao transplante hepático. No entanto, a RNI foi concebida e validada para padronizar os tempos de protrombina em doentes que recebem terapia de anticoagulação com antagonistas de vitamina K, como a varfarina e seus congêneres. A RNI não poderia

QUADRO 148.1. Padrões de fatores pró e anti-hemostáticos nas diferentes fases da hemostasia em pacientes com doença hepática crônica.

Fase da hemostasia	Fatores pró-hemostáticos	Fatores anti-hemostáticos
Hemostasia primária	Elevação FVW, redução ADAMTS 13	Redução de plaquetas
Sistema de coagulação	Redução de inibidores: ATIII, PTN C Elevação de pró-coagulantes: FVIII	Redução de pró-coagulantes: fibrinogênio, II, V, VII, IX, X, XI
Sistema fibrinolítico	Redução de plasminogênio, elevação PAI-1	Elevação tPA, redução TAFI

FVW: fator de Von Willebrand; ADAMTS 13: desintegrina e metaloproteinase com domínios trombospondina; ATIII: antitrombina III; PTN C: *proteína C*; FVIII: fator VIII; PAI-1: inibidor do ativador do plasminogênio tipo 1; tPA: ativador do plasminogênio tecidual; TAFI: inibidor da fibrinólise ativado pela trombina.

ser utilizada em pacientes com doença hepática crônica, a menos que um sistema alternativo de normalização desenvolvido especificamente para eles fosse adotado. Esse sistema alternativo envolve o uso de uma calibração baseada em plasma de pacientes com hepatopatia crônica, em vez de plasma de pacientes em uso de antagonistas da vitamina K. Tais observações indicam que a tendência de sangramento, frequentemente observada em pacientes em estágio final da doença hepática, deve ser explicada por mecanismos que não a hipocoagulabilidade, tais como os desencadeados por condições subjacentes que favoreçam a hemorragia (p. ex.: alterações hemodinâmicas associadas à hipertensão portal, disfunção endotelial, infecções bacterianas e insuficiência renal). Também deve ser entendido que, embora reequilibrado, o sistema de coagulação em pacientes com doença hepática crônica não é tão estável quanto em pessoas saudáveis, nos quais há excesso tanto de fatores pró-coagulantes quanto de anticoagulantes.[10] Na hepatopatia compensada, a deficiência é relativa de ambos os controladores do sistema de coagulação, possibilitando a descompensação do equilíbrio frágil nestes pacientes, seja para hemorragia ou trombose, dependendo de fatores de risco circunstanciais em cada caso.

Coagulação e hemostasia são processos dinâmicos com interação entre hemostasia primária, sistema de coagulação e fibrinólise. A maioria dos fatores de coagulação do plasma (exceção para fator de Von Willebrand e fator VIII), proteínas do sistema fibrinolítico e os anticoagulantes são sintetizados no fígado, enquanto os fatores de superfície celular (fator de superfície é uma proteína transmembrana que atua como um receptor e cofator para o fator VII) responsáveis por iniciar o processo de hemostasia não são sintetizados pelo fígado. Tradicionalmente, o sistema de coagulação foi conceituado em forma de Y, em que os componentes de vias intrínseca e extrínseca atuavam de forma separada e independente, iniciando-se a partir do fator XII ou VIIa/fator tecidual, levando a uma via comum de fator Xa/fator Va. Em pacientes com doença hepática grave, a hemostasia é afetada pela síntese reduzida de fatores II, V, VII, IX, X, XI, XIII, fibrinogênio, proteína C, proteína S, deficiência de vitamina K em razão de má absorção ou desnutrição, disfibrinogenemia, fibrinólise aumentada, coagulação intravascular disseminada, trombocitopenia, comprometimento do *clearance* de fatores da coagulação ativados, ativadores do plasminogênio e produtos da degradação do fibrinogênio. Consequências clínicas podem ocorrer desde na forma de alterações de testes de coagulação, até hemorragia e trombose. O sistema de coagulação em pacientes com cirrose hepática descompensada pode também ser afetado por outros fatores como infecções, heparinoides endógenos, insuficiência renal e disfunção endotelial. Heparinoides endógenos têm efeito sobre a coagulopatia em pacientes com cirrose. Isso tem sido demonstrado pela tromboelastografia com adição de heparinase em pacientes com sangramento de varizes do esôfago recente ou infecção. Efeito de heparinoides endógenos também foi visto após a reperfusão de fígado submetido a transplante hepático.[4,11] O conceito atual de hemostasia é baseado no novo modelo celular, em que a hemostasia primária se inicia a partir da aderência de plaquetas circulantes ao subendotélio no sítio da lesão, sendo mediada pela proteína adesiva, o fator de Von Willebrand (FVW) e receptores específicos de plaquetas. Níveis elevados de FVW observados em pacientes com cirrose se devem à trombocitopenia e à diminuição da protease de clivagem de FVW e ADAMTS 13. Após a aderência ocorre a agregação das plaquetas em virtude do fibrinogênio e FVW, que atuam como agonistas próprios. As plaquetas ativadas expressam fosfatidilserina na superfície celular (P-serina), que promove a conversão do fator II em trombina por meio dos fatores Xa e Va e do cálcio. Essa é a fase que inicia uma cadeia de eventos que levam à geração de trombina e, em última análise, à conversão do fibrinogênio em fibrina. A fibrina é estabilizada pelo fator XIII, sendo a fibrinólise responsável pela degradação de fibrina por meio de um mecanismo complexo de ativadores e inibidores que regulam a geração de plasmina. A maioria dos fatores envolvidos na hemostasia, coagulação, fibrinólise e anticoagulação é sintetizada no fígado. Em indivíduos saudáveis, esses sistemas estão em equilíbrio; em pacientes com cirrose, o FVW desempenha um papel fundamental, juntamente com o fator VIII e fosfolipídeos carregados negativamente de plaquetas ativadas aumentando a geração de trombina. A ativação da proteína C ocorre pela formação de um complexo entre a trombina e o seu receptor endotelial trombomodulina, o qual funciona como um poderoso inibidor da forma ativada dos cofatores V e VIII. Os pacientes com cirrose têm níveis elevados de fator VIII e diminuição de proteína C e de antitrombina. A elevação dos níveis de fator VIII resulta na diminuição da depuração a partir da circulação e por liberação a partir do endotélio. Há pacientes com deficiência isolada de um fator da coagulação, como na hemofilia, em que apresentam sangramento em contraste com pacientes com doença hepática que têm diminuição dos níveis de fatores pró-coagulantes, mas também de anticoagulantes, mantendo um equilíbrio na hemostasia sem aumentar o risco de sangramento. Porém, esse equilíbrio é precário e pode ser comprometido, tendendo para a hemorragia ou trombose por fatores externos como infecção ou insuficiência renal.[12-13]

DESEQUILÍBRIO HEMORRÁGICO NAS DOENÇAS HEPÁTICAS CRÔNICAS
Papel das plaquetas

As plaquetas constituem um fator importante na coagulação em pacientes com cirrose hepática descompensada que, na grande maioria dos casos, apresentam trombocitopenia e/ou trombocitopatia. Isso pode ser explicado por sequestro de plaquetas, deficiência de trombopoietina (devido a mielossupressão na hepatite C, deficiência de folato e toxicidade etanol), autoanticorpos ou por coagulação intravascular disseminada (CID). Em condições normais, as plaquetas têm dupla função: aderem à parede dos vasos danificados por meio de uma interação com a proteína adesiva multimérica – o FVW, promovendo agregação e, finalmente, a formação do tampão hemostático primário; mas também facilitam a geração de trombina pela ativação dos fatores da coagulação em sua superfície. Trombocitopenia, uma característica típica de doença hepática crônica, pode, portanto, ser outra causa de sangramento. No entanto, níveis muito elevados de FVW, um achado comum em pacientes com doença hepática crônica, podem restaurar a adesão das plaquetas para o subendotélio vascular em locais de lesão e servir de membrana para ativação da trombina em sua superfície. Níveis de ADAMTS 13, uma metaloprotease presente no plasma que limita as funções do FVW sobre as plaquetas, estão reduzidos em pacientes com cirrose; o que pode contribuir ainda mais para a restauração da função plaquetária. Finalmente, uma contagem de plaquetas em torno de 60×10^9 por litro em pacientes com cirrose é geralmente suficiente para preservar a geração de trombina. O papel profilático de transfusão de plaquetas é altamente questionável em razão dos riscos de eventos adversos e, principalmente, pela falta de evidência de benefício clínico.[14-16]

Fibrinólise e doença hepática

A cirrose é caracteristicamente conhecida por apresentar um estado hiperfibrinolítico. O sistema fibrinolítico é composto pelo plasminogênio, que é convertido em plasmina com a ativação intrínseca pelo fator XIIa, a calicreína, o ativador do plasminogênio tecidual (tPA) e a uroquinase. Todos esses fatores são sintetizados pelo fígado. O inibidor da fibrinólise ativado pela trombina (TAFI) está reduzido na cirrose hepática, o que costuma ser contrabalançado pela concomitante diminuição dos fatores pró-fibrinolíticos, impedindo a excessiva fibrinólise. Vários testes estão disponíveis para avaliar a fibrinólise e incluem: (1) o tempo de lise do coágulo; (2) tempo de lise de euglobulina; (3) dímero-D; (4) produto de degradação do fibrinogênio, tPA; e (5) tromboelastografia rotacional. A maioria deles tem alta variabilidade interindividual e baixa especificidade. À exceção da tromboelastografia, nenhum teste comercial disponível avalia de forma global a fibrinólise. A mensuração individual de componentes do sistema fibrinolítico não auxilia na avaliação global e na previsão de risco de sangramento na cirrose.[17]

Desequilíbrio pró-coagulante nas doenças hepáticas crônicas

Em geral, as observações feitas até aqui sugerem que os pacientes com doença hepática crônica não são naturalmente "autoanticoagulados", como se acreditava anteriormente. Este conceito é reforçado por evidências clínicas indicando que essa população não está protegida, podendo até ter um risco aumentado para trombose, em particular, mas não exclusivamente, no sistema venoso portal e, em especial, na presença de mutação do gene da protrombina. Sinais laboratoriais de um desequilíbrio pró-coagulante têm sido relatados em associação com a doença hepática crônica. A geração de trombina *in vivo* e *in vitro* é regulada negativamente pela trombomodulina, que inibe a geração de trombina quando adicionada a plasma de voluntários saudáveis, mas é muito menos eficaz quando adicionada a plasma de pacientes com doença hepática. Isso indica que, em tais pacientes, o plasma é parcialmente resistente à anticoagulação mediada pela trombomodulina. Essa resistência é apenas evidente quando os resultados dos testes de geração de trombina são expressos como a razão de atividade da trombina na presença de trombomodulina sobre a atividade da trombina na sua ausência. É provável que a resistência resulte de duas alterações tipicamente encontradas em pacientes com doença hepática crônica: aumento acentuado no plasma dos níveis de fator VIII (um potente gerador de trombina) e a concomitante diminuição dos níveis de proteína C (um dos mais potentes inibidores de trombina). Embora a proteína C esteja reduzida em virtude da capacidade de síntese deficiente pelo fígado, o aumento dos níveis de fator VIII pode ser explicado pela diminuição da depuração a partir do plasma, mediado por dois mecanismos: um envolvendo o FVW e, o outro, a proteína de baixa densidade relacionada ao receptor de lipoproteína. O FVW liga-se ao fator VIII, protegendo o coágulo da clivagem por proteases plasmáticas e do *clearance* prematuro. Níveis elevados de FVW no plasma de pacientes com cirrose podem estar envolvidos na manutenção de altos níveis plasmáticos de fator VIII mediante estabilização da sua atividade pró-coagulante. A proteína de baixa densidade relacionada com receptor de lipoproteína, um ligante multifuncional que medeia a absorção celular e subsequente degradação de fator VIII, não está suficientemente expressa em pacientes com cirrose e, em conjunto com níveis elevados do FVW, pode ajudar a sustentar os níveis plasmáticos elevados de fator VIII.[18,23]

Detecção por laboratório

O desequilíbrio pró-coagulante associado com a doença hepática crônica pode ser detectado medindo-se a geração de trombina no plasma na presença e ausência de trombomodulina. Um método alternativo usa um extrato de veneno de cobra (Protac®, Pentapharm) que atua como um ativador substituto de proteína C, de modo semelhante ao da trombomodulina. Considerando-se que os resultados do primeiro teste são expressos como a razão entre a concentração de trombina gerada na presença de trombomodulina pela concentração de trombina gerada na sua ausência, os resultados do segundo ensaio são expressos como a porcentagem de inibição da coagulação induzida pelo extrato, medida como a quantidade de trombina gerada na presença *versus* ausência do extrato (veneno). Por definição, quanto maior a razão ou menor a porcentagem de inibição da coagulação induzida pelo extrato, maior o grau de desequilíbrio pró-coagulante. Como detectado por esses testes, no contexto de doença hepática crônica, o desequilíbrio pró-coagulante está inversamente relacionado com os níveis plasmáticos de proteína C e diretamente relacionado com os níveis de fator VIII. Além disso, o grau de desequilíbrio aumenta com a gravidade da cirrose, tal como avaliado pelo *child-pugh score*. Mas ainda necessita ser estabelecido por estudos prospectivos se o desequilíbrio pró-coagulante detectado em laboratório por meio da resistência à trombomodulina é um fator de risco para trombose em pacientes com doença hepática crônica. Deve ser reconhecido que, embora os testes de geração de trombina mimetizem as condições *in vivo* de modo muito mais fidedigno do que testes convencionais, eles ainda permanecem artificiais porque usam plasma sem plaquetas e a quantidade de trombomodulina adicionada *in vitro* é escolhida arbitrariamente, e não com base na densidade da proteína nas células endoteliais.[24-25]

Implicações clínicas possíveis do desequilíbrio pró-coagulante

O desequilíbrio *in vitro* pró-coagulante associado com doença hepática crônica pode ter inúmeras implicações clínicas. Em primeiro lugar, põe em questão a utilização de infusão de PFC para corrigir os resultados dos testes convencionais de coagulação em pacientes submetidos a procedimentos invasivos. Essa ainda é uma prática comum, apesar da falta de evidências de estudos controlados e randomizados, e as recentes orientações da Associação Americana de Estudo de Doenças Hepáticas advertindo contra o uso indiscriminado de plasma fresco antes da biópsia hepática. Em segundo lugar, o desequilíbrio pró-coagulante pode ajudar a explicar mecanicamente por que esses pacientes não estão protegidos de eventos clínicos, tais como trombose de veias periféricas, trombose venosa portal, aterotrombose e progressão da fibrose hepática.[26-27]

Trombose venosa periférica

Estudos retrospectivos mostraram que pacientes com doença hepática crônica não estão protegidos contra tromboembolismo venoso (trombose venosa profunda e embolia pulmonar). Recentemente, um estudo caso-controle envolvendo 99.444 pacientes com tromboembolismo venoso e 496.872 controles mostrou que pacientes com doença hepática tiveram um aumento do risco relativo de tromboembolismo venoso, com probabilidade maior para trombose venosa profunda do que para embolia pulmonar mais que em não cirróticos. No entanto, outros estudos mostraram baixa prevalência de tromboembolismo venoso entre pacientes com doença hepática crônica. O desenho retrospectivo de todos os estudos dificulta avaliar o verdadeiro risco de tromboembolismo venoso entre esses pacientes. É claro, no entanto, que os pacientes com doença hepática crônica não são autoanticoagulados e podem, eventualmente, ter manifestações clínicas de tromboembolismo, embora os resultados anormais de testes convencionais da coagulação sugiram o oposto. Trombose em pacientes com doença hepática crônica pode tornar-se uma questão emergente em razão do aumento da expectativa de vida e de mudança de hábitos, com maior exposição a fatores de risco circunstanciais como tumores, cirurgias, obesidade, hospitalização prolongada e atividade física inadequada. Assim, a consequência lógica é que pacientes com doença hepática crônica que tenham trombose venosa periférica devem ser tratados com anticoagulantes como qualquer outro paciente; é importante notar que, a longo prazo, a segurança dessa abordagem ainda não foi estudada. Além disso, o desequilíbrio pró-coagulante *in vitro* em associação com doença hepática crônica, confirmado por diversos estudos independentes, sugere que esses pacientes são elegíveis para profilaxia antitrombótica quando expostos a situações de risco como cirurgia de grande porte e imobilização prolongada. Essa noção contradiz a prática clínica atual, em que pacientes com cirrose, muitas vezes, não recebem, ou recebem apenas abaixo do ideal, profilaxia devido à percepção de risco de sangramento.[26-27]

Trombose arterial

Mesmo que não esteja ainda bem estabelecido que pacientes com doença hepática crônica têm maior risco de trombose arterial (p. ex.: artéria coronária, acidente vascular cerebral), eles não estão livres dessas e de outras manifestações clínicas de aterotrombose. Contudo, a ocorrência de oclusão de artéria hepática após o transplante de fígado piora o prognóstico desses pacientes. Portanto, a detecção precoce dessa complicação é importante. Se a aspirina ou outros agentes antiplaquetários estão indicados na respectiva profilaxia primária, a avaliação mediante ensaios clínicos ainda é necessária.[28]

Trombose venosa portal

A prevalência de trombose em veia porta em pacientes com cirrose aumenta com a gravidade da doença: cerca de 1% entre os pacientes com cirrose compensada e 8% a 25% entre aqueles que são candidatos a transplante. Não só pela redução da velocidade do fluxo, mas também pelo desequilíbrio pró-coagulante e anormalidades na parede do vaso (tríade de Virchow) são fatores mecânicos dessa complicação, o uso de terapia antitrombótica (heparina de baixo peso molecular ou antagonistas da vitamina K) é comum. Essa abordagem é relativamente segura, mas varizes de esôfago podem necessitar de tratamento (com drogas vasoativas ou ligadura endoscópica) antes de começar o uso de anticoagulantes. Trombose da veia porta agrava o prognóstico pós-transplante; prevenção primária com heparina de baixo peso molecular ou com antagonistas da vitamina K deve ser considerada em pacientes que aguardam transplante hepático. Os ensaios clínicos randomizados para avaliar a eficácia desses fármacos estão em andamento. No entanto, em virtude do papel desempenhado pelos baixos níveis de proteína C na balança da coagulopatia em pacientes com doença hepática crônica, antagonistas de vitamina K talvez não sejam os medicamentos ideais. O tratamento com antagonistas da vitamina K, da qual a proteína C é dependente, poderia reduzir ainda mais os níveis deste anticoagulante natural em pacientes em estágio final de doença, aumentando o risco de trombose. Os inibidores diretos de trombina e inibidores mais recentes de fator X (p. ex.: dabigatran, rivaroxabana e apixaban) podem ser alternativas atraentes a antagonistas da vitamina K porque eles não reduzem os níveis de proteína C. Além disso, eles não requerem monitorização laboratorial para ajuste de dose, enquanto os antagonistas da vitamina K requerem monitorização com o uso do RNI, cuja validade tem sido questionada em pacientes com doença hepática crônica. Outras vantagens potenciais dessas novas drogas em relação à heparina de baixo peso molecular seriam a via de administração oral e seu mecanismo de ação, que é independente de antitrombina. No entanto, são necessários ensaios clínicos especialmente concebidos, pois os pacientes com doença hepática crônica são, em geral, excluídos dos estudos clínicos randomizados dessas drogas.[9,29-31]

Progressão de fibrose hepática

Outra consequência do desequilíbrio pró-coagulante na doença hepática crônica refere-se à fibrose hepática e sua progressão. Duas hipóteses são consideradas atualmente para a patogênese dessa condição: ambas envolvem a coagulação e podem ser sinérgicas. Uma hipótese centra-se no papel de microembolias. Lesão obstrutiva no sistema portal e veias hepáticas frequentemente ocorrem em pacientes com cirrose em virtude da formação de microtrombos que levam à isquemia do tecido, morte celular e fibrose por meio da destruição do parênquima. Outra hipótese sugere que a ativação da coagulação dentro do sistema vascular hepático pode desempenhar um papel importante no desenvolvimento e na progressão do processo fibrótico. A trombina, além de ser um potente pró-coagulante, tem muitos efeitos celulares mediados por uma família de receptores acoplados à proteína G amplamente expressos, chamados receptores ativados por proteases (protease-activated receptors – PAR). A sinalização da trombina por meio deles expressa em células estreladas hepáticas, responsáveis pela reparação de tecidos, pode, por conseguinte, desempenhar um papel crucial nos mecanismos de progressão de fibrose. O grau de expressão do receptor de trombina se associa com a gravidade da doença hepática e também tem sido observado que humanos e ratos com hipercoagulabilidade associada à mutação do gene do fator V de Leiden têm uma progressão acelerada da fibrose hepática. Antagonistas PAR1 podem fornecer proteção contra fibrose hepática em modelo experimental em roedores, e drogas anticoagulantes na progressão lenta da fibrose o fazem em camundongos. Além disso, a heparina de baixo peso molecular impede a fibrogênese hepática causada pela injeção de tetracloreto de carbono em roedores. Essas observações são consistentes com a hipótese de que geração de trombina e fibrose estão diretamente associadas. Assim, um ensaio clínico controlado e randomizado está sendo realizado para investigar se os antagonistas da vitamina K podem influenciar a progressão da fibrose em pacientes com hepatite C.[32-33]

TESTES CLÍNICOS DE AVALIAÇÃO DA COAGULAÇÃO NA DOENÇA HEPÁTICA

Uma variedade de testes está disponível para avaliação da coagulação e incluem o tempo de sangramento, de coagulação, de protrombina, de tromboplastina parcial ativada, de trombina e de lise de euglobulina; lise de coágulos; fibrinogênio sérico; produto de degradação do fibrinogênio; D-dímero; fator XIII; proteína C; proteína S; e antitrombina III.

Limitações dos testes de coagulação normais em pacientes com doença hepática

A combinação TP/RNI foi desenvolvida para monitorizar terapia com anticoagulantes orais e TTPa para investigar deficiências hereditárias de fatores individuais (p. ex.: hemofilia) e para monitorizar a terapia com heparina. Esses testes não foram desenvolvidos para representar o modelo *in vivo* de hemostasia ou para avaliar risco perioperatório de sangramento. Muitos pacientes com doença hepática têm TTPa normal, apesar de deficiências de múltiplos fatores pró-coagulantes. Isso pode ser resultado dos níveis elevados de fator VIII que encurtam TTPa e compensam essas deficiências. A combinação TP/RNI é amplamente utilizada para avaliar o risco de sangramento em pacientes com doença hepática; no entanto, a prática clínica e a literatura evidenciam que não há correlação com hemorragia após biópsia hepática ou outros procedimentos. Apesar disso, a transfusão de PFC é frequentemente utilizada na tentativa de corrigir a RNI. Estudos epidemiológicos sugerem que os pacientes com hepatopatia crônica têm maior risco individual de lesão pulmonar aguda relacionada com transfusão em relação a outras populações. Estudos observacionais mostram que mesmo grandes procedimentos, tais como o transplante de fígado, podem ser realizadas sem administração do PFC, apesar de um aumento da RNI. Mais importante ainda, o valor da RNI varia entre os laboratórios nesses pacientes. Outras limitações de TP/RNI são a impossibilidade de estimar a resistência global e a estabilidade do coágulo porque esses testes avaliam o início da polimerização de fibrina que ocorre em níveis muito baixos de produção de trombina em cerca de 10 a 20 nm, o que é menos do que 5% do total de trombina gerada. A RNI não reflete a redução concomitante dos níveis de anticoagulantes em pacientes com doença hepática, podendo explicar por que não há uma relação consistente entre sangramento e um leve a moderado aumento da RNI em pacientes com doença hepática crônica. Não há evidência clínica atual para a administração profilática de PFC para corrigir a RNI. Isso leva à desnecessária utilização do PFC. Tripodi avaliou os efeitos da adição *in vitro* de *pool* de plasma normal (PNP) ao plasma de 58 pacientes com cirrose avançada e mostrou que, embora o TP tenha encurtado em muitos pacientes, não houve mudança na geração de trombina. Esses resultados lançam dúvidas sobre a eficácia do PFC para reduzir o risco de sangramento em pacientes com doença hepática submetidos a procedimentos invasivos.

A evidência na literatura sugere que os testes convencionais de coagulação são de pouco valor em predizer o risco de sangramento em pacientes com cirrose e são de uso limitado para orientar as decisões no manejo adequado de eventos hemorrágicos na cirrose. Para avaliação de risco de hemorragia, é necessária a utilização de testes de coagulação como o tempo de geração de trombina, tromboelastografia e índice de normalização nacional calibrado para cirrose (RNI liver). Teste de geração de trombina é um teste global em que a coagulação é ativada por pequenas quantidades de fator tecidual como um gatilho e fosfolipídeos atuando como substituto das plaquetas. O tempo de geração de trombina medido na presença de trombomodulina e plasma rico em plaquetas é semelhante para pacientes com doença hepática crônica e indivíduos saudáveis. A contagem de plaquetas crítica é 60.000/cm. A tromboelastografia avalia as alterações viscoelásticas do sangue, mensurando a formação, a força e a dissolução do coágulo, acessando a hemostasia de forma global. A tromboelastografia moderna que combina a nova tecnologia de computador e software com novos materiais e equipamentos é muito popular durante intervenções cirúrgicas, como o transplante de fígado. A RNI do fígado é o tempo de protrombina calibrado utilizando-se o plasma de pacientes com cirrose, em vez de antagonistas da vitamina K, podendo corrigir a variabilidade de RNI nesses doentes. Esses testes não foram avaliados prospectivamente em pacientes com doença hepática. O tempo de protrombina foi usado tradicionalmente na avaliação da gravidade da doença hepática por Chil Pugh ou no escore MELD. O tempo de protrombina expresso como RNI é muito variável e nunca foi padronizado em pacientes com doença hepática. Controvérsias atuais em pacientes com cirrose hepática referem-se a quais testes humorais ou hematológicos poderiam prever o risco de sangramento contra risco de trombose e qual intervenção profilática poderia ser utilizada de forma eficaz tanto para sangramento quanto para perspectiva trombótica. Recentemente, Tripodi e colaboradores descreveram um método laboratorial simples concentrado na deficiência de proteína C, que poderia promover coagulação em pacientes com cirrose. Esse é um teste de laboratório padrão que pode determinar o risco relativo de coagulação contra hemorragias em doentes com cirrose.[34-35]

Aplicações da tromboelastografia na doença hepática

A tromboelastografia (TEG) demonstra a formação do coágulo em sangue total e fornece uma avaliação global da hemostasia, incluindo as contribuições dos componentes celulares do plasma. A TEG demonstra a dinâmica de formação, a força máxima e a estabilidade do coágulo. Em contraste com a TEG, testes convencionais de coagulação, tais como o TP/RNI ou TTPa, avaliam apenas os eventos plasmáticos da hemostasia; esses testes omitem a contribuição das plaquetas, bem como as interações com outros componentes celulares do sangue total. RNI e TTPa podem, portanto, fornecer uma inadequada e, eventualmente, avaliação enganosa de risco de sangramento em pacientes com doença hepática. Pacientes com doença grave, como cirrose ou insuficiência hepática aguda (pela American Liver Foundation – ALF), são considerados de alto risco para sangramento por apresentarem elevação de RNI, trombocitopenia e hipertensão portal, mas a magnitude desses componentes difere entre as condições agudas e crônicas. Em pacientes com cirrose, a RNI aumenta com a descompensação da função e síntese hepática, refletindo com certa precisão a mortalidade dos pacientes a curto prazo, mas não prevê risco de sangramento. Em vez disso, a distorção da arquitetura hepática em razão de fibrose causa progressiva hipertensão portal, hiperesplenismo, trombocitopenia de moderada a grave e varizes de esôfago; esses fatores, sim, determinam o risco de sangramento em pacientes com cirrose com mais precisão do que RNI. Em contraste, pacientes com falência hepática aguda (FHA) desenvolvem uma RNI drasticamente mais elevada, o que, da mesma forma, prediz mortalidade a curto prazo. Entretanto, esses pacientes têm hipertensão portal relativamente leve, como consequência do colapso do parênquima hepático. Pacientes com FHA frequentemente têm um grau leve de trombocitopenia. Apesar de elevação acentuada da RNI e da variável trombocitopenia, é raro pacientes com FHA sangrarem espontaneamente, e sangramento com valor clínico significativo após procedimentos invasivos é incomum.[36]

Metodologia da tromboelastografia

A TEG, descrita em 1948 por Hellmut Hartert, embora antiga, já permitia avaliação global do processo de iniciação, formação, estabilização e lise do coágulo. Trata-se de método laboratorial que demonstra, mediante representação gráfica, as interações entre as diferentes células do sangue e suas características bioquímicas. A tromboelastografia (TEG; Haemoscope Corporation, IL, EUA) ou tromboelastografia (ROTEM; Sysmex, Milton Keynes, Reino Unido) permite uma rápida e robusta avaliação do coágulo, usando quantidade ínfima de sangue total.[37]

As primeiras descrições de aplicabilidade foram no transplante hepático, estendendo-se, mais tarde, para a cirurgia cardíaca. Em pacientes com trauma, a TEG conseguiu prever necessidade de transfusão. Nos anos 1990, o método passou por aperfeiçoamentos, tornando-se mais resistente às vibrações, permitindo o seu deslocamento para a beira do leito. O emprego de novos reagentes com inibidores e ativadores acelerou o resultado do exame e o software mais moderno tornou o gráfico mais vistoso.

A hemorragia maciça e a transfusão de sangue estão associadas a aumento da morbidade, mortalidade e custos. Testes viscoelásticos podem racionalizar hemotransfusões, otimizar o tratamento do paciente grave por guiar e individualizar a terapêutica justificando o investimento dessa tecnologia custo-efetiva.

Para a realização de testes viscoelásticos é necessária uma amostra de sangue total citratado, colhida através de punção venosa de sangue periférico, o que pode ser feito na temperatura do paciente e apresenta vantagem em pacientes com discrasia sanguínea relacionada à hipotermia.

O princípio da TEG® envolve a incubação de 360 µL de sangue total a 37°C em um copo cilíndrico aquecido. O copo oscila durante 10 segundos através de um ângulo de 4°45 com um pino suspenso livremente em uma taça por um fio de torção[38] (Figura 148.1).

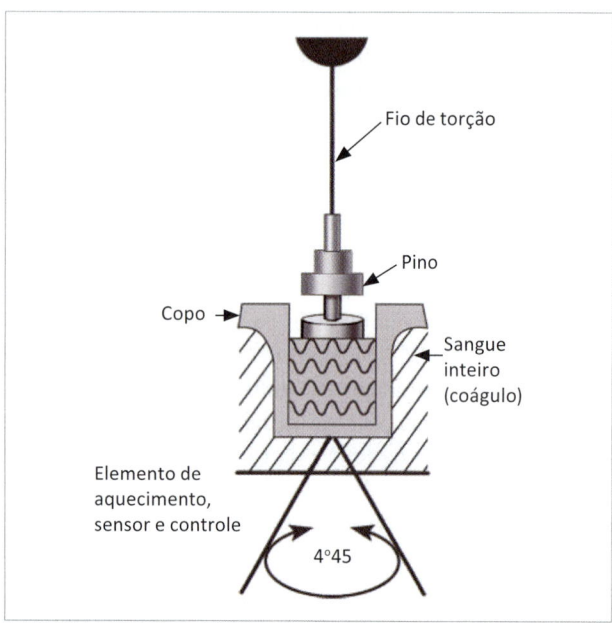

FIGURA 148.1 Sistemas TEG e ROTEM.

Ocorrem, então, alterações bioquímicas de pH, eletrólitos e temperatura, promovendo interatividade entre células do sangue e subsequente ligação entre fibrinas e plaquetas que, por meio do movimento rotativo do copo, transmite para o pino imerso uma cadência de movimento. Desse modo, a magnitude da expressão gráfica está diretamente relacionada com a resistência do coágulo formado. Após a retração do coágulo, ocorre sua lise. As ligações são quebradas e a transferência do movimento do copo é reduzida. O movimento de rotação do pino através do transdutor mecânico é convertido em um sinal elétrico, então graficamente manifesto.

Com o ROTEM®, ao contrário da TEG®, é o pino de aço que faz uma rotação em 4,75° em relação ao copo. Essa movimentação transmite, por intermédio de uma leitura óptica para um software uma representação gráfica de amplitude em relação ao tempo de todo o processo de formação do coágulo, desde a iniciação e máxima formação até a sua lise (Figura 148.2). A vantagem que o ROTEM® oferece é sua capacidade de apresentar resultados entre 5 e 30 minutos em virtude de reagentes aceleradores e inibidores do processo de coagulação.

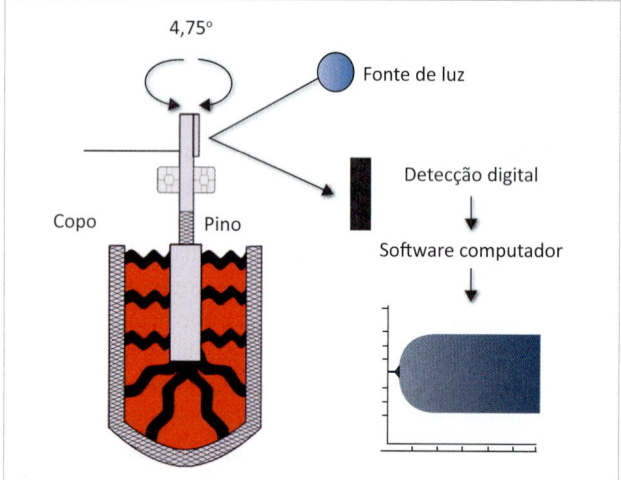

FIGURA 148.2. Método de detecção ROTEM®.

O perfil resultante da hemostasia é uma medida do tempo necessário para a formação das primeiras cadeias de fibrina, da cinética de formação do coágulo, da resistência do coágulo e, por fim, de sua dissolução. Propriedades físicas do coágulo são dependentes da relação entre fibrinogênio, plaquetas e proteínas do plasma. Esse processo produz um traço gráfico característico que reflete as diferentes fases da coagulação, permitindo sua avaliação qualitativa.[38]

A tromboelastografia (ROTEM®) é a expressão gráfica da formação viscoelástica da polimerização da fibrina. Suas variáveis são tempo, dinâmica, tamanho e firmeza do coágulo; da formação à lise (Figura 148.3).

- **Ângulo alfa:** representa a angulação descrita pelo estado de coagulabilidade do paciente. Quanto mais agudo, mais hipocoagulável; quanto mais obtuso, maior a tendência em hipercoagular.
- *Clotting time* – **0 a 2 mm:** tempo transcorrido do início da análise até o início da formação do coágulo, ao atingir a amplitude de 2 mm, que consiste no início da ativação da tromboplastina à formação das primeiras fibrinas. Esta fase envolve os fatores de coagulação, sendo possível identificar o efeito da heparina.
- **CFT (*clot formation time*) – 2 a 20 mm:** período subsequente ao CT, representa a cinética da formação de trombina, polimerização da fibrina e estabilização do coágulo por meio do envolvimento das plaquetas, fibrinogênio e fator XIII.

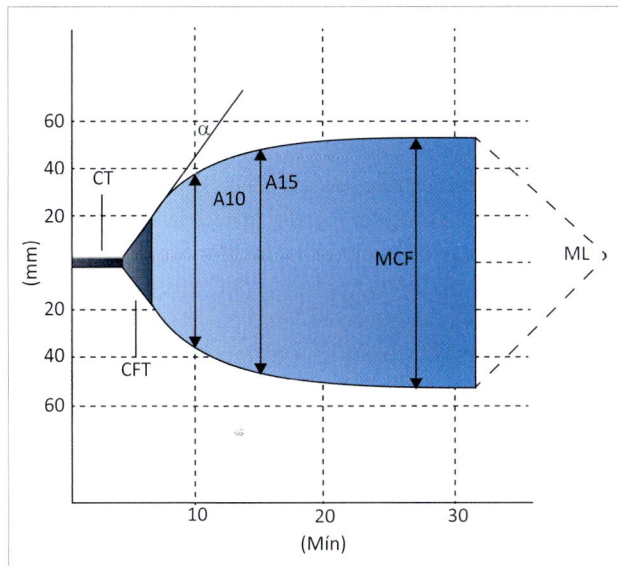

FIGURA 148.3. Tromboelastografia (ROTEM®).

- **MCF (*maximum clot firmness*) – 20 a 30 mm:** período subsequente ao CFT, consiste na amplitude máxima do gráfico. Maior estabilização do coágulo pela polimerização da fibrina. Envolve a interação entre as plaquetas, fibrinogênio e fator XIII. Indica a consistência ou qualidade do coágulo, caracterizando o estado de coagulabilidade do paciente.
- **A05-A30:** representa a firmeza pela amplitude do coágulo nos tempos de 5 e 30 minutos.
- **ML (*maximum lysis*):** redução da firmeza do coágulo após o MCF. Coágulo estável se a ML for menor que 15% ou hiperfibrinólise quando maior que 15%.

Compreendida a formação gráfica da tromboelastografia, deve-se compreender a aplicabilidade das variáveis anteriormente descritas nos cinco testes disponíveis para análise inicial em tempo rápido da coagulação do ROTEM®: INTEM, EXTEM, FIBTEM, HEPTEM, APTEM.

- **INTEM:** a ativação ocorre por meio da fase de contato pelo ácido elágico; é sensível aos fatores da via intrínseca. Avalia os fatores XII, XI, IX, VIII, X, V, II, I, FVW. O CT é mais sensível à heparina quando estiver prolongado; CT > 0,15 UI/mL HNF (heparina não fracionada) no sangue.
- **EXTEM:** ativação pela tromboplastina ou fator tecidual (cérebro de coelho). Início da formação do coágulo em 70 segundos. É mais sensível à fibrinólise. Teste de triagem da via extrínseca: TP (fatores vitamina K-dependentes: II, VII, IX, X). O CT é menos sensível à heparina (> 4 UI/mL de HNF no sangue).
- **FIBTEM:** ativação similar ao EXTEM. A adição de citocalasina D inibe a função plaquetária, permitindo a avaliação isolada do fibrinogênio. O coágulo resultante é dependente apenas da formação e polimerização da fibrina.
- **HEPTEM:** ativação semelhante ao INTEM. A adição de heparinase degrada a heparina presente na amostra. Quando o teste de HEPTEM corrige alteração do CT, em relação ao INTEM, define-se como sangue heparinizado, caso contrário, configura-se deficiência de fatores de coagulação.
- **APTEM:** ativação conforme EXTEM. Pela adição de aprotinina ao reagente, ocorre inibição da fibrinólise. Caso haja correção da hiperfibrinólise em relação ao EXTEM, caracteriza-se hiperfibrinólise verdadeira (ML > 15%).[38]

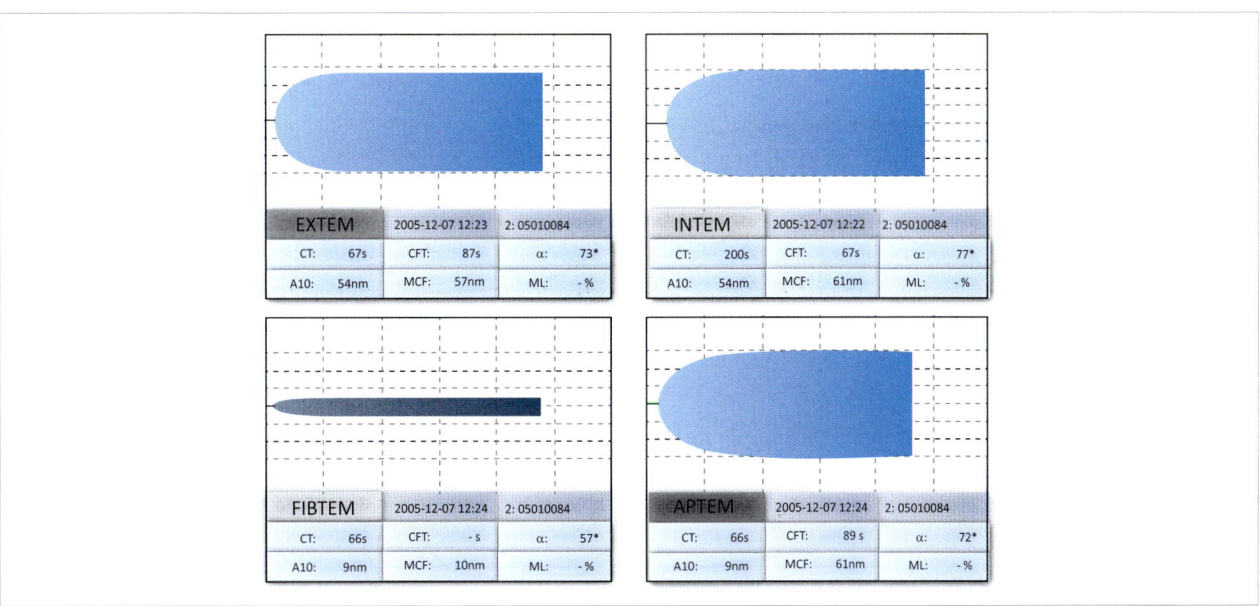

FIGURA 148.4. Testes disponíveis do ROTEM.

REPRESENTAÇÃO GRÁFICA DO ROTEM
Uso de tromboelastografia em pacientes com cirrose

De acordo com o conceito de reequilibrado da hemostasia, pacientes com cirrose frequentemente mantêm parâmetros normais como avaliados por TEG (Figura 148.4A e Tabela 148.3).

Em uma coorte de 273 pacientes com cirrose compensada, os parâmetros médios da TEG estavam nos limites normais, embora a máxima amplitude tenha se reduzido de acordo com a gravidade da trombocitopenia em virtude do hiperesplenismo (Figura 148.4B). No entanto, em um subgrupo de 48 pacientes com doença mais descompensada, mas com cirrose ainda estável (RNI ≥ 1,5), a amplitude média máxima de formação do coágulo estava abaixo dos limites normais, provavelmente pela menor contagem de plaquetas nessa população mais doente; o ângulo alfa também estava deprimido em pacientes com descompensação da cirrose e com hipofibrinogenemia[36] (Figura 148.4C).

Burroughs e seus colegas também observaram que pacientes com cirrose compensada muitas vezes têm parâmetros da TEG normais. Aqueles com cirrose secundária à doença hepática colestática (cirrose biliar primária [PBC] ou colangite esclerosante primária [PSC]) são caracteristicamente conhecidos por apresentar parâmetros da TEG com hipercoagulabilidade em comparação com as doenças não colestáticas ou controles saudáveis. A proporção de pacientes com hipercoagulabilidade à TEG foi de 28, 43, 5%, e 0% em doentes com PBC, PSC, doença sem colestase hepática e controles normais, respectivamente. Por outro lado, a RNI e outros testes laboratoriais padronizados de hemostasia não diferiram entre pacientes com doença colestática de doença sem colestase. Essas observações podem explicar por que pacientes com PBC e PSC têm menos complicações hemorrágicas e menor necessidade de transfusão no intraoperatório durante transplante hepático, em comparação com pacientes com cirrose não colestática, mas com graus semelhantes de hipertensão portal. Um estudo posterior confirmou a hipercoagulabilidade, medida pela TEG, em pacientes com doença hepática colestática em comparação com aqueles com doença hepática sem colestase. No estudo, essa diferença foi atribuída ao aumento da concentração de fibrinogênio e à melhor função planetária. Assim, investigações utilizando a TEG em pacientes com cirrose apoiam as observações feitas por meio de ensaios de geração de trombina, os quais mostraram que a hemostasia, em geral, é relativamente bem preservada por mecanismos compensatórios, mantendo um estado de reequilíbrio da coagulação. Além de apoiar o conceito de reequilíbrio da hemostasia no cenário de cirrose, a TEG também demonstrou utilidade clínica na previsão de complicações na doença hepática, tais como hemorragia e infecção gastrintestinal. Essas duas complicações estão ligadas patogeneticamente em pacientes com cirrose; sangramento por varizes geralmente promove infecção, e infecção promove sangramento. A TEG tem se mostrado superior à RNI ou à contagem de plaquetas para estimar o risco de sangramento por varizes do esôfago. Em um estudo prospectivo com um pequeno número de pacientes cirróticos apresentando sangramento agudo por varizes, parâmetros específicos da TEG indicaram um aumento na hipocoagulabilidade nos pacientes que experimentaram ressangramento precoce em comparação com aqueles que não o fizeram ($p < 0,001$ para todos parâmetros). Em contraste, nenhum teste laboratório-padrão de hemostasia (RNI, TTPa, ou contagem de plaquetas) diferiu entre aqueles que ressangraram e aqueles que não o fizeram. A TEG também pode ser útil para detecção de infecção em pacientes com cirrose. Em uma coorte prospectiva de pacientes cirróticos descompensados admitidos em um hospital, 36% desenvolveram infecção; os parâmetros da

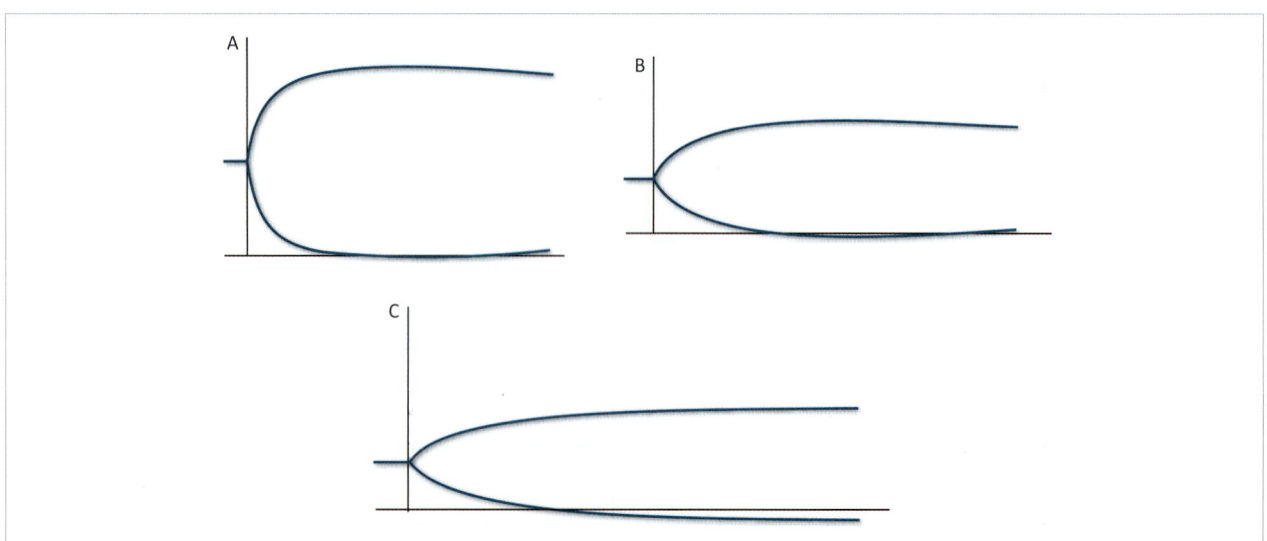

FIGURA 148.5. Padrões de TEG nos cirróticos.

TEG tornaram-se mais hipocoaguláveis nesses doentes em comparação aos que não desenvolveram infecção. Em contraste, os parâmetros da TEG permaneceram inalterados em pessoas que não desenvolveram infecção. Além disso, a resolução da infecção foi associada com melhora nos parâmetros da TEG para níveis pré-infecção, e a persistência da infecção foi associada com maior deterioração da hemostasia medida pela TEG, mas não por testes laboratoriais convencionais da coagulação. Semelhante à previsão de ressangramento por varizes, essas observações sugerem que a TEG é um teste mais sensível ao equilíbrio da hemostasia em pacientes com doença hepática crônica em comparação aos testes convencionais. O mecanismo pelo qual a infecção provoca deterioração da hemostasia tem sido explorado através da TEG, o que destaca um outro uso potencial dessa técnica como ferramenta de investigação. Os pacientes com cirrose expressam concentrações plasmáticas aumentadas de heparinoides endógenos expressos pelo endotélio em virtude do aumento da produção e diminuição do *clearance* hepático dessas moléculas; essa observação foi feita pela primeira vez com a adição de heparinase à TEG em pacientes submetidos a transplante hepático. Em uma análise prospectiva de pacientes com cirrose admitidos no hospital não por sangramento, metade desenvolveu uma infecção, e a TEG demonstrou hipocoagulabilidade nestes em comparação com aqueles que não desenvolveram infecção. Dos 30 pacientes infectados, 28 apresentaram melhora significativa nos parâmetros da TEG modificada com heparinase em comparação com a TEG nativa, indicando um efeito significativo da heparina; nenhuma diferença em parâmetros da TEG foi observada na presença e na ausência da heparinase em pacientes não infectados. Além disso, o efeito da heparina desapareceu em todos os pacientes após a resolução da infecção. Novamente, não foi identificada nenhuma diferença em testes laboratoriais convencionais da coagulação antes e após a infecção.[36]

Uso de tromboelastografia em pacientes com insuficiência hepática aguda (IHA)

Poucos estudos têm utilizado a TEG para investigar hemostasia em pacientes com IHA. Similar aos pacientes com cirrose, aqueles com IHA geralmente têm parâmetros da TEG dentro de limites normais; todos os parâmetros da TEG estavam dentro do normal em 51 pacientes com lesão hepática aguda (LPA), e a máxima amplitude do coágulo (MCF) foi significativamente maior do que no grupo de pacientes cirróticos estáveis, apesar da RNI muito maior na lesão hepática aguda. Essa observação pode ser atribuída ao fato de que os pacientes com IHA têm graus mais brandos de trombocitopenia. Da mesma forma que nos pacientes com cirrose, pacientes com IHA também mostram evidências de compensação hemostática. De fato, a máxima formação do coágulo aumenta em paralelo com a evolução da síndrome da resposta inflamatória sistêmica (SIRS) e diretamente com a concentração de amônia venosa e a gravidade da encefalopatia hepática. O grau de hiperamonemia, a gravidade da encefalopatia hepática e o número de componentes da SIRS estão intimamente relacionados com pacientes com IHA. Esses dados sugerem que a gravidade da SIRS reflete o grau de aumento dos reagentes pró-hemostáticos de fase aguda, incluindo os fatores VIII, FVW e fibrinogênio, que aumentam a força do coágulo. A relação entre SIRS e hemostasia anormal em pacientes com IHA também tem sido explorada usando-se a TEG com adição de heparinase. Ativação ou lesão endotelial é um componente integral da IHA, elevando não só os níveis de fatores endoteliais pró-coagulantes (factor VIII e vWF), mas também os de heparinoides endógenos. Semelhante ao observado em pacientes com cirrose, a geração total de trombina estimada em pacientes com IHA não foi significativamente diferente do que a observada em pacientes com cirrose submetidos a transplante hepático ou a controles saudáveis, e um efeito significativo de heparina foi observado. Além disso, a amplitude máxima do coágulo medida pela TEG com adição à heparinase em pacientes com IHA foi semelhante ao de controles saudáveis e pacientes com cirrose.[36]

MANEJO DA COAGULOPATIA NA CIRROSE HEPÁTICA DESCOMPENSADA

A deficiência de vitamina K é vista na cirrose hepática descompensada secundária a vários mecanismos complexos, que incluem deficiência de sal biliar, insuficiência de secreção de sais biliares e a ampla utilização de antibióticos de largo espectro. Injeções com 10 mg de vitamina K por três dias geralmente são suficientes para corrigir a respectiva deficiência, devendo ser administradas a doentes com doença hepática descompensada. Correção profilática do tempo de protrombina com PFC não é recomendada e, quando maior que 4 segundos em relação ao controle, não é suscetível de correção com PFC. O PFC tem resposta imprevisível em pacientes com cirrose hepática descompensada e está associado a efeitos colaterais significativos, como a sobrecarga de volume, exacerbação da hipertensão portal, risco de infecções e de lesão hepática aguda relacionada à transfusão (LHRT).[1]

MANEJO DE EVENTOS HEMORRÁGICOS

Pacientes com cirrose hepática que apresentam quadro de hemorragia devem ser investigados sobre a sobreposição de causas de coagulopatia como infecções e insuficiência renal. Insultos sobrepostos devem ser corrigidos de forma agressiva.

A transfusão de plaquetas pode ser considerada se a respectiva contagem for inferior a 50.000/mm³ em vigência de sangramento. A contagem de plaquetas-alvo é maior do que 70.000/mm³. O PFC contém todos os fatores de coagulação, inibidores da coagulação e do sistema fibrinolítico. A melhora terapêutica com PFC é transitória e pode ser associada a reações adversas como mencionado. Uma opção terapêutica crescente, nos casos em que ocorra deficiência específica de fatores da coagulação, consiste na utilização de concentrado de complexo protrombínico obtido a partir do plasma por processo de crioprecipitação, pasteurização com inativação viral e liofilização, permitindo a utilização em pequenos volumes com concentração conhecida de fatores. A hipofibrinogenemia (fibrinogênio < 100 g/dL) deve ser tratada com crioprecipitado ou concentrado de fibrinogênio até níveis normais de fibrinogênio serem atingidos. Outros agentes utilizados no tratamento de pacientes com fibrinólise na cirrose hepática descompensada são ácido tranexâmico e o ácido épsilon aminocaproico. Esses agentes têm um papel importante no tratamento do sangramento local, mas também apresentam risco de complicações trombóticas quando utilizados de forma imprecisa. A desmopressina (1-deamino-8-arginina vasopressina – DDAVP), um análogo do hormônio antidiurético, a vasopressina, promove maior liberação de FVW e fator VIII, reduzindo o tempo de sangramento, com resposta de pico alcançada em 30 a 60 minutos após administração intravenosa. Infelizmente, nenhum benefício com a administração de DDAVP tem sido comprovado em pacientes com sangramento por varizes do esôfago e na cirurgia hepática. O fator VIIa recombinante ativado é utilizado para melhorar o tempo de protrombina e a formação de coágulos, sem aumento da fibrinólise. O efeito é imediato, mas transitório. A dosagem repetida é necessária e extremamente cara. O fator VIIa recombinante que corrige claramente distúrbios da coagulação in vitro não se mostrou eficaz em pacientes com sangramento por varizes, e alguma vantagem foi mostrada na cirrose Child C. O uso mais eficiente desse produto se dá durante a colocação do monitor de pressão intracraniana. Pode ser eficaz no controle do sangramento ativo por varizes quando não há uma visão endoscópica clara. Advertências com uso do fator VIIa recombinante são complicações trombóticas, alto custo da terapia e resultados limitados. O controle de sangramento pode ser conseguido com agentes hemostáticos tópicos como a cola de fibrina, cianoacrilatos, trombina e sutura. Os métodos cirúrgicos utilizados para reduzir a perda de sangue durante a cirurgia hepática em pacientes com cirrose são técnicas de fixação vasculares, dispositivos de dissecação, como dissecção por ultrassom, hidro jet dissecção, argônio, ablador por rádiofrequência e agentes hemostáticos tópicos. Manutenção de baixa pressão venosa central (PVC) e da pressão portal podem também ser de grande ajuda no controle do sangramento durante a cirurgia.

Trombose venosa profunda, embolia pulmonar e trombose aguda de veia porta podem ser tratadas de forma segura com anticoagulantes em pacientes com cirrose. Atualmente, a anticoagulação tem sido utilizada em pacientes com trombose da veia porta, estendendo-se para a veia mesentérica superior. Um ensaio clínico aleatório recente mostrou que heparina de baixo peso molecular pode prevenir a trombose da veia porta na cirrose.

Em resumo, em pacientes com doença hepática descompensada, a hemostasia é uma questão complexa em que forças contrárias estão em equilíbrio dinâmico e podem ser afetadas por fatores externos, como infecções e insuficiência renal. Atualmente, os testes disponíveis para a coagulação são pobres em prever hemorragia ou trombose em pacientes com cirrose. Novos testes à beira do leito, como o ROTEM, permitem a mensuração da qualidade do coágulo e também demonstram o distúrbio da coagulação subjacente, permitindo guiar a terapêutica trasnfusional de forma específica, com a utilização de hemocomponentes, fatores concentrados da coagualação derivados do plasma e drogas hemostáticas, racionalizando a terapia de transfusão de sangue e seus componentes, minimizando os efeitos adversos com esses produtos, com grande impacto na prática médica atual, sendo custo-efetivos.[1]

CONSIDERAÇÕES FINAIS

Pacientes com doença hepática em fase avançada podem apresentar sintomas hemorrágicos graves, particularmente no trato gastrintestinal. No entanto, a avaliação do risco de hemorragia unicamente com base em níveis anormais de testes convencionais da coagulação deve ser reconsiderada, pois, muitos desses doentes, quando avaliados por meio de testes globais, tais como o de geração de trombina, não apresentam hipocoagulabilidade. Fatores desencadeantes associados a sangramento devem ser pesquisados, como hipertensão portal, disfunção endotelial, infecção bacteriana, e insuficiência renal (Quadro 148.2). Contudo, o equilíbrio da hemostasia restaurado proporcionado pela redução concomitante de fatores pró e anticoagulantes, juntamente com o aumento dos níveis de fator VIII (Quadro 148.1), poderia explicar por que pacientes com doença hepática crônica não estão protegidos contra trombose arterial e venosa. Esse paradoxo clínico pode ser explicado pelo fato de esses pacientes terem um desequilíbrio pró-coagulante in vitro em virtude da resistência à trombomodulina, e de a trombocitopenia ser compensada pelo aumento dos níveis plasmáticos do FVW.

Em conclusão, a reavaliação da hemostasia em pacientes com doença hepática crônica desafia o dogma de que a coagulopatia nessa população leva, na maioria dos casos, à hemorragia. Outros fatores que acompanham a doença hepática crônica podem restaurar o equilíbrio pró e anticoagulante. Em algumas circunstâncias, o risco de eventos trombóticos pode ser maior do que o de hemorragia. Portanto, drogas muitas vezes contraindicadas em pacientes com doença hepática crônica podem ter benefício clínico.[9] Sugere-se a utilização de um método de avaliação global da coagulação como a tromboelastografia rotacional como ferramenta indispensável no manejo da coagulopatia no doente com cirrose em estágio terminal.

REFERÊNCIAS BIBLIOGRÁFICAS

1. Amarapurkar PD, Amarapurkar DN. Management of Coagulopathy in Patients with Decompensated Liver Cirrhosis. Int J Hepatol. 2011;2011:695470.
2. Sherlock S, Dooly J. Haematology of liver disease. In: Sherlock S, Dooly J. Diseases of Liver and Biliary System. p.43-62. London: Blackwell Science, 1997.
3. Tripodi A, Salerno F, Chantarangkul V, Clerici M, Cazzaniga M, Primignani M, et al. Evidence of normal thrombin generation in cirrhosis despite abnormal International Journal of Hepatology conventional coagulation tests. Hepatology. 2005;41(3):553-8.
4. Caldwell SH, Hoffman M, Lisman T, Macik BG, Northup PG, Reddy KR, et al. Coagulation Disorder and heamostasis in liver disease: pathophysiology and critical assessment of current management. Hepatology. 2006;44:1039-46.
5. Lisman T, Caldwell SH, Burroughs AK, Northup PG, Senzolo M, Stravitz RT, et al. Hemostasis and thrombosis in patients with liver disease: the ups and downs. J Hepatol. 2010;53(2):362-71.
6. Tripodi A, Salerno F, Chantarangkul V, Clerici M, Cazzaniga M, Primignani M, et al. Evidence of normal thrombin generation in cirrhosis despite abnormal conventional coagulation tests. Hepatology. 2005;41:553-8.
7. Tripodi A, Primignani M, Chantarangkul V, Clerici M, Dell'Era A, Fabris F, et al. Thrombin generation in patients with cirrhosis: the role of platelets. Hepatology. 2006;44:440-5.
8. Dahlb.ck B. Progress in the understanding of the protein C anticoagulant pathway. Int J Hematol. 2004;79:109-16.
9. Tripodi A, Mannucci PM. The coagulopathy of chronic liver disease. N Engl J Med. 2011;365(2):147-56.
10. Tripodi A, Chantarangkul V, Mannucci PM.The International Normalized Ratio to prioritize patients for liver transplantation: problems and possible solutions. J Thromb Haemost. 2008;6:243-8.
11. Senzolo M, Cholongitas E, Thalheimer U, Riddell A, Agarwal S, Mallett S, et al. Heparinlike effect in liver disease and liver transplantation. Clin Liver Dis. 2009;13(1):43-53.
12. Lisman T, Porte rj. Rebalanced hemostasis in patients with liver disease: evidence and clinical consequences. Blood. 2010;116(6):878-85.
13. Lisman T, Bongers T, Adelmeijer J, Janssen HL, de Maat MP, de Groop PG, et al. Elevated levels of von Willebrand factor in cirrhosis support platelet adhesion despite reduced functional capacity. Hepatology. 2006;44(1):53-61.
14. Ordinas A, Escolar G, Cirera I, Viñas M, Cobo F, Bosch J, et al. Existence of a plateletadhesion defect in patients with cirrhosis independent of hematocrit: studies under flow conditions. Hepatology. 1996;24(5):1137-42.
15. Hugenholtz GCG, Porte RJ, Lisman T. The platelet and platelet function testing in liver disease. Clin Liver Dis. 2009;13(1):11-20.
16. Tripodi A, Salerno F, Chantarangkul V, Clerici M, Cazzaniga M, Primignani M, et al. Evidence of normal thrombin generation in cirrhosis despite abnormal International Journal of Hepatology conventional coagulation tests. Hepatology. 2005;41(3):553-8.
17. Ferro D, Celestini A, Violi F. Hyperfibrinolysis in liver disease. Clin Liver Dis. 2009;13(1):21-31.
18. Northup PG, McMahon MM, Ruhl AP, Altschuler SE, Volk-Bednarz A, Caldwell SH, et al. Coagulopathy does not fully protect hospitalized cirrhosis patients from peripheral venous thromboembolism. Am J Gastroenterol. 2006;101:1524-8.
19. Dabbagh O, Oza A, Prakash S, Sunna R, Saettele TM. Coagulopathy does not protect against venous thromboembolism in hospitalized patients with chronic liver disease. Chest. 2010;137:1145-9.
20. Søgaard KK, Horváth-Puhó E, Grønbaek H, Jepsen P, Vilstrup H, Sørensen HT. Risk of venous thromboembolism in patients with liver disease: a nationwide population-based case-control study. Am J Gastroenterol. 2009;104:96-101.
21. Okuda K, Ohnishi K, Kimura K, Matsutani S, Sumida M, Goto N, et al. Incidence of portal vein thrombosis in liver cirrhosis: an angiographic study in 708 patients. Gastroenterology. 1985;89:279-86.
22. Francoz C, Belghiti J, Vilgrain V, Sommacale D, Paradis V, Condat B, et al. Splanchnic vein thrombosis in candidates for liver transplantation: usefulness of screening and anticoagulation. Gut. 2005;54:691-7.
23. Amitrano L, Brancaccio V, Guardascione MA, Margaglione M, Iannaccone L, D'Andrea G, et al. Inherited coagulation disorders in cirrhotic patients with portal vein thrombosis. Hepatology. 2000;31:345-8.
24. Tripodi A, Primignani M, Chantarangkul V, Dell'Era A, Clerici M, de Franchis R, et al. An imbalance of pro- vs anti-coagulation factors in plasma from patients with cirrhosis. Gastroenterology. 2009;137:2105-11.
25. Tripodi A, Primignani M, Lemma L, Chantarangkul V, Dell'Era A, Iannuzzi F, et al. Detection of the imbalance of procoagulant versus anticoagulant factors in cirrhosis by a simple laboratory method. Hepatology. 2010;52:249-55.
26. Heit JA, Silverstein MD, Mohr DN, Petterson TM, O'Fallon WM, Melton LJ III. Risk factors for deep vein thrombosis and pulmonary embolism: a population-based case-control study. Arch Intern Med. 2000;160:809-15.
27. Saleh T, Matta F, Alali F, Stein PD. Venous thromboembolism with chronic liver disease. Am J Med. 2011;124:64-8.
28. Bekker J, Ploem S, de Jong KP. Early hepatic artery thrombosis after liver transplantation: a systematic review of the incidence, outcome and risk factors. Am J Transplant. 2009;9:746-57.
29. Okuda K, Ohnishi K, Kimura K, Matsutani S, Sumida M, Goto N, et al. Incidence of portal vein thrombosis in liver cirrhosis: an angiographic study in 708 patients. Gastroenterology. 1985;89:279-86.
30. Francoz C, Belghiti J, Vilgrain V, Sommacale D, Paradis V, Condat B, et al. Splanchnic vein thrombosis in candidates for liver transplantation: usefulness of screening and anticoagulation. Gut. 2005;54:691-7.
31. Connolly SJ, Ezekowitz MD, Yusuf S, Eikelboom J, Oldgren J, Parekh A, et al. Dabigatran versus warfarin in patients with atrial fibrillation. N Engl J Med. 2009;361:1139-51. [Erratum, N Engl J Med 2010;363:1877.]
32. Wanless IR, Wong F, Blendis LM, Greig P, Heathcote EJ, Levy G. Hepatic and portal vein thrombosis in cirrhosis: possible role in development of parenchymal extinction and portal hypertension. Hepatology. 1995;21:1238-47.
33. Coughlin SR. Protease-activated receptora in hemostasis, thrombosis and vascular biology. J Thromb Haemost. 2005;3:1800-14.
34. Tripodi A. Tests of coagulation in liver disease. Clin Liver Dis. 2009;13(1):55-61.
35. Tripodi A, Primignani M, Lemma L, Chantarangkul V, Dell'Era A, Iannuzzi F, et al. Detection of the imbalance of procoagulant versus anticoagulant factors in cirrhosis by a simple laboratory method. Hepatology. 2010;52(1):249-55.
36. Stravitz RT. Potential applications of thromboelastography in patients with acute and chronic liver disease. Gastroenterol Hepatol. 2012;8(8):513-20.
37. Hartert H. Blutgerinnungsstudien mit der Thromb elastographie, einem neuen Unter - suchungsverfahren. Klin Wochenschr. 1948;16:257-60.
38. Lang T, von Depka M. [Possibilities and limitations of thromboelastometry/thromboelastography]. Haemostaseologie. 2006;26(3 Suppl 1):S20-9.

SEÇÃO 10

NEUROINTENSIVISMO

COORDENADORES

Ana Claudia Ferraz de Almeida ▪ Gisele Sampaio Silva

A

TERAPIA INTENSIVA E NEUROLOGIA

COORDENADORES

Maria Sheila Guimarães Rocha ▪ Ana Claudia Ferraz de Almeida

A

TERAPIA INTENSIVA EM NEUROLOGIA

COORDENADORES

Maria Sheila Guimarães Rocha • Ana Claudia Ferraz de Almeida

CAPÍTULO 149

COMA

Maria Sheila Guimarães Rocha
Ana Claudia Ferraz de Almeida

DESTAQUES

- O estado de coma é provocado diretamente por disfunção dos sistemas neurais que regulam a excitabilidade cortical e a consciência, e indiretamente em decorrência de interrupções das conexões entre esses sistemas.
- Os mecanismos que produzem coma são de origem estrutural ou metabólica. Esses dois processos patológicos afetam o sistema reticular ativador ascendente da ponte para o tálamo, ou deste para os hemisférios cerebrais.
- Síndromes clínicas distintas, com características comportamentais próprias, podem ocorrer e se alternarem evolutivamente, provavelmente refletindo mudanças dinâmicas aberrantes na atividade neuronal corticotalâmica.
- Técnicas atuais de neuroimagem funcional e eletrofisiológicas têm sido empregadas para detectar precocemente sinais de consciência, monitorar a evolução e melhorar a previsão do resultado do tratamento.
- O eletroencefalograma e o potencial evocado contribuem na avaliação inicial do paciente comatoso, determinam a gravidade e o prognóstico das encefalopatias. A sua utilização deve ser estimulada no ambiente de terapia intensiva e no manejo dos pacientes em coma.
- O exame toxicológico é de fundamental importância e não deve ser negligenciado. A maior parte dos comas com causa desconhecida está associada à intoxicação exógena.
- Evidências empíricas sugerem que as intervenções de tratamento por neuromodulação podem acelerar a recuperação e melhorar o resultado tanto na fase aguda como na crônica.
- Paradigmas devem ser revistos com o objetivo de modernizar a abordagem atual do paciente em coma, vencendo o pensamento descrente que continua a permear a gestão do paciente em coma, as questões médico-legais e a política de saúde em relação ao paciente comatoso.

INTRODUÇÃO

O coma é caracterizado pela ausência de despertar, em que o paciente permanece de olhos fechados, inconsciente, sem que nenhum estímulo consiga despertá-lo e sem percepção de si mesmo nem do meio ambiente. Consciência significa capacidade de percepção de si próprio e dos estímulos provenientes do meio ambiente, sendo uma experiência de grande magnitude e complexidade. O estado comatoso é provocado por falha do sistema reticular ativador ascendente (SRAA), sistema controlador do ciclo sono-vigília e responsável pela manutenção da consciência. O comprometimento do SRAA resulta de lesões cerebrais agudas, graves, bilaterais ou difusas, corticais ou subcorticais, talâmicas ou do tegmento paramediano. Por questões práticas, o estado de coma se caracteriza clinicamente por falha na abertura ocular quando estimulado, resposta motora que se restringe a movimentos de retirada e resposta verbal ausente ou resumida a sons não verbais.[1]

A consciência tem dois componentes fundamentais, ambos necessários para sua manutenção: o despertar e o conteúdo. O despertar, ou vigília, depende da integridade do SRAA formado por grupos neuronais do tegmento do tronco encefálico que se projetam diretamente para núcleos intralaminares talâmicos e daí para neurônios corticais bilateralmente (SRAA). O conteúdo da consciência consiste na capacidade cognitiva individual (funcionamento específico relacionado a atenção, memória, intenção, humor, emoção e processamento executivo) e depende da integridade funcional do córtex cerebral e suas conexões subcorticais. Portanto, alterações do tronco encefálico ou de ambos hemisférios cerebrais podem causar alteração no nível de consciência e no seu conteúdo.

O paciente com distúrbio da consciência apresenta, em geral, mudanças dinâmicas no seu estado mental, tanto no sentido da piora progressiva até o pior desfecho esperado, como no sentido da melhora clínica, à medida que medidas terapêuticas adequadas surtem efeito. É fundamental o exame clínico do estado mental de forma seriada, de forma que regularmente seja analisado o nível de consciência do paciente, permitindo que novas estratégias sejam traçadas a partir daquele novo estado. Na mesma medida que é crucial reconhecer o agravamento do distúrbio da consciência, é fundamental reconhecer a mudança de estado para um nível de melhora. Assim, os recursos de suporte à vida podem ser apropriadamente direcionados, garantindo um desfecho clínico de melhor prognóstico em cada paciente. Na direção oposta, o diagnóstico de um estado vegetativo permanente ou de morte encefálica pede a reflexão sobre a continuidade dos suportes avançados e a definição do suporte paliativo. A acurácia no diagnóstico é crítica para o estabelecimento de um plano terapêutico, para a definição prognóstica e para o provimento de informações apropriadas para os familiares.

Neste capítulo, discutiremos as principais condições clínicas que causam o coma, assim como a fisiopatologia em cada situação. Questões práticas para o diagnóstico e o manejo inicial do estado de coma serão também abordadas, enfatizando a importância do diagnóstico diferencial dos pacientes em coma. A precisão diagnóstica está fortemente associada com o desfecho funcional do paciente. Neste sentido, o exame clínico e neurológico são fundamentais para identificar pontos-chave do diagnóstico e para a definição do prognóstico das intervenções terapêuticas a serem adotadas.

TERMINOLOGIAS E DEFINIÇÕES

A terminologia mais usada na descrição das anormalidades do nível de consciência é a que deriva da classificação clínica de Plum e Posner, apresentada a seguir.[1]

- **Sonolência:** condição em que o paciente permanece adormecido, mas desperta e responde adequadamente aos estímulos externos sonoros; cessados estes, volta a adormecer imediatamente.
- **Obnubilação:** estado confusional em que os estímulos externos são mal interpretados resultando em desorientação e dificuldade para atender adequadamente aos comandos, além de dificuldade de reconhecer pessoas ou ambientes. Pode se alternar com períodos de sonolência ou torpor.
- *Delirium:* estado de desorientação, irritabilidade, percepção prejudicada do ambiente e dos estímulos externos. Podem ocorrer alucinações visuais e auditivas. Frequentemente associado a distúrbios metabólicos, intoxicação exógena, abstinência a álcool e drogas e quadros infecciosos do sistema nervoso central (SNC).
- **Torpor:** nível de consciência que antecede o coma. Difere deste pela obtenção do despertar através de estímulos dolorosos, vigorosos e repetidos. A vigília dura muito pouco tempo e o paciente logo retorna à sua condição prévia. Não há resposta verbal adequada.
- **Coma:** condição em que o despertar é impossível de se obter, mesmo por meio de estímulos físicos externos vigorosos ou fisiológicos internos. Há perda da percepção do meio e de si mesmo. Não há evidência de ciclo sono-vigília no eletroencefalograma.

FISIOPATOLOGIA

NEUROBIOLOGIA DA CONSCIÊNCIA

Muitas pesquisas atuais se debruçam sobre os mecanismos neurobiológicos cerebrais envolvidos na manutenção da vigília e no despertar dos diversos níveis de consciência. A maioria dos autores concorda que o estado de consciência alerta é essencialmente produzido por uma atividade intensa, de alto gasto energético, que envolve os circuitos do sistema corticotalâmico.[2] A alta demanda de energia deriva principalmente do padrão de disparo neuronal de alta frequência associado com a despolarização de membrana neuronal no córtex, tálamos e gânglios da base.[3] Redução no nível de excitação nesse sistema, em indivíduos normais, envolve a hiperpolarização desses neurônios através da retirada da ação neuromoduladora excitatória de neurônios orexinérgicos, colinérgicos, noradrenérgicos do tronco cerebral e do hipotálamo. A hiperpolarização de neurônios corticais e do tálamo é observada nos estágios mais profundos do sono ou sob efeito inibitório de anestésicos gerais. Nestas situações ocorre uma mudança no padrão de disparo dessas populações neuronais, provocando alteração da dinâmica habitualmente diferenciada no tempo e espaço do sistema corticotalâmico durante a vigília, para uma atividade neuronal sincrônica e estereotipada própria da sonolência.[4]

MECANISMOS FISIOPATOLÓGICOS DOS DISTÚRBIOS DA CONSCIÊNCIA

Todas as lesões cerebrais graves podem produzir desaferentação generalizada para os neurônios em todo o sistema corticotalâmico, reduzindo a atividade neuronal intensa, básica e habitual do estado de alerta. No extremo, se toda a atividade de entrada for removida, apenas uma atividade elétrica cerebral de baixa frequência e pouco consumo de energia, será recrutada no córtex cerebral. Os neurônios corticais, talâmicos e dos núcleos da base são muito sensíveis à quantidade de atividade sináptica basal que eles recebem. Os padrões de disparo neuronal habitual se alteram em resposta a pequenas mudanças no potencial de ação da membrana.[3] Essa mudança na dinâmica neuronal habitualmente despolarizada, fundamental para a atividade cerebral normal e consistente com a percepção consciente, está na base fisiopatológica do rebaixamento do nível de consciência nas diversas situações patológicas encefálicas agudas causadoras de coma. Os mecanismos que produzem distúrbios da consciência, e finalmente o estado de coma, podem ser considerados em duas grandes categorias: de origem estrutural e metabólica (Quadro 149.1).

Esses dois tipos de processos patológicos podem interromper o funcionamento adequado do SRAA, tanto na sua projeção da ponte para o tálamo, como deste para os he-

QUADRO 149.1. Principais etiologias do estado de coma.

Processos patológicos estruturais		Processos sistêmicos metabólicos ou tóxicos
Lesão supratentorial	**Lesão infratentorial**	**Lesão cortical difusa**
Neoplasia Primárias ou metastática do sistema nervoso central **Trauma** Lesão axonal difusa Vasoespasmo cerebral Hematomas intracranianos • Hematoma sudural agudo • Hematoma sudural crônico • Hematoma intracerebral e contusão • Hemorragia subaracnóidea traumática **Vascular** Hemorragia intracerebral Hemorragia subaracnóidea Isquemia cerebral extensa Isquemia talâmica bilateral Trombose de seio cerebral **Infecção** Meningoencefalite Meningite Empiema Abscesso cerebral Neurocisticercose **Aids** • Toxoplasmose cerebral • Leucoencefalopatia multifocal progressiva • Infecções fúngicas **Autoimune** Encefalomielite disseminada aguda Esclerose múltipla forma tumefativa Encefalite autoimune **Outros** Leucoencefalopatia posterior reversível Hidrocefalia aguda	Tumores primários e metastáticos do sistema nervoso central Infarto do tronco encefálico Hemorragia do tronco cerebral e cerebelo Isquemia cerebelar Encefalite de tronco cerebral autoimune Encefalite de tronco cerebral infecciosa	Encefalopatia anóxica ou isquêmica Encefalopatia hipertensiva Leucoencefalopatia posterior reversível Coagulação intravascular disseminada Embolia gordurosa Púrpura trombocitopênica trombótica Encefalopatia séptica Vasculites do sistema nervoso central Intoxicação exógena Coma mixedematoso Encefalopatia urêmica Encefalopatia hepática Insuficiência adrenal Hipoglicemia Coma hiperosmolar hiperglicêmico Hipotermia Hipertermia maligna Síndrome serotoninérgica

misférios cerebrais, como em ambos os sistemas. O SRAA é anatomicamente representado por um número de estruturas no tegmento do tronco cerebral rostral, o diencéfalo e projeções para o córtex cerebral. Os principais neurônios envolvidos são os produtores de acetilcolina no núcleo peribraquial, constituídos dos núcleos pedunculopontinos, tegmental e núcleos laterais do tegumento dorsal. Esses núcleos se projetam rostralmente em duas vias principais: (1) um feixe de fibras com projeção dorsal e sinapse com neurônios de núcleos talâmicos, que, em seguida, enviam projeções glutamatérgica para áreas do córtex cerebral; e (2) uma via ventral a partir do tegmento do tronco cerebral rostral que se dirige especialmente para o hipotálamo posterior, onde terminais realizam sinapse com neurônios que sintetizam histamina e outros que sintetizam hipocretina ou orexina. Essa via também contribui para a excitação cortical. Assim, o SRAA é um sistema neuronal complexo que está envolvido na despolarização do sistema corticotalâmico e, portanto, na estimulação cortical e na manutenção da vigília.

Os processos estruturais provocam coma quando comprimem o tronco encefálico, ao passo que os processos metabólicos agem comprometendo o metabolismo cerebral difusamente. Em média, o metabolismo da substância cinzenta está 70% abaixo do valor normal nos pacientes comatosos por lesão traumática ou anóxica. Em coma secundário à lesão traumática, podem ser observadas tanto a hiperglicólise como a depressão do metabolismo.[5]

Coma por lesão supratentorial

Estado de coma relacionado a processos patológicos sediados acima da tenda do cerebelo. O estado de coma pode ser produzido por lesão extensa do córtex cerebral, lesão destrutiva subcortical bilateral ou por lesão unilateral, levando à formação de hérnias transtentoriais (uncus – central) e compressão das estruturas relacionadas ao sistema reticular ativador ascendente (mesencéfalo e diencéfalo respectivamente).[1] A hérnia é uma protrusão ou ruptura. No que diz respeito ao tecido cerebral, o termo é utilizado para descrever um deslocamento de uma parte do cérebro de um compartimento para outro. O conceito-chave é a compressão e o deslocamento de estruturas cerebrais a partir da sua localização anatômica normal (Figuras 149.1 e 149.2).[6]

Para comprometer a consciência, o deslocamento tem de comprimir estruturas que contém os componentes essenciais do SRAA. Lesões encefálicas expansivas unilaterais supratentoriais podem provocar coma pelo deslocamento para baixo, levando à compressão do tronco cerebral, do diencéfalo ou das estruturas do lobo temporal mesial que, por sua vez, comprimem o mesencéfalo por meio da abertura tentorial: são as hérnias tentoriais central e uncal, respectivamente. A herniação transtentorial é um evento relativamente tardio, muitas vezes terminal, associada à lesão do tronco cerebral.[6]

- **Herniação uncal:** consiste na insinuação do uncus do hipocampo através da tenda do cerebelo comprimindo o mesencéfalo. Ocorre nas lesões unilaterais de efeito progressivamente expansivo levando ao deslocamento do uncus. Tipicamente, instalam-se a hemiplegia contralateral e a midríase ipsilateral. A anisocoria com dilatação pupilar ipsilateral deve-se à compressão do nervo oculomotor pela hérnia uncal. A estimulação álgica pode desencadear postura de descerebração. À medida que a herniação progride, o trato corticoespinhal no pedúnculo cerebral contralateral pode ser comprimido contra a borda do tentório, provocando uma hemiplegia ipsilateral – fenômeno de Kernohan.
- **Herniação central:** ocorre quando o edema cerebral ou uma lesão localizada centralmente provoca a distensão caudal do diencéfalo sobre o tentório. A disfunção da substância reticular e a hipoperfusão causada pelo aumento da pressão intracraniana são os principais responsáveis pela alteração da consciência nestes pacientes. A disfunção diencefálica produz inicialmen-

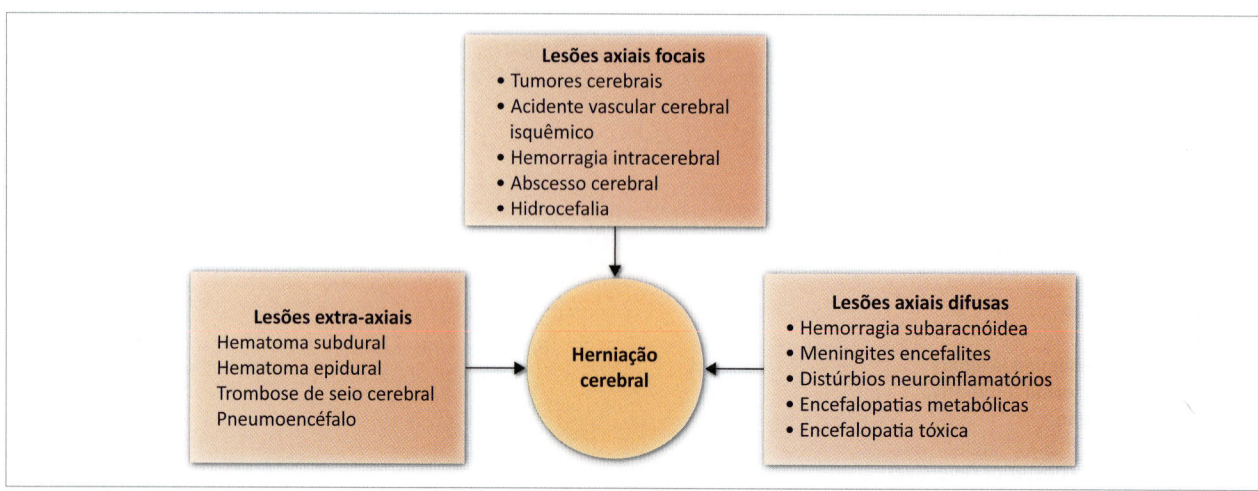

FIGURA 149.1. Causas axiais e extra-axiais de herniação cerebral.

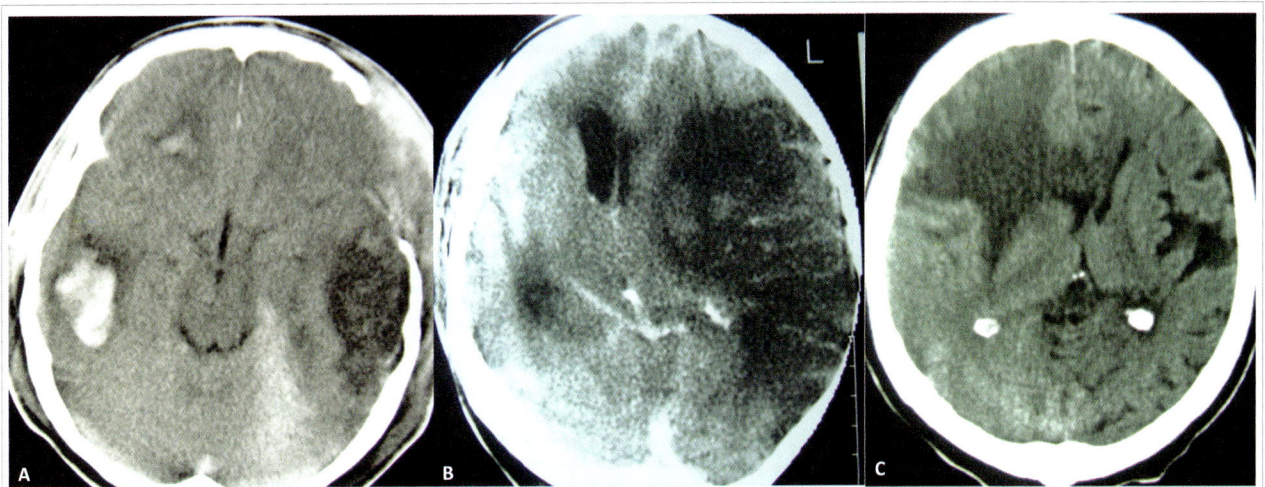

FIGURA 149.2. Hérnias encefálicas. (A) Uncal por lesão grave de lobos temporais por *traumatismo cranioencefálico* em paciente de 18 anos com quadro de coma profundo. (B) Tomografia de crânio: hérnia cerebral do tipo central secundária a *acidente vascular cerebral isquêmico extenso*. (C) Tomografia de crânio: hérnia subfalcina por *lesão tumoral primária do SNC* à direita, em paciente de 68 anos em coma após crise convulsiva.

te pupilas pequenas e pouco reativas em virtude da interrupção da via simpática a partir do hipotálamo. Nesse estágio, a postura de decorticação pode ser observada espontaneamente ou após estímulo álgico. À medida que aumenta o sofrimento mesencefálico, as pupilas se dilatam até a posição mediana, ocorre postura de descerebração, a movimentação ocular torna-se anormal e o padrão respiratório fica irregular (Figura 149.2).[1]

- **Herniação subfalcina:** consiste na herniação das estruturas mediais do lobo frontal (giro do cíngulo) por baixo da foice do cérebro. Comumente observada em pacientes com lesões expansivas frontais ou em casos de edema cerebral difuso. A sintomatologia está associada à lesão em si e ao aumento da pressão intracraniana. A compressão das artérias pericalosa e calosomarginal contra a foice pode levar ao infarto da superfície medial dos lobos frontais (giro do cíngulo), da parte medial do giro frontal superior, e do precuneus. O edema e o infarto que se seguem podem levar a um maior efeito compressivo e agravamento da hérnia e do coma.[7]

A redução inicial do nível de consciência pode estar mais relacionada com a herniação subfalcina do que com a presença das hérnias uncais e centrais. Recentemente, estudos com neuroimagem e achados *post mortem* apresentaram provas convincentes do papel da hérnia cerebral subfalcina nos estado de coma por lesão supratentorial. Existe uma correlação direta do desvio das estruturas da linha média supratentorial (septo pelúcido ou glândula pineal) em milímetros (mm) e a profundidade do estado de coma. A maioria dos casos de coma mostra um desvio lateral ≥ 9 mm (Tabela 149.1).[7]

TABELA 149.1. Correlação entre o deslocamento horizontal da pineal e o nível de consciência.

Nível de consciência	Deslocamento (mm) da pineal da linha média
Acordado e alerta	0-3
Sonolência	3-6
Torpor	6-9
Coma	> 9

O desvio da linha média medido ao nível do septo pelúcido pode acrescentar medida de valor preditivo quanto ao desfecho clínico. Estudo com pacientes com acidente vascular cerebral hemorrágico mostrou que, naqueles com desvio da linha média ≥ a 6 mm e escala de coma de Glasgow ≤ 12, o valor preditivo de morte ou estado vegetativo foi de 100%.[8]

Coma por lesão infratentorial

As lesões infratentoriais podem levar ao estado de coma por afetarem diretamente a formação reticular no tronco cerebral ou indiretamente por meio da compressão sobre esta. Assim, situam-se entre as primeiras, as lesões desmielinizantes extensas do tronco; tumores, abscessos, encefalites de tronco e as lesões vasculares, isquêmicas ou hemorrágicas, tanto do tronco encefálico, como do cerebelo (Figura 149.3A). As compressões podem provocar lesão do tegmento da ponte e do mesencéfalo ou provocar hérnias cerebelares (tonsilar). Vale ainda ressaltar as lesões que obstruem o fluxo liquórico no aqueduto cerebral e quarto ventrículo, produzindo hidrocefalia obstrutiva. Em nosso meio, a neurocisticercose é causa frequente desta última condição (Figura 149.3B).

- **Hérnia cerebelar:** À medida que o processo compressivo aumenta a pressão sobre o forame magno, as tonsilas

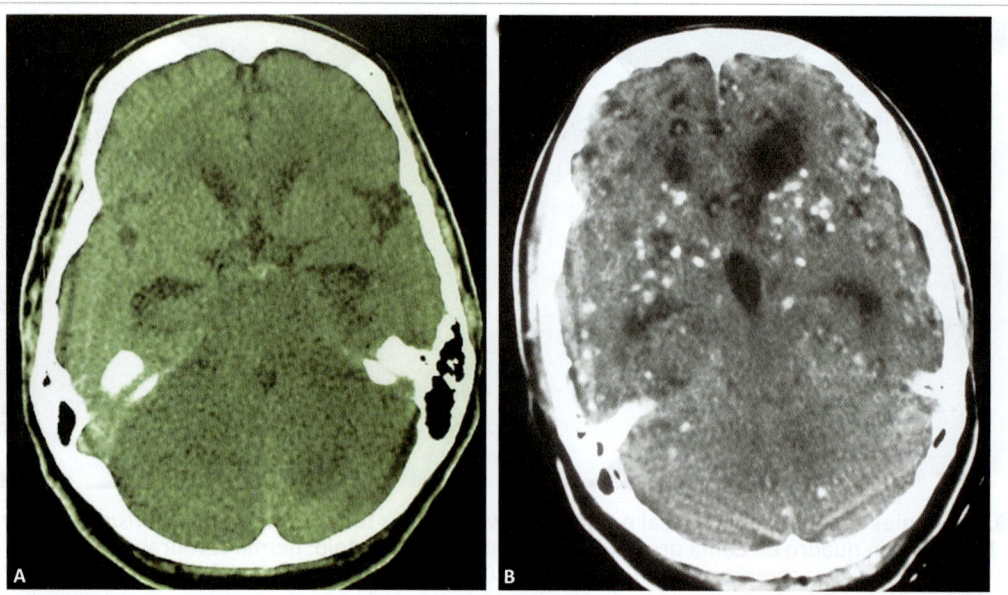

FIGURA 149.3. (A) Tomografia de crânio: hipodensidade em toda região cerebelar, tronco encefálico, tálamos e região occipital bilateral. Morte encefálica em paciente de 52 anos com quadro de trombose da artéria basilar e subsequente isquemia do tronco encefálico, cerebelo e lobo occipital bilateral. (B) Tomografia de crânio: múltiplas calcificações e cistos viáveis e dilatação ventricular. Neurocisticercose e hidrocefalia.

cerebelares podem ser empurradas através dele. Nessa situação, pode haver compressão sobre o bulbo levando à apneia por disfunção dos centros respiratórios. A herniação das tonsilas cerebelares através do forame magno, em casos de tumores ou edema cerebelar, provém de um gradiente de pressão entre a fossa posterior e o canal superior da medula do canal. Quando a herniação ocorre agudamente, há compressão do bulbo caudal, resultando em parada respiratória. A obstrução ao fluxo de saída do quarto ventrículo provoca um aumento abrupto na pressão intracraniana, com altíssima probabilidade de êxito letal.[6]

Coma secundário a processos sistêmicos, metabólicos ou tóxicos

Inúmeras situações de falência de órgãos provocam encefalopatias agudas (renal, hepática, pulmonar, cardiovascular e adrenal) e, subsequentemente, coma. Distúrbios hidreletrolíticos relacionados ao metabolismo do sódio, potássio, cálcio, magnésio e fósforo, bem como do metabolismo da glicose, da tireoide e erros inatos do metabolismo são causa frequente de distúrbio da consciência e coma. A maioria dessas alterações, a depender da sua gravidade, causa coma reversível por disfunção temporária do SRAA, comprometendo a sua função polissináptica de ativar o sistema corticotalâmico.[1]

Falência do metabolismo energético cerebral

O suprimento energético do cérebro deriva do metabolismo oxidativo da glicose. O cérebro consome 60 mg de glicose e 45 mL de O_2 por minuto, o que representa uma taxa de 25% e 20% da utilização global desses substratos. A falência pode ocorrer por hipoglicemia ou por redução da oferta de O_2 (hipóxia).[9]

Hipoglicemia

Causa grave e frequente de coma metabólico. A principal situação relacionada é o uso excessivo, ou irregular, de insulina e hipoglicemiantes orais para o tratamento do diabetes melito. Durante muito tempo, acreditou-se que a hipoglicemia levava à morte neuronal por privação de energia. Agora sabemos que ela provoca lesão neuronal de forma mais ativa. A morte neuronal inicia-se quando os níveis glicêmicos atingem 18 mg/dL por algum período. Nesse momento, a falha abrupta do suprimento energético desencadeia a liberação maciça de aspartato no espaço extracelular e fluxo intenso de aminoácidos excitatórios sobre os receptores dos dendritos neuronais.[9] Em decorrência, há o influxo de cálcio na célula e a lise celular, levando à necrose neuronal rapidamente. Outras alterações neuroquímicas incluem a depleção de energia para um nível de 25% do normal, alcalose tecidual e tendência de inversão dos sistemas redox celulares em direção à oxidação. Na hipoglicemia, o tronco encefálico e o cerebelo são habitualmente poupados.[1,9]

O quadro de encefalopatia metabólica aguda causado por hipoglicemia geralmente se apresenta em uma das três formas:

1. Quadro de *delirium*, manifestado principalmente por alterações mentais e sonolência ou quadro de agitação psicomotora mais grave;
2. Coma acompanhado por sinais de disfunção multifocais do tronco cerebral, incluindo hiperventilação neurogênica e descerebração;

3. Como um quadro de acidente vascular cerebral (*stroke mimics*), com apresentação de sinais neurológicos focais, com ou sem acompanhamento do estado de coma.[1]

As pupilas, reflexos oculocefálico e oculovestibular estão geralmente preservadas, o que pode sugerir que a causa subjacente seja um distúrbio metabólico. Pode ocorrer atividade muscular intensa, com espasmos e tremores, e hipotermia (33 a 35 °C).

ENCEFALOPATIA ANÓXICO-ISQUÊMICA

É importante reconhecer que hipóxia e isquemia têm padrões distintos de lesão cerebral, embora as duas condições geralmente coexistam. A hipóxia refere-se a uma redução da oferta ou da utilização de oxigênio, que se desenvolve como consequência direta do suprimento reduzido de oxigênio, redução oxigênio ambiental, baixo nível de hemoglobina ou a da utilização nos tecidos, prejudicada após o envenenamento e disfunção da enzima citocromo mitocondrial. A isquemia descreve uma redução no fornecimento de sangue, levando à diminuição da oferta de oxigênio. Há pouca ou nenhuma remoção de metabólitos celulares nocivos que se acumulam (p. ex.: lactato, hidrogênio e glutamato), provocando lesão cerebral grave. A extensão do dano cerebral é fortemente dependente da duração da interrupção do fluxo cerebral.

Os neurônios são vulneráveis à lesão isquêmica, e danos permanentes acontecem depois de apenas 2 minutos de prejuízo na perfusão cerebral. Certas estruturas cerebrais são mais suscetíveis à isquemia, incluindo as regiões CA1 e CA4 do hipocampo; as células piramidais das camadas 3, 5 e 6 do neocórtex; a amígdala; o vermis cerebelar; porções do núcleo caudado; e alguns núcleos do tronco cerebral. Os núcleos reticular, ventroposterior, geniculado medial e intralaminares do tálamo são particularmente sensíveis à isquemia. Portanto, várias estruturas importantes do SRAA são muito suscetíveis a essa condição.[5]

Distúrbios hidreletrolíticos

São causa frequente de encefalopatia, que pode culminar com o estado de coma. A rigor, a alteração de qualquer eletrólito pode ocasionar uma síndrome neurológica, que pode ir do quadro confusional ao estado de coma, associado a distúrbios do movimento, crises convulsivas e até mesmo déficits localizados. A hiponatremia, por exemplo, é distúrbio frequente nos pacientes críticos e o seu prognóstico depende da velocidade de instalação, da magnitude da queda do nível sérico e da sua causa. A patogênese dos sintomas causados pela hiponatremia é provavelmente multifactorial. A entrada de água, tanto nos neurônios como nas células gliais, provoca edema cerebral e, assim, aumento da pressão intracraniana. Herniação do cérebro é provavelmente o evento que provoca a morte. As células do sistema nervoso compensam a hiponatremia crônica mediante secreção de sais para evitar a retenção de água. Se, sob esse substrato, o sódio sérico sobe rapidamente, as células cerebrais edemaciam e pode ocorrer desmielinização osmótica, ou mielinólise pontina central (Figura 149.4).[10]

Sepse

A sepse e a disfunção de múltiplos órgãos são causas frequentes de admissão em UTI e lideram as causas de morte. Durante a sepse, o SNC é um dos primeiros órgãos a serem afetados, constituindo-se clinicamente como encefalopatia associada à sepse. A encefalopatia associada ao quadro séptico é uma situação clínica ainda pouco compreendida, ocorre nos casos graves e tem influência negativa na sobrevida dos pacientes. Presente em 8% a 70% dos pacientes sépticos, é a principal causa de encefalopatia metabólica

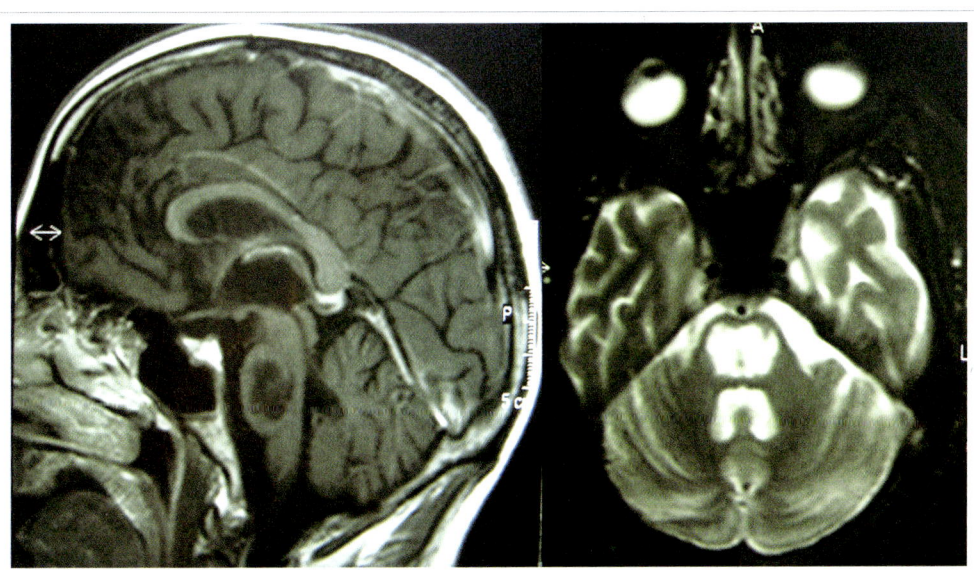

FIGURA 149.4. RM de crânio: área de hipersinal em T2 e hipossinal em T1 em toda extensão da ponte. *Mielinólise pontina central* em paciente de 45 anos, etilista crônico, após correção rápida de hiponatremia.

em doentes críticos. A grande margem de diferença nas frequências relatadas tem a ver com os critérios clínicos diagnósticos utilizados.[11]

Embora a infecção bacteriana seja uma das causas mais frequentes de sepse, a grande maioria dos estudos não encontrou bactérias no sistema nervoso, o que indica que a causa da encefalopatia não resulta da infecção direta do cérebro por microrganismos, devendo ser de base fisiopatológica diferente. Disfunção dos aminoácidos, interrupção da barreira hematencefálica, hipotensão persistente, alteração de neurotransmissores, efeitos dos mediadores da inflamação e distúrbios da microcirculação cerebral estão entre as possíveis causas da encefalopatia séptica. Assim, o processo inflamatório altera a estrutura e a função da barreira hematencefálica, aumenta a permeabilidade microvascular, prejudica o fluxo sanguíneo capilar e produz inflamação no cérebro. Além disso, durante a sepse, as alterações no sistema de coagulação, associadas à ativação endotelial, resultam em prejuízo da microcirculação, com formação de microtrombos e microinfartos sistêmicos e cerebrais.[12]

Citocinas produzidas durante o quadro de sepse ativam sinais aferentes para o cérebro. Acredita-se que as citocinas pró-inflamatórias, em particular as interleucinas-1-β e 6, e o fator de necrose tumoral alfa (TNF-α), gerados na periferia, atravessam a barreira hematencefálica e iniciam a síntese de citocinas localmente. À medida que a reação inflamatória generalizada progride, o óxido nítrico, citocinas e prostaglandinas modulam a neurotransmissão cerebral nos seguintes sistemas: beta-adrenérgico, gama-aminobutirico (GABA), colinérgico muscarínico central, monoaminérgico e glutamatérgico, além de regular a liberação de corticotropina, a síntese de vasopressina e de fatores neurotróficos.[12] Existe ainda possível associação entre a produção de ácido quinolínico (metabolismo do triptofano) nos macrófagos ativados e o desencadeamento da encefalopatia. O ácido quinolínico pode agir como neurotransmissor excitatório (falso neurotransmissor) no receptor N-metil-D-aspartato (NMDA). A ativação desses receptores está envolvida na liberação de neurotransmissores excitatórios (glutamato), na liberação de cálcio e na ativação da cadeia da sintetase do óxido nítrico, todos envolvidos no processo de morte neuronal por apoptose.[13] As alterações no comportamento – anorexia, letargia, depressão, estupor e coma – estão associadas com a resposta desses sistemas neuronais à presença das citocinas no SNC.[14-15]

As principais características clínicas da encefalopatia séptica são distúrbio da consciência (da sonolência ao estado de coma), função cognitiva prejudicada, alterações de personalidade, falta de concentração e os sintomas depressivos. O agravamento do quadro pode levar ao estupor e coma. Os primeiros sintomas geralmente aparecem na fase inicial da sepse, muitas vezes antes que outros distúrbios de órgãos sejam diagnosticados. Às vezes, mioclonias ou asterixis podem ser observados, bem como convulsões focais ou generalizadas, embora com menor frequência do que em outras encefalopatias.[16] O estupor e coma estão associados a vários resultados adversos, incluindo o aumento da morbidade, da mortalidade e hospitalização prolongada. Quanto mais tempo durar a encefalopatia séptica, maior será a probabilidade de distúrbios comportamentais persistentes.[12]

Intoxicação exógena

O estado de coma provocado por drogas pode ocorrer por uso recreativo, de forma acidental, intencional ou nas abordagens terapêuticas. O nível de absorção das drogas se correlaciona melhor com o nível de consciência do que com o nível sérico. O uso de diversas drogas pode ser causa de coma, sendo as mais frequentes: o álcool, as drogas narcóticas, hipnóticas e sedativas, os antidepressivos, o lítio etc. A história clínica exaustivamente voltada para o uso ou abuso de drogas, lícitas ou ilícitas, é de fundamental importância no diagnóstico diferencial das causas de coma não esclarecidas. Com base na história clínica, nos antecedentes pessoais e no contexto no qual se instalou o quadro de coma, e tendo em mente achados de exame clínico característicos de síndromes tóxicas mais frequentes, é possível antecipar o diagnóstico e buscar comprovação no suporte laboratorial (toxicológico). O conhecimento desses achados clínicos pode ser de ajuda considerável na suspeita diagnóstica e na busca por confirmação diagnóstica, além de permitir acelerar a implementação de estratégia terapêutica.[10]

Hipertermia e hipotermia

A hipotermia é definida quando a temperatura corporal se encontra abaixo de 35ºC, mas, como causa de coma, considera-se a hipotermia a temperatura corporal abaixo de 28ºC. O estado de coma é precedido por *delirium* e estupor de forma dependente da temperatura corporal. Com a temperatura corporal abaixo de 28ºC, as pupilas se tornam mióticas e sem reação à luz e há risco elevado de fibrilação ventricular e parada cardíaca.[10] A hipotermia pode ser acidental, primária (distúrbio hipotalâmico) ou secundária à perda de função autonômica, como nas lesões medulares cervicais, no hipotireoidismo, na insuficiência adrenal, na encefalopatia de Wernicke, na sepse avançada e na intoxicação por drogas sedativas. Nessas últimas condições clínicas, a causa do coma também está relacionada ao quadro primário. O mecanismo do coma em situações de hipotermia extrema está possivelmente associada à falência na transmissão sináptica cerebral e às alterações de fluxo cerebral. Estudos neurofisiológicos (eletroencefalografia) evidenciam alentecimento da atividade elétrica cerebral a partir de 30ºC corporal, padrão surto-supressão quando a temperatura se aproxima dos 22ºC e ausência de atividade (isoelétrico) elétrica cerebral a 20ºC. O fluxo sanguíneo cerebral cai progressivamente com a temperatura (6% para cada queda de 1 ºC na temperatura corporal) e o cérebro perde a autorregulação vascular quando a temperatura está abaixo de 25ºC.

A hipertermia é definida quando a temperatura corporal está acima de 38,5ºC. Temperaturas acima de 42ºC produzem quadro de encefalopatia caraterizado por agitação psicomotora, *delirium*, convulsões, estupor e coma. A fisiopatologia da encefalopatia provocada pela hipertermia inclui o aumento do glutamato extracelular e o comprometimento da função da bomba de sódio e potássio na membrana neuronal e nas células da glia. A hipertermia resulta da disfunção na geração de calor, como resultado da reduzida dissipação do calor corporal ou nos distúrbios hipotalâmicos. Entre as causas de maior produção de calor, encontram-se hipertermia maligna, tireotoxicose, síndrome neuroléptica maligna, abuso de cocaína e anfetamina, intoxicação por salicilatos e estado de mal convulsivo (*Status epilepticus*). O comprometimento da dissipação do calor corporal pode ser provocado por insolação, disfunção autonômica, uso e abuso de drogas anticolinérgicas e meio ambiente quente. A falta de regulação térmica de origem central (hipotalâmica) pode ocorrer nos casos de acidente vascular (principalmente os hemorrágicos), trauma cranioencefálico grave e nas encefalites.[10]

EXAME NEUROLÓGICO DO PACIENTE EM COMA

Deve ser realizado tão logo o médico se certifique de que os sinais vitais e a bioquímica sanguínea são adequados para garantir a função cerebral. É essencial garantir que a pressão arterial, a respiração e a saturação de oxigênio estejam sob controle, assim como detectar possíveis hipoglicemia e deficiência de tiamina antes de proceder ao exame neurológico.

O exame neurológico no paciente em estado de coma é de fundamental importância para a determinação da investigação diagnóstica a ser iniciada e não deve ser limitado à mera utilização da escala de coma de Glasgow (ECG). Apesar de útil para detectar mudanças no exame neurológico na evolução ao longo do tempo de pacientes com distúrbio da consciência de origem traumática, a ECG é de valor limitado em pacientes com alteração neurológica focal e na avaliação do tronco encefálico. Para resolver as deficiências da ECG, foi desenvolvido um escore de coma (FOUR – *full outline of unresponsiveness score*) que inclui a pontuação em quatro componentes do exame neurológico: motricidade ocular; exame motor; sinais de tronco encefálico; e função respiratória. Cada item é graduado em uma escala de 0 a 4, com pontuação total máxima combinada de 16. O escore apresenta confiabilidade entre examinadores igual ou maior do que a ECG e tem validação em múltiplas populações de pacientes. A pontuação FOUR provou ser uma importante ferramenta na avaliação do paciente comatoso. Por sua maior ênfase nos reflexos do tronco cerebral e padrões respiratórios, o escore FOUR demonstrou ter maior valor preditivo em termos de eventual progressão em direção ao agravamento do coma, especialmente em pacientes com baixa pontuação na ECG.[17-18]

Recentemente foi realizada revisão baseada em evidências sobre escalas apropriadas para detectar sutis, mas fundamentais, sinais de consciência. A revisão da força tarefa (American Congress of Rehabilitation Medicine) identificou seis escalas com sensibilidade para detectar mudanças no nível de consciência dos pacientes. Das escalas avaliadas, a escala *The Coma Recovery Scale – revised* (CRS-R) recebeu a recomendação mais forte por suas qualidades psicométricas, apesar de ainda não ter seu valor prognóstico validado.[19] A seguir, é descrito o exame neurológico, básico e adequado à situação do paciente em coma, com o objetivo de facilitar o diagnóstico inicial do coma e auxiliar no diagnóstico etiológico, precedendo à realização dos exames laboratoriais.

ESTADO MENTAL

Antes de iniciar qualquer estímulo doloroso, recomenda-se a observação passiva do paciente e a utilização inicial de estímulos sonoros para detectar seu grau de vigília.

- Quando necessário, utilizar estímulo doloroso apenas o suficiente para obtenção de resposta.
- A avaliação do conteúdo de consciência envolve a observação das respostas obtidas a vários estímulos externos e internos.
- O paciente que parece estar acordado, mas que falha em atender a estes estímulos, revela ausência de conteúdo de consciência.
- **Despertar:** Reatividade a estímulos: 1 – sonoros: observar reação de orientação e de alerta; e 2 – dolorosos: mímica, reação de alerta, reatividade motora e vegetativa (ritmo cardíaco, vasomotricidade e pupilas).
- **Conteúdo da consciência:** Reatividade verbal receptiva e expressiva aos estímulos externos e internos.

RESPIRAÇÃO

Diversos padrões de respiração têm valor na localização e na identificação da causa da lesão neurológica que podem ser facilmente observados à beira do leito, mas devem ser interpretados à luz dos resultados da gasometria arterial do paciente. A hiperventilação deve ser interpretada no contexto clínico e laboratorial, incluindo os gases sanguíneos, a função pulmonar e variáveis do equilíbrio acidobásico. É fundamental considerar que nenhum padrão anormal respiratório observado no estado de coma garante ventilação pulmonar adequada.

PUPILAS

O exame das pupilas é passo imprescindível no exame neurológico do paciente em coma e tem especial importância na localização da disfunção neurológica.

- Deve-se verificar o tamanho das pupilas, a reatividade à luz e sua simetria.
- A reação pupilar à luz depende da interação entre o arco reflexo parassimpático, que se inicia na retina e nervo óptico, e a via simpática. A interação ocorre nos núcleos

pretectais de Edinger-Westphal no mesencéfalo. Esses núcleos são parassimpáticos e quando estimulados provocam miose (constrição) pupilar.
- A via simpática se inicia no hipotálamo, desce através do tronco encefálico e medula até o primeiro nível torácico e, então, deixa o SNC para atingir a face e a pupila, onde tem efeito dilatador. O equilíbrio entre os dois sistemas permite que a pupila tenha diâmetro normal.
- **Reflexo fotomotor direto:** obtido mediante estímulo com feixe de luz em cada olho separadamente. A resposta normal esperada é a contração da pupila (miose), sendo anormal a ausência de reação pupilar.
- **Reflexo fotomotor consensual:** durante a realização do reflexo fotomotor, observa-se a reação pupilar contralateral, a resposta esperada é a miose. Se o reflexo consensual for normal, trata-se de lesão do nervo oculomotor. Se a pupila contralateral não reagir, é provável a lesão do nervo óptico.

MOTRICIDADE OCULAR

Em vigência de coma, o exame da motricidade ocular é fundamental e inicia-se com a observação passiva de padrões anormais da movimentação ocular, tais como desvio do olhar conjugado, estrabismo, movimentação errática, nistagmo e *bobbing* ocular.

> **Observação**
> - As manobras para avaliação dos reflexos oculocefálicos não devem ser realizadas na suspeita de instabilidade da coluna cervical.

Exame da motricidade ocular – Observação passiva

A. Desvio conjugado do olhar – Horizontal
- Lesão destrutiva no lobo frontal: provoca desvio do olhar conjugado para o lado da lesão ou contralateral ao hemicorpo afetado.
- Lesão irritativa ou epiléptica do lobo frontal: desvio do olhar conjugado para o lado oposto da lesão.
- Lesão do tronco encefálico: desvio do olhar conjugado para o lado do hemicorpo afetado.

B. Desvio conjugado do olhar – Vertical
- Desvio olhar conjugado para cima: lesão na junção mesencéfalo-diencefálica.
- Desvio olhar conjugado para baixo do plano horizontal: lesão do tronco cerebral.
- Desvio oblíquo do olhar (um olho se desvia para cima e o outro para baixo): lesão do fascículo longitudinal medial do lado do olho que se eleva.

C. *Bobbing* ocular
- Refere-se ao movimento rápido dos olhos, intermitente, bilateral, frequentemente conjugado e para baixo, com retorno lento para a posição mediana. As provas calóricas podem acentuar o fenômeno. Está associado às lesões pontinas (hemorragias, infartos ou mielinólise pontina) e às da fossa posterior com compressão do tronco. Também pode se apresentar nas encefalopatias metabólicas.

D. Movimento conjugado alternante (olhar em pingue-pongue)
- Consiste na movimentação dos olhos de um extremo horizontal para o outro e de volta ao início, cada ciclo durando de dois a cinco segundos. Usualmente associado a lesões bilaterais corticais com tronco encefálico íntegro.

Exame da motricidade ocular e reflexo corneopalpebral – Manobras

A. Reflexo corneopalpebral
- Tocando levemente a córnea com gaze estéril e observa-se o piscamento dos olhos. O teste avalia a integridade da via aferente (nervo trigêmeo) e a via eferente (nervo facial).

B. Oculocefálico
- Consiste na lateralização da cabeça no plano horizontal, da direita para a esquerda, observando-se o movimento conjugado dos olhos para o lado oposto ao do movimento da cabeça. Esse reflexo atesta a integridade do tronco, e está presente em pacientes em coma e tronco íntegro. Com a extensão e flexão da cabeça, o movimento conjugado normal esperado é também contrário ao movimento da cabeça.

C. Teste oculovestibular – Provas calóricas
- Testa-se a resposta ocular à estimulação labiríntica mediante irrigação da membrana timpânica com água fria. É mandatória a exclusão de lesão da membrana timpânica e a remoção do cerume local. Com cabeça a 30°, suspendem-se as pálpebras e procede-se à aplicação de 50 mL de água fria no ouvido. Esperar cinco minutos entre as provas.
- *Resposta normal*: desvio tônico do olhar (fase lenta) na direção do ouvido estimulado e, logo após, aparece o nistagmo (fase rápida) contralateral. A fase lenta é mediada pela via vestibular que se origina nos núcleos vestibulares do bulbo até os núcleos oculomotores no mesencéfalo. A fase rápida é produzida pelo lobo frontal contralateral.
- *Resposta anormal*: ausência da fase lenta (unilateral ou bilateral): lesão parcial ou bilateral do tronco encefálico. Ausência da fase rápida com fase lenta presente: lesão frontal bilateral.

EXAME MOTOR

Realizado inicialmente com a observação de posturas anormais espontâneas como a descerebração, decorticação, opistótono e da presença de movimentos involuntários como mioclonias espontâneas ou reflexas. A seguir, procede-se à estimulação nociceptiva com objetivo de determinar o padrão de resposta motora, caso esta não seja espontaneamente observada. O padrão de resposta motora tem poder de localização neurológica, mas não implica que os centros de controle centrais tenham sido destruídos, outrossim, que não estão funcionando adequadamente. O Quadro 149.2 resume as principais localizações de lesões associadas com o estado de coma e as alterações neurológicas que podem ser observadas ao exame neurológico cuidadoso.

- Postura em descerebração: extensão, abdução e rotação interna dos braços e extensão das pernas. Ocorre por lesão do tronco encefálico entre núcleo rubro e núcleos vestibulares.
- Postura em decorticação: flexão e abdução dos braços e extensão das pernas. Ocorre por lesão acima do mesencéfalo, em regiões subcorticais profundas.

AVALIAÇÃO DO PACIENTE COM ALTERAÇÃO PROLONGADA DA CONSCIÊNCIA

Na história natural dos estados de coma, há vários desfechos possíveis. Os pacientes que sobrevivem algumas semanas após a lesão encefálica aguda geralmente apresentam mudança do estado neurológico ao longo de quatro a seis semanas. Estas mudanças apresentam um amplo espectro de possibilidades que vão desde melhora progressiva, com aquisição de respostas e comportamentos cada vez mais complexos até a recuperação completa, até, no outro extremo, a persistência de um estado em que não há recuperação da consciência nem a longo prazo. Nesta situação, de alteração persistente da consciência, é importante tentar estabelecer se o paciente apresenta sinais e sintomas que se enquadram nos Quadros 149.2 e 149.3.

ESTADO CONFUSIONAL AGUDO OU *DELIRIUM*

Caracterizado pelo ressurgimento da comunicação funcional do paciente, a partir do estado minimamente consciente. Nesta situação, ocorre a restauração da capacidade de usar objetos de forma funcional e há a recuperação da comunicação verbal. O paciente apresenta-se confuso e desorientado, e está propenso a episódios de agitação psicomotora. A *performance* cognitiva encontra-se prejudicada em virtude de desorientação espacial e temporal, amnesia anterógrada, distúrbios da percepção e do julgamento, labilidade emocional, desatenção e inquietude motora. O quadro confusional pode ser agravado pela presença de outros déficits neurológicos (surdez, redução de acuidade visual, apraxia, agnosias e afasia) decorrentes do processo etiológico do coma.

ESTADO VEGETATIVO

Os pacientes em estado vegetativo (EV) estão despertos, apresentam ciclo sono-vigília intacto, mas estão inconscientes de si mesmos e do meio ambiente. Nesta situação, são desprovidos de vida intelectual e atividade social. O diagnóstico de EV é feito quando a abertura ocular espontânea ressurge (sinalização de recuperação da atividade do SRAA) apesar da ausência de qualquer evidência discernível de compreensão da linguagem, verbal ou gestual, ou de comportamento proposital responsivo aos estímulos visuais, au-

QUADRO 149.2. Achados clínicos do exame neurológico nas diversas localizações de lesões no sistema nervoso central.

Local da lesão	Resposta ao estímulo nociceptivo	Pupilas	Movimentação ocular	Respiração
Cortical bilateral	Retirada do estímulo	Pequenas e reativas	Movimento conjugado horizontal alternante (*ping-pong*)	Apneia após hiperventilação Respiração de Cheyne-Stokes
Tálamo	Postura de decorticação	Pequenas e reativas, exceto se houver lesão do trato óptico	Mesmo acima	Mesma acima
Mesencéfalo	Decorticação ou descerebração	Tamanho médio e sem reação à luz Midríase unilateral em lesões unilateral ou compressão	Perda da capacidade de adução dos olhos; os olhos podem se desviar lateralmente por lesão do III nervo	Apneia após hiperventilação Tendência à hiperpneia central reflexa
Ponte	Descerebração	Pequenas ou puntiformes bilateralmente por interrupção do sistema simpático descendente Síndrome de Horner em lesões unilaterais	Perda da movimentação ocular conjugada horizontal mantendo a vertical normal *Bobbing* ocular	Hiperpneia central reflexa Respiração em salvas (*cluster*) Respiração apnêustica
Bulbo	Flexão de perna ou sem reação	Pequenas ou Síndrome de Horner em lesões unilaterais	Habitualmente nenhum efeito sobre a movimentação ocular Raramente pode ocorrer nistagmo	Atáxica Apneia

QUADRO 149.3. Características clínicas dos distúrbios da consciência.

Distúrbio da consciência	Despertar	Linguagem receptiva	Linguagem expressiva	Percepção visual	Atividade cognitiva	Exame motor
Coma	Ausência de ciclo sono-vigília	Nenhuma reação	Nenhuma reação	Nenhuma reação	Ausente	Reflexos primitivos
Estado vegetativo	Períodos inconsistentes de vigília	Nenhuma reação	Nenhuma reação	Inconsistente	Ausente	Movimentos involuntários apenas
Estado minimamente consciente	Períodos inconsistentes de vigília	Inconsistente Pode haver resposta a comandos simples	Limitada a palavras isoladas ou frases curtas	Rastreio visual. Pode reconhecer objetos	Inconsistente, mas há sinais claros de percepção de si e do meio ambiente	Localiza estímulos dolorosos; manipula objetos
Estado confusional agudo	Períodos mais prolongados de vigília	Resposta consistente a comandos simples	Discurso com frases, mas confuso e desorientado. Respostas confiáveis	Reconhece objetos	Confuso e desorientado; agitação psicomotora; desatento	Uso funcional de objetos simples e comuns
Mutismo acinético	Ciclo sono-vigília recuperado	Resposta inconsistente, pode ocorrer com estímulos vigorosos	Resposta imprevisível, podem ocorrer respostas incoerentes a estímulos básicos	Inconsistente	Inconsistente, predominantemente ausente	Movimentos voluntários ausentes, mas pode reagir a estímulos externos

ditivos, táteis ou nocivos. *Estado vegetativo persistente* – se refere aos pacientes em estado vegetativo há mais de 30 dias após lesão cerebral aguda traumática ou não traumática, e não significa irreversibilidade. *Estado vegetativo permanente* – deve ser considerado como irreversível e se refere àqueles pacientes em estado vegetativo há mais de três meses após lesão cerebral aguda não traumática ou após 12 meses de lesão encefálica traumática.

O erro diagnóstico é frequente nas situações de diagnóstico diferencial entre o estado vegetativo (EV) e o estado minimamente consciente, por exemplo. Estudos demonstram, de forma consistente, que aproximadamente 30% a 40% dos pacientes considerados em EV, na realidade, apresentam conteúdo de consciência mínimo. A falta de avaliação clínica correta pode contribuir para a retirada prematura do suporte de vida e levar a condutas terapêuticas inadequadas, como não prover tratamento para a dor, por exemplo. A falha em detectar sinais clínicos de consciência mínima pode limitar o acesso a programas de reabilitação neurológica, retardando o início da reabilitação e, consequentemente, a melhora clínica do paciente.[20-21]

ESTADO MINIMAMENTE CONSCIENTE

Caracteriza os pacientes que não se encontrarem em estado vegetativo, mas apresentam sério comprometimento da consciência, estão incapacitados para se comunicar de forma consistente, mas demonstram evidência mínima comportamental de consciência de si mesmos e do meio ambiente.[22] O estado minimamente consciente (EMC) é transicional e reflete uma melhora do nível de consciência a partir de um estado de coma ou vegetativo persistente. Assim, para estar *minimamente consciente*, o paciente deve demonstrar, mesmo que de forma limitada, clara evidência de consciência de si mesmo e do meio ambiente, de maneira reprodutível e sustentada. O paciente deve apresentar pelo menos um dos seguintes comportamentos: seguir comandos simples; resposta gestual ou verbal do tipo sim/não; fala inteligível e comportamento motor ou afetivo (choro ou riso) em resposta a um estímulo emocional ou do meio ambiente. Caracteristicamente, essas respostas são inconsistentes, variando de um exame clínico para outro. O exame clínico neurológico seriado é essencial para a determinação desse estado.

O EMC está tipicamente relacionado com lesão axonal difusa (grau II ou III) ou com lesões corticais multifocais, às vezes acompanhadas pelo envolvimento do tálamo. O comprometimento talâmico é menos prevalente do que o observado no estado vegetativo. A relativa preservação de conexões de longo alcance corticotalâmicas pode explicar a preservação parcial da atividade cognitiva nesses pacientes. A possibilidade de evolução favorável é maior do que no estado vegetativo.

MUTISMO ACINÉTICO

Situação em que o paciente apresenta incapacidade de seguir os comandos verbais, de falar e de se envolver em algum comportamento dirigido a uma meta. O mutismo acinético não está associado a uma alteração direta do sistema de despertar, mas é consequência do grave comprometimento da condução nervosa dos estímulos até o sistema neural responsável pela mediação daqueles comportamentos. No estado de mutismo acinético, a fala, o movimento, o pensamento e a expressão emocional estão uniformemente reduzidos, mas essas respostas podem ser facilitadas pela exposição a estímulos de alta intensidade sensorial ou emocional, ao contrário do que se observa no estado minimamente consciente.

SÍNDROME DO CATIVEIRO (*LOCKED-IN*)

O termo foi introduzido por Plum e Posner, em 1983, para descrever o quadro de quadriplegia e anartria resultante da lesão grave das vias dos tratos corticospinhal e corticobulbar, portanto não se trata de uma alteração da consciência. Porém, frequentemente a incapacidade motora e de comunicação leva ao diagnóstico errôneo de distúrbio da consciência. A lesão, apesar de provocar o dano motor, não compromete as vias do SRAA, mantendo o ciclo sono-vigília e as funções cognitivas do paciente. O paciente em *locked-in* se apresenta afônico, quadriplégico ou quadriparético e de olhos abertos. Os movimentos oculares verticais e de piscamento podem estar preservados, tornando-se o principal meio de comunicação do paciente. O ciclo sono-vigília é normal e o paciente tem plena consciência do meio ambiente.[1]

EXAMES COMPLEMENTARES
EXAMES LABORATORIAIS

A avaliação laboratorial desempenha um papel proeminente na avaliação de um paciente com distúrbio da consciência e, frequentemente, pode conduzir a um diagnóstico relativamente rápido de qualquer anormalidade metabólica aguda como causa do coma. Como parte da abordagem inicial de qualquer paciente em coma, os seguintes exames laboratoriais são essenciais: hematócrito, hemograma completo com diferencial, contagem de plaquetas e periférica esfregaço de sangue; painel de eletrólitos completo, incluindo cálcio, magnésio e fósforo, além do convencional sódio e potássio; creatinina e ureia; testes de função hepática, bilirrubinas e amônia; osmolaridade sérica e urinária; gasometria arterial; testes de função da tireoide e urinálise. Mais testes devem ser guiados pela história clínica, exame físico e de imagem. Por exemplo, dosagens séricas e urinárias de drogas devem ser obtidas se houver suspeita de qualquer toxicidade. No paciente febril ou com contagem elevada de glóbulos brancos, as hemoculturas culturas são uma necessidade. As troponinas devem ser obtidas se existir qualquer suspeita de doença cardíaca aguda. É importante calcular os gradientes, iônico e osmolar (*gap iônico e gap osmolar*), pois estes podem ajudar no diagnóstico de uma intoxicação aguda. O *gap* iônico normal é entre 11 e 13 mEq/L e aumenta na presença de ânions não mensuráveis, tais como na intoxicação por metanol, etanol, paraldeído e salicilato. A diferença maior do que 10 mosmol/L entre a osmolaridade calculada e osmolaridade medida pode indicar intoxicação com álcoois atípicos como o metanol, o etileno glicol e glicol isopropílico.

A punção lombar deve ser realizada em todos os pacientes em coma que apresentam sinais ou sintomas de infecção ou irritação meníngea. Ou ainda, quando a varredura com imagem é normal e não existe nenhuma explicação para a diminuição da responsividade do paciente. Os testes que devem ser contemplados na avaliação do líquido cefalorraquidiano (LCR) compreendem a pressão de abertura, a descrição visual, teor de proteína e glicose, avaliação da celularidade, incluindo glóbulos brancos e eritrócitos, cultura bacteriana, tinta da China e do antígeno criptocócico, os títulos virais e reações em cadeia de polimerase. Obrigatoriamente, deve ser realizada somente após exame de imagem com o objetivo de afastar causas estruturais que possam promover herniação cerebral por ocasião da coleta do exame. Na suspeita forte de hemorragia subaracnóidea, só deve ser realizada se a tomografia falhar em mostrar sangramento subaracnóideo.

NEUROIMAGEM

Se por um lado, o exame neurológico permanece como o padrão-ouro para o diagnóstico do paciente em coma, por outro lado, o estudo laboratorial com neuroimagem permite a documentação objetiva do dano cerebral ocorrido causador do coma. Os exames de imagem trazem informações adicionais sobre a etiologia e o prognóstico, guiam as decisões terapêuticas e devem ser selecionados com base na história clínica e exame neurológico inicial do paciente. Se há suspeita de lesão estrutural, a tomografia de crânio (TC) na urgência deve ser obtida para guiar o tratamento. A ressonância magnética (RM), apesar de ser método de escolha para visualizar causa e extensão do dano cerebral, deve ser utilizada após estabilização clínica do paciente, ou mais precocemente se não esclarecidas as causas por meio da tomografia de crânio.

Neuroimagem estrutural

A RM nas sequências habituais (T1 – T2 – FLAIR – Difusão – T2*) é método de escolha para definição do diagnóstico e da extensão da lesão causadora do coma. A tomografia ganha como primeiro método, no entanto, por ser um exame de maior disponibilidade nos centros de emergência médica, pela maior rapidez na execução e pela maior sensibilidade para os casos de sangramento do SNC.[20] A RM permite, além da maior acurácia no diagnóstico etiológico do coma, predizer a evolução dos distúrbios da consciência. Estudos mais antigos evidenciaram, por exemplo, que lesões do corpo caloso e do tronco encefálico dorsolateral estavam associadas à pior recuperação da consciência ou mesmo à ausência de recuperação após o coma. Outros estudos observaram correlação inversa entre número de lesões nas sequências FLAIR e T2* e a ECG nos casos de coma após trauma.[23]

Estudos mais recentes, com técnicas de DTI (*difusion tension imaging*) que permitem visualizar lesões estruturais em tecidos com aparência normal nas demais sequências, ressaltam a importante correlação entre a presença de lesões de substância branca visualizadas na DTI e o prognóstico funcional dos pacientes após um ano do quadro de coma de origem traumática ou anóxica, sendo relevante marcador biológico para o respectivo prognóstico. A DTI é uma técnica emergente, sensível ao movimento da água microscópica tridimensional dentro do tecido, que complementa a RM tradicional e pode fornecer informação importante sobre os substratos patológicos dos distúrbios da consciência.[24-25]

Neuroimagem funcional

Os estudos com RM funcional têm ganhado espaço no território do diagnóstico diferencial entre EV e EMC nos últimos anos. Por diferentes tecnologias, o método envolve a utilização de ativação cerebral mediante estímulo visual, auditivo e somatossensorial. Apesar do seu potencial valor prognóstico, a utilização da RM funcional com o objetivo de detecção de consciência permanece controversa, considerando-se que a ausência de ativação cortical a estímulos externos não representa necessariamente ausência de consciência. Além disso, é difícil avaliar o impacto que teriam dados sobre a presença ou não de consciência, nesse contexto, de indivíduos com extrema incapacidade funcional. Considerações éticas sobre o grau de comunicação e a capacidade de sofrimento em pacientes com EMC obrigam à cautela no uso e na interpretação desses dados. No presente momento, a RM funcional é considerada experimental para a avaliação da consciência em pacientes com EV ou EMC, carecendo de validação adequada, e não deve ser recomendada para uso clínico.[26]

ESTUDOS NEUROFISIOLÓGICOS

A avaliação clínica dos pacientes em coma se restringe à avaliação da viabilidade do tronco encefálico e às respostas motoras, dificultando uma avaliação prognóstica acurada da atividade cerebral, especialmente naqueles com integridade do tronco encefálico. A investigação neurofisiológica consiste de métodos seguros, de fácil execução à beira do leito e de grande utilidade clínica, provendo informações úteis sobre a função cerebral.

Na última década, melhorias significativas foram feitas na compreensão do coma e dos distúrbios de consciência e, embora as técnicas de imagem sejam determinantes no diagnóstico dos distúrbios da consciência, as técnicas eletrofisiológicas são fundamentais para o estudo da função cerebral em pacientes sem resposta comportamental. No coma agudo, o eletroencefalograma e os potenciais evocados têm importante função na determinação do prognóstico e no monitoramento de sinais de melhora ou piora. A ausência dos potenciais evocados somatossensitivos corticais é o marcador mais específico de prognóstico ruim após a parada cardíaca, por exemplo. Nos distúrbios crônicos de consciência, técnicas de potenciais relacionados a eventos cognitivos e de longa latência demonstraram um papel mais amplo na determinação do prognóstico e dos indicadores de consciência. Essas técnicas especializadas demonstraram sinais de cognição preservados em pacientes que parecem inconscientes.[27]

Eletroencefalograma (EEG)

No contexto dos distúrbios da consciência, o EEG pode ser utilizado para detectar a consciência, avaliar a função cognitiva residual e prover informação importante sobre o prognóstico dos pacientes nesta situação (especialmente em casos de anoxia). Tem papel crucial na determinação do diagnóstico de morte encefálica.[28]

A análise visual do EEG pode identificar atividade epileptiforme no estado de mal não convulsivo, importante e insuspeito diagnóstico diferencial do estado de coma e orientar o respectivo tratamento. Crises epilépticas não convulsivas são mais comuns do que anteriormente reconhecido e estão associadas com pior evolução do estado de coma. A maioria das crises epilépticas nos pacientes críticos é não convulsiva e o diagnóstico não será estabelecido se não for realizado um EEG prolongado ou seriado. Fatores associados com um risco aumentado para as crises não convulsivas incluem coma, crises epilépticas anteriores, infecção do SNC, tumor cerebral, neurocirurgia recente e descargas epileptiformes periódicas. A maioria dessas crises será detectada nas primeiras 24 horas de EEG em pacientes não comatosos, mas os períodos de gravação mais longos podem ser necessários em pacientes comatosos ou naqueles com atividade epileptiforme periódica.[28]

O EEG do paciente em estado de coma mostra classicamente desaceleração global de eletrogênese, mas não consegue diferenciar EV de EMC. O exame fornece ao médico uma medida objetiva da disfunção cerebral e complementa os achados de exames de imagem. Alguns padrões eletroencefalográficos podem sugerir causas específicas de encefalopatia e coma. Importante lembrar que as drogas sedativas (midazolam, propofol etc.) e barbitúricos podem suprimir reversivelmente a atividade cerebral.

A monitorização eletroencefalográfica ideal para o paciente em coma deve durar pelo menos seis horas. Na impossibilidade de monitorização contínua, o registro habitual de 30 minutos pode fornecer informações úteis no manejo do paciente. No entanto, um EEG de longa duração (24 horas) poderá fornecer dados sobre o ciclo sono-vigília nos pacientes em estado de coma. Um declínio homeostático da atividade cerebral durante a noite e em períodos de sono REM (*rapid eyes movement*) pode ser visualizado nos pacientes em EMC, mas não naqueles em EV. Alguns aspectos eletroencefalográficos, quando presentes, sugerem prognóstico evolutivo ruim do paciente em coma: atividade em surto-supressão; depressão difusa do ritmo; descargas epileptiformes contínuas e coma alfa não reativo (ritmo alfa difuso no paciente em coma – mortalidade próxima de 90%).[29] As principais indicações para EEG contínuo no paciente com distúrbio da consciência estão descritas no Quadro 149.4.

O EEG pode evidenciar dois tipos de alteração no estado de coma:

- **Anormalidades críticas:** alteração do tipo irritativa mostrando crises clínicas ou eletrográficas, ou padrões de descargas periódicas (PLEDS – descargas epileptiformes periódicas lateralizadas, FIRDA – atividade delta frontal intermitente e ondas trifásicas).
- **Alterações do ritmo cerebral:** demonstram anormalidades da atividade cerebral sob a forma de ondas lentas (delta e teta) e também sob a forma de depressão do ritmo da atividade elétrica (supressão).

As alterações do ritmo cerebral podem ser correlacionadas aos níveis de aprofundamento do coma, em especial os padrões particulares de EEG e da supressão de reatividade eletroencefalográfica. As correlações dos padrões de EEG com o prognóstico do coma são mais confiáveis em casos de parada cardiorrespiratória, com sua consequente encefalopatia anóxica. Se a etiologia é conhecida, o EEG pode ser um indicador confiável do prognóstico. O EEG normalmente tem pouca especificidade com relação à etiologia, mas alguns padrões eletroencefalográficos favorecem determinados diagnósticos: por exemplo, ondas trifásicas são frequentemente visualizadas na insuficiência hepática e renal em adultos jovens; padrões de coma com visualização de fusos (*spindle coma*) indicam disfunção ao nível do tronco cerebral. O EEG é bastante útil na diferenciação orgânica de problemas psiquiátricos, na exclusão de *status* não convulsivo, e no fornecimento de prognóstico quanto ao grau de disfunção cortical e subcortical.[30] Os principais achados eletroencefalográficos em diversas etiologias de coma e sua potencial reversibilidade estão descritos no Quadro 149.5.

Um sistema simples com cinco graduações foi criado com o objetivo de classificar as diversas alterações eletrográficas passíveis de ocorrer na encefalopatia hepática e a gravidade da encefalopatia.[31] A graduação pode ser aplicada às outras encefalopatias de origem metabólica, anóxica, séptica ou tóxica (Quadro 149.6). Outros sistemas, com maior número de subtipos, foram criados devido ao fato de que 20% dos padrões de EEG não se encaixam nesse sistema simplificado, mas, do ponto de vista de prática clínica cotidiano, essa graduação é de grande utilidade para o acompanhamento diário do paciente em coma.

Alguns padrões específicos de frequência no EEG podem ser vistos em causas variadas de encefalopatia ou coma. Padrões de frequências particulares como o alfa, *theta*, delta, ou mesmo beta podem predominar, juntamente com vários tipos de reatividade aos estímulos nocivos externos. Muitos destes padrões carecem de especificidade, embora certas categorias de insulto favoreçam determinados padrões: por exemplo, a causa mais comum do padrão alfa no coma é a encefalopatia anóxica, ao passo que o padrão com fusos do sono é mais frequentemente encontrado nos quadros de lesões do tronco cerebral ou outro insulto traumático estrutural.[30]

- **Coma beta:** predomina o padrão de frequência beta. Os estados de confusão mental ou coma associados com predominância de atividade beta no EEG são geralmen-

QUADRO 149.4. Indicações para monitorização contínua com EEG.	
1. Detecção de crises epilépticas subclínicas	- Flutuação no estado mental - Alteração inexplicável do estado mental - Lesão cerebral aguda supratentorial com distúrbio da consciência - Após estado de mal epiléptico - Acompanhamento de encefalopatia anóxica
2. Caracterização de crises epilépticas	- Movimentos paroxísticos ou repetitivos tônicos - Nistagmo, desvio do olhar, mastigação episódica - Episódios de distúrbios autonômicos (taquicardia)
3. Manejo do coma anestésico	- Acompanhar o tratamento e a presença de surto-supressão
4. Detecção de isquemia cerebral aguda	- Após hemorragia subaracnóidea - Durante e após procedimentos vasculares cirúrgicos ou neurorradiológico intervencionista
5. Coma de origem metabólica	- Hiperosmolar não cetótico hiperglicêmico - Encefalopatia hepática – pós-dialítica – urêmica - Encefalopatia séptica - Intoxicação exógena - Hipoglicemia - Hipotermia
6. Prognóstico evolutivo do estado de coma	- Diagnóstico de morte encefálica

QUADRO 149.5. Achados de EEG nas diversas etiologias de coma.

Etiologia	Achados	Reversibilidade do surtossupressão ou supressão
Intoxicação exógena	Atividade epileptiforme Mistura de ritmo beta + delta sugere intoxicação por barbitúricos e benzodiazepínicos	Reversível
Insuficiência hepática	Ondas trifásicas	Potencialmente reversível se normalizada a função hepática e o edema cerebral prevenido
Encefalopatia urêmica	Ondas trifásicas ou atividade epileptiforme com fotossensibilidade	Provavelmente reversível
Encefalopatia séptica	Ondas trifásicas em alguns	Potencialmente reversível se paciente sobrevive à falência múltipla de órgãos
Encefalopatia pós-dialítica	Atividade epileptiforme caracterizada por complexo ponta-onda generalizada	Não reversível em casos de intoxicação por alumínio
Hipotireoidismo	Baixa amplitude	Reversível, exceto no cretinismo
Encefalopatia de Hashimoto	Baixa amplitude, alentecimento difuso e atividade delta frontal intermitente (FIRDA)	Reversível
Encefalopatia de Wernicke	Complexo de ondas agudas e lentas, períodos de supressão nos casos avançados	Potencialmente reversível
Encefalopatia anóxica	Ondas trifásicas PLEDS Surto-supressão Padrão de ritmo teta misto com ritmo alfa ou delta Coma alfa	Potencialmente irreversível
Hipercalcemia	Ondas trifásicas ou atividade delta frontal intermitente (FIRDA)	Reversível
Hipoglicemia	Pode mostrar atividade epileptiforme e complexos periódicos	Parcialmente reversível
Hipotermia	Dependente da temperatura: alterações com temperaturas < 30 °C. Surto-supressão com temperatura entre 20 e 22 °C. Supressão quando a temperatura for < 18 °C	Reversível

QUADRO 149.6. Correlação entre o EEG e a gravidade das encefalopatias metabólicas.

Grau de encefalopatia	Achados no EEG
0. Normal	EEG bem estruturado, com ritmo estável, simétrico, tipo alfa com predomínio em regiões posteriores com frequência > 8 e < 13 Hz e média amplitude. Sem atividade lenta ou irritativa
1. EEG no limite da normalidade	Ritmo alfa instável ou suprimido, substituído por ritmo beta difuso
2. Encefalopatia leve	Ritmo alfa de baixa frequência (8 Hz) entremeado por surtos randômicos de ritmo teta em ambos os hemisférios
3. Encefalopatia moderada	Atividade elétrica cerebral com predomínio de ritmo teta, difusa em ambos os hemisférios. Podem surgir surtos de ondas delta
4. Encefalopatia grave	Desorganização grave da atividade eletrencefalográfica. Atividade teta e delta assíncrona em ambos os hemisférios, com ou sem ondas trifásicas

te vistos em excesso ou na retirada de drogas sedativas tóxicas (barbitúricos ou benzodiazepínicos). Esses agentes resultam em maior tensão da atividade EEG beta, mais difusa e, ocasionalmente, com a atividade do fuso do sono entremeada. Esse padrão está associado à reversibilidade do coma e tem bom prognóstico, especialmente se houver reatividade a estímulos externos (Figura 149.5).

- **Coma alfa:** a atividade de frequência alfa pode ser vista de forma difusa nos pacientes em estado de coma.[32] Alguns aspectos da distribuição do ritmo alfa no EEG dependem da etiologia do coma. Quando o coma surge a partir de uma lesão do tronco cerebral, a atividade alfa é vista mais posteriormente e, muitas vezes, varia com os estímulos dolorosos externos; o prognóstico é pobre. Quando os padrões de ritmo alfa são vistos com anóxia após parada cardiorrespiratória, o ritmo alfa pode aparecer mais difusamente no EEG e, geralmente, é menos reativo aos estímulos externos. Esses pacientes também têm um prognóstico pobre, com mortalidade superior a 90%. Em geral, quando o ritmo alfa aparece em coma por *overdose* de drogas e apresenta reatividade aos estímulos, a recuperação pode ocorrer em até 90% dos pacientes (Figura 149.6).

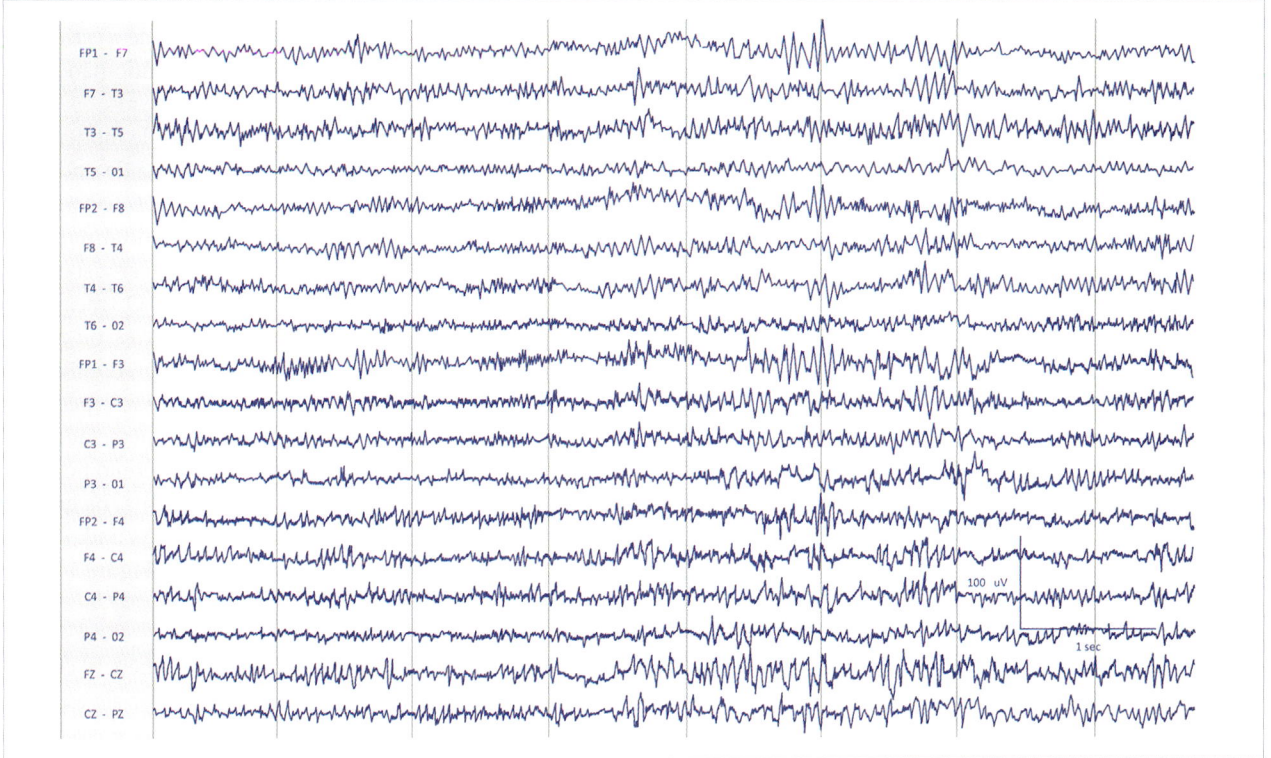

FIGURA 149.5. Padrão eletroencefalográfico do coma beta.

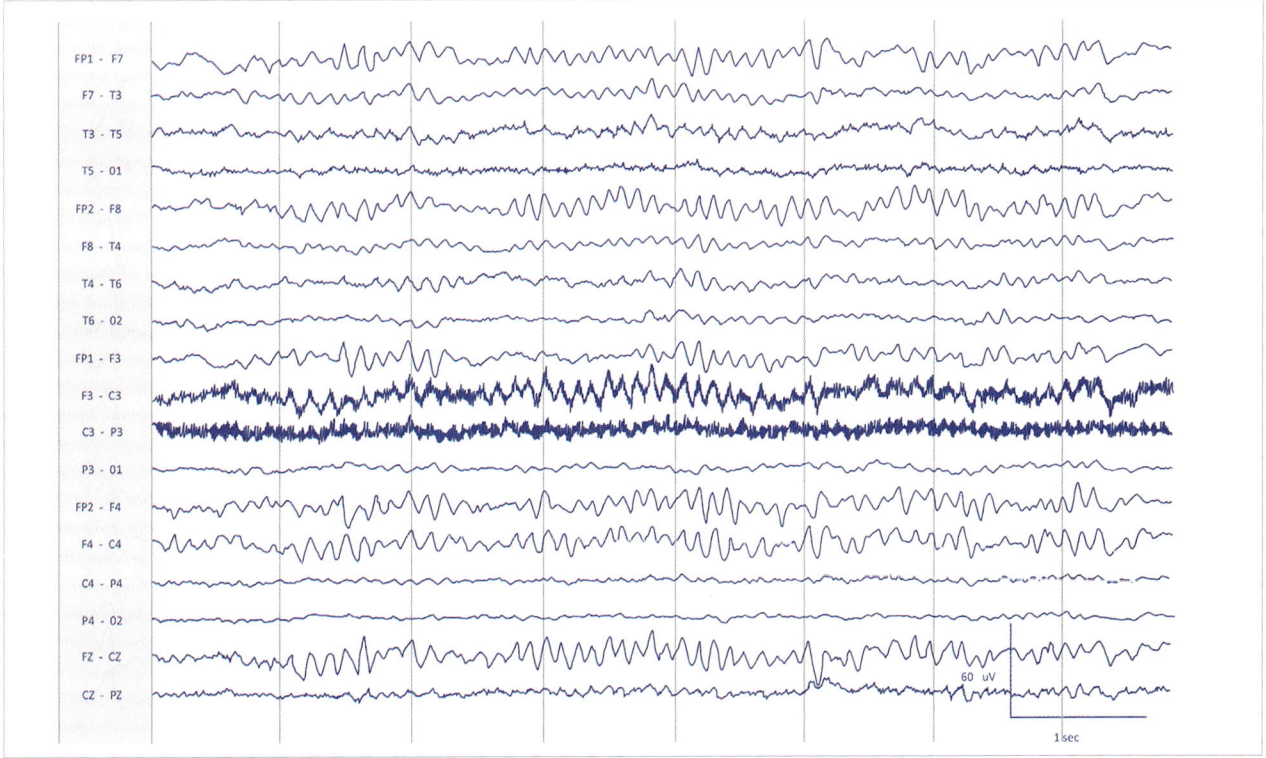

FIGURA 149.6. Padrão eletroencefalográfico do coma alfa.

- **Ritmo teta:** no coma, o padrão de frequência *teta* difuso pode ocorrer isoladamente ou misturado com outros ritmos, tais como o alfa ou delta. Esse padrão pode ocorrer após uma parada cardiorrespiratória, em que a atividade *teta* (embora difusa) é mais proeminente anteriormente, normalmente não responsiva a estímulos externos e, em geral, carrega prognóstico reservado, semelhante ao coma alfa.[32]
- **Ritmo delta:** geralmente visto nos estados mais avançados da encefalopatia ou coma, predominantemente nas regiões anteriores. Pode apresentar morfologia polimórfica ou mais rítmica, ou ainda um padrão estereotipado entremeado com ondas trifásicas. Com a piora do coma, o ritmo delta aparece de forma mais difusa. Nos estágios iniciais do coma, a atividade delta pode se atenuar com estímulos externos, mas é geralmente não reativo. O polimorfismo do coma delta se deve a anomalias estruturais que envolvam a substância branca subcortical, mas, em alguns casos, pode surgir no coma metabólico profundo.[33]
- **Ritmo rápido de baixa voltagem:** não reativo e tipicamente visto com lesão cortical grave generalizada após parada cardiorrespiratória. O prognóstico geralmente é abismal, resultando em morte ou estado vegetativo.
- **Padrão de coma com fusos:** consistem em ritmo com atividade de 11 a 14 Hz, atividade predominantemente paroxística, muitas vezes em rajadas ou em sinergismo sobre um fundo delta. Padrões de coma com fusos aparecem nos casos de lesões na junção pontomesencefálica, abaixo do tálamo. Eles podem ocorrer na anóxia cerebral, no trauma encefálico, na hemorragia intracraniana e em lesões cerebrais difusas. O prognóstico depende, geralmente, da causa subjacente ao coma. No geral, este ritmo de fusos, com reatividade a estímulos externos, sinaliza bom prognóstico quando não há lesão intracraniana significativa.
- **Ondas trifásicas:** consistem em rajadas de moderada a alta de amplitude (100 a 300 V) em forma de onda, geralmente com frequência de 1,5 até 2,5 Hz, ocorrendo em surtos ou mais continuamente. Predominam nas regiões cerebrais anteriores, mas podem ser vistas posteriormente ou de forma mais difusa. O traçado de EEG típico contém complexos com dois, três, ou quatro fases, geralmente de variável amplitude, predominando em 1,5 a 2,5 Hz. As ondas trifásicas não são específicas da encefalopatia hepática e podem ser detectadas em paciente em coma de diversas etiologias, como no coma após parada cardiorrespiratória, na uremia, na encefalopatia séptica e na hiperosmolaridade. As ondas trifásicas não têm valor preditivo no coma[30] (Figura 149.7).

Potenciais evocados (PE)

A medida dos potenciais evocados de latência curta é especialmente útil na avaliação de vias sensoriais específi-

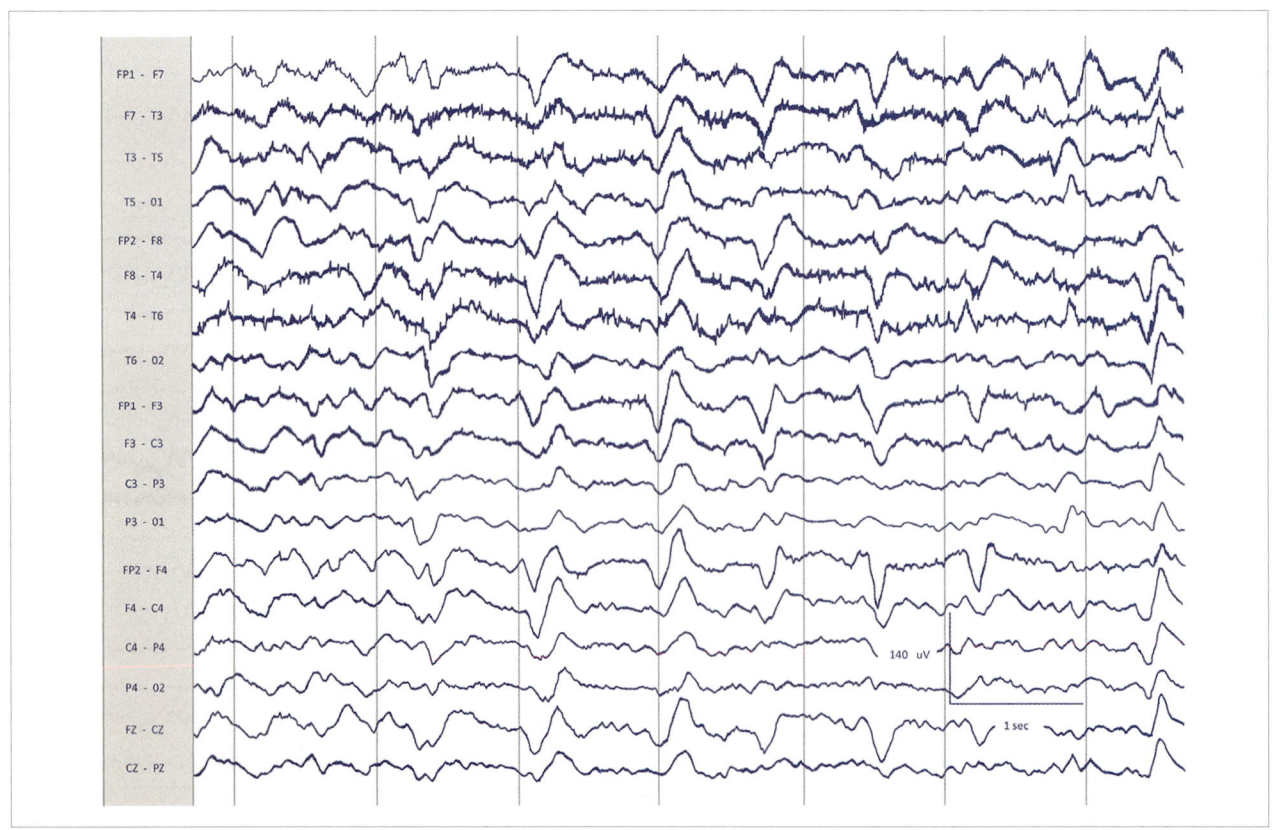

FIGURA 149.7. Ondas trifásicas no EEG.

cas que atravessam o SNC. O PE não sofre influência das intervenções na UTI e é relativamente resistente às drogas sedativas, barbitúricos e às alterações que não sejam lesões estruturais. Tais características tornam o PE mais vantajoso com relação à avaliação clínica, e mesmo eletroencefalográfica, do paciente em estado de coma. As modalidades de PE utilizados no estado de coma incluem potencial evocado visual (*flash*), potencial evocado auditivo do tronco cerebral e potencial somatossensitivo. Os PE são úteis na avaliação funcional em várias condições clínicas, entre elas:

- **Avaliação de vias específicas:** lesão de nervo óptico, nervo periférico, plexo ou raiz nervosa.
- **Diagnóstico neurofisiológico:** demonstra morte isolada do tronco encefálico por meio da ausência do potencial evocado de tronco encefálico e do somatossensitivo, com preservação do PEV-*flash* e do EEG.
- **Diagnóstico de morte encefálica.**
- **Valor prognóstico dos PE:** não são bons indicadores de recuperação funcional em longo prazo, mas correlacionam-se com a sobrevida.

Os potenciais evocados somatossensitivos (PESS) representam a resposta a uma estimulação elétrica em um nervo periférico sensitivo (nervo mediano ou tibial posterior) e são semelhantes a um EEG, na medida em que mensuram a atividade elétrica do córtex por meio de eletrodos de superfície.[27] No PESS em humanos normais, a latência de condução é de 16 ms para o tronco cerebral, 18 ms para o tálamo, e 20 ms para o córtex sensorial primário. Por convenção, o sinal elétrico registrado acima da linha de base é rotulado como uma deflexão negativa (N) e um sinal abaixo da linha de base é chamado um deflexão positiva (P). Usando essa convenção de nomenclatura, o sinal cortical sensorial primário é denominado N20, denotando uma deflexão negativa que ocorre 20 ms após estimulação. Em paciente acordado, após a N20, há, geralmente, uma série de desvios negativos e positivos nas latência (P25, N35, N70) que refletem o processamento secundário do estímulo intracortical e corticotalamocortical. Assim como nos testes de reatividade do EEG, esse processamento de nível «mais elevado», referido como potenciais de média e longa latência, pode ser uma medida indireta da resposta consciente do cérebro aos estímulos. Em pacientes com grau mais profundo de encefalopatia, os potenciais de latência mais longos podem estar prolongados ou ausentes. Em casos de lesão cerebral progressiva, as respostas corticais primárias (N20) também podem estar ausentes, com o sinal interrompido no tálamo, tronco cerebral ou na medula espinal.[34]

Estimulação magnética transcraniana (EMT)

A EMT do córtex motor, acoplado com a detecção da resposta na eletroneuromiografia (potencial evocado motor) pode ser usada para avaliar a excitabilidade cortical, que se encontra diminuída nos pacientes comatosos e tem correlação com o nível de consciência.[35] O método, principalmente quando acoplado ao EEG simultâneo, é promissor para avaliar a conectividade cerebral e o nível da consciência. Apresenta a vantagem de não exigir a participação ativa do paciente ou compreensão da linguagem. No estado vegetativo, a EMT pode provocar uma resposta eletroencefalográfica simples e localizada, semelhante ao sono profundo ou à anestesia. No estado minimamente consciente, a EMT mostra ativações complexas que envolvem áreas corticais distantes, semelhante aos controles. A EMT acoplada ao EEG, quando realizada nos pacientes que recuperam a consciência, revela mudança importante na conectividade e na complexidade observada, que, por vezes, ocorrem antes da recuperação da comunicação verbal ativa.[36]

ABORDAGEM DO PACIENTE EM COMA

A conduta terapêutica a ser adotada está diretamente relacionada com a causa básica do distúrbio da consciência. Assim, ela depende, de maneira especial, da história clínica e do exame neurológico do paciente, a partir dos quais serão solicitados exames para a elucidação da causa do coma. Especial atenção deve ser dada para as causas mais insuspeitas, como a trombose de seio cerebral, o infarto talâmico, a intoxicação exógena, a encefalopatia de Wernicke em pacientes não alcoólatras e, sobretudo, o estado de mal não convulsivo (Figura 149.8). Essas situações têm tratamento específico e prognóstico diferenciado.

O manejo clínico dos pacientes em coma tem dois objetivos principais: restauração das funções cognitivo-comportamentais e prevenção de complicações médicas secundárias. O primeiro objetivo é alcançado por medidas cirúrgicas, clínicas e farmacológicas adotadas nas fases hiperaguda e aguda do coma visando promover a recuperação da consciência, comunicação e competência funcional. As complicações médicas podem surgir como um resultado direto da lesão cerebral, como uma consequência indireta da lesão (pneumonia por aspiração – úlceras de pressão – tromboembolismo venoso e pulmonar), ou ainda como efeito colateral do tratamento instituído (efeitos sedativos dos analgésicos).

Nas fases subaguda e crônica, as estratégias visam acelerar a recuperação da consciência e a autonomia do paciente e incluem reabilitação física rigorosa, intervenção farmacológica, além de técnicas de estimulação cerebral. Uma vasta gama de técnicas de reabilitação física e comportamental e tratamento farmacológico é rotineiramente administrada em pacientes comatosos, mas poucas dessas intervenções provaram acelerar ou aumentar a recuperação funcional, em parte pelas dificuldades metodológicas da realização de estudos controlados por placebo nessa população de pacientes.

REABILITAÇÃO FÍSICA

Os procedimentos de fisioterapia devem ser instituídos precocemente e empregados como rotina nos pacientes comatosos. O fortalecimento e condicionamento muscular

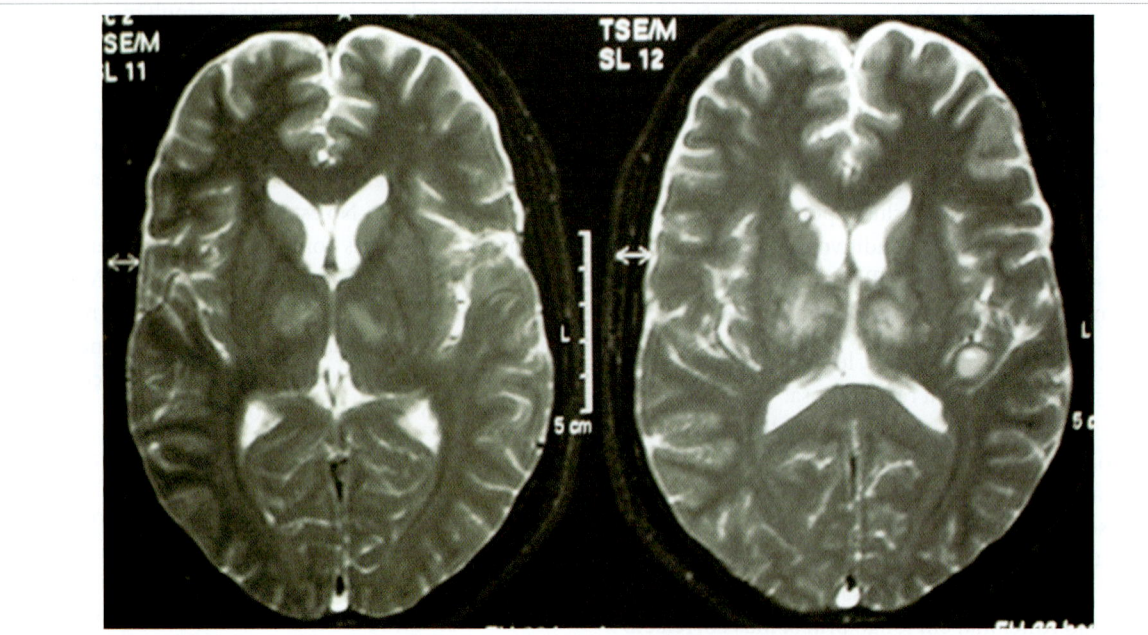

FIGURA 149.8. RM de crânio: isquemia bilateral do tálamo devido à trombose venosa cerebral.

podem maximizar a recuperação das funções neurológicas preservadas e prevenir as complicações neuromusculares. Esta abordagem baseia-se em técnicas de fisioterapia tradicional e inclui exercícios passivos de amplitude de movimento, alongamento muscular prolongado e protocolos de posicionamento. Um programa agressivo e formal de reabilitação multidisciplinar durante a hospitalização aguda pode garantir um nível elevado de recuperação funcional cognitiva e motora dos pacientes, quando comparado com programas formais de fisioterapia.[37]

INTERVENÇÃO FARMACOLÓGICA

Medicamentos destinados a modular os principais sistemas de neurotransmissores que mediam as funções de excitação, de atenção e de acionamento têm demonstrado eficácia em ensaios clínicos randomizados.

Amantadina

Estudo controlado evidenciou taxa de recuperação mais rápida em pacientes em estado vegetativo e minimamente consciente que fizeram uso de amantadina 200 a 400 mg/dia, por quatro semanas, 4 a 16 semanas após a lesão cerebral traumática. A medicação foi eficaz para acelerar o ritmo de recuperação em pacientes comatosos. O melhor resultado foi observado independentemente dos pacientes receberem o tratamento precoce (28 a 70 dias) ou tardiamente (71 a 112 dias), ou se estavam em EV ou EMC no início do tratamento.[38]

Zolpidem

Este agonista seletivo ômega-1 do ácido gama-aminobutírico (GABA), com propriedades soporíferas, paradoxalmente, pode produzir melhora significativa na consistência e na complexidade de respostas comportamentais em alguns pacientes com distúrbios da consciência. Estudo duplo-cego, cruzado e controlado por placebo, utilizou zolpidem em 15 pacientes em EV ou EMC após 30 dias da lesão cerebral traumática ou não traumática. Respostas comportamentais para estímulos padronizados da CRS-R foram registradas a cada hora, durante cinco horas após cada dose (10 mg de zolpidem ou placebo). Um paciente apresentou gestos sociais automáticos e de busca visual após receber zolpidem em duas ocasiões distintas, mas não depois de receber placebo. Os restantes 14 pacientes não apresentaram diferenças significativas em resposta ao zolpidem ou placebo.[39]

Metilfenidato

Tem ação estimulante noradrenérgica e dopaminérgica no interior do córtex pré-frontal. Estudos do uso do metilfenidato em pacientes com TCE grave mostraram associação com diminuição no tempo de permanência na UTI e no de hospitalização.[40]

Baclofeno

Trata-se de um agonista do GABA utilizado no tratamento da espasticidade em decorrência de lesão do SNC. Relatos de casos de melhora no nível de consciência após início do baclofeno intratecal em pacientes em estado vegetativo persistente revelaram uma gama de melhoria nas funções cognitivas e motoras. Teoricamente, o baclofeno intratecal pode melhorar o nível de excitabilidade por um de dois possíveis mecanismos: (1) a ação gabaérgica do baclofeno modula a seleção de sinais a partir da medula espinal para o córtex, o que resulta em aumento da sensibilização cortical a estímulos externos; ou (2) efeitos benéficos sobre a estabilidade e coerência dos circuitos talamocorticais, melhorando os ritmos circadianos e a regularidade do ciclo sono-vigília por meio de ação gabaérgica em terminais glutamatérgicos e aumento da vigilância pela ação serotoninérgica.[41] Não há estudos randomizados com o uso de baclofeno intratecal em pacientes comatosos.

ESTIMULAÇÃO CEREBRAL PROFUNDA TALÂMICA CENTRAL

Constitui intervenção funcional neurocirúrgica projetada para modular os circuitos neurais que mediam a excitação e atenção. Um gerador de pulso implantado cirurgicamente oferece um trem de impulsos elétricos para núcleos segmentados dentro do tálamo central que são anatômica e fisiologicamente especializados em controlar a excitação, redes de atenção sustentada, memória de trabalho e a intenção motora, com o objetivo de ativar as redes corticais viáveis que se tornaram ineficientes, como resultado de uma disfunção mesodiencefálica. Estudo prospectivo, duplo-cego, para testar a eficácia desta técnica observou melhora modesta no desempenho comportamental dos pacientes. Ganhos funcionais foram mantidos em fase de acompanhamento de 24 meses. Embora o estudo sugira que a estimulação cerebral profunda possa promover melhora comportamental significativa, preditores de resposta permanecem desconhecidos e exigem um estudo mais aprofundado.[42]

PREVENÇÃO E TRATAMENTO DE COMPLICAÇÕES

A incidência de complicações médicas em pacientes comatosos durante as primeiras 16 semanas pós-lesão é alta.[43] As complicações mais comuns são hipertonia e espasticidade, infecção do trato urinário, agitação psicomotora e agressividade, distúrbios do sono, inquietação e hipercinesia motora. Infecções (pulmonar, urinária, cateter de derivação ventricular ou de monitor de PIC), disautonomia, disfunção neuromuscular (polineuropatia e miopatia do doente crítico), hidrocefalia, convulsões e outras complicações em pacientes comatosos exigem a detecção precoce e tratamento agressivo com os procedimentos médicos, ortopédicos e de reabilitação. A profilaxia deve ser iniciada para evitar complicações de alto risco como trombose venosa profunda e tromboembolismo pulmonar. Arritmia cardíaca, hipertensão, hipotensão, secreção inapropriada do hormônio antidiurético (SIADH), hipercolesterolemia, diabetes melito e insípido devem ter a busca diagnóstica de forma proativa, e tratados precocemente.[20] O manejo da dor deve ser agressivo e iniciado assim que detectado o estado minimamente consciente uma vez que a consciência subjetiva da dor está preservada.[44]

REFERÊNCIAS BIBLIOGRÁFICAS

1. Posner JB, Plum F. Plum and Posner's diagnosis of stupor and coma. New York: Oxford University Press, 2007.
2. Tononi G. Integrated information theory of consciousness: an updated account. Arch Ital Biol. 2012;150:293-329.
3. Llinás RR, Steriade M. Bursting of thalamic neurons ans states og vigilance. J Neurophysiol. 2006;95(6):3297-308.
4. Brown EN, Lydic R, Schiff ND. General anesthesia, sleep, and coma. N Engl J Med. 2010;363(27):2638-50.
5. McClenthan BM, Thakor NV, Hoesch RE. Pathophysiology of acute coma and Disorders of consciousness: considerations for diagnosis and management. Semin Neurol. 2013;33:91-109.
6. Young GB. Impaired consciousness and herniation syndromes. Neurol Clin. 2011;29(4):765-72.
7. Ropper AH. Lateral displacement of the brain and level of consciousness in patients with an acute hemispheral mass. N Engl J Med. 1986;314(15):953-8.
8. Ropper AH. Lateral displacement of the brain and level of consciousness in patients with an acute hemispheral mass. N Engl J Med. 1986;314(15):953-8.
9. Auer RN. Hypoglycemic Brain Damage. Metab Brain Dis. 2004;19(3/4):169-75.
10. Young GB. Coma. Ann N Y Acad Sci. 2009;1157:32-47.
11. Vincent JL, Opal SM, Marshall JC, Tracey K. Sepsis definitions: time for change. Lancet. 2013;381:774-5.
12. Zaija M. Septic Encephalopathy. Curr Neurol Neurosci Rep. 2013;13:283-390.
13. Basler T, Meier-Hellmann A, Bredle D, Reinhart K. Amino acid imbalance early in septic encephalopathy. Intensive Care Med. 2002;28(3):293-8.
14. Reichenberg A, Yirmiya R, Schuld A, Kraus T, Haack M, Morag A, et al. Cytokine-associated emotional and cognitive disturbances in humans. Arch Gen Psychiatry. 2001;58:445-52.
15. Dal-Pizzol F, Tomasi CD, Ritter C. Septic Encephalopathy: does inflammation drive the brain crazy? Rev Bras Psiquiatr. 2014;36(3):251-8.
16. Weathers AL, Lewis SL. Rare and unusual... or are they? Less commonly diagnosed encephalopathies associated with systemic disease. Semin Neurol. 2009;29(2):136-53.
17. Marion DW, Carlier PM. Problems with initial Glasgow Coma Scale assessment caused by prehospital treatment of patients with head injuries: results of a national survey. J Trauma. 1994;36(1):89-95.
18. Wijdicks EF, Rabinstein AA, Bamlet WR, Mandrekar JN. FOUR score and Glasgow Coma Scale in predicting outcome of comatose patients: a pooled analysis. Neurology. 2011;77(1):84-5.
19. Seel RT, Sherer M, Whyte J, Katz DI, Giacino JT, Rosenbaum AM, et al. American Congress of Rehabilitation Medicine, Brain Injury-Interdisciplinary Special Interest Group, Disorders of Consciousness Task Force. Assessment scales for disorders of consciousness: evidence-based recommendations for clinical practice and research. Arch Phys Med Rehabil. 2010:91(12):1795-813.
20. Giacino JT, Fins JJ, Laureys S, Schiff ND. Disorders of consciousness after acquired braini njury: the state of the science. Nat Rev Neurol. 2014;10(2):99-114.
21. The multi-society task force on PVS. Medical aspects of the persistent vegetative state. N Engl J Med. 1994;330(22):1572-9.
22. Giacino JT, Ashwal S, Childs N. The minimally conscious state: definition and diagnostic criteria. Neurology. 2002;58:349-53.
23. Kampfl A, Schmutzhard E, Franz G, Pfausler B, Haring HP, Ulmer H et al. Prediction of recovery from post-traumatic vegetative state with cerebral magnetic-resonance imaging. Lancet. 1998;13(351):1763-7.
24. Galanaud D, Perlbarg, Gupta R, Stevens RD, Sanchez RD, Tollard E. Neuroimaging for coma emergence and recovery consortium. Assessment of white matter injury and outcome in severe brain trauma: a prospective multicenter cohort. Anesthesiology. 2012;117(6):1300-10.
25. Luyt CE, Galanaud D, Perlbarg V, Vanhaudenhuyse A, Stevens RD, Gupta R, et al. Diffusion tensir imaging to predict long-term outcome after cardiac arrest: a bicentric pilot study. Anesthesiology. 2012;117(6):1311-21.
26. Bernat JL. Current controversies in states of chronic unconsciousness. Neurology. 2010;75:S33-S38.
27. Koenig MA, Kaplan PW. Clinical Neurophysiology in acute coma and disorders of consciousness. Semin Neurol. 2013;33(2):121-32.
28. Hirsch LJ. Continuous EEG Monitoring in the Intensive Care Unit: An Overview. J Clin Neurophysiol. 2004;21(5):332-45.

29. Landness E, Bruno MA, Noirhomme Q, Riedner B, Gosseries O, Schnakers C, et al. Electrophysiological correlates of behavioral changes in vigilance in vegetative state and minimally conscious state. Brain. 2011;134:2222-32.
30. Kaplan PW. The EEG in metabolic Encephalopathy and Coma. J Clin Neurophysiol. 2004;21(5):307-18.
31. Amodio P, Marchetti P, Del Piccolo F, Toutchanioff M, Varghese P, Zuliani C, et al. Spectral versus visual EEG analysis in mild hepatic encephalopathy. Clin Neurophysiol. 1999;110:1334-44.
32. Young GB, Blume WT, Campbell VM, Demelo JD, Leung LS, McKeown MJ, et al. Alpha, theta and alpha-theta coma: a clinical outcome study utilizing serial recordings. Electroencephalogr Clin Neurophysiol. 1994;91:93-9.
33. Chatrian G-E, Turella GS. Electrophysiological evaluation of coma, other altered states of diminished responsiveness and brain death. In: Ebersole JS, Pedley TA, ed. Current practice of clinical electroencephalography. Philadelphia: Raven Press, 2003. p.405-62.
34. Cruse D, Norton L, Gofton T, Young GB, Owen AM. Positive prognostication from median-nerve somatosensory evoked cortical potentials. Neurocrit Care. 2014;21(2):238-44.
35. Lapitskaya N, Gosseries O, De Pasqua V, Pedersen AR, Nielsen JF, de Noordhout AM, et al. Abnormal corticospinal excitability in patients with disorders of consciousness. Brain Stimul. 2013;6:590-7.
36. Boly M, Massimini M, Garrido MI, Gosseries O, Noirhomme Q, Laureys S, Soddu A. Brain connectivity in Disorders of consciousness. Brain Connect. 2012;2:1-10.
37. Mackay L, Bernstein B, Chapman P, Morgan A, Milazzo L. Early intervention in severe head injury: long-term benefits of a formalized program. Arch Phys Med Rehabil. 1992;73:635-41.
38. Giacino JT, Whyte J, Bagiella E, Kalmar K, Childs N, Khademi A, et al. Placebo-Controlled Trial of Amantadine for Severe Traumatic Brain Injury. N Engl J Med. 2012;366(9):819-26.
39. Whyte J, Myers R. Incidence of clinically significant responses to zolpidem among patients with Disorders of consciousness: a preliminary placebo controlled trial. Am J Phys Med Rehabil. 2009;88:410-8.
40. Martin RT, Whyte J. The effects of methylphenidate on command following and yes/no communication in persons with severe disorders of consciousness: a meta-analysis of n-of-1 studies. Am J Phys Med Rehabil. 2007;86(8):613-20.
41. Sarà M, Pistoia F, Mura E, Onorati P, Govoni S. Intrathecal baclofen in patients with persistent vegetative state: 2 hypotheses. Arch Phys Med Rehabil. 2009;90(7):1245-9.
42. Schiff ND. Central thalamic deep brain stimulation for support of forebrain arousal regulation in the minimally conscious state. Handb Clin Neurol. 2013;116:295-306.
43. Whyte J, Nakase-Richardson R. Disorders of consciousness: outcomes, comorbidities, and care needs. Arch Phys Med Rehabil. 2013;94(10):1851-4.
44. Schnakers C, Zasler ND. Pain assessment and management in disorders of consciousness. Curr Opin Neurol. 2007;20:620-6.

CAPÍTULO 150

DELIRIUM NA UTI

Ana Claudia Ferraz de Almeida
José Luiz Pedroso

DESTAQUES

- O *delirium* é uma síndrome caracterizada por alteração neuropsiquiátrica aguda ou subaguda que afeta a consciência. Trata-se de condição clínica comum em pacientes hospitalizados e particularmente comum em pacientes graves.
- O *delirium* é reconhecidamente um marcador de gravidade, visto que sua presença em pacientes hospitalizados está associada a piores desfechos clínicos.
- Diversos estudos têm confirmado que o *delirium* é um fator preditor independente de morte, de maior tempo de internação e de disfunção cognitiva após a alta.
- Cerca de 70% dos pacientes em ventilação mecânica desenvolvem *delirium*.
- Recomenda-se que os pacientes graves sejam monitorados regularmente (pelo menos uma vez ao dia) quanto à ocorrência e persistência de *delirium* por meio de uma ferramenta validada, como o CAM-ICU.
- O *delirium* geralmente é multifatorial, resultando de maior vulnerabilidade relacionada a fatores individuais e da presença de fatores precipitantes agudos.
- Os fatores individuais de maior vulnerabilidade incluem idade avançada; disfunção cognitiva prévia; disfunções orgânicas graves; abuso de substâncias como o álcool, tabaco, psicotrópicos.
- Os fatores precipitantes são numerosos e sua identificação é fundamental para o tratamento, já que o tratamento do *delirium* inclui a eliminação ou atenuação dos fatores precipitantes.
- O manejo do *delirium* abrange medidas preventivas, intervenções não farmacológicas e o uso de medicamentos.
- É possível que os benzodiazepínicos sejam um fator de risco para o desenvolvimento de *delirium* em pacientes em terapia intensiva.
- Recomenda-se reduzir a exposição aos benzodiazepínicos em pacientes graves.

INTRODUÇÃO

O *delirium* é uma síndrome caracterizada por alteração neuropsiquiátrica aguda ou subaguda que afeta a consciência. Trata-se, portanto, de uma síndrome cujo espectro engloba as alterações agudas do estado mental, caracterizadas por mudanças no nível de atenção e no conteúdo da consciência, como consequência fisiológica direta de um distúrbio orgânico geral, sendo potencialmente reversível.

As manifestações clínicas são variáveis em tipo e intensidade, com disfunção cognitiva sempre presente, diferenciando-se fundamentalmente das demências pela forma de instalação. No *delirium*, ocorre comprometimento agudo e flutuante, ao passo que, na demência, as modificações do padrão cognitivo são progressivas e classicamente de evolução crônica.

O *delirium* geralmente é multifatorial, resultando de maior vulnerabilidade relacionada a fatores individuais, e da presença de fatores precipitantes A identificação dos fatores precipitantes é fundamental para o tratamento, que inclui medidas preventivas, intervenções não farmacológicas e o uso de medicamentos.

EPIDEMIOLOGIA

O *delirium* constitui um problema frequente em hospitais gerais, ocorrendo em 10% a 50% dos pacientes idosos internados. Ele aumenta a morbimortalidade hospitalar e também a necessidade de reabilitação após a alta. Sua incidência tende a aumentar em decorrência do envelhecimento da população.

O *delirium* é particularmente comum em pacientes graves dado que muitas das condições clínicas encontradas nessa população predispõem a essa disfunção neurológica. Ele se desenvolve em 60% a 80% dos pacientes em ventilação mecânica, situação em que frequentemente passa despercebido.

O *delirium* é reconhecidamente um marcador de gravidade, visto que sua presença em pacientes hospitalizados está associada a piores desfechos clínicos. Diversos estudos têm confirmado que é um fator preditor independente de morte, maior tempo de internação e disfunção cognitiva após a alta.[1-2]

DEFINIÇÃO

Constitui alteração neuropsiquiátrica aguda ou subaguda que afeta a consciência, geralmente acompanhada por algum grau de distúrbio do estado de despertar. São características desse distúrbio a diminuição da atenção e as alterações secundárias das funções cognitivas, entre elas percepção, memória, orientação e raciocínio.

A manutenção da consciência depende de dois componentes: o conteúdo; e o nível da consciência. O nível de consciência representa o grau de alerta e resposta do indivíduo a estímulos externos (estado de alerta, sonolência, torpor e coma). O conteúdo da consciência representa o somatório das funções mediadas pelo córtex cerebral e suas conexões com a substância branca subcortical, e pode ser avaliado pela qualidade das respostas do indivíduo (cognição, memória, atenção, orientação).

Início agudo e caráter flutuante são características cardinais do *delirium* e constituem critérios diagnósticos para o distúrbio. A perturbação desenvolve-se em um curto período de tempo, frequentemente de horas a dias. Em pacientes internados, em geral, há um intervalo de vários dias entre a internação e o início do quadro.

Os critérios diagnósticos para o *delirium* da American Psychiatric Association[3] estão apresentados no Quadro 150.1.

FISIOPATOLOGIA

A fisiopatologia do *delirium* ainda é pouco compreendida e, provavelmente, é multifatorial. Evidências de associação entre *delirium* e drogas com ação anticolinérgica acumulam-se desde a década de 1960, corroboradas por estudos epidemiológicos e experimentais. A deficiência colinérgica parece ter papel fundamental e talvez sofra influência de neuroinflamação, visto que aumenta a permeabilidade da barreira hematoencefálica e altera a neurotransmissão. Além da via colinérgica, anormalidades em outras vias neuroquímicas têm sido descritas, incluindo vários neurotransmissores, entre eles a dopamina serotonina e a noradrenalina.[4-5]

Estudos com eletroencefalograma (EEG) têm demonstrado lentificação da atividade elétrica cerebral, embora não definam a etiologia da síndrome. Estudos funcionais de neuroimagem também demonstraram alterações caracterizadas por disfunções no córtex pré-frontal, no tálamo, nos núcleos da base e no córtex temporoparietal, sugerindo distúrbios na neurotransmissão.

FATORES DE RISCO

O *delirium* geralmente é multifatorial, resultando de maior vulnerabilidade relacionada a fatores individuais (fatores predisponentes) e/ou a fatores precipitantes agudos.[6-8] O Quadro 150.2 mostra os fatores de risco para o desenvolvimento de *delirium*.

Dentre os fatores de risco predisponentes, disfunção cognitiva, especialmente o diagnóstico prévio de demência, é o fator mais claramente associado ao desenvolvimento de *delirium*. A incidência de confusão/*delirium* é muito maior em indivíduos com demência do que em indivíduos lúcidos, chegando a ocorrer em até 40% dos pacientes demenciados internados. É possível que a deficiência colinérgica central, encontrada em pacientes com demência, contribua para maior suscetibilidade ao desenvolvimento de quadros confusionais. Desse modo, é comum que demência e *delirium* coexistam. Os pacientes com demência têm história de disfunção cognitiva de início insidioso e piora progressiva, com meses ou anos de evolução. Alucinações, flutuação dos

QUADRO 150.1. Critérios diagnósticos para *delirium*.*

Diagnóstico de *delirium*: A+B+C+D

Critérios	Características diagnósticas	Descrição clínica
Critério A	Inatenção	Prejuízo da capacidade de focalizar, manter ou deslocar a atenção
Critério B	Alteração na cognição, que não é mais bem explicada por demência preexistente. Pode incluir uma ou mais perturbações das seguintes funções:	
	▪ Memória	A memória recente á mais acometida
	▪ Percepção	Interpretações errôneas, ilusões ou alucinações
	▪ Linguagem	Prejuízo na capacidade de nomear objetos, de escrever etc.
	▪ Orientação	Desorientações temporal e espacial são comuns. A desorientação autopsíquica é menos comum
Critério C	Início agudo (horas a dias) e tendência à flutuação dos sintomas	
Critério D	Evidência na história, exame físico ou exames laboratoriais de que o distúrbio seja consequência de uma das seguintes condições: ▪ condição médica geral ▪ uso de medicamentos ou outra substância ▪ síndrome de abstinência a alguma substância ▪ mais de uma das condições citadas	
Características e transtornos associados	Perturbação do ciclo sono-vigília	Desde sonolência diurna, agitação noturna, até inversão completa do ciclo sono-vigília
	Aumento da atividade psicomotora	Inquietação, hiperatividade, agitação
	Redução da atividade psicomotora	Lentidão, letargia, estupor
	Perturbações emocionais	Ansiedade, medo, irritabilidade, raiva, euforia, apatia

* American Psychiatric Association, 2000.[3]

QUADRO 150.2. Fatores de risco para o desenvolvimento de *delirium*.

Condições que aumentam a vulnerabilidade individual ao *delirium*	Fatores precipitantes
▪ Disfunção cognitiva prévia: especialmente demência	▪ Doença aguda grave: hipoperfusão, hipoxemia, sepse
▪ Idade	▪ Disfunção orgânica aguda ou crônica com piora aguda: renal, cardíaca, hepática, respiratória
▪ Doença sistêmica grave: disfunção orgânica, neoplasia avançada	▪ Distúrbios metabólicos: desidratação, distúrbios eletrolíticos, hipo ou hiperglicemia, distúrbios hormonais
▪ Infeção pelo vírus HIV	▪ Politraumatismo
▪ Alcoolismo	▪ Cirurgia recente
▪ Tabagismo	▪ Medicamentos: benzodiazepínicos, drogas com efeito anticolinérgico
▪ Uso prévio de drogas psicoativas	▪ Procedimentos e tratamentos médicos: sondas, medidas de contenção física, cateteres, drenos etc.
▪ Disfunção sensorial: dificuldade visual e/ou auditiva	▪ Fatores ambientais: ruído excessivo, privação de sono, ausência de luz natural

sintomas e intervalo lúcido, que são sintomas comuns em pacientes com *delirium*, são menos frequentes em pacientes com *delirium* e disfunção cognitiva prévia.

Os pacientes idosos são particularmente propensos ao desenvolvimento de *delirium*. Disfunções orgânicas cerebrais e extracerebrais são fatores potencialmente associados a essa vulnerabilidade. Não está de todo claro se a idade é um fator de risco independente ou se reflete a maior incidência de outros fatores de risco, como disfunção cognitiva, dependência física, doenças crônicas. Alguns pacientes idosos apresentam pior desempenho cognitivo por perda neuronal, diminuição da perfusão cerebral e redução da eficiência da neurotransmissão. Algum grau de disfunção renal é comum em indivíduos idosos, particularmente naqueles com doenças crônicas. A disfunção renal aumenta significativamente a neurotoxicidade de muitas drogas, por déficit de metabolização e/ou depuração. Algumas drogas só causam *delirium* em idosos, como os anti-inflamatórios não hormonais e medicamentos de uso tópico nasal ou ocular.

QUADRO CLÍNICO

A característica essencial do *delirium* é de perturbação da consciência, acompanhada por alteração na cognição, que não pode ser melhor explicada por demência preexistente. Em geral, há um intervalo de vários dias entre a internação e o início do quadro. É também frequente a flutuação dos sintomas, com piora à noite. Os fatores relacionados à piora noturna não são claros e talvez incluam privação de sono, menor estimulação e uso maior de medidas de contenção ao leito no período noturno.

O *delirium* é um distúrbio agudo da consciência e da cognição que se desenvolve em um curto espaço de tempo. A perturbação da consciência manifesta-se por uma redução da clareza da consciência em relação ao ambiente. A capacidade para focalizar, manter ou deslocar a atenção está prejudicada.

Há uma alteração concomitante da cognição e/ou da percepção. A alteração da cognição pode incluir desorientação, comprometimento da memória ou da linguagem. A desorientação é geralmente temporal e/ou espacial; a desorientação autopsíquica é menos frequente. O comprometimento da memória é evidente, acometendo com maior frequência a memória recente. Sintomas psicóticos, por alteração da percepção, incluem alucinações e ilusões. As percepções incorretas (alucinações e ilusões) são habitualmente do tipo visual, mas também podem afetar outras modalidades sensoriais.

O *delirium* é uma síndrome de instalação aguda, desenvolvendo-se, usualmente, em horas ou dias. Os sintomas são flutuantes, com alterações na intensidade dos sintomas, que podem surgir e desaparecer, piorar ou melhorar no decorrer das horas. Intervalos de lucidez são frequentemente observados. Em geral, os pacientes apresentam acometimento grave da atenção e dificuldade em manter o diálogo e em obedecer a comandos verbais. O pensamento torna-se desorganizado, com discurso incoerente, desorientação temporal e espacial, além de comprometimento da memória e da linguagem. Ideias ilógicas e desconexas também caracterizam a síndrome. Os pacientes podem, ainda, apresentar modificações no nível de consciência, como sonolência. Os distúrbios do sono estão claramente presentes, ocorrendo inversões do ciclo sono-vigília, pesadelos e sono fragmentado. Sintomas psiquiátricos e emocionais também são observados, como delírios persecutórios ou outras ideações paranoides, alucinações, confabulações, labilidade emocional, medo, ansiedade, depressão, euforia, agressividade e apatia.[9]

As alterações psicomotoras do *delirium* podem ser subdivididas em três formas de apresentação: hiperativo (estado de agitação e vigilância); hipoativo (sonolência, letargia e redução da atividade motora); e misto (períodos de agitação intercalados com momentos de letargia). Vale lembrar que o subtipo hipoativo é responsável por cerca de 30% a 60% dos casos de *delirium*, particularmente comum em idosos e nos estados de pós-operatório, fazendo essa forma "silenciosa" de *delirium* passar despercebida frequentemente. Parece haver correlação entre o subtipo de *delirium* e o desfecho clínico, com maior morbimortalidade no *delirium* hipoativo.[10-11]

AVALIAÇÃO DO ESTADO MENTAL EM PACIENTES CRÍTICOS

Pacientes críticos têm sido menos estudados quanto à ocorrência e gravidade de *delirium* em razão da falta de instrumentos validados para essa população. Alguns métodos diagnósticos muito úteis, que se baseiam em avaliações clínicas padronizadas, excluíram os pacientes em ventilação mecânica pela inerente dificuldade de exame do estado mental nesses pacientes. É muito importante que os profissionais que cuidam desses pacientes estejam capacitados a realizar o diagnóstico de *delirium*. O simples fato de monitorar os pacientes graves quanto à ocorrência de *delirium* deixa a equipe mais atenta a essa condição, melhorando a qualidade do cuidado ao paciente e estimulando a adoção de medidas preventivas eficazes, que serão comentadas adiante.

Um método recente especialmente desenvolvido para o exame de pacientes na UTI, incluindo aqueles em ventilação mecânica, mostrou-se útil e confiável no diagnóstico de *delirium*. Trata-se do método de avaliação de confusão em pacientes em UTI (*confusion assessment method for the intensive care unit* [CAM-ICU]), instrumento diagnóstico acurado e de fácil aplicação, desenvolvido com o objetivo de habilitar profissionais, sem treinamento específico neurológico ou psiquiátrico, a realizar o diagnóstico de *delirium* em pacientes na UTI.[12] Pode ser aplicado em cerca de três minutos por um médico ou enfermeiro treinado no método (Quadro 150.3).

CLASSIFICAÇÃO ETIOLÓGICA DO *DELIRIUM*

O *delirium* pode ser classificado segundo a causa em 3 grupos:

1. *Delirium* associado a uma condição médica geral (incluindo pacientes em pós-operatório). Abrange condições médicas envolvendo praticamente todos os grandes grupos de distúrbios orgânicos que podem ser divididas em dois grupos: doença cerebral primária e doença sistêmica com envolvimento cerebral secundário;

QUADRO 150.3. Método CAM-ICU de avaliação de confusão na UTI (*confusion assessment method for the intensive care unit*).

	Critério diagnóstico de *delirium* pelo CAM-ICU: I + II + III ou IV
I. Início agudo e curso flutuante	Evidência de mudança aguda do estado mental em relação ao basal do paciente ou comportamento anormal com curso flutuante nas últimas 24 horas, evidenciado por flutuações na escala de agitação-sedação de Richmond (RASS) ou na escala de coma de Glasgow
II. Inatenção	Dificuldade em focalizar a atenção, evidenciada por uma pontuação menor que oito em um dos componentes do teste de atenção (Atention Screening Examination ou ASE*) O teste de atenção pode ser realizado de duas formas: • visual: reconhecimento de figuras* • auditivo: teste das letras "A" aleatórias*
III. Pensamento desorganizado	Pensamento desorganizado ou incoerente. Em pacientes intubados, isso pode ser evidenciado por respostas incorretas a pelo menos três questões e incapacidade para seguir comandos**
IV. Alteração do nível de consciência	Alteração do nível de consciência, como hiperalerta, letárgico, em estupor ou coma

Adaptado de Ely EW, Margolin R, Francis J e colaboradores.[12]
* ASE: *Visual Attention Screening Examination and Auditory Attention Screening Examination.*
** O método CAM-ICU baseia-se no uso de um questionário estruturado.

2. *Delirium* induzido por substância;
3. *Delirium* devido a múltiplas etiologias.

A utilização de um método mnemônico pode ser bastante útil para se memorizar as causas mais comuns de *delirium*: basta usar as iniciais da palavra *delirium* (Quadro 150.4).

QUADRO 150.4. Método mneumônico para as causas de *delirium*.

D	Drogas, especialmente os psicofármacos, álcool
E	Eletrólitos
L	Abstinência de drogas (do inglês *lack of drugs*)
I	Intracraniano: acidente vascular, neoplasias, trauma, infecções do sistema nervoso
R	Retenção no leito: imobilidade, incapacidade funcional, medidas de restrição ao leito
I	Infecções e intervenções
U	Urinárias: infecção, retenção urinária, procedimentos
M	Metabólico e miocárdio

DOENÇA NEUROLÓGICA PRIMÁRIA

Doença cerebrovascular

Além dos infartos mesencefálicos ou talâmicos mesiais bilaterais, os infartos hemisféricos grandes podem inicialmente produzir sonolência, sobretudo quando acometem o hemisfério dominante. Contudo, infartos talâmicos ou parietais direitos podem causar confusão como manifestação clínica inicial. Nos primeiros três a cinco dias após um grande acidente vascular cerebral (AVC) de localização supratentorial, os mecanismos potenciais de alteração da consciência incluem a compressão do hemisfério oposto ou o deslocamento do diencéfalo.

Infecções do sistema nervoso central (SNC)

A possibilidade de infecção deve ser sempre lembrada em pacientes com estado confusional e sinais de infecção. Confusão mental é um sintoma inicial frequente das meningoencefalites virais, podendo, inclusive, anteceder os sinais infecciosos. Nesses casos, um alto índice de suspeita é fundamental para a instituição da terapêutica antiviral, cuja precocidade é essencial para o sucesso terapêutico.

Síndromes epilépticas

Alguns distúrbios epilépticos podem causar estado confusional, como o estado de mal parcial complexo e o estado de mal não convulsivo. Por isso, estados confusionais sem causa aparente merecem EEG para excluir crises subclínicas que se manifestam apenas como confusão.

O distúrbio epiléptico que mais frequentemente causa confusão mental é o estado de mal parcial complexo. Acomete, em geral, indivíduos previamente epilépticos, mas pode também ser o sintoma inaugural da epilepsia ou, ainda, consequência de lesão neurológica focal aguda, como AVE, meningoencefalite ou trauma. Os pacientes apresentam-se aparentemente despertos, com olhar vago e responsividade parcial aos estímulos. Classicamente, há automatismos, que são movimentos estereotipados ou mesmo aparentemente motivados, que acometem, com frequência, a região oromandibular, como movimentos mastigatórios. Uma vez realizada a suspeita desse distúrbio, o diagnóstico é facilmente realizado por meio do EEG, que mostra atividade epileptiforme paroxística na região temporal, geralmente superimposta a uma atividade de base lenta.

Encefalopatias autoimunes

Caracterizam-se por doenças com alterações agudas ou subagudas do nível e do conteúdo da consciência. As formas mais comuns incluem a encefalopatia de Hashimoto (ou responsiva a corticosteroides), a encefalopatia relacionada ao anticorpo VGKC (ou LGI1) e a encefalopatia relacionada ao anticorpo anti-NMDA. O quadro clínico também pode cursar com crises convulsivas, distúrbios do movimento, alucinações e disautonomia.

Neoplasias com manifestações neurológicas

A presença recente de múltiplas metástases pode produzir estados confusionais e evoluir rapidamente para coma. Além das metástases, síndromes paraneoplásicas podem provocar confusão mental em pacientes internados em UTI. Duas síndromes paraneoplásicas que podem afetar a consciência são a encefalite límbica e a encefalite de tronco cerebral. Ambas estão associadas a tumores pulmonares de células pequenas.

DOENÇA SISTÊMICA COM ENVOLVIMENTO CEREBRAL SECUNDÁRIO

A maioria dos pacientes graves apresenta doença sistêmica grave ou doenças que se complicam por sepse e síndrome de disfunção de múltiplos órgãos (SDMO). O cérebro é um dos sistemas que frequentemente entra em disfunção durante a SDMO e, tanto quanto os outros órgãos, sua falência é um fator preditivo de mortalidade nessa condição. Mesmo na ausência de SDMO, os distúrbios metabólicos são muito frequentes em pacientes graves e, por esse motivo, as encefalopatias metabólicas são causas comuns de complicação neurológica em UTI.

Encefalopatia na síndrome séptica

A presença de encefalopatia parece ter valor prognóstico em pacientes sépticos. Pacientes sépticos com encefalopatia apresentam mortalidade significativamente maior do que pacientes sépticos sem encefalopatia. O cérebro sofre as consequências de hipoperfusão tecidual, com anormalidades de microcirculação, dano endotelial e lesão parenquimatosa. A patogênese dessa condição ainda não está completamente esclarecida. Em poucos casos, pôde ser demonstrada infecção metastática, com microabscessos cerebrais, mas, na maioria dos casos, não há evidência de infecção local, sugerindo a participação de outros fatores. A ação de várias citocinas em estruturas neuroanatômicas já foi demonstrada experimentalmente, causando disfunção do termostato hipotalâmico, sonolência e desmielinização. Os mecanismos patogenéticos provavelmente incluem também a produção de espécies reativas de oxigênio e ativação da cascata de coagulação.

Os pacientes, em geral, apresentam disfunção cerebral bi-hemisférica com graus variáveis de distúrbio da consciência. O EEG é um instrumento de prognóstico mais sensível do que o exame clínico. De fato, o EEG prevê com razoável precisão a mortalidade de pacientes com bacteremia. Nos pacientes que sobrevivem, a recuperação do SNC geralmente é completa.

Encefalopatia hipóxico-isquêmica

Uma síndrome amnéstica tem sido descrita frequentemente e parece refletir a maior vulnerabilidade à anóxia dos neurônios hipocampais. Os pacientes apresentam perda seletiva da memória anterógrada com preservação da memória remota. Essa síndrome felizmente tem boa evolução, com recuperação completa na maioria dos casos. Já a persistência de alteração profunda e contínua da consciência sugere lesão anóxico-isquêmica grave, de prognóstico reservado, geralmente levando à incapacidade funcional moderada a grave.

Encefalopatia hepática

A encefalopatia hepática ou portossistêmica é uma complicação comum da insuficiência hepática aguda ou crônica. A patogênese exata ainda não é completamente conhecida, mas é provável que envolva o maior aporte de aminoácidos aromáticos ao SNC. A encefalopatia tipicamente evolui em graus ascendentes de comprometimento da consciência (encefalopatia hepática de graus I a IV).

Pacientes com encefalopatia hepática crônica, às vezes, não têm sinais aparentes de insuficiência hepática, o que dificulta seu diagnóstico. Outras anormalidades clínicas podem piorar a encefalopatia e devem ser tratadas.

Insuficiência renal

A encefalopatia urêmica é decorrente da retenção de escórias nitrogenadas, moléculas de peso molecular médio e compostos guanidínicos. O acúmulo de hormônio paratireoideano também pode ser importante.

A síndrome do desequilíbrio da diálise inclui cefaleia, náuseas, vômitos, turvação visual, contrações musculares, desorientação, hipertensão ou hipotensão, tremor e convulsões. Sua patogênese continua em discussão, porém pode ser prevenida com diálise lenta e adição de substâncias osmoticamente ativas ao líquido de diálise.

Outras encefalopatias metabólicas são comuns em pacientes com insuficiência renal, destacando-se a neurotoxicidade por drogas. Não é incomum a coexistência de lesões estruturais, principalmente hemorrágicas (p. ex.: hematoma subdural), decorrentes da diátese hemorrágica que acompanha a uremia ou do uso de heparina na hemodiálise.

Hiponatremia

Sintomas neurológicos podem ocorrer quando o nível de sódio sérico cai agudamente abaixo de 125 mEq/L e decorrem do estado de hiposmolaridade, ocasionando edema cerebral. Confusão mental é um sintoma inicial, geralmente associado a outros sinais de hipertensão intracraniana, como cefaleia e vômitos. Em casos mais graves, podem ocorrer herniação cerebral e morte.

Estados hiperosmolares

A hiperglicemia não cetótica é causa frequente de alteração da consciência e pode desenvolver-se rapidamente em pacientes graves. Assim como a hipoglicemia, a hiperglicemia pode induzir ou exacerbar déficits neurológicos focais, causando dificuldade no diagnóstico diferencial com lesões expansivas ou vasculares.

Hipoglicemia

Deve sempre ser suspeitada em pacientes insulinodependentes ou em uso de hipoglicemiantes orais e com alteração da consciência. Algumas drogas podem interagir com os hipoglicemiantes orais acentuando seu efeito hipoglicemiante. A hipoglicemia profunda já foi descrita com a associação de sulfonilureias e inibidores da monoaminoxidase. O quadro clínico da hipoglicemia é acompanhado por sintomas sistêmicos proeminentes, decorrentes de liberação de catecolaminas, como taquicardia, diaforese e mal-estar. A hipoglicemia acentuada e prolongada provoca danos graves e irreversíveis à função neurológica.

Distúrbios eletrolíticos

A hipercalcemia pode causar alteração do nível ou do conteúdo da consciência, variando da agitação ao coma; deve ser pesquisada em pacientes com neoplasias sólidas ou hematológicas e em pacientes com imobilização prolongada. A hipocalcemia era responsabilizada frequentemente por uma variedade de alterações do SNC, incluindo convulsões, porém atualmente é muito difícil constatar convulsões hipocalcêmicas além do período neonatal. O paratormônio pode ser epileptogênico e, assim, ser responsável por convulsões que ocorrem em pacientes com cálcio ionizado anormal. O cálcio sérico total não pode ser corrigido de forma confiável em razão de possíveis anormalidades nas concentrações de proteínas séricas; as decisões terapêuticas deveriam ser baseadas na determinação do cálcio ionizado.

Hipermagnesemia produz sonolência ou coma (geralmente em pacientes com insuficiência renal). Concentrações séricas superiores a 8 mEq/L podem produzir bloqueio da junção neuromuscular. Hipomagnesemia tem sido implicada em uma grande variedade de distúrbios do SNC, incluindo as convulsões por abstinência de álcool. É importante lembrar que o magnésio sérico necessariamente não reflete o *pool* corporal, uma vez que é um cátion de predominância intracelular.

Hipofosfatemia e perda crônica de fósforo têm sido implicadas em uma enorme gama de distúrbios neurológicos; é geralmente difícil separar o papel do fósforo das outras alterações metabólicas concomitantes.

Síndromes carenciais

A deficiência de tiamina merece especial atenção, pois além de complicações sistêmicas graves, como insuficiência cardíaca congestiva e acidose metabólica refratária, pode provocar um quadro neurológico grave, a encefalopatia de Wernicke-Korsakoff. Caracteriza-se por quadro confusional agudo, acompanhado por evidente comprometimento da memória anterógrada, oftalmoparesia e sintomas cerebelares. Essa condição deve ser sempre suspeitada em pacientes alcoólatras e/ou desnutridos com quadro confusional agudo. A encefalopatia de Wernicke pode ser desencadeada por administração de glicose em pacientes com carência de tiamina e esse risco não deve ser negligenciado. Portanto, recomenda-se a suplementação rotineira dessa vitamina, já na admissão hospitalar, nesse grupo de pacientes.

Delirium *induzido por substância*

A alteração da consciência induzida por drogas pode seguir-se ao uso terapêutico (medicamentos) ou recreacional/suicida (drogadição). Quando não existe história de ingestão maciça, a revisão da lista de medicamentos que o paciente está tomando e das respectivas interações deve ser considerada. Em geral, o grau de sedação depende mais da velocidade de absorção do que do nível sérico da droga. O uso de vários medicamentos concomitantes é comum em doentes na UTI, podendo levar ao aumento de toxicidade de algumas drogas e predispondo ao aparecimento de interações medicamentosas indesejáveis.

O *delirium* é induzido por drogas em cerca de 20% dos casos. No subgrupo de pacientes com *delirium* em que uma causa única não pode ser identificada, as drogas parecem contribuir em quase 50% dos casos.

Especial atenção deve ser dada à neurotoxicidade dos medicamentos em pacientes cirúrgicos. Estados confusionais são muito frequentes nesse grupo, ocorrendo em 20% dos pacientes cirúrgicos em geral e chegando a 40% em pacientes cirúrgicos idosos. Há evidências de correlação entre o aumento da atividade anticolinérgica e o desenvolvimento de estados confusionais. Alguns autores chegaram a propor escores de risco de *delirium* baseados no consumo de drogas com efeitos anticolinérgicos em pacientes cirúrgicos. As drogas que oferecem maior risco são a atropina, benzodiazepínicos, anti-histamínicos, morfina e derivados, antidepressivos tricíclicos, fenobarbital, tirazolam, tioridazine.

As classes medicamentosas que mais causam alteração da consciência e, especialmente, estados confusionais são os anticolinérgicos, narcóticos, antiarrítmicos e benzodiazepínicos. Inúmeras outras drogas podem causar encefalopatia, com alteração do estado mental, incluindo álcool, antibióticos, quimioterápicos, psicotrópicos, anti-hipertensivos etc.

As síndromes hipermetabólicas associadas ao uso de medicamentos são situações raras decorrentes do uso de substância e que cursam com alteração aguda do estado mental. São condições graves caracterizadas por alteração do estado mental, hipertermia, rigidez muscular e disfunção autonômica. Em todas elas, o tratamento de suporte é fundamental, abrangendo a suspensão do agente precipitante, hidratação, antitérmicos, resfriamento externo, se houver temperaturas extremas (mais de 40,5 °C), e paralisia muscular (ver capítulo 163).

Delirium *por abstinência de substância*

Além do álcool, tabaco, medicamentos barbitúricos, narcóticos, benzodiazepínicos, meprobamato, antidepressivos tricíclicos, antiepilépticos, neurolépticos e outros psicotrópicos são drogas cuja suspensão abrupta pode causar sintomas de abstinência. Medicamentos não psicotrópicos, tais como esteroides, betabloqueadores e clonidina, também podem provocar abstinência.

Depois das síndromes demenciais, a abstinência alcoólica é a causa mais comum de estado confusional agudo. Deve sempre ser cogitada em pacientes com abuso prolongado de álcool. O quadro tem início tipicamente precoce, em média 6 a 12 horas após a interrupção ou a redução do consumo de álcool. Os sintomas sistêmicos são exuberantes, tais como tremor de extremidades, taquicardia, hipertensão, febre e sudorese. Após algumas horas, os sintomas neurológicos ficam evidentes, com hiperexcitabilidade, alucinações e crises epilépticas, caracterizando o quadro clássico de *delirium tremens*. Os benzodiazepínicos endovenosos constituem o tratamento de escolha, sendo o diazepam o mais comumente usado no Brasil.

INVESTIGAÇÃO DOS ESTADOS CONFUSIONAIS

AVALIAÇÃO METABÓLICA

Exames laboratoriais são úteis no rastreamento de distúrbios metabólicos e disfunções orgânicas, sobretudo no atendimento de emergência do paciente com alteração do estado mental. Esses exames contemplam a gasometria arterial e a dosagem de sódio, potássio, magnésio, cálcio, glicose, ureia, creatinina, transaminases, bilirrubinas e de amônia. Em pacientes já internados, a avaliação laboratorial pode ser mais dirigida já que a situação clínica é conhecida.

NEUROIMAGEM: TOMOGRAFIA E/OU RESSONÂNCIA MAGNÉTICA

Estudo por neuroimagem é indicado sempre que houver sinal neurológico focal ou forte suspeita de processo expansivo intracraniano, tais como tumores (primários ou metastáticos) e hematomas intracranianos. Pacientes em coma sem causa evidente também devem realizar exame de neuroimagem o mais rapidamente possível, mesmo que não haja sinal focal.

EXAME DE LÍQUIDO CEREBRORRAQUIANO (LCR)

A análise do LCR Deve ser realizada se houver suspeita de infecção do SNC. É fundamental lembrar que rebaixamento da consciência e/ou do sinal focal devem sempre levantar a suspeita de processo expansivo intracraniano, situação em que há contraindicação de punção liquórica. A punção liquórica em paciente com processo expansivo intracraniano pode descompensar o tênue equilíbrio da pressão intracraniana, desencadeando herniação das estruturas neuroanatômicas e morte. A punção liquórica em vigência de anormalidade nos exames de neuroimagem deve ser criteriosa e decidida preferencialmente por um neurologista ou neurocirurgião.

Em pacientes com suspeita de infecção e que apresentam rebaixamento da consciência ou sinal focal, o exame de neuroimagem deve ser realizado antes da punção liquórica. Porém, o exame de imagem não deve atrasar o início da antibioticoterapia, que deve ser iniciada imediatamente na presença de forte suspeita diagnóstica, mesmo sem confirmação laboratorial.

RASTREAMENTO TOXICOLÓGICO

Deve ser realizado em situação em que há suspeita de que o uso ou o abuso de drogas possa ser responsável pelo quadro clínico.

ELETROENCEFALOGRAMA

É útil na suspeita de estado de mal não convulsivo. Também útil para diagnosticar e quantificar o grau de encefalopatia metabólica.

DIAGNÓSTICO DIFERENCIAL DO *DELIRIUM*

Algumas situações especiais merecem consideração por se tratar de condições frequentemente confundidas com os distúrbios da consciência, mas que, na verdade, constituem distúrbios de outras funções não relacionadas a ela. No contexto de pacientes com quadros agudos, essas condições incluem a afasia, a síndrome do cativeiro e os transtornos primários do comportamento.

AFASIA

Constitui um distúrbio de linguagem, que, aliás, impossibilita o exame do conteúdo da consciência, já que prejudica a comunicação com o paciente. As formas de afasia fluente, ou seja, em que o paciente pode produzir linguagem verbal, oferecem particular dificuldade de diagnóstico. O exemplo clássico é a afasia de Wernicke, em que o paciente demonstra pouca ou nenhuma compreensão da linguagem, e ainda assim é capaz de produzir discurso espontâneo, que pode variar desde jargões incompreensíveis até discurso fluente. Um sinal característico dos distúrbios de linguagem são as parafasias, que incluem palavras que substituem a palavra correta (p. ex.: "Eu dirigi minha caneta"), palavras com sílabas trocadas ou neologismos.

SÍNDROME DO CATIVEIRO

Caracteriza-se por distúrbio motor grave (tetraplegia e paralisia da face), em pacientes com consciência normal; o paciente está desperto e consciente do que se passa à sua volta, porém incapacitado para realizar movimentos, inclusive os necessários para falar. Os únicos movimentos que o paciente consegue realizar são o ocular vertical e o piscamento. Pede-se ao paciente que olhe para cima e para baixo e pisque os olhos; antes, devemos estar seguros de que o paciente não está sedado. A comunicação com esses pacientes é geralmente difícil, e o exame deve ser repetido várias vezes, até se obter a certeza de que os movimentos (movimento ocular vertical e/ou piscamento) coincidem com os comandos verbais dados pelo examinador.

TRANSTORNOS PRIMÁRIOS DO COMPORTAMENTO

O *delirium* é um transtorno psiquiátrico orgânico. Por definição, transtornos psiquiátricos orgânicos são afecções caracterizadas pela presença de alterações de comportamento, cognitivas e/ou afetivas, secundárias a uma condição clínico-cirúrgica. Essa terminologia, ainda mantida na CID-10, vem suscitando críticas, por sua oposição aos chamados "transtornos funcionais", como a esquizofrenia e a depressão, doenças cuja base orgânica é, hoje, bastante comprovada. A manutenção, no entanto, de uma nomenclatura que enfatize a distinção entre condições médicas gerais e transtornos mentais primários pode encorajar a avaliação clínica minuciosa e facilitar, muitas vezes, a comunicação entre os profissionais de saúde. Sempre que possível, no entanto, deve-se empregar, na prática clínica, uma terminologia mais específica que identifique a condição envolvida.

Efetuar o diagnóstico diferencial de um transtorno de comportamento primário daquele provocado por uma condição médica geral torna-se fundamental pela necessidade de tratamento adequado de cada afecção e pela gravidade que as alterações de comportamento desencadeadas por quadros orgânicos prenunciam. No entanto, muitas vezes, a manifestação clínica dos transtornos psiquiátricos primários e das síndromes orgânicas é bastante semelhante. Por exemplo, quadros de *delirium* hipoativo podem ser facilmente confundidos com depressão. Do mesmo modo, muitas vezes é difícil diferenciar a manifestação comportamental do transtorno bipolar daquela da tireotoxicose, ou da alteração comportamental induzida por corticosteroides. É importante considerar a história do paciente, levando em conta seus antecedentes pessoais clínico-cirúrgicos, psiquiátricos e de personalidade.

O *delirium* hipoativo é um dos principais diagnósticos diferenciais para depressão. Entre 23% e 42% dos pacientes referidos para interconsulta psiquiátrica por depressão são subsequentemente diagnosticados como *delirium*. A depressão tem início insidioso e curso contínuo. O paciente pode experimentar momentos de ânimo, geralmente quando algum fato positivo ocorre (p. ex.: a visita de um familiar, a evolução clínica), mas a melhora de humor é transitória e efêmera, retornando a sintomatologia depressiva no momento seguinte. Na depressão, o paciente não tem dificuldade de prestar atenção, como no *delirium*, mas desinteresse em prestar atenção. A instalação abrupta de um quadro com características depressivas deve ser investigada clinicamente. Não raro, observa-se essa apresentação comportamental em pacientes com transtornos orgânicos, como uremia.

Entre as doenças neurológicas, muitos são os quadros cuja expressão comportamental mimetiza transtornos psiquiátricos primários. Infecções de SNC por tuberculose ou HIV podem apresentar-se com depressão do humor. Encefalites podem mimetizar quadros psicóticos pelo componente confusional. Quadros de epilepsia podem cursar com fenômenos alucinatórios. Deve-se considerar que sintomas isolados não constituem síndromes psicóticas ou psiquiátricas plenas.

Pacientes com antecedentes psiquiátricos podem induzir o clínico a atribuir os sintomas atuais ao quadro psiquiátrico prévio. O contrário também é verdadeiro. Pacientes muito graves clinicamente têm suas manifestações psiquiátricas compreendidas como "normais" ante seu quadro, sendo relegado o tratamento desses sintomas. Na possibilidade de diagnóstico do sofrimento do paciente e suas causas, sejam estas físicas ou psíquicas, reside a perspectiva de tratá-lo e aliviar esse sofrimento apropriadamente.

Concluindo, sempre que um paciente se apresenta com uma alteração de comportamento mais abrupta, sem história pregressa de transtorno psiquiátrico ou, no caso de transtorno psiquiátrico pregresso, com manifestação comportamental que chama a atenção, relatada pela família ou observada pela equipe de saúde como estranha para esse paciente, deve-se proceder à investigação clínica cuidadosa.

MANEJO DO *DELIRIUM*

INTERVENÇÕES NÃO FARMACOLÓGICAS PARA PREVENÇÃO E TRATAMENTO DO *DELIRIUM*

O *delirium* frequentemente é multifatorial, resultando de maior vulnerabilidade do paciente e de fatores ambientais desfavoráveis. Quanto maior o número de fatores de risco, maior o risco de *delirium*. Portanto, a abordagem multidisciplinar, incluindo suporte clínico, psicológico e ambiental, é a forma mais efetiva de prevenção.[13-14] O Quadro 150.5 mostra alguns cuidados e intervenções que se têm mostrado úteis em pacientes hospitalizados.

Estudos recentes têm sugerido que diversas estratégias não farmacológicas podem ser efetivas na prevenção de *delirium* em pacientes idosos hospitalizados. Essas intervenções baseiam-se no reconhecimento de fatores de risco para *delirium* e consistem na aplicação de protocolos para o manuseio desses fatores de risco (Quadro 150.6). Os dados têm sugerido que essas estratégias são custo-efetivas. Nos Estados Unidos, estima-se economia de 6 mil dólares por caso de *delirium* prevenido. Um desses estudos avaliou 852 pacientes acima de 70 anos, hospitalizados, que tinham risco alto ou médio para o desenvolvimento de *delirium*. Não foram avaliados pacientes cirúrgicos nem aqueles internados na terapia intensiva. Um dos grupos foi admitido em unidades com cuidados convencionais e o outro grupo, em uma unidade com protocolo de intervenções preventivas para *delirium*. A ocorrência de *delirium* foi significativamente menor no grupo de intervenção do que no de cuidados convencionais (9,9 *versus* 15%, OR, 0,60, $p = 0,02$).[14]

ESTRATÉGIAS DE PREVENÇÃO DE *DELIRIUM* EM PACIENTES GRAVES

O *delirium* é frequente em pacientes graves (60% a 80% dos pacientes em ventilação mecânica) e está associado a pior desfecho, com maior morbimortalidade. Por esses motivos, esta é uma área que tem despertado o interesse da comunidade de profissionais de terapia intensiva, preocupados com a melhora da qualidade do atendimento. Os dados permitem recomendar que os pacientes graves sejam monitorados regularmente (pelo menos uma vez ao dia) quanto à ocorrência e persistência de *delirium*, por meio de uma ferramenta validada, como o CAM-ICU já discutido.

Pacientes críticos usualmente recebem medicamentos sedativos e analgésicos para tolerar o ambiente da terapia intensiva e a ventilação mecânica. Apesar de conhecido o fato de que as drogas sedativas e analgésicas podem induzir *delirium*, o conceito atual de sedação inclui também o controle de *delirium*. O uso dessas drogas tem o objetivo de promover o conforto dos pacientes e deve contemplar o controle de três aspectos: a dor, a ansiedade e o *delirium*.

ESTRATÉGIAS DE SEDAÇÃO

Estudos testando estratégias de sedação em pacientes em terapia intensiva mostraram dados interessantes sobre a ocorrência de alteração do estado mental. Uma dessas estratégias é a interrupção diária da sedação, que, além da diminuição da duração da ventilação mecânica, mostrou redução da necessidade de investigação motivada por alteração no estado mental.[15] Outra estratégia eficaz é o uso de um algoritmo de sedação, para ajuste das drogas sedativas e analgésicas. O uso do algoritmo reduz o tempo de ventilação mecânica, o tempo de despertar e a dose (a diária e a total cumulativa) de sedativos. A diminuição do tempo de despertar e da dose de sedativos pode ser muito útil na redução da incidência de alterações do estado mental e de disfunção cognitiva em pacientes críticos que permaneceram sedados.[16]

São crescentes as evidências dos benefícios de estratégias com ênfase em protocolos guiados por alvos. Essas estratégias baseiam-se no uso da droga certa, na dose certa, para o paciente certo, na hora certa e pelo motivo certo. Para tanto, é fundamental a avaliação periódica do paciente sedado, várias vezes ao dia, em relação à presença e intensidade de dor, ao nível de sedação e à presença de agitação e de *delirium*. A identificação desses componentes deverá ser realizada com ferramentas padronizadas e validadas em pacientes críticos. Uma vez determinado o alvo para cada um dos três componentes da analgossedação, é possível planejar abordagem adequada para o paciente.

Protocolos de analgesia e sedação guiados por alvos têm se mostrado factíveis em vários contextos em terapia intensiva, mostrando melhora dos desfechos clínicos, incluindo redução do tempo de ventilação mecânica, do tempo de internação na UTI, das taxas de pneumonia associada à ventilação mecânica, da dor e da assincronia com a ventilação mecânica.

REDUÇÃO DA EXPOSIÇÃO A BENZODIAZEPÍNICOS

Os benzodiazepínicos constituem fator de risco independente para *delirium* em pacientes hospitalizados. Em pacientes

QUADRO 150.5. Estratégias de prevenção de *delirium* em pacientes hospitalizados.

Suporte clínico	- Manutenção do *status* volêmico, evitando hipovolemia - Prevenção e tratamento eficazes da dor - Estimular a atividade física. Deambulação três vezes ao dia, ou realização de movimentos amplos, pelo menos três vezes ao dia, se o paciente não puder deambular
Suporte psicológico	- Fornecer meios para comunicação clara e concisa - Facilitar a orientação temporal e espacial, fornecendo relógio, calendário, informando a programação do dia, assim como a data e localização quantas vezes for necessário - Estimular a participação da família no cuidado com o paciente - Evitar comentários usando linguagem médica, não compreensível pelo paciente. Isso pode favorecer pensamentos paranoides
Suporte ambiental	- Evitar extremos de experiência sensorial, como excesso de ruído, luz, calor, frio - Organizar o cuidado de forma a permitir períodos longos de sono ininterrupto - Protocolos de facilitação não farmacológica do sono: redução do ruído hospitalar à noite, ajuste dos horários de procedimentos e medicações, técnicas de relaxamento, música apropriada

QUADRO 150.6. Protocolos de intervenções preventivas direcionadas aos fatores de risco para *delirium*.

Fator de risco para *delirium*	Intervenção	Objetivo
Disfunção cognitiva	Protocolo de orientação	Melhora no escore de orientação
Privação de sono	Protocolo de sono não farmacológico	Redução do uso de sedativos para dormir
Imobilidade	Protocolo de mobilização precoce Redução do uso medidas de restrição física	Mudança do escore de atividades de vida diária
Dificuldade visual	Protocolo de ajuda visual	Correção precoce (< 48h) da visão
Dificuldade auditiva	Protocolo de ajuda auditiva	Melhora do escore auditivo
Desidratação	Reconhecimento precoce de desidratação	Melhora do status volêmico, evidenciado pela melhora da relação ureia/creatinina

Adaptado de Inouye SK e colaboradores.[14]

em ventilação mecânica, os benzodiazepínicos associam-se à maior prevalência de *delirium*, a mais dias com *delirium* ou coma e a pior desempenho cognitivo a longo prazo.

Evitar o uso de benzodiazepínicos parece reduzir a incidência de *delirium*. Um achado consistente nos ensaios clínicos avaliando estratégias de sedação é que os desfechos só melhoram quando a estratégia leva à redução significativa das doses de sedativos, especialmente quando há redução nas doses de benzodiazepínicos. Esses achados mostram uma estreita correlação entre redução das doses de benzodiazepínicos e melhores desfechos, incluindo menor tempo de ventilação mecânica, menor tempo de internação na UTI e redução do risco de *delirium*.[16-17]

TRATAMENTO FARMACOLÓGICO

O *delirium* é caracterizado por uma síndrome cujo espectro engloba as alterações agudas do estado mental, como consequência fisiológica direta de um distúrbio orgânico geral, e sua presença é considerada um marcador de disfunção cerebral aguda. Portanto, a identificação do distúrbio orgânico precipitante é fundamental para o manejo, que inclui a eliminação ou a mitigação desse distúrbio orgânico.

O tratamento medicamentoso das manifestações comportamentais do *delirium* deve ser considerado sempre com cuidado, balanceando a necessidade e os riscos potenciais da terapia farmacológica. Para muitos autores, o tratamento sintomático deve ser reservado aos casos cuja agitação psicomotora põe em risco a própria segurança dos pacientes. Deve ser lembrado que apenas uma minoria de pacientes necessita de sedação para sua proteção, já que na maioria dos casos a atividade psicomotora está reduzida (*delirium* hipoativo). Contudo, alguns autores discutem a adequação de tratar os outros sintomas comportamentais, independentemente da existência de agitação. A racionalidade dessa abordagem seria reduzir a duração do *delirium*.

Historicamente, os principais agentes farmacológicos para tratamento da agitação têm sido os neurolépticos, que são efetivos para o controle dos sintomas do *delirium*. O haloperidol é o agente mais utilizado mundialmente no controle da agitação. Trata-se de um neuroléptico de alta potência antipsicótica, com pouco efeito sedativo, hemodinâmico ou depressor respiratório. Apresenta um bom perfil de segurança e pode ser administrado por várias vias. Em pacientes extremamente agitados, muitas vezes é necessária a administração parenteral e, nesses casos, a via endovenosa apresenta várias vantagens em relação à intramuscular. A absorção intramuscular pode estar prejudicada em pacientes hemodinamicamente instáveis, a dor da aplicação intramuscular pode agravar os sintomas confusionais e a via intramuscular parece estar associada à maior frequência de sintomas colaterais extrapiramidais do que a via endovenosa.

Os antipsicóticos têm efeitos adversos cardíacos potencialmente graves, dose-dependentes, como o prolongamento do intervalo QT, taquicardia ventricular polimórfica e *torsade de pointes*. Por isso, é recomendada a monitorização cuidadosa do intervalo QT e dos níveis séricos de potássio e magnésio. O haloperidol provoca sintomas extrapiramidais, incluindo distonia, acatisia, rigidez muscular. A distonia é dose-dependente, sendo mais comum após a administração intramuscular do que a oral ou endovenosa. O laringoespasmo é uma manifestação rara da distonia provocada pelos neurolépticos, pode ser dolorosa e causar desconforto respiratório. O tratamento da distonia é feito com medicamentos anticolinérgicos, como a difenidrina. Além do haloperidol, outros neurolépticos são efetivos e estão disponíveis em apresentações endovenosas, como a clorpromazina e o droperidol. A clorpromazina, porém, deve ser evitada em pacientes instáveis, pois é um potente inibidor alfa-adrenérgico.

A efetividade do haloperidol no tratamento da agitação foi demonstrada em estudos randomizados, que incluíram a agitação em vários contextos. Porém, na sua maioria, esses estudos avaliaram pacientes com transtornos psiquiátricos primários, e não com *delirium*. Há poucos trabalhos abordando especificamente o tratamento da agitação em pacientes com *delirium*.

Recentemente, preparações parenterais de antipsicóticos atípicos tornaram-se disponíveis para o tratamento da agitação aguda, e seu uso tem sido também investigado em pacientes graves com *delirium*. Alguns ensaios clínicos, com pequeno número de pacientes, têm apontado para uma possível redução da duração do *delirium*, com menos efeitos colaterais do que o haloperidol.[18-19]

Embora os benzodiazepínicos sejam usados frequentemente para controle da agitação em pacientes com *delirium*, essa classe medicamentosa tem sido cada vez mais associada a um maior risco de indução da síndrome, como já discutido neste capítulo. Portanto, seu uso deve ser evitado em pacientes graves e, quando imprescindível, deve ser usado em baixas doses e pelo menor tempo possível. Os benzodiazepínicos são particularmente úteis na síndrome de abstinência alcoólica e na abstinência aos benzodiazepínicos.

A dexmedetomidina, um agonista do receptor alfa-adrenérgico tipo 2 central, é um sedativo com ação amnéstica e analgésica leve, capaz de promover sedação consciente, ou seja, preservando a capacidade de despertar. Ele tem sido bastante estudado em pacientes graves sob ventilação mecânica, situação em que demonstrou reduzir a prevalência de *delirium* e a duração da ventilação mecânica, quando comparado ao midazolam.[20-21] Com base nesses resultados, a dexmedetomidina tem sido recomendada, em detrimento dos benzodiazepínicos, em pacientes críticos com necessidade de sedação e que evoluem com *delirium*.[16] A dexmedetomidina é também uma alternativa para a prática de sedação não benzodiazepínica em pacientes críticos em ventilação mecânica e necessidade de sedação.[16] Seus principais efeitos colaterais são cardiovasculares e incluem bradicardia e hipotensão. Deve ser utilizada exclusivamente em infusão contínua, pois a administração em bólus está associada a maior risco de eventos adversos. A dexmedetomidina deve ser evitada em pacientes com defeitos significativos da condução atrioventricular e em cardiopatas instáveis, especialmente se apresentarem insuficiência cardíaca grave.

REFERÊNCIAS BIBLIOGRÁFICAS

1. Inouye SK, Schlesinger MJ, Lydon TJ. Delirium: a symptom of how hospital care is failing older persons and a window to improve quality of hospital care. Am J Med. 1999;106:565-73.
2. Salluh JI, Oares M, Eles JM, Ceraso D, Raimondi N, Nava VS, et al. Delirium epidemiology in critical care (DECCA): an international study. Crit Care. 2010;14(6):R210.
3. American Psychiatric Association. Diagnostic and statistical manual of mental disorders. 4th ed, text revision. Washington: American Psychiatric Association, 2000.
4. Bleck TP. Neurologic complications of critical illness. In: Ropper AH. Neurological and neurosurgical intensive care. New York, Raven Press, pp. 193-201, 1993.Posner JB, Plum F. Plum and Posner's diagnosis of stupor and coma. 4th ed. New York: Oxford University Press, 2007.
5. Huges CG, Patel MB, Pandharipande PP. Pathophysiology of acute brain dysfunction: What's the cause of all this confusion? Curr Opin Crit Care. 2012;18:518-26.
6. Inouye SK, Charpentier PA. Precipitating factors for delirium in hospitalized elderly persons. Predictive model and interrelationship with baseline vulnerability. JAMA. 1996;275:852-7.
7. Van Rompaey B, Elseviers MM, Schuurmans MJ, Shortridge-Baggett LM, Truijen S, Bossaert L. Risk factors for delirium in intensive care patients: a prospective cohort study. Crit Care. 2009;13(3):R77.
8. Capone Neto A, Dalfior Junior L. Delirum: Fatores de risco, in: Flores DG, Capone Neto A, editores. Delirium no Paciente Grave. São Paulo: Editora Atheneu, 2013.
9. Posner JB, Plum F. Plum and Posner's diagnosis of stupor and coma. 4th ed. New York: Oxford University Press, 2007.
10. O'Keeffe ST, Lavan JN. Clinical significance of delirium subtypes in older people. Age Ageing. 1999;28:115-9.
11. Robinson TN, Raeburn CD, Tran ZV, Brenner LA, Moss M. The motor subtypes of post-operative delirium in the elderly. Arch Surg. 2011;146(3):295-300.
12. Ely EW, Margolin R, Francis J, May L, Truman B, Dittus R, et al. Evaluation of delirium in critically ill patients: validation of the Confusion Assessment Method for the Intensive Care Unit (CAM-ICU). Crit Care Med. 2001;29:1370-9.
13. Boogaard M, Pickkers P, Slooter AJC, Kuiper MA, Spronk PE, van der Voort PH, et al. Development and validation of PRE-DELIRIC (PREdiction of DELIRium in ICu patients) delirium prediction model for intensive care patients: observational multicentre study. BMJ. 2012;344:e420 doi:10.1136/bmj.e420.
14. Inouye SK, Bogardus ST, Charpentier PA, Leo-Summers L, Acampora D, Holford TR, et al. A multicomponent intervention to prevent delirium in hospitalized older patients. N Engl J Med. 1999;340:669-76.
15. Kress JP, Pohlman AS, O'Connor F, Hall JB. Daily interruption of sedative infusion in critically ill patients undergoing mechanical ventilation. N Engl J Med. 2000;342:1471-7.
16. Barr J, Fraser GL, Puntillo K, Ely EW, Gélinas C, Dasta JF, et al. Clinical Practice Guidelines for the Management of Pain, Agitation, and Delirium in Adult Patients in the Intensive Care Unit. Crit Care Med. 2013;41:263-306.
17. Fraser GL, Devlin JW, Craig P, Worby CP, Barr J, Alhazzani W, et al. Benzodiazepine Versus Nonbenzodiazepine Based Sedation for Mechanically Ventilated, Critically Ill Adults: A Systematic Review and Meta-Analysis of Randomized Trials. Crit Care Med. 2013;41:S30-S38.
18. Skrobik Y, Bergeron N, Dumont M, Gottfried SB. Olanzapine vc haloperidol: treating delirium in a critical care setting. Intensive Care Med. 2004;30:444-9.
19. Devlin J, Roberts R, Fong J, Skrobik Y, Riker RR, Hill NS, et al. Efficacy and safety of quetiapine in critically ill patients with delirium: A prospective, multicenter, randomized, double-blind, placebo controlled pilot study. Crit Care Med. 2010;38:419-27.
20. Riker RR, Shehabi Y, Bokesch PM, Ceraso D, Wisemandle W, Koura F, et al. Dexmedetomidine vs midazolam for sedation of critically ill patients: a randomized trial. JAMA. 2009;301(5):489-99.
21. Jakob SM, Ruokonem E, Grounds RM, Sarapohja T, Garratt C, Pocock SJ, et al. Dexmedetomidine vs Midazolam or Propofol for Sedation During Prolonged Mechanical Ventilation. Two Randomized Controlled Trials. JAMA. 2012;307(11):1151.

CAPÍTULO 151

HIPERTENSÃO INTRACRANIANA EM UNIDADE DE TERAPIA INTENSIVA

Reynaldo André Brandt
Felipe Jorge Oberg Feres
Hallim Féres Junior

DESTAQUES

- A pressão intracraniana (PIC) é o reflexo da relação entre a alteração do volume cranioespinhal e a habilidade do eixo cranioespinhal de acomodar tal volume adquirido.
- A PIC não pode ser estimada com segurança através de exames de imagens como a tomografia computadorizada (TC) e a ressonância magnética de crânio, devendo ser medida objetivamente.
- PIC elevada é uma causa importante de lesão cerebral secundária e está consistentemente associada à pior evolução neurológica em pacientes com lesão cerebral traumática.
- Medidas conservadoras básicas para promover redução da PIC devem ser consideradas em todos os pacientes com lesão cerebral adquirida.
- O tipo de doença em curso deve determinar o modelo de monitor de PIC utilizado.
- As intervenções para o manejo da PIC envolvem hiperventilação, terapia hiperosmolar, estratégias de regulação da taxa metabólica de consumo cerebral de oxigênio ($CMRO_2$) e opções de tratamento cirúrgico.
- Unidades de cuidados intensivos devem ter um algoritmo de tratamento estabelecido para o manejo do aumento da PIC.
- A monitorização e o manejo da PIC continua a ser a pedra angular do tratamento de pacientes com lesão cerebral aguda.

HIPERTENSÃO INTRACRANIANA

INTRODUÇÃO

Os princípios da pressão intracraniana (PIC) foram descritos por Monroe e Kellie nos anos 1820.[1] Eles notaram que, em adultos, o cérebro está enclausurado em um arcabouço ósseo e que o volume ali presente deve permanecer constante para que a PIC também permaneça constante. Em condições normais, o conteúdo intracraniano inclui (em volume): parênquima cerebral – 80% a 85%; líquido cefalorraquidiano (liquor, LCR) – 5% a 10%; e sangue – 8% a 12%.[1-3] O volume total dentro do crânio permanece constante e é calculado pela soma dos compartimentos de fluido cefalorraquidiano, sangue e tecido cerebral. O volume desses compartimentos é rigidamente controlado e o fluxo sanguíneo cerebral é mantido constante por mecanismos de autorregulação. Entretanto, volumes "patológicos" como lesões com efeito de massa (p. ex.: abscessos, tumores e hematomas) podem estar presentes no interior do compartimento intracraniano.[3] Lembrando que o volume total do compartimento intracraniano é constante, portanto o aumento do volume de um dos componentes ou a presença de um componente patológico resultará em um deslocamento de outra estrutura a fim de manter a PIC estável. Sendo assim, quando é adicionado um volume ao sistema, os mecanismos compensatórios (p. ex.: o deslocamento de liquor para o espaço subaracnoide da coluna e redução do volume intravascular cerebral) operam para manter a PIC constante.[1-4]

A relação entre a pressão e o volume intracraniano está ilustrada no gráfico pressão-volume que compreende três partes (Figura 151.1).

A primeira parte da curva é plana, já que existe adequada reserva compensatória e a PIC se mantém baixa apesar do aumento do volume intracraniano. Quando tais mecanismos compensatórios entram em exaustão, a curva sobe rapidamente e de forma exponencial. Nesse ponto, a complacência intracraniana está reduzida drasticamente, de tal forma que qualquer pequeno aumento do volume intracraniano causa substancial aumento da PIC. Sendo assim, é possível inferir que a PIC é um reflexo da relação entre as alterações no volume cranioespinhal e a capacidade do eixo cranioespinhal de acomodar tal volume acrescentado.[1]

Em cada ciclo cardíaco, existe o aumento momentâneo da pressão intracraniana e do tecido neural. Assim, a onda da PIC é uma onda de pressão arterial modificada. Essa onda tem três componentes distintos relacionados com os parâmetros fisiológicos. O primeiro pico (P1) é a onda de percussão e reflete a pressão arterial transmitida a partir do plexo coroide para o ventrículo cerebral. O segundo pico (P2) é relacionado à complacência do tecido cerebral. É variável e geralmente aumenta sua amplitude à medida que a complacência cerebral diminui; quando ultrapassa o nível da onda P1, sugere queda importante da complacência cerebral. E por último, a onda P3 é se associa ao fechamento da válvula aórtica.[1]

MÉTODOS DE MONITORIZAÇÃO DA PRESSÃO INTRACRANIANA

Não há modo confiável de estimar a PIC por achados de exames por imagens como a TC ou qualquer outro. Diversos métodos de monitorização da PIC já foram descritos, porém dois são utilizados frequentemente na prática clínica: cateteres intraventriculares e intraparenquimatosos.[1-2] O hemisfério não dominante é o preferencial para a colocação do monitor de PIC, a não ser que a doença em questão esteja afetando o hemisfério dominante, sendo, então, este o local preferencial utilizado. Monitores subaracnoides ou epidurais são menos utilizados pela menor acurácia. A mensuração da pressão liquórica lombar não fornece uma estimativa confiável da PIC e pode ser perigosa na presença de aumento desta, pois a drenagem de liquor lombar pode resultar em um gradiente de pressão causando herniação cerebral descendente.[5]

Um cateter ventricular conectado a um monitor de pressão externo é o modo mais fiel e menos dispendioso para monitorização da PIC.[1] O cateter é inserido no corno anterior do ventrículo lateral, geralmente por uma pequena trepanação frontal direita. Esse método se mostrou confiável e permite a drenagem liquórica terapêutica. Alguns modelos de cateteres ventriculares têm um transdutor de pressão em seu lúmen e transmitem as ondas de pressão com melhor qualidade do que os cateteres com transdutor externo. Existe potencial risco de dificuldade/impossibilidade de posicionamento do cateter em caso de compressão ou obstrução ventricular, o que levou ao desenvolvimento de locais alternativos para a monitorização intracraniana. Além disso, o uso de cateter intraventricular pode levar à infecção em 5% a 10% dos casos.[6]

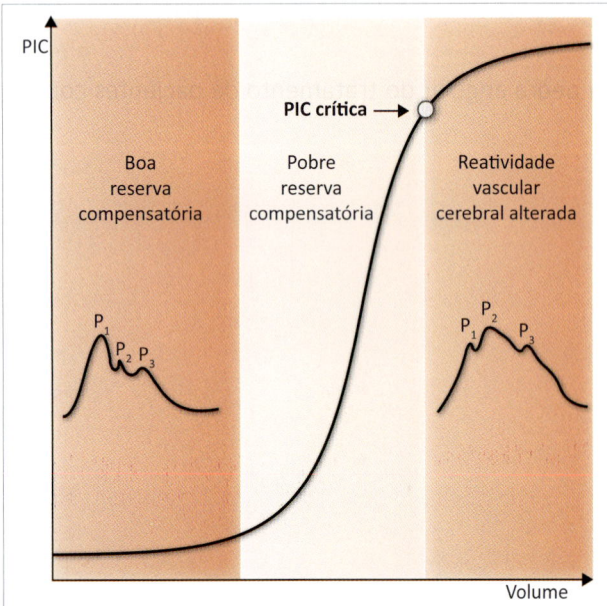

FIGURA 151.1. Relação entre PIC e volume intracraniano.
Fonte: Extraído de Crit Care Clin 30 (2014) 735-750.

Monitores com microtransdutores na ponta podem ser colocados no parênquima cerebral através de um pequeno orifício no crânio, por trepanação ou durante uma cirurgia que necessite de uma craniotomia. Esses monitores têm boa confiabilidade e mínima taxa de complicações ou infecções. O custo desses aparelhos é maior do que o do cateter ventricular convencional e ainda não possibilitam a drenagem liquórica terapêutica, facilmente realizada através da derivação ventricular externa (Figura 151.2).

PRESSÃO INTRACRANIANA NORMAL E PATOLÓGICA

A PIC normal varia de acordo com a idade, posição do corpo, aspectos clínicos, entre outros. Em adultos, é de 7 mmHg a 15 mmHg. A definição de hipertensão intracraniana depende da idade e doença do paciente, porém pressões maiores do que 15 mmHg são geralmente consideradas anormais. O nível da PIC em que se deve iniciar tratamento depende da doença em questão. Por exemplo, em pacientes com traumatismo cranioencefálico (TCE), está indicado o tratamento quando a PIC excede 20 mmHg e, em pacientes com hidrocefalia, a partir de 15 mmHg.

O limiar acima do qual a PIC deve ser tratada em pacientes com TCE ainda é motivo de debate. Em 1991, Marmarou e colaboradores[7] publicaram um grande estudo que demonstrou forte correlação entre desfecho clínico e número de horas com PIC acima de 20 mmHg. Outros autores demonstraram resultados similares.

Nem sempre a PIC é a mesma em todo o cérebro em situações patológicas, pois o volume liquórico pode ser baixo em razão de edema cerebral e pode haver compartimentalização pressórica consequente aos feixes durais intracranianos (foice e tenda do cerebelo).[8] Pode ocorrer gradiente de pressão intraparenquimatosa entre os espaços supra e infratentoriais. Monitoramento pressórico bilateral pode revelar pressões diferentes na presença de hematomas ou mesmo na ausência de lesões com efeito de massa. Diante desse fato relevante, o monitor é colocado geralmente do lado da lesão cerebral. Padrões clínicos importantes com respeito às ondas de pressão intracranianas foram descritos por Lundberg e colaboradores em 1965;[9] são eles:

- **Ondas tipo A ou ondas de platô:** têm amplitudes de 50 a 100 mmHg, com duração de 5 a 20 minutos. Tais ondas estão sempre associadas à patologia intracraniana. Durante o curso dessas ondas, é possível observar evidências de herniação cerebral iminente, com bradicardia e hipertensão arterial. A etiologia é incerta, mas acredita-se que a pressão de perfusão cerebral (PPC) se torna inadequada para atender a demanda metabólica, ocorrem vasodilatação e aumento do volume sanguíneo cerebral, levando a um ciclo vicioso com decréscimo da perfusão cerebral e predispondo o paciente a novas ondas de platô. Caso não haja a correção da baixa perfusão cerebral, seguem-se a isquemia cerebral difusa e morte cerebral.

- **Ondas tipo B:** oscilam até 50 mmHg em amplitude com uma frequência de metade a dois por minuto e acredita-se que sejam devidas à instabilidade do centro vasomotor quando a PPC é instável ou nos limites inferiores de autorregulação pressórica.

- **Ondas tipo C:** oscilam até 20 mmHg em amplitude e têm uma frequência de quatro a oito por minuto. São docu-

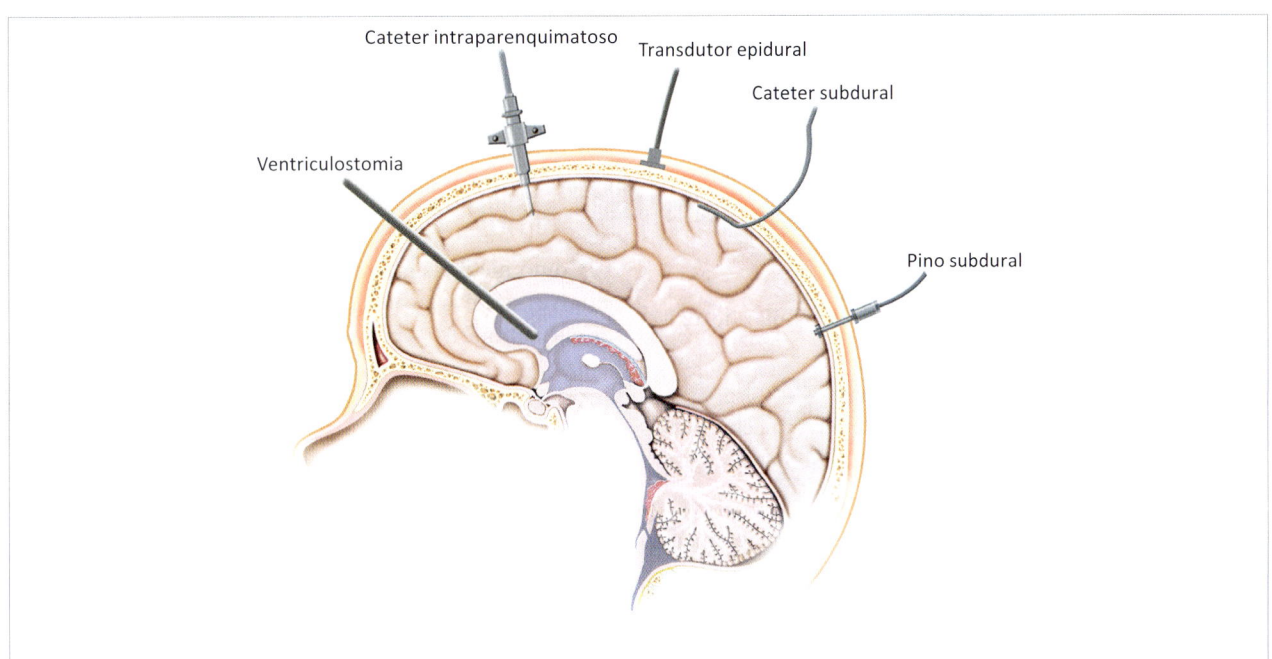

FIGURA 151.2. Métodos de monitorização da PIC.
Fonte: Extraído de Crit Care Clin 30 (2014) 735-750.

mentadas em indivíduos sadios e acredita-se que ocorram pela interação entre os ciclos cardíaco e respiratório.

INDICAÇÕES PARA A INSTALAÇÃO DO MONITOR DE PRESSÃO INTRACRANIANA DE ACORDO COM A *BRAIN TRAUMA FOUNDATION*[10]

- Todos os pacientes recuperáveis com TCE grave – pontuação na escala de coma de Glasgow (GCS) de três a oito e TC de crânio anormal (que revela hematoma intracraniano, contusão, edema cerebral, herniação cerebral ou compressão das cisternas da base).
- Pacientes vítimas de TCE grave com TC de crânio normal, mas com duas ou mais das seguintes ocorrências:
    - Idade acima de 40 anos;
    - Postura motora anormal uni ou bilateralmente;
    - Pressão arterial sistólica inferior a 90 mmHg.
- Hidrocefalia sintomática aguda após hemorragia subaracnoide.
- Pacientes com rebaixamento do nível de consciência com consequente intubação traqueal nos quais a avaliação clínica não é viável e há possibilidade de aumento da PIC.
- Após a remoção cirúrgica de lesão intracraniana.

OPÇÕES NO MONITORAMENTO PARA A ISQUEMIA CEREBRAL SECUNDÁRIA

Nenhum monitor de alta resolução fornece informação contínua sobre o fluxo sanguíneo cerebral regional. No presente momento, uma estratégia razoável é usar medidas intermitentes de fluxo sanguíneo cerebral (FSC) regional, de preferência TC de perfusão para obter informações sobre anormalidades regionais no fluxo. Se não existem regiões específicas hipoperfundidas, um monitor global, como a saturação de oxigênio da veia jugular ($SjvO_2$) pode ser suficiente. Se existirem anormalidades regionais significativas no fluxo, informações sobre a tensão parenquimatosa de O_2 associadas a monitor global, como $SjvO_2$, podem promover melhores cuidados no manejo do quadro.

As modalidades incluem:

- Monitorização da PIC e PPC;
- Oxigenação cerebral: $SjvO_2$, ou pressão tissular de oxigênio ($PtiO_2$);
- Microdiálise cerebral: análise metabólica local;
- Análise eletrofisiológica da atividade cerebral: eletroencefalograma (EEG) e potencial evocado somatossensitivo (PESS).

Acredita-se que o manejo da hipertensão intracraniana baseado apenas no controle de PIC não seja suficiente. Spiotta[11-12] demonstrou significativa redução de mortalidade em pacientes submetidos a uma terapia dirigida pela oxigenação tecidual em comparação com aqueles cujo tratamento baseou-se apenas no controle de PIC e PPC (25,7% *versus* 45,3%).

Possivelmente a microdiálise cerebral, que é capaz de detectar precocemente alterações de lactato e glicose, possa contribuir e impactar o tratamento desses pacientes; entretanto, seu papel no uso rotineiro ainda permanece indefinido.[2]

TRATAMENTO DA HIPERTENSÃO INTRACRANIANA

O sucesso da terapia intensiva neurológica no que se refere a essa questão baseia-se fundamentalmente na detecção precoce e ação rápida no tratamento das causas e diminuição da PIC. Medidas como a elevação do decúbito, soluções hipertônicas e hiperventilação não podem ser superestimadas em pacientes com lesões ativas como um volumoso hematoma intracraniano, sendo necessário que todos os esforços sejam concentrados em possibilitar a abordagem cirúrgica o quanto antes.

VALORES LIMITES DE INTERVENÇÃO NA HIPERTENSÃO INTRACRANIANA E PRESSÃO DE PERFUSÃO CEREBRAL

Conforme as diretrizes de manejo de TCE Grave da *Brain Trauma Foundation*[10] e da Sociedade Brasileira de Neurocirurgia, o tratamento deve ser iniciado com elevações da PIC acima de 20 mmHg (27 cmH_2O), uma vez que a literatura médica demonstra que pacientes com PIC acima desses valores apresentam piora da mortalidade e esta ainda aumenta naqueles refratários ao controle clínico. A PIC deve ser analisada no contexto de cada caso. Sabe-se que pacientes com lesões crônicas ou insidiosas são capazes de tolerar valores muito superiores e por longos períodos. Entretanto, uma vez que todos os estudos de base no manejo da hipertensão intracraniana são oriundos da experiência com TCE grave, é importantíssimo reconhecer que todas as medidas são extrapoladas do trauma. Assim, recomenda-se que valores de PPC inferiores a 50 mmHg sejam corrigidos.[1] Devemos lembrar que a utilização de vasopressores ou fluidos induz a hipertensão arterial e, dessa maneira, é eficaz em aumentar o FSC e a PPC, reduzindo a isquemia tecidual, porém não se deve ultrapassar 70 mmHg na PPC, o que poderia aumentar o edema cerebral.

Intervenção clínica

Como medidas iniciais em todos os pacientes, são imperativas a elevação do decúbito em 30 a 45º (podendo ser elevado até 90º) e conservação da cabeça em posição neutra, observando possíveis pontos de compressão jugular como o colar cervical. São medidas simples que podem diminuir drasticamente a PIC por facilitarem o retorno venoso Quadro 151.1.[1-2,10]

Terapia hiperosmolar

Pode ser realizada com diuréticos, manitol e/ou solução hipertônica.

Manitol

Dose ataque de 1 g/kg, seguida por 0,5 g/kg a cada seis horas, não devendo ser mantido por mais de 72 horas. É

QUADRO 151.1. Manejo da hipertensão intracraniana.

Medidas Gerais

- Decúbito 30°
- Temperatura abaixo de 38°C
- Controle glicêmico: manter a glicose no sangue entre 80 e 160 mg/dL
- Na^+ sérico entre 145 e 155 mmol/L; osmolaridade sérica inferior a 320 mOsm/kg
- Nível de hemoglobina superior a 8 a 9 g/dL
- Saturação de oxigênio acima de 96% e PaO_2 entre 80 e 120 mmHg
- Normoventilação: $PaCO_2$ entre 35 e 40 mmHg
- Normovolemia: PVC 7 a 11 mmHg
- Normotensão: PAM superior a 80 mmHg ou PPC superior a 60 mmHg
- Analgesia/sedação

Medidas de 1ª Linha

- Drenagem de LCR
- Terapia hiperosmolar:
  - Manitol 0,5 a 2 g/kg de bólus, conforme necessário para PIC superior a 20 mmHg
  - Salina hipertônica a 3%; 250 mL em bólus, conforme necessário para PIC superior a 20 mmHg
- Aumento da sedação
- Bloqueio neuromuscular

Medidas de 2ª Linha

- Hipotermia moderada
- Craniectomia descompressiva
- Coma barbitúrico

necessário o controle rigoroso da osmolaridade, mantendo-a entre 310 e 320 mOsm/kg, assim como do "Gap" osmolar (diferença entre osmolaridade medida e calculada)

Solução salina hipertônica

NaCl 1,5 ou 3% visa manter a natremia entre 145 e 155 mEq/L. Em situações de emergência, sugestivas de herniação aguda, pode-se utilizar NaCl a 23,4% com possibilidade de diminuir até 8 mmHg na PIC e aumentar a PPC em 6 mmHg; sua administração deve ser realizada com acesso central, em bólus de 30 a 60 mL em 10 a 15 minutos, para prevenir flebite ou hipotensão. Deve-se controlar periodicamente os níveis séricos de Na^+, não permitindo mudanças superiores a 12 mEq/L a cada quatro a seis horas, o que poderia ocasionar edema ou mielinólise pontina.

Corticoides

Durante o tratamento do edema cerebral não traumático, como no tratamento de tumores cerebrais, o uso de corticóide pode reduzir o edema vasogênico e diminuir o volume cerebral, não estando indicado em pacientes pós TCE.

Hiperventilação

Pacientes comatosos podem beneficiar-se de hiperventilação de curta duração para corrigir picos de hipertensão intracraniana detectados pela monitorização da PIC.[13] Estudos demonstram que a manutenção prolongada de hiperventilação está associada à piora da isquemia cerebral.

A hiperventilação (PCO_2 30 a 35 mmHg) é aceita como medida temporária e de curta duração, até que medidas mais eficazes façam efeito Figura 151.3.

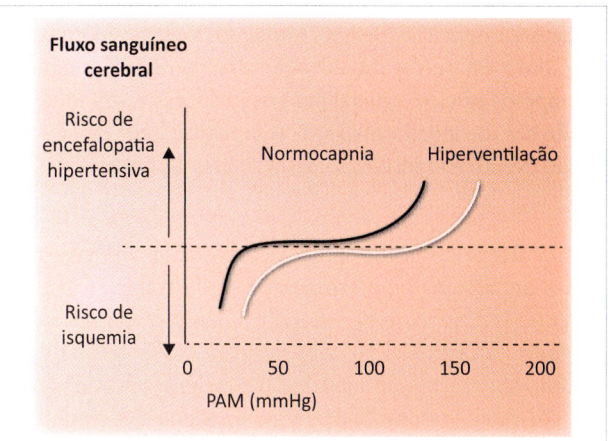

FIGURA 151.3. A curva de autorregulação cerebral relacionada à normocapnia e hiperventilação.
Fonte: Extraído de Neurosurg Clin N Am 24 (2013) 407-416.

REDUÇÃO DO METABOLISMO CEREBRAL

Sedação

Nos casos em que outros tratamentos médicos da hipertensão intracraniana falham e intervenção cirúrgica não é viável, propofol, midazolam ou barbitúricos podem ser usados para induzir um coma farmacológico, que normalmente controla a PIC, diminuindo a demanda metabólica e a resposta simpática.

Hipotermia

Apresenta múltiplos efeitos neuroprotetores em modelos de lesão, tanto global como focal. A capacidade da hipotermia de proteger o tecido da lesão isquêmica está essencialmente relacionada com os seus efeitos sobre o metabolismo, com o consumo de oxigênio diminuindo linearmente em 5% a 9% para cada grau centígrado; resultando em diminuição da necessidade de oxigênio e aumento da tolerância à baixa perfusão tecidual, quando a oferta de oxigênio e glicose é limitada, reduzindo o risco de falta de energia, o que causaria falha das bombas de sódio-potássio, influxo de cálcio e morte celular. A hipotermia é uma terapia eficaz para reduzir as lesões secundárias à parada cardíaca e reduzir a PIC.[14]

Reaquecimento e imunossupressão são as preocupações mais importantes durante a fase de manutenção de refrigeração. O reaquecimento é a fase mais perigosa pelo risco de rebote do edema cerebral e consequente aumento da PIC.

A seguir, são apresentadas algumas situações clínicas em que o uso da hipotermia pode ser considerado e suas respectivas evidências:

Parada cardíaca

A interrupção do FSC promove despolarização de membranas, influxo de cálcio, liberação de glutamato, acidose, além da ativação enzimática (lipases, proteases e nucleases); A rápida ação hoje implementada nos diversos hospitais permite que a circulação seja rapidamente restabelecida, mas os processos inflamatórios desencadeados na fase aguda de lesão continuam.

Como em outras medidas de manejo de lesões agudas, o tempo de início é crucial para os melhores resultados, devendo ser iniciado controle da temperatura em até seis horas do evento e mantido por pelo menos 24 horas.

TCE grave

Há diversos ensaios clínicos controlados que investigaram o impacto da hipotermia sobre o desfecho em pacientes com TCE grave e hipertensão intracraniana refratária. A maioria desses estudos mostrou que a hipotermia é um método eficaz para redução da PIC, embora os dados quanto ao desfecho permanecessem inconsistentes. A magnitude do efeito sobre a redução da PIC é estimada em 10 mmHg (5 a 23 mmHg). Nos estudos analisados, o efeito da hipotermia sobre a redução da PIC foi superior ao alcançado com hiperventilação moderada, uso de barbitúricos ou manitol, mas menos eficaz do que com a craniectomia descompressiva ou solução salina hipertônica.[14]

O reaquecimento continua a ser a fase mais perigosa no manejo de hipotermia. Grandes flutuações de temperatura podem reverter os efeitos protetores de resfriamento e agravar as lesões cerebrais secundárias. Isso é mostrado pela perda da vasorreatividade cerebrovascular, hiperemia e rebote da hipertensão intracraniana. Trabalhos têm documentado que o reaquecimento rápido pode estar associado com episódios rebote de aumento da hipertensão intracraniana e pior evolução. Esse processo deve ser lento e controlado: elevação de 0,1 a 0,2°C/hora deve ser feita para reduzir o risco de edema cerebral rebote e hipertensão intracraniana.

Hemorragia subaracnóidea

O foco da terapia, concentrada na fase aguda da hemorragia subaracnóidea (HSA), é mitigar os efeitos da hemorragia inicial. Estudos experimentais têm demonstrado que leve hipotermia melhora a PPC, independentemente de hipoperfusão aguda, aumenta a recuperação do fluxo sanguíneo cerebral pós-hemorragia e reverte a formação de edema. Os efeitos vasculares podem ser atribuídos aos efeitos vasodilatadores induzidos pela hipotermia ou pela prevenção da disfunção da autorregulação e a prevenção do acúmulo de lactato que pode ajudar a reverter o edema cerebral pós-HSA. No entanto não existem estudos clínicos definitivos que justifiquem o uso rotineiro de hipotermia pós HSA.

Infarto cerebral

A percepção da necessidade de uma via aérea segura, ventilação mecânica e tratamento do calafrio tem limitado o uso da hipotermia como uma abordagem terapêutica em pacientes pós-AVE. O resfriamento prolongado para o tratamento de edema cerebral citotóxico não se constitui em tratamento definitivo de edema cerebral maligno e portanto não deve ser usado como uma alternativa à terapia comprovada de hemicraniectomia.

Muitas perguntas permanecem sem resposta sobre o papel da hipotermia como adjuvante da trombólise no tratamento do AVE isquêmico.

INTERVENÇÃO CIRÚRGICA

Embora o tratamento clínico possa, em determinadas situações, reduzir a PIC elevada, talvez não seja suficiente como única solução para o manejo desses casos. As condições clínicas, incluindo TCE grave, extensos AVE isquêmicos e HSA, bem como a presença de hemorragias subdural, epidural e hematomas intraparenquimatosos, podem resultar em uma propagação de um ciclo vicioso de edema cerebral, PIC elevada, redução do FSC, hipoxemia/isquemia e piora do edema, levando a graves consequências no tecido cerebral.[1,10,15] Interromper esse ciclo vicioso pode exigir uma intervenção cirúrgica de urgência, que permite a remoção completa da patologia subjacente ou fornece mais espaço para o inchaço do cérebro.[15]

O tratamento cirúrgico da hipertensão intracraniana basicamente resume-se a:

1. Inserção de cateter intraventricular e drenagem de LCR;
2. Remoção de lesões intracranianas com efeito expansivo;
3. Craniectomia descompressiva.

INSERÇÃO DE CATETER INTRAVENTRICULAR E DRENAGEM DE LÍQUIDO CEFALORRAQUIDIANO (LCR)

No final do século XVIII, Keen descreveu este procedimento para aliviar a PIC e tratar casos de hidrocefalia. Inúmeras modificações foram feitas até que, no início dos anos 1950, Guillaume demonstrasse seu benefício no controle da PIC.[16] Atualmente, com os avanços tecnológicos, este se tornou um procedimento simples e seguro, podendo ser realizado sem que o paciente seja necessariamente transferido ao centro cirúrgico.

O sistema permite a drenagem de LCR e é utilizado no tratamento de hidrocefalias agudas, hemorragias intraventriculares, meningite e TCE grave.

A drenagem liquórica promove redução imediata na PIC, sendo altamente eficaz em inúmeras situações clínicas e resultados de longo prazo demonstram seu impacto positivo no prognóstico dos pacientes.[3,10]

COMPLICAÇÕES

Hemorragia intracraniana (5,7%, sendo 1% sintomáticas): pode ocorrer por lesão direta de pequenos vasos durante a inserção do cateter ou pelo sangramento de veias em situações de hiperdrenagem ou mobilização de coágulos em hemorragias subaracnóideas.

- **Infecção (0% a 22%):** atualmente com o maior rigor técnico e o conhecimento dos fatores intimamente ligados à contaminação do sistema, medidas simples como a tunelização superior a 5 cm da inserção, uso de cateteres impregnados com prata ou antibióticos e desobstruções do sistema por instilação de fluidos promoveram drástica redução das infecções e, atualmente, não se recomenda a antibioticoterapia profilática de longa duração para esses casos.
- **Obstrução:** durante o tratamento de hemorragias intraventriculares, pode-se deparar com obstruções da drenagem por coágulos na ponta do cateter. Infundir soro com técnica estéril pode desobstruir o sistema e reestabelecer a sua patência. Ressalta-se que esse passo está intimamente ligado a complicações infecciosas e, caso não seja bem-sucedido, o paciente poderá ser submetido a uma nova abordagem.

REMOÇÃO DE LESÕES COM EFEITO EXPANSIVO

A necessidade de remover hematomas, a principal causa de lesões com efeito expansivo, além de óbvia, é importantíssima no controle de efeitos secundários que possam promover mecanismos viciosos de edema, hiperemia e lesão tecidual.[1,3,10]

Apesar do grande benefício observado na abordagem de hematomas subdurais e epidurais, lesões intraparenquimatosas apresentam resultados menos expressivos. A indicação de abordagem de tumores, hemorragias intraparenquimatosas e abscessos deve ser analisada individualmente e seguindo protocolos institucionais.[17]

CRANIECTOMIA DESCOMPRESSIVA

Apesar de ter sido descrita no início do século XX por Kocher e Cushing, esse procedimento passou quase 100 anos no ostracismo. Em 1999, após a publicação de Guerra[3,18] com uma experiência positiva em 20 casos e a demonstração de fatores associados a melhores resultados, como o tempo de sua realização e o tamanho da descompressão, passou a ser aceita indubitavelmente.

As principais indicações incluem: infarto maligno da artéria cerebral média (ACM) ou da artéria carótida interna (ACI), TCE grave e HSA por rotura de aneurisma associado a extenso edema cerebral. Mediante ampla descompressão, o procedimento diminui drasticamente a PIC e permite aumento do FSC, fluxo sanguíneo regional e circulação colateral. A indicação precoce está intimamente ligada à preservação de áreas claudicantes. A experiência dos casos de isquemias cerebrais maciças demonstra que, além de diminuir a mortalidade, abordagens precoces (< 24 horas) também estão associadas a melhor desempenho funcional tardio, fato explicado pela preservação de áreas de penumbra, circulação colateral e melhora do FSC em áreas normais, ao evitar o comprometimento da PPC em decorrência do aumento da PIC.

REFERÊNCIAS BIBLIOGRÁFICAS

1. Perez-Barbacena J, Llompart-Pou JA, O'Phelan KH. Intracranial Pressure Monitoring and Management of Intracranial Hypertension. Crit Care Clin. 2014;30:735-50.
2. Marshall SA, Kalanuria A, Markandaya M, Nyquist PA. Management of Intracerebral Pressure in the Neurosciences Critical Care Unit. Neurosurg Clin N Am. 2013;24:361-73.
3. Ahmadieh TY, Adel JG, El Tecle NE, Daou MR, Aoun SG, Nanney AD 3rd, et al. Surgical Treatment of Elevated Intracranial Pressure. Decompressive Craniectomy and Intracranial Pressure Monitoring. Neurosurg Clin N Am. 2013;24:375-91.
4. Cooper DJ, Rosenfeld JV, Murray L, Arabi YM, Davies AR, D'Urso P, et al. Decompressive craniectomy in diffuse traumatic brain injury. N Engl J Med. 2011;364:1493-502.
5. Steiner LA, Andrews PJ. Monitoring the injured brain: ICP and CBF. Br J Anaesth. 2006;97:26-38.
6. Lozier AP, Sciaca RR, Romagnoli MF, Connolly ES Jr. Ventriculostomy-related infections: a criticial review of the literature. Neurosurgery. 2002;51:170-81.
7. Marmarou A, Anderson RL, Ward JD, et al. Impact of ICP instability and hypotension on outcome in patients with severe head trauma. J Neurosurg. 1991;75:S59-66.
8. Sahuquillo J, Poca MA, Arribas M, Garnacho A, Rubio E. Interhemispheric supratentorial intracranial pressure gradients in head-injured patients: are they clinically important? J Neurosurg. 1999;90:16-26.
9. Lundberg N, Troupp J, Lorin H. Continous recording of the ventricular fluid pressure in patients with severe acute traumatic brain injury. A preliminary report. J Neurosurg. 1965;22:581-90.
10. Brain Trauma Foundation. Guidelines for the management of severe traumatic brain injury. J Neurotrauma. 2007;24(suppl 1):1-106.
11. Spiotta AM, Stiefel MF, Gracias VH, Garuffe AM, Kofke WA, Maloney-Wilensky E, et al. Brain tissue oxygen-directed management, outcome in patients with severe traumatic brain injury. J Neurosurg. 2010;113(3):571-80.
12. Le Roux PD, Oddo M. Parenchymal Brain Oxygen Monitoring in the Neurocritical Care Unit. Neurosurg Clin N Am. 2013;24:427-39.
13. Chang WTW, Nyquist PA. Strategies for the Use of Mechanical Ventilation in the Neurologic Intensive Care Unit. Neurosurg Clin N Am. 2013;24:407-16.
14. Badjatia N. Hypotermia in Neurocritical Care. Neurosurg Clin N Am. 2013;24:457-67.
15. Frattalone AR, Ling GSF. Moderate and Severe Traumatic Brain Injury: Pathophysiology and Management. Neurosurg Clin N Am. 2013;24:309-19.
16. Guillaume J, Janny P. Continuous intracranial manometry; physiopathologic and clinical significance of the method. Presse Med. 1951;59(45):953-5.
17. Valadka AB, Robertson CS. Surgery of cerebral trauma and associated critical care. Neurosurgery. 2007;61(1 suppl):203-220; discusion 220-221.
18. Guerra WK, Gaab MR, Dietz H, Muller JU, Piek J, Fritsch MJ. Surgical decompression for traumatic brain swelling: indications and results. J Neurosurg. 1999;90(2):187-96.

CAPÍTULO 152

MONITORIZAÇÃO NEUROLÓGICA INTENSIVA

Fábio Santana Machado
Airton Leonardo de Oliveira Manoel

DESTAQUES

- Os principais objetivos da monitorização neurológica intensiva são:
    - 1. detectar precocemente a piora neurológica antes que o dano irreversível se instale,
    - 2. individualizar decisões,
    - 3. orientar tratamento e protocolos,
    - 4. monitorizar respostas terapêuticas e evitar complicações decorrentes do tratamento,
    - 5. melhorar o entendimento fisiopatológico,
    - 6. melhorar os resultados funcionais (redução de mortalidade e melhoria da qualidade de vida).
- A monitorização neurointensiva multimodal é definida pela combinação de monitorizações para o melhor entendimento do processo nosológico encefálico podendo, consequentemente, ajudar na tomada de decisão.
- O exame neurológico continua sendo um dos pilares da monitorização neurológica e deve enfocar: consciência, padrões respiratórios, exame dos olhos (pupilas e motricidade ocular extrínseca) e resposta motora.
- A monitorização da pressão intracraniana e da pressão de perfusão cerebral é fundamental para o tratamento da hipertensão intracraniana.
- O eletroencefalograma é o padrão-ouro para o diagnóstico de crise epiléptica.
- O índice biespectral (BIS) contribui para monitorização de sedação em pacientes críticos.
- A relação entre oferta e consumo de oxigênio cerebral pode ser monitorizada por meio das oximetrias.
- O Doppler transcraniano (DTC) é fundamental na avaliação da hemodinâmica encefálica (hiperemia, oligoemia e vasoespasmo).
- A microdiálise cerebral (MDC) é um método fundamental para o entendimento da fisiopatologia das lesões encefálicas agudas.
- A ultrassonografia craniana pode sugerir o diagnóstico de hipertensão intracraniana.

INTRODUÇÃO

As causas de admissão em unidades de terapia intensiva podem ser neurológicas e não neurológicas. Independente da causa, estes indivíduos poderão apresentar alteração da consciência e do exame clínico neurológico; obviamente, os pacientes com lesões do sistema nervoso central apresentam estas alterações com mais frequência, entretanto, a frequência das alterações no exame neurológico de pacientes com diagnósticos não neurológicos críticos é elevada.[1] Portanto, a avaliação neurológica padronizada e de rotina é capaz de detectar alterações que influenciarão diretamente no diagnóstico e no tratamento e, por conseguinte, podem alterar positivamente o prognóstico da doença.

Nas últimas duas décadas, houve uma mudança crucial no tratamento dos pacientes neurológicos. Essa mudança ocorreu em virtude dos conceitos de lesão encefálica secundária (LES), definida como a lesão que ocorre após o evento primário (traumatismo cranioencefálico, hemorragia intraparenquimatosa, hemorragia subaracnóidea etc.) e classificada conforme sua fisiopatologia em intra ou extracraniana. As LES de origem extracraniana mais frequentes são: hipotensão, hipertensão, hipóxia, hiperóxia, hipercapnia, hipocapnia, hipertermia, hipotermia, anemia, hipoglicemia, hiperglicemia, anormalidades no metabolismo da água e do sódio, sepse e síndrome de resposta inflamatória sistêmica. As LES de origem intracraniana mais frequentes são: hipertensão intracraniana, hiperemia, edema cerebral, vasoespasmo, herniações, desvios compartimentais, crises epilépticas, hidrocefalias, meningites, ventriculites, abscessos, lesões vasculares e mecanismos inflamatórios.[2-3]

Sabe-se que a lesão encefálica secundária é responsável por mais da metade das mortes e sequelas graves em pacientes neurocríticos. Entretanto, não está claro pelas pesquisas que a monitorização neurológica intensiva tenha papel na melhoria dos cuidados. Os principais objetivos da monitorização neurológica intensiva são:

1. Detectar precocemente a piora neurológica antes que o dano irreversível se instale.
2. Individualizar decisões.
3. Orientar tratamento e protocolos.
4. Monitorizar respostas terapêuticas e evitar complicações decorrentes do tratamento.
5. Melhorar o entendimento fisiopatológico.
6. Melhorar os resultados funcionais (redução de mortalidade e melhoria da qualidade de vida).

MONITORIZAÇÃO NEUROLÓGICA INTENSIVA: CLASSIFICAÇÃO E CONCEITOS

A monitorização neurológica pode ser classificada em sistêmica, quando se refere à monitorização de outros aparelhos, e encefálica quando se refere a variáveis cerebrais específicas (Tabela 152.1). As variáveis sistêmicas são discutidas em capítulos específicos, enquanto neste será tratada a monitorização neurológica intensiva, que pode ser classificada de acordo com o parâmetro analisado em: exame neurológico, variáveis físicas, perfusão, bioelétrica e bioquímica (Figura 152.1). Desde os primórdios, notou-se que as informações obtidas de forma isolada seriam incapazes de explicar os fenômenos intracranianos. Por exemplo, a pressão de perfusão cerebral poder ajudar a inferir a perfusão encefálica, mas é inútil para entender a atividade elétrica cortical que só poderá ser monitorizada pelo eletroencefalograma. Diante dessa realidade surge o conceito de monitorização neurointensiva multimodal, em que diversas variáveis são analisadas em conjunto para melhor entendimento do processo nosológico encefálico. Mais recentemente, a interpretação das variáveis encefálicas passou a ser analisada ante a terapêutica instituída[4-5] e a sua resposta. Então um novo conceito surge: a da monitorização neurointensiva multimodal funcional, no qual a interpretação das condições encefálicas é baseada na análise de variáveis físicas, da perfusão cerebral, da função neurológica, da pressão intracraniana (PIC) e das variáveis bioelétricas. Tudo isso em conjunto com análise de variáveis sistêmicas como descrita na Tabela 152.1. Nos tópicos seguintes, serão discutidas as principais formas de monitorização neurológica intensiva; entretanto, algumas técnicas de monitoramento não serão discutidas em razão de seu baixo uso e/ou sua importância.

TABELA 152.1. Monitorização de variáveis sistêmica e encefálica.

Variáveis sistêmicas	Variáveis encefálicas
- Exame físico geral (textura, perfusão cutânea, enchimento capilar, estase de jugular, edemas etc.) - Frequência cardíaca - Débito urinário - Temperatura central - Oximetria - Capnometria - Pressão arterial - Monitorização da volemia (pressão venosa central, variação da pressão de pulso, variação do calibre da veia cava inferior etc.) - Equilíbrio acidobásico, osmolalidade e sódio plasmático, ureia, creatinina, albumina, glicemia e lactato	- Exame neurológico - Pressão intracraniana (PIC) - Temperatura intracraniana - "Massas" intracranianas (tomografia de crânio – TC) - Pressão de perfusão cerebral (PPC) - Doppler transcraniano (DTC) - Oximetria de bulbo de jugular - Oximetria transcraniana - Oximetria tecidual - Eletroencefalografia - Potenciais evocados - Índice biespectral - Microdiálise cerebral (lactato, piruvato, glicose, glutamato, aspartato, glicerol etc.)

AVALIAÇÃO DA FUNÇÃO CLÍNICA: EXAME NEUROLÓGICO

O desequilíbrio entre a oferta e o consumo de oxigênio encefálico desencadeia alteração da função neurológica que apresentará maior ou menor comprometimento conforme

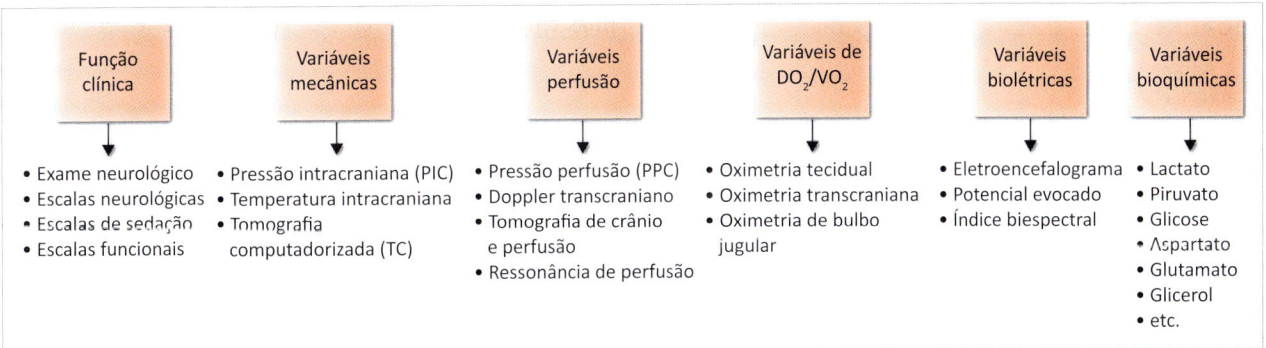

FIGURA 152.1. Monitorização multimodal. A relação entre oferta e consumo de oxigênio é representada pela fórmula DO_2/VO_2.

o grau de desequilíbrio. Portanto, a avaliação neurológica é fundamental para se detectar sinais precoces de oferta inadequada de oxigênio, perda da integridade celular e, consequentemente, um diagnóstico antecipado permitirá uma intervenção que poderá intervir na evolução da doença de base ou tratar causas de lesão encefálica secundária. Outras causas podem alterar a função neurológica, como crise epiléptica ou efeito de drogas e/ou medicamentos, apesar da demanda adequada de oxigênio. A forma mais barata e eficaz de avaliação da função neurológica é o exame neurológico que deve ser sistematizado nos seguintes tópicos:[6-8]

1. consciência;
2. padrões respiratórios;
3. exame dos olhos (pupilas e motricidade ocular extrínseca);
4. resposta motora.

Com base na avaliação desses quatro tópicos, o examinador pode localizar o nível da lesão e sua gravidade conforme a Quadro 152.1.

QUADRO 152.1. Escala de coma de Glasgow.

Abertura ocular	4. Espontânea
	3. Ao comando verbal
	2. À dor
	1. Nenhuma
Melhor resposta motora (membro superior)	6. Obedece a comando
	5. Localiza a dor*
	4. Retirada à dor**
	3. Flexão anormal (decorticação)
	2. Extensão anormal (descerebração)
	1. Nenhuma
Melhor resposta verbal	5. Orientado
	4. Confuso
	3. Palavras inapropriadas
	2. Sons incompreensíveis
	1. Nenhuma

* Definida como localização do estímulo doloroso. O paciente deve ser capaz de cruzar a linha média, em direção ao estímulo álgico aplicado no lado oposto, na tentativa de retirar o estímulo.

EXAME DA CONSCIÊNCIA

A nomenclatura normalmente utilizada para designar anormalidades do estado de despertar inclui: confusão, *delirium*, letargia, estupor e coma. Como podemos notar, não é tão fácil a quantificação do nível de consciência. Por isso, sugerimos um exame neurológico descritivo que possa ser um instrumento útil na avaliação inicial e sequencial do paciente neurológico, bem como o uso de escalas padronizadas como a escala de coma de Glasgow, que é fácil de ser aplicada, amplamente difundida e validada para o uso em pacientes em coma de várias causas (Quadro 152.2). A partir dos parâmetros da escala de Glasgow, o coma pode ser definido com pontuação menor ou igual a oito.

A avaliação do conteúdo da consciência inclui a observação simples do paciente e de sua resposta aos vários estímulos. O estado vegetativo é o exemplo de ausência de conteúdo da consciência, apesar de o paciente estar desperto. Esse tipo de quadro reflete lesão estrutural cortical, bilateral e extensa.

RESPIRAÇÃO

A respiração é um ato integrado por influências nervosas de quase todos os níveis do encéfalo. Portanto, as doenças que levam ao coma frequentemente levam a anormalidades respiratórias. A respiração recebe influências neurogênicas e metabólicas, podendo ser alterada por distúrbios encefálicos ou sistêmicos. O Quadro 152.2 relaciona as principais anormalidades respiratórias e suas correlações neuroanatômicas.

PUPILAS

A motricidade pupilar (constrição e dilatação) é controlada pelo sistema nervoso autônomo simpático e parassimpático. Além disso, a complexa inervação pupilar envolve centros e vias em vários territórios do encéfalo, de forma que as anormalidades da motricidade pupilar constituem sinais localizatórios importantíssimos. Para o diagnóstico das anormalidades pupilares, o médico deve avaliar cuidadosamente a forma, o tamanho e a reatividade pupilar (Quadro 152.3).

QUADRO 152.2. Correlações neuropatológicas das anomalias respiratórias.

Anomalia respiratória	Comentários
Hiperventilação	É uma respiração rápida e regular e muitas de suas causas levam a distúrbios metabólicos e coma. As causas mais frequentes são: - **acidose metabólica:** cetoacidose, uremia, acidose láctica, intoxições (salicilatos, paraldeído, etilenoglicol, sepse) - **acidose respiratória:** agentes depressores SNC
Respiração de Cheyne-Stokes	É respiração periódica, em que a taquipneia alterna regularmente com a apneia. Pode acontecer em disfunção encefálica bilateral. As principais causas são: - distúrbios metabólicos - infarto cerebral bilateral - encefalopatia hipertensiva - herniação transtentorial iminente - insuficiência cardíaca e choque
Apneia após hiperventilação	Apneia de 12 segundos ou mais que se segue a um período de hiperventilação. As causas mais frequentes são: - sono - obstrução da consciência - disfunção hemisférica bilateral
Inibição respiratória epiléptica	Ocorre no período pós-ictal. O paciente faz períodos de apneia. Em geral autolimitado.
Respiração neurogênica central	A PaO_2 é obrigatoriamente normal ou alta. As causas mais frequentes são: - lesões mensencefálicas - lesões em hemisférios cerebrais - lesões no bulbo
Respiração apnêustica	Espasmo respiratório prolongado, seguido por apneia total. As causas mais frequentes são: - lesões na ponte - hipoglicemia - anóxia grave - meningite
Respiração atáxica	É uma respiração irregular. As causas mais frequentes são: - lesões bulbares (centros respiratórios) Neste tipo de respiração, o paciente perde a respiração automática, mas tem controle voluntário preservado. Estes pacientes são muito susceptíveis a mínimas doses de drogas depressoras do SNC.

QUADRO 152.3. Anormalidades pupilares e suas correlações.

Lesões do III nervo	As lesões do 3º nervo podem gerar três padrões de anormalidades pupilares: 1) **Midríase fixa unilateral:** é causada pela lesão unilateral do 3º nervo. A apresentação típica é anisocoria (pupila maior do lado da lesão), ptose palpebral e reflexo fotomotor ausente, tudo do mesmo lado. Isto ocorre na clássica herniação uncal ou transtentorial. Entretanto, pode ocorrer por lesão periférica do 3º nervo, no nível da fissura orbitária ou intraorbitária por trauma local. 2) **Pupilas médio-fixas:** acontecem por lesão dos núcleos do 3º nervo que se localizam no mesencéfalo (tegmento). Característicamente, as pupilas são discóricas, na maioria das vezes anisocóricas, e não apresentam reflexo fotomotor. 3) **Midríase fixa bilateral:** ocorre no comprometimento do teto mesencéfalico.
Síndrome de Horner	- A apresentação desta síndrome inclui miose e ptose unilateral à lesão e muitas vezes associa-se anidrose. Isso ocorre por lesão das vias simpáticas. Essas vias se iniciam no hipotálamo e estabelecem sinapses com as células da coluna intermédio-lateral da medula (três primeiros segmentos torácicos). Em caso de coma, o sítio mais frequente da lesão é o hipotálamo. As hemorragias intracranianas (principalmente talâmica) e a herniação transtentorial podem levar a essa síndrome.
Lesão ponte	- Característicamente, o paciente apresenta miose bilateral, pupilas puntifomes e reflexo fotomotor presente.
Efeitos farmacológicos	1) Opiáceos e seus derivados induzem pupilas puntinformes e com reflexo fotomotor preservado. 2) Agentes anticolinérgicos induzem midríase e ausência de reação à luz. 3) Agentes colinérgicos induzem pupilas pequenas e com reflexo fotomotor preservado. 4) Barbitúricos em altas doses induzem pupilas dilatadas e reflexo fotomotor reduzido.
Efeitos metabólicos e fotomotor	- Anóxia e isquemia induzem pupilas dilatadas e sem reflexo fotomotor. - Crises convulsivas podem provocar anisocoria transitória. - Encefalopatias metabólicas afetam reflexo fotomotor apenas nas fases finais. Portanto, nos pacientes que apresentem reflexo pupilar preservado, mesmo na presença de sinais de disfunção do mesencéfalo, a disfunção metabólica deve ser considerada.

MOTRICIDADE OCULAR

Em indivíduos normais, os olhos dirigem-se para a frente quando em repouso, e não existem movimentos involuntários. Anormalidades dos movimentos oculares podem ocorrer em diversas situações. Em geral, anormalidades assimétricas são de causa estrutural, enquanto anormalidades simétricas podem ser tanto de causa estrutural quanto metabólica. Em lesões difusas de ambos os hemisférios (distúrbios metabólicos e/ou tóxicos), os olhos estão dirigidos para a frente ou discretamente divergentes.

Exame da movimentação ocular no paciente com distúrbio da consciência e sua tradução clínica:

1. Avaliar a posição dos olhos e das pálpebras em repouso: o avaliador observará a presença de movimentos oculares anormais, como nistagmo e movimentos oculares errantes.
2. Avaliação do reflexo de piscamento: a presença do piscamento em repouso ou ao estímulo indica a integridade da formação reticular pontina. Quando o piscamento ocorre em resposta a um estímulo (luminoso, sonoro ou a uma ameaça), caracteriza o reflexo palpebral e indica integridade das vias sensoriais aferentes especiais (visão, audição).
3. O reflexo corneano testa a conexão entre o V e o VII nervo: pode estar deprimido no coma de origem estrutural ou metabólica.
4. Olhar em varredura: são movimentos oculares lentos errantes (ou "olhar em varredura lenta"). Esse movimento ocorre espontaneamente nos pacientes em coma e indica a integridade das vias oculomotoras no tronco. Isso é muito importante, pois exclui a lesão estrutural no tronco como causa do coma.
5. Reflexos oculares: as respostas aos reflexos oculares, incluindo os reflexos oculocefálico e oculovestibular, apresentam diferente significado nos diferentes tipos de coma e desaparecem na morte encefálica.
6. Reflexo oculocefálico: esse exame avalia a integridade do tronco pelo movimento dos olhos, tanto no plano horizontal quanto no vertical. Esse teste é feito girando-se bruscamente a cabeça de um lado para o outro, a seguir o pescoço é fletido e estendido. Deve-se salientar que na suspeita de lesão cervical esse reflexo não deve ser pesquisado, até que se exclua lesão cervical ou a coluna seja estabilizada. Nos casos de coma, essa manobra provoca o desvio do olhar conjugado para o lado oposto ao movimento A presença desse reflexo em pacientes em coma comprova a integridade do tronco. O reflexo oculocefálico está ausente nos casos de lesão de tronco e morte encefálica. Indivíduos despertos e alertas não apresentam o reflexo oculocefálico, fixando a visão voluntariamente.
7. Reflexo oculovestibular: avalia as mesmas funções oculomotoras que o reflexo oculocefálico. O teste é feito pela estimulação calórica da membrana timpânica. O meato auditivo deve ser examinado para comprovar que a membrana timpânica está intacta e o conduto livre de obstruções. A cabeça deve ser elevada a 30 graus Injetam-se 50 mL de água gelada e/ou morna por um pequeno cateter. Esperara-se cinco minutos antes de testar o ouvido oposto, para que haja estabilização do sistema vestibular. A estimulação simultânea dos dois lados testa o olhar vertical. Em indivíduos normais, a estimulação calórica produz nistagmo. Em pacientes com alteração do nível de consciência ou coma e com motricidade ocular extrínseca normal, o teste desencadeará um desvio tônico e conjugado dos olhos, em direção ao estímulo (água fria), ou na direção oposta (água morna). Quando o coma é provocado por lesões que envolvem o sistema oculovestibular no tronco, pode-se observar perversão ou abolição das respostas aos testes calóricos. Alguns agentes podem abolir a resposta à estimulação calórica: hipnóticos, anticonvulsivantes, antidepressivos tricíclicos, curares. No coma metabólico, as respostas aos estímulos calóricos podem ser hiperativas no início e tornam-se mais difíceis de ser demonstradas com o aprofundamento do coma.
8. Desvios do olhar: o desvio de qualquer um dos olhos pode indicar motricidade ocular extrínseca anormal.
9. Desvio conjugado lateral do olhar: na lesão hemisférica, os olhos estão desviados para o lado oposto ao da hemiparesia, enquanto na lesão pontina os olhos apontam para a hemiparesia. O desvio conjugado do olhar tem particular importância clínica em pacientes com lesão neurológica aguda. Em pacientes com acidente vascular cerebral isquêmico em território carotídeo, por exemplo, indica infarto extenso e tem valor prognóstico. O desvio também pode ocorrer por crise epiléptica, e, nesse caso, é para o lado oposto ao da área epileptogênica.
10. Desvio conjugado para baixo: o desvio dos olhos abaixo do plano horizontal mediano caracteriza disfunção do tronco cerebral, geralmente por compressão sobre o mesencéfalo, embora também possa ocorrer em coma de causa metabólica.
11. Desvio desconjugado: o desvio oblíquo dos olhos, um divergindo para cima e o outro para baixo, indica lesão do tronco cerebral.

FUNÇÃO MOTORA

Nos pacientes que não obedecem às ordens, a realização de estímulos nociceptivos pode proporcionar a resposta motora das extremidades.

1. **Melhor resposta motora:** em pacientes comatosos, a postura e a resposta motora à dor ajudam a obter informação sobre a localização da lesão. A resposta motora pode ser avaliada pela graduação da escala de coma de Glasgow (Figura 152.2). Na presença de rebaixamento acentuado da consciência, geralmente faz-se necessária estimulação dolorosa dos vários segmentos corporais

para a avaliação da motricidade. Nos membros, a compressão do leito subungueal e, na face, a compressão das articulações temporomandibulares são os melhores métodos. Posturas anormais podem ser obtidas quando provocadas por estímulo doloroso. As respostas motoras inapropriadas são estereotipadas e seu padrão depende da localização da lesão (Quadro 152.4). Essas respostas são descritas abaixo:

- **Descerebração:** indica lesão do tronco e desconexão do mesencéfalo das estruturas inferiores. Caracteri-

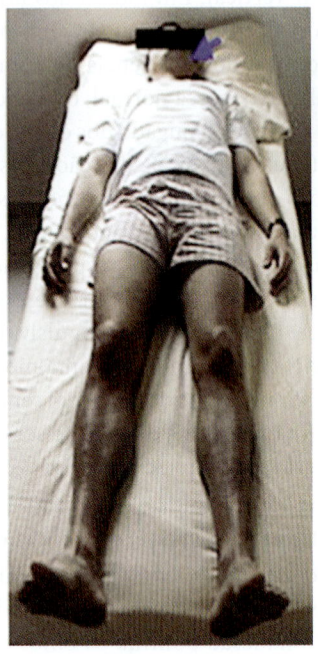

Graduação 1 = arreativo
Estímulo doloroso no ângulo da mandíbula.

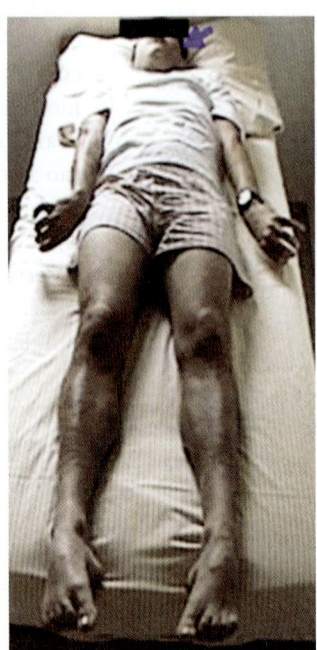

Graduação 2 = descerebração
Estímulo doloroso no ângulo da mandíbula.

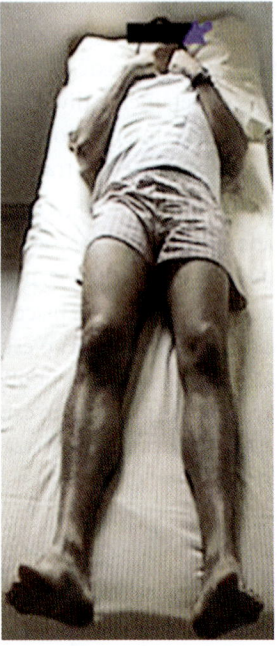

Graduação 3 = decorticação
Estímulo doloroso no ângulo da mandíbula.

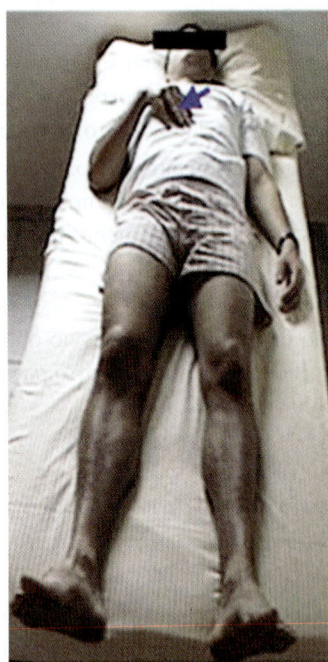

Graduação 4 = movimento de retirada
Estímulo doloroso no polegar esquerdo.

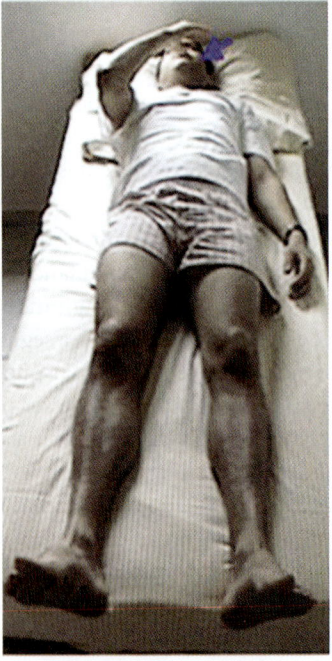

Graduação 5 = movimento de localização
Estímulo doloroso no ângulo da mandíbula. Observe como o movimento ultrapassa a linha média em busca do estímulo.

FIGURA 152.2. Resposta motora a dor (Escala de Coma de Glasgow).

za-se por extensão de membros superiores e inferiores, pronação dos membros superiores (Figura 152.2).
- **Decorticação:** indica a interrupção das vias motoras superiores (corticoespinais) a nível diencefálico ou acima. Essa postura consiste na flexão dos braços, punhos e dedos, com adução dos membros superiores (Figura 152.2). As posturas e respostas motoras anormais podem ser causadas por lesão estrutural (sem valor para localizar a lesão) ou metabólica.

2. **Movimentos anormais:** a presença de movimentos anormais sutis e estereotipados pode indicar estado de mal epiléptico não convulsivo. Mioclonias geralmente indicam coma metabólico, mas podem ocorrer em lesões estruturais (encefalopatia anóxica grave e em algumas encefalites). Mioclonias multifocais podem ocorrer na uremia (especialmente em pacientes recebendo penicilina e cefalosporina), narcose por CO_2, abstinência por barbitúricos, encefalopatia por toxicidade de drogas.

AVALIAÇÃO DAS VARIÁVEIS FÍSICAS E PERFUSÃO: PRESSÃO INTRACRANIANA (PIC) E PRESSÃO DE PERFUSÃO DE CEREBRAL (PPC)

A hipertensão intracraniana (HIC) é um evento frequente e de grande importância clínica em pacientes com traumatismo cranioencefálico grave (TCE), acidente vascular cerebral isquêmico (AVCI) extenso, hemorragia subaracnóidea (HSA) e hemorragia intraparenquimatosa (HIP) (Tabela 152.2).[9] A HIC pode ser o evento final de várias catástrofes intracranianas. Isto ocorre porque o aumento da PIC invariavelmente desencadeia uma queda de PPC, fluxo sanguíneo, e, como consequência, temos isquemia focal e/ou global. A isquemia cerebral desencadeia lesão na barreira hematoencefálica, acidose, vasodilatação e inflamação. Esta combinação de eventos perpetua o edema cerebral, lesão de isquemia e reperfusão, aumento da PIC e diminuição da PPC. Tudo isso leva a um ciclo vicioso e a um aumento de morbimortalidade.[1] A monitorização da PIC e da PPC tem o objetivo primordial de manter o equilíbrio entre a oferta cerebral de oxigênio e a demanda cerebral de oxigênio, de modo que não haja isquemia encefálica global e/ou regional e, por conseguinte, haja diminuição da morbimortalidade.[10] Em pacientes com AVCI extenso, o aumento da PIC ocorre na maioria dos pacientes, entretanto, a monitorização da mesma não é consenso.

Apesar do questionamento dos benefícios da monitorização neurointensiva, a monitorização da PIC e da PPC pode trazer as seguintes vantagens:[10]

a) Detectar precocemente a elevação da PIC.
b) Limitar o uso indiscriminado de tratamentos (potencial iatrogênico) para reduzir a PIC.
c) Permitir a drenagem de liquor e controle da PIC quando em posição ventricular.
d) Auxiliar na previsão de prognóstico e melhorar os resultados (reduzir morbidade e mortalidade).

QUADRO 152.4 Sinais clínicos de herniação.

Hérnia	Uncal inicial	Uncal tardia	Transtentorial diencéfalo (central)	Transtentorial mesencéfalo (central)	Transtentorial ponte-bulbo (central)
Consciência	Normal ou ↓	Torpor ao coma	β Rápido	Coma profundo	Coma profundo
Respiração	Normal	Hiperventilação	Suspiros e bocejos. Cheyne-Stokes na fase tardia	Taquipneia	Superficial Irregular na fase bulbar (atáxica)
Pupilas	Midríase fixa ipsilateral à lesão	> Dilatação	Pequenas, RFM ↓	Médio-fixas, discóricas	Médio-fixas
Reflexo oculocefálico	Presente Desvio conjugado ou desconjugado	Presente Oftalmoplegia do olho ipsilateral à lesão	Presente Desvio conjugado	Diminuído Pode estar desconjugado	Ausente
Reflexo oculovestibular*	Presente	Oftalmoplegia: olho ipsilateral não se move	Presente Desvio conjugado	Diminuído Pode estar desconjugado	Ausente
Motricidade	Resposta à dor apropriada, Babinski contralateral	Decorticação ou descerebração	Resposta à dor apropriada, paratonia ipsilateral, Babinski bilateral e decorticação na fase tardia	Descerebração, maior do lado aposto ao da lesão	Arreativo Babinski bilateral Pode haver resposta flexora em membros inferiores
Outros				Diabetes insípido, hipertermia, seguida por hipotermia	Hipotensão Irregularidades da FC

* Estas respostas referem-se à estimulação calórica com água gelada.

TABELA 152.2. Principais grupos de risco para desenvolvimento de hipertensão intracraniana e que devem receber a monitorização da PIC e PPC.[1, 9-10]

Grupos de risco	Classificação clínica	TC de crânio	Fatores de risco	Desenvolvem HIC
TCE	Glasgow < 9	Normal	Sim*	53% a 63%
	Glasgow < 9	Anormal+	-----	53% a 63%
HSA	Hunt e Hess III a V	Hematoma Hemorragia ventricular	Disfunção de tronco encefálico	> 50%
Vasoespasmo sintomático	Hunt e Hess IV e V		Índice de Lindengard > 6	> 50%
Hemorragia intraparenquimatosa	Glasgow < 10	Extensão ventricular ou volume do HIP > 30 cm^3	Idade > 80 anos	> 50%
Hepatite fulminante	Glasgow ≤ 13	Edema cerebral		30%
Pós-operatório de neurocirurgia	Glasgow < 13	Edema cerebral + desvio de estruturas		20% a 40%

HIC: hipertensão intracraniana; *Fatores de risco: ao menos dois dos seguintes: idade > 40 anos/algum episódio de PA sistólica < 90 mmHg/postura anormal, uni ou bilateral/TC crânio anormal+: presença de hematomas, contusões, edema ou compressão de cisternas. Índice de Lindengard: relação entre as velocidades de fluxo sanguíneo cerebral nas artérias cerebral média/carótida interna cervical.

Há evidências de que a hipertensão intracraniana sustentada (PIC > 20 mmHg ou PPC < 60 mmHg por mais de 10 minutos) se associa à maior mortalidade quando comparada à PIC mantida abaixo de 20 mmHg.

Como todo método, há complicações associadas ao sistema de monitorização da PIC, a saber: colonização bacteriana varia conforme a posição do cateter e aumenta significativamente após cinco dias. A obstrução e o mau funcionamento são as complicações mais frequentes e a incidência destas varia de 10% a 30%. A frequência desta última complicação aumenta diretamente com o tempo de monitorização.

O valor da PIC considerado normal é menor ou igual 10 mmHg. Entretanto, considera-se como indicativo de tratamento pelo *Brain Trauma Foundation* valores de PIC maiores que 20 mmHg e PPC menor que 60 mmHg por mais de 10 minutos (Figura 152.3). Nos tópicos abaixo, estão as diretrizes para o tratamento da hipertensão intracraniana (Figura 152.3).[10-13]

Em linhas gerais, sugere-se manter PIC < 20 mmHg e PPC entre 60 e 70 mmHg. Elevações de PPC > 75 mmHg estão associadas ao aumento da incidência de síndrome do desconforto respiratório.

- **Posição do paciente:** altura da cabeceira ideal deve ser 30°. O paciente com potencial risco de desenvolvimento de hipertensão intracraniana deve manter-se alinhado (principalmente a região cervical), com a fixação do tubo endotraqueal ou da cânula de traqueostomia adequados para que não comprimam o pescoço e diminuam o retorno venoso.
- **Drenagem liquórica:** é um método eficaz de controle da hipertensão intracraniana, além de ocasionar mínimos efeitos colaterais. O médico deve drenar o liquor até queda da PIC < 20 mmHg.
- **Sedação e analgesia:** a sedação adequada é fundamental para evitar que o paciente faça manobras que aumentem a pressão intracraniana, como tossir, incoordenar a ventilação mecânica ou apresentar posturas hipertônicas. As drogas recomendadas são fentanil, midazolam ou propofol. A monitorização da sedação é fundamental para adequar as doses dos medicamentos e, consequentemente, diminuir seus efeitos colaterais, em especial, a hipotensão. A monitorização da sedação nesses pacientes pode ser obtida por BIS ou por eletroencefalografia contínua (EEG-C).
- **Normotermia:** a presença de febre ou hipertermia associa-se a elevações da pressão intracraniana, bem como a aumento de morbidade e mortalidade em pacientes neurológicos agudos. A temperatura corporal central (retal, esofágica, sanguínea) deve ser mantida entre 36 a 36,5 °C. Não se deve usar nesta população a aferição da temperatura axilar.
- **Hiperventilação:** a hiperventilação provoca hipocapnia, aumento do pH perivascular e vasoconstrição encefálica. A hipercapnia produz efeito contrário. A variação de 1 mmHg na $PaCO_2$ altera em 2% a 3% o fluxo sanguíneo encefálico. Além disso, a hipocapnia está associada a aumento de mortalidade, principalmente no TCE. Por isso, todo paciente com hipertensão intracraniana deve ter alguns parâmetros seguidos quanto a sua ventilação:

  - Em geral, o paciente deverá ser mantido com $PaCO_2$ em torno de 35 mmHg (30 a 40 mmHg).
  - Os níveis de CO_2 devem ser monitorizados continuamente pela capnometria.
  - Evitar hiperventilação profilática ($PaCO_2 < 35$).
  - Hiperventilação por períodos mais prolongados pode ser necessária na HIC refratária. $PaCO_2 < 30$ mmHg pode ser muito perigosa e só deve ser atingida com muita cautela.

CAPÍTULO 152 Monitorização Neurológica Intensiva

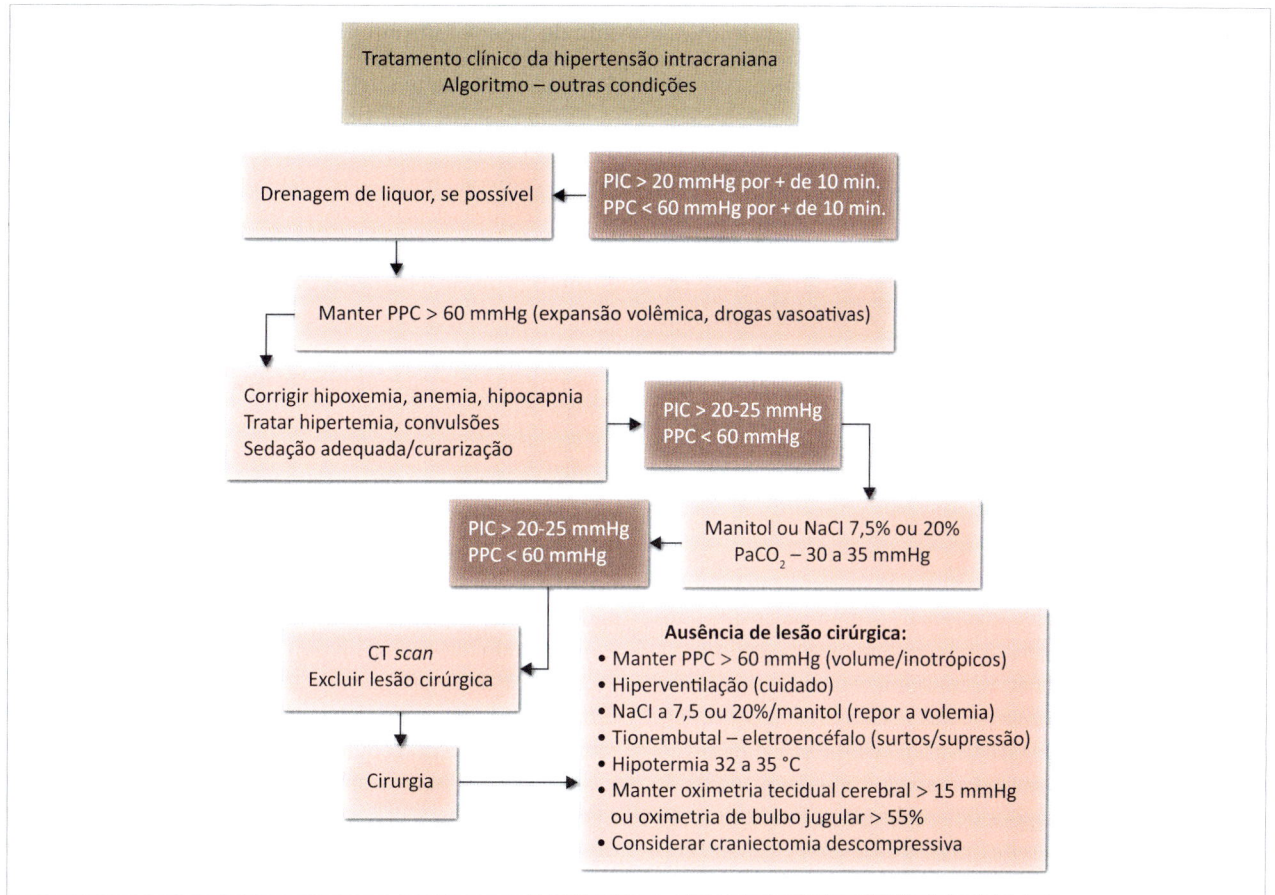

FIGURA 152.3. Algoritmo – Tratamento da hipertensão intracraniana.

- **Estabilização hemodinâmica:** a pressão arterial sistólica < 90 mmHg deve ser cuidadosamente evitada e imediatamente corrigida. A pressão arterial média (PAM) deve ser mantida sempre para garantir PPC > 60 mmHg. A expansão volêmica inicial pode ser realizada com solução salina a 0,9%. Noradrenalina ou dopamina podem ser usadas para atingir a estabilidade hemodinâmica e uma PPC > 60 mmHg.
- **Manitol:** esta droga é eficiente em controlar a elevação da PIC e deve ser administrada na dose de 0,25 a 1 g/kg, em bólus (10 a 15 minutos) e não em infusão contínua. Seu efeito osmótico é maior após 15 a 30 minutos e persiste por 90 minutos a 6 horas. Deve-se evitar sua administração profilática. A reposição volêmica deverá ser feita para evitar a hipovolemia causada pelo efeito diurético do manitol. Caso haja preocupação com insuficiência renal, a osmolaridade plasmática deverá ser mantida < 320 mOsm/L e sódio plasmático < 155 mEq/L.
- **Solução hipertônica (NaCl) a 7,5% ou 20%:** este tratamento pode ser realizado em substituição ao manitol. Pode-se infundir 30 a 40 mL de NaCl a 20% em bólus ou 250 mL a 7,5%. A monitorização dos níveis plasmáticos de sódio é mandatória durante a administração de solução hipertônica, e não se deve ultrapassar o valor de 155 mEq/L.

VARIÁVEIS BIOELÉTRICAS: ELETROENCEFALOGRAMA (EEG), ÍNDICE BIESPECTRAL (BIS) E POTENCIAL EVOCADO (PE)

O traçado do EEG é obtido por registros dos potenciais elétricos excitatórios e inibitórios pós-sinápticos (representa atividade cortical abaixo da monitorização) produzidos na camada piramidal do córtex cerebral. Portanto, lesões pequenas (infarto lacunar) ou alterações subcorticais localizadas (não acessíveis ao registro) podem não ser detectadas pelo monitoramento eletroencefalográfico. Os canais de leitura do EEG são colocados de forma padronizada para permitir a comparação de resultados entre exames seriados e pacientes.[14]

O número de canais utilizados pode ser variável e podem-se criar várias relações unipolares ou dipolares entre os canais para leitura da atividade elétrica de determinada região do cérebro; o padrão para identificação de crises convulsivas é a utilização de 16 a 21 canais, enquanto apenas dois são necessários para identificar o padrão de surto-supressão no coma barbitúrico. Como padrão para reconhecimento, os ritmos elétricos do EEG são descritos em termos de frequência (Hertz = ciclos/segundo) e amplitude (voltagem) e são classificados em ritmo delta (0,7 a 3,5 Hz), teta (3,5 a 7,5 Hz), alfa (8 a 13 Hz) e beta (> 13 Hz).

O ritmo delta e teta ocorrem predominantemente durante o sono, anestesia profunda e em vários estados patológicos, como isquemia, intoxicação exógena e alterações metabólicas graves. O ritmo alfa é encontrado principalmente na região occipital em pacientes alerta e com os olhos fechados. Esse ritmo pode ser encontrado em indivíduos submetidos à anestesia superficial ou em estados de coma. O ritmo beta é encontrado em indivíduos concentrados e pacientes levemente sedados com benzodiazepínicos ou barbitúricos. A anestesia profunda, isquemia ou outras condições patológicas determinam o desaparecimento de ondas alfa e beta, com predomínio das ondas de frequência lenta (delta e teta).[15]

O EEG ainda não é rotineiramente encontrado nas unidades de terapia intensiva em virtude de sua complexidade (dificuldade em instalação, interpretação e monitorização por parte da equipe multiprofissional), apesar de sua importância. Atualmente, tecnologias mais simplificadas surgiram com o objetivo de tornar a interface mais amigável para a equipe multiprofissional e, consequentemente, facilitar o monitoramento e a interpretação. Essas tecnologias são: eletroencefalografia quantitativa (EEG-Q), BIS e o EEG-C.[15]

O EEG-Q transforma os sinais do EEG em medidas de frequência *versus* tempo e de amplitude *versus* tempo. Os dados obtidos podem ser expressos de diversas formas (gráficos de tendências, gráficos de barras ou tabelas), além de representar em forma de porcentagem os valores de amplitude das ondas alfa, amplitude total das ondas captadas e a relação alfa/delta. Essa forma de representação permitirá melhor compreensão dos dados obtidos e, consequentemente, facilitará a interpretação do exame. O EEG-Q não subtrai a importância do EEG tradicional e do especialista na tomada de decisão. O EEG-C é uma tecnologia que monitoriza os pacientes neurocríticos por tempo prolongado ou até dias. Esta última forma de monitoramento aumenta a sensibilidade na detecção de crise epiléptica.

Um novo índice derivado da análise eletroencefalográfica tem conquistado espaço na terapia intensiva para monitorização da sedação. O BIS é um valor numérico variando de zero a cem, composto a partir da análise de três aspectos das ondas do EEG: espectro, dominância de tempo e alcance espectral. Inicialmente, seu uso em terapia intensiva foi criticado, pois não havia concordância entre os valores do BIS e as escalas de avaliação de sedação. Recentemente, com a correção do *software* e do sensor utilizado, a concordância entre várias escalas de sedação e os valores do BIS foi documentada.[16-17]

As indicações mais frequentes para instalação do EEG ou EEG-C são: estado de mal epiléptico, coma metabólico, tumor cerebral, meningite bacteriana, meningoencefalite viral, acidente vascular cerebral, traumatismo cranioencefálico, hemorragia intracraniana e isquemia regional e global. A monitorização eletroencefalográfica fornece dados em tempo real referentes à atividade cerebral e, consequentemente, auxilia a condução de casos complexos, por exemplo, quanto ao início ou a alteração de drogas antiepilépticas, aprofundamento ou superficialização de sedação, quanto à necessidade de exames de neuroimagem de urgência e manipulação hemodinâmica para aumento do fluxo sanguíneo encefálico (FSE). O uso do EEG é capaz de decidir ou contribuir em mais de 80% das vezes no cuidado de doentes neurocríticos (Tabela 152.3).[18] Em situações de isquemia aguda, mesmo quando a tomografia computadorizada não mostra alterações, o EEG já evidencia redução da atividade metabólica da região afetada, evidenciando a redução do fluxo sanguíneo cerebral. Na hemorragia subaracnóidea, a redução da porcentagem de atividade alfa relaciona-se com a ocorrência de vasoespasmo na evolução clínica. No trauma de crânio grave, crises convulsivas ocorrem em até 20% dos casos, podendo ser difícil sua identificação sem o EEG na vigência de bloqueadores neuromusculares.[19]

As alterações no EEG são diretamente proporcionais à queda do FSC e ao aumento da anóxia cerebral, de modo que reduções menos intensas do FSE são acompanhadas de diminuição da atividade rápida na faixa beta e aumento progressivo de ondas lentas, inicialmente na faixa teta e, posteriormente, na faixa delta. Lesões encefálicas definitivas costumam ocorrer com FSE abaixo de 10 a 12 mL/100 g/min. A normalização do FSE pode ser acompanhada do desaparecimento das ondas lentas no registro e da normalização da atividade elétrica cerebral. O EEG é particularmente sensível na detecção de hipóxia cerebral, além de ser o único método capaz de detectar atividade epileptiforme e fundamental no acompanhamento de pacientes com crises epilépticas subintrantes, estado de mal epiléptico generalizado convulsivo e não convulsivo.

O EEG avalia a atividade elétrica cortical espontânea produzida no sistema nervoso central (SNC). A avaliação

TABELA 152.3. Impacto da monitorização eletroencefalográfica contínua em pacientes neurocríticos.

Impacto no tratamento	Número pacientes (%)	AVCI	HIP	EME	CM	Tumor encefálico	Meningite/ventriculite	TCE
Decisivo	109 (54)	28	22	36	9	8	4	2
Contribuiu	64 (32)	16	16	5	10	5	8	4
Nenhum	27 (14)	13	5	3	1	3	1	1
Total	200 (100)	57	43	44	20	16	13	7

AVCI: acidente vascular cerebral isquêmico; HIP: hemorragia intraparenquimatosa; EME: estado de mal epiléptico; CM: coma; trauma cranioencefálico; TCE: trauma cranioencefálico.

do potencial evocado (PE) consiste no registro da atividade elétrica do SNC que ocorre após um estímulo sensorial (elétrico, auditivo ou visual), ou motor (elétrico ou magnético). Existem três formas de PE sensoriais: periférico ou de nervos cranianos, subcortical e cortical. O PE motor pode ser obtido por estímulo elétrico ou magnético aplicado diretamente no córtex cerebral ou na medula e captado na medula, no nervo periférico ou no músculo estriado. A análise do PE é realizada sobre o período de latência e sobre a amplitude do sinal elétrico captado. A latência é o intervalo entre o estímulo e a intensidade máxima do PE. Por amplitude, compreende-se o valor do pico de intensidade do PE em relação ao nível zero de referência; alguns tipos de PE apresentam dois ou mais picos, o que torna possível avaliar a latência entre picos. Na terapia intensiva, a utilização do PE permite avaliar a integridade funcional das estruturas que compõem determinada via neuronal, como no acidente vascular isquêmico de tronco encefálico. O uso de PE visuais permite a diferenciação entre síndrome de *locked-in* e coma psicogênico ou lesões isoladas de tronco. A ausência de PE somatossensitivos pode sugerir uma lesão na medula cervical alta ou na junção craniocervical que explique a falta de resposta a estímulos periféricos. O uso da monitorização contínua de PE de via neuronal em risco representa uma modalidade única de monitorização, pois permite a identificação precoce da disfunção.

A avaliação conjunta de PE corticais somatossensitivos e de PE auditivos é de grande valia nos pacientes em coma, pois a integridade de ambos na vigência do coma geralmente se associa a bom prognóstico, mesmo quando os demais sinais clínicos indicam o contrário. Quando ambos estão ausentes, a morte encefálica é bem provável. É importante lembrar que o uso de agentes sedativos, como no coma barbitúrico, não elimina o PE auditivo nem a latência inicial e intermediária do PE somatossensitivo, mesmo na ausência de atividade eletroencefalográfica cerebral.[20]

VARIÁVEIS QUE AVALIAM A RELAÇÃO ENTRE OFERTA (DO$_2$) E CONSUMO DE OXIGÊNIO (VO$_2$) CEREBRAL

O equilíbrio entre oferta e consumo cerebral de oxigênio determina a função cerebral adequada. O fluxo sanguíneo cerebral é fundamental para uma função neuronal adequada, porém seu valor numérico não assegura uma perfeita função do cérebro, e, portanto, o fluxo (DO$_2$) deve ser interpretado em conjunto com as medidas de consumo. Medidas diretas de consumo cerebral não estão disponíveis à beira do leito. No entanto, formas indiretas permitem uma avaliação mais próxima da realidade metabólica cerebral. Por exemplo, a atividade metabólica cerebral cortical é responsável por 50% do consumo de oxigênio; a ausência induzida de atividade elétrica cerebral ao EEG garante a redução do consumo na mesma proporção. Nos últimos anos, métodos foram desenvolvidos para estudar a relação entre DO$_2$ e VO$_2$ do tecido cerebral. Dentre os métodos mais conhecidos tem-se a oximetria tecidual cerebral, a oximetria transcraniana e a oximetria de bulbo de jugular.

A oximetria de bulbo de jugular segue o princípio de equilíbrio entre oferta e consumo de oxigênio global. Em condições normais, o consumo cerebral de oxigênio (CMRO$_2$) corresponde a 3,5 mL/100 g/min. Esse valor corresponde a 20% do gasto energético corporal total em repouso. A oxidação da glicose origina 99% do ATP produzido no encéfalo. No TCE grave, o metabolismo cerebral está globalmente diminuído em 30% a 50% (no TCE, o CMRO$_2$ médio é de 1,74 mL/100 g/min).[1]

O CMRO$_2$ pode ser calculado pela fórmula:

$$CMRO_2 = FSC \times AV_jDO_2$$

FSC = fluxo sanguíneo cerebral
AV$_j$DO$_2$ = diferença arteriovenosa jugular O$_2$

Em condições normais, **CMRO$_2$** e FSC estão "acoplados", ou seja, o FSC é regulado principalmente pelo CMRO$_2$. Nessa situação, a AV$_j$DO$_2$ permanece constante com as variações do **CMRO$_2$**. Por outro lado, aproximadamente 55% dos pacientes com TCE grave apresentam o acoplamento entre fluxo e consumo. Em um grande número dos pacientes com TCE grave, o FSC aumenta ou diminui independentemente do **CMRO$_2$**. Nessas situações, o FSC passa a depender diretamente da pressão arterial e da paCO$_2$. Apesar da SvjO$_2$ (valor obtido da oximetria venosa do bulbo da jugular) não fornecer informações quantitativas sobre o FSC ou CMRO$_2$, ela pode refletir a relação entre essas duas variáveis. Assim, uma diferença arteriovenosa jugular de oxigênio normal sugere que o FSC está adequado ao CMRO$_2$ de forma global. Entretanto, AV$_j$DO$_2$ alterada indica com toda certeza que o FSC é inadequado de forma global ao CMRO$_2$, seja por diminuição de fluxo (p. ex.: hipotensão), seja por aumento do consumo (p. ex.: febre ou crise epiléptica).[1] A principal indicação da monitorização da oximetria de bulbo de jugular é o TCE grave associado a hipertensão intracraniana, em especial quando for necessária a hiperventilação. A indicação de monitorização da SvjO$_2$ deve ser precoce porque o maior risco de SvjO$_2$ diminuídas acontece nas primeiras 48 horas. Após 72 horas, a tendência é que a SvjO$_2$ se mantenha elevada. Nos casos de acidentes vascular cerebral isquêmico ou hemorrágico associado a HIC, a monitorização de SvjO$_2$ não está estabelecida.[13] As principais contraindicações para o método são lesões da coluna cervical, trauma local, coagulopatias e traqueostomia. As complicações (punção arterial, hematoma, compressão da via aérea, hemotórax, pneumotórax, infecção e trombose) não são frequentes, mas podem causar grande inconveniente.[13] Valores normais obtidos pela oximetria de bulbo jugular são:[13]

- **SvjO$_2$** (saturação venosa jugular de O$_2$) = 55% a 75%
- **CvjO$_2$** (conteúdo venoso jugular de O$_2$) = 7 mL%

- **AVjDO$_2$** (diferença arteriovenosa jugular de O$_2$) = 5 a 9 mL%
- **ECerO$_2$** (extração cerebral de O$_2$) = 24% a 42%

É importante enfatizar que esses valores refletem o equilíbrio entre oferta e consumo de oxigênio, e não diretamente valores normais de FSC.

A saturação jugular de O$_2$ baixa (< 55%) ou extração cerebral de O$_2$ elevada (> 42%) reflete um desequilíbrio entre oferta e consumo de oxigênio. Esse achado significa que o fluxo está reduzido de forma absoluta ou relativa. Sempre exclua erro de coleta ou medida e certifique-se de que o conteúdo arterial de oxigênio está adequado (SatO$_2$ > 90% e Hb > = 10g%). As causas mais frequentes de redução absoluta da oferta são hipertensão intracraniana, hipotensão arterial e hiperventilação (PaCO$_2$ < 30 mmHg). Dentre as causas de redução relativa da oferta, encontra-se todas as causas que aumentem o consumo como: crise epiléptica, dor, sedação inadequada, dentre outras.

A saturação jugular de O$_2$ alta (> 75%) ou extração cerebral de O$_2$ diminuída (< 24%) é o achado mais frequente de queda na saturação, principalmente após as 72 horas do evento, porém seu significado clínico é mais limitado. Ela pode resultar de:

- "Contaminação" do bulbo jugular com sangue extracerebral. Confirme a posição do cateter.
- Caso de SjO$_2$ alta associada à hipertensão intracraniana deve ser interpretada como um indicador de hiperemia, que poderá ser confirmada com o Doppler transcraniano.

Dentre as principais limitações do método, encontra-se sua limitação para monitorizar isquemia regional porque se trata de uma monitorização de oxigenação cerebral global. Outra limitação é sua incapacidade de detectar isquemia no encéfalo contralateral ao da jugular oposta. Em caso do FSC diminuir, a contaminação com sangue extracerebral poderá tornar-se proporcionalmente maior, elevando artificialmente a SvjO$_2$.

Enquanto a SjO$_2$ fornece informações a respeito do balanço global entre oferta e consumo de oxigênio global, a pressão parcial de O$_2$ no tecido cerebral (PtO$_2$) fornece informações sobre o balanço regional cerebral. A medida direta da PtO$_2$ pode ser realizada por implante de eletrodos de Clarke modificados que fornecem informações de uma região pequena e específica de um cérebro metabolicamente heterogêneo. Quando o eletrodo é colocado em região de tecido cerebral normal, há boa correlação com a SjO$_2$, inclusive na avaliação prognóstica se períodos prolongados de hipóxia tecidual. No cérebro em sofrimento, não existem valores de PtO$_2$ bem definidos, sendo necessário maiores estudos para definir a utilidade dessa metodologia no cuidado do paciente neurológico grave.[21] No capítulo da monitorização da oximetria cerebral encontra-se mais detalhamento dessa tecnologia.

A oximetria transcraniana cerebral é uma tecnologia não invasiva para avaliar a oxigenação cerebral. O sensor normalmente é colocado sobre a pele da região frontal. A luz é emitida através do escalpe e do crânio chegando ao córtex cerebral, onde sofrerá reflexão pela hemoglobina (saturada e insaturada). Como aproximadamente 80% do volume sanguíneo cerebral encontra-se no território venoso, a saturação de oxigênio cerebral representa basicamente a saturação venosa dessa região (SvcO$_2$). Geralmente, os dispositivos comercialmente disponíveis utilizam a monitorização bilateral da região frontal do cérebro. Os valores normais para esse método situam-se na faixa de 65% a 75%. A utilidade do método reside em seu emprego como forma de detecção precoce de mudanças na oxigenação cerebral, não sendo bom método para avaliação absoluta da saturação venosa de O$_2$. A oximetria transcraniana por reflexão baseia-se no princípio de que a luz infravermelha penetra por vários centímetros nos tecidos e a hemoglobina determina a maior parcela de absorção. Várias críticas podem ser aplicadas a esse método. A avaliação global do equilíbrio entre oferta e consumo pode não detectar a presença de pequenas áreas isquêmicas corticais em virtude da massa tecidual não alterar significativamente a SjO$_2$. A mistura com o retorno venoso extracraniano também pode mascarar alterações no balanço entre oferta e consumo. A drenagem venosa cortical é realizada preferencialmente pela veia jugular dominante (geralmente a veia jugular direita) enquanto a drenagem de estruturas subcorticais é realizada pela veia contralateral.[22] Apesar das críticas, o método tem ganhado alguns adeptos por conta de seu caráter não invasivo.

VARIÁVEIS DE PERFUSÃO: DOPPLER TRANSCRANIANO

A pressão de perfusão cerebral já foi discutida em tópicos anteriores. Os métodos de imagem capazes de avaliar perfusão não são disponíveis para seu uso à beira do leito em unidades de terapia intensiva. Neste tópico de variáveis de perfusão, será discutido o Doppler transcraniano.

O Doppler transcraniano (DTC) foi introduzido na prática clínica em 1982 por Rune Aaslid. O DTC baseia-se no efeito Doppler descrito em 1842 por Christian Andreas Doppler. O princípio desse efeito diz que "o relativo movimento da fonte sonora ou do observador pode causar mudanças da frequência de um onda sonora".

A sonda do DTC emite uma onda de ultrassom (frequência de 1 a 2 MHz), que é refletida pelo movimento das hemácias. Essa frequência se faz necessária para penetrar a tábua óssea. A reflexão da onda sonora produz uma onda de frequência menor comparada com onda original emitida pela sonda. A diferença entre a frequência original do sinal e a refletida é denominada de desvio Doppler (DD), que é diretamente proporcional à velocidade de fluxo sanguíneo. A velocidade do fluxo sanguíneo é estimada medindo o DD, e, por isso, quanto menor o ângulo obtido melhor será a estimativa da velocidade (Figura 152.4).[23-25]

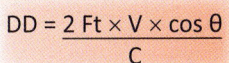

$$DD = \frac{2 \, Ft \times V \times \cos \theta}{C}$$

DD: desvio Doppler;
Ft: frequência da onda emitida;
V: velocidade atual;
C: velocidade do som no tecido;
cos θ: é o cosseno do ângulo entre o vaso insonado e a direção da onda em ultrassom.

FIGURA 152.4. Cálculo das velocidades de fluxo sanguíneo.

O DTC emprega uma sonda que contém um único cristal piezoelétrico, o qual alternadamente estimula a sonda produzindo o sinal e permanece em silêncio permitindo que a onda refletida seja lida. A variação entre o intervalo de tempo de transmissão e recepção permite a modulação da profundidade de insonação e, consequentemente, o exame seletivo de um segmento específico do polígono de Wills (Tabela 152.4).[23-25]

Por meio dos princípios já descritos, o DTC obtém um sinal acústico e outro visual que reflete as características do fluxo sanguíneo. Desses sinais, vários importantes parâmetros diagnósticos são obtidos, a saber:[23-25]

1. velocidade de pico sistólica (VPS);
2. velocidade telediastólica (VTD);
3. velocidade média (Vm). A Vm é obtida pela soma da VPS e duas vezes a VTD e depois dividindo pelo número 3. VM = (VPS + 2 VFD)/3

O DTC apresenta como vantagens as seguintes características: método não invasivo, portabilidade, dados funcionais em tempo real da hemodinâmica encefálica, baixo custo e orientação ao tratamento. As principais desvantagens do método são: método descontínuo, necessidade de pessoal bem treinado na realização e interpretação, ausência de imagem anatômica, análise apenas das velocidades de vasos intracranianos maiores, impossibilidade de acesso a toda a extensão do vaso, operador dependente e probabilidade de não poder realizar o exame em até 15% dos pacientes por causa da ausência de janela adequada (idosos e japoneses).[23-25]

O DTC mede as velocidades dos elementos do sangue que são expressas em cm/s. Portanto, esse método diagnóstico não mede FSE, mas pode fazer uma estimativa qualitativa do mesmo. A relação entre velocidades no DTC e FSE também não é linear. As velocidades no DTC podem variar de acordo com inúmeros fatores sistêmicos, a saber:[23-25]

1. **Hematócrito:** sabe-se que a viscosidade do sangue é inversamente proporcional ao FSE. Por isso, aumento de viscosidade (hematócrito ≥ 50% a 55%) pode reduzir o FSE e, consequentemente, uma redução de velocidades no DTC, bem como uma redução da viscosidade (hematócrito < 30%) produziria um **aumento de FSE e das velocidades** no DTC. Claro que isso dependerá do paciente e da condição encefálica subjacente.

2. **Temperatura:** vários estudos demonstram que o aumento da temperatura corporal pode levar a uma vasodilatação sistêmica e, por conseguinte, pode causar um aumento das velocidades no DTC. Na verdade, como pode haver um aumento do consumo de oxigênio pelo encéfalo, fica imprevisível saber se o FSE está normal, reduzido ou aumentado. As reduções de temperatura sistêmica estão associadas a reduções de FSE em virtude de inúmeros fatores e a redução das velocidades no DTC. Essas mudanças podem acontecer por variações de 1ºC.

3. **Hipercapnia e hipocapnia:** sabe-se que a hipercapnia pode aumentar o FSE e as velocidades no DTC, enquanto a hipocapnia produz um efeito oposto.

4. **Baixo ou alto débito cardíaco:** pacientes que do ponto de vista sistêmico apresentam uma condição hiperdinâmica e ou hipodinâmica podem apresentar, respectivamente, aumento ou reduções de velocidades.

As velocidades também sofrem influências importantes dos eventos neurológicos em curso ou preexistentes como: metabolismo encefálico, obstruções arteriais encefálicas, interação cardiopulmonar (mudanças hemodinâmicas), hipertensão intracraniana e hiperóxia. O comportamento dessas variáveis pode determinar aumento ou reduções de velocidades no DTC. Nota-se que vários fatores podem influenciar as velocidades do DTC e que estas não são constantes ao longo

TABELA 152.4. Critérios para identificação das artérias pelo DTC.

Artéria	Janela	Profundidade (mm)	Direção do fluxo	Velocidade (cm/s)
Oftálmica	Orbital	40 a 50	Direção do transdutor	21 ± 5
Sifão carotídeo	Orbital	60 a 80	Bidirecional	41 ± 11
Cerebral média (M1)	Temporal	35 a 60	Direção do transdutor	55 ± 12
Cerebral anterior (A1)	Temporal	60 a 75	Fugindo do transdutor	50 ± 11
Cerebral posterior	Temporal	60 a 75	P1 Direção P2 Fugindo do transdutor	39 ± 10 40 ± 10
Vertebral	Occipital	45 a 75	Fugindo do transdutor	38 ± 10
Basilar	Occipital	80 a 120	Fugindo do transdutor	41 ± 10
Carótida interna extracraniana	Submandibular	45 a 50	Fugindo do transdutor	40 ± 10

do tempo. Portanto, interpretações dos valores encontrados podem variar em vários períodos no mesmo dia.

O DTC após hemorragia subaracnóidea tem boa sensibilidade e especificidade na detecção de vasoespasmo cerebral à beira do leito. O aumento na velocidade de fluxo no segmento arterial com vasoespasmo ocorre pela redução do diâmetro.[26]

No traumatismo craniano grave, o DTC em associação com outras medidas de perfusão cerebral permite a identificação de hiperemia cerebral ou de vasoespasmo. A elevação progressiva de PIC também pode ser identificada pela mudança no padrão da curva de fluxo. No entanto, o DTC não deve ser utilizado em substituição à monitorização contínua da PIC, pois fatores como autorregulação de fluxo cerebral, vasoespasmo ou estenose proximal de carótida podem alterar as medidas do DTC, independente do valor da PIC. Na hipertensão intracraniana, ocorrem mudanças características nas ondas do DTC. Com o aumento da pressão intracraniana, ocorre diminuição da pressão de perfusão cerebral, o que diminui a velocidade de fluxo; essa diminuição preferencialmente afeta os valores da velocidade diastólica e aumenta a resistência vascular, evidenciado por valores aumentados do índice de pulsatilidade. Na morte encefálica, o DTC apresenta uma forma característica de velocidade de fluxo que consiste em fluxo sistólico intracraniano de pequena intensidade e saída de fluxo na fase diastólica (fluxo retrógrado). A sensibilidade do exame para morte encefálica é acima de 90% e a especificidade é de 100%.[27]

VARIÁVEIS BIOQUÍMICAS: MICRODIÁLISE

A técnica de MDC *in vivo* consiste na introdução de um cateter de 0,2 a 0,6 mm de diâmetro composto de uma membrana semipermeável numa região específica do cérebro, geralmente o córtex frontal. O cateter é perfundido continuamente com uma solução de diálise geralmente iônica e semelhante ao plasma com velocidade de 0,1 a 2 μL/min. No tecido, os solutos presentes no interstício se difundem no sentido do cateter de acordo com o gradiente de concentração. Consequentemente, numa situação ideal, a concentração do soluto mensurada na solução recuperada (dialisato) pelo cateter representa a mesma concentração intersticial daquele soluto.[28]

A MDC é um método que permite a determinação da concentração de solutos de baixo peso molecular (moléculas pequenas e neurotransmissores) no interstício. O método permite a análise quantitativa das concentrações de glicose, glicerol, piruvato, lactato e de neurotransmissores, como aspartato e glutamato (Tabela 152.5). Vários estudos demonstram boa correlação do método com a detecção de hipóxia ou isquemia e atividade convulsiva em situações diversas (acidentes vasculares isquêmicos, vasoespasmo cerebral, hemorragia meníngea, traumatismo cranioencefálico e epilepsia). Embora não existam evidências suficientes quanto ao uso da microdiálise, uma conferência do European Society of Intensive Care Medicine (ESICM) recomendou que o uso da microdiálise pode ser feito em pacientes com trau-

TABELA 152.5. Interpretação dos marcadores bioquímicos durante o mecanismo de lesão encefálica primária e secundária.

Marcador bioquímico	Mecanismo de lesão	Comentários
• Glicose elevada	• Lesão celular	• A explicação mais plausível é disfunção mitocondrial. Nessa situação, pode haver elevação de glutamato e diminuição do piruvato. • Deve ser avaliada em conjunto com a glicose sérica, pois pode ser devido a hiperglicemia.
• Glicose baixa	• Hipóxia/isquemia • Oferta reduzida de glicose • Hiperglicólise cerebral	• Pode significar isquemia, principalmente se houver aumento da relação lactato/piruvato, aumento de glutamato e diminuição do piruvato. • Pode também indicar hiperglicólise, que é um estado de intenso metabolismo e se associa a glutamato e piruvato elevados.
• Relação lactato/piruvato aumentada	• Hipóxia/isquemia • Estado oxidativo • Oferta de glicose reduzida • Disfunção mitocondrial	• Confiável marcador de isquemia tecidual e reflete metabolismo anaeróbio. Caso haja diminuição do piruvato, há um forte indício de isquemia. • Pode sugerir alteração mitocondrial. • Avaliar a presença de hipoglicemia. • Lactato/piruvato elevado com piruvato alto ou normal indica crise metabólica compensada.
• Glicerol aumentado	• Hipóxia/isquemia • Degradação da membrana celular	• Pode ocorrer sobreposição por glicerol sistêmico ou por glicerol oriundo do metabolismo da glicose. • Reflete a degradação da membrana celular. Está usualmente relacionada à intensidade da lesão inicial. Se houver alterações de outros parâmetros, pode refletir morte celular.
• Glutamato aumentado	• Hipóxia/isquemia • Excitotoxicidade	• Ampla variabilidade entre pacientes. Pode refletir crise metabólica, isquêmica ou não. • Glutamato alto com piruvato alto sugere crise metabólica ainda compensada. • Glutamato alto com piruvato baixo indica incapacidade astrocitária de metabolizar o glutamato para glutamina. Esse fenômeno pode ser de natureza isquêmica ou mitocondrial.

matismo craniano que requerem monitorização da pressão intracraniana e que dos marcadores bioquímicos monitorizados na MD, a relação lactato/piruvato é considerado o melhor e mais precoce marcador de injúria isquêmica secundária.[29]

A interpretação de variações moderadas desses marcadores ainda precisa de melhor definição e o posicionamento do cateter em tecido lesado ou em tecido saudável determina resultados diferentes dos marcadores analisados. A frequência adequada de monitorização desses parâmetros também não é determinada. Portanto, o uso desse método ainda é restrito a poucas instituições.[30]

PERSPECTIVAS: USO DE ULTRASSONOGRAFIA CRANIANA EM ADULTOS NA UTI

A ultrassonografia craniana é um método barato e de aprendizado relativamente simples. O ultrassom é capaz de detectar estruturas intracranianas como: tronco encefálico, mesencéfalo e ventrículos laterais. Dependendo da janela acústica do paciente, pode-se detectar hematomas intracranianos (Figura 152.5) e se associar ao método de Doppler colorido; o examinador pode localizar os vasos do polígono de Willis e medir as velocidades nestes segmentos.

Recentemente, a ultrassonografia ocular tem sido sugerida como possível indicador do aumento da pressão intracraniana pela medida do diâmetro da bainha do nervo óptico. O aspecto ultrassonográfico normal do nervo óptico é do centro para a periferia: as fibras nervosas aparecem hipoecogênicas, envoltas pela pia-máter de aspecto ecogênico, o espaço subaracnóideo aparece anecoico ou hipoecoico e está envolto pela dura-máter hiperecogênica e pela gordura periorbital. O diâmetro do nervo óptico (OND) pode ser medido como a distância dentro da pia-máter, e como diâmetro da bainha óptica (DBNO), a distância dentro da dura-máter. OND e DBNO são medidos 3 mm para trás do globo, usando um paquímetro eletrônico e um eixo perpendicular ao nervo ótico (Figura 152.6). Em pacientes sedados, há correlação entre os valores ecográficos do diâ-

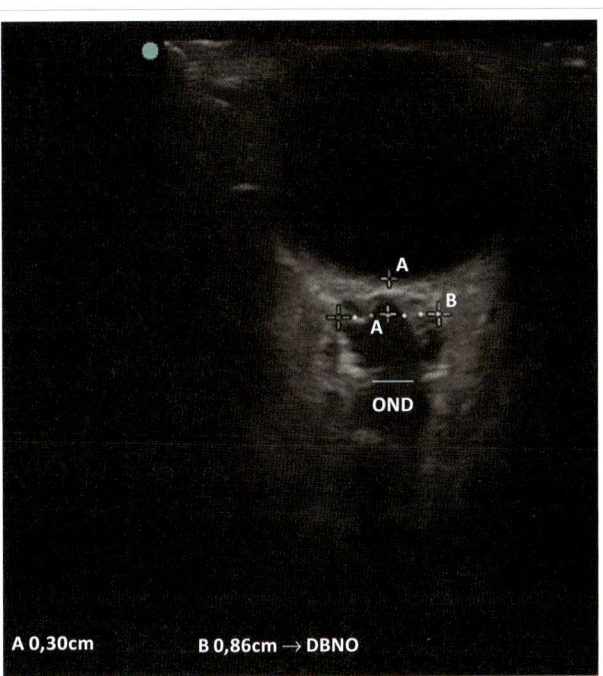

FIGURA 152.6. Ultrassonografia ocular bidimensional. Diâmetro da bainha do nervo óptico (DBNO) e diâmetro do nervo óptico (OND) foram medidos 3 mm atrás do globo, em um eixo perpendicular ao nervo óptico.

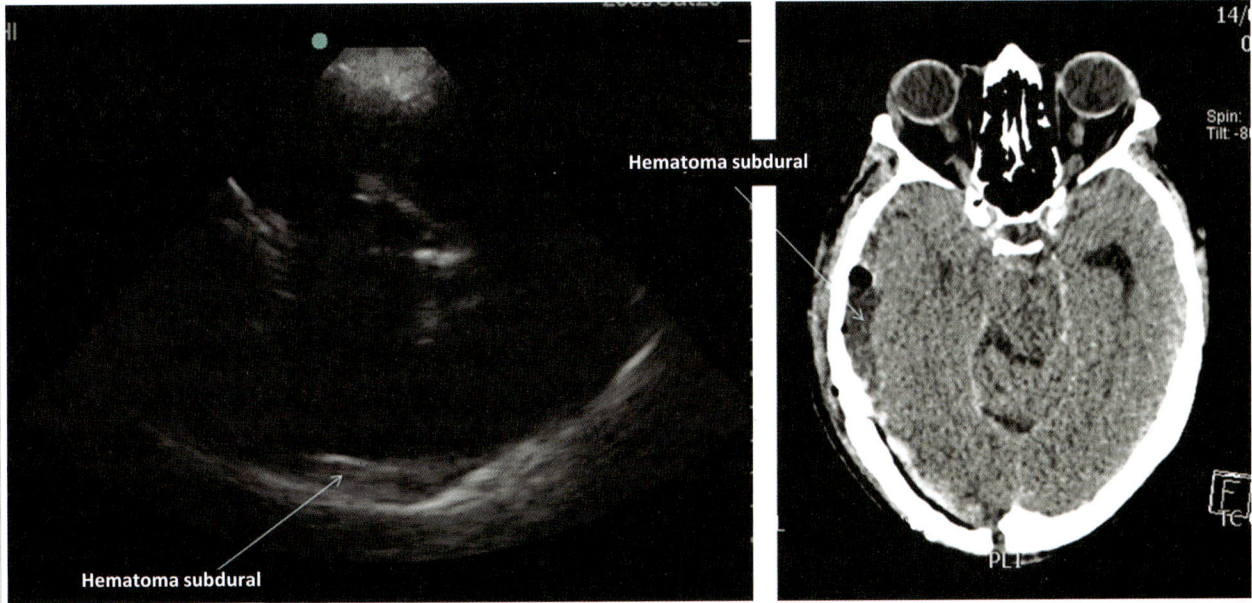

FIGURA 152.5. Hematoma subdural demonstrado à esquerda pelo ultrassom e o mesmo hematoma visto pela tomografia.

metro da bainha do nervo óptico com as medidas invasivas da pressão intracraniana. Valores do DBNO menores de 5,8 mm são associados com PIC menor que 20 mmHg. Além disso, as mudanças na DBNO também estão fortemente relacionadas com as alterações da PIC. Esse monitoramento não invasivo, à beira do leito, é um método promissor para avaliar a probabilidade de ICP elevada.[31]

REFERÊNCIAS BIBLIOGRÁFICAS

1. Chesnut RM, Prough DS. Critical Care of Severe Head Injury. New Horiz. 1995;(3):365-593.
2. Miller JD, Becker DP. Secondary insults to the injured brain. J R Coll Surg Edinb. 1982;27(5):292-8.
3. Chesnut RM, Marshall LF, Klauber MR, Blunt BA, Baldwin N, Eisenberg HM, et al. The role of secondary brain injury in determining outcome from severe head injury. J Trauma. 1993;34(2):216-22.
4. Kett-White R, Hutchinson PJ, Czosnyka M, Boniface S, Pickard JD, Kirkpatrick PJ. Multi-modal monitoring of acute brain injury. Adv Tech Stand Neurosurg. 2002;27:87-134.
5. De Deyne C, Struys M. New developments in cerebral monitoring. Curr Opin Anaesthesiol. 2000;13:517-21.
6. Feske SK. Coma and confusional states: emergency diagnosis and management. Neurol Clin. 1998;16:237-56.
7. Plum F, Posner JB. Diagnosis of stupor and coma. 3rd ed. Philadelphia: Davis Company, 1982.
8. Dandan IS. Altered Consciousness. Top Emerg Med. 2004;11:242-53.
9. Jordan KG. Neurophysiologic monitoring in the neuroscience intensive care unit. Neurol Clin. 1995;13:579-626.
10. American Association of Neurological Surgeons. Guidelines for the Management of Severe Head Injury. J Neurotrauma. 2007;17:6-7.
11. Procaccio F, Stocchetti N, Citerio G, Berardino M, Beretta L, Della Corte F, et al. Guidelines for the treatment of adults with severe head trauma. J Neurosurg Sci. 2000;44(1):1-24.
12. Vicent JL, Berre J. Primer on medical management of severe brain injury. Crit Care Med. 2005;33(6):1392-9.
13. Cruz J. Neuroemergências. São Paulo: Editora Atheneu, 2005. p.1-477.
14. Klem GH, Lüders HO, Jasper HH, Elger C. The ten-twenty electrode system of the International Federation of Clinical Neurophysiology. Electroencephalogr Clin Neurophysiol Suppl. 1999;52:3-6.
15. Procaccio F, Polo A, Lanteri P, Sala F. Electrophysiologic monitoring in neurointensive care. Curr Opin Crit Care. 2001;7:74-80.
16. Deogaonkar A, Gupta R, DeGerorgia M, Sabharwal V, Gopakumaran B, Schubert A, et al. Bispectral Index monitoring correlates with sedation scales in brain-injured patients. Crit Care Med. 2004;32(12):2403-6.
17. Nasraway SA, Wu EC, Kelleher RM, Yasuda CM, Donnelly AM. How reliable is the Biespectral Index in critically ill patients? A prospective, comparative single-blinded observer study. Crit Care Med. 2002;30(7):1483-7.
18. Jordan KG, Bleck TP. Continuous EEG Monitoring in the Intensive Care Unit. In: Ebersole JS, Pedley TA. Current Practice of Clinical Electroencephalography. 3rd ed. Philadelphia: Lippincott Williams & Wilkins, 2003. p.761-802.
19. Vespa PM, Nuwer MR, Juhász C, lexander M, Nemov V, Martin N, et al. Early detection of vasospasm after acute subarachnoid hemorrhage using continuous EEG ICU monitoring. Electroencephalogr Clin Neurophysiol. 1997;103:607-15.
20. Guerit MJ. Medical thecnology assessment EEG and evoked potentials in the intensive care unit. Neurophysiol Clin. 1999;29:301-17.
21. Gupta AK, Hutchinson PJ, Al-Rawi P, Gupta S, Swart M, Kirkpatrick PJ, et al. Measuring brain tissue oxygenation compared with jugular venous oxygen saturation for monitoring cerebral oxygenation after traumatic brain injury. Anesth Analg. 1999;88:549-53.
22. Owen-Reeve H, Smith M, Elwell CE, Goldstone JC. Near infrared spectroscopy. Br J Anaesth. 1999;82:418-26
23. Garami Z, Alexandrov AV. Neurosonology. Neurol Cin. 2008;27:89-108.
24. Alexandrov AV, Sloan MA, Wong LKS, Douville C, Razumovsky AY, Koroshetz WJ, et al. Practice standards for transcranial Doppler ultrasound: Part I – Test performance. J Neuroimaging. 2007;17:11-8.
25. Alexandrov AV, Bornstein NM. Advances in neurosonology 2005. Stroke. 2005;37:299-300.
26. Vora YY, Suarez-Almazor M, Steinke DE, Martin ML, Findlay JM. Role of transcranial Doppler monitoring in the diagnosis of cerebral vasospasm after subarachnoid hemorrhage. Neurosurgery. 1999;44:1237-46.
27. Bellner J, Romner B, Reinstrup P, Kristiansson KA, Ryding E, Brandt L. Transcranial Doppler sonography pulsatility index (PI) reflects intracranial pressure (ICP). Surg Neurol. 2004;62(1):45-51.
28. Johnston AJ, Gupta AK. Advanced monitoring in the neurology intensive care unit: Microdialysis. Curr Opin Crit Care. 2002;8:121-7.
29. Hillered L, Vespa PM, Hovda DA. Translational neurochemical research in acute human brain injury: the current status and potential future for cerebral microdialysis. J Neurotrauma. 2005;22:3-41.
30. Andrews, JP, Citerio G, Longhi L, Polderman K, Sahuguillo J, Vajkoczy P. NICEM Consensus on neurological monitoring in acute neurological disease. Intensive Care Med. 2008;34(8):1362-70.
31. Geeraerts T, Merceron S, Benhamou D, Vigué B, Duranteau J. Non invasive assesment of intracranial pressure using ocular sonography in neurocritical care patients. Intensive Care Med. 2008;34:2062-7.

CAPÍTULO 153

ANALGESIA E SEDAÇÃO EM TERAPIA INTENSIVA

Viviane Cordeiro Veiga
Salomón Soriano Ordinola Rojas

DESTAQUES

- Na analgosedação em UTI, devem-se levar em consideração indicações adequadas, utilização da melhor terapêutica de forma individualizada, interações medicamentosas e os possíveis eventos adversos relacionados ao medicamento utilizado e à estratégia adotada.
- Escalas devem ser utilizadas para avaliação da dor e sedação.
- A interrupção diária, sedação intermitente ou sedação guiada por metas são estratégias de sedação a serem utilizadas.
- *Delirium* está relacionado a pior desfecho em terapia intensiva.
- CAM-ICU e ICDSC são as ferramentas validadas para a avaliação de *delirium*.
- Estratégias não farmacológicas devem ser utilizadas para prevenção e redução do *delirium*.

ANALGESIA E SEDAÇÃO EM TERAPIA INTENSIVA

A analgesia e a sedação envolvem o cotidiano da terapia intensiva, devendo-se levar em consideração indicações adequadas, utilização da melhor terapêutica de forma individualizada, as interações medicamentosas e os possíveis eventos adversos relacionadas ao medicamento utilizado e a estratégia adotada. (Quadro 153.1)

Trabalhos têm mostrado que, em parte significativa dos pacientes, a sedação é feita de maneira excessiva, estando relacionada a maior risco de tolerância e taquifilaxia, depressão cardiovascular, aumento do tempo de ventilação mecânica (e, consequentemente, maior risco de pneumonia associada à ventilação mecânica e lesão pulmonar induzida pela ventilação mecânica), alteração da arquitetura do sono, aumento das investigações neurológicas, indução do *delirium*, com consequente risco de disfunção cognitiva e de polineuropatia do paciente crítico. Contudo, se a sedação for insuficiente, pode gerar desconforto e ansiedade no paciente, elevação do estresse cardiovascular, aumento do risco de extubação e retirada acidental de cateteres e sondas, desacoplamento da ventilação mecânica e privação do sono. Portanto, é imprescindível que, dentro do ambiente de terapia intensiva, sejam estabelecidas estratégias rotineiras de avaliação da analgesia e sedação.[1]

QUADRO 153.1. Indicações de sedação em UTI.[2]
- Bloqueio neuromuscular
- Pneumopatias graves com dificuldade de ventilação mecânica (broncoespasmo grave, ventilação em prona, SDRA grave)
- Sincronia paciente-ventilador
- Facilitar o cuidado
- Redução do consumo de oxigênio
- Terapia coadjuvante de hipertensão intracraniana
- Controle de crises convulsivas generalizadas
- Síndromes de abstinência
- Ansiólise/controle de agitação (após avaliação "sindrômica" para dor, delirium e causas orgânicas)
- Cuidados paliativos/fim de vida

SDRA: síndrome do desconforto respiratório agudo.

AVALIAÇÃO DA DOR

As escalas de avaliação devem ser utilizadas rotineiramente em pacientes críticos. A escala preferencial a ser utilizada em pacientes sem alteração do nível de consciência deve ser a escala numérica de dor[3] que classifica sua intensidade entre 0 (sem dor) e 10 (intensidade máxima possível) (Figura 153.1).

Em pacientes incapazes de relatar a intensidade da dor ou com alteração da consciência grave, podem ser utilizadas as escalas BPS (*behavioral pain scale*) e CCOPT (*critical care pain observation tool*) – Tabelas 153.1 e 153.2.

TABELA 153.1. Escala BPS para avaliação de dor.

Componente	Descrição	Pontuação
Expressão facial	Relaxado	1
	Contração periocular	2
	Olhos cerrados e contraídos	3
	Esgar, "careteamento"	4
Membros superiores	Sem movimentos	1
	Flexão parcial	2
	Flexão do braço e flexão dos dedos	3
	Permanentemente contraído	4
Adaptação à VM	Ventilando bem adaptado	1
	Tossindo, mas tolera VM na maior parte do tempo	2
	Brigando com o ventilador	3
	Não consegue ventilar	4

BPS > 5 considerado inadequado – requer intervenção
VM: ventilação mecânica.
Fonte: Adaptada de Crit Care Med 2001; 29:2258-2263.[4]

A analgesia deve ser realizada de forma preemptiva, associada a medidas não farmacológicas, durante procedimentos da terapia intensiva, como retirada de drenos, mobilização, manobras fisioterápicas e coleta de exames laboratoriais.

Os opioides devem ser considerados como tratamento de primeira linha para alívio da dor. Analgésicos não opioides podem ser considerados na tentativa de reduzir a dose de opioides ou os efeitos colaterais associados a estes.

AVALIAÇÃO DA SEDAÇÃO

Deve ser feita de forma rotineira e sistemática por ferramentas validadas, como o RASS (escala de Richmond Agitation-Sedation) e a escala de agitação-sedação (SAS, *do inglês scalation agitation-sedation*)[6-9] (Quadros 153.2 e 153.3).

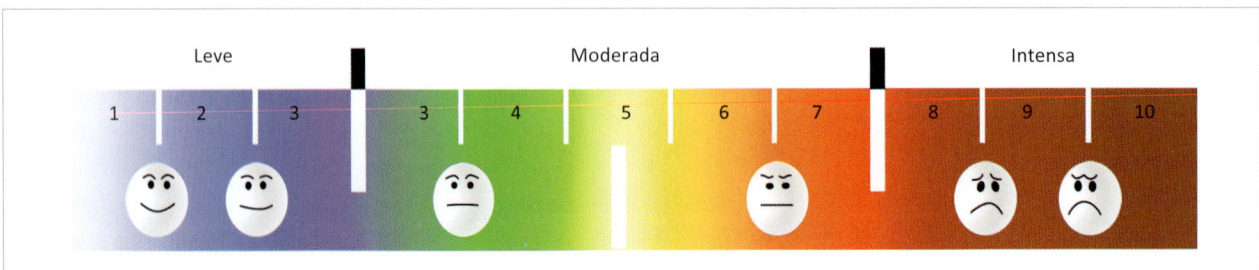

FIGURA 153.1. Escala visual analógica para avaliação de dor.

TABELA 153.2. Escala CCPOT.

<table>
<tr><th colspan="4">Critical-Care Pain Observation Tool (CCPOT)</th></tr>
<tr><th>Componente</th><th>Descrição</th><th>Escore</th><th>Pontuação</th></tr>
<tr><td rowspan="3">Expressão facial</td><td>Nenhuma tensão muscular</td><td>Relaxado, neutro</td><td>0</td></tr>
<tr><td>Franze sobrancelhas, contração periórbitaria, rebaixa a fronte</td><td>Tenso</td><td>1</td></tr>
<tr><td>Todos acima + olhos fechados e contraídos</td><td>Esgar, "careteamento"</td><td>2</td></tr>
<tr><td rowspan="3">Movimentos corporais</td><td>Sem movimentos</td><td>Ausência de movimentos</td><td>0</td></tr>
<tr><td>Movimentos lentos, cautelosos, tocando levemente a área dolorosa, procurando atenção por meio dos movimentos</td><td>Proteção/defesa</td><td>1</td></tr>
<tr><td>Arrancando o tubo, tenta sentar, move membros/agride, não segue comandos, agride equipe, tenta pular da cama</td><td>Inquietação</td><td>2</td></tr>
<tr><td rowspan="3">Tensão muscular</td><td>Sem resistência para movimentos passivos</td><td>Relaxado</td><td>0</td></tr>
<tr><td>Resistência a movimentos passivos</td><td>Tenso</td><td>1</td></tr>
<tr><td>Grande resistência a movimentos passivos/incapacidade de completar os movimentos</td><td>Muito tenso/rígido</td><td>2</td></tr>
<tr><td rowspan="3">Adaptação à ventilação</td><td>Ventila sem dificuldade, alarmes não são acionados</td><td>Tolerando VM/movimentação</td><td>0</td></tr>
<tr><td>Alarmes do respirador cessam automaticamente</td><td>Tosse mas tolera VM</td><td>1</td></tr>
<tr><td>Assincronia, ventilações bloqueadas, alarmes frequentes</td><td>"Briga" com respirador</td><td>2</td></tr>
<tr><td rowspan="3">ou Vocalização (pacientes não intubados)</td><td>Conversa normalmente ou não emite sons</td><td>Conversa normal ou silêncio</td><td>0</td></tr>
<tr><td>Suspira, aflito</td><td>Suspira, aflito</td><td>1</td></tr>
<tr><td>Chorando, soluçando</td><td>Chorando, soluçando</td><td>2</td></tr>
<tr><td colspan="3">Somatório</td><td>0-8</td></tr>
</table>

Fonte: Adaptada de Am J Crit Care 2006; 15: 420-427.[5]

QUADRO 153.2. Escala de RASS para avaliação do grau de sedação.

+4	Abertamente combativo, violento, representa perigo imediato para o pessoal da unidade de terapia intensiva (UTI)
+3	Puxa ou retira tubos ou cateteres, agressivo
+2	Movimentos não intencionais frequentes, luta contra o ventilador
+1	Ansioso, mas os movimentos não são agressivos ou enérgicos
0	Desperto e calmo
-1	Não completamente desperto, mas consegue manter-se acordado, abertura dos olhos ou contato visual em respostas à voz (10 segundos)
-2	Acorda por breves períodos e estabelece contato visual em resposta à voz (< 10 segundos)
-3	Movimento ou abertura dos olhos em resposta à voz, mas sem contato visual
-4	Não responde à voz, mas apresenta movimentos ou abertura dos olhos em resposta à estimulação física
-5	Não responde à voz ou estimulação física

QUADRO 153.3. Escala SAS.

7	Agitação perigosa	Ansiedade grave, sudorese, traciona a cânula traqueal, tentando remover cateteres com movimentos de um lado para outro.
6	Muito agitado	Não permanece calmo a despeito de ordem verbal, necessita de restrição física, morde a cânula traqueal.
5	Agitado	Ansioso ou levemente agitado. Calmo quando se assadas instruções verbais.
4	Calmo e cooperativo	Calmo, desperta facilmente e segue comandos.
3	Sedado	Difícil para despertar, alerta a estímulo verbal ou a um movimento gentil, obedece a comandos simples.
2	Muito sedado	Acorda com estímulo físico, mas não responde a comandos. Movimentos espontâneos ocasionais.
1	Não responsivo	Mínima ou nenhuma resposta a estímulo, não responde a comandos, sem movimento espontâneo, ausência de tosse.

O objetivo é a sedação leve a moderada, através do uso de escala de sedação, mantendo níveis na escala de RASS entre -1 e +1, ou SAS entre 3 e 4. Não se recomenda o uso do índice biespectral (BIS) para a monitorização primária da sedação. O eletroencefalograma pode ser utilizado para detecção de atividade epileptiforme em pacientes neurológicos.[9-12]

ESTRATÉGIAS DE SEDAÇÃO

A sedação profunda no ambiente de terapia intensiva está associada a aumento do tempo de ventilação mecânica, do tempo de internação em UTI e internação hospitalar e da mortalidade. Por isso, atualmente, está indicada apenas em casos selecionados[13] como os de controle de hipertensão intracraniana, estado de mal convulsivo e insuficiência respiratória grave com necessidade de controle rigoroso dos parâmetros de ventilação mecânica invasiva. Fora dessas situações, menos de 50% dos pacientes de UTI precisam ser sedados. A sedação profunda instituída precocemente em pacientes sob ventilação mecânica é um fator independente de pior prognóstico: aumenta o tempo em ventilação mecânica e as taxas de mortalidade hospitalar e de mortalidade em 180 dias.[14]

Entre as estratégias de sedação a serem adotadas, existem a interrupção diária da sedação, a sedação intermitente ou a sedação guiada por metas. Todas com estudos comprovando seus benefícios. No entanto, independentemente da estratégia adotada, é imprescindível que ela esteja baseada em protocolos de analgo-sedação.[14-16]

Escolha do sedativo

As drogas sedativas devem ser utilizadas de forma isolada ou associada, preferencialmente com opioides. É importante que em toda escolha de sedativos, deve ser utilizada drogas que promovam sedação. Em pacientes em que a analgesia adequada é estabelecida, pode-se, em determinados casos, evitar a sedação.

Na escolha do sedativo, deve sempre levar em consideração o objetivo da sedação (Figura 153.2).[11-12,17-18]

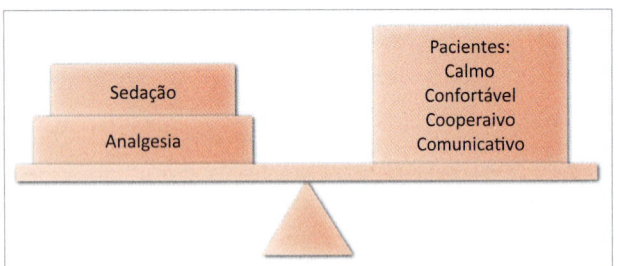

FIGURA 153.2. Objetivo da sedação para determinar a escolha do sedativo.

Dentre as principais classes de sedativos, temos:[11-12,17-18]

Benzodiazepínicos

Indutores do sono, diminuem a ansiedade e o tônus muscular, não produzem analgesia. Apresentam como efeitos adversos a depressão cardiorrespiratória. Inúmeros estudos têm associado sua utilização a risco independente de desenvolvimento de *delirium*. Os benzodiazepínicos atingem seus efeitos via ligação e ativação do receptor ácido gama-aminobutírico (GABA). Benzodiazepínicos estão relacionados à depressão do sistema nervoso central e depressão respiratória.

O diazepam tem meia-vida média de 36 horas e possui metabólito ativo, com meia-vida de eliminação superior a 96 horas. Não é recomendado o uso de infusão contínua desta medicação, sendo preferível a administração em bólus. O midazolam tem rápido início de ação, com meia-vida de eliminação de duas a quatro horas. Em pacientes críticos, está relacionado ao aumento do tempo de ventilação mecânica, do tempo de internação e incidência de *delirium*.

HIPNÓTICOS

Barbitúricos

Atualmente utilizados somente em situações especiais, como hipertensão intracraniana refratária e estado de mal epiléptico. Os barbitúricos podem proteger o cérebro pela redução do metabolismo cerebral. O mais utilizado é o pentobarbital, na dose inicial de 3 a 5 mg/kg, com manutenção de 1 a 2 mg/kg/hora. Apresentam como efeitos adversos a depressão do sistema nervoso central (SNC), hipotensão arterial e diminuição da contratalidade miocárdica.

Propofol

Droga de meia-vida curta (dois a oito minutos), largamente utilizada em terapia intensiva. Se utilizado em bólus, pode ocasionar hipotensão arterial, pela associação de vasodilatação e leve depressão miocárdica. Deve-se ter cautela em infusões superiores a 4 a 5 mg/kg/hora pela possibilidade da síndrome da infusão do propofol caracterizada, entre outras intercorrências, por insuficiência cardíaca, rabdomiólise e hipercalemia. Por ser um lipídeo, deve-se incluir a infusão do propofol no cálculo calórico diário (1 mL = 1,1 kcal). Pacientes que recebem o medicamento por tempo superior a 48 horas devem ter mensuradas enzimas hepáticas e triglicerídeos.

Opioides

É a classe mais utilizada para sedação no ambiente de terapia intensiva, com propriedades analgésicas e sedativas. Entre os opioides há diferenças quanto à meia-vida contexto sensitiva, diretamente relacionada ao tempo de despertar. Os principais efeitos adversos desta classe de medicamentos são: depressão respiratória, rigidez torácica, náuseas, vômitos, íleo paralítico e hipotensão arterial. A taquifilaxia está relacionada a períodos de utilização superior a três ou quatro dias, podendo haver tolerância tanto em relação à analgesia quanto à depressão respiratória.

A morfina é uma droga de baixa lipossolubilidade, o que retarda seu início de ação. Deve ser evitada nos casos de insuficiência renal, por produzir metabólitos ativos com eliminação renal, que se acumulam na presença de insuficiência renal.

Atualmente, o remifentanil tem mostrado superioridade em relação ao fentanil, por ser um opioide de ação ultra-curta, independentemente do tempo de utilização. O remifentanil é apropriado para uso em pacientes com insuficiência hepática grave ou disfunção renal, pois a farmacocinética da droga não é alterada nestes pacientes. A hipotensão e a bradicardia podem ser controladas pela redução da velocidade de infusão de remifentanila.

Alfa-2-agonistas

Nesta classe, tem ganho destaque na terapia intensiva a dexmedetomidina com suas propriedades sedativas, hipnóticas e analgésicas cujo benefício é não produzir depressão respiratória. Os principais efeitos colaterais são as alterações da pressão arterial e bradicardia. As doses de utilização preconizadas são de 0,2 a 0,7 mcg/kg/hora. No entanto, atualmente há vários estudos utilizando esta medicação com doses de até 1,4 mcg/kg/hora.

ANALGO-SEDAÇÃO EM CONDIÇÕES ESPECIAIS

Analgo-sedação na síndrome do desconforto respiratório agudo (SDRA)

Os objetivos da analgo-sedação na SDRA são: melhorar o acoplamento à ventilação mecânica, otimizar a troca gasosa e ventilação, promover o repouso da musculatura, reduzir o consumo de oxigênio e da produção de gás carbônico e da lesão pulmonar induzida pela ventilação mecânica.

Os pacientes com SDRA, independente do grau (leve, moderado ou grave), devem receber analgo-sedação nas primeiras 48 a 72 horas após serem submetidos à intubação orotraqueal. Em casos de SDRA grave, é recomendado que se mantenha níveis de sedação profunda (RASS de -3 a 5). Nos casos de SDRA com relação PaO_2/FiO_2 menor que 120, sob sedação profunda, é recomendada a utilização de bloqueador neuromuscular nas primeiras 48 horas do suporte ventilatório O cisatracúrio é a droga de escolha para esta condição. Após melhora da relação PaO_2/FiO_2, pode-se dar início às estratégias de desmame da sedação, mantendo-se níveis suficientes para evitar assincronia com o ventilador mecânico e possibilite o desmame da ventilação e minimize os riscos de complicações como a lesão pulmonar induzida pela ventilação mecânica, a pneumonia associada à ventilação mecânica e a polineuropatia do paciente crítico. Além disso, é fundamental que as escalas de sedação e analgesia sejam sistematicamente aplicadas neste grupo de pacientes.

Analgo-sedação na sepse

Apesar do pequeno número de estudos sobre analgesia e sedação neste grupo, é fundamental o estabelecimento de estratégias de sedação nestes pacientes. Deve ser fundamentada em protocolos, com individualização na escolha dos sedativos e a monitorização através de escalas validadas (RASS ou SAS) é imprescindível, para evitar sedações inadequadas (tanto insuficientes quanto excessivas). A sedação insuficiente está associada à dificuldade de acoplamento com a ventilação mecânica e ao stress, que está diretamente relacionado ao aumento do consumo de oxigênio pelo miocárdio, a estados de hipercoagulabilidade, imunossupressão, além da possibilidade de ocorrerem retiradas acidentais de cateteres e sondas. Por outro lado, a sedação excessiva está relacionada a maior prevalência de pneumonia associada à ventilação mecânica e à lesão pulmonar induzida pela ventilação mecânica, pelo aumento do tempo de ventilação mecânica, polineuropatia do paciente crítico, redução da mobilidade no leito e aumento dos fenômenos tromboembólicos.

Mesmo não havendo evidências nesse grupo de pacientes de benefício da utilização de um sedativo sobre o outro, estudos mostram que o uso do benzodiazepínicos está relacionado ao aumento do tempo de ventilação mecânica, de internação e *delirium*, devendo ser evitado.

Analgo-sedação na insuficiência renal

Para analgesia neste grupo de pacientes está indicado uso de fentanil ou remifentanil. O remifentanil é metabolizado por esterase plasmática e não se acumula com infusão prolongada. Já o fentanil tem metabolização hepática, sem prejuízo em seu *clearance*, na presença de insuficiência renal, não produz metabólitos ativos, mas pode se acumular no tecido lipídico em infusões prolongadas. A morfina deve ser evitada por produzir metabólitos ativos com eliminação renal, que se acumulam na presença de insuficiência renal.

Para sedação, recomenda-se a utilização de propofol e dexmedetomidina. Em relação ao uso de benzodiazepínicos, além da associação com desenvolvimento de *delirium* e aumento do tempo de internação, nos pacientes com insuficiência renal, sua meia-vida estará prolongada, dificultando o desmame da ventilação mecânica.

Analgo-sedação na insuficiência hepática

Para pacientes com insuficiência hepática fulminante, o propofol é uma alternativa de sedação, por estar relacionado à redução da pressão intracraniana. Para pacientes com cirrose hepática, a dexmedetomidina é o sedativo de escolha nos pacientes que necessitam de sedação por período prolongado.

Em relação aos opioides, a depuração plasmática do fentanil é significativamente mais baixa em pacientes com cirrose hepática, podendo ser usada em doses reduzidas e com intervalos maiores de administração. O remifentanil tem ação ultra-curta, com farmacocinética favorável para pacientes com disfunção hepática, sendo o analgésico de escolha para pacientes em ventilação mecânica.

REFERÊNCIAS BIBLIOGRÁFICAS

1. Kaplan L, Baiely H. Incidence of inadequate sedation. Crit Care. 2000;4(supp 1): S110.
2. Kress JP, Pohlman AS, Hall JB. Sedation and analgesia in the intensive care unit. Am J Resp Crit Care. 2002;166:1024-8.
3. Gift AG. Visual analogue scales: measurement of subjective phenomena. Nurs Res. 1989;38:286-8.
4. Payen JF, Bru O, Bosson JL. Assessing pain in critically ill sedated patients by using a behavioral pain score. Crit Care Med. 2001;29:2258-63.

5. Gélinas C, Fillion L, Puntillo K, Viens C, Fortier M. Validation of the critical care pain observation tool in adult patients. Am J Crit Care. 2006;15:420-7.
6. Payen JF, Chanques G, Mantz J, Hercule C, Auriant I, Leguillou JL, et al. Current Practices in Sedation and Analgesia for Mechanically Ventilated Critically ill Patients. Anesthesiology. 2007;106:687-95.
7. Payen JF, Bosson JL, Chanques G, Mantz J, Labarere J. Pain assessment is associated with decreased duration of mechanical ventilation in the intensive care unit. Anesthesiology. 2009;111:1308-16.
8. Sessler CN, Gosnell M, Grafp MJ, Brophy GM, O'Neal PV, Keane KA, et al. The Richmond Agitation-Sedation scale: validity and reliability in adult intensive care unit patients. Am J Respir Crit Care. 2002;166(10)1338-44.
9. Nassar JR AP, Pires N eto RC, De Figueiredo WB, Park M. Validity, reliability and applicability of Portuguese versions of sedation-agitation scales among critically ill patients. São Paulo Medical Journal. 2008:126(4):215-9.
10. Le Blanc JM, Dasta JF, Kane-Gile SL. Role of the bispectral index in sedation monitoring in the ICU. Ann Pharmacother. 2006;40:490-500.
11. Barr J, Fraser GL, Puntillo K, Ely EW, Gélinas C, Dasta JF, et al. Clinical practice guidelines for the management of pain, agitation, and delirium in adult patients in the intensive care unit. Crit Care Med. 2013 Jan;41(1):263-306.
12. Celis-Rodríguez E, Birchenall C, de la Cal MÁ, Castorena Arellano G, Hernández A, Ceraso D, et al. Guía de práctica clínica basada en la evidencia para el manejo de la sedoanalgesia en el paciente adulto críticamente enfermo. Med Intensiva. 2013;37(8):519-74.
13. Kress JP, Pohlman AS, O'Connor M, Hall JB. Daily interruption of sedative infusions in critically ill patients undergoing mechanical ventilation. N Engl J Med. 2000;342:1471-7.
14. Kollef MH, Levy NT, Ahrens TS, Schaiff R, Prentice D, Sherman G. The use of continuous IV sedation is associated with prolongation of mechanical ventilation. Chest. 1998;114:541-8.
15. Hooper MH, Girard TH. Sedation and weaning from mechanical ventilation: linking spontaneous awakening trials and spontaneous breathing trials to improve patient outcomes. Crit Care Clin. 2009;25(3):515-25.
16. Ramsay MAE. Intensive Care: problems of over and undersedation. Bailliere's Clin Anaesthesiol. 2000;14(2):419-32.
17. Pastores SM. Adult Multiprofessional Critical Care Review. Soc Crit Care Med. 2013
18. Knobel, E. Condutas no Paciente Grave. 4ed. São Paulo: Editora Atheneu. 2006

CAPÍTULO 154

DISTÚRBIOS DO SÓDIO NO PACIENTE NEUROLÓGICO GRAVE

Patrícia Faria Scherer
Bento Fortunato Cardoso dos Santos

DESTAQUES

- O cérebro e o rim são fundamentais na homeostase do fluido extracelular, com participação no balanço de sódio e água e, consequentemente, na regulação da tonicidade plasmática.
- As disnatremias, embora definidas pelo aumento ou redução na concentração plasmática de sódio, correspondem a distúrbios em que há excesso ou déficit de água.
- O balanço hídrico é monitorado por osmorreceptores e barorreceptores de atuação interdependente. Os principais responsáveis pelo controle do balanço hídrico são a secreção de arginina vasopressina (ou hormônio antidiurético – ADH) e o mecanismo da sede.
- Os distúrbios do sódio são frequentes em pacientes neurológicos graves e estão associados a aumento da morbimortalidade.
- A hiponatremia é o distúrbio eletrolítico mais frequente e de maior importância nos pacientes neurocríticos.
- O risco de complicações está associado ao distúrbio primário em si e às alterações resultantes de tratamento inadequado.
- A monitorização rotineira do sódio sérico, a abordagem diagnóstica racional da hipo e da hipernatremia e o tratamento baseado nos limites de segurança são os principais recursos para a abordagem segura das disnatremias.

INTRODUÇÃO

O cérebro e o rim têm papel fundamental na homeostase do fluido extracelular. Eles participam do balanço de sódio e água e, consequentemente, da regulação da tonicidade plasmática.[1] A osmolalidade total diz respeito à concentração de solutos em uma determinada massa de água (mOsm/kg) independente da capacidade desses solutos de atravessar membranas biológicas. Já a osmolalidade efetiva ou tonicidade corresponde à concentração daqueles solutos capazes de gerar gradiente de pressão osmótica através das membranas celulares e de promover movimentação de água entre os compartimentos intra e extracelular.[2-3] A osmolalidade plasmática efetiva (tonicidade) pode ser expressa, de maneira simplificada, pela seguinte relação:[4]

$$OSM_{plasmática} = \frac{2 \times Na^+_e + 2 \times K^+_e}{H_2O\ corporal\ total}$$

xNa^+_e = *exchangeable* Na
K^+_e = *exchangeable* K

Água corporal total:
0,6 × Peso (kg) – crianças e homens jovens
0,5 × Peso (kg) – mulheres jovens e homens idosos
0,45 × Peso (kg) – mulheres idosas

A razão $(Na^+ + K^+)_e/H_2O$ corporal nunca passa de zero, pois nem todo o Na^+_e está livre em solução. Uma quantidade substancial de Na^+ está ligada a proteoglicanas no tecido conjuntivo, nos ossos e nas cartilagens, os quais funcionam como reservatórios captando ou liberando Na^+ conforme as necessidades do organismo.

A tonicidade descreve o efeito do plasma sobre as células: hipotonicidade promove aumento do volume celular e hipertonicidade leva à sua contração. A hipernatremia sempre indica hipertonicidade. A hiponatremia, geralmente, indica hipotonicidade, mas há exceções[5] (pseudo-hiponatremia e hiponatremia iso ou hipertônica).[3] As disnatremias, embora definidas pelo aumento ou redução na concentração plasmática de sódio, correspondem a distúrbios em que há excesso ou déficit de água. O balanço hídrico é monitorado por osmorreceptores (expressam receptores TRPV1 e TRPV4 – *transient receptor potencial cation channel subfamily vanilloid*) e barorreceptores que atuam de forma interdependente. Os dois principais elementos responsáveis pelo controle do balanço hídrico são: secreção de arginina vasopressina (ou hormônio antidiurético – ADH) e mecanismo da sede.[2,6] Constituem estímulos para a secreção de ADH: aumento da tonicidade plasmática; redução do volume circulante efetivo; e ativação do sistema nervoso simpático.[1] Em condições normais, pequenas alterações na osmolalidade plasmática da ordem de 1% e pequenas reduções na pressão sanguínea em torno de 5% são capazes de ativar vias neuroendócrinas responsáveis pela restauração da homeostase.[2,4] Alterações nos mecanismos reguladores e desajustes no balanço de sódio e água podem acarretar efeitos profundos sobre o sistema nervoso central (SNC), seja durante a sua ocorrência, seja ao longo do tratamento das disnatremias.

CONCEITO E EPIDEMIOLOGIA

Os distúrbios do sódio são comuns em pacientes internados e estão associados a maior tempo de internação e aumento da mortalidade.[7]

A hiponatremia é definida como concentração de sódio inferior a 135 mEq/L, observada em 1% a 15% dos pacientes internados, em 38% dos doentes críticos e em mais de 50% dos pacientes neurocirúrgicos.[6,8] Está associada a aumento de mortalidade de 7% a 60%.[6] A hiponatremia é o distúrbio eletrolítico mais frequente e de maior importância nos pacientes neurocríticos.[8] Lesões cerebrais agudas comumente resultam em hiponatremia, especialmente a hemorragia subaracnóidea (HSA) e o trauma cranioencefálico (TCE).[8] A hiponatremia pode ocorrer em 30% a 50%[9] dos pacientes com HSA, 27% dos casos de TCE[10] e 25% a 35% dos indivíduos submetidos à ressecção transesfenoidal de tumor de hipófise.[11] Alterações neurológicas que determinam prejuízo da osmorregulação tornam os pacientes mais suscetíveis à ocorrência de edema cerebral e de isquemia secundária. Excluídas as causas iatrogênicas, a hiponatremia tem como substrato fisiopatológico, na maioria das vezes, a secreção inapropriada de hormônio antidiurético (SIADH) ou a síndrome perdedora de sal (SPS).

A hipernatremia, por sua vez, é definida como concentração de sódio superior a 145 mEq/L. É menos frequente que a hiponatremia, acometendo cerca de 1% dos pacientes no ambiente hospitalar[6] e cerca de 8% dos pacientes neurocríticos.[7] Entre os pacientes neurológicos, o *diabetes insípido* central é uma causa relevante de hipernatremia, com incidência reportada de 3,7% em unidades neurocirúrgicas.[6]

FISIOPATOLOGIA

A interação entre o cérebro e o rim desempenha papel fundamental na manutenção do balanço de sódio e água.[11] A arginina vasopressina (ou o ADH) é de suma importância na integração neuroendócrina entre o cérebro e o rim. O ADH é sintetizado como pró-hormônio precursor por neurônios localizados nos núcleos supraóptico e paraventricular do hipotálamo. Durante o transporte até o seu sítio de estocagem nos axônios terminais da hipófise posterior, ele é clivado pela neurofisina e convertido na sua forma livre. Uma vez secretado, o ADH circula como peptídeo livre, difunde-se prontamente no fluido extracelular e é rapidamente metabolizado pela vasopressinase no fígado e nos rins (meia-vida de cerca de 10 minutos). Há três isoformas de receptor em que o ADH atua como agonista efetivo: V_1a; V_1b (também chamado V_3); e V_2. O efeito antidiurético é mediado pelo receptor V_2. O V_2R é expresso principalmente na membrana basolateral do ducto coletor renal. Via ativação do AMP cíclico e da proteína quinase-A, ocorrem a fosforilação da aquaporina 2 (AQP_2) e a sua translocação das vesículas intracelulares para a membrana apical das células principais. Consequentemente, há incremento na reabsorção transepitelial de água por meio da AQP_2 e redução do volume urinário.[1,11] O receptor V_1a está presente nas células musculares lisas dos vasos e, uma vez ativado, promove vasoconstrição, aumento da pressão arterial e hipertrofia cardíaca. O V_1aR também pode ser encontrado nos rins em que é capaz de estimular a síntese de prostaglandinas, provocar contração mesangial, reduzir o fluxo sanguíneo glomerular e aumentar a reabsorção tubular de sódio. Por fim, o V_1bR está presente na hipófise anterior e participa da liberação do ACTH.[1]

HIPONATREMIA

Secreção inapropriada de hormônio antidiurético (SIADH)

A SIADH foi descrita pela primeira vez por Schwartz & Bartter em 1957.[2,6] Nessa condição, a secreção de ADH passa a ocorrer independente da osmolalidade sérica efetiva ou do volume circulante. Como consequência, apesar da redução na osmolalidade plasmática, o rim continua a eliminar urina hipertônica. Diferentes defeitos na regulação osmótica podem estar presentes: produção ectópica de ADH; liberação eutópica não osmótica de ADH pela hipófise posterior; polimorfismos resultando em perda de função do TRPV4; aumento na expressão de AQP_2; e, raramente, mutação tipo ganho de função no receptor V_2.[2,12] A dosagem do ADH sérico não é um marcador confiável para o diagnóstico da SIADH uma vez que os níveis plasmáticos do hormônio podem apresentar curso flutuante a despeito do defeito de regulação osmótica subjacente.[12]

A etiologia da SIADH é variada (Figura 154.1). Entre os pacientes neurológicos, as causas mais frequentes são meningite, encefalite, tumor cerebral, HSA, TCE e uso de anticonvulsivantes.[6]

Descrita pela primeira vez por Peters em 1950, caracteriza-se por poliúria, natriurese, hipovolemia e hiponatremia e decorre de uma alteração no transporte renal de sódio.[13] O defeito no túbulo proximal causa prejuízo na reabsorção de sódio e aumento na excreção de ureia e ácido úrico.[3] A depleção de volume leva à secreção fisiológica do ADH via barorreceptores. Níveis elevados de peptídeo natriurético atrial (PNA) e de peptídeo natriurético cerebral (BNP) podem estar presentes e contribuir para a natriurese. A SPS pode ocorrer em associação com a HSA, TCE, glioma, tuberculose e meningite carcinomatosa.[6]

HIPERNATREMIA

A hipernatremia pressupõe déficit de água e decorre de alteração no mecanismo da sede, dificuldade de acesso à água e/ou perdas hídricas renais ou extrarrenais excessivas (Figura 154.2).

Diabetes insípido central (DI central)

No DI central, há falha na resposta do eixo hipotálamo-hipofisário ao estímulo osmótico para liberação do ADH. Sendo assim, a despeito do aumento da osmolalidade plasmática, é produzido grande volume de urina inapropriadamente diluída, promovendo perda excesssiva de água

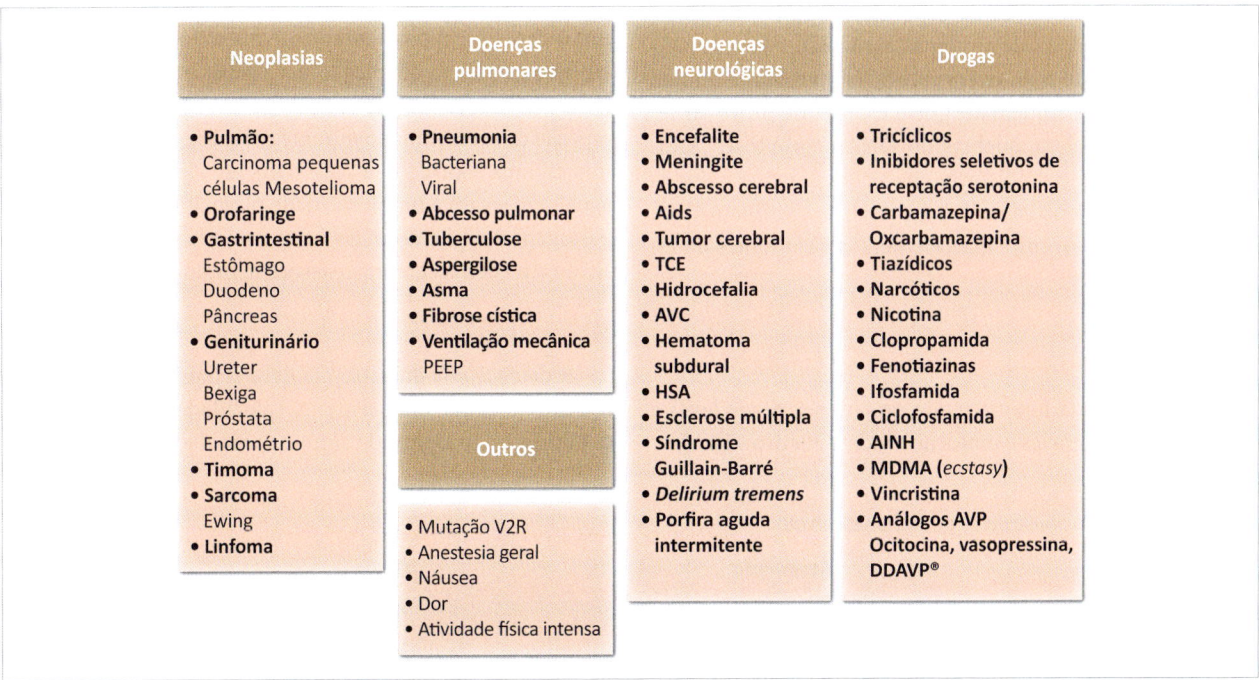

FIGURA 154.1. Causas de SIADH.

AVP: arginina-vasopressina; TCE: trauma cranioencefálico; PEEP: pressão positiva no final da expiração; AVC: acidente vascular cerebral; AINH: anti-inflamatórios não hormonais; SPS: síndrome perdedora de sal; HSA: hemorragia subaracnóidea.

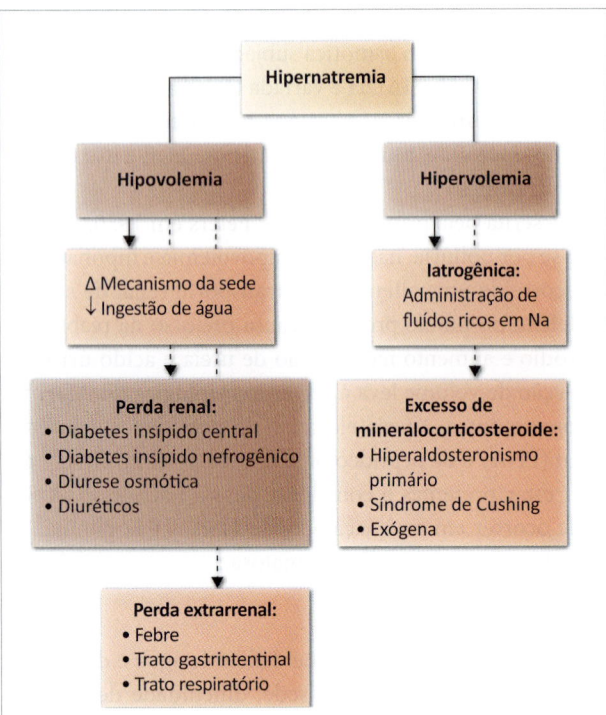

FIGURA 154.2. Causas de hipernatremia.

e provocando hipernatremia e desidratação. O DI central pode estar associado a cirurgia de hipófise, TCE, HSA e hemorragia intraparenquimatosa.[6]

QUADRO CLÍNICO

As disnatremias são classificadas temporalmente em agudas (menos de 48 horas) e crônicas (mais de 48 horas). Quanto mais rápida a instalação e mais acentuada a disnatremia, maior o risco de sintomas associados. Hipotonicidade extrema pode promover ruptura da membrana celular, ao passo que hipertonicidade grave é capaz de provocar lesões no citoesqueleto, quebras no DNA e apoptose.[5] Muitas vezes, a duração do distúrbio não pode ser determinada com precisão. Dessa maneira, a presença e a intensidade dos sintomas são os principais elementos definidores da terapêutica.

HIPONATREMIA
(HIPONATREMIA → Na plasm < 135 mEq/L)

Os sintomas da hiponatremia podem ser desde leves e inespecíficos até graves e ameaçar a vida (Quadro 154.1).

Os sintomas graves são causados por edema cerebral e aumento da pressão intracraniana. A diferença de osmolalidade efetiva entre o cérebro e o plasma promove a movimentação de água do compartimento extra para o intracelular, acarretando edema celular. Em geral, isso ocorre quando a hiponatremia se instala rapidamente e o cérebro tem pouco tempo para se adaptar ao ambiente hipotônico. Com o passar do tempo, o cérebro reduz a quantidade de partículas osmoticamente ativas no interior das células mediante extrusão de sódio, potássio, cloreto e solutos orgânicos (inositol, taurina, sorbitol, glutamato, glutamina). Esse processo adaptativo leva em torno de 24 a 48 horas. Essa é a razão de se utilizar o limite de 48 horas para a diferenciação entre os distúrbios agudos e crônicos.[2]

HIPERNATREMIA
(HIPERNATREMIA → Na plasm > 145 mEq/L)

A hipernatremia é menos comum que a hiponatremia. As manifestações clínicas da hipernatremia resultam da hiperosmolalidade plasmática e da consequente desidratação celular. No SNC, a contração de volume celular é capaz de provocar estiramento vascular e predispor à ruptura dos vasos meníngeos. Há potencial risco de sangramento parenquimatoso ou subaracnóideo e ocorrência de déficits neurológicos.[7] A hipernatremia pode manifestar-se por rebaixamento do nível de consciência, irritabilidade, hiperreflexia, espasticidade e convulsões. Muitas vezes, o paciente encontra-se criticamente enfermo, sendo difícil determinar se a alteração neurológica se deve primariamente à hipernatremia ou à doença de base.[14]

As células cerebrais têm a capacidade de autorregular o volume celular por meio do acúmulo de solutos orgânicos e não orgânicos. Como esse processo leva tempo, a hipernatremia que se desenvolve lentamente é bem tolerada, na medida em que permite a adaptação das células ao ambiente hipertônico, evitando contração significativa de volume. Cuidado especial deve ser tomado durante o tratamento da hipernatremia crônica. Correções excessivamente rápidas do déficit de água livre levam à hipotonicidade plasmática, promovendo a passagem de água do meio extra para o intracelular e resultando em edema cerebral[7] e lesões neurológicas secundárias.

DIAGNÓSTICO

A detecção da disnatremia deve sempre suscitar a investigação da causa subjacente. A velocidade de instalação do distúrbio e a presença de sintomas são dados importantes.

QUADRO 154.1. Sintomas de hiponatremia.

Leve	Moderado	Grave
• Distúrbios de marcha • Quedas • Déficit de concentração • Déficit cognitivo	• Náusea • Confusão • Cefaleia	• Vômito • Alteração cardiorrespiratória • Sonolência • Convulsão • Coma

HIPONATREMIA

A atividade do ADH pode ser inferida pela mensuração da osmolalidade urinária, cujo valor acima do limiar da diluição máxima (50 a 100 mOsm/L) pressupõe atividade hormonal presente.[4] Grande parte dos pacientes hiponatrêmicos apresenta excesso de ADH, não havendo a supressão fisiológica esperada quando a concentração plasmática de sódio cai abaixo de 135 mEq/L. Diante de um paciente hiponatrêmico, o primeiro passo é definir se a hiponatremia é hipotônica, ou seja, se a osmolalidade plasmática é inferior a 275 mOsm/kg. Uma vez confirmada a hiponatremia hipotônica, os passos seguintes são: avaliar a osmolalidade urinária e definir o *status* volêmico (Figura 154.3).

A SIADH e SPS, muitas vezes, apresentam características clínicas e laboratoriais sobreponíveis que dificultam o diagnóstico diferencial (Quadros 154.2 e 154.3). Ambas

QUADRO 154.2. Critérios diagnósticos da SIADH.[2,12]

Essenciais	Suplementares
Osmolalidade plasmática efetiva < 275 mOsm/kg H_2O	Ácido úrico < 4 mg/dL
Osmolalidade urinária > 100 mOsm/kg H_2O	Ureia < 21,6 mg/dL
Euvolemia	FE_{Na} > 0,5-1%
Na urinário > 30-40 mmol/L	FE_{ureia} > 55%
Função tireoideana normal	$FE_{ácido\ úrico}$ > 12%
Função adrenal normal	Não correção da hiponatremia após infusão de NaCl 0,9%
Sem história de uso recente de diuréticos	Correção da hiponatremia com restrição hídrica

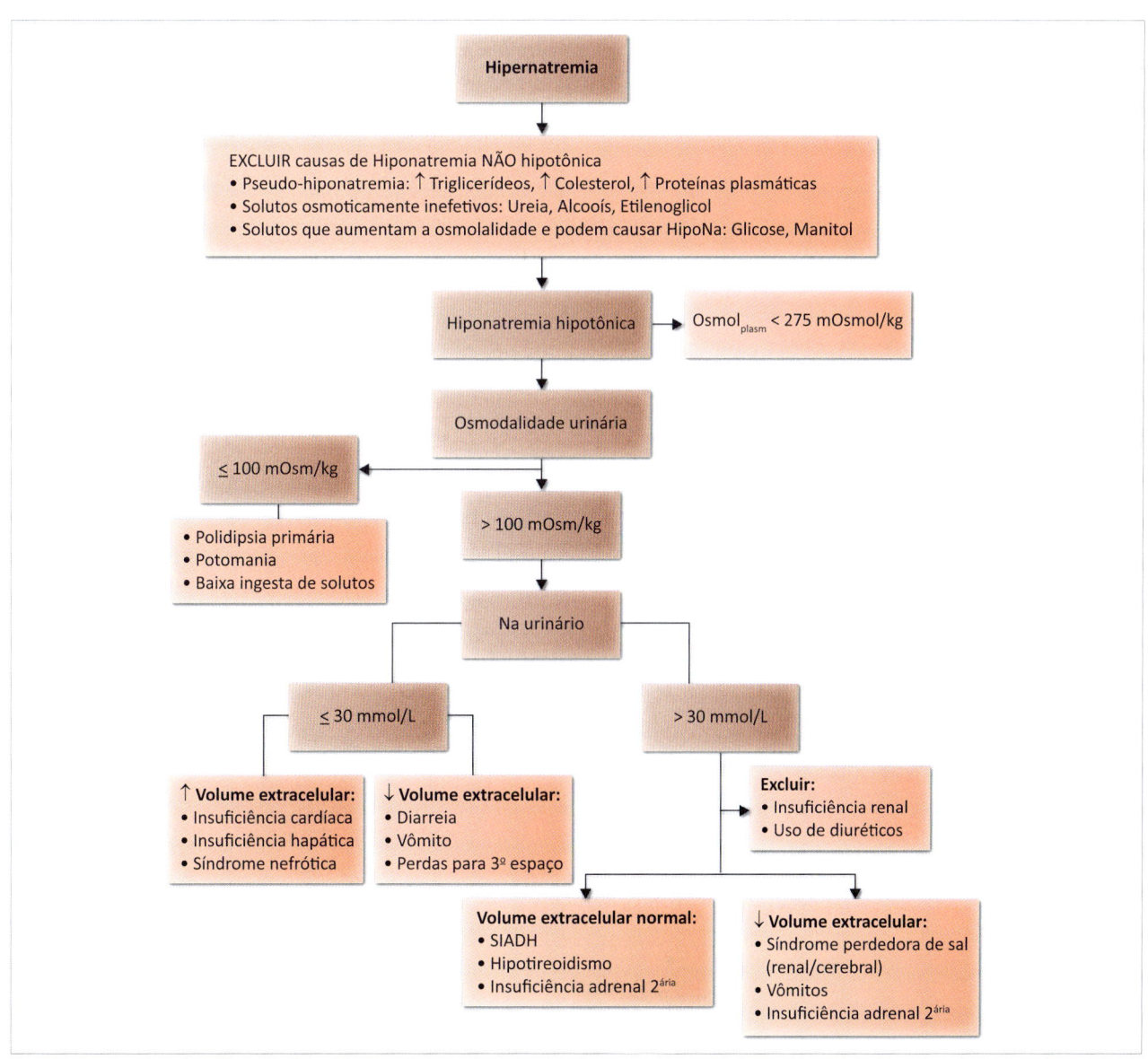

FIGURA 154.3. Abordagem diagnóstica da hiponatremia.
SPS: síndrome perdedora de sal; SIADH: secreção inapropriada de hormônio antidiurético.

manifestam-se usualmente com hiponatremia, natriurese, hipouricemia e fração de excreção de ácido úrico maior do que 10%. O principal ponto de divergência está no *status* volêmico: euvolemia na SIADH *versus* depleção do volume extracelular na SPS.[13] A determinação do *status* volêmico baseada no exame físico, nos parâmetros hemodinâmicos, nas análises laboratoriais e por radioisótopos tem limitações. Dessa forma, a avaliação da volemia deve ser, sempre que possível, multimodal para minimizar o risco da abordagem terapêutica inadequada.

QUADRO 154.3. Diagnóstico diferencial SIADH × SPS.[2,13]

	SIADH	SPS
[Ureia]$_{plasmática}$	Normal/↓	Normal/↑
[Ácido úrico]$_{plasmático}$	↓	↓
Volume urinário	Normal/↓	↑
[Na]$_{urinário}$	> 30 mmol/L	>> 30 mmol/L
Pressão arterial	Normal	Normal/↓
Pressão venosa central	Normal	↓
Renina	↓	↑
Aldosterona	↓	↑
FE$_{ácido úrico}$	Normal/↑	↑

HIPERNATREMIA

Resulta do déficit de água livre. O balanço positivo de sódio é, geralmente, iatrogênico e pode ser identificado pelo histórico clínico e medicamentoso. A perda hídrica primária pode resultar do espólio renal, gastrintestinal, cutâneo ou outras formas de perda insensível. Na presença de hipernatremia (Na > 145 mEq/L) e hiperosmolalidade (osmolalidade plasmática > 295 mOsm/kg), a urina inapropriadamente diluída (osmolalidade urinária < 150 mOsm/kg) indica comprometimento do mecanismo de concentração urinária consistente com diabetes insípido (DI). A existência de fatores predisponentes ao DI, a resposta à administração de arginina vasopressina exógena e a correlação com níveis plasmáticos de ADH contribuem para o diagnóstico diferencial entre o DI central e o nefrogênico. Em contrapartida, a hipernatremia associada à urina adequadamente concentrada (osmolalidade urinária > 700 mOsm/kg) indica prejuízo do mecanismo da sede ou do acesso à água como causas primárias da disnatremia. Em alguns pacientes hipernatrêmicos e poliúricos, pode ser necessária a diferenciação entre urina excessivamente diluída e diurese osmótica. A diurese osmótica caracteriza-se por osmolalidade urinária > 300 mOsm/kg, osmolalidade urinária maior do que a plasmática e taxa de excreção de solutos superior a 60 mOsm/hora[7] (Figura 154.4).

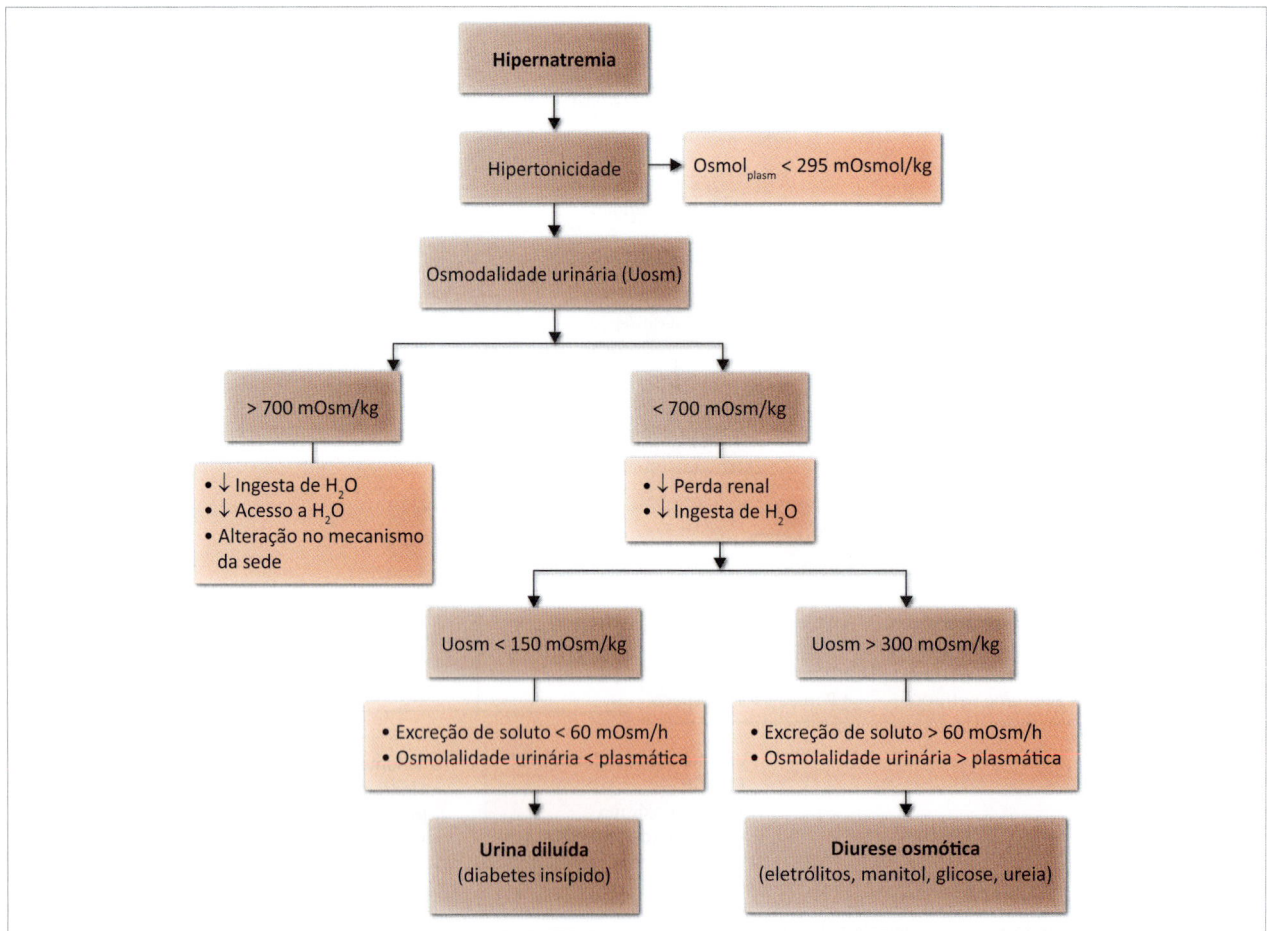

FIGURA 154.4. Abordagem diagnóstica da hipernatremia.

Quando a osmolalidade urinária encontra-se entre 150 e 300 mOsm/kg, o diagnóstico diferencial torna-se mais difícil pela possível coexistência de sobrecarga de solutos e perda renal ou extrarrenal de fluidos hipotônicos, a exemplo da correção inadequada do déficit de água livre com o uso de preparações à base de eletrólitos.[7]

TRATAMENTO
HIPONATREMIA

A presença de sintomas graves relacionados à hiponatremia (vômito, sonolência profunda, convulsões, coma) reflete a ocorrência de edema cerebral. Os astrócitos auxiliam na proteção dos neurônios contra o estresse osmótico. Os prolongamentos dos astrócitos envolvem os capilares cerebrais e os neurônios e expressam aquaporinas (aquaporina 4), permitindo a passagem de água pela barreira hematoencefálica. Diante do ambiente hipotônico, há transferência de taurina célula a célula permitindo que os neurônios conservem seu volume enquanto os astrócitos intumescem. No período de 24 a 48 horas, os astrócitos restauram seu volume por meio da perda de osmolitos orgânicos. Como há redução na expressão dos transportadores (p. ex.: TauT – transportador de taurina e SMIT – transportador de mioinositol), a recuperação dos osmolitos perdidos pode levar uma semana ou mais. A rápida correção da hiponatremia expõe os astrócitos depletados de osmólitos ao meio hipertônico, deflagrando apoptose, ruptura da barreira hematoencefálica e, possivelmente, desmielinização cerebral[5] – síndrome de desmielinização osmótica (SDO). A SDO tem curso bifásico com melhora inicial seguida por nova deterioração neurológica.[5] Pode acometer neurônios pontinos e extrapontinos e manifestar-se vários dias após a correção da hiponatremia.[15] O espectro clínico é abrangente e inclui convulsões, alterações de comportamento, distúrbios do movimento e, na sua forma mais grave, a síndrome *locked-in*.[5] A insuficiência hepática, a depleção de potássio e a desnutrição parecem aumentar o risco dessa complicação.[15]

Se de um lado a hiponatremia grave não tratada pode ser potencialmente fatal, de outro uma correção excessivamente rápida da hiponatremia pode causar a SDO. Sendo assim, os limites ou alvos de correção da disnatremia devem ser levados em conta para agregar segurança às intervenções terapêuticas.

TRATAMENTO GERAL DA HIPONATREMIA GRAVE SINTOMÁTICA
Manejo na primeira hora

O tratamento pode ser iniciado com a infusão de 150 mL de NaCl 3% em 20 minutos. Recomenda-se dosar o sódio plasmático 20 minutos após a administração inicial da solução hipertônica. Caso não haja reposta inicial, a infusão de NaCl 3% poderá ser repetida ou mantida até incremento de 5 mmol/L na concentração plasmática de sódio. O aumento de 4 a 6 mmol/L na concentração plasmática de sódio é capaz de impedir a herniação cerebral e cessar convulsões em pacientes com hiponatremia aguda grave.[5] Nos extremos de peso, a alíquota fixa de 150 mL de NaCl 3% poderá ser substituída pelo volume equivalente a 2 mL/kg. No caso de pacientes com hipocalemia associada, a correção do potássio contribuirá também para o aumento na concentração plasmática de sódio.[2]

Após a primeira hora

Caso haja melhora dos sintomas, a infusão de solução hipertônica deve ser interrompida. A monitorização do sódio plasmático deverá ser feita inicialmente a cada quatro a seis horas e, a seguir, a cada 12 horas até estabilização da natremia. Os limites máximos recomendados para ajuste do sódio durante o tratamento estão descritos a seguir:[2-3]

$\uparrow [Na^+]_{plasmático}$ 10 mmol/L nas primeiras 24h

Se alto risco para SDO:*
$\uparrow [Na^+]_{plasmático}$ 8 mmol/L nas primeiras 24h

* SDO: síndrome de desmielinização osmótica.
** $[Na^+]$ plasmático ≤ 105 mmol/L, Hipocalemia, Etilismo, Desnutrição, Hepatopatia.

$\uparrow [Na^+]_{plasmático}$ 18 mmol/L nas primeiras 48h

Se os sintomas persistirem mesmo após incremento inicial de 5 mmol/L na concentração plasmática de sódio, a infusão de NaCl 3% deve ser mantida visando aumento adicional de 1 mmol/L/h. A monitorização da natremia deverá ser realizada a cada quatro horas e a solução hipertônica deverá ser interrompida quando o aumento total na concentração plasmática de sódio atingir 10 mmol/L ou quando o sódio sérico chegar a 130 mmol/L, o que acontecer primeiro.[2] Para estimar o incremento adicional na concentração de sódio, pode ser utilizada a fórmula de Adrogué-Madias.[15]

$$NaCl\ 3\% = 513\ mmol/L$$

$$\Delta [Na^+]_{plasmático} = \frac{[Na^+]_{infundido} - [Na^+]_{plasmático}}{H_2O\ corporal\ total + 1}$$

$\Delta [Na^+]_{plasmático}$ = estimativa do efeito da infusão de 1 L da solução no sódio plasmático.

O total deve ser distribuído no intervalo de tempo desejado, obedecendo o limite de correção (8 a 10 mEq/24 horas e 18 mEq/48 horas).

A fórmula pode subestimar o incremento na concentração plasmática de sódio. Caso seja acrescentado potássio à solução, o cálculo deverá ser feito utilizando-se a seguinte fórmula:

$$\Delta [Na^+]_{plasmático} = \frac{[Na^+]_{infundido} - [Na^+]_{plasmático}}{H_2O\ corporal\ total + 1}$$

Muitas vezes, a análise clínica da melhora dos sintomas não é possível, a exemplo dos pacientes intubados e sedados. Nesse caso, deve-se proceder à correção da hiponatremia de acordo com os limites estipulados para as primeiras 24 a 48 horas.

Se houver correção excessivamente rápida da hiponatremia, o tratamento ativo deve ser interrompido e, mediante avaliação criteriosa, podem ser utilizados isoladamente ou em associação:

- Solução livre de eletrólitos (SG 5% por exemplo) – infusão inicial de 3 mL/kg/hora,[3] monitorização estrita do débito urinário e do balanço hídrico e rechecagem do sódio de hora em hora até sua redução ao nível-alvo.
- Desmopressina 2 a 4 μg por via endovenosa a cada oito horas.[3]

TRATAMENTO ESPECÍFICO DA HIPONATREMIA

Restrição hídrica

Na hiponatremia crônica associada à SIADH, a restrição hídrica é recomendada como tratamento de 1ª linha.[2] Constituem exceção os pacientes portadores de HSA nos quais foram observados maior ocorrência de infarto cerebral e piores desfechos relacionados à hipovolemia, notadamente naqueles submetidos à restrição de fluidos.[9] Quando indicada, a restrição deve envolver todos os líquidos administrados, e não apenas água. Não é necessário restringir sódio nem proteínas. O volume total de líquido a ser administrado dependerá do débito urinário e das perdas insensíveis (os fluidos podem ser limitados a 500 mL abaixo do volume urinário médio diário).[3] A restrição hídrica apresenta limitações: o efeito sobre o incremento do sódio pode ser imprevisível; a elevação na osmolalidade plasmática pode levar dias; pode haver falha de tratamento se a osmolalidade urinária for maior do que 500 mOsm/kg H_2O.

Diurético de alça

Na hiponatremia crônica associada à SIADH, o uso de diurético de alça em dose baixa é recomendado como tratamento de 2ª linha.[2] Doses iniciais podem ser de 20 a 40 mg. Geralmente, a diureticoterapia é empregada como adjuvante a outras intervenções.

Corticosteroide

Na HSA aneurismática, a SPS e a SIADH podem coexistir em um mesmo paciente, manifestando-se mediante a combinação de diurese excessiva e retenção de água livre. O uso de corticosteroide (hidrocortisona ou fludrocortisona) parece estar associado à redução da natriurese e da hiponatremia quando iniciado precocemente. Houve maior incidência de hiperglicemia e hipocalemia nos pacientes submetidos à corticosteroideterapia, embora ambas sejam condições tratáveis.[9]

Vaptans

O receptor V2 desempenha papel fundamental na reabsorção, pelos rins, de água livre. Drogas capazes de bloquear sua função foram propostas como estratégias terapêuticas no manejo da hiponatremia. Enquanto os diuréticos convencionais promovem eliminação de água livre e eletrólitos (natriurese), os antagonistas da vasopressina causam eliminação apenas de água livre (aquarese). A aquarese preserva os eletrólitos plasmáticos e provoca redução da água livre corporal total, levando a incremento na concentração de sódio e na osmolalidade plasmática. Os primeiros antagonistas da vasopressina datam da década de 1960 e tinham limitações terapêuticas significativas. Eles consistiam em compostos peptídicos com baixa penetração no SNC e tendência a efeitos agonistas quando usados cronicamente. Nos anos 1990, surgiram os antagonistas da vasopressina não peptídicos – os vaptans. São inibidores competitivos que impedem a via de sinalização hormonal, bloqueando a inserção de aquaporina 2 na membrana apical das células principais. Os vaptans estão listados no Quadro 154.4.

Os vaptans se mostraram efetivos em promover elevação do sódio plasmático sem ocorrência de eventos adversos significativos nos pacientes com hiponatremia euvolêmica e hipervolêmica.[17] Nos casos de hiponatremia hipovolêmica, o uso dos vaptans é contraindicado pelo risco de exacerbar a depleção de volume e potencializar a correção da hiponatremia. O uso do conivaptan nos pacientes neurocríticos, embora tenha se mostrado seguro e efetivo em pequenos estudos,[18-19] ainda não é respaldado pelas diretrizes atuais de tratamento da hiponatremia.

QUADRO 154.4. Antagonistas do receptor da vasopressina.[16]

Droga	Dose	Receptor	Via	Volume urinário	Osmolalidade urinária	Excreção Na (24 h)
Conivaptan*	20-40 mg/dia**	V_{1A} V_2	IV	↑	↓	=
Lixivaptan	100-200 mg	V_2	VO	↑	↓	= (baixa dose) ↑ (alta dose)
Tolvaptan*	15-60 mg/dia	V_2	VO	↑	↓	=
Satavaptan	12,5-50 mg	V_2	VO	↑	↓	=

* São aprovados pela Food and Drugs Administration (FDA) o conivaptan e o tolvaptan.
** Dose inicial de 20 mg em 30 minutos, seguida de infusão contínua de 20 a 40 mg/dia por quatro dias.

Ureia

A ureia aumenta a excreção de água livre e reduz a excreção de sódio na urina. Há descrições de seu uso como terapia alternativa para SIADH e outras formas de hiponatremia. Doses de 15 a 60 g/dia administradas por via oral costumam ser efetivas. Fatores limitantes são o sabor pouco palatável e o desenvolvimento de azotemia quando em doses elevadas. Os dados acerca da sua utilização em pacientes críticos e com HSA ainda são escassos e não permitem recomendações definitivas.[3]

HIPERNATREMIA

O tratamento da hipernatremia é voltado para a identificação da causa base do distúrbio e para a correção judiciosa do déficit de água livre. Perdas renais, extrarrenais e insensíveis devem ser corrigidas, o controle glicêmico deve ser ajustado, os diuréticos e agentes osmóticos devem ser descontinuados. O DI central e o nefrogênico devem ser corretamente diagnosticados e tratados.

TRATAMENTO GERAL DA HIPERNATREMIA: CORREÇÃO DO DÉFICIT DE ÁGUA LIVRE

Em pacientes instáveis hemodinamicamente, a expansão volêmica com SF 0,9% ou soluções balanceadas é prioritária em relação à reposição de água livre. Na ausência de comprometimento hemodinâmico, o primeiro passo é a correção do déficit de água livre com fluidos hipotônicos no intuito de restaurar a osmolalidade normal. Tradicionalmente, o déficit de água livre é estimado pelo seguinte cálculo:

$$\text{Déficit de } H_2O \text{ livre (litros)} = H_2O \text{ corporal total} \times \left(\frac{[Na^+]_{atual} - [Na^+]_{desejado}}{[Na^+]_{desejado}} \right)$$

Caso seja utilizada solução hipotônica contendo eletrólitos, a concentração de Na e K da solução deverá ser levada em consideração para o cálculo correto do volume de fluido a ser administrado.

$$\text{Volume de fluido hipotônico necessário (litros)} = \frac{[Na^+]^* \times H_2O \text{ desejado}}{[Na^+]_{plasmático} - [Na^+ + K^+]_{solução}}$$

* $\Delta[Na^+]$ = redução desejada na $[Na^+]_{plasmática}$

A velocidade de correção da hipernatremia depende do tempo de instalação da disnatremia e da magnitude dos sintomas. Quando a hipernatremia é sabidamente aguda (menos de 48 horas) ou hiperaguda (menos de 12 horas) e acarreta sintomas neurológicos significativos, a correção inicial do sódio pode se feita de forma mais rápida a uma taxa de 1 mEq/L/hora por 10 a 12 horas, com correção mais gradual ao longo das 24 a 48 horas subsequentes. Em contrapartida, se a hipernatremia se desenvolveu lentamente ou ao longo de um período de tempo indeterminado, a correção não deve exceder 0,5 mEq/L/hora[20] em virtude do risco de edema cerebral – totalizando decremento máximo na concentração plasmática de sódio de 10 a 12 mEq/L/dia.

Quando a correção da disnatremia não segue o curso esperado, deve-se proceder ao cálculo da excreção de água livre urinária (*clearance* de água livre) para avaliar a necessidade de ajustes adicionais na infusão de fluidos.

$$\text{Excreção de } H_2O \text{ livre}_{urinária} = \text{Volume}_{urinário} \times \left[\frac{[Na^+]_{plasmático} - [Na^+ K^+]_{urinário}}{[Na^+]_{plasmático}} \right]$$

Se o valor final for positivo, a urina está diluída, isto é, há perda urinária de água livre com necessidade de incremento na oferta de fluidos hipotônicos. Caso resulte negativo, isso significa que a urina está concentrada e água livre está sendo reabsorvida. Essa quantidade de água livre que retorna ao organismo deve, portanto, ser subtraída do cálculo do déficit de água livre.[7]

TRATAMENTO ESPECÍFICO DO DIABETES INSÍPIDO CENTRAL

O DI central ou neurogênico é comum após ressecção de tumor hipofisário e nos pacientes que evoluem para morte encefálica e ocorre menos frequentemente em associação a TCE e HSA.

O DI que sucede a cirurgia transesfenoidal de lesões selares e suprasselares é decorrente da irritação ou lesão do eixo hipotálamo-hipofisário e pode seguir três cursos: transitório; permanente; e trifásico. O DI transitório é a forma mais comum e manifesta-se com poliúria de início abruto no período de 24 a 48 horas após a cirurgia. Geralmente, há remissão no prazo de três a cinco dias. O DI permanente acomete indivíduos em que há lesão hipotalâmica ou do infundíbulo proximal. O DI de curso trifásico é mais raro, inicia-se como o DI transitório (primeira fase), em seguida há uma fase clinicamente similar à secreção inapropriada de hormônio antidiurético (segunda fase) e, ao final, apresenta-se como o DI permanente (terceira fase). A evolução em fases é consequência da degeneração ou lesão progressiva dos neurônios magnocelulares.[21] O curso trifásico é a forma mais grave e desafiadora do DI. Reposições volêmicas vigorosas na segunda fase podem causar hipervolemia e, ocasionalmente, hiponatremia com graves consequências. Foram identificados como preditores da ocorrência de DI pós-operatório: volume tumoral; histopatologia da lesão (cisto de Bolsa de Rathke e craniofaringeoma), fístula liquórica e elevação do sódio sérico após o procedimento.

O DI também pode ocorrer em associação ao TCE. A prevalência na fase aguda do trauma é de 26% e entre os sobreviventes 6,9%. O curso do DI pós-TCE pode ser transitório ou permanente. Quando transitório, o tempo médio para início do quadro é de seis dias e a duração média é de quatro dias. Os pacientes com DI permanente apresentaram taxa de mortalidade superior aos indivíduos com DI transitório ($p = 0,0003$).[22]

Pacientes neurocríticos, habitualmente, não estão aptos a compensar as perdas hídricas do DI pelo mecanismo da sede e necessitam de tratamento combinado com administração de desmopressina, reposição hídrica vigorosa e monitorização sequencial do sódio sérico.

O tratamento específico do DI central consiste na reposição hormonal usualmente realizada com DDAVP®, um análogo sintético com meia vida mais longa e menos efeito vasoconstritor em relação ao hormônio nativo. As doses e vias de administração estão exemplificadas no Quadro 154.5.[23]

QUADRO 154.5. Tratamento do DI central com DDAVP®.

Via	Endovenosa	Subcutânea	Intranasal
Dose	1-2 µg	1-2 µg	5-20 µg
Intervalo	cada 8-24h	cada 8-24h	cada 12-24h

CONSIDERAÇÕES FINAIS

Os distúrbios do sódio são frequentes nas UTI neurológicas e estão associados a aumento da morbimortalidade. O risco de complicações está associado não só ao distúrbio primário em si, como também às alterações decorrentes de seu tratamento inadequado. A monitorização rotineira do sódio sérico, a abordagem diagnóstica racional da hipo e da hipernatremia e o tratamento baseado nos limites de segurança são os principais recursos disponíveis para o manejo seguro das disnatremias.

REFERÊNCIAS BIBLIOGRÁFICAS

1. Davenport A. The Brain and the Kidney – Organ Cross Talk and Interactions. Blood Purif. 2008;26:526-36.
2. Spasovski G, Vanholder R, Allolio B, Annane D, Ball S, Bichet D, et al. Hyponatraemia Guideline Development Group. Nephrol Dial Transplant. 2014;29(Suppl. 2):ii1–ii39.
3. Verbalis JG, Goldsmith SR, Greenberg A, Korzelius C, Schrier RW, et al. Diagnosis, evaluation, and treatment of hyponatremia: expert panel recommendations. Am J Med. 2013;126:Suppl1:S1-S42.
4. Pokaharel M, Block CA. Dysnatremias in the ICU. Curr Opin Crit Care. 2011;17:581-93.
5. Sterns RH. Disorders os Plasma Sodium – Causes, Consequences and Correction. N Engl J Med. 2015;372:55-65.
6. Tisdall M, Crocker M, Watkiss J, Smith M. Disturbances of sodium in critically ill adult neurologic patients: a clinical review. J Neurosurg Anesthesiol. 2006;18(1):57-63.
7. Arora, SK. Hypernatremic Disorders in the Intensive Care Unit. J Intensive Care Med. 2013;28(1):37-45.
8. Kirkman MA, Albert AF, Ibrahim A, Doberenz D. Hyponatremia and Brain Injury: Historical and Contemporary Perspectives. Neurocrit Care. 2013;18:406-16.
9. Diringer MN, Bleck TP, Hemphill III JC, Menon D, Shutter L, Vespa P, et al. Critical Care Management of Patients Following Aneurysmal Subarachnoid Hemorrhage: Recommendations from the Neurocritical Care Society's Multidisciplinary Consensus Conference. Neurocrit Care. 2011;15:211-40.
10. Lohani S, Devkota UP. Hyponatremia in patients with traumatic brain injury: etiology, incidence and severity correlation. World Neurosurg. 2011;76(3-4):355-60.
11. Kim DK, Joo, KW. Hyponatremia in Patients with Neurologic Disorders. Electrolyte Blood Press. 2009;7:51-7.
12. Esposito P, Piotti G, Bianzina S, Malul Y, Dal Canton A. The Syndrome of Inappropriate Antidiuresis: Pathophysiology, Clinical Management ans New Therapeutic Options. Nephron Clin Pract. 2011;119:62-73.
13. Maesaka JK, Imbriano LJ, Ali NM, Ilamathi E. Is it cerebral or renal salt wasting? Kidney Int. 2009;76:934-8.
14. Overgaard-Steensen C, Ring T. Clinical review: Practical approach to hyponatraemia and hypernatraemia in critically ill patients. Critical Care. 2013;17:206.
15. Adrogué HJ, Madias NE. Hyponatremia. N Engl J Med. 2000;342(21):1581-9.
16. Ellison DH, Berl T. The Syndrome of Inappropriate Antidiuresis. N Engl J Med. 2007;356:2064-72.
17. Rozen–Zvi B, Gheorghiade M, Korzets A, Leibovici L, Gafter U. Vasopressin receptor antagonists for the treatment of hyponatremia: systematic review and meta-analysis. Am J Kidney Dis. 2010;56(2):325-37.
18. Murphy T, Dhar R, Diringer M. Conivaptan bolus dosing for the correction of hyponatremia in the neurointensive care unit. Neurocrit Care. 2009;11(1):14-9.
19. Wright WL, Asbury WH, Gilmore JL, Samuels OB. Conivaptan for Hyponatremia in the Neurocritical Care Unit. Neurocrit Care. 2009;11(1):6-13.
20. Adrogué HJ, Madias NE. Hypernatremia. N Engl J Med. 2000;342(20):1493-9.
21. Schreckinger M, Walker B, Knepper J, Hornyak M, Hong D, Kim JM, et al. Post-operative diabetes insipidus after endoscopic transsphenoidal surgery. Pituitary. 2013;16:445-51.
22. Hannon MJ, Crowley RK, Behan LA, O'Sullivan EP, OBrien MMC, Sherlock M, et al. Acute Glucocorticoid Deficiency and Diabetes Insipidus Are Common After Acute Traumatic Brain Injury and Predict Mortality. J Clin Endocrinol Metab. 2013;98(8):3229-37.
23. Greenberg A, Cheung AK, Coffman TM, Falk RJ, Jenette JC. Primer on Kidney Diseases. 4th ed. Philadelphia: Elsevier Saunders, 2005.

CAPÍTULO 155

ASPECTOS CARDIOVASCULARES E RESPIRATÓRIOS DO PACIENTE NEUROLÓGICO GRAVE

Lúbia Caus de Morais
Luiz Dalfior Junior

DESTAQUES

- Eventos neurológicos graves podem desencadear alterações cardiocirculatórias e pulmonares significativas independente da presença de doenças cardíacas e respiratórias prévias.
- Essas complicações causam piores desfechos como aumento no tempo de internação, piora da qualidade de vida, reinternações e maior mortalidade.
- Anormalidades eletrocardiográficas são comuns em pacientes neurocríticos. Alterações no controle cardiovascular autonômico e o aumento de catecolaminas circulantes parecem ser os mecanismos fisiopatológicos.
- Acidente vascular cerebral (AVC) isquêmico (AVCI) ou hemorrágico (AVCH), hipertensão arterial sistêmica (HAS), manipulações cirúrgicas e hipotermia são causas de alterações eletrocardiográficas nos pacientes neurológicos em unidades de terapia intensiva (UTI).
- O controle pressórico no paciente neurológico grave é crucial para o bom desfecho. No AVCI, a hipertensão pode ser permissiva nos casos agudos com necessidade de controle regular. O uso de PAI está indicada nesses casos.
- No AVCH, dados atuais recomendam controle intensivo da pressão arterial nos casos sem hipertensão intracraniana com melhora do desfecho funcional.
- O edema pulmonar neurogênico resulta de aumento na permeabilidade capilar pulmonar que ocorre subitamente em minutos ou horas após uma lesão neurológica aguda grave. Sua fisiopatologia está associada a lesões específicas das chamadas *trigger zones*.
- Pneumonia é a complicação médica mais comum após AVCI e seu principal mecanismo é a broncoaspiração responsável por dois terços dos casos.
- O manejo de via aérea com reconhecimento precoce da necessidade de intubação é determinante na evolução de alguns pacientes na UTI. A normoventilação é a base da ventilação mecânica para eles. Recomenda-se a hiperventilação apenas em emergências. Caso contrário, está indicada normocapnia.

INTRODUÇÃO

Eventos neurológicos graves podem desencadear alterações cardiocirculatórias e pulmonares significativas independente da presença de doenças cardíacas e respiratórias prévias. Frequentemente, essas complicações causam piores desfechos como aumento no tempo de internação, piora da qualidade de vida a longo prazo, reinternações e maior taxa de mortalidade. Podem decorrer do dano neurológico em si, que leva a alterações de centros reguladores respiratórios e do sistema autonômico, liberação de catecolaminas ou outros mediadores, ou advir da perda da autorregulação e da necessidade de garantir pressão de perfusão cerebral (PPC), causando elevação da pressão arterial, entre outros reflexos.

Arritmias cardíacas, infarto agudo do miocárdio (IAM), lesão cardíaca neurogênica e hipertensão arterial são as principais complicações cardiológicas após eventos neurológicos agudos graves. Em um estudo envolvendo 846 pacientes com acidente vascular cerebral isquêmico (AVCI), morte de causa cardíaca e eventos cardíacos graves em até três meses após o evento ocorreram em 4% e 19% dos pacientes, respectivamente.[1] Nos pacientes com HSA estudados por Ahmadian e colaboradores, IAM, arritmias e insuficiência cardíaca congestiva foram identificados em 47%, 63% e 31% dos casos respectivamente.[2]

Diversos fatores podem comprometer o desempenho respiratório e a oxigenação cerebral dos pacientes neurológicos, incluindo rebaixamento do nível de consciência, dismotilidade da orofaringe, incapacidade de manipular secreções e fraqueza muscular. Em muitos casos, o suporte ventilatório é necessário para manejo dessas alterações, ou para garantir segurança de pacientes em tratamentos que podem levar à depressão do drive respiratório, como sedativos e barbitúricos, ou em manobras respiratórias como na hiperventilação. As infecções respiratórias, o edema pulmonar neurogênico, as anormalidades de padrão respiratório, a dessaturação e a retenção de gás carbônico são as complicações mais comuns. Em um estudo observacional multicêntrico, foram avaliados 591 pacientes com hemorragia intracerebral espontânea. Pneumonia nosocomial foi diagnosticada em 116 pacientes (19,6%), o que aumentou significativamente o tempo de internação hospitalar desses pacientes.[3]

Neste capítulo, discutiremos as principais complicações cardiológicas e pulmonares decorrentes de lesões neurológicas graves e seu manejo em unidades de terapia intensiva.

ALTERAÇÕES ELETROCARDIOGRÁFICAS

Anormalidades eletrocardiográficas são comuns em pacientes neurocríticos. Estudos compararam eletrocardiogramas prévios com eletrocardiogramas pós-eventos neurológicos demonstrando que essas alterações surgem mesmo em pacientes sem doença cardíaca prévia.[4] A hipótese de que elas sejam de origem neurológica também é sustentada por estudos mostrando que inversões de onda T podem desaparecer após evolução para morte cerebral.

O desequilíbrio no controle cardiovascular autonômico e o aumento de catecolaminas circulantes parecem ser os mecanismos fisiopatológicos comuns a essas complicações. Elas ocorrem em 60% a 70% dos pacientes com AVE e podem ter implicância nos desfechos.[4] Em pacientes com HSA, esses distúrbios aparecem nas primeiras 48 horas e estão correlacionados à presença de vasoespasmo.

As alterações mais encontradas são anormalidades morfológicas e os distúrbios de ritmo.

O intervalo QT prolongado aparece em 70% dos pacientes com HSA, em 64% daqueles com hemorragia intraparenquimatosa e 38% dos doentes com AVCI e está associado a aumento de mortalidade.[5-7] O prolongamento do intervalo QT está correlacionado a aumento da pressão sistólica à admissão em pacientes com AVC e pode preceder arritmias malignas como morte súbita e *torsades de pointes* em pacientes com HSA.[6] Alterações de onda T podem ser vistas após manipulação do polígono de Willis. Ondas T alargadas são vistas em 50% dos pacientes com hemorragia intracraniana.[8]

Alterações de segmento ST e presença de ondas Q são comuns e podem ou não estar associadas à isquemia miocárdica. Em relação às arritmias, a maior incidência ocorre nas primeiras 24 horas após a admissão e pode surgir em até 25% dos pacientes.[9] Sua presença pode estar associada a maior mortalidade e pior desfecho neurológico por lesões secundárias decorrentes de baixo débito. Quase todos os tipos de arritmia podem ser vistos após eventos neurológicos graves, sendo a fibrilação atrial (FA) uma das mais comuns.[2,9] O tipo e a localização das lesões neurológicas podem estar associados ao tipo de arritmia. Bradicardias são mais comuns apos lesões da insula direita, taquicardia após lesões da região insular esquerda, arritmias supraventriculares após AVC hemisférico de qualquer lado. O manejo dessas arritmias implica no tratamento correto e precoce da doença neurológica de base. Os pacientes devem ser submetidos à monitorização cardíaca de forma rotineira por no mínimo 72 horas para detecção e abordagem rápidas de possíveis arritmias. As terapias medicamentosas e indicação de cardioversão elétrica seguem as recomendações habituais das diretrizes de manejo das diferentes arritmias.

Pacientes submetidos à hipotermia terapêutica podem apresentar alterações eletrocardiográficas tais como elevação do segmento ST e a onda J de Osborne (Figura 155.1), que corresponde a uma deflexão presente entre o complexo QRS e início do segmento ST, e está presente em aproximadamente 30% desses pacientes. Essas alterações não são específicas e não predizem prognóstico, não estão associadas a idade, pH, distúrbio hidreletrolítico ou mortalidade. Assomam sob temperaturas inferiores a 32°C e são reversíveis (em 92% dos casos) quando os pacientes são reaquecidos.

ALTERAÇÕES ISQUÊMICAS DO MIOCÁRDIO

O estudo realizado em 1998, RANTTAS Trial, mostrou que a isquemia miocárdica pode ser vista em 6% dos pa-

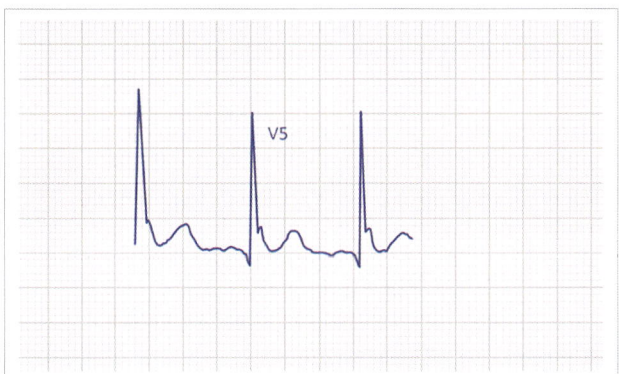

FIGURA 155.1. Onda J de Osborne. Paciente submetido à hipotermia terapêutica após episódio de parada cardiorrespiratória.

cientes com AVC.[10] Na HSA, esse número cresce para 47%, sendo 90% deles infarto sem supra de ST. O risco de morte nos pacientes infartados foi 3,5 vezes maior do que nos não infartados.[2]

O diagnóstico de patologias cardíacas deve levar em consideração, além dos marcadores, manifestações clínicas, alterações eletrocardiográficas e ecocardiográficas. Algumas vezes, não é possível diagnosticar lesões coronarianas associadas ao infarto do miocárdio pós-evento neurológico, caracterizando a síndrome de Takotsubo (considerada, em alguns casos, sinal de disautonomia), identificada em pacientes neurológicos graves, com especial consideração à HSA (Figura 155.2). Nesses casos, o tratamento deverá ser de suporte clínico e hemodinâmico, visando garantir débito cardíaco e, consequentemente, pressão de perfusão e oxigenação cerebral. O manejo pressórico e volêmico deverá ser feito com base em dados de monitorização hemodinâmica (variáveis estáticas e dinâmicas), parâmetros de perfusão tecidual e, em alguns casos, monitorização contínua de débito cardíaco.

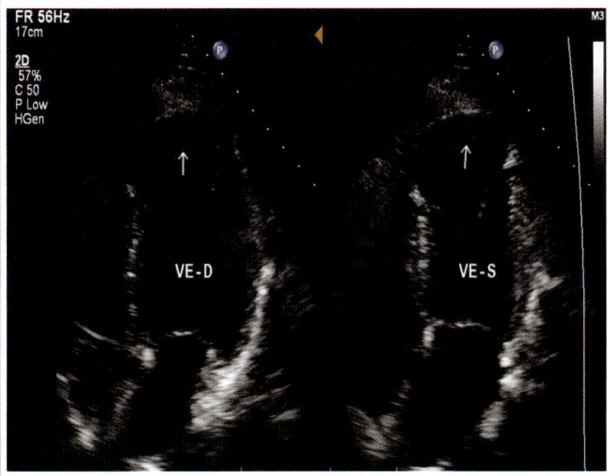

FIGURA 155.2. Imagem ecocardiográfica de paciente com diagnóstico de Takotsubo. Note-se a ausência de contração no ápice.
Fonte: imagem reproduzida com autorização do autor (Mancuso F.).

A coexistência de IAM e doenças graves do sistema nervoso central (SNC) dificulta o tratamento das duas patologias. A presença de um IAM é contraindicação à trombólise nos casos de AVC recente (menos de três meses). A clipagem de aneurisma na HSA também é retardada nos pacientes infartados pelo risco acrescido ao procedimento nessas condições. Todas as condutas e procedimentos deverão ter seus riscos e benefícios pesados e discutidos com as diferentes equipes que gerenciam o caso e expostos ao paciente e sua família.

ELEVAÇÃO DE ENZIMAS CARDÍACAS

Independentemente da presença de IAM, níveis elevados de troponina estão associados a piores desfechos neurológicos. Em um estudo conduzido por Ahmadian e colaboradores, viu-se que pacientes com níveis de troponina maiores que 1 µg/L tinham mortalidade cinco vezes maior do que pacientes com troponina menores que 1 µg/L.[2] A elevação de marcadores cardíacos nos primeiros dias após AVCI hemisféricos sem clara associação a patologias cardíacas.[11-12] A dosagem de marcadores cardíacos é recomendada nos primeiros dias após eventos neurológicos graves por sua associação a piores desfechos e a eventos cardiovasculares.

HIPERTENSÃO ARTERIAL SISTÊMICA

A hipertensão é muito comum após eventos neurológicos graves. Ela decorre da liberação de catecolaminas, de alterações para garantir PPC em casos de hipertensão intracraniana (reflexo de Cushing) ou mesmo da descompensação de um paciente previamente hipertenso. Em algumas patologias como no AVCH pode ser um preditor de desfecho neurológico.

O manejo da hipertensão varia de acordo com a patologia neurológica envolvida e, em determinados casos, ainda não totalmente esclarecida. Hipertensão arterial ocorre frequentemente durante a fase aguda do AVCI, normalizando-se após 7 a 10 dias. Muitas vezes, esse mecanismo de hipertensão arterial garante perfusão cerebral para as áreas de penumbra. Exames de imagem como tomografia computadorizada (TC) de perfusão, ressonância magnética (RM) com difusão e perfusão avaliando a presença de Mismatch podem ajudar no manejo da pressão arterial na fase aguda. Elas quantificam as áreas de penumbra e avaliam a presença de estenoses de vasos cervicais e intracerebrais, a existência e o risco de transformação hemorrágica e sinais de edema e hipertensão intracraniana.

Algumas considerações devem ser feitas quanto ao manejo de hipertensão arterial na fase aguda do AVCI. As diretrizes recomendam que pacientes não submetidos à terapia trombolítica não devem ser agudamente tratados, exceto se apresentarem hipertensão grave (PAS ≥ 220 mmHg e PAd ≥ 120 mmHg) ou situações agravantes (Quadro 155.1). A existência de hipertensão arterial sustentada (PAS > 180 mmHg e PAd > 110 mmHg) é contraindicação absoluta à terapia trombolítica, devendo ser tratada antes de iniciar o fibrinolítico. Ainda há controvérsias no manejo da hipertensão após hemorragias intracranianas espontâneas. O que é consenso é que níveis pressóricos elevados estão correlacionados a gravidade e pior prognóstico. As últimas diretrizes recomendam que a pressão arterial sistólica (PAS) deve ser mantida abaixo de 180 mmHg, a pressão arterial diastólica (PAd) abaixo de 105 mmHg e a pressão arterial média (PAM) abaixo de 130 mmHg. Os estudos ATACH[13] e INTERACT[14] mostraram que manter a PAS abaixo de 140 mmHg levava à diminuição da expansão do hematoma e o INTERACT2[15] mostrou que isso melhorava desfechos funcionais. Em nenhum dos três estudos houve aumento de eventos adversos com o controle intensivo da pressão arterial nem mudança na taxa de mortalidade.

QUADRO 155.1. Indicação de tratamento da HAS no AVCI.

Indicações de tratamento da hipertensão arterial na fase aguda do AVCI	
PAS ≥ 220 mmHg e PAd ³ 120 mmHg	Dissecção aórtica
Síndrome coronariana aguda	Edema pulmonar agudo
Insuficiência cardíaca	Eclâmpsia/pré-eclâmpsia
Encefalopatia hipertensiva	Insuficiência renal aguda
Terapia trombolítica (manter PAS ≤ 185 mmHg e PAd ≤ 110 mmHg nas primeiras 24 horas)	Transformação hemorrágica (manter PAS ≤ 180 mmHg e PAd ≤ 105 mmHg nas primeiras 24 horas)

Nos casos de HSA, não está definida uma meta pressórica para aneurismas não tratados. O controle pressórico diminui o risco de ressangramento e ruptura do aneurisma, mas níveis pressóricos muito baixos aumentam a chance de infarto.[16] A diretriz de 2012 da American Stroke Association sugere que valores de PAS < 160 mmHg são aceitáveis. Em casos graves, a PIC deve ser monitorizada e a pressão arterial guiada para garantir uma PPC em torno de 70 mmHg.[17]

Independentemente do evento neurológico de base, nos casos em que é indicado tratamento, este deve ser lento e gradual. O objetivo é reduzir a pressão arterial em 15% a 20% do seu valor inicial. As medicações utilizadas devem ser de fácil manejo e meia-vida curta. Isso diminuiria o risco de hipotensão, o que pode piorar as áreas isquêmicas, aumentando dano secundário. As mais utilizadas são os betabloqueadores e o nitroprussiato de sódio, sobre o qual existe a ressalva de ser um potente vasodilatador arterial, podendo causar vasodilatação das artérias intracranianas, aumento do fluxo sanguíneo cerebral e indução piora da hipertensão intracraniana em pacientes susceptíveis. O Quadro 155.2 traz alguns exemplos de medicamentos utilizados para tratamento de hipertensão no grupo de pacientes neurológicos.

A aferição da pressão arterial deve ser frequente e está indicada sua monitorização invasiva por meio de cateteres arteriais, particularmente nos pacientes em uso de medicamentos endovenoso e nos casos de possibilidade ou com diagnóstico de hipertensão intracraniana.

QUADRO 155.2. Manejo medicamentoso da hipertensão arterial em pacientes neurológicos.

Drogas para manejo da pressão arterial na fase aguda de eventos neurológicos	
Labetalol	Dose: 10 a 20 mg EV em 2 min Pode ser repetido uma vez Em infusão contínua: 2 a 8 mg/min
Nicardipina	Dose: 5 mg/h Dose máxima: 15 mg/h
Nitroprussiato de sódio	Dose inicial: 0,25 µg/kg/min Dose de manutenção: 0,5 a 10 µg/kg/min
Esmolol	Dose ataque: 500 µg/kg EV em 1 min Dose de manutenção: 50 a 200 µg/kg/min
Captopril, clonidina, diidralazina	Podem ser usadas com cautela como drogas alternativas às outras medicações

Obs.: nifedipina está contraindicada devido à ação rápida e prolongada em reduzir a pressão arterial.
EV: via endovenosa; min: minuto(s); h: hora(s).

EDEMA PULMONAR NEUROGÊNICO (EPN)

Resulta de aumento na permeabilidade capilar pulmonar que ocorre de forma súbita em minutos ou horas após uma lesão neurológica aguda grave, tais como HSA, traumatismo craniano (TCE) ou crises convulsivas. Pode se manter por dias após o evento inicial e é considerado não cardiogênico. Sua real incidência é desconhecida visto que a maioria dos registros na literatura advém de relatos de casos e de exames de necropsias. Além disso, sua incidência varia com a patologia. Pacientes com HSA evoluem com edema pulmonar neurogênico em 2% a 42,9% dos casos em que a probabilidade de ocorrência está associada a idade, tratamento tardio da etiologia (particularmente aneurismas), sítio do aneurisma causador da HSA e, em especial, a gravidade da doença (pela escala de Fisher e de Hunt-Hess). Nos pacientes com HSA que evoluem com EPN, a taxa de mortalidade aumenta em 10% quando comparada à dos pacientes sem essa intercorrência pulmonar. Sua incidência nos casos de traumatismo craniano está em torno de 20% e existem relatos de que um terço dos pacientes com estado de mal epiléptico apresentam em sua evolução EPN. Dados de literatura reforçam pior desfecho neurológico nos doentes que evoluem com EPN.

Sua fisiopatologia está associada a lesões específicas das chamadas *trigger zones* que incluem hipotálamo e áreas específicas da medula como área A1 (localizada na região ventrolateral da medula, composta por neurônios catecolaminérgicos que se projetam no hipotálamo), área A5 da medula (localizada na porção superior e que se projeta nos núcleos pré-ganglionicos), núcleo do trato solitário e área postrema.

Condições neurológicas que se iniciem de forma abrupta associadas a aumentos intensos e rápidos da PIC estão sob maior risco de desenvolver EPN. Aumentos da PIC estão associados à isquemia e lesão neuronal que, por sua vez, desencadeiam a liberação intensa de catecolaminas além de estar associadas a aumento da água extravascular pulmonar. Dados experimentais suportam tais achados, pois o bloqueio da atividade simpática impede o desencadeamento do EPN.

O sintoma mais evidente é a dispneia, mas alguns pacientes podem manifestar hemoptise. O diagnostico é dado pela presença de opacidades alveolares bilaterais na radiografia de tórax (Figura 155.3), relação $PaO_2/FiO_2 < 200$ e ausência de hipertensão de átrio esquerdo e a presença de uma injúria neurológica.

Os diagnósticos diferenciais incluem congestão por sobrecarga hídrica, pneumonia aspirativa, insuficiência cardíaca congestiva (ICC), síndrome do desconforto respiratório agudo (SDRA) e embolia pulmonar.

O tratamento se baseia no controle da causa neurológica de base e tratamento de suporte. Ventilação mecânica e monitorização hemodinâmica invasiva podem ser necessários nos casos mais graves. A monitorização de PIC pode auxiliar a guiar terapêutica e garantir PPC e oxigenação adequadas. O uso de diuréticos e balanço hídrico negativo deve ser cuidadoso e bem indicado para não reduzir a PPC. Dobutamina pode ser útil em caso selecionados, aumentando o débito cardíaco e reduzindo a pressão capilar pulmonar.[18]

PNEUMONIA

Complicação médica mais comum após AVCI. É a principal causa de febre nas primeiras 48 horas e a principal de reinternação nos primeiros cinco anos após o evento neurológico. Em pacientes com TCE, as pneumonias chegam à incidência de 41%, comprometendo o prognóstico.[19] Em pacientes submetidos à ventilação mecânica pós-TCE, a incidência de pneumonia associada varia entre 22% a 44%. A gravidade da lesão inicial, a presença de déficits funcionais, principalmente disfagia, o uso de ventilação mecânica e sondagem nasoenteral, o rebaixamento no nível de consciência e a idade acima de 65 anos são os principais fatores de risco para pneumonia em pacientes neurocríticos.[20]

O principal mecanismo fisiopatológico para essas pneumonias é a broncoaspiração responsável por dois terços dos casos, dessa forma os microrganismos mais comuns são os de nasofaringe e cavidade oral, principalmente o *Staphylococcus aureus, Streptococcus pneumoniae, Haemophius influenzae*, bacilos gram-negativos e anaeróbios.[21]

O tratamento se baseia no uso de antimicrobianos que cubram o espectro das bactérias acima citadas, se possível guiado por culturas. Em caso de broncoaspiração maciça, broncoscopia higiênica deve ser considerada.

Medidas preventivas devem ser adotadas. O rastreio de pacientes com sinais de disfagia e risco de broncoaspiração deve ser realizado, principalmente nas primeiras 24 horas, o uso de dieta enteral, higiene oral, posicionamento correto do paciente com decúbito acima de 30°, vacinação para influenza e pneumococo, avaliação e seguimento fonoaudiólogo e fisioterápico são medidas que auxiliam, inclusive, no tratamento.

PADRÕES RESPIRATÓRIOS ANORMAIS

O centro respiratório é composto de um grupo de neurônios localizados no bulbo e na ponte que são responsáveis pela inspiração (centro respiratório dorsal e ventral), expiração (centro respiratório ventral), frequência e padrão respiratório (centro pneumotáxico). É o centro respiratório que regula as vias efetoras e a musculatura respiratória. A

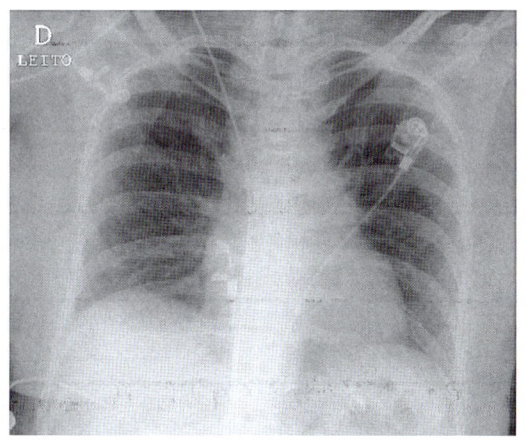
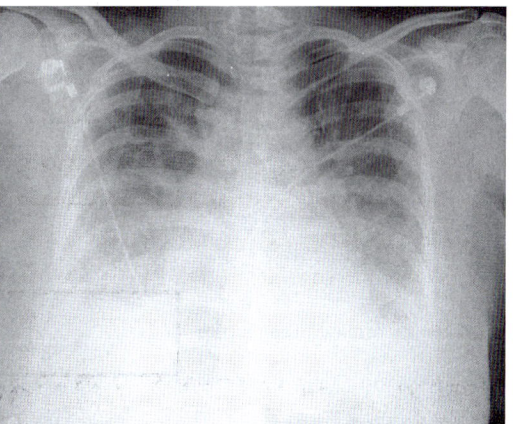

FIGURA 155.3. Radiografia de tórax de paciente com edema pulmonar agudo neurogênico após TCE grave. Nota-se rápida evolução. À esquerda: radiografia de admissão. À direita: algumas horas após admissão, edema associado à piora do padrão respiratório, queda de saturação e hipoxemia.
Fonte: arquivo pessoal dos autores.

interação entre centro respiratório, vias efetoras e musculatura permite a adequação da respiração mediante diferentes demandas do organismo.

O centro respiratório é regulado pelo pH local (tronco cerebral) e sistêmico. A acidose leva a aumento da ventilação (com aumento do volume minuto), enquanto a alcalose tem efeito oposto (limitado pelo aumento da pressão parcial de gás carbônico – $PaCO_2$). A $PaCO_2$ exerce sua influência por meio da variação do pH.

Qualquer patologia do SNC pode alterar o funcionamento do centro respiratório, bem como alterações das via efetoras e da musculatura respiratória podem ser responsáveis pelo comprometimento da respiração. Situações como edema cerebral e o uso de sedativos podem deprimir ou abolir a função do centro respiratório. Nos casos em que essa alteração resultar de medicações, antídotos podem ser considerados (p. ex.: flumazenil e naloxona). Pacientes com GCS < 9 devem ser submetidos à intubação orotraqueal para proteger a via aérea e garantir higiene brônquica e oxigenação até que o problema neurológico seja resolvido.

Padrões respiratórios anormais podem auxiliar na localização da lesão do SNC. A respiração de Cheyne-Stokes decorre de lesões do córtex cerebral ou do diencéfalo. Esse padrão se caracteriza por períodos de hiperventilação intercalados com apneia a cada 40 a 60 segundos. Respiração apnêustica (esforço inspiratório sustentado seguido por pausa expiratória) traduz lesões pontinas, enquanto a respiração atáxica ou de Bitot representa lesões medulares (Figura 155.4).

MANEJO DE VIA AÉREA

Todo paciente com evento neurológico agudo deve ter sua via aérea e o padrão respiratório avaliados quanto ao risco de intubação orotraqueal e necessidade de ventilação mecânica. A anamnese deve ser completa e possibilitar a identificação do mecanismo do trauma em casos de TCE coletando informações sobre a incapacidade de o paciente proteger a via aérea; relatos prévios de intubações difíceis ou ventilação mecânica prolongada; antecedentes de doenças reumatológicas, de neoplasias, cirurgias ou traumas em região cervical que dificultem o manuseio da via aérea. Pacientes com história de doença neuromuscular deve ser avaliado quanto ao risco de intubação. Idealmente, esses pacientes devem ser intubados de forma eletiva evitando procedimentos de urgência, visto a rápida evolução que eles apresentam secundária à deterioração neuromuscular. Assim, devem-se, periodicamente, avaliar força muscular, capacidade vital, pressões inspiratória e expiratória máxima, além de outros parâmetros que possam antecipar uma intubação em pacientes aparentemente estáveis. O momento da última ingesta alimentar também deve ser determinado durante a anamnese pelo risco de broncoaspiração.

Durante o exame físico, além da propedêutica neurológica, o médico deve procurar sinais de insuficiência respiratória (dispneia, desaturação, respiração paradoxal, cianose, fala intercortada e outros), de incapacidade de proteger via aérea (queda de língua, respiração ruidosa, sinais de aspiração de saliva). Deve avaliar os critérios que podem predizer vias aéreas difíceis para proporcionar o melhor cenário no caso de necessidade de intubação orotraqueal.

As indicações de intubação orotraqueal incluem:

- Proteção de via aérea (disfunção bulbar, GCS < 9).
- Insuficiência respiratória (hipoxêmica ou hipercápnica).
- Descanso da musculatura respiratória em doenças neuromusculares.

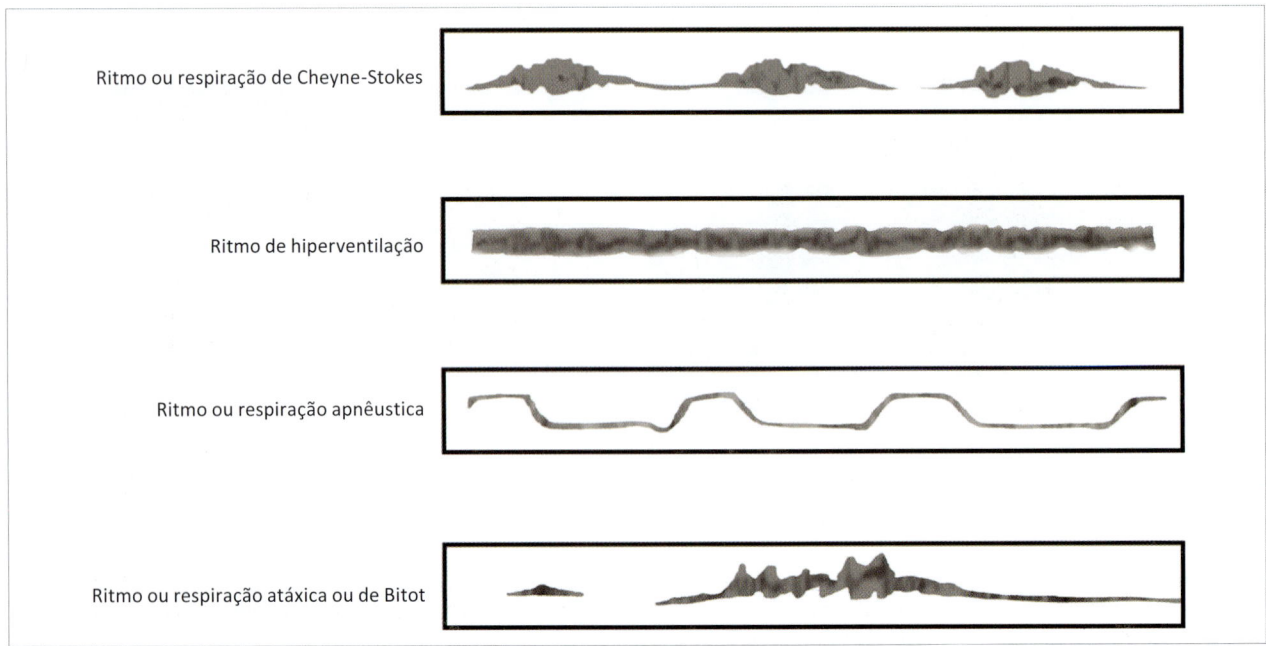

FIGURA 155.4. Padrões respiratórios anormais.
Fonte: modificado de Rohkamm, 2004. Color Atlas of Neurology. Thieme.

- Necessidade de sedação para procedimentos cirúrgicos ou controle de hipertensão intracraniana, ou crises convulsivas.

Uma vez indicada a intubação, deve-se avaliar a via aérea, o risco de broncoaspiração durante o procedimento ("estomago cheio"), otimizar a sedação para evitar manobras que elevem a PIC, monitorizar o estado hemodinâmico antes e durante a manobra para evitar períodos de hipotensão, pré-oxigenar o paciente para evitar hipoxemia e avaliar restrições a movimentação (trauma cervical) antes de iniciar a intubação. A escolha de medicações para sedação durante o procedimento deve levar em conta os efeitos colaterais de cada fármaco. Midazolam ou etomidato devem ser utilizados associados ao uso de fentanil. O etomidato ocasiona uma anestesia breve com pouca repercussão hemodinâmica. Caso a sedação não leve ao relaxamento muscular necessário, deve-se considerar o uso de bloqueio neuromuscular. Nos casos de hipercalemia, doença neuromuscular, história de hipertermia maligna ou aumento da PIC, recomenda-se o uso de bloqueadores neuromusculares não despolarizantes, como atracúrio, vecurônio, dentre outros.

SUPORTE VENTILATÓRIO NO PACIENTE NEUROLÓGICO

O paciente neurológico deve ser ventilado de forma convencional, respeitando os princípios de ventilação protetora (baixos volumes correntes). A hipoxemia é extremamente deletéria para pacientes neurológicos, sendo responsável por parte das lesões secundárias que acometem esses pacientes piorando o desfecho neurológico. A meta é manter a PaO_2 acima de 60 mmHg com a menor FiO_2 possível. Em relação a $PaCO_2$, é necessário garantir normocapnia. Variações de CO_2 causam mudanças no diâmetro da arteríola aferente e consequentemente no fluxo sanguíneo cerebral. A acidose respiratória (secundária a hipercapnia) leva a vasodilatação cerebral e aumento na PIC, enquanto a alcalose respiratória (secundária a hipocapnia) leva a vasoconstrição e consequente isquemia. Os pacientes devem ser monitorados com capnografia durante o período de ventilação mecânica.

Volume-corrente entre 4 a 6 mL/kg de peso corporal predito é recomendado. Os níveis de PEEP devem ser titulados respeitando o quadro pulmonar apresentado pelo paciente, com atenção ao surgimento de áreas de colapso e de hiperdistensão alveolar. Sempre que possível evitar altas pressões intratorácicas (particularmente no final da expiração – PEEP) pelo risco de repercussão sobre hemodinâmica e retorno venoso cerebral do paciente gerando hipertensão intracraniana.

Os pacientes que não necessitem de repouso muscular ou níveis de sedação que deprimam o centro respiratório devem ser mantidos em modos ventilatórios espontâneos. Pacientes assincrônicos, com padrões respiratórios anormais, devem ser sedados e adaptados a modos ventilatórios controlados visando oxigenação e níveis de CO_2 adequados. Caso essa assincronia atrapalhe o desmame ventilatório, pode-se utilizar métodos que monitorem as condições do drive neural (p. ex.: monitorização da $p_{0,1}$).

Assim que as condições neurológicas ou pulmonares que levaram à ventilação mecânica forem resolvidas, o paciente deve ser avaliado diariamente quanto à retirada do respirador. Os parâmetros avaliados para iniciar o processo de desmame ventilatório incluem:

- Presença de estabilidade cardiovascular.
- Capacidade de proteger via aérea e manipular secreções de forma adequada.
- Manter saturação arterial acima de 90% com $FiO_2 \leq 40\%$.
- Manter-se em ventilação espontânea (sem períodos de apneia).

Recomenda-se o uso de um protocolo de desmame instituído com equipe multiprofissional treinada. A utilização de ventilação mecânica não invasiva pode ser considerada de acordo com as necessidades de cada paciente e com o quadro clínico do mesmo. Os pacientes que apresentam tempo prolongado de ventilação mecânica, falência de desmame ventilatório ou pacientes com lesões neurológicas graves com incapacidade de proteger via aérea e manter padrão respiratório capaz de garantir oxigenação e depuração de gás carbônico devem ser submetidos à traqueostomia.

TRAQUEOSTOMIA

A traqueostomia garante segurança de via aérea, facilita a higiene oral e a brônquica, diminui o espaço morto e a resistência das vias aéreas. O paciente após traqueostomia requer menor doses de sedação e, com tratamento fonoterápico, pode ser capaz de comer e falar quando acoplado a uma valva de fala (se o quadro neurológico e respiratório permitir).

Em casos em que o prognóstico neurológico é reservado, a traqueostomia pode ser realizada de forma precoce, evitando lesões e estenoses traqueais pela cânula orotraqueal e permitindo um desmame mais rápido da ventilação mecânica e saída mais precoce da UTI e do hospital, além de menor taxa de pneumonia associada à ventilação mecânica.[22,23]

REFERÊNCIAS BIBLIOGRÁFICAS

1. Prosser J, Macgregor L, Lees KR, Diener HC, Hacke W, Davis S. Predictors of early morbidity and mortality after isqhemic stroke. Stroke. 2007;38(8):2295.
3. Divani AA, Hevesi M, Pulivarthi S, Luo X, Souslian F, Suarez JI, et al. Predictors of nosocomial pneumonia in intracerebral hemorrhage patients: a multi-center observational study. Neurocritical Care. 2014;18:1-9.
2. Ahmadian A, Mizzi A, Banasiak M, Downes K, Camporesi EM, Sullebarger JT, et al. Cardiac manifestations of subarachnoid hemorrhage. Heart Lung Vessel. 2013;5(3):168-78.
4. Goldstein DS. The electrocardiogram in stroke: relationship to pathophysiological type and comparison with prior tracings. Stroke. 1979;10(3):253.
5. Oppenheimer SM, Cechetto DF, Hachinski VC. Cerebrogenic cardiac arrhythmias. Cerebral electrocardiographic influences and their role in sudden death. Arch Neurol. 1990;47(5):513.

6. Ibrahim GM, Macdonald RL. Electrocardiographic changes predict angiographic vasospasm after aneurysmal subarachnoid hemorrhage. Stroke. 2012 Aug;43(8):2102-7.
7. Khechinashvili G, Asplund K. Electrocardiographic changes in patients with acute stroke: a systematic review. Cerebrovasc Dis. 2002;14(2):67-76.
8. Byer E, Ashman R, Toth LA. Electrocardiograms with large, upright T waves and long Q-T intervals. Am Heart J. 1947;33(6):796.
9. Kallmünzer B, Breuer L, Kahl N, Bobinger T, Raaz-Schrauder D, Huttner HB, et al. Serious cardiac arrhythmias after stroke: incidence, time course, and predictors--a systematic, prospective analysis. Stroke. 2012 Nov;43(11):2892-7.
10. Johnston KC, Li JY, Lyden PD, Hanson SK, Feasby TE, Adams RJ, et al. Medical and neurological complications of ischemic stroke: experience from the RANTTAS trial. RANTTAS Investigators. Stroke. 1998;29(2):447.
11. Ay H, Arsava EM, Sariba O. Creatine kinase-MB elevation after stroke is not cardiac in origin: comparison with troponin T levels. Stroke. 2002;33(1):286.
12. Chalela JA, Ezzeddine MA, Davis L, Warach S. Myocardial injury in acute stroke: a troponin I study. Neurocrit Care. 2004;1(3):343.
13. Qureshi AI, Palesch YY. Antihypertensive treatment of acute cerebral hemorrhage (ATACH)II: design, methods and rationale. Neurocrit Care. 2011;15: 559-76.
14. Anderson CS, Huang Y, Amina H, et al. Effects of early intensive blood pressure-lowering treatment on the growth oh hematoma and perihematomal edema in acute intracerebral hemorrhage: the Intensive Blood Pressure Reduction in Acute Cerebral Haemorrhage Trial (INTERACT). Stroke. 2010;41:307-12.
15. Anderson CS, Heeley E, Huang Y, et al. Rapid blood-pressure lowering in patients with acute intracerebral hemorrhage. N. Engl J Med. 2013;368:2355-65.
16. Wijdicks EF, Vermeulen M, Murray GD, Hijdra A, van Gijn J. The effects of treating hypertension following aneurysmal subarachnoid hemorrhage. Clin Neurol Neurosurg. 1990;92(2):111.
17. Schmidt JM, Ko SB, Helbok R, Kurtz P, Stuart RM, Presciutti M, et al. Cerebral perfusion pressure thresholds for brain tissue hypoxia and metabolic crisis after poor-grade subarachnoid hemorrhage. Stroke. 2011;42(5):1351.
18. Junttila E, Ala-Kokko T, Ohtonen P, Vaarala A, Karttunen A, Vuolteenaho O, et al. Neurogenic pulmonary edema in patients with nontraumatic intracerebral hemorrhage: predictors and association with outcome. Anesth Analg. 2013 apr;116(4):855-61
19. Pieck J, Chesnut RM, Marshall LM, et al. Extracranial complications of severe head injury. J Neurosurg. 1992;77:901-7.
20. Sellars C, Bowie L, Bagg J, Sweeney MP, Miller H, Tilston J, et al. Risk fctors for chest infection in acute stroke: a prospective cohort study. Stroke. 2007;38(8):2284.
21. Rea-Neto A, Youssef NC, Tuche F, et al. Diagnosis of ventilator-associated pneumonia: a systematic review of the literature. Crit Care. 2008;12(2) R56. Epub 2008 apr 21.
22. Rumbak MJ, Newton M, Truncale T, Schwartz SW, Adams JW, Hazard PB. A prospective, randomized study comparing early percutaneous dilational tracheotomy to prolonged translaryngeal intubation (delayed tracheotomy) in critically ill medical patients. Crit Care Med. 2004;32(8):1689-94.
23. Bouderka MA, Fakhir B, Bouaggad A, Hmamouchi B, Hamoudi D, Harti A. Early tracheostomy versus prolonged endotracheal entubation in severe head injury. J Trauma. 2004 Aug; 57(2): 251-4.

CAPÍTULO 156

ASPECTOS PERIOPERATÓRIOS EM NEUROCIRURGIA

Marcos Augusto Staválle Joaquim
Fábio Santana Machado
Ana Emília de Sousa Matos

DESTAQUES

- A mortalidade perioperatória no Brasil é alta e parece estar aumentando, cenário reversível apenas com uma medicina perioperatória que contemple os riscos cardíacos e não cardíacos e estratégias de proteção.
- O paciente neurocirúrgico pode apresentar complicações sistêmicas e encefálicas. As complicações encefálicas são classificadas em lesões primárias (LEP) e secundárias (LES).
- A LEP decorre do evento neurológico primário como traumatismo cranioencefálico (TCE), acidente vascular cerebral (AVC), tumores ou de alguma complicação intra e pós-operatória.
- A LES é qualquer dano cerebral que se segue à LEP; afeta mais de 90% dos pacientes neurológicos agudos. Em geral, é de natureza isquêmica e inflamatória e está associada diretamente à hipóxia, hipoperfusão e reperfusão.
- A maioria dos pacientes neurológicos agudos tem o seu prognóstico (mortalidade e sequelas) determinado pela presença e duração da LES, a possibilidade de prevenção e tratamento da LES permite estratégias com tais finalidades em todos os pacientes neurológicos agudos, inclusive no período perioperatório.
- A fisiologia da LES a classifica em intra ou extracraniana. As *de origem intracraniana* mais frequentes são hipertensão intracraniana, inchaço, edema cerebral, vasoespasmo, herniações, desvios, crise epiléptica, hidrocefalias, meningites, ventriculites, abscessos, lesões vasculares e mecanismo inflamatórios.
- Em condições normais, variações na pressão arterial média (PAM) não desencadeiam mudanças no fluxo sanguíneo encefálico (FSE), mas, nas LEP, essa habilidade é modificada e, às vezes, perdida ao tentar garantir o FSE constante frente às variações de PAM.
- Controlar os múltiplos fatores que podem influenciar as variações do fluxo sanguíneo é fundamental para o tratamento dos pacientes neurológicos agudos. A grande dúvida é quanto ao nível de pressão arterial que deve ser mantido cuja resposta não é fácil e deve ser individualizada.
- A prevenção de LES é uma prioridade e a profilaxia de tromboembolismo venoso, da pneumonia associada à ventilação, da infecção da corrente sanguínea e da infecção do trato urinário deve ser associada ao tratamento da doença de base.

INTRODUÇÃO

No ano de 2006, segundo os dados do Sistema Único de Saúde (SUS), ocorreram aproximadamente 2.800.000 internações hospitalares para procedimentos cirúrgicos no Brasil (excluindo as obstétricas), com taxa de mortalidade durante a internação de 2,6%. Quando se comparam esses dados com os do ano de 2000, observa-se um aumento de 0,6%. As causas para esse aumento não são bem compreendidas. Um estudo envolvendo 1.072 pacientes realizado no Hospital das Clínicas da Faculdade de Medicina da Universidade de São Paulo apresentou taxas de complicações cardiovasculares combinadas de 6,6%. Sendo que as mais frequentes foram infarto agudo do miocárdio (IAM) não fatal e edema agudo dos pulmões. A mortalidade durante a internação foi de 1,2 e 1,3% para causa cardíaca e não cardíaca, respectivamente (Figura 156.1).[1-3]

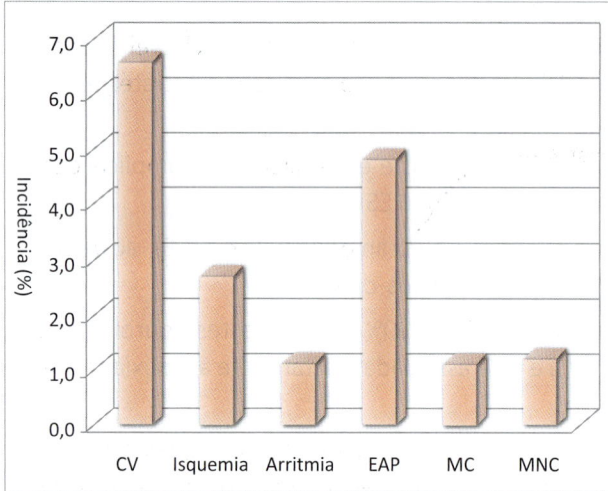

FIGURA 156.1. Mortalidade e morbidade perioperatória. Estudo prospectivo, observacional de 1.072 pacientes realizados no HC-FMUSP entre 1999 e 2001.
CV: total de complicações cardiovasculares; Isquemia: infarto do miocárdio; Arritmia: taquicardia ventricular ou arritmia supraventricular com instabilidade hemodinâmica; EAP: edema agudo dos pulmões; MC: morte cardíaca; MNC: morte não cardíaca. As mortes foram definidas por necropsia.

Como pode se observar, a mortalidade perioperatória no Brasil é alta e parece estar aumentando.[1] Esse cenário só poderá ser revertido com uma medicina perioperatória que contemple os riscos cardíacos e não cardíacos, bem como estratégias de proteção.

O paciente neurocirúrgico pode apresentar complicações sistêmicas (infarto, infecção, insuficiência renal, etc.) e complicações encefálicas. As complicações encefálicas são classificadas em primárias e secundárias. Conceitualmente, lesão encefálica primária (LEP) é toda ou qualquer lesão decorrente do evento neurológico primário. Pode resultar do traumatismo cranioencefálico, acidente vascular cerebral (AVC), tumores, ou de alguma complicação intra e pós-operatória. A fisiopatologia, o diagnóstico e o tratamento das diversas causas de LEP serão abordados em capítulos específicos.

A lesão encefálica secundária (LES) é conceituada como qualquer dano cerebral que se segue à LEP. Esse tipo de lesão ocorre em mais de 90% dos pacientes neurológicos agudos. Em geral, é de natureza isquêmica e inflamatória e está associada diretamente à hipóxia, hipoperfusão e reperfusão. O encéfalo que sofreu um dano agudo é mais vulnerável a agressões sistêmicas como hipertermia, crises epilépticas, hipóxia e hipotensão e anormalidades do metabolismo do sódio. A hipóxia e a hipotensão são fenômenos precoces que podem ocorrer logo após a LCP, atingindo o cérebro em um momento em que este é mais suscetível a fenômenos isquêmicos.

A maioria dos pacientes neurológicos agudos tem o seu prognóstico (mortalidade e sequelas) determinado pela presença e duração da LCS. O entendimento desse conceito é fundamental para melhora dos resultados funcionais visto que a LES pode ser prevenida e tratada. Isso abre um campo grande para estratégias de prevenção e tratamento de todos os pacientes neurológicos agudos, inclusive no período perioperatório.

CLASSIFICAÇÃO DA LESÃO ENCEFÁLICA SECUNDÁRIA

A LES pode ser classificada, de acordo com sua fisiopatologia, em de origem intra ou extracraniana. As LES de origem extracraniana mais frequentes são hipotensão, hipertensão, hipóxia, hiperóxia, hipercapnia, hipocapnia, hipertermia, hipotermia, anemia, hipoglicemia, hiperglicemia, anormalidades no metabolismo da água e sódio, sepse e síndrome de resposta inflamatória sistêmica.

As LES de origem intracraniana mais frequentes são hipertensão intracraniana, inchaço, edema cerebral, vasoespasmo, herniações, desvios, crise epilépticas convulsivas ou não, hidrocefalias, meningites, ventriculites, abscessos, lesões vasculares e mecanismo inflamatórios.[4]

Neste capítulo serão discutidas as principais LES de origem extracraniana ou sistêmica, visto que as LES de origem intracraniana serão discutidas em outros tópicos deste livro. A prevenção e o tratamento destas lesões secundárias são fundamentais no pós-operatório neurocirúrgico.

FLUXO SANGUÍNEO ENCEFÁLICO E PRESSÃO ARTERIAL[8]

O fluxo sanguíneo encefálico (FSE) e seus determinantes clínicos foram discutidos no capítulo que trata do controle da pressão intracraniana (Capítulo 166). Neste tópico será discutido apenas as principais variáveis para determinação do FSE para o melhor entendimento do papel da pressão arterial na manutenção do FSE. O Fluxo sanguíneo encefálico é definido pela seguinte fórmula:

$$FSE = \frac{k\, PPE \times \text{Diâmetro vascular}^4}{8 \times \text{Viscosidade sanguínea} \times c}$$

Onde,
PPE = pressão de perfusão; encefálica; c = comprimento do vaso.

As doenças neurológicas agudas desencadeiam um desequilíbrio da autorregulação do FSE. Isso significa que os vasos sanguíneos encefálicos não são capazes ou fazem de forma limitada o controle do FSE. Em condições normais, variações entre 50 e 150 mmHg na pressão arterial média (PAM) não desencadeiam mudanças no FSE que, então, se mantém constante na faixa de 50 mL/100 g de tecido cerebral/minuto. Contudo, em condições de LEP, essa capacidade é modificada e, às vezes, perdida ao tentar garantir o FSE constante frente às variações de PAM (Figura 156.2).[5-7,9]

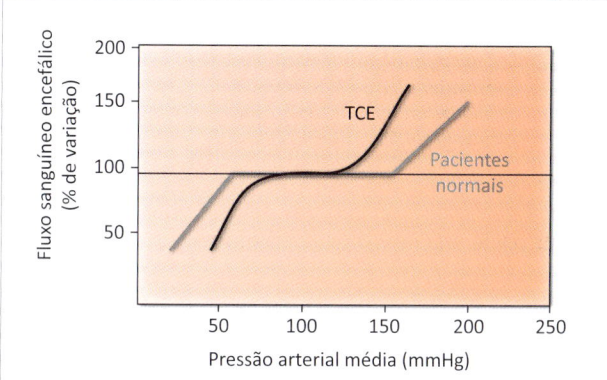

FIGURA 156.2. Variações do FSE em relação às variações de PAM em pacientes com TCE e comparação com pacientes normais.
FSE: fluxo sanguíneo encefálico; PAM: pressão arterial média; TCE: trauma cranioencefálico.

Não se deve esquecer que múltiplos fatores (temperatura, CO_2, idade etc.) podem influenciar as variações do fluxo sanguíneo. Esse conhecimento é fundamental para o tratamento dos pacientes neurológicos agudos.

O mecanismo de autorregulação da circulação encefálica, lastreado nas variações do diâmetro da arteríola pré-capilar, tem como objetivo manter constante o FSE.

Miller e colaboradores,[10] no início dos anos 1980, produziram os primeiros estudos detalhados sobre o impacto da hipotensão como lesão cerebral secundária. Em um estudo retrospectivo a partir de dados do *Traumatic Coma Data Bank* (TDBC), Chestnut e colaboradores[11] demonstraram que a ocorrência de hipotensão tem influência decisiva no desfecho da evolução clínica. Os pacientes que apresentam hipotensão na fase precoce ou tardia tinham grandes chances de evoluir para estado vegetativo ou morte. A combinação de hipotensão na fase precoce e tardia aumenta em 80% a probabilidade de desenvolver morte ou estado vegetativo nas vítimas de TCE grave.

A grande dúvida é quanto ao nível de pressão arterial que deve ser mantido em pacientes neurológicos agudos nas unidades de terapia intensiva (UTI) cuja resposta não é fácil e provavelmente deve ser individualizada. Poder-se-ia discuti-la por duas perspectivas diferentes, uma com pacientes sem monitorização multimodal e outra com monitorização. Antes de sanear essa dúvida, é necessário resolver outra questão que não deve ser esquecida: se há presença de distúrbio de fluxo global ou regional. Pode-se notar que situações clínicas com distúrbio de fluxo regional como o AVE podem necessitar de níveis de pressão mais elevados.

Aos pacientes com lesões difusas e sem monitorização, recomenda-se manter a PAM por volta de 90 mmHg e evitar a qualquer custo uma pressão arterial sistólica menor de 90 mmHg. No caso de lesões difusas e com monitorização, recomenda-se ajustar o nível de pressão pela pressão de perfusão encefálica (PPE), velocidades de fluxo medidas pelo Doppler transcraniano ou por variáveis de perfusão tecidual como pressão parcial de oxigênio no tecido cerebral ou a oximetria de bulbo de jugular. As variáveis metabólicas (aferidas pela microdiálise) como as medidas de lactato e a relação lactato/piruvato também podem ser úteis na orientação dos níveis de pressão arterial. Contudo, a melhor evidência científica sugere que a maioria dos pacientes neurocirúrgicos necessitam de PPE entre 60 e 70 mmHg.[12]

No caso do Doppler transcraniano, há uma relação entre as velocidades de fluxo e o fluxo sanguíneo cerebral não é linear. Contudo, quando as velocidades estão reduzidas, sempre significa uma redução de fluxo absoluta ou relativa (redução da oferta). Não obstante, velocidades aumentadas (vasoespasmo) podem significar redução de fluxo ou hiperemia quando há uma alteração de autorregulação. Portanto, ajuste de pressão baseado nas velocidades de fluxo pelo Doppler transcraniano deve ser realizado com cautela e observando-se todo o contexto clínico. Porém, variações das velocidades de fluxo associadas à elevação ou queda da PAM denotam um grave comprometimento da autorregulação cerebral e o tratamento deve ser orientando para melhor relação entre a PAM e as velocidades de fluxo.

A relação entre variações de PAM e de pressão intracraniana (PIC) também denominada de PRx pode indicar a presença ou a ausência de comprometimento da autorregulação cerebral. Os valores negativos (PRx) ou próximos do número zero denotam um funcionamento mais próximo do adequado da autorregulação cerebral; enquanto que valores positivos (PRx) apontam para uma autorregulação inadequada, sendo que valores próximos de um denotam perda completa da autorregulação. O mesmo racional pode ser empregado para a relação entre as variações da pressão parcial de oxigênio no tecido cerebral conforme as variações de PAM ou PPE. Quando estas desencadeiam redução da pressão parcial de oxigênio no tecido cerebral, isso é um importante indicativo de disfunção grave da autorregulação.

Em resumo, saber qual a melhor pressão arterial para os pacientes neurológicos agudos e graves não é fácil e, na Figura 156.3, tenta-se dar uma orientação geral para o quadro. Contudo, os distúrbios de FSE são multifatoriais e, na grande maioria das vezes, os pacientes precisarão de uma PAM entre 70 e 90 mmHg, e não mais elevada.

Em virtude de o potencial deletério dos episódios hipotensivos levarem à isquemia cerebral, é fundamental tratá-los para evitar a queda da PPE (autorregulação comprometida) e consequente diminuição do FSE.

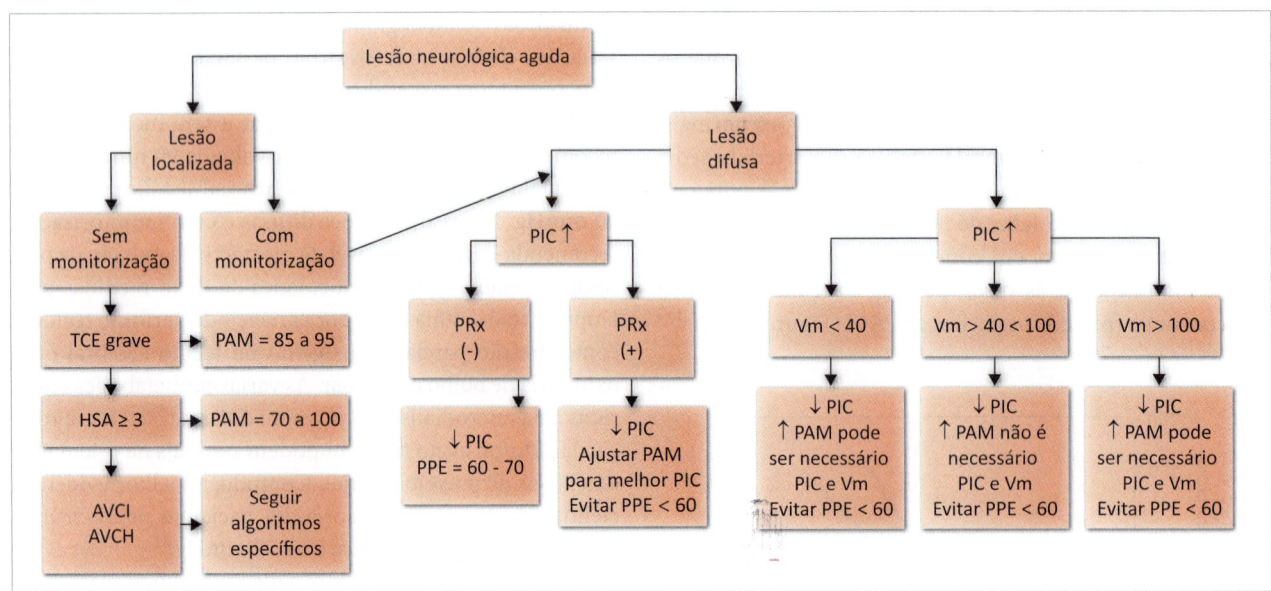

FIGURA 156.3. Algoritmo – Diretrizes gerais de controle da PAM nos pacientes neurológicos agudos.

HIPÓXIA E HIPERÓXIA[13-15]

A prevenção da hipoxemia começa na identificação do paciente que necessita ou necessitará, em curto prazo, da assistência ventilatória. Classicamente, indica-se suporte ventilatório, quando a escala de coma de Glasgow é menor do que nove ou há hipoxemia refratária à suplementação de oxigênio de forma não invasiva. Contudo, situações clínicas que demonstram uma dificuldade de proteção de via aérea ou instabilidade neurológica deveriam ter a estabilização e segurança respiratória como prioridade. A escolha da via aérea dependerá do momento.

A sedação para o acesso da via aérea deve ser escolhida com cautela, sobretudo em pacientes com instabilidade cardiovascular porque a escolha inadequada da sedação poderá induzir hipotensão arterial e LES. Deve-se ter drogas vasoativas à disposição para reverter rapidamente a redução da PAM. Sugere-se usar etomidato combinado a baixas doses de fentanil para pacientes instáveis hemodinamicamente. Evitar propofol em bólus mesmo em pacientes estáveis em razão do potencial hipotensor desse fármaco. O uso de curare pode ser uma opção nos pacientes dos quais não se obtenha o relaxamento desejável.

O ajuste do ventilador, da cabeceira e do tubo orotraqueal é fundamental para prevenir lesão pulmonar e, consequentemente, evitar hipoxemia e LES.

Manter a cabeceira elevada em 30° ou mais (se as condições neurológicas permitirem) e o balonete do tubo orotraqueal insuflado a uma pressão de 25 cmH$_2$O. A elevação do decúbito reduz o risco de pneumonia associada à ventilação mecânica e melhora a drenagem venosa encefálica que tem um potencial considerável em reduzir a PIC e favorecer a hemodinâmica encefálica comprometida. O balonete adequadamente insuflado pode diminuir a broncoaspiração e a lesão da traqueia.

O ajuste do ventilador é fundamental na prevenção da lesão encefálica secundária. Em pacientes neurológicos agudos em ventilação mecânica, a saturação de oxigênio arterial maior ou igual a 94% para garantir conteúdo arterial de oxigênio e nível de pressão parcial de oxigênio no tecido cerebral adequados. Manter níveis de pressão de platô abaixo de 30 cmH$_2$O e volume-corrente entre 5 e 8 mL/kg diminui as chances de lesão pulmonar em pacientes críticos e isso também parece ser verdade em doentes neurológicos agudos.

A hiperóxia quase nunca é discutida no contexto da LES. Contudo, nos últimos anos, com real possibilidade de medida da pressão parcial de oxigênio no tecido cerebral e de aumentá-la elevando-se a fração inspirada de oxigênio, esse tópico ganhou um novo espectro de discussão. Sabe-se que PaO$_2$ entre 200 e 300 é capaz reduzir o FSE em 10% por redução de débito cardíaco e/ou vasoconstricção encefálica. Na prática clínica, raramente esses níveis de PaO$_2$ são mantidos, porém alguns autores advogam o aumento da PaO$_2$ para otimizar a pressão parcial de oxigênio no tecido cerebral. Esses pesquisadores explicam que o aumento da PaO$_2$ melhora o conteúdo de oxigênio arterial, o transporte de oxigênio e difusão de O$_2$ entre tecidos edemaciados, beneficiando o transporte de O$_2$ até a mitocôndria neuronal. Contudo, a hiperóxia pode causar crises epilépticas, aumentar a produção de radicais livres e diminuir o FSE.

Recomenda-se manter a PaO$_2$ entre 100 e 120 mmHg para garantir uma saturação arterial de oxigênio ≥ 98% e uma pressão parcial de oxigênio no tecido cerebral > 15 mmHg quando esta mensuração se encontra disponível.

HIPERCAPNIA E HIPOCAPNIA[15-16]

As variações da PaCO$_2$ associadas à de pH alteram o tônus vascular, produzindo vasoconstricção ou vasodilatação a depender da diminuição ou elevação da PaCO$_2$, respectivamente.

A vasodilatação (desencadeada pelo aumento da $PaCO_2$) pode aumentar o FSE, mas, na verdade, aumenta, na maioria das vezes, o volume sanguíneo encefálico e, consequentemente, a PIC. Esse evento pode desencadear uma redução do FSE.

A hipocapnia decorrente da hiperventilação (redução da $PaCO_2$) é usada de maneira indiscriminada para o controle da PIC. Esse controle ocorre pela vasoconstrição e redução do volume sanguíneo encefálico desencadeadas pela hipocapnia. Contudo, a vasoconstrição pode desencadear isquemia cerebral e, consequentemente, aumentar a morbidade e a mortalidade em vítimas de TCE, mas outras condições neurológicas agudas também podem ser afetadas por essa condição, mas se desconhece a extensão do problema.

Orientações para hiperventilação:

1. Nunca deve ser feita como medida profilática.
2. Quando usada, a hipocapnia deve ser por breves períodos (duas a quatro horas) e outras estratégias para o controle da PIC devem ser instituídas tão logo quanto possível.
3. Não se deve deixar a $PaCO_2$ menor que 25 mmHg porque aumenta muito o risco de isquemia cerebral.
4. Deve-se evitar, durante a hiperventilação, a pressão parcial de oxigênio no tecido cerebral menor do que 20 mmHg ou a oximetria de bulbo jugular menor do que 55% ou reduções na velocidade de fluxo (oligoemia) se disponíveis tais monitorizações.

HIPERTERMIA E/OU FEBRE[17-19]

A febre é definida pelo aumento da temperatura corporal superior a 38,3°C (temperatura central ou timpânica). Esse sinal é muito comum em pacientes neurocríticos em geral, sendo estimado em 30% a 45%. A incidência de febre na população de neurológicos agudos é superior a 70% e, em metade dos casos, a origem é não infecciosa. A hipertermia é caracterizada por aumento descontrolado da temperatura, desencadeado por desregulação do centro termorregulador, produção excessiva de calor, redução da perda de calor periférico e ausência de uma causa evidente para a elevação da temperatura. A febre é caracterizada pelo aumento de temperatura controlado pelo hipotálamo, pela presença de fatores desencadeantes, de calafrios, de piloereção, de sudorese e da vasodilatação que caracteriza a integridade do sistema termorregulador.

A aferição da temperatura é realizada por termômetro timpânico ou central. Quando a medida da temperatura é realizada na pele, considera-se febre a temperatura superior a 37,4°C em UTI climatizadas. Quando estas não o são, a temperatura normal poderia ser de até 37,7°C em virtude das variações circadianas e da temperatura ambiente. Em nosso meio, a aferição da temperatura é realizada por meio da pele, o que representa uma variação de até 1°C entre a temperatura medida na pele e a medida timpânica ou central (bexiga, reto, sangue, esôfago, sublingual) e de até 2°C quando aferida no encéfalo lesado. Por isso, a aferição da temperatura na população de neurológicos agudos deve ser preferencialmente realizada na bexiga, reto, sangue, esôfago ou sublingual em detrimento das medidas na pele. Outro ponto importante é que a medida deve ser contínua e não intermitente.

A elevação de temperatura corporal desencadeia o aumento do tônus simpático, do gasto energético em repouso, do consumo de oxigênio e, consequentemente, da frequência cardíaca e do volume-minuto ventilatório. Esses fenômenos podem promover disfunção cardiopulmonar e, portanto, a febre merece ser tratada sempre que as disfunções ocorrem. Por outro lado, a febre representa uma resposta normal do hospedeiro frente aos processos infecciosos e inflamatórios. Em pacientes neurológicos agudos, ela é associada, de forma independente, a aumento de morbidade e mortalidade; contudo, não há estudos definitivos que orientem o tratamento da febre ou hipertermia nessa população.

O efeito deletério do aumento da temperatura no encéfalo pode ser atribuído aos seguintes pontos: elevação de citocinas pró-inflamatórias e de neutrófilos na área lesada; aumento da liberação de neurotransmissores e de produção de radicais livres; e piora da excitotoxicidade neuronal. Esse aumento de temperatura pode provocar vasodilatação, aumento da PIC, e disfunção da barreira hematoencefálica que pode piorar ou precipitar o edema vasogênico. Estudos experimentais demonstram que a febre/hipertermia aumenta a acidose e os níveis de glutamato intracelular, bem como induz a despolarização excitotóxica na área de penumbra que acelera a morte neuronal. Esses fenômenos inibem a função da proteína cinase, a transmissão sináptica e função do citoesqueleto. No âmbito molecular, o aumento da temperatura eleva a expressão de *Heat Shock Protein* e de receptores para glutamato.

Apesar de não haver uma recomendação definitiva, a maioria dos especialistas considera importante o controle da temperatura, porém não há consenso quanto a que nível ela deve ser mantida. O algoritmo na Figura 156.4 orienta o tratamento e o controle da temperatura. Os pontos mais importantes desse algoritmo é iniciar preventivamente o uso de antipiréticos, mensurar a temperatura central e mantê-la baixo de 37°C e avaliar a escala de avaliação de calafrio. O soro gelado deve ser infundido a 4°C em veia periférica na dose de 20 a 30 mL/kg. O magnésio é um vasodilatador de vasos da pele, o que diminui a sensação de frio. Alguns autores recomendam o uso de meperidina para diminuir a sensação de calafrios. Contudo, recomenda-se cautela porque essa droga produz um metabólito chamado normeperidina que é epileptogênico. Em pacientes entubados, sugere-se monitorizar a sedação com escalas e de forma eletrofisiológica. O propofol e o fentanil fazem a melhor combinação de sedação para garantir o controle da temperatura, dos calafrios e do desconforto. O curare deve ser usado em último caso e com monitorização. É óbvio que essas medidas não devem ser aplicadas em pós-operatório neurocirúrgico que não apresentou complicações graves (Figura 156.4).

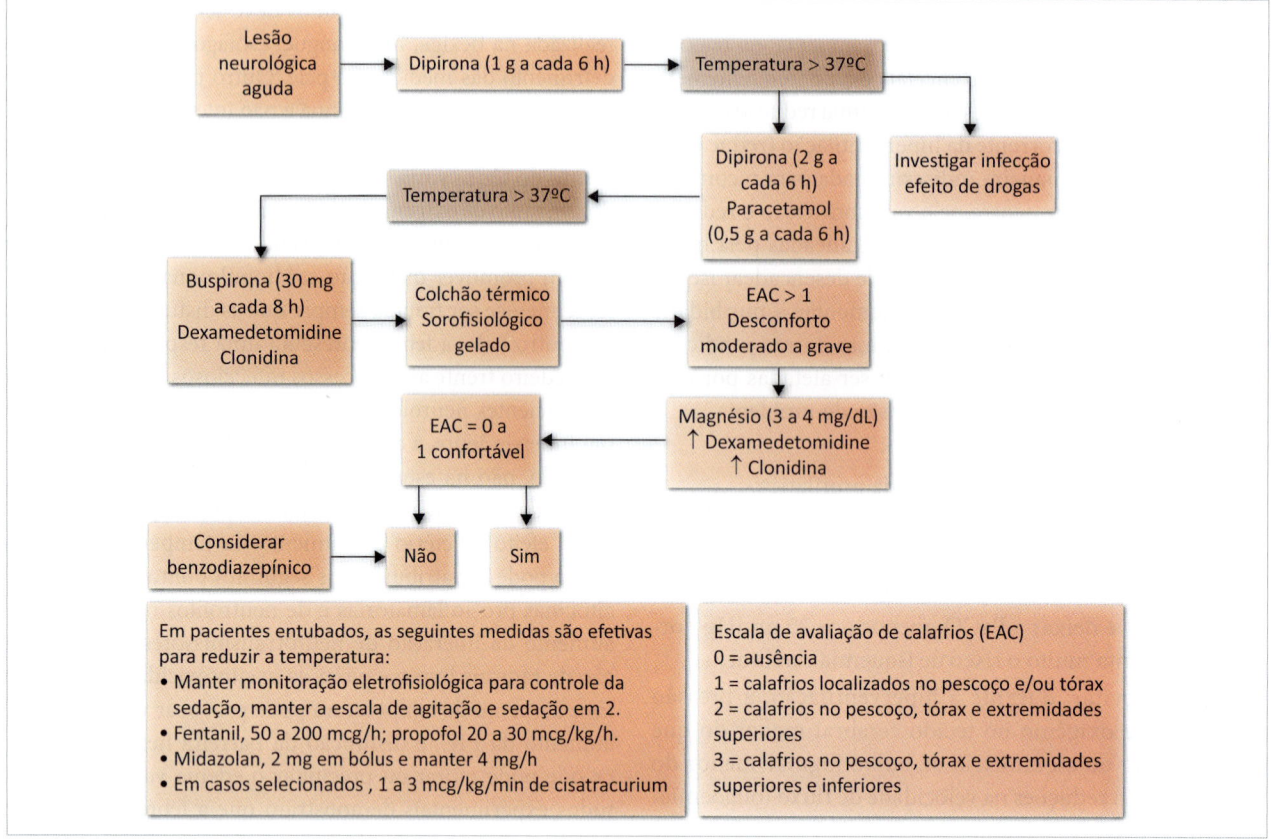

FIGURA 156.4. Algoritmo – Prevenção e controle de febre e hipertermia em pacientes neurológicos agudos.

ANEMIA[20-22]

A anemia é muito frequente em pacientes críticos e sua etiopatogenia, em geral, envolve a combinação de perdas e redução da produção em virtude da resposta inflamatória, especialmente o fator de necrose tumoral e a interleucina 1. A definição de anemia em doentes críticos não é consenso, mas acredita-se que níveis abaixo de 10 g/dL devam ser considerados como anemia nessa população e que valores abaixo de 7 g/dL mereceriam transfusão de glóbulos vermelhos. Esses valores foram obtidos de um estudo clássico de pós-operatório não cardíaco que demonstrou que uma estratégia restritora de transfusão associava-se a uma menor mortalidade. Apesar desses dados, um estudo recente demonstrou que pacientes com hemoglobina < 9 g/dL apresentavam um aumento de mortalidade e de permanência em UTI, mas isso pode ser apenas um marcador de gravidade, e não um mecanismo causal.

Nos pacientes neurológicos agudos graves, a presença de anemia (hematócrito < 30%) pode chegar a 50% dos pacientes e, frequentemente, se inicia nos primeiros três dias de admissão na UTI. Nessa população, há inúmeras questões não esclarecidas, a saber:

1. Qual hematócrito deve ser considerado de risco?
2. O hematócrito de risco é o mesmo para todas as condições neurológicas?
3. Deve-se restringir transfusão com valores de hemoglobina entre 7 e 10 g/dL para pacientes neurocríticos?
4. Qual é o benefício da transfusão na população neurocirúrgica?

Como se pode notar, não há certeza de muitos fenômenos; contudo, sabe-se que a anemia altera o transporte de oxigênio encefálico e está associada à mortalidade em vários estudos de pacientes neurocríticos, alguns dos quais com níveis de hemoglobina superiores a 12 g/dL. Os pacientes com hemorragia subaracnóidea e hematoma intraparenquimatoso são potencialmente vulneráveis à queda de hemoglobina. Essa mesma afirmativa pode se estender aos pacientes com TCE grave, apesar de menor proporção. Para os pacientes neurocirúrgicos eletivos sem complicação, a anemia não é um problema, mas naqueles que apresentaram complicações, o raciocínio deve ser o mesmo aplicado com condições de urgência.

Não há consenso de quando transfundir o paciente neurológico agudo. O algoritmo na Figura 156.5 resume algumas sugestões do serviço (Hospital Sírio Libanês). Trata-se de um algoritmo de fase aguda. O nível de hemoglobina escolhido para disparar a indicação de transfusão é hemoglobina ≤ 9,5 ou hematócrito < 30%. Os pacientes neurológicos agudos e sem monitorização multimodal deveriam ser transfundidos sempre que a hemoglobina estiver ≤ 9,5

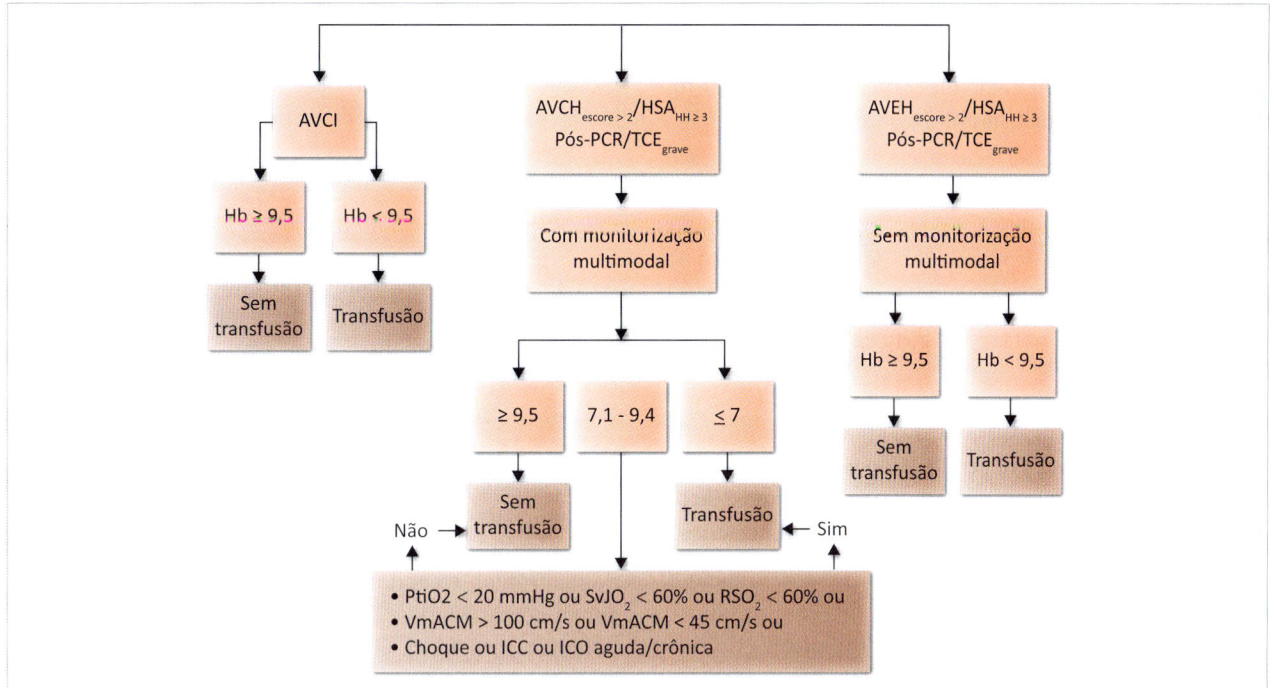

FIGURA 156.5. Algoritmo – Diretrizes de transfusão de glóbulos vermelhos em pacientes neurocríticos na fase aguda.

ou hematócrito ≤ 30%. Nos casos que receberem monitorização multimodal, a indicação de transfusão deverá seguir os parâmetros de hemometabolismo encefálico. Em casos selecionados com hemoglobina ≥ 9,5 ou hematócrito ≥ 30% e parâmetros de hemometabolismo encefálico sugerindo déficit de oxigênio no tecido cerebral, a administração de glóbulos vermelhos pode ser uma estratégia terapêutica desde que todas as outras causas do déficit de oxigênio tecidual tenham sido descartadas. Para finalizar, deve-se transfundir uma unidade de concentrado de hemácias por vez, salvo no caso de choque hipovolêmico. Essa conduta evita excesso de transfusão. A flebotomia é uma importante causa de anemia em pacientes críticos, pois, diariamente, cerca de 45 mL de sangue, em média, são retirados de cada paciente grave. Estratégias para eliminar essas perdas podem reduzir a incidência e gravidade da anemia, bem como eliminar a necessidade de transfusão.

HIPOGLICEMIA E HIPERGLICEMIA[23-24]

A hipoglicemia pode desencadear dano encefálico. O quadro clínico neurológico associado à hipoglicemia varia desde confusão mental até o coma. A presença do coma dependerá da intensidade e da duração da hipoglicemia, bem como a permanência das sequelas decorrentes dos baixos níveis glicêmicos. O coma hipoglicêmico pode levar o paciente à morte ou a sequelas graves e irreversíveis. Hipoglicemia, na prática clínica, é definida por níveis de glicose plasmática inferior a 70 mg/dL. Quando esses níveis estão abaixo de 50 mg/dL, está caracterizada a hipoglicemia grave.

Em pacientes neurológicos agudos, a hipoglicemia pode ser fatal e, portanto, deve ser prevenida. Não se sabe qual é o nível de glicemia desejável para essa população. Contudo, estudos experimentais descrevem um estado chamado de hiperglicólise cerebral (aumento do consumo de glicose pelo neurônio) que acontece em situações de estresse oxidativo cerebral frente às lesões cerebrais agudas, em especial no traumatismo cranioencefálico grave e hemorragia subaracnóidea aneurismática. Nessa condição, o encéfalo consome muita glicose e, por conseguinte, níveis glicêmicos sistêmicos abaixo da normalidade poderiam levar a um déficit de glicose no âmbito neuronal e à lesão celular.

A hiperglicemia pode exercer grande pressão osmótica no líquido extracelular e levar à desidratação da célula e à perda de glicose na urina, produzindo diurese osmótica com depleção de líquido e de eletrólitos do organismo e, assim, mais desidratação. A patogênese do dano cerebral pela hiperglicemia está, provavelmente, relacionada ao metabolismo anaeróbico produzido pela hipóxia causada, por sua vez, pelo aumento nos níveis de cortisol e de catecolaminas frequentemente encontrados nos pacientes com grave lesão cerebral. Há várias explicações para o efeito deletério da hiperglicemia nos pacientes neurológicos agudos a saber:

1. Neurotoxicidade por ação direta da hiperglicemia nos neurônios, embora esse mecanismo ainda não esteja completamente entendido.
2. A hiperglicemia favorece o acúmulo de lactato e acidose intracelular principalmente se associado à isquemia.
3. A hiperglicemia intensifica a peroxidação lipídica e a formação de radicais livres, o que propicia um aumento

de cálcio intracelular (componente-chave da excitotoxicidade dependente de glutamato) e piora da função mitocondrial. Esse efeito da hiperglicemia parece ser importante na área de penumbra.

4. A hiperglicemia causa lesão direta da barreira hematoencefálica, o que pode favorecer o desenvolvimento de hemorragia em áreas de infarto isquêmico, fato constatado em vários estudos experimentais em ratos e estudos observacionais em pacientes submetidos a trombólises.

5. Pacientes hiperglicêmicos são deficientes em insulina, condição que os leva à menor captação da glicose periférica, aumento do fornecimento de glicose para o cérebro e elevação da circulação de ácidos graxos livres que reduzem a vasodilatação dependente do endotélio e isso poderia favorecer o aparecimento de vasoespasmo e de desequilíbrio de oferta e consumo de oxigênio encefálico.

Apesar das evidências fisiopatológicas sobre o dano da hiperglicemia no tecido neuronal, não há estudos clínicos que suportem o tratamento intensivo do controle glicêmico em pacientes neurológicos agudos. Por outro lado, os estudos epidemiológicos demonstram uma associação entre hiperglicemia (> 200 mg/dL) e vasoespasmo cerebral, transformação hemorrágica no AVCI, aumento da vulnerabilidade neuronal em área de penumbra, entre outros.

O momento atual pede para se evitar hiperglicemia e controle glicêmico estrito e, por isso, a UTI neurológica do Hospital das Clínicas da Faculdade de Medicina da Universidade de São Paulo sugere manter os níveis glicêmicos dos pacientes neurocríticos entre 120 e 180 mg/dL. A forma como esse controle será realizado deve ser adaptada a cada unidade. Entretanto, algumas orientações podem facilitar o controle glicêmico, como:

1. Evitar infusão desnecessária de soro glicosado.
2. Manter a nutrição pela via digestiva (oral ou por sonda).
3. Quando o paciente estiver hiperglicêmico, a introdução de dieta para diabético deve ser considerada em todos os pacientes.
4. Evitar o uso de corticosteroide. Caso seja necessário, utilizar a menor dose possível.
5. O uso da insulina deve ser adaptado a cada unidade. Contudo, sabe-se que insulina em infusão continua é mais eficiente em manter o controle glicêmico, mas aumenta o risco de hipoglicemia. Pesar risco e benefício.

SEPSE E SÍNDROME DA RESPOSTA INFLAMATÓRIA SISTÊMICA (SIRS)

Há alguns estudos demonstrando que a sepse e a SIRS podem causar dano cerebral, inclusive lesão de barreira hematoencefálica e apoptose neuronal. Por isso, é fundamental prevenir e evitar infecções nessa população. Contudo, os mecanismos fisiopatológicos da sepse e da SIRS podem levar à vasodilatação cerebral, causando um aumento de volume sanguíneo encefálico e desequilibrando a hemodinâmica encefálica. Nos casos de hipotensão arterial ou de redução de fluxo sanguíneo sistêmico, o encéfalo poderá ser lesado pelos mecanismos de isquemia e reperfusão.[25]

A lesão encefálica aguda produz uma resposta inflamatória sistêmica no encéfalo. As células responsáveis por isso estão localizadas no tecido glial. A microglia e os astrócitos sintetizam e liberam grandes quantidades de citocinas de grande efeito pró-inflamatório e induzem a produção de prostaglandinas, estimulam a atividade da enzima oxidonítrico-sintetase. Além disso, aumenta a adesão de neutrófilos ao endotélio dos vasos encefálicos, desencadeando uma lesão anatômica e prejudicando o fluxo na microcirculação. As células neuronais e gliais que sofreram isquemia produzem grande quantidade de radicais livres e liberação maciça de glutamato e aspartato, que são aminoácidos excitotóxicos. Os radicais livres são responsáveis por induzir a adesão de neutrófilos ao endotélio e desencadear a oxidação dos componentes lipídicos da membrana celular, a denominada peroxidação lipídica. O glutamato e o aspartato, mediante ativação de receptores pós-sinápticos (NMDA e AMPA), promovem o influxo celular de sódio e cálcio, causando edema celular e disfunção mitocondrial. É possível resumir essa cascata de lesão neuronal na seguinte sequência: lesão cerebral primária; despolarização celular excitotóxica; inflamação encefálica; acidose e edema intracelular; disfunção mitocondrial; crise energética; lesão de membrana celular por ativação de proteases; e morte celular pelo mecanismo de necrose e/ou apoptose. Esses fenômenos também têm um papel na hemodinâmica encefálica por induzir uma disfunção dos mecanismos de autorregulação cerebral, propiciando o aumento do volume encefálico e, consequentemente, elevação da PIC. Esse aumento da PIC contribui para a redução da pressão de perfusão encefálica e do fluxo sanguíneo encefálico, provocando isquemia e todos os seus desdobramentos fisiopatológicos.[26-27]

TROMBOEMBOLISMO VENOSO

O tromboembolismo venoso (TEV) é um espectro de desordens da coagulação, que varia de tromboflebite superficial e trombose venosa profunda (TVP) a embolia pulmonar (EP).

Considerando alguns aspectos epidemiológicos, vale ressaltar que a prevalência de TVP em pacientes hospitalizados varia conforme a patologia de base. Na ausência de profilaxia, a prevalência é, aproximadamente, de: 10% a 20% em pacientes clínicos; 15% a 40% em pacientes submetidos à cirurgia geral; 15% a 40% em pacientes neurocirúrgicos; 20% a 50% em pacientes com AVE; 40% a 80% em pacientes politraumatizados; 60% a 80% em pacientes com lesão de medula espinhal; e 10% a 80% em pacientes internados em UTI.[28]

O risco para desenvolvimento da TEV associado à patologia neurológica pode ser estratificado em três grupos, de acordo com a incidência observada: baixo risco (inferior a 10%); risco moderado (10% a 40%); e alto risco (40% a 80%). Pacientes portadores de patologia neurológica e consequente redução da mobilidade são considerados de alto risco para TEV.[29]

Além do risco de desenvolvimento de TEV, inerente à própria patologia que motivou o internamento, há fatores de risco adicionais que, muitas vezes, coexistem em um mesmo paciente. Os mais conhecidos são idade, obesidade, imobilidade, gravidez, puerpério, internação em UTI, neoplasia, AVE, infecção (exceto torácica), câncer, insuficiência arterial, cateteres centrais e de Swan-Ganz, doença inflamatória intestinal, doença respiratória grave, paresia/paralisia de membros inferiores, doença reumatológica aguda, tratamento quimioterápico, reposição hormonal, uso de contraceptivos, história prévia de TEV, síndrome nefrótica, IAM, trombofilia (deficiência de antitrombina III, proteína C ou S, anticorpos antifosfolipídeos ou anticoagulante lúpico), insuficiência cardíaca congestiva classe III ou IV, varizes e insuficiência venosa crônica.[28]

Desses fatores, merecem destaque: a) internamento em UTI, mesmo após o paciente estar sendo submetido à quimioprofilaxia de rotina; b) o risco de TVE aumenta progressivamente com a idade; c) mobilidade reduzida, isto é, quando o paciente permanece deitado metade do dia ou sentado à beira do leito, excluído o período de sono. Quando o paciente tem idade superior a 40 anos, encontra-se imobilizado e apresenta um terceiro fator de risco, há indicação de quimioprofilaxia.

PROFILAXIA DA TEV

As medidas profiláticas específicas para tromboembolismo venoso têm sido objeto de numerosos estudos nos últimos anos, os quais vêm subsidiando associações médicas na elaboração de protocolos com recomendações específicas para orientar a clínica médica. Entre os protocolos que consideram a profilaxia de TEV em pacientes neurológicos, destacam-se os da American Heart Association (AHA) em conjunto com a American Stroke Association (ASA), os do Brain Trauma Foundation e os do American College of Chest Physicians (ACCP) (Quadro 156.1).[28-29]

PNEUMONIA ASSOCIADA À VENTILAÇÃO

A pneumonia associada à ventilação mecânica (PAV) é definida como infecção de vias aéreas inferiores, diagnosticada a partir de 48 horas após intubação endotraqueal. Pode ser classificada como precoce (início 48 a 72 horas após a intubação) ou tardia (início mais de 72 horas após intubação). Em geral, a precoce é causada por bactérias mais sensíveis à antibioticoterapia, enquanto a tardia é causada por bactérias hospitalares multirresistentes. Considerando aspectos epidemiológicos, é importante ressaltar que a PAV está associada ao aumento de morbidade e mortalidade em

QUADRO 156.1. Medidas para profilaxia de TEV em pacientes neurológicos agudos.

Profilaxia TEV	Medidas para profilaxia (ACCP 2012)
Neurocirurgia (craniotomia tumor cerebral)	Craniotomia ou cirurgia espinhal eletiva: profilaxia mecânica, preferencialmente CPI, sobre não profilaxia (IIC) e sobre profilaxia farmacológica (IIC). Craniotomia ou cirurgia espinhal eletiva: em paciente com risco de TVE muito alto (com doença maligna), associar profilaxia farmacológica à mecânica quando hemostasia adequada for estabelecida e o risco de sangramento diminuir (IIC).
Politrauma (TCE e TRM)	Profilaxia farmacológica (HNF ou HBPM) (IIC) ou mecânica (melhor CPI) (IIC) sobre não profilaxia. Se alto risco de TEV (incluindo TCE, TRM), associar profilaxia mecânica à farmacológica (IIC) quando não contraindicada por lesão de extremidade. Se houver contraindicação para heparina, sugere-se profilaxia mecânica (melhor CPI) sobre não profilaxia (IIC). Associar HNF ou HBPM quando o risco diminuir (IIC). Filtro de veia cava não deve ser utilizado (IIC). Vigilância periódica com USG não deve ser realizada (IIC).
Acidente Vascular Cerebral Isquêmico (AVCI)	Para pacientes agudos com limitação de mobilidade, recomenda-se: HNF (10.000 a 15.000 UI/dia) ou HBPM (3.000 a 6.000 UI/dia) ou CPI sobre não profilaxia (IIB). HBPM sobre HNF (IIB). Não utilizar MECG (IIB). Iniciar profilaxia farmacológica dentro de 48 horas do início do AVE e mantê-la durante a hospitalização ou até recuperação da mobilidade. Não utilizar profilaxia farmacológica nas primeiras 24 horas após terapia trombolítica.
Hemorragia intracraniana	Para pacientes com AVCH agudo e com limitação de mobilidade: Usar HNF ou HBPM entre o segundo e o quarto dia após o evento ou CPI sobre não profilaxia (IIC). Usar, preferencialmente, HBPM sobre HNF (IIB). MECG não deve ser usada (IIB).

IIB: recomendação fraca, evidência de moderada qualidade; IIC: recomendação fraca, evidência de baixa ou muito baixa qualidade.
HNF: heparina não fracionada; HBPM: heparina de baixo peso molecular; USG: ultrassonografia; CPI: compressão pneumática intermitente; MECG: meias elásticas de compressão gradual; IIC: classe IIC; IIB: classe IIB; AVCH: acidente vascular cerebral hemorrágico; AVCI: acidente vascular cerebral isquêmico; TEV: tromboembolismo venoso; TCE: traumatismo cranioencefálico; TRM: traumatismo raquimedular.
Fonte: ACCP.

terapia intensiva; do tempo de hospitalização; e de custos hospitalares. Ela pode ser polimicrobiana e está relacionada à flora hospitalar vigente. Os patógenos bacterianos que têm sido frequentemente associados à PAV são os bacilos gram-negativos como *Pseudomonas aeruginosa*, *Proteus* spp., *Acinetobacter* spp. e *Staphylococcus aureus*.[30-34]

As medidas profiláticas para PAV devem ser aplicadas em todos os pacientes neurológicos agudos com redução do nível de consciência, disfagia, paralisia facial, necessidade de ventilação mecânica e uso de sondas para alimentação enteral.

Em geral, medidas profiláticas indicadas para pacientes internados coincidem com muitas das sugeridas para pacientes neurológicos. Essas medidas estão relacionadas com educação, vigilância epidemiológica, prevenção da transmissão de microrganismos e atuação sobre fatores de risco modificáveis e devem ser pesquisadas em capítulos específicos.[30-34]

Algumas medidas profiláticas discutidas em pacientes neurológicos e os respectivos estudos estão apresentados a seguir:[33-34]

a) **Uso preferencial da via transpilórica para nutrição enteral de pacientes com TCE grave:** estudo controlado randomizado com 104 pacientes vítimas de TCE grave concluiu que a administração de dieta enteral, via transpilórica, reduz a incidência de pneumonia em comparação com a administração da dieta via sonda nasogástrica. Tal resultado deve-se a uma menor incidência de volume gástrico residual aumentado e à consequente diminuição do risco de aspiração. Há controvérsia sobre essa recomendação em pacientes críticos em geral diante de resultados variáveis, o que justifica a não inclusão dessa medida no último consenso/protocolo do CDC.

b) **Utilização de protocolo para rastreamento de disfagia em pacientes com AVE agudo:** o uso de medidas profiláticas previstas em protocolos para detecção de disfagia na admissão do paciente reduz o risco de pneumonia secundária à aspiração. Em um estudo multicêntrico, a taxa de pneumonia nos centros que realizaram avaliação formal para disfagia foi 2,4% *versus* 5,4% ($p = 0{,}0016$) nos que não a realizaram. Quando o paciente apresenta disfagia, deve-se, inicialmente, evitar dieta oral, orientação ratificada pela AHA e ASA.

c) **Gastrostomia precoce em pacientes com AVE e TCE:** em estudo realizado em pacientes sob ventilação mecânica por AVE ou TCE, a gastrostomia precoce, em até 24 horas após intubação, foi associada à menor frequência de PAV comparada com o uso de sonda nasogástrica. A principal limitação do estudo foi o número reduzido de participantes (20 no grupo submetido à gastrostomia e 21 no grupo-controle). Outro estudo multicêntrico avaliou o efeito da gastrostomia endoscópica percutânea comparado com o da alimentação via sonda nasogástrica durante as primeiras duas a três semanas após AVE. A sonda nasogástrica resultou em melhor desfecho funcional do que a gastrostomia. Em protocolo para manejo precoce do paciente com AVE, a AHA e ASA recomendam uso inicial (até duas ou três semanas) de sonda nasogástrica ou nasoduedenal, quando necessário. Já a gastrostomia percutânea deve ser reservada para pacientes que tenham dificuldades de ingestão oral por tempo mais prolongado.

d) **Traqueostomia precoce em pacientes neurocríticos:** em um estudo com 118 pacientes com TCE ou com AVE, a traqueostomia realizada nos primeiros nove dias da intubação diminuiu a incidência de PAV, o tempo de sedação, de ventilação mecânica, do uso de antibióticos e de internação em UTI. Contudo, a traqueostomia precoce em pacientes críticos ainda não é amplamente adotada e o momento ideal para a sua realização não está determinado na maioria dos consensos/protocolos.

e) **Broncoscopia por fibra óptica em pacientes com TCE:** tem um papel importante para diagnóstico de PAV e tratamento de atelectasia lobar pulmonar em pacientes críticos. No entanto, deve-se considerar risco *versus* benefício deste procedimento em pacientes com TCE e hipertensão intracraniana, pois tem sido demonstrado aumento da PIC durante a sua realização.

f) **Fisioterapia respiratória:** não tem sido efetiva na prevenção nem no tratamento de PAV em pacientes com lesão cerebral aguda.

g) **Mobilização precoce:** é recomendada, pois reduz, aparentemente, o risco de complicações como pneumonia e úlceras de decúbito.

INFECÇÃO DA CORRENTE SANGUÍNEA[35-36]

Infecção da corrente sanguínea (ICS) associada a cuidados de saúde tem sido dividida entre primária (origem desconhecida); secundária a um foco específico (como infecção de tecidos moles ou dos tratos respiratório, urinário ou gastrintestinal); e em eventos relacionados a cateteres intravasculares.

Quanto aos fatores que aumentam o risco de ICS nosocomial, são observados: fatores relacionados ao hospedeiro, destacando-se doença crônica, imunodeficiência, desnutrição, nutrição parenteral total, extremos de idade e queimaduras; fatores extrínsecos que incluem, entre outros, tempo de cateterização, condições de inserção (assépticas ou não), cuidados com o sítio do cateter, trombose do cateter e foco séptico em outro local; tipo de cateter, com maior risco para cateter venoso central (CVC) não tunelizado e cateter arterial pulmonar; e local de inserção do cateter com risco de infecção maior para inserção em veia femoral em relação à jugular e à subclávia para CVC.

Em relação ao perfil microbiológico, os patógenos mais comumente encontrados são os aeróbios gram-positivos, responsáveis por 65% dos casos (estafilococos coagulase-negativos: – 31%, *Staphylococcus aureus*: 20%, enterococos: 9%) e *Candida* sp com 9%. Os bacilos gram-negativos foram encontrados em 25% dos casos (*Escherichia coli*: 6%, *Klebsiella* sp – 5%, *Pseudomonus* sp: 4%, *Enterobacter* sp: 4%, *Serratia* sp: 2%, *Acinetobacter baumannii*: 1%).

Diversas medidas profiláticas têm sido eficazes na prevenção de ICS relacionada ao uso de cateter. As orientações para profilaxia em pacientes neurológicos estão de acordo com as sugeridas para pacientes críticos em geral.

INFECÇÃO DO TRATO URINÁRIO (ITU)[37]

É caracterizada pela presença de microrganismos nas vias urinárias (bexiga, próstata, rins e sistema coletor) que, sob circunstâncias normais, é estéril acima da parte distal da uretra. Trata-se do tipo mais comum de infecção associada a cuidados de saúde, representando mais de 30% das infecções hospitalares. Virtualmente, todas as ITU diagnosticadas em ambiente hospitalar são causadas por instrumentação do trato urinário, especialmente pelo uso de cateter vesical.

Esse tipo de infecção é frequente após AVE. Vários fatores, comuns em doença neurológica, contribuem para maior risco dessa complicação, quais sejam: imunodepressão transitória desencadeada por lesão cerebral aguda; disfunção vesical (retenção e incontinência urinária); distúrbios da fala que podem afetar a comunicação e, assim, são usados como justificativa para uso de sonda vesical; e limitação de mobilidade que pode influenciar na colocação de sonda vesical.

As medidas para prevenção de infecção urinária[37] em pacientes neurológicos críticos seguem a mesma linha das sugeridas para os demais pacientes hospitalizados.

CONSIDERAÇÕES FINAIS

No tratamento do paciente com doença neurológica crítica, a prevenção de lesão secundária cerebral é uma prioridade e a profilaxia de TEV, da PAV, da ICS e da ITU deve ser considerada também com esse objetivo.

A admissão desse tipo de paciente, em UTI, ocorre, usualmente, quando ele se encontra em estado grave, com patologia aguda que representa risco imediato de vida. Nesse caso, em geral, toda a atenção está voltada para o tratamento da patologia de base e estabilização clínica do paciente, considerando parâmetros hemodinâmicos, trocas gasosas, patência de vias aéreas e funções de órgãos vitais. No entanto, conforme discutido neste capítulo, a preocupação com medidas preventivas deve estar associada, desde o início, a esse tratamento para que os esforços não sejam em vão.

Embora a ciência tenha avançado no desenvolvimento de novas técnicas de prevenção, as orientações atuais voltadas para tratamento profilático revelam preocupação especial com a educação continuada dos profissionais de saúde para que estejam atentos a essa questão em todos os momentos.

Nesse sentido, devem ser enfatizadas: campanhas nos hospitais por meio de, por exemplo, panfletos e palestras; elaboração e implementação de protocolos; aplicação de medidas para controle de processos e resultados, do tipo "memorando" via computador no momento da elaboração das prescrições e listas para *check-up*.

Desse modo, vale ressaltar a mensagem enfatizada em toda a literatura consultada de que a adesão a programas de profilaxia é uma prioridade e depende de certa disciplina e esforço continuado da equipe envolvida.

REFERÊNCIAS BIBLIOGRÁFICAS

1. Datasus – Departamento de Informática do SUS. [Internet] [Acesso em 08 jan 2016]. Disponível em: www.datasus.gov.br
2. II Diretriz de Avaliação Perioperatoria da Sociedade Brasileira de Cardiologia. Arq Bras Cardiol. 2011;96(1):3-55
3. Manual de Cuidados Clinicos Perioepratorios Para Operações não Cardiacas. Fabio Santana Machado, Milton de Arruda Martins, Manoel Jacobsen Teixeira. São Paulo: Ed. Atheneu, 2013. p.1-115.
4. Schettino G, et al. Paciente crítico: Diagnóstico e tratamento: Hospital Sírio-Libanês. Barueri: Manole, 2006. p.664-72.
5. Chesnut RM, Marshall SB, Piek J, Blunt BA, Klauber MR, Marshall LF. Early and late systemic hypotension as a frequent and fundamental source of cerebral ischemia following severe brain injury in the Traumatic Coma Data Bank. Acta Neurochir Suppl (Wien). 1993;59:121-5.
6. Bouma GJ, Muizelaar JP. Cerebral blood flow in severe clinical head injury. New Horiz. 1995;3(3):384-94.
7. Harper AM. Autoregulation of cerebral blood flow: influence of the arterial blood pressure on the blood flow through the cerebral cortex. J Neurol Neurosurg Psychiatry. 1966;29(5):398-403.
8. Chieregato A, Tanfani A, Compagnone C, Turrini C, Sarpieri F, Ravaldini M, et al. Global cerebral blood flow and CPP after severe head injury: a xenon-CT study. Intensive Care Med. 2007;33(5):856-62.
9. Faraci FM, Heistad DD. Regulation of the cerebral circulation: role of endothelium and potassium channels. Physiol Rev. 1998;78(1):53-97.
10. Miller JD, Becker DP. Secondary insults to the injured brain. J R Coll Surg Edinb. 1982;27(5):292-8.
11. Chesnut RM, Marshall LF, Klauber MR, Blunt BA, Baldwin N, Eisenberg HM, et al. The role of secondary brain injury in determining outcome from severe head injury. J Trauma. 1993;34(2):216-22.
12. Robertson CS. Management of cerebral perfusion pressure after traumatic brain injury. Anesthesiology. 2001;95(6):1513-7.
13. Manley G, Knudson MM, Morabito D, Damron S, Erickson V, Pitts L. Hypotension, hypoxia, and head injury: frequency, duration, and consequences. Arch Surg. 2001;136(10):1118-23.
14. Brian JE Jr. Carbon dioxide and the cerebral circulation. Anesthesiology. 1998;88(5):1365-86.
15. Zauner A, Daugherty WP, Bullock MR, Warner DS. Brain oxygenation and energy metabolism: part I-biological function and pathophysiology. Neurosurgery. 2002;51(2):289-302.
16. Siesjö BK, Duriex ME. Pathophysiology of cerebral ischaemia and inflammation. Eur J Anaesth. 2000; 17(suppl 8):6-25.
17. Neeraj Badjatia. Hyperthermia and fever control in brain injury. Crit Care Med. 2009;37[Suppl.]:S250-S57
18. Greer DM; Funk SE; Reaven NL, Ouzounelli M, Uman GC. Impact of Fever on Outcome in Patients With Stroke and Neurologic Injury. Stroke. 2008;39:3029-35.
19. Seder DB, Van der Kloot TE. Methods of cooling: Practical aspects of therapeutic temperature management. Crit Care Med. 2009;37[Suppl.]:S211–S222.
20. Naidech AM. Anaemia and its treatment in neurologically critically ill patients: being reasonable is easy without prospective trials. Critical Care. 2010;14:149.

21. Kurtz P, Schmidt JM, Claassen J, Carrera E, Fernandez L, Helbok R, et al. Anemia is Associated with Metabolic Distress and Brain Tissue Hypoxia After Subarachnoid Hemorrhage. Neurocrit Care. 2010;13:10-6
22. Leal-Noval SR, Muñoz-Gómez M, Murillo-Cabezas F. Optimal hemoglobin concentration in patients with subarachnoid hemorrhage, acute ischemic stroke and traumatic brain injury. Curr Opin Crit Care. 2008;14:156-62
23. Rovlias A, Kotsou S. The influence of Hyperglycemia on Neurological Outcome in Patients with Severe Head Injury. Neurosurgery. 2000 Feb;46(2):335-42.
24. Mebis L, Gunst L, Langouche L, Vanhorebeek I, Van den Berghe G. Intensive insulin therapy. Curr Opin Crit Care. 2007;13:392-8.
25. Kochanek PM, Clark RSB, Marion DW. Role of inflammation after severe head injury. SCCM Crit Care Symp. 1997;119-34.
26. Burkhart CS, Siegemund M, Steiner LA. Cerebral perfusion in sepsis. Crit Care. 2010;14:215.
27. Pradilla G, Chaichana KL, Hoang S, Huang J, Tamargo RJ. Inflammation and Cerebral Vasospasm After Subarachnoid Hemorrhage. Neurosurg Clin N Am. 2010;21:365-79.
28. Lansberg MG, O'Donnell MJ, Khatri P, Lang ES, Nguyen-Huynh MN, Schwartz NE, et al. Antithrombotic and thrombolytic therapy for ischemic stroke: Antithrombotic Therapy and Prevenion of Thrombisis, 9th ed: American College of Chest Physicians Evidence-Based Clinical Practice Guidelines. Chest. 2012;141(2 Suppl):e601S-36S.
29. Guyatt GH, Akl EA, Crowther M, Gutterman DD, Schuünemann HJ. Executive summary: Antithrombotic Therapy and Prevention of Thrombosis, 9th ed: American College of Chest Physicians Evidence-Based Clinical Practive Guidelines. Chest. 2012;141(2 Suppl):7S-47S.
30. American Thoracic Society Documents. Guidelines for the management of adults with hospital-acquired, ventilator-associated, and healthcare-associated pneumonia. Am J Respir Crit Care Med. 2005;171(4):388-416.
31. Rigato Junior O, Dias MBG de S. Pneumonia associada à ventilação mecânica. In: SCHETTINo, G. et al. Paciente crítico: diagnóstico e tratamento. 2. ed. Barueri: Manole, 2012. p.275-9.
32. Muscedere J, Dodek P, Keenan S, Fowler R, Cook D, Heyland D. Comprehensive evidence-based clinical practice guidelines for ventilator-associated pneumonia: prevention. J Crit Care. 2008;23(1):126-37.
33. Tablan OC, Anderson LJ, Besser R, Bridges C, Hajjeh R. Guidelines for preventing health-care-associated pneumonia, 2003: recommendations of CDC and the healthcare infection control practices advisory committee. MMWR Recomm Rep. 2004 Mar 26;53(RR-3):1-36. [Internet] [Acesso em 08 jan 2016]. Disponível em: http://www.cdc.gov/mmwr/preview/mmwrhtml/rr5303a1.htm
34. Costa SF, Girão E, Azevedo LCP. Infecções nosocomiais. In: Azevedo LCP, et al. Medicina intensiva baseada em evidências. São Paulo: Atheneu, 2009. p.147-61.
35. Hewlett AL, Rupp ME. New developments in the prevention of intravascular catheter associated infections. Infect Dis Clin North Am. 2012;26(1):1-11.
36. O'Grady NP, Alexander M, Burns LA, Dellinger EP, Garland J, Heard SO, et al. Guidelines for the prevention of intravascular catheter-related infections. Clin Infect Dis. 2011;52:e162-e193.
37. Poisson SN, Johnston SC, Josephson SA. Urinary Tract Infections complicating stroke: mechanisms, consequences, and possible solutions. Stroke – Journal of the American Heart Association, Dallas, TX: USA, n. 41, p. 180-184, abr. 2010. [Internet] [Acesso em 08 jan 2016]. Disponível em: http://stroke.ahajournals.org/content/41/4/e180.full.pdf+html?sid=2350a3ff-0dfa-4cf0-b8b7--14e711efb942

CAPÍTULO 157

ESTADO DE MAL EPILÉPTICO

Luis Otavio Caboclo
Paula Rodrigues Sanches

DESTAQUES

- Estado de mal epiléptico ou estado epiléptico é a apresentação mais grave de epilepsia.
- O estado epiléptico tem morbidade e mortalidade elevadas.
- O tratamento do estado epiléptico deve ser iniciado o mais rápido possível, pois o tratamento precoce é fator preditor da resposta à terapia com drogas antiepilépticas.
- O tratamento do estado epiléptico convulsivo baseia-se no uso de benzodiazepínicos e drogas de 2ª linha (fenitoína, valproato ou fenobarbital sódico).
- O tratamento do estado epiléptico refratário, em geral, inclui o uso de drogas anestésicas intravenosas.
- O eletroencefalograma é essencial para o diagnóstico do estado epiléptico não convulsivo – frequentemente subdiagnosticado – e para o acompanhamento do tratamento.

INTRODUÇÃO

Estado de mal epiléptico ou estado epiléptico é a apresentação mais grave de epilepsia, com morbidade e mortalidade elevadas. O estado epiléptico ocorre, de acordo com a definição da Organização Mundial da Saúde (OMS), "quando uma crise persiste por tempo suficiente ou se repete com frequência suficiente para produzir uma condição epiléptica fixa ou duradoura".[1] A Liga Internacional Contra a Epilepsia (*International League Against Epilepsy* – ILAE) define estado epiléptico como uma crise durando mais de 30 minutos ou crises repetidas em um período superior a 30 minutos, sem recuperação da consciência ou do estado neurológico basal entre elas.[2] Essa definição é usada principalmente em estudos epidemiológicos.[3-5] Do ponto de vista clínico, entretanto, uma convulsão tonicoclônica generalizada (CTCG) durando mais do que cinco minutos pode ser considerada estado epiléptico e ser tratada como tal,[6] uma vez que há evidências de que a cessação espontânea de uma CTCG após cinco minutos é improvável.[7-8] Com base nessas evidências, Lowenstein e colaboradores[9] propuseram o conceito de estado epiléptico iminente, caracterizado por CTCG com duração igual ou superior a cinco minutos. Essa definição vem sendo usada nos protocolos mais recentes de tratamento de SE, pois existe consenso de que o tratamento imediato e efetivo é necessário para aumentar a chance de resposta ao tratamento.[10]

EPIDEMIOLOGIA

A incidência anual de estado epiléptico convulsivo varia entre 3,6 e 6,6 por 100.000, e de estado epiléptico não convulsivo entre 2,6 e 7,8 por 100.000,[11-13] embora um estudo prospectivo realizado nos Estados Unidos, incluindo todos os tipos de SE, tenha encontrado uma incidência muito maior, de 41 por 100.000.[4] Outro estudo prospectivo, realizado em Londres, na Inglaterra, avaliou a incidência de estado epiléptico convulsivo em crianças.[14] Nesse estudo, a incidência foi estimada entre 17 e 23 por 100.000; os episódios de estado epiléptico convulsivo foram relacionados principalmente a crises febris prolongadas.

CONCEITO

O estado epiléptico pode ser definido como qualquer tipo de crise prolongada. Portanto, há tantos tipos de estado epiléptico quanto de crises epilépticas.[1] Do ponto de vista clínico, o estado epiléptico é classificado de acordo com a ocorrência ou não de sinais motores e de acordo com a localização (focal ou generalizada) da atividade ictal registrada no eletroencefalograma.

CLASSIFICAÇÃO

O estado epiléptico é dividido, de acordo com a ocorrência ou não de sinais motores convulsivos, em convulsivo e não convulsivo. O estado epiléptico convulsivo é a forma mais grave, com maior mortalidade.[4] O estado epiléptico não convulsivo é definido como uma variedade de condições nas quais a atividade ictal eletrográfica é prolongada e resulta em sintomas clínicos não convulsivos;[15] essa forma de estado epiléptico pode ser subdivida em estado epiléptico não convulsivo generalizado e estado epiléptico não convulsivo focal (ou parcial), de acordo com os achados eletroencefalográficos. O estado epiléptico não convulsivo focal é a forma de estado epiléptico mais comumente encontrada em pacientes críticos, diagnosticado em até 10% dos pacientes internados em hospitais com alteração da consciência.[16-18]

ESTADO EPILÉPTICO CONVULSIVO

O estado epiléptico convulsivo constitui a apresentação mais grave de estado epiléptico; convulsões prolongadas podem causar lesões neurológicas graves e permanentes. A mortalidade do estado epiléptico convulsivo é elevada, assim como o risco de sequelas neurológicas e neuropsicológicas entre os sobreviventes.

Pode ser dividido em estágios ou fases, de acordo com o tempo de evolução da crise e a resposta ao tratamento:

- **SE precoce ou iminente** (5 a 30 minutos).
- **SE estabelecido** (30 a 60 minutos).
- **SE refratário** (> 60 minutos).
- **SE super-refratário:** crises persistem ou recorrem após período de 24 horas, a despeito do tratamento com drogas antiepilépticas (em geral, incluindo drogas anestésicas).

Pacientes com epilepsia podem apresentar, nos minutos ou horas que antecedem a instalação do SE, um aumento gradual da frequência de crises, até que estas se tornem confluentes ou que não haja recuperação da consciência entre elas, período denominado **estágio premonitório**.

O estado epiléptico refratário é definido como persistência de crises após tratamento com drogas antiepilépticas (DAE) de 1ª linha – em geral, benzodiazepínicos – e de 2ª linha – fenitoína, fenobarbital ou valproato[19-21] – ou, ainda, após um período de 60 minutos[20,22-23] ou de 120 minutos.[24-25] O estado epiléptico refratário ocorre em 31% a 43% dos casos de SE.[20,26-27] Novy e colaboradores[21] realizaram um estudo prospectivo observacional e encontraram uma incidência de 22,6% de estado epiléptico refratário entre todos os casos de SE; essa incidência, menor do que a reportada na literatura, se deve provavelmente à natureza prospectiva do estudo e aos critérios de inclusão, tendo sido incluídos pacientes com estado epiléptico refratário que não receberam drogas sedativas nem foram intubados durante o tratamento. Na população pediátrica, o estado epiléptico refratário ocorre em 10% a 25% das crianças com crises não controladas e corresponde a 1,6% a 4% das admissões em unidades de terapia intensiva pediátricas (UTIP).[14,28-29]

FISIOPATOLOGIA

No sistema nervoso central (SNC), potenciais de ação propagam-se pelos axônios dos neurônios mediante um impulso químico, que se converte em sinal elétrico. Isso é possível devido à diferença na concentração iônica no interior e no exterior das células neuronais. O neurônio mantém ativamente um potencial de repouso, negativo, chamado estado polarizado. Entretanto, sob determinado estímulo, a membrana neuronal pode mudar rapidamente de uma superfície negativa para positiva, e, em velocidade igualmente rápida, retornar à polaridade negativa. Essa inversão rápida da polaridade da membrana caracteriza a despolarização neuronal.

O estímulo para a despolarização neuronal provoca a abertura de dois canais proteicos reguladores da polaridade: o canal de sódio (abertura mais rápida) e o de potássio (abertura mais lenta). Assim, o potencial de ação terá duas fases: despolarização (abertura dos canais de sódio, influxo de sódio para o interior da célula), seguida de repolarização (abertura dos canais de potássio, ao mesmo tempo em que os canais de sódio se fecham; a saída de potássio para o meio extracelular reestabelece o potencial elétrico de carga negativa); em seguida, ocorre a fase de hiperpolarização: para retornar ao potencial de repouso (−65 mV) o neurônio ativamente expulsa o sódio para o meio extracelular.

Os potenciais de ação viajam através dos axônios e, na região pré-sináptica, causam influxo de cálcio na célula, promovendo liberação de neurotransmissores. Essas moléculas se acoplam, então, aos seus receptores específicos na membrana pós-sináptica, produzindo potenciais pós-sinápticos excitatórios ou inibitórios.

O SNC tem neurotransmissores excitatórios e inibitórios. Os principais neurotransmissores excitatórios são o glutamato e o aspartato. Os receptores do glutamato correspondem aos receptores alfa-amino-2,3-dihidro-5-metil-3-oxo-4-ácido isoxazolepropanoico (AMPA)/cainato e Nmetil-D-aspartato (NMDA), além dos receptores metabotrópicos pré-sinápticos. Os receptores AMPA/cainato estão envolvidos na transmissão rápida do estímulo elétrico, enquanto os receptores metabotrópicos desempenham papel modulador da neurotransmissão excitatória. Os receptores NMDA têm abertura mais lenta e permanecem abertos por mais tempo. Esses receptores apresentam maior afinidade pelo glutamato, além de serem permeáveis ao cálcio durante a despolarização neuronal. Dessa forma, os receptores NMDA estão envolvidos na lesão neuronal relacionada ao influxo de cálcio e ativação neuronal excessiva.

O ácido gama-aminobutírico (GABA) é o principal neurotransmissor inibitório. Assim como o glutamato, tem receptores pré-sinápticos metabotrópicos moduladores (GABA B), e ionotrópicos pós-sinápticos (GABA A). Os receptores GABA A são permeáveis ao íon cloro; sua ativação promove a hiperpolarização da membrana neuronal e, assim, a inibição do potencial de ação. Barbitúricos e benzodiazepínicos são exemplos de drogas antiepilépticas agonistas do receptor GABA A.

Aparentemente, o estado epiléptico ocorre quando existe um desequilíbrio entre a neurotransmissão inibitória e excitatória no SNC. Os mecanismos envolvidos não estão completamente esclarecidos, mas podem envolver despolarização excessiva ou prolongada, ou ainda uma anomalia dos mecanismos inibitórios. Algumas associações fisiopatológicas têm sido propostas e tentam explicar a despolarização neuronal sustentada: alterações na proteína calmodulina dependente da quinase II (CaMKII), proteína relacionada com a fosforilação do receptor AMPA, promovendo aumento da sua função; desequilíbrio na produção e eliminação de espécies reativas de oxigênio, favorecendo o aumento do número de receptores glutamatérgicos no hipocampo, núcleo estriado e córtex frontal;[30] e perda da inibição sináptica pelo GABA em virtude da aceleração da internalização dos seus receptores.[31]

A despeito da causa desencadeadora, o estado epiléptico com duração maior de 30 minutos pode causar injúria neuronal, especialmente nas estruturas límbicas, como o hipocampo. O dano está, pelo menos em parte, ligado à excitotoxicidade mediada pelo glutamato, e não apenas ao aumento excessivo da demanda metabólica imposta pela despolarização neuronal repetitiva.[19]

ANATOMIA PATOLÓGICA

O tratamento imediato do estado epiléptico é essencial, uma vez que crises com duração maior do que 30 minutos podem causar injúria e morte neuronal.[32] O estado epiléptico convulsivo causa extensa necrose neuronal em modelos animais, favorecida pela presença de hipóxia e metabolismo anaeróbio durante as convulsões. O estado epiléptico não convulsivo também leva à necrose neuronal, notadamente em regiões mais susceptíveis, embora aparentemente as lesões sejam menos exuberantes e de desenvolvimento mais lento. As estruturas do sistema límbico, como o hipocampo, são particularmente sensíveis à lesão excitotóxica causada pelo estado epiléptico prolongado.

ALTERAÇÕES SISTÊMICAS E MECANISMOS ESPECÍFICOS

Alterações sistêmicas acompanham a evolução do estado epiléptico e podem apresentar duas fases:[33] Nos 30 minutos iniciais, a atividade convulsiva contínua produz elevação nos níveis de catecolaminas e esteroides, promovendo taquicardia, hipertensão, hipertermia, hiperglicemia, sudorese e salivação. O fluxo sanguíneo cerebral aumenta em resposta ao aumento da demanda metabólica. Em resposta à hiperativação simpática e parassimpática e ao aumento da demanda muscular por energia, podem ocorrer arritmias ventriculares, acidose e rabdomiolise. Pacientes portadores de insuficiência coronariana podem apresentar isquemia miocárdica sintomática.

Após 30 minutos, a fase tardia é caracterizada pela exaustão dos mecanismos compensatórios para o aumento da demanda de oxigênio. Ocorre perda da autorregulação vascular cerebral e redução do fluxo sanguíneo cerebral, podendo haver aumento da pressão intracraniana. Nessa fase, alterações sistêmicas incluem hipotensão, hipoglicemia, acidose metabólica e hipercalemia, além de insuficiência respiratória hipoxêmica. As alterações da hemodinâmica encefálica, aliadas à hipotensão e hipóxia, podem concorrer para exacerbar dano neuronal irreversível.[34] Nessa fase, o paciente pode não apresentar crises convulsivas motoras; entretanto, a despolarização neuronal contínua está presente e a lesão neuronal, em evolução. O estado epiléptico não convulsivo, assim configurado, demanda imediato diagnóstico e tratamento, sob risco de sequela neurológica irreversível ou morte.

DIAGNÓSTICO
ESTADO EPILÉPTICO CONVULSIVO

O diagnóstico de estado epiléptico convulsivo é fundamentalmente clínico. Quando um paciente crítico apresenta convulsões, a prioridade deve ser a interrupção das crises motoras e a estabilização clínica. Assim que possível, um minucioso exame neurológico poderá auxiliar na determinação da causa das crises e orientar a investigação diagnóstica. O exame físico deve avaliar o nível de consciência, função motora (*déficits* focais), reflexos, clonias ou espasmos, posturas anormais e resposta pupilar. Lesões secundárias também podem ser identificadas após crises convulsivas, como luxação de articulações e lacerações. Em pacientes que recebem bloqueio neuromuscular, as crises motoras são de difícil identificação. Hipertensão, febre, taquicardia e diaforese podem ser os únicos sinais clínicos, além de discretos tremores de face e extremidades. Crises convulsivas no paciente crítico, com frequência, relacionam-se a uma injúria grave como sangramento intracraniano, anóxia cerebral ou alterações metabólicas graves, e sua importância não deve ser subestimada.

Na presença de parâmetros hemodinâmicos e respiratórios estáveis, tem início a avaliação etiológica do SE. Uma minuciosa avaliação bioquímica deve ser iniciada, procurando por distúrbios eletrolíticos ou acidobásicos que justifiquem as crises. Além da má adesão ao tratamento da epilepsia prévia, uma miríade de distúrbios metabólicos, intoxicações exógenas, antibióticos, infecções e lesões estruturais do SNC podem causar SE. A investigação deve ser iniciada precocemente, uma vez que alguns fatores podem ser removidos, permitindo a cessação das crises. Os exames de imagem e a coleta de líquido cefalorraquiano (LCR) podem ser necessários para elucidação diagnóstica e devem ser considerados após estabilização clínica.

O Quadro 157.1 lista causas frequentes de crises convulsivas e de estado epiléptico convulsivo e não convulsivo em pacientes críticos.

QUADRO 157.1. Possíveis etiologias de crises convulsivas e de SE em pacientes críticos.

Epilepsia pré-existente	Uso irregular de DAE Dose insuficiente das DAE Interações medicamentosas
Lesões estruturais agudas do SNC	Doença cerebrovascular: infarto cerebral, hemorragias, hematomas, vasculites Traumatismo craniano Tumores cerebrais Doenças desmielinizantes Pós-operatório de neurocirurgia
Lesões difusas	Encefalopatia anóxica
Infecções do SNC	Encefalites virais ou bacterianas Meningites Abcesso intracraniano
Distúrbios metabólicos	Hiponatremia, hipocalcemia, hipomagnesemia, hipofosfatemia, hipoglicemia/hiperglicemia, hipertermia, hipovitaminose (piridoxina)
Uso excessivo ou abstinência a drogas	Álcool Cocaína Benzodiazepínicos, barbitúricos
Insultos sistêmicos	Falência hepática ou renal Encefalopatia hipertensiva Sepse
Toxicidade por drogas	Toxinas Antibióticos (cefepime, imipenen, isoniazida, levofloxacina, linezolida, metronizadol, penicilinas, pirimetamina, eritromicina) Antivirais (foscarnet, aciclovir, ganciclovir) Antifúngicos (anfotericina B, fluconazol) Antineoplásicos (bussulfam, clorambucil, cisplatina, citarabina, metotrexate, vimblastina, vincristina) Anestésicos (etomidato, halotano, isoflurano, ketamina, sevoflurano, bupivacaína) Psicotrópicos (haloperidol, lítio, clozapina, olanzapina, risperidona, bupropiona) Imunossupressores (ciclosporina, tacrolimus, corticosteroides, interferon) Analgésicos opioides (morfina e derivados) Outros (hipoglicemiantes, antidepressivos tricíclicos, baclofen, levodopa, bromocriptina, desmopressina, flumazenil)

DAE: drogas antiepilépticas; SNC: sistema nervoso central.

Cessadas as crises motoras, a monitorização eletrencefalográfica deve ser usada para garantir que crises subclínicas não estejam presentes, especialmente nos pacientes que não recobraram a consciência após a primeira fase do tratamento do SE.

ESTADO EPILÉPTICO NÃO CONVULSIVO

O estado epiléptico não convulsivo define uma série de condições nas quais atividade ictal prolongada (maior do que 30 minutos) ou recorrente resulta em sintomas clínicos não convulsivos.[35] O estado epiléptico não convulsivo pode ser visto também como uma forma de resposta cerebral epiléptica que é dependente do nível de desenvolvimento e integridade cerebral, da presença ou ausência de encefalopatia, do tipo de síndrome epiléptica e da localização anatômica da atividade ictal.[36]

As manifestações clínicas do estado epiléptico não convulsivo são variáveis, incluindo comprometimento da consciência (de grau bastante variável, desde confusão leve até coma), automatismos, desvio ocular ou movimentos nistagmoides, além de clonias discretas em face e membros. Os sinais e sintomas – bastante sutis em sua natureza – dificultam o diagnóstico em muitos casos. O diagnóstico de estado epiléptico não convulsivo deve ser suspeitado, principalmente, nas seguintes situações:

- Encefalopatia prolongada após crise convulsiva ou lesão neurológica aguda.
- Nível de consciência flutuante, intercalado com períodos de vigília normal.
- Alteração da consciência associada a nistagmo ou clonias faciais.
- Episódios recorrentes de *staring* (olhos arregalados), afasia ou automatismos.
- Alterações comportamentais agudas sem causa definida.

Para confirmar esse diagnóstico, o eletroencefalograma (EEG) deve mostrar atividade ictal eletrográfica prolongada ou recorrente. Embora em muitos casos o diagnóstico eletrencefalográfico seja claro, existem vários padrões eletrencefalográficos descritos como associados a estado epiléptico não convulsivo que são controversos, particularmente com relação a serem ou não ictais em sua natureza.[37-38] A administração de DAE de rápida ação pode auxiliar na confirmação diagnóstica, embora resposta positiva não seja obrigatória para a confirmação. Os critérios eletrencefalográficos para o diagnóstico de estado epiléptico não convulsivo encontram-se no Quadro 157.2.

TRATAMENTO

O objetivo do tratamento do estado epiléptico é a supressão das crises e, consequentemente, a prevenção de morte neuronal, de epileptogênese e de sequelas neurológicas e neuropsicológicas secundárias às crises recorrentes ou prolongadas.

ESTADO EPILÉPTICO CONVULSIVO

No estágio premonitório do estado epiléptico convulsivo, durante o qual as crises tornam-se confluentes, o uso de benzodiazepínicos pode abortá-las e impedir a instalação do SE. É importante que familiares e cuidadores estejam aptos a reconhecer essa condição para que possam administrar o benzodiazepínico quando indicado. Nesse contexto, o diazepam pode ser usado por via oral ou retal; o midazolam pode ser administrado por via bucal ou intranasal, com bons resultados.

Estado epiléptico iminente

No **estágio iminente** ou **precoce** do estado epiléptico, o tratamento baseia-se principalmente no uso de benzodiazepínicos. No ambiente pré-hospitalar, os benzodiazepínicos podem ser administrados por via intranasal, bucal ou intramuscular.[6,40] O estudo RAMPART comparou a eficácia de midazolam (MDZ) por via intramuscular (IM) e lorazepam (LZP) por via intravenosa (IV) no tratamento de crises recorrentes de estado epiléptico em crianças e adultos.[40] A conclusão do estudo foi que MDZ por via IM é tão eficaz e seguro quanto LZP por via IV no controle de crises. Assim, em pacientes sem acesso venoso, MDZ por via IM é uma boa opção terapêutica.

Na unidade de emergência, a via IV é a preferida para a administração de LZP (não disponível no Brasil na apresentação para uso intravenoso), diazepam (DZP) ou MDZ.

QUADRO 157.2. Critérios eletrencefalográficos para o diagnóstico de estado epiléptico não convulsivo.

- Crises eletrográficas focais contínuas ou frequentes, com padrões ictais com evolução de frequência, amplitude e distribuição.
- Descargas generalizadas de espícula-onda frequentes ou contínuas, em paciente sem antecedente de síndrome epiléptica ou encefalopatia epiléptica.
- Descargas generalizadas de espícula-onda frequentes ou contínuas, com clara modificação na intensidade ou frequência (em geral, com frequências mais rápidas), em paciente com antecedente de síndrome epiléptica ou encefalopatia epiléptica.
- PLED ou PED em paciente em coma após SE convulsivo.
- Anormalidades frequentes ou contínuas (espículas, ondas agudas, PLED, BiPLED, GPED, ondas trifásicas) em paciente com EEG prévio sem as referidas anormalidades, no contexto de lesão cerebral aguda (lesão anóxica, trauma, infecção).
- Anormalidades eletrográficas generalizadas frequentes ou contínuas, em paciente com encefalopatia epiléptica prévia e padrão similar no EEG interictal, mas com sintomas clínicos sugestivos de SE não convulsivo.

PLED: descargas epileptiformes lateralizadas periódicas (*periodic lateralized epileptiform discharges*); PED: descargas epileptiformes periódicas (*periodic epileptiform discharges*); BiPLED: descargas epileptiformes lateralizadas periódicas bilaterais (*bilateral periodic lateralized epileptiform discharges*); GPED: descargas epileptiformes periódicas generalizadas (*generalized periodic epileptiform discharges*).
Fonte: Adaptado de Sutter e Kaplan, 2012.[39]

Estado epiléptico estabelecido

O atendimento ao paciente com estado epiléptico estabelecido deve ser iniciado o mais rápido possível, pois o tratamento precoce é um fator preditor de melhor chance de controle das crises.[10] A abordagem inicial na unidade de emergência inclui medidas básicas de suporte de vida, monitorização de sinais vitais, avaliação diagnóstica inicial e tratamento com DAE.

A hipoglicemia é uma causa importante e reversível de SE, com alto potencial de lesão neuronal irreversível. A reposição endovenosa de glicose hipertônica, precedida de 100 a 300 mg de tiamina (nos casos suspeitos de hipovitaminose), deve fazer parte dos cuidados iniciais, ainda no setor de emergência.

Apesar dos períodos de apneia que podem ocorrer durante uma CTCG, em geral os pacientes mantêm ventilação suficiente, desde que as crises motoras sejam interrompidas. Entretanto, oxigênio suplementar deve ser fornecido, por meio de máscaras faciais e a patência das vias aéreas deve ser garantida. A intubação orotraqueal deve ser o próximo passo, no caso de evidência de hipoxemia ou hipoventilação. Para tal, sedativo hipnóticos de ação rápida, como MDZ ou propofol, são opções adequadas. Caso exista necessidade de uso de bloqueio neuromuscular, optar por aqueles de início de ação rápida, como succinilcolina ou vecurônio.

Concomitante à proteção das vias aéreas, a estabilização dos parâmetros hemodinâmicos permite a prevenção contra injúrias neuronais secundárias, favorecidas pela hipotensão ou pelos distúrbios metabólicos que podem estar presentes no paciente com estado epiléptico. Inicialmente, um acesso venoso calibroso deve ser providenciado; o uso de drogas vasoativas pode ser necessário para estabilização da pressão arterial. Nesse caso, a medida invasiva da pressão arterial é mais adequada e deve ser providenciada na UTI, onde outras formas de monitorização devem ser consideradas conforme a evolução e a presença de complicações.

Hipertermia ocorre com frequência no contexto de estado epiléptico (28% a 79% dos casos) e pode ser causada pela atividade convulsiva contínua. Com objetivo de prevenir a lesão secundária possivelmente relacionada a esse fator, a febre deve ser agressivamente tratada com antitérmicos e resfriamento passivo.

Com o objetivo de controlar as crises o mais rápido possível, o tratamento se inicia com benzodiazepínicos – MDZ, DZP ou LZP.

Se houver persistência das crises, ou recorrência após o uso do benzodiazepínico, deve ser iniciado o tratamento com uma DAE de 2ª linha. Nos pacientes que têm suas crises controladas, a droga de 2ª linha também deve ser iniciada, com o objetivo de prevenir a recorrência de crises devida à meia-vida curta dos benzodiazepínicos. Em pacientes nos quais uma causa aguda é identificada como etiologia para as crises recorrentes ou o estado epiléptico (p. ex.: hipoglicemia ou hiponatremia), o uso da droga de 2ª linha não é necessário, desde que a causa identificada possa ser tratada e/ou removida.

A escolha da DAE de 2ª linha deve ser baseada no perfil de eficácia e de efeitos adversos; de preferência, devem ser evitadas drogas que causam depressão respiratória e/ou do nível de consciência. A droga deve ter uma apresentação disponível para uso intravenoso. As seguintes drogas são usadas nesse contexto:

- **Fenitoína (PHT):** a mais comumente utilizada como terapia de 2ª linha. A dose de ataque para adultos e crianças é de 20 mg/kg (velocidade de infusão máxima de 50 mg/minuto). A PHT deve ser diluída em soro fisiológico ou água destilada; a droga não deve ser diluída em soro glicosado, pois ocorre precipitação no frasco. A infusão deve ser realizada em veias periféricas calibrosas ou acesso venoso central, com equipos de soro com filtros; o paciente deve ter a frequência cardíaca e a pressão arterial monitorizadas durante a infusão em virtude do risco de hipotensão e arritmia. A cessação das crises é esperada entre 10 e 30 minutos da sua administração; caso isso não ocorra, uma dose adicional de 10 mg/kg pode ser feita, totalizando a dose final total de 30 mg/kg.
- **Valproato de sódio (VPA):** uma alternativa à PHT;[41-42] é a droga de 1ª escolha em pacientes com alergia conhecida à PHT e naqueles com diagnóstico de epilepsia generalizada idiopática, nos quais a PHT pode piorar as crises.[43] O VPA pode ser vantajoso, quando comparado à PHT, em pacientes com instabilidade hemodinâmica, particularmente idosos.[44] A dose de ataque do VPA, via IV, é de 20 a 40 mg/kg (velocidade de infusão máxima: 3 a 6 mg/kg/minuto). O VPA pode causar hiperamonemia reversível, trombocitopenia e disfunção plaquetária, porém sangramento significativo secundário é raro. Deve ser evitado em crianças menores de 2 anos de idade e em pacientes com doenças metabólicas ou hepáticas.
- **Fenobarbital (PB) sódico:** utilizado principalmente em crianças com SE. A dose de ataque é de 15 a 20 mg/kg (velocidade de infusão máxima: 50 a 100 mg/minuto). Os efeitos adversos, incluindo depressão respiratória e da consciência e hipotensão arterial, limitam, entretanto, o uso do PB sódico como DAE de 2ª linha no tratamento do SE, pois frequentemente seu uso requer a necessidade de intubação orotraqueal.

Estado epiléptico refratário

A despeito da gravidade do estado epiléptico refratário, poucos estudos avaliaram o tratamento nessa fase do SE. Em geral, após a falha do tratamento com DAE de 2ª linha, advoga-se o uso de drogas anestésicas intravenosas (DAIV) – MDZ, propofol e barbitúricos –, uma vez que o estado epiléptico se torna mais refratário ao tratamento com o passar do tempo e o número de DAE usadas.[19,45]

A resistência ao tratamento com DAE durante a evolução do estado epiléptico refratário decorre, entre outros fatores, da transição de inibição gabaérgica inadequada para excitotoxicidade mediada por glutamato.[45] Os antagonistas glutamatérgicos anti-NMDA puros podem induzir lesão neuronal, portanto a associação com atividade agonista gabaérgica é favorável nesse cenário.[46] A DAIV ideal para o tratamento do estado epiléptico deveria ter, portanto, as seguintes características: ação agonista gabaérgica e antagonista NMDA, meia-vida de eliminação curta e perfil favorável de efeitos adversos. Nenhuma das três drogas comumente empregadas reúne todas essas características.

Três DAIVs – pentobarbital, MDZ e propofol – foram comparadas em apenas uma revisão sistemática.[47] Embora tenha havido diferenças com relação à eficácia (menor recorrência de crises com pentobarbital) e efeitos adversos (menos hipotensão associada ao MDZ), não houve diferença com relação à mortalidade. Da mesma forma, um estudo retrospectivo que considerou possíveis associações entre as três DAIV, não encontrou diferenças no desfecho entre os agentes administrados isolados ou em associação.[27]

O objetivo do tratamento com DAIV é a supressão de crises ou, utilizando-se parâmetros eletrencefalográficos, titular a dose da droga até padrão de surto-supressão[48] ou supressão total da atividade elétrica cerebral.[49] Não há consenso, entretanto, sobre qual o padrão eletrencefalográfico a ser buscado com a sedação.[27,50]

Estudos recentes questionam a efetividade e a segurança das DAIV no tratamento do estado epiléptico refratário. A sedação com DAIV constitui uma abordagem agressiva, que requer admissão em UTI e predispõe à necessidade de ventilação mecânica e suas eventuais complicações, como infecção respiratória, trombose venosa profunda/tromboembolismo pulmonar, neuropatia periférica e miopatia. Portanto, há dúvidas se a as DAIV devem ser utilizadas apenas nos casos de estado epiléptico convulsivo ou em todos os casos de estado epiléptico refratário, incluindo estado epiléptico não convulsivo.[45,51-53]

Um estudo retrospectivo analisou os dados de 144 episódios de estado epiléptico em 126 pacientes adultos; 92% dos casos eram de estado de mal convulsivo.[54] Nesse grupo de pacientes, o uso de DAE sedativas ou anestésicas foi associado a pior desfecho clínico e maior mortalidade. Os autores discutem que a hipotensão – requerendo uso de drogas vasopressoras – e a duração da ventilação mecânica associadas a essas drogas podem ter contribuído para esses desfechos, particularmente quando o pentobarbital foi usado. Sutter e colaboradores[55] analisaram retrospectivamente 171 pacientes adultos com estado epiléptico cujo desfecho clínico foi estudado quanto à influência das DAIV. Os autores usaram uma ferramenta estatística para corrigir possíveis fatores confundidores. Após essa correção, eles mostraram que os pacientes que receberam DAIV tiveram um risco relativo de 2,9 de morrer quando comparados àqueles que não receberam essas drogas, independentemente da duração e gravidade do SE, do uso de DAE de 3ª linha (não anestésicas) e de condições clínicas críticas. Embora esses dados demonstrem o risco associado ao uso de DAIV em pacientes com estado epiléptico refratário, levando a um possível aumento da mortalidade entre eles, as conclusões desses estudos devem ser analisadas com cautela, uma vez que a natureza retrospectiva dos estudos, bem como outras limitações, impedem que essas conclusões sejam extrapoladas para a prática clínica em geral.[53]

Embora haja algumas diferenças entre diversos protocolos de tratamento de estado epiléptico convulsivo, é importante que cada serviço – unidades de emergência ou UTI – tenha seu protocolo bem definido. A adesão a um protocolo de atendimento a pacientes com estado epiléptico convulsivo aumenta as chances de controle das crises e leva a uma menor duração da internação na UTI e no hospital.[56]

O Anexo 157.1 apresenta um protocolo sugerido para o tratamento de pacientes adultos com estado epiléptico convulsivo.

ESTADO EPILÉPTICO NÃO CONVULSIVO

O tratamento do estado epiléptico não convulsivo segue princípios semelhantes àqueles do estado epiléptico convulsivo. Os benzodiazepínicos (DZP ou MDZ) são usados como drogas de 1ª linha, seguidos por PHT ou VPA, via IV, dependendo do contexto clínico. Recomenda-se que outras DAES, não usadas anteriormente, sejam tentadas antes do uso de DAIV. As DAE que não têm formulação parenteral (carbamazepina, oxcarbazepina, topiramato) podem ser administradas por meio de sonda nasoenteral. Se o estado epiléptico não convulsivo persiste após o uso dessas drogas, as DAIV podem ser iniciadas.

Durante todo o tratamento, os pacientes devem ser monitorados com EEG contínuo, pois o único parâmetro para avaliar a resposta ao tratamento e para definir o momento de suspensão das DAIV é o padrão eletrencefalográfico observado na monitorização contínua.

CONSIDERAÇÕES FINAIS

O estado epiléptico convulsivo é a apresentação mais grave de epilepsia, com morbidade e mortalidade elevadas. O diagnóstico e tratamento precoces permitem melhor evolução clínica e aumentam a chance de resolução. O paciente com estado epiléptico deve ser tratado e monitorizado em UTI. As primeiras medidas visam interromper as crises motoras, a estabilização clínica e a proteção contra danos secundários. Atenção deve ser dada às causas comuns e reversíveis de SE, como hipoglicemia. As causas de estado epiléptico no paciente crítico são variadas e o diagnóstico etiológico pode ser desafiador. O exame físico, aliado à história clínica e aos exames complementares, é a chave do diagnóstico e tratamento.

Após a interrupção das crises motoras, a monitorização com EEG permitirá o diagnóstico de crises subclínicas (estado epiléptico não convulsivo). Pacientes que não recobram a consciência após crises convulsivas, ou portadores de lesões estruturais agudas do SNC, são especialmente susceptíveis ao estado epiléptico não convulsivo. Entretanto, o EEG simples pode não elucidar o diagnóstico: a monitorização prolongada com EEG será ferramenta útil para detectar as crises eletrográficas e deve ser indicada nos pacientes de risco.

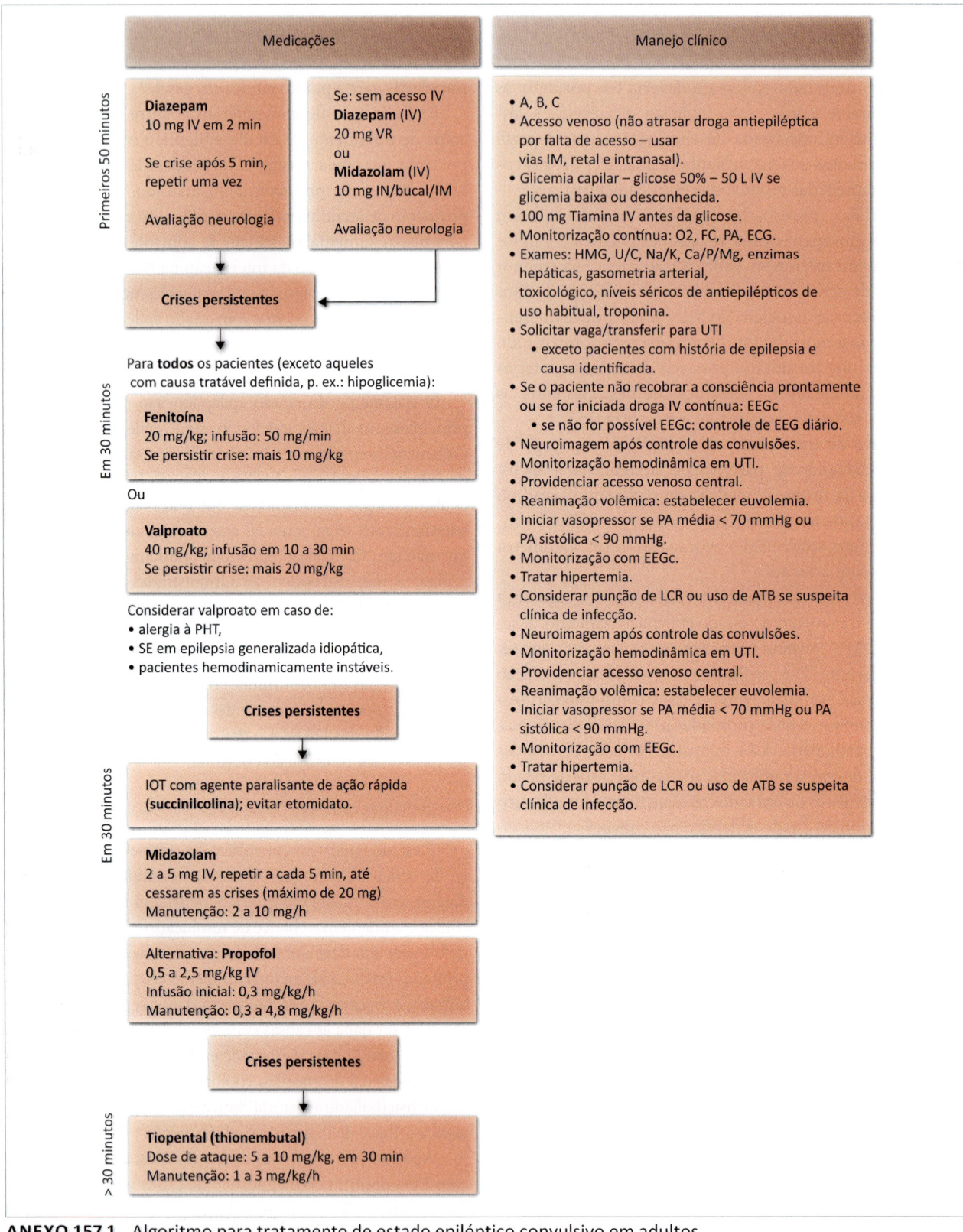

ANEXO 157.1. Algoritmo para tratamento de estado epiléptico convulsivo em adultos.
IV: via intravenosa; VR: via retal; IM: (via) intramuscular; min: minuto(s); h: hora(s); PHT: fenitoína; LCR: líquido cefalorraquiano; PA: pressão arterial; FC: frequência; EEGc: eletroencefalograma contínuo; FC: frequência cardíaca; HMG: hemograma; U/C: ureia/creatinina; Ca/P/Mg: cálcio/fósforo/magnésio; ATB: antibiótico.

Observações

- Doses de ataque não requerem ajustes para insuficiência renal ou hepática.
- Dosagem de nível sérico: pelo menos uma hora após PHT ou VPA.
- Evitar uso de bloqueadores musculares, exceto para intubação.
- Eclâmpsia: sulfato de magnésio.
- Suspensão da infusão contínua de drogas IV pode ser considerada após controle das crises por pelo menos 24 horas, a infusão deve ser reduzida em período de pelo menos 24 horas.
- Em casos super-refratários: considerar outras opções terapêuticas, como imunoterapia (corticosteroide, IGIV, plasmaferese), hipotermia (33-35°), dieta cetogênica, ECT.
- Em caso de hipotensão grave, considerer uso de ketamina em substituição ao midazolam ou tiopental.
- Diagnosticar a causa do estado epiléptico.

Observações: EEG contínuo

- A monitorização com EEGc deve ser iniciada em 1 hora após o diagnóstico de SE.
- A duração do EEGc deve ser de pelo menos 48 horas em pacientes comatosos para avaliar crises não convulsivas/SE não convulsivo.
- O EEGc deve ser mantido por pelo menos 24 horas após cessação das crises eletrográficas.
- Não há consenso sobre o padrão eletroencefalográfico desejável (cessação de crises? Surto-supressão?).

REFERÊNCIAS BIBLIOGRÁFICAS

1. Gastaut H. Classification of status epilepticus. Adv Neurol. 1983;34:15-35.
2. Proposal for revised clinical and electroencephalographic classification of epileptic seizures. From the Commission on Classification and Terminology of the International League Against Epilepsy. Epilepsia. 1981 Aug;22(4):489-501.
3. DeLorenzo RJ, Pellock JM, Towne AR, Boggs JG. Epidemiology of status epilepticus. J Clin Neurophysiol. 1995 Jul;12(4):316-25.
4. DeLorenzo RJ, Hauser WA, Towne AR, Boggs JG, Pellock JM, Penberthy L, et al. A prospective, population-based epidemiologic study of status epilepticus in Richmond, Virginia. Neurology. 1996 Apr;46(4):1029-35.
5. Hesdorffer DC, Logroscino G, Cascino G, Annegers JF, Hauser WA. Incidence of status epilepticus in Rochester, Minnesota, 1965-1984. Neurology. 1998 Mar;50(3):735-41.
6. Alldredge BK, Gelb AM, Isaacs SM, Corry MD, Allen F, Ulrich S, et al. A comparison of lorazepam, diazepam, and placebo for the treatment of out-of-hospital status epilepticus. N Engl J Med. 2001 Aug 30;345(9):631-7.
7. Theodore WH, Porter RJ, Albert P, Kelley K, Bromfield E, Devinsky O, et al. The secondarily generalized tonic-clonic seizure: a videotape analysis. Neurology. 1994 Aug;44(8):1403-7.
8. Jenssen S, Gracely EJ, Sperling MR. How long do most seizures last? A systematic comparison of seizures recorded in the epilepsy monitoring unit. Epilepsia. 2006 Sep;47(9):1499-503.
9. Lowenstein DH, Bleck T, Macdonald RL. It's time to revise the definition of status epilepticus. Epilepsia. 1999 Jan;40(1):120-2.
10. Meierkord H, Boon P, Engelsen B, Göcke K, Shorvon S, Tinuper P, et al. EFNS guideline on the management of status epilepticus in adults. Eur J Neurol. 2010 Mar 1;17(3):348-55.
11. Coeytaux A, Jallon P, Galobardes B, Morabia A. Incidence of status epilepticus in French-speaking Switzerland: (EPISTAR). Neurology. 2000 Sep 12;55(5):693-7.
12. Knake S, Rosenow F, Vescovi M, Oertel WH, Mueller HH, Wirbatz A, et al. Incidence of status epilepticus in adults in Germany: a prospective, population-based study. Epilepsia. 2001 Jun;42(6):714-8.
13. Vignatelli L, Tonon C, D'Alessandro R, Bologna Group for the Study of Status Epilepticus. Incidence and short-term prognosis of status epilepticus in adults in Bologna, Italy. Epilepsia. 2003 Jul;44(7):964-8.
14. Chin RFM, Neville BGR, Peckham C, Bedford H, Wade A, Scott RC, et al. Incidence, cause, and short-term outcome of convulsive status epilepticus in childhood: prospective population-based study. Lancet. 2006 Jul 15;368(9531):222-9.
15. Bauer G, Trinka E. Nonconvulsive status epilepticus and coma. Epilepsia. 2010 Feb;51(2):177-90.
16. Meierkord H, Holtkamp M. Non-convulsive status epilepticus in adults: clinical forms and treatment. The Lancet Neurology. 2007 Apr;6(4):329-39.
17. Sutter R, Kaplan PW. The neurophysiologic types of nonconvulsive status epilepticus: EEG patterns of different phenotypes. Epilepsia. 2013 Sep;54 Suppl 6:23-7.
18. Towne AR, Waterhouse EJ, Boggs JG, Garnett LK, Brown AJ, Smith JR, et al. Prevalence of nonconvulsive status epilepticus in comatose patients. Neurology. 2000 Jan 25;54(2):340-5.
19. Lowenstein DH, Alldredge BK. Status epilepticus. N Engl J Med. 1998 Apr 2;338(14):970-6.
20. Mayer SA, Claassen J, Lokin J, Mendelson F, Dennis LJ, Fitzsimmons B-F. Refractory Status Epilepticus. Arch Neurol. 2002 Feb 26;59:205-10.
21. Novy J, Logroscino G, Rossetti AO. Refractory status epilepticus: A prospective observational study. Epilepsia. 2010 Feb 1;51(2):251-6.
22. Hanley DF, Kross JF. Use of midazolam in the treatment of refractory status epilepticus. Clin Ther. 1998 Nov;20(6):1093-105.
23. Shorvon S, Baulac M, Cross H, Trinka E, Walker M. The drug treatment of status epilepticus in Europe: consensus document from a workshop at the first London Colloquium on Status Epilepticus. 2008. p.1277-85.
24. Stecker MM, Kramer TH, Raps EC, O'Meeghan R, Dulaney E, Skaar DJ. Treatment of refractory status epilepticus with propofol: clinical and pharmacokinetic findings. Epilepsia. 1998 Jan;39(1):18-26.
25. Prasad A, Worrall BB, Bertram EH, Bleck TP. Propofol and midazolam in the treatment of refractory status epilepticus. Epilepsia. 2001 Mar;42(3):380-6.
26. Holtkamp M. Predictors and prognosis of refractory status epilepticus treated in a neurological intensive care unit. J Neurol Neurosurg Psychiatr. 2005 Apr 1;76(4):534-9.
27. Rossetti AOA, Logroscino GG, Bromfield EBE. Refractory status epilepticus: effect of treatment aggressiveness on prognosis. Arch Neurol. 2005 Nov 1;62(11):1698-702.
28. Lacroix J, Deal C, Gauthier M, Rousseau E, Farrell CA. Admissions to a pediatric intensive care unit for status epilepticus: a 10-year experience. Critical Care Med. 1994 May;22(5):827-32.
29. Chin RFM, Verhulst L, Neville BGR, Peters MJ, Scott RC. Inappropriate emergency management of status epilepticus in children contributes to need for intensive care. J Neurol Neurosurg Psychiatr. 2004 Nov;75(11):1584-8.
30. Bellissimo MI, Amado D, Abdalla DS, Ferreira EC, Cavalheiro EA, Naffah-Mazzacoratti MG. Superoxide dismutase, glutathione peroxidase activities and the hydroperoxide concentration are modified in the hippocampus of epileptic rats. Epilepsy Res. 2001 Aug;46(2):121-8.
31. Murdoch D. Mechanisms of status epilepticus: an evidence-based review. Current Opinion in Neurology. 2007 Apr;20(2):213-6.
32. Wasterlain CG, Fujikawa DG, Penix L, Sankar R. Pathophysiological mechanisms of brain damage from status epilepticus. Epilepsia. 1993;34 Suppl 1:S37-53.
33. Tesoro EP, Brophy GM. Pharmacological management of seizures and status epilepticus in critically ill patients. J Pharm Pract. 2010 Oct;23(5):441-54.
34. Lothman E. The biochemical basis and pathophysiology of status epilepticus. Neurology. 1990 May;40(5 Suppl 2):13-23.
35. Walker M, Cross H, Smith S, Young C, Aicardi J, Appleton R, et al. Nonconvulsive status epilepticus: Epilepsy Research Foundation workshop reports. 2005. p.253-96.

36. Shorvon S. The classification of nonconvulsive status epilepticus. In: Kaplan PW, Drislane FW, editors. Nonconvulsive Status Epilepticus. New York: Demos, 2009. p.11-22.
37. Brenner RP. Is it status? Epilepsia. 2002;43 Suppl 3:103-13.
38. Brenner RP. EEG in convulsive and nonconvulsive status epilepticus. J Clin Neurophysiol. 2004 Sep;21(5):319-31.
39. Sutter R, Kaplan PW. Electroencephalographic criteria for nonconvulsive status epilepticus: synopsis and comprehensive survey. Epilepsia. 2012 Aug;53 Suppl 3:1-51.
40. Silbergleit R, Durkalski V, Lowenstein D, Conwit R, Pancioli A, Palesch Y, et al. Intramuscular versus intravenous therapy for prehospital status epilepticus. N Engl J Med. 2012 Feb 16;366(7):591-600.
41. Misra UK, Kalita J, Patel R. Sodium valproate vs phenytoin in status epilepticus: a pilot study. Neurology. 2006 Jul 25;67(2):340-2.
42. Agarwal P, Kumar N, Chandra R, Gupta G, Antony AR, Garg N. Randomized study of intravenous valproate and phenytoin in status epilepticus. Seizure: European Journal of Epilepsy. Elsevier. 2007 Sep;16(6):527-32.
43. Chaves J, Sander JW. Seizure aggravation in idiopathic generalized epilepsies. Epilepsia. Blackwell Science Inc. 2005;46 Suppl 9(s9):133-9.
44. Sinha S, Satishchandra P. Epilepsia Partialis Continua over last 14 years: experience from a tertiary care center from south India. Epilepsy Res. 2007 Apr;74(1):55-9.
45. Fountain NB, Lothman EW. Pathophysiology of status epilepticus. J Clin Neurophysiol. 1995 Jul;12(4):326-42.
46. Jevtovic-Todorovic V, Wozniak DF, Powell S, Olney JW. Propofol and sodium thiopental protect against MK-801-induced neuronal necrosis in the posterior cingulate/retrosplenial cortex. Brain Res. 2001 Sep 21;913(2):185-9.
47. Claassen J, Hirsch LJ, Emerson RG, Mayer SA. Treatment of refractory status epilepticus with pentobarbital, propofol, or midazolam: a systematic review. Epilepsia. 2002 Feb 1;43(2):146-53.
48. Holtkamp M, Masuhr F, Harms L, Einhäupl KM, Meierkord H, Buchheim K. The management of refractory generalised convulsive and complex partial status epilepticus in three European countries: a survey among epileptologists and critical care neurologists. J Neurol Neurosurg Psychiatr. 2003 Aug;74(8):1095-9.
49. Kaplan PW. Nonconvulsive status epilepticus. Neurology. 2003 Oct 28;61(8):1035-6.
50. Krishnamurthy KB, Drislane FW. Relapse and survival after barbiturate anesthetic treatment of refractory status epilepticus. Epilepsia. 1996 Sep;37(9):863-7.
51. Aminoff MJ. Do nonconvulsive seizures damage the brain?--No. Arch Neurol. 1998 Jan;55(1):119-20.
52. Young GB, Jordan KG. Do nonconvulsive seizures damage the brain?--Yes. Arch Neurol. 1998 Jan;55(1):117-9.
53. Fountain NB, Fugate JE. Refractory status epilepticus: what to put down: the anesthetics or the patient? Neurology. 2014 Feb 25;82(8):650-1.
54. Kowalski RG, Ziai WC, Rees RN, Werner JK, Kim G, Goodwin H, et al. Third-line antiepileptic therapy and outcome in status epilepticus: the impact of vasopressor use and prolonged mechanical ventilation. Critical Care Med. 2012 Sep;40(9):2677-84.
55. Sutter R, Marsch S, Fuhr P, Kaplan PW, Rüegg S. Anesthetic drugs in status epilepticus: risk or rescue? A 6-year cohort study. Neurology. 2014 Feb 25;82(8):656-64.
56. Aranda A, Foucart G, Ducassé JL, Grolleau S, McGonigal A, Valton L. Generalized convulsive status epilepticus management in adults: A cohort study with evaluation of professional practice. Epilepsia. 2010 Aug 5;51(10):2159-67.

CAPÍTULO 158

FISIOPATOLOGIA E TRATAMENTO DA HIPERTENSÃO INTRACRANIANA ASSOCIADA AO INCHAÇO E AO EDEMA ENCEFÁLICOS

Marcos Augusto Stavále Joaquim
Eliova Zukerman

DESTAQUES

- A principal maneira de controlar a hipertensão intracraniana é a manipulação do volume sanguíneo encefálico.
- Após a reperfusão, o encéfalo passa por uma fase hiperêmica e uma fase oligoêmica.
- As cirurgias descompressivas alteram de forma aguda a relação entre o continente e o conteúdo craniano.
- A curva de Langfitt revela que a pressão intracraniana demonstra elevação exponencial, relacionando-se à rápida piora clínica.
- As medidas terapêuticas vasoconstritoras funcionam melhor nos setores do encéfalo em que a autorregulação está preservada, ou seja, naqueles mais íntegros e não isquêmicos.

INTRODUÇÃO

O encéfalo reage monotonamente às agressões, inchando e edemaciando. O inchaço encefálico (brain swelling) é caracterizado por vasodilatação e hipervolemia intracranianas, processos que elevam a pressão intracraniana (PIC). O tratamento para a hipertensão intracraniana (HIC) manipula o volume sanguíneo intracraniano do inchaço, e não o líquido tecidual, ou seja, o edema propriamente dito. O edema vasogênico por lesão da barreira hematoencefálica e o edema citotóxico intracelular não têm tratamento definido, já o edema inflamatório, peritumoral ou ao redor de processos infecciosos, responde aos esteroides. Assim, o raciocínio antigo de manipulação hídrica tecidual deu lugar a um raciocínio hemodinâmico de manipulação do compartimento intravascular intracraniano.

O principal controlador da capacidade contrátil da arteríola pré-capilar é o pH. Na acidose, há vasodilatação arteriolar e a microcirculação e o sistema venulovenoso de capacitância se inundam. Dessa forma, o encéfalo com baixo fluxo associa-se a alto volume sanguíneo intracraniano, por isso incha. A vasodilatação é um mecanismo, a princípio, neuroprotertor, para diminuir a resistência ao fluxo. Entretanto, se exacerbada, pode elevar a PIC e gerar a HIC.[1-5]

A isquemia gera vasodilatação acidótica e os limiares do fluxo sanguíneo encefálico (FSE) devem ser conhecidos. O FSE normal é de 53 mL/100 g de encéfalo/minuto (75% para a substância cinzenta e 25% para a branca). Seu decréscimo abaixo da metade (18 mL/100 g de encéfalo/minuto) abole a atividade elétrica neuronal, mas não mata o neurônio (limiar superior), deixando-o inativo em penumbra. É na penumbra que se iniciam a acidose láctica anaeróbica, os fenômenos de despolarização anóxica e as crises epilépticas. Quando o FSE global ou regional cai abaixo de 10 a 12 mL/100 g de encéfalo/minuto (limiar inferior), o neurônio morre.[4,6,7]

Compressões do tecido nervoso e HIC geram isquemia e acidose por deficiência de pressão de perfusão encefálica (PPE) localizada ou difusa. Neste capítulo serão estudados as consequências da isquemia e da reperfusão sobre o encéfalo, a hemodinâmica da HIC, o aumento exponencial do sofrimento encefálico por meio do entendimento da curva de Langfitt, e a terapêutica relacionada.

SISTEMATIZAÇÃO FISIOPATOLÓGICA DAS TRÊS CASCATAS ISQUÊMICAS ENCEFÁLICAS

A isquemia global acontece na síndrome de hipertensão intracraniana, quando a pressão de perfusão e o fluxo sanguíneo encefálico decrescem.[8] Três séries de eventos fisiopatológicos, denominados cascatas, ocorrem como consequência da isquemia encefálica.

As três cascatas são: a cascata despolarizadora, a cascata vasodilatadora e a cascata bioquímica. A cascata bioquímica possui subcascatas, denominadas subcascata inflamatória e subcascata dos radicais livres. Elas acontecem pelo déficit energético tecidual e pela acidose láctica secundária, e são interdependentes e facilitadoras umas das outras.[3,9,7,10]

CASCATA DESPOLARIZADORA

O potencial de ação da membrana neuronal é mantido pela atividade da bomba de sódio e potássio, atividade que, por sua vez, depende da presença do oxigênio na produção energética. Na deficiência energética, a bomba de sódio e potássio funciona com dificuldade e o potencial de ação da membrana neuronal diminui tornando o neurônio facilmente despolarizável. Essa despolarização espontânea é denominada despolarização anóxica e pode ser assintomática ou ter tradução clínica, caracterizada por crises epilépticas parciais ou generalizadas, ou eletroencefalográfica apenas, caso dos doentes internados na terapia intensiva e que têm o exame clínico dificultado em virtude de sedação e/ou curarização.

Quando o neurônio sofre a despolarização anóxica, o potencial de ação caminha até a extremidade do axônio, na qual existem as vesículas sinápticas carregadas de neurotransmissores excitatórios. Os mais estudados são o glutamato e aspartato.

Quando o potencial de ação chega nessa extremidade axonal, as vesículas se abrem na fenda sináptica estimulando o neurônio que vem em seguida. Esse neurônio provavelmente também estará mais facilmente despolarizável, em virtude da queda anóxica do seu potencial e a carga de aminoácidos neurotransmissores excitatórios provocará sua imediata despolarização.

O fenômeno é sequencial, passando de uma célula para outra e aumentando o consumo energético de glicose em um ambiente anóxico. Para extração de energia da glicólise, será utilizado o metabolismo anaeróbico, produzindo-se acidose tecidual láctica. Certamente esse fenômeno acontecerá primeiro nas regiões de maior atividade metabólica do cérebro, seguindo o fenômeno da vulnerabilidade seletiva. A acidose tecidual secundária é um gatilho vasodilatador importante que eleva o volume sanguíneo encefálico (VSE) e a PIC e desencadeia das cascatas citadas a seguir (Figura 158.1).[1,8,11-15]

É possível que o fenômeno da despolarização anóxica seja inibido por medicações antiepilépticas como a fenitoína e os barbitúricos, além de medidas terapêuticas como a hipotermia. Entretanto, a reoxigenação precoce do cérebro é que inibe definitivamente esse fenômeno, evitando a lesão tecidual secundária. De forma experimental, existe a tentativa de bloquear os receptores dos aminoácidos excitatórios com substâncias bloqueadoras dos receptores NMDA (Nmetil-D-aspartato) e não NMDA, além do receptor AMP (adenosina 3',5'-monofosfato cíclico).

CASCATA VASODILATADORA

Sabendo que o principal controlador da capacidade contrátil da arteríola pré-capilar é o pH periarteriolar e que o pH ácido dilata essa arteríola, aumentando o volume sanguíneo

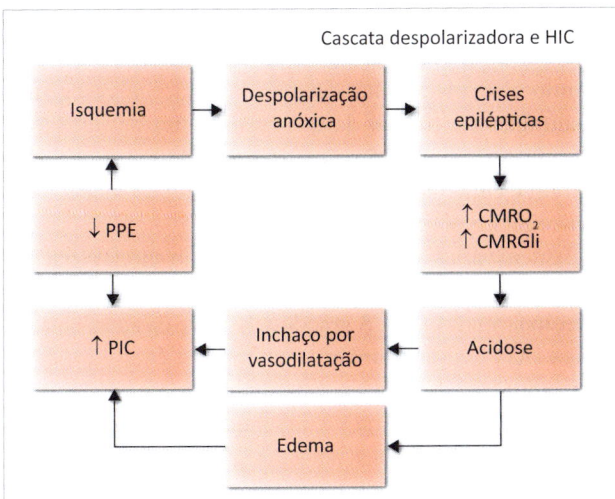

FIGURA 158.1. A cascata despolarizadora gera crises epilépticas, acidose e piora do inchaço e do edema, elevando a pressão intracraniana, diminuindo a perfusão encefálica e piorando a isquemia tecidual.
HIC: hipertensão intracraniana; PPE: pressão de perfusão encefálica; $CMRO_2$: consumo cerebral de oxigênio (cerebral metabolic rate of oxygen); taxa de utilização de glicose (cerebral glucose utilization – CMRGli); PIC: pressão intracraniana.

cerebral, pode-se entender que a acidose láctica causa uma vasodilatação e uma hipervolemia intrínsecas do encéfalo.

Trinta por cento do VSE situa-se dentro do sistema arterioarteriolar e 70%, na microcirculação, nas vênulas e nas veias. A circulação arteriolar é chamada de sistema de resistência e é passível de manipulação na unidade de terapia intensiva (UTI). A circulação venosa é chamada de sistema de capacitância e seu volume é dependente do volume que o sistema arteriolar permite passar.

O aumento da volemia intraencefálica causa hipertensão intracraniana pelo inchaço encefálico (Figura 158.2).[1,7,9,15,16,17-19,20-23]

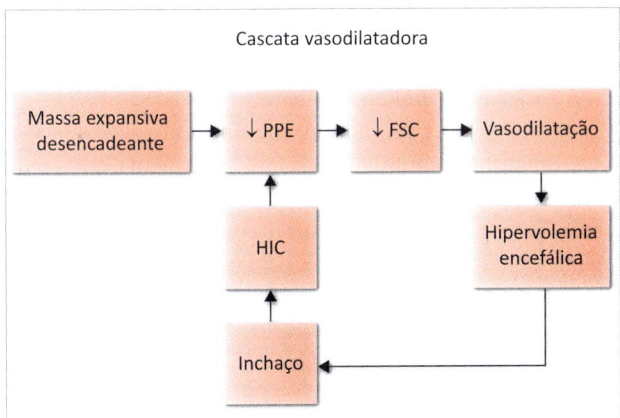

FIGURA 158.2. Processo expansivo que gera hipertensão intracraniana aguda, causa isquemia encefálica e inchaço hipervolêmico, aumentando a pressão intracraniana e piorando os fenômenos isquêmicos. Caso o tratamento da massa expansiva inicial ou da causa da acidose demore, a cascata vasodilatadora funciona como um sistema contínuo independente que eleva progressivamente a pressão intracraniana.
PPE: pressão de perfusão encefálica; FSC: fluxo sanguíneo cerebral; HIC: hipertensão intracraniana.

Assim, a anóxia isquêmica cerebral global pode produzir acidose láctica e vasodilatação encefálica difusa. A HIC resultante causará decréscimo adicional da PPE e do FSE, aumentando a intensidade da anóxia isquêmica tecidual. Haverá, então, maior acidose, maior vasodilatação, maior inchaço e maior hipertensão intracraniana, desenvolvendo-se um círculo vicioso vasodilatador que coloca o indivíduo na fase ascendente da curva de Langfitt (Figura 158.3).

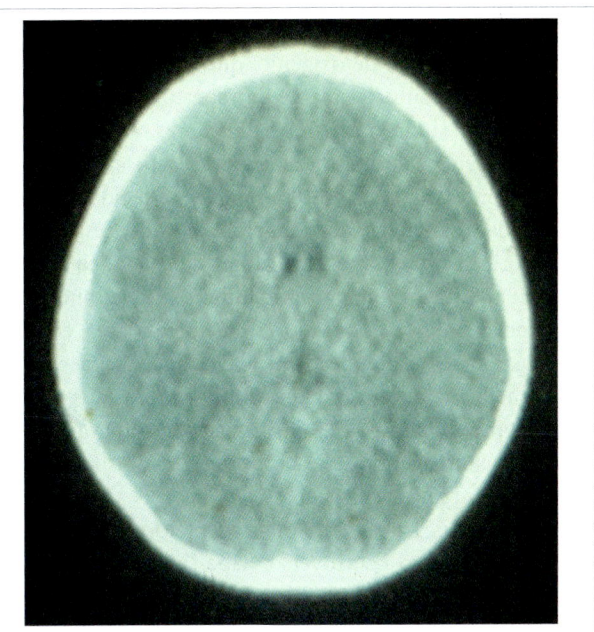

FIGURA 158.3. Inchaço por vasodilatação com apagamento dos sulcos, ventrículos e cisternas.

Na isquemia inicial posteriormente reperfundida, a devolução da pressão de perfusão encefálica encontrará o leito capilar acidótico dilatado, promovendo, a princípio, fluxo e volume sanguíneos elevados, com circulação rápida (inchaço hiperêmico). À medida que a pressão intracraniana aumenta pelo inchaço a pressão de perfusão e o fluxo sanguíneo encefálico começam a diminuir, fazendo com que o inchaço passe a ser de baixo fluxo (inchaço oligoêmico). Isquemia volta, então, a ocorrer.[7,24]

A cascata vasodilatadora é bloqueável, principalmente nas fases iniciais, com as medidas que reduzem a PIC, reperfundem o encéfalo e reduzem a acidose tecidual. O tratamento da HIC grave, na UTI, em geral, interfere no sistema de resistência arteriolar, exceto a elevação do decúbito, que afeta, a princípio, o sistema de capacitância venosa.

Reoferecer sangue oxigenado para o encéfalo implica o bloqueio do metabolismo anaeróbico, o que reduz a acidose tecidual e a vasodilatação. A reperfusão deve a ser feita o mais precoce possível para diminuir os inchaços secundários.[16,19,24,25]

A CASCATA BIOQUÍMICA E AS SUBCASCATAS INFLAMATÓRIA E DOS RADICAIS LIVRES

A cascata bioquímica também é desencadeada pela acidose tecidual, que promove a saída do íon potássio da célula. Em um ambiente acidótico e rico em potássio, o cálcio iônico penetra nas células ativando o sistema enzimático das fosfolipases que digerem os fosfolipídeos das membranas celulares, liberando ácidos graxos poli-insaturados, entre eles o ácido araquidônico, que, sob a ação da enzima ciclo-oxigenase, produz prostaglandinas. Em um dos braços dessa cadeia, haverá maior síntese de tromboxane A2 em relação à de prostaciclina. O tromboxane A2 causará vasoconstrição e agregação plaquetária, ocluindo a microcirculação e acelerando o sofrimento isquêmico. A ciclo-oxigenase necessita de oxigênio, que pode ser residual da área isquêmica ou proveniente da reperfusão, e, por isso, a denominação síndrome da reperfusão.

A terapêutica bioquímica dessa cascata é experimental. Substâncias que minimizam a acidose tecidual ou bloqueadores dos canais de potássio têm sido testados em laboratório. Bloqueadores dos canais de cálcio, como a nimodipina, a nicardipina, a nifedipina e a isradipina ainda são experimentais. Bloqueadores das fosfolipases, como os corticosteroides e bloqueadores da ciclo-oxigenase, como a indometacina, foram testados. Bloqueadores dos radicais livres, como a vitamina E e outros fármacos (a própria enzima superóxido dismutase, estabilizada com o uso de poligliccóis) também foram sugeridos.

Todas essas substâncias neuroprotetoras bioquímicas ainda têm seu uso controverso. Sabe-se que a hipotermia bloqueia a cascata bioquímica e, por isso, é utilizada em algumas situações nos períodos pós-isquêmicos encefálicos com o objetivo de neuroproteção.

A subcascata inflamatória relaciona-se à cascata das prostaglandinas e atrai leucócitos para o sítio isquêmico, os quais causam intensa reação local pela liberação de mediadores inflamatórios. A quimiotaxia leucocitária e a liberação de mediadores inflamatórios aumentam a permeabilidade capilar e o edema vasogênico. Substâncias vasodilatadoras também são liberadas, o que acarreta o inchaço do tecido.

Os leucócitos utilizam-se da enzima lipo-oxigenase que depende de algum resíduo de oxigênio para sua função produzindo íons superóxidos que aumentam a concentração tecidual de radicais livres de oxigênio. A subcascata inflamatória é bloqueada pela hipotermia.

Na subcascata dos radicais livres, o oxigênio que entra na cadeia das prostaglandinas para permitir a ação da ciclo-oxigenase sai carregando elétrons sem par na sua orbita externa e constituindo o radical livre íon superóxido que, normalmente, seria captado e neutralizado pelas mitocôndrias, cuja função estará bloqueada pela deficiência energética.

O acúmulo de superóxido produzirá o íon hidroxila (OH^-), radical livre de oxigênio mais potente, ativado pela reação de Haber-Weiss catalisada pelo ferro da hemoglobina ou do líquido cefalorraquidiano. Os radicais livres de oxigênio oxidam as membranas celulares em um mecanismo denominado peroxidação lipídica, além de oxidarem outras moléculas regionais.

Os radicais livres de oxigênio destroem as funções bioquímicas celulares e da barreira hematoencefálica, permitindo a formação dos edemas citotóxico e vasogênico e neutralizam a função da musculatura lisa das arteríolas pré-capilares, impedindo a recuperação de sua capacidade contrátil e aumentando, assim, o fenômeno do inchaço encefálico hipervolêmico.

Existem várias fontes de radicais livres no encéfalo que são conhecidas e podem trazer benefícios às pesquisas de neuroproteção farmacológica. A grande destruição de adenosina trifosfato (ATP) em um ambiente em falência energética libera grande quantidade de adenosina no tecido, a qual é parcialmente metabolizada na cadeia da xantina-oxidase, produzindo ácido úrico. Assim, alguns autores tentam propiciar a neuroproteção utilizando-se de bloqueadores da xantina-oxidase, grande produtora de superóxido, como o alopurinol.

Elementos reativos também advêm da degradação da oxi-hemoglobina em meta-hemoglobina, do metabolismo de catecolaminas liberadas no tecido isquêmico, dos leucócitos atraídos pela cascata inflamatória, do metabolismo alterado do óxido nítrico, que produz peroxinitritos, e de outras fontes, talvez menos importantes.

A subcascata dos radicais livres produz inchaço (por lesão do músculo liso arteriolar) e edemas citotóxico (pela peroxidação das membranas) e vasogênico (por lesão da barreira hematoencefálica).[7,24]

Isquemias reperfundidas ou parciais ocorrem após a ressuscitação de um paciente que apresentou parada cardiorrespiratória, após a remoção de um hematoma intracraniano de qualquer etiologia, após uma hemicraniectomia descompressiva, ou como consequência de repetidos surtos de HIC que podem ocorrer na UTI, por dificuldade de controle da PIC ou pela ocorrência de ondas patológicas. A precocidade do tratamento é a neuroproteção; a reperfusão tecidual também deve ser precoce para que alterações metabólicas sejam minimizadas.[23,24,26]

A visão fisiopatológica generalista e didaticamente dividida em setores propicia o entendimento das medidas terapêuticas que serão adotadas no controle da HIC, com base no entendimento dos mecanismos em atividade. A precocidade do tratamento interrompe as cascatas anteriormente citadas no seu início e, portanto, suas repercussões tornam-se muito menos importantes. Portanto, assim como a ressuscitação cardiopulmonar é extremamente importante e deve ser rapidamente efetuada em um evento de insuficiência circulatória sistêmica aguda, o tratamento precoce da síndrome de HIC e da deficiência de perfusão sanguínea encefálica deve ser agressivo, extremamente precoce e, mesmo, preventivo.

O FENÔMENO DA VULNERABILIDADE SELETIVA

Nesse fenômeno, mesmo em isquemias globais, o sofrimento do tecido encefálico é heterogêneo. Neurônios metabolicamente mais ativos sofrem antes dos menos ativos. Os primeiros, provavelmente, são, em geral, de formação mais recente na escala ontofilogenética.

Assim, um cérebro submetido à isquemia global é composto de distintos focos de sofrimento em diferentes idades evolutivas. Possivelmente, as alterações hemodinâmicas locais acompanham as alterações metabólicas, o que indica heterogeneidade de fluxo regional.[27]

HEMODINÂMICA DA HIC AGUDA

A hipertensão intracraniana é progressiva, fatal e sua progressão é exponencial segundo a curva de Langfitt. A interrupção precoce dessa ascensão salva a vida.

O tratamento da HIC começa por sua causa. Massas expansivas constituem essa causa, não só pelo próprio volume, mas também em decorrência do inchaço por vasodilatação isquêmica que causam ao encéfalo por aumentarem primariamente a PIC e diminuírem a PPE. Este inchaço isquêmico adicional eleva secundariamente o VSE e a pressão intracraniana.

Massas expansivas são tratadas com imediata exérese cirúrgica, e os inchaços, com medidas de suporte intensivo que manipulam o VSE (elevação do decúbito, hiperventilação, manitol, salina hipertônica, barbitúricos, hipotermia e outros). Medidas redutoras do consumo são usadas precocemente e os outros recursos são apêndices delas.

Entretanto, o uso de tais medidas na presença do hematoma que desencadeou a HIC e o inchaço tem efeito apenas transitório e, frequentemente, insuficiente.

Há prolongamento do sofrimento isquêmico do encéfalo normal se a massa constituída pelo hematoma não é retirada de início. O inchaço isquêmico por vasodilatação será tanto maior quanto mais tempo persistirem a HIC e a queda da PPE iniciais. Este inchaço é a causa da falência do sucesso da drenagem cirúrgica, quando a HIC volta a aumentar após a evacuação do coágulo na reperfusão de um leito vascular encefálico dilatado pela acidose láctica que ocorreu secundária à queda primária da PPE e do FSE na presença do hematoma.[16,25,28]

Um sangramento pequeno não eleva a PIC, não decresce a pressão de perfusão encefálica de maneira significativa e não causa inchaço por vasodilatação isquêmica do encéfalo. As dimensões do coágulo não são isoladamente importantes, pois pacientes idosos ou alcoólatras com aumento ex-vácuo do compartimento liquórico aceitam maiores volumes de hematoma à medida que deslocam o líquido da caixa craniana, pois há mais complacência intracraniana. Pacientes jovens, com menor compartimento liquórico, desenvolvem HIC com volumes menores de hematoma, pois a complacência intracraniana é menor.

Uma massa hemática suficiente para elevar a PIC e decrescer a PPE certamente gerará isquemia, que se associa, de maneira obrigatória, à abertura de arteríola pré-capilar, à vasodilatação encefálica e ao inchaço. Esse aumento do VSE coloca o paciente na cascata vasodilatadora, e esta o leva à fase exponencial ascendente da curva de Langfitt.

A cascata vasodilatadora é um mecanismo automantenedor e progressivo que eleva a PIC até causar a morte encefálica. O objetivo terapêutico é bloquear o processo, começando pelo bloqueio de sua causa, ou seja, pela retirada da massa hemática que causa isquemia encefálica com a queda primária da PPE e do FSE.

SÍNDROME DA REPERFUSÃO ENCEFÁLICA APÓS DESCOMPRESSÕES CIRÚRGICAS INTERNAS E EXTERNAS

Denomina-se cirurgia descompressiva interna aquela caracterizada pela remoção dos processos expansivos intracranianos agudos e, externa aquela relacionada à retirada de segmento da calota craniana. Ambas as cirurgias causam alteração imediata na relação entre o continente e o conteúdo cranianos, reduzindo drasticamente a PIC, aumentando a PPE e reperfundindo o tecido nervoso em sofrimento. Quanto mais precoce a reperfusão, menores serão suas consequências tardias.[23,26,29,30]

As complicações hipervolêmicas encefálicas (aumento do VSE) por reperfusão podem ser hiperêmicas (de alto fluxo) ou oligoêmicas (de baixo fluxo), que são, na verdade, fases evolutivas de um mesmo processo fisiopatológico. Após a retirada da massa expansiva ou descompressão, a PPE é devolvida a um leito vascular dilatado pela acidose tecidual isquêmica. O aumento da pressão hidrostática na microcirculação causa hipervolemia e inchaço encefálicos, a princípio, hiperêmicos (de alto fluxo), ou seja, associados a um aumento do VSE e do FSE, ao passo que a pressão intracraniana não aumenta significativamente a ponto de decrescer a PPE.[9,16,23,25,28]

A hiperemia reperfusional pode ser autolimitada (hiperemia reativa transitória) ou progressiva, se a acidose tecidual for grave. Na última situação, aumento progressivo do VSE e da PIC transforma um inchaço, a princípio, hiperêmico (de alto fluxo) em um inchaço oligoêmico (de baixo fluxo), quando a hipervolemia encefálica causa HIC e queda da PPE.

Inchaços reperfusionais causam nova elevação da PIC após a drenagem dos hematomas e devem ser tratados precocemente e rigorosamente para controlar a cascata vasodilatadora, ou é possível a ocorrência de sequelas isquêmicas graves e até mesmo da morte encefálica. Assim, mais uma vez, mostra-se a importância da descompressão interna (drenagem do hematoma quando há indícios de aumento da PIC) precoce e da monitorização da pressão intracraniana. Ressalve-se que isquemia grave causada por hipertensão intracraniana inicial persistente pode gerar o fenômeno da não reperfusão secundário à trombose da microcirculação e ao edema endotelial.[23,26]

HEMODINÂMICA DA DESCOMPRESSÃO INTERNA

À medida que o processo expansivo intracraniano ocupa, progressivamente, maior volume nesse compartimento, a PIC começa a subir e a pressão de perfusão começa a decrescer. Há isquemia e acidose láctica.

O principal fator controlador da capacidade contrátil da arteríola pré-capilar cerebral é o pH tecidual. Quanto mais ácido o pH, maiores a dilatação do sistema arteriolar e o volume sanguíneo encefálico intrínseco. Quando a acidose é muito importante, esse aumento da volemia intracraniana contribui para um aumento adicional da PIC em razão do inchaço do cérebro (aumento isquêmico do VSE). Assim, nota-se que um cérebro isquêmico está associado a baixo fluxo, mas a alto volume sanguíneo intrínseco. Além disso, a acidose tecidual desencadeia alterações bioquímicas que causam lesão da barreira hematoencefálica e extravasamento de água da luz do vaso de direção ao interstício, causando o edema vasogênico.

Associadamente, a anóxia inibe a função da bomba de sódio e potássio, causando acúmulo de líquidos nos neurônios e na glia, e gerando o assim chamado edema citotóxico. O cérebro sob agressão isquêmica apresentar-se-á inchado, pelo aumento da sua volemia intrínseca, e edemaciado, pelo acúmulo de água no interstício (edema vasogênico) e dentro das células (edema citotóxico). Quanto mais precoce a descompressão, menores o inchaço e o edema associados e mais fácil o suporte neurointensivo.[26]

Quando o processo expansivo intracraniano agudo é removido rapidamente e a reperfusão é permitida, a pressão de PPE se restabelece e encontra o leito capilar dilatado, em virtude da acidose tecidual prévia. O fluxo sanguíneo é restabelecido e o volume sanguíneo encefálico está, inicialmente, aumentado. A acidose leve causa apenas uma hiperemia reativa, mas se a acidose inicial foi importante, há grande aumento da volemia encefálica na reperfusão, gerando HIC secundária. Mesmo que, após a descompressão, o fluxo sanguíneo encefálico se restabeleça, é possível que, pela vasodilatação acidótica tecidual inicial, o fluxo e o volume sanguíneos aumentem juntos (fase hiperêmica).

Mais tarde, se a acidose tecidual for muito importante, o aumento da volemia intrínseca encefálica pode gerar inchaço hipervolêmico, nova diminuição da PPE, do FSE e aumento do volume sanguíneo intrínseco associado à pressão intracraniana muito alta (fase oligoêmica). Quanto mais precoce a descompressão, interna ou externa, menor a chance de haver um inchaço tão grave a ponto de trazer uma oligoemia secundária, com novo sofrimento cerebral isquêmico.

HEMODINÂMICA DA DESCOMPRESSÃO EXTERNA

Cirurgias descompressivas externas (craniectomias) alteram agudamente a relação continente/conteúdo craniano e reduzem drasticamente a PIC, aumentando a PPE. A reperfusão ocorre imediatamente, exceto em áreas em que há trombose da microcirculação (*no reflow* – não reperfusão). Situações de hiperemia reativa e de hipoperfusão pós-hiperemia acontecem na dependência da intensidade da isquemia inicial regional ou global. Inchaço por reperfusão ocorre de maneira semelhante a das descompressões internas, como as retiradas de hematomas. Descompressões monocompartimentais (um hemisfério ou a fossa posterior) têm efeitos mais intensos no compartimento descomprimido, e menos intensos nos outros compartimentos.

As craniectomias descompressivas externas vinham sendo usadas como último recurso no tratamento da HIC, mas, dada a sua eficácia e capacidade superior de bloquear rapidamente a isquemia, em relação às outras medidas terapêuticas que reduzem a HIC, seu uso tem sido cada vez mais precoce. Associadamente, postula-se que uma craniectomia descompressiva precoce é mais resolutiva e tem menos efeitos colaterais do que, por exemplo, o coma barbitúrico prolongado.

A reperfusão do tecido isquêmico pode ocasionar três tipos de fenômenos. No primeiro, a hiperemia reativa transitória ocorre se a isquemia foi leve, pelo acúmulo de substâncias vasodilatadoras teciduais que incluem o hidrogênio iônico e a adenosina. É um fenômeno fisiológico autolimitado e não eleva a PIC mesmo que grandes áreas sejam acometidas. O segundo, o fenômeno da não reperfusão (*no-reflow*), ocorre se a isquemia foi intensa e há edema e formação de vilosidades no endotélio, e tromboses e oclusão da microcirculação. No terceiro, uma situação intermediária, o fenômeno da hipoperfusão pós-hiperemia acontece após isquemias moderadas. Esse fenômeno se constitui de uma isquemia tardia que ocorre após uma fase de hiperemia reperfusional e corresponde aos inchaços cerebrais hipervolêmicos (*swelling*), hiperêmicos e oligoêmicos. Embora tanto os inchaços hiperêmicos quanto os oligoêmicos devam-se ao aumento do VSE, associam-se, respectivamente, ao FSE e à PPE, altos no primeiro tipo e baixos no segundo.[24,26]

A HIPÓTESE DA HIPOPERFUSÃO PÓS-HIPEREMIA SOB O PONTO DE VISTA HEMODINÂMICO (CONSEQUÊNCIA DA CASCATA VASODILATADORA)

Na relação entre reperfusão e hemodinâmica intracraniana, o processo de inchaço acentua-se após a devolução da PPE a um leito vascular dilatado pela acidose secundária à isquemia que ocorreu primariamente. Esse fenômeno relaciona-se à cascata vasodilatadora.

Tal isquemia geralmente decorre da elevação inicial da PIC por hematomas que alcançam volume suficiente para diminuir a PPE e depois são drenados. Essa reperfusão também acontece após a parada cardiorrespiratória reanimada. A devolução da PPE à microcirculação dilatada causa aumento do FSE e do VSE, que variam de maneira diretamente proporcional no início, enquanto a pressão intracraniana não sobe novamente, pela hipervolemia encefálica em progressão. Mais tarde, se o VSE continua aumentando, instala-se o inchaço oligoêmico e a hipertensão intracraniana, que causa nova e secundária diminuição da PPE e do FSE.[26]

A cascata vasodilatadora gera uma hipervolemia encefálica progressiva. Como o pH periarteriolar é o principal controlador da capacidade contrátil da arteríola pré-capilar, a acidose causa vasodilatação do sistema de resistência arteriolar (também chamado mecanismo de autorregulação da circulação cerebral – MARCC) e preenchimento secundário do sistema vascular de capacitância (microcirculação, vênulas e veias, que contém 70% do VSE). Há aumento progressivo do VSE, podendo gerar inchaço cerebral a ponto de produzir HIC. Se esta ocorrer, há diminuição secundária da PPE e mais isquemia, que provoca mais vasodilatação, aumento adicional do VSE e da HIC e queda subsequente da PPE. Desencadeia-se um círculo vicioso vasodilatador que leva à HIC refratária ao tratamento. Esse processo desenvolve a fase ascendente exponencial da PIC na curva de Langfitt.

Dessa forma, na fase inicial, o FSE é rápido (hiperemia), pois há PPE adequada em um leito capilar previamente acidificado e dilatado e de baixa resistência (inchaço hiperêmico), há perfusão de luxo. O consumo cerebral de oxigênio ($CMRO_2$) é normal, a extração de oxigênio (diferença arteriovenosa de oxigênio – $DAVO_2$) é baixa e o paciente está em "perfusão de luxo". Mais tarde, se o VSE continua aumentando, a PIC começa a subir em razão da hipervolemia encefálica. Com a intensa vasodilatação, o aumento do VSE, o inchaço e a hipertensão intracraniana, associa-se uma nova queda da PPE e o fluxo sanguíneo encefálico diminui (inchaço oligoêmico). O $CMRO_2$ estará inicialmente normal e a extração (medida pela $DAVO_2$), aumentada. Mais tarde, o $CMRO_2$ cairá por insuficiência de oferta, ocasionando, assim, uma hipoperfusão pós-hiperemia porque a PIC subiu em decorrência da cascata vasodilatadora.[24]

No fenômeno da parada circulatória intracraniana, após estabelecimento de grave HIC, a pressão venosa de drenagem assume o valor da PIC e da pressão arterial média (PAM). Embora não haja especificamente uma compressão obstrutiva do sistema vascular ou venoso de capacitância, a pressão venosa aumentada, equiparando-se à pressão arterial de entrada, neutraliza o gradiente pressórico arteriovenoso, e o fluxo sanguíneo no sistema vascular tubular, dependente deste gradiente, para.

A HIPÓTESE DA HIPOPERFUSÃO PÓS-HIPEREMIA SOB O PONTO DE VISTA BIOQUÍMICO (CONSEQUÊNCIA DA CASCATA BIOQUÍMICA)

A acidose tecidual isquêmica associa-se à cascata bioquímica e à liberação do ácido aracdônico que, sob ação da ciclo-oxigenase, dispara a cadeia das prostaglandinas. Esta tem como consequência uma síntese intensa de tromboxane A2 (TXA2), vasoconstritor e agregante plaquetário, desproporcionalmente maior em relação à síntese de prostaciclina. Ocorrem vasoconstrição e agregação plaquetária tardias, que provocam diminuição da perfusão tecidual (oligoemia) após uma hiperemia que vinha acontecendo na reperfusão do leito vascular dilatado pela acidose.[26]

A cascata bioquímica diz respeito à série de alterações metabólicas e iônicas que desencadeiam a morte celular. Tais alterações também são provocadas pela acidose tecidual e parte delas foi conhecida estudando-se experimentalmente a síndrome da reperfusão, que é uma maneira de se estudar isquemias moderadas com fornecimento parcial de oxigênio aos tecidos, pois produzem as mesmas sequências de alterações bioquímicas.

A lesão por reperfusão nada mais é que um modelo laboratorial para se estudar as repercussões bioquímicas das isquemias parciais ou com fornecimento parcial de O_2, ou seja, isquemias de moderada intensidade. Essas alterações são visíveis no estudo da cascata bioquímica.[30]

HEMODINÂMICA DA CURVA DE LANGFITT

À medida que uma massa cresce dentro do crânio, uma proporcional quantidade de líquido cefalorraquidiano é dele retirada. Enquanto o volume da massa que cresce é igual ao volume de liquor deslocado, a PIC não se eleva, a PPE não diminui e não há isquemia ou vasodilatação isquêmica.

Esperar-se-ia que, quando todo compartimento liquórico fosse deslocado de dentro do crânio, a curva que determina a relação entre a pressão intracraniana e o volume acrescido ao espaço intracraniano (curva pressão/volume de Langfitt) assumisse um caráter retilíneo e a PIC aumentasse linearmente à medida que a massa adicionada continuasse crescendo. Entretanto, tal curva assume um traçado gráfico exponencial e positivo, denotando rápida ascensão da pressão intracraniana após a fase em que todo o liquor foi expulso do compartimento em questão. Nessa etapa de ascensão rápida, pequenos acréscimos de volume sanguíneo ou de uma massa sólida causam grandes elevações da PIC, cada vez maiores, para um mesmo volume acrescentado, conforme a doença progride.

No caso dos inchaços, reperfusionais ou não, esses acréscimos de volume intracraniano são volêmicos, ou seja, sanguíneos e intravasculares (Figura 158.4).[31]

Muito provavelmente, tal ascensão exponencial relaciona-se a um acúmulo progressivo de volume sanguíneo por vasodilatação intracraniana associado à isquemia desproporcional ao aumento da massa que vem crescendo. Provavelmente, esse inchaço pela cascata vasodilatadora é que proporciona o aparecimento da fase exponencial ascendente da curva de Lanfitt.[31]

CURVA DE LANGFITT

A curva de Langfitt compreende o traçado que relaciona o eixo da pressão intracraniana na vertical, com o eixo do volume acrescido à caixa craniana, na horizontal. Nota-se que, a princípio, o aumento do volume intracraniano não implica aumento de pressão intracraniana, mas a partir de uma fase intermediária, chamada fase de descompensação, a curva assume caráter exponencial rapidamente ascendente e pequenas variações de volume acrescidas à caixa craniana implicam grande aumento de sua pressão interna.

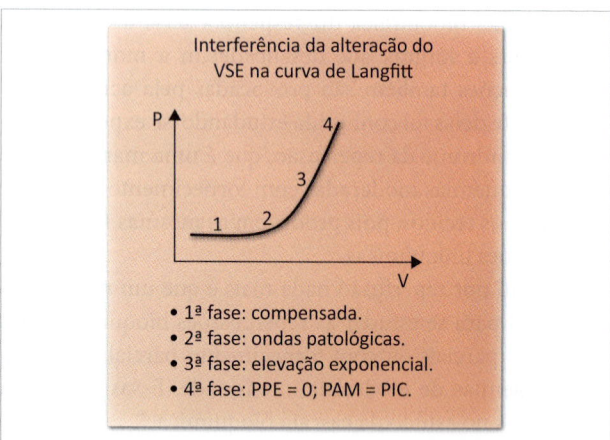

FIGURA 158.4. A curva que relaciona a pressão e o volume intracranianos é composta por quatro fases, sendo a primeira estável, a segunda com aparecimento das ondas patológicas, a terceira de elevação exponencial, e a quarta de ausência de fluxo sanguíneo encefálico (ver texto).
VSE: volume sanguíneo encefálico; PPE: pressão de perfusão encefálica; PAM: pressão arterial média; PIC: pressão intracraniana.

Essa curva tem a relação clínica com o fato de que doentes que vêm piorando, inicialmente de maneira lenta, apresentam deterioração do quadro clínico de forma repentina.[31-33]

FASES MODIFICADAS

Na primeira fase da curva, a fase compensada, o aumento da massa é acompanhado do deslocamento proporcional de volume liquórico intracraniano. Nessa fase, a PIC e o VSE não aumentam, a não ser que a doença desencadeante provoque, por si só, aumento inicial da volemia encefálica, que, mesmo assim, ainda funcionará como um processo expansivo, com o crescimento compensado pelo deslocamento liquórico, sob o ponto de vista pressórico. Não há variações hemodinâmicas, exceto se o evento inicial, como uma isquemia aguda, já houver causado essas alterações.

Na segunda fase, a fase de descompensação, todo o liquor intracraniano já foi deslocado e o aumento de volume da massa começa a elevar a PIC. No momento em que essa elevação implica queda mais significativa da PPE, ocorre isquemia e a sua consequência natural, a vasodilatação encefálica, que tem o intuito inicial de manter o fluxo sanguíneo cerebral à custa de uma diminuição da resistência vascular. Nessa fase, então, o VSE intravascular começa a se elevar. Como não há mais liquor no crânio, as variações da PIC serão associadas às variações do VSE. Variações positivas desse volume decorrem da vasodilatação isquêmica, e variações negativas, da reversão da vasodilatação isquêmica quando ocorre a reperfusão, em tempo adequado, pelo reflexo de Cushing.

Se pequenas variações de VSE, desencadeadas pela vasodilatação isquêmica e pela vasoconstrição reperfusional, já causam grandes variações da PIC, nota-se que a complacência tende a zero e o doente está entrando na fase ascendente

da curva de Langfitt, ou seja, a um pequeno acréscimo de volume intravascular, associa-se uma importante elevação da PIC. Esse fato é, a princípio, mostrado pelas ondas patológicas e, mais tarde, pela ascensão definitiva da PIC.

Ainda na segunda fase, início da curva ascendente, aparecem, no traçado de monitorização da PIC, as ondas patológicas do tipo A, ou seja, aumentos espontâneos e graves da pressão intracraniana que atingem uma plataforma e também, de forma espontânea, retornam à linha de base. Com a evolução do processo, essas ondas se tornam mais duradouras, mais amplas e mais frequentes, até que possam praticamente unir-se, desencadeando a fase ascendente exponencial da curva.[34]

Essas ondas patológicas que ocorrem no traçado da monitorização da PIC quando pequenos aumentos do VSE, secundários à vasodilatação isquêmica adicional, a elevam de maneira desproporcional, indicam que o compartimento intracraniano encontra-se no início da fase ascendente exponencial da curva de Langfitt. Fase em que a complacência do compartimento é quase nula e os exames de imagem demonstram apagamento dos sulcos, das cisternas e dos ventrículos, ou seja, deslocamento do compartimento liquórico do crânio, que vinha compensando o aumento do VSE.

As ondas patológicas retornam à linha de base espontaneamente porque a elevação da PIC causa uma ascensão reflexa da PAM (reflexo de Cushing) elevando a PPE e o FSE, reperfundindo o cérebro em uma fase em que o mecanismo de autorregulação dado pela capacidade contrátil da arteríola pré-capilar ainda responde, revertendo a vasodilatação isquêmica e causando a diminuição espontânea do VSE e da PIC, ou seja, a redução do inchaço. Obviamente, cada onda patológica corresponde a um surto de isquemia reperfundida, e suas consequências metabólicas são cumulativas, sugerindo a necessidade de tratamento agressivo imediato (Figura 158.5).[35,36]

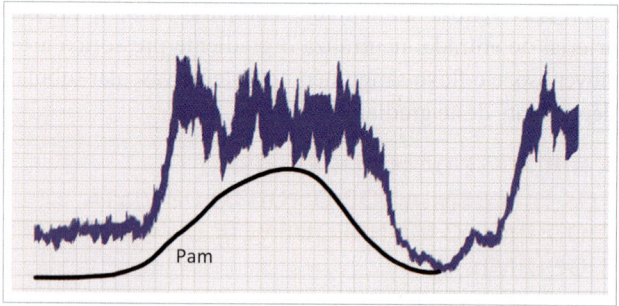

FIGURA 158.5. Na onda patológica do tipo A, a pressão intracraniana aumenta e diminui espontaneamente. Sua diminuição decorre da elevação da pressão arterial média (PAM), reperfundindo o encéfalo em um momento em que o mecanismo de autorregulação ainda está parcialmente preservado, permitindo a geração de vasoconstrição.
PAM: pressão arterial média.

Nessa segunda etapa, de aparecimento das ondas patológicas, o doente já está na fase ascendente da curva, com complacência muito pequena, o que induz grandes aumentos da PIC decorrentes de pequenos aumentos do volume sanguíneo encefálico por vasodilatação isquêmica. O mecanismo de autorregulação da circulação cerebral (capacidade contrátil da arteríola pré-capilar) está preservado, pois o reflexo de Cushing resolve a onda patológica causando vasoconstrição cerebral pelo restabelecimento da perfusão, o que diminui a volemia cerebral e a PIC. Na segunda fase, o volume sanguíneo encefálico aumenta e diminui alternadamente nas ondas patológicas. Ainda não se desencadeou a cascata vasodilatadora.

A **terceira é a fase exponencial ascendente** da curva. O VSE passa a aumentar de maneira exponencial ou logarítmica, certamente em virtude do desencadeamento da cascata vasodilatadora. A isquemia inicial gerou uma vasodilatação isquêmica com aumento hipervolêmico da PIC, que gerará maior decréscimo da pressão de perfusão, isquemia adicional, vasodilatação adicional e assim por diante, ocorrendo aumento em aceleração do inchaço hipervolêmico, elevando a pressão do compartimento até que esta se iguale à PAM, tendendo, então, o fluxo sanguíneo encefálico a zero. Essa etapa final seria a quarta fase hemodinâmica da curva citada.

Na terceira fase, de elevação exponencial pura, o volume sanguíneo encefálico aumenta progressivamente com a PIC e o reflexo de Cushing, que, embora presente, não desfaz este aumento hipervolêmico encefálico da pressão intracraniana. O mecanismo de autorregulação da circulação cerebral está progressivamente parético, nessa etapa, se a volemia encefálica não for tratada, apenas aumenta. Está desencadeada a cascata vasodilatadora.

Na quarta fase, a da parada circulatória, existe plegia da arteríola pré-capilar e inundação da microcirculação. Não há respostas da musculatura lisa da arteríola pré-capilar às manobras terapêuticas que possam interferir com sua capacidade contrátil. Como o sistema está completamente vasodilatado nessa etapa e a PIC é equivalente à PAM, a pressão de perfusão tenderá a zero e o fluxo sanguíneo cerebral cessará.

É interessante notar que o fluxo sanguíneo cerebral está parado porque a pressão arterial média se transferiu à pressão intracraniana, que é igual à pressão venosa encefálica. Assim, a PAM torna-se igual à pressão venosa encefálica e o gradiente pressórico no sistema tubular tende a zero. Esse é o real motivo da parada da circulação cerebral, e não a teoria antiga de que um aumento da PIC comprimiria primeiro as veias, de parede mais fina, e depois as artérias, de parede mais larga e mais forte, o que implicaria um período em que o sangue continuaria entrando no crânio, mas não conseguiria sair.

Essa foi, durante muito tempo, a explicação simplista para a existência da fase ascendente da curva de Langfitt, que já não mais procede, pois, na fase de vasoplegia completa, toda circulação intracraniana está dilatada, sem gradiente pressórico arteriovenoso e sem fluxo. Na quarta fase, ao final da curva exponencial, o VSE é máximo, a PIC é igual à PAM, e a pressão de perfusão e o fluxo sanguíneo encefálicos valem zero caracterizando a morte encefálica.

No início dessa fase, o Doppler transcraniano mostra penetração do sangue no crânio apenas na sístole e, depois, nem mesmo nela, quando a pressão intracraniana ultrapassa a pressão sistólica. Os valores da PIC acompanham as elevações e as diminuições da PAM, mantendo-se a PPE sempre nula.

Como se pode notar, na primeira fase não há variação do VSE, na segunda ele aumenta e diminui alternadamente e na terceira, apenas aumenta. Na quarta fase, o volume sanguíneo encefálico é máximo. Nesse entendimento, a curva pode ser interpretada puramente em bases hemodinâmicas.

Sob o ponto de vista fisiopatológico, na fase inicial, em que não há elevação da PIC ou queda da PPE, não há isquemia, portanto não há vasodilatação e o deslocamento liquórico compensa o volume adicional intracraniano. Nessa fase, não existem modificações hemodinâmicas. Já na fase subsequente, passa a haver queda da PPE com o acréscimo da massa que vinha crescendo inicialmente, o que implica o aparecimento da dilatação isquêmica da arteríola pré-capilar, ou seja, vasodilatação isquêmica e aumento do volume sanguíneo encefálico.

A cada onda patológica que se forma, há um novo surto de isquemia e reperfusão, associado a uma acidose tecidual progressiva, cada vez mais difícil de tamponar, o que causará a dilatação progressiva arteriolar pré-capilar (o sistema de resistência é controlado pelo pH periarteriolar e o mecanismo de autorregulação vai se perdendo) que inundará o sistema de capacitância constituído pela microcirculação, pelas vênulas e pelas veias e que contém 70% do VSE.

Na terceira fase, ascendente exponencial, não há mais surtos de isquemia e reperfusão, apenas uma ascensão progressiva da PIC e uma queda progressiva da PPE associadas à isquemia progressiva. A isquemia encefálica progressiva gerará mais acidose tecidual com mais vasodilatação e aumento progressivo da volemia intracraniana. Nessa etapa, retoma-se o conceito de que o cérebro isquêmico possui baixo fluxo associado a alto volume sanguíneo intrínseco. Na quarta fase, a pressão de perfusão intracraniana encefálica torna-se nula, pois a PIC atinge os níveis da PAM. Essa etapa corresponde à morte encefálica.

Finalmente, portanto, nota-se que, na primeira fase, não existem variações patológicas do calibre vascular e da volemia intracraniana. Na segunda, há alternância entre vasodilatação isquêmica e vasoconstrição reperfusional, associadas ao aparecimento das ondas patológicas. Na terceira, existe apenas uma dilatação vascular progressiva, sem associação com a vasoconstrição reperfusional, exceto se o tratamento surtir efeito. Essa vasodilatação progressiva associa-se ao aumento gradual do VSE, que eleva exponencialmente a PIC em razão do desencadeamento da cascata vasodilatadora. Nessa etapa, a arteríola pré-capilar encefálica estará progressivamente parética, mas ainda não plégica, ou seja, o mecanismo de autorregulação da circulação cerebral não estará funcionando de maneira deficiente em virtude da acidose progressiva, mas ainda há capacidade contrátil da arteríola pré-capilar, que se encontra cada vez mais dilatada, mas ainda funcionante. Na quarta fase, há dilatação vasoplégica.

MONITORIZAÇÃO DURANTE A TERAPÊUTICA

Os pacientes são monitorizados por meio de exames clínicos e radiológicos, medida da PIC, parâmetros hemodinâmicos e parâmetros metabólicos. A monitorização clínica é realizada pelo exame neurológico evolutivo e pelas escalas de graduação, como a de Glasgow, a de Jouvet e o escore FOUR (Full Outline of UnResponsiveness).

A monitorização radiológica é feita com tomografias seriadas, indicadas quando há alteração do quadro clínico ou aumento da PIC. A monitorização da pressão intracraniana, preferencialmente por sensores de fibra óptica, permite o controle da PPE. A monitorização hemodinâmica é indicada no coma barbitúrico induzido, ou nos pacientes suscetíveis a sobrecargas volêmicas, ou que apresentem instabilidade hemodinâmica não terminal. A metabólica é realizada utilizando-se a medida de diferença arteriovenosa jugular de O_2, a pressão tissular de oxigênio ($PtiO_2$), ou a microdiálise.

Com a monitorização adequada, os doentes devem ser tratados por 36 a 72 horas. Após esse período, se não ocorrer elevação da PIC, retira-se lentamente as medidas terapêuticas, reintroduzindo-as se necessário.[37-38]

No raciocínio hemodinâmico, torna-se clara a importância de se preconizar que os doentes tenham a PIC monitorizada para que a ascensão de seus valores possa ser prevista já durante a fase de aparecimento das ondas patológicas ao monitor. Essas ondas mostram surtos de vasodilatação e vasoconstrição alternados e associados à nulidade da complacência intracraniana e exigem que o paciente seja agressivamente tratado a partir dessa etapa, e não apenas quando já tiver atingido a fase exponencial ascendente.

O monitor de PIC deve ser colocado no lado que contém a lesão expansiva ou o maior inchaço, em que a pressão intracraniana é maior. Já o monitor metabólico parenquimatoso, usualmente deve ser instalado no tecido são, no compartimento da lesão, para monitorar a influência do tratamento neurointensivo.

A monitorização da PIC controla o tratamento clínico e indica a cirurgia descompressiva. Quando há dúvida a respeito da existência ou não de HIC que mereça a descompressão cirúrgica, o monitor pode auxiliar no sentido de prover informações ao intensivista e ao cirurgião para descomprimir o compartimento intracraniano. Monitorizando-se a PIC e a PAM, é possível ter uma ideia real da PPE. O ideal é que a pressão intracraniana permaneça abaixo de 20 cm de água e a PPE, maior do que 60 mm de mercúrio. Quando esses parâmetros não são mantidos, usualmente há piora clínica.

A monitorização também é extremamente útil no período pós-operatório, podendo o monitor ser colocado após a descompressão cirúrgica interna ou externa. Quando o sofrimento encefálico isquêmico é muito grave, o edema e o inchaço associados causarão novo aumento secundário da PIC após a descompressão inicial, que vai requerer suporte neurointensivo.

O monitor de pressão intracraniana permite a escolha das técnicas de manipulação do VSE que reduzirão a PIC, sendo escolhidas, a princípio, as técnicas com menor efeito secundário. É interessante notar que atualmente existe uma tendência a acreditar que uma cirurgia descompressiva seria menos iatrogênica do que um coma barbitúrico induzido prolongado, o que não parece ser verdadeiro.

MANIPULAÇÃO TERAPÊUTICA DO VSE COMO TRATAMENTO DA HIC

Os objetivos básicos da terapêutica incluem a manutenção da PIC abaixo de 20 mmHg e da PPE superior a 60 mmHg, bem como a diminuição a ocorrência das ondas patológicas, visando diminuir a agressão isquêmica.

O tratamento clínico diminui o conteúdo craniano e é composto de medidas que manipulam, direta ou indiretamente, o VSE do sistema vascular de capacitância. Isso ocorre por meio da manipulação da capacidade contrátil do mecanismo de resistência constituído pela arteríola pré-capilar (Figura 158.6). O único processo que interfere diretamente no sistema venoso de capacitância é a elevação do decúbito.

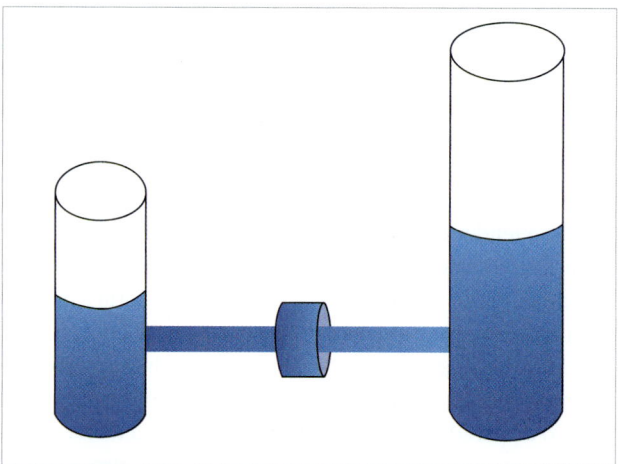

FIGURA 158.6. O paciente, no leito da UTI, pode ser interpretado como um sistema de vasos comunicantes, no qual a circulação sistêmica tende a inundar o leito vascular encefálico, e o tratamento tenta devolver a capacidade contrátil da arteríola pré-capilar para controlar o volume sanguíneo intracraniano.

A hiperventilação, os diuréticos osmóticos, os barbitúricos e a hipotermia causam vasoconstrição da arteríola pré-capilar, fenômeno que pode ser melhor interpretado como uma reversão da vasodilatação isquêmica. Essas medidas causam diminuição do VSE, manipulando indiretamente o sistema de capacitância.

O tratamento cirúrgico é capaz de diminuir o conteúdo ou expandir o continente e é composto da monitorização da PIC associada à drenagem do líquido cefalorraquidiano (LCR), além das cirurgias descompressivas internas e externas.

A lesão hipoxicoisquêmica primária apresenta um tratamento complexo em vista da dificuldade de manutenção das taxas de perfusão e oxigenação adequadas para permitir a recuperação neuronal. As técnicas visam a redução do VSE e da PIC e, apesar de serem mais eficazes onde o mecanismo de autorregulação está íntegro, permitem a reperfusão das áreas isquêmicas por melhorarem a PPE.

Controlar o volume sanguíneo cerebral é a base do tratamento intensivo clínico da HIC. Trinta por cento do volume sanguíneo cerebral estão armazenados no sistema arterioarteriolar (sistema de resistência), constituído pela capacidade contrátil da arteríola pré-capilar. Os outros 70% do VSE estão guardados no compartimento venosovenular (sistema de capacitância). Deve-se ter em mente que a mudança terapêutica da quantidade desses volumes é o que reduzirá a PIC, permitindo melhora da PPE. A acidose tecidual progressiva é o principal fator desencadeante das cascatas vasodilatadora e bioquímica, que geram inchaço e edema.

À medida que o tecido cerebral se torna acidótico, pela oxigenação insuficiente, o mecanismo da autorregulação da circulação cerebral, constituído pela capacidade contrátil da arteríola pré-capilar, se torna progressivamente mais parético, podendo chegar à plegia. O VSE e a PIC também aumentam.

No traçado de monitorização da PIC, aparecem ondas patológicas revertidas por elevações da pressão arterial sistêmica em uma fase em que o MARCC (contratilidade arteriolar) ainda está preservado. Ao se esgotar a complacência intracraniana, altera-se o índice pressão/volume, indicando o início da fase ascendente da curva de Langfitt, quando o VSE aumenta progressivamente e a PPE diminui da mesma forma. A HIC pode ter início compartimental ou difuso, e causa sequelas e óbito por isquemia do tecido nervoso ou pelo desencadeamento das hérnias cerebrais internas.

Em geral, controlar o volume sanguíneo cerebral significa aumentar a oxigenação do cérebro à custa da melhora perfusional. Mais tarde, se as medidas iniciais falharem, pode-se diminuir o metabolismo por meio de medidas que reduzem o consumo cerebral de oxigênio, como os barbitúricos e a hipotermia. Atualmente, há uma tendência, principalmente nos casos mais graves, a se iniciar o tratamento com as ações redutoras do consumo, utilizando-se as medidas perfusionais como apêndices. Essa transposição dos itens terapêuticos reflete uma maior capacidade das UTI de lidar com os efeitos colaterais dos diversos tipos de tratamento. Embora com particularidades, a via final comum das isquemias graves, nas diversas doenças, é a HIC associada à hipervolemia encefálica, exceto nos casos de lesão axonal difusa pura, em que a PIC não aumenta.

Para que haja redução da pressão intracraniana, as medidas de tratamento podem ser divididas, inicialmente, em dois grandes grupos. No primeiro, estão as medidas relacionadas à **diminuição do conteúdo**. No segundo, aquelas relacionadas à expansão do continente.

- As medidas relativas à diminuição do conteúdo intracraniano, considerando-se apenas aquelas de suporte clínico, manipulam a volemia encefálica. A volemia encefálica venosa, também chamada passiva, pode ser manuseada apenas com a elevação do decúbito do paciente, conforme exposto adiante. A manipulação da volemia arteriolar, também chamada volemia ativa, diz respeito ao controle da capacidade contrátil da arteríola pré-capilar. Neste último tópico, sabe-se que a hiperventilação, o manitol, a solução salina hipertônica, os barbitúricos, a hipotermia e a hipertensão arterial induzida podem funcionar como vasoconstritores da arteríola pré-capilar e, indiretamente, como diminuidores do VSE no sistema venoso de capacitância. Ainda visando a diminuição do conteúdo, existem alternativas cirúrgicas como as descompressões internas e a drenagem ventricular.
- As medidas relacionadas à expansão do continente craniano dizem respeito às descompressões cirúrgicas externas, constituídas pelas craniectomias descompressivas uni ou bilaterais.

Essas medidas, em conjunto, têm o objetivo de bloquear a cascata vasodilatadora e a ascensão progressiva da HIC conforme a curva de Langfitt.

SUPORTE BÁSICO

A terapêutica dirige-se à síndrome de HIC e visa manter a PPE. A hipotensão arterial de qualquer etiologia deve ser prontamente corrigida, pois diminui a pressão de perfusão encefálica e gera vasodilatação e aumento do VSE, agravando a HIC e suas consequências. A hipertensão arterial geralmente é controlada evitando-se a elevação da pressão sistólica acima de 160 mmHg, dependendo da doença de base. Entretanto, é muito importante considerar a presença do reflexo de Cushing para a manutenção da PPE. Assim, caso a hipertensão arterial seja reflexo e consequência da elevação da PIC, a normalização medicamentosa da PAM implicará isquemia do encéfalo pela queda da PPE. A PIC deve ser monitorizada em conjunto.

Entre as medidas de suporte respiratório, a manutenção da PaO_2 maior que 80 mmHg é imperativa. A hipóxia piora a acidose e acelera as cascatas bioquímica e vasodilatadora. Como o aumento da pressão intratorácica está relacionado com a elevação da PIC, os procedimentos fisioterápicos não devem permitir que ela ultrapasse 20 cmH_2O e manobras de Valsalva devem ser evitadas. A sedação e a curarização podem ser utilizadas nesse controle. A pressão positiva ao final da expiração (PEEP) de até 10 cmH_2O não altera significativamente a PIC, exceto se causar hipotensão arterial, fato associado à presença concomitante de hipovolemia.

A manutenção hidreletrolítica é realizada para manter adequadas a hidratação e a volemia, promovendo uma perfusão encefálica apropriada. Deve-se ter cuidado para não ocorrer desidratação crônica do doente. No mesmo sentido, a eunatremia deve ser uma meta e a hiperglicemia deve ser controlada.

A detecção precoce de crises epilépticas deve ser realizada, pois, se ocorrerem, haverá grande aumento da demanda de glicose em um ambiente com carência de O_2, gerando metabolismo anaeróbio e acidose láctica, o que acentuará o sofrimento isquêmico e aumentará o VSE e a HIC, podendo gerar uma vasoparalisia irreversível. Do mesmo modo, a febre aumenta a demanda metabólica e sensibiliza o encéfalo ao sofrimento isquêmico, portanto deve ser evitada.

SUPORTE ESPECÍFICO

A redução da PIC é obtida pelo equilíbrio da relação entre oferta e consumo, aumentando-se o primeiro fator ou diminuindo-se o segundo. Atualmente, há preferência por iniciar com as medidas redutoras do consumo e utilizar as demais como apêndices.

ELEVAÇÃO DO DECÚBITO

Permite a melhora do retorno venoso e a queda da PIC. Seu máximo efeito é obtido com elevações do dorso entre 30° e 45° acima do eixo horizontal. O resultado é imediato e pode ser avaliado pelo monitor de PIC.

Deve-se evitar a laterização e a flexão ou a extensão excessivas da cabeça para não haver compressão jugular. Salienta-se que a elevação do decúbito está formalmente contraindicada na presença de instabilidade hemodinâmica sistêmica com hipotensão arterial. Nesses casos, haverá hipotensão postural mantida, queda da PPE, agravamento da isquemia e da vasodilatação e aumento consequente e imediato da PIC.

A elevação do decúbito cria uma coluna líquida entre o encéfalo e o átrio direito, esvaziando parcialmente o sistema venoso de capacitância. As outras medidas interferem no sistema arteriolar de resistência ao fluxo.

HIPERVENTILAÇÃO

Provoca hipocapnia e vasoconstrição encefálica. A primeira produz o efeito inverso, age apenas nos vasos em que o mecanismo de autorregulação está mantido. Teoricamente, o fluxo é desviado em direção às áreas isquêmicas, as quais permanecerão vasodilatadas em virtude da intensa acidose tecidual. Inversamente, a vasoconstrição da circulação colateral pode diminuir o FSE regional e para as áreas em sofrimento. A ausência de resposta à hiperventilação indica perda da autorregulação em virtude da acidose tecidual e sugere mau prognóstico.[39]

A hiperventilação poderia provocar vasoconstrição em áreas não isquêmicas e desviar o FSE regional para as áreas isquêmicas, vasodilatadas e com MARCC abolido, melhorando a perfusão nesses setores. De maneira inversa, a constrição vascular nas áreas que fornecem a circulação colateral poderia acentuar a agressão isquêmica.

Essas especulações teóricas ainda não têm lugar na prática clínica.[39,40]

Após determinado tempo, a alcalose respiratória tecidual e liquórica é compensada por uma acidose metabólica compartimental, e a hiperventilação perde progressivamente seu efeito. Seguindo-se o mesmo raciocínio, a suspensão abrupta da hiperventilação permitiria a preponderância transitória da acidose metabólica e uma vasodilatação mesmo com a presença de níveis normais de pressão parcial do gás carbônico no sangue arterial ($PaCO_2$).

A variação de 1 mmHg na $PaCO_2$ altera em 4% o FSE regional. Tal efeito ocorre porque o CO_2 atravessa livremente a barreira hematoencefálica (BHE) e modifica o pH perivascular ao combinar-se com a H_2O para produzir H_2CO_3. Como um dos principais reguladores do estado de contratilidade das arteríolas encefálicas é o pH periarteriolar, as modificações da concentração de H_2CO_3 tecidual produzem alterações do calibre vascular. A manipulação dessa trama vascular pode ser utilizada para tratar os inchaços encefálicos associados ao aumento do VSE e sua redução provoca diminuição associada da PIC. Obviamente, em áreas extremamente acidóticas, a vasodilatação é máxima e o MARCC está abolido. Assim, a alcalose respiratória induzida pela hiperventilação não modificará significativamente o pH periarteriolar e não haverá resposta vasomotora constritiva.

De maneira inversa, uma hiperventilação vigorosa pode causar vasoconstrição suficiente para provocar isquemia e queda do $CMRO_2$, fenômeno inicial e transitoriamente compensado por um aumento na extração de O_2, traduzido pela elevação da $DAVO_2$. A $PaCO_2$ abaixo de 20 mmHg produz sonolência e lentificação do traçado eletroencefalográfico. Além disso, a alcalose respiratória pode desviar a curva de dissociação da hemoglobina para a esquerda (efeito Bohr) e dificultar a liberação de O_2 para a oxigenação tecidual. Hipoteticamente, este último fenômeno poderia associar-se ao CO_2 maior e à $DAVO_2$ menor, sugerindo menor extração de O_2 pelo encéfalo, o que indicaria falsamente uma síndrome de perfusão de luxo. A monitorização da $PtiO_2$ evita a hipóxia tecidual iatrogênica e as alterações ao eletroencefalograma (EEG) desaparecem com a associação da oxigenação hiperbárica.[37-38,41]

O fenômeno da isquemia regional induzida pela alcalose respiratória vasoconstritora provavelmente teria duração limitada até que a produção da acidose láctica compensasse a alcalose carbônica, retornando a luz do vaso ao calibre anterior. Entretanto, dois mecanismos propostos podem explicar a permanência da agressão isquêmica em hiperventilações muito vigorosas. O primeiro sugere que exista uma resposta vascular direta ao CO_2, independente das alterações do pH; o segundo sugere a existência de uma área composta por vários neurônios de menor atividade metabólica e necessidade de O_2, que constituiriam a maioria e, portanto, seriam os principais controladores do fluxo regional. Se ocorrer, nessa região, a presença de um menor número de neurônios entremeados, esparsos e que apresentem maior demanda metabólica, logo maior vulnerabilidade seletiva, o controle circulatório pelas células majoritárias implicaria o sofrimento isquêmico dessas células minoritárias ao passo que as outras, mais numerosas, continuariam controlando o FSE regional e resistindo à queda do fluxo induzida pela hiperventilação.[41]

A alcalose induzida pela hiperventilação é mensurável pelo pH liquórico, e este retorna ao normal após 24 horas de hiperventilação contínua, sugerindo que uma acidose metabólica compensatória, talvez modulada pela excreção do bicarbonato iônico do liquor, deva ocorrer, adaptando o encéfalo às novas condições gasométricas e reduzindo o efeito vasoconstritor.

Deve-se salientar que há aumento dos níveis de lactato liquórico na isquemia induzida pela hiperventilação. Nessa situação, o retorno abrupto à normoventilação poderia gerar acidose tecidual e vasodilatação, pois a $PaCO_2$, em valores normais, em número absoluto, seria "interpretada" como hipercapnia, visto que os mecanismos "tampão" teciduais estariam adaptados para outros níveis de concentração de CO_2 e HCO_3^-. Entretanto, em casos de trauma cranioencefálico (TCE), não parece haver a adaptação à hiperventilação, e seu efeito costuma se manter por mais de 24 horas. Mesmo assim, preconiza-se hiperventilar o paciente apenas quando necessário e, se possível, em períodos intermitentes.

A administração de trometamina prolonga, experimentalmente, e por períodos variáveis, o efeito vasoconstritor da hiperventilação. O uso da hipocapnia como preventivo da tumefação encefálica não é preconizado, embora, usualmente, os doentes graves sejam hiperventilados à admissão na emergência, até que se estabeleça a conduta definitiva.[37-38,42]

A hiperventilação tem como efeitos benéficos a melhora da acidose e a recuperação parcial ou total do MARCC, as diminuições do volume sanguíneo encefálico e da PIC e a redução transitória da produção de LCR. Os efeitos deletérios são a oligoemia encefálica, a queda do débito cardíaco, a dificuldade de retorno venoso, o barotrauma pulmonar e o efeito Bohr.

Na presença de alta PPE, a responsividade vascular às variações da $PaCO_2$ aumenta. Com uma pressão arterial média menor do que 50 mmHg, a reatividade vascular ao CO_2 está praticamente abolida, pois a vasodilatação encefálica está mantida. Finalmente, quando não há reatividade ao CO_2, o prognóstico torna-se reservado, pois esse fato indica isquemia e acidose tecidual graves.

A análise da $PaCO_2$ e a capnografia são as melhores formas de se avaliar a ventilação alveolar. Há uma relação direta entre a produção de gás carbônico e a $PaCO_2$, e uma relação inversa entre esta e a ventilação alveolar.

Na capnografia, por meio de um analisador contínuo de CO_2 adaptado à cânula de intubação do paciente, é possível obter o valor da $PaCO_2$ no ar exalado ao final da expiração ($PetCO_2$ *partial pressure of exhaled carbon dioxide*) e registrar uma curva do CO_2 em função do tempo durante o ciclo respiratório (capnograma). A $PetCO_2$ representa com boa proximidade o CO_2 alveolar. Em geral, a diferença entre a $PaCO_2$ e a $PetCO_2$ é mínima (menor que 4 mmHg), mas, em condições clínicas associadas à hipoventilação alveolar, a fidedignidade da medida da $PetCO_2$ é menor.

Na hipótese de um infarto hemisférico unilateral associado à hipertensão intracraniana, o uso da hiperventilação causará uma vasoconstrição mais importante no hemisfério normal e não acidótico, em que é mais fácil alcalinizar o pH tecidual. Assim, a diminuição da HIC dever-se-ia à redução do FSE e do VSE no hemisfério normal, portanto, nota-se que a hiperventilação trata a HIC, e não a isquemia encefálica, já que diminui a pressão compartimentada no hemisfério normal.

MANITOL

Um dos agentes osmóticos mais utilizados atualmente é o manitol em solução a 20%. Ele sempre deve ser administrado em bólus endovenosos, e nunca em gotejamento lento. O manitol gera uma queda abrupta da PIC, por causar reversão da vasodilatação isquêmica de forma aguda, chegando a provocar uma leve vasoconstrição. Esse efeito decorre dos aumentos da volemia e da pressão arterial sistêmica e da diminuição da viscosidade sanguínea, fenômenos que melhoram o FSE na microcirculação e invertem a vasodilatação secundária à isquemia.[43-47]

As perdas devem ser imediatamente repostas ou haverá desidratação, hemoconcentração e aumento da viscosidade sanguínea, hipotensão e piora da isquemia encefálica, o que pode provocar aumento da PIC. Talvez a não reposição imediata das perdas e suas consequências seja a verdadeira causa do chamado "efeito rebote".

A administração intravenosa de manitol em infusão rápida produz queda da PIC, que se inicia em poucos minutos e pode durar várias horas, dependendo da dose e da velocidade de infusão. O mecanismo de ação do manitol capaz de explicar este efeito prolongado é a desidratação do encéfalo nas regiões em que a BHE está íntegra. A consequência mais imediata do manitol na PIC decorre de uma propriedade vasoconstritora da infusão da droga, que diminui o VSE. Esse efeito é mais acentuado e menos duradouro, sendo mais evidente quanto mais preservado estiver o MARCC nas regiões normais do encéfalo.[44-46]

A PIC diminui agudamente quando já existe algum prejuízo do MARCC e o doente recebe manitol. Pessoas saudáveis não apresentam diminuição da PIC após a administração do manitol intravenoso, porque o MARCC é modulado por alterações dos níveis de adenosina e CO_2 em resposta às mudanças do fluxo e da disponibilidade de O_2

para o encéfalo. A diminuição da resistência ao FSE pela redução da viscosidade, em um encéfalo normal, será equilibrada por um aumento da resistência pela vasoconstrição, visto que o MARCC está íntegro.

No encéfalo em sofrimento, a melhora do fluxo reverte as alterações metabólicas periarteriolares e recupera o funcionamento do mecanismo de autorregulação da circulação cerebral, permitindo a manutenção do FSE e a diminuição do VSE. Assim, a maior vasoconstrição inicial causada pelo manitol decorre da reversão da vasodilatação, atingindo, no máximo, o nível do funcionamento normal do MARCC, ao contrário da hiperventilação, que pode causar vasoconstrição e gerar isquemia.

Portanto, o manitol, mesmo aumentando a volemia, não causa elevação do VSE enquanto o MARCC estiver íntegro, já que a resultante é uma melhora do fluxo sanguíneo encefálico, que provoca vasoconstrição. Se o MARCC estiver completamente paralisado, os aumentos agudos da volemia e da pressão arterial média implicariam a elevação do VSE e da PIC de maneira concomitante.

Usualmente, o manitol causa aumento do FSE, diminuição do VSE e da PIC, normalização do $CMRO_2$ e melhora da relação entre volume e pressão intracraniana na UTI. Alguns dados experimentais discrepantes provavelmente decorrem de sua administração em diferentes fases evolutivas dos mecanismos de lesão. Considera-se, finalmente, que o manitol atua como um removedor do radical livre OH^-, o que facilitaria a recuperação do MARCC e das alterações da barreira hematoencefálica.

É novamente interessante notar que, na hipótese de um infarto hemisférico unilateral associado à HIC, a administração de manitol produzirá vasoconstrição mais acentuada no hemisfério em que o MARCC está íntegro e, assim, diminuirá a pressão intracraniana.

SALINA HIPERTÔNICA

A solução salina hipertônica (SSH) utilizada com maior frequência na prática clínica é a de cloreto de sódio a 7,5%, com alto poder osmolar. Suas propriedades interferem nas condições hemodinâmicas e de PIC dos pacientes politraumatizados.[48]

Curiosamente, o primeiro relato científico do uso de soluções hipertônicas no tratamento do choque hipovolêmico foi feito por um neurofisiologista chamado Wilder G. Penfield, idealizador do homúnculo da representação cortical motora.

As SSH, apesar de infundidas em um volume de aproximadamente um décimo de volume perdido, restabelecem de forma suficiente o volume plasmático. Essa expansão é atribuída a um deslocamento osmótico de fluidos dos reservatórios intra e extracelulares para o compartimento vascular. Inicialmente, as hemácias e o endotélio vascular perdem volume. À medida que o deslocamento de fluido continua, há passagem de fluido do interstício e do tecido perivascular, através da parede capilar, expandindo o volume plasmático. Esse processo é transitório, pois o sal, obedecendo à diferença de concentração, se desloca continuamente para o interstício acompanhando a água. Desse modo, pouco fluido é retido no compartimento intravascular após o reequilíbrio osmótico.

A perda de volume intracelular, além de oferecer água para o plasma, também pode ter efeitos microcirculatórios benéficos. A extração de fluido do endotélio aumenta o diâmetro interno do capilar. Associada ao fato de ocorrer uma redução da viscosidade sanguínea pela hemodiluição, há redução da resistência hidráulica capilar e melhora da perfusão tecidual. Além desse efeito, mais intuitivo, de mobilizar líquido do compartimento extra para o intravascular, a SSH promove um incremento do desempenho cardíaco por meio de ação inotrópica direta sobre o miocárdio, aumento da tensão dos músculos papilares e aumento da velocidade de encurtamento da fibra miocárdica.

Há a hipótese de que um possível reflexo neurogênico vagal é muito importante na resposta hemodinâmica após a infusão de soluções hipertônica Os efeitos hemodinâmicos de longa duração seriam gerados pela infusão intravenosa de SSH, estimulando possíveis osmorreceptores no leito vascular pulmonar, que geram impulsos nervosos por via aferente vagal, provavelmente para centros vasomotores do sistema nervoso central, capazes, então, de ajudar a recuperação hemodinâmica do choque e da PPE.

A base hipotética para o uso de soluções hipertônicas é seu baixo volume e sua efetiva resposta hemodinâmica. Embora complicações relacionadas à hipernatremia sejam temidas após a infusão de SSH os níveis de sódio rapidamente retornam aos valores normais. Nas séries de pacientes estudados, não se observou essa complicação. Seus efeitos nas crianças são desconhecidos.

O edema cerebral secundário, na presença de lesão prévia da barreira hematoencefálica, deve ser considerado. Grandes quantidades de fluidos isotônicos são usadas para a ressuscitação de pacientes em choque hemorrágico, o que pode piorar o edema cerebral e a PIC. Como aumentos da PIC pioram o prognóstico neurológico de pacientes com TCE, essa população geralmente é tratada com b*ólu*s intravenosos de manitol a 20% (1.098 mOsm/L), visando reduzir a PIC.

O restabelecimento rápido da PAM e a diminuição da pressão intracraniana promovem a estabilização da PPE e minimizam os efeitos da isquemia, impedindo os inchaços que ocorrem tardiamente. Não se sabe se o rápido suporte hemodinâmico é o principal responsável pela reversão da vasodilatação encefálica e pela diminuição da PIC ou se a associação com a desidratação secundária é essencial. Provavelmente, os dois mecanismos estão implicados, à semelhança do manitol.

Uma das mais atraentes aplicações da SSH é a possibilidade de restaurar a função hemodinâmica dos pacientes em choque ao mesmo tempo em que se reduz a PIC. Com mecanismos de ação semelhantes aos do manitol, ou seja, vasoconstrição cerebral e diminuição do VSE, a solução salina hipertônica também parece agir por meio de mecanismos mediados por agentes inflamatórios. Existem muitas teorias a respeito desses conceitos bioquímicos; na prática, há indução de hipervolemia, hemodiluição, diminuição da viscosidade sanguínea, melhora do fluxo da microcirculação e da isquemia, revertendo a dilatação vascular isquêmica e diminuindo a PIC. Deve-se evitar hipernatremia acentuada, repetições de seu uso e alterações importantes da osmolaridade plasmática.

A solução salina hipertônica é, portanto, uma terapia que pode trazer grandes benefícios no tratamento do choque hipovolêmico, principalmente quando associada à HIC por TCE.

HIPERTENSÃO ARTERIAL INDUZIDA

O raciocínio discutido no item anterior, quanto ao uso da salina hipertônica deve-se saber que há estudos atuais sobre o tratamento da HIC, nos quais é utilizada a hipertensão arterial induzida. Com essa medida, se o MARCC estiver íntegro, a elevação da pressão arterial média implicará elevação da PPE e reversão da isquemia e da vasodilatação. Se o mecanismo de autorregulação estiver prejudicado, a elevação da PAM acarretará elevação da PIC, o que indica mau prognóstico neurológico.

Se o MARCC e, portanto, a capacidade constritora da arteríola pré-capilar estiverem íntegros, a elevação da pressão arterial média aumentará a PPE e o FSE, reduzindo a isquemia e decrescendo a vasodilatação patológica e o VSE, o que resulta em diminuição da PIC. Trata-se, portanto, de tentar manter a PPE em níveis adequados à custa do aumento da PAM. Entretanto, se o MARCC estiver abolido, o aumento da PAM será transmitido diretamente ao leito da microcirculação, acarretando aumento do VSE, inchaço do encéfalo e aumento da PIC. Associadamente, o aumento secundário da pressão hidrostática intracapilar provocará edemas hidrostático e vasogênico, com saída de água para o interstício, colaborando para o aumento da PIC.

Eventualmente, quando o MARCC está inativo, pode ser interessante reduzir a PPE e a pressão transmural, para diminuir o VSE e o edema hidrostático. Tal situação ocorre no tratamento de certos tipos de inchaço que acontecem após a exérese de malformações arteriovenosas intracranianas. Entretanto, é necessário ter em mente que qualquer queda da PAM deve ser controlada também com a monitorização da PIC, pois, se a PPE cair muito, a isquemia secundária causará vasodilatação e novo aumento da pressão intracraniana.

BARBITÚRICOS

O coma barbitúrico reduz a atividade elétrica e a demanda metabólica, diminuindo o consumo de O_2 e protegendo o neurônio. Também provoca queda da PIC, do VSE e do fluxo e parece oferecer vantagens apenas quando administrado precocemente. Sua instalação necessita de monitorização da PIC, da PAM e, às vezes, da pressão diastólica final do ventrículo esquerdo pelo cateter de Swan-Ganz ou através de métodos não invasivos, em virtude da instabilidade circulatória que pode ocorrer. É necessária também a monitorização eletroencefalográfica contínua para que se alcance uma situação de surtos de supressão, sendo desnecessária a obtenção da isoeletricidade. Quando instituído tardiamente, o coma barbitúrico induzido não traz benefícios aos doentes e provavelmente piora o prognóstico.[49,50]

Seus possíveis efeitos colaterais podem ser a hipotensão arterial sistêmica e a diminuição do débito cardíaco, os quais podem agravar a isquemia em razão da queda da PPE. Para minimizar tais efeitos, o coma barbitúrico é utilizado com monitorizações hemodinâmicas, da PIC e eletroencefalográfica. Não é necessário um traçado isoelétrico, bastando que se obtenha, no registro gráfico, surtos de supressão, quando há uma vasoconstrição profunda, talvez a mesma obtida com uma $PaCO_2$ de 20 mmHg, sem, entretanto, ocasionar isquemia, visto que há indução de inatividade neuronal e redução secundária do consumo cerebral de oxigênio ($CMRO_2$). Atualmente, o uso do eletroencefalograma biespectral (BIS) facilita a monitorização à beira do leito.[49,51]

Os barbitúricos abolem a atividade sináptica e poupam pelo menos metade do consumo energético e do $CMRO_2$ neuronal quando a atividade elétrica está abolida ao EEG. Causam depressão metabólica global e, quando associadas à hipotermia, podem reduzir o $CMRO_2$ em 70%. Ocasionam aumento do pH intracelular pela diminuição da produção de lactato e piruvato por meio da inibição da fosfofrutoquinase.

O efeito do coma barbitúrico é teoricamente máximo quando induzido previamente à lesão neuronal isquêmica. Após a isquemia já não há mais energia sináptica para ser poupada, o que não o invalida como potente tratamento da HIC.

O aumento da PIC em animais submetidos à insuflação de um balão intracraniano é menor nos animais pré-tratados com barbitúricos. Há considerável proteção contra o inchaço pós-descompressão, que é proporcional ao sofrimento isquêmico inicial e diminuído pela administração dos barbitúricos, quando se suporta menor fluxo sem a produção de acidose. Há também proteção contra os diversos tipos de hipóxia e um provável funcionamento como removedor de radicais livres de oxigênio.[49,51-53]

Os neurônios que já se apresentam em grave sofrimento isquêmico provavelmente não se beneficiariam dos barbitúricos pois já ocorreu a depleção energética hipóxica e a abolição precoce da atividade elétrica. A reatividade ao barbitúrico necessita de alguma reatividade do MARCC, que deve estar pelo menos parcialmente íntegro. Assim como um encéfalo com alto FSE apresenta grande reatividade ao CO_2, um encéfalo com alto $CMRO_2$ apresenta grande reatividade aos barbitúricos.

Quando o $CMRO_2$ está muito baixo, em consequência da isquemia prévia à administração dos barbitúricos, há abolição da atividade sináptica. Como a reatividade a essas drogas dependente da capacidade de redução do $CMRO_2$, estará portanto abolida. Quando há apenas leve diminuição primária do $CMRO_2$, os barbitúricos ainda provocam grande diminuição na PIC. Esses efeitos causam diminuição associada dos limiares de fluxo, em valores absolutos, que caracterizam o sofrimento neuronal sináptico (limiar superior) e metabólico basal (limiar inferior).

Postula-se que a reatividade aos barbitúricos é inversamente proporcional à depressão isquêmica prévia do $CMRO_2$. Acredita-se que os medicamentos interfiram principalmente com o limiar superior do fluxo, não exercendo influência no limiar inferior. Assim, um decréscimo do fluxo abaixo do limiar inferior causará morte celular independentemente da presença do coma barbitúrico. Esse fato invalida parcialmente o uso desse tipo de fármaco como neuroprotetor direto, mas não o invalida como potente arma terapêutica contra a HIC, o que o tornaria um neuroprotetor indireto.[52,53]

O coma barbitúrico induzido suprime a atividade elétrica cerebral e diminui o $CMRO_2$ em aproximadamente 50% e, assim, uma queda em 50% da oferta de O_2 não causará acidose e vasodilatação encefálicas. Nota-se que o barbitúrico é um vasoconstrictor cerebral e, por isso, diminui a HIC. Como observação final, verifica-se que, na hipótese de um infarto hemisférico unilateral, os efeitos redutores da PIC associados aos barbitúricos manifestam-se principalmente no hemisfério íntegro não acidótico, no qual o MARCC está preservado e a vasoconstrição é efetiva.

LIDOCAÍNA

A lidocaína em bólus endovenosos causa queda fugaz e acentuada da PIC e é útil durante procedimentos, na UTI, que elevam a PIC, como uma broncoscopia ou uma sessão de fisioterapia. Pode causar convulsão e arritmia cardíaca, portanto raramente é utilizada.

HIPOTERMIA

A hipotermia induzida reduz o consumo de oxigênio pelo cérebro e equilibra a relação entre oferta e consumo, causando vasoconstrição. Esse mecanismo diminui o VSE e reduz a PIC, por causar um bloqueio na cascata vasodilatadora. Associado, há um bloqueio da cascata bioquímica, e considera-se possível a ocorrência de redução dos edemas citotóxico e vasogênico, contribuindo para o controle da HIC. Por bloquear a cascata bioquímica, supõe-se que a hipotermia evite morte neuronal, com um efeito neuroprotetor direto. Assim, após a recuperação, um maior número de neurônios estaria preservado para dar lugar aos mecanismos de neuroplasticidade.[53-57]

A hipotermia causa acentuada queda da PIC por mecanismos de ação provavelmente similares aos dos barbitúricos. Seu uso estava primariamente definido para proteção cerebral, quando ministrada previamente a uma parada cardíaca induzida com ou sem circulação extracorpórea. Todavia, nota-se que, mesmo em situações nas quais é empregada imediatamente após a isquemia e a reperfusão, um maior número de neurônios viáveis ocorrerá tardiamente, facilitando a plasticidade neural e a reabilitação. Com base nesse fato, se propõem o uso da hipotermia após a ressuscitação cardíaca, com o intuito de melhorar o prognóstico neurológico dos pacientes.

Sabe-se que a hipotermia exerce efeito neuroprotetor mesmo após a lesão anoxicoisquêmica, mas trata-se de técnica associada a riscos, como arritmias cardíacas, problemas pulmonares, pancreatite aguda, hipocalemia transitória, necrose de extremidades, formação de escaras e outros problemas. Tais riscos devem ser previstos em seu uso.

CORTICOSTEROIDES

Os corticosteroides são muito importantes no alívio da HIC associada a extenso edema vasogênico peritumoral e ao redor de processos infecciosos, quando as alterações da permeabilidade da barreira hematoencefálica são predominantemente toxicometabólicas e inflamatórias. Podem estar implicados no mecanismo de ação dos corticosteróides os ácidos graxos, os leucotrienos, os eicosanoides em geral, os radicais livres, várias enzimas, as interleucinas, os interferons e o fator de necrose tumoral. Parecem influir também as condições hemodinâmicas dos vasos neoformados e certos fatores imunológicos locais.

O edema peritumoral e o edema infeccioso são os únicos que realmente se beneficiam com o uso dessas drogas.

OUTRAS MEDIDAS E PERSPECTIVAS

A hiperóxia hiperbárica causa queda da PIC, porém ainda não está disponível para uso rotineiro. A interferência bioquímica nos mediadores da lesão isquêmica ainda não tem uso clínico estabelecido.

Como perspectivas clínicas, há a possibilidade do uso de substâncias que interferem nos mecanismos moleculares da lesão isquêmica, como os bloqueadores dos canais de cálcio, os inibidores da cadeia das prostaglandinas e xantina-oxidase e os antagonistas diretos ou indiretos dos radicais livres de oxigênio. Todas essas drogas estão em estudos.[58]

COMPARTIMENTAÇÃO INTRACRANIANA DAS LESÕES E DOS EFEITOS DA TERAPÊUTICA

Como a caixa craniana é dividida em compartimentos e, usualmente, as lesões expansivas são focais ou monocompartimentadas, há variações de PIC e de PPE nos diferentes compartimentos. Portanto, o sofrimento isquêmico é heterogêneo e assimétrico, assim como o comprometimento acidótico do MARCC, a vasodilatação e o inchaço parenquimatoso.

Nos locais em que a PIC for maior e a PPE menor, serão mais acentuados o inchaço e o edema. Logo, a elevação do decúbito, a hiperventilação, os diuréticos osmóticos, os barbitúricos e a hipotermia terão mais efeito reduzindo a PIC no compartimento menos acometido e menos acidótico, no qual o MARCC apresentará melhor reatividade (Figura 158.7)[42,59-65]

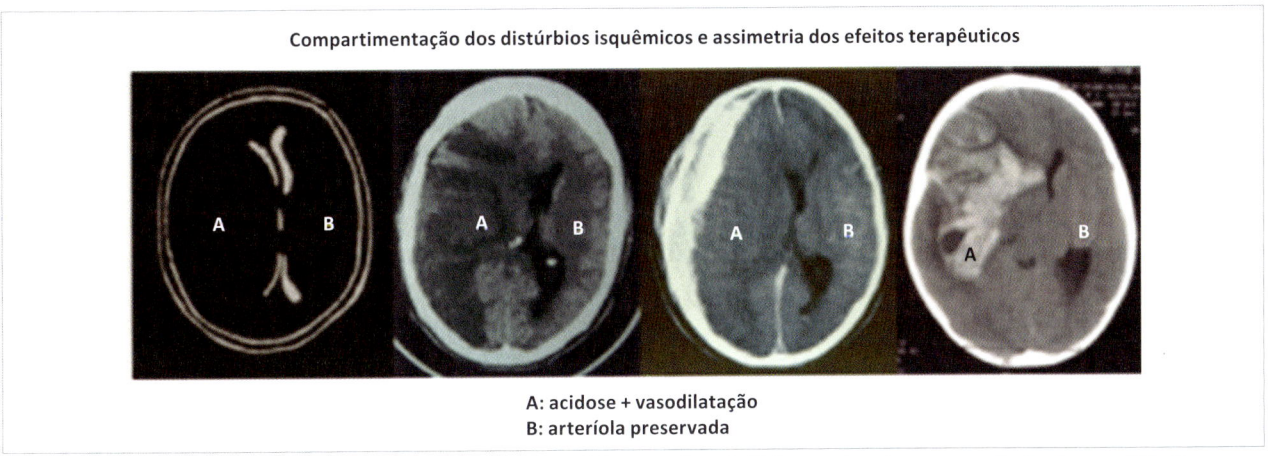

FIGURA 158.7. Na figura, nota-se que, em A, existe sofrimento hemisférico maior do que em B. Assim, as PIC são diferentes entre os compartimentos, gerando hérnias encefálicas. A capacidade contrátil da arteríola pré-capilar, que permite o funcionamento das medidas terapêuticas, estará mais preservada do lado B.

Dessa forma, em inchaços hemisféricos unilaterais, com ou sem hematomas, as medidas vasoconstritoras terão melhor efeito no hemisfério normal, o que pode baixar transitoriamente a PIC, mas aumenta o gradiente pressórico intercompartimental e pode piorar a hérnia cerebral interna. Na verdade, seria o mesmo efeito de uma craniotomia descompressiva do lado errado. Assim, em lesões expansivas unilaterais, a cirurgia passa a ser o primeiro tratamento indicado e a descompressão monocompartimental poderá ser seguida das medidas para tratamento do inchaço, caso haja necessidade. No entanto medidas usuais para controlar a PIC podem e devem ser instituídas até o tratamento definitivo.

CIRURGIA

O tratamento cirúrgico consiste na drenagem de LCR por cateter ventricular, contínua ou intermitente, e nas cirurgias descompressivas, internas ou externas.[66]

Em relação à neurocirurgia de urgência, sempre ficou clara a necessidade da descompressão aguda, para que o sofrimento cerebral isquêmico não ocorresse. Entretanto, em relação à neurocirurgia de urgência não traumatológica, houve alguma resistência nas condutas médicas, no sentido da cirurgia precoce. Tal resistência se deu principalmente pelo fato de a neurocirurgia mais antiga não dispor de tecnologia para que tais procedimentos fossem simples e seguros.

Atualmente, entretanto, as cirurgias de drenagem e descompressão são extremamente simples e realizadas com extrema segurança, permitindo que os pacientes sejam tratados precocemente em relação à causa de sua isquemia do tecido nervoso. Por isso, não se justifica mais que a HIC aguda em virtude de um processo expansivo seja, a princípio, tratada clinicamente, e o fator desencadeante da hipertensão intracraniana excluído por cirurgia apenas em situações extremas. O tratamento descompressivo deve ser o inicial, abordando o sofrimento cerebral pela sua causa, e não reservando a intervenção cirúrgica para situações tardias, quando ela não terá mais efeito.

As descompressões internas incluem a remoção das massas expansivas. As lobectomias não são utilizadas, exceto em algumas contusões e neoplasias. As descompressões **externas** são realizadas por meio da remoção de partes da calota craniana (Figuras 158.8 e 158.9). A descompressão externa unilateral nos infartos hemisféricos unilaterais maciços com efeito de massa também é aceita e, nesses casos, já existe lesão neuronal primária e a hérnia encefálica externa não trará, provavelmente, deficits adicionais. Além disso, não permitirá a báscula do encéfalo em direção ao lado descomprimido e ao tronco encefálico, visto que, desde que a HIC seja tratada precocemente, o hemisfério não infartado não apresentará inchaço isquêmico.

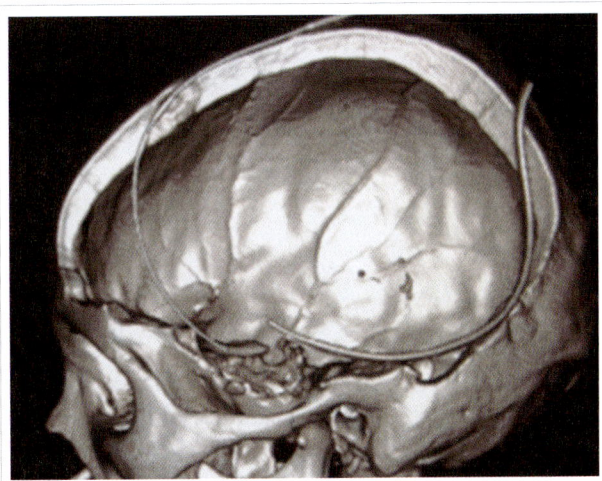

FIGURA 158.8. Reconstrução imagenológica da craniectomia descompressiva.

A descompressão externa unilateral por ampla craniectomia e plástica dural tem papel bem definido nos inchaços hemisféricos secundários à oclusão unilateral das artérias carótida interna ou cerebral média, porém, nessa situação, há bases fisiopatológicas diferentes das do doente

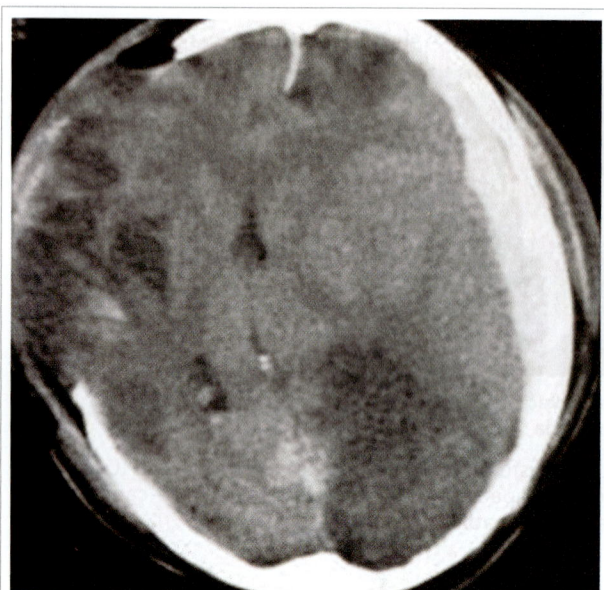

FIGURA 158.9. Paciente que teve hematoma unilateral removido, mas apresentava grande inchaço e edema do encéfalo. Nota-se a saída do parênquima pelas bordas da craniotomia com acentuação da isquemia, e também a formação de um hematoma subdural contralateral e de hérnia, ao lado do hematoma comprimindo a artéria cerebral posterior contra o tronco encefálico e gerando isquemia do lobo occipital.

traumatizado. Atualmente, as descompressões externas bilaterais não têm indicação, pois causam extensos infartos hemorrágicos corticais, levando à síndrome apálica nos pacientes que sobrevivem. O doente que chega a necessitar deste tipo de intervenção frequentemente já apresenta lesão isquêmica bilateral importante. Dessa forma, os efeitos benéficos da operação podem ser transitórios, reiniciando-se depois a progressão do inchaço e da sintomatologia. Entretanto, os autores deste capítulo já presenciaram melhoras significativas com esses tipos de procedimentos, mais úteis quanto mais precocemente forem realizados.

DOENÇAS ESPECÍFICAS E FENÔMENOS ASSOCIADOS

DESCOMPRESSÕES EXTERNAS NO INFARTO DO HEMISFÉRIO MACIÇO E NO INFARTO CEREBELAR

Quando ocorre o acidente vascular cerebral isquêmico por oclusão de uma artéria carótida ou de uma artéria cerebral média, são frequentes o inchaço e o edema desse hemisfério, mais importantes do terceiro ao quinto dia da lesão. Quanto mais jovens os pacientes, menor seu espaço liquórico e sua capacidade de adaptação às massas expansivas. Essa população usualmente requer descompressão mais precoce.

Pacientes mais idosos, que apresentam oclusões parciais e infartos encefálicos com maior frequência, costumam ter o cérebro mais atrófico e maiores espaços liquóricos, portanto, associados à maior complacência do compartimento intracraniano e à descompensação mais tardia ou mesmo à não descompensação. Quando há piora clínica neurológica, caracterizada pela sonolência, e a tomografia mostra o efeito de massa do hemisfério em sofrimento, com a ocorrência de hérnias cerebrais internas, a descompressão deve ser efetuada. Não se aceita mais que esses doentes sejam tratados clinicamente com medidas de suporte neurointensivo e apenas descomprimidos, caso essas medidas não funcionem. O atraso na indicação da craniectomia descompressiva associa-se ao mau prognóstico, pois a isquemia no próprio hemisfério piorará em virtude do aumento da PIC, assim como tornar-se-ão isquêmicos o outro hemisfério e as estruturas da fossa posterior, em razão dos aumentos global e secundário da PIC.

É interessante notar que esse mesmo raciocínio deve ser feito em relação às massas expansivas agudas, como os hematomas intraparenquimatosos espontâneos. É necessário salientar que pioras neurológicas em pacientes sem grande efeito de massa do hemisfério infartado podem estar associadas a crises epilépticas ou distúrbios metabólicos como a hiponatremia. Eventualmente, a correção desses distúrbios pode trazer a recuperação do paciente, entretanto o efeito de massa e a compressão encefálica devem ser considerados com bastante precisão e o alerta deve ser mantido.

No infarto cerebelar, em geral, procede-se à descompressão externa e frequentemente à interna, caracterizada pela amputação do tecido necrótico. Nesses casos, se há compressão das vias de drenagem liquórica e hidrocefalia, um cateter ventricular é instalado (Figura 158.10).

HEMATOMA INTRAPARENQUIMATOSO

Hematomas intraparenquimatosos espontâneos ocorrem em virtude de diversos fatores etiológicos, por exemplo, uma crise de hipertensão arterial sistêmica, o uso de anticoagulantes, a presença de lesões hemorrágicas vasculares ou tumorais e as vasculites. Tais hematomas costumam crescer rapidamente e causar HIC aguda com deficiência de perfusão tecidual e isquemia encefálica. Como exposto anteriormente, essa isquemia gera inchaço e edema adicionais que contribuem para aumentar ainda mais a PIC. São lesões monocompartimentais e causam gradientes pressóricos intercompartimentais.

Existia uma tendência a tratar, a princípio, o doente clinicamente e guardar a exérese do hematoma apenas para aqueles casos que não respondem à terapêutica clínica. Os estudos atuais devem se basear não apenas no quadro clínico, mas na monitorização neurointensiva, para que o momento precoce da indicação cirúrgica possa ser definido.

Ao admitir-se um paciente com hemorragia intracerebral aguda espontânea, os volumes do hematoma e do compartimento liquórico demonstram o caminho a ser seguido. Entretanto, a monitorização imediata da PIC orienta a conduta inicial. Deve-se levar o doente com rebaixamento

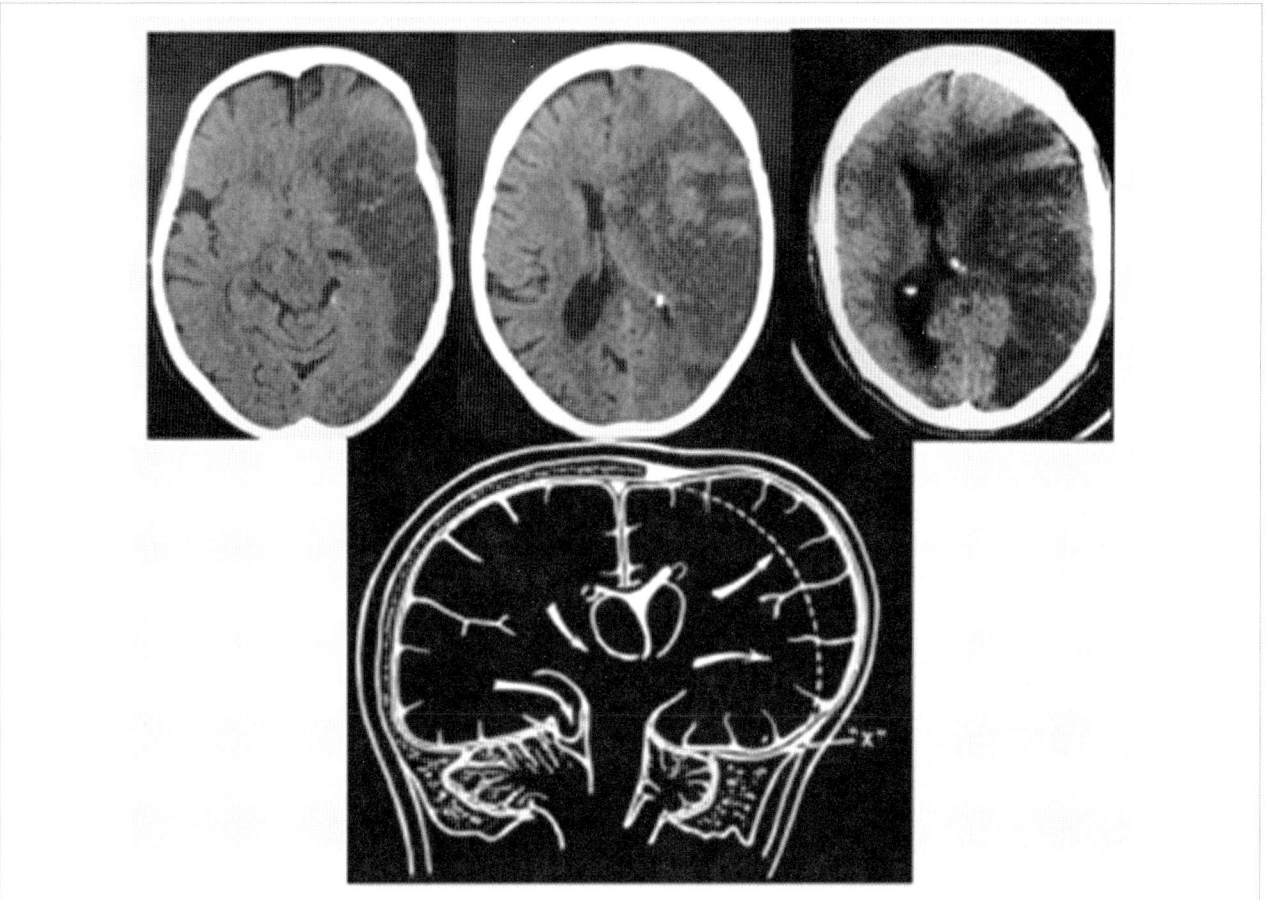

FIGURA 158.10. Ilustrações de infartos hemisféricos com efeito expansivo; e, abaixo, a representação do funcionamento da craniotomia descompressiva.

do nível de consciência para o centro cirúrgico e medir a pressão intracraniana, se esta for maior que 20 mmHg por tempo superior a 10 minutos, a remoção cirúrgica (descompressão interna) do hematoma está indicada. Atrasos nesse procedimento, deixando-se o doente em tratamento clínico, pioram a isquemia tecidual, o inchaço e o edema tardios, aumentam substancialmente a perda neuronal e agravam o inchaço reperfusional.

Quando os hematomas são muito grandes, os doentes são operados. Caso seja indicado o tratamento cirúrgico, o monitor deve ser usado no período pós-operatório, pois hematomas grandes associam-se a inchaço reperfusional, a edema e a HIC secundária, o que requer tratamento neurointensivo.

As dimensões volumétricas do coágulo são importantes, e não apenas seu diâmetro. O estudo volumétrico deve ser realizado em relação ao volume do crânio e ao do espaço liquórico, particularmente em pacientes com atrofia encefálica. A perda imediata da consciência reflete HIC aguda ou dissecção hemorrágica do tronco encefálico. A perda tardia ou progressiva da consciência implica HIC progressiva ou ressangramentos.

O período desde a hemorragia até a drenagem interfere no tempo de permanência da HIC e da isquemia encefálica e nas suas consequências vasodilatadoras e causadoras do inchaço pelo aumento do VSE. Drenagens precoces associam-se a menores isquemias, menores inchaços isquêmicos e melhores prognósticos.

Diversas publicações consideraram que a cirurgia não interfere no resultado e determinadas percentagens dos doentes evoluem para o óbito. Essas séries não levaram em consideração a presença ou a ausência de HIC, da queda da PPE, a complacência intracraniana, o volume do hematoma em relação ao compartimento liquórico cerebral ou o momento da cirurgia.

Portanto, portadores de hematomas de indicação cirúrgica discutível devem ser imediatamente levados ao centro cirúrgico e um monitor de PIC é instalado. Se a PIC estiver baixa (p. ex.: menor 15 ou 20 cmH$_2$O) uma conduta clínica pode ser adotada. Se a PIC se elevar, a operação deve ser realizada. Se estiver alta no momento da inserção do cateter (p. ex.: maior 20 cmH$_2$O) ou se houver ondas patológicas tipo A, a cirurgia é imediatamente realizada e o cateter de monitorização da PIC mantido para orientar o suporte neurointensivo da eventual HIC pós-operatória secundária ao inchaço por vasodilatação, que pode ocorrer na reperfusão do encéfalo isquêmico e vasodilatado.

É impossível tratar um paciente com HIC na UTI sem a monitorização da PIC.

Não há lugar na neurociência contemporânea para o tratamento conservador de pacientes portadores de hematomas que apresentem HIC à admissão. A cirurgia com microscopia ou outra tecnologia associada é indicada. Retardos equivocados na indicação da drenagem mantêm a HIC mais tempo, pioram a acidose tecidual e associam-se aos inchaços reperfusionais pós-operatórios por aumento do VSE, estes cada vez mais graves e capazes de causar graves novas elevações da PIC, quedas da PPE e isquemia tecidual difusa, que podem originar o estado vegetativo ou a morte encefálica.

Hematomas pequenos sem hipertensão intracraniana podem ser tratados clinicamente, entretanto o uso do monitor pode ser importante em pacientes com rebaixamento de nível de consciência, pois esses hematomas podem crescer e, se os doentes forem controlados apenas clinicamente, a manifestação por meio do coma ou de uma postura hipertônica mostrará que a HIC já ocorreu, o que pode ter consequências em relação ao prognóstico dos pacientes. Assim, em hematomas pequenos com rebaixamento de nível de consciência, o monitor de PIC pode ajudar a definir o momento da realização da nova tomografia, e o da indicação cirúrgica precoce, antes que ocorra o sofrimento cerebral isquêmico inadequado. Nos hematomas de volume intermediário, em que há dúvida sobre a indicação da remoção cirúrgica, a monitorização da PIC pode ser definitiva na tomada de decisões.

Hematomas espontâneos que ocorrem na fossa posterior, causam hipertensão aguda nesse compartimento e compressão do tronco encefálico, além disso, podem associar-se à degeneração neurológica precoce e ao óbito. Portanto, as indicações cirúrgicas nessas situações são bastante ampliadas. Tais hematomas também causam compressão das vias de drenagem liquórica, como o quarto ventrículo e o aqueduto de Sylvius, gerando hidrocefalia supratentorial, que aumenta a pressão intracraniana. Assim, a remoção precoce desses hematomas, hoje tecnicamente factível, sem maiores problemas, é um procedimento salvador da vida.

Houve uma época em que se colocava apenas a derivação ventricular externa, para que fosse aliviada a hidrocefalia secundária à compressão das vias de drenagem liquórica. Entretanto, a hipertensão compartimentada na fossa posterior não era removida e havia o risco de piora neurológica subsequente. Quando há hidrocefalia por lesões da fossa posterior, está indicada a remoção da lesão, assim como a cateterização ventricular para a derivação ventricular externa, e o cateter deve ficar conectado ao monitor de PIC (Figura 158.11).

É óbvio que, se o volume do hematoma é suficiente para causar HIC e queda na PPE, uma vasodilatação arteriolar acidótica isquêmica aumentará o VSE e a cascata vasodilatadora secundária ocorrerá, piorando a HIC. Hematomas maiores com quadro clínico e imagenológico de HIC devem ser imediatamente drenados e, após a cirurgia, a PIC é monitorizada, pois um inchaço pela reperfusão que restabelece a PPE no leito vascular dilatado pela acidose pode ocorrer. Tal inchaço será tanto maior quanto maior o tempo decorrido até a drenagem do coágulo. Assim, medidas paliativas de suporte intensivo, se usadas isoladamente, no início, e sem a drenagem do coágulo, embora possam controlar transitoriamente a situação, mantém o sofrimento isquêmico e o inchaço, capaz de, pela acidose láctica tecidual progressiva, não mais responder aos tratamentos.

Pouco adianta manipular o VSE isquemicamente aumentado se o hematoma continua presente e se mostrou suficientemente volumoso para aumentar a PIC, isquemiar o encéfalo e aumentar o VSE. Ou seja, o volume do hematoma não diminuirá com as medidas de suporte intensivo, que apenas manipulam o VSE. Assim, o efeito de massa do

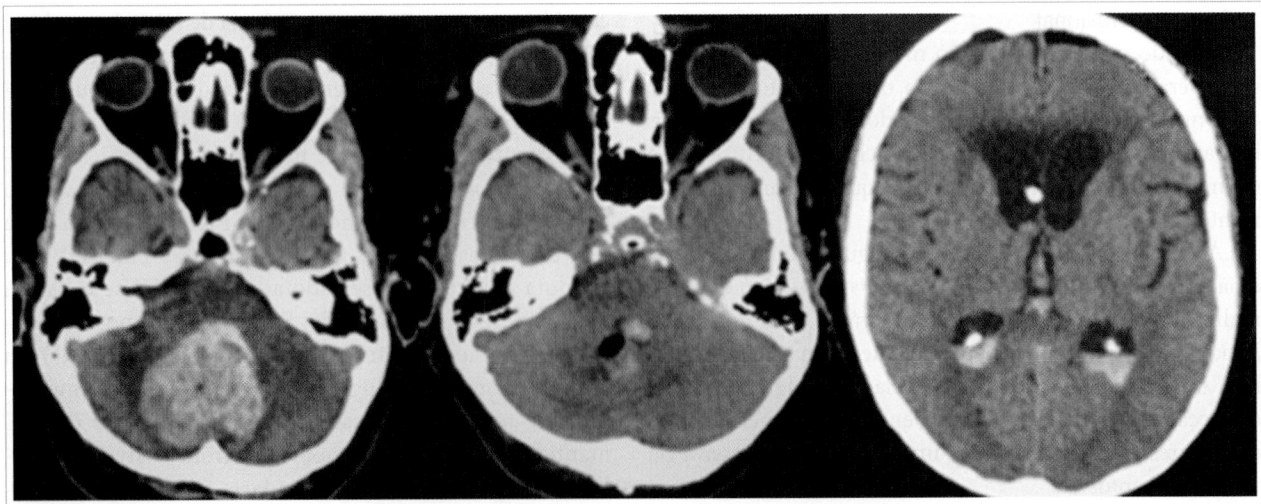

FIGURA 158.11. Hematoma cerebelar espontâneo que gerou hidrocefalia. Nota-se o pós-operatório e a presença do cateter ventricular para derivação externa.

coágulo deve ser removido e as medidas de suporte intensivo serão muito úteis se houver inchaço associado.

Ao receber do doente, na sala de emergência, usualmente nota-se grave hipertensão arterial sistêmica por dois motivos, o primeiro em razão da crise de hipertensão arterial inicial, o segundo pelo reflexo de Cushing, caracterizado pela elevação da pressão arterial sistêmica para manter a PPE. O controle da PAM com hipotensores potentes pode interferir com o primeiro motivo e melhorar a condição hemorrágica, mas é capaz de neutralizar o reflexo de Cushing e aumentar a isquemia cerebral, a vasodilatação isquêmica, o VSE, o inchaço e a PIC. Portanto pacientes com rebaixamento de nível de consciência e possível HIC, devem ser imediatamente levados ao centro cirúrgico e submetidos à monitorização da PIC. A partir de então, a PAM pode ser controlada, desde que se mantenha uma PPE de aproximadamente 60 mmHg.

HIDROCEFALIA, HEMORRAGIA VENTRICULAR E DILATAÇÃO VENTRICULAR CONTRALATERAL

Hemorragia ventricular é drenada com ou sem o uso de endoscopia e a derivação ventricular externa é mantida para o tratamento da hidrocefalia.

Monitores intraventriculares de PIC são preferenciais. Lavagem ventricular com trombolíticos foi avaliada em estudo randomizado controlado sem evidência clara de benefícios clínicos. Hemorragias ventriculares contralaterais são tratadas com a abertura do septo pelúcido com endoscopia transcortical.

A hemorragia ventricular sempre foi considerada um sinal de mal prognostico, mas ela não piora diretamente o sofrimento do tecido nervoso, pois a invasão da cavidade ventricular apenas desloca liquor, não lesa neurônios. Assim, a piora do prognóstico deve-se à obstrução do fluxo liquórico e à hidrocefalia secundária, que piora sobremaneira a HIC e acelera o sofrimento cerebral isquêmico pela queda adicional da PPE. Logo, a hemorragia ventricular deve ser objetiva e cirurgicamente tratada, e um cateter ou monitor intraventricular devem ser inseridos.

Quando há compressão do ventrículo homolateral e dilatação contralateral, a drenagem isolada da última não deve ser realizada ou o gradiente pressórico intercompartimental aumentará e ocorrerá báscula sobre o tronco encefálico (Figura 158.12).

HEMORRAGIA SUBARACNÓIDEA POR RUPTURA DE ANEURISMAS SACULARES

A ruptura de um aneurisma gera HIC aguda de diversas intensidades. Nos casos menos importantes, os doentes terão apresentado apenas uma cefaleia, vômitos e alguns tipos de distúrbios transitórios da consciência. Nos mais graves, em virtude da hipertensão intracraniana, haverá o coma e eventualmente o óbito. Quando essa HIC está associada à presença de hematomas intraparenquimatosos, estes, em geral, devem ser removidos (Figura 158.13).

A ruptura de um aneurisma causa o óbito por HIC aguda em 30% dos pacientes já de início. Em relação aos que sobrevivem, metade evoluirá com sequelas importantes. Se o aneurisma sangra pela segunda vez, a taxa de óbitos sobe para 50%. Assim, evitar o ressangramento é importante, se possível, com a cirurgia precoce para a oclusão do aneurisma por microcirurgia ou por via endovascular. A decisão sobre a escolha do procedimento depende do estado do paciente, do ponto de vista clínico, do estado do compartimento intracraniano em relação ao inchaço encefálico, da experiência do cirurgião e da disponibilidade da tecnologia

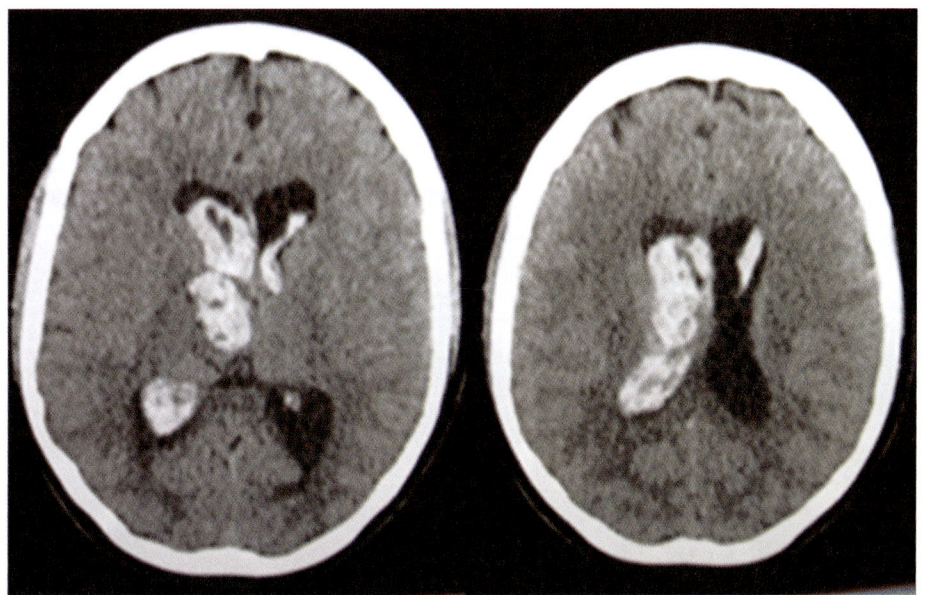

FIGURA 158.12. Uma hemorragia talâmica causou hemorragia ventricular associada. A dilatação ventricular por obstrução das vias de drenagem liquórica deve ser drenada externamente. A descompressão ventricular contralateral pode piorar o deslocamento de tecido para o lado drenado.

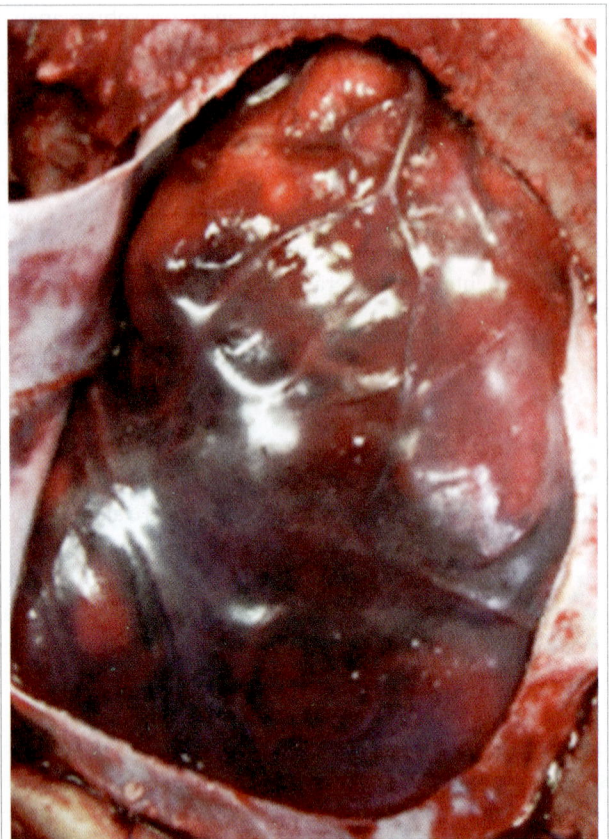

FIGURA 158.13. Encéfalo inchado, edemaciado e hemorrágico após a ruptura de um aneurisma cerebral.

naquele momento. A monitorização da PIC deve ser intraventricular, pois usualmente há hidrocefalia associada.

Embora a indicação da cirurgia costume ser precoce, quando há graves inchaço e edema do encéfalo, o procedimento cirúrgico pode trazer danos adicionais, pois é difícil o acesso topográfico à lesão que sangrou. Sob este ponto de vista, o tratamento endovascular oferece algumas vantagens. É importante lembrar que, assim como quando o doente vai para o centro cirúrgico, ele será submetido a um procedimento neuroanestésico que inclui toda a gama de tratamentos neurointensivos. Portanto, o tratamento endovascular deve ser realizado em condições de suporte neurointensivo ideais, ou seja, com o paciente adequadamente monitorizado, principalmente em relação à PIC, e acompanhado por um neuroanestesista ou por um neurointensivista, assim como se faz na cirurgia a céu aberto.

É possível que boa parte dos resultados ruins dos tratamentos endovasculares de aneurismas realizados na fase aguda tenham muito mais relação com a HIC que deixou de ser tratada durante o procedimento do que com o procedimento endovascular *per se*. O tratamento precoce dos aneurismas é indicado sempre que possível.

TROMBOFLEBITES INTRACRANIANAS

A trombose dos seios venosos intracranianos ou das principais veias corticais gera hipertensão hidrostática retrógrada que pode associar-se à isquemia, ao inchaço e ao edema do parênquima, ou a hemorragias (infartos hemorrágicos). Quanto mais precoce for o diagnóstico, mais precoce será a possibilidade de anticoagulação endovenosa, o que diminui a progressão da trombose, no sentido da oclusão completa do vaso ou de atingir vasos tributários àqueles que estão sob processo de oclusão progressiva. Trata-se de uma situação extremamente grave e de decisões complexas, pois a anticoagulação endovenosa pode induzir sangramento ou aumentar os sangramentos existentes.

A monitorização da PIC, nesses casos, pode ser útil para avaliar a progressão da doença, entretanto também traz riscos quando se associa à anticoagulação (Figura 158.14).

CONSIDERAÇÕES FINAIS

Finalmente, deve-se ter em mente que tratar a HIC significa basicamente manipular o VSE. Nessa linha, existem as medidas redutoras do consumo e as medidas hemodinâmicas otimizadoras da oferta.

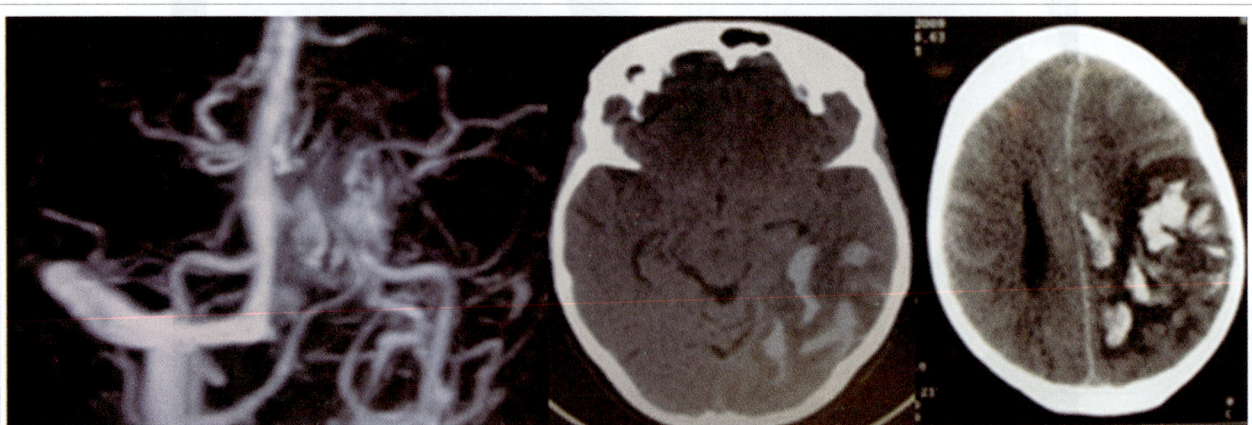

FIGURA 158.14. Trombose do seio transverso que gerou infarto hemorrágico venoso nos lobos temporal e occipital à esquerda. Na imagem da esquerda, nota-se a repercussão da trombose da veia de Trolard, gerando infarto hemorrágico do lobo parietal.

No passado, a otimização da oferta era usada de forma primária, reservando-se as medidas redutoras do consumo, como os barbitúricos e a hipotermia, para os casos de HIC refratários. Atualmente, existe uma forte tendência a utilizarem-se as medidas redutoras do consumo no início do tratamento, utilizando-se o decúbito elevado, o manitol e a hiperventilação como apêndices a serem escolhidos na dependência da interpretação fisiopatológica do momento em questão. Há clara tendência à descompressão cirúrgica na HIC grave monocompartimental.

REFERÊNCIAS BIBLIOGRÁFICAS

1. Pulsinelli WA, Petito CK. The neurotoxicity of hydrogen ions. Stroke. 1983;14:13.
2. Raichle ME, Grubb RL, Gado MH, et al. Correlation between regional cerebral blood flow and oxidative metabolism. Arch Neurol. 1976;33:523-6.
3. Siesjö BK. Mechanisms of ischaemic brain damage. Crit Care Med. 1988;16:954-63.
4. Sood SC, Gulati SC, Kumar M, Kak VK. Cerebral metabolism following brain injury. II. Lactic acid changes. Acta Neurochir (Wien). 1980;53:47-51.
5. Sullivan HG, Miller DJ, Becker DP, Flora RE, Allen DA. The physiological basis of intracranial pressure change with progressive epidural brain compression. J Neurosurg. 1977;47:532-50.
6. Jones TH, Morawetz RB, Crowell RM, Marcoux FW, Fitzgibbon SJ, Degirolami U, et al. Threshold of focal cerebral ischemia in awake monkeys. J Neurosurg. 1981;54:773-82.
7. Zwetnow N, Kjällquist A, Siesjö BK. Cerebral blood flow during intracranial hypertension in relation to tissue hipoxia and to acidosis in cerebral extracellular fluids. Prog Brain Res. 1968;30:87-92.
8. Graham DI, Adams JH. Ischaemic brain damage in fatal head injuries. Lancet. 1971;1:265-6.
9. Kraig RP, Petito CK, Plum F, Pulsinelli WA. Hydrogen ions kill brain at concentrations reached in ischemia. J Cereb Blood Flow Metab. 1987;7:379-86.
10. Loughhead MG. Brain ressuscitation and protection (Review). Med J Aust. 1988;148:458-66.
11. Beresford HR, Psner JB, Plum F. Changes in brain lactate during induced cerebral seizures. Arch Neurol. 1969;20:243-8.
12. Brodersen P, Paulson OB, Bolwig TG, Rogon ZE, Rafaelsen OJ, Lasse NA. Cerebral hyperemia in electrically induced epileptic seizures. Arch Neurol. 1973;38:334-8.
13. Faden AI, Demediuk P, Panter SS, et al. The role of excitatory aminoacids and NMDA receptors in traumatic brain injury. Science. 1989;244:798-800.
14. Ikeda Y, Long DM. The molecular basis of brain injury and brain edema: the role of oxygen free radicals. Neurosurgery. 1990;27:1-11.
15. Ropper AH, Shafran B. Brain edema after stroke. Clinical syndrome and intracranial pressure. Arch Neurol. 1984;41:26-9.
16. Grubb RL, Jr Raichle ME, Phelps ME, Ratcheson RA. Effects of increased intracranial pressure on cerebral blood volume, blood flow, and oxygen utilization in monkeys. J Neurosurg. 1975;43:385-98.
17. Kato Y, Auer LM. Cerebrovascular response to elevation of ventricular pressure. Acta Neurochir (Wien). 1989;98:184-8.
18. Langfitt TW, Kassell NF, Weinstein JD. Cerebral blood flow with intracranial hypertension. Neurology. 1965;15:761-73.
19. Langfitt TW, Weinstein JD, Kassell NF. Cerebral vasomotor paralysis produced by intracranial hypertension. Neurology. 1965;15:622-41.
20. Lowell HM, Bloor BM. The effect of increased intracranial pressure on cerebrovascular hemodynamics. J Neurosurg. 1971;34:760-9.
21. Nedergaard M. Mechanism of brain damage in focal cerebral ischaemia. Acta Neurol Scand. 1988;77:1-24.
22. Stavale-Joaquim MA, Patriota G, Bianco AM. Isquemia encefálica, cascatas vasodilatadoras e alterações bioquímicas. Arq Brasil Neurocir. 2010;29:58-63.
23. Stavale-Joaquim MA, Patriota G, Bianco AM. Fisiopatologia cirúrgica do hematoma putaminal. Arq Brasil Neuroc. 2010;29:69-73.
24. Lassen NA. The luxury-perfusion syndrome and its possible relation to acute metabolic acidosis localized within the brain. Lancet. 1966;2:1113-5.
25. Hekmatpanah J. Cerebral circulation and perfusion in experimental increased intracranial pressure. J Neurosurg. 1970;32:21-9.
26. Stavale-Joaquim MA, Patriota G, Bianco AM. Síndrome da reperfusão encefálica.Hipoteses fisiopatológicas,bioquímicas e hemodinâmicas do fenômeno da hipoperfusão pos-hiperemia. Arq Brasil Neurocir. 2010;29:64-8.
27. Uzell BP, Obrist WD, Dolinskas CA, Langfitt TW. Relationship of acute CBF and ICP findings to neuropsychological outcome in severe head injury. J Neurosurg. 1986;65:630-5.
28. Hamer J, Hoyer S, Stoeckel H, Alberti E, Weinhardt F. Cerebral blood flow and cerebral metabolism in acute increase of intracranial pressure. Acta Neurochir (Wien). 1973;28:95-110.
29. Levy DE, Van Uitert RL, Pike CL. Delayed post-ischemic hypoperfusion: a potentially damaging consequence of stroke. Neurology. 1979;29:1245-52.
30. Schaller B, Graff R. Cerebral ischemia and reperfusion: the pathophysiologic concept as a basis for clinical therapy. J Cereb Blood Flow Metab. 2004;24:351-71.
31. Stavale-Joaquim MA, Patriota G, Bianco AM. Hemodinâmica da curva de Langfitt. Arq Brasil Neurocir. 2010;29:53-7.
32. Lofgren J, von Essen C, Zwetnow NN. The pressure volume curve of the cerebrospinal fluid space in dogs. Acta Neurol Scand. 1973;49:557-74.
33. Stavale-Joaquim M. Fisiopatologia básica da isquemia encefálica aguda. In: Stávale M. Bases da Terapia Intensiva Neurológica. São Paulo: Editora Santos, 1996. p.13-24.
34. Johnston IH, Rowan JO, Park DM, Rennie MJ. Raised intracranial pressure and cerebral blood flow. 5. Effects of episodic intracranial pressure waves in primates. J Neurol Neurosurg Psychiat. 1975;38:1076-82.
35. Risberg J, Lundberg N, Ingvar DM. Regional cerebral blood volume during acute transient rises of the intracranial pressure (plateau waves). J Neurosurg. 1969;31:303-10.
36. Rosner MJ, Becker DP. Origin and evolution of plateau waves: Experimental observations and a theoretical model. J Neurosurg. 1984;60:312-24.
37. Cruz J. Monitorização hemodinâmica e metabólica cerebral em humanos. Arq Brasil Neurocir. 1992;11:209-15.
38. Cruz J. On line monitoring of global cerebral hypoxia in acute brain injury. Relationship to intracranial hypertension. J Neurosurg. 1993;79:228-33.
39. Cold GE, Jensen FT, Malmros R. The effects of $PaCO_2$ reduction on regional cerebral blood flow in the acute phase on brain injury. Acta Anaesthesiol Scand. 1977;21:359-67.
40. Darby JM, Yonas H, Marion DW, Latchaw RE. Local "inverse steal" induced by hyperventilation in head injury. Neurosurgery. 1988;23:84-8.
41. Raichle ME, Plum F. Hyperventilation and cerebral blood flow. Stroke. 1972;3:566-75.
42. Pistolese GR, Faraglia V, Agnoli A, Prencipe M, Pastore E, Spartera C, et al. Cerebral hemispheric "counter-steal" phenomenon during hyperventilation in cerebrovascular diseases. Stroke. 1972;3:456-61.
43. Burke AM, Quest DO, Chien S, Cerri C. The effects of mannitol on blood viscosity. J Neurosurg. 1981;55:550-3.
44. Jafar JJ, Johns LM, Mullan SF. The effect of mannitol on cerebral blood flow. J Neurosurg. 1986;64:754-9.
45. Johanston IH, Harper AM. The effect of mannitol on cerebral blood flow. An experimental study. J Neurosurg. 1973;38:461-71.
46. Muizelaar JP, Wei EP, Kontos HA, Becker DP. Mannitol causes compensatory cerebral vasoconstriction and vasodilatation in response to blood viscosity changes. J Neurosurg. 1983;59:822-8.
47. Ravussin P, Archer DP, Tyler JL, Meyer E, Abou-Madi M, Diksic M, et al. Effects of rapid mannitol infusion on cerebral blood volume. J Neurosurg. 1986;64:104-13.
48. Worthley LIG, Cooper DJ, Jones N. Treatment of resistant intracranial hypertension with hypertonic saline. J Neurosurg. 1988;68:478-81.
49. Bouma GJ, Muizelaar JP, Choi SC, et al. Cerebral circulation and metabolism after severe traumatic brain injury: The elusive role of ischemia. J Neurosurg. 1991;75:685-93.

50. Miller JD. Barbiturates and raised intracranial pressure. Ann Neurol. 1979;6:189-93.
51. Bricolo AP, Glick RP. Barbiturate effects on acute experimental intracranial hypertension. J Neurosurg. 1981;55:397-406.
52. Shapiro HM. Barbiturates in brain ischaemia. Br J Anaesth. 1985;57:82-95.
53. Shapiro HM, Wyte SR, Loeser J. Barbiturate-augmented hypothermia for reduction of persistant intracranial hypertension. J Neurosurg. 1974;40:90-100.
54. Berntman L, Welsh FA, Harp JR. Cerebral protective effect of low-grade hypothermia. Anesthesiology. 1981;55:495-8.
55. Busto R, Dietrich WD, Globus MY, Valdes I, Scheinberg P, Ginsberg, MD. Small differences in intraischaemic brain temperature critically determine the extend of ischaemic neuronal injury. J Cereb Blood Flow Metab. 1987;7:729-38.
56. Connolly JE, Boyd RJ, Calvin JW. The protective effect of hypothermia in cerebral ischemia: Experimental and clinical application by selective brain cooling in the human. Surgery. 1962;52:15-24.
57. Marion DW, Obrist WD, Carlier PM, et al. The use of moderate therapeutic hypothermia for patients with severe head injuries: A preliminary report. J Neurosurg. 1993;79:354-62.
58. Miller JD, Ledingham IM, Jennet WB. Effects of hyperbaric oxygen on intracranial pressure and cerebral blood flow in experimental cerebral oedema. J Neurol Neurosurg Psychiat. 1970;33:745-55.
59. Enevoldsen EM, Jensen FT. Compartmental analysis of regional cerebral blood flow in patients with severe head injuries. J Neurosurg. 1977;47:699-712.
60. Johanston IH, Rowan JO. Raised intracranial pressure and cerebral blood flow. 4: Intracranial pressure gradients and regional cerebral blood flow. J Neurol Neurosurg Psychiat. 1974;37:585-92.
61. Lobato RD, Sarabia R, Cordoles C, et al. Post traumatic cerebral hemispheric swelling. Analysis of 55 cases studied by CT. Neurosurg. 1988;68:417-23.
62. McLaughlin MR, Marion DW. Cerebral blood flow and vasoresponsivity within and around cerebral contusions. J Neurosurg. 1996;85(5):871-6.
63. Smith DR, Jacobson J, Kobrine AL, Rizzoli HV. Regional cerebral blood flow with intracranial mass lesions. Part I. Local alterations in cerebral blood flow. Surg Neurol. 1977;7:233-7.
64. Smith DR, Jacobson J, Kobrine AI, Rizzoli HV. Regional cerebral blood flow with intracranial mass lesions. Part II. Autoregulation in localized mass lesion. Surg Neurol. 1977;7:238-40.
65. Weinstein JD, Langfitt TW, Bruno L, Zaren HA, Jackson JL. Experimental study of patterns of brain distortion and ischemia produced by an intracranial mass. J Neurosurg. 1968;28:513-21.
66. Yamakami I, Yamamura A. Effects of decompressive craniectomy on regional cerebral blood flow in severe head trauma patients. Neurol Med Chir (Tokyo). 1993;33:616-20.

CAPÍTULO 159

HEMORRAGIA SUBARACNÓIDEA

Gisele Sampaio Silva
Marcos Augusto Staválé Joaquim

DESTAQUES

- Hemorragia subaracnóidea (HSA) acontece quando há extravasamento de sangue para o espaço subaracnóideo, sendo causada em 75% a 80% dos casos por ruptura de aneurismas intracranianos.
- A presença de sangue no espaço subaracnóideo pode ser diagnosticada com tomografia computadorizada de crânio (TCC) sem contraste. Quando a TC for negativa e houver forte suspeita de HSA deve ser realizada a coleta de líquido cefalorraquidiano.
- As principais complicações da HSA incluem o ressangramento, crises epilépticas, complicações cardiopulmonares, distúrbios do sódio, hidrocefalia, tromboembolismo venoso, vasoespasmo e isquemia cerebral tardia.
- A abordagem precoce do aneurisma com procedimentos cirúrgicos ou técnicas endovasculares é o primeiro passo para o sucesso terapêutico desses pacientes.
- O manejo da isquemia cerebral tardia em pacientes com HSA deve incluir a prevenção da isquemia, a reversão do vasoespasmo já instalado, assim como a proteção da estrutura e função do tecido cerebral.
- A mortalidade por HSA nas últimas décadas ainda atinge cerca de 24%. Cuidados clínicos em unidade de terapia intensiva (UTI) utilizando as melhores evidências da literatura médica são fundamentais para melhora do prognóstico da HSA e suas complicações.

INTRODUÇÃO

Hemorragia subaracnóidea (HSA) acontece quando há extravasamento de sangue para o espaço subaracnoide, sendo causada em 75% a 80% dos casos por ruptura de aneurismas intracranianos. Outras etiologias de HSA incluem ruptura de malformações arteriovenosas, hemorragias intraparenquimatosas com dissecção de sangue para o espaço subaracnóideo, sangramento de neoplasias intracranianas e trauma.[1] Este capítulo discutirá o manejo clínico em unidade de terapia intensiva (UTI) de pacientes com HSA por ruptura de aneurismas intracranianos.

EPIDEMIOLOGIA

A HSA corresponde a 10% de todos os acidentes vasculares cerebrais, tendo uma incidência de 16.000 a 30.000 casos/ano (6 a 8 casos/100.000/ano) nos Estados Unidos.[2] Essa incidência varia geograficamente e, apesar de não haver uma descrição exata na população brasileira, estima-se que também corresponda a aproximadamente 5% a 10% de todos os casos de acidente vascular cerebral. Nas últimas quatro décadas, a incidência de HSA tem se mantido relativamente constante.[3]

FISIOPATOLOGIA

A ruptura de um aneurisma intracraniano tem como consequência o extravasamento de sangue arterial para o espaço subaracnóideo. A presença de sangue subaracnóideo pode levar ao aumento da pressão intracraniana (PIC) e redução de pressão de perfusão cerebral. Há diminuição da produção de óxido nítrico pelo endotélio vascular, aumento da agregação plaquetária em microcirculação e vasoconstrição. Pode ocorrer também perda da capacidade de autorregulação do fluxo sanguíneo cerebral (FSC), de modo que esta passa a variar diretamente com a pressão arterial média.[4] As principais complicações da HSA incluem o ressangramento, crises epilépticas, complicações cardiopulmonares, distúrbios do sódio, hidrocefalia, tromboembolismo venoso, vasoespasmo e isquemia cerebral tardia.[5]

DIAGNÓSTICO

O quadro clínico característico de HSA inclui cefaleia súbita, geralmente descrito pelo paciente como a pior cefaleia da vida; náuseas; e vômitos. Essa tríade acontece em cerca de 60% dos pacientes. Cefaleias sentinelas são descritas em aproximadamente 30% do pacientes e crises epiléticas em 25%. No exame físico, 75% dos pacientes apresentam rigidez de nuca; 60%, déficits neurológicos focais; e 50%, alteração do nível de consciência.[6]

A presença de sangue no espaço subaracnóideo pode ser diagnosticada com tomografia computadorizada de crânio (TCC) sem contraste. Quando a TC for negativa e houver forte suspeita de HSA, deve ser realizada a coleta de líquido cefalorraquidiano.[5,7] A realização da ângio-TC de artérias intracranianas de alta qualidade permite o diagnóstico da localização do aneurisma e o planejamento terapêutico. O padrão-ouro para diagnóstico de aneurismas intracranianos ainda é a angiografia cerebral digital; no entanto, caso uma abordagem endovascular do aneurisma não vá ser realizada no momento da angiografia, e sim um procedimento cirúrgico, deve-se tentar diagnosticar o aneurisma por meio da ângio-TC.[3,5] Escalas de avaliação clínica (Hunt e Hess e World Federation of Neurosurgeons) e tomográficas (escalas de Fisher e de Fisher modificada) devem ser aplicadas na avaliação inicial de pacientes com HSA para facilitar decisões clínicas e comunicação entre equipes que acompanham o paciente (Tabelas 159.1 a 159.4, e Figura 159.1).[8-11]

TABELA 159.1. Escala de Hunt e Hess.

I	Assintomático, cefaleia leve, mínima rigidez de nuca
II	Cefaleia moderada a grave, rigidez de nuca, sem *déficits* focais
III	Confusão mental, letargia e/ou sinais focais leves
IV	Estupor e/ou hemiparesia, distúrbios vegetativos
V	Coma profundo, descerebração, moribundo

TABELA 159.2. Escala da World Federation of Neurosurgeons.

Escala de coma de Glasgow	Déficit motor	Grau
15	Ausente	1
13-14	Ausente	2
13-14	Presente	3
7-12	Presente ou ausente	4
3-6	Presente ou ausente	5

TABELA 159.3. Escala original de Fisher.

Grupo 1	Sem sangue detectável na tomografia; vasoespasmo grave pouco provável
Grupo 2	Sangramento difuso que não representa coágulo homogêneo; vasoespasmo grave pouco provável
Grupo 3	Sangramento denso com coágulo maior que 1 mm de espessura no plano vertical (fissura inter-hemisférica, cisterna insular ou *ambiens*) ou superior a 5 × 3 mm nas dimensões longitudinal e transversal no plano horizontal (tronco da fissura silviana, cisterna silviana, cisterna interpeduncular); vasoespasmo grave predito
Grupo 4	Coágulos intracerebrais ou intraventriculares com a presença de apenas sangue difuso não espesso nas cisternas da base; vasoespasmo grave pouco provável

TABELA 159.4. Escala de Fisher Modificada.

Grau 0	Sem hemorragia subaracnóidea, sem hemorragia intraventricular
Grau 1	Hemorragia subaracnóidea focal ou difusa fina, sem hemorragia intraventricular
Grau 2	Hemorragia subaracnóidea focal ou difusa fina, com hemorragia intraventricular
Grau 3	Hemorragia subaracnóidea focal ou difusa espessa, sem hemorragia intraventricular
Grau 4	Hemorragia subaracnóidea focal ou difusa espessa, como hemorragia intraventricular

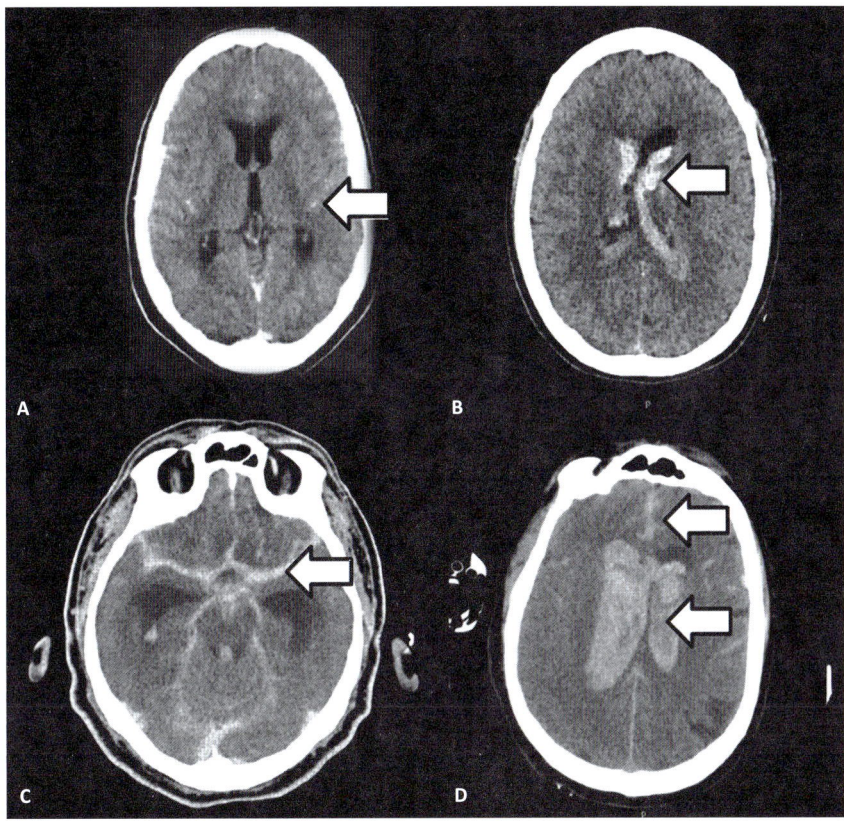

FIGURA 159.1. Exemplos de diferentes graus de hemorragia subaracnóidea.
(A) Paciente com sangramento difuso que não representa coágulo homogêneo ou hemorragia subaracnóidea focal ou difusa fina, sem hemorragia intraventricular (Grupo 2 da escala original de Fisher ou grau 1 da escala de Fisher modificada). (B) Paciente com coágulos intraventriculares com a presença de apenas sangue difuso não espesso nas cisternas da base ou hemorragia subaracnóidea focal ou difusa fina, com hemorragia intraventricular (Grupo 4 da escala original de Fisher ou grau 2 da escala de Fisher modificada). (C) Paciente com hemorragia subaracnóidea focal ou difusa espessa (Grupo 3 da escala original de Fisher ou grau 3 da escala de Fisher modificada). (D) Paciente com hemorragia subaracnóidea focal ou difusa espessa, com hemorragia intraventricular (Grupo 3 da escala original de Fisher ou grau 4 da escala de Fisher modificada).

TRATAMENTO

RESSANGRAMENTO

O risco de ressangramento pode atingir 15% no primeiro dia após o ictus, sendo aproximadamente 1% a 2%/dia no primeiro mês após o sangramento inicial. Portanto, a abordagem precoce do aneurisma com procedimentos cirúrgicos ou técnicas endovasculares é o primeiro passo para o sucesso terapêutico desses pacientes.[3,5] Alguns serviços têm utilizado antifibrinolíticos por, no máximo, até 72 horas após ictus em paciente sem contraindicações clínicas.[12] As medicações utilizadas são:

- **Ácido aminocaproico:** 36 g/dia por via intravenosa (IV), infusão contínua, 18 g em 400 mL glicose 5% a cada 12 horas.
- **Ácido tranexâmico:** 4 g/dia (1 g a cada seis horas).

Em pacientes tratados com terapia antifibrinolítica que terão o aneurisma abordado por método endovascular, a terapia antifibrinolítica deve ser interrompida duas horas antes do procedimento.[5]

Os alvos de pressão arterial em pacientes com aneurismas rotos ainda não abordados são controversos, mas as diretrizes mais atuais recomendam manter PA sistólica < 160 mmHg ou uma PA média < 110 mmHg.[3,5]

CRISES EPILÉPTICAS

Crises epiléticas podem acontecer em até 25% dos pacientes pós-HSA, sendo essa frequência maior se consideradas crises subclínicas detectadas por meio de monitorização prolongada com eletroencefalograma.[13] O uso rotineiro de medicações antiepilépticas pode ser considerado principalmente até que o aneurisma seja abordado.[3,5] Diretrizes da Neurocritical Care Society recomendam que o uso de fenitoína especificamente seja evitado, pela associação com distúrbios cognitivos em estudos com acompanhamento realizado em longo prazo.[5] A American Stroke Association considera razoável o uso de medicações antiepilépticas no período perissangramento, não recomendando o uso específico de nenhuma medicação.[3] O ideal é que medicações profiláticas sejam utilizadas pelo menor tempo possível (em torno de três a sete dias). É consenso, no entanto, que crises subclínicas são frequentes nesses pacientes e que a monitorização com eletroencefalografia contínua deve ser cogitada sempre que houver dúvida diagnóstica.

COMPLICAÇÕES CARDIOPULMONARES

Complicações cardiopulmonares são comuns em pacientes com HSA, associadas provavelmente à importante descarga adrenérgica que acontece no momento da ruptura do aneurisma.[5] Portanto, recomenda-se uma avaliação basal de enzimas cardíacas, da mesma forma quando possível a realização de ecocardiograma transtorácico, principalmente em pacientes com evidência clínica de disfunção miocárdica. Em pacientes com instabilidade hemodinâmica, pode se considerar a monitorização do débito cardíaco com técnicas não invasivas ou com cateter de artéria pulmonar em casos mais graves. Em pacientes com edema pulmonar, deve-se evitar excesso de fluidos, tendo como alvo a euvolemia.[3,5] O manejo dos sinais de insuficiência cardíaca deve usar medidas-padrão com um alerta de que a pressão arterial média deve levar em conta também a pressão de perfusão cerebral e o estado neurológico do paciente.

DISTÚRBIOS DO SÓDIO

Hiponatremia é uma complicação comum da HSA, ocorrendo em até 30% dos pacientes. A síndrome perdedora de sal é causa frequente de hiponatremia em pacientes com HSA, sendo uma consequência da produção excessiva de peptídeos natriuréticos causando hiponatremia, natriurese e hipovolemia. O uso indiscriminado da terapia hipervolêmica é uma das principais causas de distúrbios de sódio nesses pacientes. Portanto, evitar administração de fluidos hipotônicos em pacientes com HSA, tendo como alvo sempre a euvolemia é o primeiro passo na prevenção de transtornos de sódio. A restrição hídrica deve ser evitada, sendo realizado um controle rigoroso de volemia com métodos como acompanhamento da pressão venosa central, balanço hídrico, peso corporal ou em alguns casos monitorização invasiva (cateter de artéria pulmonar) ou não invasiva do débito cardíaco. O uso de drogas com ação mineralocorticosteroide como a fludrocortisona pode ser considerado em pacientes com hiponatremia persistente, assim como a reposição com solução salina hipertônica.[3,5]

HIDROCEFALIA

A hidrocefalia aguda é descrita em 15% a 87% dos pacientes com HSA, dependendo da série. Cerca de 8,9% a 48% dos pacientes permanecem dependentes de uma derivação ventricular permanente.[3,14] Pacientes com HSA e hidrocefalia aguda devem ser tratados com a colocação de uma derivação ventricular externa, sendo que alguns estudos retrospectivos consideram também a opção do uso de drenos lombares. Em pacientes com derivação ventricular externa, além da drenagem de liquor, pode-se associar medida contínua da PIC, o que permite abordagem precoce da hipertensão intracraniana, outra complicação frequente nesses pacientes.[3,5]

PROFILAXIA DO TROMBOEMBOLISMO VENOSO

Os pacientes com HSA devem receber medidas de profilaxia para tromboembolismo venoso. Métodos como compressão pneumática precocemente devem ser utilizados para todos os pacientes. O uso de heparina de baixo peso molecular ou heparina não fracionada deve ser evitado até que o aneurisma seja abordado. Após 24 horas da abordagem cirúrgica ou endovascular do aneurisma, a profilaxia medicamentosa deve ser iniciada, caso não haja nenhuma complicação do procedimento.[3,5]

ISQUEMIA CEREBRAL TARDIA

A isquemia observada em pacientes pós-HSA tem sido descrita na literatura por diferentes termos, havendo alguma confusão no significado de cada descritor, assim como qual seria a definição ideal para ser utilizada como desfecho em estudos clínicos em pacientes com HSA. Alguns dos termos usados para descrever isquemia cerebral pós HSA incluem isquemia cerebral tardia, déficit isquêmico neurológico tardio, isquemia cerebral secundária, vasoespasmo cerebral, isquemia sintomática, vasoespasmo sintomático e infarto cerebral.

Atualmente, considera-se que os termos deterioração clínica por isquemia cerebral tardia e infarto cerebral por isquemia cerebral tardia sejam os mais adequados para utilização em estudos clínicos. A definição de deterioração clínica por isquemia cerebral tardia inclui a presença de um déficit neurológico focal (hemiparesia, afasia, apraxia, heminegligência ou hemianopsia) ou a piora em ≥ 2 pontos na escala de coma de Glasgow, durante pelo menos uma hora. Essas alterações clínicas não podem estar presentes imediatamente após a oclusão do aneurisma ou serem atribuíveis a outras condições clínicas. O infarto cerebral por isquemia cerebral tardia deve ser identificado por neuroimagem dentro de seis semanas da HSA e não deve estar presente entre 24 e 48 horas do procedimento da abordagem do aneurisma. Hipodensidades associadas ao trajeto de colocação dos cateteres de derivação ventricular, por exemplo, não devem considerados isquemia cerebral tardia.[15]

O vasoespasmo cerebral, por sua vez, pode ser definido como o estreitamento tardio de artérias cerebrais de capacitância localizadas na base do encéfalo pós-HSA, podendo ser a causa de isquemia cerebral tardia. Vasoespasmo acontece em 30% a 70% dos pacientes pós-HSA aneurismática, sendo que cerca de 24% a 32% do pacientes apresentarão vasoespasmo sintomático ou déficit neurológico isquêmico tardio. Cerca de 15% a 20% de todos os pacientes com vasoespasmo pós-HSA apresentam infarto cerebral ou morrem apesar da terapêutica otimizada. O vasoespasmo cerebral é responsável por 50% das mortes em pacientes que sobrevivem ao tratamento inicial. São fatores de risco para isquemia cerebral tardia por vasoespasmo: história de hipertensão; pior grau neurológico; quantidade de sangue nas cisternas; tamanho do aneurisma; presença de hemorragia intraventricular; e uso profilático de hipertensão arterial. O método-ouro para diagnóstico de vasoespasmo cerebral ainda é a angiografia cerebral digital, no entanto trata-se de exame invasivo e caro, apresentando complicações em cerca de 1,8% nos pacientes com HSA. Trata-se de um método que avalia bem a anatomia, mas avalia mal a perfusão tecidual.[3,5] O Doppler transcraniano é um método não invasivo que pode ser realizado à beira do leito para o diagnóstico de vasoespasmo em pacientes pós-HSA. Quando comparado com angiografia cerebral, tem nível de evidência A, indicação Classe I-II. A sensibilidade e a especificidade do método variam de acordo com a artéria avaliada, sendo melhores para a artéria cerebral média. Diante de aumentos de velocidades de FSC no Doppler transcraniano, é fundamental a distinção entre vasoespasmo e hiperemia cerebral que pode ser feita pelo uso do índice de Lindegaard para artéria cerebral média. Esse índice é definido pela razão da velocidade de FSC na artéria cerebral média e as velocidades de FSC na artéria carótida interna cervical ipsilateral, sendo alto (> 3) em casos de vasoespasmo cerebral e baixo em casos de hiperemia. Outros métodos como angiotomografia cerebral e perfusão por TC têm sido descritos como tendo boa acurácia no diagnóstico de vasoespasmo e isquemia cerebral tardia. A vantagem da TC de perfusão inclui a capacidade de avaliar a perfusão tecidual, e não só a anatomia arterial. As desvantagens de ambos os métodos incluem a necessidade de transporte dos pacientes, assim como a injeção de contraste endovenoso. A ressonância magnética de encéfalo também pode ser utilizada para diagnóstico de lesões isquêmicas pós--HSA, sendo, no entanto, método pouco prático para uso rotineiro pela necessidade de transporte e pelo longo tempo para realização do exame, o que constitui uma dificuldade, sobretudo em pacientes clinicamente instáveis.[3,5]

O manejo da isquemia cerebral tardia em pacientes com HSA deve incluir a prevenção da isquemia, a reversão do vasoespasmo já instalado, assim como a proteção da estrutura e da função do tecido cerebral. Todos os pacientes com HSA aneurismática devem receber nimodipina por via oral. É interessante chamar atenção para o fato de os estudos clínico terem comprovado o benefício da medicação em melhorar desfechos clínicos, mas não especificamente em prevenir o vasoespasmo cerebral. Drogas como os antagonistas de endotelina, magnésio endovenoso e estatinas não se demonstraram eficazes na profilaxia de isquemia cerebral tardia em pacientes com HSA, portanto não devem ser utilizadas. Níveis normais de magnésio sérico devem ser mantidos. Em pacientes com sintomas sugestivos de isquemia cerebral tardia, tratamento com indução de hipertensão deve ser considerado, exceto se houver alguma contraindicação clínica. Drogas como noradrenalina, norepinefrina e fenilefrina podem ser utilizadas. Em pacientes cujo tratamento falha com indução de hipertensão arterial, a manipulação do débito cardíaco com medicações como milrinone ou terapias endovasculares incluindo tratamento medicamentoso e com angioplastia devem ser consideradas.[3,5]

CONSIDERAÇÕES FINAIS

A mortalidade por HSA nas últimas décadas ainda atinge cerca de 24%. Aproximadamente 30% a 50% dos sobreviventes permanecem com sequelas significativas. A mortalidade dos pacientes está diretamente relacionada a características do paciente como idade, presença de comorbidades e gravidade do sangramento; características do serviço que atende o paciente, com a mortalidade sendo menor em hospitais com alto volume de HSA e que dispõem de serviço de endovascular e, por fim, de características do aneurisma em que a mortalidade é tanto maior quanto maior o tamanho do aneurisma e em aneurismas de circulação posterior.[3] Assim, os cuidados clínicos em UTI utilizando as melhores evidências da literatura médica são fundamentais para melhora do prognóstico dos pacientes acometidos por HSA e suas complicações.

REFERÊNCIAS BIBLIOGRÁFICAS

1. Edlow JA, Malek AM, Ogilvy CS. Aneurysmal subarachnoid hemorrhage: update for emergency physicians. J Emerg Med. 2008; 34:237-51.
2. de Rooij NK, Linn FH, van der Plas JA, Algra A, Rinkel GJ. Incidence of subarachnoid haemorrhage: a systematic review with emphasis on region, age, gender and time trends. J Neurol Neurosurg Psychiatry. 2007;78:1365-72.
3. Connolly ES Jr, Rabinstein AA, Carhuapoma JR, et al. Guidelines for the management of aneurysmal subarachnoid hemorrhage: a guideline for healthcare professionals from the American Heart Association/American Stroke Association. Stroke. 2012;43:1711-37.
4. Suarez JI, Tarr RW, Selman WR. Aneurysmal subarachnoid hemorrhage. N Engl J Med. 2006;354(4):387-96
5. Diringer MN, Bleck TP, Claude Hemphill J Jr. Critical care management of patients following aneurysmal subarachnoid hemorrhage: recommendations from the Neurocritical Care Society's Multidisciplinary Consensus Conference. Neurocrit Care. 2011;15:211-40.
6. Edlow JA, Caplan LR. Avoiding pitfalls in the diagnosis of subarachnoid hemorrhage. N Engl J Med. 2000;342:29-36.
7. Byyny RL, Mower WR, Shum N, Gabayan GZ, Fang S, Baraff LJ. Sensitivity of noncontrast cranial computed tomography for the emergency department diagnosis of subarachnoid hemor- rhage. Ann Emerg Med. 2008;51:697-703.
8. Hunt WE, Hess RM. Surgical risk as related to time of intervention in the repair of intracranial aneurysms. J Neurosurg. 1968;28: 14-20.
9. Report of World Federation of Neurological Surgeons Committee on a universal subarachnoid hemorrhage grading scale. J Neurosurg. 1988; 68:985-6.
10. Claassen J, Bernardini GL, Kreiter K, Bates J, Du YE, Copeland D, et al. Effect of cisternal and ventricular blood on risk of delayed cerebral ischemia after subarachnoid hemorrhage: The Fisher scale revisited. Stroke. 2001;32:2012-20.
11. Fisher CM, Kistler JP, Davis JM. Relation of cerebral vasospasm to subarachnoid hemorrhage visualized by computerized tomographic scanning. Neurosurgery. 1980;6:1-9.
12. Starke RM, Kim GH, Fernandez A, et al. Impact of a protocol for acute antifibrinolytic therapy on aneurysm rebleeding after subarachnoid hemorrhage. Stroke. 2008;39:2617-21.
13. Choi KS, Chun HJ, Yi HJ, Ko Y, Kim YS, Kim JM. Seizures and epilepsy following aneurysmal subarachnoid hemorrhage: incidence and risk factors. J Korean Neurosurg Soc. 2009;46:93-8.
14. de Oliveira JG, Beck J, Setzer M, Gerlach R, Vatter H, Seifert V, et al. Risk of shunt-dependent hydrocephalus after occlusion of ruptured intracranial aneurysms by surgical clipping or endovascular coiling: a single-institution series and meta-analysis. Neurosurgery. 2007;61:924-33.
15. Vergouwen MDI. Vasospasm versus delayed cerebral ischemia as an outcome event in clinical trials and observational studies. Neurocrit Care. 2011;15:308-11.

CAPÍTULO 160

HEMORRAGIA INTRACEREBRAL ESPONTÂNEA

Rodrigo Meirelles Massaud
Gisele Sampaio Silva

DESTAQUES

- A hemorragia intracerebral espontânea (HIC) é uma doença grave e os pacientes acometidos possuem o pior prognóstico entre os acidentes vasculares cerebrais, chegando a um índice de 30% a 50% de mortalidade nos primeiros 30 dias após o ictus.

- A hemorragia intracerebral espontânea pode ser dividida em primária ou secundária. São causas de HIC primária a hipertensão arterial e a angiopatia amiloide. Etiologias secundárias devem ser sempre pesquisadas exaustivamente, uma vez que têm abordagem terapêutica específica e tempo dependente.

- O diagnóstico da hemorragia intracerebral espontânea pode ser feito por meio da tomografia de crânio sem contraste. A presença de imagem hiperdensa em núcleos da base, tálamo, cerebelo ou ponte reforça a hipótese de etiologia hipertensiva, enquanto sangramentos lobares devem levantar a hipótese de sangramento por angiopatia amiloide, principalmente em pacientes mais idosos.

- As diretrizes atuais da American Heart Association já descrevem que níveis de pressão arterial sistólica abaixo de 160 mmHg são seguros em pacientes sem HIC. Nesses pacientes, os níveis pressóricos devem ser mantidos com base no valor da pressão de perfusão cerebral que deve estar acima de 60 mmHg.

- Pacientes em uso de varfarina e que possuam RNI alargado devem ter a medicação suspensa e receber de emergência vitamina K endovenosa assim como complexo protrombínico (se disponível) ou plasma fresco congelado, tendo como alvo a normalização do exame o mais rápido possível.

INTRODUÇÃO

A hemorragia intracerebral espontânea é responsável por 10% a 15% de todos os acidentes vasculares cerebrais. Tem consequências devastadoras com alta taxa de mortalidade e dependência. Acomete preferencialmente alguns grupos étnicos e deve ser tratada de forma agressiva nas primeiras horas após o evento vascular.[1]

EPIDEMIOLOGIA

A sua incidência é estimada em 10 a 30 casos por 100.000 pessoas por ano.

A hemorragia intracerebral espontânea é uma doença grave e os pacientes acometidos possuem o pior prognóstico entre os acidentes vasculares cerebrais, chegando a um índice de 30% a 50% de mortalidade nos primeiros 30 dias após o ictus. O prognóstico após um ano se mostra ainda pior, podendo chegar a 75% de incapacidade grave e ou morte.

A incidência da hemorragia intracerebral espontânea aumenta com a idade, podendo dobrar a cada 10 anos após os 35 anos. O gênero parece não ter grande influência sobre o risco com ligeira tendência a ser mais frequente entre os homens.[1-3]

Acomete preferencialmente alguns grupos étnicos com maior frequência como os asiáticos, japoneses e chineses. Apresenta frequência intermediária entre os negros e menor frequência entre os brancos. Os brancos latino-americanos parecem ser maior acometidos do que os brancos de origem europeia.[2-3]

As internações hospitalares por hemorragia intracerebral espontânea parecem vir aumentando em razão de múltiplos fatores como envelhecimento populacional e controle inadequado da pressão arterial. O uso cada vez mais frequente de antiagregantes plaquetários, anticoagulantes e medicações trombolíticas aumenta o risco de hemorragia intracerebral espontânea. Os casos relacionados a essas medicações são considerados secundários, porém, são mais frequentes nos pacientes com vasculopatia causada pela hipertensão ou pela angiopatia amiloide.[1,4-5]

A hipertensão arterial é considerada o principal fator de risco para hemorragia intracerebral espontânea e, isoladamente, mais do que dobra o seu risco. A hipertensão se correlaciona principalmente com as hemorragias subcorticais. Alguns estudos correlacionam baixos níveis de colesterol LDL com maior risco de hemorragia intracerebral espontânea, principalmente na localização subcortical. No entanto, estudos não demonstram maior risco de hemorragia intracerebral espontânea ou pior prognóstico nos pacientes em tratamento com estatinas.[1,6]

A doença renal crônica parece ser um fator de risco independente para a hemorragia intracerebral espontânea, porém os estudos que avaliaram essa associação têm limitações metodológicas como número baixo de casos e a falta de distinção entre hemorragia intracerebral espontânea e hemorragia subaracnóidea (HSA). A correlação entre a doença renal crônica e hemorragia intracerebral espontânea tem algumas hipóteses fisiopatológicas: disfunção plaquetária na doença renal aumentando o risco de hemorragias; a doença renal crônica como marcador de doença microvascular cerebral; e a maior presença de micro-hemorragias (*microbleeds*) em pacientes com doença renal crônica.[1,7]

A ingesta excessiva de álcool é um fator de risco isolado para hemorragia intracerebral espontânea, assim como o uso de algumas drogas como cocaína e anfetaminas. O uso de inibidores seletivos da recaptação de serotonina se correlacionam mais frequentemente com casos de vasoconstrição cerebral reversível.[1]

A relação de fatores genéticos específicos com hemorragia intracerebral espontânea é mais bem estudada nos casos de angiopatia amiloide, em que os genes da apolipoproteína E (APOE) alelos E2 e E4 aumentam o risco desse tipo de hemorragia.[1,8]

Vários estudos epidemiológicos tentam definir fatores preditivos de desfecho após hemorragia intracerebral espontânea. Alguns modelos foram desenvolvidos para tentar prever mortalidade e grau de incapacidade. A maioria desses modelos usa características clínicas dos pacientes como: a pontuação na escala de coma de Glasgow no momento da admissão; a idade; o volume do hematoma; a localização do hematoma; a extensão ou não de sangue intraventricular. A escala mais utilizada com esse objetivo é o escore ICH (*intracerebral hemorrhage score*) Tabela 160.1.[9]

Apesar de os modelos com escalas que tentam prever o prognóstico desses pacientes serem bastante precisos, o prognóstico depende de múltiplas intervenções na fase aguda, principalmente nas primeiras 48 horas, não sendo recomendada nesse período a retirada precoce de suporte tecnológico e clínico ou deixar de realizar intervenções cirúrgicas necessárias mesmo que o paciente apresente um escore ICH desfavorável.[1]

TABELA 160.1. Escore ICH.

Estratificação de risco para hematomas cerebrais	
Escala de coma de Glasgow (ECG) na admissão	Pontuação
ECG 3-4	2
ECG 5-12	1
ECG 13-15	0
Volume do hematoma intracerebral	
HIC ≥ 30 cm³	1
HIC < 30 cm³	0
Hemorragia intraventricular	
Sim	1
Não	0
Origem infratentorial	
Sim	1
Não	0
Idade	
idade ≥ 80 anos	1
idade < 80 anos	0

INTERPRETAÇÃO DO ESCORE ICH

A mortalidade estimada em 30 dias aumenta conforme aumento da pontuação no ICH.

- Escore ICH 0: mortalidade 0%.
- Escore ICH 1: mortalidade 13%.
- Escore ICH 2: mortalidade 26%.
- Escore ICH 3: mortalidade 72%.
- Escore ICH 4: mortalidade 97%.
- Escore ICH 5: mortalidade 100%.
- Escore ICH 6: mortalidade 100%.

FISIOPATOLOGIA E ANATOMIA PATOLÓGICA

A hemorragia intracerebral espontânea pode ser dividida em primária ou secundária. São causas da versão primária a hipertensão arterial e a angiopatia amiloide.[5-6] A hipertensão arterial é responsável por 60% a 70% dos casos de hemorragia intracerebral espontânea, enquanto a angiopatia amiloide por cerca de 15%, dependendo da população avaliada. A hipertensão arterial leva a uma alteração da parede vascular chamada de lipo-hialinose que a torna frágil.[1] A ruptura de arteríolas com paredes enfraquecidas pela exposição prolongada a altos níveis de pressão arterial em regiões como núcleos da base, ponte, cerebelo e tálamo leva à hemorragia de etiologia hipertensiva (Figura 160.1). Já na angiopatia amiloide, o enfraquecimento vascular acontece por deposição de amiloide na parede arterial, principalmente em regiões lobares (Figura 160.2). Causas secundárias de hemorragia intracerebral espontânea incluem traumatismo cranioencefálico, coagulopatias (hereditárias e adquiridas), ruptura de malformações arteriovenosas (MAV) ou aneurismas, sangramento em leitos de tumores intracranianos, vasculite do sistema nervoso central (SNC), transformação hemorrágica de AVE isquêmico, trombose de seio venoso e uso de drogas simpatomiméticas. Etiologias secundárias devem ser sempre pesquisadas exaustivamente, uma vez que têm abordagem terapêutica específica e tempo dependente.[1,5-6]

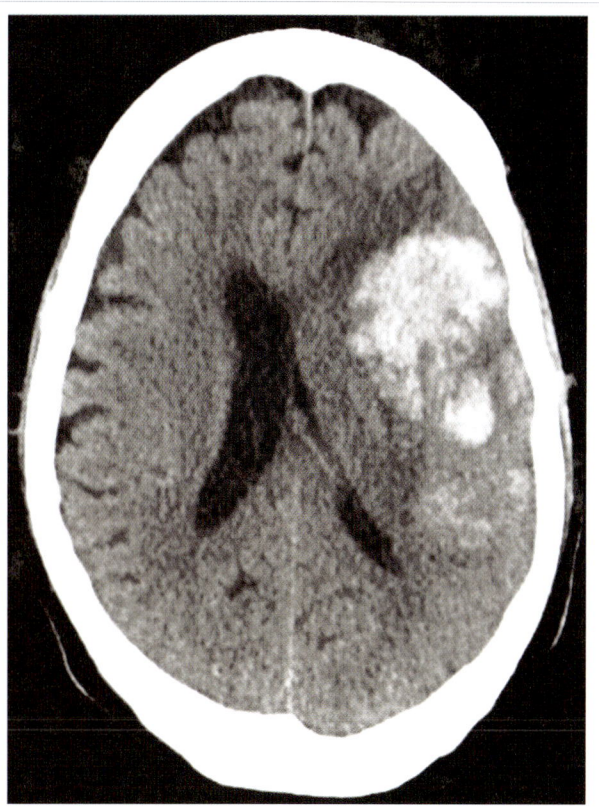

FIGURA 160.2. Hemorragia lobar espontânea relacionada à angiopatia amiloide.

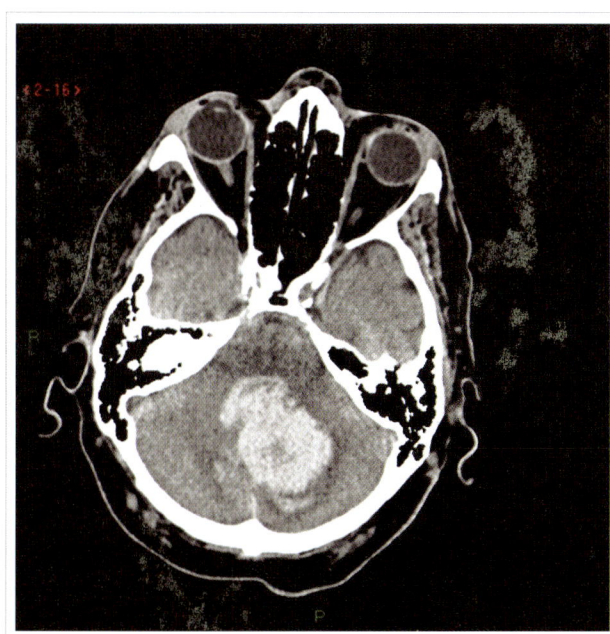

FIGURA 160.1. Hemorragia cerebelar espontânea relacionada à hipertensão.

DIAGNÓSTICO

O diagnóstico da HIC pode ser feito por meio da tomografia de crânio (TC) sem contraste. A presença de imagem hiperdensa em núcleos da base, tálamo, cerebelo ou ponte reforça a hipótese de etiologia hipertensiva, enquanto sangramentos lobares devem levantar a hipótese de sangramento por angiopatia amiloide, principalmente em pacientes mais idosos. A presença de sangue subaracnóideo deve ser um sinal de alerta para sangramentos secundários a ruptura de aneurismas, principalmente quando há sangue em fissura silviana, enquanto níveis líquidos podem estar presentes em sangramentos associados a coagulopatias, incluindo o uso de anticoagulantes orais.[1] A ressonância magnética (RM) de encéfalo tem excelente sensibilidade e especificidade para o diagnóstico de hemorragia intraparenquimatosa, apresentando a vantagem de ter maior sensibilidade para detecção de hemorragias antigas e micro-hemorragias (*microbleeds*) (Figura 160.3), fundamentais para o diagnóstico

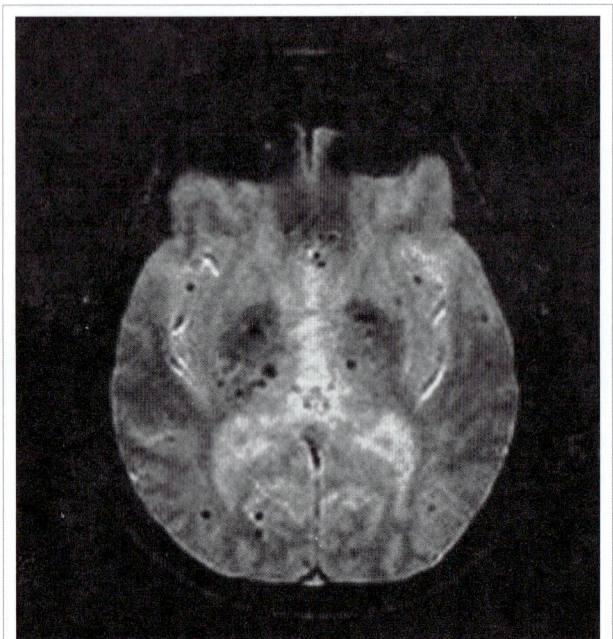

FIGURA 160.3. Micro-hemorragias *microbleeds*.

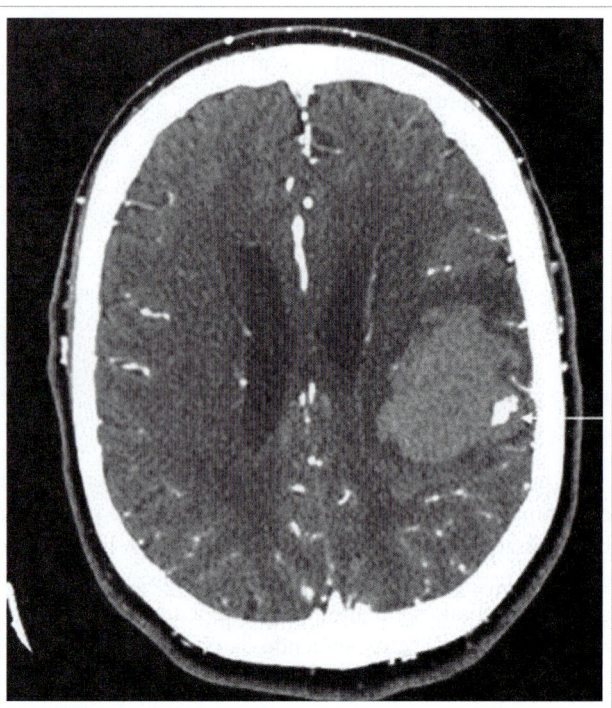

FIGURA 160.4. Hemorragia lobar espontânea com presença de *spot sign*.

de angiopatia amiloide, principalmente quando sequências com gradiente eco ou SWI (*susceptibility weighted imaging*) são utilizadas. As desvantagens da RM incluem o tempo de exame que geralmente é maior do que para a realização da TC de crânio, assim como a não disponibilidade em muitos serviços de emergência. Recentemente, tem se estudado a importância da realização de exames de neuroimagem da vasculatura cerebral na fase hiperaguda da hemorragia intracraniana espontânea. Exames não invasivos como angiotomografia (ângio-TC) cerebral e ângio-RM têm a vantagem de excluir etiologias secundárias como a presença de aneurismas ou MAV com boa sensibilidade e especificidade. Além do diagnóstico etiológico, a presença de extravasamento de contraste para o interior do hematoma na análise na imagem fonte da ângio-TC (*spot sign*) (Figura 160.4) se correlaciona com maior risco de expansão do hematoma, podendo servir como marcador prognóstico.[1,10]

O volume do hematoma é outro dado prognóstico importante que deve ser obtido no momento da realização da neuroimagem, uma vez que hematomas com volume superior a 30 mL se correlacionam com maior mortalidade e incapacidade funcional. A medida do volume pode ser realizada com softwares especializados ou utilizando o método $A \times B \times C/2$, que aplica a fórmula para cálculo do volume de uma elipse, onde A = maior diâmetro do hematoma, B diâmetro perpendicular a A e C número de cortes de 10 mm da TC de crânio nos quais o hematoma pode ser visto. A seguinte correção é utilizada para o cálculo de C: número de cortes > 75% do maior diâmetro são multiplicados por 1, número de cortes entre 25% e 75% do maior diâmetro são multiplicados por 0,5 enquanto cortes < 25% do maior diâmetro não são incluídos no cálculo.[1]

TRATAMENTO

O tratamento da hemorragia intracerebral espontânea se inicia pela correta alocação do paciente. O simples fato de o paciente ser tratado em unidade de terapia intensiva neurológica diminui a mortalidade em pacientes com hematoma intraparenquimatoso.[1] Pacientes com HIC podem apresentar hipertensão intracraniana da fase aguda da doença e essa complicação deve ser prontamente tratada. Portanto pacientes com hematomas intraparenquimatosos e escala de coma de Glasgow ≤ 8 ou sinais clínicos de herniações encefálicas devem ser avaliados com monitores de pressão intracraniana. Em pacientes com hidrocefalia ou hemorragia intraventricular deve-se preferir a colocação de derivação ventricular externa associada à monitorização da pressão intracraniana pela possibilidade de drenagem liquórica terapêutica com a utilização desse método. O uso de corticosteroide não só não se aplica no tratamento dos pacientes com hemorragia intracraniana espontânea, nem mesmo naqueles com hemorragia intraventricular, como pode ser deletério.[1]

De maneira geral, não se recomenda profilaxia com medicações antiepilépticas em pacientes com HIC, mesmo em casos de hematomas lobares. Quando há crise epiléptica no início dos sintomas ou durante a internação, tais medicações devem ser administradas. Deve-se haver um baixo limiar para monitorização de pacientes com HIC com eletroencefalografia contínua, pois crises subclínicas podem acontecer e ter um papel importante no manejo de complicações como a hipertensão intracraniana.[1]

O manejo da pressão arterial em paciente com HIC tem sido alvo de muitos estudos, principalmente depois que análises de séries de pacientes demonstraram que a expansão do hematoma ocorre em até um terço dos pacientes nas primeiras três horas após início dos sintomas.[11] Na década de 1990 havia um medo geral da comunidade científica que níveis muito baixos de pressão arterial pudessem favorecer isquemia secundária como ocorre em pacientes com acidente vascular cerebral isquêmico. No entanto, estudos com neuroimagem avançada e com TC-PET (tomografia computadorizada por emissão de prótons) deixaram claro que não parece haver uma penumbra isquêmica peri-hematoma e sim uma zona de oligoemia benigna, sendo portanto provavelmente seguro tratar a pressão arterial desses pacientes de maneira mais agressiva.[1,11] As diretrizes mais atuais da *American Heart Association* já descrevem que níveis de pressão arterial sistólica abaixo de 160 mmHg são seguros em pacientes sem hipertensão intracraniana.[1] Em pacientes com hipertensão intracraniana, os níveis pressóricos devem ser mantidos com base no valor da pressão de perfusão cerebral que deve estar acima de 60 mmHg. Um estudo recente mostrou que em pacientes com HIC sem hipertensão intracraniana é seguro e possivelmente eficaz abaixar a pressão sistólica para níveis abaixo de 140 mmHg.[1,12] Para tanto, usualmente são necessárias medicações intravenosas e o ideal é o que o paciente seja mantido com monitorização invasiva da pressão arterial.

O tratamento hemostático não melhora o prognóstico de pacientes com HIC e deve ser reservado para pacientes com hematomas associados a distúrbios da coagulação. Pacientes em uso de varfarina e que possuam RNI alargado devem ter a medicação suspensa e receber de emergência vitamina K endovenosa e complexo protrombínico (se disponível) ou plasma fresco congelado, tendo como alvo a normalização do exame o mais rápido possível. Apesar do Fator VII recombinante ter rápida ação na normalização do RNI, a medicação não repõe todos os fatores da coagulação e, portanto, não deve ser utilizada de rotina na reversão da anticoagulação em pacientes com HIC.[1] O novos anticoagulantes orais (dabigatrana, apixabana, rivaroxabana e edoxabana) não têm antídoto específico. Como a meia-vida de tais medicações é relativamente curta (em torno de 12 horas), imagina-se que, passado esse período, os pacientes já não estejam sob vigência de anticoagulação plena. Apesar da falta de evidência da eficácia de produtos como complexo protrombínico em reverter a ação de tais medicações *in vivo*, a opinião de especialistas é que pacientes com HIC em uso dos novos anticoagulantes devem receber o produto. No caso da dabigatrana, a realização de hemodiálise pode ser considerada em casos extremos. No entanto, como a taxa de sangramentos intracranianos em pacientes em uso dos novos anticoagulantes é consideravelmente menor do que com a varfarina, espera-se que essa complicação não seja vista com frequência.[1,13]

O papel do tratamento cirúrgico em pacientes com HIC ainda permanece incerto. A derivação ventricular externa, assim como a monitorização da pressão intracraniana, deve ser utilizada em pacientes com inundação intraventricular e rebaixamento do nível de consciência. O papel da evacuação do hematoma na fase aguda dos sintomas foi estudado de maneira detalhada em alguns ensaios clínicos, e não se conseguiu demonstrar até o momento que o procedimento cirúrgico tradicional tenha efeito na prevenção de morte ou incapacidade desses pacientes. No entanto, vale ressaltar que pacientes com sinais clínicos de herniação ou de compressão de estruturas vitais como o tronco encefálico não foram avaliados em tais estudos e, portanto, possivelmente devem ter tratamento cirúrgico como medida extrema e com o objetivo de evitar mortalidade imediata.[1,14] No entanto, pacientes com hematomas de volumes moderados que não apresentem herniações encefálicas não devem receber tratamento cirúrgico de rotina. O papel da cirurgia minimamente invasiva utilizando estereotaxia e até mesmo trombolítico no leito do hematoma ou intraventricular, no intuito de promover dissolução mais rápida do coágulo, ainda precisa ser definido, sendo perspectiva futura no tratamento dos hematomas intraparenquimatosos.[1,15]

CONSIDERAÇÕES FINAIS

A hemorragia intraparenquimatosa ainda é uma doença com prognóstico reservado que se beneficia de manejo rigoroso em UTI especializada. Complicações como hipertensão intracraniana, hidrocefalia e crises epilépticas devem ser reconhecidas e tratadas precocemente pelo potencial impacto no prognóstico neurológico dos pacientes com HIC. O tratamento do hematoma intracraniano deve focar na prevenção da expansão do hematoma nas primeiras horas pós-admissão, sendo o controle de pressão arterial muito importante nessa fase, com a ressalva de que, em pacientes com hipertensão intracraniana, os níveis pressóricos devem ser guiados pela pressão de perfusão cerebral.

REFERÊNCIAS BIBLIOGRÁFICAS

1. Guidelines for the Management of Spontaneous Intracerebral Hemorrhage: A Guideline for Healthcare Professionals From the American Heart Association/American Stroke Association. Stroke. 2010;41:2108-29
2. Flaherty ML, Woo D, Haverbusch M, Sekar P, Khoury J, Sauerbeck L, et al. Racial variations in location and risk of intracerebral hemorrhage. Stroke. 2005;36:934-7.
3. Sacco S, Marini C, Toni D, Olivieri L, Carolei A. Incidence and 10-year survival of intracerebral hemorrhage in a population-based registry. Stroke. 2009;40:394-9.
4. Viswanathan A, Rakich SM, Engel C, Snider R, Rosand J, Greenberg SM, et al. Antiplatelet use after intracerebral hemorrhage. Neurology. 2006;66:206-9.
5. Vinters HV. Cerebral amyloid angiopathy: a critical review. Stroke. 1987;18:311-24.
6. Sipahi I, Swaminathan A, Natesan V, Debanne SM, Simon DI, Fang JC. Effect of antihypertensive therapy on incident stroke in cohorts with pre- hypertensive blood pressure levels: a meta-analysis of randomized con- trolled trials. Stroke. 2012;43:432-40.

7. Seliger SL, Gillen DL, Longstreth Jr W T, Kestenbaum B, Stehman-Breen CO. Elevated risk of stroke among patients with end-stage renal disease. Kidney Int. 2003;64:603-9.
8. O'Donnell HC, Rosand J, Knudsen KA, Furie KL, Segal AZ, Chiu RI, et al. Apolipoprotein E genotype and the risk of recurrent lobar intracerebral hemorrhage. N Engl J Med. 2000;342:240-5.
9. Hemphill JC 3rd, Farrant M, Neill TA Jr. Prospective validation of the ICH Score for 12-month functional outcome. Neurology. 2009;73:1088-94.
10. Wada R, Aviv RI, Fox AJ, Sahlas DJ, Gladstone DJ, Tomlinson G, et al. CT angiography "spot sign" predicts hematoma expansion in acute intracerebral hemorrhage. Stroke. 2007;38:1257-62.
11. Brott T, Broderick J, Kothari R, Barsan W, Tomsick T, Sauerbeck L, et al. Early hemorrhage growth in patients with intracerebral hemorrhage. Stroke. 1997;28:1-5.
12. Anderson CS, Heeley E, Huang Y, et al. Rapid blood-pressure lowering in patients with acute intracerebral hemorrhage. N Engl J Med. 2013;368:2355-65.
13. Chatterjee S, Sardar P, Biondi-Zoccai G, Kumbhani DJ. New oral anticoagulants and the risk of intracranial hemorrhage: traditional and Bayesian meta-analysis and mixed treatment comparison of randomized trials of new oral anticoagulants in atrial fibrillation. JAMA Neurol. 2013 Dec;70(12):1486-90.
14. Mendelow AD, Gregson BA, Fernandes HM, et al. Early surgery versus initial conservative treatment in patients with spontaneous supratentorial intracerebral haematomas in the International Surgical Trial in Intracerebral Haemorrhage (STICH): a randomised trial. Lancet. 2005;365:387-97.
15. Morgan T, Awad I, Keyl P, Lane K, Hanley D. Preliminary report of the clot lysis evaluating accelerated resolution of intraventricular hemorrhage (CLEAR-IVH) clinical trial. Acta Neurochirurgica. 2008;105:217-20.

CAPÍTULO 161

ACIDENTE VASCULAR CEREBRAL

Alexandre Pieri
José Luiz Pedroso

DESTAQUES

- O acidente vascular cerebral é uma doença comum, grave e de alto impacto socioeconômico.
- A hipertensão arterial sistêmica é o fator de risco cardiovascular modificável mais comum para todos os tipos de AVC.
- Do ponto de vista etiológico, o acidente vascular cerebral isquêmico (AVCI) pode ser considerado como o resultado final de diferentes mecanismos. Dentre esses mecanismos, a fibrilação atrial é um dos mais frequentes em pacientes idosos.
- A terapia de reperfusão com alteplase intravenoso precoce é o objetivo principal do tratamento dos pacientes com AVCI.

INTRODUÇÃO

O acidente vascular cerebral (AVC) é a principal causa de óbitos em mulheres no Brasil. Em homens é a segunda causa, sendo superado apenas pelas causas externas. No mundo, um AVC ocorre a cada dez segundos. Esta doença se caracteriza pela alta morbidade, sendo uma importante causa de perda de dias de vida com qualidade. No primeiro ano após um AVC, 90% dos pacientes acometidos não retornarão ao trabalho, 50% ficarão dependentes de cadeiras de rodas, 30% apresentarão uma alteração de linguagem e 60% terão depressão.[1] O desenvolvimento de centros de atendimento ao paciente com AVC com equipes capacitadas no atendimento da fase aguda, na prevenção primária e secundária, na reabilitação e nos protocolos de atenção pré-hospitalar é essencial na redução do impacto socioeconômico dessa doença.

HISTÓRICO

O marco histórico para o tratamento do AVCI foi o ano de 1995, com a publicação dos resultados do estudo *NINDS*. Nesse estudo, os pacientes que receberam alteplase intravenoso apresentaram melhor prognóstico. O melhor conhecimento da viabilidade tecidual cerebral na fase aguda do AVCI através dos métodos de imagem, ocorrido nas duas últimas décadas, trouxe uma otimização no uso da terapia de reperfusão intravenosa. A melhor interpretação da viabilidade tecidual associada aos dispositivos de recanalização intra-arterial de última geração tem impulsionado a trombólise intra-arterial em pacientes selecionados. No AVCH foram feitos grandes avanços na fisiopatologia e no controle pressórico na fase aguda. Estudos complementares com intervenções invasivas também têm sido promissores. Dentre esses, destacam-se os estudos com alteplase intraventricular e intraparenquimatoso associados ou não à cirurgia minimamente invasiva.

CONCEITO

O AVC pode ser considerado como o resultado final de diferentes doenças ou situações clínicas, e o termo acidente não é muito correto, considerando que na maioria dos pacientes o mecanismo fisiopatológico que culminou no evento agudo teve início muitos anos antes. O AVC é dividido em acidente vascular cerebral isquêmico (AVCI) e acidente vascular cerebral hemorrágico (AVCH), que se divide em hemorragia subaracnóidea (HSA) e hemorragia intraparenquimatosa cerebral (HIC). Em estudos recentes com novas drogas anticoagulantes, o termo AVCH vem sendo usado como sinônimo de HIC. A transformação hemorrágica é um AVCH que por definição ocorre na área isquêmica acometida por um AVCI. Normalmente essa transformação hemorrágica do AVCI ocorre nas primeiras 48 horas. Quanto à frequência, cerca de 85% dos AVCs são isquêmicos e 15%, hemorrágicos. Dos 15% hemorrágicos, 10% são HIC e 5% são HSA. Outra definição importante é a de ataque isquêmico transitório, que é todo déficit neurológico focal que evolui com reversão completa do quadro sem deixar alterações no exame de imagem (tomografia e especialmente ressonância, quando disponível). Normalmente o quadro tem duração de até uma hora, mas por definição pode durar até 24 horas. É importante ressaltar que, nos pacientes com reversão completa dos sinais e sintomas em até 24 horas, mas que apresentam lesão isquêmica aguda no exame de imagem em território arterial compatível, o diagnóstico de AIT é afastado e o de AVCI assumido. Nos pacientes com déficit persistente por mais de 24 horas, o diagnóstico de AVCI pode ser assumido, mesmo na vigência de exame de imagem normal. Nesses casos é imprescindível afastar outros diagnósticos diferenciais de AVCI.[2]

FISIOPATOLOGIA

FISIOPATOLOGIA DO AVCI

O fluxo sanguíneo cerebral normal é de 50 a 55 mL/100 g de cérebro por muito. Com a diminuição da adequada perfusão cerebral, ocorrerá a ativação de um complexo mecanismo de alterações metabólicas e inflamatórias que poderá resultar em isquemia cerebral irreversível com consequente perda tecidual. A resistência aos diferentes graus de redução do fluxo sanguíneo cerebral depende da tolerância individual do tecido nervoso à isquemia, situação sistêmica do paciente e eficiência da circulação colateral profunda (polígono de Willis) e superficial pelos ramos piais provenientes da circulação externa cerebral. Esses ramos piais atravessam a díploe óssea e têm um importante papel na manutenção da perfusão cerebral em casos de oclusão dos vasos profundos. Mais de 80% dos pacientes admitidos na fase hiperaguda do AVCI (até 6 horas do início dos sinais e sintomas) apresentam oclusão arterial persistente. Caso os mecanismos de resistência à isquemia não sejam suficientes e a artéria permaneça ocluída, o sofrimento tecidual cerebral inicial progredirá para isquemia irreversível, e o tecido isquêmico sofrerá com o aumento da resposta inflamatória com consequente aumento do edema, predominantemente citotóxico, evoluindo com morte tecidual e posterior absorção desse tecido e substituição por liquor. O conceito de penumbra isquêmica é muito importante na compreensão do propósito da terapia trombolítica na fase aguda do AVCI. A área de penumbra isquêmica compreende uma região cerebral em que há redução da perfusão capaz de promover déficit neurológico clínico, porém reversível se a perfusão for restabelecida em tempo hábil. A transformação hemorrágica do AVCI ocorre mais frequentemente nos casos em que há reperfusão tardia espontânea ou com tratamento trombolítico da área de infarto cerebral. Nessa área os vasos da microcirculação ficam lesados, levando ao maior risco de hemorragia. Esse quadro é mais comum nos AVCIs cardioembólicos causados por fibrilação atrial (FA).[1-2]

ETIOLOGIA
ETIOLOGIA DO AVCI

Os fatores de risco cardiovasculares podem ser divididos em modificáveis e não modificáveis. Estes últimos compreendem idade, sexo, etnia e história familiar. A cada década após os 55 anos de idade, o risco de ter um AVCI dobra. Homens têm mais AVC do que mulheres, mas após a menopausa o risco das mulheres tende a se igualar ao dos homens. Após 80 anos, a maior incidência de AVCIs é em mulheres, pois a expectativa de vida para elas é maior. As pessoas afro-brasileiras apresentam maior risco de AVCI. Quanto aos fatores de risco modificáveis, o estudo *INTERSTROKE* trouxe importante contribuição. Esse estudo mostrou que 90% dos AVCs (AVCI e AVCH) estão associados a 10 fatores de risco cardiovasculares: hipertensão arterial sistêmica, diabetes, dislipidemia (em especial HDL baixo), dieta pobre em frutas e verduras, sedentarismo, razão cintura/quadril aumentada, tabagismo, etilismo excessivo, depressão e doenças cardíacas (FA e doença coronariana). Muitos pacientes apresentam uma combinação de mais de um desses fatores, e a identificação e o tratamento precoce deles são a melhor estratégia de prevenção do AVCI. Outros fatores de risco modificáveis, como nível socioeconômico e cultural e síndrome da apneia hipopneia obstrutiva do sono, são importantes. Todo centro de atendimento ao paciente com AVC deve ter um plano protocolado de prevenção neurocardiovascular.[1-2]

MECANISMOS ESPECÍFICOS
MECANISMOS ETIOLÓGICOS DO AVCI

A investigação do mecanismo etiológico é fundamental para a elaboração da estratégia de prevenção secundária. A classificação mais utilizada é do estudo *TOAST*, em que o diagnóstico etiológico do AVCI é dividido em 5 possibilidades: doença aterosclerótica de grandes artérias, cardioembolia, doença de pequenos vasos, outras causas (dissecção arterial, doença de Fabry, anemia falciforme, vasculites e trombofilias) e indeterminado. O AVCI classificado como indeterminado é aquele em que mais de uma etiologia é possível ou para o qual, mesmo com investigação adequada e otimizada, não é possível definir uma etiologia.[1-2]

DIAGNÓSTICO
DIAGNÓSTICO DO AVCI
Quadro clínico

A apresentação clínica clássica e mais comum em um paciente com AVCI é a presença de um déficit neurológico focal de início súbito, com piora progressiva nas primeiras 24 horas. Porém, um paciente com AVCI pode apresentar um quadro insidioso de déficit neurológico, com flutuação dos sinais e sintomas. O diagnóstico clínico é de suma importância, considerando que muitos pacientes admitidos na fase hiperaguda podem apresentar tomografia normal.

A apresentação clínica pode ser dividida em 4 síndromes vasculares:

- **Síndrome da circulação anterior total:** em que o paciente apresentará um conjunto de sinais e sintomas compatíveis com comprometimento carotídeo. Nesses casos o paciente pode apresentar sonolência precoce, déficit motor completo e proporcionado, acompanhado de déficit sensitivo e afasia nos AVCIs de hemisfério esquerdo e hemineglicência nos de hemisfério direito.
- **Síndrome da circulação anterior parcial:** em que o paciente apresentará os sinais e sintomas da síndrome anterior isolados ou em diferentes combinações. Normalmente, o déficit motor e sensitivo é desproporcionado. Nesses casos, há comprometimento de um ramo arterial do sistema circulatório anterior.
- **Síndrome da circulação posterior:** em que o paciente pode apresentar uma síndrome cerebelar, síndrome visual caracterizada por hemianopsia homônima ou cegueira cortical. Diferentes graus de sonolência e até de coma podem estar presentes. Uma apresentação clássica dessa síndrome é a síndrome alterna, na qual o paciente apresenta uma síndrome de nervos cranianos associada a um déficit motor ou sensitivo contralateral. Diplopia e tontura são sinais de alerta nessa síndrome.
- **Síndrome lacunar:** em que o paciente apresentará comprometimento da microcirculação – vasos perfurantes e as duas apresentações mais comuns são a hemiparesia e hemihipoestesia puras. Normalmente, não há comprometimento importante do nível de consciência, e afasia ou outro sinal e sintoma de comprometimento cortical não devem estar presentes.

Exames de imagem na fase aguda

Na fase aguda do AVC (início dos sinais e sintomas em até 24 horas da admissão), é obrigatória a realização de um exame de imagem que pode ser tomografia de crânio ou ressonância magnética de encéfalo. As técnicas multimodais, como tomografia com perfusão e angiotomografia ou ressonância com difusão, perfusão e angiorressonância, podem ajudar no diagnóstico e conduta no atendimento emergencial do paciente com AVCI. Porém, para a imensa maioria dos pacientes, a tomografia de crânio sem contraste será suficiente para o diagnóstico e a conduta inicial, inclusive para estratificação do risco e benefício do tratamento trombolítico (Figura 161.1). É importante ressaltar que a tomografia na fase aguda do AVCI pode ser normal, considerando que hipodensidade associada à lesão isquêmica pode levar até 72 horas para ser bem identificada. O diagnóstico diferencial entre AVCI e AVCH só pode ser feito com segurança através do exame de imagem cerebral. A tomografia de crânio sem contraste, que é o exame de escolha na fase aguda, visa diferenciar AVCI de AVCH, afastar diagnósticos diferenciais

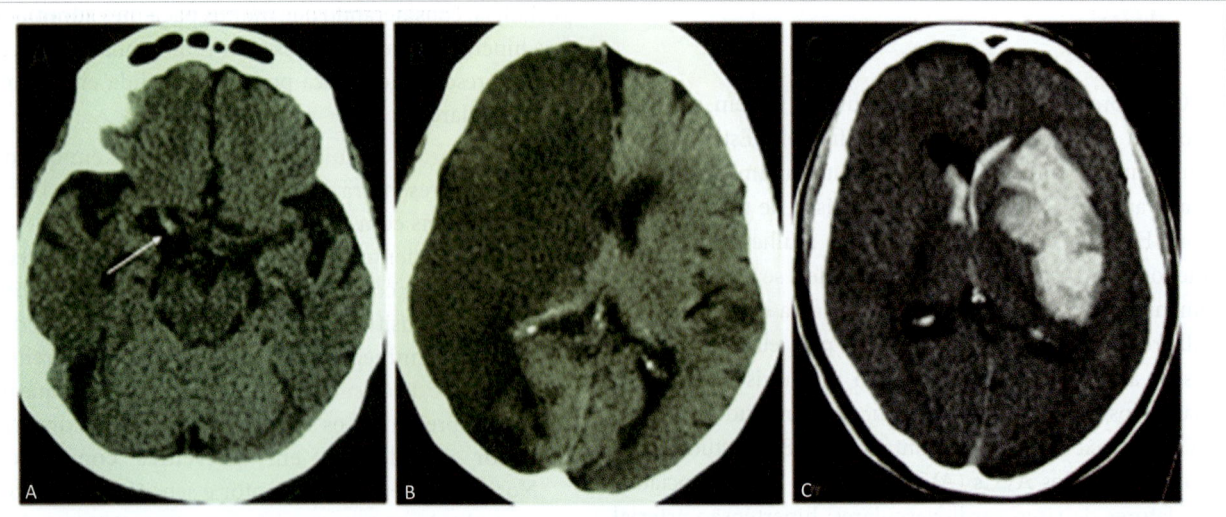

FIGURA 161.1. (A) Paciente com acidente vascular cerebral isquêmico na fase aguda duas horas após o início do déficit; imagem da artéria hiperdensa (trombose aguda) (seta). (B) Terceiro dia após o acidente vascular cerebral isquêmico, mostrando área hipodensa no território da artéria carótida interna direita. (C) Paciente com acidente vascular cerebral hemorrágico, de causa hipertensiva. Note extensa hemorragia intraparenquimatosa envolvendo os núcleos da base à esquerda e com sangramento intraventricular.

de AVC e auxiliar na decisão terapêutica na fase aguda. O Doppler transcraniano é uma ferramenta prática e importante na avaliação e monitorização do paciente com AVCI na fase aguda. Não é essencial na decisão terapêutica, mas, quando disponível, é recomendado por auxiliar no acompanhamento da hemodinâmica arterial cerebral. Um estudo com Doppler transcraniano e tratamento trombolítico mostrou que os pacientes mantidos sob monitorização com esse método diagnóstico durante a trombólise apresentaram maiores taxas de recanalização arterial. Todo paciente deve ser submetido a um eletrocardiograma na fase aguda. Esse exame visa investigar doença coronariana concomitante e arritmias cardíacas com impacto no prognóstico do paciente. Na admissão devem ser colhidos Hb e Ht, glicemia, enzimas cardíacas, função renal, eletrólitos e coagulograma.[1-3]

INVESTIGAÇÃO ETIOLÓGICA

Os pacientes internados com AVCI e AIT devem ser submetidos a um protocolo específico de investigação etiológica, o que de ser iniciado o quanto antes. A investigação mínima compreende uma tomografia de crânio sem contraste, eletrocardiograma, raio X de tórax, ecocardiograma, USG Doppler de carótidas e perfil lipídico e glicemia de jejum. Em alguns casos, em especial nos AVCIs em jovens (idade menor que 55 anos), a investigação deve ser complementada com angiografia intra e extracraniana por tomografia ou ressonância, ecocardiograma transesofágico, holter cardíaco e provas de reação inflamatória e pesquisa de trombofilias. O exame de liquor pode ser útil em situações especiais (vasculites, encefalites virais, neurosífilis e suspeita de HSA em pacientes com tomografia normal), mas não é realizado na maioria dos pacientes. Testes genéticos específicos podem ser necessários na elucidação diagnóstica em pacientes com AVCI criptogênico.[1-2]

Diagnósticos diferenciais

O principal diagnóstico diferencial do AVCI é o AVCH. Dentre outros diagnósticos que devem ser lembrados, destacam-se: hipoglicemia e hiperglicemia, hiponatremia e hipernatremia, insuficiência renal e hepática, epilepsia (paralisia de Todd – déficit após crise epiléptica), quadro confusional agudo, amnésia global transitória, lesão expansiva neoplásica ou inflamatória infecciosa e não infecciosa, enxaqueca com aura, sepse, esclerose múltipla e demais doenças desmielinizantes, neuropatias periféricas, síndromes vestibulares e intoxicações exógenas por drogas ilícitas, medicamentos de uso habitual e álcool.

TRATAMENTO
TRATAMENTO DO AVCI
Tratamento da fase aguda

A meta principal no atendimento do paciente com AVCI na fase aguda é a terapia de reperfusão através da administração da medicação trombolítica por via intravenosa (Classe I, nível A) e tratamento intra-arterial em casos selecionados em que haja contraindicação para terapia intravenosa ou como complementação dele quando a reperfusão não ocorre. O único trombolítico aprovado para tratamento intravenoso na fase aguda do AVCI é o alteplase rt-PA na dose de 0,9 mg/kg de peso corporal com 10% administrado em bólus de até 1 minuto e o restante em infusão contínua por 1 hora. O NNT (*Number Need to Treat*) desse tratamento é de 3, 7 e 14 quando o tratamento é iniciado em 90, 180 ou 270 minutos após o início dos sinais e sintomas, respectivamente. Esse benefício é muito alto, em especial quando se considera o risco atual de complicação hemorrágica intracraniana sintomática, que atualmente é menor que 2%. Considerando o risco benefício associado a esse tratamento, é de extrema importância que a equipe interdisciplinar envolvida no tratamento seja treinada no reconhecimento dos sinais e sintomas, seleção do paciente para trombólise e implantação de um protocolo específico de atendimento emergencial. A janela de oportunidade para trombólise intravenosa é de 270 minutos, mas quanto antes melhor, porque tempo é cérebro! A trombólise intra-arterial pode ser realizada, em casos selecionados, até 360 minutos do início dos sinais e sintomas. Além do tratamento trombolítico, o manejo dos parâmetros de fase aguda (pressão arterial, glicemia e temperatura) e a prevenção e tratamento precoce das complicações sistêmicas e neurológicas estão diretamente relacionados ao prognóstico do paciente.[4-6]

Fase pré-hospitalar

O atendimento pré-hospitalar é determinante no sucesso do tratamento do AVCI na fase aguda, pois a corrida contra o tempo começa a partir dos primeiros sinais e sintomas. O objetivo da avaliação pré-hospitalar é reconhecer o paciente com suspeita de AVC e acionar imediatamente o SAMU 192 ou levar o paciente a um centro capacitado, quando possível.

Acolhimento na emergência

A enfermagem do acolhimento é uma peça chave no processo, considerando que, ao realizar a estratificação de risco, o não reconhecimento do paciente com suspeita de AVCI pode atrasar e até excluir um paciente que era elegível para trombólise. O protocolo mais usado atualmente é o FAST (*Face, Arm, Speech and Time*). Nesse protocolo solicita-se ao paciente estender os braços, sorrir e falar a frase "O céu é azul". O tempo do início dos sinais e sintomas é avaliado e se um dos fatores estiver alterado o paciente é imediatamente encaminhado para a sala de emergência e o protocolo de atendimento da fase aguda é acionado. Em relação ao tempo de início dos sinais e sintomas, deve-se questionar o paciente ou acompanhante quanto ao último momento em que o paciente estava assintomático. Por exemplo, um paciente que foi dormir às 21 horas, acordou às 7 horas e deu entrada no acolhimento às 9 horas da manhã terá 12 horas do início dos sinais e sintomas.

Sala de emergência

Na suspeita de AVC no acolhimento, o paciente é encaminhado para a sala de emergência, onde se realiza um atendimento sistematizado. A equipe de enfermagem recebe o paciente e o mantém deitado e monitorizado do ponto de vista cardiorrespiratório. Nos casos em que a oximetria de pulso acusa saturação de O_2 menor que 95%, cateter de O_2 é introduzido. Uma glicemia capilar é realizada e o nível glicêmico deverá ser mantido, preferencialmente, entre 80 e 140 mg/dL. A hipoglicemia deve ser prontamente tratada, assim como as glicemias maiores que 140 mg/dL. A temperatura é avaliada e deve ser mantida abaixo de 37,5 °C. Uma monitorização não invasiva da pressão arterial é prontamente instalada, e a pressão arterial deverá ser tratada com medicação intravenosa (nitroprussiato, disponível na maioria dos serviços, considerando que labetalol e nicardipina não estão amplamente disponíveis no Brasil). Antes de a decisão de tratamento trombolítico ser tomada, a pressão só deverá ser tratada nos casos em que estiver maior que 220 mmHg (sistólica) e/ou a diastólica maior que 120 mmHg. Avaliação e decisão individualizada será tomada nos pacientes com edema pulmonar agudo, síndrome coronariana e insuficiência renal aguda. Nos pacientes trombolisados, a pressão arterial deverá ser mantida abaixo de 185 mmHg (sistólica) e de 110 mmHg (diastólica). Deve-se, contudo, manter os níveis próximos desses parâmetros evitando pressões sistólicas menores que 140 mmHg na fase aguda. Esses parâmetros de pressão, temperatura e glicemia devem ser rigorosamente controlados, em especial nas primeiras 24 horas. O paciente deve receber dois acessos venosos calibrosos, e os exames de sangue de fase aguda devem ser colhidos. Os dois acessos venosos são importantes, pois, nos casos em que o tratamento trombolítico for realizado, nenhuma medicação deverá ser administrada no mesmo acesso durante a infusão. Os exames de sangue deverão ser colhidos e imediatamente enviados ao laboratório para que o coagulograma seja disponibilizado antes da trombólise. Caso o coagulograma não fique pronto e o paciente seja candidato à trombólise, esta não deverá ser atrasada, exceto nos pacientes em uso de anticoagulante. Nesse momento, é aplicada a Escala de AVC do NIH (anexo), um EEG é feito rapidamente e o paciente é encaminhado para a tomografia de crânio sem contraste. Após a realização da tomografia, a decisão de tratamento trombolítico é tomada por meio da análise dos critérios de inclusão e exclusão clínicos, laboratoriais e de imagem.

Quanto aos critérios de inclusão: clínica de AVCI em qualquer território arterial, persistência do déficit neurológico, tomografia de crânio sem evidência de hemorragia e início dos sinais e sintomas há menos de 4 horas e meia.

Quanto aos critérios de exclusão: tomografia com hemorragia, diagnósticos diferenciais como tumor ou lesão inflamatória cerebral ou edema cerebral ou isquemia hiperaguda em mais de um terço do território da artéria cerebral média. Os achados sugestivos de isquemia hiperaguda são apagamento de sulcos, perda da diferenciação entre a substância branca e cinzenta e desvio de estruturas, como apagamento dos ventrículos. Os pacientes com hipodensidade bem delimitada na tomografia, provavelmente não terão benefício do tratamento trombolítico e agregam maior risco de transformação hemorrágica. As últimas diretrizes recomendam que, na ausência de hemorragia ou hipodensidade bem definida, os sinais precoces de isquemia independente da extensão não devem ser considerados como contraindicação para trombólise. Recomenda-se uma maior atenção na seleção desses pacientes. Outros critérios de exclusão:

- Sintomas leves (escala de AVC do NIH < 4), exceto afasia e déficit incapacitante.
- Melhora completa do déficit neurológico. Os pacientes com flutuação dos sinais e sintomas sem melhora completa são trombolisados).
- Suspeita clínica de hemorragia subaracnóidea, apesar da CT normal.
- Sangramento ativo (GI ou urinário nos últimos 21 dias).
- Distúrbios hemorrágicos conhecidos
    - Plaquetas < 100.000/mm^3
    - TTPA > 2 × o limite superior
    - uso recente de varfarina e elevação do TP (RNI > 1,7)
- Nos casos em que o paciente estiver em uso de novo anticoagulante há contraindicação para o uso do trombolítico por via intravenosa. A dabigatrana pode ser uma exceção, pois alguns autores defendem que, na presença de um TTPA e TT normais em pacientes que estão há 6 horas da próxima tomada, a trombólise pode ser segura. É importante ressaltar que a recomendação das últimas *diretrizes* é que se excluam do procedimento de trombólise intravenosa pacientes que tenham feito uso dos novos anticoagulantes nas últimas 48 horas.
- Realização de neurocirurgia, trauma craniano grave ou AVC nos últimos 3 meses (avaliar caso a caso).
- Cirurgia de grande porte ou trauma há 14 dias.
- Punção arterial recente em local não compressível.
- Punção lombar nos últimos 7 dias.
- História de hemorragia intracraniana, MAV ou aneurisma cerebral (avaliar caso a caso).
- Crise epiléptica presenciada no início do quadro (nossa conduta é tratar esses pacientes, em especial quando não há antecedente de epilepsia, principalmente na presença de ressonância magnética confirmando o diagnóstico de isquemia).
- Infarto agudo do miocárdio recente (avaliar caso a caso).
- Glicemia < 50 mg/dL ou > 400 mg/dL (corrigir e tratar).
- PA sistólica > 180 mmHg ou diastólica > 105 mmHg (corrigir e tratar).
- Aborto recente (nas últimas 3 semanas) e gravidez.
- Endocardite com êmbolo séptico diagnosticado.

Unidade de AVC

Na unidade de AVC é realizado o manejo clínico com o intuito de manter o paciente estável e evitar complicações neurológicas e sistêmicas do AVCI. Nesse ambiente também são iniciadas as estratégias de prevenção secundária e reabilitação.

As medidas mais importantes após o tratamento trombolítico no AVCI são: evitar medicações antitrombóticas nas primeiras 24 horas, evitar cateterização arterial ou punção venosa profunda e colocação de sonda vesical e nasogástrica, controle da temperatura e glicemia no mínimo de 4 em 4 horas, controle da pressão arterial de 15 em 15 minutos nas primeiras 2 horas, de 30 em 30 minutos até 6 horas e após, de hora em hora até 24 horas depois da trombólise, medidas físicas para prevenção de trombose venosa profunda, hidratação e nutrição adequada (protocolo de disfagia antes de alimentar por via oral), aplicar a escala de AVC do NIH de 6 em 6 horas ou sempre que houver flutuação dos sinais e sintomas. Em caso de piora clínica de 4 ou mais pontos na escala de AVC do NIH, uma tomografia de crânio deve ser realizada imediatamente e se hemorragia for detectada, 8 U de crioprecipitado ou 3U de plasma são infundidos e um neurocirurgião é acionado. Outras medidas importantes são: investigação etiológica, prevenção de pneumonia e infecção urinária (não usar antibioticoterapia profilática), não administrar anticonvulsivantes profiláticos, e corticosteroides são fortemente contraindicados, exceto nos casos em que a indicação for secundária à etiologia, como nas vasculites sistêmicas. Nos casos de edema cerebral maligno, as medidas de ponte como manitol e hiperventilação podem ser necessárias, até o tratamento definitivo. Nesses casos o paciente deve ser selecionado para a craniectomia descompressiva extensa e precoce, pois esta tem impacto na redução de sequelas e morte. Nenhum neuroprotetor se mostrou eficaz e não há recomendação para uso dessas medicações.

Reabilitação

A reabilitação, com uma equipe interdisciplinar composta por enfermagem, fisioterapia, fonoaudiologia, terapia ocupacional, educador físico, nutrição e psicologia, deve ser iniciada o quanto antes. Um protocolo com metas diárias compartilhadas com o paciente e familiares melhora significativamente o prognóstico dos pacientes. Medidas simples como mudança de decúbito de 2 em 2 horas, cuidados nutricionais, protocolo de disfagia e afasia, detecção e tratamento precoce de depressão, fisioterapia respiratória e motora e ações de terapia ocupacional devem ser instituídas. Esse grupo interdisciplinar pode ser coordenado por um médico fisiatra, e o plano de alta deve estar em sincronia com o seguimento ambulatorial. Todos os profissionais envolvidos no atendimento devem se empenhar em orientar o paciente, familiares e cuidadores quanto às orientações envolvendo o atendimento e as estratégias de prevenção cardiovascular com foco na prevenção de hábitos como alimentação rica em gorduras e pobre em vegetais, ingesta excessiva de álcool, tabagismo, sedentarismo e estresse.

Prevenção secundária e seguimento ambulatorial

A prevenção secundária deve ser prontamente instituída. Considerando o AVCI como ponto final de diferentes doenças, o ideal é personalizar o tratamento na dependência da etiologia. Nos pacientes com doença de pequenos vasos, uma estratégia com estatina, tratamento do diabetes e hipertensão arterial e ácido acetilsalicílico 100 mg é indicada para a maioria dos pacientes. Quando a etiologia for uma doença aterosclerótica de grandes artérias, a estratégia de prevenção é focada no controle dos fatores de risco cardiovasculares bem conhecidos e tratamento com antiagregantes plaquetários em monoterapia ou dupla em casos bem selecionados, como alguns pacientes com estenose intracraniana. Um estudo sugeriu não haver benefício com a utilização de stent intracraniano, e este não deve ser usado, exceto em casos selecionados em que um grau importante de repercussão hemodinâmica é detectado. Nos pacientes com cardioembolia, em especial por FA, o uso de anticoagulante está sempre indicado em prevenção secundária, exceto nos raros casos em que o risco de sangramento maior for muito maior que o benefício na redução do AVCI. Nos casos de forame oval patente, ácido acetilsalicílico está indicado após um primeiro evento, e anticoagulação oral com varfarina em caso de recorrência. Fechamento cirúrgico ou endovascular do forame não mostrou benefício em estudo randomizado, e essa conduta deve ser reservada a casos muito bem selecionados. Pacientes com forame oval patente e AVCI devem ser exaustivamente investigados para outras etiologias e pesquisados quanto à presença de trombofilias e FA paroxística.

Um estudo com pacientes com ataque isquêmico transitório ou AVCI pequeno (com escala de AVC do NIH menor que 4) não cardioembólico mostrou menor taxa de recorrência de AIT e AVCI, após bólus de 300 mg de clopidogrel combinado com 100 mg de ácido acetil salicílico e posterior dose de 75 mg de clopidogrel com 100 mg de ácido acetilsalicílico por 30 dias.[1,7]

Indicadores de qualidade

Para melhorar a eficiência no atendimento dos pacientes com AVCI nos centros capacitados é essencial que se monitorem indicadores de qualidade relacionados aos protocolos de atendimento. Esses indicadores devem ser medidos, analisados periodicamente e compartilhados com toda a equipe envolvida no atendimento para planos de melhoria contínua. Os indicadores mais usados mundialmente são os sugeridos pela *Joint Commission International*, que certifica centros de atendimento ao paciente com AVC. É importante que o centro de AVC crie indicadores próprios voltados para a necessidade específica de suas melhorias.

CONSIDERAÇÕES FINAIS

O melhor tratamento para o AVCI é a prevenção através do combate aos fatores de risco cardiovasculares modificáveis. O foco principal do tratamento emergencial do AVCI é a reperfusão precoce da área com sofrimento isquêmico, além de controle rigoroso de parâmetros fisiológicos com glicemia e temperatura em unidades especializadas no atendimento desse grupo de pacientes.

REFERÊNCIAS BIBLIOGRÁFICAS

1. Kernan WN, Ovbiagele B, Black HR, Bravata DM, Chimowitz MI, Ezekowitz MD, et al. Guidelines for the Prevention of Stroke in Patients With Stroke and Transient Ischemic Attack: A Guideline for Healthcare Professionals From the American Heart Association/American Stroke Association. Stroke. 2014 May 1. [Epub ahead of print]
2. Jauch EC, Saver JL, Adams HP Jr, Bruno A, Connors JJ, Demaerschalk BM, et al. Guidelines for the early management of patients with acute ischemic stroke: a guideline for healthcare professionals from the American Heart Association/American Stroke Association. Stroke. 2013;44(3):870-947.
3. Morgenstern LB, Hemphill JC 3rd, Anderson C, Becker K, Broderick JP, Connolly ES Jr, et al. Guidelines for the management of spontaneous intracerebral hemorrhage: a guideline for healthcare professionals from the American Heart Association/American Stroke Association. Stroke. 2010;41(9):2108-29.
4. Valiente RA, de Miranda-Alves MA, Silva GS, Gomes DL, Brucki SM, Rocha MS, et al. Clinical features associated with early hospital arrival after acute intracerebral hemorrhage: challenges for new trials. Cerebrovasc Dis. 2008;26(4):404-8.
5. Anderson CS, Heeley E, Huang Y, Wang J, Stapf C, Delcourt C, et al. Rapid blood-pressure lowering in patients with acute intracerebral hemorrhage. N Engl J Med. 2013;368(25):2355-65.
6. Jauch EC, Saver JL, Adams HP Jr, Bruno A, Connors JJ, Demaerschalk BM, et al. Guidelines for the early management of patients with acute ischemic stroke: a guideline for healthcare professionals from the American Heart Association/American Stroke Association. Stroke. 2013 Mar;44(3):870-947
7. Wijdicks EF, Sheth KN, Carter BS, Greer DM, Kasner SE, Kimberly WT, et al. Recommendations for the management of cerebral and cerebellar infarction with swelling: a statement for healthcare professionals from the American Heart Association/American Stroke Association. Stroke. 2014 Apr;45(4):1222-38.

CAPÍTULO 162

MENINGITES E MENINGOENCEFALITES

Keila Narimatsu
Luis Fernando Aranha Camargo
Roberto Franco Morgulis

DESTAQUES

- Os termos meningite, encefalite e meningoencefalite são divisões clínicas. Manifestam-se por febre, cefaleia e infecção do sistema nervoso central (SNC), podendo, ou não, estar associadas.
- Principais agentes etiológicos nas infecções agudas são as bactérias e os vírus. As bactérias mais comuns da comunidade são *Streptococcus pneumoniae, Neisseria meningitides* e *Listeria monocytogenes.* Os vírus mais importantes são os vírus da família Herpes pela sua maior morbidade e mortalidade.
- Em toda suspeita de infecção no SNC, deve ser realizada a punção do líquido cefalorraquidiano, exceto se contraindicada.
- A terapia empírica deve ser realizada baseada em dados epidemiológicos, clínicos e de exames complementares até a definição etiológica.

INTRODUÇÃO

Atualmente, a complexidade dos cuidados aos pacientes com encefalite e meningoencefalite nas unidades de terapia intensiva vem aumentando, devido ao surgimento de novos agentes etiológicos, ao avanço nos exames diagnósticos, ao surgimento de novas terapias antivirais e antibacterianas, à maior sofisticação nos cuidados de suporte e nas técnicas de monitorização das unidades de tratamento intensivo.

O parênquima cerebral, as meninges e os vasos sanguíneos do sistema nervoso central (SNC) podem ser afetados por qualquer microrganismo patogênico. Didaticamente, costuma-se dividir as síndromes clínicas, segundo a principal região acometida no SNC e a sua manifestação neurológica. Nessa divisão didática, a presença ou a ausência da função cerebral normal é importante para a distinção clínica entre meningite e meningoencefalite.

O comprometimento meníngeo por microrganismos patógenos é designado meningite, pois a infecção e a resposta inflamatória se limitam ao espaço subaracnoide. Já a meningoencefalite consiste na associação do processo inflamatório meníngeo e do parênquima cerebral com prejuízo na função encefálica. Neste capítulo, discutiremos as principais infecções envolvidas no SNC, a sua apresentação clínica, diagnóstico, tratamento e prognóstico.

HISTÓRICO (EPIDEMIOLOGIA)

Aproximadamente 1,2 milhão de casos de meningite bacteriana ocorrem anualmente no mundo. A meningite está entre as 10 causas infecciosas mais comuns de óbito e é responsável por aproximadamente 135 mil mortes mundialmente por ano.[1] Apesar do declínio de sua incidência, a meningite bacteriana permanece com alta taxa de mortalidade, acima de 9,4% nas crianças e aproximadamente 14,8% em adultos, dependendo do organismo e do seu estado imunológico[2] (Quadro 162.1).

As meningites virais são importantes causas de admissão hospitalar com incidência estimada em torno de 5 a 15 casos por 100 mil pessoas ao ano. Essa incidência é certamente subestimada, principalmente pelas meningites enterovirais, pois seu diagnóstico muitas vezes não é realizado por ser autolimitada. Muitos vírus são sazonais ou com distribuição geográfica específica, evidenciando a importância dos dados epidemiológicos[3-4] (Quadro 162.2).

A encefalite pelo vírus herpes simples (HSV) acomete homens e mulheres igualmente, podendo atingir todas as faixas etárias. Não há um período sazonal para sua maior ocorrência. A imunossupressão não é um fator de risco para a encefalite herpética, mas ela pode progredir rapidamente nesses indivíduos.[4]

ETIOLOGIA

Os agentes etiológicos responsáveis pelas meningites e meningoencefalites são diversos e cada grupo possui seu neurotropismo individual. As infecções agudas do SNC são frequentemente bacterianas ou virais, tendo as demais etiologias e as causas não infecciosas como diagnóstico diferencial. Nas meningites, os vírus, em especial os enterovírus, são responsáveis por grande parte dos quadros infecciosos, seguidos pelos agentes bacterianos. Já nos casos das encefalites, tornam-se de grande importância os vírus da família herpes pelo seu grau de virulência, de gravidade e de possibilidade de tratamento.[5]

INFECÇÕES BACTERIANAS

A meningite bacteriana aguda acomete todas as faixas etárias. Os agentes mais comuns da comunidade são *Streptococcus pneumoniae, Neisseria meningitidis, Haemophilus influenzae, Listeria monocytogenes* e estreptococos do grupo B[2,5] (Quadro 162.1).

A idade, o estado imunológico, a sazonalidade e a predisposição individual podem predizer o agente etiológico e a escolha do tratamento empírico inicial. Após determinação do agente etiológico, a antibioticoterapia deve ser

QUADRO 162.1. Principais agentes bacterianos e dados epidemiológicos.

Agente	Idade	Fator de risco	Proporção de casos	Mortalidade
Streptococcus pneumoniae	Todas	Aglobulinemia, imunossupressão (p. ex.: asplenia, alcoolismo)	57%	17,9% (> se imunocomprometido)
Neisseria meningitidis	11 a 17 anos e adultos jovens	Aglomeração de pessoas	45% dos casos entre 11 e 17 anos	10%
Listeria monocytogenes	Neonatos e adultos	Imunodeficiências (p. ex.: HIV,* alcoolismo, recém-nascidos)	4%	18%
Hemophilus influenzae	Crianças e adultos	Recém-nascidos	6%	7%
Streptococcus grupo B	Neonatos	86% dos casos em < 2 meses de idade	17%	11%
Bacilos gram-negativos	Adultos	Infecções nosocomiais, exceto em somente 3%	33% de todas as meningites nosocomiais	35% nosocomial e 25% comunidade

* Human Immunodeficiency Virus.

QUADRO 162.2. Etiologia, epidemiologia e potenciais complicações das meningites virais.

Agente (vetor)	Epidemiologia	Complicações
Enterovírus	Comum em crianças, maior incidência no verão e no outono	No geral benigna, com morbidade e mortalidade em neonatos e imunocomprometidos
Herpes simples 1 e 2	São esporádicos. O tipo 1 está mais associado com encefalite e o tipo 2 com meningite	Mortalidade 70%, se não tratada. Pode causar meningite recorrente[a]
Varicela-zóster	Imunocomprometidos	AVC[b] isquêmico e encefalite difusa em imunocomprometidos
Citomegalovírus	Imunocomprometidos, principalmente HIV[c]	Usualmente apresenta encefalite focal. Retinite pode ocorrer em associação
HIV[c]	Meningite em 5 a 10% dos casos de soroconversão e ocasionalmente durante infecção crônica	Complicações raras na fase aguda. Infecção crônica associada com complexo demência – AIDS[d]
Vírus da Caxumba	Populações não imunizadas	Usualmente autolimitada. Processo inflamatório de glândulas salivares em 50% casos
Vírus Nilo do Oeste/West Nile (mosquito)	Endêmico na Ásia, Estados Unidos, Europa e África. Verão e início outono	Mortalidade de 4% a 13% em idosos, imunossuprimidos e diabéticos

[a] Meningite de Mollaret; [b] Acidente vascular cerebral; [c] Vírus da imunodeficiência humana; [d] Síndrome da imunodeficiência humana.

específica. O líquido cefalorraquidiano (LCR) evidencia pleocitose com predomínio neutrofílico, hiperproteinorraquia e hipoglicorraquia.[2,5]

S. PNEUMONIAE (PNEUMOCOCO)

É uma bactéria aeróbia e gram-positiva. É considerado o agente mais comum nas meningites bacterianas agudas, responsável por mais de 50% dos casos em todas as idades, exceto nos primeiros dois meses de vida.[2] O risco da doença e mortalidade por este agente é ainda maior na presença de diabetes melito, alcoolismo, anemia falciforme, deficiência de imunoglobulina e outras imunodeficiências.[6]

Os adultos possuem o pneumococo na nasofaringe e nem todos os seus subtipos podem ser eliminados pela vacina antipneumococo. Assim, a meningite pode ser complicação de processos infecciosos como otite média, mastoidite, sinusite, e de infecções respiratórias, em torno de 50% dos casos.[2] A vacina específica para subtipos de pneumococcos tem reduzido os casos de meningite em 92%, entretanto, o aumento dos casos pelos subtipos não presentes na vacina, limitou o potencial de redução para 26% nos últimos oito anos.[2] Desse modo, novas vacinas com maior cobertura para subtipos contra este agente podem impactar e modificar esses dados futuramente.

A prevalência do pneumococo resistente à penicilina fez das cefalosporinas de terceira geração o tratamento empírico inicial, conforme será discutido adiante.[5]

N. MENINGITIDIS (MENINGOCOCO)

É uma bactéria gram-negativa agrupada aos pares (diplococo). É responsável por grande parte das meningites em adolescentes e em adultos jovens, bem como o pneumococo; unidos, eles são responsáveis por 90% dos casos de meningite nesta faixa etária.[2]

Este agente também coloniza a nasofaringe e, em muitos doentes, faz com que a doença seja invasiva logo após sua ocorrência. Por esse motivo, pacientes com meningite devem ser colocados em isolamento de contato de gotículas, até a exclusão do meningococo como agente etiológico.

Quando necessária, a profilaxia é realizada nos contatos do mesmo domicílio, que tiveram contato íntimo, e em outros expostos às secreções de gotículas do paciente.[7]

HAEMOPHILUS INFLUENZAE

Inicialmente designado bacilo de Pfeiffer, é um cocobacilo gram-negativo. Atualmente, nos países onde a vacinação é generalizada, sua incidência é desprezível e foi reduzida em mais de 90%, responsável por apenas 5% a 7% de todas as meningites bacterianas em adultos e em algumas crianças não vacinadas.

A meningite por *H. influenzae* é predominantemente doença infantil e do início da infância em mais de 50% dos casos. Ocorre nos dois primeiros anos de vida e, em 90% destes casos, antes dos 5 anos de idade.[2,8]

LISTERIA MONOCYTOGENES

São bacilos pequenos, aeróbicos, gram-positivos e anaeróbicos facultativos. Agente etiológico importante em neonatos, imunossuprimidos, idosos e gestantes, pois, dependendo do grau de imunossupressão, pode ocasionar quadros neurológicos graves, com acometimento do tronco encefálico e alto índice de mortalidade.

Em contraste, indivíduos saudáveis que ingeriram grande quantidade deste agente podem desenvolver apenas gastroenterite autolimitada, devido à infecção ocorrer por origem alimentar.[5,9] O tratamento de escolha é a ampicilina, que deve ser considerada no tratamento inicial em todos os casos suspeitos.[10]

STREPTOCOCCUS AGALACTIE

São estreptococos do grupo B e, como características morfológicas, apresentam as mesmas do gênero *Streptococcus*. Colonizam o trato urogenital feminino e, portanto, são responsáveis por casos de transmissão materno-fetal. A transmissão pode ocorrer também pelo contato pessoal e por este motivo os adultos podem adquiri-lo.[5]

BACILOS GRAM-NEGATIVOS

Pseudomonas aeruginosa, *Escherichia coli* e *Klebsiella* sp são bacilos gram-negativos patogênicos. Representam apenas 3% dos casos de meningite da comunidade, mas são responsáveis por 33% dos casos hospitalares. Neste último, a terapia antimicrobiana deve ser ampliada para cobertura desses agentes.[5]

STAPHILOCOCCUS AUREUS E EPIDERMIDIS

Estafilococos são cocos gram-positivos, frequentemente encontrados na pele, mucosas e fossas nasais. Raramente causam meningite, exceto em condições especiais. Meningite pode ser secundária à infecção pelo estafilococo em processos infecciosos da pele, como complicação de trombose de seio cavernoso, abscesso epidural, subdural, procedimentos neurocirúrgicos, punção lombar e na presença de endocardite infecciosa.[5,11]

MYCOBACTERIUM TUBERCULOSIS

Também conhecido como bacilo de Koch, são bactérias altamente aeróbicas e impermeáveis à coloração de Gram. Ocorrem secundariamente à tuberculose em algum outro órgão do corpo a distância, e geralmente seu foco primário são os pulmões, seguidos pelos gânglios linfáticos, ossos, seios paranasais e trato gastrintestinal.[11]

A infecção do SNC por este agente é uma das complicações mais graves e letais da tuberculose (TB), seja após disseminação hematogênica de infecção primária ou de sua reativação. Indivíduos de maior risco são crianças com tuberculose primária e adultos com imunodeficiência, seja pela idade avançada, desnutrição, HIV ou câncer.[11-12]

TREPONEMA PALLIDUM

É bactéria gram-negativa do grupo das espiroquetas e agente causadora da sífilis, doença sexualmente transmissível. Essa infecção ocorre em fases sobrepostas e é classificada de acordo com os sintomas e o tempo após a infecção inicial. Se não tratada, até um terço dos infectados progridem para as fases posteriores com comprometimento cardiovascular e do SNC, com danos irreversíveis.

A neurossífilis recente envolve o líquido céfalo-raquidiano (LCR), meninges e vasculatura, manifestadas por meningite assintomática, meningite sintomática e doença meningovascular, respectivamente. A neurossífilis tardia envolve o encéfalo e a medula espinhal, esta última conhecida como *Tabes dorsallis*. Atualmente, a neurossífilis recente é mais comum que a forma tardia, devido ao advento da antibioticoterapia e ao aumento de pacientes infectados pelo HIV, doença também sexualmente transmissível.[13]

FOCO INFECCIOSO E AGENTE ETIOLÓGICO BACTERIANO

Um foco infeccioso adjacente ou a distância pode influenciar na determinação do agente etiológico e na escolha para o tratamento empírico. Sinusite maxilar, frontal ou otomastoidite predispõem infecções no SNC pela proximidade anatômica entre elas e com o espaço subaracnoide. Procedimentos neurocirúrgicos e trauma penetrante predispõem infecções por organismos da pele, bem como anaeróbios[5] (Quadro 162.3).

QUADRO 162.3. Foco infeccioso e agente etiológico.

Sinusite maxilar ou otite	- *Streptococcus* sp; bacilos gram-negativos; - *Staphylococcus aureus*; *Haemophilus* sp
Endocardite	- *Streptococcus viridians*; *S. aureus*; *Streptococcus bovis*; HACEK[a]; *Enterococcus*
Neurocirurgia recente, trauma penetrante ou após punção liquórica	- *S. aureus* e outras espécies (MRSA[b]); família das enterobactérias; *Pseudomonas* sp
Nosocomial	- Bacilos gram-negativos; *Staphylococcus* sp

[a]*Haemophilus aphrophilus, Actinobacillus actinomycetemcomitans, Cardiobacterium; hominis, Eikenella corrodens e Kingella kingae*; [b]*S. aureus* meticilina resistente.

INFECÇÕES VIRAIS

Os vírus são os agentes etiológicos mais frequente em todas as meningites mundialmente. Meningite viral é causada predominantemente por um pequeno grupo de vírus com neurotropismo – frequentemente os enterovírus, vírus da família herpes, arbovírus, ou HIV, e com menor frequência o vírus da caxumba.[3-5]

Dependendo do neurotropismo e do grau de virulência do agente, podem ocorrer infecções do parênquima resultando em encefalites, mielites ou encefalomielites. Nesses casos, os três principais agentes etiológicos virais são os HSV, vírus varicela-zóster (VZ) e vírus do Oeste do Nilo – *West Nile Virus* (WNV).

Outras encefalites infecciosas por demais agentes etiológicos, embora importantes, são menos frequentes. Tipicamente, encontramos no LCR pleocitose liquórica com predomínio linfomonocitário, e as culturas para bactéria são negativas. Com exceção dos vírus da família herpes, não há tratamento específico para as infecções virais.[3-5]

ENTEROVÍRUS

São vírus pequenos, não envelopados, formados por uma única fita de ácido ribonucleico (RNA) e constituem um dos gêneros da família *Picornaviridae*. Existem mais de 70 subtipos humanos identificados que replicam no trato gastrintestinal, podendo causar doenças neurológicas como meningite, encefalite, mielite e a poliomielite.

O modo de transmissão é fecal-oral e, em menor frequência, por respiração. Os enterovírus compreendem poliovírus, vírus coxsackie e echovírus, e todos podem atingir o SNC.[3-4,14] São responsáveis por aproximadamente 60% dos casos de meningite sendo os agentes etiológicos mais comuns.[5] Não há tratamento específico, sendo basicamente de apoio com sintomáticos. No geral são infecções benignas e de boa evolução.[5]

POLIOVÍRUS

É responsável pela poliomielite anterior aguda (paralisia infantil, doença de Heine-Medin) caracterizada pela destruição das células motoras e pelo surgimento de paralisia flácida dos músculos inervados pelos neurônios acometidos. Depois do advento da vacina, a incidência diminuiu drasticamente, sendo o pólio endêmico confinado à África central e ao oeste asiático, embora casos isolados possam ocorrer em outros países.[3]

VÍRUS COXSACKIE

É tipicamente encontrado nas doenças da infância, como a herpangina, e na síndrome da mão-pé-boca, em especial pelo enterovírus 71. Quando acomete o SNC, geralmente ocasiona meningite asséptica, entretanto casos graves podem ocorrer com o envolvimento do tronco encefálico e menos frequentemente do córtex, do cerebelo e da medula espinhal.[4-5,14]

ECHOVÍRUS

São responsáveis por gastroenterites, exantema macular e infecções respiratórias superiores. Quando o sistema nervoso é acometido, geralmente ocorre meningite asséptica com boa evolução e prognóstico.[3]

FAMÍLIA HERPES-VÍRUS

O grupo dos herpes-vírus é constituído de vírus contendo DNA (ácido desoxirribonucleico) que possuem envoltório lipídico e se multiplicam no núcleo celular. Os membros desse grupo possuem em comum a característica de estabelecer infecções latentes.[11] Os agentes mais importantes nas infecções do SNC pelos vírus da família herpes são HSV-1 e HSV-2; posteriormente, o VZ, o citomegalovírus (CMV) e o Epstein-Barr Vírus.

O espectro de infecções desses vírus inclui meningite, encefalite, mielite e ocasionalmente radiculite. Entre essas, a encefalite é a mais grave com mortalidade em torno de 70% se não tratada.[15] A encefalite herpética é causada principalmente pelo HSV-1, enquanto a meningite está mais relacionada ao HSV-2, podendo, ou não, estar associada com herpes genital. Além disso, HSV-2 está mais relacionado com meningite asséptica recorrente, também chamada de Meningite de Mollaret.[16]

HERPES SIMPLES

Encefalite herpética (Quadro 162.2) representa somente 10% a 15% dos casos de encefalites virais nos Estados Unidos. Os dois principais subtipos de HSV que acometem humanos são HSV-1 e HSV-2. O HSV-1 é comumente adquirido na infância, enquanto o HSV-2 é sexualmente transmissível e, assim, é adquirido mais comumente na adolescência ou na idade adulta.[17]

No caso da encefalite neonatal por HSV-2, esta resulta usualmente da aquisição durante a passagem no canal do parto ao nascimento em mãe com lesões genitais ativas. O HSV-1 é responsável por 90% das encefalites herpéticas em adultos, e dois terços ocorrem por reativação viral.[4]

A fisiopatologia não é bem esclarecida, mas acredita-se que o vírus se propaga dos gânglios trigeminais, através das fibras sensoriais, para as meninges sobrejacentes aos lobos temporais e orbitofrontais. Como alternativa, no caso de reativação viral, postula-se que a encefalite ocorra após a reativação do vírus latente no cérebro.[17]

Encefalite herpética é geralmente unilateral, com predileção pelos lobos temporais e córtex orbitofrontal, e sua progressão resulta em rápida extensão, hemorragia e destruição cerebral.[16,18]

VÍRUS VARICELA-ZÓSTER (VZ)

É um vírus grande, provido de envoltório e contém DNA com a mesma estrutura de outro herpes-vírus. A infecção primária, doença comum na infância, é denominada varicela ou catapora e caracteriza-se por lesões vesiculares em diferentes estágios distribuídas por todo o corpo.

Posteriormente à infecção inicial, o vírus VZ permanece latente no gânglio sensorial até a ocorrência de sua reativação, em conjunção com alguma imunossupressão, seja por idade, terapia imunossupressora, doença sistêmica, sendo sua manifestação clínica restrita a dermátomos.[9,11]

A invasão do SNC pode ocorrer na infecção primária ou então causar encefalite após a reativação viral. O acometimento pode envolver também a medula espinhal, os nervos cranianos e os nervos periféricos.[4]

CITOMEGALOVÍRUS

O CMV é um vírus DNA de fita dupla e possui o maior genoma da família herpes. A infecção acarreta o aparecimento de grandes células aumentadas de volume, que contém frequentemente grandes inclusões eosinofílicas intranucleares e citoplasmáticas.[11]

Classicamente associado com encefalites em neonatos, também causa encefalite em adultos. No passado, foi a maior complicação da AIDS antes da terapia antirretroviral. O vírus também pode causar encefalite e mielorradiculite em outros grupos de imunossuprimidos, como transplantados em uso de droga imunossupressora e ocasionalmente em indivíduos sem doença subjacente.[4,19]

ARBOVIROSES

Vírus do Oeste do Nilo (WNV)

O WNV é um vírus RNA de cadeia única que pertence à família *Flaviviridae*, e o mosquito *Culex* é o vetor primário para infecção humana.[20] O vírus infecta múltiplas espécies de animais e aves, em particular os pássaros da família *Corvidae*.

O vírus tem sido identificado em todos os estados dos Estados Unidos, com exceção do Alasca e do Havaí, e a infecção humana tem sido registrada principalmente no verão e no início do outono.[21] Somente 20% desenvolvem quadro sintomático com febre, mal-estar, vômito, mialgia e *rash* maculopapular.

Menos de 1% dos pacientes infectados desenvolvem doença neuroinvasiva (meningite, encefalite ou poliomielite), mais comum em idosos e em pacientes transplantados.[4,20,22] O tratamento é de suporte e o prognóstico é bom, embora a recuperação possa ser longa.[22]

OUTROS ARBOVÍRUS

Uma variedade de outras arboviroses (carreados por artrópodes) pode infectar humanos, causando-lhes doença neurológica como meningite, e mais frequentemente encefalites moderadas ou graves. Previamente à ocorrência do WNV nos Estados Unidos, a encefalite de St. Louis era a causa mais comum de encefalite por arbovírus, e a encefalite equina oriental a de maior gravidade. Não há tratamento específico e o controle dos vetores são as medidas preventivas.[4,20]

VÍRUS DA IMUNODEFICIÊNCIA HUMANA

A AIDS é uma doença causada por infecção sistêmica do HIV-1 e caracterizada por infecções oportunistas, neoplasias malignas e uma variedade de distúrbios neurológicos. Considerada uma pandemia em escala mundial, atinge praticamente todos os grupos populacionais, com disseminação rápida nos países em desenvolvimento.[11] A transmissão ocorre por meio da atividade sexual ou por transferência de sangue ou hemoderivados contaminados pelo vírus.

As complicações neurológicas da AIDS incluem demência, mielopatia, neuropatia, miopatia, e acidente vascular cerebral.[3,5,11] Esse vírus possui grande importância e será discutido em capítulo à parte.

PARAMIXOVÍRUS

A caxumba é uma doença causada por um paramixovírus que possui predileção pelas glândulas salivares, gônadas, pâncreas, mama e SNC. Sua transmissão é respiratória, causando mais comumente a parotidite infecciosa.[11] É uma doença da infância geralmente inócua, mas pode causar alguns problemas no adulto.

No passado, foi um significante agente etiológico antes do programa de vacinação. A meningite é a manifestação neurológica mais comum e está associada com quadro febril, cefaleia e inflamação da glândula parótida ou outra glândula salivar em 50% dos casos.[3] A surdez por acometimento do labirinto membranoso é a sequela mais comum.[11] Poucos casos desenvolvem complicações mais intensas, como encefalite, mielite ou polirradiculoneurite, e sua mortalidade é rara.[3]

FUNGOS

Cryptococcus spp., *Histoplasma capsulatum*, *Blastomyces dermatidis*, *Coccidioides immitis*, *Paracoccidioides brasiliensis*, *Penicilium* spp. e *Sporothrix schenckii* são os principais fungos capazes de induzir infecção no SNC. A prevalência de infecções fúngicas está aumentando e isso pode ser atribuído ao número crescente de indivíduos cronicamente imunossuprimidos e transplantados, com os indivíduos HIV-positivos representando a grande maioria.

Fungos patógenos primários podem causar doenças em indivíduos saudáveis.[23] A criptococose é a mais comum em populações imunocomprometidas e ocorre devido ao *Cryptococcus neoformans* ou *Cryptococcus gattii*, sendo este último tradicionalmente encontrado em imunocompetentes.[23]

FISIOPATOLOGIA

As bactérias e os fungos alcançam as estruturas intracranianas pela via hematogênica (embolia séptica) ou pela extensão de estruturas adjacentes ao cérebro (seios paranasais, osteomielite, ouvido). Em alguns casos, a infecção pode ser iatrogênica no curso de neurocirurgias ou até pela punção lombar na coleta de LCR.[1,5,9,23]

Os agentes que colonizam as mucosas da nasofaringe podem invadir o tecido local, causar bacteremia e, após disseminação hematogênica, alcançar o espaço subaracnoide. As bactérias também podem atingir as meninges diretamente por defeitos anatômicos no crânio ou por estruturas adjacentes, como seios paranasais ou ouvido médio.

A resposta inflamatória está associada com a liberação de citocinas inflamatórias, incluindo as interleucinas 1 e 6 e o fator de necrose tumoral, que promovem permeabilidade na barreira hematoencefálica, edema cerebral vasogênico, mudanças no fluxo sanguíneo cerebral, ou ainda toxicidade neuronal direta. Patologicamente, meningite bacteriana é caracterizada por infiltração perivascular e leptomeníngea com leucócitos polimorfonucleares e exsudato inflamatório.

Essas alterações são mais proeminentes na convexidade cerebral em infecções por pneumococo e *Haemophilus* e na base cerebral quando o agente é a *Neisseria meningitidis*.[1,5-6,24]

Os vírus atingem o SNC por vários mecanismos. Os três principais são: via hematogênica de uma infecção viral sistêmica, propagação neuronal do vírus por transporte axonal e resposta autoimune, causando desmielinização pós-infecciosa.[3,5] Muitos, como os enterovírus, replicam-se fora do SNC e então o invadem pela via hematogênica.

Partículas virais passam diretamente através da barreira hematoencefálica, ou são transportadas por leucócitos (p. ex.: caxumba, herpes-vírus), e então infectam células endoteliais vasculares.

Outros vírus invadem o SNC através de nervos periféricos e cranianos, como poliomielite e HSV, respectivamente. Assim, além da via hematogênica, o vírus também pode se espalhar diretamente ou via leucócitos inflamatórios através de neurônios e de células gliais. Uma vez no SNC, propagam-se através do espaço subaracnoide com consequente meningite.[3,5,24-25]

Achados patológicos nas meningites virais consistem em reação inflamatória meníngea mediada por linfócitos. Encefalite é caracterizada por envolvimento perivascular, infiltração linfocítica e proliferação microglial, principalmente envolvendo regiões subcorticais. Inclusões intranucleares ou intracitoplasmáticas são visualizadas com frequência.[24-25]

DIAGNÓSTICO

O diagnóstico nas infecções do SNC deve ser baseado na história, na apresentação clínica, nas doenças prévias, nos dados epidemiológicos e nos exames complementares.

APRESENTAÇÃO CLÍNICA

Meningite aguda é uma síndrome composta por febre, cefaleia e meningismo. Os sintomas agudos usualmente se apresentam entre horas e dias, enquanto a meningite crônica é definida por um tempo superior a quatro meses de duração. Os quadros agudos com frequência estão associados com etiologias bacterianas ou virais e com as demais etiologias, incluindo as causas não infecciosas como diagnósticos diferenciais.[5]

A apresentação clínica consiste em uma tríade quase universal de cefaleia (em mais de 90% casos), febre e alteração do nível de consciência. Mudanças nos estado mental englobam quadros confusionais, psicose, sonolência, estupor ou até coma. As complicações das infecções bacterianas se manifestam clinicamente por sinais localizatórios, rebaixamento da consciência e crises convulsivas.

Nesses casos, a presença de abscessos e de hidrocefalia deve ser descartada. Sinais localizatórios podem ocorrer dependendo da localização e/ou do neurotropismo individual do agente e de suas peculiaridades.[1,3,5]

PARTICULARIDADES CLÍNICAS
NEISSERIA MENINGITIDIS

A doença meningocócica sistêmica aguda é frequentemente manifestada por três síndromes: meningite isolada, meningite com meningococemia e meningococemia sem evidência clínica de meningite. A meningococemia é definida como a disseminação do meningococo na corrente sanguínea, resultando em instabilidade hemodinâmica com estado de choque, coagulação intravascular disseminada e púrpura fulminante.[7]

L. MONOCYTOGENES

Devido ao seu neurotropismo pelo tronco encefálico e cerebelo, comumente manifesta-se como rombencefalite (Figura 162.1). Clinicamente segue um curso bifásico, iniciando com dor de cabeça, febre, náuseas e vômitos, seguido, em vários dias, por paralisia de nervos cranianos, ataxia, tremores e outros sinais cerebelares, diminuição da consciência, podendo ocorrer convulsões e hemiparesia.[5,9]

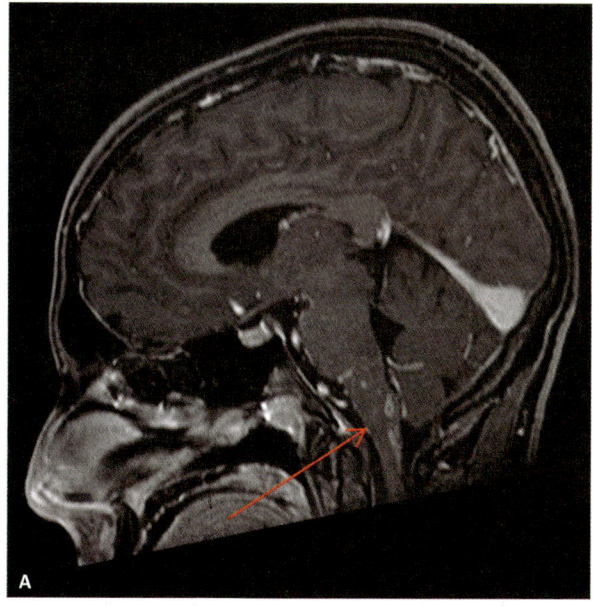 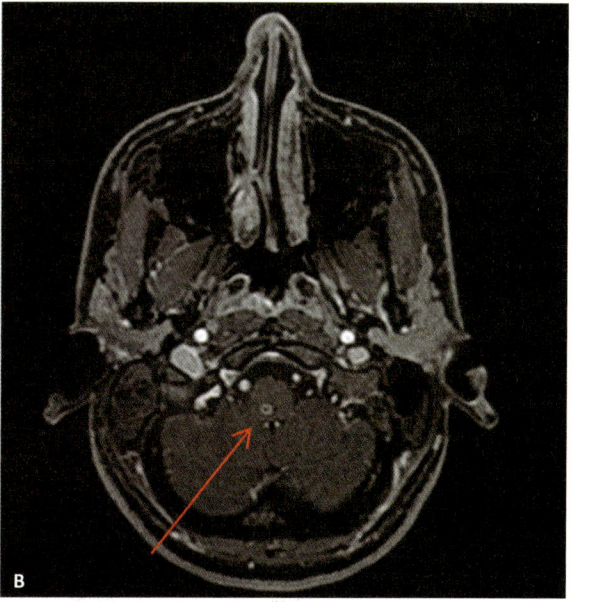

FIGURA 162.1. Rombencefalite por *Listeria monocytogenes*. (A) Estudo por ressonância magnética (RM) com múltiplas pequenas áreas de captação de contraste. (B) Abscesso ponto bulbocerebelar secundário à meningite.

MYCOBACTERIUM TUBERCULOSIS

A neurotuberculose se manifesta basicamente como três categorias clínicas: meningite tuberculosa, tuberculoma intracraniano e aracnoidite tuberculosa espinhal. A meningite é a manifestação mais comum, entretanto as três são encontradas com frequência em regiões onde a incidência de TB é elevada.[26]

NEUROSSÍFILIS

Tabes dorsalis, também denominada ataxia locomotora, manifesta-se por quadro de ataxia progressiva, dores lancinantes em membros inferiores, perda de reflexos tendinosos, perda da sensibilidade proprioceptiva e disfunção de esfíncteres.

Anormalidades pupilares frequentemente ocorrem em resposta à luz. Denominadas pupilas de Argyll-Robertson, são pequenas, com perda da reação à luz e preservação da constrição pupilar na acomodação e na convergência.[11,13]

HERPES SIMPLES

Devido ao neurotropismo pelo lobo temporal do herpes-vírus, a encefalite herpética pode se manifestar com crises epilépticas dessa região, incluindo crises olfatórias, gustativas, fenômeno de *déjà-vu* e também crises motoras ou generalizadas.[4,17,24]

VARICELA-ZÓSTER

A Síndrome de Ramsay Hunt é complicação otológica da reativação do VZ, antes latente no gânglio geniculado, manifestada por paralisia facial ipsilateral, otalgia e vesículas no canal auditivo.[27] Além disso, ao contrário do HSV, o vírus VZ pode acometer o endotélio vascular de grandes e de pequenas artérias cerebrais, ocasionando isquemia focal, dissecção arterial, formação de aneurisma ou hemorragia. A vasculite pelo VZ geralmente ocorre com a presença de zóster cutâneo ou oftálmico, entretanto pode não estar presente principalmente em imunossuprimidos.[4]

VÍRUS DO NILO DO OESTE

Somente 20% dos acometidos desenvolvem quadro sintomático com febre, mal-estar, vômito, mialgia e *rash* maculopapular. Menos de 1% dos pacientes infectados desenvolvem doença neuroinvasiva (meningite, encefalite ou poliomielite) sendo mais comum em idosos e em pacientes transplantados.[4,20-21]

VÍRUS DA IMUNODEFICIÊNCIA HUMANA

Na fase de soroconversão, além dos sintomas inespecíficos (Síndrome de Mononucleose *Like*), a meningite pode ocorrer em torno de 10%. Somente uma pequena proporção de casos pode progredir para meningite crônica, neuropatias ou outros sinais focal.

A infecção crônica pelo HIV pode acometer o SNC de várias formas, e estas incluem demência, mielopatia, neuropatia, miopatia e acidente vascular cerebral.[11]

Além da meningite, pacientes infectados pelo HIV podem apresentar meningite criptocócica, encefalite por HSV, VZ ou CMV e neurotoxoplasmose, dependendo do grau de imunossupressão. Encefalopatia pelo HIV (ou complexo demência – AIDS) resulta da infecção crônica do SNC pelo vírus ou de estágios avançados da doença, embora atualmente rara desde o advento da terapia antirretroviral.[3,5]

CRYPTOCOCCUS SP

A manifestação neurológica mais comum pelo *Cryptococcus* é a meningite criptocócica, que tipicamente se apresenta com cefaleia por hipertensão intracraniana, meningismo e paralisa de nervos cranianos ao longo de dias a semanas. Hipertensão intracraniana ocorre em 40% a 50% dos casos de meningite com significante aumento na mortalidade.[23]

Na presença de pressão de abertura acima de 25 cmH_2O ou de sintomas de hipertensão intracraniana, punções liquóricas seriadas devem ser realizadas com redução-alvo de 50% da pressão inicial ou mantê-la abaixo de 20 cmH_2O.

Nos casos refratários, dreno lombar, ventriculostomia ou *shunt* ventriculoperitoneal são procedimentos seguros e efetivos. As lesões expansivas, denominadas criptococomas, também podem ocorrer e são mais comumente vistas com *C. gattii* do que *C. neoformans*.[23]

EXAMES COMPLEMENTARES
EXAMES LABORATORIAIS

Na suspeita de meningite ou meningoencefalite, uma rotina de exames laboratoriais deve ser solicitada, a fim de direcionar o raciocínio clínico para testes específicos (Quadro 162.4). Além disso, a avaliação da imunidade individual deve ser realizada, levando em consideração alguns dados epidemiológicos, antecedentes patológicos, hábitos e vícios.

QUADRO 162.4. Exames laboratoriais nas infecções do SNC.

Sangue	Líquido cefalorraquidiano
Hemograma completo	Pressão de abertura na punção
Glicemia	Contagem celular e diferencial
Hemoculturas (aeróbicas e anaeróbicas)	Glicorraquia
HIV	Proteinorraquia
Proteína C-reativa e procalcitonina	Colorações: Gram, BAAR[a], tinta da China
Sorologias específicas	Culturas (aeróbicas, anaeróbicas, fungos etc.)
———	PCR (enterovírus, herpes, vírus do Nilo do Oeste[b])
———	Testes anticorpos (arbovírus[b])
———	Lactato (pós-trauma ou neurocirurgia)

[a] Bactérias ácido-álcool resistentes; [b] Na presença de epidemiologia.

Na infecção bacteriana, hemograma completo, provas inflamatórias como proteína C-reativa e pró-calcitonina são mais elevados em comparação às infecções virais. A proteína C-reativa é sintetizada no fígado e pode aumentar rapidamente na resposta de uma infecção bacteriana.

A proteína C-reativa normal em um paciente com meningite aguda possui um valor preditivo negativo de 97% e pode ajudar na decisão da não introdução de terapia antimicrobiana empírica quando uma causa viral é suspeitada.[28] Nos quadros bacterianos graves, a pró-calcitonina está aumentada e, em adultos, possui sensibilidade e especificidade por volta de 90% nas meningites bacterianas.[28]

Sorologias direcionadas ao quadro clínico sugestivo devem ser solicitadas, assim como hemoculturas, devido à positividade de 40% a 60% nas infecções meníngeas por *H. influenzae*, meningococos e pneumococos.[9,28]

Na suspeita clínica de neurossífilis com história desconhecida para sífilis, o primeiro passo é a confirmação de infecção prévia com testes sorológicos.[13] Esses exames são os testes treponêmicos para a detecção de anticorpos específicos contra o *Treponema pallidum* ou então testes não treponêmicos que detectam anticorpos contra antígenos não específicos, produzidos pelo hospedeiro em resposta à infecção treponêmica.[13]

Os testes treponêmicos incluem: teste de imunofluorescência indireta – FTA-Abs, teste de aglutinação e teste por imunoensaio. Os testes não treponêmicos são o VDRL e o teste de reação plasmática. A negativação desses testes sorológicos descarta a possibilidade de neurossífilis. Em pacientes com sífilis conhecida, estão recomendados a punção lombar e o estudo do LCR.[11,13]

Os métodos diagnósticos para as infecções virais são similares para todos os demais agentes. Títulos de anticorpos agudos ou convalescentes (após quatro semanas) contra um patógeno em particular pode ser útil, entretanto é subutilizado. Para as enteroviroses, títulos agudos ou convalescentes podem determinar o subtipo de enterovírus.[3,5] Nas infecções pelo WNV, o anticorpo IgM pode persistir por meses após o início da infecção, assim, a sua presença por si só não consta a doença aguda.[22]

A determinação de títulos dos anticorpos não é de valor na infecção herpética aguda. O diagnóstico específico é realizado pelo método de amplificação de DNA viral no LCR, utilizando método de PCR, que será discutido abaixo. Entretanto, a comparação de anticorpos no sangue e no LCR para a identificação de produção intratecal, em alguns casos, pode fornecer informações no diagnóstico quando o PCR é negativo.[3-5]

EXAME DE IMAGEM DO SISTEMA NERVOSO CENTRAL

Os métodos de imagem possuem papel fundamental na abordagem das infecções do SNC, muitas vezes contribuindo de forma decisiva para o diagnóstico específico, para a estimativa de complicações e também para o acompanhamento terapêutico.

Neuroimagem deve ser realizada em todos os casos suspeitos, mas a decisão do momento da sua realização dependerá do quadro clínico do doente. A presença de síndrome meníngea ou de hidrocefalia comunicante não coloca em risco a punção lombar para coleta LCR. Entretanto, a presença de processos expansivos (abscessos, empiemas, isquemias), de hidrocefalia não comunicante (obstrutiva) ou de edema cerebral com desvio de linha média torna o procedimento de punção LCR de maior risco, havendo a necessidade da neuroimagem previamente.[5]

TOMOGRAFIA COMPUTADORIZADA DE CRÂNIO

Tem utilidade para uma avaliação preliminar, em virtude de sua grande disponibilidade e de rapidez ao atendimento daqueles indivíduos com alteração do estado mental ou com outras complicações sistêmicas.

No caso das meningites, achados radiológicos são inespecíficos para a determinação do agente etiológico, entretanto a presença de realce basal meníngeo de contraste é uma característica comum. Na meningite tuberculosa, esse realce na base do tentório é um bom preditor, com sensibilidade de 89% e com especificidade de 100%.[29]

A TC ainda pode ser imprescindível no diagnóstico diferencial de alguns casos com hemorragia aguda ou com calcificações teciduais e no diagnóstico de possíveis complicações como hidrocefalia, lesões parenquimatosas, sangramentos e isquemias.[24]

RESSONÂNCIA MAGNÉTICA DE CRÂNIO

Constitui o método de imagem de escolha pela sua maior resolução de contraste tecidual, capacidade multiplanar de aquisição de imagens, alta sensibilidade para a detecção do extravasamento de contraste e capacidade no acompanhamento de diferentes fases evolutivas do processo patológico.[24]

Os achados inespecíficos mais comuns nas infecções do SNC incluem espessamento e captação de contraste leptomeníngeo nas cisternas basais, espaços perivasculares dilatados, hidrocefalia, edema cerebral, isquemias, hemorragias e lesões parenquimatosas. Em casos de achados anormais, algumas vezes a localização pode até sugerir uma etiologia específica[4,24] (Quadro 162.5).

A alteração de sinal e a captação de gadolínio em lobo temporal, córtex orbitofrontal, região insular ou giro do cíngulo à RM são bem sugestivas de encefalite por HSV, embora, com menor frequência, outros vírus da família herpes também possam ter apresentação similar[24,30-31] (Figura 162.2).

O envolvimento do tálamo e dos núcleos da base pode ser observado em casos de encefalite, devido à infecção respiratória viral associada, arbovírus, tuberculose e doença de Creutzfeldt-Jacob.[32] Na infecção pelo WNV, a RM é frequentemente normal e ocasionalmente apresenta hipersinal nas sequências T2 e FLAIR em substância negra, núcleos da base e tálamos, na imagem de RM.[22]

A presença de hidrocefalia pode sugerir etiologias não virais, como bactérias, fungos ou agentes parasitários.[31]

QUADRO 162.5. Correlação topográfica (tropismo) e imagem (alterações patológicas) das principais infecções virais.		
Agente viral	**Neurotropismo**	**Particularidades de imagem que refletem a patologia**
HSV-1	Lobos temporais	Hemorragia e necrose
	Sistema límbico	Impregnação cortical
HSV-2	Encefalite (SB[a]) em neonatos	Alteração difusa SB
VZ	Nervos cranianos (V, VII e VIII[b])	Extensão ao tronco encefálico
		Quebra BHE[c]
		Síndrome de Ramsay-Hunt
CMV	Ventriculoencefalite	Impregnação ependimária, globo ocular, multirradiculite
	Superfície ependimária	
	Raízes da cauda equina	
HIV	Córtex cerebral	Atrofia cortical e subcortical
	SB encefálica	Tênue alteração da SB periventricular
Arbovírus	Edema difuso	_____

[a] Substância Branca; [b] V – Nervo trigêmeo, VII – Nervo facial, VIII – Nervo vestibulococlear; [c] Barreira hematoencefálica.

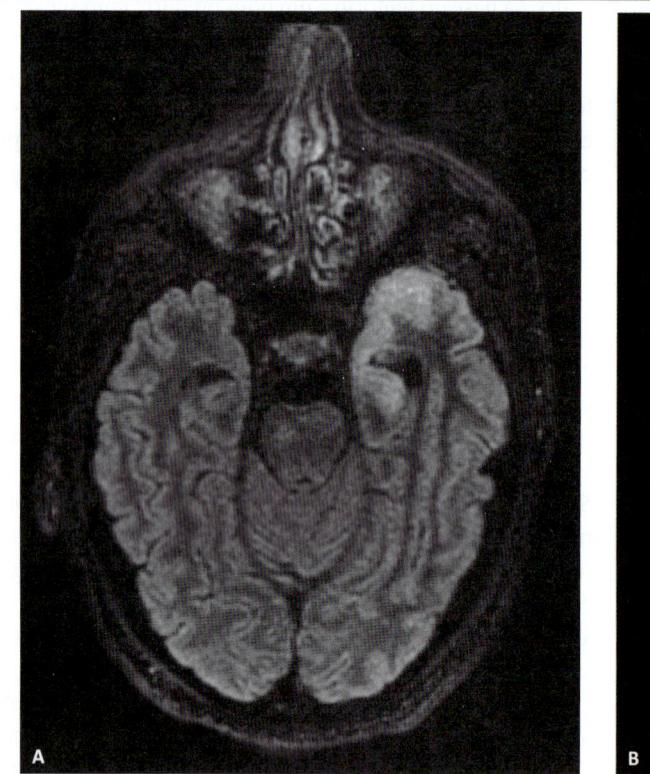
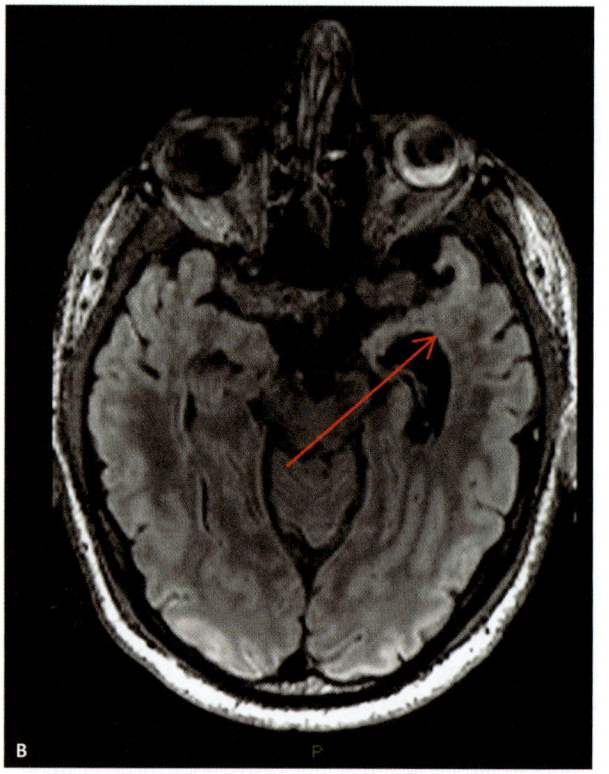

FIGURA 162.2. Encefalite herpética. (A) Estudo por RM com encefalite acometendo o lobo temporal esquerdo na fase aguda. (B) Imagem sequelar após nove meses.
Fonte: Imagens cedidas gentilmente pela neurorradiologia do Hospital Israelita Albert Einstein.

ELETROENCEFALOGRAMA

Possui baixa sensibilidade diagnóstica, mas a utilização em conjunto pode fornecer informações no diagnóstico, quando a RM não está disponível. Frequência anormal nas encefalites agudas e anormalidades focais no lobo temporal são sugestivas de encefalite por HSV.[33]

ANÁLISE DO LÍQUIDO CEFALORRAQUIDIANO

A punção lombar do líquido cefalorraquidiano é fundamental no diagnóstico da infecção do SNC, fornecendo informações essenciais, como a pressão inicial, características macroscópicas e principalmente sua composição.

Nas neuroinfecções, tipicamente a pressão inicial de abertura está elevada, acima de 18 cmH$_2$O (em decúbito dorsal), podendo estar acima de 40 cmH$_2$O em casos de maior gravidade.

Achados macroscópicos do LCR, como a coloração e o aspecto, podem direcionar o raciocínio etiológico entre infecções bacterianas e não bacterianas do SNC. O aspecto turvo ou purulento e a presença de pleocitose neutrofílica, hipoglicorraquia e hiperproteinorraquia são achados típicos nas infecções bacterianas. Em contraste, infecções virais possuem anormalidades mais brandas de pleocitose mononuclear, proteinorraquia e glicorraquia[5] (Quadro 162.6).

Nas infecções bacterianas, a coloração pelo Gram é positiva em 60% a 90% dos casos (97% de especificidade) e é proporcional à concentração de microrganismos na amostra. Cultura na meningite bacteriana pode identificar o agente em 70% dos casos, mas com a inclusão de todas as meningites, incluindo as virais e as assépticas, esse valor é de 20%.[34]

O teste de aglutinação do antígeno pelo látex é utilizado e acrescenta sensibilidade à cultura bacteriana naqueles casos em que o agente não foi identificado. Muitos laboratórios não o utilizam, mas, quando realizado, pode ajudar nos casos de meningite parcialmente tratada.[34-35]

O PCR para bactérias possui sensibilidade de 61% a 88%, dependendo do microrganismo, chegando à especificidade maior de 95% em determinados agentes.[34-35]

Na meningite tuberculosa, a pleocitose é moderada com a presença de linfócitos, neutrófilos, hiperproteinorraquia e hipoglicorraquia. Para o diagnóstico definitivo, a cultura ou a visualização do *M. tuberculosis* no LCR são essenciais. A técnica de Ziehl-Neelsen para a visualização é rápida e sua sensibilidade varia de 10% a 87%, dependendo do laboratório e da técnica realizada.[29]

Na infecção pelo *Treponema pallidum* confirmada por testes sorológicos ou pelo histórico prévio, é recomendada a punção lombar. A confirmação do VDRL ou de FTA-abs no LCR é diagnóstica. O VDRL é específico, mas não sensível para o diagnóstico de neurossífilis. Em contraste, o FTA-abs é sensível, mas não específico, principalmente na neurossífilis assintomática.

Desse modo, em pacientes com suspeita de neurossífilis, na ausência de infecção por HIV, em que o VDRL no LCR é negativo, linfocitose maior do que cinco células ou hiperproteinorraquia acima de 45 mg/dL são sugestivas de neurossífilis. Nesses casos, o teste FTA-abs no LCR pode auxiliar na confirmação ou na exclusão da neurossífilis, quando há hiperproteinorraquia isolada.[11,13]

Na infecção herpética, o LCR apresenta pleocitose linfocítica de 50 ou mais células/µL (média de 130 células/µL) e, em poucos casos, tem celularidade normal. A presença ou ausência de hemorragia não diferencia entre encefalite herpética ou encefalite de outra etiologia. A concentração média de proteínas no LCR é de 80 mg/dL, variando do normal até acima de 700 mg/dL. Glicorraquia é usualmente normal.[3-5,18] O diagnóstico específico da infecção herpética é realizado pela amplificação do DNA viral no LCR, utilizando método de reação em cadeia da polimerase (PCR), com acurácia do PCR de 98%.[36]

Culturas virais no LCR até podem ser utilizadas, entretanto, quando comparadas ao PCR, a sensibilidade é baixa. O PCR para as enteroviroses amplifica uma parte do genoma viral e pode identificar a presença do enterovírus, mas não especifica o subtipo.[25]

Na infecção pelo VZ, o LCR usualmente revela leve pleocitose com predomínio mononuclear (geralmente menor de 100 células/µL), algumas vezes com presença de hemácias, hiperproteinorraquia e glicorraquia dentro da normalidade, na grande maioria. A presença de bandas oligoclonais são comumente presentes.

A neuroinfecção pelo VZ é diagnosticada pela detecção, no LCR, do anticorpo anti-VZ IgG+. O PCR para VZ tem baixa sensibilidade, não podendo ser excluído o diagnóstico

QUADRO 162.6. Análise do líquido cefalorraquidiano nas infecções do SNC.

		Mais comum	Menos comum
Glicose (mg/dL)	< 10	Meningite bacteriana	Meningite tuberculosa Meningite fúngica
	10 – 45	Meningite bacteriana	Neurossífilis Alguns vírus (caxumba)
Proteína (mg/dL)	> 250	Meningite bacteriana	Meningite tuberculosa
	50 – 250	Meningite Viral Neurossífilis Neuroborreliose	———————
Celularidade (células/microl)	> 1000	Meningite bacteriana	Alguns casos de caxumba e V CML[a]
	100 – 1000	Meningite bacteriana, viral ou tuberculosa	Encefalites
	5 – 100	Meningite bacteriana inicial Meningite viral Neurossífilis Meningite tuberculosa	Encefalites

[a] Vírus coriomeningite linfocítica.

etiológico, caso o primeiro seja negativo. Portanto, somente a negatividade de ambos, PCR para VZ e anticorpo anti-VZ IgG negativo, pode excluir o diagnóstico.[4-5,19]

TRATAMENTO

A escolha terapêutica deve ser baseada em dados epidemiológicos e microbiológicos e nas condições de imunossupressão.

INFECÇÕES BACTERIANAS

Na prática clínica, o início da terapia medicamentosa para as bactérias é amplo e empírico; somente após a determinação do agente causador por métodos complementares e laboratoriais, a terapia com antibioticoterapia é direcionada e especificada (Quadro 162.7, Tabela 162.1 e Quadro 162.8). O tratamento inicial empírico é similar para muitos pacientes com meningite adquirida na comunidade.

Nos últimos anos, o *S. pneumoniae* (pneumococo) vem adquirindo resistência às penicilinas, atingindo 50% em alguns países da Europa.[9] Portanto, sendo o agente mais comum nas meningites bacterianas, ceftriaxona e vancomicina são terapias iniciais de escolha[5,9] (Quadro 162.7).

Em adição ao tratamento antimicrobiano, o uso de corticosteroide deve ser considerado em todos os casos de meningite bacteriana aguda da comunidade, a fim de reduzir a morbimortalidade em crianças, pois melhora o resultado funcional quando comparado com placebo em adultos.[5,28,37] A dexametasona reduz a mortalidade e a morbidade, e recomenda-se a administração de 10 mg, antes ou com a pri-

TABELA 162.1. Recomendação antimicrobiana e posologia em adulto com funções renal e hepática normais.

Antimicrobiano	Dose diária total	Intervalo
Amicacina	15 mg/kg	8h
Ampicilina	12 g	4h
Cefepime	4 – 6 g	8 – 12h
Cefotaxima	12 g	4 – 6h
Ceftazidima	6 g	8h
Ceftriaxona	4 g	12 – 24h
Cloranfenicol	6 g	6h
Ciprofloxacin	0,8 – 1,2 g	12h
Etambutol[a]	*	–––
Gentamicina	5 mg/kg	8h
Isoniazida	0,3 g	24h
Linezolida	1,2 g	12h
Meropenem	3 – 6 g	8h
Oxacilina	9 – 12 g	4h
Penicilina G	24 milhões de unidades	4h
Pirazinamida[b]	*	–––
Rifampicina	0,6 g	24h
Sulfametoxazol–trimetoprima	20 mg/kg	6 – 12h
Vancomicina	2 – 4 g	6 – 12h

[a] Etambutol: dose diária depende do peso
40 a 55 kg: 0,8 g   56 a 75 kg: 1,2 g   76 a 90 kg: 1,6 g
[b] Pirazinamida: dose diária depende do peso.
40 a 55 kg: 1 g   56 a 75 kg: 1,5 g   76 a 90 kg: 2 g

QUADRO 162.7. Tratamento empírico para meningite bacteriana.

Idade ou característica	Agente etiológico	Terapia empírica
Adultos ou Crianças	S. pneumoniae Neisseria meningitidis Listeria monocytogenes Haemophilus influenzae	Ceftriaxona + vancomicina
Neonatos	Streptococcus do grupo B L. monocytogenes S. pneumoniae	Ampicilina + cefotaxima ou aminoglicosídeo
Imunocomprometidos	S. pneumoniae L. monocytogenes Bacilos gram-negativos	Vancomicina + ampicilina + ceftazidima
Endocardite	Streptococcus viridians Staphilococcus aureus S. bovis, HACEK[a] Enterococcus	Vancomicina + ceftazidima
Procedimentos neurocirúrgicos, trauma penetrante	S. aureus ou outra espécie (MRSA[b]) Família Enterobacteriace Pseudomonas sp	Vancomicina + metronidazol + ceftazidima ou vancomicina + meropenem
Otite ou sinusite maxilar	Streptococcus sp S. aureus Haemophilus sp Bacilos Gram negativos	Vancomicina + Metronidazol + Ceftazidima

[a]HACEK = *Haemophilus* sp, *Actinobacillus actinomycetemcomitans, Cardiobacterium hominis, Eikenella corrodens* e *Kingella* spp.; [b]MRSA = *Staphilococcus aureus* resistente à meticilina.

QUADRO 162.8. Terapia antimicrobiana específica e duração do tratamento.

Agente etiológico	Terapia padrão	Duração (dias)
S. pneumoniae Penicilina CIM < 0,1 μg/ mL (sensível)	Penicilina G ou ampicilina, ou cefalosporina 3ª geração[a]	10 – 14
CIM 0,1–1 (intermediária)	Cefalosporina 3ª geração[a] ou meropenem, ou vancomicina	
CIM ≥ 2 (resistente)	Cefalosporina 3ª geração[a] + vancomicina ou meropenem	
N. meningitidis	Penicilina G ou cefalosporina 3ª geração[a], ou cloranfenicol	7
H. influenzae Betalactamase⁻	Ampicilina ou cefalosporina 3ª geração[a]	7
Betalactamase⁺	Cefalosporina 3ª geração[a] ou cefepime	
L. monocytogenes	Ampicilina ou penicilina G[b] ou sulfametoxazol–trimetoprima	21 ou mais
Enterobactérias	Cefalosporina 3ª geração[a] ou meropenem, ou cefepime, ou fluorquinolona	21
P. aeruginosa	Ceftazidima, ou cefepime[b], ou meropenem	21
S. agalatie	Ampicilina ou penicilina G[b], ou cefalosporina 3ª geração, ou vancomicina	14 – 21
S. aureus MRSA[d]	Vancomicina[c] + cefalosporina 3ª geração ou linezolida	14 ou mais
Meticilina sensível	Oxacilina + cefalosporina 3ª geração ou vancomicina	
Mycobacterium tuberculosis (Neurotuberculose)	Rifampicina, isoniazida, pirazinamida etambutol + dexametasona Rifampicina, isoniazida	60 21 210 – 300
Treponema palidum (Neurossífilis)	Penicilina G cristalina	10 – 14 dias

CIM: concentração inibitória mínima:
[a] Cefotaxima ou ceftriaxona;
[b] Associação de aminoglicosídeo deve ser considerada;
[c] Associação de rifampicina deve ser considerada;
[d] Linezolida e daptomicina são novas alternativas para S. aureus MRSA, mas poucos casos foram estudados;
[e] Rifampicina, isoniazida, pirazinamida e etambutol.

meira dose de antibioticoterapia, repetida a cada seis horas nos primeiros quatro dias, principalmente em infecções por pneumococo, salvo suas contraindicações.[5,28,37]

A profilaxia em contatos domiciliares de pacientes com meningite meningocócica deve ser realizada com antibioticoterapia. Dosagem única de ciprofloxacina 500 mg via oral é efetiva. Alternativamente, podem ser utilizados rifampicina 600 mg 12/12h, via oral, por dois dias, e ceftriaxona 250 mg, via intramuscular, dose única.[9]

Muitos casos de meningites bacterianas devem ser tratados por 10 a 14 dias, exceto quando existe um foco infeccioso parameníngeo persistente (otite ou sinusite), em que o tratamento pode ser prolongado. A repetição da punção lombar não é necessária para confirmar a efetividade do tratamento, contanto que ocorra melhora clínica progressiva.

A persistência de febre ou o aparecimento tardio de sonolência, hemiparesia, ou crises convulsivas, deve levantar a suspeita de complicações, como efusão subdural, mastoidite, trombose venosa cerebral ou abscesso cerebral.[9] Todos requerem terapia prolongada, e alguns abordagem neurocirúrgica. A piora clínica após tratamento requer restituição da terapia e exploração de possível foco infeccioso parameníngeo.[9]

LYSTERIA MONOCYTOGENES

O tratamento de escolha é a ampicilina, que deve ser considerada no tratamento inicial em todos os casos suspeitos, pois a bactéria é resistente às cefalosporinas. No caso de contraindicação ao seu uso, a droga de segunda escolha é o sulfametoxazol – trimetropina, podendo ser utilizados o imipenem e o meropenem em casos de maior gravidade. Se a dexametasona foi iniciada para meningite bacteriana em geral, ela deve ser descontinuada logo após a identificação da listeria, uma vez que não há benefício comprovado.[10]

NEUROTUBERCULOSE

O tratamento de escolha consiste nas mesmas medicações recomendadas para focos extrapulmonares, com a diferença da associação de corticosteroides e do tempo de duração. As recomendações da Sociedade Torácica Americana e do Instituto Nacional de Saúde e Experiência Clínica para o tratamento da meningite tuberculosa são iguais.[38-39] O esquema terapêutico consiste em quatro drogas nos primeiros dois meses, associadas com o uso de corticosteroides, seguido por duas drogas nos próximos 7 a 10 meses. As três drogas iniciais são rifampicina, isoniazida, pirimetamina e etambutol, seguidas por extensão com apenas rifampicina e isoniazida. Dexametasona é o corticosteroide de escolha na dose de 12 mg/dia por três semanas e deve ser gradualmente reduzida até a suspensão.[29,38-39]

NEUROSSÍFILIS

Tratamento deve ser realizado com penicilina G cristalina na dosagem de 18 a 24 milhões de unidades/dia por infusão contínua ou dividida em seis doses diárias por 10 a 14 dias. Os indivíduos com a infecção pelo HIV devem ser tratados de forma semelhante aos pacientes não infectados[13] (Tabela 162.1 e Quadro 162.8).

INFECÇÕES VIRAIS

O advento do antiviral aciclovir revolucionou o tratamento da encefalite por HSV. Aciclovir deve ser administrado na dose de 10 mg/kg, a cada oito horas, por três semanas.[3-5,9,17] A maior complicação é a nefrotoxicidade devido à deposição de cristais da medicação, podendo ser prevenida com boa hidratação e controle da taxa de infusão.[3,5]

Antes da terapia específica para a encefalite herpética, a mortalidade era maior que 70% com altas taxas de sequela neurológica. Aciclovir reduziu a mortalidade para 28%, e a rápida instituição terapêutica é responsável por essa redução. Os outros agentes virais da família herpes merecem tratamento antiviral (Quadro 162.9), entretanto as enteroviroses e arboviroses, apenas tratamento sintomático.[4]

Nas infecções por VZ, o tratamento também é realizado com aciclovir 10 mg/kg, a cada oito horas, por pelo menos 14 dias. Prednisona, via oral, na dose de 1 mg/kg, diariamente, por cinco dias pode ser utilizado para reduzir o processo inflamatório na presença de vasculites.[4,27]

No CMV, o tratamento de escolha é ganciclovir, sendo foscarnet a terapia alternativa[4] (Quadro 162.9).

QUADRO 162.9. Terapia, dose e duração do tratamento para encefalites virais.

Agente etiológico	Terapia específica	Dose	Duração
Herpes simples	Aciclovir	10 mg/kg cada 8h	3 semanas
Varicela-zóster	Aciclovir	10 mg/kg cada 8h	10 – 14 dias
Citomegalovírus	Ganciclovir Foscarnet	5 mg/kg cada 12h 60 mg/kg cada 8h	14 – 21 dias
Arbovírus	—	—	—
Enterovírus	—	—	—

FUNGOS

A Sociedade Americana de Doenças Infecciosas recomenda o tratamento de indução com anfotericina B (0,7 a 1 mg/kg/dia) e 5-flucitosina (100 mg/kg/dia), durante pelo menos duas semanas, seguido por terapia de consolidação de preferência com o fluconazol (400 mg/dia), durante um período mínimo de oito semanas.[23,40]

Para terapia de manutenção, recomenda-se o uso de fluconazol 200 mg/dia, durante 6 a 12 meses, para receptores de transplantes de órgãos e em indivíduos HIV positivos, pelo menos, até a contagem de células CD4 ser superior a 100 células/mL e a carga viral ser indetectável ou muito baixa durante pelo menos três meses.[23]

CONSIDERAÇÕES FINAIS

As infecções agudas do SNC requerem uma abordagem eficiente com rápido reconhecimento, diagnóstico e tratamento adequados. Apesar da evolução de métodos diagnósticos, dos cuidados críticos do paciente e da terapia medicamentosa, o prognóstico ainda pode ser reservado, principalmente em países como o Brasil.

Alguns agentes etiológicos podem ser sazonais, com características demográficas individuais e de curso autolimitado, entretanto outros agentes podem não ter as mesmas características possuindo alta morbimortalidade, dependendo do rápido diagnóstico e da instituição terapêutica.

Em um mundo de crescente resistência aos antibióticos e emergentes patógenos, os exames complementares são necessários para o diagnóstico, e a cultura combinada com os testes de sensibilidade continuam sendo o padrão-ouro. A ampla disponibilidade mundial de vacinas eficazes e outras medidas preventivas continuam a melhor opção para o controle desta doença devastadora.

REFERÊNCIAS BIBLIOGRÁFICAS

1. Scheld WM, Koedel U, Nathan B, Pfister HW. Pathophysiology of bacterial meningitis: mechanism of neuronal injury. J Infect Dis. 2002;186 Suppl 2:S225-S233.
2. Thigpen MC, Whitney CG, Messonnier NE, et al. Bacterial meningitis in the United States, 1998- 2007. N Engl J Med. 2011;364(21):2016-25.
3. Chadwick DR. Viral meningitis. Br Med Bull. 2005;75-76:1-14.
4. Greenlee JE. Encephalitis and Postinfectious Encephalitis. Continuum Lifelong Learning Neurol. 2012;18(6):1271-89.
5. Russell Bartt. Acute Bacterial and Viral Meningitis. Continuum Lifelong Learning Neurol. 2012;18(6):1255-70.
6. Kastenbauer S, Pfister HW. Pneumococcal meningitis in adults: spectrum of complications and prognostic factors in a series of 87 cases. Brain. 2003;126:1015-25.
7. Gardner P. Clinical practice. Prevention of meningococcal disease. N Engl J Med. 2006;355(14):1466-73.
8. Schuchat A, Robinson K, Wenger JD, et al. Bacterial meningitis in the United States in 1995. Active Surveillance Team. N Engl J Med. 1997;337(14):970-76.
9. Ropper AH, Samuels MA, Klein JP. Adams and Victor´s Principles of Neurology. 10th ed. New York: McGraw-Hill Education, 2014.
10. AUKoopmans MM, Brouwer MC, Bijlsma MW, Bovenkerk S, Keijzers W, van der Ende A, et al. Listeria monocytogenes sequence type 6 and increased rate of unfavorable outcome in meningitis: epidemiologic cohort study. Clin Infect Dis. 2013;57(2):247-53.
11. Rowland LP. Merrit Tratado de Neurologia. 10.ed. Rio de Janeiro: Editora Guanabara Koogan, 2002.
12. Bendayan D. Characteristics of Central Nervous System Tuberculosis in a Low-Incidence Country: a Series of 20 Cases and a Review of the Literature. Jpn Infect Dis. 2014;67:50-3.
13. Clement ME, Okeke NL, Hicks CB. Treatment of Syphilis. JAMA. 2014;312(18):1905-17.
14. Ooi MH, Wong SC, Lewthwaite P, et al. Clinical features, diagnosis, and management of enterovírus 71. Lancet Neurol. 2010;9(11):1097-105.

15. Alford CA Jr, Dolin R, Hirsch MS, et al. Herpes simplex encephalitis and clinical trial design. Lancet. 1982;1(8279):1013.
16. Tyler KL. Herpes simplex virus infections of the central nervous system: encephalitis and meningitis, including Mollaret's. Herpes. 2004;11 (Suppl. 2):A57–64.
17. Herpes simplex encephalitis. In: Booss J, Esiri MM. Viral encephalitis in humans. Washington: ASM Press, 2003. p.41-60.
18. Whitley RJ, Soong SJ, Linneman C Jr, et al. Herpes simplex encephalitis. Clinical assessment. JAMA. 1982;247(3):317-20.
19. Rafailidis PI, Mourtzoukou EG, Varbobitis IC, Falagas ME. Severe cytomegalovirus infectionin apparently immunocompetent patients: a systematic review. Virol J. 2008;5:47.
20. Solomon T, Whitley RJ. Arthropod-borne viral encephalitides. In: Scheld WM, Whitley RJ, Marra CM. Infections of the central nervous system. Philadelphia: Lippincott Williams & Wilkins, 2004. p.205-30.
21. Tyler KL. West Nile virus infection in theUnited States. Arch Neurol. 2004;61(8):1190-5.
22. Sejvar JJ, Haddad MB, Tierney BC, et al. Neurologic manifestations and outcome of West Nile virus infection. JAMA. 2003;290(4):511-5.
23. Jacobs CS, Etherton MR, Lyons JL. Fungal Infections of the Central Nervous System. Curr Infect Dis Rep. 2014;16(449):1-7.
24. Rocha AJ, Vedolin L, Mendonça RA. Encéfalo. 1 ed. Rio de Janeiro: Editora Elservier, 2012.
25. Cassady RA, Whitley RJ. Pathogenesis and pathophysiology of viral infections of the central nervous system. In: Scheld WM, Whitley RJ, Durak DT. Infections of the Central Nervous System (2nd ed). Philadelphia: Lippincott-Raven, 1977. p.7-22.
26. Al-Deeb SM, Yaqub BA, Sharif HS, Motaery KR. Neurotuberculosis: a review. Clin Neurol Neurosurg. 1992;94 Suppl:S30.
27. Adour KK. Otological complications of herpes zoster. Ann Neurol. 1994;35Suppl:S62.
28. Tunkel AR, Hartman BJ, Kaplan SL, et al. Practice guidelines for the management of bacterial meningitis. Clin Infect Dis. 2004;39(9):1267-84.
29. Van der Harst JJ, Luijckx GJ. Treatment of Central Nervous System Tuberculosis Infections and Neurological Complications of Tuberculosis Treatment. Curr Phar Des. 2011;17(27):2940-7.
30. Wasay M, Mekan SF, Khelaeni B, et al. Extra temporal involvement in herpes simplex encephalitis. Eur J Neurol. 2005;12(6):475-9.
31. Glaser CA, Honarmand S, Anderson LJ, et al. Beyond viruses: clinical profiles and etiologies associated with encephalitis. Clin Infect Dis. 2006;43(12):1565-77.
32. Beattie GC, Glaser CA, Sheriff H, et al. Encephalitis with thalamic and basal ganglia abnormalities: etiologies, neuroimaging, and potential role of respiratory viruses. Clin Infect Dis. 2013;56(6):825-32.
33. Misra UK, Kalita J. Neurophysiological studies in herpes simplex encephalitis. Electromyogr Clin Neurophysiol. 1998;38(3):177-82.
34. Van de Beek D, de Gans J, Tunkel AR, Wijdicks EFM. Community-acquired bacterial meningitis in adults. N Engl J Med. 2006;354(1):44-53.
35. Brouwer MC, Tunkel AR, van de Beek D. Epidemiology, diagnosis, and antimicrobial treatment of acute bacterial meningitis. Clin Microbiol Rev. 2010;23(3):467-92.
36. Lakeman FD, Whitley RJ. Diagnosis of herpes simplex encephalitis: application of polymerase chain reaction to cerebrospinal fluid from brain-biopsied patients and correlation with disease. National Institute of Allergy and Infectious Diseases Collaborative Antiviral Study Group. J Infect Dis. 1995;171(4):857-63.
37. Gans de J, Van de Beck D, et al. Dexamethasone in adults with bacterial meningitis. N Engl J Med. 2002;347:1549-56.
38. Blumberg HM, Burman WJ, Chaisson RE, et al. American Thoracic Society/Centers for Disease Control and Prevention/Infectious Diseases Society of America: treatment of tuberculosis. Am J Respir Crit Care Med. 2003;167(4):603-62.
39. Rutherford P, Shovelton DH, Higgins R, Wise F, Young Y. NICE Guideline – Tuberculosis, 2006.
40. Perfect JR, Dismukes WE, Dromer F, et al. Clinical Practice Guidelines for the Management of Cryptococcal Disease: 2010 update by the Infections Diseases Society of America. Clin Infect Dis. 2010;50:291-322.

CAPÍTULO 163

DOENÇAS NEUROMUSCULARES NA UTI

José Luiz Pedroso
Agessandro Abrahão
Acary Souza Bulle Oliveira

DESTAQUES

- Aproximadamente 25% dos pacientes internados na UTI apresentam algum tipo de alteração neuromuscular, decorrente, principalmente, do comprometimento dos nervos periféricos, da junção neuromuscular e dos músculos periféricos.

- A síndrome de Guillain-Barré é a causa mais comum de tetraparesia flácida aguda, sendo uma condição potencialmente grave, com índice de mortalidade próximo a 10%, e necessidade iminente de permanência em UTI. Há risco de envolvimento da musculatura respiratória e disautonomia.

- A crise miastênica é a mais grave complicação da miastenia grave. É uma emergência neurológica e deve ser tratada em ambiente de UTI, com medidas de avaliação respiratória e imunoterapia.

- Muitos pacientes com doenças neuromusculares degenerativas, como a doença do neurônio motor, necessitam de UTI em uma fase mais avançada. A insuficiência respiratória é a complicação mais temível das doenças neuromusculares, e a avaliação da função respiratória deve ser prioridade no manuseio desses pacientes.

- Os pacientes gravemente enfermos podem apresentar graus variáveis de fraqueza e atrofia muscular nos membros e na musculatura respiratória, prolongando o tempo de ventilação mecânica e de permanência na UTI. Duas condições são frequentemente reconhecidas neste contexto: a polineuropatia do paciente crítico e a miopatia do paciente crítico.

- Outras manifestações neuromusculares na UTI incluem: rabdomiólise, síndrome compartimental e a síndrome neuroléptica maligna. A hipocalemia pode mimetizar doenças neuromusculares ao cursar com fraqueza e arreflexia, e seu reconhecimento e seu tratamento devem ser prioritários.

INTRODUÇÃO

As alterações neuromusculares são frequentes na Unidade de Terapia Intensiva (UTI) e podem ocorrer devido a manifestações de doenças primariamente neurológicas, de alterações relacionadas a doenças sistêmicas ou a efeitos tóxicos. Aproximadamente 25% dos pacientes internados na UTI apresentam algum tipo de alteração neuromuscular, decorrente do comprometimento do neurônio motor, dos nervos periféricos e raízes, da junção neuromuscular ou dos músculos esqueléticos (Quadro 163.1).

Muitas doenças neuromusculares podem envolver o sistema respiratório e causar redução significativa da capacidade vital pulmonar, com consequente insuficiência ventilatória. O reconhecimento dos sintomas neuromusculares, a identificação da causa e a correta linha de tratamento são os objetivos principais deste capítulo. O desenvolvimento de técnicas de suporte mais modernas na UTI tem reduzido a morbidade e a mortalidade das doenças neuromusculares.[1-2]

PRINCIPAIS DOENÇAS NEUROLÓGICAS COM NECESSIDADE DE UTI

NERVOS PERIFÉRICOS E RAÍZES: SÍNDROME DE GUILLAIN-BARRÉ

Definições, quadro clínico e diagnóstico da síndrome de Guillain-Barré

A síndrome de Guillain-Barré (SGB) é a causa mais comum de tetraparesia flácida aguda, condição potencialmente grave, com índice de mortalidade próximo a 10%, e necessidade iminente de permanência em UTI. A doença tem caráter inflamatório e, em geral, resulta de resposta imunomediada (imunidade celular e/ou humoral) a fatores infecciosos que atingem o organismo.

Dessa maneira, ocorre comprometimento das raízes nervosas e nervos, acometendo a bainha de mielina (forma desmielinizante – mais comum) e eventualmente o axônio (forma axonal – menos comum e mais grave).

Fatores etiológicos de origem infecciosa já reportados incluem: *Campylobacter jejuni,* citomegalovírus, vírus Epstein-Barr, HIV, hepatites virais, micoplasma e doença de Lyme. Outros possíveis fatores precedentes são: fármacos (macrodantina), sarcoidose, vacinas (como a vacina anti-influenza) e doenças linfoproliferativas. Recentemente, várias descrições regionais, muitas em formas de epidemia, têm demonstrado a associação da síndrome de Guillain-Barré com o vírus Zika.[3]

O quadro clínico clássico se caracteriza por fraqueza muscular de início distal nos membros inferiores, de caráter ascendente, associada à arreflexia. Paralisia facial não é incomum. Disautonomia e insuficiência respiratória são sinais menos comuns e que indicam maior gravidade, exigindo maior atenção e suporte intensivo. Os sintomas atingem o pico em duas semanas (nadir), com período de estabilidade média de duas a quatro semanas (platô) e fase de melhora lenta em até seis meses (convalescença).

Os subtipos da SGB incluem: polineuropatia desmielinizante inflamatória aguda (PDIA), neuropatia motora axonal aguda, neuropatia motora e sensitiva axonal aguda e síndrome de Miller-Fisher.

Os exames laboratoriais e o estudo neurofisiológico são subsidiários e não devem influenciar a conduta inicial, já que as alterações no liquor e na eletroneuromiografia (ENMG) surgem após uma semana dos primeiros sintomas. A alteração típica no liquor é a dissociação proteinocitológica (aumento da proteína e da celularidade normal), que ocorre em 80% dos pacientes com SGB na segunda semana. A ENMG usualmente mostra redução da velocidade de condução, da dispersão do potencial de ação muscular composto e do bloqueio de condução multifocal também a partir da segunda semana.[4-6]

QUADRO 163.1. Principais condições neuromusculares encontradas na UTI.

Topografia	Causas
Neurônio motor	Doença do neurônio motor (esclerose lateral amiotrófica) Poliomielite e síndromes semelhantes à poliomielite Síndrome pós-poliomielite
Nervo periférico e raízes	Síndrome de Guillain-Barré (polirradiculoneurite desmielinizante inflamatória aguda) Polirradiculoneurite desmielinizante inflamatória crônica (PDIC)
Junção neuromuscular	Miastenia graves • Autoimune adquirida • Congênita • Neonatal transitória Síndrome miastênica de Lambert-Eaton Botulismo
Músculo esquelético	Miopatia inflamatória Miopatia metabólica Rabdomiólise/mioglobinúria Hipertermia maligna Distrofia muscular Miopatia congênita Distrofia miotônica
Situações especiais	

	Polineuropatia do doente crítico
	Paralisia prolongada
	• Bloqueador neuromuscular não despolarizante
	• Aminoglicosídeo
	• Quinidina
	Paralisia periódica
	• Hipocalêmica
	  ▪ Primária
	  ▪ Secundária: diurético, laxante, tireotoxicose
	• Hipercalêmica
	  ▪ Uso de bloqueador neuromuscular despolarizante (succinilcolina)
	Miopatia do doente crítico
	Hipertermia maligna (anestésico inalatório halogenado e succinilcolina)

O diagnóstico diferencial para a SGB inclui: porfiria intermitente aguda, botulismo, compressões medulares, neuropatia do paciente crítico, polimiosite, hipocalemia, causas tóxicas, MG e síndrome conversiva. Os critérios diagnósticos estão listados no (Quadro 163.2).

QUADRO 163.2. Critérios diagnósticos da SGB.

Dados requeridos para o diagnóstico
- Fraqueza progressiva nos membros superiores e inferiores (pode começar com fraqueza apenas nos membros inferiores)
- Arreflexia

Dados que suportam o diagnóstico
- Progressão dos sintomas em dias a quatro semanas
- Sintomas relativamente simétricos
- Sinais e sintomas sensitivos leves
- Envolvimento de nervos cranianos (principalmente nervo facial bilateral)
- Disfunção autonômica
- Dor (presença frequente)
- Hiperproteinorraquia
- Achados eletroneuromiográficos típicos

Tratamento da síndrome de Guillain-Barré

Medidas gerais incluem: profilaxia de trombose venosa profunda (TVP) e tromboembolismo pulmonar (TEP), monitorização cardíaca e hemodinâmica (devido ao risco de disautonomia grave) e suporte respiratório.

Os parâmetros respiratórios incluem: capacidade pulmonar vital forçada (CVF), pressão inspiratória máxima e pressão expiratória máxima. CVF menor que 20 mL/kg, pressão inspiratória máxima (PI_{max}) menor que 30 cmH$_2$O ou pressão expiratória máxima (PEmax) menor que 40 cmH$_2$O alertam para insuficiência respiratória grave iminente.

Os parâmetros gasométricos alteram-se mais tardiamente, revelando o início da queda na pressão arterial parcial de oxigênio (PaO_2) precedendo a hipercapnia. A Figura 163.1 mostra a abordagem prática do manejo respiratório na SGB.

Alguns pacientes têm indicação de traqueostomia, devido à intubação prolongada. O tempo de ventilação mecânica em diferentes estudos variou de 15 a 43 dias. É recomendado que a decisão seja adiada até a segunda semana, quando os parâmetros de função pulmonar devem ser comparados com os valores da admissão.

Se não houver melhora significativa nos testes, o procedimento deve ser indicado. Se, ao contrário, houver tendência de melhora, a decisão deve ser adiada para a próxima semana, frente uma nova reavaliação, dando assim a chance de desmame e extubação.

O tratamento específico inclui a imunoterapia. O uso da imunoglobulina humana na SGB tem benefício até quatro semanas do início dos sintomas, com melhores resultados nas duas primeiras semanas. As opções incluem a imunoglobulina humana intravenosa (IVIG) a 0,4 g/kg de peso por cinco dias, ou a plasmaférese, realizadas usualmente cinco sessões ao longo de duas semanas com troca total de cinco volemias.

Não há diferenças claras entre IVIG e plasmaférese aplicadas nas duas primeiras semanas de sintomas. O uso de corticosteroide, via oral ou endovenoso (pulsoterapia com metilprednisolona), não está indicado no tratamento da SGB. O diagrama da Figura 163.2 mostra a abordagem terapêutica específica nas diferentes situações da SGB.[7-9]

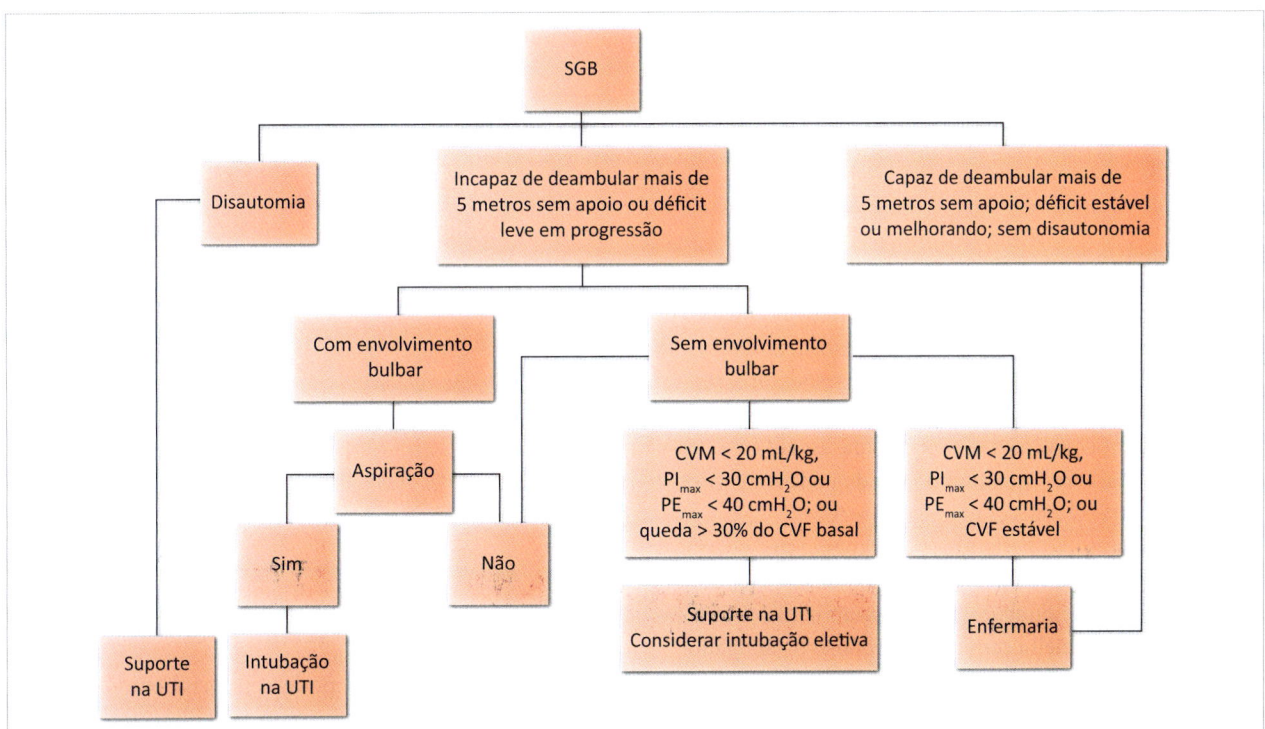

FIGURA 163.1. Abordagem prática do manejo respiratório na SGB.

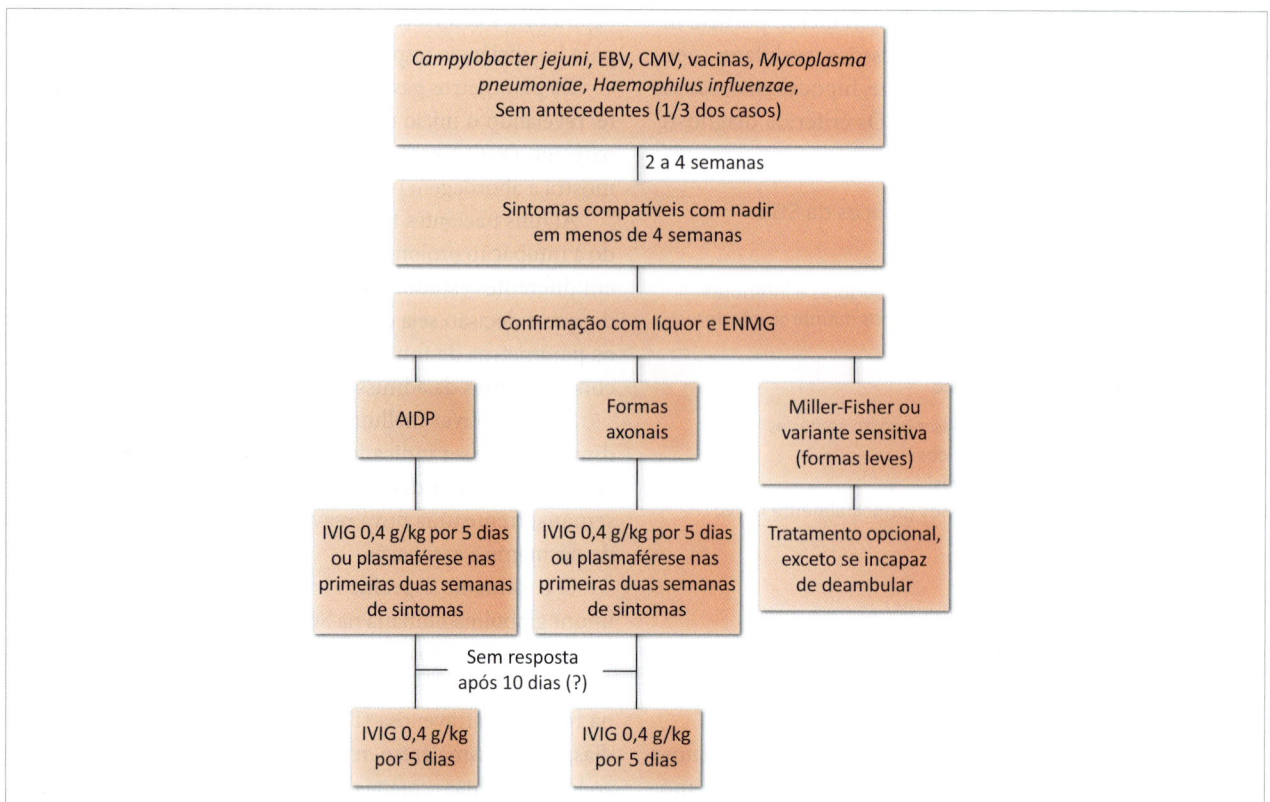

FIGURA 163.2. Abordagem terapêutica da SGB.

O prognóstico de recuperação é variável. A idade avançada é o principal fator de pior prognóstico. O prognóstico também é pior para os pacientes com déficit motor suficiente grave para mantê-los acamados e para os que necessitam de suporte ventilatório. Pacientes capazes de deambular até o fim da segunda semana tem bom prognóstico. A mortalidade varia de 2,58% a 5%.

JUNÇÃO NEUROMUSCULAR: MIASTENIA GRAVE E CRISE MIASTÊNICA
DEFINIÇÕES, QUADRO CLÍNICO E DIAGNÓSTICO DA MIASTENIA GRAVE

A miastenia grave (MG) é uma doença autoimune caracterizada por envolvimento dos receptores pós-sinápticos da junção neuromuscular. Trata-se da desordem da junção neuromuscular mais comum. A miastenia pode ocorrer em qualquer idade, mas há um pico de incidência bimodal. O primeiro pico ocorre na terceira década de vida e é mais comum em mulheres; o segundo pico de incidência ocorre na sexta década e é mais comum em homens.

Os sintomas são constituídos por fraqueza muscular flutuante, fadiga, diplopia, ptose (oftalmoparesia) e sintomas bulbares (disfagia e disartria), que pioram com o exercício e no final do dia e melhoram com o repouso prolongado.

Existem diferentes formas clínicas da MG, enumeradas no Quadro 163.3. As flutuações da fraqueza muscular podem ser espontâneas ou provocadas por inúmeros fatores, entre eles: exercício, febre, emoção, drogas – e nas mulheres: gravidez, parto e menstruação. A introdução ou a retirada de corticosteroides também podem induzir piora dos sintomas. Por isso, recomenda-se iniciar a corticoterapia em baixas doses. O uso de relaxantes musculares durante procedimentos anestésicos normalmente é contraindicado em pacientes miastênicos.

QUADRO 163.3. Formas clínicas da miastenia grave.

Forma clínica	Sintomas, sinais e repercussão funcional
I	Fraqueza ocular (oftalmoparesia). Força normal nos demais músculos
II	Tetraparesia moderada, fraqueza dos músculos do pescoço, semiptose, incapacidade relativa aos esforços, pequenas restrições às atividades de vida diária
III	Fraqueza mais acentuada, sintomas e sinais em músculos de nervos cranianos bulbares, limitação maior às atividades de vida diária
IV	Sintomas subjetivos e sinais objetivos de comprometimento respiratório, porém sem necessidade de assistência respiratória
V	Insuficiência respiratória e necessidade de ventilação mecânica (crise miastênica)

O diagnóstico da MG pode ser corroborado por métodos complementares, tais como pesquisa de anticorpos anti-AchR e eletroneuromiografia com estimulação repetitiva ou técnica de fibra única. Nas formas de MG com anti-AchR negativo, principalmente em mulheres jovens com síndrome bulbar associada, a pesquisa do anticorpo anti-MUSK deve ser feita.

A MG pode ser manifestação de síndrome paraneoplásica, e a investigação de tumor do timo deve ser realizada com exame de imagem e o teste terapêutico com inibidores da acetilcolinesterase (neostigmina intramuscular; ou piridostigmina via oral).

Crise miastênica

A crise miastênica é a mais grave complicação da MG. É definida como agravamento dos sintomas suficiente para causar insuficiência respiratória e necessidade de ventilação mecânica. É uma emergência neurológica e deve ser tratada em ambiente de UTI.

Uma causa precipitante pode ser identificada em 60% a 70% dos casos de crise miastênica, que incluem: infecção, timectomia, fármacos (Quadro 163.4), dosagem inadequada de anticolinesterásicos, fator emocional, gravidez, menstruação e exercício físico.

Durante a crise miastênica, além do quadro respiratório, é frequente o envolvimento da musculatura da via respiratória superior, o que leva a dificuldades de deglutição e a risco de broncoaspiração. A mortalidade da crise miastênica está em torno de 10% a 15% e depende muito do suporte de UTI.

TRATAMENTO DA CRISE MIASTÊNICA

Medidas seriadas da capacidade vital, pressão inspiratória e pressão expiratória são importantes, pois indicam o grau de suporte respiratório e o momento da ventilação mecânica. Dessa maneira, o acompanhamento com fisioterapia respiratória é essencial. O tratamento específico da crise miastênica inclui prednisona, plasmaférese e imunoglobulina endovenosa.

A imunoglobulina humana na dose 0,4 g/kg/dia, por cinco dias seguidos, é medicação de primeira linha para a crise miastênica. Os efeitos colaterais possíveis são: febre, cefaleia, calafrios, leucopenia transitória, meningite asséptica, insuficiência renal, síndrome de hiperviscosidade. Anafilaxia pode ocorrer em pacientes portadores de deficiência de IgA.

A plasmaférese tem efeito semelhante ao da imunoglobulina. Artigos recentes têm sugerido superioridade da plasmaférese em relação à imunoglobulina. O esquema terapêutico inclui a troca de dois a três litros de plasma em cada sessão, três vezes por semana, até a melhora dos sintomas. As possíveis complicações incluem: hipotensão, infecção, dificuldade de acesso venoso e hipocalcemia.

Corticosteroides estão indicados no tratamento da miastenia generalizada, com sintomas moderados e graves. Em pacientes que não usaram corticosteroides e apresentam sintomas graves ou deterioração rápida, a introdução deve ser feita em ambiente hospitalar, preferencialmente com monitorização de função pulmonar. Não está indicada pulsoterapia com metilprednisolona para a crise miastênica.

Muitos pacientes durante a crise miastênica podem apresentar aumento da secreção nas vias aéreas. Dessa maneira, uma redução ou eventualmente pausa temporária nos anticolinesterásicos pode ser positiva. A reintrodução pode ser fundamental na recuperação gradativa dos pacientes com crise miastênica. A duração da ventilação mecânica é em média 9 a 10 dias. Dessa maneira, não se recomenda a traqueostomia precoce em pacientes em ventilação mecânica por crise miastênica.[10-12]

JUNÇÃO NEUROMUSCULAR: BOTULISMO

O botulismo é uma doença paralítica grave, causada pela liberação de neurotoxinas proteicas pelo *Clostridium botulinun*. Ocorre principalmente devido à ingestão da toxina pré-formada em alimentos inadequadamente preparados

QUADRO 163.4. Fármacos que podem exacerbar os sintomas da miastenia grave, e seu uso deve ser cuidadoso. Os aminoglicosídeos devem ser usados apenas se houver absoluta indicação.

Antibióticos	Antiarrítmicos
Aminoglicosídeos (amicacina, gentamicina, neomicina, estreptomicina)	Betabloqueadores
Tetraciclinas	Quinidina
Clindamicina	Procainamida
Fluoroquinolonas (ciprofloxacino, levofloxacino, moxifloxacino, norfloxacino)	Verapamil
Macrolídeos (eritromicina, azitromicina, claritromicina)	Lidocaína
Quinino	
Colistina	
Ampicilina	

Drogas de ação no SNC	Outros
Fenitoína	Corticosteroides
Clorpromazina	Cloroquina
Gabapentina	Magnésio
Lítio	D-penicilamina
Fenotiazinas	Anticolinérgicos (escopolamina, por exemplo)
	Contraste iodado
	Inibidores da protease
	Estatinas

ou enlatados. A doença inicialmente envolve os nervos cranianos e cursa com diplopia, oftalmoparesia, disartria, disfagia, com posterior progressão caudal.

O óbito em geral ocorre devido à paralisia bulbar ou às complicações respiratórias. O diagnóstico laboratorial é feito a partir da demonstração da toxina em amostras do sangue. O diagnóstico diferencial inclui: acidente vascular envolvendo o tronco cerebral, MG, intoxicação atropínica, síndrome de Miller-Fisher e doença de Lyme.

Os pacientes com botulismo devem ser monitorados em UTI, com especial atenção para o envolvimento respiratório. O tratamento específico consiste na administração de antitoxina trivalente A, B e E de origem equina (7500 UI de A, 5500 UI de B e 8500 UI de E) por via endovenosa, repetida após duas horas. No caso de hipersensibilidade, deve-se fazer um esquema de dessensibilização.

NERVOS PERIFÉRICOS E MÚSCULO ESQUELÉTICO: POLINEUROPATIA E MIOPATIA DO PACIENTE CRÍTICO

Definições, quadro clínico e diagnóstico de polineuropatia e miopatia do paciente crítico

Os pacientes gravemente enfermos com necessidade de suporte respiratório e hemodinâmico, na recuperação da fase aguda, podem apresentar diferentes graus de fraqueza muscular e de atrofia nos membros e na musculatura respiratória, prolongando o tempo de ventilação mecânica (VM) e permanência na UTI.[13-14]

Duas condições são frequentemente reconhecidas neste contexto: a polineuropatia do paciente crítico (PPC) e a miopatia do paciente crítico (MPC). A PPC é caracterizada por polineuropatia sensitivo-motora axonal e a MPC por uma miopatia primária. Muitas vezes há coexistência entre as duas e alguns termos podem ser usados para esta associação: síndromes neuromusculares adquiridas na UTI, fraqueza adquirida na UTI, polineuromiopatia da doença crítica, dentre outros.

Sua prevalência está em torno de 5% a 20% dos pacientes com sepse grave e em quase 50% de todos os pacientes que permanecem na UTI por mais de duas semanas. São as principais causas de falha no desmame da VM, quando afastadas as causas cardíacas e pulmonares. Os mecanismos fisiopatológicos são explicados na Figura 163.3.

Os fatores de risco (Figura 163.4) mais importantes incluem: síndrome da resposta inflamatória sistêmica (SIRS) e a disfunção de múltiplos órgãos e sistemas (DMOS). Politrauma, pancreatite aguda, parada cardíaca revertida, sepse grave e choque séptico são mais comumente relacionados com PPC/MPC. A hiperglicemia, disfunção metabólica comum em pacientes graves, parece aumentar o risco de PPC/MPC.

O tempo de VM por mais de sete dias é um forte fator de risco. Além disso, a PPC/MPC prolonga o tempo até extu-

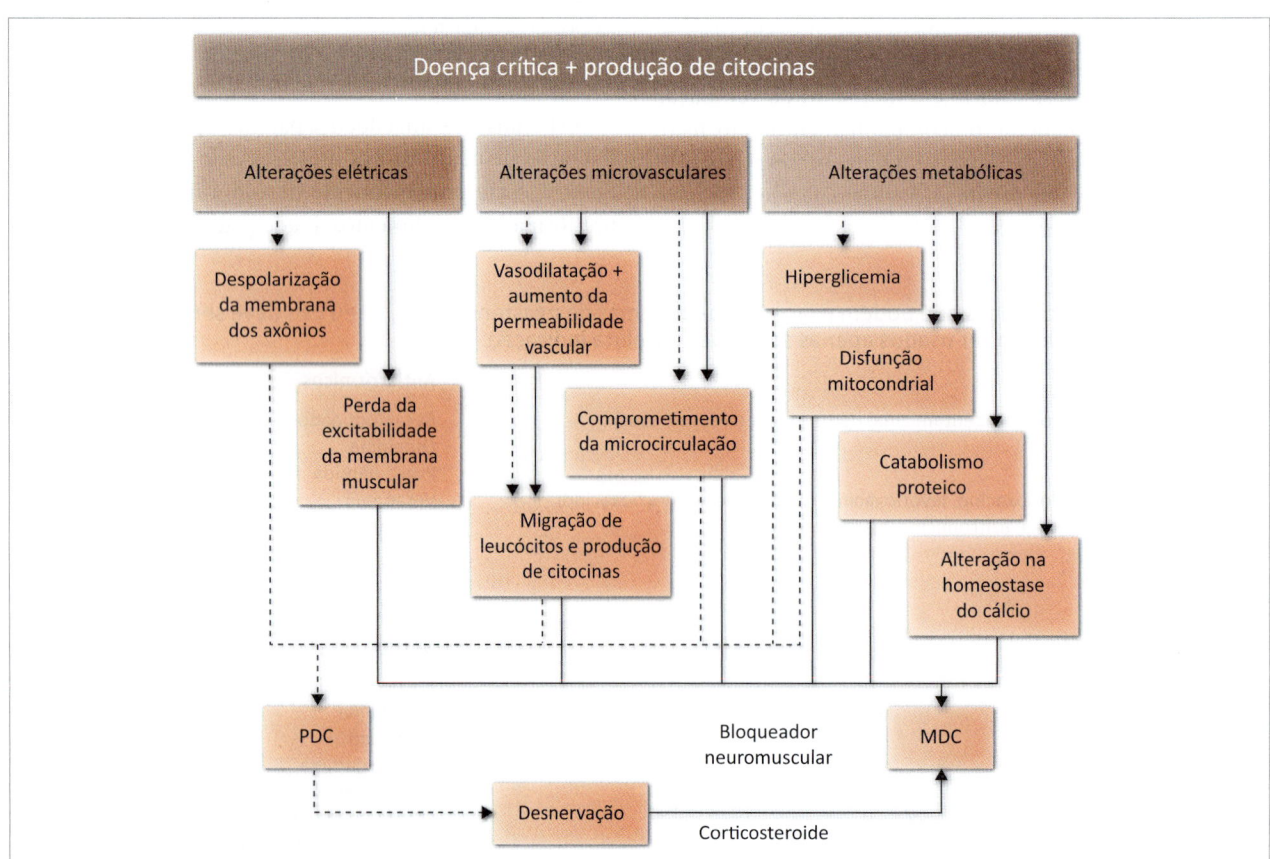

FIGURA 163.3. Os principais mecanismos propostos para o desenvolvimento de PPC/MPC.

bação e consequentemente a permanência na UTI e hospitalar. O uso de corticosteroides também aumenta o risco de PPC/MPC e prolonga o tempo de VM.

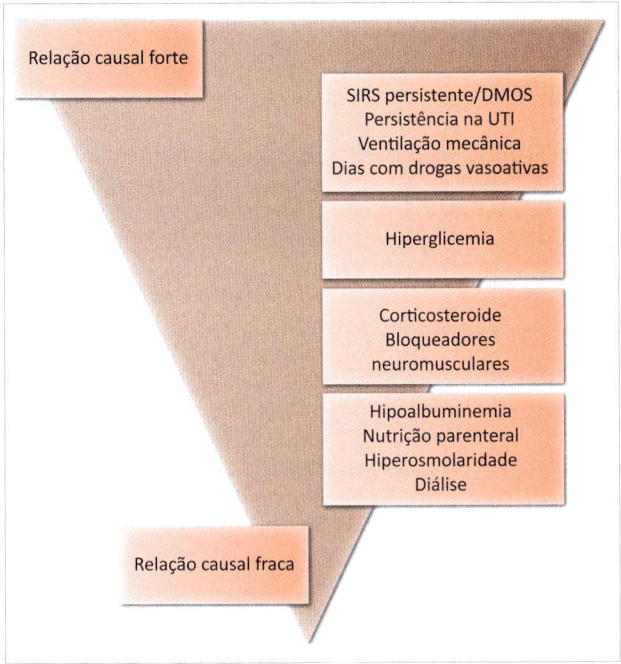

FIGURA 163.4. Fatores de risco para PPC/MPC.

A manifestação cardinal é a fraqueza muscular de caráter simétrico e predomínio proximal. Os reflexos profundos estão comumente hipoativos ou abolidos. O diagnóstico baseia-se em dados clínicos, eletrofisiológicos e anatomopatológicos. A creatinoquinase (CK) está usualmente normal ou levemente elevada.

A avaliação por eletroneuromiografia (ENMG) contribui para o diagnóstico (e para diferenciação com outras condições), de forma minimamente invasiva, com a possibilidade de ser realizada à beira do leito e em pacientes inconscientes. O achado mais precoce, encontrado dentro de dois a cinco dias do início da doença crítica, é a redução da amplitude dos potenciais de ação motores (Potencial de Ação Muscular Composto – CMAP), ou sensitivos (Potencial de Ação do Nervo Sensitivo – SNAP), ou de ambos, com velocidade de condução preservada.

A alteração do SNAP é característica da PPC, embora possa de ser difícil avaliação em pacientes edemaciados. Após a segunda ou terceira semana, podem ser encontrados potenciais de fibrilação e ondas agudas positivas, sugerindo desnervação. A diferenciação entre PPC e MPC é na maioria das vezes difícil e provavelmente desnecessária. A biópsia muscular pode ser indicada em casos duvidosos.

TRATAMENTO E PREVENÇÃO

Diferentes terapias foram tentadas para PPC/MPC sem benefício significativo. Entre elas, encontram-se intervenções nutricionais com suplementos de aminoácidos, uso de antioxidantes e derivados da testosterona, administração de hormônio do crescimento e imunoglobulina humana.

As medidas de controle ou redução da exposição aos fatores de risco para PPC/MPC são fundamentais. O tratamento agressivo da sepse, controle da glicemia, uso limitado de bloqueadores neuromusculares e corticosteroides (mínimas doses por curto período) são medidas essenciais. Além disso, uma programação eficaz de desmame e de reabilitação precoce (com fisioterapia motora, mesmo durante a fase de instabilidade clínica) e cuidados no posicionamento do paciente para evitar neuropatias por compressão devem ser realizados.

A PPC e a MPC podem gerar incapacidade prolongada. Alguns estudos têm mostrado associação da PPC/MPC com aumento da mortalidade.[15]

O paciente com doença neuromuscular crônica e insuficiência respiratória de causa neuromuscular

Muitos pacientes com doenças neuromusculares degenerativas necessitam de UTI em uma fase mais avançada. As doenças neuromusculares degenerativas mais comuns que cursam com envolvimento respiratório incluem: esclerose lateral amiotrófica, distrofias musculares (tais como Duchene e Becker) e miopatias (Quadro 163.5).

A insuficiência respiratória é a complicação mais temível das doenças neuromusculares, e a avaliação da função respiratória deve ser prioridade no manuseio desses pacientes.[12,13]

QUADRO 163.5. Doenças que causam fraqueza rapidamente progressiva com envolvimento da musculatura respiratória.

Junção neuromuscular	Doenças musculares adquiridas
Miastenia grave	Paralisia hipocalêmica
Botulismo	Miopatia tóxica
Síndrome miastênica de Lambert-Eaton	Polimiosite e dermatomiosite
Neuropatias	**Miopatias e distrofias musculares hereditárias**
Síndrome de Guillain-Barré	Miopatias mitocondriais
Polineuropatia do doente crítico	Distrofias de Duchene e Becker
Difteria	Distrofia miotônica
Porfiria	Miopatias congênitas
Neurônio motor	
Esclerose lateral amiotrófica	
Poliomielite	

Os sinais clínicos de insuficiência respiratória de origem neuromuscular incluem: confusão mental, cefaleia, fraqueza e fadiga. O padrão de acometimento é em geral restritivo. Movimento respiratório paradoxal é frequente, em virtude de fraqueza diafragmática. O acompanhamento com equipe de fisioterapia respiratória é fundamental.

Os testes de função pulmonar são essenciais para o diagnóstico e o acompanhamento das doenças neuromusculares na UTI. As medidas mais importantes são: capacidade vital, pressão inspiratória máxima e pressão expiratória máxima. Existe boa correlação entre a capacidade vital e a falência respiratória mecânica.

Os critérios para internação de pacientes com doença neuromuscular na UTI incluem: CVF < 30 mL/kg, sinais clínicos de fadiga diafragmática, acúmulo de secreções com tosse ineficaz e aspiração brônquica, fraqueza associada à dificuldade de deglutição, distúrbios disautonômicos graves, instabilidade hemodinâmica e sepse ou pneumonia.

OUTRAS MANIFESTAÇÕES NEUROMUSCULARES NA UTI

Rabdomiólise

É uma entidade patológica causada pela necrose das células musculares esqueléticas. Nesta condição, classicamente, ocorre liberação de constituintes da célula muscular para a circulação e o meio extracelular, com elevação das enzimas musculares e de outros metabólitos.

Muitos casos são subclínicos e assintomáticos, ao passo que outros podem ser graves o suficiente para exigirem cuidados de UTI. As maiores complicações da rabdomiólise incluem a necrose tubular aguda com consequente insuficiência renal, distúrbios hidreletrolíticos, desidratação e instabilidade hemodinâmica.

A rabdomiólise pode ocorrer devido a fenômenos físicos ou a não físicos (Quadro 163.6). O quadro clínico da rabdomiólise caracteriza-se por mialgia intensa, associada ou não a fraqueza muscular e coloração avermelhada da urina. Os exames laboratoriais em geral revelam aumento da CPK, aldolase, mioglobina, aspartatoaminotransferase (TGO), alaninoaminotransferase (TGP) e desidrogenase láctica (DHL).

Exame de urina usualmente revela mioglobinúria. Outras alterações laboratoriais incluem: aumento das escórias nitrogenadas (creatinina e ureia), acidose metabólica com *anion gap* elevado, hipercalemia, hipocalcemia e hiperfosfatemia. Com a evolução do quadro, podem surgir sinais de coagulação intravascular disseminada.[16]

QUADRO 163.6. Fenômenos físicos e não físicos como possíveis causas de rabdomiólise.

Fenômenos físicos	Fenômenos não físicos
- Politraumas - Compressões - Esmagamentos - Imobilização prolongada - Pós-operatório - Eletrocussão - Cardioversão elétrica - Embolias arteriais - Epilepsias - *Delirium tremens* - Exercícios físicos extenuantes - Hipertermia	- Fármacos (estatinas, lítio, isoniazida, tricíclicos, barbitúricos, anfotericina B, valproato, hidroxizina, fibratos) - Neurolépticos (síndrome neuroléptica maligna) - Tóxicas (álcool, ecstasy, cocaína, heroína, LSD, anfetaminas) - Infecções (influenza, coxsackie, adenovírus, herpes, citomegalovírus, varicela-zóster, Epstein-Barr Vírus, micoplasma) - Miopatias metabólicas (doença de McArdle) - Polimiosite e dermatomiosite - Endocrinopatias (hipotireoidismo)

O tratamento da rabdomiólise inclui dois pontos principais: tratar a causa de base e corrigir as consequências hemodinâmicas e metabólicas. Deve-se tratar agressivamente a hipovolemia, com expansão volêmica e hidratação vigorosa. O Quadro 163.7 mostra o manejo da rabdomiólise na fase aguda e na manutenção.

QUADRO 163.7. Manejo da rabdomiólise: fase aguda e de manutenção.

Fase aguda

- Estabilização clínica (ABC); acesso venoso calibroso;
- Expansão volêmica e hidratação venosa precoce (cristaloides ou solução isotônica; 1.000 a 1.500 mL/hora nas primeiras horas;
- Monitorização cardíaca e do débito urinário (sonda vesical de demora), e avaliação do perfil metabólico completo; considerar cateter venoso central;
- Identificar disfunção renal precocemente;
- Atentar para a possibilidade de síndrome compartimental: emergência cirúrgica (checar pulsos e membros);
- Alcalinização da urina (bicarbonato de sódio 1 a 3 mmol/kg/dia, por via venosa), para proteção de disfunção renal induzida pela mioglobinúria. Manter PH urinário acima de 6,5;
- Considerar uso de manitol 0,5 g/kg; infusões subsequentes 0,1 g/kg/hora;
- Manter débito urinário acima de 200 mL/hora;
- Considerar hemodiálise em caso de falência renal sem resposta a volume;
- Dantrolene (2 a 3 mg/kg não devendo exceder a 10 mg/kg/dia) ou bromocriptina (Parlodel®, 2,5 mg, 3/dia até 20 a 60 mg dia) em casos de síndrome neuroléptica maligna;
- Tratar hipertermia e hipotermia.

Fase de manutenção

- Hidratação venosa (200 a 300 mL/hora);
- Monitorização dos níveis de CPK;
- Evitar fatores desencadeantes, tais como drogas;
- Corrigir distúrbios hidreletrolíticos (hipercalemia, hipocalcemia, hiperfosfatemia).

SÍNDROME COMPARTIMENTAL

É definida como o aumento da pressão intersticial sobre a pressão de perfusão capilar dentro de um compartimento osteofascial fechado, podendo comprometer vasos, músculos e terminações nervosas, com consequente dano tecidual. O quadro clínico inicial é caracterizado por dor importante, edema e manifestações tardias caracterizadas por ausência de pulsos distais, parestesias de extremidade e hipoestesia.

Em cerca de 45% dos casos, a síndrome compartimental é causada por fraturas que envolvem os membros inferiores, mas também podem ocorrer em decorrência de lesões vasculares, traumatismos, esmagamentos e lesões por *overuse* da musculatura. Embora métodos para avaliar a pressão intracompartimental possam ser realizados, o diagnóstico é clínico e pode ser reforçado pelo aumento expressivo da CK e mioglobinúria. O tratamento da síndrome compartimental aguda é cirúrgico, através da fasciotomia, que libera os músculos com a abertura da fáscia no compartimento acometido.[17]

HIPOCALEMIA

A hipocalemia ou hipopotassemia (nível de potássio sérico abaixo de 3,5 mEq/L) será resumidamente discutida neste capítulo, devido ao principal sintoma relacionado a este distúrbio eletrolítico: fraqueza muscular. Todo paciente internado em UTI que desenvolva fraqueza muscular global deve ter o nível de potássio sérico avaliado.

Como os pacientes com hipocalemia podem ter arreflexia (ausência dos reflexos tendinosos profundos), esse distúrbio eletrolítico deve ser considerado no diagnóstico diferencial da SGB.

A hipocalemia é encontrada em cerca de 20% dos pacientes hospitalizados, principalmente no paciente crítico, podendo ser causada por vários fatores, tais como: fármacos (diuréticos), doenças renais, perda gastrintestinal, uso de corticosteroides, hiperaldosteronismo, acidose tubular renal e nefropatias perdedoras de potássio.

Pacientes com hipocalemia persistente e sem correção podem apresentar dificuldade no desmame da ventilação mecânica e tempo de internação prolongada. A reposição pode ser feita por via endovenosa em casos graves (40 mL de KCl, a 19,1%, diluídos em 250 a 500 mL de SF 0,9% ou SG 5% com infusão de quatro a seis horas) ou via oral (KCl, xarope, 15 a 40 mL por dia, ou *slow*-K comprimido).

SÍNDROME NEUROLÉPTICA MALIGNA

Discutiremos brevemente a síndrome neuroléptica maligna, devido ao aumento da CK e ao diagnóstico diferencial com rabdomiólise. A síndrome neuroléptica maligna consiste em uma reação aos neurolépticos, relacionada ao bloqueio dos receptores dopaminérgicos nos núcleos da base.

Tal condição se caracteriza por hipertermia, alteração do nível de consciência, hipertonia plástica, disfunção autonômica e aumento expressivo da CK. Na rabdomiólise com disfunção renal, pode ocorrer síndrome neuroléptica maligna. O haloperidol é a droga mais frequentemente associada à ocorrência da síndrome, porém outros neurolépticos, mesmo os atípicos, também podem desencadeá-la.

O tratamento consiste em hidratação e suporte respiratório e nutricional e em medidas específicas, tais como uso de dantrolene e bromocriptina (posologia descrita no Quadro 163.7) e de amantadina 200 a 400 mg/dia.[18]

NEUROPATIAS POR COMPRESSÃO

Pacientes internados na UTI, principalmente quando há alteração do nível de consciência, estão propensos ao desenvolvimento de neuropatias focais por compressão local (p. ex.: nervo ulnar na passagem pelo cotovelo, nervo fibular na passagem pela cabeça da fíbula, nervo radial na passagem pelo sulco espiral) devido ao mau posicionamento, perda de peso, edema, entre outros.

LESÕES NÃO TRAUMÁTICAS DA MEDULA ESPINHAL

Várias situações podem causar lesão medular não traumática, incluindo: mielite transversa (causa infecciosa ou desmielinizante), abscesso epidural e infarto medular, cujo quadro clínico se caracteriza por fraqueza muscular.

A presença de alterações esfincterianas, nível sensitivo e reflexos aumentados deve gerar a suspeita de lesão medular, em vez de alterações nos nervos, nos músculos ou na junção neuromuscular. Exame de ressonância magnética da coluna deve ser realizado em caráter de urgência para definição.

REFERÊNCIAS BIBLIOGRÁFICAS

1. Dhand UK. Clinical approach to the weak patient in the intensive care unit. Respir Care. 2006;51:1024-40.
2. Wijdicks EFM. Generalized Weakness in the Intensive Care Unit. In: Wijdicks EFM. Neurologic Complications of Critical Illness. 3 ed: Oxford University Press, 2009.
3. Smith DW, Mackenzie J. Zika virus and Guillain-Barré syndrome: another viral cause to add to the list. Lancet. 2016;387(10027):1486-8.
4. van Doorn PA, Ruts L, Jacobs BC. Clinical features, pathogenesis, and treatment of Guillain-Barre syndrome. Lancet Neurol. 2008;7:939-50.
5. Yuki N, Hartung HP. Guillain-Barré syndrome. N Engl J Med. 2012 Jun 14;366(24):2294-304.
6. Marin LF, Abrahão A, Carvalho FA, Santos WA, Dallalba CC, Barcelos LB, et al. Guillain-Barré syndrome associated with H1N1 vaccination. Arq Neuropsiquiatr. 2010 Dec;68(6):974-5.
7. Hughes RA, Wijdicks EF, Benson E, et al. Supportive care for patients with Guillain-Barre syndrome. Arch Neurol. 2005;62:1194-8.
8. Sharshar T, Chevret S, Bourdain F, Raphael JC. Early predictors of mechanical ventilation in Guillain-Barre syndrome. Crit Care Med. 2003;31:278-83.
9. Hughes RA, Raphael JC, Swan AV, van Doorn PA. Intravenous immunoglobulin for Guillain-Barre syndrome. Cochrane Database Syst Rev. 2006(1):CD002063.
10. Godoy DA, Mello LJ, Masotti L, Napoli MD. The myasthenic patient in crisis: an update of the management in Neurointensive Care Unit. Arq Neuropsiquiatr. 2013;71:627-39.
11. Spillane J, Hirsch NP, Kullmann DM, Taylor C, Howard RS. Myasthenia gravis--treatment of acute severe exacerbations in the intensive care unit results in a favourable long-term prognosis. Eur J Neurol. 2014;21:171-3.
12. De Jonghe B, Lacherade JC, Durand MC, Sharshar T. Critical illness neuromuscular syndromes. Neurol Clin. 2008;26:507-20
13. Griffiths RD, Hall JB. Intensive care unit-acquired weakness. Crit Care Med. 2010;38:779-87.
14. De Jonghe B, Sharshar T, Lefaucheur JP, et al. Paresis acquired in the intensive care unit: a prospective multicenter study. JAMA. 2002;288:2859-67.
15. Hermans G, De Jonghe B, Bruyninckx F, Van den Berghe G. Clinical review: Critical illness polyneuropathy and myopathy. Crit Care. 2008;12:238.
16. Khan FY. Rhabdomyolysis: a review of the literature. Neth J Med. 2009;67:272-83.
17. Alves TF, Martins RO, Coan MF, Sakae TM. Acute compartment syndrome: report of seven cases in a Hospital in South Brazil. Arquivos Catarinenses de Medicina. 2011;40:57-62.
18. Hanel RA, Sandmann MC, Kranich M, De Bittencourt PR. Neuroleptic malignant syndrome: case report with recurrence associated with the use of olanzapine. Arq Neuropsiquiatr. 1998;56:833-7.

# CAPÍTULO 164

ENCEFALOPATIA ANOXICOISQUÊMICA

Ana Claudia Ferraz de Almeida
Rodrigo Barbosa Thomaz

DESTAQUES

- Apenas 10% a 20% dos pacientes que recuperam a circulação espontânea após ressuscitação cardiopulmonar (RCP) se recuperam sem sequelas neurológicas ou com graus leves a moderados de incapacidade funcional.
- Além da intensidade e duração da isquemia, influenciam o grau de dano cerebral: idade; estado de saúde prévio; glicemia; temperatura; hematócrito; padrão da pressão de reperfusão; gases sanguíneos; osmolaridade sérica; presença de anestésicos e outras drogas; complicações extracerebrais.
- A hiperglicemia é um fator independente de pior prognóstico em pacientes neurológicos graves.
- A febre está associada a piores desfechos neurológicos em diferentes contextos, incluindo trauma craniano, acidente vascular cerebral e encefalopatia anóxica.
- A hipotermia terapêutica ou pelo menos o manejo ativo da temperatura com alvo de normotermia aumentam a chance de boa recuperação neurológica em pacientes que permanecem em coma após a ressuscitação cardiopulmonar e pode ser feita com segurança em centros especializados.
- Entre os preditores confiáveis de desfecho clínico ruim em pacientes com encefalopatia anóxica não tratados com hipotermia estão determinados achados de exame neurológico, presença de *status epilepticus* mioclônico, ausência bilateral de potenciais evocados somato-sensitivos e níveis elevados de enolase neurônio específica no sangue.
- Toda avaliação do paciente que persiste em coma após RCP inicia-se com a exclusão dos confundidores. Constituem confundidores os estados de choque, a hipotermina e o uso de sedativos e de bloqueadores neuromusculares.
- Um desfecho ruim pode ser previsto no terceiro dia em cerca de 70% dos pacientes que se mantêm comatosos por mais de 24 horas.

INTRODUÇÃO

Cerca de 10% a 20% dos pacientes que recuperam a circulação espontânea após ressuscitação cardiopulmonar (RCP) se recuperam sem sequelas neurológicas ou com graus leves a moderados de incapacidade funcional.[1] A inabilidade do cérebro em suportar mais que alguns minutos de anóxia é o principal fator limitante do sucesso da RCP. A síndrome neurológica pós-ressuscitação, chamada aqui encefalopatia anoxicoisquêmica (EAI), é desencadeada pela lesão hipoxicoisquêmica e perpetuada por diversos eventos que ocorrem após o restabelecimento da circulação espontânea.[2] Portanto, durante a fase de suporte avançado à vida, diversas medidas destinadas a minimizar a lesão cerebral podem ser tomadas, incluindo a monitorização e o controle de variáveis cerebrais e extracerebrais importantes na homeostase cerebral.

FISIOPATOLOGIA DA LESÃO CEREBRAL ANOXICOISQUÊMICA

O sistema nervoso central (SNC) utiliza metabolismo exclusivamente aeróbico para obter energia, dispondo de mecanismos autorregulatórios em sua vasculatura para garantir uma oferta de oxigênio contínua. Além disso, o cérebro não armazena glicose nem oxigênio, de modo que durante a parada cardiorrespiratória há completa depleção das reservas de oxigênio e glicose em aproximadamente cinco minutos, dando início a uma série de eventos que provocam lesão e morte neuronais. Embora haja evidências de que alguns neurônios possam suportar períodos prolongados de anóxia, de até 20 minutos, não existe terapia que possa garantir recuperação neurológica completa após parada cardíaca com mais de cinco minutos de duração, evitando, assim, o desenvolvimento da síndrome pós-ressuscitação.[3] Além da duração da isquemia, há diversos fatores que perpetuam o dano tecidual após o restabelecimento da circulação espontânea, entre eles estão: a falência da perfusão cerebral; lesão cerebral por reoxigenação; e distúrbios extracerebrais que provocam a liberação de substâncias nocivas ao tecido nervoso.[2] Evidências experimentais sugerem que neurotransmissores e neuropeptídeos liberados após a lesão isquêmica também tenham participação nos mecanismos que levam à morte neuronal.

A parada cardíaca pode causar a morte neuronal em áreas vulneráveis, particularmente aquelas com maior número de astrócitos e micróglia ativados pela isquemia, ou provocar microinfartos por necrose associada com a espongiose celular no tecido perivascular.[4] As lesões aparecem com uma distribuição laminar e são mais profundas em zonas entre os principais territórios de suprimento arterial (borderzone – território de fronteira). Certas estruturas cerebrais são mais suscetíveis à isquemia, incluindo as regiões CA1 e CA4 do hipocampo; as células piramidais das camadas três, cinco e seis do neocórtex; a amígdala; o vermis cerebelar; porções do núcleo caudado; e alguns núcleos do tronco cerebral. Os núcleos reticular, ventroposterior, geniculado medial e intralaminares do tálamo são particularmente sensíveis à isquemia. Portanto, várias estruturas importantes da substância reticular ativadora ascendente (SRAA) são muito suscetíveis à isquemia.[5]

FALÊNCIA DA PERFUSÃO CEREBRAL

Há três estágios de perfusão cerebral alterada após isquemia global: (a) ausência imediata e multifocal de reperfusão (fenômeno de *no-reflow*); (b) hiperemia global transitória, que dura 15 a 30 minutos; (c) hipoperfusão global tardia prolongada, com duração de 12 a 48 horas. A partir daí, a perfusão pode voltar ao normal, manter-se deficiente ou piorar, levando à morte cerebral. Além da diminuição quantitativa do fluxo sanguíneo cerebral (FSC) causada por esse fenômeno, uma distribuição heterogênea criando áreas de hipofluxo poderia explicar os achados histológicos sugestivos de isquemia neuronal permanente e microinfartos, vistos após a parada cardíaca.[2]

LESÃO CEREBRAL POR REOXIGENAÇÃO

A reoxigenação tecidual pode produzir lesões semelhantes aos efeitos da toxicidade do oxigênio. Cascatas pós-isquêmicas desencadeadas por radicais livres, influxo intracelular de cálcio e peroxidação das membranas foram demonstradas em órgãos extracerebrais.[6] A liberação de ácidos graxos livres e de radicais livres pode provocar dano endotelial, e este pode adquirir uma propriedade pró-coagulante durante a reperfusão, produzindo a obstrução da microcirculação e morte neuronal.[7]

A acidose tecidual que ocorre durante a isquemia é incrementada na reperfusão e também pode levar a dano e morte neuronal.[8] A reperfusão pode piorar o edema cerebral citotóxico decorrente da disfunção de membrana que ocorre durante a isquemia e, apesar de haver restauração da integridade de membrana após a reperfusão, na presença de dano endotelial pode desenvolver-se edema vasogênico.[2]

ANORMALIDADES EXTRACEREBRAIS

Estudos experimentais e clínicos demonstraram que a hiperglicemia e a hipertemia estão relacionadas a maior dano celular na isquemia cerebral.[9,10] Além da hiperglicemia e da hipertermia, após a ressuscitação, diversas anormalidades têm o potencial de contribuir para o dano cerebral como: hipotensão arterial; hipoxemia, hipocapnia, hipercapnia, distúrbios acidobásicos, desequilíbrio entre a oferta e o consumo de oxigênio, disfunção renal e hepática e translocação bacteriana a partir da parede intestinal comprometida por isquemia.

INFLUXO CELULAR DE CÁLCIO

A concentração intracelular de cálcio aumenta cerca de mil vezes durante a isquemia cerebral. O cálcio estimula a peroxidação dos lipídeos de membrana que, por sua vez, promovem mais peroxidação e liberação de radicais livres, podendo levar à necrose primária ou induzir apoptose.[11]

NEUROTRANSMISSORES EXCITATÓRIOS

Numerosas evidências experimentais sugerem que a liberação de neurotransmissores excitatórios, particularmente o glutamato, provoca dano cerebral em animais submetidos à anóxia cerebral.[12] Além disso, na lesão isquêmica ocorre morte celular inicialmente em regiões ricas em receptores de glutamato, como o córtex cerebral e o hipocampo.

QUADRO CLÍNICO DA SÍNDROME NEUROLÓGICA PÓS-RESSUSCITAÇÃO

A gravidade da lesão neuronal depende basicamente do tempo de anóxia cerebral. A anóxia pode provocar disfunção neuronal metabólica ou estrutural em graus diversos. É possível dividir as síndromes neurológicas de acordo com a duração do coma e a gravidade do déficit neurológico (Tabela 164.1).[13]

- Déficit neurológico transitório após coma breve (< 12 horas).
- Déficit persistente após coma prolongado (> 12 horas).
- Dano global sem recuperação da consciência.

O exame neurológico detalhado e sequencial é fundamental, pois permite a identificação rápida de complicações neurológicas e sistêmicas que frequentemente ocorrem após a ressuscitação. Além disso, a evolução do exame neurológico pode ser útil na avaliação prognóstica. O exame neurológico deve ser frequente e padronizado com a utilização de uma escala de coma.

MEDIDAS TERAPÊUTICAS

Admite-se que ainda haja viabilidade neuronal de uma grande proporção dos neurônios pós-ressuscitação.[14] Essas observações intensificam a importância da identificação das variáveis extracerebrais importantes na gênese da lesão neuronal e do desenvolvimento de medidas terapêuticas que possam prevenir o dano tecidual que continua ocorrendo após a ressuscitação. Além da intensidade e duração da isquemia, outros fatores influenciam o grau de dano cerebral e a capacidade de recuperação neurológica, entre eles: idade, estado de saúde prévio, glicemia, temperatura de hematócrito padrão da pressão de reperfusão durante todo o coma, gases sanguíneos, osmolaridade sérica, presença de anestésicos e outras drogas e complicações extracerebrais.[8] As evidências de viabilidade neuronal e de existência de fatores extracerebrais que podem influenciar a lesão cerebral isquêmica levaram à elaboração de protocolos terapêuticos dirigidos ao controle dessas variáveis.[2]

SUPORTE DAS FUNÇÕES DOS ÓRGÃOS EXTRACEREBRAIS

SISTEMA CARDIOVASCULAR

Estudos experimentais mostraram benefício na indução de hipertensão leve por um a cinco minutos após a ressuscitação, o que, em geral, ocorre em decorrência do uso de epinefrina durante as manobras de ressuscitação.[14] A hipertensão agiria na reversão do fenômeno de *no-reflow* multifocal. O melhor grau de hipertensão pós-parada e sua duração ainda não foram determinados. A hipertensão arterial breve, imediatamente após a ressuscitação, melhora o prognóstico neurológico em estudos experimentais e clínicos, mas não impede a hipoperfusão cerebral tardia. Após esse período de hipertensão, deve ser mantida normotensão, sendo, em geral, necessário o uso de expansão plasmática e de agentes vasopressores. O uso de soluções contendo glicose isoladamente deve ser evitado em virtude do risco de hiperglicemia e hiponatremia.

SISTEMA RESPIRATÓRIO

A hipocapnia é um potente vasoconstritor cerebral, podendo produzir isquemia cerebral significativa. A hiperventilação prolongada após a ressuscitação não mostrou benefício em modelos animais nem em estudos clínicos em seres humanos.[2,15] Em pacientes após parada cardiorrespiratória, a hipocapnia mostrou-se deletéria, produzindo isquemia cerebral na maioria dos pacientes.[15] Em pacientes em coma profundo, que necessitam de ventilação mecânica prolongada, recomenda-se manter normocapnia, exceto na

TABELA 164.1. Síndromes cerebrais após a parada cardiocirculatória.

Síndrome neurológica	Patologia	Quadro clínico	Recuperação
Déficit transitório após coma breve (< 12h)	Sem lesão neuronal	Confusão transitória, amnésia anterógrada	Rápida e completa
Déficit persistente após coma > 12h	Infartos corticais, especialmente em zonas de fronteiras	Amnésia, disfunção cognitiva, paresias, cegueira cortical, agnosias, crises epilépticas, ataxia, mioclonias, parkinsonismo	Lenta e incompleta
Dano global, sem recuperação da consciência	- Necrose cortical - Necrose cortical e do tronco	- Estado vegetativo - Morte cerebral	- Estado vegetativo persistente - Morte em horas/dias

Fonte: Adaptada de Maiese e Caronna, 1993.[13]

presença de hipertensão intracraniana incontrolável, como em pacientes com parada cardíaca e trauma craniano grave. Nestes últimos, a hipertensão intracraniana deve ser controlada da forma convencional.

A pressão parcial de oxigênio (PaO_2) deve ser mantida em torno de 100 mmHg, prefencialmente com uso da menor pressão positiva no final da expiração (PEEP) possível, pelo potencial de indução de instabilidade hemodinâmica e de aumento de pressão intracraniana (PIC) com PEEP elevada.

SISTEMA ENDÓCRINO E METABÓLICO

A hiperglicemia é frequente em pacientes neurológicos críticos, sejam eles diabéticos ou não. Muitos estudos mostram que a hiperglicemia é um fator independente de pior prognóstico em pacientes neurológicos graves. Em pacientes após parada cardiorrespiratória, dados experimentais e clínicos sugerem uma correlação entre hiperglicemia na admissão e piores desfechos neurológicos.

Muito se tem debatido recentemente sobre a melhor estratégia de controle glicêmico em pacientes críticos. Estudos iniciais com pacientes críticos cirúrgicos mostraram que o controle glicêmico agressivo poderia reduzir a mortalidade. Porém, esses resultados não foram reproduzidos em outros estudos. Em estudos recentes com pacientes críticos, o controle estrito não mostrou benefício, além de expor os pacientes a um risco bastante aumentado de hipoglicemia. Em um estudo com pacientes com parada cardiorrespiratória, pacientes que mantiveram glicemia na faixa entre 116 e 143 mg/dL tiveram melhor recuperação neurológica do que aqueles com controle mais estrito da glicemia (entre 80 e 115 mg/dL).[16] O alvo do controle glicêmico atualmente recomendado em pacientes com acidente vascular cerebral é de glicemia abaixo de 180 mg/dL.[17]

A acidose metabólica deve ser tratada de modo criterioso em virtude dos inúmeros efeitos deletérios sistêmicos e cerebrais que o bicarbonato de sódio pode causar. O uso de bicarbonato de sódio deve ser limitado aos casos de acidose intensa documentada, ou na presença de uma das demais indicações restritas. Deve-se lembrar que a reperfusão tecidual, geralmente, é a forma mais segura e eficaz de corrigir a acidose metabólica decorrente de condições de baixa perfusão tecidual.

A febre está associada a piores desfechos neurológicos em diferentes contextos, incluindo trauma craniano, encefalopatia anóxica e AVC. A febre aumenta a demanda metabólica cerebral, aumentando o FSC e, dessa forma, pode elevar a PIC. A febre deve ser evitada e tratada agressivamente. A associação de antitérmicos com horários intercalados e medidas físicas (compressas frias, exposição à temperatura ambiente, colchões térmicos e outros dispositivos de controle da temperatura), muitas vezes, são necessárias para o controle da temperatura. O controle da temperatura na EAI será abordado mais adiante.

HOMEOSTASE INTRACRANIANA

Crises epilépticas, especialmente o estado de mal epiléptico, podem piorar o dano cerebral isquêmico por meio da indução de hipoxemia e de liberação de neurotransmissores excitatórios.[13] Aproximadamente 30% a 40% dos pacientes pós parada cardiorrespiratória desenvolvem crises ou mioclonias.[18] Baseados na frequência dessas complicações e na piora prognóstica que implicam, muitos centros usam antiepilépticos profilaticamente, enquanto outros preferem utilizá-los apenas na presença de crises. A monitorização contínua do eletroencefalograma é recomendada em pacientes que permanecem comatosos após a RCP, assim como naqueles que recebem sedação contínua.

A frequência de hipertensão intracraniana após a parada cardíaca tem sido estimada em 30%.[13] A monitorização da PIC pode ser útil em alguns grupos de pacientes, como naqueles que sobrevivem a uma parada cardíaca após trauma craniano grave, em pacientes com sinais de disfunção de tronco cerebral ou outra evidência de herniação iminente e em doentes com hemorragia meníngea. Nesses casos, a hipertensão intracraniana deve ser tratada do modo habitual.

TERAPIA MEDICAMENTOSA

Até o presente momento nenhuma droga usada após a restauração da circulação espontânea mostrou-se capaz de melhorar a recuperação neurológica em pacientes com mais de cinco minutos de parada cardíaca. Muitas terapêuticas já foram testadas e algumas estão em investigação.

Os anestésicos barbitúricos podem reduzir a demanda metabólica cerebral Apesar desse efeito e da evidência de outras ações benéficas dos barbitúricos sobre a homeostase do tecido cerebral lesado, um ensaio clínico controlado e randomizado não detectou benefício no uso de altas doses de barbitúricos em pacientes em coma pós-ressuscitação.[2,19] Nesse estudo, foram avaliados 262 pacientes e, embora tenha havido uma tendência de benefício no subgrupo de pacientes com parada cardíaca mais prolongada, a diferença não foi estatisticamente significativa. Nesse trabalho, foi usada dose única de tiopental em pacientes que permaneceram em coma após a restauração da circulação espontânea. Não se sabe, porém, se a indução de coma barbitúrico mais prolongado, com a ação barbitúrica avaliada adequadamente por meio da monitorização contínua da atividade elétrica cerebral, poderia ter algum efeito protetor nesses pacientes. De qualquer forma, não há evidência suficiente de benefício do uso de coma barbitúrico em pacientes com coma pós-parada cardiorrespiratória e seu uso permanece opcional, não sendo empregado na maioria dos serviços.

Dois medicamentos bloqueadores do influxo de cálcio foram testados em estudos clínicos controlados: a lidoflazina e a nimodipina; em ambos não houve benefício.[20,21] O uso de bloqueadores do cálcio não é atualmente recomendado em pacientes em coma pós-ressuscitação.

Os corticosteroides não mostraram efeito benéfico nesse grupo de doentes. Essas drogas podem elevar a glicemia e, consequentemente, aumentar a produção de ácido lático pelo cérebro, potencializando a lesão tecidual. Os corticosteroides não são atualmente recomendados em pacientes com lesão cerebral anoxicoisquêmica.[22]

MANEJO DA TEMPERATURA CORPORAL NA RESSUSCITAÇÃO CEREBRAL

A hipotermia utilizada **antes** da parada circulatória é o mais eficiente protetor neuronal em condições de anóxia e já vem sendo utilizada com sucesso em cirurgia cardiovascular há várias décadas. A hipotermia age por meio de vários mecanismos, entre eles: diminuição da demanda de oxigênio, aumento da tolerância à anóxia, diminuição da liberação de aminoácidos excitatórios e diminuição da ativação de receptores Nmetil-D-aspartato (NMDA), atenuação da resposta inflamatória.[23,24] A hipotermia reduz 5% a 7% do consumo cerebral de O_2 para cada redução de 1ºC na faixa entre 37 e 30ºC, chegando à redução de 25% do consumo aos 32ºC.

O potencial terapêutico da hipotermia na RCP foi sugerido por Safar que, em 1961, já introduziu essa medida no ítem "H" da etapa de suporte prolongado à vida, do algoritmo da ressuscitação.[25] O interesse no potencial efeito de proteção neuronal em pacientes após parada cardíaca ressurgiu no final da década de 1980, a partir de estudos experimentais demonstrando benefício em modelos de isquemia cerebral total e de trauma craniano.

Desde então, a hipotermia terapêutica passou a ser avaliada clinicamente em várias situações de doença neurológica crítica, incluindo trauma craniano grave, acidente vascular cerebral extenso e encefalopatia anoxicoisquêmica. Dois ensaios clínicos multicêntricos, randomizados, avaliaram a hipotermia leve (32 a 34ºC) em pacientes que permaneciam em coma após serem ressuscitados de fibrilação ventricular. A hipotermia aumentou a chance de boa recuperação neurológica nos dois ensaios e reduziu a mortalidade em um deles.

O estudo europeu incluiu 275 pacientes, com avaliação cega do desfecho, que foi a recuperação funcional em seis meses. No grupo tratado com hipotermia 55% dos pacientes tiveram bom desfecho neurológico, contra 39% no grupo de normotermia (risco relativo de 1,40; intervalo de confiança de 95% = 1,08 a 1,81). Desfecho favorável, segundo a escala de avaliação usada nesse estudo (escala de desempenho cerebral de Pittsburgh), significa boa recuperação neurológica ou incapacidade moderada (categorias 1 e 2 de Pittsburgh). Os desfechos secundários foram mortalidade e taxa de complicações. A mortalidade foi menor no grupo tratado com hipotermia (41% *versus* 55%; risco relativo de 0,74; intervalo de confiança de 95% = 0,58 a 0,95).[26]

O estudo australiano incluiu 77 pacientes e o desfecho primário foi recuperação neurológica suficiente para ter alta para casa ou para centro de reabilitação; morte ou encaminhamento para hospital de cuidados intermediários foi considerado má evolução neurológica. O desfecho favorável ocorreu em 49% no grupo tratado com hipotermia, e em 26% no grupo normotermia ($p = 0,046$).[27]

A hipotermia terapêutica ou pelo menos o manejo de temperatura alvo para evitar a febre está indicada nos pacientes que permanecem comatosos por pelo menos 30 a 60 minutos após o restabelecimento da circulação espontânea, independente do ritmo da parada cardiorrespiratória (ritmo favorável ao tratamento com choque elétrico ou não). A ausência de despertar após o restabelecimento da circulação espontânea pressupõe a ausência de sedação e pode ser definida, em termos gerais, como a manutenção do estado de coma em suas diversas intensidades, ou seja, os pacientes não estabelecem contato com a equipe de saúde ou familiares (pacientes que não abrem os olhos aos chamados, que não seguem o examinador com o olhar, que não cumprem comandos simples ou não localizam o estímulo doloroso). A utilização de sedação para atendimento inicial da parada cardíaca prejudica a avaliação neurológica necessária para a decisão quanto à indução de hipotermia. Nas situações em que a sedação não puder ser evitada, medicações de curta duração ou utilizadas de modo intermitente deverão ser empregadas.

A temperatura ideal a ser mantida durante a hipotermia terapêutica ainda permanece sob debate. Um ensaio clínico recentemente publicado, randomizado, internacional e multicêntrico (*TTM Trial*) comparou duas temperaturas-alvo (33ºC *versus* 36ºC) em 950 pacientes com parada cardiorrespiratória extra-hospitalar de causa cardíaca presumida.[28] Não houve diferença nos desfechos clínicos avaliados, incluindo mortalidade e recuperação funcional. Segundo esse ensaio clínico, portanto, o uso de temperaturas mais baixas, de 33ºC, não mostrou benefício adicional em relação à hipotermia leve, de 36ºC. Não foi observada nem mesmo uma tendência de benefício no grupo de 33ºC. Os efeitos adversos e as causas de óbito foram similares nos dois grupos.

Os resultados do estudo TTM sugerem que a decisão sobre a temperatura-alvo após a parada cardiorrespiratória requer consideração. Apesar dessa dúvida em relação à melhor temperatura-alvo, há consenso sobre o benefício do controle da temperatura, que deve ser mantida abaixo de 36ºC por 24 horas em pacientes ressuscitados após uma parada cardiorrespiratória. As taxas elevadas de pacientes com boa recuperação funcional no estudo TTM reforçam a importância de controlar a temperatura em pacientes que permanecem comatosos após a parada cardiorrespiratória.

A hipotermia leve constitui atualmente uma esperança real de melhorar a história natural dos pacientes com lesão cerebral isquêmica global e completa e pode ser feita com segurança em centros selecionados. A indução de hipotermia terapêutica deve seguir rigorosamente as recomendações dos guias terapêuticos já publicados e a implementação de unidades intensivas especializadas em pacientes neurológicos críticos deve ser encorajada. Não se tem estabelecido qual o

Critérios de uso:
1. Após parada cardiorrespiratória: todo paciente que restabelece circulação espontânea (pressão sistólica ≥ 80 mmHg por cinco minutos), independente do ritmo desse evento e que não desperta em 30 a 60 minutos após a recuperação da circulação espontânea.
2. Avaliar de forma cuidadosa se a falta de reação de despertar pode ser justificada pelo uso de sedativos usados periprocedimento de reanimação cardiopulmonar. Em caso afirmativo, reavaliar a indicação de hipotermia.

Contraindicações de hipotermia
- Parada cardiorrespiratória por trauma grave e/ou sangramento grave.
- Coagulopatia com sangramento ativo.
- Gravidez conhecida.
- Doença terminal/ordem de não reanimação.
- Ritmo cardíaco instável.
- Instabilidade hemodinâmica grave (PAM < 50 mmHg) apesar do uso de drogas vasoativas).
- PaO_2 < 60 mmHg ou $SatO_2$ < 90% COM FiO_2 = 1.
- Sepse grave/choque séptico.

Se a hipotermia não for indicada, justifique.

Não são contraindicações:
- Uso de assistência circulatória mecânica.
- Uso de anticoagulantes.
- Uso de antiagregantes plaquetários.

Indução da hipotermia
Recomendações gerais:
- Temperatura-alvo: 34,0 a 36,0°C (temperatura central).
- O alvo deve ser atingido o mais rapidamente possível. Tempo esperado: inferior a duas horas.
- O paciente deve estar obrigatoriamente sedado antes do início da indução da hipotermia.
- A escolha do número de medidas para indução deve ser individualizada, e depende de alguns fatores:
  - Temperatura inicial do paciente.
  - Peso do paciente: a indução costuma ser mais difícil em pacientes obesos.
  - Presença de tremores: requer medidas de controle (ver adiante).
  - Presença de febre.
- A temperatura deve ser medida de 30 em 30 min. até atingir a temperatura-alvo.

Medidas para indução da hipotermia
- Sedação adequada: SAS = 1.
- Tratamento dos tremores (ver adiante).
- Exposição da pele do paciente à temperatura ambiente.
- Compressas de gelo nas axilas e virilhas.
- Dispositivo de controle da temperatura.*
- Infusão rápida de soro gelado:
  - SF 0,9% a 4°C.
  - 30 mL/kg, se não houver restrição de expansão.
  - A infusão deve ser rápida: em 30 minutos. Queda esperada da temperatura: 1,5°C logo após a infusão. A temperatura tenderá a se elevar 30 a 60 minutos após a infusão, por isso as demais medidas deverão estar otimizadas.
- Lavagem gástrica com SF 0,9% gelado.

Manutenção da hipotermia
Recomendações gerais
- Medidas para manutenção da hipotermia:
  - Sedação profunda: SAS = 1.
  - Dispositivo de controle da temperatura.*
  - Exposição do paciente ao frio.
  - Uso profilático de antitérmico.
  - Manejo dos tremores.
Estas medidas costumam ser suficientes para manter a hipotermia. Se houver necessidade, pode-se associar outras.
- A temperatura central (retal, timpânica, intravascular ou esofágica) deve ser medida a cada 60 minutos durante todo o período de manutenção da hipotermia e até o final do reaquecimento.
- Exames laboratoriais seriados:
  - 1×/dia: cálcio, iônico, creatinina, hemograma, amilase, lipase, TAP, TTPA, radiografia de tórax e EEG.
  - 8/8h: Potássio e sódio.
- Tempo de manutenção da hipotermia após parada cardiorrespiratória: manter temperatura-alvo por 24 horas, ou a critério médico.

Manejo dos tremores associados à hipotermia

Prevenção de tremores	Antitérmico de horário (6/6h)	Dipirona ou paracetamol
Tremor leve	Localizado em pescoço e tórax	Dexmedetomidina e/ou fentanil
Tremor moderado	Envolvimento intermitente de extremidades	Dexmedetomidina e/ou fentanil
Tremor grave	Generalizado e/ou sustentado em extremidades	• Propofol • Considerar vecurônio

Reaquecimento controlado
- O reaquecimento deverá ser feito o mais uniformemente possível, durante um período de 24 a 36 horas até atingir 37°C (T° central).
- Elevação máxima de 1°C a cada oito horas.
- Essencial que não ocorra elevação abrupta da temperatura. Se ocorrer, reduzir a temperatura novamente até o nível esperado para aquele momento do reaquecimento.
- Não suspender nem reduzir a sedação até que o paciente tenha atingido normotermia.
- Medidas para reaquecimento:
- Suspender infusão de soluções geladas.
- Ajuste da temperatura no dispositivo de controle da temperatura.
- Redução da exposição ao frio.
- Aquecimento com cobertores ou manta térmica.
- Reduzir/suspender antitérmicos.

FIGURA 164.1. Fluxograma de hipotermia terapêutica em adultos para pacientes com coma após parada cardiorrespiratória.
* Há várias opções disponíveis comercialmente (p. ex.: colchão térmico, manta térmica, equipamentos automatizados de controle da temperatura com uso de resfriamento de superfície ou interno).
PAM: pressão arterial média; SF: soro fisiológico; TAP: tempo de atividade da protrombina; TTPA: tempo de tromboplastina parcialmente ativada; EEG: eletroencefalograma.

melhor método para indução de hipotermia e diversos são os equipamentos disponíveis. A Figura 164.1 apresenta uma sugestão de fluxograma para uso da hipotermia terapêutica em pacientes em coma após parada cardiorrespiratória.

A hipotermia não é isenta de riscos. A Tabela 164.2 mostra os riscos potenciais da hipotermia induzida e os cuidados recomendados nesses pacientes. Nos dois ensaios clínicos comentados, em pacientes após parada cardíaca, houve uma tendência de aumento de complicações infecciosas no grupo tratado com hipotermia.[26,27]

PROGNÓSTICO DA EAI

Infelizmente, apesar de todos os avanços na RCP, as taxas de sobrevivência até a alta hospitalar estão em torno de 20% a 30%, com os melhores resultados observados nos indivíduos ressuscitados de parada cardiorrespiratória intra-hospitalar. Cerca de metade dos sobreviventes apresentará disfunção neurológica permanente, variando desde disfunção leve até o estado vegetativo persistente. Nesse contexto, de uma condição grave, com grande chance de sequela neurológica, a predição de desfecho assume grande importância. É possível, por meio dela, informar melhor a família, decidir sobre o nível de cuidado a ser oferecido ao paciente e tomar melhores decisões de final de vida.

Muitas variáveis têm demonstrado valor preditivo no prognóstico da EAI, entre elas: as circunstâncias da parada cardiorrespiratória; o exame neurológico; estudos neurofisiológicos; dados de neuroimagem; marcadores bioquímicos de lesão neuronal e variáveis de monitorização neurológica. Entretanto, muitos desses preditores apresentam baixa especificidade, com taxas de falso-positivo que chegam a 50%, sendo, assim, insuficientes para a predição acurada que se espera nessa situação.

É fundamental salientar que a capacidade de predição de desfecho na encefalopatia anoxicoisquêmica limita-se a prever desfechos ruins. É possível identificar apenas aqueles pacientes que não sobreviverão e aqueles que não despertarão e permanecerão em estado vegetativo peresistente ou estado minimamente consciente. A predição de desfecho melhor do que os citados é muito mais difícil, e não é realista com os recursos hoje disponíveis. Quando se foca na predição de desfechos ruins, deve-se evitar a armadilha da "profecia que se autorrealiza", ou seja, a equipe de saúde julga que o paciente não se recuperará, deixa de oferecer-lhe o melhor cuidado e, em consequência, o paciente, de fato, não se recupera. Para evitar essa armadilha, a restrição de tratamento deve ser postergada por pelo menos 72 horas em pacientes vítimas de parada cardiorrespiratória.

Para evitar a retirada de suporte em pacientes que teriam chance de sobreviver, o teste utilizado para a determinação prognóstica deverá ter chance de falso-positivo próxima de zero na predição de desfecho ruim. Por esse critério, pode-se dividir os preditores de desfecho na EAI em dois grupos: os preditores confiáveis são aqueles que apresentam uma taxa de falso-positivo nula, muito próxima de zero, com intervalo de confiança estreito; e os preditores não confiáveis são aqueles que apresentam taxa de falso-positivo altas (maior que 5%).[29,30] Entre os preditores confiáveis, há o exame neurológico, a presença de *status epilepticus* mioclônico nas primeiras 24 horas após parada cardiorrespiratória, ausência bilateral de potenciais evocados somatossensitivos (PESS) e níveis elevados de enolase neurônio específica no sangue.

No exame neurológico realizado após 72 horas do evento, a presença de determinados déficits neurológicos pode prever desfecho ruim, com taxa de falso-positivo de 0%. Esses déficits incluem: ausência de reflexo pupilar; ausência do reflexo corneano; resposta motora ausente ou extensora (Glasgow motor 1 ou 2).[29,30]

A presença de *status* mioclônico dentro das primeiras 24 horas após parada cardiorrespiratória também é um bom preditor de desfecho ruim, com taxa de falso-positivo 0% (95% CI: 0 a 8). O *status* mioclônico é definido como abalos espontâneos, repetitivos, bilaterais e síncronos, envolvendo face, membros e musculatura axial e quase sempre desaparece após o primeiro dia.[29,30] O *status* mioclônico deve ser diferenciado das mioclonias focais ou assíncronas e das crises tonicoclônicas, ambas condições sem acurácia para prever desfechos na EAI e que podem persistir por vários

TABELA 164.2. Manejo da hipotermia terapêutica: complicações, critérios para interrupção e cuidados recomendados.

Complicações	Critérios para interrupção	Cuidados recomendados
▪ Hipocalemia. Ocorre por aumento do K⁺ intracelular. No reaquecimento, há retorno do K⁺ para o meio extracelular, aumentando o K⁺ sérico ▪ Coagulopatia: plaquetopenia e aumento do TTPA ▪ Arritmias complexas ▪ Queda do débito cardíaco ▪ Hipotensão ▪ Aumento de amilase e lipase ▪ Redução do *clearance* de creatinina	▪ Arritmias ventriculares graves ▪ Sangramento intracraniano, abdominal, ou torácico ▪ Coagulopatia ▪ Deterioração progressiva de qualquer função orgânica ▪ Pneumonia ▪ Sepse	▪ Potássio sérico – 8/8h ▪ Sódio sérico – 8/8h ▪ Cálcio iônico – 1 × dia ▪ Creatinina – 1 × dia ▪ Hemograma – 1 × dia ▪ Amilase/lípase – 1 × dia ▪ TAP/TTPA – 1 × dia ▪ Glicemia capilar – 4/4h ▪ Radiografia de tórax – 1 × dia ▪ ECG – 1 × dia

TAP: tempo de atividade da protrombina; TTPA: tempo de tromboplastina parcialmente ativada; EEG: eletroencefalograma.

dias após o evento de parada cardiorrespiratória. As crises convulsivas, o *status epilepticus* convulsivo e não convulsivo devem ser diagnosticados e tratados precocemente, conforme comentado nas seções anteriores.

Entre os preditores clínicos, a resposta motora é o preditor com maior sensibilidade: com 72 horas, está presente em um terço dos pacientes. Porém, sua especificidade é tempo-dependente: no primeiro dia a taxa de falso-positivo é de 9%, muito alta, confirmando que a resposta motora não tem valor preditor nas primeiras horas após a parada cardiorrespiratória. No terceiro dia, a taxa de falso-positivo cai para 5%, a mais alta entre todos os preditores. Já a ausência de resposta pupilar ou do reflexo corneano tem uma taxa de falso-positivo de 0% do terceiro dia, porém a sensibilidade é baixa: presente em torno de 10% dos pacientes. O *status* mioclônico tem alta especificidade em 24 horas, porém a sensibilidade é baixa, estando presente em menos de 5% dos pacientes. Tais preditores precisam ser melhor estudados em pacientes tratados com hipotermia terapêutica.

Potenciais evocados

O melhor preditor de desfecho na EAI é o potencial evocado somatosensitivo (PESS). O PESS é um teste neurofisiológico que atesta a integridade das vias neuronais. O PESS mais utilizado para predição na EAI é obtido a partir da estimulação do nervo mediano, cuja estimulação produz uma deflexão para cima após 20 milissegundos, essa é a resposta N20 e corresponde à resposta cortical. A ausência bilateral de N20 tem uma especificidade de 100% para indicar desfecho ruim na EAI: morte ou estado vegetativo persistente. O resultado de uma metanálise, incluindo oito estudos, demonstrou que a ausência bilateral da resposta N20 tem ótima acurácia na predição de desfecho ruim na EAI, com taxa de falso-positivo: 0,7% (95% CI: 0,1 a 3,7). Porém, a presença de resposta N20, mesmo que bilateral, não tem bom valor preditivo de evolução favorável.

Além de sensibilidade e especificidade altas, outra grande vantagem do PESS é que sua acurácia não é tempo-dependente, ou seja, já a partir do primeiro dia após a parada cardiorrespiratória, ele já tem uma especificidade de 100%, com 0% de falso-positivo. Dessa forma, com esse teste neurofisiológico, pode-se predizer desfecho ruim já a partir de 24 horas em cerda de 40% dos indivíduos que permanecem em coma 24 horas após a parada cardiorrespiratória.[29,30] Entre 24 e 72 horas, esse preditor está presente em 45% dos indivíduos que permaneciam em coma 24 horas após a RCP.

Além de todas as propriedades citadas, o PESS ainda tem a vantagem de não ser influenciado por condições que confundem o exame neurológico, como distúrbios metabólicos graves, a hipotermia e a ação drogas a exemplo de sedativos ou bloqueadores neuromusculares.

ENOLASE NEURÔNIO-ESPECÍFICA

A enolase neurônio-específica (ENE) é uma enzima presente nos neurônios, e quando aumentado no sangue é marcadora de lesão cerebral. O nível sérico de ENE > 33 mcg/L entre os dias um e três tem boa acurácia em predizer desfecho ruim, com taxa de falso-positivo: 0% (95% CI: 0 a 3). Da mesma forma que o PESS, o valor preditivo da ENE não é tempo-dependente: a especificidade para indicar desfecho ruim já é de 100% 24 horas após a parada cardiorrespiratória. Além disso, a ENE tem uma sensibilidade razoável: níveis elevados são detectados entre 24 e 72 horas após a parada cardiorrespiratória em 60% dos indivíduos em coma pós-anóxia.[30]

Porém, o momento ideal para coletar a amostra e os valores de *cut-off* não são totalmente padronizados e o desempenho desse teste na predição na EAI ainda precisa de confirmação em estudos prospectivos. Além disso, a hipotermia terapêutica também altera o *cut-off* do teste. A disponibilidade desse teste ainda é muito limitada.

ELETROENCEFALOGRAMA (EEG)

O EEG é uma ferramenta útil na avaliação da extensão do dano cerebral cortical. Padrões de EEG "malignos" (surto-supressão e descargas epileptiformes generalizadas) predizem desfecho ruim, porém com acurácia insuficiente. Entre esses padrões, entretanto, um deles apresenta melhor valor preditivo na EAI: é a supressão da atividade cortical (ausência de atividade > 20 μV).[30]

ALGORITMO DE AVALIAÇÃO PROGNÓSTICA NA EAI

Com base nos dados mencionados, pode-se chegar a uma previsão prognóstica acurada em uma boa parte dos pacientes que permanecem comatosos após a parada cardiorrespiratória. Uma avaliação estruturada, baseada em evidência, foi proposta pela American Academy of Neunology (AAN), em uma publicação de 2006. Os preditores recomendados foram: o exame neurológico, com nível de recomendação A, e os demais com nível de recomendação B. Esse guia clínico, porém, foi baseado em estudos realizados antes da introdução da hipotermia terapêutica em pacientes com coma após parada cardiorrespiratória.[29]

É importante salientar que toda avaliação do paciente que persiste em coma após RCP inicia-se com a exclusão dos confundidores. Os principais fatores confundidores são: estados de choque e de hipoperfusão tecidual uso de sedativos uso de bloqueadores neuromusculares e hipotermia (espontânea ou induzida com fins terapêuticos). À semelhança do que ocorre na avaliação neurológica para determinação da morte encefálica, é fundamental uma avaliação detalhada e cuidadosa acerca da presença dos confundidores. Muitas vezes, será gasto mais tempo na procura de confundidores do que com os testes de função cerebral propriamente ditos.

Os achados descritos (exame neurológico, PESS, ENE e EEG) só são bons preditores em pacientes não tratados com hipotermia e na ausência de confundidores. É provável que o algoritmo da AAN seja modificado em breve, à medida que surjam mais dados sobre a validação dos testes na presença de hipotermia. É sabido que a hipotermia interfere de forma significativa na farmacocinética dos sedativos, havendo relatos de aumento dramático do nível sérico das drogas no reaquecimento. Há indícios de que a hipotermia reduza o valor preditivo da resposta motora, que mostrou perder a acurácia (menor especificidade e maior chance de falso-positivo) em pacientes tratados com hipotermia terapêutica.[31,32]

A sedação deve ser considerada um fator de confusão de grande impacto em pacientes tratados com hipotermia terapêutica. Esses pacientes recebem doses substanciais e por um tempo prolongado de sedativos para evitar e tratar tremores induzidos pela hipotermia. O tempo de uso de sedativos geralmente supera 36 horas, considerando indução, manutenção e reaquecimento. A hipotermia interfere nas propriedades farmacológicas dos sedativos, com aumento da meia-vida de eliminação dos sedativos após uso prolongado, além de alteração da farmacocinética das drogas. Todos esses fatores tornam a associação de sedativos e hipotermia um forte confundidor e, portanto, um empecilho para avaliação da função neurológica.[29,31,33]

A hipotermia terapêutica e a presença de sedativos constituem relevantes fatores de confusão na predição do prognóstico de pacientes com EAI, pois limitam a avaliação da função neurológica. A associação de sedação com hipotermia influencia ainda mais, de forma sinérgica, a acurácia dos preditores. Considerações teóricas e baseadas em evidências sugerem que a abordagem prognóstica precoce deva ser modificada em pacientes tratados com hipotermia, e estudos adicionais são necessários para avaliar como a hipotermia afeta o poder preditivo dos achados clínicos e laboratoriais.[32-34]

Os detalhes da determinação prognóstica da EAI estão além do escopo deste capítulo e podem ser encontradas em publicações especializadas. Entretanto, vale ressaltar que o desfecho clínico após a parada cardiorrespiratória é ruim na maior parte dos pacientes, e que as discussões sobre prognóstico e opções terapêuticas devem iniciar-se o mais precocemente possível. Com os recursos hoje disponíveis, um desfecho ruim pode ser previsto de forma confiável no terceiro dia em cerca de 70% dos pacientes que se mantêm comatosos por mais de 24 horas e que não despertarão no longo prazo. Esse conhecimento pode e deve ser usado a favor dos pacientes e suas famílias. Diante de alta probabilidade de uma lesão neurológica devastadora, boa parte das pessoas preferiria limitar esforços terapêuticos, não realizar procedimentos cirúrgicos e/ou avançados ou até mesmo proceder à retirada de suporte avançado de vida.

REFERÊNCIAS BIBLIOGRÁFICAS

1. Levy DE, Caronna JJ, Singer BH, et al. Predicting outcome from hypoxic-ischemic coma. JAMA. 1985;253:1420-6.
2. Safar P. Cerebral resuscitation after cardiac arrest: a review. Circulation. 1986;74(suppl IV):138-53.
3. Ames A, Nesbett FB. Pathophysiology of ischemic cell death. I: time of onset of irreversible damage; importance of different components of the ischemic insult. Stroke. 1983;14:219.
4. Liu F, Mccullough LD. Inflammatory responses in hypoxic ischemic encephalopathy. Acta Pharmacol Sin. 2013;34(9):1121-30.
5. McClenthan BM, Thakor NV, Hoesch RE. Pathophysiology of acute coma and Disorders of consciousness: considerations for diagnosis and management. Semin Neurol. 2013;33:91-109.
6. Vaagenes P, Ginsberg M, Ebmeyer U, et al. Cerebral resuscitation from cardiac arrest pathophysiologic mechanisms. Crit Care Med. 1996;24(2):57-68.
7. Rosenblum WI. Biology of disease: aspects of endothelial malfunction and function in cerebral microvessels. Lab Invest. 1986;55:252-8.
8. Rehncrona S, Rosen I, Siesjo BK. Excessive cellular acidosis: an important mechanism of neuronal damage in the brain? Acta Physiol Scand. 1980;110:435-7.
9. D'Alecy LG, Lundy EF, Barton KJ, et al. Dextrose containing intravenous fluid impairs outcome and increases death after eight minutes of cardiac arrest and resuscitation in dogs. Surgery. 1986;100:505-11.
10. Longstreth WTJ, Diehr P, Cobb LA, et al. Neurologic outcome and blood glucose levels during out-of-hospital cardiopulmonary resuscitation. Neurology. 1986;36:1186-91.
11. Krause GS, Kuman K, White BC, et al. Ischemia, resuscitation, and reperfusion: mechanisms of tissue injury and prospects for protection. Am Heart J. 1986;111:368-80.
12. Rothman SM, Olney JW. Glutamate and the pathophysiology of hypoxic-ischemic brain damage. Ann Neurol. 1986;19:105-11.
13. Maiese K and Caronna JJ. Coma after cardiac arrest. In: Ropper AH- Neurogical and Neurosurgical Intensive Care, 3rd ed. New York: Raven Press, 1993. p.331-49.
14. Sterz F, Leonov Y, Safar P, et al. Hypertension with or without hemodiluition after cardiac arrest in dogs. Stroke. 1990;21:1178-84.
15. Buunk G, Hoeven JG, Meinders AE. Cerebrovascular reactivity in comatose patients resuscitated from a cardiac arrest. Stroke. 1997;28:1569-73.
16. Losert H, Sterz F, Roine RO, et al. Strict normoglycaemic blood glucose levels in the therapeutic management of patients within 12 h after cardiac arrest might not be necessary. Resuscitation. 2008; 76:214-20.
17. Jauch EC, Saver JL, Adams HP, et al. Guidelines for the Early Management of Patients With Acute Ischemic Stroke: A Stroke Association Guideline for Healthcare Professionals From the American Heart Association/American. Stroke. 2013;44:870-947.
18. Krumholz A, Stern BJ, Weiss HD. Outcome from coma after cardiopulmonary resuscitation: relation to seizures and myoclonus. Neurology. 1988;38:401-8.
19. Abramson NS, Safar P, Detrek M, et al. Randomized clinical study of thiopental loading in comatose survivors of cardiac arrest. N Engl J Med. 1986;314:397-403.
20. Abramson NS, Sutton-Tyrell K, Safar P, et al. A randomized clinical study of a calcium-entry blocker (lidoflazine) in the treatment of comatose survivors of cardiac arrest. N Engl J Med. 1991;324:1225-31.
21. Roine RO, Kaste M, Kinnamen A, et al. Nimodipine after resuscitation from out-of-hospital ventricular fibrillation: a placebo-controlled, double-blind randomized trial. JAMA. 1990;264:3171-7.
22. Jastremski M, Sutton-Tyrell K, Vaagenes P, et al. Glucocorticoid treatment does not improve neurological recovery follwing cardiac arrest. JAMA. 1989;262:3427-30.
23. Steinman AM. Cardiopulmonary resuscitation and hypothermia. Circulation. 1986;74(suppl IV):29-32.
24. Bisschops LL, van der Hoeven JG, Mollnes TE, Hoedemaekers CE. Seventh-two hours of mild hypothermia after cardiac arrest is associated with a lowered inflammatory response during rewarming in a prospective observational study. Critical Care. 2014;18:546.
25. Safar P. On the history of modern resuscitation. Crit Care Med. 1996;24(suppl 2):3-11.
26. The Hypothermia After Cardiac Arrest Study Group. Mild Therapeutic Hypothermia to improve the Neurologic Outcome After Cardiac Arrest. N Engl J Med. 2002;346(8):549-56.
27. Bernard SA, Gray TW, Buist MD, Jones BM, Silvester W, Guttridge G, et al. Treatment of Comatose Survivors of Cardiac Arrest with Induced Hypothermia. N Engl J Med. 2002;346(8):557-63.

28. Nielsen N, Wetterslev J, Cronberg T, Erlinge D, Gasche Y, Hassaser C, et al. Targeted temperature management at 33°C versus 36°C after cardiac arrest. N Engl J Med. 2013;369:2197-206.
29. Wijdicks EFM, Hijdra A, Young GB, Bassetti CL, Wiebe S. Practice Parameter: Prediction of outcome in comatose survivors after cardiopulmonary resuscitation (an evidence-based review). Report of the Quality Standards Subcommittee of the American Academy of Neurology. Neurology. 2006;67:203-10.
30. Zandbergen EGJ, Hijdra A, Koelman JHTM, Hart AAM, Vos PE, verbeek MM, et al. Prediction of poor outcome within the first 3 days of postanoxic coma. Neurology. 2006;66:62-8.
31. Young GB. Neurologic Prognosis after Cardiac Arrest. N Engl J Med. 2009;361:605-11.
32. Thenayan EA, Savard M, Sharpe M, Norton L, Young B. predictors of poor neurologic outcome after induced mild hypothermia following cardiac arrest. Neurology. 2008;71:1535-7
33. Samaniego EA, Mlynash M, Caulfield AF, Eyngorn I, Wijman CAC. Sedation Confounds Outcome Prediction in Cardiac Arrest Survivors Treated with Hypothermia. Neurocrit Care. 2011 August;15(1):113-9.
34. Peberdy MA, Callaway CW, Neumar RW, Geocadin RG, ZimmermanJL, Donnino M, et al. Part 9: Post-Cardiac Arrest Care: 2010 American Heart Association Guidelines for Cardiopulmonary Resuscitation and Emergency Cardiovascular Care. Circulation. 2010;122:S768-86.

PROCEDIMENTOS DIAGNÓSTICOS E TERAPÊUTICOS NEUROLÓGICOS

COORDENADORES

Maria Sheila Guimarães Rocha ▪ Ana Claudia Ferraz de Almeida

CAPÍTULO 165

PUNÇÃO LIQUÓRICA

Carlos Senne
Gustavo Bruniera Peres Fernandes

DESTAQUES

- A punção liquórica e a análise do líquido cefalorraquiano (LCR) são ferramentas de grande importância para diagnóstico neurológico, uma vez que muitas doenças estão associadas a alterações na dinâmica e/ou na composição do LCR.
- Os riscos relacionados à punção liquórica, embora raros, podem ser minimizados pela compreensão adequada das indicações, das contraindicações e das técnicas do procedimento.
- As principais indicações diagnósticas em UTI são as doenças infecciosas, as inflamatórias e as vasculares, que acometem o SNC. A punção liquórica também é utilizada para o alívio da pressão intracraniana em situações específicas.
- A Academia Brasileira de Neurologia (ABN) recomenda, desde 2002, a punção lombar como via preferencial para a coleta de LCR.
- Recomenda-se uma detalhada avaliação clínica, para se afastar a presença de sinais neurológicos focais ou alguma evidência de aumento da pressão intracraniana. Atualmente é consenso que exames de imagem devem ser realizados antes da punção lombar em todos os casos em que houver presença de sinal neurológico focal, crise convulsiva de início recente, alteração do nível de consciência e/ou papiledema a oftalmoscopia, assim como nos pacientes imunossuprimidos.
- Atualmente, é fundamental avaliar se o paciente apresenta risco aumentado de sangramento, especialmente devido à utilização de medicações anticoagulantes.
- A cefaleia após a punção lombar, decorrente de hipotensão liquórica persistente, é a complicação mais frequentemente observada. Seu risco pode ser minimizado com utilização de agulha atraumática e de menor calibre.

INTRODUÇÃO

A punção liquórica e a análise do líquido cefalorraquiano (LCR) são ferramentas de grande importância para diagnóstico neurológico, uma vez que muitas doenças estão associadas a alterações na dinâmica e/ou na composição do LCR.[1-2] Destacam-se duas importantes entidades que causam doença neurológica crítica: infecção do sistema nervoso central e hemorragia subaracnóidea.

Os riscos relacionados à punção liquórica, embora raros, podem ser substanciais e potencialmente fatais.[3] Podem ser minimizados por compreensão adequada das indicações, das contraindicações e das técnicas do procedimento.

INDICAÇÕES

A punção liquórica tem indicações diagnósticas e terapêuticas (Quadro 165.l). As principais indicações diagnósticas em UTI são as doenças infecciosas, as inflamatórias e as vasculares, que acometem o SNC.[2] As indicações terapêuticas consistem nos casos em que há necessidade de administração intratecal de antibióticos e de quimioterápicos. A punção lombar (PL) também é utilizada em situações em que é necessário o alívio da pressão intracraniana.[1-4]

QUADRO 165.1. Indicações de punção lombar.

Indicações diagnósticas de punção lombar

Doenças infecciosas
- Meningites
- Encefalites
- Meningoencefalites
- Neurocisticercose
- Neuroshistossomos e Neuroesquistossomose
- Neurotoxoplasmose
- Neurossífilis

Doenças neoplásicas
- Carcinomatose meníngea
- Infiltração meníngea de leucemias e linfomas

Doenças inflamatórias
- Esclerose múltipla
- Neuromielite óptica (DEVIC)
- Encefalomielite aguda disseminada (ADEM)
- Síndrome de Guillain-Barré
- Polineuropatia desmielinizante crônica
- Síndrome de Miller-Fisher

Doenças vasculares

Suspeita de hemorragia subaracnoide (com tomografia computadorizada de crânio sem sinais de sangramento)

Suspeita de hipertensão intracraniana idiopática (pseudotumor cerebral)

Indicações terapêuticas de punção lombar

Aplicação de quimioterápicos, de antibióticos, de radioisótopos e de contraste

Drenagem liquórica (HPN – Tap Test; pseudotumor cerebral)

A ABN recomenda, desde 2002, a PL como via preferencial para a coleta de LCR.[5] Apesar de inúmeras vantagens, como ausência de lesão vascular grave e maior capacidade diagnóstica, a PL não é isenta de riscos e de complicações.

Os pacientes e/ou responsáveis devem ser sempre informados, de maneira compreensível, sobre a necessidade de realização do procedimento, dos potenciais riscos e das possíveis complicações envolvidas.

Deve-se adotar o Termo de Consentimento Livre e Esclarecido (TCLE) como procedimento prévio à PL, tendo como finalidade o adequado esclarecimento quanto aos riscos do procedimento e às medidas de prevenção de suas possíveis complicações.[5]

PUNÇÃO LOMBAR – TÉCNICA

Uma adequada compreensão anatômica e o cuidadoso posicionamento do paciente são os dois principais pontos para a realização de uma PL de sucesso.[6] Quanto às estratégias de posicionamento, os pacientes podem ser colocados, preferencialmente, em decúbito lateral com o pescoço e os joelhos fletidos (posição fetal) (Figura 165.1), ou sentados com o pescoço e as costas em anteroflexão.[7]

Caso haja necessidade de se aferir a pressão liquórica de abertura (ou inicial), a posição de escolha é sempre o decúbito lateral. Na posição de decúbito lateral, o pescoço do paciente, seus quadris e joelhos devem ser flexionados. Toda a coluna deve estar paralela à mesa, e o plano coronal do tronco deve formar um ângulo reto com o piso.

Deve se assegurar que os ombros do paciente estejam perpendiculares à mesa. A flexão das costas compensará a lordose lombar fisiológica, favorecendo a abertura dos processos espinhosos. Uma vez que o paciente estiver bem posicionado, o examinador coloca o dedo indicador na parte superior das cristas ilíacas, com a reunião dos polegares na linha média.

A bissecção da linha que une a parte superior de ambas as cristas ilíacas identifica o espaço intervertebral L3-L4 ou a ponta do processo espinhoso L4. O examinador pode identificar outros processos espinhosos e interespaços por palpação, porém esse procedimento pode ser mais difícil em pacientes com obesidade ou edema.

O cone medular termina no nível de L1-L2, em 94% da população adulta, e estende-se um espaço inferior nos 6% restantes. Dessa maneira, deve-se evitar a punção em L1-L2 e L2-L3 a fim de minimizar o risco de danos ao cone medular, sendo, portanto, L3-L4, L4-L5 e L5-S1 os interespaços mais seguros.[7]

Uma vez identificado o espaço adequado para a realização da punção, deve-se realizar assepsia da pele, com técnica padrão. Anestesia local pode ser realizada com xilocaína 0,5% sem vasoconstritor, por aplicação inicialmente subcutânea até camadas mais profundas.

Agulhas 22G são melhores para a aferição da pressão de abertura (inicial), entretanto agulhas de menor calibre

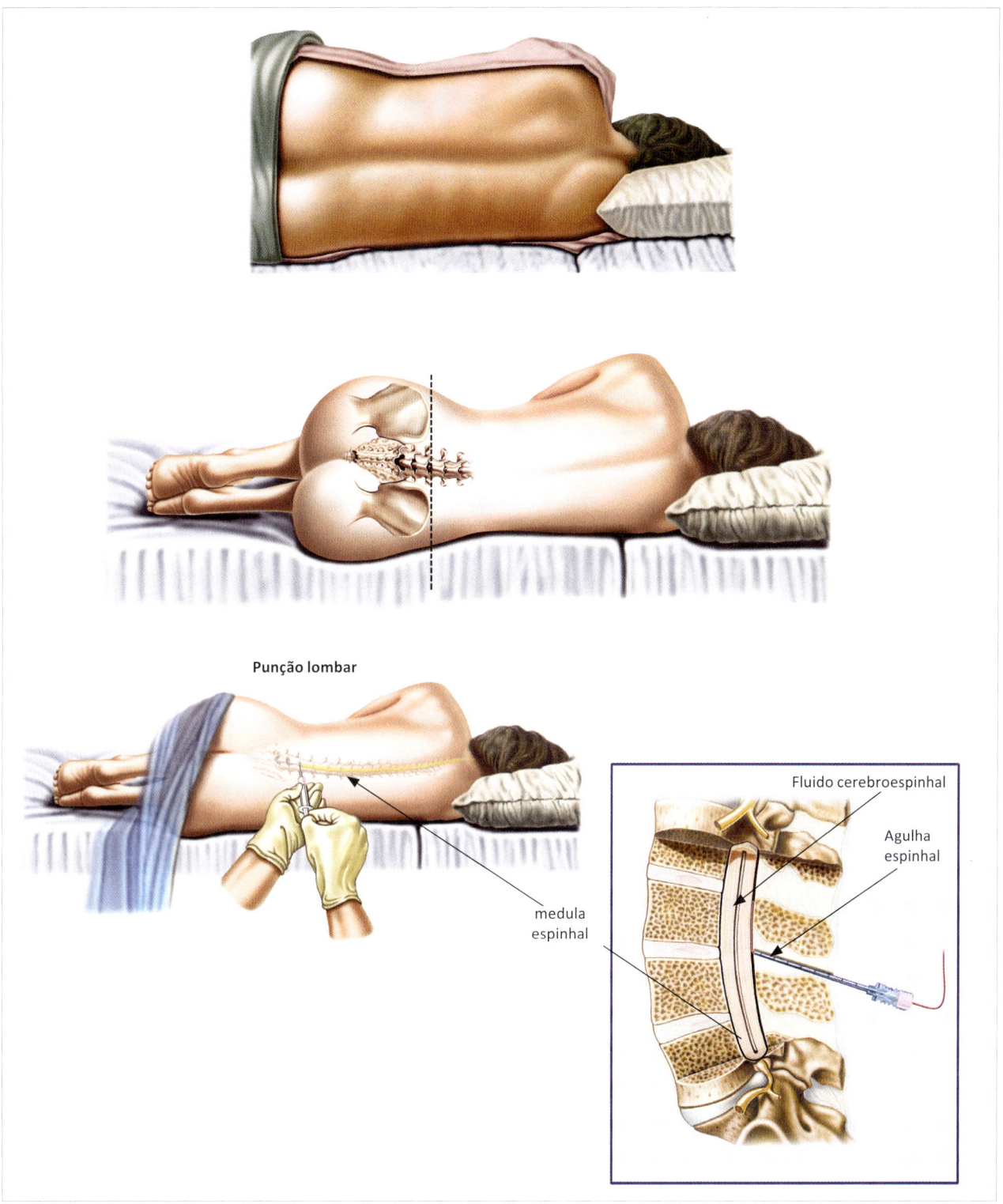

FIGURA 165.1. Posição fetal.

(23G e 25G) reconhecidamente minimizam a ocorrência de cefaleia pós-punção.[8] A agulha deve ser inserida na linha média na direção do umbigo com o bisel paralelo às fibras longitudinais da dura-máter, o que permite que as fibras durais sejam divulsionadas (separadas), em vez de cortadas (rompidas).

A inserção da agulha na linha média reduz a possibilidade de ferimentos em raízes nervosas que se encontram lateralmente posicionadas. A agulha passará através do ligamento supraespinhoso e do ligamento amarelo, gerando muitas vezes um *click/pop* quando a dura é perfurada e o espaço subaracnoide é inserido.

O mandril deve permanecer sempre dentro do bisel da agulha, quando esta avança, a fim de minimizar a possibilidade de introdução de tecido dentro do canal vertebral. Quando o mandril é removido, o LCR deve aparecer rapidamente. Se isso não acontecer, o estilete deve ser realocado e deve ser realizada rotação de 90º na agulha. Se o LCR ainda não flui, o estilete deve ser realocado e a agulha avançada de forma – com remoção frequente do estilete – a se obter o LCR.

Uma vez a agulha devidamente posicionada no espaço subaracnoide e o LCR drenado, um manômetro deve ser conectado para a aferição da pressão de abertura (inicial). Para determinar a pressão, utilizam-se manômetros calibrados em mm ou em cmH$_2$O, de coluna hidrostática livre (tipo Strauss), ou em aneroides (tipo Claude), ou, ainda, em eletrônicos digitais.

Em caso de lenta subida da pressão liquórica no manômetro, considerar a possibilidade de obstrução parcial da ponta da agulha por uma raiz nervosa, membrana da meninge, ou hipotensão liquórica. Ligeira rotação da agulha deve reposicioná-la longe de qualquer obstrução parcial. O LCR deve ser coletado, preferencialmente por gotejamento ou aspiração lenta.

Existe alguma controvérsia sobre se o mandril deve ser realocado antes da retirada da agulha. Alguns acreditam que a reintrodução do mandril minimizaria o risco de lesão da raiz nervosa ou de lesão na dura-máter, o que poderia levar à radiculopatia ou à fístula liquórica.[9] Outros profissionais consideram que a recolocação do mandril tem potencial para transecção de uma raiz nervosa eventualmente presa dentro do bisel da agulha ou de introduzir infecção no espaço subaracnoide.

CONTRAINDICAÇÕES

Definida a necessidade da análise do LCR e, portanto, a necessidade de se realizar uma PL, os pacientes devem ser cuidadosamente avaliados para se minimizarem os riscos de possíveis complicações.

Uma detalhada avaliação clínica, para afastar a presença de sinais neurológicos focais ou de alguma evidência de aumento da pressão intracraniana, é necessária. Ela inclui a realização do exame de fundo de olho (oftalmoscopia) para avaliar a possibilidade de edema papilar.

Atualmente é consenso a realização de exames de imagem (TC e/ou ressonância magnética – RM) antes da PL em todos os casos em que houver presença de sinal neurológico focal, crise convulsiva de início recente, alteração do nível de consciência e/ou papiledema a oftalmoscopia.[2,12]

A avaliação da presença de lesão expansiva oculta por RM é recomendada para todos os pacientes imunocomprometidos. Nas situações em que houver suspeita de meningite bacteriana aguda e a TC em caráter de urgência não puder ser realizada, a PL deve ser indicada ou contraindicada apenas com base nos achados clínicos.[10] A antibioticoterapia deve ser iniciada devido às altas morbidade e mortalidade da doença.[11-12]

Não havendo evidência de lesão expansiva e/ou de aumento da pressão intracraniana por exame clínico e/ou de imagem, deve-se avaliar se o paciente apresenta, ou não, risco aumentado de sangramento. A anamnese se mostra fundamental para a identificação de condições que possam estar associadas à trombocitopenia (p. ex.: doenças onco-hematológicas, quimioterapia antineoplásica sistêmica etc.).

A PL é relativamente contraindicada nos pacientes que apresentem contagem de plaquetas inferior a 50.000/mm^3 e naqueles com RNI superior a 1,5.[13] Nos casos de terapia anticoagulante, a sua suspensão ou a sua reversão deve ser sempre considerada quando há indicação de PL.

A protamina deve ser administrada naqueles que estão em uso de heparina não fracionada, e vitamina K e/ou plasma fresco devem ser administrados para a reversão dos efeitos da warfarina.[13] Além dos casos de terapia anticoagulante, hoje é frequente pacientes hospitalizados usarem heparina de baixo peso molecular para a prevenção de eventos tromboembólicos. Recomenda-se, nos casos de dose profilática, realizar a PL 12 horas após a última dose e, nos casos de dose terapêutica, 24 horas após. Para os novos anticoagulantes que estão sendo lançados no mercado para prevenção de eventos tromboembólicos (p. ex.: Dabigatran, Rivaroxaban, Apixaban), orienta-se aguardar entre 12 e 24 horas após a última dose para a realização da PL.

COMPLICAÇÕES

A PL é um procedimento bem tolerado pelo paciente quando realizada por profissional experiente, porém não é isenta de riscos e de complicações. São possíveis complicações da PL: herniação cerebral, infecção, sangramento, dor lombar, sintomas radiculares, dor de cabeça e mais raramente diplopia e perda auditiva. As mais frequentes serão discutidas a seguir.

CEFALEIA

A mais comum das complicações após a PL, podendo ocorrer em até um terço dos pacientes submetidos à PL diagnóstica.[14] A dor de cabeça é tipicamente bilateral, mas pode ser frontal, occipital, ou generalizada; muitas vezes, descreve-se como uma sensação de pressão ou latejante, agravada pelo movimento da cabeça, tosse ou espirros.

Sua característica clínica mais marcante é o fato de surgir ou de apresentar importante piora na posição supina e de desaparecer ou de melhorar em decúbito. Em alguns casos, a dor de cabeça pode começar poucos minutos após o procedimento, embora em 80% inicia-se nas primeiras 48 horas e em 90% até 72 horas após a LP. Na maioria dos pacientes, a dor de cabeça dura menos de cinco dias.[15]

A fisiopatologia da dor não é clara, porém acredita-se que seja resultado da tração de estruturas intracranianas sensíveis à dor, como meninges, alguns vasos sanguíneos e nervos, devido à hipotensão liquórica persistente.

Os riscos de cefaleia após a PL (CPP) podem ser classificados em modificáveis e em não modificáveis. Sua incidência é relativamente baixa em crianças e inversamente proporcional à idade em adultos, atingindo seu máximo na faixa entre 20 e 40 anos. Raramente ocorre em indivíduos com mais de 60 anos. Mulheres apresentam risco duas vezes maior, e alguns estudos indicam que um baixo índice de massa corpórea (IMC) também seja fator de risco. Indivíduos com histórico de migrânea ou de outros tipos de cefaleia crônica ou aqueles que já tiveram episódio de CPP apresentam risco três vezes maior.[14-17]

O mais importante fator de risco modificável é o tipo de agulha utilizada. O calibre da agulha está diretamente associado à incidência de CPP.[8] Quanto maior o calibre, maior o pertuito na dura-máter e, consequentemente, maior a chance de extravasamento de LCR e de hipotensão liquórica persistente.

A Academia Americana de Neurologia recomenda agulha 22G como a mais fina para fins de PL diagnóstica,[8] porém agulhas 23G e 25G podem ser utilizadas em situações especiais por médico experiente no procedimento. Agulhas atraumáticas também estão associadas à redução da incidência de CPP, pois elas não laceram as fibras da dura-máter, mas divulsionam-nas e, portanto, reduzem a hipotensão liquórica persistente (Figura 165.2). A recolocação do mandril da agulha antes retirá-la parece ter benefício.

A postura dos pacientes durante o procedimento (decúbito lateral ou sentado), o seu grau de hidratação, o nível de realização da punção, a pressão de abertura, a quantidade de LCR colhido ou o tempo de repouso após a PL não parecem ter influência importante sobre o desenvolvimento da CPP.

A CPP apresenta, em princípio, um curso autolimitado. O tratamento conservador sob a forma de repouso, hidratação e tratamento dos sintomas apresenta bom resultado em até 50% dos pacientes após quatro dias e em até 70% dos pacientes após uma semana.[16] Em algumas situações especiais é necessária a realização de *blood patch*, que consiste na aplicação de 10 a 20 mL de sangue do próprio paciente no espaço epidural no mesmo nível em que foi realizada a PL ou em um nível abaixo.

Assim, ocorre o tamponamento do pertuito na dura-máter pela presença de um hematoma. O índice de sucesso do procedimento vai de 85% a 98%. O procedimento é realizado em ambiente cirúrgico por médico anestesista.

HERNIAÇÃO CEREBRAL

Mesmo infrequente, herniação pode ocorrer em pacientes sob risco após uma PL. A Figura 165.3 apresenta os subtipos de herniação. Exames de imagem (TC e RM de crânio) são indicados em todos os pacientes que apresentem papiledema, déficit neurológico focal, crise convulsiva de início recente e naqueles com rebaixamento do nível de consciência, para avaliar se a PL pode, ou não, ser realizada com segurança.

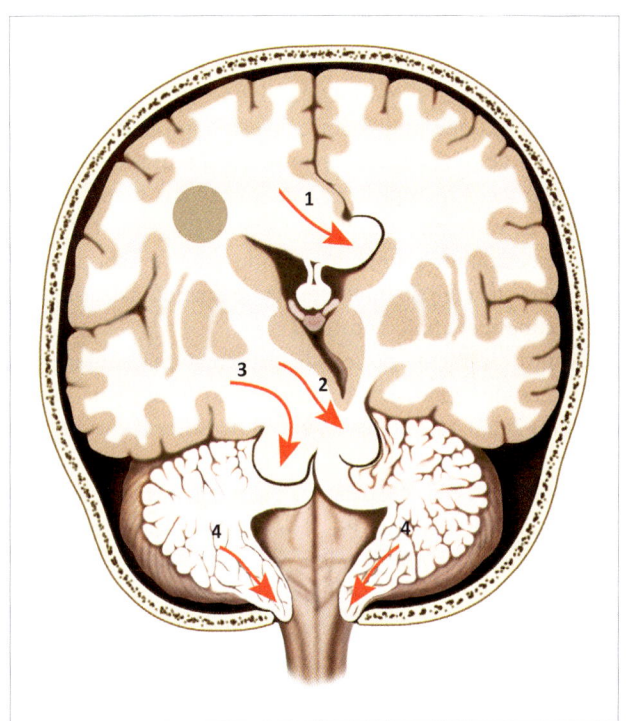

FIGURA 165.3. Hérnias cerebrais.
1. Subfalciana; 2. Transtentorial; 3. Uncal; 4. Amigdalar.

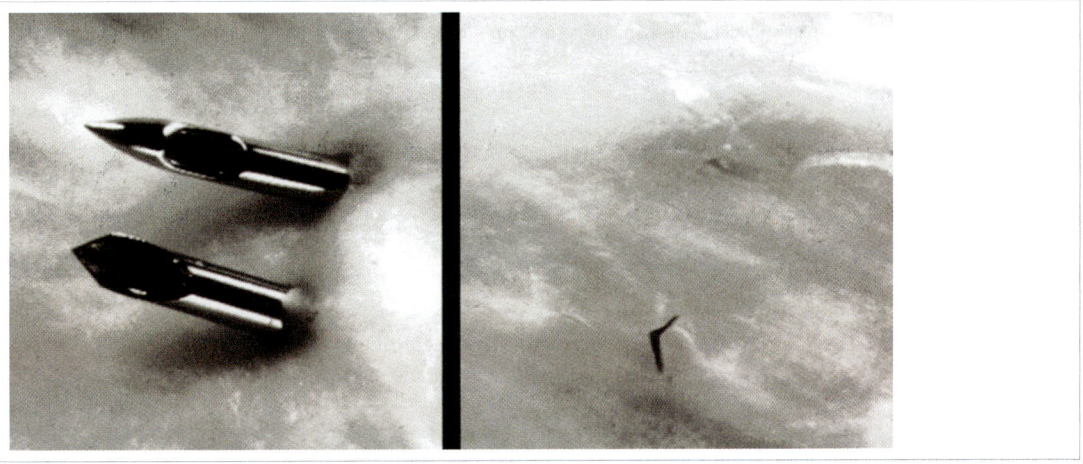

FIGURA 165.2. Agulhas atraumáticas.

Se uma meningite bacteriana é altamente suspeita e o paciente tem sinais de hipertensão intracraniana, achados neurológicos focais e/ou neuroimagem anormal, a antibioticoterapia deve ser iniciada, e a PL, adiada.[2]

INFECÇÃO

Se houver qualquer evidência de infecção localizada, próxima ao local da realização da PL (p. ex.: furunculose, celulite, abscesso epidural), o procedimento é contraindicado devido ao risco de implantação de bactérias no espaço subaracnóideo. Casos de infecção após PL são extremamente raros, quando utilizada a técnica estéril apropriada. Ainda assim, há relatos na literatura de complicações infecciosas, como osteomielite vertebral, espondilodiscites, abscesso epidural e meningite bacteriana como consequência da PL.

HEMORRAGIAS

Hematoma subdural intracraniano é uma complicação rara após PL, que pode ocorrer mesmo em pacientes sem distúrbios de coagulação. Supõe-se que a causa é a hipotensão liquórica, a qual provoca uma tração das meninges e a ruptura de vasos na dura-máter. Deve-se suspeitar de hematoma subdural intracraniano, quando a dor de cabeça, após a PL, persiste além de uma semana ou quando não apresenta o componente típico postural.[2]

Muito raramente pode ocorrer hematoma epidural ou subaracnoide espinhal.[18] A apresentação clínica é na forma de dores intensas nas costas em poucas horas ou dias do procedimento, de paraparesias, déficit sensorial e disfunção esfincteriana. Uma avaliação com RM que inclua níveis acima e abaixo do nível da PL deve ser realizada na presença desses sinais e sintomas. Podem ser necessárias a laminectomia descompressiva e a avaliação do hematoma. Os fatores de risco envolvidos são trombocitopenia, utilização de anticoagulante e outros distúrbios hemorrágicos.

DOR NAS COSTAS E IRRITAÇÃO DAS RAÍZES NERVOSAS

Existe a possibilidade da ocorrência de dores nas costas por até alguns dias devido ao próprio trauma local. Em crianças, a dor lombar pode ser sinal de hipotensão liquórica persistente. É relativamente comum, ao executar uma PL, a agulha ter contato com uma raiz sensitiva e produzir transitória disestesia.

Exame do LCR

O Quadro 165.2 apresenta os valores referenciais normais do LCR, e o Quadro 165.3 apresenta as alterações características em processos infecciosos.[1-2,7,19]

QUADRO 165.2. Valores referenciais do LCR (adulto).

Pressão liquórica	5 a 20 cmH$_2$O (paciente em decúbito lateral e calmo)
Exame físico	
Aspecto e cor	Límpido e incolor
Exame citológico	
Leucócitos	Até 5/mm^2
Perfil celular	Linfócitos (50% a 70%) e monócitos (30% a 50%)
Hemácias	0/mm^2 (zero)
Exame bioquímico	
Proteína total	45 mg/dL (punção lombar); 30 mg/dL (SOD); até 25 mg/dL (ventricular);
Glicose	2/3 da glicemia (paciente euglicêmico: 40 a 70 mg/dL)
Lactato (ácido láctico)	10 a 20 mg/dL
ADA	Até 9 mg/dL
Cloreto	670 a 740 mg/dL
Exame microbiológico	
Bacterioscopia (GRAM)	Ausente
Pesquisa de BAAR	Ausente
Tinta da China	Negativo
Pesquisa de antígenos bacterianos	Não reagente
Pesquisa de antígenos bacterianos	Não reagente
Cultura (bactérias, fungos e micobactérias)	Negativa

QUADRO 165.3. Alterações características em processos infecciosos.

	Meningites bacterianas	Meningites virais	Meningite tuberculosa	Meningite fúngica
Pressão inicial (abertura)	Normal ou ↑	Normal ou ↑	Normal ou ↑	Normal ou ↑ (cripto ↑↑↑)
Leucócitos	↑↑↑	↑	↑↑↑	↑
Perfil celular	Neutrofílico (> 80%)	Linfomonocitário (neutrofílico na fase aguda)	Perfil misto	Linfomonocitário (< 50% neutrófilos)
Proteína total	↑↑↑	Normal ou ↑	↑↑	↑↑
Glicose	↓↓	Normal ou ↓	↓	↓

REFERÊNCIAS BIBLIOGRÁFICAS

1. Fishman RA. Cerebrospinal Fluid in Diseases of the Nervous System. 2nd ed. Philadelphia: W.B. Saunders, 1992.
2. Irani DN. Cerebrospinal Fluid in Clinical Practice. Philadelphia: W.B. Saunders, 2009.
3. Roos KL. Lumbar puncture. Semin Neurol. 2003;23:105-14.
4. Morgenlander JC. Lumbar puncture and CSF examination. Postgrad Med. 1994;95(8):125-31.
5. Puccioni-Sohler M, Machado LR, Canuto R, Takayanagui OM, Almeida SM, Livramento JA. Coleta do líquido cefalorraquidiano, termo de consentimento livre e esclarecido e aspectos éticos em pesquisa: recomendações do Departamento Científico de LCR da Academia Brasileira de Neurologia. Arq Neuro-Psiquiatr. 2002 Sep;60:681-4.
6. Ellenby MS, Tegtmeyer K, Lai S, Braner DAV. Lumbar puncture. N Engl J Med. 2006;355:12.
7. Recomendações da sociedade brasileira de patologia clínica/medicina laboratorial (sbpc/ml): Coleta e Preparo da Amostra Biológica. 1a ed. Rio de Janeiro: Manole, 2013. Capítulo 6.11, Liquor; p. 173-186.
8. Armon C, Evans RW. Prevention of post-lumbar puncture headaches: report of the Therapeutics and Technology Assessment Subcommittee of the American Academy of Neurology. Neurology. 2005;65:510-2.
9. Strupp M, Brandt T, Muller A. Incidence of post-lumbar puncture syndrome reduced by reinserting the stylet: a randomized prospective study of 600 patients. J Neurol. 1998;245:589-92.
10. Sempere AP, et al. Lumbar puncture: its indications, contraindications, complications and technique. Rev Neurol. 2007 Oct 1-15;45(7):433-6.
11. Greig PR, Goroszeniuk D. Role of computed tomography before lumbar puncture: a survey of clinical practice. Postgrad Med J. 2006;82:162-5.
12. Hasbun R, Abrahams J, Jekel J, Quagliarello VJ. Computed tomography of the head before lumbar puncture in adults with suspected meningitis. N Engl J Med. 2001;345:1727-33.
13. Chee YL, et al. Guidelines on the assessment of bleeding risk prior to surgery or invasive procedures British Committee for Standards in Haematology. Br J Haematol. 2008;140:496-504.
14. Evans RW. Complications of lumbar puncture. Neurol Clin. 1998;16:83-105.
15. Dieterich M, Perkin GD. Postlumbar puncture headache syndrome. In: Brandt T, Caplan LR, Dichland J. Neurological Disorders: Course and Treatment. San Diego: Academic Press, 1996. p.59-63.
16. Lance JW, Branch GB. Persistent headache after lumbar puncture. Lancet. 1994;343:414.
17. Evans RW. Complications of lumbar puncture. Neurol Clin North Am. 1998;16:83-105.
18. Edelson RN, Chernik NL, Posner JB. Spinal subdural hematomas complicating lumbar puncture. Arch Neurol. 1974;31:134-7.
19. McPherson & Pincus: Henry's Clinical Diagnosis and Management by Laboratory Methods, 21st ed. Philadelphia: W.B. Saunders, 2006.

CAPÍTULO 166

MONITORIZAÇÃO DA PRESSÃO INTRACRANIANA E DRENAGEM VENTRICULAR

Eduardo Ribas
André Felix Gentil
Guilherme Carvalhal Ribas

DESTAQUES

- A monitorização da pressão intracraniana (PIC) está indicada a todos os pacientes com suspeita de hipertensão intracraniana (HIC) aguda ou subaguda em risco de descompensação.
- A medida da PIC intraventricular é o método mais confiável, permitindo também a drenagem terapêutica de líquido cefalorraquidiano.
- Admitem-se como toleráveis valores de PIC até 20 mmHg, devendo-se instituir medidas para controle acima desses níveis.
- A pressão de perfusão cerebral representa a diferença entre a pressão arterial média e a PIC, devendo ser mantida acima de 70 mmHg.
- Lesões focais basais, principalmente dos lobos temporais, podem causar compressão do tronco encefálico sem que haja aumento da pressão intracraniana ao nível da convexidade cerebral.

INTRODUÇÃO

A lesão neuronal hipoxicoisquêmica é a via final comum de vários mecanismos etiopatogênicos no sistema nervoso central (SNC), em particular da hipertensão intracraniana (HIC). A vulnerabilidade da célula nervosa às situações hipoxicoisquêmicas faz desse o principal fator determinante do seu potencial de recuperação frente às diferentes agressões. A monitorização da pressão intracraniana (PIC), a partir da qual é possível calcular a pressão de perfusão cerebral (PPC) e estimar o fluxo sanguíneo cerebral, é um importante método auxiliar de diagnóstico e de grande importância terapêutica nesses casos. Sistemas de monitorização intraventricular da PIC permitem também drenagem de líquido cefalorraquidiano (LCR), constituindo uma ferramenta terapêutica eficaz que auxilia no controle da PIC. O diagnóstico de HIC realizado com a monitorização da PIC modifica também a atuação das equipes multidisciplinares na unidade de terapia intensiva (UTI), por exemplo, aumentando a importância de cuidados com a mobilização e posicionamento do paciente, controle hidreletrolítico, hemodinâmico, glicêmico e de temperatura.

CONCEITOS

PRESSÃO INTRACRANIANA

A clássica doutrina de Monro-Kellie se baseia no fato de o compartimento intracraniano ser muito pouco variável, sendo praticamente constante em virtude da elevada rigidez da caixa craniana. Esse compartimento tem três componentes muito pouco compressíveis:

- O componente parenquimatoso, constituído pelas estruturas encefálicas.
- O componente liquórico, constituído pelo líquido cefalorraquidiano das cavidades ventriculares e do espaço subaracnóideo.
- O componente vascular, caracterizado pelo sangue circulante no encéfalo.

A PIC, por sua vez, resulta dos volumes dos componentes intracranianos mencionados, das dinâmicas vasculares e do LCR, não constituindo um elemento pressórico em si como o são a pressão arterial e as pressões de outros compartimentos mais homogêneos do corpo humano.

Dos três componentes da caixa craniana, o vascular é o mais dinâmico e o que mais influi no valor da PIC. A sua contribuição pressórica depende basicamente da pressão arterial e do volume sanguíneo cerebral (VSC) que, por sua vez, depende de fenômenos de autorregulação vasomotora. O VSC tem como fator determinante o diâmetro vascular, principalmente das arteríolas e vênulas, e corresponde a um volume total de cerca de 50 mL no adulto, variando de 4 a 4,5 mL/100 g de tecido nervoso em condições normais. Qualquer aumento de volume dentro da caixa craniana causa incremento pressórico que se transmite difusamente através dos diferentes compartimentos mediante gradientes pressóricos transencefálicos e transcisternais. Enquanto as cisternas subaracnóideas pelas quais circula o LCR estiverem permeáveis, a pressão do sistema se transmite difusa e homogeneamente por meio de um sistema de vasos comunicantes e, em consequência, desencadeiam-se mecanismos que visam tamponar e minimizar o resultante aumento da PIC. Conforme demonstrado por Lundberg, entre outros estudiosos, esse tamponamento é obtido à custa de expulsão de LCR dos ventrículos e das cisternas intracranianas para o espaço subaracnóideo raquiano e pela expulsão do sangue contido no sistema venoso encefálico. Esses mecanismos são viáveis, respectivamente, em razão da capacidade de distensão do saco dural raquiano, que é constituído apenas por uma lâmina de dura-máter não aderida à superfície óssea, e em razão da possibilidade de compressão venosa.

A capacidade de tamponamento pressórico do sistema é evidentemente limitada e depende da magnitude do incremento e da velocidade com que é introduzido. A clássica curva de volume-pressão (curva de Langfitt) ilustra muito bem essa capacidade de adaptação pressórica (Figura 166.1). A curva demonstra graficamente que, durante a fase na qual os sistemas de compensação estão atuando, aumentos de volume inicialmente acarretam pequenas elevações da PIC, mas pequenos incrementos equivalentes posteriores causam elevações acentuadas da PIC quando esses sistemas entram em falência.

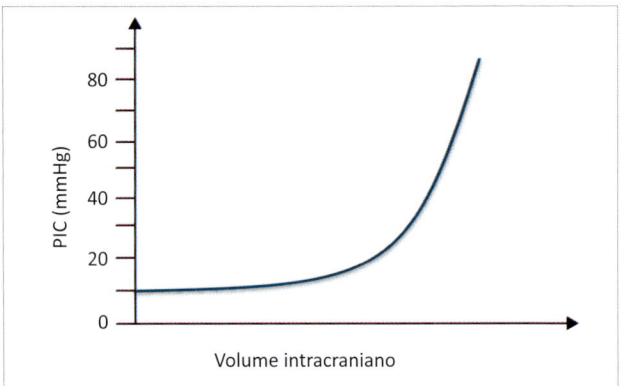

FIGURA 166.1. Curva volume-pressão.
Fonte: Adaptada de Langfitt e colaboradores, 1965.[1]

Define-se como complacência a quantidade de volume necessária para causar aumento de uma unidade de pressão em um sistema, e elastância é a variação pressórica causada pelo incremento de uma unidade de volume. Ao passo que a complacência exprime o quanto o sistema ainda pode absorver para variar em apenas uma unidade pressórica, a elastância denota a dificuldade, dada pela variação pressórica, que esse sistema tem ao absorver uma unidade de volume. Um sistema que já apresente uma complacência baixa é, portanto, um sistema que já apresenta pouca capacidade de se adaptar a novos incrementos de volume.

Embora do ponto de vista físico, a PIC seja fruto da pressão resultante da presença dos volumes desses três componentes da caixa craniana, na prática médica a PIC é usualmente conceituada como a pressão dos compartimentos comunicantes de LCR. A distribuição e a circulação de LCR através de cisternas permeáveis assemelham-se a um sistema de vasos comunicantes, distribuindo a pressão pelos diversos compartimentos e variando conforme o local da medida e postura do indivíduo, à semelhança da pressão resultante de uma coluna de água. Esse princípio é utilizado para os sistemas de medida intraventriculares, que fornecem os valores mais confiáveis de PIC. As tensões da dura-máter e do próprio parênquima encefálico também podem servir como indicadores pressóricos, sendo utilizados em sistemas de monitorização epi/subdural e intraparenquimatoso, respectivamente.

Por tratar-se de um sistema fechado, heterogêneo e dependente de fenômenos respiratórios e circulatórios, o valor da PIC depende de qual cavidade ou estrutura está sendo avaliada e em qual situação postural. Medindo-se a pressão do LCR intraventricular com o paciente em decúbito dorsal e a cabeça levemente elevada, admite-se como PIC normal valores de 5 a 15 mmHg, sendo toleráveis valores até 20 mmHg, com elevações transitórias maiores durante espirros, tosse ou esforço físico.[2] As principais causas de HIC são traumatismo cranioencefálico (TCE), hemorragia subaracnóidea, trombose venosa cerebral, acidente vascular cerebral, e tumores cerebrais, embora possa haver outras condições menos frequentes. Os mecanismos envolvidos na elevação da PIC são efeito de massa (como hematomas ou tumores), edema cerebral (levando ao aumento do volume do tecido cerebral), inchaço cerebral (causado por vasodilatação) e prejuízo da circulação do LCR, podendo haver uma combinação desses mecanismos.

Define-se como hipertensão intracraniana aguda (HICAg) uma situação resultante do aumento de volume no compartimento intracraniano causador de uma desproporção volume-continente, com consequente aumento pressórico. Os seus aspectos clínicos e terapêuticos encontram-se discutidos em outro capítulo. A hipertensão intracraniana de instalação crônica, por sua vez, envolve outros mecanismos de adaptação e, mais raramente, requer a monitorização da PIC.

CIRCULAÇÃO SANGUÍNEA ENCEFÁLICA E PRESSÃO DE PERFUSÃO CEREBRAL

A pressão arterial diminui ao longo da vasculatura cerebral. A queda pressórica é de cerca de 50% ao nível dos vasos de condutância (das artérias carótidas e vertebrais até as artérias piais), e mais 50% a 70% ao nível dos vasos de resistência (arteríolas, metarteríolas), chegando aos capilares com uma pressão de perfusão tecidual de aproximadamente 25 mmHg. Em condições normais, a circulação encefálica adapta-se a variações pressóricas arteriais de maneira a manter o fluxo sanguíneo cerebral (FSC) constante mediante mecanismo de autorregulação pressórica cerebral. Esse mecanismo efetiva-se principalmente pela constrição e dilatação das arteríolas cerebrais e pelo fechamento e abertura dos esfíncteres pré-capilares, e permite a manutenção de um FSC estável em indivíduos hígidos com variações da pressão arterial média (PAM) na faixa de 50 a 150 mmHg.[3] Dessa forma, enquanto um aumento pressórico arterial dá origem à constrição vascular encefálica, evitando, assim, que o aumento da pressão arterial sistêmica cause aumento do FSC, do VSC e da PIC, a queda da pressão arterial, contudo, acarreta dilatação vascular encefálica e, portanto, diminuição da resistência vascular cerebral (RVC), visando a manutenção do FSC. Essas adaptações hemodinâmicas da microcirculação encefálica se efetuam por meio de mecanismos neurais (inervação intrínseca dos pequenos vasos), de mecanismos metabólicos (envolvendo principalmente adenosina) e de mecanismos humorais sistêmicos.

O FSC é de aproximadamente 750 mL/min (cerca de 54 mL/100 g/minuto de tecido nervoso), o que significa que cerca de 15% a 20% do débito cardíaco é destinado a esse órgão que constitui apenas 2% a 3% do peso corpóreo total, e o seu consumo de oxigênio (O_2) é de aproximadamente 46 mL/min (cerca de 3,3 mL/100 g/min de tecido nervoso), o que corresponde à utilização de 18% de O_2 obtido pelos pulmões em média. Esses dados que demonstram a intensa atividade metabólica do SNC e exprimem sua extrema vulnerabilidade em situações de falência circulatória e respiratória.

Define-se como PPC o gradiente existente entre a PAM e a PIC, sendo o seu valor normal acima de 70 mmHg:

$$PPC = PAM - PIC$$

O FSC tem relação direta com a PPC, e indireta com a RVC:

$$FSC = \frac{PPC}{RVC}$$

A autorregulação pressórica cerebral pode, então, ser definida como o fenômeno que acarreta mudanças na RVC em resposta a mudanças ocorridas na PPC, e que mantém o FSC constante. O FSC é ainda diretamente proporcional à demanda metabólica do tecido nervoso, acoplamento este denominado autorregulação metabólica, que é também dependente da viscosidade sanguínea.

Em condições de agressão e de hipotensão arterial, as adequações do FSC ocorrem tanto global quanto regionalmente, conforme a atividade nervosa e de maneira a favorecer estruturas de maior importância funcional, como o tronco encefálico.

MONITORIZAÇÃO DA PRESSÃO INTRACRANIANA

A monitorização contínua da pressão intracraniana começou pelos trabalhos pioneiros de Guillaume e Janny[4] na França e de Lundberg[5] na Suécia, utilizando um cateter de derivação externa no ventrículo lateral conectado a um transdutor de pressão. A monitorização da PIC por meio de um cateter intraventricular ainda é considerada o método padrão-ouro e é o mais utilizado globalmente, com a vantagem de possibilitar a drenagem do LCR e auxiliar no tratamento da HIC.

A grande utilidade da monitorização da PIC é detectar precocemente quando esta se eleva, guiando terapias clínicas e cirúrgicas para o respectivo controle.[6] Conforme já mencionado, ela permite o cálculo da PPC, orientando medidas para a manutenção da PPC ao redor de 70 mmHg em situações patológicas com risco de HIC.

A monitorização da pressão intracraniana é indicada para os pacientes com suspeita de HIC de instalação aguda ou subaguda, sendo esta suspeita considerada a partir do exame clínico do paciente em conjunto com exames de imagem, como tomografia computadorizada ou ressonância magnética. Os critérios específicos da indicação de monitorização da PIC dependem da doença de base em questão e estão especificados nos respectivos capítulos.

A monitorização da PIC tem se tornado rotineira nos pacientes vítimas de TCE e sua indicação segue protocolos internacionais. A Brain Trauma Foundation recomenda a monitorização para todos os pacientes com TCE grave (escala de coma de Glasgow ≤ 8) que podem ser salvos, aqueles com anormalidades no exame de tomografia computadorizada de entrada[7] e os selecionados (p. ex.: com idade abaixo de 40 anos, com postura anormal em resposta a estímulos dolorosos ou hipotensão arterial).[7-8] É recomendado que a PIC seja mantida abaixo de 20 mmHg e a PCC entre 50 e 70 mmHg.[6]

Idealmente, a monitorização da PIC deve ser acompanhada do registro da respectiva curva. Cada batimento cardíaco e ciclo respiratório provoca mudanças na PIC que repercutem nesse registro, composto de um conjunto de três picos: pico de percussão (P1), pico ondulatório (P2) e onda dicrótica (P3) (Figura 166.2). Essas informações permitem confirmar que o sinal obtido para aferição da PIC está adequado e mudanças na conformação da onda, com elevação do pico ondulatório e da onda dicrótica acompanham a elevação da PIC e diminuição da complacência cerebral.

A fisiopatologia da lesão cerebral traumática pode ser dividida em lesão primária ou secundária. No primeiro grupo, incluem-se os hematomas, contusões e lesão cerebral difusa, que podem levar por sua vez a outras lesões hipoxicoisquêmicas associadas a processos inflamatórios e neurotóxicos. As lesões secundárias são resultantes de insultos fisiológicos que ocorrem após o TCE, como hipóxia, hipotensão, hipo ou hiperventilação, hipo ou hiperglicemia e hipertermia. Nesse contexto, a HIC é uma condição secundária que pode surgir no TCE decorrente de uma lesão primária, vasodilatação, inchaço cerebral ou obstrução do fluxo liquórico. Conforme já mencionado, esses processos levam ao aumento do volume dentro do compartimento intracraniano primeiramente sem aumentar a PIC de forma significativa, porém com rápido aumento após os mecanismos de compensação da PIC chegarem ao seu limite.

O TCE grave também pode alterar os mecanismos de autorregulação cerebral,[9-10] dificultando o controle da PIC. Nessa situação, qualquer variação da pressão arterial leva também à variação da PIC e o tratamento intensivo e constante é necessário para garantir o FSC em níveis adequados. A avaliação da autorregulação cerebral pode ser feita pelo índice de reatividade cerebral (PRx), descrito por Czosnyka e colaboradores[11] e relaciona a PAM com a PIC. Quando a autorregulação cerebral está preservada, um aumento da PAM leva à vasoconstrição cerebral e consequente diminuição da PIC, resultado em um índice PRx negativo. Contudo, quando a autorregulação cerebral está comprometida, um aumento da PAM leva à ingurgitação vascular e ao aumento passivo da PIC, resultando em um índice PRx positivo. Esse índice já foi validado em estudos com ultrassonografia por Doppler transcraniano[11] e com PET, (Positron Emission Tomography)[12] e pode ser usado para guiar o médico intensivista na escolha da melhor PPC para um paciente vítima de TCE.[13]

A HIC é associada a pior prognóstico[6] e a indicação monitorização da PIC em pacientes com TCE tem sido um tema controverso. O benefício desse procedimento tem sido defendido por diversas revisões da literatura,[14-16] estudos retrospectivos em que a adoção de protocolos de monitorização propiciaram melhor desfecho dos pacientes[17-18] e estudos comparativos indicando que centros com maior uso de monitorização da PIC tiveram em média melhores desfechos.[19] Contudo, um estudo comparativo entre dois centros de trauma revelou que a monitorização levou à adoção de mais medidas terapêuticas para controle da PIC, mas não resultou em melhor desfecho para os pacientes monitorizados.[20]

Em resposta a essa controvérsia, foi realizado recentemente um estudo coorte prospectivo com 324 pacientes vítimas de TCE, com randomização para tratamento com ou sem o uso de monitorização intracraniana.[21] Esse estudo não mostrou diferença entre os dois grupos no desfe-

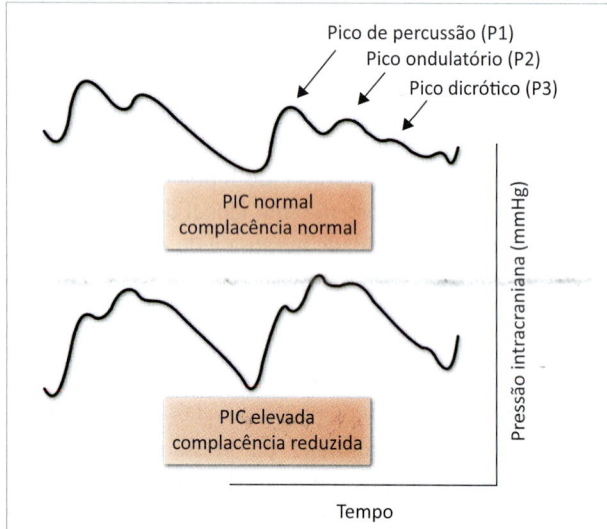

FIGURA 166.2. Representação gráfica da curva de pressão intracraniana.

cho primário dos pacientes, que incluiu sobrevida, nível de consciência, estado funcional em três ou seis meses e estado neuropsicológico em seis meses. Embora não tenha sido demonstrado um benefício estatístico da monitorização da PIC nesses pacientes, o estudo serve como alerta de que medidas medicamentosas e controle da PIC devem ser apenas uma das diversas terapias utilizadas para o tratamento adequado desses pacientes.[6] Discussões posteriores sobre esse estudo continuam favorecendo a indicação da monitorização da PIC em hospitais que dispõem desse recurso e de UTI com equipes treinadas em neurointensivismo.

É fundamental considerar que os dados da monitorização da PIC se revestem de credibilidade apenas nas situações em que a caixa craniana encontra-se anatomicamente fechada, e que os valores pressóricos obtidos ao nível da convexidade cerebral são equivalentes aos demais espaços intracranianos apenas nas situações em que as pressões dos diversos compartimentos intracranianos se transmitam mediante cisternas liquóricas não obliteradas. Dessa forma, os pacientes que apresentem fístulas liquóricas e os que tenham sido submetidos a cirurgias cranianas descompressivas podem apresentar medidas não confiáveis da PIC ao nível da convexidade, e o desenvolvimento de herniações encefálicas intracranianas pode impedir a transmissão adequada da pressão. Pacientes idosos e com graus significativos de atrofia cerebral, além de absorverem com maior facilidade incrementos de volume intracraniano por possuírem maior quantidade de líquido cefalorraquidiano, pela mesma razão, menos frequentemente terão as suas cisternas obliteradas.

Uma questão comum, e de difícil decisão, diz respeito a quando minimizar a valorização e mesmo suspender a monitorização da PIC em pacientes que, apesar de estarem demonstrando franca melhora dos seus níveis de consciência, persistem apresentando episódios de altos níveis pressóricos intracranianos. Nessas situações, é importante considerar que, ao longo dos dias subsequentes à instalação aguda da HIC, o ambiente intracraniano naturalmente otimiza os seus mecanismos de tamponamento pressórico e de oxigenação tecidual, desde que a perfusão cerebral se mantenha dentro de limites adequados e que a autorregulação vasomotora esteja, em grande parte, preservada. Em termos práticos, é admissível supor que os pacientes que evolutivamente já estejam obedecendo a ordens simples, de maneira indubitável e constante, já se encontrem em condições de suportar episódios de aumentos de PIC, então frequentemente relacionados com momentos de agitação e com circunstâncias de menor retorno venoso, não mais requerendo, portanto, medidas terapêuticas mais agressivas. A constatação da recuperação da autorregulação vascular cerebral por meio de exames seriados de Doppler transcraniano, aliada à melhora clínica, pode corroborar a decisão pela suspensão da monitorização da PIC.

Nos casos de traumatismos cranioencefálicos em particular, a caracterização desses quadros, principalmente ao fim da primeira semana e concomitantes à ausência de lesões expansivas nas imagens de tomografia computadorizada, autoriza a suspensão da monitorização intracraniana.

Vale observar que a monitorização intraventricular da PIC não é isenta de risco, sendo relatadas taxas de infecção de até 10% (dependendo fortemente dos cuidados preventivos adotados por cada instituição)[22] e de hemorragia em torno de 1% (embora com pequena probabilidade de necessidade de drenagem cirúrgica).[7] A punção ventricular pode ser difícil em casos de inchaço cerebral intenso, causando colabamento dos ventrículos laterais, podendo ser dirigida com o auxílio de ultrassonografia transoperatória ou neuronavegação. A outra alternativa é a utilização de sistemas de medida da PIC epidural, subdural ou intraparenquimatosa, lembrando que estes têm a desvantagem de não permitir a drenagem de LCR e sua recalibração. Por fim, a monitorização da PIC é muito eficiente para avaliar lesões difusas, mas pode não acusar adequadamente a presença e evolução de lesões focais. As lesões temporais, em particular, podem causar compressão do tronco encefálico sem que haja qualquer repercussão pressórica ao nível da convexidade.

Atualmente, estão em estudo diversos métodos não invasivos para aferição da PIC com o objetivo de substituir os métodos invasivos, porém ainda com acurácia menor do que a dos cateteres intraventriculares. Nesse grupo, destacam-se o a ultrassonografia com Doppler transcraniano[23] que estima a PIC pela aferição da velocidade de fluxo e índice de pulsatilidade nas principais artérias cerebrais; e a mensuração da bainha do nervo óptico,[24] em que a pressão é relaciona à PIC em virtude da comunicação de ambos compartimentos. Além disso, sistemas modernos de aferição da PIC com o uso de fibra óptica permitem também o acoplamento a outros recursos de monitorização multimodal cerebral, incluindo medidas de temperatura, fluxo sanguíneo regional, índice de lactato e oxigenação tecidual. É sempre importante frisar que a aferição da PIC por um cateter intraventricular ligado a um transdutor de pressão continua sendo o método padrão-ouro, não sendo inferior aos sistemas de fibra óptica.

Em resumo, a interpretação dos dados fornecidos pela monitorização da PIC deve ser feita com cuidado e em conjunto com os dados clínicos, neurológicos e radiológicos, sendo uma ferramenta de grande valia no diagnóstico e condução do tratamento de pacientes com HIC.

REFERÊNCIAS BIBLIOGRÁFICAS

1. Langfitt TW, Kassell NF, Weinstein JD. Cerebral blood flow with intracranial hypertension. Neurology. 1965 Aug;15:761-73.
2. Stocchetti N, Maas AI. Traumatic intracranial hypertension. N Engl J Med. 2014 Sep 4;371(10):972.
3. Panerai RB. Assessment of cerebral pressure autoregulation in humans--a review of measurement methods. Physiol Meas. 1998 Aug;19(3):305-38.
4. Guillaume J, Janny P. [Continuous intracranial manometry; importance of the method and first results]. Rev Neurol (Paris). 1951 Feb;84(2):131-42.

5. Lundberg N. Continuous recording and control of ventricular fluid pressure in neurosurgical practice. Acta Psychiatr Scand Suppl. 1960;36(149):1-193.
6. Hawthorne C, Piper I. Monito não-ring of intracranial pressure in patients with traumatic brain injury. Front Neurol. 2014;5:121.
7. Bratton SL, Chestnut RM, Ghajar J, McConnell Hammond FF, Harris OA, Hartl R, et al. Guidelines for the management of severe traumatic brain injury. VI. Indications for intracranial pressure monitoring. J Neurotrauma. 2007;24 Suppl 1:S37-44.
8. Maas AI, Dearden M, Teasdale GM, Braakman R, Cohadon F, Iannotti F, et al. EBIC-guidelines for management of severe head injury in adults. European Brain Injury Consortium. Acta Neurochir (Wien). 1997;139(4):286-94.
9. Overgaard J, Tweed WA. Cerebral circulation after head injury. 1. Cerebral blood flow and its regulation after closed head injury with emphasis on clinical correlations. J Neurosurg. 1974 Nov;41(5):531-41.
10. Czosnyka M, Smielewski P, Piechnik S, Steiner LA, Pickard JD. Cerebral autoregulation following head injury. J Neurosurg. 2001 Nov;95(5):756-63.
11. Czosnyka M, Smielewski P, Kirkpatrick P, Laing RJ, Menon D, Pickard JD. Continuous assessment of the cerebral vasomotor reactivity in head injury. Neurosurgery. 1997 Jul;41(1):11-7; discussion 7-9.
12. Steiner LA, Coles JP, Johnston AJ, Chatfield DA, Smielewski P, Fryer TD, et al. Assessment of cerebrovascular autoregulation in head-injured patients: a validation study. Stroke. 2003 Oct;34(10):2404-9.
13. Steiner LA, Czosnyka M, Piechnik SK, Smielewski P, Chatfield D, Menon DK, et al. Continuous monitoring of cerebrovascular pressure reactivity allows determination of optimal cerebral perfusion pressure in patients with traumatic brain injury. Crit Care Med. 2002 Apr;30(4):733-8.
14. Lavinio A, Menon DK. Intracranial pressure: why we monitor it, how to monitor it, what to do with the number and what's the future? Curr Opin Anaesthesiol. 2011 Apr;24(2):117-23.
15. Smith M. Monitoring intracranial pressure in traumatic brain injury. Anesth Analg. 2008 Jan;106(1):240-8.
16. Steiner LA, Andrews PJ. Monitoring the injured brain: ICP and CBF. Br J Anaesth. 2006 Jul;97(1):26-38.
17. Patel HC, Menon DK, Tebbs S, Hawker R, Hutchinson PJ, Kirkpatrick PJ. Specialist neurocritical care and outcome from head injury. Intensive Care Med. 2002 May;28(5):547-53.
18. Fakhry SM, Trask AL, Waller MA, Watts DD. Management of brain-injured patients by an evidence-based medicine protocol improves outcomes and decreases hospital charges. J Trauma. 2004 Mar;56(3):492-9; discussion 9-500.
19. Alali AS, Fowler RA, Mainprize TG, Scales DC, Kiss A, de Mestral C, et al. Intracranial pressure monitoring in severe traumatic brain injury: results from the American College of Surgeons Trauma Quality Improvement Program. J Neurotrauma. 2013 Oct 15;30(20):1737-46.
20. Cremer OL, van Dijk GW, van Wensen E, Brekelmans GJ, Moons KG, Leenen LP, et al. Effect of intracranial pressure monitoring and targeted intensive care on functional outcome after severe head injury. Crit Care Med. 2005 Oct;33(10):2207-13.
21. Chesnut RM, Temkin N, Carney N, Dikmen S, Rondina C, Videtta W, et al. A trial of intracranial-pressure monitoring in traumatic brain injury. N Engl J Med. 2012 Dec 27;367(26):2471-81.
22. Leverstein-van Hall MA, Hopmans TE, van der Sprenkel JW, Blok HE, van der Mark WA, Hanlo PW, et al. A bundle approach to reduce the incidence of external ventricular and lumbar drain-related infections. J Neurosurg. 2010 Feb;112(2):345-53.
23. Aaslid R, Markwalder TM, Nornes H. Noninvasive transcranial Doppler ultrasound recording of flow velocity in basal cerebral arteries. J Neurosurg. 1982 Dec;57(6):769-74.
24. Dubourg J, Javouhey E, Geeraerts T, Messerer M, Kassai B. Ultrasonography of optic nerve sheath diameter for detection of raised intracranial pressure: a systematic review and meta-analysis. Intensive Care Med. 2011 Jul;37(7):1059-68.

CAPÍTULO 167

DOPPLER TRANSCRANIANO EM UNIDADE DE TERAPIA INTENSIVA

Marcelo de Lima Oliveira
Kelson James Almeida
Edson Bor Seng Shu

DESTAQUES

- O exame de Doppler transcraniano pode orientar as condutas em tempo real durante monitorização da fase aguda do acidente vascular cerebral isquêmico.
- O Doppler transcraniano favorece a atividade do trombolítico e a recanalização arterial.
- A ausência de vasorreatividade microcirculatória ao CO_2 na doença carotídea sugere que variações da pressão arterial sistêmica podem ter repercussão direta no fluxo sanguíneo encefálico, especialmente no lado afetado.
- Três fases hemodinâmicas são descritas na hemorragia subaracnóidea: oliguemia; hiperemia; e vasoespasmo.
- A oliguemia persistente no trauma crânio encefálico pode ter valor prognóstico.
- O Doppler transcraniano é valorizado na literatura médica como exame de confirmação para morte encefálica.

INTRODUÇÃO

O Doppler transcraniano (DTC) é um método não invasivo que avalia a dinâmica do fluxo sanguíneo encefálico, em tempo real, por meio de ondas ultrassônicas de baixa frequência (2 Mhz), emitidas e captadas por um transdutor pulsado. Por essas ondas, obtém-se o espectro das velocidades do fluxo sanguíneo encefálico (Figura 167.1); este fornece dados da dinâmica circulatória de diferentes artérias da macrovasculatura intracraniana. Em geral, os equipamentos são portáteis e permitem a realização do exame à beira do leito sem necessidade de remoção do paciente. Dessa forma, o DTC tornou-se um método de uso rotineiro para avaliação em tempo real do estado circulatório encefálico, fornecendo dados hemodinâmicos e funcionais para investigação e tratamento dos pacientes.[1-4] É importante ressaltar que o DTC fornece dados dinâmicos e fisiológicos da circulação cerebral e complementa o resultado dos exames que apresentam dados anatômicos, tais como tomografia, angiotomografia, ressonância, angiorressonância e angiografia digital cerebral. O DTC é um método consagrado na medicina moderna, utilizado de rotina no mundo todo, principalmente nas unidades de terapia intensiva (UTI). Uma publicação oficial da Sociedad Española de Medicina Intensiva, *Crítica Y Unidades Coronarias*, baseada em estudo prospectivo e multicêntrico, revelou que o emprego do DTC em doentes neurologicamente críticos, internados em UTI, modifica a conduta médica em cerca de 36% dos casos.[4-5]

TÉCNICA

Por meio de um transdutor pulsado de baixa frequência (2 Mhz), emissor e receptor de ondas alternadas, obtém-se o espectro das velocidades do fluxo sanguíneo encefálico (Figura 167.1). O posicionamento do transdutor em diferentes regiões do crânio e do pescoço, nomeadas janelas ósseas, possibilita o estudo hemodinâmico de diferentes artérias da macrovasculatura cervical e do polígono de Willis. As principais janelas são a temporal, orbitária, submandibular, retromastóidea e suboccipital. Em aproximadamente 10% dos indivíduos, a janela temporal é inacessível em decorrência da hiperostose óssea.[1,4]

Diversas artérias são estudadas, dentre as quais os sifões carotídeos e as artérias oftálmicas nas janelas orbitárias; as artérias cerebrais médias, anteriores, posteriores e o segmento terminal das artérias carótidas internas nas janelas temporais; as artérias carótidas internas cervicais nas janelas submandibulares; e as artérias vertebrais intracranianas, basilar e cerebelares posteroinferiores nas janelas retromastóideas e suboccipital.

Alguns fatores são importantes para identificação do vaso estudado durante o exame:

1. Profundidade e direção do fluxo no espectro obtido;
2. Janela do estudo;
3. Ângulo entre o transdutor em relação à janela; e
4. Respostas do fluxo espectral a manobras específicas.

O ângulo de incidência entre o transdutor e a artéria estudada deve ser aproximadamente de zero grau de modo que o espectro demonstre corretamente as velocidades do fluxo sanguíneo. O espectro das velocidades do fluxo sanguíneo obtido pelo DTC fornece diretamente as velocidades sistólica e diastólica do fluxo sanguíneo (Figura 167.1); indiretamente, pode-se calcular a velocidade média e os índices de pulsatilidade (IP) e resistência (IR). Por meio desses dois últimos, pode-se realizar uma avaliação indireta do estado circulatório da microvasculatura encefálica.

A passagem de partículas sólidas ou gasosas pela corrente sanguínea está associada à elevação da intensidade da onda do Doppler que causa um ruído característico (Figura 167.2). Alguns aparelhos têm programas que contam

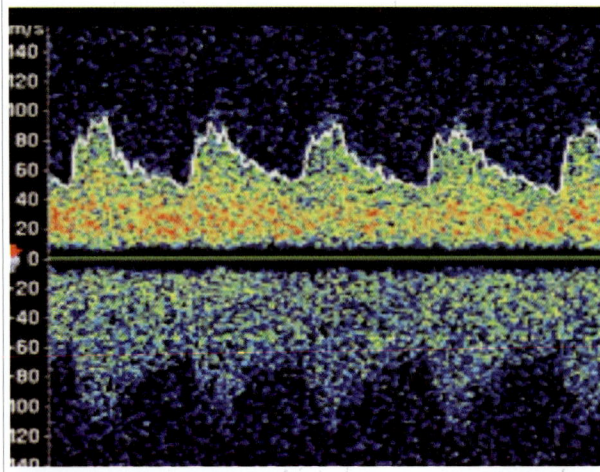

FIGURA 167.1. Espectro de velocidade de fluxo (VF) insolando-se a artéria cerebral média por meio da janela temporal.

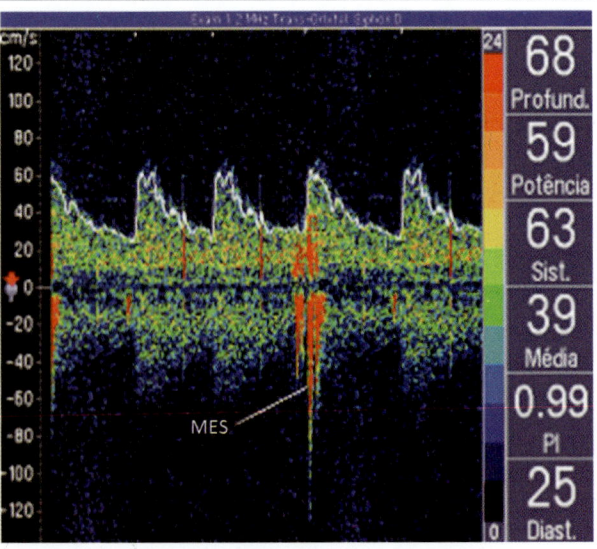

FIGURA 167.2. Espectro de VF com alterações associadas à passagem de êmbolos.
MES: *microembolic signals*.

automaticamente o número de êmbolos durante a monitorização e diferenciam êmbolos sólidos dos gasosos. Em pacientes com suspeita de AVEi ou ataque isquêmico transitório (AIT) recomendam-se monitorações que durem uma hora ou mais.[5]

DTC NA FASE AGUDA DA DOENÇA VASCULAR CEREBRAL ISQUÊMICA

Na fase aguda dos acidentes vasculares cerebrais isquêmicos (AVCI), o principal objetivo do tratamento é o restabelecimento precoce do fluxo sanguíneo no segmento arterial ocluído mediante trombólise venosa e/ou arterial, caso não sejam contraindicadas.[3] Por meio dos diferentes padrões do espectro das velocidades do fluxo sanguíneo obtidos pelo DTC durante a fase aguda do AVCI (Quadro 167.1), é possível saber se o segmento arterial afetado está ocluído ou recanalizado parcial ou totalmente. Assim, o exame de DTC pode orientar as condutas para o tratamento mais adequado em cada momento da monitorização. A oclusão arterial é detectada pelo DTC em 69% dos pacientes elegíveis para trombólise. Em caso de oclusão arterial, o DTC pode avaliar se a circulação colateral é efetiva por meio das artérias do polígono de Willis e/ou leptomeníngeas, e esses dados podem ter valor prognóstico. A recanalização associada à melhora clínica do paciente é indicativa da efetividade da terapia empregada. A reabertura do vaso, seja ela precoce e espontânea ou consequência da terapia trombolítica, pode ser demonstrada pelos exames de DTC.[3]

Alguns sinais do espectro das velocidades do fluxo sanguíneo podem sugerir a reabertura total ou parcial do vaso ocluído durante monitorização de trombólise:

1. Mudança no padrão da onda no espectro com melhora no escore TIBI ≥ 1.
2. Detecção de atividade embólica.
3. Elevação das velocidades do fluxo sanguíneo ≥ 30% mantendo o ângulo correto do transdutor em relação à artéria estudada.
4. Melhora na intensidade de sinal do espectro das velocidades do fluxo sanguíneo, mantendo-se constante a interface transdutor/calota, ganho do sinal, potência de emissão da onda, escala e amostra do vaso.

Em alguns pacientes, há reabertura do vaso sem melhora clínica, o que sugere a ocorrência de *stuned brain*.[3,6] É importante ressaltar que a recanalização do vaso não é sinônimo de reperfusão tecidual, ou seja, apesar de haver fluxo nas artérias de grande calibre, o sangue pode não atingir a região afetada pela isquemia em decorrência da trombose microvascular. Em 86% dos casos, ocorre a reabertura espontânea dos vasos nas duas primeiras semanas. Durante a fase aguda, o DTC pode detectar estenoses e recanalização parcial com sensibilidade de 85% a 95% e especificidade de 90% a 95%.[6]

Além disso, como citado anteriormente, o DTC pode detectar a passagem de êmbolos na circulação encefálica. A atividade embólica simultânea nas circulações encefálicas anterior e posterior pode sugerir embolia ativa proveniente do coração, vasos proximais (aorta) ou da circulação venosa (embolia paradoxal); atividade embólica em apenas um sistema circulatório intracraniano (p. ex.: o carotídeo) pode sugerir êmbolo de origem arterial (embolia arterio arterial). Quando a embolia ocorre em apenas um segmento arterial como, por exemplo, na artéria cerebral média, a embolia

QUADRO 167.1. Escore TIBI (do inglês *thrombolysis in brain ischemia*) para achados ao Doppler transcraniano durante trombólise na fase aguda do acidente vascular cerebral isquêmico.[7]

Categoria	Aspecto	Descrição
TIBI 0		**Fluxo ausente:** sinal ausente.
TIBI 1		**Fluxo mínimo:** pico sistólico de velocidade e duração variável; nenhuma VF diastólica durante todo o ciclo cardíaco de ausência de fluxo durante o final da diástole.
TIBI 2		**Fluxo achatado:** aceleração sistólica atrasada ou achatada, de duração variável comparada ao controle. Velocidade diastólica final positiva. IP < 1,2.
TIBI 3		**Fluxo reduzido:** aceleração sistólica normal. Velocidade diastólica final positiva. Redução de 30% na média da VF comparada ao vaso contralateral (controle).
TIBI 4		**Fluxo estenótico:** média de VF > 80 cm/s e diferença > 30% quando comparado ao controle. Se a diferença entre as VF é < 30%, observar sinais de turbulência. Se a VF nos dois lados é < 80 cm/s, observar diferença de 30% e sinais de turbulência.
TIBI 5		**Fluxo normal:** diferença na VF < 30% em relação ao lado controle. Espectro da onda similar nos dois lados.

VF: velocidade de fluxo; cm/s: centímetro por segundo; TIBI: *thrombolysis in brain ischemia*. IP: índice de pulsatilidade.

pode sugerir fonte embólica proveniente de placa ou trombo da artéria estudada.[6] A atividade embólica também pode ser indicativa de recanalização de um segmento arterial previamente ocluído. A persistência dos eventos embólicos durante a fase aguda do AVCI pode associar-se com reoclusão da artéria acometida ou ocorrência de oclusão em outros territórios arteriais encefálicos.[3,6] Dessa forma, o DTC realizado nas primeiras 24 horas do AVCI fornece informações relevantes capazes de promover alterações no tratamento dos pacientes.

Durante os últimos anos, houve avanço significativo nas pesquisas científicas relacionadas aos efeitos terapêuticos das ondas sonoras emitidas por aparelhos de ultrassom.[6-7] A sonotrombólise, ou seja, dissolução do trombo auxiliada por ondas de ultrassom, é uma modalidade emergente para o tratamento do AVCI. Demonstrou-se que a energia da onda sonora emitida pelo DTC ou pelo Dúplex, quando focada na possível localização do trombo, facilita a atividade dos agentes fibrinolíticos, contribuindo para o aumento da fibrinólise e reabertura da artéria, além de monitorizar o processo de recanalização. Os principais mecanismos trombolíticos das ondas ultrassonográficas são:

1. Aumento da concentração das drogas trombolíticas no trombo mediante o "bombeamento" das medicações;
2. Reformação e reabertura da matriz de fibrina facilitando a penetração do trombolítico;
3. Clivagem dos polímeros de fibrina aumentando a superfície de interação do trombolítico com o trombo;
4. Melhora da ligação do tPA recombinante com a fibrina.

Além disso, a injeção endovenosa de microbolhas, que são micropartículas de ar envoltas em microcápsulas capazes de atravessar a circulação pulmonar, potencializa os efeitos das ondas ultrassonográficas para dissolução do trombo, efeito este conhecido como cavitação. Em uma recente revisão sistemática, em que se analisaram estudos de Classe 1, os autores concluíram que a trombólise sem uso de ultrassonografia tem taxas de recanalização que variaram de 11% a 33% nos pacientes submetidos à trombólise endovenosa, e de 15% a 67% naqueles submetidos à terapia combinada (trombólise endovenosa e sonotrombólise com DTC ou Duplex transcraniano). Os pacientes submetidos à terapia combinada também tiveram taxas de melhora neurológica estatisticamente superiores em relação ao grupo submetido à trombólise venosa isolada. Não houve diferença significativa na ocorrência de hemorragia intracraniana entre os grupos.[3,7]

ESTENOSE INTRACRANIANA

É causa de 8% a 10% dos casos de AVCI. O DTC tem alta sensibilidade e especificidade na detecção de estenoses nas circulações encefálica anterior e posterior. Em 1990, a Academia Americana de Neurologia reconheceu o uso do DTC para detecção de estenoses intracranianas. Essas estenoses são detectadas pela elevação das velocidades do fluxo sanguíneo em um segmento específico da artéria estudada, diferentemente da hiperemia em que a elevação das velocidades ocorre em todo o sistema arterial estudado. Os estudos populacionais SONIA (the *Stroke Outcomes and Neuroimaging of Intracranial Atherosclerosis*) e SAMMPRIS (*Stenting and Aggressive Medical Management for Preventing Recurrent Stroke in Intracranial Stenosis*) determinaram critérios para o diagnóstico de estenose intracraniana ao DTC. Velocidades médias acima de 50% e 70% da faixa de normalidade para determinado segmento arterial estudado, em geral, são compatíveis com estenose. Além disso, as velocidades superam 100 e 80 cm/s nas artérias cerebrais médias e basilar respectivamente, são compatíveis com estenoses superiores a 50% pelo estudo SONIA. Acima de 120 e 110 cm/s sugerem estenoses superiores a 70% nas referidas artérias pelo estudo SAMMPRIS. Esses dados foram validados na comparação das velocidades médias obtidas pelo DTC com os achados de angiografia e angiorressonância nos pacientes dos referidos estudos. Em geral, no segmento proximal ao ponto estenótico, pode observar-se redução das velocidades médias associada à elevação dos IP ou IR; no segmento estenótico ou logo após, pode observar-se turbulência do fluxo e redução dos IP e IR. Dessa forma, estudos como SONIA e SAMMPRIS validaram a eficácia do DTC em detectar estenoses intracranianas. Ressalta-se que esse método não é invasivo, dispensa o uso de contraste e seu custo é inferior ao de outros exames para esse fim.[8-9]

O DTC, além de detectar as estenoses, pode avaliar funcionalmente a repercussão da estenose nos segmentos arteriais estudados. Na fase aguda, a avaliação de circulação colateral pode ter significado clínico. Circulação colateral preservada pode compensar o fluxo sanguíneo por ramos colaterais para o tecido encefálico que deveria ser irrigado pela artéria obstruída.[4] Pacientes com estenose intracraniana e evento isquêmico transitório relacionado à circulação colateral comprometida foram classificados como de alto risco para novos eventos encefálicos e cardiovasculares. Além disso, reduções significativas dos IP na circulação colateral ou nos segmentos distais às estenoses podem ser indicativas de vasodilatação microcirculatória compensatória ao hipofluxo sanguíneo. Essa vasodilatação compensatória pode ser quantificada por manobras que promovam vasodilatação adicional da microcirculação: 1) teste da acetazolamida; 2) inalação de CO_2 e; 3) teste da apneia voluntária. Esses testes objetivam elevar a concentração de CO_2 no tecido encefálico, que é um potente vasodilatador microvascular. Elevações adicionais nas velocidades médias associadas ao aumento do CO_2 tecidual indicam que, apesar da estenose crítica, a reserva microvascular funcional está presente. Elevações discretas ou ausência de elevação das velocidades médias sugerem exaustão da reserva microcirculatória, ou seja, não há vasodilatação microcirculatória adicional na presença de elevadas concentrações de CO_2 tecidual. Esse achado sugere que reduções da pressão arterial sistêmica ou do débito cárdico terão repercussão significativa no fluxo sanguíneo do tecido encefálico irrigado pelo vaso estenosado, indicando possível ocorrência de evento isquêmico associado ao hipofluxo sanguíneo encefálico.[4]

Os eventos embólicos podem ser detectados durante avaliação de estenoses intracranianas. Alguns autores concluíram que microinfartos subcorticais distais a estenoses intracranianas críticas podem estar associados a eventos microembólicos artério arteriais associados ao hipofluxo sanguíneo; na condição de oliguemia, o mecanismo de "lavagem" dos êmbolos pode estar comprometido.[4,9-11]

DOENÇA CAROTÍDEA

A estenose das artérias carótidas internas cervicais pode estar associada a modificações na dinâmica do fluxo sanguíneo encefálico que são demonstradas no exame de DTC. Em geral, estenoses inferiores a 70% não causam alterações significativas na dinâmica do fluxo sanguíneo das artérias intracranianas. Os principais achados no espectro das velocidades do fluxo sanguíneo nos sifões carotídeos e nas artérias cerebrais medias são: retardo na fração sistólica da aceleração do fluxo sanguíneo (espectro com padrão *tardus pavum*) e redução do IP ou IR que demonstram a vasodilatação microcirculatória distal. A intensidade da modificação do espectro obtido pelo DTC pode se relacionar com a gravidade da estenose carotídea cervical;[12] quanto mais acentuado o retardo da fração sistólica da aceleração do fluxo sanguíneo e quanto menor os índices de IP ou IR, mais vulnerável será o encéfalo a eventos hipodinâmicos. É importante ressaltar, como citado anteriormente neste capítulo, que, em estados de hipofluxo sanguíneo, há redução na "lavagem" de microêmbolos provenientes da placa carotídea, além de aumento do risco de AVCI associado a causas hemodinâmicas.[4,13]

A quantificação da reserva microcirculatória das artérias distais à estenose pode ser realizada por meio dos testes funcionais que elevam a concentração de CO_2 tecidual, como descrito anteriormente na cessão de estenose intracraniana. A ausência de vasodilatação microvascular adicional durante esses testes sugere exaustão da reserva microcirculatória e, desse modo, as variações da pressão arterial sistêmica podem ter repercussão direta no fluxo sanguíneo. A redução das velocidades do fluxo sanguíneo na artéria estudada durante os testes de reatividade microvascular pode estar associada ao sequestro de fluxo sanguíneo pela microvasculatura de outras regiões do encéfalo. Esse achado sugere comprometimento grave da reserva microcirculatória, processo conhecido por "fenômeno de Robin Wood reverso".[4]

Por meio do DTC, pode-se avaliar funcionalmente a circulação colateral intracraniana pelas artérias do polígono de Willis, a saber: artérias comunicantes anterior; posteriores; e artérias oftálmicas. A artéria comunicante anterior permite a comunicação dos sistemas carotídeos direito e esquerdo, as artérias comunicantes posteriores permitem a comunicação do sistema vertebrobasilar com o sistema carotídeo e as artérias oftálmicas, mediante inversão do sentido do fluxo sanguíneo, fazem a comunicação das artérias carótidas externas com os sifões carotídeos. Na ausência de circulação colateral efetiva, o hemisfério encefálico afetado está mais vulnerável à ocorrência de AVCI de mecanismo hemodinâmico. Quando a inversão da artéria oftálmica é observada, sugere-se suprimento máximo por meio da circulação colateral; nesses casos, durante a ressecção cirúrgica da placa, o cirurgião deverá prevenir o hipofluxo sanguíneo quando ocluir a artéria carótida externa com a utilização de *shunt*.[4]

A monitorização de êmbolos na doença carotídea tem valor prognóstico. Em pacientes assintomáticos, o risco de evento isquêmico alcançou 15,6% quando a atividade embólica foi detectada e de 1% na ausência de embolia. A monitorização também pode avaliar a efetividade do tratamento clínico.

A incidência de AVCI nos pacientes submetidos à endarterectomia varia de 5,5% a 6,5%. A principal causa de AVCI, nessa condição, é a associação da hipoperfusão com a atividade embólica.[3,4,8] A avaliação pré-operatória com DTC poderá fornecer dados da repercussão hemodinâmica da estenose cervical na circulação encefálica, avaliar a efetividade da circulação colateral e detectar a presença de estenoses intracranianas. Esses achados podem fornecer importantes dados para o planejamento cirúrgico como citado anteriormente nesse tópico, assim como na estratégia na condução da anestesia. Durante a cirurgia, a monitorização com DTC pode fornecer dados do fluxo sanguíneo em tempo real indicativos de hipofluxo sanguíneo, mais frequente durante o clampeamento das artérias carótidas, ou hiperfluxo que pode ocorrer após o desclampeamento, permitindo que se tomem medidas imediatas para prevenir complicações neurológicas. Além disso, os eventos embólicos que ocorrem durante a dissecção da artéria carótida e sutura da artéria após ressecção da placa podem ser detectados. Eventos embólicos superiores a 0,9 êmbolos por minuto detectados na artéria cerebral média, no pós-operatório de endarterectomia, aumentam o risco de AVCI em quatro vezes.[4]

DIAGNÓSTICO DE COMUNICAÇÃO ENTRE CIRCULAÇÕES DIREITA-ESQUERDA

Forame oval patente (FOP) é comum na população geral com prevalência variando entre 10% e 35% em estudos com ecocardiografia ou anatomopatologia em cadáveres. Adquire relevância em pacientes com AVCI de etiologia criptogênica. Em face das extensas discussões sobre conduta frente ao diagnóstico de FOP, o ecocardiograma transesofágico permanece como método padrão-ouro para esse diagnóstico. O DTC tem adquirido papel no diagnóstico de FOP com o teste de microbolhas por apresentar algumas vantagens. O teste de microbolhas ao DTC é utilizado para detecção de comunicação direito-esquerda na suspeita de embolia paradoxal, com sensibilidade e especificidade que podem alcançar 100%. Consiste em injetar, em veia periférica, microbolhas ou ecocontraste contendo microbolhas gasosas que podem alcançar a circulação arterial através do coração (forame oval patente, anormalidades do septo atrial) ou através do pulmão (fístula pulmonar); quando as microbolhas gasosas entram na circulação arterial sistêmica, podem ser detectadas pelo DTC nas artérias encefálicas. A manobra de Valsalva aumenta a sensibilidade do teste e, por vezes, só depois dela a passagem dos microêmbolos é detectada. A contagem de êmbolos pode ser realizada durante o exame. Quanto mais numerosos, maior a condutância do *shunt*. As vantagens do DTC com microbolhas sobre o ecotransesofágico são dispensar anestesia ou sedação para realização, permitir o examinador solicitar ao paciente que realize a manobra de Valsalva efetiva e possibilitar a graduação em escalas de intensidade da passagem de microbolhas de acordo com o consenso internacional que normatiza a metodologia de realização do teste.[4]

HEMORRAGIA SUBARACNÓIDEA

A hemorragia subaracnóidea (HSA) é uma condição relativamente frequente na população geral e pode decorrer de sangramentos de aneurismas, malformações arteriovenosas, lesões vasculares inflamatórias, infecciosas, neoplásicas e pós-traumáticas. Três fases hemodinâmicas distintas foram descritas durante a HSA:

1. Oliguemia;
2. Hipermia; e
3. Vasoespasmo.[4,14-16]

A fase de oliguemia encefálica é caracterizada pela redução abrupta do fluxo sanguíneo encefálico que se inicia no momento da hemorragia e pode se estender por horas ou dias. A oliguemia pode estar associada à hipertensão intracraniana aguda e consequente redução da pressão de perfusão cerebral, e/ou à vasoconstricção microvascular intensa que ocorre no momento do sangramento, possivelmente por redução da atividade do óxido nítrico. O principal achado do DTC é o retardo circulatório que pode estar acompanhado de elevação da resistência cerebrovascular. Nessa fase, a hiperventilação para controle da hipertensão intracraniana bem como a hipotensão devem ser evitadas pois podem piorar a condição de hipofluxo sanguíneo encefálico. A persistência da fase de oliguemia pode estar associada a prognóstico desfavorável.[4,14]

Durante a fase de oliguemia, pode haver intensa produção de ácido láctico à qual está associada à anaerobiose decorrente do desacoplamento do fluxo com o metabolismo, ou seja, isquemia do tecido encefálico. O ácido láctico, por sua vez, é um potente vasodilatador microvascular. Consequentemente, altas concentrações de lactato podem desencadear vasodilatação microvascular e elevação das velocidades do fluxo sanguíneo ao DTC. Esses achados podem ocorrer após as primeiras 24 horas da hemorragia. Nessa fase, é prudente descartar estados hipermetabólicos (p. ex.: convulsão e febre) como causas da hiperdinamia circulatória encefálica. Descartando-se esses estados, condutas como hiperventilação e normalização da pressão arterial sistêmica podem ser utilizadas para controle da hipertensão intracraniana.[4,14-16]

O vasoespasmo encefálico é considerado uma das complicações mais graves e comuns da HSA e habitualmente ocorre após 48 horas do sangramento; pode ser uma causa de disfunção neurológica isquêmica transitória ou permanente, e contribui para o aumento das taxas de morbidade e mortalidade dos doentes. O tratamento atualmente preconizado para esta condição consiste na manutenção de níveis pressóricos elevados conforme a gravidade da intensidade do vasoespasmo e, se necessária, na hidratação. Entretanto, a adoção das medidas terapêuticas que otimizem o fluxo sanguíneo encefálico durante o vasoespasmo podem ser tomadas conforme os achados do DTC, selecionando doentes candidatos a tratamentos mais agressivos. Na avaliação médica dos doentes com HSA, são importantes a identificação do vasoespasmo encefálico, de preferência ainda na fase assintomática, e o acompanhamento da sua gravidade e evolução temporal.[4,14-16]

Contrariamente à angiografia cerebral, o DTC não permite visualizar o estreitamento da luz das artérias com espasmo, pois não avalia diretamente a anatomia do vaso; o DTC pode sugerir ocorrência de vasoespasmo, a partir das alterações hemodinâmicas causadas pela estenose arterial. O diagnóstico do vasoespasmo encefálico baseia-se no princípio de Bernouille, que explica o aumento de velocidade de fluxo sanguíneo no local da redução do lúmen arterial. A sensibilidade do DTC para detectar vasoespasmo na artéria cerebral média varia de 75% a 90% e a especificidade é superior a 90%. O DTC apresenta sensibilidade de 77% e especificidade de 79% na análise das artérias vertebral e basilar. O índice de LINDEGAARD e o de SOUSTIEL foram formulados com intuito de aumentar a acurácia do DTC em diagnosticar vasoespasmo das artérias cerebrais médias e artéria basilar, respectivamente, como será visto em seguida.[4,17-18]

O critério de DTC mais utilizado para indicar a presença de vasoespasmo das artérias cerebrais médias é a velocidade média do fluxo sanguíneo acima de 120 cm/s. Quando superior a 200 cm/s, sugere vasoespasmo moderado ou grave. Em idosos, os sintomas decorrentes de vasoespasmo encefálico podem estar associados a valores menores. A comparação da velocidade média de fluxo sanguíneo da artéria cerebral média com a do segmento distal extracraniano da artéria carótida interna ipsilateral, conhecida como índice hemisférico ou de Lindegaard, possibilita diferenciar o aumento de velocidade de fluxo sanguíneo decorrente de hiperemia daquele decorrente de vasoespasmo, além de possibilitar a avaliação da gravidade da repercussão do vasoespasmo na hemodinâmica cerebral. Índice de Lindegaard ou hemisférico superior a três sugere aumento da velocidade de fluxo sanguíneo causado por vasoespasmo da artéria cerebral média e, quando superior a seis, vasoespasmo grave. Exames diários de DTC documentando aumento rápido dos valores da velocidade de fluxo sanguíneo, especialmente do quarto ao décimo dia após a ocorrência de HSA, podem identificar doentes com alto risco de desenvolvimento de déficits neurológicos isquêmicos tardios. De fato, acréscimos diários de 25 a 50 cm/s por dia da velocidade de fluxo sanguíneo em uma determinada artéria intracraniana podem indicar risco maior de evolução para o vasoespasmo grave. Aumentos localizados da velocidade média de fluxo sanguíneo para valores superiores a 80 e 95 cm/s, respectivamente, nas artérias vertebral e basilar, podem indicar diagnóstico de vasoespasmo.[19] Soustiel e colaboradores calcularam as razões entre a velocidade média de fluxo sanguíneo da artéria basilar e a da porção extracraniana da artéria vertebral (profundidade de 45 a 55 mm) e, depois, compararam-nas com os achados da angiografia por tomografia computadorizada. Esses autores demonstraram que quanto maior o valor dessa razão, menor o diâmetro da luz da artéria basilar. Assim, valores superiores a dois indicam vasoespasmo da artéria basilar (sensibilidade de 100% e especificidade de 95%) e, quando superiores a três, indicam vasoespasmo grave.[17]

Suarez e colaboradores avaliaram, por meio do DTC e angiografia encefálica por cateterismo, doentes com vasoespasmo sintomático após HSA espontânea e, utilizando o critério de velocidade média de fluxo sanguíneo superior a 120 cm/s para as artérias da circulação anterior, concluíram que a confiabilidade do DTC para diagnosticar vasoespasmo sintomático é maior nas artérias cerebrais médias e carótidas intracranianas do que nas cerebrais anteriores. A sensibilidade do DTC e da angiografia encefálica é semelhante (em torno de 80%) para o diagnóstico de vasoespasmo sintomático; conforme esperado, antes da instalação dos sinais de disfunção neurológica isquêmica, alterações hemodinâmicas significativas nas artérias intracranianas podem ser demonstradas pelo DTC, viabilizando o tratamento precoce. Os autores também concluíram que os exames diários de DTC permitem identificar precocemente doentes com alto risco de desenvolvimento de vasoespasmo sintomático após HSA e possibilitar o acompanhamento dos resultados do tratamento endovascular.[18] Mascia e colaboradores, ao estudarem de modo prospectivo e cego os achados do DTC e a angiografia encefálica por cateterismo de 22 doentes com HSA espontânea, concluíram que velocidade média de fluxo sanguíneo superior a 160 cm/s, nas artérias cerebrais médias, detecta o vasoespasmo sintomático com precisão.[20]

TRAUMATISMO CRANIOENCEFÁLICO (TCE)

As anormalidades da circulação encefálica desempenham um papel importante na fisiopatologia dos TCE. Martin e colaboradores descreveram três fases hemodinâmicas no trauma crânio encefálico semelhantes à HSA: oligoemia; hiperemia; e vasoespasmo. O hipofluxo sanguíneo encefálico (oligoemia), condição na qual o fluxo sanguíneo não atende às necessidades metabólicas do tecido encefálico, pode estar associado à isquemia e tumefação encefálicas.[4,14,16] Assim como na HSA, as velocidades do fluxo sanguíneo ao DTC encontram-se reduzidas. Nessa fase, os achados do DTC têm valor prognóstico quanto à recuperação neurológica dos doentes, pois pode identificar aqueles com maior probabilidade de risco para desenvolver isquemia encefálica.[4] Velocidades médias de fluxo sanguíneo em artérias cerebrais médias inferiores a 28 a 40 cm/s, durante as primeiras 24 horas do TCE, estão associadas à recuperação neurológica desfavorável. Durante essa fase, deve-se atentar para o metabolismo encefálico; em condições hipermetabólicas, tais como convulsão, febre, depressão alastrante, pode haver elevação do desacoplamento do fluxo com o metabolismo e consequente lesão do tecido encefálico. Manobras de hiperventilação para controle da pressão intracraniana (PIC) devem ser evitadas já que hipocapnia favorece a vasoconstricção microcirculatória e consequente redução do fluxo sanguíneo.[4,14]

O padrão hemodinâmico encefálico, indicativo de hiperemia, pode ser detectado pelo DTC em cerca de 30% dos doentes, durante as primeiras semanas após TCE grave. Para tal, utiliza-se como critério a velocidade média de fluxo sanguíneo superior a 100 cm/s nas artérias cerebrais médias e índice de Lindegaard inferior a três. A ocorrência desse padrão hemodinâmico ao DTC está associada a piora da tumefação encefálica, hipertensão intracraniana e prognóstico desfavorável dos doentes. O DTC pode identificar doentes com hiperemia encefálica pós-traumática, antes do desenvolvimento da tumefação encefálica, possibilitando instituir terapias para minimizar lesões do tecido nervoso secundárias à hipertensão intracraniana.[4,14,16]

Estudos com DTC revelam que a ocorrência de vasoespasmo pós-traumático é estimada em cerca de 50% dos casos de TCE grave. Habitualmente, quando associado ao TCE, o vasoespasmo se inicia mais precocemente e tem duração mais fugaz do que aquele associado à HSA, embora alguns autores descrevam casos com as mesmas características de duração do vasoespasmo associado ao TCE.[4,16,21] O estudo prospectivo de Lee e colaboradores revelou associação entre vasoespasmo com repercussão hemodinâmica grave e prognóstico neurológico desfavorável, baseando-se nos achados do DTC e nas medidas quantitativas do FSC. Os autores ressaltam a importância do vasoespasmo encefálico associado a hipofluxo sanguíneo significativo como fator para o prognóstico desfavorável dos doentes e concluem que o vasoespasmo desempenha um papel importante na fisiopatologia dos insultos secundários pós-traumáticos, e que a sua avaliação é mais precisa com o uso combinado de DTC com medidas quantitativas de fluxo sanguíneo cerebral. Convém notar que, nesse trabalho, os autores também discutiram o valor dos achados do DTC, sem analisar conjuntamente as medidas de fluxo sanguíneo cerebral, ressaltando que doentes com vasoespasmo detectado de acordo com critérios do DTC (velocidade média de fluxo sanguíneo em artéria cerebral média > 120 cm/s e IL > 3) apresentam prognóstico neurológico mais reservado. Soustiel e colaboradores reportaram incidência de vasoespasmo de 59,6% nos doentes com HSA pós-traumática em uma importante publicação, considerando a velocidade média de fluxo sanguíneo na artéria basilar superior a 60 cm/s como critério de vasoespasmo e aquela superior a 85 cm/s como critério de vasoespasmo grave. Esses autores revelaram também que o vasoespasmo da artéria basilar pode ser considerado um fator independente de lesão encefálica isquêmica após HSA, de causa traumática ou espontânea. Esses dados estão de acordo com os achados de Lee e colaboradores, os quais demonstraram que, em doentes com vasoespasmo pós-traumático da artéria basilar, prognóstico desfavorável foi observado com frequência duas vezes maior do que naqueles sem vasoespasmo. Segundo a análise de Muizelar e colaboradores, os sinais clínicos decorrentes de vasoespasmo da circulação posterior são mais sutis e inespecíficos do que os decorrentes de vasoespasmo da circulação anterior, logo, a necessidade de se considerar os parâmetros não clínicos, entre eles os parâmetros do DTC, é maior para confirmar o vasoespasmo em sistema vertebrobasilar. Além disso, o vasoespasmo pós-traumático em circulação posterior é uma condição frequente, iniciando-se geralmente no segundo ou terceiro dia após o TCE, quando a maioria dos doentes ainda está sedada e sob ventilação mecânica, impossibilitando o seu reconhecimento clínico. Por fim, o diagnóstico do vasoespasmo em artéria basilar apresenta valor prognóstico. Todos esses aspectos reforçam o uso rotineiro do DTC em doentes com TCE grave ou HSA pós-traumática.[4,22]

HIPERTENSÃO INTRACRANIANA

O DTC é útil para avaliar os efeitos da hipertensão intracraniana na circulação encefálica de doentes, em que há contraindicação de monitorização direta da PIC por técnicas habituais invasivas, como ocorre em casos de anormalidade grave da coagulação sanguínea, por exemplo. Alterações da PIC podem estar associadas a mudanças da forma das ondas de velocidade de fluxo sanguíneo das artérias intracranianas, observadas no DTC. Modificações do IP resultantes do aumento da PIC, em geral, não ocorrem até que a pressão de perfusão encefálica se reduza a valores em torno de 70 mmHg. A partir desse instante, aumentos progressivos da PIC podem causar, respectivamente, redução e aumento, também progressivos da velocidade diastólica do fluxo sanguíneo e do IP (Figura 167.3). No momento em que a PIC se iguala à pressão arterial sistêmica diastólica, a pressão de perfusão encefálica e a velocidade sanguínea diastólica alcançam valor zero, caracterizando ausência momentânea de perfusão sanguínea encefálica. Nessa condição, há comprometimento significativo da circulação encefálica. Quando a PIC atinge patamar maior que o da pressão arterial sistêmica diastólica, após a sís-

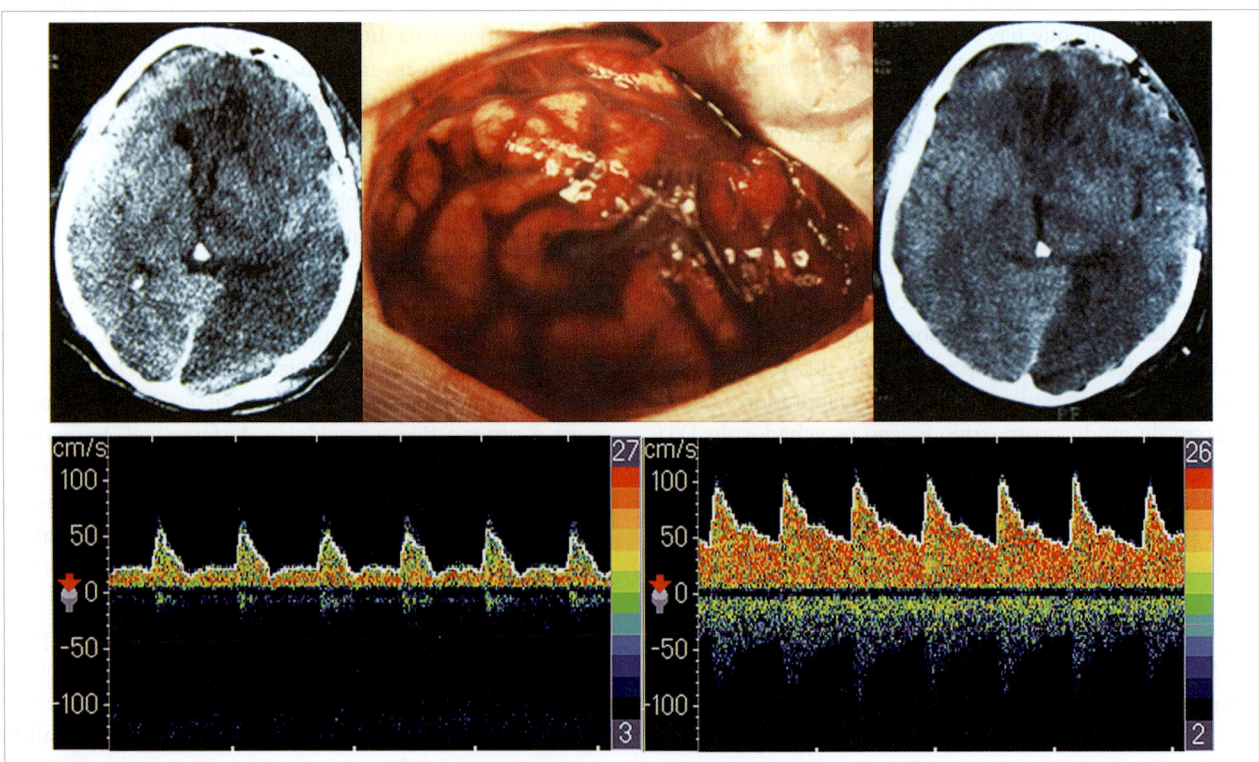

FIGURA 167.3. Padrão de fluxo sanguíneo ao DTC em paciente com hipertensão intracraniana antes e após craniectomia descompressiva (velocidade média de 27 cm/s e IP de 1,72 antes da craniectomia descompressiva e velocidade média 66 cm/s e IP de 0,66 após craniectmia descompressiva).

tole, a velocidade de fluxo sanguíneo diastólico decai a zero, seguida de reversão do fluxo sanguíneo no sistema arterial intracraniano, conhecido como fluxo sanguíneo oscilatório, ainda que a resultante do fluxo seja progressiva. Finalmente, havendo piora da hipertensão intracraniana, todo o sangue que flui na fase sistólica passa a refluir na fase diastólica, refletindo ausência total da perfusão sanguínea encefálica, que pode causar lesão encefálica difusa, se não revertida a tempo. A partir desse instante, as ondas do DTC podem deteriorar-se para espículas sistólicas e, depois, para ausência de sinais detectáveis ao ultrassom.[4,23]

MORTE ENCEFÁLICA

No Brasil e em vários outros países como os Estados Unidos, a morte encefálica é definida como parada total e definitiva de todas as funções do encéfalo. No nosso meio, o Conselho Federal de Medicina (1997) publicou a Resolução 1.480/97 a respeito dos critérios para o diagnóstico de morte encefálica, incluindo a validade da confirmação de ausência de circulação sanguínea encefálica com o DTC. O exame é valorizado na literatura médica como o de eleição para confirmar a morte encefálica por suas características não invasivas, o que facilita sua repetição na persistência de atividade circulatória encefálica. A portabilidade dos aparelhos possibilita que os exames sejam realizados à beira do leito, sem a necessidade de transportar doentes críticos para salas especializadas. Os resultados do DTC são confiáveis, mesmo na presença de drogas sedativas. A sensibilidade do DTC para o diagnóstico de morte encefálica alcança valores superiores a 95% e especificidade de 100%.

Uma publicação oficial do Grupo de Neurossonologia da Federação Mundial de Neurologia salientou que os seguintes pré-requisitos devem existir, necessariamente, ao utilizar o DTC para confirmar a morte encefálica: causa da piora neurológica conhecida e suficiente para explicar perda permanente da função encefálica; ausência de hipotermia, de hipotensão arterial sistêmica grave e de anormalidades metabólicas e intoxicações por drogas sedativas. A avaliação neurológica deve ser realizada por dois médicos experientes, documentando ausência de função encefálica. O DTC deve evidenciar a ausência de fluxo sanguíneo, bilateralmente, nas artérias do sistema carotídeo intracraniano e do sistema vertebrobasilar, no mínimo, durante 30 minutos, em condições normais de temperatura corpórea. Na opinião desses especialistas, resultados falso-positivos nunca ocorrem caso essas diretrizes sejam obedecidas. Resultados falso-negativos podem ocorrer em alguns doentes submetidos a craniectomia descompressiva, derivações do líquido cefalorraquidiano (LCR) ventricular, ou em doentes com atrofia encefálica significativa que, entre outras causas, podem dificultar a elevação máxima da PIC. Atualmente, discute-se a necessidade de demonstrar a ausência de fluxo sanguíneo nos sifões carotídeos para o diagnóstico de parada da circulação encefálica, uma vez que o sifão parasselar pode continuamente irrigar estruturas da órbita, as quais são consideradas extracranianas, através das artérias oftálmicas, sem irrigar o encéfalo. Os achados característicos do DTC compatíveis com parada circulatória intracraniana têm valor inestimável para decidir a conduta médica, uma vez que possibilitam ao médico suspeitar da condição de morte encefálica e, de modo seguro, suspender drogas sedativas para confirmar precocemente o diagnóstico. Tal conduta, sem dúvida, acarreta prejuízos psicológico e financeiro menores aos que cuidam dos doentes, sejam familiares, profissionais de saúde ou sistemas público ou privado de saúde, além de viabilizar a doação e o transplante de órgãos.[23-25]

Até o momento, os critérios de DTC para o diagnóstico de morte encefálica em recém-nascidos e crianças com fontanela aberta não foram estabelecidos, portanto os achados do DTC ainda não devem ser considerados, quando utilizados isoladamente, como exame complementar.

REFERÊNCIAS BIBLIOGRÁFICAS

1. Topcouglu MA. Transcranial Doppler ultrasound in neurovascular diseases: diagnostic and therapeutic aspects. J. Neurochem. 2012;123(Suppl. 2):39-51.
2. Sloan MA, Alexandrov AV, Tegeler CH, Spencer MP, Caplan LR, Feldmann E, et al. Assessment: Transcranial Doppler Ultrasonography. Report of the therapeutics and technology assessment subcommittee of the American Academy of Neurology. Neurology. 2004;62:1468-81.
3. Bor-Seng-Shu E, Nogueira RC, Figueiredo EG, Evaristo EF, Conforto AB, Teixeira MJ. Sonothrombolysis for acute ischemic stroke: a systematic review of randomized controlled trials. Neurosurg Focus. 2012;32(1):E5.
4. Bor-Seng-Shu E. Modificações da hemodinâmica cerebral avaliadas pelo Doppler transcraniano em doentes com tumefação encefálica pós-traumática submetidos à craniectomia descompressiva. [tese de doutorado]. São Paulo: Faculdade de Medicina da USP, 2004.
5. Sociedad Espanola de Medicina Intensiva, Critica Y Unidades Coronarias (SEMICYUC). Clinical use of transcranial doppler in critical neurological patients. Results of a multicenter study. Med Clin (Barc). 2003;120:241-5.
6. Alexandrov AV, Molina CA, Grotta JC, Garami Z, Ford SR, Alvarez-Sabin J, et al. Ultrasoundenhanced systemic thrombolysis for acute ischemic stroke. N Engl J Med. 2004;351:2170-8.
7. Alexandrov AV, Demchuk AM, Burgin WS, Robinson DJ, Grotta JC, CLOBUST Investigators. Ultrasound enhanced thrombolysis for acute ischemic stroke: phase 1. Findings of the CLOBUST trial. J Neuroimaging. 2004;14(2):113-7.
8. Demchuk AM, Burgin WS, Christou I, Felberg RA, Barber PA, Hill MD, et al. Thrombolysis in brain ischemia (TIBI) transcranial Doppler flow grades predict clinical severity, early recovery, and mortality in patients treated with intravenous tissue plasminogen activator. Stroke. 2001;32:89-93.
9. Feldmann E, Wilterdink JL, Kosinski A, Lynn MS et al. The Stroke Outcomes and Neuroimaging of Intracranial Atherosclerosis (SONIA) trial. Neurology. 2007;68:2099-106.
10. Fiorella D, Derdeyn CP, Lynn MJ, et al. Stenting and Aggressive Medical Management for Preventing Recurrent Stroke in Intracranial Stenosis. Stroke. 2012;43:2682-8.
11. Alexandrov AV, Babikian VL, Adams RJ, Tegeler CH, Caplan LR, Spencer MP, et al. The evolving role of transcranial doppler in stroke prevention and treatment. J Stroke Cerebrovasc Dis. 1998;7(2):101-4.
12. Adams RJ, McKie VC, Brambilla D, Carl E, Gallagher D, Nichols FT, et al. Stroke prevention trial in sickle cell anemia. Control Clin Trials. 1998;19:110-29.

13. Hirsh R. A contribuição do Doppler transcraniano para investigação do acidente vascular cerebral isquêmico. Tese (Doutorado). São Paulo: Faculdade de Medicina, Universidade de São Paulo, 1995. p.80.
14. De Lima Oliveira M, Kairalla AC, Martinez RCR, Fonoff ET, Teixeira MJ, Bor-Seng-Shu E. Cerebral Microdialysis in Traumatic Brain Injury and Subarachnoid Hemorrhage: State of Art. Neurologic Critical Care. 2014;21(1):152-62.
15. Bor-Seng-Shu E, de Lima Oliveira M, Teixeira MJ, Panerai RB. Predicting symptomatic cerebral vasospasm after aneurysmal subarachnoid hemorrhage. Neurosurgery. 2011;69(2):E501-2.
16. Martin, NA, Ptwardhan RV, Alexander MJ, Africk CZ, Lee JH, Shalmon E, Hovda DA, Becker DP. Characterization of cerebral hemodynamic phases following severe head trauma: hypoperfusion, hyperemia and vasospasm. J Neurosurg. 1997;87:9-19.
17. Lindegaard KF, Nornes H, Bakke SJ, Sorterberg W, Nakstad P. Cerebral vasospasm diagnosis by means of angiography and blood velocity measurements. Acta Neurochir (Wien). 1989;100:12-24.
18. Soustiel JF, Shik V, Shreiber R, Tavor Y, Goldsher D. Basilar vasospasm diagnosis. Investigation of a modified "Lindegaard Index" based on imaging studies and blood velocity measurements of the basilar artery. Stroke. 2002;33:72-8.
19. Suarez JI, Quresh AI, Yahia AB, Parekh PD, Tamargo RJ, Williams MA, et al. Symptomatic vasospasm diagnosis after subarachnoid hemorrhage: evaluation of transcranial Doppler ultrasound and cerebral angiography as related to compromised vascular distribution. Crit Care Med. 2002;30:1348-55.
20. Mascia L, Fedorko L, Terbruge K, Fillipini C, Pizzio M, Ranieri VM, et al. The accuracy of transcranial Doppler to detect vasospasm in patients with aneurysmal subarachnoid hemorrhage. Intensive Care Med. 2003;29:1088-94.
21. Oertel M, Boscardim J, Obrist WD, Glenn TC, McArthur DL, Gravori T, et al. Posttraumatic vasospasm: the epidemiology, severity, and time course of an underestimated phenomenon: a prospective study performed in 299 patients. J Neurosurg. 2005;103(5):812-24.
22. Lee JH, Martin NA, Alsina G, Mcarthur DL, Zaucha K, Hvda VA, et al. Hemodynamically significant cerebral vasospasm and outcome after head injury: a prospective study. J Neurosurg. 1997;87:221-33.
23. Hassler W, Steinmetz H, Gawlowisk J. Transcranial Doppler ultrasonography in raised intracranial pressure and in intracranial circulatory arrest. J Neurosurg. 1988;68:745-51.
24. Ducroqu X, Hassler W, Moritake K, Newell DW, Reutern GM, Shiogay T, et al. Consensus opinion on diagnosis of cerebral circulatory arrest using Doppler-sonography. Task force group on cerebral death of the neurosonology research group of the world federation of neurology. J Neurol Sci 1998ª;159:145-50.
25. Hadani M, Bruk B, Ram Z, Knoller N, Spielgemann R, Sgal E. Application of transcranial Doppler ultrasonography for the diagnosis of brain death. Intensive Care Med. 1999;25:822-8.

CAPÍTULO 168

NEURORRADIOLOGIA INTERVENCIONISTA I: ACIDENTE VASCULAR ISQUÊMICO E ANEURISMA CEREBRAL

Thiago Giansante Abud
Carlos Eduardo Baccin
Ronie Leo Piske

DESTAQUES

- A neurorradiologia intervencionista tem um papel fundamental no diagnóstico e no planejamento da terapêutica de doenças cerebrais vasculares e neoplásicas.
- Está bem estabelecida no tratamento de aneurismas cerebrais, de malformações arteriovenosas piais e de fístulas arteriovenosas durais, além de urgências hemorrágicas da cabeça e pescoço, na embolização pré-operatória de tumores cerebrais, da cabeça e pescoço e no tratamento de lesões estenosantes arteriais cervicais e intracranianas.
- A trombectomia mecânica vem se tornando o tratamento de escolha nos pacientes com acidente vascular cerebral isquêmico agudo por oclusão arterial intracraniana proximal, com adequada janela terapêutica, estabelecida nos protocolos de indicação.

INTRODUÇÃO

Apesar de ser uma especialidade relativamente antiga, apenas a partir das décadas de 1990 e 2000 a neurorradiologia intervencionista foi, gradativamente, ocupando seu importante papel no manejo de pacientes graves, principalmente nos casos de hemorragia subaracnóidea, em que passou a proporcionar, além do diagnóstico dos aneurismas cerebrais, a possibilidade de realização do tratamento endovascular, especialmente na fase aguda.[1]

O conceito de angiografia cerebral por cateterismo foi introduzido em 1921, pelo médico português, ganhador do prêmio Nobel, Antônio Egas Moniz, sendo considerada a segunda modalidade mais antiga de imagem para a análise *in vivo* do sistema nervoso central, após a pneumoencefalografia.

O ISAT (*International subarachnoid aneurysm trial*), estudo multicêntrico, prospectivo, randomizado, que comparou a eficácia e a segurança do tratamento endovascular com *coils* ao tratamento cirúrgico convencional, iniciado em 1994, com os primeiros resultados publicados em 2002, demonstra uma redução de risco de incapacidade de 7,4% a favor do tratamento endovascular.[2]

Recentemente, com o estabelecimento do manejo clínico dos pacientes com acidente vascular cerebral isquêmico (AVCI), estudos como o MR CLEAN (*Multicenter randomized clinical trial of endovascular treatment for acute ischemic stroke in the Netherlands*) vêm demonstrando que a trombectomia mecânica endovascular é o tratamento de escolha da oclusão arterial intracraniana aguda proximal nos casos devidamente selecionados.[3]

A grande maioria dos procedimentos de neurorradiologia intervencionista é realizada em equipamento de angiografia/hemodinâmica com protocolos direcionados para estudos neurológicos. Avanços tecnológicos recentes possibilitam a realização de exames mais rápidos, com maior definição, menor quantidade de contraste iodado, sequências rotacionais com reconstruções 3D e tomográficas, importantes para o planejamento e a avaliação imediata do resultado do tratamento realizado.

O procedimento de neurorradiologia intervencionista deve ser realizado em ambiente hospitalar, por equipes bem formadas, experientes e em constante atualização. Também é essencial a integração com as outras áreas envolvidas, como a neurologia, a neurocirurgia e a anestesiologia, para promover a melhor conduta possível em pacientes com quadro clínico extremamente grave e delicado.

ACIDENTE VASCULAR CEREBRAL ISQUÊMICO (AVCI)

Ainda é a causa mais comum de incapacidade permanente e a terceira maior causa de morte nas nações industrializadas, depois do infarto do miocárdio e do câncer.[4]

A neurorradiologia intervencionista é importante tanto no diagnóstico de lesões cervicais e intracranianas como no tratamento precoce de lesões arteriais que podem levar ao AVCI, sejam elas localizadas na porção proximal dos troncos supra-aórticos, causando sintomatologia, como o roubo da subclávia, além das lesões acometendo os vasos do pescoço ou de localização intracraniana.

Outro aspecto fundamental da neurorradiologia intervencionista é quanto ao tratamento do AVC agudo e vem se tornando o tratamento de escolha nos casos de oclusão arterial proximal nos pacientes que preenchem os critérios de inclusão para esse procedimento.

TRATAMENTO ENDOVASCULAR DO AVC AGUDO

A introdução do rt-PA endovenoso para o tratamento do AVCI agudo encefálico na fase aguda melhorou o prognóstico dos pacientes.[5] No entanto, os índices de recanalização das artérias intracranianas, em oclusões proximais, ainda são baixos com o uso do trombolítico endovenoso, com taxa de recanalização de 4,4% nas oclusões da carótida interna intracraniana distal e de 32,3% nas oclusões da artéria cerebral média (ACM) proximal.[6]

O tratamento endovascular do AVC agudo pode ser realizado por diversas técnicas diferentes, chegando a atingir taxas de recanalização arterial de até 88% nas oclusões arteriais proximais, com a trombectomia mecânica com uso dos *stents* intracranianos (*stents retrievers*).[7]

A seleção dos pacientes para tratamento endovascular do AVC deve seguir critérios específicos baseados na apresentação clínica, tempo de início do íctus, exames laboratoriais e de imagem, além de ser feita com envolvimento do clínico, neurologista, anestesiologista e neurorradiologista intervencionista, observando-se as indicações e contraindicações dos procedimentos, assim como das medicações a serem utilizadas, incluindo o trombolítico (rt-PA endovenoso e intra-arterial).[8]

Na circulação anterior, considera-se que a janela terapêutica para a trombólise mecânica pode ser estendida até o período de seis a oito horas. No entanto, na circulação posterior (Figura 168.1), esse período pode ser estendido de 12 a 24 horas, considerando-se que os pacientes com oclusões nessa circulação têm prognóstico ruim e podem se beneficiar de uma intervenção endovascular tardia (Quadro 168.1).[8]

Os exames de imagens são essenciais para confirmar o AVE, verificar sinais de infarto ou isquemia precoce, excluir a hemorragia intracraniana e localizar a oclusão arterial. Também possibilitam quantificar o déficit perfusional, ou seja, a área de penumbra, que corresponde ao tecido cerebral sob risco de infarto por isquemia. Os pacientes são beneficiados pela recanalização arterial quando o déficit perfusional é maior do que 20%, porém a extensão da área de infarto e a localização da oclusão arterial são mais importantes na decisão de indicar o tratamento endovascular.[7]

A TC, pela facilidade e rapidez de sua realização, geralmente é o primeiro método de avaliação. Em casos de dúvida em relação ao tempo preciso do início dos sintomas, o paciente é submetido à ressonância magnética (RM), que também pode ser o método de escolha para seleção dos pacientes.

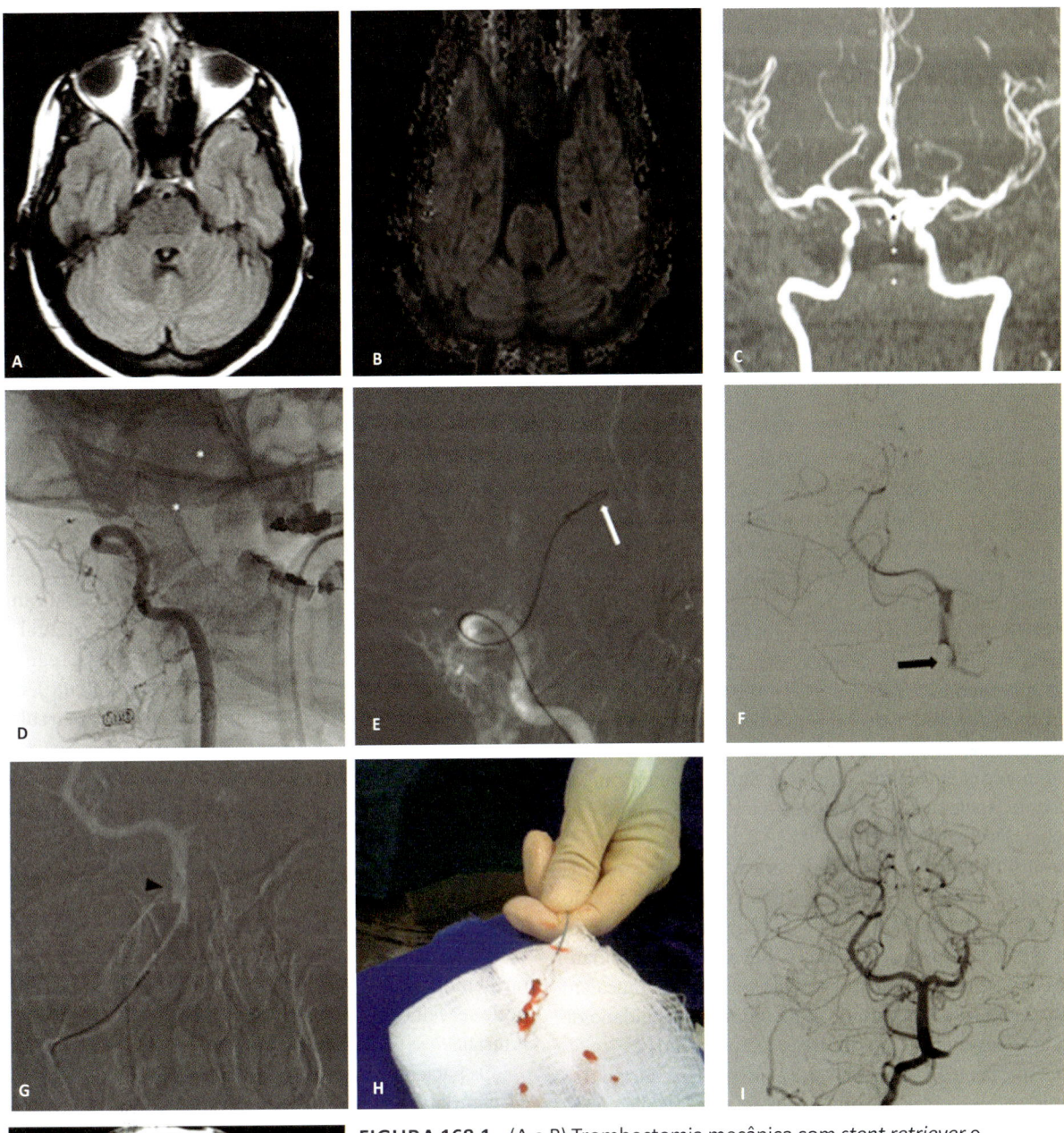

FIGURA 168.1. (A e B) Trombectomia mecânica com *stent retriever* e recanalização TICI III. Paciente do sexo feminino, 33 anos, com cefaleia seguida de náuseas e rebaixamento do nível de consciência. Os cortes axiais de RM ponderados em FLAIR e difusão não mostram áreas de isquemia aguda. (C) A ângio-RM demonstra oclusão dos dois terços proximais da artéria basilar (asteriscos brancos) e contrastação da porção distal da artéria basilar via comunicante posterior (asterisco preto). (D) A angiografia mostra oclusão da artéria vertebral (asteriscos brancos) na transição cervicocraniana. (E) *Road Map* utilizado para o microcateterismo, a cabeça de seta branca demonstra a ponta do microguia em "J" para realizar a passagem pelo trombo. (F) Angiografia realizada pelo microcateter mostra perviedade da artéria basilar distal e imagem de "taça invertida" (seta preta) que representa a imagem negativa do trombo. (G) Após a realização de novo *road map*, um *stent retriever* foi posicionado recobrindo o trombo. A cabeça de seta preta mostra os marcadores distais do *stent*. (H) Após cinco minutos com o *stent* aberto na artéria basilar, ele foi recolhido sob aspiração contínua do cateter guia e observam-se trombos aderidos ao *stent* na fotografia. (I) Controle angiográfico final mostra recanalização total vertebrobasilar (TICI III). (J) TC de controle sem evidência de lesões isquêmicas ou hemorrágicas. A paciente apresentou recuperação total de seu quadro neurológico inicial.

RM: ressonância magnética; FLAIR: *fluid acquisition inversion recovery*; TC: tomografia computadorizada; TICI: *thrombolysis in cerebral ischemia*.

QUADRO 168.1. Os parâmetros analisados para a indicação do tratamento endovascular mecânico do AVCI agudo.
Tempo de início dos sintomas
1. 0 a 4,5 horas para o tratamento endovenoso por rt-PA 2. 6 a 8 horas para tratamento mecânico por trombectomia na circulação anterior 3. Até 12 horas para trombectomia mecânica na circulação posterior
Escala do NIH de 8 a 20
Mismatch clínico entre a difusão e o NIH
Sinais de infarto com hipodensidade menor do que um terço da artéria cerebral média ou Aspects maior que 7
Ausência de sinais de hemorragia na TC ou na RM
Local da oclusão pela angiotomografia: carótida interna, M1 e M2 proximal, A1 e sistema vertebrobasilar
Área de penumbra maior do que 20% na perfusão pela TC RM

NIH: *National Institute of Health*; TC: tomografia computadorizada; RM: ressonância magnética.

DIAGNÓSTICO

O protocolo mais realizado para o AVC na fase aguda inclui uma TC sem contraste e uma angiotomografia do arco aórtico, vasos cervicais e cranianos. A perfusão também pode ser realizada, ajudando na identificação mais fidedigna da área de penumbra.

A TC de crânio sem contraste pode detectar achados de isquemia aguda precoce, como o sinal da "artéria cerebral média hiperdensa" (Figura 168.2) (100% específico, 27% de sensibilidade e 91% de valor positivo para deterioração neurológica) e basilar hiperdensa; hipodensidades focais no parênquima encefálico, no córtex da ínsula e no núcleo lentiforme, apagamento dos sulcos encefálicos; e perda da diferenciação corticomedular.[9]

A sensibilidade do observador para achados de isquemia precoce no parênquima encefálico aumenta para identificação das áreas hipodensas e de perda da diferenciação corticomedular com o ajuste da janela na TC de crânio, determinando um alto contraste das estruturas da substância branca em relação à cinzenta, permitindo aumento na sensibilidade de 57% para 71% na detecção das áreas comprometidas.[9]

O Aspects na TC sem contraste é útil para excluir do tratamento endovascular pacientes com grande área de infarto que resultaria em baixa independência funcional do doente com aumento na chance de hemorragia. Um Aspects de 0 a 4, 5 a 7 e 8 a 10 resulta em bom prognóstico (escala de Rankin modificada entre 0 e 2), respectivamente em 5%, 38,6% e 46% dos pacientes, e mortalidade de 55%, 28,9% e 19%. A hemorragia sintomática ocorre com Aspects mais baixos. O tempo mais curto de reperfusão é associado a melhores prognósticos nos pacientes com Aspects 8 a 10, relação também observada no grupo com Aspects 5 a 7, mas não nos pacientes com ASPECTS de 0 a 4.[10]

Além de determinar a extensão do infarto, a TC de crânio sem contraste é fundamental na detecção de hemorragia intracraniana, sendo a sensibilidade de 90% e especificidade de 99% desse método de imagem para detecção de hemorragia.

A ângio-TC de crânio identifica o local da oclusão vascular com alta sensibilidade e especificidade, 98,4% e 98,1%, respectivamente. A caracterização do local e da extensão da oclusão vascular tem correlação com a possibilidade de recanalização da oclusão e taxas de complicação relacionadas ao procedimento endovascular.[11]

Para o intervencionista, é importante caracterizar as oclusões proximais nos seguintes padrões: carótida intracraniana (oclusão em "T" – pior prognóstico), cerebral média (M1 proximal ou distal às lenticuloestriadas, segmento M2 proximal ou distal), cerebral anterior (segmento), carótida cervical associada à oclusão intracraniana, e circulação posterior (vertebrais e basilar).

Verificada a localização da oclusão arterial por intermédio da ângio-TC, pode-se realizar a perfusão pela TC ou pela RM, identificando-se, então, o candidato para trombólise arterial como aquele que apresenta uma área de penumbra maior do que 20%.[7]

Nos pacientes submetidos à RM, o protocolo deve incluir a sequência de difusão, FLAIR, gradiente eco (detectar hemorragia) e perfusão. A imagem do sistema vascular pode ser feita por ângio-RM para estimar o local da oclusão arterial.

Os pacientes com tempo indeterminado do íctus e AVC ao acordar (*wake up stroke*) devem realizar, preferencialmente, o exame de RM pela sua capacidade de avaliar melhor a extensão do infarto mediante a sequência de difusão, o tempo de isquemia pela sequência FLAIR (> 6 horas), a presença de hemorragia pela sequência T2*, a área de penumbra com a perfusão e o local da oclusão arterial pela ângio-RM.

TRATAMENTO ENDOVASCULAR

Consiste na fibrinólise química intra-arterial, na trombectomia mecânica e na combinação das duas.

Atualmente, as principais drogas fibrinolíticas utilizadas na circulação intracraniana em nosso meio são rt-PA (Actilyse®) e UK (Urokinase®). A dose habitual de rt-PA intra-arterial é de 0,3 mg/kg, diluída em soro fisiológico (SF) por injeção lenta após recanalização mecânica do trombo. Esse volume, quando utilizado, é distribuído pré, pós e intratrombo.

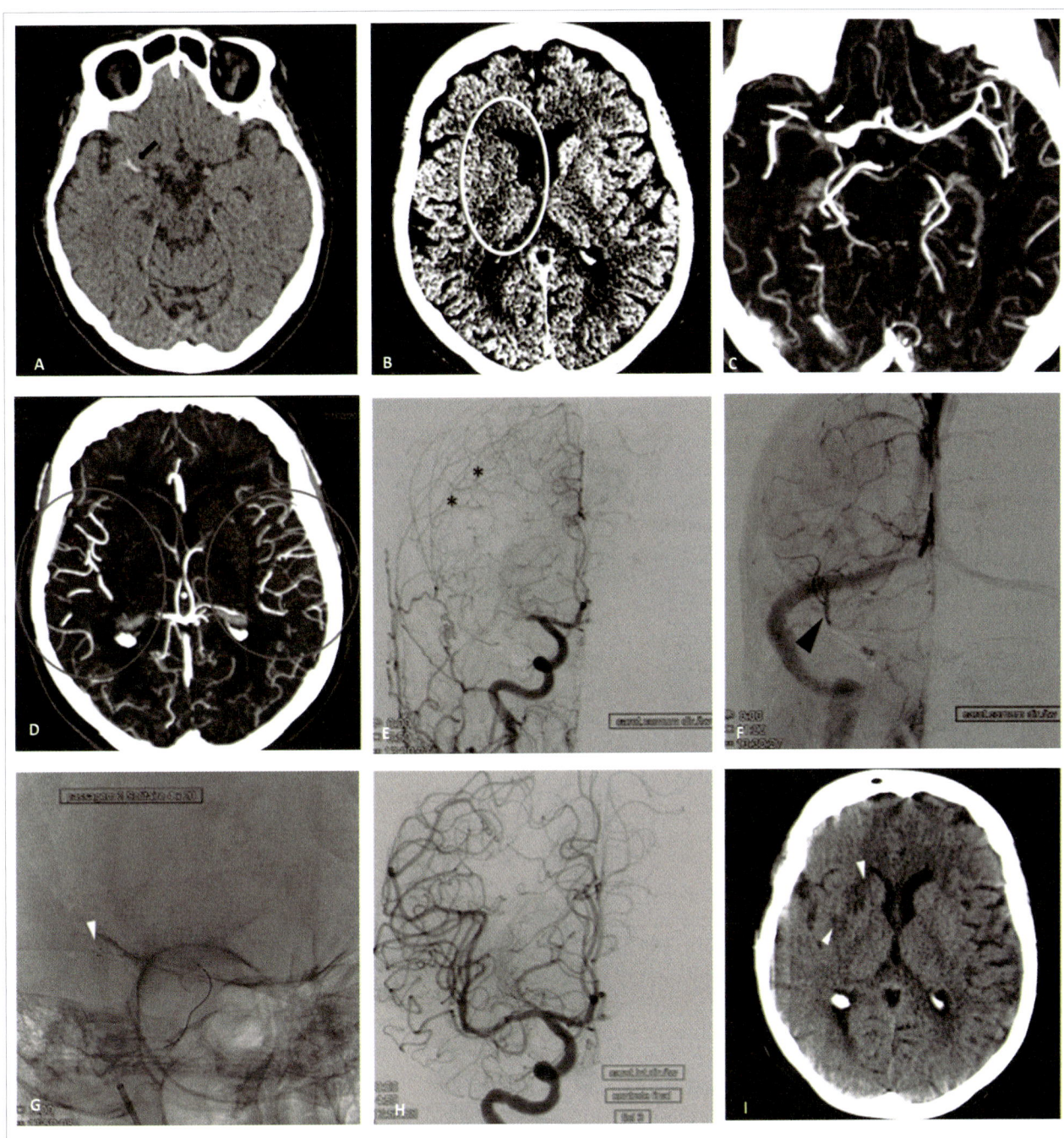

FIGURA 168.2. Trombectomia mecânica com recanalização TICI 3. Paciente do sexo feminino, 80 anos. Quadro de hemiplegia e disartria há quatro horas com NIH de 18. (A e B) Realizou TC de crânio sem contraste que evidenciou "sinal da artéria cerebral média hiperdensa" (seta branca) e áreas com sinais de isquemia recente na região capsulonuclear (asteriscos brancos) melhor caracterizada com a técnica de janela fechada para avaliar tomografias. (C e D) A ângio-TC demonstra oclusão do terço médio do segmento M1 da ACM direita (seta branca). Há boa rede de colaterais piais para o território ocluído. (E e F) A angiografia realizada pela carótida comum direita demonstra oclusão de M1 e boa rede de colaterais piais provenientes da artéria cerebral anterior ipsilateral (asteriscos pretos), nota-se a ACM contrastada retrogradamente por essa rede de colaterais (cabeça de seta preta). (G) Realizada a trombectomia mecânica com *stent retriever* (a cabeça de seta branca aponta os marcadores distais do stent). (H) Após a trombectomia mecânica, obteve-se recanalização total da ACM e de seus ramos (TICI III). (I) TC de controle do dia seguinte demonstra definição de área isquêmica em região capsulonuclear (cabeças de seta branca). A paciente evoluiu bem com recuperação total de seu quadro neurológico.

TC: tomografia computadorizada; TICI: *thrombolysis in cerebral ischemia*; ACM: artéria cerebral média.

Estão disponíveis os seguintes dispositivos mecânicos para a recanalização endovascular intra-arterial: *stents retrievers*; sistema Merci de trombectomia; balão de angioplastia; sistema de aspiração Penumbra.

Na prática clínica dos autores do presente capítulo, os procedimentos são realizados sob anestesia geral e a técnica utilizada é, preferencialmente, a trombectomia mecânica com *stent retriever*. Para a realização da trombectomia, posiciona-se um microcateter distalmente ao trombo e libera-se o *stent retriever* recobrindo o trombo. O fluxo é reestabelecido temporariamente e, após três a cinco minutos, recupera-se o *stent*. Durante a remoção do trombo, pode-se utilizar um cateter balão insuflado na carótida e/ou proceder à delicada aspiração contínua do cateter guia.

Os sistemas de trombectomia mecânica endovascular determinam maiores taxas de recanalização arterial no AVC e os *stents retrievers* têm a maior dessas taxas de recanalização, atingindo o TICI (do inglês *thrombolysis in cerebral ischemia*) 2B e 3 em 88% dos casos. O sistema Merci, no estudo Multi Merci Trial, atingiu taxas de TIMI 2 e 3 em 69,5%; e o sistema penumbra, no Penumbra Trial, atingiu o TICI 3 em 27,2% dos pacientes.

No início do ano de 2015, estudos controlados e randomizados (MR CLEAN, ESCAPE – *Endovascular Treatment for Small Core and Proximal Occlusion Ischemic Stroke*; SWIFT-PRIME – *Solitaire™ FR as Primary Treatment for Acute Ischemic Stroke*; e EXTEND-IA – *Extending the Time for Thrombolysis in Emergency Neurological Deficits* – Intra-Arterial) demonstram a eficácia da trombectomia mecânica no tratamento de lesões arteriais proximais no AVC agudo, firmando-se como tratamento nesses casos.[3, 12-15]

O primeiro estudo foi o MR CLEAN e, posteriormente, vieram o ESCAPE e o EXTEND IA, *trials* interrompidos em favor do braço com tratamento endovascular. Vale ressaltar que esses *trials* utilizaram materiais de trombectomia de segunda e terceira gerações, sendo os *stents retrievers* os mais usados. Em uma minoria dos casos, foi utilizada a injeção de trombolítico intra-arterial.

A recanalização após a trombólise intra-arterial pode ser classificada por diversas escalas, como a escala de Mori e a escala de TICI (escala de infarto cerebral após trombólise). A escala de Mori é dividida em subgrupos do grau 0 ao grau 4 (Quadros 168.2 e 168.3).[7]

QUADRO 168.2. Escala Mori de classificação de recanalização após trombólise intra-arterial no AVCI.

0 – Oclusão completa.
1 – Movimentação do trombo sem reperfusão.
2 – Recanalização parcial com reperfusão < 50% da área isquêmica.
3 – Recanalização parcial com reperfusão > 50% da área isquêmica.
4 – Recanalização completa com reperfusão.

QUADRO 168.3. Escala TICI (*thrombolysis in cerebral ischemia*) de classificação para recanalização após trombólise intra-arterial na AVCI.

0 – Oclusão completa.
1 – Movimentação do trombo sem reperfusão.
2a – Recanalização parcial com reperfusão < 50%
2b – Recanalização parcial com reperfusão > 50%
4 – Recanalização completa com reperfusão normal dos ramos distais.

Ao final do procedimento endovascular, o paciente deve ser submetido a uma TC de crânio sem contraste para excluir hemorragia intracraniana. Alguns aparelhos de angiografia apresentam capacidade para realizar tomografias com menor resolução que excluem achados grosseiros, como grandes hemorragias.

ANGIOPLASTIA CAROTÍDEA

Nos países ocidentais, a estenose da artéria carótida é responsável por aproximadamente 20% a 30% dos casos de infartos cerebrais. Além disso, com o rápido envelhecimento da população, é crescente a tentativa de melhorar o atendimento e tratamento da estenose da artéria de carótida, visando melhorar a expectativa de vida saudável.

A eficácia da endarterectomia da carótida na prevenção de acidentes vasculares cerebrais secundárias por estenose da artéria carótida em pacientes tanto sintomáticos como assintomáticos foi estabelecida através de ensaios clínicos em larga escala publicados a partir da década de 1990.[8]

A angioplastia transluminar percutânea (ATP), com colocação de *stent* na artéria carótida interna (Figura 168.3), é uma técnica de revascularização menos invasiva realizada como uma alternativa à EC desde o final dos anos 1990, com vários ensaios clínicos randomizados relatando a eficácia equivalente da ATP à da EC.

A busca do melhor tratamento clínico evoluiu desde os primeiros estudos clínicos randomizados da década de 1990. Fatores de risco modificáveis como hipertensão, diabetes, hipercolesterolemia e uso de tabaco devem ser o foco do tratamento clínico agressivo.

A hipoperfusão cortical crônica decorrente da estenose carotídea é investigada como uma importante fonte de prejuízos cognitivos, independentemente de estar acompanhada de AVCI. A embolia arterial causada por estenose carotídea pode resultar em múltiplos infartos, levando a déficits cognitivos e demência vascular. Nos casos de estenose carotídea grave, defeitos da perfusão podem ocorrer em áreas do córtex cerebral e podem levar a prejuízos cognitivos progressivos.

As recomendações clássicas para ATP com implantação de *stent*, sempre com proteção cerebral, incluem radioterapia cervical prévia, reestenose crítica após endarterectomia, estenoses altas, fibrodisplasia, lesões próximas à emergência

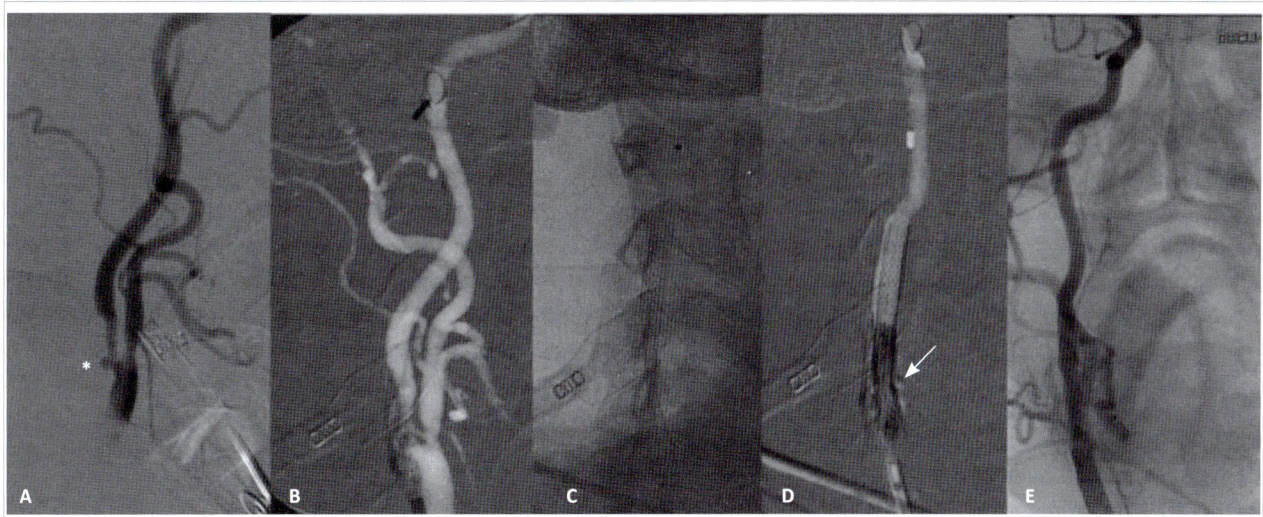

FIGURA 168.3. Angioplastia carotídea. Paciente do sexo masculino, 70 anos. AVC em território de carótida interna direita há um mês. (A) A angiografia diagnóstica demonstra placa de ateroma irregular e ulcerada (asterisco branco) na bifurcação da carótida comum direita se estendendo para a carótida interna e promovendo estenose segmentar de 70%. (B) A seta preta demonstra o filtro posicionado na porção distal do semento cervical da carótida interna. (C) Um *stent* autoexpansível foi liberado recobrindo a lesão estenosante. (D) A seta branca demonstra um balão de angioplastia insuflado na região estenosada. (E) Controle final demonstra que o *stent* está bem posicionado e sem estenose residual.

AVC: acidente vascular cerebral.

do arco aórtico e quando há oclusão contralateral da carótida interna ou estenose associada no mesmo eixo (Tanden).[8]

O critério Nascet é um método de quantificação da estenose da artéria carótida interna. O diâmetro do segmento com estenose é dividido pelo diâmetro de um segmento normal da artéria carótida interna distal (em que as paredes são paralelas) e subtraído 1.

Para a realização de ATP da carótida com colocação de *stent*, é necessário que o paciente esteja com dupla antiagregação plaquetária, iniciada pelo menos uma semana antes do procedimento. Exames laboratoriais pré-operatórios também devem ser realizados, juntamente com análise cardiológica e de risco cirúrgico. Vale ressaltar que esses pacientes não devem estar em uso de betabloqueadores em virtude do estímulo realizado nos barorreceptores que existem no bulbo carotídeo durante a angioplastia.

A ATP de carótida é realizada sob anestesia local e com o paciente acordado ou sob leve sedação anestésica.

O acesso preferencial é a via arterial femoral com a utilização de sistema coaxial para o cateterismo da carótida comum e o posicionamento do introdutor longo ou cateter-guia. O material deve permanecer continuamente perfundido com soro fisiológico. Não aconselhamos a utilização de vasodilatadores na perfusão pela mesma razão de suspender os betabloqueadores antes do procedimento.

É imprescindível a utilização de um sistema de proteção para evitar a complicação mais temível desse procedimento: a embolia. O sistema mais utilizado e aceito é o filtro de proteção distal. O filtro é primeiramente posicionado distalmente à estenose e, pelo fio-guia do filtro, o restante do procedimento é realizado. Em seguida, um *stent* autoexpansível é posicionado e liberado na topografia desejada, seguido de uma dilatação com um balão de angioplastia. Nos casos em que há estenose crítica, pode-se utilizar um balão de menor calibre para realizar uma dilatação antes da colocação do *stent*.

A taxa de morbimortalidade após ATP com implante de *stent* na carótida é de 2% a 9%, com média de 4,7%.[8]

Recomendam-se os seguintes critérios de inclusão para ATP da carótida interna cervical:

A. Estenose sintomática > 50% (critério Nascet)

Deve ser realizada por uma equipe de neurorradiologia intervencionista com taxas de complicação periprocedimento menores de 6%.

B. Estenose assintomática > 80% (critério NASCET)

Deve ser realizada por uma equipe de neurorradiologia intervencionista com taxas de complicação periprocedimento menores de 3%.

ANGIOPLASTIA DA ARTÉRIA VERTEBRAL E DOS TRONCOS SUPRA-AÓRTICOS

Entre os casos de AVE, 25% envolvem a circulação posterior; dos quais, também 25% estão relacionados a estenoses no eixo vertebrobasilar. O local mais comum de estenose é na origem da artéria vertebral, aproximadamente um a cinco casos de AVC de circulação posterior estão relacionados a lesões na artéria vertebral cervical.

A aterosclerose ou patologias de origem inflamatórias podem acometer a porção proximal das carótidas comuns, tronco braquiocefálico e subclávias, podendo resultar em AVE, ataques isquêmicos transitórios e sintomas como a síndrome do roubo da subclávia, que é causada pela oclusão ou acentuada estenose da artéria subclávia ou da artéria inominada, proximal à origem da artéria vertebral.

Nessa síndrome, ocorre inversão do fluxo na artéria vertebral, o que ocasiona o surgimento de sintomas decorrentes da hipoperfusão cerebral. A doença obstrutiva da artéria subclávia tem origem diversa. Na maioria das vezes, é consequente à doença ateromatosa, mas é também descrita em obstruções de origem inflamatória, congênita, embólica e traumática.[8]

ANGIOPLASTIA INTRACRANIANA

O índice de reincidência de AVC em pacientes com estenose arterial intracraniana sintomática tratados com aspirina (contra o tratamento com varfarina) no estudo WASID (*Warfarin-Aspirin Symptomatic Intracranial Disease Study*) foi de 18% no primeiro ano.[16] No estudo mais recente, SAMMPRIS (*Stenting and Agressive Medical Management for Preventing Recurrent Stroke in Intracranial Stenosis*), o índice de reincidência foi de 5,8% (AVC fatal 0,4% e AVC não fatal 5,3%) no primeiro ano em pacientes tratados com "a melhor terapia médica".[17] Essa "melhor terapia médica" é obtida com a dupla antiagregação plaquetária e modificação dos fatores de risco, incluindo mudanças no estilo de vida.

O estudo SAMMPRIS foi interrompido prematuramente pela alta taxa de eventos periprocedimentos no braço da angioplastia que apresentou 14,7% de recidiva (AVC fatal 2,2% e AVC não fatal 12,5%). Esses resultados, no entanto, não exercem influência sobre o procedimento de angioplastia isoladamente, sobre os riscos e benefícios associados em casos específicos e nem têm relação com procedimentos utilizando *stents* montados em balão.

Ainda assim, a angioplastia intracraniana tem indicação nos casos em que o paciente apresenta sintomatologia amplamente relacionada ao hipofluxo distal à estenose (Figura 168.4) ou apresenta acidentes vasculares isquêmicos recorrentes mesmo com a "melhor terapia médica possível".[2]

ANEURISMA CEREBRAL

O aneurisma cerebral é definido como dilatação focal da parede cerebrovascular que exibe perda da lamina elástica interna, afilamento da túnica média e subsequentes remodelação e degradação da matriz proteica extracelular.

A hemorragia subaracnóidea (HSA) por ruptura de aneurisma é uma situação de alto risco para o paciente, desencadeando uma série de eventos, com alta morbimortalidade. Após ruptura de um aneurisma, 10% a 15% dos pacientes morrem antes de chegar ao hospital (talvez no Brasil este número seja maior) e cerca de 45% irão a óbito nos primeiros 30 dias. Somente cerca de um terço dos pacientes voltará a uma vida normal após o tratamento do aneurisma roto.[18]

A maioria dos aneurismas cerebrais não é diagnosticada até apresentar sintomatologia provocada por sua ruptura, geralmente causando cefaleia intensa, podendo ou não estar acompanhada de rebaixamento do nível de consciência, náuseas e vômitos, déficits focais e meningismo. A gravidade da apresentação inicial de um aneurisma interfere no prognóstico do paciente (Quadro 168.4). Em relação aos aneurismas rotos, os pacientes com escala de Hunt e Hess até 2 têm risco significativo menor de mortalidade do que os pacientes com Hunt e Hess acima de 2.[19]

QUADRO 168.4. Escala de Hunt e Hess para a apresentação clínica de aneurismas cerebrais.

Escala de Hunt e Hess	
0	Aneurisma não roto.
1	Assintomático, ou discreta cefaleia ou rigidez de nuca.
1a	Nenhuma reação meníngea, mas com déficit fixo de nervo craniano.
2	Paralisia de nervos cranianos, rigidez de nuca, cefaleia de moderada intensidade.
3	Discreto déficit focal, sonolência ou confusão mental.
4	Torpor, moderada/grave hemiparesia.
5	Coma profundo.

Adicionar 1 ponto para doença sistêmica (hipertensão arterial sistêmica, diabetes melito, aterosclerose ou doença pulmonar obstrutiva crônica) ou vasoespasmo angiográfico grave.

A ruptura de um aneurisma cerebral é uma situação grave, causando, geralmente, a HSA e pode estar associada à hemorragia intraparenquimatosa ou intraventricular.

O volume e a localização do sangramento constituem importante fator prognóstico no que diz respeito ao risco de vasoespasmo e à evolução após a HSA. A classificação de Fisher (Quadro 168.5) baseada nos achados de TC do crânio apresenta boa correlação entre o local e quantidade

QUADRO 168.5. Classificação de Fisher.

Classificação de Fisher		
Grupo	Achados na TC	Risco de Vasoespasmo
1	Sem Hemorragia	Baixo
2	HSA < 1 mm de espessura	Moderado
3	HSA > 1 mm de espessura	Alto
4	Hemorragia intraventricular e/ou intraparenquimatosa	

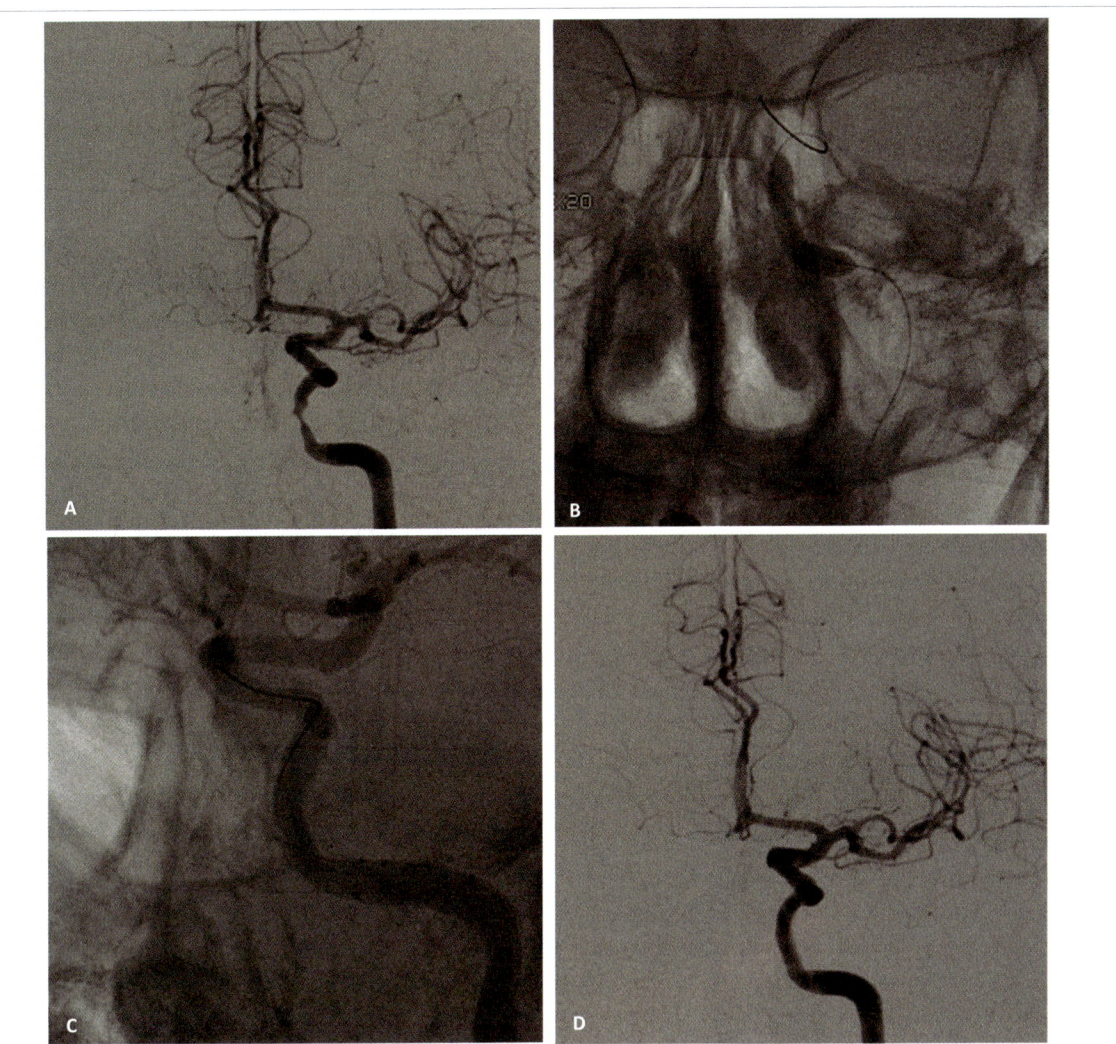

FIGURA 168.4. Angioplastia Intracraniana. Paciente do sexo masculino, 66 anos, com quadro de embolias múltiplas em território de carótida interna esquerda. (A) Angiografia diagnóstica identificando placa de ateroma irregular no segmento cavernoso da carótida interna promovendo estenose segmentar de 70%. (B) Um balão de angioplastia foi posicionado na topografia da estenose e insuflado. (C) Após a angioplastia com balão, um *stent* autoexpansível foi liberado recobrindo a região. (D) Controle final sem estenose residual.

de sangramento e desenvolvimento do vasoespasmo, sendo amplamente utilizada na classificação das HSA.

O exame de escolha na suspeita clínica de HSA é a TC. A probabilidade de detecção do sangramento com a TC é proporcional ao grau de sangramento, ao tempo após a hemorragia e à qualidade do aparelho. A TC realizada nas primeiras 24 horas do íctus apresenta sensibilidade de 92% a 96%, sensibilidade esta que diminui com o passar dos dias.

O exame é também útil na identificação de complicações que requeiram intervenção cirúrgica como hematomas intracranianos, áreas hipoatenuantes, regiões sugestivas de infartos e hidrocefalia.

Os principais fatores de risco para o desenvolvimento do aneurisma cerebral são hipertensão arterial, tabagismo, hipercolesterolemia e abuso de álcool. Também estão associados a idade, o sexo feminino, a descendência asiática, o uso de drogas (cocaína), traumas e infecções.

Os aneurismas cerebrais podem ser classificados como pequeno, médio, grande e gigante (Quadro 168.6).

QUADRO 168.6. Classificação do tamanho dos aneurismas cerebrais baseado em seu maior diâmetro.

Tamanho dos aneurismas cerebrais	
Maior diâmetro	
Até 10 mm	Pequeno
> 10 mm até 25 mm	Grande
> 25 mm	Gigante

TIPOS DE ANEURISMA CEREBRAL
Aneurisma sacular

O aneurisma cerebral sacular (*berry like aneurysm*) é uma dilatação sacular geralmente localizada na bifurcação ou em origem vascular e corresponde a 66% a 98%

dos aneurismas intracranianos. É uma patologia raramente congênita, desenvolvida durante a vida e intimamente relacionada a fatores de risco como a hipertensão arterial, tabagismo e abuso de álcool. Existe também uma possível associação com uma fragilidade na camada muscular das artérias, teoria refutada por relatos de *gaps* na camada muscular encontrados na mesma frequência em pacientes com e sem aneurismas e podem ser encontrados não no colo do aneurisma, e sim na sua parede.[8]

A maioria dos aneurismas saculares está localizada no polígono de Willis, região mais suscetível ao estresse hemodinâmico (Figura 168.5).

ANEURISMA FUSIFORME

Caracteriza-se como um segmento arterial alongado, tortuoso e dilatado, sem colo, com envolvimento circunferencial da artéria portadora e possíveis trombos murais. Pode surgir de um defeito congênito, adquirido ou iatrogênico da parede do vaso, e estar relacionado à doença aterosclerótica ou lesão intimal relacionada a uma dissecção.

Apesar de ocorrer em quaisquer topografias, as localizações mais frequentes são segmento distal da artéria vertebral, artéria basilar, segmento P1 da artéria cerebral posterior e carótida interna supraclinóidea.[8]

ANEURISMA DISSECANTE

Pode ocorrer após um evento traumático ou espontaneamente, relacionado ou não à displasia fibromuscular, aterosclerose, infecção ou a doenças hereditárias do tecido conectivo.

As dissecções intracranianas são lesões que podem causar HSA por ruptura ou acidente vascular isquêmico por estreitamento causado pelo hematoma na parede do vaso ou oclusão de ramos diretos corticais ou perfurante. Quando a dissecção cursa apenas com estreitamento, às vezes fica difícil diferenciar de outra lesão estenosante. Os casos de dissecção que abrem com hemorragia intracranianas devem ser tratados precocemente devido ao alto risco de ressangramento e mortalidade.

ANEURISMA INFECCIOSO/MICÓTICO

A maioria dos aneurismas infecciosos ou comumente chamados de micóticos (Figura 168.6) é causada por infecção bacteriana e infiltração de leucócitos polimorfonucleares na parede vascular, lesando a membrana elástica interna após uma embolia séptica. Correspondem a 2% a 3% dos aneurismas intracranianos.

A embolia séptica está relacionada, na maioria das vezes, a vegetações cardíacas em pacientes com endocardite. O agente infeccioso mais comum é o estreptococus seguido pelo estafilococos e o enterococos.[20]

OUTROS

Existem também aneurismas inflamatórios relacionados às doenças autoimunes, traumáticos ou relacionados a malformações arteriovenosas.

TRATAMENTO ENDOVASCULAR DOS ANEURISMAS CEREBRAIS

Visa a exclusão vascular do saco aneurismático e evitar o risco de ruptura ou ressangramento. Atualmente, estão à disposição diversas técnicas de embolização, utilizando espirais metálicos, remodelação com balão, remodelação com *stent*, embolização com agente líquido (Onyx 500)[21] e, mais recentemente, embolização com *stent* diversor de fluxo.[22-23]

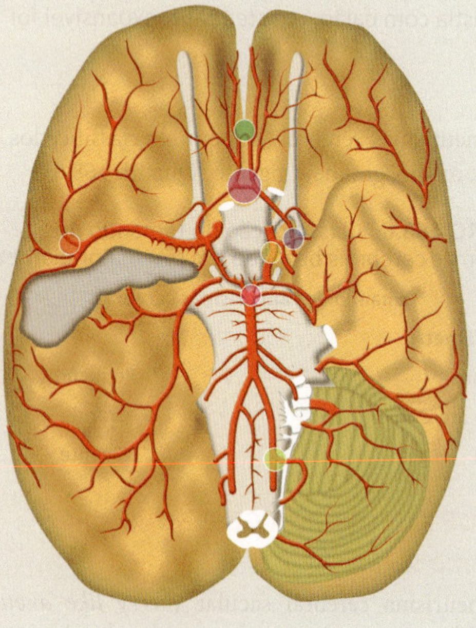

Artéria pericalosa	4%
Complexo comunicante anterior	30%
Bifurcação carotídea	8%
Bifurcação da artéria cerebral média	20%
Segmento comunicante da carótida interna	25%
Topo da artéria basilar	7%
Artéria cerebelar posteroinferior	3%

FIGURA 168.5. Locais mais frequentes de aneurismas saculares cerebrais.

CAPÍTULO 168 Neurorradiologia Intervencionista I: Acidente Vascular Isquêmico e Aneurisma Cerebral

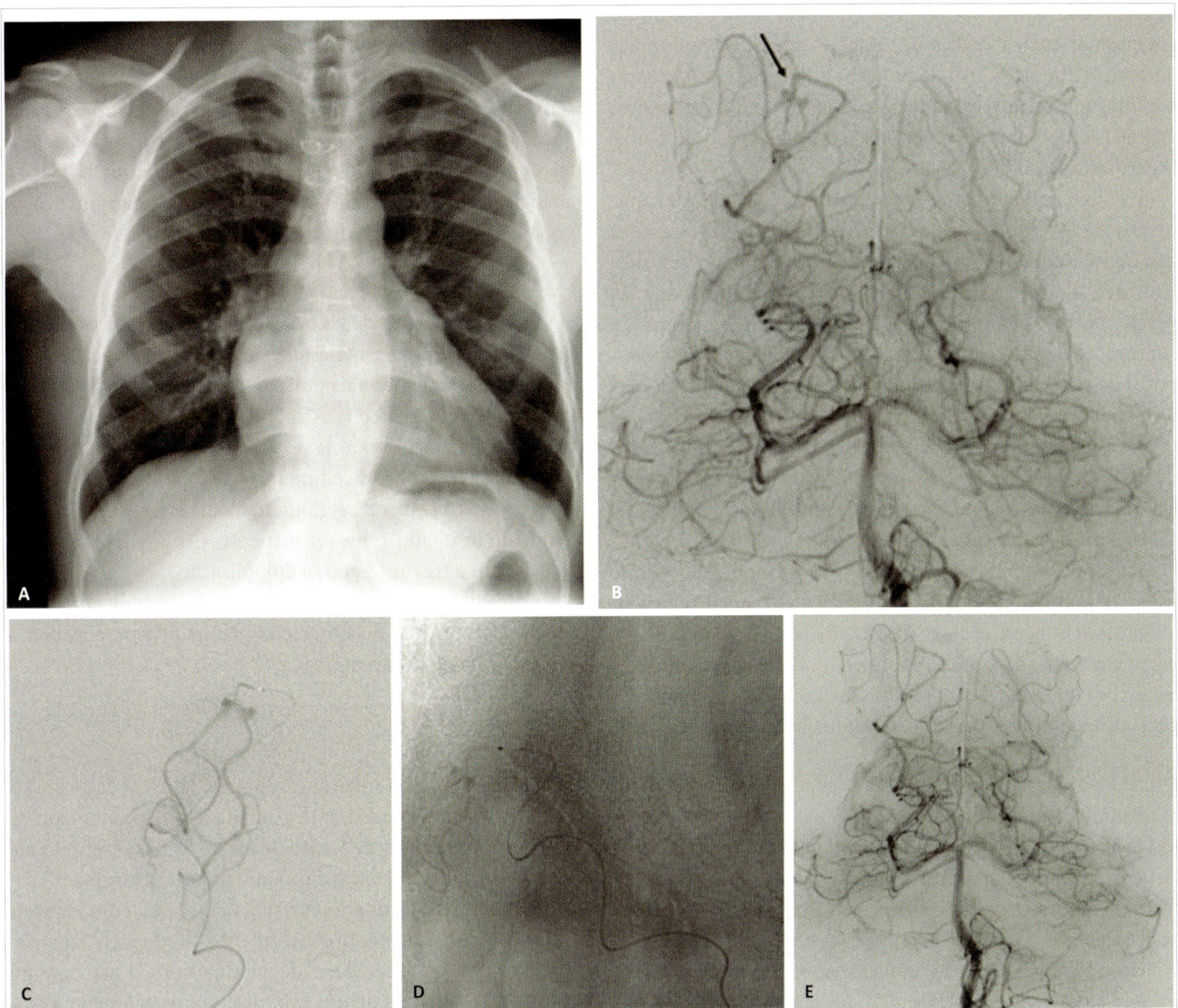

FIGURA 168.6. Embolização de aneurisma cerebral micótico. Paciente do sexo masculino, 54 anos, cardiopata com válvula mitral metálica demonstrada em radiografia de tórax (A) evoluindo com cefaleia e hemianopsia, a TC demonstrou hemorragia occipital direita. (B) Angiografia cerebral com subtração da artéria vertebral esquerda demonstrando aneurisma micótico/infeccioso (seta preta) distal na artéria cerebral posterior direita. (C) Microcateterismo com injeção de contraste demonstrando o aneurisma. (D) *Cast* de cianoacrilato a 50% com lipiodol preenchendo o aneurisma. (E) Controle final demonstrando exclusão do aneurisma.

Independentemente do tipo de tratamento endovascular realizado, ele deve sê-lo sob heparinização para evitar possíveis complicações tromboembólicas relacionadas aos materiais utilizados para o cateterismo e embolização.

A técnica utilizada para o tratamento varia conforme a localização, formato e apresentação clínica do aneurisma.

ANEURISMA CEREBRAL ROTO

A ruptura aneurismática cerebral é uma emergência neurocirúrgica aguda, com uma taxa de mortalidade alta de 40% a 60%. Estudos revelam que 3,6% a 6% da população com idade superior a 30 anos abriga aneurismas intracranianos não rotos que podem se romper, causando hemorragia intracraniana e potencial infarto do parênquima cerebral.[2]

A incidência anual de HSA nos países ocidentais é de 6 a 8 por 100.000 pessoas. A mortalidade da doença é de 32% a 67%, com moderada a grave morbidade em até 30%. Apenas 35% dos pacientes têm bons resultados cognitivos.

Depois dos resultados do estudo ISAT, muitos serviços decidem pela embolização de aneurismas cerebrais rotos quando se tem uma equipe de neurorradiologia intervencionista experiente. Muitos pacientes necessitam também de uma derivação ventricular externa para monitorizar a pressão intracraniana e reduzir os efeitos de uma eventual hidrocefalia.[2,24]

O objetivo da embolização, nesses casos, é evitar um ressangramento precoce do aneurisma, situação geralmente fatal. Eventualmente, uma embolização parcial protegendo o fundo do saco e o mamilo/pseudossaco pode ser realizada, efetuando-se o tratamento definitivo em uma segunda sessão.

É plenamente aceito que o tratamento imediato do aneurisma roto é vantajoso, para facilitar o emprego de terapêutica clínica das complicações da HSA, pois algumas delas apresentam risco maior de provocar nova ruptura do aneurisma; essa abordagem terapêutica pode contemplar derivação liquórica, uso de monitor da pressão intracraniana, hipertensão arterial induzida, e o tratamento do vasoespasmo – hipervolemia, hipertensão arterial, hemodiluição e hiperdinamismo.

Existem somente poucas contraindicações para o tratamento endovascular dos aneurismas, como coagulopatias que aumentem a trombogenicidade do sangue (anemia falciforme), alguns tipos da doença de Ehler Danlos, que, às vezes, contraindicam mesmo a punção arterial, por risco de ruptura, instabilidade hemodinâmica que impeça o transporte do paciente à sala angiográfica e a presença de hematoma parenquimatoso com indicação cirúrgica.

Os aneurismas que exijam técnicas complexas, como o uso de balão de modelagem e reconstrução de colo, o uso de *stent* e a indicação de oclusão da artéria parente, estão entre os casos em que o tratamento endovascular deve ser bem discutido e talvez somente indicado após passar o período de espasmo. Essas técnicas complexas podem induzir a espasmo e oferecem maior risco isquêmico, o que é agravado na fase aguda da HSA, pelas alterações de coagulação presentes. Devem, portanto, ser feitas com maiores cuidados e com melhor monitoramento do paciente em centro especializado habituado a tais métodos.

ANEURISMA CEREBRAL NÃO ROTO

Estudos como o ISUIA (*International Study of Unruptured Intracranial Aneurysms Investigators*) relatam que o tratamento do aneurisma intracraniano não roto depende da história natural e da morbidade e mortalidade relacionada ao tratamento (Quadro 168.7).[25-27]

Com base nas taxas de ruptura e nos riscos do tratamento em estudos como ISUIA e UCAS (*Unruptured Cerebral Aneurysm Study*), o tratamento de aneurismas intracranianos não rotos menores que 10 mm de diâmetro e sem história de hemorragia subaracnóidea deve ser bem ponderado em virtude do relativo benefício em relação ao risco do tratamento.[26]

Os aneurismas que se apresentam clinicamente com efeito de massa têm um risco de ruptura de 6% ao ano. Os que se apresentam com HSA tendem a ressangrar. O pico de ressangramento ocorre nas primeiras 24 horas, com incidência entre 17% e 19% dos casos. A taxa de ressangramento se aproxima de 20% nas primeiras duas semanas após o sangramento inicial e 40% em um mês. A taxa de ressangramento é grosseiramente de 2% a 3% por dia. Os pacientes com graduação mais alta na escala de Hunt & Hess e aneurismas maiores têm maior risco de ressangramento. O ressangramento atinge mortalidade de até 74%.[8]

DUPLA ANTIAGREGAÇÃO PLAQUETÁRIA

Para a realização de colocação de *stents* intracranianos é necessário que o paciente esteja em dupla antiagregação plaquetária. O esquema mais utilizado é a associação de 100 mg de ácido acetilsalicílico (AAS) e 75 mg de clopidogrel administrados via oral (VO) uma vez ao dia e iniciados pelo menos cinco dias antes do procedimento. O clopidogrel é mantido até o primeiro controle angiográfico em seis meses e, dependendo do resultado, pode ser suspenso. O AAS deve ser mantido até um a três anos após a embolização.

Antes do procedimento endovascular, é indicada a realização de um teste de agregação plaquetária para avaliar a eficácia da medicação utilizada.

EMBOLIZAÇÃO COM ESPIRAIS METÁLICOS (MOLAS)

Em 1991, com a introdução por Gulglielmi das espirais metálicas com destacamento controlado, disponibilizou-se uma alternativa ao tratamento dos aneurismas cerebrais, até então abordados preferencialmente por via cirúrgica.[28]

A embolização dos aneurismas cerebrais com espirais metálicas consiste no preenchimento do espaço aneurismático com fios metálicos de platina com destacamento controlado e através de um microcateter previamente posicionado dentro do aneurisma.[29]

Primeiramente, deve-se formar a gaiola (*cage*) com uma espiral de diâmetro compatível com o tamanho do aneurisma, preenchendo o máximo possível do aneurisma. Essa primeira (ou primeiras) espiral deve apresentar uma configuração tridimensional para posterior preenchimento do espaço com espirais de preenchimentos e finalizar com espirais de finalização.[1,30]

QUADRO 168.7. Taxa de risco de ruptura anual acumulativa relacionado ao tamanho e localização do aneurisma cerebral.

	Taxa de risco de ruptura anual (ISUIA)			
	< 7 mm		7-12 mm	13-24 mm	25 mm
	Grupo 1	Grupo 2			
Cavernoso	0	0	0	3,0%	6,4%
ACI/ACM/ACoA	0	1,5%	2,6%	14,5%	40%
ACoP/CP	2,5%	3,4%	14,5%	18,4%	50%

ACI: artéria carótida interna; ACM: artéria cerebral média; ACoA: artéria comunicante anterior; ACoP: artéria comunicante posterior; CP: circulação posterior. Grupo 1: sem HSA prévia. Grupo 2: com HSA prévia em razão de outro aneurisma.

EMBOLIZAÇÃO COM ESPIRAIS METÁLICOS COM TÉCNICA DE REMODELAGEM COM BALÃO

A técnica, descrita em 1997 por Jacques Moret, permite o tratamento de aneurismas mais complexos.

Principais indicações para o uso da remodelagem com balão:

- Baixa relação ente o colo e o diâmetro (Figura 168.7).
- Aneurismas pequenos com ramos se originando do colo.
- Aneurismas grandes de bifurcação como os de ACM e topo de artéria basilar.

Outras indicações para o uso de balões de remodelação:

- Prolapso de espirais metálicos para a luz do vaso portador.
- Formação de trombos no colo do aneurisma.
- Angioplastia concomitante ao tratamento do aneurisma (vasoespasmo).
- Manejo intraoperatório de ruptura do aneurisma, permitindo a oclusão vascular durante a colocação de espirais metálicos até a estabilização do sangramento.

As configurações mais utilizadas para a remodelagem de aneurismas intracranianos são os balões com configuração em "salsicha" (do tipo HyperGlide, EV3, Coviden) e em "bola de Rugby" (do tipo HyperForm, EV3, Coviden). O primeiro é menos complacente e mais utilizado em aneurismas localizados na parede de vasos; o segundo, mais complacente, é utilizado em aneurismas nas bifurcações arteriais (p. ex.: ACM e topo de basilar).

EMBOLIZAÇÃO COM ESPIRAIS METÁLICOS COM TÉCNICA DE REMODELAGEM COM *STENT*

Outra alternativa para o tratamento de aneurismas com colo largo e baixa relação entre o diâmetro e o colo do aneurisma é a utilização de remodelação com neuro *stents* que

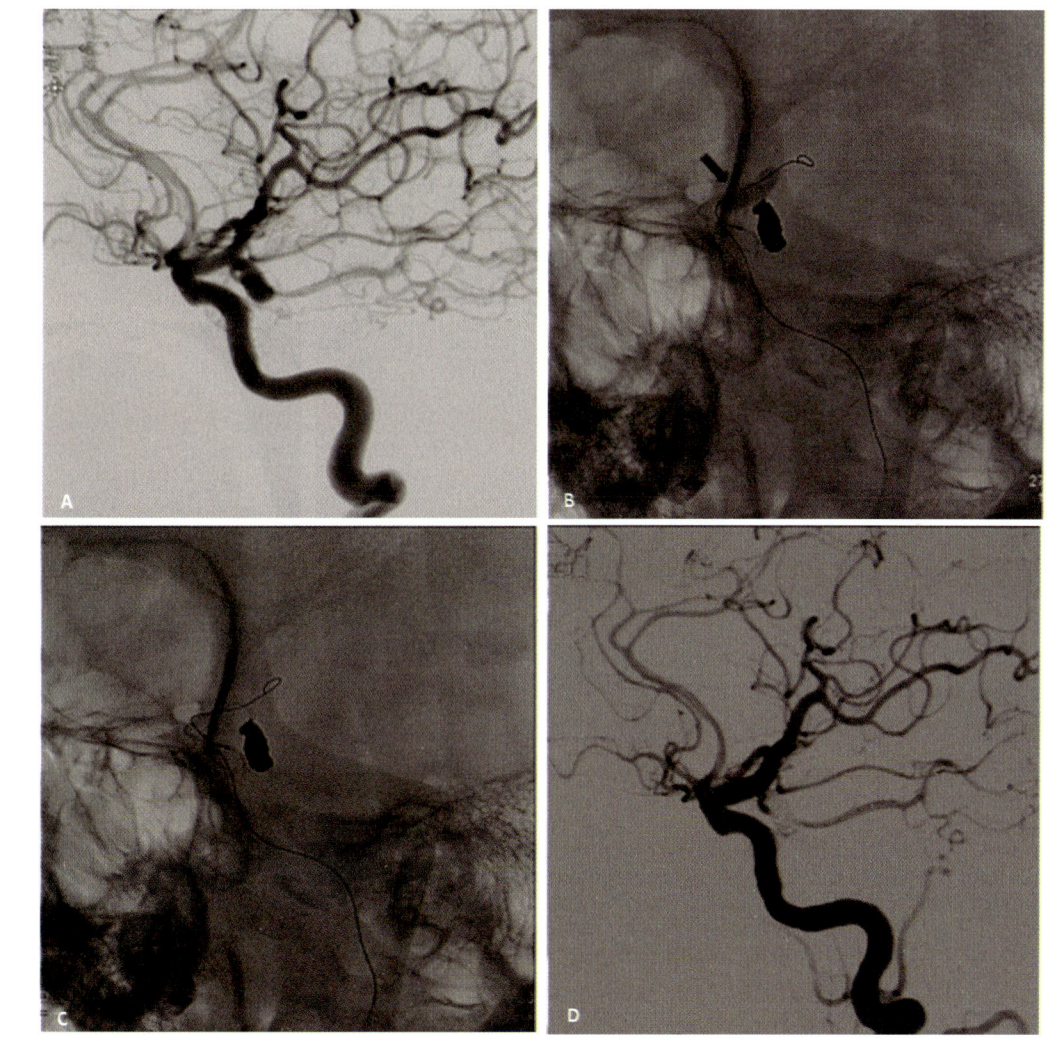

FIGURA 168.7. Embolização de aneurisma cerebral roto com técnica de remodelação com balão. Paciente do sexo feminino, 36 anos com quadro de cefaleia e ptose palpebral direita. (A). Incidência angiográfica de trabalho demonstra aneurisma sacular de contornos irregulares localizado na carótida interna junto a origem da artéria comunicante posterior. (B e C). Radiografias. A seta preta demonstra o balão de remodelação insuflado enquanto espirais metálicos são colocados dentro do aneurisma. Quando o balão é desinfuflado os espirais permanecem estáveis. (D). Controle angiográfico final demonstra oclusão total do aneurisma.

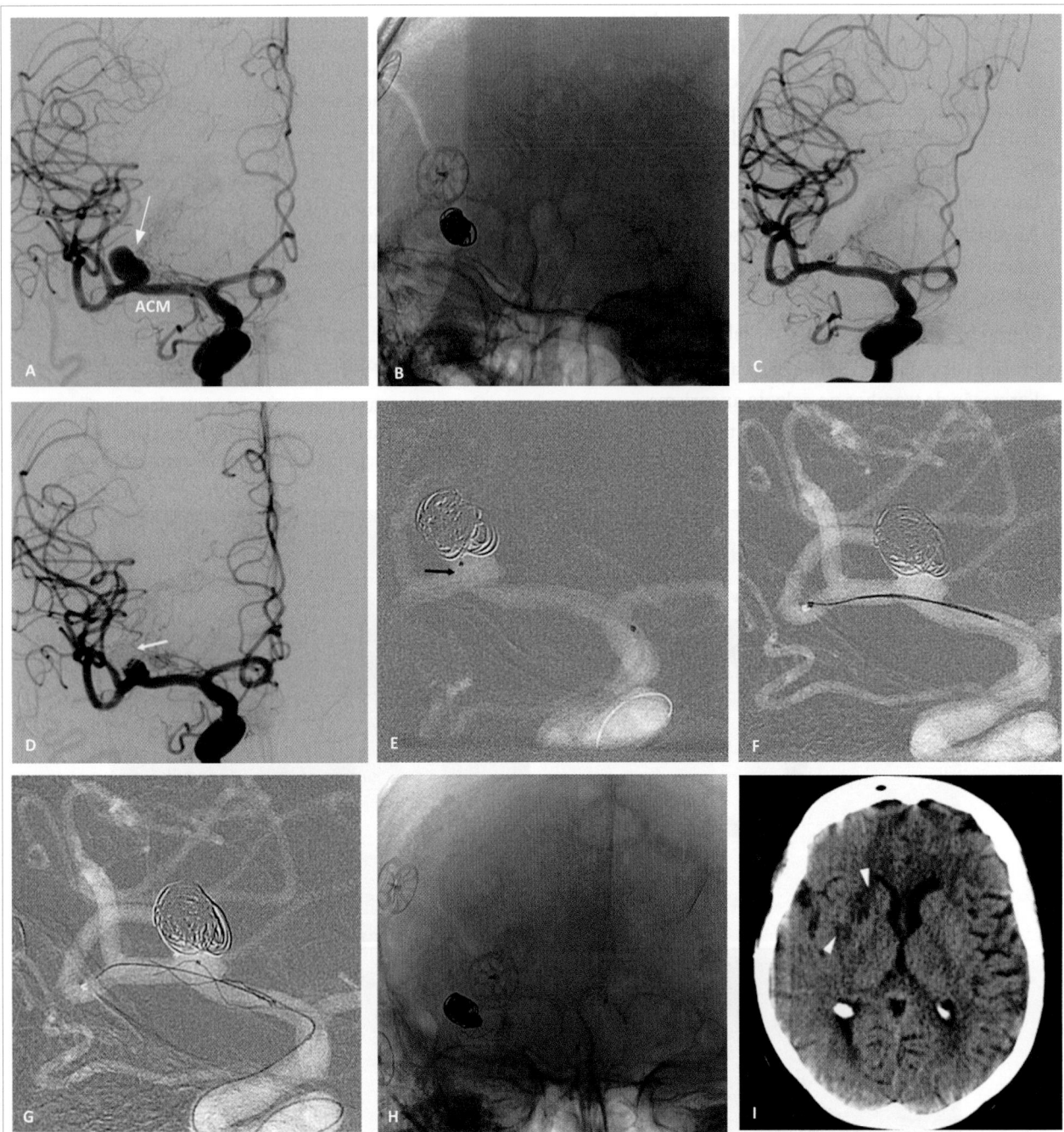

FIGURA 168.8. Embolização de aneurisma cerebral com espirais metálicos, apresentando recanalização e posteriormente tratado com *stent* e espirais. Paciente do sexo masculino, 56 anos com quadro de cefaleia e HSA Fisher II. Angiografia cerebral em incidência de trabalho (A) demonstrando aneurisma sacular localizado na parede superior do terço médio/distal do segmento M1 da ACM direita. Controle final após a embolização evidenciando pequeno colo residual (B e C). Controle angiográfico (D) após 6 meses demonstrando recanalização do aneurisma e compactação das molas no fundo do saco (seta branca). *Road maps* demonstrando técnica *jailing* com o microcateter (seta preta) sendo posicionado dentro do aneurisma (E), cateterização distal de M1 (F) e liberação do *stent* por dentro do microcateter recobrindo o colo do aneurisma (G). Controle final após o preenchimento do aneurisma com espirais demonstrando sua exclusão angiográfica (H e I).
HSA: hemorragia subaracnóidea; ACM: artéria cerebral média.

podem ser posicionados previamente recobrindo o colo do aneurisma para o posterior microcateterismo do saco aneurismático e posterior posicionamento dos espirais metálicos até o preenchimento satisfatório do aneurisma.

O microcateter pode também ser previamente posicionado dentro do aneurisma para posterior liberação do *stent*, técnica chamada de *jailing* (Figura 168.8). Outra possibilidade é realizar a embolização do aneurisma com técnica de remodelação com balão e finalizar com a colocação do *stent* para menor taxa de recanalização do aneurisma.

Estudos recentes, como o de Nishido H publicado em 2014 analisando uma série de 1.815 aneurismas tratados[31] e o de Piotan M com uma série de 1.325 aneurismas (destes 216 trados com *stent*) publicado em 2010, relatam uma menor taxa de recanalização dos aneurismas tratados pela remodelação com *stent* com um aumento relativo no índice de complicações.[32]

OCLUSÃO DO VASO PORTADOR DO ANEURISMA

A oclusão do vaso portador é uma alternativa terapêutica para o tratamento de aneurismas complexos e, muitas vezes, de calibre de grandes dimensões em que o tratamento seletivo dos aneurismas é impossibilitado. Esses aneurismas, geralmente, estão localizados na carótida interna, nos segmentos cavernoso ou oftálmico e o paciente deve suportar a oclusão do vaso (um teste de oclusão carotídea deve ser realizado antes do procedimento). O tratamento pode ser realizado com espirais metálicos e/ou balões destacáveis.[33]

Outros aneurismas tratados com oclusão do vaso portador são os micóticos/infecciosos, que, geralmente, acometem ramos distais e envolvem todo o vaso. Esses casos são, quase sempre, embolizados com agentes embolizantes líquidos como os cianoacrilatos.[20]

TRATAMENTO DO ANEURISMA CEREBRAL COM *STENT* DIVERSOR DE FLUXO

Técnica mais recente para o tratamento endovascular de aneurismas cerebrais cujo objetivo é redirecionar o fluxo sanguíneo dentro do vaso e promover a trombose do aneurisma, reconstruindo o leito vascular (Figura 168.9). A malha desses *stents* é fechada e suas células são pequenas.[23]

As principais indicações são:

- Aneurismas grandes e gigantes, em que o tratamento com molas, mesmo associado com *stents* autoexpansíveis, ainda apresenta altos índices de recanalização.
- Aneurismas muito pequenos (desde que rotos) ou do tipo *blister like*, nos quais outros tipos de tratamento endovascular apresenta um alto risco de complicação ou insucesso.
- Aneurismas fusiformes, nos quais a utilização de *stents* autoexpansíveis com molas ao seu redor apresenta menores possibilidades de bom resultado.

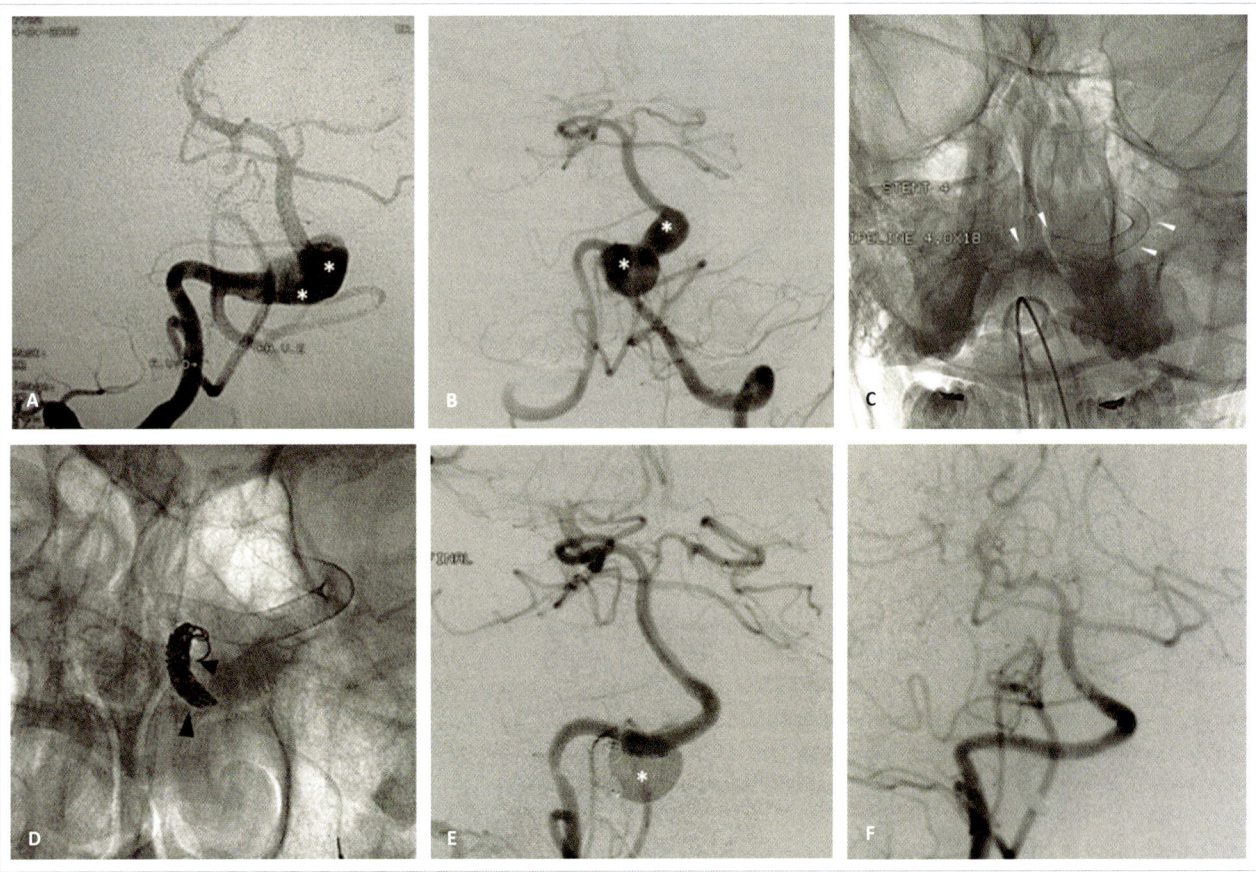

FIGURA 168.9. Embolização de aneurisma cerebral com *stent* diversor de fluxo. Paciente do sexo feminino de 36 anos com quadro inicial de cefaleia. (A) Angiografia digital mostra grande aneurisma fusiforme da junção vertebrobasilar (asteriscos brancos). No momento do diagnóstico, foi proposto acompanhar o aneurisma. (B) O controle angiográfico dois anos após o diagnóstico demonstra crescimento do aneurisma (asteriscos brancos). (C) Radiografia demonstra *stents* diversores de fluxo liberados (cabeças de setas brancas) recobrindo todo o aneurisma. (D) Foi realizada também a oclusão de uma das artérias vertebrais com espirais metálicas (cabeças de seta pretas). O controle angiográfico imediato (E) demonstra adequado posicionamento do *stent* e oclusão completa da artéria vertebral esquerda. Nota-se que o aneurisma ainda apresenta preenchimento pelo contraste (asterisco branco). (F) O controle angiográfico seis meses após a embolização mostra oclusão completa do aneurisma.

- Aneurismas intracavernosos, como opção à oclusão do vaso portador para a diminuição do componente trombosado e alívio dos sintomas compressivos sobre os nervos cranianos.
- Falha do tratamento pelos outros métodos, aneurismas recanalizados após a utilização das técnicas ditas convencionais.

A literatura recente relata um alto índice de cura dos aneurismas tratados com este tipo de *stent* (> 80%) em controles de até 24 meses. Porém, em virtude da alta densidade da malha, ainda não está claro o comportamento de vasos relacionados ao segmento vascular tratado. Ramos perfurantes podem ocluir em até 25% dos casos segundo a literatura e vasos maiores como as artérias comunicantes anterior e posterior, bem como a artéria oftálmica, tendem a permanecer abertos. Complicações tromboembólicas e hemorrágicas também têm aparecido em séries mais recentes e seus mecanismos ainda não estão bem estabelecidos.[23]

COMPLICAÇÕES

Existem complicações relacionadas a:

- **Punção arterial (geralmente femoral):** dissecção, hematomas (inguinal ou retroperitoneal) e pseudoaneurismas.
- **Cateterismo dos grandes vasos:** dissecção, vasoespasmo iatrogênico e tromboembolismo.
- **Preenchimento do aneurisma com espirais metálicas:** ruptura iatrogênica (Figura 168.10) (2% a 5% segundo a literatura) e complicações tromboembólicas relacionadas à progressão da trombose do aneurisma e à protrusão ou migração de espirais metálicas para a luz do vaso.
- **Microcateterismo:** ruptura vascular e complicações tromboembólicas.

CONTROLE ANGIOGRÁFICO

Um primeiro controle angiográfico deverá ser realizado em seis meses. Esse controle deve ser realizado pelo exame de angiografia digital com subtração. Em caso de tratamento de aneurismas rotos, o controle pode iniciado mais precocemente, geralmente após três meses, em razão da possibilidade de impactação das espirais metálicas e de maior índice de recanalização. Controles subsequentes poderão ser feitos pela ângio-RM arterial com e sem contraste após um ano do primeiro controle e três anos após o segundo.[34]

A presença de recanalização ou aneurisma residual está relacionada com aumento no risco de ruptura dos aneurismas (Quadro 168.8).[18]

QUADRO 168.8. Classificação de Raymond para o resultado após o tratamento de um aneurisma cerebral.

Classificação de Raymond		
I	II	III
Completo	Colo residual	Aneurisma residual

VASOESPASMO CEREBRAL

O vasoespasmo é o estreitamento (diminuição de calibre) difuso ou focal das grandes artérias cerebrais, em geral, secundário à HSA. Afeta as artérias intradurais no espaço subaracnóideo, principalmente o segmento distal das carótidas internas (ACI), a artéria basilar e o segmento proximal dos grandes ramos da base do crânio, podendo se estender para ramos secundários e terciários.[19]

Decorre da presença do sangue no espaço subaracnóideo da base do crânio e da ação dos produtos de sua degradação.

O vasoespasmo resulta, na grande maioria das vezes, da HSA secundária à ruptura de aneurisma cerebral. Outras causas de HSA que podem levar ao mesmo quadro incluem sangramento de uma malformação arteriovenosa, vasculite, síndrome da vasoconstricção reversível e trauma.

INCIDÊNCIA

Em casos de ruptura de aneurisma, o vasoespasmo cerebral, geralmente, não ocorre antes de dois dias da HSA e tem pico de incidência entre o quinto e o oitavo dia. Pode ocorrer do quarto ao décimo quarto dia, sendo raro após esse período.

Aproximadamente 70% dos pacientes desenvolverão vasoespasmo angiográfico na segunda semana após HSA e 30% a 40% deles tornar-se-ão sintomáticos, dos quais 20% a 30% desenvolverão sequelas graves ou irão a óbito.[19]

O pico de incidência de sintomas devidos à isquemia é nos dias sete e oito da HSA, ou um a dois dias após o pico de espasmo angiográfico e representa um dos principais fatores de morbimortalidade na HSA.

A incidência e a intensidade do vasoespasmo estão, na maioria das vezes, relacionadas à quantidade de sangue no espaço subaracnóideo, sendo, em geral, mais intenso onde existe maior quantidade de sangue; porém não é sempre uma relação de causa e efeito. Pacientes com grande quantidade de sangue podem não ter vasoespasmo e outros com pouco podem tê-lo de maneira grave.

FISIOPATOLOGIA

Uma cascata de eventos leva ao desenvolvimento do vasoespasmo em razão do espessamento de todas as suas camadas. Os produtos de degradação da hemoglobina no espaço subaracnóideo desencadeia a contração da musculatura lisa da túnica média. Ocorre também a aderência de coágulos na adventícia, levando à infiltração de células inflamatórias e degeneração nervosa perivascular e pode ocorrer espessamento da íntima por edema, descamação e perda das junções intercelulares. A proliferação intimal pode surgir mais tardiamente.

Com o aumento na intensidade do vasoespasmo, o mecanismo de compensação vai se esgotando e, na ausência de circulação colateral adequada (mais frequentemente ocorrendo no espasmo difuso), se desenvolverá um quadro de isquemia cerebral, tornando-se o vasoespasmo clínico. Como outros fenômenos já citados estão agindo concomitantemente, o diagnóstico do vasoespasmo clínico pode ser difícil. O rebaixamento do nível de consciência (sonolência,

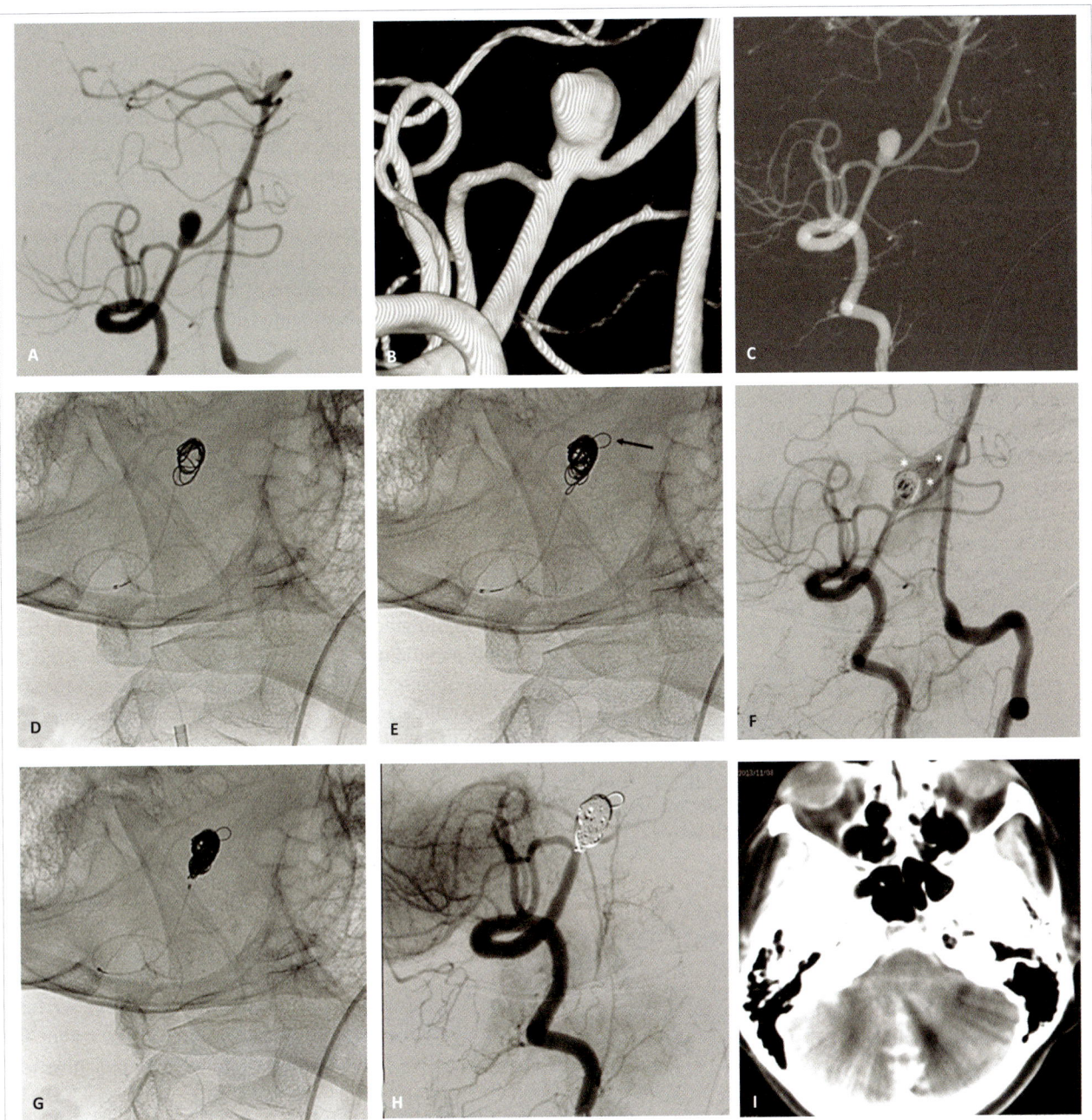

FIGURA 168.10. Complicação. Ruptura do aneurisma durante a embolização de aneurisma cerebral com espirais metálicas. Paciente do sexo feminino, 61 anos, com aneurisma cerebral roto de artéria vertebral direita junto à origem da artéria cerebelar posteroinferior com quadro inicial de cefaleia e HSA Fisher II. Incidência de trabalho de angiografia cerebral com subtração (A), rotacional 3D com reconstrução volumétrica (B) e *road map* (C) demonstrando aneurisma de artéria vertebral direita intracraniana junto à PICA direita. Primeiro, espiral bem posicionada dentro do aneurisma preenchendo os espaços (D). Protrusão de alça da espiral para fora do aneurisma (seta preta) durante o seu preenchimento (E). Angiografia de controle (F) evidenciando extravasamento ativo de contraste (asteriscos). Epirais metálicos foram colocados dentro do aneurisma até a sua exclusão (G e H). TC realizada na sala de angiografia demonstrou pequena quantidade de HSA (I).
HSA: hemorragia subaracnóidea; PICA: artéria cerebelar posteroinferior; TC: tomografia computadorizada.

torpor ou coma) pode ser resultante da hipertensão intracraniana, hiponatremia ou hidrocefalia.[8]

DIAGNÓSTICO

Déficit neurológico focal é um sinal mais fidedigno de relação ao vasoespasmo setorial, principalmente se houver correlação com maior quantidade de sangue na TC no território vascular correspondente.

Em geral, existe aumento da cefaleia e dos sinais de irritação meníngea, febrícula, hipertensão arterial e taquicardia precedendo o vasoespasmo clínico. Sonolência, torpor e confusão são outros sinais, porém não específicos.

Monitoramento com Doppler transcraniano (DTC) diário ou várias vezes ao dia no período de pico do vasoespasmo é bastante útil em avaliar a evolução da velocidade do sangue na ACM (vaso de mais fácil acesso ao DTC e de maior importância no vasoespasmo) e acusará o vasoespasmo como causa de manifestações clínicas quando houver coincidência da instalação destas com um aumento da velocidade.

Além de um aumento progressivo da velocidade na ACM, um aumento no índice ACM/ACI (índice de Lindegaard) é útil para diagnosticar vasoespasmo. A velocidade normal do sangue na ACM é abaixo de 60 cm/segundo; acima de 120 cm/segundo indica vasoespasmo; e acima de 200 cm/segundo está comumente associada com vasoespasmo sintomático e isquemia cerebral. Outros fatores, no entanto, podem aumentar o fluxo na ACM e é importante ter um parâmetro para cada paciente e avaliar ao menos uma vez por dia a evolução durante o período de ocorrência do vasoespasmo. Uma elevação do fluxo pode preceder vasoespasmo sintomático; aumento rápido e precoce no fluxo, de mais de 50 cm/segundo/dia, é bastante sugestivo de instalação eminente de vasoespasmo clínico e este pode ser tratado assim que instalado.[2]

Dependendo do estado clínico do paciente, as medidas de suporte podem incluir sedação, entubação orototraqueal e uso de vasodilatador, incluindo fenobarbitais, o que dificulta a avaliação clínica (pacientes grau 4 e 5 de Hunt & Hess), impedindo a determinação exata do momento de instalação do vasoespasmo clínico, tornando o DTC bastante útil (Quadro 168.9).

QUADRO 168.9. Critérios para indicar tratamento endovascular em pacientes entubados e sedados.

Doppler transcraniano
Aumento de 50 cm/s em 24h
Duplicação da velocidade em 24h
Velocidade > 200 cm/s

S: segundo(s); h: hora(s).

TRATAMENTO ENDOVASCULAR DO VASOESPASMO

Quando o tratamento clínico do vasoespasmo falha e este se torna sintomático, está indicada uma abordagem mais agressiva que pode ser efetuada por via endovascular, não existindo outras medidas disponíveis.[19]

Uma das principais medidas de tratamento clínico é o aumento da pressão arterial para vencer a barreira da vasoconstrição, porém seu uso é arriscado quando o aneurisma não foi ainda tratado. Por isso, é imprescindível o tratamento precoce do aneurisma ou, então, seu tratamento junto com o tratamento endovascular do vasoespasmo clínico.

O tratamento deve ser feito o mais rapidamente possível após o início dos sintomas (e em vigência de todo o tratamento clínico) para reverter prontamente a situação de isquemia cerebral, antes que haja dano cerebral irreversível, e também para diminuir o aumento da área de isquemia.

Como regra geral, o aneurisma deve ser tratado primeiro, se possível. Caso não se tenha acesso a ele, usa-se pequena dose de papaverina ou outro vasodilatador para que se possa acessá-lo. Depois do tratamento do aneurisma, é feita a angioplastia dos vasos proximais (ACI distal, basilar ou segmentos M1, A1 ou P1). Se houver vasoespasmo distal, adicionam-se vasodilatadores.[19]

Basicamente, o tratamento endovascular será químico e/ou mecânico (Figura 168.11).

ANGIOPLASTIA MECÂNICA

O tratamento mecânico, com angioplastia, é feito usando-se microcateteres com balões especialmente desenhados para esse fim e também aqueles usados para remodelagem e reconstrução do colo do aneurisma. São balões bastante maleáveis, assumindo diâmetros diferentes quando inflados gentilmente. Não suportam grande pressão, porém devem ser dimensionados ao calibre do vaso. Balões de angioplastia, que se inflam a altas pressões (6 a 10 ou mais atmosferas) não devem ser usados por risco de ruptura do vaso e pela flexibilidade menor do que o recomendável para uso intracraniano.

O balão é introduzido sobre um microguia que o direcionará ao local desejado. Cuidados devem ser tomados para evitar perfuração de pequenos vasos. O avanço do microguia deve ser lento e sem forçar seu avanço, evitando-se, assim, danos ao vaso já bastante alterado pelo vasoespasmo.

Em geral, a angioplastia é feita com segurança na carótida interna, basilar e segmento M1 por serem mais calibrosos. Existem balões pequenos, de até 1,5 mm de diâmetro, porém seu uso distal, em M2, por exemplo, deve ser feito quando se tem certeza do calibre original do vaso com angiografia antes do surgimento do vasoespasmo, pois isso evitará a ruptura de pequeno vaso.

O balão deve ser inflado e desinflado de maneira progressiva, até atingir o diâmetro do vaso, fazendo uma dilatação progressiva.

Essa técnica tem alguns riscos, como ruptura do vaso ou tromboembolismo e deve, portanto, ser usada somente no território vascular que está apresentando sintomas, mesmo que outros territórios também estejam acometidos.

A angioplastia é bastante eficiente em produzir uma dilatação permanente do segmento estenosado do vaso, raramente necessitando ser repetida. Ela produz um rompimento do tecido conectivo proliferado pelo vasoespasmo.

A angioplastia foi eficiente em restaurar o calibre do vaso na maioria das séries publicadas acima de 95% dos casos, embora não haja melhora clínica na mesma proporção por diversos fatores, como idade dos pacientes, tempo entre o início dos sintomas e o tratamento, gravidade do

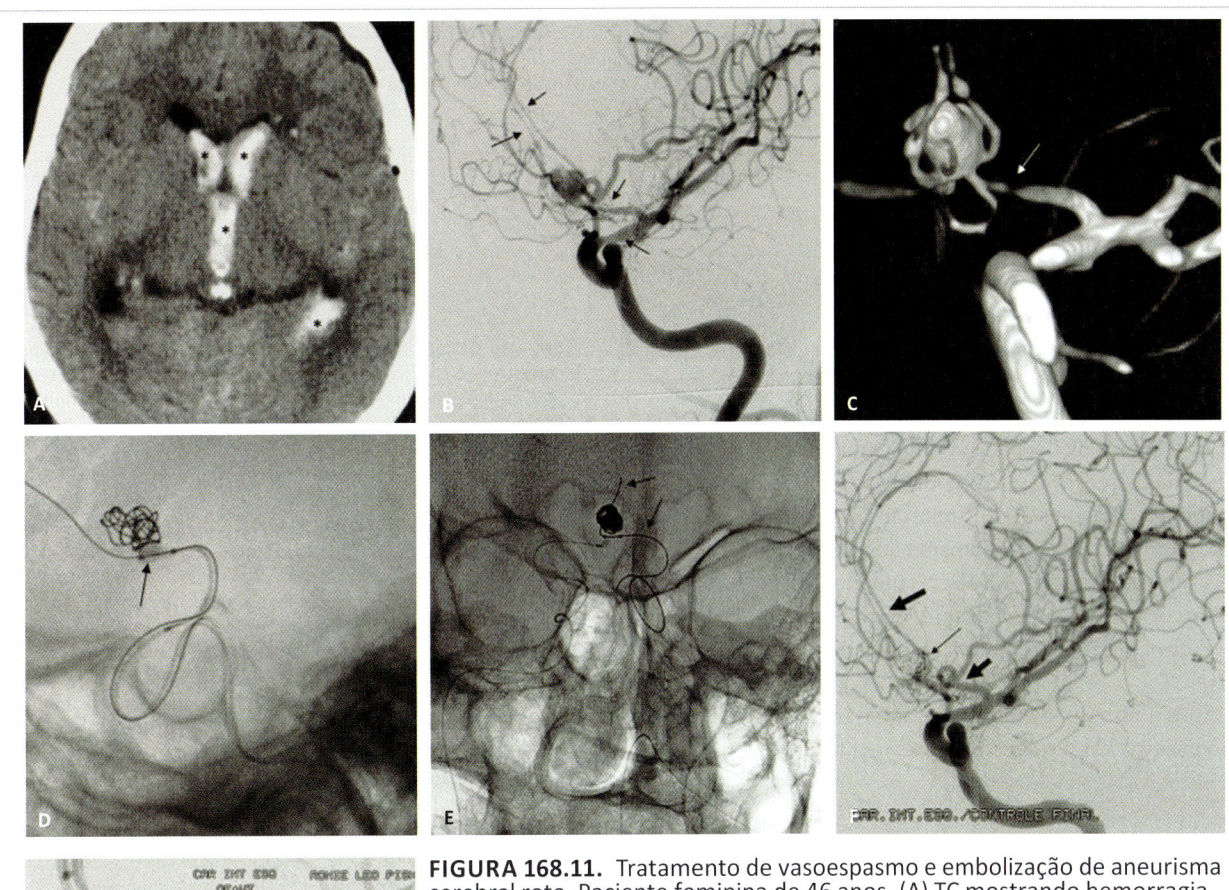

FIGURA 168.11. Tratamento de vasoespasmo e embolização de aneurisma cerebral roto. Paciente feminina de 46 anos. (A) TC mostrando hemorragia ventricular (asteriscos), três horas após início de cefaleia intensa. Angiografia convencional (B) e com reconstrução 3D (C) da carótida interna esquerda, seis dias após HSA: aneurisma de comunicante anterior, de colo largo, com espasmo de A1 e dos ramos de ambas as cerebrais anteriores (setas) e da carótida interna. Paciente sonolenta há 24 horas, sendo, então, indicado tratamento do aneurisma e do espasmo. (D) Microcateter com balão para angioplastia e modelagem do colo (seta), após liberação da primeira espiral. (E) Manteve-se o cateter com balão na carótida interna esquerda (setas) e cateterizou-se o aneurisma via carótida interna direita para evitar excessiva diminuição do fluxo em A1 esquerdo. (F) Carótida interna esquerda após embolização: permanece opacificação de pequena parte do aneurisma (seta fina). Feita a angioplastia de A1 e da carótida interna após o tratamento do aneurisma e injetados 30 mg de papaverina em A1. Setas largas mostram melhora do espasmo. (G) Carótida interna esquerda, três meses após: trombose completa do aneurisma, com pequena opacificação central de sua base.
TC: tomografia computadorizada; HSA: hemorragia subaracnóidea.

quadro clínico, vasoespasmo difuso e presença de outras comorbidades.

Como a angioplastia é aplicada somente aos vasos proximais quando há espasmo distal, pode-se associar o tratamento químico com papaverina ou outra droga para obter melhores resultados, como é feito na maioria dos trabalhos publicados.

ANGIOPLASTIA QUÍMICA

Pode ser realizada com a infusão intra-arterial de vasodilatadores. Estes podem ser infundidos nas carótidas internas ou vertebrais cervicais ou em topografia intracraniana através de microcateteres.

Os bloqueadores dos canais de cálcio são os agentes mais utilizados em virtude do excelente perfil de segurança e eficácia. Eles agem principalmente pela inibição dos canais de cálcio das células musculares lisas, mas também há evidências de efeitos neuroprotetores indiretos.

As drogas mais utilizadas no tratamento do vasoespasmo são (Tabela 168.10):

- Papaverina.
- Verapamil.
- Nicardipina.
- Nimodipina.
- Milrirone.

TABELA 168.10. Principais medicações utilizadas no tratamento intra-arterial do vasoespasmo cerebral.

Droga	Dose máxima	Diluição com SF 0,9%	Eficácia	Tempo total	Meia-vida	Efeitos adversos
Nimodipina	10 mg	25%	+++++	90 min	9h	Hipotensão
Verapamil	40 mg	25%	++++	20 min	6h	Depressão miocárdica, bradicardia
Nicardipina	10 mg	25%	+++++	10 min	26h	Hipotensão, bradicardia
Milrirone	15 mg	25%	+++++	60 min	9h	Hipertensão

Min: minuto(s); h: hora(s); SF: soro fisiológico.

A droga vasodilatora mais usada intra-arterialmente para tratamento do vasoespasmo é a papaverina. Seu efeito é potente, porém fugaz, desaparecendo em poucas horas. A meia-vida da papaverina é de 0,8 horas. O verapamil tem um tempo de meia-vida de sete horas; a nimodipina, de nove horas; e a nicardipina de, 16 horas. A milrirone também tem sido utilizada como alternativa para o tratamento do vasoespasmo.[35]

A pressão arterial deve ser cuidadosamente avaliada. Caso ocorra variação de 15 mmHg, a injeção do vasodilatador deve ser interrompida até a pressão retornar à linha de base.

Após a infusão, o controle de angiografia deve ser realizado para avaliar a resposta ao tratamento.

REFERÊNCIAS BIBLIOGRÁFICAS

1. Berenstein A, Lasjaunias P, brugge KG. Surgical Neuroangiography: Vol.2: Clinical and Endovascular Treatment Aspects in Adults. Springer Berlin Heidelberg, 2012.
2. Molyneux A, Kerr R, Stratton I, Sandercock P, Clarke M, Shrimpton J, et al. International Subarachnoid Aneurysm Trial (ISAT) of neurosurgical clipping versus endovascular coiling in 2143 patients with ruptured intracranial aneurysms: a randomised trial. Lancet. 2002;360(9342):1267-74.
3. Berkhemer OA, Fransen PS, Beumer D, van den Berg LA, Lingsma HF, Yoo AJ, et al. A randomized trial of intraarterial treatment for acute ischemic stroke. N Engl J Med. 2015;372(1):11-20.
4. Thom T, Haase N, Rosamond W, Howard VJ, Rumsfeld J, Manolio T, et al. Heart disease and stroke statistics--2006 update: a report from the American Heart Association Statistics Committee and Stroke Statistics Subcommittee. Circulation. 2006;113(6):e85-151.
5. Wolpert SM, Bruckmann H, Greenlee R, Wechsler L, Pessin MS, del Zoppo GJ. Neuroradiologic evaluation of patients with acute stroke treated with recombinant tissue plasminogen activator. The rt-PA Acute Stroke Study Group. AJNR Am J Neuroradiol. 1993;14(1):3-13.
6. Bhatia R, Hill MD, Shobha N, Menon B, Bal S, Kochar P, et al. Low rates of acute recanalization with intravenous recombinant tissue plasminogen activator in ischemic stroke: real-world experience and a call for action. Stroke. 2010;41(10):2254-8.
7. Castro-Afonso LH, Abud TG, Pontes-Neto OM, Monsignore LM, Nakiri GS, Cougo-Pinto PT, et al. Mechanical thrombectomy with solitaire stent retrieval for acute ischemic stroke in a Brazilian population. Clinics (Sao Paulo). 2012;67(12):1379-86.
8. Murphy K, Robertson F. Interventional Neuroradiology. New York: Springer, 2013.
9. Lev MH, Farkas J, Gemmete JJ, Hossain ST, Hunter GJ, Koroshetz WJ, et al. Acute stroke: improved nonenhanced CT detection--benefits of soft-copy interpretation by using variable window width and center level settings. Radiology. 1999;213(1):150-5.
10. Yoo AJ, Zaidat OO, Chaudhry ZA, Berkhemer OA, Gonzalez RG, Goyal M, et al. Impact of pretreatment noncontrast CT Alberta Stroke Program Early CT Score on clinical outcome after intra-arterial stroke therapy. Stroke. 2014;45(3):746-51.
11. Lev MH, Farkas J, Rodriguez VR, Schwamm LH, Hunter GJ, Putman CM, et al. CT angiography in the rapid triage of patients with hyperacute stroke to intraarterial thrombolysis: accuracy in the detection of large vessel thrombus. J Comput Assist Tomogr. 2001;25(4):520-8.
12. Sheth SA, Jahan R, Levy EI, Jovin TG, Baxter B, Nogueira RG, et al. Rapid learning curve for Solitaire FR stent retriever therapy: evidence from roll-in and randomised patients in the SWIFT trial. J Neurointerv Surg. 2015 Feb 12.
13. Saver JL, Goyal M, Bonafe A, Diener HC, Levy EI, Pereira VM, et al. Solitaire with the Intention for Thrombectomy as Primary Endovascular Treatment for Acute Ischemic Stroke (SWIFT PRIME) trial: protocol for a randomized, controlled, multicenter study comparing the Solitaire revascularization device with IV tPA with IV tPA alone in acute ischemic stroke. Int J Stroke. 2015;10(3):439-48.
14. Goyal M, Demchuk AM, Menon BK, Eesa M, Rempel JL, Thornton J, et al. Randomized assessment of rapid endovascular treatment of ischemic stroke. N Engl J Med. 2015;372(11):1019-30.
15. Campbell BC, Mitchell PJ, Kleinig TJ, Dewey HM, Churilov L, Yassi N, et al. Endovascular therapy for ischemic stroke with perfusion-imaging selection. N Engl J Med. 2015;372(11):1009-18.
16. Chimowitz MI, Kokkinos J, Strong J, Brown MB, Levine SR, Silliman S, et al. The Warfarin-Aspirin Symptomatic Intracranial Disease Study. Neurology. 1995;45(8):1488-93.
17. Derdeyn CP, Chimowitz MI, Lynn MJ, Fiorella D, Turan TN, Janis LS, et al. Aggressive medical treatment with or without stenting in high-risk patients with intracranial artery stenosis (SAMMPRIS): the final results of a randomised trial. Lancet. 2014;383(9914):333-41.
18. Abud DG, Nakiri GS, Abud TG, Carlotti Jr CG, Colli BO, Santos AC. Endovascular therapy for selected (most non-surgical) intracranial aneurysms in a Brazilian University Hospital. Arq Neuropsiquiatr. 2010;68(5):764-9.
19. Murayama Y, Song JK, Uda K, Gobin YP, Duckwiler GR, Tateshima S, et al. Combined endovascular treatment for both intracranial aneurysm and symptomatic vasospasm. AJNR Am J Neuroradiol. 2003;24(1):133-9.
20. Chapot R, Houdart E, Saint-Maurice JP, Aymard A, Mounayer C, Lot G, et al. Endovascular treatment of cerebral mycotic aneurysms. Radiology. 2002;222(2):389-96.
21. Piske RL, Kanashiro LH, Paschoal E, Agner C, Lima SS, Aguiar PH. Evaluation of Onyx HD-500 embolic system in the treatment of 84 wide-neck intracranial aneurysms. Neurosurgery. 2009;64(5):E865-75; discussion E75.
22. de Barros Faria M, Castro RN, Lundquist J, Scrivano E, Ceratto R, Ferrario A, et al. The role of the pipeline embolization device for the treatment of dissecting intracranial aneurysms. AJNR Am J Neuroradiol. 2011;32(11):2192-5.
23. Kallmes DF, Hanel R, Lopes D, Boccardi E, Bonafe A, Cekirge S, et al. International retrospective study of the pipeline embolization device: a multicenter aneurysm treatment study. AJNR Am J Neuroradiol. 2015;36(1):108-15.
24. Molyneux A, Kerr R, International Subarachnoid Aneurysm Trial Collaborative G, Stratton I, Sandercock P, Clarke M, et al. International Subarachnoid Aneurysm Trial (ISAT) of neurosurgical clipping versus endovascular coiling in 2143 patients with ruptured intracranial aneurysms: a randomised trial. J Stroke Cerebrovasc Dis. 2002;11(6):304-14.
25. Unruptured intracranial aneurysms--risk of rupture and risks of surgical intervention. International Study of Unruptured Intracranial Aneurysms Investigators. N Engl J Med. 1998;339(24):1725-33.

26. Wiebers DO, Whisnant JP, Huston J 3rd, Meissner I, Brown RD, Jr., Piepgras DG, et al. Unruptured intracranial aneurysms: natural history, clinical outcome, and risks of surgical and endovascular treatment. Lancet. 2003;362(9378):103-10.
27. Mahaney KB, Brown RD, Jr., Torner JC, Investigators I. International Study of Unruptured Intracranial Aneurysms. Response. J Neurosurg. 2014;121(5):1022-3.
28. Houdart E. [Treatment of 315 intracranial aneurysms using electrically controlled detachable coils]. Bull Acad Natl Med. 1996;180(6):1173-83; discussion 83-6.
29. Vanzin JR, Mounayer C, Abud DG, D'Agostini Annes R, Moret J. Angiographic results in intracranial aneurysms treated with inert platinum coils. Interv Neuroradiol. 2012;18(4):391-400.
30. Vanzin JR, Abud DG, Rezende MT, Moret J. Number of coils necessary to treat cerebral aneurysms according to each size group: a study based on a series of 952 embolized aneurysms. Arq Neuropsiquiatr. 2012;70(7):520-3.
31. Nishido H, Piotin M, Bartolini B, Pistocchi S, Redjem H, Blanc R. Analysis of complications and recurrences of aneurysm coiling with special emphasis on the stent-assisted technique. AJNR Am J Neuroradiol. 2014;35(2):339-44.
32. Piotin M, Blanc R, Spelle L, Mounayer C, Piantino R, Schmidt PJ, et al. Stent-assisted coiling of intracranial aneurysms: clinical and angiographic results in 216 consecutive aneurysms. Stroke. 2010;41(1):110-5.
33. Labeyrie MA, Lenck S, Bresson D, Desilles JP, Bisdorff A, Saint-Maurice JP, et al. Parent Artery Occlusion in Large, Giant, or Fusiform Aneurysms of the Carotid Siphon: Clinical and Imaging Results. AJNR Am J Neuroradiol. 2015;36(1):140-5.
34. Nakiri GS, Santos AC, Abud TG, Aragon DC, Colli BO, Abud DG. A comparison between magnetic resonance angiography at 3 Teslas (time-of-flight and contrast-enhanced) and flat-panel digital subtraction angiography in the assessment of embolized brain aneurysms. Clinics (Sao Paulo). 2011;66(4):641-8.
35. Fraticelli AT, Cholley BP, Losser MR, Saint Maurice JP, Payen D. Milrinone for the treatment of cerebral vasospasm after aneurysmal subarachnoid hemorrhage. Stroke. 2008;39(3):893-8.

CAPÍTULO 169

NEURORRADIOLOGIA INTERVENCIONISTA II: MALFORMAÇÕES VASCULARES, EPISTAXE, TRAUMA E TESTE DE OCLUSÃO CAROTÍDEA

Thiago Giansante Abud
Carlos Eduardo Baccin
Ronie Leo Piske

DESTAQUES

- A neurorradiologia intervencionista tem um papel fundamental no diagnóstico e planejamento da terapêutica de doenças cerebrais vasculares e neoplásicas.
- Está bem estabelecida no tratamento de aneurismas cerebrais, de malformações arteriovenosas piais e de fístulas arteriovenosas durais, além de urgências hemorrágicas da cabeça e pescoço.

INTRODUÇÃO

Neste capítulo, serão abordadas as malformações vasculares cerebrais com *shunt* arteriovenoso, dando-se ênfase às malformações arteriovenosas piais (MAV) e às fístulas arteriovenosas durais (FAVD), além de abordar o papel da neurorradiologia intervencionista em pacientes com urgências hemorrágicas da cabeça e pescoço como a epistaxe e o trauma.

MALFORMAÇÕES VASCULARES
MALFORMAÇÕES ARTERIOVENOSAS PIAIS

A MAV cerebral é uma anomalia do desenvolvimento vascular de caráter não neoplásico, definida por um complexo de artérias aferentes que drenam para veias através de um leito capilar anormal, denominado nidus. O nidus da MAV pode ou não conter conexão/*shunt* arteriovenosa direta e, em virtude dessa variação, Lasjaunias P. propôs, em 1993, a divisão em duas categorias:[1-3]

- **Malformação arteriovenosa pial (MAV):** é composta por uma rede de canais comunicando a(s) artéria(s) aferente(s) com a(s) veia(s) de drenagem, sem um ponto de *shunt* direto. O nidus pode ser compacto ou difuso.
- **Fístula arteriovenosa pial (FAVP):** é formada por uma comunicação direta entre a artéria aferente e a veia de drenagem, sem um nidus intermediando a comunicação. Pode ocorrer de forma única ou estar acompanhada de outros pontos fistulosos ou de uma MAV.

A natureza congênita da lesão é hoje questionada, pois ou não ocorre ou seu diagnóstico é extremamente raro no 1º mês de vida, vindo a ter incidência maior em indivíduos a partir dos 3 anos de idade, com pico aos 30 a 40 anos de vida.[1-3]

Acredita-se que as MAV resultem de um erro na morfogênese do leito vascular que promove a formação de uma rede vascular anômala e geralmente são diagnosticadas até a quarta década de vida. A frequência estimada na população geral é de 4%. As apresentações clínicas podem ser progressivas, estáveis ou reversíveis e as mais frequentes são hemorragia (entre 30% e 82%), crise convulsiva (em cerca de 16% a 53%), cefaleia crônica (entre 7% e 48%). Déficit focal sem sangramento é uma apresentação incomum (1% a 40%).

Quando múltiplas (< 5%), podem estar relacionadas à síndrome de Rendu-Osler-Weber (ou telangectasia hemorrágica hereditária), uma doença neurocutânea vascular hereditária autossômica dominante.[1-3]

Com relação aos pacientes com história de hemorragia intracraniana recente, o banco de dados Columbia indica que 47% dos casos não apresentam déficit permanente; 37%, apesar dos déficits, permanecem independentes; 13% apresentam incapacidade moderada e 3%, grave incapacidade. A taxa anual de mortalidade é de 1% a 1,5% e de morbidade grave anual é de 1,4%.[4]

Áreas eloquentes: hipotálamo; tálamo; cápsula interna; tronco encefálico; pedúnculo cerebelar; núcleo cerebelar; e córtex sensorimotor, da linguagem e da visão.

O exame de angiografia digital com subtração é o padrão-ouro para a avaliação das MAV e deve ser realizado pelo cateterismo dos seis vasos (carótidas internas, externas e artérias vertebrais) e na sua descrição devem constar, além da sua localização anatômicas, os seguintes achados:

Artérias

- Tipo e número de aferentes arteriais.
  - Presença de aneurismas (associados, no vaso nutridor ou intranidal [Figura 169.1]).
- Colaterais em territórios vasculares adjacentes (podem ser mal-interpretadas como nidus).

Shunt

- Nidus compacto ou difuso.
- Presença de fístulas de baixo ou alto fluxo.

Veias

- Número de veias de drenagem.
- Localização superficial ou profunda.
- Presença de estenose ou ectasia.
- Grau de congestão venosa.

O manejo das MAV é, geralmente, um grande desafio e, muitas vezes, controverso, especialmente nos casos que não apresentam história ou indício de ruptura. A decisão terapêutica deve ser realizada caso a caso e sempre tendo à disposição uma equipe multidisciplinar, que envolve três frentes terapêuticas: o neurorradiologista intervencionista; o neurocirurgião e a neurorradiocirurgia esteriotáxica.[5-6]

Diretrizes norte-americanas baseadas na graduação de Spetzler-Martin (classificação relacionada ao risco cirúrgico convencional das MAV – Tabela 169.1) indicam as seguintes condutas:

TABELA 169.1. Graduação de Spetzler-Martin para MAV cerebrais.

Graduação de Spetzler-Martin*	
Tamanho	Pontuação
< 3 cm	1
3 a 6 cm	2
> 6 cm	3
Localização	
Não eloquente	0
Eloquente	1
Drenagem Venosa	
Somente superficial	0
Profunda	1
Áreas eloquentes: córtex sensorimotor; linguagem; córtex visual; hipotálamo; cápsula interna; pedúnculos cerebelares e núcleos cerebelares profundos.	

*A pontuação deve ser somada e graduada de I a V. Um grau separado SM tipo VI está reservado para MAV consideradas inoperáveis.

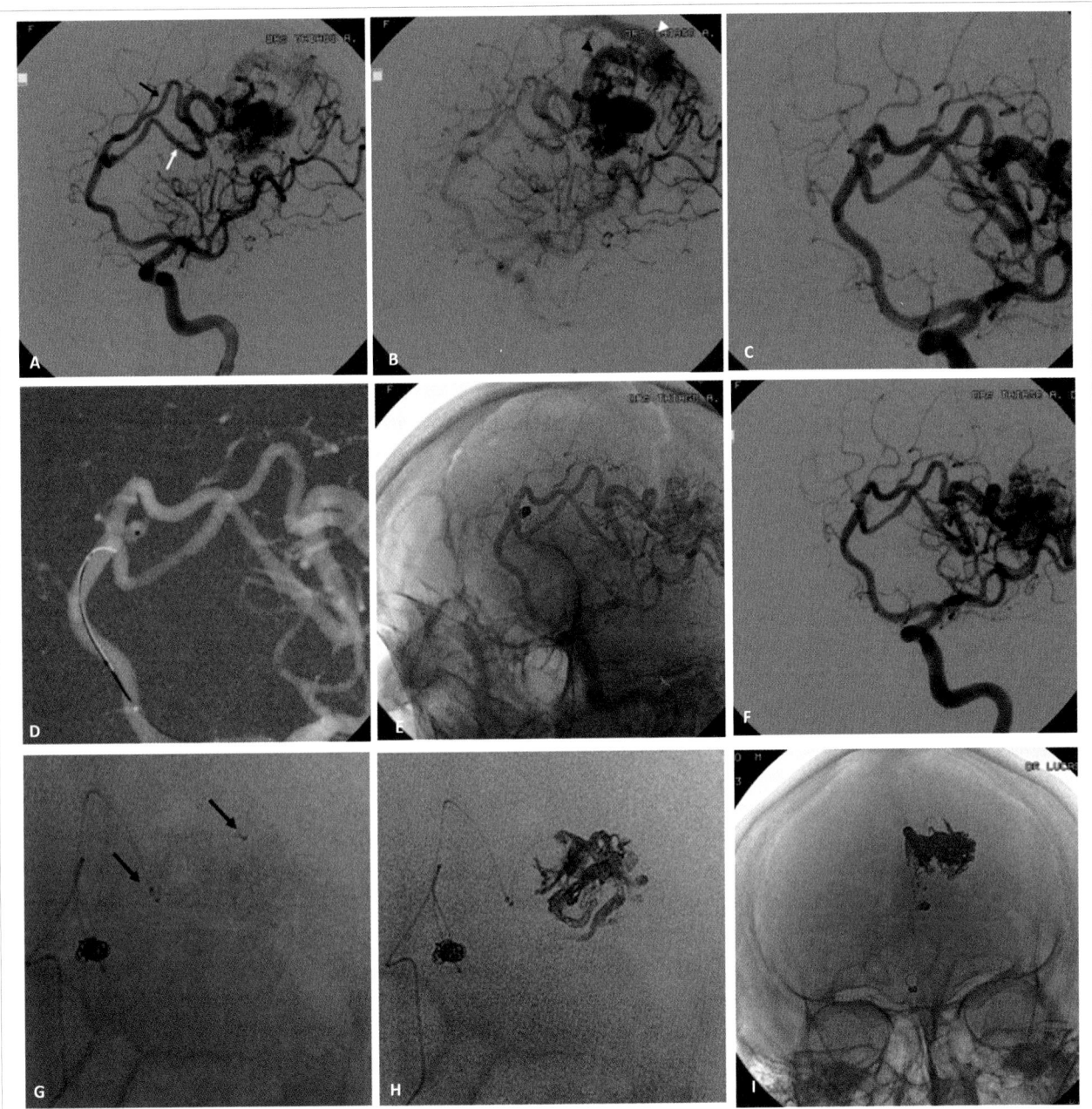

FIGURA 169.1. Embolização de aneurisma cerebral no trajeto para a MAV e embolização da MAV com Onyx®. Paciente do sexo feminino, 51 anos, descobriu a patologia após crises convulsivas há 3 meses. Angiografia cerebral em incidência oblíqua anterior esquerda (A e B) da carótida interna esquerda demonstrando MAV frontal esquerda nutrida por ramos da artéria pericalosa (seta preta) e da artéria calosa marginal (seta branca) ramos da artéria cerebral anterior, com o nidus compacto e drenagem para veia cortical frontal (cabeça da seta preta) que drena posteriormente para o seio sagital superior (cabeça da seta branca). Angiografia em incidência de trabalho demonstrando aneurisma de artéria pericalosa (C). Um microcateter é posicionado dentro do aneurisma sob visualização direta por *road map* (D). Angiografia com subtração (E) e sem subtração (F) demonstrando exclusão do aneurisma. Um aneurisma de comunicante anterior também foi tratado neste mesmo tempo cirúrgico. Em um segundo tempo cirúrgico, um microcateter com ponta destacável (seta preta) foi posicionado junto ao nidus (G) para a realização de embolização com Onyx® (*cast* inicial – H). Controle seis meses após a embolização demonstrando o *cast* final de Onyx® (I).

MAV: malformações arteriovenosas.

(*Continua*)

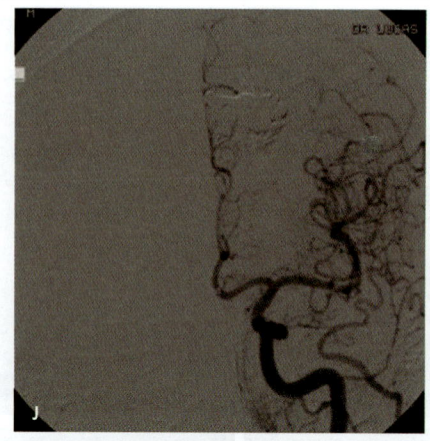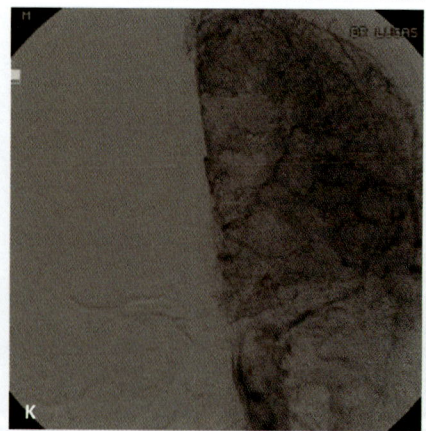

FIGURA 169.1. Embolização de aneurisma cerebral no trajeto para a MAV e embolização da MAV com Onyx®. Ausência de nidus ou *shunt* arteriovenoso residual (J e K).
MAV: malformações arteriovenosas.

Graus I e II

- Não se devem associar dois métodos de tratamento.
- A embolização deve ser realizada apenas se houver chance de cura.
- O tratamento cirúrgico é o de escolha.

Grau III

- Se for superficial, pode ser realizada cirurgia, embolização ou a combinação das duas.
- Se profunda, pode-se realizar a radiocirurgia.

Graus IV e V

- Conduta expectante em casos assintomáticos.
- Embolização parcial para a melhora de sintomas e combinação com cirurgia ou radiocirurgia se possível.
- Embolização direcionada (p. ex.: pseudoaneurisma intranidal roto por exemplo).

Indicações que sugerem tratamento:

- Hemorragia intracraniana.
- Déficit neurológico progressivo atribuído à MAV.
- Crises convulsivas intratáveis clinicamente (a ressecção cirúrgica as reduz em 80%).

Risco futuro de hemorragia baseado no banco de dados Columbia é de 0,9% se o paciente não apresentar nenhum dos fatores maiores de risco, e de 34,4% se apresentar os três fatores maiores de risco (Tabela 169.2).[4]

TRATAMENTO

Diferentemente dos aneurismas cerebrais, um período de duas a seis semanas após a hemorragia é recomendado antes do tratamento definitivo para evitar danos ao parênquima fragilizado pela hemorragia e a não interpretação correta da MAV possivelmente comprimida por um hematoma, aumentando o risco de um tratamento parcial da MAV. Em alguns casos, na presença de aneurisma intranidal

TABELA 169.2. Risco anual de ruptura baseado nos fatores de risco.

Risco maior de ruptura	Risco anual de ruptura
História de hemorragia	4,5%
Localização profunda	3,1%
Drenagem venosa profunda exclusiva	2,5%
Outros fatores de risco	
Estenose ou oclusão na veia de drenagem	
Veia de drenagem única	
Aneurisma intranidal	
Pequena dimensão do nidus	

junto ao local da hemorragia (Figura 169.2), ou de trombose de uma veia importante de drenagem, alguns autores recomendam abordagem mais agressiva.

O tratamento das MAV deve ser multidisciplinar e envolve três frentes terapêuticas: o neurorradiologista intervencionista; o neurocirurgião e a neurorradiocirurgia esteriotáxica.[7]

O tratamento da MAV tem por objetivo a redução do risco de sangramento (a principal manifestação clínica e de maior morbidade) e dos déficits neurológicos. Entre as opções terapêuticas, a embolização pode ser curativa em uma proporção que varia na literatura de 15% a 75% (a maioria varia em torno de 15% a 20%) nas séries publicadas. A decisão terapêutica deve ser tomada por uma equipe multidisciplinar e deve ser um passo do tratamento, integrado aos demais procedimentos. Uma melhor taxa de cura está provavelmente relacionada a MAV menores de 3 cm, com três ou menos pedículos arteriais, com localização cortical e drenagem venosa superficial.[1,5]

Antes de iniciar o tratamento de uma MAV cerebral, devem-se levar alguns fatores em consideração, como:

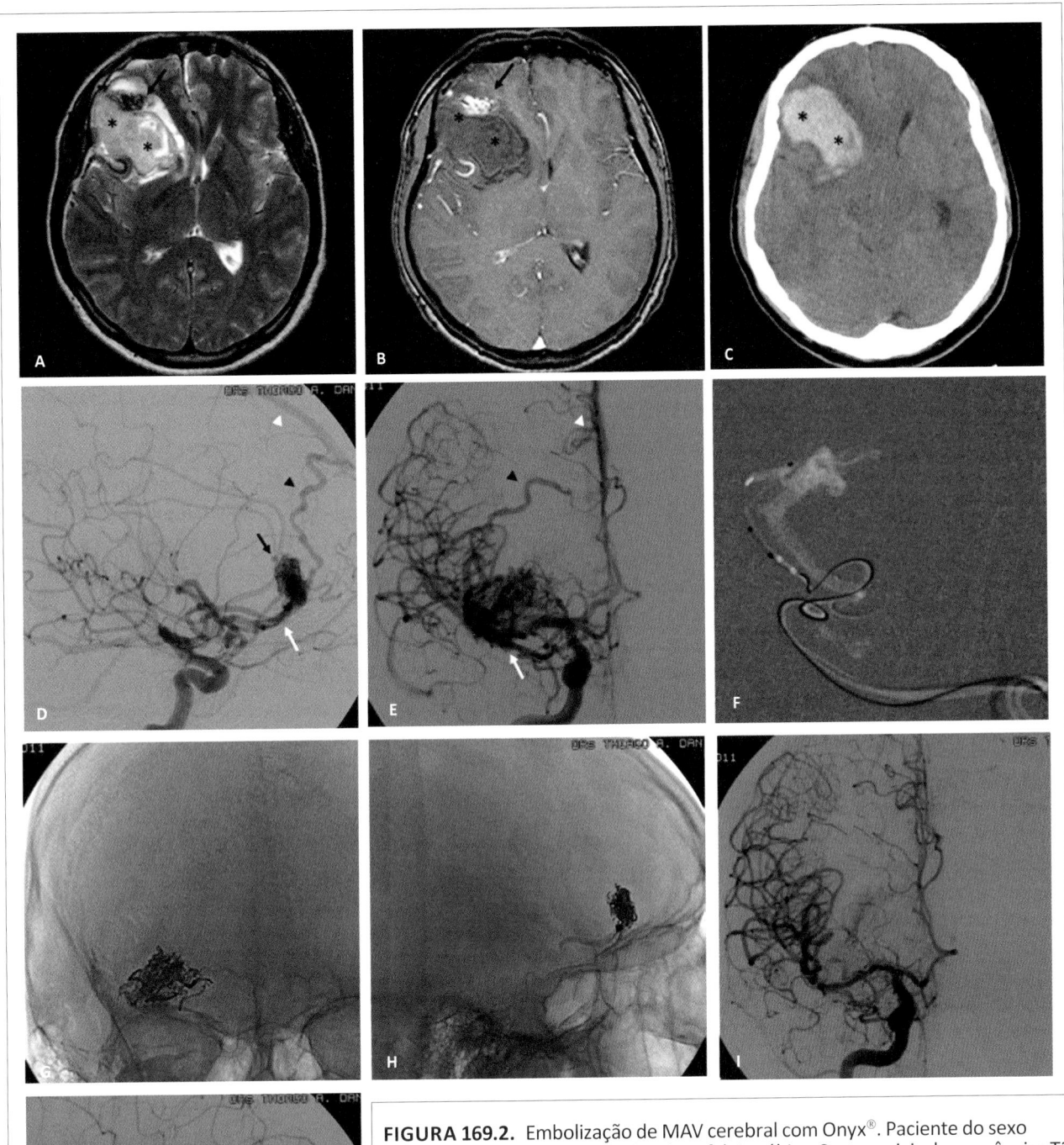

FIGURA 169.2. Embolização de MAV cerebral com Onyx®. Paciente do sexo masculino, 34 anos, com quadro de cefaleia súbita. Cortes axiais de sequências T2 (A), T1 após a injeção de contraste (B) de RM e TC do crânio (C) demonstrando hemorragia intraparenquimatosa frontal direita (asterisco) deslocando anteriormente o nidus da MAV (seta preta). Angiografia da carótida interna direita de frente (D) e perfil (E) demonstrando MAV frontal direita nutrida por ramos da artéria cerebral média direita (seta branca), com o nidus compacto e presença de aneurisma intranidal localizado na face posterior da MAV (seta preta), intimamente relacionado à topografia do hematoma. A drenagem é para a veia cortical frontal que drena posteriormente para o seio sagital superior. *Road Map* realizado para o posicionamento de um microcateter com ponta destacável junto ao nidus da MAV (F). *Cast* final do Onyx® nas radiografias de frente e perfil (G e H). Ausência de nidus ou de *shunt* arteriovenoso residual ou complicações tromboembólicas ou hemorrágicas nos controles finais (I e J).
MAV: malformações arteriovenosas.

- O objetivo principal deve ser, na maioria dos casos, a cura e, muitas vezes, será necessária uma abordagem multidisciplinar.
- O tratamento parcial provavelmente aumenta o risco de ruptura.
- A abordagem terapêutica em uma MAV não rota pode causar mais riscos do que um tratamento conservador segundo dados preliminares do ensaio clínico *Medical management with or without interventional therapy for unruptured brain arteriovenous malformations: a multicentre, non-blinded, randomised trial* (ARUBA).[6]
- Requer uma equipe multidisciplinar experiente e cuidadosa.

AGENTES EMBOLIZANTES LÍQUIDOS

Existem atualmente duas opções de material para embolização: o cianoacrilato e o Onyx®. O cianoacrilato tem como principal desvantagem a rápida polimerização, o que o torna de difícil controle na penetração do nidus e aumenta os riscos de complicações decorrentes de aderência do cateter.

Trata-se de um monômetro líquido que sofre uma polimerização rápida catalisada por componentes encontrados no sangue e no endotélio, tornando-se uma estrutura sólida e adesiva. Promove uma resposta inflamatória na parede do vaso e no tecido ao redor, evoluindo com necrose e posterior fibrose. A taxa de recanalização é baixa após uma embolização adequada.[5]

A taxa de polimerização é ajustada com a quantidade de lipiodol misturada, que ajuda na visualização direta durante a injeção por ser radiopaco. Altas concentrações de lipiodol reduzem a taxa de polimerização e aumentam a viscosidade. Algumas indicações mais frequentes são: *shunts* arteriovenosos, artérias perfurantes, colaterais leptomeníngeas, vascularização *en passant* e quando o microcateter está relativamente longe do nidus. Alguns operadores experientes consideram o cianoacrilato menos previsível do que o Onyx®.[8]

O Onyx é uma mistura de um copolímero de *polyethylene* e *polyvinyl alcohol* (EVOH) em um solvente, o dimetilsulfóxido (DMSO), que resulta em um composto pouco adesivo, permitindo maior controle da injeção, maior tempo de injeção e, portanto, injeções de maiores volumes.[8]

A solidificação se inicia da superfície externa para o interior do *cast*, formando uma pele com um centro líquido que permanece fluindo enquanto o processo de solidificação continua, como um lava.

Complicações

A taxa reportada de complicações é similar, independentemente do agente líquido embolizante (Onyx® ou cianoacrilato) e varia entre 3% e 25%. O aumento do grau ou complexidade da MAV certamente está correlacionado com a taxa de complicação.[9-12]

O déficit permanente varia entre 8% e 10% e a mortalidade em torno de 2% a 4%.

As principais complicações são:[12]
- **Hemorragia:** a taxa de hemorragia relacionada à embolização é de 2% a 18% (Onyx® ou cianoacrilato) e pode ocorrer durante a embolização, logo em seguida ou dias após o procedimento.
- **Isquemia:** pode ocorrer após o refluxo do agente embolizante para ramos arteriais normais ou migração do agente embolizante na retirada do microcateter ou ruptura deste durante a injeção.
- **Retenção do microcateter:** ocorre em até 3% dos casos segundo a literatura, geralmente correlacionada a tempos de injeções longos associados a refluxo maior do que 2 cm e tortuosidade de vasos distais. Esse tipo de problema tende a diminuir com novos microcateteres com ponta destacável.
- **Lesão por radiação:** geralmente correlacionada a tempo de procedimento prolongado, principalmente em correlação com injeção de Onyx®. Pode cursar com perda focal de cabelo e eritema ou dermatite em casos mais graves. Isso pode ser evitado ou reduzido variando as incidências de trabalho.

FÍSTULA ARTERIOVENOSA DURAL

Rizzoli, em 1881, foi o primeiro a descrever uma MAV que envolvia a dura-máter e Sachs publicou a primeira descrição angiográfica em 1931. Posteriormente, foram reportadas com frequência crescente, ocorrendo no seio transverso e no seio cavernoso, embora ocorram em qualquer seio dural intracraniano.[5]

As FAVD consistem de várias conexões pequenas entre os ramos das artérias durais e veias ou um seio venoso. A incidência de FAVD intracranianas é de aproximadamente 10% a 15% de todas as anomalias vasculares intracranianas. Uma boa porcentagem das FAVD permanece clinicamente silenciosa ou pode involuir espontaneamente.[13]

As evidências atuais sugerem que as FAVD são lesões adquiridas e se manifestam clinicamente mais tarde do que as MAV.

Em meados dos anos 1970, Castaigne e Djindjian propuseram que as FAVD eram uma patologia adquirida desenvolvida após a abertura de *microshunts* existentes no interior da dura-máter e, por angiogênese, levando ao desenvolvimento de novos *shunts*.[14] Várias etiologias foram propostas como relacionadas ao desenvolvimento de FAVD como: trombose venosa dural; trauma; pós cirurgia; trombose venosa cortical; associação com gravidez, parto e menopausa; otite e sinusite.[13,15]

O fator predisponente mais comum para as FAVD é a trombose de seio venoso dural. A hipertensão venosa após o evento de trombose promove a abertura de conexões microvasculares dentro da dura-máter. Esses canais podem se tornar hipertrofiados promovendo o *shunt* entre o sistema arterial dural e venoso. Dependendo do fluxo arteriovenoso, as FAVD podem recrutar nutridores piais provenientes de artérias intracranianas.[16]

A drenagem venosa pode se dar diretamente para o seio dural (quando se encontra parcialmente comprometido), podendo ou não apresentar refluxo para veias corticais ou drenar diretamente estas veias quando o segmento dural está completamente comprometido. Vale ressaltar que o envolvimento de veias corticais está relacionado com predisposição à hemorragia intracraniana (Figura 169.3)[15] (Tabela 169.3).

A etiologia das FAVD, que raramente ocorrem na faixa pediátrica, pode ser congênita ou resultante de fatores adquiridos, tais como: trauma de nascimento, infecções, trombose venosa em útero ou ação de hormônios maternos.

Apresentações graves incluem hemorragia intracraniana e déficits neurológicos não hemorrágico como convulsões, parkinsonismo, sintomas cerebelares (Figura 169.4), apatia, déficit de crescimento e anormalidades dos nervos cranianos, incluindo casos raros de neuralgia trigeminal. Alguns sintomas, incluindo a demência e déficit cognitivo, podem melhorar após tratamento.

A apresentação hemorrágica está intimamente relacionada à presença de drenagem venosa cortical. Sempre que houver hemorragia intracraniana (geralmente subaracnóidea ou intraparenquimatosa lobar) inexplicável, deve-se considerar a hipótese de FAVD. Vale a pena ressaltar que o estudo das carótidas externas é imprescindível para o adequado diagnóstico e compreensão das FAVD.[13,17]

Tratamento

Deve ser proposto sempre na presença de hemorragia em virtude do risco de ressangramento. Nas FAVD não rotas, está indicado sempre que estas apresentam retorno venoso cortical ou sintomas intoleráveis (zumbido ou cefaleia refratária a tratamentos clínicos).

Tratamento endovascular por via venosa

As FAVD do seio cavernoso (Figura 169.5) geralmente cursam com proptose ocular, hiperemia e o acometimento dos nervos contidos neste compartimento (III, IV, V e VI). O seu tratamento endovascular geralmente é realizado por via venosa por cateterismo do seio petroso inferior. O acesso arterial não é indicado porque os vasos nutridores

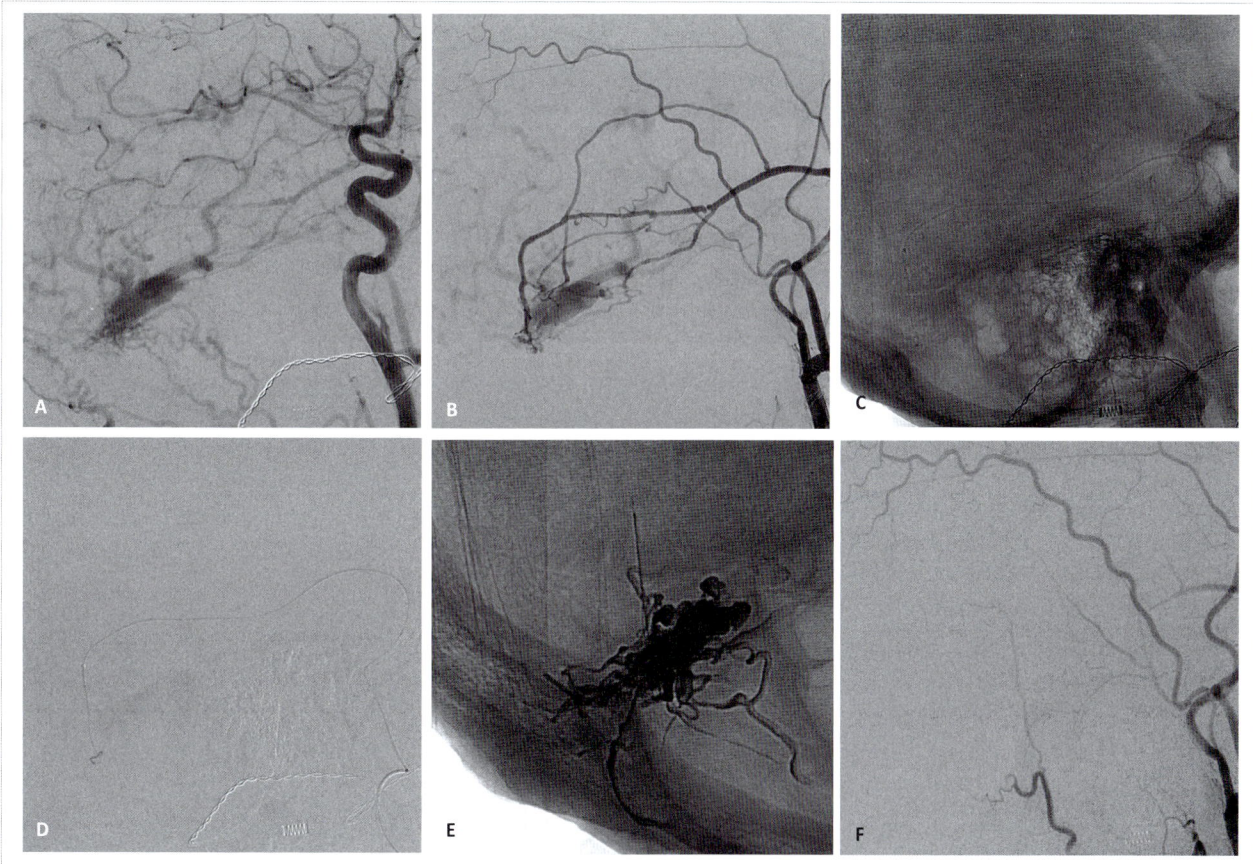

FIGURA 169.3. Embolização de FAVD do seio lateral por via arterial com injeção de Onyx®. Paciente do sexo feminino, 56 anos, com queixa de cefaleia. Angiografia da carótida comum (A) e da carótida externa (B) à direita demonstrando FAVD do seio sigmoide nutrida por ramos meníngeos, principalmente proveniente da artéria meníngea média, com coletor venoso e refluxo venoso cortical cerebral. Um microcateter com ponta destacável é posicionado distalmente na artéria meníngea média (C e D). *Cast* final de Onyx® (E). Controles finais com angiografia da carótida externa esquerda demonstrando ausência de lesão residual (F).
FAVD: fístula arteriovenosa dural.

TABELA 169.3. Classificação das fístulas arteriovenosas durais.[15]

	Classificação de Lariboisière (Cognard e colaboradores)
I	Drenagem para seio dural com o fluxo anterógrado
II a	Drenagem para seio dural com o fluxo retrógrado
II b	Drenagem para seio dural com o fluxo anterógrado e retorno venoso cortical
II a + b	Drenagem para seio dural com o fluxo retrógrado e retorno venoso cortical
III	Drenagem direta para veias corticais (retorno venoso cortical)
IV	Tipo III associado à dilatação das veias de drenagem
V	Drenagem para veias espinhais perimedulares
	Classificação de Borden
1	Drenagem para seio dural ou veia meníngea
2	Drenagem para seio dural com retorno venoso cortical
3	Drenagem direta para veias corticais (retorno venoso cortical)

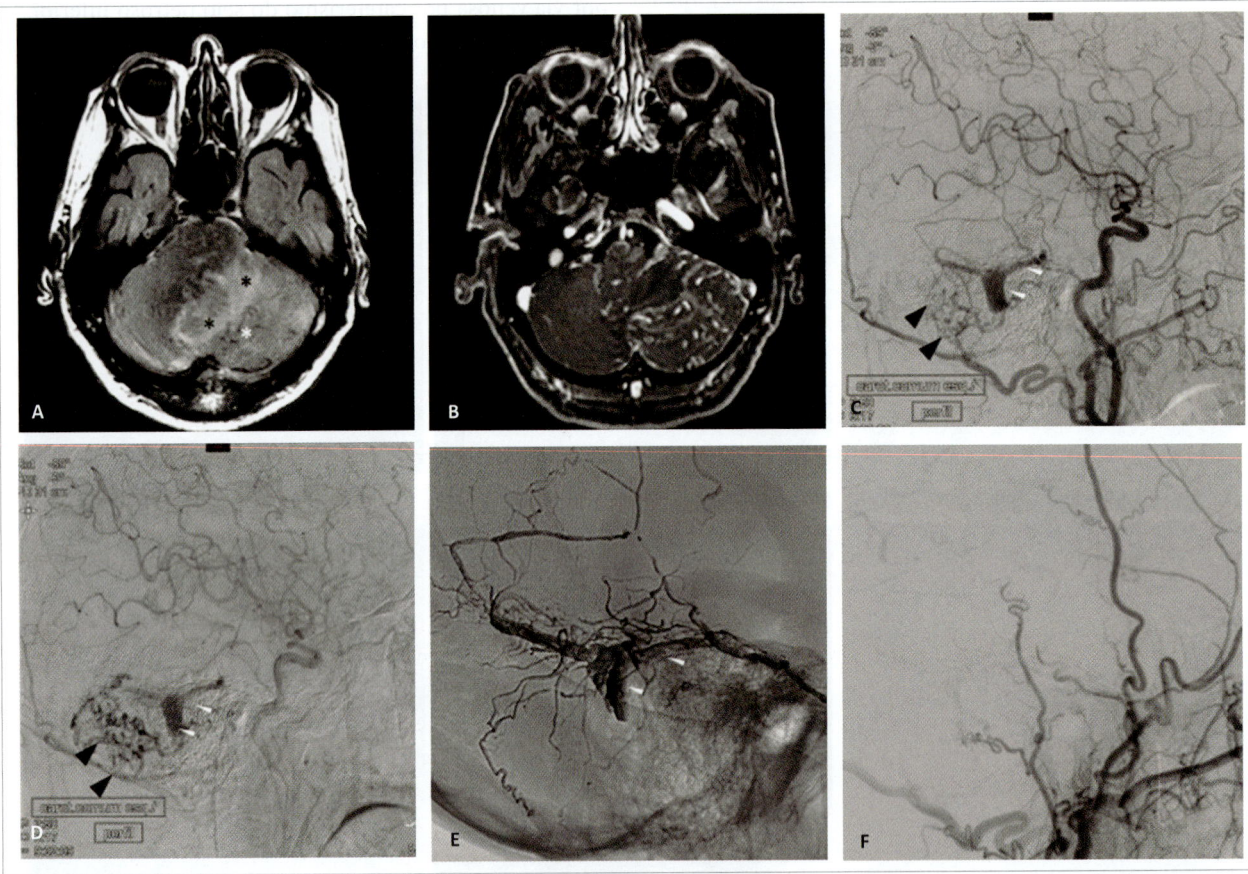

FIGURA 169.4. Embolização de FAVD do seio lateral por via arterial com injeção de Onyx®. Paciente do sexo masculino, 90 anos, lúcido. Quadro clínico recente de tontura, náusea, sonolência, dificuldade à marcha. Cortes axiais de RM (FLAIR e T1 pós-contraste) mostram edema no hemisfério cerebelar esquerdo associado a efeito de massa (asteriscos pretos) e a estruturas vasculares ectasiadas e tortuosas de permeio (asterisco branco) realçadas após a injeção de contraste (A e B). Angiografia em perfil com injeção pela carótida comum esquerda: há uma FAVD nutrida por ramos meníngeos da carótida externa e com drenagem para segmento excluído do seio lateral esquerdo e importante refluxo venoso cortical para veias do hemisfério cerebelar (C e D). Após o microcateterismo de ramo da artéria média esquerda e injeção de Onyx, observa-se o cast final de Onyx® (E) preenchendo o seio lateral dural excluso e as artérias nutridoras. Os controles finais com angiografia da carótida externa esquerda mostram ausência de lesão residual (F).

FAVD: fístula arteriovenosa dural; RM: ressonância magnética; FLAIR: *fluid acquisition inversion recovery*.

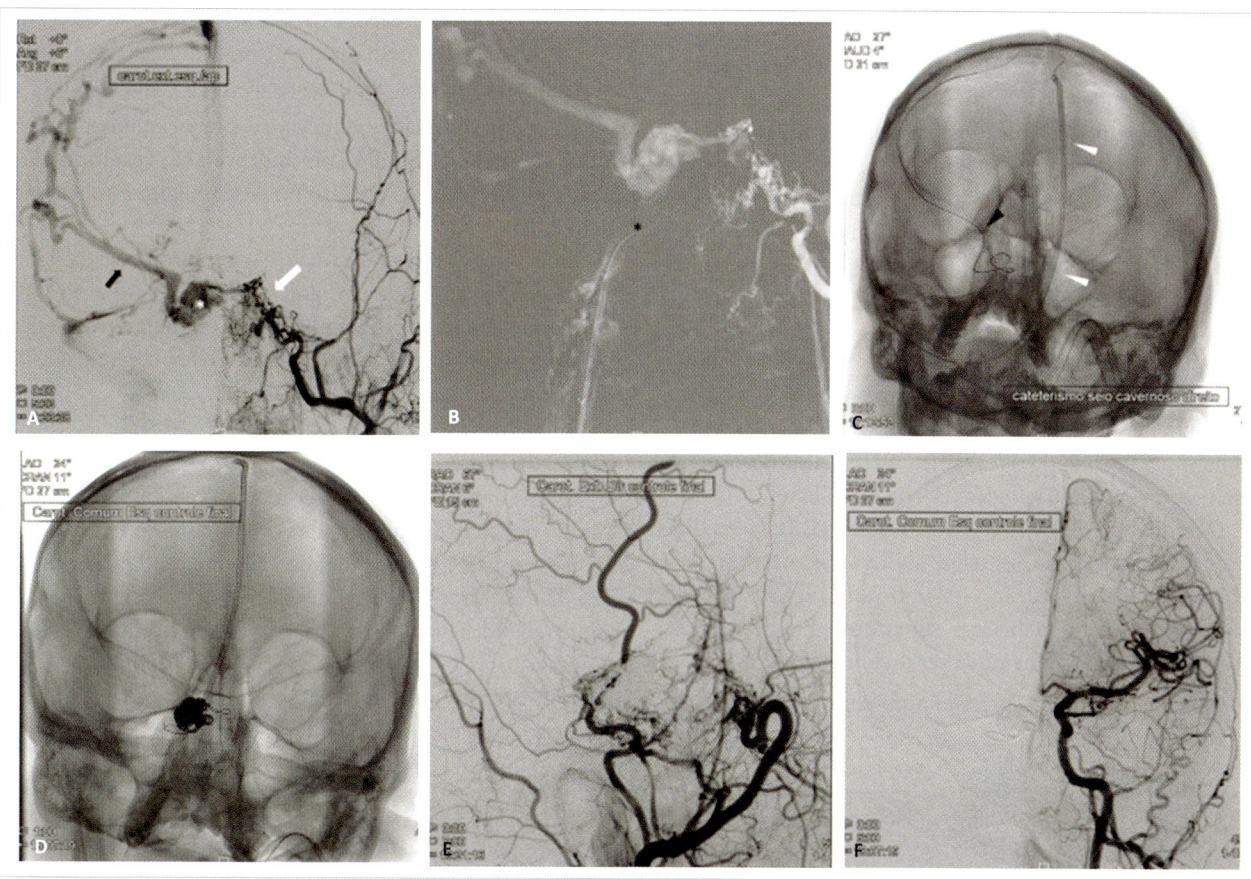

FIGURA 169.5. Embolização de FAVD do seio cavernoso por via venosa e colocação de espirais metálicas. Paciente do sexo masculino, 46 anos, com quadro de hiperemia ocular, exoftalmia e hipertensão intracraniana. Angiografia carótida externa esquerda de frente (A) demonstrando FAVD do seio cavernoso (asterisco branco) direito nutrido por ramos meníngeos da carótida externa esquerda (seta branca); após o preenchimento do seio cavernoso, o refluxo venoso ocorre para veia cortical silviana direita (seta preta). Realizada a tentativa de recanalização do seio petroso inferior com fio-guia (asterisco preto) sem sucesso (B). Foi decidida a navegação pela veia silviana até o seio cavernoso direito. Um cateter guia de acesso distal foi posicionado no seio sagital superior (cabeças das setas brancas) e um microcateter foi posicionado dentro do seio cavernoso direito com ajuda de um microguia (cabeça da seta preta) (C). Procedeu-se à colocação de espirais metálicas no seio cavernoso direito (D) até a exclusão da FAVD observada em angiografia em perfil da carótida externa direita (E) e pela angiografia pela carótida comum esquerda (F).

FAVD: fístula arteriovenosa dural.

geralmente são ramos meníngeos da carótida interna, que não permitem uma injeção segura de agentes embólicos líquidos. Mesmo quando apresentam ramos meníngeos da carótida externa, não está indicado o acesso arterial pelo alto risco de comunicação com anastomoses perigosas com a carótida interna.[18]

Tratamento endovascular por via arterial

O tratamento de FAVD intracranianas com drenagem venosa cortical ou com refluxo para veias corticais é possível através do acesso arterial e injeção de agente embolizante líquido (Onyx® ou cianoacrilatos). Artigos recentes têm demonstrado que a técnica endovascular, utilizando Onyx® apresenta algumas vantagens sobre o cianoacrilato, incluindo maior controle do agente embólico durante a injeção, tempo de injeção e as altas taxas de cura geral com poucas complicações.[19-20]

Em contraste com FAVD com drenagem venosa cortical direta e refluxo em veias corticais, fístulas com drenagem direta para os seios venosos são frequentemente tratadas pela abordagem venosa, particularmente as FAVD localizadas no seio lateral e seio cavernoso.[17,19]

As FAVD do seio cavernoso raramente têm acesso arterial favorável, mas as localizadas no seio lateral, muitas vezes, têm pedículos arteriais passíveis de cateterismo seletivo e injeção segura de agente embolizante líquido.

Complicações potenciais incluem a lesão de nervos cranianos (como paralisia facial e neuralgia do trigêmeo), e a progressão de uma trombose venosa. As lesões de nervos cranianos ocorreram em virtude do refluxo exagerado de agente embolizante líquido em ramos da artéria meníngea média. A trombose venosa ocorre, quase sempre, relacionada à desaceleração do fluxo dentro dos seios venosos e das veias corticais relacionadas à FAVD.[19]

ANGIOPATIA PROLIFERATIVA

Comumente confundida com uma MAV verdadeira, a angiopatia proliferativa se difere por apresentar tecido cerebral verdadeiro entremeado ao nidus (Figura 169.6). Tem uma discrepância entre o volume da malformação e apresenta fluxo relativamente baixo. A conduta deve ser diferente em relação às MAV por acarretar um risco hemorrágico significativamente mais baixo.[21]

ANEURISMA DA VEIA DE GALENO

Em 1997, Lasjaunias P. distinguiu as verdadeiras malformações aneurismáticas da veia de galeno (MAVG) das dilatações aneurismáticas da veia de galeno (DAVG). As MAVG drenam para a veia prosencefálica mediana de Markowski, veia precursora embriológica da veia de Galeno.

O nidus das MAVG está localizado na linha média e apresenta nutrição proveniente de todas as artérias coroideias, artérias pericalosas, tálamo-perfurantes, além de ramos durais das cerebelares superiores. Em termos angioarquiteturais, podem ainda ser divididas em dois grupos:

- **Tipo coroideu:** rede arterial mais complexa do que a do tipo mural.

- **Tipo mural:** apresenta fístula arteriovenosa direta na parede da veia mediana do prosencéfalo. Estas fístulas podem ser únicas ou, mais frequentemente, múltiplas.

O quadro clínico manifesta-se precocemente na primeira infância, cursando com hidrocefalia, cardiomegalia, insuficiência cardíaca e atraso no desenvolvimento neuropsicológico.

Já as DAVG são malformações arteriovenosas subpiais e se desenvolvem mais tardiamente no processo embriológico. Apresentam-se clinicamente na infância tardia e sua história natural é semelhante a outras MAV cerebrais de localização profunda.

EPISTAXE

Sangramento nasal oriundo, geralmente, da mucosa nasal, com mais frequência da região nasal anterior (80%). Quase sempre, está relacionada a alterações da integridade vascular (síndrome de Rendu-Osler-Weber – Figura 169.7), anormalidades na mucosa nasal ou desordem dos fatores de coagulação.[22]

É uma afecção muito comum na prática médica da qual aproximadamente 60% da população já teve ou terá pelo me-

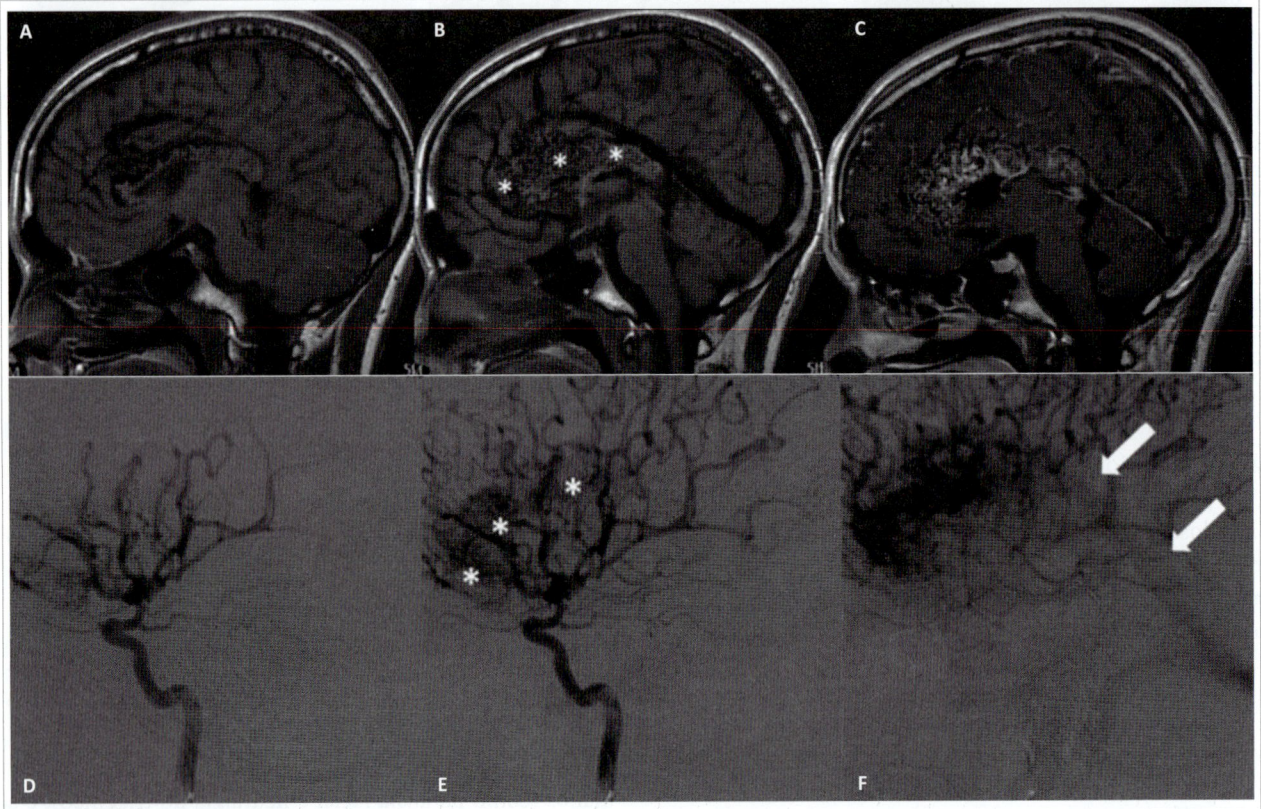

FIGURA 169.6. Angiopatia proliferativa. Paciente do sexo masculino de 15 anos com quadro de crises convulsivas. Cortes sagitais de RM em T1 sem contraste (A, B) e T1 após contraste (C) demonstram volumosa malformação arteriovenosa localizada no corpo caloso, nota-se que há tecido cerebral normal entremeado à malformação arteriovenosa, configurando o aspecto de angiopatia proliferativa. A angiografia cerebral em incidência em perfil e injeção de contraste pela carótida interna direita (D, E e F) mostram que o nidus é volumoso e esparso (asteriscos), porém, apesar do tamanho da malformação, não dilatação exuberante dos vasos nutridores e retorno venoso (setas brancas) ocorrem mais tardiamente em relação às malformações arteriovenosas piais verdadeiras.

RM: ressonância magnética.

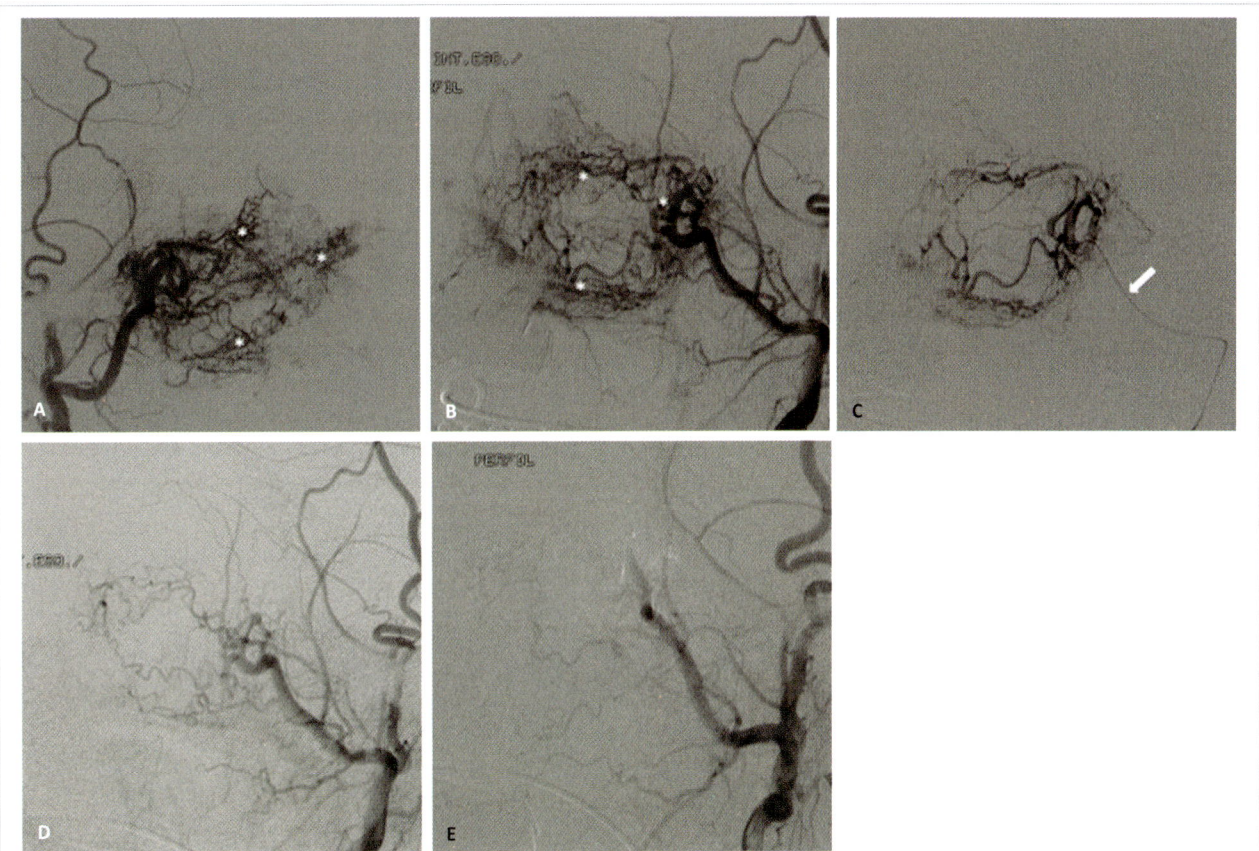

FIGURA 169.7. Quadro de epistaxe em paciente do sexo masculino de 52 anos com diagnóstico de síndrome de Rendu-Osler-Weber. Angiografias em perfil da carótida externa direita (A) e esquerda (B) demonstrando rede de vasos calibrosos e tortuosos na mucosa nasal (asteriscos brancos) nutrida por ramos de ambas as artérias maxilares internas. Angiografia superseletiva (C) realizada pela injeção de contraste por um microcateter (seta branca) posicionado na artéria maxilar interna. Logo após, efetuou-se injeção de partículas de PVA 150-250 micras e, posteriormente, 250 a 350 micras, o procedimento foi repetido na artéria maxilar interna direita. Controles angiográficos pelas carótidas externas esquerda (D) e direita (E) demonstram ausência do realce anômalo inicialmente observado.

nos um episódio. É, geralmente autolimitada, porém, em 6% dos casos, é necessária alguma intervenção cirúrgica, quase sempre constituída de medidas como cauterização química ou elétrica do septo nasal ou tamponamento, a ligadura proximal deve ser evitada em virtude do risco de recidiva relacionada à ampla rede de colaterais existente na região.

A embolização arterial, que permanece como tratamento nos casos em que não se consegue o controle da epistaxe, foi descrita pela primeira vez por Sokoloff e colaboradores em 1974 e tem sido cada vez mais utilizada como tratamento complementar ou alternativo em epistaxes. Na literatura, encontram-se índices de sucesso que variam de 79% a 100%.

O procedimento deve ser iniciado com uma angiografia cerebral para avaliar possíveis variações anatômicas e identificar a lesão-alvo da embolização. Geralmente, é efetuada a embolização da artéria maxilar mediante o respectivo microcateterismo e injeção de microesferas de PVA (inicialmente de 150 a 250 micras e, posteriormente, 250 a 350 micras). A embolização proximal em casos de pseudoaneurismas pode ser realizada com espirais metálicas ou agentes embolizantes líquidos como o cianoacrilato.[1,5]

As principais complicações incluem cegueira, necrose da mucosa ou pele e paralisia do V nervo craniano. As complicações menores incluem dores facial, de cabeça e muscular.

Na literatura mais antiga, as principais complicações foram relatadas em 3% a 7% dos tratamentos, atualmente são relatadas na faixa de 0,1% a 3%. A principal complicação é a necrose dos tecidos.

TRAUMA

Diversos tipos de lesões traumáticas da cabeça e pescoço podem ser abordados pela neurorradiologia intervencionista, sejam elas acidentais ou iatrogênicas.

Lesões de ramos da carótida externa podem provocar grandes hemorragias. A angiografia arterial pode identificar com grande precisão a localização da artéria lesada e, no mesmo procedimento, pode-se realizar a embolização da região acometida, utilizando-se agentes embolizantes líquidos, como o cianoacrilato; ou dispositivos destacáveis, como as espirais metálicas destacáveis.

Traumas de grande impacto e cirurgias da base do crânio podem cursar com lesões da carótida interna, principalmente no seu segmento cavernoso que pode levar a uma fístula carótida cavernosa direta.

As fístulas carótidas cavernosas podem ocorrer de forma traumática (80%) ou espontânea. Os traumas podem ser acidentais, geralmente relacionados a acidentes de trânsito (Figura 169.8), quedas de grande altura, acidentes de equitação; resultantes de ferimentos por armas brancas e de fogo; e iatrogênicos, relacionados a cirurgias transesfenoidais, paranasais ou outras cirurgias intracranianas. As fístulas carótidas cavernosas espontâneas estão, geralmente, relacionadas a fragilidades da parede do vaso, como aneurismas cavernosos ou lesões invasivas tumorais.[23]

TESTE DE OCLUSÃO CAROTÍDEA

A oclusão temporária da carótida interna com balão permanece como uma importante ferramenta no processo terapêutico de patologias da cabeça e pescoço, como neoplasias que envolvem a carótida interna, aneurismas localizados na carótida interna e fístulas arteriovenosas, como a fístula carótido-cavernosa direta.

O teste deve ser realizado após punção femoral bilateral com um introdutor 6F e um 5F, com o posicionamento de um cateter-guia em uma carótida interna para a passagem do balão; e um cateter diagnóstico 5F no outro vaso (carótida interna contralateral ou artéria vertebral) para a realização da aquisição angiográfica. O procedimento deverá sempre ser realizado sob heparinização sistêmica.

Alguns operadores realizam o teste também sob anestesia geral com base em séries clínicas que realizam a análise do tempo de drenagem venosa (Tabela 169.4). O teste se baseia no tempo do aparecimento das primeiras veias corticais (Figura 169.9).[24]

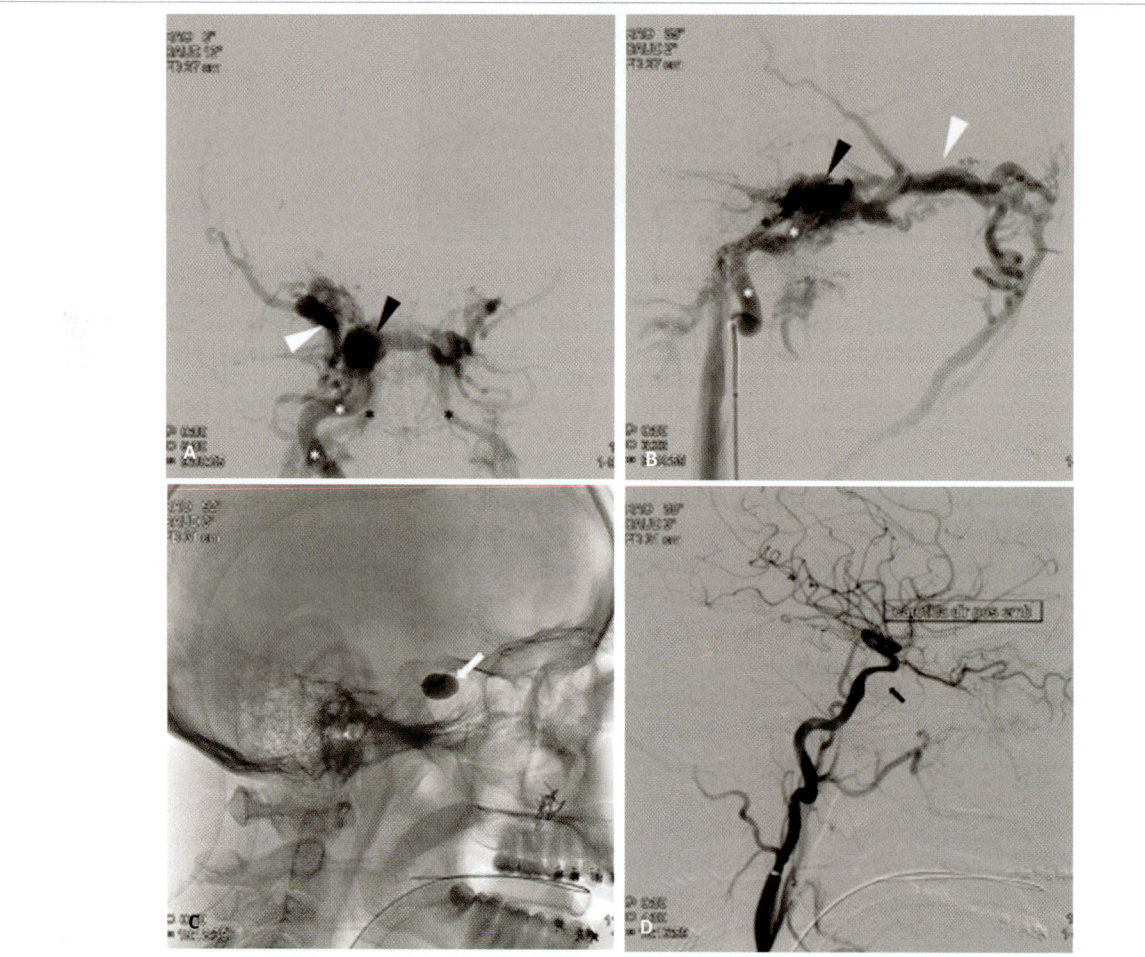

FIGURA 169.8. Fístula arteriovenosa carótida cavernosa. Hiperemia ocular e exoftalmia 30 dias após acidente de moto. Angiografia realizada nas incidências de frente (A) e perfil (B) mostra fístula arteriovenosa localizada no segmento cavernoso da carótida interna (asteriscos brancos), notam-se rápida contrastação do seio cavernoso (cabeça da seta preta), fluxo para o seio petroso inferior (asteriscos pretos) e veia oftálmica (cabeça da seta branca); não há contrastação distal da carótida interna. A radiografia simples mostra um balão destacável (seta branca) posicionado no seio cavernoso no ponto de fístula; após a avaliação angiográfica, o balão foi destacado (C). Controle angiográfico final mostra ausência de fístula arteriovenosa residual. A seta preta aponta a imagem negativa do balão previamente destacado (D).

CAPÍTULO 169 Neurorradiologia Intervencionista II: Malformações Vasculares, Epistaxe, Trauma e ...

TABELA 169.4. Teste de oclusão carotídea.

Retardo na drenagem venosa cortical		
≤ 2 segundos	Entre 2 e 4 segundos	≥ 4 segundos
Suporta oclusão	Oclusão realizada em casos selecionados	Oclusão contraindicada

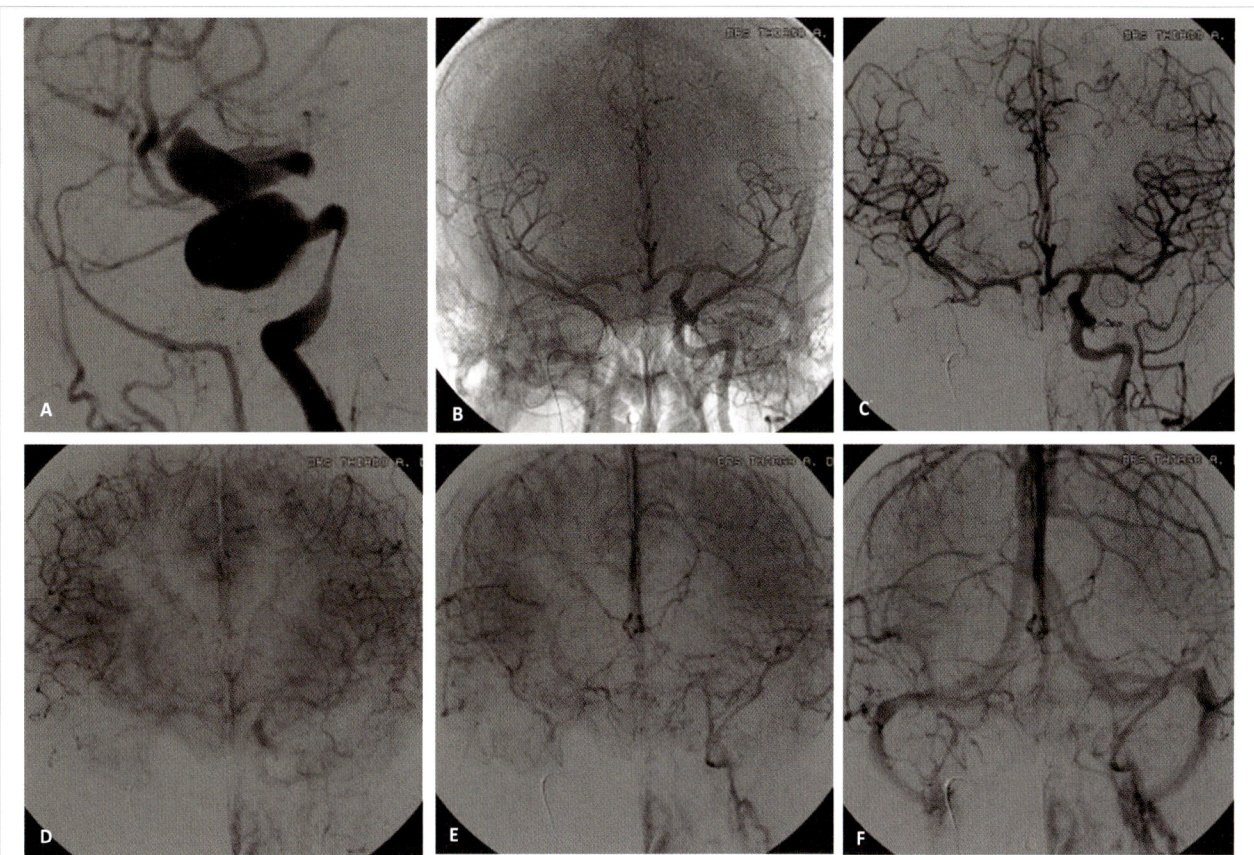

FIGURA 169.9. Teste de oclusão carotídea. Paciente do sexo feminino, 59 anos, com síndrome do seio cavernoso e infartos no território vascular da carótida interna direita. Aneurisma gigante parcialmente trombosado da carótida cavernosa direita associado a aneurisma grande, parcialmente trombosado de carótida oftálmica. Angiografia cerebral com subtração demonstrando os aneurismas descritos associados a estreitamento segmentar da carótida interna (A). Balão insuflado no segmento petroso da carótida interna direita (B). Teste de oclusão carotídea direita com injeção de contraste pela carótida interna esquerda demonstrando boa artéria comunicante anterior direita e tempo de contrastação e drenagem venosa simétricos em ambos os hemisférios (C, D, E e F).

REFERÊNCIAS BIBLIOGRÁFICAS

1. Berenstein A, Lasjaunias P, brugge KG. Surgical Neuroangiography: Vol.2: Clinical and Endovascular Treatment Aspects in Adults. Springer Berlin Heidelberg, 2012.
2. Lasjaunias P, Berenstein A, Brugge K. Clinical Vascular Anatomy and Variations: 1 Clinical Vascular Anatomy and Variations. New York: Springer, 2001.
3. Lasjaunias P, Brugge KG, Berenstein A. Surgical Neuroangiography: Vol. 3: Clinical and Interventional Aspects in Children. New York: Springer, 2007.
4. Stapf C, Mast H, Sciacca RR, Choi JH, Khaw AV, Connolly ES, et al. Predictors of hemorrhage in patients with untreated brain arteriovenous malformation. Neurology. 2006;66(9):1350-5.
5. Murphy K, Robertson F. Interventional Neuroradiology. New York: Springer, 2013.
6. Mohr JP, Moskowitz AJ, Parides M, Stapf C. Young WL. Hull down on the horizon: A Randomized trial of Unruptured Brain Arteriovenous malformations (ARUBA) trial. Stroke. 2012;43(7):1744-5.
7. Esteves SC, Nadalin W, Piske RL, Benabou S, Souza E, Oliveira AC. Radiosurgery with a linear accelerator in cerebral arteriovenous malformations. Rev Assoc Med Bras. 2008;54(2):167-72.
8. van Rooij WJ, Sluzewski M, Beute GN. Brain AVM embolization with Onyx. AJNR Am J Neuroradiol. 2007;28(1):172-7; discussion 8.
9. Mohr JP, Parides MK, Stapf C, Moquete E, Moy CS, Overbey JR, et al. Medical management with or without interventional therapy for unruptured brain arteriovenous malformations (ARUBA): a multicentre, non-blinded, randomised trial. Lancet. 2014;383(9917):614-21.
10. Bambakidis NC, Cockroft K, Connolly ES, Amin-Hanjani S, Morcos J, Meyers PM, et al. Preliminary results of the ARUBA study. Neurosurgery. 2013;73(2):E379-81.
11. Mohr JP, Hartmann A, Kim H, Pile-Spellman J, Stapf C. Viewpoints on the ARUBA Trial. AJNR Am J Neuroradiol. 2015;36(4):615-7.
12. Hartmann A, Pile-Spellman J, Stapf C, Sciacca RR, Faulstich A, Mohr JP, et al. Risk of endovascular treatment of brain arteriovenous malformations. Stroke. 2002;33(7):1816-20.
13. Cognard C, Houdart E, Casasco A, Gabrillargues J, Chiras J, Merland JJ. Long-term changes in intracranial dural arteriovenous fistulae

leading to worsening in the type of venous drainage. Neuroradiology. 1997;39(1):59-66.
14. Theron J, Clay C, Djindjian R. [Angiographic study and embolization of a paracavernous dural arteriovenous fistula of an unusual anatomical type]. Ann Radiol (Paris). 1975;18(7):729-46.
15. Cognard C, Gobin YP, Pierot L, Bailly AL, Houdart E, Casasco A, et al. Cerebral dural arteriovenous fistulas: clinical and angiographic correlation with a revised classification of venous drainage. Radiology. 1995;194(3):671-80.
16. Piske RL, Lasjaunias P. Extrasinusal dural arteriovenous malformations. Report of three cases. Neuroradiology. 1988;30(5):426-32.
17. Piske RL, Campos CM, Chaves JB, Abicalaf R, Dabus G, Batista LL, et al. Dural sinus compartment in dural arteriovenous shunts: a new angioarchitectural feature allowing superselective transvenous dural sinus occlusion treatment. AJNR Am J Neuroradiol. 2005;26(7):1715-22.
18. Theaudin M, Saint-Maurice JP, Chapot R, Vahedi K, Mazighi M, Vignal C, et al. Diagnosis and treatment of dural carotid-cavernous fistulas: a consecutive series of 27 patients. J Neurol Neurosurg Psychiatry. 2007;78(2):174-9.
19. Abud TG, Nguyen A, Saint-Maurice JP, Abud DG, Bresson D, Chiumarulo L, et al. The use of Onyx in different types of intracranial dural arteriovenous fistula. AJNR Am J Neuroradiol. 2011;32(11):2185-91.
20. Trivelato FP, Abud DG, Ulhoa AC, Menezes Tde J, Abud TG, Nakiri GS, et al. Dural arteriovenous fistulas with direct cortical venous drainage treated with Onyx: a case series. Arq Neuropsiquiatr. 2010;68(4):613-8.
21. Lasjaunias PL, Landrieu P, Rodesch G, Alvarez H, Ozanne A, Holmin S, et al. Cerebral proliferative angiopathy: clinical and angiographic description of an entity different from cerebral AVMs. Stroke. 2008;39(3):878-85.
22. Dittus C, Streiff M, Ansell J. Bleeding and clotting in hereditary hemorrhagic telangiectasia. World J Clin Cases. 2015;3(4):330-7.
23. Baccin CE, Campos CM, Abicalaf R, Kanashiro LH, Bolcato MR, Lima SS, et al. Traumatic carotid-cavernous fistula: endovascular treatment with onyx and coils. Interv Neuroradiol. 2005;11(4):363-7.
24. Abud DG, Spelle L, Piotin M, Mounayer C, Vanzin JR, Moret J. Venous phase timing during balloon test occlusion as a criterion for permanent internal carotid artery sacrifice. AJNR Am J Neuroradiol. 2005;26(10):2602-9.

CAPÍTULO 170

HIPOTERMIA TERAPÊUTICA

Airton Leonardo de Oliveira Manoel
Lúbia Caus de Morais

DESTAQUES

- A hipotermia terapêutica vem sendo estudada como método de neuroproteção em pacientes com eventos neurológicos de várias etiologias.
- A hipertermia é deletéria para pacientes neurológicos e o manejo da temperatura deve ser realizado de forma ativa para preveni-la.
- Na hipotermia terapêutica, a meta de temperatura central usualmente é de 33 a 35°C.
- A fase de indução deve ser rápida e o reaquecimento deve ser lento, garantindo maiores benefícios do método.
- Para que a hipotermia terapêutica seja realizada de forma eficaz e segura, as unidades de terapia intensiva (UTI) devem ter um protocolo de manejo da hipotermia e as respectivas equipes devem ser treinadas no manuseio dos equipamentos e conhecer as diferentes metas.

INTRODUÇÃO

A hipotermia terapêutica vem sendo estudada como método de neuroproteção em pacientes com eventos neurológicos de várias etiologias.

A febre é um complicador comum em pacientes neurológicos. Ela aparece em 23% e 47% dos pacientes com acidente vascular cerebral isquêmico (AVCI), 33% a 42% dos pacientes com hemorragia intraparenquimatosa, 40% a 60% dos pacientes com traumatismo cranioencefálico (TCE) e 41% a 70% dos pacientes com hemorragia subaracnóidea (HSA). A normotermia (temperatura central ≤ 37°C) é essencial no cuidado desses pacientes, evitando piores desfechos. Já a hipotermia moderada (32 a 34°C) pode reduzir a pressão intracraniana (PIC) e diminuir lesões secundárias após insultos neurológicos.

Seu uso teve início na década de 1940 e o conceito de neuroproteção aparece nos estudos de cirurgia cardíaca de Bigelow e colaboradores na década de 1950. Desde 2001, novos *trials* envolvendo pacientes pós-parada cardiorrespiratória, traumatismo craniano e AVCI têm sido publicados.

Este capítulo visa abordar as indicações e o manejo de hipotermia terapêutica em terapia intensiva neurológica.

FISIOPATOLOGIA

A hipotermia reduz o metabolismo, diminui o fluxo e o volume sanguíneo cerebral, reduzindo a PIC. Seus efeitos benéficos começam rapidamente e persistem por várias horas (Quadro 170.1). Isso indica que quanto mais rápido for atingida a temperatura alvo, maiores os benefícios gerados pela hipotermia.

QUADRO 170.1. Efeitos neuroprotetores da hipotermia terapêutica.

Precoces 0-30 min	Diminui demanda metabólica Diminui consumo de O_2 Preserva ATP
Intermediários Horas	Inibe liberação de glutamato Diminui excitotoxicidade Reduz formação de radicais livres de O_2
Tardios > 24h	Diminui quebra de barreira hematoencefálica Diminui edema cerebral Diminui transformação hemorrágica

min: minuto(s); h: hora(s); ATP: adenosina trifosfato.

Estudos experimentais demonstram menor ativação da cascata inflamatória, diminuição da liberação de aminoácidos neuroexcitatórios e da formação de radicais livres, menor produção de lactato e consumo de glicose, além de estabilização da barreira hematoencefálica.[1] A redução de temperatura cerebral em 1°C é capaz de diminuir, de forma estimada, o metabolismo cerebral em 6,7%.[2]

Esses estudos mostram melhora para diferentes modelos de lesão, tais como traumatismo craniano, isquemia global (encefalopatia anoxicoisquêmica) e focal (AVCI).

Estudos em modelos caninos e murinos de injúria cerebral mostraram que hipotermia terapêutica moderada é efetiva em reduzir edema cerebral associado à hemorragia intracerebral.[3] Em modelos de isquemia cerebral utilizando roedores, a hipotermia mostra aumento significativo no número de neurônios sobreviventes e redução do volume da área infartada. Alguns estudos mostraram, ainda, que houve maior preservação nos neurônios da região do hipocampo quando a hipotermia era iniciada 2 horas após a lesão quando comparada ao início depois de 24 horas.[4]

Em ensaios clínicos, a hipotermia reduziu a $CMRO_2$, (*cerebral metabolic rate for oxygen*) além de diminuir a glicólise anaeróbica (redução na relação lactato/piruvato) após lesões traumáticas. Com relação ao fluxo sanguíneo cerebral há controvérsias.[5] Metz e colaboradores não viram diferença no fluxo sanguíneo cerebral durante a hipotermia ou na fase de reaquecimento.[6] Entretanto, Marion e colaboradores mostraram redução significativa do fluxo sanguíneo de 35,7 mL/g/minuto no grupo normotermia para 28,8 mL/100 g/minuto nos pacientes hipotérmicos.[7] Shiozaki também mostrou queda de fluxo sanguíneo cerebral e controle de PIC em pacientes com autorregulação cerebral preservada. Durante a fase de reaquecimento desse estudo, houve perda de autorregulação quando os pacientes atingiam temperaturas acima de 37°C.[8]

Além dos efeitos associados a diminuição de radicais livres, atenuação das citocinas pró-inflamatórias, menor formação de metabólicos tóxicos e substâncias excitatórias, prevenção de injúria de reperfusão e de apoptose, redução de disfunção mitocondrial e do estresse oxidativo, a redução da PIC relacionada com a hipotermia resulta da vasoconstrição cerebral decorrente da diminuição da taxa metabólica e consequente redução do volume sanguíneo cerebral.[9]

INDICAÇÕES
ENCEFALOPATIA ANOXICOISQUÊMICA

Os efeitos catastróficos de uma parada cardiorrespiratória sobre o prognóstico neurológico de um paciente motivaram décadas de investigação sobre a fisiopatologia da lesão e potenciais tratamentos para diminuir o dano da isquemia cerebral global.

Em 2002, dois estudos randomizados e controlados mostraram que a manutenção de hipotermia moderada (temperatura central entre 32 e 34°C) por 12 a 24 horas melhorava a sobrevida e o desfecho neurológico em pacientes selecionados que sofreram parada cardiorrespiratória fora de hospital.

O estudo multicêntrico HACA[10] incluiu 275 pacientes vítimas de parada cardiorrespiratória em ritmo de fibrilação ventricular (FV). Esses pacientes foram randomizados para receber tratamento padrão com normotermia (grupo-controle) ou serem submetidos à hipotermia terapêutica (temperatura central de 32 a 34°C mantida por 24 horas).

Os pacientes do grupo hipotermia mostraram melhores desfechos neurológicos em 6 meses e redução da mortalidade (41% no grupo hipotermia e 55% no grupo-controle). Não houve diferenças nas taxas de complicações entre os grupos.

Já o estudo australiano de Bernard e colaboradores incluiu 77 pacientes que apresentaram parada cardiorrespiratória em ritmo de FV fora do hospital e não recobraram nível de consciência, dos quais 43 foram submetidos à hipotermia (temperatura de 33°C mantida por 12 horas) e 34 foram submetidos a tratamento padrão. A taxa de sobrevida foi de 49% no grupo hipotermia e de 26% no grupo normotermia (p = 0,046), sugerindo também o benefício da hipotermia.[11]

Outros estudos adicionais também mostraram melhora de desfecho em pacientes submetidos à hipotermia terapêutica após parada cardiorrespiratória em ritmo de FV.

Não foram realizados estudos randomizados controlados avaliando outros ritmos de parada cardiorrespiratória, mas seis estudos com controle histórico mostraram benefício da hipotermia para qualquer ritmo apresentado.[12]

Após esses *trials*, a hipotermia passou a ser incluída nas diretrizes de ressuscitação cardiopulmonar com nível 1B de evidência para pós-parada cardiorrespiratória em ritmo de FV e IIb para outros ritmos,[12] sendo aplicada a pacientes que não despertaram em 30 a 60 minutos após a recuperação da circulação espontânea.

Em 2013, Nielsen e colaboradores realizaram um novo estudo comparando hipotermia (grupo 33°C) e normotermia (grupo 36°C).[13] Foram incluídos 939 pacientes. Ao fim do trabalho, a mortalidade foi de 50% no grupo 33°C e 48% no grupo 36°C (p = 0,51). Ao fim de 180 dias de acompanhamento, 52% dos pacientes no grupo 33°C haviam morrido ou tido desfecho neurológico ruim se comparados com 53% no grupo 36°C (p = 0,78).

Logo, esse estudo que incluiu mais do que o dobro de pacientes dos outros estudos somados e foi cuidadosamente elaborado não mostrou diferença entre os grupos hipotermia e normotermia.

O maior confundidor encontrado nesse *trial* foi a opção por retirada de suporte em pacientes em que foi percebido um pior desfecho neurológico. A retirada de suporte foi responsável pela mortalidade em 26% dos pacientes na saída do hospital.[14]

Nesse contexto, até que novos dados surjam e novas recomendações sejam feitas, a indicação de hipotermia terapêutica deve ser individualizada, analisando-se cada caso e discutindo-se prós e contras do método. O que está bem definido na literatura atual é que a hipertermia é deletéria a essa população e que o manejo de temperatura deve ser realizado de forma ativa para preveni-la.

TRAUMATISMO CRANIOENCEFÁLICO

Em 1997, um estudo randomizado controlado, incluindo 82 pacientes com traumatismo craniano fechado, demonstrou melhora de desfechos neurológicos nos pacientes tratados com hipotermia terapêutica ao final de 3 e 6 meses de acompanhamento para pacientes com pontuação entre 5 e 7, à admissão, na escala de coma de Glasgow (ECG). A metanálise realizada por Peterson e colaboradores incluiu oito estudos sobre hipotermia em pacientes com traumatismo craniano. A hipotermia reduziu a mortalidade em 20% de forma não estatisticamente significante (RR 0,80; IC 95% 0,59 a 1,09). Porém, a análise de subgrupos mostrou que esse efeito foi significativamente maior quando a hipotermia foi mantida por mais de 48 horas (RR 0,51; IC 95% 0,33 a 0,79). A hipotermia também foi associada a um aumento não significativo de 25% de melhor desfecho neurológico, quando medido pela *Glasgow Outocome Scale* após 6 meses (RR 1,25; IC 95% 0,96 a 1,62). Um dado interessante dessa metanálise foi que a hipotermia apresentou benefícios significativos para os pacientes que não haviam recebido tratamento com barbitúricos (RR 0,58; IC 95% 0,40 a 0,85).[15]

Já a metanálise realizada pela Cochrane em 2009 incluiu estudos randomizados e controlados que submeteram pacientes vítimas de TCE fechado, necessitando de hospitalização, a tratamento com hipotermia (temperatura máxima de 35°C por pelo menos 12 horas). Foram incluídos 23 estudos totalizando 1.614 pacientes e não houve evidências que suportassem o uso de hipotermia terapêutica para pacientes com traumatismo craniano fechado.[16]

A interpretação dos resultados dessas metanálises é complicada pelo fato de esses estudos contarem com categorias diferentes de pacientes, com tipos diferentes de lesões, e de terem utilizado protocolos de tratamento amplamente divergentes.[17]

O estudo de Zhi e colaboradores (não incluído nessas metanálises), randomizando 396 pacientes com traumatismo craniano, mostrou diferença de mortalidade de 36,4% no grupo normotermia para 25,5% no grupo hipotermia, e de desfechos neurológicos favoráveis de 38,8 para 19,7%, respectivamente.[15,17-29]

O Estudo Eurotherm 3235 não conseguiu demonstrar o benefício da hipotermia terapêutica em pacientes com hipertensão intracraniana pós TCE.[19]

HIPERTENSÃO INTRACRANIANA

O controle de hipertensão intracraniana (HIC) é uma das principais indicações de hipotermia terapêutica no manejo de pacientes neurocríticos.

A hipotermia aparece como medida terapêutica para HIC refratária de diversas etiologias (trauma, AVC, encefalites, HSA, hepatites fulminantes, entre outras).

Dezoito estudos, com resultados disponíveis para 2.096 pacientes com traumatismo craniano, usaram hipotermia em indivíduos com PIC elevada refratária aos tratamentos convencionais. Esses estudos observaram redução na PIC durante o resfriamento e vários relataram melhora significativa nos desfechos atribuída à hipotermia.[19]

O estudo de Shiozaki e colaboradores randomizou pacientes com HIC refratária ao tratamento com hiperventilação e barbitúricos para manejo com hipotermia ou normotermia. Houve uma redução estatisticamente significante do risco de morte em 6 meses.[20] A diretriz da Brain Trauma Foundation recomenda a hipotermia para manejo de HIC refratária com nível III de evidência. Não há indicação de hipotermia profilática.[21-22]

ACIDENTE VASCULAR CEREBRAL

Estudos experimentais evidenciaram benefícios da hipotermia após AVCI.[23] Os estudos em humanos ainda são controversos. Nesse grupo de pacientes, a hipotermia tem dois prováveis mecanismos investigados: neuroproteção e controle de HIC.

Pequenos estudos pilotos sugerem possíveis benefícios em AVC e estudos observacionais falam de uma possível ação antiedema, vista tanto em pacientes com AVCI quanto naqueles com hemorragia intracerebral.[24] Hipotermia terapêutica (32 a 33°C) ajudou a controlar a PIC em pacientes com AVC malignos de artéria cerebral média.[25-26] Também ajudou a diminuir áreas de edema e transformação hemorrágica em AVC tratados com recanalização arterial.[27-28]

Dois grandes estudos sobre hipotermia em AVC estão em andamento: The Intravenous Cooling in the Treatment of Stroke 2/3 (ICTuS 2/3), um trabalho fase III envolvendo 1.600 pacientes, e o EuroHYP-1, também fase III, com inclusão prevista de 1.500 pacientes.

MANEJO DA HIPOTERMIA

A hipotermia deve ser induzida de forma rápida e constante até a temperatura alvo de 33 a 35°C, usualmente mantida por 24 horas, seguida de uma fase de reaquecimento lento.

Para que o processo seja feito de forma eficaz e segura, as UTIs devem ter um protocolo de manejo da hipotermia e suas equipes devem ser treinadas no manuseio dos equipamentos utilizados e conhecer as diferentes metas estabelecidas (indicações, contraindicações, temperatura-alvo, dados clínicos e laboratoriais que devem ser monitorados, tempo de cada fase do processo e critérios para interromper a terapêutica) (Figura 170.1).

Pacientes que têm indicação de hipotermia deverão ter monitorização cardíaca, oximetria de pulso, monitorização invasiva de pressão arterial, cateterização venosa central, sonda vesical de demora e capnometria instaladas.

Medidas de monitorização de débito cardíaco e demais métodos de monitorização neurológica ou hemodinâmica deverão ser considerados de acordo com o caso.

A monitorização de temperatura deve ser feita por medidas de temperatura central. Para tal, podem ser utilizados termômetros retais, esofagianos ou timpânicos. Não se deve utilizar temperatura axilar, pois o deslocamento do termômetro ou o contato com compressas frias podem falsear o valor aferido.

A fase de indução é rápida e geralmente realizada pela associação de métodos de resfriamento externo e intravascular.

O resfriamento externo se baseia na perda de calor por difusão térmica para o meio. São utilizados colchões térmicos, compressas, exposição de pele à temperatura ambiente, entre outros. Esses métodos são menos eficazes em atingir a temperatura-alvo e podem causar vasoconstrição e tremores.

O método intravascular é baseado no uso de soro a 4°C, que pode ser administrado por infusão direta ou por cateteres de resfriamento. A infusão direta consiste na injeção de 30 mL/kg de solução cristaloide a 4°C de forma rápida.

Pacientes com comorbidades que não permitam a infusão desse volume de soro podem ser submetidos à gavagem ou irrigação vesical com soro a 4°C, métodos que requerem cuidados adicionais.

A gavagem deve ser feita em pequenas alíquotas de volume e, entre uma infusão e outra, a sonda deve ser aberta para drenagem, pois é comum a presença de gastroparesia nesses pacientes, aumentando o risco de broncoaspiração. A gavagem pode ainda falsear a medida de temperatura caso essa monitorização seja feita por termômetro esofagiano. Já a irrigação vesical aumenta o risco de infecções urinárias.

Os cateteres de resfriamento intravascular (p. ex.: Cool Line™ ou Icy™) são constituídos por um cateter venoso central com um dispositivo para resfriamento que permite redução constante em torno de 1,4 °C/hora guiada por um software.

Durante a fase de indução, pode ocorrer hipovolemia, distúrbios hidreletrolíticos, hiperglicemia e necessidade de aumento nas doses de drogas vasoativas. Esses efeitos são menores quanto mais rápida for a indução.

Na fase de manutenção, cuja duração usualmente é de 24 horas, o controle de temperatura deve ser rigoroso, evitando-se variações de temperatura acima de 0,5°C. Geralmente é feita com a utilização de compressas frias e de colchões e vestes térmicas. Nessa fase, há menos tremores e instabilidade, mas podem ocorrer úlceras de pressão e geladura em virtude de métodos de resfriamento externo empregados. Também é a fase de maior risco de infecções.

A fase de reaquecimento, ao contrário da de indução, deve ser realizada de forma lenta e constante para evitar efeitos adversos como distúrbios hidreletrolíticos, hipoglicemia, perda da neuroproteção e hipertensão intracraniana de rebote. A elevação da temperatura varia de 0,5 a 1°C a cada 8 horas.

Durante todo o procedimento, o paciente deve ser mantido com sedação e analgesia adequados. O despertar deve ser realizado somente após o paciente apresentar normotermia.

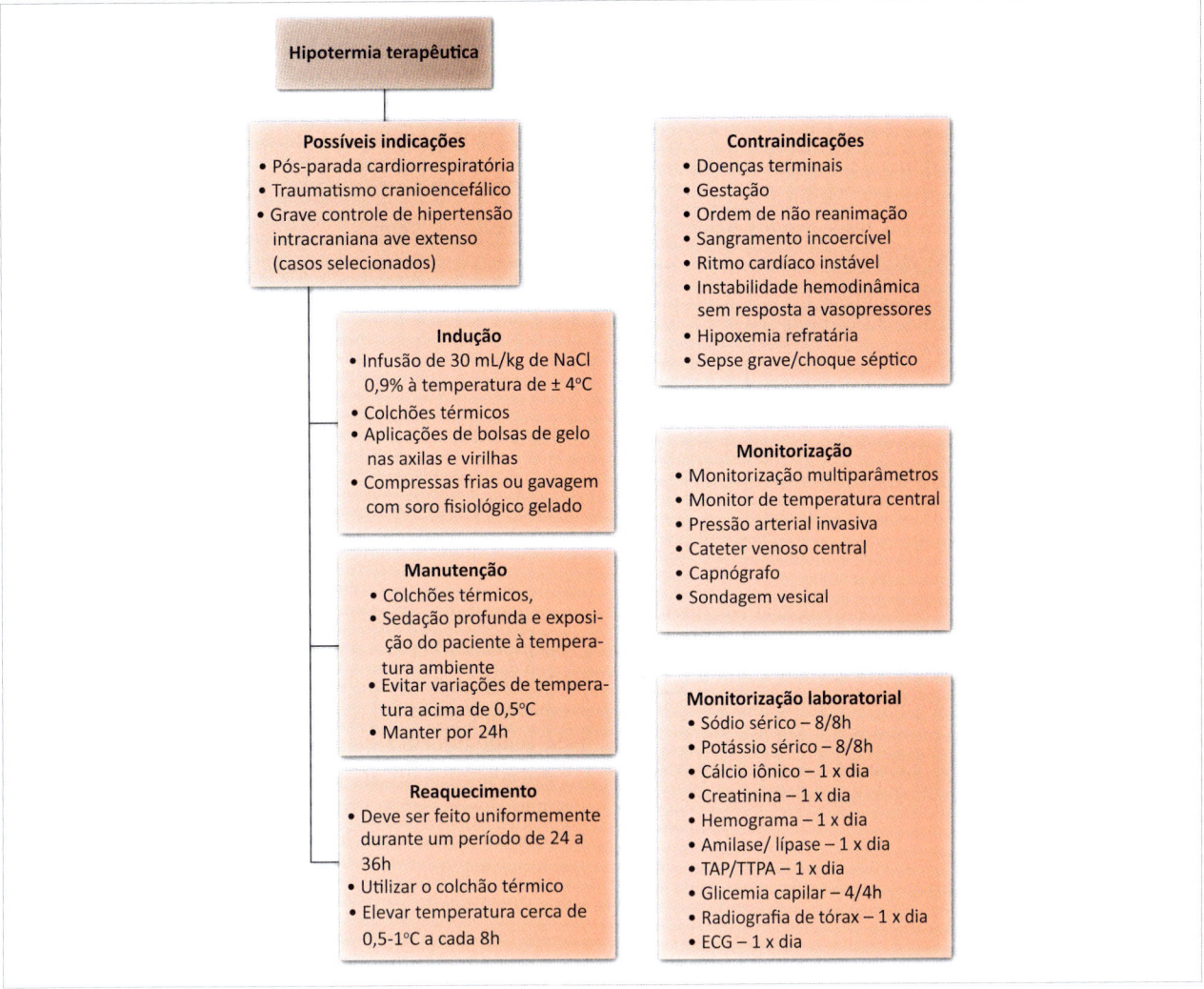

FIGURA 170.1. Algoritmo de hipotermia terapêutica.
h: hora(s); TAP: tempo de protrombina; TTPA: tempo de tromboplastina parcial ativada; ECG: eletrocardiograma.

Toda e qualquer avaliação de prognóstico neurológico de longo prazo só deve ser realizada após o término do protocolo, com o paciente homotérmico e sem efeito residual de sedação.

COMPLICAÇÕES DA HIPOTERMIA TERAPÊUTICA

A hipotermia terapêutica leva a uma série de alterações nos sistemas cardiovascular, respiratório, coagulação, imunológico, entre outros, com efeitos colaterais/complicações que devem ser monitorados, prevenidos e tratados (Quadro 170.2).

QUADRO 170.2. Complicações da hipotermia terapêutica.

Distúrbios hidreletrolíticos	Distúrbios de coagulação
Hiperglicemia	Infecção
Hipovolemia	Tremores (*shivering*)
Arritmias	

Hipocalemia, hipomagnesemia e hipofosfatemia são os distúrbios hidreletrolíticos mais comuns durante o resfriamento.

Hipocalemia grave com valores abaixo de 1,5 mEq/L pode ser vista. Isso se deve ao deslocamento intracelular de potássio e à perda urinária por lesão tubular. Sua reposição deve ser cuidadosa, pois variações de temperatura ou mudanças abruptas de pH podem levar à hipercalemia grave durante a fase de reaquecimento.

Hiperglicemia por aumento da resistência insulínica também é um efeito colateral comum nos protocolos de hipotermia. A monitorização da glicemia capilar é feita a cada 4 ou 6 horas e a suplementação com insulina deve ser realizada quando necessária.

A volemia deve ser cuidadosamente monitorada. A poliúria causada por alterações renais, o aumento do retorno venoso e o aumento da produção de BNP podem causar hipovolemia.

Hipovolemia e hipotensão pioram desfechos neurológicos e perda da neuroproteção induzida pela hipotermia. A presença de instabilidade hemodinâmica grave antes do início do protocolo é contraindicação para que a hipotermia seja realizada (Figura 170.1).

Nos pacientes com HIC, em que o uso de diuréticos osmóticos é geralmente necessário associado à hipotermia, o risco de hipovolemia é aumentado e sua presença pode levar à HIC rebote pela desidratação e aumento da viscosidade sanguínea.

Reposição volêmica adequada e controle de balanço hídrico devem ser realizados. Monitorização de débito cardíaco e parâmetros de responsividade a fluidos podem ser utilizados para guiar a terapêutica em casos selecionados.

Em temperaturas abaixo de 32°C, pode haver fibrilação atrial e, abaixo de 30°C, arritmias ventriculares são vistas. Alterações de repolarização ventricular e ondas de J de Osborn também podem ser encontradas.

Frequentemente, as arritmias decorrentes de hipotermia são refratárias à terapia antiarrítmica, sendo necessário interromper o protocolo e reaquecer o paciente.

A presença de ritmo cardíaco instável é contraindicação para início da hipotermia terapêutica.

A hipotermia leva à alteração da função plaquetária, tempo de sangramento aumentado, incremento de fibrinólise e prolongamento dos tempos de coagulação.

Nos estudos conduzidos sobre hipotermia até o momento, não se evidenciou aumento de sangramento intracraniano decorrente dessas alterações. A despeito disso, a presença de choque hemorrágico contraindica o protocolo de hipotermia.

Na presença de sangramento ativo, as alterações da coagulação devem ser corrigidas com manejo habitual e reaquecimento lento do paciente.

A hipotermia causa ainda imunodepressão, com incremento na incidência de pneumonias, bacteremia e sepse. Estudos avaliando pacientes com TCE e pacientes com AVCI submetidos à hipotermia por mais de 48 horas mostraram maior risco de broncopneumonia. A presença de sepse grave ou choque séptico contraindica a hipotermia terapêutica, e o aparecimento de infecções durante o protocolo implica o reaquecimento do paciente.

O diagnóstico de infecções necessita de um alto grau de suspeição durante o protocolo, pois vários sinais (como a febre) estão suprimidos ou mascarados pelas alterações fisiológicas decorrentes da hipotermia. A coleta de culturas pode auxiliar no processo de diagnóstico.

CONTROLE DOS TREMORES

Diante da hipotermia, o organismo deflagra vários mecanismos para tentar restaurar a temperatura, entre eles a vasoconstrição, tremores e, de forma mais tardia, a geração de calor por meio do metabolismo de gorduras, carboidratos e proteínas. Esses mecanismos, além de aumentarem o desconforto do paciente em relação à terapêutica, atrapalham o processo de resfriamento.

Entre esses mecanismos, os tremores (shivering) são ativados quando a vasoconstrição falha e envolvem gasto energético, consumo de oxigênio, liberação adrenérgica e elevação da PIC. O tremor é máximo aos 34°C e desaparece com temperaturas abaixo de 32°C. A escala de BSAS (The Bedside Shivering Assessment Scale) classifica a intensidade do tremor (Quadro 170.3).

QUADRO 170.3. Escala para avaliação de calafrios.

Graduação	Termos	Definição
0	Ausente	Ausência de tremores à palpação do pescoço e tórax
1	Leve	Tremores finos localizados em pescoço e tórax
2	Moderado	Envolve membros superiores, com ou sem comprometimento de pescoço e tórax
3	Grave	Tremor generalizado em todo o corpo

Seu tratamento envolve inibir os reflexos que tentam preservar a temperatura e minimizar a geração de calor.

O uso de antipiréticos minimiza a resposta pirogênica, e o aquecimento parcial de superfície, como face e extremidade (mãos e pés), ajuda a diminuir a vasoconstrição e os tremores. O uso de magnésio pode levar à vasodilatação da pele, sendo útil em alguns casos.

A sedação e analgesia adequadas são fundamentais no manejo do shivering. O uso de bloqueio neuromuscular é restrito aos casos mais intensos e deve ser guiado, sempre que possível, pelo TOF (Train of Four), mantendo-o entre um e dois quartos.

Assim como é necessário desenvolver um protocolo para manejo de hipotermia, faz-se necessária a elaboração de um protocolo de controle de shivering (tremores) para guiar a equipe multiprofissional no atendimento dos pacientes com essa complicação (Quadro 170.4).

QUADRO 170.4. Protocolo de controle de tremores (shivering).

BSAS	Intervenção	Doses
0	Dipirona Paracetamol Buspirona Aquecimento de extremidades e face	1.000 mg EV 6/6h 750-1.000 mg VO 6/6h 30 mg VO 8/8h —
1	Dexmedetomidina Fentanil Sulfato de magnésio Manter as medidas anteriores	0,2-1,5 µg/kg/h, EV 50-200 µg/h, EV 1g/h – manter magnésio entre 3-4 g/dL
2	Propofol Midazolam Manter as medidas anteriores	0,1-0,2 mg/kg/min, EV 0,02-0,10 mg/kg/h
3	Vecurônio Manter as medidas anteriores	0,1 mg/kg, EV, doses intermitentes

VO: via oral; EV: (via) endovenosa; h: hora(s).

CONSIDERAÇÕES FINAIS

Os trabalhos mais recentes têm questionado o real valor da hipotermia na prática clínica apesar dos benefícios evidenciados em modelos experimentais e no racional fisiopatológico.

Estudos estão em andamento e outros ainda serão publicados para elucidar as dúvidas no que tange à hipotermia terapêutica para pacientes neurocríticos. O inquestionável no momento atual é o malefício da hipertermia nos pacientes neurológicos, de modo que a normotermia deve ser mantida.

O desenvolvimento de protocolos institucionais e o treinamento adequado da equipe multiprofissional são necessários para implementação da hipotermia terapêutica. Reconhecer indicações, complicações, contraindicações e a metodologia desse tratamento é fundamental para o manejo seguro e eficaz do método.

REFERÊNCIAS BIBLIOGRÁFICAS

1. Sahuquillo J, Vilalta A. Cooling the injured brain: how does moderate hypothermia influence the pathophysiology of traumatic brain injury. Curr Pharm Des. 2007;13:2310-22.
2. Rosomoff HL. Protective effects of hypothermia against pathological processes of the nervous system. Ann N Y Acad Sci. 1959;80:475-86.
3. Kawanishi M, Kawai N, Nakamura T, Luo C, Tamiya T, Nagao S. Effect of delayed mild brain hypothermia on edema formation after intracerebral hemorrhage in rats. J Stroke Cerebrovasc Dis. 2008;17:187-95.
4. Axelrod YK, Diringer MN. Temperature Management in Acute Neurologic Disorders Crit Care Clin. 2007;22:767-85
5. Schreckinger M, Marion DW. Contemporary Management of Traumatic Intracranial Hypertension: Is There a Role for Therapeutic Hypothermia? Neurocrit Care. 2009;11:427-36
6. Metz C, Holzschuh M, Bein T, Woertgen C, Frey A, Frey I, et al. Moderate hypothermia in patients with severe head injury: cerebral and extracerebral effects. J Neurosurg. 1996;85:533-41.
7. Marion DW, Penrod LE, Kelsey SF, Obrist WD, Kochanek PM, Palmer AM, et al. Treatment of traumatic brain injury with moderate hypothermia. N Engl J Med. 1997;336:540-6.
8. Shiozaki T, Nakajima Y, Taneda M, Tasaki O, Inoue Y, Ikegawa H, et al. Efficacy of moderate hypothermia in patients with severe head injury and intracranial hypertension refractory to mild hypothermia. J Neurosurg. 2003;99:47-51.
9. Sandestig A, Romner B, Grände PO. Therapeutic Hypothermia in Children and Adults with Severe Traumatic Brain Injury. Ther Hypothermia Temp Manag. 2014 Mar 1;4(1):10-20.
10. The Hypothermia after Cardiac Arrest Study Group. Mild therapeutic hypothermia to improve the neurologic outcome after cardiac arrest. N Engl J Med. 2002;346:549-56. [Erratum, N Engl J Med 2002;346:1756.]
11. Bernard SA, Gray TW, Buist MD, et al. Treatment of comatose survivors of out-of-hospital cardiac arrest with induced hypothermia. N Engl J Med. 2002;346:557-63.
12. Peberdy MA, Callaway CW, Neumar RW, et al. Post-cardiac arrest care: 2010 American Heart Association guidelines for cardiopulmonary resuscitation and emergency cardiovascular care. Circulation. 2010;122:Suppl 3:S768-S786. [Errata, Circulation 2011;123(6):e237, 124(15):e403.]
13. 0Nielsen N, Wetterslev J, Cronberg T, et al. Targeted tempera- ture management at 33°C versus 36°C after cardiac arrest. N Engl J Med 2013. DOI: 10.1056/NEJMoa1310519.
14. Rittenberger JC, Callaway CW. Temperature Management and Modern Post–Cardiac Arrest. Care N Engl J Med. 2013. DOI: 10.1056/NEJMe1312700
15. Peterson K, Carson S, Cairney N. Hypothermia treatment for traumatic brain injury: a systematic review and meta-analysis. J Neurotrauma. 2008;25:62-71.
16. Sydenham E, Roberts I, Alderson P. Hypothermia for traumatic head injury. Cchrane Database Syst Rev. 2009 aPR 15;(2):cd001048. DOI: 10.1002/14651858.CD001048.pub4.
17. Polderman KH, Ely EW, Badr AE, Girbes AR. Induced Hypothermia in traumatic brain injury: considering the conflicting results of meta-analyses and moving forward. Intensive Care Med. 2003;29:1637-44.
18. Marion DW, Penrod LE, Kelsey SF, Obrist WD, Kochanek PM, Palmer AM, et al. Treatment of traumatic brain injury with moderate hypothermia. N Engl J Med. 1997;336:540-6.
19. Andrews P, Sinclair HL, Battison CG, Polderman KH, Citerio G, Mascia L, et al. Eurotherm3235Trial collaborators. European society of intensive care medicine study of therapeutic hypothermia (32-35 °C) for intracranial pressure reduction after traumatic brain injury (the Eurotherm3235Trial). Trials. 2011 Jan 12;12:8. DOI: 10.1186/1745-6215-12-8.
20. Shiozaki T, Sugimoto H, Taneda M, et al. Effect of mild hypothermia on uncontrollable intracranial hypertension after severe head injury. J Neurosurg. 1993;79:363-8.
21. Brain Trauma Foundation, American Association of Neurological Surgeons (AANS), Congress of Neurological Surgeons (CNS), AANS/CNS Joint Section on Neurotrauma and Critical Care. Guidelines for the management of severe traumatic brain injury. Prophyclatic Hypothermia. J Neurotrauma. 2007;24:Suppl 1:S-21.
22. Stocchetti N, Maas AIR. Traumatic intracranial Hypertension. N Engl J Med. 2014;370:2121-30.
23. Van der Worp HB, Sena ES, Donnan GA, Howells DW, Macleod MR. Hypothermia in animal models of acute ischaemic stroke: a systematic review and meta-analysis. Brain. 2007;130(Pt 12):3063-74.
24. Jeon SB, Koh Y, Choi HA, Lee K. Critical care fot patients with massive ischemic stroke. J Stroke. 2014;16(3):146-60.
25. Schwab S, Schwarz S, Spranger M, Keller E, Bertram M, Hacke W. Moderate hypothermia in the treatment of patients with severe middle cerebral artery infarction. Stroke. 1998;29:2461-6.
26. Schwab S, Georgiadis D, Berrouschot J, Schellinger PD, Graff-agnino C, Mayer SA. Feasibility and safety of moderate hypo- thermia after massive hemispheric infarction. Stroke. 2001;32:2033-5.
27. Hong JM, Lee JS, Song HJ, Jeong HS, Choi HA, Lee K. Ther- apeutic hypothermia after recanalization in patients with acute ischemic stroke. Stroke. 2014;45:134-40.
28. Schwab S, Georgiadis D, Berrouschot J. Feasibilite and safete of moderate hypothermia after massive hemisphere infarction. Stroke. 2001;32:2033-5.
29. Shiozaki T, Haeakata T, Taneka M, Nakajima E, Hashiguchi N, Fujim S, et al. A multicenter prospective randomized controlled Trial of the efficace of mild hypothermia for severe head injured patients with low intracranial pressure. Mild Hypothermia Study Group in Japan. J Neurosurg. 2001;94:50-4.

CAPÍTULO 171

ELETROENCEFALOGRAMA

Luis Otavio Caboclo
Letícia Pereira Brito Sampaio

DESTAQUES

- O eletroencefalograma (EEG) é um exame de grande utilidade na avaliação de pacientes admitidos na unidade de terapia intensiva (UTI) com alterações da consciência.
- O EEG pode mostrar anormalidades inespecíficas ou sugerir diagnósticos específicos, como encefalopatia metabólica, encefalite herpética ou doença priônica.
- O EEG é indispensável para o diagnóstico de crises não convulsivas e estado epiléptico não convulsivo.
- O EEG de rotina tem como principal limitação o tempo curto de registro.
- A monitorização contínua com EEG (ou EEG contínuo) apresenta maior sensibilidade para o diagnóstico de crises epilépticas, além de ser útil no controle de sedação.
- O EEG provê informações sobre o prognóstico neurológico, particularmente após parada cardiorrespiratória.

INTRODUÇÃO

O eletroencefalograma (EEG) é um exame diagnóstico complementar muito útil na avaliação de pacientes internados na unidade de terapia intensiva (UTI). Com frequência, esses pacientes apresentam alterações da consciência – confusão mental, sonolência, torpor ou coma – decorrentes de diferentes condições clínicas ou neurológicas. O EEG é indicado nesses pacientes com alterações da consciência, particularmente quando não houver causa aparente para essa alteração, pois pode fornecer dados importantes para o esclarecimento diagnóstico. Nesses pacientes, o EEG pode mostrar anormalidades inespecíficas, como alentecimento difuso ou focal, ou ainda assimetria da atividade de base, sugerindo anormalidade estrutural em um dos hemisférios cerebrais. Em alguns casos, o exame pode mostrar anormalidades específicas, como aquelas encontradas nas encefalopatias metabólicas ou na encefalite herpética, por exemplo. O EEG pode ainda confirmar o diagnóstico de crises subclínicas ou de estado epiléptico não convulsivo, que pode ser a causa de uma alteração não explicada do nível de consciência.

Uma das principais limitações do EEG em pacientes críticos é o tempo de registro. Um exame de rotina, com duração aproximada de 20 minutos, fornece uma amostra limitada da atividade elétrica cerebral, e eventos paroxísticos podem não ser observados durante o tempo de duração do exame. Por isso, nessa população, muitas vezes são indicados exames mais prolongados e, em alguns casos, a monitorização eletroencefalográfica contínua, ou EEG contínuo (EEGc), que permite a aquisição de amostras eletroencefalográficas mais prolongadas para análise.

Nesse capítulo, serão descritas as indicações mais importantes da realização de EEG em pacientes críticos, bem como os achados eletroencefalográficos mais comuns nessa população. Na parte final do capítulo, será discutido o uso do EEGc na UTI.

ELETROENCEFALOGRAMA EM PACIENTES CRÍTICOS: INDICAÇÕES

O Quadro 171.1 traz as principais indicações para a realização de EEG em pacientes críticos.

QUADRO 171.1. Principais indicações para realização de eletroencefalograma em pacientes críticos.

- Coma de causa indeterminada.
- Estado confusional agudo.
- Detecção de crises clínicas e subclínicas.
- Diagnóstico de estado epiléptico não convulsivo.
- Definição de prognóstico após insulto neurológico agudo (principalmente após parada cardiorrespiratória).
- Diagnóstico de morte encefálica.

COMA: PADRÕES ELETROENCEFALOGRÁFICOS

Uma das indicações mais frequentes da realização de EEG na UTI é a avaliação de pacientes em coma, condição definida como um estado de comprometimento da consciência em que o paciente não reage de forma específica nem desperta aos estímulos externos.[1] O registro eletroencefalográfico de pacientes em coma frequentemente revela anormalidades inespecíficas, como alentecimento da atividade de base que, nesses casos, pode ser composta predominantemente por ondas lentas, nas faixas delta e teta, de distribuição irregular e difusa (Figura 171.1).

Ocasionalmente, podem ser observadas ondas lentas focais, na faixa delta, de morfologia irregular e variada, em uma determinada região do cérebro. Essa atividade delta polimórfica (*polymorphic delta activity* – PDA) pode sugerir lesão localizada, embora o valor localizatório dessa anormalidade seja questionável.[2]

Por vezes, as ondas lentas podem assumir caráter rítmico e intermitente. A atividade delta rítmica intermitente (*intermittent rhythmic delta activity* – IRDA) é caracterizada por ondas lentas, na faixa delta (2 a 3 Hz) de aspecto regular, com caráter intermitente.[2] Em pacientes adultos, esse tipo de atividade, em geral, predomina nas regiões frontais, caracterizando a atividade delta rítmica intermitente frontal (*frontal intermittent rhythmic delta activity* – FIRDA); Figura 171.2). Em crianças, o predomínio é posterior, nas regiões occipitais, constituindo a atividade delta rítmica intermitente occipital (*occipital intermittent rhythmic delta activity* – OIRDA). A FIRDA pode ser observada em pacientes com alterações da consciência de graus variáveis. Trata-se de padrão inespecífico, verificado em encefalopatias toxicometabólicas, lesões hemisféricas, hipertensão intracraniana e em outras condições que afetam difusamente estruturas corticais e subcorticais.[2-3] As OIRDAs, por sua vez, ocorrem, com frequência, em crianças com epilepsia, particularmente generalizada.[4] O prognóstico das atividades delta rítmicas depende da etiologia subjacente.

O EEG de pacientes em coma pode mostrar predominância de um dos ritmos constituintes da atividade de base. Assim, são descritos estados de coma com predominância de ritmo delta, teta ou de frequências mais altas (alfa/beta). O ritmo predominante pode ainda ser semelhante aos fusos de sono normais, caracterizando o padrão de **coma de fusos**. Esses padrões estão, em geral, associados a situações clínicas distintas e podem traduzir significados prognósticos diversos.

COMA BETA

A predominância de atividade beta é frequentemente observada em casos de intoxicação exógena ou de sedação por drogas depressoras do sistema nervoso central (SNC). As drogas mais comumente implicadas na origem do coma

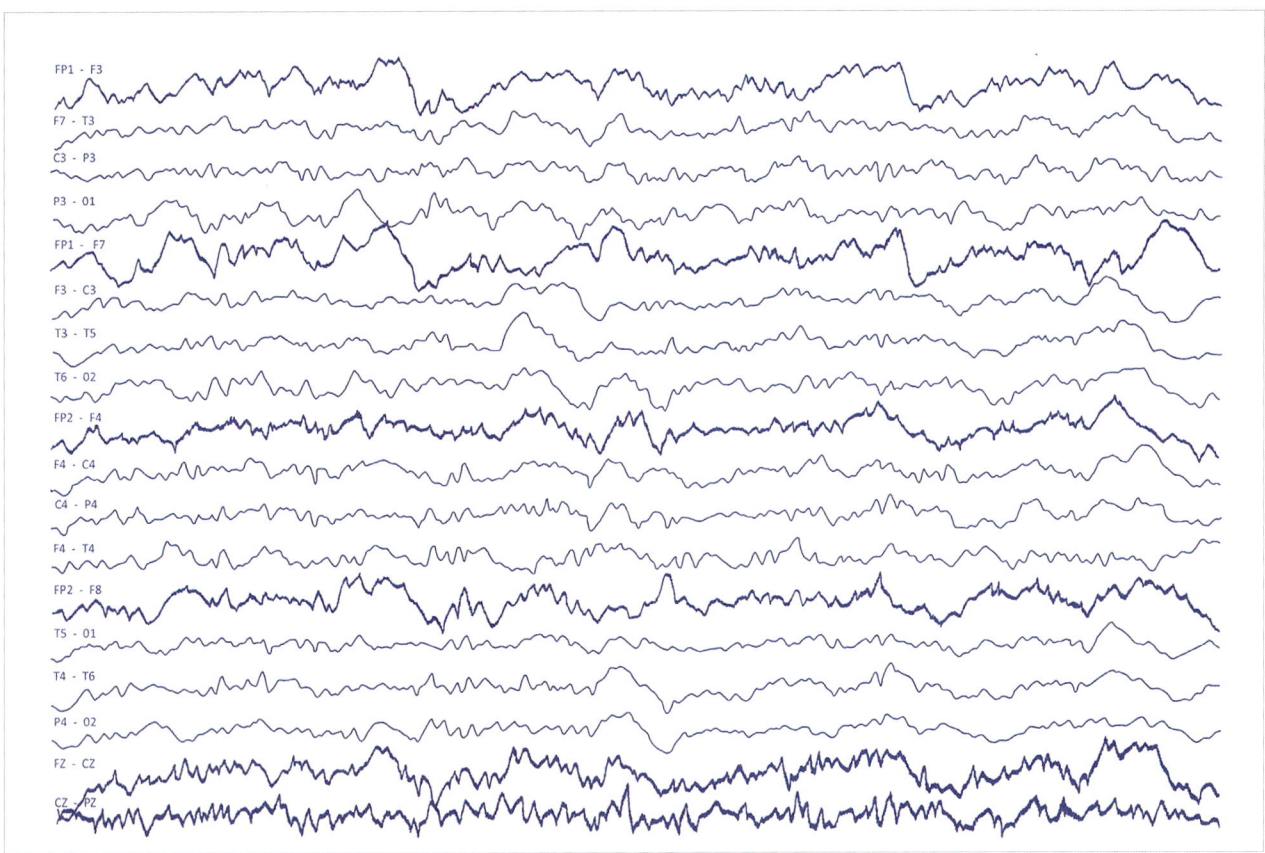

FIGURA 171.1. O EEG mostra atividade de base composta predominantemente por ondas lentas, na faixa teta, moduladas por ondas delta e atividade beta.

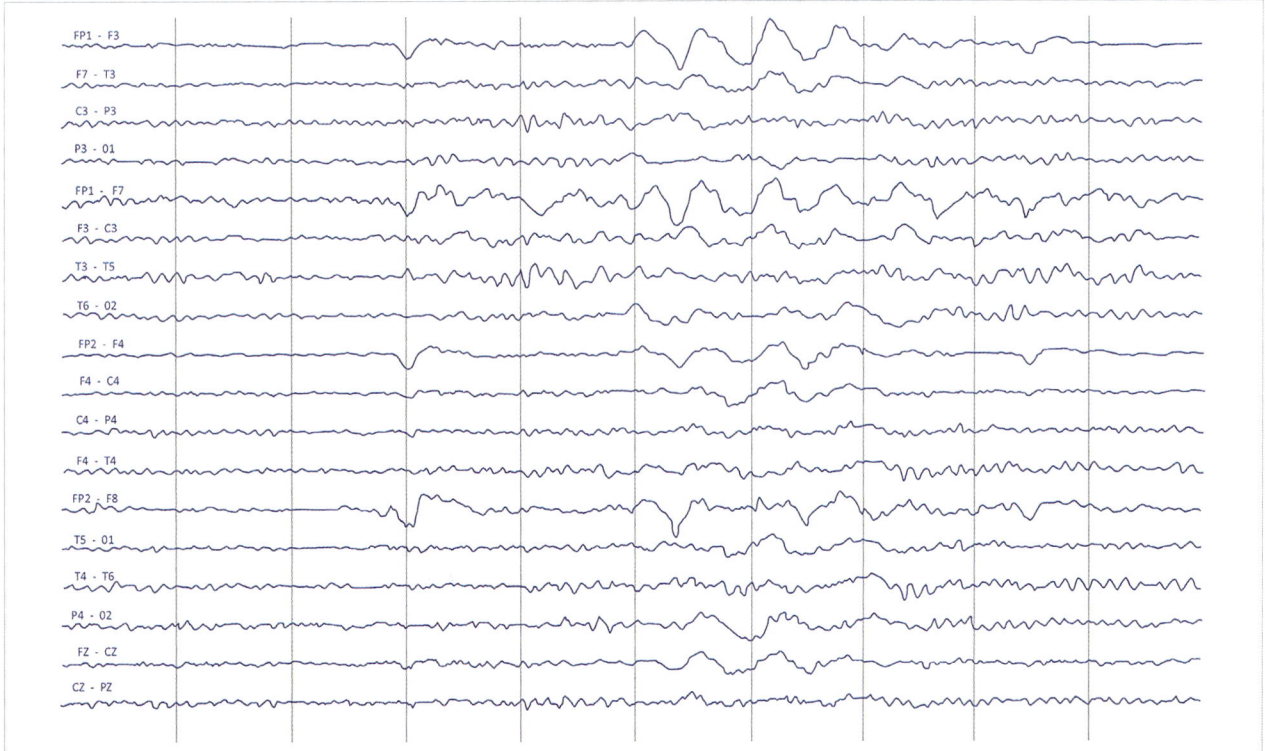

FIGURA 171.2. Homem de 68 anos, com antecedente de insuficiência renal crônica não dialítica, admitido na UTI após crise convulsiva. Horas após a crise, apresentou melhora do nível de consciência. O EEG realizado na UTI revelou a presença de atividade delta rítmica de caráter intermitente, predominando nas regiões frontais, caracterizando FIRDA. Nessa amostra, a atividade delta apresenta maior amplitude no hemisfério esquerdo.

com predomínio de atividade rápida, na faixa beta, são os barbitúricos e os benzodiazepínicos. A atividade beta observada, nesses casos, é difusa e apresenta amplitude elevada, por vezes assemelhando-se a fusos de sono.[5]

O coma beta, quando associado à intoxicação exógena, é reversível e, na ausência de complicações clínicas, apresenta um prognóstico favorável.

COMA ALFA

Coma com predominância de ritmos na faixa alfa pode estar associado a etiologias diversas. No coma alfa, o prognóstico depende em larga escala da etiologia de cada caso.

Pacientes com lesões do tronco encefálico podem cursar com coma alfa, com predominância dessa frequência nas regiões posteriores. Nesse caso, o prognóstico é considerado desfavorável.

O coma alfa também pode ser observado em pacientes depois de parada cardiorrespiratória, com encefalopatia anoxicoisquêmica. Nesse caso, o ritmo alfa é difuso por todas as regiões e pouco reativo aos estímulos externos. No coma alfa após parada cardiorrespiratória, o prognóstico é ruim e a mortalidade, alta.[6]

A exemplo do coma com predomínio de ritmos na faixa beta, o coma alfa também pode estar presente em casos de intoxicação por drogas depressoras no SNC. Nesse caso, o coma alfa apresenta prognóstico mais favorável.

COMA TETA

Em pacientes em coma, frequências na faixa teta podem estar presentes associadas a outras frequências ou podem predominar no registro (Figura 171.1). O coma teta pode ser observado em diversas situações. Quando é registrado após parada cardiorrespiratória, observa-se predomínio de ondas teta nas regiões anteriores; nesse caso, a exemplo do coma alfa, o prognóstico é reservado.[6]

COMA DELTA

O predomínio de ondas delta é observado em casos de comprometimento mais grave do nível de consciência, denotando desorganização acentuada da atividade elétrica cerebral. Em estágios iniciais desse comprometimento, pode haver predomínio das frequências mais lentas nas regiões anteriores, mas, à medida que ocorre piora do nível de consciência, as ondas delta se tornam mais difusas e menos reativas aos estímulos externos.[5]

COMA DE FUSOS

O coma com predomínio de atividade semelhante aos fusos de sono – coma de fusos – parece estar associado à disfunção no nível do tronco encefálico. No EEG de pacientes com esse padrão de coma, observam-se padrões fisiológicos de sono, como fusos com frequência de 9 a 14 Hz, ondas agudas do vértex e complexos K, superpostos a uma atividade de base composta por ondas lentas, nas faixas delta e teta.[5]

O coma de fusos pode ser observado após anóxia, lesão isquêmica, traumatismo cranioencefálico, hemorragia cerebral e outras lesões difusas. O prognóstico é dependente da causa do coma e, como em outros padrões de coma, é melhor quando o registro apresenta reatividade aos estímulos externos.[7] Coma de fusos registrado após lesão isquêmica do tronco encefálico pode ter prognóstico igualmente favorável.[8]

ATIVIDADE PERIÓDICA

Atividade periódica (ou padrões periódicos) é caracterizada pela ocorrência de grafoelementos – ondas, descargas epileptiformes ou complexos – que se repetem em intervalos mais ou menos regulares, com duração variando de 0,3 segundos até vários segundos.[9] A atividade periódica pode predominar ao longo do traçado eletroencefalográfico ou pode ser observada de forma intermitente.

Vários tipos de padrões periódicos foram descritos, associados a doenças cerebrovasculares, encefalopatias de natureza toxicometabólica, infecções e doenças degenerativas do SNC. A diferenciação entre os padrões eletroencefalográficos observados em pacientes com estado epiléptico não convulsivo dos padrões periódicos não relacionados a estado epiléptico pode ser muito difícil. Ocasionalmente, essa diferenciação só é possível considerando-se as características clínicas e a resposta clínica e eletroencefalográfica ao tratamento com drogas antiepilépticas.

As descargas que compõem a atividade periódica quase sempre apresentam amplitude elevada, entre 100 e 300 mcV. Essas descargas podem ter morfologia de ondas agudas, normalmente com duração superior a 150 milissegundos (ms), ou morfologia complexa e polimórfica. A distribuição pode ser focal, multifocal ou generalizada.[9]

Alguns tipos de atividade periódica podem sugerir um diagnóstico específico. Na panencefalite esclerosante subaguda, relacionada à infecção pelo vírus do sarampo ou à imunização contra o sarampo, o achado característico são os complexos de Radermecker, descritos em 1949. Esse tipo de complexo é quase patognomônico da doença, uma vez que, salvo exceções excepcionalmente raras, não ocorre em outras condições. As descargas são caracterizadas por complexos polifásicos com duração de 0,5 a 3 segundos, com amplitude elevada (média de 500 μcV, podendo chegar até 1.400 μcV). O caráter periódico dos complexos é marcante, ocorrendo em períodos longos, variando de 4 a 16 complexos por minuto.[9-10] Ocasionalmente, períodos mais prolongados separam as descargas.

Nas fases iniciais da encefalite herpética, podem ser observadas ondas lentas polimórficas, na faixa delta, em uma ou nas duas regiões temporais dos pacientes. Com a progressão da doença, podem ser registrados os complexos periódicos característicos dessa encefalite, que predominam nas regiões temporais e apresentam período curto, de 2 a 4 segundos[9-10] (Figura 171.3). As descargas são lentas, podendo durar até 1.000 ms (1 segundo), e apresentam amplitude

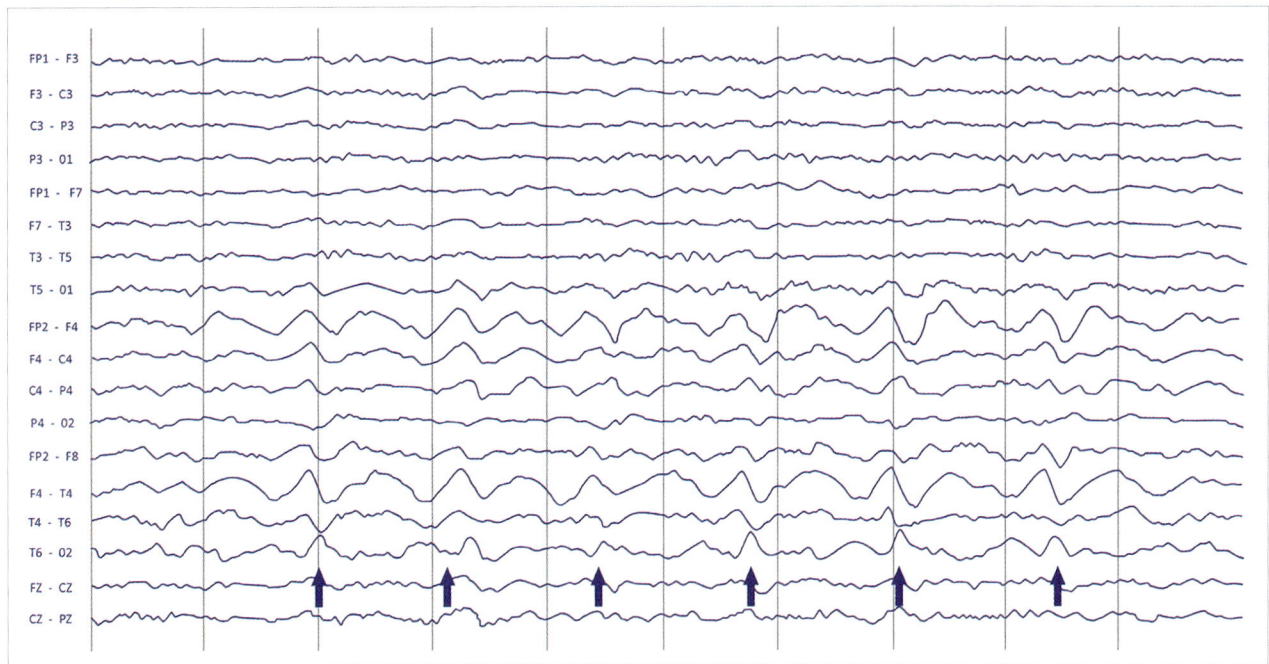

FIGURA 171.3. Paciente de 22 anos, admitido após duas crises convulsivas. A família referia história de 2 dias de cefaleia e febre. Após as crises, o paciente evolui com confusão mental. O EEG mostra atividade periódica (setas) predominando na região temporal direita, compatível com o diagnóstico de encefalite herpética, que foi confirmado no exame de liquor. O paciente teve melhora após tratamento com aciclovir.

entre 100 e 500 μcV. Por vezes, essas descargas recebem a denominação ondas zeta em razão de sua similaridade com a forma da letra **z**.

Na doença de Creutzfeldt-Jakob (DCJ), observam-se complexos com períodos muito curtos, repetindo-se a cada 0,5 a 2 segundos. Esses complexos apresentam morfologia de ondas agudas ou ondas trifásicas, com duração de 100 a 300 ms e, habitualmente, sobrepõem-se a uma atividade de base desorganizada ou deprimida[9-10] (Figura 171.4). Em geral, os complexos periódicos predominam nas regiões anteriores, exceto na forma de Heidenhaim da doença, em que complexos de predomínio posterior se associam a um quadro clínico em que cegueira cortical é o achado marcante. Pacientes com DCJ frequentemente apresentam mioclonias, que podem ou não estar associadas às descargas registradas no EEG. Caracteristicamente, essas descargas são registradas em até 12 semanas do início do quadro clínico.[9]

O significado clínico do registro de atividade periódica no EEG ainda é matéria de debate. Para o eletroencefalografista, há várias características que podem apontar para a eventual associação entre atividade periódica e ocorrência de crises, enquanto para o clínico a presença dessa atividade periódica pode auxiliar no diagnóstico de algumas doenças tratáveis, bem como no reconhecimento de risco para a ocorrência de crises.[11]

PLED

O termo PLED (*periodic lateralized epileptiform discharges* – descargas epileptiformes lateralizadas periódicas) foi usado pela primeira vez por Chatrian e colaboradores em 1964.[12] Antes dessa descrição, acreditava-se que a periodicidade observada em alguns exames de EEG resultava da desconexão entre estruturas corticais e subcorticais, na maior parte dos casos secundária a lesões extensas da substância branca. Entretanto, esse trabalho mostrou que as PLED podem ser observadas associadas a lesões em diversas topografias.

Como o próprio nome implica, PLED são caracterizadas por descargas epileptiformes periódicas, que ocorrem de forma lateralizada em um hemisfério ou restritas a um lobo do cérebro.[13] As PLED podem assumir morfologias variadas, como ondas agudas, ondas lentas, espículas, ou descargas com morfologia complexa. A amplitude da descarga alcança entre 100 e 300 mcV, e o intervalo entre elas varia de 0,3 até vários segundos.[9]

As PLED podem estar associadas a diversas etiologias. São observadas, frequentemente, em pacientes com lesões isquêmicas agudas, tumores e abscessos cerebrais, sobretudo quando somados a anormalidades metabólicas[13-14] (Figura 171.5). Infecções do SNC, em especial as encefalites virais (Figura 171.6), podem cursar com o registro de PLED.[15] As PLED são, geralmente, consideradas um marcador eletroencefalográfico de lesões agudas; porém, podem estar associadas a lesões cerebrais crônicas e epilepsia.[16] García-Morales e colaboradores,[17] estudando 170 pacientes com registro de PLED, observaram que esse padrão pode estar associado a diversas etiologias diferentes, estando relacionado à ocorrência de crises epilépticas ou não.

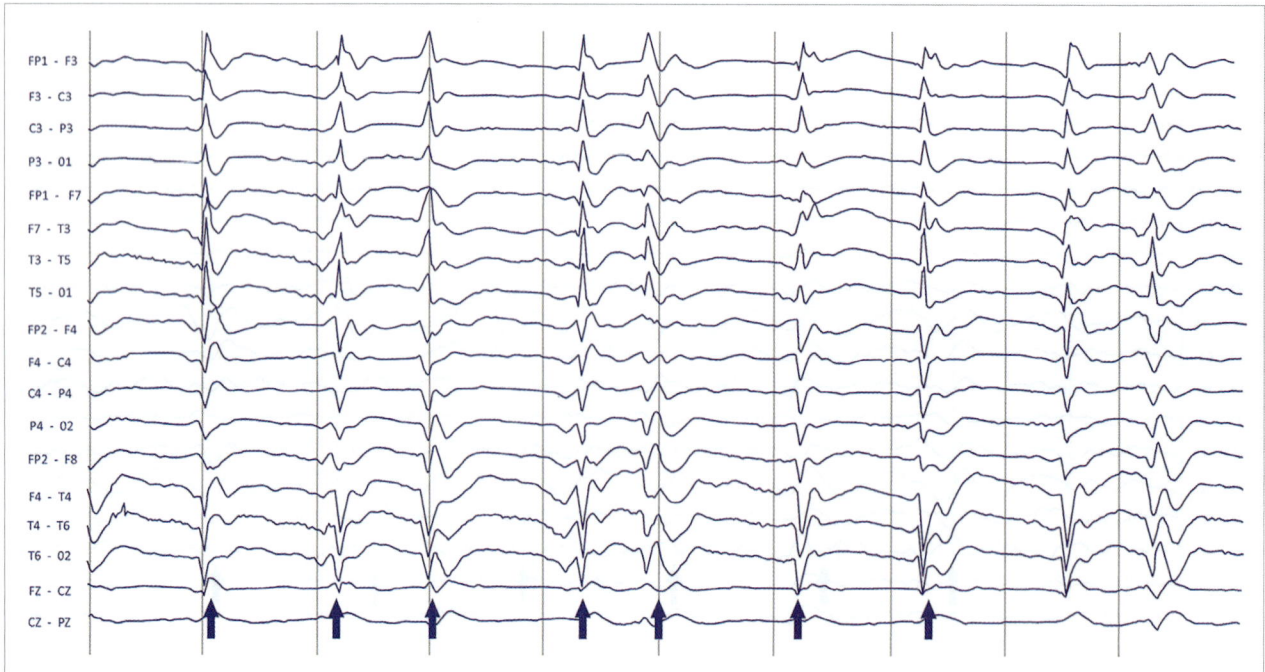

FIGURA 171.4. Homem de 72 anos, internado com história de 2 meses de declínio cognitivo rapidamente progressivo. Há 3 dias com piora do estado mental e mioclonias em membros superiores. O EEG mostra complexos periódicos (apontados pelas setas) que se sobrepõem à atividade de base deprimida. O diagnóstico de doença de Creutzfeldt-Jakob foi confirmado por biópsia cerebral; o paciente faleceu 8 meses após o diagnóstico.

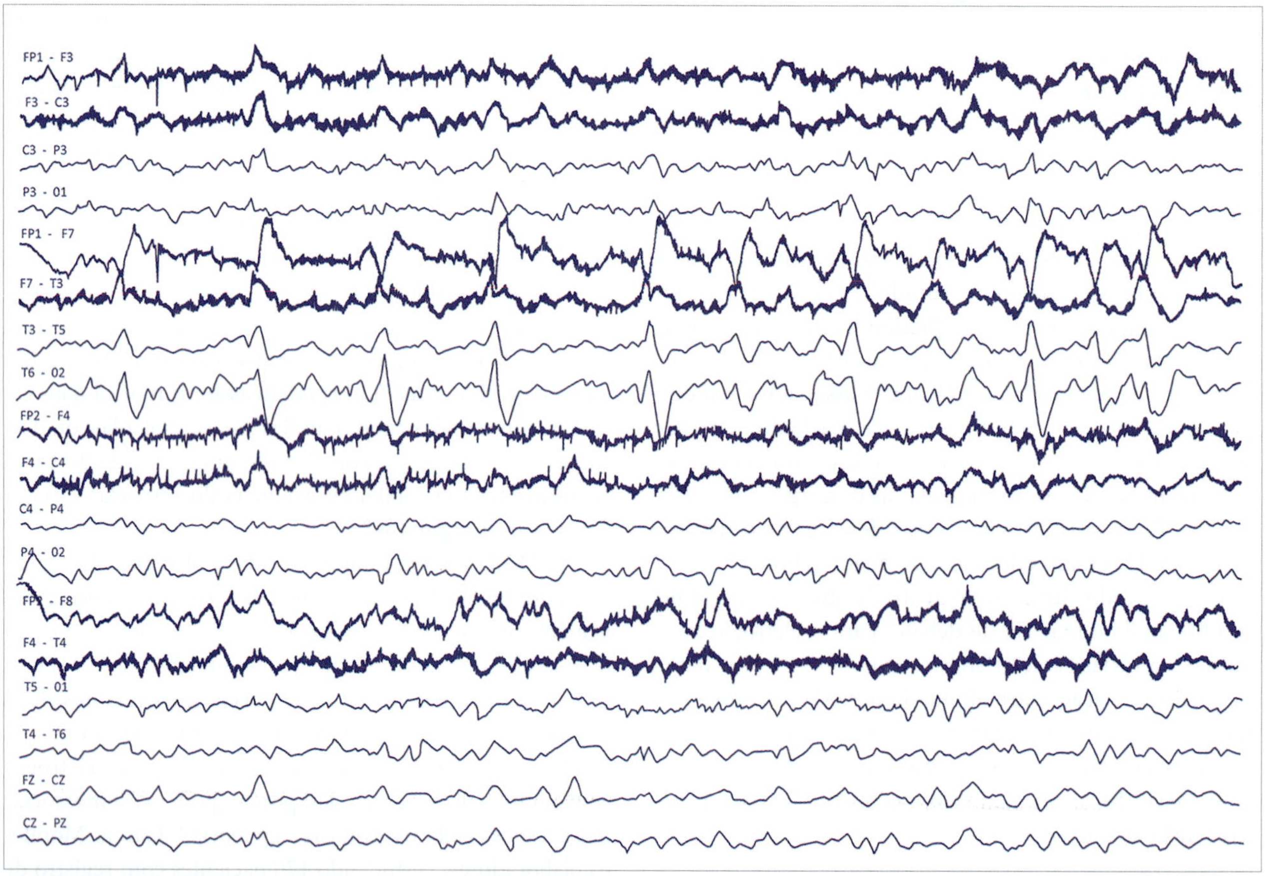

FIGURA 171.5. Mulher de 62 anos, com diagnóstico de encefalite herpética. O EEG mostra padrão de PLED na região temporal esquerda. A paciente apresentou crises não convulsivas, com início nessa região, durante a evolução do quadro.

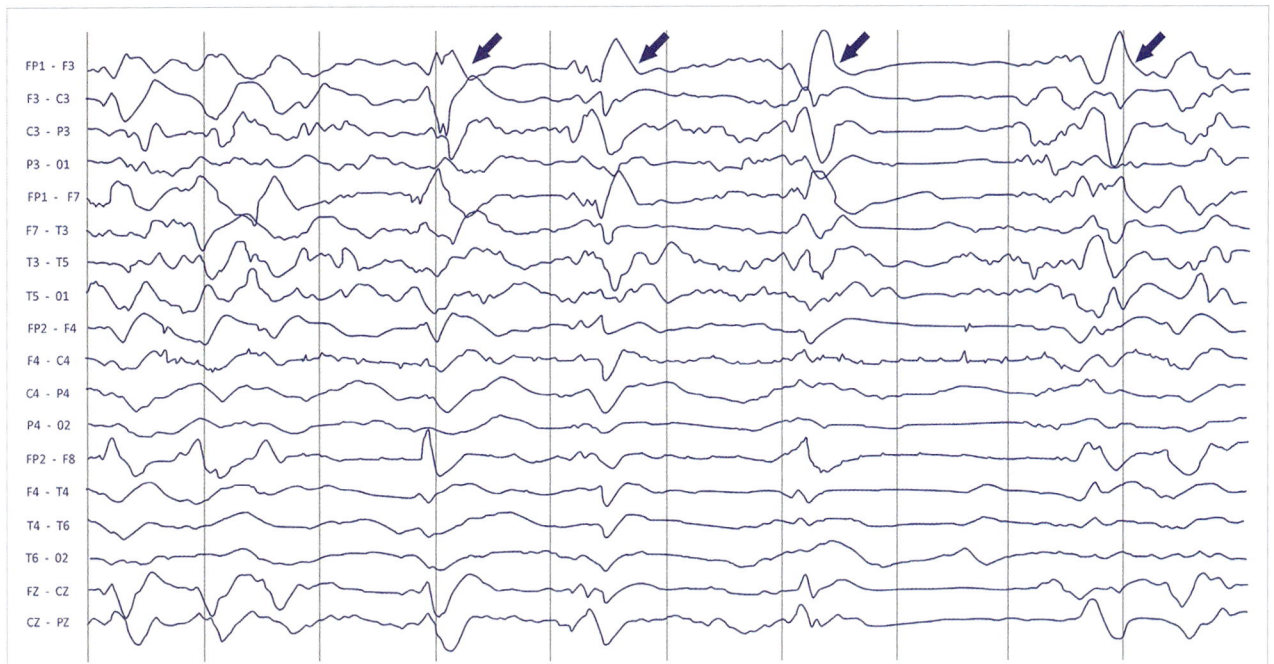

FIGURA 171.6. Criança de 4 anos internada com diagnóstico de encefalite viral grave. A ressonância magnética de encéfalo mostrou lesão extensa corticossubcortical bilateral mais extensa no hemisfério direito. Durante a internação, a criança teve crise convulsiva prolongada. O EEG mostra depressão e desorganização difusa da atividade elétrica cerebral, mais evidente no hemisfério cerebral direito, e padrão de PLED à esquerda (apontado pelas setas), por vezes envolvendo o hemisfério contralateral.

A exata relação entre PLED e a ocorrência de crises ainda é matéria de debate. Crises epilépticas estão associadas a PLED, ocorrendo em 58% a 100% dos pacientes que apresentam esse padrão.[18] Em alguns casos, as PLED podem corresponder à atividade ictal, mas, na maioria dos casos, parecem representar um fenômeno peri-ictal.[13] Quando superpostas por atividade rápida de baixa amplitude, constituem o padrão PLED-plus e são mais provavelmente associadas a crises.[19] Da mesma forma, quando associadas a manifestações clínicas evidentes, como mioclonias faciais ou de membros, correspondem, provavelmente, a padrão eletroencefalográfico de SE.[20] Em virtude da associação incerta entre PLED e crises epilépticas, recentemente o termo LPD (*lateralized periodic discharges* – descargas lateralizadas periódicas) vem sendo proposto em substituição a PLED, por não denotar um caráter epileptiforme inequívoco às descargas.[21]

As descargas periódicas podem, ocasionalmente, estar presentes em ambos os hemisférios, de forma independente. Nesse caso, o termo BiPLED (*bilateral periodic lateralized epileptiform discharges*) – descargas epileptiformes lateralizadas periódicas bilaterais – é preferível, indicando a bilateralidade das descargas. As BiPLED estão associadas a doenças cerebrovasculares agudas, encefalopatia anóxica e infecção do SNC, podendo ainda ocorrer em pacientes com antecedente de epilepsia.[22] Pacientes com padrão de BiPLED têm risco maior de sofrer crises epilépticas, quando comparados àqueles com padrão de PLED, e tendem a apresentar maior mortalidade.[22]

PED

Descargas epileptiformes periódicas (PED) podem apresentar projeção generalizada e caráter síncrono e simétrico. Nesse caso, o termo PED (*periodic epileptiform discharges*) é usado.[13]

O padrão de PED pode estar relacionado com crises epilépticas, a exemplo das PLED. Entretanto, a diferenciação com condições como as encefalopatias metabólicas pode ser difícil baseada apenas no aspecto eletroencefalográfico.

Grafoelementos agudizados de morfologia agudizada e projeção difusa podem ainda ser registrados em pacientes com doenças degenerativas do SNC, como doença de Alzheimer em fases avançadas e na doença de Creutzfeldt-Jakob.

A exemplo do padrão de PLED, renomeado LPD, recentemente o padrão de PED vem sendo renomeado como GPD (*generalized periodic discharges* – descargas generalizadas periódicas).[21]

ONDAS TRIFÁSICAS

Um dos achados eletroencefalográficos observados em pacientes críticos são as ondas trifásicas. Trata-se de ondas lentas, na faixa delta (2 a 3 Hz), de morfologia agudizada (porém, em geral, diferentes das ondas agudas de natureza epileptiforme), com polaridade positiva, precedidas e seguidas de ondas negativas de amplitude reduzida, conferindo aspecto trifásico ao elemento (Figura 171.7).

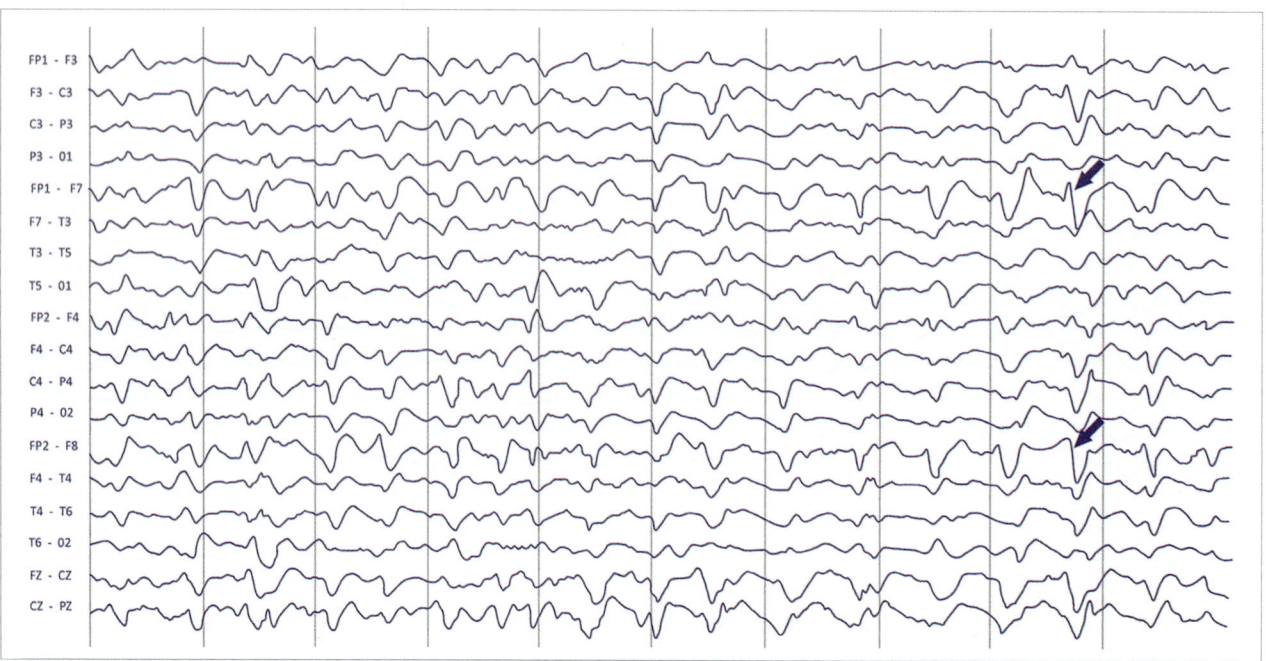

FIGURA 171.7. Paciente de 52 anos com antecedente de hepatite C, internado com quadro agudo de confusão mental atribuído ao uso abusivo de analgésicos opioides. O EEG revela a presença de ondas trifásicas (setas) com maior amplitude nas regiões anteriores, compatíveis com o diagnóstico de encefalopatia hepática. Após medidas para encefalopatia, o paciente evoluiu com melhora clínica e eletroencefalográfica.

As ondas trifásicas foram estabelecidas inicialmente por Bickford e Butt, em 1955,[23] que descreveram um aspecto marcante desses elementos: o atraso (*time-lag*) do componente positivo no sentido anteroposterior (Figura 171.8).

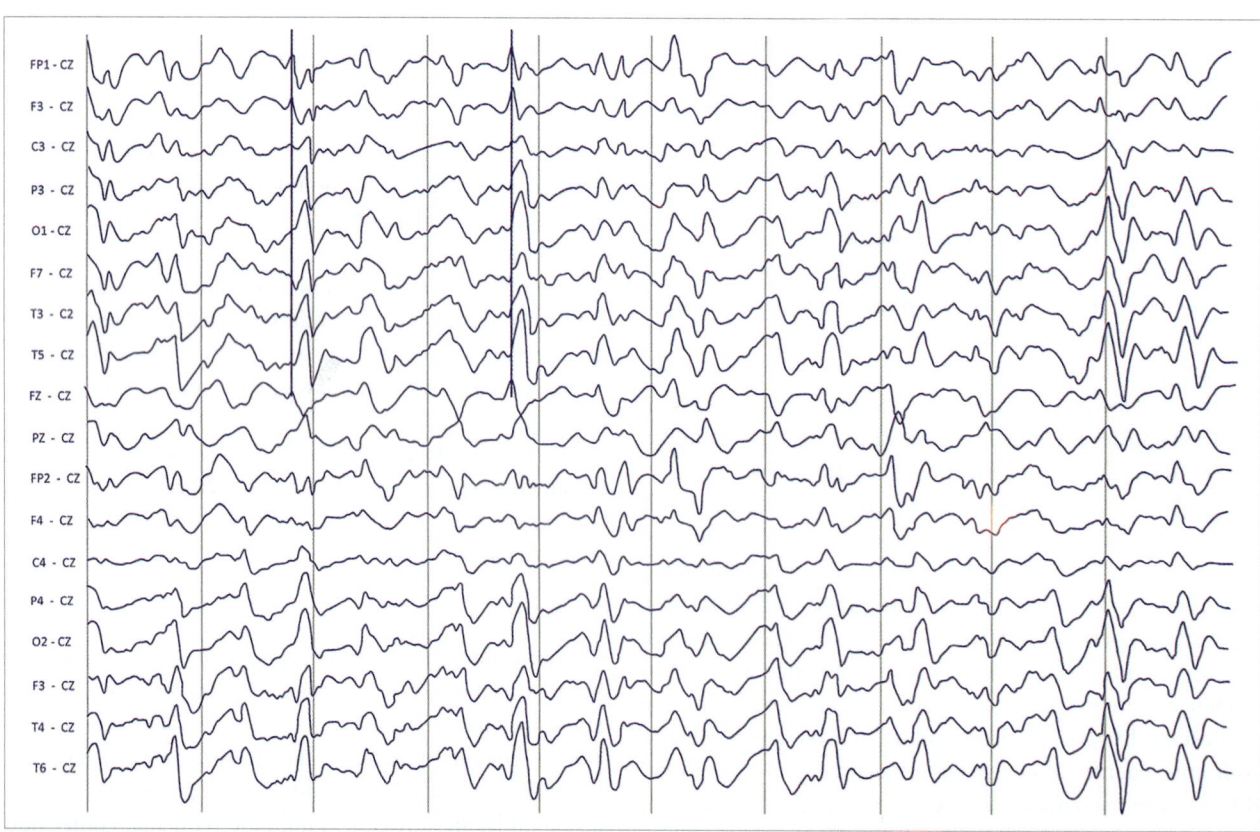

FIGURA 171.8. EEG do mesmo paciente da Figura 171.7. Na montagem com referencial comum no eletrodo Cz, é possível observar a característica típica das ondas trifásicas na encefalopatia hepática: atraso (*time-lag*) anteroposterior do componente positivo da onda trifásica (evidenciado pela linha marcada na figura).

Após a descrição inicial, as ondas trifásicas foram relacionadas especificamente à encefalopatia hepática. Nessa condição, o EEG é muito útil na avaliação da disfunção do SNC associada à insuficiência hepática. Embora não haja uma correlação exata entre os achados eletroencefalográficos e os níveis de amônia, as ondas trifásicas – achado mais característico da encefalopatia hepática – são mais frequentemente observadas em pacientes com maior grau de insuficiência hepática e níveis mais elevados de amônia.[5] Entretanto, esses grafoelementos podem ser observados também em outras encefalopatias de natureza metabólica, como na encefalopatia urêmica, bem como em hipertensão intracraniana, intoxicação por lítio (Figura 171.9), doenças neurodegenerativas, demências[24-25] e em indivíduos idosos com atrofia cerebral e doença da substância branca.[5] O prognóstico, nesses casos, depende da etiologia.

A exemplo de outros padrões eletroencefalográficos de caráter periódico, por vezes a diferenciação entre ondas trifásicas e descargas epileptiformes relacionadas a crises epilépticas ou estado epiléptico é difícil. Ocasionalmente, essa diferenciação só é possível com base nas características clínicas individuais de cada paciente. A resposta clínica e eletroencefalográfica ao tratamento com drogas antiepilépticas de ação rápida, com melhora nos pacientes com estado epiléptico não convulsivo, pode ser um dado importante nessa distinção. Porém, esse dado deve ser observado com cautela, uma vez que mesmo pacientes com encefalopatia de natureza metabólica e registro de ondas trifásicas no EEG podem apresentar melhora eletroencefalográfica após injeção de benzodiazepínicos, embora não ocorra melhora clínica correspondente.[26]

SURTO-SUPRESSÃO

O padrão de surto-supressão é caracterizado por surtos generalizados de atividade elétrica cerebral de morfologia irregular e de alta amplitude, interpostos por períodos de supressão difusa da atividade eletroencefalográfica (Figura 171.10). A duração dos surtos de atividade é variável, mas tende a ser reduzida com o aprofundamento do coma, quando é observado aumento na duração dos períodos de supressão. Os surtos de atividade podem conter descargas epileptiformes de morfologia variada.

O padrão de surto-supressão é frequentemente encontrado em pacientes sedados (ou intoxicados) com drogas depressoras do SNC. Pode ser observado também em casos de encefalopatia anóxica e hipotermia.[3,27-28] Quando esse padrão é registrado após parada cardiorrespiratória, está associado a mau prognóstico neurológico.

ESTADO EPILÉPTICO

Estado de mal epiléptico ou estado epiléptico é a apresentação mais grave de epilepsia.

O estado epiléptico é, em geral, definido como uma crise durando mais do que 30 minutos ou crises repetidas em um período superior a 30 minutos, sem recuperação da consciência ou do estado neurológico basal entre essas crises.[29]

O conceito abrange qualquer tipo de crise prolongada. Portanto, há tantos tipos de estado epiléptico quanto há tipos de crises epilépticas.[30] Do ponto de vista clínico, o estado epiléptico é classificado de acordo com a ocorrência ou não de sinais motores e de acordo com a localização (focal ou generalizada) da atividade ictal registrada no eletroencefalograma.

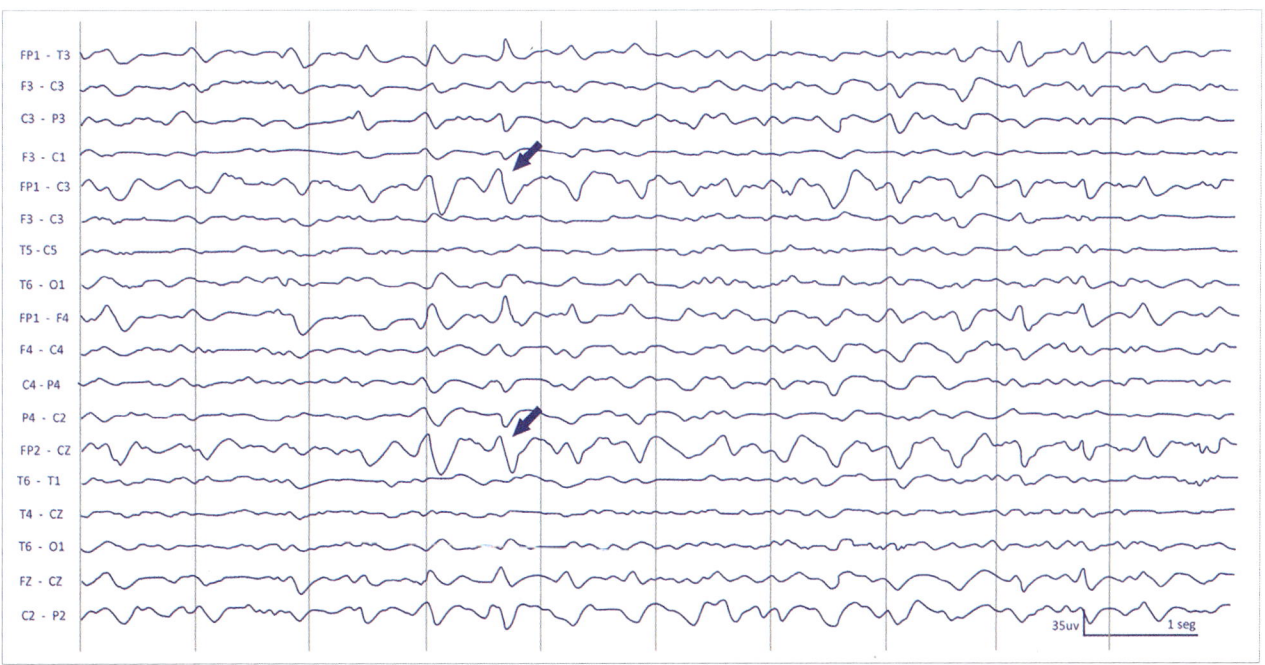

FIGURA 171.9. Mulher de 55 anos, com diagnóstico de transtorno bipolar do humor, tratada com carbonato de lítio. Admitida na UTI com diagnóstico de estado confusional agudo. O EEG revela grafoelementos de morfologia trifásica (setas) predominando nas regiões anteriores de ambos os hemisférios cerebrais. O nível sérico de lítio era de 2,5 mEq/L. A paciente teve melhora após a redução da dose da medicação.

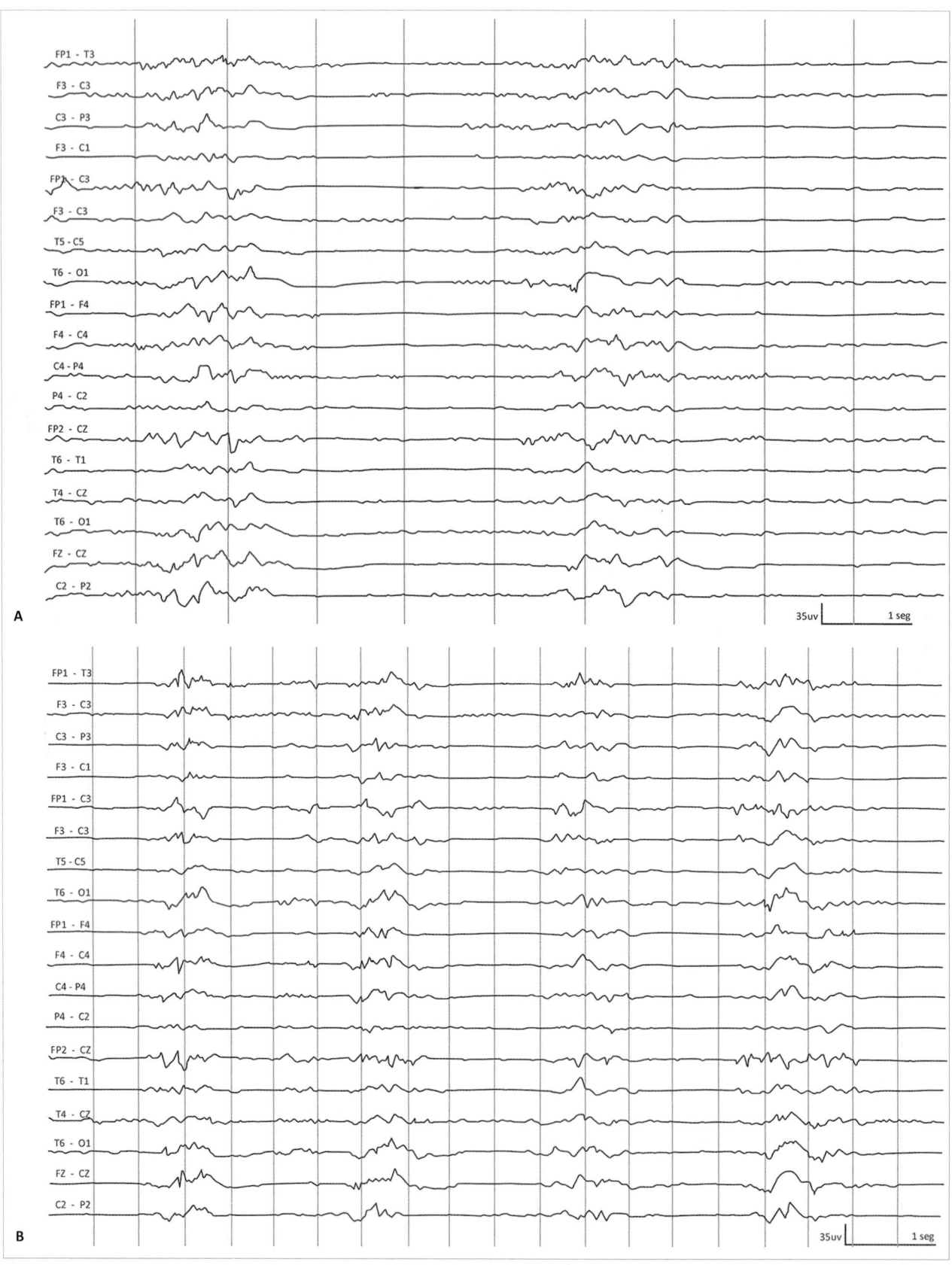

FIGURA 171.10 A e B. Paciente de 50 anos, sedado com Thionembutal® contínuo para tratamento de estado de mal epiléptico refratário às medidas iniciais. Padrão eletroencefalográfico de surto-supressão, mostrado em (A) (10 segundos por página de exame) e (B) (20 segundos por página).

O estado epiléptico é dividido, segundo a ocorrência ou não de sinais motores convulsivos, em estado epiléptico convulsivo e estado epiléptico não convulsivo. O estado epiléptico não convulsivo é definido como uma variedade de condições nas quais a atividade ictal eletrográfica é prolongada e resulta em sintomas clínicos não convulsivos;[31] essa forma pode ser subdividida em estado epiléptico não convulsivo generalizado e estado epiléptico não convulsivo focal (ou parcial), conforme os achados eletroencefalográficos (Quadro 171.2).

ESTADO EPILÉPTICO CONVULSIVO

É o tipo mais frequente, grave e facilmente diagnosticado de estado epiléptico.[32] A observação de crise convulsiva prolongada permite o diagnóstico com base no exame clínico, cabendo ao EEG apenas a confirmação da suspeita diagnóstica.

O estado epiléptico convulsivo pode ocorrer no contexto de uma síndrome epiléptica generalizada ou ser secundariamente generalizado a partir de uma crise parcial precedente. O início da crise generalizada – que, na situação de registro do EEG de um paciente com estado epiléptico convulsivo, habitualmente não é registrado – mostra atenuação difusa da atividade elétrica cerebral, seguida de ritmo de alta frequência e baixa amplitude, que evolui progressivamente com aumento da amplitude e redução da frequência. Esse ritmo rápido, frequentemente denominado *ritmo recrutante*, corresponde à fase tônica da confusão tônicoclônica generalizada. Em seguida, durante a fase clônica, o traçado é obscurecido por artefatos musculares. Por vezes, em meio aos artefatos é possível observar ondas lentas de amplitude elevada se interpondo às descargas epileptiformes. Com a progressão do estado epiléptico, pode haver mudança do padrão eletrográfico; em casos de estado epiléptico muito prolongados, pode ser observada depressão da atividade elétrica cerebral em meio às descargas.[33]

Embora o diagnóstico seja óbvio na maioria dos casos, o EEG pode revelar o diagnóstico de pseudo-SE, em que o registro eletroencefalográfico é obscurecido por artefatos musculares e de movimentação, mas sem ocorrência de descargas epileptiformes ou anormalidades da atividade elétrica cerebral.[32]

STATUS MIOCLÔNICO

Pode ocorrer em pacientes com epilepsias generalizadas idiopáticas, como a epilepsia mioclônica juvenil. Clinicamente, o paciente apresenta mioclonias contínuas ou quase contínuas, envolvendo diferentes segmentos do corpo. A consciência pode ou não estar preservada, embora, em geral, haja algum grau de comprometimento. O EEG confirma o diagnóstico de *status* mioclônico ao mostrar surtos de descargas epileptiformes generalizadas, com morfologia de espículas e sobretudo poliespículas, frequentemente seguidas de ondas lentas. O *status* mioclônico em casos de epilepsias generalizadas idiopáticas apresenta boa resposta terapêutica ao tratamento com benzodiazepínicos, e o prognóstico é bom (Figura 171.11).

SE com mioclonias pode ocorrer em um contexto clínico diferente: pacientes comatosos após parada cardiorrespiratória podem cursar com abalos mioclônicos de intensidade variável. Nesses casos, o EEG frequentemente mostra a presença de descargas de morfologia variável – ondas agudas ou trifásicas, espículas, poliespículas – superpostas a uma atividade de base deprimida, por vezes apresentando caráter periódico, configurando padrão de PED (ou GPD). Durante registro prolongado, piora das mioclonias pode estar associada a aumento na frequência das descargas epileptiformes (Figura 171.12). Ocasionalmente, padrão de surto-supressão é registrado nesses pacientes, após parada cardiorrespiratória.

ESTADO EPILÉPTICO NÃO CONVULSIVO

Definido como atividade ictal registrada no EEG, com duração superior a 30 minutos, associada à alteração do comportamento ou do estado mental, sem manifestações motoras aparentes. A própria definição implica a necessidade do EEG para o diagnóstico desse tipo de estado epiléptico. Pacientes com alterações da consciência sem causa aparente devem ser investigados com EEG para confirmar ou afastar esse diagnóstico.[34]

QUADRO 171.2. Tipos de estado epiléptico.

EEG	Convulsivo	Não convulsivo
Generalizado	Tônico-clônico (primariamente generalizado)	*Status* de ausência
	Status mioclônico	
Parcial	Tônico-clônico (secundariamente generalizado)	• Parcial simples • Afásico • Somatossensitivo • Psíquico • Autonômico
	Parcial simples: epilepsia parcial contínua	Parcial complexo
		Status epilepticus não convulsivo (paciente em coma)

Fonte: Adaptado de Brenner, 2004.[32]

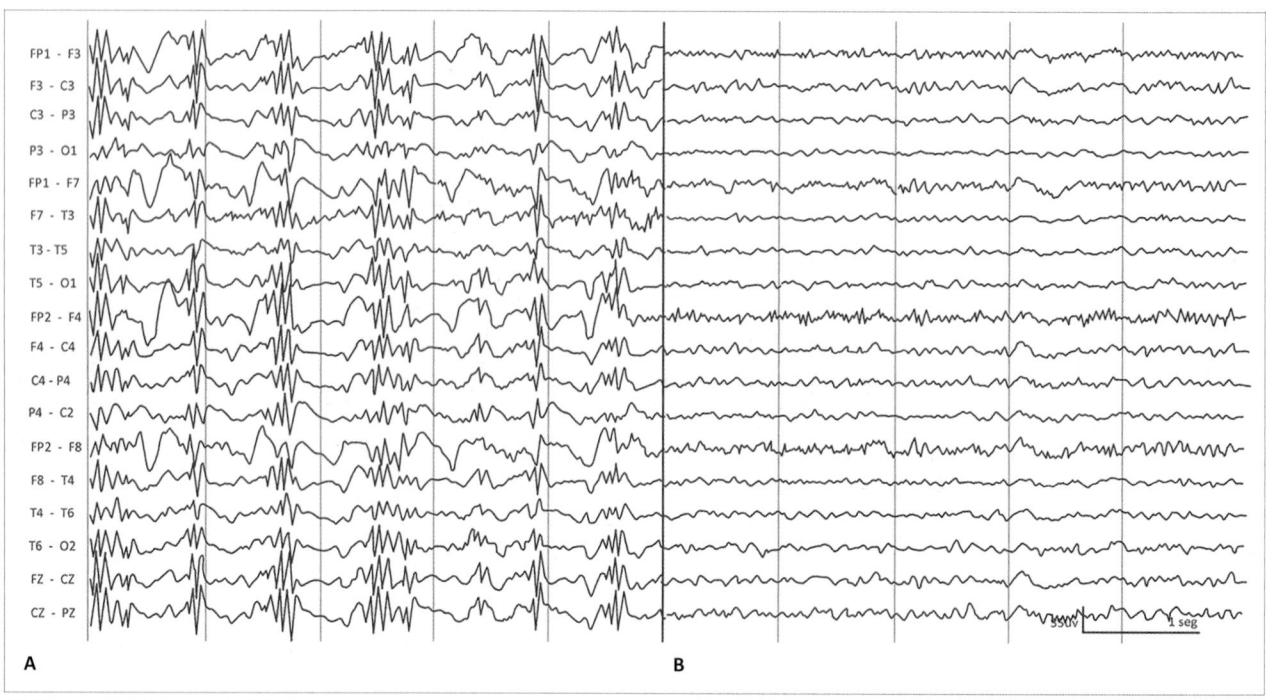

FIGURA 171.11 A e B. Mulher de 48 anos com antecedente de epilepsia generalizada idiopática, em tratamento com valproato e lamotrigina. Admitida na UTI com mioclonias contínuas e confusão mental. (A) Poliespículas generalizadas contínuas; padrão compatível com estado de mal mioclônico. (B) Após injeção de midazolam intravenoso, observa-se cessação das descargas generalizadas.

O estado epiléptico não convulsivo é dividido em duas categorias principais: generalizado e parcial. O estado epiléptico não convulsivo generalizado é, por vezes, denominado *status* de ausência. Pacientes com *status* de ausência podem se apresentar com estado confusional agudo, frequentemente com comprometimento bastante discreto da consciência, tornando o diagnóstico muito difícil. Usualmente, esses pacientes não são admitidos na UTI, pois não são considerados críticos. O EEG revela descargas generalizadas – espículas, complexos espícula-onda – de projeção generalizada. As descargas generalizadas apresentam morfologia irregular, diferente daquelas registradas nas crises de ausência típica (Figura 171.13). A exemplo do *status* mioclônico, o *status* de ausência apresenta boa resposta terapêutica à injeção intravenosa de benzodiazepínicos.

Pacientes em coma, internados na UTI, podem evoluir com comprometimento persistente da consciência devido a atividade epiléptica, sem outros sinais clínicos aparentes. O diagnóstico, nesses casos, é difícil e deve ser suspeitado sempre que o paciente apresentar alteração da consciência ou piora neurológica sem explicação, mesmo que sinais clínicos que sugiram crise epiléptica não estejam presentes. Towne e colaboradores[34] realizaram exames de EEG em 236 pacientes em coma sem causa evidente e sem sinais clínicos de crises e diagnosticaram estado epiléptico não convulsivo em 8% deles, reforçando a indicação de EEG nesses casos. Algumas características clínicas sugerem esse diagnóstico em pacientes comatosos, como antecedente de crises epilépticas e alterações da motricidade ocular extrínseca. Na presença desses fatores, o EEG deve ser realizado com o maior grau possível de urgência.[35]

Em pacientes comatosos, o EEG pode revelar descargas generalizadas ou parciais. Se o exame não for realizado no início do quadro clínico, um eventual início parcial pode não ser observado, e a presença de descargas de projeção generalizada pode sugerir – equivocadamente, nesse caso – o diagnóstico de estado epiléptico generalizado.[36] Com o uso da monitorização eletroencefalográfica contínua, exemplos de estado epiléptico com descargas generalizadas revelaram início ictal focal, ou características focais de forma intermitente. Esses casos, que com a análise do EEG de rotina seriam classificados como estado epiléptico generalizado, na verdade foram redefinidos como exemplos de generalização secundária.[36]

Vários padrões são descritos em pacientes comatosos com estado epiléptico não convulsivo, incluindo descargas contínuas, crises subintrantes, PLED (ou LPD), BiPLED e PED (ou GPD). As Figuras 171.14, 171.15 e 171.16 trazem exemplos de padrões eletroencefalográficos distintos observados em pacientes com estado epiléptico não convulsivo.

Alguns pacientes com rebaixamento persistente do nível de consciência, sem outras causas aparentes, apresentam padrão de PLED (ou LPD), sugerindo que esse padrão pode corresponder a estado epiléptico não convulsivo.[13] Nesses pacientes, a atividade epiléptica representada pelas descargas periódicas pode contribuir de forma importante para a alteração da consciência, particularmente quando essa alteração é observada de forma intermitente ou episódica.[18] A resposta clínica e eletroencefalográfica ao tratamento com benzodiazepínicos ajuda a confirmar o diagnóstico de estado epiléptico não convulsivo.[20] Melhora eletroencefalográfica não acompanhada de melhora clínica não permite que o diagnóstico seja firmado inequivocamente.

As descargas periódicas podem ainda apresentar projeção generalizada em ambos os hemisférios, caracterizando o padrão de PED (ou GPD). Esse padrão pode ser observado em pacientes com estado epiléptico não convulsivo,[33] bem como em encefalopatia anoxicoisquêmica, quando indicam prognóstico reservado.[32] As descargas podem apresentar morfologia trifásica, tornando difícil o diagnóstico diferencial entre estado epiléptico não convulsivo e encefalopatia metabólica (Figura 171.7).

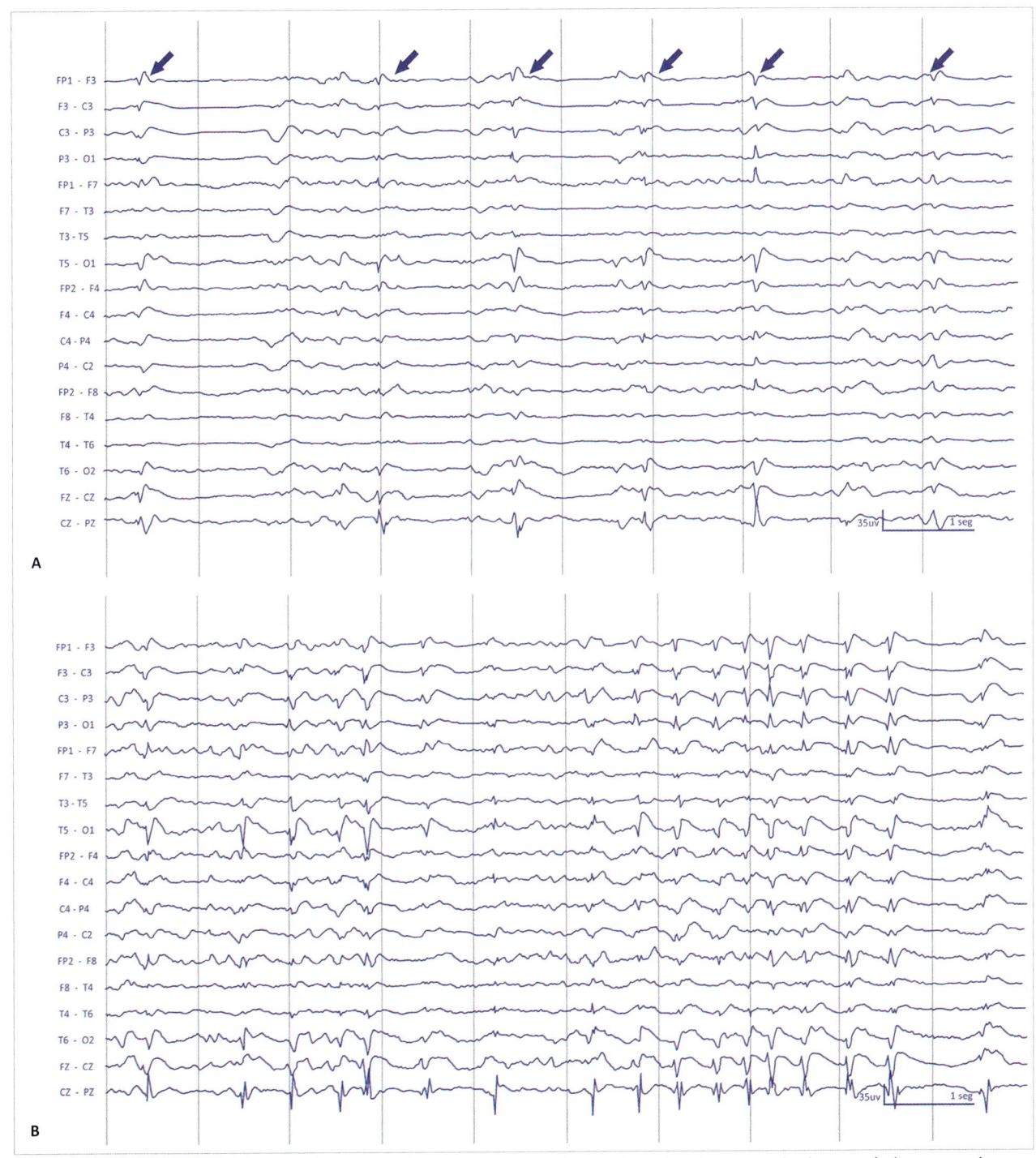

FIGURA 171.12 A e B. Paciente de 75 anos, admitido na UTI após episódio de infarto agudo do miocárdio e parada cardiorrespiratória revertida após 20 minutos de ressuscitação. Evoluiu em coma arreativo, apresentando mioclonias frequentes na face. (A) O EEG mostra padrão de PED (apontado pelas setas). (B) Durante o exame, o paciente apresentou mioclonias periorais bilateralmente, associadas ao aumento na amplitude e frequência das descargas.

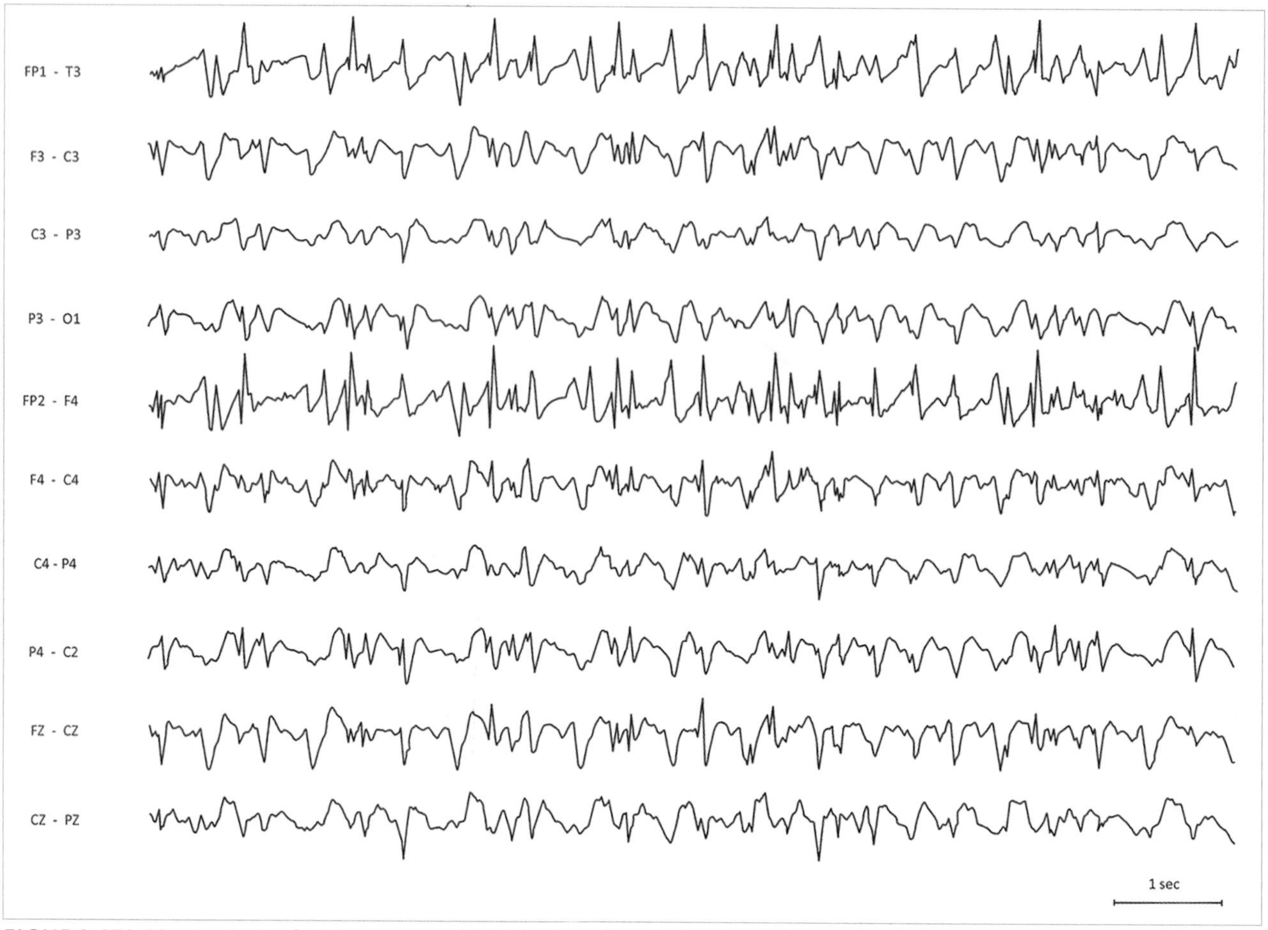

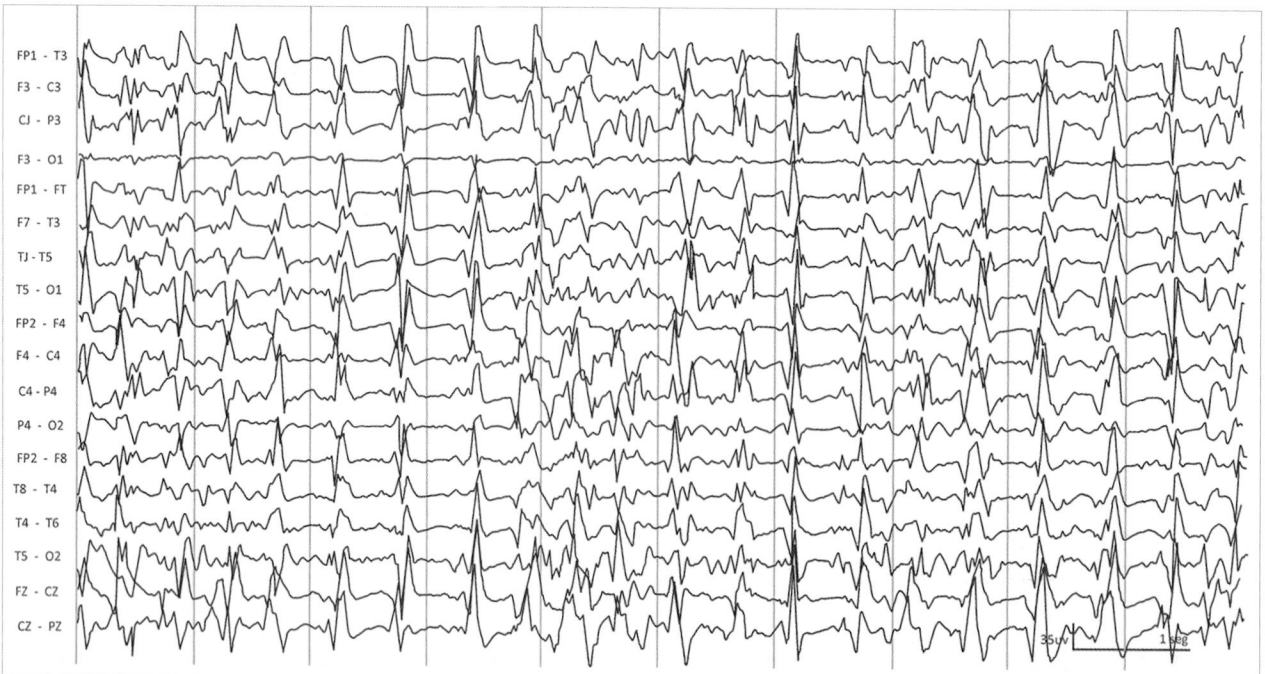

FIGURA 171.13. Paciente de 16 anos, com história de epilepsia desde os 6 anos de idade; apresentava crises de ausência frequentes e crises tônico-clônicas generalizadas raras. Admitido com história de 6 horas de alteração do comportamento. O EEG realizado após a admissão mostra descargas generalizadas praticamente contínuas, com morfologia de espículas, predominando nas regiões anteriores; padrão compatível com estado de mal de ausência.

FIGURA 171.14. Paciente do sexo feminino, 13 anos de idade, internada com diagnóstico de encefalite viral. Apresentou crise convulsiva prolongada e evoluiu em coma, sem resposta aos estímulos. O EEG revelou descargas epileptiformes contínuas, de projeção generalizada.

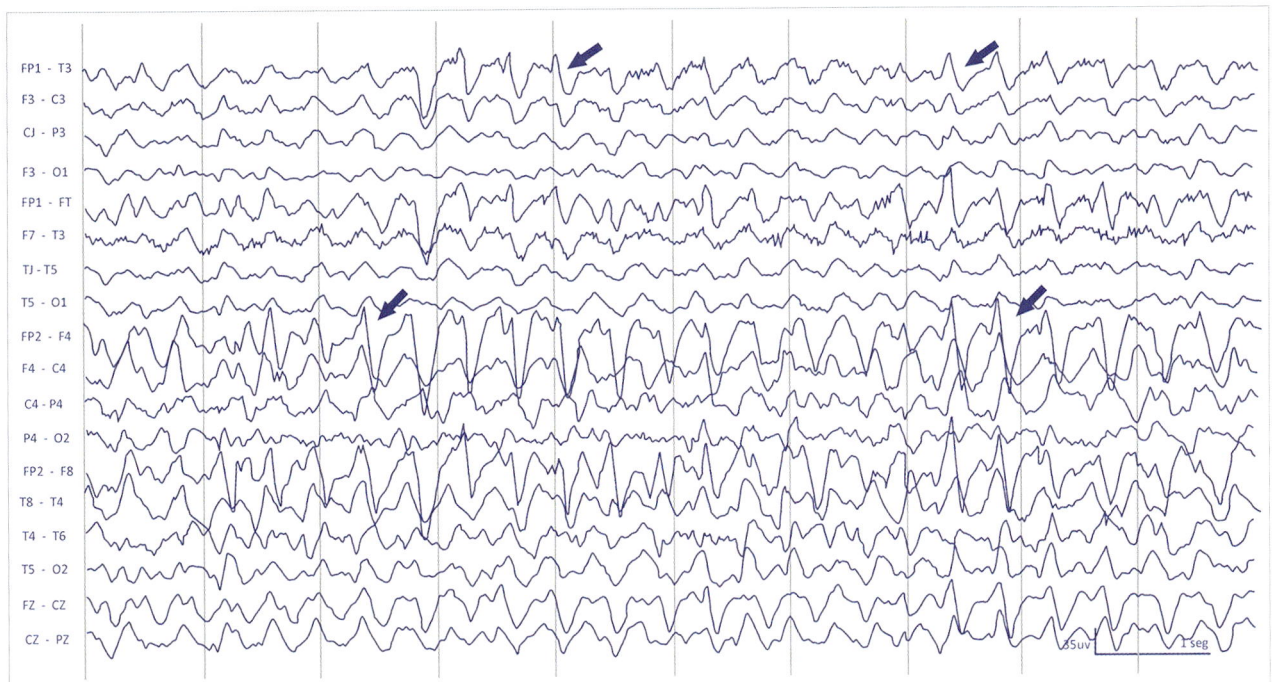

FIGURA 171.15. Paciente de 48 anos com antecedente de meningioma temporal direito operado 2 anos antes. Internado após episódio de crise convulsiva, após o qual apresentou confusão mental. O EEG realizado à admissão mostrava ondas agudas contínuas predominando nas regiões anteriores do hemisfério cerebral direito (setas cheias), por vezes envolvendo áreas homólogas contralaterais (setas vazias). O achado eletroencefalográfico é compatível com o diagnóstico de *status epilepticus* não convulsivo. O paciente teve melhora clínica e eletrográfica após tratamento com drogas antiepilépticas.

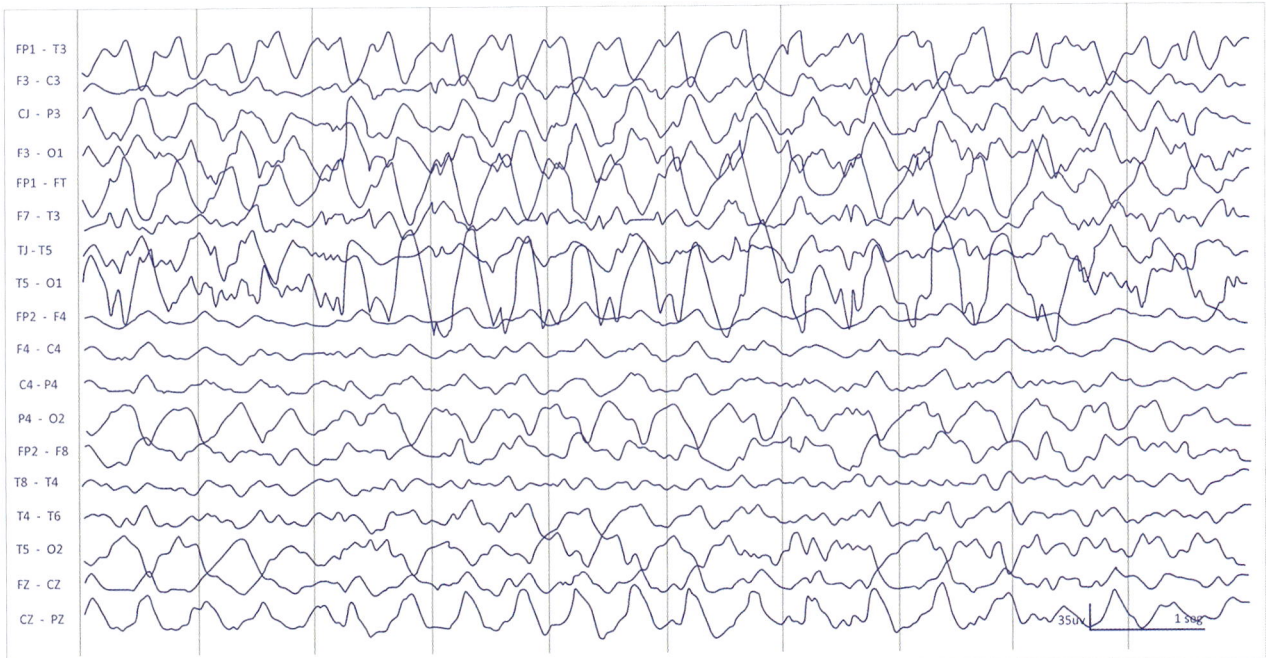

FIGURA 171.16. Criança de 6 anos, com diagnóstico de leucemia mieloide aguda, em tratamento com quimioterapia. Internada com quadro súbito de sonolência e afasia. O EEG mostra atividade rítmica na faixa delta, de amplitude elevada, no hemisfério cerebral esquerdo. É possível observar a ocorrência de elementos agudizados – ondas agudas e espículas – superpostos às ondas lentas. O padrão eletroencefalográfico é compatível com *status epilepticus* não convulsivo. A criança teve melhora clínica e eletrográfica após tratamento com drogas antiepilépticas.

O Quadro 171.3 traz os critérios para o diagnóstico de estado epiléptico não convulsivo, de acordo com os achados eletroencefalográficos.

> **QUADRO 171.3.** Critérios eletroencefalográficos para o diagnóstico de *status epilepticus* não convulsivo.
>
> - Crises eletrográficas focais contínuas ou frequentes, com padrões ictais com evolução de frequência, amplitude e distribuição.
> - Descargas generalizadas de espícula-onda frequentes ou contínuas, em paciente sem antecedente de síndrome epiléptica ou encefalopatia epiléptica.
> - Descargas generalizadas de espícula-onda frequentes ou contínuas, com clara modificação na intensidade ou frequência (em geral, com frequências mais rápidas), em paciente com antecedente de síndrome epiléptica ou encefalopatia epiléptica.
> - PLED ou PED em paciente em coma após estado epiléptico convulsivo.
> - Anormalidades frequentes ou contínuas (espículas, ondas agudas, PLED, BiPLED, GPED, ondas trifásicas) em paciente com EEG prévio sem as referidas anormalidades, no contexto de lesão cerebral aguda (lesão anóxica, trauma, infecção).
> - Anormalidades eletrográficas generalizadas frequentes ou contínuas, em paciente com encefalopatia epiléptica prévia e padrão similar no EEG interictal, mas com sintomas clínicos sugestivos de estado epiléptico não convulsivo.

PLED: descargas epileptiformes lateralizadas periódicas; PED: descargas epileptiformes periódicas; BiPLED: descargas epileptiformes lateralizadas periódicas bilaterais; GPED: descargas epileptiformes periódicas generalizadas.
Fonte: Adaptado de Sutter e Kaplan, 2012.[37]

ELETROENCEFALOGRAMA: PROGNÓSTICO APÓS PARADA CARDIORRESPIRATÓRIA

A evolução clínica e neurológica após parada cardiorrespiratória é variável e exames complementares podem auxiliar na melhor definição do prognóstico. O EEG e a monitorização contínua com EEGc podem prover informações importantes sobre a função cerebral, particularmente no paciente comatoso. É um exame com boa sensibilidade para avaliação do prognóstico, favorável ou não, após parada cardiorrespiratória.

Antes da utilização rotineira da hipotermia após parada cardiorrespiratória, escalas aplicadas entre 24 e 72 horas após esse evento foram desenvolvidas para a avaliação do prognóstico, e a maioria subdivide o EEG em padrões benignos e malignos.[38-39] A Tabela 171.1 mostra os padrões eletroencefalográficos considerados benignos e malignos.

Em 2006, a Academia Americana de Neurologia publicou parâmetros práticos para a avaliação do prognóstico neurológico após parada cardiorrespiratória, com base nos estudos da literatura, que incluíam exame físico, EEG, diagnóstico por imagem e outros estudos neurofisiológicos. Em relação ao EEG, a conclusão foi que a depressão da atividade de base, o padrão de surto-supressão e as descargas epileptiformes generalizadas associadas à atividade de base deprimida são fortemente associados a mau prognóstico. Porém, em virtude da falta de graduação adequada em relação ao prognóstico, as evidências foram consideradas insuficientes para o uso desses padrões de forma isolada na avaliação do prognóstico.[40]

Em razão do efeito da hipotermia no EEG, houve a preocupação de que o significado prognóstico das alterações encontradas nele poderia ser diferente quando aplicado em pacientes submetidos à hipotermia após parada cardiorrespiratória. No entanto, tornou-se evidente que os padrões de EEG registrados durante a hipotermia têm a mesma implicação prognóstica de quando registrados durante a normotermia.[41] O Quadro 171.4 traz uma comparação do significado prognóstico de diferentes padrões eletroencefalográficos em pacientes submetidos à hipotermia terapêutica, quando comparados a pacientes normotérmicos.

A atividade de base no EEG está associada com o prognóstico. Uma atividade de base contínua durante a hipotermia está associada a um bom prognóstico, confirmando as observações de pacientes normotérmicos. Rossetti e colaboradores[42] mostraram que uma atividade de base não reativa ou descontínua, mesmo quando os pacientes estavam sob os efeitos da hipotermia e sedação, foi preditora de prognóstico ruim. Em uma análise mais detalhada de um grupo maior de pacientes, esse grupo demonstrou que um EEG descontínuo, mesmo com reatividade, estava associado a mau prognóstico quando o paciente também apresentava enolase neurônio-específica elevada no soro.[43]

De acordo com a revisão realizada pela European Society of Intensive Care Medicine, a ausência de reatividade no EEG em pacientes tratados ou não com hipotermia é

TABELA 171.1. Padrões de EEG para avaliação do prognóstico após parada cardiorrespiratória.

Categoria	Subcategoria
Benigno	
I – Delta/teta > 50% do traçado (exclui coma teta)	• Com reatividade • Sem reatividade
Maligno	
II – Ondas trifásicas	
III – Padrão de surto-supressão	• Com atividade epileptiforme • Sem atividade epileptiforme
IV – Alfa/teta/padrão de coma de fusos (sem reatividade)	
V – Supressão (generalizada)	< 20, porém > 10 mcV < 10 mcV

Fonte: Adaptada de Synek VM, 1990.[38]

quase invariavelmente associada a prognóstico ruim; após o reaquecimento em 48 a 72 horas da recuperação da circulação espontânea, a ausência de reatividade está sempre associada a prognóstico ruim.[44]

A voltagem da atividade de base no EEG é definida como baixa quando na maior parte do registro, ou em todo ele, a voltagem é < 20 mcV. Em uma montagem bipolar longitudinal, a supressão é definida quando a voltagem é < 10 mcV.[21] Em pacientes não submetidos à hipotermia, um EEG de baixa voltagem em 1 a 3 dias após parada com recuperação espontânea da circulação é preditivo de prognóstico ruim. Em pacientes tratados com hipotermia, o EEG de baixa voltagem durante a hipotermia ou imediatamente após o reaquecimento nem sempre está associado a prognóstico ruim.[45] É importante lembrar que esse parâmetro deve ser analisado com cuidado, pois a amplitude de sinal no EEG está relacionada a diferentes fatores, como o efeito de medicamentos, a temperatura do corpo e outras condições técnicas, como a impedância da pele e do couro cabeludo, a distância entre os eletrodos, tamanho e tipo dos eletrodos, os tipos de filtro utilizados, assim como condições específicas de cada paciente.

O registro de GPED é considerado um sinal de mau prognóstico após parada cardiorrespiratória. Durante a hipotermia, a presença de GPED também está associada a mau prognóstico, embora não invariavelmente,[46] sendo, às vezes, difícil a distinção entre GPED e estado de mal não convulsivo. A presença do estado de mal epiléptico durante a hipotermia ou imediatamente após o reaquecimento é quase invariavelmente associada ao prognóstico ruim. Nesses pacientes, a ausência de reatividade ou uma atividade de base descontínua é preditiva de nenhuma chance de recuperação neurológica.[47]

O padrão de surto-supressão é definido quando mais de 50% do traçado de EEG apresenta períodos com voltagem < 10 mcV, alternando com surtos. Nos pacientes em coma após parada cardiorrespiratória, tratados ou não com hipotermia, o padrão de surto-supressão é, na maioria das vezes, um achado transitório. Durante as primeiras 24 a 48 horas após recuperação da circulação espontânea em pacientes não tratados com hipotermia ou durante a hipotermia, o padrão de surto-supressão é frequentemente observado e pode ser compatível com a recuperação neurológica. Após 72 horas, o padrão de surto-supressão é menos comum e a sua persistência é, frequentemente, associada com prognóstico ruim.[45]

Surtos de baixa amplitude foram descritos em 1975 como associados a prognóstico ruim.[48] Durante a hipotermia, esse padrão é comum e não está correlacionado com o prognóstico.

É importante não confiar em qualquer teste isoladamente para a avaliação do prognóstico, incluindo o EEG. O exame físico, potenciais evocados somatossensitivos, biomarcadores (como a enolase neurônio-específica) e resultados de neuroimagem devem ser considerados em conjunto com o EEG.[49]

Além da avaliação prognóstica, o EEG contínuo ou intermitente nos pacientes comatosos após parada cardiorrespiratória durante a hipotermia ou após o reaquecimento é útil para avaliar o nível de consciência, que pode ser mascarado pela sedação prolongada, disfunção neuromuscular e para a detecção e tratamento de crises não convulsivas que podem ocorrer em cerca de 25% dos pacientes comatosos após parada cardiorrespiratória.

Apesar de a hipotermia ter efeito antiepiléptico, crises epilépticas em pacientes pós-parada cardiorrespiratória podem acontecer durante a hipotermia, período em que a maioria é detectada.[50] Crises não convulsivas foram detectadas em 9% a 30% dos pacientes submetidos à hipotermia após parada cardiorrespiratória;[46] o estado epiléptico não convulsivo acomete 10% a 12% dos pacientes.[50]

QUADRO 171.4. Significado dos padrões de EEG em pacientes tratados e não tratados com hipotermia.

Padrão eletroencefalográfico	Pacientes não tratados com hipotermia	Pacientes tratados com hipotermia
Ausência de reatividade da atividade de base	Prognóstico ruim	Prognóstico ruim
Coma alfa/teta	Nem sempre associado com prognóstico ruim, e necessita de estímulo intenso.	Nem sempre associado com prognóstico ruim e necessita de estímulo intenso.
GPED	Associado com prognóstico ruim, porém nem sempre.	Associado com prognóstico ruim, porém nem sempre.
Surto-supressão	Nem sempre associado com prognóstico ruim.	Nem sempre associado com prognóstico ruim, pode ocorrer durante a hipotermia com padrão transitório.
Padrão de baixa voltagem	Prognóstico ruim.	Prognóstico ruim
Crises eletrográficas/estado de mal epiléptico	Prognóstico ruim.	Prognóstico ruim, tendem a aparecer durante a hipotermia.
Surtos de baixa amplitude	Associado com prognóstico ruim.	Sem associação com prognóstico.

GPED: descargas epileptiformes periódicas generalizadas.
Fonte: Adaptado de Crepeau e colaboradores, 2014.[41]

Mani e colaboradores[46] revisaram o EEG contínuo de 38 pacientes submetidos à hipotermia após parada cardiorrespiratória, dos quais 23% tiveram crises eletrográficas durante a monitorização e, em 56% dos pacientes, as crises foram detectadas antes do reaquecimento. Aqueles que tiveram crises eram significativamente mais propensos a ter atividade epileptiforme interictal as precedendo, sugerindo ser possível prever quem as desenvolverá. Rittenberger e colaboradores[50] analisaram 101 pacientes monitorizados com EEG contínuo iniciado durante a hipotermia após parada cardiorrespiratória e diagnosticaram estado epiléptico não convulsivo em 12%. Entre esses pacientes, 25% já estavam em estado epiléptico no início de gravação. A latência média entre a parada cardiorrespiratória e o início do estado epiléptico não convulsivo no EEG contínuo foi de 15 horas. Em geral, os pacientes com crises não clínicas após parada cardiorrespiratória apresentam prognóstico ruim, com mortalidade elevada.[41] Apesar de numerosos estudos que correlacionam crises não convulsivas e estado epiléptico não convulsivo com mau prognóstico, não há estudos prospectivos, randomizados e controlados que tenham investigado essa relação.

MONITORIZAÇÃO ELETROENCEFALOGRÁFICA CONTÍNUA (EEGC)

Como já discutido, uma das principais limitações do uso do EEG em pacientes críticos é a janela de tempo limitada para o diagnóstico de possíveis anormalidades no registro. As anormalidades paroxísticas, como as crises epilépticas, podem não ser detectadas ao longo de um exame de EEG de rotina, com duração aproximada de 20 minutos. Nesse contexto, a monitorização eletroencefalográfica contínua, ou EEGc, fornece amostras mais prolongadas de registro.

A monitorização eletroencefalográfica contínua é indicada em diversas situações, conforme mostra o Quadro 171.5.

QUADRO 171.5. Principais indicações de monitorização eletroencefalográfica contínua em pacientes críticos.

1. Detecção de crises subclínicas.
2. Caracterização de eventos paroxísticos.
3. Avaliação do nível de sedação.
4. Manejo de surto-supressão em coma anestésico.
5. Detecção de isquemia.
6. Prognóstico.

A principal indicação do EEGc é a detecção de crises subclínicas. Em pacientes críticos com comprometimento persistente da consciência, a ocorrência de crises epilépticas pode passar despercebida em razão da ausência de sinais motores evidentes. Pacientes em coma sem causa aparente e sem sinais sugestivos de crises epilépticas podem apresentar sinais eletroencefalográficos compatíveis com estado epiléptico não convulsivo.[34,51] A ocorrência de crises é bastante comum em pacientes com lesões cerebrais agudas,[52-53] e pode piorar condição neurológica[54] ou aumentar a mortalidade desses pacientes.[55] O EEGc permite ainda a classificação das crises em focal ou generalizada, o que é importante para orientar o tratamento mais apropriado; exames de EEG de rotina podem mostrar apenas descargas generalizadas, e não detectar o início focal das crises em alguns casos.[36]

O diagnóstico de estado epiléptico não convulsivo também deve ser suspeitado em pacientes com confusão pós-ictal muito prolongada, após crises convulsivas. Jaitly e colaboradores[56] estudaram 180 pacientes com EEGc após estado epiléptico diagnosticado clinicamente e observaram descargas ictais (crises ou estado epiléptico não convulsivo) em 96 deles. DeLorenzo e colaboradores[57] monitorizaram 164 pacientes após controle de estado epiléptico convulsivo e demonstraram que 48% apresentavam crises eletrográficas persistentes a despeito do tratamento com drogas antiepilépticas, e que 14% evoluíram com estado epiléptico não convulsivo. O EEG é o único instrumento diagnóstico capaz de diagnosticar crises em pacientes sedados, e a monitorização contínua aumenta a sensibilidade do método.

O EEGc também pode ser útil na caracterização de eventos clínicos de diagnóstico incerto (Figura 171.17); pacientes comatosos ou sedados podem apresentar eventos paroxísticos que frequentemente geram dúvidas com relação ao diagnóstico. Movimentos anormais com caráter paroxístico, bem como alterações autonômicas súbitas e repetitivas, podem corresponder a crises não convulsivas. O registro contínuo de EEG permite que esses eventos sejam registrados em algum momento e que o diagnóstico seja esclarecido.

O acompanhamento do nível de sedação de pacientes críticos é outra indicação do EEGc. A avaliação neurológica de pacientes sedados com drogas depressoras do SNC é difícil. Além disso, existe grande variação na dose necessária de cada droga para cada paciente. Portanto, em várias situações nas quais a sedação com essas drogas é indicada – após estado epiléptico refratário ou após traumatismo cranioencefálico grave, por exemplo –, o EEGc permite a avaliação contínua do nível de sedação, auxiliando em eventuais correções da dose da droga depressora. No coma barbitúrico, por exemplo, a dose é aumentada até que seja observado padrão de surto-supressão no EEG (Figura 171.10).

A monitorização contínua da atividade elétrica cerebral por meio do EEG permite que alterações discretas dessa atividade, sem repercussões clínicas evidentes, sejam detectadas em pacientes críticos sob risco de eventos isquêmicos. Em pacientes com alterações hemodinâmicas que predisponham à ocorrência de acidentes vasculares cerebrais, bem como em pacientes com hemorragia meníngea e risco de vasoespasmo, o EEG pode detectar alterações que precedem os sintomas clínicos e a instalação da lesão isquêmica, permitindo, assim, a instituição de medidas que buscam evitá-la.[58-59] (Figura 171.18)

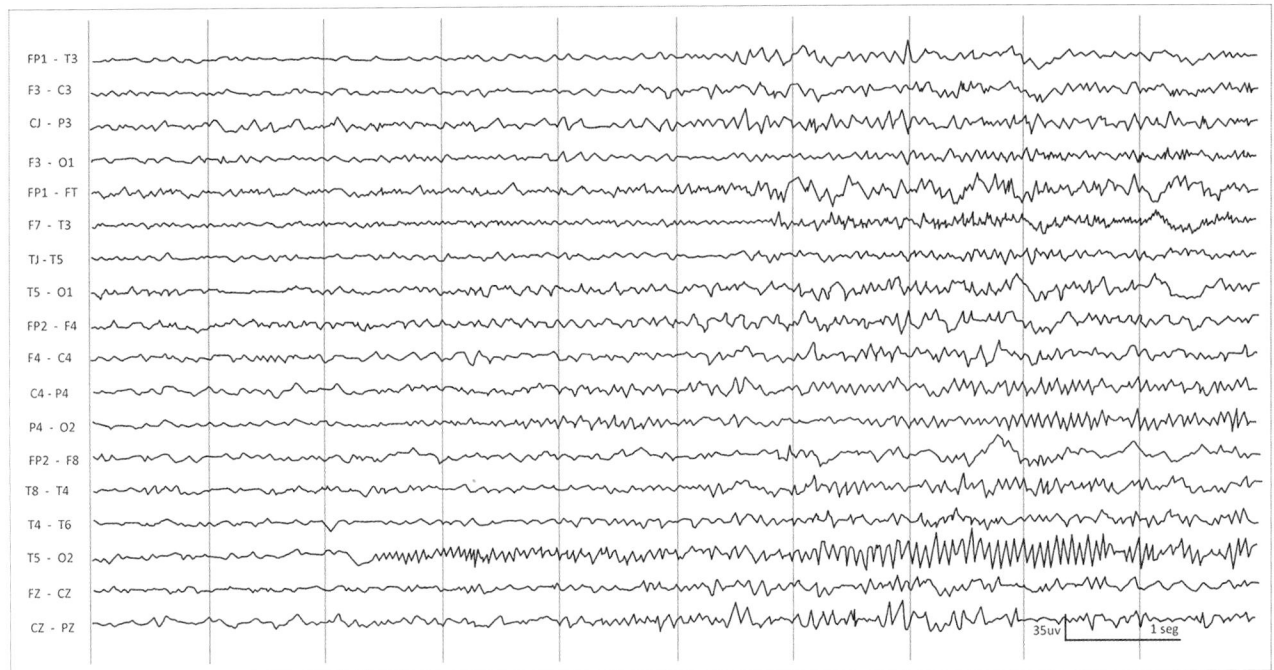

FIGURA 171.17. Mulher de 48 anos, internada para tratamento de neoplasia maligna de mama, recebendo quimioterapia. Durante a internação, começou a apresentar episódios repetidos de versão da cabeça e dos olhos para a esquerda associados a alucinações visuais complexas, com duração de poucos minutos. Entre os episódios, a paciente apresentava períodos breves de confusão mental. O EEG revelou crise parcial com início na região occipital direita (apontado na figura), associada aos sinais descritos previamente. A ressonância magnética de encéfalo mostrou lesão provavelmente metastática no lobo occipital direito. A paciente foi tratada com fenitoína e não teve mais crises ou períodos de confusão mental.

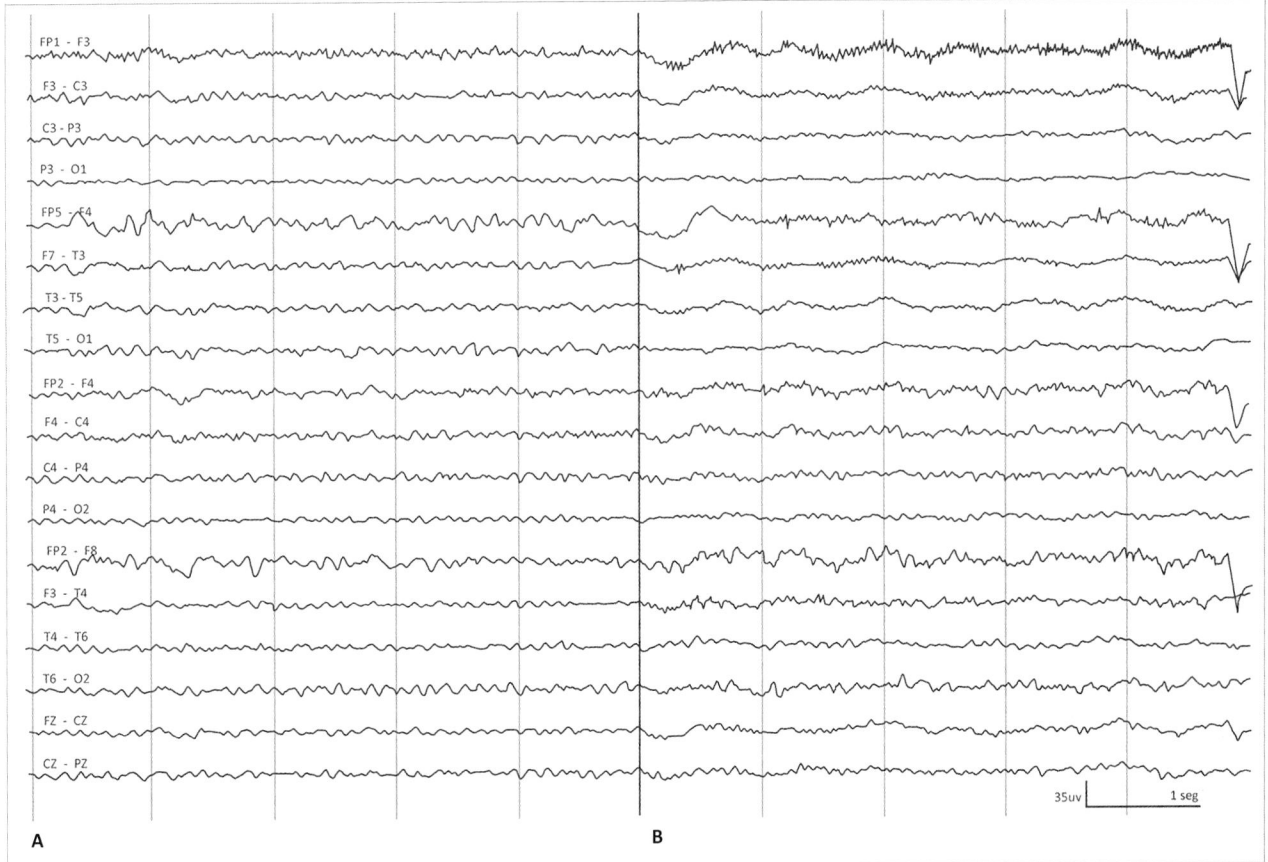

FIGURA 171.18 A e B. Paciente internado após ataque isquêmico transitório, com diagnóstico de estenose da artéria carótida interna esquerda. (A) Paciente assintomático, em vigília, EEG normal. (B) Depois de 6 horas da admissão, paciente ainda sem sintomas, porém o EEG mostra assimetria marcada, à custa da atenuação da atividade elétrica cerebral em todo o hemisfério esquerdo.

As últimas décadas trouxeram o conceito de monitorização integral de pacientes admitidos em UTI. A monitorização de parâmetros hemodinâmicos, respiratórios, nutricionais e infecciosos é, hoje, considerada quase obrigatória para a maioria dos pacientes internados em UTI. Não seria admissível, por exemplo, o acompanhamento de um paciente após infarto agudo do miocárdio sem monitorização eletrocardiográfica contínua. Da mesma forma, após o diagnóstico de estado epiléptico, pacientes admitidos na UTI devem ser monitorizados com EEGc. A monitorização neurológica continua se baseando, na maioria dos casos, na mera observação de parâmetros clínicos, os quais, entretanto, podem se mostrar muito imperfeitos em pacientes críticos, particularmente naqueles em coma ou sob sedação com drogas depressoras do SNC. Nesse contexto, a monitorização com EEGc se faz muito útil, devendo ser indicada com maior frequência do que é hoje.

CONSIDERAÇÕES FINAIS

O EEG constitui método de avaliação diagnóstica muito importante em pacientes críticos. O exame é de fundamental importância na abordagem de pacientes com alteração da consciência, incluindo aqueles em coma sem causa aparente. O exame pode mostrar anormalidades inespecíficas ou, em algumas situações, anormalidades relacionadas a condições clínicas e neurológicas definidas.

A principal indicação da realização do EEG em pacientes críticos é para o diagnóstico de crises não convulsivas e estado epiléptico não convulsivo, condições nas quais o diagnóstico só é possível com o EEG.

Por vezes, o EEG de rotina, com duração aproximada de 20 minutos, é insuficiente para a avaliação do paciente. Nesses casos, a monitorização com EEG contínuo pode ser indicada – ele é utilizado principalmente no diagnóstico e seguimento de estado epiléptico não convulsivo e no controle da sedação com drogas depressoras do SNC. Por fim, é importante lembrar que o EEG pode trazer informações prognósticas relevantes após parada cardiorrespiratória.

REFERÊNCIAS BIBLIOGRÁFICAS

1. Posner JB, Saper CB, Schiff ND, Plum F. Plum and Posner's Diagnosis of Stupor and Coma. 4 ed. In: Posner JB, Saper CB, Schiff ND, Plum F. New York: Oxford University Press, 2007.
2. Sharbrough FW. Nonspecific abnormal EEG patterns. In: Niedermeyer E, da Silva FHL. Electroencephalography basic principles, clinical aplications, and related fields. 4 ed. Baltimore; 1999. p.215–34.
3. Chatrian GE, Turella GS. Electrophysiological evaluation of coma, other altered states of diminished responsiveness and brain death. In: Ebersole JS, Pedley TA. Current practice of clinical electroencephalography. 3rd ed. Philadelphia; 2003. p.405-62.
4. Gullapalli D, Fountain NB. Clinical correlation of occipital intermittent rhythmic delta activity. J Clin Neurophysiol. 2003 Feb;20(1):35-41.
5. Kaplan PW. The EEG in metabolic encephalopathy and coma. J Clin Neurophysiol. 2004 Sep;21(5):307-18.
6. Young GB, Blume WT, Campbell VM, Demelo JD, Leung LS, McKeown MJ, et al. Alpha, theta and alpha-theta coma: a clinical outcome study utilizing serial recordings. Electroencephalogr Clin Neurophysiol. 1994 Aug;91(2):93-9.
7. Kaplan PW, Genoud D, Ho TW, Jallon P. Clinical correlates and prognosis in early spindle coma. Clin Neurophysiol. 2000 Apr;111(4):584-90.
8. Seet RCS, Lim ECH, Wilder-Smith EPV. Spindle coma from acute midbrain infarction. Neurology. 2005 Jun 28;64(12):2159-60.
9. Niedermeyer E. Abnormal EEG patterns: epileptic and paroxysmal. In: Niedermeyer E, da Silva FHL. Electroencephalography basic principles, clinical aplications, and related fields. 4 ed. Baltimore: Williams & Wilkins, 1999. p.235-60.
10. Westmoreland BF. The EEG in cerebral inflammatory processes. In: Niedermeyer E, da Silva FHL, editors. Electroencephalography basic principles, clinical aplications, and related fields. 4 ed. Baltimore: Williams & Wilkins, 1999. p.302-16.
11. Chong DJ, Hirsch LJ. Which EEG patterns warrant treatment in the critically ill? Reviewing the evidence for treatment of periodic epileptiform discharges and related patterns. J Clin Neurophysiol. 2005 Apr;22(2):79-91.
12. Chatrian GE, Shaw CM, Leffman H. The significance of periodic lateralized epileptiform discharges in eeg: an electrographic, clinical and pathological study. Electroencephalogr Clin Neurophysiol. 1964 Aug 1;17:177-93.
13. Brenner RP, Schaul N. Periodic EEG patterns: classification, clinical correlation, and pathophysiology. J Clin Neurophysiol. 1990 Apr;7(2):249-67.
14. Neufeld MY, Vishnevskaya S, Treves TA, Reider I, Karepov V, Bornstein NM, et al. Periodic lateralized epileptiform discharges (PLEDs) following stroke are associated with metabolic abnormalities. Electroencephalogr Clin Neurophysiol. 1997 Apr 1;102(4):295-8.
15. Ch'ien LT, Boehm RM, Robinson H, Liu C, Frenkel LD. Characteristic early electroencephalographic changes in herpes simplex encephalitis. Arch Neurol. 1977 Jun;34(6):361-4.
16. Westmoreland BF, Klass DW, Sharbrough FW. Chronic periodic lateralized epileptiform discharges. Arch Neurol. 1986 May;43(5):494-6.
17. García-Morales I, García MT, Galán-Dávila L, Gómez-Escalonilla C, Saiz-Díaz R, Martínez-Salio A, et al. Periodic lateralized epileptiform discharges: etiology, clinical aspects, seizures, and evolution in 130 patients. J Clin Neurophysiol. 2002 Apr;19(2):172-7.
18. Pohlmann-Eden B, Hoch DB, Cochius JI, Chiappa KH. Periodic lateralized epileptiform discharges--a critical review. J Clin Neurophysiol. 1996 Nov;13(6):519-30.
19. Reiher J, Rivest J, Grand'Maison F, Leduc CP. Periodic lateralized epileptiform discharges with transitional rhythmic discharges: association with seizures. Electroencephalogr Clin Neurophysiol. 1991 Jan;78(1):12-7.
20. Kaplan PW. Behavioral Manifestations of Nonconvulsive Status Epilepticus. Epilepsy Behav. 2002 Apr;3(2):122-39.
21. Hirsch LJ, LaRoche SM, Gaspard N, Gerard E, Svoronos A, Herman ST, et al. American Clinical Neurophysiology Society's Standardized Critical Care EEG Terminology: 2012 version. J Clin Neurophysiol. 2013 Feb;30(1):1-27.
22. la Paz de D, Brenner RP. Bilateral independent periodic lateralized epileptiform discharges. Clinical significance. Arch Neurol. 1981 Nov;38(11):713-5.
23. Bickford RG, BUTT HR. Hepatic coma: the electroencephalographic pattern. J Clin Invest. 1955 Jun;34(6):790-9.
24. Karnaze DS, Bickford RG. Triphasic waves: a reassessment of their significance. Electroencephalogr Clin Neurophysiol. 1984 Mar 1;57(3):193-8.
25. Bahamon-Dussan JE, Celesia GG, Grigg-Damberger MM. Prognostic significance of EEG triphasic waves in patients with altered state of consciousness. J Clin Neurophysiol. 1989 Oct;6(4):313-9.
26. Fountain NB, Waldman WA. Effects of benzodiazepines on triphasic waves: implications for nonconvulsive status epilepticus. J Clin Neurophysiol. 2001 Jul;18(4):345-52.
27. Kuroiwa Y, Celesia GG. Clinical significance of periodic EEG patterns. Arch Neurol. 1980;37(1):15-20.
28. Reeves AL, Westmoreland BF, Klass DW. Clinical accompaniments of the burst-suppression EEG pattern. J Clin Neurophysiol. 1997 Mar;14(2):150-3.
29. Proposal for revised clinical and electroencephalographic classification of epileptic seizures. From the Commission on Classification

and Terminology of the International League Against Epilepsy. Epilepsia. 1981 Aug;22(4):489-501.
30. Gastaut H. Classification of status epilepticus. Adv Neurol. 1983;34:15-35.
31. Bauer G, Trinka E. Nonconvulsive status epilepticus and coma. Epilepsia. 2010 Feb;51(2):177-90.
32. Brenner RP. EEG in convulsive and nonconvulsive status epilepticus. J Clin Neurophysiol. 2004 Sep;21(5):319-31.
33. Treiman DM, Walton NY, Kendrick C. A progressive sequence of electroencephalographic changes during generalized convulsive status epilepticus. Epilepsy Res. 1990 Jan;5(1):49-60.
34. Towne AR, Waterhouse EJ, Boggs JG, Garnett LK, Brown AJ, Smith JR, et al. Prevalence of nonconvulsive status epilepticus in comatose patients. Neurology. 2000 Jan 25;54(2):340-5.
35. Husain AM, Horn GJ, Jacobson MP. Non-convulsive status epilepticus: usefulness of clinical features in selecting patients for urgent EEG. J Neurol Neurosurg Psychiatr. 2003 Feb;74(2):189-91.
36. Tomson T, Svanborg E, Wedlund JE. Nonconvulsive status epilepticus: high incidence of complex partial status. Epilepsia. 1986 May;27(3):276-85.
37. Sutter R, Kaplan PW. The neurophysiologic types of nonconvulsive status epilepticus: EEG patterns of different phenotypes. Epilepsia. 2013;54 Suppl 6:23-7.
38. Synek VM. Value of a revised EEG coma scale for prognosis after cerebral anoxia and diffuse head injury. Clin Electroencephalogr. 1990 Jan;21(1):25-30.
39. Young GB, Doig G, Ragazzoni A. Anoxic-ischemic encephalopathy: clinical and electrophysiological associations with outcome. Neurocrit Care. Humana Press; 2005;2(2):159-64.
40. Wijdicks EFM, Hijdra A, Young GB, Bassetti CL, Wiebe S, Quality Standards Subcommittee of the American Academy of Neurology. Practice parameter: prediction of outcome in comatose survivors after cardiopulmonary resuscitation (an evidence-based review): report of the Quality Standards Subcommittee of the American Academy of Neurology. Neurology. 2006 Jul 25;67(2):203-10.
41. Crepeau AZ, Britton JW, Fugate JE, Rabinstein AA, Wijdicks EF. Electroencephalography in Survivors of Cardiac Arrest: Comparing Pre- and Post-therapeutic Hypothermia Eras. Neurocrit Care. 2015;22(1):165-72.
42. Rossetti AO, Urbano LA, Delodder F, Kaplan PW, Oddo M. Prognostic value of continuous EEG monitoring during therapeutic hypothermia after cardiac arrest. Critical Care. 2010 Sep 29;14(5):R173.
43. Tsetsou S, Oddo M, Rossetti AO. Clinical outcome after a reactive hypothermic EEG following cardiac arrest. Neurocrit Care. 2013 Dec;19(3):283-6.
44. Crepeau AZ, Rabinstein AA, Fugate JE, Mandrekar J, Wijdicks EF, White RD, et al. Continuous EEG in therapeutic hypothermia after cardiac arrest: prognostic and clinical value. Neurology. 2013 Jan 22;80(4):339-44.
45. Sandroni C, Cariou A, Cavallaro F, Cronberg T, Friberg H, Hoedemaekers C, et al. Prognostication in comatose survivors of cardiac arrest: an advisory statement from the European Resuscitation Council and the European Society of Intensive Care Medicine. Intensive Care Med. 2014 Dec;40(12):1816-31.
46. Mani R, Schmitt SE, Mazer M, Putt ME, Gaieski DF. The frequency and timing of epileptiform activity on continuous electroencephalogram in comatose post-cardiac arrest syndrome patients treated with therapeutic hypothermia. Resuscitation. 2012 Jul 1;83(7):840-7.
47. Legriel S, Hilly-Ginoux J, Resche-Rigon M, Merceron S, Pinoteau J, Henry-Lagarrigue M, et al. Prognostic value of electrographic post-anoxic status epilepticus in comatose cardiac-arrest survivors in the therapeutic hypothermia era. Resuscitation. 2013 Mar 1;84(3):343-50.
48. Brenner RP, Schwartzman RJ, Richey ET. Prognostic significance of episodic low amplitude or relatively isoelectric EEG patterns. Dis Nerv Syst. 1975 Oct;36(10):582-7.
49. Rabinstein AA, Wijdicks EFM. The value of EEG monitoring after cardiac arrest treated with hypothermia. Neurology. 2012 Mar 13;78(11):774-5.
50. Rittenberger JC, Popescu A, Brenner RP, Guyette FX, Callaway CW. Frequency and Timing of Nonconvulsive Status Epilepticus in Comatose Post-Cardiac Arrest Subjects Treated with Hypothermia. Neurocrit Care. 2011 Jun 3;16(1):114-22.
51. Privitera M, Hoffman M, Moore JL, Jester D. EEG detection of non-tonic-clonic status epilepticus in patients with altered consciousness. Epilepsy Res. 1994 Jun;18(2):155-66.
52. Claassen J, Mayer SA, Kowalski RG, Emerson RG, Hirsch LJ. Detection of electrographic seizures with continuous EEG monitoring in critically ill patients. Neurology. 2004 May 25;62(10):1743-8.
53. Vespa P. Continuous EEG monitoring for the detection of seizures in traumatic brain injury, infarction, and intracerebral hemorrhage: "to detect and protect". J Clin Neurophysiol. 2005 Apr;22(2):99-106.
54. Vespa PM, O'Phelan K, Shah M, Mirabelli J, Starkman S, Kidwell C, et al. Acute seizures after intracerebral hemorrhage: a factor in progressive midline shift and outcome. Neurology. 2003 May 13;60(9):1441-6.
55. Waterhouse EJ, Vaughan JK, Barnes TY, Boggs JG, Towne AR, Kopec-Garnett L, et al. Synergistic effect of status epilepticus and ischemic brain injury on mortality. Epilepsy Res. 1998 Feb;29(3):175-83.
56. Jaitly R, Sgro JA, Towne AR, Ko D, DeLorenzo RJ. Prognostic value of EEG monitoring after status epilepticus: a prospective adult study. J Clin Neurophysiol. 1997 Jul;14(4):326-34.
57. DeLorenzo RJ, Waterhouse EJ, Towne AR, Boggs JG, Ko D, DeLorenzo GA, et al. Persistent nonconvulsive status epilepticus after the control of convulsive status epilepticus. Epilepsia. 1998 Aug;39(8):833-40.
58. Hirsch LJ. Continuous EEG monitoring in the intensive care unit: an overview. J Clin Neurophysiol. 2004 Sep;21(5):332-40.
59. Claassen J, Mayer SA, Hirsch LJ. Continuous EEG monitoring in patients with subarachnoid hemorrhage. J Clin Neurophysiol. 2005 Apr;22(2):92-8.

CAPÍTULO 172

MONITORIZAÇÃO DA OXIMETRIA CEREBRAL

Fábio Santana Machado
Pedro Martins Pereira Kurtz

DESTAQUES

- Define-se como lesão encefálica primária (LEP) toda e qualquer lesão decorrente do evento neurológico primário. A lesão cerebral primária pode ser decorrente do traumatismo cranioencefálico, acidente vascular cerebral, tumores etc.
- As lesões encefálicas secundárias (LES) de origem extracraniana mais frequentes e graves são: hipotensão, hipertensão, hipóxia, hiperóxia, hipercapnia, hipocapnia, hipertermia, hipotermia, anemia, hipoglicemia, hiperglicemia, anormalidades no metabolismo da água e sódio, sepse e síndrome de resposta inflamatória sistêmica.
- As LES de origem intracraniana mais frequentes são: hipertensão intracraniana, inchaço, edema cerebral, vasoespasmo, herniações, desvios, crises epilépticas convulsivas ou não, hidrocefalias, meningites, ventriculites, abscessos, lesões vasculares e mecanismos inflamatórios.
- A pressão tissular de oxigênio ($PtiO_2$) é medida diretamente usando um pequeno cateter flexível que é instalado no tecido cerebral de interesse. As técnicas para medida da $PtiO_2$ são: técnica polarográfica (eletrodo de Clark), método de reflexão da luz e, por último, luminescência óptica.
- Os valores de $PtiO_2$ apresentam relação direta com a seguinte fórmula: Fluxo Sanguíneo Cerebral (FSC) × [0,003(PaO_2) – 0,003(PvO_2)].
- O valor baixo da $PtiO_2$ representa hipofluxo e/ou hipóxia tecidual ou mau funcionamento do cateter. Este último pode ser excluído aumentando a FIO_2 e obtendo um aumento da $PtiO_2$ e/ou com a realização de uma tomografia de crânio para certificação do posicionamento do cateter.
- O uso do cateter de $PtiO_2$ é seguro. A principal complicação é hematoma local e funcionamento inadequado.
- Indicações da monitorização da oximetria cerebral: traumatismo cranioencefálico (TCE) grave, hemorragia subaracnoide (HSA) com Hunt-Hess elevado (≥ 3), com edema cerebral global inicial ou sob risco de isquemia, seja global ou regional por vasoespasmo ou isquemia cerebral tardia.
- Medidas diretas da $PtiO_2$ em pacientes com HSA ou TCE na unidade de terapia intensiva (UTI) mostram que reduções abaixo de 10 mmHg estão associadas com pior desfecho neurológico.
- Recentemente um estudo avaliou a oximetria tecidual em pacientes submetidos à cirurgia de Parkinson e demonstrou um valor normal de $PtiO_2$ = 23,1 ± 6,6 mmHg.
- A presença de $PtiO_2$ > 30 mmHg, na ausência de hiperóxia, sugere desacoplamento metabolismo/perfusão cerebral.
- Intervenções clínicas como hiperventilação, aumento ou redução da pressão de perfusão cerebral (PPC), hiperóxia e hipotermia podem interferir na $PtiO_2$.
- O ORx é um marcador de autorregulação que correlaciona as variações da $PtiO_2$ com as variações da PPC.
- A adequação dos valores da $PtiO_2$ depende de ajustes em variáveis sistêmicas e intracranianas.

INTRODUÇÃO

Define-se como lesão encefálica primária (LEP) toda e qualquer lesão decorrente do evento neurológico primário. A lesão cerebral primária (Figuras 172.1, 172.2 e 172.3) pode ser decorrente de TCE, acidente vascular cerebral (AVC), tumores etc. A fisiopatologia, diagnóstico e tratamento das diversas causas de LCP serão tratados em capítulos específicos.[a,b]

A lesão encefálica secundária (LES) é conceituada como qualquer dano cerebral que se segue a LCP. Esse tipo de lesão ocorre em mais de 90% dos pacientes neurológicos agudos. Comumente é de natureza isquêmica e pode estar associadas a hipóxia, hipoperfusão, reperfusão e inflamação.

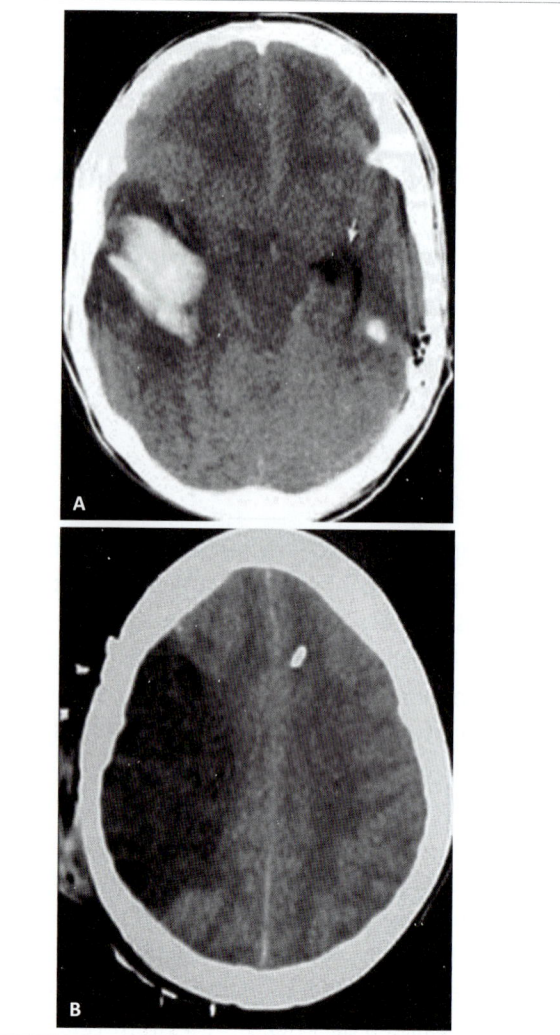

FIGURA 172.3. Exemplo de lesão cerebral primária. (A) Hemorragia intraparenquimatosa. (B) AVC isquêmico.

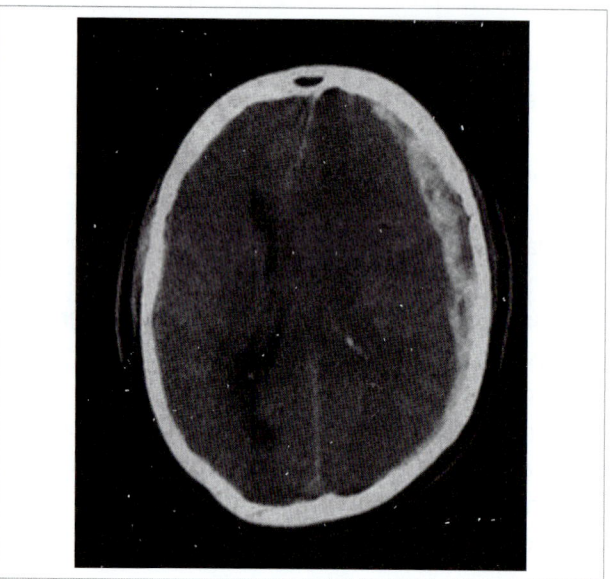

FIGURA 172.1. Exemplo de lesão cerebral primária: hematoma subdural agudo, edema cerebral e desvio da linha média.

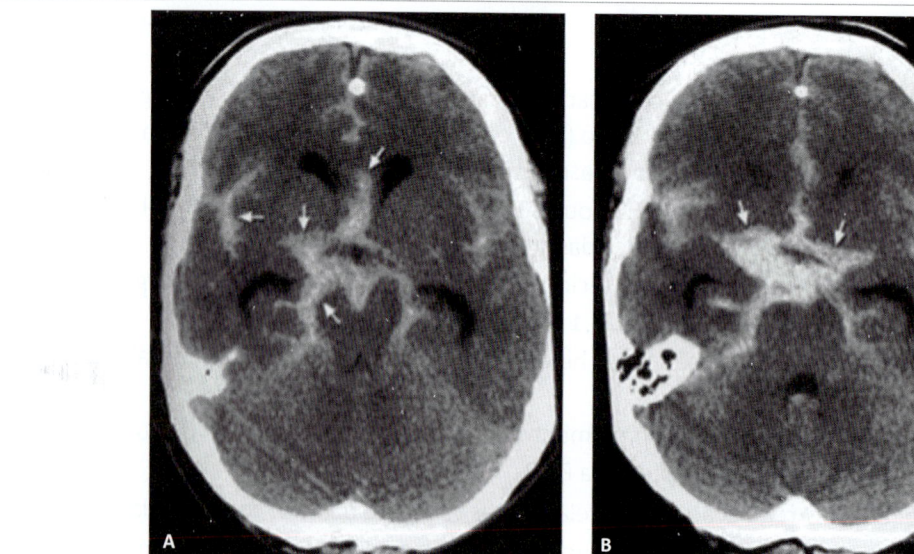

FIGURA 172.2. (A) Exemplo de lesão cerebral primária. (B) Hemorragia subaracnoide.

O encéfalo que sofreu um dano agudo é mais vulnerável a agressões sistêmicas como hipertermia, crises epilépticas, hipóxia e hipotensão. Hipóxia e hipotensão são fenômenos precoces que podem ocorrer logo após LCP, atingindo o cérebro num momento em que este é mais suscetível a fenômenos isquêmicos.[1,2]

A maioria dos pacientes neurológicos agudos tem o seu prognóstico (mortalidade e sequelas) determinado pela presença e duração da LCS. O entendimento desse conceito é fundamental para a melhora dos resultados funcionais, visto que a lesão cerebral secundária pode ser prevenida e tratada. Isto abre um campo grande para estratégias de prevenção e tratamento de todos os pacientes neurológicos agudos.

CLASSIFICAÇÃO DA LESÃO ENCEFÁLICA SECUNDÁRIA

A lesão cerebral secundária pode ser classificada de acordo com sua fisiopatologia e origem intra ou extracraniana. As LES de origem extracraniana mais frequentes e graves são: hipotensão, hipertensão, hipóxia, hiperóxia, hipercapnia, hipocapnia, hipertermia, hipotermia, anemia, hipoglicemia, hiperglicemia, anormalidades no metabolismo da água e sódio (ver capítulo 99), sepse e síndrome de resposta inflamatória sistêmica[3-11] (Figura 172.4).

As LES de origem intracraniana mais frequentes são: hipertensão intracraniana, inchaço e edema cerebral, vasoespasmo, herniações, desvios e efeitos de massa, crises epilépticas convulsivas ou não, hidrocefalias, meningites e ventriculites, abscessos, lesões vasculares e mecanismos inflamatórios.[12-22]

Uma das vias principais de lesão encefálica secundária é a redução de fluxo sanguíneo encefálico e/ou da oxigenação tecidual. Ainda não é possível medir de forma rotineira o fluxo sanguíneo encefálico, mas a medida da oxigenação tecidual pode ser realizada por meio da oximetria tecidual que será discutida a seguir.

MONITORIZAÇÃO NEUROLÓGICA

A monitorização neurológica é essencial na identificação das lesões secundárias e acredita-se que, quando reconhecidas precocemente e tratadas, podem melhorar o resultado de morbidade e mortalidade. As diferentes modalidades de monitorização são: pressão intracraniana (PIC), Doppler transcraniano (DTC), oximetria de bulbo jugular, saturação de oxigênio transcraniana (NIRS), eletroencefalografia,[23] FSC regional, microdiálise cerebral e a oximetria tecidual cerebral.

A oximetria de bulbo jugular teve sua aplicação clínica idealizada pelo professor Júlio Cruz e tem seu princípio baseado na relação entre a oferta e o consumo de oxigênio encefálico. Em condições normais, o consumo cerebral de oxigênio ($CMRO_2$) corresponde a 3,5 mL/100g/min ou 1,56 mcmol/g/min. Este valor corresponde a 20% do gasto energético corporal total em repouso. A oxidação da glicose origina 99% do ATP produzido. No TCE não complicado, o metabolismo cerebral está globalmente diminuído em 30% a 50% (no TCE, o $CMRO_2$ médio é de 1,74 mL/100g/min). O $CMRO_2$ pode ser calculado pela fórmula: $CMRO_2 = FSC \times AV_jDO_2$. FSC = fluxo sanguíneo cerebral, AV_jDO_2 = diferença arteriovenosa jugular de O_2.

Em condições normais, $CMRO_2$ e FSC estão acoplados, ou seja, o FSC é regulado principalmente pelo $CMRO_2$. Nesta situação, a AV_jDO_2 permanece constante com as variações do $CMRO_2$. Entretanto, apenas 45% dos pacientes em coma com TCE grave apresentam acoplamento intacto. Na maioria desses pacientes, o FSC aumenta ou diminui independentemente do $CMRO_2$. Nestas situações, o FSC passa a depender diretamente da pressão arterial e da pCO_2. Apesar de a $SvjO_2$ (valor obtido da oximetria venosa do bulbo da jugular) não fornecer infor-

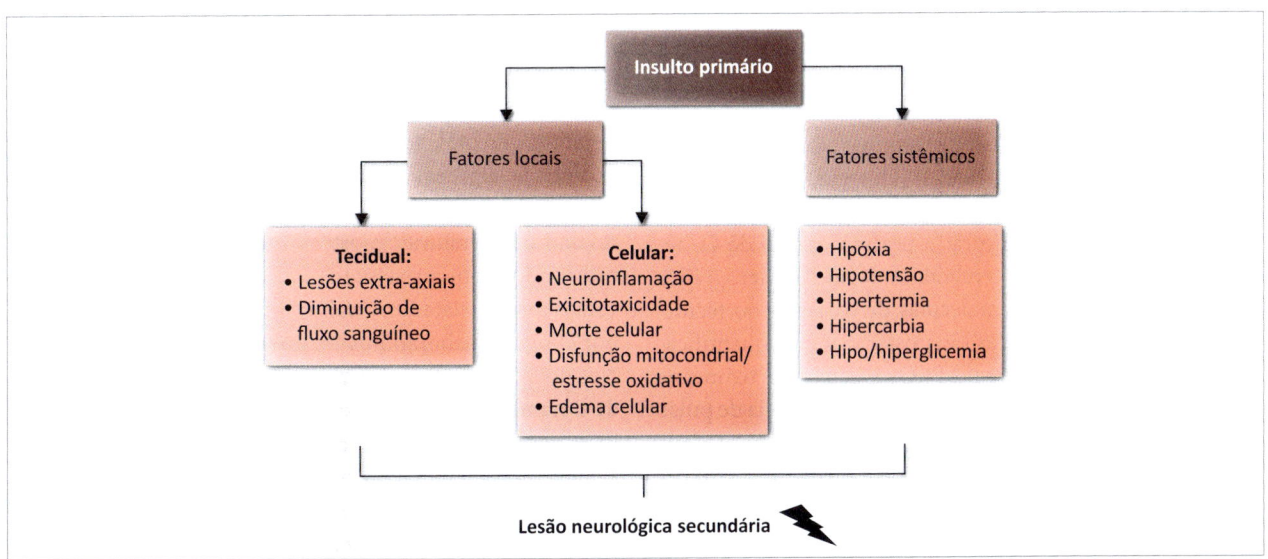

FIGURA 172.4. Mecanismos sistêmicos e locais de lesão neurológica secundária.

mações quantitativas sobre o FSC ou $CMRO_2$, ela pode refletir a relação entre essas duas variáveis. Assim, uma diferença arteriovenosa jugular de oxigênio normal sugere que o FSC está adequado ao $CMRO_2$. Porém, AV_jDO_2 alterada indica que o FSC é inadequado ao $CMRO_2$, seja por diminuição de fluxo (p. ex.: hipotensão) ou por aumento do consumo (p. ex.: febre). Apesar do elegante raciocínio fisiopatológico, a oximetria de bulbo de jugular tem perdido espaço progressivamente e está praticamente em desuso como forma de monitorização da oxigenação cerebral, e por isso não será tratada neste capítulo.

A saturação de O_2 transcraniana é uma técnica promissora de monitorização de oximetria cerebral apresentando algum grau de correlação com oximetria do bulbo de jugular. Entretanto, essa tecnologia ainda não se encontra disponível em nosso meio para o uso rotineiro e, portanto, também não trataremos dela neste capítulo.

As diretrizes atuais para o tratamento TCE grave, descritas pela Associação Americana dos Neurocirurgiões e Consórcio Europeu de Trauma Craniano, enfatizam a monitorização da PIC e da pressão de perfusão cerebral (PPC).[24-25] A associação entre aumento de PIC ou redução de PPC com pior desfecho clínico é bem estabelecida.[2,26] Entretanto, grande parte dos eventos de lesão cerebral secundária, isquêmicos ou não, após HSA e TCE, ocorrem com valores normais de PIC e PPC.[27-28]

A monitorização do oxigênio tecidual cerebral foi aprovada pelo FDA para uso nos Estados Unidos em 2001 e sugerida nas diretrizes do tratamento do TCE grave desde 2007 com o objetivo de auxiliar na individualização dos alvos terapêuticos de PIC/PPC.[24]

OXIMETRIA TECIDUAL CEREBRAL – $PTIO_2$ ASPECTOS GERAIS DA METODOLOGIA

A medida direta da oxigenação cerebral usando cateteres de $PtiO_2$ é um método recente (menos de 20 anos) de monitorização e tratamento da lesão cerebral aguda em pacientes vítimas de TCE grave e hemorragia e HSA em graus avançados. A $PtiO_2$ é medida diretamente usando um pequeno cateter flexível que é instalado no tecido cerebral de interesse.[29]

Há três tipos de cateteres disponíveis comercialmente (Figura 172.5). O sistema Licox® (IntegraNeuroSciences) usa técnica polarográfica (eletrodo de Clark) para medir a $PtiO_2$ e é capaz de mensurar a pressão parcial de O_2 tecidual e a temperatura cerebral. A técnica polarográfica consiste em polarizar as moléculas de oxigênio do tecido. Estas moléculas polarizadas são posteriormente quantificadas. O dispositivo Neurovent®-$PtiO_2$ – Cateter de oximetria (Raumedic®) utiliza técnica semelhante à oximetria de pulso para quantificar o oxigênio tecidual. O sistema Neurotrend® (Codman®) usa luminescência óptica e mede no tecido cerebral oxigênio ($PtiO_2$), dióxido de carbono ($PtiCO_2$) e pH ($ptiH$). Este último sistema não é disponível no Brasil. Todos esses sistemas têm em comum o tempo de equilíbrio para que a medida da oximetria seja confiável, que é em torno de 60 a 120 minutos após sua inserção.[30-32]

A melhor localização para o posicionamento do cateter ainda permanece controversa. Em lesões difusas, convencionou-se instalar o cateter na região frontal direita. Em pacientes com traumatismo de crânio grave e lesões heterogêneas, a melhor opção é na área de penumbra ou próxima a ela, sob maior risco de injúria secundária. Nos casos de hemorragia subaracnóidea com risco ou presença de vasoespasmo ou isquemia cerebral tardia, o cateter deve ser instalado na área de risco para desenvolver infarto. Seu posicionamento é guiado por um introdutor específico e é fixo em um suporte (bolt) no osso craniano com extremidade de 2 a 3 cm abaixo da dura-máter. A superfície tecidual medida é de aproximadamente 15 a 17 mm^2. Após a instalação e durante o tempo de equilíbrio, nenhuma conduta deve ser baseada nos valores obtidos. Depois da fase de equilíbrio, três possíveis medidas podem ser obtidas. A 1ª com valores dentro do esperado, a 2ª com valores acima do esperado, podendo significar hiperóxia tecidual, e a 3ª com valores reduzidos. Neste último, algumas possibilidades devem ser consideradas.[3-4,7-11,15-17,19-20,23,32-39]

O valor baixo da $PtiO_2$ ou hipóxia tecidual cerebral representa hipofluxo e/ou hipóxia tecidual, ou ainda mal funcionamento do cateter. Inicialmente para garantir o bom funcionamento do cateter, o médico intensivista deve aumentar a fração inspirada de oxigênio para 100%. Se não houver mal funcionamento, a $PtiO_2$ aumentará de forma significativa. Caso a $PtiO_2$ não se eleve, um exame de tomografia de crânio deve ser realizado para verificação da adequada localização do cateter. O cateter pode estar localizado em um hematoma ou área de infarto, ou ainda a inserção pode ter causado um pequeno sangramento na ponta do cateter (complicação do método). Confirmado o posicionamento correto, deve-se considerar que o paciente apresenta hipóxia isquêmica ou hipóxia hipóxica na região aferida.

SEGURANÇA DO CATETER

A maior parte dos estudos disponíveis avaliou a segurança do sistema Licox®, que mede apenas $PtiO_2$ e temperatura cerebral, uma vez que o sistema Neurotrend®, a exceção de algumas regiões da Europa, não está disponível comercialmente e o Neurovent®-$PtiO_2$ é mais recente. Uma revisão da literatura[33] mostrou que em 292 pacientes monitorizados com o sistema Licox®, apenas dois eventos adversos foram relatados. Ambos foram hematomas descritos por Dings e colaboradores em um estudo de 101 pacientes.[37] Nos dois casos, o hematoma era pequeno e sem necessidade de tratamento cirúrgico. Não foram relatadas complicações infecciosas relacionadas ao cateter.[33,37] Em um estudo que avaliou 34 pacientes com TCE, foi detectado mau funcionamento do cateter em 11,8% dos pacientes em uma média de 2,0 ± 2,2 dias após inserção. O deslocamento do cateter foi encontrado em 5,9% dos casos, sendo que ocorreu em mé-

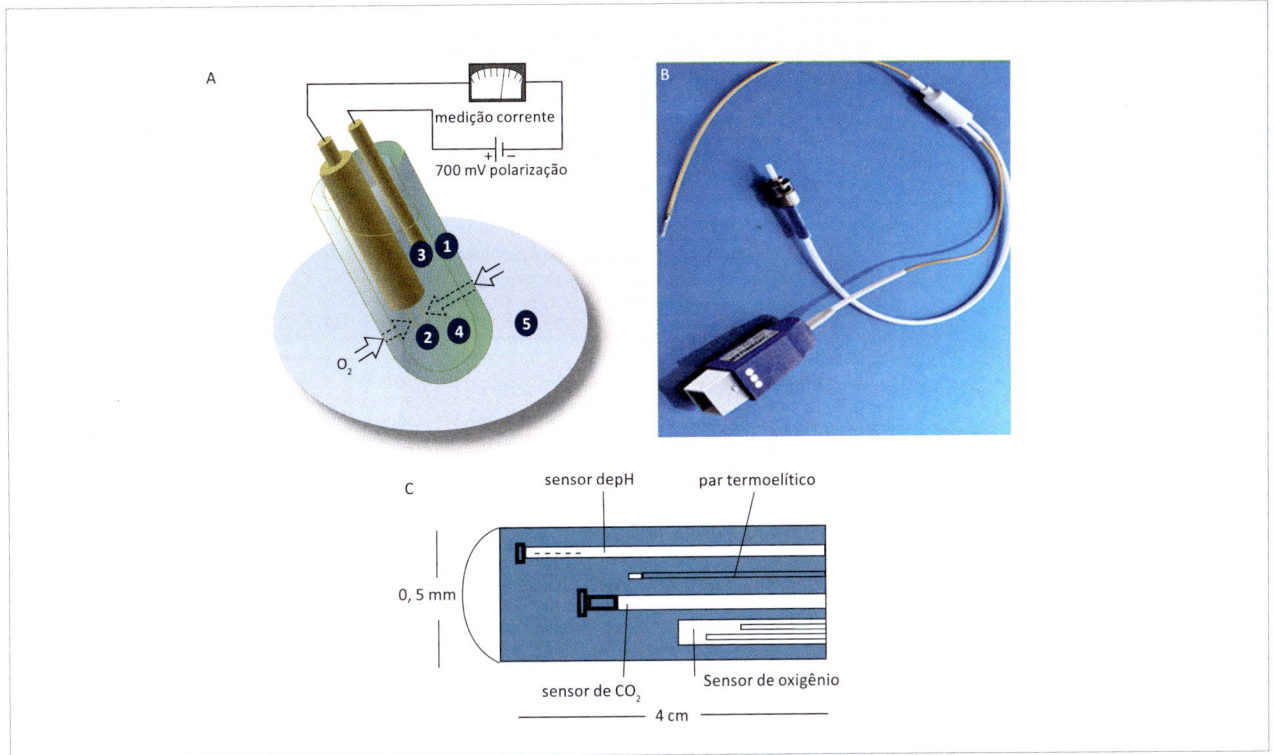

FIGURA 172.5. Sistemas de aferição da oximetria tecidual. (A) Sistema Licox®. (B) Neurovent®-PtiO$_2$ – Cateter de oximetria. (C) Neurotrend®.

dia de 4,0 ± 2,8 dias após a inserção.[16] Os dados disponíveis sugerem que a monitorização da PtiO$_2$ é uma técnica segura para monitorizar oxigenação cerebral.

INDICAÇÕES, VALORES DE REFERÊNCIA E PROGNÓSTICO

Os trabalhos iniciais de oximetria cerebral foram em vítimas de TCE grave. Portanto, as indicações de monitorização da PtiO$_2$ confundem-se com as indicações de monitorização da PIC. No caso da HSA, as principais indicações sugeridas estão baseadas no maior risco de isquemia cerebral tardia, seja global ou regional, especialmente causadas por vasoespasmo. Nessa população, a perda de consciência no momento do ictus e a presença de Hunt-Hess mais elevado (≥ 3) estiveram mais associadas a edema cerebral inicial.[38] Enquanto a presença de aneurisma ≥ 10 mm, perda de consciência no ictus, Hunt e Hess ≥ 3 e uso de vasopressores foram relacionados ao aparecimento de edema cerebral tardio.[19] Com isso, os pacientes com maior risco de vasoespasmo/isquemia cerebral tardia avaliado pela escala tomográfica de Fisher modificado e aqueles com maior risco de edema cerebral global inicial ou tardio devem ser candidatos à monitorização com PtiO$_2$.

Além das indicações mencionadas, a monitorização da PtiO$_2$ é parte integrante da neuromonitorização multimodal em diversas condições neurocirúrgicas e em unidades de cuidados intensivos neurológicos, porém com baixíssimo nível de evidência para sua aplicação. Outras situações como cirurgia de aneurisma cerebral e malformação arteriovenosa também são descritas.[40]

Estudos iniciais apontavam como valores normais da PtiO$_2$ em torno de 42 ± 9 mmHg, sendo que valores menores que 20 mmHg eram considerados como críticos.[16,31-32] Medidas diretas da PtiO$_2$ em pacientes com HSA ou TCE na unidade de terapia intensiva (UTI) mostram que reduções abaixo de 10 mmHg estão associadas com pior desfecho neurológico.[20] Estudos posteriores encontraram valores de oximetria tecidual normal variando de 25 a 30 mmHg.[41] Dados experimentais e clínicos sugerem que o limiar crítico para lesão neuronal e pior desfecho clínico inclui valores de PtiO$_2$ abaixo de 10 mmHg.[19,42-43] Recentemente um estudo avaliou a oximetria tecidual em pacientes submetidos à cirurgia de Parkinson e demonstrou um valor normal discretamente inferior aos dados anteriores: PtiO$_2$ = 23,1 ± 6,6 mmHg. A presença de PtiO$_2$ > 30 mmHg, na ausência de hiperóxia, sugere desacoplamento metabolismo/perfusão cerebral e pode estar associada a vasodilatação, hiperemia e perfusão global de luxo, com consequente aumento da PIC.[42]

O QUE SE ESTÁ MEDINDO COM A PtiO$_2$

A monitorização da oximetria cerebral é baseada na aferição da quantidade de oxigênio no tecido. Além da oferta e consumo de oxigênio pelo tecido cerebral, a quantidade de oxigênio medida no tecido depende da capacidade de difusão do oxigênio dissolvido plasmático[16] (Figura 172.6). Outros fatores, como a integridade da unidade neurovascular e

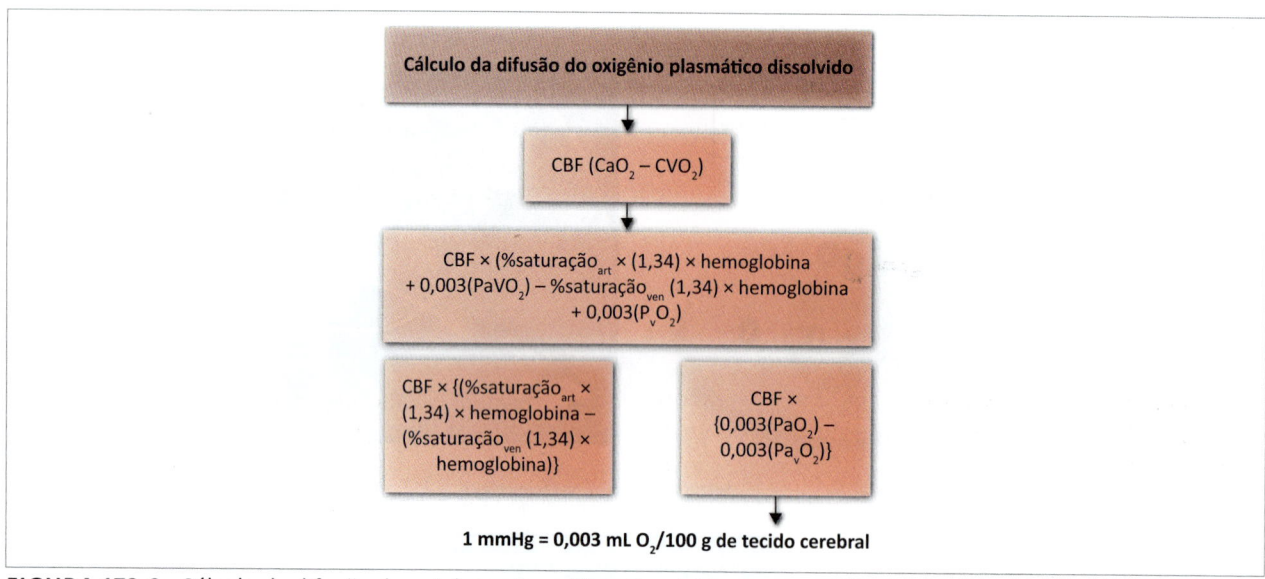

FIGURA 172.6. Cálculo da difusão do oxigênio plasmático dissolvido para o tecido cerebral.

o edema que poderá envolver a barreira hematoencefálica e seu endotélio, são determinantes importantes na difusividade do oxigênio plasmático em direção ao tecido cerebral. Com isso, a análise isolada de variáveis como fluxo sanguíneo cerebral, conteúdo arterial e venoso de oxigênio cerebral, diferença arteriovenosa de oxigênio cerebral e oferta ou consumo de oxigênio é incapaz de se correlacionar com os valores de $PtiO_2$ (Tabela 172.1). Portanto, é fundamental a análise das variáveis obtidas na equação da Figura 172.6, em que o produto do fluxo sanguíneo cerebral pela diferença entre pressão parcial de oxigênio do território arterial e venoso é o melhor índice de correlação com os valores da $PtiO_2$.

Baseando-se nas variáveis que compõem a oferta e o consumo de oxigênio aos tecidos, pode-se chegar à fórmula de difusão do oxigênio aos tecidos que se segue CBF × $\{0,003(PaO_2) - 0,003(PvO_2)\}$. CBF: fluxo sanguíneo cerebral; %saturação$_{art}$: %saturação arterial de oxigênio; %saturação$_{ven}$: %saturação venosa de oxigênio; CaO_2: conteúdo arterial de oxigênio; CvO_2: conteúdo venoso de oxigênio; PaO_2: pressão parcial de oxigênio em território arterial; PvO_2: pressão parcial de oxigênio em território venoso.

IMPLICAÇÕES DAS INTERVENÇÕES CLÍNICAS NA OXIMETRIA CEREBRAL

Diversos fatores podem interferir nos valores da $PtiO_2$. A **hiperóxia**, por interferir na PaO_2 e PvO_2, pode aumentar os valores da oximetria de forma artificial. Aumentos da FiO_2 para 80% a 100% são capazes de dobrar ou até triplicar o valor basal inicial.[3,39] Apesar da hiperóxia aumentar o $PtiO_2$, isto não se associa necessariamente a melhoria no transporte de oxigênio nem ao aumento do consumo encefálico de O_2. Entretanto, o aumento no gradiente de tensão

TABELA 172.1. Relação dos parâmetros fisiológicos com a $PtiO_2$.

Parâmetro fisiológico	Univariada			Multivariada		
	Coeficiente	95% IC	p	Coeficiente	95% IC	P
FSC	0,59	(0,01-1,19)	0,05	0,92	(−1,83-3,67)	0,51
CaO_2	8,60	(2,50-14,70)	0,006			
CvO_2	2,95	(−0,41-6,31)	0,08	3,62	(−1,25-8,49)	0,14
$DAVO_2$	4,64	(−0,31-9,59)	0,07	3,65	(−2,08-9,39)	0,21
DO_2 local	1,89	(1,91-9,32)	0,003	−12,65	(−32,41-7,11)	0,21
$CMRO_2$ local	28,27	(17,87-38,66)	< 0,001	−0,45	(−21,49-20,59)	0,97
FSCx(PaO_2-PvO_2)	0,0064	(0,0053-0,0075)	< 0,001	0,0077	(0,0063-0,0090)	< 0,001

FSC: fluxo sanguíneo cerebral; CaO_2: conteúdo arterial de oxigênio; CvO_2: conteúdo venoso de oxigênio; $DAVO_2$: diferença arteriovenosa de oxigênio; DO_2 local: transporte de oxigênio global; $CMRO_2$ local: taxa metabólica do consumo cerebral de oxigênio; PaO_2: pressão arterial parcial de oxigênio; PvO_2: pressão parcial venosa de oxigênio.
Fonte: Marshall e colaboradores, 1979.[26]

do oxigênio poderia facilitar a difusão do O_2 através de tecidos edemaciados e alcançar mais facilmente a mitocôndria. Por outro lado, a hiperóxia está associada à lesão em olhos, pulmões, coração e trato digestório, bem como ao aumento da formação de radicais livres. A oxigenoterapia hiperbárica pode induzir crises epilépticas. Em relação ao fluxo sanguíneo encefálico, a hiperóxia (fração inspirada de oxigênio de 100%) pode causar vasoconstrição e reduzir a pressão de perfusão cerebral independente da vasoconstrição. Por todos esses questionamentos, não devemos usar a hiperóxia para corrigir valores baixos de oximetria cerebral.[3,39]

A hiperventilação desencadeia alcalose respiratória (hipocapnia) e pode desencadear vasoconstrição tanto regional (p. ex.: local de instalação da $PtiO_2$) quanto global, levando a redução da oferta de oxigênio por hipoperfusão, metabolismo anaeróbico e até isquemia com ou sem infarto cerebral. A alcalose aumenta a afinidade do oxigênio pela hemoglobina, dificultando o seu transporte até os tecidos. A duração da hiperventilação (quanto maior) aumenta as chances de isquemia cerebral secundária.[10,12] Entretanto, a hiperventilação continua sendo fundamental no tratamento de herniações encefálicas e para o tratamento de hipertensão intracraniana refratária (hiperventilação otimizada). Enquanto valores de $PaCO_2$ menores de 25 mmHg para tratar hipertensão intracraniana se associam a piores resultados funcionais e a maior mortalidade, os valores de hiperventilação que podem reduzir a $PtiO_2$ não estão bem estabelecidos.

A pressão de perfusão cerebral (PPC) é diretamente proporcional ao fluxo sanguíneo encefálico (em situações de autorregulação alterada), e este, por sua vez, é fundamental para o transporte de oxigênio ao tecido cerebral e para a adequação dos valores de $PtiO_2$. Então é lógico pensar que reduções ou aumentos na PPC desencadeiam elevações ou queda na $PtiO_2$, respectivamente. Esse fenômeno ocorre devido à redução (aumento da $PtiO_2$) ou ao aumento (redução da $PtiO_2$) da diferença arteriovenosa de oxigênio.[22] Em linhas gerais, valores de PPC que variem entre 60 e 70 mmHg não influenciam de forma significativa nos valores de PIC.[18] Entretanto, valores de PPC maiores de 75 mmHg se associam a maior edema cerebral e injúria pulmonar em pacientes com TCE. No TCE, a $PtiO_2$ apresenta-se na faixa adequada, em geral, quando a PPC encontra-se maior ou igual a 70 mmHg.[44]

A hipotermia no contexto do tratamento de hipertensão intracraniana secundária a TCE grave é capaz de reduzir o metabolismo encefálico, a oferta de oxigênio (vasoconstrição), inflamação encefálica, liberação de radicais livres, citocinas e aminoácidos excitatórios. Todos esses efeitos desencadeiam redução da pressão intracraniana e, por conseguinte, uma diminuição dos efeitos deletérios da lesão secundária. Contudo, observou-se durante a hipotermia leve (34 a 36ºC) que há redução da $PtiO_2$ associada a uma diminuição da PIC e uma manutenção da PPC em níveis preconizados. Essa queda na $PtiO_2$ é explicada pela vasoconstrição (efeito da hipotermia) e pelo aumento da afinidade da hemoglobina pelo oxigênio que ocorre durante a hipotermia.[45] Portanto, deve-se tomar muito cuidado na interpretação dos valores de oximetria cerebral em vigência de hipotermia leve e, possivelmente, os seus valores não são passíveis de interpretação em vigência de hipotermia abaixo de 34ºC.

OXIMETRIA CEREBRAL E AUTORREGULAÇÃO ENCEFÁLICA APÓS LESÃO CEREBRAL

A avaliação de autorregulação em pacientes neurológicos e neurocirúrgicos críticos é um desafio à beira leito e ainda não se conseguiu uma forma padronizada para sua utilização clínica. Meixensberger e colaboradores estudaram vítimas de TCE e HSA que estavam monitorizados com PPC e $PtiO_2$. Com isso desenvolveram o conceito da $PtiO_2$ – autorregulação ($PtiO_2AR$). A $PtiO_2AR$ foi definida como a habilidade de a hemodinâmica encefálica regional manter os níveis de $PtiO_2$ a despeito das variações da PPC. $PtiO_2AR$ foi calculado com base na regressão linear obtida a partir de valores de PPC e $PtiO_2$. A depender dos resultados obtidos pela $PtiO_2AR$, a autorregulação foi classificada como presente, reduzida, ausente ou inversa.

A autorregulação presente foi considerada quando a $PtiO_2$ foi mantida independentemente das variações (aumentos ou reduções) da PPC. A autorregulação reduzida ou ausente foi definida quando o aumento da $PtiO_2$ ocorreu associado ao aumento PPC. Nos casos de disfunção grave da autorregulação, discretas elevações da PPC desencadearam aumentos da $PtiO_2$. A autorregulação inversa foi descrita quando elevações da PPC resultavam em decréscimo da $PtiO_2$.

Tendo como referência o estudo prévio, Meixensberger e colaboradores[35,42,46-47] desenvolveram um índice para avaliar se a autorregulação estava adequada ou não. Esse novo índice foi denominado ORx. O ORx é obtido através de um coeficiente de correlação linear (coeficiente de Pearson) entre os valores de PPC e $PtiO_2$ coletados simultaneamente. Quanto mais próximo do valor unitário, pior seria a autorregulação, enquanto valores negativos e/ou próximos a zero refletiriam uma autorregulação preservada. Esses autores obtiveram o ORx em 67 pacientes após HSA com o objetivo de detectar alteração da autorregulação cerebral e sua relação com isquemia cerebral tardia (Tabela 172.2). O grupo que evoluiu com infarto apresentou índices de ORx significativamente maiores (mais próximos do valor unitário), sugerindo maior comprometimento da autorregulação. Nesse estudo (período de estudo do 5º e 6º dias), o grupo de pacientes que apresentaram ORx < 0,25 apresentou 9% de infarto, enquanto aqueles que demonstraram ORx entre 0,25 e 0,40 apresentaram taxas de 30% de infarto. O grupo com ORx mais elevado (> 0,40) apresentaram taxas de infarto cerebral de 61%.

TABELA 172.2. PPC, PIC, PtiO$_2$ e ORx durante todo o período de monitorização.

Variável	Grupo não infarto (n = 47)	Grupo Infarto (n = 20)	p
PPC, mmHg	81,1 ± 12,1	82,8 ± 11,4	0,43
PIC, mmHg	12,2 ± 3,9	14,4 ± 5,2	0,10
PtiO$_2$, mmHg	23,9 ± 5,8	20,8 ± 5,0	0,06
ORx	0,23 ± 0,14	0,43 ± 0,09	0,0000002

Valores: média ± Desvio-padrão *P* para Teste Mann – Whitney.

Considerando que infarto tardio foi detectado após o 7º dia da HSA, os valores mais elevados de ORx nos dias 5 e 6 podem sugerir um risco maior de vasoespasmo grave e consequentemente de infarto tardio. Esses dados podem auxiliar a equipe médica na tomada de decisão em relação a intervenções terapêuticas no tratamento do vasoespasmo e prevenção da isquemia cerebral tardia.

ESTUDOS PROGNÓSTICOS E DE INTERVENÇÃO

Ramakrishna e colaboradores[34] estudaram de forma prospectiva 46 pacientes com HSA e correlacionaram o número e duração dos episódios de hipóxia tecidual cerebral e mortalidade hospitalar. Nesse estudo, os não sobreviventes apresentavam uma PtiO$_2$ média no primeiro dia muito menor em comparação com os sobreviventes (26,25 ± 2,72 mmHg *versus* 34,69 ± 3,87 mmHg, respectivamente, *p* = 0,04).

Em uma série de 53 pacientes com TCE grave, a terapia baseada na oximetria tecidual apresentou menor mortalidade quando comparada a terapia baseada exclusivamente em PIC/PPC.[27] Em outra série de 123 pacientes, foi observado também melhor resultado (GOS = 4 ou 5) quando a terapia foi baseada na monitorização PtiO$_2$.[48] Uma revisão sistemática demonstrou que uma PtiO$_2$ menor que 10 mmHg foi associada a um pior desfecho funcional (OR 4,0; 95% IC 1,9 a 8,2) e a um aumento da mortalidade (OR 4,6; 95% IC 2,2 a 9,6) em pacientes com TCE grave em relação aos pacientes com PtiO2 mais elevado.[33] Em outra série, com 101 pacientes vítimas de TCE grave, a PtiO$_2$ menor que 10 mmHg por mais de 30 minutos foi associada a pior resultado (desfecho funcional e mortalidade) quando comparado a pacientes que não apresentaram essa condição. A PtiO$_2$ menor que 10 mmHg por mais de 30 minutos foi uma variável independente para desfecho desfavorável, mesmo quando ajustada para idade, escala de coma de Glasgow, pupilas, politrauma, PIC e achados tomográficos.[23]

Apesar da escassez de estudos clínicos prospectivos comparativos com desfecho clínico forte, o *Brain Trauma Foundation* recomenda na última versão das suas diretrizes o uso da monitorização de PtiO$_2$ em associação a PIC em pacientes com TCE grave, e sugere que estratégias de tratamento devem ser implementadas para evitar valores de PtiO$_2$ menores que 15 mmHg.[24] No caso das diretrizes de HSA da American Heart Association (AHA) publicadas em 2009,[49] não há menção à monitorização de PtiO$_2$. Entretanto, em Conferência de Consenso da Neurocritical Care Society em conjunto com a European Society of Intensive Care Medicine, foram produzidas recomendações com o objetivo de aprofundar temas não abordados pelas diretrizes da AHA. Nessa publicação de 2011, o uso do PtiO$_2$ é recomendado com o potencial de se detectar precocemente isquemia causada por vasoespasmo/isquemia cerebral tardia em pacientes com HSA comatoso, com exame clínico limitado.[50-52]

Como citamos, diversos estudos demonstraram associação entre valores reduzidos de PtiO$_2$ e desfecho desfavorável em pacientes com TCE e HSA. No entanto ainda há dúvidas se isso representa apenas um marcador de lesão cerebral mais grave ou um alvo terapêutico útil. Estratégias de tratamento guiadas por PtiO$_2$ já se mostraram eficazes em melhorar o desfecho de pacientes neurocríticos em estudos não controlados e unicêntricos. Baseado nesses achados, há um estudo multicêntrico prospectivo, randomizado e controlado, já finalizado mas não publicado, avaliando o efeito da terapia guiada pelo PtiO$_2$ em pacientes com TCE grave.

GUIA DE TRATAMENTO BASEADO NA OXIMETRIA CEREBRAL

Este guia de tratamento (Figura 172.7) tem por objetivo auxiliar o leitor no raciocínio e na interpretação dos valores obtidos pela oximetria cerebral, sempre utilizando o raciocínio clínico à beira do leito e em conjunto com dados clínicos e da monitorização multimodal.

Apesar da polêmica na literatura em relação ao nível crítico de PtiO$_2$ (10 mmHg, 15 mmHg etc.), optou-se por considerar o valores abaixo de 20 mmHg para iniciar a abordagem terapêutica guiada pela oximetria cerebral. Essa opção permite uma janela de tempo para correção da PtiO$_2$, diante de evidências de que períodos superiores a 30 minutos de PtiO$_2$ baixas estão associados a pior prognóstico. Constatando-se um valor de oximetria baixo, o médico deve proceder um aumento da fração inspirada de oxigênio para 100% com o intuito de checar se o cateter está medindo adequadamente. Caso a integridade do cateter esteja adequada, a oximetria aumentará, contudo, isto não é o tratamento da PtiO$_2$, salvo se houver hipoxemia sistêmica.

Depois de confirmado o bom funcionamento do cateter, a fração inspirada de oxigênio deverá retornar aos valores anteriores e um pensamento deve ser formulado a respeito das possíveis causas que levarão a um PtiO$_2$ crítico. As causas podem ser divididas em sistêmicas e encefálicas. Deve-se começar a abordagem terapêutica pelas causas sistêmicas. Inicialmente avalie a hemodinâmica sistêmica (pressão arterial e débito cardíaco) mantendo a pressão de perfusão encefálica maior ou igual a 70 mmHg. Caso esse valor já tenha sido obtido, avalie a volemia (hipovolemia) e, se possível, o débito cardíaco (falência de bomba), porque esses fatores podem

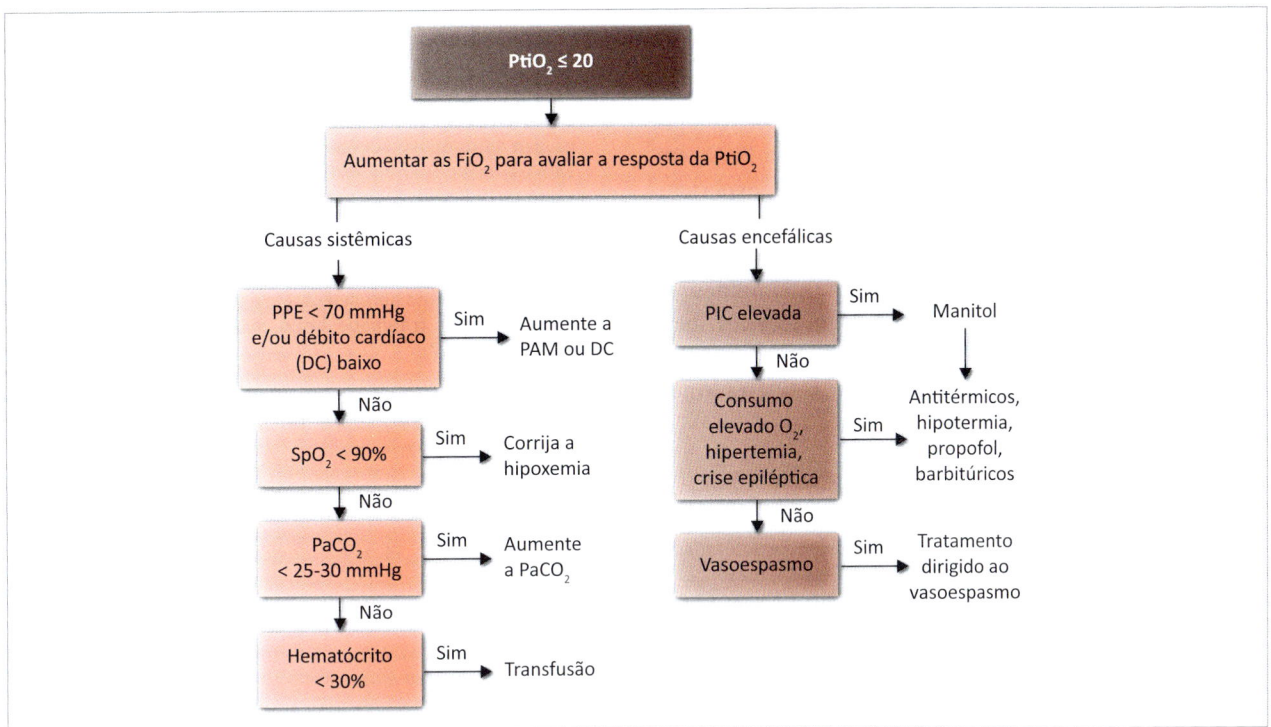

FIGURA 172.7. Guia de tratamento baseado na oximetria cerebral.
$PtiO_2$: pressão parcial de oxigênio no tecido cerebral; FIO_2: fração inspirada de oxigênio; PPE: pressão de perfusão encefálica; SpO_2: saturação periférica de oxigênio; $PaCO_2$: pressão parcial de dióxido de carbono no sangue arterial; PAM: pressão arterial média; DC: débito cardíaco; PIC: pressão intracraniana.

desencadear uma queda do fluxo sanguíneo encefálico e da $PtiO_2$ mesmo com valores de pressão arterial média considerados normais. Em seguida, avalie se não há hipoxemia e corrija imediatamente. Com frequência pacientes neurocríticos não recebem atendimento fisioterápico adequado por receio de aumento da pressão intracraniana (PIC). No entanto, o agravamento do quadro pulmonar pode levar a aumento da PIC e a uma queda da hipoxemia e por conseguinte da $PtiO_2$. Evite hiperventilação. A $PaCO_2$ não deve estar abaixo de 30 mmHg para evitar vasoconstricção e redução do fluxo sanguíneo encefálico, com consequente diminuição da $PtiO_2$. Por último, avalie o hematócrito; se estiver abaixo de 30% e todas as outras variáveis sistêmicas e encefálicas estiverem adequadas, a transfusão de hemácias pode ser considerada.

Finalizada a avaliação das variáveis sistêmicas, inicia-se a avaliação das variáveis encefálicas começando pela pressão intracraniana. Sugerimos manter uma PIC menor de 20 mmHg e PPC maior ou igual a 70 mmHg (em casos de TCE pode-se tolerar PPC em torno de 60 mmHg se $PtiO_2$ estiver adequada). Deve-se tomar o cuidado para não aumentar a PPC de forma indiscriminada. Com a PIC controlada, o $PtiO_2$ poderá estar reduzido por um consumo cerebral de oxigênio aumentado causado por hipertermia, crise epiléptica ou sedação inadequada. O uso do eletroencefalograma poderá ajudar na avaliação do consumo cerebral de oxigênio e no diagnóstico de crise epiléptica não convulsiva. Nos dois casos o tratamento será baseado no uso de drogas hipnóticas (midazolan, propofol ou barbitúricos), sempre associadas a analgesia venosa. A hipertermia pode levar a um aumento do consumo e ao desvio de fluxos cerebrais e portanto deve ser agressivamente controlada. A meta deve ser normotermia (temperatura central abaixo de 37ºC). Não se deve esquecer que a hipotermia poderá levar a uma redução da $PtiO_2$ sem significar hipóxia tecidual. Por último, especialmente em HSA, deve-se avaliar vasoespasmo encefálico. O método de escolha para esse diagnóstico à beira leito é o Doppler transcraniano. O seu tratamento dependerá de cada caso e da disponibilidade tecnológica do serviço.

CONSIDERAÇÕES FINAIS

A utilização da monitorização da oxigenação tecidual cerebral é uma realidade ainda limitada nas unidades de terapia intensiva neurológicas modernas.

Apesar da escassez de estudos comparativos com desfecho clínico importante, há evidências sólidas de que esse método de monitorização é seguro, fidedigno e relevante para avaliação de hipóxia tecidual cerebral regional, especialmente em pacientes com TCE ou HSA.

Além de diversas publicações que demonstraram associação da hipóxia tecidual cerebral com mortalidade e desfecho neurológico desfavorável, alguns estudos sugerem que o manejo do paciente guiado pela $PtiO_2$ melhora o desfecho clínico de pacientes com TCE grave quando comparados ao tratamento convencional guiado pelos valores de PIC. Além disso, as diretrizes recentemente atualizadas de abordagem do TCE e HSA incluem a monitorização da PtiO$_2$ como um método que pode auxiliar no manejo de pacientes comatosos graves.

O objetivo principal da terapia intensiva neurológica é minimizar a injúria secundária. O uso da PtiO$_2$ em ambientes especializados e com profissionais experientes, integrada ao contexto da monitorização multimodal e dados clínicos, pode criar uma janela de oportunidade terapêutica entre o desarranjo funcional e a lesão neuronal definitiva. Entretanto, na ausência de estudos mais definitivos em relação à melhora do desfecho neurológico desses pacientes, sua implementação rotineira ainda não pode ser recomendada.

REFERÊNCIAS BIBLIOGRÁFICAS

1. Chesnut RM, Marshall LF, Klauber MR, Blunt BA, Baldwin N, Eisenberg HM, et al. The role of secondary brain injury in determining outcome from severe head injury. J Trauma. 1993;34(2):216-22.
2. Miller JD, Becker DP. Secondary insults to the injured brain. J R Coll Surg Edinb. 1982;27(5):292-8.
3. Quintard H, Patet C, Suys T, Marques-Vidal P, Oddo M. Normobaric hyperoxia is associated with increased cerebral excitotoxicity after severe traumatic brain injury. Neurocrit Care. 2015;22(2):243-50.
4. Oddo M, Levine JM, Kumar M, Iglesias K, Frangos S, Maloney-Wilensky E, et al. Anemia and brain oxygen after severe traumatic brain injury. Intensive Care Med. 2012;38(9):1497-504.
5. Helbok R, Kurtz P, Schmidt MJ, Stuart MR, Fernandez L, Connolly SE, et al. Effects of the neurological wake-up test on clinical examination, intracranial pressure, brain metabolism and brain tissue oxygenation in severely brain-injured patients. Crit Care. 2012;16(6):R226.
6. Bruder N, Rabinstein A. Cardiovascular and pulmonary complications of aneurysmal subarachnoid hemorrhage. Neurocrit Care. 2011;15(2):257-69.
7. Oddo M, Nduom E, Frangos S, MacKenzie L, Chen I, Maloney-Wilensky E, et al. Acute lung injury is an independent risk factor for brain hypoxia after severe traumatic brain injury. Neurosurgery. 2010;67(2):338-44.
8. Oddo M, Frangos S, Maloney-Wilensky E, Andrew Kofke W, Le Roux PD, Levine JM. Effect of shivering on brain tissue oxygenation during induced normothermia in patients with severe brain injury. Neurocrit Care. 2010;12(1):10-6.
9. Kurtz P, Schmidt JM, Claassen J, Carrera E, Fernandez L, Helbok R, et al. Anemia is associated with metabolic distress and brain tissue hypoxia after subarachnoid hemorrhage. Neurocrit Care. 2010;13(1):10-6.
10. Carrera E, Schmidt JM, Fernandez L, Kurtz P, Merkow M, Stuart M, et al. Spontaneous hyperventilation and brain tissue hypoxia in patients with severe brain injury. J Neurol Neurosurg Psychiatry. 2010;81(7):793-7.
11. Oddo M, Milby A, Chen I, Frangos S, MacMurtrie E, Maloney-Wilensky E, et al. Hemoglobin concentration and cerebral metabolism in patients with aneurysmal subarachnoid hemorrhage. Stroke. 2009;40(4):1275-81.
12. Helbok R, Schiefecker AJ, Beer R, Dietmann A, Antunes AP, Sohm F, et al. Early brain injury after aneurysmal subarachnoid hemorrhage: a multimodal neuromonitoring study. Crit Care. 2015;19(1):75.
13. Sala N, Suys T, Zerlauth JB, Bouzat P, Messerer M, Bloch J, et al. Cerebral extracellular lactate increase is predominantly nonischemic in patients with severe traumatic brain injury. J Cereb Blood Flow Metab. 2013;33(11):1815-22.
14. Schmidt JM, Ko SB, Helbok R, Kurtz P, Stuart RM, Presciutti M, et al. Cerebral perfusion pressure thresholds for brain tissue hypoxia and metabolic crisis after poor-grade subarachnoid hemorrhage. Stroke. 2011;42(5):1351-6.
15. Helbok R, Madineni RC, Schmidt MJ, Kurtz P, Fernandez L, Ko SB, et al. Intracerebral monitoring of silent infarcts after subarachnoid hemorrhage. Neurocrit Care. 2011;14(2):162-7.
16. Rosenthal G, Hemphill JC 3rd, Sorani M, Martin C, Morabito D, Obrist WD, et al. Brain tissue oxygen tension is more indicative of oxygen diffusion than oxygen delivery and metabolism in patients with traumatic brain injury. Crit Care Med. 2008;36(6):1917-24.
17. Oddo M, Le Roux P. Brain tissue oxygen monitors: more than an ischemia monitor. Crit Care Med. 2008;36(6):1984-5.
18. Johnston AJ, Steiner LA, Chatfield DA, Coles JP, Hutchinson PJ, Al-Rawi PG, et al. Effect of cerebral perfusion pressure augmentation with dopamine and norepinephrine on global and focal brain oxygenation after traumatic brain injury. Intensive Care Med. 2004;30(5):791-7.
19. Claassen J, Carhuapoma JR, Kreiter KT, Du EY, Connolly ES, Mayer SA. Global cerebral edema after subarachnoid hemorrhage: frequency, predictors, and impact on outcome. Stroke. 2002;33(5):1225-32.
20. Hoffman WE, Wheeler P, Edelman G, Charbel FT, Torres NJ, Ausman JI. Hypoxic brain tissue following subarachnoid hemorrhage. Anesthesiology. 2000;92(2):442-6.
21. Carmona Suazo JA, Maas AI, van den Brink WA, van Santbrink H, Steyerberg EW, Avezaat CJ. CO2 reactivity and brain oxygen pressure monitoring in severe head injury. Crit Care Med. 2000;28(9):3268-74.
22. Le Roux PD, Newell DW, Lam AM, Grady MS, Winn HR. Cerebral arteriovenous oxygen difference: a predictor of cezrebral infarction and outcome in patients with severe head injury. J Neurosurg. 1997;87(1):1-8.
23. van den Brink WA, van Santbrink H, Steyerberg EW, Avezaat CJ, Suazo JA, Hogesteeger C, et al. Brain oxygen tension in severe head injury. Neurosurgery. 2000;46(4):868-76; discussion 76-8.
24. Brain Trauma F. Guidelines for the management of severe traumatic brain injury. X. Brain oxygen monitoring and thresholds. J Neurotrauma. 2007;24 Suppl 1:S65-70.
25. Murray GD, Teasdale GM, Braakman R, Cohadon F, Dearden M, Iannotti F, et al. The European Brain Injury Consortium survey of head injuries. Acta Neurochir (Wien). 1999;141(3):223-36.
26. Marshall LF, Smith RW, Shapiro HM. The outcome with aggressive treatment in severe head injuries. Part I: the significance of intracranial pressure monitoring. J Neurosurg. 1979;50(1):20-5.
27. Stiefel MF, Spiotta A, Gracias VH, Garuffe AM, Guillamondegui O, Maloney-Wilensky E, et al. Reduced mortality rate in patients with severe traumatic brain injury treated with brain tissue oxygen monitoring. J Neurosurg. 2005;103(5):805-11.
28. Gopinath SP, Robertson CS, Contant CF, Hayes C, Feldman Z, Narayan RK, et al. Jugular venous desaturation and outcome after head injury. J Neurol Neurosurg Psychiatry. 1994;57(6):717-23.
29. Rose JC, Neill TA, Hemphill JC 3rd. Continuous monitoring of the microcirculation in neurocritical care: an update on brain tissue oxygenation. Curr Opin Crit Care. 2006;12(2):97-102.
30. Hoelper BM, Alessandri B, Heimann A, Behr R, Kempski O. Brain oxygen monitoring: in-vitro accuracy, long-term drift and response-time of Licox- and Neurotrend sensors. Acta Neurochir (Wien). 2005;147(7):767-74; discussion 74.
31. De Georgia MA, Deogaonkar A. Multimodal monitoring in the neurological intensive care unit. Neurologist. 2005;11(1):45-54.
32. Mulvey JM, Dorsch NW, Mudaliar Y, Lang EW. Multimodality monitoring in severe traumatic brain injury: the role of brain tissue oxygenation monitoring. Neurocrit Care. 2004;1(3):391-402.
33. Maloney-Wilensky E, Gracias V, Itkin A, Hoffman K, Bloom S, Yang W, et al. Brain tissue oxygen and outcome after severe traumatic brain injury: a systematic review. Crit Care Med. 2009;37(6):2057-63.
34. Ramakrishna R, Stiefel M, Udoetuk J, Spiotta A, Levine JM, Kofke WA, et al. Brain oxygen tension and outcome in patients with aneurysmal subarachnoid hemorrhage. J Neurosurg. 2008;109(6):1075-82.
35. Jaeger M, Schuhmann MU, Soehle M, Nagel C, Meixensberger J. Continuous monitoring of cerebrovascular autoregulation after subarachnoid hemorrhage by brain tissue oxygen pressure reactivity and its relation to delayed cerebral infarction. Stroke. 2007;38(3):981-6.

36. Meixensberger J, Vath A, Jaeger M, Kunze E, Dings J, Roosen K. Monitoring of brain tissue oxygenation following severe subarachnoid hemorrhage. Neurol Res. 2003;25(5):445-50.
37. Dings J, Meixensberger J, Roosen K. Brain tissue pO2-monitoring: catheterstability and complications. Neurol Res. 1997;19(3):241-5.
38. Helbok R, Ko SB, Schmidt JM, Kurtz P, Fernandez L, Choi HA, et al. Global cerebral edema and brain metabolism after subarachnoid hemorrhage. Stroke. 2011;42(6):1534-9.
39. Diringer MN. Hyperoxia: good or bad for the injured brain? Curr Opin Crit Care. 2008;14(2):167-71.
40. Cerejo A, Silva PA, Dias C, Vaz R. Monitoring of brain tissue oxygenation in surgery of middle cerebral artery incidental aneurysms. Surg Neurol Int. 2011;2:37.
41. Hoelper BM, Hofmann E, Sporleder R, Soldner F, Behr R. Transluminal balloon angioplasty improves brain tissue oxygenation and metabolism in severe vasospasm after aneurysmal subarachnoid hemorrhage: case report. Neurosurgery. 2003;52(4):970-4; discussion 4-6.
42. Jaeger M, Schuhmann MU, Soehle M, Meixensberger J. Continuous assessment of cerebrovascular autoregulation after traumatic brain injury using brain tissue oxygen pressure reactivity. Crit Care Med. 2006;34(6):1783-8.
43. Gopinath SP, Valadka AB, Uzura M, Robertson CS. Comparison of jugular venous oxygen saturation and brain tissue Po2 as monitors of cerebral ischemia after head injury. Crit Care Med. 1999;27(11):2337-45.
44. Clausen T, Khaldi A, Zauner A, Reinert M, Doppenberg E, Menzel M, et al. Cerebral acid-base homeostasis after severe traumatic brain injury. J Neurosurg. 2005;103(4):597-607.
45. Soukup J, Zauner A, Doppenberg EM, Menzel M, Gilman C, Bullock R, et al. Relationship between brain temperature, brain chemistry and oxygen delivery after severe human head injury: the effect of mild hypothermia. Neurol Res. 2002;24(2):161-8.
46. Jaeger M, Soehle M, Schuhmann MU, Meixensberger J. Clinical significance of impaired cerebrovascular autoregulation after severe aneurysmal subarachnoid hemorrhage. Stroke. 2012;43(8):2097-101.
47. Jaeger M, Dengl M, Meixensberger J, Schuhmann MU. Effects of cerebrovascular pressure reactivity-guided optimization of cerebral perfusion pressure on brain tissue oxygenation after traumatic brain injury. Crit Care Med. 2010;38(5):1343-7.
48. Spiotta AM, Stiefel MF, Gracias VH, Garuffe AM, Kofke WA, Maloney-Wilensky E, et al. Brain tissue oxygen-directed management and outcome in patients with severe traumatic brain injury. J Neurosurg. 2010;113(3):571-80.
49. Bederson JB, Connolly ES Jr, Batjer HH, Dacey RG, Dion JE, Diringer MN, et al. Guidelines for the management of aneurysmal subarachnoid hemorrhage: a statement for healthcare professionals from a special writing group of the Stroke Council, American Heart Association. Stroke. 2009;40(3):994-1025.
50. Citerio G, Oddo M, Taccone FS. Recommendations for the use of multimodal monitoring in the neurointensive care unit. Curr Opin Crit Care. 2015;21(2):113-9.
51. Oddo M, Bosel J, Participants in the International Multidisciplinary Consensus Conference on Multimodality M. Monitoring of brain and systemic oxygenation in neurocritical care patients. Neurocrit Care. 2014;21 Suppl 2:S103-20.
52. Le Roux P, Menon DK, Citerio G, Vespa P, Bader MK, Brophy GM, et al. Consensus summary statement of the International Multidisciplinary Consensus Conference on Multimodality Monitoring in Neurocritical Care : a statement for healthcare professionals from the Neurocritical Care Society and the European Society of Intensive Care Medicine. Intensive Care Med. 2014;40(9):1189-209.

CAPÍTULO 173

ABORDAGEM FISIOTERAPÊUTICA NO PACIENTE NEUROLÓGICO EM UTI

Carolina S. A. Azevedo de Castro
Jose Aparecido de Sousa Junior

DESTAQUES

- O processo de reabilitação deve ser iniciado na unidade de terapia intensiva.
- Resgatar a função e melhorar o status funcional dos pacientes neurológicos objetivando alcançar o maior grau de independência está entre os objetivos da prática fisioterapêutica neurointensiva.
- A posição adequada do paciente é em decúbito dorsal com cabeceira em torno de 30 graus e cabeça na linha média, para facilitar o retorno venoso.
- Os objetivos gerais da Fisioterapia do ponto de vista respiratório são: a higiene brônquica, o suporte ventilatório adequado e os exercícios respiratórios.
- A hiperventilação é uma conduta emergencial recomendada no controle inicial de pacientes cujas condições estejam deteriorando secundariamente a hipertensão intracraniana.

INTRODUÇÃO

"Curar algumas vezes, aliviar quase sempre, consolar sempre."

Hipócrates

As unidades de terapia intensiva especializadas em pacientes neurológicos são uma realidade mundial, pois estudos mostraram uma tendência na redução do tempo de internação, no grau de sequelas e na mortalidade principalmente nos pacientes vítimas de acidente vascular cerebral (AVC). Sua definição não está restrita à área física, mas contempla também equipamentos específicos de última geração para rigorosa monitorização e tratamento das afecções neurológicas. Nessas unidades, a presença de profissionais especializados é imprescindível, e o fisioterapeuta bem capacitado desempenha papel fundamental nessa equipe multiprofissional, pois, com a aplicação de abordagens específicas para as decorrentes complicações respiratórias e motoras, busca a melhor recuperação/adaptação do paciente, além da contribuir para a vigilância e intervenções contra as complicações secundárias tão vulneráveis dessas afecções.[1]

Para melhores resultados e contribuição ativa, o fisioterapeuta deve ter treinamento e aperfeiçoamento constante, assim como os demais profissionais que compõem a equipe. A presença de protocolos nessas unidades é de grande valor, pois guia e orienta o grupo na condução do tratamento do dia a dia, além de não subestimar o tratamento, evita equívocos terapêuticos. Apesar dessa visão global, as condutas devem ser analisadas individualmente, pois, como se sabe, cada cliente apresenta estadiamento clínico e funcional distinto decorrente das peculiaridades da doença e comorbidades em questão.

Considerando esses contextos, esses pacientes podem apresentar grandes limitações funcionais que impactam na qualidade de vida e familiar. A literatura tem alertado que, para otimizar o processo de reabilitação, deve ser iniciado na unidade de terapia intensiva (UTI).[2]

Os objetivos gerais da Fisioterapia do ponto de vista respiratório são: a higiene brônquica, o suporte ventilatório adequado e a apropriada reabilitação pneumofuncional. Um dos destaques de cuidado para os procedimentos precoces refere-se às complicações em pacientes neurológicos graves, quando o aumento da pressão intracraniana inapropriado vulnerabiliza um risco elevado de morbidade e mortalidade em UTI, pois a perda no transporte de oxigênio e consequente efeito adverso sobre o retorno venoso, débito cardíaco e pressão arterial sistêmica podem ocorrer e não são desejáveis quando aplicamos a fisioterapia respiratória nesses pacientes, e por isso a apurada vigilância durante o procedimento é o diferencial da execução segura. Na teoria, as manobras de fisioterapia respiratória aplicadas no tórax do doente aumentam a pressão intratorácica, diminuindo o retorno venoso, podendo prejudicar o enchimento cardíaco e aumentar a pressão intracraniana. Mas essas repercussões cardiocirculatórias são somente observadas nos casos de pacientes hipovolêmicos. Portanto, quando a autorregulação cerebral está preservada, um possível aumento momentâneo da pressão intracraniana não leva a uma lesão cerebral definitiva. Assim, na prática, a fisioterapia respiratória e a motora podem ser realizadas se somadas às informações de monitorização do metabolismo cerebral, monitorização hemodinâmica e clínicas. Estas duas últimas são ferramentas importantes para nortear a intensidade, a duração e o tipo de intervenção num determinado momento.[2-3]

Os objetivos gerais da fisioterapia motora são: orientação e execução dos posicionamentos adequados para cada doença *versus* a condição do paciente num embasamento biomecânico e funcional favorável, promover a mobilização precoce com seus devidos recursos otimizando quando possível o potencial cognitivo, sensório e motor inerentes ao desempenho motor funcional estimado. Consequentemente, minimizar os impactos do imobilismo: úlceras por pressão, encurtamentos e contraturas musculotendíneas e restrições articulares e processos álgicos.[1]

Descreveremos a seguir os tópicos que julgamos essenciais dessas abordagens que compõem nossa assistência, que só alcança os êxitos descritos graças a um trabalho multidisciplinar e integrado de nossa instituição.

ASSISTÊNCIA FISIOTERAPÊUTICA RESPIRATÓRIA

O intuito da fisioterapia respiratória é diminuir o acúmulo de secreção endobrônquica e aperfeiçoar a oxigenação e a ventilação pulmonar. No ambiente da terapia intensiva, podemos dizer que a atuação do fisioterapeuta na UTI vai além, pois ele atua durante o uso da ventilação mecânica, ajustando os parâmetros ventilatórios, evoluindo o processo de desmame e extubação e ainda auxiliando no uso de ventilação não invasiva.

Estudos mostram os benefícios do tratamento da fisioterapia nesses pacientes, porém o cuidado é muito importante durante o seu manejo. O terapeuta deve dar atenção especial à posição do paciente na cama ao realizar sua manipulação e manobras respiratórias, pois o posicionamento está diretamente relacionado a mudanças dos sinais clínicos, como aumento ou diminuição da frequência cardíaca e respiratória, alteração do padrão respiratório, alteração no diâmetro das pupilas, variação da pressão arterial e mudança na coloração do paciente. Esse cuidado, juntamente com a monitorização da pressão intracraniana (PIC), é instrumento importante para auxiliar o fisioterapeuta a detectar possíveis intolerâncias aos recursos terapêuticos utilizados. Quando ocorrer qualquer alteração clínica, deve-se parar imediatamente o tratamento e observar esses sinais. De maneira geral, podemos dizer que a posição adequada do paciente é em decúbito dorsal com cabeceira em torno de 30 graus e cabeça na linha média, para facilitar o retorno venoso. As rotações da cabeça podem aumentar ainda mais a PIC e devem ser evitadas, assim como a posição prona, que pode aumentar a pressão intra-abdominal e intratorácica com repercussão direta na PIC.[2-4]

Devemos levar em consideração a seguinte premissa: PIC abaixo do nível crítico (menor que 20 mmHg) o paciente, em geral, está estável e provavelmente haverá boa tolerância para a intervenção fisioterapêutica. A labilidade dos valores indica instabilidade neurológica que pode ser aumentada por qualquer ação terapêutica. Já valores elevados nos fazem avaliar o real benefício da fisioterapia naquele momento.

Durante as manobras fisioterápicas, os pacientes com hipertensão intracraniana (HIC) deverão receber cuidado ainda maior, evitando artifícios que aumentem a pressão intratorácica e consequentemente aumentem a pressão intracraniana. As aspirações traqueais devem ser feitas somente quando houver real necessidade, deve haver controle rígido da pressão de perfusão cerebral (PPC) e o alinhamento da cabeça em posição mediana nas mudanças de decúbito.[3-4]

A utilização de sedação ou bloqueadores neuromusculares tem como objetivo diminuir a agitação perigosa, movimentos bruscos e dor do paciente, além de proporcionar uma melhor adaptação no suporte ventilatório. Porém, o seu uso abusivo traz riscos de hiperinflação manual, diminuição do tônus muscular, redução ou perda do reflexo de tosse, impossibilitando a eliminação de secreções. O acúmulo de secreções associado ao imobilismo e à ventilação invariável provoca o aparecimento de atelectasias, o que pode levar a hipoxemia e a hipercapnia, que sucessivamente causarão vasodilatação cerebral, aumento do volume sanguíneo cerebral e consequente aumento da PIC. Daí a importância da intervenção fisioterápica no controle e na prevenção da instalação dessas patologias, como: pneumonia, atelectasia, insuficiência respiratória aguda, edema pulmonar neurogênico etc.[4-5]

MANOBRAS DE HIGIENE BRÔNQUICA
ESTIMULAÇÃO DA TOSSE

A técnica de estimulação da tosse é habitual nas complicações respiratórias devido ao aumento da quantidade de secreções. Em pacientes com PIC variável ou alta nos quais uma manobra de Valsalva não é desejável, a tosse é relativamente contraindicada. Através da fisiologia, observamos que a tosse produz aumento da pressão intratorácica com consequente diminuição do retorno venoso e aumento do volume sanguíneo cerebral e da PIC. Porém, em pacientes com a autorregulação cerebral preservada, observamos somente um aumento transitório da PIC, com retorno imediato aos níveis de antes do procedimento, sugerindo uma complacência do sistema nervoso. Nesses casos essa manobra terapêutica pode ser usada durante as manobras de higiene brônquica.

ASPIRAÇÃO ENDOTRAQUEAL

A aspiração de secreção pulmonar é definida na retirada asséptica e efetiva de secreções endotraqueais. Pode ser feita de duas diferentes maneiras: em sistema aberto ou fechado. Ao contrário do sistema aberto, no sistema fechado não há desconexão do ventilador mecânico ou despressurização das vias aéreas, levando à manutenção da pressão positiva no final da expiração (PEEP). Outro benefício do sistema fechado é a diminuição do risco de contaminação e consequente infecção respiratória.

Esse procedimento pode causar um efeito desfavorável ao estado neurológico do paciente devido ao aumento da PIC e consequentemente da lesão secundária. Entende-se que em pacientes nos quais a autorregulação está preservada o retorno da PIC aos valores iniciais é rápido, sem causar efeitos indesejáveis na PPC e pode ser utilizado, se necessário.

A aspiração endotraqueal pode ser uma intervenção segura baseada na aplicação de um protocolo e de monitorização adequada, lembrando que o tempo de aspiração não deve exceder 15 segundos para evitar hipoxemia.

Para fluidificar as secreções brônquicas espessas a fim de evitar rolhas, pode ser utilizada solução salina 0,9% intratraqueal durante a aspiração. Mas esse procedimento requer cuidados, pois esse líquido pode estimular o reflexo de tosse, o aumento da pressão intratorácica e o aumento da PIC.

Alguns autores recomendam a hiperoxigenação antes da aspiração traqueal para evitar alterações significativas da hemodinâmica cerebral. A hipoxemia deve ser evitada no paciente neurológico, já que pode desencadear bradicardia, vasoconstrição coronariana e o fornecimento de sangue aos tecidos, provocando isquemia cerebral e piorando o prognóstico do paciente.

MANOBRAS TORÁCICAS

As várias manobras torácicas manuais utilizadas pela fisioterapia respiratória incluem compressão, vibração, manobra de bloqueio e desbloqueio torácico, drenagem postural, tapotagem e padrões ventilatórios. Quando utilizadas para reverter o colapso alveolar, tendem a aumentar a pressão intratorácica aumentando o volume pulmonar, e por isso devem ser indicadas adequadamente.

Frequentemente o colapso alveolar é responsável pelo aumento da PIC, secundário ao aumento da pressão parcial de gás carbônico no sangue arterial ($PaCO_2$), que é responsável pela vasodilatação e consequente aumento do fluxo sanguíneo encefálico. Diante dessa situação, o aumento do volume pulmonar resultante das manobras fisioterápicas de reexpansão pode ser apropriado em situações de colapso alveolar, por reduzir a $PaCO_2$, embora gere um determinado grau de HIC. Porém, sabemos que se o sistema de autorregulação estiver preservado o aumento é momentâneo.

VENTILAÇÃO MECÂNICA NO PACIENTE NEUROLÓGICO

A ventilação mecânica invasiva deve ser sempre considerada quando há lesões que podem deteriorar as funções neurológicas e comprometer a ventilação pulmonar, acarretando insuficiência respiratória aguda. A manutenção de vida e o não agravamento da lesão cerebral desses pacientes estão diretamente relacionados à utilização do ventilador mecânico. Assim garantimos uma oxigenação cerebral adequada, evitando a hipóxia e/ou a hipercapnia, chamado de "segundo trauma". Após a hospitalização pode ocorrer o "terceiro trauma", caracterizado por escolhas inadequadas de assistência ventilatória levando a picos de elevação de PIC e agravamento do inchaço cerebral.

Podemos dizer que esse é um tema muito polêmico para os profissionais que acompanham esse paciente. Estudos mostram que todos os pacientes submetidos a ventilação mecânica podem sofrer lesões pulmonares induzidas pela máquina. E devemos ter especial atenção à altas pressões de distensão pulmonar, volumes correntes exagerados, abertura e fechamento alveolar cíclico e colapso pulmonar. Nos pacientes neurológicos também devemos aplicar as indicações dos guias de condutas como baixos valores de pressão de distensão pulmonar, aplicação da modalidade espontânea o mais rápido possível e recrutamento alveolar.

Ao manusear os parâmetros da ventilação mecânica do paciente neurológico, devemos ter em mente as seguintes premissas: a patologia é prioritária; no caso de haver condutas divergentes, deve prevalecer aquela que tem como objetivo proteger as condições do sistema nervoso central, procurar modos de ventilação que não elevem a pressão de vias aéreas, pois tal elevação pode ser transmitida ao sistema intracraniano, evitar assincronia entre paciente e ventilador mecânico, além de controle radiológico diário e monitorização respiratória contínua com oxímetro e capnógrafo.[1-3]

A indicação de normoventilação, ou seja, a manutenção dos valores de pressão parcial de gás carbônico dentro da regularidade, também é aceita nos pacientes neurológicos. O conjunto das medidas de monitorização respiratória, hemodinâmica e quadro neurológico será determinante para o ajuste fino dos parâmetros da ventilação mecânica.

Nos dias atuais, a hiperventilação nos pacientes neurointensivos com quadro de hipertensão intracraniana ainda é muito discutida. A hiperventilação só tem papel terapêutico nos casos em que a HIC é consequente de hiperemia cerebral reativa, com aumento do fluxo e do VSC. Considerando-se que a $PaCO_2$ tem relação inversa ao FSC, a manobra de hiperventilação cujo resultado acarretará hipocapnia induzida promoverá redução do FSC e do VSC, levando à diminuição da PIC. O objetivo nesse caso é a adequação da pressão de perfusão cerebral (PPC). Logo, se a manobra de hiperventilação resultar em aumento da pressão média intratorácica, com repercussão hemodinâmica, tais como redução do retorno venoso e queda de pressão arterial, a razão do emprego da hiperventilação está perdida.

Portanto, deve-se aumentar a ventilação – minuto do paciente. Esse ajuste pode ser feito através do aumento do VC e/ou da frequência respiratória. Cuidados em relação ao volume-corrente – não ultrapassar valores acima de 6 mL/kg, em relação à frequência – não reduzir excessivamente o tempo de esvaziamento pulmonar. E toda a manobra deve ser monitorizada através de $EtCO_2$.

O uso da hiperventilação é restrito no tratamento da HIC e valores de $PaCO_2$ abaixo ou igual a 25 mmHg estão contraindicados. A hiperventilação não é recomendada como recurso terapêutico ou profilático de primeira linha para combater a HIC. Outras medidas, como controle da cabeceira e temperatura, uso de medicamentos e cirurgias, devem ser consideradas. A hiperventilação fica restrita para os casos em que for constatado hiperfluxo sanguíneo cerebral associado a um aumento da PIC, devendo ser entendida como terapêutica coadjuvante.

A hiperventilação é uma conduta emergencial recomendada no controle inicial de pacientes cujas condições estejam deteriorando secundariamente a HIC. Dessa forma não deve ser aplicada de modo generalizado ou profilático considerando-se o efeito vasoconstritor do CO_2 no cérebro.

Também se torna importante a manutenção das pressões de cuff (20 a 25 cmH_2O), garantindo uma ventilação adequada e minimizando os riscos de broncoaspirações e isquemias traqueais.

PARÂMETROS

Em geral, o paciente deve ser normoventilado, dando-se preferência à ventilação em modo controlado com volumes correntes que não ultrapassem 6 mL/kg, volume minuto para manutenção de pressão parcial de CO_2 de 35 a 45 mmHg, pressão positiva no final da expiração (PEEP) de 5 a 10 cmH_2O, fração inspirada de oxigênio (FiO_2) para saturação de oxigênio no sangue maior que 95% (mantendo uma PaO_2 em torno de 80 a 120 mmHg) e pressão de platô inferior a 35 cmH_2O. Pode ser de grande auxílio a monitorização por capnografia.

O uso de pressão positiva no final da expiração (PEEP) é controverso. Alguns estudos sugerem que, na ausência de complicações pulmonares, a PEEP pode ser ajustada até 10 cmH_2O sem repercussões neurológicas. Acima desse valor pode haver prejuízo no retorno venoso e no FSC. Porém, quando há complicações pulmonares em que é observada queda da complacência pulmonar, é possível que alguns pacientes sejam beneficiados com o uso da PEEP acima de 10 cmH_2O. Portanto a monitorização da complacência pulmonar pode ser uma ferramenta útil para ajudar no manuseio da PEEP para otimização da ventilação.[5-7]

DESMAME

O desmame deve ser iniciado após o pico de inchaço cerebral. O uso de estratégias ou protocolos, como avaliações diárias, que facilitam a identificação de pacientes elegíveis ao processo de retirada da VM tem sido comum na prática diária. O protocolo de desmame oferece vantagens do que aquele realizado sem critérios predeterminados, onde cada membro da equipe multidisciplinar segue condutas individuais que podem gerar retrocesso.

Recomenda-se uma realização prévia de um teste de respiração espontânea como método prático de avaliação clínica do desmame ventilatório em neurologia. Trata-se de um teste simples de interrupção da ventilação artificial variando de 30 minutos a 2 horas que auxilia na identificação de alterações gasométricas e ventilatórias capazes de influenciar no heometabolismo cerebral e na evolução do quadro neurológico.

ASSISTÊNCIA FISIOTERAPÊUTICA MOTORA

Dentro do escopo caracterizado na introdução, é necessário construir uma trilha eficaz que contemple a análise apropriada dos fatores complicadores e de prognóstico de acordo com a doença em questão, permeado pela assistência fisioterapêutica respiratória anteriormente abordada, considerando que diante a qualquer abordagem motora haverá demandas e repercussões em diversos sistemas para atender essa modalidade e as peculiaridades de cada tipo de exercício. Por isso a vigilância integral do paciente grave deve contar com uma conduta especializada.[8] Além dessas considerações, uma abordagem global também deve atender ações precoces contrárias aos desfechos alarmantes do imobilismo tão amplamente divulgadas.[9]

Seguem os itens mais relevantes que rastreiam de maneira analítica e didática essa trilha.

AVALIAÇÃO FISIOTERAPÊUTICA GERAL DO PACIENTE NEUROLÓGICO ADULTO

- Identificação do paciente
- História da moléstia atual/hipótese diagnóstica
    - Fisiopatologia ou fator causal, sinais e sintomas;
    - Antecedentes pessoais e familiares;
    - Informações sobre os diversos sintomas (cardiovascular, respiratório, genitourinário, gastrintestinal etc.);
    - Medicamentos e desfechos esperados dos fármacos empregados;
    - Exames complementares (laboratoriais e imagens) que subsidiem a condição clínica ou outros fatores de risco;
    - Outros dados (monitorização, restrições, cuidados com drenos, cateteres e sondas).
    - Aspectos físicos e emocionais
        - Nível de consciência ou nível de sedação (utilizando escalas apropriadas);
        - Padrão motor no leito (extensor e flexor e de quais membros);
        - **Respiratório:** ventilação espontânea ou não e qual acesso (traqueostomia, tubo orotraqueal, máscara de ventilação não invasiva), frequência respiratória, suporte de oxigênio, padrões irregulares respiratórios e se em ventilação assistida ou controlada e parâmetros e dados gasimétricos quando houver e registro de condições que serão dependentes da ventilação;
        - **Hemodinâmico:** pressão arterial, pressão arterial média, frequência cardíaca e traçado e demais monitorizações invasivas.
        - Presença de monitorização de pressão intracraniana
        - **Pupilas:** diâmetros e reação a luz;
        - **Visão:** acuidade, campo visual e convergência binocular;
        - **Audição:** acuidade e resposta aos estímulos sonoros (reconhecimento) e compreensão;
        - **Conteúdo de consciência:** nível de atenção e orientação temporal e espacial, memória e planejamento das atividades, atentar-se às flutuações ou alterações súbitas do conteúdo de consciência que podem revelar um quadro de Delirium.
        - **Exame psíquico:** agitado, agressivo, alterações afetivo-comportamentais inadequadas
        - **Linguagem:** compreensão e expressão revelando os tipos de afasia que serão detalhadamente avaliados pela fonoaudióloga;
        - **Restrição:** absolutas e relativas com relação ao decúbito, manejo do paciente.
- Alterações tróficas de pele
    - Pele (principalmente notificar risco de escara e pele friável);
- Alterações vasculares
    - Pulsos periféricos;
    - Presença de edemas e suas características.

> **Observação**
> - Atenção especial às situações vulneráveis de trombose venosa profunda

- Avaliação muscular
    - Trofismo;
    - Tônus (palpação e em movimentação lenta e rápida);
    - Força muscular;
    - Retrações e contraturas.
- Amplitude de movimento
    - Restrições relevantes;
    - Deformidades com limitações articulares.
- Sensibilidade (quanto a intensidade e localização)
    - Tátil;
    - Térmica;
    - Dolorosa;
    - Proprioceptiva.
- Reflexos atentando para as condições das manifestações hiper, hipo ou ausente, uma vez que revelam a integridade do arco reflexo e a manifestação elétrica suprassegmentar
    - Aquiliano;
    - Patelar;
    - Adutores;

- Peitoral;
- Bicipital;
- Radial;
- Tricipital.
* Reflexos primários (liberados ou não)
    - reflexo tônico labiríntico;
    - reflexo tônico cervical assimétrico;
    - reflexo tônico cervical simétrico;
    - Preensão palmar;
    - Babinski;
    - Outros (citar manifestação e condição).
* Motricidade voluntária (face e membros)
    - Analítica e em padrões funcionais como nos movimentos mais comuns da Facilitação Neuromuscular Propioceptiva;
    - Compreensão da solicitação;
    - Tempo dependente adicional para realização;
    - Necessita pistas verbais;
    - Qualidade do desempenho padrões reflexos ou atividade voluntária;
    - Presença de reações associadas e/ou compensações indevidas para completar a execução;
    - Eficiência (qualidade do controle motor nos âmbitos força, resistência ou precisão).
* Coordenação (olhos abertos e fechados)

> **Observação**
> - Pode ser tanto avaliado durante os itens da motricidade voluntária ou utilizar os testes padrões.

- Índex/index;
- Índex/nariz;
- Prono/supinação;
- Calcanhar/joelho.
* Mudança de decúbitos (rolar e deslocar-se no leito)
    - Se faz e como faz;
    - Independente ou dependente e qual o nível de ajuda (parcial ou total).

> **Observação**
> - Associar a este item a resposta às reações de endireitamento do corpo

* Transferências (deitado para sentado e sentado para ortostase)
    - Se faz e como faz;
    - Independente ou dependente e qual o nível de ajuda (parcial ou total).
* Equilíbrio e reações de proteção (olhos abertos e fechados quando indicado)
    - Manter-se em DL, manter-se sentado com apoio e sem apoio – estabilidades nos planos aquisionais sucessivos: sagital, frontal e transverso;
    - Apoio bipodal (tamanho da base, estabilidade);
    - Se indicado e possível, apoio unipodal (sustentação por quanto tempo e se tem resposta protetora apoiando o outro pé quando necessário.
* Marcha (quando possível ou como alternativa à marcha estacionária)
    - Base e alinhamento do centro de gravidade;
    - Transfere o peso e sustenta peso (deslocamento);
    - Limitações absolutas e relativas (descrever e caracterizar);
    - Desvios da marcha normal (considerar com as fases do ciclo da marcha normal: apoio e oscilação);
    - Necessidade de recurso externo (descrever e caracterizar): andador, marcha sustentada, muletas, bengalas;
    - Dependência (descrever nível, situação e razão);
    - Risco de queda (descrever situação e razão).

Claro que a viabilidade da investigação desses itens considera o nível de gravidade/prognóstico e a possibilidade de participação do cliente. Mas vale o alerta de não restringir a abordagem com o paciente apenas pelo excesso de cuidado não fundamentado. Isto só prejudicará sua recuperação.

Os critérios pontuais de vigilância que compõem a ronda neurológica do paciente numa condição mais vulnerável, como nível de consciência ou sedação, quadro respiratório, padrões motores inadequados, pupilas, assim como outros mais relevantes, devem ser rastreados sistematicamente numa situação hiperaguda ou aguda. Outra condição que merece destaque de cuidados peculiares são as doenças neuromusculares em fase aguda (rapidamente progressivas) e as crônicas lentamente progressivas, primeiro para se ter como cuidado principal a vigilância respiratória cujo quadro motor está em fase de deterioração e pode comprometer a função respiratória também. Nessas situações o procedimento é atenuar a sobrecarga motora e manter as condições e atividades funcionais mínimas toleráveis pelo paciente e com análise constante no impacto da demanda ventilatória. Quando possíveis e disponíveis, a ventilometria e a manuovacuometria são dados importantes de aferição e controle sistemático.[10] Para os contextos de degeneração lenta e progressiva é adequar metas e atividades remanescentes para cada fase da doença, minimizando os riscos secundários e declinar procedimentos motores que não atenderão a uma possibilidade de recuperação ou inclusive podendo incorrer em efeitos deletérios quando a sobrecarga concorrerá com um agravo do quadro como nas distrofias musculares, por exemplo.

Outro cuidado peculiar se destina ao paciente neurológico idoso frágil que apresenta contextos de perda da capacidade funcional residual e limitadas condições de neuroplasticidade, demandando do fisioterapeuta um elevado rigor contra as complicações secundárias e ajustando metas ágeis e funcionais remanescentes para cada tipo de gravidade de lesão neurológica.[11]

De modo geral, o alvo principal deve ser explorar o potencial motor remanescente numa abordagem funcional para compor os objetivos de curto e longo prazo, orientações do plano assistencial e cuidados ao cliente e familiares, assim como os recursos adicionais necessários para a reabilitação, como seguem nos próximos itens.

- Conclusão neurofuncional
  - Fundamentar a disfunção com base nos sinais e sintomas colhidos e identificar potenciais funcionais atuais e chances prognósticas;
  - Estabelecer metas de curto e longo prazo.
- Plano de orientação
  - Descrever e treinar paciente e/ou cuidadores como inserir as estratégias terapêuticas no dia a dia e nas demandas atuais;
  - Destacar pontos de cuidado e risco, tais como: mau posicionamento, pontos de pressão, riscos de queda etc.

Objetivamente, as estratégias para alcançar essas metas incluem o posicionamento adequado que atende critérios de cabeceira elevada a 30 graus quando não contraindicada, simetria posicional, segmentos apoiados respeitando critérios biomecânicos funcionais e favorecendo o adequado retorno venoso. Como nas Figuras 173.1, 173.2 e 173.3 a seguir compostas em nossa instituição por uma equipe especializada, entregues para os cuidadores/familiares.

Há de se considerar que o posicionamento compõe a trilha aquisional do controle motor (adequada estabilidade), fazendo parte, portanto, do processo da reabilitação.

E a adição precoce do manejo motor é necessária numa abordagem individualizada e contextualizada com o estadiamento do comprometimento neurológico, a fim de ter bem caracterizados os alvos terapêuticos exequíveis e precoces, e por isso a citação de protocolos diretivos tem sido comum na literatura,[12] pois embasa as decisões terapêuticas, auxiliando-nos em questionamentos sistematizados do que fazer, por que fazer e quando fazer e arrojar.[9] Seguir a trilha aquisional do controle motor é um norte favorável da prática fisioterapêutica, pois sugere explorar sistematicamente as fases de incremento de mobilidade dos segmentos e do corpo no leito, de estabilidade axial, da possibilidade da mobilidade sobre um segmento estável (p. ex.: cintura escapular sobre tronco, de antebraço sobre braço etc.) e de explorar consequentemente atividades funcionais, ou seja, das pequenas às mais complexas habilidades, contemplando o resgate da possível autonomia do paciente. E a partir das demandas mais simples e circunstanciais, mas não irrelevantes, completam os fatores favoráveis ao desempenho motor: atenção, aprendizagem e motivação.[13] Dentro dessa trilha é fundamental reconhecer o tipo de exercício para o êxito de cada fase e cada disfunção, ou seja, de mobilidade,

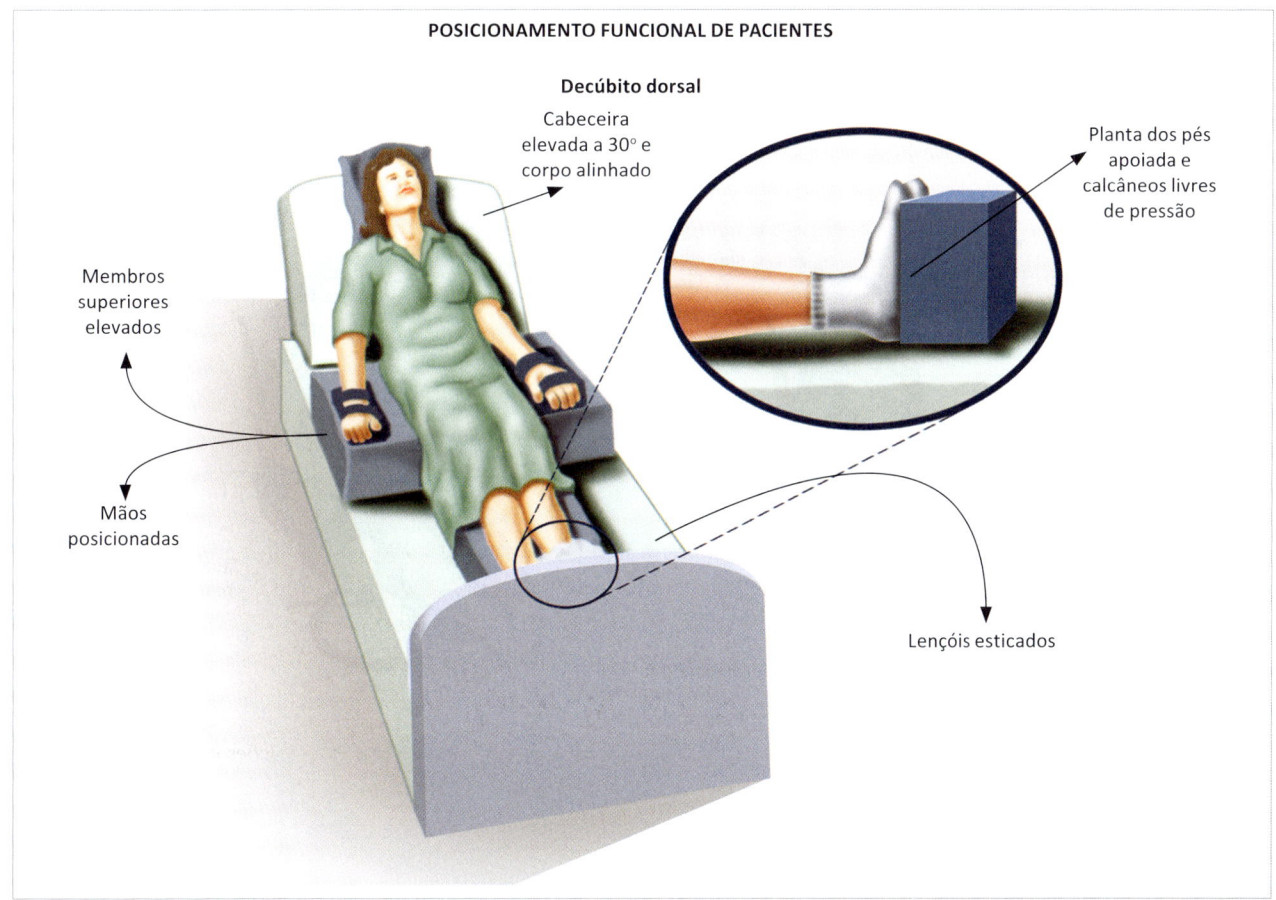

FIGURA 173.1. Decúbito dorsal.

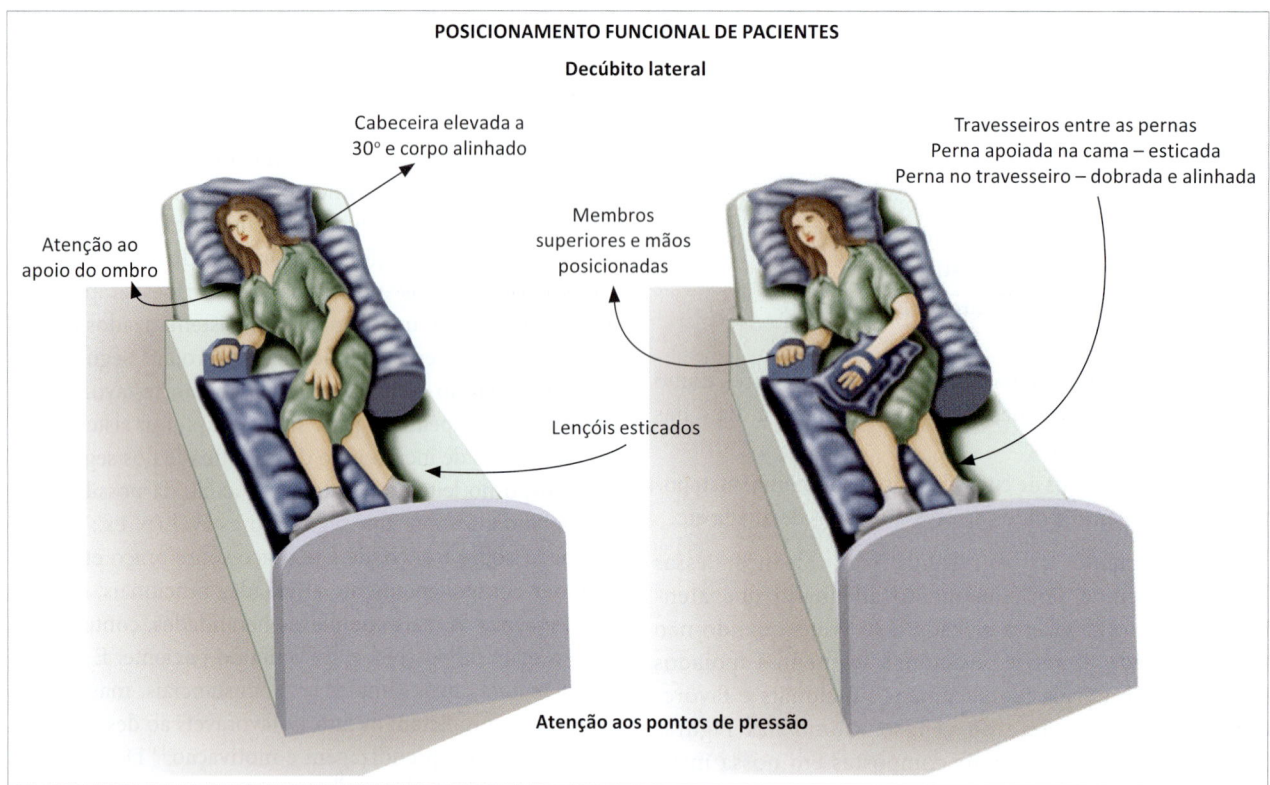

FIGURA 173.2. Decúbito lateral.

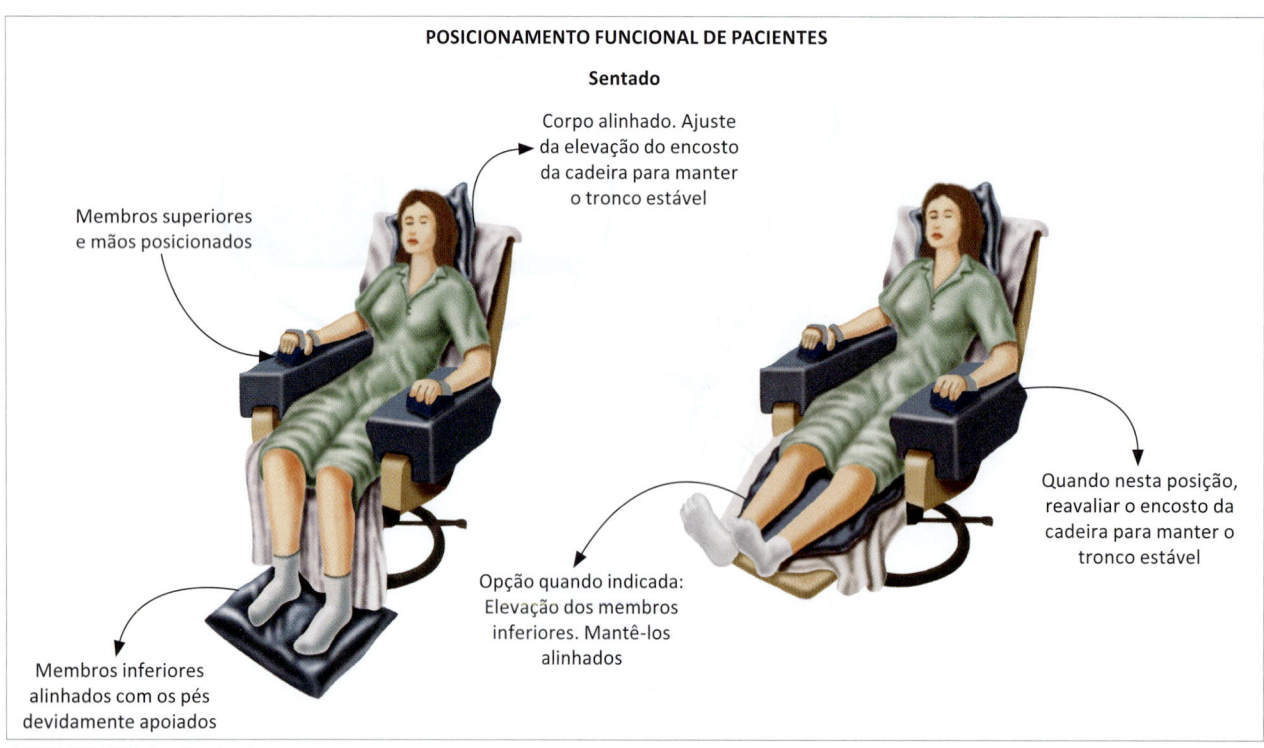

FIGURA 173.3. Sentado.

passiva, assistida, ou ativa e resistida com focos para força, resistência, equilíbrio e coordenação para compreender toda a gama de demandas das tarefas das atividades de vida diária.[14] Deve-se também valorizar os aspectos cinemáticos dos movimentos que subsidiam esses contextos, ou seja, os exercícios em cadeia cinética aberta e fechada. Também incluir a análise das diferentes disfunções inerentes ao planejamento motor, já que podem dar outro norte terapêutico de subdividir ou não as tarefas e usar ou não o comando verbal fracionando a tarefa, como nas apraxias ideomotoras.

Valorizar também o uso de recursos que têm tido expressão na literatura para ganho de força precoce, como a eletroestimulação, assim como o ciclo ergômetro para recondicionamento cardiorrespiratório e adequação transitória do tônus pelas características dos movimentos cíclicos,[15] tanto quanto outros aditamentos que têm auxiliado a reabilitação numa fase precoce, como os guindastes de marcha sustentada e os dispositivos para ortostase como a prancha ortostática e o parapodium ("*stand in table*").

Para contemplar devidamente o rastreamento da funcionalidade, é muito útil a aplicação de escalas de funcionalidade como a escala de Barthel, e a MIF (Medida de Independência Funcional) já num momento precoce no intuito de identificar precocemente declínios funcionais e estabelecer os alvos das abordagens motoras, as futuras adaptações ambientais e de suporte tecnológico necessários como fomenta a filosofia da Classificação Internacional de Funcionalidade.[16]

Conclui-se, portanto, que uma avaliação eficaz do paciente neurológico desde um contexto grave urge estar alicerçada em critérios rigorosos de ronda e de abordagem, para não subestimar o tempo de recuperação e das adaptações positivos biológicas quando possível, assim como adaptando o indivíduo a uma nova condição que só se apoiará em restrições e limitações se a linha terapêutica lamentavelmente assim o fizer, quiçá considerando o arsenal de análise funcional e de suporte atualmente disponível.

Na mesma direção, cabe o alerta apropriado para os cuidados paliativos, a fim de não desprover de excelência o proceder técnico nem desconsiderar a expectativa e a qualidade de vida estimada do paciente.

REFERÊNCIAS BIBLIOGRÁFICAS

1. Vega JM, Luque A, Sarmento GJV, Moderno LFO. Tratado de Fisioterapia Hospitalar- Assistência Integral ao Paciente. São Paulo: Ed. Atheneu, 2012.
2. Sarmento GJV. Fisioterapia Respiratória no Paciente Crítico: Rotinas Clínicas. São Paulo: Ed Manole, 2005.
3. Rojas SSO, Veiga VC. Manual de Neurointensivismo da Beneficiência Portuguesa. São Paulo: Ed. Atheneu, 2013.
4. Tallo FS, Guimarães HP. Guia de ventilação mecânica para medicina. São Paulo: Ed. Atheneu, 2011.
5. Tallo FS, Guimarães HP. Guia de ventilação mecânica para enfermagem. São Paulo: Ed. Atheneu, 2011.
6. Sandri P, Morato JB, Galassi MS, Guimarães HP. Manual Prático de Ventilação Mecanica em Pronto-socorro e UTI. São Paulo: Ed. Atheneu, 2014.
7. Terzi R, Falcão A, Videtta W. Cuidados Neurointensivos. São Paulo: Ed Atheneu, 2013.
8. Hodgson CL, et al. Expert consensus and recommendations on safety criteria for active mobilization of mechanically ventilated critically ill adults. Crit Care. 2014;18:658.
9. Stiller K. Physiotherapy in intensive care: an updated systematic review. Chest. 2013;144:825-47.
10. Chad AD, Bella I. Neuromuscular disorders and acute respiratory failure. Neurol Clin. 1998;16(2):391-417.
11. Gosselink R, Bott J, Johnson M, Dean E, Nava S, Norrenberg M, et al. Physiotherapy for adult patients with critical illness: recommendations of the European Respiratory Society and European Society of Intensive Care Medicine Task Force on Physiotherapy for Critically Ill Patients. Intensive Care Med. 2008;34:1188-99.
12. Stiller K. Physiotherapy in intensive care: an updated systematic review. Chest. 2013;144:825-47.
13. Shumway-Cook A, Woollacott MH. Controle Motor – Teoria e Aplicações. 2 ed. São Paulo: Manole, 2003.
14. Burtin C, Clerckx B, Robbeets C, Ferdinande P, Langer D, Troosters T, et al. Early exercise in critically ill patients enhances short-term functional recovery. Crit Care Med. 2009;37:2499-505.
15. Berney S, Harrold M, Webb S, Seppelt IM, Patman S, Thomas P, et al. Intensive care unit mobility practices in Australia and New Zealand: a point prevalence study. Crit Care Resusc. 2013;15:260-5.
16. Chiang LL, Wang LY, Wu CP, Wu HD, Wu YT. Effects of physical training on functional status in patients with prolonged mechanical ventilation. Phys Ther. 2006;86:1271-81.

CAPÍTULO 174

ASSISTÊNCIA DE ENFERMAGEM NEUROLÓGICA

Michelle dos Santos Lobato
Marcele Liliane Pesavento

DESTAQUES

- A monitorização neurológica é indicada para avaliação precoce de lesões secundárias, já que detecta o aumento da pressão intracraniana (PIC), prove informações úteis na indicação de intervenções, permite drenagem de líquido cefalorraquidiano (LCR) quando necessário, avalia resposta de tratamento e auxilia na determinação de prognóstico do paciente.

- A interpretação e o tratamento da PIC devem levar em consideração os exames clínico e tomográfico e a medida da PPC, desencadeando medidas para otimizar a oferta e diminuir o consumo cerebral de oxigênio, garantindo adequada perfusão tecidual.

- A hipotermia terapêutica pode ser utilizada como medida de controle da hipertensão intracraniana.

- A principal complicação do traumatismo cranioencefálico (TCE) é o aumento da PIC, podendo o paciente apresentar sinais e sintomas de hipertensão intracraniana (HIC).

- Nos casos de fratura dos ossos da base do crânio, pode haver sinal de Battle (equimose pós-auricular) e olhos de guaxinim (equimose periorbitária), podendo ocorrer fístula liquórica, com perda de liquor pelo nariz (rinorreia) ou pelo ouvido (otorreia).

- O atendimento do paciente com acidente vascular cerebral (AVC) deve ser ágil e a participação eficiente de todos os envolvidos no atendimento, sincronizada. O tempo do início dos sintomas até o diagnóstico e a definição do tratamento agudo são os principais determinantes do prognóstico.

MONITORIZAÇÃO NEUROLÓGICA

A monitorização neurológica é indicada para avaliação precoce de lesões secundárias, já que pode detectar o aumento da pressão intracraniana (PIC), fornecer informações que auxiliem na indicação de intervenções, permitir a drenagem de LCR quando necessária, avaliar resposta de tratamento e auxiliar na determinação de prognóstico do paciente.[1-3]

É indicada em casos de traumatismo cranioencefálico (TCE) grave (GCS < 9), edema cerebral pós-operatório, acidente vascular cerebral hemorrágico (AVCH) e isquêmico (AVCI) extenso, hemorragia subaracnóidea (HSA) grave, encefalites e hidrocefalia aguda.[2]

Para tal, deve-se realizar o exame físico e observação do nível de consciência e funcionamento dos nervos cranianos e periféricos, aplicação de escalas de monitorização clínica e monitorização neurológica multimodal (variáveis mecânicas/físicas, de circulação ou perfusão, medidas bioelétricas e bioquímicas).

ESCALAS DE MONITORIZAÇÃO NEUROLÓGICA CLÍNICA

A aplicação das escalas neurológicas permite avaliar o grau de disfunção neurológica, correlacionar a gravidade e o prognóstico da doença e prever potenciais complicações.[4-5]

Serão abordadas neste capítulo as escalas de coma de Glasgow (GCS), de Hunt-Hess, da World Federation of Neurologic Surgeons (WFNS), a de Fisher e a do National Institute of Health Stroke Scale (NIHSS).

ESCALA DE COMA DE GLASGOW

A escala de coma de Glasgow (ECG) foi desenvolvida para avaliar o nível de consciência de pacientes pós-TCE, por meio de três parâmetros: abertura ocular, melhor resposta motora e melhor resposta verbal (Quadro 174.1).

QUADRO 174.1. Escala de Coma de Glasgow.

Abertura ocular	Espontânea	4
	Ao estímulo verbal	3
	Ao estímulo doloroso	2
	Ausente	1
Resposta verbal	Orientado e conversando	5
	Desorientado e conversando	4
	Palavras inapropriadas	3
	Sons incompreensíveis	2
	Ausente	1
Resposta motora	Obedece a comandos	6
	Localiza dor	5
	Retirada ao estímulo de dor	4
	Flexão inespecífica/decorticação	3
	Flexão hipertônica/descerebração	2
	Ausente	1

O avaliador atribui um valor a cada parâmetro, conforme os valores preestabelecidos, e a soma dos três constitui o resultado final. O valor mínimo atingido é 3 pontos (pior estado neurológico) e o maior, 15 pontos (estado neurológico preservado). Consideram-se valores abaixo de 9 comprometimento importante do nível de consciência, exigindo intervenções como estabelecimento de via aérea definitiva.

Pacientes afásicos e intubados devem receber pontuação 1 no item resposta verbal e aqueles com edema/hematoma intenso bipalpebral, a mesma pontuação no item abertura ocular. Se o paciente estiver sedado, a GCS não deve ser utilizada.

ESCALA DE HUNT-HESS

A escala de Hunt-Hess (Quadro 174.2) foi descrita com o objetivo de classificar a gravidade de uma HSA. Sua pontuação varia de I a V; quanto maior o valor, pior é o prognóstico e maior o índice de mortalidade associado.

QUADRO 174.2. Escala de Hunt Hess.

I.	Assintomático ou cefaleia leve
II.	Cefaleia moderada a grave e/ou rigidez de nuca com ou sem comprometimento de nervos cranianos
III.	Confusão, letargia e/ou sinais focais leves
IV.	Estupor e/ou sinais focais leves
V.	Coma e/ou postura de descerebração

ESCALA DA WORLD FEDERATION OF NEUROLOGIC SURGEONS

Também criada para avaliação de pacientes com HSA que relaciona o valor obtido pela aplicação da GCS com a presença de déficits motores. Os valores obtidos indicam a gravidade e o prognóstico do paciente (Quadro 174.3).

QUADRO 174.3. Escala da World Federation of Neurologic Surgeons.

Grau	Escala de Coma de Glasgow	Déficit motor
I	15	Ausente
II	14 a 13	Ausente
III	14 a 13	Presente
IV	12 a 7	Presente ou ausente
V	6 a 3	Presente ou ausente

ESCALA DE FISHER

A escala de Fisher (Quadro 174.4) classifica os pacientes com HSA de acordo com o volume de sangue observado na tomografia de crânio. A escala indica o risco que o paciente tem de desenvolver vasoespasmo cerebral com base na teoria de que este é desencadeado por substâncias liberadas pelo coágulo. Os pacientes com Fisher grau II têm 10% de risco de desenvolvimento de vasoespasmo, enquanto no grau III, o risco é de 91%.

QUADRO 174.4. Escala de Fisher.

Grau	Tomografia de crânio
I	- Tomografia normal, sem sangramento visível - Baixo risco de vasoespasmo
II	- Hemorragia subaracnóidea difusa com menos de 1 mm de espessura - Risco intermediário de vasoespasmo
III	- Hemorragia subaracnóidea difusa com mais de 1 mm de espessura ou coágulos no espaço subaracnóideo - Alto risco de vasoespasmo
IV	- Hemorragia intracerebral ou intraventricular na ausência de hemorragia subaracnóidea - Baixo risco de vasoespasmo

ESCALA DO NATIONAL INSTITUTE OF HEALTH STROKE SCALE (NIHSS)

A escala do NIHSS (Quadro 174.5) tem a finalidade de quantificar o grau de déficit neurológico e de recuperação na fase aguda do AVC, o risco de transformação de um quadro isquêmico em hemorrágico e também direciona a decisão clínica para o uso de trombolítico. Nesses casos, pacientes com pontuação do NIH > 20 apresentam maior risco de hemorragia.

É composta por 11 itens e deve ser aplicada de forma sistematizada e sequencial; pode ser aplicada em cerca de 7 minutos por profissional treinado.

QUADRO 174.5. Escala do National Institute of Health Stroke Scale (NIHSS).

Avaliação	Pontuação
1a. Nível de consciência - Escolher uma alternativa mesmo se a avaliação estiver prejudicada por tubo endotraqueal, linguagem ou trauma. - Pontuar **3** somente se não for obtida resposta após estímulos dolorosos ou se o paciente apresentar apenas respostas reflexas.	**0** = alerta **1** = desperta com estímulo verbal **2** = desperta somente com estímulo doloroso **3** = respostas reflexas ou sem resposta aos estímulos dolorosos
1b. Orientação: idade e mês - Resposta deve ser correta, não há nota parcial. - Pacientes com afasia ou com alteração do nível de consciência que não compreendem as perguntas receberão 2. - Intubação endotraqueal, trauma, disartria grave ou qualquer problema não secundário à afasia pontuam 1.	**0** = ambas corretas **1** = uma questão correta **2** = ambas incorretas
1c. Comandos: abrir e fechar os olhos, apertar e soltar a mão - Realizar com a mão não parética. - Substituir por outro comando se as mãos não puderem ser utilizadas. Crédito se a tentativa for realizada, mas não realizada devido ao déficit neurológico. - Se não houver resposta ao comando, devem ser utilizados gestos.	**0** = ambas corretas **1** = uma tarefa correta **2** = ambas incorretas
2. Motricidade ocular (voluntária ou olhos de boneca) - Somente olhar horizontal testado. - Se o paciente tem paresia do III, IV ou VI isolada, marcar **1**. Testar em pacientes afásicos. Pacientes com trauma ocular ou com alteração dos campos visuais devem ser testados com movimentos reflexos.	**0** = normal **1** = paresia do olhar conjugado **2** = desvio conjugado do olhar
3. Campos visuais - Se houver cegueira monocular, os campos visuais do outro olho devem ser considerados. - Se o paciente for cego por qualquer outra causa, marcar 3. - Extinção, o paciente recebe 1 e os resultados são utilizados para responder a questão 11.	**0** = normal **1** = hemianopsia parcial, quadrantopsia, extinção **2** = hemianopsia completa **3** = cegueira cortical
4. Paresia facial Considere simetria da contração facial em resposta aos estímulos dolorosos nos pacientes com alteração do nível de consciência.	**0** = normal **1** = paresia mínima (aspecto normal em repouso, sorriso assimétrico) **2** = paresia/segmento inferior da face **3** = paresia/segmentos superior e inferior da face
5. Motor membro superior braços estendidos 90° (sentado) ou 45° (deitado) por 10 s. - Iniciar com o lado não parético. - Paciente afásico, utilizar gestos e não utilizar estímulos dolorosos.	**0** = sem queda **1** = queda, mas não atinge o leito **2** = força contra gravidade mas não sustenta **3** = sem força contra gravidade, mas qualquer movimento mínimo conta **4** = sem movimento

(Continua)

QUADRO 174.5. Escala do National Institute of Health Stroke Scale (NIHSS).	(Continuação)
Avaliação	Pontuação
6. Motor membro inferior Elevar perna a 30° deitado por 5 s.	0 = sem queda 1 = queda, mas não atinge o leito 2 = força contra gravidade mas não sustenta 3 = sem força contra gravidade, mas qualquer movimento mínimo conta 4 = sem movimento
7. Ataxia apendicular ▪ Fazer os testes com os olhos abertos. ▪ Index-nariz e calcanhar-joelho em ambos os lados. ▪ Ataxia considerada somente se for presente. ▪ Se o paciente estiver afásico ou plégico, não considerar.	0 = sem ataxia (ou afásico, hemiplégico) 1 = ataxia em membro superior ou inferior 2 = ataxia em membro superior e inferior
8. Sensibilidade ▪ Afásico ou com rebaixamento do nível de consciência, marcar 0 ou 1. ▪ AVC de tronco com déficit bilateral, marcar 2. ▪ Se o paciente não responder e estiver tetraplégico, marcar 2. ▪ Pacientes em coma recebem 2.	0 = normal 1 = déficit unilateral, mas reconhece o estímulo (ou afásico, confuso) 2 = paciente não reconhece o estímulo ou coma ou déficit bilateral
9. Linguagem ▪ O paciente deve descrever o que está acontecendo na figura, nomear os objetos e ler as frases. ▪ Ao paciente intubado deve ser solicitado escrever uma frase. O paciente em coma recebe 3. ▪ Mutismo que não consegue realizar nenhum comando = 3.	0 = normal 1 = afasia leve moderada (compreensível) 2 = afasia grave (quase sem troca de informações) 3 = mudo, afasia global, coma
10. Disartria	0 = normal 1 = leve a moderada 2 = grave, ininteligível ou mudo X = intubado
11. Extinção/negligência ▪ Se houver grave déficit visual e os estímulos sensitivos normais, deve ser considerado normal. ▪ Se paciente afásico, mas percebe ambos os lados, é considerado normal. ▪ A negligência somente é considerada quando puder ser demonstrada.	0 = normal 1 = negligência ou extinção em uma modalidade sensorial 2 = negligência em mais de uma modalidade sensorial

MONITORIZAÇÃO NEUROLÓGICA MULTIMODAL

DOPPLER TRANSCRANIANO (DTC)

O DTC é um dispositivo não invasivo utilizado para mensurar a velocidade do fluxo sanguíneo (FSC) cerebral nas maiores artérias intracranianas, por meio da emissão de ondas de ultrassom que atravessam "janelas acústicas naturais".

Pela "janela" temporal, são avaliadas as artérias cerebrais média, anterior e posterior. Pela orbital, podem-se avaliar o sifão carotídeo e a artéria oftálmica. As artérias vertebrais e basilares são avaliadas pela "janela" transforaminal, e a artéria carótida interna é avaliada pela "janela" submandibular.[1,6]

O aumento da velocidade de fluxo pode significar uma constrição vascular consequente a um vasoespasmo.

ELETROENCEFALOGRAFIA CONTÍNUA (EEG)

A EEG fornece informações sobre atividade elétrica do cérebro, mesmo quando essa função está deprimida como nos pacientes comatosos.

É um exame essencial para detectar distúrbios elétricos e pode auxiliar na identificação de alterações associadas com o desenvolvimento de isquemia cerebral tardia. Também é útil para monitorizar o coma barbitúrico e para o diagnóstico de morte encefálica.[7]

MONITORIZAÇÃO DA TEMPERATURA CEREBRAL

Com o advento do cateter de fibra óptica, houve a possibilidade de monitorização da temperatura cerebral. Seu monitoramento é particularmente útil na manutenção da hipotermia induzida, garantindo a temperatura central necessária para os benefícios desta.[1,3]

MICRODIÁLISE

A técnica da microdiálise permite a análise da concentração de glicose Na^+, K^+, lactato, glicerol, glutamato, aspartato e piruvato.

Um cateter é introduzido no tecido cerebral, de preferência na região do córtex ou na área de penumbra (se isquemia), e é conectado a uma bomba de microdiálise. O líquido de perfusão da bomba se equilibra com o líquido do espaço extracelular pela membrana de diálise do cateter. Pequenas amostras do dialisato são coletadas desse líquido e congeladas para análise.

Um aumento dos níveis de lactato pode estar relacionado à hipóxia ou glicólise aumentada, assim como aumento dos níveis de glutamato é encontrado no trauma e nos processos isquêmicos.[1,3]

OXIMETRIA CEREBRAL (PTIO$_2$)

O monitoramento da pressão craniana e a perfusão cerebral são muito importantes para a avaliação neurológica, porém não refletem o estado de oxigenação do tecido cerebral.[8]

A medição de PtiO$_2$ tem como objetivo a identificação correta dos níveis de oxigenação tecidual e pode ser realizada por meio de vários dispositivos. Habitualmente, são utilizados sensores multiparamétricos, que podem avaliar, além da oximetria cerebral, o pH, a temperatura, a pressão intracraniana ou ainda serem usados para a realização de microdiálise.[8]

MONITORIZAÇÃO DA PRESSÃO INTRACRANIANA: ASPECTOS RELEVANTES PARA O ENFERMEIRO

A fisiopatologia das lesões cerebrais agudas envolve dois tipos básicos de lesões neurais: a lesão cerebral primária ou necrose neuronal, irreversível, que resulta diretamente do trauma ou da isquemia, e a lesão cerebral secundária, que pode ser uma extensão da lesão primária ou surgir em outros locais do encéfalo, mas não como consequência direta do evento inicial. A lesão secundária pode estar relacionada a causas intracranianas ou sistêmicas, associadas ou não ao evento neurológico inicial (Quadro 174.6). A grande importância da lesão cerebral secundária está na possibilidade de prevenção e na sua influência prognóstica.[1,6,9]

QUADRO 174.6. Eventos desencadeadores de lesão cerebral secundária.

Sistêmicas	Intracranianas
Hipotensão	Hematomas
Hipóxia	Edema cerebral
Hipo/hipercapnia	Vasoespasmo
Hipo/hiperglicemia	Hidrocefalia
Anemia	Infecções do SNC
Febre	Convulsões
Sepse	Lesões vasculares cerebrais
Hiponatremia	Resposta inflamatória cerebral
Coagulopatia	

SNC: sistema nervoso central.

A neuromonitorização intensiva visa prevenir, diagnosticar e tratar precocemente esses eventos para manter adequada relação entre FSC e consumo cerebral de oxigênio, garantindo ótimas condições celulares para preservação da função neurológica, com melhores condições de recuperação.

Monitorizar parâmetros que influenciam a oferta e o consumo de oxigênio pelo tecido nervoso é fundamental. Sendo a fisiopatologia da lesão cerebral secundária multifatorial e a avaliação do FSC realizada por parâmetros indiretos, diversas variáveis deverão ser monitoradas simultaneamente, incluindo variáveis clínicas, físicas, hemodinâmicas, gasométricas, metabólicas e neurofisiológicas.

A essência da monitorização neurológica está na prevenção. Antecipar os eventos negativos, através de monitorização neurológica multimodal, propicia intervenções precoces e prognóstico favorável.

Cada modalidade de monitorização avalia aspectos específicos do encéfalo e apresenta limitações. A monitorização de vários parâmetros simultaneamente oferece as melhores condições de se obter um diagnóstico global mais preciso e consequentemente intervenções mais eficazes com resultados favoráveis.

PRESSÃO INTRACRANIANA (PIC)

A PIC interfere no FSC por ser um determinante da pressão de perfusão cerebral (PPC = PAM – PIC). Sua monitorização é fundamental para detecção precoce da hipertensão intracraniana, permitindo medidas terapêuticas para seu controle, auxiliando na determinação do prognóstico com melhor resultado final do tratamento.[1,6,9]

A interpretação e tratamento da PIC devem levar em consideração o exame clínico, tomográfico e a medida da PPC, desencadeando medidas para otimizar a oferta e diminuir o consumo cerebral de oxigênio, garantindo adequada perfusão tecidual.[10]

Visando controle e manutenção da pressão intracraniana em valores toleráveis, até 20 mmHg, os seguintes cuidados devem ser considerados:

Manter a cabeceira do leito elevada a 30° e a cabeça em posição neutra evita o comprometimento do retorno venoso pela veia jugular e garante FSC e oferta adequada de oxigênio para o tecido nervoso central. A hiperextensão, rotação ou hiperflexão do pescoço reduzem o retorno venoso, aumentam o volume sanguíneo cerebral e, por conseguinte, aumentam a pressão intracraniana. Deve-se evitar que as fixações do tubo endotraqueal ou da traqueostomia comprimam o pescoço.[4,6]

A sedação adequada é importante para evitar que o paciente faça manobras que aumentem a pressão intracraniana, como tossir, incoordenar a ventilação mecânica ou apresentar posturas hipertônicas. Se necessário, iniciar bloqueio neuromuscular sempre após sedação adequada. O tiopental deve ser utilizado somente quando as outras medidas para controle da PIC, associadas à adequada sedação, não foram efetivas. Quando a PIC ainda não está controlada, a sedação deve abolir as respostas a qualquer estímulo (SAS = 1, Ramsay = 6).

O uso de barbitúricos (tiopental), com a finalidade de redução do metabolismo cerebral e consequente diminuição do FSC e PIC, pode desencadear efeitos colaterais como hipotensão arterial e depressão do miocárdio. Dessa forma, seu uso torna-se limitado, sendo necessária a utilização de reposição volêmica e drogas vasopressoras. Nesses casos, a monitorização eletroencefalográfica contínua é recomendada.

O uso de corticosteroide está restrito aos processos neoplásicos com edema peritumoral e processos inflamatórios, principalmente aqueles que obstruem a circulação liquórica. O seu mecanismo de ação ainda não é totalmente conhecido, mas acredita-se que atue na modulação da permeabilidade celular, melhorando o desempenho desta e diminuindo o edema.[1,3]

A via aérea deve ser mantida pérvia, com adequada ventilação. Para isso, deve-se manter as secreções soltas, aspirar via aérea quando necessário e sincronizar a ventilação mecânica. Alguns trabalhos demonstram que a aspiração padronizada das vias aéreas causa pequeno e transitório aumento da PIC, que é acompanhado de aumento da pressão arterial média e, portanto, não compromete a perfusão, a oferta de oxigênio cerebral e tampouco causa alterações na extração cerebral de oxigênio. Certificar-se de sedação adequada e manutenção dos níveis de oxigenação é primordial.

Durante ventilação mecânica em pacientes com PIC elevada, é preciso lembrar que qualquer assincronia paciente-ventilador, esforços inspiratórios ou mesmo tosse durante procedimentos podem ser deletérios. Nessas situações, deve-se manter sedação profunda associando-se, caso necessário, bloqueio neuromuscular. É importante manter a ventilação e a oxigenação em níveis adequados. Recomenda-se manter saturação arterial de oxigênio acima de 95%, afinal o SNC não tolera, mesmo por curtos períodos, hipoxemia.

As variações do pH extracelular perivascular secundárias às modificações da pressão parcial arterial de CO_2 ($PaCO_2$), como acidose decorrente da hipercapnia, levam a vasodilatação cerebral, aumento do FSC e, consequentemente, a um aumento da PIC. A alcalose hipocápnica com $PaCO_2$ entre 25 e 30 mmHg, por sua vez, tem efeito contrário, causando vasoconstrição cerebral e consequente diminuição da PIC. No entanto, essa vasoconstrição pode desencadear isquemia cerebral. Assim, no paciente neurológico, a $PaCO_2$ deve ser mantida dentro da faixa de normalidade, entre 35 e 40 mmHg, e está contraindicada a hiperventilação profilática. A capnografia quantitativa permite a mensuração contínua do CO_2 no ar expirado ($EtCO_2$).[10,11]

A manutenção do débito cardíaco é essencial para adequada perfusão cerebral, portanto garantir frequência cardíaca e volume sistólico normais é fundamental. Para isso, expansão volêmica com soluções cristaloides e inotrópico pode ser utilizadas, balanço hídrico rigoroso deve ser realizado. Manter pressão venosa central (PVC) em 5 a 8 mmHg ou pressão de oclusão da artéria pulmonar (POAP) em 12 a 15 mmHg, se disponíveis. A redução da PIC pode não se traduzir em melhora da PPC por queda na pressão arterial média (PAM) e no débito cardíaco.

O manitol é eficiente em controlar a elevação da PIC e deve ser administrado na dose de 0,25 g a 1g/kg, em bólus. Seu efeito osmótico é maior após 15 a 30 minutos e persiste por 90 minutos a 6 horas. A reposição volêmica deverá ser feita para evitar a hipovolemia causada pelo efeito diurético do manitol.[1,6,9]

A monitorização dos níveis glicêmicos é rotina na terapia intensiva, pois hiperglicemia em pacientes graves correlaciona-se com desfechos clínicos desfavoráveis. No paciente neurológico, a hiperglicemia piora a acidose intracelular e aumenta a liberação de mediadores inflamatórios, dificultando a relação oferta e consumo de oxigênio, podendo ampliar a extensão da lesão, aumentado as sequelas e piorando a qualidade de vida. Portanto, manter glicemia preferencialmente em torno de 140 mg/dL é favorável para a recuperação neurológica.[1,6,9]

O controle da temperatura é instituído na prevenção da hipertermia porque a febre aumenta o metabolismo cerebral, o consumo de oxigênio e resulta em hipóxia tecidual com pior prognóstico da lesão neurológica grave. O controle da temperatura corpórea e, se possível, da cerebral passou a ser um objetivo na prevenção da lesão cerebral secundária. Não se deve permitir que o paciente permaneça febril. Quando antitérmicos não forem suficientes, utilizam-se meios físicos para controle da temperatura (colchão térmico, compressas frias etc.).[1,6,9]

A temperatura cerebral é determinada por três fatores: produção de calor local, temperatura do sangue arterial e FSC. Nos períodos de queda do FSC, existe uma tendência em aumentar a temperatura intracraniana. Estudos sobre o papel protetor da hipotermia confirmam os efeitos deletérios da hipertermia.

HIPOTERMIA

Destinada a proteger o tecido nervoso contra eventos celulares adversos induzidos pela redução do fornecimento de oxigênio, glicose ou ambos ao cérebro.

A hipotermia é induzida com o objetivo de reduzir o consumo cerebral de oxigênio, suprimir as reações químicas associadas com lesões de reperfusão, reduzir as reações de radicais livres que aumentam o dano cerebral, reduzir a liberação de cálcio intracelular, modular a apoptose, modular a resposta inflamatória e proteger as membranas lipoproteicas.[1,12]

Evidências e recomendações: pós-parada cardiorrespiratória – Classe Ia, TCE – Classe IIb, AVC – Experimental, HSA – Classe IV, Intraoperatória (cardíaca e vascular) – Classe III, Neurocirurgia (clipagem de aneurisma) – Classe IIb.

As indicações para hipotermia terapêutica são:

1. Pós-parada cardiorrespiratória com retorno de circulação espontânea e não atendendo comandos dentro de 6 horas do evento.
2. Hipertensão intracraniana refratária ao tratamento clínico e cirúrgico máximos.

São considerados critérios de exclusão:

- Instabilidade hemodinâmica grave, não responsiva a expansão volêmica e administração de vasopressores.
- Estado comatoso antes da parada cardiorrespiratória.
- Gravidez.
- Temperatura inicial < 32°C.
- Coagulopatia ou sangramento prévio de difícil controle.
- Cirurgia de grande porte nos últimos 14 dias.
- Choque séptico refratário.

Pacientes submetidos à hipotermia deverão estar normovolêmicos, com PPC > 60 mmHg, e adequadamente sedados.

Recomendação de monitorização: PAM invasiva, temperatura central (termômetro intravascular, retal, vesical, esofágico ou timpânico), oximetria de pulso, capnometria e PVC.

Início do resfriamento:

- Interpretar ECG e certificar a ausência de arritmia.
- Checar exames laboratoriais: gasometria arterial e lactato, hemograma, coagulograma, ureia, creatinina, sódio, potássio, cálcio, magnésio, TGO, TGP, bilirrubinas.
- Infundir 30 a 50 mL/kg de SF 0,9% ou RL a 4°C por 30 minutos para induzir hipotermia.
- Manter o paciente despido em ventilação mecânica com compressas úmidas.
- Manter gelo nas regiões de dobras cutâneas como pescoço, região inguinal, axilas, membros inferiores, tórax e região abdominal.
- Gavagem com soro fisiológico gelado.
- Temperatura-alvo entre 32 e 34°C – caso necessário, repetir a infusão de cristaloides a 4°C, se o paciente não estiver em 34°C.
- Manter extremidades aquecidas.

Monitorizar potenciais complicações: arritmias, infecções, coagulopatias, estado de mal epiléptico e hipertermia rebote.

Critérios para interrupção precoce da hipotermia:

- Arritmias ventriculares graves que não melhoram com aquecimento parcial.
- Aparecimento de um novo sangramento (abdominal, torácico ou intracraniano).
- Piora progressiva da coagulopatia.
- Deterioração de qualquer função orgânica.
- Choque séptico grave, principalmente do foco pulmonar.

Início de Reaquecimento

- No caso de hipotermia induzida após PCR, iniciar reaquecimento programado 24 horas após atingir temperatura-alvo. Se a indicação da hipotermia for hipertensão intracraniana, o tratamento será mantido a critério médico, por tempo mais ou menos prolongado. A velocidade de reaquecimento deve ser passiva (no máximo, 0,25 a 0,5°C por hora, até atingir a faixa de temperatura de 35 a 36,5°C).
- Atenção para a necessidade de líquidos durante o reaquecimento.
- Avaliar suspensão da reposição de potássio se for o caso.
- Manter sedação até o paciente atingir 36°C.

Atenção aos pontos críticos da hipotermia:

- Certificar-se de que não há critérios de exclusão.
- Iniciar sedação, analgesia. Em alguns casos, será necessário o bloqueio neuromuscular.
- Indução de hipotermia com bolsas geladas e solução de cristaloide 30 a 50 mL/kg.
- Manutenção de temperatura central em 32 a 34°C por 24 horas.
- Velocidade de reaquecimento lenta (no máximo 0,25°C a 0,5°C por hora, até atingir a faixa de temperatura de 35 a 36,5°C).
- Manter sedação até o paciente atingir 36°C.
- Monitorizar potenciais complicações.
- Manter sonda de Folley.
- Avaliar protetores tópicos de pele e colírio para proteção de córneas.
- Proceder à profilaxia de tromboembolismo venoso.
- Proceder à profilaxia de lesão aguda de mucosa gástrica.

DERIVAÇÃO VENTRICULAR EXTERNA

A derivação ventricular externa (DVE) permite a drenagem temporária do LCR, prevenindo ou aliviando a hipertensão intracraniana. A DVE também possibilita monitorizar características químicas e citológicas do LCR.

O sistema ventricular produz cerca de 25 mL/hora de LCR (estimado em 0,35 mL/kg/hora em crianças), por meio do plexo coroide nos ventrículos laterais. O LCR circula em torno do cérebro e medula espinhal e em seguida é reabsorvido através das vilosidades aracnoides. A escala normal da PIC é de 0 a 15 mmHg.

Na DVE, a PIC é regulada pela altura da bolsa em relação à cabeça do paciente (forame de Monro). O forame intraventricular (forame de Monro) conecta os ventrículos laterais com o terceiro ventrículo na linha média do cérebro. Como canal, ele permite que o LCR produzido nos ventrículos laterais atinja o terceiro ventrículo e o restante do sistema ventricular do cérebro. O conduto auditivo externo é o indicador mais próximo correlacionado ao forame de Monro, portanto é o ponto de referência para nivelar o sistema de derivação ventricular externa. Cuidados devem ser tomados para assegurar que a bolsa esteja devidamente posicionada. Modificações no posicionamento da bolsa de drenagem são permitidas somente com ordem médica. A mobilização do paciente deve ser criteriosa, pois ajustes incorretos alteram a taxa de fluxo do sistema de drenagem e resultam em danos potenciais.

O nivelamento correto do sistema é fundamental para evitar drenagem excessiva ou retenção de liquor. A integridade do sistema deve ser mantida mediante manipulação segura, com técnica asséptica. Avaliação diária e manutenção de curativo estéril na inserção do cateter são medidas essenciais para o controle de infecção. Cuidados específicos devem ser tomados para evitar tracionamento, rompimento e saída acidental do cateter.

Os pacientes submetidos ao sistema de DVE exigem rigorosa avaliação neurológica, qualquer sinal ou sintoma preditivo de alteração do quadro neurológico deve ser comunicado. Mudança no aspecto e volume de LCR drenado também chama atenção e deve ser sinalizada. Modificações relacionadas ao quadro neurológico ou ao liquor detectadas precocemente desencadeiam intervenções rápidas e precisas, impactando na recuperação e no prognóstico do paciente neurocrítico.

Monitorização e procedimentos específicos devem ser considerados para garantir segurança e efetividade no cuidado ao paciente neurocrítico submetido à DVE:

- Avaliação neurológica frequente, aplicando escala de coma de Glasgow e observação pupilar.
- Manutenção de decúbito em 30º, com posição da cabeça em linha média neutra.
- Manipulação criteriosa do paciente, para evitar a tração do cateter. Em caso de deslocamento acidental, não reposicionar e comunicar a equipe neurocirúrgica.
- Registro das características do liquor (incolor, límpido), comunicar alterações.
- Em caso de obstrução, nunca aspirar ou injetar solução no cateter de DVE. A equipe médica deve ser comunicada se grumos ou pequenos coágulos dificultarem a drenagem do liquor.
- A definição da posição do dreno é estabelecida pela equipe neurocirúrgica, sendo geralmente de 10 a 15 cm acima dos marcadores anatômicos considerados referência zero (forame intraventricular de Monro/conduto auditivo externo). A altura da DVE representa gradiente hidrostático a ser vencido pela pressão intraventricular para que a drenagem do liquor ocorra.
- Assegurar que o sistema esteja preso com segurança no suporte.
- Inspecionar as conexões se estão livres de dobras, com cânula em posição apropriada, sem vazamento ou bolhas de ar no sistema.
- A câmara de fluxo deve ser esvaziada antes de encher completamente, pois do contrário a drenagem liquórica ficará impedida, o que levará a complicações.
- A bolsa coletora deve ser trocada quando atingir dois terços de sua capacidade, sempre com técnica asséptica.

É fundamental que os profissionais sejam capacitados para monitorização e manuseio do paciente e do sistema de derivação ventricular externa. Advertências e precauções precoces trazem segurança, beneficiam o tratamento e melhoram o prognóstico do paciente neurocrítico.

DIAGNÓSTICOS DE ENFERMAGEM

Com base nos dados do histórico de enfermagem e no exame físico, os principais diagnósticos de enfermagem são:[3] capacidade adaptativa intracraniana diminuída, risco de perfusão tissular ineficaz cerebral, padrão respiratório ineficaz, risco para infecção, risco para aspiração, risco à integridade da pele prejudicada, hipertermia e risco de constipação.

INTERVENÇÕES DE ENFERMAGEM: RELACIONADAS AO PACIENTE NEUROCRÍTICO

Durante a execução dos cuidados de enfermagem, frequentemente ocorrem elevações rápidas e de curta duração na PIC. Após o término do cuidado e dentro de poucos minutos, o valor da PIC deve retornar àquele do pré-cuidado. A manutenção de seus valores elevados acima de 5 minutos deve ser comunicada ao médico, bem como qualquer alteração no exame neurológico do paciente.

Os cuidados de enfermagem cumulativos como higiene oral, banho, mudança de decúbito, curativos, aspiração traqueal, entre outros, ocasionam aumentos na PIC. Portanto, as intervenções de enfermagem, superiores a 15 minutos, aumentam a PIC e devem ser realizadas de modo fracionado, em curtos intervalos de tempo, evitando o aumento contínuo e gradativo.[1,6,9]

A seguir, estão descritas as principais intervenções de enfermagem relacionadas ao paciente neurocrítico:

- Fazer avaliação neurológica, utilizando a GCS ou o exame neurológico, mantendo uniformidade nos dados de avaliação entre os enfermeiros. As pupilas devem ser avaliadas quanto a forma, simetria e fotorreação. Pupilas isocóricas e fotorreagentes podem apresentar alterações, evoluindo para pupilas anisocóricas com ausência de fotorreação. Este é um sinal importante de herniação do úncus do lobo temporal, descompensação aguda da HIC e emergência neurológica. Na avaliação da força motora, o enfermeiro deve avaliar as respostas inapropriadas, principalmente aquelas em decorticação ou descerebração, que, quando presentes, indicam descompensação da PIC.
- Nos casos de sedação, aplica-se a escala de avaliação padronizada pela instituição (escala SAS, escala de Ramsay). Evitar hipotensão durante a infusão de drogas para sedação, e avaliar dor, pois pode ser causa do aumento da PIC, e os diâmetros pupilares que durante a sedação estão puntiformes e fotorreagentes.
- Manter a cabeceira do leito a 30º: facilita o retorno venoso pelas veias jugulares, reduzindo a PIC. Na presença de hipotensão arterial, caso a cabeceira do leito seja mantida em 30º, podem ocorrer diminuição da PPC, vasodilatação e aumento da PIC.

- Manter a cabeça em posição neutra, evitando flexão do pescoço e rotação: facilita o retorno venoso pelas veias jugulares, reduzindo a PIC.
- Checar o sistema de monitorização da PIC, garantindo a precisão da leitura das respectivas curva e medida.
- Documentar a medida da PIC e PPC a cada hora até estabilização, a cada 2 ou 4 horas ou se PIC estável.
- Trocar diariamente os curativos de inserção do cateter de monitorização da PIC e/ou drenagem ventricular externa ou drenagem lombar externa, com clorexedine alcoólico, mantendo-os oclusivos. Observar sinais de infecção e extravasamento de liquor pericateter.
- Na presença de derivação ventricular externa: anotar aspecto e volume do LCR; checar a permeabilidade do cateter inserido no ventrículo, observando o gotejamento do LCR na câmara de gotejamento do sistema de drenagem; checar o "zero" do sistema de drenagem, utilizando como referência o meato auditivo externo e o orifício da câmara de gotejamento da bolsa de drenagem do LCR; checar, na prescrição médica, a altura da câmara de gotejamento em relação ao meato auditivo externo (geralmente de 10 a 15 cm), não elevar ou abaixar a cabeceira do leito sem fechar o sistema de drenagem e sem reposicionar a câmara de gotejamento; avaliar sinais e sintomas de meningite, e evitar tração ou compressão do sistema de drenagem.
- Evitar cadarços apertados para fixação da cânula orotraqueal ou traqueostomia: a constrição do retorno venoso pelas veias jugulares aumenta a PIC. Evitar obstrução ao fluxo jugular pelo colar cervical.
- Para prevenção de pneumonia associada à ventilação mecânica (PAV): realizar higiene oral com PerioGard® a cada 4 horas e utilizar cânula orotraqueal com aspiração subglótica.
- Se ventilação mecânica, avaliar parâmetros do ventilador, ausculta pulmonar, posicionamento da cânula traqueal e radiografia de tórax. Nos casos de uso de pressão positiva no final da expiração (PEEP), avaliar suas repercussões sobre a PIC, pressão arterial, PVC e débito urinário.
- Avaliar gasometria arterial, principalmente: pH, PaO_2 e $PaCO_2$ ou monitorizar a oxigenação com oximetria de pulso (mantendo $SatO_2 > 95\%$) ou o $EtCO_2$ pela capnometria.
- Manter via aérea permeável. A aspiração traqueal deve ser realizada até 10 segundos, com prévia hiperventilação e aumento da FiO_2; avaliar aumento da PIC durante o procedimento.
- Evitar manobras – tais como flexão do quadril, reflexo da tosse, reflexo do vômito ou manobras de Valsalva (principalmente durante evacuação) – que aumentam a pressão intratorácica, levando a redução do retorno venoso pelas veias jugulares e aumento da PIC.
- Avaliar pressão arterial, frequência e ritmos cardíacos, frequência e ritmos respiratórios, temperatura, parâmetros hemodinâmicos pelo cateter de Swan-Ganz, balanço hídrico, pressão venosa central (PVC) e diurese (atentar para diabetes insípido).
- Avaliar movimentos involuntários como convulsões, espasmos ou resposta inapropriada da função motora (decorticação ou descerebração).
- Avaliar exames laboratoriais, principalmente Na^+ sérico e urinário e osmolalidade.
- Acompanhar os resultados dos laudos dos exames de imagem.
- Realizar avaliação de risco de úlcera de pressão, a partir de escalas padronizadas pela instituição, tais como a de Braden, a de Norton etc. Instituir medidas de prevenção para úlcera de pressão, se não houver contraindicação por aumento da PIC, como mudança de decúbito a cada 2 horas e hidratação da pele.
- Utilizar métodos de prevenção da trombose venosa profunda, movimentação ativa ou passiva, meias de compressão gradual ou botas de compressão pneumática intermitente.
- Garantir profilaxia medicamentosa para úlcera de estresse.
- Realizar propedêutica abdominal, avaliar o posicionamento da sonda enteral e a aceitação da dieta administrada de forma contínua ou intermitente.

TRAUMATISMO CRANIOENCEFÁLICO

O TCE é qualquer agressão física que acarrete lesão anatômica ou comprometimento funcional do couro cabeludo, crânio, meninges ou encéfalo, em qualquer combinação. A lesão primária no TCE é aquela que surge imediatamente com o trauma, como resultado de forças mecânicas que produzem deformações teciduais e que danificam diretamente vasos sanguíneos, neurônios e glia, tais como feridas do couro cabeludo, fraturas, concussão cerebral, lesão axional difusa, contusão cerebral e laceração cerebral. A lesão secundária no TCE é aquela que ocorre subsequentemente às lesões do trauma inicial e que progride nas horas e nos dias subsequentes ao impacto, tais como hematomas (extradural ou epidural, subdural ou intracerebral), edema e inchaço cerebral, hipertensão intracraniana, hérnias cerebrais, convulsões, vasoespasmo cerebral e hidrocefalia. Causas sistêmicas – como hipóxia, hipotensão arterial, hipercapnia, hipertermia, hiper ou hipoglicemia e desequilíbrio hidreletrolítico – também agravam a lesão secundária. A gravidade do TCE pode ser classificada de acordo com a escala de coma de Glasgow: leve, de 13 a 15 pontos, moderada, de 9 a 12 pontos, e grave, de 3 a 8 pontos. Por definição, o paciente é considerado em coma com a ECG ≤ 8.[6,9,13]

CAUSAS

As mais frequentes são acidentes de trânsito, quedas e esportes, ferimento por armas de fogo e branca e agressões.

QUADRO CLÍNICO

Depende do tipo, local e extensão da lesão traumática. A manifestação clínica mais comum é a perda da consciência, que pode variar de minutos a anos. A principal complicação do TCE é o aumento da PIC, podendo o paciente apresentar sinais e sintomas de HIC. Nos casos de fratura dos ossos da base do crânio, o paciente pode apresentar sinal de Battle (equimose pós-auricular) e olhos de guaxinim (equimose periorbitária), podendo ocorrer fístula liquórica, com perda de liquor pelo nariz (rinorreia) ou pelo ouvido (otorreia).[3,4]

TRATAMENTO

O tratamento do TCE pode ser cirúrgico e/ou clínico. O tratamento clínico do TCE está centralizado principalmente no aumento da PIC e na prevenção de lesão cerebral secundária. O tratamento cirúrgico envolve a correção de fraturas, drenagem de hematomas expansivos ou craniectomia descompressiva.[2,12]

DIAGNÓSTICOS DE ENFERMAGEM

Com base nos dados do histórico de enfermagem e no exame físico, os principais diagnósticos de enfermagem são:[3] capacidade adaptativa intracraniana diminuída, risco de perfusão tissular ineficaz cerebral, padrão respiratório ineficaz, risco para infecção, risco para aspiração, risco para lesão, hipertermia, risco de constipação, nutrição desequilibrada: menos do que as necessidades corporais, risco à integridade da pele prejudicada e dor aguda.

INTERVENÇÕES DE ENFERMAGEM: RELACIONADAS AO TRAUMA CRANIOENCEFÁLICO

São determinadas pelo grau de comprometimento do nível de consciência, do aumento da PIC e cuidados no pós-operatório de craniotomia.[5,9]

- Utilizar um sistema de avaliação neurológica, como a escala de coma de Glasgow ou o exame neurológico, mantendo uniformidade nos dados de avaliação entre os enfermeiros.
- Avaliar perda de liquor pelas narinas (rinorreia) ou pelo ouvido externo (otorreia) e avaliar sinais e sintomas de meningite: febre, rigidez de nuca, fotofobia, vômito.
- Implementar as intervenções de enfermagem com base nas intervenções no paciente com hipertensão intracraniana.
- Na presença de drenagem lombar externa, para o tratamento de fístula liquórica ou na diminuição da PIC, manter cabeceira do leito em 10 a 15º; manter bolsa de drenagem na altura do ombro do paciente ou da inserção do cateter; checar a permeabilidade do cateter inserido no espaço subaracnóideo, verificando gotejamento de LCR pelo orifício de gotejamento; anotar aspecto de drenagem do LCR; trocar a bolsa de drenagem quando dois terços da bolsa estiverem preenchidos, com técnica asséptica; evitar tração ou compressão do sistema de drenagem; orientar o paciente para que evite assoar o nariz, tossir e fazer manobra de Valsalva; fechar o sistema de drenagem se o paciente apresentar alteração abrupta do nível de consciência e avisar o médico; avaliar sinais e sintomas de meningite e pneumoencéfalo.
- Realizar o primeiro curativo da incisão cirúrgica da craniotomia após as primeiras 24 horas da cirurgia, com soro fisiológico a 0,9% e mantê-lo oclusivo. Lavar os cabelos após 48 horas da cirurgia. Observar sinais de sangramento, coleção liquórica ou secreção purulenta na ferida operatória, retirar os pontos entre o 7º e o 10º pós-operatório.
- Na presença de dreno subgaleal, a bolsa de drenagem, se em pressão negativa, deve ser mantida em qualquer nível da cama. Caso a bolsa coletora de drenagem não tenha pressão negativa, esta deve ser mantida abaixo do nível da cama, pois será drenada por gravidade. Anotar o volume e o aspecto do conteúdo drenado ao final de cada plantão. O primeiro curativo deve ser realizado após 24 horas de sua inserção, com soro fisiológico 0,9% e antisséptico, permanecendo oclusivo até a sua retirada.
- Na presença de dreno no espaço epidural e subdural, a bolsa de drenagem deve ser mantida ao nível do meato auditivo externo. Anotar o volume e o aspecto do conteúdo drenado ao final de cada plantão. Nos casos em que o aspecto do volume drenado seja parecido com líquido sanguinolento, grande possibilidade de drenagem do LCR. O primeiro curativo deve ser realizado após 24 horas de sua inserção, com soro fisiológico 0,9% e antisséptico, permanecendo oclusivo até a sua retirada.
- Nos pacientes submetidos à craniectomia descompressiva, não lateralizar a cabeça sobre o lado que foi retirado a calota craniana durante a mudança de decúbito.
- Iniciar nutrição enteral o mais rápido possível, pois os pacientes com TCE estão em estado hipermetabólico. Pesar o paciente pelo menos uma vez por semana. Controlar glicemia, pois o aumento do aporte calórico pode induzir hiperglicemia.

ACIDENTE VASCULAR CEREBRAL

O atendimento do paciente com AVC deve ser ágil, e a participação eficiente de todos os envolvidos no atendimento deve estar sincronizada. O tempo do início dos sintomas até o diagnóstico e a definição do tratamento agudo são os principais determinantes do prognóstico desses pacientes.[5,11,14]

Nos pacientes com doença cerebrovascular, a triagem tem um papel essencial, pois o reconhecimento precoce de sinais e sintomas sugestivos de AVC pode resultar no tratamento imediato com repercussão no prognóstico.

A suspeita clínica inicial deve ocorrer sempre que o paciente apresentar déficit neurológico súbito, com ou sem sinais de rebaixamento do nível de consciência.[14]

Os sinais e sintomas mais comuns são: desvio de rima labial, dificuldade para falar ou entender comandos simples, confusão mental, perda visual em um ou em ambos os olhos, crise convulsiva, perda da força e/ou sensibilidade em um ou ambos os lados do corpo, e perda de equilíbrio, falta de coordenação ou dificuldade para andar.

O AVC *não é* uma doença única, e sim envolve várias doenças que resultam na oclusão vascular das artérias ou que predispõem às hemorragias cerebrais.

- **Ataque isquêmico transitório (AIT):** definido como déficit neurológico focal de etiologia isquêmica com regressão completa em menos de 24 horas. O AIT, frequentemente, é múltiplo. Daqueles que os sintomas persistem por mais de 1 hora, apenas 14% regridem em 24 horas.
- **AVC isquêmico (AVCI):** súbita obstrução de uma artéria cerebral diminuindo ou interrompendo o fluxo sanguíneo, causando um infarto cerebral. Representa aproximadamente 83% dos casos de AVC, sendo 32% embólicos e 51% trombóticos.
- **AVC hemorrágico (AVCH):** rompimento de uma artéria cerebral cujo sangue jorrado envolve os tecidos e arredores cerebrais, diminuindo o suprimento sanguíneo e comprometendo o delicado balanço químico para a função neural.

A informação inicial mais importante da história clínica do paciente é o horário preciso da instalação dos sintomas; se esta informação não for obtida, deve ser considerado o horário da última vez em que o paciente foi visto sem queixas ou sem déficits.[14]

CAUSAS DO AVCI

As mais frequentes são aterosclerose das artérias cerebrais, embolia de causa cardiogênica (alterações valvares, fibrilação atrial, infarto agudo do miocárdio), infartos lacunares ou doenças de pequenas artérias.

QUADRO CLÍNICO DO AVCI

Tanto no AIT como no AVC, os déficits neurológicos dependem do território vascular acometido (Quadro 174.7), bem como podem variar na sua forma de instalação.

TRATAMENTO DO AVCI

Pode ser clínico ou cirúrgico. O objetivo da abordagem clínica é evitar um novo acidente vascular ou um infarto encefálico maciço. O tratamento é baseado na terapia antiplaquetária, na terapia com anticoagulante ou na terapia trombolítica (ativador recombinante do plasminogênio tecidual – rt-PA) (Figuras 174.1 a 174.3). No tratamento cirúrgico, podem ser realizadas a endarterectomia carotídea e as técnicas endovasculares (angioplastia com balonete e a angioplastia com colocação de *stent*). Em infartos do hemisfério cerebral direito ou esquerdo, o paciente evolui com intenso edema cerebral pós-isquêmico e hipertensão intracraniana. Nesses casos, pode ser indicada a craniectomia descompressiva.[14]

A trombólise é a principal forma de tratamento para o acidente cerebral isquêmico.

São considerados critérios de inclusão para trombólise: diagnóstico clínico, persistência do déficit motor e início dos sintomas clínicos com menos de 4 horas e 30 minutos.

Os principais critérios de exclusão são: suspeita clínica de hemorragia meníngea com cefaleia intensa e súbita, rigidez de nuca; alteração mental mesmo com tomografia normal, *déficit melhorando rapidamente* e tempo de instalação incerto. Considerar não tratar pacientes muito graves (NIHSS > 22) e com déficit neurológico muito discreto (NIHSS < 4).

CUIDADOS DE ENFERMAGEM

O exame neurológico deve ser breve e direcionado. São utilizadas as escalas de coma de Glasgow e a de AVC do NIHSS.

QUADRO 174.7. Déficit neurológico conforme o território vascular acometido.

Território vascular	Déficit neurológico
Artéria Carótida Interna	Déficit motor ou sensitivo contralateral, afasia (hemisfério dominante), negligência (hemisfério não dominante), hemianopsia, desvio ocular contralateral
Artéria Cerebral Média	Déficit motor e sensitivo (face e perna > perna > pé), afasia (hemisfério dominante), negligência (hemisfério não dominante), hemianopsia homônima
Artéria Cerebral Anterior	Déficit motor e/ou sensorial (pés > face e braços), distúrbio comportamental: abulia (vontade abolida), confusão, perda de memória e incontinência urinária
Artéria Cerebral Posterior	Déficit motor (pedúnculo cerebral), hemianopsia homônima, dislexia (hemisfério dominante), alucinações visuais, perda da memória, perda sensitiva, nistagmo, dor (tálamo), paralisia do III par (nervo oculomotor), paralisia do olhar vertical
Artéria Vertebral	Parestesia ipsilateral da face, nariz e olhos com parestesia contralateral do corpo, paresia facial, vertigem, ataxia, nistagmo, disfagia, disartria
Artéria Basilar	Tetraplegia ou hemiplegia/paresia, disartria, disfagia, nistagmo, vertigem, coma
Vasos Penetrantes	Hemiparesia motora, déficit sensitivo. Hemiparesia, ataxia homolateral, disartria, incoordenação das mãos

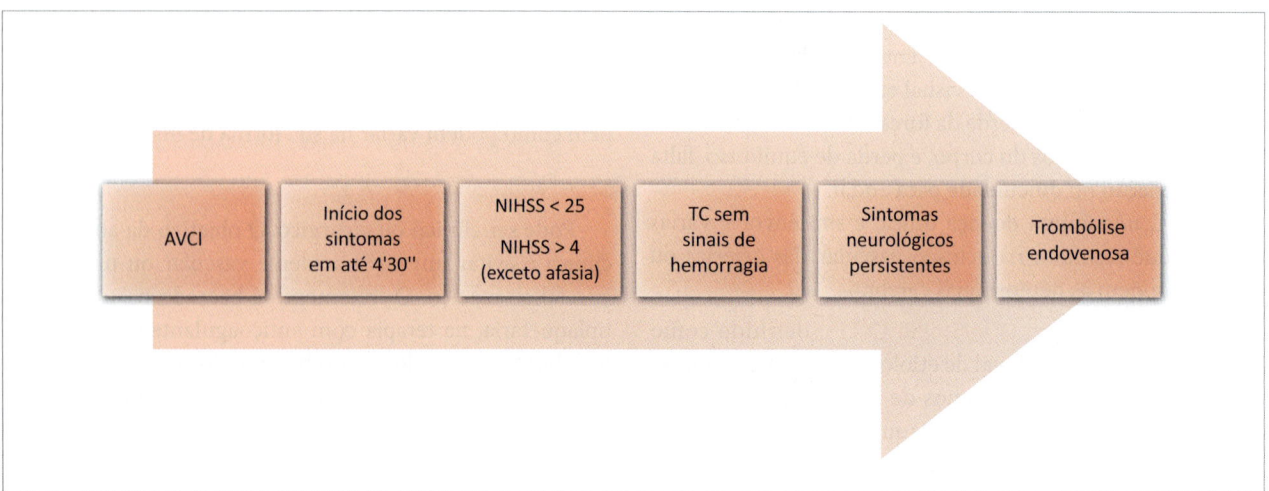

FIGURA 174.1. Indicação para terapia trombolítica endovenosa.
AVCI: acidente vascular cerebral isquêmico; TC: tomografia computadorizada.

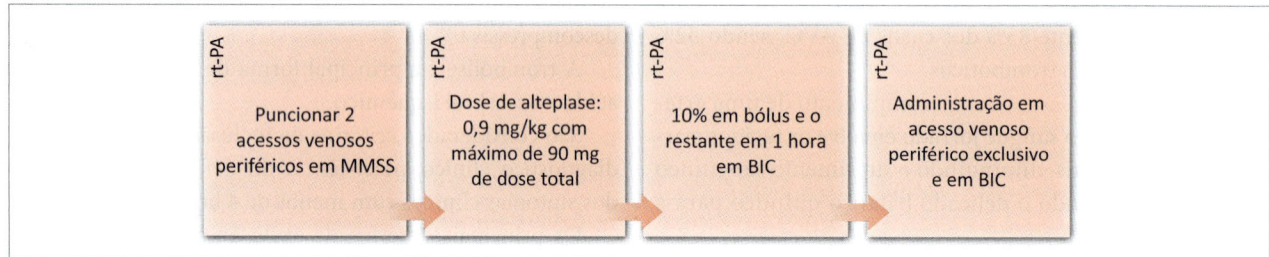

FIGURA 174.2. Cuidados na administração do rt-PA.
MMSS: membros superiores; BIC: bomba de infusão contínua.

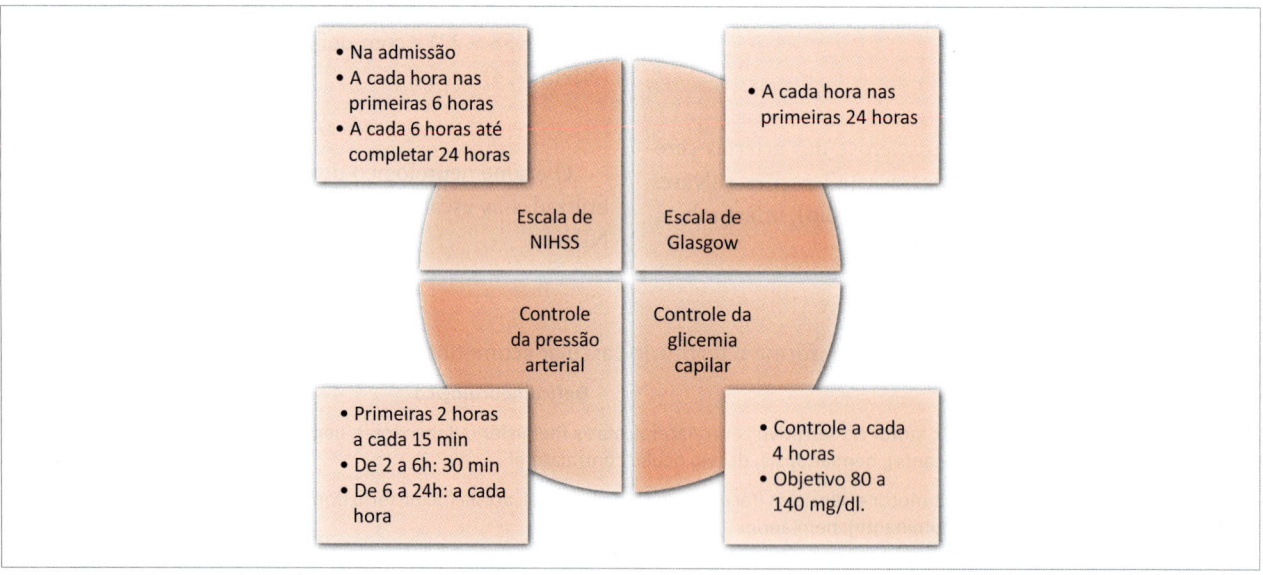

FIGURA 174.3. Cuidados pós rt-PA.
NIHSS: escala de AVC do National Institute of Health; min: minuto(s).

A manutenção da oxigenação adequada é importante nos casos de AVC, prevenindo a hipóxia.

Em pacientes com rebaixamento do nível de consciência (escala de coma de Glasgow menor que 8) ou com sinais de comprometimento de tronco cerebral, a intubação orotraqueal deve ser considerada. A oferta de oxigênio suplementar deve ser realizada quando a saturação de oxigênio for < 92%.

A monitorização cardíaca com eletrocardiograma deve ser mantida ao menos nas primeiras 24 horas de instalação do AVC e qualquer arritmia grave deve ser tratada.

A pressão arterial deve ser monitorada continuamente. A utilização da técnica invasiva para monitorização da pressão arterial é recomendada quando há instabilidade hemodinâmica e é necessária a administração de drogas vasoativas.

A hipertermia é deletéria ao tecido cerebral isquêmico.

A hiperglicemia está relacionada a maior dano celular na isquemia. O controle imediato da hiperglicemia é fortemente recomendado na fase aguda do AVC. A área de penumbra é muito sensível à hipoglicemia, por isso a glicemia deve ser frequentemente monitorizada em todos os pacientes.

Quanto aos exames laboratoriais, os exames diagnósticos são realizados a partir da suspeita clínica de AVC para identificar condições sistêmicas que são diagnósticos diferenciais e contribuir com dados para a decisão das opções de tratamento.

ACIDENTE VASCULAR CEREBRAL HEMORRÁGICO

CAUSAS DO ACIDENTE VASCULAR CEREBRAL HEMORRÁGICO

As causas de hemorragia intraparenquimatosa são a hipertensão arterial, uso de anticoagulantes e trombolíticos, angiopatia amiloide cerebral, abuso de drogas (álcool, cocaína e crack), eclâmpsia, feocromocitoma, doença de Cushing etc.

As causas de hemorragia subaracnóidea (HSA) são os aneurismas cerebrais (75% a 80%), as malformações arteriovenosas (10% a 15%), hemorragia hipertensiva, hemorragia secundária a distúrbios de coagulação e, em 10% dos pacientes, a causa é desconhecida.[14]

QUADRO CLÍNICO DO ACIDENTE VASCULAR CEREBRAL HEMORRÁGICO

Os sinais e sintomas da hemorragia intraparenquimatosa (HIP) dependem da localização e do volume do hematoma, bem como daqueles causados pela hipertensão intracraniana (cefaleia de instalação súbita, déficits neurológicos, náuseas e vômitos, crises convulsivas e alterações do nível de consciência). O quadro clínico da HIP depende da localização do hematoma (Quadro 174.8).

Os sinais e sintomas mais frequentes são produzidos quando o aneurisma aumenta e pressiona o parênquima cerebral ou os nervos cranianos próximos, ou quando o aneurisma se rompe, ocasionando a HSA. Há aumento da PIC em virtude da súbita entrada de sangue no espaço subaracnoide, comprimindo e lesando o tecido cerebral, bem como isquemia cerebral, causada pela queda da pressão de perfusão cerebral e do vasoespasmo. Os sinais e sintomas da ruptura do aneurisma e da HSA são: cefaleia do tipo intensa, súbita, persistente, holocraniana, com perda ou não da consciência; náuseas e/ou vômitos; distúrbios visuais (diplopia); déficits motores; rigidez de nuca; sinal de Kernig e Brudzinski positivo; e crises convulsivas. Os sinais e sintomas dependem da intensidade do sangramento, bem como da localização do aneurisma cerebral ou da malformação vascular.[1,6,14]

TRATAMENTO DO ACIDENTE VASCULAR CEREBRAL HEMORRÁGICO

O tratamento do AVCH pode ser clínico ou cirúrgico. O tratamento clínico deve ser direcionado para as causas da hemorragia intraparenquimatosa, principalmente com controle da hipertensão arterial. Nos casos do aumento da pressão intracraniana, deve ser instituído o tratamento para HIC. No tratamento cirúrgico, é considerado esvaziamento do hematoma por craniotomia ou trepanação. A drenagem ventricular externa (ventriculostomia) pode ser indicada quando o hematoma causa obstrução da circulação liquórica e hidrocefalia ou quando há grande quantidade de sangue nos ventrículos. Na presença de aneurisma cerebral, o tratamento pode ser cirúrgico ou neuroendovascular.

No tratamento cirúrgico do aneurisma, é realizada a sua clipagem e, no tratamento neuroendovascular, é realizada a embolização do aneurisma com molas (*coils*). Nos pacientes com HSA e com risco de vasoespasmo cerebral, pode

QUADRO 174.8. Déficit neurológico conforme o território vascular acometido.

Área	Déficit neurológico
Putâmen	Hemiplegia ou hemiparesia contralateral, perda hemissensorial, hemianopsia, fala ininteligível e ocasionalmente disfagia
Tálamo	Perda hemissensorial, hemiplegia ou hemiparesia contralateral, pupilas pouco reagentes, rebaixamento do nível de consciência
Ponte	Síndrome pontina (desperto, atento, incapaz de comunicar-se verbalmente, tetraplegia), coma, distúrbios respiratórios, pupilas puntiformes e reagentes à luz
Cerebelo	Cefaleia occipital, ataxia de marcha, incoordenação dos membros, tontura, náusea, vômitos e alteração da consciência
Lobos cerebrais	Semelhante ao infarto cerebral e depende do lobo acometido. Lobo frontal: distúrbio comportamental; déficit motor e desvio do olhar contralateral; lobo temporal: estado confusional, afasia (hemisfério dominante), déficit de campo visual contralateral; lobo parietal: déficit sensitivo contralateral, déficit de campo visual contralateral, distúrbios de gnosia; lobo occipital: déficit de campo visual contralateral, dor ocular ipsilateral

ser prescrito bloqueador de canais de cálcio (nimodipina) associado à terapia dos três "H", prevenindo o vasoespasmo e a isquemia cerebral, que contempla a prescrição de soro por via endovenosa, com a finalidade de hipertensão arterial, hipervolemia e hemodiluição. Os pacientes com HSA e hidrocefalia são encaminhados ao centro cirúrgico e submetidos a uma DVE.[14]

DIAGNÓSTICOS DE ENFERMAGEM

Com base nos dados do histórico de enfermagem e no exame físico, os principais diagnósticos de enfermagem são: capacidade adaptativa intracraniana diminuída, risco de perfusão tissular ineficaz cerebral, padrão respiratório ineficaz, risco para aspiração, risco para lesão, risco para infecção, risco à integridade da pele prejudicada, deglutição prejudicada, percepção sensorial perturbada, percepção sensorial perturbada; risco de constipação, eliminação urinária prejudicada, comunicação verbal prejudicada, mobilidade física prejudicada, negligência unilateral.

INTERVENÇÕES DE ENFERMAGEM NO ACIDENTE VASCULAR CEREBRAL

- **Monitorização contínua:** cardíaca, oximetria, $ETCO_2$, frequência respiratória, PAM, PIC de acordo com a situação clínica.
- **Monitorização intermitente:** pressão arterial (a cada hora ou a critério clínico), temperatura a cada hora, glicemia a cada 4 horas ou a critério clínico.
- **Controlar e avaliar:** nível de consciência – escala de coma de Glasgow, SAS –, escala de analgesia e sedação, tamanho e reação pupilar, movimentos oculares, PIC e PPC.
- Vigilância neurológica constante para sinais de deterioração e HIC.
- Controle e avaliação do padrão hemodinâmico: arritmias, hipo/hipertensão.
- Controle e avaliação do padrão respiratório: hipoventilação, hipóxia, oferta de O_2, níveis de CO_2.
- Controle da temperatura e glicemia.
- Controle do balanço hídrico.
- Suporte nutricional.
- Prevenção TVP e úlcera de pressão.
- Cuidados com monitorização: PIC, EEG, BIS, DVE.
- Posicionamento correto no leito.
- Prevenção de complicação e dano cerebral secundário.
- Prevenção de broncoaspiração.
- Prevenção de queda.
- Planejar e direcionar as ações de enfermagem de acordo com o estado neurológico e clínico.

- Atenção para déficits: motor, linguagem, visuais, sensitivos, cognitivos e emocionais.
- Atenção à família.

O rápido reconhecimento e o tratamento dos casos de AVC podem aumentar as chances de sobrevivência e diminuir as sequelas nesses pacientes.

Para que o atendimento seja realizado de forma correta, torna-se necessária a educação, tanto da população como dos profissionais e instituições de saúde, no sentido de reconhecer os sinais de alerta indicativos de um AVC. A fase aguda deve ser considerada uma situação de emergência, e não de observação.

O atendimento emergencial adequado, realizado por especialistas capacitados, é fator decisivo para evitar ou minimizar sequelas.

REFERÊNCIAS BIBLIOGRÁFICAS

1. Roux PL, et al. Consensus summary statement of the international multidisciplinary consensus conference on multimodality monitoring in neurocritical care. Neurocrit Care. 2014;21 Suppl 2:S1-26.
2. Brain Trauma Foundation. American Association of Neurological Surgeons. Joint Section on Neurotrauma and Critical Care: Guidlines for the management of severe traumatic brain injury. J Neurotrauma. 2007;24 Suppl 1:S1-2.
3. Chesnut R, et a. A Trial of Intracranial-Pressure Monitoring in Traumatic Brain Injury. The new england journal of medicine. 2012 dec 27;367(26):2471-81
4. Czosnyka M, Pickard JD. Monitoring and interpretation pressure. J Neurol Neurosurg Psychiartry. 2004;75(6):813-21.
5. Broderick J, et al. Guidelines for the management of spontaneous intracerebral hemorrhage in adults: 2007 update: a guideline from the American Heart Association/American Stroke Association Stroke Council, Hight Blood Pressure Research Council, and the Quality of Care and Outcomes in Research Interdisciplinary Working Group. 2007;116(16):e391-413.
6. Ko SB. Multimodality Monitoring in the Neurointensive Care Unit: A special perspective for patients with stroke. J Stroke. 2013;15 (2):99-108.
7. Sutter R, Stevens RD, Kaplan PW. Continuous Electroencephalographic Monitoring in Critically Ill Patients: Indications, Limitations, and Strategies. Crit Care Med. 2013;41(4):1124-32.
8. Nagle I, Kistin K, Wong J. Brain tissue oxygenation monitoring in acute brain injury. Acta Neurochir. 2005;95(6):447-51
9. Bor-Seng-Shu E, Kita WS, Figueiredo EG, Paiva WS, Fonoff T,Teixeira MJ, Panerai RB, Cerebral hemodynamics: concepts of clinical importance. Arq Neuropsiquiatr. 2012;70(5):357-65.
11. Helmut W, Fauser B, Sandalcioglu IE. The impact of neurophysiological intraoperative monitoring on surgical decisions. J Neurosurg. 2012;96:255-62.
10. Schmidt B, Klingelho J. Clinical applications of a non-invasive ICP monitoring method. Eur J Ultrasound. 2012;16:37-45.
12. Polderman KH. Mechanisms of action, physiological effects, and complications of hypothermia. Crit Care Med. 2009;(37)7:186-202.
13. Shafi S, Diaz-Arrastia R, Madden C, Gentilello L. Intracranial Pressure Monitoring in Brain-Injured Patients is Associated With Worsening of Survival. J Trauma. 2008;64:335-40.
14. Manual de rotinas para atenção ao AVC. [Internet] [Acesso em 08 jan 2016]. Disponível em: http://bvsms.saude.gov.br/

ÍNDICE REMISSIVO

A

AABB (American Association of Blood Banks), 2849
AAS, ver Ácido acetilsalicílico
Abaulamento na borda cardíaca, raio X, 283
Abdome
   aberto, 1332
      catástrofes abdominais no, 1332
      estratégias nutricionais no, 1334
      fístula enteroatmosférica, 1332
      síndrome compartimental abdominal e, 1332
   agudo
      no paciente grave, 1119-1125
      tratamento do, fluxograma, 1123
   com sonda, radiografia de, 1199
   ressonância magnética de, 1254
Ablação, 424
   por radiofrequência, 1252
      complicações relacionadas, 1253
      contraindicações, 1253
   transdérmicos, 423
Abordagem
   fármaco-invasiva, 270
   hemodinâmica por meio da ecocardiografia, 571-581
Abortamento séptico, coagulopatia no, 2724
Abrasão corneana, 2051
Abscesso
   amebiano, 196
   de retroperitônio, 1125
   hepático, 196
   intraperitoneal, 1125
   pancreático, 200
   piogênico, 196
   renal, imagens, 202
AbViser®, 1263
Ação
   antifator XA, 440
   antitrombina, 438
   hormonal, bloqueio da, 1076
   plaquetária, 390
Acesso
   subxifoide, 906
   vascular, 968
Acetona exalada, 307
Aciclovir, 979
Acidemia, 998
Acidente
   de trânsito, fatores de risco para, 1378
   vascular
      cerebral
         conceito, 1582
         embólico, 411
         histórico, 1582
         intervenções de enfermagem no, 1752
         isquêmico, 410, 1582, 1651, 1652
            parâmetros para indicação de tratamento endovascular mecânico, 1654
         unidade de, 1586
         uso de AAS, 392
      encefálico agudo, 430
Ácido(s)
   acetilsalicílico, 240, 255, 391
      nas síndromes coronarianas agudas, evidências do uso, 391
      uso no acidente vascular cerebral, 392
   aminocaproico, 1571
   dimercaptosuccínico, 2171
   fosfonofórmico, 979
   graxos poli-insaturados, 26, 1302
   lisérgico, manifestações cardiovasculares, 559
   tranexâmico, 1571
Acidose
   avaliação de, 1001
   efeitos sobre a secreção ou excreção de potássio, 1021
   láctica, 1926
   metabólica, 1025, 1048
      etiologia de acordo com o *anion gap*, 999
   respiratória, 1003
      causas, 1003
   tecidual isquêmica, 1551
Acinetobacter, 740
ACR (American College of Radiology), 2850
Acreditação, 2847
   análise dos impactos de programas de, 2859
   hospitalar, 2849
   modelos, 2857, 2849
   processos, 2857
Acute lung injury, 1322
Adaptabilidade, gerir a, 2751
Adenotonsilectomia precoce, 37
Adrenalina, 143, 146, 487
Advanced Trauma Life Suport, princípios, 2039
Aerossóis, precauções para, 1877
AESOP (Automated Endoscopic System for Optimal Positioning), 1182
Afasia, 1470
   de Wernicke, 1470
Aferição do diâmetro da via de saída do ventrículo esquerdo, 568
Afogamento
   cuidados terapêuticos em vítimas de, 2131-2134
   fatores de risco, 2132
   pior prognóstico, fatores relacionados com, 2134
   vítima de, algoritmo de atendimento à, 2133
Afundamento torácico, 1969

Agente(s)
    antifúngicos, dose usual e correção para função renal, 1915
    anti-hipertensivos, 982
    anti-inflamatórios, 982
    antimicrobianos, 976
    antineoplásicos, 391, 980
        potencial emetogênico dos, 2646
    antirretrovirais, 980
        potenciais toxicidades graves dos, 1927
    antitrombínicos, 395
    antitumultos, 2162
    associados à diarreia, 2646
    de doenças, 2163
    de infeção em UTI, diagnóstico microbiológico dos, 1855
    dialisáveis, 2169
    embolizantes líquidos, 1678
    etiológico, 1592
    mecânicos, 1116
    oncológicos, 2647
    térmicos, 1115
    vasoativos, 144
Agregação plaquetária, 1761
Água corporal total, 2516
Agulha(s)
    acopladas a cateter flexível, 1250
    atraumáticas, 1631
    com mandril, 1250
    finas biseladas, 1250
    injetora posicionada, 1369
Aids
    aspectos clínicos e evolutivos da, 1918
    em UTI, 1925
Ajuste
    de drogas, 969
    hemodinâmico, 870
    respiratório, 870
Alarmes do respirador, 838
Alarminas, 17
Albumina, 139
    depuração extracorpórea com, 1391
    humana, 140, 1384
Alça
    biliopancreática, proliferação bacteriana na, 1176
    jejunal, desvio anterior e à direita da primeira, 1175
Alcalemia, 1030
Alcalose, 1000
    metabólica, causas, 1000
    respiratória, causas, 1004
Aldosterona, 1040
Alfa-2-agonistas, 1503
Alta precoce para pacientes de baixo risco, 602
Alteplase, 272
Alteração(ões)
    da suprarrenal, 1100
    endocrinológicas no paciente grave, 1097-1102
    imunológica, sepse, 27
    nefrológicas no choque, 1037-1045
    no metabolismo da glicose, 1098
    pupilares, 2440
Altitude, fisiologia da, 847
Amantadina, 1460
Ambiente
    como fonte de infecção, 1874
    de alto risco, equipe multiprofissional em, 2750
    de risco
        cultura organizacional, 2750
        liderança em, 2750
    hospitalar, liderança no, 2750
    humanizado, 2872
Ambulância
    avançada, 847
    básica, 847
    terrestre, 847
Amidos sintéticos, 140
Amido-hidroxietil, 139
Amilase, 1069
Aminoácidos
    endovenosos, 2506
    específicos, 1341
Aminoglicosídeos, 976
    nefrotoxicidade por, 976
Amiodarona, 420
    efeitos adversos relacionados com o uso da, 423
    usuários de, avaliações e cuidados sistemáticos em, 422
Amônia, metabolismo interórgão de, 1375
Amostra, 3017
Amputação transtibial, passos fundamentais da, 1980
Amputar, quando?, 1977
Amrinona, 148
Anafilaxia
    critérios clínicos para o diagnóstico de, 30
    no paciente grave, 29
Analgesia, 133, 255, 496
    regional, 2324
Analgo-sedação
    em condições especiais, 1503
    na insuficiência
        hepática, 1503
        renal, 1503
    na sepse, 1503
    na síndrome do desconforto respiratório agudo, 1503
Análise post hoc, 1314
Anastomose terminoterminal, 2086
ANCA (Anticorpo anticitoplasma de neutrófilos), 989
Anel, deslizamento do, 1174
Anemia, 1528
    ferropriva, 1176
Anencefalia, 2404
Aneurisma(s)
    cerebral, 1651, 1658
        classificação do tamanho dos, 1659
        com *stent* diversor de fluxo, tratamento, 1665
        micótico, embolização de, 1661
        não roto, 1662
        roto, 1661
        tipos, 1659
    tratamento endovascular dos, 1660
    da aorta
        abdominal, 607
        torácica, dissecção aguda da, 606
    da veia de Galeno, 1682
    dissecante, 1660
    fusiforme, 1660
    saculares, 1659
        cerebrais, locais mais frequentes, 1660
    ventricular, 282

Anfotericina B, 978
Angina instável, 518
Angiocospia pulmonar, 923
Angiodisplasia, 1211, 1233
    com aspecto de lesão "vermelho cereja", 1234
Angioedema hereditário no paciente grave, 31
Angiografia, 365
    brônquica esquerda, 618
    cerebral, 1652
    coronária, 486
    hepática, 1254
        comum, 614
    pulmonar, 921
Angiojet®, 372, 373
Angiopatia proliferativa, 1682
Angioplastia
    adjuvante, 270
    carotídea, 1656, 1657
    coronária após terapia trombolítica no IAM-cST, 269
    da artéria vertebral, 1657
    de resgate, 270
    de salvamento, 270
    de urgência, 270
    dos troncos supra-aórticos, 1657
    facilitada, 270
    intracraniana, 1658, 1659
    mecânica, 1668
    química, 1669
    tardia eletiva, 270
    transluminar percutânea, 1656
Angiossarcoma da artéria pulmonar, 923
Angiotomografia
    computadorizada das artérias coronárias, 591
    de coronárias, 592
        reconstruções em 3D, 585
Ângulo de Hiss, 1169, 19
Ânion gap, 1069
    cálculo, 999
    conceito, 999
    "corrigido", 999
    urinário, 1000
Anomalia respiratória, correlações neuropatológicas das, 1486
Anormalidade(s)
    microcirculatórias
        durante choque hemorrágico hipovolêmico, 170
        fisiopatogenia em pacientes graves, 169
    pupilares, 1486
Antagonista
    da aldosterona, 259
    do receptor de
        angiotensina II, 983
        vasopressina, 1014
Antiagregação plaquetária, 400
Antiagregantes, 393, 608
    plaquetários, rotina de suspensão de, 1226
Antibiótico de primeira hora, 127
Anticoagulação, 608, 968
    alvo-específicos, tempo de suspensão de fibrilação atrial, conduta recomendada, 444
    em portadores de prótese mecânica, 400
    na fibrilação atrial, 435-448
    nas doenças cardiovasculares, 400
    no cenário atual, 429

    regime, 430
Anticoagulante(s), 241
    características, 439
    alvo-específicos
        características, 439
        considerações acerca do uso dos, 441
        mecanismos de ação, 439
        tempo de suspensão antes de cirurgias, 442
    oral(is), 370
        ideal, características, 427
        novos comparados à varfarina, 371
    rotina de suspensão de, 1226
Anticoncepcional oral, 379
Antídoto(s)
    de eficácia promissora, recentes, 2171
    de uso restrito, 2171
    em desuso, 2171
Antifúngico, quais pacientes devem receber, 1907
Antígenos fúngicos, pesquisa, 1912
Anti-inflamatórios não hormonais, 354, 982
    complicações renais pelo uso de, 982
Antimanana, 1912
Antimicronbianos na UTI, 1890
Antineoplásicos, 2641
Antiplaquetários, 240
Antirretroviral em pacientes com infecção oportunista, 1926
Antivirais, 979
Antropometria, 1292
Aorta
    abdominal
        aneurisma da, 607
        dissecção da, 608
        lesão aneurismática de, 611
        tratamento endovascular, 606
    aneurisma e dissecção da, 491-500
    dissecção da, 348, 492
        mecanismos etiológicos da, 492
    peça cirúrgica de, 493
    torácica
        aneurisma da, 606
        dissecção, descendente, 495
            aguda da, 606
        ruptura por trauma fechado, 2089
        tratamento endovascular, 606
        traumatismo fechado da, 2088
        tração da, 926
Aortografia, 496
    abdominal, 610
    com úlcera penetrante, 493
APACHE (Acute Physiology and Chronic Health Evaluation), 2988
Aparelho valvar, comprometimento iatrogênico, 349
Apendicite aguda, 1240
Apixabana, 383, 429, 440
Apneia, 2476
    após hiperventilação, 1486
Aporte
    calórico, determinação do, 1283
    distal, aumentado com ânions não reabsorvíveis, 1023
Arboviroses, 1594
Arcabouço ético legal, 2916
Área muscular do braço, 2497
Arginina, 1304

Armas
  biológicas, 2162
  químicas, 2160
Arritmia(s), 262
  cardíacas, 557
  mecanismos das, 451
  ventriculares sustentadas, abordagem das, 462
Artéria
  braquial, 614
  circunflexa, oclusão da, 600
  coronária
    angiotomografia computadorizada, 591
    humana, imagens, 219
  culpada, 268
  descendente anterior, reconstrução 3D de lesão acentuada na, 591
  hepática, aspecto radiográfico pós-embolização, 615
  poplítea, lesões traumáticas da, 614
  pulmonar, 926
    angiossarcoma da, 923
    principal de calibre aumentado, 921
    proeminente, tronco da, 364
  subclávia, lesão traumática de, 612
Arteriografia, 1117
  subclávia de contrle, 613
Arteriotomia longitudinal, 926
Arterite
  de Takayasu, 924
  pulmonar, 923
"Asa de borboleta", 289
Asfixia neonatal, 2555
Asfixiantes químicas, 2161
ASIA (American Spinal Cord Injury Association), 1955
Asma
  avaliação com 18F-FDG, 794
  no paciente grave, 28
Aspiração, 836
  brônquica, indicações de, 834
  endotraqueal, 1731
  sistemas de
    aberto, 836
    fechado, 836
Aspirador com ponta arredondada, 926
Aspirex®, 372
Assincronia
  de ciclagem, 773
  de disparo, 772, 774
  de fluxo, 772
  paciente-ventilador, 772
  secundária a fluxo inspiratório insuficiente, 773
Assistência
  de enfermagem
    ao paciente
      oncológico na UTI, 2665-2675
      queimado, 2117-2120
    ao idoso grave, 2599-2602
  neurológica
    monitoração, 1740
      acidente vascular cerebral hemorrágico, 1751
      acidente vascular cerebral, 1748
      da pressão intracraniana, 1743
      neurológica, 1740
        multimodal, 1742, 52
        traumatismo cranioencefálico, 1747
  no pós-operatório de cirurgia de grande porte, 2037-2314
  fisioterapêutica
    motora, 1733, 52
    na ventilação mecânica
      invasiva, 833-850
      não invasiva, 851-859
Assistolia, 480, 384
Asterixis, 1375
ASV (ventilação de suporte adaptativa), 779
Atendimento hospitalar em caatástrofes, 1961-1965
Aterosclerose, 36, 37, 218
Atividade(s)
  indicadores, 2774
  periódica, 1698
Atrofia intestinal, 27
"Autocanibalismo", 52
Autonomia em pacientes críticos, 2899-2903
Auto-PEEP, 839
Autorregulação
  do fluxo sanguíneo, 75
  encefálica após lesão cerebral, 1723
  pressórica cerebral, 1637
"Autotransfusão", 1969
Avaliação
  ecocardiográfica cardíaca, 572
  nutricional no paciente grave, 1287-1296
  objetiva global, 1290, 1292
  subjetiva global, 1290
Avulsão, 2064
Azul da Prússia, 2171

B

Bandagem gástica ajustável, 1166
  aspecto endoscópico, 1168
  gastroscopia em deslizamento de, 1167
  radiografia simples de abdome mostrando, 1167
  retirada, 1169
Baby lung, 132
Bacilo
  de Koch, 1592
  de Pfeiffer, 1591
  gram-negativos, 1592, 1853
Back-projection, 796
Baclofeno, 1460
Bactérias multirresistentes, controle de, 1886
Baixo débito cardíaco, 261
BAL (British anti-lewisite), 2161
Balanced Scorecard, 2743
Balanço
  hídrico, 1505
  nitrogenado, cálculo do, 1335
  patrimonial, 2772
Balão
  de Sengstaken-Blakemore, 1370
  de tamponamento, 1370
  "em bola de Rugby", 1663
  "em salsicha", 1663
  intra-aórtico, 580, 526, 546
    na aorta descendente, 547
Banco de tecido ocular humano, 2384
Barbitúricos, 1502, 1559

intoxicação aguda, 2173
Bard®, 1264
Barreira
   de segurança, 2814
   intestinal do paciente crítico, 26
Base de dados, 3018
"Batedeira", 206
BDG, detecção de, 1912
Benzodiazepínicos, 1502
Berlim Heart Incor, 547
Berry like aneurysm, 1659
Betabloqueadores, 257, 557
   dos canais de cálcio, 258
   utilizados no IAM com supradesnivelamento do segmento ST, 258
Bias de seleção dos tumores, 1255
Biblioteca Cochrane, 3016
Bicarbonato
   de sódio, 487
      uso de, 133
   reposição de, 1071
Bioenergética, 20
Bioimpedância, 110
Biologia celular na resposta do organismo a agressões, 16
Biomarcador(es), 227, 1934
   de prognóstico de insuficiência cardíaca aguda, 307
   ideal, 308
   na doença cardíaca aguda, 305-309
   na insuficiência cardíaca aguda, 306
Bioprótese
   aórtica
      por cateter, implante, 657-662
      resultados do implanate por cateter de, 658
   CoreValve, 659
   Inovare, 659
   Sapien, 659
Biópsia
   de infiltrado localizado, 900
   de massas, 900
   do pericárdio, 358
   percutânea guiadas por métodos de imagem, 1250
   pulmonar, 900, 914
      cirúrgica, 911
      interpretação, 910
      no paciente grave
         indicação, 913
      no paciente grave, 909-914
         indicação, 913
         resultados esperados, 913
      transbrônquica, 873
         eficácia, 911
Bioquímica, 180
   liquórica, 2030
Biorreator MELS, 1406
Bioterrorismo, 2159
Biotoxinas, 2161
BiPAP (Bilevel positive airway pressure), 853
BiPLED (bilateral periodic lateralized epileptiform discharges), 1701
Bird Mark 7®, 864
Bivalrudina, 398
Blister like, 1665
Bloqueador(es)
   dos receptores de angiotensina, 259
   neuromusculares, 133
Bloqueio(s)
   atrioventricular, 631
      de primeiro grau, 468
      de segundo grau, 469
      de terceiro grau, 469
   fasciculares, 631
   pelo *train-of-four*, 133
Blow-out, 2048
Bobbing ocular, 1450
Bócio, 1074
Boletim de Silverman-Andersen, 2490
Bolha gástrica, 1973
Bolsa autoinflável, 2480
Bolsite, 1139
Bomba
   de infusão, 936
   de rolete, 533
Borda hepática, imagem, 1227
Borderzone, 1616
Botulismo, 1609
Bouge, 821
Braço
   área muscular do, 2497
   circunferência muscular do, 2497
Bradiarritmias
   cardíacas, 465-473
   em situações de emergência, 639
   tratamento, 630
Bradicardia sinusal, 467
Braditaquiarritmia, 468
Brain Trauma Foudation, algoritmo, 2033
Broncoaspiração, 2031
Broncocoscopista com introdução do fibroscópio, 881
Broncoscopia, 989
   com lavado broncoalveolar, 719
   contraindicações da, 872
   cuidados após, 872
   em UTI, 869-877
      contraindicações, 876
      indicações, 872
      procedimentos, 872
   equipamentos utilizados em, 870
   exames prévios à, checagem, 871
   no trauma, 876
   preparo do paciente para, 870
Bronquiolite obstrutiva crônica, 705

C

Cabo-eletrodo
   aspecto radiológico, 641
   para estimulação temporária transvenosa, 641
Cadastro técnico único, 2384
Cadeia da sobrevivência, 477
CADILLAC, estudo, 598
Cairo-Bishop, definição, 2621
Caixa torácica, disfunções, 689
Calafrio, escala para avaliação de, 1692
Calcificação
   na parede vascular, 590
   vascular, 221

Calcineurina, inibidores de, 983
Cálcio, 181, 488
    distúrbios do, 2521
        do metabolismo do, 1032
    influxo celular de, 1616
    reposição de, 1176
Cálculo impactado na papila duodenal, 1214
Calor, 1792
Calorimetria indireta, 1340
Câmara
    cardíaca, aumento das, imagem ecocardiográfica, 920
    gástrica, visão endoscópica, 1221
    hiperbárica, paciente grave na, 936
    monoplace, 934
    multiplace, 934
Campanha Sobrevivendo à Sepse, 126, 207, 3005
Canal
    de cálcio, sensibilizadores dos, 148
    óptico, fratura do, 2021
Câncer
    colônico, 1233
    de pulmão, estadiamento, 901
    insuficiência renal no paciente com, 2619-2623
    tratamento sistêmico do, complicações graves relacionadas com, 2639-2648
Candida, 1897
    em infecções de corrente sanguínea, 1909
    infecção por
        do trato urinário, 1906
        na UTI, 1905-1916
Candidemia
    complicações, 1912
    em paciente(s)
        críticos, fatores de risco, 1911
        não neutropênicos, 1913
        neutropênicos, 1914
    métodos diagnósticos de, 1911
Candidíase do tubo digestivo, 1922
Candidúria em pacientes hospitalizados, distribuição das leveduras responsáveis, 1907
Cangrelor, 240, 241, 394
Cânula(s)
    de diâmetro
        adequado, 837
        pequeno, 837
    fixação da, 838
    vasculares, 533
Canulação por circulação, 925
CAP (College of American Pathologists), 2850
Capacete, 856
Capacidade
    física, avaliação, 947
    vital, 808
        medida de, 699
Capilar coronário, microscopia eletônica, 1836
Capilarite, 720
Capnocytophaga canimorsus, 1758
Capnografia, 839
    quantitativa com formato de onda, 484
Carbapenens, 978
Carboidratos, 1283, 1314
    necessidades de, 2499
Carcinomatose pleural ipsilateral, 901

Cardiopatias congênitas, 542
Cardiodesfibriladores implantáveis, indicações, 635
Cardiologia, robótica em, 542
Cardiopata grave, edema pulmonar no, 285-293
Cardiopatia
    isquêmica aguda no idoso, 2577-2586
    reabilitação cardiovascular na fase aguda das, 653-669
Cardioversão elétrica, 422
CARF (Commission on Accreditarion of Rehabilitation Facilities), 2850
Carnitina palmitoil transferase, deficiência de, 2299
Cascata
    bioquímica, 1547
    despolarizadora, 1546
        gera crises epilépticas, 1547
    isquêmicas encefálicas, sistematização fisiopatológica das três, 1546
    vasodilatadora, 1546
Catabolismo celular, 1025
Catástrofe(s)
    abdominais, 1332
    atendimento hospitalar em, 1961-1965
Catecolaminas, 143, 1101
    efeito sobre os diferentes receptores, 144
    receptores farmacológicos e atuação das, 2458
    sintética, 147
Cateter(es)
    da artéria pulmonar, 92, 280
        descrição do, 93
        dificuldades na inserção e no manejo, 97
        inserção, 94
        intermitente, 94
        padrão, 94
        porcentagens de acerto em um teste de reconhecimento sobre, 98
        redução no uso, 93
    durante isolamento das veias pulmonares, 425
    intervenção por, 618
    intravasculares, 2012
    intraventricular, inserção de, 1480
    para infusão, implante de, 644
    segurança, 1720
    ventricular para derivação externa, 1564
Cateterismo
    cardíaco direito, 921
    superseletivo do ramo arterial, 1254
Cavidade
    do ventrículo esquerdo, 567
    peritoneal, 1132, 1260
Caxumba, 1594
CDI, reabilitar choque de, 643
Cecostomia, 1275
Cefaleia, 1630
    risco após punção lombar, 1631
Cefalosporina, 978
    de uso pediátrico, 2531
Cell-blocks, 1250
Célula(s)
    após lesão ao seu genoma por irrdiação, 2145
    claras, 1019
    de Kupfer, 1382
    do endotélio, 37
    endotelial, 36

escuras, 1019
hipotalâmicas, 1038
mieloides imunossupressoras em baço, 1305
musculares lisas, desdiferenciação de, 221
natural killer, 27
relacionadas com a sepse, 27
Treg, 26
Células-tronco, 525
de sangue de cordão umbilical, 1799
hematopoiéticas
coleta, 1804
fonte de, 1799
periféricas, 1799
Celulite orbitária, 2052
Centro para intervenção coronária percutânea primária, necessidades de, 598
Ceratite de exposição, 2053
Certificações, 2847
Cerúlea dolens, 362
Cervicotomia, 903
Cetoacidose
diabética
alcalêmica, 1067
euglicêmica, 1066
não cetótica, 1067
hiperdiabética, 1065
Cetonemia, 1069
Cetonúria, 1069
Chama, 2104
Chips de DNA, 10
Choque
alterações
hematológicas no, 1841
nefrológicas no, 1037-1045
avaliação laboratorial no, 175-184
cardiogênico, 60, 536
definição, 502
etiologia, 502
fatores preditores, 504
fisiopatologia do, 61, 502, 503
iatrogenias, 504
tratamento, 506
específico, 508
circulatório
alterações, 38
mecanismos específicos, 38
classificação em relação ao padrão de fluxo, 60
crítico, 59
de origem extracardíaca, 567
definição, 58, 72
diagnóstico clínico de, 2457
distributivo, 63
ecografia no, 63
elétrico, lesões por, 2135
estágios do, 58
fisiopatologia do, 45, 72
frequência dos principais tipos de, 156
hemorrágico, classificação em relação à gravidade, 61
hiperlactatemia no, 83
hipovolêmico, 60
marcadores
cardíacos no, dosagem, 179
de perfusão tecidual no, 177
de resposta inflamatória no, dosagem, 176
metas terapêuticas no, 55
na gravidez, 2687-2705
no politraumatizado, 1991-1995
obstrutivo, 46, 62
oculto, 59
padrões de fluxo no, 60
para desfibrilação, terapia apropriada por, 636
respostas moleculares ao, 16
séptico, 115, 564, 572
algorritmo de tratamento, 565
aplicabilidade da ecodopplercadiografia no, 573
diagnóstico, 125
fases, 2455
fisiopatogenia, 120
incidência de, 126
padrão distributivo, 157
taxa de progressão para, 2632
tratamento do, metas, 73
Cianetos, intoxicação aguda, 2174
Cianose, 380
Ciclagem, assincronia de, 773
Ciclo
de Krebs, 20, 1338
gravídico-puerperal, coagulopatias adquiridas no, 2722
ventilatórios, 864
Ciclofosfamida, 982
Cinco forças de Porter, 2742
Cinecoronariografia mostrando oclusão da artéria circunflexa, 600
Cintilografia
de perfusão miocárdica, 233
hepática, 1256
pulmonar, 365
de ventilação e perfusão, 920
Circuito
ELAD, 1405
hemodialítico, componentes, 2543
HepatAssist®, 1405
MELS, 1405
Circulação
espontânea, fases do período de, 485
extracorpórea, 488
pulmonar, 62
sanguínea encefálica, 1637
Circunferência
da panturrilha, 1294
do braço, 1294
muscular do braço, 2497
Cirrose
hipertensão portal na, 1389
uso de tromboelastografia em pacientes com, 1432
Cirurgia
abdominal, pós-operatório e complicações, 2287-2295
bariátrica, complicações, 1163-1179
cardíaca, 325
índices prognósticos em, 2941-2946
minimamente invasiva, critérios para, 540
na doença coronariana aguda, 517-520
pós-operatório e suas complcições, 2243-2249
da aorta e da carótida, pós-operatório e complicações, 2251-2259
de Batista, 526

de grande porte, assistência de enfermagem no pós-
    operatório de, 2307-2314
de revascularização no IAM-cST, 273
do aparelho digestivo, 1182
    colorretais, 1183
    esofagectomias, 1183
    hepatectomias, 1183
    pancreatectomias, 1182
endovascular, 605
laparoscópica, 1164, 1182
miniminamente invasiva, aspectos da, 539-544
pulmonar, pós-operatório e complicações, 2261-2271
robótica por portal único, 1184
Cisplatina, complicações renais pelo uso de, 980
Cisto(s)
    esplênicos, rotura de, 200
    hidático, êmbolos por, 923
    pericárdico com sinais de torção, 904
Citocinas, 27, 49
Citomegalovírus, 1593
Citosina, 4
Citrulina, 1306
CIVD, ver Coagulação intravascular disseminada
CKMB, 228
Classificação
    de Child-Turcotte-Pugh, 1414
    de Cormack modificada, 822
    de DeBakey, 493
    de Fisher, 1658
    de Raymond, 1666
    de risco pré-operatório da ASA, 1415
    de Rutherford, 2257
    de Stanford, 493
    Mallampati, 819
Clearance
    convectivo, fatores que interferem no, 964
    de creatinina, 970
    difusivo, 865
Clinical Queries, 3016
Clipes, 1116
Clonidina, 557
Clopidogrel, 240, 256, 392
Clostridium
    botulinun, 1609
    difficile, 1121, 1889
CMV (citomegalovírus), 1923
CO_2 exalado, monitorização do, 690
Coagulação, 180
    intravascular disseminada
        acompanhamento da, 1840
        aguda simplificada, patogênese, 1839
        condições clínicas associadas à, 1756, 1938
        diagnóstico, 1839
        fisiopatogenia, 1838
        mecanismos desencadeantes, 1756, 1838
        perda do sistema inibitório, 1839
        patogênese, 1757
        quadro clínico, 1759
        tipo de lesão que provoca no sistema orgânico, 1839
    marcadores de ativação da, 1760
    por plasma de argônio, 1116
    sanguínea, 390
    testes globais da, 1759

Coagulador de plasma de argônio, 1210
Coágulo obstruído, rolha de, 873
Coagulopatia(s), 1357
    adquiridas no ciclo gravídico-puerperal, 2722
    aguda traumática
        fisiopatologia, 1773
        versus coagulopatia induzida pelo trauma, 1773
    de consumo, 1757
    dilucional, 1842
    exames laboratoriais disponíveis, 1759
    na gravidez, 2717
    no abortamento séptico, 2724
    via da, 1774
Cocaína, efeitos cardiovasculares da, 556
Cocos gram-positivos, 1852
Código internacional para descrição dos dispositivos
    antibradicardia, 633
Colangite aguda, 1213
Colapso brônquico, 874
Colchicina, 354
Coleção(ões)
    fluidas agudas, 199
    retro-hepática pós-gastroduodenoi-pancreatectomia, 1251
Colecistectomia
    robótica *single port*, 1184
Colecistite
    aguda, 197, 1241
        acalculosa, 197
        alitiásica, 1120
        complicações, 198
    alitiásica, 197
    enfisematosa, 198
    gangrenosa, 198
Colectomia total
    com ileostomia, 1234
    videolaparoscópica, 1238
Coledocolitíase, 1190
Colestase
    classificação, 1189
    diagnóstico de, 1191
    etiologia, 1189
    extra-hepática, 1189, 1190
    induzida por medicamento, 1190
    intra-hepática, 1189
    na gravidez, 1190
    na sepse, 1189
    nas doenças hepáticas, 1189
    no paciente grave, 1187-1191
    no pós-operatório, 1190
    tratamento, 1191
Colite fulminante por Clostridium difficile, 1121
Colonoscopia, 115
Colostomia, 1269
    aspectos fsiopatológicos das, 1275
    indicações das, 1273
    terminal, 1275
Coma
    abordagem do paciente em, 1459
    achados de
        EEG nas diversas etiologias de, 1456
        eletroencefalograma, 1456
    alfa, 1688
        padrão eletroencefalográfico do, 1457

beta, 1455, 1696
	padrão eletroencefalográfico do, 1457
com fusos, padrão de, 1458
de fusos, 1698
definições, 1442
delta, 1698
etiologias do estado de, 1443
exame neurológico do paciente em, 1449
fisiopatologia, 1442
mixedematoso
	diagnóstico, 1078
	epidemiologia, 1078
	fatores desencadeantes, 1078
	fisiopatologia, 1078
	quadro clínico, 1078
	tratamento, 1079
padrões eletroencefalográficos, 1696
por lesão supratentorial, 1444
secundário a processos sistêmicos, metabólicos ou tóxicos, 1446
terminologia, 1442
teta, 1688
Commotio retinal, 2049
Compartimentação intracraniana, das lesões e dos efeitos da terapêutica, 1560
Compressão
	extrínseca, 1191
	laríngea externa, 821
	pneumática intermitente, 374, 12
Complacência
	dinâmica, 839
	estática, 839
		mensuração da, 774
Complexidade, gerir a, 2751
Complexo QRS, 641
Complicações metabólicas, 1357
Composição acidobase, 139
Compressão(ões)
	brusca do tórax, 835
	torácicas, 479
Comunicação
	entre circulações direita-esquerda, diagnóstico, 1645
	habilidades de, 2891
	qualidade de, 2873
"Conceito de Berne", 1772
Concentrado
	de hemácias, 1764
	de plaquetas, 1766
Concussão, 2064
Condições crônicas ameaçadoras à vida, 2907
Conduta ventuilatória de cordo com a causa da insuficiência resposratória aguda, 687
Confiabilidade humana, 2812
Confusão na UTI, método CAM-ICU de avaliação de, 1467
Congestão
	hilar, 289
	pulmonar, sinais ultrassonográficos de, 187
Conhecimento, grupo de processos e áreas de, 2756
Conivaptan, 1015
Conjuntivites, 2053
Consciência
	distúrbios da, mecanismos fisiopatológicos dos, 1443
	exame da, 1485

neurobiologia da, 1442
Consenso WSACS, definições do, 1260
Consumo cerebral de oxigênio, cálculo, 1493
Contadores diagnósticos, 642
Contagem de plaquetas, 1759
Conteúdo arterial de oxigênio, 76
Contraste, extravasamento de, 619
Controle
	celular, 1018
	da disseminação de bactérias multirresistentes, 1187
	glicêmico, 133
		em unidade de terapia intensiva, 1059-1063
	glutamatérgico entérico, 1374
	renal, 1019,
Contusão
	cerebal, 2022
	pulmonar, tomografia computadorizada de tórax, 1971
Convecção, 964
Copeptina, 177, 308
Coque
	frio, 141
	quente, 141
Cor pulmonale, 364, 574, 569
Coração
	artificial total modelo Syncardia®, 553
	do idoso, 2572
	helicoidal, 524
	na síndrome da disfunção de múltiplos órgãos, 52
	ressonância magnética do, 586
	tomografia computadorizada do, 590
Cordoalhas, 347
Core-biopsy, 1250
Córnea, úlcera infecciosa de, 2052
Coronária angiotomografia de, 592
Corpo estranho
	de órbita, 2048 2048
	dentro da cânula endotraqueal, 1999
	intrapleural, remoção de, 903
	intravascular, retirada percutânea de, 610
Córtex suprarrenal, 1092
Corticoide, 1479
Corticosteroide, 1512, 1560
	no paciente grave, 1083-1090
Cortisol, 2412
Coto finalizado, 1982
Coupled plasma filtration adsortion (CPFA), circuito de, 971
CPAP (Continue positive airway pressure), 853
Craniectomia descompressiva, 1481
	reconstrução imagenológica, 1561
Crânio
	com fratura e afundamento frontal, tomografia, 2021
	com hematoma, 2021
	com sangramentos biliares, 2023
	ressonância magnética de, 1447, 1597
	tomogafia de, 1446
		computadorizada de, 1597
Cratinina, 1069
	urinária, 2497
Creatinoquinase, 180
Criança
	distúrbios hidreletrolíticos em, 2513-2525
	escala de coma de Glasgow modificada para, 2439
	insuficiência respiratória aguda em, 2461

neurointensivismo na, 2433
suporte nutricional e metabólico na, 2495-2511
CRIB (índice de risco clínico para bebês), 2982
Crioprecipitado, 1768
Crise(s)
adrenérgicas, 333
epilépticas, 1571, 1618
hipertensivas
alterações, 333
apresentação clínica, 332
avaliação, 331
conceito, 330
diagnóstico, 333
epidemiologia, 330
etiologia, 330
fisiopatologia, 331
histórico, 330
mecanismos específicos, 333
tratamento, 334
conforme a apresentação clínica, 336
miastênica, 1608, 1609
tratamento da, 1609
tireotóxica
diagnóstico, 1074
etiologia, 1074
fisiopatologia, 1074
remoção do hormônio circulante, 1076
tratamento, 1075
Crista terminalis, 451
Critério
de Berlin, para SDRA, 536
de Gurd, 2006
de Milão, 1252
RANSON, 198
Cromatina, modificações na, 7
Cronificação do processo tromboembólico, 917
Crosstalk, 16
Cryptococcus, 1596, 1899
Cryptosporidium parvum, 1923
Cudados paliativos, 2875
Cuff, 836
pressão de, níveis ideais, 838
Cuidado
de enfermagem, com os tipos de acesso, 2601
em terapia intensiva, avaliação dos níveis, 2987
paliativo
categorias, 2907
definições, 2910
histórico, 2910
princípios, 2911
na UTI pediátrica, 2905-2908
pós-ressuscitação, 485
em pediatria e neonatologia, 2419
Cultura, coleta de, 127
Cumarínico, protocolo para ajuste da dose do, 431
Curativo compressivo, 1981
Curva
bimodal na evolução da sepse, 1306
de autorregulação cerebral, 1479
de Frank-Starling, 76, 2276
efeitos do inotropismo na, 2280
de Langfitt, 1547, 1551
hemodinâmica da, 1551

de PIC, 2442
de pressão intracraniana, representação gráfica, 1638
de pressão-volume do pericárdio, 355
de sobrevida
após tromboembolismo pulmonar crônico, 917
bifásica, 2145
de um tromboelastograma, 1845
do *drive* neural, 779
pressão-volume, 162
que relaciona a pressão e o volume intracranianos, 1552
sistólicas e diastólicas, 2029
volume-pressão, 1636
D
Dabigatrana, 383, 399, 428, 438
DAMP (Damage-Associated Molecular Patterns), 16
relevantes para sepse, 122
Dano alveolar difuso, 718
DCEI (dispositivos cardíacos eletrônicos implantáveis), 34
avaliação eletrônica de um, parâmetros derivados da avaliação, eletrônica, 643
desfibrilação em portador de, 643
procedimentos cirúrgicos em portadores de, 645
D-dímero, 364
Débito cardíaco, 75, 150, 568
Doppler de monitorização do, 109
e o gradiente venoarterial de CO_2, relação entre, 78
equação para cálculo, 576
medicações inotrópicas e vasopressoras no, 715
Decorticação, 1489
DeCS (Descritor em Ciências da Saúde), 3017
Decúbito
dorsal, 1735
elevação do, 1556
lateral, 1736
Deficiência(s)
de carnitina palmitoil transferase, 2299
nutricionais, 1289
Déficit
calórico, 1282
de água livre
cálculo, 1513
correção, 1513
neurológico, conforme o território vascular acomtido, 1749
Deformação longitudinal global, 577
Deformidade em mão esqueda, 2122
Deglutograma com bandagem gástrica ajustável, 1167
Deiscência de parede abdominal, 2292
Delirium, 1442
após queimadura, 2111
classificação etiológica do, 1466
critérios diagnósticos para, 1565
diagnóstico diferencial, 1470
em pacientes
graves, estratégias na prevenção de, 1471
hospitalizadois estratégias de prvenção, 1472
fatores de risco para
desenvolvimento de, 1465
protocolos de intervenções preventivas, 1472
hipoativo, 1471
induzido por substância, 1469
manejo do, 1471, 2111
método mneumônico para as causas de, 1467
na UTI, 1463-1474

por abstinência de substância, 1469
prevenção e tratamento do, intervenções não farmacológico para, 1471
Delta PCO$_2$, 178, 179
Demanda ventilatória, 806
Depuração (v.tb. Clearance)
de lactato como meta de ressuscitação, 88
extracorpórea com albumina, 1391
Derivação
biliopancreática, 1175
com *duodenal switch*, 1177
do íleo, 1268
gástrica em Y de Roux, 1170, 1173
estenose em 1174
gastrenteroanostomose em, 1174
intestinais, 1267-1278
histórico, 1268
ventricular externa, 1745
Dermatite, 2642
Dermatoses graves no paciente grave, 30
Derrame
pericárdico, 565, 566, 893
volumoso
ECG de paciente com, 356
radiografia de tórax de paciente com, 357
pleural bilateral, 893
Desbalanço entre capacidade e demanda ventilatória e necessidade de ventilação mecânica, 806
Desbridamento cirúrgico, 2114
Descargas epileptiformes
lateralizadas periódicas, 1699
periódicas, 1701
Descerebração, 1488
Descolamento
de retina, 2050
prematuro da placenta, 2723
Descompensação
aguda de insuficiência cardíaca, 296
cardíaca aguda, 297
vascular aguda, 297
Descompressão
externa hemodinâmica da, 1550
interna hemodinâmica da, 1549
Desequilíbrio
hemorrágico nas doenças hepáticas crônicas, 1425
pró-coagulante nas doenças hepáticas crôncias, 1426
Desfechos clínicos, 3019
Desfibrilação, 479, 481
eletrodos na, posição dos, 481
formas de onda bifásica para, comparação entre, 482, 30
Desfibrilador
externo manual, 640
implantável, 629
Desidratação celular, 1010
Design thinking, 2796
Desinfecção, 1890
Deslizamento pleural, 186
Desmame, 1732
da ventilação mecânica, 761
métodos ventilatórios utilizados no, 810
monitorização durante, parâmetros, 809
protocolos de, 812
sucesso do, parâmetros clínicos, 808

ventilação mecânica não invasiva no, uso de, 811
ventilatório mecânico, 841
Desnervação cardíaca, 2339
Desnutrição
proteica, 1175
proteico-calórica, 1030
Dextrans, 139
DGYR, ver Derivação gástrica em Y de Roux
Diabetes insípido central, 1507, 2518
tratamento com DDVP, 1514
tratamento específico, 1513
Diálise, 964
dose de, 967
peritoneal, 970, 1051, 2169
contraindicações, 2542
terapia automatizada por cicladora, 1053
Diarreia, 1074, 1317, 1923
agentes associados à, 2646
aguda, 1175
crônica, 1175
Dieta, 262
em pacientes com IAM com supradesnivelamento do segmento ST, 262
por sondas, 2506
Diferença venoarterial de CO$_2$, 78
Difusão, 964
de monóxido de carbono, medida de, 719
Dilatação
da artéria pulmonar, 364
do tronco da artéria pulmonar, ressonância magnética, 922
ventricular contralateral, 1565
Dilatador(es), 887
dreno, introdução pelo interior do, 887
sequenciais, 882
Diltiazem, 259
Dimercaprol, 2161
Dióxido de carbono, 110
Diplopia, 1608
Disartria, 1608
Disbiose intestinal, 1382
Disclosure, 2818
Disfagia, 1608
Disfunção(ões)
cardíaca, 694, 1389
gravidade da, classificações clínicas de, 230
cardiovascular, 1323
fisiopatologia da, 156
na sepse, 155-165
componente
cardiogênico, 159
distributivo da, 157
hipovolêmico da, 157
obstrutivo, 158
intervenções sobre, 163
contrátil segmentar, 566
da caixa torácica, 689
da mitocôndria, mecanismo de, 123
das vias aéreas, 690
de múltiplos órgãos, 2963
fisiopatologia da, 45
de ventrículo direito, 695
diastólica do ventrículo esquerdo, 288
do nó sinusal, 631

do parênquima pulmonar, 692
do ventrículo direito
    na embolia pulmonar, fisiopatogenia, 363
    no paciente grave, 311-321
endotelial
    conceito, 36
    mecanismo de, 123
    no paciente grave, 35-41
hepática, 1323
    aguda, 1188
    crônica, 1188
hepatocelular, 1188, 1357
miocárdica pela sepse, mecanismos associados à, 160
mitocondrial, 19
multiorgânica, 1321
neuromusculares, 688
    radiografia, 689
orgânica
    definição, 47
    fisiopatologia da, 49
    mecanismo de, 123
    múltipla pós-trauma, 1985
    na sepse, critérios para diagnóstico, 125
pós-ileostomia, 1268
renal, 1323, 1389
    em pacientes oncológicos, 2620
respiratória, 1322
sistólica do ventrículo esquerdo, 287
vascular, 695
ventricular
    direita, tratamento da, 326
    esquerda, TC de tórax em paciente com, 290
Disnatremia, 1505
Disparo
    assincronia de, 772
    do ventilador, 770
    duplo, 774
    ineficaz, 774
    por fluxo, 770
    por pressão, 770
Dispneia, 363
    aguda, 306
    aos esforços, 710
Dispositivo(s)
    antibradicardia, código internacional para descrição dos, 633
    cardíacos eletrônicos implantáveis, 630
    de assistência
        cardiopulmonar, 526
        circulatória, 525
        ventricular esquerda, 526
    Greenfield suction, 619
    mecânicos de suporte
        circulatório, 509
        de circulação por implantação percutânea, 508
Dissecção
    aguda da aorta, 333
        torácica, 606
    da aorta (aórtica), 492
        abdominal, 608
        tipo A, 497
        tipo B, 496, 499
    em aorta torácica, 495
    variantes da, tratamento, 499
    seguida de rotura torácica, tratamento endovascular, 608
    "sem rotura da íntima", 493
    traumática da aorta, 607
Distensão do ventrículo direito, 917
Distrofia muscular tipo Duchenne, 700, 2300
Distúrbio(s)
    acidobásicos
        achados clínicos, 998
        acidose
            metabólica, 999
            respiratória, 1003
        alcalose, 1000
            respiratória, 1004
            teoria de Stewart, 1004
        definições, 998
        exames complementares, 999
    bradicárdicos, fisiopatogênese dos, 466
    da coagulação na(o)
        doença hepática, 1423-1435
        paciente grave, 1755-1762
    da consciência, 1452
    de condução atrioventricular, 469
    de sangramento, 1835
    do cálcio, 2521
    do equilíbrio acidobásico, 998
    do magnésio, 2523
    do metabolismo, 1032
        do magnésio, 1030
    do potássio no paciente grave, 1017-1028
    do sódio, 1572
        no paciente neuerológico grave, 1505-1514
    eletrolíticos, 1469
    hidreletrolíticos em crianças, 2513-2525
    trombo-hemorrágicos, 1837
    vasculares, 2024
    vesicais, 1957
Diurese alcalina, 2169
Diurético(s), 292
    de alça, 1014, 1512
Diverticulite aguda, 1240
Divertículo, 1233
    de colo, 1210
DMAIC (Definir, Medir, Melhorar (Improve), Controlar), 2760
    ciclo, 2834
DNA
    duplicação de, 4
    estrutura, 4
    fingerprint, 9
    metabolismo, 4
    microarrays, 10
    microssatélite, 9
    minissatélite, 9
    satélite regular, 9
    tradução, 4
    transcrição, 4
Doação
    de órgãos, logística, 2388
    múltipla de órgãos, manutenção do potencial doador falecido para, 2407-2415
Doador
    cuidados com o, 2332
    de coração, avaliação do, 2332
    de órgãos, 2331

potencial, 2384
Dobutamina, 143, 147, 301
Doença(s)
  aguda, necessidades metabólicas e nutricionais na, 1281-1286
  arterial
    coronária multiarterial, definição, 648
    coronariana, 518
  cardíaca aguda, biomarcadores na, 305-309
  cardiovascular, 379
  carotídea, 1645
  cerebrovascular, 1467
  das vias biliares, 1191
  de Behçet, 722
  de Crohn, 1139
    diagnóstico, 1136
  de Heine-Medin, 1593
  de Kawasaki, 32
  diverticular, 1233
    dos colos, 1232
  do enxerto contra o hospedeiro, 1189
    aguda, 1812
    crônica, 1817
    histórico, 1812
  do nó sinusal, 631
  do núcleo muscular, 2299
  do pericárdio, classificação etiológica das, 352
  do tecido conectivo, 711
  dos ductos biliares, 1189
  hepática, 196, 1426
    aplicações da tromoelastografia na, 1429
    colestase na, 1189
  infiltrativas do fígado, 1189
  inflamatória(s)
    intestinal(is), 1234
      hemorrágica, 1235
        urgências nas, 1135-1144
    pélvica, 203
  intersticial crônica agudizada, 729
  não cardíacas, fibrilação atrial e, 425
  neurológica primária, 1467
  neuromusculares
    insuficiência respiratória e, 698
    na UTI, 1605-1613
  pulmonar(es)
    crônica, ventilação mecânica na, 2492
    difusa, 910
    obstrutiva crônica
      avaliação
        clínica, 705
        com 18F-FDG, 794
      definição, 704
      descompensada, 1322
      específicas, avaliação, 792
      exacerbação de, fatores envolvidos na, 705
      fisiopatologia, 704
      insuficiência respiratória e, 705
  que causam fraqueza rapidamente progressiva, 1611
  sistêmica com envolvimento cerebral secundário, 1468
  urológica, 201
  valvar, 344
    isquêmica, 347
    veno-oclusiva hepática, 1829-1832
Doente

grave
  avaliação nutricional no, 1287-1296
  necessidades nutricionais especiais do, 1297-1300
traumatizado
  infecção no, 1983
  sepse no, 1983
Dopamina, 143, 145
Doppler
  esofágico, 109
  transcraniano, 1494
    critérios para identificação das artérias pelo, 1495
    em UTI, 1641-1650
    padrão de fluxo sanguíneo ao, 1648
Dor
  abdominal, 1074
  avaliação da, escala visual, 2109
  epigástrica, 2711
  escala visual analógica para avaliação da, 1500
  na panturrilha, 363
  nas costas, 1632
  no paciente queimado, esquema de tratamento, 2110
  pleural, 907
  resposta motora à, 1488
  torácica, 226, 710
    características clínicas das principais etiologias, 226
DPCO, ver Doença pulmonar obstrutiva crônica
Drenagem(ens)
  biliar
    externa-interna, colangiografia demonstrando, 625
    tipo externa, colangiografia demonstrando, 624
    transparieto-hepática, indicações, 626
  cuidados com os tipos de, 895
  de abscesso(s)
    abdominais, 1220
    mediastinais, 1221
    pélvicos, 1221
  de coleções pancreáticas, 1220
  de líquido cefalorraquidiano, 1480
  de loja retrogástrica, 1221
  liquórica, 1490
  percutânea(s)
    de abscessos e líquidos cavitários, 1251
    trans-hepática, 1254
  pericárdica, 892, 893
    por punção, 895
  pleural, 885, 886
    complicações, 889
    fechada, sistema de, 887
    por punção, 886
  por incisão cirúrgica, 888
  postural, 835
  venosa do membro inferior, 414
  ventricular, 1635
Dreno
  cuidados com o, 889
  de tórax
    dobrado, radiografia, 2000
    introdução incorreta, 2000
  tipo *pig-tail*, 1251
  tubular, instalação de, 894
Drive
  automático da respiração, medida do, 691
  respiratório, disfunções do, 687

Driving pressure, 692, 838
   de distensão pulmonar, 692, 693
Droga(s) (v.tb. Fármaco, Medicação e Medicamento)
   anti-MCG, 993
   antineoplásicas, 980
   imunossupressoras, 2337, 60
   nefrotoxicidade por, 975-985
   relacionadas com a hemorragia alveolar, 719
   utilizadas na(no)
      cardioversão e na manutenção do ritmo sinusal, 419
      controle da resposta ventricular, 420
   vasoativas, 143-154, 292, 1030, 2457
      impacto na mortalidade dos estados de choque, 151
      metas para a titulação das, 149
      usadas na hemorragia digestiva alta, 1365
   vasodilatadoras, 152
Drogadição, 1469
Drotrecogina-alfa, 209
Duodenal switch, 1169
Dupla antiagregação plaquetária, 1662

E

Echinococcus granulosus, 923
Echovírus, 1593
Eclâmpsia, 334
   tratamento da, 2714
ECMO (oxigenação por membrana extracorpórea), 531
   arteriovenosa, 535
   componentes do circuito de, 533
   contraindicações, 802
   fisiologia, 534
   fundamentos, 534
   histórico, 532, 801
   indicações, 535, 802
   tipos, 534
   venoarterial, 534
   venoarterial e venovenosa, diferenças entre, 535
   venovenosa, 535
      montagem do circuito da, 800
Ecocardiografia, 110
   abordagem hemodinâmica por meio da, 571-581
   de estresse, 232
   na UTI, 563570
Ecocardiograma
   com Doppler colorido, 366
   insuficiência mitral, 280
   transesofágico
      em diástole, 279
      em portador de cateter venoso central de longa
         permanência, 367
      em sístole, 279
   transtorácico, 494
Ecocardiograma, 920
Ecoendoscopia
   diagnóstica no paciente grave, 1218
   indicações, 1218
   no paciente grave, 1217-1222
Ecografia no choque, 63
Ecstasy, 558
Edatamil sódico, 2171
Edema
   alveolar, 289
   cerebral, 1358, 2023
   intersticial, 287, 289
   muscular, 380
   na panturrilha, 363
   pulmonar, 287
      agudo
         cardiogênico, 287, 288
         classificação etiológica, 286
         conduta, 291
         neurogênico, 1519
      cardiogênico, 759
      de reexpansão, 907
      hipertensão associada a, 333
      não cardiogênico, 2030
      neurogênico, 1518
      no cardiopata grave, 285-293
         exames complementares, 289
         quadro clínico, 288
         tatamento, 291
Edoxabana, 429, 441
EDTA
   cobalto, 2171
   sódico, 2171
Educação médica
   continuada, 2736
   em terapia nutricional, 1347
EEG, ver Eletroencefalograma
Efeito Warburg, 86
EFQM (European Foundation for Quality Management), 2854
EGF (epidermal growth factor), 7
Eixo
   hipotalamo-hipófise-suprarrenal, 1092
   hipotálamo-pituitária-suprarrenal em pacientes graves, 1085
ELA, ver Esclerose lateral amiotrófica
Eletrocardiograma, 226
   típico de hipotermia, 2157
Eletrocauterização, 874
Eletrocoagulação, 1210
Eletrodo para estimulação transcutânea, maneiras de
   posicionar, 640
Eletroencefalograma, 1454
   atividade de base composta por ondas lentas, 1697
   declínio cognitivo, história de em homem de 72 anos, 1700
   em pacientes críticos, 1696
   encefalite
      herpética, diagnóstico em mulher de 62 anos, 1700
      viral grave, diagnóstico, criança de 4 anos, 1701
   epilepsia generalizada idiopática em mulher de 48 anos com
      antecedente idiopática, 1706
   indicações para monitorização contínua, 1455
   insuficiência renal crônica não dialítica, antecedente de em
      homem de 68 anos, 1697
   leucemia mieloide aguda, diagnóstico, criança de 6 anos, 1709
   monitorização contínua com, indicações, 1455
   neoplasia maligna da mama em mulher de 48 anos internada
      para tratamento de, 1713
   paciente
      de 16 anos com história de epilepsia, 1708
      de 22 anos admitido após 2 crises convulsivas, 1699
      de 48 anos com antecedente de meningioma temporal,
         1709
      de 50 anos sedação com Thionembutal®, 1704
      de 52 anos com antecedente de hepatite C, 1702

de 75 anos admitido na UTI após infarto agudo do miocárdio, 1707
do sexo feminino com 13 anos internada com diagnóstico de encefalite viral, 1708
internado após ataque isquêmico transitório, 1713
padrões de, 1710
prognóstico após parada cardiorrespoiratória, 1710
significado, 1711
transtorno bipolar do humor, diagnóstico em mulher de 55 anos, 1703
Eletroestimulação neuromuscular, 668
Eletrofisiologia cardíaca normal, 466
Eletrogramas intracavitários, 642
Eletrólito(s), 1315
conteúdo, 140
plasmáticos, 1009
recomendações de, 1316
Elétron, cadeia transportadora de, 22
Elinogrel, 394
ELISA (enzyme-linked immunossorbent assay), 365
Embolectomia, 372
Embolia
aérea cerebral, 2015
arterial, 1159
gasosa, 2011-2018
arterial, 2016
diagnósticos diferenciais, 2015
sinais e sintomas, 2015
venosa, 2013
gordurosa, 2003-2009
causas, 2004
paradoxal, 2016
pulmonar, 62, 325, 362, 410, 565, 916
Embolização
com espirais metálicos, 1662, 1663
de aneurisma cerebral
com espirais metálicos, 1664
com *stent* diversor de fluxo, 1665
micótico, 1661
roto, 1669
com técnica de remodelação com balão, 1663
de fístula arteriovenosa dural, 1679, 49
de malformação arteriovenosa com Onyx ®, 1677
distal de fragmentos, 2257
no trajeto para malformação areriovenosa, 1675
Êmbolo por cisto hidático, 923
Emergências
hiperglicêmicas, critérios diagnósticos, 1067
hipertensivas, medicamentos usados para tratamento das, 335
Empiema pleural
estadiamento, 901
fase fibrinopurulenta, 901
tratamento do, 904
Empilhamento, 773
Emulsões lipídicas, 1315, 2507
Enalaprilato, 339
Encefalite herpética, 1593, 1598
Encéfalo inchado, 1556
Encefalopatia
anóxica, 1456
anoxicoisquêmica, 1447, 1615-1624
avaliação prognóstica, algoritmo, 1622

prognóstico, 1621
autoimunes, 1467
clínica, critérios de classificação da, 2428
de Hashimoto, 1456
de Wernicke, 1456
de Wernicke-Korsakoff, 1469
hepática, 1420, 1468
alvos terapêuticos, 1377
conceito, 1374
crônica, apresentações clínicas, 1378
diagnóstico, 1375
fisiopatologia, 1374
medidas terapêuticas específicas na, 1377
mínima, 1377
pacientes com, 1378
tratamento, 1377
hipertensiva, 333, 336
hipóxico-isquêmica, 1468, 2555
metabólica, correlação entre o EEG e a gravidade das, 1456
na síndrome séptica, 1468
pós-dialítica, 1456
séptica, 1456
urêmica, 1456, 1468
ENCODE, projeto, 4
Endarterectomia carotídea (da carótida), 2238
eficácia, 1656
Endividamento, indicadores, 2773
Endocardite
infecciosa, 344
critérios clínicos para diagnóstico de, 345
tratamento
cirúrgico, 346
empírico, 345
tratamento medicamentoso, 344
pesquisa de, 569
Endoloop®, 1116, 1210
Endoprótese, técnica de implante das, 608
Endoscopia, 1206
evidenciando agulha de punção no interior de um abscesso com necrose, imagem, 1221
terapêutica no paciente grave, 1219
Endoscópio inserido na cavidade pararretal infectada, 1220
Endotelinas, 37
antagonistas do receptor de, 1398
Endotélio, ativação do, 218
Endoteliopatia do trauma, 1774
Endotoxemia induzida pela sepse, 26
Endotoxina da parede de bactérias gram-negativas, 49
Enema
de bário, 1117
de formalina, 1117
Energia
celular, 20
cinética, fórmula, 2077
de radiofrequência, 1252
Enfaixamento com Coban, 2128, 2129
Enfermagem
ações de acordo com a *Surviving Sepsis Campaign,* 211
avaliação da carga de trabalho de, 2987
cardiocirculatória, assistência de, 671-680
cuidados no paciente séptico, 205-213
nefrológica, assistência de, 1047-1055
Enfermeiro nefrologista, 1047

Enfisema
  pulmonar, 705
  subcutâneo, 907
Engenharia
  de resiliência, 2765
  de sistemas, 2797
Enolase neurônio-específica, 1622
Enoxaparina, 241
Entamoeba hystolitica, 196
Enterocolite necrosante, 2557
Enteroscopia intraoperatória, 1233
Enterovírus, 1592
Envelhecimento
  alterações
    arteriais do, 2570
    neurológicas do, 2565-2576
  do sistema cardiovascular, 2575
  e doença, implicações no paciente grave, 2563
  função diastólica e, 2574
  reserva miocárdica e, 2575
Enxerto expandido, 2114
EPHESUS, estudo, 523
Epinefrina, 487
Epistaxe, 1673, 1682, 1683
Epitélio pulmonar, 746
Equação
  Curreri, 1283
  de Bernouille, 578
  de Fick, 78
  de Penn State, 1283
  de Starling, 286
  do movimento do sistema
    respiratório, 763
    sistema respiratório, 863
  estimativa de altura, 1294
  Harris-Benedict, 1283
  Ireton-Jones, 1283
  para cálculo da complacência estática, 839
  para determinar gosto energético, 1283
  para estimativa das necessidades calóricas, 1340
Equilíbrio
  hemostático, 1418
  hidreletrolítico, 1958
Equipe
  de enfermagem em nefrologia intensiva, 1052
  ideal no atendimento a traumatizado grave, 1951
  médicas transplantadoras, 2385
  multidisciplinar, 2731
Erosão de Mallory-Weiss, 1208
Erro(s)
  e eventos adversos hospitalares, estimativa de custos
    brasileiros, 2818
  humano, 2811
Escala
  BPS, para avaliação de dor, 1500
  CCPOT, 1501
  comportamental, 2319
  CRIB, 2982
  da World Federation of Neurosurgeons, 1570
  de agitação-sedação, 1500
  de analgesia/sedação, 133
  de avaliação de sintomas PAINAD, 2913
  de Blatchford, 1206
  de coma de Glasgow, 1485, 1740, 2027
    modificada para crianças, 2439
  de Fisher, 1570, 1741
  de Hunt e Hess, 1570, 1658
  de infarto cerebral após trombólise, 1656
  de monitorização neurológica clínica, 1740
  de mortalidade neonatal, características, 2981
  de Rockall, 1207
  de sedação da RASS, 2320
  de Silverman-Anderson, 2477
  de World Federation Neuroglogiuc Surgeons, 170
  do National Institute of Health Stroke Scale, 1741
  do NIH-SS, 412
  Limb Salvage Index, 1978
  Mori, 1656
  para avaliação de calafrios, 1692
  para fisiologia neonatal aguda, de extensão perinatal, 2980
  RAMSAY, 2319
  RASS para avaliação do grau de sedação, 1501
  SAS, 1501
  SNAP, 2980
  SNAP-PE, 2980
  visual analógica para avaliação da dor, 1500
Escaldo, 2104
Escaras, 1958
Escarectomias, 2114
Escarotomias, 2114
Escherichia coli, 740, 1592
Esclerose lateral amiotrófica, 700
Escleroterapia, 1367
Escore
  ABC, 1950
  CHA2DS2VASc, 426
  Child-Pugh, 1368
  Crusade, 234
  de cálcio, 584
  de Child-Pugh modificado, 2216
  de coma, 1449
  de disfunções orgânicas, 2935, 2974
  de falência orgânica, 2963
  de Padua, 373
  de risco, 228, 2942
    CHA_2DS_2VASc, variáveis, 437
    de sanramaenteo em SCA, 234
    Grace, 230
    uso prático, 2942
    Timi, 229
  de sangramento HAS-BLED, variáveis, 437
  de Wells simplificado, 388
  gerais de gravidade, 2932
  HAS-BLED, 426
  ICH, 1576
    interpretação, 1577
  MASSC para adultos, 2633
  MODS, pontuação, 2964
  para avaliação da NET, 30
  PRIDE para insuficiência cardíaca aguda, 298
  Roxana, 236
  TASH, 1778
  TIBI, 1643
Esmalte dental, fratura do, 2063
Esmolol, 339
Esofagectomias, 1183

Esofagite
 causada por doença do refluxo gastresofágico, 1208
 por CMV, 1923
 por herpes simples, 1923
Esôfago
 afecções do, tratamento das, 906
 ulcerações idiopáticas do, 1923
Espaço
 de Morrisson, líquido no, 190
 hepatorrenal, 190
 morto, 881
Espasmo arterial, 2078
Espécies reativas de oxigênio, 50
Especificidade efetora, 6
Espectroscopia
 com polarização ortogonal, 49
 de infravermelho próximo, 2448
Esquema(s)
 antiplaquetários, 256
 de Lund-Browder, 2104
Esquistossomose, 711
Estabilidade
 cardiovascular, 808
 da mecânica respiratória, 808
 das trocas gasosas, 808
 do centro respiratório, 808
 hidreletrolítica, 808
 macro-hemodinâmica, 72
Estabilização, 848
 hemodinâmica, 1491
Estado(s)
 ácido-base, 1020
 confusional(ais)
  agudo, 1452
  investigação dos, 1470
 da arte no atendimento inicial do traumatizado, 1943-1952
 de choque
  abordagem inicial, 65
  alterações hematológicas, 1833
  características comuns, 65, 69
  classificação, 46, 57, 60
   de acordo com o padrão hemodinâmico invasivo, 96
  definição, 57
  determinantes fisiológicos, 60
  identificação do paciente em, 66
  monitorização invasiva, 91-103
  morbidade atribuída aos, 72
  mortalidade atribuída aos, 72
   padrão hemodinâmico dos, 69
 de coma, etiologias, 1443
 de mal epiléptico, 1535-1554
 de superalimentação, 134
 epiléptico
  conceito, 1536
  convulsivo, 1536, 1538, 1705
  estabelecido, 1540
  incidência atual de, 1536
  não convulsivo, 1539, 1541
  em adultos, 1542
  critérios eletrencefalográficos para diagnóstico, 1539
  refratário, 1540
  tipos, 1705
  tratamento, 1539

hipermetabólico, 52
hiperosmolar, 1468
 hiperglicêmico, 1065
mental, 1449
 em pacientes críticos, avaliação, 1466
 minimamente consciente, 1452
 vegetativo, 1452
  permanente, 1452
  persistente, 1452
Estase jugular, 363
Estatina, 260, 984
 da aldosterona, 259
Estenose, 1138
 aórtica, 349
 em derivação gástrica em Y de Roux, 1174
 intracraniana, 1644
 mitral, 349
Esteroide(s)
 altas doses de, estudos, 1087
 baixa dose de, estudos, 1087
 efeitos adversos dos, 1088
 fisiologia dos, 1084
Estertores, 363
Estigmas de sangramento, 1208
Estimulação
 amplitude de, 471
 cardíaca artificial, 470, 632
 cerebral profunda talâmica central, 1461
 cutaneotorácica, 639
 da tosse, 1731
 elétrica neuromuscular, 946
 endocárdica, 640
 epimiocárdica, 642
 limiar de, 471
 magnética transcraniana, 1459
 modo, 471
  AAI, 634
  DDD, 634
  VVI, 634
 temporária, 644
 transcutânea, 639
 transvenosa, 640
Estímulo antitaquicardia, 636
Estomas intestinais, 1267
 construção de, princípios básicos para, 1270
 tipos, 1269
Estratégia
 de recrutamento máximo, 785
 farmacoinvasiva, 270, 271
Estratificação de risco
 conforme achados clínicos, biomarcadores e imagem, 369
 em sepse grave, 2997
Estreptoquinase, 272, 408
Estresse
 alterações no metabolismo no, 2496
 disfunção do trato gastrintestinal em situações de, 1328
 em UTI, fatores de, 2881
 fisiológico
  considerações nutricionais em situações de, 1325-1330
  desafios e estratégias para nutrir o, 1327
  pode influenciar o estado nutricional, 1326
 função gastrintestinal sob, parâmetros de monitoramento, 1329

oxidativo, 219
Estressores, comparativo dos, 2885
Estromas
   intestinais
      cuidados pós-operatórios, 1276
      diagnóstico, 1276
      manejo das complicações, 1276
      via de acesso por vídeo para construção de, 1275
   retração do, 1277
Estudo
   angiográfico hepático, 1256
   CORTICUS, 1087
   CURRENT-OASIS 7, 255
   de caso, 652
   PROWESS-SHOCK, 209
   TRITON, 240
   VASST, 148
Etilismo crônico, 1030
EuroSCORE, 2943
Eventos hemorrágicos, manejo de, 1433
Evidência(s)
   científicas, pirâmide hierárquica, 3014
   fonte das, 3015
   hierarquia das, 3014
   onde e como buscar, 3014
   pré-filtradas, portais recomendados para busca, 3015
Exacerbações de DPCO, fatores envolvidos, 705
Exame
   FAST, 190
   motor, 1450
Excesso de bases, 79
Excisão total do mesorreto, conceito, 1183
Exoftalmia, 1684
Expansão volêmica, achados da ecodopplercardiografia com, 574
Expansores de volume, 30
Expressão
   de fatores de virulância, aumento da, 121
   gênica, regulação da, 6
Exsanguineotransfusão, 2170
Extensão da área corpórea queimada, 2104
   cálculo da porcentagem, 2105
Extrusão, 2064

F

Face
   faturas de, tratamento, 2057
   mordedura canina em, 2043
   trauma de, 2037-2045
Fadiga, 1608
Falência
   da perfusão cerebral, 1616
   de múltiplos órgãos, 1358
   do metabolismo energético cerebral, 1446
   do tratamento endoscópio, 139
   específica de órgãos, planejamento nutricional na, 1321-13243
   gastrintestinal aguda, 1328
   isolada de um órgão, 50
   respiratória, 536
Falha no gerenciamento de projetos, 2760
FALLS (Fluid Administration Limited by Lung Sonography), 186

Falso aneusisma traumatático, 2079
"Falta de ar", 206
Farmácia-satélite na UTI, 2735
Fármacos (v. tb. Medicação e Medicamento)
   que podem exacerbar os sintomas da miastenia grave, 1609
   utilizados na sedação, 2320
   e antagonista, 2322
Farmacogenômica, 12
Fasciite necrosante, 1227
Fasciotomia, 2086
   tibial posterior, 2099
FAST (Focused Abdominal Sonography in Trauma), 110, 190
FATE (Focus Assessed Transthoracic Echocardiographic), 186
Fator(es)
   de pluripotência, 10
   estressores, 2883
   genético de risco, 10
   tecidual, 124
   XA, inibidores do, 397
Febre, 1527
   pós-operatória, 2290
   prevenção em pacientes neurológicos agudos, 1528
Feedback, mecanismos, 2748
Fenilefrina, 146
Fenitoína, 1540
Fenobarbital sódico, 1540
Fenômeno
   da HPA, 158
   da vulnerabilidade seletiva, 1548
   de *flashover*, 2138
   de *no-reflow*, 269, 601, 1616
   tromboembólicos, 2718
      determinação dos fatores de risco para, 1226
Fentolamina, 339
Ferimento(s)
   arteriais, 2076
   cardíaco, 1970
   contuso, 2078
   iatrogênicos, 2078
   penetrantes, 2077
   vasculares, 2076
Ferrocianeto férrico, 2171
Feto morto retido, 2723
Fibras miocárdicas do septo, orientação das, 324
Fibrilação
   atrial
      abodagem clínica e invasiva, 415-434
      anticoagulação na, 435-448
      causas, 416
      classificação da, 418
         funcional do indivíduo portador de, 421
      doenças não cardíacas e, 425
      ECG em ritmo de, 417
      em situações especiais, 414
      estratégia de tratamento na, fatores a serem considerados, 421
      fármacos antitrombóticos nas, dose dos principais, 401
      hipertireoidismo e, 425
      investigação laboratorial, 417
      novos anticoagulantes orais na, 426
      pacientes com, manejo dos, 418, 419
      pré-excitação ventricular e, 425
      pré-excitada, 454

ventricular, 480
Fibrina, produtos de degradação da, 1760
Fibrinogênio, 1760
Fibrinólise, 1426
   critérios para, 411
   intrapericárdica, 355
   intravascular percutânea, 608
Fibrinolítico(s), 372, 383
   aplicações clínicas, 409
   doses, 372
   mecanismos de ação, 408
   nas urgências cardiovasculares, 407-414
Fibronectina, síntese de isoformas de, 7
Fibrose
   hepática, progressão de, 1428
   pulmonar
      idiopática
         18F-FDG e, 795
         exaberbação de caso de, 729
Ficha de atendimento e evolução da ASIA, 1955
Filtro
   de Greenfield na veia cava inferior, 372
   de veia cava inferior, 372
Fios condutores, 642
FiO_2, 838
Fio-guia, 821
   introdução pela agulha, 887
Fisioterapia
   no grande queimado, 2121-2130
   ventilação não invasiva e, 852
Fisostigmina, 2171
Fístula(s), 1030, 1138
   aéreas, 907
   aguda, tratamento, 1170
   arteriovenosa, 2078, 2080
   carótida cavernosa, 1684
      de hemdiálise, oclusão aguda da, 610
      dural
         classificação das, 1680
         embolização de, 1679
      pial, 1674
   crônica
      pós-gastrectomica vertical com septomia e dilatação pneumática, 1171
      dispositivos adesivos, pastas e pós usados para proteção da pele e controle do efluente da, 1334
      enteroatmosférica(s), 1333
         abdome aberto com, 1333
         estratégias nutricionais nas, 1334
         tempo para correção cirúrgica, 1333
Fistuloclise, 1333, 1336
FK-506, 2377
Flagmasia alba dolens, 362
Flapping, 1375
Floppy, 822
FloTrac/Vigileo, 108
FLOW, fase, 139
Fluido(s)
   infusão de, 66
      fases, 158
   remoção de, 299
   responsividade a, 2276
Fluidoterapia, 128, 208

Flumazenil, 2171
Fluoroquinolonas, 978
Flush burn, 2104
Flutter atrial, 457
Fluxo(s)
   axial, características e peculiaridades do, 550
   coronário de acordo com classificação do estudo TIMI, 598
   de caixa, 2773
   de sangue, 1837
   no néfron distal, velocidade do, 1019
   sanguíneo
      alterações do, 49
      ao doppler transcraniano, padrão, 1648
      cerebral
         autorregulação do, 331
         cálculo, 1637
         distribuição para os diferentes órgãos, 53
      encefálico
         fórmula para definição, 1524
         variações, 1525
   transvalvares pela ecodopplercardiografia, 580
   vascular, métodos de restauração do, 2088
"Fluxo de luxo", 68
Foco infeccioso, 1592
FoleyManometer™, 1263
Fondaparinux, 241, 370, 383
Fonoaudiologia, 2245
Forame oval patente, 1645
Formaldeído, 1117
Formalina, 1117
Fórmula
   da energia cinética, 2077
   de Bazett, 422
   de Currieri, 2109
   de Henderson-Hasselbalch, 998
   de Hodges, 422
   enterais pediátricas, 2503
   nutricionais, 1336
   para cálculo
      de complacência, 839
      de resistência, 839
Foscarnet, 979
Fosfofrutoquinase, estimulação pela alcalose, 86
Fósforo, 1069
   distúrbios do, 2522
   reposição de, 1071
FOUR (full outline of unresponsiveness score), 1449
Fração
   de espaço morto, 748
   de tecido pulmonar recrutável, 748
   inspirada de O_2, 752, 838
Fragmento Fab-antidigoxina, 2171
Frameshift, 12
Fraqueza muscular flutuante, 1608
Fratura(s)
   alveolodentária com avulsão de elementos, 2063
   coronárias sem envolvimento pulpar, 2063
   craniana, 2020
   da mandíbula, 2060
   da maxila, 2060
   da órbita, 2058
   de face, tratamento, 2057
   do canal óptico, 2021

do esmalte dental, 2063
do osso frontal, 2058
do zigoma, 2060
fronto-orbito-facial, 2021
mandibular, 2042
maxilar com sistema absorvível, osteossíntese de, 2057
nasais, 2059
naso-fronto e fronto-orbito-etmoide-parietal, 2038
naso-orbitoetmoidais, 2059
orbitária, 2048
orbitozigomática, 2039
radicular, 2063
FREEDON, estudo, 652
Fugemias, 1911
Função
 diastólica, métodos para avaliação da, 578
 do ventrículo direito, medidas para avaliação quantitativa da, 575
 motora, 1487
 ventricular, 568
  avaliação da, 586
Fundação Nacional da Qualidade, 2853
Fungos, 1594, 1854
Funil da inovação, 2794
Furosemida, 339

G

Gadolínio, 984
Galectina 3, 308
Gás
 cilindros de, capacidade e tempo de duraçãoi, 847
 hilariante, 560
Gasometria, 1069
 arterial, 290, 364, 692, 773, 1400
Gasto energético, 665
 basal, cálculo, 2498
 equação para determinação do, 1283
Gastrectomia vertical, 1169
Gastrenteroanastomose
 em derivação gástrica em Y de Roux, 1174
Gastrodueodeno-pancreatectomia, 1182
Gastrojejunostomia, 1224
Gastroparesia, 1316
Gastropatia hipertensiva portal, 1369
Gastroplastia vertical robótica para obesidade, 1184
Gastroscopia em deslizamento de bandagem gástrica ajustável, 1166
Gastrostomia, 1224
 com gastropexia, 1227
 complicações relacionadas com a grvidade, 1227
 no coto, 1225
 óstio da, alargamento do, 1228
Gelatina, 1319
 efeitos indesejáveis das, 141
Gene(s)
 codificador
  da β-globina humana, 5
  de globina, 7
 estrutura do, 5
Genoma
 eucariótico, 8
 humano
  composição do, 9
  mapeamento, 8
  parte expressiva, 4
Gerador de pulso externo, 641
Gerenciamento
 de projetos, falha no, 2760
 de riscos, 2755
 de *stakeholders,* 2755
Gestação, 379 (v.tb. Gravidez)
Gestão
 da mudança, tempo e dificuldade, 2837
 da qualidade, 2381-2389
  em unidade coronariana, 2841-2845
  evidências e benefícios, 2844
 de custos para tomada de decisão, 2776
 de fluxos, 2767
 de pessoas, 2748
 de projetos, 2753-2761
 de recursos em terapia intensiva, 2747-2752
 do fluxo de pacientes em UTI, 2769
 financeira, 2771-2778
Ginkgo biloba, 1114
Ginseng, 1114
Glaucoma traumático, 2049
Glicocálix, 1836
Glicocorticoesteroide, 1076
 equivalente de doses de vários, 1086
 na reversão do choque, 1088
 para prevenir SDRA, 188
 reposição de, 1079
Glicose
 alterações no metabolismo da, 1098
 grande aporte de, 1030
 metabolismo da, 84
Glicose, 1314
Globo
 ocular
  afecções infecciosas do, 2051, 57
  afecções traumáticas do, 2048, 57
  perfuração do, 2050, 57
Glóbulos vermelhos, transfusão de, 1529
Glomerulonefrite
 mediada por anti-MBG, 993
 segmentar e focal necrosante, 989
Glutamina, 1284, 1302
Goodpasture, 993
Google acadêmico, 3017
Gotículas, precauções para, 1877
GPD (generalized periodic discharges), 1701
Gradiente(s)
 cardíacos, análise dos, 578
 pela ecodopplercardiografia, 580
 transtubular de potássio, 1020
Graduação de Spetzler-Martin, 1674
Grampeador mecânico, 912
Grande queimado
 cirurgia no, 2113
 complicações clínicas, 2110
 fisioterapia no, 2121-2130
 monitorização hemodinâmica no, 2108
 reposição volêmica no, 2107
Granulomatose
 com poliangeíte, 721

de Wegener, 721
Gravidez, 1030
   choque na, 2687-2705
   coagulopatias na, 2717
   colestasae na, 1190
   hemostasia na, 2721
   hipetensão arterial na, 2707-2715
   insuficiência cardíaca na, 2669-2685
   moléstias hemorrágicas relacionadas com a, 2722
   problemas hemorrágicos durante a, 2721
   tromboembolismo na, 2717
Guanilato cilases, 6
Guanina, 4
Guia PMBOK, 2755

H

H. pylori, 1241
HAART (highly active anti-retroviral therapy), 1919
HACA, estudo, 1688
HACEK, grupo, 344
HACTH escore, 421
Haemophilus influenzae, 1591
HeartMate II, 546
Heat probe, 1210
Heat shock proteins, papel das, 19
Hematoma retrobulbar, 2048
Hemácias, concentrado de, 1764
Hemangioma de reto, imagem, 1234
Hemangiomatose capilar pulmonar, 711
Hematoma
   cerebelar espontâneo, 1564
   epidural, 2022
   intramural, 493
   intraparenquimatoso, 1562
   subdural, 1497, 2021
     crônico, 2035
      intracraniano, 1632
   unilateral removido, 1562
Hematúria, 1122
Hemoadsorção, 971
Hemoclipe, 1210
Hemocomponentes, 131, 1764
Hemoconcentração, 181
Hemocultura, coleta de, 208
Hemoderivado(s), 2411
uso na transfusão maciça, 1780
Hemodiafiltração venovenosa contínua, 1050, 1051
   aspectos relacionados com a, 1052
Hemodiálise, 644, 964, 2169
   circuito da, 965
   comorbidades, 965
   estendida, 1049
   intermitente, 1049
     aspectos relaiconados com, 1050
     na unidade de terapia intensiva, 1049
Hemodinâmica regional, 1389
Hemofiltração venovenosa contínua, 1049
Hemoglobina, 181
Hemólise, 1792
Hemopatise, manejo, 874
Hemoperfusão, 2169
Hemoptise, tratamento endovascular da, 620

Hemorragia
   alveolar, 718
     causas relacionadas com, 723
     difusa associada a drogas, 995
     drogas relacionadas com a, 719
     exames laboratoriais para diagnóstico, 723
     tratamento, 724
   cerebelar espontânea, 1577
     relacionada com hipertensão, 1577, 46
   digestiva, 1363
     alta, 235, 1108-1111, 1206
     baixa, 623, 1210
       causas, 1232
       de causas específicas, 1233
       tratamento
         cirúrgico, 1231
         não cirúrgico, 1113
     média, 623
     tratamento endovascular percutâneo, 621
   intersticial e alveolar associada a SDRA, 720
   intracerebral espontânea
     anatomia patológica, 1577
     diagnóstico, 1577
     epidemiologia, 1576
     fisiopatologia, 1577
   lobar espontânea, 1577
     com presença de *spot sign*, 1578
     relacionada com angiopatia amiloide, 1577
   no interstício, 720
   pós-parto, 1780
     algoritmo de tratamento, 1781
   retrobulbar, 2048
   subaracnóidea, 1480, 1646
     diagnóstico, 1570
     epidemiologia, 1570
     fisiopatologia, 1570
     graus de, 1571
     tratamento, 1571
   talâmica, 1565
   ventricular, 1565
Hemossiderose pulmonar, 722
Hemostasia
   de sangramento em erosão de Mallory-Weiss, 1208
   dos pacientes com doença hepática, causas das mudanças na, 1416
   na gravidez, 2721
Hemotórax coagulado, tratamento, 905
Heparina, 968
   ajustada ao peso, dose da, 370
   de baixo peso molecular, 369, 396
   não fracionada, 241, 369
Hepatectomias, 1183
   robótica, 1183
Hepatite
   autoimune, 1188
   fulminante, 1355
     causas, 1354
       drogas, toxinas e compostos que podem gerar, 1355
       fatores prognósticos indicadores de transplante hepático na, 1357
       testes utilizados para investigação e monitorização de pacientes portadores de, 1356
Hepatocarcinoma, 1252

tratamento, 1252
Hérnia(s)
  cerebelar, 1445
  cerebrais, 1631
  diafragmática congênita, ventilação mecânica em, 2492
  encarcerada, 1242
  encefálicas, 1445
  paraestromal, 1277
Herniação
  central, 1444
  cerebral, 1631
  sinais clínicos de, 1489
  subfalcina, 1445
  uncal, 1444
Herpes simples, 1593, 1596
  esofagite por, 1923
Herpes-vírus, família, 1593
HIA (hipertensão intra-abdominal), 1260
HIA/SCAbd
  causas, 1264
  consequências da, 1261
Hidatidose, 923
Hidralazina, 335, 338
Hidrocefalia, 1564, 45
Hidrocefalia, 1565, 1572
Hidrotórax, 1421
Hidroxocobalamina, 2171
Higiene
  brônquica, manobras, 1731
    em pacientes na ventilação, 835
  das mãos, 1875
Hiperamonemia, 1358
Hipercalcemia, 1034, 1456
  causas, 1035
Hipercalemia, 1024, 1048
  alterações eletrocardiográficas presentes na, 1026
  causas, 1025
  consequências da, 1026
  emergência da, tratamento de, 1027
  fluxograma do tratamento, 1027
Hipercapnia, 1526
Hiperemia
  maligna, complicações, 2304
  ocular, 1684
  reperfusional, 1549
Hiperfibrinólise, 1773
Hiperfonese da segunda bulha no foco pulmonar, 363
Hiperglicemia, 12159
  conceito, 1060
  consequências, 1061
  controle da, 1061
  fisiopatologia, 1060
Hiper-homocisteinemia, 918
Hiperinsuflação manual, 835
Hiperlactatemia, 62, 177
  causas de, 87
  no choque, 83
Hiperlicemia, 1318
Hipermagnesemia, 1031
  causas, 1032, 2524
  manifestações, 1032
Hipernatremia, 1507, 1513
  abordagem diagnóstica, 1510
  causas, 1508, 2517
  grave sintomática, tratamento, 1511
  tratamento, 1009
    específico
      corticosteroide, 1512
      diuréticos de alça, 1512
      restrição hídrica, 1512
      ureia, 1513
      vaptans, 1512
Hiperóxia, 1526
Hiperparatireoidismo secundário, 1175
Hiperpotassemia, causas, 2520
Hipersensibilidade do seio carotídeo, 633
Hipertensão
  "acelerada", 330
  arterial, 149
    em pacientes neurológicos, manejo medicamentoso da, 1518
    induzida, 1559
    sistêmica, 517
      no AVCI, indicação de tratamento, 1518
  associada a
    acidente vascular cerebral, 333, 10
    edema pulmonar, 333, 10
    infarto agudo do miocárdio, 333, 10
  intracraniana
    aguda hemodinâmica da, 1549
    associada ao inchaço e ao edema encefálicos, fisiopatologia e tratamento, 1545-1568
    em UTI, 1475-1481
    grupos de risco para desenvolvimento de, 1490
    manejo da, 1479
    princípios da, 1476
    tratamento da, 1478, 1491
  "maligna", 330, 334, 338
  portal, 1363, 24
    causas de, 1364
    na cirrose, 1389
  portopulmonar, 711, 1396
    critérios diagnósticos, 1397
    fisiopatologia da, 1396
    manifestações clínicas, 1397
    tratamento, 1398
  pós-operatória, 334
  pulmonar
    causas, 711
    classificação, 710, 918
    definição, 710
    diagnóstico, 710
    do recém-nascido, 2473, 2476
    fisiopatologia, 710
    sintomas clínicos, 710
    terapia intensiva e, 712
    tratamento ambulatorial, 711
    tromboembólica crônica, ressonância magnética no diagnóstico de, 922
Hipertermia, 1448
  maligna, 2297-2305, 60
Hipertireodismo, fibrilação atrial e, 425
Hiperventilação, 1479, 1486, 1490, 1556
Hipervolemia, 1048
Hipnóticos, 1502
Hipoadrenalismo, diagnóstico do, 1100

Hipoaldosteronismo, 1025
Hipocalcemia, 1033
   causas, 1033
Hipocalemia, 1021, 1613
   alterações eletrocardiográficas presentes na, 1024
   consequências da, 1023
Hipocapnia, 1526
Hipoferfusão pós-hiperemia, 1550
Hipofibrinogenemia, 1773
Hipofluxo sanguíneo encefálico, 1647
Hipofosfatemia, casusas, 2522
Hipoglicemia, 1446, 1469, 1529
Hipomagnesemia, 1030
   causas, 1030, 2523
   manifestações de, 1031
   primária, 1030
Hiponatremia, 1010, 1468, 1507, 1508, 1527, 1560, 1572, 1744
   abordagem diagnóstica, 1509
   aguda, sintomas, 1013
   causas e tratamento, 1014
   classificação, 1012
   em pacientes neurológicos, 1016
   sintomas, 1508
Hipoperfusão
   cortical crônica, 1656
   pós-hiperemia, hipótese sob o ponto de vista
      bioquímico, 1551
      hemodinâmico, 1550
Hipossulfito, 2171
Hipotensão, 66
   arterial, 260
   ortostática, 513
Hipotermia, 1022, 1078, 1448, 1456
   acidental, 2155-2158
   associada à transfusão, 1793
   alterações fisiopatológicas associadas à, 2156
   eletrocardiograma típico de, 2157
   manejo da, 1690
   na encefalopatia hipoxicoisquêmica, 2426
   terapêutica
      algoritmo, 1691
      complicações da, 1691
      efeitos neuroprotetores, 1688
      em adultos, fluxograma, 1620
      fisiopatologia, 1688
      indicações, 1688
      manejo, 1621
      tratamento, 2158
Hipotireoidismo, 1456
Hipovolemia, 62
   grave, 181
   permissiva, 1992
Hipoxemia, mecanismos de, 747
Hipóxia, 36, 363, 1526
   tipos de, 2274
   tissular, 1358
Histologia pulmonar, 989
Histonas, 8
HME (heat and moisture exchanger), 843
Home care, 1383
Homeostase intracraniana, 1618
Homeostasia dos fluidos corpóreos, restauração da, 138
Homocomponentes uso rápido e funcional de, 1779

Homocultura, 1911
Honestidade, 2818
Hora-ouro, 139
HORIZONS-AMI D28, estudo, 598
Hormônio
   antidiurético, 147, 1038
      secreção inapropriada de, causas de, 1015
   circulante, remoção, 1076
   esteroides suprarrenais, síntese a partir do colesterol, 1092
   tireoidiano, 1412
      alterações no metabolismo dos, 1098
      inibição da formação de, 1075
Hospice, 2910
Hospital-dia, 1383
HSP (heat shock proteins), 17
Humanização
   da UTI, 2886
   dos cuidados aos pacientes graves, 2871-2879
Hystoplasma capsulatum, 924

IAM-cST, 518
   complicações mecânicas agudas, 519
ICASM (intracellular adhesion molecule), 937
   de infusão, 936
ICC (v.tb. Insuficiência cardíaca congestiva), monitoramento de pacientes com, 643
Icterícia obstrutiva, ecoendoscopia na, 1218
Idade como fator de risco, 2570
Idoso
   alterações
      cardiovasculares do, 2564
      digestivas do, 2565
      imunológicas do, 2565
      neurológicas do, 2565
      renais do, 2565
      sensoriais do, 2565
   cardiopatia isquêmica aguda no, 2577-2586
   coração do, 2572
   frágil, 2564, 63
   grave, assistência de enfermagem ao, 2599-2602
   insuficiência cardíaca no, 2587-2597
   rigidez arterial, 2570
Ifosfamida, 982
Íleo adnâmico, 1227
Ileostomia, 1268
   aspectos fisiopatológicos, 1269
   de alto débito, 1277
   em alça, 1273
   indicações, 1269
   técnica para construção de, 1271
   terminal
      em alça, 1272
      exteriorização de segmento de íleo na construção da, 1272
      maturação precoce da, 1272
Imagem
   de ultrassonografia pulmonar patológica, 189
   dos protocolos FAST e E-FAST, 191
Imobilização, 379
Impedância, 471
   bioelétrica, análise da, 1295
   torácica, 644

Impella, 508, 548
Implante
    de bioprótese aórtica por cateter, registro brasileiro, 661
    de CDI, recomendações, 637
    de *stent* direto, 599
    em continuidade, 2086
    em derivação, 2086
    tumoral, 1227
    valvar aórtico, 658
Imprinting genômico, 7
Imunocomplexos, deposição de, 1176
Imunodeficiência primária
    em criança, dez sinais de alerta, 1822
    no primeiro ano de vida, 12 sinais de alerta, 1822
Imunodepressão em transplante, 1896
Imunoglobulina, 37, 132
    endovenosa em imunodeficiências primárias, recomendações, 1825
Imunossupressão, 2333
    de manutenção, 2336
Imunossupressores, 983
Imunoterapia na UTI, 32
Inalação, 560
Inalantes, modos de utilização, 560
Inaloterapia, 844
Inanição, alterações no metabolismo na, 2496
Inchaço
    reperfusional, 1549
    vasodilatação, 1547
Indicador de qualidade, terapia nutricional e, 1346
Índice(s)
    analíticos, 2775
    bispectral, 2444
    cardíaco, 68
    de comorbidade Charlson, 1129
    de distensibilidade da veia cava inferior, 74
    de doação de órgãos por estado do Brasil, 2382
    de gravidade de pneumonia CURB-65, 733
    de Lindegaard, 1646
    de liquidez geral, 2773
    de massa corporal, 1164, 1294
        classificação nutricional de acordo com, 1294
    de oferta de oxigênio, 2279
    de risco clínico para bebês, 2982
    de SOUSTIEL, 1646
    de variação pletismográfica, 74
    Mangled Extremity Severity Score (MESS), 1977
    pressão-tempo, 808
    prognósticos
        em cirurgia cardíaca, 2941-2946
        na lesão renal aguda, 2947-2951
        em UTI pediátrica, 2967-2977
    pulsátil, 2443
Infarto
    agudo do miocárdio
        classificação clínica de diferentes tipos de, 250
        com supradesnivelamento do segmento ST
    abordagem clínica do, 253-263
            atendimento
                inicial, 267
                pré-hospitalar e intra-hospitalar, 267
            intervenção cororanariana percutânea no, 597-602
            reperfusão no, 265-275
        tratamento das complicações, 261
        complicações mecânicas
            aneurisma ventricular, 282
            cateter de artéria pulmonar, 280
            diagnóstico, 278, 280
            fisiopatologia, 278, 280
            insuficiência mitral aguda, 279
            pseudoaneurisma do ventrículo esquerdo, 282
            ruptura de
                parede livre do ventrículo esquerdo, 281
                septo interventricular, 278
        definição universal de, 247-251
        hipertensão associada a, 333
            sem supradesnivelamento do segmento ST, 430
    cerebelar, descompressões externas do, 1562
    cerebral, 1480
    do hemisférico
        com efeito expansivo, 1563
        maciço, descompressões externas do, 1562
    do miocárdio, 564
    esplênico, 201
    lacunar, 1491
Infecção(ões)
    18F-FDG e, 795
    abdominal, tratamento do paciente com, 1130
    adquiridas na terpia intensiva, vigilância epidemiológica das, 1870
    ambiente como fonte de, 1874
    associadas a dispositivos invasivos, prevenção, 1878
    bacterianas, 1600
    da corrente sanguínea, 1532, 1859, 1863
    da necrose pancreática, 1149
    de sítio cirúrgico, 2291
    do sistema nervoso central, 1467
        exames laboratoriais, 1596
    do trato urinário, 201, 1533, 1863, 1865
        sintomática, 1873
    em pacientes submetidos a transplantes de órgãos sólidos, 1895-1903
    em transplante, 1896
    hematogênicas, 1908
    hospitalares em UTI, 1857-1856
        prevenção e controle, 1867-1893
    intra-abdominais, 1127-1133
    microbiologia das, em UTI, 1851-1856
    oportunistas, 1919
    pelo HIV, profilaxia da, 1927
    pelo *Treponema pallidum*, 1599
    PET e, 795
    por *Klebsiella*, 1121
    prevenção de, 131
    prevenção e tratamento, 56
    primária de corrente sanguínea, 1872
    relacionadas com cateteres, 1865
        vasculares, 1879, 54
    respiratórias
    adquiridas na comunidade, em UTI, 19291939
        no paciente oncológico, 2615
    transmitidas por transfusões, 179
    virais, 1592, 1602
        correlação topográfica e imagem, 1598
        terapia, dose e duração do tratamento para, 1602
Inflamação, 1043

e coagulação, interação entre, 124
pulmonar, avaliação, 790
radical heme livre na, 20
Influenza, vacinação contra, 1938
Influxo celular de cálcio, 1616
Informática em saúde, 2780
Ingestão cáustica, 1208
Ingurgitamento de vasos mesentéricos, 1175
Inibição respiratória epiléptica, 1486
Inibidor(es)
   da enzima conversora da angiotensina, 259, 983
   da fosfodiesterase tipo 54, 1398
   da fosfodiesterase III, 148
   da glicoproteína IIb/IIIa, 394
   da HMG-CoA redutase, 984
   diretos da trombina, 398
   do fator XA, 397
   do receptor $P2Y_{12}$, 256, 392
Inotrópico, 151
   doses preconizadas, 300
   efeitos adversos dos, 149
Inotropismo, efeitos na curva de Frank-Starling, 2280
Inseticida organofosforados, intoxicação aguda, 2174
Instituto Nacional de Saúde da Criança e do Desenvolvimento Humano, 2985
Instrumento(s)
   de monitorização ventilatória, 840
   robóticos, 1183
Insuficiência
   adrenal aguda, 182
   aórtica, 349
   cardíaca, 557
      achados ecodopplergráficos na, 579
      aguda na sala de emergência, 298
      congestiva, 521
         procedimentos cirúrgicos paliaativos, 523
         tratamento medicamentoso, 522
      na gravidez, 2669-2685
      no idoso, 2587-2597
      síndrome aguda da, 295-304
      tratamento cirúrgico da, 521-529
   circulatória, 38
   do ventrículo direito, manejo do paciente com, 319
   hepática, 1456
      aguda
         fulminante
            complicações, 1357
            diagnóstico, 1356
            etiologia, 1354
            manifestações clínicas, 1356
            patogênese, 1354
            patologia, 1355
            tratamento, 1358
         uso de tromboelastografia em pacientes com, 1433
      com icterícia, 1074
   mitral, 349
      aguda, 279
   renal, 1025, 1468
      aguda, 2540
      analgo-sedação na, 1503
      no paciente com câncer, 2619-2623
   respiratória
      aguda

em DPOC, 703-708
em pediatria, 2461-2469
em recém-nascidos, 2471-2483
por doença intersticial aguda, 728
possíveis causas, 686
   crianças com, 536
   critérios para o diagnóstico, 2467
   de acordo com os órgãos envolvidos, 2464
   hipoxêmica, 687, 760
   na pneumonia adquirida na comunidade, 731-737
   nas síndromes
      hemorrágicas pumonares, 717-725
      intersticiais agudas, 727-730
   neonatos com, 536
   no paciente oncológico, 2613-2618
   ventilatória, 687
   suprarrenal
      em pacientes com choque séptico, 1101
      na UTI, critérios diagnósticos para, 1100
      relacionada com doença grave
         etiologia da, 1093
         incidência, 1093
         manifestações clínicas, 1093
relacionada com doença grave, 1091-1096
   tricúspide, 363
   valvar mitral, correção, 525
   ventricular direita, 312, 712
      avaliação inicial do paciente com, 314
      manejo do paciente com, 316
      no ambiente da terapia intensiva, 714
Insulina, grande aporte de, 1030
Insulinização, 1070
Integrative weaning index (IWI), 810
Integrinas, 37
Interação cardiopulmonar em pacientes sob ventilação mecânica, 326
Interdependência
   orgânica, 50
   ventricular
      conceito, 324
      no paciente grave, 327-327
Interferências eletromagnéticas, 2179-2182
INTERMACS (Interagency for Mechanically Assisted Circulatory Support), 299, 549
Intermediate Therapeutic Intervention Scoring System, 2991
Intervação coronária percutânea primária, 269
Intervalo de confiança, 3019
Intervenção(ões)
   ambientais, 2873
   coronária percutânea, 430
      CRM e, comparação, 650
      percutânea primária, 597
         aspectos técnicos da, 599
         necessidades de um centro para, 598
         reperfusão subótima na, 601
   de enfermagem
      no acidente vascular cerebral, 1752
      relacionadas
         ao paciente neurocrítico, 1746
         ao trauma cranioencefálico, 1748
   por cateter, 618
Intolerância alimentar, 1329
Intoxicação(ões)

agudas, 2165-2177
cumarínica, 432
digitálica, 1025
exógena, 1448, 1456
graves, agentes responsáveis, 2172
ocasionada pela vitamina D_2, 1034
por monóxido de carbonono, 2110
Intravascular, restabelecimento do, 66
Intrusão, 2064
Intubação
    medicações e doses usadas na, 1947
    nasotraqueal, 1165
    orotraqueal, 1165
    submentoniana, 2041
    traqueal difícil, 818
        preparo para, 820
Íon hidroxila, 1548
Irradiação
    corporal total na prática médica, 2151
    ionizante, exposição não terapêutica, 2151
    terapêutica, 2147
Irritação das raízes nervosas, 1632
Irritantes pulmonares, 2161
ISAT (International Subarachnoid Aneurism Trial), 1652
ISO (International Organization for Standardization), 2852
Isolamento de contato por germes, 1861
Isoproterenol, 147
Isospora belli, 1923
Isquemia
    arterial mesentérica, 609
    cerebral
        secundária, opções no monitoramento, 1478
    tardia, 1572
    de enxerto, conceito e cálculo do tempo ideal de, 2389
    dos membros inferiores, 609
    mesentérica, 1121, 1155-1161, 1240
        exames radiológicos na, 1159
        proporção das etiologias na, 1156
        situações incomuns de quadros de, 1157
    parciais, 1548
    renal, 610
    reperfundidas, 1548
    vascular não oclusiva, 1121
Istaroxima, 301
ISUIA, estudo, 1662
Iunonutrientes em UTI
    ácidos graxos poli-insaturados, 1302
    antioxidantes, 1306
    arginina, 1304
    citrulina, 1306
    glutamina, 1302
    nucleotídeos, 1304

J

Janela
    de oportunidade, 268
    "temporal", 1742
JCAHO, 2851
Jejum, 1226
Jejunostomia, 1224, 1229
    percutânea direta, 1224
Junção neuromuscular, 1608, 1609

K

Kissing heart, 567
Klebsiella, 1592
pneumoniae, 740

L

L. monocytogenes, 1595
Labetolol, 338
Lactato, 177
    arterial, 77
    coleta de, 127
    depuração
        como meta de ressuscitação, 88
        reduzida, 87
    metabolismo do, sob condições diferentes, 85
    na prática clínica, dosagem de, 89
    produção aeróbica de, 86
    regional, produção de, 86
    taxa de clareamento de, 77
Lâmina do laringoscópio, seleção da, 822
Laparoscopia
    diagnóstica, 1240
    no paciente crítico, 1237-1243
Laringoscopia
    manobras para otimização da, 820
    posicionamaento do paciente, 821
    relação entre quantidade e eventos adversos, 821
Lavado broncoalveolar, 872, 989
Lavagem ventricular, 1565
Laxante abuso de, 1030
Lead time, 2766
Lean six sigma, 2834
Lei
    de Boyle, 933
    de Dalton, 847
    de Henry, 933
    de Laplace, 523
    de Starling, 138
Leito, número de, fórmula, 2994
Lesão(ões)
    abdominais, 613
    actínicas, 2150
    artéria
        axilar, 2082
        braquial, 2082
        de perna, 2085
        femoral, 2084
        ilíaca, 2084
        ponte, 1486
        poplítea, 2084
        radial, 2082, 57
        renais, 2083
        subclávia, 2082
        ulnar, 2082
        vertebral, 2082
        viscerais, 2083
    axonal difusa, 2022
    biliar, tratamento percutâneo das, 626
    cerebral
        anoxicoisquêmica, 1616
        por reoxigenação, 1616
        secundária, eventos desencadeadores, 1743

cervicais, 612
com efeito expansivo, 1481
da junção neuromuscular, 688
da medula espinhal, classificação neurológica padrão para, 1955
de nervo craniano, 2238
de aorta, 557
de artéria
　axilar, 2080, 57
　carótida interna, 2081
de Dieulafoy, 1208
de extremidades, 614
do III nervo, 1486
do(s) neurônio(s)
　motor, 688
　periféricos, 688
encefálica
　primária, 1524, 1718
　secundária, 1524, 1718
　　classificação, 1719
endotelial, 556
　na isquemia-reperfusão, 1041
esofágica, 1208
inalatória, 2111
　em pacientes queimados, 875
miocárdicas, 564
musculares, 688
neurológica secundária, mecanismos sistêmicos e locais, 1719
neuronal hipoxicoisquêmica, 1636
no sistema central, exame neurológico nas diversas localizações de, 1451
por choque elétrico, 2135
por esmagamento, 1976
por mordedura de cão, gato e humana, 2043
por queimadura em membro superior, 2122
por radiação, 1678
por raios, 2135
pulmonar
　aguda, 1322
　　relacionada à transfusão, 1786
　alterações imunológicas relacionadas com, 26
　induzida
　　pela radioterapia, 2654
　　por ventilador, 748
　pós-radioterapia, PET-CT, 2615
secundária a uma série de estímulos lesivos, PET para analisar o desenvolvimento de, 792
renal
　aguda, 39, 957-952, 2229
　　desenvolvimento em cirurgias, 2230
　　fisiopatologia da, 1040
　　índices prognósticos na, 2947-2951
　　isquêmica, alterações celulares durante, 1040
　　moléculas que protegem contra, 1044
　　patogenia, 2230
　　perioperatória, 2231
　　tratamento dialítico na, 963-973
　por infiltração, 2621
tecidual, fisiopatologia da, 49
torácica, 613
　com risco de vida, 1970
traumática
　de artéria
　　poplítea, 2079
　　subclávia, 612, 2088
　não vasculares, tratamento endovascular, 615
　torácicas, 1968
tubular, efeito da, 1042
vascular, 1208, 2077
　abdominais, 2082
　pélvicas, 2084
　trumáticas, tratamento endovascular das, 612
veia cava inferior, 2083
Leucocitose, 1122
Leucocitúria, 1122
Leucoencefalopatia
　multifocal progressiva, 1922
　"posterior", 333
Levosimendan, 148
Levosimendana, 301
LiDCO, 107
Líder de alta performance, 2751
Lidocaína, 488, 1560
Ligadura
　de feixe, 1980
　de varizes de esôfago, aspecto endoscópico da, 1367
　dupla, 1980
　elástica, 1209, 1210, 1367
　　em coloproctologia, 1116
Ligante, 6, 17
Lilacs®, base de dados, 3017
Linfoma
　não Hodgkin, 1250
　primário do SNC, 1922
Linha
　B, 187
　pleural, 186
Lipase, 1069
Lipídeos, 1284, 1315, 2507
Lipoproteína, 37
　deposição de, 218
Liquidez, indicadores, 2773
Líquido(s)
　cavitários, 1251
　cefalorraquidiano, 1470, 1598, 1628
　　nas infecções do SNC, 1599
　　valores referenciais do, 1632
　livre no espaço de Morrisson, 190
　pericárdico
　　análise do, 358
　　biópsia, 358
Lise
　de euglobulina, 1760
　osmótica, 1793
Lobectomia pulmonar inferior, 903
　por vídeo, 912
Lobo pulmonar, consolidação do, 740
Locked-in, 1453
LODS (logistic organ dysfunction system), grau de disfunção orgânica pelo, 48
Logoftalmo, 2053
Loja tibial anterior, anatomia, 2098
Lucratividade, indicadores, 2774
Lung sliding, 186
Lúpus eritematoso sistêmico, 722
Luxação

facetária bilateral, 1956
lateral, 2064

M

Má absorção de cálcio, 1175
Macroambiente, análise, 2742
Macrófago, 27
   com depósitos de hemossiderina, 989
Macronutrientes, 1283
Magnésio, 260, 1030
   deficiência de, 1023
   distúrbios do, 2523
Magnet Recognition Program, 2853
Mainstream, 840
Malcolm Baldrige National Quality Award, 2854
MALDI TOF, 1855
Malformação(ões)
   arteriovenosa pial, 1674
   vasculares, 1208, 1673, 1674
Malha compressiva, 2129
Managed care, 3010
Manana, 1912
Mandíbula, fratura da, 2060
Manejo nutricional em situações especiais, 1331-1343
Manheim peritonitis index, 1229
Manitol, 1491, 1557
Manobra(s)
   de higiene brônquica em pacientes na ventilação, 835
   de recrutamento alveolar na síndrome do desconforto respiratório agudo, 783
   para otimização da laringoscopia, 820
   torácicas, 1731
Manovacuometria, 840
Manovacuômetro, 841
Mãos, higiene das mãos, 1875
   cinco momentos para, 1876
Mapeamento eletroanatômico, 463
Marcador(es)
   bioquímicos, interpretação, 1496
   cardíacos no choque, dosagem de, 179
   de necrose miocárdica, 290
      cinética dos principais, 227
   de perfusão tecidual no choque, 177
   de resposta inflamatória sistêmica no choque, dosagem, 176
Marca-passo
   cardíaco, 629
   definitivo, indicações, 631
MARKS (sistema de recirculação de absorção molecular), tratamento com, 1406
Máscara
   facial
      dinâmica do vazamento de ar ao redor da, 763
      total, 856
   nasal, 856
   oronasais, 855
MASDP (método de análise e solução de problemas), 2833
Maxila, fratura da, 2060
MDI (metered-dose inhaler), 844
Mecânica
   respiratória
      alterações nos parâmetros de, 812
      em pacientes com insuficiência respiratória hipoxêmica, medidas de, 692
      monitorização de, 691
   ventilatória, 774
Mecanismo de Frank-Starling, 160
Mediadores inflamatórios, 363
Mediastinite fibrosante, 924
Mediastino, alargamento do, 1972
Medicação(ões) (v.tb. Fármaco e medicamento)
   adjuvantes antiagregantes, 273
   anticoagulantes, 273
   antineoplásica, marcadores pretitivos de resposta a, 2641
   antitrombóticas, 243
   inotrópica e vasopressoras, no débito cardíaco, 715
   necessária para ressuscitação do recém-nascido na sala de parto, 2427
   utilizadas no tratamento intra-arterial do vasoespasmo cerebral, 1670
Medicamento(s) (v.tb. Fármaco e medicação)
   colestasae induzida por, 1190
   que não desencaadeiam hipertermia maligna, 2304
   usados para tratamento das emergências hipertensivas, 335
   utilizados em terapia intensiva, 27
Medicina
   baseada em evidências
      como praticar, 3013
      epidemiologia clínica, 3017
      na prática clínica, por que utilizar?, 3012
      o que é?, 3012
      paradigmas da, 3019
      princípios, 3011-3021
   intensiva
      ciências básicas aplicadas à
         biologia celular, 15-24
         biologia molecular, 3-14
         imunologia, 25-33
Medida(s)
   de benefício clínico, 3018
   de barreira, 1890
   de capacidade vital, 699
   de PImáx, 699
   de precisão, 3019
   de pressão nas vias aéreas, 691
Medula
   espinhal, lesões não traumáticas da, 1613
   óssea pós-transplante de, 723
   suprarrenal, 1092
Megacolo tóxico, 1137
Meia(s)
   de compressão
      graduada, 374
      pneumática, 374
   elásticas, 374
MELD (model of end stage liver disease), escore, cálculo, 1415
Membrana(s)
   alveolocapilar, forças que atuam em nível da, 286
   tipos, 972
Meningite(s), 1589
   agentes etiológicos, 1590
   aguda, 1595
   bacteriana, 1590
      tratamento empírico, 1600
   histórico, 1590
   virais, 1591
Meningococo, 1591

Meningoencefalite, 1589
    por criptococos, 1921
Metabolismo cerebral, redução do, 1479
Metástases hepáticas de tumores colorretais, 1254
Metilfenidato, 1460
Metimazol, 1075
Metionina, 5
Método(s)
    contínuos de substituição da função renal, 1049
    de análise e solução de problemas, 2833
    de avaliação sistemática de sintomas, 2911
        de Edmonton, 2912
    de canulação para circulação extracorpórea, 925
    de reinalação parcial, 110
    dialíticos, 2541
    intermitentes de substituição da função renal, 1049
    por ensaio imunoenzimático, 365
    ventilatórios utilizados no desmame, 810
Metodologia PMBOK, 2834
Metoprolol, 335, 339
Metotrexato, 981
Miastenia grave, 32, 699
    formas clínicas, 1608
Microbiota intestinal humana, 1128
Microbleeds, 1577
Microcateter retenção do, 1678
Microcirculação, 1836
    avaliação da, 79
    em diferentes situações clínicas, 169
    intervenções terapêuticas sobre a, 171
    sublingual de um paciente com choque séptico, 170
Microcolo, 1138
Microdiálise, 1742
Micro-hemorragia microbleeds, 1578
Micronutrientes, 1285, 1341
MicroRNA, 4, 307
Microscopia eletrônica do biorreator ELAD, 1405
Microsporidia, 1923
Milrinona, 148
Mineralocorticoide
    atividade, redução da, 1026
    "escape" de, 1022
    excesso de, 1022
Miocárdio
    aumento da demanda de oxigênio pelo, 556
    hibernado, recuperação do, 523
    perfusão do, avaliação da, 586
    realce tardio, avaliação do, 588
Miocardiopatia, 565
Miocardioplastia dinâmica, 525
Miocardite, 557
Miodese, 1982
Mioglobina, 228
Mitocôndrias, 22
Mitomicina C, 982
Mobilização
    no centro cirúrgico, 2126
    precoce, 843
Modalidades dialíticas, nomenclatura das, 965
Modelo
    APACHE IV, 2934
    de queijo suíço, 2813
Modo(s)

BiPAP (ventilação não invasiva com dois níveis de pressão), 778
PAV-PLus, 778
ventilatório, 701, 763, 864
    APRV, 778
    ATC, 778
    BiPAP, 778
    NAVA, 778
    PAV-Plus, 7788
Molas, 1662
    de Gianturco, 615
Molécula
    passsagem através de membrana semipermeável por convecção, 2544
    sinalizadora, 6
Monitores intraventriculares, 1565
Monitoramento hemodinâmico, princípio fundamental para, 106
Monitorização
    da oximetria cerebral, 1717-1727
    da pressão do balonete das cânulas de intubação, 836
    da pressão intra-abdominal, 1259-1265
    da pressão intracraniana, 1635
        aspectos relevantes para o enfermeiro, 1743
        da temperatura cerebral, 1742
        de mecânica respiratória, 691
        do paciente em ventilação mecânica, 773
        do trabalho respiratório, 691
    eletroencefalográfica contínua, 1712
        impacto em pacientes neruocríticos, 1492
    hemodinâmica minimamente invasiva, 105-113
    multimodal, 1485
    na ventilação mecânica, 838
    neurológica
        intensiva
            classificação, 1484
            conceitos, 1484
            multimodal, assistência de enfermagem neurológica, 1742
    sistemas de, 2784
    ventilatória, instrumentos de, 840
Monóxido de carbono
    exposição ao, sinais e sintomas, 2111
    intoxicação por, 2110, 2175
Morbidade perioperatória, 1524
Mordedura canina em face, 2043
Mortalidade
    escores prognósticos de, 2968
    perioperatória, 1524
    predita e observada, 2942
    taxa pelo número de falências orgânicas, 2998
Morte
    encefálica, 1649, 2386
        diagnóstico, 2393-2406
        em crianças, 2403, 60
        notificação, 2404, 61
    súbita, 557
        arrítmica, prevenção, 633
        prevenção da, 463
"Mosaico de perfusão", 921
Motricidade
    ocular, 1450, 1487
    pupilar, 1485
Movimentação dos membros, 373

Movimento
   conjugado alternante, 1450
   fisiologia do, 845
MPI (Mannheim peritonitis index), 1129
MPM IIIo, 2935
MR CLEAN, estudo, 1652
MR-proADM, 308
Mucosa gástrica, proteção da, 1123
Mucosite, 1799
Músculo papilar
   de septo interventricular, 278
   ruptura de, 279
Mutação pontual, 11
Mutismo acinético, 1452
Mycobacterium tuberculosis, 1592, 1596
MYLKP, 10

N

Naloxona, 2171
Narina de recém-nascido, 2478
NAS (Nursing Activities Score), 2993
National Institute of Child Health and Human Development, 2985
NAVA (ventilação assistida pelo drive neural), 779
NdYAG (neodyminum yttrium aluminium garnet), 1116
Nebulizador
   de aerossol, 844
   por jato pressurizado, 844
   ultrassônico, 844
Necessidade(s)
   calóricas, 2506
   energética
      ferramentas para estimar, 1298
      variáveis que interferem na, 1298
   nutricionais, 2498
   proteica, 1341
Necrólise epidérmica tóxica, 30
Necrose
   estéril, 1149
   fibrinoide, 718
   hemorrágica de pele e tecido celular subcutâneo, 383
   pancreática, 1149
   peripancreática, 1149
   tubular aguda, 977
Necrosectomia na pancreatite aguda necrosante, 1150
Necessidade(s)
   de carboidratos, 2499
   diárias de oligoelementos, 2500
   eletrólitos endovenosos, 2500
   hídricas, 2499
   lipídicas, 2499
   proteicas, 2499
Nefrite tubulointersticial aguda, 977
Nefrologia intensiva, formação de uma equipe de enfermagem em, 1052
Néfron distal
   concentração de sódio intratubular no, 1020
   permeabilidade aos ânions, 1020
   velocidade do fluxo no, 1019
Nefropatia induzida por contraste iodado, 984
Nefrotoxicidade
   por aminoglicosídeos, 976
   por drogas, 975-985
   por sulfametoxazol-trimetoprina, 977
Neisseria meningitidis, 1595
NEMS (Nine Equivalents of Nursing Manpower Use Score), 2990
Neonato, ventilação mecânica em, 2490
Neonatologia, ventilação mecânica em, 2485
Neoplasia
   com manifestações neurológicas, 1468
   gástrica com sangramento, 1210
Nervo, secção proximal de, 1980
NET (necrólise epidérmica tóxica), 30
Neurocirurgia pós-operatório e complicações em, 2235-2241
Neuroimagem, 1453
Neurointensivismo
   na criança e no recém-nascido, 2433-2450
   no período neonatal, 2447
Neurointensivo, condutas em casos, 2449
Neurologia, aspectos perioperatórios em, 1523-1534
Neuropatia
   por compressão, 1613
   traumática, 2049
Neurorradiologia intervencionista, 1651, 1673
Neurossífilis, 1596, 1602
Neurotransmissores excitatórios, 1617
Neurotuberculose, 1601
Neutrófilos, 26
Nexfin, 109
Nicardipina, 339
NIH-SS (National Institute of Health Scale), 412
Nimodipina, 339
Nine Equivalents of Nursing Manpower Use Score (NEMS), 2990, 2991
Nistagmo, 1450
Nitratos, 152, 153, 254
Nitrito, 560, 2171
Nitroglicerina, 153, 335, 338
Nitroglicerina, 557
Nitroprussiato de sódio, 152, 335, 338, 557
Nível de cuidados planejado versus nível de cuidado utilizado nas UTI, 2994
NNT (número necessário de tratar), 3018
Nó
   AVC, anormalidades do, 468
   sinusal, anormalidades do, 467
NOD (nucleotide-binding oligomerization domain), 16
Nonsense, 12
Noradrenalina, 143, 146
Normotermia, 1490
Notificação de erros ou eventos adversos, 2835
Nucleotídeos, 1304
Número necessário de tratar (NNT), 3018
Nursing Activities Score (NAS), 2993
Nutrição
   enteral, 1310, 2502
      precoce, 1310
         benefícios, 1311
         vantagens, 1282
   parenteral, 1335, 2506
      cálculo da, 1316
      controles, 2508
      de adultos, 1315

em indivíduo de 70 kg, formulação individualizada, 1316
total, composição da, 1314

O

Obesidade, 379, 1164
    gastroplastia vertical robótica para, 1184
    via aérea difícil e, 820
Obeso crítico, necessidades nutricionais para, 1299
Obnubilação, 1442
Obstrução
    da via de saída do ventrículo esquerdo, 288
    do intestino delgado, 1242
    funcional do colo, 1275
    por hérnia pós-DGYR, 1175
Oclusão
    da artéria circunflexa, cinecoronariografia mostrando, 600
    de ramos arteriais, angiografia pulmonar revelando, 921
    do vaso protador do aneurisma, 1665
    em "T", 1654
    necessidade de se estabelecer, 2040
    transvenosa retrógrada com balão, 625
        indicações para realização, 625
Octreotide, 1366
Odds ratio (OR), 3018
Oferta e consumo de oxigênio, relação entre, 77, 100
Oftalmoparesia, 1608
Olhar
    desvio conjugado do, 1450
    desvio do, 1487
    em pingue-pongue, 1450
    em varredura, 1487
Olhos vermelhos, diagnóstico diferencial, 2049
Oliguemia, 1647
Oligoelementos, necessidades diárias, 2500
    em pacientes graves, 1285
ONA (Organização Nacional de Acreditação), 2851
Onda(s)
    J de Osborne, 1517
    P, característica morfológica, 472
    patológica do tipo A, 1552
    QRS, característica morfológica, 472
    trifásicas, 1701
        no EEG, 1458
Operação(ões) (v.tb. Cirurgia)
    bariátricas
        complicações, 1166
        tipos, 1166
    de Scopínaro, 1175
Opiáceos, intoxicação aguda, 2176
OPS (Orthogonal Polarization Spectral), 79
Órbita
    corpo estranho de, 2048
    fratura da, 2058
Orçamento estratégico, 2775
ORF (open reading frame), 6
Organização de procura de órgãos, 2384
Órtese para evitar contratura de axila, 2127
Ortodeóxia, 1400
Ortostatismo com prancha ortostática, 2128
Osmolalidade, 139
    plasmática, 1506

Osso frontal, fratura do, 2058
Osteoperiosteoplastia, 1980
Osteossíntese(s)
    de fratura maxilar com sistema absorvível, 2057
    rígidas, 2062
Osteotomia com serra, 1981
Overfeeding, 134
Overtube, 1368
Óxido nítrico, 560
    fisiopatologia, 36
Oxigenação
    celular, 68
    de tecido cerebral, 2443
    por membrana extracorpórea, 488
    tecidual, 68
Oxigenadores, 533
Oxigênio
    consumo e oferta de oxigênio, relação, 2275
    espécies reativas de, 37
    fornecimento de, 49
    oferta
        de consumo, 76
        determinantes, 2274
    oferta e consumo de, equilíbrio, 2275
    relação entre a oferta e o consumo de, 58
    saturação de, 36
    taxa de extração, 76
Oxigenoterapia, 291
    hiperbárica
        breve histórico, 934
        complicações, 936
        contraindicações, 936
        diretrizes para o acompanhamento de pacientes em, 938
        exemplos de protocolos, 939
        indicações, 935
        mecanismos de ação, 937
        potenciais efeitos sistêmicos, 937
        protocolos de tratamento, 938
        rotinas de atendimento, 937
        segurança, 937
Oximetria
    cerebral, 1723
        guia de tratamento baseado na, 1724
        implicações das intervenções clínicas na, 1722
        monitorização da, 1717-1727
    de pulso, 692
    pletismográfica, 2278
    tecidual
        cerebral, 1720
        sistemas de aferição, 1721

P

Paciente(s)
    bariátrico na UTI, 1164
    crítico, autonomia em, 2899-2903
    cardiopata, avaliação de risco cirúrgico nos, 2185-2210
    cirrótico
        complicações perioperatórias no
    estratificação de risco, 1413
        fisiopatologia, 1412
        risco de mortalidade cirúrgica em, 1413
    cirúrgicos, estratificação de risco trombótico para, 384

com câncer
    escores prognósticos em, 2607
    quando cessar cuidados intensivos em, 2661-2664
com insuficiência cardíaca aguda na UTI, 299
com isquemia mesentérica, apresentação clínica na admissão hospitalar, 1158
com necessidade de vasopressor, risco relativo para mortalidade, 68
com riscos intermediários e alto com SCA sem supradesnivelamento ST, condutas nos, 231
com SCA
    com supradesnivelamento do segmento ST, condutas, 231
    e alto risco de sangramento, utilização de medicações e procedimentos, 235
    tratamento de sangramento em, 235
com sepse, ressuscitação dirigida por metas em, 129
com síndrome coronariana aguda, atendimento do, 226
com suporte do ventilatório, tratamento, 132
crítico
    autonomia em, 2899-2903
    barreira intestinal do, 26
    grave, quando não alimentar o, 1328
    laparoscopia no, 1237-1243
    miopatia do, 1610
de baixo risco
    alta precoce, 602
    com SCA sem supradesnivelamento do segmento ST, terapia medicamentosa, 230
descompensados, características epidemiológicas, 296
em choque circulatório
    aplicações da ultrassonografia, 185-194, 195-203
    manejo guiado pela ultrassonografia, 192
em ventilação mecânica, monitorização do, 773
entubados e sedados, critérios para indicar tratamento endovascular, 1668
grande queimado, condutas, 2103-2116
grave
    abdome agudo, 1119-1125
    alterações
        endocrinológicas no, 1097-1102
        imunológicas em, 26
    anormalidades microcirculatórias em, 169
    avaliação pré-anestésica, 2211-2227
    biópsia de pulmão no, 909-914
    colestase no, 1187-1191
    conduta nuricional no, fluxograma, 1313
    corticosteroides no, 1083-1090
    disfunção do ventrículo direito no, 311-321
    disfunção endotelial no, 35-41
    distúrbios
        da coagulação no, 1755-1762
        do magnésio e do cálcio no, 1029-1035
        do potássio no, 1017-1028
        do sódio no
            diabete insípido, 1010
            fisiopatologia, 1008
            hipernatremia, 1008
            hiponatremia, 1010
    doenças imunológicas no, 28
    ecoendoscopia no, 1217-1222
    eixo hipotálamo-pituitária-suprarrenal em, 1085
    em ventilação mecânica, transporte do, 845
    humanização dos cuidados aos, 2871-2879
    interdependência ventricular no, 323-327
    microcirculação no, 167-173
    nutrição e o, 26
    oligoelementos em, necessidades diárias de, 1285
    paracentese no, 1245-1248
    técnicas de avaliação microvascular disponíveis para utilização em, 168
imunodeprimido, infecção pós-transplante de células-tronco hematopoiéticas, 1797-1800
intoxicado, atendimento do, 2166
multiarteriais, intervenção coronária percutânea em, 647-656
neurocrítico, intervenções de enfermagem relacionadas com, 1746
neurológico
    adulto, avaliação fisioterapêtica geral, 1733
    grave
        aspectos cardiovasculares e respiratórios, 1515-1522
        distúrbios de sódio no, 1505-1514
        suporte ventilatório, 1521
obeso, complicações inerentes ao, 1176
oncológico
    comprometimetno cardíaco no, 2625-2630
    insuficiência respiratória no, 2613-2618
    na UTI, assistência de enfermagem ao, 2665-2675
pneumopata exacerbado, atendimento, 944
queimado, assistência de enfermagem ao, 2117-2120
    tratamento da dor no, 2110
segurança do, 2803
séptico
    cuidados de enfermagem no
        campanha sobrevivendo à sepse, 207
        causa primária da sepse, 207
        conhecendo algumas das evidências, 206
        definição dos conceitos, 206
        custos diretos do tratamento de, 119
        tecido miocárdico de, 160
    submetidos a quatro tipos de cirurgia, resultados, 1412
    terminais, cuidados paliativos, 761
    sepse no, 2631-2638
Pacote seis horas, 126
Padrão(ões)
    de "vidro fosco", 290
    "despolido", 290
    periódicos, 1698
    respiratórios, 2440
        anormais, 1520
        normais, 1519
Palpitação, 710
PAMP (Pathogen-Associated Molecular Pattern), 16
    relevantes para sepse, 122
Pâncreas, 198
Pancreatectomias, 1182
Pancreatite, 1030
    aguda, 1145-1153, 1213
        biliar, ecoendoscopia na, 1218
        caracterização da, 1147
        fatores etiológicos na, 1146
        grave, 199
        fulminante, 1150
        idiopática recorrente, ecoendoscopia na, 1219
        leve, 198
    idiopátaica, 198
Paracentese

guiada por imagem, 1246
no paciente grave, 1245-1248
Parada
  cardíaca, 1480, 1616
  cardiocirculatória, síndromes cerebrais após, 1617
  cardiorrespiratória
    causas, 476, 477
    definição, 476
    em pediatria e neonatologia, 2419
Paralisia hipercalêmica periódica, 1025
Parâmetro(s)
  clínicos, normalização de, 73
  estático, variação dos, 99
  hemodinâmicos, 150
    normalização de, 73
Paramixovírus, 1594
Paraquat, intoxicação aguda, 2177
Parede
  abdominal, deiscência de, 2292
  livre do ventrículo esquerdo, ruptura de, 281, 282
Parênquima pulmonar, 916
  disfunções do, 692
Patches transdérmicos, 423
Patologia(s)
  de alta resistência, ventilação mecânica em, 2491
  de baixa complacência, ventilação mecânica em, 2490
  obstrutivas, ventilação mecânica em, 2491
  restritivas, ventilação mecânica em, 2490
Pausa sinusal, 467, 468
PCR (parada cardiorrespiratória), 475
  causas, identificação e tratamento, 484
  modalidades de, 479
  principais fármacos utilizados no tratamento da, 487
PDCA (plan-do-check-act), 2833
PED (periodic epileptiform discharges), 1701
Pediatria
  antibióticos em, 2530
  choque séptico em, 2451
  em unidade de tratamento intensivo, 2528
  insuficiência respiratória aguda, 2461-2469
  sepse grave em, 2451
  terapia de substituição renal em, 2539-2546
  ventilação mecânica em, 2485
Pediatric Index of Mortality, 2968, 2971, 2972
Pedículo de pólipo, 1211
PEEP (pressão positiva no final da expiração), 800
  ajuste da, 783
  uso de, 751
Pele, 203
  enxertia de, 2114
  periestomal, 1276
PELOD (pediatric logistic organ dysfunction), 2974
variáveis, 2975
Pemetrexed, 981
PEMOD (pediatric multiple organ dysfunction) variáveis, 2974
Penicilina, 978
  efeitos colaterais mais comuns, 2531
Pêntade de Reynolds, 1213
Pentamidina, 978
Pentassacarídeo, 370
Peptídeo natriurético cerebral tipo B, 180, 290
  na insuficiência cardíaca descompensada, 291

Percussões torácicas, 835
Perda(s)
  gastrintestinais, 1022
  ponderal em relação ao tempo, classificação, 1293
  renais, 1022
  sanguínea, sinais ao exame físico para estimativa de, 1365
Perfil bioquímico, 290
Performance cardíaca, análise da, 576
Perfusão, 1489
  cerebral
    cintilografia de, 2402
    falência da, 1616
  "de luxo", 1551
  pulmonar, 798
Pergunta PICO, 3017
Pericardiectomia, 355
Pericárdio
  afecções do, tratamento, 906
  curva de pressão-volume do, 355
  drenagem cirúrgica do, 358
Pericardiocentese, 892
  material necessário, 894
  orientação correta da agulha, 1970
  percutânea, 357
Pericardiopatia, urgências em, 351-359
Pericardiotomia, 893
  por técnica de Marfan, 894
Pericardite
  aguda, 352
    achados eletrocardiográficos da, 353
    diagnóstico e tratamento, 354
  constritiva crônica, 358
Perioperatório hemodinâmica no, otimizando a, 2273-2285
Peritônio, imagem, 1227
Peritonite
  bacteriana
    espontânea
      diagnósticos, 1382, 1383, 1385
      fatores de risco, 1382
      fisiopatologia, 1382
      profilaxia, 1384
      tratamento, 1383, 1385
  secundária, 1128
Peso
  adequação de, 1292
  ajustado, cálculo, 1293
  atual, 1292
  corpóreo, 1292
    estimativa de, 1293
  em caso de amputação, 1293
  em pacientes edemaciados, 1293
  ideal, cálculo de, 1292
  molecular, 139
  para indivíduos amputados, 1293
  usual, 1292
PET, ver Tomografia por emissão de pósitrons
Peudo-obstrução, 1275
PHES (psychometric hepatic encephalopathy), 1376
PIC, ver Pressão intracraniana
PiCCOplus, 107
Pielonefrite aguda, 201
Pig-tail, 1251
Pinça tipo Allys, 1116

Pionefrose, 201
Piridilaldoxima, 2171
PIRO
    aplicação do conceito, 3000
    composto, 3000
    conceito, 117
    há futuro para, 3007
    mais recentes, 3005
    pontuação de estadiamento, 3002
Placa
    aterosclerótica (de aterosclerose)
        progressão das, 219
        risco de rotura da, 222
    instável, mecanismos integrativos, 220
Placenta, descolamento prematuro da, 2723
Planejamento
    específica nutricional na falência específica de órgãos, 1321-1324
    estratégico, 2739-2745
Planetree, 2852
Plaqueta, 182
    alterações funcionais, 1773
    concentrado de, 1766, 52
    contagem de, 1759
    papel das, 1425
Plaquetopenia, 181, 1773
Plasma
    de argônio, 874
    fresco congelado, 1767
Plasmaférese, 31, 1023, 2170
Plastia valvar, mitral minimamente invasiva videoassistida, 541
Platipneia, 1399
PLED (periodic lateralized epileptiform discharges), 1699
Pletismografia, 39
Pleurodese
    "por talo", 902
    toracoscópica, 902
Pleuroscopia, 898
Plug nasal, 857
PMBOK (Project Management Body of Knowlege), 2754
    guia, 2754
    metodologia, 2834
Pnemoperitônio secundário à úlcera perfurada, 1241
Pneumococo, 1591
Pneumocystis jiroveci, 729
Pneumonia, 1519
    adquirida na(no)
        comunidade, 1930
            características microbiológicas, 1933
            com progressão sistêmica, 732
            fatores de risco de desenvolvimento, 732
            formas graves, 1931 insuficiência respiratória na, 731-737
            grave, 1930
            agentes etiológicos, 735
            antibioticoterapia recomendada, 736
        mortalidade, 1931
            tratamento, 1936
        hospital, 1930
    associada a
        cuidados de saúde, 1930
        ventilação mecânica, 1864, 1930
            diagnóstico, 740
            etiologia, 740
            medidas para prevenção, 741
            tratamento, 741
    definida por critérios clínicos ou laboratoriais, 1872
    em pacientes na UTI, 1864
    intersticiais agudas, 728
    multifocal pelo metapneumovírus B, 2616
    nosocomial, 1864
    por aspiração, 1932
    por CMV, 1899
    por *P. jiroveci* em pacientes HIV-positivos, 1919
Pneumoperitônio, 1238
    efeito nos diversos órgãos e sistemas, 1239
Pneumotórax
    definição, 828
    drenagens do, 830
    espontâneo secundário a enfisema pulmonar, 905
    hipertensivo
        conduta no, 827-831
        etiologia, 828, 39
        mecanismo valvular do, processo fisiopatológico, 828
    kit de drenagem de, 830
    ocasionado por barotrauma, 2001
    punções, 830
    sinais ultrassonográficos de, 189
    tratamento do, 903
PNQ (Prêmio Naicional da Qualidade), 2853
Poliangeíte
    granulomatosa, 991
    microscópica, 722
Polimixinas, 978
Polimorfismo, 11
poliovírus, 1593
Polirradiculoneurite aguda, 698
Politrauma, 379
    com fratura de arcos costais, 905
Politraumatizado, choque no, 1991-1995
Poliúria, diagnóstico e tratamento, 1011
Ponte
    para a decisão, 549
    para recuperação, 549
    para transplante cardíaco, 548
Ponto pulmonar, 189
Pontuação
    de Burch e Wartofsky, 1074
    do escore MODS, 2964
População, 3017
Posição fetal, 1629
Pós-operatório
    colestasae no, 1190
    de cururgia(s)
        abdominal e complicações, 2287-2295
        cardíacas e suas complicações, 2243-2249
        da aorta e carótida e suas complicações, 2251-2259
        pulmonar e complicações, 2261-2271
    em neurocirurgia, 2235
Pós-PCR, prognóstico, 488
Pós-ressuscitação, cuidados, 485
Pós-tradução, 8
Pós-transplante de medula óssea, 723
Postura
    em decorticação, 1451
    em descerebração, 1451

Potássio, 182, 1069
　aporte de, 1019
　corporal total, balanço do, 1018
　déficit de, causas, 1022
　distúrbios do, 2519
　gradiente transtubular de, 1020
　ingestão de, 1019
　liberação pelas células, 1025
　reposição de, 1070
　secreção de, controle da, 1019
Potencial(is)
　doador
　　de órgãos, fisiopatologia da instabilidade hemodinâmica no, 2410
　　falecido, manutenção para doação múltipla de órgãos, 2407-2415
　evocados, 1458, 1622
POUSFIB, 10
PPlat-PEEP, 749
Prasugrel, 240, 256, 393
Precauções-padrão, 1877
Predição, resultado de, 2931
Pré-eclâmpsia
　alterações da, 2711
　critérios diagnósticos para, 2709
　grave, 2711
Pré-excitação ventricular, fibrilação atrial e, 425
Pregas cutâneas, 1294
Pré-gravidez, problemas hemorrágicos, 2721
Prêmio
　Nacional da Qualidade, 2853
　PNGS, 2854
Prescrição, 2785
Pré-síncope, 710
Pressão
　arterial, 150
　　análise de onda de, 106
　　controle da, 496
　　média, 74
　　　controle nos pacientes neurológicos agudos, 1526
　atrial esquerda, 287
　cardíaca, análise das, 578
　de distensão, 838
　　pulmonar, 692, 693
　de perfusão, 67
　　cerebral, 1637
　de pulso, 2571
　de suporte com o PEEP, 853
　de vias aéreas, 838
　do balonete das cânulas de intubação, monitorização da, 836
　esofágica, 688
　medida da, 693
　　hidrostática no capilar pulmonar, 759
　　intra-abdominal, 1260
　　　monitorização da, 1259-1265
　　　técnicas de mensuração, 1261
　　intracraniana
　　　conceito, 1636
　　　inserção de cateter para monitorização, 2444
　　　métodos de monitorização, 1476, 1477
　　　monitor de, indicações para instalação de acordo com a Brain Trauma Foudation, 1478
　　　monitorização da, 1637

　　　normal, 1477
　　　patológica, 1477
　　　volume intracraniano e, relação entre, 1476
　nas vias aéreas, medida de, 691
　oncótica, 139
　pela ecodopplercardiografia, 580
　positiva no final da expiração, 74
　sistólica
　　da artéria pulmonar, cálculo, 580
　transpulmonares, medida da, 693
　venosa central, 74
　ventilatória máxima, 808
Pressão-tempo, 691
Pressurização, 848
Prevenção, impacto da, 1868
PRISM, variáveis do, 2969
PRISM III, 2968
　variáveis do, 2970
Procalcitonina, 176
Processos
　infecciosos, alterações características em, 1632
　redox, 219
Proctite pós-radioterapia pélvica, 1234
Profilaxia antimicrobiana, 2240
Profissionais de saúde, proteção dos no manejo dos pacientes, 1927
Programa de qualidade e segurança, 2838
Projeto
　ciclo de vida de um, 2754
　gerenciamento de, 2754
　gestão de, 2753-2761
Prolapso, 1277
　de valva mitral, 346
Prometheus®, 1407
Pronto®, 372
Prontuário, 2785
Propafenona, 420
Propiltiouracil, 1075
Propofol, 1592, 2321
Proteína(s), 1284
　C, 124
　　ativação da, 1772
　C reativa, 176
　Gs, 145
　heat-shock, 1044
　precursora da hemoglobina, 7
　viscerais, meia-vida das, 2497
Proteômica, 10
Prótese
　coreValve, 660
　Inovare, 660
　para implante por cateter, 658
　valvar, complicações em, 348
Protocolo
　BLUE, 186
　clínico, como construir e implantar um, 2826
　de controle de tremores, 1692
　de fast track, 539
　de intervenções preventivas dois fatores de risco para delirium, 1472
　de morte encefálica, preenchimento do, 2395
　de reabilitação hospitalar para pacientes com ICC, 666
　em terapia nutricional, uso de, 1347

FALLS, 186
FAST, 110, 190
FATE, 186
    imagens
        com alterações patológicas identificadas nas projeções básicas do, 188
        ultrassonografia do, 187
    referências anatômicas, 187
    para escolha da via de acesso, 1348
    RUSH, 190
        alguns componentes do, imagens, 192
Protozoários, infecções graves por, 1902
Provas calóricas, 1450
PRVC (volume controlado com pressão regulada), 781
Pseudoaneurisma, 2078, 2079
    em artéria femoral, 2080
    femoral, 2078
    do ventrículo esquerdo, 282
Pseudocisto agudo de origem pancreática, 199
Pseudogenes, 10
"Pseudo-hipercalemia", 1024
Pseudomonas aeruginosa, 1592
Pseudo-obstrução aguda do colo, 1212
Pseudotumor, 289
PSI (pneumonia severity index), 733
Psiconeuroimunologia, 2882
PTENP1, 10
$PtiO_2$, relação dos parâmetros fisiológicos com, 1722
Ptose, 1608
Pubmed Central, 3016
Pulmão
    de aço, 852
    "de choque", 139
    de imunofluorescência indireta, 990
    direito, colapso total do, radiografia, 1969
    transplante de, 2345-2355
Pulso
    amplitude de, 471
    análise não calibrada do contorno de, 108
    avaliação calibrada do contorno de, 107
    largura de, 471
    paradoxal, 62, 324, 325
Punção(ões)
    aspirativas, 1250
    da traqueia, visão endoscópica, 882
    liquórica
        complicações, 1630
            cefaleia, 1630
            dor nas costas, 1632
            hemorragias, 1632
            herniação cerebral, 1631
            infecção, 1632
            irritação das raízes nervosas, 1632
        contraindicações, 1630
        indicações, 1628
    lombar
        indicações de, 1628
        técnica, 1628
    pericárdica, 892
        subxifoide, 894
    pleural, 885
    torácica, 887
Pupilas, 1485
    exame das, 1449
Púrpura
    de Henoch-Schönlein, 722, 994
    trombocitopênica idiopática, 32

Q

Qmemtum, 2852
Qualidade
    centrada
        na produção, 2804
        no produto, 2804
        no processo, 2804
        no valor, 2805
    conceito, 2803, 2842
    da relação com o trabalho, 2877
    de comunicação, 2873
    de vida, em sobreviventes de UTI, avaliação, 2953-2961
    em terapia nutricional na UTI, 1345-1349
    ferramentas da, 2833
    gestão da, 2831-2839
    indicadores de, 2836
    melhoria da, ferramentas, 2844
    métricas de, 2843
Quarta bulha, 363
Queda risco de, 2601
Queimado, 1338
    recomendações de vitaminas e minerais para, 1341
Queimadura
    características das mais comuns, 2104
    elétricas, 2104
    fisiopatologia da, 2104
    hipermetabolismo em, 2106
    mortes por, edidemiologia, 2133
    por contato, 2104
    por líquidos, 2104
    profundidade da, 2104, 2106
    químicas conjuntivais e corneanas, 2051
Queueing theory, 2767
Quick SOFA, 117
Quimioembolização
    contraindicações da, 1253
    intra-arterial, 1253
Quimioterápicos
    associados com neutropenia afebril, 2644
    toxicidade cardíaca de, 2645
Quorum sensing, 120

R

Rabdomiólise, 1177
    fenômenos físicos e não físicos, possíveis causas de, 1612
    manejo da, 1612
Radiação
    ionizante
        acidentes envolvendo, 2152
        nos tecidos, efeitos tóxicos, 2148
        radiobiologia
            básica, 2142
            clínica, 2143
    não intencional, 2180
Radical heme, 19
Radiocontraste iodado, 984
Radiocurabilidade tumoral, 2146

Radioembolização, 1255
Radiologia intervencionista, 605
   diagnóstica e terapêutica, 1249-1258
Radiossensibilidade celular, 2145
Radioterapia
   da cabeça e pescoço, retrições, 2148
   lesão pulmonar induzida pela, 1614
RAGE (Receptor for Advanced Glycation Endproducts), 18
Raio, 2137
   e choque elétrico, comparação, 2138
   lesões por, 2135
Raízes nervosas, irritação das, 1632
RAR (redução absoluta de riscos), 3018
RASS (escala de Richmond Agitation-Sedation), 1500
Rastreamento toxicológico, 1470
Razão de chances, 3018
Reabilitação
   cardiovascular, 664
      conceito, 664
      contraindicações, 665
      na fase aguda das cardiopatias, 653-669
   física, 1459
   hospitalar, 2128
   pulmonar, 943-954
   subaquática, 952
Reação(ões)
   de Haber-Weiss, 1548
   em cadeia da polimerase, 1912
   transfusionais
      classificação, 1786
      não imunológicas, 1785
Reaquecimento, 2156, 2429
Reatância, 110
Recém-nascido
   antibióticos nos, 2533
   de muito baixo peso, suporte nutricional do, 2508
   em hipotermia terapêutica, 2429
   hipertensão pulmonar persistente do, ventilação mecânica, 2492
   insuficiência respiratória aguda em, 2471-2483
   prematuro, nutrição enteral e parenteral, 2509
   ressuscitação do, 2425
   necessidades hídricas, 2498
   neurointensivismo no, 2433
   pós-ressuscitação, cuidados, 2429
   taquipneia transiente, 2555
Receptor(es)
   de estrógeno, 6
   de insulina, 6
   de proteases ativadas, 124
   para TGF-beta, 6
   potencial, 2384
   protease-ativos, 38
   Toll-like, 16, 17
      reconhecimento dos patógenos pelos, 121
Reconstrução ventricular, 523
Recrutamento alveolar, 843
Rede de Vermont Oxford – Ajuste de Risco, 2982
Redistribuição celular, 1022
Redução absoluta do risco (RAR), 3018
Reflexo
   corneano, 1487
   corneopalpebral, 1450, 2399
   de Cushing, 1517
   de piscamento, 1487
   de tosse, 2400
   do tronco encefálico, ausência de, 2399
   fotomotor, 1450, 2399
   oculocefálico, 1487, 2399, 2441
   oculovestibular, 1487, 2399
   pupilar, 2399
Região promotora, 5
Registro
   ELSO, rsultados, 537
   INTERMACS, classificação clínica com base no, 299
Rejeição, 2333
REMATCH, estudo, 549
Remoção de corpo estranho intrapleural, 903
Remodelamento
   arterial, 220
   vascular, 220
Remuneração, modelos, 2777
Rentabilidade, indicadores, 2774
ReOpEN, palavra mnemônica, 67
Reoxigenação, 1616
Repercussão cardíaca direita durante assistência ventilatória, 569
Reperfusão, 266
   coronariana, 557
   seleção de estratégia de, 266
   subótima na intervenção coronária percutânea primária, 601
Reposição
   de bicarbonato, 1071
   de cálcio, 1176
   de eletrólitos, 1339
   de fósforo, 1071
   de glicocorticosteroides, 1079
   de hormônio tireoidiano, 1079
   de líquidos, 1339
   pós-filtro, 965
   volêmica, 137, 208, 1122
      estratégia atual para, 141
Repouso intestinal, 1159
Resiliência, 2751
Resistência
   de vias áreas, fórmula para medida, 692
   dos *Sthaphylococcus,* 1852
Resistência
   da respiração nas vias aéreas, mensuração, 774
   de *Enterococcus,* 1860
   dos *Sthaphylococcus,* 1852
   fórmula para cálculo, 839
   pulmonar, cálculo, 316
   vascular
      pulmonar, medicações inotrópicas e vasopressoras, 715
      sistêmica, medicações inotrópicas e vasopressoras, 715
Respiração
   apnêustica, 1486
   atáxica, 1486
   de Cheyne-Stokes, 1486
   neurogênica central, 1486
Respirador, alarmes do, 838
Responsividade
   à expansão volêmica, 574
   a volume, 567
Resposta

imune, 27, 1043
equilibrada, 16
　na lesão renal aguda isquêmica, 1043
inflamatória sistêmica (SIRS), 1530, 1984
ventricular
　controle da, 421
　drogas utilizadas para o controle da, 420
Ressangramento, 1571
Ressecção(ões)
　de cistos mediastinais, 903
　de tumor (es)
　　mediastinais, 903
　　pleural, 902
　　pulmonares, 902
Ressincronização, 636
　cardíaca, 326
　ventricular, 524
Ressonância magnética
　cardíaca, 584
　de crânio, 1447
　do coração, 586
Ressuscitação
　cardiorrespiratória e cerebral, 475-489
　　ênfase na qualidade da, 478
　cardiopulmonar pediátrica, 2420
　com fluidos, 67
　dirigida por metas em pacientes com sepse, 129
　do recém-nascido, 2425
　　na sala de parto, 2427
　volêmica
　　estratégia atual para redução volêmica, 141
　　fisopatologia, 138
　　tipos de soluções, 139
RESTORE, estudo, 524
Restrição
　à mobilização dos membros inferiores, 362
　de tórax, 2124
　hídrica, 1013,1512
Retalho osteoperióstico, confecção do, 1981
Retina
　descolamento de, 2050
　oclusão da artéria central da, 2053
Retinopatia de Purtscher, 2050
Retirada do suporte ventilatório invasivo, 805-814
Retite por irradiação, 1234
Retocolite ulcerativa, 1136
Retração
　do estroma, 1277
　graves, bebê com, 2477
Revacularização
　anatômica *versus* funcional, 649
　coronariana, 523
　miocárdica minimanente invasiva, 540
Richmond Agitation Sedation Scale, 133
Rigidez de masseter, 2301
Riker Sedation-Agitation Scale, 133
Risco
　cardíaco para cirurgias não cardíacas, 2214
　cirúrgico
　　associado a tipos específicos de cirurgia
　　　bariátrica, 1421
　　　cardíaca, 1421
　　　colecistectomia, 1420
　　　gástrica, 1421
　　　hernioplastia, 1421
　controle de, 2814
　de mortalidade por categoria de peso ao nascer, calibração, 2983
　de sangramento
　　avaliação, 234, 437
　　associado ao uso de dois ou mais antitrombóticos, 235
　de tromboembolismo venoso
　sem profilaxia, 384
　em saúde, avaliação, 2810
　em sepse grave, estratificação, 2997
　gestão de, 2810
　hemorrágico, 245
　isquêmico, 228
　matriz de, 2811
　nutricional, triagem de, 1291
　relativo (RR), 3018
　trombótico para pacientes
　　cirúrgicos, estratificação de, 384
　　clínicos, estratificação de, 385
Ritmo
　classificação, 479
　de galope do ventrículo direito, 363
　delta, 1458
　rápido de baixa voltagem, 1458
　sinusal, cardioversão e manutenção do, drogas utilizadas, 419
　teta, 1458
Rivaroxabana, 242, 383, 428, 440
RNA, processamento do, 7
Road map, 1675
Robótica
　em cardiologia, 542
　em intervenções abdominais complexas, aplicações da, 1181-1185
Romboencefalite por Listeria monocytogenes, 1595
Rotaflow®, 548, 31
ROTEM
　método de detecção, 1430
　parâmetros de análise do, 11775
　representação gráfica do, 1432
　testes disponíveis do, 1431
Rotura
　de *blebs*, 903
　do *vasa vasorum* da parede aórtica, 492
Rouquidão, 2239
RR (risco relativo), 3018
RRR (redução relativa do risco), 3018
rt-PA
　cuidados na administração, 1750
　doses, 411
Rudolf Ludwig Karl Virchow, 362
Ruído, efeitos do, 845
Ruptura de parede livre do ventrículo esquerdo, 281
RUSH (Rapid Ultrasound in Shock), 190, 191
componentes, 191

S

S. meningitidis, 1591
S. pneumoniae, 1591
Sal, reabsorção de, redução da, 1023
SAMMPRIS, estudo, 1644

Sangramento
    agudo, manejo de, 446
    aspecto endoscópico, 1364
    ativo, 1368
    digestivo, etiologias, 621, 623
    em pacientes com SCA, tratamento de, 235
    em SCA, escores de risco, 234
    incontrolável, 1136
    maciço em pacientes com doença de Crohn, 1234
    nas síndromes trombo-hemorrágicas complexas, 1758
    risco de, 257
        fatores de, 257
Sangue e componentes, utilização de, 1763-1770
SAPS (Simplifued Acute Physiology Score), 2988
SAPS 3-PIRO, tabela de contagem para o cálculo do, 3004
Sarcoma de Kaposi, 1924
SAS (scalation agitation-sedation), 1500
Saturação
    central de oxigênio, 76
    de oxigênio na artéria pulmonar e nas veias cava, relação, 76
    venosa
        de oxigênio, 178
        mista de oxigênio, 76
Saúde
    informática em, 2780
    inovação em, 2792
    sistemas de informação em 2781
SAVER (Surgical Anterior Ventricular Endocardial Restoration), 524
SCA, ver Síndrome coronariana aguda
SCAbr (Síndrome compartimental abdominal), 1260
SCORTEN, 30
SDRA (Síndrome do desconforto respiratório agudo), 574, 1088
Secreção
    hormonal, inibição da, 1076
    inapropriada de
        ADH, 1015
        de hormônio antidiurético, 1507
Sedação, 133
    em UTI, indicações, 1500
    fármacos utilizados na, 2320
    objetivo para determinar a escolha do sedativo, 1502
    paliativa, 2908
    processo, 2323
Segurança
    cultura, educação e treinamento para, 2861-2867
    do paciente, 2803
        tópicos no ensino sobre, 2864
Seio
    carotídeo
        hipersensibilidade do, 633
        sensibilidade do, 631
    coronário, flebografia do, 638
Seis sigmas, programas, 2759
Selectinas, 37
Sensibilidade, 471, 838
Sentado, posicionamento funcional, 1736
Sepse, 115, 1336, 1530
    alterações imunológicas e, 27
    analgo-sedação na, 1503
    biomarcadores da, 28
    causa primária da, 207
    conceito, 116

células relacionadas com, 27
colestase na, 1189
curva bimodal na evolução da, 1305
definições, 116, 2452
diagnóstico, 125
disfunção cardiovascular na, 155-165
endotoxemia induzida pela, 26
epidemiologia, 117
fisiopatogenia, 120
grave
    em pediatria, 2451
    estratificação em, 2997
identificação da, 207
incidência de, 126
no paciente oncológico, 2631-2628
triagem para, 126
versus síndrome da disfunção de múltiplos órgãos, 51
Sepse/trauma, alterações no metabolismo na, 2496
Septo interventricular, ruptura de, 278
Sequência
    CABD, 478
    de perfusão miocárdica em repouso, 587
    de realce tardio, 589
    enhancers/repressors, 7
    FSE, imagem obtida com, 586
    SSFP, imagem obtida com, 587
SF-36, 947
Shear stress, 550
    oscilatório, 218
Shunt
    em hipoxemia inexplicável, pesquisa de, 568
    intra-hepático, 1382
        transjugular portossistêmico, 1390
    transjugular portossistêmico, 1209
SIADH (secreção inapropriada de hormônio antidiurético), 1507
    causas, 1507
    diagnóstico diferencial, 1510
    critérios diagnósticos, 1509
Sibilos, 363
Siderstream, 839
Simpatectomia dorsal, 903
Sinal(is)
    da "artéria cerebral média hipertensa", 1654
    da "bandeira", 380
    da "areia de praia", 189
    da "cauda de cometa", 187
    de fibrose, 564
    de Hampton, 364
    de Homans, 380
    de Joubert, 1130
    de Palla, 364
    "de rastro de foguete", 187
    de Westermark, 364
    "do código de barras", 189
    do pneumoperitônio no raio X, 2558
    do redemoinho, 904
    ultrassonográficos de congestão pulmonar, 187
Sinalização
    intracelular, 37
    parácrina, 6
Síncope, 710
    cardíaca, 513

classificação etiológica da, 512
episódio de, traçado de monitor de eventos durante, 515
importância epidemiológica da, 512
no cardiopata e não cardiopata, 511-516
Sincronia cardíaca, análise da, 580
Síndrome(s)
ações coronariana aguda, aspectos fisiopatológicos, 217-223
aguda da insuficiência cardíaca, 295-304
anticorpo antifosfolípide, 722
antifosfolípide, 994
anti-inflamatória compensatória, 120
carenciais, 1469
compartimental , 1612
abdominal, 1121
causas, 2096
coronariana aguda
abordagem inicial, 225-237
atendimento ao paciente com, 226
com supradesnivelamento do segmento ST, 230
estratégia invasiva *versus* não invasiva, 232
fármacos aantimicrobianos nas, doses, 401
mecanismos integrativos da fisiopatologia das, 220
modelo de realibilitação, 665
sem supradesnivelamento do segmento ST, 228, 239-246
estratificação pontual de risco de morte ou IAM em pacientes com, 229
da aspiração de mecônio, 2476
da circulação anterior, 1583
da descompressão do mergulhador, 2013
da desnutrição, 1288
da disfunção de múltiplos órgãos
algoritmo de conduta no, 56
coração na, 52
grau de disfunção orgânica pelo, 48
modelo
cumulativo da, 50
interativo, 51
pulmão na, 53
sequência fisiopatológica, 51
versus sepse, 51
da imunodeficiência adquirida em UTI, 1917-1928
da penumonia iodiopática, 2616
da reperfusão encefálica após descompressões cirúrgicas internas e externas, 1549
da resposta
antagonista mista, 120
inflamatória sistêmica, 120
de Brugada, 461
de Cockett, 414,
de Guillain-Barré, 32, 698, 1606
critérios diagnósticos, 1607
manejo respiratório na, abordagem prática, 1607
de Goodpasture, 718, 722
de Horner, 1486
de King, 2299
de lise tumoral
alterações e mecanismo específicos, 1808
conceito, 1808
diagnóstico, 1808
fisiopatologia, 1808
histórico, 1808
tratamento, 1809
de Lyell, 30

de má absorção, 1030
de Mallory-Weiss, 1208
de Miller-Fisher, 1606
de Olgilvie, 1120, 1212, 2290
de Ramsay Hunt, 1596
de Rendu-Osler, 1674
de Stevens-Johnson, 30
de Takotsubo, 1517
de Terson, 2053
do cativeiro, 1453, 1470
do choque tóxico, 2453
do desconforto respiratório agudo, 39 , 1322
abordagens terapêuticas para gestão de, 749
analgo-sedação, 1503
definição de Berlim, 745
definições, 744
epidemiologia, 744
fatores de risco, 744
fisiopatologia, 745
hemodinâmica, 747
manobras de recrutamento alveolar, 783
mortalidade, 747
otimização da ventilação mecânica na, 786
pacientes usando 18F-FDG, 792
PET-CT de pacientes com, 793
prognóstico, 747
sequelas, 747
tomografia computadorizada
de paciente com (portadores), 692, 785
torácica de pacientes com início de, 746
tórax típico de, radiografia, 744
ventilação mecânica em, 748
do esmagamento, 2095-2100
epilépticas, 1467
HELLP, 2711
hemorrágicas pulmonares, insuficiência resiratória nas, 717-725
hepatopulmonar, 11399
algoritmo de avaliação de paciente com suspeita de, 1401
hepatorrenal
diagnóstico, 1388
profilaxia, 1391, 1392
tipos, 1388
tratamento, 1390
farmacológico, 1391
hiperdinâmica, 1358
intersticial aguda, insuficiência respiratória nas, 727-730
isquêmica aguda, 556
lacunar, 1583
neuroléptica maligna, 1613, 2302
neurológica pós-ressuscitação, 1617
oclusiva sinusoidal hepática, critérios diagnósticos, 1830
perdedora de sal, 1016, 2515
pós-PCR, 486
pulmão-rim, 990
causas menos comuns, 994
diagnóstico diferencial, 988
fisiopatologia, 988
secundárias á irradiação corporal total, 2153
SIRS (resposta inflamatória sistêmica), critérios diagnósticos de, 1984
Sistema(s)
APACHE II, 198

artificial
  de suporte hepático, contraindicações, 14085
    ensaios clínicos randomizados realizados com, 1408
    potenciais benefícios, 1408
  de suporte hepático, contraindicações, 1408
aspirativo, 839, 840
bioartificiais, 1404
da escala para calcular CRIB II, 2984
de aferição da oximetria tecidual, 1721
de apoio à decisão, 2785
de classificação de sangramento da OMS, 1767
de diálise de albumina de passagem única, 1407
de ECMO venovenosa, 800
de estadiamaento PIRPO, 2999
de graduação das biópsias endomicárdicas, 2334
de informação em UTI, 2779-2789
de pontuação, 2931
de suporte(s)
  hepático(s)
    artificiais e bioartificiais, 1403
    possíveis indicações, 1407
    tipos, 1404
excito-condutor do coração, 467
HepatAssist®, 1404
MARKS, circuito do, 1406
não aspirativo, 840
nervoso central, exame de imagem do, 1597
OMEGA, 2992
Prometheus, 1407
renina-angiotensina-aldosterona, 1039
respiratório
  complacência do, 692
  equação do movimento do, 863
  mecânica do, 862
robótico Da Vinci Single-Site, 543, 1184
ROTEM, 1430
TEG, 1430
ultrabag, 1053
ventilador mecânico, 862
Situações especiais, manejo nutricional em
catástrofes abdominais, 1332
  queimados, 1338
  sepse, 1326
Sleevegastrectomy, 1169
SNAP, 2980
SNAP-PE, 2980
Sniffing, 821
Sobrecarga
  de ferro, 1793
  volêmica, 1791
  risco para, 141
Sódio, 182, 1069
  concentração em diferentes soluções, 1013
Sódio, 182
SOFA (sequential organ failure assessment), grau de disfunção orgânica pelo, 48, 59
Sofrimento
  hemoisférico, 1561
  "total", conceito, 2915
Sol Sherry, 408
Solução(ões)
  coloides, 139
    tipos, 140

cristaloides, 139
  de amido-hidroxietil, 140
  de dextran, 141
  de gelatina, 141
  hipertônica, 1491
  lipídicas, 2507
  salina
    hipertônica, 141, 11479, 1558
    reposição com, 1013
Solvent drag, 1025
Solventes voláteis, 560
Somatostatina, 1366
Sonda
  de Dobbhoiff®, 1196
  de gastrostomia, tulipa de, imagem, 1224
  enteral
    gástrica *versus* pós-pilórica, 1312
    manutenção da, cuidados, 1201
    posicionamento pós-pilórico, 1198
    retirada da, 1202
    técnica de posicionamento, 1199
  gástrica
    manutenção da, cuidados, 1201
    retirada da, 1202
  manutenção da, cuidados na, 1199
  nasoenterais, 1195
  nasogástrica, 1195
  posicionamento pós-pilórico da, 1200
  retirada da, 1193
Sondagem
  enteral, preparo do material para, 1197
  gástrica
    paciente para, avaliação e preparo do, 1198
    preparo do material para, 1197
  nasogástrica, 1196
SONIA, estudo, 1644
Sono/vigília, 27
Sonolência, 1442
Sotalol, 420
Southern blot, 9
SPAD (Sistema de diálise de albumina de passagem única), 1407
Spingle coma, 1455
Splicing, 5, 10
ST2 solúvel, 308
Stage-gates, 2794
Staphylococcus
  aureus, 1592
  epidermidis, 1592
Status
  ácido-base do organismo, 1023
  epilepticus, 1622
  mioclônico, 1621
Stent(s)
  alojado em aorta descendente, 1973
  eluídos em drogas, 430
  farmacológicos, 599
STICH, estudo, 524
Stop codons, 5, 6, 12
Strain, avaliação do, 576
Streptococcus agalactie, 1592
STS Escore, 2944
Subcascata(s)

dos radicais livres, 1546, 1548
inflamatórias, 1547
Subluxação, 2064
Substitutos cutâneos, 2114
Sulco na convexidade, tomografia de crânio com discreto apagamento dos, 2026
Sulfatação, 2713
Sulfato
  de magnésio, 488
  de morfina, 292
Sulfonamidas, 977
Supercrescimento bacteriano no intestino delgado, 1382
Superfície corporal queimada, porcentagem da, 1339
Suplementação endovenosa, 2500
Suporte
  avançado de vida, 482
    cardiovascular, algoritmo para, 483
  básico, 1555
    de vida, 478, 29
  das funções dos órgãos extracerebrais, 1617
  específico, 1556
  extracorpóreo, 715
  hepático artificial, 1360
  nutricional, 970, 2501
    inadequado, 1030
    no recém-nascido de muito baixo peso, 2508
  ventilatório
    invasivo, retirado do, 805-814
    mecânico, 862, 545-553
    parâmetros para início de, 701
Suprimento arterial, 1157, 1616
Surfactante, 745, 2481
Surto-supressão, 1703
Surviving Sepsis Campaign, 156
  ações de enfermagem de acordo com a, 211
Sutura simples, 2086
SYNTAX, estudo, 650, 651

T

T3, 1098
T4, 1098
Tabela de regressão, 3001
Tabes dorsalis, 1596
TACO (Transfusion Associated Circulatory Overload), 1791
Takotsubo, 1517
Tamponamento, 566
  cardíaco, 62, 355, 573
    achados da ecodopplercardiografia no, 573,
    imagens ecocardiográficaas de paciente com, 357, 11
Tandem Heart®, 508
Taquiarritmias
  cardíacas, 449-474
  polimórficas, 461
Taquicardia, 363
  atrial ectópica, 453
  juncional ectópica, 458
  paroxística
    supraventricular, 452, 450
  por automatismo anormal, 457
  por reentrada
    atrioventricular antidrômica, 453
    nodal comum, 450

sinusal inapropriada, 458
supraventricular, 450
  tratamento das, 455
ventricular, 458
  etiologia das, 460
  monomórfica, 459
  na emergência, tratamento, 463
  sem pulso, 480
Taquifilaxia, 149
Taquipneia, 363
Taxa
  de clareamento de lactato, 77
  de colectomias, 1137
  de extração de oxigênio, 68
  de prognóstico na UTIN, 2979-2986
  de risco de ruptura relacionado ao tamanho e localização do aneurisma cerebral, 1662
TECAB (Totally Endoscopic Coronary Artery Revascularization), 543
Tecido miocárdico de paciente séptico, 160
Técnica(s)
  da artéria de Seldinger, 94
  de drenagem biliar, 1219
    guiada por ecoendoscopia anerógrda, 1220
  de Griggs, 882
  de Heller, 906
  de implante das endopróteses, 608
  de Marfan, pericardiotomia por, 894
  de máscara, treinamento, 2479
  de miotomia, 906
  de OPS, 79
  de pulsão de Sachs-Vine, 1226
  de *pulse-spray,* 609
  de punção de Russell, 1227
  de remodelagem
    com balão, 1663
    com *stent,* 1663
  de remodelagem com balão, 1663
  de *rendez-vous,* 1219
  de *Speckle Tracking,* 576
  de suprote avançado, 799
  de tração, 1226
  de traqueostomia percutânea, 881
  do Doppler esofágico, 109
  endoscópica *standard,* 1173
  spray as you go, 823
Tecnologia da informação, 2736, 2780
TEG nos cirróticos, padrões, 1432
Teicoplamina, 977
Temperatura
  controle direcionado da, 485
  corporal na ressuscitação cerebral, 1619
  efeitos da, 845
Tempestade
  adrenérgica, 2410
  "inflamatória", 1814
  simpática, 2410
  "tireoidina", 1074
Tempo porta-balão, 598
Tenecteplase, 273
Teoria
  da lipase e dos ácidos graxos livres, 2004
  das filas, 2767

das restrições, 2767
Terapêutica antimicrobiana empírica inicial das infecções graves de acordo com a idade, 2536
Terapia(s)
   adsortivas, 971
   antimicrobiana, 1131
   antitrombótica, mecanismo de ação da, 391
   de destino, 549
   de reperfusão, 598
      em pacientes com IAM com supradesnivelamento do segmento ST, 266
   de reposição renal, 133
   de substituição renal, 1391, 2540
   dialíticas, 1048
   guiada por metas
      algoritmo de, 2281
      como fazer, 2280
      estudos usando índices dinâmicos e responsividade a fluidos durante, 2277
      hemodinâmica funcional aplicada à, 2277
      na sala de cirurgia, 2280
      na UTI, 2282
      no potencial doador de órgãos, 2408
   guiadas por imagem em tumores do trato digestivo, 1252
   hormonal, 2412
   intensiva
      analgesia e sedação em, 1499-1504, 28
      gestão de recursos humanos em, 2747-2752
      inovação em, 2791-2800
      leito, 2733
      pediátrica, 2442
      práticas clínicas e administrativas em, 2730
   nuricional
      complicações mais frequentes, 1316
      composição, 1283
      educação médica em, 1347
      enteral
         na UTI, 1310
         precoce, 1310
         trófica *versus* terapia nutricional plena, 1337
      indicadores de qualidade e, 1346
      marcadores de tolerância da, 1328
      na UTI
         escolha da via para, 1310
         qualidade em, 1345
      parenteral
         na UTI, 1313
         suplementar, 1313
      planejamento, 1346
      uso de protocolos em, 1347
   trombolítica, 272
      benefícios e indicações, 271
      complicações, 272
      contraindicações relativas e absolutas, 273
      critérios de reperfusão, 272
      endovenosa, indicação, 1750
   vasodilatadora, 292
Terlipressina, 148, 1366
Teste(s)
   clínicos de avaliação da coagulação na doença hepática, 1428
   da caminhada dos 6 minutos, 947
   de apneia, 2400
   de avaliação de capacidade física, 952
   de cortrosina, 1100
   de detecção de suscetibilidade, 1855
   de *endurance*, 947
   de estímulo da cortrosina, 1100
   de oclusão carotídea, 1684, 1685, 1673
   de respiração espontânea, 132
   disponíveis do ROTEM, 1431
   ergométrico, 232
   globais da coagulação, 181, 1759
   incremental de membros inferiores, 947
   oculovestibular, 1450
   psicométricos, 1376
Tetracemato dicobáltico, 2171
TGM, ver Terapia guiada por metas
Therapeutic Intervention Scoring System, 28, 2973
   classificação dos pacientes pelo, 2974
TIBI (Thrombolysis In Bain Ischemia), 1643
Ticagrelor, 393, 240, 257
TICI (escala de infarto cerebral após trombólise), 1656
Ticlopidina, 392
Tienopiridínicos, 240
Time-window, 2934
Tionamidas, 1075
TIPS (shunt portossistêmico transjugular intra-hepático), 624, 1363, 1370 , 1419
   indicações para realização, 625
Tirosina-quinases, 6
TISS (Therapeutic Intervention Scoring System), 2988
   intermédio, 2991
TISS-76, 2989, 2990
TNK, 408
Tomografia
   computadorizada do coração, 590
   das artérias coronárias para avaliação do escore coronariano de cálcio, 590
   de corpo inteiro, 1951
   de crânio, 1446
   de impedância elétrica, 789, 795, 842
      na circulação pulmonar, 797
      na ventilação pulmonar, 796
      utilizada à beira do leito, 796
   helicoidal, 365, 366, 495
      do tórax, 365
   por emissão de pósitrons, 789
Toracocentese, complicações, 889
Toracoscopia, 898
   complicações da
      dor pleural, 907
      edema pulmonar de reexpansão, 907
      enfisema subcutâneo, 907
      hemorragia, 907
      infecção, 906
      perda excessiva do líquido pelo dreno pleural, 907
   convencional, 899
   diagnóstica, 899
   materiais utilizados, 898
   terapêtuica, 902
Toracotomia axilar, 903
Tórax
   angiotomografia computadorizada de, 920
   compressão brusca do, 835
   instável, 1969
   restrição de, 2124

tomografia helicoidal do, 365
Torpor, 1442
Torsades de pointes, 460
TOSS (Time Oriented Score System), 2988
Tosse
    estimulação da, 1731
    reflexo de, 2400
Toxicidade(s)
    causadores mais comuns, 2647
    por drogas antirretrovirais em UTI, 1926
Toxina, 49
Toxoplasma gondii, 1902
Trabalho respiratório, monitorização de, 691
Traçador radiodito 18F-FDG, 790
Tração
    da aorta, 926
    de Gauderer Ponsky, 1226
    técnica de, 1226
Tradução
    códon de término de, 6
    sítio de início de, 5
TRALI (lesão pulmonar aguda relacionada à transfusão), 1786
    critérios diagnósticos, 1787
    diagnóstico diferencial, 1789
    fisiopatologia, 1789
    investigação, 1791
        algoritmo, 1790
    patogênese, 1789
    sinais e sintomas, 1787
Transcrição
    início da, 7
    sítio de início de, 5
Transcriptoma, 10
Transfusão(ões)
    de glóbulos vermelhos, em pacientes neurocríticos, 1529
    efeitos adversos da, 1768
    maciça, 1771-1784
        atendimento hemoterápico da, 1782
    repetidas, 1030
Transparência, 2818
Transplantado
    de órgãos sólidos
        infecções por CM em, 1901
        tratamento de infecções pulmonares oportunistas em, 1900
Transplante(s)
    cardíaco, 325, 527, 2329-2343
        avaliação pré-operatória, 2330
        bicaval, 2335
        clássico, 2334
        ponte para , 548
        total, 2335, 60
    celular, 525
    de células-tronco hematopoiéticas, 1801-1805
        alogênico, 1798
        autólogo, 1798
        indicações, 1798
    de fígado, 1404
    de órgãos sólidos, infecções em pacientes submetidos a, 1995-1903
    de pulmão, 2345-2355
    de rim, 2369-2374
    doação de órgãos pra, 2379-2406
    hepático, 1360, 1391, 2357-2368
    avaliação de candidato para, 1398
    na hepatite fulminante, fatores prognósticos indicadores de, 1357
    intestinal, 2375
    multivisceral, 2375
Transporte
    aéreo, 847
    alterações fisiológicas do, 845
    do paciente grave em ventilação mecânica, 845
    equipamento para, 847
    equipe de, 846
    externo, 846
    fisiologia do, 845
    interno, 846
    intra-hospitalar, 846
    medicação mínima para, 847
    monitorização durante, 847
    veículo de, 847
Transtorno primário do comportamento, 1471
Traqueia, punção da, 882
Traqueostomia, 1521
    aberta, 879
    cirúrgica, 881
    complicações, 882
        perioperatórias, 883
        tardias, 883
    conceito, 880
    cuidados com, 883
    de órgãos sólidos, infecção em pacientes submetidos a, 1895-1903
    histórico, 880
    indicações, 880
    percutânea, 879
        auxílio à, 875
        guiada por broncoscopia, 876
        técnica, 881
    preparo para, 880
Tratamento
    anticoagulante, 244
    Cox-Maze, 542
    de Copenhagen, agoritmo, 1779
    de Houston, agoritmo, 1779
    muscular respiratório, 667
    nutricional no doente grave
        diarreia, 1317
        escolha da via para terapia nutricional na UTI, 1310
        hiperglicemia, 131
        terapia nutricional
            enteral na UTI, 1310
            parenteral na UTI, 1313
Trauma, 1673, 1683
    abdominal
        fechado
            abordagem, 2071
            imagens, 201
            mecanismos, 2068
            penetrante, 2072
            tratamento não operatório, 2070
    aórtico, 607
    cranioencefálico, intervenções de enfermagem, 1748
    de face, 2037-2045
    de vísceras abdominais, 615
    dentoalveolar, 2062

encefálico, 698
fechado, 349, 565, 2077
maxilofacial, acesso à via aérea em, 2041
mecânico, 1792
pediátrico, 2039
penetrante, 349, 565
raquimedular
  conceito, 1954
  considerações antatômicas, 1954
  diagnósticos, 1955
  fisiopatologia, 1954
  imagem, 1956
torácico, 19671974
  contuso frontal, 1971
  estadiamento, 902
vascular, 2075-2093
Traumatic Coma Data Bank (TDBC), 1525
Traumatismo(s)
  cervicais penetrantes, 2091
  contusos de extremidade, 2092
  cranioencefálico, 1647
  craniomaxilofacial, 2055-2065
  esplênico, 616
  hepático, 615
  penetrante de extremidade, 2091
  renal, 616
Traumatizado
  grave, equipe ideal no atendimento a, 1951
  lesões iatrogênicas no atendimeto ao, 1997-2002
Treinamento muscular respiratório, 842
Tremor, controle, 1692
Treponema pallidum, 1592
Treshold, 842
Tríade
  de Charcot, 1213
  de Virchow, 362, 378
Triagem
  de risco nutricional, 1291
  nutricional, 1288
Trigger zones, 1518
Troembolismo pulmonar, 378
Trombectomia
  mecânica
    com recalização TICI 3, 1655
    com *stend retriever*, 1653
  por cateter, indicações, 619
Trombina, 124
  antagonistas dos receptores da, 395
Trombo, 916
  agudo, 917
  de artéria pulmonar, 367
  formação do, 390
  organizado removido dos ramos das artérias pulmonares, 926
  venoso, 362
    em segmento não compressível ao transdutor, 367, 12
Tromboelastografia, 1431
  metodologia da, 1429
Tromboelastometria, 1761, 1844
Tromboembolia pulmonar tumoral secundária a neoplasias malignas, 923
Tromboembolismo
  na gravidez, 2717
  pulmonar, 1177, 2718

  algoritmo diagnóstico, 368
  crônico, 916
  estratificação de risco, 369
  exames laboratoriais, 364
  fatores predisponentes, 362
  fisiopatogenia, 363
  indicações para tratamento invasivo, 618
  métodos gráficos, 364
  terapêutica endovascular no, 618
  tratamento, 369
  venoso, 1530
    em pacientes neurológicos agudos, medidas para profilaxia, 44
    fatores predisponentes para o, 362
    profilaxia, 383, 386, 1572
Tromboendarterectomia pulmonar, 915-931
Tromboflebites intracranianas, 1566
Trombólise
  do sistema porta, 1159
  eficácia, 272
  pré-hospitalar, 271
Trombolítico, tipos, 272
Trombose
  arterial, 1160
  da microcirculação, 1550
  da restauração, 2090
  da veia porta, 1178
  de tributárias peripancreáticas da veia porta, 200
  do seio transverso, 1566
  iliofemoral, 414
  nas síndromes trombo-hemorrágicas complexas, 1758
  venosa
    periférica, 1427
    prévia, 379
    portal, 1427
    profunda, 362, 1119, 1530
      aspectos epidemiológicos, 378
      diagnóstico, 379
      drogas empregadas na, 382
      fatores de risco, 379
      fisiopatogenia, 378
      incidência em pacientes cirúrgicos, 373
      medidas mecânicas, 385
      métodos de profilaxia, 385
      profilaxia do, 383
        para evitar, 134
      tratamento, 380
Tronco
  crônico, 917
  da artéria pulmonar aberto, 923
Tropismo, 1598
Troponina, 180, 228, 308
  elevações na ausência de doença cardíaca isquêmica evidente, 250
  ultrassensíveis, 228
Troponina-US na emergência, interpretação, 227
Trypanosoma cruzi, 1902
TSH (thyreoid-stimulating hormone), 1099
Tuberculose, 1920
Tubo
  digestivo
    candidíase do, 1922
    rede de colaterais da, 1157

T, 810
Túbulo
	distal, defeito do, 1026
	renal, transporte no, 1019
Tumor
	colorretal, metástases hepáticas de, 1254
	do trato digestivo, terapias guiadas por imagem em, 1252
	"fantasma", 290
	hemorragia digestiva alta e, 1209
	pleurais, 900
		ressecção de, 902
	primários do fígado, 1252
	pulmonar, ressecção de, 902

U

UCAS, estudo, 1662
Úlcera
	anastomótica, 1173, 1175, 1176
	de Cushing, 1120
	de estresse
		profilaxia, 2289
			para evitar, 134
	duodenal, com sangramento, 1207
	infecciosa de córnea, 1052
	neurotrófica, 2051
	péptica, 1241
		hemorrágica, 1207
		perfurada, 1241
Ultrassonografia(s),
	aplicações nos pacientes em choque circulatório, 185-194
	endoscópica, 1218
	com Doppler venoso dos membros, 366
	pulmonar normal, 189
Umidade
	absoluta, 843
	relativa, 843
Umidificação, 843
Unidade
	coronariana, gestão da qualidade em, 2841-2845
	de tratamento intensivo neonatal, taxas de prognóstico na, 2979-2986
	intensiva tipo apartamento, 2733
Upregulation, de genes virulência, 121
Ureia, 1069, 1513
Uremia, 39, 1048
Ureterojejunostomia, 1025
Urgência(s)
	cardiovasculares, fibrinolíticos nas, 407-414
	em pericardiopatias, 351359
		pericardite
			aguda, 352
			constritiva crônica, 358
			tamponamento cardíaco, 355
	em valvopatias, 343-350
		comprometimento iatrogênico do aparelho valvar, 349
		doença valvar isquêmica, 347
		endocardite infecciosa, 344
		prolapso de valva mitral, 346
	extraintestinais, 1142
		hepatobiliares, 1142
		infecciosas, 1143
		mucocutâneas, 1142
		oftalmológicas, 1142
		pancreáticas, 1142
		renais, 1142
		vasculares, 1142
	intestinais, 1136, 1139
	nas doenças inflamatórias intestinais, 1135-1144
	relacionadas com medicamentos, 1143
UTI
	"aberta", 2731
	agentes imunobiológicos na, 32
	Aids em, 1925
	assistência de enfermagem ao paciente oncológico na, 2665-2675
	broncoscopia em, 869-877
	comunicação entre doente, membros da família e médicos na, 2889-2897
	condições neuromusculares encontradas na, 1605
	controle glicêmico em, 1059-1063
	delirium na, 1463-1474
	dependências, 2734
	doenças
		neurológicas com necessidade de, 1606
			junção neuromuscular, 1608
			músculo esquelético, 1610
			nervos periféricos e raízes, 1606
			síndrome de Guillain-Barré, 1606
		neuromusculares na, 1605-1613
	Doppler transcraniano em, 1641-1650
	ecocardiografia na, 563570
	elementos ambientais da, 2874
	estresse pós-traumático em pacientes internados em, 2921-2927
	eventos adversos em, 2816
	farmácia-satélite, 2735
	fatores de estresse em, 2881
	"fechada", 2731
	fluxo de pacientes em, gestão do, 27632769
	hipertensão intracraniana em, 1475-1481
	humanização da, 2886
	imunodeficiências primárias e suas necessidades em, abordagens, 18211827
	imunonutrientes em, 1301-1307
	imunoterapia na, 32
	infecção(ões)
		hospitalares em, 1857-1866
		por cândida na, 1905-1916
		respiratórias adquiridas na comunidade em, 1919-1939
	informação em, 2782
	insuficiência suprarrenal na critérios diagnósticos para, 1100
	interações de pacientes com síndrome da disfunção de múltiplos órgãos de 40 hospitais franceses e americanos, 54
	internação em, avaliação diagnóstica e critérios para, 2605-2611
	melhor modelo, 2732
	neonatal, tratamento intensivo para o recém-nascido, 2547-2559
	no Brasil, organização e funcionamento das, 2729-2737
	paciente
		bariátrico na, 1164
	neurológico em, abordagem fisioterapêutuica, 17291737
	pediátrica
		cuidados paliativos na, 2905-2908
		índices prognósticos em, 2967-2977

procedimentos terapêuticos em, anestesia e desação, 2317-2325
protocolos clínicos em, 2823-2829
riscos em, gestão e vigilância de, 2809-2821
síndrome da imunodeficiência adquirida em, 1917-1928
sistemas
   de gestão na, 2783
   de informação em, 2779-2789
sobreviventes de, avaliação da qualidade de vida em, 2953-2961
toxicidade por drogas antirretrovirais em, 1926
UTIN, ver Unidade de Tratamento Intensivo Neonatal
Uveíte, 2049

V

Vacinação
   antipneumocócica, 1938
   contra Influenza, 1938
Validade
   externa, 3019
   interna, 3019
VALLIANT, estudo, 523
Valores limites de intervenção na
   hipertensão intracraniana, 1478
   pressão de perfusão cerebral, 1478
Valproato de sódio, 1540
Valvopatia
   correção minimanente invsaiva invasiva, 541
   evolução natural das, 348
   urgências em, 343-350
Vancomicina, 977
Vaptans, 1512
Varfarina, 400, 431, 437
   interações medicamentosas da, 438
Variável(is), 3018
   de oxigenação, 99
   derivados de oxigênio, 76
   hemodinâmica, 74, 99
Varicela-zóster, 1596
Variz
   de esôfago de grosso calibre, 1366
   de fundo gástrico, 1368
   em colo, 1370
   gástrica, 1368
      com sangramento ativo, 1209
      de grosso calibre, 1209
   gastroesofágicas, 1108
   não varicosas, 1108
   secundária à hipertensão portal, 1369
Vasculite, 795
   associadas a ANCA, 989
      achados clínicos, 991
      envolvimento orgânico nas, 991
      estágio, 991
      estratégias de tratamento, 992
      tratamento, 991
   crioglobulinêmica essencial, 994
   lúpica, 994
   necrosante não granulomatosa de pequenos vasos, 722
   por IgA, 994
   renal
      avaliação, 989

      diagnóstico, 989
Vaso portador de aneurisma, oclusão do, 1665
Vasoconstrição
   exagerada, 149
   hipóxica, 158
Vasodilatação arterial periférica, 1389
Vasodilatador, doses preconizadas, 300
Vasoespasmo
   cerebral, 1572, 1666
      medicações utilizadas no tratamento intra-arterial do, 1670
   coronário, 554
   encefálico, 1646
   tratamento, 1669
      endovascular do, 1668
Vasopressina, 143, 147, 1101, 1366
   antagonista do receptor da, 1512
Vasopressor, 131, 150
   após a reposição adequada de fluidos, 163
   efeitos adversos dos, 149
Vazamento, 1227
Veia
   cava inferior, variação respiratória fisiológica do diâmetro da, 574
   de Galeno, aneurisma de, 1682
   superficiais
      dilatação das, 380
      varicosas, 379
Velocidade de fluxo sanguíneo, cálculo das, 1495
Venografia portal, 623
Ventilação, 291
   alveolar, 686
   colateral, 2463
   com liberação de pressão nas vias áereas (APRV), 780
   com pressão
      assistida, 769
      controlada, 769
      de suporte, 770, 810
   com volume assistido ou controlado, 768
   de máscara, 2479
   difícil com máscara, 818
   mandatória intermitente sincronizada, 771, 810
   mecânica, 26
      ciclo respiratório durante a, 863
      desmame da, 761
      durante episódio de pneumonia associada à, 741
      em neonatologia, 2490
      em patologias
         de alta resistências, 2491
         de baixa complacência, 2487
         obstrutivas, 1491
         restritivas pediátricas, 2488
      em pediatria e neonatologia, 2485-2493
      em pulmões sadios, 2487
      em SRDA, 748
   invasiva
      assistência fisioterapêutica na, 833-850
      novos modos e suas aplicaçõees clínicas, 777-782
      princípios e modos convencionais, 767-775
   monitorização do paciente com, 773
   na doença pulmonar crônica, 2492
   na hérnia diafragmática congênita, 2492
   na hipertensão pulmonar persistente do RN, 2492

não invasiva, uso do desmame, 811
no paciente neurológico, 1731
protetora, 784
variáveis de controle durante a, 863
não invasiva, 667, 729, 858
    aspectos técnicos para uso, 762
    com dois níveis de pressão, 780
    como recurso na terpia do fisioterapeuta, 855
    complicações da, 761
    conceitos, 853
    contraindicações, 854
    efeitos fisiológicos, 853
    histórico, 852
    indicações, 854
    interfaces, 762
    objetivos, 853
    quando começar e descontinuar, 854
"protetora", 53
voluntária máxima, 808

Ventilador(es)
  840-Covidien, 778
  interface do, 866
  mecânico, 763, 936
    check list para a avaliação técnica dos, 867
    classificação dos, 865
    escolha do, 865
    regulagem inicial do, 771
    tipos, 861-868
  microprocessados, 853

Ventilometria, 841
Ventilômetro, 841
Ventriculectomia parcial esquerda, 526
Verapamil, 259
Via aérea
  anestesia tópica das, 870
  definitiva, indicações segundo o ATLS, 1946
  difícil
    acesso à, 817-825
    condições associadas à, 818
    definição, 818
    manejo da, 874
    em UTI, 823
    obesidade e, 820
    recursos de, conteúdo sugerido, 823

Vida e morte, conceito, 2394
Videocirurgia colorretal, 1183
Videolaparoscopia, 1158
Videolaringoscopia, 823
Videotoracoscopia, materiais utilizados, 898
"Vidro fosco", padrão, 290
Vigilância epidemiológica das infecções adquiridas na terapia intensiva, 1870
VILII, ver Lesão pulmonar induzida pela ventilação mecânica
Vírus
  Coxsackie, 1593
  da imunodeficiência humana, 1594
  do Oeste do Nilo, 1594
  varicela-zóster, 1593
Vitamina
  K, antagonistas da, 400
  K1, 2171
Volemia, 150, 567
Volume
  circulante efetivo, regulação do, 1038
  controlado com pressão regulada, 781
  plasmático, expansão do, 139
Volume-corrente, 691, 838
Volume-minuto, 838
VolumeVieW/EV1000, 108
VON-RA (rede de Vermont Oxford – Ajuste de Risco), 2982
Vorapaxar, 395
VSE, manipulação terapêutica do, 1554

W

Washout de metabólicos, 262
WASID, estudo, 1658
William Tillet, 408
WSCAS (World Society of Compartimental Abdominal Syndrome), 1260
WUR (Work Utilization Ratio), 2987
cálculo, 2994

Z

Zigoma, fratura do, 2060
Zolpidem, 1460,
Zona cinzenta, 306

Impressão e acabamento:

Geográfica
editora